Farmacologia e Terapêutica Veterinária

ADAMS | BOOTH

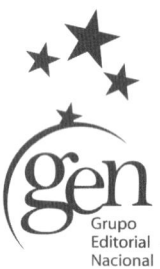

Grupo
Editorial
Nacional

O GEN | Grupo Editorial Nacional – maior plataforma editorial brasileira no segmento científico, técnico e profissional – publica conteúdos nas áreas de ciências da saúde, exatas, humanas, jurídicas e sociais aplicadas, além de prover serviços direcionados à educação continuada e à preparação para concursos.

As editoras que integram o GEN, das mais respeitadas no mercado editorial, construíram catálogos inigualáveis, com obras decisivas para a formação acadêmica e o aperfeiçoamento de várias gerações de profissionais e estudantes, tendo se tornado sinônimo de qualidade e seriedade.

A missão do GEN e dos núcleos de conteúdo que o compõem é prover a melhor informação científica e distribuí-la de maneira flexível e conveniente, a preços justos, gerando benefícios e servindo a autores, docentes, livreiros, funcionários, colaboradores e acionistas.

Nosso comportamento ético incondicional e nossa responsabilidade social e ambiental são reforçados pela natureza educacional de nossa atividade e dão sustentabilidade ao crescimento contínuo e à rentabilidade do grupo.

Farmacologia e Terapêutica Veterinária

ADAMS | BOOTH

Jim E. Riviere, DVM, PhD, DSc (hon)

Institute of Computational Comparative Medicine,
College of VeterinaryMedicine,
Kansas State University
Manhattan, KS 66506

Mark G. Papich, DVM, MS

College of VeterinaryMedicine,
North Carolina State University,
1060William Moore Drive,
Raleigh, NC 27607

Tradução

José Jurandir Fagliari
Roxane Jacobson
Thaís Gomes Rocha

Revisão Técnica

José Jurandir Fagliari

Mestre em Medicina Veterinária, área de Patologia Clínica Veterinária, pela Escola de Veterinária da Universidade Federal de Minas Gerais (UFMG). Doutor em Medicina Veterinária, área de Clínica: Fisiopatologia Médica, pela Faculdade de Medicina Veterinária e Zootecnia da Universidade Estadual Paulista (Unesp, campus Botucatu). Pós-Doutorado em Clínica e Patologia Clínica Veterinária no Department of Veterinary Pathobiology da University of Minnesota, EUA.

Thaís Gomes Rocha

Mestre e Doutora em Medicina Veterinária pela Faculdade de Ciências Agrárias e Veterinárias da Universidade Estadual Paulista (Unesp, campus Jaboticabal).

Décima edição

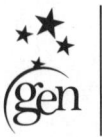 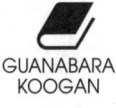

GUANABARA
KOOGAN

CIP-BRASIL. CATALOGAÇÃO NA PUBLICAÇÃO
SINDICATO NACIONAL DOS EDITORES DE LIVROS, RJ

A176
10. ed.

Riviere, Jim E.
    Adams Booth : farmacologia e terapêutica veterinária / [coordenação] Jim E. Riviere, Mark G. Papich ; tradução José Jurandir Fagliari, Roxane Jacobson, Thaís Gomes Rocha ; revisão técnica José Jurandir Fagliari, Thaís Gomes Rocha. - 10. ed. - Rio de Janeiro : Guanabara Koogan, 2021.
    1.216 p. ; 28 cm.

    Tradução de: Veterinary pharmacology and therapeutics
    Inclui bibliografia e índice
    ISBN 978-85-277-3773-9

    1. Farmacologia. 2. Farmacologia veterinária. 3. Terapia veterinária. I. Riviere, Jim E. II. Papich, Mark G. III. Fagliari, José Jurandir. IV. Jacobson, Roxane. V. Rocha, Thaís Gomes.

21-70446

CDD: 636.08951
CDU: 636.09:615.1

Leandra Felix da Cruz Candido – Bibliotecária – CRB-7/6135

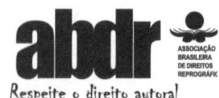

Colaboradores

Luis I. Alvarez
Laboratorio de Farmacolgia,
Facultad de Ciencias Veterinaries,
Universidad Nacional del Centro,
Departamento de Centro de Investigacion Veterinaria,
Campus Universitario (7000),
Tandil, Argentina

Marisa K. Ames
College of Veterinary Medicine,
Colorado State University,
Fort Collins, CO 80523

Michael D. Apley
Department of Clinical Sciences,
College of Veterinary Medicine,
Mosier Hall Q-218,
Kansas State University,
Manhattan, KS 66506

Marjory A. Artzer
Department of Clinical Sciences,
College of Veterinary Medicine,
Kansas State University,
Manhattan, KS 66506

Clarke E. Atkins
College of Veterinary Medicine,
North Carolina State University,
Raleigh, NC 27606

C. Scott Bailey
Department of Clinical Sciences,
College of Veterinary Medicine,
North Carolina State University,
1060William Moore Drive,
Raleigh, NC 27607

John D. Baker
FDA Center for Veterinary Medicine,
Office of Surveillance and Compliance,
Division of Veterinary Product Safety,
7519 Standish Place Rockville, MD 20855

Wolfgang Bäumer
Institute of Pharmacology and Toxicology,
Faculty of Veterinary Medicine,
Free University Berlin,
Koserstraße 20, 14195 Berlin

Ronald E. Baynes
Department of Population Health & Pathobiology,
Center for Chemical Toxicology Research and
Pharmacokinetics,
College of Veterinary Medicine,
North Carolina State University,
1060William Moore Drive,
Raleigh, NC 27607

Susan J. Bright-Ponte
FDA Center for Veterinary Medicine,
Office of Surveillance and Compliance,
Division of Veterinary Product Safety,
7519 Standish Place Rockville, MD 20855

Robert J. Brosnan
Department of Surgical and Radiological Sciences,
School of Veterinary Medicine,
University of California,
Davis, CA 95616

Alison Clode
InTown Veterinary Group
Port City Veterinary Referral Hospital
215 Commerce Way
Portsmouth, NH 03801

Cynthia A. Cole
IDEXX Pharmaceutical, Inc,
7009 Albert Pick Road,
Greensboro, NC 27409

Gigi Davidson
VTH Pharmacy,
College of Veterinary Medicine,
North Carolina State University,
1060 William Moore Drive,
Raleigh, NC 27607

Elizabeth G. Davis
Department of Clinical Sciences,
College of Veterinary Medicine,
Kansas State University,
Manhattan, KS 66506

Jennifer L. Davis
Department of Biomedical Sciences &
Pathobiology,
VA-MD College of Veterinary Medicine,
205 Duck Pond Drive,
Blacksburg, VA 24061

Raafat M. Fahmy
Center for Veterinary Medicine,
U.S. Food and Drug Administration,
7500 Standish Place,
Rockville, MD 20855

Duncan C. Ferguson
Department of Comparative Biosciences,
College of Veterinary Medicine,
University of Illinois at Urbana-Champaign,
2001 S. Lincoln Avenue,
Urbana, IL 61802

Daniel A. Frese
Department of Diagnostic Medicine
Pathobiology,
College of Veterinary Medicine,
Kansas State University,
Manhattan, KS 66506

John Gadsby
Department of Molecular Biomedical Sciences,
College of Veterinary Medicine
North Carolina State University,
Raleigh, NC 27606

Ronette Gehring
Department of Anatomy & Physiology,
Mosier Hall P217,
College of Veterinary Medicine,
Kansas State University,
Manhattan, KS 66506

Jody L. Gookin
Department of Clinical Sciences,
College of Veterinary Medicine,
North Carolina State University,
1060 William Moore Drive,
Raleigh, NC 27607

Margaret E. Gruen
Department of Clinical Sciences,
College of Veterinary Medicine,
North Carolina State University,
4700 Hillsborough Street,
Raleigh, NC 27606

Daniel L. Gustafson
Department of Clinical Sciences,
Colorado State University,
1678 Campus Delivery,
Fort Collins, CO 80523

Anna Hampton
Office of Animal Welfare Assurance,
Duke University,
2424 Erwin Road, Suite 606,
Durham, NC 27705

Margarethe Hoenig
University of Illinois,
Department of Veterinary Clinical Medicine,
1008 W Hazelwood Drive,
Small Animal Clinic, M/C004,
Urbana, IL 61802

Robert P. Hunter
One Medicine Consulting
Olathe, KS 66062

Fernanda A. Imperiale
Laboratorio de Farmacolgia,
Facultad de Ciencias Veterinaries,
Universidad Nacional del Centro,
Departamento de Centro de Investigacion Veterinaria,
Campus Universitario (7000),
Tandil, Argentina

Megan E. Jacob
Department of Population Health and Pathobiology,
North Carolina State University,
College of Veterinary Medicine,
1060 William Moore Drive,
Raleigh, NC 27607

Michael J. Kenney
College of Science,
University of Texas at El Paso,
El Paso, TX 79968

Deborah T. Kochevar
Cummings School of Veterinary Medicine,
Tufts University,
200 Westboro Road,
North Grafton, MA 01536

Butch KuKanich
Department of Anatomy and Physiology,
College of Veterinary Medicine,
Mosier Hall P-212,
Kansas State University,
Manhattan, KS 66506

Carlos E. Lanusse
Laboratorio de Farmacolgia,
Facultad de Ciencias Veterinaries,
Universidad Nacional del Centro,
Departamento de Centro de Investigacion Veterinaria,
Campus Universitario (7000),
Tandil, Argentina

Peter Lees
Royal Veterinary College,
University of London,
Hawkshead Campus,
North Mymms, Hatfield,
AL9 7TA, United Kingdom

Adrian L. Lifschitz
Laboratorio de Farmacolgia,
Facultad de Ciencias Veterinaries,
Universidad Nacional del Centro,
Departamento de Centro de Investigacion Veterinaria,
Campus Universitario (7000),
Tandil, Argentina

Barbara J. Lutjemeier
Department of Anatomy & Physiology,
College of Veterinary Medicine,
Kansas State University,
Manhattan, KS 66506

Tara Marmulak
Food Animal Residue Avoidance Databank and National
Research Project 7,
Department of Medicine and Epidemiology,
School of Veterinary Medicine,
University of California,
One Shields Avenue, Davis, CA 95616

Rosanna Marsella
Department of Small Animal Clinical Sciences,
College of Veterinary Medicine,
University of Florida,
2015 SW 16th Avenue,
Gainesville, FL 32610

Marilyn N. Martinez
Center for Veterinary Medicine
U.S. Food & Drug Administration,
7519 Standish Place,
Rockville, MD 20855

Diane E. Mason
Department of Clinical Sciences,
College of Veterinary Medicine,
Kansas State University,
1800 Denison Avenue,
Manhattan, KS 66506

Lara Maxwell
Department of Physiological Sciences,
College of Veterinary Medicine,
Oklahoma State University,
Stillwater, OK 74078

Rose M. McMurphy
Department of Clinical Sciences,
College of Veterinary Medicine,
Kansas State University,
Manhattan, KS 66506

Katrina L. Mealey
Washington State University,
Veterinary Clinical Sciences,
PO Box 646610,
Pullman, WA 99164

Kathryn M. Meurs
College of Veterinary Medicine,
North Carolina State University,
1060William Moore Drive,
Raleigh, NC 27607

Ron A. Miller
Center of Veterinary Medicine,
U.S. Food & Drug Administration,
7519 Standish Place,
Rockville, MD 20855

Christopher L. Norkus
Allegheny Veterinary Emergency Trauma & Specialty,
4224 Northern Pike,
Monroeville, PA 15146

Margaret Oeller
Center for Veterinary Medicine,
U.S. Food & Drug Administration,
7500 Standish Place,
Rockville, MD 20855

Lee Anne M. Palmer
FDA Center for Veterinary Medicine,
Office of Surveillance and Compliance,
Division of Veterinary Product Safety,
7519 Standish Place Rockville, MD

Peter J. Pascoe
Department of Surgical and Radiological Sciences,
School of Veterinary Medicine,
University of California,
Davis, CA 95616

Lysa P. Posner
College of Veterinary Medicine,
North Carolina State University,
1060 William Moore Drive,
Raleigh, NC 27607

Amy J. Rankin
Department of Clinical Sciences,
College of Veterinary Medicine,
Kansas State University,
Manhattan, KS 66506

Srujana Rayalam
School of Pharmacy,
Philadelphia College of Osteopathic Medicine-GA
Campus,
625 Old Peachtree Road NW,
Suwanee, GA 30024

Melisa Rosenthal
Cummings Veterinary Medical Center,
Tufts University,
200 Westboro Road,
North Grafton, MA 01536

Joshua A. Rowe
Lincoln Memorial University-College
of Veterinary Medicine,
6965 Cumberland Gap Parkway,
Harrogate, TN 37752

Juan M. Sallovitz
Laboratorio de Farmacolgia,
Facultad de Ciencias Veterinaries,
Universidad Nacional del Centro,
Departamento de Centro de Investigacion Veterinaria,
Campus Universitario (7000),
Tandil, Argentina

Sergio F. Sanchez Bruni
Laboratorio de Farmacolgia,
Facultad de Ciencias Veterinaries,
Universidad Nacional del Centro,
Departamento de Centro de Investigacion Veterinaria,
Campus Universitario (7000),
Tandil, Argentina

Maya M. Scott-Garrard
Merial Limited,
3239 Satellite Boulevard,
Duluth, GA 30096

Barbara L. Sherman
Department of Clinical Sciences,
College of Veterinary Medicine,
North Carolina State University,
1060 William Moore Drive,
Raleigh, NC 27607

Geof Smith
Department of Population Health & Pathobiology,
College of Veterinary Medicine,
North Carolina State University,
1060 William Moore Drive,
Raleigh, NC 27607

Eugene P. Steffey
4809 Caravelle Drive,
Fort Collins, CO 80526

Lisa A. Tell
Food Animal Residue Avoidance Databank and National
Research Project 7,
Department of Medicine and Epidemiology,
School of Veterinary Medicine,
University of California,
One Shields Avenue, Davis, CA 95616

Pierre-Louis Toutain
UMR 1331 Toxalim INRA,
Ecole Nationale Vétérinaire de Toulouse – 23,
Chemin des Capelles – 31076 Toulouse cedex 03,
France

Steven D. Vaughn
Center of Veterinary Medicine,
U.S. Food & Drug Administration,
7519 Standish Place,
Rockville, MD 20855

Thomas W. Vickroy
Department of Physiological Sceinces,
College of Veterinary Medicine,
University of Florida,
Gainesville, FL 32610

Guillermo L. Virkel
Laboratorio de Farmacolgia,
Facultad de Ciencias Veterinaries,
Universidad Nacional del Centro,
Departamento de Centro de Investigacion Veterinaria,
Campus Universitario (7000),
Tandil, Argentina

Luke A. Wittenburg
Surgical & Radiological Sciences,
218 CCAH,
Davis, CA 95616

Em memória de meu amado filho Dr. Brian A. Riviere.

Prefácio

Adams Booth | Farmacologia e Terapêutica Veterinária, atualmente na décima edição, foi publicado pela primeira vez há cerca de seis décadas pelo Dr. L. Meyer Jones. Tanto a disciplina quanto o livro passaram por modificações marcantes desde a primeira edição, em 1954. Hoje, são utilizadas novas classes terapêuticas de fármacos, e a farmacoterapia veterinária é muito mais quantitativa, baseada em mecanismo de ação e bastante integrada à medicina clínica, quando comparada a anos anteriores. As edições iniciais tinham o objetivo de serem apenas um livro-texto tradicional para estudantes de medicina veterinária que cursavam a disciplina de farmacologia. No entanto, a cultura educacional e o ambiente das faculdades de medicina veterinária evoluíram, tornando o público interessado na edição atual mais amplo, sem se restringir apenas a estudantes de medicina veterinária. Internos e residentes de várias disciplinas da área médica, inclusive de farmacologia clínica, bem como alunos de pós-graduação em ciências biomédicas comparadas, especialistas em animais de laboratório, profissionais que atuam no desenvolvimento e na regulação de fármacos destinados à saúde animal e pesquisadores de diversas áreas consideram este livro referência e também leitura complementar sobre farmacologia comparada para todos os níveis de conhecimento, do profissional ao pós-graduando. O fato de ser considerado o principal livro de referência em farmacologia veterinária tornou ainda mais importante a iniciativa de elaborar uma obra com conteúdo mais amplo e obrigatório à maioria das faculdades de medicina veterinária.

Dada a importante utilidade dessa obra nas áreas de farmacologia veterinária e comparada no mundo todo, nos esforçamos para revisar e atualizar a décima edição de maneira significativa, rescrevendo e editando substancialmente a maioria dos capítulos. Contamos com a colaboração de especialistas em suas respectivas áreas de atuação, os quais foram orientados a enfatizar os fármacos utilizados atualmente na clínica veterinária. Com essa finalidade, retiramos as informações relativas a medicamentos mais antigos, não mais empregados no dia a dia; em vez disso, o leitor interessado nesses compostos foi orientado a consultar edições anteriores.

Como fizemos na última edição deste livro, apresentamos os agentes terapêuticos com base na classe farmacológica, mas também reagrupados por aplicações terapêuticas, de modo a assegurar sua relevância clínica. Continuamos cientes das responsabilidades dos veterinários que atuam na área de produção animal em saúde pública e temos nos esforçado para discutir questões relacionadas com regulamentações atualizadas, prevenção de resistência dos microrganismos aos antimicrobianos, assim como prevenção de resíduos teciduais ilegais de medicamentos nos produtos para consumo humano oriundos de animais destinados à produção de alimentos.

Agradecemos aos autores dos capítulos por tentarem, o melhor possível, concluir seus textos no prazo estabelecido, mesmo comprometidos com tantas atividades, ao excelente suporte do corpo editorial da Wiley-Blackwell, bem como aos vários funcionários e alunos da Kansas State University e da North Carolina State University, que auxiliaram na finalização desta obra. Esperamos que a décima edição de *Adams Booth | Farmacologia e Terapêutica Veterinária* sirva bem a seu propósito e propicie uma base sólida para o uso racional de medicamentos em medicina veterinária.

Jim E. Riviere e Mark G. Papich

Material Suplementar

Este livro conta com o seguinte material suplementar:

- Figuras em formato de apresentação (restrito a docentes).

O acesso ao material suplementar é gratuito. Basta que o leitor se cadastre e faça seu *login* em nosso *site* (www.grupogen.com.br), clicando em GEN-IO, no *menu* superior do lado direito.

O acesso ao material suplementar online fica disponível até seis meses após a edição do livro ser retirada do mercado.

Caso haja alguma mudança no sistema ou dificuldade de acesso, entre em contato conosco (gendigital@grupogen.com.br).

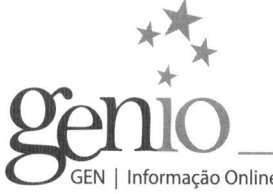

GEN-IO (GEN | Informação Online) é o ambiente virtual de aprendizagem do GEN | Grupo Editorial Nacional

Sumário

PARTE 1
Princípios de Farmacologia

CAPÍTULO 1

Farmacologia Veterinária: Introdução à Disciplina

Jim E. Riviere e Mark G. Papich

Farmacologia é a ciência que, de maneira ampla, aborda as propriedades físicas e químicas, ações, absorção e destino das substâncias químicas chamadas *fármacos*, que modificam funções biológicas. Trata-se de uma disciplina que se relaciona com a maioria das áreas da medicina humana e veterinária e tem interface próxima às das ciências farmacêuticas e toxicologia.

HISTÓRIA DA FARMACOLOGIA

Desde que os seres humanos e seus animais foram acometidos por doenças, as substâncias químicas têm importante papel em seu tratamento. Substâncias obtidas de plantas e animais ou seus produtos foram usadas de acordo com sua prescrição precisa desde a Antiguidade. O mecanismo atribuído ao motivo pelo qual tais substâncias são efetivas está profundamente enraizado nas crenças e mitologias de cada cultura, assim como nos rituais envolvidos no seu preparo.

A história primordial da farmacologia é paralela aos esforços humanos para compilar relatos de enfermidades e seus remédios. A primeira compilação de fármacos, o *Pen Tsao*, consistia em uma lista de remédios herbais compilada no reino do imperador chinês Shennung, em 2700 a.C. Exemplos clássicos de uso medicinal de químicos, ervas e outras substâncias naturais são encontrados nos papiros do antigo Egito. O papiro *Kahun,* escrito aproximadamente 2000 anos a.C., lista as prescrições para o tratamento de doença uterina em mulheres e aborda especificamente questões médico-veterinárias. Já o papiro *Ebers,* escrito em 1150 a.C., é uma coleção de folclore que cobre 15 séculos de história, composta por mais de 800 prescrições de bálsamos, emplastros, pílulas, supositórios e outras formas de administração usadas para tratar enfermidades específicas.

Os antigos filósofos-médicos gregos de 500 a.C. ensinaram que a saúde era mantida por um equilíbrio de "humores" efetivamente afetados por aspectos como temperatura, umidade, acidez e doçura, em detrimento da ação direta de deuses e demônios. A doença era tratada ao se fazer esses humores retornarem ao equilíbrio apropriado. Hipócrates (460 a 370 a.C.), um antigo médico grego da Idade de Péricles, é conhecido como "pai da medicina" em reconhecimento às suas contribuições para o campo como fundador da escola hipocrática de medicina. Ele acreditava nos poderes curativos da natureza, conduziu observações sistemáticas dos sintomas dos seus pacientes e começou a mover a prática da medicina de uma arte para uma ciência clínica sistemática. A primeira *materia medica* verdadeira, uma compilação de substâncias terapêuticas e seus usos, foi compilada em 77 d.C. por um aluno de Aristóteles, Dioscorides, enquanto servia como cirurgião na Legião Romana de Nero que viajava pelo Mediterrâneo. Ela se tornou base para o trabalho posterior de Galeno (131 a 201), que emergiu como *materia medica* utilizada pelos 1.400 anos seguintes. De fato, algumas preparações farmacêuticas que consistiam principalmente de ervas e vegetais ainda são conhecidas como preparações galênicas. Com o início da

Idade das Trevas na Europa, essa escola foi transferida para o Bizâncio, onde, de fato, realizou-se uma compilação veterinária para tratamento de animais de produção o *Publius Vegetius* no século 5.

Demorou até o período da Renascença para que o espírito da descoberta despertasse na Europa. O médico suíço Theophrastus Bombastus von Hohenheim (1492-1541), conhecido como Paracelsus, introduziu o uso clínico do láudano (ópio) e muitas tinturas (extratos) de várias plantas, algumas das quais ainda usadas hoje. Ele é lembrado por usar drogas para propósitos específicos e direcionados, além do famoso ditado: "Todas as substâncias são venenos; não há nenhuma que não seja venenosa. A dose adequada separa um veneno de um remédio". Com a difusão dessas práticas, compilações oficiais de substâncias medicinais, suas formulações, usos e doses começaram a surgir na Europa. Chamadas de *farmacopeia*, forneceram uma base unificada sobre a qual as ciências farmacêuticas surgiram. A primeira farmacopeia impressa, intitulada *Dispensatorium*, foi publicada por Valerius Cordus em 1547 em Nuremberg, Alemanha. Publicações locais emergiram em cidades europeias diferentes, com duas publicadas em Londres em 1618. A *Edinburgh Pharmacopoeia*, de 1689, tornou-se a mais influente durante esse período. Levou até meados do século 19 antes que farmacopeias verdadeiramente nacionais se difundissem, com a primeira farmacopeia estadunidense (*United States Pharmacopeia*) publicada em 1820, que recebeu o título USP-0 – sua edição atual é intitulada USP-39 e o Formulário Nacional NF 34, que inclui excipientes. Houve também a farmacopeia britânica (*British Pharmacopeia*), publicada pela primeira vez em 1864, e a *British Pharmacopeia*, que continua a sê-lo até os dias de hoje.

A história da farmacologia é paralela ao desenvolvimento da medicina moderna e à conclusão de que produtos e substâncias naturais específicas podem curar doenças específicas. Os séculos 16 e 17 foram marcados por grandes explorações e o início da experimentação médica. Em 1656, *Sir* Christopher Wren fez a primeira injeção intravenosa de ópio em um cão. A casca da árvore cinchona foi trazida por jesuítas da América do Sul para uso no tratamento de malária. Em 1783, o médico inglês William Withering relatou sua experiência com o uso de extratos da planta *digitalis* para tratar pacientes com edema, provavelmente em associação à insuficiência cardíaca congestiva.

No início dos anos de 1800, o fisiologista-farmacologista francês Megendie, trabalhando com o farmacêutico Pelletier, estudou os efeitos da administração intravenosa de ipeca, morfina, estricnina e outras substâncias em animais. Megendie foi o primeiro a provar que químicos podem ser absorvidos pelo sistema vascular para provocar efeitos sistêmicos, e, como um cientista prolífico, também publicou um formulário que sobreviveu por oito edições, de 1821 a 1836. O médico espanhol Orfila publicou os resultados de muitos experimentos em um livro chamado *Toxicologie Generale* em 1813. Um estudante de Megendie, o famoso fisiologista Claude Bernard, e seus colaboradores mostraram em meados de 1800 que o ingrediente ativo das preparações botânicas de *digitalis* eram os digitálicos, que agiam era sobre o coração. Atualmente, ainda se continua a usar digoxina para o tratamento de insuficiência cardíaca congestiva em humanos e em animais. O aspecto importante desses estudos iniciais reside no fato de que eles usavam um paradigma experimental para demonstrar a atividade química, estabelecendo tanto a filosofia quanto o método sobre os quais baseia-se a disciplina moderna de farmacologia.

O termo *pharmakologie* foi aplicado ao estudo da *materia medica* por Dale em Londres no início dos anos 1692; entretanto, em geral atribui-se ao bioquímico Rudolph Buchheim na cidade de Dorpat, no Báltico, o primeiro laboratório experimental dedicado à farmacologia em meados do século 18. Ele publicou aproximadamente 118 contribuições a uma variedade de fármacos e suas ações, tendo argumentado que a farmacologia deveria ser uma disciplina separada da *materia medica*, farmácia e química. Seu trabalho incluiu em 1849 um livro-texto – *Beiträge zur Ärzneimittellehre* –, que classificou os fármacos com base na sua atividade farmacológica em tecidos vivos. Ele suprimiu os remédios tradicionais se não pudesse demonstrar sua ação em laboratório. Esse é o início do que atualmente é conhecido como *farmacologia baseada em evidências*, que requer que um composto químico seja considerado um fármaco apenas se uma ação específica em um tecido vivo puder ser demonstrada.

Seu estudante, Oswald Schmiedeberg, que se tornou professor de Farmacologia na University of Strasbourg em 1872, assumiu a tarefa de tornar a farmacologia uma disciplina científica independente com base em metodologia experimental precisa que, em última instância, deslocou a *materia medica* no currículo das escolas de medicina por toda a Europa ao final do século 19 e início do século 20 na América. Estudando a correlação entre a estrutura química das substâncias e sua efetividade como narcóticos, foi responsável por 200 publicações, bem como por um livro-texto em 1883, que teve sete edições. Esse texto classificou os fármacos por sua ação e separou a farmacologia experimental da terapêutica. Ainda, ele fundou e editou o primeiro periódico de farmacologia, *Archiv für experimentelle Pathologie und Pharmakologie* em 1875, que, em 2007, publicou o volume 375 como *Naunym-Schmiedeberg's Archives of Pharmacology*. Seus mais de 150 estudantes disseminaram a disciplina de farmacologia por toda a Europa e pela América.

Um dos seus alunos, Dr. John Abel, foi o primeiro professor em tempo integral de farmacologia na University of Michigan, considerado por alguns o pai da farmacologia estadunidense. Ao se mudar para a Medical School Johns Hopkins, continuou sua pesquisa básica em farmacologia e fundou o *Journal of Biological Chemistry* e o *Journal of Pharmacology and Experimental Therapeutics*. O prof. Abel foi imprescindível para a fundação da American Society of Pharmacology and Experimental Therapeutics, em 1908.

A partir dessas origens, muitas disciplinas da farmacologia cresceram, tendo como fator comum o foco nos métodos experimentais para descobrir e confirmar as ações dos fármacos. Atualmente, a filosofia básica permanece inalterada, embora técnicas modernas se baseiem na química analítica, em modelos matemáticos e na ciência emergente da farmacogenômica. A abordagem chamada *big data* e as abordagens de triagem com alta taxa de transferência compreendem as ferramentas principais usadas atualmente para a descoberta de fármacos.

FARMACOLOGIA VETERINÁRIA

O desenvolvimento da farmacologia veterinária geralmente é paralelo ao da farmacologia humana. Entretanto, há evidências arqueológicas de um hospital militar indiano para equinos e elefantes em 5000 a.C., época na qual também havia um extenso programa de educação médica na universidade Hindu de Takkasila. A disciplina formal de farmacologia veterinária tem sua origem na fundação das escolas e hospitais de veterinária na França, na Áustria, na Alemanha e na Holanda em 1760, como resposta a epidemias de doenças, como a peste bovina, que dizimou populações animais na Europa ocidental. O Royal College of Veterinary Surgeons foi fundado em Londres em 1791, seguido em 1823 pelo Royal (Dick) School of Veterinary Studies, em Edimburgo. As primeiras faculdades de veterinária nos EUA foram fundadas na Filadélfia, em 1852, e em Boston, em 1854, embora, ambas tenham tido vida curta. As escolas de veterinária estadunidense modernas fundadas no final dos anos de 1800, e que continuam em operação, incluem as de Iowa, Ohio, Ontario, Pensilvânia e Nova York.

Nessas primeiras escolas, o ensino da farmacologia nas escolas de veterinária era essencialmente a *materia medica*, tendo permanecido alinhado com os esforços paralelos que ocorriam nas escolas de medicina, especialmente quando as faculdades se localizavam no mesmo campus. Isso era evidente nas escolas europeias, quando a separação se deu de fato no século 20. Entretanto, essa ligação não era absoluta. Um livro-texto veterinário do início/meados do século 19, *The Veterinarian's Vade Mecum*, publicado por John Gamgee na Inglaterra, era essencialmente a *materia medica* e não refletia o sistema de classificação de substâncias com base biológica usada pelo prof. Buchheim no mesmo período. O primeiro professor dos EUA de terapêutica na School of Veterinary Medicine da Iowa State foi o médico D. Fairchild. De modo similar, um livro-texto de farmacologia veterinária, *Veterinary Material Medica and Therapeutics*, publicado pela School of Veterinary Medicine de Harvard, de autoria de Kenelm Winslow, um médico-veterinário e médico, cuja oitava edição foi publicada em 1919, começou a seguir a linha moderna descrita anteriormente de relacionar a ação dos fármacos aos efeitos biológicos nos tecidos. Parece que a preocupação da medicina veterinária do século 21 com o conceito "one-health" tem raízes históricas profundas.

A história da farmacologia veterinária foi revisada por Lees, Fink-Gremmels e Toutain (2013), que revisitaram o passado histórico e o estado atual da ciência, particularmente o desenvolvimento nos últimos 35 anos. Os autores analisaram dados publicados e mostraram um grande aumento nos artigos científicos com foco na farmacologia veterinária desde 1975. O evento que desviou completamente a farmacologia veterinária focada na *materia medica* para a ciência da farmacologia atual foi a publicação pelo Professor L. Meyer Jones em 1954 da primeira edição deste livro-texto. Desse ponto em diante, tem permanecido a posição da farmacologia veterinária existido nas faculdades de medicina veterinária por todo o mundo, cuja estrutura normalmente é um reflexo da história, das prioridades e da estrutura acadêmica da universidade local.

A farmacologia veterinária organizada ocorreu quase simultaneamente na Europa e nas Américas. A American Academy of Veterinary Pharmacology and Therapeutics (AAVPT) foi fundada em 1977 e a European Association for Veterinary Pharmacology and Toxicology (EAVPT) em 1978. Essas duas organizações, junto à British Association for Veterinary Clinical Pharmacology and Therapeutics, lançaram o *Journal of Veterinary Pharmacology and Therapeutics* (JVPT) em 1978. Seu fundador, Dr. Andrew Yoxall, tinha esperança de que a revista melhoraria a coordenação e a comunicação entre farmacologistas e clínicos veterinários, tendo determinado a publicação de tópicos relacionados tanto com os aspectos clínicos da farmacologia veterinária quanto com os tópicos fundamentais de farmacologia de relevância veterinária. Agora, no 40º ano da publicação, editada pelo Dr. Riviere e promovida pelo American College of Veterinary Clinical Pharmacology (ACVCP) e o capítulo de Farmacologia Clínica Veterinária do Australian College of Veterinary Scientists, essa revista permanece o principal veículo para publicação de investigações farmacológicas veterinárias com base em pesquisa.

A disciplina de farmacologia clínica é mais relacionada diretamente com a aplicação dos princípios farmacológicos – particularmente farmacocinética – a pacientes clínicos. Membros do AAVPT formaram o colégio da especialidade reconhecido pela AVMA – o American College of Veterinary Clinical Pharmacology (ACVCP) – em 1991. O estabelecimento do ACVCP se deu em paralelo ao da American Board of Clinical Pharmacology (ABCP) – a contraparte humana – no mesmo ano com a cooperação do American College of Clinical Pharmacology. Com o intuito de promover o foco na aplicação de técnicas matemáticas de maior nível para a farmacologia veterinária, a Animal Health Modeling and Simulation Society (AHM&S) foi fundada em 2012.

REGULAMENTOS E PADRÕES

Uma perspectiva diferente quanto ao desenvolvimento da farmacologia veterinária no decorrer do último século reside no desenvolvimento de entidades regulatórias para assegurar que fármacos puros cheguem ao comércio com segurança e efetividade. Conforme discutido, *materia medica* e *pharmacopeia* compreenderam, em grande parte, a força que manteve a farmacologia unida como disciplina por séculos. Desde 1820, a United States Pharmacopeia, uma organização privada, sem fins lucrativos, tem se empenhado para estabelecer padrões de força, qualidade, pureza, embalagem e rotulação para todas as substâncias farmacêuticas manufaturadas nos EUA. Foi somente nos anos 1990, sob pressão do Dr. Lloyd Davis, um dos pais fundadores da AAVPT e ACVCP, que a United States Pharmacopeia desenvolveu comitês específicos para padrões e informações para fármacos veterinários. Até esse momento, os fármacos veterinários cujo fabricante desejava o rótulo "USP" processavam fármacos por meio de comitês amplamente compostos por especialistas em ciências farmacêuticas e medicina humanas. Contribuições adicionais de farmacêuticos veterinários para a nossa disciplina são descritas no Capítulo 56 deste livro.

No século 20, em razão da proliferação de charlatões e fraudes na produção e na distribuição dos produtos medicinais chamados "puros", associado a graves calamidades em saúde humana em razão da chegada ao mercado de produtos não regulamentados, o Congresso estabeleceu em 1927 a Food, Drug and Insecticide Administration, que posteriormente se tornou a conhecida Food and Drug Administration (FDA). Em 1938, o Ato Principal de Alimentos, Drogas e Cosméticos foi aprovado, dando a FDA a autoridade para regulamentar os fármacos veterinários por meio da requisição de evidências de segurança de produtos antes da distribuição. E, em 1959, um ramo médico-veterinário foi desenvolvido como divisão do Ato de Emenda de Alimentos e Aditivos, oferecendo a FDA

a autoridade sobre os aditivos de alimentos animais e resíduos de fármacos em produtos de origem animal. O Bureau of Veterinary Medicine, que teve o Dr. M. Clarkson como seu primeiro diretor, foi fundado em 1965 para cuidar do aumento da demanda de responsabilidades regulatórias dos fármacos para animais. Atualmente, o Center for Veterinary Medicine da FDA, dirigido pelo Dr. Steven Solomon, representa o principal órgão regulatório para fármacos veterinários nos EUA. O leitor interessado deve consultar o Capítulo 55 para uma discussão mais aprofundada quanto ao estado atual da autoridade regulatória veterinária.

Além das atividades de estabelecimento de padrões da United States Pharmacopeia, os farmacologistas veterinários contribuíram para outras organizações para o estabelecimento de padrões. A farmacologia veterinária influenciou organizações nacionais e internacionais de estabelecimento de padrões e tem contribuído para o conceito "one health" de medicina. Farmacologistas veterinários e microbiologistas trabalharam em conjunto para formar o Veterinary Susceptibility Testing Subcommittee (VAST) do Clinical and Laboratory Standards Institute (CLSI; anteriormente chamado NCCLS – <www.CLSI.org>), subcomitê que se reuniu pela primeira vez em 1993 e, atualmente, já publicou quatro edições e três suplementos dos padrões públicos para identificar e testar a suscetibilidade a antimicrobianos de bactérias isoladas de animais. O CLSI-VAST ainda é o único padrão para teste de suscetibilidade a antimicrobianos para patógenos animais no mundo e contribui para o esforço global para monitorar a resistência a antimicrobianos entre bactérias.

O QUE É FARMACOLOGIA VETERINÁRIA?

Conforme pode ser concluído pela amplitude do material abordado neste livro-texto, a farmacologia veterinária cobre todos os aspectos do uso de substâncias químicas e biológicas para tratar doenças de animais. Os princípios básicos da ação de fármacos são idênticos entre as farmacologias veterinária e humana. Portanto, os princípios de absorção, distribuição, metabolismo e eliminação abordados aqui são os mesmos que em qualquer texto de farmacologia humana, exceto pelo foco em diferenças cruciais entre espécies quanto à anatomia, à fisiologia ou ao metabolismo capazes de alterar esses processos. Os tópicos de farmacodinâmica, farmacogenômica e farmacocinética também independem da espécie em seus conceitos básicos. Esses tópicos incluem o que deve ser chamado verdadeiramente de *farmacologia comparativa*.

As subespecialidades da farmacologia veterinária abrangem todas aquelas vistas na farmacologia humana, cuja classificação pode ser observada na divisão deste livro, ou seja, classificar os fármacos por sua atuação no sistema nervoso, em processos inflamatórios, nos sistemas cardiovascular, renal, endócrino, reprodutor, ocular, gastrintestinal, respiratório e dermatológico, bem como aqueles usados em quimioterapia de doenças microbianas, parasitárias e neoplásicas. Em razão da exposição potencial a cargas parasitárias intensas tanto em animais de estimação quanto em animais de produção, fármacos antiparasitários serão abordados com maior profundidade do que o observado nos textos de farmacologia humana. Existem muitas áreas de especialidades que também refletem os aspectos únicos da medicina veterinária, incluindo espécies aquáticas, de zoológico e aviárias, bem como aspectos de regulamentação relacionados com animais de corrida e o uso de fármacos em animais de produção, com a consequente produção de resíduos químicos e potenciais questões associadas à segurança alimentar em humanos. E isso simplesmente não é um problema na medicina humana.

Com frequência, a disciplina divide-se em farmacologia básica e clínica, cuja distinção reside na maneira como os estudos foram conduzidos – se em animais sadios ou doentes, em modelos experimentais ou naturais de doença, ou envolvem estudos clínicos e laboratoriais na situação clínica veterinária verdadeira. Entretanto, o denominador comum que separa os farmacologistas veterinários dos farmacologistas humanos consiste em tratar de diferenças entre espécies quanto à deposição e à ação de fármacos.

A farmacologia comparativa é tema comum entre de todos os farmacologistas veterinários, constituindo sua orientação básica ou clínica. Como o fármaco se comporta nas espécies tratadas? A fisiopatogenia da doença é similar entre espécies? A posologia precisa ser ajustada? A suscetibilidade microbiana para os patógenos é diferente? O fármaco é absorvido, eliminado ou metabolizado de forma diferente em uma espécie ou raça específica? A posologia desenvolvida para um cão pode ser usada em um paciente equino? Existem variações individuais únicas nas populações em razão da variabilidade farmacogenômica que poderiam alterar os efeitos do fármaco em um paciente? Existem efeitos toxicológicos espécie-específicos únicos para o fármaco no paciente? Existem interações potenciais fármaco-fármaco, fármaco-dieta ou fármaco-ambiente? Esse animal ou seus produtos serão consumidos por humanos como alimento, e, portanto, existem resíduos potenciais que devem promover preocupação quanto a esse fármaco? Todas essas questões são abordadas nos próximos capítulos deste livro-texto.

A farmacologia veterinária tem como foco fornecer uma base racional para o uso de fármacos em uma situação clínica em diferentes espécies de animais, princípios que são amplamente discutidos no restante do livro. Nesse sentido, médico-veterinário deve agradecer, quando administra um fármaco a um paciente sob os seus cuidados, à farmacologia clínica experimental. Um clínico inteligente e bem-sucedido usará os princípios da farmacologia para assegurar que o fármaco e a posologia corretos sejam selecionados para o diagnóstico em mãos, que os desfechos clínicos sejam avaliados tanto para assegurar a eficácia quanto para evitar reações adversas potenciais e, por fim, se um animal de produção estiver sendo tratado, precauções adequadas devem ser tomadas para garantir a segurança dos produtos de origem animal para o consumidor humano.

REFERÊNCIAS BIBLIOGRÁFICAS E LEITURA COMPLEMENTAR

Andersen L, Higby GJ. (1995). *The Spirit of Voluntarism. A Legacy of Commitment and Contribution. The United States Pharmacopeia 1820–1995*. Rockville, MD, The United States Pharmacopeial Convention.

Center for Veterinary Medicine, Food and Drug Administration. (2007). *A Brief History of the Center for Veterinary Medicine*. Available at: www.fda.gov/aboutfda/whatwedo/history/forgshistory/cvm/default.htm (accessed Dec. 2016).

Davis LE. (1982). Veterinary pharmacology – an introduction to the discipline. In Booth NJ, McDonald LE (eds), *Veterinary Pharmacology and Therapeutics*, 5th edn. Ames, Iowa State University Press. 1–7.

Jones LM. (1977). Veterinary pharmacology – past, present, and future. In Jones LM, Booth NJ, McDonald LE. (eds), *Veterinary Pharmacology and Therapeutics*, 4th edn. Ames, Iowa State University Press. 3–15.

Lees P, Fink-Gremmels J, Toutain PL. (2013). Veterinary pharmacology: history, current status and future prospects. *J Vet Pharmacol Therap*. **36**, 105–115.

Mochel JP, Gabrielsson J, Collard W, Fink M, Gehring R, Laffont C, Liu Y, Martin-Jimenez T, Pelligrand L. Steiner J-L, Toutain PL, Whittem T, Riviere JE. (2013). Animal Health Modeling and Simulation Society (AHM&S): A new society promoting model-based approaches in veterinary pharmacology. *J Vet Pharmacol Therap*. **36**, 417–419.

Parascandola J. (1992). *The Development of American Pharmacology: John J. Abel and the Shaping of a Discipline*. Baltimore, Johns Hopkins University Press.

United States Pharmacopeial Convention. USP 30-NF 25. Rockville, Maryland. Available at: www.usp.org (accessed Dec. 2016).

Van Miert ASJPAM. (2006). The roles of EAVPT, ECVPT and EAVPT Congresses in the advancement of logical and toxicological science. *J Vet Pharmacol Therap*. **29**, 9–11.

CAPÍTULO 2

Absorção, Distribuição, Metabolismo e Eliminação

Jim E. Riviere

INTRODUÇÃO

Os quatro processos-chave fisiológicos que determinam o tempo de curso do destino de um fármaco no corpo são: absorção, distribuição, metabolismo e eliminação, no chamado *processo ADME*. A farmacocinética – o estudo do tempo de curso da concentração de fármacos no corpo – oferece um meio de quantificar parâmetros ADME, e, quando aplicada a situações clínicas, fornece ao clínico uma ferramenta útil para determinar o esquema terapêutico ótimo para cada paciente individualmente. Durante o desenvolvimento de fármacos, nas fases de pesquisa e pré-mercado, trata-se de um componente essencial no estabelecimento de regimes terapêuticos e doses efetivos e seguros. A compreensão dos princípios farmacocinéticos possibilita tomar decisões terapêuticas mais racionais. Em animais de produção, a farmacocinética fornece ferramentas para compreender e utilizar o período de carência para evitar que resíduos de fármacos acima do permitido permaneçam em tecidos comestíveis desses animais. Conhecer essa disciplina possibilita identificar os parâmetros sobre os quais muitos aspectos da farmacologia podem ser integrados em um plano de uso racional de fármacos.

VISÃO GERAL SOBRE A DISTRIBUIÇÃO DOS FÁRMACOS

Para compreender completamente os processos ADME que determinam o destino de fármacos em animais, é preciso definir muitos passos e, em última instância, quantificá-los. Os processos relevantes para a discussão da absorção e distribuição de um fármaco administrado vias intravenosa (IV), intramuscular (IM), subcutânea (SC), oral (PO) ou tópica (TOP) são exibidos na Figura 2.1. O ponto de referência normal da discussão e análise farmacocinética reside na concentração de fármaco livre, não ligado à proteína dissolvida no soro (ou plasma), uma vez que se trata do líquido corporal que carreia o fármaco pelo corpo e a partir do qual as amostras para análise do fármaco podem ser coletadas imediata e repetidamente. Para a maioria dos fármacos estudados, as concentrações na circulação sistêmica estão em equilíbrio com o líquido extracelular de tecidos bem perfundidos; portanto, a concentração sérica ou plasmática do fármaco geralmente reflete as concentrações do fármaco no líquido extracelular.

Um axioma fundamental do uso da farmacocinética para prever o efeito de fármacos refere-se ao fato de que *o fármaco precisar estar no seu local de ação, em um tecido em concentração suficiente por um período específico para produzir um efeito farmacológico*. Uma vez que a concentração tecidual de fármacos se reflete no líquido extracelular e, portanto, na concentração sérica do fármaco, a análise farmacocinética da distribuição do fármaco no esquema mostrado na Figura 2.1 é útil para avaliar a atividade de um fármaco em condições *in vivo*.

Essa definição se mostra especialmente importante na medicina veterinária, na qual diferenças entre espécies em qualquer dos processos ADME podem afetar de forma significativa a extensão e/ou o tempo da absorção e distribuição do fármaco no corpo. Dividindo os processos gerais do destino dos fármacos em fases específicas, essa situação relativamente complexa pode ser manejada de maneira mais simples. O objetivo deste capítulo consiste em apresentar uma visão geral sobre as bases fisiológicas da absorção, da distribuição, do metabolismo (biotransformação) e da eliminação, o que fundamentará o capítulo de farmacocinética que abordará em maiores detalhes a quantificação desses processos.

Apesar das inúmeras diferenças anatômicas e fisiológicas entre os animais, a biologia da absorção e da distribuição de fármacos e, em alguns casos, mesmo da eliminação é muito similar, pois envolve moléculas de fármaco que atravessam uma série de membranas biológicas. Como mostrado na Figura 2.2, essas membranas podem ser associadas tanto a várias camadas de células (tecido) quanto a uma única célula, envolvendo protoplasmas vivos e mortos. Apesar dos atributos bioquímicos e morfológicos diferentes dessas membranas, um conceito de biologia unificada reside na similaridade básica entre todas as membranas, de tecidos, células ou organelas. Embora os componentes bioquímicos específicos possam variar, a organização fundamental é a mesma, fato que simplifica a compreensão dos principais determinantes da absorção, da distribuição e da excreção de fármacos.

Com frequência, essas membranas como barreiras definem direta ou indiretamente a natureza dos compartimentos ou outros módulos matemáticos nos modelos farmacocinéticos. Espaços biológicos são definidos pelas restrições à movimentação de fármacos impostas por essas barreiras. As barreiras mais efetivas são aquelas que protegem os organismos do ambiente externo, incluindo a pele e outros segmentos dos

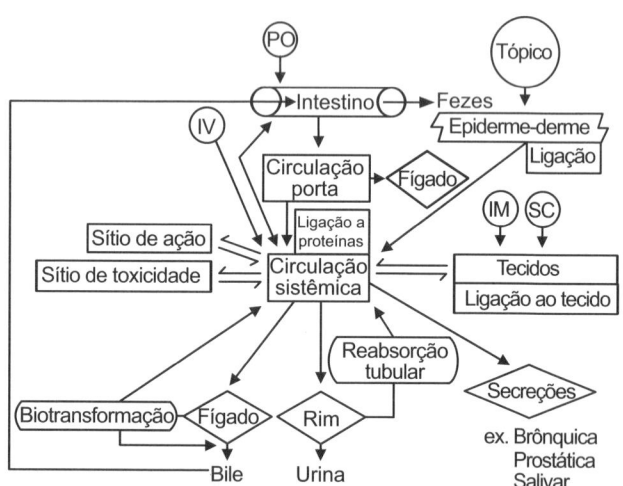

Figura 2.1 Esquema básico pelo qual um fármaco é absorvido, distribuído, metabolizado e excretado do corpo. Esses processos formam a base para o desenvolvimento de modelos farmacocinéticos.

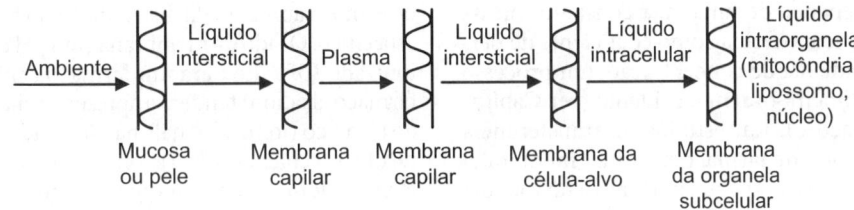

Figura 2.2 Maneira como a absorção, a distribuição e a excreção são, essencialmente, uma jornada do fármaco por muitas de membranas lipídicas como barreiras.

tratos gastrintestinal e respiratório, que também protegem o meio interno fisiológico do ambiente externo nocivo. Entretanto, as barreiras gastrintestinal e respiratória são modificadas profundamente no corpo para permitirem a troca de nutrientes e gases, essenciais para a vida. O líquido intersticial é um compartimento comum pelo qual qualquer fármaco deve transitar, seja após a absorção no caminho para o sangue, seja após a distribuição pelo sangue para os tecidos no trajeto para um alvo celular. Membranas capilares que têm interface com esse compartimento de líquido intersticial são relativamente porosas em razão das fenestrações, que possibilitam a troca de moléculas grandes entre tecidos e o sangue. As membranas definem compartimentos teciduais homogêneos e devem ser atravessadas em todos os processos de absorção e distribuição de fármacos.

Todas as membranas celulares parecem ser principalmente bicamadas lipídicas nas quais estão inseridas proteínas capazes de residir na superfície (intra ou extracelular) ou atravessar toda a estrutura. Os folhetos lipídicos estão arranjados com grupos com cabeça hidrofílica (polar) na superfície e caudas hidrofóbicas (não polares) formando o interior. A composição lipídica específica varia amplamente entre diferentes tecidos e níveis de organização biológica. A localização das proteínas na matriz lipídica é, sobretudo, uma consequência das suas regiões hidrofóbicas que residem no interior lipídico e suas regiões hidrofílicas e iônicas que ocupam a superfície – esta é a configuração mais estável termodinamicamente. Mudanças na fluidez dos lipídios alteram a conformação das proteínas, que podem, então, modular sua atividade. Esse foi um dos mecanismos de ação propostos para anestésicos inalatórios, embora recentemente tenham sido sugeridos receptores proteicos específicos. Em alguns casos, canais aquosos se formam a partir de proteínas integrais que atravessam a membrana. Em outros, essas proteínas integrais podem ser, de fato, proteínas transportadoras enzimáticas que atuam como sistemas de transporte ativo ou facilitado. A principal via para que os fármacos atravessem essas membranas lipídicas se dá por difusão passiva pelo ambiente lipídico.

Portanto, para que um fármaco seja absorvido ou distribuído pelo corpo, deve conseguir passar por uma membrana lipídica em algum momento do seu período de permanência pelo corpo. Em alguns locais de absorção e em muitos capilares, existem poros fenestrados que possibilitam algum fluxo de moléculas pequenas, o que se contrapõe a alguns locais protegidos do corpo (p. ex., líquido cerebrospinal) onde pode ser necessário atravessar membranas adicionais (p. ex., células da glia) antes que o fármaco chegue ao seu alvo. Essas membranas especializadas devem ser consideradas uma adaptação geral para proteção ainda maior de tecidos suscetíveis contra químicos lipofílicos hostis. Nesse caso, as características do fármaco que promovem a difusão transmembrana favoreceriam a ação e

o efeito do fármaco (novamente, a não ser que haja intervenção de sistemas de transporte específicos).

Esse fenômeno geral de incremento da absorção e distribuição de compostos lipofílicos constitui um princípio fundamental que rege o estudo do destino dos fármacos. Os órgãos de eliminação do corpo também podem ser vistos como operando por meio de um princípio similar. O principal mecanismo pelo qual os compostos químicos podem ser excretados do corpo se dá por meio da transformação em menos lipofílicos e mais hidrofílicos, sendo a segunda propriedade necessária para a excreção nos líquidos aquosos dos sistemas urinário e biliar. Quando um fármaco hidrofílico ou polar é injetado na corrente sanguínea, ele será distribuído minimamente e excretado rapidamente por uma dessas vias. Entretanto, se o caráter lipofílico de um composto evadir essa via fácil de excreção, o fígado e outros órgãos podem metabolizá-lo para um metabólito menos lipofílico e mais hidrofílico com distribuição restrita no corpo (e, portanto, menor acesso aos locais para atividade) e pode ser mais facilmente excretado. Esse princípio básico rege todos os aspectos da farmacologia e é um conceito útil para predizer efeitos de compostos desconhecidos.

PASSAGEM DO FÁRMACO POR MEMBRANAS

Existem evidências consideráveis de que membranas lipídicas são permeáveis a compostos lipossolúveis não polares e compostos hidrossolúveis polares com solubilidade lipídica suficiente para se difundirem por regiões hidrofóbicas da membrana. A taxa de difusão de um composto por uma membrana é diretamente proporcional ao seu gradiente de concentração através da membrana, coeficiente de partição lipídio/água e coeficiente de difusão. Isso pode ser resumido pela lei de difusão de Fick na Equação 2.1:

$$\text{Taxa de difusão (mg/s)} = \frac{D \text{ (cm/s) } P}{h \text{ (cm)}} (X_1 - X_2) \text{ (mg)} \quad (2.1)$$

Em que: D é o coeficiente de difusão para a substância específica a penetrar na membrana em estudo; P, o coeficiente de partição para a penetração entre a membrana e o meio externo; h, a espessura ou comprimento da via pela qual o fármaco se difunde pela membrana; e $X_1 - X_2$, o gradiente de concentração (ΔX) através da membrana. O coeficiente de difusão do fármaco refere-se a uma função do seu tamanho molecular, conformação molecular, solubilidade na membrana e grau de ionização. O coeficiente de partição consiste na solubilidade relativa do composto em lipídio e água que reflete sua capacidade de penetrar para ganhar acesso à membrana lipídica. De acordo com a membrana, há um tamanho e/ou peso molecular funcional ou ponto de corte que evita que moléculas muito grandes sejam absorvidas passivamente por qualquer membrana. Quando a taxa de um processo depende de uma taxa constante (nesse caso [DP/h] com frequência referida como coeficiente de permeabilidade *P*) e do gradiente de concentração, um processo cinético linear ou de primeira-ordem é evidente (ver Capítulo 3 para mais informações). Em estudos de transferência de membrana, o fluxo total de fármaco por uma membrana depende da área da membrana exposta, portanto a taxa acima em geral é expressa em termos de cm². Se o coeficiente de partição lipídio:água for muito grande, dependendo da membrana específica, o composto pode ser sequestrado na membrana, e não a atravessar.

Também há evidências de que as membranas são mais permeáveis às formas não ionizadas do que às formas ionizadas de bases ou ácidos orgânicos fracos. Se um ambiente não ionizado apresenta coeficiente de partição lipídio:água favorável para penetração na membrana, ela chegará, por fim, ao equilíbrio em ambos os lados da membrana. A forma ionizada do fármaco é completamente impedida de atravessar a membrana em razão da sua baixa lipossolubilidade. A quantidade de fármaco nas formas ionizada ou não ionizada depende do pKa (logaritmo negativo da constante de dissociação em ácido) do fármaco e do pH do meio em ambos os lados da membrana (p. ex., líquido intracelular *versus* extracelular; líquido gastrintestinal *versus* líquido extracelular). Ácidos fracos protonados são não ionizados (p. ex., COOH), enquanto bases fracas protonadas são ionizadas (p. ex., NH_3^+). Se um fármaco tem carga fixa em todos os pH encontrados dentro e fora do corpo (p. ex., aminas quaternárias, antibióticos aminoglicosídeos), ele nunca atravessará membranas lipídicas por difusão. Isso poderia restringir tanto a sua absorção quanto a distribuição e geralmente levar a um incremento da taxa de eliminação. Trata-se da forma não ionizada do fármaco regida pela lei da difusão de Fick, descrita na Equação 2.1. Para essa equação predizer o movimento de um fármaco por meio de sistemas de membrana *in vivo*, o pH relevante de cada compartimento deve ser considerado em relação ao pKa do composto; de outra forma, serão feitas previsões errôneas.

Quando o pH do meio é igual ao pKa do fármaco dissolvido, 50% do fármaco está na forma ionizada e 50% na forma não ionizada, lipossolúvel. A razão entre fármaco ionizado e não ionizado é dada pela equação de Henderson-Hasselbalch (Equações 2.2 e 2.3). Para ácidos:

$$pKa - pH = \log [(H \text{ Ácido})^0/(H \text{ Ácido})^-] \quad (2.2)$$

Para bases:

$$pKa - pH = \log [(H \text{ Base})^+/(H \text{ Base})^0] \quad (2.3)$$

Essas equações são idênticas, uma vez que envolvem a razão de meios protonados (H) e não protonados. A única diferença é que, para um ácido, a forma protonada (H Ácido)⁰ é neutra, enquanto, para uma base, a forma protonada (H Base)⁺ é ionizada. Esse tópico também é apresentado no Capítulo 5 (Equações 5.1 a 5.5; Figura 5.3).

Como pode ser visto por essas equações, quando o pH é uma unidade menor ou uma unidade maior que o pKa para bases ou ácidos fracos, respectivamente, a razão de ionizado para não ionizado é 10. Portanto, cada unidade de pH para mais ou para menos do pKa resulta em alteração de 10 vezes nessa razão. Esse fenômeno permite que o fármaco seja distribuído de maneira diferenciada pelas membranas na presença de gradiente de pH, um efeito que, com frequência, impede que o aumento da dose

ocasione o aumento da distribuição do fármaco para um tecido específico. O lado da membrana com pH que favorece o fármaco ionizado (pH alto para um fármaco ácido; pH baixo para um fármaco alcalino) tenderá a apresentar maior concentração total de fármaco (ionizado mais não ionizado). Essa partição do pH resulta no chamado "aprisionamento iônico" na área na qual o fármaco ionizado predomina. A Figura 2.3 exibe esse conceito com um ácido orgânico de pKa = 3,4 atravessando entre o conteúdo gástrico de pH 1,4 e o plasma de pH 7,4. Assumindo que a forma não ionizada do fármaco (U) está em equilíbrio pela membrana, então, de acordo com as Equações 2.1 e 2.2, haverá uma diferença de 100 vezes (log 2; 3,4 a 1,4) no lado gástrico e uma diferença de 10.000 vezes (log 4; 7,4 a 3,4) no lado do plasma da membrana, para o gradiente de concentração transmembrana do fármaco total (U mais I) igual a 10.001/1,01. Pode-se notar que a concentração não ionizada em ambos os lados da membrana está em equilíbrio: é a concentração total do fármaco que se diferencia. Nesse caso, o gradiente é gerado pela diferença de pH entre a barreira impermeável a íons gerada pelo ambiente local.

Tal gradiente favoreceria imensamente a absorção desses ácidos fracos pelo trato gastrintestinal (GI) para o plasma, como no caso da penicilina, do ácido acetilsalicílico e da fenilbutazona. Em contrapartida, uma base fraca tenderia a permanecer presa nesse ambiente, quando, portanto, ocorreria a absorção mínima, por exemplo, morfina, fenotiazina e cetamina. Sistemas de transporte ativo específicos podem contrapor essas previsões (p. ex., transportadores de betalactâmicos no intestino), bem como a área de superfície extrema do intestino delgado comparado à mucosa gástrica, que geralmente favorece a absorção da maioria dos fármacos no intestino delgado. Com a estricnina fracamente básica, a absorção dependente do pH é significativa do ponto de vista toxicológico. Se a estricnina for colocada no estômago fortemente ácido, nenhuma toxicidade sistêmica será observada. Entretanto, se o estômago for infundido com álcalis, a maior parte dessas bases se tornaria não ionizada, imediatamente absorvida e letal. Em resumo, ácidos fracos são prontamente absorvidos de um ambiente ácido e sequestrados em um meio alcalino. Em contrapartida, bases fracas são absorvidas em um ambiente alcalino e sequestradas em um ambiente ácido.

Esse fenômeno de partição do pH não é importante apenas para compreender a absorção (conforme mostrado), mas também em qualquer situação na qual o pH dos compartimentos líquidos pelas membranas biológicas seja diferente. Isso ocorrerá para um fármaco que se distribui do plasma (pH = 7,4) para o leite (pH = 6,5 a 6,8), para o líquido cerebrospinal (pH = 7,3) ou para sítios intracelulares (pH = 7). Portanto, fármacos fracamente ácidos tenderão a não ser distribuídos para

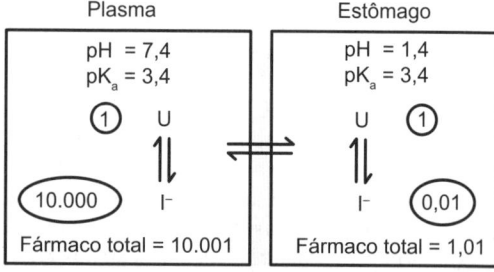

Figura 2.3 Fenômeno de partição do pH e aprisionamento iônico em ácidos fracos.

o leite após distribuição sistêmica (p. ex., penicilina), mas sim os fármacos fracamente básicos (p. ex., eritromicina). Se um processo mórbido altera o pH de um compartimento (p. ex., mastite), a razão de equilíbrio normal também será perturbada. Na mastite, situação em que o pH pode aumentar quase uma unidade, essa distribuição preferencial de antibióticos básicos será perdida. O pH relativamente ácido das células em relação ao plasma é responsável pela distribuição tecidual relativamente ampla observada com muitos fármacos fracamente básicos (p. ex., morfina, anfetamina). De modo similar, em ruminantes, muitos fármacos básicos tendem a se distribuir para o rúmen, resultando na distribuição em volumes muito maiores do que aquele em monogástricos. De fato, um fármaco que se distribui nesse órgão pode sofrer degradação microbiana, o que leva à sua eliminação do corpo.

Esse fenômeno também é muito importante para a reabsorção tubular passiva de ácidos e bases fracas excretados pelos rins. Para carnívoros com urina ácida em relação ao plasma, ácidos fracos tendem a ser reabsorvidos dos túbulos para o plasma, enquanto bases fracas a ser preferencialmente excretadas. Esse princípio foi aplicado para o tratamento de intoxicação por salicilato (ácido fraco) em cães, nos quais a diurese alcalina promove o aprisionamento iônico do fármaco na urina e, portanto, sua excreção rápida. Alterações no pH urinário induzidas pela doença alterarão de forma similar a distribuição dos fármacos sensíveis a esse fenômeno.

A movimentação por capilares fenestrados do corpo a partir do plasma para tecidos geralmente permite a movimentação da maioria dos fármacos. Nesses casos, moléculas relativamente pequenas (peso molecular < 1.000) podem atravessar independentemente da sua lipossolubilidade, mas moléculas maiores são excluídas. Em todas essas circunstâncias, os fármacos se movem por meio desses tecidos como solutos dissolvidos em água e são essencialmente transportados para onde a água segue. Esse processo, chamado *fluxo em massa* e que depende da concentração do fármaco dissolvido no plasma ou líquido tissular, é linear e, portanto, facilmente modelado pela maioria dos sistemas farmacocinéticos. A captação subsequente para dentro das células e áreas especiais dos tecidos é determinada pelos processos de difusão descritos.

Existem muitas membranas especializadas que dispõem de sistemas de transporte específicos. Nesses casos, as leis de difusão e de partição do pH não determinam o fluxo de fármacos transmembrana. Essas especializações no transporte podem ser mais bem apreciadas como mecanismos por meio dos quais o corpo pode exercer controle e seletividade sobre os compostos químicos cuja entrada é permitida em domínios protegidos de órgãos específicos, células ou organelas. Tais sistemas de transporte podem ser relativamente inespecíficos, assim como aqueles dos rins e do fígado que excretam produtos residuais carregados.

No trato GI, sistemas de transporte relativamente inespecíficos possibilitam a absorção e, assim, a entrada de nutrientes essenciais no corpo que não apresentam caráter lipofílico suficiente para atravessar as membranas por difusão. Em tecidos específicos, eles permitem selecionar moléculas para entrada nas células dependendo das necessidades celulares ou que compostos que circulam pelo corpo tenham resposta biológica apenas em um tecido que apresenta o receptor de transporte correto. Seu principal exemplo consiste no processo mediado por carreador de proteína de transporte ativo ou difusão facilitada. Esses sistemas se caracterizam pela especificidade e a

saturabilidade. Nos casos de transporte ativo, energia biológica é utilizada para mover um fármaco contra seu gradiente de concentração. Na difusão facilitada, a proteína carreadora se liga ao fármaco e o carreia através da membrana contra o seu gradiente de concentração. O fármaco transportado por esses sistemas normalmente não pode atravessar a membrana por difusão passiva, uma vez que não é lipofílico. Esses sistemas são importantes para a absorção gastrintestinal de muitos nutrientes essenciais e alguns fármacos (p. ex., betalactâmicos) para captação celular de muitos compostos (p. ex., glicose), remoção de fármacos do líquido cerebrospinal pelo plexo coroide e excreção biliar e renal de muitos fármacos.

Em alguns tecidos, as células podem absorver fármacos por endocitose ou pinocitose, processos nos quais um composto se liga a uma superfície da membrana que, então, invagina e interioriza o composto. Esse não é um mecanismo primário de passagem transmembrana para a maioria dos fármacos terapêuticos, mas aquele por meio do qual nanomateriais entram nas células. A maioria dos íons inorgânicos, como sódio e cloreto, é suficientemente pequena para atravessar facilmente poros e canais aquosos transmembrana. O movimento dessas substâncias carregadas, em geral, é determinado pelo potencial elétrico transmembrana mantido por bombas de íons ativas.

Por fim, o transporte ativo pode também ocorrer na direção oposta para remover um fármaco após ter sido absorvido em uma célula ou um tecido, ao que se dá o nome de *sistema glicoproteína-P*, uma classe de transportadores de fármacos originalmente associada à resistência a múltiplos fármacos (MDR – *multiple drug resistance*) encontrada na quimioterapia contra o câncer. Transportadores MDR foram identificados em células epiteliais intestinais, placenta, túbulos renais, células endoteliais cerebrais e canalículos biliares hepáticos, sendo abordados ao longo deste capítulo para classes específicas de fármacos.

Em suma, a compreensão dos processos que determinam o movimento de fármacos por membranas biológicas lipídicas é importante para o estudo da absorção, da distribuição e da excreção de fármacos. Fármacos lipossolúveis são facilmente absorvidos pelo corpo e bem distribuídos pelos tecidos. Em contrapartida, os hidrofílicos não são bem absorvidos e apresentam distribuição limitada, mas são muito facilmente eliminados. O metabolismo converte fármacos lipofílicos para entidades hidrofílicas mais facilmente excretadas. Se as membranas separarem áreas de pH diferentes, gradientes de concentração podem se formar em razão da partição do pH ou aprisionamento iônico. Membranas constituem os blocos de construção de sistemas biológicos e têm papel central na definição da complexidade de modelos farmacocinéticos.

ABSORÇÃO

Trata-se do movimento do fármaco a partir do local de administração para o sangue. Existem muitos métodos disponíveis para a administração de fármacos a animais. As vias principais de absorção de fármacos a partir da exposição ambiental em mamíferos são gastrintestinal, dérmica e respiratória, e as duas primeiras também são usadas como vias de administração de medicamentos para efeitos sistêmicos, com vias adicionais, incluindo intravenosa, intramuscular, subcutânea ou intraperitoneal. Outras variações na absorção gastrintestinal incluem a intrarruminal, a sublingual e a retal. Muitas técnicas também são usadas para terapia localizada, que também pode resultar em absorção sistêmica de fármacos como efeito adverso, como tópica, intramamária, intra-articular, subconjuntival e o líquido espinal. Os métodos para utilização dessas diferentes vias de administração de fármacos também são explorados no Capítulo 5.

Absorção gastrintestinal

Uma das principais vias de administração de fármacos consiste na ingestão oral de pílulas ou comprimidos, projetados para liberar o fármaco pela mucosa gastrintestinal. O fator comum em todas as formas de administração oral de fármacos consiste no seu método de administração de maneira que ele entre em solução no líquido gastrintestinal, a partir do qual é, então, absorvido pela mucosa e, por fim, chega aos capilares da submucosa e à circulação sistêmica. Exemplos de sistema de administração oral de fármacos incluem soluções (aquosas, elixires) e suspensões, pílulas, comprimidos, *bolus* para animais de produção, cápsulas, *pellets* e dispositivos mecânicos de liberação prolongada para ruminantes. O principal obstáculo encontrado na medicina comparativa e na medicina veterinária refere-se à enorme diversidade na anatomia e fisiologia gastrintestinal entre as espécies, que resulta em grandes diferenças quanto a estratégias para a administração oral eficiente de fármacos entre as espécies. Com frequência, isso é apreciado, mas negligenciado, quando se extrapolam dados de animais de laboratório para humanos. Ratos e coelhos são amplamente utilizados em estudos pré-clínicos de distribuição e toxicologia, embora muitos investigadores falhem em estimar que o trato GI dessas espécies é muito diferente tanto entre elas quanto dos seres humanos.

Do ponto de vista de um farmacologista, o trato GI de todas as espécies pode se apresentar simplesmente como o diagrama da Figura 2.4. O trato GI é mais bem definido como parte do ambiente externo que, contrariamente à pele, é protegido e cujo microambiente é regulado de maneira rígida pelo organismo. Uma vez que o trato GI tem papel central na digestão e na absorção de nutrientes, existem muitas adaptações evolucionárias para essa mucosa basicamente simples que possibilita a quebra física, química, enzimática e microbiana de alimentos para liberação e, em última instância, absorção de nutrientes. Ainda, esse trato é adaptado de maneira que esses processos digestivos não lesionem os tecidos do próprio organismo, que, em carnívoros, podem ser idênticos ao do alimento sendo ingerido.

O trato GI apresenta um grau significativo de heterogeneidade em relação à morfologia e à fisiologia, que se traduz em grande variação regional na absorção de fármacos. Na cavidade oral, o alimento é mastigado, e alguma absorção pode ocorrer nas regiões sublinguais. De fato, esse local é utilizado como via para administração sistêmica de fármaco (p. ex., nitroglicerina) e nicotina (p. ex., tabaco oral) em humanos. O esôfago e a porção cranial do estômago são revestidos por epitélio cornificado, o que fornece uma barreira efetiva que, com frequência, diminui a chance de absorção de fármacos formulados para a absorção intestinal. Grande parte das atividades de pesquisa recentes tem enfatizado o desenvolvimento de novos sistemas de administração transbucal de fármacos. Conforme mencionado, o protótipo de exemplo consistiu nos comprimidos de nitroglicerina sublingual. Sistemas mais novos usam uma nova tecnologia adesiva, que permite a aderência de placas de polímero à mucosa bucal. Tais produtos também vêm sendo considerados para algumas aplicações terapêuticas em medicina veterinária (p. ex., *sprays* orais felinos). Em comparação à absorção gastrintestinal VO, a administração bucal desvia da

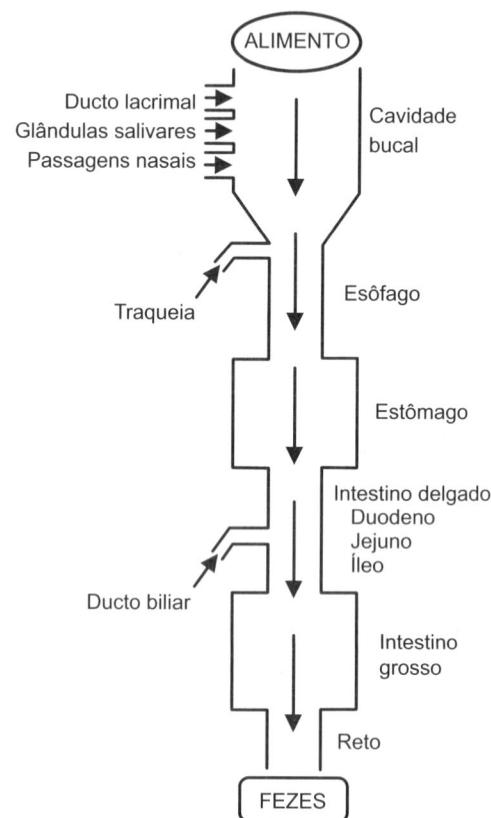

Figura 2.4 Estrutura funcional do trato gastrintestinal.

veia porta e, portanto, elimina o potencial de biotransformação de primeira passagem hepática discutida adiante.

O revestimento de mucosa simples do estômago possibilita a absorção, entretanto a presença do muco na superfície que protege o epitélio da autodigestão secundária à secreção ácida e enzimática pode se tornar uma barreira para alguns fármacos. A acidez e a motilidade do estômago também criam um ambiente hostil para fármacos, além de influenciarem a absorção de fármacos adiante no trato. Para uma absorção oral de fármacos bem-sucedida, o medicamento deve conseguir sobreviver a esse ambiente relativamente hostil. Para alguns fármacos suscetíveis à hidrólise ácida (p. ex., penicilina G), ocorrerá uma absorção mínima via oral, a não ser que sejam administrados em uma formulação que os proteja em um ambiente ácido, mas os libere no ambiente mais alcalino do intestino. A liberação de fármacos a partir do estômago, um processo controlado pelo esvaziamento gástrico, constitui o principal passo que determina a taxa de início e a duração da atividade de fármacos orais. Diferenças entre espécies no tamanho do orifício pilórico também limitam o uso de algumas formas de administração em pequenos animais *versus* humanos.

O principal local para absorção da maioria dos fármacos é o intestino delgado, região do trato GI, no qual o pH do conteúdo é mais alcalino e o revestimento epitelial conduz à absorção de fármacos. O fluxo sanguíneo para essa região também é muito maior do que para o estômago. O intestino delgado é revestido por epitélio colunar simples alocado sobre uma membrana basal e tecido submucoso, muito bem perfundido por uma extensa rede capilar e linfática. Esse leito capilar drena para a veia porta hepática. Uma das principais adaptações anatômicas para a absorção nessa região reside na ocorrência de microvilosidades, que aumentam a área de superfície do intestino delgado em 600 vezes em comparação a um tubo simples. A segunda adaptação anatômica refere-se às vilosidades do intestino, que podem ser facilmente verificadas pelo exame de um corte transversal (Figura 2.5). Uma vez que a difusão é o mecanismo principal para absorção de fármacos, o aumento na área em razão dessas duas configurações anatômicas aumenta significativamente a absorção, como visto ao avaliar a contribuição da área para a Equação 2.1. Existem diferenças entre espécies na permeabilidade inerente da mucosa intestinal a produtos químicos, tendo-se reconhecido recentemente que cães apresentam maior permeabilidade a muitos fármacos, quando comparados a humanos.

As células epiteliais viáveis do intestino também são dotadas das enzimas necessárias para o metabolismo de fármacos que contribuem para um segundo efeito de "primeira passagem" eficiente. Pesquisas recentes também indicaram que o mecanismo e a extensão da absorção e a magnitude de metabolismo intestinal variam entre o topo e a cripta das vilosidades. O determinante final da jornada tortuosa de um fármaco pelo trato GI consiste na população microbiana residente que habita o conteúdo intestinal. Muitas bactérias são capazes de metabolizar fármacos específicos, resultando em um terceiro componente do efeito de primeira passagem. Geralmente, essa biotransformação epitelial e bacteriana é classificada como metabolismo *pré-sistêmico* para diferenciá-lo daquele que ocorre após a distribuição do fármaco pela veia porta para o fígado. Entretanto, pela perspectiva da análise farmacocinética das concentrações plasmáticas do fármaco após a administração oral, todos os três componentes são indistinguíveis e se tornam sobrepostos no processo agregado de absorção oral avaliado como K_a.

Desintegração, dissolução, difusão e outros fenômenos de transporte

Para que um fármaco seja absorvido pela mucosa intestinal, deve inicialmente ser dissolvido no líquido intestinal aquoso, para o qual podem ser necessários dois passos: desintegração

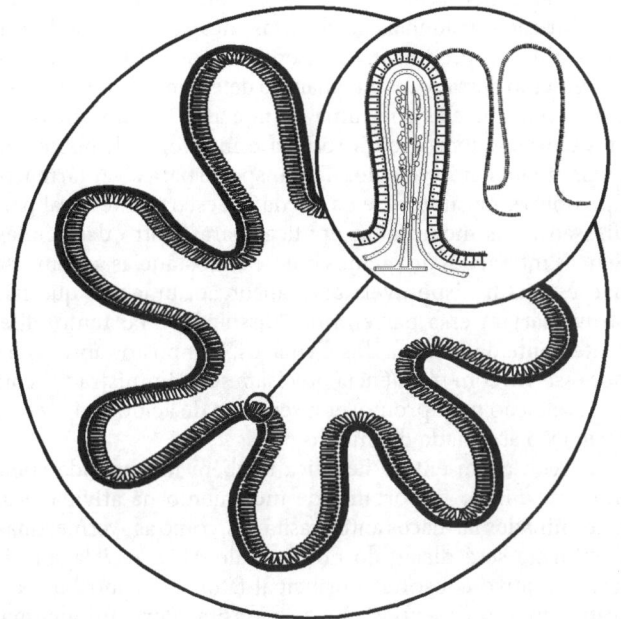

Figura 2.5 Corte transversal do intestino delgado mostrando as adaptações vilosas, que atuam para aumentar a área de superfície disponível para absorção.

e dissolução. *Desintegração* compreende o processo pelo qual apresentações sólidas (p. ex., comprimidos) se dispersam fisicamente de maneira que suas partículas constituintes possam ser expostas ao líquido gastrintestinal. A dissolução ocorre quando as moléculas do fármaco entram em solução. Esse componente do processo é tecnicamente chamado de *fase farmacêutica*, controlado pela interação da formulação com o conteúdo gastrintestinal. Esses conceitos serão elaborados no Capítulo 5.

Algumas apresentações, como cápsulas e pastilhas, podem não ser utilizadas para desintegrarem, mas para possibilitar que o fármaco elua lentamente a partir da sua superfície. Com frequência, a dissolução representa um passo limitante que controla o processo de absorção, podendo ser incrementada pela formulação do fármaco na forma de sais (p. ex., sais de sódio ou cloridrato), pelo tamponamento da preparação (p. ex., ácido acetilsalicílico tamponado) ou pela diminuição do tamanho da partícula dispersa (micronização) de maneira a maximizar a área de superfície exposta, conceitos bastante discutidos no Capítulo 5 (ver a Equação 5.7). De modo alternativo, a desintegração e a dissolução podem ser diminuídas de maneira a prover uma forma de liberação deliberadamente retardada do fármaco, uma estratégia usada nas apresentações de *liberação prolongada* ou de *liberação controlada* e que envolve formulações farmacêuticas complexas que produzem taxas de dissolução diferentes. Isso pode ser obtido pela dispersão da apresentação em partículas com taxas de dissolução diferentes ou pelo uso de apresentações multilaminadas do fármaco, que retardam a liberação do fármaco até a sua camada ser exposta. Todas essas estratégias diminuem a taxa total de absorção. Técnicas similares podem ser usadas para destinar fármacos para o segmento distal do trato GI, pelo uso de revestimentos entéricos que se dissolvem apenas em faixas específicas de pH, evitando, assim, a dissolução até que o fármaco esteja na região-alvo. Essa estratégia tem sido aplicada para fármacos distribuídos no cólon em humanos em tratamento para doença de Crohn.

Em formulações de liberação lenta ou de longa ação, o resultado é que a absorção fica mais lenta que todos os outros processos de distribuição e eliminação, tornando a fase farmacêutica o passo que limita e controla as etapas seguintes de absorção e distribuição do fármaco. Quando isso ocorre, como será visto no capítulo de modelos farmacocinéticos, a taxa de absorção controla a taxa de eliminação aparente do fármaco do corpo e o cenário chamado *flip-flop* se torna operacional.

Existem diferenças significativas entre espécies na habilidade de usar medicações de liberação controlada VO desenhadas para humanos, que, de longe, representam o maior mercado. A primeira limitação envolve a incapacidade de usar sistemas baseados na celulose para ruminantes em razão da habilidade da microbiota ruminal de digerir a matriz de celulose que normalmente seria inerte e que controla a taxa de liberação do fármaco. A segunda surge em razão do tempo de trânsito gastrintestinal mais curto em pequenos carnívoros, como gatos e cães, em comparação a humanos. Nessa circunstância, a liberação de fármacos é designada para ocorrer em tempos de trânsito mais longos vistos em humanos (aproximadamente 24 h). Em cães e gatos, nos quais os tempos de trânsito são metade daquele de humanos, a liberação do fármaco pode ainda estar ocorrendo mesmo após o comprimido ter sido eliminado nas fezes em razão do tempo de trânsito mais curto. Outros exemplos incluem a abertura pilórica mais estreita em cães, comparados a humanos, capaz de aumentar a retenção gástrica de algumas apresentações de maior tamanho. Esses são apenas alguns exemplos de diferenças significativas entre espécies que, com base em fatores anatômicos e fisiológicos, evitam a transferência imediata de apresentações complexas entre espécies.

Após o fármaco estar em solução, ele ainda deve estar na forma não ionizada relativamente lipossolúvel para ser absorvido por membranas lipídicas que formam a mucosa intestinal. Deve-se ressaltar que a absorção por qualquer membrana depende de um equilíbrio frágil entre a solubilidade adequada do lado doador da membrana, com permeabilidade suficiente (ou capacidade de transporte ativo) para transitar de fato pela membrana. Para produtos administrados VO, o pH do conteúdo gastrintestinal se torna muito importante, como evidenciado pela discussão anterior com relação à partição do pH. Especificamente, um ácido fraco tenderia a ser absorvido preferencialmente em um ambiente mais ácido do estômago, uma vez que uma fração maior estaria na forma não ionizada. Entretanto, a superfície muito maior e o fluxo sanguíneo disponível para absorção no intestino mais alcalino podem sobrepor esse efeito. É importante mencionar esse ponto porque um ácido fraco tal como o ácido acetilsalicílico é mais bem absorvido na forma tamponada com bicarbonato, o que tenderia a aumentar a fração ironizada e, portanto, diminuir a passagem pela membrana. O paradoxo reside no fato de que a dissolução deve ocorrer primeiro, um processo favorecido pela forma ionizada do fármaco. Apenas o ácido acetilsalicílico ionizado dissolvido está disponível para o fenômeno de partição descrito anteriormente. Portanto, quanto mais ácido acetilsalicílico estiver dissolvido no microambiente tamponado, mais estará disponível para partição e difusão pela mucosa. Em contrapartida a essa situação de um ácido fraco, uma base fraca tenderia a ser mais bem absorvida em um ambiente mais alcalino. Entretanto, deve-se repetir que a superfície muito grande disponível no intestino, associada ao alto fluxo sanguíneo e ao pH de aproximadamente 5,3 na área imediata da superfície mucosa, torna-o o local de absorção principal para a maioria dos fármacos (ácidos fracos com pKa > 3 e bases fracas com pKa < 7,8). Distinções entre espécies tanto no pH gástrico quanto intestinal modulam ainda mais esse diferencial (p. ex., o pH gástrico canino é muito maior que o humano). Outro obstáculo para a absorção refere-se ao fato de que os compostos também devem ser estáveis estruturalmente contra ataques químicos ou enzimáticos. Por fim, com carga fixa e/ou lipossolubilidade muito baixa ou muito alta para o ambiente não carregado, podem não ser absorvidos significativamente após administração oral, por exemplo, antibióticos aminoglicosídeos polares, chamados sulfonamidas entéricas, e fármacos de amônio quaternário.

Ainda, existem sistemas de transporte ativo específicos presentes na mucosa intestinal das microvilosidades responsáveis pela absorção de nutrientes, embora tenham capacidade muito alta – se um fármaco específico ou produto tóxico apresentar configuração molecular adequada para ser transportado, a saturação é improvável. Existe alguma evidência de que fármacos terapêuticos selecionados (p. ex., betalactâmicos) possam ser absorvidos por sistemas de transporte ativo no intestino delgado. Há também sistemas de transporte (glicoproteína-P) que expelem os fármacos absorvidos de volta para o lúmen intestinal, que têm começado a ser estudados mais de perto em espécies veterinárias e serão discutidos posteriormente no capítulo sobre distribuição e eliminação.

Observa-se claramente a complexidade desses processos quando se tenta extrapolar a biodisponibilidade oral de fármacos entre cães e humanos. Para tentar classificar a absorção de fármacos em humanos com base em critérios de solubilidade e permeabilidade, foi desenvolvido o Sistema de Classificação Biofarmacêutico (SCB), que classifica os fármacos de acordo com sua extensão e taxa de absorção, com fármacos classe I sendo altamente solúveis e permeáveis, resultando geralmente em compostos muito bem absorvidos, contrariamente à classe IV, que apresenta baixas solubilidade e permeabilidade e mostra absorção oral muito pobre. Classes II e III apresentam solubilidade e permeabilidade mistas. A vantagem desse tipo de classificação reside no fato de que a alteração de formulações pelos fabricantes para fármacos de classe I precisa ser conduzida apenas para estudos de dissolução *in vitro*, uma vez que a dissolução seria um processo que limitaria a taxa de absorção. Fármacos classe IV requerem comparações *in vivo*. Fármacos classificados usando esse sistema para humanos não se correlacionaram com o que é observado em cães, sugerindo que as diferenças na fisiologia do trato GI discutidas impedem extrapolações fáceis interespécies (Papich e Martinez, 2015).

Reciclagem êntero-hepática e coprofagia

O trato GI também evoluiu como órgão excretor para eliminar restos sólidos não absorvidos e outros coprodutos metabólicos excretados na bile. O ducto biliar drena na região proximal do intestino delgado. Para alguns fármacos, isso resulta em um fenômeno chamado *reciclagem êntero-hepática*, por meio da qual fármacos do sistema circulatório são excretados na bile e, então, reabsorvidos pelo intestino delgado de volta para a circulação sanguínea. Em muitos casos, os fármacos são metabolizados por reações de conjugação de fase II e "desconjugados" pela flora bacteriana residente, que promove um fármaco livre para reabsorção. Portanto, compostos excretados na bile podem permanecer de maneira prolongada no corpo em razão da oportunidade contínua para reabsorção intestinal. O sinal cardinal desse processo refere-se a um pico no perfil concentração-tempo plasmático do fármaco após a administração (Figura 2.6). A bile também atua para emulsificar substâncias gordurosas incapazes de solubilizar no ambiente predominantemente aquoso dos intestinos. O resultado dessa ação semelhante à detergente da bile consiste em formar micelas com uma grande área de superfície que apresentam superfície hidrofílica e interior hidrofóbico, as quais atuam como veículos de transporte para levar fármacos lipossolúveis à superfície da borda em escova intestinal para difusão pelas membranas lipídicas para dentro das células. Sem as interações dos ácidos biliares, substâncias gordurosas não estariam disponíveis para absorção, uma vez que não atravessariam essa barreira de "dissolução". Portanto, diferentemente da maioria dos fármacos, compostos absorvidos por essa via com frequência precisam ser administrados com uma refeição para promover a secreção de ácidos biliares e a formação associada de micelas.

A reciclagem êntero-hepática também foi sugerida como um mecanismo importante de incremento na atividade de determinados fármacos antiparasitários, como as avermectinas. Conforme será discutido no Capítulo 41, a reciclagem do fármaco ativo constitui o principal fator que contribui para o incremento da exposição do parasita. Por fim, algumas espécies, como coelhos, ingerem rotineiramente fezes frescas com propósito nutricional, o que fornece outra oportunidade para que o fármaco seja reabsorvido no corpo.

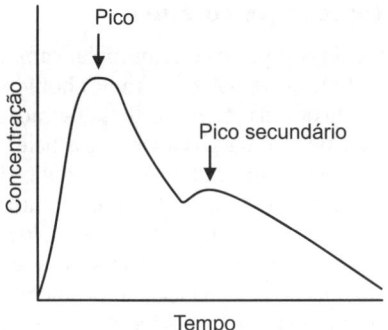

Figura 2.6 Perfil de concentração *versus* tempo demonstrando um pico secundário que poderia resultar da reciclagem êntero-hepática.

Efeito da espécie no tempo de trânsito gastrintestinal e interações com alimentos

Alimentos também podem interagir com outros aspectos da absorção oral de fármacos e têm efeito oposto para fármacos mais hidrofílicos. De acordo com as propriedades físico-químicas de um fármaco específico, a administração com alimentos pode aumentar significativamente ou diminuir a absorção, efeitos que não são apenas fármaco-dependentes, mas também espécie-dependentes em razão do comportamento contínuo de ingestão de ruminantes e alguns outros onívoros, em comparação aos hábitos de alimentação periódicos de carnívoros predadores. Essas variáveis são difíceis de incorporar em modelos farmacocinéticos formais, ainda que adicionem variabilidade em parâmetros derivados desses estudos ou em resposta a fármacos entre espécies.

A primeira interação potencial se relaciona com a taxa de entrega de fármacos para o intestino delgado, determinada pela taxa de liberação do fármaco a partir do estômago, o *tempo de esvaziamento gástrico*. Esse processo depende dos hábitos de ingestão da espécie, como animais que pastam continuamente (p. ex., herbívoros como equinos e ruminantes) que apresentam uma entrada contínua do fármaco e um pH gástrico relativamente estável quando comparados a animais que ingerem alimentos de forma periódica (p. ex., carnívoros como cães e gatos e onívoros como suínos) que têm padrões de ingestão mais variáveis com grandes mudanças no pH gástrico conforme a presença ou ausência de comida. Adicionalmente, o fármaco pode interagir diretamente com o alimento ingerido, como no caso da quelação de tetraciclinas com cátions divalentes, como Mg^{++} em antiácidos e Ca^{++} em produtos lácteos. Portanto, a decisão de administrar um composto com ou sem alimento depende da espécie e do fármaco, podendo alterar significativamente a biodisponibilidade (taxa e extensão de absorção) do fármaco. Em contrapartida, para fármacos muito lipossolúveis, o alimento é necessário para estimular a liberação de bile, o que possibilita que ocorram solubilização e absorção.

Os pré-estômagos de um ruminante fornecem o principal obstáculo para a chegada de uma formulação oral no estômago verdadeiro (abomaso) para liberação dos intestinos, embora possa haver uma quantidade significativa de absorção do fármaco nesse local. Essencialmente, o rúmen é uma grande câmara de fermentação (> 50 ℓ em bovinos, 5 ℓ em ovinos) revestida por epitélio escamoso estratificado, tamponado a um pH de aproximadamente 6 pela entrada extensiva de saliva que o mantém em consistência líquida, designado principalmente para a absorção de ácidos graxos voláteis. Se os fármacos se dissolverem nesse meio e permanecerem intactos, eles passam por uma grande diluição, que diminuirá a sua taxa de absorção. Então, são bombeados a partir do rúmen e do retículo por meio do omaso para uma chegada constante do fármaco ao estômago verdadeiro. A compreensão da fisiologia do ruminante possibilitou o desenvolvimento de alguns dispositivos mecânicos inovadores e únicos de administração de fármacos, que, em tese, são bombas encapsuladas que "afundam" para o assoalho do rúmen e ficam presos, assim como muitos objetos indesejáveis tendem a fazer quando ingeridos por um ruminante (p. ex., pregos e arames na reticuloperitonite). Esses dispositivos "semelhantes a submarinos" liberam lentamente o fármaco no líquido ruminal para uma preparação de liberação lenta verdadeira. Nos bezerros pré-ruminantes, o fármaco pode passar direto pelo rúmen inteiramente pela goteira esofágica e basicamente se comportar como se tivesse sido administrado a um animal monogástrico. Em contrapartida, a fermentação em equinos se dá após a absorção do fármaco pelo intestino delgado e, portanto, tem menor impacto do que em ruminantes. Entretanto, um fármaco não absorvido que chega ao intestino grosso e ceco de equinos – o local de fermentação – pode ter efeito desastroso (p. ex., cólica) se a microbiota digestiva ou sua função forem perturbadas.

Metabolismo de primeira passagem

Outro aspecto único da absorção oral de fármacos consiste no destino do fármaco absorvido quando penetra os capilares da submucosa. Na maioria das espécies, fármacos absorvidos distalmente à cavidade oral e proximalmente ao reto entram na circulação porta e são transportados diretamente para o fígado, onde a biotransformação pode ocorrer. Essa é uma das principais causas de diferenças na distribuição final de fármacos em comparação a todas as outras vias de administração. Isso pode resultar em biotransformação de primeira passagem significativa do composto absorvido. Para um fármaco extensivamente metabolizado pelo fígado, esse efeito de primeira passagem reduz de modo significativo a absorção do fármaco ativo, mesmo quando ele é absorvido pela mucosa, o que ocorre para muitas medicações opioides em cães, reduzindo sua eficácia após a administração oral. Por fim, alguns fármacos muito polares, para serem absorvidos pela parede gastrintestinal, são formulados como ésteres conjugados para aumentar a lipossolubilidade e incrementar a absorção. Uma vez que o fármaco atravesse o epitélio gastrintestinal dessa maneira, a biotransformação subsequente de primeira passagem por enzimas hepáticas e a circulação sanguínea e de esterases de mucosa clivam o éster liberando o fármaco livre na circulação sistêmica.

Existem locais de administração selecionados que evitam o metabolismo hepático de primeira passagem, permitindo a absorção por segmentos do trato GI que *não* são drenados pela veia porta, como a cavidade bucal e a VR de administração de fármacos em algumas espécies, embora esse pressuposto não tenha sido testado em muitas espécies veterinárias.

Fatores relacionados com a formulação

A literatura farmacêutica está repleta de fatores relacionados com a formulação capazes de influenciar a dissolução e a absorção de apresentações de fármacos, assumindo, em primeiro lugar, que o fármaco apresenta um componente ativo de pureza e potência conhecidas, tópicos que serão discutidos amplamente no Capítulo 5. O problema então se refere a quais interações potenciais podem ocorrer entre os ingredientes ativos e os excipientes para elaborar a formulação, bem como quais são os efeitos das técnicas de formulação do profissional (materiais usados, eficácia da mistura etc.) na quantidade de ingredientes ativos que aparecem na formulação. Embora essa discussão seja foco de um texto biofarmacêutico, as estratégias são em geral encontradas na farmacocinética, uma vez que podem afetar os parâmetros estimados após administração oral.

A Tabela 2.1 mostra os processos farmacêuticos envolvidos na absorção que podem ser afetados pela formulação. Após administração oral de comprimidos, a desintegração deve ocorrer primeiro. A velocidade e a eficácia desse processo determinarão quanto do fármaco realmente estará disponível para as etapas subsequentes. O tamanho da partícula resultante (e, portanto, sua área de superfície) constitui um determinante importante para a próxima fase de dissolução na qual o fármaco entra em solução, um pré-requisito absoluto para a difusão pelas barreiras mucosas. A dissolução também envolve a difusão por camadas de barreiras líquidas, que representam uma interface entre as partículas e o meio de absorção. Muitos fatores farmacêuticos podem afetar a eficácia dos processos de desintegração e dissolução. Para comprimidos, a natureza e a homogeneidade dos excipientes se tornam considerações importantes, compreendendo os principais determinantes das diferenças de eficácia entre os chamados fármacos "pioneiros" e os genéricos. Uma vez que o fármaco esteja em solução, podem ocorrer ligação e formação de complexos com ingredientes inertes. É importante lembrar que tudo isso acontece enquanto as partículas estão em trânsito pelo trato GI. Portanto, se a formulação resultar em diminuição da taxa de desintegração ou dissolução, a taxa e a extensão de absorção serão reduzidas, especialmente nas espécies com tempo de trânsito gastrintestinal muito curto. Fatores similares estão envolvidos com cápsulas orais e mesmo com apresentações líquidas, nas quais o fármaco pode interagir com o veículo. De fato, esses cenários provavelmente são mais pertinentes ao farmacêutico que realiza a manipulação. A quebra da cápsula substitui a desintegração do comprimido como passo inicial na determinação da taxa inicial. Após a liberação do conteúdo da cápsula, todos os fatores descritos se tornam relevantes. Ainda, vale ressaltar que tais fatores farmacêuticos são determinantes críticos da extensão e da taxa de absorção subsequentes do fármaco.

Tabela 2.1 Fatores farmacêuticos que afetam a absorção.

Desintegração
• Excipientes
• Pressão de compactação
• Revestimento, cápsulas
• Homogeneidade

Dissolução
• Tamanho da partícula/área de superfície
• Ligação
• pH local, tampões
• Camadas

Barreiras à difusão
• Solubilidade
• Tempo de trânsito

Absorção tópica e percutânea

A pele é um tecido complexo com múltiplas camadas que compõe uma superfície de 18.000 cm^2 em um homem. A previsão quantitativa da taxa e da extensão de penetração percutânea (para dentro da pele) e da absorção (pela pele) de produtos químicos aplicados via tópica torna-se complicada pela variabilidade biológica inerente à pele. A pele de mamíferos constitui um órgão dinâmico com muitas funções biológicas, sendo a mais óbvia a sua propriedade de barreira, que representa a principal preocupação com relação ao problema da absorção. Outra função principal é a termorregulação, obtida e regulada por meio de três mecanismos na pele: isolamento térmico fornecido pela pelagem e pelos pelos, sudorese e alteração no fluxo sanguíneo cutâneo. Outras funções da pele incluem suporte mecânico, recepção neurossensorial, endocrinologia, imunologia e secreção glandular, papéis biológicos que levam as adaptações funcionais e estruturais que afetam as propriedades da pele como barreira e, portanto, a taxa e a extensão de absorção percutânea. Muitos dos tópicos discutidos adiante são desenvolvidos de forma completa no Capítulo 47 deste livro.

Em geral, a pele é considerada uma barreira eficiente para evitar a absorção (e, portanto, a exposição sistêmica) da maioria dos produtos administrados via tópica. Trata-se de uma membrana relativamente impermeável a soluções aquosas e à maioria dos íons, ainda que permeável em graus variáveis a muitos xenobióticos sólidos, líquidos e gasosos. Embora haja uma tendência a pensar na maioria dos casos de intoxicação como ocorrendo VO ou, de forma menos frequente, via respiratória, o uso disseminado de compostos químicos orgânicos aumentou o risco de exposição a muitos produtos tóxicos capazes de penetrar a barreira dérmica.

As características macroscópicas da pele dos mamíferos são exibidas na Figura 2.7.

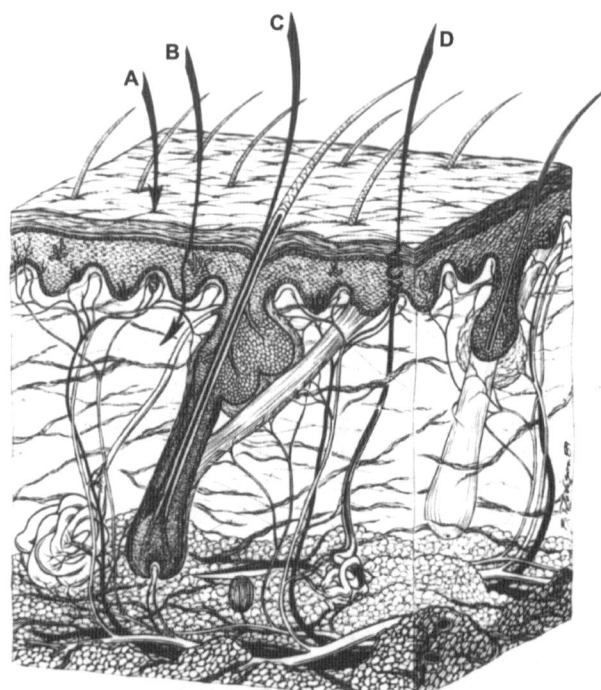

Figura 2.7 Microestrutura da pele de mamíferos mostrando vias potenciais de penetração (**A**) intercelular, (**B**) transcelular, (**C**) intrafolicular e (**D**) via glândulas sudoríparas.

Em comparação à maioria das vias de absorção de fármacos, a pele é, de longe, a mais diversa entre as espécies (p. ex., ovinos *versus* suínos) e regiões do corpo (p. ex., antebraço humano *versus* couro cabeludo). Três camadas distintas e muitos apêndices associados formam esse órgão não homogêneo. A epiderme constitui um tecido com múltiplas camadas que varia em espessura em humanos de 0,15 mm (pálpebra) a 0,8 mm (palma das mãos), cujo tipo celular principal encontrado é o queratinócito. Camadas proliferativas de queratinócitos basais (estrato germinativo) diferenciam e substituem gradualmente as células da superfície (estrato córneo) conforme se deterioram e são descamadas a partir da epiderme. Muitos outros tipos celulares também são encontrados dispersos na epiderme, incluindo: os melanócitos pigmentados; as células de Merkel, que têm papel sensorial; e as células de Langerhans, que, provavelmente, apresentam papel na imunologia cutânea.

Em relação à penetração de fármacos, a primeira alteração bioquímica reside na produção de queratina fibrosa e insolúvel que preenche as células – uma proteína amorfa rica em enxofre que compõe a camada matriz celular e a membrana celular espessada. Ainda, os queratinócitos sintetizam muitos lipídios que formam grânulos distintos no estrato granuloso que liberam seu conteúdo nos espaços intercelulares. O resultado no estrato córneo consiste na morte de queratinócitos proteináceos inseridos em uma matriz lipídica extracelular, uma estrutura conhecida por Elias como modelo "tijolo e cimento" (ver Figuras 47.3 e 47.4).

Barreira do estrato córneo

Estrato córneo é a camada mais externa, que fornece a barreira principal para a penetração de compostos estranhos, formada por células achatadas, estratificadas e altamente queratinizadas imersas em uma matriz lipídica composta principalmente por esteróis, outros lipídios neutros e ceramidas. Embora altamente retardantes para a água, as células queratinizadas mortas têm alta capacidade de absorção de água (hidrofílicas), uma propriedade que mantém a pele flexível e macia. O óleo natural que cobre a pele – o sebo –, presente especialmente em espécies como ovinos, parece manter a capacidade de reter água da epiderme, mas não tem papel apreciável no retardo à penetração de xenobióticos. A ruptura do estrato córneo remove todas as barreiras, exceto o impedimento superficial à penetração.

Derme e apêndices

Derme é uma área altamente vascularizada, que fornece acesso imediato à distribuição de fármacos, uma vez ultrapassada a barreira epitelial. O suprimento sanguíneo na derme está sob influência complexa, interação com influências neurais e humorais locais cuja função termorregulatória pode ter efeito na distribuição por meio da alteração do fluxo sanguíneo para essa área. A absorção de um produto químico com propriedades vasoativas seria afetada por essa ação na vasculatura dérmica; a vasoconstrição retardaria a absorção e aumentaria o tamanho do depósito dérmico, enquanto a vasodilatação pode incrementar a absorção e minimizar qualquer formação de depósito dérmico.

Os principais apêndices da pele, encontrados na derme e que se estendem pela epiderme, são as glândulas sudoríparas (écrinas e apócrinas), os pelos e as glândulas sebáceas, todos apresentando grande variabilidade interespécies e inter-regionais. Uma vez que essas estruturas se estendem para a superfície externa, têm papel potencial na penetração de determinados compostos.

Administração tópica e definição da dose

Do ponto de vista dos modelos farmacocinéticos de sistemas de administração transdérmicos e tópicos de fármacos, existem diferenças significativas de outras vias de administração (p. ex., oral ou injetável) com relação ao que constitui uma dose. Para a maior parte das exposições, a concentração aplicada à superfície da pele excede sua capacidade de absorção. Entretanto, para adesivos terapêuticos transdérmicos com concentração fixa de um fármaco e propriedades de taxa de liberação controlada, é a área de superfície de contato que reflete com maior segurança a dose e, portanto, a dose não é expressa em mg/kg, mas em mg/cm^2 de área de administração. Essa dependência quanto à área de superfície também se aplica a qualquer administração tópica, mesmo que a capacidade de absorção seja sobreposta. Ainda assim, há outra fonte de resultados não lineares secundários aos efeitos oclusivos (impermeáveis à água) dos veículos de fármacos ou adesivos. Conforme a pele se hidrata, um limiar é atingido, no qual o fluxo transdérmico aumenta dramaticamente (cerca de 80% de umidade relativa). Quando a pele fica completamente hidratada sob condições oclusivas, o fluxo pode ser dramaticamente aumentado. Portanto, a dose unicamente com frequência não representa uma métrica suficiente para descrever doses tópicas, e o método de aplicação e a área de superfície se tornam fatores de controle.

Vias para absorção dérmica

Anatomicamente, a absorção percutânea pode ocorrer por meio de várias vias. O consenso atual é de que a maioria dos produtos tóxicos não ionizados lipossolúveis parece se mover pelas vias lipídicas intercelulares entre as células do estrato córneo – a barreira da pele que limita a taxa. Moléculas muito pequenas e/ou polares parecem ter penetração mais favorável pelos apêndices ou por outras vias de difusão, mas apenas uma fração dos fármacos é representada por essas moléculas. A difusão simples parece ser responsável pela penetração pela pele, por gases, íons ou produtos não eletrolíticos.

A taxa de absorção percutânea por essas vias lipídicas intercelulares se correlaciona com o coeficiente de partição da substância que está penetrando. Isso resultou em muitos estudos que correlacionam a extensão de absorção percutânea com o coeficiente de partição lipídio:água dos fármacos. Alguns pesquisadores ainda associam a penetração pela pele ao tamanho molecular e a outros índices de interação potencial entre a molécula que está penetrando e a pele que não se refletem no coeficiente de partição. Para a maioria dos objetivos, entretanto, a penetração dérmica com frequência se correlaciona com o coeficiente de partição. Se a lipossolubilidade for muito grande, compostos que penetram no estrato córneo podem permanecer nesse local e formar um reservatório. De maneira alternativa, compostos que penetraram também podem formar um reservatório na derme. Para estes, a liberação lenta a partir desses depósitos pode resultar em meia-vida de absorção prolongada. Condições que alteram a composição dos lipídios (solventes deslipidantes fortes, restrições lipídicas na dieta, doenças) podem modificar a taxa de penetração de compostos por meio da alteração no seu comportamento de partição. De forma muito similar à absorção oral discutida previamente, a utilidade verdadeira de fármacos tópicos constitui um equilíbrio delicado entre solubilidade e permeabilidade que os profissionais que formulam fármacos tópicos tentam explorar. Alguns desses conceitos serão discutidos nos Capítulos 5 e 47.

Estudos recentes demonstraram que a pele também pode ser responsável pela metabolização de compostos aplicados via tópica, tendo sido identificadas tanto a via metabólica de fase I quanto de fase II. Para alguns compostos, a extensão do metabolismo cutâneo influencia a fração geral de um composto aplicado via tópica que é absorvido, fazendo com que esse processo funcione como uma via alternativa de absorção. A biotransformação cutânea é usada para promover a absorção de alguns fármacos tópicos que normalmente não penetrariam na pele. O metabolismo cutâneo pode ser importante para determinados aspectos da toxicologia da pele quando compostos parentais atóxicos são bioativados dentro da epiderme, por exemplo, benzo(a)pireno a um epóxido. Por fim, as bactérias residentes na superfície da pele também conseguem metabolizar fármacos tópicos, conforme demonstrado com a absorção do pentoclorofenol na pele de suínos aplicado no solo com e sem antibióticos. Esse efeito é potencializado sob condições de aplicação oclusivas quentes e úmidas que tanto promovem o crescimento bacteriano quanto reduzem as propriedades de barreira da pele.

Variações quanto à espécie e região do corpo

A penetração de fármacos varia entre diferentes regiões do corpo. Em humanos, geralmente a taxa de penetração da maioria dos produtos tóxicos não ionizados se dá na seguinte ordem: escrotal > testa > axila = couro cabeludo > costas = abdome > palmar e plantar. As regiões palmar e plantar são altamente cornificadas produzindo uma espessura muito maior, que introduz o maior tempo de difusão. Além da espessura, o tamanho dos corneócitos e as diferenças na densidade de folículos pilosos podem afetar a absorção de moléculas mais polares. Por fim, diferenças no fluxo sanguíneo cutâneo documentadas em diferentes regiões do corpo podem apresentar uma variável adicional a considerar na previsão da taxa de absorção percutânea. Esses fatores também são importantes em animais, com a área da orelha interna conhecida por ser mais altamente permeável e bem perfundida, constituindo, portanto, um local excelente para a absorção de fármacos.

Embora generalizações sejam, no mínimo, tênues, a pele humana parece ser mais impermeável, ou pelo menos tão impermeável quanto a pele de gatos, cães, ratos e camundongos ou cobaias. A pele de suínos e de alguns primatas atua como uma aproximação útil à pele humana, mas apenas após uma comparação ter sido feita para cada substância específica. Os principais determinantes da diferença entre espécies são espessura, densidade pilosa, composição lipídica e fluxo sanguíneo cutâneo.

Fatores que modulam a absorção

Sabões e detergentes talvez constituam as substâncias mais lesivas aplicadas rotineiramente à pele. Enquanto solventes orgânicos devem ser aplicados em alta concentração para lesionar a pele e aumentar a penetração de solutos pela epiderme humana, são necessárias soluções aquosas de detergentes a 1% para obter o mesmo efeito. Para um produto químico específico, a taxa de penetração pode ser modificada drasticamente pelo sistema de solvente utilizado. Em adesivos transdérmicos, amplificadores químicos específicos (p. ex., solventes como etanol e outras substâncias que interagem com lipídios) são incluídos na formulação para aumentar de modo reversível a permeabilidade cutânea e incrementar a absorção do fármaco. De maneira alternativa, a liberação do fármaco é planejada de modo a ser limitada pela taxa dos sistemas de adesivo (membrana, microencapsulação etc.) de forma que ocorra uma liberação constante (ordem zero) a partir do adesivo. Uma vez que os adesivos são delineados com propriedades de permeabilidade de espécies específicas, deve-se ter cuidado ao utilizar um tipo para uma espécie em outra. Existem muitos fármacos veterinários tópicos utilizados de rotina para atingir pontos finais sistêmicos de longa ação em animais, como pesticidas tópicos formulados como *spot-on* e *pour-on*, que serão discutidos nos Capítulos 43 e 47. Todas essas questões foram também analisadas em uma revisão ampla do tópico (Riviere e Papich, 2001).

Outra estratégia para aplicação transdérmica que não foi amplamente utilizada na medicina veterinária visa a sobrepor a barreira cutânea por meio da utilização de energia elétrica (iontoforese) ou ultrassônica (fonoforese), e não pelo gradiente de concentração na difusão, para fazer com que fármacos atravessem a pele. Essas técnicas se apegam à promessa de contribuir para a penetração de peptídios e oligonucleotídios que atualmente podem ser administrados apenas via injetável. Nesses casos, a dose se baseia na área de superfície de aplicação e quantidade de energia necessária para fornecer o fármaco ativamente pela pele. Na iontoforese, isso implica na expressão da dose em $\mu Amp/cm^2$. Fatores da formulação também são muito diferentes, uma vez que a maioria dos excipientes utilizados também é fornecida pela aplicação de uma corrente elétrica em proporção molar ao fármaco ativo. Por fim, uma estratégia recente, mas relacionada consiste em usar pulsos elétricos de duração muito curta e alta voltagem (eletroporação) para quebrar reversivelmente a barreira do estrato córneo, possibilitando que peptídios maiores e possivelmente proteínas ainda menores sejam fornecidos via sistêmica.

Absorção por via respiratória

A terceira via principal para exposição sistêmica a fármacos e produtos tóxicos refere-se ao sistema respiratório. Uma vez que a função principal desse sistema é a troca gasosa (O_2, CO_2), ele está sempre em contato com o ar ambiente como parte inevitável da respiração. Muitos produtos tóxicos são gasosos, como CO, NO_2, formaldeído, vapores (benzeno, CCl_4) ou aerossóis (chumbo da exaustão automotiva, sílica, amianto), e candidatos potenciais à entrada pelo sistema respiratório, tendo-se em conta que não existem fármacos inalatórios aprovados para uso em medicina veterinária. Cada forma de exposição inalatória resulta em um mecanismo diferente de absorção de compostos e, para o objetivo deste capítulo, uma definição diferente de dose. Esses conceitos também são discutidos nos Capítulos 11 e 48.

Oportunidades para absorção sistêmica são excelentes via respiratória, uma vez que as células que recobrem os alvéolos são muito finas e profusamente banhadas pelos capilares. A área de superfície do pulmão é grande (50 a 100 m^2), correspondendo a aproximadamente 50 vezes a área da pele. Com base nessas propriedades e na equação de difusão apresentada anteriormente (Equação 2.1), a grande área de superfície, a pequena distância para difusão e o alto nível de perfusão sanguínea maximizam a taxa e a extensão de absorção passiva determinada pela difusão gasosa.

O processo de respiração envolve o movimento e a troca de ar por meio de muitas passagens inter-relacionadas, incluindo narinas, boca, faringe, traqueia, brônquios e vias respiratórias sucessivamente menores que terminam nos alvéolos, nos quais ocorre a troca gasosa. Todas essas modificações anatômicas protegem o ambiente interno das vias respiratórias do ambiente externo nocivo por meio do aquecimento e da umidificação do ar inspirado. As vias respiratórias também fornecem muitos obstáculos e desafios para evitar a inalação de gotículas e partículas de aerossol. Portanto, a absorção de partículas e líquidos aerossolizados como aqueles empregados em fármacos por nebulização é, fundamentalmente, diferente daquela dos gases. A absorção de tais sólidos compactados e líquidos pelo trato respiratório tem muito mais em comum com a absorção oral e tópica, com a ressalva quanto à crítica de que é muito difícil determinar a dose exata do composto disponível para a absorção. Houve grandes avanços no desenvolvimento de dispositivos para administração de fármacos em aerossol para humanos que se utilizam das vantagens desse mecanismo de compactação, entretanto isso pode não ser transferível para espécies veterinárias, uma vez que sua eficácia está amplamente relacionada com a geometria e a fisiologia do trato respiratório humano.

Outro aspecto único da exposição respiratória reside no fato de que a circulação sanguínea pulmonar está interligada à circulação sistêmica. Portanto, contrariamente à exposição cutânea ou oral, compostos absorvidos nos pulmões penetrarão nas veias pulmonares oxigenadas que drenam para a circulação arterial sistêmica. Em comparação à administração oral, isso diminui o metabolismo hepático de primeira passagem. Contudo, a circulação pulmonar é especializada para a metabolização de peptídios secundária a seu papel na inativação de hormônios peptídicos.

Vapores e gases

Uma vez que a taxa de penetração de produtos tóxicos em vapor é controlada pela taxa de ventilação alveolar, o produto tóxico é apresentado aos alvéolos de maneira ininterrupta, cuja frequência em humanos é igual à frequência respiratória: aproximadamente 20 vezes/min. Em geral, as doses são discutidas em termos de pressão parcial do gás no ar inspirado. Na inalação de uma tensão constante de um gás tóxico, a tensão arterial plasmática do gás se aproxima da sua tensão no ar expirado. A taxa de entrada é determinada pela solubilidade do produto tóxico no sangue. Se houver uma alta coeficiente de partição sangue:gás, uma quantidade maior deve ser dissolvida no sangue para chegar à pressão parcial. Gases com alto coeficiente de partição sangue:gás requerem períodos maiores para chegar à mesma tensão no sangue que no ar inspirado, em comparação a gases menos solúveis. De modo similar, um período mais longo é necessário para que concentrações sanguíneas de tais gases sejam eliminadas, prolongando, assim, a detoxificação.

Outro ponto importante a considerar na determinação de quanto gás inalado é absorvido na circulação sistêmica consiste na relação entre a fração de pulmão ventilado comparada à fração perfundida. O aumento na perfusão do pulmão favorecerá a chegada mais rápida ao equilíbrio sangue-gás. A diminuição da perfusão diminuirá a absorção de produtos tóxicos, mesmo daqueles que chegam aos alvéolos. Várias "incompatibilidades ventilação-perfusão" podem alterar a quantidade de um gás inalado absorvido via sistêmica. Similarmente, doenças pulmonares que levam ao espessamento dos alvéolos ou obstruem as vias respiratórias também são capazes de afetar a absorção geral.

Aerossóis e partículas

A absorção de aerossóis e partículas é afetada pelo número de fatores fisiológicos desenhados especificamente para impossibilitar o acesso aos alvéolos. O trato respiratório superior, começando nas narinas e continuando por seus elementos tubulares, compreende um sistema de filtragem muito eficiente para excluir material particulado (sólidos e gotículas líquidas). Os parâmetros de velocidade e mudanças na direção do ar favorecem a compactação de partículas no sistema respiratório superior. Características das partículas como tamanho, coagulação, sedimentação, carga elétrica e difusão são importantes para a retenção, a absorção ou a expulsão de partículas aerógenas. Além delas, a cobertura mucosa propelida pela ação ciliar limpa o trato de partículas direcionando-as para o sistema gastrintestinal (via glote) ou para a boca para expectoração, sendo responsável por 80% da depuração pulmonar de produtos tóxicos. Além desse mecanismo, a fagocitose é muito ativa no trato respiratório, tanto associada à via mucosa direcionada quanto pela penetração por meio dos tecidos intersticiais do pulmão e da migração para a linfa, onde os fagócitos podem permanecer armazenados por longos períodos nos linfonodos. Em comparação à absorção nos alvéolos, a que se dá pelo trato respiratório superior é quantitativamente de menor importância. Entretanto, os tóxicos inalados que ficam depositados na camada mucosa podem ser absorvidos nas várias células que recobrem o trato respiratório e exercer uma resposta toxicológica direta. Essa via de exposição é utilizada com frequência para fornecer fármacos por aerossol. Se um composto for extremamente potente, podem surgir efeitos sistêmicos.

O resultado desse mecanismo extremamente eficiente de filtração é que a maioria dos fármacos inalados depositados nas mucosas nasal e oral entra em última instância no trato gastrintestinal. Isso pode ser mais bem apreciado por meio do exame da drenagem respiratória mostrado na Figura 2.1. Portanto, a distribuição de aerossóis e partículas espelha grandemente aquela de fármacos administrados VO.

A administração nasal é a via preferencial para muitas medicações inalatórias em humanos, caso em que se deve ter cuidado para administrar aerossóis de tamanho específico para deposição na mucosa nasal e no trato respiratório superior. A biodisponibilidade desses compostos é avaliada por meio de técnicas desenvolvidas para outras vias, embora sempre seja desejável um efeito local. Os problemas com essa estratégia consistem em atingir uma dose administrada precisa e na inativação e na ligação do fármaco administrado à cobertura mucosa espessa. A administração de fármacos por essa via normalmente tem uma ampla janela terapêutica e índice de segurança extenso. O último ponto a considerar está relacionado com algumas peculiaridades específicas da absorção nasal. Na região do epitélio olfatório, existe uma via direta para produtos inalados serem absorvidos diretamente no tecido neuronal olfatório e no sistema nervoso central, desviando, assim, tanto da circulação sistêmica quanto da barreira hematencefálica. A massa de fármaco envolvido nesse processo de captação é muito pequena e, portanto, não afetaria a análise farmacocinética. Entretanto, essa via tem significância toxicológica óbvia e infelizmente não foi estudada de maneira adequada em espécies veterinárias.

Outras vias de administração

Para completar a discussão sobre absorção, é importante ter ciência de que são comuns outras vias extravasculares de administração de fármacos, manejadas, com relação à análise farmacocinética, da mesma forma que as vias primárias já discutidas. As diferenças importantes residem no fato de que, em todos os casos, a barreira para absorção é menor do que aquela encontrada nas vias oral e tópica. Segundo, todas as vias envolvem procedimentos invasivos para injetar o fármaco em um tecido corporal interno, ultrapassando, assim, as barreiras epiteliais da pele e do trato gastrintestinal.

As principais vias terapêuticas de administração de fármacos são subcutânea (SC ou SQ) e IM. Nesses casos, a dose total do fármaco é conhecida e injetada no tecido que é bem perfundido pelos capilares sistêmicos que drenam para a circulação venosa central. Ambas as vias, assim como a administração IV, são chamadas *parenteral* em contraste principalmente com a VO (*enteral*) e tópica, classificadas como vias *não parenterais* de administração de fármacos. Uma diferença importante entre essas duas classes é que as vias parenterais evitam todos os mecanismos de defesa do corpo. As formulações parenterais são fabricadas sob orientações estritas que eliminam a contaminação microbiana e por partículas, resultando em preparações estéreis que devem ser administradas utilizando técnicas assépticas. Essa restrição se aplica às formulações orais e tópicas. Assim como acontece com todos os métodos de administração de fármacos, existem muitas variáveis associadas à administração vias SC e IM passíveis de classificar nas categorias farmacêutica e biológica.

Por fim, existem outras vias ocasionais de administração de fármacos que requerem absorção para atividade. A administração de fármacos por injeção intraperitoneal é utilizada com frequência em estudos toxicológicos em roedores, uma vez que possibilita a administração de volumes maiores. A absorção peritoneal é muito eficiente, dado que se obtenha a "mistura" adequada da injeção para o líquido peritoneal. A maioria dos fármacos absorvidos após administração intraperitoneal entra na veia porta e, portanto, passa por um metabolismo hepático de primeira passagem. Desse modo, a distribuição do fármaco intraperitoneal se assemelha à da administração oral.

Alguns fármacos são administrados pelas vias conjuntival, intravaginal ou intramamária, casos em que alcançar concentrações sistêmicas efetivas quase sempre não é necessário para o que é essencialmente um efeito terapêutico local. A absorção prolongada a partir desses locais pode resultar em resíduos teciduais persistentes em animais de produção se a sensibilidade analítica do ensaio de monitoramento for suficientemente baixa. Já a absorção sistêmica dessas formas de administração é quantificada utilizando procedimentos idênticos aos empregados para outras vias de administração.

Biodisponibilidade

O último tópico a considerar quanto à absorção consiste na avaliação da extensão e da taxa de absorção após a administração oral, tópica ou inalatória de um fármaco. A extensão da absorção do fármaco é definida como a disponibilidade sistêmica absoluta e denotada em equações farmacocinéticas como a fração de uma dose aplicada absorvida pelo corpo (*F*). Embora esse tópico seja discutido extensivamente no Capítulo 3, é importante e conveniente nesse momento introduzir os conceitos básicos de maneira a completar a discussão quanto à absorção de fármacos. Se um é a estimativa da extensão da absorção de fármacos por meio da mensuração das concentrações resultantes tanto no sangue quanto em excretas, deve-se estimar o quanto do fármaco normalmente seria encontrado se toda a dose tivesse sido absorvida. Para estimar isso, torna-se necessária uma dose intravenosa, uma vez que se trata da única via de administração que garante 100% da dose disponível sistemicamente (*F* = 1,0), a partir da qual o padrão de distribuição e de metabolismo podem ser quantificados. Parâmetros usados para mensurar a disponibilidade sistêmica, portanto, são calculados como a razão em relação à dose intravenosa.

Para a maior parte dos estudos terapêuticos de fármacos, a absorção sistêmica é avaliada pela mensuração de concentrações sanguíneas. A quantidade de fármaco coletado após a administração por essa via sob estudo divide-se por aquela avaliada após administração intravenosa. Quando a concentração do fármaco no sangue (soro ou plasma) é quantificada, avalia-se a absorção total por meio da mensuração da área sob a curva (ASC) concentração-tempo usando o método trapezoidal. Trata-se de uma técnica geométrica que quebra a ASC em trapezoides correspondentes com base no número de amostras avaliadas. Além do último ponto de dado (um triângulo), a área terminal é estimada e adicionada às áreas trapezoidais prévias. Então, a disponibilidade sistêmica absoluta é calculada como na Equação 2.4:

$$F\,(\%) = \frac{\mathrm{ASC}_{via}\ \mathrm{Dose}_{IV}}{\mathrm{ASC}_{IV}\ \mathrm{Dose}_{via}} \tag{2.4}$$

O cálculo de *F* fornece uma estimativa da extensão, e não da taxa de absorção do fármaco. Para calcular a taxa, são necessárias técnicas farmacocinéticas, conforme apresentado no Capítulo 3. Por fim, a chamada disponibilidade sistêmica relativa pode ser calculada para duas formulações não intravenosas, nas quais os dados para o produto de referência estão no denominador e da formulação-teste no numerador.

DISTRIBUIÇÃO

Um produto tóxico absorvido na circulação sistêmica após a administração por qualquer via deve chegar ao seu local de ação em uma concentração alta suficiente por determinado período para deflagrar uma resposta biológica, desfecho que é determinado pelo processo de distribuição. Existem muitos tecidos para os quais um produto químico pode ser distribuído, alguns dos quais capazes de provocar resposta farmacológica ou tóxica (intencional *versus* não intencional), enquanto outros atuam apenas como drenagem ou depósito para o produto químico. A drenagem pode ser formada como resultado da ligação química no tecido ou nas proteínas plasmáticas. A relevância toxicológica de tais drenagens reside no fato de que os produtos químicos serão distribuídos para (e, em alguns casos, armazenados em) esses tecidos e liberados apenas lentamente de volta para a circulação sistêmica para a eliminação final. De fato, tais ligações teciduais podem proteger contra reações adversas agudas por meio do fornecimento de um local "inerte" para a localização do produto tóxico. Contudo, o armazenamento é capaz de prolongar o tempo de residência geral de um composto no corpo e promover o acúmulo durante a exposição crônica, dois processos que potencializariam a toxicidade crônica.

Se um animal for uma espécie produtora de alimentos, tal armazenamento tecidual pode dar origem a resíduos nos produtos comestíveis à base de carne. As concentrações teciduais, portanto, se tornam um ponto final por si só, desprovidas da relevância biológica ou toxicológica no tecido em que são encontradas. Sua relevância é determinada por regulamentos que estabelecem tolerâncias teciduais seguras legalmente ou um nível máximo de resíduos para tecidos específicos e espécies, com base em padrões de segurança para a população humana e de consumo de alimentos, conceitos estes desenvolvidos no Capítulo 61.

A distribuição de produtos químicos para tecidos periféricos depende de quatro fatores:

1. Propriedades físico-químicas do composto (pKa, lipossolubilidade, peso molecular).
2. Gradiente de concentração estabelecido entre o sangue e os tecidos.
3. Razão de fluxo sanguíneo para a massa tecidual.
4. Afinidade do produto químico com os constituintes teciduais.

As propriedades físico-químicas do produto químico são mais importantes na determinação da sua propensão a se distribuir para tecidos específicos. Para a maioria das moléculas, a distribuição para fora do sangue para os tecidos se dá por meio do fluxo em massa pelos poros capilares ou por difusão simples por meio de um gradiente de concentração; assim, a distribuição é descrita, em geral, por uma taxa constante de primeira ordem. Pode-se definir a distribuição como a "absorção" para dentro dos tecidos a partir do sangue. Contudo, o fator complicador consiste no fato de que a concentração determinante agora depende do fluxo sanguíneo; a área de superfície para "absorção para dentro dos tecidos" depende da densidade capilar e da massa tecidual, o coeficiente de partição relevante consiste na razão sangue/tecido e a ligação a proteínas plasmáticas/teciduais complica esse quadro. A compreensão da distribuição é um pré-requisito para predizer a resposta farmacológica.

Determinantes fisiológicos da distribuição

Líquidos corporais são distribuídos entre três compartimentos principais, mas acredita-se que apenas um deles, o líquido vascular, tenha papel importante na distribuição da maioria dos compostos pelo corpo. O plasma humano constitui aproximadamente 4% do peso corporal total e 53% do volume de sangue total. Comparativamente, o líquido intersticial compõe 13% e o líquido intracelular 41% do peso corporal. O uso de sondas e cateteres de microdiálise e ultrafiltração desenvolvidos recentemente torna possível monitorar a concentração do fármaco diretamente no líquido intersticial, o que abre, portanto, uma janela para a análise farmacocinética. A concentração que um composto pode atingir no sangue após exposição depende, em parte, do seu volume de distribuição aparente. Se ele se distribui apenas no plasma, alta concentração pode ser obtida no sistema vascular. Em contrapartida, a concentração pode ser acentuadamente menor se a mesma quantidade de um produto tóxico for distribuída em um *pool* maior, incluindo a água intersticial e/ou o líquido celular.

A próxima consideração a se fazer reside no fluxo sanguíneo relativo para tecidos diferentes. Dois fatores potencializarão o acúmulo químico em um tecido: alto fluxo sanguíneo por unidade de massa de tecido e uma massa tecidual maior. Tecidos com *razão alta fluxo sanguíneo/massa* incluem *cérebro, coração, fígado, rins* e *glândulas endócrinas*. Já tecidos com *razão intermediária* abrangem *músculo* e *pele*, e tecidos com *razão baixa* (indicativa de baixa perfusão sistêmica) incluem *tecido adiposo* e *ossos*. Essas razões são generalizações, e alguns tecidos podem de fato ser classificados em dois grupos díspares. Um exemplo excelente é o rim, no qual o córtex renal recebe 25% do débito cardíaco e, portanto, tem razão fluxo sanguíneo/massa muito alta. Entretanto, a medula renal recebe apenas uma pequena fração desse fluxo sanguíneo e, assim, pode ser categorizada no grupo intermediário a baixo. Se a afinidade do produto químico para o tecido for alta, ele ainda acumulará em tecidos pobremente perfundidos (p. ex., a gordura), embora leve um tempo maior para "carregar" ou "esgotar" esses tecidos. Uma razão fluxo sanguíneo/massa relativamente baixa constitui a principal explicação fisiológica para a formação de depósitos.

Barreiras teciduais à distribuição

Alguns órgãos apresentam barreiras anatômicas únicas à penetração de xenobióticos, sendo o exemplo clássico e mais estudado a barreira hematencefálica, na qual uma camada de células da glia se interpõe entre o endotélio capilar e o tecido nervoso (como bem demonstrado na Figura 9.4). No esquema da Figura 2.2, isso contabiliza uma membrana lipídica adicional entre os capilares e o tecido-alvo. Apenas compostos não ionizados lipossolúveis podem penetrar nessa barreira. Considerações similares se aplicam à distribuição de fármacos ou produtos tóxicos para os tecidos ocular, prostático, testicular e sinovial, além da glândula mamária e da placenta. Além disso, pode surgir o fenômeno de partição do pH, uma vez que o tecido protegido (p. ex., líquido cerebrospinal) é capaz de apresentar pH mais baixo que o sangue circulante. Produtos químicos também podem se distribuir para compartimentos de líquido transcelular, por sua vez demarcados por uma camada de células epiteliais, os quais incluem os compartimentos cerebrospinal, intraocular, sinovial, pericárdico, pleural, peritoneal e perilinfa coclear.

Poucos tecidos apresentam mecanismos de transporte seletivos que acumulam produtos químicos específicos contra o gradiente de concentração. Por exemplo, a barreira hematencefálica dispõe de transportadores de glicose, l-aminoácido e transferrina. Se o produto tóxico se assemelhar a um substrato de transporte endógeno, ele pode se concentrar de modo preferencial em um tecido específico. Um trabalho recente com a barreira hematencefálica demonstrou que alguns desses tecidos também apresentam processos de transporte de efluxo de fármacos que removem a medicação dos locais protegidos, como a glicoproteína-P associada à resistência a múltiplos fármacos (MDR – *multidrug resistance*) e os sistemas de efluxo de ácidos orgânicos fracos da célula para o sangue.

A glicoproteína-P é um membro da chamada proteína cassete ligadora de ATP que inclui o regulador transmembrana da fibrose cística e o canal de potássio dependente de ATP e sensível à sulfoniureia. Fármacos como vimblastina, vincristina ou ciclosporina, que apresentam características físico-químicas adequadas (alta lipofilicidade) para penetrar na barreira cerebral, não chegam a concentrações efetivas em virtude desses mecanismos de efluxo ativos. Recentemente, demonstrou-se que esses sistemas de transporte causam a sensibilidade à intoxicação por ivermectina relacionada com a raça Collie, além de serem responsáveis pela diminuição na biodisponibilidade de alguns fármacos em razão do bombeamento ativo do fármaco absorvido de volta para o lúmen intestinal. Muitos fármacos também inibem o transporte de glicoproteína-P (p. ex., cetoconazol, ciclosporina), que forma a base para algumas interações complexas entre fármacos. Processos similares e sistemas de transporte para peptídios e outros compostos também são encontrados em outros órgãos (p. ex., fígado). Recomenda-se consultar o Capítulo 50 para saber mais detalhes sobre a glicoproteína-P.

Ligação às proteínas plasmáticas

Após a entrada no sistema circulatório, o produto químico é distribuído pelo corpo e pode se acumular no local de ação tóxica, ser transferido para um depósito de armazenamento ou transportado para órgãos que detoxificarão, ativarão ou eliminarão o composto. Embora muitos produtos tóxicos tenham solubilidade suficiente nos componentes aquosos do sangue para explicar uma solução simples como meio de distribuição, o mecanismo de distribuição principal para produtos tóxicos insolúveis parece ser a associação às proteínas plasmáticas. Embora, componentes celulares (p. ex., eritrócitos) também possam ser responsáveis pelo transporte de fármacos, este raramente constitui uma via principal. O transporte de compostos pela linfa normalmente tem pouca importância quantitativa para muitos fármacos, embora possa ser muito importante para a distribuição de alguns medicamentos lipofílicos e, potencialmente, nanopartículas a órgãos selecionados. Tanto eritrócitos quanto a linfa podem ter papel no transporte de alguns fármacos lipofílicos e produtos tóxicos em algumas circunstâncias de modo importante.

Estudos das proteínas plasmáticas mostraram que a albumina é particularmente importante na ligação aos fármacos, sobretudo para ácidos fracos, com bases fracas com frequência se ligando a glicoproteínas ácidas. Para determinados hormônios, proteínas de transporte específicas de alta afinidade estão presentes. Já análises sobre a ligação tóxica foram mais limitadas, ainda que haja evidências de um papel significativo de ligação/partição para lipoproteínas em carrear produtos químicos muito lipofílicos no sangue. No caso da maioria das interações fármaco-proteína, são estabelecidas ligações reversíveis, que seguem a lei de ação das massas e fornecem um meio extraordinariamente eficiente pelo qual os fármacos podem ser transportados para vários tecidos. A força dessa associação é passível de quantificar a partir do uso da constante de dissociação, K_{diss}. Entre um grupo de locais de ligação nas proteínas, aqueles com valor de K_{diss} menor para determinado fármaco se ligarão mais fortemente. De modo contrário à ligação reversível observada para a maioria dos fármacos terapêuticos, agentes como a cisplatina e alguns metabólitos potencialmente carcinogênicos formados a partir de hidratos de carbono clorados (p. ex., CCl_4) se ligam de forma covalente às proteínas teciduais. Nesse caso, não existem distribuição verdadeira do fármaco e oportunidade para dissociação.

Uma vez que uma molécula se ligue às proteínas plasmáticas, ela se move pela circulação até se dissociar, normalmente para se ligar a outras moléculas grandes. A dissociação se dá quando há afinidade por outras biomoléculas ou o componente tecidual é maior do que aquela para proteínas plasmáticas às quais o produto tóxico estava ligado originalmente. Portanto, forças de associação devem ser fortes o suficiente para estabelecer uma interação inicial, mas fracas o suficiente para que a alteração no ambiente físico ou químico possa levar à dissociação. A dissociação pode ocorrer pela ligação às proteínas de maior afinidade (menores valores de K_{diss}), ligação com maior concentração de proteínas de menor afinidade ou alterações em K_{diss} com alterações na força iônica, pH, temperatura ou alterações conformacionais nos sítios de ligação induzidos pela ligação a outras moléculas. Contanto que a ligação seja reversível, a redistribuição ocorrerá sempre que a concentração de um *pool* (p. ex., sangue ou tecidos) for reduzida. A redistribuição deve ocorrer quando a concentração for reduzida para restabelecer o equilíbrio.

As proteínas formam complexos com fármacos por uma variedade de mecanismos. A ligação covalente pode ter efeito direto profundo em um organismo em razão da modificação para uma molécula essencial, mas normalmente compõe uma proporção menor da dose total e não apresenta importância na distribuição posterior do fármaco, uma vez que tais compostos não podem se dissociar. Conforme mencionado anteriormente, quando metabólitos de alguns compostos são ligados de forma covalente a proteínas, pode não haver oportunidade para liberação subsequente do fármaco além da liberação por quebra da própria proteína. O agente quimioterápico antineoplásico cisplatina se liga de forma covalente à albumina por meio de uma reação aquosa. Em estudos de incubação, o "envelhecimento" se dá após um período curto, independentemente da concentração do fármaco, e a maior parte da cisplatina circulante se liga de forma covalente.

A ligação não covalente tem importância primária quanto à distribuição do fármaco em razão das oportunidades para se dissociar após o transporte. Em casos raros, a ligação não covalente pode ser tão firme (K_{diss} extremamente pequena) que o composto permanece no sangue por períodos muito longos. Por exemplo, o ácido 3-hidroxi-2,4,4-triiodo-alfa-etil hidrocinâmico tem meia-vida de aproximadamente 1 ano quanto à sua ligação à albumina plasmática. O novo antimicrobiano da família das cefalosporinas, a cefovecina, de forma similar, é aproximadamente 97% ligada em cães, e tem meia-vida de 5,5 dias, muito longa para essa classe de fármacos.

Fármacos carregados podem se ligar às proteínas plasmáticas por interações iônicas. A atração eletrostática se dá entre dois íons com cargas opostas em um fármaco e uma proteína. Portanto, as proteínas conseguem se ligar a íons metálicos carregados. O grau de ligação varia com a natureza química de cada composto e a carga. Normalmente, a dissociação de ligações iônicas se dá de maneira imediata, alguns membros do grupo de metais de transição apresentam altas constantes de associação (valores de K_{diss} baixos) e a troca é lenta. Interações iônicas também podem contribuir para a ligação de alcaloides com grupos nitrogenados ionizáveis e outros produtos tóxicos ionizáveis. Ligações de hidrogênio surgem quando um átomo de hidrogênio ligado de forma covalente a um átomo eletronegativo é "compartilhado" em grau significativo com um segundo átomo eletronegativo. Como regra, apenas o átomo mais eletronegativo (O, N e E) forma ligações de hidrogênio estáveis. Cadeias laterais da proteína que contenham grupamentos hidroxila, amino carboxil e grupos imidazol e carbamil podem formar ligações de hidrogênio, assim como os átomos de N e O das próprias ligações peptídicas. Ligações de hidrogênio têm papel importante na configuração estrutural de proteínas e ácidos nucleicos. Forças de Van der Waals produzem interações fracas, que atuam entre o núcleo de um átomo e os elétrons de outro átomo, isto é, entre dipolos e dipolos induzidos. As forças atrativas surgem de uma ligeira distorção induzida nas nuvens de elétrons que rodeiam cada núcleo conforme dois átomos se aproximam. A força de ligação é criticamente dependente da proximidade de átomos que interagem e diminui rapidamente com a distância. Entretanto, quando essas forças são somadas sobre muitos átomos que interagem e que se "encaixam" de forma espacial, podem apresentar papel significativo na determinação da especificidade das interações entre produto tóxico e proteína. O mecanismo final de ligação se baseia em interações hidrofóbicas, que acontecem quando dois grupos não polares se juntam e repulsam mutuamente a água entre eles. A minimização do contrato termodinamicamente desfavorável de um grupamento polar com moléculas de água fornece o principal efeito estabilizador nas interações hidrofóbicas.

Métodos para avaliar a ligação entre proteínas

Muitos métodos têm sido empregados para estudar interações entre fármacos e proteínas, incluindo ultrafiltração, eletroforese, diálise de equilíbrio, extração por solventes, partição por solventes, ultracentrifugação, espectrofotometria e filtração em gel, sendo os mais amplamente utilizados os de ultrafiltração e a diálise de equilíbrio. Seu conceito básico consiste em usar uma membrana semipermeável, que restringe a passagem de proteínas, mas permite a de fármacos não ligados à proteína pela barreira por difusão. Colocam-se fármacos ligados de um lado da membrana e as amostras são coletadas do lado livre de proteínas. A ultrafiltração possibilita a separação rápida entre fármaco e proteína, enquanto a diálise de equilíbrio requer tempo para que a separação ocorra. Então, a fração de fármaco livre é calculada com base na quantidade de fármaco utilizado.

Dados de ligação às proteínas são expressos com frequência em termos de porcentagem de fármaco ligado. Embora úteis, as limitações devem ser reconhecidas, uma vez que a concentração de fármaco é reduzida, e a porcentagem de ligação aumenta. Quando o composto apresenta alta afinidade por uma proteína (p. ex., albumina), a porcentagem de ligação cai acentuadamente quando a concentração total do fármaco excede determinado valor que satura os sítios de ligação disponíveis.

Deslocamento

Se um produto tóxico ou fármaco é administrado após os sítios de ligação de uma proteína serem ocupados por outro produto químico, ocorre competição pelo sítio, além da possibilidade de aumento na concentração de fármaco livre disponível. A competição pelo mesmo sítio em proteínas plasmáticas pode ter consequências especialmente importantes quando um dos produtos potencialmente tóxicos ligados tem afinidade muito alta. Se o composto A apresenta baixa ligação fracionada (p. ex., 30%) e o composto B desloca 10% de A da proteína, o aumento de A livre é de 70% para 73%, considerado irrisório. Entretanto, se A apresentar 98% de ligação e 10% for deslocado, a quantidade de A livre aumenta de 2% para 12%, resultando em um aumento de seis vezes no produto tóxico livre. Ainda, pode ocrrer alteração na ligação quando o segundo fármaco produz um efeito alostérico resultando em alteração da afinidade da proteína pelo fármaco original ligado (ligação não competitiva). Existe muito debate quanto à significância clínica de tal deslocamento fármaco-proteína que aumenta a fração de fármaco livre, uma vez que, como será visto na próxima seção de mecanismos de eliminação de fármaco livre, o aumento na concentração de fármaco livre pode resultar no aumento da sua eliminação do corpo, contrabalançando qualquer aumento de atividade ou toxicidade secundária ao deslocamento.

A maioria dos modelos farmacocinéticos, tanto na literatura humana quanto comparativa, avalia apenas as concentrações de fármaco total. Quando a extensão de ligação à proteína se diferencia dramaticamente entre espécies, com frequência acontecem extrapolações inadequadas se o fármaco for muito altamente ligado à proteína em uma espécie. De modo similar, a interpretação da extensão de distribuição tecidual quando a extensão de ligação à proteína não é conhecida pode causar confusão. Em geral, pode-se realizar uma previsão mais precisa quando a fração livre do fármaco for conhecida com relação à variação na concentração do estudo em condução.

Outros fatores que afetam a distribuição

Entre os fatores que afetam a distribuição, além da ligação *per se* às macromoléculas no sangue, estão a via de administração, o peso molecular, a taxa de metabolismo, a polaridade e a estereoquímica do composto parental ou dos produtos metabólicos e a taxa de excreção. Peso molecular e polaridade foram discutidos anteriormente. Estereosseletividade na distribuição de um fármaco, com frequência, é um fenômeno ignorado que pode influenciar muitos estudos, cujo impacto no metabolismo é óbvio, embora a ligação mediada por qualquer receptor ou processo de transporte, incluindo ligação proteica de alta especificidade, possa ser afetada. Mostrou-se que o propranolol e o ibuprofeno apresentam distribuição estereosseletiva.

O principal fator que determina a distribuição reside na extensão de ligação tecidual, um processo idêntico àquele de ligação às proteínas séricas, exceto pelo fato de que o resultado na distribuição do fármaco é o oposto. A ligação tecidual é regulada pelos mesmos mecanismos discutidos anteriormente e tende a aumentar a distribuição do fármaco, embora não necessariamente a sua atividade, se o fármaco for sequestrado distante dos receptores para o fármaco ativo de microrganismos alvo. Ligações covalentes também ocorrem e são relevantes para a toxicologia e a depleção de resíduos teciduais. De acordo com modelo farmacocinético empregado, ligação tecidual covalente irreversível pode ser detectada matematicamente como o aumento da eliminação do fármaco, se apenas amostras de sangue forem usadas na análise, uma vez que não há redistribuição do fármaco de volta para o sangue. Para quantificar a distribuição, assume-se basicamente que, na maioria dos modelos farmacocinéticos, o processo é irreversível e, portanto, o equilíbrio definitivo será atingido entre o movimento do fármaco para dentro e para fora do tecido. Quando ocorre ligação irreversível, os compostos são extraídos do sangue e, quando o débito de excreção (p. ex., urina, fezes e ar expirado) não é monitorado, isso é interpretado em muitos modelos como eliminação. Em geral, essas premissas do modelo são ignoradas.

A partir dessa discussão, presume-se que existem muitos fatores capazes de afetar a distribuição de um composto para os tecidos. Outra metodologia utilizada para avaliar a distribuição tecidual é a autorradiografia, uma técnica excelente para localizar anatomicamente o fármaco distribuído ao nível de órgãos, células ou mesmo componentes subcelulares. Entretanto, a maioria dos estudos farmacocinéticos se baseia em técnicas analíticas. Quando uma amostra tecidual é coletada de um animal, a amostra compreende, de fato, um homogeneizado de células, líquido extracelular e sangue. A concentração mensurada não pode ser determinada unicamente em relação a qualquer tecido ou compartimento de líquido corporal específico. O emprego de microdiálise e ultrafiltração fornece uma estimativa direta da concentração do líquido extracelular.

A extensão de distribuição de um composto é chamada de volume de distribuição (V*d*) e calculada por equações como a seguinte:

$$Vd(1) = \text{dose (mg)/concentração (mg/}\ell)\qquad(2.5)$$

O V*d* é, de fato, uma proporcionalidade constante relacionada com a concentração plasmática da dose administrada, e as abordagens atuais para determiná-lo serão apresentadas no Capítulo 3.

ELIMINAÇÃO RENAL

A via final de eliminação de fármacos do corpo é o rim, embora também possam ser eliminados na bile, no suor, na saliva, nas lágrimas, no leite e no ar expirado – contudo, para a maioria dos agentes terapêuticos, essas vias, em geral, não são importantes quantitativamente como mecanismos para reduzir a carga corporal total do fármaco. O grau de lipossolubilidade e a extensão de ionização no sangue determinam quanto do fármaco será excretado pelos rins. Para fármacos biotransformados primeiro no fígado, os metabólitos mais hidrossolúveis são excretados pelos rins na urina. Os rins também são o órgão excretor mais amplamente estudado em razão do acesso à coleta e à análise da urina. Muitos dos princípios utilizados por farmacologistas na quantificação da função excretora do órgão, especialmente a depuração, foram desenvolvidos originalmente por fisiologistas renais para avaliar de maneira não invasiva a função renal. A referência clássica do Dr. Homer Smith quanto à fisiologia renal ainda é instrutiva para determinar a depuração renal.

Existem dois componentes relevantes para qualquer discussão quanto à excreção renal: fisiologia e quantificação. A excreção renal de fármacos pode ser considerada a partir dos mesmos princípios do transporte por membranas desenvolvidos anteriormente, exceto que, nesse caso, o movimento é do sistema vascular para fora do corpo. Geralmente, apenas os fármacos dissolvidos no plasma ou os ligados às proteínas sanguíneas circulantes estão disponíveis para excreção. O parâmetro farmacocinético estimado pela maioria dessas abordagens consiste na depuração renal do fármaco.

Fisiologia renal relevante para a depuração de fármacos

Da perspectiva da excreção de fármacos do corpo, o rim será considerado apenas um órgão de excreção projetado para remover compostos estranhos (p. ex., fármacos) e coprodutos metabólicos (p. ex., creatinina e ureia) do sangue. Como se tornará evidente, os principais índices clínicos da função renal, como concentração de nitrogênio ureico sanguíneo, creatinina sérica e depuração da creatinina, são, efetivamente, parâmetros farmacocinéticos da excreção da creatinina e da ureia.

Como os rins recebem cerca 25% do débito cardíaco, processam uma quantidade extensa de sangue. A função renal se dá em dois passos: o primeiro passo consiste na passagem por uma unidade de filtração para reter elementos celulares formados (p. ex., eritrócitos, leucócitos), e proteínas no sangue, possibilitando apenas a passagem do líquido plasmático dentro do restante do rim; e o segundo utiliza um sistema de túbulos anatômica e fisiologicamente segmentados para modificar o conteúdo do líquido filtrado de acordo com as necessidades fisiológicas do hospedeiro, mas não limitado à regulação de líquidos, eletrólitos e equilíbrio ácido-base e à regulação da pressão sanguínea sistêmica.

A unidade funcional principal do rim é o néfron (Figura 2.8): de acordo com a espécie, pode haver 500 mil néfrons por rim. A soma da sua função individual reflete a função do órgão observada. Sua disposição anatômica específica depende da espécie e, com frequência, é determinada pela adaptação evolutiva do animal ao seu ambiente em relação à necessidade de conservar líquidos corporais. A unidade de filtração é o glomérulo, enquanto o restante do processamento do líquido se dá em um extenso sistema tubular, cujos segmentos são nomeados em relação à sua distância relativa (proximal *versus* distal) mensurada *através* dos túbulos a partir do glomérulo. A junção entre eles constitui uma adaptação anatômica única chamada alça de Henle, desenhada para usar mecanismos de troca contracorrente para produzir, de maneira eficiente, urina concentrada, uma vez que a maior parte da água filtrada pelo

glomérulo deve ser reabsorvida de volta para o corpo. A alça de Henle também força os túbulos distais a retornarem em direção à superfície do rim para interagir com os glomérulos. Do ponto de vista macroscópico, a região dos rins que contém os glomérulos, bem como os túbulos proximais e distais que estão retornando, está localizada na parte externa da superfície e compõe o córtex renal. Ela é muito bem perfundida pelo sangue e se caracteriza principalmente pelos processos metabólicos oxidativos. A região interior é a medula, ocupada pelas alças de Henle, pobremente perfundida e que se caracteriza por um metabolismo anaeróbico. A quantidade de líquido tubular filtrada pelo glomérulo é regulada pelos vários segmentos do néfron para reabsorver materiais necessários (principalmente água e sódio) de volta para o sangue e para deixar o restante a ser excretado na urina.

O rim também é um local no qual o equilíbrio ácido-base é metabolicamente realizado por meio do controle da excreção de ácidos e bases. Parte desses processos está associada à secreção de eletrólitos (p. ex., potássio e sódio) e, portanto, modulada por hormônios como a aldosterona. A função desses néfrons pode alterar de maneira inadvertida a quantidade de fármaco eliminada nos túbulos por meio da alteração do pH do líquido tubular e, consequentemente, da fração ionizada de ácidos e bases fracas de acordo com a equação de Henderson-Hasselbach apresentada anteriormente. Essa modificação no líquido tubular pode afetar o valor da depuração renal, determinado nos estudos farmacocinéticos.

Existem sistemas de transporte tubular específicos que excretam produtos diretamente no líquido tubular que não são filtráveis em razão da ligação às proteínas plasmáticas.

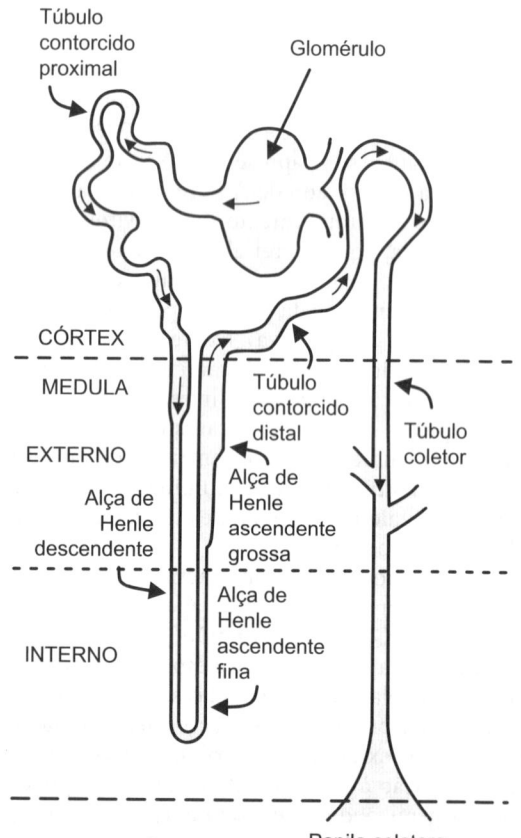

Figura 2.8 Estrutura do néfron.

Outros sistemas de transporte reabsorvem nutrientes essenciais (p. ex., glicose) que foram filtrados no líquido tubular de volta para o sangue. Os fármacos também são processados por esses mesmos sistemas de transporte, tornando a excreção de fármacos dependente do estado fisiológico do animal, um aspecto especialmente verdadeiro quando um fármaco se assemelha bioquimicamente a um substrato endógeno. Por sua similaridade com todos os processos de transporte, podem ocorrer saturação e competição, capazes de resultar em um comportamento não linear na cinética de um fármaco.

Mecanismos de excreção renal de fármacos

Normalmente, os fármacos são excretados pelos rins por meio de processos de (i) filtração glomerular, (ii) secreção e/ou reabsorção tubular ativa e/ou (iii) difusão retrógrada não iônica passiva e dependente do fluxo, que podem ser considerados quantidades vetoriais, cada qual apresentando magnitude e direção relacionadas com o transporte entre o líquido tubular e o sangue. Sua soma determina a eliminação final de fármacos específicos pelos rins, como mostrado na Figura 2.9. *A excreção renal total de um fármaco iguala a sua taxa de filtração mais a secreção menos a reabsorção.* Se um fármaco for reabsorvido de volta a partir do líquido tubular para o sangue, sua excreção renal global será reduzida, mas, se for secretado do sangue para o líquido tubular, sua excreção aumentará. Esses eventos serão quantificados a seguir.

A excreção por filtração glomerular é unidirecional, com a remoção do fármaco do sangue por fluxo de massa. Apenas os fármacos que não são ligados às proteínas são eliminados por esse processo, uma característica importante ao prever as vias de eliminação de um fármaco. Portanto, a taxa de filtração de fármacos depende tanto da extensão de ligação do fármaco às proteínas quanto da taxa de filtração glomerular (TFG), cujo cálculo será desenvolvido adiante.

A filtração glomerular é essencialmente um processo de ultrafiltração pela barreira de filtração glomerular relativamente permeável, que consiste nas células epiteliais da cápsula de Bowman, na membrana basal glomerular e nas fendas dos poros formados pela justaposição de processos podais epiteliais (Figura 2.10), os quais têm carga negativa fixa, o principal fator que contribui para o aspecto limitado pela taxa dessa barreira.

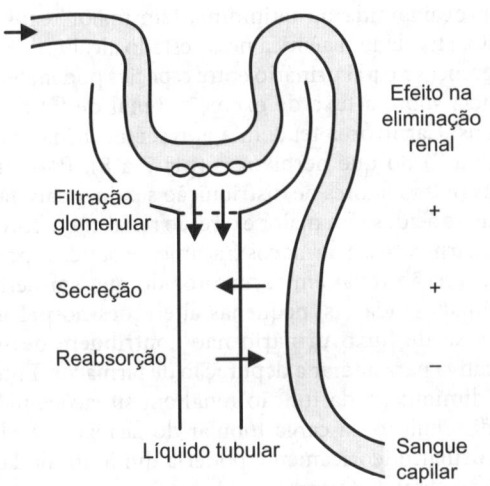

Figura 2.9 Processos vetoriais da função do néfron e seu efeito geral sobre a eliminação renal de fármacos.

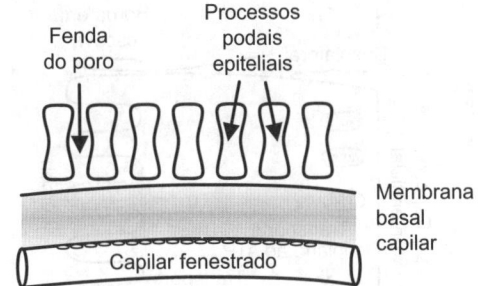

Figura 2.10 Barreira de filtração glomerular.

Quando lesionada, a seletividade da filtração é prejudicada e as proteínas podem passar para o líquido tubular – essa é a manifestação primária da doença glomerular que afeta a excreção de fármacos.

A magnitude da secreção tubular ativa não é afetada pela extensão de ligação de proteínas plasmáticas ao fármaco. Esses processos saturáveis mediados por carreadores dependem de energia e são descritos pelas leis da cinética enzimática Michaelis-Menten. Para promover a absorção a partir do filtrado tubular para o sangue, células tubulares apresentam microvilosidades, muito semelhantes às microvilosidades das células da mucosa intestinal, que maximizam a área de superfície para o volume celular apresentado para o túbulo. Para secreção a partir do espaço intersticial para dentro do lúmen tubular, a superfície basolateral dessas células (lado voltado para os capilares) apresenta invaginações intensas da membrana, que também aumentam a área de superfície para interação com os capilares que a perfundem para facilitar a secreção ativa. Para fornecer energia para mover esses processos, células tubulares proximais apresentam alta densidade mitocondrial para gerar ATP, o combustível dos sistemas de transporte Na^+-K^+ associados à ATPase. Esse alto nível de metabolismo oxidativo representa a principal razão para a sensibilidade renal às condições de hipoxia e anoxia, que resultam, então, em lesão renal se a perfusão sanguínea for interrompida mesmo que por períodos curtos.

A estrutura celular dos sistemas de transporte por meio de túbulos nas células envolve dois pares separados de proteínas de transporte, o que cria uma "polaridade" geral da função das células dos túbulos em relação ao líquido intersticial e ao lúmen tubular (Figura 2.11). Um conjunto é localizado na borda em escova da interface com líquido tubular, e o outro na membrana basolateral. Geralmente, o acoplamento de energia com ATP se dá na porção basal da célula (proximidade com a mitocôndria), que, na secreção, aumenta a concentração intracelular do fármaco, que, por sua vez, é transportado para o líquido tubular por carreadores de transporte facilitado regulados pela concentração. Na reabsorção, ocorre o reverso conforme as "bombas" ativas basolaterais criam baixa concentração intracelular de fármaco, o que promove a reabsorção facilitada mediada por carreadores pela borda em escova da membrana tubular. A maioria dos sistemas de transporte também é estequiometricamente acoplada ao transporte de um eletrólito (Na^+, K^+, Cl^-, H^+), o que assegura a neutralidade elétrica e fornece um mecanismo para modular as concentrações sistêmicas desses elementos. O íon principal, que orienta esses transportadores e que regula a função renal geral, é o sódio. Portanto, todos os sistemas de transporte de fármacos normalmente estão acoplados a um sistema Na^+-ATPase transmembrana, cujas estrutura e polaridade determinarão a natureza e a direção do movimento do fármaco.

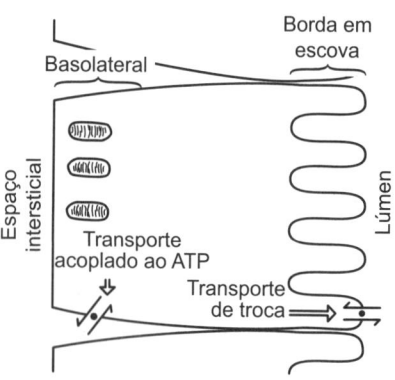

Figura 2.11 Esquema da célula tubular renal exibindo a localização dos sistemas de transporte ativo e de troca.

Existem duas vias secretórias distintas nas seções finais do túbulo renal proximal que são relevantes para a discussão quanto à excreção de fármacos e produtos tóxicos: uma para compostos ácidos e uma para compostos básicos – os chamados transportadores de ânions orgânicos e cátions orgânicos. Existem múltiplos tipos dentro de cada classe, e a maioria não apresenta nenhuma especificidade absoluta quanto ao substrato. A orientação principal desse sistema é do sangue para o filtrado tubular, removendo fármacos e/ou metabólitos conjugados do sangue. Sistemas de reabsorção ativa também estão presentes e atuam em um fármaco que já consta na carga do filtrado. Em geral, esses sistemas estão presentes para recuperar nutrientes essenciais (p. ex., glicose) que foram filtrados pelo glomérulo. Alguns fármacos chegam aos seus sítios-alvo por esse mecanismo, tornando sua concentração de líquido tubular mais importante para predizer a atividade do que a sua concentração sanguínea. Um exemplo excelente refere-se ao diurético furosemida, primeiro secretado pelos túbulos no líquido tubular e, então, ativamente reabsorvido de volta para as células tubulares para poder acessar os seus receptores para atividade. Portanto, o melhor perfil concentração-tempo para predizer a ação diurética da furosemida é o da urina, e não do sangue.

Fármacos (e outros substratos endógenos) podem competir pelos sítios de transporte tubular, atuando como inibidores competitivos reversíveis. Essa interação foi estudada de forma clássica com sistema de transporte de ácidos orgânicos. Ácidos fracos como probenecida ou fenilbutazona inibirão a secreção do ácido fraco penicilina, prolongando, assim, a concentração sanguínea da última. Portanto, quando se administra mais de um fármaco na mesma classe iônica, eles competem pelo mesmo transportador de íons orgânicos, quando sua taxa e extensão de excreção renal serão afetadas. Muitos metabólitos de fármacos são conjugados (p. ex., glucuronidas) produzidos por reações de biotransformação hepática de fase II e secretados pelo sistema de transporte para ácidos fracos, que pode complicar ainda mais o padrão de excreção do fármaco.

Existem implicações farmacocinéticas diretas para os mecanismos de secreção tubular renal de fármacos mediados por carreadores. A capacidade limitada dos processos mediados por carreadores significa que, acima de determinada concentração sanguínea do fármaco, o transporte ocorrerá em uma taxa máxima independente da concentração no sangue – esta é a chamada *cinética de ordem zero não linear*, que se tornará o fator de controle e apresentará efeitos adversos na utilidade de modelos farmacocinéticos lineares normais. Esses fatores podem se tornar mais importantes em estados de doença

renal nos quais a capacidade renal já está reduzida. Sob essas circunstâncias, a depuração renal do fármaco se aproximará da taxa de filtração glomerular, uma vez que a concentração adicional do fármaco no sangue agora não será secretada na urina. Em concentrações de subsaturação, a depuração renal de uma substância secretada ativamente depende e é limitada pelo fluxo plasmático renal; portanto, os mecanismos limitados pelo fluxo discutidos a seguir serão considerações importantes.

O determinante final da distribuição renal de um fármaco é um mecanismo de reabsorção tubular passiva não iônica, difusão retrógrada, um processo que depende da taxa de fluxo urinário, da lipossolubilidade de fármacos não ionizados e do pH urinário. Em baixas taxas de fluxo urinário, existem mais oportunidades para difusão do fármaco do líquido tubular distal de volta para o sangue. A difusão é facilitada pela alta concentração do fármaco no líquido tubular. Compostos polares que apresentam baixa lipossolubilidade, como muitos metabólitos de fármacos, não são reabsorvidos, uma vez que não podem atravessar a barreira membrana lipídica. Em contrapartida, fármacos lipossolúveis, não ionizados, são reabsorvidos para o sangue. A razão entre moléculas ionizadas e não ionizadas determina o gradiente de concentração que movimenta o fármaco no líquido. Novamente, a extensão de reabsorção é uma função do pKa do fármaco e do pH do líquido tubular, conforme descrito pelas equações de Henderson-Hasselbach (ver as Equações 2.2 e 2.3). O pH da urina pode passar por alterações drásticas em virtude da dieta e dos fármacos coadministrados (p. ex., acidificadores e alcalinizadores urinários). A reabsorção tubular de ácidos orgânicos ocorre com valores de pKa entre 3 e 7,5 e, para fármacos básicos com valores de pKa, entre 7,5 e 10,5. Portanto, ácidos fracos são reabsorvidos em pH urinário baixo (ácido), enquanto bases fracas o são em pH urinário alto (alcalino) – assim, a excreção renal de um fármaco ácido diminui em urina ácida, mas aumenta em urina alcalina.

Esse princípio é empregado no tratamento de intoxicação por salicilato em cães. Uma diurese alcalina intensa é induzida para reduzir a reabsorção do salicilato no sangue e prolongar a excreção na urina, aprisionando o ácido salicílico em uma forma ionizada na urina alcalina. Ainda, a reabsorção diminui pelo aumento do fluxo urinário. Em contrapartida, a indução de uma diurese alcalina aumentará a toxicidade de fármacos básicos pelo aumento da quantidade de reabsorção tubular. Os fármacos frequentemente empregados em situações de cuidados críticos, como procainamida ou quinidina, têm maior reabsorção e, portanto, atividade sistêmica nesse estado alcalino.

Diferenças no pH urinário entre espécies podem ter grande influência sobre a taxa de excreção renal de fármacos não ionizados. Carnívoros tendem a apresentar urina mais ácida (pH 5,5 a 7) do que herbívoros (pH 7 a 8). Portanto, com todos os outros fatores de distribuição sendo iguais, fármacos fracamente ácidos têm maior excreção renal em herbívoros do que em carnívoros, e fármacos fracamente básicos apresentam maior excreção renal em carnívoros do que em herbívoros. Em animais saudáveis, pequenas alterações no pH urinário ou na taxa de fluxo urinário não contribuem de maneira significativa para alterar a depuração de fármacos. Entretanto, com a diminuição da função renal em situações mórbidas, existe diminuição da carga tubular do fármaco. A alteração do pH urinário teoricamente poderia diminuir ainda mais a depuração geral do fármaco.

Existem ainda outras duas peculiaridades do transporte tubular renal que devem ser discutidas antes de quantificar esses processos. Alguns fármacos são reabsorvidos nos túbulos por pinocitose, o que ocorre pela interação da filtração de fármacos no líquido tubular com a membrana da borda em escova, constituindo um processo de capacidade muito baixa e lenta, facilmente saturado. Fármacos que sofreram pinocitose são, então, transferidos para lisossomos e, em geral, digeridos na célula (p. ex., peptídios e proteínas filtradas como o beta-2-microglobulina). Entretanto, para alguns compostos como os aminoglicosídeos, não ocorre a quebra enzimática, e o fármaco é essencialmente armazenado no rim. Portanto, embora o fármaco seja reabsorvido do líquido tubular, não é transportado da célula para o sangue. Dessa forma, diferentemente de outros processos de reabsorção tubular, a reabsorção com armazenamento ou metabolismo diminui a eliminação do fármaco do corpo. Tal reabsorção tem relevância toxicológica, uma vez que o fármaco se acumula nas células tubulares e pode produzir reação adversa. Por fim, esse fenômeno tem grande influência na previsão de perfis de resíduo tecidual nos rins resultando de alguns fármacos com meia-vida de eliminação prolongada (p. ex., aminoglicosídeos).

A influência final na determinação da depuração renal de fármacos se dá quando o medicamento é metabolizado pelo rim. A maioria dos sistemas enzimáticos fases I e II presentes no fígado também existe nos rins, embora diferentes isoenzimas possam ser expressas. Processos oxidativos geralmente ocorrem nas células tubulares proximais. Dois cenários podem ocorrer: o primeiro quando o fármaco é metabolizado unicamente pelos rins, e não pelo fígado, ou ocorre a combinação de ambos os processos; e o segundo, quando se dá o metabolismo de *transformação* e o rim metaboliza ainda mais o fármaco já biotransformado pelo fígado. Essas interações são complexas e geralmente apresentam significância toxicológica.

A biotransformação renal de fármacos também pode ocorrer na medula por processos metabólicos anaeróbicos (p. ex., prostaglandina endoperóxido sintase), pequenos em relação à redução da carga corporal total, uma vez que apenas 1% do fluxo sanguíneo renal fornece compostos para essa região, mas que apresentam significância toxicológica para a medula renal, na qual o fármaco e o metabólito podem se acumular. Por fim, enzimas que metabolizam peptídios no filtrado tubular para aminoácidos para reabsorção estão presentes na borda em escova. A estereosseletividade, tanto na secreção tubular ativa quanto no metabolismo nos rins, pode ocorrer com fármacos específicos (p. ex., quinidina). As implicações para a avaliação da excreção renal de fármacos são similares àquelas de fármacos metabolizados pelos rins e, normalmente, não são consideradas.

Conceito de depuração e seu cálculo

Depuração é um conceito amplamente utilizado para mensurar a eficiência da eliminação de um fármaco a partir de um órgão ou de todo o corpo, desenvolvido por fisiologistas renais para uso na avaliação da função renal. O problema quanto à mensuração simples da concentração do fármaco na urina como índice de sua excreção renal reside no fato de que o rim também modula o volume de urina produzido em associação à sua missão principal de regular o equilíbrio de líquidos. Portanto, a concentração do fármaco isoladamente pode ser maior ou menor dependendo, em último caso, do volume urinário. Para avaliar de forma precisa quanto fármaco é eliminado, o produto do volume de urina produzida e a concentração do fármaco na urina (massa/volume) devem ser determinados para fornecer a quantidade excretada (massa). Se amostras de urina forem coletadas em momentos, determina-se a taxa de excreção (massa/tempo). De forma similar, para avaliar a eficiência desse processo, deve-se saber quanto do fármaco está presente de fato para excreção renal, um aspecto relacionado com a concentração do fármaco no sangue arterial. O conceito fisiológico de depuração foi desenvolvido nos trabalhos iniciais para promover um parâmetro que mensura a eficiência verdadeira dos processos de excreção renal por meio da avaliação da massa total de um composto excretado e relacioná-lo com a concentração do fármaco apresentado para a excreção renal.

Existem duas definições de depuração renal usadas para definir equações para calcular esse parâmetro a partir de dados reais. A primeira é o *volume de sangue depurado de uma substância pelo rim por unidade de tempo*, ou seja, o volume de sangue necessário para conter a quantidade de fármaco removida pelos rins durante um período específico, ponto derivado quando do desenvolvimento dos parâmetros farmacocinéticos, no Capítulo 3, para quantificar Vd e a taxa de excreção fracionada. A segunda é a *taxa de excreção do fármaco relacionada com a sua concentração plasmática*. Em ambos os casos, o valor real da depuração renal de um fármaco constitui a soma vetorial de {filtração + secreção tubular – reabsorção tubular}, tornando-o um parâmetro que estima toda a contribuição do rim para a eliminação do fármaco. De modo similar, qualquer alteração no processamento renal do fármaco será refletida na depuração renal *se* ela não for compensada por componentes mais distais dos túbulos renais.

Existem dois tipos de dados necessários para calcular a depuração: (i) uma estimativa da concentração sanguínea do fármaco apresentada para os rins; e (ii) a quantidade de fármaco removida pelo rim. A segunda pode ser estimada pela mensuração da quantidade de fármaco excretado pela urina ou pela comparação da diferença entre a concentração renal arterial e venosa para avaliar o quanto do fármaco foi extraído enquanto passava pelo órgão.

Para começar, será utilizada a abordagem clássica (Equação 2.6), que mensura diretamente a extração com base na lei de Fick.

$$Cl \ (m\ell/min) = (Q) \ (E) = (Q) \ \frac{(C_{art} - C_{ven})}{(C_{art})} \quad (2.6)$$

Em que, Q é o fluxo sanguíneo arterial renal ($m\ell/min$), E a taxa de extração e C_{art} e C_{ven} as concentrações sanguíneas arterial e venosa. A dificuldade óbvia com essa abordagem reside no fato de que as amostras sanguíneas arterial e venosa devem ser coletadas. Entretanto, fisiologistas renais se deram conta de que essa abordagem poderia ser modificada para uma avaliação mais simples da função renal se forem feitas algumas suposições.

A primeira é que a quantidade de substância removida ou extraída pelos rins equivale àquela excretada na urina. Se forem realizadas coletas de urina em momentos e mensurados a concentração e o volume urinário, a quantidade (X) de fármaco extraída pelo rim no decorrer de um período específico, ou seja, sua *taxa* de excreção renal denotada $\Delta X / \Delta t$ será (Equação 2.7):

$$\Delta X / \Delta t \ (mg/min) = [U_X \ (mg/m\ell)] \ [V \ (m\ell/min)] \quad (2.7)$$

Em que o U_X é a concentração do fármaco na urina e V a produção de urina. Agora, o único componente necessário compreenderá a concentração apresentada ao rim. Pesquisadores usam taxa de infusão intravenosa constante de produtos químicos para assegurar que o chamado *estado constante* de concentração sanguínea foi atingido. Com esse desenho experimental, a depuração renal da substância X é calculada conforme o Equação 2.8:

$$Cl_{(renal)} \text{ (m}\ell/\text{min)} = (\Delta X/\Delta t)/C_{art} = U_X \text{ V}/C_{art} \qquad (2.8)$$

Essa expressão equivale à definição para depuração descrita, que relaciona a taxa de excreção do fármaco à sua concentração plasmática, e serve como base para muitas das técnicas farmacocinéticas a serem desenvolvidas em capítulos posteriores.

Pode haver algumas discrepâncias menores quando a depuração de fármacos é calculada por meio do uso de dados apenas do sangue ou do plasma *versus* técnicas como aquelas empregadas utilizando coleta de urina. Conforme discutido anteriormente, a reabsorção tubular com armazenamento (p. ex., antibióticos aminoglicosídeos) resultará em menor $Cl_{(renal)}$ calculada pelos dados de urina, e não pelos métodos baseados no sangue, uma vez que a reabsorção tubular renal não seria refletida nas concentrações no sangue venoso, já que a substância agora está aprisionada nas células tubulares. Uma discrepância similar pode ocorrer com o metabolismo intrarrenal do fármaco, uma vez que esse processo não retorna o fármaco original para o sangue venoso. Em situações de pesquisa, a diferença com frequência é usada como evidência conclusiva de que ambos os fenômenos acontecem efetivamente.

Não linearidade da secreção e reabsorção tubulares

A discussão até aqui foi limitada a determinar a depuração de substâncias eliminadas principalmente por filtração glomerular. A farmacocinética desse processo é linear, uma vez que a saturação não ocorre e apenas fármacos que não estão ligados a proteínas são filtrados pelo complexo da membrana basal glomerular. Quando a depuração renal de um fármaco eliminado por filtração glomerular é estimada, apenas a filtração do fármaco livre ou não ligado é avaliada; portanto, alterações na ligação a proteínas alterarão a excreção do fármaco. Medicamentos e produtos tóxicos que passam por reabsorção tubular passiva obedecem à lei de difusão de Fick, uma vez que o gradiente de concentração descrito novamente por taxas constantes de primeira ordem linear fornece as forças motrizes por meio do epitélio tubular. Em contrapartida, compostos ativamente secretados a partir dos capilares pós-glomerulares por túbulos renais e para o líquido tubular mostram saturação em altas concentrações, competição com fármacos secretados pelas mesmas vias e dependência quanto à magnitude de fluxo sanguíneo renal – todos marcas de comportamento farmacocinético não linear. Para tais compostos, a depuração não será constante, e sim dependerá da concentração de fármaco apresentado ao rim.

À medida que as vias secretoras tubulares ficam saturadas, a depuração do fármaco diminui. Para desenvolver esse conceito, revisitar-se-á a definição de fármacos depurados pela TFG, reconhecendo que apenas a concentração do fármaco livre ou não ligado (C_f) é eliminada por filtração. Fármacos ligados a proteínas (C_b) não podem ser filtrados. Portanto, a taxa de excreção renal ($\Delta X/\Delta t$) pode ser expressa simplesmente como (Equação 2.9):

$$\Delta X/\Delta t = C_f \times TFG \qquad (2.9)$$

Conforme C_f se torna maior, $\Delta X/\Delta t$ aumentará em proporção direta (p. ex., aumento linear). Entretanto, recordando a Equação 2.8, sua depuração será $\Delta X/\Delta t$ dividido por C_{art}. Nesse caso,

C_{art} é a concentração sanguínea total apresentada ao rim ($C_f + C_b$). Portanto, a depuração iguala o seguinte (Equação 2.10):

$$Cl_{(renal)} = \Delta X/\Delta t/C_{art} \qquad (2.10)$$

Essas relações têm duas implicações. A primeira é que, conforme a concentração sanguínea total do fármaco aumenta, $\Delta X/\Delta t$ também aumenta; entretanto, $Cl_{(renal)}$ permanece constante (Equação 2.11), pois

$$Cl_{(renal)} = (C_f \times TFG)/C_{art} \qquad (2.11)$$

E C_{art} aumentará na proporção direta de $C_f + C_b$ contanto que a fração ligada não se altere. Entretanto, se a extensão de ligação de um fármaco à proteína for aumentada ($C_f \downarrow$, $C_b \uparrow$), sua taxa de excreção renal, $\Delta X/\Delta t$, diminuirá, assim como sua depuração, já que C_{art} ($C_f + C_b$) serão constantes. Portanto, fármacos depurados por filtração apresentam depuração constante com alteração na concentração total do fármaco, embora sejam sensíveis à extensão de ligação a proteínas – esse é um dos motivos mencionados na discussão de ligação às proteínas plasmáticas, de que o deslocamento de um fármaco ligado à proteína que aumenta C_f resultará no aumento da depuração renal, que, então, reduz sua concentração para normal. Para tanto, para um fármaco com alta ligação à proteína, apenas uma pequena fração apresentada para filtração pode ser extraída e depurada pelo rim. Uma vez que a depuração renal total de um composto compreende a soma da filtração com a secreção, um fármaco *unicamente depurado por filtração* apresentará a depuração relativamente baixa, quando comparado a outro ativamente secretado. Se isso for considerado em termos da razão de extração (E) definida anteriormente, Cl_B sempre será menos do que o fluxo sanguíneo renal (Q), já que a taxa de extração é menor que 1 e depende da fração de filtração glomerular. Alguns fármacos são chamados de fármacos *de baixa extração*, cujo Cl_{renal} será sensível à extensão de ligação à proteína, como a inulina, os antibióticos aminoglicosídeos, as tetraciclinas, a digoxina e a furosemida.

Em contrapartida, considerando um fármaco que também passa por secreção tubular ativa, mesmo aquele ligado à proteína (C_b) ou distribuído nas células vermelhas do sangue será secretado na urina, uma vez que a afinidade para proteínas de transporte tubular específicas será maior do que aquela para os sítios de ligação às proteínas relativamente não específicos ou a partição em eritrócitos. Portanto, a razão de extração se aproximará de 1 e $Cl_{(renal)}$ chegará perto do fluxo sanguíneo renal Q. Tais fármacos são chamados de *alta extração* ou *limitados pela perfusão* para sinalizar a relação entre depuração e fluxo sanguíneo. Um de seus exemplos clássicos é o para-amino hipurato (PAH), já que é quase completamente extraído à medida que passa pelos rins, tornando a sua depuração quase igual ao fluxo plasmático renal. De fato, a depuração renal de PAH já foi usada em situações clínicas para estimar o fluxo sanguíneo renal. Outros fármacos incluem muitos antibióticos betalactâmicos (p. ex., penicilina) e muitos conjugados ao sulfato e à glucuronidase, produtos da biotransformação hepática de fármacos. Outra implicação da secreção tubular ativa reside no fato de que, em concentrações suficientemente altas, pode ocorrer a saturação das vias secretórias. Por fim, a depuração renal máxima possível refere-se ao fluxo sanguíneo renal.

A via final que modula a excreção renal se dá quando fármaco passa por reabsorção tubular passiva, cuja dependência em relação ao pH urinário já foi discutida. Nesse caso, C_{art} será constante, mas $\Delta X/\Delta t$ e, portanto, $Cl_{(renal)}$ variará de acordo com o pH urinário. Uma vez que se trata de um processo de equilíbrio, é necessário tempo para que a difusão aconteça. Portanto, se a depuração renal de um fármaco depende do fluxo urinário, presume-se que passe por reabsorção tubular passiva. Quando altas cargas tubulares são apresentadas, a reabsorção é excessiva, uma vez que não se obtém o equilíbrio e fármacos não reabsorvidas são eliminados na urina.

Embora o foco do capítulo tenha sido na discussão sobre a eliminação renal de fármacos, a depuração é usada em toda a fisiologia e farmacocinética para quantificar a eliminação de fármacos por qualquer órgão e pelo corpo. A equação relevante (Equação 2.12) que define a depuração de todo o corpo (Cl_B) de um fármaco consiste na soma de todas as depurações de eliminação:

$$Cl_B = Cl_{(renal)} + Cl_{(hepática)} + Cl_{(outra)} \qquad (2.12)$$

O cálculo de Cl_B fornece uma estratégia eficiente para estimar o quanto um fármaco ou produto tóxico é eliminado do corpo, uma vez que compara de maneira indireta a depuração sistêmica às depurações renal e hepática.

BIOTRANSFORMAÇÃO HEPÁTICA E EXCREÇÃO BILIAR

A distribuição hepática representa uma das chaves finais no esquema ADME necessário para descrever a distribuição de muitos fármacos e compostos químicos no corpo. O fígado é responsável tanto pela biotransformação quanto pela excreção biliar. E, de muitas formas, deve ser considerado dois órgãos separados, um responsável pelo metabolismo e outro pela excreção biliar.

A localização de fármacos e a biotransformação no fígado dependem de muitos fatores associados tanto aos sistemas biológicos quanto ao fármaco propriamente dito, os quais incluem as propriedades biológicas do fígado (composição química, atividade relativa das principais enzimas de metabolismo de fármacos, volume hepático/taxa de perfusão e acessibilidade do fármaco, além da extração por sítios metabólicos hepáticos) e as propriedades físico-químicas (pKa, lipossolubilidade e peso molecular). No sentido quantitativo, o fígado constitui o principal órgão de metabolismo de fármacos no corpo.

Diferenças entre espécies no metabolismo de fármacos são, na maioria dos casos, a principal fonte de variação na distribuição de fármacos e, portanto, em sua atividade ou toxicidade entre espécies. Estimou-se que 90% dos fármacos administrados a humanos são metabolizados e que polimorfismos nas enzimas de metabolização humanas são responsáveis pela maioria dos eventos adversos relacionados com os fármacos. A extrapolação de dados de metabolismo entre espécies animais é uma questão importante, assim como a habilidade de correlacionar dados farmacocinéticos e metabólicos *in vivo* com achados metabólicos *in vitro*.

Recordando a discussão anterior a respeito do papel fenomenológico do metabolismo na distribuição e na excreção de fármacos, seria difícil imaginar o que poderia acontecer em sistemas biológicos sem o metabolismo xenobiótico. Compostos absorvidos permaneceriam no corpo por períodos muito maiores e apresentariam atividade prolongada, acúmulo nos tecidos e potencial toxicidade. O metabolismo é necessário para o corpo animal ou humano se livrar de xenobióticos lipofílicos como um mecanismo de defesa efetivo contra reações adversas.

Em geral, a intensidade da ação de fármacos é proporcional à concentração do fármaco e/ou seu(s) metabólito(s) ativo(s) no sítio-alvo. Contudo, toxicidade associada a fármacos também depende da forma química (ativa ou inativa) e concentração no mesmo ou em outro sítio alvo relevante. Portanto, qualquer processo ou fator que modifique a concentração do fármaco/metabólito no sítio alvo causará alteração na atividade ou no perfil de toxicidade. Com frequência, o metabolismo de fármacos pode resultar em metabólito(s) com estrutura química alterada, o que modifica o tipo de receptor afetado, a afinidade fármaco-receptor ou o efeito farmacológico. A maioria dos fármacos parentais pode ser desativada a metabólitos inativos. Em contrapartida, alguns fármacos também podem ser ativados, seja a partir de uma forma inativa (profármaco) para uma forma ativa, seja de uma forma ativa (p. ex., meperidina) para o metabólito ativo (normeperidina) com atividade/toxicidade similares. Portanto, o metabolismo de fármacos pode reduzir ou incrementar o efeito do fármaco parental, criar outra atividade ou mesmo levar à toxicidade, de acordo tanto com o fármaco quanto com o sistema biológico em questão.

Dessa maneira, propriedades farmacológicas e farmacocinéticas de um fármaco podem ser alteradas pelo metabolismo em uma ou muitas das seguintes formas: ativação ou desativação farmacológica; alteração na cinética de distribuição do fármaco (absorção a partir do local de aplicação); distribuição e excreção (p. ex., excreção biliar, circulação êntero-hepática e excreção renal). O restante deste capítulo enfatizará o metabolismo hepático e a excreção hepatobiliar dos fármacos em espécies animais, além de introduzir alguns conceitos bioquímicos e farmacocinéticos básicos relevantes para esse papel. Embora essas discussões sejam focadas no fígado, os princípios elucidados também podem ser aplicados a sítios extra-hepáticos de biotransformação do fármaco.

Reações de fases I e II

Muitas vias metabólicas estão envolvidas no metabolismo de fármacos, incluindo oxidação, redução, hidrólise, hidratação e conjunção, processos que podem ser divididos em reações de fases I e II (Tabela 2.2). A fase I abrange reações que introduzem grupos funcionais nas moléculas de fármaco necessárias para reações de fase II, que envolvem principalmente conjugação. Em outras palavras, produtos de fase I atuam como substratos para processos de fase II, resultando na conjugação com compostos endógenos, que aumentam ainda mais sua hidrossolubilidade e polaridade, retardando, então, a distribuição tecidual e facilitando a excreção do fármaco do corpo. Exemplos específicos de metabolismo de fármacos estão incluídos em capítulos ao longo do livro. Esta introdução terá como foco revisar brevemente os processos gerais envolvidos no metabolismo de fármacos relacionados com o modo pelo qual podem afetar parâmetros farmacocinéticos e a distribuição de fármacos no corpo. Se houver interesse, o leitor deve consultar textos-padrão quanto à farmacologia/toxicologia bioquímica para exemplos detalhados e específicos que ilustram o controle químico e genético desses processos.

O conhecimento a respeito dos mecanismos moleculares do metabolismo de fármacos foi desenvolvido predominantemente a partir do estudo do fígado em diferentes níveis experimentais, incluindo animais intactos *in vivo*, perfusão hepática *ex vivo* e em cortes de fígado *in vitro*, cultura de hepatócitos, organelas subcelulares isoladas ou purificadas de hepatócitos e enzimas isoladas ou componentes das enzimas. Quantitativamente, são

Tabela 2.2 Reações de metabolismo de fármacos.

Fase I
Oxidação: • Dependente do citocromo P-450 • Outros Redução Hidrólise Hidratação Detioacetilação Isomerização

Fase II
Glucuronização/glucosidação Sulfação Metilação Acetilação Conjugação a aminoácidos Conjugação à glutationa Conjugação a ácidos graxos

duas as organelas subcelulares mais importantes: o retículo endoplasmático (RE) (isolado na fração microssômica) e o citosol (isolado na fração celular solúvel). Enzimas de oxidação da fase I são quase exclusivamente localizadas no RE, com as enzimas fase II da glucoronil transferase. Em contrapartida, outras enzimas de fase II estão presentes principalmente no citoplasma. Frações microssomais dos hepatócitos retêm a maioria, senão todas, as atividades enzimáticas no metabolismo de fármacos.

O metabolismo de fase I inclui quatro vias principais – oxidação, redução, hidrólise e hidratação –, entre as quais a oxidação é a mais importante. Em geral, dá-se maior atenção à oxidação mediada pelo sistema oxidase microssomal de função mista (p. ex., citocromo P450 etc.), em razão do seu papel central e de sua relevância na administração da distribuição metabólica de muitos fármacos e xenobióticos. A compreensão dessa via com frequência é crítica para fazer extrapolações interespécies.

Enzimas de conjugação de fase II têm papel muito importante na desativação dos metabólitos de fase I de muitos fármacos, bem como na desativação direta de alguns compostos parentais quando sua estrutura específica não requer modificação de fase I. Por exemplo, um fármaco analgésico paracetamol pode ser desativado diretamente por reações de fase II usando mecanismos de glutationa, glucuronidase e conjugação com sulfato. A desativação de fase II pode ser obtida tanto por modificação química grosseira do fármaco, diminuindo assim sua afinidade pelo receptor, quanto pelo incremento da excreção do corpo, em geral via renal.

Entre as reações catalisadas pelo metabolismo enzimático de fármacos no RE hepático, a oxidação dependente do citocromo P450 de função mista é a mais intensivamente estudada. Essa reação catalisa a hidroxilação de centenas de fármacos estruturalmente diversos e compostos cuja única característica comum parece ser uma lipofilicidade relativamente alta. As enzimas consistem em uma família de isoenzimas relacionadas inseridas na membrana do RE, cujo nome se baseia no fato de que o citocromo é um pigmento que apresenta a absorbância máxima no comprimento de onda de 450 nm quando reduzido e complexado com monóxido de carbono. Com o surgimento da clonagem genética e do sequenciamento, bem como a aplicação de técnicas de biologia molecular para a análise da estrutura do citocromo P450, houve um grande progresso na última década quanto ao isolamento e ao sequenciamento de cDNA codificando múltiplas formas da hemoproteína. A

determinação rápida da sequência de aminoácidos completa do citocromo P450 possibilitou o desenvolvimento de um sistema de nomenclatura coerente que descreve centenas de citocromo P450 diferentes e únicos.

Muitos trabalhos foram desenvolvidos nessa área por meio do desenvolvimento de um sistema de nomenclatura para as enzimas citocromo P450 (CYP) com base na sequência de aminoácidos ou DNA, possibilitando classificar as enzimas de forma não ambígua. Uma enzima é codificada por essa família (1, 2,...) seguida por subfamília (A-D) e, então, gene (1, 2,...), e, se necessário, variante alélica (*1, *2,...). Portanto, uma enzima comum encontrada em cães é chamada CYP3A12, responsável pela oxidação de esteroides. Vale ressaltar que essas enzimas são classificadas com base na sequência, e não na função, ou seja, existe uma grande sobreposição entre especificidades de substrato e enzimas com diferentes identificações CYP. Os números também são espécies-específicos, evitando, assim, a comparação direta entre espécies. Não surpreende que a maior parte dos trabalhos tenha sido feita para enzimas humanas, embora análises recentes tenham começado a definir as enzimas principais envolvidas em espécies veterinárias. A Tabela 2.3 lista algumas das enzimas citocromo P450 identificadas em cães, área da farmacogenômica que foi revisada recentemente (Martinez et al., 2013).

Impacto do metabolismo

Pode-se prever precisamente o impacto do metabolismo do fármaco no seu efeito terapêutico quando da possibilidade de identificar as enzimas específicas por meio das quais o fármaco é metabolizado. As mesmas enzimas não estão envolvidas no metabolismo dos mesmos fármacos em diferentes espécies e, em muitos casos, especificidades quanto ao substrato se sobrepõem, dificultando a previsão exata. Muitas reações de fases I e II podem ocorrer simultânea ou sequencialmente no corpo. Por exemplo, o paration pode ser catalisado pelo citocromo P450 para um composto intermediário, que, por sua vez, pode ser oxidado a paraoxon ou hidrolisado a p-nitrofenol seguido por reações de conjugação. Por fim, conforme discutido anteriormente, um composto metabolizado no fígado pode ser subsequentemente metabolizado no rim antes da excreção, possibilitando a ocorrência dessas várias etapas metabólicas em múltiplos órgãos. A estereoquímica também tem papel importante no metabolismo de alguns fármacos (p. ex., enantiômeros da anfetamina, ciclofosfamida, pentobarbitona, fenitoína, verapamil e varfarina), uma vez que a maioria dos sistemas enzimáticos pode ser estereosseletiva. Há grandes diferenças na expressão e na função enzimáticas entre espécies, muitas das quais foram identificadas inicialmente na capacidade de algumas espécies estudadas em realizar reações de fase II (gatos deficientes em glucuronidação, suínos na sulfonação). Atualmente, sabe-se que essa questão é ainda mais complexa,

Tabela 2.3 Exemplos de enzimas e substratos citocromo P450 em cães.

Subfamília	Código genético	Substrato amostrado
1A	1A1, 1A2	Teofilina, fenacetina, 7-etoxiresorufina, cafeína
2B	2B11	Cetamina, propofol, pentobarbital, varfarina
2C	2C21, 2C41	Diclofenaco, midazolam
2D	2D15	Betabloqueadores, celecoxibe, dextrometorfano
3A	3A12, 3A26	Macrolídeos, esteroides, ciclosporina

sobretudo diferenças entre espécies e raças diferentes em iso-enzimas citocromo específicas.

Para complicar ainda mais esse cenário, com frequência há sobreposição entre especificidades do substrato de citocromo P450 e aqueles para glicoproteína-P, ou seja, o mesmo fármaco pode ser manipulado por ambos os sistemas (classicamente, a ciclosporina e o cetoconazol). Tal fenômeno com frequência é detectado por interações medicamentosas e espécie-específicas complexas. Para compostos manipulados por essa forma, pode-se assegurar que grandes diferenças serão vistas entre espécies animais, dificultando bastante as extrapolações inte-respécies.

Em resumo, o metabolismo da fase I é responsável principalmente pela desativação de fármacos, embora a fase II tenha papel importante na desativação de alguns fármacos. Reações de fase I prepararam fármacos ou produtos tóxicos para o metabolismo de fase II, isto é, a fase I modifica as moléculas do fármaco por meio da introdução de um grupo quimicamente reativo no qual as reações de fase II podem ser realizadas para desativação final e excreção. Essa hidrossolubilidade aumentada após o metabolismo restringe a distribuição dos metabólitos do fármaco para o líquido extracelular, aumentando, assim, a excreção. Vias específicas para o metabolismo de fármacos e transporte serão discutidos em capítulos específicos dos fármacos, bem como sua farmacogenômica no Capítulo 50.

Depuração hepática

Conforme apresentado na discussão a respeito da excreção renal, a depuração de um fármaco por um órgão (Cl_{org}) pode ser definida como uma função do seu fluxo sanguíneo (Q_{org}) e sua taxa de extração (E_{org}), expressas na Equação 2.6 como $Cl_{org} = Q_{org}E_{org}$. A habilidade do fígado em remover o fármaco do sangue, definida como depuração hepática, está relacionada com duas variáveis: depuração hepática intrínseca (Cl_{int}) e taxa de fluxo sanguíneo hepático (Q_h), conforme definidos na Equação 2.13.

$$Cl_h = Q_h [Cl_{int}/(Q_h + Cl_{int})] = Q_hE_h \qquad (2.13)$$

Em que Cl_h é a depuração hepática, Q_h é o fluxo sanguíneo hepático e $Cl_{int}/(Q_h + Cl_{int})$ é a taxa de extração hepática ou E_h. Define-se a depuração intrínseca (Cl_{int}) como a capacidade máxima do fígado em extrair/metabolizar fármacos quando o fluxo sanguíneo hepático não é limitante. Ela representa a função metabólica inerente de todos os sistemas enzimáticos no fígado para metabolizar o fármaco em questão. Conforme visto na Equação 2.13, quando $Cl_{int} \gg Q_h$, a taxa de extração hepática é $\cong 1$ (*fluxo limitado ou extração alta*, normalmente vistos com $E_h > 0,8$) e a Cl_h depende apenas da taxa de perfusão sanguínea Q_h. Quanto mais sangue estiver passando pelo fígado, mais moléculas do fármaco serão extraídas por esse órgão para eliminação metabólica. Então, será observada uma depuração hepática dependente da perfusão sanguínea hepática. Fármacos com essa alta taxa de extração apresentarão metabolismo de primeira passagem significativo após administração oral na extensão em que sua via de administração possa não produzir concentrações sistêmica efetivas do fármaco. Por fim, a maior Cl hepática possível é Q_h.

Em contrapartida, se a $Cl_{int} \ll Q_h$, o E_h é próximo de zero e, portanto, a Cl_h depende apenas da Cl_{int}, o que significa que o fígado extrai tantas moléculas do fármaco quanto consegue a partir do fluxo sanguíneo apresentado (*limitado pelo*

metabolismo ou pela baixa extração, normalmente com $E_h < 0,2$). Esses dois extremos ocorrem com o propranolol e antipirina, respectivamente. Valores de razão de extração intermediários de 0,2 a 0,8 fornecem taxas de depuração hepática que podem depender em extensão variável tanto da taxa de perfusão sanguínea hepática quanto da depuração intrínseca. Com base nas discussões anteriores, pode-se verificar que tais classificações são muito espécie-específicas, uma vez que dependem da presença de sistemas enzimáticos específicos para um fármaco específico.

Para estimar a depuração hepática do fármaco, é preciso considerar as propriedades físico-química, o metabolismo da atividade enzimática de fármacos no fígado e a taxa de perfusão sanguínea hepática. Essa relação entre a depuração hepática e a perfusão sanguínea hepática para fármacos com diferentes razões de extração pode ser observada pela Equação 2.13 na Figura 2.12. Com menor extração hepática do fármaco, a taxa de perfusão sanguínea é menos importante para a $Cl_{hepática}$. Para maior extração hepática do fármaco, a $Cl_{hepática}$ é proporcional ao fluxo sanguíneo, conforme discutido anteriormente. O leitor deve notar a similaridade dessa discussão com aquela introduzida anteriormente quanto à capacidade ou à depuração renal tubular limitada pelo fluxo. Os conceitos são idênticos para ambos os órgãos, entretanto são empregados com maior frequência quando a depuração hepática é modelada em razão das diferenças muito maiores na capacidade metabólica inerente à espécie.

Indução e inibição do metabolismo

O metabolismo de fármacos é influenciado substancialmente pela indução ou pela inibição enzimática que ocorrem secundariamente à ingestão deliberada ou passiva de muitos produtos químicos aos quais os animais são cada vez mais expostos, seja no seu ambiente, por motivos médicos, seja como suplementos dietéticos ou em humanos simplesmente como resultado do estilo de vida (tabagismo, consumo de álcool etc.). Em animais de laboratório, mostrou-se que contaminantes e constituintes naturais da dieta afetam o padrão de metabolismo do fármaco observado. Em muitos casos, o composto propriamente dito pode alterar seu próprio destino metabólico por indução ou inibição.

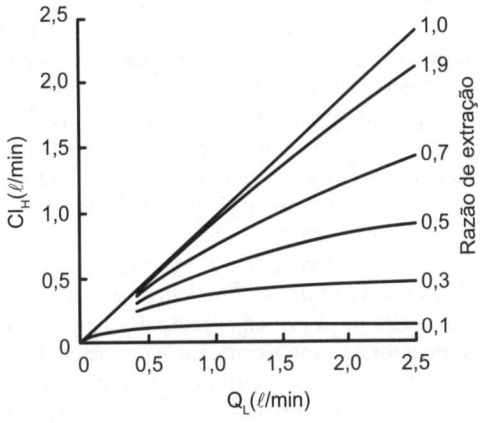

Figura 2.12 Relação entre o fluxo sanguíneo hepático (Q) e a depuração hepática (Cl_H) para fármacos com razões de extração hepática diferentes. Os valores da razão de extração se dão a um fluxo sanguíneo de 1,5 ℓ/min.

Indução

Muitos fármacos utilizados atualmente, aditivos alimentares, produtos químicos domiciliares e contaminantes ambientais (incluindo pesticidas) apresentam uma estrutura química diversa, e a atividade farmacológica ou toxicológica são bem conhecidas por induzirem seu próprio metabolismo e/ou aquele de outros compostos em humanos e animais. A indução do metabolismo pode surgir como consequência do aumento da síntese (em diferentes níveis de transcrição/translação), da diminuição da degradação, da ativação de componentes preexistentes ou de uma combinação desses processos. Com tantos compostos capazes de alterar o metabolismo hepático, muito esforço foi despendido nos últimos anos para compreender os mecanismos que embasam esses processos. Isso é importante de uma perspectiva terapêutica, uma vez que a depuração hepática intrínseca de um fármaco alterará se as enzimas responsáveis pela metabolização forem induzidas, aumentando, assim, a capacidade metabólica. De modo similar, o padrão do metabolismo de fases I e II pode ser alterado se um componente da atividade enzimática tiver sido modificado por indutores. Essas interações introduzem uma complexidade significativa para modelos farmacocinéticos descrevendo a distribuição de fármacos extensivamente metabolizados pelo fígado. Entretanto, também induziram esforços de pesquisa com o objetivo de elucidar os mecanismos por trás desses processos, que, quando compreendidos, devem fornecer estratégias para o desenvolvimento de modelos mecanicamente significativos para estimulação da distribuição metabólica do fármaco.

Conforme discutido anteriormente, a atividade do sistema citocromo P450 tem importância particular para depuração metabólica hepática geral de um fármaco. Em meados dos anos 1960, verificou-se que tanto o citocromo P450 quanto suas flavoproteína redutase associadas eram induzidos pelo pré-tratamento com fenobarbital, acompanhados por indução do metabolismo do fármaco. A indução geralmente era acompanhada por um aumento na concentração microsomal hepática de citocromo P450. Respostas metabólicas diversas do fármaco a diferentes indutores, todos induzindo o citocromo P450 hepático, podem depender do substrato de interesse (especificidade do substrato), como estero e regiosseletividade, confirmando que subpopulações de citocromo P450 (isoenzimas) podem estar presentes. Atualmente, trata-se de um conceito amplamente aceito que teve influência profunda na descoberta de fármacos, no desenho de estudos de metabolismo e na estrutura resultante de modelos farmacocinéticos. Com o surgimento do sistema de nomenclatura citocromo discutido, as enzimas hoje podem ser classificadas quanto à especificidade do substrato, mas também a quais compostos induzem ou inibem a sua função. Estudos farmacogenômicos começaram a identificar genes específicos responsáveis pela indução isoenzimática, bem como diferenças entre espécies. Infelizmente, a aplicação desses estudos em espécies veterinárias é ainda muito incipiente, o que não possibilitou um panorama completo quanto ao seu impacto na terapêutica clínica. A principal causa desse problema é que, conforme mencionado anteriormente, não existem homólogos específicos entre espécies veterinárias e humanas quanto às enzimas, tornando os substratos marcadores diferentes. Um conceito importante reside no fato de que a indução ocorrerá e poderá ter impacto significativo na eficácia terapêutica. Exemplos específicos de tais interações são apresentados em capítulos específicos para os fármacos neste livro.

Inibição do metabolismo

Similarmente à indução do metabolismo, a inibição é um fenômeno bem reconhecido secundário a administração seriada de um fármaco, coadministração de fármacos, compostos endógenos, xenobióticos ambientais e formulações farmacêuticas complexas com múltiplos ingredientes. Foram notados muitos mecanismos para inibição do metabolismo, incluindo a destruição de enzimas preexistentes [por fármacos porfirogênicos e xenobióticos que contêm funções olefínicas ($C = C$) e acetilênicas ($C \equiv C$)], a inibição da síntese enzimática (por íons metálicos) ou a complexação com a hemoproteína, inativando, assim, as enzimas. Muitas interações entre fármacos podem ser explicadas no nível da destruição do citocromo P450. Em contrapartida aos fármacos porfirogênicos, íons metálicos como cobalto exercem seus efeitos inibitórios por meio da modulação tanto da síntese quanto da degradação do grupo prostético heme do citocromo P450. A formação do complexo inibidor citocromo P450 inativo constitui outro mecanismo para inibição do metabolismo de fármacos. Normalmente, inibidores são substratos do citocromo P450 e requerem conversão metabólica para exercer seu efeito inibitório completo, de maneira similar aos fármacos porfirogênicos e xenobióticos. Entretanto, inibidores que formam complexos com hemoproteínas são metabolizados pelo citocromo P450, compondo intermediários metabólicos ou produtos que se ligam fortemente à hemoproteína, e evitando, assim, sua participação adicional no metabolismo do fármaco. Como pode ocorrer com a indução, a coadministração de fármacos inibitórios é capaz de resultar em interações medicamentosas clinicamente importantes. Exemplos específicos de tais interações são apresentados nos capítulos específicos sobre fármacos neste livro.

Eliminação biliar do fármaco

Como função exócrina do fígado, acredita-se que a excreção biliar esteja presente em quase todos os vertebrados. As três funções fisiológicas básicas da bile consistem em: (i) atuar como via excretora para produtos de biotransformação; (ii) facilitar a absorção intestinal de lipídios ingeridos, como ácidos graxos, colesterol, lecitina e/ou monoglicerídeos em razão das propriedades surfactantes da bile na formação de micelas mistas; e (iii) atuar como principal via de eliminação do colesterol para manter os teores plasmáticos de colesterol normais. Adicionalmente às suas funções fisiológicas, a bile também é farmacológica e toxicologicamente importante, uma vez que alguns metais pesados e enzimas também são excretados pelo sistema biliar. A secreção de bile é muito importante para o transporte de produtos químicos/fármacos e eliminação tanto sob condições fisiológicas quanto patológicas. Entretanto, provou-se ser difícil estudar a secreção biliar, sobretudo pela inacessibilidade da árvore biliar para amostragem direta.

Mecanismos de formação de bile

A bile é produzida continuamente pelos hepatócitos e, então, armazenada, na vesícula biliar, exceto por aquelas espécies (rato e equino) que não a apresentam. O pH da bile varia de 5 a 7,5, sobretudo de acordo com a espécie animal. A excreção biliar representa a principal via para alguns fármacos com peso molecular > 300 e maior grau de polaridade. Isso ocorre pelo transporte ativo de fármacos e metabólitos para a bile; assim, a saturação e a competição tornam-se questões importantes a considerar. Difusão passiva do fármaco na bile é insignificante.

A maioria dos compostos secretados na bile é finalmente excretada do corpo nas fezes, nas quais podem ser submetidos à circulação êntero-hepática e à degradação pela microflora intestinal.

A bile é formada em dois locais: as ramificações dos ductos biliares dentro das tríades portais e na rede de anastomose dos canalículos biliares finos no parênquima hepático. Os canalículos biliares constituem as unidades secretores principais no fígado. Esses pequenos canais ou sulcos são revestidos pelas membranas apicais dos hepatócitos e, portanto, não têm o seu próprio epitélio ou membrana basal. Uma vez que os hepatócitos formam o lúmen canalicular onde quer que façam fronteira entre si, a maioria dos canalículos se comunica com os outros, formando uma rede de anastomoses. Similarmente à relação do néfron com o rim, o volume e a composição da bile dos canalículos com frequência são determinados pela atividade de vários cordões de hepatócitos.

O fluxo biliar geral está em direção oposta ao fluxo sanguíneo sinusoidal e, portanto, transfere solutos do plasma para a bile e envolve um processo de contrafluxo (Figura 2.13). Tal padrão de fluxo sangue-bile reduz a redifusão dos solutos biliares (p. ex., fármacos) em metabólitos de volta no plasma sinusoidal na área portal, que é mais rica na concentração de solutos, banha os hepatócitos periportais e é exposta à maior concentração canalicular de qualquer soluto. Foram postuladas três vias de transferência de líquidos e fármacos dos sinusoides para os canalículos biliares – transcelular, paracelular e vesicular –, mecanismos múltiplos que contribuem para as grandes diferenças vistas entre espécies quanto à excreção biliar de fármacos.

A captação de fármacos nos hepatócitos por difusão passiva é tão eficiente que sua taxa se limita pela chegada de fármaco no fígado (i. e., fluxo sanguíneo), e não pelo transporte pela membrana, apresentando, assim, depuração dependente do fluxo. Entretanto, para moléculas altamente polares, a difusão passiva não é uma forma eficiente de captação hepatocelular, havendo aumento da dependência de sistemas de transporte mediados por carreadores. Metabólitos de fármacos, sobretudo metabólitos conjugados (p. ex., sulfatos e glucuronidas), são invariavelmente mais polares que seus precursores e, portanto, apresentam maior probabilidade de experimentar

as membranas do hepatócito como barreiras à difusão. Com tais barreiras, a exportação hepatocelular de metabólitos formados localmente dependerá da presença e da atividade de sistemas de transportes mediados por carreadores para o efluxo sinusoidal e a excreção biliar. Os sistemas de transporte de interesse concomitante incluem glicoproteínas P, responsáveis pela excreção biliar de uma gama de cátions orgânicos, e o transportador de ânions orgânicos canalicular multiespecífico. O aprisionamento intracelular de metabólitos formados no fígado, secundariamente à baixa permeabilidade de membrana, é clinicamente importante, visto que muitos são potencialmente hepatotóxicos e/ou capazes de interferir em transporte hepático de compostos endógenos ou outros fármacos em metabólitos. Novamente, esse fenômeno é conceitualmente similar ao sequestro tubular renal e tem implicações farmacocinética similares. Por fim, se o metabólito for instável, o acúmulo intracelular pode levar à regeneração do precursor e ao chamado "ciclo fútil" dentro dos hepatócitos.

Transporte biliar de fármacos

Alguns fármacos parentais e muitos metabólitos de fármacos derivados do metabolismo hepático são excretados na bile no trato intestinal. Os metabólitos excretados podem ser excretados pelas fezes, embora, mais comumente, sejam submetidos à reabsorção para o sangue e, de modo eventual, excretados pelo corpo via urina. Existem pelo menos três vias de transporte biliar diferentes para ânions, cátions e compostos neutros orgânicos, ainda que metais possam ter seus próprios sistemas/ carreadores de transporte. Tanto *ânions orgânicos* quanto *cátions orgânicos* podem ser ativamente transportados na bile por sistemas carreadores novamente similares àqueles envolvidos no estudo dos túbulos renais. Tais sistemas de transporte são não seletivos, e íons com carga elétrica similar conseguem competir pelos mesmos mecanismos de transporte. Em adição, um terceiro sistema carreador cuja atividade depende do sexo pode estar envolvido no transporte ativo de *esteroides* e *compostos relacionados* na bile. Em contraste à excreção renal, fármacos anfipáticos (que apresentam tanto propriedades polares quanto não polares) são preferencialmente excretados na bile. O fármaco (ou metabólito) excretado no intestino delgado pode ser reabsorvido no sangue, formando o chamado ciclo êntero-hepático do fármaco, o que constitui um fator importante que altera as razões de concentração sangue:fígado ou fígado:bile do fármaco durante estudos de mecanismos de transporte hepatobiliares e eliminação hepática de fármacos.

A excreção biliar de ácidos fracos representa o mecanismo mais importante na eliminação hepática de fármacos. Bromossulfaleína (BSP) e análogos são corantes usados como sondas diagnósticas de função hepática e substâncias-modelo em estudos para captação hepática de ânions orgânicos. Antibióticos como ciprofloxacino podem ser ativamente excretados na bile quando de obstrução do trato biliar. Tetraciclinas, excretadas principalmente na urina via filtração glomerular, também se concentram no fígado e são excretadas de acordo no intestino delgado via bile, e, então, parcialmente reabsorvidas.

Glucuronidas de compostos endógenos e fármacos podem ser transportadas ativamente de hepatócitos para a bile via sistemas de transporte e similares àqueles para ânions orgânicos. A conjugação com glucuronida é muito importante no metabolismo hepático de fármacos e excreção biliar. A efetividade da excreção biliar para conjugados de glucuronida pode ser muito limitada pela hidrólise enzimática após a bile ser misturada com

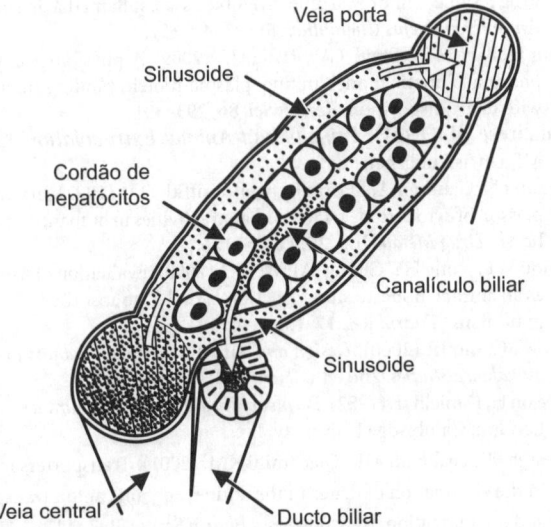

Figura 2.13 Conceito de gradiente da secreção biliar no lóbulo hepático.

Labels na figura: Veia porta; Sinusoide; Cordão de hepatócitos; Canalículo biliar; Sinusoide; Veia central; Ducto biliar.

o conteúdo do intestino delgado, liberando, assim, o composto parental para ser reabsorvido e entrar o ciclo êntero-hepático. O fármaco reabsorvido e os metabólitos podem ser excretados, por fim, na urina. Alguns metabólitos de fármacos passam ainda por biotransformação no fígado ou em outros órgãos ou são sujeitos à degradação microbiológica e físico-química no intestino delgado antes de sua excreção nas fezes.

Bases fracas podem ser transportadas ativamente na bile por sistemas carreadores similares aos processos de transporte renal. Atropina, isoproterenol e curare são eliminados por esse mecanismo, com a atropina sendo quase igualmente excretada pelo rim (forma inalterada) e por metabolismo hepático seguido por excreção biliar. O transporte de cátions orgânicos não é tão importante quanto as vias de ânions orgânicos. Compostos neutros podem empregar o terceiro sistema. Ouabaína, um glicosídeo cardíaco, é usado como modelo de um composto sem carga e não metabolizado (pelo fígado de ratos) em estudos de transporte hepatobiliar. Ânions orgânicos e esteroides neutros, como a ouabaína, podem compartilhar mecanismos comuns em suas vias excretoras.

O peso molecular é o determinante-chave da extensão com a qual moléculas de fármaco ou metabólito são transportadas na bile. O peso molecular necessário para excreção biliar é muito maior do que aquele para secreção tubular renal, sendo de 300 a 500 na maioria das espécies. Se o peso molecular for menor, o composto pode ser excretado preferencialmente na urina. A excreção de moléculas maiores do que 850 Da se dá principalmente pelo sistema de transporte biliar ativo. Entretanto, o peso molecular não é o único fator que determina a via de excreção de um fármaco. Propriedades físico-químicas (polaridade/lipofilicidade, estrutura) também são muito críticas na extensão de excreção biliar de um fármaco/metabólito, com fármacos anfipáticos sendo bem secretados pela via biliar.

A espécie animal-específica estudada também representa um fator importante, conforme analisado em diferentes limiares de ponto de corte de pesos moleculares. A Tabela 2.4 mostra as diferenças entre espécies na taxa de fluxo biliar, que também podem contribuir para a maior especificidade da espécie vista no transporte de fármacos biliares. Tais variações, tanto no perfil enzimático da espécie para biotransformação quanto na

capacidade inerente de excretar o fármaco na bile, resultam em uma grande dificuldade em prever a depuração hepática entre o fármaco em diferentes espécies.

CONSIDERAÇÕES FINAIS

Este capítulo apresenta uma visão geral sobre alguns princípios essenciais da ADME necessários para compreender comportamentos específicos relacionados com o fármaco e as espécies, exemplos discutidos na maioria dos capítulos deste livro. O Capítulo 3 enfatiza as ferramentas farmacocinéticas usadas para quantificar esses processos, de maneira que doses seguras e efetivas de fármacos possam ser administradas aos animais. Muitas pesquisas vêm sendo conduzidas quanto aos determinantes dos processos ADME, em virtude de sua grande importância para garantir a segurança e a eficácia de fármacos entre todas as espécies, representando a principal fonte de diferença na ação de fármacos entre espécies.

REFERÊNCIAS BIBLIOGRÁFICAS E LEITURA COMPLEMENTAR

Alberts B, Bray D, Lewis J, Raff M, Roberts K, Watson JD. (1989). *Molecular Biology of the Cell*, 2nd edn. New York, Garland Publishing Co.

Ariens EJ, Soudijn W, Timmermans PBMWM. (1983). *Stereochemistry and Biological Activity of Drugs*. Oxford, Blackwell Scientific Press.

Balimane PV, Han YH, Chong S. (2006). Current industrial practices of assessing permeability and p-glycoprotein interaction. *AAPS J.* **8**, 1–13.

Barza M. (1981). Principles of tissue penetration of antibiotics. *J Antimicro Chemother.* **8**, 7–28.

Borchardt RT, Smith PL, Wilson G. (1996). *Models for Assessing Drug Absorption and Metabolism*. New York, Plenum Press.

Brodie BB, Gillette JR, Ackerman HS. (1971). *Handbook of Experimental Pharmacology*, Vol. 28, Part I, *Concepts in Biochemical Pharmacology*. Berlin, Springer.

Burr JL, Baynes RE, Craigmill AL, Riviere JE. (2005). Development of a physiological based pharmacokinetic model for estimating concentrations of sulfamethazine in swine and application to prediction of violative residues in edible tissues. *Am J Vet Res.* **66**, 1686–1693.

Buur JL, Baynes RE, Riviere JE. (2008). Estimating meat withdrawal times in pigs exposed to melamine contaminated feed using a physiologically-based pharmacokinetic model. *Reg Toxicol Pharmacol.* **51**, 324–331.

Buur J, Baynes R, Smith G, Riviere JE. (2006). The use of probabilistic modeling within a physiological based pharmacokinetic model to predict drug residue withdrawal times in edible tissue: sulfamethazine in swine. *Antimicrob Agents Chemother.* **50**, 2344–2351.

Buur JL, Baynes RE, Smith GW, Riviere JE. (2009). A physiologically-based pharmacokinetic model linking plasma protein binding interactions with drug disposition. *Res Vet Sci.* **86**, 293–301.

Calabrese EJ. (1991). *Principles of Animal Extrapolation*. Chelsea, MI, Lewis Publishers.

Chauret N, Gauthier A, Martin J, Nicoll-Griffith DA. (1997). In vitro comparison of cytochrome p450-mediated activities in human, dog, cat and horse. *Drug Metab Disp.* **25**, 1130–1136.

Chiou WL, Jeong HY, Chung SM, Wu TC. (2000). Evaluation of using dogs as an animal model to study fraction of oral dose absorbed of 43 drugs in humans. *Pharm Res.* **17**, 135–140.

Chow SC, Liu JP. (2000). *Design and Analysis of Bioavailability and Bioequivalence Studies*, 2nd edn. New York, Marcel Dekker.

Davson H, Danielli JF. (1952). *Permeability of Natural Membranes*, 2nd edn. London, Cambridge University Press.

Dresser MJ, Leabman MK, Giacomini KM. (2001). Transporters involved in the elimination of drugs in the kidney: organic anion transporters and organic cation transporters. *J Pharm Sci.* **90**, 397–421.

Edman P, Björk E. (1992). Routes of delivery: Case studies. (1) Nasal delivery of peptide drugs. *Adv Drug Del Rev.* **8**, 165–177.

Tabela 2.4 Fluxo biliar médio em espécies selecionadas.

Espécie	Fluxo biliar (mℓ/min/kg peso vivo)
Camundongo	78
Cão	4 a 10
Cobaia	200
Coelho	90
Galinha	20
Gambá	20
Gato	11
Hamster	50
Humano	5 a 7
Macaco	10
Ovino	43
Pônei	19
Rato	50 a 80
Suína	9

Elmquist WF, Sawchuck RJ. (1997). Application of microdialysis in pharmacokinetic studies. *Pharm Res.* **14**, 267–288.

Firth EC, Nouws JFM, Driessens, F, Schmaetz P, Peperkamp K, Klein WR. (1986). Effect of injection site on the pharmacokinetics of procaine penicillin G in horses. *Am J Vet Res.* **47**, 2380–2384.

Gibson GG, Skett P. (1994). *Introduction to Drug Metabolism*, 2nd edn. New York, Blackie A&P.

Hardee GE, Baggot JD. (1998). *Development and Formulation of Veterinary Dosage Forms*, 2nd edn. New York, Marcel Dekker.

Hayes AW. (1994). *Principles and Methods of Toxicology*, 3rd edn. New York, Raven Press.

Illing HPA. (1989). *Xenobiotic Metabolism and Disposition.* Boca Raton, FL, CRC Press.

Jenner P, Testa B. (1981). *Concepts in Drug Metabolism.* New York, Marcel Dekker.

Kalow W. (1992). *Pharmacogenetics of Drug Metabolism.* New York, Pergamon Press.

Klaasen CD. (2013). *Casarett and Doull's Toxicology: The Basic Science of Poisons*, 8th edn. New York, McGraw-Hill.

Lee VHL, Yamamoto A. (1990). Penetration and enzymatic barriers to peptide and protein absorption. *Adv Drug Del Rev.* **4**, 171–207.

Lees P. (2004). Special review issue: PK and PK-PD in veterinary medicine. *J Vet Pharmacol Therap.* **27**, 395–535.

Mammarlund-Udenaes M, Paalzow LK, de Lange ECM. (1997). Drug equilibration across the blood-brain barrier: Pharmacokinetic considerations based on the microdialysis method. *Pharm Res.* **14**, 128–134.

Martinez MN, Antonovic L, Court M, Dacasto M, Fink-Gremmels J, Kukanich B, Locuson C, Mealey K, Myers MJ, Trepanier L. (2013). Challenges in exploring the cytochrome P450 system as a source of variation in canine drug pharmacokinetics. *Drug Metab Rev.* **45**, 218–230.

Martinez MN, Papich MG, Riviere JE. (2004). Veterinary application of in vitro dissolution data and the biopharmaceutics classification system. *Pharmacopeial Forum.* **30**, 2295–2303.

Martinez MN, Riviere JE. (1994). Review of the 1993 Veterinary Drug Bioequivalence Workshop. *J Vet Pharmacol Therap.* **17**, 85–119.

Mealey KL. (2004). Therapeutic implications of the MDR-1 gene. *J Vet Pharmacol Therap.* **27**, 257–264.

Mealey KL. (2006). Pharmacogenetics. *Vet Clin North Am.* **36**, 961–973.

Monteiro-Riviere NA, Bristol DG, Manning TO, Rogers RA, Riviere JE. (1990). Interspecies and interregional analysis of the comparative histological thickness and laser Doppler blood flow measurements at five cutaneous sites in nine species. *J Invest Dermatol.* **95**, 582–586.

Okey AB. (1990). Enzyme induction in the cytochrome P450 system. *Pharmacol Therap.* **45**, 241–298.

Pang KS, Rowland M. (1977). Hepatic clearance of drugs. *J Pharmacokinet Biopharm.* **5**, 625–653.

Papich MG, Martinez MN. (2015). Applying biopharmaceutical classification system (BCS) criteria to predict oral absorption of drugs in dogs: Challenges and pitfalls. *AAPS J.* **17**, 948–964.

Patton JS, Platz RM. (1992). Routes of delivery: Case studies. (2) Pulmonary delivery of peptides and proteins for systemic action. *Adv Drug Del Rev.* **8**, 179–196.

Peterson LR, Gerding D. (1980). Influence of protein binding of antibiotics on serum pharmacokinetics and extravascular penetration: Clinically useful concepts. *Rev Infect Dis.* **2**, 340–348.

Pratt WB, Taylor P. (1990). *Principles of Drug Action*, 3rd edn. New York, Churchill Livingstone.

Qiao GL, Williams PL, Riviere JE. (1994). Percutaneous absorption, biotransformation and systemic disposition of parathion in vivo in swine. I. comprehensive pharmacokinetic model. *Drug Metab Disp.* **22**, 459–471.

Raub TJ. (2006). P-glycoprotein recognition of substrates and circumvention through rational drug design. *Mol Pharmacol.* **3**, 3–25.

Riviere JE. (2006). *Dermal Absorption Models in Toxicology and Pharmacology.* Boca Raton, FL, Taylor and Francis.

Riviere JE. (2006). *Biological Concepts and Techniques in Toxicology: An Integrated Approach.* New York, Taylor and Francis.

Riviere JE. (2011). *Comparative Pharmacokinetics: Principles, Techniques and Applications*, 2nd edn. Ames, IA, Blackwell.

Riviere JE, Heit MC. (1997). Electrically-assisted transdermal drug delivery. *Pharm Res.* **14**, 691–701.

Riviere JE, Papich MG. (2001). Potential and problems of developing transdermal patches for veterinary applications. *Adv Drug Del Rev.* **50**, 175–203.

Rowland M, Benet LZ, Graham GG. (1973). Clearance concepts in pharmacokinetics. *J Pharmacokin Biopharms.* **1**, 123–136.

Shou M, Norcross R, Sandig G, Lu P, Li Y, Mei Q, Rodrigues AD, Rushmore TH. (2003). Substrate specificity and kinetic properties of seven heterologously expressed dog cytochromes p450. *Drug Metab Disp.* **31**, 1161–1169.

Singer SJ, Nicholson GL. (1972). The fluid mosaic model of the structure of cell membranes. *Science.* **175**, 720–731.

Smith HW. (1956). *Principles of Renal Physiology.* New York, Oxford University Press.

Tavoloni N, Berk PP. (1993). *Hepatic Transport and Bile Secretion: Physiology and Pathophysiology.* New York, Raven Press.

Teodori E, Dei S, Martelli C, Scapecchi S, Gualtieri F. (2006). The functions and structure of ABC transporters: Implications for the design of new inhibitors of Pgp and MRP1 to control multidrug resistance (MDR). *Current Drug Targets.* **7**, 893–909.

Toutain PL, Bousquet-Melou A. (2002). Free drug fraction versus free drug concentration: A matter of frequent confusion. *J Vet Pharmacol Therap.* **25**, 460–463.

Toutain PL, Koritz GD. (1997). Veterinary drug bioequivalence determination. *J Vet Pharmacol Therap.* **20**, 79–90.

Tozer TN. (1981). Concepts basic to pharmacokinetics. *Pharmacol Therap.* **12**, 109–131.

Upton RN. (1990). Regional pharmacokinetics I. Physiological and physiological basis. *Biopharm Drug Disp.* **11**, 647–662.

Waterman MR, Johnson EF. (1991). *Cytochrome P450. Methods in Enzymology*, Vol. 206. New York, Academic Press.

CAPÍTULO 3

Farmacocinética

Jim E. Riviere

INTRODUÇÃO

Farmacocinética é mais bem definida como *o uso de modelos matemáticos para quantificar o tempo de absorção e distribuição de um fármaco em seres humanos e animais.* Com os grandes avanços na medicina e na química analítica, associados à disponibilidade quase universal de computadores, o que era uma ciência arcaica atualmente entrou na via principal da maioria dos campos da medicina humana e veterinária. Essa disciplina possibilitou o ajuste da administração de fármacos a indivíduos ou grupos para otimizar a efetividade terapêutica, minimizar a toxicidade e evitar resíduos em tecidos que violem os padrões aceitos no caso de animais de produção. Esse tema e seus conceitos se tornaram especialmente importantes como consequência de alterações dramáticas e quase radicais que ocorreram ao final da última década, em relação às regulamentações do uso de fármacos em medicina veterinária nos EUA. Em grande parte por um passado recente, o conceito operacional residia no fato de que uma única dose de um fármaco indicada na bula de um produto era ótima para todos os usos terapêuticos. Recentemente, entretanto, o conceito legal de "rotulagem flexível ou profissional" e a aprovação pelo Congresso dos EUA em 1994 do *Animal Medicinal Drug Use Clarification Act* (AMDUCA) legalizando o uso fora da bula desafiaram esse ideal simplista de uma única dose ótima. Hoje, o médico-veterinário deve selecionar a dose do fármaco com base em muitos fatores inerentes ao cenário terapêutico para maximizar a eficácia terapêutica e minimizar a probabilidade de toxicidade induzida pelo fármaco ou da indução de resistência microbiana. Ainda, a ligação de modelos farmacocinéticos a modelos da ação de fármacos, apresentada no próximo capítulo, tornou possível o desenvolvimento de uma ligação quantitativa entre dose e eficácia ou toxicidade. Diferentemente da medicina humana e de animais de estimação, médicos-veterinários de animais de produção enfrentam restrições adicionais, uma vez que se deve determinar tempos de carência adequados para assegurar que os resíduos dos fármacos não persistam em tecidos comestíveis ou coprodutos (leite, ovos) de animais tratados por um longo tempo o suficiente após terem deixado os cuidados do médico-veterinário (Figura 3.1). Conforme será demonstrado e discutido no Capítulo 61, o "tempo de carência" é, na realidade, um parâmetro farmacocinético puro, uma vez que pode ser calculado unicamente a partir do conhecimento da tolerância legal de um tecido e da meia-vida ou taxa de diminuição nesse tecido.

Ainda assim, não é apenas o médico-veterinário de animais de produção que enfrenta esses desafios. Profissionais que trabalham com animais de laboratório e animais exóticos/de zoológico com frequência devem extrapolar doses de fármacos entre espécies com tamanhos corporais e fisiologia amplamente diferentes, uma vez que existem muitos poucos fármaco aprovados para o seu tratamento. Os princípios farmacocinéticos e técnicas são adequados de maneira ideal para essa aplicação. Em geral, os profissionais se veem defrontados com processos mórbidos (p. ex., insuficiência renal), conhecidos por afetarem a distribuição de um fármaco. E o conhecimento de quanto tal processo patológico afeta a depuração do fármaco é suficiente para adaptar o regime terapêutico a essa condição.

No Capítulo 2, apresentou-se a fisiologia subjacente ao destino dos fármacos. O processo envolvido na absorção, na distribuição, no metabolismo e na eliminação representam os principais fenômenos que devem ser quantificados para predizer o destino de um fármaco ou produto tóxico em um animal. E as duas principais características necessárias para descrever adequadamente esses processos são sua *taxa* e *extensão*. De fato, isso pode ser apreciado na origem da palavra *cinética*, definida como *de movimento ou resultante dele*. Muitas abordagens matemáticas para esse problema evoluíram ao longo do curso da história da farmacocinética, sugerindo-se que o leitor consulte textos adicionais selecionados para se aprofundar mais nos modelos farmacocinéticos. Ademais, estratégias híbridas e novas têm sido constantemente desenvolvidas para quantificar esse processo. Entretanto, todas as abordagens partilham certas propriedades fundamentais que se baseiam na estimativa da taxa de movimento de um composto químico.

ORIGEM DA LINGUAGEM DA FARMACOCINÉTICA

As raízes da farmacocinética residem na estimativa de taxas, e a linguagem é aquela do cálculo diferencial. É instrutivo revisar de forma breve os princípios básicos da determinação de taxas, uma vez que a lógica dessa sintaxe forma a base da terminologia farmacocinética.

Para começar, a *taxa* na farmacocinética é definida como *o quão rapidamente a massa de um composto muda por unidade de tempo*, expresso matematicamente como a variação (representada pela letra grega Delta, Δ) na massa por pequena

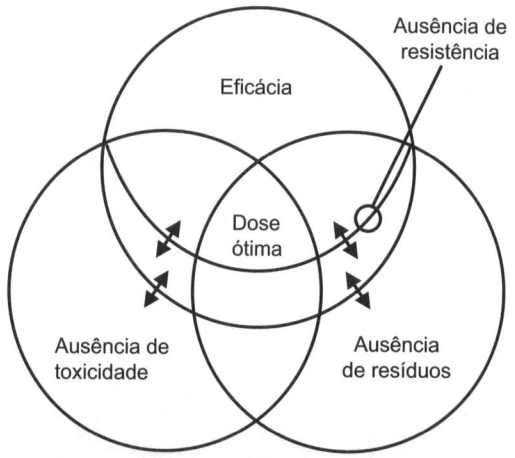

Figura 3.1 Dilema do médico-veterinário de animais de produção na otimização da dose de um fármaco terapêutico.

unidade de tempo (Δt), ou seja, o sinônimo do fluxo de fármaco em um sistema. Unidades de taxa são, portanto, massa/tempo. Apenas por uma questão de conveniência, isso será expresso em termos de mg/min. Aqui, a discussão será iniciada usando a massa de um composto (X), que, em termos clínicos, seria relacionada com dose, mas não será usada a concentração. Conforme será desenvolvido em breve, massa e concentração são facilmente conversíveis usando o fator de proporcionalidade do volume de distribuição.

A taxa de excreção do fármaco $\Delta X/\Delta t$ de fato apresenta dois componentes: uma constante que reflete a taxa do processo e a quantidade de composto disponível para transferência (Equação 3.1).

$$\Delta X/\Delta t = KX^n \tag{3.1}$$

Em que K é a taxa fracionária constante (1/min), X (mg) a massa ou quantidade de um composto disponível para transferência pelo processo em estudo, e n a ordem do processo. Para um processo de primeira ordem, n = 1. Uma vez que $X^1 = X$, essa equação é simplificada para a Equação 3.2:

$$\Delta X/\Delta t = KX \tag{3.2}$$

Por definição, nesse processo de primeira ordem (n = 1) ou linear, K é *constante* e, portanto, *a taxa real do processo ($\Delta X/\Delta t$) varia em proporção direta (e, portanto, de forma linear) a X.* K pode ser visto como a fração de X que se move em um sistema em estudo (absorvido, distribuído ou eliminado) por unidade de tempo. Portanto, conforme X aumenta, $\Delta X/\Delta t$ aumenta em proporção direta. Em modelos lineares, a taxa constante é fixa, mas a taxa do processo se altera na proporção direta da massa disponível para o movimento.

Como pode ser apreciado novamente pela avaliação da equação da difusão de Fick (Equação 2.1 no Capítulo 2), compostos absorvidos, distribuídos ou eliminados na proporção direta a um gradiente de concentração são, por definição, processos de taxa de primeira ordem. De fato, as taxas constantes (K_n) de modelos farmacocinéticos são constantes agregadas, que refletem toda a difusão por membrana e processos de transferência envolvidos no parâmetro de distribuição em estudo. Isso inclui o fenômeno de partição do pH no corpo, que se dá quando o sangue e um compartimento celular ou tecidual têm um gradiente de pH que altera a fração do fármaco disponível para difusão. É preciso lembrar que apenas a fração não ionizada de um ácido ou base fraca se difunde pelo seu gradiente de concentração por meio de uma membrana lipídica. A taxa constante também reflete o grau de ligação às proteínas plasmáticas, uma vez que apenas a fração livre do fármaco está disponível para a distribuição. O valor real de K em um modelo farmacocinético, portanto, reflete todas essas variáveis cuja relação define o sistema biológico que se está tentando quantificar.

Para um processo não linear ou de ordem zero, por definição n = 0. Uma vez que $X^0 = 1$, a taxa de equação agora se torna:

$$\Delta X/\Delta t = K_0 \tag{3.3}$$

Nesse cenário, a *taxa de excreção é fixa e, portanto, independe da quantidade de composto disponível, X*. Agora, K_0 tem unidades de taxa (mg/min), e *não* é uma taxa constante fracionária independente da massa. Embora isso possa parecer simplificar a situação, na realidade, a cinética não linear complica a maioria dos modelos. O comportamento não linear se torna evidente quando da ocorrência da saturação do processo. O foco da maioria dos estudos farmacocinéticos

reside em fármacos com farmacocinética linear, uma vez que a maioria dos compostos ativos terapeuticamente é descrita por esses modelos.

O uso de $\Delta X/\Delta t$ para descrever a taxa de um processo é experimental e matematicamente "desajeitado", uma vez que $\Delta X/\Delta t$ se altera em função da concentração. A Figura 3.2 mostra graficamente esse cenário. O cálculo foi usado para descrever esses mesmos processos usando o conceito de derivada. Em vez de descrever as taxas em termos de algum intervalo pequeno e finito de tempo (Δt), equações diferenciais expressam taxas em termos de alteração na massa do composto no decorrer de um intervalo infinitesimalmente pequeno chamado *dt*. A Equação 3.1 poderia agora ser escrita da seguinte forma (Equação 3.4):

$$dX/dt = -KX \tag{3.4}$$

A interpretação biológica é idêntica. Nota-se que K e X são os mesmos em ambas as equações; a única mudança é conceitual, de que *dX/dt* agora descreve a taxa de mudança instantânea na massa no decorrer do tempo. Por convenção, se a quantidade de fármaco for aumentada, *dX/dt* é positiva (p. ex., absorção do fármaco no sangue); se ela estiver declinando (p. ex., eliminação ou distribuição a partir do sangue), a taxa é negativa ou –dX/dt.

Pode-se resolver uma equação diferencial pelo processo de integração ($\int$), que transforma a equação de volta em termos de t, e não dt. A integração é, de fato, um processo por meio do qual a área sob a curva (ASC), definida por $\Delta X/\Delta t$, é mensurada. Somando repetidamente essas áreas por todo o período experimental, a área sob a curva será obtida. Esse conceito foi introduzido na Equação 2.4, quando da apresentação do conceito de ASC. Análoga à relação da derivada em uma curva descendente, a integração soma as áreas sob regiões infinitesimalmente pequenas definidas por dX/dt.

É possível empregar a técnica de integração para resolver a taxa na Equação 3.4, integrando-se a equação a partir de X no momento 0 (X_0) por meio de X no momento t (X_t) para obter uma fórmula para a massa do fármaco em qualquer dado momento (Equação 3.5):

$$\int_0^t \left(\frac{dX}{dt}\right) dt = \int_0^t (-KX)\, dt \tag{3.5}$$

Existem muitas técnicas para chegar a essa integração, recomendando-se ao leitor interessado a consulta de um

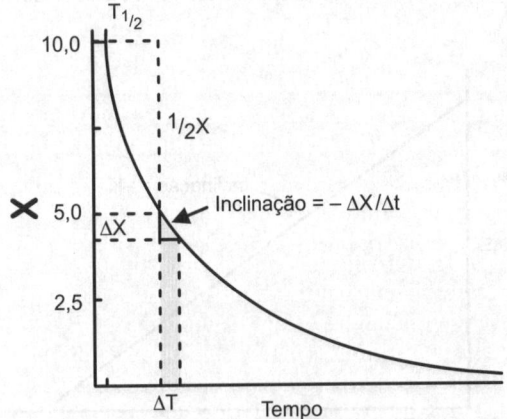

Figura 3.2 Plotagem da taxa de decréscimo de um fármaco (X) *versus* tempo. O T1/2 é definido como o tempo necessário para X diminuir até ½ X. A inclinação em qualquer momento é $\Delta X/\Delta T$.

livro-texto de cálculo para maiores detalhes. O resultado é o seguinte (Equação 3.6):

$$X_t = X_0 e^{-Kt} \qquad (3.6)$$

Em que e é a base do logaritmo natural (e = 2,713). *É importante se dar conta de que o processo de integração da equação diferencial que descreve a taxa promove o termo exponencial encontrado na maioria dos modelos farmacocinéticos lineares.* Exponenciais podem ser facilmente eliminados de uma equação levando em consideração o seu logaritmo natural ($\ln$), uma vez que o logaritmo é definido como o poder com o qual uma base (nesse caso e) é aumentada. Tomando os logaritmos naturais da Equação 3.6, chega-se à Equação 3.7:

$$\ln X_t = \ln X_0 - Kt \qquad (3.7)$$

Se esses dados forem plotados, resultarão em uma linha reta, conforme visto na Figura 3.3, algo muito mais fácil de lidar do que com a curva na Figura 3.2. Recordando a expressão algébrica para linha reta em coordenadas x-y, nesse caso o local de interseção com y se torna X_0, e a inclinação da linha é $-K$. A equação foi linearizada fornecendo um método gráfico simples para calcular a taxa constante.

Essa equação pode ser linearizada, já que a taxa é uma função de primeira ordem. Esse tipo de plotagem, amplamente utilizado por toda a farmacocinética, é chamado de gráfico semilogarítmico (em contraste com o gráfico cartesiano), uma vez que o logaritmo da massa é plotado *versus* o tempo. Novamente, *quando uma linha reta resulta em um gráfico semilogarítmico, pode-se assumir um processo linear de primeira ordem operacional e a inclinação da linha refere-se ao expoente de uma equação exponencial.* De maneira alternativa, um programa de regressão linear em um computador ou calculadora pode ser usado para calcular K por meio da regressão no ln X *versus* tempo; a inclinação é $-K$ e onde o y intercepta é $\ln X_0$. Em trabalhos anteriores, gráficos de papel eram usados para plotar logaritmos de base 10 (log x) $\{10^x\}$, e não de base e (ln x) $\{e^x\}$, em que x é o logaritmo, e a transformação de bases pode ser conseguida conforme a Equação 3.8:

$$\log X = \ln X/2{,}303 \qquad (3.8)$$

Que transforma a Equação 3.7 em:

$$\log X_t = \log X_0 - Kt/2{,}303 \qquad (3.9)$$

Se um gráfico semilogarítmico de base 10 for usado para plotar a Figura 3.3, a inclinação se torna $-K/2{,}303$. Como essa

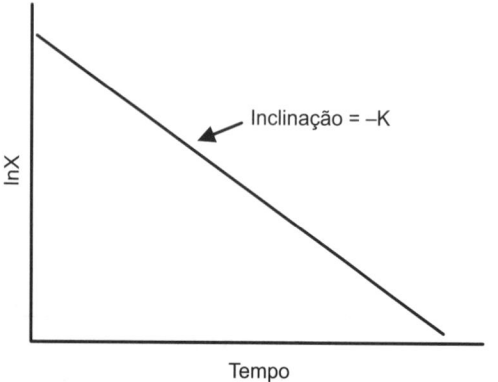

Figura 3.3 Plotagem semilogarítmica de diminuição de um fármaco *versus* tempo com inclinação igual a –K.

técnica era amplamente utilizada antes do surgimento dos computadores digitais, ela ainda é encontrada em manuscritos e textos mais antigos.

CONCEITO DE MEIA-VIDA

As equações exponenciais em farmacocinética têm outra propriedade importante para aplicações biológicas: trata-se do conceito de meia-vida (T1/2) cuja lógica é central para a disciplina. O biólogo perspicaz que ler este texto se dará conta de que a Equação 3.6 é a mesma usada para descrever o tempo para que populações dobrem em microbiologia ou ecologia, empregada para gerar curvas de crescimento populacional, definindo-se como o tempo necessário para que uma população de organismos dobre o seu número total quando se está na chamada fase de crescimento *logarítmica*. A única diferença reside no fato de que, uma vez que o crescimento é descrito, o expoente é positivo na sua aplicação. Na farmacocinética, a perspectiva reside na diminuição em T1/2, ou seja, o tempo necessário para que a quantidade de fármaco diminua pela metade ou a 50%. O conceito de T1/2 é aplicável apenas a processos de primeira ordem.

Usando a Equação 3.7, pode-se derivar uma equação simples para obter T1/2. Inicialmente, rearranjam-se os termos para resolver T, que implica:

$$T = (\ln X_0 - \ln X_t)/K \qquad (3.10)$$

Agora, resolveu-se para o tempo no qual X_t é igual a 1/2 da quantidade inicial X_0, em que T = T1/2. Substituindo esses valores, a equação se reduz a

$$K = 0{,}693/T\tfrac{1}{2} \qquad (3.11)$$

Essa é a transformação de K com T1/2 que introduz o ln 2 ou 0,693 em muitas equações farmacocinéticas.

O que T1/2 realmente significa? Assumindo-se com X, diminui-se esse valor pela metade, e repete-se esse processo 10 vezes. A Tabela 3.1 resume esses dados e lista quanto do fármaco permanece e quanto foi excretado no decorrer de cada Δt correspondendo a um T1/2. Nota-se que, ao se somar essas colunas, contabilizaria 99,9%, da dose original de X. Após 10 T1/2 s, 99,9% do fármaco foi eliminado ou a taxa do processo em estudo se completou. Isso também ilustra a lógica que deve ser usada quando da abordagem de doses. Por exemplo, se você dobrar a dose para 2x, então após um T1/2 poderia voltar à dose original! Muitas regras utilizadas na farmacocinética e na medicina se baseiam nesse fato simples. Para os fármacos terapêuticos, a maioria dos pesquisadores assume que, após cinco T1/2 s, o fármaco foi esgotado ou o processo terminou, uma vez que 97% da depleção ocorreu. Isso também ilustra de modo muito simples uma forma de calcular T1/2, determinando simplesmente o tempo necessário para que a concentração do fármaco diminua em 50% (Figura 3.2). A Equação 3.11 pode, então, ser usada para obter K. A partir de agora, desenvolve-se o primeiro modelo farmacocinético usando conceitos matemáticos e não fisiológicos.

MODELO ABERTO DE UM COMPARTIMENTO

O modelo de paradigma mais amplamente utilizado na medicina comparativa e veterinária refere-se à abordagem compartimental, análise na qual o corpo é visto como composto por vários compartimentos de equilíbrio, cada um definido como representando regiões não específicas do corpo *onde*

Tabela 3.1 Relação de T1/2 e a quantidade de fármaco (A) no corpo.

Número de T1/2 s	% de fármaco que permanece	% de fármaco eliminado
1	50	50
2	75	25
3	87,5	12,5
4	93,75	0,625
5	96,88	0,312
6	98,44	0,156
7	99,22	0,078
8	99,61	0,039
9	99,80	0,019
10	99,90	0,0097

as taxas de desaparecimento do composto são de ordem de magnitude similar. Especificamente, a fração ou porcentagem do fármaco eliminado por unidade de tempo de tal compartimento definido é constante. Tal compartimento é classificado e agrupado com base em *taxas similares de movimento* de fármacos dentro de um grupo cineticamente homogêneo, mas anatômica e fisiologicamente heterogêneo de tecidos. Esses compartimentos são entidades teóricas que possibilitam a formulação de modelos matemáticos para descrever o comportamento de um fármaco no decorrer do tempo em relação ao movimento dentro e entre os compartimentos. Uma vez que os farmacologistas e clínicos coletam amostras de sangue como uma matriz biológica comum e acessível para avaliação do destino dos fármacos, a maioria dos modelos farmacocinéticos é construída com concentração sanguínea ou plasmática de fármacos como referência central a qual outros processos são relacionados.

O modelo de compartimento mais simples se dá quando se considera o corpo consistindo em um único compartimento homogêneo, isto é, a dose completa do fármaco é assumida como se movimentando para fora do corpo em uma taxa única. Esse modelo mostrado na Figura 3.4 é mais bem definido como se dissolvendo instantânea e homogeneamente a mistura do fármaco em um béquer a partir do qual ele é eliminado por um processo em taxa única descrito pela taxa constante K, agora chamada K_{el}. Uma vez que o fármaco deixa o sistema, o modelo é chamado *aberto*. A Equação 3.6 representa a equação farmacocinética para o modelo aberto de um compartimento. Embora expressa em termos

de quantidade de fármaco que permanece no compartimento, a maioria dos experimentos mensura concentrações, o que requer o desenvolvimento de um volume de distribuição (Vd) (relembrar a Equação 2.5, quando se discutiu sobre a distribuição). Em termos de modelo de um compartimento, esse poderia ser o volume do compartimento no qual a dose do fármaco (D) se distribui instantaneamente. *Vd*, portanto, se tornaria um *fator de proporcionalidade* relacionando *D* com a concentração observada *Cp* por:

$$Vd\ (m\ell) = X\ (mg)/Cp\ (mg/m\ell) = D/Cp \tag{3.12}$$

Empregando essa relação, é possível reescrever a Equação 3.6 em termos de concentração, experimentalmente acessível pela amostragem de sangue, em vez da quantidade total de fármaco que permanece no corpo.

$$Cp = X_0/Vd\ e^{-Kelt} = Cp_0 e^{-Kelt} \tag{3.13}$$

O gráfico semilogarítmico visto após a administração intravenosa usando esse modelo é mostrado na Figura 3.5. Vd quantifica o volume aparente no qual o fármaco é dissolvido, uma vez que, recordando a discussão do Capítulo 2, determina-se o volume verdadeiro pela fisiologia do animal, pelos coeficientes de difusão transmembrana relativos e pelas propriedades químicas do fármaco estudado. Um fármaco restrito ao sistema vascular apresentará um Vd muito pequeno, e outro que se distribua para a água corporal total terá um Vd muito grande. Na verdade, essa é a técnica usada para calcular os espaços plasmático e intersticial.

A partir dessa análise simples, e usando o modelo da Figura 3.4, muitos parâmetros farmacocinéticos úteis podem ser definidos. Assumindo que um experimento tal como mostrado na Figura 3.5 foi conduzido usando uma dose de D e valores de K_{el} e Vd foram determinados, T1/2 pode ser facilmente calculado a partir da Equação 3.11.

Depuração

Recordando o desenvolvimento dos conceitos de depuração no Capítulo 2, pode-se agora determinar com facilidade Cl_B usando essa informação. A depuração foi definida como *o volume de sangue depurado de uma substância pelo rim por unidade de tempo*. Se for considerado o corpo inteiro, isso poderia ser lido como *o volume de distribuição do fármaco no corpo depurado de uma substância por unidade de tempo*. Traduzindo essa frase para uma sintaxe de terminologia farmacocinética e tendo em conta a eliminação de todo o corpo, Vd representa o volume e

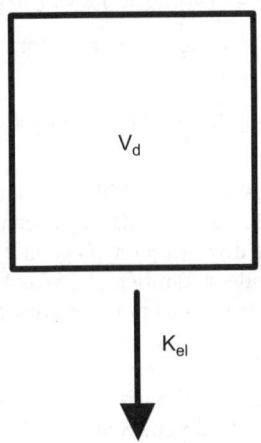

Figura 3.4 Modelo farmacocinético aberto de um compartimento.

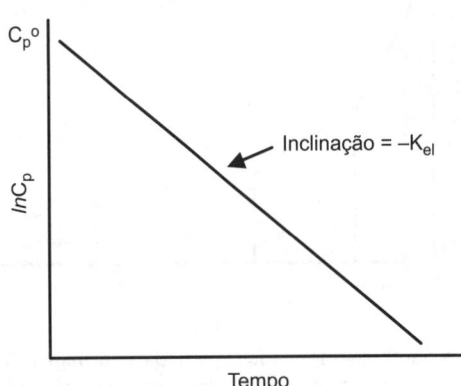

Figura 3.5 Perfil semilogarítmico concentração-tempo para fármaco de um compartimento com inclinação $-K_{el}$ e interceptando Cp_0.

K_{el} a taxa fracionada constante (unidades de 1/tempo). Portanto, a depuração é:

$$Cl_B (m\ell/min) = Vd (m\ell) K_{el} (1/min) \qquad (3.14)$$

Existe outro método disponível para calcular Cl_B. No Capítulo 2, a depuração também foi definida na Equação 2.8 como *a taxa de excreção para o fármaco em relação à sua concentração plasmática*. A partir desse momento, é possível expressar essa sentença em uma sintaxe farmacocinética e obter essa relação:

$$Cl_B = (dX/dt)/Cp \qquad (3.15)$$

Se forem integrados o numerador e o denominador dessa relação do tempo $0 \rightarrow \infty$, o numerador consistirá na soma da quantidade total de fármaco que foi excretado do corpo (*i. e.*, assumindo administração intravenosa, a dose administrada D), e o denominador é a integral do perfil concentração/tempo plasmática à área sob a curva (ASC). Portanto, a relação se torna:

$$Cl_B = D/ASC \qquad (3.16)$$

Existem duas abordagens para calcular a ASC. Uma comum consiste em usar o método trapezoidal mostrado na Figura 3.6. Entretanto, para um modelo de um compartimento que gera o gráfico semilogarítmico C-T mostrado na Figura 3.5, o problema é simplesmente determinar a área do triângulo certo. A área desse triângulo (ASC) consiste na altura dividida pela inclinação da hipotenusa, ou:

$$ASC = Cp_0/K_{el} \qquad (3.17)$$

Interpretação dos parâmetros farmacocinéticos

Com as equações mostradas, têm-se três dos chamados *parâmetros farmacocinéticos primários* que descrevem a distribuição de um fármaco no corpo: T1/2, Cl_B e *Vd*. Os dados necessários para calculá-los consistem no conhecimento da dose e na derivação experimental de K_{el} ou T1/2.

Aqui, é um bom momento para discutir os limites de calcular parâmetros a partir de perfis concentração-tempo simples. Apenas dois parâmetros estão de fato sendo "mensurados" a partir dessa análise: a inclinação K_{el} e o local de interseção Cp_0 do gráfico semilogarítmico, que – usando Equação 3.12 diretamente – determina Vd. O terceiro parâmetro Cl é "calculado" a partir de

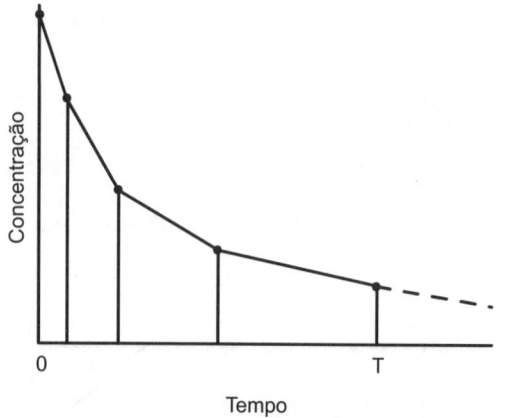

Figura 3.6 Trapezoides formados a partir da amostragem de dados de concentração *versus* tempo para cálculo da área. Para estimar a ASC total, a curva deve ser extrapolada além do último tempo de amostragem, T, até o infinito (–).

dois parâmetros mensurados. Com base no método matemático utilizado para calcular esses parâmetros, alguns pesquisadores sugeriram que Kel e Vd compreendem os parâmetros independentes na análise farmacocinética e Cl é um parâmetro derivado. Normalmente, essa asserção é feita quando da definição dos perfis estatísticos dos parâmetros, uma vez que erros podem ser facilmente obtidos. Entretanto, essa crença é um artefato do uso de um modelo compartimental como ferramenta para chegar a valores para esses parâmetros fisiológicos. Biologicamente, os parâmetros verdadeiramente independentes são Vd e Cl, com K_{el} e, portanto, T1/2 se tornando variáveis dependentes. A partir dessa perspectiva biológica, a relação verdadeira é

$$T1/2 = (0,693 \times Vd)/Cl \qquad (3.18)$$

A meia-vida observada depende *tanto* da extensão da distribuição do fármaco no corpo *quanto* da sua taxa de depuração. Se a depuração de um fármaco for alta (p. ex., rapidamente eliminado pelos rins), a T1/2 é relativamente curta. Logicamente, um fármaco eliminado de modo lento apresentará T1/2 prolongada, mas o que, a princípio, não é óbvio reside no fato que, se um fármaco for extensivamente distribuído pelo corpo (p. ex., fármacos lipossolúveis distribuídos para a gordura), o Vd será grande *e* a T1/2 também será relativamente prolongada. Em contrapartida, se o fármaco apresenta distribuição restrita no corpo (p. ex., apenas no sistema vascular), o Vd será pequeno, uma fração do fármaco estará disponível para eliminação e, portanto, o T1/2 é relativamente curto. Em um estado mórbido, T1/2 pode ser prolongado, por doença renal, redução da capacidade de metabolismo hepático do fármaco ou estado inflamatório – que aumenta a perfusão e a permeabilidade de capilares, permitindo, assim, o acesso do fármaco a locais teciduais normalmente excluídos. Portanto, T1/2 é fisiologicamente dependente tanto do volume de distribuição quanto da depuração do fármaco.

Cl_B compreende a soma das depurações de todas as vias de administração:

$$Cl_B = Cl_{Renal} + Cl_{Hepática} + Cl_{Outra} \qquad (3.19)$$

Existe outra estratégia para estimar a depuração em um estudo intravenoso, que se baseia no princípio básico de equilíbrio de massas e consiste em infundir um fármaco no corpo a uma taxa constante R_0 (massa/tempo) e, então, mensurar as concentrações plasmáticas do fármaco. Por definição, quando um estado constante de concentração plasmática é atingido, C^{ss} (massa/volume), a taxa de entrada do fármaco deve igualar a taxa de depuração a partir do corpo, Cl_B:

$$R_0 (mg/min) = C^{ss} (mg/m\ell) \times Cl (m\ell/min) \qquad (3.20)$$

O rearranjo dessa equação traz uma fórmula simples para determinar Cl:

$$Cl (m\ell/min) = R_0 (mg/min)/C^{ss} (mg/m\ell) = R_0/C^{ss} (m\ell/min) \qquad (3.21)$$

O Cl calculado dessa maneira é idêntico àquele determinado usando as Equações 3.14 e 3.16, exigindo apenas o conhecimento da taxa de infusão e do ensaio da chegada à concentração de estado constante. Pode-se também calcular Vd a partir de um estudo de infusão intravenosa por meio dessa relação:

$$Vd = R_0/C^{ss} K_{el} \qquad (3.22)$$

Muitos dos parâmetros farmacocinéticos apresentados podem também ser obtidos pela análise de dados apenas da urina, uma abordagem que está além do foco deste tópico.

Absorção no modelo aberto de um compartimento

A análise exibida assume que o fármaco foi injetado no corpo, que se comporta como espaço único no qual o medicamento é uniformemente dissolvido. Porém, a primeira complicação na vida prática refere-se a quando um fármaco é administrado por uma das vias extravasculares discutidas no Capítulo 2. Nesse caso, o fármaco deve ser absorvido do local de aplicação para a corrente sanguínea. O perfil semilogarítmico concentração-tempo resultante, mostrado na Figura 3.7, agora se caracteriza por um aumento inicial que tem um pico e, depois, passa pelo mesmo declínio de log-linear. O modelo farmacocinético apropriado para esse cenário é exibido na Figura 3.8. A taxa de absorção do fármaco é determinada pela taxa constante K_a. Quando o processo de absorção finalmente se completa, a eliminação ainda é descrita por K_{el}, conforme mostrado na Figura 3.5. A meia-vida geral de eliminação ainda pode ser calculada usando K_{el} se essa inclinação terminal ocorrer após o pico ($C^{máx}$) na porção linear do gráfico semilogarítmico (dado que $K_a \gg K_{el}$). Entretanto, o cálculo de Vd e Cl fica mais complicado, uma vez que K_a está presente, e, diferentemente de uma injeção intravenosa, não se pode assegurar que todo fármaco foi absorvido pelo corpo. Para lidar com esse fato, é preciso escrever as equações diferenciais para descrever esse processo por meio da inclusão de taxas constantes para absorção e eliminação.

$$dX/dt = K_aD - K_{el}X \qquad (3.23)$$

Em que: D é a dose administrada orientando o processo de absorção e X agora é a quantidade da dose absorvida e disponível para excreção. A relação entre D e X consiste em uma disponibilidade sistêmica absoluta F originalmente introduzida na Equação 2.4 [X = FD]. Na linguagem das equações diferenciais, taxas são simplesmente aditivas, o que possibilita descrever que o mesmo conjunto de dados em componentes que refletem os diferentes processos. Conforme demonstrado, a integração dessa equação e sua expressão em termos de concentração dão origem à expressão que descreve o perfil na Figura 3.9, conforme a Equação 3.24.

$$C = \frac{K_aFD}{Vd(K_a - K_{el})} \left[e^{-K_{el}\,t} - e^{-K_a\,t} \right] \qquad (3.24)$$

Esse é um excelente ponto de discussão para verificar a validade do uso de equações multiexponenciais para descrever

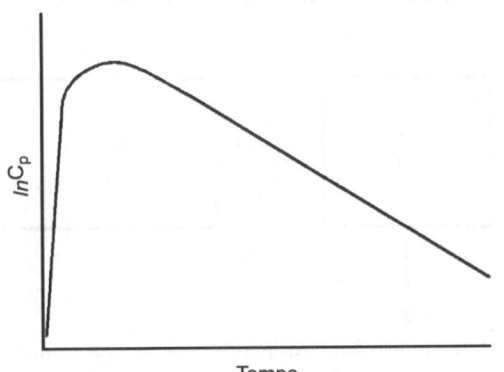

Figura 3.7 Gráfico semilogarítmico da concentração plasmática *versus* tempo com absorção de primeira ordem.

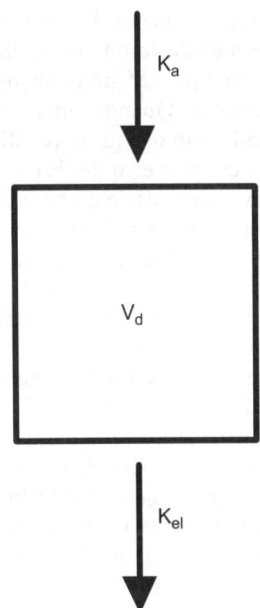

Figura 3.8 Modelo farmacocinético aberto de um compartimento com absorção de primeira ordem.

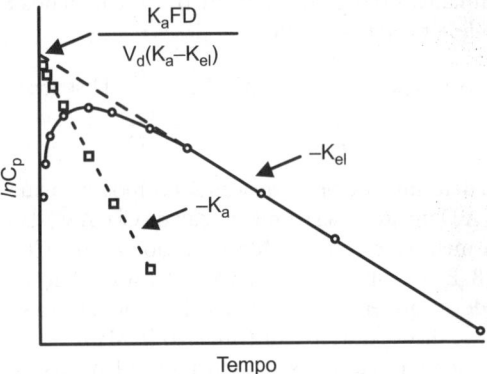

Figura 3.9 Gráfico semilogarítmico da concentração plasmática *versus* tempo usando o modelo farmacocinético aberto de um compartimento com absorção de primeira ordem. O perfil é decomposto em duas linhas com inclinações -K_a e -K_{el}.

perfis C-T sanguíneos conforme os termos exponenciais, que, assim como as taxas da qual foram derivados, são simplesmente aditivas. Um perfil C-T refere-se à soma dos termos exponenciais subjacentes que descrevem a taxa de processos envolvidos. Essa propriedade da superposição é a base sobre a qual perfis C-T observados podem ser "dissecados" para obter as taxas que os compõem. A Figura 3.9 ilustra esse processo no qual um perfil semilogarítmico observado é plotado como a composição da sua fase de absorção (controlada por K_a) e da fase de eliminação (controlada por K_{el}). Em contrapartida ao cenário intravenoso, a interseção no tempo zero agora é uma função mais complexa, que depende da fração de dose administrada disponível sistemicamente e, portanto, capaz de atuar no processo de eliminação descrito pela taxa constante K_{el}. Para que esse procedimento funcione, K_a deve ser maior do que K_{el} de maneira que momentos e^{-Kat} se aproximem de zero. Se $K_a < K_{el}$, resultará o mesmo perfil C-T; entretanto, agora a inclinação terminal será K_a, uma vez que se trata de um processo limitado pela taxa – im apenas trocou K_a por K_{el}. De fato, recordando a discussão no Capítulo 2 quanto às formulações de liberação lenta, denomina-se o efeito resultante na distribuição do fármaco no corpo um exemplo de fenômeno *flip-flop*, cuja origem compreende essa relação. Quando uma via extravascular de administração é usada, não se pode se certificar de que o perfil CT não depende de um processo de absorção lento e, portanto, limitado pela taxa, secundário ao fator formulação. Se um depósito ou formulação de liberação lenta for administrado de maneira que $K_a < K_{el}$, a inclinação terminal refletirá a taxa de absorção, e não a taxa de eliminação. T1/2 pode ser superestimada, uma vez que agora refletirá $0,693/K_a$, e não $0,693/K_{el}$. Como a absorção completa também não pode ser assegurada (p. ex., F=1), nunca se sabe verdadeiramente a proporção da dose absorvida. Estimativas precisas de Cl e Vd, que refletem a distribuição farmacocinética verdadeira de um fármaco, são necessárias como estímulo para determinar essas relações, mais bem calculadas após injeção intravenosa completa. Por fim, conforme discutido anteriormente para administração intravenosa, a análise da urina também pode ser usada para estimar parâmetros de absorção.

Nesse momento, torna-se adequado salientar a relação entre alguns processos ADME conforme se traduzem para parâmetros farmacocinéticos (absorção, depuração e volume de distribuição) e, posteriormente, se relacionam com os principais determinantes do regime terapêutico – os chamados F e T1/2. Isso pode ser avaliado como:

$$\text{Absorção} \quad \text{Depuração} \quad \text{Distribuição}$$
$$\underbrace{\qquad}_{F} \quad \underbrace{\qquad}_{T1/2}$$

F foi determinado pela Equação 2.4 como a razão de $\text{ASC}_{oral}/\text{ASC}_{IV}$. A D intravenosa é uma função de Cl e ASC da Equação 3.16. A meia-vida compreende a função de Vd e Cl na Equação 3.18. Esse esquema mostra como F é uma função dos processos de absorção e depuração (AME), enquanto a meia-vida é a função da depuração e distribuição (DME).

Por que essas relações são importantes? Uma das principais aplicações clínicas dos princípios farmacocinéticos consiste em construir regimes de administração, cuja abordagem é apresentada de maneira completa adiante. Espera-se que doenças que alterem esses parâmetros farmacocinéticos primários alterem a concentração plasmática atingida após a administração e, portanto, o efeito do fármaco. Por exemplo, a doença renal que reduz a taxa de filtração glomerular (TFG) pode reduzir Cl_B para fármacos eliminados principalmente pelos rins. De maneira similar, a doença hepática pode alterar a distribuição de fármacos depurados pelo fígado. Em contrapartida, doenças que resultam em acúmulo e eliminação intensa de líquido são capazes de modificar o Vd. Ambos os cenários aumentariam a T1/2 e alterariam a concentração plasmática. A relação entre concentração e efeito é extensivamente discutida no Capítulo 4, dentro da farmacodinâmica.

MODELO DE DOIS COMPARTIMENTOS

Muitos fármacos não são descritos como modelos simples de um compartimento, uma vez que o perfil de concentração tempo não é uma linha reta. Isso reflete a realidade biológica para muitos fármacos, visto que o corpo não é um compartimento homogêneo simples, e sim composto por regiões definidas por apresentarem diferentes *taxas* de distribuição de fármacos. Tal situação se reflete no modelo de dois compartimentos mostrado na Figura 3.10. O fármaco é inicialmente distribuído no compartimento central, a partir do qual, por definição, é eliminado. A diferença reside no fato de o fármaco também se distribuir em outras regiões do corpo em uma taxa diferente daquela do compartimento central.

Conforme discutido no Capítulo 2, existem muitos fatores que determinam a taxa e a extensão de distribuição do fármaco em um tecido (p. ex., fluxo sanguíneo, massa tecidual, coeficiente de partição sangue/tecido etc.). Quando a taxa composta desse fluxo e dos processos de difusão é significativamente diferente de K_{el}, então o perfil C-T refletirá isso assumindo uma natureza bioexponencial. Para muitos fármacos, o compartimento central pode consistir no plasma sanguíneo e líquido extracelular de órgãos altamente perfundidos, como coração, pulmão, rins e fígado. A distribuição para o restante do corpo se dá mais lentamente, o que fornece a base fisiológica para o modelo de dois compartimentos. Tal compartimento periférico é definido pela taxa de distribuição constante (K_{12}) para fora do compartimento central e pela taxa de redistribuição constante (K_{21}) a partir da periferia de volta para o compartimento central. Conforme discutido no capítulo sobre distribuição, pode haver depósitos ou ralos. Trata-se de um conceito farmacocinético no qual a taxa de distribuição constante é significativamente mais lenta do que K_{el} e, portanto, se torna o fator que limita a taxa que define a inclinação terminal de um perfil bioexponencial C-T, uma situação análoga à de estudos de absorção *flip-flop*.

A discussão quanto aos modelos multicompartimentais se iniciará com os princípios de análise de um modelo de dois compartimentos após administração intravenosa (Figura 3.11), o cenário mais comumente encontrado na medicina comparativa, cujo princípio facilmente se traduz em modelos mais complexos. O princípio fundamental envolvido reside no fato de que o perfil de concentração sérica-tempo observado é, de fato, o resultado de dois processos farmacocinéticos separados que podem ser descritos por dois termos exponenciais separados, comumente expressos como:

$$Cp = Ae^{-\alpha t} + Be^{-\beta t} \tag{3.25}$$

É preciso notar a similaridade dessa equação bioexponencial com o apresentado para absorção na Equação 3.24. Nesse caso, há termos com inclinação (α e β) e pontos de interseção correspondente (A e B). O perfil C-T em gráficos semilogarítmicos é mostrado na Figura 3.11. Por definição, $\alpha \gg \beta$ e, portanto, β é a inclinação terminal. Se $\alpha \approx \beta$, as inclinações das duas linhas seriam iguais e se voltaria a ter uma única linha na Figura 3.5, além de um modelo de um compartimento.

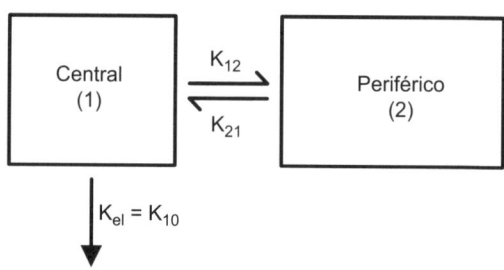

Figura 3.10 Modelo farmacocinético geral de dois compartimentos após administração intravenosa com eliminação (K_{el}) do compartimento central. K12 e K21 representam as microtaxas constantes intercompartimentais.

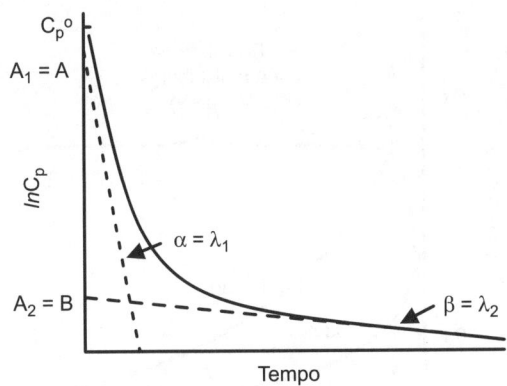

Figura 3.11 Perfil semilogarítmico da concentração plasmática *versus* tempo de um fármaco descrito por um modelo aberto de dois compartimentos. Os parâmetros são definidos no texto.

Em se tratando de modelos multicompartimentais, torna-se necessário introduzir uma nova nomenclatura para denotar termos de interseção e inclinações do perfil C-T, uma vez que, como será mostrado adiante, as inclinações observadas não são mais sinônimos das microtaxas de eliminação e distribuição, como eram quando da análise de gráficos de absorção para K_{el} e K_a. Quando esses modelos são construídos, as equações de taxa diferencial que os definem poderiam ser escritas em termos de massa do fármaco no compartimento central (X). No modelo de dois compartimentos da Figura 3.10, essa equação agora deve descrever o movimento do fármaco em termos de massa do fármaco nos compartimentos 1 e 2. As soluções dessas equações diferenciais são as inclinações do perfil bioexponencial C-T, dando α e β. Modelos multicompartimentais têm sua própria sintaxe: as inclinações do perfil C-T são nomeadas usando alfabeto grego, começando com a taxa mais rápida α para distribuição, seguida por β para eliminação. Os termos de interseção são denotados usando o alfabeto romano com A relacionado com α e B com β.

A nomenclatura preferencial carrega menos contexto fenomenológico e usa a letra grega λ_n, com n = 1, 2, 3,... progredindo do processo com taxa mais rápida para a mais lenta. Os termos da interseção correspondente são denotados como A_n. Essa nomenclatura descreve qualquer modelo multicompartimental sem implicar uma base fisiológica para o mecanismo subjacente responsável pelas taxas diferentes observadas. A equação bioexponencial para o modelo de dois compartimentos pode agora ser escrita como:

$$Cp = A_1 e^{-\lambda_1 t} + A_2 e^{-\lambda_2 t} \qquad (3.26)$$

As constantes verdadeiras das taxas que descrevem o fluxo entre compartimentos agora são chamadas constantes de microtaxa e denotadas por k_{xy}, em que o composto se move de x → y. Quando a origem ou o destino do composto se dá fora do corpo, x ou y é denotado como 0, respectivamente. K_a, portanto, se torna k_{01} e K_{el} se torna k_{10}. Com o modelo de dois compartimentos, três Vd podem ser calculados: o volume do compartimento central V_c ou V_1; o compartimento periférico V_p ou V_2; e o volume total de distribuição no corpo V_t ou V_1+V_2. Como será visto adiante, o Vd verdadeiro calculado a partir desses dados depende do método utilizado, embora a única estimativa para V_t, que pode ser quebrada em dois componentes de volume central e periférico, seja o volume de distribuição no estado constante Vd_{ss}.

Agora que se dispõe da nomenclatura adequada, é instrutivo derivar as equações de taxa diferencial para λ_n e A_n com base nas microconstantes que as definem. Para o modelo de dois compartimentos após injeção intravenosa da dose D com a eliminação ocorrendo do compartimento central, a seguinte equação diferencial descreve a taxa de distribuição do fármaco:

$$dC_1/dt = -(k_{12} + k_{10}) C_1 + (k_{21}) C_2 \qquad (3.27)$$

Processos que removem o composto do compartimento central (k_{10} e k_{12}) são agrupados e têm taxa negativa, uma vez que resultam na diminuição do perfil C-T. O único processo que adiciona químicos a um compartimento central (k_{21}) – ou seja, redistribuição a partir do compartimento periférico – é chamado de taxa positiva e leva a um perfil C-T ascendente. A taxa desse processo é determinada pela concentração do composto no compartimento periférico. É preciso notar a similaridade dessa equação com a equação diferencial para absorção no modelo de um compartimento (Equação 3.23). Nesse modelo, o único processo que adiciona fármaco ao compartimento central é k_a, que, portanto, foi designado pelo sinal positivo, enquanto o único processo que remove fármaco é $-K_{el}$. De maneira similar, conforme ressaltado ao longo deste capítulo, a massa que estimula esse processo de absorção passiva consiste na fração da dose administrada (F X) disponível para absorção. O poder da análise farmacocinética reside no fato de que os processos fisiológicos que modulam a distribuição de fármacos podem ser quantificados por meio do uso de equações diferenciais que descrevem o fluxo do fármaco para dentro e para fora de compartimentos observáveis, com a maior parte do modelo estruturada para refletir o compartimento central, monitorado pela amostragem do sangue como ponto principal de referência. A solução da Equação diferencial 3.27 pela integração produz as Equações 3.25 ou 3.26, que descrevem o perfil bioexponencial C-T característico do modelo aberto de dois compartimentos.

As inclinações λ_1 e λ_2 e interseções A_1 e A_2 observadas estão relacionadas com as microconstantes como:

$$k_{21} = (A_1\lambda_2 + A_2\lambda_1)/(A_1 + A_2) \qquad (3.28)$$

$$k_{el} = \lambda_1\lambda_2/k_{21} \qquad (3.29)$$

$$k_{12} = \lambda_1 + \lambda_2 - k_{21} - k_{10} \qquad (3.30)$$

De maneira similar, cada uma das inclinações agora tem T1/T2 correspondente calculado como:

$$T1/2\lambda_1 = 0{,}693/\lambda_1 \ \{\text{Distribuição}\} \qquad (3.31)$$

$$T1/2\lambda_2 = 0{,}693/\lambda_2 \ \{\text{Eliminação}\} \qquad (3.32)$$

A inclinação da fase terminal do perfil C-T reflete a T1/2 de eliminação e constitui o principal parâmetro utilizado para calcular os regimes de administração. Deve-se notar que, uma vez que $\gamma_1 \gg \gamma_2$, $T1/2_{\gamma 1} \ll T1/2_{\gamma 2}$ e em pontos posteriores (lembrar-se da regra das cinco T1/2), a distribuição estará completa e a Equação bioexponencial 3.26 colapsará para equação monoexponencial $Cp = A_2 e^{-\lambda_2 t}$. A forma dessa equação é similar à Equação de um compartimento 3.13, exceto pelo fato de que a interseção agora é em A_2, e não em Cp_0, além do fato de a inclinação ser $-\gamma_2$, e não K_{el}. Essa propriedade de "desaparecimento" exponencial com grandes γ como os últimos pontos fornece a base para análise poliexponencial do perfil C-T usando a abordagem da curva em "tiras" (tecnicamente chamada de método dos residuais) discutida anteriormente.

Com frequência, é difícil estimar de maneira precisa parâmetros de distribuição quando γ_1 é muito rápido, uma vez que as amostras de sangue devem ser coletadas, algumas vezes, antes de o sangue ter circulado completamente. Em grandes animais como equinos ou bovinos, isso requer alguns minutos; portanto, amostragens muito precoces (p. ex., < 5 min) não apresentarão tempo suficiente para que haja a mistura. Em segundo lugar, erros pequenos no momento da amostragem resultam em um grande erro de porcentagem (1 min fora para uma amostragem de 5 min representa um erro de 20%) e, assim, os dados obtidos em momentos de coleta muito precoces com frequência serão extremamente variáveis. Em contrapartida, um erro de 5 min em uma amostragem de 6 h representa um erro de apenas 1%, tornando a estimativa da inclinação terminal muito menos variável.

Volumes de distribuição

Atualmente, existem três volumes de distribuição que devem ser abordados – Vc ou V_1, Vp ou V_2 e Vt = $(V_1 + V_2)$ –, novamente calculados por meio do conhecimento do ponto de interseção e da dose administrada (assumindo-se a administração intravenosa). A interseção relevante é C_p^0, que, agora, é simplesmente $A_1 + A_2$:

$$V_1 = D/C_p^0 = D/(A_1 + A_2) \tag{3.33}$$

$$Vd_{SS} = V_1 [(k_{12} + k_{21})/k_{21}] \tag{3.34}$$

$$V_2 = Vd_{SS} - V_1 \tag{3.35}$$

$$Vd(B) = D/B = D/A_2 \tag{3.36}$$

$$Vd_{área} = D/[(ASC)(\lambda_2)] = D/[ASC](\beta) \tag{3.37}$$

$$= Vd_\beta = (k_{10} V_1)/\lambda_2 \tag{3.38}$$

A relação entre essas estimativas consiste em:

$$Vd(B) > Vd_{área} > Vd_{SS} > V_C \tag{3.39}$$

O mais fácil de descartar é *Vd(B)*, o volume de distribuição aparente por extrapolação, pelo fato de ser frequentemente usado quando se evita uma análise completa da curva e apenas se determinam a inclinação terminal e seu ponto de interseção A2. Conforme discutido anteriormente, essa estimativa ignora completamente V_1. De maneira similar, V_C é definido apenas como o volume do compartimento central, compreendendo o volume a partir do qual se determina a depuração, usado em alguns cálculos de infusão.

O volume de distribuição em estado constante, Vd_{SS}, representa a estimativa mais "robusta", visto ser matemática e fisiologicamente independente de qualquer processo ou constante de eliminação. Trata-se da estimativa Vd preferida para extrapolações interespécies e o estudo dos efeitos de fisiologia alterada no Vd, uma vez que independe da eliminação. Em teoria, Vd_{SS} descreve o Vd apenas em um único momento, quando a taxa de eliminação iguala a taxa de distribuição. O momento no qual isso ocorre é o ponto de inflexão ou dobra no perfil C-T, que acontece porque a fase de distribuição tecidual é mais rápida e agora chegou ao seu pico. Isso pode ser observado na Figura 3.12, em que as concentrações nos compartimentos central e tecidual são plotadas no gráfico.

Com frequência, $Vd_{área}$ é usado quando da construção de regimes de administração clínicos, pois reflete a área da curva durante a fase de eliminação que predomina em qualquer regime terapêutico (ver Figura 3.12). Isso é absolutamente equivalente ao Vd_β, o chamado volume de distribuição em equilíbrio de pseudodistribuição. Se a taxa de eliminação for

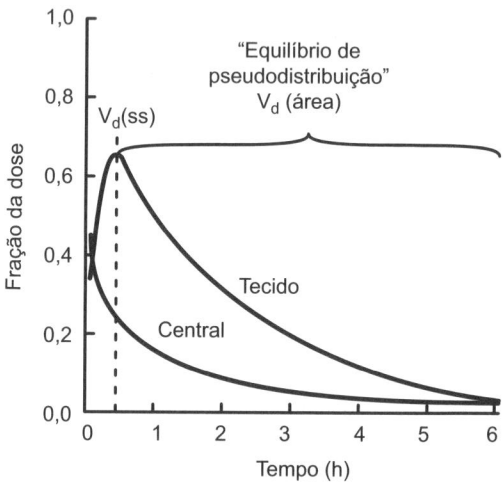

Figura 3.12 Relações entre Vd_{SS} e $Vd_{área}$ para um fármaco descrito por modelo de dois compartimentos. Nota-se que Vd_{SS} descreve apenas o volume de distribuição no pico do perfil concentração *versus* tempo no compartimento tecidual, enquanto $Vd_{área}$ descreve o volume pela fase de eliminação terminal.

muito prolongada (lenta), aspecto observado em muitas doenças renais, a inclinação terminal do perfil concentração-tempo pode se aproximar de zero (platô; T1/2 se torna muito longo), o que efetivamente "estica" a inflexão da curva em razão do platô no compartimento periférico tecidual. Sob esse cenário, $Vd_{área}$ se iguala em valor a Vd_{SS}.

Fisiologicamente, a forma de conceituar Vd consiste em comparar o volume do compartimento individual com base no volume plasmático *versus* ligação tecidual como:

$$Vd = V_{plasma} + V_{tecido}(fu_{plasma}/fu_{tecido}) \tag{3.40}$$

Essa relação mostra adequadamente o efeito que a ligação com as proteínas tanto plasmáticas quanto teciduais pode ter no volume de distribuição. Deve-se notar que V_{plasma} e V_{tecido} não correspondem diretamente a V_1 e V_2, respectivamente, uma vez que o segundo é determinado por suas taxas relativas, já que ambos os volumes incluem de fato o plasma e o tecido.

Depuração

Conhecendo o V_1, pode-se calcular facilmente a depuração sistêmica, uma vez que CL_B ocorre do compartimento central e é essencialmente a mesma que no modelo de um compartimento.

$$Cl = K_{10} V_1 \tag{3.41}$$

De maneira alternativa, Cl_B pode ser calculada usando a Equação 3.21 de infusão intravenosa apresentada anteriormente, independentemente do modelo. A única diferença reside do fato de que, com a cinética de distribuição mais complexa apresentada em um modelo multicompartimental, o tempo para chegar a C^{SS} pode ser significativamente mais longo. Por fim, Cl_B também pode ser determinada usando a Equação 3.16 com base na ASC. No modelo de dois compartimentos, a ASC pode ser calculada por meio de inclinações e interseções pela relação:

$$ASC = (A_1/\lambda_1) + (A_2/\lambda_2) \tag{3.42}$$

Que pode ser generalizada para um modelo multicompartimental por:

$$ASC = \sum A_i/\lambda_i \tag{3.43}$$

Usando Vdss e CL_B, a Equação 3.18 pode novamente ser empregada para calcular o T1/2 do fármaco no corpo. Esse T1/2 reflete tanto a distribuição quanto o processo de eliminação, tornando-se muito útil como introdução à análise alométrica interespécies. Isso não é equivalente à meia-vida de eliminação T1/2 (λ_2), que deve ser calculada a partir dos parâmetros de Cl_B e Vd_{ss}.

Absorção em um modelo de dois compartimentos

Quando uma dose extravascular é administrada em um modelo de dois compartimentos (Figura 3.13), a equação diferencial que o define é:

$$V_1 dC_1/dt = -(k_{12} + k_{10})\, C_1\, V_1 + k_{21}\, C_2 V_2 + k_{01}\, X \qquad (3.44)$$

O movimento do fármaco no compartimento central agora é determinado pelas três concentrações diferentes: C_1, C_2 e a fração da dose administrada D que está disponível para absorção (X). Existem muitas abordagens para resolver esse modelo. Um exemplo da equação que descreve esse perfil plasmático seria:

$$Cp = k_{01}\, D/V_1\, [A'_1 e^{-\lambda_1 t} + A'_2 e^{-\lambda_2 t} - A'_3 e^{-k_{01} t}] \qquad (3.45)$$

Nesse caso, as interseções (A_n') são diferentes daquelas obtidas por um estudo intravenoso (A_n) e significativamente mais complexas, uma vez que as concentrações nos compartimentos um e dois agora dependem da fração absorvida de maneira análoga aos termos da Equação 3.24, observada para a absorção no modelo de um compartimento. Entretanto, na realidade, é difícil separar k_{01} de λ_1, uma vez que os dois são de ordem de magnitude similar, o que se associa à discussão anterior de que momentos iniciais com frequência são sujeitos a erros maiores. De acordo com a razão das taxas constantes, o perfil C-T pode mesmo parecer monoexponencial. A complicação final reside no fato de que a absorção *flip-flop* também pode ocorrer, dificultando a seleção de k_{01} e λs. O único método para resolver todos esses problemas de maneira confiável consiste em conduzir um estudo com *bolus* intravenoso independente usando um modelo de dois compartimentos e estimar de maneira independente λ_1 e λ_2 para chegar a uma estimativa da dose absorvida. Essas equações agora são facilmente analisadas por meio um *software* de computador moderno.

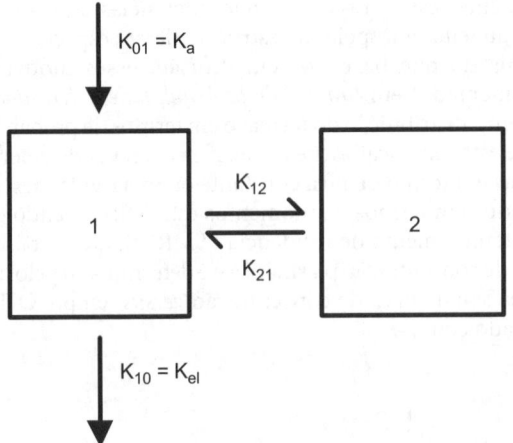

Figura 3.13 Modelo farmacocinético geral de dois compartimentos abertos com absorção de primeira ordem (K_{01}) para dentro e eliminação (K_{el}) a partir do compartimento central. K_{12} e K_{21} representam as constantes intercompartimentais que refletem a distribuição.

Análise de dados e suas limitações

Claramente, dada a complexidade atual dos modelos farmacocinéticos, deve-se questionar o sentido de aplicar tais análises. Na realidade, existem limitações matemáticas para a complexidade de um modelo capaz de se encaixar em um conjunto de dados experimentais que se baseia na "densidade de informações", ou seja, quantos momentos são analisados com relação a quantos parâmetros precisam ser calculados – isso se assemelha ao conceito estatístico de "graus de liberdade". Na prática, existem abordagens melhores para modelos de absorção complexa usando estratégias não compartimentais de tempos de permanência e sistemas lineares de análise de deconvolução, discutidos em textos avançados. A consideração final no modelo de dois compartimentos – e, o que é ainda mais grave, para modelos multicompartimentais – reside na estrutura real do modelo estudado. Até o momento, *assumimos* que a introdução em (absorção) e a saída de (eliminação) um modelo se dão por meio do compartimento central (modelo A), além do fato de que todas as amostras são coletadas desse compartimento e expressas como equações diferenciais com base em dC_1/dt. Entretanto, existem outras estruturas possíveis para o modelo básico de dois compartimentos. Por exemplo, fármacos podem ser infundidos em um leito tecidual ou se distribuir para um órgão antes do metabolismo e, portanto, eliminação nesse sítio, problemas muitos dos quais ocorrem quando a taxa de distribuição é, de fato, mais lenta que a eliminação, tornando o termo "exponencial inicial" um reflexo da eliminação. Produtos químicos hidrocarbonetos clorados muito lipofílicos podem inicialmente se distribuir de modo extensivo por todo o corpo e, então, lentamente (período de meses) se redistribuir para o sangue, no qual o metabolismo pode acontecer. A taxa constante de redistribuição seria um processo limitado pela taxa. Todos gerariam perfis C-T descritos pela soma do exponencial de maneira muito similar àquela descrita anteriormente. Entretanto, as equações que *ligam* esses parâmetros adequados para as constantes de microtaxas subjacentes seriam muito diferentes.

MODELOS MULTICOMPARTIMENTAIS

O nível final de complexidade nos modelos compartimentais a ser tratado neste capítulo refere-se ao modelo de três compartimentos exibido na Figura 3.14, que dá origem ao perfil C-T da Figura 3.15. Esses dados foram obtidos após administração intravenosa de gentamicina em cães, que, nesse caso, se distribui em dois compartimentos diferentes a partir de um compartimento central, um com taxas mais rápidas (k_{12}/k_{21}) e o outro com taxas mais lentas (k_{13}/k_{31}). As inclinações do perfil C-T para λ_1 refletem principalmente a contribuição da distribuição rápida, enquanto λ_3, a inclinação terminal, reflete sobretudo a contribuição da distribuição mais lenta no chamado compartimento profundo. Esse modelo é aplicável a muitos fármacos de três compartimentos encontrados na medicina veterinária (p. ex., aminoglicosídeos, tetraciclinas, pesticidas hidrocarbonetos clorados persistentes). A eliminação do fármaco do compartimento central se reflete principalmente em λ_2 ou β e, pelo uso geral, leva o nome de *fase de eliminação* β.

Em geral, esse tipo de modelo é empregado quando se conduzem experimentos por longos períodos e o perfil C-T é monitorado a baixas concentrações. Se os dados são truncados em momentos iniciais (Figura 3.15), um modelo normal de dois compartimentos torna-se adequado para descrever os dados. Entretanto, se o objetivo de um estudo for descrever o perfil de

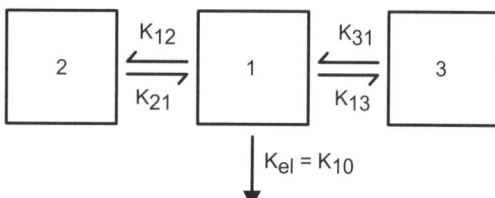

Figura 3.14 Modelo farmacocinético de três compartimentos após administração intravenosa, cujos parâmetros são definidos no texto.

depleção tecidual de resíduos de um fármaco em um animal de produção, o perfil tecidual C_3-T poderia ser interessante, uma vez que esses compreendem os tecidos nos quais as tolerâncias legais foram estabelecidas. Isso torna tal modelo complicado útil na medicina veterinária de animais de produção.

Modelos de mais de três compartimentos são usados quando os dados têm qualidade suficiente (método analítico sensível e amostras suficientes) para assegurar tal análise. A equação poliexponencial que descreve modelos de n-compartimentos (i = 1,2,3 – n) é:

$$C_p = \sum A_i e^{-\lambda_i t} \tag{3.46}$$

Pelo fato de as equações diferenciais necessárias para ligar essas inclinações e interseções para as microtaxas constantes serem excessivamente complexas, não serão mais discutidas e estão presentes apenas para oferecer uma apreciação dos tipos de modelos encontrados quando de previsões de resíduos teciduais.

Com relação à previsão de resíduos teciduais, quando uma amostra tecidual é coletada, não se está mensurando apenas as concentrações naquele tecido, uma vez que os fluidos dos componentes vascular e extracelular daquele tecido fazem parte, de fato, do compartimento central. Argumentos similares podem ser usados para outros componentes. Quando se está procurando a distribuição em compartimentos profundos, isso pode ser satisfatório, uma vez que a liberação a partir desses depósitos é limitada pela taxa, tornando esse tecido um componente maior do que qualquer outra fase que já tenha atingido o equilíbrio. Há equações disponíveis para fracionar a massa de um tecido nos componentes vascular, extracelular e celular, novamente com base nas estimativas de Vd. De maneira alternativa, prisões teciduais ou sondas de microdiálise podem ser inseridas em massas teciduais para realização do modelo cinético e extracelular, dados que, com frequência, estão presentes em estudos veterinários que tratam da distribuição de antimicrobianos para tecidos infectados.

Os conceitos de simulação compartimental e técnicas definiram a disciplina da farmacocinética e continuam a constituir ferramentas extremamente úteis. As análises de um e dois compartimentos formam a base da maioria dos modelos utilizados tanto em medicina humana quanto veterinária e comparativa, além de servirem como fundamento sobre o qual muitas outras técnicas se baseiam. Computadores modernos têm facilitado a análise desses dados até o ponto em que o usuário não precisa mais derivar todas as equações diferenciais relevantes. Pacotes de *software* completos estão disponíveis e realizam esses cálculos sem esforço, mesmo que os dados não ofereçam suporte ao modelo analisado. Preocupações como essas levaram muitos farmacologistas clínicos na medicina humana e veterinária a se afastarem de modelos multicompartimentais complexos e adotarem as chamadas abordagens *independentes do modelo* quando objetivam predizer regimes terapêuticos para aplicação clínica.

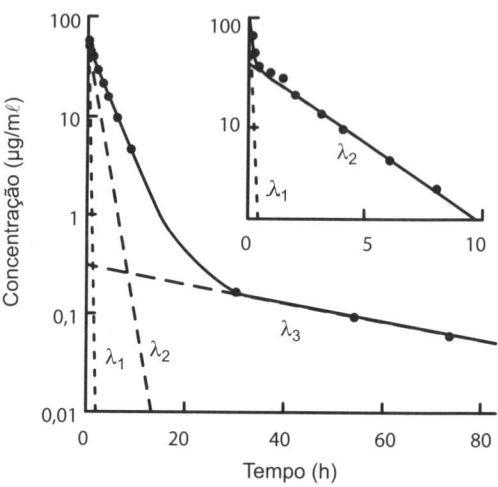

Figura 3.15 Gráfico semilogarítmico da concentração plasmática *versus* tempo para gentamicina intravenosa em cães. A distribuição é descrita pelo modelo de três compartimentos quando se coletam amostras no decorrer de 80 h e um modelo de dois compartimentos quando se coletam amostras por apenas 10 h (encarte).

MODELOS NÃO COMPARTIMENTAIS

No decorrer das duas últimas décadas, adotou-se de maneira generalizada o método não compartimental em farmacocinética veterinária e comparativa. Modelos não compartimentais foram desenvolvidos e aplicados inicialmente para análise da diminuição da radiação e continuam a dominar a literatura científica física e biológica para aplicações gerais. Desde a sua primeira aplicação a problemas farmacocinéticos por Yamaoka em 1979, o uso dos métodos não compartimentais aumentou de modo consistente. De fato, essa abordagem é, em grande parte, uma aplicação da teoria do momento estatístico bem desenvolvida, cuja discussão completa está fora do escopo deste capítulo, que envolve principalmente o cálculo de inclinações, alturas, áreas e momentos (*SHAM – Slopes, Heights, Areas and Moments*) de curvas de concentração-tempo plasmáticas. A teoria do momento estatístico descreve o comportamento de fármacos com base no tempo médio que uma molécula de fármaco administrada passa em um espaço cineticamente homogêneo, um conceito idêntico àquele de compartimento. A diferença novamente reside no fato de que inferências específicas não têm sido feitas a respeito da estrutura desses espaços.

Mais do que baseados em difusão, esses modelos são fundamentados em *funções de probabilidade e densidade* que definem a distribuição do fármaco em termos de probabilidade de este estar em localizações específicas. Em vez de determinar as taxas em termo de taxa constante ou meia-vida, descrevem processos em termos de momentos estatísticos, sendo o mais útil o tempo médio de residência (TMR; τ), que se baseia em dados de concentração plasmática e é determinado pelo cálculo de área sob a curva de concentração *versus* tempo. O TMR é calculado como:

$$TMR = \frac{\int_0^\infty tC(t)\,dt}{\int_0^\infty C(t)\,dt} = \frac{ASMC}{ASC} \tag{3.47}$$

O denominador dessa equação é a ASC discutida anteriormente para calcular a depuração e a biodisponibilidade. Já o numerador é conhecido como a área sob [o primeiro] momento da curva (ASMC), o perfil CT-T. A ASC e a ASMC são mostradas na Figura 3.16.

O TMR poderia ser mostrado como analogia entre o momento estatístico e a meia-vida (T1/2), inversamente relacionado com a taxa de eliminação de primeira ordem do modelo aberto de um compartimento:

$$TMR_{IV} = 1/K_{el} \qquad (3.48)$$

O rearranjo demonstra que $K_{el} = 1/TMR_{IV}$. Recordando a Equação 3.18, em que $T1/2 = 0,693/K_{el}$, a substituição oferece que:

$$T1/2 = 0,693 \ (TMR) \qquad (3.49)$$

Portanto, o TMR se torna um parâmetro excelente para descrever a duração da persistência de um fármaco no corpo, assim como a meia-vida é utilizada em muitos modelos farmacocinéticos compartimentais. A T1/2 usada nesse contexto é a de eliminação do corpo, e não aquela calculada a partir da fase terminal exponencial para modelos multicompartimentais. Se a dose do fármaco for administrada por infusão intravenosa, TMR_{IV} pode ser calculado como:

$$TMR_{IV} = TMR_{infusão} - (Tempo \ de \ infusão)/2 \qquad (3.50)$$

Em que $TMR_{infusão}$ simplesmente é calculado a partir de dados observados utilizando a Equação 3.47.

A primeira tarefa quanto à resolução de modelos independentes ou não compartimentais consiste na estimativa direta do momento para esses dados, o que essencialmente consiste em determinar a ASC relevante e os momentos do perfil C-T. Quando o perfil C-T é descrito por uma equação poliexponencial da forma $f(t) = A_i e^{-\lambda it}$, a Equação 3.43 ($ASC = \Sigma \ A_i/\lambda_i$) com frequência pode ser usada para determinar a ASC. A ASMC pode ser calculada como:

$$ASMC = \Sigma \ A_i/\lambda_i^2 \qquad (3.51)$$

O método mais simples e mais comumente utilizado para estimar a área sob qualquer curva é a regra trapezoidal, técnica importante, visto que compreende o método principal utilizado para avaliar a biodisponibilidade por agências regulatórias. Essa abordagem é novamente ilustrada na Figura 3.17.

$$ASC = \sum_{n=1}^{N} \frac{C_n + C_{n+1}}{2}(t_{n+1} - t_n) \qquad (3.52)$$

A somatória se dá sobre n trapezoides, formados por N+1 momentos. Esse algoritmo é rápido e, se dados suficientes estiverem disponíveis, relativamente preciso, além de simples para implementar em um computador. A área sob cada par de pontos conectados descreve um trapezoide (exceto quando um dos pontos tem valor zero, caso no qual uma das pernas do trapezoide tem comprimento zero, formando um triângulo). Então, a área sob toda a curva refere-se à soma das áreas dos trapezoides individuais, que podem ser facilmente calculados. A área sob o triângulo final é estimada pela ASC até o tempo infinito. Em geral, essa porção da ASC deve ser menos de 20% do total. Entre os vários métodos propostos para isso, os mais comuns são $ASC_{T\to\infty} = C_T/\lambda_n$, em que λ_n é a inclinação terminal do perfil C-T. A estimativa do primeiro momento para o cálculo de TMR consiste na somatória dos trapezoides colocados em um gráfico CT-T. A análise da atração do momento estatístico para farmacocinética refere-se ao uso de trapezoides para determinar as áreas relevantes. Nenhuma suposição além dos mecanismos subjacentes da distribuição do fármaco é feita, e a adaptação computadorizada da curva não se torna necessária.

Para completar essa breve introdução ao tópico-base de muitos pacotes de *software* comerciais, outro tempo de residência que apresenta aplicação geral na farmacologia clínica é o tempo médio de absorção (TMA). Outros tempos de residência podem ser calculados, embora não usados para determinar regimes terapêuticos na clínica médica. Tecnicamente, o TMA corresponde ao tempo médio de chegada na circulação sistêmica de moléculas biodisponíveis absorvidas, sendo o equivalente à teoria do momento estatístico para estimar K_a. Ainda, o TMA é um método computacional direto para caracterizar a taxa de absorção de um fármaco em estudos de biodisponibilidade. A simplicidade dessa abordagem reside no fato de que os tempos de trânsito são aditivos. O TMA é o tempo médio para que as moléculas de um fármaco permaneçam inabsorvidas e é, simplesmente, a diferença nos TMR após injeção intravenosa (TMR_{IV}) e outras administrações não instantâneas (TMR_{via}):

$$TMA = TMR_{via} - TMR_{IV} \qquad (3.53)$$

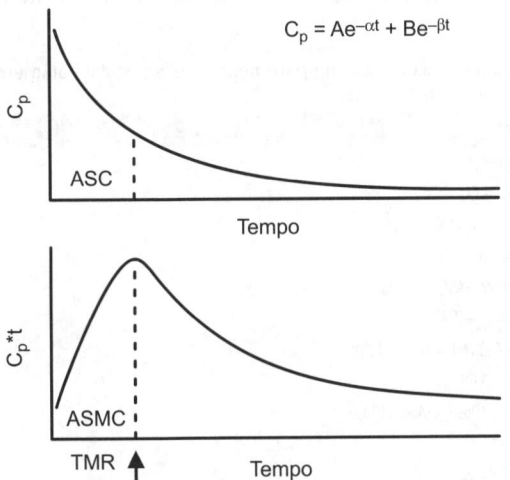

Figura 3.16 Concentração plasmática *versus* tempo (C-T) e seus gráficos de primeiro momento mostrando ASC, ASMC e TMR.

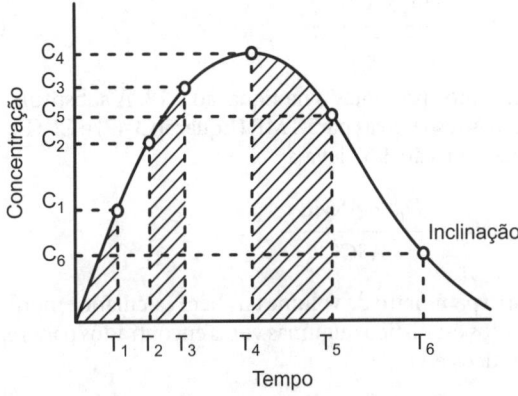

Figura 3.17 Divisão da curva concentração plasmática *versus* tempo em trapezoides usados para calcular a área sob a curva. A área terminal de T_6 até T_∞ é calculada extrapolando a inclinação terminal.

Assumindo que a absorção é descrita como um processo de primeira ordem com taxa constante aparente de k_a, então:

$$TMA = k_a^{-1} \qquad (3.54)$$

Tornando a meia-vida de absorção:

$$T1/2_{[abs]} = \ln2 \times TMA \qquad (3.55)$$

Em contrapartida, quando se assume que a absorção é um processo de ordem zero (p. ex., taxa constante), então:

$$TMA = T/2 \qquad (3.56)$$

Em que T é a duração da absorção. Nota-se a similaridade com a Equação 3.50 de infusão. De fato, a taxa de infusão constante é uma absorção de ordem zero cujo TMA corresponde a apenas metade do tempo de infusão.

O leitor deve recordar que a determinação da disponibilidade sistêmica expressa na Equação 2.4 [F = (ASC$_{via}$)(Dose$_{IV}$)/(ASC$_{IV}$)(Dose$_{Via}$)] representa uma análise não compartimental. Uma ASC deve ser determinada pelo método trapezoidal apresentado neste capítulo. Se o objetivo de uma análise consiste em determinar a bioequivalência entre duas formulações, uma é, de fato, calcular a disponibilidade sistêmica relativa, um conceito equivalente a determinar se duas formulações são clinicamente intercambiáveis. Ademais, as métricas do tempo para o pico de concentração (T^{máx}) e o pico de concentração (C^{máx}) com frequência são comparadas. A comparação de dois TMA também esclareceria a equivalência de duas formulações. O leitor deve consultar as referências ao final deste capítulo para outras abordagens, além do site da Food and Drug Administration (<www.fds.gov/CVM>) para orientações atuais em bioequivalência para produtos veterinários.

A determinação de Cl$_B$ usando a teoria do momento estatístico é facilmente obtida usando a Equação 3.16 definida previamente, em que Cl$_B$ = D/ASC. Usar o método trapezoidal para estimar a ASC a torna uma estimativa robusta da depuração. O volume de distribuição no estado constante (Vd$_{SS}$), de acordo com a teoria do momento estatístico, é simplesmente o produto de TMR e CL:

$$Vd_{SS} = Cl_B\, TMR \qquad (3.57)$$

Incidentalmente, isso fornece a expressão da meia-vida em função da depuração, por meio da resolução da Equação 3.57 para TMR:

$$T_{1/2} = \frac{\ln_2 \times Vd_{SS}}{Cl_B} \qquad (3.58)$$

O mesmo apresentado na Equação 3.18. A substituição das expressões respectivas para TMR (Equação 3.47) e CL (Equação 3.16) na Equação 3.57 leva a:

$$Vd_{SS} = \frac{D_{IV} \times ASMC}{ASC^2} \qquad (3.59)$$

Outro parâmetro de volume também calculado empregando momentos estatísticos algumas vezes encontrados para regimes terapêuticos é Vd$_{área}$:

$$Vd_{área} = \frac{D_{IV}}{k_{el} \times ASC} \qquad (3.60)$$

Métodos de momento estatístico fornecem uma ferramenta poderosa para calcular muitos dos parâmetros farmacocinéticos rotineiramente encontrados na medicina veterinária, incluindo o conceito de bioequivalência discutido anteriormente e a geração de parâmetros usados para construir regimes terapêuticos e avaliar o efeito da doença sobre o efeito de fármacos. Como demonstrado, Cl$_B$ e Vd$_{SS}$ são verdadeiramente parâmetros independentes que quantificam distribuição e excreção usando técnicas computacionais robustas com base em pressupostos minimamente modelo-específicos. Essa abordagem foi apresentada porque se trata do principal método por meio do qual parâmetros farmacocinéticos são atualmente determinados na medicina veterinária. A Tabela 3.2 é uma compilação de equações úteis para calcular esses parâmetros a partir da análise de um perfil C-T.

MODELOS NÃO LINEARES

A maioria dos modelos farmacocinéticos incorpora o pressuposto comum de que a eliminação de um fármaco do corpo constitui um processo de primeira ordem, assumindo a taxa constante de eliminação como verdadeiramente constante, independente da concentração do fármaco. Em tais casos, a quantidade de fármaco depurado do corpo por unidade de tempo é diretamente dependente da dose ou da concentração, a porcentagem de entrada de um fármaco no corpo depurado por unidade de tempo é constante, e o fármaco tem uma meia-vida de eliminação única e constante. Felizmente, a eliminação de primeira ordem (ou a aparentemente de primeira ordem) é típica em estudos de fármacos. A aplicação de sistemas lineares de primeira ordem simplifica bastante a determinação do regime terapêutico, a avaliação da biodisponibilidade, a relação dose-resposta, a previsão da distribuição do fármaco e a eliminação potencial de todos os aspectos quantitativos da simulação farmacocinética.

Entretanto, na maioria das vezes, os fármacos não são eliminados do corpo por mecanismos verdadeiramente de primeira ordem por natureza. A eliminação de primeira ordem verdadeira entre todas as concentrações se aplica apenas a compostos eliminados exclusivamente por mecanismos que não envolvem atividade enzimática ou processos de transporte ativo (p. ex., processos envolvendo energia). Conforme apresentado no Capítulo 2, são determinados principalmente por difusão e obedecem à lei de Fick. O subgrupo de fármacos que não requer transferência de energia na sua eliminação é restrito àqueles

Tabela 3.2 Equações não compartimentais para calcular parâmetros farmacocinéticos comuns.

Equações
Cl$_B$ = Dose/ASC
Cl$_D$ = V$_c$ λ$_1$ – Cl$_B$
Vd$_{SS}$ = (Dose × ASMC)/ASC^2
V$_c$ = Dose/Cp$_0$
TMR$_{IV}$ = ASMC/ASC = Vd$_{SS}$/Cl$_B$
TMA = TMR$_{via}$ – TMR$_{IV}$
T1/2 = 0,693 TMR = 0,693 Cl$_B$/Vd$_{SS}$
T1/2 (λ) = 0,693/λ
F = (ASC$_{via}$) (Dose$_{IV}$)/(ASC$_{IV}$) (Dose$_{via}$)
ASC = Σ A$_i$/λ$_i$
ASMC = Σ A$_i$/(λ$_i$)^2

Notar que a ASC e ASMC poderiam ser calculadas usando análise de áreas trapezoidais, e não curvas, para obter estimativas de A$_i$ e λ$_i$.

depurados do corpo pela excreção urinária e biliar, entre os quais apenas aqueles que entram nos túbulos renais por filtração glomerular ou difusão tubular passiva. Todos os outros processos de eliminação importantes requerem alguma forma de atividade metabólica ou mecanismo de transporte que consuma energia. Qual é o impacto disso nos parâmetros farmacocinéticos?

O motivo pelo qual os processos que envolvem energia não sejam estritamente de primeira ordem reside no fato de que, em geral, são *saturáveis*, e, mais especificamente, apresentam *capacidade limitada*. Em doses clínicas, a maioria dos fármacos não atinge concentrações de saturação nos sítios de reação, seguindo uma cinética linear de primeira ordem. Recordando os processos de primeira ordem, uma porcentagem constante de fármaco permanece e é depurada por unidade de tempo, e o fármaco apresenta constante da taxa de eliminação independente da concentração (K) discreta e, portanto, meia-vida discreta. Entretanto, para fármacos eliminados por cinética de ordem zero ou vias saturadas, a quantidade constante de fármaco é eliminada por unidade de tempo, aspecto que independe da concentração do fármaco, além deste não ter meia-vida de eliminação de característica constante. O impacto potencial da eliminação saturável que leva à ordem zero (*versus* primeira ordem) pode ser profundo, cujos efeitos incluem fármacos com perfis de concentração, escopo, duração da atividade e distribuição entre tecidos alterados. Metabolismo hepático saturável pode afetar acentuadamente a absorção de fármacos em razão da redução da depuração (menor extração hepática) e da atividade de primeira passagem alterada após administração oral. A não linearidade é associada a T1/2 não constante em doses diferentes ou quando um gráfico de dose *versus* ASC é não linear, indicando que a Cl diminui conforme a dose aumenta.

A principal técnica usada para simular processos metabólicos saturáveis emprega a lei da taxa Michaelis-Menten, podendo ser expressa como:

$$dC/dt = - (V_{máx})(C)/(K_m + C) \qquad (3.61)$$

Em que $V_{máx}$ é a velocidade máxima (taxa) da reação, e K_m a constante de Michaelis que relaciona a concentração com o efeito. Existem duas condições notáveis que simplificam a equação de Michaelis-Menten. Se $K_m \gg C$, então a Equação 3.61 se reduz a:

$$dC/dt = - (V_{máx})(C)/(K_m) \qquad (3.62)$$

Isso equivale à eliminação de primeira ordem após administração via intravenosa no modelo de um compartimento em que $dC/dt = K_{el}C$. Portanto, assumindo a eliminação por um único processo de biotransformação, a taxa constante de eliminação de primeira ordem K_{el} se torna $V_{máx}/K_m$. Se, entretanto, $K_m \gg C$, a saturação está ocorrendo e a Equação 3.62 colapsa para:

$$dC/dt = -V_{máx} = -K_0 \qquad (3.63)$$

Nesse caso, a taxa independe da concentração do fármaco (*i. e.*, uma constante), que descreve um processo de ordem zero, e a taxa de eliminação do fármaco agora é igual a $-K_0$.

Com frequência, verifica-se que o fármaco deve ser eliminado tanto por processos de primeira ordem quanto não lineares em paralelo. Em tais casos, a Equação 3.62 deve ser expandida para incluir os processos de eliminação estritamente de primeira ordem:

$$\frac{dC}{dt} = - \frac{V_{máx}C}{K_m + C} - k'_{el}C \qquad (3.64)$$

Qual é o impacto disso na farmacologia clínica veterinária? O cálculo preciso de $V_{máx}$ e K_m não é feito na prática clínica. Entretanto, valores de Cl_B e T1/2 são considerados constantes. Quando a saturação ocorre, Cl_B diminui e T1/2 aumenta, resultando em regimes terapêuticos que acumulam com potencial reação adversa. Considerando as discussões do Capítulo 2 quanto ao metabolismo e à saturação, o mesmo fenômeno também pode ocorrer se houver inibição enzimática. Em contrapartida, a indução enzimática aumentaria a depuração e reduziria T1/2, resultando em concentrações plasmáticas menores e potencialmente não efetivas.

RESUMO DAS ABORDAGENS POR MODELOS

Com o surgimento dos computadores modernos, pacotes de *softwares* avançados e técnicas de análise sensíveis e de alta taxa de transferência, têm sido disponibilizados mais dados de farmacocinética comparativa, incluídos em pacotes para produtos aprovados. O foco deste capítulo consiste em desenvolver conceitos farmacocinéticos básicos que servem como fundamento para a determinação de regimes terapêuticos na prática clínica. Obviamente, muitos dos modelos mais complexos foram apresentados apenas para ilustrar esses conceitos básicos, tornando-se fundamental que o clínico conheça os pressupostos e as limitações envolvidos em um caso clínico específico. Entretanto, abordagens farmacocinéticas adicionais usadas na medicina comparativa que, em alguns casos, complementam as abordagens básicas descritas, oferecem vantagens significativas, duas dessas serão introduzidas brevemente. Livros-texto padrão de farmacocinética devem ser consultados para mais detalhes.

Farmacocinética de populações

Todos os modelos discutidos até esse momento enfatizaram em predizer concentrações do fármaco em um animal individual. Entretanto, em muitos casos, as populações são de interesse. Por exemplo, em cães, seria ideal conhecer os parâmetros farmacocinéticos básicos para um fármaco em uma população no geral que seriam aplicáveis a todas as raças, idades e gêneros. Mais importante ainda seria o conhecimento sobre quais subpopulações apresentam parâmetros significativamente diferentes, o que é em geral obtido por meio da coleta de muitas amostras de plasma de animais individuais e pela média dos dados farmacocinéticos de estudos pequenos (4 a 6 animais). Recentemente, foram desenvolvidas técnicas que possibilitam a condução de estudos em um grande número de indivíduos com menos amostras individuais, usando modelos farmacocinéticos muito simples (p. ex., a Equação 3.13) ou abordagens SHAM, além de coletar mais dados fisiológicos (peso corporal, idade, teor de creatinina) para resolver os modelos. Por exemplo, em vez de estimar Cl_B apenas a partir de dados C-T, estabelece-se a relação entre TFG e Cl_B por meio de abordagens estatísticas, empregando ambos os grupos de dados. As abordagens matemáticas e estatísticas nesses chamados modelos de "efeito-misto" (*mistos* em razão da combinação de modelos cinético e estatístico) estão além do escopo deste livro. Entretanto, sua adoção por pesquisadores da área de desenvolvimento de fármacos está associada à plataforma de *softwares* comerciais que facilitam seu uso e assegurarão a disponibilidade de estimativas melhores de parâmetros farmacocinéticos aplicáveis a populações.

Isso é especialmente importante na medicina veterinária, na qual diferenças entre raças e espécies são extremas e dados que as quantifiquem são escassos. Recentemente, muitos estudos farmacocinéticos chamados populacionais foram conduzidos em medicina veterinária como ferramenta para combinar dados farmacocinéticos entre estudos diferentes quando pontos finais específicos são desejáveis. E, embora não sejam usados da mesma forma que em estudos clínicos humanos amplos, bem fundamentados e com várias fases, fornecem alguma ferramenta para combinar dados entre estudos díspares publicados e ensaios clínicos menores. Por exemplo, dados de estudos de campo foram combinados com grupos de dados regulatórios para predizer os tempos de carência tecidual após fármacos como o flunixino terem sido administrados em animais doentes exigindo um período de carência prolongado antes do abate (ver Wu *et al.*, 2013; Li *et al.*, 2014).

Modelos farmacocinéticos com base fisiológica

A segunda abordagem para estudar a farmacocinética em animais e humanos consiste em um modelo farmacocinético com base fisiológica (PBPK), a qual é fundamentalmente diferente da discutida anteriormente, uma vez que os modelos são construídos por meio da definição do corpo como uma série de órgãos anatômicos e tecidos conectados pelo sistema vascular (Figura 3.18). Os dados são coletados no plasma e nos compartimentos teciduais, definidos tanto com base no efeito geral na distribuição do fármaco quanto nos locais de ação ou toxicidade. A entrada de dados consiste em um fluxo sanguíneo para o tecido, bem como o coeficiente de partição para um fármaco entre o tecido e o sangue. O modelo é resolvido em termos de uma série de equações de equilíbrio-massa definindo a entrada e a saída de cada órgão, muito similar ao discutido quando a depuração foi introduzida no último capítulo (Equação 2.6). Pacotes de *software* avançados facilitam resolver essas equações complexas.

Esses modelos são extensivamente empregados no campo da toxicologia, no qual se coletam os dados em animais de laboratório, usados para extrapolar para humanos. Nesses casos, os modelos podem ser definidos em camundongos ou ratos, quando se acrescentam parâmetros fisiológicos humanos para estimar a distribuição em humanos. Os modelos são bem adequados para integrar dados de laboratório *in vitro* sobre a toxicidade ou o efeito, bem como conseguem mostrar simultaneamente a distribuição do fármaco parental e do metabólito. Eles seriam ideais para simular os chamados efeitos farmacodinâmicos de compartimentos, introduzidos no Capítulo 4. Recentemente, eles foram usados para estudar a depleção de resíduos teciduais em animais de produção, uma vez que permitem a previsão dos tecidos-alvo monitorados por autoridades regulatórias veterinárias. Similarmente à habilidade de modelos populacionais em analisar informações entre diversos grupos de dados, modelos PBPK podem fazer o mesmo, além de detalhar modelos de absorção mais reais fisiologicamente e incorporar dados *in vitro* (ver exemplos recentes por Leavens *et al.*, 2014; Lin *et al.*, 2015). Uma revisão ampla detalhando como modelos PBPK funcionam e aplicações à medicina veterinária foi publicada recentemente (Lin *et al.*, 2016).

REGIMES TERAPÊUTICOS

O principal uso da farmacocinética no cenário clínico consiste em calcular regimes terapêuticos efetivos e seguros para os pacientes, que, em geral, se baseiam em concentrações plasmáticas do fármaco, as quais se acredita ser efetivas. A dose necessária para chegar a essas concentrações-alvo e mantê-las deve ser calculada a partir do conhecimento a respeito dos parâmetros farmacocinéticos desse fármaco em indivíduos.

Esse conceito é mais bem avaliado por meio da visualização do perfil C-T do fármaco após a administração de múltiplas doses, conforme mostrado na Figura 3.19. Existem dois descritores do regime terapêutico importantes para descrever o regime de múltiplas doses: a dose e o intervalo entre doses (τ). A dose é ainda classificada como inicial ou *dose de ataque* (D_L), necessária para chegar rapidamente a uma concentração plasmática efetiva, e a *dose de manutenção* (D_M), exigida para manter essas concentrações. O perfil resultante se caracteriza pelas concentrações plasmáticas de *pico* ($C^{máx}$) e mínimo ($C^{mín}$), resultadas depois de o animal ter atingido a condição de estado constante.

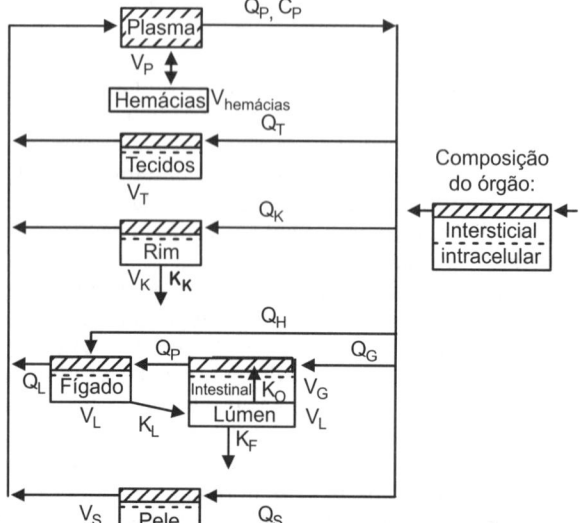

Figura 3.18 Estrutura de um modelo farmacocinético com base fisiológica (PBPK) incorporando a distribuição no plasma, no fígado, no rim, na pele e no trato gastrintestinal. A eliminação do corpo se dá a partir dos rins (K_K), do fígado (K_L) e do lúmen intestinal nas fezes (K_F). A absorção oral é permitida (K_O). V se refere ao volume dos órgãos de distribuição, e Q ao fluxo sanguíneo do órgão.

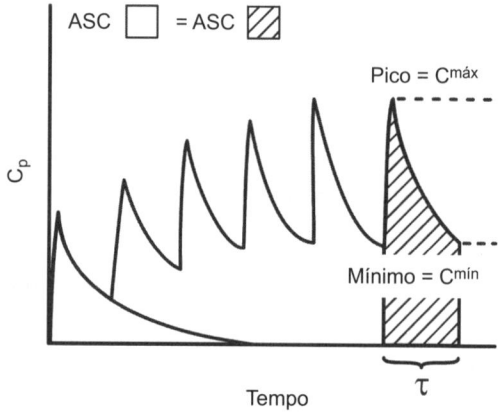

Figura 3.19 Perfil de concentração plasmática (Cp) *versus* tempo após múltiplas administrações extravasculares do fármaco demonstrando acúmulo. As concentrações de pico e mínima representam aquelas atingidas após a chegada ao estado constante, em que a ASC sob um intervalo entre doses (τ) (área hachurada) é igual àquela após uma única dose (área não hachurada).

A forma de tal regime de múltiplas doses depende da relação entre a T1/2 do fármaco e o tempo do intervalo entre doses (τ). Assumindo que uma única dose do fármaco é administrada a um animal, o C-T resultante após administração extravascular se assemelhará ao mostrado na Figura 3.7 (plotado no eixo semilog C-T), que (plotado em um eixo C-T normal) compreende o perfil mais à esquerda nas Figuras 3.19 e 3.20. A ASC desse segmentos C-T descreve a quantidade de fármaco depurada do corpo (Equação 3.16). Se uma segunda dose do fármaco for administrada após a primeira dose ter sido completamente eliminada (p. ex., aproximadamente cinco T1/2), então esse perfil precisaria ser repetido como mostrado na Figura 3.20. Esse regime terapêutico, em que $\tau \gg 5$ T1/2, não resulta em qualquer acúmulo de fármaco no corpo. O pico e o mínimo da concentração plasmática para esse regime de múltiplas doses são os mesmos vistos após uma única dose, e as equações apresentadas anteriormente (Equação 3.13 para uma dose intravenosa e Equação 3.24 para dose extravascular) podem ser usadas para descrever esse perfil. A dose necessária para chegar a uma concentração específica no pico ou $C^{máx}$ depois da administração de uma formulação absorvida muito rapidamente é essencialmente obtida pelo rearranjo na equação para volume e distribuição (Equação 3.12), que se torna:

$$Dose = (C^{máx})\ Vd \qquad (3.65)$$

Se o fármaco não estiver completamente biodisponível (p. ex., F < 1), essa equação é dividida pela disponibilidade sistêmica F. A administração dessa dose a cada τ resultará no mesmo perfil C-T caracterizado por $C^{máx}$ e $C^{mín}$ de valor essencialmente 0.

Entretanto, o cenário mais provável é o exibido na Figura 3.19, em que uma segunda dose é administrada antes de a primeira ter sido completamente eliminada do corpo. Nesse caso, as concentrações do fármaco se acumularão com a administração contínua. Esse acúmulo parará ou chegará ao *estado constante* quando a quantidade de fármaco administrada no início de cada intervalo entre as doses for igual à quantidade eliminada durante aquele intervalo. Isso pode ser apreciado, uma vez que a ASC sob intervalo de uma dose é igual àquela após uma única dose administrada. De fato, o estado constante pode ser definido como o intervalo entre doses, em que a ASC para aquele intervalo é igual a uma única ASC. Administrando

doses repetidas no τ definido dessa maneira, será produzindo um perfil C-T continuamente com o mesmo pico e mínimo de concentrações plasmáticas.

Há uma série de fórmulas simples derivadas de parâmetros farmacocinéticos básicos que podem ser usadas para derivar precisamente esses perfis. A primeira consiste em determinar C^{avg}, uma função do Vd e da razão de T1/2 e τ na qual:

$$C^{avg} = \frac{(1,44)(F)(D)}{Vd_{área}} \times \frac{T1/2}{\tau} = \frac{C^{máx} - C^{mín}}{\ln(C^{máx}/C^{mín})} \qquad (3.66)$$

Recordando a relação entre T1/2, Cl e Vd apresentada na Equação 3.18, o rearranjo leva a 1/Cl = 1,44 T1/2/Vd$_{área}$. Ao estudar essas relações, é instrutivo recordar que 0,693 é o ln2 e 1,44 é 1/ln2. Substituindo esses fatores, a Equação 3.66 se torna:

$$C^{avg} = (F/Cl)\ (D/\tau) \qquad (3.67)$$

Outra relação se torna evidente a partir dessas fórmulas. Como visto anteriormente, Cl é definida como D/ASC, o que permite que a Equação 3.67 seja expressa algebricamente como $C^{avg} = (F)\ (ASC)/\tau$. Essa relação quantifica a observação descrita de que a ASC sob qualquer regime terapêutico τ sempre será a mesma quando a condição de estado de equilíbrio for atingida.

Dois fatores importantes na determinação do regime terapêutico emergem a partir das Equações 3.66 e 3.67: a razão D/τ pode ser definida como a *taxa terapêutica* e representa o principal determinante sob controle do clínico que determina a quantidade de fármaco que se acumulará no corpo; e a razão T1/2/τ é uma proporção que relaciona o comprimento relativo do intervalo entre doses com a meia-vida do fármaco. Se o inverso dessa razão for utilizado, o *intervalo relativo entre doses* ε pode ser definido como $\varepsilon = \tau/T1/2$. Essas duas razões fornecem parâmetros úteis para determinar o formato e a altura do perfil C-T produzido por um regime terapêutico ajustado, bem como adequar as doses em estados mórbidos à diminuição da depuração.

O principal fator que determina a extensão do acúmulo de fármacos em um regime de múltiplas doses consiste na fração da dose eliminada em um intervalo entre doses, chamado f_{el}, o que pode ser calculado facilmente determinando, inicialmente, a quantidade de fármaco que permanece no final de um intervalo entre doses f_r. Como já mostrado, a quantidade de fármaco no corpo em qualquer momento t é dada pela relação em exponencial (Equação 3.6) $X_t = X_0 e^{-kt}$. Se o τ for substituído por t ao final do intervalo entre doses, então f_r é definido como:

$$f_r = 1 - f_{el} = X_t/X_0 = e^{-k\tau} = e^{-\lambda\tau} \qquad (3.68)$$

Em que k é a constante de eliminação fracional ou a inclinação relevante da fase terminal do perfil C-T que determina a distribuição de um fármaco. Ela pode ser rearranjada para:

$$f_{el} = 1 - e^{-0,693(\tau/T1/2)} = 1 - e^{-0,693\varepsilon} \qquad (3.69)$$

Usando f_{el}, o pico e o mínimo da concentração podem ser calculados como:

$$C^{máx} \frac{(F)\ (D)}{(Vd_{área})\ (f_{el})} \qquad (3.70)$$

$$C^{mín} = (C^{máx})\ (1 - f_{el}) \qquad (3.71)$$

A razão da flutuação em $C_p^{máx}$ e $C_p^{mín}$ pode ser determinada como:

$$C^{máx}/C^{mín} = e^{0,693(\tau/T1/2)} = e^{0,693\varepsilon} \qquad (3.72)$$

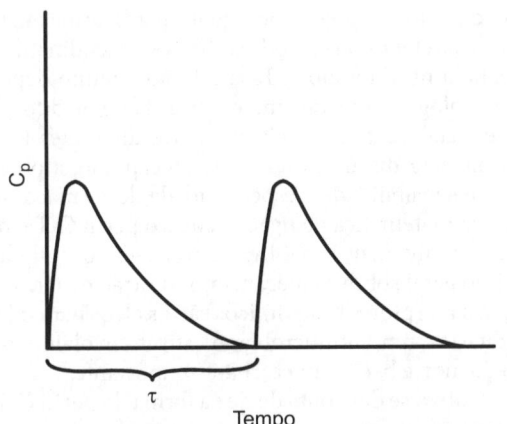

Figura 3.20 Perfil de concentração plasmática (Cp) *versus* tempo após múltiplas doses administradas via extravascular sem acúmulo, resultando em farmacocinética independente descrita por dois perfis de dose única.

E, ainda,

$$\ln (C^{máx}/C^{mín}) = 0{,}693(\tau/T1/2) = 0{,}693\varepsilon \qquad (3.73)$$

Essa é uma relação extremamente poderosa, que demonstra que a magnitude de flutuações em um perfil C-T está diretamente relacionada com o intervalo *relativo* entre doses ε. Conforme τ aumenta ou T1/2 diminui, essa razão aumentará e resultará em uma maior flutuação na concentração de fármacos.

Empregando essa relação e rearranjando a Equação 3.70 para resolver a dose, pode-se derivar a fórmula de doses necessária para atingir o perfil C-T com concentrações-alvo de pico e mínimo especificadas:

$$D_M = (f_{el}) (Vd_{área}) (C^{máx})/F$$
$$= Vd_{área}(C^{máx} - C^{mín})/F \qquad (3.74)$$

$$D_L = (D_M) (f_{el})$$
$$= (Vd_{área}) (C^{máx})/F \qquad (3.75)$$

Portanto, para construir um regime terapêutico, os únicos parâmetros necessários são $Vd_{área}$ e T1/2 (e, portanto, λ ou k_{el}) do fármaco para calcular f_{el}. Se o objetivo consiste apenas na concentração plasmática média, a Equação 3.66 pode ser resolvida para dose como:

$$D_M = \frac{(C^{avg})(Vd_{área})}{(1{,}44)(F)} \times \frac{\tau}{T1/2} \times \frac{(0{,}693) (C^{avg}) (Vd_{área})}{F}$$

$$\times \frac{\tau}{T1/2} \times \frac{(C^{avg}) (Cl) (\tau)}{F} \qquad (3.76)$$

A magnitude de f_{el} compreende uma boa estimativa do grau de flutuação que ocorre entre as concentrações de pico e mínimo no estado constante. Conforme a razão de τ/T1/2 ou ε se aproximam de zero, f_{el} se aproxima de zero e a quantidade de flutuação em um intervalo entre doses é mínimo. Em contrapartida, quando essa razão é grande, f_{el} se aproxima de 1 e as concentrações de pico e mínima têm um grande grau de flutuação.

Quando f_{el} é muito pequeno, $C^{máx}$ se aproxima de $C^{mín}$, uma vez que f_{el} se aproxima de zero quando τ se aproxima de zero. O perfil C-T resultante fica caracterizado por C^{avg}. Isso ocorre quando um fármaco é administrado como infusão intravenosa, cuja taxa (R mg/min) é essencialmente uma taxa de dose *instantânea*, equivalente a D/τ. Quando R é inserido na Equação 3.67 para D/τ e F é designado como igual a 1 (uma vez que uma dose intravenosa é, por definição, 100% disponível sistemicamente):

$$C^{avg} = R/Cl \qquad (3.77)$$

e

$$R \ (mg/min) = (C^{avg}) (Cl) \qquad (3.78)$$

que é idêntica à Equação 3.20 apresentada anteriormente para o estado constante de concentração plasmática (C^{SS}) obtido após a administração de uma infusão intravenosa. Se for desejável que a concentração seja atingida imediatamente, então se pode calcular a dose de ataque como:

$$D_L = (C^{avg}) (Vd) \qquad (3.79)$$

A comparação das Equações 3.66 e 3.77 é instrutiva, uma vez que demonstra a dependência da média da concentração do estado de equilíbrio da taxa de entrada do fármaco (R ou D/τ) em massa/tempo e da taxa de eliminação do fármaco exemplificada

pela depuração. Ao construir e comparar regimes terapêuticos, a C^{avg} dos dois regimes sempre será a mesma, contanto que D/τ seja constante. Esse fator se torna muito importante quando os regimes terapêuticos são construídos para pacientes com prejuízo à depuração em razão de doença renal. Quanto maior o f_{el} ou ε é em um intervalo único de doses τ, maior a flutuação nas concentrações plasmáticas. Para minimizar a flutuação, mas manter um C^{avg} constante, doses de manutenção menores (D_M) devem ser administradas em intervalos entre doses mais curtos.

Também é importante ressaltar nesse ponto que o tempo necessário para chegar ao estado de equilíbrio para qualquer regime terapêutico se baseia unicamente no λ ou T1/2 que controla a taxa do fármaco em situações clínicas. Portanto, com fármacos que apresentam meia-vida prolongada, uma dose de ataque pode ser necessária com frequência para chegar rapidamente à concentração plasmática efetiva terapeuticamente.

Os princípios apresentados neste capítulo podem ser amplamente aplicados para muitas situações terapêuticas. Para a maioria dos fármacos empregados em situações clínicas, a T1/2 relevante será aquela que determina a eliminação do perfil C-T do fármaco. Se o fármaco apresenta propriedades farmacocinéticas não lineares e se acumula, pode ocorrer saturação, e a depuração observada em baixas concentrações ser reduzida nas maiores concentrações vistas no estado constante, levando a maior acúmulo e toxicidade potencial. Em contrapartida, se o fármaco induz o seu próprio metabolismo, a distribuição e, portanto, o regime terapêutico necessário podem ser maiores após uso crônico para evitar recidiva. Isso já foi observado com alguns fármacos anticonvulsivantes.

Outras considerações são válidas quando da administração de fármacos extravasculares com taxas de absorção relativamente lentas. Em muitos casos, a taxa que determina o processo pode ser a fase de absorção (k_a), quando ocorrerá uma situação *flip-flop*. Nesse caso, levará cinco T1/2 *de absorção* para chegar ao estado de equilíbrio. Essas abordagens para construir regimes terapêuticos são mais adequadas quando parâmetros farmacocinéticos são obtidos a partir de modelos não compartimentais. Nesses casos, as mesmas equações podem ser usadas.

Comentários quanto à eficácia e à segurança

O ponto final a considerar consiste na relação entre as concentrações alvo $C^{máx}$ e $C^{mín}$ e o efeito terapêutico ou tóxico. Essa relação é mais bem apresentada na Figura 3.21, que mostra um perfil C-T hipotético *versus* vários Cs-alvo para eficácia e toxicidade. A forma precisa pela qual o perfil farmacocinético é ligado a seus efeitos farmacodinâmicos e toxicodinâmicos será apresentada no Capítulo 4. Essa relação é muito dependente da farmacologia do medicamento propriamente dito, que não pode ser facilmente generalizada entre diferentes fármacos. Conforme será discutido no próximo capítulo, a potência, a eficácia, a sensibilidade e especificidade do fármaco definem a natureza matemática da ligação entre o perfil C-T e o efeito. Capítulos individuais deste livro devem ser consultados para uma visão geral sobre os mecanismos de ação de fármacos, ou seja, quais receptores bioquímicos são os alvos para o fármaco individual. Se um antimicrobiano estiver envolvido, o mecanismo de morte bacteriana torna-se importante.

É instrutivo se dar conta de que a forma do perfil C-T é, por si só, dependente apenas dos parâmetros do regime terapêutico (D/τ) e da farmacocinética do medicamento no paciente. A eficácia ou toxicidade resultante do perfil dependem da farmacologia e da toxicologia subjacentes do medicamento. Com frequência, mas não sempre, esses efeitos biológicos estão

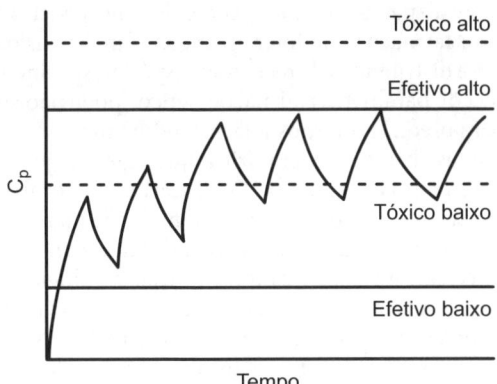

Figura 3.21 Relação entre o perfil de concentração-tempo plasmáticas de múltiplas doses e limiar de eficácia e toxicidade, que definem o risco/benefício terapêutico para um fármaco.

relacionados com concentração plasmática. Assim, para um fármaco específico, os dados são capazes de indicar que a eficácia pode ocorrer quando C é mantida acima da concentração *efetiva baixa* e a toxicidade seria esperada apenas se a concentração excedesse o nível *tóxico alto* plotado. Nesse caso, o regime terapêutico que produziu esse perfil C-T seria considerado ótimo, uma vez que o estado de equilíbrio esteja dentro da *janela terapêutica* definida por esses dois limites. Entretanto, se a eficácia do fármaco for definida pelo limiar *efetivo alto* plotado, o regime não seria efetivo terapeuticamente. De maneira similar, o limite toxicológico relevante era o *tóxico baixo* nessa figura, portanto se poderia supor que a administração desse regime não seria segura.

Ajuste para estados mórbidos

Um dos fatores principais e mais comuns que afetam a distribuição de um fármaco no corpo são alterações na função renal induzidas por doença. Não surpreende que a doença renal tenha impacto profundo na distribuição do fármaco em uma situação clínica. Muitos fármacos são excretados, sobretudo na urina, como fármaco ativo inalterado farmacologicamente, os quais se acumulam no corpo durante a insuficiência renal como resultado direto da diminuição da depuração renal, a principal manifestação de doença renal, o que é compensado pelo ajuste da dose nos regimes terapêuticos. A doença renal também pode influenciar outros aspectos da distribuição de fármacos, incluindo alteração da ligação a proteínas, volume de distribuição e biotransformação hepática, efeitos que complicam o estabelecimento de regimes seguros e eficazes para a terapia medicamentosa. Os capítulos específicos sobre os fármacos devem ser consultados ao considerar seu uso em tais pacientes.

Obviamente, a seleção do fármaco para um paciente com doença renal inclui o uso de um fármaco que não seja depurado pelos rins. Porém, se isso não for possível, abordagens atuais para construir regimes de ajuste de dose para insuficiência ou falência renal compensam apenas para a diminuição da depuração renal de um fármaco parental e se baseiam em princípios de regime terapêutico adaptado discutidos anteriormente. Nessa abordagem, assume-se que (1) uma dose de ataque padrão é administrada; (2) a absorção do fármaco, o volume de distribuição, a ligação às proteínas, a eliminação não renal e a sensibilidade tecidual (relação dose-resposta) não estão alterados; (3) a depuração da creatinina está relacionada diretamente

com a depuração do fármaco; e (4) existe uma função renal relativamente constante no decorrer do tempo.

O objetivo final do ajuste da dose na doença renal consiste em preencher o postulado terapêutico fundamental de que o perfil C-T deve ser tão similar quanto possível às situações normais. É preciso lembrar que ε, a razão $\tau/T1/2$, determina a flutuação em perfis C-T de múltiplas doses com base na sua influência no valor de f_{el} a partir da Equação 3.69. A razão da dose D/τ determina a concentração plasmática média no estado de equilíbrio (C^{avg}). Se τ não for ajustado diante do aumento de T1/2 em um paciente com falência renal, C^{avg} aumentará dramaticamente, como pode ser visto na Equação 3.66. Isso pode ser compensado tanto pela redução de D quanto pelo aumento de τ nessa equação, que constitui a base dos métodos de modificação da dose introduzidos a seguir. Entretanto, as flutuações nesses regimes são função de f_{el}, que, no paciente com doença renal, depende de ε. Assim, τ deve aumentar para compensar o T1/2 prolongado se f_{el} e, portanto, as flutuações, precisarem ser atenuadas. Ao construir regimes terapêuticos para pacientes com doença renal que apresentam fundamentalmente parâmetros farmacocinéticos alterados, tanto D quanto τ devem ser modificados para chegar a C^{avg} e f_{el}, similares aos de pacientes com função renal normal.

Assumindo-se que um fármaco já tenha sido definido como seguro e o regime terapêutico efetivo estabelecido para uso em um paciente normal, esse tipo de regime é ajustado de acordo com a fração da dose por dois procedimentos básicos. O primeiro método, chamado *redução da dose (RD) a intervalo constante*, reduz a dose (D) por um fator da fração da dose. O intervalo entre doses (τ) é o mesmo que o utilizado em animais saudáveis. A fração da dose K_f é calculada como a razão da Cl doente/saudável, TFG ou depuração da creatinina.

$$D_{falência\ renal} = D_{normal}\ K_f \qquad (3.80)$$

$$\tau_{falência\ renal} = \tau_{normal}$$

O segundo método, *o método de constante extensão, extensão do intervalo (EI)*, estende o intervalo entre doses pelo inverso da fração da dose, um valor conhecido como *multiplicador do intervalo entre doses*.

$$\tau_{falência\ renal} = \tau_{normal}(1/K_f) \qquad (3.81)$$

$$D_{falência\ renal} = D_{normal}$$

Esse tipo de estratégia de ajuste da dose também pode ser implementado por meio do uso de um nomograma, em que o multiplicador do intervalo entre doses para esse regime EI é simplesmente uma leitura do gráfico de depuração da creatinina. A comparação desses dois métodos é apresentada na Figura 3.22.

O objetivo terapêutico consiste em manter um produto de (T1/2 × D/τ) constante em animais saudáveis e naqueles com falência renal. Quando esse produto é constante, a concentração plasmática média do estado de equilíbrio médio do fármaco permanecerá inalterada – trata-se da abordagem seguida nos métodos RD e EI. Uma concentração plasmática no estado de equilíbrio é obtida por meio do uso do fracionamento da dose para compensar a diminuição de T1/2 da seguinte forma:

$$(T1/2\ D/\tau)_{normal} = K_f\ (T1/2/D/\tau)_{falência\ renal} \qquad (3.82)$$

Quando doses repetidas do fármaco são administradas, ocorrem acúmulos até que o estado de equilíbrio da concentração plasmática seja atingido, um processo que leva cinco

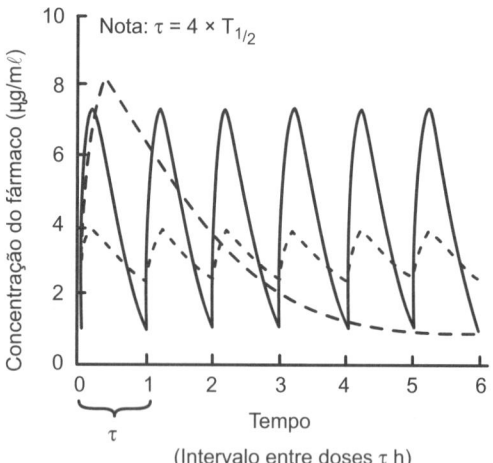

Figura 3.22 Comparação dos regimes de dose constante (---) e intervalo constante (---) na falência renal (Cl_{cr} = um sexto do usual) com o regime de dose normal (___) em um paciente saudável. T é o intervalo entre doses.

meias-vidas. O T1/2 prolongado presente em pacientes com insuficiência renal poderia causar retardo excessivo para alcançar a concentração de estado de equilíbrio. Portanto, uma dose de ataque adequada deve sempre ser administrada de maneira que a concentração terapêutica do fármaco seja atingida imediatamente. Se o método do intervalo constante for empregado, isso pode ser conseguido administrando a dose inicial comum, seguida do cálculo da dose reduzida. Se for usado o método da dose constante, deve-se administrar as duas doses iniciais de acordo com o intervalo usual. A seleção dos métodos depende muito do fármaco, tanto em termos de eficácia quanto de toxicidade potencial.

As equações apresentadas são utilizadas para fármacos excretados unicamente pelos rins, uma vez que a fração da dose é ajustada como se houvesse apenas eliminação renal. Para fármacos que passam por biotransformação, a estimativa do percentual de depuração não renal é necessária. Textos mais detalhados devem ser consultados para abordar esses casos. Se houver doença hepática, a mesma estratégia deve ser usada quando de um marcador de disfunção hepática. O problema reside no fato de que não existe um equivalente para "creatinina" para avaliar o grau de prejuízo à função hepática. Deve-se considerar também a razão de extração hepática e depuração renal subsequente de metabólitos. Novamente, sugere-se a consulta de um texto especializado na área.

EXTRAPOLAÇÕES INTERESPÉCIES

O objetivo final de qualquer extrapolação interespécie seria predizer a atividade ou a toxicidade de um fármaco em uma nova espécie que não foi previamente estudada. Existem duas fontes de erro inerentes a tais extrapolações: a primeira é que o perfil farmacocinético do medicamento (especialmente excreção, metabolismo e distribuição) não pode ser extrapolado entre espécies sem ajustes para algumas características individuais das espécies; e a segunda, sempre problemática, reside no fato de que as respostas farmacodinâmicas ao medicamento podem ser muito diferentes entre espécies, nem todas relacionadas com a farmacocinética. Essa segunda preocupação pode não ser importante para fármacos antimicrobianos, uma vez que microrganismos em tratamento devem apresentar suscetibilidade

dependente do patógeno e independente do hospedeiro. Entretanto, para fármacos que interagem com funções fisiológicas com tipos e distribuição de receptores espécie-específicos, uma estimativa de parâmetros farmacocinéticos pode não ser suficiente para predizer a resposta farmacodinâmica.

Há muitas observações empíricas que sugerem que funções fisiológicas como consumo de O_2, filtração glomerular renal, débito cardíaco etc. não são correlacionadas de maneira linear com a massa de um animal individual, tanto dentro quanto entre espécies, isto é, se qualquer função fisiológica for expressa com base em kg de peso corporal (p. ex., TFG/kg), uma relação *isométrica* sugeriria que o parâmetro é constante. No entanto, no caso dessas funções fisiológicas, tal relação não se mantém, uma vez que parâmetros com base em mg/kg ainda são espécie-dependentes e não constantes. O conhecimento do peso corporal não possibilita determinar o valor do parâmetro entre espécies com pesos corporais diferentes. Entretanto, se esses parâmetros são expressos com base em uma unidade de superfície de área, muitos parâmetros, como TFG, serão equivalentes entre espécies. Análises mais refinadas sugerem que o fator de escala ótimo seria uma taxa metabólica basal (TMB) por espécie. Observações empíricas sugerem que a TMB é uma função de (peso corporal em kg) elevado a 0,75 [TFG = $\int - (PC_{kg})^{0,75}$]; quando expresso com base na área de superfície corporal, o expoente é 0,67. Um expoente de 0,75, em tese, é previsto se funções metabólicas se basearem em um modelo no qual substâncias são transportadas no corpo por redes fractais de tubos que se ramifica, ocupam espaço (p. ex., o sistema vascular), minimizam a dissipação de energia e compartilham o mesmo tamanho no menor nível da estrutura (p. ex., capilares). Independentemente do mecanismo, essas abordagens são bem adequadas para extrapolação da distribuição de fármacos entre espécies.

Equações nas quais um parâmetro é relacionado com funções matemáticas (nesse caso, uma função de poder) de uma métrica, como peso corporal, denominam-se relações *alométricas*. A literatura extensa sobre a questão de como um parâmetro fisiológico "colapsa" entre espécies criou um campo de estudo chamado *alometria*. Uma vez que a maioria dos parâmetros farmacocinéticos depende de alguma função fisiológica, estes também podem ser transpostos entre espécies usando essas estratégias. O método para fazer isso consiste em correlacionar o parâmetro em questão (p. ex., TFG, Cl_B, T1/2 = mais comuns) com peso corporal (PC) usando a seguinte equação alométrica:

$$Y = a(PC)^b \qquad (3.83)$$

Em que Y é o parâmetro em questão, a o coeficiente alométrico e b o expoente alométrico. Os dados são obtidos usando regressão linear simples em $\log_{10} Y$ *versus* $\log_{10} PC$, como mostrado na Figura 3.23. A inclinação refere-se ao expoente alométrico b e à interseção a. Existe concordância uniforme de que, para a maioria dos processos fisiológicos, o expoente alométrico b varia de 0,67 a 1,0. Nota-se que, se o parâmetro simulado é uma função inversa do processo fisiológico (p. ex., T1/2), o expoente será 1-b para aquele processo. O coeficiente a é, de fato, o valor Y para 1 kg de PC do animal (b = 0).

Muitas pesquisas tratam desse tópico com maior profundidade. Pelo fato de na medicina humana haver dados com frequência extrapolados de pequenos animais de laboratório e cães para humanos, os erros de extrapolação podem ser grandes. Entretanto, em medicina veterinária, interpolações são feitas com frequência, uma vez que os dados estão disponíveis em

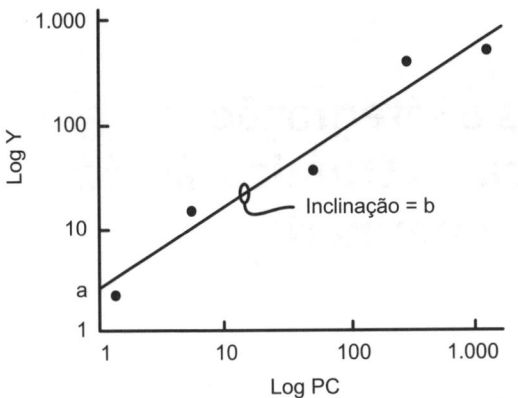

Figura 3.23 Gráfico alométrico básico log-log de um parâmetro biológico (Y) *versus* peso corporal (PC), com inclinação b e interseção a.

espécies de massas corporais muito diferentes. Recentemente, foi publicada uma ampla análise de 85 fármacos entre múltiplas espécies que confirmou muitos dos fatores que acabaram de ser discutidos (Huang *et al.*, 2015). A mensagem clínica importante para o médico-veterinário reside no fato de que, para efeitos equivalentes, a dose pode ser maior em um pequeno animal com base no peso corporal. Na quimioterapia contra o câncer, com frequência as doses são expressas com base na área de superfície corporal, um ajuste que constitui essencialmente uma compensação para o expoente alométrico.

CONSIDERAÇÕES FINAIS

Este capítulo teve por objetivo introduzir alguns conceitos-chave de farmacocinética que determinam a base de construção do regime terapêutico em medicina. Na maioria dos casos, o médico-veterinário usará a dose recomendada com base na bula. Esses conceitos definem a origem da dose e, mais importante, como o clínico deve considerar o ajuste com base na doença, na ausência de resposta terapêutica ou na toxicidade. O Capítulo 4 apresentará conceitos que relacionam o perfil plasmático concentração-tempo com o efeito biológico.

REFERÊNCIAS BIBLIOGRÁFICAS E LEITURA COMPLEMENTAR

Baggot JD. (1977). *Principles of Drug Dispositio in Domestic Animals: The Basis of Veterinary Clinical Pharmacology*. Philadelphia, W.B. Saunders Co.

Baggot JD. (1992). Clinical pharmacokinetics in veterinary medicine. *Clin Pharmacokin*. **22**, 254–273.

Bonate PL. (2011). *Pharmacokinetic-Pharmacodynamic Modeling and Simulation*, 2nd edn. New York, Springer.

Boroujerdi M. (2015). *Pharmacokinetics and Toxicokinetics*. Boca Raton, Taylor and Francis.

Bourne DWA. (1995). *Mathematical Modeling of Pharmacokinetic Data*. Lancaster, PA, Technomic Publishing Co.

Boxenbaum H. (1982). Interspecies scaling, allometry, physiological time, and the ground plan for pharmacokinetics. *J Pharmacokin Biopharm*. **10**, 201–227.

Caines PE. (1988). *Linear Stochastic Systems*. New York, John Wiley & Sons, Inc.

Chow SC, Liu JP. (2000). *Design and Analysis of Bioavailability and Bioequivalence Studies*. New York, Marcel Dekker.

Craigmill AL, Riviere JE, Webb AL. (2006). *Tabulation of FARAD Comparative and Veterinary Pharmacokinetic Data*. Ames, IA, Blackwell.

Dhillon A, Kostrzewski A. (2006). *Clinical Pharmacokinetics*. London, Pharmaceutical Press.

Ette EI, Williams PJ. (2007). *Pharmacometrics: the Science of Quantitative Pharmacology*. Hoboken, NJ, John Wiley & Sons, Inc.

Gabrielsson J, Weiner D. (2015). *Pharmacokinetic and Pharmacodynamic Data Analysis*, 5th edn. Stockholm, Apotekarsocieteten.

Gibaldi M, Perrier D. (1982). *Pharmacokinetics*, 2nd edn. New York, Marcel Dekker.

Hardee GE, Baggot D. (1998). *Development and Formulation of Veterinary Dosage Forms*, 2nd edn. New York, Marcel Dekker.

Huang Q, Gehring R, Tell LA, Li M, Lin Z, Riviere JE. (2015). Interspecies allometric meta-analysis of the comparative pharmacokinetics of 85 drugs across veterinary and laboratory animal species. *J Vet Pharmacol Therap*. **38**, 214–226.

Leavens TL, Tell LA, Kissell LW, Smith GW, Smith DJ, Wagner SA, Shelver WL, Wu H, Baynes RE, Riviere JE. (2014). Development of a physiologically based pharmacokinetic model for flunixin in cattle (Bos Taurus). *Food Additives Contamin Part A*. **31**, 1506–1521.

Li M, Gehring R, Tell L, Baynes R, Huang Q, Riviere JE. (2014). Interspecies mixed effect pharmacokinetic modeling of penicillin G in cattle and swine. *Antimicrobial Ag Chemother*. **58**, 4495–4503.

Lin Z, Gehring R, Mochel JP, Lave T, Riviere JE. (2016). Mathematical modeling and simulation in animal health – Part II: principles, methods, applications, and value of physiologically based pharmacokinetic modeling in veterinary medicine and food safety assessment. *J Vet Pharmacol Therap*. **39**, 421–438.

Lin Z, Li M, Gehring R, Riviere JE. (2015). Development and application of a multi-route physiological based pharmacokinetic model for oxytetracycline in dogs and humans. *J Pharm Sci*. **104**, 233–243.

Mordenti J. (1986). Man versus beast. Pharmacokinetic scaling in mammals. *J PharmSci*. **75**, 1028–1039.

Notari RE. *Biopharmaceutics and Clinical Pharmacokinetics*, 3rd edn. New York, Marcel Dekker.

Patterson S, Jones B. (2006). *Bioequivalence and Statistics l Pharmacology*. Boca Raton, FL, Chapman and Hall/CRC.

Peters SA. (2012). *Physiological-based Pharmacokinetic (PBPK) Modeling and Simulations*. Hoboken, NJ, John Wiley & Sons, Inc.

Reddy MB, Yang RSH, Clewell HJ, Andersen ME. (2005). *Physiologically Based Pharmacokinetic Modeling*. Hoboken, NJ, John Wiley & Sons, Inc.

Riviere JE (2011). *Comparative Pharmacokinetics: Principles, Techniques and Applications*, 2nd edn. Ames, IA, Wiley-Blackwell.

Riviere JE, Gabrielsson J, Fink M, Mochel J. (2016). Mathematical modeling and simulation in animal health. I. Moving beyond pharmacokinetics. *J Vet Pharmacol Ther*. **39**, 213–223.

Rowland M, Tozer TN. (2011). *Clinical Pharmacokinetics and Pharmacodynamics: Concepts and Applications*, 4th edn. Philadelphia, Lippincott, Williams and Wilkins.

Segre G. (1982). Pharmacokinetics – compartmental representation. *Pharmacol Therap*. **17**, 111–127.

Segre G. (1988). The sojourn time and its prospective use in pharmacology. *J Pharmacokin Biopharm*. **16**, 657–666.

Teorell T. (1937). Kinetics of distribution of substances administered to the body. *Arch Int Pharmacodynam*. **57**, 205–240.

Various (2004). Special reviews issue: PK and PK-PD in veterinary medicine. *J Vet Pharmacol Therap*. **27**, 395–535.

Wagner JG. (1975). *Fundamentals of Clinical Pharmacokinetics*. Lancaster, PA, Technomic Publishing Co.

Welling PG, Tse FLS. (1995). *Pharmacokinetics: Regulatory, Industrial, and Academic Perspectives*. New York, Marcel Dekker.

West GB, Brown JH, Enquist BJ. (1997). A general model for the origin of allometric scaling laws in biology. *Science*. **276**, 122–126.

Winter ME. (1988). *Basic Clinical Pharmacokinetics*, 2nd edn. Spokane, WA, Applied Therapeutics.

Wu H, Leavens T, Baynes RE, Tell LA, Riviere JE. (2013). Use of population pharmacokinetic modeling and Monte Carlo simulations to capture individual animal variability in the prediction of flunixin withdrawal times in cattle. *J Vet Pharmacol Therap*. **36**, 248–257.

Yamaoka K, Nakagawa T, Uno T. (1978). Statistical moments in pharmacokinetics. *J Pharmacokin Biopharm*. **6**, 547.

CAPÍTULO 4

Mecanismos de Ação de Fármacos e Integração Farmacocinética/Farmacodinâmica na Otimização do Regime Terapêutico em Medicina Veterinária

Pierre-Louis Toutain

INTRODUÇÃO

A farmacocinética (PK) estuda o destino de fármacos em animais, enquanto a farmacodinâmica (PD) analisa a ação de fármacos a partir da sua interação com receptores, até o efeito em populações animais. A integração farmacocinética/farmacodinâmica (PK/PD) consiste na descrição e explicação do tempo de curso do efeito de um fármaco (PD) por meio do tempo da sua concentração no plasma (PK). Para um fármaco sistêmico, um fundamento na farmacologia reside no fato de que a concentração plasmática controla a concentração no local de ação (a chamada *biofase*, na qual se localizam receptores, patógenos, parasitas etc.) e que existem relações proporcionais entre as concentrações do plasma e da biofase em equilíbrio. Esse é o motivo pelo qual a concentração plasmática, facilmente mensurável, pode ser uma variável para explicar o efeito *in vivo* do fármaco ao integrar dados de PK e PD em modelos de abordagem PK/PD (Figura 4.1). A concentração plasmática, diferentemente da concentração de biofase, também é fácil de controlar com regime terapêutico adequado, e um dos principais objetivos da análise PK/PD consiste em determinar com precisão o regime terapêutico (dose, intervalo entre doses). O objetivo final no controle da concentração plasmática do fármaco (também chamado de exposição ao fármaco ou dose interna) é atingir algum ponto final esperado em termos de eficácia e segurança do fármaco.

A primeira parte deste capítulo aborda a questão da farmacodinâmica do medicamento com ênfase especial na relação entre a concentração do fármaco e a intensidade da ação no nível dos receptores. E segunda destina-se à situação *in vivo* e toda a resposta ao fármaco. Os métodos clássicos dose-titulação para determinação da dose e seus limites são descritos com ênfase especial nas abordagens alternativas PK/PD. O uso do modelo PK/PD em estudos de fármacos veterinários foi revisado (Riviere e Toutain, 2011; Toutain, 2002; Toutain e Lees, 2004) para antibióticos (Lees *et al.*, 2006; McKellar *et al.*, 2004; Toutain *et al.*, 2002), inibidores da enzima conversora de angiotensina (ECA) (Toutain e Lefebvre, 2004) e fármacos anti-inflamatórios não esteroidais (AINE) (Lees *et al.*, 2004a; Lees *et al.*, 2004b). Há, ainda um glossário de termos e símbolos farmacodinâmicos (Lees *et al.*, 2004a; Neubig *et al.*, 2003).

TIPOS DE ALVOS PARA FÁRMACOS

A maioria dos fármacos atua por meio da interação com determinadas proteínas, seja no hospedeiro, seja no patógeno (Figura 4.2). Discussões detalhadas acerca do mecanismo de ação de fármacos são apresentadas em capítulos específicos do livro. Exceções são fármacos nos quais a atividade se baseia em propriedades físicas, como diuréticos osmóticos (p. ex., manitol) e antiácidos. A protamina pode ser injetada como o antídoto da heparina e atua como antagonista físico por sua ligação a ela. O ácido tiludrônico compreende um bifosfonato usado para evitar ou tratar muitas condições ósseas, que se liga aos cristais de hidroxiapatita e inibe a quebra da hidroxiapatita, suprimindo a reabsorção óssea (Drake *et al.*, 2008). Anteriormente, acreditava-se que os anestésicos gerais produziam seu efeito simplesmente pela dissolução na bicamada lipídica da membrana nervosa. Atualmente, sabe-se que todos os anestésicos atuam por incremento de sinais inibitórios ou por bloqueio de sinais excitatórios (para revisão, ver Garcia *et al.*, 2010). Para anestésicos intravenosos, como propofol e o anestésico inalatório isoflurano, o alvo foi identificado como receptor $GABA_A$ ($GABA_R$), o receptor inibidor de neurotransmissão rápida mais abundante no sistema nervoso central. Cetamina e óxido nítrico inibem receptores ionotrópicos de glutamato, com efeitos mais intensos observados no receptor subtipo NMDA.

Quatro tipos de proteína são alvos de fármacos: *enzimas, carreadores, canais iônicos* e *receptores* (ver Figura 4.2). O termo "receptor" deve ser reservado para proteínas regulatórias que têm papel na comunicação intercelular, ou seja, enzimas, canais iônicos e carreadores não são em geral classificados como receptores.

Enzimas como a ciclo-oxigenase constituem alvo para AINE, cuja inibição leva à supressão de prostaglandinas pró-inflamatórias. Acetilcolina esterase, uma enzima que metaboliza a acetilcolina no seu sítio receptor, representa um sítio-alvo para inibidores da colinesterase (neostigmina, fisostigmina etc.). Inibidores da colinesterase atuam indiretamente, evitando que a enzima hidrolise acetilcolina. Outros exemplos de enzimas que atuam como alvos para fármacos são di-hidrofolato redutase para trimetoprima (um antibacteriano) e enzima conversora de angiotensina (ECA) para inibidores de ECA, como benazepril e enalapril. Antibióticos podem atuar por inibição de enzimas envolvidas na biossíntese da parede celular, no metabolismo e na reparação de ácido nucleico, ou na síntese proteica, motivo pelo qual antibióticos geralmente são mais eficazes em bactérias em multiplicação.

Carreadores (também chamados de proteínas de transporte de membrana) são sítios-alvo para muitos fármacos. O simporte $Na^+/K^+/2Cl^-$ no néfron é o sítio de ação da furosemida e de outros diuréticos de alça, como a torasemida. A furosemida atua na superfície luminal no ramo ascendente grosso da alça de Henle para evitar a reabsorção de cloreto de sódio. Para todos os diuréticos que não a espironolactona, a biofase é a urina, e não o plasma, e eles precisam ter acesso ao lúmen do néfron para desenvolver sua ação diurética. Isso explica o motivo pelo qual, na falência renal, a dose com frequência precisa ser substancialmente aumentada, e não diminuída para outros fármacos.

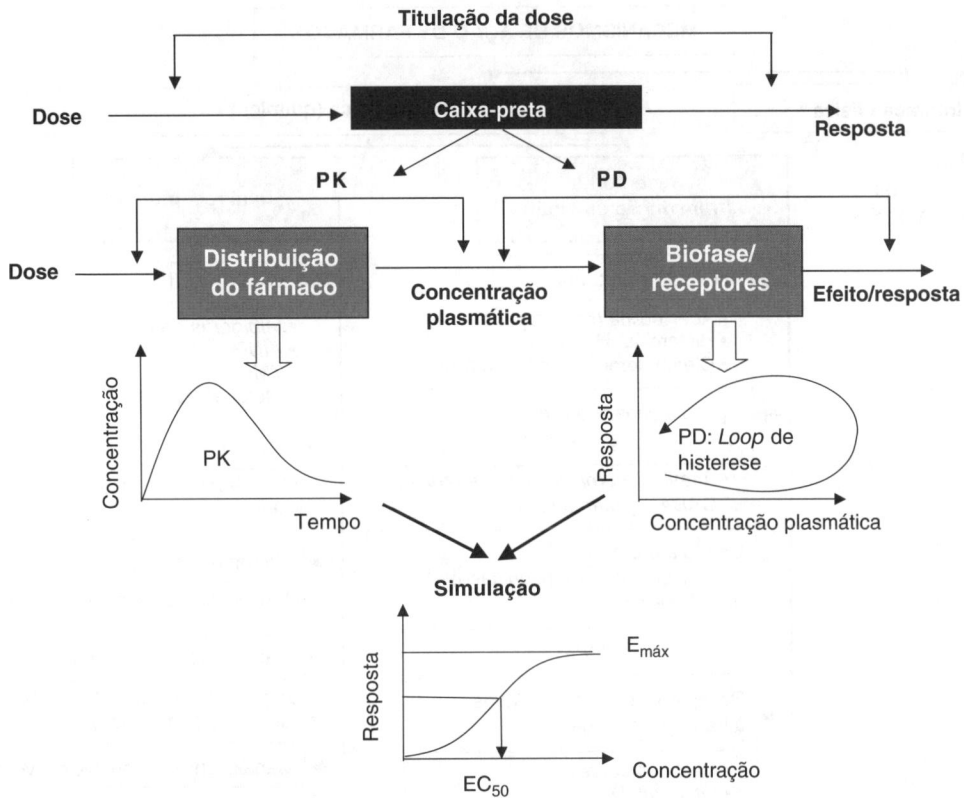

Figura 4.1 Relação dose-efeito *versus* simulação PK/PD. Ambas as abordagens têm como objetivo documentar a mesma relação entre dose e resposta do fármaco. A relação dose-efeito constitui a abordagem de caixa-preta, na qual a dose é uma variável explicativa da resposta ao fármaco. Em uma abordagem PK/PD, a caixa-preta é aberta, deflagrando, então, os dois processos primários que separam a dose da resposta a ser reconhecida. No primeiro passo (PK), a dose é transformada em perfil de concentração plasmática. No segundo (PD), o perfil de concentração plasmática se torna variável, o que explica a resposta ao fármaco. A dificuldade com a abordagem PK/PD refere-se ao fato de que o desenvolvimento do efeito e da concentração plasmática no decorrer do tempo não se dá em fase. Isso significa que se observa um *loop* na histerese quando a resposta é plotada *versus* a concentração plasmática e a simulação de dados é necessária para estimar os parâmetros PD ($E_{máx}$, EC_{50} e inclinação).

Bombas iônicas movidas por ATP, como a bomba de sódio (Na^+/K^+ ATPase), compreendem os sítios-alvo para digitálicos cardioativos e a bomba Na^+/H^+ nas células parietais gástricas é o dos inibidores de bomba de prótons (p. ex., omeprazol).

Alguns fármacos, como anestésicos locais, produzem seu efeito no sistema nervoso e no coração (Grace e Camm, 2000; Sills, 2011) por meio da interação direta com *canais iônicos*. Eles inibem *canais de Na^+ sensíveis à voltagem* em neurônios sensoriais por ligação a sítios específicos dentro do canal de Na^+ e produzem um efeito direto por incapacitação da molécula de proteína. Sua afinidade varia com o estado do canal, com alta afinidade quando os canais estão abertos e inativado durante o potencial de ação em alta frequência, como ocorre durante dor ou arritmia cardíaca. A maioria dos fármacos antiepilépticos atua em canais de Na^+ sensíveis à voltagem, e canais de cálcio voltagem-dependentes constituem o principal alvo da maioria dos bloqueadores de canais de cálcio, como os fármacos antiarrítmicos verapamil e anlodipino. Esse mecanismo de ação de fármacos em canais iônicos não deve ser confundido com aquele de *canais iônicos ativados por ligantes*, que funcionam como receptores ionotrópicos (ver seção *Natureza macromolecular dos receptores de fármacos*).

Outros alvos como sítios de ação que não são receptores nem proteínas correspondem aos ácidos nucleicos para fármacos, como actinomicina D e antibióticos antineoplásicos. DNA também é alvo para muitos antibióticos (quinolonas) e para agentes mutagênicos e carcinogênicos.

RECEPTORES E LIGANTES DE FÁRMACOS COMO AGONISTAS OU ANTAGONISTAS

Um receptor é uma molécula ou estrutura polimérica na superfície de ou na parte interna de uma célula que reconhece especificamente e se liga a um composto endógeno. Sítios de ligação são estruturas tridimensionais, que formam bolsos ou fendas na superfície de proteínas que possibilitam interações específicas com compostos conhecidos como *ligantes*, moléculas de formato complementar à do sítio de ligação na proteína (analogia chave-fechadura). Os receptores dispõem de um sistema efetor (também chamado de vias de transdução de sinais), diferenciando-se, assim, dos *aceptores*, moléculas sem vias de sinalização de transdução (p. ex., a albumina sérica) caracterizadas por processos de ligação que não são seguidos por resposta fisiológica.

Neurotransmissores endógenos, como os hormônios, atuam como mensageiros moleculares que são ligantes endógenos, como podem ser considerados os fármacos. Após se ligar ao sítio receptor, o fármaco pode produzir uma cascata de eventos bioquímicos que resulta na sua ação. Diz-se que o fármaco é um *agonista* quando produz uma resposta fisiológica ou farmacológica mensurável característica do receptor (contração, relaxamento, secreção, ativação enzimática etc.). Se o fármaco se liga ao mesmo sítio que o ligante endógeno, o fármaco leva o nome de *agonista primário*, em comparação a um *agonista*

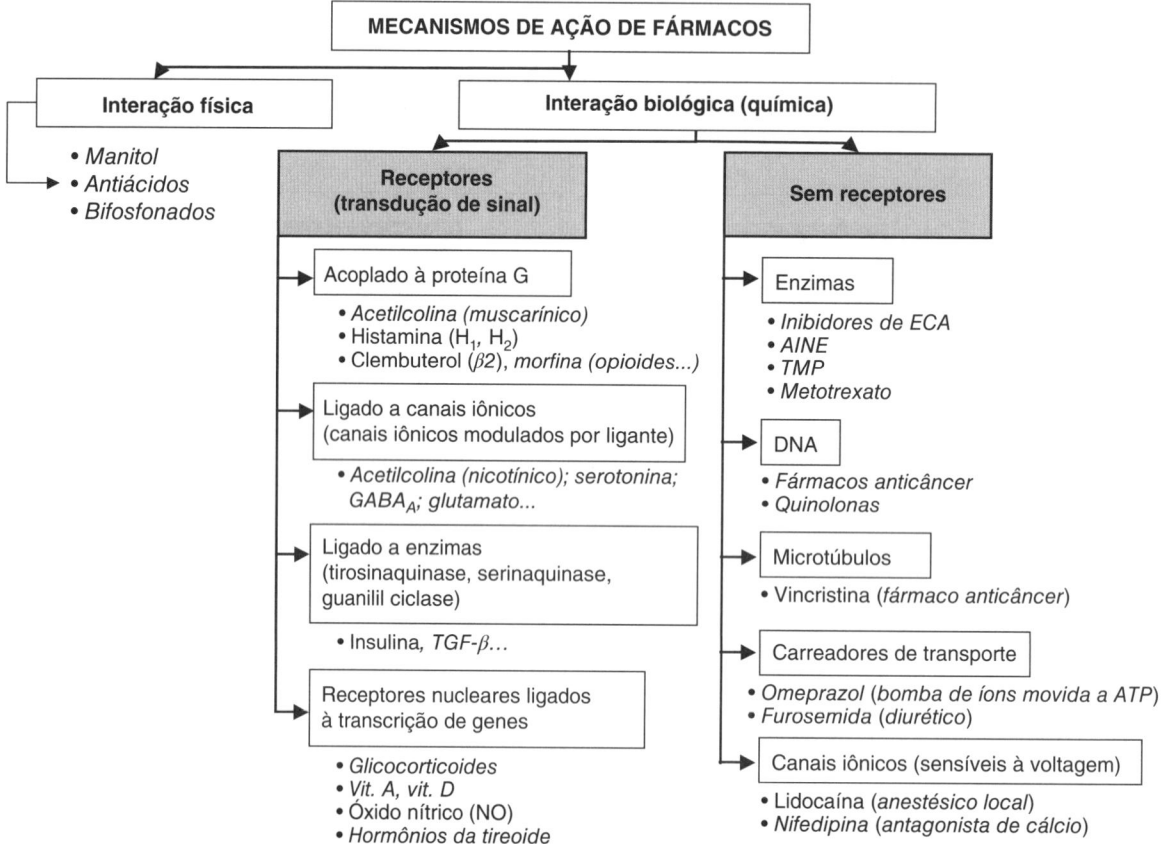

Figura 4.2 Mecanismos de ação de fármacos. Para a maioria dos fármacos, a ação é mediada por alguma interação biológica com uma macromolécula da célula, com frequência uma proteína. Proteínas diferentes estão envolvidas como alvos de fármacos e o termo receptor é usado apenas quando as interações deflagram uma cascata de eventos para transmissão de sinais.

alostérico, que se liga a uma região diferente do receptor. A maioria dos fármacos anestésicos modula de forma alostérica $GABA_R$ que rompe circuitos fisiológicos correspondentes. Um *agonista completo* produz o efeito máximo sob um conjunto de condições, enquanto o *agonista parcial* apresenta apenas efeitos submáximos independentemente da quantidade de fármaco aplicada. Para receptores opioides, morfina e fentanila são agonistas completos, capazes de iniciar analgesia forte, enquanto a buprenorfina representa um agonista parcial (Lees *et al.*, 2004b). Mesmo que a buprenorfina não consiga atingir o mesmo nível de analgesia fornecido pela dose efetiva máxima de agonistas completos, pode ser preferida para analgesia pós-cirúrgica em virtude de seus mínimos efeitos de longa duração e reações adversas.

Em contraste com um agonista, alguns fármacos podem ser incapazes de deflagrar qualquer ação por conta própria após se ligarem ao sítio receptor, mas conseguem bloquear a ação de outros agonistas. Esses "fármacos silenciosos" são chamados de *antagonistas*; a maioria dos fármacos usados em terapêutica é antagonista dos receptores e evita a ação de agonistas naturais (neurotransmissores, hormônios etc.). Alguns fármacos podem ser tanto agonistas quanto antagonistas, por exemplo, o butorfanol, um analgésico opioide de ação central, que é principalmente um antagonista dos receptores μ, mas agonista em receptores *kappa*. Duas formas de antagonismo podem ser distinguidas: *antagonismo competitivo* e *não competitivo*. No antagonismo competitivo, os antagonistas atuam no mesmo receptor que os agonistas, levando o nome de reversível

quando pode ser ultrapassado pelo aumento na concentração do agonista. Exemplos de agentes terapêuticos que atuam por antagonismo competitivo são atropina (um agente antimuscarínico) e propranolol (um betabloqueador). No antagonismo irreversível (competitivo), um deslocamento do antagonista do seu sítio de ligação não pode ser atingido pelo aumento da concentração do agonista e, operacionalmente, se assemelha ao antagonismo não competitivo. Isso ocorre quando o antagonista se liga de maneira covalente e irreversível ao seu sítio de ligação no receptor. Embora existam poucos fármacos desse tipo, antagonistas irreversíveis são usados como sondas experimentais para investigar a função de receptores. O *antagonismo não competitivo* se refere à situação na qual o fármaco bloqueia a cascata de eventos, normalmente levando a uma resposta agonista, em algum momento posterior. Isso ocorre com bloqueadores de canais de Ca^{2+} (p. ex., nifedipino), que impedem o influxo de cálcio pela membrana celular e bloqueiam de forma inespecífica qualquer ação agonista que exija mobilização de cálcio, como na contração da musculatura lisa. O conceito de *antagonismo fisiológico* se refere à interação de dois fármacos cujas ações opostas em um sistema fisiológico tendem a cancelar-se mutuamente. Por exemplo, a histamina atua em receptores de células parietais na mucosa gástrica para estimular a secreção ácida, enquanto o omeprazol bloqueia esse efeito por meio da inibição da bomba de prótons.

Antagonistas eram unicamente considerados "ligantes silenciosos" até a descoberta do chamado agonismo inverso, um fármaco que atua no mesmo receptor como se fosse um agonista, mas que produz efeito oposto (ver seção *Teoria dos receptores de fármacos: das teorias da ocupação até o modelo de dois estados* para saber sobre o mecanismo de ação de agonismo inverso). A Figura 4.3 resume o espectro de atividades que os ligantes podem desempenhar.

AFINIDADE DE FÁRMACOS, EFICÁCIA E POTÊNCIA

A relação concentração-efeito é determinada por duas características da interação fármaco-receptor, chamadas *afinidade* e *eficácia* do fármaco. A afinidade do fármaco consiste em sua capacidade de se ligar ao receptor, determinada pela estrutura química do fármaco e uma modificação mínima da sua estrutura pode resultar em grandes alterações na afinidade. Isso é explorado para descobrir novos fármacos. A afinidade determina a concentração de um fármaco necessária para formar um número significativo de complexos fármaco-receptor, que, por sua vez, são responsáveis pela ação dos fármacos. A representação numérica da afinidade, tanto do agonista quanto do antagonista, é a *constante de afinidade*, denotada por Ka (dimensão M^{-1}, isto é, litro por mol). Um Ka de 10^7 M^{-1} significa que um mol do ligante deve ser diluído em 10^7 ℓ de solvente para obter uma concentração do grau do ligante livre capaz de saturar metade da capacidade máxima de ligação do sistema. A recíproca do Ka é a *constante de dissociação* do equilíbrio do complexo ligante-receptor denotado por Kd (dimensão M, isto é, mol por litro). Um Kd de 10^{-7} M significa que a concentração de ligante livre de 10^{-7} mol por litro

é necessária para saturar a capacidade máxima de ligação do sistema. Quanto menor o valor de Kd de um fármaco, maior a sua afinidade pelo receptor.

Ligantes de receptores radiativos (radioligantes) ou sondas fluorescentes são usadas para determinar precisamente a afinidade ao receptor. A relação entre o ligante ligado e o ligante livre pode ser descrita como uma equação hiperbólica (Figura 4.4), que corresponde à equação de Michaelis-Menten:

$$Ligado = \frac{B_{máx} \times livre}{Kd + livre} \quad (4.1)$$

Em que $B_{máx}$ (parâmetro) representa a capacidade máxima de ligação (o número total de receptores), *Livre* a concentração molar do ligante livre, *Ligado* a concentração do ligante ligado e Kd (parâmetro) a constante de dissociação de equilíbrio.

A partir dessa equação, a ocupação do receptor (*i. e.*, a fração de receptor ocupado) pode ser descrita por:

$$Fração\ ocupada = \frac{Ligado}{B_{máx}} = \frac{Livre}{Livre + Kd} \quad (4.2)$$

Essa é conhecida como equação Hill-Langmuir.

Já a geração de uma resposta para o complexo fármaco-receptor é determinada pela propriedade chamada eficácia. *Eficácia* é a capacidade do fármaco de, uma vez ligado, iniciar alterações que levam à produção de respostas, correspondendo à propriedade do par ligante/receptor. Esse termo é usado para

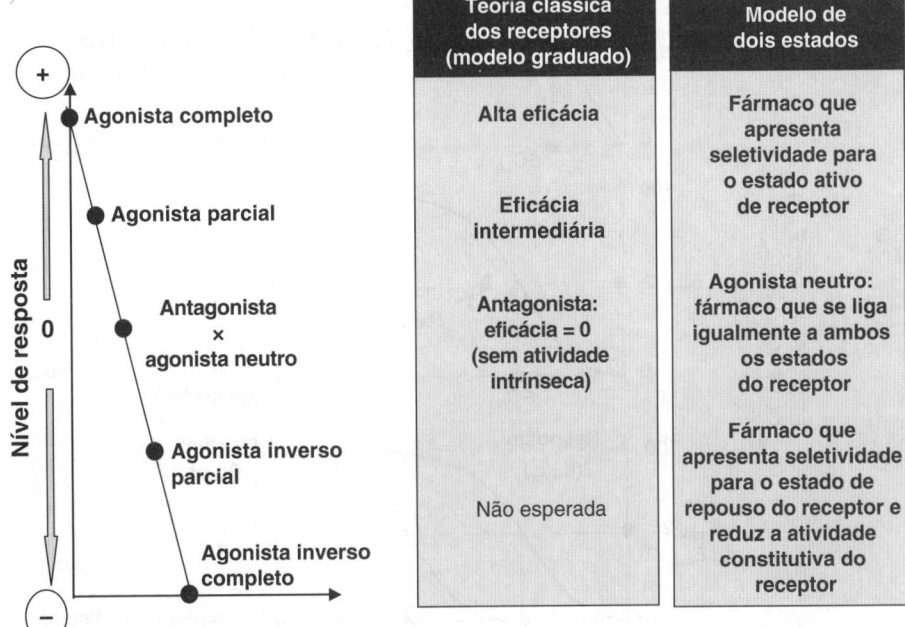

Figura 4.3 Representação esquemática do espectro de ação de fármacos agonistas completos (efeito positivo máximo) a agonistas completos inversos (efeito negativo máximo). Tal espectro é visto apenas se houver atividade do receptor constitutivo que possa ser inibida por agonista inverso (ver Figura 4.9 para explicação). De acordo com a "teoria dos receptores", os fármacos podem ser agonistas ou antagonistas. Um agonista completo produz ativação completa do receptor levando a resposta máxima, e um parcial produz uma resposta submáxima e possível bloqueio da ativação agonista completa. Um antagonista não promove qualquer resposta fisiológica, mas é capaz de bloquear a resposta ao ligante endógeno ou agonista exógeno. Na estrutura do modelo de dois estados, qualquer fármaco é considerado um agonista, e um antagonista é um agonista neutro que não produz resposta. De acordo com esse modelo, a "eficácia" é explicada genuinamente pela afinidade relativa do fármaco para um dos estados do receptor (estado ativado ou de repouso) e agonistas inversos são fármacos que apresentam seletividade pelo estado de repouso do receptor. Um agonista inverso atua como antagonista, mas tem propriedade suplementar sobre o antagonista clássico de reduzir a atividade constitutiva mediada por receptores.

caracterizar o nível de resposta máxima ($E_{máx}$) induzido por um agonista. Em contrapartida, um antagonista puro não tem *eficácia intrínseca*, uma vez que não inicia alteração nas funções celulares. Esse conceito de eficácia não deve ser confundido com a *eficácia clínica* do fármaco pela qual um antagonista pode ser plenamente eficaz, o qual decorre do bloqueio da ligação de um agonista endógeno ao receptor por um antagonista, que

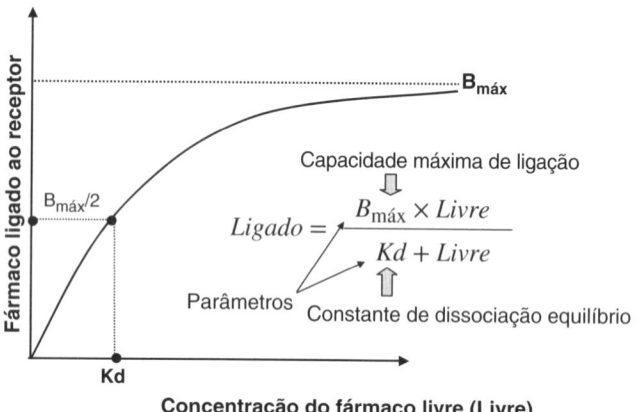

Figura 4.4 Relação entre a concentração de fármaco livre (*Livre*) (variável independente), que é a concentração motriz e o fármaco ligado ao receptor (variável dependente). A afinidade de um fármaco pelo seu receptor é expressa por Kd (um Kd baixo significa afinidade alta). $B_{máx}$ indica a capacidade máxima de ligação desse receptor.

pode ser clinicamente útil. *Potência* corresponde à concentração de um fármaco necessária para atingir o efeito desejado. Ela é expressa pela EC_{50} (ou a IC_{50}, se o efeito for inibição), e é a concentração de um agonista que produz 50% da resposta máxima possível para aquele agonista (Figura 4.5). Potências dos fármacos variam inversamente com o valor numérico da sua EC_{50}, e a maioria dos fármacos mais potentes é aquela com menor EC_{50}.

O conceito de eficácia e potência do fármaco também é usado no contexto clínico. A eficácia do fármaco representa a propriedade de maior interesse para os clínicos que procuram o fármaco mais eficaz. Por exemplo, empregando um modelo inflamatório em equinos, mostrou-se que o flunixino era mais eficaz que a fenilbutazona na claudicação induzida (Toutain *et al.*, 1994). Para alguns fármacos, como os diuréticos de alça, existe de fato um efeito máximo possível que pode ser obtido independentemente da dose administrada, o que leva o nome de *efeito teto*. Quando se comparam fármacos diferentes em uma série, o mais potente não é necessariamente o mais eficaz do ponto de vista clínico (Figura 4.6). Por exemplo, o butorfanol é mais potente, mas menos eficaz do que a morfina para analgesia. Outro exemplo são os glicocorticoides. Todos os glicocorticoides conseguem suprimir completamente a secreção endógena de cortisol (efeito de supressão suprarrenal), bem como assegurar eosinopenia completa e involução do timo, atividades de supressão para as quais todos têm a mesma eficácia farmacológica. Entretanto, sua potência é muito diferente, com dexametasona, betametasona e triancinolona

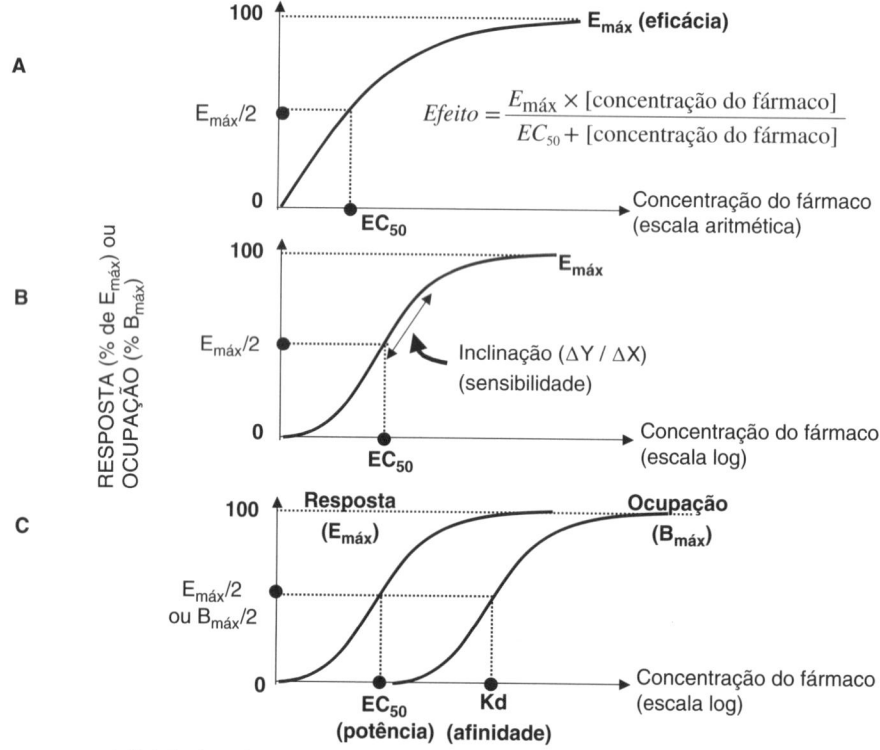

Figura 4.5 Relação dose-resposta e definição dos três parâmetros farmacodinâmicos principais. **A.** Quando a resposta ao fármaco (eixo aritmético Y) é plotado *versus* a dose testada (eixo aritmético X), uma relação hiperbólica com frequência é observada com efeito máximo denotado $E_{máx}$. EC_{50} representa a concentração que produz um efeito igual à metade de $E_{máx}$. **B.** Quando os mesmos dados são representados usando uma escala de log X, a relação se torna sigmoide com uma inclinação mais ou menos íngreme. A vantagem consiste em comprimir a escala da dose para visualizar a inclinação com maior facilidade. Uma curva sigmoide possibilita definir três parâmetros do fármaco, os chamados $E_{máx}$, EC_{50} e a inclinação ($\Delta Y/\Delta X$). $E_{máx}$ descreve a eficácia do fármaco e EC_{50} a potência do fármaco. A inclinação (mensurada pelo *n* da equação de Hill; ver Equação 4.4) indica a sensibilidade da curva dose-efeito. A inclinação da curva é envolvida na seletividade do fármaco (ver Figura 4.11). **C.** Esse gráfico mostra que a curva concentração-efeito está situada à esquerda da curva concentração livre (ocupação)-concentração ligada, em geral com EC_{50}.

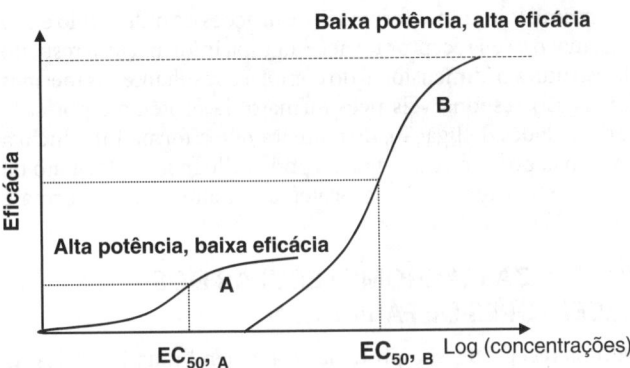

Figura 4.6 Potência do fármaco *versus* eficácia. Esses dois termos com frequência são confundidos. A potência é expressa em termos de concentração (eixo X) e EC_{50} corresponde ao parâmetro que mensura a potência do fármaco. Eficácia (eixo Y) expressa o nível de resposta com efeito máximo possível ($E_{máx}$). Eficácia é o parâmetro de interesse para um clínico, mas potência pode compreender um fator limitante se o fármaco precisar ser administrado em volume baixo. Aqui, o fármaco A apresenta potência maior que o fármaco B, mas tem menor eficácia.

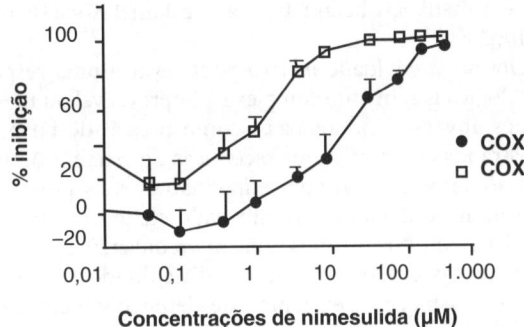

Concentrações de nimesulida (μM)

Figura 4.7 Seletividade de fármacos. Para um fármaco anti-inflamatório não esteroide (AINE) como a nimesulida, as propriedades anti-inflamatórias estão relacionadas com a inibição da ciclo-oxigenase (COX). Existem duas isoformas da COX, chamadas COX-1 e COX-2. COX-2 é uma enzima induzida formada no local de inflamação e que produz prostaglandinas pró-inflamatórias como PGE_2, enquanto COX-1 compreende uma enzima constitutiva que realiza muitas funções de manutenção. A inibição seletiva de COX-2 é considerada a ação primária a ser alcançada por um AINE, e a inibição não seletiva de COX-1 é vista como deletéria, especialmente para o trato digestório (ulceração). Essa seletividade COX-2/COX-1 pode ser explorada *ex vivo* usando um ensaio de sangue total (Toutain *et al.*, 2001b). Quando esse ensaio foi conduzido usando o sangue canino, a produção de TxB_2 pelas plaquetas foi usada para mensurar a inibição de COX-1, e a produção de PGE_2 a partir de leucócitos estimulados por LPS foi empregada para mensurar a inibição de COX-2. Os valores de IC_{50} foram 1,6 ± 0,4 μM para COX-2 e 20,3 ± 2,8 μM para COX-1, indicando que a nimesulida é aproximadamente 12 vezes mais potente para a isoenzima COX-2 que para COX-1. Ainda assim, a nimesulida não pode ser considerada um inibidor seletivo de COX-2, mas apenas um inibidor preferencial de COX-2. COX-2 precisaria ser quase completamente inibida para obter um efeito anti-inflamatório completo, sendo impossível conseguir isso sem alguma inibição COX-1. *Fonte*: Toutain 2001b. Reproduzida, com autorização, de John Wiley & Sons, Inc.

acetonida, sendo 20 a 30 vezes mais potentes que o cortisol, enquanto a prednisolona e a metilprednisolona são apenas quatro a cinco vezes mais potentes que o cortisol. Uma baixa potência representa uma desvantagem apenas quando a dose efetiva é grande demais para ser conveniente; por exemplo, para *spot-on*, colírio ou administração intra-articular, o volume a ser administrado deve ser pequeno e apenas empregar fármacos relativamente potentes.

ESPECIFICIDADE E SELETIVIDADE DE FÁRMACOS

As interações fármaco-receptor são responsáveis pela *especificidade* e pela *seletividade* da ação do fármaco. Quando o medicamento atua apenas em um alvo (enzima, receptor etc.), é chamado de específico. A *especificidade* é relacionada com a natureza da interação fármaco-receptor e, mais precisamente, com a estrutura macromolecular dos receptores (ou enzimas). Uma vez que os receptores geralmente são proteínas, a diversidade na forma tridimensional necessária para especificidade ao ligante é fornecida pela estrutura polipeptídica. O reconhecimento de ligantes específicos por receptores se baseia na complementaridade da estrutura tridimensional do ligante a um ponto de ligação no alvo macromolecular. As formas e as funções dos receptores atualmente têm sido investigadas por cristalografia por raios X e modelo computacional.

A especificidade é rara, já que, embora a maioria dos fármacos possa apresentar atividade com relação a uma variedade de receptores, são, em maior frequência, mais seletivos que específicos. Por exemplo, antagonistas de histamina produzem muitos efeitos, como sedação e vômitos, que não dependem do antagonismo à histamina. *Seletividade* está relacionada com o intervalo de concentração. O fármaco pode ser específico em baixa concentração se ativar apenas um tipo de alvo, enquanto muitos alvos podem estar envolvidos simultaneamente (ativado, inibido etc.) se a concentração do fármaco for aumentada. Esse é o caso de AINE e da inibição de diferentes subtipos de ciclo-oxigenase (isoenzimas COX-1 *versus* COX-2) (Figura 4.7). O cortisol apresenta tanto propriedades glicocorticoides quanto mineralocorticoides, e, em dose farmacológica, causa reações adversas

indesejadas, como desequilíbrio hidreletrolítico, o motivo pelo qual não pode ser usado como fármaco anti-inflamatório. Isso decorre da relação estrutural próxima dos glicorreceptores (GR) nucleares e dos receptores mineralocorticoides (MR). O ligante natural *in vivo* do MR é a aldosterona. Um paradoxo biológico reside no fato de que a afinidade para MR é similar para aldosterona e cortisol, enquanto a concentração de cortisol nos tecidos epiteliais é muito maior (100 a 1.000 vezes) do que a concentração de aldosterona, aumentando a questão da possível ligação indesejada do cortisol ao MR. De fato, a seletividade *in vivo* da aldosterona para o MR existe – apesar de sua concentração muito menor – e tem origem enzimática; ela é determinada pelo metabolismo intracelular do cortisol em cortisona, um metabólito inativo com baixa afinidade por MR. Essa inativação do cortisol ocorre por 11-beta-hidroxiesteroide desidrogenase (11-beta-HSD) unidirecional do tipo 2, uma enzima expressa na célula epitelial-alvo da aldosterona. 11-beta-HSD pode ser inibida por muitas substâncias, como furosemida e alcaçuz. Para glicocorticoides sintéticos, é desejável separar os efeitos glico e mineralocorticoide, e a seletividade para GR (associada ao efeito anti-inflamatório) foi obtida por modificação estrutural do cortisol; primeiro, obteve-se aumento na seletividade pela introdução de configuração Δ1-desidro (como para prednisolona) e, então, pela adição de um resíduo hidrofóbico na posição 16 como um grupo 16-alfa-metil para dexametasona ou 16-beta-metil para betametasona e beclometasona (Farman e Bocchi, 2000).

A falta de seletividade *in vivo* pode levar a uma resposta farmacológica geralmente complexa e imprevisível ou mesmo a reações adversas indesejáveis, como o caso de fármacos administrados como misturas racêmicas de estereoisômeros. Estereoisômeros podem apresentar não apenas potência e eficácia muito diferentes para um dado efeito, mas também distribuições muito distintas com interconversões possíveis entre estereoisômeros, levando a dificuldade em prever o efeito do fármaco e seu tempo de desenvolvimento. Para antibióticos, antiparasitários e fármacos similares, o conceito de seletividade é duplo: seletividade quanto ao hospedeiro *versus* aquela relacionada com o alvo. A seletividade ao patógeno geralmente é expressa em termos de espectro de atividade usando uma ferramenta de classificação como propriedades de coloração (gram-positivo *versus* gram-negativo) ou uma classificação taxonômica (família, espécie, estirpes etc.). A seletividade relacionada com o hospedeiro também representa uma característica importante para minimizar a toxicidade a antibióticos e inseticidas. Por exemplo, penicilina inibe enzimas-chave (transpeptidases, carboxipeptidases) envolvidas na biossíntese de peptideoglicanos necessários para a síntese da parede bacteriana. Essas enzimas não existem em mamíferos, assegurando uma excelente seletividade e segurança dessa classe de antibióticos em mamíferos.

A avaliação da utilidade terapêutica de novos fármacos requer a determinação de seu espectro total de atividades biológicas em relação a uma variedade de alvos relevantes. Uma nova tarefa consiste, então, em explorar isso *in vivo* e selecionar regimes terapêuticos apropriados que mantenham a concentração plasmática do fármaco dentro da faixa na qual apenas a resposta desejada se expressa (*i. e.*, a chamada *janela terapêutica*).

FORÇA QUÍMICA E LIGAÇÃO DE FÁRMACOS

Muitas forças químicas intermoleculares, como ligações iônicas, ligações de hidrogênio e forças de Van der Waals, podem estar envolvidas na ligação reversível do fármaco ao receptor. Em contrapartida, interações fármaco-receptor que abrangem ligações covalentes (muito firmes) geralmente são irreversíveis. Ligações covalentes a receptores são relativamente raras. Entretanto, as ligações covalentes são mais frequentes para fármacos que atuam em enzimas. Inibidores de COX-1 geralmente são reversíveis, embora o ácido acetilsalicílico atue como inibidor não competitivo de COX-1 plaquetária por meio de mecanismo de ligação covalente. Isso é obtido por acetilação irreversível e explica a duração de ação do ácido acetilsalicílico na coagulação sanguínea. Uma vez que as plaquetas não têm núcleo, o efeito do ácido acetilsalicílico é revertido pela produção de novas plaquetas. O omeprazol (um inibidor de bomba de prótons) compreende outro exemplo de ligação irreversível a uma enzima (H^+,K^+-ATPase). Fármacos que se ligam de forma covalente ao DNA (agentes alquilantes) são extensivamente usados como fármacos anticâncer.

Uma vez que muitos fármacos contêm grupo funcional ácido ou amina e são ionizados em pH fisiológico, formam-se ligações iônicas pela atração de cargas opostas no sítio receptor. Ligações iônicas são as ligações não covalentes mais fortes. A atração de cargas opostas decorre de interações polar-polar, como na ligação de hidrogênio. Embora essa interação eletrostática seja mais fraca do que a ligação iônica, uma característica importante da ligação de hidrogênio consiste no confinamento estrutural. Portanto, a formação de ligações de hidrogênio entre o fármaco e seu receptor fornece alguma informação a respeito da estrutura tridimensional do complexo resultante. As mesmas forças são responsáveis pelo formato da proteína e por suas propriedades de ligação, de maneira que a forma influencia a ligação e, por sua vez, a ligação pode influenciar o formato da proteína. A capacidade da proteína em alterar a sua forma é chamada de alosteria.

NATUREZA MACROMOLECULAR DOS RECEPTORES DE FÁRMACOS

Muitos receptores são proteínas transmembrana inseridas na bicamada lipídica das membranas celulares, que apresentam duas funções: ligação a ligantes e transdução de mensagens. Receptores transmembrana incluem receptores metabotrópicos e ionotrópicos (Figura 4.8). As quatro superfamílias de proteínas receptoras incluem: (i) canais iônicos acionados por ligantes, receptores ligados à membrana ligados diretamente a um canal iônico; (ii) receptores acoplados à proteína G, ligados à membrana acoplados à proteína G; (iii) receptores ligados à tirosinoquinase, ligados à membrana que contêm função enzimática intrínseca (atividade de tirosinoquinase) em seu domínio intracelular; e (iv) receptores de fator de transcrição, receptores intracelulares que regulam a transcrição de genes.

A ativação de receptores metabotrópicos (receptores de tirosinoquinase e receptores acoplados à proteína G) leva a algumas mudanças nos processos metabólicos dentro da célula, enquanto receptores ionotrópicos abrem ou fecham diretamente os canais iônicos. Quando um receptor ionotrópico é ativado, ele abre um canal que permite imediatamente que íons como Na^+, K^+ ou Cl^- fluam. Em contrapartida, quando um receptor metabotrópico é ativado, uma série de eventos intracelulares é deflagrada primeiro, também podendo resultar subsequentemente na abertura do canal iônico.

Receptores acoplados à proteína G (GPCR), também conhecidos como *sete receptores transmembrana* (*receptores 7TM*), transduzem um sinal extracelular (ligação ao ligante) em um sinal intracelular (ativação da proteína G). O sinal é transferido por meio de alterações conformacionais para um membro da família das proteínas G. As proteínas G podem atuar diretamente em um canal iônico ou ativar o sistema enzimático (adenilil ciclase, guadenilil ciclase, fosfolipase C etc.) para liberar uma gama de segundos mensageiros (cAMP, GMPc, IP3 etc.), que, em última instância, permitem que determinados íons entrem ou deixem a célula. Receptores muscarínicos de acetilcolina, adrenorreceptores (alfa-1, alfa-2, beta) dopamina, histamina, opioides, ACTH e outros receptores são exemplos de receptores 7TM.

A família dos chamados *receptores de tirosinoquinase* (RTK) também é uma classe de receptores de superfície celular metabotrópica, que exerce seu efeito regulatório por meio da fosforilação de diferentes proteínas efetoras. Um RTK consiste em um sítio de ligação extracelular e em uma porção intracelular com atividade enzimática (tirosinoquinase, serina quinase), normalmente atravessando a membrana celular apenas uma única vez. As enzimas tirosinoquinase podem transferir um grupo fosfato do ATP para o resíduo tirosina em uma proteína intracelular para aumentar sua fosforilação. A fosforilação de proteínas constitui um dos mecanismos subjacentes que regulam a função da proteína, podendo alterar as propriedades biológicas ou a interação de proteínas com outras proteínas ou peptídios. Essa família de receptores inclui receptores de

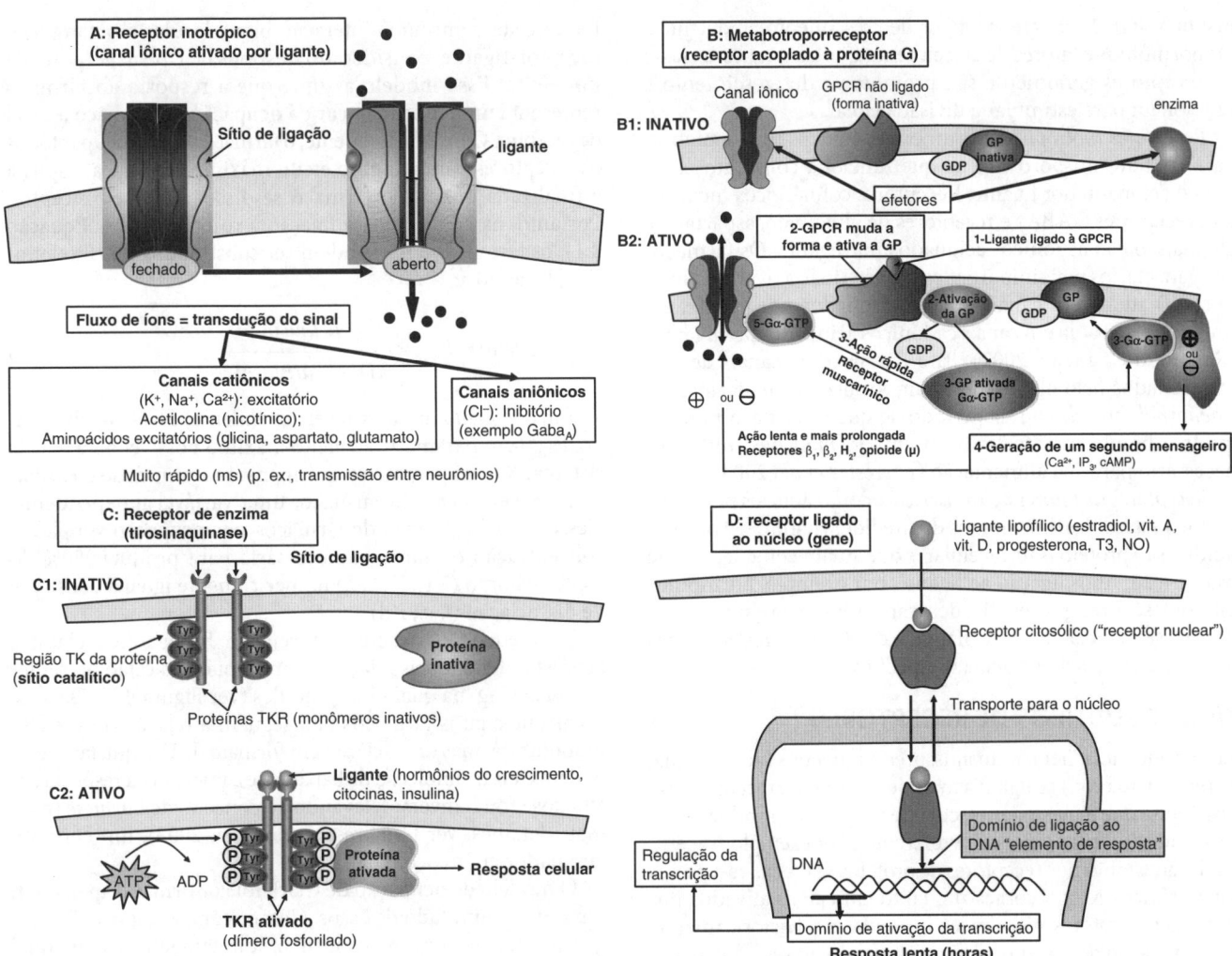

Figura 4.8 Tipos de receptores e mecanismos de sinalização. **A.** Receptores de canais iônicos: inibidores de canais iônicos ou receptores acoplados a ligantes (receptores ionotrópicos) são proteínas que se formam em poros aquosos na membrana plasmática. Os ligantes se ligam a locais específicos no receptor. Isso leva a alterações conformacionais, que abrem o canal e possibilitam o fluxo de íons para dentro da célula. A alteração na concentração de íons dentro da célula deflagra a resposta celular. Esses receptores reagem em milissegundos. Esse tipo de receptor não deve ser confundido com canais iônicos abertos por voltagem, que não são considerados receptores (não há transdução de sinais). **B.** Receptores acoplados à proteína G (GPCR): cadeias polipeptídicas simples que formam sete domínios transmembrana dentro da membrana com segmento capaz de interagir com a proteína G. B1 (estado inativo): a proteína G (GP) está ligada ao lado citoplasmático da membrana e é inativa contanto que os ligantes se liguem a GPCR. Um canal iônico ou enzima é um efetor terminal possível de GPCR. B2 (estado ativo) em quatro passos: 1. ligação a um ligante muda a forma de GPCR que interage com a proteína G (GP); 2. interação causa ativação da GP, com guanosina difosfato (GDP) sendo trocada por guanosina trifosfato (GTP); 3. a GP ativada (G-alfa-GTP) se move em direção a uma enzima, ou modula diretamente a condução de um canal iônico (p. ex., receptor muscarínico); 4. quando uma enzima é ativada (adenilil ciclase, guanilil ciclase etc.), um segundo mensageiro (Ca^{2+}, cAMP, GMPc etc.) é gerado e pode mediar uma ação. Então, a proteína G hidrolisa GTP de volta a GDP. A vantagem dessa via de transdução de sinais é dupla: amplificação de sinal e especificidade de sinal. **C.** Receptores de tirosinoquinase. C1 (estado inativado): receptores de tirosinoquinase (TKR) são receptores transmembrana que consistem em polipeptídios individuais cada qual com grande sítio de ligação extracelular e uma cauda intracelular com uma enzima [tirosina (Tyr) quinase, serina quinase]. C2 (estado ativo): quando um ligante se liga a ambos os receptores, os dois receptores polipeptídicos se agregam para formar um dímero, o que ativa a parte tirosinoquinase do dímero. Cada uma usa ATP para fosforilar as tirosinas na cauda dos outros polipeptídios, bem como outras proteínas de sinalização de modulação. As proteínas dos receptores agora são reconhecidas pelas proteínas de retransmissão dentro da célula. Proteínas de retransmissão se ligam as tirosinas fosforiladas e podem ativar diferentes sinais de transdução. **D.** Receptores nucleares. Receptores intracelulares estão localizados no citoplasma ou no núcleo (NO, hormônios da tireoide, esteroides etc.), e a molécula sinalizadora (lipofílica) deve conseguir atravessar a membrana plasmática. O ligante se liga ao receptor chamado receptor nuclear, embora alguns estejam localizados no citosol e migrem para o núcleo após ligação (p. ex., receptores de glicocorticoides). Essas vias de ativação levam a um efeito duradouro, normalmente no decorrer de muitas horas.

insulina, IGF-1, citocinas e fator de crescimento epidérmico. Os hormônios e fatores de crescimento que atuam nessa classe de receptores geralmente são promotores de crescimento e funcionam para estimular a divisão celular.

Receptores inotrópicos ativam canais iônicos transmembrana e contêm um poro central que funciona como um canal iônico acionado por ligante. Receptores colinérgicos nicotínicos, receptores $GABA_A$ e receptores de glutamato, aspartato, e glicina são canais iônicos acionados por ligante. Os fármacos antiparasitários mais importantes em veterinária (ivermectinas, fipronil) atuam em canais iônicos acionados por ligante, e a imidacloprida atua em canais catiônicos acionados por ligantes (Raymond e Sattelle, 2002). Para ivermectina, canais de cloro acionados pelo glutamato foram localizados na faringe de *Caenorhabditis elegans*, sugerindo-se que o fármaco poderia inibir o bombeamento faríngeo em *Haemonchus contortus*, necessário para sua alimentação (Forrester *et al.*, 2004).

Receptores de fatores de transcrição, como aqueles para hormônios esteroides, hormônios da tireoide, vitamina D ou retinoides, são proteínas intracelulares que atuam como fatores de transcrição. Após ligação ao ligante, por exemplo, hormônios esteroides, os receptores ativados translocam para o núcleo e se ligam à sequência de DNA chamada de *elemento resposta* para iniciar a transcrição de gene(s) específico(s).

TIPOS E SUBTIPOS DE RECEPTORES

Com frequência, neurotransmissores endógenos (acetilcolina, norepinefrina etc.) se ligam a mais de um tipo de receptor. Isso possibilita que a mesma molécula de sinalização produza uma variedade de efeitos em tecidos diferentes. Por exemplo, a acetilcolina atua tanto nos receptores de proteína G (p. ex., receptores muscarínicos M_2 no coração) quanto em canais ativados por ligantes (receptores nicotínicos musculares). Historicamente, a classificação de receptores tem se baseado no seu efeito e sua potência relativa em agonistas e antagonistas seletivos. Mas, hoje, a associação da biologia molecular a técnicas de clonagem tem levado à descoberta de novos subtipos de receptores, e sua expressão como proteínas recombinantes facilitou a descoberta de fármacos mais seletivos. A International Union of Basic and Clinical Pharmacology (IUPHAR) tem um comitê de nomenclatura de receptores e classificação de fármacos que publica regularmente revisões atualizadas e um compêndio no seu periódico (*Pharmacological Reviews*; <www.iuphar.org>) (Neubig *et al.*, 2003).

Teoria dos receptores de fármacos: das teorias de ocupação até o modelo de dois estados

Teorias de receptores de fármacos consistem em uma coleção de modelos em evolução que correspondem ao progresso histórico do conhecimento e possibilitam a descrição qualitativa e quantitativa das relações entre concentrações de fármaco e seu efeito. Antes do surgimento da biologia molecular, muitos efeitos de agonistas e antagonistas eram descritos por modelos matemáticos operacionais, que apresentavam nenhum ou um mínimo de considerações mecânicas (uma abordagem de caixa-preta). Os efeitos eram mensurados em tecidos isolados em uma câmara de banho de órgãos, e os dados coletados utilizados para fazer modelos usando equações relativamente simples derivadas da lei da ação das massas, como na Equação 4.1.

A teoria da ocupação consistiu no primeiro modelo proposto por Clark em 1923 (Rang, 2006). A interação receptor-ligante foi descrita como uma interação biomolecular e o complexo receptor-ligante considerado responsável pela geração de um efeito. Esse modelo assume que a resposta ao fármaco representa uma função linear da ocupação do fármaco a nível de receptor. Consequentemente, o fármaco precisa ocupar todos os receptores para atingir o efeito máximo ($E_{máx}$), e a resposta é finalizada quando o fármaco se dissocia do seu receptor. Portanto, na equação para ligação a receptores (ver Equação 4.1), os termos B e $B_{máx}$ podem ser substituídos por E (efeito) $E_{máx}$, levando a:

$$Efeito = E_{máx} \times \frac{[Fármaco]}{kD + [Fármaco]} \qquad (4.3)$$

Em que *Efeito* (uma variável dependente) é o efeito observado, $E_{máx}$ (um parâmetro) o efeito máximo possível para aquele sistema, *Kd* um parâmetro que mensura a afinidade e *Fármaco* a concentração do fármaco, uma variável independente. Nesse modelo de ação de fármacos por ocupação simples, a concentração do fármaco necessária para produzir 50% do efeito máximo (*i. e.*, EC_{50}) é numericamente igual à constante de dissociação (*i. e.*, Kd).

Essa equação descreve a relação hiperbólica clássica agonista-efeito. Essas relações com frequência estão presentes em escala log, na qual são sigmoides (ver Figura 4.5). Deve-se notar que alguns fármacos não seguem a relação dose-efeito monotônica, mas uma relação em formato de U. Aqui, fármacos podem causar simulação de baixa dose e inibição da resposta em alta dose (ou o inverso), levando ao conceito de *hormese* (para mais detalhes, ver Calabrese e Baldwin, 2003), um conceito desafiador em toxicologia.

O modelo de ocupação de Clark foi confirmado apenas em um número limitado de casos. Como regra, a resposta fisiológica produzida por um ligante não é diretamente proporcional à ocupação, o que se evidencia pelo fato de que alguns fármacos que atuam no mesmo receptor poderiam causar efeito máximo diferente na ocupação máxima do receptor, levando à noção de *agonista parcial versus agonista completo*. Para lidar com essas discrepâncias que não poderiam ser explicadas pela teoria da ocupação, Ariens e Simonis (1954) sugeriram a existência de um fator proporcionalidade, chamado *atividade intrínseca*, entre a quantidade de complexo ligante-receptor e o efeito observado. Quase ao mesmo tempo, Stephenson (1956) introduziu os termos *afinidade* para o passo de ligação e *eficácia* (molecular) para produção de resposta. Nesse conceito, uma resposta máxima não necessariamente corresponde a 100% da ocupação do receptor, mas poderia ocorrer apenas quando poucos receptores estão ocupados. Isso levou ao conceito de *receptores sobressalentes* ou *receptores de reserva*; portanto, a ativação de menos de 1% dos receptores na junção neuromuscular esquelética, por exemplo, é suficiente para deflagrar um potencial de ação e a contração máxima da fibra muscular. De acordo com o conceito de Stephenson, o efeito final do fármaco não é diretamente proporcional ao número de complexos receptor-ligante, mas está relacionado com a geração de um passo intermediário chamado *estímulo*, compreendendo o estímulo que é proporcional à quantidade de complexos receptor-ligante. Por fim, o estímulo é traduzido por um tecido em uma resposta mais ou menos amplificada. Assim, a eficácia de um agonista, de acordo com Stephenson, consiste no parâmetro que indica a capacidade de gerar o estímulo em vez da resposta final na teoria de Arien. Esses conceitos de atividade intrínseca e eficácia foram importantes historicamente para compreender o mecanismo de ação de fármacos, uma vez que esclarecem duas propriedades diferentes da molécula: a afinidade do ligante ao receptor (como mensurado por seu Kd), que determina a ocupação do receptor; e a capacidade de ativar o receptor uma vez ligado. Portanto, um agonista parcial pode mostrar maior afinidade do que um agonista completo, mas ser menos efetivo na geração de uma resposta biológica por sua atividade intrínseca ser menor do que aquela de um agonista completo (ver Figura 4.6). Atualmente, com a biologia molecular e a disponibilidade de sistemas de receptores recombinantes, é possível compreender melhor como um agonista trabalha de fato, empregando-se modelos com base fisiológica, e não em uma abordagem de caixa-preta, para explicar o conceito de eficácia. Hoje, o modelo mais genérico é conhecido como modelo de *dois estados* (Figura 4.9).

Um modelo de dois estados de ação de fármacos é consistente com a maioria das observações de agonistas e antagonistas e genuinamente capaz de explicar a natureza do agonismo inverso e a existência de uma atividade espontânea (constitutiva) de receptores. Em resumo, esse modelo assume que a molécula do receptor existe em duas conformações extremas, com as formas ativa e inativa em equilíbrio dinâmico. Trata-se da mudança conformacional (*i. e.*, a isomerização) dos receptores de um estado inativo para um estado ativo que inicia a resposta farmacológica. Esse equilíbrio espontâneo pode ser alterado pela ligação de um ligante ao receptor. Por exemplo, o receptor gaba-benzodiazepínico existe em duas conformações – uma conformação ativa de canal aberto com alta afinidade por GABA e uma inativa fechada com baixa afinidade por GABA –, ambas em equilíbrio. Nesse esquema, o diazepam (um agonista) apresenta alta afinidade pela conformação ativa, estabilizando a ligação do GABA à conformação ativada. A conformação inativa seria favorecida na presença de agonistas inversos.

Na estrutura principal desse modelo, agonista é um ligante que se liga preferencialmente ao estado ativo do receptor e, portanto, desvia o equilíbrio na direção do estado ativo. Um agonista completo é seletivo para a forma ativa, enquanto um agonista parcial apresenta afinidade apenas ligeiramente maior para o receptor ativo do que para o receptor inativo. Um agonista inverso constitui um ligante para o qual a resposta pode ser observada apenas se houver um estado preexistente de atividade do receptor, como com receptores GABA$_A$. As duas fontes principais do tom resultam da presença de um ligante endógeno ou da atividade constitutiva do receptor. Esses receptores ativos

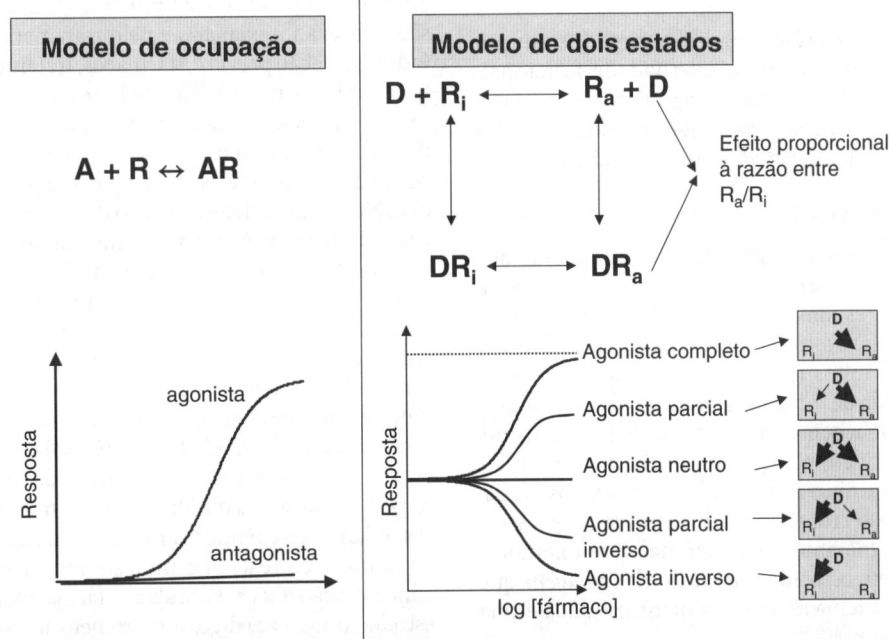

Figura 4.9 Modelo de ativação de receptor: modelo da ativação graduada (esquerda) *versus* um modelo simples de dois estados (direita). O modelo de ativação graduada implica que os agonistas podem induzir graus diferentes de alteração conformacional no receptor (R) e, portanto, diferentes níveis de resposta. Nesse modelo, o receptor não ligado é silencioso (sem atividade basal), enquanto, no modelo de dois estados, há um estado preexistente de repouso e um estado ativo. Para o modelo de ocupação, o nível de resposta é explicado pelo conceito de eficácia (ver Figura 4.3) e um antagonista é um fármaco com eficácia nula (molecular), mas que bloqueia o acesso do receptor a outros ligantes. No modelo de dois estados, um receptor pode alternar entre dois estados conformacionais que estão em equilíbrio: um estado ativo (Ra) e um estado inativo (Ri). Quando não há fármaco (D), um sinal basal constitutivo de saída (a resposta fisiológica ou bioquímica existente) é mais ou menos altamente dependente da razão Ra/Ri. A ligação de fármacos em R pode desviar o equilíbrio em qualquer direção. A extensão com a qual o equilíbrio é alternado para Ra ou Ri é determinada pela afinidade relativa do fármaco pelos dois estados conformacionais. Um fármaco com maior afinidade por Ra do que por Ri direcionará o equilíbrio para Ra e, portanto, ativará o seu receptor. Tal fármaco é chamado de agonista; já um agonista completo compreende um fármaco seletivo o suficiente com relação a Ra para desviar todos os receptores em seu estado ativo e atingir resposta máxima. Quando um fármaco tem afinidade apenas moderadamente maior por Ra do que por Ri, seu efeito será menor do que para um agonista completo, quando será chamado de agonista parcial, uma vez que não pode causar efeito completo. Um fármaco que se liga a Ra e Ri com igual afinidade não alterará o equilíbrio entre Ra e Ri, não apresentará efeito próprio e atuará como um antagonista competitivo. Por fim, um fármaco com maior afinidade por Ri do que por Ra desviará o equilíbrio em direção a Ri e produzirá um efeito oposto àquele do agonista, sendo chamado, então, de agonista inverso. Por exemplo, a cimetidina e a ranitidina são agonistas inversos de receptores H$_2$. Sob condições nas quais o equilíbrio conformacional do receptor não ligado está fortemente a favor de Ri (*i. e.*, nenhuma atividade constitutiva espontânea), o modelo é operacionalmente equivalente a um modelo graduado.

apresentam o efeito basal mesmo se não houver um ligante agonista se ligando a eles. A diminuição na resposta fisiológica ou bioquímica pode ser observada se um agonista inverso com preferência para o receptor inativo for adicionado.

Na estrutura dessa teoria com base biológica, a teoria do receptor clássico precisa ser revisitada. Por exemplo, o Kd mensurado não representa mais a afinidade pelo receptor ativo ou inativo, mas fica entre eles, e Kd é uma função tanto da afinidade quanto da eficácia (para detalhes, ver Rang, 2006). Muitos compostos identificados previamente como antagonistas parecem atuar como agonistas inversos (parciais), ou seja, de fato diminuem a atividade constitutiva do receptor. Esse é o caso da cimetidina, previamente considerada um antagonista H_2. Embora a relevância terapêutica do agonismo inverso precise ser confirmada, o ligante de escolha pode ser um agonista inverso para alguns receptores com alta atividade constitutiva. Por fim, o último tipo de ligante a ser considerado no paradigma do modelo de dois estados é um antagonista competitivo neutro, que tem afinidade igual por ambas as conformações, sem afetar o equilíbrio.

O modelo de dois estados deu origem a modelos mais avançados, como o modelo do complexo ternário ou o modelo do complexo ternário estendido, levando em consideração o conhecimento sobre a transdução de sinal associada a receptores acoplados à proteína G.

Atualmente, os conceitos vêm evoluindo, com a introdução de novos termos descritivos, como seletividade funcional, tráfego direcionado por agonista ou agonismo com viés, agonismo proteico etc., para explicar o que anteriormente era visto como artefato (ver Urban *et al.*, 2007; Kenakin, 2008).

DOWN E *UP-REGULATION*

O efeito de um fármaco com frequência diminui quando administrado repetidamente. O termo usado para descrever a diminuição gradual na responsividade à administração crônica de fármacos (dias, meses) é *tolerância*. *Taquifilaxia* é uma forma aguda de tolerância. Muitos mecanismos farmacodinâmicos (dessensibilização, perda de receptores, exaustão de mediadores etc.) e mecanismos farmacocinéticos (indução do metabolismo, extrusão ativa do fármaco etc.) podem explicar a taquifilaxia e a tolerância. Para diuréticos de alça como furosemida, observou-se durante uso crônico uma diminuição progressiva do efeito natriurético máximo. Esse fenômeno de tolerância é conhecido em diuréticos como *fenômeno de frenagem* que resulta da ativação do sistema renina-angiotensina-aldosterona e do sistema nervoso simpático.

A estimulação crônica dos receptores por fármacos resulta em um estado de dessensibilização a longo prazo, também chamado *down-regulation*. Com frequência, isso decorre da diminuição do número de receptores, enquanto a subestimulação leva a *up-regulation* em razão do aumento do número de receptores e supersensibilidade funcional. A expressão de receptores constitui um processo dinâmico com equilíbrio entre a síntese e a destruição de receptores. Por exemplo, a ligação de um hormônio como a insulina ao seu receptor na superfície das células dá início à endocitose do complexo hormônio-receptor e à destruição por enzimas lisossomais intracelulares. Essa internalização regula o número de sítios disponíveis para ligação na superfície da célula. Embora a dessensibilização do receptor geralmente represente um efeito indesejado, pode fornecer uma maneira de controlar determinados sistemas fisiológicos. Por exemplo, a contracepção a longo prazo por meio da administração de um agonista de hormônio liberador da gonadotropina (GnRH) que induz *down-regulation* da secreção do hormônio luteinizante (LH) e do hormônio folículo-estimulante (FSH) pela pituitária – como acetato de deslorelina – é agora utilizada em cães e gatos. A desvantagem desse método não cirúrgico reside em sua reversibilidade quando da interrupção do tratamento.

DO ALVO FARMACOLÓGICO PARA A FARMACODINÂMICA ANIMAL E POPULACIONAL

A *ação* de fármacos (p. ex., inibição da ciclo-oxigenase) levará ao *efeito* farmacológico (p. ex., inibição da síntese de prostaglandina), que, por sua vez, promove a *resposta* clínica esperada (p. ex., redução da inflamação) e, por fim, o desfecho clínico final (cura ou não cura). A ação de fármacos, o efeito de fármacos, a resposta clínica e a *efetividade* final do fármaco em nível populacional constituem os quatro níveis principais de descrição farmacodinâmica. A resposta clínica de interesse depende de muitos fatores além da simples ação de fármacos no nível de enzimas ou receptores. A resposta de fármacos será influenciada por fatores fisiológicos (idade, sexo, peso corporal, comportamento social etc.), pela origem genética do animal (raça, estirpe etc.) com possível variabilidade em razão do polimorfismo (ver o Capítulo 50), pela doença e sua progressão (febre, anorexia etc.) e pelo tratamento propriamente dito (administração prévia de fármacos, tratamentos conjuntos etc.). Isso explica o motivo pelo qual a resposta pode variar significativamente entre animais e, para um dado animal, entre ocasiões, dificultando o desenvolvimento racional de um regime terapêutico. A relação dose-efeito ocorre para todos os fármacos, e o objetivo para determinação do regime terapêutico racional é inicialmente de natureza farmacodinâmica para especificar a faixa de concentração plasmática eficaz. De fato, um princípio da farmacologia reside no fato de que a concentração plasmática é a força motriz que controla a concentração de biofase e, em condições de equilíbrio, a concentração plasmática livre deve ser igual – ou pelo menos proporcional – à concentração de biofase livre onde receptores e enzimas estão localizados.

O conceito de *janela terapêutica* foi cunhado para descrever essa faixa de concentração plasmática útil na qual se espera que a resposta clínica seja obtida com risco mínimo de reações adversas. A janela terapêutica compreende a faixa ótima de exposição ao fármaco entre a concentração minimamente efetiva e a alta concentração tóxica. Para alguns fármacos, a janela terapêutica é estreita (p. ex., para digoxina, brometo, fenobarbital, gentamicina etc.), exigindo possível *monitoramento terapêutico do fármaco* para assegurar o tratamento com margem de segurança razoável. Para outros fármacos, a janela terapêutica é ampla, possibilitando maior flexibilidade para o desenho de um regime terapêutico, e compreendendo os únicos possivelmente adequados para o tratamento coletivo ou a prevenção de rotina (como para a maioria dos fármacos antibióticos e antiparasitários). Um conceito relacionado com a janela terapêutica é o *índice terapêutico*, que tenta refletir com uma única figura de razão a margem entre a dose tóxica e a dose efetiva.

VISÃO GERAL DA DETERMINAÇÃO DE UM REGIME TERAPÊUTICO SEGURO E EFETIVO

A determinação de dose ou regime terapêutico seguros e efetivos (*i. e.*, dose e intervalo entre doses) é essencial para a exposição adequada de receptores e o uso ótimo de fármacos.

A análise dose-resposta consiste no uso de ferramentas científicas adequadas para responder às seguintes questões (Ruberg, 1995): (i) Há qualquer efeito dos fármacos?; (ii) Quais doses apresentam resposta diferente do controle?; (iii) Qual é a natureza (formato) da relação dose-resposta?; e, por fim, (iv) Qual é a dose ótima? Além disso, um regime de dose ótimo em medicina veterinária não deve ser seguro e efetivo apenas quando administrado em um animal em condições bem controladas, mas também quando empregado coletivamente em animais de produção. Isso também precisa ser otimizado para evitar qualquer preocupação em saúde pública relacionada com as questões de resíduos de fármacos, poluição do ambiente ou resistência a fármacos antimicrobianos.

Muitas ferramentas científicas estão disponíveis para responder a essas questões diferentes, e a escolha de determinada abordagem será ditada pela área terapêutica, pela fase do desenvolvimento do fármaco, pela disponibilidade ou não de pontos finais substitutos com boas propriedades metrológicas, e pela facilidade com a qual desfechos clinicamente relevantes podem ser avaliados.

Em medicina veterinária, a abordagem mais bem estabelecida consiste no chamado ensaio de titulação de dose, que consiste em testar doses diferentes e selecionar aquela que chega ao melhor requerimento regulatório preestabelecido em termos de taxa de cura (para fármacos antiparasitários).

Embora essa abordagem de titulação da dose tenha seus atrativos, também apresenta limitações, as quais levaram a investigações de alternativas, como a abordagem PK/PD. Geralmente, o perfil de concentração plasmática é a força motriz que controla o tempo de curso da concentração de um fármaco em seu local de ação (a biofase para fármacos de atuação sistêmica). Isso levou à integração da informação PK e PD por meio de um modelo de ligação, além da produção de uma ferramenta versátil passível de usar para determinar o regime terapêutico ótimo. Na PK/PD, a variável selecionada para explorar a relação dose-resposta é o perfil de concentração plasmática (e não a dose nominal administrada).

A simulação PK/PD possibilita que os valores numéricos desses três parâmetros-chave que caracterizam qualquer fármaco – sua eficácia máxima ($E_{máx}$), potência (EC_{50}) e sensibilidade – sejam estimados *in vivo*. A sensibilidade é avaliada a partir da inclinação da relação concentração-efeito e constitui o principal determinante para a seletividade do fármaco (ver Figura 4.5). Uma vez estabelecidos esses parâmetros PD diferentes, a relação dose-efeito e a relação tempo para o efeito correspondendo a diferentes perfis PK possíveis podem ser facilmente exploradas por simulações para predizer o tempo de curso do efeito de um fármaco sob diferentes condições fisiológicas e patológicas. Esses cenários diferentes podem então ser apresentados ao clínico para avaliá-los e designar ensaios clínicos confirmatórios futuros.

MODELOS PARA TITULAÇÃO DE DOSE E DETERMINAÇÃO DE UMA DOSE EFETIVA

A seleção de uma dose deve se basear em estudos bem controlados e no uso de metodologia estatística aceita. Com frequência, um modelo paralelo simples é selecionado em medicina veterinária, caso em que os animais (saudáveis, espontaneamente infectados ou infestados etc.) são alocados aleatoriamente em alguns grupos de doses predeterminadas (em geral, incluindo placebo, dose baixa, dose média e dose alta, isto é, quatro faixas de doses) e o ponto final de interesse é comparado usando um teste estatístico de hipótese apropriado (Figura 4.10). O desenho paralelo tem a vantagem de ser direto quanto ao modelo e à análise, mas apresenta várias limitações graves. Uma vez que cada sujeito recebe apenas uma dose, ele fornece apenas um grupo médio (média da população) de dose-resposta, e não uma resposta individual. Esse modelo leva a um parâmetro com viés de estimativa, estimativas limitadas ou ausentes de variabilidade, sendo incapaz de fornecer informações quanto à forma da relação dose-resposta individual (Verotta *et al.*, 1989), o que se torna necessário para determinar a seletividade do fármaco. Mais importante, é improvável que a dose selecionada como a mais efetiva seja a dose ótima. A dose selecionada é obrigatoriamente uma das doses testadas, altamente dependente do poder do modelo experimental (número de animais testados), de maneira que ensaios com pequena amostragem geralmente levam à seleção de uma dose excessivamente alta.

Emprega-se o modelo paralelo em estudos de fármacos antiparasitários e antimicrobianos como desfecho crucial, sendo o desfecho principal a erradicação do patógeno (um efeito irreversível do fármaco). Em contrapartida, fármacos que atuam em sistemas fisiológicos (p. ex., sistema cardiovascular, nervoso, rins etc.) quase invariavelmente atuam de forma reversível de modo a possibilitar a mistura do modelo.

Em um modelo cruzado, cada animal é testado com uma variedade de doses, de maneira que curvas dose-resposta individuais são geradas. Contanto que o número de doses testadas seja suficiente, a relação dose-resposta para um dado animal pode ser então simulada usando a relação sigmoide clássica na fórmula:

$$Efeito = E_0 \pm \frac{E_{máx} \times dose^n}{ED^n_{50} + dose^n} \tag{4.4}$$

Em que *Efeito* (variável dependente) é o efeito previsto de determinada dose (variável independente) e E_0 o efeito sem o fármaco (*i. e.*, o efeito placebo ou a linha basal de resposta do sistema). $E_{máx}$ é o efeito máximo possível, e ED_{50} a dose que produz metade do $E_{máx}$. $E_{máx}$ é uma mensuração da eficácia do fármaco (fisiológica), enquanto ED_{50} constitui uma mensuração da potência do fármaco (ver Figura 4.10). Deve-se ressaltar que, embora os termos "eficácia" e "potência" sejam confundidos com frequência e usados de modo intercambiável dentro de comunidades científicas e farmacêuticas, o fármaco mais potente pode nem sempre oferecer a melhor dose efetiva clinicamente (ver Figura 4.6).

Quando se inclui um expoente (*n*) no modelo, ele reflete a inclinação da relação dose-efeito e pode fornecer informação quanto à seletividade do fármaco para o efeito testado (Figura 4.11).

Essa relação pode ser usada para definir a dose efetiva mínima, a dose efetiva máxima e a dose tolerada máxima. A diferença fundamental entre os desenhos paralelo e cruzado reside no fato de que, com modelos cruzados, qualquer dose dentro de uma faixa de doses testadas pode ser selecionada como dose ótima em razão da possibilidade de interpolação, o que não se dá para o modelo paralelo (ver Sheiner *et al.*, 1991 para mais detalhes).

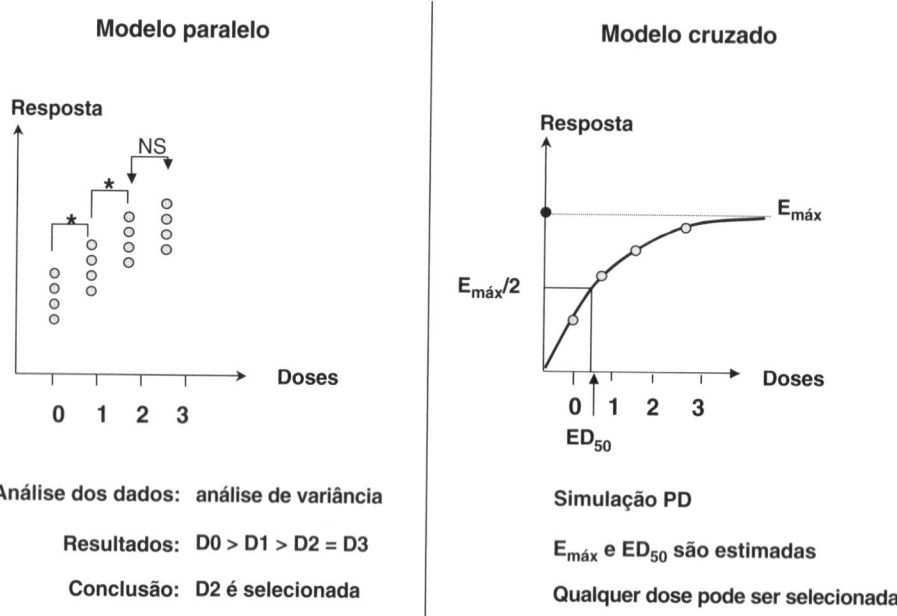

Figura 4.10 Modelo paralelo *versus* modelo cruzado para estudo de titulação de dose. No modelo paralelo, os animais (aqui n = 4 por grupo) são aleatoriamente designados para uma das doses testadas (0, 1, 2 ou 3). A análise de dados é realizada por um teste de hipótese (ANOVA), sendo a dose selecionada uma das doses testadas (sem interpolação). Aqui, D2 seria a dose selecionada, uma vez que ela fornece resposta significativamente maior (*) que D1, mas não significativamente (NS) diferente de D3. Em um modelo cruzado, todos os animais recebem todas as doses, e são geradas curvas individuais dose-efeitos. Para cada curva individual, parâmetros PD ($E_{máx}$, ED_{50}) podem ser computados, e qualquer dose no intervalo testado ser selecionada. Com o modelo cruzado, mas não com o paralelo, a informação é obtida quanto ao formato da relação dose-resposta e quanto à variabilidade dentro da população.

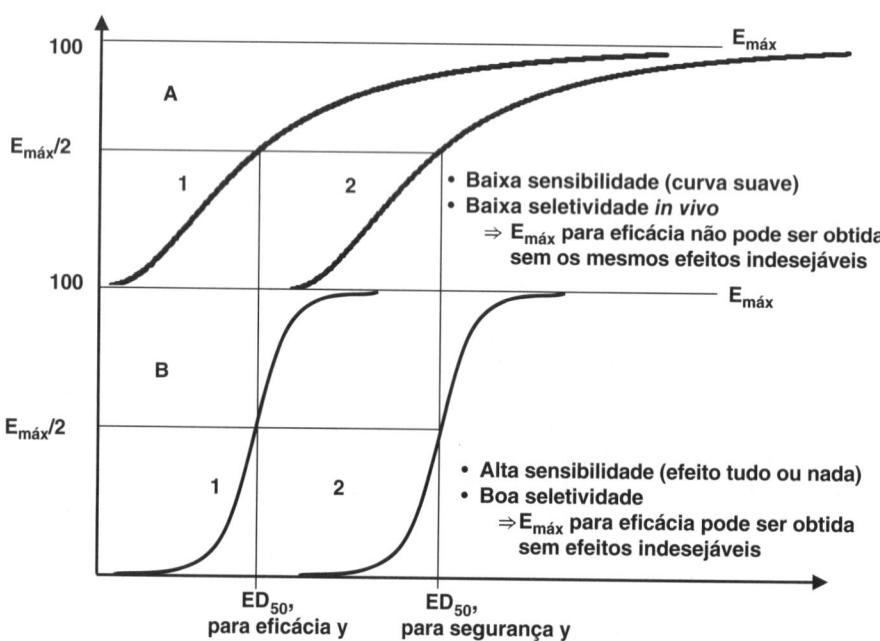

Figura 4.11 Seletividade *in vivo* de fármacos é relacionada tanto com o índice terapêutico (*i. e.*, a razão $ED_{50,segurança}/ED_{50,eficácia}$) quanto com a inclinação da relação concentração-efeito. Fármacos A (topo) e B (baixo) apresentam a mesma potência (ED_{50}) e a mesma eficácia (mesma $E_{máx}$) para o efeito desejado (curva 1) e reações indesejadas (curva 2), que constituem o mesmo índice terapêutico. Entretanto, diferenciam-se em termos de sensibilidade (inclinação) (suave para fármaco A e íngreme para o fármaco B). Apenas com o fármaco B, o efeito total (*i. e.*, $E_{máx}$) pode ser obtido sem qualquer reação adversa significativa, apesar de os fármacos A e B apresentarem a mesma razão $ED_{50,segurança}/ED_{50,eficácia}$. Definição do índice terapêutico para $ED_{10,segurança}/ED_{90,eficácia}$ leva em consideração as diferenças na sensibilidade das curvas dose-resposta.

DIFERENÇA ENTRE TITULAÇÃO DA DOSE E ABORDAGEM PELO MODELO PK/PD PARA A DETERMINAÇÃO DA DOSE

Deve-se notar na seguinte equação que ED_{50} não é verdadeiramente um parâmetro PD, mas uma variável híbrida PK/PD. De fato, a ED_{50} constitui o produto de três determinantes separadas, conforme indicado na seguinte relação:

$$ED_{50} = \frac{Depuração \times EC_{50}}{Biodisponibilidade} \qquad (4.5)$$

Em que *Depuração* é a depuração plasmática, *Biodisponibilidade* é a extensão de biodisponibilidade sistêmica (para a via extravascular de administração de fármacos) e EC_{50} a concentração plasmática que fornece metade do $E_{máx}$.

A Figura 4.1 ilustra as diferenças fundamentais entre ensaios de intervalo de doses e ensaios PK/PD. Ambos têm como objetivo documentar a mesma relação entre dose e resposta ao fármaco, mas, em uma análise PK-PD, o efeito se explica pela substituição da dose com o perfil de concentração plasmática, de maneira que a potência estimada do fármaco é expressa como uma EC_{50}, e não uma ED_{50}. A EC_{50}, diferentemente de ED_{50}, é um parâmetro PD verdadeiro. Existe apenas uma EC_{50} para um dado ponto final, e esse valor de EC_{50} não é influenciado por parâmetros PK, via de administração ou formulação. Isso significa que, se novas formulações do fármaco forem desenvolvidas, não há necessidade de realizar um novo ensaio PK/PD, e sim apenas um estudo PK para estabelecer a influência da nova biodisponibilidade sobre o efeito. Assim, a EC_{50} tem aplicação muito mais ampla do que ED_{50}, e sua determinação compreende o objetivo principal de estudos PK/PD. Ainda, uma vez que dados de concentração plasmática-tempo incluem informações temporais, o modelo PK/PD não é adequado apenas para estabelecer a dose adequada, mas também para o intervalo entre doses.

CONSTRUÇÃO DE MODELOS PK/PD

Em geral, três modelos diferentes são considerados quando da construção de um modelo PK/PD: um modelo PK transformando a dose em um perfil concentração *versus* tempo; um modelo de ligação que descreve a transferência do fármaco do plasma para uma biofase; e o modelo PD que relaciona a concentração em biofase com o efeito (Holford e Sheiner, 1981).

Em geral, o modelo PK é um modelo compartimental tradicional, e se estimam os parâmetros PK de modo convencional. Esse modelo é usado para fornecer dados de concentração para o modelo PD.

O perfil de concentração plasmática e os efeitos normalmente não são em fase, e a concentração plasmática não pode ser incorporada diretamente ao modelo PD. O efeito da maioria dos fármacos fica abaixo da concentração plasmática, o que pode ser visualizado facilmente plotando os efeitos (eixo Y) *versus* a concentração plasmática (eixo X). Observa-se um *loop* quando os pontos de dados estão em ordem cronológica, a que se dá o nome de *loop de histerese*, do grego, que significa "chegando tarde" (Figura 4.12). Quando há um *loop* de histerese, a causa do retardo deve ser identificada para selecionar a estratégia de simulação adequada. Quando o retardo é de origem PK (p. ex., taxa de distribuição lenta do fármaco na biofase etc.), e quando o efeito do fármaco está diretamente relacionado com a concentração do fármaco em nível de biofase, pode-se escolher o chamado *modelo do efeito do compartimento*. Um modelo de ligação é interposto entre o modelo PK e o modelo PD para explicar o retardo. Geralmente, isso consiste em descrever a transferência do fármaco para a biofase por uma taxa constante de primeira ordem, o parâmetro para o modelo de ligação. A constante da taxa de primeira ordem (geralmente denotada como K_{e0}) pode ser estimada a partir do tempo de curso do efeito do fármaco (ver Holford e Sheiner, 1981 para detalhes).

Para a maioria dos fármacos, a combinação do fármaco com o seu receptor é seguida por uma cascata de eventos bioquímicos, fisiológicos e/ou fisiopatológicos dependentes do tempo (ver Figura 4.8). Portanto, o retardo entre a concentração plasmática e a resposta decorre da responsividade temporal intrínseca do sistema. Modelos de resposta indireta são usados para esse tipo de resposta.

Quatro modelos de resposta indireta básica foram propostos (Dayneka *et al.*, 1993), com base na Equação 4.6, que descreve a taxa de mudança na resposta no decorrer do tempo sem fármaco presente:

$$\frac{dR}{dt} = K_{in} - K_{out}R \qquad (4.6)$$

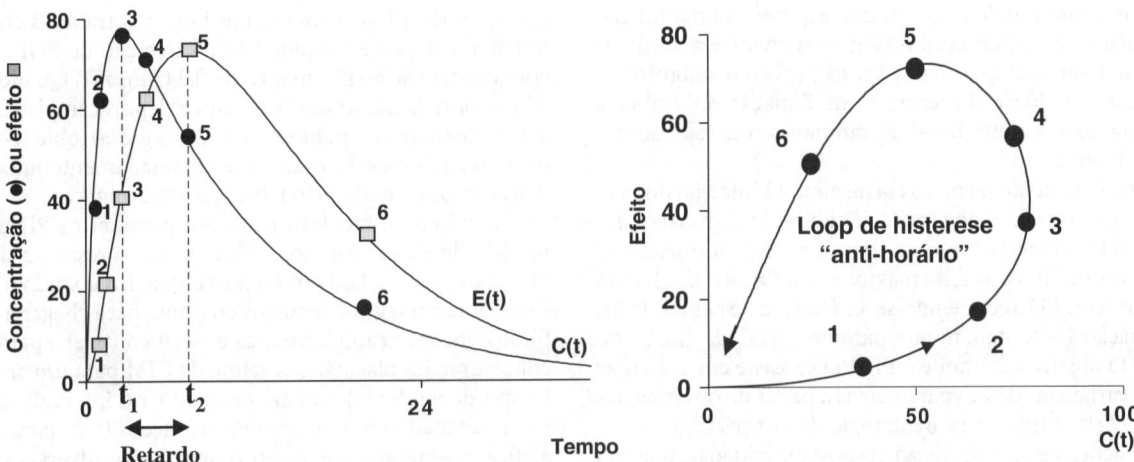

Figura 4.12 Em geral, a relação entre o tempo de concentração plasmática e o tempo de efeito não se dá em fase. O pico de concentração ocorre no momento t_1 e o pico de efeito ocorre posteriormente no momento t_2. Um gráfico aritmético de efeito *versus* tempo revela um *loop* de histerese. Para qualquer concentração dada, são possíveis dois níveis diferentes de efeitos.

Em que dR/dt representa a taxa de variação na resposta variável (R). O modelo assume que a resposta mensurada está sendo formada em taxa constante (K_{in}), mas desaparece no modo de primeira ordem (K_{out}). Para a variação na temperatura corporal (°C) durante a febre, K_{in} (°C por unidade de tempo) reflete o nível de termogênese e K_{out} (por unidade de tempo) expressa a taxa de termólise. Pode-se assumir que a ação indireta do fármaco consiste na inibição ou no estímulo de fatores fisiológicos que controlam a produção ou a dissipação do efeito mensurado, descrito como:

$$\frac{dR}{dt} = K_{in} \times \{\text{estimulação ou inibição da função}\} - K_{out} \qquad (4.7)$$
$$\times \{\text{estimulação ou inibição da função}\} \times R$$

Em que a *estimulação* ou *inibição da função* pode ser o modelo clássico $E_{máx}$.

O modelo final a considerar na abordagem na simulação PK/PD é o modelo PD. Existem dois tipos principais de modelos PD, que descrevem uma relação concentração-efeito *graduada* ou uma relação concentração-resposta *quantal*. O modelo graduado é usado quando a resposta a uma concentração diferente do fármaco pode ser quantificada em uma escala (p. ex., temperatura corporal, tempo de sobrevivência). Em contrapartida, em um modelo quantal (também conhecido como modelo de efeito fixo) os efeitos descritos são nominais (categóricos) (p. ex., morto ou vivo, curado de parasitas ou não, surgimento de efeitos indesejados ou não). A dose ou exposição na relação dose-resposta quantal (ou exposição-resposta) não está relacionada com a intensidade do efeito, mas com a frequência de um efeito tudo ou nada. Respostas quantais com frequência têm desfechos clínicos finais, enquanto respostas graduadas, em geral, são substitutas.

O modelo mais geral para relação de efeito graduada é um modelo Hill, também conhecido como modelo $E_{máx}$ sigmoide:

$$E(t) = E_0 \pm \frac{E_{máx} \times C^n(t)}{EC^n_{50} + C^n(t)} \qquad (4.8)$$

Em que $E(t)$ é o efeito observado para determinada concentração no tempo t $(C(t))$, $E_{máx}$ o efeito máximo atribuível ao fármaco, EC_{50} a concentração plasmática que produz 50% de $E_{máx}$, e n o coeficiente de Hill, que representa a inclinação da relação concentração-efeito. Quando $n = 1$, o modelo Hill se reduz ao modelo $E_{máx}$, que corresponde a uma função hiperbólica. O efeito de muitos fármacos envolve a modulação de uma variável fisiológica (p. ex., pressão sanguínea). Nesse caso, a inclusão do termo E_0 na Equação 4.8 indica a ocorrência de um efeito basal. E_0 também pode representar o efeito placebo.

Quando o efeito do fármaco corresponde à inibição do processo biológico, o efeito do fármaco é subtraído do basal (E_0), e a EC_{50} com frequência é expressa como uma IC_{50}, a concentração que produz 50% do efeito máximo de inibição $(E_{máx})$. Para outros modelos PD, recomenda-se ler Holford e Sheiner, 1981.

A Equação 4.8 contém muitos parâmetros $(E_0, E_{máx}, EC_{50}$ ou IC_{50} e $n)$. O objetivo do modelo PK/PD consiste em avaliar as médias e variâncias desses parâmetros a partir de observações *in vivo* do $E(t)$ obtido sobre o intervalo de valores $C(t)$.

Em relações de concentração-resposta graduadas, quando o desfecho é binário (p. ex., cura ou sem cura, surgimento ou não de reações adversas) ou os resultados do efeito do fármaco são fornecidos como escores (responsivo/não responsivo), a ligação entre a mensuração da concentração da exposição ao fármaco e a probabilidade correspondente é dada pela equação logística de:

$$P = \frac{1}{1 + e^{-(a+bX)}} \qquad (4.9)$$

Em que P é a probabilidade (p. ex., de cura de 0 a 1), a um parâmetro basal (p. ex., efeito placebo) e b o índice de sensibilidade (similar à inclinação), X a variável independente e que pode ser a exposição (e não a concentração instantânea) ou o índice quantitativo que prevê a eficácia (p. ex., ASC/CIM para um antibiótico dependente da concentração). A Figura 4.13 mostra a curva logística para probabilidade de cura por um antibiótico. Na regressão logística, a variável dependente é chamada de *logit*, que é o log natural das chances:

$$\log(chances) = \text{logit}(P) = Ln\frac{P}{(1-P)} \text{ e } chances = \frac{P}{1-P}$$
$$(4.10)$$

SELEÇÃO DA DOSE E DO REGIME TERAPÊUTICO

O próximo passo após estimar todos os parâmetros PD relevantes consiste em selecionar a dose e o intervalo entre doses. Quando os parâmetros PD são estimados com modelo do efeito direto e o ponto final investigado apresenta significado clínico, a Equação 4.5 pode ser usada diretamente. Com frequência, no caso de AINE, a dose próxima à ED_{50} é selecionada, o que pode facilmente ser computado por meio da incorporação da EC_{50} correspondente na Equação 4.5. Por exemplo, em equinos, a potência estimada de fenilbutazona, determinada a partir do seu efeito no comprimento da passada em um caso de carpite experimental, indicou uma EC_{50} de 3,6 µg/mℓ (Toutain *et al.*, 1994). Uma vez que a depuração plasmática da fenilbutazona em equinos é de 991 mℓ/kg/dia, a dose calculada necessária para chegar à metade do efeito máximo corresponde a 3,6 mg/kg/dia. Isso está ligeiramente abaixo da dose diária recomendada pelo fabricante de 4,4 mg/kg. Entretanto, se o ponto final investigado para um AINE consiste na inibição da PGE_2, o substituto bioquímico, a EC para incorporar na Equação 4.5 pode se diferenciar da EC_{50}. Mostrou-se que 90 a 95% da magnitude da inibição da COX-2 é clinicamente relevante. Nesse caso, uma EC_{95} deve ser incorporada à Equação 4.5. Em bezerros tratados com ácido tolfenâmico, por exemplo, 95% da inibição de PGE_2 é obtida com concentração plasmática de 0,245 µg/mℓ. Quando a EC_{95} é incorporada à Equação 4.5 com a depuração plasmática do ácido tolfenâmico em bezerros (7,2 ℓ/kg/dia), obtém-se a dose de 1,76 mg/kg/24 h, o que é aproximadamente igual à dose diária recomendada pelo fabricante de 2 mg/kg.

Quando do estabelecimento dos parâmetros PD usando o modelo de efeito indireto, a relação entre a resposta clínica e a EC_{50} não é direta. Isso também é verdadeiro quando o objetivo é selecionar o regime terapêutico ótimo para chegar a um perfil de concentração plasmática específico (p. ex., para manter concentrações plasmáticas acima da CIM para um antibiótico tempo-dependente) ou para determinar o intervalo de tempo mais adequado entre duas administrações (i. e., para otimizar a eficácia enquanto se minimizam reações adversas indesejadas). Nesses casos, a melhor abordagem consiste em realizar simulações. O modelo PK/PD pode ser usado para simular muitos intervalos entre doses e doses e triar aqueles regimes

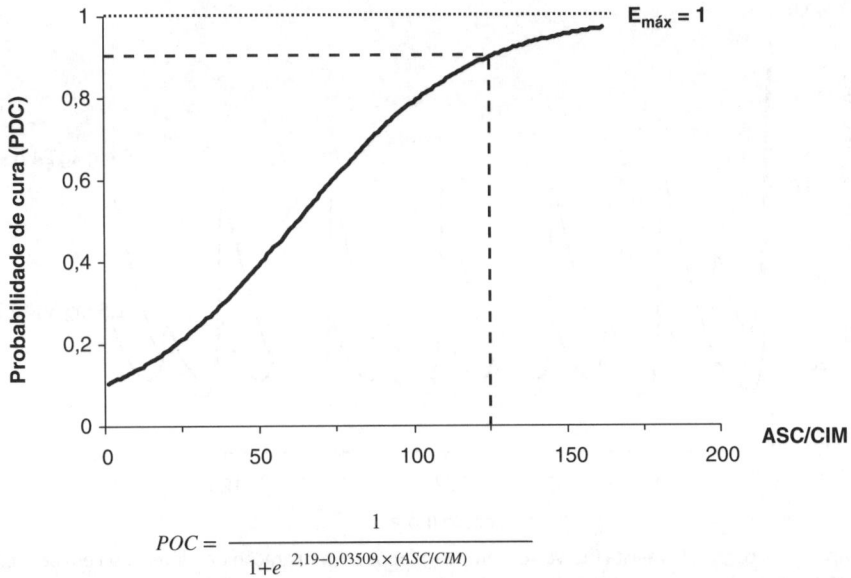

$$POC = \frac{1}{1+e^{\,2,19-0,03509\,\times\,(ASC/CIM)}}$$

Figura 4.13 Regressão logística. Quando um efeito é binário (cura/sem cura), a curva logística é usada para descrever a relação entre a variável independente (com frequência, dose, exposição ou qualquer variável explicativa) e a variável dependente (probabilidade entre 0 e 1). Essa curva dose-resposta quantal não relaciona a dose com a intensidade do efeito, mas com a frequência em uma população de indivíduos nos quais o fármaco produz um efeito tudo ou nada. Aqui, a probabilidade de cura (PDC) para um antibiótico hipotético dependente da concentração foi plotada *versus* o valor de um índice PK/PD geralmente selecionado para essa classe de antibióticos (*i. e.*, ASC/CIM). O valor 2,19 produz P = 0,1 quando X é zero (efeito placebo) e b = 0,035 fornece a "sensibilidade", a inclinação da resposta. Aqui, para uma ASC/CIM de 125 h, a PDC é 0,9 (90%).

terapêuticos com melhor eficiência ou margem de segurança. Tais análises não exigem tempo adicional ou custo durante o desenvolvimento do fármaco. Por exemplo, no caso da nimesulida em cães, mostrou-se que o modelo PK/PD previu a melhor eficácia antipirética para nimesulida no regime terapêutico de 2,5 mg/kg 2 vezes/dia, em vez de 5 mg/kg/dia, embora ambos os regimes terapêuticos fossem equivalentes em termos de supressão da claudicação (Toutain *et al.*, 2001a) (Figura 4.14).

A abordagem PK/PD também pode ser usada para determinar o regime terapêutico ótimo para antibióticos. O objetivo da terapia racional de antibióticos é duplo, ou seja, a otimização da eficácia clínica e minimização da seleção e disseminação de patógenos resistentes (Lees e Aliabadi, 2002; Toutain *et al.*, 2002). A baixa sensibilidade dos desfechos clínicos na indicação do melhor regime terapêutico em termos de cura bacteriológica estimulou a investigação do valor do índice substituto PK/PD para estabelecer um regime ótimo de antibióticos. Três índices PK/PD parecem ser suficientes para predizer a efetividade de antibióticos: a razão *f*ASC/CIM, um índice usado para quinolonas; a razão *f*C$_{máx}$/CIM (em que C$_{máx}$ é a concentração plasmática livre máxima), um índice selecionado para aminoglicosídeos; e *f*T > CIM (o tempo durante o qual a concentração plasmática livre excedeu a CIM expressa como porcentagem do intervalo entre doses), um índice selecionado para os chamados antibióticos tempo-dependentes, como betalactâmicos. Todos os três índices são marcadores substitutos do que é esperado em última instância, isto é, a recuperação clínica e a erradicação bacteriana.

Deve-se notar que esses índices PK/PD preditivos da eficácia *in vivo* são construídos com base na concentração plasmática de antibiótico Livre (*f* ou *fu*), e não com base na concentração plasmática total ou nível de antibiótico tecidual total. De fato, a maioria dos patógenos de interesse clínico localiza-se em meio extracelular, e a biofase para os antibióticos consiste no líquido extracelular.

Uma vez selecionado o índice substituto PK/PD, seus pontos de corte (valores críticos) precisam ser considerados em relação aos objetivos clínicos. Para quinolonas, geralmente relata-se que a concentração plasmática deve ser cinco vezes maior do que para a CIM limitante (geralmente a CIM$_{90}$, isto é, a CIM que cobre 90% da população bacteriana). Isso é o equivalente a dizer que o ponto de corte PK/PD para o índice preditivo da eficácia de quinolonas (*i. e.*, ASC/CIM) calculada no decorrer de 24 h, deve ser 125 h. Tomando como exemplo as quinolonas, a dose diária esperada pode ser facilmente computada como:

Dose diária para quinolona =

$$\frac{\text{Depuração plasmática} \times \left(\dfrac{\text{ASC}}{\text{CIM}}\right) \text{ ponto de corte} \times \text{CIM}_{90}}{fu \times \text{biodisponibilidade}}$$
(4.11)

Em que *fu* é a fração livre. O ponto de corte (ASC/CIM) na Equação 4.11 é, por exemplo, 125 h, caso em que a depuração plasmática para quinolonas sob investigação deve ser expressa por hora (e não por dia) se houver necessidade de computar a dose diária. Simplificando, a dose diária pode ser computada usando a seguinte equação que é, de fato, a Equação 4.11 com EC$_{50}$ igualando 5 × *CIM*$_{90}$:

$$\text{\textit{Dose diária} para uma quinolona} = \frac{\text{depuração plasmática} \times 5 \times CIM_{90}}{fu \times \text{biodisponibilidade}}$$
(4.12)

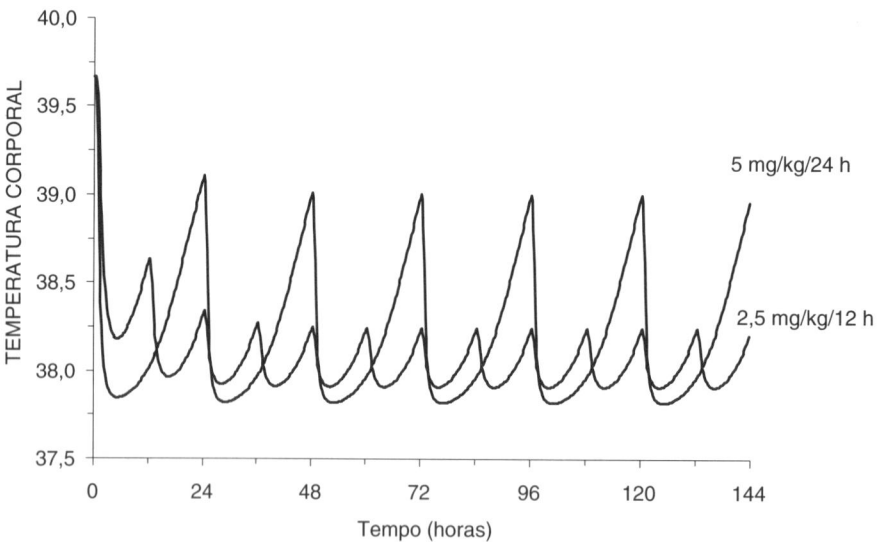

Figura 4.14 Gráfico da temperatura corporal prevista (°C) *versus* tempo (h) após administração de nimesulida em cães em dois regimes terapêuticos diferentes (2,5 mg/kg/12 h e 5 mg/kg/24 h, por 6 dias consecutivos). A inspeção visual das figuras sugere a superioridade do regime terapêutico de 2,5 mg/kg/12 h. *Fonte:* Toutain *et al.*, 2001a. Reproduzida, com autorização, de John Wiley & Sons, Inc.

Aqui, a depuração plasmática consiste na depuração diária e 5 é o fato de escala equivalente ao valor do ponto de corte para 125 h (5 é o arredondamento de 125 h/24 h) e pelo qual a CIM_{90} deve ser multiplicada para garantir a eficácia apropriada (para mais explicações das Equações 4.11 e 4.12, ver Toutain, 2003 e Toutain *et al.*, 2007).

PK/PD POPULACIONAL

Um avanço importante consistiu em separar as duas fontes principais (PK e PD) de variabilidade por meio do uso de abordagens populacionais PK/PD. Assim, análises populacionais podem explicar, com alguns covariantes, a variação entre animais (ou grupos de animais) não apenas em termos de exposição ao fármaco, mas também em termos de responsividade ao fármaco. Isso é especialmente verdadeiro no caso de antibióticos, em que a resposta clínica é afetada não apenas pela capacidade do fármaco em alcançar o sítio de infecção, mas também pela variabilidade PD (resposta do hospedeiro ao patógeno invasor e suscetibilidade bacteriana). No caso dos antibióticos, se tanto a variabilidade PK quanto PD (CIM) forem conhecidas de investigações em populações relevantes, a distribuição estatística de índices PK/PD selecionados, preditiva de eficácia clínica, pode ser estabelecida imediatamente utilizando *simulações* Monte Carlo. Monte Carlo é um termo aplicado ao método numérico com processo aleatório embutido, que envolve a combinação da variabilidade de exposição ao fármaco antimicrobiano com a variabilidade na suscetibilidade do patógeno de acordo com as funções de probabilidade e densidade correspondentes. Com simulações Monte Carlo, grandes populações hipotéticas de animais (e desfechos) podem ser geradas para determinar a probabilidade de atingir um ponto de corte de PK/PD em determinada proporção da população (Figura 4.15). Isso possibilita a seleção de um regime terapêutico com base no atingimento do ponto de corte-alvo PK/PD recomendado na maioria dos animais. Para mais detalhes, recomenda-se Lees *et al.* (2006); para um exemplo de caso de tulatromicina em bezerros, Toutain *et al.*, 2017.

LIMITES DO MODELO PK/PD DE ABORDAGEM PARA DETERMINAÇÃO DA DOSE: RESPOSTA CLÍNICA *VERSUS* SUBSTITUTO

Com grande frequência, a resposta a fármacos de interesse é difícil de obter (p. ex., cura bacteriana para um antibiótico), de mensurar quantitativamente (p. ex., estado mental para um tranquilizante) ou mesmo muito demorada (p. ex., tempo de sobrevivência para terapia contra câncer). Sob essas condições, o efeito de maior interesse em um ensaio PK/PD pode ser substituído por um ponto de corte substituto, um biomarcador mensurado objetivamente e validado como indicador de um processo normal ou patológico (Anônimo, 2001; Colburn, 2000). Alguns exemplos de substitutos em medicina veterinária correspondem aos índices PK/PD propostos para predizer o sucesso clínico e a cura bacteriológica para antibióticos. A inibição da enzima conversora da angiotensina (ECA) é usada como substituto para avaliar inibidores de ECA, embora deva-se manter em mente que o objetivo principal do tratamento com inibidores de ECA consiste no aumento do tempo de sobrevivência do animal doente e da qualidade da sua vida, e não na inibição da atividade enzimática. De fato, um fármaco pode apresentar efeito favorável como biomarcador e um efeito desfavorável na doença, exigindo-se a validação de qualquer biomarcador que se acredita ser substituto de relevância clínica. A triagem CAST em medicina humana é uma ilustração adequada (Ruskin, 1989). Inicialmente, pensou-se que a supressão farmacológica da contração ventricular prematura (CVP), identificada por monitoramento após infarto do miocárdio, poderia reduzir a incidência de arritmias subsequentes. A capacidade de diferentes fármacos antiarrítmicos em prevenir a morte cardíaca (antiarrítmicos classe I) foi testada em comparação ao placebo. Por fim, mostrou-se que a terapia com o fármaco não era associada apenas à redução da CVP, mas também ao aumento na incidência de mortes por arritmia. Esse ensaio mostra que qualquer substituto precisa ser validado quanto à sua relevância clínica mesmo quando há uma ligação mecanística forte com a condição sob tratamento.

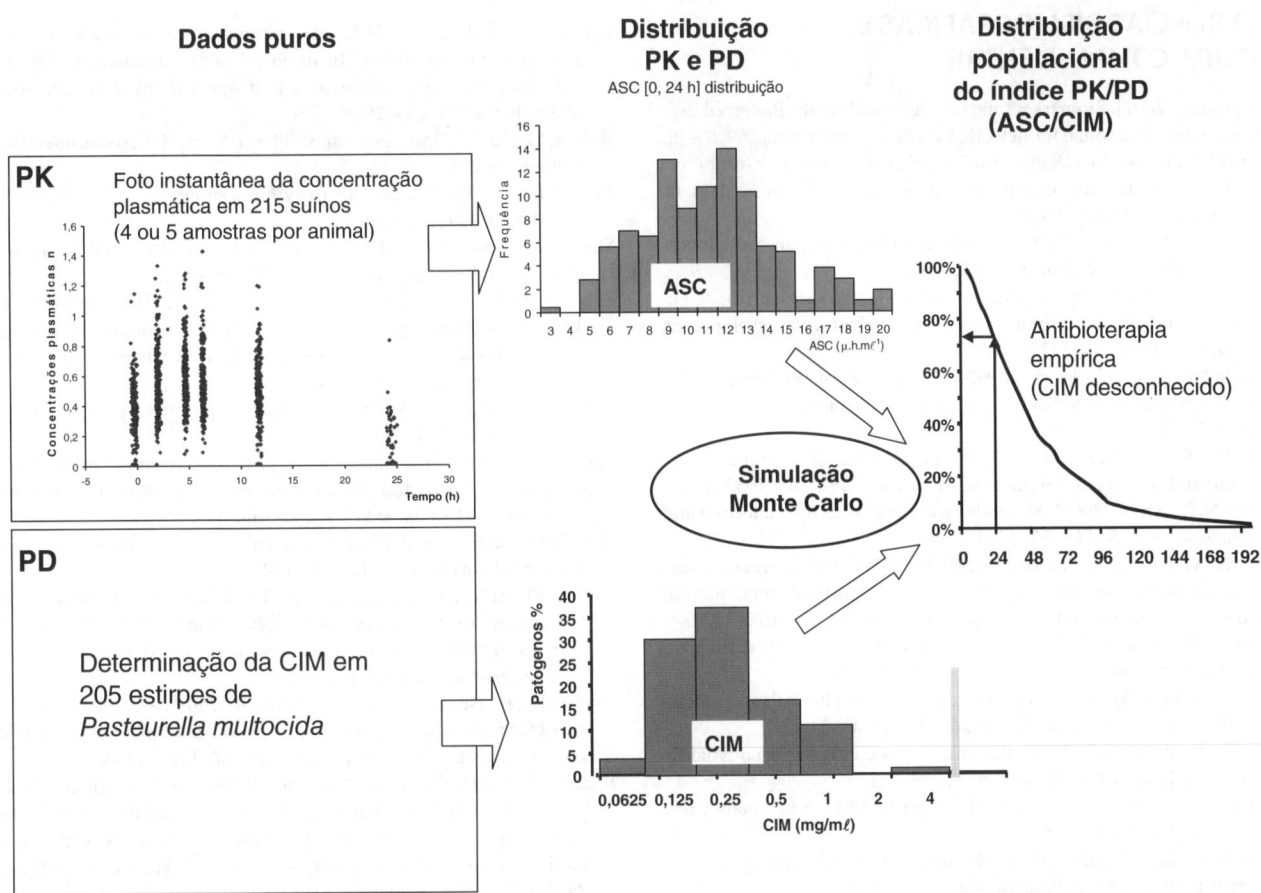

Figura 4.15 Simulação Monte Carlo e índice PK/PD de distribuição da população para doxiciclina em suínos. Painel superior esquerdo: concentração plasmática de doxiciclina foi mensurada em 215 suínos sob condições de campo (4 a 5 amostras por suíno) após tratamento metafilático VO. As concentrações plasmáticas foram obtidas com a segunda dose de doxiciclina de 5 mg/kg administrada aproximadamente 14 h após a dose inicial de 5 mg/kg. Painel inferior esquerdo: concentração inibitória mínima (CIM) foi determinada em 205 estirpes de *Pasteurella multocida*. Painel intermediário: distribuição da exposição como ASC (0 a 24 h) e distribuição da CIM. Essas duas distribuições foram usadas para simulações Monte Carlo, cuja aplicação contribui de forma equilibrada para a variabilidade na exposição ao fármaco (ASC) e para dados de suscetibilidade do patógeno (distribuição da CIM) para estabelecer a distribuição populacional do índice PK/PD relevante (ASC/CIM). Painel direito: a curva fornece a porcentagem de suínos em uma dada população que atinge determinado valor de previsão de PK/PD (ASC/CIM). A curva foi gerada por uma antibioticoterapia empírica (distribuição da CIM conhecida, mas a CIM para o patógeno envolvido desconhecida) com base na dose administrada de doxiciclina de 10 mg/kg, o regime terapêutico recomendado. A inspeção visual da curva indica que o índice PK/PD de 24 h (*i. e.*, concentração plasmática média diária igual à CIM correspondente) seria atingida em 72% dos suínos com antibioticoterapia empírica. Se for assumido que apenas o fármaco livre é ativo, o ponto atingido deve ser dividido por aproximadamente 10, uma vez que a extensão da ligação às proteínas plasmáticas para doxiciclina é de, aproximadamente, 90%.

CONSIDERAÇÕES FINAIS

A ação de um fármaco é inicialmente expressa no sítio-alvo (receptor, enzima, transportador etc.), no qual produz um evento bioquímico ou celular, como inibição enzimática ou despolarização. Essa ação principal do fármaco promove, então, rapidamente, algumas alterações fisiológicas e observáveis, como contração de musculatura lisa, diminuição da pressão sanguínea ou inibição ou estimulação da secreção de uma substância endógena – esse é o efeito principal do fármaco. Em última instância, esses efeitos a curto prazo são responsáveis coletivamente pelo retardo na resposta clínica geral, como tempo de sobrevivência ou bem-estar de animais. Nesse contexto, abordagens PK/PD conseguem relacionar situações *in vivo* e *in vitro*, ou seja, predizer o tempo para o desenvolvimento do efeito de um fármaco a partir de uma ação *in vitro*. PK/PD é uma ferramenta usada principalmente para selecionar regimes terapêuticos racionais (dose, intervalo entre doses) para confirmação crucial em testes clínicos. No modelo PK/PD, o perfil de concentração plasmática (não a dose) tem papel de variável explicativa para o efeito. Uma vez que separa as duas fontes principais de variabilidade interespécies (PK/PD), é bem adequada ao desenvolvimento de fármacos para múltiplas espécies e extrapolação interespécies. A abordagem PK/PD oferece muitas vantagens sobre a titulação clássica de doses, sobretudo a possibilidade de determinar um regime terapêutico por meio do teste de apenas uma única dose. A principal limitação da abordagem PK/PD consiste em biomarcadores substitutos usados para julgar a eficácia – os efeitos de variáveis do fármaco –, e não a resposta clínica geral, sendo o risco a determinação da dose efetiva *versus* o biomarcador, mas não a melhora na enfermidade. Isso é particularmente verdadeiro em doenças crônicas nas quais o desfecho clínico pode levar meses a anos para ocorrer.

REFERÊNCIAS BIBLIOGRÁFICAS E LEITURA COMPLEMENTAR

Anonymous. (2001). Biomarkers and surrogate endpoints: Preferred definitions and conceptual framework. *Clin Pharmacol Therap.* **69**, 89–95.

Ariens EJ, Simonis AM. (1954). Affinity and ry of competitive inhibition. II. Experiments with paraamino-benzoic acid derivatives. *Arch Int Pharmacodyn Therap.* **99**, 175–187.

Calabrese EJ, Baldwin LA. (2003). Hormesis: the dose-response revolution. *Ann Rev Pharmacol Toxicol.* **43**, 175–197.

Colburn WA. (2000). Optimizing the use of biomarkers, surrogate endpoints, and clinical endpoints for more efficient drug development. *J Clin Pharmacol.* **40**, 1419–1427.

Dayneka NL, Garg V, Jusko WJ. (1993). Comparison of four basic models of indirect pharmacodynamic responses. *J Pharmacokinet Biopharm.* **21**, 457–478.

Drake MT, Clarke BL, Khosla S. (2008). Bisphosphonates: mechanism of action and role in clinical practice. *Mayo Clinic Proc.* **83**, 1032–1045.

Farman N, Bocchi B. (2000). Mineralocorticoid selectivity: molecular and cellular aspects. *Kid Int.* **57**, 1364–1369.

Forrester SG, Beech RN, Prichard RK. (2004). Agonist enhacement of macrocyclic lactone activity at a glutamate-gated chloride channel subunit from Haemonchus contortus. *Biochem Pharmacol.* **67**, 1019–1024.

Garcia PS, Kolesky SE, Jenkins A. (2010). General anesthetic actions on GABA(A) receptors. *Cur Neuropharmacol.* **8**, 2–9.

Grace AA, Camm AJ. (2000). Voltage-gated calcium-channels and antiarrhythmic drug action. *Cardiovascular Res.* **45**, 43–51.

Holford NH, Sheiner LB. (1981). Pharmacokinetic and pharmacodynamic modeling in vivo. *Crit Rev Bioeng.* **5**, 273–322.

Kenakin TP. (2008). Pharmacological onomastics: what's in a name? *Br J Pharmacol.* **153**, 432–438.

Lees P, Aliabadi FS. (2002). Rational dosing of antimicrobial drugs: animals versus humans. *Int J Antimicrob Agents.* **19**, 269–284.

Lees P, Concordet D, Shojaee Aliabadi F, Toutain PL. (2006). Drug selection and optimisation of dosage schedules to minimize antimicrobial resistance. In Aarestrup FM. (ed), *Antimicrobial Resistance in Bacteria of Animal Origin*. Washington, DC, ASM Press. 49–71.

Lees P, Cunningham FM, Elliott J. (2004). Principles of pharmacodynamics and their applications in veterinary pharmacology. *J Vet Pharmacol Ther.* **6**, 397–414.

Lees P, Giraudel J, Landoni MF, Toutain PL. (2004a). PK-PD integration and PK-PD modelling of nonsteroidal anti-inflammatory drugs: principles and applications in veterinary pharmacology. *J Vet Pharmacol Ther.* **27**, 491–502.

Lees P, Landoni MF, Giraudel J, Toutain PL. (2004b). Pharmacodynamics and pharmacokinetics of nonsteroidal anti-inflammatory drugs in species of veterinary interest. *J Vet Pharmacol Ther.* **27**, 479–490.

McKellar QA, Sanchez Bruni SF, Jones DG. (2004). Pharmacokinetic/pharmacodynamic relationships of antimicrobial drugs used in veterinary medicine. *J Vet Pharmacol Ther.* **27**, 503–514.

Neubig RR, Spedding M, Kenakin T, Christopoulos A. (2003). International Union of Pharmacology Committee on Receptor Nomenclature and Drug Classification. XXXVIII. Update on terms and symbols in quantitative pharmacology. *Pharmacological Rev.* **55**, 597–606.

Rang HP. (2006). The receptor concept: pharmacology's big idea. *Br J Pharmacol.* **147** (Suppl. 1), S9–16.

Raymond V, Sattelle DB. (2002). Novel animal-health drug targets from ligand-gated chloride channels. *Nat Rev Drug Discov.* **1**, 427–436.

Riviere JE, Toutain PL. (2011). Simultaneous pharmacokinetic–pharmacodynamic modeling. In Riviere J. (ed), *Comparative Pharmacokinetics: Principles, Techniques and Applications*, 2nd edn. Ames, Wiley-Blackwell. 255–294.

Ruberg SJ. (1995). Dose response studies. I. Some design considerations. *J Biopharm Stat.* **5**, 1–14.

Ruskin JN. (1989). The cardiac arrhythmia suppression trial (CAST). *N Engl J Med.* **321**, 386–388.

Sheiner LB, Hashimoto Y, Beal SL. (1991). A simulation study comparing designs for dose ranging. *Stat Med.* **10**, 303–321.

Sills GJ. (2011). Mechanisms of action of antiepileptic drugs. In Sander JW, Walker MC, Smalls JE (eds), *Epilepsy 2011: From Science to Society. A Practical Guide to Epilepsy*. London: ILAE (UK Chapter) and the National Society for Epilepsy, UK.

Stephenson RP. (1956). A modification of receptor theory. *Br J Pharmacol Chemother.* **11**, 379–393.

Toutain PL. (2002). Pharmacokinetics/pharmacodynamics integration in drug development and dosage regimen optimization for veterinary medicine. *AAPS Pharm Sci.* **4**, 160–188.

Toutain PL. (2003). Antibiotic treatment of animals – a different approach to rational dosing. *Vet J.* **165**, 98–100.

Toutain PL, Autefage, A, Legrand C, Alvinerie M. (1994). Plasma concentrations and therapeutic efficacy of phenylbutazone and flunixin meglumine in the horse: pharmacokinetic/ pharmacodynamic modelling. *J Vet Pharmacol Ther.* **17**, 459–469.

Toutain PL, Bousquet-Melou A, Martinez M, (2007). AUC/MIC: a PK/PD index for antibiotics with a time dimension or simply a dimensionless scoring factor? *J Antimicrob Chemother.* **60**, 1185–1188.

Toutain PL, Cester CC, Haak T, Laroute V. (2001a). A pharmacokinetic/pharmacodynamic approach vs. a dose titration for the determination of a dosage regimen: the case of nimesulide, a Cox-2 selective nonsteroidal anti-inflammatory drug in the dog. *J Vet Pharmacol Therap.* **24**, 43–55.

Toutain PL, Cester CC, Haak T, Metge S. (2001b). Pharmacokinetic profile and in vitro selective cyclooxygenase-2 inhibition by nimesulide in the dog. *J Vet Pharmacol Ther.* **24**, 35–42.

Toutain PL, del Castillo JRE, Bousquet-Me´lou A. (2002). The pharmacokinetic-pharmacodynamic approach to a rational dosage regimen for antibiotics. *Res Vet Sci.* **73**, 105–114.

Toutain PL, Lees P. (2004). Integration and modelling of pharmacokinetic and pharmacodynamic data to optimize dosage regimens in veterinary medicine. *J Vet Pharmacol Ther.* **27**, 467–477.

Toutain PL, Lefebvre HP. (2004). Pharmacokinetics and pharmacokinetic/pharmacodynamic relationships for angiotensin-converting enzyme inhibitors. *J Vet Pharmacol Ther.* **27**, 515–525.

Toutain PL, Potter T, Pelligand L, Lacroix M, Illambas J, Lees P. (2017). Standard PK/PD concepts can be applied to determine a dosage regimen for a macrolide: the case of tulathromycin in the calf. *J Vet Pharmacol Ther.* **40**, 16–27.

Urban JD, Clarke WP, von Zastrow M, Nichols DE, Kobilka B, Weinstein H, Javitch JA, Roth BL, Christopoulos A, Sexton PM, Miller KJ, Spedding M, Mailman RB. (2007). Functional selectivity and classical concepts of quantitative pharmacology. *J Pharmacol Exp Ther.* **320**, 1–13.

Verotta D, Beal SL, Sheiner LB. (1989). Semiparametric approach to pharmacokinetic-pharmacodynamic data. *Am J Physiol.* **256**, R1005–1010.

White HS, Rho JM. (eds). (2010). *Mechanisms of Action of Antiepileptic Drugs*. West Islip, NY, Professional Communications Inc.

CAPÍTULO 5

Princípios de Farmacêutica e Apresentações em Medicina Veterinária

Raafat M. Fahmy e Marilyn N. Martinez

INTRODUÇÃO

Farmacêutica é uma ciência interdisciplinar que envolve a integração de farmácia física, formulações farmacêuticas, tecnologia de manufatura, farmácia de dispensário e as leis da farmacêutica. Independentemente do direcionamento do fármaco – para uso em humanos ou espécies veterinárias –, os mesmos fatores influenciam o processo de desenvolvimento de apresentações e as considerações quanto ao controle de qualidade. Muitos desses conceitos foram introduzidos nos Capítulos 2 e 3 e serão expandidos aqui para dar uma perspectiva de quanto as apresentações influenciam a distribuição e a atividade de fármacos. Esses fatores incluem:

- Características físicas e químicas do ingrediente farmacêutico ativo (IFA), como:
  - Solubilidade intrínseca (solubilidade aquosa da forma não ionizada do fármaco)
  - pKa
  - Habilidade de atravessar membranas biológicas
  - Estabilidade:
    - Na presença de excipientes
    - Durante a fabricação
    - Tempo de prateleira
  - Características do cristal (p. ex., hábito cristalino, tamanho da partícula, formato da partícula)
- Uso pretendido da formulação:
  - Duração-alvo da liberação do fármaco
  - Estabilidade no trato gastrintestinal (GI; produtos administrados via oral)
  - Facilidade de administração
  - Limitações nas formas de administração:
    - Tamanho dos comprimidos ou das cápsulas ou volume de líquido oral
    - Volume da injeção
    - Localização da administração (p. ex., pele, oftálmica, orelha)
- Formulação que inclui excipientes para assegurar que o produto entrega um fármaco de maneira definida pelo farmacologista/especialista clínico
- Método de fabricação (baseado no fármaco e nas características pretendidas da apresentação).

Os conteúdos deste capítulo fornecem uma visão geral de cada um desses pontos quanto à sua relação com os produtos aprovados para uso veterinário. Para esse fim, princípios farmacêuticos serão discutidos a partir da perspectiva do desenvolvimento de sistemas de administração de fármacos (apresentação), da formulação e das variáveis de fabricação que influenciam o desempenho *in vivo* e *in vitro* do produto, além da compreensão necessária do produto para assegurar que a apresentação é efetiva, segura e estável. Vale ressaltar que, se houver interesse, o leitor pode procurar as recomendações atuais para métodos de teste para avaliação da solubilidade intrínseca de fármacos em um capítulo geral (1236) publicado pela United States Pharmacopeia.

Os desafios da formulação que impactam na indústria farmacêutica de saúde animal são paralelos aos encontrados durante o desenvolvimento de produtos farmacêuticos para humanos. Ainda, a seleção de apresentações e suas formulações correspondentes refletem as necessidades específicas da espécie animal-alvo, as variações potenciais entre raças capazes de influenciar a taxa e a extensão de exposição ao fármaco, a variação em tamanho corporal, os hábitos de alimentação de espécies, os desafios logísticos associados ao uso do produto, o custo para o consumidor final (uma questão de interesse particular para produtos associados à manutenção da saúde do rebanho), a segurança ambiental, os estados mórbidos dos animais (e seu impacto na ingestão de fármacos ou na farmacocinética dos fármacos) e a segurança alimentar de humanos (para produtos destinados à administração em animais de produção). Para acomodar essa ampla variação de necessidades, medicações veterinárias podem ser fabricadas de muitas maneiras, incluindo:

- Comprimidos, cápsulas, soluções e suspensões orais
- Formulações injetáveis (soluções, suspensões e uma ampla gama de liberação prolongada)
- Pó medicado para administração na água de beber (sanidade do rebanho)
- Beberagem (*drenches* – um grande volume de suspensão ou solução aquosa que contém IFA bombeado para o rúmen do animal)
- Artigos medicados [uma formulação que deve ser administrada nos alimentos – o artigo medicado tipo A é regulamentado pela Food and Drug Administration (FDA) como um novo produto farmacêutico para animais; entretanto, é administrado ao animal apenas após diluição substancial em alimento não medicado]
- Produtos tópicos (que, além de produtos administrados na pele, incluem formulações oftálmicas, otológicas e intramamárias)
- Produtos transdérmicos (aplicados na pele, mas absorvidos sistemicamente)
- Produtos transvaginais (absorção sistêmica do fármaco obtida por meio da formulação de um produto de liberação no trato urogenital e da absorção subsequente pelo epitélio vaginal)
- *Bolus* ruminais (um comprimido grande desenhado para administração em ruminantes cujo fármaco pode ser liberado imediatamente ou permanecer no rúmen por um período prolongado, havendo liberação prolongada do fármaco).

COMPREENSÃO DO INGREDIENTE FARMACÊUTICO ATIVO

Independentemente da apresentação, é importante compreender as propriedades físicas e químicas de um IFA antes do desenvolvimento do produto. Atualmente, a maioria dos IFA em uso é representada por materiais sólidos (compostos químicos puros de estrutura cristalina ou amorfa). No caso de produtos de biomassa, a fabricação dos IFA e dos produtos de fermentação relacionados precisa ser cuidadosamente controlada.

A pureza da substância química é essencial para a sua identificação e para a determinação das suas propriedades químicas, físicas e biológicas. As propriedades físico-químicas das IFA podem incluir reologia, tamanho da partícula, estrutura cristalina, ponto de fusão e solubilidade intrínseca, propriedades de estado sólido, coeficiente de partição, pKa, estabilidade e constante(s) de ionização (a extensão com a qual ácidos ou bases se ionizam, uma vez colocadas em solução). Conforme descrito na Figura 5.1, a integração do conhecimento das propriedades químicas, físicas e biológicas (as últimas incluindo a capacidade das IFA em chegar ao seu sítio de ação e promover uma resposta biológica) ao descobrimento de fármacos e desenvolvimento de produtos possibilita definir os Atributos Críticos de Qualidade (ACQ) e otimizar formulação.

Propriedades físicas

Forma cristalina

Muitos IFA são precipitados durante seu estágio final de síntese, formando, assim, o estado cristalino específico. Por sua vez, o estado cristalino é uma função tanto do sistema solvente usado durante o processo de solubilização inicial quanto das condições de precipitação subsequente do fármaco. Variáveis de condições importantes incluem temperatura, pressão, taxa de resfriamento e tempo. A trama de cristal resultante é composta pela repetição de unidades chamadas unidades celulares, as quais são idênticas dentro de um cristal específico (*i. e.*, o mesmo tamanho e arranjo de átomos). Níveis maiores de energia são necessários para quebrar tramas mais fortes *versus* mais fracas de cristais (*i. e.*, caracterizadas por um alto ponto de fusão). Como resultado, essas formas cristalinas mais estáveis apresentam, em geral, baixa solubilidade aquosa. De maneira inversa, o estado amorfo se caracteriza por posicionamento aleatório e irregular de átomos e baixo ponto de fusão.

Uma substância química amorfa não contém trama cristalina distinta e, portanto, em geral, é a forma mais solúvel de uma substância química.

Embora um baixo ponto de fusão seja associado à maior solubilidade aquosa, ele também tende a ser menos estável. De fato, um dos problemas associados à precipitação *in vivo* de fármacos (fórmula com solubilizado que recristaliza *in vivo*) reside no fato de que a forma amorfa administrada (que era solúvel) precipita em uma forma de maior energia, levando, assim, a problemas de biodisponibilidade (solubilidade). Por isso, atualmente há muita atenção dispensada ao desenvolvimento de formulações de fármacos que possibilitam a supersaturação *in vivo* (*i. e.*, o fármaco permanece em solução em concentrações maiores do que a sua solubilidade em equilíbrio termodinâmico) levando, assim, ao incremento da absorção intestinal do fármaco (Gao e Shi, 2012).

"Polimorfismo" é um termo usado para descrever um fenômeno no qual um fármaco pode existir em mais de uma forma cristalina (*i. e.*, com diferentes arranjos de tramas). A diferença no arranjo molecular é mostrada na Figura 5.2. A trama do cristal resultante pode influenciar profundamente suas propriedades. Polimorfos de um IFA se diferenciam quanto à sua solubilidade, taxa de dissolução, densidade, dureza e forma do cristal (Sun, 2009).

Uma consideração adicional reside no fato de que as formas cristalinas podem existir como configurações anidras ou como hidratos ou solvatos. Solvatos são adutores sólidos cristalinos que contêm quantidade estequiométrica (razão integral fixa) ou não estequiométrica de um solvente incorporado dentro da estrutura cristalina. Se o solvente for incorporado à água, então a forma cristalina é conhecida como hidrato. O estado de hidratação molecular pode afetar a solubilidade. Em geral, a forma anidra do fármaco é mais solúvel do que o hidrato em razão da estabilidade do arranjo cristalino (*i. e.*, há um ponto de fusão maior associado aos hidratos). Por exemplo, a teofilina está disponível como hidrato ou forma anidra. Diferenças similares nas formas polimórficas também são vistas com penicilina e cafeína. Para cada um desses compostos, os muitos polimorfismos se

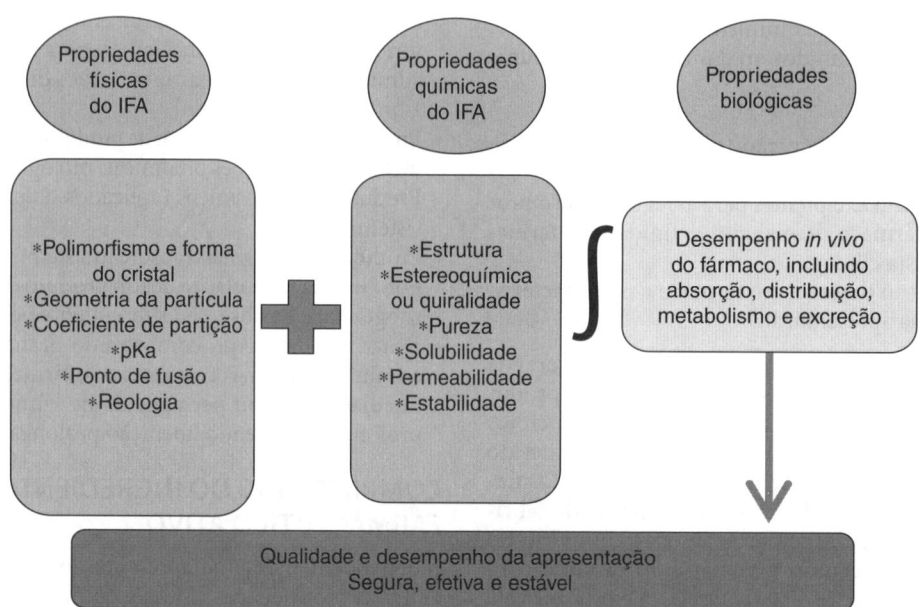

Figura 5.1 Integração das propriedades físicas, químicas e biológicas de ingredientes farmacêuticos ativos (IFA).

Forma I

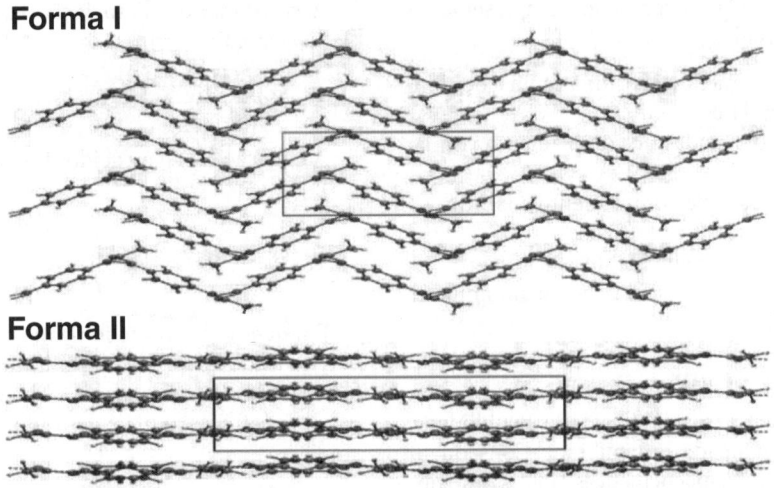

Forma II

Figura 5.2 Exemplo de duas formas polimórficas do mesmo composto.

caracterizam por diferenças em suas respectivas características de dissolução *in vitro*, com a solubilidade e a taxa de dissolução do cristal anidro excedendo as do hidrato.

Ainda, o envoltório geométrico promove diferenças em suas respectivas energias de trama. O envoltório geométrico é a orientação ou conformação das moléculas em seus sítios de trama, o que leva a diferenças na quantidade de energia necessária para quebrar a trama da estrutura cristalina. Portanto, formas polimórficas normalmente apresentam propriedades físico-químicas diferentes, incluindo ponto de fusão, densidade de massa, fluxo do pó, compressibilidade, dureza, forma do cristal e solubilidade.

Uma vez que pelo menos um terço de todos os compostos orgânicos apresenta polimorfismo, telas polimórficas constituem uma ferramenta importante no arsenal do cientista farmacêutico. A avaliação da estrutura do cristal, do seu polimorfismo e da forma do solvato representa uma atividade de pré-formulação importante. As mudanças nas características do cristal podem influenciar a biodisponibilidade e a estabilidade química e física. As técnicas usadas para determinar as propriedades do cristal incluem microscopia de estágio quente, análise térmica, espectroscopia infravermelha, espectroscopia no infravermelho próximo e difração por raios X.

Geometria da partícula

Ao considerar a geometria das partículas, parâmetros importantes incluem tamanho e forma, os quais, por sua vez, influenciam suas propriedades de envoltório e densidade.

Tamanho. O tamanho da partícula pode afetar ACQ, como taxa de dissolução, uniformidade do conteúdo, sabor, textura, cor e estabilidade. A extensão com a qual alguns desses fatores são influenciados pelo tamanho da partícula é determinada, pelo menos em parte, pela solubilidade aquosa do IFA (em que o tamanho da partícula é mais importante para dissolução de compostos fracamente solúveis) e pela formulação do produto (para uniformidade do conteúdo). Normalmente, a redução do tamanho da partícula é obtida por raspagem, impacto, atrito ou compressão (processos de moagem a seco). Uma revisão excelente quanto à importância das especificações do tamanho da partícula foi conduzida por Sun *et al.* (2010).

A diminuição do tamanho da partícula aumenta a área de superfície da partícula, diminui a barreira da camada de difusão (ou não homogeneização) e a camada limítrofe (a camada estagnada de solvente circundando a partícula) e, portanto, pode elevar a solubilidade do fármaco. Uma discussão adicional dessa relação é fornecida na seção sobre solubilidade deste capítulo. Entretanto, enquanto um aumento na razão entre superfície e volume por meio da diminuição do tamanho da partícula pode aumentar a solubilidade do IFA, existem situações por meio das quais a diminuição do tamanho da partícula pode ter o efeito oposto. Por exemplo, a coesividade das partículas (tendência em grudar umas nas outras) aumenta à medida que o tamanho da partícula diminui – este é o principal problema com formulações em nanopartículas. Além disso, o tamanho da partícula regula a sedimentação, a formação de agregados (também conhecida como floculação, na qual partículas menores precipitam mais rápido do que partículas maiores) e o crescimento do cristal. O último se dá quando partículas menores são dissolvidas e, subsequentemente, recristalizam, momento no qual já aderem a partículas maiores, formando, assim, cristais maiores (um fenômeno conhecido como amadurecimento de Ostwald). O efeito de semeadura de partículas maiores no crescimento do cristal leva o nome de nucleação, e uma estratégia de formulação para suprimir a nucleação consiste em empregar sistemas coloides (Ravin e Rodebough, 1980).

Com relação ao processo de manufatura, a distribuição de tamanho da partícula afetará o fluxo de pó. Partículas ≥ 250 µm normalmente apresentam fluxo relativamente livre, enquanto partículas muito finas (abaixo de 10 µm) tendem a ser extremamente coesas e fluir de modo pobre. O contrário é verdadeiro em relação à uniformidade da mistura, na qual partículas menores tipicamente facilitam a uniformidade do conteúdo.

Formato da partícula. As partículas podem ser definidas por sua forma geométrica, pelas características de superfície e pelo fato de serem únicas ou associadas a corpos de múltiplas partículas. O formato pode influenciar a mistura e o processo de fabricação de comprimidos. A forma mais simples de descrever o formato de uma partícula consiste em usar uma metáfora ou comparação com objetos comumente conhecidos, empregando termos como formato "oval" e "granular", sendo os apresentados a seguir alguns dos mais usados:

- Acicular: partículas finas, semelhantes a uma agulha, de comprimento e espessura similares
- Floco: partículas finas e achatadas de comprimento similar à largura
- Lâmina: partículas achatadas de comprimento e largura similares, porém mais espessas que os flocos
- Ripa: partículas longas, finas e semelhantes a lâminas
- Igual: partículas de comprimento, largura e espessura similares
- Esférica: formato globular.

Constantes de dissociações/pKa

O pKa de um fármaco influencia sua lipofilicidade, solubilidade, ligação a proteínas e permeabilidade de membrana. Consequentemente, afeta características farmacocinéticas (PK), como absorção, distribuição, metabolismo e excreção (ADME). Em geral, a molécula não ionizada apresenta maior lipossolubilidade do que a forma ionizada, além de tender a ser a forma que atravessa mais prontamente as membranas biológicas. Em contrapartida, a forma ionizada em geral é responsável pela dissolução do produto em fluidos biológicos (Kerns e Di, 2004; Avdeef, 2001).

Com base no conhecimento do pKa dos fármacos e do pH do meio adjacente, pode-se determinar a quantidade relativa de fármaco ionizado e não ionizado em solução em pH específico. A relação entre pKa, pH e a quantidade relativa de fármaco ionizado *versus* não ionizado pode ser estimada aplicando a equação de Henderson-Hasselbalch (HH) introduzida no Capítulo 2 (Equações 2.2 e 2.3; Figura 2.3). A base da equação HH é descrita por meio da compreensão do comportamento de ácidos e bases fracas (Figura 5.3).

Ácidos e bases fortes são aqueles que se dissociam completamente em íons quando colocados em solução. Já ácidos e bases fracas não se dissociam completamente em solução. Ácidos fracos têm pH maior que ácidos fortes, uma vez que não liberam todos os seus hidrogênios. A constante de dissociação de ácidos mostra a extensão com a qual um ácido se dissocia.

A ionização de um ácido fraco é representada pela (Equação 5.1):

$$HA + H_2O \rightleftharpoons H_3O + A- \quad (5.1)$$

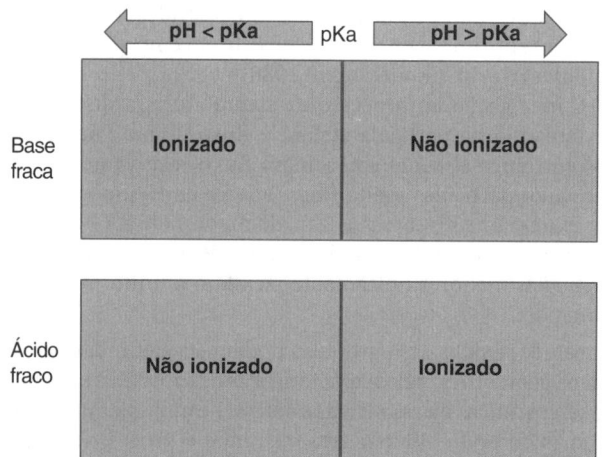

A constante de dissociação Ka pode ser calculada como (Equação 5.2):

$$Ka = \frac{(H_3O^+)(A^-)}{HA} \quad (5.2)$$

A equação HH para ácidos fracos é descrita como (Equação 5.3):

$$pH = pKa + \log \frac{A^-}{HA} \quad (5.3)$$

Em que A^- é a forma ionizada do ácido fraco e HA a forma não ionizada do fármaco. Ainda, quando o pH excede o pKa, a forma ionizada do fármaco será predominante. Contrariamente, para bases fracas, o pH é definido como (Equação 5.4):

$$pH = pKa + \log \frac{B}{BH^+} \quad (5.4)$$

Em que B é a forma não ionizada da base fraca e BH^+ a forma ionizada do fármaco. Além disso, quando o pH excede o pKa, a forma não ionizada do fármaco será predominante. Com base nas Equações 5.3 e 5.4, pode-se calcular a porcentagem de fármaco que existe na forma não ionizada em um dado pH (Equação 5.5):

$$\%ionizada = \frac{100}{1 + 10^{\,carga(pH-pKa)}} \quad (5.5)$$

Em que carga = –1 para ácidos e =1 para bases.

Coeficientes de partição

Log P. Na maioria das situações, os fármacos devem atravessar membranas biológicas antes de entrarem na corrente sanguínea. Uma vez que membranas biológicas são lipofílicas por natureza, há um desafio crescente de solubilização em um ambiente aquoso *versus* a necessidade de partição por barreiras biológicas lipofílicas. Esse equilíbrio delicado precisa que o fármaco passe imediatamente entre as fases aquosa e lipídica para assegurar a sua absorção, conceito exibido na Figura 2.2. Essa capacidade é descrita pelo coeficiente de partição (P), que caracteriza a atividade relativa óleo *versus* água de um composto quando ele existe na forma não ionizada.

A determinação de P (ou log de P) envolve a adição do IFA em um funil de separação que contém uma mistura de dois solventes imiscíveis. As moléculas do fármaco em pó se distribuem entre essas duas camadas até que se estabeleça o equilíbrio. Com frequência, a estimativa resultante – o valor Log P – é empregada para prever a capacidade absortiva do IFA.

Se o composto é ácido ou básico, o pH é ajustado para assegurar que o composto esteja neutralizado. Uma vez que o equilíbrio tenha sido atingido, o composto é quantificado em cada solvente, em geral por espectroscopia ultravioleta/visível ou por titulação, calculando-se o logaritmo da razão de concentração. A mensuração é expressa com a Equação 5.6:

Log P = Log (concentração do analito em octanol)/ (concentração do analito em água)   (5.6)

O valor Log P resultante especifica se o composto mensurado é hidrofílico ou hidrofóbico. O motivo pelo qual o octanol é selecionado como solvente lipofílico reside no fato de que atua tanto como aceptor de ligações de hidrogênio quanto como

Figura 5.3 Relação entre a preponderância da forma ionizada *versus* não ionizada de um composto como função do pKa *versus* pH para ácidos fracos e bases fracas.

doador, simulando, assim, as propriedades de uma membrana biológica (Fletcher *et al.*, 2013).

Os valores Log P em relação à previsão de permeabilidade são interpretados da seguinte maneira (Lipinski *et al.*, 2001):

- Log P < 0 implica que o fármaco tem baixa absorção oral. Portanto, a administração parenteral pode ser o método preferencial de administração do fármaco
- Log P = 0 a 3 mostra que o fármaco apresenta absorção oral intermediária e pode ser fabricado com uma apresentação oral
- Log P = 2 a 4 aponta que o fármaco tem alta absorção e pode ser fabricado como transdérmico
- Log P > 4 implica no potencial de partição extenso do fármaco em tecidos adiposos, o que pode levar ao acúmulo do fármaco
- Log P > 5 implica que o fármaco apresenta lipofilicidade muito alta e pode não conseguir atravessar as camadas de uma membrana biológica.

Log D. Outra medida comum para lipofilicidade consiste no coeficiente de distribuição Log D, que explica a existência de moléculas tanto na sua forma ionizada quanto não ionizada. Por conseguinte, mensurações do Log D são geradas por meio de uma faixa de valores de pH. Para compostos não ionizados, Log P = Log D em qualquer pH. Entre os diferentes valores de pH, em geral o mais interessante é o pH 7,4, o valor de pH fisiológico.

Ponto de fusão

Cada substância pura se caracteriza por um ponto de fusão específico ou por uma faixa de fusão. A presença de impurezas resulta em mudança no ponto de fusão. Esse fenômeno normalmente é usado para determinar a pureza de um fármaco. Além de sua importância quanto à determinação de impurezas, o ponto de fusão do IFA puro precisa ser considerado durante o processo de fabricação. Especificamente, pode influenciar a adequação do uso de técnicas de extrusão de fusão a quente (p. ex., apresentações mastigáveis) ou a estabilidade do produto ao ter contato com o calor produzido durante o processo de granulação.

Reologia

Trata-se do estudo do fluxo e das características de deformação de um material (líquido ou semissólido) submetido a uma força aplicada. A deformação é a mudança transitória na forma da matéria. Se a forma do material se reverte ao seu estado original após a remoção do estresse, diz-se que o material é elástico (p. ex., uma bola de borracha). Contrariamente, se o material não se deforma, ele é considerado rígido.

O fluxo de material depende da capacidade do material em se deformar. Por exemplo, se for colocada pasta de dente em um recipiente quadrado e este for subsequentemente apertado, deslocando a pasta de dente para um recipiente redondo, a pasta de dente tomaria a forma do novo recipiente. Esse movimento da pasta de dente é definido como fluxo. Mensurações reológicas são usadas para caracterizar a facilidade do fluxo e a capacidade do material em se deformar, características importantes no processo de manufatura, uma vez que influenciam a capacidade do produto em manter a sua forma após extrusão ou os problemas que serão encontrados durante a mistura e o armazenamento do produto. As propriedades reológicas de um IFA também podem influenciar a homogeneidade da formulação.

A capacidade de se deformar determina a magnitude da fricção interna gerada em resposta ao estresse externo. A esse respeito, quanto maior a propriedade de deformação do fármaco, menor a fricção e maior a taxa de fluxo em resposta a qualquer estresse externo. A mensuração da resistência ao fluxo é definida como viscosidade do fluido.

Um fluido é considerado como apresentando fluxo newtoniano se a viscosidade não se alterar em resposta à aplicação de forças de cisalhamento (p. ex., água). Em contrapartida, alguns materiais não newtonianos (p. ex., iogurte e tintas de látex ou acrílicas) apresentam tixotropia (diminuição na viscosidade em resposta ao aumento na velocidade de fluxo relativo por processos como agitação), enquanto outros (p. ex., agentes espessantes) apresentam aumento na viscosidade em resposta ao aumento no estresse do cisalhamento (Wood, 1986).

Propriedades químicas

Estabilidade

A estabilidade do fármaco deve ser determinada nas fases iniciais do desenvolvimento de produtos. Um fármaco é considerado instável quando a IFA perde potência suficiente que afetará de forma diversa a segurança (p. ex., potencial para degradação tóxica) ou eficácia dentro de um período considerado inaceitável para o tempo de prateleira desejado. O teste de estabilidade fornece informações quanto ao comportamento do IFA sob uma variedade de fatores ambientais, como temperatura, umidade e luz, além de estabelecer um período de reteste para a substância, meia-vida de prateleira do produto farmacêutico, e levar a recomendações quanto ao fármaco e às condições de armazenamento do medicamento. Com frequência, produtos de degradação podem ser previstos *a priori* a partir da estrutura química do IFA. Por exemplo, ésteres e amidas são sensíveis à degradação hidrolítica, enquanto acridanos e catecolaminas à degradação oxidativa. Mecanismos de degradação incluem:

- Hidrólise: processo químico que inclui a degradação de substâncias farmacêuticas por sua reação com a água. Ocorre, em geral, com ésteres, amidas e sais de ácidos fracos ou bases fortes (Alsante *et al.*, 2009)
- Oxidação: abrange a degradação de uma substância por meio do mecanismo de transferência de elétrons, formando, assim, ânions e cátions reativos. Aminas, sulfatos e fenóis são suscetíveis à oxidação por transferência de elétrons, resultando em N-óxidos, hidroxilamina, sulfonas e sulfóxidos (Gupta *et al.*, 2011). A oxidação pode afetar a quiralidade ou a racemização de algumas substâncias, levando à alteração nos efeitos terapêuticos (Alsante *et al.*, 2007)
- Fotólise: processo que inclui a degradação de um fármaco por exposição à luz ultravioleta ou fluorescente. A presença de grupos funcionais como ligações fracas C-H e O-H, alquenos nitroaromáticos, cloretos aril, carbonilas, N-óxidos, sulfetos e polienos é responsável pela fotossensibilidade do fármaco. As condições-padrão para testes de fotoestabilidade são descritas em ICH Q1B Testes de Fotoestabilidade de Novas Substâncias e Produtos Farmacêuticos (ICH, 1996)
- Degradação térmica: para alguns compostos, a adição de calor (energia térmica) pode acelerar a oxidação, a redução e as reações de hidrólise
- Umidade: determinante crítico de degradantes potenciais no produto (Charde *et al.*, 2013). Questões de estabilidade química associadas à alta umidade geralmente são resultado da hidrólise de cadeias laterais suscetíveis. Alta umidade também pode facilitar o crescimento microbiano. Ao considerar o impacto da umidade, é importante distinguir

entre água livre *versus* água ligada. Por exemplo, um excipiente pode conter > 10% de água, mas, se estiver toda ligada como um cristal hidrato, essa umidade não reagirá com o IFA. Contrariamente, se o excipiente contém 1% ou menos de água livre, existe risco de que a água associada ao excipiente possa interagir com e alterar o IFA, afetando, de forma adversa, o fármaco e a estabilidade do produto farmacêutico. Fármacos que contêm grupos funcionais como ésteres, amidas ou lactonas estão sujeitos à hidrólise pela água, situações em que se aconselha mensurar a umidade intrínseca das formulações.

Estereoquímica

Trata-se do estudo do arranjo estrutural dos átomos dentro da molécula ou de grupos funcionais na molécula. Estereoisômeros se caracterizam por apresentarem a mesma composição, mas diferenças quanto à orientação espacial. Existem dois tipos de estereoisômeros: enantiômeros, imagens espelhadas não sobrepostas; e diastereômeros, que ocorrem quando dois ou mais estereoisômeros de um composto apresentam configurações diferentes no seu estereocentro, e não são imagens espelhadas um do outro. Diastereômeros geralmente apresentam características físico-química diferentes e, portanto, são considerados compostos diferentes.

A formulação de um produto utilizando uma mistura racêmica ou um enantiômero de um fármaco quiral (*i. e.*, um fármaco que contém um tetraedro que resulta na presença de formas moleculares não sobrepostas como imagens de espelho) depende de tais considerações, em razão da atividade farmacodinâmica relativa e da toxicidade potencial (ou efeitos adversos) dos enantiômeros individuais, de seus perfis farmacocinéticos e, mais importante, da proporção dos enantiômeros individuais que podem se formar no decorrer do tempo em uma espécie animal-alvo (*i. e.*, inversão quiral *in vivo*; Baggot, 2007). Ainda, pode haver ocasiões em que um enantiômero de um IFA é ativo, mas o outro não. O uso de misturas racêmicas leva ao fato de que metade do IFA administrado não apresentará efeito clínico, por exemplo, omeprazol *versus* esomeprazol (Anderson, 2004).

A estereoquímica do IFA também pode levar a diferenças nas taxas de dissolução do produto. Por exemplo, derivados da celulose, ácido ascórbico, manitol, sorbitol, ácido láctico e ácido málico são excipientes quirais capazes de interagir com enantiômeros do fármaco e produzir a liberação estéril específica e a absorção da formulação.

Configuração geométrica

Consideram-se os enantiômeros de mesmo composto, mas eles são designados em relação à sua configuração geométrica. Em geral, trata-se da designação R ou S, que reflete a orientação de cada centro quiral. R e S formam um composto que pode ter diferentes atividades biológicas. Na Tabela 5.1, são mostradas diferenças biológicas em razão da enantiosseletividade.

Um termo geométrico adicional usado para descrever a molécula inteira é dextrorrotatório (D) ou levorrotatório (L), de acordo com seus substituintes exatos. Os símbolos D e L estão associados à configuração absoluta de uma molécula, e essa designação se baseia na configuração absoluta das formas dextrorrotatória e levorrotatória do gliceraldeído. O sistema D/L permanece em uso comum em determinadas áreas da bioquímica, como a química de aminoácidos e carboidratos.

Tabela 5.1 Diferenças biológicas entre as formas S e R dos muitos ingredientes farmacêuticos ativos.

IFA	Forma S	Forma R
Asparagina	(S) Sabor amargo	(R) Sabor doce
Cloranfenicol	(S,S) Inativo	(R,R) Antimicrobiano
Propranolol	(S) 100 × a atividade de (R)	–
Etambutol	(S,S) Tuberculostático	(R,R) Causa cegueira
Etodolaco	(S) Anti-inflamatório	(R) Atividade reduzida
Verapamil	(S) Efeito cardiovascular	(R) Tratamento contra câncer

A maioria dos carboidratos de ocorrência natural é quase completamente D, enquanto a maior parte dos aminoácidos é L.

Rotação óptica

Um enantiômero pode ser nomeado pela direção à qual rotaciona o plano da luz polarizada. Se rotacionar a luz em sentido horário (como visto por um observador para cuja direção a luz está se dirigindo), o enantiômero é chamado (+). Sua imagem especular é chamada (–). Os isômeros (+) e (–) também foram chamados d- e l-, respectivamente (para dextrorrotatório e levorrotatório). Pela facilidade de confundir os nomes d- e l- com D- e L-, seu emprego é fortemente desencorajado pela International Union of Pure and Applied Chemistry (IUPAC) (Klink *et al.*, 2001).

Solubilidade

Pode ser definida como a habilidade de uma substância (o soluto) em dissolver em uma quantidade fixa de solvente (p. ex., água ou solução tamponada) para formar uma solução saturada sob uma temperatura e pressão específicas. Quando o solvente é saturado com soluto, a concentração de soluto leva o nome de concentração de saturação. Na literatura, o termo *concentração de saturação* (C_s) com frequência é usado de forma intercambiável com *solubilidade*. A solubilidade intrínseca para uma molécula ionizável é definida como a concentração de moléculas não ionizadas em uma solução aquosa saturada, que existem em equilíbrio termodinâmico em uma dada temperatura (Horter e Dressman, 2001).

Em contrapartida, quando uma quantidade excessiva de sólidos é inserida no solvente sob temperatura definida e após um tempo de mistura suficiente, a quantidade de soluto dissolvido pode ser alta inicialmente, mas, então, será reduzida ao valor termodinamicamente estável no decorrer do tempo. O tempo que leva para a redução na concentração solubilizada depende de muitos fatores, variando de segundos a meses. Quando a concentração de saturação obtida é muito maior do que os valores termodinamicamente estáveis, aplica-se o termo *solubilidade aparente*, que se refere à solubilidade metaestável ou dinâmica dos materiais, e não ao estado termodinamicamente estável (Mosharraf e Nyström, 2003). A relação entre dose, características de dissolução e solubilidade do fármaco pode ser descrita na Equação 5.7 como (Lobenberg e Amidon, 2000):

Número de dissolução $(Dn) = (3D/r^2) \times (C_s/\rho) \times <Tsi>$ (5.7)

Em que:

- D: difusibilidade do fármaco dissolvido
- ρ: densidade do fármaco dissolvido
- C_s: solubilidade do fármaco
- r: raio inicial da partícula do fármaco
- <Tsi>: tempo de residência no intestino delgado.

A razão correspondente da dose para o fármaco dissolvido, isto é, o número da dose (D_0) é descrito como:

$$(D_0) = \frac{M/V_0}{C_S} \qquad (5.8)$$

Em que M é a dose do fármaco e V_0 o volume de líquido consumido com a dose.

Nas ciências farmacêuticas, o foco reside na solubilidade aquosa, uma vez que a água é um solvente biologicamente relevante. Entretanto, deve-se ter em mente que, conforme discutido adiante, os IFA devem atravessar membranas biológicas para exercer um efeito (p. ex., enterócitos, células endoteliais, células-alvo do hospedeiro ou um patógeno). Portanto, a solubilidade relativa (a capacidade de partição) entre um solvente hidrofílico e hidrofóbico (p. ex., octanol *versus* água) também constitui uma consideração crítica no desenvolvimento de fármacos candidatos.

A solubilidade aquosa é controlada por duas interações opostas: a interação entre a molécula da IFA e o solvente, que favorece a solubilização do IFA; e a afinidade do soluto por si mesmo, que neutraliza a solubilização aquosa. O maior desses dois efeitos ditará a quantidade máxima de fármaco que se dissolverá por unidade de volume do solvente. Uma vez que muitos dos fármacos mais recentes apresentam autoafinidade muito forte (baixa solubilidade aquosa), muitos trabalhos têm sido conduzidos hoje com relação aos mecanismos para reduzir a força dessas interações internas, aumentando, assim, a solubilidade em meio aquoso (Delany, 2005). Técnicas farmacêuticas exploradas para atingir essa maior solubilidade aquosa incluem ajustes na formulação ou modificações moleculares (p. ex., novos sais).

A avaliação da solubilidade do fármaco não é necessariamente direta, uma vez que existem muitas variáveis que afetam os resultados da solubilidade, muitas das quais já discutidas, como pKa dos fármacos, polimorfismos, tamanho e formato das partículas, pureza química e potencial para problemas de estabilidade molecular quando presentes em estado dissolvido. Muitos programas de *software* conseguem sintetizar informações quanto a essas variáveis em previsões de solubilidade e permeabilidade, as quais podem ter valor tanto para o químico que trabalha na formulação quanto para o farmacologista, que procura compreender como condições espécie-específicas *in vivo* dos animais-alvo são capazes de alterar a dissolução dos produtos e a permeabilidade das membranas aos fármacos.

Para qualquer conjunto de características químicas do IFA, a solubilidade dos IFA em soluções aquosas pode ser influenciada por:

- pH do solvente: tem efeito maior em IFA fracamente ácidos ou fracamente básicos. Uma vez que é a forma ionizada de uma molécula que apresenta a maior solubilidade aquosa, ácidos fracos em geral têm maior solubilidade aquosa em valores de pH acima do seu pKa. Contrariamente, bases fracas tendem a se dissolver melhor em valores de pH menores do que seu pKa. Por isso, cientistas farmacêuticos frequentemente avaliam a solubilidade dos fármacos por meio de uma faixa de pH de 1 a 7,5 (*i. e.*, a faixa normalmente encontrada nas espécies monogástricas)
- Composição do tampão: a solubilidade pode ser diferente em tampões diferentes, mesmo se o meio for mantido no mesmo pH. Esse efeito-tampão decorre da possível formação de um composto pobremente dissociado entre a IFA e o contraíon no tampão
- Efeito de íon comum: a presença de um íon comum no solvente (p. ex., contribuindo para o tampão) e o IFA podem diminuir a ionização do IFA pelo efeito de massa (*i. e.*, o acúmulo do contraíon a favor do seu próprio limite de solubilidade fará com que o contraíon exerça um gradiente de concentração que favoreça a permanência da molécula do fármaco na forma sólida)
- Força iônica: a força iônica de uma solução refere-se à medida da concentração de íons naquela solução. A concentração total de eletrólitos na solução afetará a dissociação ou a solubilidade de sais diferentes. Uma vez que o efeito de força iônica de um íon comum depende da sua concentração (pelo efeito de massa), quanto maior força iônica, menor será a solubilidade do IFA. Além da presença de um íon comum, o IFA pode apresentar solubilidade ótima em determinada força iônica e solubilidade mínima em outra força iônica
- Tipo de aditivo: compostos polares como ácidos, bases, sais, álcool e açúcares são muito solúveis em solventes polares como a água. Entretanto, compostos não polares não apresentam carga (p. ex., muitos esteroides) e, com frequência, requerem a existência de aditivos, incluindo cossolventes e surfactantes:
  - Cossolventes: segundo solvente adicionado em pequenas quantidades para aumentar o poder solvente do solvente principal. Exemplos incluem dimetilsulfóxido (DMSO), propilenoglicol e muitos álcoois (p. ex., polietilenoglicol)
  - Surfactante: em geral, são compostos orgânicos que contêm tanto a cabeça hidrofóbica quanto a cauda hidrofílica. Como resultado de sua estrutura, diminuem a tensão superficial (ou tensão interfacial) entre dois líquidos ou entre um líquido e um sólido. Ao fazê-lo, o surfactante pode atuar como detergente, agente umidificador, emulsificante, agente espumante ou dispersante. Exemplos de surfactantes incluem polissorbatos, óleo de rícino polioxietilados, glicerídeos polioxietilados, monoglicerídeos lauroil e ésteres mono e diácidos graxos de polietilenoglicóis de baixo peso molecular (p. ex., lipídios, surfactantes), miscíveis em fluidos aquosos, atuando para incrementar a interação fármaco-água
- Temperatura: seu efeito dependerá do fato de o processo de solubilização ser endotérmico (absorção de calor) ou exotérmico (produção de calor). A dissolução de um soluto sólido em um solvente aquoso geralmente é endotérmica. Portanto, o aumento na temperatura elevará a solubilidade do fármaco. Contrariamente, quando o soluto é um gás, sua dissolução em água tende a ser uma reação exotérmica. Ainda, qualquer aumento na temperatura reduzirá a solubilidade gás-líquido
- Uma revisão dos esforços farmacológicos para incrementar a solubilidade dos fármacos é oferecida por Savjani *et al.*, 2012.

Permeabilidade

Conforme discutido por Martinez e Amidon (2002), bem como no Capítulo 2, os movimentos moleculares por meio de bicamadas lipídicas, como aqueles em membranas biológicas, são extremamente complexos em razão das diferenças regionais na polaridade da membrana, hidrofobicidade e densidade. Geralmente, a bicamada pode ser dividida em quatro regiões distintas:

- Primeira região (mais externa): contém alta proporção de moléculas de água

- Segunda região: apresenta a maior densidade molecular de todas as quatro regiões (contém grupos de cabeças polares), contém pouca ou nenhuma água, e exerce a maior barreira à difusão de solutos (em razão das suas características de densidade)
- Terceira região: contém a maior densidade de caudas não polares e é responsável principalmente pelas limitações no tamanho e na forma molecular associadas ao transporte de membrana
- Quarta região: a mais hidrofóbica da membrana, atua como barreira hidrofóbica no transporte de membrana.

Com relação à anatomia dessa barreira complexa, a permeabilidade de fármacos não é simplesmente um processo de solubilização e difusão. Trata-se da representação de um espectro de eventos moleculares complexos. Assim, a penetração da membrana reflete a interação de muitos fatores, incluindo tamanho molecular (correlação negativa), lipofilicidade (correlação positiva), área de superfície polar Van der Walls (correlação negativa) e flexibilidade molecular (formação intramolecular de pontes de hidrogênio).

A flexibilidade molecular e a capacidade correspondente de passar por alterações na conformação podem afetar significativamente a área de superfície polar da molécula. As áreas de superfície polar e não polar são preditivas da permeabilidade intestinal, sendo, respectivamente, inversa e diretamente relacionadas com a permeabilidade de membrana. Outra variável importante reside na força das ligações de hidrogênio formadas entre a molécula de água e soluto. Geralmente, assume-se que essas ligações devem ser quebradas (dessolvatação) antes que o soluto atravesse a membrana biológica.

A impureza pode afetar a estabilidade, a aparência e a toxicidade do IFA (p. ex., aminas aromáticas, suspeitas de serem carcinogênicas). Na maioria dos casos, as impurezas (espécies reativas) consistem em água, eletrófilos pequenos (p. ex., aldeídos, derivados do ácido carboxílico e peróxidos) e metais. A água pode hidrolisar alguns fármacos. Aldeídos e ácidos carboxílicos podem formar adutos moleculares, peróxidos oxidar alguns fármacos, e metais catalisar a oxidação, a hidrólise e outras vias de degradação (Fahmy *et al.*, 2008). Impurezas podem levar à alteração da biodisponibilidade, toxicidade ou redução na efetividade.

ELEMENTOS DA FORMULAÇÃO

Existem mais de 800 excipientes usados atualmente em produtos farmacêuticos comercializados nos EUA (humanos e veterinários). Espera-se que esse número aumente para acomodar a evolução nas entidades terapêuticas, como aquelas associadas à terapia genética e celular ou ao desenvolvimento de novas plataformas de distribuição de fármacos (Bhattaryya *et al.*, 2006).

O objetivo dos excipientes varia em razão do fármaco, da apresentação e das características pretendidas de liberação *in vivo*. Excipientes farmacêuticos podem ser usados para qualquer (ou a combinação) das seguintes finalidades:

- Auxiliar no processamento da forma de apresentação durante a sua fabricação e fornecer as características desejadas de distribuição
- Aumentar a solubilidade e a biodisponibilidade do ingrediente ativo
- Aumentar a palatabilidade de algumas apresentações (comprimidos, mastigáveis, suspensão, solução etc.)
- Manter o pH e a osmolalidade da formulação líquida

- Controlar a ação do fármaco dentro do corpo
- Incrementar a estabilidade geral do fármaco durante o tempo de prateleira
- Fornecer estabilidade física, química e microbiológica da apresentação.

Tanto ingredientes naturais quanto sintéticos foram usados como excipientes em produtos farmacêuticos, por exemplo:

- Produtos naturais: gelatina, acácia, ágar, goma-laca, amido, goma, cera de abelha, óleos, lanolina, baunilha, manteiga de cacau, açúcares e celulose. Deve-se notar que alguns excipientes à base de celulose são usados com menor frequência em formulações recentes em razão da sua tendência em apresentar variabilidade entre lotes e do seu potencial em atuar como substrato que encoraja o crescimento de fungos e bactérias
- Produtos semissintéticos: fornecem menor variabilidade do que produtos naturais e ajudam no desenho de produtos de formulação consistente, incluindo derivados sintéticos de celulose (p. ex., celulose microcristalina, hidroxietil celulose, hidroxietilmetil celulose, fitalato acetato de celulose e hidroxipropil celulose)
- Produtos sintéticos: normalmente se originam de produtos à base de derivados de petróleo, que, em geral, apresentam propriedades físico-químicas consistentes e não dão suporte ao crescimento microbiano (p. ex., povidona (PVP), polimetacrilatos, polietilenoglicol, óxido de polietileno e álcool polivinílico).

Para excipientes não descritos em qualquer farmacopeia, especificações devem abranger caracterização física, testes de identificação, testes de pureza, ensaios e testes de impureza. Assim como com farmacêuticos humanos, todos os excipientes usados em medicações veterinárias são fabricados e fornecidos em concordância com padrões de compêndio e devem estar de acordo com a United States Pharmacopeia ou monografias do National Formulary (NF) ou qualquer outra farmacopeia reconhecida.

A FDA aprova todos os excipientes incluídos em produtos farmacêuticos. Uma análise de certificação (COA) deve confirmar que os excipientes não tenham origem animal. Caso contrário, a agência regulatória requer documentação para demonstrar estar livre dos riscos de transmissão viral e de encefalopatias espongiformes transmissíveis e riscos de encefalopatia do soro bovino.

Excipientes de origem animal devem ser claramente identificados com gênero e espécie, país de origem, fonte (p. ex., pâncreas) e fabricante ou fornecedor. Ainda, para excipientes derivados de material de ruminantes, a aplicação deve informar se o material é de países com EEB, conforme definido pelo Departamento de Agricultura dos EUA (9 CFR 94.11). As orientações estão disponíveis na FDA no documento *The Sourcing and Processing of Gelatin to Reduce the Potential Risk Posed by Bovine Spongiform Encephalopathy (BSE) in FDA-Regulated Products for Human Use*. Os agentes adventícios potenciais devem ser identificados, fornecendo-se informações gerais quanto ao controle desses agentes adventícios (p. ex., especificações das descrições dos testes realizados e dados de segurança viral). Detalhes quanto às estratégias e às razões para o controle devem ser fornecidos.

Orientações adicionais estão disponíveis na International Conference on Harmonization (ICH):

- ICH: *Q5A Viral Safety Evaluation of Biotechnology Products Derived from Cell Lines of Human or Animal Origin*
- ICH: *Q6B Specifications: Test Procedures and Acceptance Criteria for Biotechnological/Biological Products.*

É crítico que o IFA e excipientes não interajam entre si e/ou com o recipiente no decorrer do tempo. Se houver interação, a qualidade e o desempenho do produto podem ser comprometidos. Uma consideração adicional reside na segurança do excipiente. Segurança de um componente específico do alimento para humanos e fármacos não necessariamente assegura sua segurança para consumo por espécies veterinárias. Por exemplo, xilitol, um substituto popular do açúcar para humanos é altamente tóxico ou mesmo fatal quando fornecido a cães.

Alguns excipientes têm sua própria atividade inerente, que pode influenciar a farmacocinética dos fármacos. Por exemplo, um derivado da vitamina E, o alfatocoferol polietilenoglicol 1000 succinato (TPGS), quando administrado em baixas concentrações, parece aumentar a secreção de quilomícrons pelos enterócitos, o que, por sua vez, pode levar ao aumento significativo no transporte linfático intestinal de fármacos lipofílicos. Ademais, muitas revisões mostram que o número de excipientes pode influenciar as atividades *in vivo* e *in vitro* de uma variedade de citocromos P450 (CYP) ou de transportadores de membrana (Ren *et al.*, 2008; Buggins *et al.*, 2007).

Para qualquer apresentação, o excipiente é selecionado para desempenhar uma função específica. Embora possa haver múltiplas escolhas de excipientes, a seleção final se baseia nas suas propriedades específicas e na maneira como pode impactar no desempenho do produto *in vivo*, bem como sua estabilidade e facilidade (e uniformidade) dentro do processo de manufatura. A seguir, será realizada uma breve abordagem das considerações funcionais empregadas para a determinação de excipientes incluídos em apresentações sólidas.

Excipientes tipicamente usados em apresentações veterinárias

A seguir, são descritos alguns exemplos de excipientes comuns usados na fabricação de diferentes apresentações veterinárias e suas funcionalidades.

Excipientes para formas de apresentação sólidas

Alguns dos excipientes comumente usados para determinadas apresentações são apresentados a seguir.

Preenchedores (diluentes). Diluentes são adicionados às formulações para aumentar o volume total do IFA, tornando o tamanho do comprimido adequado para manuseio. Ainda, podem melhorar as propriedades de fabricação do produto (p. ex., fluxo de pó, propriedades de compactação e homogeneidade) e sua qualidade, tal como uniformidade do conteúdo, desintegração e dissolução *in vivo*, integridade do comprimido, friabilidade (facilidade com a qual os comprimidos podem se quebrar em tamanhos menores, promovendo uma dissolução mais rápida) ou estabilidade física e química. A seleção de diluentes depende do tipo de processamento e da plasticidade (capacidade de se deformar) dos materiais a serem usados. Exemplos de diluentes usados em medicina veterinária incluem celulose microcristalina (CMC), lactose, fosfato dicálcico (Di-Cal), manitol, sacarose e amido parcialmente pré-gelatinizado.

Aglutinantes. São usados para manter os ingredientes da formulação juntos, assegurando, assim, que grânulos e comprimidos podem ser formados com força mecânica necessária. Isso também afeta a taxa de desintegração, a taxa de dissolução, a dureza e a friabilidade (Jayesh e Manish, 2009). Exemplos de excipientes adicionados a uma formulação sólida incluem hidroxipropil metilcelulose, polivinilpirrolidona (PVP) amido

e polietilenoglicol. Alternativamente, podem ser dissolvidos em solventes e adicionados ao pó para formar uma granulação úmida, como gelatina, PVP, amido, sacarose e polietilenoglicol (PEG).

Desintegrantes. São adicionados para promover a penetração da umidade na matriz da forma de apresentação, assegurando, assim, que ela quebrará em pequenos fragmentos. A formação de partículas menores do comprimido possibilita que o IFA seja dissolvido mais rapidamente. Desintegrantes podem ser adicionados aos comprimidos e formulações em cápsulas duras (*i. e.*, formulação do fármaco administrada como substâncias sólidas contidas em uma cápsula). A qualidade e a quantidade do desintegrante afetam a solubilidade do produto e, portanto, a biodisponibilidade do IFA. Exemplos de desintegrantes comuns utilizados em medicina veterinária são amido, CMC, croscarmelose sódica e crospovidona.

Glidantes. São usados para promover o fluxo de pó dentro da máquina de manufatura, reduzindo a fricção e a coesão entre partículas. Partículas glidantes recobrem a superfície de partículas de pó maiores ("partículas hospedeiras"), nos quais podem reduzir a rugosidade da superfície e forças atrativas ou atuar como ligantes para umidade. Compreendem exemplos de glidantes: talco em pó, lauril sulfato de sódio, dióxido de silicone coloidal e amido.

Lubrificantes. São adicionados às formulações para evitar que grudem nos equipamentos de fabricação. Embora existam tanto lubrificantes hidrofílicos quanto hidrofóbicos, o segundo é mais efetivo em alcançar o benefício desejado na manufatura e, portanto, normalmente utilizado em formulações de comprimidos. Em geral, os lubrificantes hidrofóbicos empregados incluem estearato de magnésio, estearato de cálcio e ácido esteárico. O interessante é notar que, para esses lubrificantes hidrofóbicos (ceras), a taxa de dissolução dos IFA pobremente solúveis é influenciada não apenas pela quantidade de lubrificante adicionada à formulação, mas também pela ordem da sua adição em relação aos outros componentes e pelo tempo de mistura dos lubrificantes com os outros ingredientes. Esse efeito parece ser atribuível à aspersão do lubrificante hidrofóbico (p. ex., estearato de magnésio) sobre a superfície de partículas, resultando na redução da absorção do produto *in vivo* (Kalyana *et al.*, 2011).

Agentes de revestimento. O revestimento de comprimidos é usado para melhorar a aparência do produto, mascarar sabor/odor, facilitar a deglutição, proteger de umidade/luz, melhorar a força mecânica e como mecanismo para modificar a liberação do fármaco (p. ex., comprimidos revestidos). Exemplos de agentes de revestimento incluem açúcar, hidroxipropil metilcelulose (HPMC), ftalato acetato de celulose (Aquacoat® CPD; entérico), etilcelulose (liberação prolongada), acetato succinato de hidroxipropil metilcelulose (entérico) e ftalato acetato de polivinil (entérico).

Excipientes para formulações de liberação modificada

Excipientes usados em comprimido de liberação modificada (LM) dividem-se em dois grupos com base no fato de serem celulose ou polímeros de acrílico. A técnica mais comum para produção de comprimidos de LM se dá pela formação de matrizes ou pela inclusão de revestimentos especiais nos comprimidos.

Matriz de comprimidos. Os excipientes mais comuns para matrizes de comprimidos são carboximetilcelulose sódica, HPMC de alta viscosidade, um polímero carboxivinil hidrofílico e PVP.

Comprimidos revestidos. Os excipientes mais comuns para comprimidos revestidos são etilcelulose (o polímero com base em celulose usado com maior frequência para liberação prolongada) e PVP.

Excipientes geralmente usados em formulações semissólidas e líquidas

Agentes de massa. Com frequência, excipientes são usados para aumentar a massa do produto liofilizado, fornecendo, assim, estrutura para formulação. Esses agentes de massa são usados para fármacos de baixa dose, alta potência (quando o IFA constitui menos de 2% da formulação) e, portanto, necessário para dar suporte à sua própria estrutura. Exemplos de agentes de massa incluem manitol, lactose e sacarose.

Agentes tamponantes. A escolha do tampão depende do perfil de estabilidade do pH do IFA. A seleção do tampão, somada à sua concentração, é importante para evitar a degradação do IFA durante o processamento ou o armazenamento e a reconstituição. Sua escolha também influencia a otimização da solubilidade do produto. Tampões utilizados comumente para formulações parenterais são acetato, citrato, tartarato, fosfato, trietanolamina (TRIS), benzoato de sódio/ácido, ácido bórico/sódico, arginina, ácido hidroclorídrico, hidróxido de sódio, succinato de sódio, ácido sulfúrico e carbonato de sódio.

Agentes de ajuste da tonicidade. Formulações injetáveis devem preferencialmente ser isotônicas para evitar o choque osmótico da injeção. Exemplos de agentes de ajuste usados normalmente são metais alcalinos ou halidos de metais terrosos, como $CaCl_2$, KBr, KCl, LiCl, NaI, NaBr, NaCl, Na_2SO_4 ou ácido bórico. Agentes de tonicidade não iônicos incluem glicerol, sorbitol, manitol, propilenoglicol ou dextrose.

Conservantes. Os conservantes típicos usados em formulações líquidas incluem uma ampla variedade de antioxidantes, agentes antimicrobianos e agentes quelantes (Chaubal *et al.*, 2006).

Agentes antimicrobianos. São usados para interromper o crescimento de qualquer microrganismo no fármaco. Exemplos incluem álcool benzílico, parabenos (metil, propil, butil), ácido benzoico, fenol, timerosal, metacresol, cloreto de benzalcônio, clorobutanol, glutationa etc.

Agentes quelantes. Em geral, permite-se que agentes quelantes (substâncias que se ligam a metais livres, como Cu^+, Cu^{2+}, Fe^{2+} e Fe^{3+}) estejam presentes em concentração de traços na formulação. Uma vez que íons complexos formados recentemente não são reativos, agentes quelantes removem a sua capacidade de catalisar metais para participar em reações oxidativas. Agentes quelantes também têm a capacidade de incrementar a efetividade antimicrobiana por meio da formação de um ambiente deficiente em íons metálicos que, em outra circunstância, estimularia o crescimento microbiano. Exemplos de agentes quelantes incluem cálcio sódico, ácido etilenodiamino tetra-acético EDTA, ácido dietilenotriaminotetra acético (DTPA), calteridol e EDTA dissódico.

Antioxidantes. Empregados para evitar ou minimizar reações de oxidação ao longo da meia-vida do produto, os antioxidantes mais comumente utilizados em formulações estéreis são ácido ascórbico, acetilcisteína, sais de ácido sulfuroso (bissulfito, metabissulfito) e monotioglicerol.

Agentes solubilizantes. A água é um sistema solvente comum. Entretanto, agentes não aquosos miscíveis em água são usados como cossolventes com água para aumentar a solubilidade e a estabilidade, bem como controlar a liberação do fármaco de produtos injetáveis. Esses agentes solubilizantes, adicionados a produtos injetáveis para aumentar a solubilidade do fármaco na formulação, geralmente são classificados como surfactantes ou cossolventes. Em contrapartida ao surfactante, que aumenta a dissolução dos IFA por meio da redução da tensão de superfície das substâncias químicas, cossolventes são definidos como um segundo solvente adicionado em pequena quantidade em conjunto com solvente primário para aumentar a solubilidade do IFA. Para compostos com grandes grupos hidrofóbicos e altos valores de Log P (p. ex., 3 a 4), o uso de cossolventes em combinação com surfactantes pode ser necessário (Pramanick *et al.*, 2013). São exemplos de surfactantes o mono-oleato de polioxietileno sorbitana (Tween 80), monolaureato sorbitana (Tween 20), lecitina e copolímeros de polioxietileno-polioxipropileno (Plurônicos). Já os de cossolventes incluem propilenoglicol, glicerina, etanol, polietilenoglicol (300 e 400), sorbitol, dimetilacetamida e cremofor EL.

Agentes de complexação e dispersão. Algumas vezes, a complexação é usada para melhorar a solubilidade do fármaco no solvente, especialmente água. Ciclodextrinas emergiram como aditivos muito efetivos para solubilizar fármacos hidrofóbicos. Nas apresentações parenterais, ciclodextrinas modificadas, como hidroxipropil-beta-ciclodextrina e sulfobutileter-beta-ciclodextrina, foram relatadas como solubilizantes/estabilizantes altamente eficientes (Loftsson *et al.*, 1996).

Agentes floculantes/de suspensão. Agentes floculantes são usados em suspensões parenterais e produtos injetáveis para aumentar a "dispersão" das partículas, reduzir a taxa de sedimentação na suspensão floculada, evitar a formação de nata e controlar a viscosidade. Exemplos de agentes floculantes compreendem sais de potássio/sódio, como cloreto, citrato e acetato (todos usados principalmente em formulações parenterais). Outros agentes de suspensão (que podem ser usados em formulações não parenterais e parenterais) incluem carboximetil celulose sódica, acácia, gelatina (geralmente para formulações orais), metilcelulose e PVP (Anderson *et al.*, 2006). Deve-se notar que carboximetil celulose pode causar reação alérgica em humanos, equinos e bovinos (Deweck e Schniede, 1972).

Agentes umidificantes. Esses excipientes são usados para criar uma dispersão homogênea de partículas sólidas em meio líquido. A maioria dos fármacos em suspensão aquosa é hidrofóbica e, portanto, difícil de suspender. Por consequência, tendem a flutuar na superfície de qualquer líquido polar em razão do aprisionamento de ar e baixa umidificação. A incapacidade de umidificar uma partícula reflete sua alta tensão interfacial entre o material e o líquido. Consequentemente, a tensão interfacial deve ser reduzida de maneira que o ar possa ser deslocado pelo líquido. Agentes umidificantes são surfactantes que reduzem a tensão interfacial e o ângulo de contato entre partículas sólidas e um veículo líquido. Exemplos de agentes umidificantes incluem substâncias aniônicas (como lauril sulfato, sulfonato de sódio e docusato de sódio), substâncias catiônicas (como cloreto de cetilapiridino), zwitterions (como lecitina) e substâncias não iônicas (como poloxâmero e polissorbato). Os surfactantes não iônicos são mais comumente utilizados como agentes umidificantes em suspensões farmacêuticas.

Agentes espessantes. Aqueles de ocorrência natural utilizados comumente são acácia, ágar, celulose e gelatina. Já os sintéticos incluem metilcelulose, celulose microcristalina e dióxido de silicone coloidal.

Agentes corantes. Podem ser classificados como solúveis em água (tintas) ou insolúveis em água (pigmentos). As cores aprovadas para formulações líquidas transparentes são limitadas às tintas. Exemplos incluem amarelo pôr do sol, azul de metila, amarelo quinina e vermelho FD&C.

Umectantes. Trata-se de substâncias que evitam o ressecamento ou a perda de umidade de um produto, comumente usadas em preparações semissólidas. Exemplos incluem glicerina, propilenoglicol e sorbitol.

Flavorizantes. Essas substâncias são usadas para esconder ou mascarar sabores amargos, salgados ou ofensivos ou odores de uma substância farmacêutica.

CONSIDERAÇÕES QUANTO ÀS APRESENTAÇÕES

Apresentações farmacêuticas contêm tanto compostos farmacologicamente ativos quanto excipientes. Para qualquer produto, sua qualidade e desempenho serão uma função de outras propriedades físico-químicas dos IFA, dos excipientes e do processo de manufatura.

IFA são acondicionados em apresentações de produtos antes de serem dispensados ou administrados no animal. São misturados com excipientes, como aglutinantes, preenchedores, flavorizantes, agentes de massa, conservantes e antioxidantes, ingredientes que podem ser secos, moídos, misturados, comprimidos e granulados para chegarem às propriedades desejadas antes de sua fabricação como uma formulação final.

Exemplos de classificação de apresentações comumente encontrados na estrutura da medicina veterinária são fornecidos a seguir (Figura 5.4). Cada apresentação é desenhada para ir atender às necessidades de uma espécie animal específica, à condição mórbida (p. ex., intramamária) ou ao objetivo terapêutico (implantes intravaginais para controle de estro), além das condições de uso (p. ex., hospitalar, uso domiciliar, tratamento de massa em rebanhos).

Tipos de apresentação | Líquidos e semissólidos

Soluções

Trata-se de apresentações líquidas transparentes, homogêneas que contêm um ou mais IFA dissolvidos em um veículo. Soluções são sistemas estáveis (*i. e.*, as moléculas ou íons não

precipitam), cujas partículas não são visíveis, mesmo sob a maior magnificação, embora o soluto propriamente dito possa absorver a luz visível de forma diferencial, levando a cor. De acordo com a via de administração pretendida, a solução pode ou não precisar ser fabricada como produto estéril. Em casos nos quais o IFA é pobremente solúvel, a formação como solução pode requerer a adição de solventes, como álcool, propilenoglicol ou glicerina.

Formulações para soluções orais incluem solventes, tampões, conservantes, antioxidantes e flavorizantes. Desafios com a fabricação de uma solução incluem solubilidade do IFA, estabilidade da formulação (em razão da oxidação, pH, temperatura e luz), esterilidade (para algumas vias) e potencial para contaminação microbiana. Atributos de qualidade abrangem aparência, pH, ensaio, impurezas e limites microbianos.

Suspensões

Uma suspensão líquida compreende uma apresentação que contém partículas sólidas dispersas em um veículo líquido. Diferentemente das soluções, as suspensões são consideradas termodinamicamente instáveis (*i. e.*, capazes de separação), empregadas para administração de fármacos insolúveis ou pobremente solúveis.

Sistema de suspensão consiste em duas fases: a fase interna, que contém as partículas sólidas caracterizadas pela distribuição em tamanhos específicos; e a fase externa (meio de suspensão), que, embora frequentemente aquosa, pode também ser orgânica ou oleosa (Figura 5.5).

Pode-se classificar as suspensões de acordo com o tamanho das partículas:

* Suspensão grosseira contém partículas com mais de 1 μm de diâmetro
* Suspensão coloidal contém partículas de menos de 1 μm de diâmetro
* Nanosuspensões contêm partículas de diâmetro igual ou menor que 100 nm.

Existem muitos desafios encontrados durante o desenvolvimento de suspensões, como:

* Forças eletrostáticas que podem levar ao agrupamento de partículas

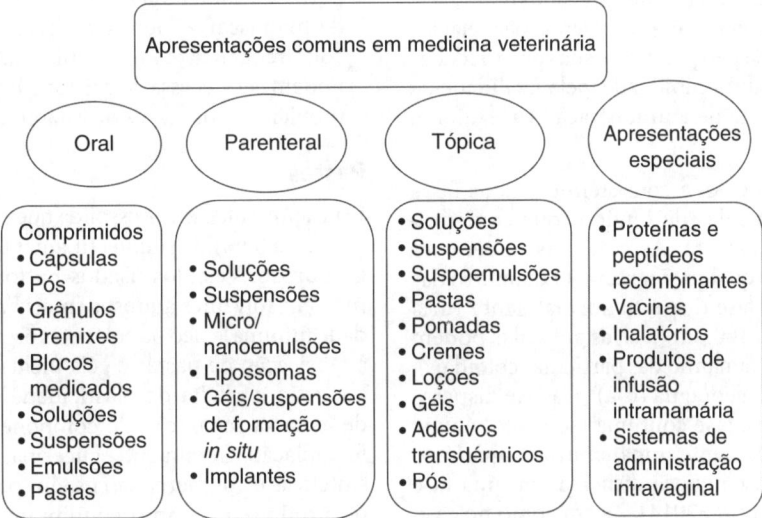

Figura 5.4 Exemplos de apresentações comuns em medicina veterinária em função da via de administração.

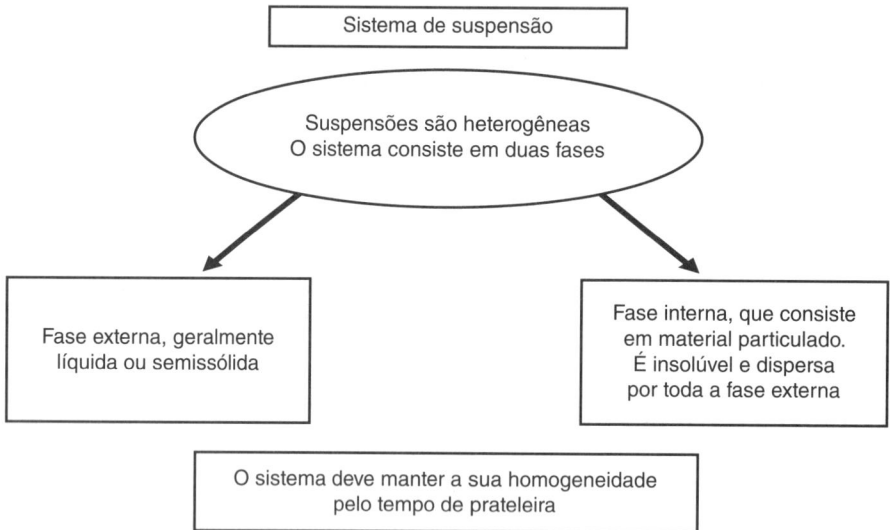

Figura 5.5 Considerações que precisam ser aplicadas ao formular um produto farmacêutico como suspensão.

- Identificação de um veículo que seja compatível com a densidade das partículas sólidas. Se a densidade da partícula for maior que a do veículo, as partículas precipitarão (sedimentação). Contrariamente, se a densidade da partícula for menor do que aquela do meio líquido, a partícula se moverá para cima (formação de nata)
- Controle do tamanho da partícula
- Viscosidade, que influencia o manuseio do material durante a fabricação e pelo usuário final
- Taxa de sedimentação e ressuspensão
- Estabilidade e tempo de prateleira.

Formulações para suspensões incluem surfactantes, tampões, agentes de suspensão, agentes espessantes, conservantes, antioxidantes e flavorizantes. Ao tratar de formulações que contêm duas fases (p. ex., sólida e líquida), existe uma força de interação elétrica. As partículas contêm uma carga elétrica em solventes polares. Como interações resultantes, o potencial eletrocinético mensurado como potencial zeta ditará tanto o comportamento *in vivo* quanto *in vitro* da partícula. Atributos de qualidade, portanto, incluem distribuição do tamanho da partícula, pH, taxa de precipitação, viscosidade, dissolução, potencial zeta e floculação (formação de agregados).

Entre as suspensões, existem muitas apresentações relacionadas que se diferenciam pela perspectiva de suas propriedades físicas, pelo impacto na biodisponibilidade, pela facilidade de uso e pela adequação para via de administração (p. ex., oral, tópica, parenteral):

- Emulsões: sistemas líquidos que consistem em duas fases imiscíveis, levando a gotículas de líquido (que contêm o IFA) dispersas em um solvente. As gotículas podem ser amorfas, de líquido ou de qualquer textura. O diâmetro das gotículas que constitui a fase dispersa normalmente varia de aproximadamente 10 a 100 µm (*i. e.*, as gotículas podem exceder os limites reais de tamanho das partículas coloidais). Uma emulsão é chamada óleo/água (o/a) se a fase dispersa é um material orgânico e a fase contínua (solvente) é uma solução aquosa. Contrariamente, uma emulsão água/óleo (a/o) consiste em uma fase aquosa dispersa em uma fase hidrofóbica (óleo) (Desu *et al.*, 2014). Assim como no caso de outras suspensões, emulsões são termodinamicamente instáveis, exigindo, assim, a inclusão de um agente emulsificante para evitar a coalescência das gotículas dispersas (por redução da tensão de superfície da partícula). Em geral, formulações em emulsão incluem óleo, conservantes, antioxidantes, agentes emulsificantes, tampões e flavorizantes. Desafios associados à fabricação de apresentações em emulsão incluem floculação ou formação de nata, agregação, inversão de fase e contaminação microbiana. ACQ correspondentes incluem viscosidade, componentes, impureza, pH, taxa de precipitação, tamanho da partícula, potencial zeta e agregação (Nichols *et al.*, 2002)
- Suspoemulsões (SE): correspondem à combinação de suspensão e emulsão. Trata-se de uma mistura de IFA insolúveis em água dispersos em solução aquosa, em que um (ou mais) dos ingredientes ativos está em forma de suspensão e um (ou mais) dos ingredientes ativos em forma de emulsão. O objetivo da formulação consiste na diluição em água antes da aplicação em *spray*. A fase contínua é contida em água na qual tanto as partículas sólidas quanto as gotículas de emulsão se distribuem. Esse tipo de formulação é especialmente adequado sempre que houver duas substâncias ativas com perfis de solubilidade diferentes. Suspoemulsões são fáceis de manusear e mensurar, livres de pó, não inflamáveis e, com frequência, têm boa miscibilidade em água. Entretanto, podem ser necessário misturá-las antes do uso em razão de problemas potenciais de estabilidade.

Pastas

Uma apresentação semissólida que contém uma grande proporção (20 a 50%) de sólidos finamente dispersos em um veículo gorduroso. Veículos usados na formulação de pastas e géis incluem solventes aquosos (mais baratos e apresentam toxicidade mínima), óleo ou solventes orgânicos. Desafios associados à fabricação de pastas e géis incluem produzir a viscosidade, a coesão e a falta de plasticidade desejadas e a necessidade de evitar a separação de componentes líquidos e sólidos da formulação. Geralmente, glicerina, glicóis, gomas naturais ou sintéticas e polímeros são usados para aumentar a viscosidade do produto, enquanto equilibram a plasticidade e a coesão da formulação. Para evitar a separação entre a água e o gel, materiais absorventes como CMC, kaolin, dióxido de silicone coloidal e amido podem ser usados. Conservantes podem ser adicionados para inibir o crescimento bacteriano.

Géis

Um sistema semissólido no qual a fase líquida é mantida em uma matriz tridimensional de ligações cruzadas.

Loções

Trata-se de suspensões (apresentações de líquidos emulsificados) para aplicação externa (p. ex., loção calamina loção de hidrocortisona).

Cremes

Um creme é um sistema de emulsão semissólido (o/a, a/o) que contém mais de 10% de água. Cremes-óleo em água são mais comuns do que água em óleo pelo fato de o primeiro tender a ser mais confortável para o usuário, em razão, pelo menos em parte, da sua propriedade de sensação menos gordurosa.

Pomadas

Trata-se de uma preparação semissólida altamente viscosa para aplicação externa.

Tipos de apresentação | Sólidos

Comprimidos

Compreendem pós prensados preparados por um de três métodos gerais: granulação úmida, granulação seca (compactação por rolo ou esmagamento) e compressão direta. Problemas associados ao processo de fabricação são descritos em outra parte deste capítulo. Os comprimidos podem ser classificados com base na via de administração (p. ex., oral, sublingual, retal, vaginal e implante subcutâneo) ou nas características da formulação (liberação imediata, LM, efervescente, derrete na boca, mastigável, flavorizado e de dissolução rápida). Em todos os casos, os processos gerais de fabricação, as técnicas usadas para preparação de comprimidos e os materiais são similares.

Liberação imediata

Comprimidos de liberação imediata (LI) se dissolvem, em geral, no conteúdo gastrintestinal sem retardo proposital gerado para retardar a dissolução ou a absorção.

Liberação modificada

Comprimidos de liberação modificada (LM) são fabricados com o objetivo de alterar a liberação/dissolução do fármaco *in vivo*, podendo estar na forma de liberação prolongada ou retardada.

Liberação prolongada

Expressões como "liberação prolongada", "ação prolongada", "ação repetida" e "liberação prolongada" foram usadas para descrever essas apresentações. Entretanto, o termo "liberação prolongada" é usado para propósitos de farmacopeia.

Comprimidos de liberação prolongada (LP) são formulados para fazer com que a formulação – e não o IFA – atue como fator de controle da taxa de dissolução/liberação do fármaco. Assim, o IFA somente pode ser liberado no decorrer de um período prolongado. Para produtos administrados via oral que não aqueles para retenção gastrintestinal, o sucesso da formulação é determinado pela capacidade de ser absorvido pelo trato GI. Portanto, a permeabilidade de membrana e o tempo de trânsito GI da espécie animal-alvo podem limitar a utilidade dessa formulação em medicina veterinária.

Formulações LP podem ser designadas para liberação de fármacos de primeira ordem ou de ordem zero. A liberação de primeira ordem se caracteriza pela porcentagem especificada da dose-alvo sendo liberada no decorrer do tempo. Uma liberação de ordem zero do fármaco define-se pela quantidade específica de fármaco liberado no decorrer do tempo. O Capítulo 2 deve ser consultado para mais detalhes quanto ao impacto de processos que limitam a taxa da farmacocinética do medicamento. A preferência é determinada pelas propriedades de absorção do fármaco e pela relação exposição-resposta do IFA. Pode-se alterar as características de liberação do fármaco por meio do uso de sistemas matriz (p. ex., hidrogel, matriz polimérica e matriz de cera), sistemas multiparticulados (p. ex., grânulos, pellets e pérolas), cobertura em filme polimérico, resinas de troca iônica, liberação dependente do pH (p. ex., revestimento) e sondagem por *laser*. Alguns desses métodos são mais bem alcançados usando uma apresentação em cápsula, e não um comprimido.

Liberação retardada

Em geral, comprimidos de liberação retardada são designados para evitar a liberação do fármaco até que o comprimido tenha passado pelo estômago. Comprimidos de liberação retardada são desejáveis quando o fármaco pode ser destruído ou inativado pelo suco gástrico, ou quando podem irritar a mucosa gástrica. A liberação retardada pode ser obtida pelo uso de revestimentos.

Bolus

Trata-se de um comprimido muito grande cuja intenção consiste em sua retenção dentro do rúmen. Um processo lento de dissolução e retenção ruminal fornece uma oportunidade para conseguir exposição prolongada sistêmica ao fármaco. A liberação do ingrediente ativo geralmente decorre da erosão, da difusão a partir de um reservatório, da dissolução de uma matriz dispersa ou do "estímulo" osmótico. A regurgitação durante a ruminação é evitada pela formulação do *bolus* com densidade de cerca de 3 g/cm³. Atributos críticos de qualidade incluem ensaio, uniformidade do conteúdo, dissolução, dureza, friabilidade, impurezas e perda por ressecamento.

Implantes

Comprimido pequeno fabricado da mesma forma que um de tamanho regular. É uma apresentação não oral que pode permanecer no corpo do animal por muitos meses. Os implantes podem ter liberação imediata ou modificada. É importante reconhecer que existem muitas variáveis capazes de influenciar as propriedades de liberação de fármacos de um implante. Por exemplo, os fármacos podem se difundir tanto vertical quanto horizontalmente. Portanto, as dimensões do implante e a difusibilidade do fármaco dentro da matriz do implante podem apresentar impacto significativo na taxa *in vivo* e na extensão de liberação do fármaco. Ademais, em alguns casos, os implantes são fabricados como produtos de múltiplas camadas, de maneira que se possa controlar a difusão do fármaco por meio de cada camada. Por fim, também existem implantes que funcionam como bombas hidrostáticas, de maneira que o fármaco é empurrado para fora conforme a água dos tecidos entra (Kleiner *et al.*, 2014). Atributos críticos de qualidade incluem ensaio, uniformidade do conteúdo, dissolução, impurezas e perda por ressecamento.

Comprimidos mastigáveis

Comprimidos mastigáveis para cães e gatos começaram a ser desenvolvidos nos anos 1960, momento no qual produtos farmacêuticos para animais de companhia eram produzidos com o mesmo desenho ou desenho e formulação de características similares àqueles para humanos. Em meados dos anos 1970, o primeiro comprimido "mastigável" veterinário foi projetado para cães, fabricado usando equipamentos de processamento farmacêutico padrão. A maioria desses comprimidos mastigáveis era fabricada por tecnologia de granulação úmida usando água e xarope de milho. As primeiras formulações mastigáveis caninas eram associadas a escores de palatabilidade de 70 a 85%. A palatabilidade de livre escolha felina não teve um bom desempenho, com frequência com escores de palatabilidade inferiores a 50%. Nos anos 1980, tentou-se usar sabores de leite e queijo tanto para cães quanto para gatos. A palatabilidade canina nunca excedeu 80% da aceitação de livre escolha, e a felina nunca excedeu 70%. Sabores de frutas foram comuns em líquidos orais mastigáveis para animais de companhia, mas frutas não fazem parte da dieta natural dessas espécies. Alho, durante muito tempo considerado palatável para cães, resultou em aceitação de livre escolha de apenas 30 a 60%. Quando o sabor de alho foi removido e se usou um sistema de sabor diferente, o nível de livre escolha de 95% foi alcançado.

Com frequência, os agentes de melhora de palatabilidade iniciais incluíam subprodutos de origem animal de qualidade e reprodutibilidade questionáveis. Agentes comuns de melhora de palatabilidade incluíam pâncreas bovino, extratos de fígado bovino, subprodutos de carne bovina, farinha de peixe, digesta de peixe e outros ingredientes inadequados para consumo humano. O alto teor de gordura desses sabores os tornava suscetíveis à rancificação, um problema que se mantinha importante mesmo se estabilizados com antioxidantes (Fahmy *et al.*, 2008). Ademais, subprodutos animais e de pescado com frequência apresentavam contagens microbianas muito altas (maiores que 50.000 ufc/g) e eram contaminados por *Escherichia coli*, salmonela e outras bactérias coliformes. Esse crescimento bacteriano fazia com que os comprimidos mastigáveis mudassem sua cor de marrom para verde e emitissem odores desagradáveis (Meijboon e Stronk, 1972).

No início dos anos 1990, a indústria começou a desenvolver formulações alternativas de comprimidos mastigáveis com agentes flavorizantes melhorados que fornecessem um aroma e sabor atrativos capazes de levar ao aumento da aceitação por livre escolha. Atualmente, os novos agentes flavorizantes preenchem os padrões de qualidade de alimentos para humanos e/ou os padrões de qualidade de graduação farmacêutica, são estáveis e consistentes, além de conterem níveis insignificantes ou não detectáveis de bactérias, mofo, leveduras e fungos.

Comprimidos mastigáveis podem ser feitos por compressão direta, granulação úmida (usando um solvente apropriado) ou granulação seca (esmagamento ou compactação com cilindro), extrusão ou produzidos em máquinas. A "compressão direta" é de fácil aplicação e necessita de investimento capital mínimo. Conforme esse novo comprimido mastigável é formulado, o peso e a dureza do comprimido se tornam variáveis importantes. Por exemplo, ao formular comprimidos mastigáveis para felinos, o "ideal" geral de dureza está na faixa de 3 a 4 Kp. Se todos os outros fatores forem mantidos constantes, conforme a dureza excede 6 Kp, a palatabilidade tende a decrescer. Uma formulação idêntica com comprimidos de 6 Kp de dureza pode ter aceitação de livre escolha de 95% em gatos, mas apenas 50% de livre escolha quando com comprimidos de 12 Kp de dureza.

Os excipientes são selecionados de maneira que a mistura possa ser prensada em formas em uma máquina. Nesse processo, os componentes secos, que incluem o IFA, flavorizantes, preenchedores, aglutinantes, lubrificantes e outros ingredientes, podem ser moídos e misturados. Os solventes são adicionados e misturados até que a massa se forme com a textura desejada. O lote da massa é dividido em porções de acordo com a designação do sublote da configuração fabricada. O sublote da massa é transferido para as formas na máquina, produzindo uma variedade de formatos e pesos de apresentações que podem ser tão altos quanto 15 g. Uma vez formados os comprimidos, são levados ao forno de 40 a 50°C e/ou deixados em temperatura ambiente com umidade relativa de 40 a 70% (por até 7 dias, conforme a natureza do polímero ou a formulação) para cura. Um exemplo de máquina de comprimidos mastigáveis é mostrado na Figura 5.6.

Atributos de qualidade críticos incluem aparência, ensaio, uniformidade do conteúdo, dissolução, impurezas e perda por ressecamento.

Cápsulas

Compreendem apresentações sólidas nas quais o fármaco está contido em um envoltório solúvel duro ou macio. Os envoltórios normalmente são feitos de gelatina, celulose ou material polimérico, e podem ser "duros", consistindo em dois pedaços (um corpo e uma capa), geralmente preenchidos por pó ou pérolas. A cápsula dura pode ser usada como mecanismo para conseguir liberação prolongada de fármacos por meio de tecnologias como pérolas ou bombas osmóticas (Liu *et al.*, 2014; Becker *et al.*, 2014).

De maneira alternativa, o envoltório pode ser "macio", consistindo em um único pedaço (unidade), geralmente preenchido

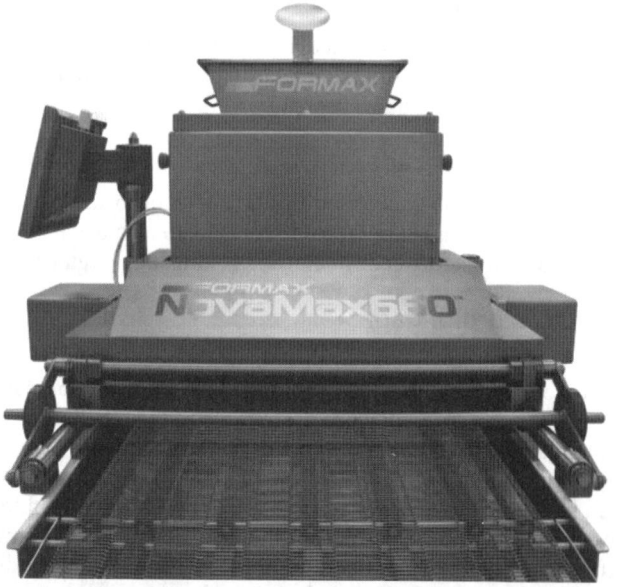

Figura 5.6 Máquina de fabricação de comprimidos mastigáveis. *Fonte:* Cortesia de Provisur.

com uma solução ou suspensão que contém o IFA. Cápsulas macias com frequência são usadas para formular fármacos pobremente hidrossolúveis como método para aumentar a dissolução *in vivo*. Outra vantagem oferecida pelo uso de cápsulas de unidade única reside no fato de que evitam problemas potenciais em conseguir a uniformidade do conteúdo.

O potencial para efeitos indesejáveis das formulações também precisa ser considerado ao selecionar entre formulações com envoltório duro ou macio. Especificamente, pelo fato de o contato entre a parede da cápsula e o seu conteúdo líquido ser mais íntimo do que em cápsulas preenchidas por material seco, há um aumento no risco para tais interações em razão da formação de ligações cruzadas da gelatina e formação de película (pele fina ou filme). Atributos de qualidade das cápsulas incluem ensaio, uniformidade do conteúdo, impurezas e dissolução.

Pós

O IFA é misturado com outros excipientes para produzir um produto para administração oral. Fármacos em pó podem ser adicionados a apresentações sólidas ou alimentos formulados como pós para adição na água de beber ou sucedâneos do leite, ou combinados com agentes emulsificantes para facilitar sua administração como líquido de beberagem (*drench*). Desafios com a apresentação em pó incluem atributos de sabor indesejável e problemas potenciais em evitar que pós mais densos se separem e se concentrem no fundo do cocho de comida. Atributos de qualidade incluem uniformidade da mistura, impurezas e umidade.

Grânulos

Essa apresentação consiste em partículas de pó granuladas com outros excipientes para formar partículas maiores, normalmente com 2 a 4 mm de diâmetro. A granulação aumenta a facilidade de mistura (p. ex., com outros excipientes) e a uniformidade da mistura.

Tipos de apresentação | Alimentos medicados

Artigos medicados Tipo A consistem em um IFA com ou sem carreador (p. ex., carbonato de cálcio, casca de arroz, milho, glúten) e com ou sem ingredientes inativos. Os artigos medicados Tipo A podem ser usados para fabricar outro Tipo A ou um artigo medicado diluído com alimento adicional (Tipo B ou Tipo C). O artigo medicado Tipo A é fabricado por mistura ou granulação de excipientes com o IFA. O IFA pode ser sintetizado quimicamente ou produzido por reação de fermentação. A adição de excipientes aumenta a uniformidade da mistura, evita a segregação do fármaco e a segregação durante o transporte. Os excipientes também podem ser adicionados para evitar a formação de pó durante a mistura e para estabilizar o fármaco no alimento medicado.

Tipos de apresentação | Produtos de biomassa

O guia para indústria da FDA *#216 Chemistry, Manufacturing, and Controls (CMC) Information – Fermentation-Derived Intermediates, Drug Substances, and Related Drug Products for Veterinary Medicinal Use* (Informações sobre Química, Fabricação e Controles [QFC]- Intermediários Derivados de Fermentação, Substâncias Farmacêuticas e Produtos Relacionados para Uso Medicinal em Veterinária) pode ser usado como orientação geral para processos de fermentação usados em produtos de biomassa.

IFA de biomassa refere-se a produtos de fermentação não purificados. O conteúdo do recipiente de fermentação é seco para produzir substâncias de produtos de biomassa. Em geral, a caracterização de um IFA aborda a molécula ativa e impurezas que poderiam incluir:

- Microrganismo usado na fermentação, outros metabólitos produzidos pelo microrganismo e componentes do meio de fermentação
- Elucidação estrutural, que geralmente inclui análise elementar de espectrometria de massa, espectroscopia infravermelha, espectroscopia ultravioleta, espectroscopia de ressonância magnética nuclear, cristalografia por raios X e/ou outros testes apropriados. Quando o ingrediente ativo é uma mistura de moléculas relacionadas, pode-se adequar a elucidação estrutural de componentes isolados e purificados individualmente
- Propriedades físico-químicas, como rotação óptica, perfil de solubilidade, constante de dissociação e outras propriedades, capazes de afetar o desempenho do produto
- Atividade biológica, que inclui a potência do fármaco e a homogeneidade
- Identidade do microrganismo (gênero, espécie, estirpe) e sua fonte
- Identificação de todos os metabólitos com atividade antimicrobiana ou toxicidade. Isso pode ser determinado por meio de estudos ou literatura científica, por exemplo, a "impressão digital" da biomassa.

Tipos de apresentação | Sistemas de liberação controlada interna de fármacos

Sistemas de liberação controlada interna de fármacos (*Controlled Internal Drug Release System* – CIDR) são um dispositivo inserido via intravaginal comumente utilizado em vacas-leiteiras, cabras e ovelhas. Trata-se de um dispositivo em forma de T com asas flexíveis que colapsam para formar um bastão que pode ser inserido na vagina com um aplicador. Na extremidade oposta a essas asas, está a cauda, ligada a um fio para facilitar a remoção do dispositivo. A estrutura do CIDR consiste em uma espinha de náilon coberta por silicone impregnado com progesterona. A taxa de liberação da progesterona é influenciada pela área de superfície do implante e pela carga do fármaco. Na inserção, os teores sanguíneos de progesterona aumentam rapidamente, com concentração máxima atingida em 1 h. As concentrações sistêmicas de progesterona são mantidas em teores relativamente constantes no decorrer de 7 dias durante os quais o dispositivo está inserido na vagina. Na sua remoção, as concentrações sistêmicas de progesterona declinam rapidamente (Rathbone *et al.*, 2002).

Tipos de apresentação | Apresentações líquidas e semilíquidas

Produtos parenterais

A formulação e a fabricação de apresentações injetáveis envolvem um conjunto diferente de considerações do que aquele associado aos produtos orais – a necessidade de estabilidade microbiológica representa a principal diferença. Frascos de formulações injetáveis podem ser fechados para serem estéreis na liberação para venda, mas, uma vez perfurada a tampa, a esterilidade não pode mais ser assegurada. Produtos injetáveis de múltiplo uso devem, portanto, ser formulados com concentração suficiente de agentes bacteriostáticos/fungistáticos, como metilparabeno para evitar o crescimento de microrganismos no restante do conteúdo do frasco.

Assim como com fármacos sólidos, as injeções podem ser formuladas como apresentações LI ou LM. Uma vez que o tempo de residência *in vivo* de formulações injetáveis não é limitado pelo tempo de trânsito GI, existem poucas limitações quanto à duração da liberação do fármaco dessas apresentações. Para chegar às características de tempo de liberação desejadas, formuladores podem manipular as propriedades físicas do produto (p. ex., viscosidade e tamanho das partículas).

Uma das considerações críticas quando da fabricação de formas de apresentação parenteral reside na necessidade de assegurar a esterilidade do produto. A seleção de um processo adequado requer a compreensão de potenciais reações químicas. Assim, as forças e as limitações dos muitos processos de esterilização dependem de aspectos físicos únicos inerentes ao tipo de fármaco. Com relação a isso, é importante notar que a esterilização controla o desenho do processo de fabricação, instalações e formulação de injeções estéreis. Técnicas de esterilização comuns usadas para produtos parenterais incluem:

- Filtração estéril/processamento asséptico: a esterilização é obtida passando a solução por um filtro desenhado para reter bactérias
- Esterilização terminal: esterilização de produto após o produto já estar embalado. Os tipos de processos de esterilização terminal abrangem:
  ○ Esterilização terminal por calor úmido: esterilização terminal pelo uso de autoclave. Com frequência, é preferida para soluções aquosas
  ○ Esterilização por radiação terminal: os produtos são conduzidos a uma fonte de radiação ionizante, assegurando que cada unidade receba a quantidade de exposição necessária para matar os microrganismos dentro da unidade. Radiação gama, por exemplo, mata bactérias por meio da indução de radicais livres que lesionam os ácidos nucleicos dentro do microrganismo (Savjani *et al.*, 2012). Esse método pode parecer mais adequado para materiais termolábeis.

Tipos comuns de formulações injetáveis incluem:

- Soluções aquosas injetáveis
- Suspensões aquosas injetáveis
- Soluções/suspensões orgânicas injetáveis
- Pós liofilizados (secos por congelamento) para injeção.

Testes analíticos de apresentações injetáveis podem abranger os seguintes parâmetros:

- Aparência/descrição: além da coloração geral, da opacidade e da aparência do produto, deve-se notar a existência de material particulado *visível*. Partículas subvisíveis são enumeradas no Teste de Material Particulado descrito a seguir
- Identificação
- pH
- Viscosidade (se adequado)
- Ensaio para ingrediente ativo
- Ensaio para conservantes (se adequado): para produtos de múltiplos usos, é possível empregar o método de cromatografia gasosa ou líquida para detectar níveis de conservantes antimicrobianos. O fabricante deve demonstrar que os limites para concentração de conservantes ainda representam níveis que inibem de forma efetiva o crescimento microbiano. Esse teste é omitido quando do caso de um produto de uso único

- Água: o teste de água geralmente é apropriado apenas para pós liofilizados ou injeções não aquosas
- Impurezas
- Dissolução/liberação do fármaco (se adequado): se uma injeção é considerada de liberação imediata, esse teste comumente é omitido da bateria de testes. Para injeções LM, o fabricante pode desenvolver um teste similar àquele usado para apresentações orais de acordo com as orientações da United States Pharmacopeia, mas isso não é prático em casos nos quais a liberação do produto *in vitro* se estende por mais que alguns dias. Com frequência, a dissolução *in vitro* ou liberação do fármaco deve ser "acelerada" pelo uso de solventes orgânicos ou meio de dissolução que permite que o teste se complete em um período razoável
- Material particulado (uso IV): esse teste mensura o número de partículas subvisíveis, especificamente aquelas com 25 μm de diâmetro ou menos, e se diferencia da Aparência/Descrição de partículas visíveis, descrita anteriormente. Esses testes são realizados usando luz obscura (varredura a *laser*) ou microscopia. Produtos veterinários que não são utilizados via IV estão isentos desse teste
- Endotoxinas bacterianas: bactérias gram-negativas liberam, durante o processo de fabricação, lipopolissacarídeos, conhecidos como endotoxinas, que decorrem da morte de bactérias (Booth, 2001). Endotoxinas são antigênicas para a maioria das espécies-alvo e não podem ser completamente eliminadas pela maioria das técnicas de esterilização comuns. O Capítulo 85 da United States Pharmacopeia (USP, 2009b) descreve testes para mensurar o nível de endotoxinas (com os resultados expressos como unidades endotoxina [UE] ou unidades internacionais [UI]). Limites para endotoxinas em produtos administrados vias IM, SC ou IV historicamente se basearam na sensibilidade de coelhos de aproximadamente 5 EU/kg de peso vivo dividido pela dose da injeção por kg de peso corporal (Rahman *et al.*, 2014). Embora se reconheça que cada animal-alvo difere quanto à sua sensibilidade às endotoxinas, limites únicos de endotoxinas não foram desenvolvidos para espécies individuais
- Esterilidade: testes para esterilidade normalmente seguem um dos procedimentos descritos no Capítulo 71 da United States Pharmacopeia (USP, 2009a). Em geral, todas as apresentações injetáveis devem estar livres de contaminantes microbianos (*i. e.*, estéreis) antes de serem comercializadas.

Tipos de apresentação | Apresentações tópicas

Produtos tópicos podem ser formulados como soluções, suspensões, pomadas, géis, cremes e emulsões ou aerossóis. Diferentemente das formulações transdérmicas, esses produtos não são direcionados para a absorção sistêmica. A localização da aplicação pode ser pele, glândula mamária, olhos e orelhas, fator que determina os excipientes adequados para assegurar que o IFA chegue e seja retido dentro do sítio de ação. Um dos desafios encontrados com esses produtos reside no fato de que concentrações sistêmicas do fármaco (p. ex., perfil de concentração sanguínea) não podem ser usadas para avaliar o desempenho do produto. Como resultado, os químicos de formulação precisam se basear em testes *in vitro* e físico-químicos para avaliar o impacto da formulação e o método de fabricação nos ACQ dos produtos. Por conseguinte, sem ensaios clínicos extensivos e/ou modelos de estudo *in situ*, torna-se muito difícil definir desvios permissíveis nas características físico-químicas do produto (Teng *et al.*, 2009).

Tipos de apresentação | Apresentações transdérmicas

As formulações de IFA podem significar um desafio caso se deseje que penetrem em barreiras protetoras, como a pele. Muitos sistemas complexos foram desenvolvidos para alcançar esse objetivo, incluindo adesivos, pomadas, suspensões, loções, emplastros, pastas e bandagens. Neste livro-texto, os Capítulos 2 e 47 descrevem esse tópico com maior detalhe.

PROCESSO DE FABRICAÇÃO

O processo de manufatura pode ter grande influência na qualidade do produto farmacêutico e em seu desempenho como formulação. Por isso, os processos de fabricação precisam ser considerados da perspectiva da apresentação, do tamanho do lote e das propriedades físico-químicas do fármaco e de seus excipientes. Conforme mencionado na discussão quanto aos lubrificantes, às vezes, um tempo de mistura simples ou ordem de adição de excipientes pode levar a diferenças entre produtos que apresentam uma característica desejável *in vivo* versus aqueles que falharam em apresentar essas qualidades de atributos desejáveis.

Granulação úmida/seca

O processo de fabricação de comprimidos pode ser classificado como granulação (granulação úmida/seca) ou compressão direta. A granulação é um processo que leva ao aumento do tamanho da partícula, melhorando, assim, o fluxo, a densidade e a compressibilidade do pó (IFA e excipiente), que pode ser obtida usando uma solução aglutinante (granulação úmida) ou granulação seca (sem adição de uma solução aglutinante).

A granulação úmida (baixo cisalhamento, alto cisalhamento, leito fluidizado, extrusão e esferonização – o processo para converter material em esferas) consiste no método de fabricação de comprimidos veterinários mais comumente utilizada. Trata-se de um processo que usa um ligante líquido (normalmente um coloide hidrofílico) para aglomerar um pouco a mistura em pó. Isso reduz a fricção entre partículas e melhora a fluidez e a compressibilidade do pó. O aglutinante, distribuído sobre uma grande área de superfície, atua como uma cola para sobrepor a falta de coesão do IFA original e dos preenchedores. A granulação úmida também melhora a uniformidade da mistura para fármacos solúveis de baixa dosagem e constitui uma técnica efetiva para melhorar a taxa de dissolução de compostos hidrofóbicos. A qualidade dessa técnica geralmente é determinada pelas propriedades físico-químicas do pó e/ou granulação a partir da qual o comprimido se compõe. A granulação úmida pode não ser adequada para um IFA sensível a umidade ou temperatura.

Granulação seca (compactação com cilindro ou esmagamento) constitui um processo que cria grânulos por compactação da mistura de pó sob baixa pressão. Com frequência, esse processo resulta em fitas subsequentemente moídas e separadas para formar grânulos com tamanho de partícula desejável. A vantagem da granulação seca reside na ausência de calor e umidade. Entretanto, pode levar à formação de poeira e não ser tão eficiente quanto a granulação úmida em termos de assegurar a uniformidade do IFA nos grânulos resultantes.

Compressão direta

Corresponde à formação de comprimidos com ingredientes na ausência de um passo preliminar de granulação, um processo que evita muitos problemas associados à granulação úmida e seca, e mais bem utilizado para formulações que apresentam boa fluidez, compactabilidade e compressibilidade. Entretanto, o produto gerado por métodos de compressão direcionada é altamente dependente das propriedades físicas intrínsecas da matéria-prima (especialmente preenchedores). Qualquer variabilidade na qualidade da matéria-prima pode afetar o fluxo e as características de compressão, fazendo com que a compressão direta se torne um desafio. Em um esforço para sobrepor esse obstáculo, alguns excipientes estão agora disponíveis para facilitar a compressão direta (p. ex., lactose de fluxo rápido, fosfato dicálcio dibásico, celulose microcristalina). Esses excipientes são fabricados consistentemente para assegurar sua forma física (p. ex., tamanho da partícula, formato da partícula), facilitando, assim, a melhora do fluxo e da compressibilidade da formulação.

Extrusão

Processos de extrusão podem ser classificados como extrusão por prensa ou em rosca, ambas técnicas bem adequadas para a precisão da extrusão de materiais com alto valor. O monitoramento do processo de controle inclui zonas de temperatura, monitoramento do torque, amperagem da força e pressão e viscosidade de derretimento. Normalmente, as temperaturas são controladas por aquecimento elétrico de bandas e monitoradas por termopares.

Compactação por cilindros

Recentemente, a popularidade da granulação seca usando compactação por cilindros aumentou, pelo fato de ser um processo econômico, energeticamente eficiente, facilmente automatizado e adequado para fármacos sensíveis ao calor e à umidade (Kona *et al.*, 2014). Na compactação por cilindros, a mistura em pó é comprimida e compactada entre dois cilindros com rotação contrária resultando em fitas, que, quando moídas, produzem grânulos do tamanho desejado (Kostewicz *et al.*, 2014). Após o uso da compactação por cilindros, os grânulos resultantes são misturados com lubrificante e/ou outro excipiente e, por fim, prensados em comprimidos.

Pré-compressão

É usada para prensar a formulação em comprimidos relativamente grandes subsequentemente moídos e peneirados para chegar ao tamanho desejado dos grânulos. Os grânulos resultantes são misturados com lubrificante e/ou qualquer outro excipiente e, então, prensados em comprimidos.

Processos de fabricação de comprimidos

O tamanho e a velocidade de máquinas de fabricação de comprimidos (prensas) podem variar, mas seus princípios operacionais gerais são os mesmos. Os processos de fabricação de comprimidos em geral usam uma mistura de pós ou granulação. A mistura de pós ou granulação é adicionada em um funil, que, então, flui de maneira controlada em uma esteira. Acima e abaixo de cada esteira, há prensas que criam uma tensão de compressão necessária para formar o comprimido no formato adequado. O formato do comprimido é determinado pela geometria da esteira. Após compressão, os comprimidos recém-formados são ejetados da prensa e o processo se repete.

Fatores que influenciam a dissolução do produto

Ao examinar os atributos das apresentações descritos neste capítulo, é evidente que a capacidade do fármaco em se dissolver e se difundir por fluidos biológicos representa um componente essencial do desempenho do produto. A questão fundamental consiste em desenvolver a compreensão das propriedades físico-químicas do IFA e como ajustar a formulação de maneira a acomodar os fatores críticos que influenciam o desempenho *in vivo* de produtos. Quanto à dissolução do produto, os fatores críticos podem ser identificados pela equação Noyes-Whitney (Equação 5.9):

$$\frac{dC}{dt} = K \times S \, (Cs - C) \qquad (5.9)$$

Em que:

- dC: alteração na concentração do fármaco em solução
- C: concentração do fármaco em solução
- dt: mudança no tempo (expresso em unidades de interesse)
- Cs: solubilidade do fármaco no meio
- S: área de superfície do fármaco sólido
- K: constante que descreve a difusão do fármaco no meio.

Essa equação pode ser modificada para incluir termos que pertencem à espessura da camada de difusão, à densidade de partícula e ao formato da partícula, incorporados em modelos farmacocinéticos com base fisiológica para prever a dissolução *in vivo* do fármaco (Lennernäs *et al.*, 2014; Browers *et al.*, 2009).

Algumas técnicas para aumentar a taxa de dissolução do produto incluem reduzir o tamanho da partícula do fármaco para aumentar a área de superfície, adicionando excipientes para formar micelas que aumentam a solubilidade na espessura da camada de difusão, ou usar sais altamente hidrossolúveis no fármaco parental. Alterações na solubilidade da saturação agora têm sido incorporadas como mecanismos para atingir a "supersaturação" por meio da qual um fármaco geralmente precipitaria no trato gastrintestinal, permanecendo em solução por um tempo maior, o que facilita a absorção do fármaco (Waterman *et al.*, 2006). Por meio da combinação de informações da capacidade de absorção do fármaco nos segmentos intestinais, propriedades físico-químicas do fármaco (incluindo pKa e solubilidade aquosa) e taxa de dissolução da formulação, é possível prever o perfil provável de concentração sanguínea *in vivo*.

RESUMO DE TUDO | CONTROLE DE QUALIDADE DO PRODUTO

Os esforços dos cientistas farmacêuticos vêm culminando na fabricação de um produto que fornece as características desejáveis de liberação *in vivo* e *in vitro*. Uma vez finalizados a formulação e os métodos de fabricação correspondentes e o produto seja determinado como apresentando os atributos químicos e físico-químicos desejados, existe a necessidade de assegurar que todos os lotes futuros apresentarão o mesmo desempenho. A qualidade não pode ser testada em um produto, e sim a culminação da compreensão do produto/processo, dos processos de controle intraprocesso e da adesão ao cGMP, que fornece maior segurança para a qualidade do fármaco. Muitos dos parâmetros discutidos neste livro foram traduzidos em especificações para liberação de lotes (i. e., resultados que devem estar de acordo para liberação do lote ou para distribuição pública).

CONSIDERAÇÕES FINAIS

O desenvolvimento de uma formulação farmacêutica que obtenha sucesso em chegar à taxa e à extensão desejadas de exposição *in vivo* ao fármaco é possível apenas pela compreensão dos atributos físico-químicos do IFA. Por sua vez, é preciso definir a apresentação adequada de excipientes. Entretanto, conforme enfatizado, a receita de um fármaco certamente não é suficiente para assegurar o desempenho desejado do fármaco. A ordem com a qual os ingredientes são adicionados, os tipos de equipamentos usados, a qualidade dos excipientes e a capacidade de compreender e chegar a um controle rígido sobre o processo de manufatura não são menos importantes do que a formulação. Apreciar essas nuances nos princípios farmacêuticos levou não apenas ao desenvolvimento de apresentações de alta qualidade, seguras e efetivas, mas também possibilitou assegurar que cada lote de produção atende às expectativas do consumidor e a compreensão do médico-veterinário quanto aos desafios que podem ser encontrados quando da administração de produtos específicos a um paciente animal.

AGRADECIMENTOS

Os autores desejam agradecer as discussões úteis com os Drs. Gregory Hunter e Ramzy Labib durante a redação deste capítulo.

REFERÊNCIAS BIBLIOGRÁFICAS E LEITURA COMPLEMENTAR

Alsante KM, Ando A, Brown R. (2009). The role o degradant profiling in active pharmaceutical ingredients and drug products. *Adv Drug Deliv Rev.* **59**, 29–37, 1–14.

Anderson M, Opawale F, Roa M, Delmarre D, Anyarambhatla G. (2006). Excipients for oral liquid formulation. In Katdare A, Chaubal M. (eds), *Excipient Development for Pharmaceutical, Biotechnology, and Drug Delivery Systems*, Boca Raton, CRC Press-Informa Healthcare. 169–174.

Andersson T. (2004). Single-isomer drugs: true therapeutic advances. *Clin Pharmacokinet.* **43**, 279–285.

Avdeef A. (2001). Physicochemical profiling: solubility, permeability and charge state. *Curr Top Med Chem.* **1**, 277–351.

Baggot JD. (2007). Veterinary dosage form. In Swarbrick S. (ed), *Encyclopedia of Pharmaceutical Technology*, Vol 6, 3rd edn. Informa Healthcare, 3941–3978.

Becker D, Zhang J, Heimbach T, Penland RC, Wanke C, Shimizu J, Kulmatycki K. (2014). Novel orally swallowable IntelliCap(•) device to quantify regional drug absorption in human GI tract using diltiazem as model drug. *AAPS Pharm Sci Tech.* **15**, 1490–1497.

Bhattaryya L, Schuber S, Sheehan S, William R. (2006). Excipients; background/introduction. In Katdare A, Chaubal M. (eds), *Excipient Development for Pharmaceutical, Biotechnology, and Drug Delivery tems*. Boca Raton, CRC Press-Informa Healthcare, 1–2.

Bone RC. (1991). The pathogenesis of sepsis. *Ann Intern Med.* **115**, 457–469.

Booth AI. (2001). *Bacterial Endotoxin and Pyrogen Testing, Sterilization Validation and Routine Operation Handbook Radiation*. Lancaster, Basel, Technomic Publishing Co. 67.

Brouwers J, Brewster ME, Augustijns P. (2009). Supersaturating drug delivery systems: the answer to solubility-limited oral bioavailability. *J Pharm Sci.* **98**, 2549–2572.

Buggins TR, Dickinson PA, Taylor G. (2007). The effects of pharmaceutical excipients on drug disposition. *Adv Drug Deliv Rev.* **59**, 1482–1503.

Charde MS, Kumar J, Welankiwar AS, Chakole RD. (2013). Recent approaches for impurity profiling of pharmaceuticals. *Int J Adv Pharmaceut.* **2**, 25–33.

Chaubal MV, Kipp J, Rabinow B. (2006). Excipient selection and criteria for injectable dosage form. In Katdare A, Chaubal M. (eds), *Excipient Development for Pharmaceutical, Biotechnology, and Drug Delivery Systems*. Boca Raton, CRC Press-Informa Healthcare. 271–290.

Delany JS. (2005). Predicting aqueous solubility from structure. *Drug Discovery Today.* **12**, 289–295.

Desu HR, Narnang AS, Thoma LA, Mahato RI. (2014). Liquid dosage forms. In Dash AA, Singh S, Tolman J. (eds), *Pharmaceutics, Basic Principles and Application to Pharmacy Practice.* New York, Elsevier. 181–222.

Deweck AL, Schniede CH. (1972). Alternative reaction in man, horse and cattle due to the presence of carboxymethylcellulose in drug formulation. In *Proceeding in the European Society for the Study of Drug Toxicity. Vol XIII.* Amsterdam, Excerpta Medica. 203–204.

Fahmy R, Danielson D, Martinez M. (2008). Formulation and design of veterinary tablets. In Augsburger LL, Hoag SW. (eds), *Pharmaceutical Dosage Form: Tablets,* Vol. 2, 3rd edn. Boca Raton, CRC Press-Informa Healthcare. 383–431.

Fahmy R, Hoag S. (2006). Excipient quality assurance: handling, sampling, and regulatory issues. In Katdare A, Chaubal M. (eds), *Excipient Development for Pharmaceutical, Biotechnology, and Drug Delivery Systems.* Boca Raton, CRC Press-Informa Healthcare. 389–419.

Fletcher JG, Rathbone MJ, Alany RG. (2013). Physicochemical principles of controlled release veterinary pharmaceuticals. In Rathbone M, McDowell A (eds), *Long Acting Animal Health Drug Products.* New York, Springer. 69–106.

Food and Drug Administration (FDA). (1997). *Guidance for Industry. The Sourcing and Processing of Gelatin to Reduce the Potential Risk Posed by Bovine Spongiform Encephalopathy (BSE) in FDA Regulated Products for Human Use.* Available at: www.fda.gov/Regulatory Information/Guidances/ucm125182.htm (accessed Dec. 2016).

Food and Drug Administration (FDA). (2002). Background Information for the October 2002 ACPS Meeting Scientific Considerations of Polymorphism in Pharmaceutical Solids: Abbreviated New Drug Applications. Available at: http://www.fda.gov/ohrms/ dockets/ac/02/briefing/3900B1_04_Polymorphism.htm (accessed Dec. 2016).

Gao P, Shi Y. (2012) Characterization of supersaturatable formulations for improved absorption of poorly soluble drugs. *AAPS J.* **14**, 703–713.

Gupta JS, Yadav S, Rawat S. (2011). Method development and hydrolytic degradation study of doxofylline by RP, HPLC and LC–MS/MS. *Asian J Pharm Anal.* **1**, 14–18.

Horter D, Dressman JB. (2001). Influence of physicochemical properties on dissolution of drugs in the gastrointestinal tract. *Adv. Drug Deliv Rev.* **46**, 75–87.

International Council for Harmonisation of Technical Requirements for Pharmaceuticals for Human Use (ICH). (1996). *Photostability Testing of New Drug Substances and Products Q1B.* Available at: http://www. ich.org/fileadmin/Public_Web_Site/ICH_Products/ Guidelines/Quality/Q1B/Step4/Q1B_Guideline.pdf (accessed Dec 2016).

Jayesh P, Manish R. (2009). Tablet formulation design and manufacture: Oral immediate release application. *Pharma Time.* **41**, 21–29.

Kalyana KP, Mendez R, Lewis D, Michniak-Kohn, B, Cuitinoc A, Muzzio F. (2011) Mixing order of glidant and lubricant – influence on powder and tablet properties. *Int J Pharm Issues.* **409**, 269–277.

Kerns EH, Di L. (2004). Physicochemical profiling: overview of the screens. *Drug Discov Today: Technol.* **1**, 343–348.

Kleiner LW, Wright JC, Wang Y. (2014). Evolution of implantable and insertable drug delivery systems. *J Contr Release.* **181**, 1–10.

Klink PR, Fergson TH, Magruder JA. (2001). Dosage formulations. In Hardee GE, Baggot JD. (eds), *Development and Formulation of Veterinary Dosage Forms.* New York, Marcel Dekker. 145–230.

Kona R, Fahmy R, Claycamp G, Polli J, Martinez M, Hoag S (2014). Quality-by-design III: Application of near-infrared spectroscopy to monitor roller compaction in-process and product quality attributes of immediate release tablets. *AAPS PharmSciTech.* **16**, 202–216.

Kostewicz ES, Aarons L, Bergstrand M, Bolger MB, Galetin A, Hatley O, Jamei M, Lloyd R, Pepin X, Rostami-Hodjegan A, Sjögren E, Tannergren

C, Turner DB, Wagner C, Weitschies W, Dressman J. (2014). PBPK models for the prediction of *in vivo* performance of oral dosage forms. *Eur J Pharm Sci.* **57**, 300–321.

Lennernäs H, Aarons L, Augustijns P, Beato S, Bolger M, Box K, Brewster M, Butler J, Dressman J, Holm R, Julia Frank K, Kendall R, Langguth P, Sydor J, Lindahl A, McAllister M, Muenster U, Müllertz A, Ojala K, Pepin X, Reppas C, Rostami-Hodjegan A, Verwei M, Weitschies W, Wilson C, Karlsson C, Abrahamsson B. (2014). Oral biopharmaceutics tools - time for a new initiative - an introduction to the IMI project OrBiTo. *Eur J Pharm Sci.* **57**, 292–299.

Lipinski CA, Lombardo F, Dominy BW, Feeney PJ. (2001). Experimental and computational approaches to estimate solubility and permeability in drug discovery and development setting. *Adv Drug Deliv Rev.* **46**, 3–26.

Liu D, Yu S, Zhu Z, Lyu C, Bai C, Ge H, Yang X, Pan W. (2014). Controlled delivery of carvedilol nanosuspension from osmotic pump capsule: *in vitro* and *in vivo* evaluation. *Int J Pharm.* **475**, 496–503.

Lobenberg R, Amidon GL. (2000). Modern bioavailability, bioequivalence and biopharmaceutics classification system. New scientific approaches to international regulatory standards. *Eur J Pharm Biopharm.* **50**, 3–12.

Loftsson TX, Brewster ME. (1996). Pharmaceutical applications of cyclodextrins. Drug solubilization and stabilization. *J Pharm Sci.* **85**, 1017–1025.

Martinez MN, Amidon GL. (2002). A mechanistic approach to understanding the factors affecting drug absorption: a review of fundamentals. *J Clin Pharmacol.* **42**, 620–643.

Meijboon PW, Stronk JBA. (1972). 2-trans,4-cis- decatrienal, the fishy off- flavor occurring in strongly autoxidized oils containing linolenic acid or omega 3,6,9, etc., fatty acids. *J Am Oil Chem Soc.* **49**, 555–558.

Mosharraf M, Nyström C. (2003). Apparent solubility of drugs in partially crystalline systems. *Drug Dev Ind Pharm.* **29**, 603–622.

Nichols G, Byard S, Bloxham MJ, Botterill J, Dawson NJ, Dennis A, Diart V, North NC, Sherwood JD. (2002). A review of the terms agglomerate and aggregate with a recommendation for nomenclature used in powder and particle characterization. *J Pharm Sci.* **91**, 2103–2109.

Pramanick S, Singodia D, Chandel V. (2013). Excipient selection in parenteral formulation development. *Pharma Times.* **45**, 69–77.

Rahman Z, Xu X, Katragadda U, Krishnaiah YS, Yu L, Khan MA. (2014). Quality by design approach for understanding the critical quality attributes of cyclosporine ophthalmic emulsion. *Mol Pharm.* **11**, 787–799.

Rathbone MJ, Bunt CR, Ogle CR, Burggraaf S, Macmillan KL, Burke CR, Pickering KL. (2002). Reengineering of a commercially available bovine intravaginal insert (CIDR insert) containing progesterone. *J Contr Release.* **85**, 105–115.

Ravin LR, Rodebough GW. (1980). Preformulation. In Remington JP. *Remington's Pharmaceutical Sciences,* 18th edn. Mack Publishing Company. 1435–1450.

Ren X, Mao X, Si L, Cao L, Xiong H, Qiu J, Schimmer AD, Li G. (2008). Pharmaceutical excipients inhibit cytochrome P450 activity in cell free systems and after systemic administration. *Eur J Pharm Biopharm.* **70**, 279–288.

Savjani KT, Gajjar AK, Savjani JK. (2012). Drug solubility: importance and enhancement techniques. *ISRM Pharm.* **2012**, 195727.

Sun CC. (2009). Materials science tetrahedron—a useful tool for pharmaceutical research and development. *J Pharm Sci.* **98**, 1671–1687.

Sun Z, Ya N, Adams RC, Fang FS. (2010). Particle size specifications for solid oral dosage forms; a regulatory perspective. *Am Pharm Rev.* **13**, 68–73.

Teng Y, Qiu Z, Wen H. (2009). Systematical approach of formulation and process development using roller compaction. *Eur J Pharm Biopharm.* **73**, 219–229.

Tiwari S, Mitkare S, Bhangale P. (2014). Veterinary dosage forms review. *Int J Appl Pharm.* **6**, 20–29.

US Pharmacopeial Convention (USP). (2009a). General Chapters <71> Sterility. In *United States Pharmacopeia-National Formulary (USP-NF)*. Washington, DC, US Pharmacopeial Convention.

US Pharmacopeial Convention (USP). (2009b). General Chapters <85> Pyrogen test. In *United States Pharmacopeia-National Formulary (USP-NF)*. Washington, DC, US Pharmacopeial Convention.

US Pharmacopeial Convention (USP). (2009c). General Chapters <1151> Pharmaceutical dosage forms. In *United States Pharmacopeia-National Formulary (USP-NF)*. Washington, DC, US Pharmacopeial Convention.

Uzunovic′ A, Vranic′ A. (2007). Effect of magnesium stearate concentration on dissolution properties of ranitidine. *Bosn J Basic Med Sci.* **7**, 279–283.

Wadko DA, Jacobson H. (1980). Preformulation testing. In Lieberman HA, Lachman L. (eds), *Pharmaceutical Dosage Forms: Tablets*, Vol. 1. New York, Marcel Dekker. 1–59.

Waterman KC, Adami RC, Alsante KM. (2006). Hydrolysis in pharmaceutical formulations. *Pharm Dev Technol.* **7**, 233–266.

Wood J. (1986). Pharmaceutical rheology. In Lachman L, Lieberman HA, King JL (eds), *The Theory and Practice of Industrial Pharmacy*, 3rd edn. Bombay, Varghese Publishing House. 123–145.

PARTE 2
Fármacos com Ação no Sistema Nervoso Autônomo

CAPÍTULO 6

Sistema Nervoso Autônomo: Introdução e Farmacologia

Joshua A. Rowe, Rose M. McMurphy, Barbara J. Lutjemeier e Michael J. Kenney

INTRODUÇÃO

O sistema nervoso autônomo (SNA) inclui componentes aferentes, centrais e eferentes. O componente eferente é o sistema eferente visceral geral (EVG) e está subdividido em dois ramos principais, o sistema nervoso simpático (SNS) e o sistema nervoso parassimpático (SNPS). Mais recentemente, o sistema nervoso entérico tornou-se um componente funcional. O SNA é fundamental na regulação de processos necessários para a manutenção da homeostase fisiológica e a resposta a agentes de estresse agudo. Muitas funções fisiológicas são reguladas pelo SNA, incluindo, mais não se limitando a: regulação da frequência cardíaca e da contratilidade cardíaca; distribuição dos fluxos sanguíneos visceral e cutâneo; motilidade gastrintestinal e digestão; e processos urogenitais. É praticamente impossível considerar a regulação fisiológica sem integrar as participações nos mecanismos neurais simpáticos e parassimpáticos a um panorama funcional, conforme resumido no *Primer on the Autonomic Nervous System* (Hamill e Shapiro, 2004):

> O sistema nervoso autônomo (SNA) está estrutural e funcionalmente posicionado para estabelecer a interface entre o meio interno e o meio externo, coordenando funções corporais a fim de assegurar a homeostase (controle cardiovascular e respiratório, regulação térmica, motilidade gastrintestinal, funções excretoras intestinais e urinárias, reprodução e fisiologia metabólica e endócrina) e respostas adaptativas ao estresse (resposta de fuga ou luta). Assim, o SNA tem a impressionante tarefa de assegurar a sobrevida e a procriação da espécie.

Em sua maior parte, os processos fisiológicos regulados pelo SNA não se encontram sob controle voluntário e são essenciais para manter a regulação fisiológica sob condições basais ou de repouso, bem como em resposta a diversas formas de estresse físico ou emocional. Alterações no nível de atividade aferente ou eferente nos nervos simpáticos e parassimpáticos ocorrem primariamente independentemente de controle consciente ou voluntário, proporcionando, desse modo, a derivação para o nome sistema nervoso autônomo (a partir do grego: *auto* = próprio; *nomos* = lei).

Sistema nervoso simpático

Os nervos simpáticos têm origem em corpos celulares na coluna celular intermediolateral das seções torácica (T) e lombar (L) da medula espinal, estabelecem sinapses em gânglios (mais detalhes anatômicos são mostrados adiante neste capítulo) e se projetam para uma ampla gama de alvos (Figura 6.1). O nível de atividade nos nervos simpáticos é regulado sob múltiplos níveis do cérebro, o que inclui circuitos neurais simpáticos hipotalâmicos e do tronco encefálico (Figuras 6.1 e 6.2). A maior parte dos nervos simpáticos revela um nível de atividade tônico ou basal, caracterizado por "explosões" de atividade (Claassen *et al.*, 1996). A Figura 6.3A mostra traços originais de "explosões" de

descargas nervosas registradas diretamente a partir de quatro nervos simpáticos (renal, suprarrenal, esplâncnico e lombar). Registros diretos da atividade nervosa simpática proporcionam uma avaliação de produção de circuitos neurais simpáticos centrais. A alteração do nível de atividades dos nervos simpáticos periféricos, por acréscimo ou por decréscimo do nível de descarga de nervo simpático (DNS), representa um meio primário pelo qual o SNS regula a função fisiológica (Kenney, 2014; Kenney *et al.*, 2014). Por exemplo, estresse por calor ou hipertermia aumenta o nível de DNS visceral (Figura 6.3B), mediando uma redistribuição de fluxo sanguíneo para fora de órgãos viscerais na direção de leitos vasculares cutâneos. Por sua vez, elevações agudas da pressão arterial ativam o reflexo barorreceptor arterial que subitamente reduz a DNS (Figura 6.3C), uma resposta fisiológica que contribui para o retorno da pressão arterial a níveis normais. Nesse exemplo (Figura 6.3C), a pressão arterial foi aumentada pela administração intravenosa do fármaco agonista adrenérgico cloridrato de fenilefrina, discutido com mais detalhes no Capítulo 7.

Em muitos contextos, a compreensão básica da regulação do SNS se concentrou na ativação desse sistema nervoso como uma unidade, em resposta a emergências críticas ou para desencadear a resposta de "luta ou fuga". Nessas condições, a ativação do SNS atua como mediador do aumento da frequência cardíaca e da contratilidade cardíaca, da vasoconstrição na pele e nas vísceras com desvio de fluxo sanguíneo para os músculos esqueléticos, da glicogenólise hepática, da dilatação bronquiolar e pupilar e da contração do baço. Esse perfil de resposta fisiológica é mediado pela ativação combinada de nervos simpáticos periféricos que inervam órgãos-alvo específicos (p. ex., coração, vasos sanguíneos) e a medula da suprarrenal. Esse estado de ativação proeminente levou ao conceito de que o SNS atua como uma unidade. Contudo, atualmente sabe-se bem que uma estratégia reguladora fundamental do SNS envolve o controle seletivo do nível de atividade em nervos que inervam alvos diferentes em resposta a diversas condições fisiológicas (ou seja, regulação não uniforme de atividade nervosa simpática). Por exemplo, o estresse agudo ao frio ou hipotermia aumenta o nível de atividade em nervos que inervam vasos sanguíneos cutâneos, porém reduz o nível de atividade em nervos que inervam o rim, proporcionando o substrato neural para a redução do fluxo sanguíneo para a periferia e o aumento de fluxo sanguíneo para órgão visceral. A habilidade de regular de maneira seletiva o nível de atividade dos nervos simpáticos que inervam alvos específicos proporciona substrato neural para a produção de perfis de respostas fisiológicas altamente específicas. As respostas fisiológicas de órgãos e tecidos efetores selecionados desencadeadas por ativação de nervos simpáticos eferentes estão resumidas na Tabela 6.1. Classes e tipos específicos de receptores envolvidos na mediação de respostas fisiológicas induzidas por SNS também estão incluídos na Tabela 6.1 e são introduzidos adiante neste capítulo e considerados com mais detalhes no Capítulo 7.

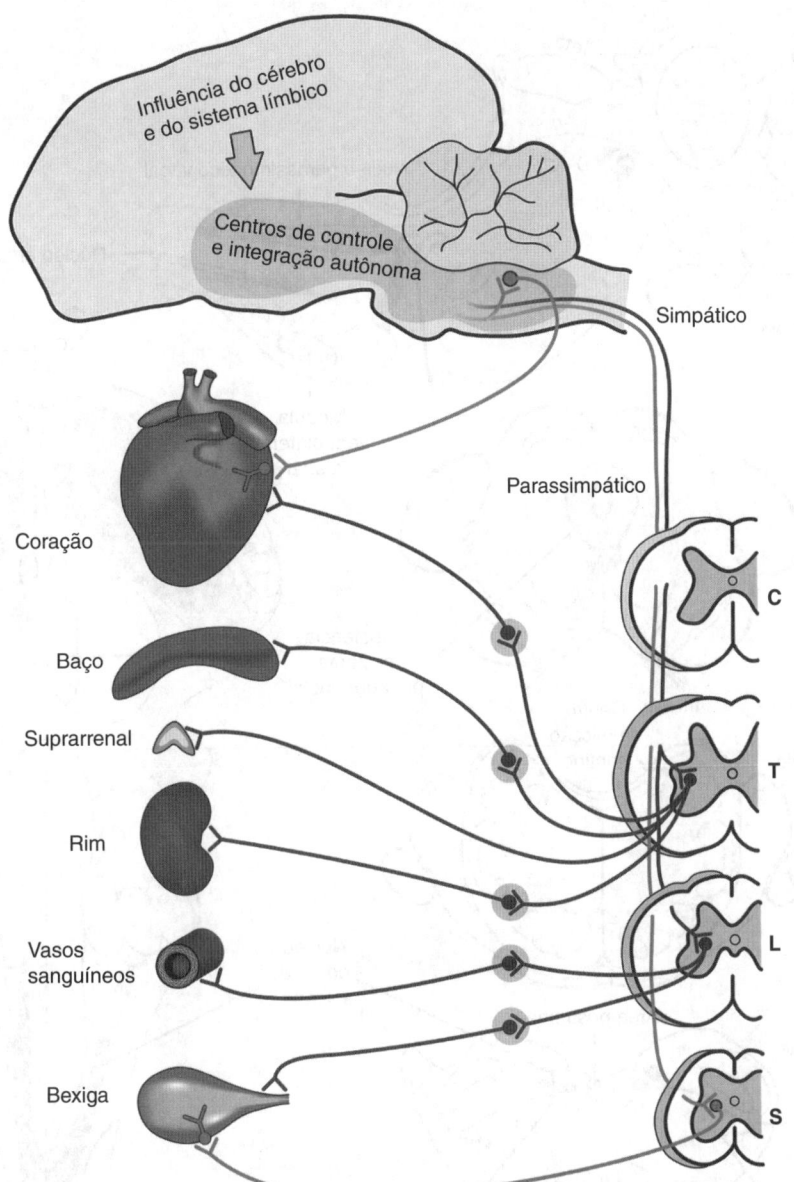

Figura 6.1 Esquema que destaca características anatômicas do sistema nervoso autônomo. Neurônios pré-ganglionares simpáticos originam-se de corpos celulares localizados na coluna celular intermediolateral das seções torácica (T) e lombar (L) da medula espinal, estabelecem sinapse em gânglios localizados fora da medula espinal; neurônios pós-ganglionares se projetam de gânglios simpáticos para uma ampla gama de alvos. As células cromafins da medula da suprarrenal são análogas a neurônios ganglionares e inervadas por neurônios pré-ganglionares simpáticos. A atividade eferente em nervos simpáticos é regulada por diversos centros de integração e controle localizados em múltiplos níveis do neuroaxis supraespinal (conhecidos como centros de integração e controle do sistema nervoso autônomo). Neurônios pré-simpáticos oriundos desses sítios hipotalâmicos e do tronco encefálico se projetam para sítios na medula espinal torácica e lombar, onde estão localizados os corpos celulares pré-ganglionares simpáticos. Neurônios pré-ganglionares parassimpáticos originam-se de corpos celulares localizados em núcleos no tronco encefálico e na coluna celular intermediolateral da medula espinal sacral (S). Os neurônios pré-ganglionares parassimpáticos são inervados por terminações nervosas de neurônios pré-parassimpáticos cujos corpos celulares são encontrados em núcleos supraespinais. Muitos neurônios pré-ganglionares parassimpáticos terminam e fazem sinapse em gânglios intramurais localizados no interior de órgãos-alvo inervados, ou em gânglios localizados fora deles, porém próximos dos órgãos-alvo inervados. C: medula espinal cervical.

Sistema nervoso parassimpático

Os nervos parassimpáticos originam-se de corpos celulares no tronco encefálico e de seções sacrais da medula espinal e fazem sinapse em gânglios (mais detalhes anatômicos são mostrados adiante). O nível de atividade nos nervos parassimpáticos é regulado por diversas áreas do cérebro (Figuras 6.1 e 6.2). Os nervos parassimpáticos que inervam muitos órgãos-alvo são tonicamente ativos e alteram o nível de atividade de nervos parassimpáticos periféricos em resposta a estímulos fisiológicos específicos – esse é o principal mecanismo pelo qual o SNPS regula a função fisiológica. A Figura 6.4 mostra descarga nervosa parassimpática vagal cardíaca registrada diretamente sob condições basais e em resposta à ativação do reflexo barorreceptor induzida experimentalmente, o que provocou aumento do nível de atividade nervosa vagal cardíaca com redução da frequência cardíaca (Simms *et al.*, 2007). O principal perfil

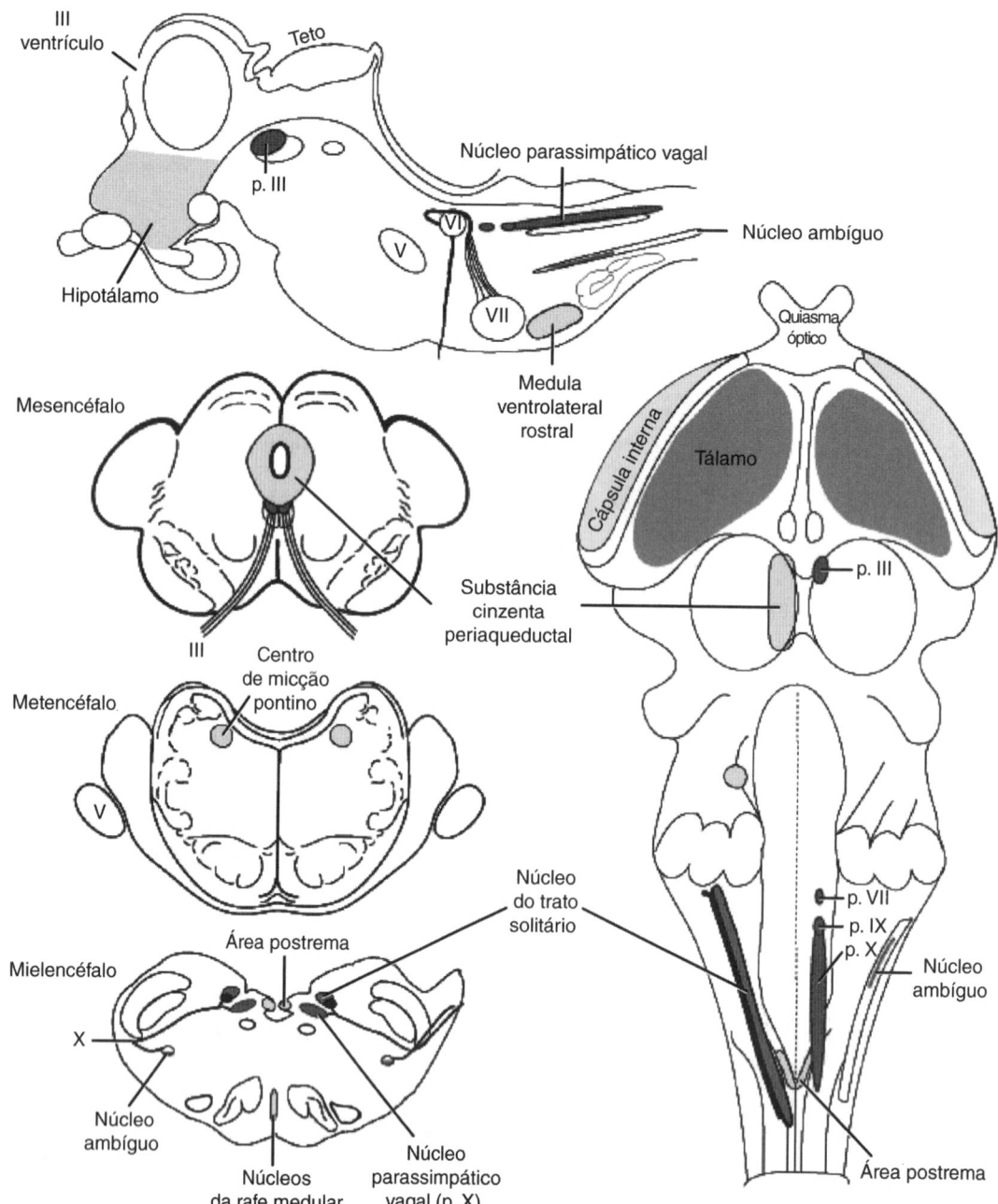

Figura 6.2 Núcleos e centros autonômicos selecionados são mostrados em imagens transversa (esquerda), dorsal (direita) e mesossagital (superior). Os componentes mostrados em linha vermelha representam centros de integração, retransmissão e/ou controle. Os núcleos do trato solitário, um importante núcleo sensorial visceral, são mostrados como estruturas vermelhas. Núcleos parassimpáticos pré-ganglionares e do tronco encefálico (p.) são mostrados em cinza-escuro (inclusive uma porção do núcleo ambíguo que proporciona neurônios eferentes viscerais cardíacos). Estruturas bilaterais são mostradas em um lado apenas na imagem dorsal, embora nem todas as estruturas estejam representadas em cada incidência a fim de reduzir um agrupamento. O hipotálamo é o principal centro de integração e controle do sistema nervoso autônomo e contém numerosos núcleos envolvidos na regulação da função autonômica. A substância cinzenta periaquedutal circunda o aqueduto mesencefálico e atua (entre outras funções) como retransmissora de sinais de controle visceral a partir do hipotálamo e dos núcleos do rombencéfalo. O centro pontino para micção (apenas um dos vários centros de controle autonômicos no tronco encefálico que controlam funções viscerais) contém neurônios que se projetam à medula espinal lombossacra, onde estimulam neurônios parassimpáticos pré-ganglionares sacrais que provocam contração da parede da bexiga e inibem neurônios de esfíncteres urinários (neurônios simpáticos pré-ganglionares lombares e neurônios somáticos sacrais). A medula ventrolateral rostral e os núcleos da rafe medular são locais importantes de neurônios pré-simpáticos que se projetam aos neurônios simpáticos pré-ganglionares na medula espinal toracolombar. A área postrema (apenas um dos vários órgãos circunventriculares localizados bem próximos do sistema ventricular do cérebro e sem barreira hematencefálica) detecta agentes eméticos no sangue e se projeta aos núcleos do rombencéfalo responsáveis por controlar a êmese; outros órgãos circunventriculares (não mostrados) são igualmente suscetíveis à estimulação quimiossensorial direta por agentes carreados pelo sangue e estão envolvidos em outros aspectos das funções neuroendócrina e autônoma. Fonte: Adaptada de Fletcher e Brow, 2010.

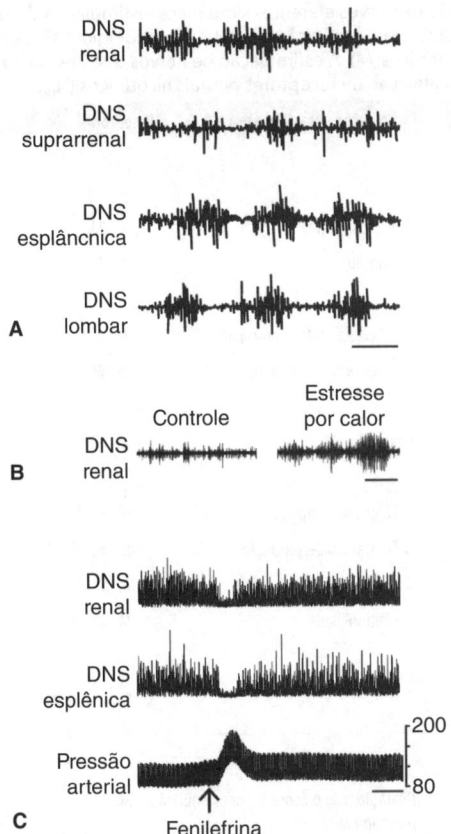

Figura 6.3 A. Traçados de descarga nervosa simpática (DNS) registrados sob condições basais a partir de nervos renais, suprarrenais, esplâncnicos e lombares. Nota-se que, em repouso, os nervos simpáticos se caracterizam pela presença de um nível tônico de atividade. A calibração horizontal é de 100 ms. Fonte: Adaptada de Claassen *et al.*, 1996. **B.** Traçados de registros de DNS renal sob condições de controle e de estresse por calor. A DNS renal aumentou, comparativamente aos níveis de controle, durante o período de estresse por calor agudo. A calibração horizontal é de 250 ms. Fonte: Adaptada de Kenney, 2014. Reproduzida, com autorização, da Elsevier. **C.** Traçados de descargas a partir de nervos simpáticos renais e esplênicos registrados antes, durante e após um aumento agudo da pressão arterial produzido pela administração intravenosa de cloridrato de fenilefrina, um agonista de receptores alfa-adrenérgicos. A elevação aguda da pressão arterial e a subsequente ativação dos barorreceptores arteriais desencadearam inibição reflexa da DNS. A calibração horizontal é de 15 ms. Fonte: Adaptada de Kenney, 2014. Reproduzida, com autorização, da Elsevier.

funcional desencadeado pela ativação do SNPS consiste em iniciação e sustentação da conservação de energia e da homeostase durante períodos de quiescência fisiológica relativa. Em geral, o aumento do nível de atividade de nervos parassimpáticos reduz a frequência cardíaca, estimula as secreções gastrintestinais e a peristalse, contrai o corpo da bexiga e modula a função imunológica. As respostas fisiológicas de alguns órgãos e tecidos efetores desencadeadas pela ativação de nervos parassimpáticos eferentes estão resumidas na Tabela 6.1. Classes e tipos específicos de receptores envolvidos na mediação de respostas fisiológicas induzidas pelo SNPS estão incluídos na Tabela 6.1, sendo introduzidos adiante, neste capítulo, e discutidos com mais detalhes no Capítulo 7.

Muitos órgãos e tecidos são inervados pelos ramos simpáticos e parassimpáticos do SNA, descritos como alvos de inervação

dupla do SNA (p. ex., coração e bexiga, na Figura 6.1). Em muitos casos, as respostas fisiológicas induzidas pela ativação de nervos parassimpáticos e simpáticos a um tecido ou órgão-alvo que recebe dupla inervação do SNA são funcionalmente antagônicas. Em outras palavras, se a ativação de um ramo do SNA inibe uma função fisiológica específica, então a ativação do outro ramo estimula essa função. Por exemplo, a estimulação de nervos simpáticos no coração aumenta a frequência cardíaca, ao passo que a ativação de nervos parassimpáticos do coração reduz a frequência cardíaca. Contudo, quando existe uma inervação dupla do SNA a um alvo específico, isso não indica que a função fisiológica de tal alvo é equilibrada, no mesmo grau, por cada ramo do SNA. Pelo contrário, a função fisiológica basal de muitos órgãos é ponderada pela regulação do SNPS ou do SNS, um efeito espécie-dependente e que pode variar de acordo com a situação fisiológica específica ou o estado fisiopatológico (Quadro 6.1). Por exemplo, o sistema gastrintestinal é regulado pelo sistema nervoso entérico, com o SNS e o SNPS. A ativação de nervos parassimpáticos que inervam o trato gastrintestinal e a administração de fármacos que mimetizam o SNPS estimulam funções gastrintestinais, ao passo que, em geral, considera-se que o SNS exerça mais de um efeito modulador na função gastrintestinal compatível com o fato de que fármacos simpaticomiméticos não são habitualmente prescritos como inibidores do trato gastrintestinal, em condições clínicas. Por conseguinte, o sistema gastrintestinal recebe dupla inervação do SNA e as respostas fisiológicas mediadas por esses sistemas nervosos são funcionalmente antagônicas. No entanto, os processos reguladores fisiológicos fundamentais são contrabalançados na direção de dominância do SNPS. Além disso, em alguns casos, a dupla inervação do SNS e SNPS a um tecido específico pode produzir respostas semelhantes, embora não idênticas. Por exemplo, as glândulas salivares recebem dupla inervação do SNA, porém a ativação do SNS e do SNPS não produz respostas funcionalmente antagonistas. A ativação da inervação do SNS às glândulas salivares induz secreção de amilase e de um fluido salivar viscoso (secundária à ativação de receptores alfa-adrenérgicos), ao passo que a ativação da inervação do SNPS às glândulas salivares produz um fluido salivar aquoso.

O SNA também contém componentes aferentes (sensoriais) extensos que proporcionam informações neurais com relação ao meio fisiológico interno. Os componentes aferentes periféricos, a saber, o sistema aferente visceral geral (AVG), em geral utilizam vias nervosas semelhantes às dos componentes eferentes. Por exemplo, o nervo vago e seus ramos são compostos por cerca de 80% de fibras aferentes (sensoriais) e 20% de fibras eferentes (DuBois e Foley, 1936). As vias aferentes, transportando informações sensoriais periféricas, por fim se projetam a múltiplos sítios supraespinais, inclusive hipotálamo e tronco encefálico (p. ex., núcleo do trato solitário). A integração de informações neurais em locais centrais pode modular o nível da atividade eferente de nervos simpáticos e parassimpáticos.

Com frequência, considera-se que o SNA atua de modo praticamente independente de outros sistemas de adaptação. No entanto, seu repertório funcional agora inclui a participação importante dos dois ramos desse sistema nervoso na regulação e a integração de processos entre os diversos sistemas fisiológicos. Por exemplo, é sabido que o SNA participa da mediação de interações entre o sistema nervoso e o sistema imune, dois sistemas de adaptação que, em geral, eram considerados funcionalmente independentes entre si (Kenney e Ganta, 2014).

Tabela 6.1 Respostas fisiológicas de alguns órgãos e tecidos efetores induzidas pela ativação de nervos eferentes simpáticos (estimulação simpática) e parassimpáticos (estimulação parassimpática). Classes e tipos de receptores específicos envolvidos na mediação de respostas fisiológicas são incluídos para estimulação simpática (receptores adrenérgicos; α e β) e parassimpática (receptores muscarínicos; M). A estimulação de nervos que inervam a medula da suprarrenal atua como mediadora da secreção de epinefrina (EPI), um efeito que envolve a ativação de receptores neurais nicotínicos (N_N).

Órgãos/tecidos efetores	Estimulação simpática	Receptor	Estimulação parassimpática	Receptor
Olho				
Músculo radial, íris	Dilatação da pupila	α_1	–	–
Músculo do esfíncter, íris	–	–	Constrição pupilar	M_3, M_2
Músculo ciliar	Relaxamento discreto	β_2	Contração	M_3, M_2
Glândulas da cabeça				
Lacrimal	↑ Secreção (efeito menor)	α_1	↑↑ Secreção (efeito principal)	M_3, M_2
Salivar	↑ Secreção (efeito menor)	α_1	↑↑ Secreção (efeito principal)	M_3, M_2
Pulmões				
Musculatura lisa bronquiolar	Dilatação bronquiolar	β_2	Contração	$M_2 = M_3$
Coração				
Nodo sinoatrial	↑ Frequência cardíaca	$\beta_1 > \beta_2$	↓ Frequência cardíaca	$M_2 >> M_3$
Átrios	↑ Contratilidade/condução	$\beta_1 > \beta_2$	↓ Contratilidade/condução	$M_2 >> M_3$
Nodo atrioventricular	↑ Automaticidade/condução	$\beta_1 > \beta_2$	↓ Condução	$M_2 >> M_3$
Ventrículo	↑ Contratilidade/condução	$\beta_1 > \beta_2$	↓ Contratilidade	$M_2 >> M_3$
Vasos sanguíneos (artérias e arteríolas)				
Coronária	Constrição; dilatação	$\alpha_1, \alpha_2; \beta_2$	–	–
Pulmonar	Constrição; dilatação	$\alpha_1; \beta_2$	–	–
Pele e mucosa	Constrição	α_1, α_2	–	–
Musculatura esquelética	Constrição; dilatação	$\alpha_1; \beta_2$	Dilatação (não provocada por estimulação parassimpática)	M_2
Vísceras abdominais	Constrição; dilatação	$\alpha_1; \beta_2$	–	–
Trato gastrintestinal				
Motilidade	↓ Motilidade	$\alpha_1, \alpha_2, \beta_1, \beta_2$	↑ Motilidade	$M_2 = M_3$
Esfíncteres	↑ Tônus	α_1	↓ Tônus	M_3, M_2
Secreção	Inibição	α_2	Estimulação	M_3, M_2
Bexiga				
Músculo detrusor	Relaxamento	β_2	Contração	$M_3 > M_2$
Esfíncteres	Contração	α_1	Relaxamento	$M_3 > M_2$
Órgãos sexuais				
Masculino	Ejaculação	α_1	Ereção	M_3
Feminino	–	–	Ereção	–
Pele				
Glândulas sudoríparas	–	α_1	–	M_3, M_2
Músculos pilomotores	–	α_1	–	–
Medula da suprarrenal	Secreção de EPI	N_N	–	–
Rim				
Renina	↑ Secreção	β_1	–	–
Fígado	Glicogenólise	α_1	–	–
	Gliconeogênese	β_2	–	–
Cápsula esplênica	Contração	α_1	–	–
Nervos do sistema nervoso autônomo				
Nervos simpáticos				
Autorreceptor	Inibidor da liberação de NE	α_2	–	–
Heterorreceptor	–	–	Inibição da liberação de NE	M_2, M_4
Nervos parassimpáticos				
Autorreceptor	–	–	Inibição da liberação de ACh	M_2, M_4
Heterorreceptor	Inibição da liberação de ACh	α_2	–	–

NE: norepinefrina; ACh: acetilcolina.

Quadro 6.1 Estudo de caso.

Uma cadela castrada, mestiça, de 8 anos de idade, foi levada à consulta por apresentar início súbito de vômito e letargia. Os resultados dos exames laboratoriais foram compatíveis com desidratação branda. Os episódios de vômitos continuaram, apesar do tratamento com administração intravenosa de soluções hidratantes e antibiótico, ao longo das 24 h seguintes, prescrito em razão da suspeita de gastrite. Radiografias e ultrassonografia abdominais foram negativas para corpo estranho ou obstrução gastrintestinal. Na ultrassonografia, não havia evidência de peristalse. Os vômitos cederam, mas a paciente tornou-se progressivamente mais letárgica e incapaz de deambular mais que algumas passadas. A paciente se recusa a comer. Havia incontinência fecal secundária à diminuição do tônus do esfíncter anal. Embora a cadela inicialmente conseguisse urinar, o volume de urina excretado diminuiu progressivamente ao longo de alguns dias, até que não mais conseguia urinar. Notou-se desenvolvimento de fotofobia, e o reflexo pupilar diminuiu. O ecocardiograma revelou fração de ejeção de apenas 14%. A frequência cardíaca permaneceu próxima a 85 bpm, apesar da baixa fração de ejeção. Obteve-se o diagnóstico de disautonomia (Harkin *et al.*, 2002; Harkin *et al.*, 2009).

A disautonomia é um transtorno neurodegenerativo idiopático caracterizado por degeneração de neurônios em gânglios do SNA, o que causa alterações marcantes na função de órgãos-alvo inervados pelos sistemas nervosos simpático e parassimpático (Harkin *et al.*, 2002; Harkin *et al.*, 2009). Em razão da inervação disseminada do SNA a diversos tecidos e órgãos, os pacientes com disautonomia manifestam alterações em diversos sistemas fisiológicos, o que dificulta o diagnóstico dessa doença. Em geral, as alterações na função-alvo se manifestam com base na predominância usual de tônus simpático ou parassimpático a determinado órgão ou tecido. Por exemplo, sob condições basais, a função do trato gastrintestinal é controlada principalmente pela atividade nervosa parassimpática transmitida por meio do nervo vago e se manifesta como aumento da motilidade e da atividade gastrintestinal. Por conseguinte, em pacientes com disautonomia, com degeneração ganglionar e perda da inervação do SNPS no trato gastrintestinal, com frequência caracteriza-se por redução do tônus da musculatura lisa e da motilidade.

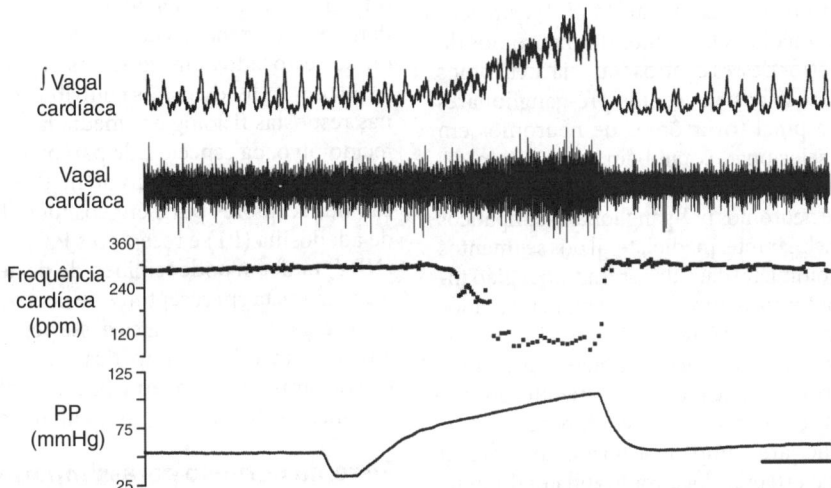

Figura 6.4 Traçados da atividade nervosa vagal cardíaca e frequência cardíaca registrada antes, durante e após a ativação do barorreflexo induzida por manipulação experimental da pressão de perfusão (PP) aórtica. Notam-se a presença de um nível tônico de atividade nervosa vagal cardíaca, aumento da atividade nervosa vagal em resposta à ativação do barorreflexo e redução mediada por reflexo, esperada, da frequência cardíaca, em resposta ao aumento da atividade nervosa vagal cardíaca. Fonte: Adaptada de Simms, 2007. Reproduzida, com autorização, de John Wiley & Sons.

Já foram empregados diferentes métodos experimentais para avaliar as contribuições do SNS e do SNPS aos estados fisiológicos e condições fisiopatológicas, como: ativação ou bloqueio farmacológico de receptores associados ao SNS e SNPS; abordagens moleculares envolvendo análise genômica e proteômica; registros diretos das atividades aferentes e eferentes de nervos simpáticos e parassimpáticos; e uso de diferentes métodos para analisar componentes específicos da atividade nervosa registrada diretamente. As contribuições coletivas desses estudos forneceram informações essenciais quanto à estrutura anatômica e aos mecanismos fisiológicos que regulam a função do SNA, promovendo, assim, o cenário para a compreensão da farmacodinâmica relativa ao SNA e ao desenvolvimento de medicamentos com ação específica nesse sistema.

ANATOMIA DO SISTEMA NERVOSO AUTÔNOMO | CONSIDERAÇÕES GERAIS

O SNA contém componentes supraespinais, espinais e periféricos (aferentes e eferentes) e se caracteriza por estruturas anatômicas distintas. Os componentes eferentes dos dois ramos do SNA usam neurotransmissores químicos para carrear informações entre as células nervosas (p. ex., transmissão a partir de neurônios pré-ganglionares para neurônios pós-ganglionares, em sítios ganglionares) e a partir de neurônios pós-ganglionares para células e tecidos-alvo. A neurotransmissão química envolve a liberação de pequenas quantidades de moléculas de neurotransmissores oriundos de terminações nervosas, para o espaço sináptico, a difusão de transmissores através do espaço sináptico, a ligação de moléculas de neurotransmissores a receptores especializados (receptores específicos são discutidos em seção subsequente) localizados principalmente em sítios pós-sinápticos, em células inervadas pelo SNA, e a subsequente ativação ou inibição de mecanismos de segundo mensageiro intracelulares. A presença de neurônios adrenérgicos, colinérgicos, e não adrenérgicos e não colinérgicos (NANC) propicia o substrato essencial para a geração e sustentação de um arranjo diverso de funções fisiológicas. O princípio fundamental para compreender a farmacologia relativa ao SNA consiste, inicialmente, na consideração de componentes anatômicos específicos do sistema nervoso simpático e do sistema nervoso parassimpático, descritos separadamente nesta seção.

Sistema nervoso simpático

Múltiplos locais do sistema nervoso central (SNC), incluindo proencéfalo, tronco encefálico e circuitos neurais espinais, regulam o nível de atividade nervosa simpática (Figura 6.2). O hipotálamo constitui um centro importante de integração e controle do SNA. Os neurônios presentes nos núcleos hipotalâmicos (p. ex., núcleo paraventricular) recebem sinais aferentes de diversas fontes e, por sua vez, transmitem sinais eferentes aos principais centros do SNA, no tronco encefálico (p. ex., núcleo medular ventrolateral rostral [MVLR] e núcleos da rafe medular na linha média). Os axônios dos neurônios do tronco encefálico no interior desses centros (ou seja, neurônios pré-simpáticos) projetam-se aos neurônios pré-ganglionares simpáticos na medula espinal (os axônios de neurônios em núcleos hipotalâmicos selecionados também se projetam diretamente aos neurônios pré-ganglionares).

Os corpos celulares de neurônios pré-ganglionares simpáticos localizam-se na coluna celular intermediolateral dos segmentos espinais torácico e craniolombar (daí a denominação região toracolombar do SNS). Conforme mencionado, eles são inervados por terminações nervosas de neurônios pré-simpáticos, cujos corpos celulares localizam-se nos núcleos supraespinais. Fibras nervosas pré-ganglionares simpáticas deixam a medula espinal juntamente com nervos espinais torácicos e lombares, e muitos neurônios pré-ganglionares simpáticos terminam e fazem sinapse em gânglios paravertebrais localizados bilateralmente, de cada lado da coluna espinal (Figuras 6.1 e 6.5). Outros neurônios pré-ganglionares simpáticos terminam e fazem sinapse em gânglios localizados mais próximos dos órgãos-alvo, os gânglios pré-vertebrais. Neurônios simpáticos pós-ganglionares surgem de gânglios paravertebrais e pré-vertebrais e se projetam a órgãos e tecidos-alvo (de Lahunta e Glass, 2009; Dyce et al., 2010; Evans e de Lahunta, 2013). O principal neurotransmissor liberado de neurônios pré-ganglionares em locais ganglionares simpáticos é a acetilcolina (ACh), nos quais a ACh se liga principalmente a receptores nicotínicos, situados em dendritos de neurônios simpáticos pós-ganglionares, ativando-os (Figura 6.5). Os receptores nicotínicos ganglionares simpáticos são classificados como receptores neurais nicotínicos (N_N). As fibras nervosas que sintetizam e liberam ACh são classificadas como fibras colinérgicas. Assim, as fibras nervosas pré-ganglionares simpáticas são descritas como colinérgicas. A norepinefrina (NE) (ou norepinefrina) é o neurotransmissor predominante liberado de neurônios pós-ganglionares do SNS em sítios de órgãos-alvo, nos quais se liga principalmente a receptores adrenérgicos e os ativa (denominados receptores α e β, como mostrado na Figura 6.5). Fibras nervosas que sintetizam e liberam NE são classificadas como fibras adrenérgicas (ou noradrenérgicas). Alguns neurônios pós-ganglionares do SNS

liberam dopamina (são conhecidos como neurônios dopaminérgicos, como mostrados na Figura 6.5), o precursor metabólico imediato da NE e um importante neurotransmissor nos vasos sanguíneos periféricos e no SNC (Figura 6.5). A dopamina liga-se a receptores dopaminérgicos (designados como D_1, como na Figura 6.5) e os ativa. As células cromafins da medula da suprarrenal são análogas a neurônios ganglionares, são inervadas por fibras pré-ganglionares do SNS e contêm receptores N_N, e sintetizam e liberam epinefrina (EPI) e NE (Figura 6.5). Um subgrupo de neurônios pós-ganglionares do SNS libera ACh como neurotransmissor (como acontece na inervação simpática às glândulas sudoríparas, em seres humanos, e na inervação simpática de artérias de músculos esqueléticos, em algumas espécies); essas fibras são classificadas como fibras pós-ganglionares simpático-colinérgicas (Figura 6.5). A ACh liberada dessas fibras pós-ganglionares simpático-colinérgicas liga-se a receptores muscarínicos e os ativa (representado como M_2, na Figura 6.5).

Junto à NE, moléculas ou substâncias cotransmissoras são liberadas de muitas fibras pós-ganglionares do SNS, em tecidos e órgãos-alvo (Gourine et al., 2009; Burnstock, 2013; Herring, 2015; Ralevic, 2015). O ATP foi detectado como um cotransmissor que atua com a NE em nervos do SNS. NE e ATP podem ser armazenados nas mesmas vesículas e liberados juntos ou ser estocados em vesículas separadas e regulados como entidades individuais. As contribuições relativas de NE e ATP nas respostas fisiológicas mediadas por células dependem do tecido-alvo, da espécie e de parâmetros de estimulação neural específicos. O ATP atua como mediador de respostas via ativação de receptores purinérgicos identificados como receptores de adenosina (P1) e receptores P2X e P2Y. O neuropeptídio Y (NPY) também pode ser liberado de nervos do SNS com a NE e é um agonista em receptores de neurocininas (p. ex., Y_1 e Y_2). A principal função fisiológica desse peptídio consiste em modular a neurotransmissão simpática nos sítios pré e pós-sinápticos. Cotransmissores têm um papel sinalizador importante nos sistemas cardiovascular, urogenital e respiratório.

Sistema nervoso parassimpático

Assim como o SNS, diversos locais do SNC estão envolvidos na regulação do fluxo de transmissão nervosa parassimpática eferente, embora os mecanismos centrais de integração não estejam completamente definidos. O hipotálamo está envolvido na integração e no controle parassimpático, e os núcleos hipotalâmicos comunicam-se com os centros autonômicos no tronco encefálico (p. ex., o centro de micção pontino). Os axônios dos neurônios do tronco encefálico no interior desses centros (neurônios pré-parassimpáticos) projetam-se aos neurônios pré-ganglionares parassimpáticos no tronco encefálico e na medula espinal. Os axônios de neurônios nos núcleos hipotalâmicos também podem se projetar diretamente aos neurônios pré-ganglionares.

Os corpos celulares dos neurônios pré-ganglionares parassimpáticos localizam-se em núcleos do tronco encefálico (p. ex., núcleos parassimpáticos dos nervos oculomotor, facial, glossofaríngeo e vago, bem como do núcleo ambíguo) (ver Figura 6.2), e na coluna celular intermediolateral da medula espinal sacral (ver Figura 6.1). Como mencionado, esses corpos celulares são inervados por terminações nervosas de neurônios pré-parassimpáticos, cujos corpos celulares encontram-se nos núcleos supraespinais. Axônios pré-ganglionares deixam o tronco encefálico com seus respectivos nervos cranianos (axônios

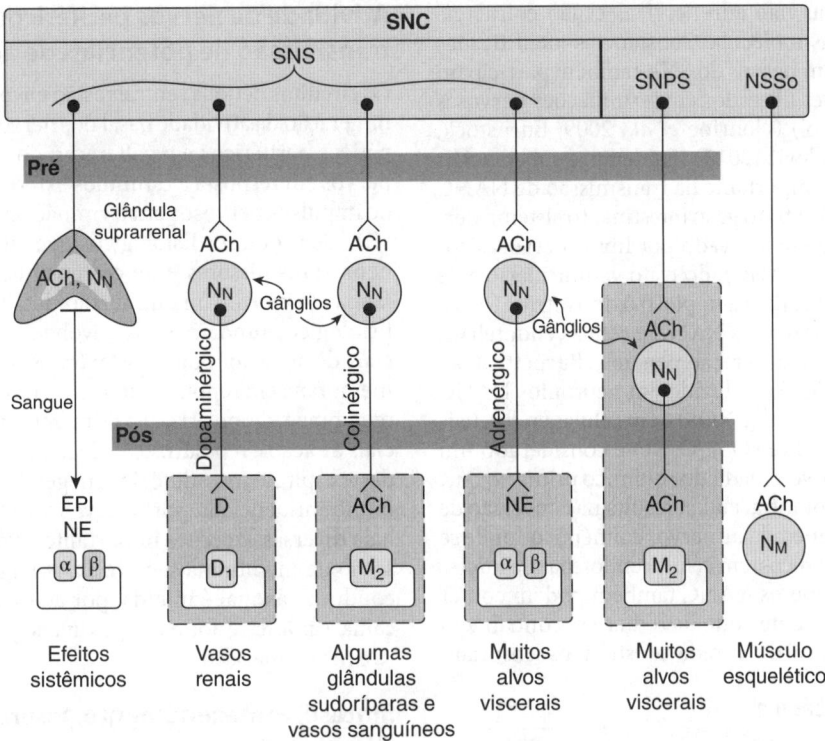

Figura 6.5 Representação esquemática das relações anatômicas pré e pós-ganglionares de nervos que constituem o sistema nervoso simpático (SNS) e o sistema nervoso parassimpático (SNPS), bem como do substrato anatômico de nervos motores somáticos (SoNS). Apenas os principais neurotransmissores estão representados. ACh é o neurotransmissor liberado em gânglios simpáticos e parassimpáticos e na maioria das junções neuroefetoras parassimpáticas. A norepinefrina (NE) é o principal neurotransmissor liberado nas junções neuroefetoras simpáticas adrenérgicas (ver texto para exceções). "Alvos viscerais" referem-se a músculo liso, músculo cardíaco e glândulas. Nota-se que algumas fibras pós-ganglionares simpáticas liberam acetilcolina ou dopamina, em vez de NE. A medula da suprarrenal, um gânglio simpático modificado, é inervada por fibras pré-ganglionares simpáticas e libera epinefrina e NE no sangue. ACh: acetilcolina; D: dopamina; EPI: epinefrina; M: receptores muscarínicos; N: receptores nicotínicos; NE: norepinefrina.

pré-ganglionares parassimpáticos oriundos do núcleo ambíguo alcançam o nervo vago), visto que deixam a medula espinal sacral com os nervos espinais sacrais. A localização específica de corpos celulares do SNPS pré-ganglionares no tronco encefálico e na medula espinal sacral propicia a terminologia localização craniossacral do SNPS. A maioria dos neurônios pré-ganglionares parassimpáticos termina e faz sinapse em gânglios intramurais (terminações ganglionares) localizados no interior de órgãos-alvo inervados. Outras fibras parassimpáticas pré-ganglionares terminam e estabelecem sinapses em gânglios (p. ex., gânglios ciliares, pterigopalatinos, submandibulares, ópticos e pélvicos) localizados fora dos órgãos-alvo inervados ou em células ganglionares caracterizadas por uma distribuição razoavelmente difusa de células localizadas próximo a órgãos-alvo (de Lahunta e Glass, 2009; Dyce *et al.*, 2010; Evans e de Lahunta, 2013). Assim como o SNS, o principal neurotransmissor liberado de neurônios pré-ganglionares em sítios ganglionares parassimpáticos é a ACh, nos quais ela se liga principalmente a receptores nicotínicos localizados em neurônios pós-ganglionares parassimpáticos e os ativa (ver Figura 6.5). Receptores nicotínicos ganglionares parassimpáticos são classificados como receptores N_N. Neurônios pós-ganglionares parassimpáticos surgem de gânglios parassimpáticos e projetam-se a células, tecidos e órgãos-alvo. A ACh também é o principal neurotransmissor liberado de neurônios pós-ganglionares do SNPS em locais de órgão-alvo, nos quais a ACh se liga preferencialmente a receptores muscarínicos

(designados como receptores M_2, como mostrado na Figura 6.5) e os ativa. Conforme dito anteriormente, as fibras nervosas que sintetizam e liberam ACh são classificadas como fibras colinérgicas, e, por conseguinte, os neurônios parassimpáticos, tanto pré-ganglionares quanto pós-ganglionares, são colinérgicos.

É comum a liberação concomitante de cotransmissores com a ACh a partir de muitas fibras pós-ganglionares do SNPS, em tecidos e órgãos-alvo (Gourine *et al.*, 2009; Burnstock, 2013; Herring, 2015; Ralevic, 2015). Nervos parassimpáticos que inervam a bexiga liberam ATP como cotransmissor, havendo evidências de que os nervos parassimpáticos que suprem as glândulas salivares utilizam polipeptídio intestinal vasoativo como um cotransmissor. De maneira semelhante ao verificado em nervos simpáticos, a ACh e os cotransmissores específicos podem ser armazenados nas mesmas vesículas e liberados simultaneamente, ou estocados em vesículas separadas e regulados como entidades individuais. As contribuições relativas de ACh, ATP, polipeptídio intestinal vasoativo e outros neurotransmissores e cotransmissores abundantes em respostas fisiológicas celulares dependem do tecido-alvo específico, da espécie e dos parâmetros de estimulação neural.

Neurônios não adrenérgicos e não colinérgicos

Alguns nervos que se projetam aos tecidos e órgãos efetores e os inervam, em geral em sítios anatômicos inervados por nervos do SNA, não exibem as características histoquímicas de fibras colinérgicas ou adrenérgicas. Esses neurônios são classificados como fibras não adrenérgicas e não colinérgicas (NANC). Muitas das moléculas/substâncias identificadas como cotransmissores em nervos do SNA também participam como neurotransmissores liberados em terminações nervosas NANC (p. ex., ATP, NPY) (Gourine *et al.*, 2009; Burnstock, 2013; Herring, 2015; Ralevic, 2015). Evidências substanciais apontam para um papel importante da transmissão de NANC na regulação fisiológica do trato gastrintestinal (o sistema nervoso entérico é basicamente inervado por fibras nervosas colinérgicas, adrenérgicas e NANC), do trato geniturinário e de vasos sanguíneos especiais. Por exemplo, o óxido nítrico (NO), sintetizado e liberado por nervos NANC e células endoteliais, contribui sobremaneira para a ereção peniana (Burnett, 2006; Lasker *et al.*, 2013). O NO é produzido em neurônios NANC pela enzima NO sintase neural (nNOS) e em células endoteliais pela NO sintase endotelial (eNOS). O NO é considerado um neurotransmissor vasoativo e mediador químico primário que, após se ligar a um receptor intracelular, resulta na conversão de GTP em GMPc. A ACh liberada de nervos colinérgicos pode se ligar a receptores muscarínicos, em células endoteliais, e iniciar a produção de NO. Neurônios NANC também podem conter muitos componentes aferentes que, acredita-se, contribuem para a regulação reflexa local da entrada de estímulos sensoriais.

Sistema nervoso entérico

A regulação dos processos fisiológicos complexos associados à fisiologia gastrintestinal, como secreções, motilidade e absorção de nutrientes, é mediada, em grande parte, pelo sistema nervoso entérico, um sistema nervoso intrínseco localizado na parede do sistema gastrintestinal. O sistema nervoso entérico contém componentes motores e sensoriais e se caracteriza pela presença de uma rede neural intrínseca complexa que inclui os plexos mioentérico e submucoso. Informações aferentes advindas de terminações nervosas na parede e na mucosa intestinais transmitem informação química, mecânica e sensorial de estiramento às redes neurais intrínsecas. As redes neurais entéricas são inervadas por fibras nervosas pré-ganglionares do SNPS e fibras nervosas pós-ganglionares do SNS. As inervações parassimpática e simpática do sistema nervoso entérico influenciam a função intrínseca desse sistema nervoso por meio de ação moduladora. As fibras sensoriais do sistema nervoso entérico também transmitem informações aos gânglios simpáticos e podem modular o fluxo de saída do estímulo nervoso pós-ganglionar simpático (Evans e de Lahunta, 2013). O sistema nervoso entérico é extensamente inervado por fibras nervosas do tipo NANC.

ETAPAS INTEGRADAS NA NEUROTRANSMISSÃO DO SNS E DO SNPS

A fisiologia da função e da regulação do SNA envolve muitas etapas integradas, incluindo: regulação de circuitos neurais autônomos espinais e supraespinais; alteração do nível de atividade eferente em nervos simpáticos e parassimpáticos que inervam órgãos e tecidos periféricos; síntese, liberação e degradação de neurotransmissores e neuromoduladores; transmissão química entre células nervosas (p. ex., regulação ganglionar); transmissão química de células nervosas para os órgãos-alvo; efeitos mediados por receptores; e regulação da atividade de nervos aferentes. Cada um desses processos e funções pode ser influenciado por agentes farmacológicos, promovendo múltiplos locais para alterações mediadas por fármacos na regulação e na função do SNA.

Atividade de nervos periféricos e transmissão de potenciais de ação

Os circuitos neurais centrais estão envolvidos de maneira crítica na geração da atividade basal dos nervos simpáticos e parassimpáticos periféricos e na alteração do nível de atividade desses nervos em resposta a estímulos externos e internos. A chegada de impulsos nervosos em terminações axonais dá início a uma série de processos fisiológicos que culminam na liberação de neurotransmissores e de cotransmissores para o interior da fenda sináptica. Uma discussão detalhada sobre os processos fisiológicos fundamentais envolvidos na condução de potenciais de ação ao longo dos axônios, o que inclui potencial de membrana em repouso, alterações nas condutâncias iônicas da membrana, despolarização de membrana, propagação de potenciais de ação e repolarização de membrana está além do escopo deste capítulo introdutório. Em geral, a condução axonal não é muito influenciada por intervenções farmacológicas, embora haja diversas exceções importantes. Por exemplo, os canais de sódio da membrana sensíveis à voltagem são bloqueados, e a condução axonal é inibida, por anestésicos locais, como lidocaína, e por tetrodotoxina (toxina do peixe baiacu) e saxitoxina (toxina de marisco).

Síntese, armazenamento, liberação e inativação de neurotransmissores

Neurônios colinérgicos

Terminações nervosas colinérgicas contêm diversos tipos de vesículas, como pequenas vesículas ligadas à membrana, fundamentais para o armazenamento de ACh (Figura 6.6), e vesículas maiores que contêm substâncias biológicas (p. ex., ATP), que são os transmissores liberados simultaneamente à ACh de nervos colinérgicos (Tabela 6.2).

Geralmente, a síntese de vesículas é completada em corpos celulares neuronais, e as vesículas são realocadas em terminações nervosas por mecanismos de transporte axonal. As vesículas contêm muitas proteínas envolvidas nos mecanismos de transporte e deslocamento, e um grande volume de pesquisas tem se concentrado na compreensão desses processos celulares. Um importante grupo funcional de proteínas leva o nome de proteínas de membrana associadas à vesícula (VAMP – *vesicle-associated membrane proteins*), fundamentais no alinhamento de vesículas que contêm ACh, com sítios de liberação funcionais na membrana interna das células neuronais, e na iniciação da liberação de neurotransmissores. Os sítios de liberação de membrana plasmática pré-sináptica apresentam proteínas sinaptossômicas associadas a nervo (SNAP – *synaptosomal nerve-associated proteins*), que interagem com proteínas de membrana associadas à vesícula, a fim de facilitar a fusão vesícula-membrana plasmática e, subsequentemente, a liberação de neurotransmissores (Figura 6.6). A toxina botulínica interfere na liberação de ACh pelas terminações nervosas colinérgicas.

A enzima colina acetiltransferase (ChAT) sintetiza ACh a partir de acetil-CoA e colina, no citoplasma de nervos colinérgicos (Figura 6.6). Os neurônios do SNPS caracterizam-se pela liberação de grande quantidade de ACh, mediada por um mecanismo muito eficiente e rápido de síntese de ACh. A colina é transportada pela membrana neuronal, a partir do espaço extracelular, por meio de um transportador de membrana de colina dependente de sódio (Figura 6.6), ao passo

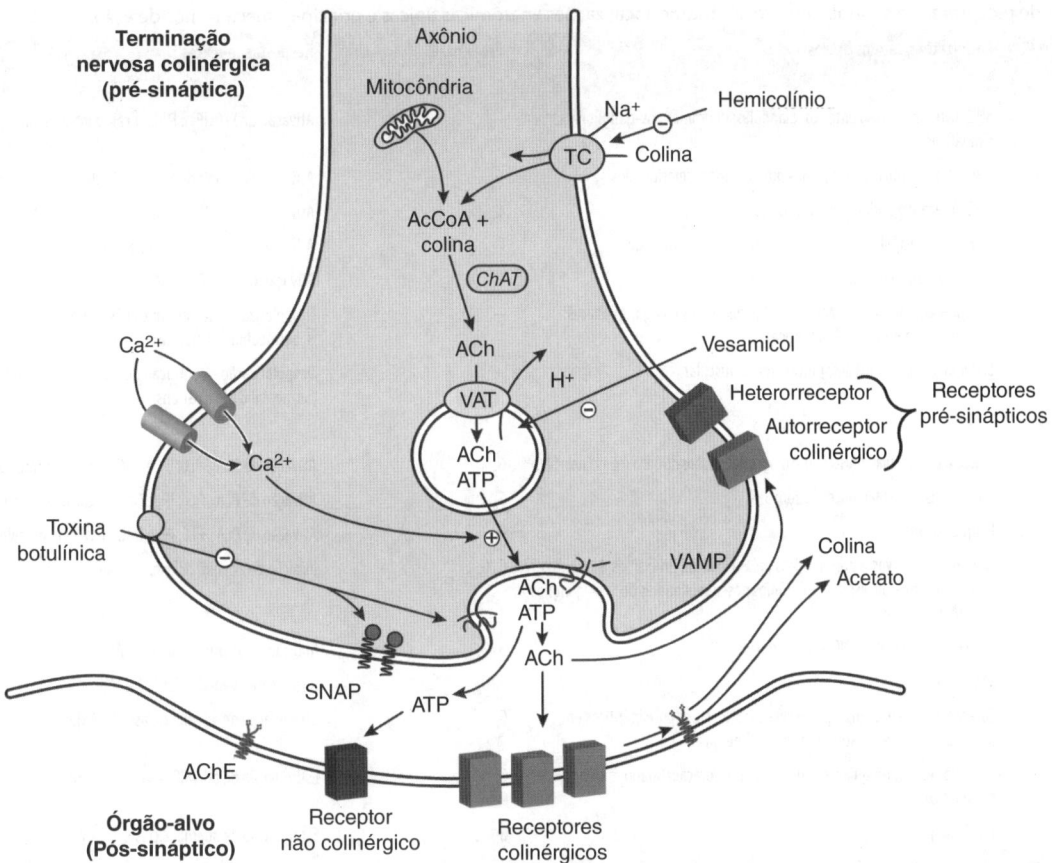

Figura 6.6 Esquema mostrando processos fisiológicos pós-ganglionares em um neurônio do sistema nervoso parassimpático que inerva um tecido-alvo. Os processos estão descritos no texto e incluem: síntese, armazenamento e liberação de neurotransmissores; transmissão química entre células nervosas e células de órgãos e tecidos-alvo; ativação de neurotransmissores de receptores pré-sinápticos; e cessação da ação de neurotransmissores. TC: transportador de colina; AcCoA: acetilcoenzina A; ChAT: colina acetiltransferase; ACh: acetilcolina; VAT: transportador associado à vesícula; VAMP: proteínas de membrana associadas a vesículas; SNAP: proteínas sinaptossômicas associadas a nervo; AChE: acetilcolinesterase; ChAT: colina acetiltransferase; ACh: acetilcolinesterase.

que a acetil-CoA é sintetizada em mitocôndrias localizadas nas terminações nervosas. O transporte de colina para dentro da célula pode ser limitado por bloqueio do transportador de colina, empregando um grupo de fármacos de pesquisa denominados hemicolínios. Sucedendo a síntese no citoplasma, o ACh é transportado para o interior de vesículas por um transportador associado à vesícula que pode ser antagonizado pelo fármaco de pesquisa vesamicol. O armazenamento de acetilcolina em vesículas caracteriza-se pela agregação de um número mínimo de moléculas de ACh (normalmente 1.000 a 50.000 moléculas em cada vesícula).

Em nervos colinérgicos, a liberação do neurotransmissor ACh das vesículas depende da chegada de potenciais de ação às terminações nas membranas neuronais que ativa canais de cálcio controlados por voltagem, possibilitando a transferência de Ca^{2+} para dentro da terminação nervosa (ver Figura 6.6). O cálcio inicia processos essenciais para a fusão da membrana vesicular à membrana neuronal, que ocasiona a liberação de neurotransmissor para o interior da fenda sináptica, por meio de exocitose. Sucedendo a liberação de ACh das terminações nervosas colinérgicas, as moléculas de ACh podem se ligar a receptores nicotínicos (principalmente sítios ganglionares do SNA) e muscarínicos (sobretudo células e tecidos nos sítios-alvo inervados por nervos pós-ganglionares) e ativá-los. Atropina e

alcaloides relacionados são antagonistas de receptores muscarínicos, ao passo que a clorisondamina bloqueia receptores N_N.

Os receptores nicotínicos e muscarínicos também estão presentes em sítios pré-sinápticos. Após a liberação de ACh das terminações nervosas colinérgicas, esse neurotransmissor pode se ligar a autorreceptores colinérgicos pré-sinápticos e ativá-los, preferencialmente receptores nicotínicos em neurônios pré-ganglionares e receptores muscarínicos em neurônios pós-ganglionares, que, por sua vez, atenuam a liberação de ACh. Esse processo fisiológico propicia uma via pela qual a liberação de ACh por um neurônio colinérgico específico é regulado em nível local, um processo autorregulador. Receptores colinérgicos também atuam como heterorreceptores, em que a ACh liberada de terminações nervosas colinérgicas pode se ligar a receptores nicotínicos ou muscarínicos localizados em terminações pré-sinápticas de neurônios adjacentes, como terminações nervosas simpáticas, e inibir a liberação de neurotransmissores desses neurônios, como a NE de neurônios pós-ganglionares simpáticos.

Conforme afirmado anteriormente, as moléculas de cotransmissores ou substâncias biológicas cotransmissoras são liberadas com a ACh, em alvos inervados por neurônios pós-ganglionares parassimpáticos. As funções fisiológicas dos cotransmissores SNPS incluem modulação da liberação pré-sináptica de ACh,

Tabela 6.2 Tipos de receptores do sistema nervoso autônomo, localizações anatômicas típicas e principais mecanismos de ação.

Nome do receptor	Localizações/tecidos típicos	Proteína-G	Respostas celulares
Colinoceptores			
Muscarínico M_1	SNC; sistema nervoso entérico; glândulas; neurônios pós-ganglionares simpáticos	$G_{q/11}$	Ativação de PLC, IP_3 e DAG, ↑ cálcio intracelular
Muscarínico M_2	SNC; coração; músculo liso; sítios pré-sinápticos selecionados	$G_{i/o}$	Ativação de canais de K^+, inibição de adenilil ciclase e ↓ cAMP
Muscarínico M_3	SNC; coração; glândulas; músculos lisos	$G_{q/11}$	Ativação de PLC, IP_3 e DAG
Muscarínico M_4	Expresso principalmente no SNC; terminação nervosa vagal	$G_{i/o}$	Ativação de canais de K^+, inibição de adenilil ciclase e ↓ cAMP
Muscarínico M_5	SNC; endotélio vascular	$G_{q/11}$	Ativação de PLC, IP_3 e DAG
Nicotínico N_N	Gânglios autônomos do SNS e do SNPS; neurônios pós-ganglionares; terminações nervosas pré-sinápticas	–	Despolarização de neurônios pós-ganglionares do SNS e do SNPS, ↑ permeabilidade iônica (Na^+, K^+)
Nicotínico N_M	Sistema nervoso somático; junção neuromuscular	–	Despolarização e contração de músculos esqueléticos, ↑ permeabilidade a cátions
Adrenorreceptores			
α_{1A}	Músculo liso vascular; músculo liso urogenital; órgãos do trato reprodutor; SNC	G_q	Ativação de PLA_2, PLC, IP_3 e DAG, ↑ cálcio intracelular
α_{1B}	Músculo liso vascular; baço; fígado; SNC	G_q	Ativação de PLA_2, PLC, IP_3 e DAG, ↑ cálcio intracelular
α_{1D}	Plaquetas; SNC	G_q	Ativação de PLA_2, PLC, IP_3 e DAG, ↑ cálcio intracelular
α_{2A}	Terminações nervosas adrenérgicas pré-sinápticas; SNC; sítios do tronco encefálico e medula espinal; neurônios pós-ganglionares do SNS; gânglios do SNA; plaquetas	G_i/G_o	Inibição de adenilil ciclase, ↓ cAMP
α_{2B}	Músculo liso vascular; SNC; fígado; rim	G_i/G_o	Inibição de adenilil ciclase, ↓ cAMP
α_{2C}	SNC	G_i/G_o	Inibição de adenilil ciclase, ↓ cAMP
β_1	Coração; rins; células justaglomerulares; SNC; sítios pré-sinápticos em terminações nervosas adrenérgicas e colinérgicas	G_s	Estimulação de adenilil ciclase, ↑ cAMP
β_2	Músculos lisos (bronquial, vascular, bexiga); coração; fígado; músculo esquelético	G_s	Estimulação de adenilil ciclase, ↑ cAMP
β_3	Tecido adiposo	G_s	Estimulação de adenilil ciclase, ↑ cAMP
Receptores dopamínicos			
D_1 (DA_1), D_5	SNC; rim; músculo liso vascular	G_s	Estimulação de adenilil ciclase, ↑ cAMP
D_2 (DA_2), D_3, D_4, D_5	SNC; músculo liso; terminações nervosas pré-sinápticas	G_i/G_o	↓ cAMP intracelular; ↑ correntes de K^+

SNC: sistema nervoso central; SNS: sistema nervoso simpático; SNPS: sistema nervoso parassimpático; PLC: fosfolipase C; PLA: fosfolipase A; IP_3: inositol-1,4,5-trifosfato; DAG: diacilglicerol; cAMP: AMP cíclico.

propiciando ação sinérgica da ACh, e ativação de diferentes células pós-juncionais. Em geral, a cotransmissão pelo SNPS em sítios sinápticos propicia melhor ajuste farmacológico e fisiológico na regulação das respostas no tecidos-alvo.

A ligação de ACh a receptores colinérgicos é transitória e a ACh presente no espaço sináptico é inativada pela acetilcolinesterase (AChE) (Figura 6.6), uma enzima que hidrolisa rapidamente a ACh, formando colina e acetato. A AChE localiza-se próximo à fenda sináptica, na maioria das sinapses colinérgicas, inclusive sítios neuroefetores pós-ganglionares parassimpáticos, estando presente em gânglios do SNA, nervos colinérgicos e junções neuromusculares. A distribuição da ACh liberada em neurônios colinérgicos é localizada porque a AChE é eficiente na cessação da ação da ACh nos sítios sinápticos. A quantidade de ACh disponível nos sítios sinápticos, e subsequentemente sua atividade funcional, pode ser estimulada por fármacos e substâncias químicas que bloqueiam a AChE (p. ex., acetilcolinesterase). A AChE é encontrada em outros tecidos corporais, como os eritrócitos.

Neurônios adrenérgicos

Muitas espécies animais sintetizam e secretam três catecolaminas endógenas: norepinefrina (NE), epinefrina (EPI) e dopamina. As etapas bioquímicas da síntese de catecolaminas são mostradas na Figura 6.7. A síntese de catecolaminas inicia pela conversão de fenilalanina em tirosina pela enzima fenilalanina hidroxilase. A enzima tirosina hidroxilase converte tirosina em di-hidroxifenilalanina (dopa), etapa enzimática que é considerada taxa-limitante, na síntese de catecolaminas. A dopa sofre descarboxilação pela enzima L-aminoácido aromático descarboxilase (dopa descarboxilase), formando di-hidroxifeniletilamina (dopamina), que é transportada e armazenada em grânulos. Em alguns neurônios e sistemas neuronais, inclusive neurônios pós-ganglionares simpáticos periféricos e neurônios de diversos locais do SNC (p. ex., sistema extrapiramidal, em mamíferos), a síntese de catecolaminas é interrompida pela dopamina. O principal neurotransmissor liberado por esses neurônios é a dopamina; levando o nome de neurônios dopaminérgicos. A dopamina-beta-hidroxilase atua como mediadora na conversão de dopamina em NE, e essa conversão é a etapa enzimática final na síntese de catecolaminas em neurônios pós-ganglionares do SNS e em alguns neurônios do SNC. As células cromafins da medula da suprarrenal sintetizam e liberam EPI e NE. Em algumas células da medula da suprarrenal, a etapa terminal na biossíntese de catecolaminas envolve a conversão de dopamina em NE, ao passo que, em outras células, a NE é liberada dos grânulos e convertida em EPI no citoplasma pela feniletanolamina N-metiltransferase, e, subsequentemente, penetra novamente nos grânulos cromafins antes de ser liberada da medula da suprarrenal. A EPI (cerca de 80%; NE, cerca de 20%) é a principal catecolamina liberada da medula da suprarrenal. A conversão enzimática de NE em

EPI também ocorre em alguns locais do SNC. O conteúdo de catecolaminas no citoplasma é rigorosamente regulado por dois processos fisiológicos: inativação pela enzima mitocondrial neuronal monoamina oxidase (MAO); e transporte de NE

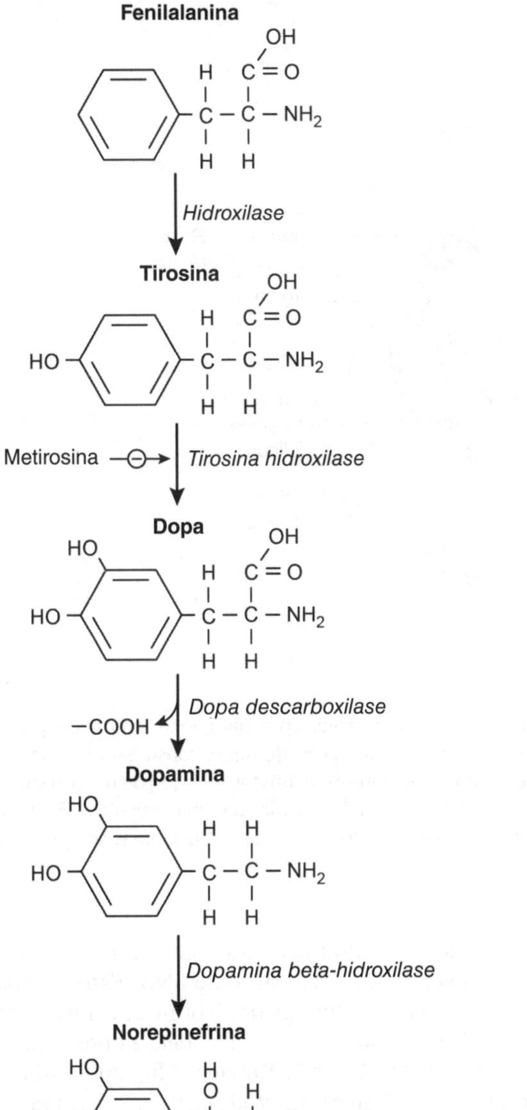

Fenilalanina

↓ *Hidroxilase*

Tirosina

Metirosina ─⊖─► *Tirosina hidroxilase*

Dopa

↓ *Dopa descarboxilase*

−COOH ◄

Dopamina

↓ *Dopamina beta-hidroxilase*

Norepinefrina

↓ *Feniletanolamina-N-metiltransferase*

Epinefrina

Figura 6.7 Biossíntese de catecolaminas. A etapa taxa-limitante é a conversão de tirosina em dopa pela enzima tirosina hidroxilase. Em geral, os neurônios pós-ganglionares do sistema nervoso simpático não contêm a enzima feniletanolamina-N-metiltransferase (PMNT), e, por conseguinte, a conversão enzimática da dopamina em norepinefrina representa a etapa final da biossíntese de catecolaminas nesses neurônios. A conversão enzimática de norepinefrina e epinefrina pela PMNT ocorre principalmente na medula da suprarrenal e em sítios específicos do sistema nervoso central.

citoplasmática para dentro de grânulos pelo transportador de monoamina vesicular. NE, EPI, dopamina e serotonina são carreadas por transportadores de monoamina; a reserpina inibe esse processo e causa depleção do conteúdo de neurotransmissor armazenado.

O processo de exocitose para a liberação de neurotransmissores e cotransmissores de grânulos contidos em terminações nervosas adrenérgicas inicia pela chegada de um potencial de ação na terminação nervosa (Figura 6.8); também é cálcio-dependente e semelhante, em muitos aspectos, à liberação de ACh a partir de nervos colinérgicos. Embora a NE compreenda o principal neurotransmissor liberado pelos nervos pós-ganglionares simpáticos, existem diversos cotransmissores que podem ser liberados simultaneamente, como ATP, NPY e outras moléculas peptídicas. Esses outros neurotransmissores ou neuromoduladores podem ser coarmazenados com NE ou armazenados em vesículas separadas. As funções de cotransmissores na neurotransmissão sináptica são variadas e multifatoriais e podem incluir efeitos diretos em receptores pós-sinápticos, modulação de efeitos em receptores de outros neurotransmissores ou cotransmissores adrenérgicos e alteração na liberação pré-sináptica de neurotransmissores ou neuromoduladores.

Após a liberação nas terminações nervosas pós-ganglionares simpáticas, as moléculas de NE podem se ligar a receptores adrenérgicos e ativá-los, com localização em células e tecidos pós-sinápticos, além de ativar receptores adrenérgicos pré-sinápticos localizados em terminação nervosa pós-ganglionar da qual a catecolamina foi liberada (Figura 6.8). Receptores alfa$_2$-adrenérgicos (com ênfase específica no subtipo de receptor alfa$_{2A}$-adrenérgico) constituem os receptores pré-sinápticos que, quando ativados, atuam como mediadores de uma resposta autorreguladora, a fim de inibir a liberação de transmissores em terminações nervosas pós-ganglionares especiais do SNS. A liberação de NE por neurônios pós-ganglionares do SNS pode ser exacerbada pela ativação de receptores beta$_2$-adrenérgicos pré-sinápticos. Receptores adrenérgicos localizados em terminações pré-sinápticas de neurônios adjacentes, como terminações nervosas parassimpáticas próximas, podem funcionar como heterorreceptores. Por exemplo, a NE liberada de terminações nervosas pós-ganglionares simpáticas pode se ligar a receptores adrenérgicos localizados em terminações nervosas parassimpáticas e inibir a liberação de ACh. De modo semelhante, a ativação de heterorreceptores localizados em terminações nervosas simpáticas, como a ligação de ACh a receptores muscarínicos presentes em neurônios pós-ganglionares do SNS, pode inibir a liberação de catecolaminas nas terminações nervosas simpáticas.

Como uma estratégia fisiológica para reduzir a estimulação excessiva de receptores adrenérgicos secundária à liberação neuronal de NE, a quantidade de NE contida na sinapse é rigorosamente regulada. A eliminação de NE sináptica e/ou a cessação de atividade sináptica de NE ocorrem por meio de três mecanismos fisiológicos. Primeiro, a NE pode ser metabolizada pela enzima catecol-O-metiltransferase (COMT) presente em sítios neuroefetores pós-sinápticos associados à membrana celular. Segundo, a NE (bem como outras moléculas semelhantes) pode ser transportada de volta para o interior de terminações nervosas pós-ganglionares simpáticas (ou células da glia próximas) por um sistema de recaptação de transportador ativo da norepinefrina (NET, também denominado captação 1 ou recaptação 1) presente em membranas de axônios (Figura 6.8).

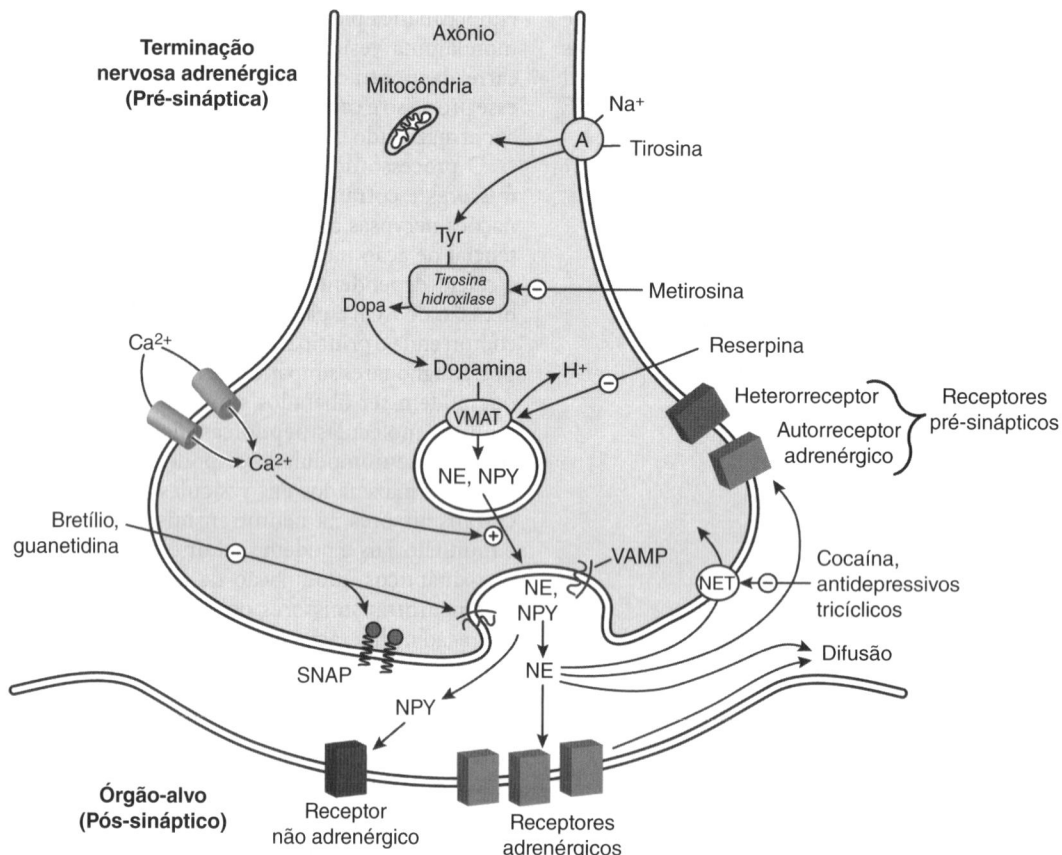

Figura 6.8 Esquema representando os mecanismos fisiológicos no sítio de um neurônio do sistema nervoso pós-ganglionar simpático que inerva um tecido-alvo. Esses mecanismos são descritos no texto e incluem síntese, armazenamento e liberação de neurotransmissores, transmissão química a partir de células nervosas até células de órgãos-alvo e tecidos, recaptação neuronal de neurotransmissor, ativação de neurotransmissor de receptores pré-sinápticos e cessação da ação do neurotransmissor. TYR: tirosina; VMAT: transportador de monoamina vesicular; NE: norepinefrina; NPY: neuropeptídio Y; VAMP: proteínas de membrana associadas a vesículas; NET: transportador de NE; SNAP: proteínas sinaptossômicas associadas a nervos.

Em um processo semelhante, a dopamina sináptica pode retornar às células dopaminérgicas por meio de um transportador de dopamina de membrana. A NE transportada de volta para o neurônio pode ser reciclada e armazenada em grânulos, ou sofrer degradação metabólica via MAO mitocondrial. A inibição do NET, mediada por cocaína e fármacos antidepressivos tricíclicos, resulta em aumento do conteúdo de NE na fenda sináptica e exacerbação dos efeitos mediados por receptores. Terceiro, a NE pode se difundir a partir da fenda sináptica e ser metabolizada no plasma ou no fígado, ou ser excretada na urina. A COMT está criticamente envolvida na metabolização de catecolaminas endógenas circulantes e, também, na metabolização das catecolaminas exógenas. Considera-se, em geral, que a recaptação de NE sináptica em terminações nervosas adrenérgicas e a difusão de NE das áreas sinápticas e subsequente degradação enzimática sejam os principais mecanismos envolvidos na cessação da atividade da NE. A metabolização de catecolaminas endógenas por MAO e COMT envolve diversas vias (Figura 6.9).

RECEPTORES DO SISTEMA NERVOSO AUTÔNOMO

Diversos procedimentos experimentais (como análise de estrutura-atividade, ligação de ligantes marcados com isótopo, análise farmacocinética e farmacodinâmica de agonistas e antagonistas específicos e análise biológica molecular e

proteômica) foram utilizados para identificar e caracterizar receptores envolvidos na regulação do SNA. Esses receptores incluem os receptores colinérgicos nicotínicos e muscarínicos, além dos receptores adrenérgicos alfa, beta e dopaminérgicos (Wilson-Pauwels *et al.*, 1997; Yamada e Ito, 2001; Abrams e Andersson, 2007; Yoshimura *et al.*, 2008; Andersson, 2011; Cazzola *et al.*, 2012; Lei, 2014; Herring, 2015). As informações sobre receptores específicos estão resumidas na Tabela 6.2 (receptores/sítios/proteínas G/segundos mensageiros) e são descritas em seções posteriores.

Receptores colinérgicos

Conforme dito anteriormente, a ACh é o principal agonista em dois tipos de receptores colinérgicos (com frequência, o termo "colinoceptor" é empregado com o mesmo significado): nicotínicos e muscarínicos. Esses receptores foram denominados de acordo com os alcaloides (nicotina e muscarina) identificados como agonistas nos respectivos receptores.

Receptores nicotínicos | Localização anatômica, subtipos de receptores e transdução de sinais

Receptores N_N periféricos do SNA estão presentes em neurônios pós-ganglionares e em gânglios do SNA (intramural, pré-vertebral e paravertebral), atuando como mediadores na

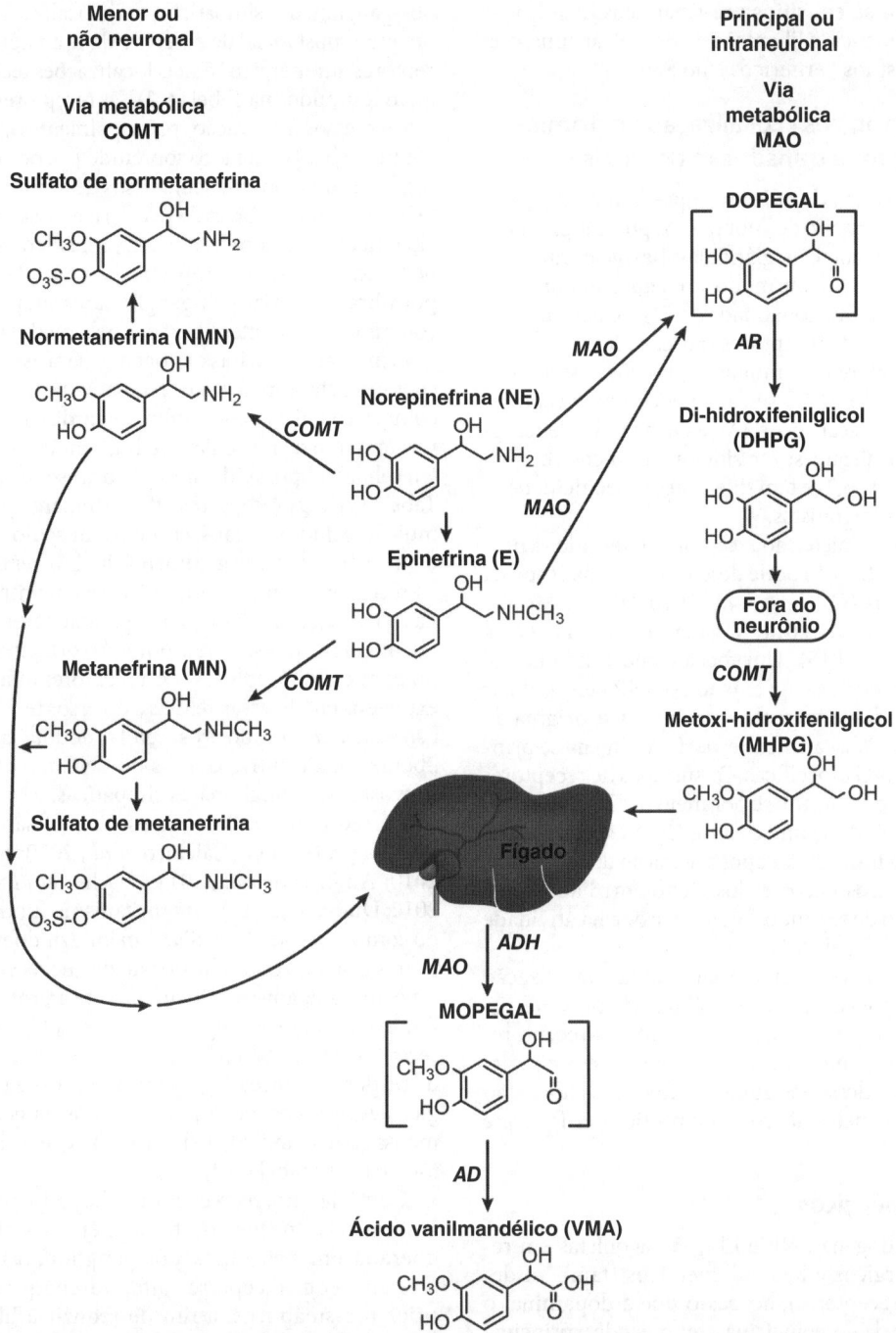

Figura 6.9 Metabolização de norepinefrina e epinefrina pelas enzimas catecol-*O*-metiltransferase (COMT) e monoamina oxidase (MAO). Fonte: Adaptada de Oeltmann 2004. Reproduzida, com autorização, da Elsevier.

neurotransmissão de neurônios pré-ganglionares para neurônios pós-ganglionares, nos dois ramos do SNA. Os receptores N_N também estão presentes nas células cromafins da medula da suprarrenal e atuam como mediadores da neurotransmissão a partir de neurônios pré-ganglionares do SNS até as células cromafins da medula da suprarrenal. Os receptores nicotínicos estão amplamente distribuídos no SNC e estão presentes em tecidos não neuronais. Os receptores musculares nicotínicos (N_M) estão envolvidos de modo crítico na mediação da transmissão de sinais na junção neuromuscular e constituem um componente essencial do sistema nervoso somático (SoNS) (ver Figura 6.5).

Os receptores nicotínicos são canais iônicos controlados por ligantes e contêm cinco subunidades homólogas organizadas ao redor de um poro central (Stokes *et al.*, 2015). A ativação desses receptores desencadeia um rápido incremento da permeabilidade celular a cátions especiais (Na^+ e Ca^{2+}), além de despolarização da membrana celular e excitação de neurônios pós-ganglionares do SNA, de células cromafins da medula da suprarrenal ou de fibras da musculatura esquelética (Stokes *et al.*, 2015).

Como discutido anteriormente, além de sua localização anatômica em sítios pós-sinápticos de células efetoras, os receptores nicotínicos localizam-se em sítios pré-sinápticos. A ativação desses receptores influencia a liberação de neurotransmissores pelos neurônios em sítios periféricos e no SNC.

Receptores muscarínicos | Localização anatômica, subtipos de receptor e transdução de sinais

Os receptores muscarínicos localizam-se predominantemente em alvos pós-sinápticos inervados por nervos pós-ganglionares parassimpáticos, como coração, glândulas, bexiga e trato gastrintestinal, estabelecendo, desse modo, um papel fundamental para esses receptores na funcionalidade do SNPS. Foram identificados cinco subtipos de receptores muscarínicos, cada um associado a um gene diferente, e muitas das funções fisiológicas associadas à ativação do SNPS são mediadas por receptores muscarínicos$_2$ (M$_2$) e muscarínicos$_4$ (M$_4$). Os subtipos de receptores muscarínicos localizam-se em sítios anatômicos periféricos distintos (ver Tabela 6.2) e têm diferentes especificidades a diversos agonistas e antagonistas.

Os receptores muscarínicos são receptores associados à proteína G (GPCR), cuja ativação pode desencadear uma resposta excitatória ou inibitória (Calebiro *et al.*, 2010; Jalink e Moolenaar, 2010; Ambrosio *et al.*, 2011; Vischer *et al.*, 2011; Latek *et al.*, 2012; Duc *et al.*, 2015). Um mecanismo fundamental que atua como mediador da capacidade do SNPS em induzir uma variedade de perfis de respostas fisiológicas se origina do fato de que receptores muscarínicos específicos ligam-se principalmente a proteínas G específicas. Os subtipos de receptores muscarínicos M$_1$, M$_3$ e M$_5$ ligam-se por meio de G$_{q/11}$, ao passo que os receptores M$_2$ e M$_4$ ligam-se a G$_i$ e G$_o$. A especificidade dos perfis de resposta intracelular após a ativação de receptores muscarínicos específicos decorre dos efeitos mediados pela proteína G na geração de segundos mensageiros e na atividade de canais iônicos (ver Tabela 6.2).

Conforme descrito anteriormente, além de sua localização anatômica em sítios pós-sinápticos de células efetoras inervadas por neurônios pós-ganglionares do SNPS, os receptores muscarínicos estão presentes em sítios pré-sinápticos e perissinápticos, e a ativação desses receptores influencia a liberação de neurotransmissores pelos neurônios em sítios periféricos e no SNC.

Receptores adrenérgicos

As catecolaminas endógenas, NE e EPI, são agonistas em receptores alfa-adrenérgicos e beta-adrenérgicos (também denominados adrenorreceptores), ao passo que a dopamina, o precursor metabólico da norepinefrina, compreende o principal agonista em receptores dopaminérgicos.

Receptores adrenérgicos | Localização anatômica, subtipos de receptores e transdução de sinal

O conceito de receptores adrenérgicos distintos (α e β), conforme determinado por sua capacidade de resposta relativa a agonistas de receptores específicos, foi proposto inicialmente em um trabalho de pesquisa clássico de autoria de Ahlquist (1948). Existem dois tipos de receptores alfa-adrenérgicos: α$_1$ e α$_2$. Cada tipo contém subtipos específicos de receptores, denominados α$_{1A}$, α$_{1B}$ e α$_{1D}$; e α$_{2A}$, α$_{2B}$ e α$_{2C}$. Há três tipos principais de receptores beta-adrenérgicos, β$_1$, β$_2$ e β$_3$, e dois de receptores dopaminérgicos, dopamina$_1$ (D$_1$) e dopamina$_2$ (D$_2$).

Os receptores alfa-adrenérgicos e beta-adrenérgicos são expressos predominantemente em alvos inervados por nervos pós-ganglionares simpáticos, e sua localização caracteriza-se por um grau substancial de especificidade anatômica (os tipos de receptores adrenérgicos e suas localizações teciduais relacionadas estão resumidos na Tabela 6.2). Os receptores beta-adrenérgicos são expressos no coração (principalmente β$_1$), na bexiga (principalmente β$_2$ e β$_3$), fígado (sobretudo β$_2$), no rim (principalmente β$_1$), bem como nos músculos lisos de brônquios (principalmente β$_2$), no útero (sobretudo β$_2$ e β$_3$) e nos vasos sanguíneos (principalmente β$_2$). Com frequência, considera-se que os receptores beta$_2$-adrenérgicos do músculo liso vascular não são inervados por fibras nervosas pós-ganglionares simpáticas e que as catecolaminas circulantes liberadas pela medula da suprarrenal são os principais agonistas endógenos para esses receptores. Os receptores beta-adrenérgicos regulam muitas funções fisiológicas, como: frequência e contratilidade cardíacas; liberação de renina; relaxamento de musculatura lisa; e muitos eventos metabólicos em células adiposas, da musculatura esquelética e hepáticas (ver Tabela 6.1). Os receptores alfa$_1$-adrenérgicos são expressos em muitos tecidos e órgãos, como os músculos liso vascular, adial da íris e liso do trato geniturinário. Em geral, considera-se que os receptores alfa$_1$-adrenérgicos se encontram bem próximos das terminações nervosas pós-ganglionares simpáticas, e que a NE liberada por esses neurônios é o principal agonista endógeno para esses receptores. Os receptores alfa$_2$-adrenérgicos são expressos em diversas células e diversos tecidos, como músculo liso vascular, trombócitos, células endoteliais que sintetizam e liberam óxido nítrico, sítios do SNC e terminações de fibras nervosas pós-ganglionares simpáticas.

Os receptores adrenérgicos (α e β) são receptores que se ligam à proteína G (Calebiro *et al.*, 2010; Jalink e Moolenaar, 2010; Ambrosio *et al.*, 2011; Vischer *et al.*, 2011; Latek *et al.*, 2012; Duc *et al.*, 2015). Um mecanismo fundamental relacionado com a capacidade do SNA em induzir diferentes perfis de respostas fisiológicas resulta do fato de que receptores adrenérgicos específicos ligam-se principalmente a proteínas G específicas. Por exemplo, receptores α$_1$ ligam-se a G$_q$, receptores α$_2$ a G$_i$ e receptores beta-adrenérgicos a G$_s$. A especificidade dos perfis da resposta intracelular, após a ativação de receptores adrenérgicos específicos, decorre dos efeitos na geração de segundos mensageiros mediada pela proteína G e na atividade de canais iônicos (ver Tabela 6.2).

Como já dito, os receptores alfa$_2$-adrenérgicos são expressos nas terminações de fibras nervosas simpáticas, e a NE liberada em neurônios pós-ganglionares simpáticos pode interagir com receptores alfa$_2$-adrenérgicos localizados em sítios pré-sinápticos, a fim de reduzir a liberação de NE. O subtipo de receptor alfa$_{2A}$-adrenérgico é considerado um participante importante nessa função autorreguladora. Receptores alfa-adrenérgicos, em especial os receptores α$_2$, também podem ser classificados como heterorreceptores. Por exemplo, a NE liberada de fibras nervosas pós-ganglionares simpáticas pode modular a liberação de ACh por meio da ativação de receptores alfa$_2$-adrenérgicos, expressos em neurônios parassimpáticos.

A dopamina atua como mediadora de muitas funções fisiológicas do SNC e em alvos periféricos, como vasos sanguíneos, em diferentes órgãos viscerais. Em geral, o receptor D$_1$ está associado ao estímulo da adenilil ciclase e ao aumento de cAMP, que pode ser mediador dos efeitos vasodilatadores da dopamina na circulação renal e na circulação esplâncnica. Por sua vez, a ativação de receptores D$_2$ mostrou inibir a atividade da adenilil ciclase, abrir canais de potássio e diminuir a entrada de cálcio. Os receptores D$_2$ estão expressos nas terminações de fibras nervosas pós-ganglionares simpáticas, e a ativação desses receptores dopaminérgicos pré-sinápticos pode inibir a NE dessas terminações nervosas.

REFERÊNCIAS BIBLIOGRÁFICAS

Abrams P, Andersson KE. (2007). Muscarinic receptor antagonists for overactive bladder. *BJU Int.* **100**, 987–1006.

Ahlquist RP. (1948). A study of adrenotropic receptors. *Am J Physiol.* **153**, 586–600.

Ambrosio M, Zürn A, Lohse MJ. (2011). Sensing G protein-coupled receptor activation. *Neuropharmacology* **60**, 45–51.

Andersson KE. (2011). Muscarinic acetylcholine receptors in the urinary tract. *Handb Exp Pharmacol.* **202**, 319–344.

Burnett AL. (2006). The role of nitric oxide in erectile dysfunction: implications for medical therapy. *J Clin Hypertens.* **8**, 53–62.

Burnstock G. (2013). Cotransmission in the autonomic nervous system. *Handb Clin Neurol.* **117**, 23–35.

Calebiro D, Nikolaev VO, Persani L, Lohse MJ. (2010). Signaling by internalized G-protein-coupled receptors. *Trends Pharmacol Sci.* **31**, 221–228.

Cazzola M, Page CP, Calzetta L, Matera MG. (2012). Pharmacology and therapeutics of bronchodilators. *Pharmacol Rev.* **64**, 450–504.

Claassen DE, Morgan DA, Hirai T, Kenney MJ. (1996). Nonuniform sympathetic nerve responses after sustained elevation in arterial pressure. *Am J Physiol.* **271**, R1264–R1269.

de Lahunta A, Glass E (eds). (2009). *Veterinary Neuroanatomy and Clinical Neurology*, 3rd edn. St. Louis, Elsevier.

DuBois FS, Foley JO. (1936). Experimental studies on the vagus and spinal accessory nerves in the cat. *Anat Rec.* **64**, 285–307.

Duc NM, Kim HR, Chung KY. (2015). Structural mechanism of G protein activation by G protein-coupled receptor. *Eur J Pharmacol.* **763**, 214–222.

Dyce KM, Sack WO, Wensing CG. (2010). *Textbook of Veterinary Anatomy.* St. Louis, Elsevier.

Evans HE, de Lahunta A (eds). (2013). *Miller's Anatomy of the Dog*, 4th edn. Philadelphia, Saunders-Elsevier.

Fletcher TF, Brown DR. (2010). *CNS Visceral Control Summary on the Autonomic Nervous System.* Available at: http://vanat.cvm.umn.edu/ ans/pages/CNScontrol. html (accessed Sept. 2015).

Gourine AV, Wood JD, Burnstock G. (2009). Purinergic signalling in autonomic control. *Trends Neurosci.* **32**, 241–248.

Hamill RW, Shapiro RE. (2004). Peripheral autonomic nervous system. In Robertson D, Biaggioni I, Burnstock G, Low PA. (eds), *Primer on the Autonomic Nervous System*, 2nd edn. San Diego, Elsevier Academic Press. 20–28.

Harkin KR, Andrews GA, Nietfeld JC. (2002). Dysautonomia in dogs: 65 cases (1993–2000). *J Am Vet Med Assoc.* **220**, 633–639.

Harkin KR, Bulmer BJ, Biller DS. (2009). Echocardiographic evaluation of dogs with dysautonomia. *J Am Vet Med Assoc.* **235**, 1431–1436.

Herring N. (2015). Autonomic control of the heart: going beyond the classical neurotransmitters. *Exp Physiol.* **100**, 354–358.

Jalink K, Moolenaar WH. (2010). G protein-coupled receptors: the inside story. *Bioessays.* **32**, 13–16.

Kenney MJ. (2014). Medullary regulation of visceral e at peak hyperthermia in aged F344 rats. *Auton Neurosci.* **186**, 32–37.

Kenney MJ, Ganta CK. (2014). Autonomic nervous system and immune system interactions. *Compr Physiol.* **4**, 1177–1200.

Kenney MJ, Larsen BT, McMurphy RM, Mason D, Fels RJ. (2014). Dexmedetomidine and regulation of splenic sympathetic nerve discharge. *Auton Neurosci.* **183**, 111–115.

Lasker GF, Pankeny EA, Kadowitz PJ. (2013). Modulation of soluble guanylate cyclase for the treatment of erectile dysfunction. *Physiology* **28**, 262–269.

Latek D, Modzelewska A, Trzaskowski B, Palczewski K, Filipek S. (2012). G protein-coupled receptors – recent advances. *Acta Biochim Pol.* **59**, 515–529.

Lei S. (2014). Cross interaction of dopaminergic and adrenergic systems in neural modulation. *Int J Physiol Pathophysiol Pharmacol.* **6**, 137–142.

Oeltmann T, Carson R, Shannon JR, Ketch T, Robertson D. (2004). Assessment of O-methylated catecholamine levels in plasma and urine for diagnosis of autonomic disorders. *Auton Neurosci.* **116**, 1–10.

Ralevic V. (2015). P2X receptors in the cardiovascular system and their potential as therapeutic targets in disease. *Curr Med Chem.* **22**, 851–865.

Simms AE, Paton JF, Pickering AE. (2007). Hierarchiacal recruitment of the sympathetic and parasympathetic limbs of the baroreflex in normotensive and spontaneously hypertensive rats. *J Physiol.* **579**, 473–486.

Stokes C, Treinin M, Papke RL. (2015). Looking below the surface of nicotinic acetylcholine receptors. *Trends Pharmacol Sci.* **36**, 514–523.

Vischer HF, Watts AO, Nijmeijer S, Leurs R. (2011). G protein-coupled receptors: walking hand-in-hand, talking hand-in-hand. *Br J Pharmacol.* **163**, 246–260.

Wilson-Pauwels L, Stewart PA, Akesson EJ. (1997). *Autonomic Nerves: Basic Science, Clinical Aspects, Case Studies.* Hamilton, Ontario, B.C. Decker Inc.

Yamada S, Ito Y. (2001). α1-Adrenoceptors in the urinary tract. In Andersson KE, Michel MC (eds), *Urinary Tract.* Verlag Berlin Heidelberg, Springer. 283–306.

Yoshimura N, Yasuhiro K, Minoru M, Yunoki T, Tai C, Chancellor MB, Tyagi P. (2008). Therapeutic receptor targets for lower urinary tract dysfunction. *Naunyn-Schmiedeberg's Arch Pharmacol.* **377**, 437–448.

CAPÍTULO 7

Agonistas e Antagonistas de Receptores Adrenérgicos

Rose M. McMurphy, Elizabeth G. Davis, Amy J. Rankin, Daniel A. Frese,
Barbara J. Lutjemeier e Michael J. Kenney

CLASSIFICAÇÃO DOS AGONISTAS ADRENÉRGICOS

O sistema nervoso simpático (SNS) influencia a regulação da maioria dos órgãos e participa de maneira fundamental na regulação da homeostase fisiológica sob condições basais e em resposta a fatores estressantes agudos e sustentados. As alterações na função fisiológica são iniciadas e mantidas pela alteração do nível do estímulo nervoso simpático eferente, o qual, por sua vez, influencia a liberação de norepinefrina (NE) nas terminações nervosas pós-ganglionares. A atividade nervosa simpática atua como mediadora na liberação de NE nas terminações nervosas e a NE liberada liga-se a receptores adrenérgicos e os ativa; esses receptores localizam-se em tecidos efetores pós-sinápticos e em sítios pré-sinápticos. De maneira semelhante, a ativação central da atividade nervosa simpática direcionada à medula da suprarrenal inicia a liberação de epinefrina (EPI) e parte da NE dessa glândula alcança a circulação sanguínea e liga-se a receptores adrenérgicos de tecidos-alvo e os ativa.

Fármacos que mimetizam as ações farmacológicas e fisiológicas das catecolaminas endógenas são classificados como simpatomiméticos, cujas ações são mediadas pela ativação de receptores adrenérgicos localizados em células e tecidos efetores. Um esquema para a classificação da funcionalidade de agonistas de receptores adrenérgicos concentra-se em seu mecanismo de ação farmacológico geral (Figura 7.1). Com frequência, consideram-se três classificações. O primeiro grupo, que inclui as catecolaminas endógenas (p. ex., NE e EPI) e muitos agentes simpatomiméticos (p. ex., fenilefrina, dobutamina), classifica-se como agonistas diretos. Esses neurotransmissores e

esses fármacos ligam-se diretamente a receptores adrenérgicos e os ativam (Figura 7.1). Muitos agonistas adrenérgicos empregados na prática clínica são agonistas de receptores adrenérgicos diretos. Um segundo grupo é classificado como agonistas de ação indireta porque atuam como mediadores de respostas fisiológicas por meio de um mecanismo de ação farmacológico que envolve o aumento dos conteúdos de catecolaminas endógenas nas sinapses, aumentando, desse modo, a disponibilidade de catecolaminas endógenas para se ligarem a receptores adrenérgicos. Esse efeito pode ser alcançado por meio de três mecanismos de ação diferentes: (i) redução da degradação metabólica de catecolaminas por bloqueio farmacológico ou por enzimas endógenas antagonistas envolvidas na metabolização de NE e EPI (p. ex., inibidores da monoamina oxidase); (ii) inibição dos processos fisiológicos envolvidos na recaptação de NE a partir do espaço sináptico para terminações nervosas pós-ganglionares simpáticas (p. ex., cocaína e antidepressivos tricíclicos); e (iii) aumento da liberação de catecolaminas em terminações nervosas pós-ganglionares simpáticas (p. ex., tiramina). Alguns fármacos (p. ex., efedrina) conseguem ativar diretamente receptores adrenérgicos e, também, aumentar a liberação de NE em terminações nervosas adrenérgicas, sendo classificados como agonistas adrenérgicos de ação mista (Figura 7.1). Em um contexto conceitual, as respostas fisiológicas induzidas por agonistas de ações direta, indireta e mista são semelhantes àquelas induzidas pela ativação de circuitos neurais simpáticos centrais, aumentando o nível do estímulo nervoso simpático eferente e induzindo a liberação de NE por nervos pós-ganglionares simpáticos.

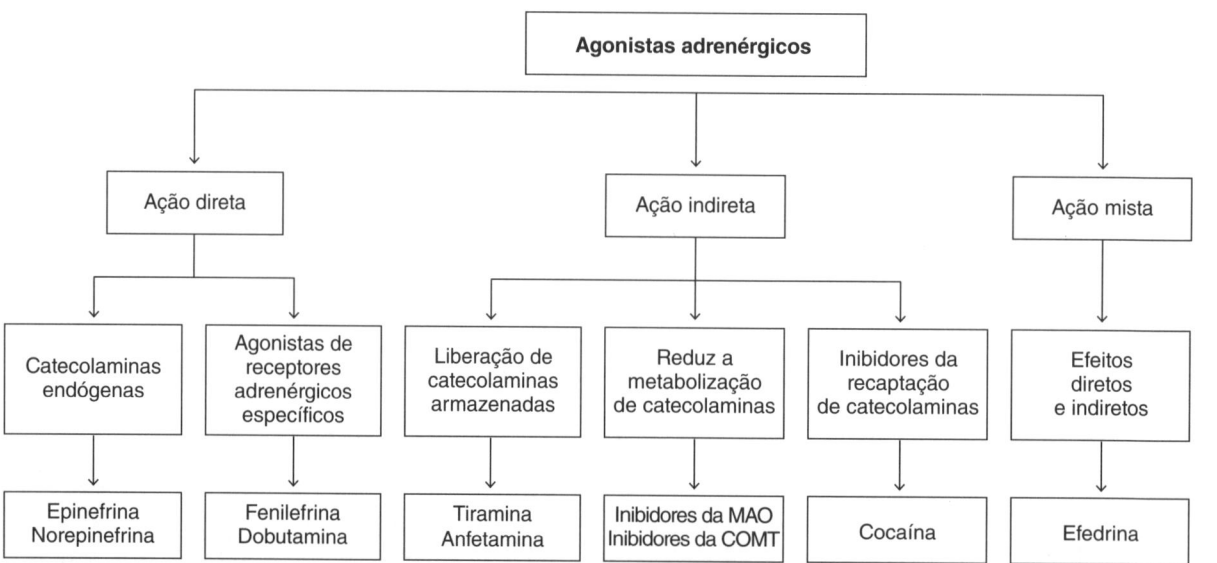

Figura 7.1 Esquema para classificação da funcionalidade de catecolaminas e de simpatomiméticos com base no modo de ação farmacológico, ou seja, agonistas diretos, indiretos e mistos. COMT: catecol-*O*-metiltransferase; MAO: monoamina oxidase.

AMINAS SIMPATOMIMÉTICAS E RELAÇÕES ESTRUTURA-ATIVIDADE

A capacidade de fármacos simpatomiméticos em induzir respostas fisiológicas compatíveis com padrões funcionais originados da ativação do SNS depende da semelhança da estrutura química dos agentes simpatomiméticos com aquelas da NE e da EPI. O composto original de aminas simpatomiméticas é a betafeniletilamina, que consiste em um anel de benzeno e uma cadeia lateral etilamina. As substituições químicas podem ser feitas no anel aromático, nos átomos de carbono alfa (α) e beta (β), e no grupo aminoterminal, dando origem a compostos com atividade simpatomimética.

Os agonistas de receptores adrenérgicos endógenos EPI, NE e dopamina, bem como o simpatomimético sintético isoproterenol, contêm um grupo hidroxila nas posições 3 e 4 do anel benzênico. A estrutura 3,4-di-hidroxibenzeno também é conhecida como catecol; por conseguinte, as aminas simpatomiméticas que contêm esse núcleo são conhecidas como catecolaminas. Quase sempre, o núcleo catecol é necessário para as potências máximas dos receptores alfa-adrenérgicos e beta-adrenérgicos, e modificações na feniletilamina, a mediadora de alterações na afinidade de fármacos por receptores adrenérgicos específicos, influenciam sua habilidade intrínseca de ativar esses receptores. A remoção de um ou de ambos os grupos hidroxila do anel aromático reduz a atividade do receptor beta-adrenérgico. Por exemplo, a fenilefrina, um agonista alfa$_1$-adrenérgico específico, tem estrutura idêntica à da EPI, um agonista de receptor alfa/beta-adrenérgico misto, exceto pela ausência de um grupo hidroxila no anel (Tabela 7.1). A substituição do átomo de carbono-beta na cadeia lateral origina um composto com baixa ação no sistema nervoso central (SNC), ao passo que a substituição do átomo de carbono-alfa origina um agente quase sempre mais resistente à oxidação pela enzima monoamina oxidase (MAO). As propriedades alfa-agonista e beta-agonista de diversos medicamentos são influenciadas por substituições alquila no grupo amino. Em conjunto, essas informações dão base à ideia de que perfis farmacológicos de agonistas específicos se diferenciam de acordo com a estrutura química. As estruturas químicas e as características farmacológicas relacionadas com as catecolaminas endógenas e diversos fármacos adrenérgicos estão resumidas na Tabela 7.1.

Tabela 7.1 Estruturas químicas de catecolaminas e agentes simpatomiméticos selecionados.

Fármaco		β	α	
Betafeniletilamina	...	H	H	H
Betafeniletanolamina	...	OH	H	H
Catecolaminas				
Dopamina	3-OH, 4-OH	H	H	H
Norepinefrina	3-OH, 4-OH	OH	H	H
Epinefrina	3-OH, 4-OH	OH	H	CH$_3$
Isoproterenol	3-OH, 4-OH	OH	H	CH(CH$_3$)$_2$
Não catecolaminas				
Fenilefrina	3-OH	OH	H	CH$_3$
Tiramina	4-OH	H	H	H
Efedrina	...	OH	CH$_3$	CH$_3$

ATIVAÇÃO DE RECEPTORES ADRENÉRGICOS E SINALIZAÇÃO CELULAR

As respostas fisiológicas induzidas por catecolaminas e por agentes simpatomiméticos são iniciadas pela ligação de agonistas a receptores adrenérgicos localizados na superfície celular (Wilson-Pauwels *et al.*, 1997; Yamada e Ito, 2001; Cazzola *et al.*, 2012; Lei, 2014; Herring, 2015). Os receptores adrenérgicos são receptores ligados à proteína G (GPCR) (Calebiro *et al.*, 2010; Jalink e Moolenaar, 2010; Ambrosio *et al.*, 2011; Vischer *et al.*, 2011; Latek *et al.*, 2012; Duc *et al.*, 2015). As proteínas G são classificadas com base em suas subunidades específicas; proteínas G especiais regulam proteínas efetoras específicas e interagem com vias moleculares selecionadas. Mecanismos de membrana e intracelulares associados a GPCR foram introduzidos anteriormente no Capítulo 6.

A família de receptores beta-adrenérgicos compõe-se de três subtipos diferentes (β$_1$, β$_2$ e β$_3$). A ativação de receptores beta, independentemente do subtipo, resulta na estimulação da enzima adenilil ciclase e no aumento de cAMP, mediado pela proteína de ligação estimuladora G$_s$ (Tabela 7.2). Os receptores beta-adrenérgicos (β$_1$, β$_2$ e β$_3$) são expressos em muitos tecidos e órgãos (Tabela 7.3), embora em determinado tecido, um subtipo específico de receptor possa estar expresso de maneira mais proeminente quando comparado a outros subtipos de receptor, propiciando, desse modo, ao tecido ou órgão uma característica relativamente específica do subtipo de receptor beta-adrenérgico. Por exemplo, o tratamento de alterações nas funções cardíacas, como elevação da frequência cardíaca e o aumento da contratilidade cardíaca, em grande parte, envolve a ativação de receptores β$_1$ cardíacos, ao passo que o relaxamento do músculo liso dos brônquios envolve a ativação de receptores β$_2$-adrenérgicos, presentes nesses músculos.

Os receptores beta-adrenérgicos são expressos nos músculos lisos, em muitos locais anatômicos, como vias respiratórias pulmonares (receptores β$_2$), músculo liso vascular (receptores β$_2$) e músculo detrusor da bexiga (receptores β$_2$ e β$_3$). A ativação de receptores beta nesses tecidos atua como mediador do relaxamento do músculo liso, contribuindo para broncodilatação, vasodilatação por relaxamento do músculo liso vascular acompanhada de redução da resistência vascular e relaxamento do corpo da bexiga. O relaxamento do músculo liso secundário à ativação de receptores beta-adrenérgicos pode ser mediado por processos que incluem fosforilação da miosina quinase de cadeia leve, originando uma forma inativa. Em muitas espécies, a inervação de receptores beta$_2$-adrenérgicos de músculo liso vascular por nervos pós-ganglionares simpáticos é razoavelmente esparsa, sugerindo que a ativação primária desses receptores é mediada pela EPI circulante liberada da medula da suprarrenal. Receptores beta-adrenérgicos (pensa-se em geral serem receptores β$_2$) também estão localizados em sítios pré-sinápticos de terminações nervosas pós-ganglionares e, em geral, a ativação de receptores beta$_2$-adrenérgicos pré-sinápticos facilita a liberação de NE.

A família de receptores α$_1$ inclui três subgrupos: α$_{1A}$, α$_{1B}$ e α$_{1D}$. A ligação de um agonista a receptores alfa$_1$-adrenérgicos, independentemente do subtipo, ativa a fosfolipase C, processo mediado pela ativação de uma proteína de ligação G$_q$, que leva, em muitos casos, à formação de inositol 1,4,5-trifosfato (IP$_3$) e diacilglicerol, além de muitos efeitos funcionais, como a liberação de Ca^{2+} de depósitos intracelulares (Tabela 7.2). Embora a distribuição (Tabela 7.3) e a ativação de diferentes subtipos de receptores alfa$_1$-adrenérgicos propiciem substrato

Tabela 7.2 Tipos e subtipos de receptores adrenérgicos, fármacos agonistas e antagonistas selecionados, principais proteínas G envolvidas na mediação de respostas celulares à ativação de receptores adrenérgicos específicos e efeitos intracelulares típicos secundários à ligação ligante-receptor adrenérgico.

Receptor	Agonista	Antagonista	Proteína G	Efeitos
Alfa$_1$-adrenérgico	Fenilefrina	Prazosina	G$_q$	Ativação de PLA$_2$, PLC, ↑ IP$_3$ e DAG; comum a todos
α_{1A}		Tansulosina		
α_{1B}				
α_{1D}				
Alfa$_2$-adrenérgico	Dexmedetomidina	Ioimbina, Atipamezol	G$_i$	Inibição da adenilil ciclase, ↓ cAMP; comum a todos
α_{2A}				
α_{2B}				
α_{2C}				
Beta-adrenérgico	Isoproterenol	Propranolol	G$_s$	Estimulação da adenilil ciclase, ↑ cAMP; comum a todos
β_1	Dobutamina	Atenolol		
β_2	Terbutalina	Butoxamina		
β_3	Mirabegrona			
Dopaminérgico	Dopamina			
D$_1$	Fenoldopam		G$_s$	Estimulação da adenilil ciclase, ↑ cAMP
D$_2$	Bromocriptina		G$_i$	↓ cAMP

PLC: fosfolipase C; PLA: fosfolipase A; IP$_3$: inositol-1,4,5-trifosfato; DAG: diacilglicerol; cAMP: AMP cíclico.

Tabela 7.3 Distribuição anatômica de subtipos de receptores adrenérgicos e efetores fisiológicos gerais produzidos em resposta à ativação de receptores adrenérgicos específicos.

Receptor	Tecido	Resposta
α_1	A maior parte do músculo liso vascular (inervada)	Contração
	Músculo dilatador da pupila	Contração (dilatação da pupila)
	Cápsula esplênica	Contração
	Músculo liso da uretra	Contração
α_2	Neurônios pós-sinápticos do SNC	Muitos locais
	Plaquetas	Agregação
	Terminações nervosas adrenérgicas e colinérgicas	Inibe a liberação de transmissor
	Músculo liso vascular selecionado	Contração
β_1	Coração, células justaglomerulares	Aumenta a força e frequência de contração; aumenta a liberação de renina
β_2	Músculo liso do trato respiratório, útero e vasos sanguíneos	Relaxa o músculo liso
	Fígado	Gliconeogênese
β_3	Células adiposas	Ativa a lipólise
D$_1$	Músculo liso vascular	Dilata vasos sanguíneos selecionados
D$_2$	Terminações nervosas do sistema nervoso autônomo (SNA)	Modula a liberação de neurotransmissores nas terminações nervosas

para um perfil diverso de respostas fisiológicas, a característica funcional da ativação de receptor alfa$_1$-adrenérgico consiste na contração de músculos lisos, inclusive as contrações do músculo liso vascular, do músculo liso radial da íris (músculo dilatador da íris) e do músculo liso do sistema geniturinário. Em geral, os receptores alfa$_1$-adrenérgicos localizados no músculo liso vascular encontram-se bem próximos de terminações nervosas pós-ganglionares simpáticas, sendo assim considerados receptores vasculares inervados.

A família de receptores α_2 inclui três subgrupos: α_{2A}, α_{2B} e α_{2C}. Em muitos alvos, as respostas fisiológicas à ativação de receptores α_2 envolvem a ligação desses receptores à proteína G$_i$ reguladora inibitória (Tabela 7.2), resultando na inibição da atividade de adenilil ciclase e na redução do conteúdo intracelular de cAMP. Sabe-se que outras vias de sinalização, independentes da inibição da adenilil ciclase, estão envolvidas na mediação de processos intracelulares para ativação de receptor α_2. Receptores alfa$_2$-adrenérgicos são expressos em diversas células de diferentes tecidos (Tabela 7.3), incluindo músculo liso vascular, trombócitos (ou plaquetas), células endoteliais e SNC. Receptores alfa$_2$-adrenérgicos estão localizados nas terminações de fibras nervosas pós-ganglionares simpáticas, e a ativação desses receptores adrenérgicos pré-sinápticos por catecolaminas endógenas e outros simpatomiméticos reduz a liberação de NE nas terminações nervosas.

Por se ligar a, e ativar, receptores específicos em sítios tanto centrais quanto periféricos, a catecolamina endógena dopamina induz diversos efeitos fisiológicos. A ativação do receptor dopamina$_1$ (D$_1$) em geral está associada ao aumento de cAMP, ao passo que a do receptor dopamina$_2$ (D$_2$) pode inibir a atividade da adenilil ciclase.

SELETIVIDADE E DISTRIBUIÇÃO TECIDUAL DE RECEPTORES ADRENÉRGICOS

Considerações gerais

A amplitude e a diversidade de (i) tipos e subtipos de receptores adrenérgicos, (ii) proteínas G e (iii) sistemas de segundo mensageiro propiciam substratos celular e molecular para a mediação de numerosas respostas fisiológicas induzidas pela ativação do SNS. Além disso, muitos agonistas de receptores adrenérgicos demonstram um nível de seletividade para receptores adrenérgicos específicos. Uma catecolamina endógena ou um fármaco pode, simpatomimético individualmente, exibir afinidade ou seletividade maior para um ou mais subtipos de receptores adrenérgicos. A seletividade de receptores proporciona um arcabouço importante para a compreensão de efeitos de catecolaminas endógenas e agentes simpatomiméticos no órgão-alvo. Entretanto, a seletividade do receptor para determinado agonista, em geral, não é absoluta, ou seja, sob concentrações mais elevadas, determinado medicamento ou catecolamina pode interagir com outros subtipos ou classes de receptores adrenérgicos e ativá-los, formando a base funcional para a consideração de um espectro de afinidades relativas de receptor para a maioria dos agonistas adrenérgicos. Exemplos de afinidades relativas de receptor para catecolaminas endógenas de alguns agentes adrenérgicos específicos estão relacionados na Tabela 7.4. A EPI é um agonista de receptores alfa$_1$, alfa$_2$, beta$_1$ e beta$_2$-adrenérgicos, ao passo que a NE é um agonista dos receptores alfa$_1$, alfa$_2$ e beta$_1$-adrenérgicos, com efeitos menos potentes em receptores beta$_2$-adrenérgicos. O isoproterenol é um agonista de receptores beta$_1$ e beta$_2$-adrenérgicos, ao passo que a fenilefrina um agonista seletivo de receptor alfa$_1$-adrenérgico (Tabela 7.4).

A localização anatômica de tipos e subtipos de receptores adrenérgicos específicos tem uma participação fundamental na mediação das respostas funcionais/fisiológicas produzidas por determinado medicamento ou catecolamina. As interações farmacológicas entre agonistas específicos e receptores adrenérgicos, bem como o perfil das respostas fisiológicas produzidas por interações agonista-receptor, são diversas e dinâmicas e influenciadas por diversos fatores, como: distribuição tecidual de receptores adrenérgicos; quantidade de receptores adrenérgicos expressos em sítios específicos; interações entre os sistemas nervosos simpático e parassimpático em sítios-alvo; condições fisiopatológicas e mórbidas específicas; nível basal da atividade nervosa simpática; e níveis de catecolaminas endógenas e agentes simpatomiméticos. Com relação aos últimos, a exposição prolongada de receptores adrenérgicos a agonistas específicos reduz a responsividade desses receptores à ativação pelo agonista, ocasionando atenuação progressiva da capacidade do tecido em facilitar respostas fisiológicas. Tal fenômeno fisiológico é reconhecido como dessensibilização de receptores adrenérgicos. Diversos mecanismos celulares e moleculares possivelmente participam da mediação da dessensibilização de receptores adrenérgicos, como alterações na quantidade de receptores adrenérgicos e em mecanismos de sinalização intracelulares.

Respostas cardiovasculares a agonistas de receptores adrenérgicos | Efeitos da seletividade e da distribuição de receptores adrenérgicos

As contribuições fundamentais da seletividade de receptores adrenérgicos e da distribuição tecidual na mediação de respostas fisiológicas a agentes simpatomiméticos podem ser ressaltadas

ao se comparar os efeitos de catecolaminas endógenas específicas e agentes simpatomiméticos nos vários sistemas de regulação fisiológica, como o controle cardiovascular. Nesta seção, são comparados os efeitos cardiovasculares (pressão arterial, frequência cardíaca, contratilidade do miocárdio, débito cardíaco) induzidos pela administração de fenilefrina (agonista de receptores alfa$_1$-adrenérgicos seletivo), NE e EPI (catecolaminas endógenas) e isoproterenol (agonista de receptores beta$_1$ e beta$_2$-adrenérgicos), com ênfase na integração e na explicação de qual é sua afinidade ou seletividade por receptores alfa e beta-adrenérgicos e de como a localização anatômica primária de receptores adrenérgicos específicos contribui para as respostas cardiovasculares observadas (Figura 7.2). A pressão arterial é determinada pelo fluxo de sangue ao longo de um vaso, que, por sua vez, é determinado pelo débito cardíaco e pelo diâmetro ou tônus de tal vaso, representado como resistência vascular periférica. As informações relacionadas com os receptores adrenérgicos específicos que participam da regulação cardiovascular, suas principais distribuições anatômicas nos vasos sanguíneos e no coração, as respostas cardiovasculares específicas induzidas por sua ativação e a ordem de potência de EPI, NE, isoproterenol e fenilefrina estão resumidas na Tabela 7.5. Essas informações proporcionam o pano de fundo necessário para explicar as diferenças nos perfis de resposta cardiovascular a agonistas adrenérgicos específicos (Figura 7.2). Nos exemplos descritos nesta seção, cada um dos agonistas de receptores adrenérgicos foi administrado como injeção na forma de *bolus* durante um curto período.

A fenilefrina é um agonista potente e seletivo de receptores alfa$_1$-adrenérgicos. Os receptores α_1 são expressos em diversos leitos vasculares (p. ex., órgãos viscerais, pele e músculo esquelético) e sua ativação pela administração de fenilefrina induz vasoconstrição de músculo liso arterial, que, por sua vez, aumenta a resistência vascular periférica e reduz os fluxos sanguíneos femoral e renal (Figura 7.2). Além disso, a administração de fenilefrina causa venoconstrição, a qual reduz a capacitância venosa e aumenta o retorno venoso. A elevação da pressão arterial resulta principalmente do aumento acentuado da resistência vascular periférica mediado por α_1. O aumento súbito da pressão arterial após a administração de fenilefrina ativa o barorreflexo arterial, o qual desencadeia um aumento da atividade nervosa vagal cardíaca e redução da frequência cardíaca (bradicardia) mediados pelo reflexo. Os receptores α_1 não são expressos de modo proeminente em células cardíacas envolvidas na regulação da frequência cardíaca ou da contratilidade do miocárdio; por conseguinte, a administração de fenilefrina não desencadeia efeitos diretos importantes na frequência cardíaca ou no débito cardíaco. No entanto, a partir de uma perspectiva integradora, a administração de fenilefrina de fato influencia vários dos índices fisiológicos envolvidos na regulação do débito

Tabela 7.4 Classificação de agonistas de receptores adrenérgicos e sua seletividade relativa para receptores adrenérgicos específicos.

Agonistas	Seletividade ao receptor
Agonistas alfa	
Fenilefrina	$\alpha_1 > \alpha_2 >>>>> \beta$
Dexmedetomidina, medetomidina, xilazina	$\alpha_2 > \alpha_1 >>>>> \beta$
Agonistas mistos, alfa e beta	
Norepinefrina	$\alpha_1 = \alpha_2; \beta_1 >> \beta_2$
Epinefrina	$\alpha_1 = \alpha_2; \beta_1 = \beta_2$
Agonistas beta	
Dobutamina	$\beta_1 > \beta_2 >>>> \alpha$
Isoproterenol	$\beta_1 = \beta_2 >>>> \alpha$
Albuterol, terbutalina	$\beta_2 >> \beta_1 >>>> \alpha$
Agonistas de dopamina	
Dopamina	$D_1 = D_2 >> \beta >> \alpha$

Tabela 7.5 Alguns receptores adrenérgicos que participam da regulação cardiovascular, suas principais distribuições nos vasos sanguíneos e no coração, as respostas cardiovasculares gerais induzidas por sua ativação e a seletividade de agonistas (EPI, NE, ISO e PE) para receptores adrenérgicos específicos.

Receptor	Tecido	Resposta fisiológica	Seletividade do agonista
α_1	Vasos sanguíneos	Vasoconstrição	PE; EPI > NE >>> ISO
β_1	Coração	Aumento dos efeitos inotrópicos e cronotrópicos	ISO > EPI $\geq$ NE
β_2	Vasos sanguíneos	Vasodilatação	ISO > EPI >>> NE

EPI: epinefrina; ISO: isoproterenol; NE: norepinefrina; PE: fenilefrina.

cardíaco, como aumento da resistência vascular periférica e da pós-carga, aumento do retorno venoso ao coração e redução da frequência cardíaca via ativação do barorreflexo.

A norepinefrina é um agonista de receptores alfa-adrenérgicos (α_1 e α_2) e beta$_1$-adrenérgicos (e, em uma extensão menor, de receptores beta$_2$-adrenérgicos). A ativação de receptores alfa$_1$-adrenérgicos vasculares pela NE aumenta a resistência vascular periférica, conforme evidenciado por decréscimo dos fluxos sanguíneos femoral e renal (Figura 7.2). Além disso, a administração de NE causa venoconstrição, que reduz a capacitância venosa e aumenta o retorno venoso. A ativação de receptores alfa$_2$-adrenérgicos no músculo liso vascular causa vasoconstrição e, provavelmente, contribui para o aumento da resistência vascular periférica induzido pela NE. Receptores beta$_1$-adrenérgicos são expressos no coração, e a ativação de receptores β_1 cardíacos pela NE produz efeitos inotrópicos positivos (aumento da contratilidade cardíaca) e cronotrópicos positivos (aumento da frequência). O aumento da pressão arterial é mediado pela combinação de efeitos vasculares (vasoconstrição mediada por receptor alfa$_1$-adrenérgico) e cardíacos (aumento do débito cardíaco pela ativação de receptor beta$_1$-adrenérgico). A marcante elevação da pressão arterial induzida pela NE ativa o barorreflexo arterial, que desencadeia aumento da atividade nervosa vagal cardíaca e redução da frequência cardíaca mediados pelo reflexo. A bradicardia reflexa não necessariamente ocasiona redução do débito cardíaco por causa do efeito direto da NE na ativação de receptores beta$_1$ cardíacos e no aumento da contratilidade miocárdica e do volume sistólico.

A epinefrina é um agonista potente de receptores alfa-adrenérgicos (α_1 e α_2) e beta-adrenérgicos (β_1 e β_2), e a ativação de receptores beta$_2$-adrenérgicos vasculares causa vasodilatação. Por conseguinte, a administração de EPI em leitos vasculares que contêm altas concentrações de receptores alfa-adrenérgicos (p. ex., órgãos viscerais, vasos sanguíneos cutâneos) causa vasoconstrição e reduz o fluxo sanguíneo, contribuindo para a redução do fluxo sanguíneo renal induzida pela EPI (Figura 7.2). Alguns alvos, como o músculo liso arterial que supre os músculos esqueléticos, contêm ambos os receptores adrenérgicos, β_2 e α, e a ativação de receptores β_2 induzida pela EPI promove vasodilatação vascular, ao passo que a ativação de receptores alfa-adrenérgicos induzida pela mesma EPI causa vasoconstrição. Em geral, os leitos vasculares da musculatura esquelética se caracterizam por redução da resistência vascular periférica em resposta à administração de EPI (demonstrada como aumento do fluxo sanguíneo femoral, na Figura 7.2), ao passo que a EPI causa vasoconstrição mediada por receptores alfa-adrenérgicos em leitos vasculares viscerais. Pela sobreposição dos efeitos vasoconstritores e vasodilatadores da EPI, o aumento da resistência vascular periférica em decorrência da administração de EPI em geral não é tão grande quanto o observado em resposta à administração de NE (Figura 7.2). A EPI é um estimulante cardíaco proeminente, e a ativação de receptores beta$_1$-adrenérgicos cardíacos aumenta a contratilidade cardíaca, a frequência cardíaca e o débito cardíaco. O efeito inicial da administração de EPI com frequência caracteriza-se por aumento rápido do débito cardíaco (ativação de receptores β_1 cardíacos), aumento marcante da resistência vascular periférica mediado pela ativação de receptores alfa$_1$-adrenérgicos viscerais e elevação da pressão arterial, que, por sua vez, pode desencadear aumento da atividade nervosa vagal cardíaca e redução transitória da frequência cardíaca, mediados pelo barorreflexo. A ativação subsequente de receptores beta$_2$-adrenérgicos à medida

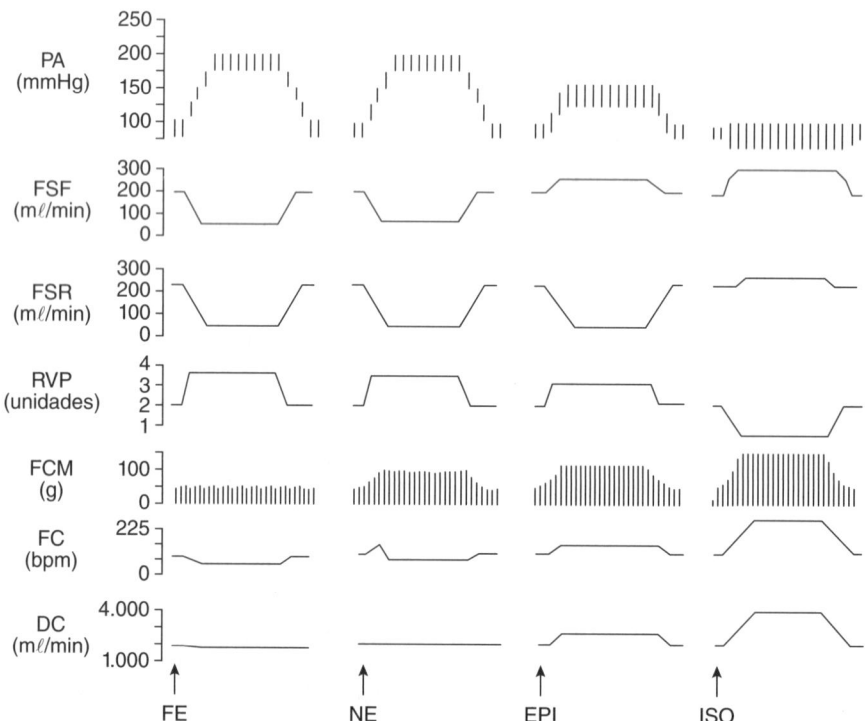

Figura 7.2 Esquema dos efeitos cardiovasculares em resposta à administração intravenosa de quatro agonistas adrenérgicos [fenilefrina (FE), norepinefrina (NE), epinefrina (EPI) e isoproterenol (ISO)] caracterizados por diferentes perfis de afinidade relativa ao receptor. Representações esquemáticas de doses equivalentes aproximadas dessas catecolaminas e aminas simpatomiméticas na pressão arterial (PA), no fluxo sanguíneo femoral (FSF), no fluxo sanguíneo renal (FSR), na resistência vascular periférica (RVP), na força contrátil do miocárdio (FCM), na frequência cardíaca (FC) e no débito cardíaco (DC). Ver texto para explicação das respostas cardiovasculares.

que a EPI alcança os sítios periféricos, como leitos vasculares de músculos esqueléticos, atenua os aumentos da resistência vascular periférica e da pressão arterial.

O isoproterenol é um potente agonista de receptores beta$_1$ e beta$_2$-adrenérgicos, não seletivo, que exerce pouco efeito em alfarreceptores adrenérgicos; por conseguinte, as respostas da pressão arterial a esse agonista de beta-adrenorreceptor decorrem de seus efeitos em receptores beta-adrenérgicos cardíacos e vasculares periféricos. O perfil de resposta vascular à administração de isoproterenol caracteriza-se por vasodilatação, aumento do fluxo sanguíneo a leitos vasculares que contêm alta densidade de receptores beta$_2$-adrenérgicos (músculos esqueléticos, conforme mostrado pelo aumento do fluxo sanguíneo femoral), vasodilatação moderada mediada por receptor beta$_2$-adrenérgico em leitos vasculares viscerais (p. ex., fluxo sanguíneo renal) e menor resistência vascular periférica (ver Figura 7.2). Como o isoproterenol não tem afinidade por receptores alfa-adrenérgicos, não ocorre contração de músculo liso vascular induzida farmacologicamente; portanto, o isoproterenol provoca redução acentuada da resistência vascular periférica. O isoproterenol é um estimulante cardíaco potente. A ativação de receptores cardíacos beta$_1$-adrenérgicos pelo isoproterenol aumenta o débito cardíaco por aumentar a frequência cardíaca mediada pela ativação direta do nodo sinusal e a contratilidade de células do miocárdio. Em geral, considera-se que receptores beta$_1$-adrenérgicos sejam o tipo predominante de receptor beta-adrenérgico no miocárdio. A pressão arterial média mostra-se em geral reduzida em resposta ao isoproterenol, secundariamente à redução acentuada da resistência vascular periférica, a despeito do aumento do débito cardíaco que também acontece.

A comparação entre respostas cardiovasculares a catecolaminas específicas e agentes simpatomiméticos selecionados sustenta o conceito de que a afinidade relativa de receptores, os efeitos diretos de receptores, a distribuição de receptores e os ajustes reflexos intrínsecos são componentes fundamentais para prever os perfis de respostas fisiológicas associadas a fármacos em relação a diversos órgãos e sistemas reguladores.

APLICAÇÕES CLÍNICAS DE AGONISTAS DE RECEPTORES ADRENÉRGICOS

Como dito anteriormente, os receptores adrenérgicos estão distribuídos amplamente por muitos tecidos e órgãos, e sua ativação facilita uma variedade de respostas fisiológicas. Algumas aplicações clínicas de simpatomiméticos em condições específicas estão descritas nesta seção como uma referência para a caracterização dos efeitos farmacodinâmicos desses agentes.

Agonistas de adrenorreceptores e fisiologia respiratória

Uma égua da raça Quarto-de-Milha, de 15 anos de idade, foi levada à consulta com queixa clínica de tosse e aumento do esforço abdominal durante a fase expiratória da respiração. O exame físico revelou frequência cardíaca de 44 bpm (normal: 36 a 44 bpm) e frequência respiratória de 20 movimentos por minuto (normal: 12 a 24 movimentos por minuto). A ausculta torácica revelou aumento dos sons broncovesiculares e sibilos expiratórios em todos os campos pulmonares. Além do aumento do esforço respiratório, a égua apresentava evidente dilatação das narinas (narinas bem abertas) durante a expiração. A hemogasometria arterial indicou hipoxemia, conforme demonstrado por pressão parcial de oxigênio arterial (PaO$_2$) de 66 mmHg.

Com base nos achados clínicos, um protocolo de tratamento imediato consistiu na administração de albuterol na forma de aerossol (agonista de receptor beta$_2$-adrenérgico seletivo) (Rush *et al.*, 1999). Existem receptores beta$_2$-adrenérgicos no músculo liso dos brônquios, e sua ativação por agonistas β_2 resulta no relaxamento desse músculo e em broncodilatação (Boushey, 2007; Cunningham, 2007). Cerca de 10 min após a administração de albuterol, a ausculta torácica melhorou substancialmente. A terapia de manutenção, que incluiu o uso de corticosteroide com albuterol, foi mantida ao longo de 72 h, e o valor de PaO$_2$ aumentou para 97 mmHg (Cornelisse *et al.*, 2004; Boushy, 2007). Além da melhora do aporte de oxigênio, o animal mostrou melhora do esforço respiratório, demonstrada pela resolução de seu esforço expiratório e dilatação nasal. O proprietário informou que a égua vivia em um pequeno piquete, com um fardo redondo de feno estocado do lado de fora.

Essa paciente manifesta obstrução de vias respiratórias recorrente, uma forma alérgica de doença de vias respiratórias (Cunningham, 2007; Ainsworth e Cheetham, 2010). A doença se assemelha à asma em seres humanos. A obstrução das vias respiratórias decorre da reação de hipersensibilidade a fungo (bolor) presente no feno. Após a inalação do fungo, a inflamação da via respiratória se apresenta na forma de inflamação neutrofílica, com acúmulo excessivo de muco e contração do músculo liso das vias respiratórias (Ainsworth e Cheetham, 2010). Os objetivos terapêuticos para indivíduos acometidos envolvem controle ambiental, a fim de reduzir a exposição aos fungos, e broncodilatação por meio de tratamento com receptores beta$_2$-adrenérgicos. A terapia com corticosteroide tem por objetivo reduzir a reação de hipersensibilidade (neutrofílica) a alergênios na forma de aerossóis (Boushey, 2007; Ainsworth e Cheetham, 2010).

O controle do tônus do músculo liso brônquico depende da integração de sinais oriundos de diversos tipos de receptores que respondem a estímulos químicos, mecânicos e físicos (Cunningham, 2007; Guyton e Hall, 2011). O sistema nervoso parassimpático é responsável por manter o tônus basal das vias respiratórias, e a ativação de receptores muscarínicos brônquicos causa contração do músculo liso dos brônquios. Contudo, a ativação de receptores beta$_2$-adrenérgicos do músculo liso brônquico aumenta o conteúdo intracelular de cAMP com subsequente ativação da proteinoquinase A dependente de cAMP, o que resulta no relaxamento do músculo liso brônquico (Figura 7.3).

A epinefrina e o isoproterenol são broncodilatadores potentes, ao passo que a NE tem pouco efeito por sua limitada afinidade por receptores beta$_2$-adrenérgicos (Boushey, 2007). Existem agonistas de receptores beta$_2$-adrenérgicos seletivos para uso em pacientes veterinários. A terbutalina é comumente utilizada em pequenos animais, pode ser administrada via parenteral ou oral e é útil no tratamento de estenose de vias respiratórias em cães e gatos (Boushey, 2007). Em equinos, o albuterol pode ser administrado como um broncodilatador, na forma de aerossol, de curta ação (1 a 2 h), para condições que envolvem obstrução de vias respiratórias (broncoconstrição) (Rush *et al.*, 1999). O clembuterol é um broncodilatador alternativo preparado para administração oral, como um xarope. Uma vantagem importante desse medicamento reside em sua ação mais longa (12 h). A Food and Drug Administration (FDA) aprovou o uso de clembuterol em cavalos com estenose de vias respiratórias. Deve-se ressaltar que seu emprego em animais destinados à produção de alimentos para o consumo humano

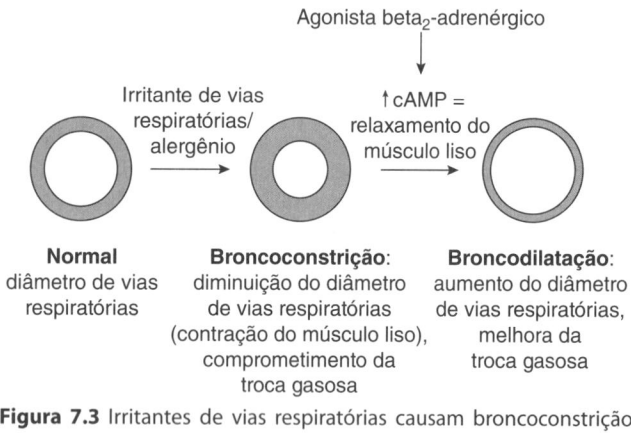

Figura 7.3 Irritantes de vias respiratórias causam broncoconstrição mediada pela ativação da cascata inflamatória e do sistema nervoso parassimpático (SNPS). O SNPS é responsável pela manutenção do tônus basal das vias respiratórias, e a ativação de receptores muscarínicos brônquicos produz a contração do músculo liso brônquico. A administração de um agonista de receptores beta₂-adrenérgicos e a subsequente ativação de receptores beta₂-adrenérgicos do músculo liso brônquico aumentam o conteúdo intracelular de cAMP, com subsequente ativação da proteinoquinase A dependente de cAMP, resultando em relaxamento do músculo liso dos brônquios.

(ou simplesmente animais de produção) é considerado ilegal (Boushey, 2007; Ainsworth e Cheetham, 2010).

Os simpatomiméticos podem ser administrados via parenteral ou por meio de aerossol, a fim de induzir broncodilatação rápida e efetiva, no tratamento de reações alérgicas ou de crises asmáticas. Os agonistas de receptores beta₂-adrenérgicos seletivos não desencadeiam o mesmo número de respostas fisiológicas adicionais, comparativamente à EPI e ao isoproterenol (Boushey, 2007; Guyton e Hall, 2011).

Controle da pressão arterial e simpatomiméticos

Um cão da raça Labrador Retriever foi levado à consulta por apresentar ruptura do ligamento cruzado cranial e preparado para cirurgia. O paciente foi pré-medicado com hidromorfona, a anestesia foi induzida com propofol e mantida com isoflurano (anestésico volátil) em oxigênio. Durante os 20 min iniciais da administração de isoflurano, a pressão arterial sistólica gradualmente diminuiu, de um valor inicial de 100 mmHg para 75 mmHg. A profundidade da anestesia foi considerada adequada, a frequência cardíaca era de 92 bpm e o paciente encontrava-se normovolêmico. Quais intervenções farmacológicas seriam apropriadas para tratar a hipotensão arterial nesse paciente?

Ao escolher um medicamento para tratar hipotensão, devem ser consideradas causas potenciais de redução da pressão arterial. O isoflurano é um vasodilatador potente, mesmo em dose subanestésica, e uma redução da resistência vascular periférica constitui o mecanismo predominante para o decréscimo da pressão arterial. Além disso, embora o débito cardíaco seja preservado, com o isoflurano em dose baixa, a manutenção da anestesia cirúrgica adequada ao tipo de cirurgia descrito para essa condição pode requerer dose mais elevada de isoflurano, que, sabidamente, reduz o débito cardíaco secundariamente aos efeitos depressores diretos na contratilidade do miocárdio. Nas condições desse caso clínico, a hipotensão induzida por isoflurano seria aliviada de maneira mais efetiva por um fármaco capaz de mediar aumentos da resistência vascular sistêmica e

do débito cardíaco; dessa maneira, seria recomendado o uso de simpatomiméticos que ativam receptores adrenérgicos, tanto α_1 quanto β_1.

Os medicamentos mais frequentemente utilizados no tratamento de hipotensão em medicina veterinária, na situação clínica descrita, seriam dopamina, efedrina e dobutamina. A dopamina é um agonista de receptores DA_1, e sua administração intravenosa de baixa dose (cerca de 0,5 a 2 µg/kg/min) promove vasodilatação de diversos leitos vasculares, inclusive de vasos sanguíneos renais e esplâncnicos, um efeito que não seria coerente com o propósito expresso de reverter a hipotensão induzida por isoflurano. Entretanto, a dopamina tem complexas propriedades de agonista de receptor adrenérgico dose-dependentes. Em taxa de infusão moderada (2 a 10 µg/kg/min), a dopamina ativa receptores cardíacos β_1, aumentando a contratilidade cardíaca, a frequência cardíaca e o débito cardíaco. Em taxa de infusão maior (10 a 20 µg/kg/min), a dopamina ativa receptores alfa₁-adrenérgicos vasculares, provocando vasoconstrição e aumento da resistência vascular periférica. Em dose mais elevada, a dopamina atua como agonista de receptores beta₁-adrenérgicos cardíacos; por conseguinte, a infusão de alta dose de dopamina aumenta a resistência vascular periférica e melhora a contratilidade cardíaca, sendo a dopamina uma escolha adequada para controlar a hipotensão induzida por isoflurano. A dopamina tem meia-vida curta, sendo administrada na forma de taxa de infusão intravenosa contínua.

A efedrina é um agente não catecolamina agonista de receptores alfa₁, beta₁ e beta₂-adrenérgicos, que também pode induzir a liberação de NE em terminações nervosas pós-ganglionares simpáticas. Em cães anestesiados com isoflurano, os efeitos cardiovasculares da efedrina são dose-dependentes (Wagner *et al.*, 1993). Em dose baixa (0,1 mg/kg), a efedrina ocasiona elevações substanciais, embora transitórias, da pressão arterial média, do índice cardíaco e do volume sistólico; ainda, diminui a frequência cardíaca e a resistência vascular sistêmica. Esses dados sugerem que doses baixas de efedrina podem ativar principalmente receptores beta₁-adrenérgicos cardíacos e beta₂-adrenérgicos vasculares. Em dose maior (0,25 mg/kg), a efedrina induz aumentos mais acentuados e sustentados da pressão arterial média, do índice cardíaco e do volume sistólico, além de atuar como mediadora do aumento da resistência vascular sistêmica, sugerindo que doses maiores provavelmente ativam receptores alfa₁-adrenérgicos vasculares. Os efeitos cardiovasculares associados ocasionados por alta dose de efedrina fazem desse medicamento uma opção terapêutica efetiva no tratamento de hipotensão induzida por isoflurano.

Embora sob doses clínicas a dobutamina possa atuar como agonista em receptores beta₂ e alfa₁-adrenérgicos, na maioria das vezes esse fármaco tem seletividade relativa para receptores beta₁-adrenérgicos, especialmente aqueles que auxiliam na contratilidade do miocárdio (mais do que na frequência cardíaca). Assim, a administração de dobutamina aumenta a contratilidade do miocárdio, o índice cardíaco e o volume sistólico, sendo, assim, particularmente útil no tratamento de condições acompanhadas de débito cardíaco de baixo fluxo, como insuficiência cardíaca congestiva ou miocardiopatia dilatada. Entretanto, as propriedades agonistas relativamente modestas em receptores alfa₁-adrenérgicos, pelo menos em cães, com frequência fazem do uso da dobutamina uma opção de tratamento menos efetiva para a hipotensão induzida por isoflurano (Rosati *et al.*, 2007).

Epinefrina, NE e fenilefrina constituem outros simpatomiméticos capazes de aumentar a pressão arterial, embora, em geral, não sejam empregadas nas condições de hipotensão induzida por isoflurano. Contudo, a EPI é efetiva em circunstâncias potencialmente fatais, como assistolia ou anafilaxia. A EPI é um potente estimulador cardíaco e vasoconstritor, capaz de reverter a hipotensão e as irregularidades cardíacas marcantes associadas ao choque anafilático. Com frequência, as respostas da pressão arterial a determinada taxa de infusão de EPI estão associadas a um grau substancial de variabilidade interpaciente; portanto, a pressão arterial precisa ser cuidadosamente monitorada durante a administração de EPI. Além disso, a EPI é um vasoconstritor renal potente e pode resultar em redução significativa do fluxo sanguíneo renal sob doses mais elevadas, e alguns anestésicos inalatórios, principalmente o halotano, podem sensibilizar o coração à ação das catecolaminas. A EPI diminui o período refratário e o coração fica mais sujeito a arritmias ventriculares.

Por sua potente ação agonista de receptor $alfa_1$-adrenérgico, a NE é usada clinicamente em situações de hipotensão. A administração de NE causa vasoconstrição marcante de artérias e veias, sendo usada para dar sustentação à resistência vascular em circunstâncias como colapso vascular secundário à sepse. Assim como a EPI, a NE é um potente constritor de leitos vasculares renais e mesentéricos que podem, por fim, ocasionar menor perfusão sanguínea nesses órgãos. A administração de agonistas $alfa_1$-adrenérgicos seletivos, como a fenilefrina, causa vasoconstrição periférica, e esses fármacos são usados em circunstâncias em que o débito cardíaco seja adequado, como na hipotensão decorrente de anestesia local, espinal ou epidural, e subsequente bloqueio de nervos simpáticos.

Fármacos adrenérgicos e incontinência urinária

Receptores adrenérgicos são expressos em diversos locais do trato urinário, inclusive ureteres (receptores β_2), músculo detrusor do corpo da bexiga (receptores β_2 e β_3), base da bexiga (receptores α_1) e esfíncter uretral interno (receptores α_1). A estimulação de nervos simpáticos que inervam esses locais ou a ativação desses receptores secundariamente à administração de simpatomiméticos induz relaxamento do músculo liso do corpo da bexiga por meio de receptores $beta_2$-adrenérgicos (e receptores β_3) e contração do músculo liso da base da bexiga e do esfíncter uretral interno por meio da ativação de receptores $alfa_1$-adrenérgicos. Este último mecanismo representa a base para o tratamento de incontinência urinária em pacientes veterinários, empregando agonistas de receptores $alfa_1$-adrenérgicos.

A incompetência do esfíncter uretral é a causa mais comum de incontinência urinária adquirida, em cadelas e gatas. Uma única dose de fenilpropanolamina resulta em aumento da pressão uretral e melhora a continência urinária, na maioria dos cães acometidos (Claeys *et al.*, 2001). Conforme esperado, a administração de fenilpropanolamina pode causar aumento significativo da pressão arterial mediado pela ativação do músculo liso vascular e decréscimo compensatório da frequência cardíaca mediado por barorreflexo (Carofiglio *et al.*, 2006). Ao prescrever esse fármaco para o tratamento de incontinência urinária, deve-se considerar as consequências dos aumentos da resistência vascular sistêmica e da pós-carga induzidos pela fenilpropanolamina.

Aplicações clínicas da vasoconstrição induzida por simpatomiméticos

Fármacos que são agonistas seletivos alfa-adrenérgicos ou que apresentam potente atividade $alfa_1$-adrenérgica e mínimos efeitos $beta_2$-adrenérgicos podem causar vasoconstrição importante

e são utilizados em muitas aplicações clínicas. Entre elas, estão a adição de EPI a anestésicos locais para retardar a remoção do anestésico no local da injeção, prolongando, assim, o seu efeito; a redução da perfusão sanguínea local, por influenciar a hemostasia, em locais como o nariz ou a boca; e o tratamento de hipotensão secundária à vasodilatação marcante, porém na presença de débito cardíaco normal ou aumentado, um perfil de respostas verificado após bloqueio nervoso simpático associado à anestesia espinal ou epidural.

Os receptores $alfa_1$-adrenérgicos são expressos no músculo liso da cápsula esplênica, alvo no qual a ativação do SNS induz contração do músculo liso, assim como a administração de simpatomiméticos (p. ex., fenilefrina). A contração do músculo liso esplênico envia eritrócitos (ou hemácias) à circulação sanguínea e reduz o tamanho do baço. Com frequência, a redução do tamanho do baço em resposta à administração intravenosa de fenilefrina, um agonista seletivo de receptores $alfa_1$-adrenérgicos, faz parte do tratamento de encarceramento nefroesplênico em cavalos. Isso ocorre quando as porções ventral e dorsal do cólon esquerdo migram entre o baço e a parede corporal e ficam aprisionadas no ligamento nefroesplênico, resultando em obstrução do intestino grosso (Hardy *et al.*, 2000). A administração de fenilefrina reduz a área e a espessura do baço, podendo aumentar o sucesso da correção não cirúrgica (Hardy *et al.*, 1994). Conforme esperado, a infusão de fenilefrina aumenta a resistência vascular periférica e a pressão arterial e causa acentuada redução da frequência cardíaca mediada por barorreflexo. O uso de fenilefrina como opção de tratamento para encarceramento nefroesplênico foi atribuído como causa de hemorragia interna potencialmente fatal em cavalos idosos, e o emprego desse simpatomimético como uma modalidade de tratamento em cavalos mais velhos deve ser cuidadosamente considerado (Frederick *et al.*, 2010).

Sítios periféricos e centrais que atuam como mediadores de respostas cardiovasculares à ativação de receptores α_2

Embora as catecolaminas circulantes não atravessem prontamente a barreira hematencefálica, alguns agentes simpatomiméticos podem alcançar o SNC e ativar receptores adrenérgicos presentes no cérebro e na medula espinal. Agonistas de receptores $alfa_2$-adrenérgicos (p. ex., xilazina, detomidina, medetomidina e dexmedetomidina) são empregados rotineiramente em pacientes veterinários como sedativos e analgésicos, os quais são coerentes com a ativação de receptores de vias neurais centrais. Junto aos efeitos clínicos desejáveis de sedação e analgesia, ocorrem marcantes alterações cardiovasculares e neurais simpáticas em resposta à administração de agonistas de receptores $alfa_2$-adrenérgicos seletivos (Kenney *et al.*, 2014). As respostas cardiovasculares conferem uma janela para a caracterização de respostas fisiológicas produzidas pela ativação de subtipos de receptores $alfa_2$-adrenérgicos periféricos e centrais.

A família de receptores $alfa_2$-adrenérgicos inclui três subgrupos: α_{2A}, α_{2B} e α_{2C}. Os receptores $alfa_2$-adrenérgicos estão presentes no músculo liso vascular, nas terminações de fibras nervosas pós-ganglionares simpáticas e no SNC, inclusive no tronco encefálico. A administração intravenosa de agonistas de receptores $alfa_2$-adrenérgicos seletivos produz um perfil cardiovascular bifásico, uma hipertensão transitória inicial sucedida por hipotensão de maior duração. A descrição da resposta cardiovascular bifásica mencionada a seguir tem por base a administração intravenosa de dexmedetomidina, sendo representativa de respostas induzidas por agonistas de receptores alfa$_2$-adrenérgicos seletivos.

A ativação de receptores alfa$_2$-adrenérgicos por meio da administração intravenosa de dexmedetomidina promove contração do músculo liso arterial e vasoconstrição, que, por sua vez, aumenta a resistência vascular periférica e provoca imediata elevação da pressão arterial. Acredita-se que a contração do músculo liso vascular induzida por dexmedetomidina seja mediada pela ativação de receptores alfa$_{2B}$-adrenérgicos. O súbito aumento da pressão arterial ativa o barorreflexo arterial, que desencadeia aumento da atividade nervosa vagal cardíaca e redução da frequência cardíaca mediada pelo reflexo. A dexmedetomidina circulante rapidamente alcança os receptores alfa$_2$-adrenérgicos do SNC, e a ativação de receptores do tronco encefálico inibe o efluxo nervoso simpático e ativa o efluxo nervoso parassimpático. Acredita-se que os efeitos neurais centrais da dexmedetomidina nos circuitos neurais simpáticos e parassimpáticos sejam mediados pela ativação de receptores alfa$_{2A}$-adrenérgicos. A resposta hipotensiva induzida pela dexmedetomidina é mediada pela redução sustentada do efluxo nervoso simpático e, também, pelo aumento sustentado do efluxo nervoso parassimpático, que atua como mediador da redução da frequência cardíaca.

Oftalmologia e agonistas adrenérgicos

Um cão da raça Golden Retriever de 9 anos de idade foi levado à consulta por apresentar opacidade de cristalino ocular, tendo sido relatado pelo proprietário que o animal apresentava déficit visual. O exame oftalmológico revelou catarata não madura bilateral em estágio avançado. Para facilitar a dilatação da pupila (midríase) durante a cirurgia, utiliza-se a fenilefrina, um agonista de receptor alfa$_1$-adrenérgico seletivo, em protocolos de dilatação de pupila em cães, antes da cirurgia de catarata. Os receptores alfa$_1$-adrenérgicos são expressos no músculo dilatador radial da íris (músculo dilatador da íris) e em vasos sanguíneos da conjuntiva. A ativação do SNS nesses alvos causa midríase, bem como a ativação de receptores alfa$_1$-adrenérgicos por simpatomiméticos (p. ex., fenilefrina). Após a aplicação tópica, a fenilefrina provoca contração do músculo liso dos vasos sanguíneos conjuntivais e contração do músculo dilatador da íris, ocasionando clareamento dos vasos sanguíneos da conjuntiva e dilatação da pupila, respectivamente. A aplicação tópica de fenilefrina deve ser feita com cautela em pequenos pacientes pelo seu potencial de penetrar na circulação sistêmica e induzir hipertensão arterial secundária à ativação de receptores alfa$_1$-adrenérgicos de vasos sanguíneos periféricos (Pascoe et al., 1994). No comércio, a fenilefrina é encontrada na forma de soluções a 2,5% e 10%.

Uma solução de fenilefrina diluída também pode ser empregada na localização neuroanatômica da síndrome de Horner, uma paralisia oculossimpática (Webb e Cullen, 2013). Na síndrome de Horner pós-ganglionar unilateral, após a aplicação dessa solução nos dois olhos deve ocorrer dilatação da pupila acometida dentro de 20 min, e outros sinais clínicos (ptose, enoftalmia e elevação da terceira pálpebra) melhoram ou regridem totalmente.

Apraclonidina e brimonidina são agonistas α_2 que reduzem a pressão intraocular em pessoas, secundariamente ao aumento ao efluxo do humor aquoso do olho. Porém, não são recomendados aos pacientes veterinários em razão dos efeitos colaterais sistêmicos e da ausência de efeitos significativos na redução da pressão intraocular (Miller e Rhaesa, 1996; Gelatt e MacKay, 2002).

Uso de agonistas beta-adrenérgicos em animais de produção

Nos EUA, os agonistas de receptores beta-adrenérgicos são utilizados como promotores de crescimento em bovinos desde 1999, ocasião na qual o cloridrato de ractopamina foi aprovado para uso em suínos (FDA, 1999). Desde então, a ractopamina é aprovada para uso em bovinos e perus e um segundo beta-adrenérgicos, o zilpaterol, foi aprovado para uso em bovinos nos EUA, no México, no Canadá e na África do Sul (FDA, 2002; FDA, 2006). A ractopamina é principalmente um agonista de receptor beta$_1$-adrenérgico, com alguma atividade em receptores β_2. O zilpaterol é basicamente um agonista de receptores beta$_2$-adrenérgicos. Ainda, é importante lembrar que nem todos os beta-adrenérgicos são aprovados para uso em animais de produção destinados ao consumo humano. Nos EUA, é ilegal administrar beta-adrenérgico ou qualquer outro agente de uma maneira que não seja compatível com as indicações da bula aprovada pela FDA. O uso do fármaco para condições não indicadas na bula (uso *extralabel*) é rigorosamente proibido. Esses agentes são administrados apenas no período final de alimentação dos animais. O emprego desses fármacos em animais destinados ao consumo humano é discutido mais adiante, no Capítulo 52.

O crescimento muscular em resposta ao tratamento com beta-adrenérgico parece se tratar, na verdade, de uma hipertrofia muscular, de modo que as fibras musculares aumentam de diâmetro pelo aumento da síntese de proteínas e pela diminuição da degradação proteica, sem a incorporação adicional de DNA a partir de células satélites (Yang e McElligott, 1989). Contudo, no caso da administração de beta-adrenérgico por um período mais longo, a taxa de hipertrofia não pode ser mantida sem DNA adicional; a resposta ao beta-adrenérgico se reduz e o acréscimo de musculatura esquelética diminui. A resposta das células musculares ao estímulo com beta-adrenérgico depende muito da presença de receptores, influenciada pela maturidade do animal e pela quantidade de receptores, que pode ser reduzida com a administração crônica de beta-adrenérgicos. Além disso, na carcaça a hipertrofia muscular não é distribuída igualmente, pois os músculos esqueléticos usados para locomoção, que em geral apresentam maior suprimento sanguíneo, apresentam grau maior de hipertrofia, em comparação aos músculos epaxiais (Hilton et al., 2010). Os tipos de fibras musculares também são afetados diferentemente pela administração de beta-adrenérgicos, pois o aumento do diâmetro das fibras musculares é maior em fibras do tipo IIA, em comparação às do tipo I. A especificidade de receptores β dos músculos esqueléticos varia entre as espécies usadas para a produção de alimento. Os ruminantes tendem a apresentar um maior número de receptores beta$_2$-adrenérgicos que outras espécies. A distribuição de subtipos de receptores também varia com a idade do animal, com uma resposta mais evidente ao uso de beta$_2$-adrenérgicos em bovinos com cerca de 1 ano de idade, comparativamente às respostas verificadas em bezerros ou em fetos (Beermann, 2002; Johnson et al., 2014).

A glicogenólise aumenta pela estimulação do músculo por beta-adrenérgicos (Etherton, 1994). Os efeitos glicogenolíticos são induzidos pela fosforilação da enzima glicogênio fosforilase, que transforma o glicogênio, uma forma de glicose armazenada no compartimento intracelular, em glicose-6-fosfato monomérica. A glicose-6-fosfato é um substrato para glicólise ou respiração anaeróbica, resultando na produção de ATP e piruvato. O piruvato, então, entra no ciclo de Krebs e sofre respiração aeróbica, desde que haja conteúdo suficiente de oxigênio celular. Se a célula apresentar hipoxia, o piruvato é convertido em lactato, pela enzima lactato desidrogenase. Então, o lactato se acumula, sendo removido da célula por meio da circulação sanguínea. O resultado final da glicogenólise mediada por beta-adrenérgicos é uma fonte de energia armazenada no interior da célula muscular, de rápida disponibilização.

Em células adiposas, os beta-adrenérgicos promovem lipólise, associada à estimulação da hidrólise do triacilglicerol, e inibição da lipogênese, modulada pela via betarreceptor-proteína G-cAMP-PKA (Lafontan *et al.*, 1988; Bergen, 2001; Johnson *et al.*, 2014). O aumento do cAMP induzido por AβA resulta na fosforilação da enzima acetil-CoA carboxilase, inibindo uma nova biossíntese de ácidos graxos. A resposta resultante do tecido adiposo aos beta-adrenérgicos é lipolítica e provoca liberação de ácidos graxos, que podem ser usados como fonte de energia por meio de sua conversão em acetil-CoA (Blum e Flueckiger, 1988; Johnson *et al.*, 2014). Concentrações elevadas de acetil-CoA são capazes de inibir a conversão de piruvato em acetil-CoA, forçando o piruvato a ser metabolizado até lactato, pela enzima lactato desidrogenase, e aumentando potencialmente a acidose metabólica, em caso de acidose láctica concomitante, como acontece em situações de hipoxia (Haffner e Kendall, 1992).

Agonistas de receptores beta-adrenérgicos induzem efeitos cardiovasculares importantes, conforme descrito anteriormente. Relata-se que o uso de ractopamina e zilpaterol eleva a frequência cardíaca em bovinos, com aumento mais significativo no início do período de administração.

ANTAGONISTAS DE RECEPTORES ADRENÉRGICOS

Os efeitos fisiológicos induzidos pela ativação do SNS ou pela administração de agentes simpatomiméticos podem ser reduzidos pelo bloqueio de receptores adrenérgicos (antagonistas de adrenorreceptores), diminuindo o conteúdo de NE liberada na pré-sinapse ou suprimindo o efluxo simpático oriundo de circuitos neurais simpáticos centrais. Fármacos que inibem a interação de NE, EPI e outros simpatomiméticos com os receptores alfa e beta-adrenérgicos são denominados antagonistas de receptores adrenérgicos ou antagonistas de adrenorreceptores.

Os antagonistas de receptores adrenérgicos apresentam seletividade e especificidade aos diferentes receptores adrenérgicos; os fármacos são classificados com base em seu antagonismo aos receptores alfa e beta-adrenérgicos. No momento, os antagonistas de receptores dopaminérgicos periféricos têm pouca relevância clínica em medicina veterinária. Os bloqueadores de receptores dopaminérgicos no SNC apresentam relevância clínica significativa, sendo discutidos no Capítulo 9. A seletividade relativa dos antagonistas de receptores adrenérgicos é mostrada na Tabela 7.6.

Antagonistas de receptores alfa-adrenérgicos

Os antagonistas de alfa-adrenorreceptores representam um grupo de fármacos quimicamente heterogêneos e estruturalmente diversos. Alguns dos grupos mais relevantes clinicamente incluem agentes alquilantes beta-haloetilamina (p. ex., fenoxibenzamina), análogos da imidazolina (p. ex., fentolamina e tolazolina), piperazinil quinazolinas (p. ex., prazosina) e derivados de indol. Esses agentes atuam predominantemente como antagonistas competitivos em receptores alfa-adrenérgicos, exceto a fenoxibenzamina, que se liga irreversivelmente a esses receptores. A afinidade relativa dos antagonistas de receptores

Tabela 7.6 Classificação de antagonistas de receptores adrenérgicos e sua seletividade relativa a receptores adrenérgicos específicos.

Fármacos	Seletividade ao receptor
Antagonistas alfa	
Prazosina, terazosina, doxazosina	$\alpha_1 >>>> \alpha_2$
Fenoxibenzamina	$\alpha_1 > \alpha_2$
Fentolamina	$\alpha_1 = \alpha_2$
Atipamezol, ioimbina, tolazolina	$\alpha_1 >> \alpha_2$
Antagonistas mistos	
Carvedilol	$\beta_1 = \beta_2 \geq \alpha_1 > \alpha_2$
Antagonistas beta	
Propranolol, timolol	$\beta_1 = \beta_2$
Metoprolol, atenolol, esmolol, betaxolol	$\beta_1 >>> \beta_2$

α_1 e α_2, individualmente, aos receptores é muito variável; os avanços recentes em pesquisas desenvolveram fármacos que diferenciam os subtipos de receptores. Além disso, os tranquilizantes fenotiazínicos (p. ex., acepromazina) são capazes de bloquear receptores alfa-adrenérgicos importantes, porém, como em geral isso é considerado um efeito colateral desses fármacos, contrário à indicação para o seu uso, esses medicamentos não são discutidos neste capítulo.

Efeitos cardiovasculares

Alguns dos mais importantes efeitos clínicos e terapêuticos, particularmente dos antagonistas α_1, têm como alvo o sistema cardiovascular. A administração sistêmica de antagonistas de receptores alfa$_1$-adrenérgicos provoca dilatação de artérias e veias, resultando em diminuição da pressão arterial secundária à redução da resistência vascular periférica. Conforme esperado, a administração de antagonistas de receptores alfa$_1$-adrenérgicos bloqueia ou elimina a vasoconstrição e as respostas da pressão arterial induzidas pela administração de agentes ou neurotransmissores simpatomiméticos exógenos. Por exemplo, o aumento da resistência vascular periférica e a subsequente elevação da pressão arterial induzidos por fenilefrina (agonista seletivo de receptores alfa$_1$-adrenérgicos) são completamente eliminados mediante o tratamento com um antagonista alfa$_1$-adrenérgico. Após o pré-tratamento com um antagonista de receptores alfa$_1$-adrenérgicos, evita-se o aumento da resistência vascular periférica causado pela administração de NE, o que atenua acentuadamente a elevação da pressão arterial induzida pela NE, apesar de sua ação de ativação de receptores cardíacos beta$_1$-adrenérgicos e de aumento da frequência e contratilidade cardíacas. Além disso, depois do pré-tratamento com antagonista de receptores alfa$_1$-adrenérgicos, a administração de EPI pode induzir redução na resistência vascular periférica e marcante vasodilatação mediadas pela ativação de receptores beta$_2$-adrenérgicos, resultando em diminuição da pressão arterial. Esse efeito é conhecido como reversão de EPI e pode ocorrer não apenas com a administração de simpatomimético exógeno após a administração de antagonista de receptores alfa$_1$-adrenérgicos, mas também quando se administra antagonista de receptores alfa$_1$-adrenérgicos a um paciente com alta concentração circulante de EPI.

Efeitos não cardiovasculares

A ativação de nervos simpáticos que inervam a uretra provoca contração do músculo liso uretral pela ativação de receptores alfa$_1$-adrenérgicos. Os antagonistas de receptores alfa$_1$-adrenérgicos diminuem a resistência ao fluxo de urina. Receptores alfa$_{2B}$-adrenérgicos têm um papel importante na agregação plaquetária, porém a importância clínica do bloqueio desses receptores e sua possível importância na terapia antiagregante não foi esclarecida. Receptores alfa$_2$-adrenérgicos inibem a secreção de insulina pelas células das ilhotas pancreáticas, e seu antagonismo receptores pode estimular a liberação de insulina. Outros efeitos induzidos por antagonistas de receptores alfa-adrenérgicos incluem protrusão da terceira pálpebra, miose e congestão nasal. Com frequência, agonistas de receptores alfa$_2$-adrenérgicos são usados para induzir sedação e analgesia em pacientes veterinários, e existem diversos antagonistas de receptores alfa$_2$-adrenérgicos capazes de reverter a sedação mediada por agonistas desses receptores. Os efeitos fisiológicos específicos de antagonistas de receptores alfa$_2$-adrenérgicos disponíveis são discutidos na seção sobre agentes específicos.

Agentes específicos e usos clínicos

Antagonistas de receptores α$_1$ e α$_2$ não seletivos

A fenoxibenzamina e a fentolamina são exemplos de antagonistas alfa-adrenérgicos que atuam tanto em receptores alfa$_1$-adrenérgicos quanto alfa$_2$-adrenérgicos. Existem poucas indicações clínicas para o uso de fentolamina em medicina veterinária, e, ainda, formulações desses medicamentos não são encontradas com facilidade nos EUA.

A fenoxibenzamina liga-se de maneira covalente a receptores alfa-adrenérgicos e provoca bloqueio irreversível. O restabelecimento das respostas fisiológicas à ativação de receptores alfa-adrenérgicos após a administração de fenoxibenzamina requer a síntese de novos receptores alfa-adrenérgicos. Os efeitos antagonistas alfa-adrenérgicos da fenoxibenzamina são mais evidentes em receptores alfa$_1$-adrenérgicos do que com receptores alfa$_2$-adrenérgicos. Esse medicamento apresenta diversos outros efeitos farmacológicos, como inibição da recaptação de NE em terminações nervosas pré-sinápticas e atuação, em diferentes graus, como antagonista de receptores de histamina, acetilcolina e serotonina. O uso principal, e talvez o único, da fenoxibenzamina em medicina veterinária consiste no controle dos sintomas do excesso de catecolamina utilizada no tratamento de pacientes com feocromocitoma (Herrera *et al.*, 2008; Agrawal *et al.*, 2014).

Os tranquilizantes fenotiazínicos também são potentes antagonistas de receptores alfa-adrenérgicos não seletivos. Os efeitos desses fármacos no SNC constituem a base para o seu uso como tranquilizantes; contudo, a diminuição da resistência vascular periférica secundária ao antagonismo de receptores alfa-adrenérgicos é clinicamente importante e deve ser considerada ao escolher esses medicamentos para tranquilização ou como pré-medicação anestésica. Da mesma forma, o antidepressivo tetracíclico trazodona, usado por apresentar propriedades sedativas em cães, pode ser antagônico aos receptores alfa$_1$-adrenérgicos.

Antagonistas de receptores α$_1$ seletivos

A prazosina é um antagonista competitivo com seletividade acentuada pelo receptor alfa$_1$-adrenérgico. Historicamente, a prazosina tem sido usada no tratamento de hipertensão ou para reduzir a sobrecarga de volume em pacientes com insuficiência cardíaca, porém existem hoje tratamentos mais eficazes. No momento, a prazosina é utilizada para diminuir a resistência ao fluxo de urina na uretra proximal e na uretra prostática em cães com obstrução funcional da uretra, hipertensão prostática e dissinergia reflexa vesicouretral idiopática, ou para facilitar a micção em animais com bexiga neurogênica causada por lesão no neurônio motor superior (dissinergia detrusor-esfíncter externo), em razão de traumatismo espinal ou de doença de disco intervertebral (Fischer *et al.*, 2003; Haagsman *et al.*, 2013). A eficácia desse fármaco no tratamento de obstrução uretral em gatos é controversa porque o músculo liso se limita ao terço proximal da uretra do gato, ao passo que obstruções uretrais nesses animais ocorrem em geral na uretra distal, constituída de músculo esquelético (Hetrick e Davidow, 2013; Lulic *et al.*, 2013). Terazosina, doxazosina e alfuzosina são antagonistas de receptores alfa$_1$-adrenérgicos reversíveis, com efeitos fisiológicos semelhantes aos da prazosina, porém com perfis farmacocinéticos diferentes. Informações específicas relacionadas com o uso desses fármacos em pacientes veterinários são limitadas.

Tamsulosina e silodosina são antagonistas de receptores alfa$_1$-adrenérgicos que apresentam grau de seletividade pelo subtipo de receptor alfa$_1$-adrenérgico. A tamsulosina é um antagonista do receptor alfa$_1$-adrenérgico de segunda geração, desenvolvida com o objetivo de diminuir a frequência de hipotensão ortostática. A tamsulosina tem maior afinidade por receptores α$_{1A}$ e α$_{1D}$ do que pelo subtipo α$_{1B}$. O subtipo de receptor alfa$_{1A}$-adrenérgico é o principal subtipo de receptor adrenérgico na uretra e na próstata de pessoas e de cães, ao passo que o subtipo de receptor alfa$_{1B}$-adrenérgico representa o principal subtipo no músculo liso vascular, nessas espécies (Kobayashi *et al.*, 2009). Silodosina é um antagonista de receptor α$_{1A}$ altamente seletivo, de terceira geração. Cães com e sem hiperplasia de prostática tratados com silodosina e tamsulosina apresentaram efeitos semelhantes na redução da pressão intrauretral, porém a silodosina teve pouco efeito na pressão arterial (Kobayashi *et al.*, 2009). A silodosina suprime a elevação da pressão ureteral intravesical induzida pela fenilefrina, em cães, o que pode facilitar a passagem de cálculos ureterais distais (Kobayashi *et al.*, 2010). Embora a hipotensão ortostática não seja clinicamente tão importante em pacientes veterinários, o potencial para efeitos nos vasos sanguíneos periféricos deve ser considerado ao se utilizar esses fármacos.

Antagonistas de receptores α$_2$ seletivos

Ioimbina, tolazolina e atipamezol são antagonistas de receptores alfa$_2$-adrenérgicos empregados para reverter os efeitos sedativos de agonistas alfa$_2$-adrenérgicos, como xilazina, medetomidina, dexmedetomidina, detomidina e romifidina. A reversão da sedação mediada por agonista de receptor α$_2$ e o tratamento não convencional de algumas intoxicações medicamentosas atualmente são as únicas indicações terapêuticas para esses fármacos, em medicina veterinária.

A ioimbina, o protótipo de antagonistas de receptores alfa$_2$-adrenérgicos seletivos, é um alcaloide indolalquilamina presente na casca da árvore *Pausinystalia yohimbe* e na raiz de *Rauwolfia* que apresenta um grau de atividade antagônica a receptores de serotonina. A ioimbina é usada em pacientes veterinários para reverter a sedação causada por agonistas alfa$_2$-adrenérgicos, embora menos frequentemente utilizada em pequenos animais desde a introdução de atipamezol. Em bovinos, a eficácia da ioimbina na reversão da sedação induzida por xilazina é variável.

A tolazolina pertence ao grupo de antagonistas competitivos de receptores alfa$_2$-adrenérgicos sintéticos conhecidos como derivados da imidazolina. A tolazolina é um antagonista de receptor alfa$_1$ e alfa$_2$-adrenérgico misto, e seu produto aprovado, solução injetável de tolazina, é indicado para reverter a ação da xilazina em cavalos. Esse produto é usado para situações não indicadas na bula (uso *extralabel*) para reverter a ação de outros agonistas alfa$_2$-adrenérgicos em equídeos, como a detomidina, e a sedação induzida por agonista α_2 em outras espécies de grandes animais e em animais selvagens, para as quais o custo do atipamezol pode ser um problema (Powell, 1998). O resultado prático do uso de tolazolina ou de outros antagonistas de receptores alfa$_2$-adrenérgicos para reverter a sedação causada pela detomidina é incompleto e transitório.

O atipamezol é um antagonista de receptores alfa$_2$-adrenérgicos com uma estrutura imidazol e afinidade de ligação e taxa de seletividade α_2/α_1 muito maior que o verificado para ioimbina ou tolazolina. O atipamezol não é seletivo para os subtipos de receptores alfa$_2$-adrenérgicos (Pertovaara *et al.*, 2005). Aprovado originalmente para reverter os efeitos sedativos e analgésicos do cloridrato de medetomidina, o atipamezol reverte rapidamente a sedação induzida por agonistas de alfa$_2$-adrenorreceptores, com o uso de um décimo da dose necessária para a ioimbina. Em dose clinicamente relevante, provoca poucos efeitos cardiovasculares, apesar do aumento potencial de NE que sucede o bloqueio de receptores alfa$_2$-adrenérgicos pré-sinápticos. O atipamezol reverte a bradicardia causada por agonistas de receptores alfa$_2$-adrenérgicos. Em cães, o atipamezol tem sido usado para condições não indicadas na bula, para tratar intoxicação por descongestionantes do tipo imidazolina (p. ex., oximetazolina, tetra-hidrozolina, xilometazolina), agonistas de alfa$_2$-adrenorreceptores usados topicamente para alívio de congestão nasal ou de hiperemia conjuntival. O atipamezol também tem sido usado para condições não indicadas na bula para tratar intoxicação pelo inseticida/acaricida amitraz; é um agonista de receptores alfa$_2$-adrenérgicos (Bahri, 2008).

Uso clínico de receptor alfa-adrenérgico

Em pequenos animais, não é incomum a ocorrência de obstrução de uretra, uma condição muitas vezes aliviada pela introdução de cateter uretral. Infelizmente, a recorrência da obstrução uretral após a remoção do cateter é uma complicação frequente (Hetrick e Davidow, 2013). A ativação de nervos simpáticos da bexiga facilita o relaxamento do músculo liso do corpo da bexiga por meio da ativação de receptores alfa$_1$ e alfa$_3$-adrenérgicos, e aumenta a contração do músculo liso da uretra proximal pela ativação de alfa$_1$-receptores.

Acredita-se que o espasmo uretral participe da recorrência de obstrução uretral e que fármacos que atuam como mediadores no relaxamento do músculo liso da uretra por meio do bloqueio de receptores alfa$_1$-adrenérgicos sejam úteis no tratamento pós-obstrução. Os dois fármacos mais frequentemente usados em medicina veterinária são fenoxibenzamina e prazosina. A prazosina tem afinidade maior por receptores alfa$_1$-adrenérgicos, e sua administração em cães resulta em maior redução da pressão uretral do que a verificada com o uso de fenoxibenzamina (Fischer *et al.*, 2003).

Limitações importantes ao uso de antagonistas de receptores alfa$_1$-adrenérgicos para o relaxamento da uretra são os efeitos cardiovasculares. O tônus do músculo liso vascular é reduzido com o bloqueio de receptores alfa$_1$-adrenérgicos, além da possibilidade de ocorrerem decréscimos importantes nas pressões sanguíneas sistólica, diastólica e arterial média. Antagonistas mais recentes de receptores alfa$_1$-adrenérgicos seletivos, como silodosina, apresentam efeito menor na pressão arterial em comparação aos antagonistas não seletivos, como a prazosina, porém, no momento, os dados clínicos para uso de antagonistas seletivos α_{1A} em medicina veterinária são limitados.

Antagonistas de receptores beta-adrenérgicos

São amplamente utilizados em medicina humana por sua eficácia no tratamento de hipertensão, cardiopatia isquêmica, insuficiência cardíaca congestiva e algumas arritmias cardíacas. Embora algumas dessas enfermidades também sejam indicações para uso de antagonistas beta-adrenérgicos em animais, o uso rotineiro de betabloqueadores em medicina veterinária ainda é controverso, em razão da falta relativa de informações sobre a eficácia clínica desses fármacos nessa população.

Antagonistas de receptores beta-adrenérgicos são estruturalmente semelhantes às catecolaminas e reduzem de maneira competitiva a ocupação de receptores por catecolaminas e outros agonistas beta-adrenérgicos. Ainda que a maior parte dos medicamentos disponíveis consista em antagonistas puros, alguns são agonistas parciais de receptores beta-adrenérgicos (p. ex., indolol e acebutolol). Esses fármacos podem causar ativação parcial de receptores β, embora não até o nível de antagonistas completos como a EPI, e inibem a ativação de receptores beta-adrenérgicos quando há altas concentrações de EPI e NE. Esse efeito de alguns antagonistas beta-adrenérgicos com frequência é denominado atividade simpática intrínseca (ASI). Fármacos com ASI sustentam discreta estimulação basal dos receptores beta$_1$ e beta$_2$-adrenérgicos, e essa modesta atividade mediada por receptores β pode prevenir bradicardia profunda ou inotropia negativa no coração em repouso, constrição de bronquíolos ou suprarregulação de receptores beta-adrenérgicos que podem decorrer de tratamento prolongado com antagonistas de receptores beta-adrenérgicos. Ainda não está claro se existem vantagens ou indicações clínicas para uso de um fármaco com ASI.

Alguns antagonistas beta-adrenérgicos exibem atividade estabilizadora de membrana, semelhante à de anestésicos locais, e outros bloqueadores de beta-adrenorreceptores são classificados como agonistas inversos (p. ex., carvedilol). Os receptores estão em equilíbrio de conformação entre os estados inativo e ativo, o qual se desvia mediante a ligação com um ligante. Agonistas inversos favorecem a conformação inativa e diminuem a propensão do receptor de assumir uma conformação necessária para a estimulação de cAMP, reduzindo, dessa maneira, a atividade constitutiva do receptor beta-adrenérgico (Khilnani e Khilnani, 2011).

Com frequência, os antagonistas de receptores beta-adrenérgicos são classificados com base em sua afinidade por subtipos de receptores beta-adrenérgicos, pela presença ou ausência de ASI e por seus efeitos de estabilização de membrana (Tabela 7.7). Os fármacos se diferenciam quanto às suas afinidades relativas aos receptores β_1 e β_2. Alguns apresentam maior afinidade por receptores beta$_1$-adrenérgicos do que por receptores beta$_2$-adrenérgicos, porém nenhum dos medicamentos disponíveis para uso clínico é completamente específico para determinado receptor beta-adrenérgico, além de o efeito clínico final ser dose-dependente.

Efeitos cardiovasculares

Os antagonistas de receptores beta-adrenérgicos podem influenciar de maneira substancial a regulação cardiovascular, embora haja numerosos fatores capazes de influenciar essas respostas, como diferenças entre espécies, diferenças entre

Tabela 7.7 Características farmacodinâmicas de antagonistas de receptores adrenérgicos comumente usados em medicina veterinária.

Fármacos	Seletividade ao betarreceptor	Bloqueio de alfarreceptor	Atividade simpática intrínseca	Ação anestésica local
Atenolol	β_1	Não	Não	Não
Betaxolol	β_1	Não	Não	Leve
Carvedilol	Nenhuma	Sim	Não	Não
Celiprolol	β_1	Não	Sim	Não
Esmolol	β_1	Não	Não	Sim
Metoprolol	β_1	Não	Não	Sim
Pindolol	Nenhuma	Não	Sim	Sim
Propranolol	Nenhuma	Não	Não	Sim
Sotalol	Nenhuma	Não	Não	Não
Timolol	Nenhuma	Não	Não	Não

seres humanos e animais, presença de doença cardiovascular primária e antagonista específico administrado. Efeitos cardiovasculares gerais são revistos aqui. O antagonismo aos receptores beta-adrenérgicos cardíacos desacelera a condução atrioventricular e provoca efeitos inotrópicos e cronotrópicos negativos, que podem atuar como mediadores da redução do débito cardíaco (Muir *et al.*, 1996). Fármacos que bloqueiam receptores β, quando administrados de longo tempo, podem reduzir a pressão arterial em pacientes hipertensos, embora, em geral, não o façam em pacientes normotensos. Ao rever os efeitos de fármacos individuais, é importante distinguir entre os produzidos em indivíduos normais e naqueles com doença cardiovascular. Com frequência, o aumento da resistência vascular periférica compreende um efeito agudo observado após a administração de antagonistas de receptores beta-adrenérgicos, mediado, em parte, pelo bloqueio de receptores beta$_2$ vasculares. Entretanto, no uso prolongado de antagonistas de receptores beta-adrenérgicos, a resistência vascular periférica retorna a valores iniciais, ou diminui, em pacientes com hipertensão. O mecanismo para tal resposta não está bem entendido, porém pode envolver um efeito na liberação de renina pelo sistema justaglomerular. A ativação da inervação do SNS no rim aumenta a liberação de renina via ativação de receptores beta$_1$-adrenérgicos, efeito que é reduzido com o bloqueio de receptores beta-adrenérgicos. Além disso, alguns betabloqueadores, como labetalol e carvedilol, apresentam propriedades antagonistas em receptores alfa$_2$-adrenérgicos, podendo contribuir para uma redução da resistência vascular periférica.

Efeitos pulmonares

Antagonistas de receptores beta-adrenérgicos seletivos bloqueiam receptores beta$_2$-adrenérgicos do músculo liso brônquico provocando broncoconstrição e aumento da resistência das vias respiratórias. Em indivíduos normais, esse efeito é mínimo, porém, em pacientes com asma ou com doença pulmonar obstrutiva crônica, pode se tornar potencialmente fatal. As implicações desse fato em medicina veterinária não foram exploradas. Com relação à doença pulmonar obstrutiva recorrente, a administração de propranolol ou de atenolol, na forma de aerossol, durante a obstrução aguda de vias respiratórias, pode reduzir a complacência dinâmica, ao passo que, durante a remissão clínica, os medicamentos talvez exerçam poucos efeitos. As indicações clínicas para o uso de antagonistas de receptores beta-adrenérgicos em equinos são poucas, e os efeitos de antagonistas de receptores beta-adrenérgicos em gatos com doença de vias respiratórias inferiores não foram estudados.

Efeitos oculares

A administração tópica de antagonistas de receptores beta-adrenérgicos reduz a pressão intraocular por bloquear a NE liberada em terminações nervosas simpáticas, decorrente da atuação em receptores beta-adrenérgicos localizados no epitélio ciliar, mediando, assim, um decréscimo na produção de humor aquoso.

Efeitos metabólicos e endócrinos

Os antagonistas de receptores beta-adrenérgicos inibem as ativações de lipólise e de glicogenólise induzidas por catecolaminas e agentes simpatomiméticos. Antagonistas de receptores beta-adrenérgicos não seletivos podem retardar a recuperação da hipoglicemia em pacientes com diabetes melito tipo 1, um efeito que mostra ser menos grave em pacientes com diabetes do tipo 2. Os antagonistas de receptores beta$_1$-adrenérgicos seletivos são menos passíveis de inibir a recuperação da glicemia em um episódio agudo de hipoglicemia.

Fármacos específicos

Os antagonistas de receptores beta-adrenérgicos são classificados como antagonistas de receptores beta-adrenérgicos não seletivos (primeira geração), antagonistas de receptores β_1 seletivos (segunda geração) e antagonistas de receptores beta-adrenérgicos não seletivos, ou subtipos seletivos com ações cardiovasculares adicionais não relacionadas com o bloqueio de receptores beta-adrenérgicos (terceira geração). A especificidade ao receptor e outros efeitos não adrenérgicos relacionados, de diversos antagonistas de receptores beta-adrenérgicos estão resumidos na Tabela 7.7. Não existem informações clinicamente relevantes para muitos desses agentes em virtude do fato de que um número relativamente pequeno de pesquisas controladas foi concluído em animais com doença de ocorrência natural. Os fármacos que têm sido usados com maior frequência em pacientes veterinários são propranolol, atenolol, esmolol, metoprolol e carvedilol.

Antagonistas de receptores beta-adrenérgicos não seletivos

O propranolol é o protótipo de antagonista de receptor beta-adrenérgico não seletivo e, historicamente, em medicina veterinária, tem sido usado no tratamento de taquiarritmias, hipertensão, miocardiopatias hipertróficas e obstrutivas e para tratar consequências cardiovasculares da tireotoxicose ou do feocromocitoma. O propranolol é um antagonista competitivo sem atividade simpatomimética intrínseca. Apresenta, de fato, atividade estabilizadora de membrana, porém a importância terapêutica desse efeito não está bem definida.

O propranolol é bem absorvido no trato gastrintestinal, após administração oral, além de ser lipofílico e apresentar um grande volume de distribuição. No entanto, sofre metabolismo hepático extenso, e, por consequência, sua biodisponibilidade é baixa. Com o desenvolvimento de antagonistas de receptores beta-adrenérgicos mais seletivos, raramente se indica o uso de propranolol.

Antagonistas de receptores beta$_1$-adrenérgicos seletivos

O metoprolol é um antagonista de receptores beta$_1$-adrenérgicos seletivo que não apresenta atividade simpatomimética intrínseca. Tem um grande volume de distribuição e sofre metabolização oxidativa extensa no fígado; menos de 10% são excretados de forma inalterada na urina. A meia-vida de eliminação do metoprolol em pequenos animais é muito menor que a relatada em seres humanos. O atenolol é um antagonista de receptores beta$_1$-adrenérgicos seletivo, sem atividade simpatomimética, com meia-vida mais longa que a do metoprolol; apresenta grande volume de distribuição e se caracteriza por sofrer mínima metabolização hepática. O esmolol é um antagonista seletivo do subtipo de receptores beta$_1$-adrenérgicos, com ação ultracurta e meia-vida de cerca de 10 min. Concentrações estáveis são alcançadas rapidamente durante infusão intravenosa contínua e seus efeitos cessam rapidamente quando a infusão é descontinuada.

Antagonistas de terceira geração não seletivos

O carvedilol é um antagonista de receptores beta-adrenérgicos não seletivo que apresenta propriedades antagonistas modestas ao receptor alfa$_1$-adrenérgico. Atenua a lipoperoxidação ocasionada por radicais livres de oxigênio e tem efeitos antiproliferativos. O carvedilol tem atividade estabilizadora de membrana, mas não atividade simpática intrínseca. Ainda, é absorvido rapidamente após administração oral e extensamente metabolizado.

Usos clínicos de receptor beta-adrenérgico

Cardiopatia adquirida em cães

Estudos em pacientes com insuficiência cardíaca demonstraram que o bloqueio de receptor beta-adrenérgico por antagonistas de receptor β$_1$ seletivos ou antagonistas de terceira geração (carvedilol) reduz a taxa de mortalidade e/ou o período de internação e melhora a qualidade de vida do paciente (Packer *et al.*, 1996; Bristow, 1997). Inicialmente, o uso de antagonistas de receptores beta-adrenérgicos no tratamento de insuficiência cardíaca era evitado por seus efeitos inotrópicos negativos, além do seu risco potencial de bradicardia, insuficiência cardíaca, hipotensão e broncospasmo. Contudo, a maior disponibilidade de medicamentos que atuam em receptores beta$_1$-adrenérgicos seletivos ou daqueles com outros efeitos cardíacos não adrenérgicos associados reduziu o risco de algumas dessas complicações.

A doença de valva cardíaca crônica, especialmente a valvopatia mitral crônica, é a causa mais comum de cardiopatia e de insuficiência cardíaca congestiva em cães, sucedida por miocardiopatia dilatada (MCD). Mecanismos neuroendócrinos que ocorrem durante o desenvolvimento de insuficiência cardíaca incluem estimulação do SNS, ativação do sistema renina-angiotensina e liberação de vasopressina. Concentrações circulantes altas de NE são evidentes em cães com doença degenerativa de valva atrioventricular crônica (Ware *et al.*, 1990) e em modelos experimentais de regurgitação da valva mitral (RVM) (Tsutsui *et al.*, 1994). A atividade nervosa simpática cardíaca aumentada precede o aumento da NE circulante em pacientes com RVM primária. Embora benéfica nos estágios iniciais, para preservar a inotropia, a ativação simpática crônica e os teores elevados de catecolaminas podem causar hipertrofia e remodelamento cardíacos, necrose de miócitos, elevação crônica da frequência cardíaca, aumento do volume pós-carga e arritmias cardíacas. Foi descrita uma adaptação (de proteção) da infrarregulação de beta$_1$-adrenorreceptores. Um dos mecanismos propostos para a disfunção sistólica notada na RVM primária decorrente de valvopatia mitral crônica (VPMC) refere-se ao aumento da atividade simpática, que resulta na redução do número de cardiomiócitos e do número de elementos contráteis dentro de cada cardiomiócito.

Foi proposto que antagonistas de receptores beta-adrenérgicos poderiam ser benéficos no tratamento de cães com VPMC. Um estudo relatou uma melhora importante da função do ventrículo esquerdo em cães com RVM induzida experimentalmente com o beta-antagonista atenolol (Nemoto *et al.*, 2002). A administração de atenolol resultou em decréscimo da NE intersticial cardíaca em cães avaliados. No entanto, em um estudo retrospectivo de cães com MCD ou VPMC adquirida, a administração de metoprolol não ocasionou diferenças significativas nas dimensões cardíacas, conforme aferido por ecocardiografia (Rush *et al.*, 2002).

Em estudo prospectivo, avaliaram-se os efeitos do carvedilol, administrado por via oral, em cães com valvopatia mitral (Marcondes-Santos *et al.*, 2007). Os principais pontos de corte envolveram a qualidade de vida do paciente e a ativação simpática, e os pontos de corte secundários abrangeram variáveis ecocardiográficas. O período de estudo foi de 3 meses e fez-se administração concomitante de benazepril ou da combinação benazepril e digoxina, dependendo da gravidade da doença. Os cães tratados com carvedilol apresentaram melhora na qualidade de vida e pequena redução na pressão sanguínea sistólica. O carvedilol não melhorou a ativação simpática, tampouco as variáveis ecocardiográficas, durante os 3 meses de tratamento. De maneira semelhante, em um estudo prospectivo de cães com MCD, não se constatou diferença nas variáveis ecocardiográficas e neuro-hormonais no grupo tratado com carvedilol. Além disso, não houve diferença na qualidade de vida percebida pelo proprietário (Oyama *et al.*, 2007).

Relata-se que, inicialmente, a administração de antagonistas beta-adrenérgicos agrava a hemodinâmica e a função contrátil de cães com RVM experimental. Foi relatada descompensação aguda em pessoas e em cães com insuficiência cardíaca, imediatamente após o início do tratamento (Kittleson e Hamlin, 1981; Fung *et al.*, 2003). Mais recentemente, constatou-se que o pimobendana, um inibidor da fosfodiesterase III, mostrou benefícios evidentes em cães com VPMC ou MCD; hoje, raramente é indicado o uso de beta-antagonistas nesses pacientes (Haggstrom *et al.*, 2008; O'Grady *et al.*, 2008).

Miocardiopatia hipertrófica e obstrução ao fluxo ventricular

A miocardiopatia hipertrófica (MCH) é a cardiopatia mais comum em gatos, dos quais um percentual importante desenvolve obstrução dinâmica da via de saída do ventrículo esquerdo (VSVE). A MCH e a miocardiopatia obstrutiva hipertrófica (MCOH) se caracterizam por hipertrofia ventricular concêntrica, disfunção diastólica e elevação da pressão diastólica final do ventrículo esquerdo e da pressão do átrio esquerdo. A obstrução da VSVE pode ocorrer em decorrência de uma única causa ou um conjunto de etiologias, como hipertrofia assimétrica do septo ventricular e movimento anterior (cranial) da valva mitral (MAS) durante a sístole.

As medicações mais comumente prescritas para reduzir a obstrução dinâmica da VSVE em gatos com MCH são os antagonistas de receptores beta-adrenérgicos, particularmente o atenolol. A avaliação ecocardiográfica de gatos com MCH ou com MCOH que receberam uma única dose de atenolol revelou decréscimo da frequência cardíaca, do pico de velocidade na VSVE, da fração de encurtamento sistólica e, também, do tamanho do átrio esquerdo. O atenolol reduziu de modo consistente e, em alguns casos, aliviou a obstrução da VSVE (Blass *et al.*, 2014). Existem relatos conflitantes sobre a importância prognóstica de MAS em gatos com MCH, além de haver controvérsia quanto a fazer ou não o tratamento com atenolol na vigência de MCH pré-clínica. Poder-se-ia prever que os efeitos inotrópicos e cronotrópicos negativos reduziriam o pico de velocidade do fluxo sanguíneo na VSVE que, teoricamente, diminuiria a força dos folhetos da valva mitral contra o septo e retardariam o desenvolvimento de MAS. O efeito inotrópico negativo diminuiria a fração de encurtamento sistólica e o risco de obstrução dinâmica pelo septo ventricular hipertrofiado.

Em cães, a estenose subaórtica (ESA) representa uma anormalidade cardíaca que provoca graus variáveis de obstrução da VSVE. A doença caracteriza-se por uma crista anormal de tecido fibroso abaixo da valva aórtica, resultando em diminuição da área transversa da VSVE. Sua gravidade e seu prognóstico variam de acordo com o grau de estenose e do subsequente gradiente de pressão pela estenose. Em cães, gradiente de pressão inferior a 50 mmHg é considerado doença branda e os animais que apresentam gradiente entre 50 e 80 mmHg são classificados como portadores de doença moderada; estenose grave seria aquela em que o gradiente é superior a 80 mmHg. Em cães com ESA branda ou moderada, o prognóstico é bom, e esses animais não são submetidos a tratamento, a menos que sintomáticos. Contudo, em um recente estudo retrospectivo, o tratamento com betabloqueador não influenciou a sobrevida em cães com ESA grave (Eason *et al.*, 2014).

Arritmias cardíacas

Antagonistas de receptores beta-adrenérgicos são classificados como antiarrítmicos classe II e usados para tratar taquiarritmias supraventriculares e ventriculares. O bloqueio de receptor beta-adrenérgico aumenta o período refratário do nodo atrioventricular e desacelera a taxa de resposta ventricular nos casos de *flutter* e de fibrilação atrial, e reduz a ocorrência de batimentos ventriculares ectópicos, principalmente aqueles desencadeados por catecolaminas. O sotalol, um antagonista de receptor beta-adrenérgico, tem efeitos antiarrítmicos que envolvem o bloqueio de canais iônicos, além de prolongar o potencial de ação e estender o período refratário (antiarrítmico classe III).

Doença ocular

O maleato de timolol é um antagonista de receptores beta-adrenérgicos não seletivo que reduz a pressão intraocular por diminuir a produção de humor aquoso. Em cães e gatos normais, sua aplicação tópica resulta na redução da pressão intraocular no olho tratado e no olho contralateral, bem como miose no olho tratado em gatos e no olho tratado e no olho contralateral em cães (Wilkie e Latimer, 1991a, 1991b). O maleato de timolol está disponível na forma de solução a 0,25% e 0,5%, com intervalo entre doses de 12 h. Em geral, a solução a 0,25% é recomendada para cães de pequeno porte e gatos, pela possibilidade de absorção sistêmica do fármaco e de efeitos sistêmicos. Os efeitos colaterais sistêmicos potenciais do uso tópico de timolol incluem bradicardia, arritmias cardíacas, bloqueio cardíaco (bloqueio de receptores $beta_1$-adrenérgicos) e efeitos pulmonares. como exacerbação de asma e broncospasmo (bloqueio de receptores $beta_2$-adrenérgicos). Deve-se evitar o uso tópico de timolol em pacientes com doença cardíaca ou pulmonar. O betaxolol é um antagonista de receptores β_1 seletivos que mostrou retardar de maneira significativa o início de glaucoma em cães com glaucoma de ângulo fechado primário (Miller *et al.*, 2000).

REFERÊNCIAS BIBLIOGRÁFICAS

Agrawal R, Mishra SK, Bhatia E, Mishra A, Chand G Agarwal G, Agarwal A, Verma AK. (2014). Prospective study to compare peri-operative hemodynamic alterations following preparation for pheochromocytoma surgery by phenoxybenzamine or prazosin. *World J Surg.* **38**, 716–723.

Ainsworth DM, Cheetham J. (2010). Disorders of the respiratory system. In Reed SM, Bayly WM, Sellon DC. (eds), *Equine Internal Medicine*, 3rd edn. St. Louis, Saunders Elsevier. 340–343.

Ambrosio M, Zürn A, Lohse MJ. (2011). Sensing G protein-coupled receptor activation. *Neuropharmacology* **60**, 45–51.

Bahri LE. (2008). Atipamezole. *Compendium* **5**, 256–258.

Beermann DH. (2002). Beta-adrenergic receptor agonist modulation of skeletal muscle growth. *J Anim Sci.* **80**, E18–E23.

Bergen WG. (2001). The role of cyclic AMP elevating agents and somatotropin in pre and posttranslational regulation of lipogenesis and lipolysis in Bos taurus and Sus scrofa. *Rec Res Dev Lipids.* **5**, 47–59.

Blass KA, Schober KE, Li X, Scansen BA, Bonagura JD. (2014). Acute effects of ivabradine on dynamic obstruction of the left ventricular outflow tract in cats with preclinical hypertrophic cardiomyopathy. *J Vet Intern Med.* **28**, 838–846.

Blum JW, Flueckiger N. (1988). Early metabolic and endocrine effects of perorally administrered beta-adrenoceptor agonists in calves. *Eur J Pharmacol.* **151**, 177–187.

Boushey HA. (2007). Drugs used in asthma. In Katzung B. (ed), *Basic and Clinical Pharmacology*, 10th edn. New York, McGraw Hill Medical. 315–328.

Bristow MR. (1997). Mechanism of action of beta-blocking agents in heart failure. *Am J Cardiol.* **80**, 26L–40L.

Calebiro D, Nikolaev VO, Persani L, Lohse MJ. (2010). Signaling by internalized G-protein-coupled receptors. *Trends Pharmacol Sci.* **31**, 221–228.

Carofiglio F, Hamaide AJ, Farnir F, Balligand MH, Verstegen JP. (2006). Evaluation of the urodynamic and hemodynamic effects of orally administered phenylpropanolamine and ephedrine in female dogs. *Am J Vet Res.* **67**, 723–730.

Cazzola M, Page CP, Calzetta L, Matera MG. (2012). Pharmacology and therapeutics of bronchodilators. *Pharmacol Rev.* **64**, 450–504.

Claeys S, Frederico R, Noe¨l S, Hamaide A. (2001). Clinical evaluation of a single daily dose of phenylpropanolamine in the treatment of urethral sphincter mechanism incompetence in the bitch. *Can Vet J.* **52**, 501–505.

Cornelisse CJ, Robinson NE, Berney CE, Kobe CA, Boruta DT, Derksen FJ. (2004). Efficacy of oral and intravenous dexamethasone in horses with recurrent airway obstruction. *Equine Vet J.* **36**, 426–430.

Cunningham JG. (2007). Neurophysiology. In Klein B. (ed), *Textbook of Veterinary Physiology*, 4th edn. St. Louis, Saunders Elsevier. 136–144.

Duc NM, Kim HR, Chung KY. (2015). Structural ctivation by G protein-coupled receptor. *Eur J Pharmacol.* **763**, 214–222.

Eason BD, Fine DM, Leeder D, Stauthammer C, Lamb K, Tobias AH. (2014). Influence of beta blockers on survival in dogs with severe subaortic stenosis. *J Vet Intern Med.* **28**, 857–862.

Etherton TD. (1994). Effects on nutrient requirements of food-producing animals. In Etherton TD. (ed), *Metabolic Modifiers*. Washington, DC, Board on Agriculture, National Research Council, National Academy of Science Press.

Fischer JR, Lane IE, Cribb AE. (2003). Urethral pressure profile and hemodynamic effects of phenoxybenzamine and prazosin in non-sedated male beagle dogs. *Can J Vet Res.* **67**, 30–38.

Food and Drug Administration (FDA). (1999). *Freedom of Information Summary Original New Animal Drug Application*. US Food and Drug Administration, document No. NADA 140–863.

Food and Drug Administration (FDA). (2003). *Freedom of Information Summary Original New Animal Drug Application*. US Food and Drug Administration, document No. NADA 141–221.

Food and Drug Administration (FDA). (2006). *Freedom of Information Summary Original New Animal Drug Application*. US Food and Drug Administration, document No. NADA 141–258.

Frederick J, Giguere S, Butterworth K, Pellegrini-Masini A, Turpin MM. (2010). Severe phenylephrine-associated hemorrhage in five aged horses. *J Am Vet Med Assoc.* **237**, 830–834.

Fung JW, Yu CM, Kum LC, Yip GW, Sanderson JE. (2003). Role of β-blocker therapy in heart failure and atrial fibrillation. *Card Electrophysiol Rev.* **7**, 236–242.

Gelatt K, MacKay E. (2002). Effect of single and multiple doses of 0.2% brimonidine tartrate in the glaucomatous Beagle. *Vet Ophthalmol.* **5**, 253–262.

Guyton A, Hall JE. (2011). The autonomic nervous system. In Guyton A, Hall J. (eds), *Textbook of Medical Physiology*, 12th edn. Philadelphia, WB Saunders. 729–739.

Haagsman AN, Kummeling A, Moes ME, Mesu ME, Kirpensteijn J. (2013). Comparison of terazosin and prazosin for treatment of vesico-urethral reflex dyssynergia in dogs. *Vet Rec*. **173**, 41.

Haffner CA, Kendall MJ. (1992). Metabolic effects of beta-2-agonists. *J Clin Pharm Ther*. **17**, 155–164.

Haggstrom J, Boswood A, O'Grady M, Jöns O, Smith S, Swift S, Borgarelli M, Gavaghan B, Kresken JG, Patteson M, Ablad B, Bussadori CM, Glaus T, Kovacevic´ A, Rapp M, Santilli RA, Tidholm A, Eriksson A, Belanger MC, Deinert M, Little CJ, Kvart C, French A, Rønn-Landbo M, Wess G, Eggertsdottir AV, O'Sullivan ML, Schneider M, Lombard CW, Dukes-McEwan J, Willis R, Louvet A, DiFruscia R. (2008). Effect of pimobendan or benazepril hydrochloride on survival times in dogs with congestive heart failure caused by naturally occurring myxomatous mitral valve disease: the QUEST study. *J Vet Intern Med*. **22**, 1124–1135.

Hardy J, Bednarski RM, Biller DS. (1994). Effect of phenylephrine on hemodynamics and splenic dimensions in horses. *Am J Vet Res*. **55**, 1570–1578.

Hardy J, Minton M, Robertson JT, Beard WL, Beard LA. (2000). Nephrosplenic entrapment in the horse: a retrospective study of 174 cases. *Equine Vet J Suppl*. **32**, 95–97.

Herrera MA, Mehl ML, Kass PH, Pascoe PJ, Feldman EC, Nelson RW. (2008). Predictive factors and the effect of phenoxybenzamine on outcome in dogs undergoing adrenalectomy for pheochromocytoma. *J Vet Intern Med*. **22**, 1333–1339.

Herring N. (2015). Autonomic control of the heart: going beyond the classical neurotransmitters. *Exp Physiol*. **100**, 354–358.

Hetrick PE, Davidow EB. (2013). Initial treatment factors associated with feline urethral obstruction recurrence rate: 192 cases, 2004–2010. *J Am Vet Med Assoc*. **243**, 512–519.

Hilton GG, Garmyn AJ, Lawrence TE, Miller MF, Brooks JC, Montgomery TH, Griffin DB, Vanoverbeke DL, Elam NA, Nichols WT, Streeter MN, Hutcheson JP, Allen DM, Yates DA. (2010). Effect of zilpaterol hydrochloride supplementation on cutability and subprimal yield of beef steer carcasses. *J Anim Sci*. **88**, 1817–1822.

Jalink K, Moolenaar WH. (2010). G protein-coupled receptors: the inside story. *Bioessays* **32**, 13–16.

Johnson BJ, Smith SB, Chung KY. (2014). Historical overview of the effect of beta-adrenergic agonists on beef cattle production. *Asian-Australas J Anim Sci*. **27**, 757–766.

Kenney MJ, Larsen BT, McMurphy RM, Mason D, Fels RJ. (2014). Dexmedetomidine and regulation of splenic sympathetic nerve discharge. *Auton Neurosci*. **183**, 111–115.

Khilnani G, Khilnani AK. (2011). Inverse agonism and its therapeutic significance. *Indian J Pharmacol*. **43**, 492–501.

Kittleson MD, Hamlin RL. (1981). Hydralazine therapy for severe mitral regurgitation in a dog. *J Am Vet Med Assoc*. **179**, 903–905.

Kobayashi S, Tomiyama Y, Hoyano Y, Yamazaki Y, Sasaki S, Kohri K. (2010). Effects of silodosin and naftopidil on the distal ureter and cardiovascular system in anesthetized dogs: comparison of potential medications for distal ureteral stone passage. *J Urol*. **183**, 357–361.

Kobayashi S, Tomiyama Y, Tatemichi S, Hoyano Y, Kobayashi M, Yamazaki Y. (2009). Effects of silodosin and tamsulosin on the urethra and cardiovascualr system in young and old dogs with benign postatic hyerplasia. *Eur J Pharmacol*. **613**, 135–140.

Lafontan M, Berlan M, Prud'Hon M. (1988). Beta adrenergic agonists. Mechanisms of action: lipid mobilization and anabolism. *Reprod Nutr Dev*. **28**, 61–84.

Latek D, Modzelewska A, Trzaskowski B, Palczewski K, Filipek S. (2012). G protein-coupled receptors – recent advances. *Acta Biochim Pol*. **59**, 515–529.

Lei S. (2014). Cross interaction of dopaminergic and adrenergic systems in neural modulation. *Int J Physiol Pathophysiol Pharmacol*. **6**, 137–142.

Lulic J, Osborne C, Hetrick P, Davidow E. (2013). Prazosin in cats with urethral obstruction, Letters to the Editor. *J Am Vet Med Assoc*. **243**, 1240–1241.

Marcondes-Santos M, Tarasoutchi F, Mansur AP, Strunz CM. (2007). Effects of carvedilol treatment in dogs with chronic mitral valvular disease. *J Vet Intern Med*. **21**, 996–1001.

Miller P, Rhaesa S. (1996). Effects of topical administration of 0.5% apraclonidine on intracular pressure, pupil size, and heart rate in clinically normal cats. *Am J Vet Res*. **57**, 83–86.

Miller P, Schmidt G, Swanson J, Hermann M. (2000). The efficacy of topical prophylactic antiglaucoma therapy in primary clased angle glaucoma in dogs: a multicenter clinical trial. *J Am Anim Hosp Assoc*. **36**, 431–438.

Muir WW, Sams RA, Schall SF. (1996). Haemodynamic, electrocardiographic, electrophysiologic and pharmacokinetic activity of 4'-hydroxypropranolol in dogs. *J Vet Pharmacol Ther*. **19**, 259–267.

Nemoto S, Hamawaki M, De Freitas G, Carabellow BA. (2002). Differentail effects of the angiotensin-converting enzyme inhibitor Lisinopril versus the beta-adrenergic receptor blocker atenolol on hemodynamics and left ventricular contractile function in experimental mitral regurgitation. *J Am Coll Cardiol*. **40**, 149–154.

O'Grady MR, Minors SL, O'Sullivan ML, Horne R. (2008). Effect of pimobendan on case fatality rate in Doberman Pinschers with congestive heart failure caused by dilated cardiomyopathy. *J Vet Intern Med*. **22**, 897–904.

Oyama MA, Sisson DD, Pros˘ek R, Bulmer BJ, Luethy MW, Fuentes VL. (2007). Carvedilol in dogs with dilated cardiomyopathy. *J Vet Intern Med*. **21**, 1272–1279.

Packer M, Bristow MR, Cohn JN, Colucci WS, Fowler MB, Gilbert EM, Shusterman NH. (1996). The effect of carvedilol on morbidity and mortality in patients with chronic heart failure. *N EnglJ Med*. **334**, 1349–1355.

Pascoe P, Stiles J, Smith E. (1994). Arterial hypertension associated with topical use of phenylepherine in dogs. *J Am Vet Med Assoc*. **205**, 1562–1564.

Pertovaara A, Haapalinna A, Sirvio¨ J, Virtanen R. (2005). Pharmacological properties, central nervous system effects, and potential therapeutic applications of atipamezole, a selective α_2-adrenoceptor anatgonist. *CNS Drug Rev*. **11**, 273–288.

Powell J. (1998). Effectiveness of tolazoline in reversing xylazine-induced sedation in calves. *J Am Vet Med Assoc*. **212**, 90–92.

Rosati M, Dyson DH, Sinclair MD, Sears WC. (2007). Response of hypotensive dogs to dopamine hydrocholoride and dobutamine hydrochloride during deep isoflurance anesthesia. *Am J Vet Res*. **68**, 483–494.

Rush BR, Hoskinson JJ, Davis EG, Matson CJ, Hakala JE. (1999). Pulmonary distribution of aerosolized technetium Tc 99 m pentetate after administration of a single dose of aerosolized albuterol sulfate in horses with recurrent airway obstruction. *Am J Vet Res*. **60**, 764–769.

Rush JE, Freeman LM, Hiler C, Brown DJ. (2002). Use of metoprolol in dogs with acquired cardiac disease. *J Vet Cariol*. **4**, 23–28.

Tsutsui H, Spinale FG, Nagatsu M, Schmid PG, Ishihara K, DeFreyte G, Cooper G 4th, Carabello BA. (1994). Effects of chronic beta-adrenergic blockade on the left ventricular and cardiocyte abnormalities of chronic canine mitral regurgitation. *J Clin Invest*. **93**, 2639–2648.

Vischer HF, Watts AO, Nijmeijer S, Leurs R. (2011). G protein-coupled receptors: walking hand-in-hand, talking hand-in-hand. *Br J Pharmacol*. **163**, 246–260.

Wagner AE, Dunlop CL, Chapman PL. (1993). Effects of ephedrine on cardiovascular function and oxygen delivery in isoflurane-anesthetized dogs. *Am J Vet Res*. **54**, 1917–1922.

Ware W, Lund D, Subieta A, Schmid PG. (1990). Sympathetic activation in dogs with congestive heart failure caused by chronic mitral valve disease and dilated cardiomyopathy. *J Am Vet Med Assoc*. **197**, 1475–1481.

Webb A, Cullen C. (2013). Neuro-ophthalmology. In Gelatt KN, Gilger BC, Kern TJ. (eds), *Veterinary Ophthalmology*, 5th edn. Ames, IA, Wiley-Blackwell. 1846–1847.

Wilkie D, Latimer C. (1991a). Effects of topical administration of timolol maleate on intraocular pressure and pupil size in cats. *Am J Vet Res*. **52**, 436–440.

Wilkie D, Latimer C. (1991b). Effects of topical administration of timolol maleate on intraocular pressure and pupil size in dogs. *Am J Vet Res*. **52**, 432–435.

Wilson-Pauwels L, Stewart PA, Akesson EJ (eds). (1997). *Autonomic Nerves*. Hamilton, Ontario, B.C. Decker Inc.

Yamada S, Ito Y. (2001). α_1-Adrenoceptors in the urinary tract. In Andersson KE, Michel MC. (eds), *Urinary Tract*. Verlag Berlin Heidelberg, Springer. 283–306,

Yang YT, McElligott MA. (1989). Multiple actions of beta-adrenergic agonists on skeletal-muscle and adipose-tissue. *Biochem J*. **261**, 1–10.

CAPÍTULO 8

Farmacologia Colinérgica: Fármacos com Ação no Sistema Nervoso Autônomo

Rose M. McMurphy, Elizabeth G. Davis, Amy J. Rankin, Marjory A. Artzer, Barbara J. Lutjemeier e Michael J. Kenney

Os autores agradecem a HR Adams pelo capítulo original no qual este se baseia.

A acetilcolina (ACh) é o principal neurotransmissor nos gânglios do sistema nervoso autônomo (SNA), nas junções neuroefetoras parassimpáticas, em algumas junções neuroefetoras simpáticas, algumas junções neuromusculares, na medula da suprarrenal (a Figura 8.1 fornece exemplos de cada uma dessas inervações) e em determinadas regiões do sistema nervoso central (SNC). Neste capítulo, são discutidos os fármacos que atuam nas junções neuroefetoras pós-ganglionares parassimpáticas e nos gânglios do SNA.

AGENTES PARASSIMPATOMIMÉTICOS

O termo "colinérgico" é usado para descrever fibras nervosas que sintetizam e liberam ACh, sem distinção quanto ao local anatômico de ação (Figura 8.2). Já "parassimpatomimético" é empregado especificamente para descrever um efeito semelhante ao da ACh nas células efetoras inervadas por neurônios pós-ganglionares do sistema nervoso parassimpático (SNPS). O espectro de respostas aos agentes parassimpatomiméticos não está totalmente restrito aos efeitos no SNPS e muitos incluem ações colinérgicas por todo o corpo (Barnes e Hansel, 2004; Brown e Taylor, 2006; Westfall e Westfall, 2006).

Com base no mecanismo de ação, os fármacos que induzem efeitos parassimpatomiméticos podem ser divididos em dois grupos principais (Figura 8.3): agentes com ação direta que, como a ACh, ativam receptores colinérgicos localizados em células efetoras; e inibidores da colinesterase, que possibilitam o acúmulo de ACh endógena e, desse modo, exacerbam e prolongam a sua ação (Brown e Taylor, 2006). Compostos semelhantes também são usados como antiparasitários e inseticidas, bem como anestésicos, temas amplamente discutidos em capítulos posteriores deste livro.

RECEPTORES COLINÉRGICOS

A ACh é o principal agonista endógeno em dois principais tipos de receptores colinérgicos – nicotínico e muscarínico. Os receptores neurais nicotínicos (NN) associados ao SNA estão

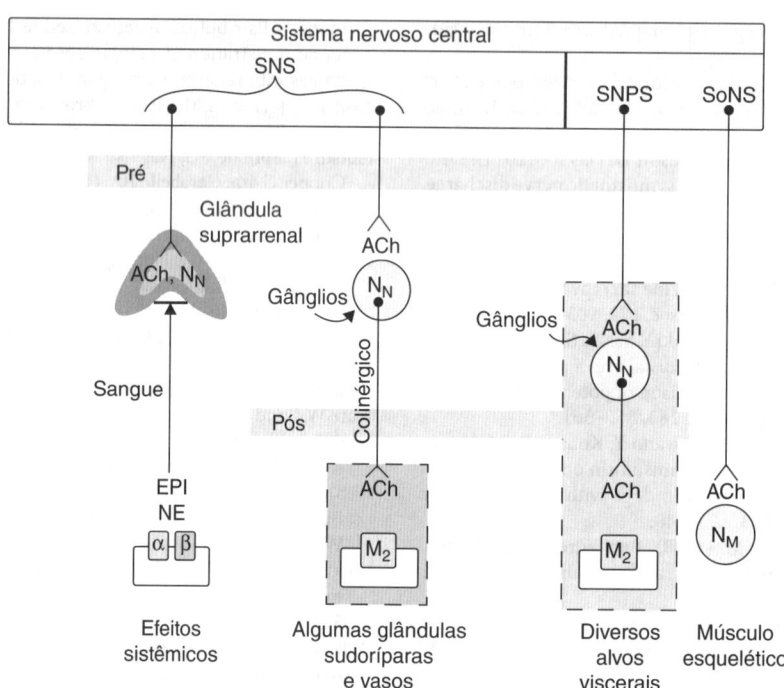

Figura 8.1 Representação das relações anatômicas pré-ganglionares e pós-ganglionares de nervos que constituem o sistema nervoso simpático (SNS) e o sistema nervoso parassimpático (SNPS). Ainda, é mostrada a base anatômica de nervos motores somáticos (SoNS). São exibidos apenas os principais neurotransmissores. A acetilcolina (ACh) é o neurotransmissor liberado nos gânglios simpáticos e parassimpáticos e na maioria das junções neuroefetoras parassimpáticas. "Alvos viscerais" referem-se a músculo cardíaco, glândulas e músculo liso da bexiga. Nota-se que algumas fibras pós-ganglionares simpáticas liberam ACh. A medula da suprarrenal, um gânglio simpático modificado, é inervada por fibras pré-ganglionares simpáticas e libera epinefrina e norepinefrina no sangue. ACh: acetilcolina; EPI: epinefrina; M: receptores muscarínicos; NN: receptores nicotínicos; NE: norepinefrina.

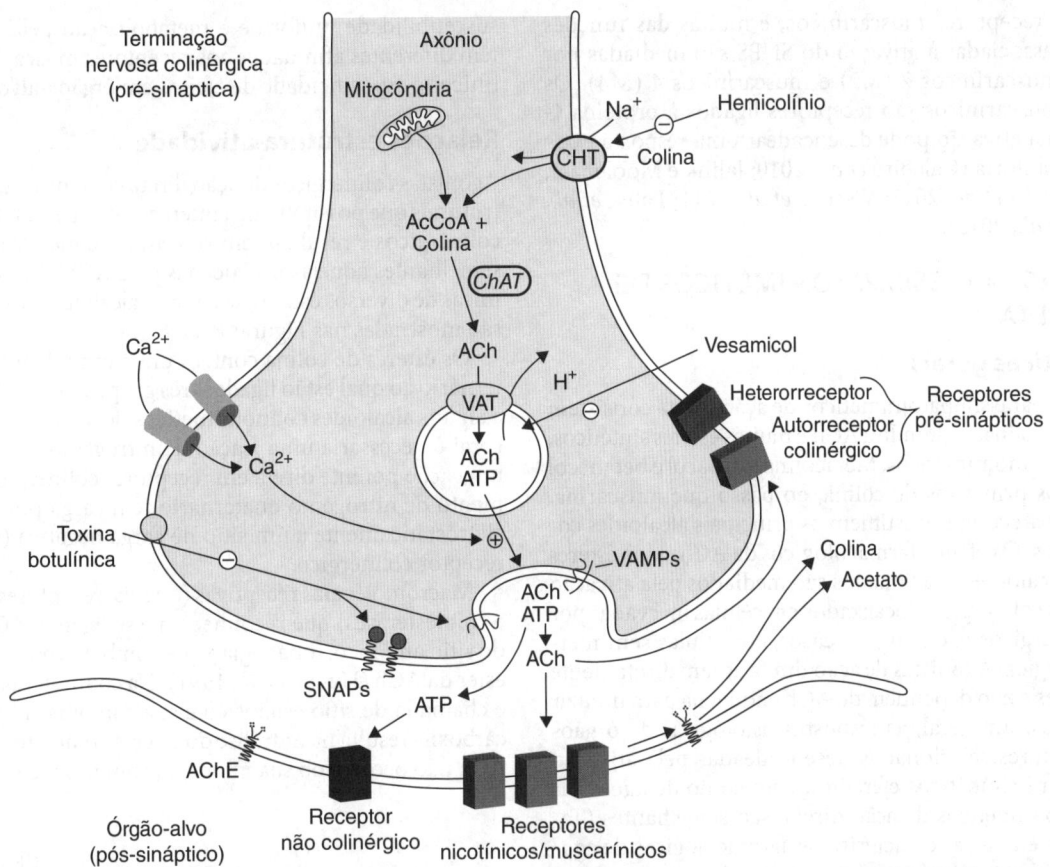

Figura 8.2 Diagrama mostrando processos fisiológicos no local em que uma terminação nervosa colinérgica inerva um tecido-alvo, os quais foram descritos no Capítulo 6. Os neurônios colinérgicos sintetizam e liberam ACh, e este neurotransmissor endógeno liga-se a receptores nicotínicos e muscarínicos e os ativa. ACh: acetilcolina; AcCoA: acetil-CoA; ChAT: colina acetiltransferase; CHT: transportador de colina; SNAP: proteína sinaptossômica associada a nervo; VAT: transportador associado à vesícula; VAMP: proteína de membrana associada à vesícula.

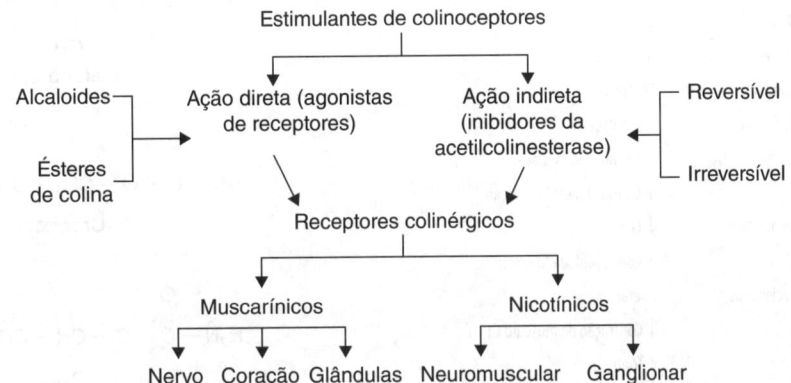

Figura 8.3 Resumo dos principais estimulantes de receptores colinérgicos, muscarínicos e nicotínicos, e tecidos-alvo.

presentes em neurônios pós-ganglionares de gânglios do SNA e atuam como mediadores da neurotransmissão de neurônios pré-ganglionares para neurônios pós-ganglionares, tanto no sistema nervoso simpático (SNS) quanto no SNPS. Os receptores NN também estão presentes em células cromafins da medula da suprarrenal e atuam como mediadores da neurotransmissão de neurônios pré-ganglionares do SNS para células cromafins da medula da suprarrenal. Os receptores nicotínicos musculares (NM) estão envolvidos na mediação da transmissão de sinais na junção neuromuscular e são componentes essenciais do SNS. Os receptores nicotínicos são canais de íons controlados por ligantes e contêm cinco subunidades homólogas organizadas ao redor de um poro central (Stokes *et al.*, 2015). A ativação desses receptores promove rápido aumento da permeabilidade celular para cátions seletivos (Na$^+$ e Ca^{2+}), despolarização da membrana celular e estímulo de neurônios pós-ganglionares do SNA, células cromafins da medula da suprarrenal e fibras de músculos esqueléticos (Stokes *et al.*, 2015).

Os receptores muscarínicos localizam-se predominantemente em sítios pós-sinápticos, como coração, trato gastrintestinal, glândulas e bexiga, os quais são inervados por nervos pós-ganglionares parassimpáticos. Foram identificados cinco subtipos de receptores muscarínicos, e muitas das funções fisiológicas associadas à ativação do SNPS são mediadas por receptores muscarínicos 2 (M2) e muscarínicos 4 (M4). Os receptores muscarínicos são receptores ligados à proteína G (GPCR), e sua ativação pode desencadear uma resposta excitatória ou inibitória (Calebiro *et al.*, 2010; Jalink e Moolenaar, 2010; Ambrosio *et al.*, 2011; Vischer *et al.*, 2011; Latek *et al.*, 2012; Duc *et al.*, 2015).

AGONISTAS PARASSIMPATOMIMÉTICOS DE AÇÃO DIRETA

Características gerais

Os agonistas parassimpatomiméticos de ação direta consistem em ésteres de colina, incluindo a ACh e muitos ésteres sintéticos, e alcaloides colinomiméticos. Metacolina, carbacol e betanecol são derivados primários de colina, ao passo que muscarina, pilocarpina e arecolina constituem os principais alcaloides colinomiméticos. Os efeitos farmacológicos da ACh e dos ésteres de colina e alcaloides relacionados são mediados pela ativação de receptores colinérgicos localizados em células inervadas por nervos colinérgicos e, em alguns casos, em células sem inervação colinérgica. Agonistas de ação direta atuam diretamente nos receptores e não dependem de ACh endógena para induzir os seus efeitos. Em geral, as respostas fisiológicas de órgãos e tecidos efetores selecionados desencadeadas pela ativação de nervos parassimpáticos eferentes, bem como de agonistas parassimpatomiméticos de ação direta, são semelhantes (Tabela 8.1). Entretanto, as características farmacológicas de agonistas parassimpatomiméticos de ação direta não apresentam

suscetibilidade uniforme à metabolização pela colinesterase, têm diferentes afinidades aos receptores muscarínicos e nicotínicos e especificidade de efeitos em órgãos-alvo (Tabela 8.2).

Relações estrutura-atividade

Agonistas colinérgicos de ação direta contêm agrupamentos estruturais que possibilitam a interação do agente com receptores colinérgicos e resultam em respostas de membranas e células semelhantes àquelas provocadas pela ACh. As estruturas químicas de diversos ésteres de colina e alcaloides colinomiméticos são mostradas nas Figuras 8.4 e 8.5.

Os ésteres de colina contêm um átomo de nitrogênio quaternário ao qual estão ligados três grupos metila. Com exceção a alguns alcaloides colinomiméticos de ocorrência natural, em geral é necessária uma fração de nitrogênio quaternário para uma ação potente direta em receptores colinérgicos. O grupamento de nitrogênio quaternário tem carga positiva e liga-se eletrostaticamente a um sítio de carga negativa (aniônico) do receptor colinérgico.

Macromoléculas receptivas (ou seja, receptores colinérgicos e colinesterases) que reconhecem e se ligam à ACh têm, além do sítio aniônico, uma região que combina com o componente éster da ACh (Hucho *et al.*, 1991). Na colinesterase, essa região é chamada de sítio esterásico e sua combinação com o grupo carboxila resulta na hidrólise do éster. No entanto, a hidrólise de ACh não ocorre sob sua interação com um receptor e a região

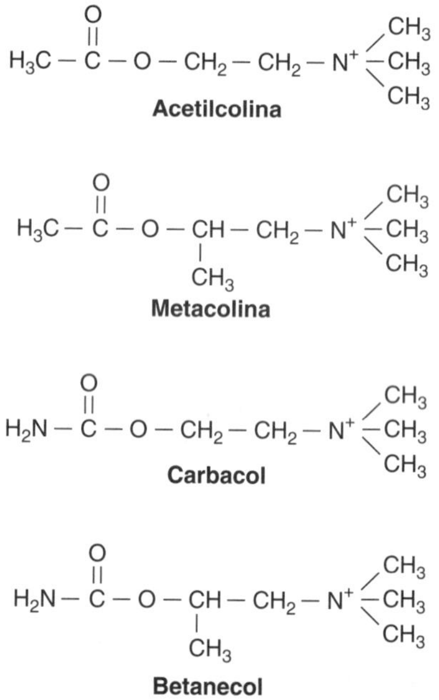

Tabela 8.1 Efeitos de estimulantes de ação direta nos receptores colinérgicos.

Órgão	Tecido	Resposta
Olho	Músculo do esfíncter, íris	Constrição pupilar
	Músculo ciliar	Contração
Glândulas	Salivar, lacrimal	↑↑ Secreção
Pulmão	Músculo brônquico	Contração
	Glândulas brônquicas	Estimulação
Coração	Nodo sinoatrial	↓ Frequência cardíaca
	Átrios	↓ Contratilidade/condução
	Nodo atrioventricular	↓ Condução
	Ventrículos	↓ Contratilidade (discreta)
Vasos sanguíneos	Artérias selecionadas	Dilatação
Trato gastrintestinal (GI)	Motilidade	↑ Contração de músculo GI
	Esfíncteres	↓ Tônus
	Secreção	Estimulação
Bexiga	Músculo detrusor	Contração

Figura 8.4 Estruturas moleculares dos principais ésteres de colina.

Tabela 8.2 Escopo das propriedades de ativação de receptor colinérgico de alguns ésteres de colina.

	Propriedades agonistas						
	Sensibilidade à colinesterase		Receptores muscarínicos				
	Colinesterase verdadeira	Pseudocolinesterase	CV	GI	Bx	O	Receptores nicotínicos
Acetilcolina	+++	+++	+++	+++	++	+	+++
Metacolina	+	–	+++	++	++	+	±
Carbacol	–	–	+	+++	+++	++	+++
Betanecol	–	–	±	+++	+++	++	–

CV: cardiovascular; GI: gastrintestinal; Bx: bexiga; O: olho.

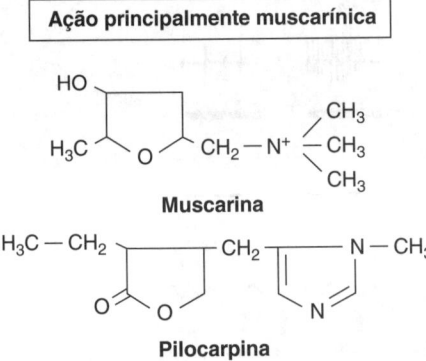

Figura 8.5 Estruturas moleculares de alguns alcaloides colinomiméticos.

de atração éster do receptor é denominada sítio estereofílico (Inestrosa e Perelman, 1990; Taylor, 1991, 2006a; Massoulie *et al.*, 1993). A ACh está organizada estruturalmente de modo a se ligar aos sítios estereofílicos e aniônicos dos receptores nicotínicos e muscarínicos e à acetilcolinesterase (Hucho *et al.*, 1991).

A ACh é o protótipo de agente colinérgico, ativando tanto os receptores nicotínicos quanto os muscarínicos. A acetil-betametilcolina (metacolina) tem estrutura idêntica à da ACh, exceto pela substituição de um grupo metila no átomo de carbono beta do grupo colina. Essa alteração estrutural origina um composto que é principalmente um agonista de receptor muscarínico, sem efeito nicotínico importante quando administrado nas doses usuais. Além disso, é mais ativo no sistema cardiovascular do que no trato GI. A duração de ação da metacolina é consideravelmente mais longa que a da ACh.

O carbacol e o betanecol apresentam um grupo carbamila em substituição à fração acética da ACh; ademais, o betanecol tem um grupo betametila. Esses dois agentes são quase completamente resistentes à inativação pelas colinesterases, e sua duração de ação é, por conseguinte, consideravelmente mais longa que a da ACh. O carbacol é ativo em sítios de receptores muscarínicos e nicotínicos, ao passo que o betanecol é basicamente um agonista muscarínico. Diferentemente da metacolina, ambas as medicações são um pouco mais ativas em músculo liso do trato GI e da bexiga, em comparação à função cardiovascular. As características farmacológicas desses ésteres de colina são apresentadas na Tabela 8.2.

Acetilcolina | Protótipo de agonista colinérgico
Mecanismos e efeitos farmacológicos

A ACh é o protótipo de agonista colinérgico e, por conseguinte, proporciona uma base para a compreensão dos efeitos farmacológicos de outros agentes colinomiméticos. A biossíntese, a liberação neuronal, as atividades celulares e a inativação da ACh endógena foram discutidas no Capítulo 6. Embora seja um neurotransmissor essencial do SNA, a ACh não é usada terapeuticamente por, no mínimo, dois motivos. Primeiro, os receptores muscarínicos e nicotínicos localizam-se em muitos sítios teciduais e, portanto, não é possível obter uma resposta terapêutica seletiva à ACh. Segundo, a sua ação é relativamente breve porque é inativada rapidamente pela colinesterase. Diversos derivados da ACh são mais resistentes à hidrólise pela colinesterase e apresentam uma seletividade significativamente maior em seus sítios de ação (ver Tabela 8.2).

Como a ACh é um agonista misto nicotínico-muscarínico, diferentes perfis de respostas fisiológicas podem ser induzidos pela administração desse agente, de acordo com a dominância relativa das ações muscarínicas (parassimpatomiméticas) ou nicotínicas. Esses efeitos podem ser diferenciados pelo uso de baixa e alta dose de ACh e pelo uso de agentes bloqueadores colinérgicos seletivos. Em geral, os efeitos parassimpatomiméticos dominam em baixa dose, ao passo que altas doses podem desencadear efeitos nicotínicos. O uso de agentes bloqueadores colinérgicos e de alta e baixa dose de ACh para diferenciar efeitos muscarínicos e nicotínicos da ACh é mostrado na Figura 8.4, a qual será discutida com mais detalhes na seção seguinte, relacionada com os efeitos cardiovasculares mediados pela administração de ACh.

Efeitos da aceticolina em órgãos-alvo

Cardiovascular. A administração intravenosa (IV) de baixa dose de ACh (5 a 10 µg/kg) induz breve, porém rápida, redução nas pressões arteriais sistólica e diastólica, pela diminuição da resistência periférica decorrente da dilatação dos vasos sanguíneos. A maioria dos vasos sanguíneos recebe pouca ou nenhuma inervação parassimpática, e os receptores muscarínicos localizados nesses sítios não são inervados. Os receptores muscarínicos que atuam como mediadores da vasodilatação localizam-se no endotélio, e não no músculo liso, e o relaxamento do músculo liso em resposta à administração de ACh envolve a produção e a liberação de óxido nítrico (Furchgott e Zawadzki, 1980; Lowenstein *et al.*, 1994).

Dose um pouco maior de ACh (10 a 30 µg/kg) induz efeitos muscarínicos marcantes, seguidos por reduções acentuadas na resistência periférica, frequência cardíaca e pressão arterial. As células do miocárdio atrial contêm receptores muscarínicos associados a fibras vagais, e a ativação desses receptores pela ACh induz efeitos cronotrópicos e inotrópicos negativos. Em geral, predominam os efeitos cronotrópicos. Além de seu marcante efeito desacelerador da frequência cardíaca, a ACh exerce efeitos importantes na condução do impulso.

Em alta dose (50 a 100 µg/kg), os efeitos muscarínicos da ACh nas células efetoras pós-ganglionares são acentuados. Em resposta, notam-se hipotensão e bradicardia marcantes. Alta dose de ACh provoca, além dos efeitos muscarínicos (ou seja, parassimpatomiméticos), estimulação dos receptores nicotínicos dos gânglios autônomos (tanto parassimpáticos quanto simpáticos), na medula da suprarrenal. Esses efeitos são particularmente evidentes quando os receptores muscarínicos das junções neuroefetoras parassimpáticas são bloqueados pela atropina (agonista de receptor muscarínico não seletivo). Nessas circunstâncias, altas doses de ACh estimulam receptores nicotínicos dos gânglios, tanto simpáticos quanto parassimpáticos. Contudo, como os receptores muscarínicos das junções neuroefetoras parassimpáticas são bloqueados pela atropina, a ACh liberada em nervos pós-ganglionares parassimpáticos não se liga e ativa os receptores muscarínicos no órgão-alvo. Nessas condições, as respostas simpaticomiméticas são evidentes, como aumento da pressão arterial, taquicardia e outros efeitos típicos mediados pelo SNS. Esses efeitos podem ser bloqueados pelo uso de fármacos bloqueadores adrenérgicos apropriados ou de um agente bloqueador ganglionar (Figura 8.6).

Músculo liso não vascular. A ACh estimula o músculo liso da bexiga e do útero para que contraiam (Chapple *et al.*, 2002). O músculo liso bronquiolar também se contrai pela ação da ACh,

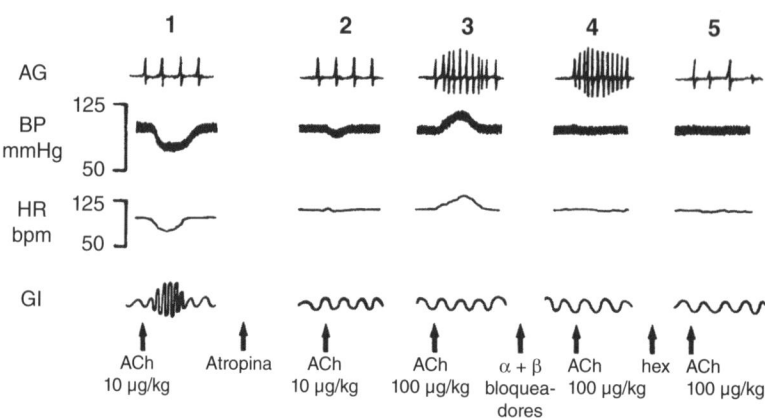

Figura 8.6 Efeitos muscarínicos e nicotínicos da acetilcolina (ACh) na pressão arterial, frequência cardíaca e na motilidade intestinal e potenciais de ação nos gânglios autônomos, em um cão anestesiado. Reproduções esquemáticas: (1) Baixa dose de ACh (10 mg/kg) administrada por via intravenosa provoca hipotensão, bradicardia e contrações intestinais pela estimulação direta de receptores muscarínicos de vasos sanguíneos, coração e músculo liso intestinal, respectivamente. Esses efeitos são breves em virtude da rápida destruição de ACh pela colinesterase. (2) A atropina bloqueia os receptores muscarínicos e, desse modo, previne os efeitos mencionados em (1). (3) Altas doses de ACh (100 mg/kg) estimulam, além dos receptores muscarínicos, os receptores nicotínicos de neurônios ganglionares parassimpáticos e simpáticos, provocando aumento da frequência e da amplitude de potenciais de ação ganglionares. Embora todos os gânglios autônomos sejam ativados, os impulsos oriundos de gânglios parassimpáticos não alcançam suas células efetoras por causa do bloqueio de junções neuroefetoras pós-ganglionares parassimpáticas ocasionado pela atropina. Resultam em respostas simpatomiméticas (efeito pressor e taquicardia). (4) Impulsos oriundos de gânglios simpáticos são impedidos de alcançar suas células efetoras por agentes bloqueadores adrenérgicos; entretanto, os receptores nicotínicos ganglionares ainda são ativados pela ACh. (5) Hexametônio (hex) bloqueia receptores nicotínicos de gânglios, exibindo, desse modo, o efeito estimulador ganglionar nicotínico da ACh e reduzindo os potenciais de ação ganglionares. GA: potenciais de ação de neurônio de gânglio autônomo; PSS: pressão sanguínea sistêmica; FC: frequência cardíaca; GI: ondas peristálticas intestinais.

resultando em diminuição do diâmetro de vias respiratórias (Barnes e Hansel, 2004; Fisher *et al.*, 2004). Os efeitos da ACh no músculo liso resultam da ativação de receptores muscarínicos.

Sistema gastrintestinal (GI). A ACh aumenta a motilidade e as secreções gastrintestinais de modo semelhante àquele mediado pela estimulação da inervação do SNPS ao sistema GI. Esses efeitos podem ser difíceis de detectar com o uso de baixa dose porque a ação da ACh é breve, em razão de sua rápida inativação pela colinesterase. Doses maiores aumentam de maneira acentuada as secreções e os movimentos peristálticos do trato GI.

Sistema nervoso central. A ACh não atravessa prontamente a barreira hematencefálica, e, por conseguinte, os efeitos no SNC não são observados quando da administração de doses usuais. Contudo, a injeção intra-arterial de ACh em artérias cerebrais ou a aplicação direta de ACh no SNC ocasiona excitação neural central. No SNC, há tanto receptores muscarínicos quanto nicotínicos (Krnjevic, 2004).

Medula da suprarrenal. É funcionalmente análoga aos gânglios autônomos, e os receptores nicotínicos localizados nas células cromafins da medula suprarrenal são inervados por fibras nervosas pré-ganglionares simpáticas. Esses receptores são estimulados pela ACh, provocando liberação de epinefrina e norepinefrina das células cromafins para a circulação sanguínea. Esse efeito contribui com o efeito simpatomimético geral mediado pela nicotina, desencadeado por alta dose de ACh, quando há bloqueio de receptores muscarínicos.

Ésteres de colina | Metacolina, carbacol e betanecol

Mecanismos e efeitos farmacológicos

Os efeitos farmacológicos da metacolina, do carbacol e do betanecol são semelhantes aos efeitos parassimpatomiméticos provocados pela administração de ACh e, por conseguinte,

compatíveis com as respostas fisiológicas desencadeadas pela ativação de nervos pós-ganglionares parassimpáticos. No entanto, os perfis de resposta fisiológica produzidos por diferentes ésteres de colina não são idênticos e variam em seletividade relativa a um ou outro sistema orgânico (ver Tabela 8.2).

A metacolina é um éster de colina sintético que produz efeitos cardiovasculares semelhantes àqueles produzidos por ACh, mas tem duração mais longa e sua principal atividade agonista é verificada em receptores muscarínicos. O carbacol é ativo em receptores muscarínicos e nicotínicos, e os receptores neurais nicotínicos são particularmente sensíveis ao carbacol. O escopo farmacológico da atividade do betanecol é semelhante àquele da metacolina e do carbacol. Contudo, diferentemente do carbacol, o betanecol é basicamente um agonista muscarínico e tem poucos efeitos estimuladores em receptores nicotínicos.

Efeitos em órgãos-alvo

Cardiovascular. A metacolina é mais ativa no sistema cardiovascular do que no trato GI ou no sistema urinário. Seletividade oposta é vista com o carbacol e o betanecol. A administração intravenosa de metacolina, assim como a ACh, induz resposta depressora e desaceleradora da frequência cardíaca provocada pela ativação de receptores muscarínicos localizados em vasos sanguíneos e no coração. O ritmo cardíaco é alterado pela metacolina, agente ao qual o nodo atrioventricular é particularmente sensível. O carbacol desencadeia alterações na pressão arterial semelhantes àquelas provocadas pela metacolina, embora menos pronunciadas, ao passo que a administração de betanecol induz efeitos consideravelmente mais brandos na função cardiovascular.

Sistema gastrintestinal. O carbacol e o betanecol são relativamente mais ativos nos tratos GI e urinário do que no sistema cardiovascular. A administração de metacolina influencia a função

GI, porém apenas quando se utilizam altas doses. O carbacol é um potente estimulante GI, aumentando a produção de saliva e os movimentos peristálticos do sistema GI.

Músculo liso não vascular. O carbacol provoca contração do músculo liso bronquiolar, resultando em diminuição do diâmetro de vias respiratórias. Carbacol e betanecol causam contração da bexiga. Os efeitos desses dois agentes no músculo liso são mediados pela ativação de receptores muscarínicos.

Usos clínicos

Existem poucas indicações clínicas para o uso desses agonistas colinérgicos em medicina veterinária. O betanecol é usado para promover contração da bexiga em cães e gatos paraplégicos, com o objetivo de evitar distensão vesical excessiva e atonia do músculo detrusor (Schubert, 2015). Relata-se o uso desse medicamento para induzir contração do músculo detrusor, no tratamento de dissinergia do esfíncter do detrusor, com diazepam e prazosina, a fim de diminuir o tônus do esfíncter uretral (Jeyraja *et al.*, 2010; Chandrasekar *et al.*, 2013). O único uso clínico do carbacol é na forma do colírio Miostat®, administrado ao final da cirurgia de catarata para promover miose.

Alcaloides colinomiméticos | Pilocarpina, muscarina e arecolina

Mecanismos e efeitos farmacológicos

Pilocarpina, arecolina e muscarina são alcaloides vegetais considerados agentes parassimpatomiméticos bastante seletivos (ou seja, sua atividade colinomimética é exercida principalmente em sítios muscarínicos, com efeitos nicotínicos mínimos). Esses alcaloides colinomiméticos atuam como parassimpatomiméticos por meio da ativação direta de receptores muscarínicos.

Efeitos em órgãos-alvo

A pilocarpina é particularmente efetiva na estimulação do fluxo de secreções produzidas em glândulas exócrinas, como secreção salivar, secreção de muco, secreção gástrica e secreção pancreática digestiva. Assim como acontece com a ACh, a pilocarpina provoca contração do músculo liso GI, aumentando, desse modo, o tônus desse músculo e a atividade peristáltica. É importante ressaltar que a pilocarpina apresenta potente efeito constritor da pupila.

A arecolina ativa receptores muscarínicos localizados em diversos alvos, como glândulas, músculo liso e miocárdio, e produz os efeitos parassimpatomiméticos comuns. Sua ação é semelhante à da pilocarpina.

Usos clínicos

O cloridrato de pilocarpina está disponível na forma de solução oftálmica a 1%, 2% e 4% (ver Capítulo 49). O uso tópico de pilocarpina provoca miose e diminui a pressão intraocular. Embora a pilocarpina seja recomendada historicamente para tratar glaucoma, a irritação provocada pelo uso tópico desse fármaco pode ser intensa, fazendo com que o medicamento não seja bem tolerado pela maioria dos pacientes. Em geral, os medicamentos mais recentes utilizados no tratamento de glaucoma são menos irritantes, sendo, desse modo, recomendados com maior frequência. A pilocarpina pode ser usada para tratar ceratoconjuntivite seca neurogênica em cães. Para que a pilocarpina seja efetiva, deve haver algum tecido lacrimal com função normal; é improvável que a pilocarpina aumente a

produção de lágrima em caso de ceratoconjuntivite seca absoluta (Giuliano, 2013). A administração oral de pilocarpina deve ser realizada com cuidado em pequenos pacientes pelo maior risco de efeitos sistêmicos tóxicos e morte. Como alternativa, uma solução diluída de pilocarpina (0,125% ou 0,25%) pode ser aplicada diretamente no olho, a fim de estimular a produção de lágrima. A pilocarpina pode ser usada para testagem farmacológica e localização neuroanatômica de midríase provocada por disfunção do sistema nervoso parassimpático. A aplicação ocular de solução diluída de pilocarpina (0,05%) em cães com disautonomia provoca constrição rápida da pupila, em menos de 45 min, em comparação aos animais não acometidos (O'Brien e Johnson, 2002). A miose imediata é secundária à degeneração de neurônios pós-ganglionares, o que leva à hipersensibilidade do músculo desnervado aos agentes colinérgicos. Em cães com midríase pela falta de inervação parassimpática no músculo do esfíncter da íris (oftalmoplegia interna), esse músculo do esfíncter torna-se sensível à aplicação tópica de uma solução diluída de pilocarpina (0,1%).

INIBIDORES DA COLINESTERASE

Mecanismos e efeitos farmacológicos

Os inibidores da colinesterase (agentes anticolinesterase) inativam ou inibem a acetilcolinesterase (AChE) e a pseudocolinesterase, aumentando o conteúdo de ACh na sinapse e intensificando a atividade de ACh endógena. Como os inibidores da colinesterase potencializam as ações de ACh endógena em todos os receptores colinérgicos, a sua atividade não se limita aos efeitos parassimpatomiméticos, mas podem incluir ações colinomiméticas por todo o corpo (Taylor, 2006b). Os efeitos inibidores da colinesterase podem ser confiavelmente previstos ao se considerar a localização anatômica dos nervos colinérgicos e os respectivos processos fisiológicos que estes modulam em células e tecidos-alvo. Os efeitos parassimpatomiméticos (muscarínicos) desses agentes equivalem aos efeitos associados à ativação de nervos pós-ganglionares parassimpáticos. Os inibidores da colinesterase também exacerbam a atividade da ACh em sítios nicotínicos.

Fisostigmina, neostigmina e edrofônio são exemplos de agentes anticolinesterase que causam inibição reversível da colinesterase, ao passo que compostos organofosforados provocam inibição irreversível. Embora exista uma distinção considerável entre esses dois grupos de anticolinesterásicos, seus efeitos farmacológicos são semelhantes porque apresentam um mecanismo de ação comum. Os efeitos farmacológicos de inibidores da colinesterase podem ser explicados quase totalmente por sua ação inibitória característica da AChE. Isso resulta em menor taxa de hidrólise da ACh liberada nos neurônios e na exacerbação de sua ação em receptores colinérgicos. A neostigmina e alguns outros agentes anticolinesterase com nitrogênio quaternário exercem alguns efeitos diretos (agonistas ou antagonistas) em receptores colinérgicos, além da inibição da colinesterase.

Relações estrutura-atividade

As interações enzimáticas entre AChE, ACh e inibidores da colinesterase podem ser resumidas como descrito a seguir (Inestrosa e Perelman, 1990; Taylor, 1991, 2006a; Massoulie *et al.*, 1993). A AChE contém dois sítios ativos que reconhecem partes específicas da molécula de ACh: (i) uma região aniônica (de carga negativa) na qual ocorre ligação eletrostática com o nitrogênio catiônico da fração colina; e (ii) um sítio esterásico no qual a fração carboxila do éster acetil liga-se por meio de ligação covalente. Após ocorrer a interação ACh-AChE, a fração colina se desprende, deixando o sítio esterásico acetilado. O ácido acético é rapidamente formado à medida que a água reage com o grupo acetil, e a enzima é, desse modo, reativada (Wilson, 1954).

Neostigmina, fisostigmina e outros derivados de carbamato interagem com os sítios aniônico e esterásico da enzima, impedindo, desse modo, que a ACh se fixe à enzima. Acredita-se que a neostigmina e a fisostigmina sejam hidrolisadas de maneira semelhante à da ACh, porém de modo muito mais lento (Wilson *et al.*, 1960). Embora a velocidade de ligação do inibidor com a AChE seja apenas um pouco mais lenta que a ligação análoga de ACh com a enzima, a velocidade de hidrólise da ACh é muito mais rápida. Por conseguinte, a neostigmina e os fármacos relacionados são inibidores reversíveis da colinesterase como consequência de suas ações como substratos competitivos hidrolisados em uma velocidade muito mais lenta que o substrato endógeno, a ACh (Taylor, 1991, 2006a; Massoulie *et al.*, 1993).

O edrofônio é um álcool simples com um grupo amônio quaternário. O edrofônio liga-se ao sítio aniônico da colinesterase por aderência eletrostática e ao sítio esterásico por ligação de hidrogênio. A ação do edrofônio é breve porque não se forma uma ligação covalente (Keegan, 2015).

Compostos do tipo organofosforado interagem com a AChE no sítio esterásico e formam um complexo enzima-inibidor extremamente estável que não sofre dissociação espontânea significativa. O sítio esterásico é permanentemente fosforilado, e a recuperação da atividade da colinesterase depende de nova síntese da enzima.

Inibidores reversíveis | Fisostigmina, neostigmina, edrofônio, piridostigmina

Mecanismo farmacológico e efeitos em órgãos-alvo

Conforme dito anteriormente, essas medicações produzem seus efeitos por meio da ligação com a colinesterase, impedindo, assim, que a enzima hidrolise a ACh. Em geral, as respostas fisiológicas induzidas por esses fármacos são semelhantes a de agentes simpatomiméticos de ação direta e, por conseguinte, são consistentes com as respostas fisiológicas provocadas pela estimulação de nervos pós-ganglionares parassimpáticos.

Trato digestivo. A fisostigmina e a neostigmina provocam contração do músculo liso, desse modo aumentando a motilidade e os movimentos peristálticos do intestino. A frequência e a força das ondas peristálticas aumentam e a movimentação do conteúdo intestinal é acelerada.

Olhos. A fisostigmina provoca constrição pupilar quando aplicada diretamente no olho ou injetada para efeito sistêmico.

Músculo esquelético. Além de sua ação principal de inativação da AChE na junção mioneural somática, acredita-se que a neostigmina estimule diretamente receptores nicotínicos de fibras de músculos esqueléticos. Os efeitos da neostigmina no músculo esquelético são relativamente mais evidentes quando se utiliza baixa dose do que os efeitos desse agente no músculo liso. Podem ser observados espasmos de músculos esqueléticos quando uma dose alta de fisostigmina ou de neostigmina é injetada.

Outros efeitos. Uma dose terapêutica de fisostigmina ou de neostigmina não produz efeitos evidentes na função cardiovascular. Efeitos do uso de doses mais elevadas são complicados pela estimulação ganglionar concomitante e pelos efeitos muscarínicos no coração e nos vasos sanguíneos. Em geral, ocorrem hipotensão e bradicardia. O músculo liso da bexiga é inervado por nervo colinérgico e, assim, se contrai pela ação de inibidores da colinesterase. O músculo liso bronquiolar também se contrai pela ação desses agentes.

Usos clínicos

A fisostigmina, a piridostigmina, a neostigmina e o edrofônio podem ser usados para reverter os efeitos de bloqueadores neuromusculares não despolarizantes em músculos voluntários. Os inibidores da AChE são usados no tratamento de cães, porém raramente em gatos, com miastenia *gravis* (MG). Além disso, algumas vezes, a administração intravenosa de edrofônio é usada como teste de triagem inicial para cães com suspeita de MG. Essa doença decorre de uma ausência congênita rara de receptores nicotínicos na junção neuromuscular ou de doenças autoimunes adquiridas decorrentes da destruição e deficiência desses receptores de ACh. O teste de resposta ao cloreto de edrofônio é usado para obter um diagnóstico presuntivo. Emprega-se o edrofônio por causa de sua ação ultracurta. Uma resposta positiva é definida como aumento temporário da força muscular após a administração do fármaco (Khorzad *et al.*, 2011). Não se trata de um teste definitivo e são possíveis resultados falso-positivos e falso-negativos. O diagnóstico definitivo de MG requer a detecção de autoanticorpos contra receptores de ACh musculares por meio de radioimunoensaio e imunoprecipitação. Inibidores de AChE de uso oral são usados no tratamento de MG. Diferentemente do que acontece em pessoas, é provável a remissão espontânea de MG adquirida em cães (Shelton e Linstrom, 2001) e o tratamento tem por objetivo melhorar a força muscular, ao mesmo tempo que se ajusta a dose a fim de minimizar outros efeitos colinérgicos colaterais. O brometo de piridostigmina e o brometo de neostigmina são os inibidores de AChE mais comumente utilizados no tratamento de MG. Prefere-se a piridostigmina por sua ação mais longa e pelo menor risco de efeitos gastrintestinais adversos. Em cães com MG, o brometo de piridostigmina é administrado na dose de 0,5 a 3 mg/kg VO, 2 ou 3 vezes/dia (Khorzad *et al.*, 2011). Os efeitos adversos são relacionados com os efeitos muscarínicos exagerados da ACh e incluem aumento da motilidade gastrintestinal, diarreia, salivação e bradicardia.

Toxicologia

Inicialmente, altas doses de fisostigmina estimulam e, depois, deprimem o SNC; doses baixas a moderadas têm pouco efeito, ao passo que doses maciças podem provocar convulsões. A neostigmina não atravessa a membrana hematencefálica de modo apreciável. Doses tóxicas desses fármacos causam fraqueza acentuada de músculos esqueléticos, náuseas, vômitos, cólica e diarreia. A pupila torna-se acentuadamente contraída e fixa. Comumente, a dispneia resulta da constrição do músculo bronquiolar. Bradicardia e pressão arterial mais baixa também são sinais característicos. A paralisia respiratória causada por bloqueio da despolarização da junção neuromuscular, acompanhada de secreções bronquiolares em excesso, é causa comum de morte. A atropina compreende o antagonista farmacológico mais efetivo para os efeitos tóxicos da fisostigmina ou da neostigmina.

COMPOSTOS ORGANOFOSFORADOS

Os organofosforados causam fosforilação irreversível do sítio esterásico tanto da AChE quanto da pseudocolinesterase, não específica, por todo o corpo. A ACh endógena não é inativada, e os efeitos resultantes decorrem da preservação e do acúmulo excessivo de ACh endógena (Gutmann e Besser, 1990; Taylor, 1991, 2006a). A intoxicação por organofosforado induz efeitos colinomiméticos difusos: salivação abundante, vômitos, defecação, hipermotilidade do trato GI, micção, bradicardia, hipotensão, broncoconstrição grave e secreções brônquicas em excesso. Esses sinais refletem a ativação excessiva de receptores muscarínicos de junções neuroefetoras pós-ganglionares parassimpáticas com ações parassimpatomiméticas típicas.

Além dos efeitos muscarínicos, os organofosforados provocam fasciculações e tremores de músculos esqueléticos e, subsequentemente, paralisia muscular. Esses efeitos resultam da estimulação excessiva e persistente dos receptores nicotínicos das junções neuromusculares, resultando em paralisia de músculos estriados do tipo despolarizante (Gutmann e Besser, 1990). Convulsões e, com frequência, morte são notadas na intoxicação por organofosforados, provocadas pela penetração do agente no SNC e pela subsequente intensificação da atividade da ACh em sítios do SNC (Gutmann e Besser, 1990).

A atropina é um antagonista competitivo da ACh e, por conseguinte, a administração desse antagonista de receptor muscarínico pode reduzir a gravidade dos efeitos parassimpatomiméticos provocados pelos organofosforados e, também, aumentar a quantidade necessária de organofosforado para matar o paciente. Um teste de atropina pode ser realizado se houver sinais de intoxicação por organofosforado (Wismer, 2012).

Embora a fosforilação do sítio esterásico da colinesterase por organofosforados dá origem a um complexo normalmente irreversível, alguns compostos provocam uma dissociação da ligação com a enzima. A pralidoxima (piridina-2-aldoxima-metiodeto, 2-PAM) foi sintetizada com base em exigências estruturais postuladas por Wilson (1958), necessárias para um antídoto seletivo para a interação organofosforado-colinesterase. Essa associação provoca uma remoção efetiva do grupo fosfato da enzima, de modo que ela é reativada. Esse composto oxima é um fármaco auxiliar no tratamento de intoxicação por organofosforado com atropina.

Os animais previamente expostos a doses tóxicas de organofosforados manifestam melhora considerável após o tratamento com 2-PAM. Como a 2-PAM reverte significativamente a ligação do organofosforado com a colinesterase, a enzima reativada pode, então, realizar sua função normal. O complexo enzimático fosforilado tende a envelhecer com o tempo e se tornar resistente à reativação por oximas.

ANTAGONISTAS DE RECEPTORES MUSCARÍNICOS

Os antagonistas de receptores muscarínicos bloqueiam os efeitos da ACh e de agonistas de receptores colinérgicos relacionados por impedirem sua ligação a receptores muscarínicos e sua ativação; portanto, levam o nome de agentes antimuscarínicos ou antagonistas de receptores muscarínicos. Os compostos antimuscarínicos de ocorrência natural, e também os sintéticos, estão disponíveis para uso. A atropina, o protótipo de bloqueador muscarínico, é um alcaloide extraído da *Atropa belladonna* (beladona) e da *Datura stramonium* (trombeteira, figueira-brava), ao passo que a escopolamina (hioscina) é encontrada na *Hyoscyamus niger* (meimendro). Existem muitas medicações sintéticas com efeitos antimuscarínicos, como propantelina, glicopirrolato, tropicamida e butilescopolamina. A seguir, será enfatizada principalmente a atropina, já que compreende o protótipo dos bloqueadores de receptor muscarínico.

Mecanismo de ação

Os antagonistas de receptores muscarínicos interagem com receptores muscarínicos de células efetoras e, por ocuparem esses locais, impedem a ligação de ACh ao receptor. Dessa maneira, as respostas fisiológicas aos impulsos nervosos parassimpáticos são atenuadas. O bloqueio de receptores muscarínicos de músculos lisos, músculo cardíaco e glândulas por fármacos semelhantes à atropina envolve um antagonismo competitivo, e altas doses de ACh ou de outros agentes colinomiméticos (p. ex., carbacol, inibidores da colinesterase) podem superar os efeitos inibidores da atropina nesses sítios.

Agentes antimuscarínicos, como atropina e escopolamina, são considerados inespecíficos para diferentes subtipos de receptores muscarínicos; contudo, os efeitos fisiológicos das substâncias químicas são, de alguma forma, dose-dependentes e fármaco-dependentes. Por exemplo, as glândulas salivares e sudoríparas colinérgicas são razoavelmente sensíveis a baixas doses de atropina, ao passo que se exigem doses um pouco maiores para bloquear o efeito do nervo vago no coração. O músculo liso do trato GI e do trato urinário é menos sensível à ação da atropina, sendo necessárias doses maiores para inibir a secreção gástrica. Com exceção dos efeitos de salivação e transpiração colinérgica, é difícil obter uma ação seletiva em estruturas-alvo sem, concomitantemente, induzir efeitos colaterais em outros sítios mais sensíveis. Os efeitos farmacológicos finais dos medicamentos antimuscarínicos em um órgão particular são influenciados pela dominância relativa do tônus parassimpático ou do tônus simpático em tal estrutura.

Efeitos farmacológicos

Sistema cardiovascular. Aumento da frequência cardíaca e da velocidade de condução intranodal representam os efeitos predominantes de doses terapêuticas de atropina. Contudo, podem ocorrer decréscimo da frequência cardíaca dose-dependente e bloqueio atrioventricular de segundo grau após tratamento de bradicardia com atropina. O efeito da atropina na frequência cardíaca e o risco subsequente de taquicardia dependem, em parte, do grau do tônus vagal. Como a atropina bloqueia a transmissão de impulsos vagais ao coração, os animais com um tônus vagal alto preexistente manifestam taquicardia relativamente maior que aqueles com tônus vagal baixo.

Com o uso de atropina, o débito cardíaco pode aumentar secundariamente à elevação da frequência cardíaca. A pressão arterial permanece inalterada ou se eleva discretamente em decorrência do aumento do débito cardíaco. Em animais que recebem ACh exógena ou outros colinomiméticos (p. ex., inibidores da colinesterase), a atropina pode causar aumento relativo da pressão arterial porque os efeitos muscarínicos dos agonistas são bloqueados. Como a atropina bloqueia o efeito vagal cardíaco, ela reduz acentuadamente, ou abole, os efeitos inibidores cardíacos de fármacos que atuam por meio de mecanismo vagal e atenua respostas reflexas mediadas pelo nervo vago. Da mesma forma, os efeitos pressores da epinefrina e da norepinefrina são exacerbados em animais tratados com atropina por bloqueio do ramo cardíaco do reflexo vagal-barorreceptor.

Sistema gastrintestinal. A atropina provoca relaxamento do músculo liso do trato gastrintestinal por inibir os efeitos contráteis de impulsos nervosos colinérgicos. Desse modo, a atropina e fármacos relacionados podem ser úteis no tratamento de espasmo e hipermotilidade intestinal. A inibição da motilidade do músculo liso se estende do estômago ao cólon, embora o grau de bloqueio possa não ser uniforme. Secreções do trato GI também são bloqueadas pela atropina. A produção de saliva é bastante reduzida. Do mesmo modo, secreções da mucosa intestinal são inibidas; contudo, secreções gástricas são reduzidas apenas no caso de dose excessivamente alta, que também bloqueia praticamente todos os outros sítios muscarínicos.

Bronquíolos. A inervação colinérgica nos bronquíolos modula a secreção de muco e a contração do músculo liso bronquiolar por meio da ativação de receptores muscarínicos. A atropina e outros fármacos do grupo beladona bloqueiam os efeitos de impulsos colinérgicos, diminuindo, desse modo, a produção de secreções e aumentando o diâmetro luminal dos bronquíolos. A ação dilatadora da atropina é valiosa no impedimento da constrição dos bronquíolos, que sucede a dose excessiva de um fármaco parassimpatomimético.

Efeitos oculares. A atropina bloqueia o músculo do esfíncter da íris e o músculo ciliar, inervados pelo nervo colinérgico, resultando em midríase e cicloplegia após sua administração tópica ou sistêmica. Como a atropina bloqueia efeitos colinérgicos, há predomínio de impulsos nervosos adrenérgicos e a pupila sofre dilatação ativa. Essa medicação é contraindicada quando há aumento da pressão intraocular por glaucoma porque o sistema de drenagem da câmara anterior do olho é impedido durante a midríase.

Trato urinário. A atropina relaxa o músculo liso do trato urinário. O efeito espasmolítico nos ureteres pode ter algum benefício no tratamento de cólica renal. A atropina tende a provocar retenção de urina porque inibe o tônus do músculo liso.

Glândulas sudoríparas. A atropina tem uma ação anidrótica definitiva em espécies como os seres humanos, que apresentam um mecanismo colinérgico de controle da secreção sudorípara, e uma alta dose pode provocar hiperpirexia. Porém, não influencia de modo direto a transpiração em espécies com mecanismos adrenérgicos de controle da transpiração (p. ex., equinos) e tem efeito mínimo em espécies que não usam a transpiração colinérgica como um componente importante da termorregulação.

Sistema nervoso central. Doses terapêuticas de atropina produzem efeitos mínimos no SNC (Fisher *et al.*, 2004). Já doses excessivas são capazes de provocar alucinações e desorientação, em pessoas, e mania e agitação, em animais domésticos. A atividade motora excessiva sucedida por depressão e coma constitui a sequência geral de eventos. A escopolamina tem um leve efeito sedativo; quando associada à morfina, provoca analgesia e amnésia (condição conhecida como "sono crepuscular"), em pacientes humanos. Esses efeitos da escopolamina geralmente não são detectáveis em animais domésticos.

Usos clínicos

Os antagonistas de receptores muscarínicos podem ser usados como antiespasmódicos ou espasmolíticos, a fim de controlar o espasmo de músculo liso. Os antiespasmódicos podem ser empregados para diminuir ou abolir a hipermotilidade GI e atenuar a hipertonicidade do útero, da bexiga, do ureter, do ducto biliar e dos bronquíolos. Os fármacos antimuscarínicos são tão efetivos quanto a epinefrina ou outras aminas adrenérgicas na dilatação dos bronquíolos, porém a atropina é efetiva como antagônica da estimulação colinérgica excessiva nesses locais.

A atropina, administrada via sistêmica, é usada predominantemente para tratar bradiarritmias associadas a efeitos importantes no débito cardíaco e/ou na pressão arterial sistêmica. Considerando-se que o efeito na frequência cardíaca dura cerca de 30 a 60 min, tal fato limita o uso da atropina como tratamento inicial ou de emergência de bradiarritmias ou, mais frequentemente, como tratamento de bradicardia induzida por outros fármacos, como opioides mistos mu ou inibidores da acetilcolinesterase. O uso rotineiro de fármacos anticolinérgicos como pré-anestésicos não é mais recomendado e pode ser contraindicado no tratamento da bradicardia associado ao uso de fármacos que aumentam de modo acentuado a resistência vascular, como a dexmedetomidina. A atropina pode ser administrada como um teste diagnóstico para determinar a capacidade de resposta da bradiarritmia a um agente anticolinérgico.

A atropina é usada para facilitar o exame oftalmoscópico de estruturas oculares internas e, também, para o tratamento de diversos transtornos oculares. O sulfato de atropina está disponível como solução oftálmica a 1% e como pomada a 1%; trata-se de um midriático e cicloplégico potente. A atropina é usada comumente no tratamento de iridociclite, em medicina veterinária, em virtude de sua longa ação. Em cães, o pico de início da midríase após aplicação de solução de atropina a 1% ocorre dentro de 1 h, e a midríase persiste por 96 a 120 h (Rubin e Wolfes, 1962). Os pacientes com íris escura podem apresentar início tardio e duração mais longa dos efeitos da atropina por sua ligação à melanina presente na íris, de onde é lentamente liberada do pigmento para os receptores muscarínicos (Salazar e Patil, 1976). Um efeito colateral comum associado ao uso tópico de atropina consiste em salivação excessiva e vômito, mais provavelmente em razão do gosto amargo do fármaco. Após a aplicação tópica, uma fração da solução alcança o ducto nasolacrimal e pode ser ingerida. Esse efeito colateral é mais passível de ocorrer com o uso do fármaco na forma de solução, em comparação ao uso de pomada. Como a atropina pode provocar aumento da pressão intraocular e diminuir a produção de lágrima, deve ser evitada em pacientes com glaucoma ou ceratoconjuntivite seca.

Com frequência, a oftalmoscopia diagnóstica é facilitada pelo uso tópico de tropicamida, medicamento disponível como solução a 0,5% e 1%. Seu rápido início de ação, de curta duração, tornam-na um fármaco ideal para oftalmoscopia diagnóstica. A tropicamida causa menos efeitos cicloplégicos que a atropina e não é usada com frequência para tratar iridociclite.

Glicopirrolato

Os efeitos antimuscarínicos desse antagonista de receptor muscarínico sintético são semelhantes aos da atropina. Com frequência, considera-se que o glicopirrolato possa estar associado a menor risco de taquiarritmia acentuada, quando comparado à atropina. Embora a experiência clínica sugira que este seja o caso em pacientes veterinários, existem poucos dados de pesquisa que sustentem tal assertiva (Lemke, 2001). Em cães, esse composto diminui efetivamente o volume e a acidez das secreções gástricas e reduz a motilidade intestinal, além de reduzir e controlar a secreção excessiva do trato respiratório. Controle semelhante da secreção respiratória pelo glicopirrolato foi relatado em gatos, e sua ação excede a da atropina. Ainda, por causa de sua fração de nitrogênio mais polar, o glicopirrolato atravessa a barreira hematencefálica de modo menos efetivo que a atropina, com menos propensão a efeitos colaterais indesejáveis no SNC.

BROMETO DE N-BUTILESCOPOLAMINA

O brometo de N-butilescopolamina (NBB) é um amônio quaternário que atua como antimuscarínico de ação periférica; trata-se de um anticolinérgico de ação semelhante à atropina e, nos EUA, é aprovado para uso em cavalos que manifestam sinais de cólica gasosa, espasmos ou impactação branda. A eficácia do NBB no tratamento de cólica espasmódica teve por base um estudo de campo multicêntrico de cólica simples de ocorrência natural, em equinos (Roelvink et al., 1991).

A meia-vida de eliminação do NBB no plasma é de cerca de 6 h. Os efeitos farmacológicos induzidos pelo NBB são compatíveis com aqueles de outros agentes anticolinérgicos. Em um estudo sobre parâmetros hemodinâmicos, constatou-se que o NBB diminuiu a pressão atrial direita, enquanto o débito cardíaco foi mantido. As alterações hemodinâmicas foram semelhantes àquelas relatadas após a administração de baixa dose de outros fármacos anticolinérgicos, como a atropina.

Pesquisa recente avaliou a utilidade potencial da administração de NBB no tratamento de obstrução grave de vias respiratórias, que pode ocorrer em doenças inflamatórias de vias respiratórias, como obstrução recorrente de vias respiratórias ou doença asmática. Evidências atuais apoiam o uso de NBB como broncodilatador de ação imediata (Couetil et al., 2012). Embora a taquicardia e a reduzida motilidade gastrintestinal sejam considerações válidas, com base na curta duração da atividade e na evidência de suporte para melhor função ventilatória, considera-se que compreenda uma opção terapêutica adequada quando do tratamento de pacientes equinos com obstrução grave de vias respiratórias. Mais evidências para dar base ao uso de NBB em cavalos que manifestam obstrução de vias respiratórias são conferidas por uma investigação cruzada em equinos acometidos de obstrução recorrente de vias respiratórias, em que a atropina e o NBB propiciaram efeitos broncodilatadores semelhantes. Já os efeitos sistêmicos, como dilatação da pupila em um equino que manifesta sinais de cólica, foram observados somente após a administração de atropina (de Lagarde et al., 2014). A partir desse estudo, concluiu-se que o brometo NBB estava associado a menos efeitos colaterais sistêmicos e, por conseguinte, representa o tratamento de escolha para obstrução de vias respiratórias reversível em cavalos (ver Capítulo 48 para discussão adicional).

Metantelina, propantelina e metilatropina

Esses fármacos são aminas quaternárias usadas principalmente como relaxantes de músculo liso. Por causa do grupo quaternário, com carga elétrica, esses compostos não atravessam a barreira hematencefálica em grau apreciável. Do mesmo modo, são consideravelmente menos efetivos que a atropina como antagonistas de organofosforados, já que os efeitos no SNC desses últimos agentes não são bloqueados. Além dos efeitos bloqueadores muscarínicos, esses agentes atuam como bloqueadores de gânglios autônomos, o que mais provavelmente contribui para seu efeito antiespasmódico no músculo liso do trato GI. A propantelina tem sido usada em cães com miastenia gravis que manifestam efeitos colaterais muscarínicos importantes em resposta à administração de piridostigmina.

FÁRMACOS BLOQUEADORES DE GÂNGLIOS AUTÔNOMOS

Depois das investigações de Langley, em 1889, tornou-se conhecido que baixas doses de nicotina estimulam as células ganglionares autônomas e que doses maiores bloqueiam a função transmissora da ACh nos mesmos sítios. Por conseguinte, os receptores colinérgicos localizados em gânglios autônomos, sobretudo em neurônios pós-ganglionares, foram classificados com nicotínicos. O receptor nicotínico representa a via de transmissão ganglionar primária presente em todos os gânglios autônomos, embora os receptores muscarínicos em neurônios pós-ganglionares possam modular a transmissão do impulso ganglionar.

A nicotina não é usada clinicamente em animais ou seres humanos como bloqueador ganglionar; contudo, foram descobertos diversos fármacos que bloqueiam preferencialmente gânglios autônomos por um mecanismo competitivo. Esses compostos interagem com receptores neurais nicotínicos e bloqueiam a transmissão de impulsos pela sinapse ganglionar. Membros desse grupo de bloqueadores ganglionares incluem hexametônio, pentametônio e clorisondamina.

Por causa do bloqueio da transmissão do impulso nos gânglios, os fármacos bloqueadores ganglionares influenciam as respostas fisiológicas em locais inervados por fibras pós-ganglionares do SNS e do SNPS. Os efeitos gerais desses agentes em diferentes funções dependem da predominância de tônus simpático ou parassimpático em um alvo particular, conforme indicado na Tabela 8.3 (Taylor, 2006b). Como o sistema GI funciona predominantemente sob o tônus parassimpático, o bloqueio ganglionar frequentemente resulta em diminuição da motilidade e redução das secreções. Da mesma forma, como a frequência cardíaca encontra-se sob tônus vagal dominante, pode ocorrer taquicardia relativa após o bloqueio ganglionar. Como o tônus do músculo liso dos vasos sanguíneos periféricos é dependente do SNS, ocorrem vasodilatação e hipotensão após o bloqueio ganglionar e redução da produção de catecolaminas pela medula da suprarrenal.

Tabela 8.3 Predominância usual de tônus simpático ou parassimpático em diferentes tecidos e efeitos decorrentes do bloqueio de gânglio autônomo.

Estruturas	Tônus predominante	Efeitos do bloqueio ganglionar
Olho		
Íris	Parassimpático	Midríase
Músculo ciliar	Parassimpático	Cicloplegia
Glândulas sudoríparas	Simpático	Anidrose
Glândulas salivares	Parassimpático	Xerostomia (boca seca)
Cardiovascular		
Arteríolas	Simpático	Vasodilatação: ↑ fluxo sanguíneo periférico; hipotensão
Veias	Simpático	Vasodilatação: acúmulo de sangue; ↓ retorno venoso
Coração	Parassimpático	Taquicardia
Gastrintestinal	Parassimpático	↓ Tônus e motilidade; constipação intestinal
Bexiga	Parassimpático	Retenção de urina

REFERÊNCIAS BIBLIOGRÁFICAS

Ambrosio M, Zürn A, Lohse, MJ. (2011). Sensing G protein-coupled receptor activation. *Neuropharmacology.* **60**, 45–51.

Barnes PJ, Hansel TT. (2004). Prospects for new drugs for chronic obstructive pulmonary disease. *Lancet.* **364**, 985–996.

Brown JH, Taylor P. (2006). Muscarinic receptor agonists and antagonists. In Brunton LL, Lazo JS, Parker KL (eds), *The Pharmacologic Basis of Therapeutics*, 11th edn. New York, McGraw Hill. 183–200.

Calebiro D, Nikolaev VO, Persani L, Lohse MJ. (2010). Signaling by internalized G-protein-coupled receptors. *Trends Pharmacol Sci.* **31**, 221–228.

Chandrasekar M, Simon MS, Nambi J, Nambi AP. (2013). Clinical management of detrusor sphincter dysynergia (DSD) in a dog. *Intas Polivet.* **14**, 141–142.

Chapple CR, Yamanishi T, Chess-Williams R. (2002). Muscarinic receptor subtypes and management of the overactive bladder. *Urology.* **60**, 82–89.

Couetil L, Hammer J, Miskovic Futz M, Nogradi N, Perez-Morerno C, Ivester K. (2012). Effects of N-butylscopolammonium bromide on lung function in horses with recurrent airway obstruction. *J Vet Intern Med.* **26**, 1433–1438.

de Lagarde M, Rodrigues N, Chevigny M, Beauchamp G, Albrecht B, Lavoie JP. (2014). N-butylscopolammonium bromide causes fewer side effects than atropine when assessing bronchoconstriction reversibility in horses with heaves. *Equine Vet J.* **46**, 474–478.

Duc NM, Kim HR, Chung KY. (2015). Structural mechanism of G protein activation by G protein-coupled receptor. *Eur J Pharmacol.* **763**, 214–222.

Fisher JT, Vincent SG, Gomeza J, Yamada M, Wess J. (2004). Loss of vagally mediated bradycardia and bronchoconstriction in mice lacking M_2 or M_3 muscarinic acetylcholine receptors. *FASEB J.* **18**, 711–713.

Furchgott RF, Zawadzki JV. (1980). The obligatory role of endothelial cells in the relaxation of arterial smooth muscle by acetylcholine. *Nature.* **288**, 373– 376.

Giuliano E. (2013). Diseases and surgery of the canine lacrimal secretory system. In Gelatt K, Gilger B, Kern T (eds), *Veterinary Ophthalmology*, Vol. 2, 5th edn. Ames, IA, Wiley-Blackwell. 912–944.

Gutmann L, Besser R. (1990). Organophosphate intoxication: pharmacologic, neurophysiologic, clinical, and therapeutic considerations. *Semin Neurol.* **10**, 46–51.

Hucho F, Jarv J, Weise C. (1991). Substrate-binding sites in acetylcholinesterase. *Trends Pharmacol Sci.* **12**, 422–426.

Inestrosa NC, Perelman A. (1990). Association of acetylcholinesterase with the cell surface. *J Membr Biol.* **118**, 1–9.

Jalink K, Moolenaar WH. (2010). G protein-coupled receptors: the inside story. *Bioessays.* **32**, 13–16.

Jeyaraja K, Ponnusamy KK, Jayakumar K, Dharmaceelan S. (2010). Retrospective analysis of isiopathic detrusor-urethral dyssynergia (DUD) in German shepherd dogs. *Indian Journal of Field Veterinarians.* **6**.

Keegan RD. (2015). Muscle relaxants and neuromuscular blockade. In KA Grimm, LA Lamont, WJ Tranquilli, SA Greene, SA Robertson (eds), *Veterinary Anesthesia and Analgesia, the Fifth Edition of Lumb and Jones*. Wiley- Blackwell. 272.

Khorzad R, Whelan M, Sisson A, Shelton GD. (2011). Myasthenia gravis in dogs with an emphasis on treatment and critical care management. *J Vet Emerg Critl Care.* **21**, 193–208.

Krnjevic K. (2004). Synaptic mechanisms modulated by acetylcholine in cerebral cortex. *Prog Brain Res.* **145**, 81–93.

Latek D, Modzelewska A, Trzaskowski B, Palczewski K, Filipek S. (2012). G protein-coupled receptors – recent advances. *ACTA ABP Biochimica Polonica.* **59**, 515–529.

Lemke KA. (2001). Electocardiographic and cardiopulmonary effects of intramuscular administration of glycopyrrolate to sedated dogs: a comparison with atropine. *Vet Anaesth Analg.* **28**, 75–86.

Lowenstein CJ, Dinerman JL, Snyder SH. (1994). Nitric oxide: a physiologic messenger. *Ann Intern Med.* **120**, 227–237.

Massoulie J, Pezzementi L, Bon S, Krejci E, Vallette FM. (1993). Molecular and cellular biology of cholinesterases. *Prog Neurobiol.* **41**, 31–91.

O'Brien D, Johnson G. (2002). Dysautonomia and autonomic neuropathies. *Vet Clin North Am Small Anim Pract.* **32**, 251–265.

Roelvink ME, Goossens L, Kalsbeek HC, Wensing T. (1991). Analgesic and spasmolytic effects of dipyrone, hyoscine-N-butylbromide and a combination of the two in ponies. *Vet Rec.* **129**, 378–380.

Rubin L, Wolfes B. (1962). Mydriatics for canine ophthalmolscopy. *J Am Vet.* **140**, 137–141.

Salazar M, Patil P. (1976). An explanation for the long duration of mydriatic effect of atropine in the eye. *Invest Ophthalmoly.* **15**, 671–673.

Schubert T. (2015). Paraplegia in dogs: five medications that might help. *NAVC Conference Proceedings*, 2015, Orlando, Florida, Vol. 29, Small Animal and Exotics Edition, Book 1 and 2. North American Veterinary Community. 551.

Shelton GD, Linstrom JM. (2001). Spontaneous remission plications for assessing human MG therapies. *Neurology.* **57**, 2139–2141.

Stokes C, Treinin M, Papke RL. (2015). Looking below the surface of nicotinic acetylcholine receptors. *Trends Pharmacol Sci.* **36**, 1–10.

Taylor P. (1991). The cholinesterases. *J Biol Chem.* **266**, 4025–4028.

Taylor P. (2006a). Anticholinesterase agents. In LL Brunton, JS Lazo, KL Parker (eds), *The Pharmacological Basis of Therapeutics*, 11th edn. New York, McGraw Hill. 201–215.

Taylor P. (2006b). Agents acting at the neuromuscular junction and autonomic ganglia. In LL Brunton, JS Lazo, KL Parker (eds), *The Pharmacological Basis of Therapeutics*, 11th edn. New York, McGraw Hill. 217–236.

Vischer HF, Watts AO, Nijmeijer S, Leurs R. (2011). G protein-coupled receptors: walking hand-in-hand, talking hand-in-hand. *Br J Pharmacol.* **163**, 246–260.

Westfall TC, Westfall DP. (2006). Neurotransmission: The autonomic and somatic nervous systems. In Brunton LL, Lazo JS, Parker KL. (eds), *The Pharmacological Basis of Therapeutics*, 11th edn. New York, McGraw Hill. 137–200.

Wilson IB. (1954). In McElroy WD, Glass B. (eds), *Symposium on the Mechanism of Enzyme Action*. Greenwood, Baltimore. 642.

Wilson IB. (1958). A specific antidote for nerve gas and insecticide (alkylphosphate) intoxication. *Neurology.* **8**, 41–43.

Wilson IB, Hatch MA, Ginsburg S. (1960). Carbamylation of acetylcholinesterase. *J Biol Chem.* **235**, 2312–2315.

Wismer T, Means C. (2012). Toxicology of newer insecticides in small animals. *Vet Clin North Am Small Anim Pract.* **42**, 335–347.

PARTE 3
Anestésicos, Analgésicos e Fármacos com Ação no Sistema Nervoso Central

CAPÍTULO 9

Introdução aos Fármacos com Ação no Sistema Nervoso Central e Princípios de Anestesiologia

Peter J. Pascoe e Eugene P. Steffey

Os fármacos que atuam no sistema nervoso central (SNC) têm importância fundamental na prestação de cuidados de saúde. Alguns deles são administrados a animais para melhorar diretamente o seu bem-estar – por exemplo, sem anestesia geral, a cirurgia moderna não seria possível. Já outros alteram o comportamento e melhoram a interação animal-pessoa, podendo induzir o sono, despertar ou prevenir convulsões. Às vezes, os medicamentos que atuam no SNC são administrados na tentativa de entender a base celular e a base molecular das ações no SNC (ou seja, fisiologia e fisiopatologia) e/ou para identificar os sítios e os mecanismos de ação de outros fármacos. Por fim, as ações de alguns fármacos no SNC resultam em "efeitos colaterais" indesejáveis, quando usados para tratar problemas em outras partes do corpo. Por exemplo, a injeção de anestésico local em excesso pode causar convulsões.

A principal finalidade deste capítulo consiste em rever princípios da organização e função do SNC, a fim de lançar uma base a partir da qual seja possível discutir, posteriormente, os princípios e os aspectos aplicados da farmacologia do SNC, de maneira consistente. Fármacos e anestésicos que alteram o comportamento são administrados rotineiramente em animais, por veterinários e profissionais da área. O uso apropriado desses fármacos requer um conhecimento de farmacologia do SNC. Portanto, este capítulo concluiu com uma revisão dos princípios da anestesiologia veterinária contemporânea.

INTRODUÇÃO AOS FÁRMACOS QUE ATUAM NO SISTEMA NERVOSO CENTRAL

Neuroanatomia e neurofisiologia

Entre as espécies de mamíferos, o SNC é bastante parecido anatomicamente. O cérebro e a medula espinal evoluíram para coletar informações sobre alterações externas e internas e promover a integração dessas informações de tal maneira que promova a sobrevivência e a reprodução do animal. As informações são reunidas por neurônios sensoriais que transformam um estímulo (p. ex., luz, som, gás no intestino) em um sinal elétrico (despolarização neuronal) transmitido ao SNC. A seguir, o SNC interpreta tal sinal, calcula uma resposta e inicia uma resposta para obter uma ação apropriada (se necessário). Essa resposta pode necessitar de pouquíssima integração com o SNC ou de uma interpretação muito maior. Por exemplo, um animal que pisa em um objeto extremamente quente estimula um arco reflexo a fim de iniciar a retirada imediata do membro sem qualquer percepção consciente de que o objeto estava quente. Contudo, um gato que encontra um bife suculento sobre o balcão da cozinha deve primeiro reconhecer o que é aquele bife e, então, compará-lo com algo de sua memória que possa ter gosto semelhante e, por sua vez, com a memória da punição que recebeu da última vez que tentou pegar tal objeto do local. Esses cálculos posteriores envolvem uma integração complexa

no SNC e o envolvimento neuronal é controlado em grande parte por substâncias químicas que provocam, modificam ou inibem as despolarizações que levam à resposta final.

Embora o SNC da maioria dos mamíferos tenha a mesma organização básica, não surpreende o fato de as pressões evolucionárias terem criado diferenças no tamanho relativo de determinados componentes. Tal fato é facilmente demonstrado ao se examinar os lobos olfatórios dos cérebros de um ser humano e de um cão; este último apresenta um tamanho relativo muito maior que o de pessoas. Ainda, existem diferenças químicas no SNC de diferentes espécies que não são prontamente explicáveis, porém, claramente, têm impacto no uso de fármacos que modificam a atividade do SNC. É de amplo conhecimento que os opioides podem causar excitação em cavalos e sedação em cães, e que a distribuição de receptores mu e kappa é muito diferente entres essas duas espécies (Hellyer *et al.*, 2003).

Para compreender o modo pelo qual os fármacos podem modificar a atividade no SNC, é preciso compreender os processos normais empregados para alterar as interações entre as células do SNC. Para modular os sinais que chegam, são necessários mecanismos que permitem a aceitação ou a rejeição de um impulso particular. Em algumas áreas do SNC de mamíferos, existem neurônios que são conectados por sinapses elétricas, as quais se caracterizam por conexões íntimas entre as duas células, com canais de íons alinhados entre as duas células. Esse arranjo não permite que a célula receptora altere o sinal, já que a despolarização da primeira célula resulta na despolarização da segunda. Contudo, esse arranjo é útil, pois é importante que muitas células sejam acionadas simultaneamente a fim de induzir uma resposta coordenada e, já que o sinal pode percorrer em qualquer uma das duas direções, o arranjo propicia a capacidade de tal sistema funcionar dessa maneira. O sinal também é transmitido com muito mais rapidez entre as células (0,1 ms) de modo que o sinal pode gerar uma resposta muito rápida. Os neurônios do tronco encefálico envolvidos na coordenação da respiração apresentam esse tipo de sinapse e, também, alguns neurônios envolvidos na secreção de hormônios oriundos do hipotálamo. Essa coordenação elétrica permite-lhes produzir um "pulso" de hormônio porque todos são acionados simultaneamente.

Contudo, a grande maioria dos neurônios no SNC de mamíferos comunica-se por meio de sinais químicos. A despolarização do primeiro neurônio percorre ventralmente seu axônio por meio da abertura dos canais de sódio regulados por voltagem (Figura 9.1). Na sinapse, essa onda de despolarização ativa canais de cálcio regulados por voltagem que permitem que o cálcio flua por meio do gradiente de concentração (aproximadamente 10^{-3} M, na parte externa da célula, e 10^{-7} M, no interior da célula) no citosol da sinapse. Essa maior concentração de cálcio ativa a liberação de mensageiro químico (neurotransmissor) pelas vesículas, para a fenda sináptica. Esse neurotransmissor

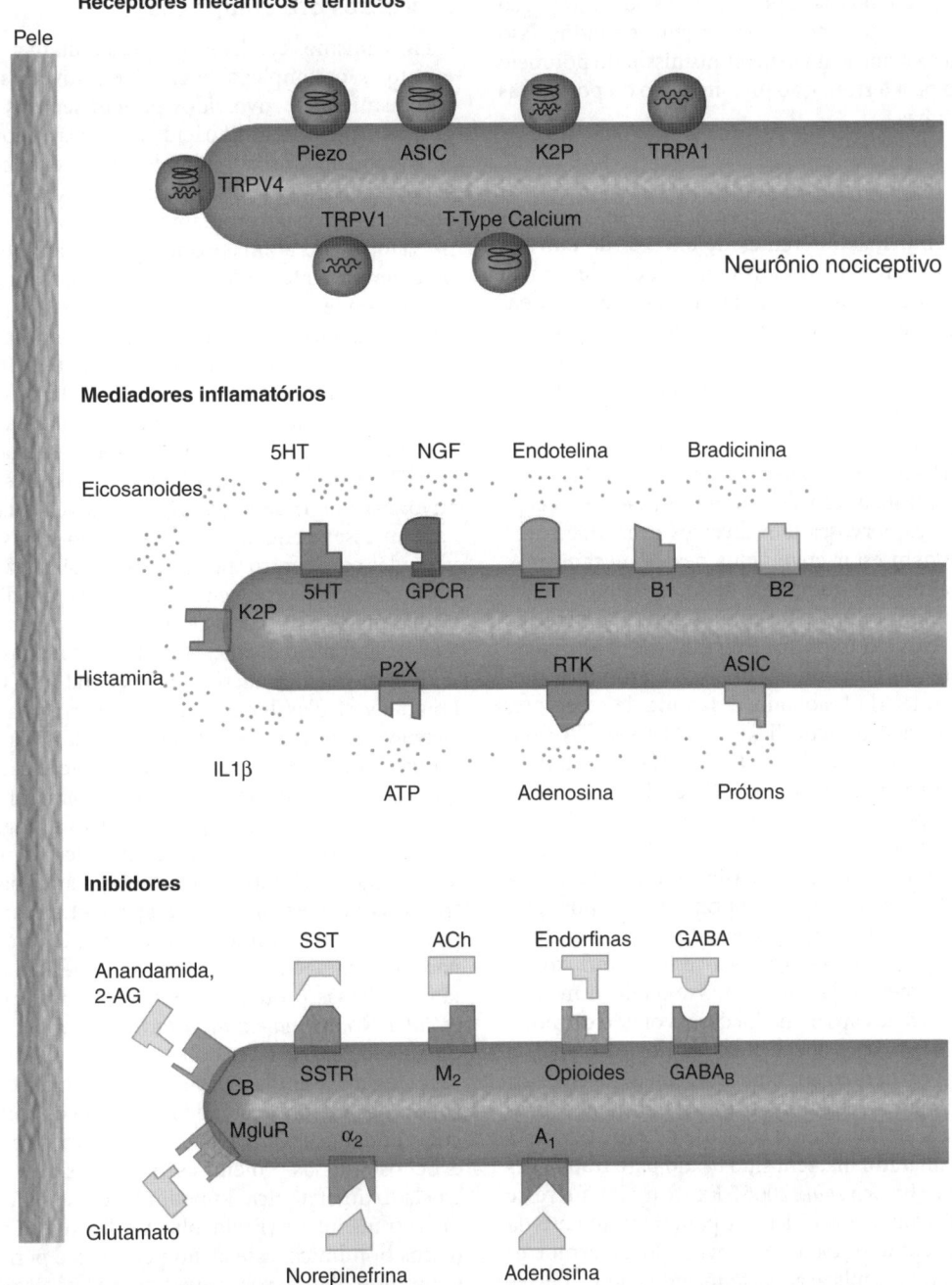

Figura 9.1 Transdução de informações nociceptivas por terminações neuronais livres na derme. Muitos receptores estão destacados nessa figura e é preciso reconhecer que nem todos os nociceptores teriam todos esses receptores em sua superfície. (**A**) Receptores que propiciam transdução direta de estímulos térmicos (linhas onduladas) e mecânicos (espiral). TRPA1: receptor de potencial transitório A1, que responde a frio deletério; K2P: canal de potássio de dois poros; ASIC: canais de íon sensíveis a ácido, que respondem a estímulos mecânicos e, também, a prótons; Piezo, responde a estímulos mecânicos; TRPV4 e TRPV1, respondem a estímulos quentes; canal de cálcio do tipo T, que responde a estímulos mecânicos. (**B**) Mediadores inflamatórios capazes de aumentar a possibilidade de despolarização de um nociceptor. B1 e B2: receptores de bradicinina; ET: receptor de endotelina; GPCR: receptor associado à proteína G; 5HT: 5-hidroxitriptamina; P2X: receptor-2X purinérgico; RTK: receptor tirosinoquinase; NGF: fator de crescimento de nervo; IL1β: interleucina-1 beta; ATP: trifosfato de adenosina. (**C**) Mediadores inibidores capazes de diminuir a possibilidade de despolarização de um nociceptor. GABA: ácido gama-aminobutírico; Ach: acetilcolina; M2: receptor muscarínico-2; SST e SSTR: somatostatina e seu receptor; CB: receptor canabinoide; 2-AG: 2-araquidonilglicerol, um agonista canabinoide; MGluR: receptores glutamato metabotrópico; α2: receptor alfa$_2$-adrenérgico; A$_1$: receptor de adenosina.

se difunde pelo pequeno espaço entre os neurônios e se adere a receptores da membrana pós-sináptica, onde pode provocar uma ou mais de quatro alterações. Pode causar: discreta despolarização, porém não suficiente para acionar um potencial de ação; despolarização suficiente para a geração de um potencial

de ação (excitação); modificações no meio interno da célula de modo que ela possa ser mais ou menos receptiva a sinais posteriores (modulação); ou um desvio iônico resultando em hiperpolarização da célula (inibição). A seguir, é necessário haver algum mecanismo para terminar tal sinal de modo que o neurônio pós-sináptico consiga retornar a seu estado de repouso a fim de permitir que sinais posteriores sejam recebidos. Isso pode ocorrer pela destruição do neurotransmissor ou por meio de sua recaptação pela terminação pré-sináptico ou por outras células circunvizinhas.

Transdução

Para que o animal vivencie seu ambiente, deve ser capaz de converter diversas formas diferentes de energia de entrada na despolarização neuronal. Isso levou à evolução de muitos receptores e substâncias químicas especializadas que podem transduzir o sinal que chega como alguma coisa compreensível pelo animal. Fotorreceptores no olho usam a rodopsina e diversas opsinas ativadas pela luz e amplificadas pela conexão com um receptor ligado à proteína G (GRPC). Ainda não se conhecem claramente os mecanismos pelos quais os mecanorreceptores especializados da pele, os corpúsculos de Meissner e Paccini, fazem a transdução dos estímulos. Nesses receptores, as terminações nervosas têm diversos canais de sódio e potássio que podem estar envolvidos nesses mecanismos, mas os detalhes ainda não foram explicitados. Sabidamente, os nociceptores usam múltiplos receptores para a transdução dos estímulos nocivos em impulsos elétricos. Eles respondem a estímulos diretos, como calor, e, também, a estímulos químicos liberados no tecido lesionado. A família de receptores de potencial transitório valinoide (TRPV) – TRPV-1, TRPV-2, TRPV-3 e TRPV-4 – está envolvida na transdução de estímulos térmicos e respondem a variações específicas de temperatura (p. ex., TRPV-3 responde à temperatura de 31°C a 39°C, enquanto TRPV-1 responde à temperatura > 42°C). O receptor TRPV-1 também é importante na sensibilização periférica e nos estados de dor crônica, já que é suprarregulado por esses distúrbios. A capsaicina é um antagonista do TRPV-1 e, como continua a ativar o canal de cálcio, pode ocasionar influxo excessivo de cálcio ao interior da célula e morte celular. Em seres humanos, um adesivo de capsaicina foi desenvolvido de modo que a ser aplicado em áreas localizadas de dor neuropática (p. ex., neuralgia pós-herpética), com capacidade de reduzir a dor significativamente em alguns pacientes durante alguns meses após a aplicação (Wagner *et al.*, 2013). Outro agonista do TRPV-1, a resiniferatoxina, tem sido usado para tratar cães com osteossarcoma (Brown *et al.*, 2005). Existe muito interesse em agonistas e antagonistas do TRPV-1 para o tratamento da dor, porém esse receptor também está envolvido na termorregulação, de modo que a aplicação sistêmica de alguns desses fármacos pode provocar hipertermia ou hipotermia. Conforme indicado na Figura 9.1, existem muitos outros receptores nos nociceptores, alguns dos quais também tendendo a hiperpolarizar um nociceptor, tornando-o menos passível à estimulação. Como exemplo, existem receptores opioides e alfa$_2$-adrenérgicos em alguns desses neurônios, o que sustenta a ação dessas classes de fármacos como analgésicos de ação periférica. Os nociceptores periféricos também são influenciados por mediadores liberados em decorrência de lesão tecidual. Esses mediadores podem não causar despolarização diretamente, mas são capazes de sensibilizar o nociceptor a outros estímulos, ocasionando a condição conhecida como hiperalgesia periférica. Esses mediadores inflamatórios incluem prostaglandinas, bradicinina, histamina, serotonina, citocinas (p. ex., IL1-beta, TNF-alfa), fatores de crescimento de nervo, purinas, endotelina e prótons. Muitos desses mediadores têm sido alvos de fármacos no tratamento de dor aguda e dor crônica.

Processos pré-sinápticos

Os mecanismos celulares que possibilitam a ocorrência desses eventos são complexos e envolvem diversas etapas. Os neurotransmissores envolvidos podem ser classificados em três grupos principais: aminoácidos, aminas e peptídios. Os aminoácidos podem ser absorvidos do líquido extracelular, porém, em geral, precisam de moléculas de transporte ativo para que isso ocorra; alguns estão prontamente disponíveis para serem usados nessa forma. As aminas e o ácido gama-aminobutírico (GABA) precisam ser sintetizados a partir de blocos menores de compostos que requerem a presença de enzimas, as quais, em geral, são produzidas no corpo celular e se difundem lentamente ao longo da extensão do axônio até a terminação axônica (Figura 9.2). A velocidade desse transporte axonal lento é de 0,5 a 5 mm/dia. Assim que o aminoácido ou a amina alcança a terminação nervosa, ele(a) é acondicionado(a) em vesículas sinápticas (com 40 a 60 nm de diâmetro) por meio de um sistema de transporte ativo. Na microscopia eletrônica, as vesículas sinápticas que contêm essas pequenas moléculas são vistas como pequenas vesículas com centro translúcido. Por sua vez, os peptídios são produzidos no corpo celular, onde são acondicionados em vesículas maiores. São transportados ativamente até a terminação axônica por meio de microtúbulos e proteínas que precisam de ATP, como a cinesina, para alcançar tal fim (Figura 9.2). Essas grandes vesículas de centro denso (assim vistas em microscopia eletrônica) movem-se na velocidade de 400 mm/dia, ao longo do axônio, de modo que tal movimentação é muito mais rápida que a difusão das enzimas necessárias para a produção de GABA e amina. As vesículas sinápticas tendem a se aglomerar ao redor de áreas densas da membrana sináptica (denominadas *zonas ativas*) que contêm as proteínas necessárias para a liberação de transmissores. As zonas ativas apresentam canais de cálcio que proporcionam o estímulo para a ativação da cascata necessária para a ancoragem e a exocitose da vesícula sináptica. Uma família dessas proteínas, conhecida como proteínas SNARE (*soluble* N-*ethylmaleimide attachment protein receptors*), forma complexos entre a vesícula sináptica e a membrana celular (ancoragem) e ajuda a promover a próxima etapa do processo (fusão das membranas), de modo que os conteúdos das vesículas podem ser liberados na fenda sináptica (mecanismo de exocitose). Essas proteínas são clivadas pela toxina botulínica e pela toxina tetânica, impedindo, desse modo, a liberação de neurotransmissor (Breidenbach e Brunger, 2005). No caso da toxina botulínica, esse efeito permanece periférico, na junção neuromuscular, ao passo que a toxina tetânica é transportada ao SNC onde seus efeitos ocorrem principalmente em neurônios inibidores, explicando, desse modo, as diferentes manifestações clínicas das duas doenças (paralisia, no botulismo, e rigidez muscular, no tétano). As vesículas sinápticas podem então ser restabelecidas (mecanismo de endocitose) com auxílio de proteínas denominadas *clatrinas* e recicladas para serem novamente preenchidas com neurotransmissor. Todo esse processo, desde a formação de vesícula, exocitose a endocitose até o novo preenchimento dessas vesículas sinápticas, pode ser realizado em cerca de 1 min, capacitando, assim, a sinalização frequente a partir da terminação. Muitas terminações sinápticas contêm tanto pequenas vesículas com centro claro (aminoácidos e aminas) quanto grandes vesículas de centro denso (peptídios). As vesículas que contêm peptídios em geral não são liberadas tão prontamente quanto as vesículas de centro claro e precisam de uma concentração maior de cálcio intracelular para sua liberação (em geral, resultado da despolarização repetitiva

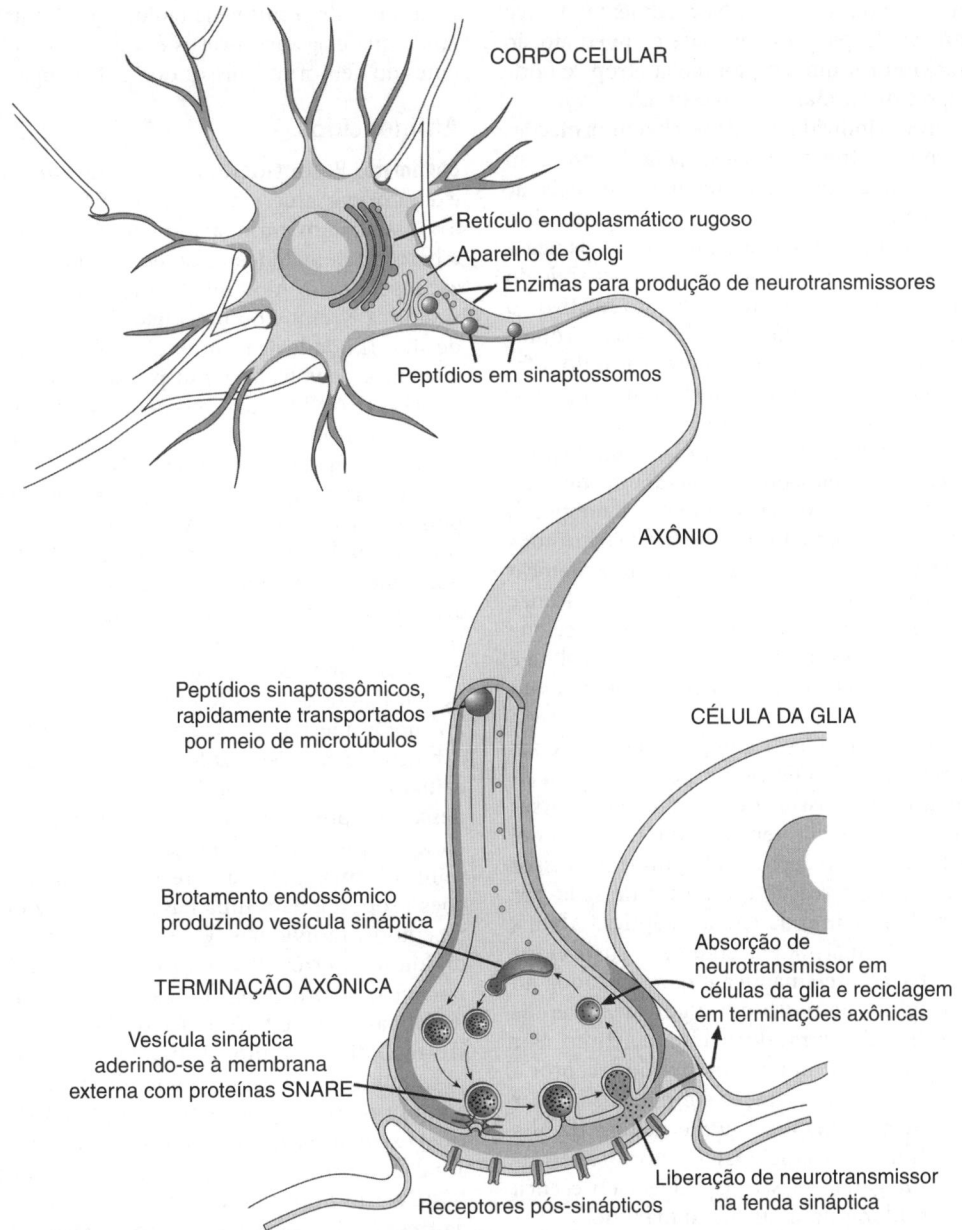

Figura 9.2 Neurônio envolvido na transmissão química. As enzimas e os peptídios são produzidos no corpo celular e transportados à terminação axônica. O transporte de enzimas é lento, ao passo que as vesículas sinápticas e peptídicas são transportadas ativamente ao longo de microtúbulos. Os neurotransmissores são acondicionados em vesículas sinápticas e se acumulam próximo à fenda sináptica. Quando a célula sofre despolarização, as vesículas sinápticas se fundem com a membrana celular externa e liberam neurotransmissores na fenda sináptica. Essa substância química atua nos receptores da membrana pós-sináptica alterando a função celular pós-sináptica. Alguns neurotransmissores são destruídos na fenda sináptica, outros são reabsorvidos na terminação axônica e alguns podem ser reabsorvidos por células da glia vizinhas e destruídos ou reciclados na terminação axônica.

rápida do neurônio), promovendo, assim, o potencial para um sinal diferente se associar a um estímulo mais intenso. Muitas terminações pré-sinápticas têm receptores que respondem ao neurotransmissor liberado (autorreceptores). Em geral, isso é apresentado como uma alça de retroalimentação (*feedback*), que resulta na inibição de liberação adicional do neurotransmissor.

Processos pós-sinápticos

Os receptores da membrana pós-sináptica podem ser classificados em dois tipos: receptores ionotrópicos ou controlados por ligantes e receptores metabotrópicos. Os receptores ionotrópicos

permitem a passagem imediata de um íon pela membrana celular. Na maioria das vezes, esses receptores são proteínas que permitem a passagem de sódio, cálcio, potássio ou cloro. Os receptores metabotrópicos ativam um processo intracelular capaz de alterar a condução iônica por meio de outro canal ou podem alterar a produção de outras substâncias no interior da célula capazes de alterar o modo como a célula reage à estimulação adicional. Esse processo é muito potente porque pode amplificar o sinal inicial recebido. Um receptor pode ativar uma enzima celular que, a seguir, catalisa a produção de muitas moléculas, e cada uma dessas consegue posteriormente amplificar o efeito por meio da ativação de mais reações. Normalmente, o sinal a partir de receptor ionotrópico ocorre quase de imediato, ao passo que o efeito advindo de um receptor metabotrópico pode demorar mais tempo e durar mais após o estímulo.

No SNC, um neurônio individual pode receber informações oriundas de centenas de outros neurônios. Cada sinapse, com seu neurotransmissor, pode estimular (aumentar o potencial de repouso da membrana na direção de 0) ou inibir (diminuir o potencial de repouso da membrana para um valor mais negativo). O efeito final sobre tal neurônio individual depende do tipo de informação que ele recebe e do momento relativo ao estímulo. Se ocorre estímulo simultâneo de diversos neurônios excitatórios ao mesmo tempo, provavelmente o neurônio sofre despolarização e envia um sinal para a próxima célula da via de transmissão – a isso se denomina somatório espacial. Contudo, se um único estímulo permanecer acionando, tal estímulo pode induzir despolarização suficiente a ponto de gerar um potencial de ação. A esse processo, denomina-se somatório temporal. Se esse neurônio tivesse recebido diversos sinais de neurônios inibidores durante tal período, a magnitude do sinal excitatório precisaria ser maior, a fim de possibilitar que o neurônio alcance um limiar para o potencial de ação. Contudo, observa-se que a inibição sob essas condições normalmente não é absoluta e que, se for aplicado um estímulo forte o suficiente, ele superará a inibição.

A fusão de um neurotransmissor a um receptor pode ser sucedida por diversos eventos. O receptor pode ter um efeito e, a seguir, o neurotransmissor e o receptor podem ser absorvidos no interior da célula, terminando, desse modo, seu efeito (internalização do receptor). O neurotransmissor pode ser destruído por uma reação química catalisada por uma enzima localizada próximo da fenda sináptica. Alguns dos fragmentos da molécula podem então ser absorvidos novamente na terminação pré-sináptica e reorganizados no neurotransmissor original, ao passo que alguns fragmentos se difundem para o líquido extracelular circunvizinho. Por último, a molécula pode se difundir para fora do receptor à medida que o gradiente de concentração sofre reversão e ser captada na terminação pré-sináptica ou nas células da glia circunvizinhas, para transporte adicional de retorno à terminação pré-sináptica. Em geral, essas ações exigem a presença de proteínas transportadoras para um efeito máximo.

Neurotransmissores e seus receptores

Há diversos critérios para definir uma substância química como um neurotransmissor e tem-se feito muito esforço para assegurar que esses critérios sejam contemplados por candidatos potenciais. Simplesmente encontrar uma substância química no SNC não significa que ela seja um neurotransmissor.

1. A substância precisa estar presente na terminação pré-sináptica.
2. A substância deve ser liberada na fenda sináptica quando ocorre despolarização na terminação pré-sináptica. Na maioria dos casos, esse evento depende da liberação intracelular de cálcio.
3. Deve haver receptores para a substância na membrana pós-sináptica, que pode ser ativada pela deposição exógena da substância nesses receptores.

Antigamente, era difícil obter esse tipo de prova porque uma sinapse, individual, é muito pequena; ademais, em termos técnicos, é muito difícil conseguir registrar sua atividade. Mesmo com o uso de técnicas de biologia molecular, isso não é fácil, ainda que haja vários casos em que o receptor foi descoberto antes do neurotransmissor que a ele se liga.

Aminoácidos

Glutamato. É considerado, em geral, um neurotransmissor excitatório e atua em cerca de 50% das sinapses cerebrais. Trata-se de um aminoácido não essencial que não atravessa a barreira hematencefálica, de modo que precisa ser sintetizado pelo neurônio (Tabela 9.1). Uma vez liberado na fenda sináptica é removido por meio de um processo de captação de alta afinidade na terminação pré-sináptica e nas células da glia locais, envolvendo transportadores de aminoácidos excitatórios (EAAT). Até o momento, foram identificados cinco EAAT, cujas localizações no cérebro e atividades relativas são variáveis (Bridges e Esslinger, 2005). O glutamato captado nas células da glia é convertido em glutamina que, então, pode ser absorvida na terminação pré-sináptica e novamente transformada em glutamato. Tanto EAAT quanto os transportadores de glutamato vesiculares (VGLUT) tornaram-se alvos da manipulação farmacológica. O glutamato atua em três famílias de receptores ionotrópicos e em três classes de receptores metabotrópicos. Os receptores ionotrópicos são denominados de acordo com os agonistas que inicialmente os ativam: *N*-metil D-aspartato (receptor NMDA); alfa-amino-3-hidroxi-5-metilsoxazol-4-propionato (receptor AMPA); e cainato (receptor cainato). Assim como ocorre com a maioria desses receptores, eles consistem em quatro ou cinco subunidades de proteínas dispersas na membrana, o que possibilita muitas formas para cada receptor (Tabela 9.1). Essas variações proporcionam uma base para o alvo farmacológico de receptores individuais. Os receptores metabotrópicos estão divididos em três classes: os da classe I (mGluR1 e 5) atuam por meio de proteínas $G_{q/11}$, aumentando a concentração de fosfolipase C (excitatórios), e os das classes II (mGluR2-3) e III (mGluR4, mGluR6-8) atuam por meio de proteínas G_i-G_o para inibir a atividade da adenilciclase (inibidores). Então, embora os principais efeitos do glutamato sejam excitatórios, existem partes do cérebro nas quais o glutamato pode atuar como um neurotransmissor inibidor. Os receptores NMDA são importantes em anestesia e analgesia em razão da frequência com que fármacos antagonistas desse receptor (ciclo-hexanonas, como a quetamina e a tiletamina) são usados. Foram identificados pelo menos seis sítios de ligação no receptor NMDA, para atividade farmacológica. O sítio que liga o glutamato (1) abre o canal para a entrada de sódio e cálcio na célula. Parece que esse sítio precisa de glicina para que ocorra ligação ao receptor (2) a fim de que o glutamato seja totalmente efetivo. Um terceiro sítio dentro do canal liga fenciclidina e outras ciclo-hexanonas (3). Ainda, existe um sítio de ligação de magnésio regulado por voltagem (4) dentro do canal; a liberação de magnésio desse sítio, com a despolarização, abre o canal para atividade posterior. Também, existe um sítio divalente inibidor que liga o zinco (5) próximo da abertura do canal e um sítio regulador poliamina (6) que potencializa as correntes geradas a partir do receptor, quando ele é ativado. Acredita-se que o receptor NMDA influencie a potencialização prolongada, a memória e a plasticidade do sistema nervoso. A potencialização prolongada provavelmente está envolvida com a modulação do estímulo nociceptivo. A ativação do receptor também está envolvida no processo de excitotoxicidade, levando à morte do neurônio.

Tabela 9.1 Pequenas moléculas de neurotransmissores, suas origens, proteínas de transporte, vias catabólicas e receptores.

Neurotransmissor	Sintetizado a partir de	Transporte de matéria prima para a terminação pré-sináptica	Etapa taxa-limitante da síntese	Transporte vesicular	Recaptação	Vias catabólicas	Receptores ionotrópicos	Receptores metabotrópicos e proteína G associada
Glutamato	Glutamina ou alfaoxoglutarato	Transportador de aminoácido excitatório (EAAT)		Transportador de glutamato vesicular (VGLUT)	EAAT1-5	Glutamina sintetase	NMDA (NR1, NR2A-D)	Classe I (mGluR1&5) $G_{q/11}$
							AMPA (GluR1-4)	Classe II (mGluR2-3) $G_i G_o$
							Cainato (GluR5-7, KA1-2)	Classe III (mGluR4, mGluR6-8) G_i/G_o
Glicina	Serina?		Serina trans-hidroximetilase D-glicerato desidrogenase		Transportador de glicina (GLYT1-2)		Glicina (subunidades α_{1-4}, β)	Nenhum
GABA	Ácido L-glutâmico	EAAT	Descarboxilase do ácido glutâmico (GAD_{65} e $_{67}$)	Transportador GABA vesicular (VGAT)	Transportadores GABA (GATs)	GABA transaminase	$GABA_A$ e $_B$	$GABA_B$ G_i
Acetilcolina	Colina e acetil-CoA	Transportador de alta afinidade	Transporte de colina	Transportador de acetilcolina vesicular	Transportador de alta afinidade da colina	Acetilcolinesterase (AChE)	AChRs nicotínicos (subunidades α_{2-9}, β_{1-4}, γ, Δ)	Muscarínicos (M1-5) $G_{q/11}$ – M1, M3, M5 G_i – M2, M4
Dopamina	Tirosina	Difusão	Tirosina hidroxilase (TH)	Transportador de monoamina vesicular (VMAT)	Transportador de dopamina (DAT)	Monoamina oxidase (MAO) e catecolamina-o-metiltransferase (COMT)	Nenhum	D1 e D5 G_s, D2, D3, D4 G_i
Norepinefrina e epinefrina	Tirosina	Difusão	TH	VMAT		MAO e COMT	Nenhum	α_{1A-D} G_q α_{2A-C} G_i β_{1-3} G_s
Histamina	Histidina	Difusão	Histidina descarboxilase	VMAT	?	MAO e COMT		H_1 G_q H_2 G_s H_3 G_i
5-HT, serotonina	Triptofano	Transporte ativo pela barreira hematencefálica	Triptofano-5-hidroxilase	VMAT	Transportador de 5-HT específico (SERT)	MAO	$5-HT_3$	5-HT1A-E5 G_i 5 HT_2 G_q 5 $HT_{4,6,7}$ G_s

Glicina. É um neurotransmissor inibidor encontrado em alta concentração no bulbo e na medula espinal. Como a glicina está presente em todos os tecidos do corpo, tem sido difícil isolar sua atividade no SNC. O receptor de glicina é uma estrutura pentamérica; foram identificadas quatro subunidades alfa e uma subunidade beta. Compreende um canal de cloreto regulado por ligante que permite o ingresso de íons cloreto, tornando o interior da célula com carga mais negativa (hiperpolarização). Os sítios de ligação de glicina e estricnina estão localizados na subunidade α_1. Depois de liberada na fenda sináptica, a glicina é captada de volta na terminação pré-sináptica ou no interior de células da glia circunvizinhas por meio de um transportador ativo de glicina (GLYT1-2), sendo o GLYT-2 a versão expressa principalmente em neurônios. Conforme indicado anteriormente, a glicina interage com o glutamato do receptor NMDA; o GLYT está presente nesses neurônios, apesar da falta de receptores de glicina.

GABA. Principal neurotransmissor inibidor no SNC, está presente em até um terço de todas as sinapses no SNC. Em comparação à sua concentração no SNC, são encontrados apenas traços desse elemento em outras partes do corpo. O GABA é produzido a partir de ácido L-glutâmico, reação que é catalisada pela descarboxilase do ácido glutâmico (GAD); essa reação irreversível precisa do cofator piridoxal fosfato (PLP, uma forma de vitamina B_6). Existem duas formas de GAD (GAD_{65} e GAD_{67}), e a GAD_{65} tem uma afinidade mais elevada por PLP, tornando sua atividade regulada mais facilmente. O GABA é degradado em semialdeído succínico pela GABA transaminase (GABA-T),

que também precisa de PLP e, a seguir, pode entrar no ciclo de Krebs por meio da degradação adicional em ácido succínico. Como tanto a GAD quanto a GABA-T dependem de PLP, uma dieta deficiente em vitamina B_6 pode levar a um nível diminuído de GABA no cérebro com consequentes convulsões. O GABA pode ser degradado em muitos outros metabólitos, incluindo ácido gama-hidroxibutírico (GHB). Há alguma evidência de que a degradação em GHB seja uma resposta reversível e que o GHB possa ser usado no cérebro para produzir GABA. O GHB tem sido usado em anestesia e agora é uma droga recreacional ilícita; parte de sua ação pode ser a de promover a produção de GABA, embora seja proposto um receptor específico de GHB, e o GHB compreenda um agonista micromolar (administração exógena) do receptor $GABA_B$ e um agonista nanomolar de receptores $\alpha 4\beta\delta$ $GABA_A$.

Depois de liberado na fenda sináptica, o GABA tem sua ação finalizada principalmente pela recaptação na terminação pré-sináptica, por meio de transportadores GABA. Um pouco de GABA é captado pelas células gliais circunvizinhas por meio do mesmo mecanismo, porém não parece ser um mecanismo para transferência desse GABA de volta ao neurônio, de modo que este último precisa sintetizar mais GABA a fim de compensar a quantidade perdida. Os receptores GABA estão divididos em um grupo ionotrópico ($GABA_A$, $GABA_C$) e um grupo metabotrópico ($GABA_B$). O receptor $GABA_A$ (Figura 9.3) é um canal de cloreto regulado por ligante e, quando ativado, tende a causar hiperpolarização da célula. Contém 4 subunidades, além de terem sido identificadas pelo menos 21 proteínas

$(\alpha_{1-7}, \beta_{1-4}, \gamma_{1-4}, \Delta, \varepsilon, \theta, \rho_{1-3})$, que podem ser usadas para constituir esse receptor, conferindo-lhe uma grande diversidade estrutural. Foi mostrado que algumas dessas variações apresentam sensibilidades relativas diferentes ao GABA proporcionando o potencial para diferentes níveis de resposta para liberar o mesmo neurotransmissor. Os anestésicos inalatórios são capazes de ativar o receptor GABA$_A$, porém é improvável que esse seja o único local de ação. Propofol e etomidato estimulam a ação do GABA no receptor, em baixa concentração, e ativam o receptor GABA$_A$ diretamente em concentração maior, ao passo que os barbitúricos são menos seletivos para esse receptor. Os benzodiazepínicos têm um sítio de ação diferente no receptor que exacerba a abertura do canal, quando o GABA natural se adere ao seu sítio de ligação (Figura 9.3). Alfaxalona pode interferir no receptor GABA por ligar-se à porção do receptor transmembrana (Akk *et al.*, 2009). O receptor GABA$_B$ se liga à proteína G$_i$, que, indiretamente, está associada a canais de potássio (condutância aumentada) e canais de cálcio (condutância diminuída). O último efeito é importante para os receptores GABA$_B$ localizados na membrana pré-sináptica, já que isso reduz a quantidade de cálcio liberado na célula após um potencial de ação e, por conseguinte, diminui a liberação de GABA a partir da terminação nervosa (resposta de autoinibição). Acredita-se que o baclofeno reduza a liberação de GABA por meio desse mecanismo.

Aminas

Acetilcolina (ACh). É sintetizada a partir da colina e da acetil coenzima A (acetil-CoA), em uma reação catalisada pela colina acetiltransferase (ChAT). A colina origina-se principalmente do sangue e do fosfolipídio fosfatidilcolina, e é transportada para as células por um transportador de alta afinidade. A acetil-CoA deriva da glicose ou do citrato, no SNC de mamíferos. A ACh sintetizada é armazenada em vesículas por meio de um transportador de acetilcolina vesicular. Uma vez liberada na fenda sináptica, a ACh adere-se a um receptor. No SNC, a maior parte desses receptores é do tipo nicotínico (nAChRs), outro grupo de proteínas pentaméricas com múltiplas subunidades possíveis $(\alpha_{2-9}, \beta_{1-4}, \gamma, \Delta)$, as quais são canais de cálcio excitatórios inespecíficos. Algumas áreas do SNC, em especial o prosencéfalo e no corpo estriado, também contêm receptores muscarínicos, que

são receptores metabotrópicos ligados à proteína G (M1-5). A ativação desses receptores tem um efeito inibidor nas respostas motoras mediadas por dopamina. A fenda sináptica também contém acetilcolinesterase (AChE), uma enzima muito eficiente (uma molécula de AChE hidrolisa 5 mil moléculas de ACh, por segundo) que causa degradação de ACh em colina e ácido acético. A colina é reabsorvida na terminação nervosa, para uma nova síntese de ACh. A atropina atua em receptores muscarínicos centrais, mas não é específica para qualquer subtipo, individualmente. Os organofosforados bloqueiam a ação de AChE, possibilitando, assim, o acúmulo de ACh tanto no sistema nervoso periférico (SNP) quanto no SNC. Isso leva a sinais típicos de ativação parassimpática – salivação, lacrimejamento, micção, diarreia e bradicardia –, porém também podem ocorrer convulsões e, por fim, coma e morte.

Dopamina. É sintetizada a partir da tirosina; a tirosina hidroxilase (TH) catalisa a conversão de tirosina em L-DOPA e a DOPA descarboxilase catalisa a conversão em dopamina. A produção de TH fosforilada ativada depende da concentração de íons cálcio, AMP cíclico e de uma tetra-hidrobiopterina (BH$_4$). Esta última liga-se a um sítio da TH, que também se liga à dopamina, aumentando, desse modo, a concentração de dopamina que inibe a síntese adicional de dopamina. A dopamina é armazenada em vesículas sinápticas por meio de um transportador de monoamina vesicular (VMAT) e pode, a seguir, ser liberada na sinapse a partir dessas vesículas. A cessação da ação da dopamina dá-se principalmente por sua recaptação nas terminações nervosas pré-sinápticas, por um transportador de dopamina (DAT). A dopamina reabsorvida é convertida em ácido di-hidroxifenilacético (DOPAC) pela monoamina oxidase, na terminação nervosa. A dopamina captada por células gliais circunvizinhas é convertida em ácido homovanílico pela catecolamina-*O*-metiltransferase (COMT). Existem diferenças entre as espécies quanto à importância dessas reações.

Os receptores de dopamina podem ser classificados em dois tipos, D1 e D2-*like*. Os receptores de dopamina 1 (D1) e D5 são classificados juntos e D2-4 são receptores D2-*like*. Todos são receptores metabotrópicos associados à proteína G. Os receptores D1 se ligam à proteína G$_s$ aumentando a concentração celular de cAMP, enquanto os receptores D2 se ligam à proteína G$_i$, que tem efeito oposto. Em geral, os receptores D1 são encontrados em membranas pós-sinápticas e, embora receptores D2 estejam presentes em alguns sítios pós-sinápticos, são mais comumente encontrados como autorreceptores na membrana pré-sináptica, local em que parecem influenciar tanto a síntese quanto a liberação de dopamina a partir da terminação nervosa.

A dopamina é encontrada em diversas regiões do cérebro, porém acredita-se que sua presença no corpo estriado tenha uma importante função na coordenação motora e na locomoção. A dopamina também está envolvida com comportamentos de recompensa, reforço e motivação, o que contribui para sua participação nos fármacos que induzem dependência. Por exemplo, a cocaína inibe o DAT, desse modo prolongando a presença de dopamina na fenda sináptica e prolongando sua ação na membrana pós-sináptica. Acredita-se que as fenotiazinas sejam antagonistas da dopamina e, assim, reduzem a motivação e a ação, ao passo que inibidores da monoamina oxidase aumentam a liberação de dopamina e são usados no tratamento de depressão. Fármacos que bloqueiam receptores D2 reduzem a liberação de dopamina e, quando em dose suficientemente elevada, induzem catalepsia.

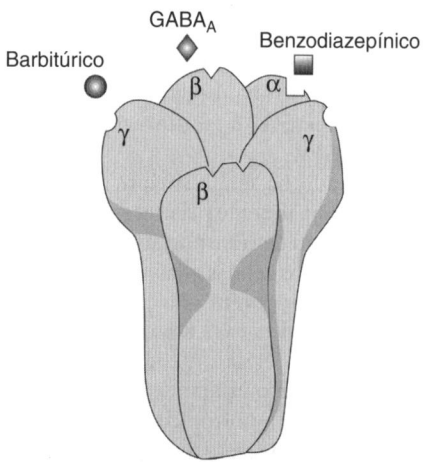

Figura 9.3 Receptor GABA$_A$ mostrando a estrutura pentamérica e subtipos de proteína que constituem o receptor. Neurotransmissores e fármacos aderem-se a diferentes subunidades do receptor.

Norepinefrina e epinefrina. Essas duas substâncias são neurotransmissores muito menos importantes no SNC, quando comparadas com a dopamina (cerca de um quarto a um terço da quantidade de neurônios contêm dopamina), mas também estão envolvidas no estado de alerta, atenção e comportamento alimentar. Esses neurotransmissores desempenham um papel dominante na função do sistema nervoso autônomo, tendo sido amplamente discutidos no Capítulo 7. A norepinefrina é produzida a partir da dopamina, com a participação da dopamina-beta hidroxilase, e a epinefrina é sintetizada posteriormente pela ação da feniletanolamina-N-metiltransferase. Esta é encontrada em determinados neurônios diferentes daqueles que secretam norepinefrina. Os dois neurotransmissores são armazenados em vesículas por meio de VMAT e metabolizados por monoamina oxidase e COMT, quando recaptados no interior da célula. A norepinefrina é removida da fenda sináptica pelo transportador de norepinefrina (NET), o que possibilita, também, o transporte de epinefrina – nenhum transportador específico para epinefrina foi identificado.

Os receptores alfa/beta-adrenérgicos para esses neurotransmissores são receptores metabotrópicos ligados à proteína G e subdivididos em α_{1A-D}, α_{2A-C} e β_{1-3}. Os α_{1A-D} se ligam à proteína G_q, resultando em despolarização lenta pela inibição de canais de K^+, ao passo que os receptores α_{2A-C} se ligam à proteína G_i, resultando em hiperpolarização. Os receptores α_2 são encontrados tanto em terminações nervosas pré-sinápticas quanto pós-sinápticas. Eles atuam como autorreceptores na terminação pré-sináptica, diminuindo a liberação de norepinefrina. Já que o estado de alerta depende da atividade tônica desses neurônios, a inibição dessa atividade tende a provocar sedação e falta de movimento – este é o princípio que norteia o uso de agonistas α_2, os quais diminuem a liberação de norepinefrina e, também, podem causar hiperpolarização das células pós-sinápticas. Os antagonistas α_2 têm efeito oposto e podem causar excitação central quando administrados individualmente.

Histamina. É produzida a partir do aminoácido histidina, catalisado pela enzima histidina descarboxilase, e transportada para as vesículas por meio de VMAT e liberada na fenda sináptica, onde pode atuar em um entre os três receptores de histamina (H_{1-3}). Recomenda-se a leitura do Capítulo 19 para conhecer as funções da histamina fora do SNC. Nenhum transportador de membrana plasmática foi identificado para a histamina, mas ela é metabolizada pelas enzimas histamina metiltransferase e monoamina oxidase. Os receptores de histamina são receptores metabotrópicos ligados à proteína G. O H1 se liga à proteína G_q, que interfere na ação da inositol fosfolipase; o H2 se liga à proteína G_s, que aumenta a concentração de cAMP, ao passo que o receptor H3 se liga à proteína G_i, com efeitos opostos. Acredita-se que o receptor H3 seja o autorreceptor da terminação pré-sináptica envolvido na diminuição da liberação de histamina e, possivelmente, outros neurotransmissores presentes nas mesmas células.

Acredita-se, também, que a histamina esteja envolvida no estado de alerta e fortemente associada ao aparelho vestibular, o que explica o uso de anti-histamínicos no controle de cinetose e a sonolência como um efeito comum associado ao uso de anti-histamínicos que conseguem atravessar a barreira hematencefálica.

5-Hidroxitriptamina (5-HT) ou serotonina. É sintetizada a partir do triptofano, por meio do 6-hidroxitriptofano catalisado pela enzima triptofano-5-hidroxilase e, a seguir, pela L-aminoácido aromático descarboxilase. O triptofano é transportado ao cérebro por meio de um processo ativo que também transporta outros aminoácidos neutros grandes. Isso significa que a produção de 5-HT depende não apenas da concentração de triptofano na dieta, mas também da quantidade relativa de triptofano. A restrição dietética de triptofano exaure a produção de 5-HT, ao passo que o aumento do conteúdo de triptofano na dieta aumenta a produção de 5-HT até que haja saturação do sistema enzimático triptofano 5-hidroxilase. Assim como acontece com os sistemas biológicos, um tratamento que altere um componente deve ser compensado por alteração em outro componente. Por exemplo, o alto teor de triptofano na dieta deve ser compensado pela diminuição de triptofano-5-hidroxilase. Depois de sintetizada, a 5-HT é armazenada em vesículas por meio de VMAT e, uma vez liberada, é transportada de volta à célula por um transportador de 5-HT específico (SERT). Essa proteína é o alvo de diversos fármacos conhecidos como *inibidores seletivos da recaptação de serotonina (ISRS)* – a fluoxetina (Prozac®) é um deles. Uma vez captada, a 5-HT é degradada principalmente pela enzima monoamina oxidase.

Foram identificados no mínimo 12 receptores de 5-HT ($5-HT_{1A-E}$, $5-HT_{2A-C}$, $5-HT_{3-7}$), sendo a maioria receptores metabotrópicos ligados à proteína G. A exceção é o $5-HT_3$, um receptor ionotrópico regulado por ligante, que possibilita a entrada de cátions e a estimulação da membrana pós-sináptica. Os receptores $5-HT_1$ se ligam à proteína G_i e os $5-HT_2$ se ligam à proteína G_q; acredita-se que os demais se ligam à proteína G_s (com exceção de $5-HT_5$, que provavelmente se liga à proteína G_i).

A 5-HT também está envolvida na regulação do sono e da atenção e desempenha um papel na nocicepção e no controle da êmese. Alguns antieméticos potentes, como ondansetron e granisetron, são antagonistas de $5-HT_3$. O receptor $5-HT_3$ pode estar envolvido no mecanismo de ação de anestésicos inalatórios (Solt *et al.*, 2005; Stevens *et al.*, 2005). A síndrome da serotonina é um distúrbio descrito em humanos caracterizado pela manifestação de múltiplos sinais, como alteração no estado de consciência (agitação, ansiedade, convulsões a letargia e até mesmo coma), disfunção autônoma (ações centrais e periféricas de hipertermia por 5-HT, transpiração, taquicardia, hipertensão, dispneia, dilatação de pupila) e alterações neuromusculares (mioclonia, hiper-reflexia e ataxia). Essa síndrome está sendo relatada mais comumente em virtude dos muitos fármacos prescritos que afetam o sistema 5-HT. Amitriptilina, tramadol, meperidina e erva-de-são-João reduzem a captação de 5-HT, ao passo que a selegina e a erva-de-são-João diminuem o catabolismo de 5-HT. Associações desses fármacos ou doses excessivas de um único agente podem provocar tal síndrome (Jones e Story, 2005). Em cães, foi descrita uma síndrome semelhante após a ingestão de 5-hidroxitriptofano (Gwaltney-Brant *et al.*, 2000).

Peptídios

Foram identificados muitos peptídios como participantes da neurossinalização. Essas substâncias são sintetizadas no corpo celular como um pré-pró-peptídio capaz de conter muitas moléculas diferentes de peptídios. A propiomelanocortina (POMC) é um bom exemplo, já que contém ACTH, hormônio estimulador de melanócitos (MSH) gama e beta, hormônio gamalipotrópico e betaendorfina. O neurotransmissor peptídico final é gerado por peptidases que clivam o pré-pró-peptídio em seus componentes, e essa clivagem pode ser tecido-específica. No lobo anterior da hipófise (adeno-hipófise), a POMC é convertida principalmente em ACTH, ao passo que o produto final do lobo intermediário consiste principalmente em betaendorfina e MSH. Muitos dos peptídios são armazenados em terminações nervosas da sinapse, com moléculas menores de neurotransmissores (Tabela 9.2) e sua liberação pode depender de uma força de sinalização diferente daquela necessária para as moléculas menores. Em geral, é necessária uma maior quantidade de cálcio na vesícula sináptica para a liberação do peptídio, que, depois de liberado, adere-se a receptores da membrana pós-sináptica, processo que comumente requer concentração menor dessas moléculas, em comparação aos neurotransmissores menores, para produzirem efeito. Um peptídio também pode se difundir mais amplamente a fim de influenciar neurônios mais adiante, conforme sugerido pelo fato de que receptores para alguns peptídios encontram-se em sítios anatômicos diferentes daqueles neurônios que produzem o antagonista peptidérgico. Assim como em outros neurotransmissores, com frequência os receptores peptídicos apresentam diversos subtipos, formas que podem ser encontradas em diferentes locais do SNC e são úteis em diferentes vias de sinalização. Todos são receptores metabotrópicos da proteína G. Uma vez liberados na fenda sináptica, os peptídios são catabolizados pelas peptidases presentes na matriz extracelular.

Os peptídios podem ser classificados em vários grupos, mais relacionados com sua descoberta do que com sua função no SNC: peptídios intestinais/cerebrais, hormônios hipofisários, fatores de liberação hipotalâmicos, peptídios opioides e outros (Tabela 9.3). Desses, as taquicininas (a substância P, especificamente) e os opioides são os mais importantes com relação à nocicepção. A substância P encontra-se colocalizada com glutamato em muitas das pequenas fibras aferentes envolvidas na sensação de quente/frio e na estimulação nociva, ligando-se aos receptores de neurocinina (NK_{1-3}). Os peptídios opioides (betaendorfina, dinorfina, leu-encefalina, met-encefalina, alfa/beta-neoendorfina, orfanina FQ) atuam nos receptores mu, kappa, delta ou orfanina FQ (MOP, KOP, DOP e NOP), estando presentes no corno dorsal da medula espinal e ao longo do SNC, bastante envolvidos na modulação da nocicepção. A abundância relativa e a localização desses peptídios e seus receptores variam entre as espécies.

Tabela 9.2 Colocalização de alguns neurotransmissores de molécula pequena, com peptídios.

Neurotransmissor	Peptídios presentes nas mesmas terminações nervosas
Glutamato	Substância P
	Orexina
	Encefalina
Ácido gama-aminobutírico (GABA)	Somatostatina
	Colecistocinina (CCK)
Acetilcolina	Peptídio intestinal vasoativo (VIP)
	5-hidroxitriptamina (5-HT)
Dopamina	CCK
	Neurotensina
Norepinefrina	Somatostatina
	Encefalina
	Neuropeptídio Y (NPY)
	Neurotensina
Epinefrina	NPY
	Neurotensina
5-HT	Substância P
	Hormônio liberador de tireotropina (TRH)
	Encefalina

Tabela 9.3 Neurotransmissores peptídicos.

Neuropeptídio	Receptores
Peptídios intestinais/cerebrais	
Substância P, neurocininas A e B	NK_{1-3}
Peptídio intestinal vasoativo (VIP)	$VPAC_{1,2}$, PAC_1
Neuropeptídio Y	Y_{1-5}
Colecistocinina (CKK)	$CCK_{1,2}$
Orexinas A e B	$OX_{1,2}$
Peptídios hipofisários	
Vasopressina	$V_{1,2}$
Ocitocina	OT
Hormônio adrenocorticotrófico (ACTH)	MC1-5R
Hormônio estimulador de melanócitos alfa (alfa-MSH)	MC1-5R
Prolactina	
Peptídios de liberação hipotalâmicos	
Hormônio liberador da tireotropina (TRH)	$TRH_{1,2}$
Hormônio liberador do hormônio luteinizante (LHRH)	
Somatostatina	SST_{1-5}
Hormônio liberador do hormônio do crescimento (GHRH)	
Hormônio liberador de gonadotropina (GnRH)	GnRHR
Peptídios opioides	
Leu-encefalina	MOP, DOP
Met-encefalina	MOP, DOP
Endorfina	MOP, DOP
Dinorfina	MOP, KOP
Alfa/beta-4-neoendorfina	MOP, KOP, DOP
Orfanina FQ	NOP
Outros	
Angiotensina	$AT_{1,2}$
Neurotensina	$NTS_{1,2}$
Fator liberador de corticotropina (CRF)	$CRF_{1,2}$
Peptídio relacionado ao gene de calcitonina (CGRP)	$CGRP_1$, $AM_{1,2}$
Bradicinina	$B_{1,2}$

Outros neurotransmissores

Purinas. ATP, adenosina e dinucleotídio de adenina são liberados na fenda sináptica de alguns neurônios. Eles se diferenciam dos neurotransmissores clássicos em que o ATP e o dinucleotídio de adenina podem estar na mesma vesícula sináptica, assim como outros neurotransmissores de pequenas moléculas, ao passo que a adenosina não é armazenada em vesículas. ATP adicional pode ser convertido em adenosina na fenda sináptica, atuando em seus receptores separadamente do ATP. A adenosina liga-se a receptores P_1 (A_1, A_{2A-B}, A_3), sendo todos eles ligados à proteína G; o ATP pode se ligar a receptores P_{2X1-5} (ionotrópicos) ou $P_{2Y1,2,4,6,11}$ (metabotrópicos). A adenosina tem ação hipnótica e ansiolítica e está envolvida na modulação da nocicepção.

Endocanabinoides. Acredita-se que a anandamida e o 2-araquidonilglicerol (2-AG) atuem em receptores canabinoides (CB1-2). Essa é uma via de sinalização incomum porque os ligantes são liberados da célula pós-sináptica e atuam na terminação nervosa pré-sináptica. A hipótese atual é de que o aumento do cálcio citoplasmático pós-sináptico, estimulado por despolarização, estimule a liberação do neurotransmissor canabinoide e que este se ligue a receptores CB1 na terminação nervosa pré-sináptica, resultando em efeito inibidor. Os receptores CB1 estão localizados em terminações GABA, de modo que a inibição da liberação de GABA reduz o efeito inibidor de GABA e provoca estimulação (p. ex., aumento do apetite associado à administração de *Cannabis*).

Agmatina. É uma arginina descarboxilada encontrada como um neurotransmissor endógeno, tendo sido proposto que seria um agonista natural do receptor imidazolina. Esses receptores são de interesse clínico porque muitos dos agonistas α_2 usados na prática são imidazolinas (p. ex., medetomidina, detomidina, romifidina). Contudo, pesquisas com essa substância também mostraram que elas interagem com o sistema glutamatérgico e atuam como um antagonista do receptor NMDA e inibem a enzima óxido nítrico sintase. Considerando-se sua localização em múltiplos sítios, acredita-se que sejam mais cotransmissoras que um agonista de imidazolina primário. A agmatina mostrou ser capaz de diminuir a dor decorrente de inflamação, neuropatia e lesão da medula espinal (Fairbanks *et al.*, 2000) e pode ter muitos outros efeitos terapêuticos (Piletz *et al.*, 2013).

Função de células não neuronais

O desenvolvimento e a atividade normais do SNC dependem das células da glia. Os três tipos de células gliais – oligodendrócitos, astrócitos e micróglia – estão intimamente associados aos neurônios. Os oligodendróticos formam as bainhas de mielina de neurônios do SNC (equivalente às células de Schwann no SNP), os astrócitos formam bainhas em junções sinápticas, propiciam uma estrutura no SNC e formam bainhas em capilares, como parte da barreira hematencefálica. A micróglia está presente por todo o SNC e acreditava-se que era relativamente quiescente até que houvesse necessidade de limpeza tecidual por meio de retenção de materiais estranhos e patógenos. Atualmente, está claro que todas essas células também apresentam uma função na sinalização entre as células, embora não apresentem capacidade de despolarização. Conforme indicado anteriormente nesta seção, os astrócitos que circundam as junções sinápticas participam na absorção de neurotransmissores e, em alguns casos, os metabolizam e/ou os transportam de volta à terminação pré-sináptica. Algumas dessas moléculas também podem ativar as células da glia – substância P, ATP e aminoácidos excitatórios mostraram fazê-lo. Outras substâncias que podem ser liberadas do neurônio para ativar as células da glia incluem óxido nítrico e fractalcina. É perturbador saber que também foi mostrado que a morfina pode ativar células da glia e, então, a administração de um analgésico opioide pode estimular a transmissão de informações nociceptivas (Watkins *et al.*, 2015). Contudo, a despolarização da terminação nervosa sináptica, por si só, também pode ativar o astrócito e abrir canais de cálcio. Um influxo de cálcio para o astrócito é capaz de induzir ao aumento da produção de fatores que podem retroalimentar a sinapse ou essa alteração pode ser transmitida a outros astrócitos por meio de junções íntimas que conectam essas células. Os fatores liberados pelas células da glia que conseguem alterar a transmissão sináptica incluem prostaglandinas, fator de crescimento do nervo (NGF), fator neurotrófico derivado do cérebro (BDNF), neurotrofinas NT-3 e NT-4/5 e as citocinas pró-inflamatórias interleucina-1 (IL-1) e fator de necrose tumoral (TNF). Como exemplo, mostrou-se que o BDNF ativa um canal de sódio específico de alguns neurônios, participando da potencialização de longa duração.

Assim, as células gliais podem liberar fatores em seu meio local que influenciam a atividade de muitos neurônios, contribuindo para um efeito amplificador de sinais processados por toda essa rede. O uso de fármacos que modificam a ativação de células gliais (p. ex., minociclina) ou que bloqueiam internamente vias de sinalização celulares (p. ex., inibidores da p38 MAP quinase) ou a produção de ativadores (p. ex., antiprostaglandinas) tem o potencial de alterar a percepção da dor.

Interações entre sistemas de neurotransmissores

As descrições anteriormente mencionadas são bastante simples em muitas áreas, já que existem múltiplas interações entre os neurotransmissores e os mecanismos que os controlam. O arranjo de neurotransmissores nas mesmas terminações pré-sinápticas significa que até mesmo o sinal produzido em uma única terminação pode ser modificado pela intensidade do sinal que chega ou por outras substâncias químicas ao ambiente local. Ainda, mostrou-se que as proteínas do receptor podem interagir diretamente, modificando o sinal recebido. Por exemplo, as interações de D5 com $GABA_A$ e de D1 com NMDA. No último caso, a ativação de receptores D1 diminui a quantidade de receptores NMDA na superfície celular, ao passo que a ativação do receptor NMDA aumenta o número de receptores D1 na superfície da célula (Lee e Liu, 2004).

Barreira hematencefálica

Para que qualquer fármaco induza um efeito no SNC, precisa alcançar os neurônios e outras células do cérebro. A função neuronal baseia-se na presença de um conteúdo iônico extracelular muito estável e na limitação, ao mínimo, da quantidade de substâncias "estranhas", de modo que a exposição dos neurônios a concentrações nanomolares de alguns neurotransmissores pode produzir um efeito. Para alcançar isso, os animais desenvolveram uma barreira sanguínea que possibilita a passagem de pequenas moléculas, mas restringe a passagem de compostos iônicos e a maior parte das moléculas maiores (Abbott, 2005; Hawkins e Davis, 2005). Essa barreira apresenta junções íntimas entre as células endoteliais, pericitos, uma membrana basal e astrócitos que envolvem os capilares (Figura 9.4). Além das junções íntimas, as células endoteliais apresentam maior conteúdo de mitocôndrias, carência de fenestrações e atividade de pinocitose mínima, quando comparadas aos capilares de outras partes do corpo. Essa barreira não existe em algumas áreas do cérebro, a saber órgãos circunventriculares (CVO). Esses órgãos incluem o órgão subfornical no teto do terceiro ventrículo, a eminência mediana e o órgão vasculoso da lâmina terminal no assoalho do ventrículo direito, a glândula pineal e o órgão subcomissural na parte posterior do terceiro ventrículo e a área postrema próxima ao quarto ventrículo. A zona de gatilho quimiorreceptora (CTZ, do inglês *chemoreceptor trigger zone*) encontra-se na área postrema e sua carência de barreira hematencefálica (BBB, do inglês *blood-brain barrier*) pode explicar, em parte, o rápido início de êmese associado ao uso de alguns opioides (p. ex., morfina). Esses fármacos induzem efeito antiemético no centro do vômito, que se situa além da BBB, de modo que o efeito resultante depende da taxa ativação dessas duas áreas pelo fármaco. Quando se trata de fármacos hidrofílicos, a penetração no centro do vômito é mais lenta que o efeito na CTZ, resultando em êmese. Opioides mais lipofílicos (p. ex., fentanila) inibem o centro do vômito quase ao mesmo tempo que estimulam a CTZ, com ocorrência muito

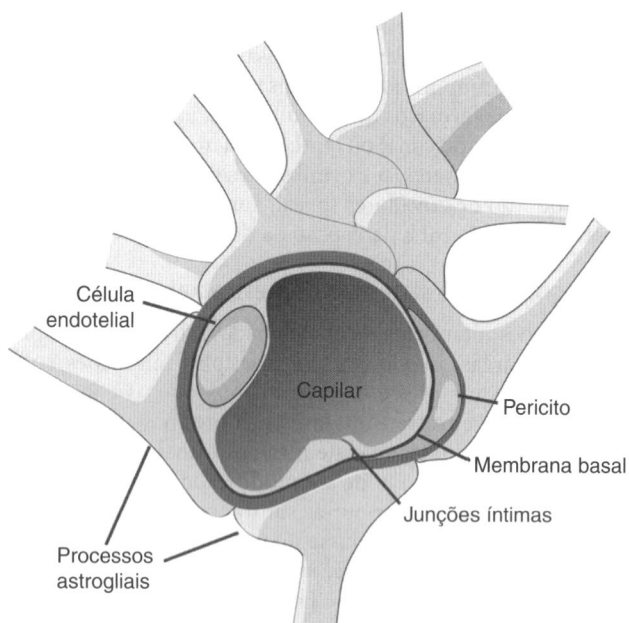

Figura 9.4 Barreira hematencefálica. As células endoteliais apresentam junções íntimas que ligam as células de tal modo que dificultam a passagem de material através dessas células. Essas células também apresentam menor quantidade de vesículas pinocitóticas e número maior de mitocôndrias que as células endoteliais dos capilares de outras partes do corpo. São circundadas por uma membrana basal, local no qual existem pericitos. Processos podálicos astrogliais circundam a parte externa do capilar.

menor de êmese. Esses CVO apresentam uma área superficial comparativamente pequena e acredita-se que estejam separados do restante do cérebro por uma barreira glial, limitando, desse modo, a disseminação de material captado através dos CVO. O plexo coroide é comparativamente permeável, porém as substâncias que alcançam o líquido cefalorraquidiano têm acesso relativamente limitado ao tecido neuronal. A área da superfície do plexo coroide é cerca de 1/1.000° da área da BBB.

A transferência de moléculas pela BBB sob condições fisiológicas normais é regulada por três fatores. Existem proteínas transportadoras de soluto (SLC) usadas para transportar moléculas essenciais, como glicose, aminoácidos, aminas, adenina, adenosina, vitaminas e hormônios tireoidianos pela barreira. Foram identificadas mais de 350 dessas SLC, as quais são denominadas empregando-se um sistema de letras e números (p. ex., SLC7A5, SLC47A2). Existem métodos mediados por receptores envolvidos na transcitose de alguns peptídios. Insulina, transferrina e leptina são exemplos de peptídios transferidos por transcitose mediada por receptor. Também existem transportadores ABC (*ATP-binding cassette*) ligados ao ATP que transportam substâncias em ambas as direções, pela BBB. Existem sete subfamílias desses transportadores ABC, que atuam em diversos tecidos corporais, conforme apresentado no Capítulo 2, e são designadas por letras (p. ex., ABCA1, ABCB2, ABCG2). Os transportadores ABC transportam substâncias em ambas as direções, dependendo de sua localização no lado luminal da célula endotelial (ejetando substância) ou no lado abluminal da célula, onde parecem participar de um transporte ativo de moléculas para o cérebro. Os mais bem estudados são os sistemas de efluxo ativo que atuam expelindo metabólitos indesejáveis do espaço extracelular no cérebro e, recentemente, mostraram ter efeitos importantes no acesso de alguns fármacos ao SNC.

Uma das proteínas envolvidas nesse processo é a ABCB1, ou glicoproteína-P, que tem uma ampla especificidade por substratos e transporta uma gama de fármacos a partir do SNC. Esse fato tornou-se de interesse clínico com a descoberta do gene *MDR-1*, responsável pela produção de ABCB1. Em alguns cães de raças de pastoreio (Collie e Pastor Australiano), um polimorfismo desse gene resulta em toxicidade maior a muitos fármacos; foi reconhecida inicialmente a toxicidade por ivermectina (Mealey, 2004). Hoje, está evidente que a carência de ABCB1 também pode alterar a concentração cerebral de diversos outros fármacos. No camundongo deficiente em *MDR-1*, as concentrações cerebrais de morfina e fentanila estavam aumentadas em 25% e a absorção de metadona em 200 a 1.500% (Dagenais *et al.*, 2004; Wang *et al.*, 2004). O butorfanol pode ter um efeito mais intenso em cães deficientes em MDR-1. As fenotiazinas mostraram ter efeito inibidor da glicoproteína-P e podem, dessa maneira, alterar a absorção de outros fármacos no cérebro. A acepromazina parece ter uma ação sedativa mais profunda nesses cães (Mealey, 2006). A farmacogenômica desse fenômeno é discutida no Capítulo 50.

A taxa na qual os fármacos atravessam a BB é controlada pelas atividades citadas anteriormente e, também, pelas propriedades físico-químicas do próprio fármaco. Tamanho da molécula, lipossolubilidade, sítios de doadores de ligação de hidrogênio e oxigênio e nitrogênio externos interferem na passagem pela BBB. Moléculas polares não conseguem atravessar a BBB, de modo que o fármaco precisa estar presente na forma não ionizada a fim de penetrar no cérebro. A lipossolubilidade é medida de muitas maneiras, porém uma das mais comuns consiste em avaliar o coeficiente de partição octanol/tampão e expressá-lo como um valor log, em geral Log P. As moléculas menos passíveis de penetrar na BBB têm peso molecular > 450 g/mol, um Log P > 4, doadores de ligação de hidrogênio > 5 e soma de átomos de nitrogênio e oxigênio > 10. Na outra extremidade da escala, as moléculas com baixo valor de Log P (< 2) também apresentam baixa capacidade de penetração, levando a uma curva em forma de sigmoide quando se expressam, graficamente, os valores de Log P *versus* absorção cerebral. Isso pode ser ilustrado pela farmacodinâmica da morfina (Log P = 0,1), do alfentanila (Log P = 2,1) e do sulfentanil (Log P = 3,24), em que os picos dos efeitos desses fármacos ocorrem em, aproximadamente, em 2 a 3 h, 1 min e 6 min, respectivamente (Lotsch, 2005).

Barreira epidural

Os fármacos administrados no espaço epidural devem se difundir pelas membranas durais para alcançar a medula espinal, onde podem atuar (Bernards e Hill, 1990, 1991). Essa difusão depende de muitos dos fatores comuns (gradiente de concentração, tamanho da molécula, polaridade, lipossolubilidade e distância), porém o mesmo efeito sigmoide da lipossolubilidade é encontrado aqui também (Bernards e Hill, 1992). Isso é demonstrado na Figura 9.5, na qual se expressam graficamente os valores de Log P *versus* permeabilidade da meninge mensurada *in vitro*. A gordura epidural compreende um fator de interferência, pois fármacos lipossolúveis tendem a ser absorvidos nesse local, limitando, assim, a sua absorção na medula espinal. A principal barreira meníngea à difusão é a membrana pia-aracnoide, com sua complexa mistura de líquidos aquosos (LCR e líquido extracelular) e membranas lipídicas. O efeito da distância é ilustrado na Figura 9.6, em que se expressa, graficamente, o tempo de início *versus* profundidade, em diversas espécies, após a administração intratecal (Yaksh, 2005).

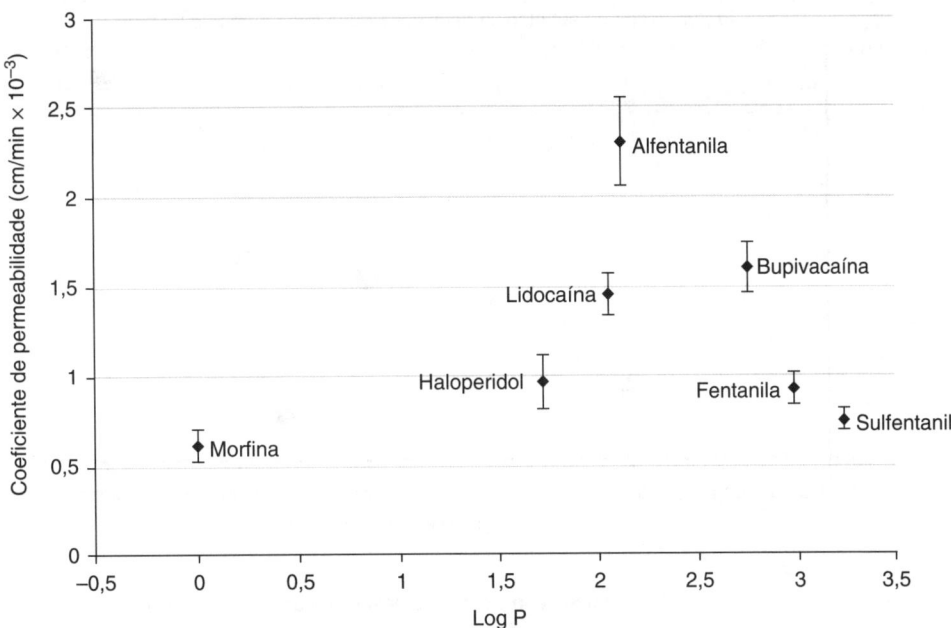

Figura 9.5 Permeabilidade das membranas durais a diferentes fármacos empregados em anestesia *versus* seu coeficiente de partição octano: tampão, expresso, aqui, como Log P. Fonte: Dados de Bernards e Hill, 1992.

PRINCÍPIOS DE ANESTESIOLOGIA

A anestesiologia é definida como a arte e a ciência da administração de anestesia. O termo também descreve uma especialidade clínica da medicina (inclusive da medicina veterinária) que surgiu no início da década de 1900, quando alguns médicos começaram a dedicar tempo integral ao uso clínico de anestésicos. A anestesiologia foi oficialmente reconhecida como uma especialidade organizada na medicina com o estabelecimento, em 1938, de um corpo de médicos para certificação de colegas, o American Board of Anesthesiologists (ABA). Inicialmente, o ABA era um quadro afiliado do American Board of Surgery, porém, em 1941, tornou-se um conselho independente. Além disso, em 1940 uma seção da anestesiologia foi formada dentro da American Medical Association. Em 1975, o American College of Veterinary Anesthesiologists foi reconhecido oficialmente pela American Veterinary Medical Association como a entidade para certificar veterinários como especialistas em anestesia veterinária nos EUA. Resumos mais amplos sobre o desenvolvimento da anestesiologia estão disponíveis em outras publicações (Smithcors, 1971; Weaver, 1988; Larson, 2005; Weaver e Hall, 2005; Steffey, 2014). A função central do anestesista é: (i) aplicar métodos para minimizar ou eliminar a dor, relaxar músculos e facilitar a contenção do paciente durante procedimentos cirúrgicos, obstétricos e outros procedimentos médicos, diagnósticos e terapêuticos; e (ii) monitorar e dar suporte às funções vitais de pacientes durante o período cirúrgico, bem como de pacientes criticamente enfermos, traumatizados ou, de outra forma, gravemente enfermos. As habilidades e os conhecimentos que foram desenvolvidos no campo se estenderam à prática clínica da anestesiologia em cuidados intensivos, reanimação cardíaca e pulmonar e controle de condições acompanhadas de dor não relacionadas com a cirurgia. A palavra *anestesia* deriva do grego, no sentido de "insensível" ou "sem sensibilidade", mas não implica, necessariamente, perda de consciência. Na prática de anestesiologia veterinária, anestesia e anestésicos são usados por diversos motivos (Tabela 9.4).

Uso anestésico

Percepção de estímulos nocivos (dor)

A prevenção da percepção de um estímulo nocivo durante a cirurgia é a principal justificativa para anestesia. Um estímulo nocivo é definido como aquele potencialmente lesivo ao tecido corporal. A nocicepção não tem conotação emocional ou de percepção. A dor é uma experiência sensorial e emocional desagradável – trata-se de uma percepção, e não uma entidade física. Sua percepção depende de um córtex cerebral funcional. Um conceito de dor inclui diversas dimensões interdependentes: a sensorial/discriminadora e a motivacional/afetiva.

Não é a intenção, aqui, desviar para questões semânticas ou enfatizar o que representa, para alguns, pontos delicados, porém é necessário para a integralidade enfatizar que o raciocínio contemporâneo considera que a dor é uma resposta subjetiva de seres humanos conscientes. Ao se considerar "dor" em animais, é importante ter em mente que nosso conhecimento de dor em animais é, em grande parte, inferencial. Abordamos o assunto com "a suposição tácita" de que os estímulos são nocivos e fortes o suficiente para originar a percepção da dor em animais se os estímulos forem detectados como dor nos seres humanos, se eles no mínimo alcançarem ou excederem a proporção de tecido lesado e se eles produzirem comportamento de fuga em animais" (Kitchell e Erickson, 1983).

Abordagem clássica aos mecanismos de dor. Antes de uma discussão sobre os métodos pelos quais se induz insensibilidade, é importante rever de forma breve os mecanismos por meio dos quais um indivíduo toma consciência de um estímulo nocivo e reage a ele (Figura 9.7). Essa inclusão, aqui, se justifica porque o conhecimento desses mecanismos propicia ao médico alvos para procedimentos isolados ou múltiplos na tentativa de abolir ou minimizar a dor.

A dor aguda provocada por doença ou lesão (intencional ou não) é o efeito final de diversas vias anatômicas complexas e de interações e de mecanismos fisiológicos. O estímulo excita

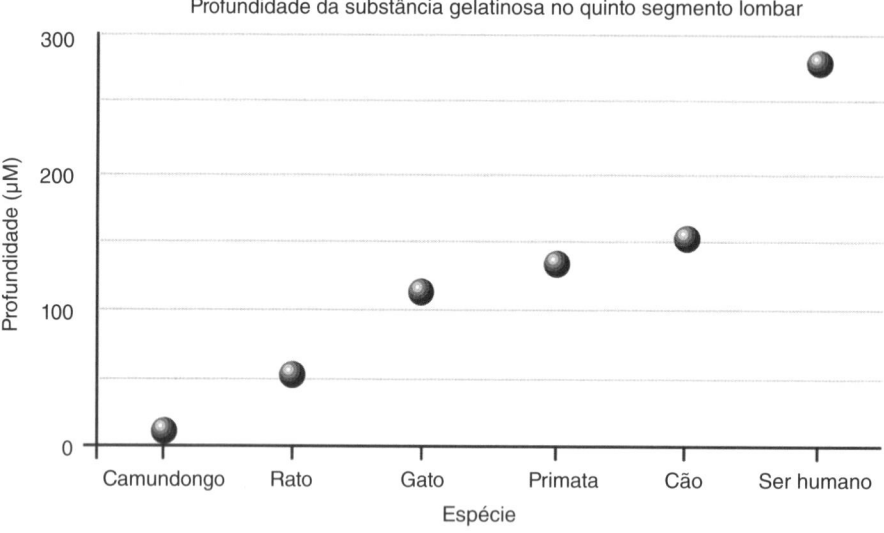

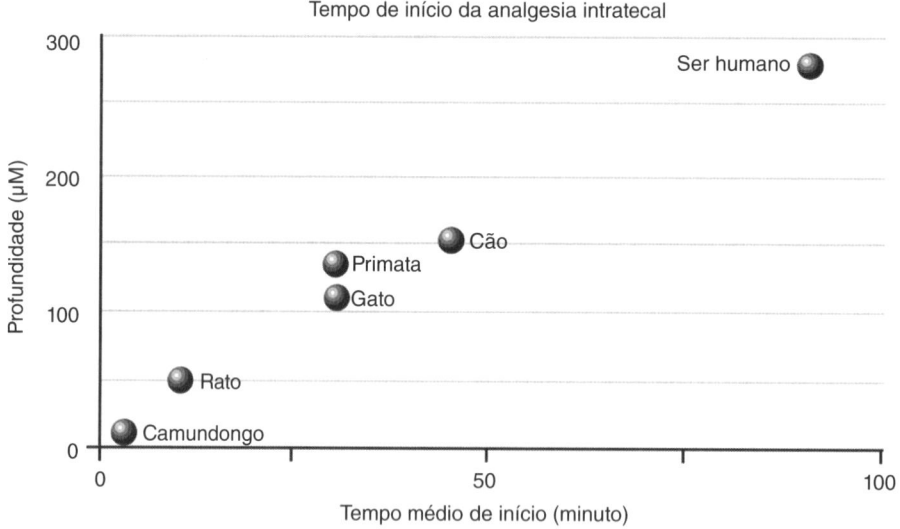

Figura 9.6 Relação da distância desde a superfície da coluna até a substância gelatinosa do quinto segmento lombar em diversas espécies (gráfico superior) e taxa de início da ação da morfina (intratecal, em doses minimamente efetivas) nessas diferentes espécies (gráfico inferior). Fonte: Extraída de Yaksh TL, Spinal Analgesic Mechanisms. In: *Pain 2005 – An Updated Review*. International Association for the Study of Pain, 909 NE 43rd St, Suite 306, Seattle, WA 98105-6020.

um órgão receptor especializado, o nociceptor. Os nociceptores estão distribuídos por todo o corpo, porém frequentemente são agrupados como somáticos (cutâneos, musculares, ósseos, articulares, de fáscias) ou viscerais. Eles localizam-se na extremidade de terminações nervosas livres de pequenos nervos aferentes, com pouca ou nenhuma mieliniza, ou seja, fibras nervosas A-delta e C. Os nociceptores transduzem os estímulos em impulsos nociceptivos transmitidos ao SNC (ver seção *Transdução*). Os impulsos oriundos de áreas abaixo da cabeça são transmitidos por meio de fibras que estabelecem sinapses com interneurônios ou neurônios de segunda ordem, no corno dorsal da medula espinal. Os impulsos oriundos da cabeça são transmitidos por meio de fibras no interior de nervos cranianos até o bulbo, onde fazem sinapses com neurônios nos núcleos trigêmeos (corno medular dorsal). Na medula espinal, o sinal está sujeito a diversas influências moduladoras potenciais no corno dorsal. Durante muito tempo, o corno dorsal foi considerado apenas uma estação retransmissora. Porém, evidências mais recentes indicam que contém um circuito incrivelmente complexo e importantes atividades bioquímicas que possibilitam não apenas a recepção e a transmissão de impulsos nociceptivos, como também um alto grau de processamento de sinais. Após ser submetido a essas influências moduladoras, alguns dos impulsos podem, então, estimular neurônios simpáticos somatomotores e pré-ganglionares e provocar respostas reflexas nocifensivas. Os impulsos nociceptivos também ativam outros neurônios, constituindo os sistemas ascendentes, que alcançam o tronco encefálico e o cérebro. Os sistemas supraespinais provavelmente envolvidos no processamento de informações nociceptivas até

Tabela 9.4 Uso de anestésicos em animais.

Eliminação da sensibilidade a estímulos nocivos

Contenção humanizada (p. ex., proteger o animal, facilitar o procedimento diagnóstico ou cirúrgico)

Eficiência técnica (p. ex., proteger funcionários, facilitar o procedimento diagnóstico ou cirúrgico)

Instrumento para pesquisa biomédica específica (p. ex., tempo de sono)

Controle de convulsões

Eutanásia

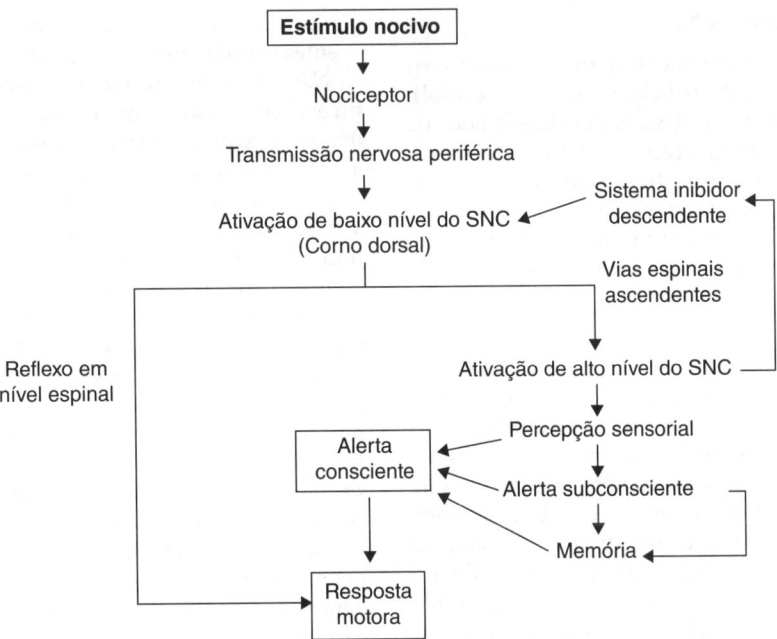

Figura 9.7 Eventos na resposta a um estímulo nocivo.

níveis progressivamente mais elevados de percepção incluem a formação reticular, o sistema límbico, o hipotálamo, o tálamo e o córtex cerebral.

A ativação da formação reticular resulta em despertar súbito, alerta difuso e iniciação de respostas homeostáticas de proteção. Por sua vez, o alerta afetivo (emocional) é obtido por meio de estimulação cortical. Nesse momento, o animal tem pleno conhecimento em relação à causa e à intensidade do estímulo nocivo e sua relação com o meio. Assim, o animal reage com uma resposta coordenada.

A descrição anterior simplificada envolve os processos associados a dor aguda, que poderia ser causada por incisão cirúrgica em um tecido normal. Contudo, os estados de dor crônica podem envolver alterações na atividade de qualquer parte do sistema nociceptivo. Conforme mencionado anteriormente, os mediadores inflamatórios liberados nos tecidos sensibilizam os nociceptores e podem ocasionar alteração nos receptores expressos (p. ex., TRPV-1). Na medula espinal, um bombardeio de estímulos oriundos dos nociceptores é capaz de provocar alterações nos receptores glutamato, com a ativação de receptores NMDA e aumento dos sinais que chegam. Além disso, as células gliais podem ser ativadas, e esses dois fatores amplificam o sinal e sensibilizam os neurônios para estímulos adicionais. Acredita-se que fenômenos como a dor em membro fantasma (após amputação) e a dor crônica associada à cistite intersticial são mediados, em grande parte, por alterações no corno dorsal. O processamento central da dor, no cérebro, também propicia modificadores contínuos aos sinais que chegam. Sabe-se que o sistema que proporciona a inibição descendente da nocicepção pode ser tão efetivo a ponto de impedir que o animal sinta dor causada por lesão aguda, mas o efeito na dor crônica é menos compreendido. O estresse pode estimular as vias descendentes, tanto inibidoras quanto facilitadoras, e parece que o estresse agudo pode exacerbar a inibição, ao passo que o estresse crônico facilita a entrada nociceptiva. Esses mecanismos elaborados permitem usar fármacos na dor crônica que, em sua essência, podem não ser analgésicos, mas conseguem influenciar parte desses eventos neuroquímicos, diminuindo

a dor. Como exemplos, citam-se minociclina, para bloquear a ativação glial, e gabapentina e antidepressivos tricíclicos, para diminuir a facilitação descendente.

Para informações mais detalhadas, recomenda-se ao leitor consultar outras publicações (Fishman *et al.*, 2010; Fox, 2010; McMahon e Kolzenburg, 2013).

Imobilidade

Embora o principal motivo para o uso de anestésicos seja conferir ao animal insensibilidade à dor, a contenção e a eficiência técnica também representam fatores importantes bem conhecidos. Embora visto como extremista na abordagem atual, o francês Alexandre Liautord afirmou, em seu *Manual of Operative Veterinary Surgery*, em 1892: "Na cirurgia veterinária, o objetivo da indicação de anestesia é diferente daquele da indicação em seres humanos, no sentido de evitar dor ao paciente; embora uma das obrigações do veterinário seja evitar a provocação de dor *desnecessária*, o máximo possível, a administração de anestésicos tem como objetivo principal facilitar a realização da operação, por si só, privando o paciente do poder de impedir e até mesmo frustrar sua execução, em seu próprio detrimento, por se debater com violência e resistir à contenção para a realização do procedimento. A prevenção dessas ocorrências e de suas consequências desastrosas é o o principal motivo da indução do estado anestésico" (citado em Smithcors, 1971). Em maior consonância com o pensamento atual estão as palavras de George H. Dadd, escritas em 1854, no *The Modern Horse Doctor*: "Recomendamos que, em todas as operações desse tipo, o paciente seja anestesiado com éter, não apenas com o objetivo de prevenir a dor, mas também devemos impedir reações violentas do paciente, de modo a realizar uma cirurgia de modo satisfatório e em muito menos tempo daquele que dura o efeito do éter. Tão logo o paciente esteja sob a influência de tal agente anestésico, não temos nada a temer quanto aos movimentos violentos, desde que tenhamos o auxílio de alguém experiente na administração de éter" (citado em Smithcors, 1971). Muitos desses princípios clínicos podem e devem ser aplicados diretamente em ambiente de pesquisa.

Classificação dos anestésicos

A anestesia é induzida tanto por meios químicos (fármacos) quanto meios físicos (p. ex., destruição de nervo sensorial). Com frequência, os fármacos anestésicos são classificados de acordo com a sua via de administração (Tabela 9.5). Alguns são adequados apenas para administração por meio de uma única via (p. ex., anestésicos inalantes), ao passo que muitos dos anestésicos injetáveis podem ser administrados de diversas maneiras, dependendo do fármaco e do ponto de corte do efeito desejado.

Anestesia local e regional

Os anestésicos também são classificados de acordo com a região-alvo do corpo (Tabela 9.6). Por exemplo, um anestésico local é administrado para dessensibilizar uma área localizada ou uma região do corpo. É depositado bem próximo a uma membrana nervosa, provocando bloqueio da condução nervosa. Isso pode ser usado no paciente consciente e é amplamente empregado na prática de grandes animais, para possibilitar a realização de procedimentos com o paciente em estação. Cada vez mais, os anestésicos locais estão sendo usados com anestesia geral ou sedação profunda, a fim de bloquear a entrada nociceptiva oriunda do sítio cirúrgico.

Anestesia geral

Trata-se de uma condição induzida por meios farmacológicos, ou outros, que resulta em depressão controlada e reversível do SNC. É verdade que alguns fármacos no processo de produzir anestesia causam estimulação e atividade excessivas no cérebro, porém todos os agentes anestésicos por fim reduzem e cessam a atividade elétrica no cérebro e diminuem o consumo de oxi-

gênio cerebral. Com base nisso, é apropriado considerar os agentes anestésicos como depressores do SNC.

Não existe consenso sobre os elementos essenciais que compreendem o estado comportamental a que hoje se dá o nome de *anestesia geral*. A tentativa de equivaler estudos humanos em animais promove maior complicação. Por exemplo, algumas vezes a sedação é definida como perda da resposta apropriada a comando verbal – relativamente fácil para uso em pacientes humanos, porém difícil ou impossível em animais. Para essas considerações gerais introdutórias e discussão posterior, elementos básicos de anestesia geral incluem, além da reversibilidade, ausência de consciência (inconsciência), ausência de lembrança consciente dos eventos (amnésia), insensibilidade consciente à dor (analgesia) e relaxamento muscular e diminuição da resposta motora à estimulação nociva (imobilidade). Nas aplicações clínicas, a importância de resposta mínima do sistema nervoso autônomo à estimulação nociva também é enfatizada por alguns autores.

Tradicionalmente, a anestesia geral tem sido considerada uma série contínua de eventos relacionados entre si, dependentes da dose (Figura 9.8), desde vigília passando por letargia e sonolência (sedação) até inconsciência (com e sem respostas somática e visceral a estímulos externos), coma e morte. A série de vigília até coma implica a perda progressiva de função superior do SNC (cortical) sucedida por depressão das funções do tronco encefálico. Embora partes desse esquema possam ser contestadas, em geral o seu uso ainda é aceitável e representa um método oportuno para iniciar a discussão introdutória sobre o nível de conhecimento ou princípios de anestesia geral.

Técnicas de anestesia geral. A anestesia geral é farmacologicamente induzida e mantida em animais por meio de um entre dois métodos gerais. A abordagem mais antiga, ainda empregada em determinadas aplicações animais, é a técnica em que se utiliza um único anestésico. Nela, um fármaco como o pentobarbital, o tiopental ou a quetamina é administrado em dose suficiente para promover o espectro completo de características de anestesia geral. Esse método é simples, mas pode ser mais potencialmente fatal, em especial sob circunstâncias adversas, como em animal

Tabela 9.5 Vias pelas quais o fármaco anestésico ou os adjuvantes anestésicos são administrados em animais.

1. Tópica
   a) Cutânea
   b) Mucosa
2. Injetável
   a) Intravenosa
   b) Subcutânea
   c) Intramuscular
   d) Intraperitoneal
   e) Intraóssea
3. Trato gastrintestinal
   a) Oral
   b) Retal
4. Sistema respiratório (p. ex., inalação)

Tabela 9.6 Técnicas anestésicas baseadas na extensão da perda de sensibilidade.

1. Local/regional: fármacos depositados bem próximos de membranas nervosas, provocando bloqueio da condução
   a) Tópica ou superficial
   b) Infiltração local
      i. Subdérmica
      ii. Intravenosa regional
   c) Perineural (ou seja, tronco nervoso)
   d) Peridural (ou seja, epidural ou caudal)
   e) Subaracnoide (ou seja, espinal)
2. Anestesia geral: estado de depressão reversível e controlada do SNC (inclusive inconsciência), induzido por um ou diversos fármacos
   a) Injetável
   b) Inalatória
   c) Balanceada

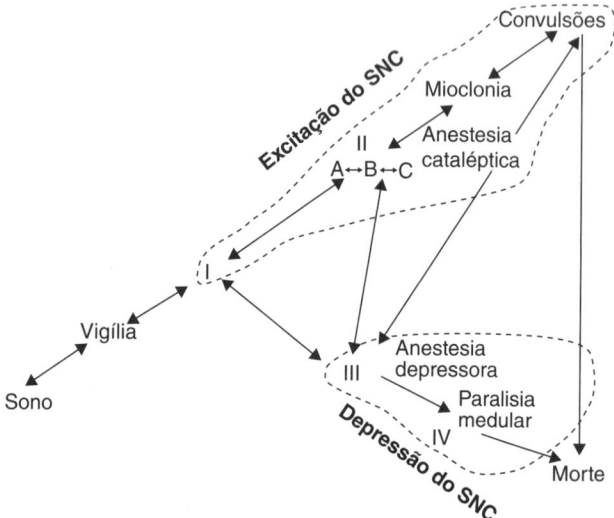

Figura 9.8 Esquema dos estágios de anestesia de acordo com Winters *et al.* (1972) e Winters (1976). O esquema foi levemente modificado a partir de sua descrição original. I a IV referem-se aos estágios clássicos da anestesia.

enfermo. Como *todos* os anestésicos apresentam alguns efeitos indesejáveis quando usados individualmente (a DL_{50}/DE_{50} geralmente não ultrapassa 2 a 4), a prática anestésica moderna mais comumente envolve o uso de associação de fármacos. Em uma técnica mais moderna, são usadas diversas medicações, em doses menores que aquelas que seriam necessárias se usadas individualmente, com cada fármaco usado para um fim específico (amnésia, imobilidade, analgesia, inconsciência). Essa técnica, conhecida como *anestesia balanceada*, foi concebida originalmente para englobar técnicas que usavam um fármaco para cada componente. Pode ser constituída por: anestésico inalatório, para inconsciência; benzodiazepina, para amnésia; opioide, para analgesia; e um bloqueador neuromuscular, para imobilidade. No uso moderno, a *anestesia balanceada* frequentemente é aplicada a qualquer técnica que empregue mais de uma classe de fármaco como parte de uma técnica anestésica. A intenção principal consiste em tirar vantagem dos efeitos desejáveis de fármacos escolhidos ao mesmo tempo reduzindo seu potencial para depressão prejudicial dos mecanismos homeostáticos. Essa técnica é vantajosa especialmente quando empregada em indivíduos fisiologicamente comprometidos. Outra desvantagem de usar fármacos individualmente para anestesia reside no fato de sua capacidade de ocasionar inconsciência e imobilidade, porém deixam o sistema nociceptivo íntegro, de modo que o procedimento cirúrgico ainda estimula a facilitação central de estímulos nociceptivos. Tal fato impõe ao animal uma experiência dolorosa pior no período pós-cirúrgico e, possivelmente, dor a longo prazo. Embora esse fenômeno fosse reconhecido na década de 1920, informações mais recentes sobre os mecanismos envolvidos levaram ao ressurgimento de abordagens aplicadas no período perioperatório, a fim de diminuir a entrada nociceptiva no SNC. Essas abordagens envolvem o uso mais extenso de analgésicos pré-cirúrgicos e intracirúrgicos e aplicação de anestésico local e/ou bloqueios nervosos regionais. É necessário um sólido conhecimento dos efeitos de cada fármaco, adicionado à abordagem básica, para evitar ações medicamentosas indesejáveis e/ou efeitos tóxicos.

Mecanismo de ação que induz anestesia geral. Já houve muitas tentativas de explicar o mecanismo da anestesia geral em nível molecular. Inicialmente, o objetivo era ter uma teoria unificada que explicasse a ação de todos os anestésicos, porém, atualmente, está claro que existe uma diferença importante entre a maioria dos anestésicos injetáveis e os anestésicos inalatórios. Agentes como tiopental, propofol, etomidato e alfaxalona produzem seus efeitos quando em concentrações mais baixas (variando de nM a μM) em comparação aos anestésicos inalatórios, que precisam de concentrações mM para sua ação. Atualmente, sabe-se que esses anestésicos injetáveis induzem seus efeitos principalmente pelo canal $GABA_A$ por estimular o efeito de GABA. Contudo, também se sabe que existem muitas versões desse receptor, dependendo das subunidades incorporadas, e que versões específicas do receptor podem ser predominantes em algumas áreas do cérebro e da medula espinal, propiciando uma base possível para diferenças entre as espécies no que se refere a efeitos de alguns desses agentes químicos. As ciclo-hexanonas (quetamina ou cetamina, tiletamina, fenciclidina) são antagonistas de receptores NMDA e bloqueiam as ações do neurotransmissor excitatório glutamato. Uma teoria unificada também deve levar em conta o fato de que muitos desses anestésicos influenciam o reflexo de endireitamento labiríntico, imobilidade, memória e nocicepção, todos envolvidos com diferentes neurotransmissores e receptores. Por exemplo, em camundongos com

mutações na subunidade α_{1A} de $GABA_A$, foi identificado um efeito no reflexo de endireitamento, ao passo que os efeitos sobre a imobilização e a amnésia do isoflurano não foram afetados (Sonner *et al.*, 2007). Além disso, as diversas estruturas químicas dos anestésicos inalatórios impõem um problema para se chegar a uma teoria comum sobre o seu mecanismo de ação. Os anestésicos inalatórios variam desde gases inertes, como xenônio e compostos inorgânicos relativamente simples (óxido nitroso, dióxido de carbono), até compostos orgânicos (isoflurano, sevoflurano).

Durante mais de um século, dois conceitos dominaram a teoria sobre o mecanismo de ação de anestésicos inalatórios. Como uma ampla gama de agentes estruturalmente não relacionados provocava anestesia, Claude Bernard postulou que todos o faziam por meio de um mecanismo comum, a *teoria unitária de narcose* (Leake, 1971). Uma característica fisioquímica surpreendente dos anestésicos inalatórios reside em sua lipossolubilidade – uma propriedade física que se correlaciona mais adequadamente com a potência anestésica. Tal correlação é comumente denominada *regra de Meyer-Overton*, em homenagem aos dois indivíduos que, de modo independente (em 1899 e 1901, respectivamente), observaram que a potência dos anestésicos aumentava de modo diretamente proporcional a seu coeficiente de partição entre azeite de oliva e água (ou seja, a taxa de concentração do agente em óleo e água, em equilíbrio). Contudo, a lipossolubilidade não é o único fator por que existem muitos compostos com lipossolubilidades semelhantes às dos anestésicos inalatórios que não têm qualquer efeito anestésico. A análise de propriedades espaciais e eletrostáticas de anestésicos inalatórios halogenados revela uma correlação estrutural com a potência (Sewell e Sear, 2006), e é possível que tais análises estruturais levem ao desenvolvimento de novos anestésicos (Ebalunode *et al.*, 2009). Como as moléculas de anestésicos inalatórios são hidrofóbicas e, por conseguinte, se distribuem aos sítios em que são removidas de meios aquosos, e, pela estreita correlação entre potência e lipofilia, aventou-se a teoria de que esses anestésicos atuavam na camada lipídica da membrana celular, ideia que ainda é aceita (Weinrich e Worcester, 2013). Os anestésicos inalatórios provocam imobilidade por atuarem na medula espinal e é mais provável que ocorra no corno ventral (Kim *et al.*, 2007). Em uma análise de mecanismos receptores múltiplos que poderiam estar envolvidos na imobilidade inalatória, Eger *et al.* (2008) excluíram todos os receptores comumente sugeridos, exceto o canal de sódio; um canal de potássio ainda não descoberto. Uma grande parte de seu argumento concentra-se no fato de que, embora muitos dos anestésicos inalatórios atuem em diferentes receptores, as atividades não são consistentes o suficiente em qualquer receptor, individualmente, para explicar a imobilidade.

Conceitos básicos de anestesia clínica

Um procedimento anestésico favorável começa com um bom plano – baseado em princípios farmacológicos e fisiológicos sólidos. Não existe um formato de plano rígido. *Nenhuma técnica anestésica é inequivocamente a melhor para todos os animais sob todas as circunstâncias.* Cada plano é adaptado às circunstâncias prevalecentes. Da mesma forma, o controle anestésico apropriado exige um grande conhecimento da fisiologia dos sistemas de sustentação da vida corporal (p. ex., sistemas respiratório, circulatório, nervoso central e nervoso autônomo), da patologia e fisiopatologia da doença (ou das doenças) que requer anestesia e cirurgia, da farmacologia e dos princípios e técnicas de administração de anestésicos e fármacos adjuvantes, e do monitoramento e da manutenção das funções vitais. A justificativa para a seleção de um protocolo anestésico adequado é mostrada na Tabela 9.7.

O fármaco para o procedimento anestésico é escolhido considerando-se as necessidades farmacológicas para o caso em questão, revendo e selecionando as principais classes de fármacos adequadas às necessidades específicas e, então, revendo as características e selecionando o fármaco específico (ou fármacos) dentro da classe ou classes do fármaco desejado. Frequentemente, o melhor anestésico e a melhor técnica são aqueles com os quais o clínico tem mais experiência, ou seja, existe uma arte para a administração clínica de substâncias químicas potentes e potencialmente fatais, como as empregadas no procedimento anestésico.

Os fármacos usados no procedimento anestésico podem ser classificados convenientemente de acordo com o esquema de tempo de uso: períodos pré-anestésico, perianestésico e pós-anestésico imediato.

Período pré-anestésico

Em geral, os fármacos administrados em animais antes (com frequência 15 a 45 min) da indução da anestesia geral. Os principais objetivos da medicação pré-anestésica consistem em acalmar o animal, facilitar o manuseio e aliviar a dor pré-cirúrgica, os quais, somados aos objetivos secundários, estão relacionados na Tabela 9.8. Infelizmente, a medicação pré-anestésica não é isenta de complicações, o que também deve ser considerado ao se formular o plano de conduta anestésica (Tabela 9.9). Em geral, é necessário o uso concomitante de dois ou três fármacos para alcançar as condições pré-anestésicas desejadas ao paciente. Esses fármacos são escolhidos entre diversas classes principais de substâncias clínicas (Tabela 9.10). A extensão das associações medicamentosas defendida por indivíduos atesta a variedade de circunstâncias comumente encontrada clinicamente e a falta de concordância sobre os efeitos farmacológicos ideais.

Tabela 9.7 Considerações sobre a seleção do protocolo anestésico e de fármacos apropriados.

1. Características do animal (p. ex., espécie, idade, condição física)
2. Capacidade e segurança do anestesista
3. Capacidade do cirurgião e necessidades cirúrgicas
4. Fármacos, instalações e funcionários auxiliares disponíveis
5. Desejos do cliente

Tabela 9.8 Objetivos da medicação pré-anestésica.

1. Aliviar ou reduzir a dor
2. Acalmar a apreensão
3. Facilitar o manuseio
4. Reduzir atividade reflexa indesejável do sistema nervoso autônomo
   a) Parassimpática
      i. Nervo vago
      ii. Secreções: salivar, brônquica
   b) Simpática
      i. Arritmias
      ii. Alterações da pressão arterial
5. Anestesia geral suplementar
   a) Aumentar o nível de analgesia, sedação
   b) Reduzir a necessidade de anestésico
6. Reduzir complicações indesejáveis na recuperação pós-anestésica
7. Prevenir infecção
8. Continuar o tratamento da doença intercorrente

Tabela 9.9 Complicações da medicação pré-anestésica.

1. Comprometimento das funções de órgãos vitais
   a) Efeitos diretos
   b) Interação com anestésico e outros fármacos adjuvantes
2. Antianalgesia
3. Sedação prolongada influenciando a recuperação da anestesia
   a) Decúbito prolongado
   b) Ataxia

Tabela 9.10 Principais classes de fármacos (e exemplos de fármaco específico) comumente utilizados na medicação pré-anestésica.

1. Sedativos-tranquilizantes
   a) Acepromazina
   b) Azaperona
   c) Benzodiazepinas
      i. Diazepam
      ii. Midazolam
2. Sedativos-hipnóticos
   a) Pentobarbital
   b) Hidrato de cloral
3. Opioide
   a) Agonista
      i. Morfina
      ii. Meperidina
   b) Agonista-antagonista
      i. Butorfanol
   c) Agonista parcial
      i. Buprenorfina
4. Agonista alfa$_2$-adrenérgico
   a) Xilazina
   b) Detomidina
   c) Romifidina
   d) Medetomidina
   e) Dexmedetomidina
5. Dissociativo
   a) Quetamina
6. Associações de fármacos sedativos preparados para comercialização
   a) Telazol (tiletamina + zolazepam)
7. Parassimpatolítico
   a) Atropina
   b) Glicopirrolato

Sedativos-tranquilizantes. Os tranquilizantes (atarácticos ou neurolépticos) são frequentemente administrados em animais, a fim de obter um efeito calmante, que possibilita o manejo do paciente, ou a "contenção química". Esse grupo de fármacos inclui fenotiazina, butirofenona e as subclasses de benzodiazepínicos. Em geral, são usados associados a outros agentes pré-anestésicos (p. ex., opioides) porque se pode administrar doses mais baixas do que aquela que poderia ser necessária caso cada um desses fármacos fosse administrado individualmente e o grau de sedação alcançado pela associação medicamentosa frequentemente é potencializado sem grave depressão circulatória e respiratória adicional.

As fenotiazinas são amplamente usadas há décadas. Relativamente potentes, induzem tranquilização moderadamente confiável. Essas substâncias apresentam efeitos antiarrítmicos, anti-histamínicos e antieméticos, que podem ser particularmente desejáveis. A ação de bloqueio alfa$_1$-adrenérgico das fenotiazinas possivelmente é motivo de preocupação especial em alguns pacientes por sua capacidade de provocar hipotensão arterial.

As butirofenonas também apresentam atividade bloqueadora alfa$_1$-adrenérgica, mas parecem ser menos potentes nesse quesito. Principalmente em razão do custo e na falta de claras vantagens, as butirofenonas são usadas com menor frequência na anestesia de animais domésticos, porém cada vez mais em animais selvagens criados em zoológico e de vida livre.

Os efeitos sedativos das benzodiazepinas em animais saudáveis, em outros quesitos, são bastante variáveis entre as espécies animais comumente atendidas na prática veterinária. Consequentemente, esses fármacos são usados comumente como adjuvantes a outros fármacos pré-anestésicos em pequenos animais, mas podem ser usados individualmente em pequenos ruminantes. Dor e absorção errática ocasional após injeção intramuscular são características de algumas benzodiazepinas (p. ex., diazepam). A sedação causada por benzodiazepinas pode ser revertida confiavelmente por meio de um antagonista específico, pelo menos em algumas espécies.

Sedativos-hipnóticos. Os fármacos dessa classe, incluindo barbitúricos e hidrato de cloral, provocam um quadro dose-dependente de depressão do SNC, sedação, sono, anestesia, coma e morte. Em doses sedativas, ocasionam depressão ventilatória e circulatória mínima. As desvantagens de seu uso abrangem carência de analgesia e de antagonistas específicos. No período pré-anestésico, o uso de agentes dessa classe foi em grande parte substituído por fármacos agonistas alfa$_2$-adrenérgicos.

Fármacos alfa$_2$-adrenérgicos. Fármacos como xilazina, romifidina e dexmedetomidina provocam sedação e analgesia proporcionais à dose. São amplamente usados por meio de equipos de administração intravenosa (IV), individualmente ou em combinação, em especial, com opioides e agentes dissociativos. Bradicardia, hipertensão arterial branda sucedida por hipotensão mais prolongada, hiperglicemia e aumento do volume urinário são efeitos comumente observados. Atualmente, há disponibilidade de antagonistas diretos, de pureza e efetividade variáveis; um antagonista de ação periférica (que não atravessa a barreira hematencefálica) está sendo avaliado, com potencial de minimizar a maioria dos efeitos cardiovasculares desses fármacos (Honkavaara *et al.*, 2011).

Opioides. Analgesia potente, sedação e ausência de depressão miocárdica direta são vantagens importantes do uso de opioides no período pré-anestésico. Os pacientes com dor pré-cirúrgica preexistente ou que passarão por procedimentos diagnósticos ou terapêuticos dolorosos antes da indução anestésica são prováveis candidatos para medicação pré-anestésica com opioides. A pré-medicação opioide também é apropriada antes de abordagens anestésicas que usam opioides como componente predominante (ou seja, uma anestesia balanceada; ver seção *Anestesia geral*). O principal efeito adverso dos opioides, quando usados antes da anestesia, consiste na depressão dos centros de controle ventilatório medulares, resultando em diminuição da capacidade de resposta ao dióxido de carbono e, em consequência, hipoventilação. Os opioides comumente induzem um efeito vagotônico, de modo que a frequência cardíaca também pode ser diminuída em graus variáveis, dependendo do fármaco, da dose e da espécie animal. Em algumas espécies (p. ex., cão), é comum os opioides induzirem sedação em decorrência de depressão do SNC, ao passo que em outras (p. ex., cavalo) predominam os problemas de excitação ou estimulação do SNC. O vômito induzido por opioides em algumas espécies (p. ex., cão) pode ser desejável (p. ex., um paciente que chegou para a consulta com o estômago cheio e que precisa ser submetido à anestesia para um procedimento diagnóstico ou um procedimento cirúrgico de pequeno porte) ou indesejável (p. ex., risco de aspiração pulmonar de vômito em pacientes idosos ou deprimidos). Os opioides também diminuem a atividade propulsiva intestinal e ruminal.

Fármacos dissociativos. Fármacos como a quetamina e a tiletamina induzem, de modo seguro, um estado de analgesia somática e sedação, em algumas espécies (p. ex., gato), podendo ser úteis em situações clínicas especiais (p. ex., animais muito agitados, em condições limitadas de contenção do paciente). Sua margem de segurança relativamente ampla em animais sadios, nos demais aspectos, é de especial benefício sob condições de contenção limitada do paciente ou de limitado conhecimento de seu estado clínico. A quetamina é usada em diversas associações, em equinos e bovinos, com o intuito de sedar o animal, de modo a possibilitar procedimentos desconfortáveis breves, como castração ou descorna.

A principal desvantagem de seu uso reside no fato de que, conforme a dose, essa classe de fármacos pode causar estimulação do SNC, em algumas espécies (p. ex., equinos), induzindo excitação ou convulsões francas.

Combinações de medicamentos. Algumas vezes, são comercializadas combinações de medicamentos para propiciar acesso rápido aos benefícios clínicos de duas medicações, ao mesmo tempo que se tenta minimizar sua desvantagem quando utilizadas individualmente. Por exemplo, telazol é uma combinação de tiletamina, um agente dissociativo, e zolazepam, um sedativo tranquilizante benzodiazepínico. A combinação melhora a confiabilidade das propriedades sedativas das duas substâncias químicas utilizadas individualmente sem exacerbar a depressão posterior de órgãos vitais (p. ex., depressão cardiopulmonar). Contudo, como consequência dessa combinação fixa, a duração prolongada do efeito pode compreender um efeito indesejável.

Agentes parassimpatolíticos (anticolinérgicos). O motivo mais comum para a administração de fármacos como atropina ou o glicopirrolato, mais potente e de ação mais prolongada, antes da indução de anestesia geral consiste em reduzir a produção de secreção em vias respiratórias superiores e de saliva (efeito antissialogogo) e contrapor a bradicardia reflexa que ocorre associada a, por exemplo, uso concomitante de opioide ou de algumas manobras cirúrgicas (p. ex., manipulação ocular).

Anos atrás, era rotina usar anticolinérgicos como parte da pré-medicação. Embora os anestésicos inalatórios modernos tendam a diminuir a produção de secreção nas vias respiratórias, é muito comum no ambiente clínico de pequenos animais de companhia administrar opioides como parte da pré-medicação anestésica, de modo que os anticolinérgicos devem ainda ser considerados úteis na prevenção de bradicardia. Alguns clínicos afirmam que o aumento do tônus vagal é mais bem tratado imediatamente antes de sua ocorrência prevista ou ao primeiro sinal de sua ocorrência. O uso parcimonioso de fármacos anticolinérgicos reduz o risco de outros efeitos indesejáveis, como taquicardia ou redução da motilidade gastrintestinal. Evitar estase gastrintestinal é de especial importância em animais herbívoros para os quais o esvaziamento gastrintestinal pré-anestésico quase nunca é desejado ou realizado. A midríase é outro efeito (p. ex., da atropina) frequentemente indesejável porque confunde a interpretação de alguns sinais clínicos de anestesia e/ou expõe o paciente ao risco de lesão de retina em algumas circunstâncias pós-anestésicas não controladas.

Período anestésico

A administração de anestesia requer uma associação de conhecimento, habilidade e engenhosidade. Os fármacos anestésicos selecionados e suas doses e os métodos de administração dependem muito do animal, das instalações disponíveis e da habilidade do indivíduo que os administrará.

Em geral, os anestésicos gerais são administrados por meio de inalação ou injeção; raramente, os anestésicos podem ser administrados por via oral ou retal. Informações mais específicas sobre a administração de anestésicos são fornecidas posteriormente neste volume nas referências citadas (Tranquilli *et al.*, 2006; Dorsch e Dorsch, 2007; Clarke *et al.*, 2014).

Substâncias químicas de diversas classes e agentes injetáveis (Tabela 9.11) são usados comumente na anestesia geral. Preferivelmente, são administrados por via IV, ainda que, em razão das variadas circunstâncias associadas a condições clínicas em medicina veterinária, a por via intramuscular (IM) também seja amplamente empregada. A via IV é o meio preferido de indução de anestesia geral porque a indução anestésica com perda ou redução de muitos dos reflexos de proteção à vida do paciente é consistentemente a manobra mais crucial no controle da anestesia geral. A administração por IV permite aumentar a dose e, dessa maneira, o seu ajuste até o nível de anestésico em um ponto final desejado. Com frequência, essa técnica é a preferida, em especial em pacientes criticamente enfermos ou em circunstâncias não habituais, por causa da probabilidade de respostas imprevisíveis do animal a uma dose "de rotina" do fármaco. Os fármacos de uma mesma classe são usados individualmente ou combinados com outros fármacos listados na Tabela 9.11 (p. ex., anestésicos inalatórios e fármacos bloqueadores neuromusculares), para obter condições anestésicas adequadas. Muitos dos fármacos das classes listadas na Tabela 9.11 também são usados em doses menores, como medicação pré-anestésica (Tabela 9.10).

Os tiobarbitúricos não estão mais disponíveis nos EUA, mas ainda são amplamente usados em outros países. O propofol é muito usado em pequenos animais, e os fármacos dissociativos são utilizados na maioria das espécies, com a aplicação quase universal na indução anestésica em equinos. Alfaxalona foi introduzida em uma nova formulação, em ciclodextrina, e aprovada para uso em cães e gatos.

Opioides, em altas doses, constituem a base para técnicas anestésicas balanceadas em pacientes humanos, especialmente aqueles com instabilidade do sistema circulatório ou submetidos à cirurgia cardíaca. Esse método também é aplicável a alguns pacientes veterinários (p. ex., cães), sendo atualmente usado em diferentes graus. Um ponto importante para ter em mente é que os opioides, mesmo em doses altas, não induzem inconsciência de maneira previsível, de modo que outros fármacos são usados concomitantemente para alcançar os objetivos individualizados da anestesia geral. Ainda, animais de algumas espécies (p. ex., equinos) são excitados por doses de opioides apenas moderadas (em comparação com outras espécies, como cães). Recomenda-se ao leitor consultar o Capítulo 13 para discussão adicional.

Período pós-anestésico imediato

Também conhecido como *período de recuperação anestésica*, começa com a descontinuação da administração dos anestésicos. Em geral, porém nem sempre, a recuperação de animais sadios submetidos a técnicas anestésicas de rotina é desprovida de intercorrências e segue uma rotina. Condições como estado físico comprometido e técnicas anestésicas não habituais aumentam o risco de problemas durante a recuperação. Os objetivos imediatos desse período são: o rápido retorno da independência do paciente; o não comprometimento da sua habilidade em manter as funções normais dos sistemas respiratório e circulatório; e o retorno das habilidades sensoriais e motoras aos níveis pré-anestésicos, tão logo quanto possível. Apesar dessa filosofia predominante, quando consideradas as necessidades de diferentes espécies e circunstâncias, o plano abrangente real é menos claro. Por exemplo, a maior parte dos anestésicos inalatórios contemporâneos não tem potência ou propriedades analgésicas persistentes em concentrações alveolares associadas ao despertar. Quanto mais cedo o paciente se recupera da cirurgia, mais cedo ele apresenta potencial de dor e desconforto. Consequentemente, surge a pergunta: é melhor para um paciente despertar rapidamente após a cirurgia e, então, receber, conforme necessário, fármacos analgésicos ou é mais desejável e benéfico ao paciente receber analgésicos próximo ao fim do período anestésico e, como resultado, ter uma recuperação mais lenta da anestesia geral e transição sensorial mais demorada? O mesmo dilema terapêutico aplica-se ao paciente que pode acordar da anestesia agitado e correr o risco de uma recuperação particularmente "turbulenta", com risco de lesão física. As várias combinações de fármacos usados no procedimento anestésico, somadas às características particulares de cada espécie, impossibilitam mencionar aqui todos os padrões de recuperação existentes e os esquemas terapêuticos apropriados. No fim, a terapia individualizada é o plano mais desejável.

Os possíveis riscos no período de recuperação que exigem intervenção terapêutica estão listados na Tabela 9.12.

Tabela 9.11 Principais classes de fármacos que atuam no SNC (e exemplos) comumente utilizados em anestesia geral.

1. Sedativos-hipnóticos
   a) Ação ultracurta (ou seja, tiopental)
   b) Ação de curta duração (p. ex., pentobarbital)
2. Dissociativos
   a) Quetamina
3. Opioides
   a) Morfina
   b) Oximorfona
   c) Fentanila
   d) Alfentanila
4. Combinação de medicamentos (ou seja, Telazol®)
5. Outros
   a) Guaifenesina
   b) Propofol
   c) Etomidato
   d) Alfaxalona
6. Sedativos-tranquilizantes[a]
   a) Benzodiazepinas
      i. Diazepam
      ii. Midazolam

[a]Uso como adjuvante de anestésico, com outros dessa lista, como opioides ou quetamina.

Tabela 9.12 Possíveis riscos no período pós-anestésico imediato.

1. Complicações do sistema circulatório
   a) Hipotensão arterial
   b) Hipertensão arterial
   c) Disritmias cardíacas
2. Complicações do sistema respiratório
   a) Hipoxemia
   b) Hipercapnia (hipoventilação)
3. Dor
4. Excitação emergente (trauma físico)
5. Hipertermia/hipotermia
6. Vômitos
7. Despertar tardio

Avaliação da resposta à anestesia

Desde muito cedo na história da anestesia geral, foram realizadas tentativas para correlacionar observações dos efeitos de anestésicos com a "profundidade" da anestesia. Conseguir definir a profundidade da anestesia é importante por muitos motivos. Por exemplo, anestesia em excesso ou não suficiente representa ameaça à vida. Consequentemente, se for possível determinar a magnitude da anestesia com acurácia razoável, melhora-se a segurança do paciente e condições ideais de cirurgia são facilitadas para os provedores de cuidados de saúde. Além disso, diretrizes específicas auxiliam o anestesista iniciante a propiciar condições anestésicas adequadas. Finalmente, em condições experimentais, é essencial um meio preciso para descrever e comparar níveis anestésicos dentro de estudos ou entre estudos, de modo que seja possível contabilizar os efeitos do anestésico dentro do conhecimento geral, em comparação a outras variáveis que podem estar atuantes e ser de interesse no momento do estudo. Seria bastante útil conseguir definir com precisão a profundidade da anestesia em todos os animais, momento a momento, independentemente da técnica anestésica. Infelizmente, hoje isso não é possível, restando basear-se em estimativas.

Mais de 80 anos atrás, Guedel (Guedel, 1920, 1927) publicou sua descrição clássica dos quatro estágios da anestesia. A classificação tradicional fundamenta-se em uma depressão contínua progressiva da função do SNC. Guedel ampliou as descrições de pesquisadores anteriores como Plomley (Plomley, 1847) e Snow (Snow, 1947) classificando o estado de anestesia em "pacotes" distintos, cada um correspondendo a um conjunto particular de reflexos ou respostas fisiológicas, ou seja, os sinais clínicos. O esquema organizacional inclui quatro estágios de anestesia e subdivide o terceiro estágio em quatro estratos (ou seja, planos). O sistema de Guedel tem-se destacado nos textos de farmacologia e nos textos de anestesia há mais de seis décadas. O conceito é incluído aqui de forma apenas resumida porque, com fármacos mais novos e mudanças na prática clínica, sua importância na discussão de princípios fundamentais de anestesia é limitada.

Os sinais e estágios clássicos são parcialmente reconhecíveis com muitos anestésicos gerais (p. ex., barbitúricos), porém são incompletos ou estão obscuros quando se empregam anestésicos modernos (p. ex., quetamina) e/ou técnicas modernas. É importante relembrar que a descrição de Guedel teve por base suas observações quanto às ações do éter dietílico administrado a pacientes humanos, sem outras medicações, e que respiravam espontaneamente. Essa é uma situação bastante diferente da prática clínica contemporânea (inclusive na clínica veterinária), em que a ventilação mecânica controlada é comum e múltiplos fármacos e adjuvantes anestésicos mais recentes são parte importante do plano anestésico. Existem diferenças particulares na maneira como diferentes espécies reagem a condições de anestesia geral, que também devem ser levadas em consideração. Por causa das características do éter dietílico e de seus métodos de administração, o início e o "aprofundamento" da anestesia eram lentos. Essa situação facilitava uma recuperação lenta (em comparação aos padrões atuais). Além disso, muitas respostas fisiológicas aos anestésicos que atualmente são amplamente monitoradas (Tabela 9.13) não estão incluídas na descrição clássica.

Com o surgimento de anestésicos como quetamina e enflurano (ausentes da prática veterinária por mais de duas décadas), o conceito de que todos os anestésicos causam

Tabela 9.13 Sinais úteis na avaliação clínica da profundidade da anestesia.

1. Sistema cardiovascular
    a) Frequência e ritmo cardíacos[a]
    b) Pressão arterial[b]
    c) Coloração de membranas mucosas
    d) Tempo de preenchimento capilar
2. Sistema respiratório
    a) Frequência respiratória[a]
    b) Volumes ventilatórios (corrente e ventilação-minuto)[a]
    c) Característica da respiração[a]
    d) Pressão parcial arterial de CO_2 ou volume final de CO_2[b]
3. Olho
    a) Posição e/ou movimentação do globo ocular[b]
    b) Tamanho da pupila[a]
    c) Resposta da pupila à luz
    d) Reflexo palpebral
    e) Reflexo corneano
    f) Lacrimejamento
4. Sistema muscular
    a) Tônus da mandíbula ou do membro[a]
    b) Presença ou ausência de movimento evidente [a]
    c) Arrepios ou tremores[a]
5. Outros
    a) Temperatura corporal
    b) Reflexo laríngeo[a]
    c) Deglutição[a]
    d) Tosse[a]
    e) Vocalização[a]
    f) Salivação
    g) Transpiração
    h) Fluxo urinário

[a]Especificidade moderada.
[b]Alta na avaliação da profundidade da anestesia para diferentes espécies animais e anestésicos.
Fonte: Steffey, 1983. Reproduzida, com autorização, da Springer.

depressão deve ser reconsiderado. Winters *et al.* (1967) propuseram a substituição do esquema unidirecional clássico (Figura 9.9) da excitação e depressão do SNC por um novo que abrangia uma descrição de estados progressivos, tanto de depressão quanto de excitação, do SNC (Figura 9.10). O novo esquema reconheceu as influências bidirecionais das medicações que atuam no SNC e teve por base resultados de estudos eletrofisiológicos com fármacos anestésicos, excitatórios, alucinógenos e convulsivantes, em gatos (Winters *et al.*, 1967; Winters *et al.*, 1972; Winters, 1976).

O esquema de Guedel também não leva em consideração as influências que modificam fatores como a duração da anestesia (Dunlop *et al.*, 1987; Steffey *et al.*, 1987a, 1987b) ou diferentes graus de intensidade dos estímulos cirúrgicos nos sinais de anestesia (Eger *et al.*, 1972; Steffey, 1983). Na prática anestésica clínica moderna, reconheceu-se que nenhuma observação individual é sempre confiável como um sinal indicador de uma magnitude específica de anestesia. Da mesma forma, os anestesistas são encorajados a obter um conhecimento básico, tanto do paciente a ser anestesiado quanto dos fármacos escolhidos. A recomendação atual para conduta anestésica sob condições clínicas consiste em usar uma dose de carregamento inicial do anestésico, necessária apenas para suprimir os movimentos intencionais, e observar todos os sinais possíveis, em cada paciente (Tabela 9.13) e, então, ajustar a dose do anestésico com base na avaliação contínua entre o estímulo e a resposta do paciente. Se houver dúvida quanto ao nível de anestesia, o erro deve pender para o lado do animal, que é considerado muito levemente anestesiado.

A avaliação do estímulo tem especial importância porque a sua intensidade, quando aplicada a um animal anestesiado,

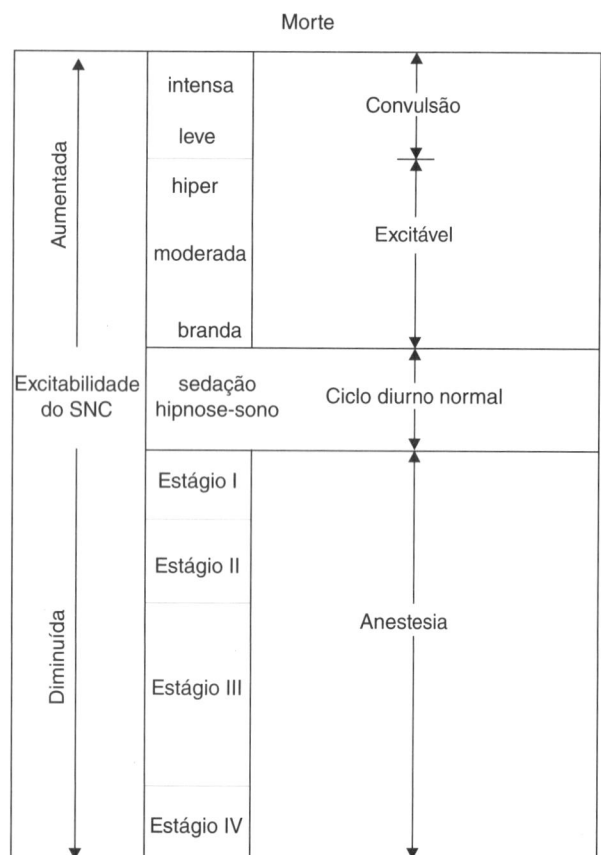

Figura 9.9 Esquema unidimensional clássico de excitação e depressão do SNC. Fonte: Adaptada de Winters, 1976.

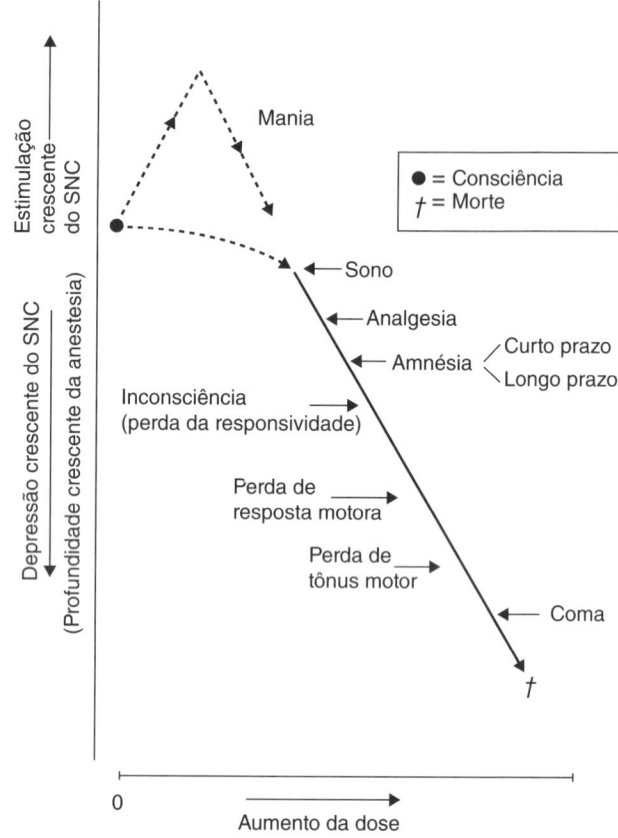

Figura 9.10 Continuidade anestésica conforme observado clinicamente em um paciente sadio.

pode rápida e acentuadamente alterar os sinais observados (Eger *et al.*, 1972; Steffey, 1983; March e Muir, 2003). Um animal sossegado com sinais vitais razoáveis pode rapidamente exibir sinais de anestesia, leves a moderados, se houver estimulação visceral intensa, apesar de não ocorrer alteração no aporte anestésico. Respostas comuns à interação dose-estímulo são mostradas na Tabela 9.14.

Aferições quantitativas mais precisas da profundidade anestésica são de interesse óbvio para o clínico e essenciais em pesquisas. A aferição da concentração expirada final (alveolar) de anestésicos inalados permite que o clínico estime a profundidade anestésica com base no conhecimento do paciente e na concomitante administração do fármaco, mas os sinais clínicos ainda são importantes. Existe um interesse contínuo no uso de abordagens eletrofisiológicas para mensurar a profundidade da anestesia, tanto em laboratório quanto no centro cirúrgico. Por exemplo, sabe-se há muito que agentes anestésicos alteram o eletroencefalograma (EEG) espontâneo e outras aferições eletrofisiológicas da função do SNC. Um uso notável dessas informações consiste no desenvolvimento de processamento de sinais de EEG biespectral para o monitoramento da profundidade da anestesia (Rampil, 1998). O índice biespectral (BIS) é um parâmetro do EEG complexo que foi aprovado pela Food and Drug Administration (FDA) para disponibilidade comercial, como monitor do efeito anestésico em pacientes humanos. Estudos usando tal tecnologia mostraram boas correlações com os sinais clínicos em diversas espécies animais (March

Tabela 9.14 Respostas comuns à interação dose-estímulo do anestésico. Fonte: Steffey, 1983. Reproduzida, com autorização, da Springer.

1. Sinais de anestesia pré-cirúrgica
   a) Bradicardia, taquicardia, arritmia
   b) Hipertensão arterial
   c) Dilatação da pupila, lacrimejamento, rotação do globo ocular
   d) Taquipneia ou "prender" a respiração
   e) Respiração profunda
   f) P_{CO_2} alveolar/arterial reduzida
   g) Movimento de membro/corpo
   h) Salivação, vômito
   i) Deglutição
   j) Espasmo laríngeo
   k) Fonação
2. Sinais de anestesia cirúrgica profunda
   a) Bradicardia, taquicardia, arritmia, parada cardíaca
   b) Hipotensão arterial
   c) Dilatação da pupilar, córnea seca, olho fixo centralmente
   d) Respiração superficial, parada respiratória (*não* é "prender" a respiração)
   e) P_{CO_2} alveolar/arterial elevada
   f) Flacidez muscular

Nota: a importância de determinado sinal em uma espécie específica e/ou indivíduo é variável.

e Muir, 2003), porém sua aplicação geral precisará aguardar informações mais detalhadas e decréscimo do custo do equipamento. Para uma revisão mais completa do SNC, com foco na tecnologia eletrofisiológica aplicada à conduta anestésica de pacientes humanos, consulte o artigo de Stanski e Shafer, 2005.

REFERÊNCIAS BIBLIOGRÁFICAS

Abbott NJ. (2005). Dynamics of CNS barriers, evolution, differentiation, and modulation. *Mol Cel Biol.* **25**, 5–23.

Akk G, Covey DF, Evers AS, Steinbach JH, Zorumski CF, Mennerick S. (2009). The influence of the membrane on neurosteroid actions at GABA(A) receptors. *Psychoneuroendocrinology.* **34**, (Suppl. 1), S59–66.

Bernards CM, Hill HF. (1990). Morphine and alfentanil permeability through the spinal dura, arachnid, and pia mater of dogs and monkeys. *Anesthesiology.* **73**, 1214–1219.

Bernards CM, Hill HF. (1991). The spinal nerve root sleeve is not a preferred route for redistribution of drugs from the epidural space to the spinal cord. *Anesthesiology.* **75**, 827–832.

Bernards CM, Hill HF. (1992). Physical and chemical properties of drug molecules governing their diffusion through the spinal meninges. *Anesthesiology.* **77**, 750–756.

Breidenbach MA, Brunger AT. (2005). New insights into clostridial neurotoxin-SNARE interactions. *Trends Mol Med.* **11**, 377–381.

Bridges RJ, Esslinger CS. (2005). The excitatory amino acid transporters, pharmacological insights on substrate and inhibitor specificity of the EAAT subtypes. *Pharmacol Ther.* **107**, 271–285.

Brown DC, Iadarola MJ, Perkowski SZ, Erin H, Shofer F, Laszlo KJ, Olah Z, Mannes AJ. (2005). Physiologic and antinociceptive effects of intrathecal resiniferatoxin in a canine bone cancer model. *Anesthesiology.* **103**, 1052–1059.

Clarke KC, Trim CM, Hall LW. (2014). *Veterinary Anaesthesia.* Edinburgh, Saunders Elsevier.

Dagenais C, Graff CL, Pollack GM. (2004). Variable modulation of opioid brain uptake by P-glycoprotein in mice. *Biochem Pharmacol.* **67**, 269–276.

Dorsch JA, Dorsch SE. (2007). *Understanding Anesthesia* Philadelphia, Walters Kluwer, Lippincott Williams and Williams.

Dunlop CI, Steffey EP, Miller MF, Woliner MJ. (1987). Temporal effects of halothane and isoflurane in laterally recumbent ventilated male horses. *Am J Vet Res.* **48**, 1250–1255.

Ebalunode JO, Dong X, Ouyang Z, Liang J, Eckenhoff RG, Zheng W. (2009). Structure-based shape pharmacophore modeling for the discovery of novel anesthetic compounds. *Bioorg Med Chem.* **17**, 5133–5138.

Eger EI II, Dolan WM, Stevens WC, Miller RD, Way WL. (1972). Surgical stimulation antagonizes the respiratory depression produced by forane. *Anesthesiology.* **36**, 544–549.

Eger EI II, Raines DE, Shafer SL, Hemmings HC Jr, Sonner JM. (2008). Is a new paradigm needed to explain how inhaled anesthetics produce immobility? *Anesth Analg.* **107**, 832–848.

Fairbanks CA, Schreiber KL, Brewer KL, Yu CG, Stone LS, Kitto KF, Nguyen HO, Grocholski BM, Shoeman DW, Kehl LJ, Regunathan S, Reis DJ, Yezierski RP, Wilcox GL. (2000). Agmatine reverses pain induced by inflammation, neuropathy, and spinal cord injury. *Proc Natl Acad Sci USA.* **97**, 10584–10589.

Fishman SM, Ballantyne JC, Rathmell JP. (2010). *Bonica's Management of Pain.* Baltimore, Wolters Kluwer, Lippincott, Williams and Williams.

Fox SM. (2010). *Chronic Pain in Small Animal Medicine.* London, UK, Manson Publishing.

Guedel AE. (1920). Third stage ether anesthesia, a sub-classification regarding the significance of the position and movements of the eyeball. *Am J Surg.* **24**, 53–57.

Guedel AE. (1927). Stages of anesthesia and reclassification of the signs of anesthesia. *Anesth Analg,* **6**, 157–162.

Gwaltney-Brant SM, Albretsen JC, Khan SA. (2000). 5-Hydroxytryptophan toxicosis in dogs, 21 cases (1989–1999). *J Am Vet Med Assoc.* **216**, 1937–1940.

Hawkins BT, Davis TP. (2005). The blood-brain barrier/neurovascular unit in health and disease. *Pharm Rev.* **57**, 173–185.

Hellyer PW, Bai L, Supon J, Quail C, Wagner AE, Mama KR, Magnusson KR. (2003). Comparison of opioid and alpha-2 adrenergic receptor binding in horse and dog brain using radioligand autoradiography. *Vet Anaesth Analg.* **30**, 172–182.

Honkavaara JM, Restitutti F, Raekallio MR, Kuusela EK, Vainio OM. (2011). The effects of increasing doses of MK-467, a peripheral alpha(2)-adrenergic receptor antagonist, on the cardiopulmonary effects of intravenous dexmedetomidine in conscious dogs. *J Vet Pharm Ther.* **34**, 332–337.

Jones D, Story DA. (2005). Serotonin syndrome and the anaesthetist. *Anaesth Intens Care.* **33**, 181–187.

Kim J, Yao A, Atherley R, Carstens E, Jinks SL, Antognini JF. (2007). Neurons in the ventral spinal cord are more depressed by isoflurane, halothane, and propofol than are neurons in the dorsal spinal cord. *Anesth Analg.* **105**, 1020–1026.

Kitchell RL, Erickson HH. (1983). Introduction, What is pain? In Kitchell RL, Erickson HH. (eds), *Animal Pain, Perception and Alleviation.* Bethesda, MD, American Physiological Society. vii–viii.

Larson MD. (2005). History of anesthetic practice. In Miller RD. (ed.), *Miller's Anesthesia.* Philadelphia, Elsevier Churchill Linvingstone. 3–52.

Leake CD. (1971). Claude Bernard and anesthesia. *Anesthesiology.* **35**, 112–113.

Lee FJ, Liu F. (2004). Direct interactions between NMDA and D1 receptors, a tale of tails. *Biochem Soc Trans.* **32**, 1032–1036.

Lotsch J. (2005). Pharmacokinetic-pharmacodynamic modeling of opioids. *J Pain Symptom Manage.* **29**, S90–103.

March PA, Muir WW 3rd. (2003). Use of the bispectral index as a monitor of anesthetic depth in cats anesthetized with isoflurane. *Am J Vet Res.* **64**, 1534–1541.

McMahon SB, Kolzenburg M. (2013). *Wall and Melzack's Textbook of Pain.* Philadelphia, PA, Elsevier/Saunders.

Mealey KL. (2004). Therapeutic implications of the MDR-1 gene. *J Vet Pharm Ther.* **27**, 257–264.

Mealey KL. (2006). Adverse drug reactions in herding-breed dogs, The role of P-glycoprotein. *Compend Contin Ed Prac Vet.* **28**, 23–33.

Piletz JE, Aricioglu F, Cheng JT, Fairbanks CA, Gilad VH, Haenisch B, Halaris A, Hong S, Lee JE, Li J, Liu P, Molderings GJ, Rodrigues AL, Satriano J, Seong GJ, Wilcox G, Wu N, Gilad GM. (2013). Agmatine, clinical applications after 100 years in translation. *Drug Discov Today.* **18**, 880–893.

Plomley F. (1847). Stages of anaesthesia. *Lancet.* **1**, 134.

Rampil IJ. (1998). A primer for EEG signal processing in anesthesia. *Anesthesiology.* **89**, 980–1002.

Sewell JC, Sear JW. (2006). Determinants of volatile general anesthetic potency, a preliminary three-dimensional pharmacophore for halogenated anesthetics. *Anesth Analg.* **102**, 764–771.

Smithcors JF. (1971). History of veterinary anesthesia. In Soma LR. (ed.), *Textbook of Veterinary Anesthesia.* Baltimore, Williams & Wilkins Co. 1–23.

Snow J. (1847). *On the Inhalation of the Vapour of Ether in Surgical Operations, Containing a Description of the Various Stages of Etherization, and a Statement of the Results of Nearly Eighty Operations in which Ether has been Employed in St. George and University College Hospitals.* Churchill, London.

Solt K, Stevens RJ, Davies PA, Raines DE. (2005). General anesthetic-induced channel gating enhancement of 5-hydroxytryptamine type 3 receptors depends on receptor subunit composition. *J Pharm Exp Ther.* **315**, 771–776.

Sonner JM, Werner DF, Elsen FP, Xing Y, Liao M, Harris RA, Harrison NL, Fanselow MS, Eger EI II, Homanics GE. (2007). Effect of isoflurane and other potent inhaled anesthetics on minimum alveolar concentration, learning, and the righting reflex in mice engineered to express alpha1 gamma-aminobutyric acid type A receptors unresponsive to isoflurane. *Anesthesiology.* **106**, 107–113.

Stanski DR, Shafer SL. (2005). Measuring depth of anesthesia. In Miller RD. (ed.), *Miller's Anesthesia.* Philadelphia, Elsevier, Churchill Livingstone. 1227–1264.

Steffey EP. (1983). Concepts of general anesthesia and assessment of adequacy of anesthesia for animal surgery. In Kitchell RL, Erickson HH. (eds), *Animal Pain, Perception and Alleviation.* Bethesda, MD, American Physiological Society. 133–150.

Steffey EP. (2014). A history of veterinary anesthesia. In Eger EI II, Saidman LJ, Westhrope RN. (eds), *The Wondrous Story of Anesthesia*. New York, Springer. 293–302.

Steffey EP, Hodgson DS, Dunlop CI, Miller MF, Woliner MJ, Heath RB, Grandy J. (1987a). Cardiopulmonary function during 5 hours of constant-dose isoflurane in laterally recumbent, spontaneously breathing horses. *J Vet Pharm Ther.* **10**, 290–297.

Steffey EP, Kelly AB, Woliner MJ. (1987b). Time-related responses of spontaneously breathing, laterally recumbent horses to prolonged anesthesia with halothane. *Am J Vet Res.* **48**, 952–957.

Stevens R, Rusch D, Solt K, Raines DE, Davies PA. (2005). Modulation of human 5-hydroxytryptamine type 3AB receptors by volatile anesthetics and n-alcohols. *J Pharm Exp Ther.* **314**, 338–345.

Tranquilli WJ, Thurmon JC, Grimm KA. (2006). *Lumb and Jones' Veterinary Anesthesia and Analgesia*. Baltimore, Lippincott Williams & Wilkins.

Wagner T, Poole C, Roth-Daniek A. (2013). The capsaicin 8% patch for neuropathic pain in clinical practice, a retrospective analysis. *Pain Med.* **14**, 1202–1211.

Wang JS, Ruan Y, Taylor RM, Donovan JL, Markowitz JS, Devane CL. (2004). Brain penetration of methadone (R)- and (S)-enantiomers is greatly increased by P-glycoprotein deficiency in the blood-brain barrier of Abcb1a gene knockout mice. *Psychopharmacology (Berl).* **173**, 132–138.

Watkins LR, Hutchinson MR, Johnston IN, Maier SF. (2005). Glia, novel counter-regulators of opioid analgesia. *Trends Neurosci.* **28**, 661–669.

Weaver BMQ. (1988). The history of veterinary anaesthesia. *Vet Hist.* **5**, 43–57.

Weaver BMQ, Hall LW. (2005). Origin of the association of veterinary anaesthetists. *Vet Anaesth Analg.* **32**, 179–183.

Weinrich M, Worcester DL. (2013). Xenon and other volatile anesthetics change domain structure in model lipid raft membranes. *J Phys Chem B.* **117**, 16141–16147.

Winters WD. 1976. Effects of drugs on the electrical activity of the brain, anesthetics. *Annu Rev Pharmcol.* **16**, 413–426.

Winters WD, Ferrar-Allado T, Guzman-Flores C, Alcaraz M. (1972). The cataleptic state induced by ketamine, a review of the neuropharmacology of anesthesia. *Neuropharmacology.* **11**, 303–315.

Winters WD, Mori K, Spooner CE, Bauer RO. (1967). The neurophysiology of anesthesia. *Anesthesiology.* **28**, 65–80.

Yaksh TL. (2005). Spinal analgesic mechanisms. In Justins DM. (ed.), *World Congress on Pain*. Sydney, Australia, IASP. 369–380.

CAPÍTULO 10

Fármacos Bloqueadores Neuromusculares

Diane E. Mason e Christopher L. Norkus

Os autores agradecem a HR Adams pelo capítulo original em que este se baseia.

Os fármacos bloqueadores neuromusculares usados na medicina clínica atuam por interferir na ação do neurotransmissor endógeno acetilcolina (ACh) no receptor colinérgico nicotínico da junção neuromuscular (JNM), inibindo, desse modo, os movimentos de íons transmembrana ligados ao receptor, necessários para desencadear a contração muscular (Bouzat *et al.*, 2004; Unwin, 2005). Os resultados finais dessa ação são a paralisia de músculos esqueléticos e o relaxamento muscular (Bowman, 2006). Os agentes bloqueadores neuromusculares (BNM) são usados em medicina veterinária como adjuntos de anestesia geral. As indicações mais comuns desses agentes em medicina veterinária incluem auxílio para introdução de tubo endotraqueal, uso concomitante com fármacos sedativos/hipnóticos para facilitar a ventilação mecânica, favorecimento do relaxamento muscular em diversas condições cirúrgicas (p. ex., procedimentos oftalmológicos) ou como parte de uma técnica anestésica balanceada, para reduzir a quantidade de anestésico inalatório necessária (Keegan, 2015). O uso esporádico de BNM em medicina veterinária encontra-se em forte contraste com o seu amplo uso em anestesia humana e, é em grande parte, consequência de diferenças entre as espécies. Por exemplo, em medicina veterinária, a maioria das espécies atendidas pode ser intubada facilmente com um tubo endotraqueal, após a administração intravenosa de um agente indutor de anestesia, sem a necessidade adicional do uso de um BNM, ao passo que a entubação no homem, com frequência, é mais difícil e pode exigir relaxamento muscular mais profundo (Bozeman *et al.*, 2006).

DESENVOLVIMENTO

O desenvolvimento de fármacos BNM compreende uma interessante história no campo da farmacologia. Revisões interessantes do curso desses eventos foram publicadas por Betcher (1977), Bisset (1992) e Lee (2005). Fármacos bloqueadores neuromusculares tiveram origem com a descoberta do curare, uma mistura vegetal semelhante ao alcatrão, usado como veneno por indígenas sul-americanos. Os ingredientes verdadeiros do veneno utilizado em setas, dardos atirados por sopro e lanças eram conhecidos apenas por um "farmacêutico" local, frequentemente o homem da medicina tribal de uma região. Assim, os preparados botânicos obtidos por exploradores não poderiam ser identificados quanto ao conteúdo, sendo simplesmente classificados de acordo com os invólucros que os envolviam. Tubocurare, paracurare ou curare bambu estava contido em tubos cortados de bambu; em geral, essa mistura era obtida de tribos do sudeste da Amazônia. A origem vegetal dos preparados de tubocurare era primariamente Menispermaceae (*Chondrodendron tomentosum*). O curare de cabaça, acondicionado em cabaças ocas, era o preparado mais ativo. E o curare em pote era colocado em pequenos potes de terracota da parte central da bacia amazônica, sendo uma preparação que frequentemente

continha plantas outras além de Menispermaceae (McIntyre, 1972). O ingrediente mais importante isolado do curare era a *d*-tubocurarina (Wintersteiner e Dutcher, 1943).

Estudos originais do século XIX realizados por Claude Bernard (1856) (Bowman, 2006) demonstraram que o curare impedia a contração muscular desencadeada pela estimulação do nervo motor. No entanto, não afetava o sistema nervoso central (SNC), nem impedia a resposta à estimulação direta do músculo, tampouco reduzia a condutância axonal. Propôs-se que o curare atuava na junção nervo-músculo. Desde então, relatos têm acrescentado, esclarecido e estendido observações relacionadas com as propriedades de bloqueio neuromuscular dos alcaloides do curare. Resultados iniciais estimularam pesquisa ativa das necessidades estruturais químicas dos compostos semelhantes ao curare, levando à descoberta de outros tipos de fármacos BNM.

Os BNM apresentam grupamentos estruturais químicos que permitem sua interação com o receptor colinérgico nicotínico (Brejc *et al.*, 2001). Contudo, esses agentes provocavam efeitos claramente diferentes da ACh, o mediador endógeno. De acordo com o mecanismo de ação do BNM no receptor pós-juncional nicotínico, os BNM são classificados como agentes não despolarizantes competitivos ou como agentes despolarizantes. Os primeiros ocupam o receptor de modo que a ACh não consegue acessar seu local de ligação e, ao se ligar a esses compostos, não consegue desencadear movimento iônico transmembrana, resultando em paralisia muscular durante o período de ação do seu efeito. Agentes despolarizantes atuam de maneira mais complicada e inicialmente provocam despolarização da membrana, quase sempre caracterizada por fasciculação muscular, antes que ocorram bloqueio e paralisia muscular (Hibbs e Zambon, 2011).

Transmissão do impulso na junção neuromuscular somática

Antes de discutir os agentes BNM individualmente, a transmissão de impulsos na JNM somática será revista em relação aos sítios de ação de diferentes BNM. Os conceitos gerais de transmissão colinérgica são discutidos em detalhes nos Capítulos 6 e 8.

Considerações fisiológicas e anatômicas

A representação de uma sinapse JNM somática e de sítios de ação de fármacos propostos é mostrada na Figura 10.1. Ramificações terminais de um axônio motor perdem sua bainha de mielina e se inserem em invaginações da membrana da célula do músculo esquelético; essas invaginações são denominadas goteiras sinápticas. Por sua vez, uma goteira sináptica tem muitas microinvaginações ou dobras para dentro, chamadas de pregas juncionais. O espaço dentro da goteira sináptica, entre a terminação nervosa e a célula muscular, é denominado fenda sináptica. *Pré-sináptico* refere-se a elementos do axônio

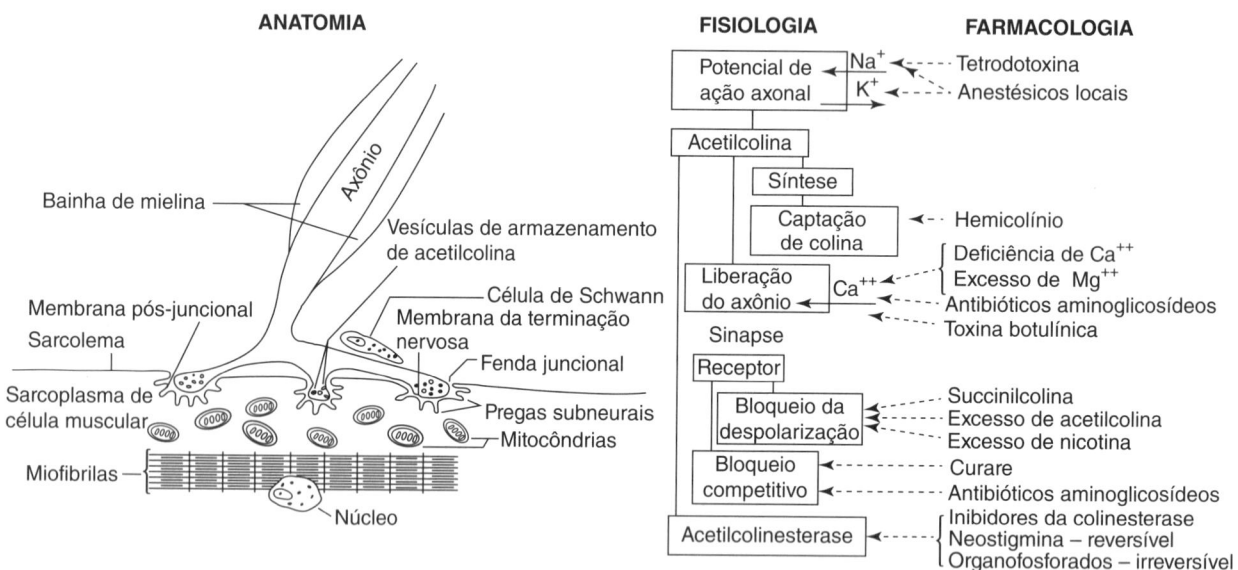

Figura 10.1 Representação esquemática de uma junção neuromuscular somática (sinapse), vias fisiológicas relacionadas e sítios de ação propostos para diversos agentes farmacológicos. Um potencial de ação (PA) axonal caracteriza-se pela entrada de Na^+ e saída de K^+. Tetrodotoxina e saxitoxina inativam as vias de Na^+. Anestésicos locais bloqueiam as vias de Na^+ e K^+. A captação de colina para o interior dos neurônios é bloqueada por hemicolínio; a síntese de ACh é impedida. Assim que o PA alcança a terminação nervosa, ele estimula a transferência de Ca^{++} para dentro, o que desencadeia a liberação de ACh na fenda juncional. A falta de Ca^{++} ou o excesso de Mg^{++} reduz a liberação de ACh. Antibióticos aminoglicosídeos também interferem na liberação de ACh dependente de Ca^{++}. A toxina botulínica inibe a liberação de ACh. A succinilcolina (bloqueador neuromuscular despolarizante) provoca bloqueio persistente da despolarização da região da placa motora terminal, assim como o excesso de ACh e de nicotina. Curare e atracúrio (bloqueadores neuromusculares competitivos) competem com ACh pelos receptores pós-sinápticos, mas não provocam despolarização. Antibióticos aminoglicosídeos diminuem a sensibilidade da membrana pós-sináptica à ACh. A metabolização da ACh pela enzima acetilcolinesterase é inibida por agentes anticolinesterase reversíveis e irreversíveis; a ACh se acumula. Adaptada de Hibbs e Zambon, 2011; Couteaux, 1972.

do neurônio, ao passo que *pós-sináptico*, a constituintes da célula muscular.

As estruturas vesiculares localizadas no interior de terminações nervosas colinérgicas compreendem os locais de armazenamento de ACh (ver Capítulo 6). À medida que o potencial de ação axonal alcança a terminação nervosa, aumenta a liberação de ACh das vesículas de armazenamento para a fenda sináptica. Essa etapa (associação excitação-secreção) depende de um potencial de ação que ative os canais de Ca^{++} controlados por voltagem, que transferem o Ca^{++} extracelular para o interior do neurônio e/ou liberam Ca^{++} ligado às superfícies da membrana da terminação nervosa. O acréscimo de Ca^{++} intracelular desencadeia a fusão das vesículas de armazenamento com a membrana plasmática e a liberação de neurotransmissores. A ACh liberada na fenda sináptica liga-se a sítios de receptores especializados na membrana pós-sináptica e causa despolarização da célula muscular. Os receptores colinérgicos exclusivamente nicotínicos localizados na superfície da membrana plasmática da célula muscular são agrupados em alta densidade nas pregas juncionais da membrana pós-sináptica (Huh e Fuhrer, 2002).

É necessária a ativação de um grande número de receptores colinérgicos nicotínicos para estimular uma única fibra muscular e, assim, ocasionar contração muscular. Ao mesmo tempo, isso requer cessação da resposta muito rapidamente. Uma única vesícula sináptica contém, *grosso modo*, 7.000 a 12.000 moléculas de ACh e um único potencial de ação axonal motor é capaz de desencadear a fusão de 40 a 300 vesículas, dependendo da espécie ou tipo da JNM (Steinbach e Wu, 2004). Após a liberação de ACh na fenda sináptica, ela alcança alta concentração com rapidez, situação em que pode se ligar a receptores colinérgicos.

Contudo, a ACh liberada na fenda sináptica também pode se ligar à enzima acetilcolinesterase (AChE), que a hidrolisa em colina e acetato, inativando-a. Todas as moléculas de ACh extraneuronal não ligada são metabolizadas rapidamente pela enzima AChE, presente na placa motora terminal. Embora a AChE possa se ligar, em parte, a elementos pré-sinápticos, ela se concentra na membrana pós-sináptica (Inestrosa e Perelman, 1990; Hucho *et al.*, 1991). A taxa relativa de sítios de ligação de ACh no receptor colinérgico nicotínico em relação aos sítios de ligação de AChE na junção neuromuscular é cerca de 10:1 (Steinbach e Wu, 2004). Pela rápida hidrólise de ACh pela AChE e pela liberação comparativamente lenta de ACh de quantidade relativamente grande de receptores nicotínicos na placa motora terminal, a concentração de ACh livre na fenda sináptica é reduzida rapidamente após um único potencial de ação.

RECEPTOR NICOTÍNICO E RELAÇÕES ESTRUTURA-ATIVIDADE

O receptor colinérgico nicotínico é uma molécula pentamérica de cerca de 290 quilodáltons (kDa) que se espalha na dupla camada da membrana pós-sináptica, na junção neuromuscular (Figura 10.2). O receptor compreende cinco subunidades individuais, com coeficiente estequiométrico de $\alpha_2\beta\gamma\delta$; no músculo de animais adultos, a subunidade γ é substituída por uma subunidade ϵ. Cada subunidade apresenta uma superfície extracelular e outra intracelular e, também, contém sequências de aminoácidos hidrofóbicos, as possíveis regiões inseridas na dupla camada da membrana (Hibbs e Zambon, 2011). As cinco subunidades de cada complexo receptor individual se estendem perpendicularmente à membrana pós-sináptica e são organizadas em

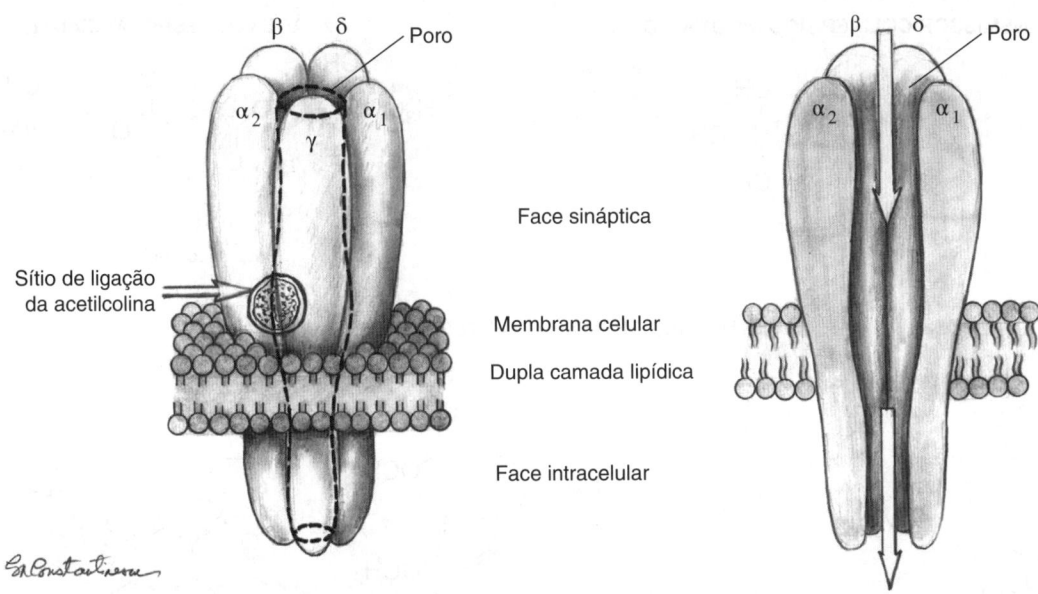

Figura 10.2 Representação do receptor colinérgico nicotínico. O receptor é inserido pela dupla camada lipídica da membrana celular, apresentando uma face sináptica à junção neuroefetora, entre o neurônio e a célula inervada, e uma face intracelular, no citoplasma. O receptor compreende uma configuração pentamérica de quatro diferentes subunidades, com um coeficiente estequiométrico de $\alpha_2\beta\gamma\delta$; em músculo adulto, é $\alpha_2\beta\epsilon\delta$. As subunidades alfa contêm os sítios de ligação do ligante primário, para o reconhecimento da acetilcolina e de substâncias relacionadas. A organização das subunidades forma um poro interno que possibilita a passagem de íons selecionados para a ativação do receptor e resultante despolarização da membrana (ver o texto). Adaptada de Unwin *et al.* (1988) por Dr. Gheorghe M. Constantinescu, University of Missouri.

forma de circunferência, de modo a formar uma roseta ao redor de um lúmen central (Figura 10.2). Esse canal transmembrana central da estrutura do receptor representa o poro da membrana para o fluxo de íons estimulado pela ativação do receptor por um agonista (Unwin, 2005). Nas subunidades alfa, os sítios de ligação de agonista e antagonista são restritos (Kistler *et al.*, 1982). Enquanto a ACh evoca ativação de receptores por meio da ligação a subunidades alfa, a ocupação desses mesmos sítios por antagonista impede a ativação efetiva de receptores (Karlin, 2002). Ocorre paralisia muscular, seja em resposta a um agente bloqueador não despolarizante competitivo, seja pela ativação transitória por um bloqueador despolarizante. As estruturas químicas de diversos BNM comumente usados são apresentadas na Figura 10.3, para mostrar as diferenças estruturais dos tipos de BNM competitivos, não despolarizantes e despolarizantes.

Com base nas características estruturais químicas gerais, Bovet (1951) agrupou os agentes BNM em duas categorias básicas. Um grupo caracteriza-se por grandes moléculas rígidas e volumosas, incluindo *d*-tubocurarina, vecurônio, atracúrio e pancurônio, todos BNM não despolarizantes competitivos. O outro se define por moléculas longas, flexíveis e delgadas que possibilitam a livre rotação da ligação, do qual fazem parte o decametônio e a succinilcolina, agentes BNM despolarizantes. A dicotomia verificada no arranjo estrutural básico de agentes competitivos, não despolarizantes e despolarizantes foi considerada, em parte, a explicação para os diferentes efeitos desencadeados pela interação desses BNM com o receptor colinérgico nicotínico.

Entre outros requisitos, os receptores contêm dois sítios de ligação aniônicos (carga negativa) separados por distâncias definidas, os quais são essenciais para a ligação eletrostática da fração nitrogenada catiônica (com carga positiva) da ACh (e substâncias químicas exógenas) aos receptores (Brejc *et al.*, 2001). Todos os BNM são compostos de amônio quaternário

que contêm as frações nitrogenadas catiônicas necessárias para interagir no sítio de ligação da ACh. Apesar das várias estruturas químicas dos agentes BNM não despolarizantes atuais, uma distância de ligação máxima entre os dois grupos quaternários presentes em qualquer uma dessas moléculas é tipicamente fixada em $1,0 \pm 0,1$ nm. Os BNM despolarizantes, que apresentam comprimentos variáveis e livre rotação da ligação, podem ter distância entre os grupos de amônio quaternário de no máximo 1,45 nm entre ligações (Hibbs e Zambon, 2011).

A ocupação de sítios de ligação com carga negativa no receptor pelo neurotransmissor ACh ativa a entrada de Na^+ e o fluxo de K^+ ao longo de seus respectivos gradientes de concentração, resultando na excitação da membrana. A ocupação desses sítios pelos agentes competitivos de moléculas rígidas estabiliza o receptor, de modo que o canal da membrana não é ativado. Agentes despolarizantes inicialmente atuam de maneira semelhante à ACh. Por sua estrutura flexível, permitem ativação inicial dos canais e fluxo de íons, porém, por algum motivo, resultam em interrupção persistente do fluxo iônico pelo receptor, de modo que não ocorrem alterações adicionais no potencial elétrico.

Considerações farmacológicas

A junção neuromuscular está muito sujeita à alteração por agentes farmacológicos seletivos. Diversos fármacos, toxinas, eletrólitos e outras substância alteram, de diferentes maneiras, a síntese, o armazenamento, a liberação, as interações de receptores e a metabolização da ACh. Vários fatores importantes que influenciam a transmissão colinérgica são mostrados na Figura 10.1.

O hemicolínio é um inibidor do transporte de colina que interfere na recaptação de colina para o interior de neurônios colinérgicos, e, embora não tenha aplicação clínica atual, é bastante usado em pesquisa (Inazu *et al.*, 2013). A síntese de

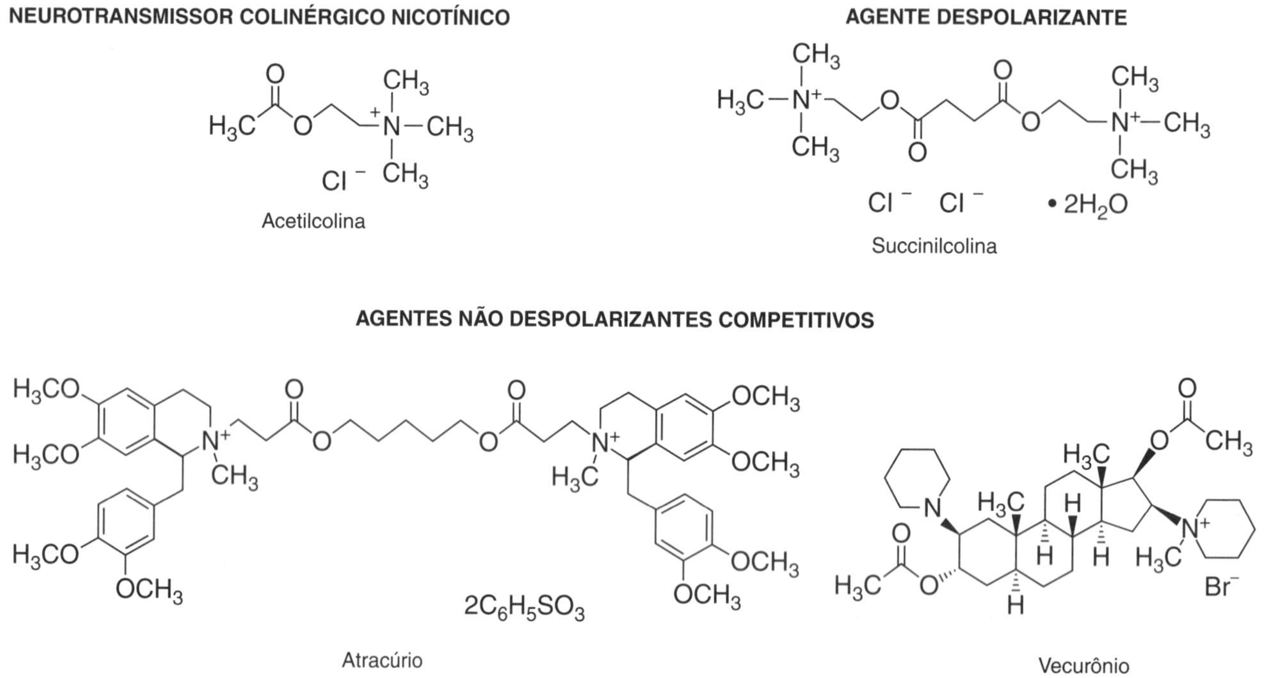

NEUROTRANSMISSOR COLINÉRGICO NICOTÍNICO

Acetilcolina

AGENTE DESPOLARIZANTE

Succinilcolina

AGENTES NÃO DESPOLARIZANTES COMPETITIVOS

Atracúrio

Vecurônio

Figura 10.3 Estruturas químicas de agentes que interagem com receptor colinérgico nicotínico na junção neuromuscular. O neurotransmissor colinérgico, a acetilcolina, contém uma fração de nitrogênio catiônico que forma uma ligação com o sítio de ligação do receptor. Duas moléculas de acetilcolina precisam se ligar a um receptor nicotínico para que o canal de íons se ative. O bloqueador neuromuscular despolarizante, a succinilcolina, é mostrado. A estrutura química da succinilcolina é equivalente a duas moléculas de acetilcolina fundidas em sequência. Uma única molécula de succinilcolina pode se ligar a ambos os sítios de ligação nicotínicos do receptor colinérgico, inativando-o. Os BNM não despolarizantes competitivos da família dos benzilisoquinolínios (atracúrio) e o grupo aminoesteroide (vecurônio) estão representados. Esses compostos são moléculas volumosas complexas que contêm importantes frações nitrogenadas catiônicas duplas em uma rígida configuração, que possibilita a ocupação de ambos os sítios de ligação nicotínicos do receptor colinérgico, inativando efetivamente o receptor.

acetilcolina é impedida pela falta de colina, classificada como nutriente essencial da família de vitaminas do complexo B (Ferguson e Blakely, 2004). Durante o estímulo nervoso, ocorre depleção dos depósitos de ACh vesiculares, com enfraquecimento muscular gradual e, por final, paralisia, sem a recaptação e a síntese de ACh.

A condução nervosa é influenciada apenas por algumas substâncias. Anestésicos locais em contato imediato com o axônio nervoso motor atuam estabilizando o nervo por inativarem os canais tanto de Na^+ quanto de K^+ de modo que a propagação do potencial de ação axonal é interrompida. O veneno do baiacu, a tetrodotoxina, e o veneno de moluscos, a saxitoxina, reduzem a permeabilidade de membranas excitáveis ao Na^+ (porém não ao K^+); desse modo, os potenciais de ação axonais não são gerados e ocorre paralisia. Essas toxinas não provocam despolarização inicial de nervos; atuam de modo não competitivo, são cerca de 100 mil vezes mais potentes que a cocaína ou a procaína e, frequentemente, usadas em pesquisa. Os casos clínicos de intoxicação alimentar fatal também têm sido atribuídos à ingestão dessas toxinas, a partir de sua fonte natural (Cusick e Sayler, 2013).

A toxina botulínica é uma substância potente (a dose letal para um camundongo é de 4×10^7 moléculas) produzida por *Clostridium botulinum*. Raramente ingerida por humanos, sendo mais frequente em bovinos, equinos, aves aquáticas; quase sempre é fatal (Johnson *et al.*, 2010). A toxina atua no interior do axônio motor impedindo a liberação de ACh na JNM por interferir na fusão de vesículas sinápticas colinérgicas com a membrana plasmática (Dressler *et al.*, 2005).

Os íons magnésio (Mg^{++}) interferem na liberação de ACh da terminação nervosa por competirem com os mecanismos de transporte responsáveis pela mobilização de Ca^{++} para o interior do nervo. O magnésio desacopla o processo de associação excitação-secreção. Uma concentração insuficiente de Ca^{++} induz efeitos semelhantes. O magnésio também atua em nível pós-sináptico diminuindo a efetividade da ACh na ativação de receptores.

Antibióticos aminoglicosídeos (ou seja, o grupo neomicina-estreptomicina) inibem a liberação de ACh de nervos motores por diminuírem a disponibilidade de Ca^{++} nos sítios de ligação da superfície da membrana da terminação axonal, inibindo, desse modo, o mecanismo de excitação-secreção. Esses antibióticos também reduzem a sensibilidade da membrana pós-sináptica à ACh (Adams, 1984).

Inibidores da colinesterase (ver Capítulo 8) diminuem a atividade hidrolítica da ACh e da pseudocolinesterase (Taylor, 1991; Hibbs e Zambon, 2011). A ACh acumula-se rapidamente nos sítios receptores. Fasciculações musculares, contrações, convulsões e, por fim, apneia, ocorrem após dose excessiva de inibidores da colinesterase.

MECANISMOS DE BLOQUEIO NEUROMUSCULAR PÓS-JUNCIONAIS

Os efeitos farmacológicos dos BNM clinicamente úteis decorrem de sua alteração direta da habilidade da ACh em ativar receptores colinérgicos nicotínicos pós-sinápticos (Hibbs e Zambon, 2011).

Agentes não despolarizantes competitivos

Agentes BNM não despolarizantes competem com a ACh por receptores colinérgicos nicotínicos disponíveis na membrana neuromuscular pós-sináptica e, uma vez ocupados esses receptores, impedem a ACh de induzir uma resposta motora. O protótipo histórico desse grupo de fármacos é a *d*-tubocurarina (cloreto de tubocurarina, USP, tubarina), um alcaloide monoquaternário de ocorrência natural obtido da casca da planta sul-americana *Chondrodendron tomentosum*. Hoje, a *d*-tubocurarina não é usada clinicamente e foi substituída há muito tempo por fármacos de ação semelhante, como atracúrio, cisatracúrio, pancurônio, vecurônio, rocurônio, mivacúrio, doxacúrio e, mais recentemente, gantacúrio. As características farmacológicas de medicamentos BNM representativos de uso atual estão resumidas na Tabela 10.1.

Técnicas experimentais ultrarrefinadas ajudaram a verificar o sítio primário de ação de agentes bloqueadores competitivos (Bowen, 1972; Hubbard e Quastel, 1973). Embora a *d*-tubocurarina se ligue a receptores colinérgicos na mesma região que a ACh, e pareça ter a mesma afinidade ou afinidade semelhante à da ACh por receptores colinérgicos, a *d*-tubocurarina não exibe propriedades de ativação de receptores, não tem atividade despolarizante e, por conseguinte, não provoca potencial em placa motora terminal. Além disso, a interação *d*-tubocurarina-receptor torna os receptores afetados indisponíveis para a interação com ACh. Nos músculos sob ação do curare, os potenciais na placa terminal induzidos por ACh são reduzidos a níveis subliminares ou abolidos. Na ausência de potenciais na placa terminal induzidos e subsequentes potenciais de ação musculares, o músculo relaxa e, na verdade, ocorre paralisia muscular.

Com base na interação competitiva entre agentes não despolarizantes e ACh, constatou-se que os inibidores da colinesterase eram efetivos como antagonistas dos efeitos desses agentes bloqueadores (Taylor, 2011). Os inibidores da colinesterase impedem a metabolização enzimática da ACh. Todavia, a ACh fica disponível para interação com receptores colinérgicos e, desse modo, diminui a efetividade de agentes bloqueadores competitivos. Essa relação tem sido explorada clinicamente em esforços bem-sucedidos de cessar os efeitos de agentes não despolarizantes. Contudo, os inibidores da colinesterase não antagonizam os efeitos da outra classe de bloqueadores neuromusculares, os agentes despolarizantes.

Os fármacos bloqueadores neuromusculares não despolarizantes são classificados como paquicurares ou moléculas volumosas que apresentam funções amina incorporadas a estruturas em forma de anel rígidas. Dois grupos de paquicurares sintéticos contêm os fármacos de uso comum atual em medicina: os aminoesteroides e os benzilisoquinolínios. Os aminoesteroides mantêm sua distância interônio por um esqueleto de androstano, ao passo que os benzilisoquinolínios mantêm sua distância atômica por meio de cadeias lineares contendo diéster (Lee, 2001).

Compostos benzilisoquinolínios

O atracúrio é um *bis*-benziltetraisoquinolínio com nitrogênios isoquinolínios conectados por uma cadeia de hidrocarbonetos contendo diéster. Em cães, sua ação é intermediária, com início de ação dose-dependente em cerca de 5 min e duração de cerca de 30 min (Jones, 1983). Doses repetidas, em geral, não são cumulativas, de modo que a manutenção no longo prazo pode ser obtida por meio de taxa de infusão constante (Playfor *et al.*, 2000). O atracúrio sofre hidrólise do éster, reação de eliminação de Hofmann e, provavelmente, outras vias extra-hepáticas de biotransformação, fazendo com que o fármaco seja apropriado para uso em pacientes com insuficiência hepática ou renal. Na reação de eliminação de Hofmann, um grupo amônio quaternário é convertido em amina terciária por meio de clivagem de uma ligação entre carbono e nitrogênio. Esse processo não requer atividade enzimática. A eliminação de Hofmann é uma reação sensível tanto ao pH quanto à temperatura, pois pH e temperatura mais elevada favorecem a degradação do fármaco.

Tabela 10.1 Características de fármacos bloqueadores neuromusculares.

Fármaco	Início	Duração	Eliminação	Dose	Infusão em taxa constante
Fármacos despolarizantes					
Succinilcolina	1 a 2 min	6 a 10 min	Hidrólise pela colinesterase plasmática	0,3 a 0,4 mg/kg (C) 0,1 a 0,2 mg/kg (F) 0,12 a 0,15 mg/kg (E)	
Fármacos não despolarizantes competitivos					
Atracúrio	5 min (C)	30 a 40 min (C)	Hidrólise de éster, eliminação de Hofmann	0,1 a 0,2 mg/kg (C) 0,1 a 0,25 mg/kg (F) 0,07 a 0,15 mg/kg (E)	0,18 a 0,36 mg/kg/h (C) 0,17 mg/kg/h (E)
Cisatrúrio	5 min (C)	30 a 40 min (C)	Eliminação de Hofmann	0,075 a 0,3 mg/kg (C) 0,05 a 0,3 mg/kg (F)	
Doxacúrio	40 min (C)	100 a 120 min (C)	Excreção renal e biliar do fármaco na forma inalterada	3,5 µg/kg (C)	
Vecurônio	5 min (C)	30 a 40 min (C)	Metabolização hepática, excreção biliar e renal	0,1 mg/kg (C) 0,025 a 0,1 mg/kg (F) 0,1 mg/kg (E)	
Rocurônio	1 a 2 min (C)	20 a 30 min (C)	Captação hepática e excreção biliar	0,1 a 0,6 mg/kg (C) 0,1 a 0,6 mg/kg (F) 0,3 a 0,6 mg/kg (E)	0,2 mg/kg/h (C)
Pancurônio	5 min (C)	30 a 60 min (C)	Metabolização hepática e excreção renal de metabólitos ativos	0,07 a 0,1 mg/kg (C) 0,06 a 0,1 mg/kg (F) 0,12 mg/kg (E)	
Gantacúrio	1 a 2 min (C)	5 min (C)	Hidrólise de éster, adução de cisteína	0,06 mg/kg (E) 0,06 mg/kg (F)	

As espécies indicadas são: canina (C), felina (F) e equina (E).

As consequências clínicas desse fato são importantes porque acidemia e hipotermia apresentadas pelo paciente podem prejudicar a degradação do fármaco (Playfor et al., 2000). Além disso, o medicamento deve ser mantido refrigerado e fornecido em pH 3,25 a 3,65, a fim de retardar a degradação.

O produto à base de atracúrio comercializado contém dez isômeros, os quais são separados em três grupos de isômeros geométricos, denominados cis-cis, cis-trans e trans-trans, de acordo com a sua configuração ao redor do sistema de anel da tetra-hidroisoquinolina (Wastila et al., 1996). O cisatracúrio é o isômero 1R cis-1'R cis do atracúrio e representa cerca de 15% do peso do produto à base de atracúrio comercializado, entretanto responde, grosso modo, por 50% da atividade de bloqueio neuromuscular do atracúrio. O cisatracúrio está disponível como um produto individualizado, separado do atracúrio. O cisatracúrio é metabolizado totalmente por meio da reação de eliminação de Hofmann. Desvio (shunt) portossistêmico e insuficiência hepática não interferiram no momento de início ou na duração da ação do cisatracúrio em cães que receberam 0,1 mg/kg IV, sucedida por doses repetidas de 0,03 mg/kg IV (Adams et al., 2006). Em geral, o cisatracúrio tem duração e efeitos clínicos semelhantes aos do atracúrio.

Após injeção intravenosa, o atracúrio se transforma espontaneamente em laudanosina e monoacrilato quaternário. A laudanosina, em grande quantidade, é estimulante do SNC e pode provocar convulsões, hipotensão e taquicardia (Chappe et al., 1987). A laudanosina, diferentemente do atracúrio, depende da depuração hepática de modo que, em teoria, a concentração plasmática de laudonosina pode se elevar em pacientes com disfunção hepática. Praticamente a toxicidade induzida por laudanosina é improvável em pacientes clínicos, a menos que o atracúrio seja empregado em altas doses e/ou durante períodos prolongados (Chapple et al., 1987). Não obstante, outro aminoesteroide pode ser escolhido para evitar essa questão remota por completo.

A d-tubocurarina, o protótipo do bloqueador neuromuscular benzoisoquinolona, está associada a liberação de histamina e resultante hipotensão. Embora o atracúrio possa resultar em liberação de histamina, isso requer várias vezes a dose DE_{95} (dose efetiva para causar redução de 95% na intensidade de contração), antes que quantidade apreciável de histamina seja liberada, fazendo com que problemas como hipotensão e taquicardia sejam raramente observados em casos clínicos (Scott et al., 1986; Hackett et al., 1989). Em cães anestesiados com isoflurano, a administração de 0,2 mg de atracúrio/kg IV não resultou em alterações significativas da pressão intraocular, pressão arterial média, frequência cardíaca ou pressão venosa central (McMurphy et al., 2004). Uma exceção notável ao uso de atracúrio e ao perfil cardiovascular mínimo do cisatracúrio pode ser constatada em cães com distrofia muscular ligada ao cromossomo X. Em um estudo retrospectivo, verificou-se que cães da raça Golden Retriever acometidos que receberam 0,1 mg de cisatracúrio/kg apresentaram elevações marcantes da frequência cardíaca (115 ± 64%) e da pressão arterial (33,5 ± 31%), que perduraram 10 e 30 min, respectivamente (Staffieri et al., 2011).

O atracúrio foi amplamente empregado com sucesso clínico positivo em diversas espécies, incluindo, mas não limitado a, cães, gatos e equinos. Em equinos e cães, notou-se que o uso de atracúrio com antibióticos aminoglicosídeos, especificamente a gentamicina, exacerbou o bloqueio neuromuscular; no entanto, esse efeito é mínimo e não há relato de que influencie a qualidade da recuperação (Hildebrand e Hill, 1994; Martinez et al., 1996). Ainda, tem-se investigado o uso de atracúrio em uma solução para lavado uretral em gatos e cães, para facilitar o esvaziamento manual da bexiga em pacientes com lesão de medula espinal e naqueles com tampão uretral obstrutivo (Galluzzi et al., 2012; Galluzzi et al., 2015).

Dois outros compostos de benzilisoquinolínio – mivacúrio e doxacúrio – são relatados na literatura veterinária, porém usados com pouca frequência na prática clínica atualmente. O mivacúrio é um BNM de curta ação em humanos (15 a 20 min de duração); entretanto, essa duração do efeito mostra-se acentuadamente prolongada em cães. Embora o mivacúrio resultasse em alterações hemodinâmicas mínimas, em cães que receberam 0,05 mg/kg por via intravenosa (IV), pareceu haver meia-vida longa e depuração lenta, quando anestesiados com halotano, com duração de até 151 ± 38,50 min (Smith et al., 1999a, 1999b). Observações clínicas em gatos sugerem que o mivacúrio tem ação mais curta, em comparação à de cães. O mivacúrio é o único composto benzilisoquinolínio metabolizado pela colinesterase plasmática, originando um monoéster, atributo que, como resultado de diferenças interespécies da colinesterase plasmática, pode explicar sua duração de ação variável entre as espécies. No momento da elaboração deste texto, o mivacúrio não estava disponível nos EUA.

Em humanos, o doxacúrio tem início de ação mais demorado e duração do efeito mais longa (> 50 min). Esse medicamento pode resultar em maior propensão à liberação de histamina e a efeitos colaterais cardiovasculares, quando comparado a outros compostos benzilisoquinolínios. Pesquisas realizadas em cães sugeriram que a dose de 2,1 µg/kg IV aproxima-se da DE_{50}, ao passo que a dose de 3,5 µg/kg IV aproxima-se da DE_{95}, com duração de ação de 108 ± 31 min (Martinez et al., 1996). Em razão de alto custo, mínima vantagem relatada e falta de disponibilidade e experiência clínica, o atracúrio é geralmente escolhido, em vez de outro composto benzilisoquinolínio, para pacientes veterinários.

Fármacos bloqueadores neuromusculares aminoesteroides

O pancurônio foi o primeiro aminoesteroide introduzido como um agente BNM. Tem início de ação dose-dependente de, aproximadamente, 5 min e longa duração de ação, de até 60 min, em cães (Gleed e Jones, 1982). Como doses repetidas têm efeito cumulativo, evita-se taxa de infusão constante. Uma grande parte do pancurônio é excretada pelos rins, e o restante é metabolizado no fígado, tornando a duração de ação mais prolongada em pacientes com disfunção renal ou hepática. Além de exercer seu efeito em receptores nicotínicos pós-sinápticos, na junção neuromuscular, o pancurônio tem efeito fagolítico por bloquear a ação muscarínica cardíaca, que pode resultar em aumento da frequência cardíaca. Decréscimo da resistência vascular sistêmica, resistência vascular pulmonar e dilatação de artéria coronária e renal por meio da liberação de prostaglandina I_2 também foram observados no cão (Hackett et al., 1989; Sai, 1998). Em cães, gatos, suínos e equinos, doses de 0,06 a 0,12 mg/kg IV foram relatadas (Gleed e Jones, 1982; Hildebrand et al., 1989; Miller et al., 1978; Veres-Nyéki et al., 2012). O pancurônio é estável à temperatura ambiente durante 6 meses.

A remoção de um único grupo metila de carga positiva do pancurônio dá origem ao vecurônio, um agente BNM aminoesteroide essencialmente livre de efeitos cardiovasculares (Morris *et al.*, 1983; Jones, 1985b). Essa modificação molecular tem várias outras implicações clínicas importantes, como instabilidade molecular quando em solução, fato que exige que o vecurônio seja mantido na forma poliliofilizada e reconstituído apenas imediatamente antes da administração, com estabilidade de apenas 24 h, após a sua reconstituição. Além disso, o vecurônio tem uma duração de ação mais curta que o pancurônio e maior lipossolubilidade, que resulta em maior taxa de excreção biliar, em comparação a este (Hill *et al.*, 1994). O vecurônio tem início de ação dose-dependente de cerca de 5 min e, em geral, uma duração de ação intermediária, de cerca de 30 min, tornando-o semelhante ao atracúrio em termos de utilidade clínica.

O vecurônio sofre tanto a metabolização hepática quanto a depuração biliar, como o composto original, inalterado, e cerca de 25% sofrem excreção renal. Os pacientes com insuficiência renal ou hepática podem apresentar recuperação prolongada, caso recebam altas doses de vecurônio. Relata-se que os cães com diabetes melito apresentam duração de efeito mais curta do vecurônio, com base em resultados da técnica utilizada para monitorar o uso de fármacos BNM (*train-of-four* [TOF]) tátil e da eletromiografia (Clark *et al.*, 2012). A potência e a duração da ação do vecurônio, contudo, não se mostram alteradas em cães com miopatia centronuclear autossômica recessiva (Martin-Flores *et al.*, 2015b). Em equinos, seria necessária dose superior a 0,1 mg/kg IV para provocar bloqueio neuromuscular total, efeito que teria uma duração particularmente longa nessa espécie, perdurando por 120 min (Martin-Flores *et al.*, 2012a, 2012b). Além disso, um caso clínico documenta que a dose de 0,5 mg de edrofônio/kg IV não reverteu totalmente o bloqueio neuromuscular prolongado induzido por vecurônio em cão anestesiado, conforme julgado por estimulação nervosa periférica (Martin-Flores *et al.*, 2011).

O brometo de rocurônio, outro membro da família de fármacos BNM do tipo aminoesteroide, não apresenta o éster acetil, presente no núcleo esteroide do pancurônio e do vecurônio, além de ser menos potente, ainda que com semelhante peso molecular ao do vecurônio. O rocurônio apresenta início de ação mais rápido, quando comparado ao atracúrio e ao vecurônio, mas o tempo de ação é semelhante (Carson *et al.*, 1990; Gyermek *et al.*, 2002). Além disso, o rocurônio parece ser bastante desprovido de efeitos colaterais cardiovasculares, por exemplo, sem liberação importante de histamina (Hudson *et al.*, 1998). O fármaco é excretado principalmente por meio de depuração hepática; uma pequena fração é excretada pelos rins. Não são encontrados níveis detectáveis de metabólitos de rocurônio. À temperatura ambiente, o rocurônio é estável por 60 dias. Sob concentrações clinicamente relevantes, ele também pode interferir na acurácia do monitoramento do débito cardíaco com diluição de lítio por interagir com o sensor LiDCO (Ambriscko *et al.*, 2013).

Em gatos, a dose de 0,6 mg de rocurônio/kg IV teve um tempo de início de 46 ± 11 s, não produziu alteração da frequência cardíaca e demorou 20,7 ± 5,4 min para que os valores de TOF retornassem a 0,9, um valor compatível com a reversão total do bloqueio neuromuscular (Auer e Mosing, 2006; McGrath e Hunter, 2006). Em gatos, 60 s após a administração de rocurônio, ocorreu paralisia dos músculos laríngeos internos com condições adequadas para entubação endotraqueal, comparáveis ao obtido com o uso tópico de lidocaína (Moreno-Sala *et al.*, 2013). Em cães, o rocurônio, nas doses de 0,3 mg/kg e 0,6 mg/kg IV, resultou em início de bloqueio neuromuscular em 2 ± 0,9 min e 1,1 ± 0,6 min, com reversão total após 23,8 ± 6,6 min

e 31,9 ± 6,5 min, respectivamente (Auer, 2007). Após uma dose de carregamento de 0,5 mg/kg IV, o rocurônio mostrou-se adequado para taxa de infusão constante de 0,2 mg/kg/h, por até 146 min (Alderson *et al.*, 2007). Doses de rocurônio de apenas 0,03 a 0,075 mg/kg IV, em cães anestesiados com isoflurano, resultaram em posição centralizada do globo ocular e condições aceitáveis para procedimentos oftálmicos (Briganti *et al.*, 2015). Em equinos submetidos à cirurgia oftálmica, a dose de 0,3 mg/kg IV induziu bloqueio neuromuscular efetivo em 2,3 ± 2 min, com posição centralizada do globo ocular em 31 ± 2,8 s e duração clínica de 32 ± 18,6 min, nos 20 animais avaliados (Auer e Moens, 2011).

Clorofumaratos assimétricos de ônio misto

O gantacúrio representa uma nova classe de fármacos BNM não despolarizantes denominados clorofumaratos assimétricos de ônio misto, estruturalmente diferentes dos aminoesteroides tradicionais e dos compostos de benzilisoquinolínio. O gantacúrio apresenta ação ultracurta e é degradado no plasma por meio de hidrólise química sensível a pH e inativação por adução de cisteína. Não sofre eliminação de Hofmann. Em cães anestesiados com tiopental, óxido nitroso e isoflurano, a DE_{95} foi de 0,06 mg/kg IV, com tempo de início de 107 s e duração de ação de 5,2 min (Heerdt *et al.*, 2004). Em gatos, após dexmedetomidina e propofol, a administração IV de gantacúrio, na dose de 0,5 mg/kg, aboliu o laringospasmo em 100% dos gatos e induziu apneia de 3 ± 1,5 min (Martin-Flores *et al.*, 2015a). Em doses clínicas, os gatos e os cães não parecem apresentar efeitos cardiovasculares apreciáveis; contudo, em seres humanos foram observados efeitos colaterais cardiovasculares transitórios em doses a partir do correspondente a 3 vezes a DE_{95}, compatíveis com a liberação de histamina (Belmont *et al.*, 2004). A reversão é acelerada por inibidores da AChE, como o edrofônio. Em seres humanos, a administração exógena de cisteína também pode acelerar o antagonismo do bloqueio neuromuscular induzido por gantacúrio. Esse fármaco não é estável em solução aquosa e, assim como o vecurônio, está disponível na forma de pó liofilizado, reconstituído antes da administração.

Fármacos bloqueadores neuromusculares com éter trisquaternário

Dois fármacos estão representados nessa classe de compostos que atualmente não têm importância clínica para uso nos EUA, sobretudo pelos efeitos colaterais importantes ou pela indisponibilidade atual de um produto no mercado. Galamina é um fármaco BNM desenvolvido em 1947 (Rhagavendra, 2002), cujas qualidades desejáveis eram rápido início de ação (3 min) e duração de ação de intermediária a prolongada, ao redor de 40 min. Esse medicamento tem atividade parassimpatolítica importante e está associado a taquicardia e hipertensão (Lee, 2001; Clark e Mitchelson, 1976). A galamina também pode provocar liberação de histamina. A dose de, aproximadamente, 1 mg de galamina/kg provoca paralisia muscular total tanto em cães quanto em gatos, 1 a 2 min após injeção IV e perdura por 15 a 20 min. Em gatos, pode-se induzir resposta hipotensiva com galamina, porém esta raramente é observada em cães.

O alcurônio é outro fármaco BNM com éter trisquaternário cujo perfil diferencia-se por uma longa ação, o que o torna em geral menos desejável que os BNM de ação curta a intermediária (Diefenbach *et al.*, 1995). A duração média do efeito do alcurônio relatada em cães é de 70 min (Jones *et al.*, 1978). Esse fármaco depende totalmente de depuração por meio de excreção renal; não sofre biodegradação, e concentrações relevantes de alcurônio ainda podem ser detectadas no plasma até 12 h após a administração inicial do bloqueador neuromuscular (Diefenbach *et al.*, 1995). Esse medicamento não está disponível no mercado para uso nos EUA.

Fármacos despolarizantes

O cloreto de succinilcolina, USP (quelicina, anectina, sucostrin, suxametônio) e o brometo de decametônio, USP (sincurina, C-10), são membros do grupo de fármacos BNM despolarizantes que exercem seus efeitos paralisantes por interferirem na despolarização da membrana pós-sináptica mediada por ACh. Em contraste com o mecanismo bem definido dos fármacos BNM competitivos, há controvérsia continuada quanto a alguns aspectos do mecanismo (ou mecanismos) dos BNM despolarizantes.

Atualmente, apenas a succinilcolina está disponível para uso em medicina veterinária como fármaco BNM despolarizante. Contudo, sua utilidade tem diminuído e, em grande parte, vem sendo substituída por BNM não despolarizantes mais recentes, por causa do seu perfil de efeitos colaterais e dos desafios no monitoramento do paciente. A succinilcolina é composta de duas moléculas de ACh consecutivas ligadas por meio de grupos metilacetato. A succinilcolina, assim como a ACh, estimula receptores colinérgicos na junção neuromuscular e em sítios ganglionares nicotínicos e autônomos muscarínicos; por fim, abre o canal de íons no receptor colinérgico nicotínico. A succinilcolina desencadeia despolarização prolongada da placa neuromuscular terminal, que não permite a repolarização total da membrana pós-sináptica e, por conseguinte, torna a placa motora neuromuscular terminal não responsiva à ação normal da ACh. Em virtude da ação despolarizante estimuladora inicial, a administração de succinilcolina ocasiona contração transitória de células musculares. Clinicamente, no animal íntegro, isso se caracteriza por contrações musculares assincrônicas da cabeça, do tronco e dos membros. As fasciculações nem sempre são evidentes em animais anestesiados. Por causa da despolarização persistente da membrana nicotínica pós-sináptica, as transmissões continuadas de impulsos são bloqueadas e, por fim, sucede uma paralisia flácida. O mecanismo de ação do fármaco BNM despolarizante tem sido descrito historicamente como bifásico.

Bloqueio de fase I. Inicialmente, decorre da despolarização da região terminal da placa motora neuromuscular pela succinilcolina, resultando em permeabilidade aumentada e persistente da membrana pós-sináptica aos íons sódio e potássio, especificamente a entrada de sódio e a saída de íons potássio da célula. Os poros dos canais de íons subsequentemente se fecham e se tornam inativados. Como consequência, a ACh não consegue atuar como neurotransmissor, e a transmissão do impulso nervoso para provocar uma resposta muscular falha. O potencial de membrana deve ser reajustado, para que o canal seja reativado. Quando a ACh provoca despolarização, ela é imediatamente hidrolisada pela AChE na fenda sináptica e seu efeito dura muito pouco. A succinilcolina provoca alteração persistente no potencial de membrana porque não é hidrolisada; ela precisa se difundir lentamente a partir da JNM e ser metabolizada pela colinesterase plasmática. Deve-se ressaltar que a ACh, quando em excesso, também provoca bloqueio persistente da despolarização de junções sinápticas colinérgicas (Appiah-Ankam e Hunter, 2004).

Bloqueio de fase II. Ocorre em algumas condições após exposição prolongada ou alta dose de um agente despolarizante e sensibilização da placa motora terminal, caracterizando-se pela modificação do bloqueio despolarizante para um bloqueio que se assemelha mais ao efeito dos BNM não despolarizantes. Os reais mecanismos envolvidos não são bem compreendidos, e as opiniões são contraditórias quanto a essa modificação. Zaimis (1959) acredita, por exemplo, que haja controvérsia porque, em algumas espécies, alguns agentes bloqueadores apresentam "mecanismo duplo", ou seja, provocam alguns efeitos que se assemelham ao bloqueio da despolarização e outros que se assemelham ao bloqueio competitivo (Galindo e Kenney, 1974).

Após a exposição de preparados de nervo-músculo isolados à succinilcolina, o pico inicial do nível de despolarização diminui. Subsequentemente, a placa motora terminal se torna transitoriamente sensível a agentes despolarizantes. Gradualmente, ocorre um bloqueio semelhante ao competitivo e parece ser, pelo menos parcialmente, suscetível à reversão por inibidores da colinesterase. Embora a importância geral do bloqueio de fase II não esteja claramente definida para agentes BNM despolarizantes, seu potencial para ocorrência e reconhecimento é importante.

Como um grupo, os agentes BNM despolarizantes provocam despolarização de sítios receptores de fibras musculares, em algum momento durante sua ação. Em geral, diferentemente de agentes BNM não despolarizantes, a administração de um inibidor de AChE (p. ex., edrofônio, neostigmina) não reverte os efeitos de fármacos BNM despolarizantes, como a succinilcolina; na verdade, pode retardar a recuperação.

A succinilcolina tem um início de ação rápido e duração de ação ultracurta, o que faz dela historicamente ideal para facilitar a rápida entubação endotraqueal em seres humanos. A curta duração de ação (cerca de 6 a 10 min) da succinilcolina resulta de sua rápida hidrólise pela enzima colinesterase plasmática (pseudocolinesterase, butirilcolinesterase), dando origem a succinilmonocolina e colina. Como há atividade limitada da colinesterase na JNM, o bloqueio neuromuscular induzido pela succinilcolina cessa em virtude da difusão do fármaco para longe da JNM, de volta para a circulação sanguínea. Esse fato tem consequências clínicas importantes, pois a ação do fármaco não é revertida por inibidores da AChE e fatores que diminuem a atividade da colinesterase plasmática podem prolongar a recuperação. Fatores comuns verificados em pacientes veterinários capazes de diminuir a atividade da colinesterase plasmática incluem doença hepática, idade avançada, desnutrição, neoplasia, gestação, queimaduras, inibidores da monoamina oxidase, terbutalina, esmolol e metoclopramida (Birch *et al.*, 1956; Lepage *et al.*, 1985; Kao *et al.*, 1990; Barabas *et al.*, 1986).

Hansson (1956) relatou que a DE$_{50}$ IV de succinilcolina (dose que reduziu os tremores musculares em 50%) no nervo ciático-músculo gastrocnêmio de cães anestesiados foi de 0,045 a 0,060 mg/kg. Contudo, essa dose não paralisou de modo efetivo os músculos respiratórios, tendo sido necessário 0,085 mg/kg para induzir apneia transitória, e 0,11 mg/kg e 0,22 mg/kg para causar apneia durante 18 a 21 min e 23 a 27 min, respectivamente. Em cães não anestesiados, a administração intramuscular (IM) de 0,12 mg de succinilcolina/kg provocou ataxia em 5 min e respiração abdominal forçada em 7 min; a recuperação foi completa em 30 min. Em situações clínicas, 0,3 mg de succinilcolina/kg administrada por via intravenosa em geral induz bom relaxamento muscular em cães, ao passo que, em gatos, pode ser necessário 1 mg/kg. Em cães, Hansson (1956) relatou que 0,15 mg de succinilcolina/kg foi efetivo para causar paralisia do diafragma durante toracotomia. Contudo, Eyster e Evans (1974) sugeriram o uso de 0,5 mg de succinilcolina/kg para o relaxamento muscular em cães durante toracotomia para cirurgia cardíaca a céu aberto. Essa dose também foi relatada como controladora de tremores musculares desencadeados pela estimulação inadvertida de nervos durante o uso de eletrocautério. A duração da paralisia varia e deve ser monitorada com atenção.

Em macacos *rhesus*, 1 a 2 mg/kg de succinilcolina IV foram utilizados para contenção para teste de tuberculose e entubação endotraqueal (Lindquist e Lau, 1973). Em suínos, cerca de 2 mg de succinilcolina/kg foram eficazes. Concentrações muito menores (0,01 a 0,02 mg/kg) são necessárias em bovinos e ovinos. Hansson (1956) relatou a necessidade de uma dose de 0,13 a 0,18 mg de succinilcolina/kg para imobilizar equinos equinos não anestesiados. Contudo, a dose geralmente aceita de succinilcolina em equinos, quando empregada individualmente, é de 0,088 mg/kg (Lumb e Jones, 1973).

A succinilcolina historicamente tem sido usada sem anestesia em equinos para fazê-los deitar (*casting*) e para a contenção durante procedimentos cirúrgicos breves, como castração. Essa prática não é aceita porque nenhuma anestesia suprime a dor de procedimentos dolorosos, evitando medo extremo, e podem ocorrer distúrbios cardiovasculares pronunciados e até mesmo lesão miocárdica. A succinilcolina não deve ser usada como agente de contenção isolado durante procedimentos cirúrgicos, porém apenas associada a um anestésico geral ou local.

Efeitos colaterais frequentes causados pela succinilcolina resultaram na ampla substituição do fármaco por medicamentos mais recentes, em medicina veterinária. A succinilcolina estimula todos os receptores autônomos colinérgicos, o que inclui receptores nicotínicos nos gânglios tanto simpáticos quanto parassimpáticos e receptores muscarínicos no nó sinusal do coração (Galindo e Davis, 1962). Como manifestação clínica proeminente da estimulação autonômica generalizada, podem ocorrer arritmias cardíacas, inclusive bradicardia sinusal, ectopia juncional e arritmia ventricular. Em doses mais baixas, os efeitos cronotrópicos negativos predominam e em doses mais altas pode ocorrer taquicardia.

Nos seres humanos, a administração de succinilcolina a um paciente saudável eleva a concentração plasmática de potássio em, aproximadamente, 0,5 mEq/ℓ. Esse fenômeno ocorre porque, com a ativação do canal iônico pela acetilcolina, o sódio é transferido para o interior das células e o potássio deixa a célula e alcança o espaço extracelular. Esse discreto aumento do potássio em geral é bem tolerado em pacientes saudáveis e não resulta em arritmias. Contudo, em pacientes com hiperpotassemia preexistente, a elevação adicional da concentração plasmática de potássio pode se tornar uma preocupação clínica. A associação de acidemia metabólica grave e hipovolemia tem resultado, tanto em coelhos quanto no ser humano, em hiperpotassemia grave, potencialmente fatal (Antognini e Gronert, 1993; Schwartz *et al.*, 1992).

A succinilcolina pode aumentar a pressão intraocular (PIO). O mecanismo pelo qual isso acontece não é conhecido, mas pode envolver a contração de miofibrilas tônicas e/ou a dilatação de vasos sanguíneos coroidais. No homem, ocorre aumento da PIO dentro de 1 min após a injeção, com elevação máxima entre 2 e 4 min, retornando ao valor basal em 6 min (Pandey *et al.*, 1972). A succinilcolina também é conhecida por aumentar a pressão intragástrica, presumivelmente por fasciculação de

músculos esqueléticos abdominais. A succinilcolina pode ser um estímulo potencial para a ocorrência de hipertermia maligna em pacientes suscetíveis; provoca episódios semelhantes aos da hipertermia maligna e tem o potencial de aumentar a pressão intracraniana (Minton *et al.*, 1986). Dor muscular, elevação da atividade sérica da enzima creatinoquinase e mioglobinemia foram relatados no ser humano, após administração do fármaco (Brodsky *et al.*, 1979; McLoughlin *et al.*, 1992).

EFEITOS FARMACOLÓGICOS DE BLOQUEADORES NEUROMUSCULARES

Quando utilizados, os fármacos BNM são administrados apenas a pacientes anestesiados, a fim de induzir relaxamento dos músculos esqueléticos. Deve-se lembrar que os BNM não têm propriedades analgésicas ou amnésicas e outros fármacos devem ser utilizados para obter esses efeitos. Pelo estreito índice terapêutico, o uso clínico de BNM requer o fornecimento cuidadoso de oxigênio suplementar e ventilação assistida, com supervisão qualificada de profissionais experientes. Tais profissionais devem estar totalmente familiarizados com as indicações, as limitações e os efeitos adversos dos fármacos BNM, bem como com os princípios de monitoramento e o uso de seus medicamentos que revertem a ação de BNM.

Músculo esquelético

Fármacos bloqueadores neuromusculares competitivos

Substâncias químicas não despolarizantes semelhantes ao curare interagem com receptores colinérgicos nicotínicos de células dos músculos esqueléticos e as tornam insensíveis à ação neurotransmissora da ACh, de modo dose-dependente. Por fim, pode ocorrer paralisia flácida. Nem a condutância axonal nem a resposta à estimulação direta do músculo são bloqueadas por fármacos BNM não despolarizantes.

Uma representação esquemática de uma preparação *in vivo* contendo nervo e músculo é mostrada na Figura 10.4. Essa preparação, composta de nervo ciático e músculo gastrocnêmio, tem sido utilizada para avaliar as ações e as interações farmacológicas de medicamentos BNM. Nela, a estimulação elétrica do nervo ciático provoca contração (kg de tensão isométrica) do músculo gastrocnêmio.

A Figura 10.5 mostra o efeito bloqueador neuromuscular da *d*-tubocurarina na contração muscular estimulada na preparação de nervo ciático e músculo gastrocnêmio de um gato, conforme descrito na Figura 10.4. A liberação de um estímulo supramáximo consistente em frequência abaixo de uma vez a cada 7 a 10 s não ocasiona depressão na resposta da contração muscular até que ocorra bloqueio de cerca de 75% dos receptores colinérgicos nicotínicos. A cessação da contração muscular em resposta a um estímulo elétrico requer o bloqueio de 90 a 95% dos receptores colinérgicos da placa motora terminal (Kelly e Brull, 1993). Nesse exemplo, houve rápida redução da contração muscular após a injeção IV de *d*-tubocurarina, com redução máxima dentro de alguns minutos, seguida de retorno gradual ao normal em cerca de 15 min. A tubocurarina não desencadeia um aumento inicial da contração muscular; essa carência de facilitação constitui um achado compatível com agentes não despolarizantes.

O antagonismo dos efeitos de bloqueio neuromuscular da *d*-tubocurarina pela administração de um inibidor da

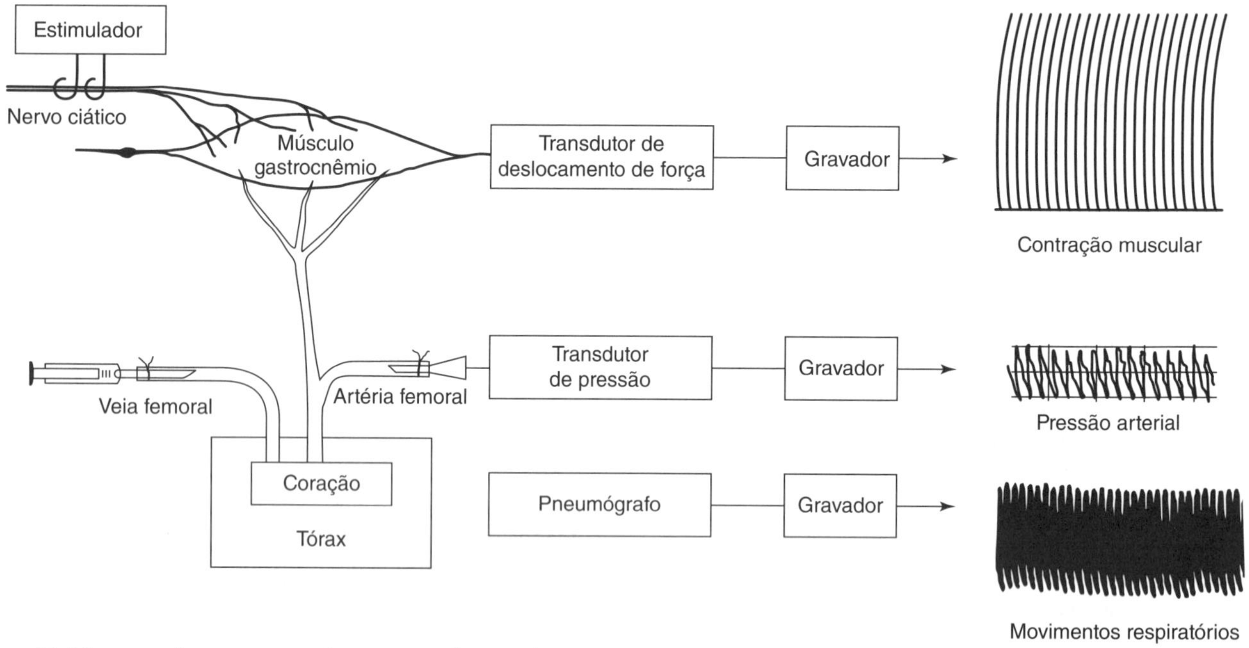

Figura 10.4 Esquema de uma preparação composta de músculo gastrocnêmio e nervo ciático em um gato anestesiado. A estimulação do nervo ciático isoladamente e descentralizado provoca contração (contração muscular) do músculo gastrocnêmio. A pressão sanguínea na artéria femoral e os movimentos respiratórios podem ser aferidos concomitantemente. Fármacos bloqueadores neuromusculares podem ser administrados por via intravenosa, sendo observadas alterações na altura da contração muscular.

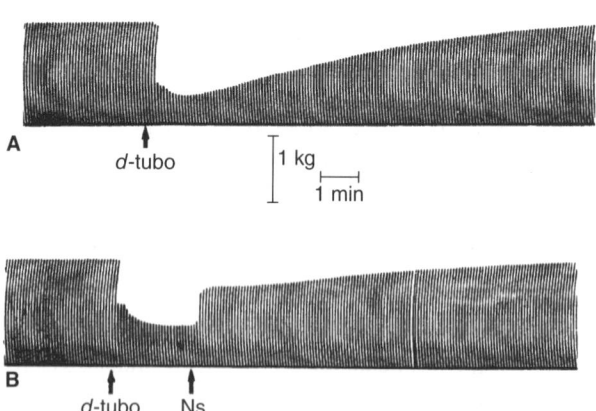

Figura 10.5 Efeito bloqueador neuromuscular da *d*-tubocurarina (*d*-tubo) e reversão da *d*-tubo pela neostigmina (Ns) em uma preparação composta de nervo ciático e músculo gastrocnêmio, em um gato. O animal foi anestesiado com pentobarbital; a contração muscular foi monitorada conforme descrito na Figura 10.4. **A.** Redução típica da contração muscular por *d*-tubo (0,2 mg/kg) administrada por via intravenosa, conforme mostrado pela seta. **B.** Antagonismo da redução da contração muscular induzida por *d*-tubo (0,2 mg/kg) pela Ns (0,1 mg/kg). Os fármacos foram administrados por via intravenosa, como mostrado na seta. Nota-se o rápido antagonismo do efeito bloqueador neuromuscular da *d*-tubo pela Ns. É preciso comparar esse efeito com a carência de antagonismo da Ns no efeito de redução da contração muscular pela succinilcolina, na Figura 10.6.

colinesterase, neostigmina, é mostrado na Figura 10.5. Ao comparar os dois traçados contidos nessa figura, fica rapidamente evidente que a neostigmina prejudica acentuadamente a redução da contração muscular causada pela *d*-tubocurarina. Essa interação antagônica é principalmente atribuída à atividade anticolinesterase da neostigmina. A inibição da colinesterase

retarda a degradação catabólica da ACh e possibilita o seu acúmulo nos sítios receptores. A ACh recém-disponível, agora em maior concentração na membrana pós-sináptica, efetivamente compete com a *d*-tubocurarina pelos receptores colinérgicos. A despolarização da placa motora terminal mediada pela ACh, os potenciais de ação muscular e a contração muscular são restabelecidos; a contração muscular retorna rapidamente ao normal.

A sensibilidade à amplitude do bloqueio de receptores representada na preparação, individualmente para a contração muscular, na Figura 10.4, é limitada e, por conseguinte, reduz sua utilidade clínica como um método de aferição de bloqueio de receptores. Em condições clínicas, um padrão de estimulação TOF frequentemente é usado para determinar a extensão do bloqueio presente quando do emprego de agentes BNM. São liberados quatro estímulos supramáximos com frequência de 2 Hz e, no músculo normal, podem ser observadas quatro respostas de contrações musculares claramente diferentes, idealmente quantificadas em amplitude por meio do emprego de mecanomiografia ou aceleromiografia (Kelly e Brull, 1993). Após a administração de um fármaco BNM não despolarizante, o padrão de estímulo TOF desencadeia respostas musculares que exibem enfraquecimento. O grau de enfraquecimento é proporcional à extensão do bloqueio dos receptores. A amplitude da quarta resposta de contração (T4), comparada à amplitude da primeira resposta de contração (T1), gera uma proporção T4/T1, ou coeficiente TOF. Sem bloqueio, o coeficiente TOF é 1,0. A amplitude de T4 começa a diminuir quando 70 a 75% dos receptores estiverem bloqueados por um agente BNM não despolarizante. Se a resposta T4 estiver completamente ausente, cerca de 80% dos receptores colinérgicos da placa motora terminal estão bloqueados. Se as respostas T3 e T2 desaparecerem, isso representa 85% e, então, 85 a 90% de ocupação de receptores. Quando 90 a 95% dos receptores da JNM estiverem ocupados, então T1 a T4 desaparecem (Kelly e Brull,

1993). Para avaliar a recuperação do bloqueio neuromuscular, deve-se obter um coeficiente TOF de 0,9, antes que o animal seja considerado adequadamente recuperado e pronto para a extubação (Ali *et al.*, 1970). A reversão de um agente BNM não despolarizante pode ser obtida com segurança quando a contagem TOF mostrar, no mínimo, duas contrações ou mais (Viby-Mogenson, 2000; Jones *et al.*, 2015).

Fármacos bloqueadores neuromusculares despolarizantes

A succinilcolina desencadeia fasciculações musculares transitórias antes de provocar paralisia neuromuscular por despolarização inicial da placa motora terminal e caracteriza-se, no animal sadio, por contrações musculares assincrônicas de cabeça, tronco e membros.

O efeito do bloqueio neuromuscular *in vivo* de uma baixa dose de succinilcolina em uma preparação composta de nervo e músculo de gato é mostrado na Figura 10.6. Inicialmente, ocorre um discreto e transitório efeito facilitador da succinilcolina na transmissão neuromuscular; a altura da contração muscular aumenta momentaneamente, com pequeno incremento, em decorrência do efeito despolarizante inicial da substância. Contudo, subsequentemente, a contração muscular rapidamente diminui e, em 1 a 2 min, obtém-se o efeito depressor máximo. Logo depois, os efeitos neuromusculares da succinilcolina cessam e a contração muscular retorna ao normal depois de 5 a 8 min. A magnitude e a duração da paralisia neuromuscular dependem da dose de succinilcolina. A ação relativamente curta desse medicamento decorre de sua rápida biotransformação pela colinesterase plasmática.

Os efeitos de um inibidor da colinesterase, a neostigmina, na paralisia neuromuscular provocada pela succinilcolina são exibidos na Figura 10.6. Ao comparar os dois traçados dessa figura, fica evidente que a neostigmina potencializou a redução

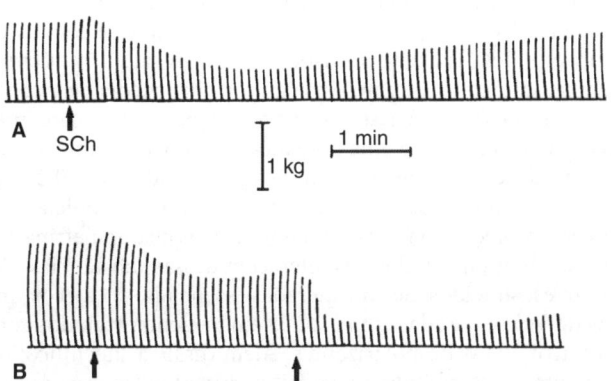

Figura 10.6 Efeito do bloqueio neuromuscular pela succinilcolina (SCh) e aumento de seu efeito pela neostigmina (Ns) em uma preparação composta de nervo ciático e músculo gastrocnêmio, em um gato. O animal foi anestesiado com pentobarbital; a contração muscular foi monitorada conforme descrito na Figura 10.4. **A.** Redução típica da contração muscular por SCh (0,04 mg/kg), administrada por via intravenosa, no momento indicado pela respectiva seta. **B.** Aumento do efeito depressor da contração muscular por SCh (0,04 mg/kg) pela Ns (0,1 mg/kg). Os fármacos foram administrados por via intravenosa, nos momentos indicados pelas respectivas setas. Nota-se o aumento do grau e da duração do efeito de SCh pela Ns. Comparar este com o antagonismo da Ns no efeito bloqueador neuromuscular da *d*-tubo, na Figura 10.5.

da contração muscular desencadeada pela succinilcolina e prolongou a recuperação dos efeitos desse agente. Essa interação sinérgica é atribuída principalmente à atividade anticolinesterase da neostigmina, resultando em menor biotransformação tanto da succinilcolina quanto da ACh endógena. Assim, a succinilcolina e a ACh ficam disponíveis em sítios receptores por períodos mais longos, e a duração da paralisia neuromuscular despolarizante é prolongada.

A potência dos efeitos neuromusculares da succinilcolina é variável nas diferentes espécies (Hansson, 1958), conforme mostrado esquematicamente na Figura 10.7, sendo as espécies bovina e canina bastante sensíveis à succinilcolina, ao passo que equinos e suínos são consideravelmente menos responsivos à ação desse fármaco. Essa diferença provavelmente depende das diferenças na atividade da colinesterase plasmática, a enzima que biotransforma a succinilcolina, entre as espécies (Radeleff e Woodard, 1956; Palmer *et al.*, 1965). Bovinos e ovinos, por exemplo, apresentam atividade de colinesterase plasmática consideravelmente menos detectável que equinos e suínos. A administração de preparação purificada de colinesterase em cães aumenta a resistência à succinilcolina (Hall *et al.*, 1953).

Efeitos no sistema nervoso autônomo

A transmissão sináptica nos gânglios do sistema nervoso autônomo envolve a ativação da ACh em receptores nicotínicos do corpo nervoso pós-ganglionar (ver Capítulo 8). Por conseguinte, não surpreende o fato de que fármacos BNM também sejam capazes de alterar a transmissão ganglionar.

A tubocurarina representa um excelente exemplo de medicamento selecionado quanto ao sítio de ação em receptores nicotínicos da junção mioneural somática, que tem como um efeito colateral atuar também em receptores nicotínicos ganglionares. A tubocurarina interage com receptores ganglionares, deixa-os inacessíveis à ACh e, desse modo, aumenta o limiar do nervo pós-ganglionar à ACh. Entretanto, como regra geral, os gânglios autônomos são menos sensíveis ao curare que as junções mioneurais. A transmissão de impulsos ganglionares envolve, pelo menos parcialmente, uma via muscarínica (ver Capítulo 7); a *d*-tubocurarina tem pouco efeito bloqueador em receptores muscarínicos. Assim, na maioria dos casos, deve-se supor que a transmissão ganglionar é funcional durante o tratamento com substâncias clínicas semelhantes ao curare. Não obstante, a hipotensão que, acredita-se, dependa parcialmente do bloqueio ganglionar, pode ocorrer após administração de *d*-tubocurarina.

Outros fármacos BNM, tanto os competitivos quanto os despolarizantes, mostraram, experimentalmente, que alteram a transmissão ganglionar, mas em magnitude clinicamente insignificante. A succinilcolina induz estimulação ganglionar transitória antes do bloqueio desencadeado por doses maiores. O primeiro efeito pode explicar, em parte, a ocorrência de hipertensão subsequente à administração de succinilcolina.

Os efeitos parassimpáticos dos fármacos BNM em geral são mínimos. A succinilcolina é cerca de 1.000 vezes menos potente que a ACh no desencadeamento de contração do íleo em porquinhos-da-índia. Em cães, altas doses de succinilcolina induzem salivação, a qual é prevenida pelo pré-tratamento com atropina (Hansson, 1956).

Liberação de histamina

A *d*-tubocurarina provoca liberação de histamina. A magnitude dessa resposta varia conforme a espécie, a dose e a taxa e a via de administração. Urticária semelhante à causada pela

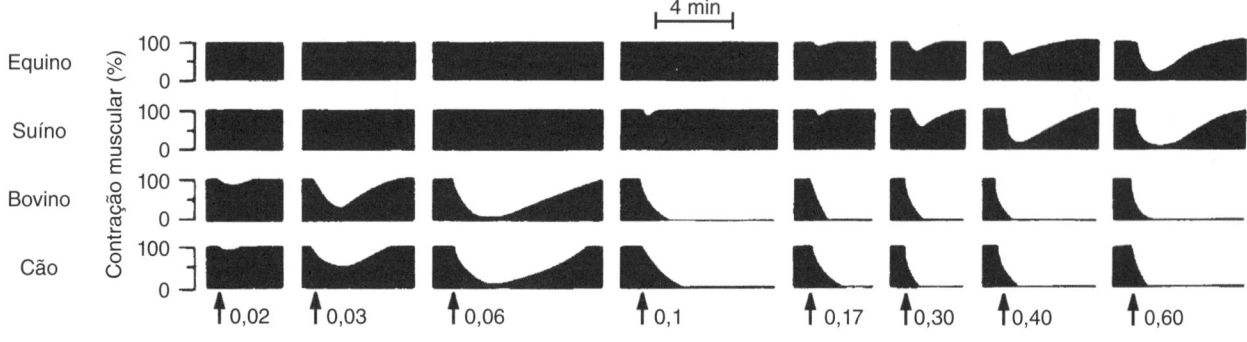

Figura 10.7 Representações esquemáticas do efeito do bloqueio neuromuscular pelo iodeto de succinilcolina em preparações compostas de nervo e músculo em diferentes espécies, durante anestesia com barbitúrico. Notam-se as diferenças interespécies no grau e duração da paralisia provocada pela succinilcolina. Adaptada de Hansson, 1956; Lumb e Jones, 1973.

histamina pode ser induzida por meio da administração subdérmica e intra-arterial de *d*-tubocurarina. *In vivo*, o aumento da produção de secreção no trato respiratório e o broncospasmo constatados após a administração de *d*-tubocurarina foram atribuídos à liberação de histamina, assim como o efeito hipotensivo da *d*-tubocurarina. O pré-tratamento com fármacos anti-histamínicos antagoniza esses efeitos colaterais; eles não são inibidos pela atropina, tampouco pela neostigmina. A succinilcolina e a galamina são fármacos que liberam muito pouca histamina.

Sistema nervoso central

Embora a transmissão sináptica no cérebro seja alterada pela aplicação direta de fármacos BNM no cérebro, os efeitos no SNC não são detectáveis quando da administração das substâncias por outras vias. Os fármacos BNM não alcançam o SNC em quantidade apreciável porque apresentam frações de amônio quaternário altamente carregadas. Por conseguinte, os BNM não provocam depressão do SNC, nem tranquilização. O paciente não consegue caminhar apenas quando ocorre paralisia mioneural periférica. Esse fato foi confirmado de modo decisivo quando Smith (Smith *et al.*, 1947) permitiu a si próprio ser paralisado com *d*-tubocurarina. Em nenhum momento durante o experimento, ele vivenciou hipnose, tranquilização, amnésia, anestesia ou analgesia. Ele simplesmente não conseguia respirar ou se movimentar de maneira voluntária, uma experiência descrita como bastante aterrorizante.

Efeitos cardiovasculares

Conforme mencionado anteriormente, a *d*-tubocurarina com frequência induz hipotensão, sobretudo se administrada rapidamente, em cães. Pequenos incrementos da frequência cardíaca e do débito cardíaco são observados após a administração de galamina, aparentemente em decorrência de um efeito vagolítico no coração (Longnecker *et al.*, 1973). Outros pesquisadores relataram não haver alterações cardiovasculares importantes após a administração por via intravenosa de galamina em cães anestesiados (Evans *et al.*, 1977). Em gatos, foram observados efeitos cardíacos brandos semelhantes aos causados pela atropina após injeção de galamina, pancurônio e alcurônio (Hughes e Chapple, 1976).

Estudos realizados com pancurônio em seres humanos e cães indicam que essa substância química desencadeia pequenos incrementos de frequência cardíaca, pressão arterial e débito cardíaco durante anestesia com tiobarbitúricos (Coleman *et al.*, 1972; Reitan e Warpinski, 1975). Não ocorriam os efeitos cardiovasculares provocados por esse agente quando os pacientes eram pré-tratados com atropina. Outros pesquisadores relataram ausência de alterações cardiovasculares significativas com o uso de pancurônio (Brown *et al.*, 1973). Da mesma forma, estudos indicam que nem o pancurônio nem a galamina alteram de modo relevante a frequência cardíaca ou a pressão arterial de equinos anestesiados (Klein *et al.*, 1983). O atracúrio (até 0,6 mg/kg) e o vecurônio (até 0,2 mg/kg) não provocaram efeitos importantes na pressão arterial de cães (Jones, 1985a).

A succinilcolina geralmente provoca alterações cardiovasculares mínimas em equinos ou cães quando administrada durante anestesia geral; a pressão arterial permanece relativamente estável, caso seja fornecida ventilação mecânica (Evans *et al.*, 1977; Benson *et al.*, 1979).

Doses subparalisantes de succinilcolina aumentam a arritmogenicidade da epinefrina durante anestesia leve com halotano, em cães (Tucker e Munson, 1975). Em cães não tratados com succinilcolina, foi necessária uma dose média de 4,15 µg de epinefrina/kg para desencadear contrações ventriculares prematuras, ao passo que uma dose média de 1,6 µg de epinefrina/kg foi a dose arritmogênica em cães pré-tratados com 0,25 mg de succinilcolina/kg. Contudo, a *d*-tubocurarina propicia uma discreta proteção contra arritmias induzidas pela epinefrina. Os mecanismos envolvidos nas interações dessas substâncias não foram esclarecidos. Se consideradas essenciais, as catecolaminas devem ser usadas com cautela em pacientes tratados com fármacos BNM despolarizantes. Além disso, a succinilcolina aumenta a suscetibilidade aos efeitos irritantes das preparações digitálicas ao miocárdio, além de ter sido sugerido que pode ser contraindicada em pacientes submetidos a tratamento com digitálicos (Dowdy *et al.*, 1965).

Efeitos cardiovasculares marcantes foram relatados em equinos após a administração de succinilcolina (Larson *et al.*, 1959; Hofmeyer, 1960; Lees e Tavernor, 1969). Em geral, esses efeitos parecem ser mais evidentes em animais não anestesiados e não sedados do que durante anestesia geral. Hipertensão grave, bradicardia inicial sucedida por taquicardia, distúrbios da condução atrioventricular e extrassístoles foram relatados, havendo suspeita de lesão miocárdica. A iniciação precoce de ventilação por pressão positiva foi relatada como sendo capaz de bloquear o efeito na pressão arterial. A resposta hipertensiva parece ser, no mínimo, parcialmente mediada pela dispneia induzida pela succinilcolina e pelos distúrbios P_{O_2}-P_{CO_2} arteriais relacionados, causando um aumento reflexogênico da pressão arterial. A ativação direta dos gânglios autônomos pela succinilcolina também pode estar envolvida.

Deve-se lembrar que os fármacos BNM não deprimem o cérebro, a menos que, ou até que, a hipoxia induzida por apneia cause, de fato, síncope. Antes da hipoxia, a paralisia de músculos esqueléticos não ocasiona depressão alguma em qualquer dos centros de consciência do cérebro de animais não anestesiados. Parece provável, então, que as novas experiências vivenciadas por animais conscientes conforme eles vão sendo paralisados desencadeie um temor profundo. Isso pode provocar ativação de centros autônomos presentes no cérebro. A descarga autônoma pode ser alterada acentuadamente, resultando em efeitos colaterais cardiovasculares. O bloqueio autônomo diminui substancialmente os efeitos colaterais cardiovasculares da succinilcolina, o que sustenta o argumento de sua associação com uma resposta de estresse em tais animais.

Efeitos oculares

Efeitos oculares clinicamente importantes podem ocorrer como consequência da forte contração de músculos oculares que se dá após o tratamento com BNM despolarizantes. Esses medicamentos são contraindicados em caso de glaucoma, pois a pressão intraocular pode estar aumentada nessa condição. Nesse caso, não há contraindicação de fármacos BNM não despolarizantes.

Concentração sérica de potássio

Agentes BNM despolarizantes provocam liberação de K^+ de músculos esqueléticos, uma alteração tipicamente discreta em magnitude, mas que pode ser preocupante em pacientes que já apresentam elevação do potássio sérico. Tal elevação pode ser particularmente importante se forem administradas injeções repetidas de BNM. Pode haver um risco maior em animais com doença muscular, como distrofia muscular de cães da raça Golden Retriever (Larach, 1977).

INTERAÇÕES MEDICAMENTOSAS

Diversos fármacos influenciam os efeitos farmacológicos dos relaxantes musculares. Os medicamentos BNM, por si sós, alteram a atividade de outros agentes neuromusculares. Conforme se esperaria, agentes competitivos se potencializam entre si. Da mesma forma, fármacos despolarizantes também interagem de modo sinérgico um com o outro. Contudo, a tubocurarina diminui os efeitos depressores da contração muscular induzida pela succinilcolina. Isso está relacionado com a ocupação persistente de determinada quantidade de receptores pela tubocurarina, embora a contração muscular possa ser revertida (ver seção *Margem de segurança da transmissão neuromuscular*). A despolarização da placa motora terminal pela succinilcolina é impedida parcialmente pelos efeitos estabilizadores da tubocurarina. A succinilcolina antagoniza os efeitos do curare em decorrência das características agonísticas parciais que ela tem. Contudo, essas interações antagonistas complexas não têm aplicação clínica, já que dependem de tratamento e esquemas de administração e dose complicados. Nas situações clínicas, os fármacos BNM não devem ser usados em tentativas de reverter os efeitos de outros tipos de agentes BNM, já que esses efeitos podem ser potencializados, embora resultados experimentais mostrem o contrário.

A interação de inibidores da colinesterase com fármacos BNM foi discutida na seção *Músculo esquelético*. Os inibidores da colinesterase diminuem a responsividade aos BNM competitivos, embora tendam a aumentar a intensidade e a duração de ação de BNM despolarizantes (Sunew e Hicks, 1978). Pesticidas organofosforados e anti-helmínticos, carbamatos e qualquer outro tipo de inibidor da colinesterase podem causar interações semelhantes.

Antibióticos aminoglicosídeos (neomicina, estreptomicina, di-hidroestreptomicina, canamicina, gentamicina) diminuem a liberação de ACh do nervo e, também, a sensibilidade da placa motora terminal à ACh (Pittinger e Adamson, 1972; Adams *et al.*, 1976a). Ainda, não causam despolarização. Seus efeitos, em muitos aspectos, assemelham-se àqueles de baixo teor de Ca^{++} ou excesso de Mg^{++}. Acredita-se que o efeito pré-sináptico desses antibióticos resulte da interrupção de eventos dependentes de Ca^{++} na membrana axonal (Adams, 1984). Inibidores da colinesterase, como a neostigmina, antagonizam o efeito depressor pós-sináptico desses antibióticos. O cálcio é antagônico à ação pré-sináptica e, em geral, é mais efetivo que a neostigmina na reversão dos efeitos paralisantes neuromusculares de antibióticos aminoglicosídeos. Esses antibióticos interagem de modo sinérgico na junção mioneural com fármacos NMD, anestésicos e outros antibióticos. A importância clínica de interações neuromusculares de antibióticos e outros fármacos foi bem estabelecida em seres humanos e sugerida em outras espécies (Adams e Bingham, 1971). Esses assuntos foram revisados (Pittinger *et al.*, 1970; Adams *et al.*, 1976b; Keller *et al.*, 1992).

Diferentes enfermidades influenciam os efeitos farmacológicos de agentes BNM. A síntese hepática de colinesterase diminui quando há doença hepática. A duração da atividade da succinilcolina pode ser prolongada se o fígado estiver gravemente acometido. O comprometimento da biotransformação hepática também pode causar prolongamento do efeito do vecurônio. Disfunção renal pode retardar a excreção de *d*-tubocurarina, galamina, doxacúrio e pancurônio.

USO CLÍNICO

A paralisia muscular se manifesta em diferentes graus, em variadas regiões corporais, após a administração de um fármaco BNM. Em geral, os músculos extraoculares, os músculos faciais e os músculos de cabeça e pescoço são afetados inicialmente, com frequência de 0,25 a 1 min após a injeção. Em geral, a cauda é afetada ao mesmo tempo que a cabeça e o pescoço. Subsequentemente, ocorre paralisia dos músculos dos membros e, então, dos músculos da deglutição e dos músculos da laringe (glote). Músculos abdominais, músculos intercostais e diafragma são, a seguir, paralisados, nessa ordem. A reversão da paralisia em geral ocorre em ordem inversa a essa mencionada (Hall, 1971).

Foram realizadas tentativas na prática clínica de usar o desenvolvimento sequencial de paralisia administrando-se doses de agentes BNM adequadas para paralisar os músculos que possibilitam a deambulação, porém insuficientes para afetar o diafragma. Isso raramente se mostrou efetivo porque, ainda assim, pode ocorrer insuficiência respiratória, embora o diafragma ainda esteja poupado. Por conseguinte, é imperativo que haja um aparato para o fornecimento de ventilação mecânica quando se faz uso clínico de fármacos BNM. Para evitar a necessidade de estabelecimento imediato de uma via respiratória adequada e outros procedimentos de emergência, é aconselhável realizar, como rotina, entubação traqueal e fornecer ventilação sempre que se utiliza um medicamento BNM.

Relaxantes musculares têm sido empregados na prática clínica para diversos fins: facilitar a entubação traqueal; paralisar os músculos respiratórios de modo que a ventilação mecânica possa ser controlada com facilidade; aumentar o relaxamento muscular, a fim de facilitar acesso cirúrgico a regiões anatômicas difíceis; provocar relaxamento muscular, a fim de facilitar manipulações ortopédicas ou melhorar o posicionamento ocular para cirurgia; e como parte de procedimentos de anestesia balanceada, para reduzir a necessidade de anestésico geral.

A entubação traqueal pode ser realizada em um animal não anestesiado imediatamente após uma dose paralisante de um fármaco BNM estar fazendo efeito. Aconselha-se prévia sedação ou tranquilização suficiente por motivos humanitários e para evitar a ocorrência de efeitos colaterais potenciais desencadeados por reação de medo, em razão da paralisia.

Uma ampla gama de dosagens de fármacos BNM foi relatada para uso durante a anestesia (Hansson, 1956; Tavernor, 1971; Lumb e Jones, 1973). Com frequência, essa variação reflete diferenças nos procedimentos relatados nos estudos originais, por exemplo, o uso de diferentes anestésicos e sedativos, diferentes sais do fármaco BNM e, em alguns casos, indivíduos não anestesiados. Os agentes BNM devem ser administrados até a obtenção do efeito desejado, no lugar de uma dose pré-calculada na forma de *bolus*. Aconselha-se que a dose desses fármacos seja ajustada durante a anestesia e que seja continuamente correlacionada com o grau de paralisia muscular manifestada pelo paciente. O emprego de técnicas de monitoramento neuromuscular melhora acentuadamente a habilidade de ajuste preciso da dose e a cessação segura dos efeitos do bloqueio neuromuscular, em todos os animais. Deve-se ter cuidado durante o uso de fármacos BNM, a fim de assegurar que o animal não sofra paralisia residual durante o período de recuperação pós-anestesia.

Margem de segurança da transmissão neuromuscular

O conceito de margem de segurança de transmissão neuromuscular leva à discussão quanto ao uso clínico desses fármacos. Estimou-se que um percentual relativamente alto de receptores colinérgicos deve ser ocupado por um agente paralisante antes que ocorra contração muscular. No diafragma de gatos, por exemplo, a contração muscular não é afetada antes que cerca de 80% dos receptores estejam bloqueados pela *d*-tubocurarina, e a contração não é completamente abolida até que aproximadamente 90% dos receptores estejam ocupados (Waud e Waud, 1972). Da mesma maneira, para a recuperação do diafragma dos efeitos de uma injeção anterior de *d*-tubocurarina, apenas um pequeno percentual (5% em cães, 18% em gatos) dos receptores estará livre. Por conseguinte, e mais importante, embora todos os sinais externos pareçam indicar recuperação total, mais de 80% dos receptores ainda podem estar bloqueados.

O reconhecimento desse aspecto torna-se clinicamente importante na sala de recuperação pós-cirúrgica e deve ser considerado em pacientes que foram tratados com fármacos BNM e/ou outros depressores mioneurais, como anestésicos. À medida que um paciente recupera algum controle dos músculos voluntários, a respiração espontânea retorna e pode parecer completamente normal. No entanto, deve-se lembrar que nesse momento existe margem de segurança de transmissão neuromuscular extremamente pequena, ou seja, apenas um pequeno percentual dos receptores pós-sinápticos está disponível para interação com ACh; essa pequena fração de receptores é, nesse momento, responsável por manter a contração muscular. Por conseguinte, se o paciente for exposto a outra substância que tenha como efeito colateral a depressão da função neuromuscular (embora possa ser mínimo esse efeito ou até mesmo normalmente não detectável), pode haver complicações desastrosas. Em humanos, as mortes durante a anestesia podem ser atribuídas a tais interações. Por exemplo, Pridgen (1956) relatou morte de duas crianças anestesiadas com éter que receberam neomicina imediatamente após o término de laparotomia bem-sucedida. Inicialmente, a respiração estava adequada, porém, em um curto espaço de tempo após a administração do antibiótico, ocorreu apneia persistente. A morte se deu algumas horas depois. Nesses lactentes, parece provável que a margem de segurança de transmissão neuromuscular estivesse reduzida pelo efeito do éter, resultando em exacerbação acentuada das propriedades de bloqueio neuromuscular da neomicina. Pittinger *et al.* (1970) estimaram uma taxa de mortalidade de 9% em pacientes humanos com problemas respiratórios induzidos por antibiótico associado a anestésicos e fármacos BNM. Apneia e consequente morte em um cão traumatizado foram atribuídas à paralisia neuromuscular induzida por antibiótico (di-hidroestreptomicina) (Adams e Bingham, 1971).

Esses exemplos ilustram os problemas potenciais causados inadvertidamente em um paciente que aparentemente está se recuperando de maneira bastante satisfatória da anestesia e da cirurgia. A margem de segurança de transmissão neuromuscular deve ser considerada em qualquer momento em que outra medicação que deprima a função mioneural seja utilizada em um esquema de uso de múltiplos fármacos.

Reversão clínica da paralisia neuromuscular

O tratamento de paralisia neuromuscular persistente e/ou tratamento de dose excessiva acidental de fármacos BNM deve ter uma abordagem conservadora (Bevan *et al.*, 1992). O primeiro passo deve ser o início (ou continuação) imediato de ventilação com pressão positiva e descontinuação do uso do fármaco BNM envolvido. Com frequência, a ventilação possibilita tempo adequado para que o fármaco seja excretado ou metabolizado pelo paciente. Deve-se evitar a exposição a outras substâncias capazes de interagir de modo sinérgico com agentes BNM. Contudo, se o efeito de um bloqueador neuromuscular não for mais necessário porque o fim do procedimento esteja se aproximando, a reversão do bloqueio neuromuscular de um agente BNM não despolarizante constitui uma boa opção. Existem duas classes de fármacos empregados para a reversão de bloqueio neuromuscular: os inibidores da AChE e a ciclodextrina, sugamadex (Jones *et al.*, 2015).

Inibidores da acetilcolinesterase

Os inibidores da AChE, incluindo edrofônio, neostigmina e piridostigmina, estão disponíveis para reverter a ação de fármacos BNM não despolarizantes. Conforme discutido anteriormente, os inibidores da AChE não são rotineiramente efetivos na reversão de efeitos de fármacos BNM despolarizantes, como a succinilcolina, a menos que a administração prolongada ou doses repetidas tenham resultado em bloqueio de fase II. Felizmente, a reversão dos efeitos da succinilcolina é rápida e espontânea, pela ação da colinesterase plasmática, e a questão da reversão medicamentosa raramente é um problema clínico.

Os inibidores da AChE atuam inibindo a enzima AChE, impedindo, desse modo, a hidrólise enzimática da ACh em colina e ácido acético. Isso resulta em aumento de ACh não específica para a junção neuromuscular. Embora ocorram efeitos nicotínicos na JNM e em gânglios autônomos, também ocorrem efeitos colinérgicos muscarínicos no nó sinusal, nos músculos lisos e nas glândulas. À medida que ocorre competição de medicamentos neuromusculares não despolarizantes e ACh pelo mesmo receptor nicotínico pós-sináptico, o aumento da concentração de ACh na fenda sináptica pode alterar o equilíbrio da competição em favor da ACh, e a transmissão neuromuscular é restabelecida.

Em virtude da maior concentração de ACh nos receptores colinérgicos muscarínicos, podem ocorrer, como efeitos adversos, bradiarritmias, bronconconstrição, náuseas, vômitos, diarreia, aumento da peristalse intestinal e salivação. Muito raramente, há relatos de parada cardiopulmonar. Por esse motivo, agentes anticolinérgicos, como atropina ou glicopirrolato, sempre devem estar disponíveis para tratar os efeitos colaterais muscarínicos em excesso. Diversos produtos inibidores de AChE de uso humano estão disponíveis pré-misturados com um anticolinérgico, e os clínicos devem confirmar qual produto eles têm à disposição antes da administração da medicação. Contudo, em medicina veterinária, a prática mais comum consiste na administração de um inibidor da AChE, como o edrofônio, e um medicamento anticolinérgico apenas se necessário, com base nos efeitos colaterais observados.

Edrofônio, neostigmina e piridostigmina se diferenciam na maneira como inibem a ativação da AChE, em seu início e duração de ação, e a ocorrência de efeitos colaterais muscarínicos. O edrofônio é um inibidor prostético que causa inibição reversível pela ligação eletrostática ao sítio aniônico e pela ponte de hidrogênio no sítio esterático da AChE. A neostigmina e a piridostigmina são inibidores oxidiaforéticos (transferem ácido) e inibem a AChE por formarem um complexo carbamil-éster no sítio esterático da AChE, formando uma ligação covalente. O edrofônio tem início de ação mais rápido, sucedido pela neostigmina e, a seguir, pela piridostigmina. Os efeitos muscarínicos do edrofônio em geral são brandos quando comparados à neostigmina ou à piridostigmina e, por esse motivo, o edrofônio é o fármaco mais comumente utilizado para reversão de bloqueio neuromuscular, em medicina veterinária. A duração de ação é semelhante, tanto para edrofônio quanto para neostigmina, ao passo que a ação da piridostigmina é cerca de 40% mais longa (Cronnelly *et al.*, 1982; Morris *et al.*, 1981). Os inibidores da AChE sofrem biotransformação hepática e excreção renal. Em pacientes com doença renal, a excreção do fármaco pode ser mais demorada.

Doses maiores de inibidores da AChE devem antagonizar a ação de fármacos BNM não despolarizantes mais rapidamente e mais completamente do que doses menores. Em cães, a dose de 0,5 mg de edrofônio/kg IV reverteu os efeitos do vecurônio em 100% dos cães tratados, enquanto pacientes que receberam apenas 0,25 mg/kg IV precisaram de dose adicional para a reversão (Clutton, 1994). A neostigmina pode ser administrada a pequenos e a grandes animais por meio de injeção IV lenta, na dose de 0,022 mg/kg. A atropina (0,01 mg/kg, para grandes animais e 0,04 mg/kg, para pequenos animais) deve ser administrada antes da neostigmina ou simultaneamente a ela, a fim de evitar os efeitos muscarínicos desta última (Klein *et al.*, 1983; Jones *et al.*, 2015).

Enquanto a acidemia, tanto metabólica quanto respiratória, pode exacerbar o bloqueio induzido por um BNM não despolarizante, apenas a acidemia respiratória inibe a reversão do fármaco. Por conseguinte, a efetividade de inibidores da AChE

pode estar reduzida se o paciente apresenta hipoventilação (Miller *et al.*, 1974; Miller *et al.*, 1978). Relata-se que bloqueadores de canais de cálcio, como o verapamil, potencializam os efeitos de medicamentos BNM não despolarizantes e podem dificultar a obtenção de reversão adequada (Wali, 1986; Jones *et al.*, 1985).

Sugamadex

O sugamadex (Org 25969) é um fármaco único recentemente disponibilizado para reverter os efeitos de medicamentos BNM não despolarizantes. Trata-se da primeira medicação conhecida como agente de ligação relaxante seletivo (SRBA; do inglês, *selective relaxant binding agent*). O sugamadex é um gamaciclodextrano modificado que, quando administrado, encapsula firmemente os fármacos BNM não despolarizantes à base de aminoesteroides. A estrutura do ciclodextrano dispõe de uma cavidade hidrofóbica e uma parte externa hidrofílica por causa da presença de grupos hidroxila polares. As interações hidrofóbicas aprisionam firmemente o fármaco BNM na cavidade da ciclodextrina e formam um complexo aceptor-receptor hidrossolúvel prontamente disponível para excreção. Isso gera um gradiente de concentração que favorece a transferência do agente BNM não despolarizante remanescente para longe da JNM e seu local de ação e para o plasma.

O sugamadex parece ser mais efetivo na reversão dos efeitos do rocurônio, seguido de vecurônio e, então, do pancurônio. Em humanos, com a administração da dose de 2 a 8 mg/kg IV, o fármaco apresenta excelente eficácia em face de bloqueio neuromuscular profundo quando de uma possível falha da reversão tradicional com inibidores da AChE. Adicionalmente, como o sugamadex não aumenta a presença de ACh, não provoca sinais muscarínicos e mostra-se, em grande parte, livre de efeitos colaterais. Em experimentos de fases I e II, os efeitos colaterais mais frequentemente relatados foram hipotensão, tosse, náuseas e xerostomia. Embora o custo e a disponibilidade ampla ainda não sejam favoráveis ao uso do fármaco, o sugamadex foi avaliado em cães e parece oferecer benefício clínico promissor. Em cães submetidos a bloqueio muscular profundo causado por rocurônio ou vecurônio, a dose de 8 mg de sugamadex/kg IV resulta em restabelecimento de um coeficiente TOF de 0,9 em menos de 2 min, sem efeitos colaterais adversos.

Neostigmina ou outros inibidores da colinesterase não devem ser usados em tentativas de reversão dos efeitos de um fármaco despolarizante (Sunew e Hickes, 1978). Não existem antídotos químicos confiáveis para esse grupo de agentes. Pode ser necessária ventilação mecânica por um período prolongado. A injeção de preparação de colinesterase purificada mostrou acelerar a reversão dos efeitos da succinilcolina (Scholler *et al.*, 1977).

Em virtude do pequeno índice terapêutico dos fármacos BNM, o seu uso clínico sempre deve ser supervisionado por profissionais experientes qualificados e totalmente familiarizados com as indicações, as limitações, os riscos e os métodos de administração desses medicamentos bastante ativos.

REFERÊNCIAS BIBLIOGRÁFICAS

Adams HR. (1984). Pharmacodynamic actions of antimicrobial agents in host cell membranes. *J Am Vet Med Assoc.* **185**, 1127–1130.

Adams HR, Bingham GA. (1971). Respiratory arrest associated with dihydrostreptomycin. *J Am Vet Med Assoc.* **159**, 179–180.

Adams HR, Mathew BP, Teske RH, Mercer HD. (1976a). Neuromuscular blocking effects of aminoglycoside antibiotics on fast- and slow-contracting muscles of the cat. *Anesth Analg.* **55**, 500–507.

Adams HR, Teske RH, Mercer HD. (1976b). Anesthetic-antibiotic interrelationships. *J Am Vet Med Assoc.* **168**, 409–412.

Adams WA, Senior JM, Jones RS, Williams JM, Gleed RD. (2006). cis-Atracurium in dogs with and without porto-systemic shunts. *Vet Anaesth Analg.* **33**, 17–23.

Ali HH, Utting JE, Gray TC. (1970). Stimulus frequency in the detection of neuromuscular block in humans. *Br J Anaesth.* **42**, 967–978.

Alderson B, Senior JM, Jones RS, Dugdale AH. (2007). Use of rocuronium administered by continuous infusion in dogs. *Vet Anaesth Analg.* **34**, 251–256.

Ambrisko TD, Kabes R, Moens Y. (2013). Influence of drugs on the response characteristics of the LiDCO sensor, an in vitro study. *Br J Anaesth.* **110**, 305–310.

Antognini JF, Gronert GA. (1993). Succinylcholine causes profound hyperkalemia in hemorrhagic, acidotic rabbits. *Anesth Analg.* **77**, 585–588.

Appiah-Ankam J, Hunter JM. (2004). Pharmacology of neuromuscular blocking drugs. *Cont Educ in Anaesth Crit Care Pain.* **4**, 2–7.

Auer U. (2007). Clinical observations on the use of the muscle relaxant rocuronium bromide in the dog. *Vet J.* **173**, 422–427.

Auer U, Moens Y. (2011). Neuromuscular blockade with rocuronium bromide for ophthalmic surgery in horses. *Vet Ophthalmol.* **14**, 244–247.

Auer U, Mosing M. (2006). A clinical study of the effects of rocuronium in isoflurane-anaesthetized cats. *Vet Anaesth Analg.* **33**, 224–228.

Barabas E, Zsigmond EK, Krikpatick AF. (1986). The inhibitory effect of esmolol on human plasma cholinesterase. *Can Anaesth Soc J.* **33**, 332–335.

Belmont MR, Lien CA, Tjan J, Bradley E, Stein B, Patel SS, Savarese JJ. (2004). Clinical pharmacology of GW280430A in humans. *Anesthesiology.* **100**, 768–776.

Benson GJ, Hartsfield SM, Smetzer DL, Thurmon JC. (1979). Physiologic effects of succinylcholine chloride in mechanically ventilated horses anesthetized with halothane in oxygen. *Am J Vet Res.* **40**, 1411–1416.

Bernard C. (1856). Analyse physiologique des propriétés des systèmes musculaires et nerveux au moyen de curare. *C R Acad Sci.* **43**, 825–829.

Betcher AM. (1977). The civilizing of curare: A history of its development and introduction into anesthesiology. *Anesth Analg.* **56**, 305–319.

Bevan DR, Donati F, Kopman AF. (1992). Reversal of neuromuscular blockade. *Anesthesiology.* **77**, 785–805.

Birch JH, Foldes FF, Rendell-Baker L. (1956). Causes and longed apnea with succinylcholine. *Anesth Analg.* **35**, 609–633.

Bisset NG. (1992). War and hunting poisons of the New World. Part I. Notes on the early history of curare. *J Ethnopharmacol.* **36**, 1–26.

Bouzat C, Gumilar F, Spitzmaul G, Wang HL, Rayes D, Hansen SB, Taylor P, Sine SM. (2004). Coupling of agonist binding to channel gating in an ACh-binding protein linked to an ion channel. *Nature.* **430**, 896–900.

Bovet D. (1951). Some aspects of relationship between chemical constitution and curare-like activity. *Ann NY Acad Sci.* **54**, 407–437.

Bowen JM. (1972). Estimation of the dissociation constant of d-tubocurarine and the receptor for endogenous acetylcholine. *J Pharmacol Exp Ther.* **183**, 333–340.

Bowman WC. (2006). Neuromuscular block. *Br J Pharmacol.* **147**, S277–S286.

Bozeman WP, Kleiner DM, Huggett V. (2006). A comparison of rapid-sequence intubation and etomidate-only intubation in the prehospital air medical setting. *Prehosp Emerg Care.* **10**, 8–13.

Brejc K, van Dijk WJ, Klaassen RV, Schuurmans M, van Der Oost J, Smit AB, Sixma TK. (2001). Crystal structure of an ACh-binding protein reveals the ligand-binding domain of nicotine receptors. *Nature.* **411**, 269–276.

Briganti A, Barsotti G, Portela DA, Di Nieri C, Breghi G. (2015). Effects of rocuronium bromide on globe position and respiratory function in isoflurane-anesthetized dogs, a comparison between three different dosages. *Vet Ophthalmol.* **18**, 89–94.

Brodsky JB, Brock-Utne JG, Samuels SI. (1979). Pancuronium pretreatment and post-succinylcholine myalgias. *Anesthesiology.* **51**, 259–261.

Brown EM, Smiler BG, Plaza JA. (1973). Cardiovascular effects of pancuronium. *Anesthesiology.* **38**, 597–599.

Chapple DJ, Miller AA, Ward JB, Wheatley PL. (1987). Cardiovascular and neurological effects of laudanosine. Studies in mice and rats, and in conscious and anaesthetized dogs. *Br J Anaesth.* **59**, 218–225.

Clark AL, Mitchelson F. (1976). The inhibitory effect of gallamine on muscarinic receptors. *Br J Pharmacol.* **58**, 323–331.

Clark L, Leece EA, Brearley JC. (2012). Diabetes mellitus affects the duration of action of vecuronium in dogs. *Vet Anaesth Analg.* **39**, 472–479.

Clutton RE. (1994). Edrophonium for the antagonism of neuromuscular blockade in dogs. *Vet Rec.* **134**, 674–678.

Coleman AJ, Downing JW, Leary WP, Moyes DG, Styles M. (1972). The immediate cardiovascular effects of pancuronium, alcuronium and tubocurarine in man. *Anaesthesia.* **27**, 415–422.

Couteaux R. (1972). In Cheymol J. (ed.), *Neuromuscular Blocking and Stimulating Agents*, Vol. 1. Elmsford, NY, Pergamon. 7.

Cronnelly R, Morris RB, Miller RD. (1982). Edrophonium: duration of action and atropine requirement in humans during halothane anesthesia. *Anesthesiology.* **57**, 261–265.

Cusick KD, Sayler GS. (2013). An overview on the marine neurotoxin, saxitoxin: genetics, molecular targets, methods of detection and ecological functions. *Mar Drugs.* **11**, 991–1018.

Diefenbach C, Künzer T, Buzello W, Theisohn M. (1995). Alcuronium: a pharmacodynamic and pharmacokinetic update. *Anesth Analg.* **80**, 373–377.

Dowdy EG, Duggar PN, Fabian LW. (1965). Effect of neuromuscular blocking agents on isolated digitalized mammalian hearts. *Anesth Analg.* **44**, 608–617.

Dressler D, Saberi FA, Barbosa ER. (2005). Botulinum toxin: mechanisms of action. *Arq Neuropsiquiatr.* **63**, 180–185.

Evans AT, Anderson LK, Eyster GE, Sawyer DC. (1977). Cardiovascular effects of gallamine triethiodide and succinylcholine chloride during halothane anesthesia in the dog. *Am J Vet Res.* **38**, 329–331.

Eyster GE, Evans AT. (1974). In Kirk RW. (ed.), *Current Veterinary Therapy, V, Small Animal Practice.* Philadelphia, W.B. Saunders. 255.

Ferguson S, Blakely R. (2004). The choline transporter resurfaces: New roles for synaptic vesicles? *Mol Interv.* **4**, 22–37.

Galindo A, Kennedy R. (1974). Further observations on depolarizing neuromuscular blockade, the so-called phase II block. *Br J Anaesth.* **46**, 405–413.

Galindo AHF, Davis TB. (1962). Succinylcholine and cardiac excitability. *Anesthesiology.* **23**, 32–40.

Galluzzi F, De Rensis F, Menozzi A, Spattini G. (2012). Effect of intraurethral administration of atracurium besylate in male cats with urethral plugs. *J Small Anim Pract.* **53**, 411–415.

Galluzzi F, De Rensis F, Saleri R, Spattini G. (2015). Effect of urethral infusion of atracurium besylate on manual bladder expression in dogs and cats with spinal cord injuries: a randomised trial. *Vet Rec.* **176**, 545.

Gleed RD, Jones RS. (1982). Observations on the neuromuscular blocking action of gallamine and pancuronium and their reversal by neostigmine. *Res Vet Sci.* **32**, 324–326.

Gyermek L, Chingmuh L, Cho YM, Nguyen N. (2002). Neuromuscular pharmacology of TAAC3, a new nondepolarizing muscle relaxant with rapid onset and ultrashort duration of action. *Anesth Analg.* **94**, 879–885.

Hackett GH, Jantzen JP, Earnshaw G. (1989). Cardiovascular effects of vecuronium, atracurium, pancuronium, metocurine and RGH-4(201) in dogs. *Acta Anaesthesiol Scand.* **33**, 298–303.

Hall LW (ed.). (1971). *Wright's Veterinary Anaesthesia and Analgesia*, 7th edn. Baltimore, Williams & Wilkins. 1.

Hall LW, Lehman H, Silk E. (1953). Response in dogs to relaxants derived from succinic acid and choline. *Br Med J.* **1**, 134–136.

Hansson CH. (1956). Succinylcholine iodide as a muscle relaxant in veterinary surgery. *J Am Vet Med Assoc.* **128**, 287–291.

Hansson CH. (1958). Studies on the effect of succinylcholine in domestic animals. *Nord Vet Med.* **10**, 201–216.

Heerdt PM, Kang R, The'A, Hashim M, Mook RJ Jr, Savarese JJ. (2004). Cardiopulmonary effects of the novel neuromuscular blocking drug GW280430A (AV430A) in dogs. *Anesthesiology.* **100**, 846–851.

Hibbs RE, Zambon AC. (2011). Agents acting at the neuromuscular junction and autonomic ganglia. In Brunton LL, Chabner BA, Knollman BC. (eds), *The Pharmacological Basis of Therapeutics*, 12th edn. New York, McGraw Hill.

Hildebrand SV, Hill T III. (1989). Effects of atracurium administered by continuous intravenous infusion in halothane-anesthetized horses. *Am J Vet Res.* **50**, 2124–2126.

Hildebrand SV, Hill T III. (1994). Interaction of gentamycin and atracurium in anaesthetised horses. *Equine Vet J.* **26**, 209–211.

Hildebrand SV, Holland M, Copland VS, Daunt D, Brock M. (1989). Clinical use of the neuromuscular blocking agents atracurium and pancuronium for equine anesthesia. *J Am Vet Med Assoc.* **195**, 212–219.

Hill SA, Scott RPF, Savarese JJ. (1994). Structure–activity relationships: from tubocurarine to the present day. In Goldhill DR, Flynn PJ. (eds), *Muscle Relaxants*. London, Baille`re Tindall. 317–348.

Hofmeyer CFB. (1960). Some observations on the use of succinylcholine chloride (suxamethonium) in horses with particular reference to the effect on the heart. *JS Afr Vet Med Assoc.* **31**, 251–259.

Hubbard JI, Quastel DM. (1973). Micropharmacology of vertebrate neuromuscular transmission. *Annu Rev Pharmacol.* **13**, 199–216.

Hucho F, Jarv J, Weise C. (1991). Substrate-binding sites in acetylcholinesterase. *Trends Pharmacol Sci* **12**, 422–426.

Hudson ME, Rothfield KP, Tullock WC, Firestone LL. (1998). Haemodynamic effects of rocuronium bromide in adult cardiac surgical patients. *Can J Anaesth.* **45**, 139–143.

Hughes R, Chapple DJ. (1976). Effects of non-depolarizing neuromuscular blocking agents on peripheral autonomic mechanisms in cats. *Br J Anaesth.* **48**, 59–68.

Huh K-H, Fuhrer C. (2002). Clustering of nicotinic acetylcholine receptors: From the neuromuscular junction to interneuronal synapses. *Mol Neurobiol.* **25**, 79–112.

Inazu M, Yamada T, Kubota N, Yamanaka T. (2013). Functional expression of choline transporter-like protein 1 (CTL1) in small cell lung carcinoma cells: a target molecule for lung cancer therapy. *Pharmacol Res.* **76**, 119–131.

Inestrosa NC, Perelman A. (1990). Association of acetylcholinesterase with the cell surface. *J Membr Biol.* **118**, 1–9.

Johnson AL, McAdams SC, Whitlock RH. (2010). Type A botulism in horses in the United States: a review of the past ten years (1998)–(2008). *J Vet Diagn Invest.* **22**, 165–173.

Jones RM, Cashman JN, Casson WE, Broadbent MP. (1985). Verapamil potentiation of neuromuscular blockade, Failure of reversal with neostigmine but prompt reversal with edrophonium. *Anesth Analg.* **64**, 1021–1025.

Jones RS, Auer U, Mosing M. (2015). Reversal of neuromuscular block in companion animals. *Vet Anaesth Analg.* **42**, 455–471.

Jones RS, Hunter JM, Utting JE. (1983). Neuromuscular blocking action of atracurium in the dog and its reversal by neostigmine. *Res Vet Sci.* **34**, 173–176.

Jones RS. (1985a). New skeletal muscle relaxants in dogs and cats. *J Am Vet Med Assoc.* **187**, 281–282.

Jones RS. (1985b). Neuromuscular blocking action of vecuronium in the dog and its reversal by neostigmine. *Res Vet Sci.* **38**, 193–196.

Jones RS, Heckmann R, Wuersch W. (1978). Observations on the neuromuscular blocking action of alcuronium in the dog and its reversal by neostigmine. *Res Vet Sci.* **25**, 101–102.

Kao YJ, Tellez J, Turner DR. (1990). Dose-dependent effect of metoclopramide on cholinesterases and suxamethonium metabolism. *Br J Anesth.* **65**, 220–224,

Karlin A. (2002). Emerging structures of nicotinic acetylcholine receptors. *Nature Rev Neurosci.* **3**, 102–114.

Keegan RD. (2015). Muscle relaxant and neuromuscular blockade. In Grimm KA, Lamont LA, Tranquilli WJ, Greene SA, Robertson SA.

(eds), *Veterinary Anesthesia and Analgesia*, 5th edn of Lumb and Jones. Ames, Iowa, Wiley Blackwell.

Keller RS, Parker JL, Adams HR. (1992). Cardiovascular toxicity of antibacterial antibiotics. In Acosta D. (ed.), *Cardiovascular Toxicology*, 2nd edn. New York, Raven Press.

Kelly D, Brull SJ. (1993). Monitoring of neuromuscular function in the clinical setting. *Yale J Biol Med.* **66**, 473–489.

Kistler J, Stroud RM, Klymkowsky MW, Lalancette RA, Fairclough RH. (1982). Structure and function of an acetylcholine receptor. *Biophys J.* **37**, 371–383.

Klein L, Hopkins J, Beck E, Burton B. (1983). Cumulative dose responses to gallamine, pancuronium, and neostigmine in halothane-anesthetized horses, neuromuscular and cardiovascular effects. *Am J Vet Res.* **44**, 786–792.

Larach MG, Rosenberg H, Gronert GA, Allen GC. (1997). Hyperkalemic cardiac arrest during anesthesia in infants and children with occult myopathies. *Clin Pediatr.* **36**, 9–16.

Lee C. (2001). Structure, conformation, and action of neuromuscular blocking drugs. *Br J Anaesth.* **87**, 755–769.

Lee MR. (2005). Curare, the South American arrow poison. *J Roy Coll Phys Edinb.* **35**, 83–92.

Lees P, Tavernor WD. (1969). The influence of suxamethonium on cardiovascular and respiratory function in the anaesthetized horse. *Br J Pharmacol.* **36**, 116–131.

Lepage L, Schiele F, Gueguen R, Siest G. (1985). Total cholinesterase in plasma, Biological variations and reference limits. *Clin Chem.* **31**, 546–550.

Lindquist PA, Lau DT. (1973). The use of succinylcholine in the handling and restraint of rhesus monkeys (*Macaca mulatta*). *Lab Anim Sci.* **23**, 562–564.

Longnecker DE, Stoetling RK, Morrow AG. (1973). Cardiac and peripheral vascular effects of gallamine in man. *Anesth Analg.* **52**, 931–935.

Lumb WV, Jones EW. (eds), (1973). *Veterinary Anesthesia*. Philadelphia, Lea & Febiger. 343

Martin-Flores M, Boesch J, Campoy L, Gleed RD. (2011). Failure to reverse prolonged vecuronium-induced neuromuscular blockade with edrophonium in an anesthetized dog. *J Am Anim Hosp Assoc.* **47**, 294–298.

Martin-Flores M, Campoy L, Gleed RD. (2012b). Further experiences with vercuronium in the horse. *Vet Anaesth Analg.* **39**, 218–219.

Martin-Flores M, Cheetham J, Campoy L, Sakai DM, Heerdt PM, Gleed RD. (2015a). Effect of gantacurium on evoked laryngospasm and duration of apnea in anesthetized healthy cats. *Am J Vet Res.* **76**, 216–223.

Martin-Flores M, Pare MD, Adams W, Campoy L, Gleed RD. (2012a). Observations of the potency and duration of vecuronium in isoflurane-anesthetized horses. *Vet Anaesth Analg.* **39**, 385–389.

Martin-Flores M, Paré MD, Tomak EA, Corn ML, Campoy L. (2015b). Neuromuscular blocking effects of vecuronium in dogs with autosomal-recessive centronuclear myopathy. *Am J Vet Res.* **76**, 302–307.

Martinez EA, Mealey KL, Wooldridge AA, Mercer DE, Cooper J, Slater MR, Hartsfield SM. (1996). Pharmacokinetics, effects on renal function, and potentiation of atracurium-induced neuromuscular blockade after administration of a high dose of gentamicin in isoflurane-anesthetized dogs. *Am J Vet Res.* **57**, 1623–1626.

McGrath CD, Hunter JM. (2006). Monitoring of neuromuscular block. *Continuing Education in Anaesthesia, Critical Care and Pain.* **6**, 7–12.

McIntyre AR. (1972). In Cheymol J. (ed.), *Neuromuscular Blocking and Stimulating Agents*, vol. 1. Elmsford, NY, Pergamon. 187.

McLoughlin C, Elliott P, McCarthy G, Mirakhur RK. (1992). Muscle pains and biochemical changes following suxamthonium administration after six pretreatment regimens. *Anesthesia.* **47**, 202–206.

McMurphy RM, Davidson HJ, Hodgson DS. (2004). Effects of atracurium on intraocular pressure, eye position, and blood pressure in eucapnic and hypocapnic isoflurane-anesthetized dogs. *Am J Vet Res.* **65**, 179–182.

Miller RD, Agoston S, van der Pol F, Booij LH, Crul JF, Ham J. (1978). Hypothermia and the pharmacokinetics and pharmacodynamics of pancuronium in the cat. *J Pharmacol Exp Ther.* **207**, 532–538.

Miller RD, Roderick LL. (1978). Acid-base balance and neostigmine antagonism of pancuronium neuromuscular blockade. *Br J Anaesth.* **50**, 317–324.

Miller RD, Van Nyhuis LS, Eger EI II, Vitez TS, Way WL. (1974). Comparative times to peak effect and duration of action of neostigmine and pyridostigmine. *Anesthesiology.* **41**, 27–33.

Minton MD, Grosslight K, Stirt JA, Bedford RF. (1986). Increases in intracranial pressure from succinylcholine: Prevention by prior non-depolarizing blockade. *Anesthesiology.* **65**, 165–169.

Moreno-Sala A, Ortiz-Martínez R, Valdivia AG, Torres-de-Moreno MG, Martínez A. (2013). Use of neuromuscular blockade with rocuronium bromide for intubation in cats. *Vet Anaesth Analg.* **40**, 351–358.

Morris RB, Cahalan MK, Miller RD, Wilkinson PL, Quasha AL, Robinson SL. (1983). The cardiovascular effects of vecuronium (ORG NC45) and pancuronium in patients undergoing coronary artery bypass grafting. *Anesthesiology.* **58**, 438–440.

Morris RB, Cronnelly R, Miller RD, Stanski DR, Fahey MR. (1981). Pharmacokinetics of edrophonium and neostigmine when antagonizing d-tubocurarine neuromuscular blockade in man. *Anesthesiology.* **54**, 399–402.

Palmer JS, Jackson JB, Younger RL, Hunt LM, Danz JW. (1965). Normal cholinesterase activity of the whole blood of the horse and angora goat. *Vet Med.* **58**, 885–886.

Pandey K, Badola RP, Kumar S. (1972). Time course of intraocular hypertension produced by suxamethonium. *Br J Anaesth.* **44**, 191–196.

Pittinger C, Adamson R. (1972). Antibiotic blockade of neuromuscular function. *Annu Rev Pharmacol.* **12**, 169–184.

Pittinger CB, Eryasa Y, Adamson R. (1970). Antibiotic-induced paralysis. *Anesth Analg.* **49**, 487–501.

Playfor SD, Thomas DA, Choonara I. (2000). The effect of induced hypothermia on the duration of action of atracurium when given by infusion to critically ill children. *Paediatr Anaesth.* **10**, 83–88.

Pridgen JE. (1956). Respiratory arrest thought to be due to intraperitoneal neomycin. *Surgery.* **40**, 571–574.

Radeleff RD, Woodard CT. (1956). Cholinesterase activity of normal blood of cattle and sheep *Vet Med.* **51**, 512–514.

Raghavendra T. (2002). Neuromuscular blocking drugs: discovery and development. *J Royal Soc Med.* **95**, 363–367.

Reitan JA, Warpinski MA. (1975). Cardiovascular effects of pancuronium bromide in mongrel dogs. *Am J Vet Res.* **36**, 1309–1311.

Sai Y, Ayajiki K, Okamura T, Nosaka S, Toda N. (1998). Comparison of the effects of pancuronium and vecuronium in canine coronary and renal arteries. *Anesthesiology.* **88**, 165–171.

Scholler KL, Goedde HW, Benkmann H. (1977). The use of serum cholinesterase in succinylcholine apnoea. *Can Anaesth Soc J.* **24**, 396–400.

Schwartz DE, Kelly B, Caldwell JE, Carlisle AS, Cohen NH. (1992). Succinylcholine-induced hyperkalemia arrest in a patient with severe metabolic acidosis and exsanguinating hemorrhage. *Anesth Analg.* **75**, 291–293.

Scott RP, Savarese JJ, Basta SJ, Embree P, Ali HH, Sunder N, Hoaglin DC. (1986). Clinical pharmacology of atracurium given in high dose. *Br J Anaesth.* **58**, 834–838.

Smith SM, Brown HO, Toman JEP, Goodman L. (1947). Lack of cerebral effects of *d*-tubocurarine. *Anesthesiology.* **8**, 1–14.

Smith LJ, Moon PF, Lukasik VM, Erb HN. (1999a). Duration of action and hemodynamic properties of mivacurium chloride in dogs anesthetized with halothane. *Am J Vet Res.* **60**, 1047–1050.

Smith LJ, Schwark WS, Cook DR, Moon PF, Looney AL. (1999b). Pharmacokinetic variables of mivacurium chloride after intravenous administration in dogs. *Am J Vet Res.* **60**, 1051–1054.

Staffieri F, Sleeper M, Larenza MP. (2011). Increases in heart rate and systolic blood pressure in anesthetized dogs affected with X-linked muscular dystrophy after cisatracurium administration: a retrospective study. *Paediatr Anaesth.* **21**, 900–906.

Steinbach JH, Wu LG. (2004). In Evers AS, Maze M. (eds), *Anesthetic Pharmacology: Physiologic Principles and Clinical Practice.* Philadelphia, Churchill Livingstone. 157–171.

Sunew KY, Hicks RG. (1978). Effects of neostigmine and pyridostigmine on duration of succinylcholine action and pseudocholinesterase activity. *Anesthesiology.* **49**, 188–191.

Tavernor WD. (1971). In Soma L. (ed.), *Textbook of Veterinary Anesthesia.* Baltimore, Williams & Wilkins. 111.

Taylor P. (1991). The cholinesterases. *J Biol Chem.* **266**, 4025–4028.

Taylor P. (2011). Anticholinesterase agents. In Brunton LL, Chabner BC, Knollman BC. (eds), *The Pharmacological Basis of Therapeutics*, 12th edn. New York, McGraw Hill. 239–254.

Tucker WK, Munson ES. (1975). Effects of succinylcholine and d-tubocurarine on epinephrine-induced arrhythmias during halothane anesthesia in dogs. *Anesthesiology.* **42**, 41–44.

Unwin N. (2005). Refined structure of the nicotinic acetylcholine receptor at 4Å resolution. *J Mol Biol.* **346**, 967–989.

Unwin N, Toyoshima C, Kublaek E. (1988). Arrangement of the acetylcholine receptor subunits in the resting and desensitized states determined by cryvelectromicroscopy of crystalized Torpedo postsynaptic membranes. *J Cell Biol.* **107**, 1123–1138.

Veres-Nyéki KO, Rieben R, Spadavecchia C, Bergadano A. (2012). Pancuronium dose refinement in experimental pigs used in cardiovascular research. *Vet Anaesth Analg.* **39**, 529–532.

Viby-Mogensen J. (2000). Postoperative residual curarization and evidence-based anaesthesia. *Br J Anaesth.* **84**, 301–303.

Wali FA. (1986). Interaction of verapamil with gallamine and pancuronium and reversal of combined neuromuscular blockade with neostigmine and endrophonium. *Eur J Aneaesthesiol.* **3**, 385–393.

Wastila WB, Maehr RB, Turner GL, Hill DA, Savarese JJ. (1996). Comparative pharmacology of cisatracurium (51W89), atracurium, and five isomers in cats. *Anesthesiology.* **85**, 169–177.

Waud BE, Waud DR. (1972). The margin of safety of neuromuscular transmission in the muscle of the diaphragm. *Anesthesiology.* **37**, 417–422.

Wintersteiner O, Dutcher JD. (1943). Curare alkaloids from *Chondodendron tomentosum. Science.* **97**, 467–470.

Zaimis EJ. (1959). In Bovet D, Bovet-Nitti F, Marini-Mettolo GB. (eds), *International Symposium on Curare and Curare-like Agents.* Amsterdam, Elsevier. 191.

CAPÍTULO 11

Anestésicos Inalatórios

Robert J. Brosnan e Eugene P. Steffey

Os anestésicos inalatórios são únicos entre os fármacos anestésicos porque são administrados e, principalmente, removidos do corpo, pelos pulmões. São amplamente utilizados para o controle anestésico de animais, em parte, por suas características farmacocinéticas, que favorecem o ajuste previsível e rápido da profundidade anestésica. Além disso, em geral se emprega um aparato especial para o aporte dos agentes inalatórios. Isso ajuda a minimizar a morbidade ou a morte do paciente porque facilita o aporte acurado e controlado do anestésico, a ventilação pulmonar e a oxigenação arterial mais adequada. As pressões parciais de agentes recentes também se equilibram rapidamente entre os alvéolos pulmonares e os sítios ativos do sistema nervoso central (SNC). O monitoramento entre os movimentos respiratórios das concentrações anestésicas ao fim da expiração (alveolar) pode ser controlado por analisadores de anestésicos que, de fato, permitem o monitoramento indireto de pressões parciais do fármaco nos sítios do SNC responsáveis pela ação anestésica, a cada movimento respiratório.

Ao longo dos quase 170 anos do emprego de anestesia inalatória na prática clínica, menos de 20 anestésicos foram de fato introduzidos e aprovados para uso geral em pacientes. Menos de 10 desses agentes têm algum histórico de amplo uso clínico em medicina veterinária e apenas quatro atualmente têm maior importância clínica na América do Norte (Tabela 11.1). Todos eles são anestésicos relativamente antigos; o mais recente – sevoflurano – foi sintetizado e pesquisado na década de 1970 (Terrell, 2008). No entanto, o motivo dessa aparente falta de inovação medicamentosa não é por já ter sido identificado um anestésico inalatório ideal. Um anestésico ideal teria características que incluem vida útil estável sem o uso de conservantes e compatibilidade com o equipamento de aporte existente. Não teria alto custo para comercialização, não seria inflamável e facilmente vaporizado sob condições ambientes e apresentaria alto ponto de ebulição. Tal agente teria baixa solubilidade sanguínea para favorecer alterações rápidas na profundidade anestésica e permitir a recuperação controlada e rápida da anestesia. O agente ideal deveria exibir potência suficiente para induzir planos anestésicos cirúrgicos em concentração inferior

a 50 a 60% da pressão parcial de uma atmosfera. Não deveria causar depressão cardiopulmonar, nem sensibilização cardíaca a arritmias; o anestésico ideal não deveria ser irritante para as vias respiratórias e precisaria ter um odor agradável (ou ser inodoro). Ele não poderia diminuir o limiar para convulsões, não deveria causar lesão neuronal e deveria induzir analgesia (ou, no mínimo, não causar hiperalgesia). Finalmente, deveria induzir um bom relaxamento de músculos esqueléticos, resistir à degradação no aparelho de aporte da anestesia, não sofrer biotransformação, não ser tóxico aos rins e ao fígado e não provocar êmese. Nenhum anestésico inalatório em uso atualmente satisfaz todos esses critérios.

CARACTERÍSTICAS FÍSICO-QUÍMICAS

A estrutura química dos anestésicos inalatórios e suas propriedades físicas são importantes para suas ações e para determinar o modo pelo qual se administram esses fármacos, o tipo de equipamento necessário para aporte e depuração do anestésico, quais técnicas podem ser usadas para monitorar as concentrações de vapor nos pacientes e se esses fármacos são metabolizados e como isso acontece.

Características químicas

Muitos anestésicos estruturalmente diferentes têm sido liberado por meio de inalação, a fim de induzir anestesia geral, o que inclui elementos atômicos individuais (Lawrence *et al.*, 1946a; Koblin *et al.*, 1998), elementos diatômicos (Koblin *et al.*, 1998), óxidos de carbono (Thompson, 1912; Brosnan *et al.*, 2007) e nitrogênio (Wells, 1847), alcanos cíclicos (Waters e Schmidt, 1934), n-alcanos não halogenados (Taheri *et al.*, 1993; Liu *et al.*, 1994) e halogenados (Snow, 1858; Suckling, 1957; Whalen *et al.*, 2005), alcenos não halogenados (Riggs, 1925) e halogenados (Hewer, 1942; Dingman e Lim, 1963), éteres não halogenados (Jackson e Morton, 1847; Krantz *et al.*, 1946) e halogenados (Artusio *et al.*, 1960; Terrell, 2008), entre outros. Com exceção do composto inorgânico óxido nitroso (N_2O), os anestésicos recentes em uso habitual são éteres halogenados ou alcanos halogenados (Figura 11.1). A halogenação torna os anestésicos orgânicos recentes não inflamáveis sob concentrações clinicamente relevantes.

Características físicas

A administração clínica de anestésicos inalatórios exige um gás transportador, que deve incluir o oxigênio, uma fonte de anestésico e um circuito de respiração para o paciente. Para animais muito pequenos (p. ex., roedores de laboratório ou pequenas aves), isso pode significar nada além de colocar o animal em uma câmara hermeticamente fechada que contenha um chumaço de algodão saturado com anestésico líquido (p. ex., isoflurano). Em animais maiores e/ou para propiciar aporte mais controlado de anestésico e O_2, é mais adequado empregar um aparelho de aporte especial a fim de melhorar a

Tabela 11.1 Anestésicos inalatórios utilizados em animais, na América do Norte.

Anestésicos voláteis	Gás
Mais utilizados	
Isoflurano	Óxido nitroso (N_2O)
Desflurano	
Sevoflurano	
Menos utilizados	
Halotano	Xenônio (Xe)
Enflurano	
Metoxiflurano	
Dietil-éter	

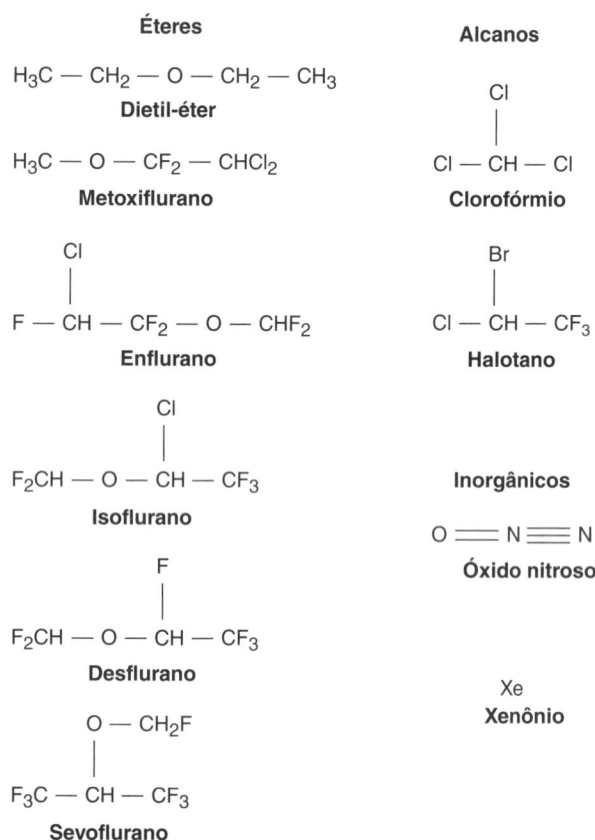

Figura 11.1 Estruturas químicas de anestésicos inalatórios de interesse clínico (halotano, metoxiflurano, enflurano, isoflurano, sevoflurano, desflurano), investigacional (xenônio) e histórico (dietil-éter, clorofórmio).

segurança e o controle da concentração de anestésico liberada ao paciente. O equipamento anestésico inclui um ou mais fluxômetros, um ou mais vaporizadores e um circuito de respiração para o paciente. Revisões de vaporizadores e outros equipamentos de aporte de anestésico estão disponíveis em outras publicações (Dorsch e Dorsch, 2007; Tranquilli *et al.*, 2007; Miller *et al.*, 2014).

Gás *versus* vapor

Os anestésicos inalatórios são gases ou vapores. O N_2O existe como um gás sob as condições do centro cirúrgico porque, à pressão de uma atmosfera, o ponto de ebulição do N_2O é de −89°C. Consequentemente, o N_2O para uso clínico em tanques é comprimido até o estado líquido sob cerca de 750 psi (*poundes per square inch* [libra por polegada quadrada]; 750 psi/14,9 psi [uma atmosfera] é igual a 50 atmosferas). À medida que o gás N_2O sai do tanque, o N_2O líquido é vaporizado e a pressão do gás que sai permanece constante até que não exista mais líquido no tanque. Nesse ponto, permanece apenas o gás N_2O e a pressão do gás diminui a partir desse ponto, à medida que o gás remanescente é ventilado, a partir do tanque.

O termo "vapor" indica o estado gasoso de uma substância que, sob temperatura e pressão ambientes, é um líquido; anestésicos voláteis apresentam pressão de vapor suficiente para serem administrados via inalação. O anestésico volátil desflurano tem um ponto de ebulição de 23,5°C (Tabela 11.2); ferve (torna-se um gás) em temperatura ligeiramente acima da temperatura ambiente típica de uma sala, de 20°C, ou em altitude superior a 1.100 m, (3.600 pés) pela menor pressão barométrica. Como

resultado, é necessário um vaporizador especial a fim de manter constantes a temperatura e a pressão e possibilitar um aporte preciso e seguro desse anestésico.

Métodos de descrição

Em geral, a expressão da quantidade de anestésico inalatório caracteriza-se por um destes três métodos: pressão (p. ex., em mmHg), concentração (em % de volume) ou massa (em mg ou g). A forma mais familiar aos clínicos é a de concentração (p. ex., *X*% do anestésico A em relação à mistura gasosa total). Um equipamento de monitoramento moderno obtém amostras de gases inspirados e expirados e propicia leituras das concentrações de anestésicos inalatórios. Vaporizadores de precisão usados para controlar o aporte de anestésicos inalatórios são calibrados em porcentagem do agente, e doses efetivas são quase sempre relatadas em porcentagens. Finalmente, o peso molecular e a densidade do agente são utilizados nos cálculos de gás ideais, a fim de converter líquido em massa e volume de vapor (Hill, 1980).

Pressão de vapor

A pressão de vapor de um anestésico é um indicador de sua habilidade de evaporar, refletindo a tendência de transformação de moléculas no estado líquido em moléculas na forma gasosa (vapor). A pressão de vapor de um anestésico volátil potente deve ser suficiente para promover uma quantidade adequada de moléculas do anestésico no estado de vapor, para induzir anestesia em condições ambientais. A *pressão de vapor saturada* representa a concentração máxima de moléculas no estado de vapor possível em determinado líquido, em uma temperatura específica. A *concentração de vapor saturada* pode ser determinada facilmente com base na relação da pressão de vapor com a pressão ambiente. Usando-se como exemplos o halotano e as informações contidas na Tabela 11.2, nota-se que uma concentração máxima de halotano de 32% é possível sob condições usuais do centro cirúrgico – ou seja, 244/760 × 100 = 32%, em que 244 mmHg correspondem à pressão de vapor a 20°C e 760 mmHg é a pressão barométrica ao nível do mar. Assim, considerando outras variáveis constantes, quanto maior a pressão de vapor, maior a concentração de anestésico liberado ao paciente.

PROPRIEDADES QUE INFLUENCIAM A CINÉTICA DO ANESTÉSICO | SOLUBILIDADE

Conforme descrito pela lei de Henry, a pressão parcial exercida por uma concentração de gás em solução é inversamente proporcional à solubilidade desse gás em tal solvente. A solubilidade de um anestésico é uma característica importante do agente e tem implicações clínicas importantes. Por exemplo, a solubilidade do anestésico no sangue de tecidos corporais é um fator primário na velocidade de absorção e distribuição do anestésico no corpo. Por conseguinte, é um determinante primário da velocidade de indução e recuperação anestésica. A lipossolubilidade tem uma forte relação com a potência do anestésico, e a tendência de dissolução nos componentes de aporte do anestésico, como a borracha, influencia a escolha do equipamento e de outros aspectos do controle do anestésico.

Em geral, a extensão até a qual um gás se dissolve em determinado solvente é expressa em termos de seu *coeficiente de partição* (CP) (Tabela 11.3), uma constante de distribuição que descreve a taxa de concentração de um gás entre duas fases

Tabela 11.2 Algumas propriedades físico-químicas de anestésicos voláteis.

Propriedade	Desflurano	Halotano	Isoflurano	Sevoflurano	Enflurano	Metoxiflurano
Peso molecular	168	197	185	200	185	165
Densidade do líquido (20°C) (g/mℓ)	1,47	1,86	1,49	1,52	1,52	1,42
Ponto de ebulição (°C)	23,5	50	49	59	57	105
Pressão de vapor:						
• 20°C	664	244	240	160	172	23
• 24°C	798	288	286	188	207	28
mℓ de vapor/mℓ de líquido a 20°C	209,7	227	195	183	198	207
Coeficientes de partição:						
• Soro fisiológico/gás (37°C)	0,287	0,825	0,517	0,329	0,713	4,0
• Azeite de oliva/gás (37°C)	19,2	224	98,9	51,3	103	611

Fonte: Lerman *et al.*, 1983; Taheri *et al.*, 1991; Soares *et al.*, 2012.

Tabela 11.3 Coeficientes de partição a 37°C.

Anestésico	Sangue/gás	Óleo/gás	Cérebro/sangue	Coração/sangue	Fígado/sangue	Rim/sangue	Músculo/sangue	Gordura/sangue
Desflurano	0,45	19	1,2	1,2	1,5	0,9	1,7	29
N$_2$O	0,46	1,4	1,1	1	–	–	1,2	2,4
Sevoflurano	0,65	47	1,7	1,7	2	1,2	2,6	52
Isoflurano	1,4	98	1,6	1,6	1,9	1	2,6	50
Enflurano	2	96	1,4	–	1,9	1	1,3	42
Halotano	2,4	224	1,9	1,7	2,3	1,3	2,9	57
Metoxiflurano	15	970	1,3	–	1,9	0,7	1	60
Xenônio	0,12	1,8	1,6	–	–	0,9	0,9	–

Fonte: Eger, 1981; Goto *et al.*, 1998; Lynch *et al.*, 2000; Eger *et al.*, 2003a.

importantes (p. ex., entre sangue e gás), sob uma temperatura especificada. Assim, indica a afinidade, a capacidade ou a solubilidade de um anestésico para uma fase solvente em relação à outra, ou seja, o modo pelo qual o anestésico sofre *partição* entre duas fases após ter alcançado o equilíbrio. Os CP solvente/gás e tecido humano/gás estão resumidos na Tabela 11.3; os valores de alguns deles se diferenciam significativamente, em animais, para alguns anestésicos (Soares *et al.*, 2012).

De todos os CP descritos ou de possível interesse, dois têm importância particular na compreensão prática do controle anestésico. Eles são os coeficientes de partição sangue/gás e óleo/gás.

Coeficiente de partição sangue/gás

A solubilidade sangue/gás (Tabela 11.3) é um determinante da velocidade de início da anestesia (indução ou alteração do nível anestésico) e da cessação da anestesia (recuperação). Todo o resto sendo igual, um CP sangue/gás menor permite indução anestésica mais rápida ou taxa de alteração do nível anestésico em resposta a uma alteração gradual no aporte anestésico.

Coeficiente de partição óleo/gás

O CP óleo/gás é outra característica de solubilidade de importância clínica (Tabela 11.3), já que indica a proporção entre a concentração de um anestésico em óleo (nesse caso, o azeite de oliva é o padrão aceito em geral) e na fase gasosa, em equilíbrio. O CP óleo/gás se correlaciona inversamente com a potência do anestésico e indica a influência dos lipídios na ação do anestésico.

Outros coeficientes de partição

As características de solubilidade nos tecidos (Tabela 11.3) e em outros meios, como borracha e plástico (componentes do equipamento de aporte anestésico; Tabela 11.4), também são importantes. Por exemplo, a solubilidade tecidual determina, em parte, a quantidade de anestésico removida do sangue ao qual ele é exposto. Quanto mais alta a solubilidade tecidual, mais anestésico é removido do sangue, o que reduz a taxa de elevação da pressão parcial do anestésico em sítios ativos. Durante a recuperação, o anestésico pode deixar esses reservatórios teciduais e, opor-se ao fluxo anestésico e retardar o tempo de recuperação. A alta solubilidade do agente em borracha (Tabela 11.4) faz oposição à elevação da pressão parcial do anestésico no interior do aparelho de anestesia (como acontece em um circuito anestésico utilizado para equinos que, frequentemente, contém uma quantidade substancial de borracha em mangueiras e balões de respiração) e reduz o aporte de anestésico ao paciente.

FARMACOCINÉTICA | ABSORÇÃO E EXCREÇÃO DE ANESTÉSICOS INALATÓRIOS

O objetivo da administração de um anestésico inalatório a um paciente consiste em alcançar pressão parcial ou tensão de anestésico (P_{anes}) no SNC, a fim de obter o nível desejado de anestesia. A movimentação das moléculas de anestésicos inalatórios, como O_2 e CO_2, ocorre em direção ao menor gradiente de pressão parcial (Figura 11.2). Os gases se movimentam de locais de maior tensão para áreas de menor tensão, até que se alcance o equilíbrio (ou seja, pressão parcial igual nos dois meios). A pressão parcial do anestésico é mais elevada logo na entrada do vaporizador, diminuindo progressivamente à medida que o gás se movimenta até o circuito de respiração anestésica semifechado, do circuito para os pulmões, dos pulmões para o sangue arterial e, por fim, do sangue arterial até os tecidos corporais, como o cérebro e a medula espinal (Figura 11.2). No caso de anestésicos recentes, a pressão parcial do anestésico nos alvéolos pulmonares rapidamente entra em equilíbrio com a pressão

Tabela 11.4 Coeficientes de partição borracha ou plástico/gás, em temperatura ambiente.

Anestésico	Borracha de látex	Borracha de silicone	Cloreto de polivinila	Polietileno
Desflurano	19	–	35	16
N₂O	1,2	–	–	–
Sevoflurano	29	–	68	31
Isoflurano	49	67	110	2
Enflurano	74	–	120	2
Halotano	190	165	190	26
Metoxiflurano	630	–	–	118

Fonte: Marx *et al.*, 1996; Eger *et al.*, 2003a.

Tabela 11.5 Fatores que ocasionam rápida alteração na tensão de anestésico alveolar.

A. Aumento do aporte alveolar do anestésico
  1. Aumento da concentração de anestésico inspirado
    a. Aumento da vaporização do anestésico
    b. Aumento do ajuste do vaporizador
    c. Aumento do influxo de gás fresco carregado de anestésico ao circuito de respiração do paciente
    d. Diminuição do volume gasoso do circuito de respiração do paciente
    e. Vaporizador posicionado em um circuito de reinalação do paciente
  2. Aumento da ventilação alveolar
    a. Aumento da ventilação-minuto
    b. Diminuição da ventilação no espaço morto do sistema respiratório
B. Diminuição da remoção alveolar do anestésico
  1. Diminuição da solubilidade sanguínea do anestésico
  2. Diminuição do débito cardíaco
  3. Diminuição do gradiente anestésico alveolar-venoso

parcial de anestésico em tecidos altamente vascularizados, que recebem grande fluxo sanguíneo arterial (como em locais de ação anestésica no SNC). Por essa razão, a pressão parcial do anestésico alveolar (P_A) entra em equilíbrio tardio com a pressão parcial do anestésico no SNC. O monitoramento da pressão parcial alveolar do fármaco possibilita o monitoramento indireto, em tempo real, da concentração do anestésico no sítio de ação.

A P_A do anestésico é o equilíbrio entre a entrada de anestésico (ou seja, a liberação nos alvéolos) e sua perda (absorção no sangue e em tecidos corporais) a partir dos pulmões (Figura 11.2). Um aumento rápido da P_A do anestésico está associado a uma rápida indução anestésica ou alteração na profundidade anestésica. Os fatores que contribuem para uma alteração rápida na P_A de anestésicos estão resumidos na Tabela 11.5.

Liberação nos alvéolos

A liberação de anestésico nos alvéolos – e a taxa de elevação da concentração ou fração alveolar (F_A) em relação à concentração

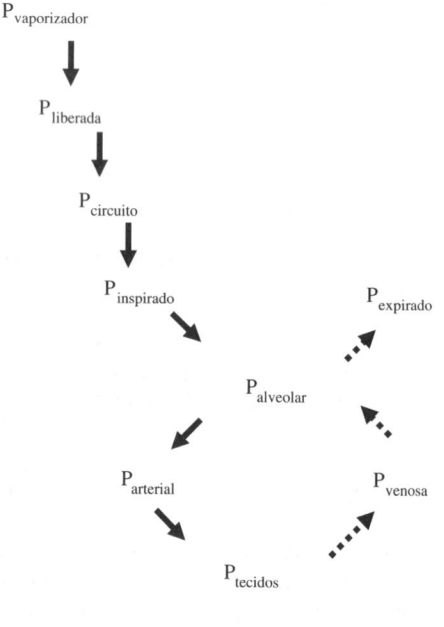

Figura 11.2 Movimentação de anestésicos inalatórios ao longo de uma série decrescente de gradientes de pressão parcial (gradientes de tensão do gás) durante a indução e a recuperação anestésica. Durante a indução, há alta tensão anestésica no vaporizador, que diminui progressivamente em direção ao local de ação, no SNC. P: pressão.

ou fração inspirada (F_I) – depende da própria concentração de anestésico inspirado e da magnitude da ventilação alveolar. O aumento de um desses dois fatores, ou de ambos, aumenta a taxa de aumento da P_A do anestésico.

Concentração inspirada

O limite superior da concentração inspirada é ditado pela pressão de vapor do anestésico em determinada temperatura. As características do sistema de respiração do paciente também são importantes, o que inclui o tipo de circuito (aberto, semiaberto, semifechado ou fechado), a quantidade de borracha ou de plástico no sistema, a posição do vaporizador em relação ao circuito de respiração (ou seja, no interior ou fora do circuito) e o influxo de gás fresco ao circuito de respiração do paciente (Eger, 1974; Dorsch e Dorsch, 2007; Tranquilli *et al.*, 2007; Brosnan, 2013; Miller *et al.*, 2014).

Ventilação alveolar

Um aumento da ventilação alveolar aumenta a taxa de liberação do anestésico inalatório nos alvéolos. Se não houvesse oposição, a ventilação alveolar aumentaria rapidamente a concentração alveolar de anestésico, de modo que em minutos a concentração alveolar estaria igual à concentração inspirada. Contudo, na realidade, a entrada gerada pela ventilação alveolar é diluída inicialmente pelo volume da capacidade residual funcional do pulmão (CRF) e, consequentemente, pela absorção do anestésico no sangue. A hipoventilação reduz a taxa de aumento da concentração alveolar ao longo do tempo, em comparação à concentração inspirada.

Remoção dos alvéolos | Absorção no sangue

A absorção do anestésico é o produto de três fatores: solubilidade (S; solubilidade sangue/gás; Tabela 11.3), débito cardíaco (DC) e diferença da pressão parcial do anestésico entre os alvéolos e o sangue venoso que retorna aos pulmões ($P_A - P_v$; expressa em mmHg) – ou seja:

$$\text{Absorção} = S \times DC \times [(P_A - P_v)/P_{bar}]$$

Em que P_{bar} = pressão barométrica, em mmHg (Eger, 1974). Nota-se que, se qualquer um desses três fatores for igual a zero, não haverá absorção sanguínea adicional do anestésico.

Solubilidade

A solubilidade de um anestésico inalatório no sangue e nos tecidos caracteriza-se por seu coeficiente de partição (CP;

Tabela 11.3). Em comparação ao agente anestésico de alta solubilidade no sangue (CP), um agente com baixa solubilidade sanguínea deve estar associado a um equilíbrio mais rápido entre as fases teciduais porque um grande volume do anestésico altamente solúvel precisa ser dissolvido no sangue antes que o equilíbrio seja alcançado com a fase de gás. No caso do agente com alto CP sangue/gás, o sangue atua como uma grande "cuba" na qual o anestésico é depositado, tornando-se, assim, necessária uma alta concentração sanguínea de anestésico antes que seja alcançada uma alta pressão parcial de anestésico no sangue. É o gradiente de pressão parcial, e não o gradiente de concentração, que determina a difusão dos gases. Como resultado, os anestésicos mais solúveis precisam de mais tempo para alcançar determinada pressão parcial sanguínea e pressão parcial no SNC do que os anestésicos menos solúveis. Anestésicos com CP sangue/gás baixo são os desejáveis porque possibilitam: (i) indução anestésica mais rápida (ou seja, taxa de elevação na concentração alveolar mais rápida durante a indução; Figura 11.3); (ii) controle mais preciso da profundidade anestésica (ou seja, concentração alveolar durante a fase de manutenção da anestesia); e (iii) excreção do anestésico e recuperação da anestesia mais rápidas (ou seja, diminuição rápida da concentração alveolar durante a fase de recuperação da anestesia).

Débito cardíaco

O débito cardíaco (DC), volume do fluxo sanguíneo nos pulmões (ou circulação sanguínea sistêmica) por unidade de tempo, influencia a absorção do anestésico nos pulmões. Com DC maior, maior volume de sangue passa pelos pulmões e absorve anestésico dos alvéolos. Um alto DC, à semelhança do que acontece em caso de maior solubilidade do anestésico no sangue, retarda a elevação alveolar de P_{anes} e o início da anestesia.

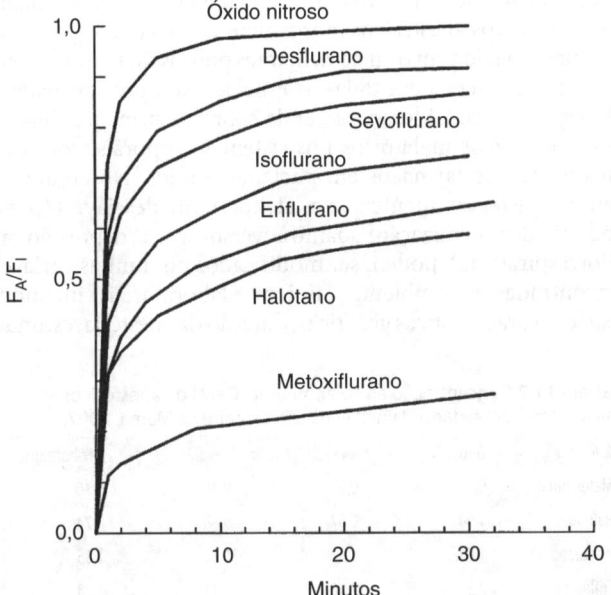

Figura 11.3 Elevação da concentração alveolar do anestésico (F_A) na direção da concentração inspirada (F_I), em seres humanos. Note a elevação mais rápida do anestésico menos solúvel, N_2O, e elevação mais lenta do anestésico mais solúvel, metoxiflurano. Fonte: Eger e Eger, 1985; Eger, 1992.

Diferença entre as pressões parciais alveolar e venosa do anestésico

A magnitude da diferença da pressão parcial do anestésico entre o sangue dos alvéolos e o sangue venoso está relacionada com a capacidade de absorção do anestésico pelos tecidos. Não surpreende a ocorrência de maior gradiente durante a indução. Depois que os tecidos deixam de absorver anestésico (ou seja, há equilíbrio entre as duas fases), não ocorre mais absorção pulmonar do anestésico; o sangue venoso que retorna aos pulmões contém quantidade de anestésico semelhante àquela do sangue que deixou os pulmões. As alterações no gradiente desses extremos decorrem da distribuição relativa do DC. Nesse aspecto, é importante reconhecer que, *grosso modo*, 70 a 80% do DC normalmente são direcionados a apenas um pequeno volume de tecidos corporais, em um indivíduo magro (Tabela 11.6) (Eger 1974; Staddon *et al.*, 1979; Yasuda *et al.*, 1990; Eger e Saidman, 2005). Tecidos como cérebro, coração, sistema porta hepático e rins representam apenas cerca de 10% da massa corporal, porém, normalmente, recebem cerca de 75% do fluxo sanguíneo total, a cada minuto. Esses tecidos altamente perfundidos entram em equilíbrio relativamente rápido com a tensão anestésica arterial. Como a tensão anestésica venosa se iguala à do tecido em 10 a 15 min, cerca de 75% do sangue que retorna aos pulmões apresenta a mesma tensão alveolar, presumindo-se que a tensão anestésica arterial seja mantida constante. Essa absorção de anestésico diminui com o passar do tempo. A pele e os músculos compõem a maior parte do corpo (cerca de 50% em seres humanos), mas, em repouso, recebem apenas cerca de 15 a 20% do DC, de modo que a saturação nesse grupo de tecidos pode precisar de até algumas horas para ocorrer. A gordura é um componente variável do volume corporal e recebe apenas uma pequena fração do fluxo sanguíneo. Como consequência, a saturação de anestésico nesse grupo tecidual é muito demorada, em especial quando se tem em mente que todos os anestésicos são consideravelmente mais solúveis em gordura do que em outros grupos teciduais (Tabela 11.3).

Outros fatores podem influenciar, adicionalmente, a magnitude do gradiente de pressão parcial alveolar-arterial do anestésico, incluindo tamanho corporal (Wahrenbrock *et al.*, 1974), anormalidades da ventilação/perfusão pulmonar (Eger e Severinghaus, 1964), perda cutânea de anestésico (Stoelting e Eger, 1969b; Fassoulaki *et al.*, 1991; Lockhart *et al.*, 1991b), perda de anestésico para o interior de espaços gasosos fechados (Eger, 1974; Eger, 1985; Eger *et al.*, 2003a) e metabolização (Eger, 1974; Eger *et al.*, 2002; Eger *et al.*, 2003a).

Recuperação anestésica

A recuperação da anestesia inalatória é uma consequência da eliminação do anestésico do SNC. Isso requer, inicialmente, a eliminação do anestésico dos alvéolos e do sangue (Figura 11.2). Os fatores que favorecem uma taxa mais rápida de elevação da

Tabela 11.6 Características do fluxo sanguíneo em diferentes grupos teciduais. Fonte: Eger, 1974. Reproduzida, com autorização, de El Eger.

	Grupo tecidual[a]			
	Altamente vascularizados	Músculo	Gordura	Pouco vascularizados
% da massa corporal	10	50	20	20
% do débito cardíaco	75	19	5	< 1

[a]Cérebro, coração, sistema porta hepático e rins são exemplos de componentes de grupos teciduais altamente vascularizados; ligamentos, tendões e ossos são exemplos de grupos teciduais pouco vascularizados.

pressão parcial do anestésico no SNC são os mesmos que favorecem a excreção mais rápida do anestésico: ventilação alveolar, DC e coeficiente de partição sangue/gás desse anestésico. Na verdade, os gráficos que representam a eliminação do anestésico dos alvéolos em relação ao tempo (Figura 11.4) são essencialmente inversos às curvas de depuração anestésica (Figura 11.3).

A cinética de eliminação do anestésico também exibe sensibilidade ao contexto em relação ao tempo; a eliminação do fármaco é mais lenta quando a duração da anestesia se prolonga. A sensibilidade ao contexto relativa aumenta como uma função da solubilidade do anestésico no sangue e em tecidos corporais (Eger e Johnson, 1987; Eger, 1993; Eger *et al.*, 1998; Eger e Saidman, 2005; Eger e Shafer, 2005). Durante a manutenção da anestesia, a concentração do anestésico aumenta gradualmente nos músculos e vísceras que apresentam menor perfusão sanguínea e, mais lentamente, no tecido adiposo. Esses grandes volumes teciduais tornam-se um reservatório cada vez maior de anestésico até que a pressão parcial do anestésico entre em equilíbrio com a do sangue arterial. Durante a recuperação, a excreção gradual do anestésico dos tecidos menos vascularizados pode se opor à redução da pressão parcial do anestésico no sangue, ocorrendo redistribuição para o SNC, retardando, desse modo, a recuperação da anestesia.

Outros fatores que contribuem para a excreção do anestésico do corpo incluem perda percutânea (Stoelting e Eger, 1969b; Cullen e Eger, 1972; Fassoulaki *et al.*, 1991; Lockhart *et al.*, 1991b), perda intratecidual (Neumann *et al.*, 2005), perda intertecidual (Carpenter *et al.*, 1986b; Carpenter *et al.*, 1987), difusão do anestésico e composição e tamanho corporais (Lemmens *et al.*, 2008). A metabolização tem pequena participação na excreção de alguns anestésicos inalatórios mais antigos, como metoxiflurano ou halotano (Cahalan *et al.*, 1981; Carpenter *et al.*, 1986a; Carpenter *et al.*, 1987), porém o mesmo não ocorre com os anestésicos voláteis mais recentes, que são excretados, em grande parte, em sua forma inalterada pelo sistema respiratório.

Dose de anestésico | Concentração alveolar mínima

O índice padrão de potência dos anestésicos inalatórios é a concentração alveolar mínima (CAM) (Merkel e Eger, 1963; Eger *et al.*, 1965; Eger, 2002), a concentração alveolar de um anestésico inalatório que impede a movimentação não reflexa evidente em 50% dos pacientes expostos a um estímulo nocivo supramáximo. Desse modo, a CAM equivale à dose efetiva mediana, ou DE_{50}, de anestésicos inalatórios. A dose que corresponde à DE_{95} (95% dos indivíduos são anestesiados), pelo menos em seres humanos, é 20 a 40% maior que a CAM (de Jong e Eger, 1975); e duas vezes a CAM (ou seja, 2 CAM) representa um nível profundo de anestesia e, em alguns casos, até mesmo superdosagem de anestésico. Os valores de CAM para anestésicos inalatórios recentes em algumas espécies animais estão resumidos na Tabela 11.7.

A potência anestésica de um anestésico inalatório é inversamente proporcional à CAM (ou seja, potência +1/CAM). A CAM de anestésicos convencionais é inversamente proporcional ao CP óleo/gás, conforme descrito pela relação de Meyer-Overton (Figura 11.5) (Meyer, 1899; Overton, 1991). Por conseguinte, um anestésico muito potente (p. ex., metoxiflurano) apresenta CAM baixa e CP óleo/gás alto; um anestésico de baixa potência (p. ex., N_2O) apresenta CAM alta e CP óleo/gás baixo.

É importante ressaltar que a CAM normalmente é determinada em animais sadios, sob condições laboratoriais controladas, na *ausência* de outros fármacos e outras condições comuns de uso clínico capazes de modificar a necessidade de anestésico. Muitos fatores podem aumentar ou diminuir a CAM (necessidade de anestésico). O leitor interessado pode buscar revisões sobre esse tópico em outras publicações (Stoelting e Hillier, 2006; Tranquilli *et al.*, 2007; Miller *et al.*, 2014).

FARMACODINÂMICA | AÇÕES E EFEITOS TÓXICOS DOS ANESTÉSICOS INALATÓRIOS

Em virtude de seus efeitos em múltiplos alvos celulares, os anestésicos inalatórios apresentam efeitos amplamente distribuídos e bastante depressores na função da maioria dos sistemas corporais. Embora a magnitude de algumas ações varie com o tipo de anestésico, o perfil de efeitos da maioria dos anestésicos recentes mais potentes do tipo alcano e éter é muito semelhante. Por sua vez, os anestésicos inorgânicos menos potentes (N_2O e Xe) podem não provocar semelhantes pontos finais anestésicos e efeitos colaterais em todas as espécies, sob pressão-padrão. A seguir, há considerações gerais sobre os principais efeitos dos anestésicos inalatórios nos sistemas corporais, com foco nos efeitos de fármacos em pacientes sadios. No entanto, o leitor deve ter em mente que os efeitos, tanto desejáveis (p. ex., indução de imobilização) quanto adversos (p. ex., depressão cardiorrespiratória), podem ser modificados por muitas variáveis encontradas em ambientes clínicos e laboratoriais, incluindo espécie, características genéticas, duração da anestesia, estímulo

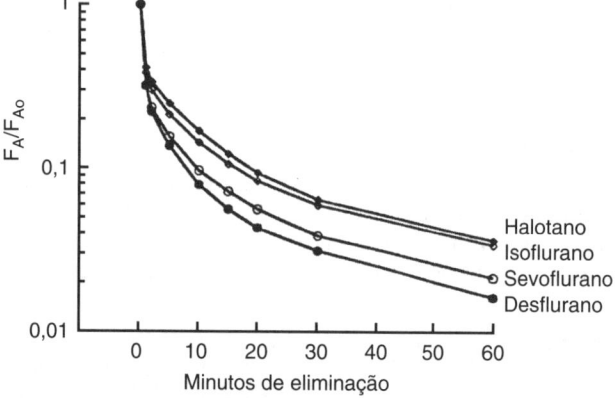

Figura 11.4 Redução da concentração alveolar (F_A) em relação à concentração alveolar no fim da anestesia (F_{Ao}). Nota-se que o anestésico mais volátil, mais recente e menos solúvel, o desflurano, é excretado em seres humanos mais rapidamente que outros anestésicos recentes potentes. Não foi mostrada informação sobre o metoxiflurano; se presente, a curva para o metoxiflurano seria acima daquela do halotano. Fonte: Eger, 1992. Reproduzida, com autorização, de Wolters Kluwer Health.

Tabela 11.7 Concentração alveolar mínima (CAM) de anestésicos inalatórios. Fonte: dados Lynch *et al.*, 2000; Steffey e Mama, 2007.

Anestésico	Gato	Cão	Cavalo	Ser humano
Metoxiflurano	0,23	0,29	0,28	0,16
Halotano	1,04	0,87	0,88	0,74
Isoflurano	1,63	1,30	1,31	1,15
Enflurano	2,37	2,06	2,12	1,68
Sevoflurano	2,58	2,36	2,31	2,05
Desflurano	9,79	7,20	8,06	7,25
Xenônio	–	119	–	71
Óxido nitroso	255	222	205	104

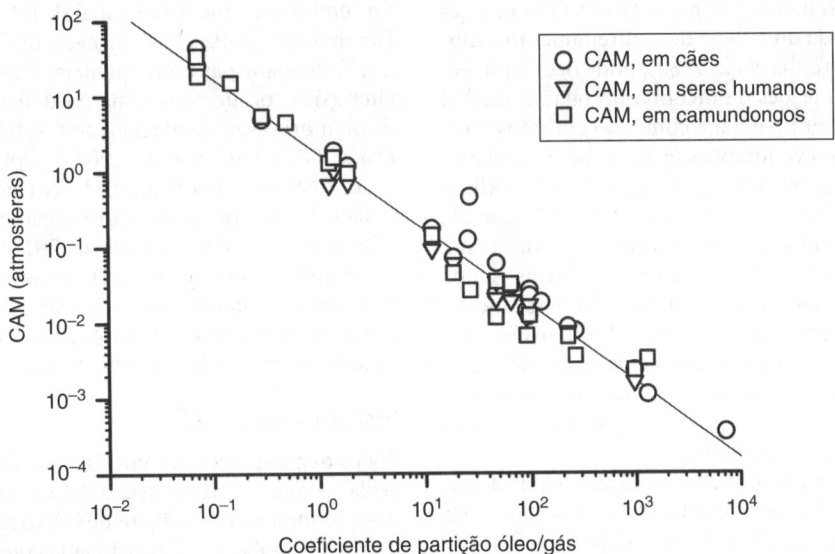

Figura 11.5 Coeficientes de partição óleo/gás *versus* potência (CAM) de anestésicos inalatórios em cães, seres humanos e camundongos. Fonte: Miller *et al.*, 2014. Reproduzida, com autorização, de Elsevier.

nocivo (cirúrgico), modo de ventilação, doença coexistente e uso concomitante de medicamentos. Recomenda-se a leitura de referências adicionais que discutem essas interações com mais detalhes (Tranquilli *et al.*, 2007; Miller *et al.*, 2014).

Sistema nervoso central

Os anestésicos inalatórios induzem depressão generalizada reversível do SNC para a qual o grau de depressão com frequência é descrito como profundidade da anestesia. Os componentes da anestesia geral tradicionalmente considerados incluem inconsciência, amnésia, analgesia e imobilidade. Alguns também abrangem nesse conceito a supressão de reflexos autônomos. Mais recentemente, na tentativa de definir de maneira mais adequada o(s) local(ais) e mecanismo(s) de ação dos anestésicos inalatórios, essa lista foi restrita a apenas duas qualidades reversíveis que se aplicam a todos os agentes inalatórios: amnésia e imobilidade em resposta a um estímulo nocivo (Eger *et al.*, 2003a; Eger e Sonner, 2006).

Os anestésicos inalatórios provocam imobilidade e amnésia, porém esses pontos finais distintos são alcançados por mecanismos de ações em diferentes sítios do SNC. Em um modelo experimental com caprino, em que a circulação cerebral foi isolada do resto do corpo, a administração de isoflurano cerebral seletiva mais que dobrou a necessidade do anestésico para a imobilização, em comparação à administração de isoflurano, no corpo inteiro. Tal fato demonstrou que a medula espinal, e não o cérebro, é a principal responsável por prevenir a movimentação durante a cirurgia, sob ação de anestésicos inalatórios (Antognini e Schwartz, 1993). Na medula espinal, a imobilidade é provocada mais provavelmente pela depressão de redes neuronais locomotoras localizadas no corno ventral (Jinks *et al.*, 2005).

Contudo, efeitos amnésicos de anestésicos inalatórios são induzidos por ações no cérebro, mais provavelmente na amígdala e no hipocampo (Eger *et al.*, 2003b). As lesões geradas na amígdala de ratos podem bloquear o efeito amnésico do sevoflurano (Alkire e Nathan, 2005). Na eletroencefalografia, verifica-se que a frequência do ritmo teta dependente do

hipocampo diminui proporcionalmente aos efeitos amnésicos observados em concentrações subanestésicas de isoflurano, em ratos (Perouansky *et al.*, 2010). Além disso, camundongos mutantes sem o gene codificador de subunidades α_4 ou β_3 de receptores $GABA_A$ são resistentes à depressão induzida pelo isoflurano relativa ao aprendizado e à memória dependentes do hipocampo (Rau *et al.*, 2009; Rau *et al.*, 2011), e o antagonismo de receptores de $GABA_A$ contendo subunidade α_5 restabelece a memória dependente do hipocampo quando se administra sevoflurano (Zurek *et al.*, 2012). Claramente, os mecanismos de ação dos anestésicos inalatórios responsáveis por amnésia são diferentes daqueles responsáveis pela imobilidade do paciente.

Em concentrações acima da CAM, presume-se que os anestésicos inalatórios deprimam suficientemente a função cortical, impedindo que os animais vivenciem dimensões de dor motivacional-afetivas (Melzack e Casey, 1967). Além disso, concentrações de anestésicos voláteis recentes (halotano, enflurano, isoflurano, sevoflurano, desflurano) entre 0,8 e 1 vez a CAM diminuem (porém não eliminam) *wind-up* e sensibilização central e, assim, podem ajudar a prevenir maior sensibilidade pós-cirúrgica à dor; contudo, concentrações mais elevadas de anestésicos recentes não oferecem benefícios adicionais com relação a esses aspectos (O'Connor e Abram 1995; Mitsuyo *et al.*, 2006). Concentrações de anestésicos voláteis entre 0,4 e 0,8 vez a CAM minimizam a resposta de retirada a estímulos nocivos, porém concentrações mais baixas podem, na verdade, causar hiperalgesia com um efeito de pico a 0,1 vez a CAM (Sonner *et al.*, 1998; Zhang *et al.*, 2000) pela potente inibição de receptor colinérgico nicotínico (Flood *et al.*, 2002). Por sua vez, os anestésicos gasosos – xenônio e óxido nitroso – induzem analgesia via inibição de receptor glutamatérgico (Yamakura e Harris, 2000) e, no caso do óxido nitroso, por meio da modulação adicional de vias de receptores noradrenérgico-opioides (Zhang *et al.*, 1999). Anatomicamente, as ações analgésicas ocorrem tanto em nível supraespinal quanto no corno dorsal da medula espinal e, possivelmente, são responsáveis pelo maior acúmulo de respostas autônomas associadas a esses gases, comparativamente aos anestésicos voláteis recentes (Nakata *et al.*, 1999).

A inconsciência, pelo menos no que se refere a poder estar correlacionada com perda do reflexo de endireitamento e movimento espontâneo (Quasha *et al.*, 1980), pode ocorrer já em outros sítios do SNC. Injeções de nicotina no tálamo medial central provocam despertar parcial a completo em ratos levemente anestesiados com sevoflurano, sugerindo uma participação de receptores de acetilcolina nicotínicos nessa região (Alkire *et al.*, 2007). No mesencéfalo, a estimulação elétrica (Solt *et al.*, 2014) ou a injeção de agonistas de receptores D_1 (Taylor *et al.*, 2013) no interior da área tegumentar ventral reverte os efeitos imobilizadores do isoflurano em ratos, indicando, desse modo, uma participação de receptores de dopamina. Presumivelmente, o despertar talâmico e do tronco encefálico permite a ativação subsequente de outras regiões corticais responsáveis pelo processamento e pela integração de informações, uma característica do estado de consciência (Tononi, 2008).

Os anestésicos inalatórios recentes, enflurano (Joas *et al.*, 1971; Neigh *et al.*, 1971) e sevoflurano (Adachi *et al.*, 1992; Komatsu *et al.*, 1994; Osawa *et al.*, 1994; Woodforth *et al.*, 1997; Hilty e Drummond, 2000), são capazes de induzir atividade epileptiforme durante a eletroencefalografia. Contudo, atividade muscular tônico-clônica é tipicamente observada apenas com o uso de enflurano, ao passo que o sevoflurano pode, na verdade, elevar o limiar de manifestação de convulsões (Karasawa, 1991; Fukuda *et al.*, 1996; Murao *et al.*, 2000a), embora talvez menos que com outros anestésicos inalatórios (Murao *et al.*, 2002). O isoflurano (Koblin *et al.*, 1981; Fukuda *et al.*, 1996; Murao *et al.*, 2000a, 2000b) e o desflurano (Fang *et al.*, 1997b) suprimem a atividade convulsiva induzida por fármacos como a bupivacaína, a lidocaína e a penicilina.

Os anestésicos inalatórios são vasodilatadores cerebrais e tendem a aumentar o fluxo sanguíneo cerebral e interferir na autorregulação vascular cerebral normal. Esses efeitos são fármaco-dependentes (exceto para o sevoflurano) (Conzen *et al.*, 1992; Gupta *et al.*, 1997; Matta *et al.*, 1999; Nishiyama *et al.*, 1999; Summors *et al.*, 1999; Bedforth *et al.*, 2000), dose-dependentes (exceto em concentrações sub-CAM) (Bundgaard *et al.*, 1998; Matta *et al.*, 1999; Werner *et al.*, 2005) e espécie-dependentes (a autorregulação é mais bem preservada em equinos que em seres humanos e pequenos animais) (Brosnan *et al.*, 2011). A vasodilatação cerebral aumenta a pressão e o volume sanguíneo intracraniano, resultando em elevação da pressão intracraniana exacerbada em animais que apresentam a posição de cabeça para baixo (Brosnan *et al.*, 2002a, 2002b), hipercapnia (Brosnan *et al.*, 2003a, 2003b), prolongamento da ação anestésica (Brosnan *et al.*, 2003a) e alterações fisiopatológicas associadas a maior elastância intracraniana (Brosnan *et al.*, 2004), como presença de tumor, hemorragia e edema intracranianos, bem como hidrocefalia (North e Reilly, 1990). Incrementos intensos e não compensados da pressão intracraniana podem causar herniação cerebral e, também, diminuir o gradiente de pressão extracraniana-intracraniana, definido como pressão de perfusão cerebral, resultando em isquemia cerebral.

No adulto, o pré-condicionamento com anestésico inalatório oferece algum grau de neuroproteção durante anormalidades hipóxicas ou isquêmicas subsequentes (Xiong *et al.*, 2003; Kehl *et al.*, 2004; Zheng e Zuo, 2004; Payne *et al.*, 2005; Li *et al.*, 2008; Li e Zuo, 2009; Yang *et al.*, 2011). Contudo, em neonatos, muitos anestésicos inalatórios podem influenciar negativamente a viabilidade neuronal ou o desenvolvimento neural. Os anestésicos voláteis recentes foram associados à apoptose neuronal

no cérebro e na medula espinal de ratos (Sanders *et al.*, 2008b; Istaphanous *et al.*, 2011) e macacos (Brambrink *et al.*, 2010, 2012) neonatos; as consequências clínicas a longo prazo para alterações comportamentais ou déficits de aprendizagem ou de memória atualmente não são resolvidas (Jevtovic Todorovic *et al.*, 2003b; Culley *et al.*, 2004; Loepke *et al.*, 2009; Satomoto *et al.*, 2009; Kodama *et al.*, 2011). No idoso, o uso de anestésicos inalatórios foi associado à disfunção cognitiva pós-anestésica (Culley *et al.*, 2003; Zhang *et al.*, 2012), com a sugestão de que o comprometimento poderia ser secundário ao acúmulo da proteína amiloide no cérebro (Xie *et al.*, 2006). Embora importantes em animais, as implicações desses efeitos colaterais potenciais são ainda maiores em seres humanos.

Sistema respiratório

Todos os anestésicos inalatórios atuais deprimem a ventilação alveolar, e, como consequência, a $PaCO_2$ diminui em relação direta à dose do anestésico (múltiplos de CAM; Figura 11.6). A magnitude da $PaCO_2$ também está relacionada com a espécie (Figura 11.7). Além disso, a estimulação normal da ventilação causada por aumento da $PaCO_2$ e/ou baixa tensão de oxigênio arterial (PaO_2) diminui (Knill e Gelb, 1978; Knill *et al.*, 1983; Dahan *et al.*, 1994, 1996; Sarton *et al.*, 1996; Sjogren *et al.*, 1998, 1999; Miller *et al.*, 2014).

O broncospasmo está associado a algumas doenças e outros estados mórbidos do paciente e contribui para o aumento da resistência das vias respiratórias. Entre os anestésicos voláteis disponíveis anteriormente, o halotano foi o broncodilatador mais efetivo (Klide e Aviado, 1967; Coon e Kampine, 1975). Trabalhos subsequentes com isoflurano, sevoflurano e desflurano indicam que o relaxamento de músculos brônquicos contraídos, por esses agentes, é igual (ou maior) ao relaxamento causado pelo halotano (Hirshman e Bergman, 1978; Mazzeo *et al.*, 1996; Rooke *et al.*, 1997; Habre *et al.*, 2001; Dikmen *et al.*, 2003), embora planos anestésicos muito profundos (≥ 2 vezes a CAM) do desflurano possam estar associados à falha na broncodilatação, possivelmente pela liberação de taquicinina (Dikmen *et al.*, 2003; Nyktari *et al.*, 2006; Satoh *et al.*, 2009).

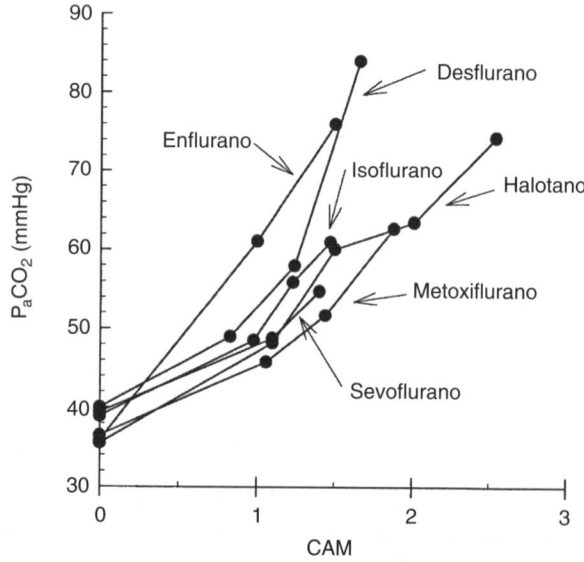

Figura 11.6 Resumo dos efeitos de anestésicos voláteis recentes na $PaCO_2$ de seres humanos. Fonte: Munson *et al.*, 1966; Larson *et al.*, 1969; Calverley *et al.*, 1978; Doi e Ikeda, 1987a; Lockhart *et al.*, 1991a.

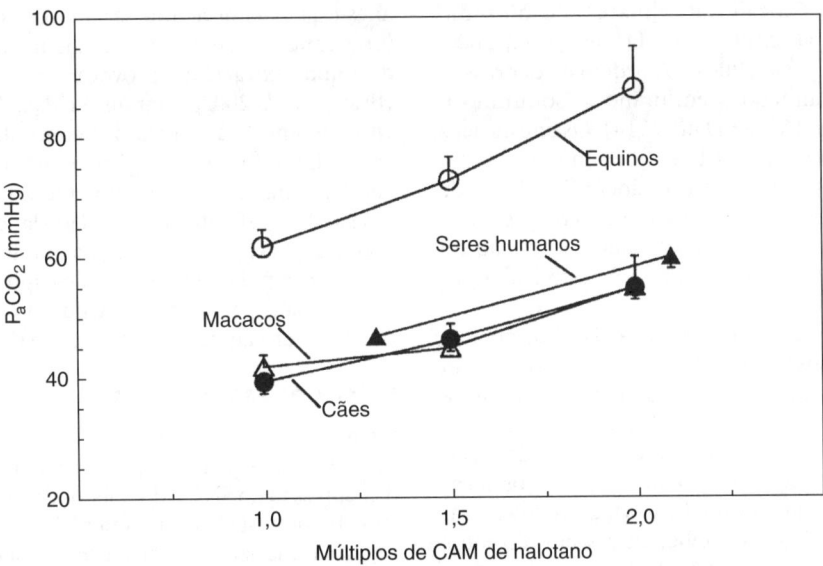

Figura 11.7 $PaCO_2$ (média ± DP; mmHg) em cães, equinos, seres humanos e macacos, sadios e respirando espontaneamente, durante anestesia com halotano-oxigênio. A dose anestésica é expressa como múltiplos da concentração alveolar mínima (CAM), para cada espécie. Fonte: Steffey, 2009.

Os anestésicos inalatórios voláteis podem inibir a vasoconstrição pulmonar hipóxica reflexa e, desse modo, contribuir para a má distribuição da ventilação para perfusão e aumento da pressão parcial de oxigênio alveolar para arterial e diminuição da PaO_2 (Marshall *et al.*, 1984; Miller *et al.*, 2014). Contudo, resultados de estudos *in vivo* sobre concentrações clinicamente relevantes de anestésicos voláteis sugerem efeitos mínimos ou nenhum efeito inibidor (Mathers *et al.*, 1997; Fargas-Babjak e Forrest, 1979; Domino *et al.*, 1986; Lesitsky *et al.*, 1998; Kerbaul *et al.*, 2000, 2001).

A irritação de vias respiratórias causada pela inspiração do anestésico inalatório é indesejável e não tem sido reconhecida em geral como um problema associado à indução de anestesia em animais; no entanto, pacientes humanos comumente reagem prendendo a respiração, tossindo e com laringospasmo quando expostos a concentrações de 7% ou mais de desflurano no início da anestesia (Eger, 1993; TerRiet *et al.*, 2000). Como consequência, o desflurano não é usado com frequência na indução anestésica em pacientes humanos.

Sistema cardiovascular

Os anestésicos inalatórios podem produzir efeitos medicamentosos específicos e/ou relacionados com a dose, os quais podem se manifestar como alterações de pressão arterial, débito cardíaco, volume sistólico, frequência cardíaca e/ou ritmo cardíaco. Tais alterações podem ser causadas por efeitos na contratilidade do miocárdio, no músculo liso vascular periférico e/ou no tônus do sistema nervoso autônomo. Os efeitos causados pelos anestésicos inalatórios podem ser adicionalmente influenciados por ventilação controlada *versus* espontânea, uso concomitante de fármacos com ações hemodinâmicas diretas ou indiretas e doença cardiovascular preexistente.

Todos os anestésicos voláteis diminuem o débito cardíaco por diminuírem a contratilidade do miocárdio (Eger, 1981; Eisele, 1985; Pagel *et al.*, 1991b; Boban *et al.*, 1992; Warltier e Pagel, 1992; Pagel *et al.*, 1993) e, por sua vez, o volume sistólico. A magnitude da alteração tem relação com a dose e depende

do anestésico (Klide, 1976; Steffey e Howland, 1978a, 1980; Eger, 1981; Merin *et al.*, 1991; Warltier e Pagel, 1992; Mutoh *et al.*, 1997; Hanouz *et al.*, 2000). A pressão arterial também diminui em função da dose (Figura 11.8) (Steffey *et al.*, 1974b, 1974c; Steffey e Howland, 1977; Merin *et al.*, 1991; Frink *et al.*, 1992b; Mutoh *et al.*, 1997). Em geral, a diminuição da pressão arterial tem relação com a diminuição do débito cardíaco e da resistência vascular periférica, cujas contribuições relativas variam entre as espécies.

Todos os anestésicos voláteis deprimem a contratilidade do miocárdio por meio de alterações da homeostase de cálcio

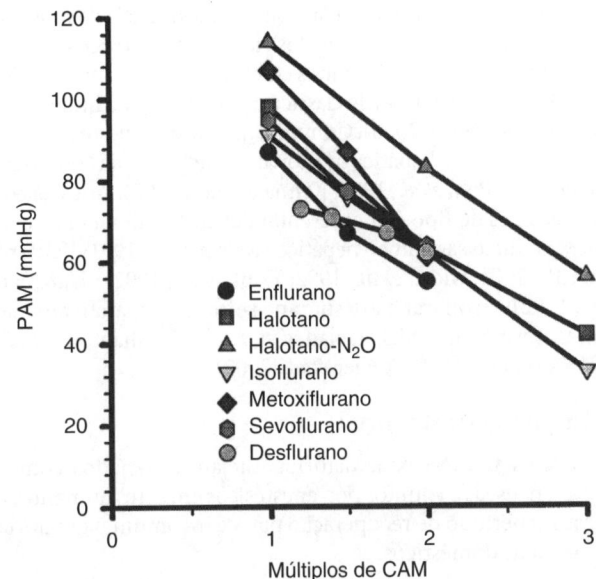

Figura 11.8 Anestésicos inalatórios dose-dependentes (expressos como múltiplos de CAM) diminuem a pressão arterial média (PAM) em cães com normocapnia submetidos à ventilação mecânica. Fonte: Steffey *et al.*, 1975; Steffey e Howland, 1978a; Steffey *et al.*, 1984; Merin *et al.*, 1991; Frink *et al.*, 1992b.

intracelular em diversos locais subcelulares, no músculo cardíaco normal (Bosnjak *et al.*, 1991; Davies *et al.*, 2000; Huneke *et al.*, 2001; Park *et al.*, 2007). A ordem de depressão da função contrátil é halotano = enflurano > isoflurano = desflurano = sevoflurano (Miller *et al.*, 2014). Os anestésicos voláteis podem propiciar efeitos benéficos importantes à função mecânica durante isquemia do miocárdio e lesão de reperfusão miocárdica. Para uma revisão mais completa dos mecanismos de ação dos anestésicos voláteis na função do miocárdio, recomenda-se a leitura da revisão publicada por Pagel *et al.* (1991b).

Os anestésicos inalatórios podem alterar a distribuição normal do fluxo sanguíneo aos órgãos. Os efeitos específicos estão relacionados com o anestésico, a dose e o tempo de anestesia (Vatner e Smith, 1974; Manohar e Parks, 1984a, 1984b; Manohar e Goetz, 1985; Bernard *et al.*, 1991; Merin *et al.*, 1991; Hartman *et al.*, 1992; Eger *et al.*, 2003a). Por exemplo, enquanto os anestésicos voláteis provocam aumento do fluxo sanguíneo cerebral em função da dose, condições semelhantes podem diminuir o fluxo sanguíneo ao fígado e aos rins (Gelman *et al.*, 1984a, 1984b; Miller *et al.*, 2014). Alterações temporais na função cardiovascular também foram relatadas em diversos animais durante anestesia inalatória (Vatner e Smith, 1974; Dunlop *et al.*, 1987; Steffey *et al.*, 1987a, 1987b, 1987c, 1987d).

Ritmo cardíaco e catecolaminas

Anestésicos inalatórios podem aumentar a automaticidade do miocárdio (Price, 1966), efeito que é exacerbado por agonistas adrenérgicos (Katz e Epstein, 1968). Anestésicos N-alcanos, como o halotano, sensibilizam o coração aos efeitos arritmogênicos das catecolaminas (Raventos, 1956; Joas e Stevens, 1971; Munson e Tucker, 1975; Johnston *et al.*, 1976; Eger, 1981; Weiskopf *et al.*, 1989; Moore *et al.*, 1993; Navarro *et al.*, 1994; Miller *et al.*, 2014); esse efeito colateral não é evidente com o uso de outros anestésicos de éter convencionais.

Fígado

Pode ocorrer lesão hepatocelular como consequência da redução do fluxo sanguíneo hepático ou dos efeitos hepatotóxicos diretos do anestésico volátil. Os metanos clorados, como o clorofórmio, ainda representam o modelo clássico de pesquisa para indução de lesão hepática (Plaa, 2000). Contudo, quanto aos anestésicos voláteis atuais, a lesão hepática ocasionalmente é relatada com o uso de halotano (Pohl *et al.*, 1989; Kenna e Jones, 1995). Anestésicos mais recentes do tipo éter apresentam efeitos muito menos evidentes no fluxo sanguíneo hepático (Merin *et al.*, 1991; Bernard *et al.*, 1992; Crawford *et al.*, 1992; Frink *et al.*, 1992b; Hartman *et al.*, 1992); e isoflurano e desflurano sofrem comparativamente biotransformação trivial (Holaday *et al.*, 1975; Ghantous *et al.*, 1991; Njoku *et al.*, 1997; Eger *et al.*, 2002).

Sistema gastrintestinal

Embora os anestésicos inalatórios estejam associados comumente a náuseas e vômitos pós-anestésicos em seres humanos, a êmese no período de recuperação parece incomum na maioria dos animais domésticos.

Rins

Todos os anestésicos voláteis reduzem o fluxo sanguíneo renal e a taxa de filtração glomerular, em função da dose (Mazze *et al.*, 1974; Cousins *et al.*, 1976). A menor produção de urina durante anestesia inalatória pode ser uma consequência da menor perfusão sanguínea renal, mas também estar associada ao acúmulo de líquido extracelular provocado pelos anestésicos inalatórios (Brauer *et al.*, 2002; Connolly *et al.*, 2003; Weiss e Pizov, 2003). Um aumento transitório das concentrações séricas de ureia, creatinina e fosfato inorgânico também pode acompanhar a anestesia inalatória, especialmente se prolongada (Steffey *et al.*, 1979, 2005a, 2005b, Steffey e Howland, 1980; Eger, 1981). Na maioria dos casos, os efeitos da anestesia inalatória na função renal são rapidamente revertidos após a anestesia. Além dessas respostas gerais, o metoxiflurano é notável quanto ao seu potencial de causar nefrotoxicidade (Mazze *et al.*, 1971, 2006).

Músculos esqueléticos

Os anestésicos voláteis estão associados a discreto relaxamento de músculos esqueléticos, possivelmente como resultado direto da depressão do SNC e dos efeitos depressores dos canais de cálcio. Os anestésicos voláteis também exacerbam o relaxamento muscular induzido por fármacos bloqueadores neuromusculares não despolarizantes algumas vezes usados como adjuvantes no protocolo anestésico.

A hipertermia maligna é uma miopatia farmacogenética potencialmente fatal que envolve um defeito no receptor de rianodina (ou algumas vezes de hidropiridina) no retículo sarcoplasmático (Lanner *et al.*, 2010; Hopkins, 2011; Bannister e Beam, 2013). É encontrada mais comumente em algumas raças de suínos (Landrace, Pietrain, Polond China, Yorkshire e Duroc) e em determinadas linhagens familiares humanas (Fujii *et al.*, 1991), embora mutações genéticas associadas à doença tenham sido relatadas em outras espécies domésticas, como em cães (Short e Paddleford, 1973; Roberts *et al.*, 2001) e equinos (Aleman *et al.*, 2004, 2005). Embora historicamente associados à anestesia com halotano (Denborough *et al.*, 1962), todos os anestésicos voláteis atuais, incluindo enflurano (McGrath *et al.*, 1981), isoflurano (McGrath *et al.*, 1981; Boheler *et al.*, 1982), sevoflurano (Shulman *et al.*, 1981) e desflurano (Wedel *et al.*, 1991), podem desencadear hipertermia maligna em indivíduos suscetíveis. Por sua vez, o óxido nitroso tem pouco ou nenhum efeito desencadeador de hipertermia maligna (Reed e Strobel, 1978; McGrath *et al.*, 1981).

A menos que confirmado de outra maneira, os animais relacionados com outros com hipertermia maligna, conhecida ou suspeita, incluindo suínos oriundos de raças nas quais se relate a ocorrência da síndrome do estresse suíno ou do suíno com carne pálida, macia e exsudativa, são sujeitos à hipertermia maligna e devem ser submetidos a manejo apropriado. A síndrome da hipertermia maligna caracteriza-se por rigidez muscular, rápida elevação da temperatura corporal, alto consumo de oxigênio e consequente produção de CO_2. Em muitos casos, a morte sucede rapidamente, a menos que se institua uma terapia bastante agressiva. Esses pacientes não devem ser submetidos à anestesia volátil, e os aparelhos de anestesia que potencialmente exalam traços de vapor precisam ser evitados ou deve-se utilizar filtro de carvão ativado para prevenir a inspiração de fármacos desencadeadores da síndrome (Birgenheier *et al.*, 2011). O tratamento de escolha para um episódio fulminante de hipertermia maligna consiste na administração de dantroleno (Harrison, 1975) ou de azumoleno (Dershwitz e Sreter, 1990).

Ações dos anestésicos

Outras ações dos anestésicos são abordadas nesta seção. Os anestésicos voláteis serão revistos inicialmente, com ênfase nos anestésicos do tipo éter atuais mais comuns: isoflurano, desflurano e sevoflurano. Por seu uso limitado ou pela redução do uso em pesquisa ou na rotina clínica, o metoxiflurano, o enflurano e o halotano são discutidos apenas quanto às principais vantagens ou desvantagens em comparação aos três anestésicos haloéter em maior uso atualmente. Mais informações sobre esses anestésicos mais antigos e outros, como dietiléter e clorofórmio, podem ser encontradas em edições anteriores deste livro. Por fim, há uma discussão sobre o anestésico gasoso N_2O. Embora alcançando muitos dos objetivos de um anestésico inalatório "ideal", o xenônio continua a ser muito escasso e muito caro para uso clínico em pacientes veterinários. O leitor interessado pode consultar outras referências sobre farmacologia do xenônio (Lawrence *et al.*, 1946b; Lynch *et al.*, 2000; Sanders *et al.*, 2003; Preckel e Schlack, 2005; Bovill, 2008; Giacalone *et al.*, 2013).

Isoflurano

O *isoflurano* USP é um éter metiletil halogenado e um isômero estrutural do enflurano. Trata-se de uma mistura racêmica de 2-cloro-2- (difluorometoxi)-1,1,1-trifluoro-etano.

Sintetizado em 1965, seu amplo uso clínico em pacientes humanos teve início em 1981. Pelo menos na América do Norte, atualmente é o anestésico volátil mais amplamente utilizado em pacientes veterinários.

Estabilidade absorvente do CO_2

O isoflurano é degradado pelo Baralyme® e, em menor extensão, por cal sodada contendo bases monovalentes, originando monóxido de carbono. A magnitude dessa degradação é exacerbada pelo absorvente dessecado e por alta concentração do anestésico volátil (Fang *et al.*, 1995). Os absorventes de CO_2 sem óxido de sódio ou hidróxido de potássio provocam degradação irrelevante de isoflurano (Murray *et al.*, 1999; Stabernack *et al.*, 2000).

Biotransformação

Em seres humanos e animais, o isoflurano resiste à biodegradação. Em humanos, menos de 0,2% do isoflurano absorvido pelo corpo é metabolizado (Holaday *et al.*, 1975); essa taxa de metabolização é muito menor para o enflurano ou o sevoflurano (Tabela 11.8). Tanto o flúor inorgânico quanto o ácido trifluoroacético foram identificados como produtos finais da metabolização do isoflurano (Njoku *et al.*, 1997), porém suas concentrações séricas são baixas, mesmo após administração prolongada de isoflurano, em virtude da mínima metabolização (Cousins *et al.*, 1973; Dobkin *et al.*, 1973; Mazze *et al.*, 1974). O isoflurano também não tem efeito mutagênico, teratogênico ou carcinogênico (Eger *et al.*, 1978; Eger, 1981).

Tabela 11.8 Biotransformação de anestésicos inalatórios em seres humanos.

Anestésico	Metabolizado (%)	Referência
Metoxiflurano	50	Holaday *et al.*, 1970
Halotano	20 a 25	Rehder *et al.*, 1967; Cascorbi *et al.*, 1970
Sevoflurano	3	Eger, 1994
Enflurano	2,4	Chase *et al.*, 1971
Isoflurano	0,17	Holaday *et al.*, 1975
Desflurano	0,02	Eger, 1994
Óxido nitroso	0,004	Hong *et al.*, 1980

Sistema nervoso central

Diferentemente de seu isômero enflurano, o isoflurano tem efeito anticonvulsivante (Koblin *et al.*, 1981). Na administração de 2 CAM, nota-se ausência de sinal elétrico no eletroencefalograma (EEG) (Clark e Rosner, 1973). Contudo, gatos que recebem isoflurano exibem "ondas agudas" (picos isolados) nesse exame. Essa atividade também é vista em gatos anestesiados com halotano, enflurano e metoxiflurano e pode ser uma peculiaridade da espécie (Julien e Kavan, 1974; Kavan e Julien, 1974).

Sistema cardiovascular

O isoflurano deprime a função cardiovascular, em função da dose (Steffey e Howland, 1977; Steffey *et al.*, 1977, 1987a; Eger, 1981; Ludders *et al.*, 1989), cuja magnitude é influenciada pela duração da anestesia (Dunlop *et al.*, 1987; Steffey *et al.*, 1987c). A magnitude de seu efeito na pressão arterial é semelhante à do halotano, embora, com o isoflurano, a causa esteja mais relacionada com a diminuição da resistência vascular sistêmica. À semelhança do halotano, também diminui a contratilidade cardíaca e o volume sistólico, resultando em redução do débito cardíaco. Entretanto, resultados de estudos em muitas espécies indicam que o isoflurano, especialmente em doses baixa e moderada, influencia menos o débito cardíaco que o halotano. Assim, o isoflurano tem margem de segurança mais ampla, em comparação ao halotano.

A frequência cardíaca tende a ser mais estável durante a anestesia com isoflurano e permanece relativamente constante ao longo de uma variação de concentrações alveolares do medicamento. O ritmo cardíaco em geral é pouco afetado pelo isoflurano, e a incidência de arritmias após injeção de substâncias vasoativas (incluindo catecolaminas) é substancialmente reduzida, em comparação ao halotano (Joas e Stevens, 1971; Tucker *et al.*, 1974; Johnston *et al.*, 1976; Bednarski *et al.*, 1985).

Sistema respiratório

O isoflurano deprime a respiração e aumenta a $PaCO_2$ (Steffey e Howland, 1977, 1980; Steffey *et al.*, 1977; Eger, 1981; Miller *et al.*, 2014). A magnitude da depressão tem relação com a dose e o tempo da anestesia sendo, no mínimo, igual ou, com frequência, maior do que a provocada pelo halotano sob condições semelhantes (Cromwell *et al.*, 1971; Steffey e Howland, 1977; Eger, 1981; Steffey *et al.*, 1987c; Brosnan *et al.*, 2003b; Miller *et al.*, 2014). Em algumas espécies, como equinos, durante níveis moderados a elevados de anestesia, a respiração caracteriza-se por um grande volume corrente e baixa frequência respiratória (Steffey *et al.*, 1977; Brosnan *et al.*, 2003b).

A concentração alveolar que provoca apneia é 2,5 CAM para o cão (Steffey e Howland, 1977) e 2,3 CAM para o cavalo (Steffey *et al.*, 1977).

Desflurano

O *desflurano*, anteriormente conhecido como I-653, é um éter metiletil polifluoretado. Consiste em mistura racêmica de 2-(difluorometoxi)-1,1,1,2-tetrafluoroetano.

Embora sintetizado inicialmente na década de 1960 com anestésicos semelhantes, como enflurano e isoflurano, o desflurano não foi ativamente pesquisado para uso clínico naquela época porque sua produção era difícil e seu ponto de ebulição era apenas ligeiramente acima da temperatura ambiente (Eger, 1993). Seu primeiro uso relatado em seres humanos se deu em 1990 (Jones *et al.*, 1990a, 1990b).

O desflurano tem alta pressão de vapor (Tabela 11.2) e precisa ser controlado por temperatura, com vaporizador pressurizado para uma liberação previsível do anestésico (Andrews *et al.*, 1993). Apresenta solubilidade muito baixa no sangue (Tabela 11.3) (Eger, 1987; Soares *et al.*, 2012) e em outros tecidos (Yasuda *et al.*, 1989), contribuindo para maior precisão do controle sobre a manutenção da anestesia e emergência muito rápida da anestesia (Eger e Johnson, 1987; Yasuda *et al.*, 1989, 1990, 1991; Jones *et al.*, 1990a; Barter *et al.*, 2004; Steffey *et al.*, 2005b, 2009).

Estabilidade do absorvente de CO_2

O desflurano é degradado por Baralyme® ou cal sodada, contendo bases monovalentes, a fim de gerar monóxido de carbono. A magnitude dessa degradação é aumentada por um absorvente dessecado e por altas concentrações do anestésico volátil (Fang *et al.*, 1995). Os absorventes de CO_2 que não apresentam hidróxido de sódio ou hidróxido de potássio causam degradação mínima do desflurano (Murray *et al.*, 1999; Stabernack *et al.*, 2000; Coppens *et al.*, 2006).

Biotransformação

O desflurano resiste à degradação pelo corpo a um limite superior ao de qualquer outro anestésico volátil (Koblin *et al.*, 1988; Jones *et al.*, 1990c; Koblin, 1992); quantidades reais de degradação são pequenas demais para serem mensuradas com precisão. Efeitos tóxicos renais diretos não foram relatados e a hepatotoxicidade direta provocada pela trifluoroacetilação de proteínas do fígado é rara (Njoku *et al.*, 1997; Anderson *et al.*, 2007).

Sistema nervoso central

O desflurano é menos potente que outros agentes voláteis atuais (Tabela 11.7). Por exemplo, os valores de CAM para cães, equinos e suínos são 0,2%, 7,2%, 8,1% e 10%, respectivamente (Doorley *et al.*, 1988; Eger *et al.*, 1988; Steffey *et al.*, 2005b).

O desflurano ocasiona depressão de atividade no EEG, relacionada com a dose, comparável aos efeitos verificados com dose equipotente de isoflurano (Rampil *et al.*, 1988, 1991). Não há relato de atividade epileptiforme no EEG.

Sistema cardiovascular

As ações cardiovasculares do desflurano são semelhantes àquelas do isoflurano (Weiskopf *et al.*, 1988, 1989, 1991; Pagel *et al.*, 1991b; Warltier e Pagel, 1992; Clarke *et al.*, 1996; McMurphy e Hodgson, 1996; Santos *et al.*, 2005; Steffey *et al.*, 2005b). De maneira semelhante ao isoflurano e ao halotano, o desflurano diminui a pressão arterial média e o volume sistólico, em função da dose. Porém, o débito cardíaco durante a anestesia com desflurano, como acontece com o isoflurano, é mais estável do que com anestesia com halotano. A frequência cardíaca em geral é mais elevada e a resistência vascular periférica é menor com o uso desflurano, em comparação a outros anestésicos voláteis (Pagel *et al.*, 1991a). Assim como ocorre com outros anestésicos, a contratilidade miocárdica diminui, em função da dose (Pagel *et al.*, 1991b; Boban *et al.*, 1992). Entretanto, a absorção inicial de desflurano pode estar associada ao aumento do tônus simpático, resultando em elevações transitórias da frequência cardíaca e da pressão arterial (Ebert e Muzi, 1993; Weiskopf *et al.*, 1994). O desflurano não predispõe o coração a arritmias ventriculares nem o sensibiliza aos efeitos arritmogênicos da epinefrina (Weiskopf *et al.*, 1989; Moore *et al.*, 1993).

Sistema respiratório

O desflurano, como outros anestésicos voláteis atuais, provoca depressão respiratória relacionada com a dose (Lockhart *et al.*, 1991a; McMurphy e Hodgson, 1996; Santos *et al.*, 2005; Souza *et al.*, 2005; Steffey *et al.*, 2005b). Nesse aspecto, seus efeitos em seres humanos são mais comparáveis àqueles do enflurano (ou seja, mais depressor que o isoflurano). Ocorre apneia em cães sob concentrações alveolares de desflurano de 1,2 a 1,6 CAM, ao passo que o limiar apneico em cães é de 2,38 CAM (Warltier e Pagel, 1992).

Sevoflurano

O *sevoflurano*, um éter metilisopropil polifluoretado, foi sintetizado no início da década de 1970 e suas características foram descritas inicialmente em 1975 (Wallin *et al.*, 1975). Trata-se de um 1,1,1,3,3,3-hexaflúor-2- (fluorometóxi)-propano, sem um centro quiral. Como naquela época a síntese do sevoflurano era difícil e de alto custo e, sabidamente, degradável, somente foi introduzido no fim da década de 1980 – primeiro no Japão (Doi e Ikeda, 1987b; Katoh e Ikeda, 1987) e, depois, nos EUA em 1995 (Callan, 2012). As formulações de sevoflurano contendo baixas concentrações de água podem estar sujeitas à degradação ácida de Lewis em alguns vaporizadores, resultando na formação de ácido hidrofluórico (Kharasch *et al.*, 2009).

A solubilidade do sevoflurano no sangue é menor que a do isoflurano, porém, na maioria das espécies, é maior que a do desflurano (Wallin *et al.*, 1975; Strum e Eger, 1987; Soares *et al.*, 2012). Em comparação a outros anestésicos inalatórios, o sevoflurano propicia indução anestésica relativamente rápida e, de igual forma, a recuperação da anestesia (Wallin *et al.*, 1975; Sarner *et al.*, 1995; Hikasa *et al.*, 1996; Johnson *et al.*, 1998).

Estabilidade do absorvente de CO_2

Assim como ocorre com outros anestésicos atuais do tipo éter, o sevoflurano é capaz de produzir pequenas quantidades de monóxido de carbono quando exposto ao Baralyme® ou a formulações mais antigas de cal sodada contendo bases monovalentes. Contudo, esses absorventes também provocam degradação do sevoflurano em 1,1,3,3,3-pentaflúor-2- (fluorometóxi)-1-propeno, igualmente conhecido como composto A (Wallin *et al.*, 1975; Strum *et al.*, 1987; Liu *et al.*, 1991; Frink *et al.*, 1992a), uma nefrotoxina letal em 50% dos ratos (DL_{50}), em concentração de 400 ppm (Hikasa *et al.*, 1996). Além disso, o sevoflurano em cal sodada seca contendo KOH pode sofrer reação de Cannizzaro, originando metanol e ácido fórmico e, por fim, produzindo formaldeído, um irritante de trato respiratório (Funk *et al.*, 1999; Coppens *et al.*, 2006). Felizmente, o sevoflurano é estável em formulações mais recentes de absorventes de CO_2 sem bases monovalentes (Murray *et al.*, 1999; Stabernack *et al.*, 2000; Coppens *et al.*, 2006).

Biotransformação

Assim como acontece com todos os anestésicos voláteis fluoretados, o sevoflurano é biotransformado em metabólitos orgânicos e inorgânicos de flúor (Kharasch, 1995). A taxa *in vitro* de desfluoretação do sevoflurano é semelhante à do metoxiflurano (Cook *et al.*, 1975a, 1975b). Contudo, a concentração sérica de F^- associada ao sevoflurano é muito menor que aquela com o metoxiflurano (Cook *et al.*, 1975b; Holaday e Smith, 1981). Provavelmente, essa diferença tem relação com a baixa solubilidade tecidual do sevoflurano. A desfluoretação do sevoflurano é aumentada pela indução prévia de enzimas microssômicas por fármacos como o fenobarbital (Cook *et al.*, 1975a). As concentrações séricas de F⁻ obtidas em equinos anestesiados são semelhantes àquelas de seres humanos, sob condições semelhantes (Aida *et al.*, 1996; Driessen *et al.*, 2002; Steffey *et al.*, 2005).

Sistema nervoso central

Assim como o desflurano e outros anestésicos inalatórios comumente empregados, o sevoflurano diminui a resistência vascular cerebral e a taxa metabólica cerebral e aumenta a PIC, em função da dose (Manohar e Parks, 1984b; Scheller *et al.*, 1988, 1990). A potência vasodilatadora cerebral do sevoflurano é considerada um pouco menor que a do isoflurano e do desflurano (Matta *et al.*, 1999; Summors *et al.*, 1999; Kaye *et al.*, 2001; Holmstrom e Akeson, 2003). Em comparação ao isoflurano ou desflurano, o sevoflurano pode estar associado à presença de atividade epileptogênica no EEG de pacientes (Iijima *et al.*, 2000; Voss *et al.*, 2006), porém o sevoflurano comumente não está associado a evidências macroscópicas de atividade motora convulsiva, pelo menos em cães (Wallin *et al.*, 1975; Scheller *et al.*, 1990).

Sistema cardiovascular

As ações do sevoflurano no sistema circulatório são qualitativa e quantitativamente semelhantes àquelas do isoflurano (Manohar e Parks, 1984b; Bernard *et al.*, 1990; Eger, 1994; Lerman *et al.*, 1994; Ebert *et al.*, 1995a, 1995b; Pypendop e Ilkiw, 2004). Esse medicamento não aumenta a arritmogenicidade do coração (Wallin *et al.*, 1975), e a dose arritmogênica da epinefrina em cães anestesiados com sevoflurano é semelhante àquela verificada na anestesia com isoflurano (Hayashi *et al.*, 1988).

Sistema respiratório

O sevoflurano não causa tanta irritação de vias respiratórias, tosse ou suspensão da respiração como acontece com outros anestésicos halogenados de éter, em seres humanos; assim, é o anestésico volátil potente mais comumente utilizado para a indução de anestesia inalatória (Doi e Ikeda, 1993; TerRiet *et al.*, 2000). Contudo, diferenças entre anestésicos na qualidade da indução anestésica – além da velocidade – são menos evidentes em animais domésticos.

Em seres humanos, o sevoflurano provoca menos depressão respiratória que outros éteres halogenados atuais, sob planos anestésicos leves, com P_{CO_2} arterial em pacientes com ventilação espontânea aproximando-se de valores observados com o uso de doses equipotentes de anestesia por halotano. No entanto, a depressão respiratória em 1,4 vez a CAM, representando um plano anestésico moderado a profundo, é maior com o sevoflurano do que com o halotano (Doi e Ikeda, 1987b; Green, 1995).

Em equinos, o sevoflurano tende a deprimir a ventilação mais que o isoflurano ou o halotano, mesmo sob planos anestésicos leves a moderados (Grosenbaugh e Muir, 1998; Brosnan *et al.*, 2012). Depressão respiratória mais intensa pode retardar a excreção do anestésico (Brosnan *et al.*, 2012), resultando em tempos de recuperação semelhantes em equinos que se recuperam de isoflurano ou de sevoflurano, apesar do coeficiente de partição sangue/gás muito mais baixo deste último (Soares *et al.*, 2012).

Halotano

O *halotano* é um alcano poli-halogenado inicialmente introduzido na prática clínica em 1957 (Brennan *et al.*, 1957). Trata-se de uma mistura racêmica de 2-bromo-2-cloro-1,1,1-trifluoretano.

Vantagens

Em doses equipotentes clinicamente relevantes, a frequência respiratória e a ventilação são mais estáveis com halotano, durante a respiração espontânea, em comparação a qualquer um dos recentes anestésicos halogenados do tipo éter. Em cães e equinos sadios não medicados para outras condições, a concentração alveolar de halotano associada à parada respiratória total é de 2,9 CAM (Regan e Eger, 1967) e 2,6 CAM (Steffey *et al.*, 1977), respectivamente. O halotano também não provoca irritação de vias respiratórias; contudo, o sevoflurano partilha essa propriedade e, subsequentemente, substituiu o uso do halotano como agente de indução inalatório (Doi e Ikeda, 1993).

Desvantagens

A seguir, são mencionadas algumas características indesejáveis do halotano, muitas das quais contribuíram para a redução de seu uso e disponibilidade:

- Farmacocinética: o halotano tem um coeficiente de partição sangue/gás muito maior que os haloéteres; daí a recuperação da anestesia ser prolongada (Whitehair *et al.*, 1993; Polis *et al.*, 2001)
- Estabilidade: o halotano requer um conservante timol que pode se acumular em vaporizadores (Rosenberg e Alila, 1984)
- Biotransformação: até 40% do halotano sofrem metabolização hepática, resultando na produção de ácido trifluoroacético (Van Dyke e Wood, 1975). Outros metabólitos resultantes de metabolização oxidativa via citocromo P450 são cloro inorgânico (Cl⁻) e, em menor grau, bromo (Br⁻). Em seres humanos, o Br⁻ oriundo da degradação do halotano causa cefaleia, ataxia, letargia e alterações no EEG (Tinker *et al.*, 1976)
- Sistema cardiovascular: o halotano reduz a contratilidade miocárdica, o débito cardíaco e a pressão arterial mais que doses equipotentes de haloéteres mais recentes (Steffey *et al.*, 1974b, 1974c; Merin *et al.*, 1977; Steffey e Howland, 1980; Ingwersen *et al.*, 1988; Grandy *et al.*, 1989; Pagel *et al.*, 1991a). Ainda, predispõe o coração a extrassístoles ventriculares prematuras na presença de catecolaminas exógenas ou endógenas (Purchase, 1966; Joas e Stevens, 1971; Munson e Tucker, 1975; Johnston *et al.*, 1976)
- Sistema hepático: o halotano reduz o fluxo sanguíneo hepático mais que os anestésicos de éter, e comumente está associado a maior extravasamento de enzimas hepatocelulares, embora os pacientes geralmente não manifestem sintomas de lesão hepática (Gopinath *et al.*, 1970; Gopinath e Ford, 1976; Ross e Daggy, 1981; Harper *et al.*, 1982a, 1982b; Shingu *et al.*, 1982a, 1982b; Engelking *et al.*, 1984; Steffey *et al.*, 1993). De maneira pouco frequente, o metabólito ácido trifluoroacético pode formar proteína de adução triofluoroacetilada em hepatócitos e estimular uma reação imune grave, frequentemente fatal, condição conhecida como "hepatite por halotano" (Satoh *et al.*, 1985; Hubbard *et al.*, 1988; Kharasch *et al.*, 1996; Njoku *et al.*, 1997). Reações imunes por hapteno semelhantes são possíveis, porém muito raramente com o uso de anestésicos de éter mais recentes (Lewis *et al.*, 1983; Carrigan e Straughen, 1987; Martin *et al.*, 1995; Njoku *et al.*, 1997).

Metoxiflurano

O *metoxiflurano* é um éter metiletil poli-halogenado sintetizado inicialmente em 1958 e introduzido para uso clínico alguns anos mais tarde (Artusio *et al.*, 1960; Mazze, 2006). O metoxiflurano é um 2,2-dicloro-1,1-difluoro-1-metoxietano que não tem um centro quiral.

Vantagens

Os haloéteres atuais podem provocar hiperalgesia sob concentrações baixas. Por sua vez, o metoxiflurano atua como analgésico, mesmo em dose subanestésica (Romagnoli e Korman, 1962; Torda, 1963).

Desvantagens

A seguir, são mencionados alguns efeitos indesejáveis do metoxiflurano:

- Farmacocinética: o metoxiflurano tem um coeficiente de partição sangue/gás muito alto (Soares *et al.*, 2012), resultando em início muito lento de anestesia geral e período de recuperação muito prolongado (Stoelting e Eger, 1969a)
- Biotransformação: até 70 a 80% do metoxiflurano corporal são metabolizados, um processo que pode continuar por muitos dias após a recuperação pela alta solubilidade tecidual desse anestésico (Holaday *et al.*, 1970; Mazze e Cousins, 1974; Yoshimura *et al.*, 1976). Os metabólitos incluem íon fluoreto, ácido dicloroacético e ácido metoxifluoroacético
- Sistema renal: os metabólitos do metoxiflurano podem provocar insuficiência renal poliúrica resistente à vasopressina (Crandell *et al.*, 1966; Mazze *et al.*, 1971; Mazze, 2006).

Enflurano

O *enflurano* foi sintetizado em 1963, introduzido para pesquisa clínica em pacientes em 1963 e liberado para uso humano clínico geral em 1972 (Dobkin *et al.*, 1968). Um isômero estrutural do isoflurano (Figura 11.1), o enflurano, é uma mistura racêmica de 2-cloro-1-(difluorometóxi)-1, 1, 2-trifluoroetano.

Desvantagens

A seguir, são mencionadas algumas características indesejáveis do enflurano:

- Farmacocinética: o coeficiente de partição sangue/gás do enflurano é maior que o do isoflurano, resultando em cinética menos desejável (Eger e Eger, 1985; Carpenter *et al.*, 1986b)
- Sistema nervoso central: o enflurano provoca atividade epileptiforme no EEG em níveis moderados de anestesia e pode causar convulsões (Joas *et al.*, 1971; Neigh *et al.*, 1971; Julien e Kavan, 1972; Clark e Rosner, 1973; Klide, 1976; Steffey *et al.*, 1977; Steffey e Howland, 1978a; Bassell *et al.*, 1982).

Anestésico gasoso: óxido nitroso

O *óxido nitroso* (N_2O) é um gás não inflamável de odor levemente adocicado, não irritante e incolor. Está disponível no mercado como um gás armazenado em cilindros de aço sob pressão ao redor de 750 psi ou praticamente 50 atmosferas. Apresenta muitas propriedades desejáveis, como baixa solubilidade sanguínea (Tabela 11.3), limitada depressão cardiovascular e do sistema respiratório e mínimos efeitos tóxicos (Eger, 1985). Uma combinação de cinética rápida e altas frações inspiradas

(pela baixa potência) possibilita ao anestesista a vantagem do "efeito de concentração" e do "efeito de segundo gás"; todavia, também pode criar timpanismo em espaços preenchidos por gás e "hipoxia de difusão" durante a recuperação anestésica. Recomenda-se ao leitor buscar outras fontes para mais informações sobre esses assuntos (Eger, 1974, 1985).

Biotransformação

O óxido nitroso é metabolizado (por meio de reação de redução) por bactérias anaeróbicas intestinais, originando nitrogênio molecular (N_2) e radicais livres (Hong *et al.*, 1980; Linde e Avram, 1980). Diferentemente de outros anestésicos inalatórios, o N_2O não é metabolizado diretamente nos tecidos animais.

Sistema nervoso central

O óxido nitroso não é um anestésico potente (Tabela 11.7) e, sob condições ambientes, não induz anestesia em um indivíduo saudável e em boa condição física. Consequentemente, para se obterem benefícios importantes do N_2O é necessária a inspiração de alta concentração, porém, ao mesmo tempo, deve-se ter em mente que, quando há alta concentração de N_2O, ocorre alteração na proporção e na pressão parcial de diversos outros constituintes do ar inspirado, principalmente O_2. Como consequência, a fim de evitar hipoxemia, 75% de N_2O no ar inspirado são a maior concentração que pode ser administrada com segurança (ao nível do mar para indivíduos sadios, menos sob altitude ou em face de, em especial, doença cardiopulmonar). A potência do N_2O em animais importantes em clínica veterinária é cerca de apenas 50% da potência anestésica verificada em seres humanos. Assim, a utilidade do N_2O na prática clínica veterinária fica adicionalmente comprometida. Quando utilizado, atua como um adjuvante anestésico, ou seja, é usado com um anestésico injetável ou com outro anestésico inalatório. Como a depressão que causa em outros órgãos vitais, como coração, pulmões, rins etc., é comparativamente pequena, seu propósito nesse caso consiste em reduzir a quantidade do anestésico inalatório ou injetável, mais potente, para anestesia e, desse modo, diminuir os efeitos nocivos gerais nas funções de órgãos vitais.

Os efeitos do N_2O no EEG são semelhantes àqueles induzidos por anestésicos voláteis. Sob níveis subanestésicos baixos (cerca de 30%, no ar inspirado), o N_2O aumenta a frequência e reduz a voltagem no EEG e, sob concentrações subanestésicas mais elevadas (p. ex., 60%), aumenta a voltagem. O acréscimo de N_2O a um nível leve de anestesia induzido por outros fármacos tende a aumentar a voltagem e diminuir a frequência (Eger, 1985).

O N_2O provoca aumento do fluxo sanguíneo cerebral, da taxa metabólica cerebral e da pressão intracraniana. A magnitude da alteração parece depender do fato de ele ser administrado individualmente ou junto a outros anestésicos. Ocorre aumento marcante da pressão intracraniana de animais quando de seu emprego individual (Theye e Michenfelder, 1968; Sakabe *et al.*, 1978; Pelligrino *et al.*, 1984); porém, esses efeitos podem ser mascarados pela coadministração de outros anestésicos voláteis potentes em 0,5 a 1 CAM ou mais (Reasoner *et al.*, 1990; Roald *et al.*, 1991; Cho *et al.*, 1996). O óxido nitroso pode ser neuroprotetor sob condições de excitotoxicidade glutamatérgica e isquemia; porém, também pode causar, diretamente, vacuolização neuronal e citotoxicidade (Jevtovic-Todorovic *et al.*, 1998, 2003a; David *et al.*, 2003; Jevtovic-Todorovic e Carter, 2005).

O óxido nitroso é um analgésico que estimula receptores alfa-adrenérgicos no *locus ceruleus* e em receptores opioidérgicos na substância cinzenta periaquedutal (Zuniga *et al.*, 1987;

Fang *et al.*, 1997a; Zhang *et al.*, 1999; Sawamura *et al.*, 2000), resultando em perda da inibição de vias antinociceptivas descendentes (Sanders *et al.*, 2008a). Como anestésico adjuvante, o uso de N_2O está associado à redução de respostas autônomas que acompanham estímulos cirúrgicos dolorosos.

Sistemas cardiovascular e respiratório

Sob condições ambientes, os efeitos do N_2O nas funções cardiovasculares e respiratórias são discretos (além de reduzir a concentração de O_2 inspirado), em comparação àqueles de outros anestésicos inalatórios. O óxido nitroso é um depressor miocárdico direto; contudo, também provoca estimulação do sistema nervoso simpático, liberação de catecolaminas e aumento da resistência vascular sistêmica. O resultado final consiste em efeito mínimo, ou nenhum efeito, na pressão arterial sistêmica, na maioria das espécies, e melhora da pressão arterial em gatos (Eisele e Smith, 1972; Steffey *et al.*, 1974a, 1974c, 1975; Steffey e Howland, 1978b; Eisele, 1985; Pypendop *et al.*, 2003).

Em algumas circunstâncias, o N_2O pode contribuir para aumento da incidência de arritmias cardíacas (Liu *et al.*, 1982; Lampe *et al.*, 1990a). Existem evidências que sugerem que seu uso pode contribuir para a maior ocorrência de isquemia do miocárdio, possivelmente em circunstâncias em que há contraindicação para o aumento do tônus simpático (Philbin *et al.*, 1985; Leone *et al.*, 1988; Nathan, 1988, 1991; Diedericks *et al.*, 1993).

Sistemas hepático e renal

O óxido nitroso tem pouco ou nenhum efeito na função hepática ou renal de pacientes sob a maioria das condições clínicas (Eger, 1985; Lampe *et al.*, 1990b, 1990c). O óxido nitroso interfere em diversas reações dependentes da vitamina B_{12}. O resultado consiste na inativação irreversível da enzima metionina sintase, que, por sua vez, resulta em menor quantidade de timidina, uma base essencial do DNA. A interferência subsequente na síntese de DNA impede a produção tanto de leucócitos quanto de eritrócitos (hemácias) pela medula óssea. Da mesma forma, a exposição ao N_2O pode ocasionar polineuropatia ("neuropatia pelo óxido nitroso"), que é indistinguível daquela associada à anemia perniciosa, ou seja, degeneração subaguda da medula espinal (Deacon *et al.*, 1980; Eger, 1985; Koblin *et al.*, 1990). As alterações da medula óssea seriam esperadas apenas nos pacientes mais gravemente acometidos e após cerca de 10 h ou mais de anestesia com N_2O (O'Sullivan *et al.*, 1981). A doença neurológica está associada mais comumente à rara exposição prolongada em um ambiente de trabalho bastante contaminado ou ao uso abusivo crônico de N_2O (uma importante consideração no gerenciamento da prática veterinária) (Layzer, 1978; Layzer *et al.*, 1978; Eger, 1985; Weir *et al.*, 1988).

TRAÇOS DE ANESTÉSICOS INALATÓRIOS | EXPOSIÇÃO OCUPACIONAL

Em 1968, um estudo retrospectivo de 20 anos (Bruce *et al.*, 1968) sugeriu que anestesistas apresentavam maior tendência à morte em decorrência de câncer reticuloendotelial e linfoide. A possibilidade de que resíduos de anestésicos inalatórios fossem mutagênicos, carcinogênicos e/ou teratogênicos levantou uma considerável preocupação. Embora a exposição crônica a concentrações altas de anestésicos inalatórios mais recentes possa ser genotóxica ou reduzir a fertilidade (Rowland *et al.*, 1992; Wiesner *et al.*, 2001), as evidências obtidas em estudos tanto em animais quanto em seres humanos sugerem fortemente que não há risco significativo à saúde imposto pela exposição crônica a baixas concentrações de resíduos de gases na maior parte dos indivíduos (Burm, 2003). Não obstante, é prudente reduzir a exposição desnecessária a todos os anestésicos inalatórios, no ambiente de trabalho. Mais informações sobre a eliminação de resíduos e o monitoramento de traços de gases estão disponíveis em outras publicações (Dorsch e Dorsch, 2007; Tranquilli *et al.*, 2007; Miller *et al.*, 2014).

REFERÊNCIAS BIBLIOGRÁFICAS

Adachi M, Ikemoto Y, Kubo K, Takuma C. (1992). Seizure-like movements during induction of anaesthesia with sevoflurane. *Br J Anaesth.* **68**, 214–215.

Aida H, Mizuno Y, Hobo S, Yoshida K, Fujinaga T. (1996). Cardiovascular and pulmonary effects of sevoflurane anesthesia in horses. *Vet Surg.* **25**, 164–170.

Aleman M, Brosnan RJ, Williams DC, LeCouteur RA, Imai A, Tharp BR, Steffey EP. (2005). Malignant hyperthermia in a horse anesthetized with halothane. *J Vet Intern Med.* **19**, 363–366.

Aleman M, Riehl J, Aldridge BM, Lecouteur RA, Stott JL, Pessah IN. (2004). Association of a mutation in the ryanodine receptor 1 gene with equine malignant hyperthermia. *Muscle Nerve.* **30**, 356–365.

Alkire MT, McReynolds JR, Hahn EL, Trivedi AN. (2007). Thalamic microinjection of nicotine reverses sevoflurane-induced loss of righting reflex in the rat. *Anesthesiology.* **107**, 264–272.

Alkire MT, Nathan SV. (2005). Does the amygdala mediate anesthetic-induced amnesia? Basolateral amygdala lesions block sevoflurane-induced amnesia. *Anesthesiology.* **102**, 754–760.

Anderson JS, Rose NR, Martin JL, Eger EI, Njoku DB. (2007). Desflurane hepatitis associated with hapten and autoantigen-specific IgG4 antibodies. *Anesth Analg.* **104**, 1452–1453.

Andrews JJ, Johnston RV Jr., Kramer GC. (1993). Consequences of misfilling contemporary vaporizers with desflurane. *Can J Anaesth.* **40**, 71–76.

Antognini JF, Schwartz K. (1993). Exaggerated anesthetic requirements in the preferentially anesthetized brain. *Anesthesiology.* **79**, 1244–1249.

Artusio JF Jr., Van Poznak A, Hunt RE, Tiers RM, Alexander M. (1960). A clinical evaluation of methoxyflurane in man. *Anesthesiology.* **21**, 512–517.

Bannister RA, Beam KG. (2013). Impaired gating of an L-Type Ca(2+) channel carrying a mutation linked to malignant hyperthermia. *Biophys J.* **104**, 1917–1922.

Barter LS, Ilkiw JE, Pypendop BH, Steffey EP. (2004). Evaluation of the induction and recovery characteristics of anesthesia with desflurane in cats. *Am J Vet Res.* **65**, 748–751.

Bassell GM, Cullen BF, Fairchild MD, Kusske JA. (1982). Electroencephalographic and behavioural effects of enflurane and halothane anaesthesia in the cat. *Br J Anaesth.* **54**, 659–663.

Bedforth NM, Hardman JG, Nathanson MH. (2000). Cerebral hemodynamic response to the introduction of desflurane: A comparison with sevoflurane. *Anesth Analg.* **91**, 152–155.

Bednarski RM, Majors LJ, Atlee JL. (1985). Epinephrine-induced ventricular arrhythmias in dogs anesthetized with halothane: potentiation by thiamylal and thiopental. *Am J Vet Res.* **46**, 1829–1831.

Bernard JM, Doursout MF, Wouters P, Hartley CJ, Cohen M, Merin RG, Chelly JE. (1991). Effects of enflurane and isoflurane on hepatic and renal circulations in chronically instrumented dogs. *Anesthesiology.* **74**, 298–302.

Bernard JM, Doursout MF, Wouters P, Hartley CJ, Merin RG, Chelly JE. (1992). Effects of sevoflurane and isoflurane on hepatic circulation in the chronically instrumented dog. *Anesthesiology.* **77**, 541–545.

Bernard JM, Wouters PF, Doursout MF, Florence B, Chelly JE, Merin RG. (1990). Effects of sevoflurane and isoflurane on cardiac and coronary dynamics in chronically instrumented dogs. *Anesthesiology.* **72**, 659–662.

Birgenheier N, Stoker R, Westenskow D, Orr J. (2011). Activated charcoal effectively removes inhaled anesthetics from modern anesthesia machines. *Anesth Analg.* **112**, 1363–1370.

Boban M, Stowe DF, Buljubasic N, Kampine JP, Bosnjak ZJ. (1992). Direct comparative effects of isoflurane and desflurane in isolated guinea pig hearts. *Anesthesiology.* **76**, 775–780.

Boheler J, Hamrick JC Jr., McKnight RL, Eger EI. (1982). Isoflurane and malignant hyperthermia. *Anesth Analg.* **61**, 712–713.

Bosnjak ZJ, Supan FD, Rusch NJ. (1991). The effects of halothane, enflurane, and isoflurane on calcium current in isolated canine ventricular cells. *Anesthesiology.* **74**, 340–345.

Bovill JG. (2008). Inhalation anaesthesia: from diethyl ether to xenon. *Handb Exp Pharmacol.* (182), 121–142.

Brambrink AM, Back SA, Riddle A, Gong X, Moravec MD, Dissen GA, Creeley CE, Dikranian KT, Olney JW. (2012). Isoflurane-induced apoptosis of oligodendrocytes in the neonatal primate brain. *Ann Neurol.* **72**, 525–535.

Brambrink AM, Evers AS, Avidan MS, Farber NB, Smith DJ, Zhang X, Dissen GA, Creeley CE, Olney JW. (2010). Isoflurane-induced neuroapoptosis in the neonatal rhesus macaque brain. *Anesthesiology.* **112**, 834–841.

Brauer KI, Svensen C, Hahn RG, Traber LD, Prough DS. (2002). Volume kinetic analysis of the distribution of 0.9% saline in conscious versus isoflurane-anesthetized sheep. *Anesthesiology.* **96**, 442–449.

Brennan HJ, Hunter AR, Johnstone M. (1957). Halothane; a clinical assessment. *Lancet.* **273**, 453–457.

Brosnan RJ. (2013). Inhaled anesthetics in horses. *Vet Clin North Am Equine Pract.* **29**, 69–87.

Brosnan RJ, Eger EI, Laster MJ, Sonner JM. (2007). Anesthetic properties of carbon dioxide in the rat. *Anesth Analg.* **105**, 103–106.

Brosnan RJ, LeCouteur RA, Steffey EP, Imai A, Farver TB. (2004). Intracranial elastance in isoflurane-anesthetized horses. *Am J Vet Res.* **65**, 1042–1046.

Brosnan RJ, LeCouteur RA, Steffey EP, Imai A, Kortz GD. (2002a). Direct measurement of intracranial pressure in adult horses. *Am J Vet Res.* **63**, 1252–1256.

Brosnan RJ, Steffey EP, Escobar A. (2012). Effects of hypercapnic hyperpnea on recovery from isoflurane or sevoflurane anesthesia in horses. *Vet Anaesth Analg.* **39**, 335–344.

Brosnan RJ, Steffey EP, Lecouteur RA, Esteller-Vico A, Vaughan B, Liu IK. (2011). Effects of isoflurane anesthesia on cerebrovascular autoregulation in horses. *Am J Vet Res.* **72**, 18–24.

Brosnan RJ, Steffey EP, LeCouteur RA, Farver TB, Imai A. (2003a). Effects of duration of isoflurane anesthesia and mode of ventilation on intracranial and cerebral perfusion pressures in horses. *Am J Vet Res.* **64**, 1444–1448.

Brosnan RJ, Steffey EP, LeCouteur RA, Imai A, Farver TB, Kortz GD. (2002b). Effects of body position on intracranial and cerebral perfusion pressures in isoflurane-anesthetized horses. *J Appl Physiol.* **92**, 2542–2546.

Brosnan RJ, Steffey EP, LeCouteur RA, Imai A, Farver TB, Kortz GD. (2003b). Effects of ventilation and isoflurane end-tidal concentration on intracranial and cerebral perfusion pressures in horses. *Am J Vet Res.* **64**, 21–25.

Bruce DL, Eide KA, Linde HW, Eckenhoff JE. (1968). Causes of death among anesthesiologists: a 20-year survey. *Anesthesiology.* **29**, 565–569.

Bundgaard H, von Oettingen G, Larsen KM, Landsfeldt U, Jensen KA, Nielsen E, Cold GE. (1998). Effects of sevoflurane on intracranial pressure, cerebral blood flow and cerebral metabolism. A dose-response study in patients subjected to craniotomy for cerebral tumours. *Acta Anaesthesiol Scand.* **42**, 621–627.

Burm AG. (2003). Occupational hazards of inhalational anaesthetics. *Best Pract Res Clin Anaesthesiol.* **17**, 147–161.

Cahalan MK, Johnson BH, Eger EI. (1981). Relationship of concentrations of halothane and enflurane to their metabolism and elimination in man. *Anesthesiology.* **54**, 3–8.

Callan CM. (2012). *Sevoflurane.* Lake Forest, IL, Millfield Press.

Calverley RK, Smith NT, Jones CW, Prys-Roberts C, Eger EI. (1978). Ventilatory and cardiovascular effects of enflurane anesthesia during spontaneous ventilation in man. *Anesth Analg.* **57**, 610–618.

Carpenter RL, Eger EI, Johnson BH, Unadkat JD, Sheiner LB. (1986a). The extent of metabolism of inhaled anesthetics in humans. *Anesthesiology.* **65**, 201–205.

Carpenter RL, Eger EI, Johnson BH, Unadkat JD, Sheiner LB. (1986b). Pharmacokinetics of inhaled anesthetics in humans: measurements during and after the simultaneous administration of enflurane, halothane, isoflurane, methoxyflurane, and nitrous oxide. *Anesth Analg.* **65**, 575–582.

Carpenter RL, Eger EI, Johnson BH, Unadkat JD, Sheiner LB. (1987). Does the duration of anesthetic administration affect the pharmacokinetics or metabolism of inhaled anesthetics in humans? *Anesth Analg.* **66**, 1–8.

Carrigan TW, Straughen WJ. (1987). A report of hepatic necrosis and death following isoflurane anesthesia. *Anesthesiology.* **67**, 581–583.

Cascorbi HF, Blake DA, Helrich M. (1970). Differences in the biotransformation of halothane in man. *Anesthesiology.* **32**, 119–123.

Chase RE, Holaday DA, Fiserova-Bergerova V, Saidman LJ, Mack FE. (1971). The biotransformation of ethrane in man. *Anesthesiology.* **35**, 262–267.

Cho S, Fujigaki T, Uchiyama Y, Fukusaki M, Shibata O, Sumikawa K. (1996). Effects of sevoflurane with and without nitrous oxide on human cerebral circulation. Transcranial Doppler study. *Anesthesiology.* **85**, 755–760.

Clark DL, Rosner BS. (1973). Neurophysiologic effects of general anesthetics. I. The electroencephalogram and sensory evoked responses in man. *Anesthesiology.* **38**, 564–582.

Clarke KW, Alibhai HI, Lee YH, Hammond RA. (1996). Cardiopulmonary effects of desflurane in the dog during spontaneous and artificial ventilation. *Res Vet Sci.* **61**, 82–86.

Connolly CM, Kramer GC, Hahn RG, Chaisson NF, Svensen CH, Kirschner RA, Hastings DA, Chinkes DL, Prough DS. (2003). Isoflurane but not mechanical ventilation promotes extravascular fluid accumulation during crystalloid volume loading. *Anesthesiology.* **98**, 670–681.

Conzen PF, Vollmar B, Habazettl H, Frink EJ, Peter K, Messmer K. (1992). Systemic and regional hemodynamics of isoflurane and sevoflurane in rats. *Anesth Analg.* **74**, 79–88.

Cook TL, Beppu WJ, Hitt BA, Kosek JC, Mazze RI. (1975a). A comparison of renal effects and metabolism of sevoflurane and methoxyflurane in enzyme-induced rats. *Anesth Analg.* **54**, 829–835.

Cook TL, Beppu WJ, Hitt BA, Kosek JC, Mazze RI. (1975b). Renal effects and metabolism of sevoflurane in Fisher 3444 rats: an in-vivo and in-vitro comparison with methoxyflurane. *Anesthesiology.* **43**, 70–77.

Coon RL, Kampine JP. (1975). Hypocapnic bronchoconstriction and inhalation anesthetics. *Anesthesiology.* **43**, 635–641.

Coppens MJ, Versichelen LF, Rolly G, Mortier EP, Struys MM. (2006). The mechanisms of carbon monoxide production by inhalational agents. *Anaesthesia.* **61**, 462–468.

Cousins MJ, Greenstein LR, Hitt BA, Mazze RI. (1976). Metabolism and renal effects of enflurane in man. *Anesthesiology.* **44**, 44–53.

Cousins MJ, Mazze RI, Barr GA, Kosek JC. (1973). A comparison of the renal effects of isoflurane and methoxyflurane in Fischer 344 rats. *Anesthesiology.* **38**, 557–563.

Crandell WB, Pappas SG, Macdonald A. (1966). Nephrotoxicity associated with methoxyflurane anesthesia. *Anesthesiology.* **27**, 591–607.

Crawford MW, Lerman J, Saldivia V, Carmichael FJ. (1992). Hemodynamic and organ blood flow responses to halothane and sevoflurane anesthesia during spontaneous ventilation. *Anesth Analg.* **75**, 1000–1006.

Cromwell TH, Stevens WC, Eger EI, Shakespeare TF, Halsey MJ, Bahlman SH, Fourcade HE. (1971). The cardiovascular effects of compound 469 (Forane) during spontaneous ventilation and CO2 challenge in man. *Anesthesiology.* **35**, 17–25.

Cullen BF, Eger EI. (1972). Diffusion of nitrous oxide, cyclopropane, and halothane through human skin and amniotic membrane. *Anesthesiology.* **36**, 168–173.

Culley DJ, Baxter M, Yukhananov R, Crosby G. (2003). The memory effects of general anesthesia persist for weeks in young and aged rats. *Anesth Analg.* **96**, 1004–1009.

Culley DJ, Baxter MG, Yukhananov R, Crosby G. (2004). Long-term impairment of acquisition of a spatial memory task following isoflurane-nitrous oxide anesthesia in rats. *Anesthesiology.* **100**, 309–314.

Dahan A, Sarton E, van den Elsen M, van Kleef J, Teppema L, Berkenbosch A. (1996). Ventilatory response to hypoxia in humans. Influences of subanesthetic desflurane. *Anesthesiology.* **85**, 60–68.

Dahan A, van den Elsen MJ, Berkenbosch A, DeGoede J, Olievier IC, Burm AG, van Kleef JW. (1994). Influence of a subanesthetic concentration of halothane on the ventilatory response to step changes into and out of sustained isocapnic hypoxia in healthy volunteers. *Anesthesiology.* **81**, 850–859.

David HN, Leveille F, Chazalviel L, MacKenzie ET, Buisson A, Lemaire M, Abraini JH. (2003). Reduction of ischemic brain damage by nitrous oxide and xenon. *J Cereb Blood Flow Metab.* **23**, 1168–1173.

Davies LA, Gibson CN, Boyett MR, Hopkins PM, Harrison SM. (2000). Effects of isoflurane, sevoflurane, and halothane on myofilament Ca2+ sensitivity and sarcoplasmic reticulum Ca2+release in rat ventricular myocytes. *Anesthesiology.* **93**, 1034–1044.

Deacon R, Lumb M, Perry J, Chanarin I, Minty B, Halsey M, Nunn J. (1980). Inactivation of methionine synthase by nitrous oxide. *Eur J Biochem.* **104**, 419–423.

de Jong RH, Eger EI. (1975). MAC expanded: AD50 and AD95 values of common inhalation anesthetics in man. *Anesthesiology.* **42**, 384–389.

Denborough MA, Forster JF, Lovell RR, Maplestone PA, Villiers JD. (1962). Anaesthetic deaths in a family. *Br J Anaesth.* **34**, 395–396.

Dershwitz M, Sreter FA. (1990). Azumolene reverses episodes of malignant hyperthermia in susceptible swine. *Anesth Analg.* **70**, 253–255.

Diedericks J, Leone BJ, Foex P, Sear JW, Ryder WA. (1993). Nitrous oxide causes myocardial ischemia when added to propofol in the compromised canine myocardium. *Anesth Analg.* **76**, 1322–1326.

Dikmen Y, Eminoglu E, Salihoglu Z, Demiroluk S. (2003). Pulmonary mechanics during isoflurane, sevoflurane and desflurane anaesthesia. *Anaesthesia.* **58**, 745–748.

Dingman JF, Lim NY. (1963). An inhalation anesthetic fluroxene. *J Am Med Assoc.* **186**, 325–326.

Dobkin AB, Heinrich RG, Israel JS, Levy AA, Neville JF Jr., Ounkasem K. (1968). Clinical and laboratory evaluation of a new inhalation agent: compound 347 (CHF2-O-CF2-CHF Cl). *Anesthesiology.* **29**, 275–287.

Dobkin AB, Kim D, Choi JK, Levy AA. (1973). Blood serum fluoride levels with enflurane (Ethrane) and isoflurane (Forane) anaesthesia during and following major abdominal surgery. *Can Anaesth Soc J.* **20**, 494–498.

Doi M, Ikeda K. (1987a). Postanesthetic respiratory depression in humans: a comparison of sevoflurane, isoflurane and halothane. *J Anesth.* **1**, 137–142.

Doi M, Ikeda K. (1987b). Respiratory effects of sevoflurane. *Anesth Analg.* **66**, 241–244.

Doi M, Ikeda K. (1993). Airway irritation produced by volatile anaesthetics during brief inhalation: comparison of halothane, enflurane, isoflurane and sevoflurane. *Can J Anaesth.* **40**, 122–126.

Domino KB, Borowec L, Alexander CM, Williams JJ, Chen L, Marshall C, Marshall BE. (1986). Influence of isoflurane on hypoxic pulmonary vasoconstriction in dogs. *Anesthesiology.* **64**, 423–429.

Doorley BM, Waters SJ, Terrell RC, Robinson JL. (1988). MAC of I-653 in beagle dogs and New Zealand white rabbits. *Anesthesiology.* **69**, 89–91.

Dorsch JA, Dorsch SE. (2007). *Understanding Anesthesia Equipment*, 5th edn. Philadelphia, Lippincott Williams & Wilkins.

Driessen B, Zarucco L, Steffey EP, McCullough C, Del Piero F, Melton L, Puschner B, Stover SM. (2002). Serum fluoride concentrations, biochemical and histopathological changes associated with prolonged sevoflurane anaesthesia in horses. *J Vet MedA Physiol Pathol Clin Med.* **49**, 337–347.

Dunlop CI, Steffey EP, Miller MF, Woliner MJ. (1987). Temporal effects of halothane and isoflurane in laterally recumbent ventilated male horses. *Am J Vet Res.* **48**, 1250–1255.

Ebert TJ, Harkin CP, Muzi M. (1995a). Cardiovascular responses to sevoflurane: a review. *Anesth Analg.* **81**, S11–22.

Ebert TJ, Muzi M. (1993). Sympathetic hyperactivity during desflurane anesthesia in healthy volunteers. A comparison with isoflurane. *Anesthesiology.* **79**, 444–453.

Ebert TJ, Muzi M, Lopatka CW. (1995b). Neurocirculatory responses to sevoflurane in humans. A comparison to desflurane. *Anesthesiology.* **83**, 88–95.

Eger EI. (1974). *Anesthetic Uptake and Action.* Baltimore, Williams & Wilkins.

Eger EI. (1981). *Isoflurane (Forane®): a compendium and reference.* Madison, WI, Ohio Medical Products.

Eger EI. (1985). *Nitrous Oxide/ N2O.* New York, NY, Elsevier Science.

Eger EI. (1987). Partition coefficients of I-653 in human blood, saline, and olive oil. *Anesth Analg.* **66**, 971–973.

Eger EI. (1992). Desflurane animal and human pharmacology: aspects of kinetics, safety, and MAC. *Anesth Analg.* **75**, S3–7; discussion S8-9.

Eger EI. (1993). *Desflurane (Suprane®): A Compendium and Reference.* Rutherford, NJ, Healthquest Publishing Group.

Eger EI. (1994). New inhaled anesthetics. *Anesthesiology.* **80**, 906–922.

Eger EI. (2002). A brief history of the origin of minimum alveolar concentration (MAC). *Anesthesiology.* **96**, 238–239.

Eger EI, Eisenkraft JB, Weiskopf RB. (2002). Metabolism of potent inhaled anesthetics. In Eger EI, Eisenkraft JB, Weiskopf RB. (eds), *The Pharmacology of Inhaled Anesthetics.* San Antonio, TX, Dannemiller Memorial Educational Foundation. 167–176.

Eger EI, Eisenkraft JB, Weiskopf RB. (2003a). *The Pharmacology of Inhaled Anesthetics.* San Antonio, TX, Dannemiller Memorial Education Foundation.

Eger EI, Gong D, Koblin DD, Bowland T, Ionescu P, Laster MJ, Weiskopf RB. (1998). The effect of anesthetic duration on kinetic and recovery characteristics of desflurane versus sevoflurane, and on the kinetic characteristics of compound A, in volunteers. *Anesth Analg.* **86**, 414–421.

Eger EI, Johnson BH. (1987). Rates of awakening from anesthesia with I-653, halothane, isoflurane, and sevoflurane: a test of the effect of anesthetic concentration and duration in rats. *Anesth Analg.* **66**, 977–982.

Eger EI, Johnson BH, Weiskopf RB, Holmes MA, Yasuda N, Targ A, Rampil IJ. (1988). Minimum alveolar concentration of I-653 and isoflurane in pigs: definition of a supramaximal stimulus. *Anesth Analg.* **67**, 1174–1176.

Eger EI, Saidman LJ. (2005). Illustrations of inhaled anesthetic uptake, including intertissue diffusion to and from fat. *Anesth Analg.* **100**, 1020–1033.

Eger EI, Saidman LJ, Brandstater B. (1965). Minimum alveolar anesthetic concentration: a standard of anesthetic potency. *Anesthesiology.* **26**, 756–763.

Eger EI, Severinghaus JW. (1964). Effect of Uneven Pulmonary Distribution of Blood and Gas on Induction with Inhalation Anesthetics. *Anesthesiology.* **25**, 620–626.

Eger EI, Shafer SL. (2005). Tutorial: context-sensitive decrement times for inhaled anesthetics. *Anesth Analg.* **101**, 688–696.

Eger EI, Sonner JM. (2006). Anaesthesia defined (gentlemen, this is no humbug). *Best Pract Res Clin Anaesthesiol.* **20**, 23–29.

Eger EI, White AE, Brown CL, Biava CG, Corbett TH, Stevens WC. (1978). A test of the carcinogenicity of enflurane, isoflurane, halothane, methoxyflurane, and nitrous oxide in mice. *Anesth Analg.* **57**, 678–694.

Eger EI, Xing Y, Pearce R, Shafer S, Laster MJ, Zhang Y, Fanselow MS, Sonner JM. (2003b). Isoflurane antagonizes the capacity of flurothyl or 1,2-dichlorohexafluorocyclobutane to impair fear conditioning to context and tone. *Anesth Analg.* **96**, 1010–1018.

Eger RR, Eger EI. (1985). Effect of temperature and age on the solubility of enflurane, halothane, isoflurane, and methoxyflurane in human blood. *Anesth Analg.* **64**, 640–642.

Eisele JH Jr. (1985). Cardiovascular effects of nitrous oxide. In Eger EI, II. (ed.), *Nitrous Oxide/ N2O.* New York, NY, Elsevier.

Eisele JH, Smith NT. (1972). Cardiovascular effects of 40 percent nitrous oxide in man. *Anesth Analg.* **51**, 956–963.

Engelking LR, Dodman NH, Hartman G, Valdez H, Spivak W. (1984). Effects of halothane anesthesia on equine liver function. *Am J Vet Res.* **45**, 607–615.

Fang F, Guo TZ, Davies MF, Maze M. (1997a). Opiate receptors in the periaqueductal gray mediate analgesic effect of nitrous oxide in rats. *Eur J Pharmacol.* **336**, 137–141.

Fang Z, Laster MJ, Gong D, Ionescu P, Koblin DD, Sonner J, Eger EI, Halsey MJ. (1997b). Convulsant activity of nonanesthetic gas combinations. *Anesth Analg.* **84**, 634–640.

Fang ZX, Eger EI, Laster MJ, Chortkoff BS, Kandel L, Ionescu P. (1995). Carbon monoxide production from degradation of desflurane, enflurane, isoflurane, halothane, and sevoflurane by soda lime and Baralyme. *Anesth Analg*. **80**, 1187–1193.

Fargas-Babjak A, Forrest JB. (1979). Effect of halothane on the pulmonary vascular response to hypoxia in dogs. *Can Anaesth Soc J*. **26**, 6–14.

Fassoulaki A, Lockhart SH, Freire BA, Yasuda N, Eger EI, Weiskopf RB, Johnson BH. (1991). Percutaneous loss of desflurane, isoflurane, and halothane in humans. *Anesthesiology*. **74**, 479–483.

Flood P, Sonner JM, Gong D, Coates KM. (2002). Isoflurane hyperalgesia is modulated by nicotinic inhibition. *Anesthesiology*. **97**, 192–198.

Frink EJ Jr., Malan TP, Morgan SE, Brown EA, Malcomson M, Brown BR Jr. (1992a). Quantification of the degradation products of sevoflurane in two CO2 absorbants during low-flow anesthesia in surgical patients. *Anesthesiology*. **77**, 1064–1069.

Frink EJ Jr., Morgan SE, Coetzee A, Conzen PF, Brown BR Jr. (1992b). The effects of sevoflurane, halothane, enflurane, and isoflurane on hepatic blood flow and oxygenation in chronically instrumented greyhound dogs. *Anesthesiology*. **76**, 85–90.

Fujii J, Otsu K, Zorzato F, de Leon S, Khanna VK, Weiler JE, O'Brien PJ, MacLennan DH. (1991). Identification of a mutation in porcine ryanodine receptor associated with malignant hyperthermia. *Science*. **253**, 448–451.

Fukuda H, Hirabayashi Y, Shimizu R, Saitoh K, Mitsuhata H. (1996). Sevoflurane is equivalent to isoflurane for attenuating bupivacaine-induced arrhythmias and seizures in rats. *Anesth Analg*. **83**, 570–573.

Funk W, Gruber M, Wild K, Hobbhahn J. (1999). Dry soda lime markedly degrades sevoflurane during simulated inhalation induction. *Br J Anaesth*. **82**, 193–198.

Gelman S, Fowler KC, Smith LR. (1984a). Liver circulation and function during isoflurane and halothane anesthesia. *Anesthesiology*. **61**, 726–730.

Gelman S, Fowler KC, Smith LR. (1984b). Regional blood flow during isoflurane and halothane anesthesia. *Anesth Analg*. **63**, 557–565.

Ghantous HN, Fernando J, Gandolfi AJ, Brendel K. (1991). Minimal biotransformation and toxicity of desflurane in guinea pig liver slices. *Anesth Analg*. **72**, 796–800.

Giacalone M, Abramo A, Giunta F, Forfori F. (2013). Xenon-related analgesia: a new target for pain treatment. *Clin J Pain*. **29**, 639–643.

Gopinath C, Jones RS, Ford EJ. (1970). The effect of the repeated administration of halothane on the liver of the horse. *J Pathol*. **102**, 107–114.

Gopinath G, Ford EJ. (1976). The influence of hepatic microsomal amidopyrine demethylase activity on halothane hepatotoxicity in the horse. *J Pathol*. **119**, 105–112.

Goto T, Suwa K, Uezono S, Ichinose F, Uchiyama M, Morita S. (1998). The blood-gas partition coefficient of xenon may be lower than generally accepted. *Br J Anaesth*. **80**, 255–256.

Grandy JL, Hodgson DS, Dunlop CI, Curtis CR, Heath RB. (1989). Cardiopulmonary effects of halothane anesthesia in cats. *Am J Vet Res*. **50**, 1729–1732.

Green WB Jr. (1995). The ventilatory effects of sevoflurane. *Anesth Analg*. **81**, S23–26.

Grosenbaugh DA, Muir WW. (1998). Cardiorespiratory effects of sevoflurane, isoflurane, and halothane anesthesia in horses. *Am J Vet Res*. **59**, 101–106.

Gupta S, Heath K, Matta BF. (1997). Effect of incremental doses of sevoflurane on cerebral pressure autoregulation in humans. *Br J Anaesth*. **79**, 469–472.

Habre W, Petak F, Sly PD, Hantos Z, Morel DR. (2001). Protective effects of volatile agents against methacholine-induced bronchoconstriction in rats. *Anesthesiology*. **94**, 348–353.

Hanouz JL, Massetti M, Guesne G, Chanel S, Babatasi G, Rouet R, Ducouret P, Khayat A, Galateau F, Bricard H, Gerard JL. (2000). In vitro effects of desflurane, sevoflurane, isoflurane, and halothane in isolated human right atria. *Anesthesiology*. **92**, 116–124.

Harper MH, Collins P, Johnson B, Eger EI, Biava C. (1982a). Hepatic injury following halothane, enflurane, and isoflurane anesthesia in rats. *Anesthesiology*. **56**, 14–17.

Harper MH, Collins P, Johnson BH, Eger EI, Biava CG. (1982b). Postanesthetic hepatic injury in rats: influence of alterations in hepatic blood flow, surgery, and anesthesia time. *Anesth Analg*. **61**, 79–82.

Harrison GG. (1975). Control of the malignant hyperpyrexic syndrome in MHS swine by dantrolene sodium. *Br J Anaesth*. **47**, 62–65.

Hartman JC, Pagel PS, Proctor LT, Kampine JP, Schmeling WT, Warltier DC. (1992). Influence of desflurane, isoflurane and halothane on regional tissue perfusion in dogs. *Can J Anaesth*. **39**, 877–887.

Hayashi Y, Sumikawa K, Tashiro C, Yamatodani A, Yoshiya I. (1988). Arrhythmogenic threshold of epinephrine during sevoflurane, enflurane, and isoflurane anesthesia in dogs. *Anesthesiology*. **69**, 145–147.

Hewer CL. (1942). Trichlorethylene as a general analgesic and anaesthetic. *ProcR Soc Med*. **35**, 463–468.

Hikasa Y, Kawanabe H, Takase K, Ogasawara S. (1996). Comparisons of sevoflurane, isoflurane, and halothane anesthesia in spontaneously breathing cats. *Vet Surg*. **25**, 234–243.

Hill DW. (1980). *Physics Applied to Anaesthesia*. Oxford, UK, Butterworth-Heinemann.

Hilty CA, Drummond JC. (2000). Seizure-like activity on emergence from sevoflurane anesthesia. *Anesthesiology*. **93**, 1357–1359.

Hirshman CA, Bergman NA. (1978). Halothane and enflurane protect against bronchospasm in an asthma dog model. *Anesth Analg*. **57**, 629–633.

Holaday DA, Fiserova-Bergerova V, Latto IP, Zumbiel MA. (1975). Resistance of isoflurane to biotransformation in man. *Anesthesiology*. **43**, 325–332.

Holaday DA, Rudofsky S, Treuhaft PS. (1970). The metabolic degradation of methoxyflurane in man. *Anesthesiology*. **33**, 589–593.

Holaday DA, Smith FR. (1981). Clinical characteristics and biotransformation of sevoflurane in healthy human volunteers. *Anesthesiology*. **54**, 100–106.

Holmstrom A, Akeson J. (2003). Cerebral blood flow at 0.5 and 1.0 minimal alveolar concentrations of desflurane or sevoflurane compared with isoflurane in normoventilated pigs. *J Neurosurg Anesthesiol*. **15**, 90–97.

Hong K, Trudell JR, O'Neil JR, Cohen EN. (1980). Metabolism of nitrous oxide by human and rat intestinal contents. *Anesthesiology*. **52**, 16–19.

Hopkins PM. (2011). Malignant hyperthermia: pharmacology of triggering. *Br J Anaesth*. **107**, 48–56.

Hubbard AK, Gandolfi AJ, Brown BR Jr. (1988). Immunological basis of anesthetic-induced hepatotoxicity. *Anesthesiology*. **69**, 814–817.

Huneke R, Jungling E, Skasa M, Rossaint R, Luckhoff A. (2001). Effects of the anesthetic gases xenon, halothane, and isoflurane on calcium and potassium currents in human atrial cardiomyocytes. *Anesthesiology*. **95**, 999–1006.

Iijima T, Nakamura Z, Iwao Y, Sankawa H. (2000). The epileptogenic properties of the volatile anesthetics sevoflurane and isoflurane in patients with epilepsy. *Anesth Analg*. **91**, 989–995.

Ingwersen W, Allen DG, Dyson DH, Pascoe PJ, O'Grady MR. (1988). Cardiopulmonary effects of a halothane/oxygen combination in healthy cats. *Can J Vet Res*. **52**, 386–391.

Istaphanous GK, Howard J, Nan X, Hughes EA, McCann JC, McAuliffe JJ, Danzer SC, Loepke AW. (2011). Comparison of the neuroapoptotic properties of equipotent anesthetic concentrations of desflurane, isoflurane, or sevoflurane in neonatal mice. *Anesthesiology*. **114**, 578–587.

Jackson CT, Morton WTG. (1847). The patent Letheon–Jackson and Morton's specification. *Boston Med Surg J*. **36**, 194–198.

Jevtovic-Todorovic V, Beals J, Benshoff N, Olney JW. (2003a). Prolonged exposure to inhalational anesthetic nitrous oxide kills neurons in adult rat brain. *Neuroscience*. **122**, 609–616.

Jevtovic-Todorovic V, Carter LB. (2005). The anesthetics nitrous oxide and ketamine are more neurotoxic to old than to young rat brain. *Neurobiol Aging*. **26**, 947–956.

Jevtovic-Todorovic V, Hartman RE, Izumi Y, Benshoff ND, Dikranian K, Zorumski CF, Olney JW, Wozniak DF. (2003b). Early exposure to common anesthetic agents causes widespread neurodegeneration in the developing rat brain and persistent learning deficits. *J Neurosci*. **23**, 876–882.

Jevtovic-Todorovic V, Todorovic SM, Mennerick S, Powell S, Dikranian K, Benshoff N, Zorumski CF, Olney JW. (1998). Nitrous oxide (laughing gas) is an NMDA antagonist, neuroprotectant and neurotoxin. *Nat Med.* **4**, 460–463.

Jinks SL, Atherley RJ, Dominguez CL, Sigvardt KA, Antognini JF. (2005). Isoflurane disrupts central pattern generator activity and coordination in the lamprey isolated spinal cord. *Anesthesiology.* **103**, 567–575.

Joas TA, Stevens WC. (1971). Comparison of the arrhythmic doses of epinephrine during Forane, halothane, and fluroxene anesthesia in dogs. *Anesthesiology.* **35**, 48–53.

Joas TA, Stevens WC, Eger EI. (1971). Electroencephalographic seizure activity in dogs during anaesthesia. *Br J Anaesth.* **43**, 739–745.

Johnson RA, Striler E, Sawyer DC, Brunson DB. (1998). Comparison of isoflurane with sevoflurane for anesthesia induction and recovery in adult dogs. *Am J Vet Res.* **59**, 478–481.

Johnston RR, Eger EI, Wilson C. (1976). A comparative interaction of epinephrine with enflurane, isoflurane, and halothane in man. *Anesth Analg.* **55**, 709–712.

Jones RM, Cashman JN, Eger EI, Damask MC, Johnson BH. (1990a). Kinetics and potency of desflurance (I-653) in volunteers. *Anesth Analg.* **70**, 3–7.

Jones RM, Cashman JN, Mant TG. (1990b). Clinical impressions and cardiorespiratory effects of a new fluorinated inhalation anaesthetic, desflurane (I-653), in volunteers. *Br J Anaesth.* **64**, 11–15.

Jones RM, Koblin DD, Cashman JN, Eger EI, Johnson BH, Damask MC. (1990c). Biotransformation and hepato-renal function in volunteers after exposure to desflurane (I-653). *Br J Anaesth.* **64**, 482–487.

Julien RM, Kavan EM. (1972). Electrographic studies of a new volatile anesthetic agent: enflurare (ethrane). *J Pharmacol Exp Therap.* **183**, 393–403.

Julien RM, Kavan EM. (1974). Electrographic studies of isoflurane (Forane). *Neuropharmacology.* **13**, 677–681.

Karasawa F. (1991). The effects of sevoflurane on lidocaine-induced convulsions. *J Anesth.* **5**, 60–67.

Katoh T, Ikeda K. (1987). The minimum alveolar concentration (MAC) of sevoflurane in humans. *Anesthesiology.* **66**, 301–303.

Katz RL, Epstein RA. (1968). The interaction of anesthetic agents and adrenergic drugs to produce cardiac arrhythmias. *Anesthesiology.* **29**, 763–784.

Kavan EM, Julien RM. (1974). Central nervous systems' effects of isoflurane (Forane). *Can Anaesth Soc J.* **21**, 390–402.

Kaye AD, Vig S, Sabar R. (2001). Cerebral hemodynamic response to the introduction of desflurane: a comparison with sevoflurane. *Anesth Analg.* **92**, 282–283.

Kehl F, Payne RS, Roewer N, Schurr A. (2004). Sevoflurane-induced preconditioning of rat brain in vitro and the role of KATP channels. *Brain Res.* **1021**, 76–81.

Kenna JG, Jones RM. (1995). The organ toxicity of inhaled anesthetics. *Anesth Analg.* **81**, S51–66.

Kerbaul F, Bellezza M, Guidon C, Roussel L, Imbert M, Carpentier JP, Auffray JP. (2000). Effects of sevoflurane on hypoxic pulmonary vasoconstriction in anaesthetized piglets. *Br J Anaesth.* **85**, 440–445.

Kerbaul F, Guidon C, Stephanazzi J, Bellezza M, Le Dantec P, Longeon T, Aubert M. (2001). Sub-MAC concentrations of desflurane do not inhibit hypoxic pulmonary vasoconstriction in anesthetized piglets. *Can J Anaesth.* **48**, 760–767.

Kharasch ED. (1995). Biotransformation of sevoflurane. *Anesth Analg.* **81**, S27–38.

Kharasch ED, Hankins D, Mautz D, Thummel KE. (1996). Identification of the enzyme responsible for oxidative halothane metabolism: implications for prevention of halothane hepatitis. *Lancet.* **347**, 1367–1371.

Kharasch ED, Subbarao GN, Cromack KR, Stephens DA, Saltarelli MD. (2009). Sevoflurane formulation water content influences degradation by Lewis acids in vaporizers. *Anesth Analg.* **108**, 1796–1802.

Klide AM. (1976). Cardiopulmonary effects of enflurane and isoflurane in the dog. *Am J Vet Res.* **37**, 127–131.

Klide AM, Aviado DM. (1967). Mechanism for the reduction in pulmonary resistance induced by halothane. *J Pharmacol Exp Therap.* **158**, 28–35.

Knill RL, Gelb AW. (1978). Ventilatory responses to hypoxia and hypercapnia during halothane sedation and anesthesia in man. *Anesthesiology.* **49**, 244–251.

Knill RL, Kieraszewicz HT, Dodgson BG, Clement JL. (1983). Chemical regulation of ventilation during isoflurane sedation and anaesthesia in humans. *Can Anaesth Soc J.* **30**, 607–614.

Koblin DD. (1992). Characteristics and implications of desflurane metabolism and toxicity. *Anesth Analg.* **75**, S10–16.

Koblin DD, Eger EI, Johnson BH, Collins P, Terrell RC, Speers L. (1981). Are convulsant gases also anesthetics? *Anesth Analg.* **60**, 464–470.

Koblin DD, Eger EI, Johnson BH, Konopka K, Waskell L. (1988). I-653 resists degradation in rats. *Anesth Analg.* **67**, 534–538.

Koblin DD, Fang Z, Eger EI, Laster MJ, Gong D, Ionescu P, Halsey MJ, Trudell JR. (1998). Minimum alveolar concentrations of noble gases, nitrogen, and sulfur hexafluoride in rats: helium and neon as nonimmobilizers (nonanesthetics). *Anesth Analg.* **87**, 419–424.

Koblin DD, Tomerson BW, Waldman FM, Lampe GH, Wauk LZ, Eger EI. (1990). Effect of nitrous oxide on folate and vitamin B12 metabolism in patients. *Anesth Analg.* **71**, 610–617.

Kodama M, Satoh Y, Otsubo Y, Araki Y, Yonamine R, Masui K, Kazama T. (2011). Neonatal desflurane exposure induces more robust neuroapoptosis than do isoflurane and sevoflurane and impairs working memory. *Anesthesiology.* **115**, 979–991.

Komatsu H, Taie S, Endo S, Fukuda K, Ueki M, Nogaya J, Ogli K. (1994). Electrical seizures during sevoflurane anesthesia in two pediatric patients with epilepsy. *Anesthesiology.* **81**, 1535–1537.

Krantz JC, Evans WE, Carr CJ, Kibler DV. (1946). Anesthesia; the anesthetic action of n-propylmethyl ether. *J Pharmacol Exp Therap.* **86**, 138–144.

Lampe GH, Donegan JH, Rupp SM, Wauk LZ, Whitendale P, Fouts KE, Rose BM, Litt LL, Rampil IJ, Wilson CB, Eger EI. (1990a). Nitrous oxide and epinephrine-induced arrhythmias. *Anesth Analg.* **71**, 602–605.

Lampe GH, Wauk LZ, Donegan JH, Pitts LH, Jackler RK, Litt LL, Rampil IJ, Eger EI. (1990b). Effect on outcome of prolonged exposure of patients to nitrous oxide. *Anesth Analg.* **71**, 586–590.

Lampe GH, Wauk LZ, Whitendale P, Way WL, Murray W, Eger EI. (1990c). Nitrous oxide does not impair hepatic function in young or old surgical patients. *Anesth Analg.* **71**, 606–609.

Lanner JT, Georgiou DK, Joshi AD, Hamilton SL. (2010). Ryanodine receptors: structure, expression, molecular details, and function in calcium release. *Cold Spring Harb Perspect Biol.* **2**, a003996.

Larson CP Jr., Eger EI, Muallem M, Buechel DR, Munson ES, Eisele JH. (1969). The effects of diethyl ether and methoxyflurane on ventilation: II. A comparative study in man. *Anesthesiology.* **30**, 174–184.

Lawrence JH, Loomis WF, Tobias CA, Turpin FH. (1946a). Preliminary observations on the narcotic effect of xenon with a review of values for solubilities of gases in water and oils. *J Physiol.* **105**, 197–204.

Lawrence JH, Loomis WF, Tobias CA, Turpin FH. (1946b). Preliminary observations on the narcotic effect of xenon with a review of values for solubilities of gases in water and oils. *J Physiol.* **105**, 197–204.

Layzer RB. (1978). Myeloneuropathy after prolonged exposure to nitrous oxide. *Lancet.* **2**, 1227–1230.

Layzer RB, Fishman RA, Schafer JA. (1978). Neuropathy following abuse of nitrous oxide. *Neurology.* **28**, 504–506.

Lemmens HJ, Saidman LJ, Eger EI, Laster MJ. (2008). Obesity modestly affects inhaled anesthetic kinetics in humans. *Anesth Analg.* **107**, 1864–1870.

Leone BJ, Philbin DM, Lehot JJ, Foex P, Ryder WA. (1988). Gradual or abrupt nitrous oxide administration in a canine model of critical coronary stenosis induces regional myocardial dysfunction that is worsened by halothane. *Anesth Analg.* **67**, 814–822.

Lerman J, Sikich N, Kleinman S, Yentis S. (1994). The pharmacology of sevoflurane in infants and children. *Anesthesiology.* **80**, 814–824.

Lerman J, Willis MM, Gregory GA, Eger EI. (1983). Osmolarity determines the solubility of anesthetics in aqueous solutions at 37 degrees C. *Anesthesiology.* **59**, 554–558.

Lesitsky MA, Davis S, Murray PA. (1998). Preservation of hypoxic pulmonary vasoconstriction during sevoflurane and desflurane anesthesia compared to the conscious state in chronically instrumented dogs. *Anesthesiology.* **89**, 1501–1508.

Lewis JH, Zimmerman HJ, Ishak KG, Mullick FG. (1983). Enflurane hepatotoxicity. A clinicopathologic study of 24 cases. *Ann Intern Med.* **98**, 984–992.

Li L, Zuo Z. (2009). Isoflurane preconditioning improves short-term and long-term neurological outcome after focal brain ischemia in adult rats. *Neuroscience*. **164**, 497–506.

Li QF, Zhu YS, Jiang H. (2008). Isoflurane preconditioning activates HIF-1alpha, iNOS and Erk1/2 and protects against oxygen-glucose deprivation neuronal injury. *Brain Res*. **1245**, 26–35.

Linde HW, Avram MJ. (1980). Biotransformation of nitrous oxide. *Anesthesiology*. **53**, 354–355.

Liu J, Laster MJ, Eger EI, Taheri S. (1991). Absorption and degradation of sevoflurane and isoflurane in a conventional anesthetic circuit. *Anesth Analg*. **72**, 785–789.

Liu J, Laster MJ, Taheri S, Eger EI, Chortkoff B, Halsey MJ. (1994). Effect of n-alkane kinetics in rats on potency estimations and the Meyer-Overton hypothesis. *Anesth Analg*. **79**, 1049–1055.

Liu WS, Wong KC, Port JD, Andriano KP. (1982). Epinephrine-induced arrhythmias during halothane anesthesia with the addition of nitrous oxide, nitrogen, or helium in dogs. *Anesth Analg*. **61**, 414–417.

Lockhart SH, Rampil IJ, Yasuda N, Eger EI, Weiskopf RB. (1991a). Depression of ventilation by desflurane in humans. *Anesthesiology*. **74**, 484–488.

Lockhart SH, Yasuda N, Peterson N, Laster M, Taheri S, Weiskopf RB, Eger EI. (1991b). Comparison of percutaneous losses of sevoflurane and isoflurane in humans. *Anesth Analg*. **72**, 212–215.

Loepke AW, Istaphanous GK, McAuliffe JJ 3rd, Miles L, Hughes EA, McCann JC, Harlow KE, Kurth CD, Williams MT, Vorhees CV, Danzer SC. (2009). The effects of neonatal isoflurane exposure in mice on brain cell viability, adult behavior, learning, and memory. *Anesth Analg*. **108**, 90–104.

Ludders JW, Rode J, Mitchell GS. (1989). Isoflurane anesthesia in sandhill cranes (Grus canadensis): minimal anesthetic concentration and cardiopulmonary dose-response during spontaneous and controlled breathing. *Anesth Analg*. **68**, 511–516.

Lynch C 3rd, Baum J, Tenbrinck R. (2000). Xenon anesthesia. *Anesthesiology*. **92**, 865–868.

Manohar M, Goetz TE. (1985). Cerebral, renal, adrenal, intestinal, and pancreatic circulation in conscious ponies and during 1.0, 1.5, and 2.0 minimal alveolar concentrations of halothane-O2 anesthesia. *Am J Vet Res*. **46**, 2492–2497.

Manohar M, Parks C. (1984a). Porcine regional brain and myocardial blood flows during halothane-O2 and halothane-nitrous oxide anesthesia: comparisons with equipotent isoflurane anesthesia. *Am J Vet Res*. **45**, 465–473.

Manohar M, Parks CM. (1984b). Porcine systemic and regional organ blood flow during 1.0 and 1.5 minimum alveolar concentrations of sevoflurane anesthesia without and with 50% nitrous oxide. *J Pharmacol Exp Therap*. **231**, 640–648.

Marshall C, Lindgren L, Marshall BE. (1984). Effects of halothane, enflurane, and isoflurane on hypoxic pulmonary vasoconstriction in rat lungs in vitro. *Anesthesiology*. **60**, 304–308.

Martin JL, Plevak DJ, Flannery KD, Charlton M, Poterucha JJ, Humphreys CE, Derfus G, Pohl LR. (1995). Hepatotoxicity after desflurane anesthesia. *Anesthesiology*. **83**, 1125–1129.

Marx T, Froba G, Bader S, Villwock J, Georgieff M. (1996). Diffusion of anaesthetic gases through different polymers. *Acta Anaesthesiol Scand*. **40**, 275–281.

Mathers J, Benumof JL, Wahrenbrock EA. (1977). General anesthetics and regional hypoxic pulmonary vasoconstriction. *Anesthesiology*. **46**, 111–114.

Matta BF, Heath KJ, Tipping K, Summors AC. (1999). Direct cerebral vasodilatory effects of sevoflurane and isoflurane. *Anesthesiology*. **91**, 677–680.

Mazze RI. (2006). Methoxyflurane revisited: tale of an anesthetic from cradle to grave. *Anesthesiology*. **105**, 843–846.

Mazze RI, Cousins MJ. (1974). Biotransformation of methoxyflurane. *Int Anesthesiol Clin*. **12**, 93–105.

Mazze RI, Cousins MJ, Barr GA. (1974). Renal effects and metabolism of isoflurane in man. *Anesthesiology*. **40**, 536–542.

Mazze RI, Trudell JR, Cousins MJ. (1971). Methoxyflurane metabolism and renal dysfunction: clinical correlation in man. *Anesthesiology*. **35**, 247–252.

Mazzeo AJ, Cheng EY, Bosnjak ZJ, Coon RL, Kampine JP. (1996). Differential effects of desflurane and halothane on peripheral airway smooth muscle. *Br J Anaesth*. **76**, 841–846.

McGrath CJ, Rempel WE, Jessen CR, Addis PB, Crimi AJ. (1981). Malignant hyperthermia-triggering liability of selected inhalant anesthetics in swine. *Am J Vet Res*. **42**, 604–607.

McMurphy RM, Hodgson DS. (1996). Cardiopulmonary effects of desflurane in cats. *Am J Vet Res*. **57**, 367–370.

Melzack R, Casey KL. (1967). Sensory, motivational, and control determinants of pain: a new conceptual model. In Kenshalo D. (ed.), *The Skin Senses*. Talahassee, FL. Thomas. 423–443.

Merin RG, Bernard JM, Doursout MF, Cohen M, Chelly JE. (1991). Comparison of the effects of isoflurane and desflurane on cardiovascular dynamics and regional blood flow in the chronically instrumented dog. *Anesthesiology*. **74**, 568–574.

Merin RG, Verdouw PD, de Jong JW. (1977). Dose-dependent depression of cardiac function and metabolism by halothane in swine (Sus scrofa). *Anesthesiology*. **46**, 417–423.

Merkel G, Eger EI. (1963). A comparative study of halothane and halopropane anesthesia including method for determining equipotency. *Anesthesiology*. **24**, 346–357.

Meyer H. (1899). Zur Theorie der Alkoholnarkose. *Naunyn-Schmiedeberg's Arch Pharmacol*. **42**, 109–118.

Miller RD, Cohen NH, Eriksson LI, Fleisher LA, Wiener-Kronish JP, Young WL. (2014). *Miller's Anesthesia*, 8th edn. Philadelphia, Saunders.

Mitsuyo T, Dutton RC, Antognini JF, Carstens E. (2006). The differential effects of halothane and isoflurane on windup of dorsal horn neurons selected in unanesthetized decerebrated rats. *Anesth Analg*. **103**, 753–760.

Moore MA, Weiskopf RB, Eger EI, Wilson C, Lu G. (1993). Arrhythmogenic doses of epinephrine are similar during desflurane or isoflurane anesthesia in humans. *Anesthesiology*. **79**, 943–947.

Munson ES, Larson CP Jr., Babad AA, Regan MJ, Buechel DR, Eger EI. (1966). The effects of halothane, fluroxene and cyclopropane on ventilation: a comparative study in man. *Anesthesiology*. **27**, 716–728.

Munson ES, Tucker WK. (1975). Doses of epinephrine causing arrhythmia during enflurane, methoxyflurane and halothane anaesthesia in dogs. *Can Anaesth Soc J*. **22**, 495–501.

Murao K, Shingu K, Miyamoto E, Ikeda S, Nakao S, Masuzawa M, Yamada M. (2002). Anticonvulsant effects of sevoflurane on amygdaloid kindling and bicuculline-induced seizures in cats: comparison with isoflurane and halothane. *J Anesth*. **16**, 34–43.

Murao K, Shingu K, Tsushima K, Takahira K, Ikeda S, Matsumoto H, Nakao S, Asai T. (2000a). The anticonvulsant effects of volatile anesthetics on penicillin-induced status epilepticus in cats. *Anesth Analg*. **90**, 142–147.

Murao K, Shingu K, Tsushima K, Takahira K, Ikeda S, Nakao S. (2000b). The anticonvulsant effects of volatile anesthetics on lidocaine-induced seizures in cats. *Anesth Analg*. **90**, 148–155.

Murray JM, Renfrew CW, Bedi A, McCrystal CB, Jones DS, Fee JP. (1999). Amsorb: a new carbon dioxide absorbent for use in anesthetic breathing systems. *Anesthesiology*. **91**, 1342–1348.

Mutoh T, Nishimura R, Kim HY, Matsunaga S, Sasaki N. (1997). Cardiopulmonary effects of sevoflurane, compared with halothane, enflurane, and isoflurane, in dogs. *Am J Vet Res*. **58**, 885–890.

Nakata Y, Goto T, Ishiguro Y, Terui K, Niimi Y, Morita S. (1999). Anesthetic doses of sevoflurane to block cardiovascular responses to incision when administered with xenon or nitrous oxide. *Anesthesiology*. **91**, 369–373.

Nathan HJ. (1988). Nitrous oxide worsens myocardial ischemia in isoflurane-anesthetized dogs. *Anesthesiology*. **68**, 407–415.

Nathan HJ. (1991). Nitrous oxide does not worsen myocardial ischaemia following beta-receptor blockade in isoflurane anaesthetized dogs. *Can J Anaesth*. **38**, 640–647.

Navarro R, Weiskopf RB, Moore MA, Lockhart S, Eger EI, Koblin D, Lu G, Wilson C. (1994). Humans anesthetized with sevoflurane or isoflurane have similar arrhythmic response to epinephrine. *Anesthesiology*. **80**, 545–549.

Neigh JL, Garman JK, Harp JR. (1971). The electroencephalographic pattern during anesthesia with ethrane: effects of depth of anesthesia, PaCo2, and nitrous oxide. *Anesthesiology*. **35**, 482–487.

Neumann MA, Eger EI, Weiskopf RB. (2005). Solubility of volatile anesthetics in bovine white matter, cortical gray matter, thalamus, hippocampus, and hypothalamic area. *Anesth Analg.* **100**, 1003–1006.

Nishiyama T, Matsukawa T, Yokoyama T, Hanaoka K. (1999). Cerebrovascular carbon dioxide reactivity during general anesthesia: a comparison between sevoflurane and isoflurane. *Anesth Analg.* **89**, 1437–1441.

Njoku D, Laster MJ, Gong DH, Eger EI, Reed GF, Martin JL. (1997). Biotransformation of halothane, enflurane, isoflurane, and desflurane to trifluoroacetylated liver proteins: association between protein acylation and hepatic injury. *Anesth Analg.* **84**, 173–178.

North B, Reilly P. (1990). *Raised Intracranial Pressure.* Oxford, UK, Heinemann Professional Publishing.

Nyktari VG, Papaioannou AA, Prinianakis G, Mamidakis EG, Georgopoulos D, Askitopoulou H. (2006). Effect of the physical properties of isoflurane, sevoflurane, and desflurane on pulmonary resistance in a laboratory lung model. *Anesthesiology.* **104**, 1202–1207.

O'Connor TC, Abram SE. (1995). Inhibition of nociception-induced spinal sensitization by anesthetic agents. *Anesthesiology.* **82**, 259–266.

Osawa M, Shingu K, Murakawa M, Adachi T, Kurata J, Seo N, Murayama T, Nakao S, Mori K. (1994). Effects of sevoflurane on central nervous system electrical activity in cats. *Anesth Analg.* **79**, 52–57.

O'Sullivan H, Jennings F, Ward K, McCann S, Scott JM, Weir DG. (1981). Human bone marrow biochemical function and megaloblastic hematopoiesis after nitrous oxide anesthesia. *Anesthesiology.* **55**, 645–649.

Overton CE. (1991). *Studies of Narcosis.* London, Chapman and Hall.

Pagel PS, Kampine JP, Schmeling WT, Warltier DC. (1991a). Comparison of the systemic and coronary hemodynamic actions of desflurane, isoflurane, halothane, and enflurane in the chronically instrumented dog. *Anesthesiology.* **74**, 539–551.

Pagel PS, Kampine JP, Schmeling WT, Warltier DC. (1991b). Influence of volatile anesthetics on myocardial contractility in vivo: desflurane versus isoflurane. *Anesthesiology.* **74**, 900–907.

Pagel PS, Kampine JP, Schmeling WT, Warltier DC. (1993). Evaluation of myocardial contractility in the chronically instrumented dog with intact autonomic nervous system function: effects of desflurane and isoflurane. *Acta Anaesthesiol Scand.* **37**, 203–210.

Park WK, Kim MH, Ahn DS, Chae JE, Jee YS, Chung N, Lynch C 3rd. (2007). Myocardial depressant effects of desflurane: mechanical and electrophysiologic actions in vitro. *Anesthesiology.* **106**, 956–966.

Payne RS, Akca O, Roewer N, Schurr A, Kehl F. (2005). Sevoflurane-induced preconditioning protects against cerebral ischemic neuronal damage in rats. *Brain Res.* **1034**, 147–152.

Pelligrino DA, Miletich DJ, Hoffman WE, Albrecht RF. (1984). Nitrous oxide markedly increases cerebral cortical metabolic rate and blood flow in the goat. *Anesthesiology.* **60**, 405–412.

Perouansky M, Rau V, Ford T, Oh SI, Perkins M, Eger EI, Pearce RA. (2010). Slowing of the hippocampal theta rhythm correlates with anesthetic-induced amnesia. *Anesthesiology.* **113**, 1299–1309.

Philbin DM, Foex P, Drummond G, Lowenstein E, Ryder WA, Jones LA. (1985). Postsystolic shortening of canine left ventricle supplied by a stenotic coronary artery when nitrous oxide is added in the presence of narcotics. *Anesthesiology.* **62**, 166–174.

Plaa GL. (2000). Chlorinated methanes and liver injury: highlights of the past 50 years. *Annu Rev Pharmacol Toxicol.* **40**, 42–65.

Pohl LR, Kenna JG, Satoh H, Christ D, Martin JL. (1989). Neoantigens associated with halothane hepatitis. *Drug Metab Rev.* **20**, 203–217.

Polis I, Gasthuys F, Van Ham L, Laevens H. (2001). Recovery times and evaluation of clinical hemodynamic parameters of sevoflurane, isoflurane and halothane anaesthesia in mongrel dogs. *J Vet Med A Physiol Pathol Clin Med.* **48**, 401–411.

Preckel B, Schlack W. (2005). Inert gases as the future inhalational anaesthetics? *Best Pract Res Clin Anaesthesiol.* **19**, 365–379.

Price HL. (1966). The significance of catecholamine release during anaesthesia. *Br J Anaesth.* **38**, 705–711.

Purchase IF. (1966). Cardiac arrhythmias occurring during halothane anaesthesia in cats. *Br J Anaesth.* **38**, 13–22.

Pypendop BH, Ilkiw JE. (2004). Hemodynamic effects of sevoflurane in cats. *Am J Vet Res.* **65**, 20–25.

Pypendop BH, Ilkiw JE, Imai A, Bolich JA. (2003). Hemodynamic effects of nitrous oxide in isoflurane-anesthetized cats. *Am J Vet Res.* **64**, 273–278.

Quasha AL, Eger EI, Tinker JH. (1980). Determination and applications of MAC. *Anesthesiology.* **53**, 315–334.

Rampil IJ, Lockhart SH, Eger EI, Yasuda N, Weiskopf RB, Cahalan MK. (1991). The electroencephalographic effects of desflurane in humans. *Anesthesiology.* **74**, 434–439.

Rampil IJ, Weiskopf RB, Brown JG, Eger EI, Johnson BH, Holmes MA, Donegan JH. (1988). I653 and isoflurane produce similar dose-related changes in the electroencephalogram of pigs. *Anesthesiology.* **69**, 298–302.

Rau V, Iyer SV, Oh I, Chandra D, Harrison N, Eger EI, Fanselow MS, Homanics GE, Sonner JM. (2009). Gamma-aminobutyric acid type A receptor alpha 4 subunit knockout mice are resistant to the amnestic effect of isoflurane. *Anesth Analg.* **109**, 1816–1822.

Rau V, Oh I, Liao M, Bodarky C, Fanselow MS, Homanics GE, Sonner JM, Eger EI. (2011). Gamma-aminobutyric acid type A receptor beta3 subunit forebrain-specific knockout mice are resistant to the amnestic effect of isoflurane. *Anesth Analg.* **113**, 500–504.

Raventos J. (1956). The action of fluothane; a new volatile anaesthetic. *Br J Pharmacol Chemother.* **11**, 394–410.

Reasoner DK, Warner DS, Todd MM, McAllister A. (1990). Effects of nitrous oxide on cerebral metabolic rate in rats anaesthetized with isoflurane. *Br J Anaesth.* **65**, 210–215.

Reed SB, Strobel GE Jr. (1978). An in-vitro model of malignant hyperthermia: differential effects of inhalation anesthetics on caffeine-induced muscle contractures. *Anesthesiology.* **48**, 254–259.

Regan MJ, Eger EI. (1967). Effect of hypothermia in dogs on anesthetizing and apneic doses of inhalation agents. Determination of the anesthetic index (Apnea/MAC). *Anesthesiology.* **28**, 689–700.

Rehder K, Forbes J, Alter H, Hessler O, Stier A. (1967). Halothane biotransformation in man: a quantitative study. *Anesthesiology.* **28**, 711–715.

Riggs LK. (1925). Anesthetic properties of the olefine hydrocarbons, ethylene, propylene, butylene and amylene. *J Pharm Sci.* **14**, 380–387.

Roald OK, Forsman M, Heier MS, Steen PA. (1991). Cerebral effects of nitrous oxide when added to low and high concentrations of isoflurane in the dog. *Anesth Analg.* **72**, 75–79.

Roberts MC, Mickelson JR, Patterson EE, Nelson TE, Armstrong PJ, Brunson DB, Hogan K. (2001). Autosomal dominant canine malignant hyperthermia is caused by a mutation in the gene encoding the skeletal muscle calcium release channel (RYR1). *Anesthesiology.* **95**, 716–725.

Romagnoli A, Korman D. (1962). Methoxyflurane in obstetrical anaesthesia and analgesia. *Can Anaesth Soc J.* **9**, 414–418.

Rooke GA, Choi JH, Bishop MJ. (1997). The effect of isoflurane, halothane, sevoflurane, and thiopental/nitrous oxide on respiratory system resistance after tracheal intubation. *Anesthesiology.* **86**, 1294–1299.

Rosenberg PH, Alila A. (1984). Accumulation of thymol in halothane vaporizers. *Anaesthesia.* **39**, 581–583.

Ross WT Jr., Daggy BP. (1981). Hepatic blood flow in phenobarbital-pretreated rats during halothane anesthesia and hypoxia. *Anesth Analg.* **60**, 306–309.

Rowland AS, Baird DD, Weinberg CR, Shore DL, Shy CM, Wilcox AJ. (1992). Reduced fertility among women employed as dental assistants exposed to high levels of nitrous oxide. *N Engl J Med.* **327**, 993–997.

Sakabe T, Kuramoto T, Inoue S, Takeshita H. (1978). Cerebral effects of nitrous oxide in the dog. *Anesthesiology.* **48**, 195–200.

Sanders RD, Franks NP, Maze M. (2003). Xenon: no stranger to anaesthesia. *Br J Anaesth.* **91**, 709–717.

Sanders RD, Weimann J, Maze M. (2008a). Biologic effects of nitrous oxide: a mechanistic and toxicologic review. *Anesthesiology.* **109**, 707–722.

Sanders RD, Xu J, Shu Y, Fidalgo A, Ma D, Maze M. (2008b). General anesthetics induce apoptotic neurodegeneration in the neonatal rat spinal cord. *Anesth Analg.* **106**, 1708–1711.

Santos M, Lopez-Sanroman J, Garcia-Iturralde P, Fuente M, Tendillo FJ. (2005). Cardiopulmonary effects of desflurane in horses. *Vet Anaesth Analg.* **32**, 355–359.

Sarner JB, Levine M, Davis PJ, Lerman J, Cook DR, Motoyama EK. (1995). Clinical characteristics of sevoflurane in children. A comparison with halothane. *Anesthesiology.* **82**, 38–46.

Sarton E, Dahan A, Teppema L, van den Elsen M, Olofsen E, Berkenbosch A, van Kleef J. (1996). Acute pain and central nervous system arousal do not restore impaired hypoxic ventilatory response during sevoflurane sedation. *Anesthesiology*. **85**, 295–303.

Satoh H, Fukuda Y, Anderson DK, Ferrans VJ, Gillette JR, Pohl LR. (1985). Immunological studies on the mechanism of halothane-induced hepatotoxicity: immunohistochemical evidence of trifluoroacetylated hepatocytes. *J Pharmacol Exp Therap*. **233**, 857–862.

Satoh JI, Yamakage M, Kobayashi T, Tohse N, Watanabe H, Namiki A. (2009). Desflurane but not sevoflurane can increase lung resistance via tachykinin pathways. *Br J Anaesth*. **102**, 704–713.

Satomoto M, Satoh Y, Terui K, Miyao H, Takishima K, Ito M, Imaki J. (2009). Neonatal exposure to sevoflurane induces abnormal social behaviors and deficits in fear conditioning in mice. *Anesthesiology*. **110**, 628–637.

Sawamura S, Kingery WS, Davies MF, Agashe GS, Clark JD, Kobilka BK, Hashimoto T, Maze M. (2000). Antinociceptive action of nitrous oxide is mediated by stimulation of noradrenergic neurons in the brainstem and activation of [alpha]2B adrenoceptors. *J Neurosci*. **20**, 9242–9251.

Scheller MS, Nakakimura K, Fleischer JE, Zornow MH. (1990). Cerebral effects of sevoflurane in the dog: comparison with isoflurane and enflurane. *Br J Anaesth*. **65**, 388–392.

Scheller MS, Tateishi A, Drummond JC, Zornow MH. (1988). The effects of sevoflurane on cerebral blood flow, cerebral metabolic rate for oxygen, intracranial pressure, and the electroencephalogram are similar to those of isoflurane in the rabbit. *Anesthesiology*. **68**, 548–551.

Shingu K, Eger EI, Johnson BH. (1982a). Hypoxia may be more important than reductive metabolism in halothane-induced hepatic injury. *Anesth Analg*. **61**, 824–827.

Shingu K, Eger EI, Johnson BH. (1982b). Hypoxia per se can produce hepatic damage without death in rats. *Anesth Analg*. **61**, 820–823.

Short CE, Paddleford RR. (1973). Letter: Malignant hyperthermia in the dog. *Anesthesiology*. **39**, 462–463.

Shulman M, Braverman B, Ivankovich AD, Gronert G. (1981). Sevoflurane triggers malignant hyperthermia in swine. *Anesthesiology*. **54**, 259–260.

Sjogren D, Lindahl SG, Gottlieb C, Sollevi A. (1999). Ventilatory responses to acute and sustained hypoxia during sevoflurane anesthesia in women. *Anesth Analg*. **89**, 209–214.

Sjogren D, Lindahl SG, Sollevi A. (1998). Ventilatory responses to acute and sustained hypoxia during isoflurane anesthesia. *Anesth Analg*. **86**, 403–409.

Snow J. (1858). *On Chloroform and Other Anaesthetics: Their Action and Administration*. London, UK, John Churchill.

Soares JH, Brosnan RJ, Fukushima FB, Hodges J, Liu H. (2012). Solubility of haloether anesthetics in human and animal blood. *Anesthesiology*. **117**, 48–55.

Solt K, Van Dort CJ, Chemali JJ, Taylor NE, Kenny JD, Brown EN. (2014). Electrical stimulation of the ventral tegmental area induces reanimation from general anesthesia. *Anesthesiology*. **121**, 311–319.

Sonner J, Li J, Eger EI. (1998). Desflurane and nitrous oxide, but not nonimmobilizers, affect nociceptive responses. *Anesth Analg*. **86**, 629–634.

Souza AP, Guerrero PN, Nishimori CT, Paula DP, Santos PS, de Rezende ML, Nunes N. (2005). Cardiopulmonary and acid-base effects of desflurane and sevoflurane in spontaneously breathing cats. *J Feline Med Surg*. **7**, 95–100.

Stabernack CR, Brown R, Laster MJ, Dudziak R, Eger EI. (2000). Absorbents differ enormously in their capacity to produce compound A and carbon monoxide. *Anesth Analg*. **90**, 1428–1435.

Staddon GE, Weaver BM, Webb AI. (1979). Distribution of cardiac output in anaesthetised horses. *Res Vet Sci*. **27**, 38–45.

Steffey EP. (2009). Inhalation Anesthetics and Gases. In Muir WW, Hubbell JAE. (eds), *Equine Anesthesia*, 2nd edn. St. Louis, Saunders. 288–314.

Steffey EP, Dunlop CI, Farver TB, Woliner MJ, Schultz LJ. (1987a). Cardiovascular and respiratory measurements in awake and isoflurane-anesthetized horses. *Am J Vet Res*. **48**, 7–12.

Steffey EP, Farver TB, Woliner MJ. (1984). Circulatory and respiratory effects of methoxyflurane in dogs: comparison of halothane. *Am J Vet Res*. **45**, 2574–2579.

Steffey EP, Farver TB, Woliner MJ. (1987b). Cardiopulmonary function during 7 h of constant-dose halothane and methoxyflurane. *J Appl Physiol*. **63**, 1351–1359.

Steffey EP, Gillespie JR, Berry JD, Eger EI. (1974a). Cardiovascular effects of the addition of N2O to halothane in stump-tailed macaques during spontaneous and controlled ventilation. *J Am Vet Med Assoc*. **165**, 834–837.

Steffey EP, Gillespie JR, Berry JD, Eger EI, Rhode EA. (1974b). Cardiovascular effects of halothane in the stump-tailed macaque during spontaneous and controlled ventilation. *Am J Vet Res*. **35**, 1315–1319.

Steffey EP, Gillespie JR, Berry JD, Eger EI, Rhode EA. (1974c). Circulatory effects of halothane and halothane-nitrous oxide anesthesia in the dog: controlled ventilation. *Am J Vet Res*. **35**, 1289–1293.

Steffey EP, Gillespie JR, Berry JD, Eger EI, Rhode EA. (1975). Circulatory effects of halothane and halothane-nitrous oxide anesthesia in the dog: spontaneous ventilation. *Am J Vet Res*. **36**, 197–200.

Steffey EP, Giri SN, Dunlop CI, Cullen LK, Hodgson DS, Willits N. (1993). Biochemical and haematological changes following prolonged halothane anaesthesia in horses. *Res Vet Sci*. **55**, 338–345.

Steffey EP, Hodgson DS, Dunlop CI, Miller MF, Woliner MJ, Heath RB, Grandy J. (1987c). Cardiopulmonary function during 5 hours of constant-dose isoflurane in laterally recumbent, spontaneously breathing horses. *J Vet Pharmacol Therap*. **10**, 290–297.

Steffey EP, Howland D Jr. (1977). Isoflurane potency in the dog and cat. *Am J Vet Res*. **38**, 1833–1836.

Steffey EP, Howland D Jr. (1978a). Potency of enflurane in dogs: comparison with halothane and isoflurane. *Am J Vet Res*. **39**, 573–577.

Steffey EP, Howland D Jr. (1978b). Potency of halothane-N20 in the horse. *Am J Vet Res*. **39**, 1141–1146.

Steffey EP, Howland D Jr. (1980). Comparison of circulatory and respiratory effects of isoflurane and halothane anesthesia in horses. *Am J Vet Res*. **41**, 821–825.

Steffey EP, Howland D Jr., Giri S, Eger EI. (1977). Enflurane, halothane, and isoflurane potency in horses. *Am J Vet Res*. **38**, 1037–1039.

Steffey EP, Kelly AB, Woliner MJ. (1987d). Time-related responses of spontaneously breathing, laterally recumbent horses to prolonged anesthesia with halothane. *Am J Vet Res*. **48**, 952–957.

Steffey EP, Mama KR. (2007). Inhalation anesthetics. In Tranquilli WJ, Thurmon JC, Grimm KA. (eds), *Lumb & Jones' Veterinary Anesthesia and Analgesia*, 4th edn. Ames, IA, Blackwell Publishing Ltd. 355–393.

Steffey EP, Mama KR, Brosnan RJ, Imai A, Maxwell LK, Cole CA, Stanley SD. (2009). Effect of administration of propofol and xylazine hydrochloride on recovery of horses after four hours of anesthesia with desflurane. *Am J Vet Res*. **70**, 956–963.

Steffey EP, Mama KR, Galey FD, Puschner B, Woliner MJ. (2005a). Effects of sevoflurane dose and mode of ventilation on cardiopulmonary function and blood biochemical variables in horses. *Am J Vet Res*. **66**, 606–614.

Steffey EP, Woliner MJ, Puschner B, Galey FD. (2005b). Effects of desflurane and mode of ventilation on cardiovascular and respiratory functions and clinicopathologic variables in horses. *Am J Vet Res*. **66**, 669–677.

Steffey EP, Zinkl J, Howland D Jr. (1979). Minimal changes in blood cell counts and biochemical values associated with prolonged isoflurane anesthesia of horses. *Am J Vet Res*. **40**, 1646–1648.

Stoelting RK, Eger EI. (1969a). The effects of ventilation and anesthetic solubility on recovery from anesthesia: an in vivo and analog analysis before and after equilibrium. *Anesthesiology*. **30**, 290–296.

Stoelting RK, Eger EI. (1969b). Percutaneous loss of nitrous oxide, cyclopropane, ether and halothane in man. *Anesthesiology*. **30**, 278–283.

Stoelting RK, Hillier SC. (2006). *Pharmacology and Physiology in Anesthetic Practice*. Philadelphia, PA, Lippincott Williams & Wilkins.

Strum DP, Eger EI. (1987). Partition coefficients for sevoflurane in human blood, saline, and olive oil. *Anesth Analg*. **66**, 654–656.

Strum DP, Johnson BH, Eger EI. (1987). Stability of sevoflurane in soda lime. *Anesthesiology*. **67**, 779–781.

Suckling CW. (1957). Some chemical and physical factors in the development of fluothane. *Br J Anaesth*. **29**, 466–472.

Summors AC, Gupta AK, Matta BF. (1999). Dynamic cerebral autoregulation during sevoflurane anesthesia: a comparison with isoflurane. *Anesth Analg.* **88**, 341–345.

Taheri S, Halsey MJ, Liu J, Eger EI, Koblin DD, Laster MJ. (1991). What solvent best represents the site of action of inhaled anesthetics in humans, rats, and dogs? *Anesth Analg.* **72**, 627–634.

Taheri S, Laster MJ, Liu J, Eger EI, Halsey MJ, Koblin DD. (1993). Anesthesia by n-alkanes not consistent with the Meyer-Overton hypothesis: determinations of the solubilities of alkanes in saline and various lipids. *Anesth Analg.* **77**, 7–11.

Taylor NE, Chemali JJ, Brown EN, Solt K. (2013). Activation of D1 dopamine receptors induces emergence from isoflurane general anesthesia. *Anesthesiology.* **118**, 30–39.

Terrell RC. (2008). The invention and development of enflurane, isoflurane, sevoflurane, and desflurane. *Anesthesiology.* **108**, 531–533.

TerRiet MF, DeSouza GJ, Jacobs JS, Young D, Lewis MC, Herrington C, Gold MI. (2000). Which is most pungent: isoflurane, sevoflurane or desflurane? *Br J Anaesth.* **85**, 305–307.

Theye RA, Michenfelder JD. (1968). The effect of nitrous oxide on canine cerebral metabolism. *Anesthesiology.* **29**, 1119–1124.

Thompson CJS. (1912). Henry Hill Hickman. A forgotten pioneer of anaesthesia. *Br Med J.* **1**, 843–845.

Tinker JH, Gandolfi AJ, Van Dyke RA. (1976). Elevation of plasma bromide levels in patients following halothane anesthesia: Time correlation with total halothane dosage. *Anesthesiology.* **44**, 194–196.

Tononi G. (2008). Consciousness as integrated information: a provisional manifesto. *Biol Bull.* **215**, 216–242.

Torda TA. (1963). The analgesic effect of methoxyflurane. *Anaesthesia.* **18**, 287–289.

Tranquilli WJ, Thurmon JC, Grimm KA. (2007). *Lumb and Jones' Veterinary Anesthesia and Analgesia.* Ames, IA, Blackwell Publishing.

Tucker WK, Rackstein AD, Munson ES. (1974). Comparison of arrhythmic doses of adrenaline, metaraminol, ephedrine and phenylephrine during isoflurane and halothant anaesthesia in dogs. *Br J Anaesth.* **46**, 392–396.

Van Dyke RA, Wood CL. (1975). In vitro studies on irreversible binding of halothane metabolite to microsomes. *Drug Metab Dispos.* **3**, 51–57.

Vatner SF, Smith NT. (1974). Effects of halothane on left ventricular function and distribution of regional blood flow in dogs and primates. *Circ Res.* **34**, 155–167.

Voss LJ, Ludbrook G, Grant C, Sleigh JW, Barnard JP. (2006). Cerebral cortical effects of desflurane in sheep: comparison with isoflurane, sevoflurane and enflurane. *Acta Anaesthesiol Scand.* **50**, 313–319.

Wahrenbrock EA, Eger EI, Laravuso RB, Maruschak G. (1974). Anesthetic uptake – of mice and men (and whales). *Anesthesiology.* **40**, 19–23.

Wallin RF, Regan BM, Napoli MD, Stern IJ. (1975). Sevoflurane: a new inhalational anesthetic agent. *Anesth Analg.* **54**, 758–766.

Warltier DC, Pagel PS. (1992). Cardiovascular and respiratory actions of desflurane: is desflurane different from isoflurane? *Anesth Analg.* **75**, S17–29; discussion S29-31.

Waters RM, Schmidt ER. (1934). Cyclopropane anesthesia. *J Am Med Assoc.* **103**, 975–983.

Wedel DJ, Iaizzo PA, Milde JH. (1991). Desflurane is a trigger of malignant hyperthermia in susceptible swine. *Anesthesiology.* **74**, 508–512.

Weir DG, Keating S, Molloy A, McPartlin J, Kennedy S, Blanchflower J, Kennedy DG, Rice D, Scott JM. (1988). Methylation deficiency causes vitamin B12-associated neuropathy in the pig. *J Neurochem.* **51**, 1949–1952.

Weiskopf RB, Cahalan MK, Eger EI, Yasuda N, Rampil IJ, Ionescu P, Lockhart SH, Johnson BH, Freire B, Kelley S. (1991). Cardiovascular actions of desflurane in normocarbic volunteers. *Anesth Analg.* **73**, 143–156.

Weiskopf RB, Eger EI, Holmes MA, Rampil IJ, Johnson B, Brown JG, Yasuda N, Targ AG. (1989). Epinephrine-induced premature ventricular contractions and changes in arterial blood pressure and heart rate during I-653, isoflurane, and halothane anesthesia in swine. *Anesthesiology.* **70**, 293–298.

Weiskopf RB, Holmes MA, Eger EI, Johnson BH, Rampil IJ, Brown JG. (1988). Cardiovascular effects of I653 in swine. *Anesthesiology.* **69**, 303–309.

Weiskopf RB, Moore MA, Eger EI, Noorani M, McKay L, Chortkoff B, Hart PS, Damask M. (1994). Rapid increase in desflurane concentration is associated with greater transient cardiovascular stimulation than with rapid increase in isoflurane concentration in humans. *Anesthesiology.* **80**, 1035–1045.

Weiss YG, Pizov R. (2003). Isoflurane promotes extravascular fluid accumulation in humans. *Anesthesiology,* **99**, 1242–1243; author reply 1243.

Wells H. (1847). *A History of the Discovery of the Application of Nitrous Oxide Gas, Ether, and Other Vapors to Surgical Operations.* Hartford, CT, J Gaylord Wells.

Werner C, Lu H, Engelhard K, Unbehaun N, Kochs E. (2005). Sevoflurane impairs cerebral blood flow autoregulation in rats: reversal by nonselective nitric oxide synthase inhibition. *Anesth Analg.* **101**, 509–516.

Whalen FX, Bacon DR, Smith HM. (2005). Inhaled anesthetics: an historical overview. *Best Pract Res Clin Anaesthesiol.* **19**, 323–330.

Whitehair KJ, Steffey EP, Willits NH, Woliner MJ. (1993). Recovery of horses from inhalation anesthesia. *Am J Vet Res.* **54**, 1693–1702.

Wiesner G, Hoerauf K, Schroegendorfer K, Sobczynski P, Harth M, Ruediger HW. (2001). High-level, but not low-level, occupational exposure to inhaled anesthetics is associated with genotoxicity in the micronucleus assay. *Anesth Analg.* **92**, 118–122.

Woodforth IJ, Hicks RG, Crawford MR, Stephen JP, Burke DJ. (1997). Electroencephalographic evidence of seizure activity under deep sevoflurane anesthesia in a nonepileptic patient. *Anesthesiology.* **87**, 1579–1582.

Xie Z, Dong Y, Maeda U, Alfille P, Culley DJ, Crosby G, Tanzi RE. (2006). The common inhalation anesthetic isoflurane induces apoptosis and increases amyloid beta protein levels. *Anesthesiology.* **104**, 988–994.

Xiong L, Zheng Y, Wu M, Hou L, Zhu Z, Zhang X, Lu Z. (2003). Preconditioning with isoflurane produces dose-dependent neuroprotection via activation of adenosine triphosphate-regulated potassium channels after focal cerebral ischemia in rats. *Anesth Analg.* **96**, 233–237.

Yamakura T, Harris RA. (2000). Effects of gaseous anesthetics nitrous oxide and xenon on ligand-gated ion channels. Comparison with isoflurane and ethanol. *Anesthesiology.* **93**, 1095–1101.

Yang Q, Dong H, Deng J, Wang Q, Ye R, Li X, Hu S, Xiong L. (2011). Sevoflurane preconditioning induces neuroprotection through reactive oxygen species-mediated up-regulation of antioxidant enzymes in rats. *Anesth Analg.* **112**, 931–937.

Yasuda N, Lockhart SH, Eger EI, Weiskopf RB, Johnson BH, Freire BA, Fassoulaki A. (1991). Kinetics of desflurane, isoflurane, and halothane in humans. *Anesthesiology.* **74**, 489–498.

Yasuda N, Targ AG, Eger EI. (1989). Solubility of I-653, sevoflurane, isoflurane, and halothane in human tissues. *Anesth Analg.* **69**, 370–373.

Yasuda N, Targ AG, Eger EI, Johnson BH, Weiskopf RB. (1990). Pharmacokinetics of desflurane, sevoflurane, isoflurane, and halothane in pigs. *Anesth Analg.* **71**, 340–348.

Yoshimura N, Holaday DA, Fiserova-Bergerova V. (1976). Metabolism of methoxyflurane in man. *Anesthesiology.* **44**, 372–379.

Zhang B, Tian M, Zhen Y, Yue Y, Sherman J, Zheng H, Li S, Tanzi RE, Marcantonio ER, Xie Z. (2012). The effects of isoflurane and desflurane on cognitive function in humans. *Anesth Analg.* **114**, 410–415.

Zhang C, Davies MF, Guo TZ, Maze M. (1999). The analgesic action of nitrous oxide is dependent on the release of norepinephrine in the dorsal horn of the spinal cord. *Anesthesiology.* **91**, 1401–1407.

Zhang Y, Eger EI, Dutton RC, Sonner JM. (2000). Inhaled anesthetics have hyperalgesic effects at 0.1 minimum alveolar anesthetic concentration. *Anesth Analg.* **91**, 462–466.

Zheng S, Zuo Z. (2004). Isoflurane preconditioning induces neuroprotection against ischemia via activation of P38 mitogen-activated protein kinases. *Mol Pharmacol.* **65**, 1172–1180.

Zuniga J, Joseph S, Knigge K. (1987). Nitrous oxide analgesia: partial antagonism by naloxone and total reversal after periaqueductal gray lesions in the rat. *Eur J Pharmacol.* **142**, 51–60.

Zurek AA, Bridgwater EM, Orser BA. (2012). Inhibition of alpha5 gamma-Aminobutyric acid type A receptors restores recognition memory after general anesthesia. *Anesth Analg.* **114**, 845–855.

CAPÍTULO 12

Anestésicos Injetáveis

Lysa P. Posner

Os anestésicos injetáveis proporcionam um meio rápido de induzir sedação ou anestesia em pacientes veterinários. Os quatro estágios de anestesia empregados para definir depressão do sistema nervoso central (SNC) são semelhantes em um paciente, independentemente de o anestésico ser injetado ou administrado por inalação. Uma vantagem de anestésicos injetáveis, particularmente quando administrados por via intravenosa (IV), reside na possibilidade de avançar mais rapidamente o estágio II da anestesia (estágio de agitação), ou ultrapassá-lo. Isso possibilita rápida indução, sem eventos anestésicos, o que é esteticamente mais agradável para pequenos animais e mais seguro para os profissionais que tratam de grandes animais.

Não existe um agente anestésico que induza anestesia ideal em todas as condições clínicas. Quando se avalia um anestésico injetável, é importante considerar tanto a farmacocinética (absorção, distribuição, metabolismo e excreção) quanto a farmacodinâmica (efeitos comportamentais e fisiológicos) de um fármaco em particular, a fim de selecionar aquele mais adequado a uma condição clínica particular, em uma espécie particular.

INDICAÇÕES DE ANESTESIA INJETÁVEL

Os anestésicos de uso intravenoso induzem inconsciência rapidamente, o que é vantajoso pelos motivos mencionados a seguir. A indução rápida da anestesia possibilita entubação imediata e controle da via respiratória. A entubação pode prevenir aspiração, facilitar a ventilação assistida e a administração de oxigênio, com ou sem anestésico inalatório. Os anestésicos injetáveis permitem a visualização da via respiratória superior desobstruída para exame ou procedimentos cirúrgicos e, também, acesso endoscópico de vias respiratórias superiores e inferiores. Alguns anestésicos de uso IV são anticonvulsivantes e promovem controle e redução rápidos da atividade do SNC em pacientes com convulsões. A indução da anestesia com anestésicos injetáveis é menos estressante à maioria dos pacientes, em comparação à indução inalatória, e atenua a agitação verificada no estágio II da anestesia. Para grandes animais (p. ex., cavalos), prevenir o estágio de agitação é muito importante para a segurança do paciente e dos profissionais clínicos. As técnicas de anestesia intravenosa total são cada vez mais utilizadas porque podem diminuir a resposta ao estresse, possibilitam melhor recuperação, proporcionam estabilidade cardiovascular e mantêm a autorregulação cerebral mais adequadamente que os anestésicos inalatórios, sem necessidade de equipamento anestésico de alto custo. Isso se constitui no método particularmente atrativo quando se anestesia animal no campo.

A injeção intramuscular (IM) de anestésico pode ser vantajosa no caso de animais irritadiços ou animais selvagens ou exóticos, casos em que fármacos injetáveis podem ser administrados por via remota (p. ex., dardo ou vara com seringa).

Finalmente, a anestesia injetável diminui a exposição de seres humanos e do ambiente a gases inalatórios.

DESVANTAGENS DA ANESTESIA INJETÁVEL

Em geral, os anestésicos injetáveis apresentam alto volume de distribuição e a vigília está associada à redistribuição e, a seguir, à metabolização do fármaco. Assim, pode ser difícil fazer o ajuste fino da profundidade anestésica e do despertar, em comparação aos fármacos inalatórios que, em geral, são excretados bastante rapidamente pelos pulmões, em sua forma inalterada. Contudo, a ação de alguns anestésicos de uso intravenoso atualmente disponíveis (p. ex., propofol) é tão curta que a profundidade da anestesia pode ser ajustada prontamente por meio da alteração da taxa de administração. Esses tipos de fármacos tornaram possível uma anestesia segura e satisfatória, sem o uso de anestésicos inalatórios.

Outra desvantagem potencial dos anestésicos injetáveis é o risco de uso abusivo por humanos. Por conseguinte, muitos anestésicos injetáveis, bem como agentes comumente usados concomitantemente a eles, são classificados como substâncias controladas sob a lei 1970 US Controlled Substances Act [dos EUA]. Essa lei impõe restrições a comercialização, armazenamento, manutenção de registro e uso desses fármacos. (O manuseio apropriado de substâncias controladas é discutido no Capítulo 56 deste livro.)

PROPRIEDADES DE UM ANESTÉSICO INJETÁVEL IDEAL

Atualmente, não existe um anestésico injetável (ou inalatório) ideal. No entanto, pode-se aventar hipóteses quanto às propriedades que tal fármaco teria, as quais podem ser classificadas como fisiológicas e farmacológicas.

Propriedades fisiológicas ideais

O anestésico injetável ideal deve induzir inconsciência e amnésia e, também, promover analgesia e relaxamento muscular. O fármaco ideal teria essas qualidades e, ao mesmo tempo, manteria a homeostase fisiológica, ou seja, não deve provocar alterações adversas nas funções cardiovascular, respiratória, gastrintestinal, do SNC ou endócrina.

Propriedades farmacológicas ideais

Um anestésico injetável ideal deve ter uma ampla margem de segurança (alto índice terapêutico) em diversas espécies. Deve ter ação de curta duração e não ser cumulativo. O fármaco deve ser prontamente excretado de forma inalterada, de preferência por mais de uma via. É preciso existir um fármaco para a reversão total específica para o anestésico. O fármaco ideal seria quimicamente estável, teria longo prazo de validade, apresentaria pH fisiológico, estaria em um veículo não tóxico e apresentaria baixo custo.

ANESTÉSICOS BARBITÚRICOS

Histórico

O ácido barbitúrico foi sintetizado pela primeira vez em 1864 por Adolph von Baeyer, mas o composto foi considerado clinicamente inútil (Short, 1983). No início da década de 1900, os barbitúricos ou fármacos derivados do ácido barbitúrico mostraram produzir sono e impedir convulsões, tendo havido uma revolução em termos de anestésicos. Os barbitúricos são depressores do SNC e podem ser usados em doses crescentes para induzir sedação, hipnose, anestesia, coma e, até mesmo, morte (soluções para eutanásia). Os principais usos de barbitúricos em medicina veterinária residem na indução de anestesia, como anticonvulsivantes e agentes para eutanásia.

Embora os barbituratos de curta ação ainda sejam comumente empregados na anestesia tanto na medicina veterinária quanto na medicina humana no mundo todo, não estão mais disponíveis nos EUA. Os distribuidores europeus de anestésicos barbitúricos não os vendem mais aos EUA em virtude das objeções com relação a seu uso em execuções de seres humanos (NPR, 2014). Os barbitúricos para uso como anticonvulsivantes e como soluções para eutanásia em medicina veterinária ainda estão disponíveis nos EUA. As soluções para eutanásia são discutidas no Capítulo 16.

Classificação

Química. Os barbitúricos são derivados do ácido barbitúrico, uma combinação de ácido malônico e ureia (Figura 12.1, ácido barbitúrico). A adição de um grupo alquila ou arila à posição 5 do anel do ácido barbitúrico confere efeitos depressores no SNC. Modificação adicional da molécula por meio da substituição de oxigênio (oxi) por enxofre (tio), na posição 2 do anel do ácido barbitúrico, aumenta a lipossolubilidade (tiobarbitúricos *versus* oxibarbitúricos) (Figura 12.1, tiopental e metoexital). A lipossolubilidade também pode ser aumentada ao se elevar o número de cadeias laterais nas posições 5a e 5b do anel do ácido barbitúrico (Figura 12.1, tiopental). O aumento da lipossolubilidade resulta em ação de menor duração (ação mais curta), maior degradação metabólica e aumento do efeito hipnótico (Figura 12,1, metoexital). Cadeias laterais mais longas na posição 5 aumentam a atividade anticonvulsivante (Figura 12.1, fenobarbital, pentobarbital).

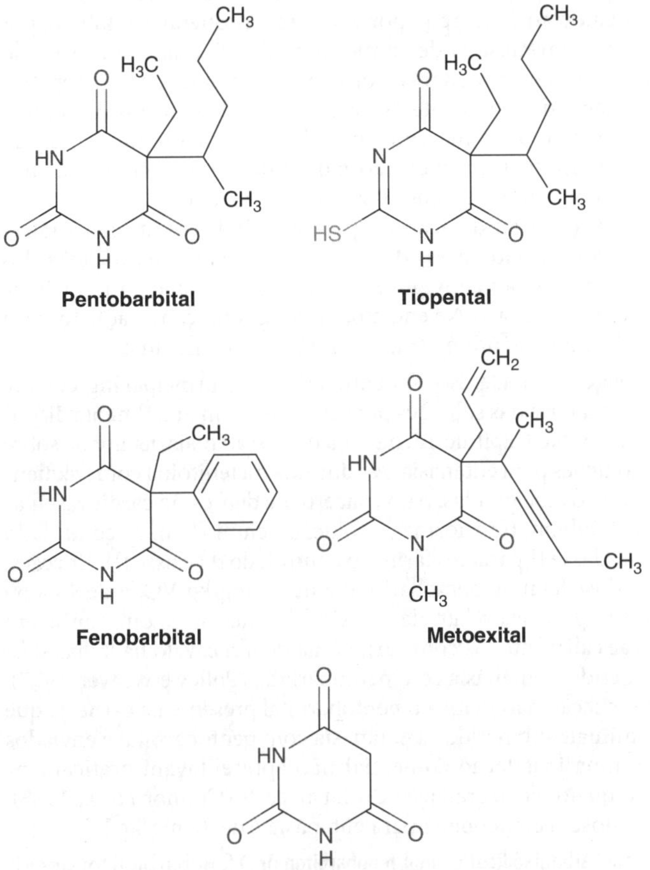

Com frequência, os barbitúricos são classificados com base na duração da ação (p. ex., longa, intermediária, curta ou ultracurta) ou em sua estrutura química. A estrutura química (p. ex., oxibarbitúricos, tiobarbitúricos) de barbitúricos determina o tempo de início e duração da ação, que, por sua vez, determinam o seu uso (Tabela 12.1).

Como são fornecidos. Os barbitúricos são pouco solúveis em água em pH fisiológico. No entanto, pela manipulação química, podem se transformar em sais hidrossolúveis quando adicionados a soluções aquosas alcalinas. Esses sais sofrem hidrólise na água formando soluções altamente alcalinas com pH, em geral, entre 9 e 10. Se o pH alto não for mantido (p. ex., se misturado a soluções ácidas), pode ocorrer precipitação. Assim, embora os barbitúricos sejam quimicamente ácidos, são preparados como sais, que são bases. A alta alcalinidade da solução torna-a cáustica, se administrada na região perivascular (pode provocar descamação do tecido), mas altamente bacteriostática. Os barbitúricos são liberados como uma mistura racêmica, com seus L-isômeros praticamente com o dobro da potência de seus D-isômeros.

Mecanismo de ação

Os barbitúricos são agonistas de receptores do ácido gama-aminobutírico (GABA$_A$), que aumenta a neurotransmissão inibitória. Eles aumentam a ligação de GABA (neurotransmissor inibitório primário) por diminuírem a taxa de dissociação do GABA de seu receptor. A ativação dos receptores GABA aumenta a condutância transmembrana de cloreto, resultando em hiperpolarização da membrana celular pós-sináptica, o que inibe o neurônio pós-sináptico. Os barbitúricos também bloqueiam a ligação do glutamato (principal neurotransmissor excitatório) aos receptores AMPA.

Os barbitúricos deprimem o sistema de ativação reticular (SAR), que controla o despertar e inibe o desenvolvimento ou a disseminação da atividade epileptiforme. O sistema SAR é particularmente sensível aos barbitúricos (Harvey, 1975) e os animais não conseguem ser despertados ou mantidos no estado de vigília após sua administração.

Figura 12.1 Barbituratos e derivados do ácido barbitúrico.

Tabela 12.1 Classificação de barbitúricos pelo tipo de barbiturato e uso comum.

Fármaco	Oxigênio/enxofre na posição 2	Duração de ação	Uso comum
Fenobarbital	Oxibarbiturato	Cerca de 12 h	Anticonvulsivante
Pentobarbital	Oxibarbiturato	1 a 2 h	Anestesia/eutanásia
Tiopental	Tiobarbiturato	Cerca de 20 min	Anestesia
Tiamilal	Tiobarbiturato	Cerca de 20 min	Anestesia
Metoexital	Oxibarbiturato	Cerca de 10 a 15 min	Anestesia

Além disso, em doses elevadas, os barbitúricos podem diminuir a transmissão de impulsos nervosos em receptores nicotínicos de acetilcolina na junção neuromuscular (Arias *et al.*, 2006). Esses efeitos ocorrem porque os barbitúricos diminuem a sensibilidade de junções polissinápticas à ação despolarizadora da acetilcolina, o que resulta em fraqueza muscular.

Indicações

Os barbituratos são usados na medicina veterinária para a indução rápida de anestesia geral, como anticonvulsivantes e para eutanásia (para uso como anticonvulsivantes e soluções de eutanásia, ver Capítulos 16 e 17).

Barbituratos específicos (Boxe 12.1)

Tiopental sódio (pentotal sódio, nome usado anteriormente, tiopentona sódio). O tiopental é o barbitúrico mais comumente empregado na medicina veterinária no mundo todo. Trata-se de um tiobarbiturato de ação ultracurta que se diferencia do pentobarbital apenas no carbono 2, onde uma molécula de enxofre substitui o oxigênio (Figura 12.1). O fármaco é preparado com um pó estéril e, após a reconstituição com um diluente adequado, é administrado por via intravenosa. O tiopental sódico é quimicamente denominado 5-etil-5-(1-metilbutil)-2-tiobarbiturato de sódio. O fármaco é um pó higroscópico amarelado, estabilizado com o tampão carbonato de sódio anidro (60 mg/g de tiopental sódio). O tiopental é disponibilizado como um pó tamponado com carbonato de sódio, comumente reconstituído com água estéril ou salina estéril. Depois de reconstituído, o

---

Boxe 12.1 Informações sobre regulamentação.

Estado de fármacos controlados nos EUA
- Tiopental: fármaco controlado classe III
- Fenobarbital: fármaco controlado classe IV
- Pentobarbital: fármaco controlado classe II
- Metoexital: fármaco controlado classe IV

Informações sobre períodos de carência para animais de produção destinados ao consumo humano (ou simplesmente animais de produção)
- Tiopental: uso não indicado na bula (uso *extralabel*): no mínimo 1 dia para o consumo de carne; 24 h para o consumo de leite
- Fenobarbital: sem informação regulatória disponível
- Pentobarbital: sem informação regulatória disponível

Produtos de uso veterinário aprovados pela Food and Drug Administration (FDA)
- O tiopental foi aprovado pela FDA para uso em cães e gatos, porém nenhum produto atualmente está disponível nos EUA
- O pentobarbital foi aprovado pela FDA para uso em cães e gatos
- Pentobarbital: solução injetável de pentobarbital sódico (64,8 mg/mℓ), Schering-Plough
- Fenobarbital: nenhum
- Metoexital: nenhum

Produtos aprovados para uso humano
- Tiopental: o pentotal não está mais disponível nos EUA
- Pentobarbital: pentobarbital sódico (nembutal sódico), 50 mg/mℓ, Ovation Pharmacy
- Fenobarbital: solução injetável de fenobarbital sódico (genérico), 30 mg/mℓ, 60 mg/mℓ e 130 mg/mℓ
- Metoexital: metoexital sódico (Brevital®), JHP Pharmaceuticals, frasco multidose contendo 500 mg

---

tiopental tem pH entre 9 e 10, que é cáustico se administrado na região perivascular. A alta alcalinidade da solução de tiopental resulta em um longo prazo de validade, porém, à medida que a solução envelhece, torna-se menos potente (Thurmon *et al.*, 1996). Embora disponibilizado em pH alcalino, o tiopental é um ácido orgânico fraco, com pK$_a$ 7,6, e sua ionização é relativamente baixa (39%) no pH do plasma (Brandon e Baggot, 1981). A porção não ionizada é altamente lipossolúvel, o que possibilita a sua rápida penetração na barreira hematencefálica; dessa maneira, constitui um anestésico de ação rápida.

Em geral, a solução 2,5% é usada em pequenos animais e a solução 2,5% ou 5% é empregada em animais de porte maior. O tiopental pode ser misturado ao propofol na proporção 1:1 (volume:volume), que é quimicamente estável (Paw *et al.*, 1998). A associação dos dois agonistas de GABA produz um efeito clínico sinérgico e melhora a indução e o perfil de recuperação do tiopental para mais próximo ao do propofol (Ko *et al.*, 1999).

O tiopental, como a maioria dos barbituratos, sofre extensa metabolização hepática.

Tiamilal (surital). O tiamilal era um tiobarbiturato de ação ultracurta usado com frequência na medicina veterinária, porém não está mais disponível comercialmente. Informações sobre esse fármaco podem ser encontradas em edições anteriores deste livro.

Pentobarbital de sódio (nembutal sódico). O pentobarbital é um oxibarbiturato de curta ação utilizado na medicina veterinária desde o início da década de 1930. Embora comumente empregado no passado para anestesia clínica, seu uso atual se dá basicamente como solução de eutanásia (ver adiante nesta seção) e para anestesia de roedores de laboratório. É efetivo quando administrado por via intraperitoneal e, também, por via intravenosa e, desse modo, pode ser usado com sucesso em pequenos roedores. Sofre extensa metabolização hepática e depende totalmente do fígado para sua biotransformação e excreção. Os animais podem exibir agitação durante a indução e o período de recuperação, o que pode ser prevenido com uso concomitante de tranquilizantes ou sedativos.

A duração da ação do pentobarbital é muito mais longa (quatro a oito vezes) do que a do tiopental, na maioria dos animais, e, por conseguinte, é utilizado com menor frequência como anestésico. No entanto, sua longa duração de ação torna-o clinicamente útil no tratamento anticonvulsivante.

Soluções para eutanásia. O pentobarbital é o principal ingrediente na maioria das soluções para eutanásia comercialmente disponíveis. No Capítulo 16, há uma discussão mais detalhada sobre soluções para eutanásia. A lidocaína e a fenitoína com frequência são adicionadas, para exacerbar a depressão cardiovascular e, também, transformar a solução de um fármaco controlado da classe II para um fármaco controlado da classe III. Em cães, a dose letal de pentobarbital é de 85 mg/kg VO, e de 40 a 60 mg/kg IV. Há relato de intoxicação, inclusive com morte, em cães alimentados com carne crua de um cavalo há 8 dias submetido à eutanásia com pentobarbital (Polley e Weaver, 1977). A cocção não inativa o pentobarbital presente na carne, já que animais submetidos à eutanásia com pentobarbital e enviados a uma instalação comercial não apresentavam praticamente qualquer degradação do fármaco (O'Connor *et al.*, 1985). A dose recomendada para eutanásia é de 87 mg/kg IV.

Fenobarbital sódico (luminal, fenobarbitona). O fenobarbital foi sintetizado pela primeira vez na Alemanha em 1912 e comercializado como luminal. Trata-se de um oxibarbiturato de longa ação cujo uso principal se destina ao tratamento anticonvulsivante ou à sedação prolongada (p. ex., tratamento de animais intoxicados por estricnina ou que apresentam tétano). Mais informações sobre o uso do fenobarbital como anticonvulsivante são encontradas no Capítulo 17.

Metoexital sódico (brevital). O metoexital é um oxibarbiturato particular de ação ultracurta. É duas vezes mais potente que o tiopental (Turner e Ilkiw, 1990), porém induz incidência mais elevada de efeitos estimulatórios no SNC. O metoexital ocasiona traçados de EEG anormais em pacientes propensos à epilepsia (Musella *et al.*, 1971). Não deve ser utilizado em pacientes com excitação exagerada do SNC (p. ex., intoxicados por estricnina) ou com transtornos convulsivos.

O metoexital deve ser administrado por via intravenosa; a injeção perivascular não causa irritação tecidual. A administração de metoexital deve ser razoavelmente rápida, já que a aplicação lenta da injeção pode ocasionar tremores musculares e agitação. A agitação e os tremores musculares podem ser minimizados pela administração prévia de sedativos ou tranquilizantes.

A duração da ação do metoexital é curta; cães e gatos adotam posição de decúbito esternal em 5 a 10 min após sua administração (Sams *et al.*, 1985). Embora o metoexital seja metabolizado quatro a cinco vezes mais rapidamente que o tiopental, o despertar decorre da redistribuição, e não da metabolização. Em cães de raças Greyhound, a recuperação da anestesia por metoexital é significativamente mais rápida que a induzida por tiopental (Sams *et al.*, 1985) e, até a introdução do propofol na prática veterinária, o metoexital era considerado o agente de escolha para indução anestésica em cães Greyhound.

Efeitos fisiológicos

Efeitos no SNC. Os barbitúricos são administrados para induzir anestesia (barbituratos de curta ação) ou como anticonvulsivantes (barbituratos de longa ação). Contudo, eles apresentam propriedades favoráveis à fisiologia cerebral. Os barbituratos diminuem o fluxo sanguíneo cerebral (Albrecht *et al.*, 1977) e provocam depressão dose-dependente do eletroencefalograma (EEG), resultando, por fim, em traçado de EEG plano (Kiersey *et al.*, 1951). Eles diminuem o consumo de oxigênio cerebral (CMR_{O_2}), particularmente em áreas corticais, em até 55%, o que equivale à depressão da atividade neuronal. As necessidades metabólicas do cérebro permanecem constantes; apenas a hipotermia diminui as necessidades metabólicas cerebrais (Steen *et al.*, 1983). Além disso, os barbituratos diminuem a pressão intracraniana (PIC) (Bedford *et al.*, 1980), bem como a pressão intraocular (Mirakhur e Shepherd, 1985). Como a PIC diminui mais que a pressão arterial média, a pressão de perfusão cerebral é preservada. Desse modo, barbituratos como o tiopental frequentemente são os escolhidos para anestesiar pacientes com doença ou trauma do SNC.

O metoexital é um barbiturato de ação ultracurta, mas representa uma exceção à condição não hostil ao cérebro dos barbituratos. Esse fármaco está associado à ocorrência de agitação generalizada e ativação de focos epilépticos (Stoelting, 1999), não sendo recomendado aos pacientes com histórico de convulsões.

Sistema cardiovascular. Os barbituratos causam alterações no sistema cardiovascular dependentes da dose e da condição fisiológica do paciente. Em cães, verifica-se diminuição do volume sistólico e da contratilidade, com aumento da frequência cardíaca (Turner e Ilkiw, 1990). Em cães sadios, ocorre alteração mínima do débito cardíaco, pois a taquicardia reflexa compensa a redução do volume sistólico, embora seja comum hipotensão discreta.

Embora não comprovados, relatos individuais com base na prática sugerem que, em cães comprometidos, os barbituratos resultam em depressão cardiovascular exagerada. No entanto, cães sadios que sofreram perda aguda de sangue não mostraram depressão dos parâmetros cardiovasculares (Ilkiw *et al.*, 1991a). No entanto, cães e suínos precisam de menor dose de indução após hemorragia grave (Weiskopf e Bogetz, 1985). Deve-se ter cautela ao administrar barbitúricos a pacientes com desidratação, hipovolemia, anemia, perda de sangue ou cardiopatia primária.

O tiopental pode desencadear arritmias ventriculares, particularmente bigeminismo (Muir, 1977), bem como potencializar arritmias induzidas por epinefrina (Atlee e Malkinson, 1982). A lidocaína pode ser administrada com o tiopental. Isso permite que menos tiopental seja administrado (o que reduz a depressão cardiovascular) e protege contra arritmias ventriculares (Rawlings e Kolata, 1983). Deve-se ter cautela ao se administrar tiopental em pacientes com tônus simpático alto ou que sejam propensos a arritmias.

Os barbituratos induzem um efeito dose-dependente no centro vasomotor. A administração por via intravenosa rápida de uma dose de indução de um tiobarbitúrico provoca diminuição aguda, porém transitória, da pressão sanguínea arterial pela alta concentração do fármaco, que deprime de modo breve o centro vasomotor. A venodilatação resulta em sequestro esplênico de hemácias (eritrócitos) e redução concomitante do volume globular (hematócrito). Por esse motivo, com frequência os barbitúricos são evitados para anestesia de pacientes agendados para esplenectomia (Baldo *et al.*, 2012). Além disso, a vasodilatação contribui para perda de calor. Com um declínio na produção de calor durante a anestesia e aumento da perda de calor em decorrência da vasodilatação periférica, os pacientes anestesiados podem rapidamente desenvolver hipotermia.

Os barbitúricos não bloqueiam as respostas autônomas à dor ou entubação e, por conseguinte, devem ser administrados simultaneamente com fármacos que atenuem essas respostas (p. ex., opioides).

Efeitos respiratórios. Quando administrados em dose de indução anestésica, os barbitúricos provocam depressão respiratória central. Ocorre diminuição da frequência respiratória e da ventilação-minuto, com apneia em alguns pacientes (Quandt *et al.*, 1998). Além de causarem depressão respiratória, os barbitúricos diminuem as respostas reflexas à hipercapnia e à hipoxemia (Hirshman, 1975). Após a indução com barbitúrico, os pacientes devem ser intubados e assistidos com ventilação, conforme necessário. A concentração sanguínea que inibe o centro respiratório é consideravelmente menor que aquela que ocasiona parada cardíaca, de modo que os pacientes com apneia devem apresentar função cardiovascular estável. A ocorrência de bigeminismo é menor em pacientes bem oxigenados. Barbitúricos orais usados como anticonvulsivantes apresentam efeito mínimo ou nenhum efeito na função respiratória, provavelmente em razão das baixas concentrações plasmáticas do medicamento.

Efeitos musculares. Os barbitúricos produzem bom relaxamento muscular e, em geral, propiciam condições favoráveis para entubação. Na anestesia por barbitúricos, os reflexos laríngeos são preservados (Jackson *et al.*, 2004), facilitando melhor avaliação da função faríngea. O aumento da sensibilidade dos reflexos laríngeos e brônquicos pode ocasionar laringospasmo (Barker *et al.*, 1992). Embora os reflexos laríngeos sejam preservados, todos os pacientes induzidos com barbiturato devem ser intubados, de modo a proteger as vias respiratórias e dar suporte à ventilação.

Trato gastrintestinal (GI). Não há efeitos importantes, como diarreia ou estase intestinal, após o uso rotineiro de tiobarbitúricos.

Rim. Os tiobarbitúricos não apresentam efeito direto no rim, mas podem reduzir a produção de urina pela diminuição do fluxo sanguíneo e da taxa de filtração glomerular, decorrentes de hipotensão e redução do débito cardíaco. Os pacientes com uremia apresentam menor taxa de ligação plasmática de barbitúricos (há mais fármaco fisiologicamente disponível) e, desse modo, precisam de menor dose de indução (Ghoneim e Pandya, 1975).

Fetos/neonatos. A maioria dos barbitúricos atravessa facilmente a placenta, e o equilíbrio entre as circulações materna e fetal é estabelecido em alguns minutos, enquanto, no útero, a maioria dos fetos apresenta acidose discreta, comparativamente à mãe. Como os barbitúricos são menos ionizados em um ambiente ácido, o neonato pode apresentar uma concentração maior do fármaco ativo. Em seres humanos, a anestesia com tiopental, para cesariana, resultou em neonatos com reflexos deprimidos, alteração do equilíbrio acidobásico e reflexo de sucção tardio, em comparação à anestesia epidural (Sener *et al.*, 2003). Do mesmo modo, notou-se função neurológica deprimida em filhotes de cadelas anestesiadas com tiopental, após cesariana (Luna *et al.*, 2004). O pentobarbital foi associado a recuperação lenta, amamentação tardia e aumento da morbidade, em neonatos (Thurmon *et al.*, 1996). O fenobarbital é excretado no leite, embora em quantidades marginais. Contudo, um neonato lactente pode ingerir a medicação durante a amamentação (Wong *et al.*, 2008). Como os neonatos podem apresentar comprometimento da depuração, em comparação a um adulto, esse fato pode ocasionar potenciais efeitos adversos (sedação e diminuição do reflexo de sucção).

Miscelânea. Doses de tiobarbitúricos que induzem anestesia cirúrgica deprimem o metabolismo basal, de modo que menos calor corporal é produzido durante a anestesia; concomitantemente, ocorre excessiva perda de calor como consequência da vasodilatação. É importante que os pacientes cirúrgicos anestesiados com barbitúricos sejam mantidos aquecidos.

A diminuição da vasomotilidade associada aos barbitúricos também ocasiona sequestro esplênico de eritrócitos. Como o baço pode ficar bastante aumentado e um volume importante de sangue ser armazenado no baço, os barbitúricos não são recomendados aos pacientes submetidos à esplenectomia.

O "efeito glicose" é um termo empregado para descrever uma ação reanestesiante verificada em animais que se recuperam da anestesia por barbituratos administrados em solução de glicose. A glicose diminui o metabolismo microssômico e, assim, pode diminuir a metabolização do barbitúrico (Peters e Strother, 1972). Um evento semelhante pode ocorrer com a administração de epinefrina; entretanto, pouco efeito clínico é observado em doses rotineiras de barbitúricos (Hatch, 1966).

Analgesia. Os barbitúricos não induzem analgesia. Enquanto anestesiado, a entrada de estímulo nociceptivo não é percebida pelo cérebro, porém as vias de dor são ativadas. Em pacientes em que a dor se mantém após a anestesia, devem ser utilizados analgésicos alternativos. Em dose subanestésica, os barbitúricos podem causar hiperalgesia (Ewen *et al.*, 1995). Mas esse efeito é controverso e provavelmente não é clinicamente relevante quando do uso dos barbitúricos como agentes de indução.

Farmacocinética

Tiopental. O tiopental liga-se bastante à proteína (> 70%) (Brandon e Baggot, 1981) e seu pK_a é próximo de 7,6. Após a administração por via intravenosa, os tiobarbitúricos estão presentes inicialmente em alta concentração em tecidos com alta perfusão sanguínea (p. ex., cérebro), resultando em rápida indução de anestesia geral. A seguir, os tiobarbituratos são redistribuídos aos tecidos corporais moderadamente perfundidos (p. ex., músculo). Essa redistribuição para tecidos com perfusão moderada reduz a concentração do fármaco nos tecidos cerebrais, permitindo que o animal recupere a consciência. A redistribuição adicional ao tecido adiposo, a partir de tecidos perfundidos, tanto alta quanto moderada, resulta em recuperação total da anestesia por tiobarbiturato. Os animais com percentuais mais baixos de gordura e/ou tecido muscular apresentam menor percentual de área para a redistribuição dos barbitúricos. Assim, normalmente os pacientes com massa magra (p. ex., cães de raças Sighthound), neonatos ou caquéticos podem apresentar recuperação demorada da anestesia por tiobarbitúricos. Da mesma forma, como o despertar depende da redistribuição, não se recomenda repetição da dose por causa dos efeitos cumulativos e da demorada recuperação.

A farmacocinética do tiopental em coelhos, ovinos e cães mostrou um volume de distribuição central de 38,6 ± 10 mℓ/kg, 44,5 ± 9,1 mℓ/kg e 38,1 ± 18,4 mℓ/kg, respectivamente (Ilkiw *et al.*, 1991b). A meia-vida de eliminação foi mais longa em ovinos (251,9 ± 107,8 min), mais curta em cães (182,4 ± 57,9 min) e ainda mais curta em coelhos (43,1 ± 3,4 min) (Ilkiw *et al.*, 1991b).

A atividade de um fármaco depende da porcentagem deste que não se encontra ligada nem ionizada. Como o tiopental é um ácido, ele não se encontra na forma ionizada em ambiente ácido. Ainda, apresenta alta taxa de ligação com proteína. Muitos pacientes enfermos apresentam tanto acidemia quanto hipoproteinemia e, por conseguinte, podem apresentar percentual mais alto de fármaco ativo disponível para sua ação farmacológica. Assim, o índice terapêutico pode ser menor em pacientes enfermos, tornando-os mais sujeitos à superdosagem.

Fenobarbital. É prontamente absorvido no trato gastrintestinal (GI), com biodisponibilidade cerca de 90% em cães (Pedersoli *et al.*, 1987) e de aproximadamente 99% em equinos (Ravis *et al.*, 1987). Em equinos, a farmacocinética de uma dose de fenobarbital na forma de *bolus* IV mostrou um volume de distribuição em estado de equilíbrio estável de 0,803 ± 0,07 ℓ/kg; fase terminal de eliminação de 18,3 ± 3,65 h; e depuração corporal total de 30,8 ± 6,2 mℓ/kg/h (Duran *et al.*, 1987). No cão, o volume de distribuição é de aproximadamente 0,7 ℓ/kg; a meia-vida média foi de 92,6 ± 23,7 h; a depuração total média de 5,6 ± 2,31 mℓ/h/kg (Pedersoli *et al.*, 1987). Em caprinos, o volume de distribuição do pentobarbital (30 mg/kg) administrado por via intravenosa foi de 0,72 ℓ/kg; a taxa de eliminação de primeira ordem, uma constante cinética, foi de 0,76 h e a meia-vida de 0,91 h (Boulos *et al.*, 1972).

Pentobarbital. Em cães, a meia-vida da fase de eliminação do pentobarbital é de 8,2 ± 2,2 h. O volume de distribuição em estado de equilíbrio estável é de 1,08 ± 0,21 ℓ/kg e a taxa de eliminação é de 0,0013 ± 0,0004 ℓ/min (Frederiksen *et al.*, 1983). A sua taxa de ligação à proteína é de 35 a 45%. Por comparação, os ruminantes, em especial os bovinos e caprinos, metabolizaram o pentobarbital muito mais rapidamente; a meia-vida de eliminação em caprinos é de aproximadamente 1 h em comparação a cerca de 8 h em cães.

Metabolização

Os barbituratos são biotransformados quase por completo no fígado e excretados pelos rins. A maioria dos barbituratos é metabolizada principalmente pelo sistema de enzimas microssômicas hepáticas e provoca indução enzimática microssomal (sistema CYP450). Isso pode resultar em alteração na metabolização de outros fármacos e do próprio barbiturato, se administrados repetidamente. Animais neonatos, caquéticos ou com hipotermia podem apresentar menor metabolização microssômica; assim, a ação desses fármacos pode ser prolongada nesses animais. Os tempos de recuperação para pacientes com disfunção hepática podem ser acentuadamente prolongados, porém razoavelmente normais em pacientes com disfunção renal.

Embora o despertar de tiobarbitúricos em geral seja mais rápido que o de oxibarbitúricos (exceto metoexital), isso se deve à rápida redistribuição, e não à metabolização rápida.

Cães de raças Greyhound apresentam deficiência de enzimas oxidativas necessárias à metabolização de tiobarbituratos (Robertson et al., 1992). Assim, além de apresentar pequenos depósitos de gordura, a metabolização é extremamente longa e o despertar pode demorar mais de 8 h. Os tiobarbituratos não devem ser usados em cães Greyhound.

Foi relatada tolerância com o uso múltiplo ou frequente de barbituratos. Essa tolerância pode ocorrer como uma sequela da indução da atividade enzimática microssômica (ou seja, aumento da metabolização) ou como uma adaptação neurológica geral aos efeitos crônicos de barbitúricos.

Reações adversas/contraindicações

Os barbituratos podem causar sequestro de eritrócitos no baço, a partir da venodilatação. Assim, esses fármacos com frequência são evitados quando se deseja fazer esplenectomia. Os tiobarbitúricos não devem ser utilizados em cães Greyhound (ver seção *Metabolização*). A administração perivascular de tiobarbitúricos pode resultar em lesão e necrose tecidual (descamação). Para o tratamento de injeção perivascular desses fármacos, recomenda-se a infiltração de solução salina e lidocaína (Tuohy e MacEvilly, 1982).

Dose

Na Tabela 12.2, são exibidas as variações de doses de barbitúricos comuns, para induzir anestesia em diferentes espécies. Em geral, são empregadas doses mais baixas quando os pacientes são pré-medicados com outros depressores do SNC ou apresentam doença concomitante grave, e doses mais elevadas em geral são necessárias quando nenhuma outra substância química é administrada. O uso de pré-medicamentos simultaneamente à anestesia por barbitúricos provoca indução e recuperação anestésica mais tranquilas.

O pH do tiopental é cerca de 10 e, por conseguinte, deve ser administrado via IV, já que qualquer injeção que não seja na veia pode provocar dor, lesão tecidual e descamação cutânea. Por via intra-arterial, os barbituratos, em especial o tiopental, provocam espasmo da parede arterial, o que pode causar trombose e má perfusão sanguínea se não houver circulação colateral (p. ex., pavilhão auricular, dígitos). O tiopental não deve ser administrado em cavidades corporais.

O tiopental deve ser administrado até obter o efeito desejado, ou seja, calcula-se a dose total, porém é administrada lentamente até que se obtenha o efeito desejado. Em geral, o ponto final

Tabela 12.2 Doses de barbitúricos comuns em diferentes espécies.

	Tiopental (mg/kg IV)	Pentobarbital (mg/kg IV)[a]	Fenobarbital (mg/kg IV)	Metoexital (mg/kg IV)
Cão	8 a 22	2 a 30	6	3 a 11
Gato	8 a 22	2 a 15	6	3 a 11
Cavalo	4 a 15		1 a 10	5
Bovino	4 a 22			
Ovino	8 a 15	20 a 30		
Caprino	8 a 20	20 a 30		
Lhama	6 a 15			
Suíno	5 a 12	10 a 30		5 a 8
Camundongo		30 a 90 (IP)		
Rato		20 a 40 (IP)		
Coelho	20 a 50	15 a 40		10
Galinha	20			
Primatas	2 a 20	37		2

[a]A dose de pentobarbital para eutanásia é 87 mg/kg.
IP: intraperitoneal.

é um paciente que possa ser intubado com facilidade. Parte da dose de barbitúricos de ação mais lenta precisa ser administrada na forma de *bolus*, a fim de prevenir a manifestação do estágio de agitação. Se o tiopental for administrado após pré-medicação, essa administração rápida na forma de *bolus* torna-se desnecessária.

A maioria dos barbitúricos apresenta um índice terapêutico semelhante, porém pequeno (dose letal/dose terapêutica); contudo, os barbitúricos de ação mais curta apresentam menos complicações pós-anestésicas justamente por sua duração de ação mais curta.

Maior risco em pacientes clinicamente enfermos. Desde a 2ª Guerra Mundial, foram emitidos avisos sobre a maior taxa de mortalidade com o uso de barbituratos em pacientes que apresentavam traumatismo (Halford, 1943). Pacientes com traumatismo ou aqueles clinicamente enfermos são mais propensos à acidemia e à hipoproteinemia e, assim, têm maior fração de fármaco não ionizado (ativo) disponível. A uremia também pode diminuir a taxa de ligação do medicamento à proteína e aumentar o percentual de fármaco ativo. Os cães e os suínos com perda de sangue aguda precisam menor dose de indução (Weiskopf e Bogetz, 1985). Assim, há risco maior de aplicar uma dose excessiva nesses pacientes e deve-se ter cuidado para assegurar a dose apropriada. Entretanto, mediante ajustes adequados da dose, os riscos do uso de barbitúricos em pacientes gravemente enfermos podem ser minimizados e esses medicamentos podem ser usados com segurança (Bennetts, 1995).

Duração da ação

O tempo de ação do tiopental em cães é bastante curto; a extubação é realizada 25,2 ± 15,7 min após a dose de indução e a capacidade de caminhar sem auxílio retorna após 72,8 ± 26,1 min (Quandt et al., 1998). Como todos os barbituratos precisam sofrer extensa metabolização hepática, espera-se que neonatos e animais com disfunção hepática apresentem ação mais prolongada. Ainda, existe variação individual importante em função de sexo, peso, estado nutricional, temperatura corporal e raça, além do tipo de barbitúrico usado. Por exemplo, tiobarbituratos apresentam ação mais longa em cães Greyhound que em mestiços (Robertson et al., 1992). Alternativamente, o metoexital, um oxibarbiturato, induz um período de anestesia mais curto em cães Greyhound do que o tiopental, um tiobarbitúrico (Robertson *et al.*, 1992). Diversas razões foram arroladas para as diferenças entre cães da raça Greyhound e outras raças (Robinson *et al.*, 1986; Court, 1999).

O cloranfenicol pode dobrar o tempo de ação do pentobarbital porque inibe as enzimas microssômicas responsáveis pela metabolização de alguns barbitúricos. Como o despertar do efeito dos tiobarbituratos decorre principalmente da distribuição do fármaco, e não da sua metabolização, a administração de cloranfenicol concomitante ao tiopental não prolonga o despertar, quando os dois medicamentos são usados em doses clinicamente relevantes (Reich *et al.*, 2005).

Diferenças entre espécies

Cães Sighthound. Como o despertar da anestesia resulta da redistribuição dos barbitúricos da gordura e dos músculos, em raças de cães magras, com poucos depósitos de gordura (p. ex., Whippet, Irish Wolfhound), a ação desses fármacos pode ser mais prolongada. Com pouca área de redistribuição do medicamento, essas raças também são mais sujeitas à superdosagem.

Cães Greyhounds. Os cães Greyhound são classificados como Sighthound e estão sujeitos ao risco discutido anteriormente. Além disso, apresentam deficiência de enzimas oxidativas necessárias para a metabolização de tiobarbituratos e, desse modo, podem ter uma recuperação anestésica extremamente demorada (Robinson *et al.*, 1986). Embora não seja tóxico, o maior risco de dosagem excessiva associado à longa recuperação anestésica torna o tiopental não recomendado para uso em cães Greyhounds.

Em cães Greyhound, a recuperação da anestesia por metoexital é significativamente mais rápida que aquela por tiopental (Sams *et al.*, 1985). Atualmente, o propofol é usado mais comumente como anestésico para cães Greyhound do que os barbituratos.

Ruminantes. Os barbitúricos podem ser usados com sucesso na anestesia em ruminantes, porém, em razão da propensão de os ruminantes regurgitarem, a via respiratória precisa ser protegida por meio da colocação de um tubo orotraqueal com manguito.

Em bovinos, pode ocorrer uma anormalidade congênita ("dente rosa"), acompanhada de aumento da concentração de porfirina, o que pode levar a distúrbios neurológicos pela desmielinização de nervos periféricos e cranianos. No fígado, os barbituratos estimulam a produção de uma enzima que aumenta a produção de porfirina, potencialmente agravando a doença (Mees e Frederickson, 1975). Os animais acometidos por anormalidade no metabolismo da porfirina, conhecida ou suspeita, não devem receber barbitúricos.

Suínos. Muitos suínos podem apresentar longa recuperação anestésica após a administração de tiopental (aprox. 1 h), comparativamente a outros animais (aprox. 15 min). É possível que a redistribuição de tiopental dos maiores depósitos de gordura contribua para a longa ação do fármaco. Os barbitúricos não induzem hipertermia maligna.

Equinos. Não se recomenda a administração de tiopental a equinos, sem sedação prévia, pois ocorrem agitação e incoordenação importantes. Em vez disso, esses animais devem receber tiopental, após sedação com agonista α_2 (p. ex., xilazina) e/ou guaifenesina e/ou benzodiazepina (p. ex., diazepam). A indução da anestesia com tiopental faz com que os equinos deitem flexionando os quatro membros, diferentemente do que acontece com a cetamina, em que a maioria dos cavalos flexiona inicialmente os membros pélvicos e assume uma postura de cão sentado antes do decúbito total. Deve-se ter cuidado no sentido de evitar automutilação do animal durante a indução e a recuperação anestésica. Em equinos, não se deve utilizar metoexital, individualmente, pela agitação durante a indução e/ou a recuperação.

Aves. O tiopental tem sido usado com sucesso em aves, por via interóssea (Valverde *et al.*, 1993), porém, pela longa recuperação anestésica e pela maior taxa de mortalidade, não é recomendado.

Répteis. Os barbituratos são metabolizados muito lentamente em répteis, resultando em um longo período de recuperação anestésica. O barbitúrico de ação ultracurta, metoexital, tem sido usado com duração de ação variável em cobras (Preston *et al.*, 2010).

Interações medicamentosas

Todos os depressores do SNC (p. ex., opioides, agonistas α_2, sedativos fenotiazínicos) podem potencializar os efeitos de barbitúricos, reduzindo a dose de indução necessária e aumentando os riscos de efeitos colaterais fisiológicos. Os barbituratos de longa ação induzem a atividade de enzimas microssômicas hepáticas, o que aumenta a metabolização de outros fármacos metabolizados pelo mesmo sistema enzimático (p. ex., cloranfenicol, betabloqueadores e metronidazol). A indução de enzimas microssômicas não ocorre após uma única dose. Por conseguinte, a probabilidade dessa ocorrência com o uso do anestésico é baixa. Entretanto, é comum quando da administração de doses orais repetidas, como acontece quando o fenobarbital é empregado como anticonvulsivante, em animais.

Outra importante interação possível consiste na inibição de enzimas microssomais. (Fármacos anticonvulsivantes são abordados com mais detalhes no Capítulo 17.) Conforme discutido na seção *Metabolização*, os fármacos sabidamente inibidores de CYP450, como o cloranfenicol, podem inibir a metabolização de barbituratos e retardar a recuperação anestésica.

Superdosagem/intoxicação aguda

O tratamento de superdosagem de barbituratos de ação curta deve se concentrar em terapia de suporte da depressão respiratória e cardiovascular, o que pode incluir ventilação com pressão positiva, hidratação e suporte inotrópico. A depuração renal de barbituratos de longa ação é considerada maior na urina alcalina do que na urina ácida. Isso ocorre porque a urina alcalina ocasiona ionização do fármaco e impede a sua reabsorção tubular. Dessa maneira, a alcalinização da urina com bicarbonato de sódio aumenta a taxa de eliminação e é útil clinicamente no tratamento de intoxicação provocada por barbitúricos de ação prolongada.

Se ocorrer injeção perivascular, deve-se infiltrar solução salina no local, para diluir o fármaco, além de propiciar acidificação e utilizar um anestésico local para reduzir a dor.

PROPOFOL

Histórico

O propofol é um anestésico de uso intravenoso usado para sedação, indução de anestesia ou manutenção de anestesia quando administrado em taxa de infusão constante (TIC). Foi aprovado para uso em seres humanos em 1989 e é conhecido na medicina veterinária por sua indução e recuperação sem intercorrências. É incomum pelo fato de ser fornecido em uma emulsão branca leitosa administrada por via intravenosa.

Classificação

Química. O propofol (2,6-di-isopropilfenol) (Figura 12.2) é um derivado de alquilfenol insolúvel em água, porém bastante lipossolúvel. É descrito quimicamente como 2,6-di-isopropilfenol e tem peso molecular de 178,27. O propofol é muito pouco solúvel em água e, por conseguinte, formulado como uma emulsão de óleo em água branca.

Como é fornecido. Existem diferentes formulações do propofol comercializadas para uso em humanos e animais. A maioria delas é semelhante; entretanto, algumas contêm pequena quantidade de EDTA ou de álcool benzílico. A injeção de PropoFlo™ é uma solução injetável não pirogênica estéril contendo 10 mg de propofol/mℓ, adequada para administração intravenosa. Além do componente ativo propofol, a formulação contém óleo de soja (100 mg/mℓ), glicerol (22,5 mg/mℓ), lecitina de ovo (12 mg/mℓ) e ácido oleico (0,6 mg/mℓ), com hidróxido de sódio para ajustar o pH. A emulsão de propofol é isotônica e tem pH de 6 a 9. A formulação disponível não contém conservantes e propicia crescimento bacteriano (Wachowski, 1999). Como o propofol é uma emulsão, deve ser bem agitado antes de usá-lo.

O propofol com prazo de validade estendido, PropoFlo™ 28, é uma emulsão não pirogênica estéril contendo 10 mg de propofol/mℓ, em um frasco multidoses para administração intravenosa. O nome "PropoFlo™ 28" é utilizado porque, em comparação a formulações anteriores, tem um prazo de validade de 28 dias a partir do momento que o frasco é aberto. Isso foi projetado para reduzir a perda de anestésico; não é necessário refrigeração para os frascos de 20 mℓ e 50 mℓ. Cada mℓ contém 10 mg de propofol. A emulsão PropoFlo™ 28 é isotônica e tem pH de 6 a 8,5. O PropoFlo™ 28 foi aprovado apenas para uso em cães. Os efeitos do conservante álcool benzílico em gatos não foram estudados e, por conseguinte, não pode ser recomendado para essa espécie.

O Propoclear® era uma formulação de propofol que não continha transportador lipídico. A solução era límpida, e os efeitos farmacodinâmicos semelhantes aos das formulações padronizadas de propofol. No entanto, o produto foi associado ao aumento de reações no local da injeção e foi retirado do mercado (Hill e Williams, 2011).

Mecanismo de ação

O propofol provoca depressão do SNC por meio de seu efeito no receptor $GABA_A$ (Ying e Goldstein, 2005). O propofol diminui a taxa de dissociação do GABA de seus receptores, aumentando, desse modo, a abertura dos canais de cloreto. O aumento da condutância do cálcio resulta em hiperpolarização de membranas celulares pós-sinápticas e inibição de neurônios pós-sinápticos, promovendo anestesia e amnésia.

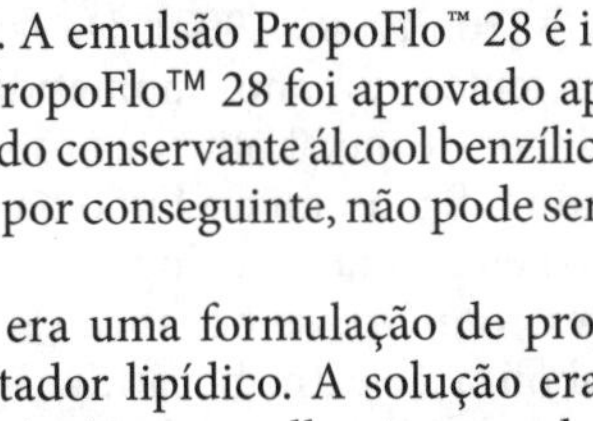

Figura 12.2 Estrutura do propofol.

Embora considerado anticonvulsivante em pacientes veterinários e humanos com diversas doenças do SNC (Brown e Levin, 1998; Steffen e Grasmueck, 2000), o mecanismo de ação como anticonvulsivante é desconhecido.

Indicações

Os usos clínicos de propofol incluem indução de anestesia geral, sedação de curta duração, sedação de longa duração (p. ex., pacientes sob ventilação), manutenção de anestesia (por meio de infusão em taxa constante) e tratamento de estado de mal epiléptico (*status epilepticus*). O propofol deve ser administrado apenas por via intravenosa; contudo, o extravasamento extravascular durante a aplicação não causa descamação cutânea, como ocorre com anestésicos barbitúricos.

Efeitos fisiológicos

Efeitos no SNC. O propofol induz depressão do SNC por estimular os efeitos de GABA, um neurotransmissor inibidor, promovendo indução tranquila e rápida de anestesia geral.

O propofol induz um estado neurológico favorável, pois reduz a PIC, a pressão de perfusão cerebral e, também, o consumo de oxigênio metabólico cerebral (Pinaud *et al.*, 1990). Como as necessidades metabólicas do cérebro encontram-se diminuídas mais que a redução do fluxo sanguíneo cerebral, a perfusão se mantém adequada. A PIC é reduzida em pacientes que apresentam tanto PIC normal quanto elevada. O propofol também mostrou manter a autorregulação cerebral em suínos (Lagerkranser *et al.*, 1997) e aumentar a autorregulação cerebral em seres humanos (Harrison *et al.*, 2002).

De modo semelhante a seus efeitos na PIC, o propofol provoca diminuição aguda da pressão intraocular em 30 a 40%, quando administrado em dose anestésica (Neel *et al.*, 1995).

Há relato de mioclonia após a administração de propofol e aventou-se a hipótese de que o propofol possa reduzir o limiar para convulsões. No entanto, o propofol tem se mostrado um anticonvulsivante e não produz atividade convulsivante em pacientes com epilepsia documentada (Cheng *et al.*, 1996). O propofol tem sido usado com sucesso tanto em cães quanto em seres humanos para o controle a longo prazo de estado de mal epiléptico (Brown e Levin, 1998).

Após anestesia com propofol, muitos pacientes humanos relatam sensação de euforia e, também, sonhos românticos (Canaday, 1993). Muitos animais domésticos se recuperam do propofol mostrando-se alertas, com movimentos coordenados e aparentemente se sentindo bem.

A associação entre boa perfusão no SNC, recuperação de boa qualidade em pacientes com doença do SNC (Caines *et al.*, 2014) e propriedades anticonvulsivantes faz do propofol um anestésico bastante utilizado em pacientes com doença do SNC.

Efeitos cardiovasculares. Doses de indução de propofol estão associadas à hipotensão sistêmica (Reich *et al.*, 2005). Embora esse medicamento provoque inotropia negativa, a diminuição da pressão arterial ocorre principalmente pela redução da resistência vascular sistêmica (vasodilatação; a resistência vascular sistêmica diminuiu em 21% em cães, após a dose de indução de propofol de 5 mg/mℓ) (Wouters *et al.*, 1995). A diminuição da resistência vascular sistêmica provavelmente contribui para o ingurgitamento esplênico, fato que deve ser considerado em pacientes anestesiados para realização de esplenectomia (Baldo *et al.*, 2012). Após uma dose de indução de propofol, em geral a frequência cardíaca diminui ou não se altera, mesmo com hipotensão sistêmica (Whitwam *et al.*, 2000). Isso contrasta com o uso de barbituratos, em que quase sempre ocorre aumento da frequência cardíaca em resposta à diminuição da pressão arterial. Por conseguinte, deve-se esperar redução do débito cardíaco.

O propofol pode estimular a habilidade da epinefrina de induzir arritmias cardíacas, mas não parece ser inerentemente arritmogênico (Kamibayashi *et al.*, 1991).

Efeitos respiratórios. É comum notar apneia após a administração de propofol na forma de *bolus*. A apneia associada ao uso desse medicamento se agrava à medida que aumenta a taxa de infusão, ou seja, quanto mais rápida a administração, mais provável a ocorrência de apneia (Musk *et al.*, 2005). Ainda, nota-se depressão respiratória que resulta em ligeira hipercapnia e acidose em cães com respiração espontânea, após a dose de indução (Robertson *et al.*, 1992), e em cães que receberam propofol em taxa de infusão constante. Os pacientes que recebem propofol devem ser monitorados quanto à hipoxemia e à hipercapnia e, se necessário, ser intubados e receber oxigênio suplementar. O propofol deve ser administrado com cautela em pacientes nos quais o acesso a uma via respiratória pode ser difícil (p. ex., tumor de laringe, cobaias etc.).

Efeitos musculares. O propofol provoca excelente relaxamento muscular, porém ocasionalmente resulta em movimentos mioclônicos curtos e prolongados em seres humanos e cães (Nimmaanrat, 2005). Esses sinais regridem de modo espontâneo, porém a intensidade dos movimentos pode interferir nos procedimentos cirúrgicos. Há relatos casuais de que o tratamento com cetamina, na dose de 1 mg/kg IV, resultou na resolução dos sinais, ao passo que o tratamento com benzodiazepínicos não parece influenciar a mioclonia (experiência pessoal da autora). Os reflexos laríngeos diminuem e resultam em uma condição favorável para entubação, porém podem aumentar o risco de aspiração em pacientes sem uma via respiratória protegida.

Miscelânea. O propofol atravessa a placenta e alcança a circulação fetal, mas é prontamente removido da circulação fetal após o nascimento; provoca mínimos efeitos na saúde de lactentes humanos neonatos sadios (Dailland *et al.*, 1989) ou aos filhotes de cães (Luna *et al.*, 2004).

O propofol não induz liberação de histamina (Mitsuhata e Shimizu, 1993) e resulta em menor resposta de estresse em comparação aos anestésicos inalatórios (Ledowski *et al.*, 2005).

O propofol tem ação antioxidante em seres humanos, cães e suínos (Aldemir *et al.*, 2001; Allaouchiche *et al.*, 2001; Lee, 2012). Ainda não está clara a relevância clínica dessa ação.

Relata-se que o propofol reduz a ocorrência de náuseas e vômitos pós-anestesia em seres humanos, tanto em dose anestésica quanto subanestésica (Apfel *et al.*, 2004); contudo, esse efeito não foi documentado em animais domésticos.

Doses subanestésicas de propofol mostraram diminuir o prurido que sucede a administração de opioides, por via espinal, em seres humanos (Horta *et al.*, 2006).

O propofol não confere analgesia alguma nem causa hiperalgesia, como relatado na anestesia por barbitúricos (Wilder-Smith *et al.*, 1995).

Farmacocinética

A farmacocinética do propofol em cães foi descrita empregando-se um modelo de dois compartimentos abertos (Zoran *et al.*, 1993). Inicialmente, o fármaco foi extensivamente absorvido no SNC, resultando em rápida depressão desse sistema e rápida indução da anestesia. A seguir, foi rapidamente redistribuído a partir do cérebro para outros tecidos e metabolizado e removido do plasma. A natureza lipofílica do propofol resulta em um grande volume aparente de distribuição (Vd; 17,9 ℓ/kg, em cães mestiços) e volume de distribuição em estado de equilíbrio estável (Vd$_{ee}$; 9,7 mℓ/kg). A meia-vida de distribuição inicial ($t_{1/2\alpha}$) é curta, assim como o é a remoção do plasma ($t_{1/2\beta}$), pela rápida redistribuição do fármaco do cérebro para outros tecidos e pela extensa metabolização. O Vd e o Vd$_{ee}$ são menores em cães Greyhound, 11,2 ℓ/kg e 6,3 mℓ/kg, respectivamente, o que ocasiona maior concentração em doses semelhantes, em comparação a outras raças, com possibilidade de recuperação anestésica mais lenta em comparação a de outros cães (Zoran *et al.*, 1993). Cães geriátricos (> 8,5 anos) também apresentam depuração mais lenta que a relatada em cães mais jovens (Reid e Nolan, 1996). A depuração sistêmica mais lenta também pode contribuir para os efeitos prolongados em cães Greyhound e naqueles geriátricos (ver seção *Metabolização*).

A farmacocinética do propofol em gatos não foi determinada por completo; entretanto, os gatos mostram resposta semelhante à dos cães, bem como a necessidade de dose do propofol. É interessante ressaltar que, em gatos, há absorção pulmonar significativa de propofol (Matot *et al.*, 1993).

O propofol não se acumula (não é cumulativo) após doses repetidas e/ou infusões prolongadas em cães ou em animais de laboratório (Adam *et al.*, 1980; Mandsager *et al.*, 1995); no entanto, em gatos, taxas de infusão constante mais longas resultaram em um período maior de recuperação (Pascoe *et al.*, 2006).

Metabolização

A depuração corporal total de propofol é rápida e excede o fluxo sanguíneo hepático, sugerindo metabolização extra-hepática (Veroli *et al.*, 1992). De fato, em um estudo realizado em pacientes humanos submetidos a transplante de fígado, a quantidade de metabólito de propofol excretada não diminuiu quando o fígado foi excluído da circulação (Veroli *et al.*, 1992) e os efeitos farmacológicos não foram diferentes em pacientes com cirrose hepática (Servin *et al.*, 1990). O local de metabolização extra-hepática não está claro, porém o tecido pulmonar mostrou contribuir para a metabolização do propofol em gatos (Matot *et al.*, 1993). Pode haver diferenças significativas entre espécies quanto ao local e à taxa de metabolização extra-hepática.

Embora o despertar em geral seja atribuído à redistribuição do fármaco, o término do efeito do propofol é atribuído, em grande parte, à biotransformação rápida e extensa pelo fígado em metabólitos inativos, que são excretados na urina. No cão, os dois principais metabólitos do propofol presentes na urina são conjugados glicuronídeos e sulfatos de 4-hidroxipropofol (2,6-di-isopropil-1,4-quinol) (Hay Kraus *et al.*, 2000). A formação desse derivado intermediário mostra ser uma etapa inicial crítica na biotransformação e na excreção do propofol no cão (Hay Kraus *et al.*, 2000). Ainda, foi revelado que existem diferenças entre raças nas vias enzimáticas de metabolização, o que contribuiria para a depuração mais lenta do fármaco constatada em cães Greyhound e nos geriátricos (Reid e Nolan, 1996; Court *et al.*, 1999; Hay Kraus *et al.*, 2000). Embora a taxa de glicuronidação hepática não tenha sido estudada em gatos, há relatos de retardo da recuperação anestésica nesses animais após infusões prolongadas em taxa constante de propofol, possivelmente pela deficiência, em gatos, de enzimas necessárias à glicuronidação (Pascoe *et al.*, 2006).

Reações adversas/contraindicações

O propofol pode causar dor no local da injeção que, com frequência, é mais intensa em pequenas veias periféricas. Alguns anestesistas preferem veias mais calibrosas, administram continuamente o anestésico por meio de equipo ou injetam um pequeno volume de lidocaína IV imediatamente antes de administrar o propofol, a fim de evitar a dor da injeção.

O propofol, sem conservante, foi associado a maior ocorrência de infecção da ferida cirúrgica. Um estudo retrospectivo de cães e gatos com feridas limpas mostrou um risco quase quatro vezes maior de infecção pós-cirúrgica nos animais que receberam propofol (Heldmann *et al.*, 1999). Deve-se enfatizar a necessidade de rigorosa técnica de assepsia ao se preparar e administrar o propofol; ademais, o fármaco (formulação sem conservante) não utilizado em 24 h deve ser descartado. Os profissionais que realizam cirurgia em pacientes anestesiados com propofol devem saber desse risco maior.

Por causa da emulsão lipídica, o propofol foi sugerido como uma causa de pancreatite pós-anestésica. A pancreatite associada ao uso de propofol foi relatada, embora raramente, em seres humanos; não foi relatada em espécies veterinárias (Gottschling *et al.*, 2005). Além disso, é utilizada comumente em pacientes com pancreatite ativa (Herman *et al.*, 2005).

A síndrome do propofol constitui uma complicação rara, porém letal, que sucede uma administração contínua prolongada de propofol. Os pacientes podem desenvolver acidose metabólica, rabdomiólise, lesão renal, arritmias cardíacas e insuficiência cardíaca. A fisiopatologia dessa síndrome mostra envolver um distúrbio de metabolismo mitocondrial induzido por propofol (Trampitsch *et al.*, 2006). Neonatos e pacientes com sepse parecem ter risco maior de desenvolver a síndrome. Qualquer paciente submetido à infusão prolongada de propofol deve ser monitorado quanto a esses potenciais sinais adversos.

Diferenças entre espécies

Cães. O propofol pode ser usado para sedação de curta ou longa duração, indução de anestesia geral e infusão em taxa contínua. A dose de indução necessária para cães Greyhound não é diferente daquela necessária para cães mestiços; contudo, o período de recuperação anestésica foi mais longo em cães Greyhound (ver seção *Metabolização*).

Gatos. O propofol pode induzir lesões oxidativas em eritrócitos de felinos quando administrado em dose de indução, após infusão em taxa constante, durante 30 min. Isso pode resultar em formação de corpúsculos de Heinz, anorexia, diarreia e mal-estar (Andress *et al.*, 1995). No entanto, gatos que receberam dose de indução de propofol 2 vezes/dia, durante 5 dias, não mostraram alterações hematológicas adversas (Bley *et al.*, 2007).

Equinos. O propofol não deve ser usado como agente de indução único em equinos, pois está associado à agitação. Essa agitação provavelmente é causada pelo longo tempo necessário para administrar o grande volume da medicação, resultando na manifestação do estágio II de anestesia (estágio de agitação). Após sedação com um agonista α_2, muitos cavalos ainda manifestam agitação durante a indução com propofol (Mama *et al.*, 1996). A sedação profunda com guaifenesina minimizou a agitação durante a indução (Brosnan *et al.*, 2011).

A qualidade da recuperação da anestesia por propofol em equinos é boa (Mama *et al.*, 1996; Posner *et al.*, 2013). Embora boas características de recuperação sejam importantes em cavalos, a ocorrência de agitação durante a indução e o custo proibitivo para pacientes de grande porte tornam improvável o uso rotineiro de propofol em equinos.

Suínos. O propofol não induz hipertermia maligna em animais suscetíveis (Fruen *et al.*, 1995). Contudo, é necessária boa sedação para obter um acesso venoso razoável. Depressão respiratória e apneia foram relatadas após a administração de propofol em suínos (Tendillo *et al.*, 1996); assim, o propofol deve ser usado com cautela, a menos que possa ser realizada rápida entubação.

Aves. O propofol causa depressão respiratória significativa em gaviões-de-cauda-vermelha e corujões-orelhudos (Hawkins *et al.*, 2003). É razoável presumir que todas as aves possam precisar de assistência ventilatória quando a anestesia é mantida com propofol. Agitação do SNC foi observada durante a recuperação anestésica (Hawkins *et al.*, 2003).

Peixes. O propofol tem sido usado para induzir anestesia em peixes, tanto por via intravenosa quanto via imersão (Fleming *et al.*, 2003; Oda *et al.*, 2014).

Dose

O propofol deve ser administrado até a obtenção do efeito desejado. A dose necessária depende do tipo e da dose da pré-medicação, da saúde do paciente e de quão doloroso será o procedimento. No caso de pré-medicação que exacerbe a depressão do SNC, é possível diminuir a dose de indução em mais de 50%. O período de inconsciência depende dos pré-medicamentos utilizados e da dose de propofol administrada. Em geral, a inconsciência dura 2 a 8 min. As doses relacionadas na Tabela 12.3 são fornecidas para as espécies indicadas; contudo, cada paciente é diferente e a dose total deve ser ajustada individualmente.

Interações medicamentosas, compatibilidades e incompatibilidades

O propofol é compatível com solução de dextrose 5%, que pode ser usada para diluir o fármaco para administração em taxa de infusão constante. O propofol foi misturado ao tiopental na proporção 1:1. A mistura mostrou-se estável e propiciou indução tranquila, semelhante à do tiopental, porém com melhor período de recuperação (mais parecido com o do propofol) (Ko *et al.*, 1999).

Superdosagem/intoxicação aguda. A superdosagem acidental de propofol pode resultar em depressão cardiovascular e respiratória grave. O tratamento, de apoio, consiste em entubação e

Tabela 12.3 Dose de indução e taxa de infusão constante (TIC) do propofol em animais.

Espécie	Dose de indução (mg/kg IV)	Dose em TIC (mg/kg/min IV)	Referência
Cão	3 a 7	0,2 a 0,6	
Gato	5 a 8	0,5 a 1	
Cavalo – adulto	4 a 8		Mama *et al.*, 1996
Cavalo – potro	2	0,33	
Burro	2	0,21	
Suínos	2 a 3	0,1 a 0,2	Tendillo *et al.*, 1996
Lhama	3,3	0,4	del Alamo, 2014
Furão	2 a 4		
Coelho	2 a 10		

ventilação, hidratação, administração de inotrópicos positivos e/ou agentes vasoativos. Felizmente, por causa da rápida recuperação, a duração do efeito é curta.

Informações regulamentares

Condição de medicamento controlado. O propofol é uma medicação controlada, não listada, mas propôs-se incluí-la como fármaco da classe IV.

Período de carência. Não foi estabelecido período de carência para animais destinados à produção de alimento para consumo humano (ou, simplesmente, animais de produção). No entanto, o Food Animal Residue Avoidance Databank (FARAD – Banco de Dados para Evitar Resíduo em Animais de Destinados à Produção de Alimentos) recomenda período de carência de, no mínimo, 72 h para o consumo da carne de animais que receberam o fármaco (Lin e Walz, 2014); não foi possível estabelecer o período de carência para o consumo de leite em virtude da falta de informações.

Disponibilidade do fármaco

Produtos veterinários aprovados pela FDA

- Rapinovet® (Schering-Plough Animal Health Corp), 10 mg/ml, em frasco de 20 ml
- PropoFlo™ (Abbott Laboratories), 10 mg/ml, em frasco de 20 ml
- PropoFlo™ 28 (Abbott Laboratories), 10 mg/ml, em frascos de 20 ml e 50 ml (apenas para cães).

Produtos humanos

- Diprivan® (Zeneca), 10 mg/ml, em frascos de 20 ml, 50 ml e 100 ml
- Propofol (Hospira), 10 mg/ml.

Anestésicos dissociativos

Histórico

Os anestésicos dissociativos (p. ex., cetamina) têm sido utilizados extensamente na medicina veterinária e talvez ainda sejam a classe mais comum de anestésicos em uso. O primeiro anestésico dissociativo usado foi o cloridrato de fenciclidina (PCP, "pó de anjo"), que não é mais comercializado por causa do uso abusivo dessa substância por seres humanos. Derivados mais recentes da fenciclidina incluem cloridrato de cetamina e cloridrato de tiletamina. A cetamina também é uma substância de uso abusivo (proibida) em seres humanos ("*special K*") e a tiletamina é comercializada apenas associada ao zolazepam sob o nome comercial de Telazol® ou Zolatel®.

O termo "anestésico dissociativo" teve origem com o uso de cetamina em pacientes humanos. Quando anestesiados com cetamina, os pacientes pareciam se sentir "dissociados" do meio em que se encontravam, ou não conscientes desse meio, porém nem sempre se mostravam adormecidos (catalépticos). Posteriormente, constatou-se que esses fármacos, de fato, dissociavam os sistemas talamocortical e límbico, provocando alteração da consciência.

Além de seu uso como anestésico geral, os anestésicos dissociativos são empregados como analgésicos para crises de dor aguda e dor crônica e, também, como antidepressivos (Stahl, 2013).

Classificação

Química (Figura 12.3). Cetamina, cloridrato de 2-(o-clorofenol)-2-(metilamino)-ciclo-hexanona, é um derivado da fenciclidina, na forma de uma mistura racêmica, sendo o isômero S (+) mais potente do que o isômero R (−) (Casoni *et al.*, 2014). O isômero S (+) induz mais analgesia e menos delírio de emergência que o isômero R (−).

A tiletamina, cloridrato de 2-[etilamino]-2-[2-tienil]-ciclo-hexanona, é um derivado da fenciclidina.

Como é fornecida. A cetamina é disponibilizada como solução aquosa 10% (pH 3,5 a 5,5). O conservante da solução é o cloreto de benzetônio.

A tiletamina é fornecida apenas associada ao zolazepam, como um pó branco. A adição de 5 ml de diluente produz uma solução contendo o equivalente a 50 mg de tiletamina-base, 50 mg de zolazepam-base e 57,7 mg de manitol, por mililitro. O pH dessa solução varia de 2 a 3,5.

Mecanismo de ação

Os anestésicos dissociativos são antagonistas não competitivos de receptores N-metil-D-aspartato (NMDA), os quais impedem a ligação de neurotransmissores excitatórios, glutamato e glicina, no receptor NMDA, impedindo a condução de íons (Na^+, K^+ e Ca^{2+}). Isso bloqueia o estímulo de neurônios de segunda ordem e resulta em depressão da atividade nos sistemas talamocortical e límbico de núcleos do sistema de ativação reticular. Os anestésicos dissociativos também apresentam efeitos discretos em receptores opioides (mu > kappa), receptores monoaminérgicos, receptores muscarínicos e receptores sigma-1 (canais de cálcio do retículo endoplasmático), porém, diferentemente de muitos outros fármacos de indução, não interagem com receptores GABA (Annetta *et al.*, 2005; Stahl, 2013). A anestesia com fármacos dissociativos induz alteração da consciência ou catalepsia.

Diferentemente de outros agentes de indução, os anestésicos dissociativos induzem analgesia. Na dor aguda, a analgesia é

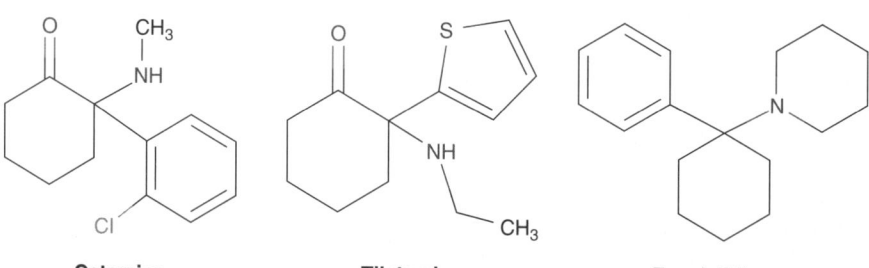

Cetamina   **Tiletamina**   **Fenciclidina**

Figura 12.3 Estruturas de cetamina, tiletamina e fenciclidina.

mediada, pelo menos parcialmente, pela ativação de receptores opioides mu (Sarton *et al.*, 2001). Além disso, o receptor NMDA está envolvido na indução e na manutenção da sensibilização central, no corno dorsal da medula espinal (Woolf e Thompson, 1991). O bloqueio do receptor NMDA com dose subanestésica de cetamina pode interromper a sensibilização central (Correll *et al.*, 2004). O antagonismo do receptor NMDA também mostrou ser bem promissor no tratamento de depressão refratária; no entanto, o mecanismo de ação como antidepressivo é desconhecido (Stahl, 2013).

Indicações

Os anestésicos dissociativos podem ser usados para contenção química, indução rápida de anestesia geral e para proporcionar analgesia (tanto para dor aguda quanto para interrupção de sensibilização central). Eles podem ser usados na maioria das espécies e podem ser administrados por vias intramuscular e intravenosa.

Efeitos fisiológicos/farmacodinâmicos

Efeitos no SNC. Com base em achados no traçado do EEG, o antagonismo de receptores NMDA provoca dissociação dos sistemas talamocortical e límbico (Reich *et al.*, 2005). Isso ocasiona alteração da consciência ou catalepsia, em que o paciente não parece dormir, porém não reage a estímulos nocivos ou inócuos. Embora o paciente possa não parecer adormecido, os antagonistas NMDA são efetivos na indução de amnésia (Haas e Harper, 1992). Quando empregados individualmente, os anestésicos dissociativos raramente induzem anestesia cirúrgica profunda, mas, quando combinados a outros depressores do SNC, ocasionam relaxamento muscular e imobilidade adequados.

Os efeitos dos anestésicos dissociativos no SNC são diferentes daqueles verificados na maioria dos outros anestésicos. Eles aumentam o fluxo de sangue cerebral (FSC), que está associado ao aumento do metabolismo de glicose cerebral e à demanda de oxigênio (CMRo$_2$) (Dawson *et al.*, 1970). O aumento do FSC é causado pela vasodilatação de vasos sanguíneos cerebrais e pelo aumento da pressão arterial, o que resulta em aumento da PIC. A hipercapnia contribui para a elevação da PIC e o controle da ventilação pode atenuar o aumento da PIC. Assim, esses fármacos devem ser usados com cautela em qualquer paciente que apresente ou se suspeite de apresentar PIC elevada ou em que as necessidades metabólicas cerebrais possam não estar sendo satisfeitas. Os efeitos na PIC também estão associados ao aumento da pressão intraocular. Comumente isso não é um problema, mas esses fármacos não devem ser utilizados em pacientes com glaucoma.

A cetamina provoca o desenvolvimento de padrões epileptiformes no traçado do EEG (Kayama, 1982); é usada para induzir convulsões mais robustas durante a terapia eletroconvulsivante (Krystal *et al.*, 2003). É interessante notar que também há evidências de que a cetamina seja anticonvulsivante (Reder *et al.*, 1980) e também neuroprotetora (Himmelseher e Durieux, 2005). No entanto, a maioria dos anestesistas recomenda evitar o uso de cetamina em pacientes com histórico de convulsões e ela não deve ser usada em pacientes com PIC elevada.

Os anestésicos dissociativos provocam aumento da norepinefrina por meio da estimulação adrenérgica central e diminuição da recaptação de norepinefrina, resultando em aumento do tônus simpático (Stoelting, 1999). O aumento da norepinefrina influencia todos os sistemas sob controle adrenérgico (p. ex., cardiovascular, respiratório, endócrino etc.).

O delírio ao despertar (p. ex., ansiedade, vocalização, movimentos desconexos) representa uma preocupação sempre que se empregam anestésicos dissociativos. O delírio pode ser meramente desagradável em pequenos animais, mas pode ser perigoso quando em animais de grande porte (p. ex., cavalos). O delírio de emergência pode ser atenuado ou prevenido por meio da administração de anestésicos dissociativos com sedativos ou tranquilizantes (p. ex., xilazina, diazepam, acepromazina). O isômero R (+) da cetamina está associado a maior ocorrência de efeitos de delírio (Stoelting e Hillier, 2012).

O despertar da cetamina resulta principalmente da redistribuição do fármaco, embora alguns efeitos advenham da metabolização do anestésico.

Sistema cardiovascular. A cetamina tem efeitos depressores miocárdicos diretos (Diaz *et al.*, 1976), mas, em geral, sua administração está associada ao aumento de débito cardíaco, pressão aórtica média, pressão arterial pulmonar, pressão venosa central e frequência cardíaca (Haskins *et al.*, 1985). Os efeitos estimulantes decorrem do estímulo direto dos centros adrenérgicos centrais (ou seja, aumento do tônus simpático) e da inibição da captação neuronal de catecolaminas, em especial da norepinefrina (Annetta *et al.*, 2005). A estimulação cardiovascular está associada ao aumento do trabalho do miocárdio e das necessidades de oxigênio do miocárdio (Haskins *et al.*, 1985); desse modo, a cetamina deve ser usada com cautela em pacientes com doença cardiovascular que não toleram aumento das demandas metabólicas. Embora a estimulação simpática sobreponha-se aos efeitos depressores cardiovasculares diretos da cetamina (Adams, 1997), os pacientes que apresentam baixo conteúdo de catecolamina (ou seja, gravemente enfermos) podem exibir maior ocorrência de efeitos cardiodepressores (Waxman *et al.*, 1980).

O aumento do tônus simpático também pode causar taquicardia. Deve-se ter cautela em pacientes que já apresentam taquicardia ou arritmia.

A cetamina preserva a função e o equilíbrio de oxigênio cardiovascular durante choque séptico induzido experimentalmente (Van der Linden *et al.*, 1990). Esse efeito de poupar o sistema cardiovascular pode resultar da habilidade da cetamina de bloquear a cascata inflamatória causada por endotoxinas que deprimem a função cardiovascular (Taniguchi e Yamamoto, 2005) e, também, por aumentar a concentração de norepinefrina, capaz de atenuar a vasodilatação periférica inapropriada nesses pacientes com sepse.

Sistema respiratório. Em geral, os anestésicos dissociativos apresentam discreto efeito na ventilação-minuto e, por conseguinte, comumente provocam aumento moderado da concentração de dióxido de carbono. Isso contrasta com muitos outros anestésicos que são potentes depressores respiratórios. Entretanto, quando outros depressores do SNC são administrados com a cetamina, pode ser observada depressão respiratória importante. A cetamina também causa um padrão *apnêustico* de respiração, que se caracteriza por uma sequência rápida de movimentos respiratórios seguida de parada da respiração durante a inspiração. Isso está mais comumente associado à administração por via intravenosa rápida de cetamina. Embora a respiração apnêustica seja incomumente observada, a ventilação-minuto e a concentração de dióxido de carbono em geral encontram-se dentro dos limites normais.

A cetamina tem propriedades broncodilatadoras e diminui a resistência de vias respiratórias (Durieux, 1995). Esse fato a torna útil como agente de indução para pacientes com asma clínica e, também, pacientes com doença obstrutiva de vias respiratórias (p. ex., doença pulmonar obstrutiva crônica).

Quando a cetamina é usada como único anestésico, os reflexos faríngeo e laríngeo permanecem ativos (Robinson *et al.*, 1986). No entanto, a preservação desses reflexos leva ao aumento do risco de laringospasmo e tosse, pelas secreções ou pela manipulação da orofaringe. Essas complicações fazem da cetamina, quando utilizada individualmente, um fármaco inapropriado para uso em endoscopia ou em cirurgia orofaríngea. Embora os reflexos laríngeos sejam preservados, eles podem estar incoordenados e, assim, eventualmente ocorre aspiração de material estranho ao trato respiratório. Deve-se realizar entubação endotraqueal para manter e proteger a via respiratória.

Além disso, a cetamina estimula a produção de saliva, que pode ser abundante em alguns momentos. A administração de um fármaco anticolinérgico (p. ex., glicopirrolato), por suas propriedades antissialagogas, pode atenuar a salivação. Deve-se ter cautela ao utilizar anticolinérgicos em pacientes com vias respiratórias de pequeno calibre, já que as propriedades antissialagogas podem tornar viscosas as secreções, com risco de oclusão das vias respiratórias ou do tubo endotraqueal.

O tônus muscular de vias respiratórias superiores, bem como seus reflexos, é preservado quando se utilizam exclusivamente anestésicos dissociativos. No entanto, como esses fármacos em geral são administrados com relaxantes musculares, o controle da laringe fica diminuído ou ausente. A entubação endotraqueal é recomendada em todos os pacientes anestesiados, a fim de manter e proteger a via respiratória.

Efeitos musculares. Os anestésicos dissociativos proporcionam pouco relaxamento muscular e podem causar rigidez muscular, mioclonia e/ou movimentos musculares incoordenados. Em geral, o relaxamento muscular é proporcionado pela administração concomitante de sedativos ou tranquilizantes (p. ex., benzodiazepinas, agonistas α_2).

Miscelânea. A aparência dos pacientes anestesiados com anestésicos dissociativos é diferente daquela verificada na maioria dos outros anestésicos. Muitos pacientes não fecham os olhos, podem apresentar tônus muscular e movimento muscular e, com frequência, não parecem "adormecidos". É importante proteger a córnea de pacientes por meio de lubrificação adequada e impedir que objetos façam fricção na córnea. A administração simultânea de sedativos ou de tranquilizantes pode atenuar essas ocorrências.

Analgesia. Conforme descrito na seção *Mecanismo de ação*, os antagonistas NMDA, como a cetamina, induzem analgesia. Durante muitos anos, o dogma foi que a cetamina propiciava mais analgesia somática que analgesia visceral. Contudo, essa visão é simplista demais para explicar os variados efeitos analgésicos e não deve ser considerada. O mecanismo de antinocicepção é complexo e provavelmente envolve interações em mais de um tipo de receptor. A cetamina induz bloqueio uso-dependente (ou seja, atua melhor quando os nervos são estimulados) do receptor NMDA e, também, inibe a liberação de neurotransmissores, e esses dois fatores participação na mediação da nocicepção (Annetta *et al.*, 2005). A analgesia provavelmente também é mediada pela ação da cetamina em receptores opioides mu e kappa (Annetta *et al.*, 2005). Os receptores opioides se localizam além do SNC e da medula espinal; estão presentes em muitos tecidos periféricos. Em dose subanestésica, a cetamina induz analgesia para dor cirúrgica aguda, além de ser capaz de poupar opioides (Annetta *et al.*, 2005).

Adicionalmente, dose subanestésica de antagonistas de NMDA é efetiva no tratamento de dor crônica associada a sensibilização central (dor *wind-up*), dor neuropática (Guirimand *et al.*, 2000) e, possivelmente, outros tipos de dor secundária à inflamação. O uso de cetamina em taxa de infusão constante tem sido efetivo na interrupção da sensibilização central. A duração da infusão precisa ser de no mínimo 24 h, porém, em algumas situações, a infusão foi mantida durante dias a semanas, até a melhora dos sintomas (Correll *et al.*, 2004; Sigtermans *et al.*, 2009). Quando a cetamina é usada em dose subanestésica, raramente se observam alterações comportamentais.

Farmacocinética

Os valores farmacocinéticos para cetamina em diferentes espécies estão resumidos na Tabela 12.4. Tanto a cetamina quanto a tiletamina são altamente lipossolúveis, de modo que a absorção é rápida após injeção intramuscular, com concentrações plasmáticas máximas alcançadas em cerca de 10 min (Baggot e Blake, 1976). A cetamina também pode ser absorvida pela mucosa bucal ou retal, o que possibilita a administração do fármaco por meio de aspersão bucal em animais irritadiços/ferozes ou mediante administração retal (Hanna *et al.*, 1988). Os gatos que recebem cetamina por via oral frequentemente apresentam salivação abundante, presumivelmente por causa do sabor amargo e/ou do pH baixo. Gatos que receberam cetamina por via retal exibiram indução lenta e tranquila, nenhum desconforto e disponibilidade de cerca de 43% do fármaco (Hanna *et al.*, 1988).

Metabolização

Cetamina. Na maioria das espécies, a cetamina é biotransformada pelo fígado por meio de *N*-desmetilação em norcetamina, a qual, a seguir, sofre hidroxilação originando um derivado glicuronídio hidrossolúvel, excretado na urina (White *et al.*, 1982; Stoelting e Hillier, 2012). A norcetamina é um metabólito ativo da cetamina e tem 10 a 30% de atividade da medicação de origem (Leung e Baillie, 1986; Hanna *et al.*, 1988). No gato, em decorrência da deficiência de algumas vias de glicuronidação, a cetamina sofre transformação apenas até norcetamina, a qual é excretada em grande parte em sua forma inalterada, na urina (Hanna *et al.*, 1988). Como os metabólitos ativos são excretados

Tabela 12.4 Farmacocinética da cetamina em diferentes espécies

Espécie	Dose (mg/kg IV)	Fase de distribuição (min)	Meia-vida de eliminação (min)	% de ligação à proteína	Depuração (mg/kg IV)	Referência
Cão	15	1,95	61	53,5	32,2	(Kaka *et al.*, 1979)
Gato	24	2,7	78,7	53	21,3	(Hanna *et al.*, 1988)
Cavalo	2,2	2,9	42	50	26,6	(Kaka *et al.*, 1979)
Bezerro	5	6,9	60,5		40,4	(Waterman, 1984
Seres humanos	2,2	4,68	130	60		(Domino *et al.*, 1984)

pelos rins, a diminuição da excreção renal pode prolongar os efeitos do medicamento.

Telazol. É uma mistura em igual quantidade de tiletamina e zolazepam (uma benzodiazepina), de modo que a metabolização desse medicamento precisa ser discutida em termos dos dois fármacos. Em gatos, a duração do efeito do zolazepam excede a da tiletamina, de modo que, com o tempo, o efeito farmacodinâmico é semelhante àquele da tranquilização por benzodiazepina (Telazol Product-Literature, 2017). Em cães, a duração do efeito da tiletamina excede a do zolazepam, de modo que, com o tempo, os efeitos farmacodinâmicos refletem aqueles de anestésico dissociativo, o que inclui rigidez muscular, estimulação simpática e delírio de emergência (Telazol Product-Literature, 2017). Outras espécies apresentam disparidades semelhantes quanto à metabolização e à recuperação da ação do Telazol®. Suínos despertam lenta e calmamente, ao passo que cavalos podem ter uma recuperação anestésica agitada, caso não recebam sedação adicional. A reversão da ação do zolazepam em animais, pelo uso de antagonista benzodiazepínico, pode levar a uma recuperação agitada, se a concentração plasmática de tiletamina ainda for suficiente para isso.

Reações adversas/contraindicações

Doença do SNC. Cetamina/tiletamina não devem ser usadas em animais com PIC elevada.

Dor causada pela injeção. A cetamina é um sal cloridrato que deve ser mantido em pH baixo, a fim de manter a solubilidade. Seu pH é 3,5, o que pode causar irritação e dor durante a injeção IM (Hanna *et al.*, 1988).

Doença cardiovascular. Cetamina/tiletamina devem ser usadas com cautela em pacientes com doença coronariana, hipertensão arterial não controlada, miocardiopatia ou insuficiência cardíaca.

Delírio de emergência. Deve-se ter cautela em pacientes em que o delírio de emergência possa causar risco ao paciente (p. ex., cavalo) ou à equipe clínica. O delírio de emergência pode ser prevenido ou atenuado por meio da administração concomitante de sedativos ou de tranquilizantes. Em geral, anestésicos dissociativos não devem ser usados como agentes únicos.

Doença ocular. Cetamina/tiletamina não devem ser utilizadas em animais com pressão intraocular elevada ou com lesão aberta do globo em virtude do aumento da pressão intraocular que sucede sua administração.

Aumento do tônus simpático. O uso de cetamina/tiletamina deve ser evitado em pacientes com alto tônus simpático, como em casos de hipertireoidismo ou de feocromocitoma, já que a administração desses fármacos pode aumentar os níveis de norepinefrina e exacerbar os efeitos colaterais dessas doenças.

Obstrução uretral ou insuficiência renal. Deve-se ter cautela ao prescrever esses fármacos aos pacientes que podem apresentar baixa excreção de seus metabólitos ativos, como acontece em gatos com obstrução da uretra ou com insuficiência renal anúrica.

Dose

As diferentes dosagens de cetamina e tiletamina em diversas espécies estão relacionadas na Tabela 12.5.

O volume por kg de peso corporal do Telazol® é menor que a quantidade equipotente de cetamina, um fato que o torna interessante para uso em animais de zoológico/animais selvagens em que o volume pode ser importante (p. ex., dardo ou vara com seringa).

Diferenças entre espécies

Cavalo. Não se deve administrar anestésico dissociativo aos cavalos como anestésico único por causa da ausência de relaxamento muscular e da ocorrência de delírio durante a recuperação anestésica. Em particular, o Telazol® pode estar associado a recuperação agitada desagradável e deve ser equilibrado com o uso de outros sedativos ou tranquilizantes antes da indução e antes da recuperação.

Tigres. Há grande controvérsia sobre o uso de Telazol® em grandes felinos, especificamente em tigres. Embora haja poucas evidências publicadas, muitos anestesistas e especialistas em medicina de animais de zoológico alertam contra a administração de Telazol® em grandes felinos (Tilson, 1994; Muir *et al.*, 2000; Morris, 2001). As complicações relatadas variaram desde recuperação atáxica lenta até disfunção neurológica tardia (2 a 4 dias após a anestesia), incluindo fraqueza de membros pélvicos, sonolência, hiper-reflexia, comportamento hiper-responsivo, contrações, convulsões e morte (Tilson, 1994; Klein, 2007; Lewis, 2007).

Coelhos. Em doses clínicas, a tiletamina (fração dissociativa do Telazol®) provoca necrose tubular renal fatal em coelhos da raça New Zealand White (Doerning *et al.*, 1992). Outras espécies de coelhos parecem não ser afetadas.

Suínos. Uma associação conhecida como TCX (combinação de Telazol®, cetamina e xilazina) é usada com frequência para anestesiar suínos. A mistura compõe-se de 500 mg de Telazol® (em forma de pó), 250 mg de cetamina e 250 mg de xilazina. Em virtude da lenta metabolização do zolazepam, os suínos podem apresentar longo período de recuperação após a administração de TCX.

O uso de cetamina em animais suscetíveis à hipertermia maligna é controverso; no entanto, relata-se que a cetamina não induziu hipertermia maligna em 76 suínos suscetíveis (Dershwitz *et al.*, 1989).

Interações medicamentosas

A administração concomitante de outros depressores do SNC pode exacerbar a depressão cardiorrespiratória e cardiovascular.

Tabela 12.5 Doses de cetamina e tiletamina em diferentes espécies

Espécie	Dose de cetamina (mg/kg)[a]	Dose de Telazol® (mg/kg)[b]
Cão	2 a 5 IV, 5 a 10 IM	3 a 6 IM
Gato	5 a 10 IV, 5 a 10 IM 10 a 20 VO 25 VR	4 a 7 IM
Bovinos	2 a 4 IV	2 a 4 IV
Camelídeos	2 a 4 IV	0,5 a 2 IV, 2 a 4 IM
Furão	2 a 5 IV, 5 a 10 IM	
Cavalos	2 IV	1 a 3 IV (seguido de agonista α_2)
Rato	40 a 80 IM	30 a 60
Suínos	10 a 30 IM	6 IM (seguido de agonista α_2) 0,01 a 0,02 mℓ/kg, como TCX[d]
Coelhos	20 a 50 IM	30 a 60 IM[c]
Primatas	2 a 4 IV, 10 a 15 IM	3 IM

[a]Após sedação com benzodiazepina, agonista α_2 ou fenotiazina.
[b]A dose de Telazol® é para a associação de fármacos, em 100 mg/mℓ.
[c]Telazol® não deve ser utilizado em coelhos da raça New Zealand White.
[d]TCX = 500 mg de Telazol® (como pó) + 250 mg de cetamina + 250 mg de xilazina.

O cloranfenicol é capaz de prolongar o tempo de recuperação da cetamina (Amouzadeh *et al.*, 1989) e, também, do Telazol®.

Superdosagem/intoxicação aguda

A cetamina apresenta alto índice terapêutico; por conseguinte, o tratamento de dose excessiva consiste principalmente em cuidados de suporte e controle dos efeitos colaterais, como depressão respiratória ou cardiovascular, rigidez muscular, delírio de emergência ou estimulação adrenérgica. Não há antagonista direto para cetamina ou para tiletamina. Outros sedativos e relaxantes musculares são usados para controlar os problemas causados por dose excessiva, até que a medicação seja excretada.

Informações regulamentares

Período de carência. Uso da cetamina para uma condição não indicada na bula (uso *extralabel*): no mínimo 3 dias, para o consumo de carne, e 48 h para o consumo de leite.

Classe de fármaco controlado

- A cetamina é um fármaco controlado da classe III
- O Telazol® é um fármaco controlado da classe III.

Disponibilidade do fármaco

Produtos aprovados pela FDA para uso veterinário

A cetamina foi aprovada pela FDA para uso IM em gatos e em primatas não humanos: KetaFlo®, Abbott Laboratories 100 mg/mℓ.

O Telazol® foi aprovado pela FDA para uso IM em cães e gatos (proibido durante a gestação): Telazol®, Fort Dodge Animal Health, Division of Wyeth, 50 mg de tiletamina/mℓ e 50 mg de zolazepam/mℓ da solução.

Produtos aprovados para uso humano

- Ketalar®, Parkedale Pharmaceuticals, 10 mg/mℓ, 50 mg/mℓ, 100 mg/mℓ
- Cloridrato de cetamina, Hospira, 50 mg/mℓ, 100 mg/mℓ.

ETOMIDATO

Histórico

O etomidato foi introduzido como anestésico em seres humanos em 1972, época na qual foi considerado próximo ao "anestésico ideal" por sua habilidade de manter estabilidade hemodinâmica, deprimir minimamente os centros respiratórios e por ter um alto índice terapêutico (ou seja, dose letal/dose efetiva). No entanto, ainda não foi encontrado o anestésico ideal, e o etomidato também ocasiona efeitos colaterais.

Classificação

O etomidato é um composto não barbitúrico não controlado apropriado para rápida indução de anestesia intravenosa.

Química. O etomidato é um éster etil de um composto imidazol carboxilado com a fórmula química sulfato de *R*-(+)-pentiletil-1 *H*-imidazol-5 carboxilato (Figura 12.4). O componente imidazol possibilita diferentes solubilidades em concentrações de diferentes pH. Em pH baixo (ácido), o etomidato é hidrossolúvel, porém torna-se lipossolúvel em pH fisiológico. Há dois isômeros, mas apenas o isômero (R)(+) tem propriedades anestésicas.

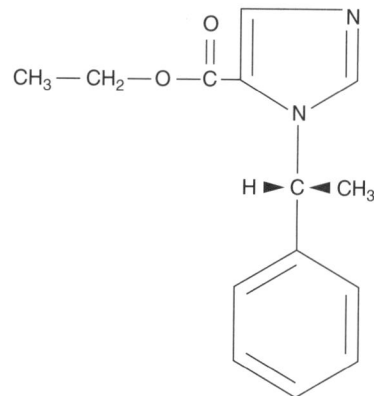

Figura 12.4 Etomidato.

Como é fornecido. O etomidato é fracamente hidrossolúvel, mas altamente solúvel em álcool; desse modo, é disponibilizado como solução contendo 2 mg de etomidato/mℓ, em propilenoglicol 35% e pH 6. Quando fornecido em propilenoglicol, o etomidato tem osmolaridade cerca de 4.620 osmol.

Mecanismo de ação

O etomidato é um agonista do receptor do ácido gama-aminobutírico (GABA) (GABA$_{A\beta3}$); causa hipnose e depressão do SNC pela estimulação dos efeitos do neurotransmissor inibidor GABA (O'Meara *et al.*, 2004). A ligação do GABA aos receptores aumenta a ligação de cloreto, resultando em hiperpolarização do neurônio pós-sináptico e diminuição da neurotransmissão.

Indicações

O etomidato é indicado para indução rápida de anestesia intravenosa, particularmente em pacientes com instabilidade cardiovascular.

Efeitos fisiológicos

Efeitos no SNC. O etomidato é considerado benéfico ao cérebro porque resulta em redução da PIC, do FSC e da taxa metabólica cerebral do O$_2$ (CMRo$_2$). Como a pressão arterial média essencialmente não se altera, isso resulta em taxa metabólica favorável para o SNC; eleva a pressão de perfusão, assim como a proporção fornecimento:demanda de oxigênio cerebral. O traçado do EEG não registra alteração evidente (semelhante ao de barbitúricos), mas o EEG pode indicar aumento de atividade em focos epileptogênicos. Foi relatada convulsão de grande mal epiléptico, e alguns anestesistas criticam o seu uso em pacientes com histórico conhecido de convulsões (Bergen e Smith, 1997).

Por mecanismos semelhantes, também ocorre diminuição da pressão intraocular. A pressão intraocular pode diminuir até 60%, mas o efeito dura apenas cerca de 5 min.

Sistema cardiovascular. O etomidato é único entre a maioria dos anestésicos gerais de uso intravenoso por causar alterações hemodinâmicas mínimas, mantendo, desse modo, a função cardiovascular. Em doses de indução habituais, o etomidato causa alteração mínima no volume sistólico (VS), na pressão arterial média (PAM), no índice cardíaco (IC), na pressão da artéria pulmonar (PAP), na pressão em cunha da artéria pulmonar (PCAP), na pressão venosa central (PVC) ou na resistência vascular sistêmica (RVS) (De Hert *et al.*, 1990). Além de causar anormalidades cardiovasculares (CV) mínimas, os barorreceptores e os reflexos do sistema nervoso simpático permanecem íntegros, o que também contribui para a estabilidade hemodinâmica. O etomidato não é arritmogênico, não sensibiliza o coração às catecolaminas e não provoca liberação de histamina. Trata-se do agente de indução mais comumente empregado em cães que submetidos a implante de marca-passo (Sanchis-Mora *et al.*, 2014).

Sistema respiratório. O etomidato pode causar depressão respiratória. Doses de indução podem resultar em breves períodos de apneia, mas, em geral, a pressão parcial de dióxido de carbono arterial (PA_{CO_2}) encontra-se apenas levemente afetada, se é que há alguma alteração. Em geral o oxigênio arterial (PA_{O_2}) não é afetado. Contudo, quando o etomidato é administrado associado a outros medicamentos que possam interferir na função do SNC, pode ocorrer depressão respiratória mais intensa. Como o etomidato tem efeito limitado no relaxamento muscular, os reflexos das vias respiratórias em geral são mantidos. No entanto, recomenda-se fortemente a entubação.

Sistema endócrino. No início da década de 1980, notou-se que havia maior taxa de morbidade e mortalidade em pacientes submetidos à sedação por longo tempo (p. ex., pacientes sob ventilação) com etomidato pela diminuição da síntese de cortisol (Wagner *et al.*, 1984). O etomidato provoca inibição reversível da enzima 11-beta-hidroxilase (Figura 12.5), uma parte integrante da via que transforma o colesterol em glicocorticoides e mineralocorticoides. Os consequentes decréscimos das sínteses de cortisol, corticosterona e aldosterona levantam a questão sobre a habilidade dos pacientes de responderem ao estresse. Após a indução com etomidato, a supressão do eixo adrenocortical é deprimida por até 6 h, em cães, e 3 h em gatos (Dodam *et al.*, 1990; Moon, 1997). Dose de indução única não provoca problema clínico relativo à síntese de esteroides, mas é preciso ter cuidado com os pacientes com doenças adrenocorticais preexistentes (p. ex., hipoadrenocorticismo), ou que possam ter hipoadrenocorticismo relativo ou depressão da suprarrenal por doença crônica. Além disso, não se recomenda o uso prolongado (p. ex., infusão em taxa constante) devido à supressão da síntese de cortisol (e, também, da hiperosmolaridade da solução).

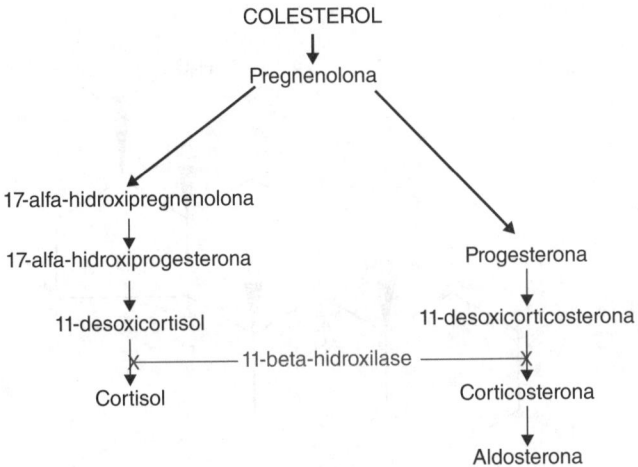

Figura 12.5 Vias de síntese de cortisol e aldosterona influenciadas pela ação do etomidato.

Efeitos musculares. O etomidato não provoca relaxamento muscular importante. Podem ocorrer rigidez muscular e mioclonia durante a indução, ou logo depois, porém no traçado do EEG essas alterações não estão associadas à atividade semelhante à convulsão. O uso de relaxantes musculares (p. ex., benzodiazepinas) pode reduzir a incidência e a intensidade dos movimentos musculares (Doenicke *et al.*, 1999), sendo recomendado como rotina. O etomidato pode potencializar os efeitos de bloqueadores neuromusculares não despolarizantes.

Analgesia. O etomidato não induz analgesia alguma. Se os pacientes forem anestesiados a fim de facilitar a cirurgia ou realizar procedimentos dolorosos, o analgésico (p. ex., opioides, agonistas de α_2) deve ser administrado em separado por meio de outros agentes.

Farmacocinética

Após administração intravenosa, o etomidato é distribuído rapidamente para o SNC, induzindo anestesia; 75% do medicamento encontra-se ligado a proteínas plasmáticas. Modelos farmacocinéticos de três compartimentos foram usados para descrever a distribuição do etomidato em animais. Ele apresenta curta meia-vida de redistribuição (29 min, em seres humanos; 22 min em gatos) e grande volume de distribuição em equilíbrio estável (2,5 a 4,5 ℓ/kg, em seres humanos; 4,9 ℓ/kg em gatos). A meia-vida de eliminação varia entre 2,9 e 5,3 h, em seres humanos, e de 2,9 h em gatos (Wertz *et al.*, 1990). A redistribuição do etomidato aos tecidos corporais é responsável pelo despertar, e o tempo de recuperação da anestesia é semelhante ao do tiopental, porém mais demorado que o propofol.

Metabolização

Em seres humanos, 98% do etomidato são metabolizados no fígado (2% são excretados de forma inalterada na urina) mediante hidrólise ou glicuronidação por esterases plasmáticas e enzimas microssomais hepáticas. Os metabólitos são inativos e excretados na urina (85%) e na bile e nas fezes (15%). O etomidato deve ser usado com cautela em pacientes com doença hepática, pois sua metabolização pode ser prolongada.

Reações adversas/contraindicações

Os efeitos adversos da supressão adenocortical e da mioclonia foram discutidos anteriormente. Outras reações adversas do etomidato resultam do veículo propilenoglicol. A injeção intravenosa de propilenoglicol pode ser dolorosa. A dor pode ser reduzida pela administração contínua de etomidato por meio de equipo IV ou pela injeção de lidocaína (cão) por cateter, antes da indução. Além disso, o propilenoglicol torna a solução hiperosmótica (cerca de 4.620 Osm), em relação ao plasma (aproximadamente 300 Osm); assim, o etomidato foi associado à hemólise intravascular (Moon, 1994). Hemólise clinicamente relevante foi relatada após administração prolongada (ou seja, infusão em taxa constante), em cães (Ko, 1993; Moon, 1994). Há preparação de etomidato em veículo lipídico (Etomidato-lipuro, Braun, Alemanha), em vez de propilenoglicol, mas não está disponível nos EUA.

Dose (Boxe 12.2)

O etomidato tem ampla margem de segurança em virtude de seu alto índice terapêutico de 16 (ou seja, a dose letal corresponde

---

> **Boxe 12.2 Doses de etomidato para animais.**
>
> Cães: 0,5 a 4 mg/kg IV
> Gatos: 0,5 a 4 mg/kg IV
> Suínos: 2 a 4 mg/kg IV
> Camundongos: 11 mg/kg IV; 24 mg/kg IP

a 16 vezes a dose hipnótica), em comparação aos índices terapêuticos do propofol e do tiopental (3 e 5, respectivamente). A dose intravenosa de etomidato deve ser ajustada até se obter o efeito desejado. A ampla variação de doses reflete os efeitos aditivos e algumas vezes sinérgicos de muitos fármacos utilizados nas pré-medicações (p. ex., opioides, benzodiazepinas, fenotiazinas). Conforme discutido anteriormente, o etomidato deve ser administrado após pré-medicação apropriada. A duração da anestesia está diretamente relacionada com a dose. Não se recomenda infusão em taxa constante em razão dos riscos de supressão adrenocortical e hemólise (ver seção *Reações adversas/contraindicações*).

Diferenças entre espécies

Gatos. Pela extensa metabolização hepática do etomidato e pela fragilidade dos eritrócitos de felinos, os gatos podem ser mais propensos à hemólise clínica após a administração de etomidato.

Cães. Há relato de hemólise clínica após infusão em taxa constante.

Suínos. O etomidato não ocasionou hipertermia maligna em suínos suscetíveis (Suresh e Nelson, 1985).

Interações medicamentosas

O uso concomitante de outros fármacos que causem depressão do SNC (p. ex., barbitúricos, opioides, anestésicos gerais etc.) pode potencializar os efeitos do etomidato.

Superdosagem/intoxicação aguda

Superdosagem aguda provavelmente exacerba a ação farmacológica do etomidato. Faz-se tratamento de suporte (ou seja, ventilação mecânica) até que os efeitos do medicamento se reduzam.

Armazenamento/estabilidade/compatibilidade

A menos que especificado de modo diferente, o etomidato deve ser armazenado a temperatura ambiente e protegido da luz.

Informações regulamentares

Condição de fármaco controlado. O etomidato não é um fármaco controlado.

Disponibilidade do fármaco

Produtos veterinários aprovados pela FDA

Nenhum.

Produtos aprovados para uso humano

Solução injetável de etomidato, 2 mg/ml em ampolas de 10 ml e 20 ml, frascos para uso único e seringas de 20 ml Abboject®; Amidato® (Hospira); genérico (Bedford); (sob prescrição).

ANESTÉSICOS NEUROESTEROIDES

Histórico

Esteroides neuroativos (não hormonais) sintéticos foram intermitentemente usados na anestesia humana e veterinária na década de 1970. Althesin® e Saffan® eram misturas de dois neuroesteroides, alfaxalona e alfadolona, utilizados no Canadá e no Reino Unido. Embora esses fármacos produzissem anestesia, efeitos colaterais importantes pelo agente solubilizante (cromóforo) limitaram seu emprego. Os dois produtos foram retirados do mercado. Informações específicas relacionadas a esses produtos podem ser encontradas em edições anteriores deste livro.

A alfaxalona, como agente único, foi reintroduzida na prática veterinária na Austrália e no Reino Unido em 2000 e se tornou um anestésico popular na medicina veterinária. Foi aprovada pela FDA para uso em animais em 2014. Não há produto humano equivalente.

Classificação

Química. A alfaxalona (3-alfa-hidroxi-5-alfapregnano-11,20-diona) é um composto esteroide (Figura 12.6).

Como é fornecido. Alfaxan® – cada ml contém 10 mg de alfaxalona (1%) em 2-hidroxipropil-beta ciclodextrina. A alfaxalona é altamente lipofílica e, por conseguinte, de difícil solubilização em soluções aquosas. Ao Alfaxan®-CD, foi adicionada uma molécula de alfaxalona na estrutura da ciclodextrina (açúcar) (Figura 12.7), possibilitando sua solubilização em água. Depois de administrada, a dextrana é metabolizada e a alfaxalona livre é biodisponibilizada. A solução tem pH de 6,5 a 7 e não contém conservantes. O fabricante recomenda que o produto não utilizado seja guardado em seringas estéreis e o fármaco não utilizado deve ser descartado 6 h após o frasco ser aberto.

Mecanismo de ação

Esteroides neuroativos exacerbam os efeitos do ácido gama-aminobutírico (GABA) no receptor GABA$_A$. A maior ativação de receptores GABA aumenta a condutância transmembrana do cloreto, resultando em hiperpolarização da membrana celular pós-sináptica, o que provoca inibição do neurônio pós-sináptico. Isso resulta em inibição da ativação da via que controla o despertar e a vigília.

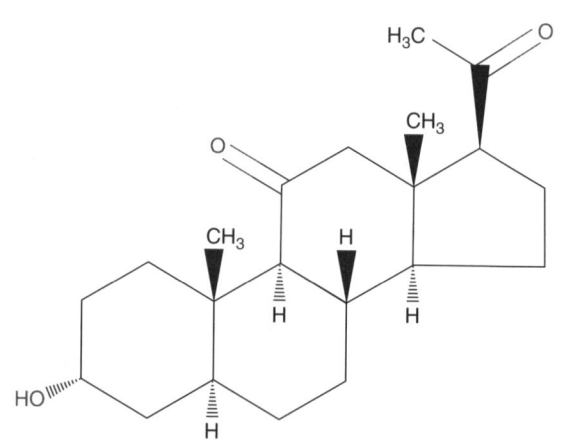

Figura 12.6 Alfaxalona.

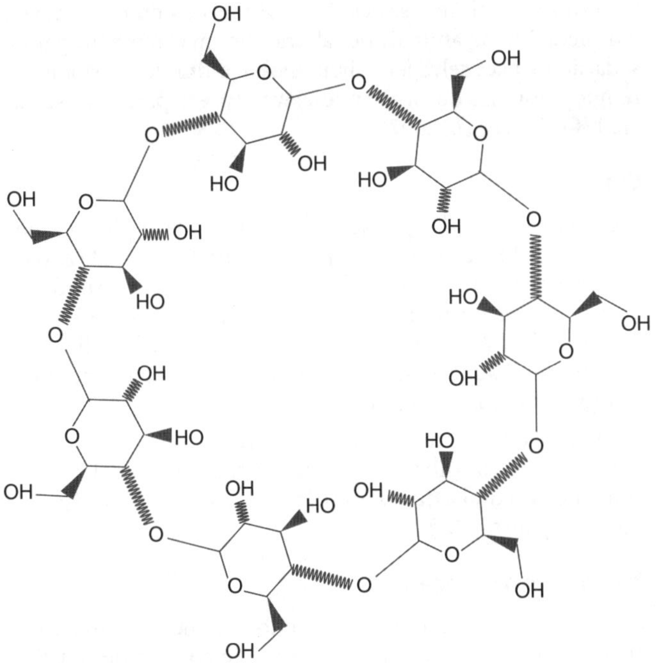

Figura 12.7 Molécula de ciclodextrina usada para formar um complexo com a alfaxalona.

Indicações

A alfaxalona é indicada para indução de anestesia geral intravenosa em cães e gatos.

Efeitos fisiológicos/farmacodinâmicos

Efeitos no SNC. Os neuroesteroides induzem inconsciência e anestesia, com diminuição na atividade do EEG dose-dependente (Zattoni *et al.*, 1980). Eles propiciam um ambiente neurológico favorável por diminuir o fluxo sanguíneo cerebral, a PIC e as necessidades metabólicas cerebrais (Rasmussen *et al.*, 1978).

Sistema cardiovascular. A alfaxalona diminui a pressão arterial e a resistência vascular sistêmica (Rodríguez *et al.*, 2012). Embora as alterações de pressão arterial sejam brandas e em geral não clinicamente relevantes (Muir *et al.*, 2008), a pressão arterial em gatos pode ser mais influenciada (Muir *et al.*, 2009). A diminuição da pressão arterial está associada ao aumento da frequência cardíaca e do índice cardíaco (Rodríguez *et al.*, 2012). A administração simultânea de alfaxalona e gases utilizados como anestésicos gerais (p. ex., isoflurano) pode resultar em hipotensão clinicamente relevante.

Sistema respiratório. A alfaxalona está associada à depressão respiratória dose-dependente que pode evoluir para apneia (Muir *et al.*, 2008). Todos os pacientes que recebem alfaxalona precisam ser monitorados quanto à necessidade de entubação endotraqueal e suporte ventilatório.

Efeitos musculares. A alfaxalona propicia bom relaxamento muscular quando usada individualmente e está associada à indução e à recuperação de boa qualidade (Rodríguez *et al.*, 2012).

Cesariana. A anestesia com alfaxalona está associada à boa viabilidade das crias após cesariana, associada a escore Apgar melhor em filhotes de cães, comparativamente às crias de cadelas anestesiadas com propofol (Doebeli *et al.*, 2013).

Miscelânea. A injeção perivascular não provoca lesão tecidual, nem parece ser dolorosa. A alfaxalona não se liga a receptores de glicocorticoides, mineralocorticoides ou de hormônios sexuais. Não há evidência de que interfira clinicamente na síntese de mineralocorticoide ou glicocorticoide. A alfaxalona foi administrada com sucesso em cães e gatos com menos de 12 semanas de idade (O'Hagan *et al.*, 2012), porém não foi avaliada em gatos com menos de 4 semanas de vida ou em cães com menos de 10 semanas de vida.

Reações alérgicas. As primeiras versões da formulação neuroesteroide foram associadas a reações alérgicas que variaram desde eritema e edema até anafilaxia potencialmente fatal, associadas ao veículo, o qual continha Cremophor®. Mais informações relacionadas com essas reações podem ser encontradas em edições anteriores deste livro. A formação do complexo com a ciclodextrina, a fim de manter a solubilidade para injeção, aparentemente resolveu esse problema relacionado com reações adversas, e atualmente a alfaxalona comercializada em uma preparação com uma molécula de ciclodextrina não mostra provocar reações alérgicas em cães ou gatos (Ferre *et al.*, 2006).

Analgesia. Os neuroesteroides não induzem analgesia mediada por receptores $GABA_A$ (Nadeson e Goodchild, 2000).

Farmacocinética

Ver Boxe 12.3 (Goodwin *et al.*, 2011).

Metabolização

Alfaxalona® é metabolizada no fígado e excretada na bile e na urina (Jurox Limited, 2014), conforme relatado para outros neuroesteroides (Strunin *et al.*, 1977).

Reações adversas/contraindicações

Assim como ocorre com todos os depressores do SNC, os pacientes devem ser avaliados individualmente quanto aos riscos associados a anestesia, depressão miocárdica e depressão ventilatória. A associação de depressores do SNC pode resultar em efeitos sinérgicos e ocasionar reações colaterais prejudiciais (p. ex., hipoventilação).

Administração

A dose de alfaxalona (Boxe 12.3) deve ser ajustada para cada paciente. Deve ser administrada lentamente via IV, até que o paciente esteja anestesiado (até obter o efeito desejado). A administração de outros depressores do SNC como pré-medicamentos reduz a quantidade total necessária de alfaxalona.

Embora considerada uma via de administração não indicada na bula (uso *extralabel*), as injeções intramuscular e subcutânea (Heit *et al.*, 2004) de alfaxalona induzem sedação profunda.

Boxe 12.3 Farmacocinética da alfaxalona.

Espécie	Meia-vida (minuto)	Volume de distribuição (ℓ/kg)	Dose IV[a] (mg/kg)
Cães	34	2	1 a 3
Gatos	43	1,3	2 a 5
Cavalos	33,4	1,6	

[a]Até obter o efeito desejado.

Contudo, a recuperação após a injeção IM de alfaxalona está associada a agitação em gatos, mesmo com sedação associada (Grubb *et al.*, 2013).

Diferenças entre espécies

Cão. A alfaxalona é uma alternativa razoável ao propofol em cães Greyhound, nos quais as propriedades farmacocinéticas não foram diferentes daquelas verificadas em cães da raça Beagle (Pasloske *et al.*, 2009).

Cavalos. A alfaxalona é utilizada para induzir anestesia geral em cavalos, após pré-medicação com acepromazina, xilazina e guaifenesina. Os índices de indução com esse protocolo foram bons, e a recuperação anestésica foi considerada satisfatória (Goodwin *et al.*, 2011).

Alpacas. A alfaxalona induziu anestesia geral, com boa indução, em alpacas; no entanto, o seu uso como anestésico único foi associado à má recuperação anestésica (Del Álamo *et al.*, 2014).

Ovinos. A dose de 2 mg de alfaxalona/kg IV induziu anestesia, com efeitos cardiovasculares mínimos, sem relato de apneia e com boa recuperação (Andaluz *et al.*, 2012).

Coelhos. A dose de 2 a 3 mg de alfaxalona/kg IV induziu anestesia em coelhos, mas foi associada à apneia de cerca de 45 s (Grint *et al.*, 2008).

Superdosagem/intoxicação aguda

A alfaxalona apresenta alto índice terapêutico e ação de curta duração (Ferre *et al.*, 2006). Foi administrada em dose correspondente a 10 vezes e a 5 vezes a dose recomendada em cães e gatos, respectivamente, com apenas a necessidade de suporte ventilatório para a recuperação total (Muir *et al.*, 2008, 2009). A meia-vida é curta (Boxe 12.3), e, por conseguinte, os efeitos adversos devem cessar rapidamente por causa da rápida excreção. O tratamento de superdosagem deve enfatizar os cuidados de suporte, particularmente do sistema respiratório, até que ocorra a recuperação anestésica.

Informações regulamentares

Condição de fármaco controlado. A alfaxalona é um medicamento controlado, da Classe IV.

Informação sobre período de carência. Não há informação disponível.

Disponibilidade do fármaco

Produtos veterinários aprovados pela FDA

Alfaxan® (alfaxalona, 10 mg/mℓ): Jurox Inc. American Century Tower II, Kansas City, MO.

Produtos humanos

Nenhum disponível.

Outros anestésicos

Alfacloralose

Histórico

A alfacloralose é um composto oriundo da mistura de glicose e cloraldeído que tem sido usada para sedação e imobilização desde a virada do século XX. Atualmente, não está aprovada para uso pela FDA; contudo, sob regulação desse órgão, pode ser utilizada em diversas espécies. É mais comumente usada em medicina de animais de laboratório, mas também para a sedação de aves selvagens (irritadiças), a fim de possibilitar a remoção estética de locais indesejáveis (p. ex., parques, escolas etc.) (O'Hare *et al.*, 2007).

Química

A cloralose, 1,2-O-(2,2,2-tricloroetilideno)-alfa-D-glicofuranose (Figura 12.8), é preparada a partir da condensação de glicose anidra em cloraldeído (cloral) na presença de ácido sulfúrico. Forma-se uma mistura de alfacloralose e betacloralose, da qual a alfacloralose é a forma ativa. A cloralose é difícil de dissolver em um meio aquoso sem aquecimento simultâneo, porém a solução não deve ser fervida.

Como é fornecida. A alfacloralose em geral é preparada e administrada por via intravenosa em concentração de 1%, bem como por via oral a diversas espécies de aves selvagens (perus, pombos, gansos etc.).

Mecanismo de ação

O mecanismo de ação não foi definido. Um metabólito ativo da alfacloralose, o tricloroetanol, é o mesmo contido no sedativo hidrato de cloral. É provável que ambos tenham interação no receptor GABA (ver seção sobre hidrato de cloral, adiante, neste capítulo) (Garrett e Gan, 1998).

Indicação

A alfacloralose é mais indicada como sedativo ou hipnótico, já que não compreende um anestésico geral completo. A alfacloralose está restrita a estudos terminais em animais de laboratório nos quais não é necessária a recuperação da anestesia. Com frequência, é usada em pesquisas sobre fisiologia porque supostamente não interfere nos reflexos respiratórios e cardíacos, como atividade de barorreceptores e de quimiorreceptores. Ainda, pode ser usada para sedação de aves selvagens, a fim de possibilitar a captura.

Fisiologia

A cloralose induz hipnose prolongada, que dura até 8 a 10 h. É metabolizada em cloraldeído ou cloral, que é transformado principalmente em tricloroetanol (um metabólito do hidrato de cloral). A hipnose e a anestesia induzidas por hidrato de cloral e cloralose são bastante semelhantes porque esses fármacos originam o mesmo metabólito, o tricloroetanol.

A alfacloralose foi considerada ideal para sedação/anestesia de animais de pesquisa porque a sua ação ocasiona depressão do SNC, ao mesmo tempo que deprime reflexos de barorreceptores e de centros vasomotores ou os reflexos espinais. Contudo, o

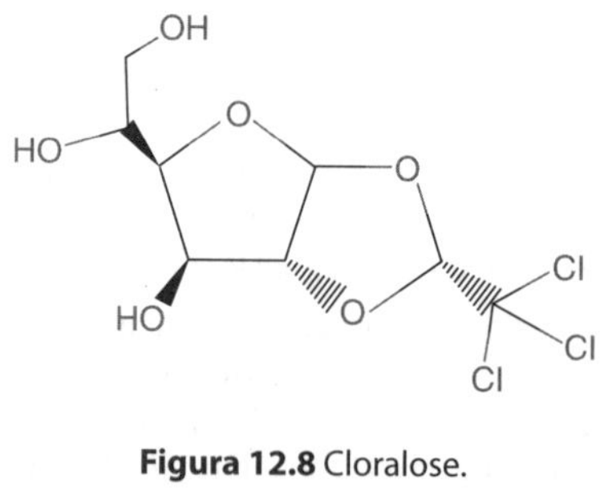

Figura 12.8 Cloralose.

mesmo não ocorre em ratos, cordeiros e coelhos (Fish e Meyer, 2008). Além disso, a atividade reflexa espinal pode aumentar até o ponto de ocasionar, no cão e no gato, atividade muscular ("convulsões") semelhante à verificada na intoxicação por estricnina (Lees, 1972). Movimentos de pedalada e fasciculações musculares foram observados em suínos, ovinos e outras espécies. A anestesia cirúrgica não pode ser alcançada por meio da administração exclusiva de cloralose.

O grau de depressão do SNC induzido pelo fármaco é desconhecido. Quando ocorre superdosagem de alfacloralose em seres humanos, estes exibem depressão acentuada do SNC, com ondas deprimidas ou planas no EEG (Manzo *et al.*, 1979). Além disso, há relatos de que seres humanos manifestam depressão respiratória, fasciculações musculares e atividade semelhante a convulsões, condições parecidas com aquelas relatadas no cão (Lees, 1972; Manzo *et al.*, 1979). Sua efetividade como anestésico varia entre as espécies, sendo menos efetiva no cão. Não é recomendada para procedimentos de sobrevivência por causa da indução ruim, recuperação prolongada e atividade semelhante à convulsão (Silverman e Muir, 1993).

Não há evidência de que a alfacloralose induza analgesia, e não deve ser administrada como anestésico único para intervenções cirúrgicas (Silverman e Muir, 1993).

Injeção intraperitoneal causa dor e inflamação, não sendo recomendada.

Dose

Ver Boxe 12.4.

Informações regulamentares

Condição de fármaco controlado. A alfacloralose não é um fármaco controlado.

Disponibilidade do fármaco

Não há produtos veterinários nem humanos aprovados pela FDA.

Uretano

Histórico

O uretano foi um anestésico bastante usado em animais de laboratório por sua longa ação após uma única dose e pelos mínimos efeitos fisiológicos. O seu uso não é mais recomendado por ser carcinogênico; contudo, ainda é usado em pesquisas com animais de laboratório (Lucking *et al.*, 2014).

Química

O uretano (etil carbamato) é o éster etil do ácido carbâmico (Figura 12.9). Está relacionado quimicamente com a ureia e é rapidamente solúvel em água e álcool.

Boxe 12.4 Doses de cloralose em diferentes espécies (administrada como dose única).

Cão	40 a 110 mg/kg IV
Gato	40 a 80 mg/kg IV
Carneiro	45 a 55 mg/kg IV
Suíno	55 a 86 mg/kg IV
Ave aquática	30 mg/kg VO
Pombos	180 mg/kg VO
Outros pássaros	15 a 50 mg/kg VO

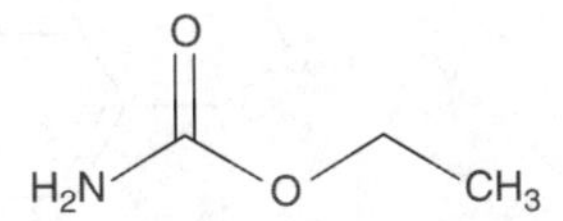

Figura 12.9 Uretano.

Mecanismo de ação

O mecanismo de ação do uretano não foi esclarecido. Em ratos, relata-se que o uretano altera de modo seletivo as correntes de potássio, deprimindo a excitabilidade neuronal (Sceniak e MacIver, 2005) – este é um mecanismo único para um anestésico.

Efeitos fisiológicos

O uretano induz inconsciência duradoura, de 8 a 10 h, após uma única dose. Reflexos espinais, transmissão neural e função cardiopulmonar são minimamente afetados. Diferentemente da cloralose, o uretano induz analgesia e relaxamento muscular. O uretano é administrado pela maior parte das vias, inclusive topicamente em rãs.

Metabolização

O uretano é metabolizado lentamente por enzimas do citocromo P450, originando vinil carbamato, vinil carbonato epóxido e, por fim, CO_2 e NH_3. A taxa de eliminação é lenta e está associada a recuperação longa e difícil.

Carcinogenicidade

O uretano está na relação de fármacos do National Institute of Health considerados "razoavelmente carcinogênicos a humanos" (USPHS, 2014). A exposição a ele pode se dar por inalação, ingestão ou contato dérmico. Deve-se tomar cuidado rigoroso para prevenir a exposição dos profissionais.

Dose

O uso de uretano não é recomendado por seu potencial carcinogênico e porque há anestésicos alternativos disponíveis. Roedores: 1 g/kg IV, 1 a 2 g/kg IP.

Informações regulamentares

Não há produto aprovado pela FDA para uso veterinário nem humano.

Metomidato

Histórico

O metomidato é um anestésico imidazol não barbitúrico que pertence à mesma família do etomidato. Foi utilizado como anestésico em mamíferos e aves, porém atualmente é usado sobretudo como anestésico em peixes. Em razão da semelhante grafia, é confundido erroneamente com a medetomidina (ver Capítulo 14), mas são fármacos muito diferentes.

Química

Metomidato (metil 1-(alfametilbenzil)imidazol-5-carboxilato) é um composto do tipo imidazol (Figura 12.10).

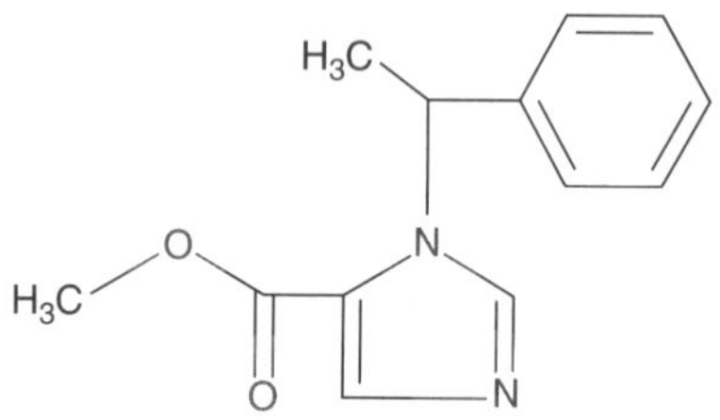

Figura 12.10 Metomidato.

Como é fornecido

O metomidato é um pó branco solúvel em água e etanol. Precisa ser reconstituído em soluções aquosas, que sejam ácidas.

Mecanismo de ação

Os anestésicos do tipo imidazol são agonistas de receptores do GABA que induzem anestesia e amnésia (Stoelting e Hillier, 2012).

Indicações

O metomidato é usado principalmente para induzir anestesia em peixes ósseos.

Farmacocinética

O metomidato é rapidamente absorvido nas guelras e induz anestesia em 1 min, na dose de 9 mg/ℓ (Hansen *et al.*, 2003). Em rodovalho (*Psetta maxima*, também conhecido como pregado), notou-se biodisponibilidade oral de 100% (Hansen *et al.*, 2003).

Fisiologia

O metomidato provoca hipnose, anestesia e relaxamento muscular. A função cardiovascular em geral é preservada, mas podem ocorrer depressão respiratória e apneia. Trata-se de um fraco relaxante muscular que não propicia analgesia.

Os imidazóis (metomidato e etomidato) ficaram bem conhecidos por propiciarem anestesia total e diminuírem a resposta ao estresse. Infelizmente, a designação de fármaco isento de estresse atribuída a esses medicamentos não é correta. O metomidato bloqueia a 11-beta-hidroxilação do cortisol, tanto em mamíferos quanto em peixes, o que compromete seriamente as complexas vias de retroalimentação (*feedback*) positivas e negativas relacionadas com o controle da cascata neuroendócrina. Por conseguinte, é provável que animais vivenciem o mesmo estresse, porém não consigam responder a ele por meio da síntese de cortisol. Os pesquisadores devem ter cautela na interpretação da resposta de estresse em animais expostos a anestésicos do tipo imidazol.

Os peixes expostos ao metomidato podem apresentar manchas escuras na pele. Como o cortisol inibe a liberação do hormônio adrenocorticotrófico (ACTH) e esse hormônio estimula o hormônio estimulador de melanócito, aventou-se a hipótese de que a menor síntese de cortisol notada com o uso desses fármacos resulte em aumento da concentração do hormônio estimulante de melanócitos (Harms e Bakal, 1994).

Doses

Aquacalm®. Anestésico de imersão para peixes. A dose para sedação é 0,1 a 1 mg/ℓ, e a dose para anestesia é 1 a 10 mg/ℓ.

Diferenças entre espécies

Rãs. Notou-se que ocorreu sedação de rãs-leopardo expostas ao metomidato após imersão em água contendo 30 mg/ℓ, porém apenas 27% delas ficaram anestesiadas (Doss *et al.*, 2014). Além disso, o tempo de recuperação foi extremamente longo (até 5 h) (Doss *et al.*, 2014).

Informações regulamentares

O metomidato não é um fármaco controlado.

Disponibilidade do fármaco

Produtos veterinários aprovados pela FDA. Aquacalm® é comercializado legalmente como um produto registrado pela FDA sob MIF 900-002 (Western Chemical Inc., 2009). É aprovado apenas para peixes teleósteos (*finfish*) ornamentais. Cada grama de Aquacalm® contém 1 g de cloridrato de metomidato. Está disponível em frascos de 1, 5, 10 e 50 g.

Produto aprovado para uso humano. Nenhum.

Tribromoetanol

Histórico

O tribromoetanol é um anestésico injetável usado em camundongos. Foi comercializado como Avertin®, mas esse produto não está mais disponível no mercado. Os pesquisadores que desejam usar tribromoetanol como anestésico precisam preparar suas próprias soluções.

Química

2,2,2-tribromoetanol (Figura 12.11).

Mecanismo de ação

O tribromoetanol interage com receptores GABA$_A$ e de glicina (Krasowski e Harrison, 2000). Ainda, pode interferir nos receptores de dopamina, serotonina e opioides por suas propriedades do etanol (Fish e Meyer, 2008).

Fisiologia

O tribromoetanol provoca depressão generalizada do SNC, incluindo os centros cardiovascular e respiratório. A duração do efeito depende da espécie animal, da linhagem e da via de administração. Cães e gatos que recebem tribromoetanol por via retal mostraram sedação por cerca de 1 h e 24 h, respectivamente. Linhagens diferentes de camundongos necessitaram de doses significativamente diferentes (125 *versus* 500 mg/kg IP) (Fish e Meyer, 2008).

Em roedores, o fármaco sofre conjugação hepática e o glicuronídio é excretado na urina (Green *et al.*, 1998). O tribromoetanol induz reiteradas anestesias, mas os tempos de sono podem ser variáveis em animais jovens ou enfermos (Meyer e Fish, 2005).

Efeitos adversos

O tribromoetanol é irritante e provoca inflamação e peritonite quando administrado via intraperitoneal, especialmente em alta

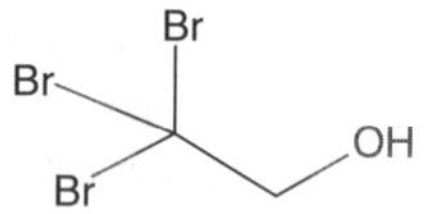

Figura 12.11 Tribromoetanol.

dose, alta concentração ou uso repetido (Meyer e Fish, 2005). A anestesia com tribromoetanol pode resultar em adinamia, aderências abdominais, aumento generalizado de morbidade e, também, maior taxa de mortalidade (Meyer e Fish, 2005). É recomendado apenas para estudos terminais agudos, quando administrado via intraperitoneal (Fish e Meyer, 2008).

O tribromoetanol foi associado a comprometimento da fertilidade (Meyer e Fish, 2005). Esse fármaco é degradado na presença de calor ou de luz, originando produtos intermediários tóxicos. As soluções degradadas podem ser tanto nefrotóxicas quanto hepatotóxicas. A administração de soluções de tribromoetanol degradadas foi associada à morte, frequentemente 24 h após a cirurgia.

Dose

Em virtude do aumento das taxas de morbidade e de mortalidade após a anestesia e reiteradas anestesias, o tribromoetanol é recomendado apenas para estudos terminais (Fish e Meyer, 2008). A dose administrada a camundongos é de 150 a 500 mg/kg IP.

Informações regulamentares

Fármaco não controlado.

Disponibilidade do fármaco

Não há produto veterinário nem humano aprovado pela FDA. Quando utilizado, o medicamento, na forma de pó químico, deve ser reconstituído.

Metanossulfonato de tricaína (MS-222)

Histórico

A tricaína é o único anestésico aprovado pela FDA para uso em peixes potencialmente usados como alimento para consumo humano; nos EUA, é o único fármaco comumente empregado para anestesia de peixes.

Química

A tricaína (metanossulfonato de 3-ácido aminobenzoico etil éster; Figura 12.12) é um pó cristalino branco, com solubilidade em água de 1,25 g/mℓ, em temperatura de 20°C. Uma solução-estoque contendo 10 g/ℓ pode ser armazenada em frasco hermeticamente fechado, em temperatura ambiente – deve-se utilizar frasco escuro, pois a luz do sol torna a solução marrom. A adição de tricaína à água em doses relevantes torna a água ácida. Na dose de 100 mg/ℓ, o pH da solução pode ser de apenas 5. Por conseguinte, recomenda-se o tamponamento da solução com bicarbonato de sódio, em pH entre 7 e 7,5.

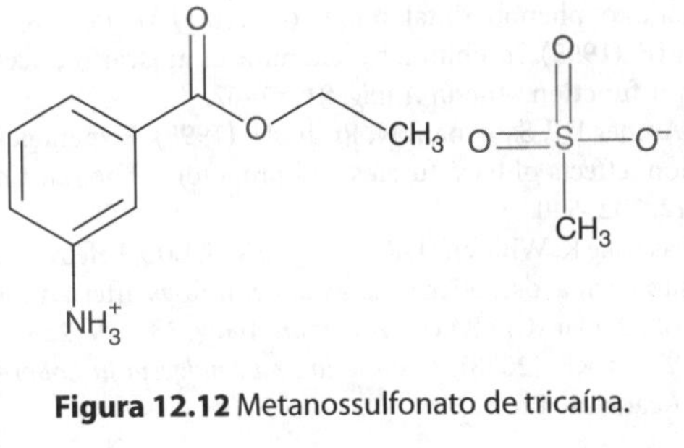

Figura 12.12 Metanossulfonato de tricaína.

Mecanismo de ação

A tricaína provoca depressão generalizada do SNC, mas seu mecanismo de ação direto não é conhecido. A tricaína é uma substância química hidrossolúvel estruturalmente relacionada com a benzocaína, um anestésico local. Os anestésicos locais atuam bloqueando a condução nos canais de sódio (ver Capítulo 15). É razoável questionar se a falta de movimentação notada em peixes anestesiados com tricaína está relacionada, pelo menos parcialmente, com bloqueio da condução muscular ou se é uma verdadeira depressão do SNC. Há evidência de interferências nos tecidos nervosos, pois a tricaína diminui a condução neural em peixe-sapo (Palmer e Mensinger, 2004). O fármaco estruturalmente relacionado, lidocaína, também tem ação analgésica e atua como depressor do SNC, quando administrado por via central, em mamíferos domésticos (Doherty e Frazier, 1998; Valverde *et al.*, 2004). É possível que a tricaína atue de maneira semelhante em peixes.

Fisiologia

A tricaína é rapidamente absorvida por difusão pela guelra e propicia indução, bem como recuperação, bastante rápida. Nos estágios iniciais, é possível notar alguns efeitos excitatórios semelhantes àqueles verificados em animais terrestres, pois, antes de ficarem imóveis, passam por um estado de excitação (estágio II da anestesia). Depois de imóveis, a tricaína consegue abolir completamente o movimento muscular.

Os efeitos fisiológicos da tricaína incluem diminuição da frequência cardíaca, da contratilidade cardíaca e da pressão aórtica dorsal (Hill *et al.*, 2002). A anestesia com tricaína também aumentou as concentrações de cortisol, glicose e lactato, bem como o valor do volume globular (hematócrito) (Cho e Heath, 2000).

Reações adversas

A tricaína apresenta alto índice terapêutico, sendo raras as ocorrências de morbidade e morte, mesmo quando o peixe é mantido anestesiado durante horas (Harms *et al.*, 2005), desde que propiciadas suas necessidades fisiológicas (p. ex., fluxo de água nas guelras).

Dose

A dose quase sempre utilizada para anestesia de peixes varia de 25 a 150 mg/ℓ, para indução da anestesia, e de 400 a 500 mg/ℓ, para provocar eutanásia.

Informações regulamentares

Condição de fármaco controlado. Fármaco não controlado.

Informações sobre período de carência. O período de carência para o consumo de peixes é de 21 dias após o uso do anestésico.

Disponibilidade do fármaco

Produtos veterinários aprovados pela FDA
• Finquel®, Argent Laboratories, pó para reconstituição
• Tricaine-S®, Western Chemical, Inc, pó para reconstituição

Produto aprovado para uso humano. Nenhum.

REFERÊNCIAS BIBLIOGRÁFICAS

Adam HK, Glen JB, Hoyle PA. (1980). Pharmacokinetics in laboratory animals of ICI 35 868, a new i.v. anaesthetic agent. *Br J Anaesth*. **52**, 743–746.

Adams H. (1997). [S-(+)-ketamine. Circulatory interactions during total intravenous anesthesia and analgesia-sedation]. *Der Anaesthesist.* **46**, 1081–1087.

Albrecht RF, Miletich DJ, Rosenberg R, Zahed B. (1977). Cerebral blood flow and metabolic changes from induction to onset of anesthesia with halothane or pentobarbital. *Anesthesiology.* **47**, 252–256.

Aldemir O, Celebi H, Cevik C, Duzgun E. (2001). The effects of propofol or halothane on free radical production after tourniquet induced ischaemia-reperfusion injury during knee arthroplasty. *Acta Anaesth Scand.* **45**, 1221–1225.

Allaouchiche B, Debon R, Goudable J, Chassard D, Duflo F. (2001). Oxidative Stress Status During Exposure to Propofol, Sevoflurane and Desflurane. *Anesth Analg.* **93**, 981–985.

Amouzadeh HR, Sangiah S, Qualls CW Jr. (1989). Effects of some hepatic microsomal enzyme inducers and inhibitors on xylazine-ketamine anesthesia. *Vet Hum Toxicol.* **31**, 532–534.

Andaluz A, Felez-Ocaña N, Santos L, Fresno L, Garcia F. (2012). The effects on cardio-respiratory and acid-base variables of the anaesthetic alfaxalone in a 2-hydroxypropyl-β-cyclodextrin (HPCD) formulation in sheep. *Vet J.* **191**, 389–392.

Andress JL, Day TK, Day D. (1995). The effects of consecutive day propofol anesthesia on feline red blood cells. *Vet Surg.* **24**, 277–282.

Annetta MG, Iemma D, Garisto C, Tafani C, Proietti. (2005). Ketamine: new indications for an old drug. *Curr Drug Targets.* **6**, 789–794.

Apfel CC, Bacher A, Biedler A, Danner K, Danzeisen O, Eberhart LH, Forst H, Fritz G, Hergert M, Frings G, Goebel A, Hopf HB, Kerger H, Kranke P, Lange M, Mertzlufft F, Motsch J, Paura A, Roewer N, Schneider E, Stoecklein K, Wermelt J, Zernak C. (2004). A factorial trial of six interventions for the prevention of postoperative nausea and vomiting. *N EnglJ Med.* **350**, 2441–2451.

Arias HR, Bhumireddy P, Bouzat C. (2006). Molecular mechanisms and binding site locations for noncompetitive antagonists of nicotinic acetylcholine receptors. *Int J Biochem Cell Biol.* **38**, 1254–1276.

Atlee JL 3rd, Malkinson CE. (1982). Potentiation by thiopental of halothane–epinephrine-induced arrhythmias in dogs. *Anesthesiology.* **57**, 285–288.

Baggot J, Blake J. (1976). Disposition kinetics of ketamine in the domestic cat. *Arch Int Pharmacodynam Therap.* **220**, 115–124.

Baldo CF, Garcia-Pereira FL, Nelson NC, Hauptman JG, Shih AC. (2012). Effects of anesthetic drugs on canine splenic volume determined via computed tomography. *Am J Vet Res.* **73**, 1715–1719.

Barker P, Langton JA, Wilson IG, Smith G. (1992). Movements of the vocal cords on induction of anaesthesia with thiopentone or propofol. *Br J Anaesth.* **69**, 23–25.

Bedford RF, Persing JA, Pobereskin L, Butler A. (1980). Lidocaine or thiopental for rapid control of intracranial hypertension? *Anesth Analg.* **59**, 435–437.

Bennetts F. (1995). Thiopentone anaesthesia at Pearl Harbor. *Br J Anesth.* **75**, 366–368.

Bergen JM, Smith DC. (1997). A review of etomidate for rapid sequence intubation in the emergency department. *J Emerg Med.* **15**, 221–230.

Bley CR, Roos M, Price J, Ruess-Melzer K, Buchholz J, Poirier V, Kaser-Hotz B. (2007). Clinical assessment of repeated propofol-associated anesthesia in cats. *J Am Vet Med Assoc.* **231**, 1347–1353.

Boulos BM, Jenkins WL, Davis LE. (1972). Pharmacokinetics of certain drugs in the domesticated goat. *Am J Vet Res.* **33**, 943–952.

Brandon R, Baggot J. (1981). The pharmacokinetics of thiopentone. *J Vet Pharmacol Therap.* **4**, 79–85.

Brosnan RJ, Steffey EP, Escobar A, Palazoglu M, Fiehn O. (2011). Anesthetic induction with guaifenesin and propofol in adult horses. *Am J Vet Res.* **72**, 1569–1575.

Brown LA, Levin GM. (1998). Role of propofol in refractory status epilepticus. *Ann Pharmacotherapy.* **32**, 1053–1059.

Caines D, Sinclair M, Valverde A, Dyson D, Gaitero L, Wood D. (2014). Comparison of isoflurane and propofol for maintenance of anesthesia in dogs with intracranial disease undergoing magnetic resonance imaging. *Vet Anesth Analg.* **41**, 468–479.

Canaday BR (1993). Amorous, disinhibited behavior associated with propofol. *Clin Pharm.* **12**, 449–451.

Casoni D, Spadavecchia C, Adami C. (2014). S-ketamine versus racemic ketamine in dogs: their relative potency as induction agents. *Vet Anesth Analg.* **42**, 250–259.

Cheng MA, Tempelhoff R, Silbergeld DL, Theard MA, Haines SK, Miller JW. (1996). Large-dose propofol alone in adult epileptic patients: electrocorticographic results. *Anesth Analg.* **83**, 169–174.

Cho G, Heath D. (2000). Comparison of tricaine methanesulphonate (MS222) and clove oil anaesthesia effects on the physiology of juvenile chinook salmon Oncorhynchus tshawytscha (Walbaum). *Aquacult Res.* **31**, 537–546.

Correll GE, Maleki J, Gracely EJ, Muir JJ, Harbut RE. fusion therapy: a retrospective analysis of a novel therapeutic approach to complex regional pain syndrome. *Pain Med.* **5**, 263–275.

Court MH. (1999). Anesthesia of the sighthound. *Clin Tech Sm Anim Pract.* **14**, 38–43.

Court MH, Hay-Kraus BL, Hill DW, Kind AJ, Greenblatt DJ. (1999). Propofol hydroxylation by dog liver microsomes: assay development and dog breed differences. *Drug Metab Dispos.* **27**, 1293–1299.

Dailland P, Cockshott ID, Lirzin JD, Jacquinot P, Jorrot JC, Devery J, Harmey JL, Conseiller C. (1989). Intravenous propofol during cesarean section: placental transfer, concentrations in breast milk, and neonatal effects. A preliminary study. *Anesthesiology.* **71**, 827–834.

Dawson B, Michenfelder JD, Theye RA. (1970). Effects of ketamine on canine cerebral blood flow and metabolism: modification by prior administration of thiopental. *Anesth Analg.* **50**, 443–447.

De Hert SG, Vermeyen KM, Adriaensen HF. (1990). Influence of thiopental, etomidate, and propofol on regional myocardial function in the normal and acute ischemic heart segment in dogs. *Anesth Analg.* **70**, 600–607.

Del Álamo AM, Mandsager RE, Riebold TW, Payton ME. (2014). Evaluation of intravenous administration of alfaxalone, propofol, and ketamine-diazepam for anesthesia in alpacas. *Vet Anesth Analg.* **42**, 72–82.

Dershwitz M, Sréter FA, Ryan JF. (1989). Ketamine does not trigger malignant hyperthermia in susceptible swine. *Anesth Analg.* **69**, 501–503.

Diaz FA, Bianco JA, Bello A, Beer N, Velarde H, Izquierdo JP, Jaen R. (1976). Effects of ketamine on canine cardiovascular function. *Br J Anesth.* **48**, 941–946.

Dodam JR, Kruse-Elliott KT, Aucoin DP, Swanson CR. (1990). Duration of etomidate-induced adrenocortical suppression during surgery in dogs. *Am J Vet Res.* **51**, 786–788.

Doebeli A, Michel E, Bettschart R, Hartnack S, Reichler IM. (2013). Apgar score after induction of anesthesia for canine cesarean section with alfaxalone versus propofol. *Theriogenology.* **80**, 850–854.

Doenicke AW, Roizen MF, Kugler J, Kroll H, Foss J, Ostwald P. (1999). Reducing myoclonus after etomidate. *Anesthesiology.* **90**, 113–119.

Doerning BJ, Brammer DW, Chrisp CE, Rush HG. (1992). Nephrotoxicity of tiletamine in New Zealand white rabbits. *Lab Anim Sci.* **42**, 267–269.

Doherty TJ, Frazier DL. (1998). Effect of intravenous lidocaine on halothane minimum alveolar concentration in ponies. *Equine Vet J.* **30**, 300–303.

Domino EF, Domino SE, Smith RE, Domino LE, Goulet JR, Domino KE, Zsigmond EK. (1984). Ketamine kinetics in unmedicated and diazepam-premedicated subjects. *Clin Pharmacol Therap.* **36**, 645–653.

Doss GA, Nevarez JG, Fowlkes N, da Cunha AF. (2014). Evaluation of metomidate hydrochloride as an anesthetic in leopard frogs (Rana pipiens). *J Zoo Wildlife Med.* **45**, 53–59.

Duran SH, Ravis WR, Pedersoli WM, Schumacher J. (1987). Pharmacokinetics of phenobarbital in the horse. *Am J Vet Res.* **48**, 807–810.

Durieux ME. (1995). Inhibition by ketamine of muscarinic acetylcholine receptor function. *Anesth Analg.* **81**, 57–62.

Ewen A, Archer DP, Samanani N, Roth SH. (1995). Hyperalgesia during sedation: effects of barbiturates and propofol in the rat. *Can J Anesthes.* **42**, 532–540.

Ferré PJ, Pasloske K, Whittem T, Ranasinghe MG, Li Q, Lefebvre HP. (2006). Plasma pharmacokinetics of alfaxalone in dogs after an intravenous bolus of Alfaxan-CD RTU. *Vet Anesth Analg.* **33**, 229–236.

Fish RE, Meyer RE. (2008). *Anesthesia and Analgesia in Laboratory Animals.* Academic Press.

Fleming GJ, Heard DJ, Francis Floyd R, Riggs A. (2003). Evaluation of propofol and medetomidine-ketamine for short-term immobilization of Gulf of Mexico sturgeon (Acipenser oxyrinchus de soti). *J Zoo Wildlife Med.* **34**, 153–158.

Frederiksen MC, Henthorn TK, Ruo TI, Atkinson AJ Jr. (1983). Pharmacokinetics of pentobarbital in the dog. *J Pharmacol Exp Therap.* **225**, 355–360.

Fruen BR, Mickelson JR, Roghair TJ, Litterer LA, Louis CF. (1995). Effects of propofol on Ca2+ regulation by malignant hyperthermia-susceptible muscle membranes. *Anesthesiology.* **82**, 1274–1282.

Garrett KM, Gan J. (1998). Enhancement of gamma-aminobutyric acidA receptor activity by alpha-chloralose. *J Pharmacol Exp Therap.* **285**, 680–686.

Ghoneim MM, Pandya H. (1975). Plasma protein binding of thiopental in patients with impaired renal or hepatic function. *Anesthesiology.* **42**, 545–549.

Goodwin WA, Keates HL, Pasloske K, Pearson M, Sauer B, Ranasinghe MG. (2011). The pharmacokinetics and pharmacodynamics of the injectable anaesthetic alfaxalone in the horse. *Vet Anesth Analg.* **38**, 431–438.

Gottschling S, Larsen R, Meyer S, Graf N, Reinhard H. (2005). Acute pancreatitis induced by short-term propofol administration. *Pediatr Anesth.* **15**, 1006–1008.

Green T, Mainwaring GW, Farrar DG, Jung R. (1998). P3D121-The in vivo metabolism of tetrafluoroethylene in rats and mice. *Toxicol Letters.* **95**, 180–181.

Grint NJ, Smith HE, Senior JM. (2008). Clinical evaluation of alfaxalone in cyclodextrin for the induction of anaesthesia in rabbits. *Vet Rec.* **163**, 395–396.

Grubb TL, Greene SA, Perez TE. (2013). Cardiovascular and respiratory effects, and quality of anesthesia produced by alfaxalone administered intramuscularly to cats sedated with dexmedetomidine and hydromorphone. *J Feline Med Surg.* **15**, 858–865.

Guirimand F, Dupont X, Brasseur L, Chauvin M, Bouhassira D. (2000). The effects of ketamine on the temporal summation (wind-up) of the R (III) nociceptive flexion reflex and pain in humans. *Anesth Analg.* **90**, 408–414.

Haas DA, Harper DG. (1992). Ketamine: a review of its pharmacologic properties and use in ambulatory anesthesia. *Anesth Progress.* **39**, 61–61.

Halford FJ. (1943). A critique of intravenous anesthesia in war surgery *Anesthesiology.* **4**, 67–69.

Hanna RM, Borchard RE, Schmidt SL. (1988). Pharmacokinetics of ketamine HCl and metabolite I in the cat: a comparison of iv, im, and rectal administration. *J Vet Pharmacol Therap.* **11**, 84–93.

Hansen MK, Nymoen U, Horsberg TE. (2003). Pharmacokinetic and pharmacodynamic properties of metomidate in turbot (Scophthalmus maximus) and halibut (Hippoglossus hippoglossus). *J Vet Pharmacol Therap.* **26**, 95–103.

Harms C, Bakal B. (1994). *Techniques in Fish Anesthesia.* American Association of Zoo Veterinarians and Association of Reptilian and Amphibian Veterinarians.

Harms CA, Lewbart GA, Swanson CR, Kishimori JM, Boylan SM. (2005). Behavioral and clinical pathology changes in koi carp (Cyprinus carpio) subjected to anesthesia and surgery with and without intra–operative analgesics. *Comp Med.* **55**, 221–226.

Harrison JM, Girling KJ, Mahajan RP. (2002). Effects of propofol and nitrous oxide on middle cerebral artery flow velocity and cerebral autoregulation. *Anaesthesia.* **57**, 27–32.

Harvey S. (1975). Barbiturates. In Goodman LS, Gilman A (eds), *The Pharmacological Basis of Therapeutics.* MacMillan, New York. 102–123.

Haskins SC, Farver TB, Patz JD. (1985). Ketamine in dogs. *Am J Vet Res.* **46**, 1855–1860.

Hatch R. (1966). The effect of glucose, sodium lactate, and epinephrine on thiopental anesthesia in dogs. *J Am Vet Med Assoc.* **148**, 135–140.

Hawkins MG, Wright BD, Pascoe PJ, Kass PH, Maxwell LK, Tell LA. (2003). Pharmacokinetics and anesthetic and cardiopulmonary effects of propofol in red-tailed hawks (Buteo jamaicensis) and great horned owls (Bubo virginianus). *Am J Vet Res.* **64**, 677–683.

Hay Kraus BL, Greenblatt DJ, Venkatakrishnan K, Court MH. (2000). Evidence for propofol hydroxylation by cytochrome P4502B11 in canine liver microsomes: breed and gender differences. *Xenobiotica.* **30**, 575–588.

Heit M, Schnell M, Whittem T, Pasloske K. (2004). Safety and efficacy of alfaxan administered once to cats subcutaneously at 10mg/kg. *Proceedings 22nd ACVIM Forum.*

Heldmann E, Brown DC, Shofer F. (1999). The association of propofol usage with postoperative wound infection rate in clean wounds: a retrospective study. *Vet Surg.* **28**, 256–259.

Herman BA, Brawer RS, Murtaugh RJ, Hackner SG. (2005). Therapeutic percutaneous ultrasound-guided cholecystocentesis in three dogs with extrahepatic biliary obstruction and pancreatitis. *J Am Vet Med Assoc.* **227**, 1782–1786.

Hill JV, Davison W, Forster ME. (2002). The effects of fish anaesthetics (MS222, metomidate and AQUI-S) on heart ventricle, the cardiac vagus and branchial vessels from Chinook salmon (Oncorhynchus tshawytscha). *Fish Physiol Biochem.* **27**, 19–28.

Hill RJ, Williams C. (2011). Propoclear 10mg/ml emulsion for injection in cats and dogs. *Vet Rec.* **168**, 194.

Himmelseher S, Durieux ME. (2005). Revising a dogma: ketamine for patients with neurological injury? *Anesth Analg.* **101**, 524–534.

Hirshman CA, McCullough RE, Cohen PJ, Weil JV. (1975). Hypoxic ventilatory drive in dogs during thiopental, ketamine, or pentobarbital anesthesia. *Anesthesiology.* **43**, 628–634.

Horta ML, Morejon LC, da Cruz AW, Dos Santos GR, Welling LC, Terhorst L, Costa RC, Alam RU. (2006). Study of the prophylactic effect of droperidol, alizapride, propofol and promethazine on spinal morphine-induced pruritus. *Br J Anaesth.* **96**, 796–800.

Ilkiw JE, Haskins SC, Patz JD. (1991a). Cardiovascular and respiratory effects of thiopental administration in hypovolemic dogs. *Am J Vet Res.* **52**, 576–580.

Ilkiw JE, Benthuysen JA, Ebling WF, McNeal D. (1991b). A comparative study of the pharmacokinetics of thiopental in the rabbit, sheep and dog. *J Vet Pharmacol Ther.* **14**, 134–140.

Jackson AM, Tobias K, Long C, Bartges J, Harvey R. (2004). Effects of various anesthetic agents on laryngeal motion during laryngoscopy in normal dogs. *Vet Surg.* **33**, 102–106.

Jurox Limited (2014). *Alfaxan, Resource Guide.* Available at: http://www.alfaxan.com/prescribing-summary (accessed Jan. 2017).

Kaka JS, Klavano PA, Hayton WL. (1979). Pharmacokinetics of ketamine in the horse. *Am J Vet Res.* **40**, 978–981.

Kamibayashi T1, Hayashi Y, Sumikawa K, Yamatodani A, Kawabata K, Yoshiya I. (1991). Enhancement by propofol of epinephrine-induced arrhythmias in dogs. *Anesthesiology.* **75**, 1035–1040.

Kayama Y. (1982). Ketamine and eeg seizure waves: interaction with anti-epileptic drugs. *Br J Anaesth.* **54**, 879–883.

Kiersey DK, Bickford RG, Faulconer A Jr. (1951). Electro-encephalographic patterns produced by thiopental sodium during surgical operations; description and classification. *Br J Anaesth.* **23**, 141–152.

Klein L. (2007). *Experience with Telazol in Tigers.* Raleigh, NC, Lysa Posner.

Ko JC. (1993). Acute haemolysis associated with etomidate-propylene glycol infusion in dogs. *J Vet Aneaesth.* **20**, 92–94.

Ko JC, Golder FJ, Mandsager RE, Heaton-Jones T, Mattern KL. (1999). Anesthetic and cardiorespiratory effects of a 1:1 mixture of propofol and thiopental sodium in dogs. *J Am Vet Med Assoc.* **215**, 1292–1296.

Krasowski MD, Harrison NL (2000). The actions of ether, alcohol and alkane general anaesthetics on GABAA and glycine receptors and the effects of TM2 and TM3 mutations. *Br J Pharmacol.* **129**, 731–743.

Krystal AD, Weiner RD, Dean MD, Lindahl VH, Tramontozzi LA 3rd, Falcone G, Coffey CE. (2003). Comparison of seizure duration, ictal EEG, and cognitive effects of ketamine and methohexital anesthesia with ECT. *J Neuropsych Clin Neurosci.* **15**, 27–34.

Lagerkranser M, Stånge K, Sollevi A. (1997). Effects of propofol on cerebral blood flow, metabolism, and cerebral autoregulation in the anesthetized pig. *J Neurosurg Anesthesiol.* **9**, 188–193.

Ledowski T, Bein B, Hanss R, Paris A, Fudickar W, Scholz J, Tonner PH. (2005). Neuroendocrine stress response and heart rate variability: a comparison of total intravenous versus balanced anesthesia. *Anesth Analg.* **101**, 1700–1705.

Lee J. (2012). Oxidative stress due to anesthesia and surgical trauma and comparison of the effects of propofol and thiopental in dogs. *J Vet Med Sci.* **74**, 663–665.

Lees P. (1972). Pharmacology and toxicology of alpha chloralose: a review. *Vet Rec.* **91**, 330–333.

Leung LY, Baillie TA. (1986). Comparative pharmacology in the rat of ketamine and its two principal metabolites, norketamine and (Z)-6-hydroxynorketamine. *J Medicinal Chem.* **29**, 2396–2399.

Lewis J. (2007). *Telazol use in Tigers.* Raleigh, NC, Lysa Posner.

Lin H, Walz P. (2014). *Farm Animal Anesthesia: Cattle, Small Ruminants, Camelids, and Pigs.* John Wiley & Sons.

Lucking EF, O'Halloran KD, Jones JF. (2014). Increased cardiac output contributes to the development of chronic intermittent hypoxia induced hypertension. *Exp Physiol.* **99**, 1312–1324.

Luna SP, Cassu RN, Castro GB, Teixeira Neto FJ, Silva Ju´nior JR, Lopes MD. (2004). Effects of four anaesthetic protocols on the neurological and cardiorespiratory variables of puppies born by caesarean section. *Vet Rec.* **154**, 387–389.

Mama KR, Steffey EP, Pascoe PJ. (1996). Evaluation of propofol for general anesthesia in premedicated horses. *Am J Vet Res.* **57**, 512–516.

Mandsager RE, Clarke CR, Shawley RV, Hague CM. (1995). Effects of chloramphenicol on infusion pharmacokinetics of propofol in greyhounds. *Am J Vet Res.* **56**, 95–99.

Manzo L, Richelmi P, Crema A. (1979). Electrocerebral changes in acute alpha-chloralose poisoning: a case report. *Vet Hum Toxicol.* **21**, 245–247.

Matot I, Neely CF, Katz RY, Neufeld GR. (1993). Pulmonary uptake of propofol in cats. Effect of fentanyl and halothane. *Anesthesiology.* **78**, 1157–1165.

Mees D Jr, Frederickson E. (1975). Anesthesia and the porphyrias. *So Med J.* **68**, 29–32.

Meyer RE, Fish RE. (2005). A review of tribromoethanol anesthesia for production of genetically engineered mice and rats. *Lab Aanimal.* **34**, 47–52.

Mirakhur RK, Shepherd WF (1985). Intraocular pressure changes with propofol ('Diprivan'): comparison with thiopentone. *Postgrad Med J.* **61** (Suppl. 3), 41–44.

Mitsuhata H, Shimizu R. (1993). Evaluation of histamine-releasing property of propofol in whole blood in vitro. *J Anesth.* **7**, 189–192.

Moon PF. (1994). Acute toxicosis in two dogs associated with etomidate-propylene glycol infusion. *Lab Anim Sci.* **44**, 590–594.

Moon PF. (1997). Cortisol suppression in cats after induction of anesthesia with etomidate, compared with ketamine-diazepam combination. *Am J Vet Res.* **58**, 868–871.

Morris P. (2001). Chemical immobilization of felids, ursids, and small ungulates. *Vet Clin No Amer Exotic Animal Prac.* **4**, 267–298.

Muir WW. (1977). Thiobarbiturate-induced dysrhythmias: the role of heart rate and autonomic imbalance. *Am J Vet Res.* **38**, 1377–1381.

Muir WW, Hubbell JAE, Skarda RT, Bednarski BM. (2000). *Handbook of Veterinary Anesthesia*, 3rd edn. St. Louis, Mosby.

Muir W, Lerche P, Wiese A, Nelson L, Pasloske K, Whittem T. (2008). Cardiorespiratory and anesthetic effects of clinical and supraclinical doses of alfaxalone in dogs. *Vet Anesth Analg.* **35**, 451–462.

Muir W, Lerche P, Wiese A, Nelson L, Pasloske K, Whittem T. (2009). The cardiorespiratory and anesthetic effects of clinical and supraclinical doses of alfaxalone in cats. *Vet Anesth Analg.* **36**, 42–54.

Musella L, Wilder BJ, Schmidt RP. (1971). Electroencephalographic activation with intravenous methohexital in psychomotor epilepsy. *Neurology.* **21**, 594.

Musk GC, Pang DS, Beths T, Flaherty DA. (2005). Target-controlled infusion of propofol in dogs–evaluation of four targets for induction of anaesthesia. *Vet Rec.* **157**, 766–770.

Nadeson R, Goodchild C. (2000). Antinociceptive properties of neurosteroids II. Experiments with Saffan and its components alphaxalone and alphadolone to reveal separation of anaesthetic and antinociceptive effects and the involvement of spinal cord GABA (A) receptors. *Pain.* **88**, 31.

National Public Radio (NPR). (2014). *Compouding Pharmacies Called on to Make Execution Drugs.* Available at: www.npr.org/2014/02/17/278389208/ compounding-pharmacies-called-on-to-make-execution-drugs (accessed Dec. 2016).

Neel S, Deitch R Jr, Moorthy SS, Dierdorf S, Yee R. (1995). Changes in intraocular pressure during low dose intravenous sedation with propofol before cataract surgery. *Br J Ophthalmol.* **79**, 1093–1097.

Nimmaanrat S. (2005). Myoclonic movements following induction of anesthesia with propofol: a case report. *J Med Assoc Thai.* **88**, 1955–1957.

O'Connor JJ, Stowe CM, Robinson RR. (1985). Fate of sodium pentobarbital in rendered products. *Am J Vet Res.* **46**, 1721–1724.

Oda A, Bailey KM, Lewbart GA, Griffith EH, Posner LP. (2014). Physiologic and biochemical assessments of koi carp, Cyprinus carpio, following immersion in propofol. *J Am Vet Med Assoc.* **245**, 1286–1291.

O'Hagan BJ, Pasloske K, McKinnon C, Perkins NR, Whittem T. (2012). Clinical evaluation of alfaxalone as an anaesthetic induction agent in cats less than 12 weeks of age. *Aust Vet J.* **90**, 395–401.

O'Hare JR, Eisemann JD, Fagerstone KA, Koch LL, Seamans TW. (2007). Use of Alpha-chloralose by USDA Wildlife Services to Immobilize Birds. *12th Wildlife Damage Management Conference.*

O'Meara GF, Newman RJ, Fradley RL, Dawson GR, Reynolds DS. (2004). The GABA-A beta3 subunit mediates anaesthesia induced by etomidate. *Neuroreport.* **15**, 1653–1656.

Palmer LM, Mensinger AF. (2004). Effect of the anesthetic tricaine (MS-222) on nerve activity in the anterior lateral line of the oyster toadfish, Opsanus tau. *J Neurophysiol.* **92**, 1034–1041.

Pascoe PJ, Ilkiw JE, Frischmeyer KJ. (2006). The effect of the duration of propofol administration on recovery from anesthesia in cats. *Vet Anesth Analg.* **33**, 2–7.

Pasloske K, Sauer B, Perkins N, Whittem T. (2009). Plasma pharmacokinetics of alfaxalone in both premedicated and unpremedicated Greyhound dogs after single, intravenous administration of Alfaxan® at a clinical dose. *J Vet Pharmacol Therap.* **32**, 510–513.

Paw HG, Garrood M, Fillery-Travis AJ, Rich GT. (1998). Thiopentone and propofol: a compatible mixture? *Eur J Anesth.* **15**, 409–413.

Pedersoli WM, Wike JS, Ravis WR. (1987). Pharmacokinetics of single doses of phenobarbital given intravenously and orally to dogs. *Am J Vet Res.* **48**, 679–683.

Peters MA, Strother A. (1972). A study of some possible mechanisms by which glucose inhibits drug metabolism in vivo and in vitro. *J Pharmacol Exp Therap.* **180**, 151–157.

Pinaud M, Lelausque JN, Chetanneau A, Fauchoux N, Ménégalli D, Souron R (1990). Effects of propofol on cerebral hemodynamics and metabolism in patients with brain trauma. *Anesthesiology.* **73**, 404–409.

Polley L, Weaver B. (1977). Accidental poisoning of dogs by barbiturates in meat. *Vet Rec.* **100**, 48–48.

Posner LP, Kasten JI, Kata C. (2013). Propofol with ketamine following sedation with xylazine for routine induction of general anaesthesia in horses. *Vet Rec.* **173**, 550.

Preston DL, Mosley CAE, Mason RT. (2010). Sources of variability in recovery time from methohexital sodium anesthesia in snakes. *Copeia.* **2010**, 496–501.

Quandt JE, Robinson EP, Rivers WJ, Raffe MR. (1998). Cardiorespiratory and anesthetic effects of propofol and thiopental in dogs. *Am J Vet Res.* **59**, 1137–1143.

Rasmussen NJ, Rosendal T, Overgaard J. (1978). Althesin in neurosurgical patients: effects on cerebral hemodynamics and metabolism. *Acta Anesth Scand.* **22**, 257–269.

Ravis WR, Duran SH, Pedersoli WM, Schumacher J. (1987). A pharmacokinetic study of phenobarbital in mature horses after oral dosing. *J Vet Pharmacol Therap.* **10**, 283–289.

Rawlings C, Kolata R. (1983). Cardiopulmonary effects of thiopental/lidocaine combination during anesthetic induction in the dog. *Am J Vet Res.* **44**, 144–149.

Reder BS, Trapp LD, Troutman KC. (1980). Ketamine suppression of chemically induced convulsions in the two-day-old white leghorn cockerel. *Anesth Analg.* **59**, 406–409.

Reich DL, Hossain S, Krol M, Baez B, Patel P, Bernstein A, Bodian CA. (2005). Predictors of hypotension after induction of general anesthesia. *Anesth Analg.* **101**, 622–628.

Reid J, Nolan AM. (1996). Pharmacokinetics of propofol as an induction agent in geriatric dogs. *Res Vet Sci.* **61**, 169–171.

Robertson SA, Johnston S, Beemsterboer J. (1992). Cardiopulmonary, anesthetic, and postanesthetic effects of intravenous infusions of propofol in greyhounds and non-greyhounds. *Am J Vet Res.* **53**, 1027–1032.

Robinson EP, Sams RA, Muir WW (1986). Barbiturate anesthesia in greyhound and mixed-breed dogs: comparative cardiopulmonary effects, anesthetic effects, and recovery rates. *Am J Vet Res.* **47**, 2105–2112.

Rodríguez JM, Muñoz-Rascón P, Navarrete-Calvo R, Gómez-Villamandos RJ, Domínguez Pérez JM, Fernández Sarmiento JA, Quirós Carmona S, Granados Machuca MM. (2012). Comparison of the cardiopulmonary parameters after induction of anaesthesia with alphaxalone or etomidate in dogs. *Vet Anesth Analg.* **39**, 357–365.

Sams RA, Muir WW, Detra RL, Robinson EP. (1985). Comparative pharmacokinetics and anesthetic effects of methohexital, pentobarbital, thiamylal, and thiopental in Greyhound dogs and non-Greyhound, mixed-breed dogs. *Am J Vet Res.* **46**, 1677–1683.

Sanchis-Mora S, Viscasillas J, Mathis A, Palacios C, Brodbelt DC, Alibhai HI. (2014). Anaesthetic management and complications of pacemaker implantation in dogs. *Vet Rec.* **175**, 303.

Sarton E, Teppema LJ, Olievier C, Nieuwenhuijs D, Matthes HW, Kieffer BL, Dahan A. (2001). The Involvement of the μ-Opioid Receptor in Ketamine-Induced Respiratory Depression and Antinociception. *Anesth Analg.* **93**, 1495–1500.

Sceniak MP, MacIver BM (2005). Urethane anesthesia: a novel and specific mechanism of action. *Anesthesiology.* **103**, A141.

Sener EB, Guldogus F, Karakaya D, Baris S, Kocamanoglu S, Tur A. (2003). Comparison of neonatal effects of epidural and general anesthesia for cesarean section. *Gynecol Obstet Invest.* **55**, 41–45.

Servin F, Cockshott ID, Farinotti R, Haberer JP, Winckler C, Desmonts JM. (1990). Pharmacokinetics of propofol infusions in patients with cirrhosis. *Br J Anaesth.* **65**, 177–183.

Short CE. (1983). Practical use of the ultrashort-acting barbiturates. USA, Bio-Ceutic Laboratories.

Sigtermans MJ, van Hilten JJ, Bauer MC, Arbous MS, Marinus J, Sarton EY, Dahan A. (2009). Ketamine produces effective and long-term pain relief in patients with complex regional pain syndrome type 1. *Pain.* **145**, 304–311.

Silverman J, Muir W 3rd. (1993). A review of laboratory animal anesthesia with chloral hydrate and chloralose. *Lab Anim Sci.* **43**, 210–216.

Stahl S. (2013). Mechanism of action of ketamine. *CNS spectrums.* **18**, 171–174.

Steen PA, Newberg L, Milde JH, Michenfelder JD. (1983). Hypothermia and barbiturates: individual and combined effects on canine cerebral oxygen consumption. *Anesthesiology.* **58**, 527–532.

Steffen F, Grasmueck S. (2000). Propofol for treatment of refractory seizures in dogs and a cat with intracranial disorders. *J Sm Anim Prac.* **41**, 496–499.

Stoelting RK. (1999). Barbituates. In Stoelting RK. (ed), *Pharmacology and Physiology in Anesthetic Practice*,3rd edn. Philadelphia, Lippincott-Raven.

Stoelting RK, Hillier SC. (2012). *Pharmacology and Physiology in Anesthetic Practice*, 5th edn. Philadelphia, Lippincott Williams & Wilkins.

Strunin L, Strunin JM, Knights KM, Ward ME. (1977). Metabolism of 14C-labelled alphaxalone in man. *Br J Anaesth.* **49**, 609–614.

Suresh MS, Nelson TE (1985). Malignant hyperthermia: is etomidate safe? *Anesth Analg.* **64**, 420–424.

Taniguchi T, Yamamoto K. (2005). Anti-inflammatory effects of intravenous anesthetics on endotoxemia. *Mini Rev Medicinal Chem.* **5**, 241–245.

Tendillo FJ, Mascías A, Santos M, de Segura IA, Castillo-Olivares JL. (1996). [Cardiorespiratory and analgesic effects of continuous infusion of propofol in swine as experimental animals]. *Rev Esp Anestesiol Reanim.* **43**, 126–129.

Telazol Product Literature. (2017). www.drugs.com/vet/ telazol.html.

Thurmon JC, Tranquilli WJ, Benson GJ, Lumb WV. (1996). *Lumb and Jones' Veterinary Anesthesia.* Williams& Wilkins.

Tilson RL. (1994). *Management and Conservation of Captive Tigers: Panthera Tigris.* Minnesota Zoo.

Trampitsch E, Oher M, Pointner I, Likar R, Jost R, Schalk HV. (2006). Propofol infusion syndrome. *Der Anaesthesist.* **55**, 1166–1168.

Tuohy S, MacEvilly M. (1982). Inadvertent injection of thiopentone to the brachial plexus sheath. A case report. *Br J Anesth.* **54**, 355–357.

Turner DM, Ilkiw JE. (1990). Cardiovascular and respiratory effects of three rapidly acting barbiturates in dogs. *Am J Vet Res.* **51**, 598–604.

United States Public Health Service (USPHS). (2014). 12th Report of Carcinogens. Available at: http://ntp.niehs.nih.gov/pubhealth/roc/roc12/index.html (accessed Dec. 2016).

Valverde A, Bienzle D, Smith DA, Dyson DH, Valliant AE. (1993). Intraosseous cannulation and drug administration for induction of anesthesia in chickens. *Vet Surg.* **22**, 240–244.

Valverde A, Doherty TJ, Herna´ndez J, Davies W. (2004). Effect of lidocaine on the minimum alveolar concentration of isoflurane in dogs. *Vet Anesth Analg.* **31**, 264–271.

Van der Linden P, Gilbart E, Engelman E, Schmartz D, de Rood M, Vincent JL. (1990). Comparison of halothane, isoflurane, alfentanil, and ketamine in experimental septic shock. *Anesth Analg.* **70**, 608–617.

Veroli P, O'Kelly B, Bertrand F, Trouvin JH, Farinotti R, Ecoffey C. (1992). Extrahepatic metabolism of propofol in man during the anhepatic phase of orthotopic liver transplantation. *Br J Anesth.* **68**, 183–186.

Wachowski I, Jolly DT, Hrazdil J, Galbraith JC, Greacen M, Clanachan AS. (1999). The growth of microorganisms in propofol and mixtures of propofol and lidocaine. *Anesth Analg.* **88**, 209-212.

Wagner RL, White PF, Kan PB, Rosenthal MH, Feldman D. (1984). Inhibition of adrenal steroidogenesis by the anesthetic etomidate. *N EnglJ Med.* **310**, 1415–1421.

Waterman A. (1984). The pharmacokinetics of ketamine administered intravenously in calves and the modifying effect of premedication with xylazine hydrochloride. *J Vet Pharmacol Therap.* **7**, 125–130.

Waxman K, Shoemaker WC, Lippmann M. (1980). Cardiovascular Effects of Anesthetic Induction with Ketamine. *Anesth Analg.* **59**, 355–358.

Weiskopf RB, Bogetz MS. (1985). Haemorrhage decreases the anaesthetic requirement for ketamine and thiopentone in the pig. *Br J Anaesth.* **57**, 1022–1025.

Wertz EM, Benson GJ, Thurmon JC, Tranquilli WJ, Davis LE, Koritz GD. (1990). Pharmacokinetics of etomidate in cats. *Am J Vet Res.* **51**, 281–285.

White PF, Way WL, Trevor AJ. (1982). Ketamine–its pharmacology and therapeutic uses. *Anesthesiology.* **56**, 119–136.

Whitwam JG, Galletly DC, Ma D, Chakrabarti MK. (2000). The effects of propofol on heart rate, arterial pressure and adelta and C somatosympathetic reflexes in anaesthetized dogs. *Eur J Anesth.* **17**, 57–63.

Wilder-Smith OH, Kolletzki M, Wilder-Smith CH. (1995). Sedation with intravenous infusions of propofol or thiopentone. Effects on pain perception. *Anaesthesia.* **50**, 218–222.

Woolf C, Thompson S. (1991). The induction and maintenance of central sensitization is dependent on N-methyl-D-aspartic acid receptor activation; implications for the treatment of post-injury pain hypersensitivity states. *Pain.* **44**, 293–299.

Wong DM, Papich MG, Davis JL. (2008). Exposure to phenobarbital in a foal after nursing a mare treated with phenobarbital. *J Vet Intern Med.* **22**, 227–230.

Wouters PF, Van de Velde MA, Marcus MA, Deruyter HA, Van Aken H. (1995). Hemodynamic changes during induction of anesthesia with eltanolone and propofol in dogs. *Anesth Analg.* **81**, 125–131.

Ying SW, Goldstein PA. (2005). Propofol suppresses synaptic responsiveness of somatosensory relay neurons to excitatory input by potentiating GABAA receptor chloride channels. *Mol Pain.* **1**, 2.

Zattoni J, Siani C, Piva R, Perria B. (1980). Effects of the intravenous infusion of althesin on intracranial pressure and related functions. *Minerva Anestesiologica.* **46**, 183–188.

Zoran DL, Riedesel DH, Dyer DC. (1993). Pharmacokinetics of propofol in mixed-breed dogs and greyhounds. *Am J Vet Res.* **54**, 755–760.

CAPÍTULO 13

Analgésicos Opioides

Butch KuKanich e Mark G. Papich

INTRODUÇÃO

Os opioides abrangem fármacos opiáceos verdadeiros – derivados do ópio – e fármacos sintéticos, mas que também atuam em receptores opiáceos. Os opiáceos incluem morfina, codeína e tebaína, isoladas da papoula. Essas substâncias diferenciam-se entre si principalmente quanto à potência, mas também podem apresentar diferentes propriedades farmacocinéticas e farmacodinâmicas. Os opioides incluem todos os opiáceos e também fármacos sintéticos, como fentanila, metadona e petidina (meperidina), que não estão relacionados quimicamente à morfina, mas que atuam como agonistas de receptores opiáceos. Diferentes tipos de receptores opiáceos são discutidos adiante, neste capítulo.

Os opioides são valiosos fármacos utilizados em medicina veterinária. Embora a maioria dos fármacos desse grupo sejam substâncias controladas devido ao seu potencial uso abusivo por seres humanos, eles podem ter efeitos profundos no tratamento de animais (Tabela 13.1). Existem muitas áreas que se sobrepõem com outros usos terapêuticos discutidos em outros capítulos deste livro (p. ex., Capítulo 46, que trata de medicamentos gastrintestinais, e Capítulo 48, que aborda medicamentos respiratórios – antitussígenos).

Vantagens importantes dos analgésicos opioides são suas alta eficácia e acentuada segurança. Caso ocorram reações adversas, a breve meia-vida desses medicamentos em animais em geral provoca alívio rápido dos sinais clínicos. Se as reações adversas forem graves (p. ex., disforia ou depressão respiratória potencialmente fatal), esses fármacos também têm o benefício da reversibilidade, que é rapidamente alcançada mediante a administração de um antagonista opioide, como a naloxona. Essa ausência de reações adversas graves permite que os clínicos elevem gradualmente a dose de agonistas opioides aos pacientes, conforme necessário, na vigência de dor, ou diminuam a dose em caso de reações adversas em animais muito sensíveis. Os agonistas/antagonistas opioides podem ter um efeito-teto, limitando a efetividade de altas doses, conforme discutido adiante.

CONSIDERAÇÕES GERAIS SOBRE OS OPIOIDES

Participação dos opioides na analgesia

Um estímulo nociceptivo provoca uma sensação desagradável. A dor é a associação da sensação desagradável com a percepção consciente e o desencadeamento de uma resposta emocional.

Tabela 13.1 Usos terapêuticos de opioides em animais.

Analgesia (antinocicepção)
Sedação
Tranquilização e euforia
Imobilização e contenção química
Diarreia, inibição da motilidade gastrintestinal
Antitussígeno
Adjuvante para anestesia geral
Aumento da atividade locomotora (usado ilegalmente em cavalos atletas para tal fim)

Não há consenso quanto a todos os animais apresentarem respostas emocionais verdadeiras e, portanto, quanto a eles sentirem dor de acordo com essa definição, mas não há dúvida de que os animais apresentam nocicepção. Receptores nociceptivos são terminações nervosas livres, distribuídas por todo o corpo, que detectam um estímulo nociceptivo. Os estímulos nociceptivos são transmitidos a partir de nervos periféricos, através da medula espinal, até muitas regiões do sistema nervoso central. Estímulos mecânicos (pressão, fratura, estiramento), de temperatura (quente ou frio) e químicos (incluindo substâncias endógenas, como citocinas inflamatórias e alterações do pH tecidual) são tipos de estímulos que provocam dor. Para as discussões neste capítulo, dor e nocicepção serão usadas como sinônimos.

Muito se avançou recentemente no reconhecimento e no tratamento da dor em animais. Muitos estudos farmacocinéticos e farmacodinâmicos foram realizados a fim de propiciar, de modo mais adequado, uma compreensão sobre opioides em animais, por meio de estudos laboratoriais e clínicos. Os protocolos de tratamento empregados em seres humanos não podem ser extrapolados facilmente para espécies animais tratadas por veterinários, em razão das diferenças entre as espécies quanto a sensação de dor, propriedades farmacocinéticas, eficácia e reações adversas dos opioides.

Histórico dos opioides

Os opioides são considerados os protótipos dos analgésicos, antidiarreicos e antitussígenos, com base nos quais outros fármacos são comparados. O ópio foi importado primeiramente pelos EUA, em 1840, a princípio da Turquia. Foi muito usado para tratar diversos incômodos, como dor, diarreia e tosse. Na década de 1870, após a guerra civil, constatou-se que o uso disseminado e a dependência (vício) de opiáceos eram um problema. Há mais de 20 alcaloides opiáceos no ópio, e no início do século 19, o químico Serturner isolou a morfina, nome que ele criou devido a *Morfeu*, o deus grego do sono e dos sonhos. A heroína também foi obtida no início da década de 1900 pelos mesmos químicos da Bayer que desenvolveram o ácido acetilsalicílico. A intenção era que fosse um analgésico seguro e que não provocasse vício. Houve outras tentativas – nenhuma com êxito total – durante o século seguinte para desenvolver fármacos tão efetivos quanto os opiáceos, porém sem o potencial de uso abusivo e de causar vício. A maioria dos opioides atualmente é controlada por agências governamentais reguladoras.

Nos EUA, a Drug Enforcement Agency (DEA) e a Food and Drug Administration (FDA) são as agências reguladoras. (A regulação de fármacos é discutida com mais detalhes no Capítulo 55. A prescrição de fármacos controlados é discutida no Capítulo 56.) A FDA aprova fármacos com base na eficácia e na segurança, e os medicamentos com potencial de uso abusivo são controlados pela DEA com base no seu potencial de indução de vício (classes I a V). Os fármacos da classe I (CI) não apresentam benefícios clínicos reais (p. ex., heroína). Os fármacos da classe II (CII) têm grande potencial de induzir o vício, porém têm usos terapêuticos importantes. A morfina e a maioria dos agonistas puros pertencem à classe II (Tabela 13.2). Os fármacos da classe III (CIII) têm potencial para uso abusivo, porém menor que o de fármacos CII. Os fármacos da Classe IV (CIV) apresentam potencial de uso abusivo, porém menor do

que aquele de fármacos CIII, e os fármacos da classe V (CV) apresentam potencial de uso abusivo, porém menor do que aquele dos fármacos CIV. Ocasionalmente, a classificação de um fármaco pode ser alterada. Por exemplo, a DEA recentemente alterou a classificação de combinações de fármacos com hidrocodona (p. ex., hidrocodona + paracetamol) de fármacos

Tabela 13.2 Registro de fármacos nos EUA para os narcóticos opioides; a relação completa pode ser encontrada em: http://www.usdoj.gov/dea/pubs/scheduling.html. Fonte: United States Drug Enforcement Administration.

Substância	Número DEA	Outros nomes e nomes comerciais
Classe I		
Acetil-hidrocodeína	9.051	Acetilcodona
Benzilmorfina	9.052	
Metilbrometo de codeína	9.070	
Codeína-N-óxido	9.053	
Desomorfina	9.055	
Di-hidromorfina	9.145	
Etorfina (exceto HCl)	9.056	
Heroína	9.200	Diacetilmorfina, diamorfina
Metilbrometo de morfina	9.305	
Metilsulfonato de morfina	9.306	
Morfina-N-óxido	9.307	
Nicomorfina	9.312	Vilan
Normorfina	9.313	
Classe II		
Alfentanila	9.737	Alfenta
Carfentanila	9.743	Wildnil
Di-hidrocodeína	9.120	Didrato, Parzone
Difenoxilato	9.170	
Diprenorfina	9.058	M 50/50
Etimorfina	9.190	Dionin
Etorfina HCl	9.059	M 99
Fentanila	9.801	Innovar, Sublimaze, Duragesic
Hidrocodona	9.193	Di-hidrocodeinona
Hidrocodona e alcaloide isoquinolina;15 mg/du	9.805	Di-hidrocodeinona, papaverina ou noscapina
Hidrocodona, com combinação de produto; 15 mg/du	9.806	Tussionex, Tussend, Lortab, Vicodin, Hycodan, Anexsia
Hidromorfona	9.150	Dilaudid, di-hidromorfinona
Levometorfano	9.210	
Levorfanol	9.220	Levo-Dromoran
Petidina	9.230	Demerol, Mepergan, petidina
Metadona	9.250	Dolofina, Metadose, Amidona
Metadona intermediária	9.254	Precursor de metadona
Morfina	9.300	Ms Contin, Roxanol, Duramorph, RMS, MSIR
Ópio (extratos)	9.610	
Ópio (extrato líquido)	9.620	
Ópio (polpa)	9.650	*Papaver somniferum*
Ópio (tintura)	9.630	Láudano
Ópio granulado	9.640	Ópio granulado
Ópio em pó	9.639	Ópio em pó
Ópio bruto	9.600	Ópio cru, ópio em goma
Oxicodona	9.143	OxyContin, Percocet, Tylox, Roxicodona, Roxicet
Oximorfona	9.652	Numorphan
Racemetorfano	9.732	
Racemorfano	9.733	Dromoran
Remifentanila	9.739	Ultiva
Sufentanila	9.740	Sufenta
Classe III		
Buprenorfina	9.064	Buprenex, Temgesic
Butabarbital	2.100	Butisol, Butibel
Codeína, com combinação de produto; 90 mg/du	9.804	Empirin, Fiorinal, Tylenol, ASA ou APAP com codeína
Nalorfina	9.400	Nallina
Classe IV		
Butorfanol	9.720	Stadol, Stadol NS, Torbugesic, Torbutrol
Pentazocina	9.709	Talwin, Talwin NX, Talacen, Talwin Composto
Classe V		
Preparações de codeína: 200 mg/100 mℓ ou 100 g		Cosanyl, Robitussin A-C, Cheracol, Cerose, Pediacof
Preparações de di-hidrocodeína: 10 mg/100 mℓ ou 100 g		Cophene-S, diversos outros
Preparações de difenoxilato: 2,5 mg/25 μg sulfato de atropina		Lomotil, Logen
Preparações de etilmorfina: 100 mg/100 mℓ ou 100 g		
Preparações de ópio: 100 mg/100 mℓ ou 100 g		Parepectolin, Kapectolin PG, Kaolin Pectina P.G.

du: unidade de dose.

CIII para CII, e o tramadol passou de fármaco não controlado para a classe IV.

Na medicina veterinária, o primeiro uso registrado do ópio foi em 1815, quando essa substância foi considerada importante na *Materia Medica* (Stalheim, 1990; ver Capítulo 1). Em 1930, a morfina foi recomendada pela primeira vez em um livro de farmacologia veterinária para o tratamento de cólica e tosse e para analgesia, em cavalos. Embora recomendada no tratamento de dor e cólica em cavalos, naquela época não foram reconhecidas reações adversas nessa espécie animal. Outros medicamentos usados no início do século 20 pelos veterinários incluíam associações de morfina e atropina, para dor em cães, e o uso de elixir paregórico (tintura de ópio) para tratamento de flatulência. Os preparados veterinários iniciais incluíam elixir paregórico, láudano (ópio), ipecacuanha e ópio (pó de Diver), morfina, heroína (0,5 a 2 g por cavalo), codeína e dionina (etilmorfina) (Stalheim, 1990).

A medicina veterinária avançou consideravelmente desde aqueles anos iniciais; em hospitais veterinários modernos é comum ter disponível morfina e outros derivados potentes em sua farmácia. Soluções injetáveis para administração intermitente ou para taxa de infusão constante, formulações de uso oral e dispositivos para administração transdérmica são comuns na maioria dos hospitais veterinários e são usados como pré-anestésicos, adjuvantes de anestésicos e para propiciar analgesia, entre outros usos.

Fisiologia dos opioides

Foram identificadas três classes principais de receptores opioides: μ, κ e δ (Tabela 13.3). Foram identificados muitos subtipos de receptores opiáceos. Em alguns livros-texto faz-se menção a um receptor sigma (σ), mas a importância desse receptor não está clara e ele não é considerado um receptor opiáceo verdadeiro por muitos farmacologistas.

Clinicamente, foram observadas diferenças nos efeitos do opioide mu (μ) em cães, com marcante variação nos efeitos farmacodinâmicos. A dose de morfina que provoca efeitos desejáveis e previsíveis na maioria dos cães pode induzir sedação profunda em alguns indivíduos e disforia acentuada em outros. Antigamente, essas variações de respostas sugeriram diferenças de "sensibilidade", já que as doses e as concentrações plasmáticas se encontravam dentro da faixa de variação esperada. Contudo, dados recentes sugerem que existam subtipos de receptor opioide, o que pode contribuir para a variabilidade dos efeitos opioides, porém, eles não foram bem caracterizados em cães. A metadona combinada com morfina e codeína induz um efeito analgésico sinérgico em camundongos, mas apenas efeito aditivo quando combinada com outros opioides, como a oximorfona e a fentanila, sugerindo diferentes receptores de ligação para morfina e metadona (Bolan *et al.*, 2002). Camundongos deficientes em receptor opioide μ (linhagem CXBX) são insensíveis à morfina, mas ainda respondem a alguns outros opioides, como a metadona e a fentanila, o que também sugere a existência de subtipos do receptor opioide μ (Vaught *et al.*, 1988; Chang *et al.*, 1998). Embora tenha sido identificado apenas um gene para o receptor opioide μ, múltiplas variantes de clivagem do receptor opioide μ foram documentadas em ratos, o que pode explicar os diferentes efeitos agonistas (Verzillo *et al.*, 2014). Também foram identificados polimorfismos em um único nucleotídio do gene do receptor opioide μ de cães, o que pode ter importância na disforia induzida por opioide (Hawley e Wetmore, 2010).

Os opioides endógenos são substâncias químicas naturais do corpo (peptídios) que interagem com receptores opiáceos provocando respostas fisiológicas naturais, como modulação da dor. A betaendorfina é o peptídio opioide endógeno com maior afinidade por receptores μ e deriva da pró-opiomelanocortina. Leucina-encefalina e metionina-encefalina derivam da proencefalina e são os ligantes endógenos do receptor δ. Dinorfina A é o ligante endógeno do receptor κ e deriva da prodinorfina. A função das dinorfinas ainda é controversa porque elas induzem a sensibilização de transmissões nociceptivas mediante a ativação de receptores *N*-metil-D-aspartato (NMDA).

Também foi descrito um peptídio opioide endógeno denominado nociceptina ou orfanina FQ (N/OFQ), com homologia semelhante à dinorfina (Meunier *et al.*, 1995; Reinscheid *et al.*, 1995). Foram identificados precursores de orfanina no hipocampo, córtex e numerosos sítios sensoriais (Neal *et al.*, 1999). A administração exógena de N/OFQ resulta em diversas respostas que variam de analgesia a antianalgesia e antagonismo opioide. Contudo, antagonistas N/OFQ apresentam propriedades analgésicas consistentes, quando administrados por via supraespinal, o que pode se mostrar alvo útil como analgésicos, no futuro (Heinricher, 2005). Contudo, nenhum fármaco que influencie receptores N/OFQ está disponível atualmente para uso; por conseguinte, essas classes de fármacos não são abordadas neste capítulo.

Os opioides foram classificados de acordo com o tipo de interação com o(s) tipo(s) de receptor opiáceo com os quais interagem (μ, κ e δ) e com o efeito resultante dessa ligação (Figura 13.1). Os opioides podem ser agonistas completos, agonistas parciais, antagonistas e combinações desses tipos de opioides. O agonista provoca efeito dose-dependente que, por fim, alcança o platô de inconsciência. O agonista parcial

Tabela 13.3 Tipos de receptores opiáceos e seus efeitos associados (alguns livros-texto também relacionam o receptor sigma, mas pode ser que isso não tenha importância).

Receptor μ	Receptor κ	Receptor δ
Analgesia (espinal e supraespinal)	Analgesia (espinal e supraespinal)	Analgesia (espinal e supraespinal)
Depressão respiratória		
Diminui a motilidade intestinal	Diminui a motilidade intestinal	
Diminui secreções gastrintestinais	Diminui secreções gastrintestinais	
Diminui secreções biliares		
Aumenta o apetite	Aumenta o apetite	Aumenta o apetite
Sedação/agitação (depende da dose e da espécie)	Sedação	
Euforia		
Antidiurese	Diurese (diminui a liberação de ADH)	
Diminui o reflexo de eliminação de urina		
Diminui as contrações uterinas		
Miose/midríase (específico da espécie)	Miose/midríase (específico da espécie)	
Náuseas/vômitos ou antiemético (específico do fármaco)	Náuseas/vômitos ou antiemético (específico do fármaco)	
Imunomodulação		Imunomodulação

ADH: hormônio antidiurético.

se liga ao receptor opiáceo, mas atinge o platô com resposta submáxima (inferior à de um agonista completo), apesar de doses crescentes. Os antagonistas opioides são antagonistas competitivos que se ligam ao receptor, mas não resultam em ativação do receptor e podem deslocar o agonista do receptor opioide, em alguns casos, resultando em "reversão" dos efeitos. A morfina é um agonista completo do receptor μ, ao passo que a buprenorfina é um agonista parcial. A nalbufina é um antagonista do receptor μ, porém um agonista do receptor κ. A naloxona é principalmente um antagonista do receptor μ, mas também tem efeito antagônico em receptores κ e δ.

FARMACODINÂMICA DOS OPIOIDES

Analgesia

Os opioides exercem sua principal ação analgésica por se ligarem a receptores espinais e supraespinais (Tabelas 13.3 e 13.4). No entanto, efeitos periféricos de opioides foram documentados após injeção local de opioides em articulações (injeção intra-articular) em doses que não provocam efeitos sistêmicos, e o efeito foi abolido depois da injeção de naloxona (Stein *et al.*, 1991).

Quando o opioide se liga a receptores espinais, ele ativa proteínas G acopladas (que inibem a adenilciclase), ativa canais de íon K^+ ligados a receptores e inibe canais de Ca^{2+} controlados por voltagem. Receptores μ, κ e δ pré-sinápticos estão presentes no corno dorsal da medula espinal, diminuindo a liberação de neurotransmissores excitatórios por reduzirem a taxa de influxo de cálcio. Receptores μ pós-sinápticos também estão presentes no gânglio da raiz dorsal, causando hiperpolarização do neurônio por aumentarem a condutância dos canais de potássio e, em consequência, diminuírem a propagação do sinal nociceptivo.

As vias opioides supraespinais não são bem conhecidas, porém a ativação concomitante de receptores espinais resulta em sinergismo analgésico (Roerig e Fujimoto, 1989; Yeung e Rudy, 1980). Também existe sinergismo entre receptores supraespinais μ e δ, quando ativados concomitantemente. A microinjeção de morfina na substância cinzenta periaquedutal resulta na inibição de interneurônios de ácido gama-aminobutírico (GABA), ocasionando ativação de vias medulares inibidoras da dor (vias descendentes), que inibem nociceptores do corno dorsal mediante a liberação de serotonina (Yaksh e Tyce, 1979). Estudos subsequentes constataram que a norepinefrina contribui para um efeito inibidor maior do que aquele induzido pela serotonina em camundongos geneticamente modificados (*knockout*) (Hall *et al.*, 2011).

Tabela 13.4 Principais sítios de ação dos opioides e fármacos associados utilizados em medicina veterinária.

	μ	κ	δ	α₂	5-HT	NMDA	M1	M3	GABA
Morfina	++	+							
Hidromorfona	++								
Oximorfona	++								
Hidrocodona	+								
Codeína	+								
Oxicodona	++								
Heroína	++	+*							
Metadona	++		+			−		−	
Petidina	++				++				
Fentanila	++								
Carfentanila	++								
Etorfina	++	++	++						
Propoxifeno	+								
Buprenorfina	+								
Butorfanol	+	++							
Tramadol	+**				+	++		-**	
Nalbufina	−	++							
Pentazocina	+	++							
Nalorfina	−	+							
Naloxona	−								-
Naltrexona	−								
Nalmefeno	−	−							
Diprenorfina	−	−	−						

5-HT: serotonina; NMDA: *N*-metil-ᴅ-aspartato; M1: muscarínico M1; M3: muscarínico M3; ++ agonista; + agonista submáximo; − antagonista; - antagonista submáximo; *via metabolização em morfina; **via metabolização em *O*-desmetiltramadol.

Opioides μ totais podem propiciar um efeito analgésico mais profundo do que agonistas μ parciais ou agonistas κ, para dor aguda. No entanto, a administração de agonistas parciais μ e agonistas κ ainda pode ser efetiva nas condições de dor branda a moderada, se forem utilizados dose e intervalos entre doses apropriados. Os agonistas parciais ou agonistas/antagonistas podem ser preferíveis em animais que exibam agitação ou disforia provocada por agonista μ.

A analgesia induzida por opioides sistêmicos se limita, principalmente, aos efeitos em nociceptores de fibra c (condução lenta, nociceptores não mielinizados que transmitem dor profunda branda mal localizada), quando administrados em

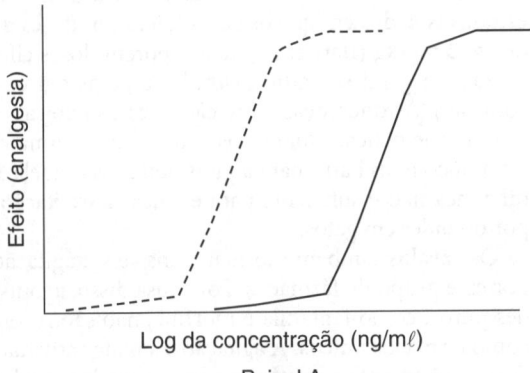

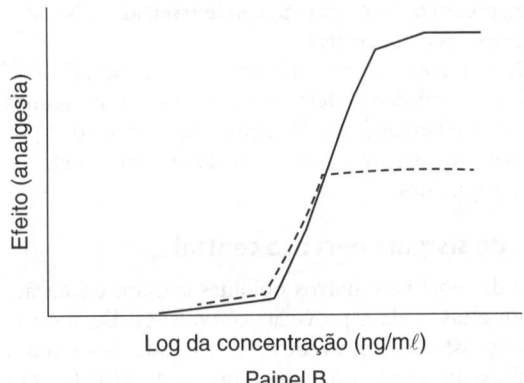

Figura 13.1 O painel A mostra dois fármacos com igual eficácia, porém com diferentes potências, como a fentanila e a morfina. O painel B mostra fármacos com potência igual, porém eficácias diferentes, como a fentanila e a buprenorfina.

dose clínica. Os nociceptores Aδ (nociceptores mielinizados de condução rápida que transmitem dor aguda localizada) são influenciados minimamente por dose sistêmica de opioides, razão pela qual os opioides sistêmicos, individualmente, não são apropriados para procedimentos cirúrgicos invasivos, sendo necessária anestesia. A administração epidural de opioides pode resultar em alta concentração espinal, o que pode inibir nociceptores tanto de fibras c quanto de fibras Aδ, induzindo maior analgesia, porém o seu uso exclusivo não é suficiente para procedimentos cirúrgicos invasivos. Por outro lado, anestésicos locais epidurais bloqueiam por completo a transmissão de nervo espinal (e a dor) caudal ao sítio de injeção e alguns procedimentos cirúrgicos podem ser realizados de maneira humanizada.

A avaliação da resposta analgésica aos opioides em animais é limitada por outras propriedades dos fármacos (p. ex., sedação) ou interpretação errônea da resposta devido a disforia, respiração superficial ou ataxia. Comportamentos inatos de animais também são confundidos, com frequência, com a nossa habilidade em interpretar as respostas aos opioides. As avaliações clínicas incluem aferições subjetivas que podem não ser indicativas de dor. Estudos com placebo, para mensurar dor pós-cirúrgica em cães submetidos à cirurgia de partes moles e ortopédicas, alcançaram taxa de 100%. A extrapolação de modelos experimentais de respostas antinociceptivas aos efeitos clínicos desses fármacos não é direta e pode superestimar ou subestimar o grau e a duração da analgesia. Não obstante, muitos dos protocolos de dosagens discutidos neste capítulo se baseiam em informações obtidas de modelos experimentais e de ensaios clínicos na espécie de interesse, além da extrapolação a partir de outras espécies, inclusive seres humanos.

Depressão respiratória

Os opioides provocam depressão respiratória dose-dependente mediada pela ativação do receptor μ. A depressão respiratória é causada por uma resposta diminuída a incrementos na pressão parcial de dióxido de carbono (P_{CO_2}). Os efeitos depressores respiratórios dos opioides são bem tolerados em animais sadios mesmo quando são administradas doses supraterapêuticas. O uso simultâneo de anestésicos ou outros fármacos que causem depressão respiratória pode exacerbar os efeitos depressores respiratórios dos opioides (Hug *et al.*, 1981). Os efeitos depressores respiratórios podem ser mais complexos em animais com doença respiratória preexistente (asma, bronquite, *cor pulmonale*) ou com aumento da pressão intracraniana. Animais neonatos (jovens, saudáveis e sem dor) tendem a ser mais sensíveis aos efeitos depressores respiratórios dos opioides, porém os opioides ainda podem ser administrados com segurança nesses pacientes.

Os opioides atravessam a placenta e podem provocar depressão respiratória e sedação no feto, que devem ser monitoradas e tratadas adequadamente. A administração de naloxona por via sublingual (ou parenteral) aos neonatos reverte os efeitos deletérios dos opioides.

Excitação do sistema nervoso central

Altas doses de morfina e outros opioides causam excitação. Doses muito altas podem provocar convulsões. Da mesma forma, a administração intravenosa (IV) rápida de opioides pode causar excitação do sistema nervoso central (SNC). Em cães, relata-se que a morfina, na dose de 180 a 200 mg/kg IV, causa convulsões tônico-clônicas (também conhecidas como tipo grande mal); em cães que receberam morfina, na dose de 20 mg/kg SC, foram observadas alterações no traçado do eletroencefalograma (EEG) do tipo convulsivo e agitação (Wikler e Altschul, 1950; de Castro *et al.*, 1979). (Note que a dose terapêutica raramente excede 0,5 a 1 mg/kg.) Os gatos respondem de modo semelhante a altas doses de morfina; dose de 20 mg/kg SC produziu traçados de EEG compatíveis com atividade convulsiva e excitação generalizada (Tuttle e Elliot, 1969).

Na medicina veterinária, existem grandes diferenças entre as espécies com relação à excitação provocada por opioides. Os cães quase sempre se tornam sedados, ao passo que gatos, cavalos e outros animais de grande porte são propensos à agitação. A explicação para o aumento da suscetibilidade a essas anormalidades em alguns animais provavelmente está relacionada com a distribuição de receptores opiáceos em certas regiões do cérebro, independentemente da farmacocinética do medicamento. A distribuição de receptores opiáceos no cérebro de animais que são sedados a partir de opioides (p. ex., cães) é maior do que nos animais que são mais propensos à excitação (cavalos). Alternativamente, a agitação pode ocorrer devido à liberação de neurotransmissores excitatórios ou à diminuição de neurotransmissores inibitórios. Alguns anestesistas sugerem que a reação possa ser dopaminérgica, adrenérgica ou causada pela diminuição da atividade dos neurotransmissores inibidores GABA ou glicina (Werz e Macdonald, 1982). A liberação de acetilcolina também foi sugerida como uma causa da excitação (Mullin *et al.*, 1973). Em outro estudo, foi sugerido que a agitação em animais poderia ser causada pela liberação de histamina, mas nesses estudos as doses de morfina excediam as doses clinicamente recomendadas. A administração de morfina aos cães induziu maior liberação de histamina e também mais agitação, em comparação com a administração de uma dose equianalgésica de oximorfona, mas a dose de morfina (2 mg/kg IV) foi quatro vezes maior do que a dose clinicamente recomendada (Robinson *et al.*, 1988). Quando a morfina foi comparada à hidromorfona, em cães (Guedes *et al.*, 2007a), verificou-se que a morfina provocou aumento transitório da concentração plasmática de histamina e um quinto dos cães também manifestaram comportamento neuroexcitatório após receberem dose de 0,5 mg/kg IV. Por outro lado, a hidromorfona não provocou incrementos na concentração de histamina, porém dois cães ficaram agitados após a administração de 0,1 mg/kg IV. Esses estudos indicam que a histamina, individualmente, não é uma causa de excitação do SNC induzida por opioides.

Os gatos constituem uma das espécies mais sensíveis a excitação e disforia do SNC induzidas pela morfina. Existem estudos isolados em que os gatos toleraram doses de morfina de até 2 mg/kg (Barr *et al.*, 2000), porém doses clínicas mais baixas em geral são administradas a gatos em comparação com cães. As diferenças entre cães e gatos não são atribuídas à farmacocinética. Embora os gatos tenham uma depuração um pouco mais baixa para alguns opiáceos (Tabela 13.5), essa diferença não é suficiente para explicar a excitação induzida por opioides em gatos.

Os cavalos também são mais sensíveis à agitação causada por esse grupo de fármacos. Por causa disso, agonistas opioides puros, como fentanila e morfina, não são recomendados como fármacos únicos. A agitação e a maior atividade motora dose-dependente foram observadas em cavalos e podem ocorrer antes de a analgesia máxima ser obtida, com o grau de agitação dependendo do opioide específico, da variabilidade individual

Tabela 13.5 Parâmetros farmacocinéticos de opioides administrados por via intravenosa e disponibilidade de opioides administrados por via oral, em cães e gatos.

	Meia-vida (h)		Depuração (mℓ/min/kg)		Volume de distribuição ℓ/kg		Disponibilidade oral		DL$_{50}$ IV (mg/kg)
	Cães	Gatos	Cães	Gatos	Cães	Gatos	Cães	Gatos	Cães
Morfina	1,2	1,1 a 1,3	60	24 e 42	4	2,6 e 2,8	5 a 20%		175
Oximorfona	0,8	1,8	52	36,2	3,7	5,5			
Hidromorfona	0,6 a 1,0	0,8 a 1,6	68 a 106	28 a 68	4,5 a 5,3	3,1 a 4,9			
Fentanila	3 a 6	Cerca de 2,5	35	20	10	2,6			14
Petidina	0,8	1,8	43	40	1,9	4,0	11%		68
Metadona	2 a 4	4	30	7,2	3,5	2,3	Baixa		29
Alfentanila	0,33	0,4	29,8	11,6	0,6	0,9			> 20
Remifentanila	0,09		48 a 63		0,2				
Sufentanila		0,9		17,6		0,8			14
Oxicodona	1,9*						Baixa*		
Hidrocodona	1,7		41		5,0		40 a 84%		
Codeína	1,2 a 1,5		30 a 36		3,2		4 a 6,5%		98
Buprenorfina	5	6,9	16	16	17,5	7,1	3 a 6%		79
Butorfanol	1,6**	6,6**	57**	12,7**	8,0**	7,7**			10
Nalbufina	1,2		46		4,6		5,6%		140
Tramadol	0,8	2,2	55	21	3,0	3,0	4 a 65%	93%	40 a 100

*Informações de doses orais; não administrada dose IV; **disponíveis apenas informações de uso intramuscular; a depuração baseia-se na biodisponibilidade; o volume de distribuição baseia-se na biodisponibilidade; < limite de quantificação (LOQ), concentrações plasmáticas não mensuráveis; DL$_{50}$: dose letal 50%.

e do grau (ou ausência) de dor em cavalos (Muir *et al.*, 1978; Tobin *et al.*, 1979; Mama *et al.*, 1992). Por exemplo, a buprenorfina, normalmente bem tolerada por cães e gatos, provocou inquietação, agitação, balançar da cabeça, ato de bater com as patas e alternância de apoio do peso do corpo nos membros, nas doses de 5 e 10 μg/kg IV, em animais sadios e sem dor; tais sinais foram dose-dependentes (Carregaro *et al.*, 2006, 2007; Messenger *et al.*, 2011; Davis *et al.*, 2012). Contudo, a administração de 10 μg/kg IV em outros estudos não provocou agitação, porém o aumento da atividade locomotora ainda foi observado em cavalos sadios e sem dor (Love *et al.*, 2015). A buprenorfina, na dose de 10 μg/kg, administrada como parte de um protocolo pré-anestésico para castração, foi bem tolerada, sem agitação, mas ocorreu aumento da atividade locomotora (Love *et al.*, 2013). A morfina foi pesquisada para esse uso como um adjuvante anestésico para cavalos sadios e sem dor, nas doses de 0,25 e 2 mg/kg IV, durante anestesia por isoflurano (Steffey *et al.*, 2003). Os autores concluíram que o comportamento indesejável e de risco durante a recuperação da dose de 2 mg de morfina/kg IV persistiu mesmo depois de 4 h, e não deu sustentação ao uso de doses altas de morfina como adjuvante anestésico, nesse protocolo. Contudo, a recuperação e os efeitos da dose de 0,25 mg de morfina/kg foram semelhantes aos verificados no grupo de animais tratados com solução salina. Quando opioides são usados em cavalos com dor, são observadas menos reações adversas (Mircica *et al.*, 2003; Devine *et al.*, 2013). Apenas um de 75 cavalos clinicamente tratados com morfina (0,1 mg/kg intramuscular [IM]) apresentou agitação, e não ficou claro se a agitação estava relacionada ao fármaco ou se foi causada simplesmente pelo comportamento de um animal não treinado (Devine *et al.*, 2013).

Efeitos cardiovasculares

A maioria dos opioides causa efeitos mínimos no débito cardíaco, em cães, com doses clinicamente relevantes resultando em variações desde leves incrementos a discretos decréscimos,

porém a metadona pode causar decréscimos mais consistentes no débito cardíaco (Buckhold *et al.*, 1977; Priano e Vatner, 1981; Copland *et al.*, 1987; Maiante *et al.*, 2009). Os opioides induzem bradicardia em cães, mas em geral há boa compensação para manter o débito cardíaco, não sendo necessário o tratamento de rotina da bradicardia (Copland *et al.*, 1992). Apenas se necessário a bradicardia deverá ser revertida com um anticolinérgico (p. ex., atropina). Em equinos, o débito cardíaco também é mantido durante o tratamento com opioides e pode aumentar se ocorrerem efeitos excitatórios (Muir *et al.*, 1978; Robertson *et al.*, 1981; Carregaro *et al.*, 2006).

Os opioides induzem efeitos vasculares mínimos quando administrados a animais em doses clinicamente relevantes (Barnhart *et al.*, 2000; Pant *et al.*, 1983; Hug *et al.*, 1981; Kayaalp e Kaymakcalan, 1966; Priano e Vatner, 1981; Carregaro *et al.*, 2006). As alterações na pressão arterial média variaram desde incrementos mínimos até decréscimos mínimos (cerca de 10% dos valores basais). Incrementos nas concentrações plasmáticas de histamina após a administração de morfina são citados com frequência como causas de hipotensão em cães, porém a liberação de histamina é de curta duração (Guedes *et al.*, 2007a); efeitos mínimos na pressão arterial são observados após a administração IV de morfina. Os efeitos cardiovasculares dos opioides parecem ser mais evidentes em animais anestesiados devido a interações com o anestésico e quando são administradas doses supraterapêuticas de opioides.

Os efeitos dos opioides no fluxo sanguíneo miocárdico são variáveis; alguns estudos mencionam aumento do fluxo sanguíneo, enquanto outros indicam diminuição; porém, esses estudos avaliaram doses supraterapêuticas, ≥ 2 mg/kg (Pant *et al.*, 1983; Vatner *et al.*, 1975). Isso contrasta com os efeitos consistentes em seres humanos, de vasodilatação coronária e aumento da perfusão miocárdica.

Em razão da ação da morfina no tônus vascular, no passado ela foi usada como tratamento de edema pulmonar cardiogênico agudo (Vismara *et al.*, 1976). Os benefícios são atribuídos ao sequestro sanguíneo esplâncnico, à redução do volume pós-carga ou à redução de esforço respiratório. Alguns pesquisadores atribuíram os benefícios à vasodilatação causada pela liberação de histamina. Esse é considerado um uso obsoleto da morfina. Atualmente, há disponibilidade de diuréticos e vasodilatadores potentes para tratar essa enfermidade.

Efeito antitussígeno

Os opioides apresentam efeito antitussígeno mediante a inibição do centro da tosse, independentemente dos efeitos depressores respiratórios (Chou e Wang, 1975). Os agonistas tanto do receptor μ quanto do receptor κ foram documentados como causas do efeito antitussígeno (Takahama e Shirazaki, 2007). O efeito antitussígeno dos opioides é mais resistente à reversão pela naloxona do que o efeito analgésico desses fármacos (Chau et al., 1983). Morfina, codeína, butorfanol e metadona demonstraram efeitos antitussígenos em cães ou gatos, e adicionalmente o tramadol em gatos (Rosiere et al., 1956; Cavanagh et al., 1976; Nosaľova et al., 1991). A hidrocodona apresenta propriedades antitussígenas em ratos e seres humanos, e é comumente usada em cães para esse fim, embora não existam estudos definitivos comprovando essa eficácia em cães e gatos (Kasé et al., 1959; Hennies et al., 1988; Homsi et al., 2002).

O dextrometorfano, que não interfere nos receptores opiáceos, é usado como medicamento de venda livre para tratar tosse em seres humanos. Acredita-se que se ligue a sítios de alta e baixa afinidade no cérebro, que são diferentes daqueles de receptores opiáceos (Grattan et al., 1995). Um impedimento estérico pode prevenir a ligação aos receptores opiáceos típicos responsáveis pelos efeitos analgésicos e por outros efeitos. Em seres humanos, é mais efetivo na tosse espontânea de ocorrência natural do que em modelos experimentais (Capon et al., 1996). O dextrometorfano mostrou ser um antitussígeno efetivo em cães, após injeção IV (DE_{50} = 10,2 mg/kg IV), mas a biodisponibilidade oral é questionável (discutida mais especificamente adiante, no item *Antitussígeno*, na seção *Farmacologia clínica*) (Kasé et al., 1959; KuKanich e Papich, 2004a). Como se acredita que o fármaco original, o dextrometorfano, e não um metabólito, seja responsável pelo efeito antitussígeno (Capon et al., 1996), é improvável que a administração oral seja efetiva como antitussígeno em cães.

Efeitos gastrintestinais

Propriedades eméticas

Êmese e náuseas podem ocorrer após a administração de opioides devido à estimulação da zona de gatilho quimiorreceptora (ZGQ) (Mitchelson, 1992). Os opioides também podem estimular receptores centrais de dopamina (D_2) do centro do vômito e provocar vômito. Os opioides mostram ter efeitos eméticos diferentes, com a morfina provocando êmese com maior frequência que a hidromorfona ou a oximorfona em cães (Valverde et al., 2004). A resposta emética é complicada pelo fato de que os opiáceos também atuam como antieméticos no centro do vômito (Scherkl et al., 1990), com um efeito antiemético predominante para butorfanol, metadona e fentanila (Schurig et al., 1982; Blancquaert et al., 1986). Não é incomum observar êmese após uma dose inicial de morfina ou de hidromorfona a um paciente, porém o mesmo não acontece nas doses subsequentes. A apomorfina administrada inicialmente provoca, de fato, êmese em cães, enquanto as doses subsequentes, não (Khan et al., 2012). A

apomorfina é discutida com mais detalhes adiante, na seção *Apoformina*. Observa-se com frequência que ocorre vômito após a administração de morfina em animais sem dor (p. ex., pré-medicação, animais de pesquisa), porém o vômito não é observado comumente em animais com dor moderada a intensa (p. ex., traumatismo). Essas observações podem estar relacionadas aos efeitos antieméticos induzidos após a dose inicial, aos efeitos antieméticos de opioides endógenos em pacientes com dor ou à mitigação da êmese pela dor.

Como a ZGQ não está protegida pela barreira hematencefálica, baixas concentrações plasmáticas podem provocar êmese após administração oral de morfina, sem induzir ação analgésica (Blancquaert et al., 1986; KuKanich et al., 2005a). Em gatos, a morfina demonstra produzir um efeito antiemético, em comparação com fentanila, petidina, buprenorfina e butorfanol (Taylor et al., 2001; Robertson et al., 2003; Robertson et al., 2005). A hidromorfona produz sinais de náuseas (salivação e lambedura de lábios) em gatos e pode desencadear êmese (Wegner et al., 2004).

A liberação de histamina ou os efeitos dopaminérgicos também podem provocar êmese. A apomorfina, um dos eméticos mais confiáveis em cães, é um agonista da dopamina de ação central (DA_1, DA_2). A dopamina é um dos neurotransmissores do centro do vômito e também na ZGQ. Da mesma forma, a histamina é liberada durante um curto período após a administração de morfina, em cães (Guedes et al., 2007a); a histamina também é conhecida como um dos neurotransmissores envolvidos na êmese.

Motilidade gastrintestinal

Os opioides provocam diminuição da motilidade gastrintestinal por meio de mecanismos tanto centrais quanto periféricos. Os efeitos mediados por opioides no trato gastrintestinal ocorrem por meio dos receptores opiáceos μ, κ e δ. A revisão feita por DeHaven-Hudkins et al. (2008) forneceu detalhes sobre a distribuição dos receptores no trato gastrintestinal e os efeitos associados à estimulação, de opioides endógenos ou de opioides exógenos. A estimulação mediada por receptores opioides do trato gastrintestinal reduz o tempo de esvaziamento gástrico, diminui a secreção de fluidos e aumenta a absorção de fluidos intestinais, reduz a motilidade propulsora e aumenta o tônus do esfíncter pilórico e outros esfíncteres. Notou-se expressão de receptores opiáceos μ no plexo submucoso, plexo mioentérico e músculo longitudinal do íleo. Em animais sadios, a regulação desses receptores e sua função ajudam a manter a homeostase do intestino, no sistema nervoso entérico, mediante a coordenação da motilidade intestinal e das secreções intestinais. As alterações da motilidade induzidas pelos receptores opiáceos μ, κ e δ são realizadas por meio da inibição de canais de Ca^{2+}, diminuindo a liberação de acetilcolina (Ach) intestinal e/ou da substância P (Cherubini et al., 1985; Galligan e Akbarali, 2014). Os receptores opiáceos μ e δ também resultam em hiperpolarização da membrana e diminuição da cAMP e da atividade da proteinoquinase A (PKA), resultando em diminuição da excitabilidade neuronal. Os receptores opiáceos μ e δ diminuem a secreção de fluidos intestinais por meio da inibição da secreção de cloreto e do movimento passivo de água para o interior do cólon. A consequência clínica é constipação intestinal ou efeito antidiarreico.

Após o efeito emético inicial, os opioides diminuem a motilidade gástrica, resultando em retardo do esvaziamento estomacal. Os opioides também podem aumentar o tônus do antro e do duodeno, resultando em difícil entubação endoscópica. Os efeitos dos opioides no intestino delgado inicialmente se mostram limitados às porções proximais; entretanto, estudos adicionais demonstraram efeitos no íleo também. A diminuição da motilidade propulsora e das secreções intestinal, pancreática e biliar é verificada no intestino delgado. Existe tônus aumentado de todos os esfíncteres gastrintestinais, inclusive aqueles do ducto pancreático. No entanto, também ocorrem incrementos de contrações rítmicas, segmentares e não propulsoras, o que estimula a reabsorção de água.

Com frequência, a morfina inicialmente estimula a motilidade do intestino grosso e a defecação, logo após sua administração, em cães e gatos (Tuttle e Elliot, 1969; Barnhart *et al.*, 2000; Lucas *et al.*, 2001). Após a defecação inicial, os opioides provocam diminuição da motilidade propulsora e das secreções do cólon; porém, incrementos nas contrações rítmicas não propulsoras ocorrem, semelhantes àqueles no intestino delgado. Por conseguinte, o trânsito do conteúdo do cólon é retardado e o conteúdo fluido é diminuído. A motilidade gastrintestinal diminuída pode resultar em constipação intestinal, um efeito adverso, ou pode ser usada terapeuticamente no tratamento de diarreia.

A diminuição da motilidade intestinal é muito importante em equinos. Os equinos tratados para dor com frequência são propensos à adinamia. A administração de opioides em equinos diminui a produção de fezes e os ruídos intestinais e, potencialmente, ocasiona adinamia e constipação intestinal (Boscan *et al.*, 2006). Esses efeitos são mais bem conhecidos após o uso de morfina, mas também podem ocorrer após administração de butorfanol, um agonista/antagonista (Sellon *et al.*, 2001). Relata-se que os efeitos do butorfanol dependem da via de administração porque, quando o butorfanol foi administrado em taxa de infusão constante, os efeitos intestinais foram menos intensos, em comparação com a injeção IV na forma de *bolus* (Sellon *et al.*, 2001).

Trato urinário

Os opioides provocam uma variedade de efeitos no trato urinário. Agonistas de receptores μ aumentam o tônus de esfíncteres urinários. A micção é inibida, o que pode resultar em retenção de urina e pode ser mediada por mecanismos espinais, em oposição a mecanismos locais (Drenger *et al.*, 1986, 1989).

Agonistas de receptores mu diminuem a produção de urina. Conforme discutido por Robertson *et al.* (2001), embora tenha sido documentado que a morfina tem ação antidiurética e diminui o débito urinário, o mecanismo exato não está claro. Não se tem conhecimento quanto à causa; se é a liberação de arginina-vasopressina (AVP) (também conhecida como hormônio antidiurético) ou se algum outro mecanismo. Por outro lado, agonistas opioides κ têm efeito diurético como resultado da redução da concentração de AVP (Craft *et al.*, 2000). Para um fármaco como a morfina, que atua como agonista em ambos os receptores, o efeito final observado clinicamente consiste em diurese, na maioria das situações. Isso é complexo devido à ação do fármaco na bexiga. A morfina aumenta o tônus do esfíncter da bexiga, dificultando a micção voluntária em alguns animais. A morfina também inibe o reflexo de esvaziamento da bexiga. Em razão desses efeitos, os animais hospitalizados devem ser acompanhados; ademais, devem ser utilizados procedimentos para facilitar o esvaziamento da bexiga, quando necessário.

Efeitos no sistema imune

Os efeitos dos opioides no sistema imune são complexos. Esses efeitos provavelmente estão relacionados com o opioide específico administrado, a dose e a duração do tratamento. Ocorre uma interação complexa entre o sistema imune, o sistema nervoso simpático, o sistema endócrino (eixo hipotálamo-hipófise-adrenal) e efeitos diretos em leucócitos. Foram identificadas propriedades imunossupressoras e imunoestimulantes, dependendo das condições experimentais. Alguns pacientes com dor podem se beneficiar dos efeitos opioides na função imune (Page e Bem-Eliyahu, 1997). Extrapolações dos efeitos de opioides no sistema imune, com base em estudos em humanos que faziam uso abusivo de opioides, provavelmente não são acuradas para pacientes veterinários porque estudos em seres humanos ocorrem no contexto de administração de altas doses, uso crônico e tolerância desenvolvida pelos seres humanos que fazem uso abusivo da substância.

Tolerância e dependência

Embora esses traços com frequência sejam associados ao uso de opioides em seres humanos, eles estão bem documentados em animais. A tolerância e a dependência podem ser demonstradas em animais, porém os opioides raramente são usados por um período de tempo longo o suficiente, em doses altas o suficiente, em pacientes veterinários para que essa questão tenha consequências clínicas. O receptor NMDA pode participar do desenvolvimento de tolerância e dependência aos opioides, pois o tratamento com antagonistas de NMDA atenuam os sintomas de abstinência, em estudos experimentais (Yeh *et al.*, 2002). A consequência da tolerância é a possível necessidade de aumento da dose em caso de administração crônica de opioides.

Os opioides administrados por um período de apenas 5 a 7 dias podem resultar em dependência em cães. Em um estudo com cães, a infusão constante, na taxa de 1 a 5 mg/kg/dia, ocasionou dependência física no oitavo dia (Yoshimura *et al.*, 1993). Os sinais de abstinência em cães com dependência podem cessar após injeções de naloxona. Os sinais de abstinência em cães incluem náuseas, agressão, vocalização, vômitos, hiperatividade, hipertermia, tremores e salivação. Os sinais de abstinência também podem cessar após administração de um antagonista μ ou de um agonista parcial, como butorfanol ou buprenorfina, em cães dependentes de opioides (Yoshimura *et al.*, 1993).

Por conseguinte, se um animal estiver recebendo fármacos opioides continuamente por mais de 5 a 7 dias, os sinais de abstinência podem ocorrer após a administração de um antagonista ou de um agonista parcial. Contudo, a experiência clínica sugere que a descontinuação do opioide raramente provoca sinais de abstinência quando a duração do tratamento é inferior a 1 semana. Por outro lado, sinais clínicos de abstinência ocorrem quando o butorfanol (antagonista μ) é administrado a um cão após 1 semana de tratamento com morfina. Diminuir a dose do agonista μ para cessar o vício de um paciente ao opioide ou diminuir os efeitos opioides é uma estratégia mais adequada quando se faz a substituição por um agonista parcial ou um antagonista.

FARMACOCINÉTICA DOS OPIOIDES

Os opioides tendem a ser bem absorvidos quando administrados por via oral, intramuscular ou subcutânea. Contudo, por causa da extensa metabolização de primeira passagem, a administração oral da maioria dos opioides resulta em baixa biodisponibilidade e concentração plasmática irregular em animais. A administração de opioides por via retal em animais resulta em aumento mínimo da biodisponibilidade, em relação à administração oral, já que a maior parte do fármaco absorvido por essa via ainda está sujeita à metabolização hepática de primeira passagem devido à captação pela veia porta. A administração de opioides transmucosa nasal e oral pode evitar a metabolização hepática de primeira passagem. No entanto, a irritação local, o volume do fármaco a ser administrado, a frequência de doses e as diferenças espécie-específicas limitam a efetividade clínica da administração transmucosa de buprenorfina em gatos.

Os opioides são bem distribuídos por todo o corpo. Os opioides se ligam a proteínas plasmáticas em graus variáveis; a taxa de ligação pode ser baixa a alta, dependendo do fármaco utilizado. Os opioides são bases fracas lipofílicas. Uma comparação da lipofilia, com base no coeficiente de partição octanol/água, é mostrada na Tabela 13.6. Quanto maior o coeficiente de partição, maior a lipofilia. Todos são bases fracas (alguns apresentam grupos ácidos, também) com valor de pKa superior a 8. E isso indica que a lipofilia aumenta os valores de pH para 8 ou mais. Essas propriedades físico-químicas favorecem o acúmulo intracelular do medicamento. Consequentemente, os opioides apresentam alto volume de distribuição, o qual excede em grande parte a água corporal total. Além disso, a administração de opioides altamente lipofílicos, como a fentanila (Log P mais elevado na Tabela 13.6), pode provocar redistribuição rápida a partir de tecidos que apresentam alta perfusão sanguínea, como o sistema nervoso central, para tecidos de menor perfusão, como músculo e gordura. O resultado consiste em diminuição mais rápida da concentração (e do efeito) em órgãos-alvo, em comparação com a eliminação corporal total. Doses repetidas ou infusão em taxa constante podem resultar em acúmulo do fármaco, com aumento do efeito, e recuperação mais lenta do que o esperado. Essa ocorrência é semelhante àquela verificada quando são utilizadas doses repetidas de tiobarbituratos.

A depuração sistêmica da maioria dos opioides em animais é alta. Conforme observado na Tabela 13.5, a depuração aproxima-se ou excede o fluxo sanguíneo hepático, para a maioria das substâncias, as quais são designadas medicações de *alta depuração*. A maioria dos opioides é metabolizada em compostos mais polares e subsequentemente é excretada na urina ou na bile; porém, uma pequena quantidade de fármaco em sua forma inalterada pode ser excretada na urina e nas fezes. As reações de conjugação são as principais vias de metabolização de alguns opioides (p. ex., morfina e codeína), embora também

possa ocorrer metabolização mediada pelo citocromo P450 (CYP) (p. ex., fentanila, metadona), que são específicas para o fármaco e a espécie animal. Alguns dos produtos conjugados (p. ex., conjugados glicuronídeos de opiáceos) são farmacologicamente ativos, porém, devido a sua maior polaridade, podem não atravessar a barreira hematencefálica. Em cães, ocorre metabolização extra-hepática da morfina, resultando em taxa de depuração que excede o fluxo sanguíneo hepático e a taxa de filtração glomerular correspondente. A conjugação com glicuronídeo é a principal via de conjugação da morfina na maioria das espécies animais, exceto gatos, que são deficientes em alguns mecanismos de glicuronidação (Court e Greenblatt, 1997). A conjugação com sulfato é a principal via de metabolização da morfina, em gatos. Apesar das diferenças nas vias metabólicas, os gatos metabolizam efetivamente a morfina, com depuração corporal total próxima à taxa de fluxo sanguíneo hepático esperado, indicando alta extração do fármaco (Tabela 13.5). A metabolização oxidativa, mediada por CYP, demonstra ser o principal mecanismo de metabolização de fentanila (e derivados), metadona e petidina. A remifentanila é metabolizada por esterase tecidual e plasmática; ela apresenta meia-vida extremamente curta. Os parâmetros farmacocinéticos dos opioides em cães e gatos estão apresentados na Tabela 13.5.

FARMACOLOGIA CLÍNICA

Analgesia

Os opioides são usados comumente para analgesia e para alívio da dor e ansiedade provocadas por síndromes álgicas. Clinicamente, nota-se que existe uma grande variabilidade na resposta entre os pacientes e entre os fármacos. Há relato de alta variabilidade nas propriedades farmacocinéticas em uma espécie; também, respostas analgésicas variaram em muitas vezes em estudos experimentais. Assim, são importantes a observação cuidadosa e a necessidade de ajustar a dose (ou substituir o fármaco) em pacientes, individualmente, para o controle efetivo da dor.

A dor intensa, com frequência associada a traumatismo, deve ser tratada com agonistas opioides μ, com alta atividade intrínseca (p. ex., morfina, hidromorfona, fentanila, metadona). Embora algumas referências mencionem que os opioides não devem ser administrados aos animais em choque e com dor, não existe base científica para essa afirmação. A dor pode contribuir acentuadamente para os efeitos adversos e potencialmente fatais associados ao choque, e os opioides com frequência melhoram a hemodinâmica e a perfusão sanguínea tecidual de pacientes com dor. Conforme afirmado previamente, os efeitos hipotensivos de opioides administrados por via IV (inclusive morfina) são mínimos, quando administrados em doses clinicamente relevantes; ademais, medidas de suporte concomitantes, como hidratação, são essenciais para o êxito da terapia nesses pacientes. Dor branda a moderada (p. ex., cirurgia de tecidos moles) é tratada com agonistas opioides μ, agonistas parciais, agonistas-antagonistas mistos ou tramadol. A eficácia (ou não) e a variabilidade do tramadol administrado por via oral são discutidas adiante.

Analgesia prévia, com administração do fármaco antes da cirurgia ou de estímulo doloroso e mantida durante o período pós-cirúrgico, propicia analgesia mais efetiva do que aguardar a administração de opioides no período pós-operatório, em cães (Lascelles *et al.*, 1997). Acredita-se que isso ocorra devido à diminuição da sensibilização central (também conhecida como fenômeno *wind-up*).

Tabela 13.6 Propriedades químicas dos opioides.

Opiáceo	LogP[a]	Solubilidade (mg/ℓ)	pKa
Petidina	2,72	6.550	8,59
Buprenorfina	4,98	0,0168	8,31
Butorfanol	3,3	0,16	10,7
Sufentanila	3,95	76	8,86
Fentanila	4,05	200	8,77
Metadona	3,93	48,5	8,94
Hidromorfona	0,9	4,39	8,59
Oximorfona	0,83	$2,4 \times 10^4$	8,17
Morfina	0,89	149	8,21

[a]LogP: log do coeficiente de partição octanol/água.

A dor crônica e a dor neuropática parecem ser menos responsivas à analgesia opioide. São necessárias doses mais elevadas de opioides em seres humanos para o controle da dor neuropática (Rowbotham *et al.*, 2003). Para a dor neuropática, pode ser mais efetivo usar uma abordagem multimodal empregando opioides associados a outras classes de fármacos, como os antagonistas de NMDA (p. ex., cetamina), gabapentina, anestésicos locais (p. ex., lidocaína) ou agonistas α_2 (p. ex., dexmedetomidina); tal combinação se mostra mais efetiva em casos refratários.

Antitussígeno

O uso de comprimidos de butorfanol foi aprovado pela FDA como antitussígeno em cães. A hidrocodona também é prescrita rotineiramente por seus efeitos antitussígenos em cães (ver Capítulo 48). A codeína apresenta baixa biodisponibilidade em cães e pode não ser efetiva quando administrada por via oral. (Também, a codeína tem propriedades antitussígenas questionáveis em humanos [Takahama e Shirasaki, 2007].) Os comprimidos de tramadol mostraram-se efetivos como antitussígeno em modelos experimentais, em gatos, devido à formação de um metabólito opioide, mas ainda devem de ser avaliados em testes clínicos. Existe a expectativa de que todos os agonistas opioides sejam antitussígenos efetivos, quando administrados por via parenteral. Conforme mencionado previamente, o uso oral de dextrometorfano – um fármaco não opiáceo comumente presente em medicamentos antitussígenos de venda livre, para seres humanos – provavelmente não é um antitussígeno efetivo em cães por causa da baixa biodisponibilidade oral e da falta de atividade dos metabólitos.

Insuficiência cardíaca congestiva

Conforme mencionado no item *Efeitos cardiovasculares*, na seção *Farmacodinâmica dos opioides*, o uso rotineiro de morfina não é mais recomendado no tratamento de insuficiência cardíaca congestiva em animais, devido aos efeitos variáveis no fluxo sanguíneo coronariano. Da mesma forma, embora empregada no passado como tratamento de edema pulmonar cardiogênico agudo (Vismara *et al.*, 1976), esse uso não é mais comum.

Antidiarreico

Os opioides são fármacos antidiarreicos efetivos, pois diminuem secreções gastrintestinais, diminuem contrações gastrintestinais propulsivas e aumentam contrações gastrintestinais segmentares não propulsivas (ver Capítulo 46). A loperamida é o opioide mais comumente recomendado para o tratamento de diarreia devido aos efeitos confiáveis, disponibilidade para venda livre (não é uma substância controlada), baixo custo e perfil de segurança. A loperamida é um substrato da p-glicoproteína (p-gp) e, como consequência, não está presente no SNC de animais normais. Contudo, se houver administração concomitante de inibidores de p-gp (p. ex., ciclosporina, cetoconazol, espinosade) ou se o animal for deficiente em p-gp (alguns cães da raça Collie, mestiços da raça Collie e outras raças de pastoreio), podem ocorrer sedação, disforia e outros efeitos opioides marcantes no SNC, por longo tempo, que pode exceder 24 h (Hugnet *et al.*, 1996). A combinação de difenoxilato e atropina também é comercializada como antidiarreico para seres humanos, mas não é usada frequentemente em medicina veterinária, pois não se mostrou mais efetiva comparativamente à loperamida. O difenoxilato é um fármaco que requer receita médica; é uma substância controlada, da Classe V, que necessita de manutenção de registro especial.

Anestesia e sedação

Os opioides são comumente administrados simultaneamente a sedativos, tranquilizantes e anestésicos. Ocorrem efeitos sedativos e analgésicos aditivos ou sinérgicos quando os opioides são usados em combinação com sedativos e anestésicos. A combinação dessas classes de fármacos resulta em menor dose individual dos fármacos, com o potencial de reduzir a ocorrência de reações adversas. Além disso, a analgesia prévia aumenta a efetividade dos analgésicos no período pós-cirúrgico, diminuindo o consumo de opioides, as reações adversas e o custo. Uma revisão mais completa sobre associações medicamentosas para sedação e anestesia é apresentada nos Capítulos 12 e 14.

Contraindicações, advertências e interações medicamentosas

Traumatismo craniano

Como uma classe de fármacos, os opioides apresentam uma ampla margem de segurança. Recomenda-se o uso cauteloso de opioides em pacientes com traumatismo craniano, pois a depressão respiratória pode aumentar a concentração sanguínea de dióxido de carbono, resultando em vasodilatação cerebral e agravamento dos efeitos do edema cerebral. Entretanto, o uso mais frequente de doses mais baixas ou de infusão em taxa constante minimiza alguns dos efeitos adversos, uma vez que são proporcionais à concentração (pico).

Regulação da temperatura

Os opioides apresentam efeitos variáveis na regulação da temperatura, dependendo da espécie (Adler *et al.*, 1988). Nota-se respiração ofegante após administração de alguns opioides, em alguns cães. Em um estudo, verificou-se que a hidromorfona e a oximorfona provocaram essa alteração em 60% dos cães (Smith *et al.*, 2001). A respiração ofegante pode ser um agravante, especialmente em animais que estão sendo induzidos com anestésicos inalatórios ou submetidos a procedimentos diagnósticos, como radiografia ou ultrassonografia, mas em geral é autolimitante. Ela não interfere no centro respiratório, mas é uma reação ao efeito de opioides no centro termorregulador do hipotálamo, por meio do qual o ponto de ajuste da temperatura corporal quase sempre diminui 0,6 a 1,7°C e os cães se tornam ofegantes para baixar sua temperatura. Em estudos publicados, a diminuição da temperatura corporal de um cão é um achado consistente (Lucas *et al.*, 2001).

Por outro lado, a administração de opioides elevou a temperatura corporal de gatos, equinos, bovinos, suínos e caprinos. Essa resposta é mais bem documentada com o uso de hidromorfona, mas outros opioides, como morfina, buprenorfina e butorfanol, também estão associados à hipertermia (Posner *et al.*, 2007; Niedfeldt e Robertson, 2006). Em estudos publicados, a hipertermia associada à hidromorfona alcançou 41 a 42°C, em gatos, persistindo por até 5 h. Os autores desses estudos alertam que alta temperatura influencia a recuperação pós-cirúrgica de gatos, quando são usados opioides para analgesia ou sedação peroperatória.

Interações de fármacos opioides

Existe controvérsia quanto à possibilidade de interação de agonistas opioides puros com agonistas/antagonistas opioides, a ponto de diminuir o efeito analgésico da combinação. Existe a possibilidade de que fármacos como butorfanol e pentazocina, que apresentam propriedades antagônicas no receptor μ, revertam parcialmente alguns efeitos de agonistas puros como a morfina, se forem administrados juntos. A relevância clínica de tal antagonismo tem sido discutida. Existem poucos relatos documentando tal associação como antagônica. Pode ocorrer reversão dos efeitos dos opioides μ puros, podendo ser desencadeados dor aguda ou sinais de abstinência do opioide, após a administração concomitante (Lascelles e Robertson, 2004).

Um uso de qualidades antagonistas dos opioides consiste em administrar um antagonista do receptor μ, ou um agonista parcial (p. ex., buprenorfina), para reduzir alguns dos efeitos disfóricos causados ocasionalmente por agonistas puros de receptor μ, como morfina ou fentanila, ao passo que ainda propicie algum grau de analgesia. Em cães, o butorfanol pode reverter parcialmente os efeitos da oximorfona (Lemke *et al.*, 1996). O butorfanol pode reverter um pouco da depressão respiratória e da sedação induzidas por agonistas puros, porém alguma eficácia analgésica é preservada. Em cães que receberam butorfanol para alívio da dor pós-operatória associada à cirurgia ortopédica, não se constatou diminuição da eficácia por causa da administração subsequente de oximorfona (Pibarot *et al.*, 1997). No entanto, em outro estudo, alguns cães que não responderam ao butorfanol após artrotomia de ombro responderam à administração subsequente de oximorfona, mas, conforme esperado, a dose de oximorfona necessária para obter um efeito adequado foi maior do que aquela necessária, se a oximorfona tivesse sido administrada individualmente (Mathews *et al.*, 1996).

Outros sinais foram observados em gatos. Aumento ou diminuição da analgesia, ou nenhum efeito, foi observado com a associação de agonistas e antagonistas. Quando se administrou a combinação de butorfanol e oximorfona em gatos, notou-se maior eficácia do que quando cada fármaco foi empregado individualmente, sem constatação de efeitos antagônicos (Sawyer *et al.*, 1994; Briggs *et al.*, 1998). Por outro lado, a administração da combinação de hidromorfona com butorfanol pode diminuir a analgesia das duas substâncias usadas isoladamente (Lascelles e Robertson, 2004). Quando butorfanol, buprenorfina e a combinação dos dois fármacos foram administrados em gatos, os três tratamentos propiciaram efeitos antinociceptivos semelhantes (Johnson *et al.*, 2007). Embora o butorfanol seja um agonista de receptor κ/antagonista de receptor μ, e a buprenorfina seja um antagonista de receptor κ/agonista parcial de receptor μ, não se constatou antagonismo. Contudo, o modelo do estudo pode ter impedido um delineamento mais sensível dos efeitos do tratamento. Em geral, a administração de combinação de agonistas e antagonistas não é recomendada devido ao efeito variável e ao risco de antagonismo.

Existem dados disponíveis na literatura humana documentando aumento dos efeitos analgésicos e redução da tolerância por meio da administração simultânea de doses ultrabaixas de antagonistas opioides e agonistas μ. As doses dos antagonistas são mais baixas do que as necessárias para antagonizar completamente o agonista. Por exemplo, a administração de naloxona em taxa de infusão constante (0,25 μg/kg/h) reduziu significativamente o consumo de morfina e as reações adversas gastrintestinais em pacientes submetidas à histerectomia (Movafegh *et al.*, 2012). Doses ainda menores foram avaliadas em pesquisas com animais e seres humanos (la Vicente *et al.*, 2008). Nesses estudos, constatou-se que uma dose "ultrabaixa de naloxona" era dose total de 3,5 μg para um ser humano de 70 kg (0,05 μg/kg). Quando associada a um opioide, essa dose

baixa induziu analgesia significativamente mais intensa, com menor ocorrência de efeitos adversos do que quando o opioide foi administrado isoladamente. Esse fato contrasta com a dose típica de naloxona de 0,4 mg, como dose total, para antagonizar a ação de agonistas opioides em seres humanos. Embora esta seja uma área digna de estudos posteriores na medicina veterinária, faltam dados sobre doses otimizadas, associações medicamentosas e benefícios demonstrados em espécies veterinárias.

Interações com a depuração do fármaco

Os opioides são fármacos de alta depuração (*clearance*) em animais; por conseguinte, eles dependem mais do fluxo sanguíneo hepático do que da atividade de enzimas hepáticas para sua depuração. Doenças ou patologias que comprometam o fluxo sanguíneo hepático (p. ex., cardiopatia, hipotensão, hipovolemia) podem afetar substancialmente a depuração de fármacos opioides. As interações com enzimas microssomais hepáticas do citocromo P450 (CYP), a ligação às proteínas ou a insuficiência hepática influenciam a maior parte da depuração dos fármacos opioides, mas existem exceções. A farmacocinética da metadona é influenciada significativamente quando associada ao cloranfenicol (KuKanich e KuKanich, 2015), resultando em exposição prolongada do fármaco metadona, maior concentração máxima e efeitos opioides mais pronunciados. Os efeitos do cloranfenicol em outros opioides provavelmente metabolizados por CYP (p. ex., fentanila, petidina) não foram relatados, mas existe a possibilidade de ocorrerem interações. Um opioide não metabolizado por CYP (p. ex., morfina) seria uma escolha melhor, até que haja disponibilidade de mais dados.

O comprometimento renal diminui a depuração de metabólitos glicuronídeos da morfina, resultando em acúmulo de metabólitos. Contudo, a importância dos metabólitos glicuronídeos opioides e a consequência clínica do acúmulo desses metabólitos não foram demonstradas em animais.

Interações com outros analgésicos e antidepressivos

As interações medicamentosas dos opioides ocorrem quando se faz a combinação de tranquilizante com sedativo e, com frequência, são usados clinicamente para exacerbar a sedação. Em seres humanos, há relato de interação específica entre inibidores da monoamina oxidase (MAO) e a petidina. A interação foi observada mais comumente com inibidores não seletivos irreversíveis mais antigos da MAO. O uso concomitante desses fármacos causa uma reação imprevisível e algumas vezes fatal. A reação inclui excitação, transpiração, rigidez, coma e convulsões. Essa reação deve-se ao efeito da petidina (e seu metabólito norpetidina) no *turnover* da serotonina em combinação com inibidores da MAO, diminuindo a metabolização da serotonina, resultando na síndrome da serotonina. Essa condição é discutida com mais detalhes adiante, no item *Petidina (meperidina)*. Outros analgésicos que podem ser influenciados incluem metadona e tramadol, já que eles também interferem no *turnover* da serotonina. A interação com opioides que não afetam o *turnover* da serotonina (p. ex., morfina, hidromorfona, fentanila, butorfanol etc.) é improvável. Foi sugerido que, se um animal estiver recebendo um inibidor da MAO, que seja administrada uma dose-teste do opioide. Se não houver reação adversa, doses subsequentes podem ser administradas com segurança. Embora inibidores não seletivos da MAO (p. ex., inibidores da MAO tipos A e B) sejam usados raramente na medicina veterinária para o tratamento de depressão, como o são em seres humanos, outros fármacos com ação inibidora da MAO são usados em animais. Por exemplo, a selegilina, um inibidor específico da MAO tipo B, é usada em cães para tratar hiperadrenocorticismo e transtorno cognitivo (discutidos no Capítulo 18). Um estudo avaliando os efeitos da selegilina nas ações de oximorfona e butorfanol em cães não conseguiu demonstrar uma interação prejudicial (Dodam *et al.*, 2004). O amitraz também é um inibidor da MAO; é encontrado em coleiras e bisnagas para animais domésticos, a fim de prevenir e tratar infecções por sarna (ver Capítulo 43). Embora não tenham sido descritas reações em animais entre o uso de amitraz ou selegilina e analgésicos opioides, deve-se ter cuidado com o risco de interação e o animal deve ser monitorado atentamente quanto às reações adversas.

Uso em animais destinados à produção de alimentos para consumo humano

O uso de outros opioides em animais destinados à produção de alimentos para consumo humano (ou simplesmente animais de produção) é permitido pela Lei Animal Medicinal Drug Use Clarification Act (AMDUCA), se for possível determinar o período de carência adequado para consumo de carne e/ou leite. Por conseguinte, o Food Animal Residue Avoidance Databank (FARAD) ou uma referência confiável (Papich, 1996, 2016) deve ser consultado antes da administração do opioide em animais de produção, a fim de se obterem as recomendações mais atuais sobre períodos de carência.

AGONISTAS OPIOIDES

Morfina

A morfina é comumente usada na medicina veterinária devido a sua segurança, eficácia, tolerabilidade e baixo custo, a despeito do desenvolvimento de novos opioides. As recomendações atuais de dosagens são apresentadas na Tabela 13.7. A morfina é efetiva em condições de dor branda a moderada. A administração IV resulta em elevação da concentração plasmática de histamina, dose-dependente (Thompson e Walton, 1964), porém, em doses inferiores a 0,6 mg/kg IV, não se constatou alteração significativa na pressão arterial de cães despertos (Guedes *et al.*, 2006, 2007a). Doses maiores, de 3 mg/kg IV, resultaram em concentração plasmática de histamina e decréscimo importante na pressão arterial de cães anestesiados com pentobarbital (Muldoon *et al.*, 1984). A liberação mais elevada de histamina possivelmente contribui para a agitação transitória, porém de vida curta (Robinson *et al.*, 1988; Guedes *et al.*, 2007a). A morfina apresenta ligação proteica moderada na maioria das espécies, com taxa ao redor de 30%. Também ocorre síntese endógena de morfina, tanto em seres humanos quanto em animais, em resposta à inflamação e ao estresse (Brix-Christensen *et al.*, 2000; Yoshida *et al.*, 2000).

Cães

Embora a dose clínica de morfina seja muito menor (Tabela 13.7), na dose de 3 mg/kg o fármaco mostrou amplo perfil de segurança em cães. Em alta dose, de 40 mg/kg, induziu efeitos intensos na perfusão coronariana; a dose de 180 mg/kg provocou convulsões em cães ventilados e doses superiores a 200 mg/kg causaram morte de cães (de Castro *et al.*, 1979; Muldoon *et al.*, 1984). A DL_{50} IV de morfina (HCl) relatada

Tabela 13.7 Dosagens de morfina (estão listadas apenas doses parenterais; não se recomenda administração oral).

	IV	Infusão IV	IM/SC
Cão	0,25 a 0,5 mg/kg/2 a 3 h	0,1 a 0,2 mg/kg/h	0,25 a 1 mg/kg/2 a 4 h
Gato	0,1 a 0,25 mg/kg/2 a 3 h	0,05 a 0,1 mg/kg/h	0,1 a 0,5 mg/kg/2 a 4 h
Cavalo	0,1 a 0,2 mg/kg/8 h	NR	0,1 a 0,2 mg/kg/8 h
Carneiro			Dose total ≤ 10 mg
Caprino			Dose total ≤ 10 mg
Suíno			0,2 a 0,9 mg/kg
Rato/camundongo			2 a 5 mg/kg/4 h
Porquinho-da-índia/ *hamster*			2 a 5 mg/kg/4 h
Coelho			2 a 5 mg/kg/4 h
Primatas			0,5 a 2 mg/kg/4 a 6 h
Furões			0,5 mg/kg/4 a 6 h

NR: não recomendado.

em cães é de 175 mg/kg (Kasé *et al.*, 1959). A farmacocinética da morfina foi relatada em diversos estudos e está resumida na Tabela 13.5. Os estudos sobre infusão de morfina em taxa IV constante no cão demonstraram os altos índices de depuração e a necessidade de alta taxa de infusão (KuKanich *et al.*, 2005c; Lucas *et al.*, 2001; Guedes *et al.*, 2007b). Devido a sua baixa disponibilidade quando administrada pelas vias oral e retal, a morfina deve ser administrada por via parenteral a fim de propiciar, de modo consistente, concentrações terapêuticas. A sua baixa lipofilia, em comparação com outros opioides (Tabela 13.6), pode contribuir para a baixa absorção retal e transmucosa do fármaco. A morfina também é minimamente absorvida após administração transdérmica de uma formulação organogel de lecitina plurônica (Krotscheck *et al.*, 2004). A morfina é metabolizada principalmente por meio de conjugação com glicuronídeo hepático e extra-hepático formando morfina-3-glicuronídeo e morfina-6-glicuronídeo. A morfina-3-glicuronídeo (M3G) tem pouco efeito analgésico e pode ser responsável por algumas das reações adversas. A morfina-6-glicuronídeo (M6G) tem efeitos analgésicos superiores aos do fármaco original, a morfina, quando administrada por injeção intracerebroventricular. Contudo, em estudos em cães constatou-se baixa concentração do metabólito M6G (Yoshimura *et al.*, 1993; KuKanich *et al.*, 2005c), e sua habilidade de penetração no SNC pode ser limitada pela baixa lipofilia, em comparação com o fármaco original.

Nota-se um intervalo de 30 a 45 min para obter o efeito máximo da morfina, após injeção IV de 0,5 mg/kg, principalmente devido à lenta penetração no SNC; porém, ocorre analgesia clinicamente relevante em 5 a 15 min. A analgesia dura 1 a 4 h após a administração de 0,25 a 1 mg/kg IV, IM, SC, com a extensão do efeito aproximadamente proporcional à dose (KuKanich *et al.*, 2005b, 2005c). Devido à rápida e completa absorção da morfina administrada pelas vias IM e SC, o intervalo entre as doses é o mesmo daquele da administração IV.

As reações adversas associadas à morfina são típicas de opioides e podem incluir sedação, êmese, hipotermia, constipação intestinal, disforia, dor à injeção, defecação, respiração ofegante, miose, depressão respiratória e diurese. A morfina provocou vômito em 75,7% dos cães avaliados, após uma dose de 0,5 mg/kg IM (Koh *et al.*, 2014), e em 80% dos cães após uma dose de 1 mg/kg (Wilson *et al.*, 2005). A ocorrência de vômito pode ser mais frequente do que a verificada com outros opioides, porém desenvolve-se uma rápida tolerância a esse efeito adverso e a êmese raramente ocorre com as doses repetidas (Valverde et al., 2004). A injeção IV de morfina provocou incrementos transitórios da liberação de histamina em cães, em comparação com outros opioides; porém, em dosagens clinicamente relevantes, são esperados efeitos clínicos (Guedes et al., 2007a). Neonatos são mais sensíveis aos efeitos da depressão respiratória da morfina, mas os cães com apenas 2 dias de vida precisaram de dose de 1 mg/kg antes que ocorresse depressão respiratória significativa (Bragg et al., 1995). Um estudo examinando o efeito do cetoconazol na farmacocinética da morfina em cães Greyhound indicou que não eram necessários ajustes da dose para essa raça ou quando o cetoconazol era administrado simultaneamente à morfina (KuKanich e Borum, 2008a).

Gatos

A morfina é bem tolerada em gatos, raramente produzindo excitação do SNC quando administrada em doses clinicamente recomendadas. Em estudos laboratoriais constatou-se que a administração de morfina em gatos, na dose de 3 mg/kg SC, não provocou excitação; porém, doses de 5 a 10 mg/kg SC induziram sinais de excitação do SNC, e a dose de 20 mg/kg SC induziu consistente "obsessão por morfina" após a administração (Sturtevant e Drill, 1957.) A morfina, na dose de 2 mg/kg IM, foi bem tolerada; notaram-se, como reações adversas, midríase, sedação, movimentação de membros, saltos, êmese e atração por água, porém no estudo não foram observadas excitação do SNC e "obsessão por morfina" (Barr et al., 2000, 2003). A dose de morfina clinicamente recomendada, de 0,2 mg/kg, causou vômito em gatos sadios, porém não ocasionou disforia ou agitação (Steagall et al., 2006). Em vez disso, os gatos manifestaram euforia, com ronronar, roçar de cabeça e maior afeição.

Em gatos, os principais metabólitos da morfina são conjugados de sulfato, porque os gatos carecem de glicuronidação de alguns compostos, em comparação com outras espécies (Yeh et al., 1971). A ausência de formação de conjugado glicuronídeo em gatos não é esperada, mas a metabolização ainda é rápida em gatos, indicando que é um fármaco de alta extração. Estudos farmacocinéticos em gatos indicam um volume de distribuição menor e uma depuração mais lenta em comparação com cães, com a meia-vida de eliminação sendo quase igual (KuKanich et al., 2005a; Taylor et al., 2001; Pypendop et al., 2014). Assumindo que os gatos respondem aos efeitos analgésicos da morfina sob concentrações semelhantes às de outros animais, doses de 0,2 a 0,3 mg/kg IV, IM, SC, a cada 3 a 4 h, induziram concentração plasmática semelhante às de outras espécies animais.

Estudos examinando os efeitos da morfina em gatos infectados com o vírus da imunodeficiência felina (FIV) obtiveram resultados inesperados. A administração de 1 a 2 mg de morfina/kg SC, 1 vez/dia, em 2 dias consecutivos por semana, reduziu significativamente os sinais clínicos associados à infecção por FIV, como linfadenopatia tardia, deterioração do SNC, além da tendência de diminuição da carga viral (Barr et al., 2000, 2003). Não foram realizados testes clínicos em gatos naturalmente infectados.

Equinos

A morfina tem sido administrada com segurança em equinos sob algumas condições, porém relatos de agitação, alterações do comportamento e atividade locomotora aumentada sustentada limitam seu uso rotineiro para o controle da dor. Relata-se que a agitação após administração de morfina a equinos pode ser causada por dose alta demais ou pela falha na administração concomitante de sedativo (p. ex., agonistas α_2 ou tranquilizantes). Em comparação com outras espécies, os equinos parecem ser os mais propensos a excitação/aumento da atividade locomotora como efeito adverso. Relata-se administração de 0,1 a 0,25 mg de morfina/kg IV, como único fármaco, sem ocorrência de excitação; ademais, resultou em menor consumo de anestésico, provocou efeitos hemodinâmicos mínimos e, também, efeitos mínimos na hemogasometria arterial (Devine et al., 2013; Clark et al., 2005; Bennett et al., 2004; Steffey et al., 2003; Combie et al., 1983; Muir et al., 1978). No entanto, doses maiores, de 0,66 mg/kg ou mais, resultaram em reações adversas nas mensurações de hemogasometria arterial, disforia e agitação, e, por conseguinte, devem ser evitadas (Brunson e Majors, 1987; Kalpravidh et al., 1984). Coombie et al. (1983) recomendaram que a morfina não deveria ser administrada menos que 7 dias antes de uma corrida, pois ela é detectada na urina por até 144 h (6 dias). A regulamentação de fármacos usados em animais de corrida é discutida com mais detalhes no Capítulo 57. Doses repetidas de morfina devem ser empregadas com extrema cautela em equinos, em razão de seu efeito constipante e risco de impactação intestinal e cólica.

Ruminantes

O uso clínico de morfina em ruminantes é raro. A falta de estudos sobre a depleção de resíduos do fármaco, a condição de medicamento controlado e o potencial para diminuir contrações do rúmen limitam o seu uso.

Suínos

A morfina foi associada à excitação do SNC em suínos, porém, como outras espécies, provavelmente está relacionada à dose administrada. O uso clínico de morfina em suínos é limitado pela falta de estudos sobre depleção de resíduos do fármaco e condição de medicamento controlado; contudo, com o número crescente de suínos como animais de companhia (p. ex., porcos-vietnamitas) e em ambientes de pesquisa, o uso de morfina nessa espécie pode aumentar.

Pequenos mamíferos

A morfina tem sido usada em ratos, camundongos, porquinhos-da-índia e furões, como analgésico, pré-anestésico e sedativo. Após a administração IM ou SC os efeitos analgésicos são rápidos, ocorrendo tipicamente em 15 min e durando até 4 h, de maneira semelhante à de outras espécies.

Coelhos

A morfina foi previamente relatada como indutora de sedação profunda em coelhos quando administrada na dose de 8 mg/kg IM, como pré-anestésico. Contudo, estudos farmacocinéticos indicam que as dosagens analgésicas provavelmente se encontram na variação de 2 a 4 mg/kg IM ou SC, a cada 4 a 6 h.

Peixes

A morfina tem sido utilizada em peixes para controlar a dor (Sneddon, 2003). Os peixes não apenas sentem dor (Sneddon et al., 2003), mas também possuem receptores opiáceos. Entretanto, um estudo em que a morfina foi administrada em altas doses também relatou a ocorrência de efeitos cardiovasculares adversos significativos (Newby *et al.*, 2007). Os peixes apresentam taxa de depuração mais lenta do que os mamíferos. Em um estudo (Newby *et al.*, 2006), verificou-se taxa de depuração 25 a 50 vezes mais lenta do que em cães, e os tempos de residência médios foram de 7 h e de 27 h em duas espécies de peixes.

Primatas não humanos

Os primatas não humanos precisam de doses relativamente altas de morfina, de 1 a 2 mg/kg, para sedação. Contudo, primatas não humanos também são relativamente resistentes à depressão respiratória com essa dose, apesar da alta concentração plasmática (Lynn *et al.*, 1991). É mais provável que a dose analgésica seja semelhante àquela recomendada para cães.

Hidromorfona

A hidromorfona é um derivado da morfina, com lipofilia semelhante, porém com maior potência, em comparação à morfina (Murray e Hagen, 2005) (Tabelas 13.6 e 13.8). A hidromorfona é cerca de sete vezes mais potente do que a morfina, com duração de efeito semelhante. A hidromorfona tem alta atividade intrínseca no receptor opioide μ. A efetividade para dor branda a intensa é semelhante à da morfina e da oximorfona, em doses equipotentes (Smith *et al.*, 2001) (0,11 mg/kg, para oximorfona; 0,22 mg/kg, para hidromorfona). Em alguns estudos, relata-se que a hidromorfona provocou menos efeito emético do que a morfina, porém, em outros a ocorrência de êmese foi alta. Conforme citado anteriormente para a morfina, a ocorrência de vômito é alta. Após a administração de hidromorfona, a taxa de ocorrência de vômito foi de 25%, em um estudo (Hay Kraus, 2014a), porém muito maior em outros estudos (Claude *et al.*, 2014; Hay Kraus, 2014b). A hidromorfona ocasionou menor liberação de histamina quando comparada com dose equipotente de morfina (Guedes *et al.*, 2006). Em cães, a farmacocinética da hidromorfona foi relatada com dose de 0,1 a 0,5 mg/kg IV, SC (Guedes *et al.*, 2008; KuKanich *et al.*, 2008a). A farmacocinética foi semelhante à da morfina em cães (Tabela 13.5), com meia-vida curta, alto volume de distribuição e alta taxa de depuração, que excede o fluxo sanguíneo hepático. Diferenças significativas na farmacocinética da hidromorfona ocorreram com dose de 0,1 a 0,5 mg/kg; dose mais elevada resultou em taxa de depuração significativamente menor e longa meia-vida (KuKanich *et al.*, 2008a). Antinocicepção foi detectada durante, no mínimo, 2 h, na dose de 0,1 a 0,2 mg/kg IV, e pode durar até 4 a 6 h,

dependendo da dose, da intensidade da dor e da variabilidade animal individual (Guedes *et al.*, 2008).

A farmacocinética e a farmacodinâmica da hidromorfona foram pesquisadas em gatos (Tabela 13.5) e constatou-se rápida taxa de depuração e meia-vida curta, de modo semelhante à morfina (Wegner *et al.*, 2004; Wegner e Robertson, 2007; Pypendop *et al.*, 2014). Embora no modelo experimental os efeitos analgésicos obtidos tivessem duração de até 8 h, é improvável que eles se correlacionem com analgesia clínica. O intervalo entre doses inicial recomendado para hidromorfona é o mesmo da morfina, ou seja, 2 a 4 h em cães e gatos, mas pode ser de até 6 h, dependendo da intensidade da dor e das diferenças individuais dos animais. A hidromorfona está associada à ocorrência de hipertermia em gatos, porém a hipertermia também foi relatada após o uso de outros opioides, como morfina, buprenorfina e butorfanol (Posner *et al.*, 2007; Niedfeldt e Robertson, 2006). Hipertermia associada à hidromorfona alcança temperatura corporal de até 41 a 42°C, em gatos, e pode durar até 5 h.

A hidromorfona está disponível na forma de xarope e comprimidos, como cloridrato de hidromorfona. Embora a farmacocinética das formulações orais não tenha sido relatada em cães ou gatos, a biodisponibilidade oral deve ser baixa ou negligenciável por causa da alta taxa de depuração de primeira passagem. A injeção de cloridrato de hidromorfona está amplamente disponível e é comumente utilizada em medicina veterinária. As recomendações atuais para a dose de hidromorfona estão apresentadas na Tabela 13.9.

Oximorfona

A oximorfona é um derivado da morfina com potência 10 vezes maior (Tabela 13.8) e lipofilia semelhante à da morfina. A oximorfona provoca menos êmese, náuseas e sedação, em comparação com a morfina e a hidromorfona, quando administrada em dose equipotente, em cães e gatos. A oximorfona também provoca menor liberação de histamina em cães (Robinson *et al.*, 1988; Smith *et al.*, 2001). A oximorfona é excretada principalmente como conjugado do fármaco (56% da dose total), com pequena quantidade excretada em sua forma inalterada, na urina (5,3%), ou como metabólitos da reação de redução 6-ceto (1,6%) em cães. A farmacocinética da oximorfona em cães é semelhante à de outros opioides, como morfina e hidromorfona, com alto volume de distribuição, rápida depuração e meia-vida curta (KuKanich *et al.*, 2008b). A concentração máxima, 21,5 ng/mℓ,

Tabela 13.8 Potência comparável de opioides.

Fármaco	Nome comercial	Potência[a]
Morfina	Genérico	1
Codeína	Genérico	0,1
Petidina	Demerol	0,16
Propoxifeno	Darvon	0,16 a 0,3
Butorfanol	Torbugesic	1 a 7
Hidrocodona	Vicodin	6
Oxicodona	Percocet, Oxi-Contin	3 a 6
Oximorfona	Normofan	10 a 15
Hidromorfona	Dilaudid, genérico	8
Buprenorfina	Buprenex	25
Fentanila	Sublimaze	100

[a]A potência se baseia na potência relativa, em comparação com a morfina.

Tabela 13.9 Dosagens de hidromorfona (são listadas apenas administrações parenterais; não se recomenda administração oral).

	IV	Infusão IV	IM/SC
Cão	0,05 a 0,1 mg/kg/2 a 4 h	0,02 a 0,04 mg/kg/h	0,1 mg/kg/2 a 4 h
Gato	0,05 a 0,1 mg/kg/2 a 4 h	0,02 a 0,03 mg/kg/h	0,05 a 0,1 mg/kg/ 2 a 4 h
Cavalo	Dose única de 0,01 a 0,02 mg/kg	NR	Dose única de 0,01 a 0,02 mg/kg
Rato/camundongo			0,3 a 0,7 mg/kg/4 h
Porquinho-da-índia/ hamster			0,3 a 0,7 mg/kg/4 h
Coelho			0,3 a 0,7 mg/kg/4 h
Primatas			0,1 a 0,3 mg/kg/ 4 a 6 h
Furões			0,05 a 0,1 mg/kg/ 4 a 6 h

NR: não recomendado.

foi observada em aproximadamente 10 min, após dose de 0,1 mg/kg SC; a meia-vida de eliminação foi de 1 h. A farmacocinética em gatos (ver Tabela 13.5) indica que a depuração é mais lenta e a meia-vida um pouco mais longa do que em cães (Pypendop et al., 2014).

A oximorfona, na dose de 0,03 mg/kg IV, provocou efeitos semelhantes aos da morfina, em equinos. Embora haja um produto veterinário aprovado pela FDA, ele não está disponível atualmente. Problemas intermitentes de disponibilidade de produtos aprovados para seres humanos também ocorreram. A oximorfona não é usada comumente devido a problemas intermitentes de disponibilidade e custo. As recomendações atuais de doses de oximorfona estão apresentadas na Tabela 13.10.

Hidrocodona

A hidrocodona é um derivado da morfina usado principalmente como antitussígeno, porém também pode ser efetiva no controle de dor branda a moderada. A hidrocodona apresenta a mais alta biodisponibilidade oral dentre os opioides estudados. A eficácia da hidrocodona deve-se, em parte, à metabolização em hidromorfona, verificada em cães (Findlay et al., 1979; Barnhart e Caldwell, 1977). Nesses animais, a desmetilação da hidrocodona em hidromorfona é mais evidente do que a desmetilação da codeína em morfina (Findlay et al., 1979). No entanto, parece haver variabilidade na metabolização da hidrocodona em hidromorfona; alguns estudos relatam síntese de quantidade substancial de hidromorfona (KuKanich e Spade, 2013; Findlay et al., 1979; Barnhart e Caldwell, 1977), ao passo que outros relatam que ela não é um metabólito substancial (Benitez et al., 2015a; Li et al., 2013). A nor-hidrocodona foi identificada como metabólito em cães, após receberem alta dose (60 a 120 mg/dia, em cão sem identificação de raça ou de peso) e mostrou ter alguns efeitos de opioides μ cerca de 70 vezes menos potentes do que a própria hidrocodona (Li et al., 2013; Navani e Yoburn, 2013). Em cães, a biodisponibilidade oral absoluta de hidrocodona (34 a 44%) também é maior do que a de codeína (6 a 7%) (Findlay et al., 1979). Isso pode explicar o motivo pelo qual muitos veterinários preferem a administração oral de hidrocodona como tratamento antitussígeno, e não a de codeína, em cães.

A hidrocodona está disponível para uso oral (xarope e comprimido) na forma de bitartarato de hidrocodona. Nos EUA, as preparações de uso oral que contêm hidrocodona, para seres humanos, também podem conter homatropina ou paracetamol; um produto recentemente aprovado contém hidrocodona como único ingrediente. A hidrocodona também está disponível combinada com anti-inflamatórios não esteroides (Tabela 13.11).

Quando a homatropina é administrada como antitussígeno, não se espera que ela tenha efeitos terapêuticos ou adversos que influenciem a tosse, mas está incluída como passível de uso abusivo. A dose recomendada para cães, como antitussígeno, é 0,22 mg de hidrocodona/kg, a cada 4 a 8 h; para analgesia, provavelmente é necessária dose maior, de 0,44 mg/kg. Estudo recente relatou a eficácia clínica da hidrocodona combinada com paracetamol em cães submetidos à cirurgia ortopédica, no período pós-operatório, no qual 15 de 25 pacientes manifestavam analgesia adequada, em uma escala subjetiva (Benitez et al., 2015b).

Codeína

A codeína é um alcaloide de ocorrência natural com estrutura semelhante à da morfina. Devido à disponibilidade de outros opioides, a administração parenteral de codeína é raramente indicada em medicina veterinária, sendo o seu uso limitado principalmente à administração oral para controle de dor branda, mais frequentemente combinada com o paracetamol (Tabela 13.11). A combinação com paracetamol é contraindicada aos gatos, pois a eles o paracetamol é tóxico.

Existem múltiplos metabólitos da codeína como, por exemplo, 6-glicuronídeo, norcodeína e morfina. Em seres humanos, aproximadamente 10% da codeína é metabolizada em morfina por meio de O-desmetilação, porém essa taxa pode ser muito menor do que se imaginava (Shah e Mason, 1990). A morfina é metabolizada adicionalmente em outros compostos, em seres humanos, os quais podem ser ativos (ou seja, morfina-6-glicuronídeo). Sempre se considerou que a atividade da codeína era induzida pela morfina ou seus metabólitos; por conseguinte, teria aproximadamente 10% da eficácia da morfina. Contudo, evidência mais recente sugere que outros metabólitos (p. ex., codeína-6-glicuronídeo e norcodeína) podem contribuir para a atividade analgésica da codeína (Lötsch et al., 2006). Em cães, a biodisponibilidade oral absoluta da codeína é baixa (4 a 7%) e a morfina é um metabólito de menor importância, mas ocorre glicuronidação substancial da codeína em cães (KuKanich, 2010; Findlay et al., 1979). A eficácia analgésica da administração oral de codeína não foi avaliada em testes clínicos em cães ou gatos.

Oxicodona

A oxicodona é um derivado da morfina com ação analgésica branda a moderada. Em seres humanos, a disponibilidade oral da oxicodona é de 50 a 70% e é comercializada na forma

Tabela 13.10 Dosagens de oximorfona (são listadas apenas administrações parenterais; não se recomenda administração oral).

	IV	Infusão IV	IM/SC
Cão	0,05 a 0,1 mg/kg/ 2 a 4 h	0,005 a 0,01 mg/kg/h	0,05 a 0,1 mg/kg/ 2 a 4 h
Gato	0,025 a 0,05 mg/kg/ 2 a 3 h	0,01 a 0,02 mg/kg/h	0,025 a 0,11 mg/kg/ 2 a 4 h
Cavalo	Dose única de 0,01 a 0,02 mg/kg	NR	Dose única de 0,01 a 0,02 mg/kg
Rato/camundongo			0,2 a 0,5 mg/kg/4 h
Porquinho-da-índia/ hamster			0,2 a 0,5 mg/kg/4 h
Coelho			0,2 a 0,5 mg/kg/4 h
Primatas			0,05 a 0,2 mg/kg/ 4 a 6 h
Furões			0,05 mg/kg/4 a 6 h

NR: não recomendado.

Tabela 13.11 Exemplos de combinações de opioides com anti-inflamatórios não esteroides (AINE).

Opioide	AINE	Nome comercial comum
Hidrocodona	Paracetamol	Vicodin, Hidrocet, Lorcet
Codeína	Paracetamol	Tylenol com codeína
Codeína	Ácido acetilsalicílico	Empirin
Hidrocodona	Ácido acetilsalicílico	Damason
Oxicodona	Ácido acetilsalicílico	Percondan
Oxicodona	Paracetamol	Percocet, Tilox, Roxicet

de comprimido de liberação prolongada (Tabela 13.11). O uso clínico de oxicodona em animais não foi avaliado. De modo semelhante ao padrão observado para outros opiáceos, em cães, a absorção sistêmica do medicamento de uso oral é baixa. A dose de 0,5 mg/kg resultou em concentração máxima ($C_{MÁX}$) de apenas 6,5 ng/mℓ, aos 15 min; a concentração estava abaixo do limite de mensuração (0,625 ng/mℓ) após 3 h (Weinstein e Gaylord, 1979). No entanto, apenas dois cães foram avaliados. A noroxicodona foi identificada como o principal metabólito, mas é 30 vezes menos ativa do que a oxicodona. A oximorfona não foi avaliada como um metabólito em cães, mas é um metabólito de menor importância em seres humanos (Söderberg *et al.*, 2013). A baixa disponibilidade sistêmica do medicamento oral provavelmente resultaria em baixa eficácia; por conseguinte, atualmente o seu uso não é recomendado. Também, apresenta alto potencial para uso abusivo em seres humanos e seria um risco se armazenada em hospitais veterinários.

Heroína

A heroína é o congênere diacetil da morfina; é amplamente usada de modo abusivo por seres humanos. A heroína está disponível para uso médico em alguns países, mas não possui atividade analgésica maior que a da morfina. A lipofilia da heroína é maior do que a da morfina, resultando em início de ação mais célere e rápido efeito eufórico, após a administração IV. A heroína é rapidamente metabolizada em morfina, na maioria das espécies. Embora exista um uso histórico da heroína em medicina veterinária, atualmente a administração de heroína em medicina veterinária não é recomendada devido ao alto potencial de uso abusivo; o fármaco está listado como um medicamento da Classe I, pela DEA, nos EUA (Tabela 13.2).

Metadona

A metadona tem sido usada tradicionalmente em seres humanos para tratar o vício em opiáceos (Kosten e O'Connor, 2003). Essa propriedade foi verificada pela primeira vez em 1948 e foi utilizada como um dos principais tratamentos de vício em opiáceos em 1965. A vantagem da metadona, nesse caso, é que a gravidade dos sinais de abstinência de metadona é muito menor do que a da heroína. Também, em seres humanos tem meia-vida muito mais longa (aproximadamente 24 h) do que a morfina ou a heroína; e tem alta biodisponibilidade oral. Por conseguinte, nos protocolos de tratamento desse vício, a metadona pode ser administrada 1 vez/dia VO, evitando-se injeção IV e obtendo-se bons índices de complacência. Já houve época em que o único uso comum da metadona era no tratamento do vício em opiáceos. Contudo, atualmente também é considerada um valioso analgésico.

Em alguns países, a metadona foi aprovada para uso em cães. Trata-se de um agonista opiáceo de receptor µ com alta atividade intrínseca. A metadona também tem algumas atividades como antagonista em receptores NMDA e inibe a recaptação de norepinefrina e serotonina, todas contribuindo, de alguma forma, para sua ação analgésica. Como resultado, a dor que é mal controlada por outros opioides (morfina, hidromorfona e fentanila), como a dor crônica e a dor neuropática, pode ser controlada mais efetivamente com a metadona (Foley, 2003). A atividade no receptor NMDA diminui o desenvolvimento de tolerância aos efeitos opiáceos. Além disso, a metadona possui efeitos analgésicos sinérgicos quando administrada simultaneamente à morfina e efeitos indutores de vício quando administrada em combinação com oximorfona, oxicodona, fentanila, alfentanila ou petidina (Bolan *et al.*, 2002). A metadona é uma mistura racêmica 50:50, com o isômero L-quiral (L-enantiômero), principal responsável pelo efeito farmacológico opioide, e ambos os isômeros, L-metadona e D-metadona, são capazes de se ligar ao receptor NMDA. A levometadona contém apenas o enantiômero L; por conseguinte, a dose administrada deve ser a metade da formulação racêmica. Embora as formulações de metadona de uso oral sejam de baixo custo e estejam prontamente disponíveis, a biodisponibilidade oral é baixa e a concentração plasmática obtida é inconsistente, após a administração oral a cães (KuKanich e KuKanich, 2015; KuKanich *et al.*, 2011, 2005d). Embora não tenha sido pesquisada especificamente em gatos, a biodisponibilidade oral pode ser maior em gatos, pois a depuração sugere que não seja um fármaco com alto índice de extração hepática (Pypendop *et al.*, 2014) (Tabela 13.5).

Aparentemente a metadona é bem tolerada pelos cães, após administração IV, com reações adversas que ocorrem rotineiramente com o uso de morfina, como náuseas, vômito, defecação e disforia, não relatadas após a administração de metadona. A sedação foi uma reação adversa evidente e, como em outros agonistas de receptor µ, notou-se depressão respiratória dose-dependente, tipicamente insignificante em termos clínicos, quando se empregam dosagens apropriadas (KuKanich *et al.*, 2005d; KuKanich e Borum, 2008b; Garafolo *et al.*, 2012). Efeitos cardiovasculares são observados em cães sadios após administração de dose clinicamente relevante de metadona (0,5 a 1 mg/kg IV), com diminuição do débito cardíaco (cerca de 20%) e aumento da resistência vascular sistêmica (cerca de 50 a 100%) (Maiante *et al.*, 2009; Stanley *et al.*, 1980). Em relação à dose clínica (0,5 mg/kg IV), a DL_{50} da metadona em cães (29 mg/kg IV) é proporcionalmente menor do que a da morfina (DL_{50} = 175 mg/kg IV; dose clínica = 0,5 mg/kg IV), porém, a DL_{50} ainda é 60 vezes maior do que a dose clínica (Kasé *et al.*, 1959). Por conseguinte, a metadona tem uma ampla margem de segurança em cães sadios, mas deve ser administrada com cautela em animais propensos à insuficiência cardíaca congestiva, com cardiopatia primária ou hipertensão.

A potência analgésica da metadona é semelhante à da morfina (Tabela 13.8), e como resultado a faixa de variação da dose administrada é semelhante. Entretanto, a excreção da metadona é mais lenta, resultando em intervalos entre doses mais longos, quando comparados com os da morfina. A dose de metadona recomendada aos cães é 0,5 mg/kg IV, a cada 4 a 6 h, ou 0,5 a 1 mg/kg, a cada 6 a 8 h, pelas vias IV, IM e SC. Um estudo sobre o uso de metadona em cães Greyhound indicou que a metadona é rapidamente excretada após a administração por IV nessa raça, com uma dose mais elevada e com recomendação de administração mais frequente, ou seja, 1 mg/kg a cada 3 a 4 h (KuKanich e Borum, 2008b). Injeções IM e SC repetidas podem resultar em irritação e inflamação teciduais.

Em gatos, a metadona, na dose de 0,6 mg/kg IM, foi bem tolerada quando administrada como pré-anestésico (Bley *et al.*, 2004) e foi efetiva no controle de dor pós-cirúrgica, na dose de 0,5 a 0,6 mg/kg (Dobromylskyj, 1993; Bley *et al.*, 2004). Embora doses repetidas não tenham sido avaliadas, um intervalo de dose sugerido com base na farmacocinética e nas observações clínicas é de 6 a 8 h, em gatos. A dose de 0,2 mg/kg SC, em gatos sadios, não provocou reações adversas, provocou euforia e foi tão efetiva contra estímulos nociceptivos quanto a morfina (Steagall *et al.*, 2006). Em dose maior, de 0,6 mg/kg SC, em condição peroperatória, induziu melhor analgesia do que o butorfanol, em gatos, e foi bem tolerada (Warne *et al.*, 2013). A administração por via oral transmucosa a gatos, na dose de 0,6 mg/kg, foi bem tolerada e induziu efeitos antinociceptivos semelhantes aos obtidos pela injeção IV (Ferreira *et al.*, 2011).

A metadona é bem tolerada em cavalos quando administrada na dose de até 0,2 mg/kg IV, combinada com um agonista α_2 (Schatzman *et al.*, 2001; Nilsfors *et al.*, 1988). Foi administrada em cavalos na dose de 0,15 mg/kg, pelas vias oral, intragástrica e IV, e foi bem tolerada em concentrações semelhantes àquelas consideradas analgésicas para seres humanos (Linardi *et al.*, 2012). Não foram observados efeitos comportamentais como agitação, sedação, aumento da atividade locomotora e diminuição da atividade do trato gastrintestinal, verificados com o uso de outros opioides. A meia-vida foi de aproximadamente 1 h, com volume de distribuição moderado. Quando a metadona foi administrada através de tubo nasogástrico, a absorção oral foi baixa (30%), mas a absorção foi muito maior após administração direta na boca, sugerindo a ocorrência de absorção oral transmucosa (Linardi *et al.*, 2012). Também, foi usada em cavalos, em protocolos de cetamina e como adjuvante anestésico. Foram observados mínimos efeitos cardiovasculares e, como esperado, houve aumento da sedação com a associação, conforme comparado com o agonista α_2 individualmente. Equinos sadios e sem dor, aos quais foi administrada a metadona (0,12 mg/kg IV) como agente único, apresentaram incrementos da frequência cardíaca, pressão arterial e débito cardíaco, porém apenas efeitos mínimos aos parâmetros de hemogasometria arterial. Euforia e disforia foram de aproximadamente 15 min, mas foram subjetivamente menos intensas do que os mesmos efeitos produzidos por morfina, petidina e oximorfona, embora semelhantes aos da pentazocina (Muir *et al.*, 1978). Uma vantagem da metadona em equinos é que, em dose de 0,1 mg/kg IV, causa sedação, mas os animais não deitam. Os equinos sedados se mantiveram em pé e sem incoordenação, permitindo que fossem realizados pequenos procedimentos.

A metadona está disponível como concentrado de uso oral aromatizado contendo 1 a 10 mg/mℓ, como comprimidos para suspensão (40 mg) e como comprimidos de uso oral (5 e 10 mg). Também está disponível como solução injetável (10 mg/mℓ).

Petidina (meperidina)

A disponibilidade de novos opioides resultou na diminuição drástica da prescrição de petidina em medicina veterinária. A petidina (meperidina é a terminologia dos EUA, e petidina é usada no Brasil e na Inglaterra) é um opioide sintético com efeitos antimuscarínicos inotrópicos negativos, diferentes daqueles da maioria dos outros opioides. A petidina apresenta os principais efeitos depressores cardíacos dos opioides. De modo semelhante ao notado com o uso da morfina, ocorre liberação de histamina após a administração IV, mas a relevância clínica parece ser mínima, já que não foram relatadas reações adversas após a administração IV de petidina em cães (2 e 5 mg/kg) ou gatos (11 mg/kg) (Ritschel *et al.*, 1987; Davis e Donnelly, 1968). A petidina é menos potente do que a morfina e, por conseguinte, requer doses mais altas (Tabela 13.8). Pode causar menos constipação intestinal e menos náuseas do que a morfina. O metabólito da petidina, a norpetidina, tem efeitos excitatórios no SNC e se acumula após múltiplas doses, em

seres humanos, e pode resultar em convulsões. Em humanos, esse metabólito contribui para a ocorrência da *síndrome da serotonina*, que está associada ao uso de alguns fármacos e combinações de fármacos e atualmente é uma precaução para seu uso em medicina humana. No entanto, a norpetidina é um metabólito menos importante em cães e gatos. A petidina, enquanto fármaco original, também pode ter alguns efeitos em receptores da serotonina e pode resultar na síndrome da serotonina, se combinada com inibidor da monoamina oxidase (selegilina), antidepressivo tricíclico, inibidor da recaptação de serotonina ou tramadol. A farmacocinética está resumida na Tabela 13.5. A petidina é bem absorvida após a administração IM em cães e gatos, porém a taxa de absorção é variável. A petidina tem baixa biodisponibilidade oral e transmucosa, em cães.

Em equinos, a petidina (1,1 mg/kg IV) provoca efeitos adversos semelhantes aos da morfina (0,1 mg/kg). A ação da analgesia dura cerca de 1 h, já que a petidina é rapidamente redistribuída após a administração IV. A meia-vida de eliminação do fármaco é de 1 h e espera-se a necessidade de múltiplas doses para resultar em acúmulo do fármaco, tempo de ação mais longo e maior risco de alteração da motilidade do trato gastrintestinal.

Fentanila

A fentanila é um opioide sintético seletivo para o receptor μ. Seu uso tem aumentado em medicina veterinária como fármaco IV e como preparação transdérmica. Semelhante a outros opioides, a fentanila tem efeitos cardiovasculares mínimos nas dosagens clinicamente relevantes em animais sadios. Ocorre depressão respiratória dose-dependente, mas isso não é um problema clínico em espécies veterinárias saudáveis (Grimm *et al.*, 2005; Hug e Murphy, 1979). A fentanila tem uma ampla margem de segurança; doses de até 300 vezes a dose recomendada não foram letais em cães com respiração espontânea (Bailey *et al.*, 1987). Mesmo quando foi administrada alta dose de fentanila por via transdérmica em cães submetidos à cirurgia, a fentanila não causou depressão respiratória pós-cirúrgica (Welch *et al.*, 2002). É um fármaco altamente lipofílico – mais de 1 mil vezes mais lipofílico do que a morfina (Tabela 13.6). Como consequência, o início de ação é rápido, em comparação com o de outros opioides, por causa da rápida difusão no SNC. Nota-se concentração máxima de fentanila no líquido cefalorraquidiano em 2,5 a 10 min após a administração IV, em comparação com morfina, que alcança concentração máxima 15 a 30 min, em cães. Devido à rápida penetração no SNC, os efeitos no centro respiratório ocorrem imediatamente após a administração IV de fentanila. A fentanila é excretada principalmente mediante sua metabolização, sendo a hidroxilação e a desalquilação os principais mecanismos; menos de 8% da dose total é excretada como fármaco inalterado. A farmacocinética está resumida na Tabela 13.5 e as recomendações atuais para doses de fentanila estão apresentadas na Tabela 13.12.

Tabela 13.12 Dosagens de fentanila.

	IV	Infusão IV	IM/SC
Cão	5 a 10 µg/kg/1 a 3 h	2 a 5 µg/kg/h	5 a 15 µg/kg/1 a 3 h
Gato	5 a 10 µg/kg/1 a 3 h	2 a 5 µg/kg/h	5 a 10 µg/kg/1 a 3 h
Cavalo	2 a 4 µg/kg/3 a 4 h	0,3 a 0,5 µg/kg/h	2 a 4 µg/kg/3 a 4 h

Observação: As doses estão expressas em µg/kg. 1.000 µg = 1 mg.

Como uma molécula altamente lipofílica de alta potência (Tabela 13.8), a fentanila é ideal para a penetração transdérmica, a fim de provocar efeitos sistêmicos. Existe uma solução transdérmica de fentanila aprovada para uso veterinário para administração em cães e como um dispositivo de liberação transdérmico do fármaco, em geral referido como "adesivo de fentanila", que não sofre metabolização hepática de primeira passagem, resultando em concentração plasmática terapêutica, que é usado para condição não indicada na bula (uso *extralabel*), em gatos e cães.

Cães

A fentanila é bem tolerada pelos cães, com menor ocorrência de náuseas, vômitos e disforia, em comparação com alguns outros opioides, porém foi observada sedação variável. Em cães, cerca de 60% da fentanila encontram-se ligadas a proteínas plasmáticas, e a ligação à proteína é proporcional à concentração plasmática. A farmacocinética está resumida na Tabela 13.5. Após a administração IV na forma de *bolus*, a concentração plasmática de fentanila diminui de maneira rápida, principalmente devido à redistribuição, com rápido decréscimo concomitante nos efeitos. A meia-vida de distribuição é de aproximadamente 45 min (Kyles *et al.*, 1996). Esse fenômeno é semelhante àquele visto com os tiobarbituratos, em que a redistribuição a partir do SNC é a principal responsável pela recuperação da anestesia. Existe uma fase terminal mais prolongada, com meia-vida de eliminação média em cães de até 6 h (KuKanich e Allen, 2014; Kyles *et al.*, 1996), indicando que concentrações plasmáticas constantes serão alcançadas com 18 a 24 h, se administrada como infusão IV. A fim de alcançar rapidamente, e manter, a concentração plasmática pretendida, recomenda-se uma dose de carregamento de fentanila no início da infusão IV, podendo ser necessário repeti-la, em especial em animais com dor intensa (Figura 13.2). A fentanila administrada SC é rapidamente absorvida, e a concentração plasmática acima de 0,5 ng/mℓ persiste por cerca de 4 h após a injeção SC de 15 µg/kg (KuKanich, 2011). Ocorre dor no local da injeção SC porque a formulação de citrato de fentanila pode ser irritante aos tecidos, porém, a

adição de bicarbonato de sódio (8,4%) na proporção de uma parte de cloreto de sódio para 20 partes da solução injetável de fentanila eliminou a dor associada à injeção.

A solução transdérmica de fentanila foi aprovada para uso em cães, com ação analgésica esperada 2 a 4 h após a aplicação, persistindo por cerca de 96 h. Contudo, pode haver uma variação na resposta por causa da variabilidade entre os animais na taxa de absorção e na duração da ação. É necessário um protocolo para minimização de riscos (RiskMAP) para o uso seguro e apropriado da solução transdérmica, já que ela é bastante concentrada (50 mg/mℓ, em comparação com 0,05 mg/mℓ da solução injetável convencional de citrato de fentanila). A substância é absorvida pela pele íntegra e a exposição humana pode resultar em depressão respiratória grave, potencialmente fatal. Necessidades específicas devem ser satisfeitas para sua aplicação: são necessárias duas pessoas treinadas para administração, um aplicador e seringa específicos, roupas protetoras (jaleco, óculos de segurança e luvas impermeáveis), a solução deverá ser aplicada apenas em ambiente hospitalar, os animais tratados com a solução transdérmica deverão ser contidos delicadamente durante 5 min a fim de permitir que a solução seque, e a equipe do hospital deverá calçar luvas impermeáveis ao manipular cães tratados. Devido à variabilidade na absorção do fármaco, um pequeno percentual de cães tratados pode precisar de analgesia de resgate e alguns cães podem manifestar efeitos opioides intensos, sendo a naloxona o fármaco efetivo para a reversão desses efeitos.

A fentanila é bem absorvida, porém variavelmente, em cães quando administrada por meio de adesivo transdérmico (Kyles *et al.*, 1996), e os adesivos precisam ser trocados a cada 72 h (3 dias) a fim de manter o efeito terapêutico. Existe um lapso de tempo de 12 a 24 h antes de os efeitos terapêuticos serem alcançados, após a aplicação do adesivo, compatível com o tempo necessário para alcançar o estado de equilíbrio estável após a infusão IV, conforme mencionado anteriormente, resultando em concentração efetiva por 2 dias, a partir de 24 a 72 h. Embora os adesivos de fentanila não estejam aprovados para animais, são usados aqueles destinados a humanos. Os adesivos

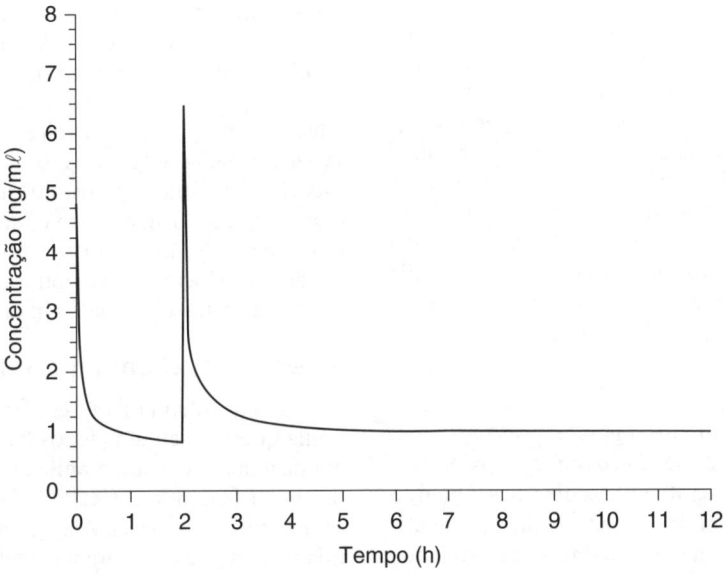

Figura 13.2 Perfil plasmático esperado da fentanila, administrada como duas doses de carregamento de 5 µg/kg IV, no momento 0 e 2 h depois, e infusão IV de 2 µg/kg/h, começando no momento 0, em cães. A segunda dose de carregamento IV é administrada a fim de evitar que a concentração do fármaco no plasma seja inferior a 1 ng/mℓ. A concentração plasmática de fentanila pretendida para analgesia é 1 ng/mℓ.

de fentanila estão disponíveis com taxas de liberação de 12,5, 25, 50, 75 e 100 μg/h. Apesar dessa variação nas taxas de liberação e concentração do produto, não se tem notado diferença na concentração plasmática de cães quando se comparou o uso de adesivo de 50 μg/h com o de adesivo de 100 μg/h (Egger *et al.*, 1998). Adesivos com alta dose foram bem tolerados pelos cães (Welch *et al.*, 2002) e foram efetivos para tratar a dor tanto de tecidos moles quanto aquela causada por cirurgia ortopédica, em cães (Robinson *et al.*, 1999; Kyles *et al.*, 1998). Os adesivos de fentanila devem ser prescritos com cautela porque podem ser utilizados como drogas de recreação, e pode haver uso abusivo e exposição acidental, quando utilizados por pacientes não internados. Houve casos de morte de humanos após deixar o hospital porque eram sensíveis à fentanila e desenvolveram depressão respiratória. Há relato de morte de crianças causada por adesivos transdérmicos de fentanila. Apesar da evidência de absorção da fentanila a partir de um adesivo ou de uma solução transdérmica, a fentanila formulada em gel transdérmico de organogel plurônico de lecitina (PLO) não atingiu a concentração plasmática de 1 ng/mℓ, indicando que não é uma formulação efetiva em cães (Krotscheck *et al.*, 2004).

Gatos

Os gatos toleram bem o uso de fentanila, com reações adversas apenas brandas, incluindo sedação, ronronar, ato de se esfregar, movimento de massagem e midríase (Robertson *et al.*, 2005a). A depuração corporal total da fentanila é semelhante à de cães, porém, devido ao volume de distribuição muito menor, a meia-vida de eliminação é muito mais curta (cerca de 2,5 h) (Lee *et al.*, 2000). A solução transdérmica de fentanila aprovada para cães não deve ser administrada aos gatos porque existem diferenças na absorção do fármaco. A fentanila do adesivo transdérmico também é bem absorvida, porém variavelmente, em gatos (Lee *et al.*, 2000). O adesivo de fentanila mais frequentemente usado em gatos é aquele de 25 μg/h. Em gatos muito pequenos, pode ser usado adesivo de 12,5 μg/h ou meio adesivo de 25 μg/h (a absorção depende da área exposta ao adesivo), resultando em uma taxa de liberação reduzida em aproximadamente 50% (Davidson *et al.*, 2004).

Devido à meia-vida mais curta em gatos, existe um intervalo de tempo de 6 a 12 h até o efeito terapêutico, após aplicação de adesivos de fentanila, que é mais curto do que em cães. Diferentemente de cães, a concentração do fármaco persiste por mais tempo na pele de gatos, resultando em meia-vida terminal mais longa após a remoção do adesivo de fentanila (Lee *et al.* 2000). Em gatos, a concentração plasmática terapêutica pode ser mantida por 120 h (5 dias) após a administração de um adesivo de 25 μg/h. Estudos clínicos mostraram a eficácia de fentanila transdérmica em gatos, para dor causada por onicectomia cirúrgica (Gellasch *et al.*, 2002; Franks *et al.*, 2000).

Equinos

Embora a fentanila tenha sido administrada por via IV em alguns protocolos analgésicos e anestésicos de equinos, ela não é usada tão frequentemente quanto outros opioides. Quando a fentanila é administrada por via IV em equinos, é relativamente bem tolerada, porém a estimulação da atividade locomotora foi bem documentada após dose de 20 μg/kg (Mama *et al.*, 1992) e mesmo em dose menor, de 5 μg/kg (Kamerling *et al.*, 1985).

A aplicação transdérmica de fentanila não é tão prática em equinos como em cães e gatos. A fentanila é bem absorvida após a aplicação de adesivo transdérmico no cavalo (Maxwell *et al.*, 2003), mas a concentração é variável e de curta duração. Quando dois adesivos de fentanila de 100 μg/h foram aplicados em cavalos, ocorreu absorção e alta concentração plasmática, na faixa de variação considerada terapêutica, porém não tão duradoura como a observada em pequenos animais. Em outro estudo, após a aplicação de três adesivos de 100 μg/h em cavalos, as concentrações situaram-se na faixa de variação terapêutica, mas foram variáveis (Orsini *et al.*, 2006). Notou-se concentração máxima cerca de 12 h após a medicação, porém após esse tempo, nas 72 h seguintes, diminuiu sem alcançar um platô de equilíbrio constante, como verificado em pequenos animais.

A aplicação de adesivos de fentanila para o controle da dor em cavalos mostrou resultados diversos. Baixas doses liberadas por um ou dois adesivos de 100 μg/h não propiciaram resultados consistentemente efetivos. A fentanila controlou a dor visceral em cavalos, sem causar reações adversas, mas a dor musculoesquelética somática foi menos efetivamente controlada ou podem ser necessárias doses maiores (Orsini *et al.*, 2006). Thomasy *et al.* (2004) constataram que a fentanila transdérmica controlou a dor musculoesquelética em alguns cavalos que não responderam ao uso exclusivo de anti-inflamatórios não esteroides, mas a melhora foi mínima. No estudo realizado por Orsini *et al.* (2006), concluiu-se que foram necessários, no mínimo, três adesivos de 100 μg/h para controlar a dor em cavalos; alguns animais não responderam ao tratamento. Para manter uma concentração efetiva, os adesivos devem ser reaplicados a cada 36 a 48 h, diferentemente do que ocorre em cães, gatos e seres humanos. Alternativamente, os autores (Orsini *et al.*, 2006) propõem que os adesivos não devem ser removidos por 100 h e novo adesivo deve ser aplicado em 36 h e, a partir daí, a cada 24 h.

Outras espécies de animais de grande porte

A fentanila também foi pesquisada como adjuvante anestésico e analgésico em ovinos, caprinos e lhamas. Em um estudo realizado por Grubb *et al.* (2005), a aplicação de quatro adesivos de fentanila de 75 μg/h ocasionou concentração plasmática do fármaco considerada na faixa de variação terapêutica, e o medicamento foi bem tolerado.

Em caprinos, a fentanila foi administrada por via IV e como adesivo transdérmico (Carroll *et al.*, 1999). Apesar da meia-vida IV curta (média de 1,2 h), o fármaco foi bem tolerado nos demais aspectos. Um único adesivo transdérmico de 50 μg/h propiciou concentração plasmática em uma faixa de variação efetiva, mas os resultados foram muito variáveis entre os caprinos. A concentração plasmática não foi mantida em uma condição de equilíbrio constante, como observado em outros animais.

Sufentanila, alfentanila, remifentanila

Sufentanila, alfentanila e remifentanila são derivados da fentanila que apresentam efeitos farmacodinâmicos semelhantes aos da fentanila. A sufentanila é cinco a sete vezes mais potente do que a fentanila e é excretada metabolicamente de modo semelhante à fentanila. A alfentanila é um derivado de fentanila menos potente, porém excretado de maneira semelhante. Remifentanila é única entre os derivados de fentanila, pois sofre metabolização extra-hepática por esterases presentes em tecidos (principalmente músculos e intestinos) e no plasma, resultando em meia-vida terminal curta, de apenas 3 a 6 min, e rápida depuração em cães. O uso clínico de remifentanila é incomum, mas pode ocorrer em protocolos de indução de anestesia e administrado como infusão em taxa constante. Devido à meia-vida curta e à rápida concentração em equilíbrio alcançada, pode ser administrado com outros fármacos, como anestésicos inalatórios, propofol, agonistas α_2, sedativos e tranquilizantes. Como não requer metabolização hepática ou excreção renal, pode ser administrado com segurança em pacientes com doença hepática ou renal. O uso de remifentanila em cães está limitado a poucos estudos e relatos de caso. As doses em animais foram extrapoladas de seres humanos (a dose inicial em seres humanos é de 0,1 µg/kg/min, em taxa de infusão constante). A remifentanila tem sido infundida com segurança em gatos; e a ampla variação de doses (0,06 a 16 µg/kg/min) IV não influenciou a concentração alveolar mínima (CAM) de isoflurano.

Carfentanila e etorfina

Carfentanila e etorfina são agonistas opioides usados principalmente para sedação e captura de animais de zoológico e selvagens. Para uma discussão completa sobre o uso desses fármacos para tais indicações, sugere-se que o leitor procure capítulos de livros mais específicos (Carpenter e Brunson, 2007; Caulkett e Arnemo, 2007). A carfentanila é um derivado da fentanila muito potente, usado principalmente para a imobilização de animais selvagens de zoológico e de vida livre. É 8 mil a 10 mil vezes mais potente que a morfina. A carfentanila é um fármaco controlado, da Classe II da DEA, com necessidades adicionais de registro e armazenamento, que precisam ser satisfeitas antes de sua obtenção. A dose para captura é de 0,005 a 0,02 mg/kg; a carfentanila está disponível como solução contendo 3 mg/mℓ. A alta potência da carfentanila possibilita aos especialistas da área a administração de pequeno volume, por meio de dardo de projétil.

A etorfina (M99) tem potência até 3 mil a 4 mil vezes maior que a morfina. O uso mais comum de etorfina tem sido na captura de animais selvagens e na contenção de animais de zoológico. Assim como a carfentanila, a alta potência possibilita que o fármaco seja usado no campo, por meio da administração de pequeno volume em um dardo de projétil. Apenas 8 a 10 mg, ou menos (dose total) são capazes de derrubar um elefante africano adulto. Em geral, a ação da carfentanila é revertida pelo antagonista diprenorfina (M 50/50). Devido à alta potência da etorfina, ela deve ser usada apenas por indivíduos treinados e experientes e que estejam cientes dos riscos.

Após injeção IM, o início da ação da etorfina é rápido, em 20 min. Os animais então podem ser contidos facilmente ou posicionados em decúbito lateral. Se a ação não for antagonizada, o estado de imobilização em geral persiste por 30 a 60 min. Usado como fármaco único em espécies exóticas, as doses IM de etorfina que geralmente resultam em imobilização, sedação e rápida ação analgésica estão relacionadas na Tabela 13.13. Para a maioria dos animais de zoológico ungulados, a dose é de aproximadamente 1 a 2 mg (dose total). Por exemplo, uma zebra requer cerca de 1,5 mg e um rinoceronte, 1 a 1,5 mg (dose total).

Para alguns animais, a etorfina é combinada a um agonista α_2, a xilazina. A hialuronidase (150 UI) também tem sido adicionada à etorfina e à combinação etorfina/xilazina, para aumentar a taxa de absorção.

A etorfina ou a carfentanila não devem ser usadas em animais destinados à produção de alimento para consumo humano

Tabela 13.13 Doses de etorfina em animais, para imobilização.

Família	Dose (mg/45 kg)
Equidae (cavalo-da-mongólia, zebra)	0,44
Ursidae (urso-polar, urso-preto, urso-pardo)	0,5
Cervidae (gamo, alce)	0,98
Bovidae (antílope, carneiro-selvagem)	0,09

(ou simplesmente animais de produção). Existem restrições ao uso de tais agentes imobilizadores próximo às estações de caça. Atualmente, os únicos opioides comercializados nos EUA para uso em animais de produção são carfentanila e naltrexona, cujas bulas indicam o uso em cervídeos. Carfentanila e naltrexona não devem ser administradas a partir de 30 e 45 dias, respectivamente, da estação de caça.

O uso seguro de etorfina e de carfentanila requer cuidados especiais. Carfentanila ou etorfina nunca devem ser usadas sem um antagonista disponível (como a naltrexona) ou serem manipuladas sem treinamento e experiência. São fármacos lipofílicos e há risco de exposição a doses letais, por contato com a pele e pela absorção transdérmica. A dose letal de etorfina para seres humanos adultos é pequena – dose total de apenas 30 a 120 µg (0,03 a 0,12 mg); por conseguinte, a injeção acidental requer tratamento emergencial imediato.

A injeção acidental de pequena quantidade de etorfina-acepromazina causa depressão respiratória grave, coma e morte de humanos. No caso de injeção acidental de etorfina, é necessária a administração de naloxona (0,8 mg), repetida com intervalos de 5 min se os sintomas não forem revertidos. A naloxona, e não a diprenorfina, deve ser usada para a reversão.

Propoxifeno

O propoxifeno é um congênere da metadona, com menor ação analgésica do que a codeína, mas pode causar intensa depressão respiratória. Devido à baixa eficácia do propoxifeno, seu uso em medicina veterinária não é recomendado.

Apomorfina

A apomorfina é um produto da degradação da morfina, mas suas principais ações farmacológicas não se devem ao sistema de receptores opioides. A apomorfina atua principalmente como agonista da dopamina (D2). Os efeitos dopaminérgicos são usados para tratar doenças neurodegenerativas em seres humanos. Na doença de Parkinson, há deficiência de dopamina, e os efeitos dopaminérgicos da apomorfina podem ser úteis. Uma formulação sublingual também é usada para disfunção erétil em homens.

Mediante suas ações dopaminérgicas, a apomorfina induz, de modo confiável, vômito em cães. É usada para tratar intoxicação em cães, se administrada pouco depois de o cão ter ingerido um produto tóxico. Em gatos, não é tão efetiva como emético, o que ilustra as diferenças interespécies na distribuição e na resposta de receptores opiáceos (em gatos, a xilazina, um agonista α_2, é um emético mais confiável).

A ação da apomorfina dá-se presumivelmente via estimulação direta da ZGQ na área postrema (Mitchelson, 1992). Como alternativa, a apomorfina atua como agonista da dopamina (D_2), que é um neurotransmissor tanto na ZGQ quanto no centro do vômito. Em alta concentração, atua como *antiemético,* presumivelmente por meio da ação em receptores opiáceos µ centrais (Scherkl *et al.*, 1990). A naloxona exacerba, em vez de minimizar, os efeitos eméticos porque ela bloqueia os efeitos antieméticos mediados por receptores μ. A via de administração também pode influenciar a ação do fármaco. Incrementos rápidos da concentração sanguínea, como acontece após rápida absorção IV ou IM, podem induzir efeitos antieméticos opondo-se à ação emética na ZGQ. Isso explica o motivo pelo qual a concentração mais baixa devido à administração SC e via mucosa pode ser mais efetiva na indução de êmese.

A dose usada em cães situa-se em uma ampla faixa de variação, com relato de DE_{95} de 0,02 mg/kg IV a 4 mg/kg VO. A dose mais confiável mencionada em trabalhos de revisão é de 0,1 mg/kg subcutânea (SC) ou 0,05 mg/kg IV. A injeção IV de 0,03 a 0,1 mg/kg provoca vômito, em cães. No entanto, é mais efetiva se administrada por via SC do que por via IM, provavelmente por causa das taxas de absorção mencionadas antes (Scherkl *et al.*, 1990). Nesses estudos, foram avaliadas doses de 0,04 e 0,1 mg/kg. Como alternativa, um comprimido de 6 mg de cloridrato de apomorfina pode ser dissolvido em água ou solução salina estéreis. Algumas gotas dessa solução podem ser colocadas no saco conjuntival. Quando o vômito ocorrer, a solução deve ser prontamente enxaguada do olho. O pH dessa solução de cloridrato é baixo, de modo que pode ser irritante às membranas oculares, se não for enxaguada. A êmese foi induzida com sucesso após uso de apomorfina em 100% dos cães, em dose única de 0,03 mg/kg IV, ou em 91% dos cães quando um comprimido esmagado foi dissolvido em solução salina, gotejada no saco conjuntival (Khan *et al.*, 2012).

A meia-vida da apomorfina em cães é de 48 min, após injeção IV, e o fármaco é altamente absorvido após injeção IM ou SC (Scherkl *et al.*, 1990). A apomorfina é muito menos ativa por via oral por causa de sua alta taxa de metabolização de primeira passagem. Os efeitos adversos são atribuídos aos efeitos dopaminérgicos (p. ex., hipotensão, tontura, discinesia).

O cloridrato de apomorfina pode ser obtido de algumas fontes, como comprimido de 6 mg ou solução injetável em ampola de 2 mℓ contendo 10 mg/mℓ, para administração IV, SC ou IM. Em seres humanos, administra-se uma ampola de 3 mℓ (10 mg/mℓ), SC – em geral, dose de 2 a 6 mg – para tratar episódios de doença de Parkinson grave (com administração simultânea de um antiemético) (Lees, 1993).

RECEPTORES OPIOIDES PARCIAIS E MISTOS

Buprenorfina

A buprenorfina é um agonista parcial de alta afinidade de receptor μ, mas é antagonista do receptor κ (Johnson *et al.*, 2005). Seus efeitos em analgesia, sedação, euforia, gastrintestinais e depressão respiratória são atribuídos à atividade em receptores opioides μ. A buprenorfina apresenta um teto para os seus efeitos analgésicos e depressores respiratórios, a partir do qual o aumento da dose não provoca aumento maior da resposta. Também, apresenta um perfil de segurança maior do que agonistas completos de receptores μ. Por exemplo, a proporção $DL_{50}:DE_{50}$ – uma medida do índice terapêutico – é 464 para a morfina, porém até 12.313 para a buprenorfina. A DL_{50} em cães é de 79 mg/kg, mas a dose terapêutica em geral não excede 0,04 mg/kg. Em gatos, a buprenorfina, em comparação com agonistas de receptores μ completos, como morfina e hidromorfona, provoca menos disforia, agitação, vômitos ou náuseas. É um narcótico da Classe III (Tabela 13.2) e tem menos potencial para uso abusivo do que agonistas de receptores opioides μ puros. Existem formulações para uso humano utilizadas no tratamento de pacientes dependentes de opiáceos.

A segurança cardiovascular da buprenorfina foi avaliada em cães e equinos (Carregaro *et al.*, 2006; Martinez *et al.*, 1997). As alterações observadas não foram importantes a ponto de ter relevância clínica.

Como a buprenorfina é um agonista de receptor opioide μ parcial e antagonista de receptor κ, há preocupação quanto à possibilidade de a buprenorfina inibir os efeitos de opioides administrados concomitantemente. Embora em teoria seja possível que a buprenorfina antagonize os efeitos antinociceptivos de outros opioides, não há evidências clínicas dessa propriedade. Em animais de laboratório, a pré-administração de buprenorfina não comprometeu a receptividade de receptores μ além da duração da atividade antinociceptiva (Englberger *et al.*, 2006). Não obstante, a buprenorfina liga-se ao receptor opioide μ com maior afinidade do que outros opioides. Ela desaloja outros opioides e desencadeia uma resposta de abstinência em indivíduos dependentes (adictos) de opioides. Devido à alta afinidade pelo receptor, há necessidade de dose muito maior de naloxona para reverter a depressão respiratória e os efeitos de outros opioides, quando comparada com a dose utilizada para reverter os efeitos da morfina.

A alta afinidade da buprenorfina ao receptor opiáceo μ pode induzir uma duração mais longa do controle da dor em animais. Essa duração da analgesia em gatos foi relatada como sendo inferior a 4 h (Taylor e Houlton, 1984; Robertson *et al.*, 2005b; Stanway *et al.*, 2002), até 5 h (Johnson *et al.*, 2007) e, talvez, até 8 h. Em cães, os efeitos analgésicos não foram muito mais longos do que os efeitos da morfina (Brodbelt *et al.*, 1997). A potência da buprenorfina é aproximadamente 25 vezes a da morfina (Tabela 13.8). Em alguns estudos clínicos da buprenorfina em seres humanos, notou-se que ela teve eficácia comparável à da morfina. Em animais, a eficácia da buprenorfina foi avaliada em alguns estudos sobre dor cirúrgica – principalmente em gatos. Nessa espécie animal, ela foi mais efetiva que a morfina (Stanway *et al.*, 2002), mais efetiva que a oximorfona ou o cetoprofeno (Dobbins *et al.*, 2002) e igualmente efetiva ao butorfanol (Johnson *et al.*, 2007). Quando administrada por via SC em gatos (0,02 mg/kg), produziu efeito antinociceptivo mínimo, em comparação a morfina ou metadona, mas a via de administração pode ter limitado o seu efeito (Steagall *et al.*, 2006). Em cães, foi igualmente efetiva à morfina no período pós-cirúrgico ortopédico (Taylor e Houlton, 1984) e seu efeito foi semelhante ao da solução de fentanila transdérmica, no período pós-operatório de cães submetidos a intervenções ortopédicas e de tecidos moles (Linton *et al.*, 2012). A buprenorfina é, no mínimo, efetiva no tratamento de dor branda a moderada e talvez efetiva na dor mais intensa. Na maioria dos estudos em que os efeitos analgésicos foram avaliados, foi utilizada uma faixa de variação de doses de 10 μg/kg (0,01 mg/kg) a 40 μg/kg, em cães, gatos e equinos, que são doses maiores do que as usadas em seres humanos (4 a 8 μg/kg). Contudo, conforme afirmado anteriormente, os resultados de estudos clínicos e de pesquisa são variáveis.

A biodisponibilidade da buprenorfina de uso oral é baixa por causa da metabolização de primeira passagem e da rápida depuração. A buprenorfina é altamente lipofílica (Tabela 13.6), e a lipofilia é aumentada em pH maior do que seu pKa de 8,3. Apresenta alto volume de distribuição (maior que 7 ℓ/kg) e alta proporção cérebro:tecido ou plasma. A buprenorfina apresenta alta taxa de ligação às proteínas de sangue total. Em cães, os conjugados glicuronídeos de buprenorfina parecem ser os principais metabólitos, os quais são excretados na secreção biliar. Estudos sugerem que alguns dos conjugados glicuronídeos da buprenorfina e da norbuprenorfina podem propiciar ação analgésica (Brown *et al.*, 2011). Não há relato de metabolização da buprenorfina em gatos.

De modo semelhante a outros opioides, as alterações cardiovasculares clinicamente relevantes são mínimas, mas pode ocorrer aumento da resistência vascular periférica total. A buprenorfina é bem tolerada pelos cães e gatos, com sedação, midríase (gatos) e euforia ocorrendo como reações adversas. Náuseas e vômitos são possíveis, mas ocorrem raramente após o uso de buprenorfina. Em equinos, verificou-se agitação após doses de 5 e 10 µg/kg IV (Carregaro *et al.*, 2007), condição caracterizada por balanço da cabeça, alternância de membros com apoio do peso corporal, trote e inquietação. A agitação pode ser menor em equinos que apresentam dor clínica.

Apesar da lipofilia da buprenorfina, o início da ação é demorado, após administração IV. Inicialmente, acreditou-se que a demora do efeito ocorresse devido à lenta ligação aos receptores opiáceos, mas estudos em ratos indicaram que a distribuição do fármaco para o SNC pode ser a etapa limitante da rapidez do início da ação (Yassen *et al.*, 2005). O efeito da buprenorfina também pode durar mais que sua concentração plasmática por causa da lenta difusão para fora do SNC e da alta afinidade pelos receptores opioides µ.

Em um estudo, notou-se que a administração na mucosa oral (bucal, sublingual) apresentou alta biodisponibilidade (> 100%) (Robertson *et al.*, 2003, 2005b), porém estudos de acompanhamento mostraram que esse valor pode ter sido tendencioso. A menor absorção, de cerca de 30%, foi constatada por Hedges *et al.* (2014) e os autores atribuíram essa diferença ao método de coleta de sangue. Quando as amostras de sangue foram coletadas da veia jugular, notou-se aumento artificial da concentração mensurada por causa da proximidade anatômica da veia jugular com a drenagem venosa da mucosa oral. A menor absorção após a administração transmucosa em gatos também foi aparente na resposta analgésica, conforme aferida por limiar térmico (Hedges *et al.*, 2014). Os gatos que receberam buprenorfina via mucosa oral (20 µg/kg) apresentaram incremento no limiar térmico, porém essa variação foi transitória e de magnitude limitada, em comparação com aquela verificada após dose IV.

A absorção pela mucosa oral em cães foi relatada em 38% dos casos, mas esse dado também pode estar superestimado porque as amostras de sangue foram obtidas da veia jugular, que drena diretamente o sítio de administração, e clinicamente o resgate da analgesia foi mais frequente e foi necessário o mais cedo possível, a menos que fosse administrada uma alta dose transmucosa (120 µg/kg) (Abbo *et al.*, 2008; Ko *et al.*, 2011). Em equinos, a biodisponibilidade oral transmucosa é baixa e a tendência de superestimar a concentração plasmática de buprenorfina em amostra de sangue obtida da veia jugular foi documentada em cavalos, assim como em gatos (Messenger *et al.*, 2011). Em seres humanos, existem comprimidos de uso sublingual prescritos principalmente para o tratamento de dependência de opiáceos. A absorção sublingual em seres humanos é de cerca de 30%.

A buprenorfina tem sido estudada extensamente em gatos. Steagall *et al.* (2014) revisaram esses estudos e recomenda-se ao leitor a consulta a essa referência, para mais detalhes. Conclusões importantes obtidas por Steagall *et al.* (2014) podem ser resumidas aqui. A buprenorfina tem um início de ação tardio

em gatos e tem ação analgésica moderada, com duração mais curta do que a sugerida em outros trabalhos (p. ex., 4 h de ação, e não 8 h). Doses baixas de 20 µg/kg SC não são recomendadas por causa da baixa absorção e pouca eficácia. A dose IV ou IM é mais efetiva e doses de 20 µg/kg ou mais elevadas estão recomendadas. A administração via mucosa oral deve ser aumentada (40 µg/kg) para compensar a baixa biodisponibilidade. Em geral, os testes clínicos mostram que a ação analgésica em gatos é inconsistente e difícil de se comparar por causa dos diferentes métodos de avaliação da dor, procedimentos cirúrgicos, doses e vias de administração. Embora com frequência se considere efetivo, esses autores concluíram que os efeitos são inconsistentes e "a buprenorfina pode não propiciar analgesia suficiente em alguns gatos". Também, foi observado que o único produto veterinário aprovado para gatos (Simbadol™, 1,8 mg/mℓ) é administrado na dose de 0,24 mg/kg SC (240 µg/kg) 1 vez/dia. Essa dose mostrou ser segura e efetiva em testes clínicos, porém é uma dose muito mais alta do que a utilizada em estudos anteriores.

A biodisponibilidade da buprenorfina administrada por via oral é baixa (9,7%) e variável em ratos, e inferior a 10% em seres humanos. Em ratos, não foi efetiva por administração oral até que alta dose (≥ 5 mg/kg VO) fosse administrada (Martin *et al.*, 2001; Brewster *et al.*, 1981). A dose indutora de analgesia (5 mg/kg), na forma de gelatina, não foi ingerida espontaneamente pelos ratos, e foi necessário administrá-la por meio de gavagem.

A absorção transdérmica de buprenorfina foi relatada em cães após aplicação do adesivo aprovado na Europa. Ocorreu absorção lenta com tempo máximo ($T_{MÁX}$) médio de 55 h e concentração máxima ($C_{MÁX}$) de 2 ng/mℓ, após aplicação de adesivo de 52,5 µg/h a cães da raça Beagle de 12,7 kg (Pieper *et al.*, 2011). Em gatos pesando entre 5,1 e 7,4 kg, um adesivo transdérmico de 35 µg/h resultou em aumento lento da concentração plasmática de buprenorfina, até que o adesivo fosse removido com 72 h, com concentração média de buprenorfina de 4,24 ng/mℓ (Murrell *et al.*, 2007). A farmacocinética dos adesivos transdérmicos de buprenorfina não foi relatada em equinos.

O cloridrato de buprenorfina está disponível na Europa para uso veterinário. Nos EUA, a formulação humana é comumente administrada (0,3 mg/mℓ) e foi aprovado um produto de uso subcutâneo especificamente para gatos, para aplicação 1 vez/dia (1,8 mg/mℓ). Existem muitos outros produtos aprovados para uso humano, na forma de comprimidos sublinguais, adesivos transdérmicos, película bucal e películas sublinguais a fim de tratar a dependência (vício) por opiáceos. As recomendações de dose para buprenorfina em animais são apresentadas na Tabela 13.14.

Butorfanol

O butorfanol é um agonista de receptor opiáceo κ e agonista parcial ou antagonista de receptor opiáceo µ, dependendo do estudo. A potência com frequência é relatada como sendo de cinco a sete vezes a da morfina, porém dados não publicados pelo autor (BK) indicam que o butorfanol é mais próximo da equipotência da morfina em cães (Tabela 13.8). A eficácia do butorfanol é dose-dependente, porém há um platô com eficácia limitada para dor branda a moderada. O butorfanol é um analgésico e um adjuvante anestésico comumente utilizado em medicina veterinária.

O butorfanol é uma base fraca de pKa 10,7 e é bastante lipofílico com Log P (octanol:água) de 3,3 (Tabela 13.6). Preparados

Tabela 13.14 Dosagens de buprenorfina.

	IV/IM/SC	Transmucosa oral
Cão	0,01 a 0,04 mg/kg a cada 4 a 8 h	0,12 mg/kg a cada 8 h (baixa absorção e uso não prático; por conseguinte, não recomendada)
Gato	0,01 a 0,02 mg/kg a cada 4 a 8 h (nessas doses não é recomendado o uso SC)	0,02 a 0,04 mg/kg a cada 4 a 12 h
	0,24 mg/kg SC, a cada 24 h, durante 3 dias (administrar formulação específica para gatos; 1,8 mg/mℓ)	
Cavalo	0,005 a 0,01 mg/kg	NR
Rato/camundongo	0,05 a 0,1 mg/kg a cada 4 a 12 h	NR
Porquinho-da-índia/hamster	0,05 a 0,1 mg/kg a cada 4 a 12 h	NR
Coelho	0,01 a 0,05 mg/kg a cada 4 a 12 h	NR
Primatas	0,005 a 0,01 mg/kg a cada 4 a 12 h	NR
Furões	0,01 a 0,03 mg/kg a cada 4 a 12 h	NR

NR: não recomendada.

de butorfanol estão disponíveis comercialmente como tartarato de butorfanol. Um miligrama de tartarato de butorfanol equivale a 0,68 mg de butorfanol base. A preparação injetável disponível comercialmente é apresentada em solução tamponada contendo 0,5 mg, 2 mg e 10 mg de butorfanol (base)/mℓ (pH 3,5 a 5,5). Há disponibilidade de comprimidos de 1 mg, 5 mg e 10 mg de butorfanol (base).

O butorfanol tem sido administrado comumente em gatos, em uma dose que varia de 0,1 a 0,8 mg/kg. Acima de 0,8 mg/kg existe um efeito-teto e não ocorre benefício adicional algum com doses mais elevadas. Relata-se que a duração da ação não aumentou com doses maiores (Sawyer *et al.*, 1991; Lascelles e Robertson, 2004). As vias de administração incluem intramuscular, intravenosa, subcutânea e oral. Informações sobre a farmacocinética do fármaco são mostradas na Tabela 13.5. A comparação de depuração e meia-vida terminal entre cães e gatos indica eliminação substancialmente mais lenta em gatos.

Comparado com opioides menos lipofílicos, como a hidromorfona, o butorfanol tem início de ação mais rápido (Lascelles e Robertson, 2004), embora em outros estudos o início fosse mais demorado (Johnson *et al.*, 2007). A duração da ação antinociceptiva do butorfanol é variável, dependendo do relato. Em geral, é de 3 h ou menos na maioria dos estudos (Lascelles e Robertson, 2004; Sawyer e Rech, 1987), e desde menos de 1 h até 1,5 h em cães (Grimm *et al.*, 2000; Sawyer *et al.*, 1991). Em uma revisão de diversos estudos abrangendo um período de 20 anos, em gatos (Wells *et al.*, 2008), a duração média da analgesia em todas as doses e vias de administração foi de 160,3 min, com um desvio-padrão de ± 130,8 min. A dose média administrada foi de 0,4 mg/kg. A concentração plasmática efetiva foi superior a 45 ng/mℓ, com base na análise desses estudos, e foi mantida por aproximadamente 3 h com a dose de 0,4 mg/kg.

O butorfanol é efetivo como antitussígeno, quando administrado por via oral, em cães (Gingerich *et al.*, 1983) e gatos, porém, devido a sua baixa biodisponibilidade, não é um analgésico tão efetivo, a menos que sejam administradas altas doses (1 a 2 mg/kg VO a cada 2 a 4 h). A ação sedativa do butorfanol é evidente, sendo verificada em doses mais baixas, comparativamente à ação analgésica. Por conseguinte, a sedação após a administração de butorfanol não deve ser interpretada como analgesia (Sawyer *et al.*, 1991). Em um momento, o butorfanol

deixou de ser um fármaco controlado por apresentar menor risco de dependência (vício), em comparação com agonistas de receptor μ completos, mas atualmente é um fármaco controlado da Classe IV da DEA (Tabela 13.2).

O butorfanol, como acontece com outros opioides, provoca efeitos cardiovasculares de mínima relevância clínica, quando administrado nas doses recomendadas. Os efeitos adversos são semelhantes aos de outros opioides, o que inclui sedação, disforia, midríase (gatos), diminuição da motilidade GI e constipação intestinal. A administração IM ou SC é dolorosa. Os efeitos depressores respiratórios do butorfanol são mais brandos do que os causados por agonistas opioides. É interessante ressaltar que a DL_{50} do butorfanol IV em cães, de 10 mg/kg, é muito menor do que a de agonistas μ puros, como cloridrato de morfina (175 mg/kg IV), cloridrato de metadona (28,7 mg/kg IV) e fosfato de codeína (97,8 mg/kg IV) (Kasé *et al.*, 1959).

Em equinos, existe preferência pelo butorfanol, em comparação a outros opioides, porque ele é bem tolerado. Os efeitos excitatórios, embora possíveis, são mais brandos do que aqueles de outros opiáceos, uma vez que esses efeitos são mediados principalmente pelo receptor opioide μ (ver seção *Excitação do sistema nervoso central*). A diminuição da produção de fezes foi observada em cavalos (Sellon *et al.*, 2001, 2004), mas foi transitória e não tão intensa quanto a que ocorre com o uso de outros opioides. Uma inibição menos intensa da motilidade gastrintestinal em cavalos provavelmente é atribuída à menor estimulação de receptor opioide μ pelo butorfanol (ver seção *Efeitos gastrintestinais*; DeHaven-Hudkins *et al.*, 2008).

A dose administrada aos cavalos para o tratamento de dor visceral situa-se na faixa de variação de 0,1 a 0,2 mg/kg IV, na forma de *bolus*. Após uma injeção de *bolus*, podem ocorrer ataxia, aumento da atividade locomotora e diminuição da motilidade intestinal. Em equinos, a duração da ação após a administração de uma única dose é curta – 30 a 90 min – na maioria dos estudos. Por conseguinte, para manter a analgesia sem ocorrência de alta concentração máxima, que pode ocorrer com o uso de *bolus* intermitentes, foi desenvolvido um protocolo de infusão em taxa constante por Sellon *et al.* (2001, 2004). Nesses estudos, a meia-vida em equinos foi curta (44 min) e a depuração foi rápida (21 mℓ/kg/min). Para manter uma concentração plasmática na faixa de variação efetiva (considerada de 20 a 30 ng/mℓ), administrou-se uma dose de carregamento de 18 μg/kg, sucedida por taxa de infusão constante de 24 μg/kg/h. Esse tratamento foi bem tolerado, com poucas reações cardiovasculares adversas e menos efeitos adversos na motilidade intestinal, em comparação com a administração de *bolus*. Ainda assim, ocorreu ataxia discreta. Em um estudo de acompanhamento (Sellon *et al.*, 2004), foi empregada uma taxa de infusão mais baixa, de 13 μg/kg/h, em pacientes submetidos à cirurgia abdominal. Esses equinos apresentaram diminuição da produção fecal, mas foi um efeito apenas transitório. Nos animais tratados notaram-se dor menos intensa, recuperação cirúrgica mais rápida e menor tempo de hospitalização.

Nalbufina

A nalbufina é um agonista κ e antagonista de receptor μ, com ações farmacológicas semelhantes às do butorfanol. A nalbufina é efetiva no controle de dor branda a moderada, sendo bem tolerada por cães e gatos, embora não tenha sido extensivamente pesquisada. Pouquíssimos estudos pesquisaram o uso de nalbufina em equinos, porém espera-se que os efeitos, bem como as reações adversas, sejam semelhantes aos da morfina e do butorfanol. Uma vantagem da nalbufina em relação ao butorfanol é que a nalbufina atualmente não é um fármaco controlado pela DEA e, portanto, não requer registro especial. A nalbufina apresenta potência e farmacocinética semelhantes às da morfina e, por conseguinte, as recomendações de doses são as mesmas mencionadas para a morfina. Pode-se administrar nalbufina para antagonizar os efeitos depressores respiratórios dos agonistas opioides, mas é mantido algum grau de analgesia.

Pentazocina

A pentazocina é um agonista κ e agonista de receptores μ parcial, com ações farmacológicas semelhantes às do butorfanol e da nalbufina. A pentazocina é efetiva no controle de dor branda a moderada, com duração de ação de 1 a 3 h. A pentazocina pode causar sedação menos intensa, em comparação com outros opioides, porém, à semelhança de outros opioides, pode causar agitação e tremores, quando utilizada em alta dose. A pentazocina já foi comumente administrada aos equinos, porém hoje em dia é raramente usada. A dose aprovada pela FDA para equinos é de 0,33 mg/kg IV ou IM, 1 vez/dia, para alívio da dor que acompanha os episódios de cólica (se necessário, repetir a dose após 10 a 15 min). A dose aprovada para cães é de 1,67 a 3,3 mg/kg IM, para o tratamento de dor pós-cirúrgica.

Nalorfina

A nalorfina é um agonista κ parcial e antagonista de receptor μ que apresenta ação analgésica mínima. A eficácia na reversão de depressão respiratória induzida por agonista opioide é variável e, em alguns casos, pode exacerbá-la. Por conseguinte, não é recomendada a administração de nalorfina.

ANTAGONISTAS OPIOIDES

A principal indicação para o uso de antagonistas opioides é para o tratamento de superdosagem de agonista opioide, se houver depressão respiratória grave, ou para reversão de reações adversas, como disforia intensa. A duração do efeito antagonista com frequência é mais curta do que a do agonista e tipicamente são necessárias doses repetidas. Os antagonistas opioides precisam ser usados com extrema cautela em animais que se encontram com dor, já que a administração pode resultar em exacerbação aguda da dor, levando a choque cardiovascular e até mesmo morte. Nalbufina e butorfanol também podem ser usados para reverter os efeitos depressores respiratórios de agonistas opioides, ao mesmo tempo que mantêm alguma analgesia. Antagonistas opioides não apenas revertem a ação de opioides exógenos, mas também de peptídios opioides endógenos. Antagonistas opioides são efetivos no controle do hábito de aerofagia, mas devido à necessidade de administração parenteral e à eficácia limitada de 6 h ou menos, não são usados clinicamente. Embora pesquisas sugiram que doses ultrabaixas de antagonistas opioides possam aumentar os efeitos analgésicos de agonista opioide μ (La Vincente et al., 2008), a aplicação clínica não foi definida e atualmente o seu uso não é recomendado, até a conclusão de mais pesquisas em animais.

Naloxona

Naloxona é um antagonista opioide com maior atividade no receptor μ, em comparação com os receptores κ e δ. A naloxona também atua no receptor GABA como antagonista e, como consequência, pode desencadear convulsões, quando utilizada. Tipicamente, a dose de naloxona é de 0,01 a 0,04 mg/kg IV, repetida conforme a necessidade, a cada 2 a 3 min, para reverter a depressão respiratória. O ajuste cuidadoso da dose pode reverter a depressão respiratória e outras reações adversas de um agonista opioide, ao mesmo tempo que mantém algum grau de analgesia. Para obter o efeito desejado durante o ajuste da dose, não se deve administrar a dose total de 0,04 mg/kg, inicialmente. Em vez disso, inicia-se o tratamento com solução contendo 0,04 mg/mℓ e administram-se incrementos de 1 mℓ a cada 30 s até que cessem a vocalização ou os sinais de disforia. A dose de 0,01 mg/kg IV é administrada com esse propósito, sem a perda dos efeitos analgésicos. A dose de 1 mℓ (0,4 mg) reverte o efeito de 1,5 mg de oximorfona, 15 mg de morfina, 100 mg de petidina e 0,4 mg fentanila.

Naltrexona

Naltrexona é um antagonista opioide com atividade nos receptores μ, κ e δ. A naltrexona é usada mais comumente para reverter o efeito da carfentanila, administrando-se a dose de 100 mg de naltrexona para 1 mg de carfentanila, com administração de um quarto da dose IV e os três quartos remanescentes SC.

Nalmefeno

Nalmefeno é um antagonista opioide com maior atividade no receptor μ, em comparação com os receptores κ e δ, de maneira semelhante à naloxona. Contudo, a duração do efeito é mais longa do que a da naloxona. O nalmefeno, na dose de 0,012 mg/kg/h, foi tão efetivo quanto 0,048 mg de naloxona/kg/h, para antagonizar os efeitos depressores respiratórios da fentanila em cães (Veng-Pedersen et al., 1995).

Diprenorfina

A diprenorfina (M 50/50) é um antagonista de receptores μ, κ e δ, à semelhança da naltrexona. A diprenorfina é usada principalmente para reverter os efeitos da etorfina. Dois miligramas de diprenorfina revertem o efeito de 1 mg de etorfina.

Fármacos recentes

Novos fármacos antagonistas estão sendo pesquisados principalmente com intuito de limitar as reações adversas dos opioides na motilidade gastrintestinal. Esses fármacos são considerados antagonistas opioides *periféricos* e não antagonistas opioides *centrais*. Tais agentes incluem alvimopan e metilnaltrexona. Eles estão sendo pesquisados para serem administrados no tratamento de disfunções da motilidade gastrintestinal associadas ao uso de analgésico opioide e, também, de outras síndromes de estresse ou dor que provoquem diminuição da motilidade gastrintestinal (p. ex., adinamia pós-cirúrgica) (DeHaven-Hudkins et al., 2008). Esses fármacos são capazes de restabelecer a motilidade gastrintestinal, ao mesmo tempo que preservam a analgesia mediada por opioide. O alvimopan tem vantagens sobre a metilnaltrexona quanto a potência e duração da ação. Esses antagonistas são discutidos com mais detalhes no Capítulo 46.

OUTROS FÁRMACOS ANALGÉSICOS CENTRAIS

Tramadol

Tramadol é um analgésico de ação central que atua mediante uma interação complexa como agonista opiáceo μ (por meio de metabólito ativo) e como inibidor da recaptação de serotonina

(5-HT), inibidor da recaptação noradrenérgica (α_2) e antagonista muscarínico (M1). O tramadol não é apenas altamente lipofílico (Log P 2,5), mas também altamente solúvel (33 mg/mℓ), tornando-se adequado para administração oral ou IV. (Não existe formulação de uso IV comercialmente disponível nos EUA neste momento.)

O tramadol é administrado como uma mistura racêmica (+ e −). É metabolizado, originando mais de 30 metabólitos, com talvez 11 metabólitos relevantes. Quanto à ação farmacológica, o metabólito mais importante é o metabólito ativo *O*-desmetiltramadol (também denominado metabólito M1), que é metabolizado pela isoenzima CYP2D, em muitas espécies. A administração concomitante de inibidor de CYP2D (quinidina, fluoxetina, paroxetina ou sertralina) e tramadol diminui significativamente os efeitos analgésicos, após a administração de tramadol. Além disso, maus metabolizadores de CYP2D (seres humanos) apresentam mau controle da dor, em resposta à administração de tramadol.

Os efeitos farmacológicos do tramadol são complexos. Podem ser atribuídos a ambos os isômeros, (+) e (−). O tramadol (+) é um agonista opiáceo μ (fraco) que também inibe a captação de serotonina (5-HT) na sinapse. O tramadol (−) inibe a recaptação de norepinefrina e pode ter ação analgésica via receptores α_2. O metabólito *O*-desmetiltramadol (M1) (+) é um agonista opiáceo μ com potência 200 a 300 vezes maior do que a do tramadol. Quando tomados juntos, os efeitos do tramadol podem induzir *analgesia multimodal* por meio desses mecanismos. Todos os três mecanismos descritos podem induzir analgesia, sedação e outros efeitos farmacológicos, porém, como a deficiência na metabolização do metabólito M1 diminui a analgesia em seres humanos (discutido adiante), os efeitos desse metabólito relacionados aos opiáceos são considerados uma contribuição importante para a eficácia.

O tramadol é usado para aliviar dor branda a moderada em seres humanos, e seu uso é extrapolado para espécies veterinárias. Sedação, náuseas e vômito são reações adversas que podem ser atribuídas à administração de tramadol. O tramadol interfere menos na motilidade gastrintestinal, em comparação com os fármacos opioides. Alta dose de tramadol pode baixar o limiar de convulsões; por conseguinte, doses altas repetidas devem ser evitadas em pacientes propensos a convulsões, como os epilépticos. A administração IV de *O*-desmetiltramadol em cães sadios resultou em sedação, ao passo que tramadol IV, não (KuKanich e Papich, 2004b). O tramadol pode inibir a recaptação de serotonina em espécies veterinárias (embora isso não tenha sido comprovado). Não obstante, a administração concomitante de tramadol e outros fármacos que atuam por meio de mecanismos serotoninérgicos (antidepressivo tricíclico, inibidor da recaptação de serotonina seletivo, inibidor da recaptação de serotonina-norepinefrina ou petidina) deve ser evitada devido ao risco de ocorrência da síndrome de serotonina (Mohammad-Zadeh *et al.*, 2008).

Em cães, o tramadol é rapidamente metabolizado após administração oral ou IV, principalmente em metabólito inativo *N*-desmetiltramadol, notando-se apenas baixa concentração de *O*-desmetiltramadol no plasma (Matthiesen *et al.*, 1998; Giorgi *et al.*, 2009; KuKanich e Papich, 2011). A meia-vida do tramadol, após administração IV e VO é de 0,8 e 1,7 h, respectivamente (Tabela 13.15). A meia-vida do *O*-desmetiltramadol é de 1 a 2 h, após a administração oral de tramadol. A biodisponibilidade do tramadol administrado por via oral em cães em jejum foi relatada inicialmente como

Tabela 13.15 Farmacocinética do tramadol em animais, em comparação com seres humanos. Fonte: KuKanich e Papich, 2004b; Papich e Bledsoe, 2007; Pypendop *et al.*, 2009; Black *et al.*, 2013; Grond e Sablotzki, 2004.

	Cão	Gato	Seres humanos
Tramadol			
Meia-vida (h)	0,8	2,5 e 2,2	5 a 6
Concentração máxima após uso oral	1.402 (11 mg/kg); 32 ng/mℓ (5 mg/kg)	536 (4 mg/kg); 914 ng/mℓ (5,2 mg/kg)	200 a 400 ng/mℓ (1,4 mg/kg)
Volume de distribuição	3 ℓ/kg	3 ℓ/kg	2,8 e 3,4 ℓ/kg
Depuração (mℓ/kg/min)	55	21	6 a 7
Absorção sistêmica a partir da dose oral	4 a 65%	93%	70%
_O_-desmetiltramadol (M1)[a]			
Meia-vida (h)	1,7	4,5 e 4,3	6 a 7
Concentração máxima (ng/mℓ) após uso oral	< 7	519 (4 mg/kg); 655 (5,2 mg/kg)	55 a 200 (1,4 mg/kg)
Proporção M1/tramadol	0,003	1 a 1,2	0,35

[a]Todos os parâmetros farmacocinéticos do *O*-desmetiltramadol (M1) derivaram da administração de tramadol como fármaco original.

sendo 65 ± 38%, porém um estudo recente relatou que essa disponibilidade é de apenas 4 ± 3% (Black *et al.*, 2013). Um estudo farmacocinético populacional em cães em período pós-cirúrgico constatou concentração plasmática de tramadol altamente variável, com variação de $C_{MÁX}$ prevista de 47 a 613 ng/mℓ, após a segunda dose, e concentração muito baixa do metabólito ativo M1 (Benitez *et al.*, 2015a). Com base nesses dados, doses isoladas ou a administração a curto prazo resultam em exposição imprevisível do fármaco em cães. Ocorre menor biodisponibilidade após administração repetida em cães, com redução da biodisponibilidade relativa no 7º dia, para cerca de 18%, em comparação com a primeira dose (Matthiesen *et al.*, 1998), sugerindo que as doses de tramadol precisam ser aumentadas substancialmente ao longo do tempo, a fim de manter a exposição prevista ao fármaco. A diminuição da biodisponibilidade com o uso de múltiplas doses não foi relatada em outras espécies veterinárias.

Os seres humanos com má metabolização do tramadol em *O*-desmetiltramadol (perfil de metabolização semelhante ao de cães) tiveram índices de insucesso de 60 a 80% com relação ao tramadol, no alívio de dor pós-cirúrgica em comparação com índices de insucesso de 20 a 30% em seres humanos que apresentavam conversão adequada de tramadol em *O*-desmetiltramadol (Stamer *et al.*, 2007). A eficácia consistente do tramadol em cães não foi adequadamente demonstrada. A dose oral de 10 mg de tramadol/kg resultou em aumento dos limiares mecânicos em estudos laboratoriais em cães Greyhound (KuKanich e Papich, 2011). Entretanto, doses IV de tramadol de até 10 mg/kg não influenciaram os limiares térmicos em cães da raça Beagle, também em estudo de laboratório (Kögel *et al.*, 2014). Uma pesquisa clínica em cães com osteoartrite, controlada por placebo, constatou melhora da mobilidade nos cães tratados com tramadol, avaliada pela aplicação de um questionário aos proprietários; porém, devido à alta variabilidade, esse estudo não possibilitou uma análise estatística apropriada (Malek *et al.*, 2012). Concentrações plasmáticas de tramadol não foram detectadas em quatro dos cães após 2 semanas de terapia com 4 mg/kg VO, a cada 8 h, e as concentrações médias foram muito baixas, indicativas de metabolização induzida. As concentrações baixas ou indetectáveis do fármaco ativo nesses estudos não sustentam a recomendação de uso do tramadol no tratamento de osteoartrite em cães, na dose de 4 mg/kg VO, a cada 8 h. A recomendação atual de dose para tramadol administrado em cães é 3 a 5 mg/kg VO, a cada 6 a 8 h, porém doses de até 10 mg/kg são administradas, especialmente quando a metabolização do tramadol está aumentada devido a repetidas doses. No geral, apesar do interesse dos clínicos no uso de tramadol, existem muito poucos dados oriundos de estudos controlados bem planejados (experimentais ou clínicos) para dar suporte à administração de tramadol em cães para tratar condições álgicas. Alguns estudos que demonstraram eficácia usaram a administração de rotina de um AINE, tornando difícil avaliar a real eficácia do tramadol (Flôr *et al.*, 2013; Davila *et al.*, 2013).

A eficácia do tramadol como analgésico em gatos foi relatada em modelos experimentais em que ocorreram incrementos dose-dependentes na analgesia após a administração oral de 0,5 a 4 mg de tramadol/kg (Pypendop *et al.*, 2009). O tramadol administrado em gatas no pós-cirúrgico de ovário-histerectomia requereu menos doses de resgate de analgesia do que em gatas tratadas com placebo, porém os animais que receberam a combinação de tramadol (2 mg/kg SC a cada 8 h) e do AINE vedaprofeno não necessitaram de dose de resgate de analgesia (Brondani *et al.*, 2009).

Existem diferenças importantes entre gatos e cães (Tabela 13.15). Em gatos, existe uma depuração mais lenta e meia-vida mais longa, em comparação com cães. Mais importante, a depuração do metabólito *O*-desmetiltramadol (M1), que é conjugado ao ácido glicurônico para sua excreção em outros animais, é muito mais lenta em gatos. Como a depuração de M1 é mais lenta em gatos do que em cães, a proporção M1:tramadol é 1:1 ou mais, em gatos (Tabela 13.15). O metabólito M1 está associado a efeitos mais intensos mediados por opiáceos do que o fármaco original; por conseguinte, os efeitos atribuídos aos opiáceos são observados com maior frequência em gatos do que em cães. Devido aos maiores efeitos em gatos, as doses devem ser mais baixas do que em cães.

Em gatos anestesiados, a dose de 4 mg de tramadol/kg IV causou depressão respiratória dose-dependente, a qual foi parcialmente revertida pela naloxona (Teppema, 2003). O tramadol também foi efetivo como antitussígeno em gatos, o que pode ser atribuído ao metabólito M1 (Nosaľova *et al.*, 1991; Pypendop e Ilkiw, 2008). Em gatos experimentais, doses orais de 4 a 5 mg/kg causaram algum grau de euforia até disforia e midríase (Papich e Bledsoe, 2007; Pypendop e Ilkiw, 2008). As doses orais recomendadas aos gatos situam-se na faixa de variação de 2 a 4 mg/kg, a cada 8 a 12 h, porém são necessárias mais pesquisas a fim de determinar a dose e a frequência ideais. O tramadol de uso oral é notoriamente não palatável aos gatos e provoca salivação e resistência à medicação; por conseguinte, a administração repetida pode ser desafiadora.

A farmacocinética e a metabolização de tramadol em equinos são bastante variáveis. O tramadol administrado por via intravenosa é rapidamente excretado (meia-vida de 1 a 2 h), com baixa concentração do metabólito M1 (Stewart *et al.*, 2011; Giorgi *et al.*, 2007). A biodisponibilidade oral das formulações de liberação imediata foi relativamente alta em um estudo, com taxas de 60 a 70% (Giorgi *et al.*, 2007), porém foi baixa (cerca de 10%) em outro (Stewart *et al.*, 2011). As concentrações

plasmáticas de M1 também são bastante variáveis entre os estudos, após administração oral de tramadol, e essas variações podem ocorrer devido a diferenças na conjugação de M1 (Guedes *et al.*, 2014). Em equinos, múltiplas doses de 10 mg de tramadol/kg VO, a cada 12 h, propiciaram concentração plasmática do fármaco em uma faixa de variação terapêutica potencial, porém a concentração de M1 foi relativamente baixa (Guedes *et al.*, 2014). O tramadol foi bem tolerado na dose de 10 mg/kg VO, a cada 12 h, durante 5 dias, com base no comportamento do animal e nas mensurações de pressão arterial, frequência cardíaca, frequência respiratória e borborigmos intestinais; no entanto, os equinos reagiram à administração oral de tramadol, provavelmente devido ao gosto amargo do medicamento. Um equino manifestou cólica no 4º dia do estudo, que sofreu resolução após a supressão da dose e com caminhadas periódicas do animal; não ficou claro se o problema foi decorrente do uso de tramadol ou por ação de outros fatores de estresse relacionados ao estudo. O animal recebeu as doses restantes de tramadol e participou do estudo até o fim, sem reações adversas adicionais. Os equinos com laminite crônica receberam 10 mg de tramadol/kg VO, a cada 12 h, durante 7 dias e apresentaram melhora no apoio do membro acometido no solo e concentrações plasmáticas máximas razoáveis de tramadol e do metabólito M1, sem relato de reações adversas (Guedes *et al.*, 2016). Por conseguinte, o uso oral de tramadol pode ter alguma utilidade como analgésico em equinos, porém a eficácia pode depender da concentração plasmática de M1 do animal, individualmente, o que é variável.

O tramadol é encontrado na forma de comprimido de 50 mg. Um comprimido de liberação prolongada também foi avaliado em cães (Papich *et al.*, 2007). Um único comprimido de 300 mg propicia concentração plasmática sustentada em cães, de mais de 24 h; porém, as concentrações induzidas pelos comprimidos de liberação prolongada foram muito menores do que doses semelhantes administradas em seres humanos. Não há formulação injetável comercialmente disponíveis nos EUA, porém existe em alguns outros países.

OUTRAS VIAS DE ADMINISTRAÇÃO

A fim de tornar máximo o efeito analgésico e reduzir as reações adversas, foram avaliadas outras vias de administração de opioides. As duas vias mais comumente utilizadas são as administrações epidural e sinovial.

Epidural

Os opioides administrados pela via epidural atuam em receptores opiáceos espinais desencadeando uma resposta analgésica. A administração epidural de opioides, de fato, resulta em absorção sistêmica do opioide, porém em concentrações mais baixas do que as verificadas após administração parenteral porque a dose total (mg/kg) é mais baixa. No entanto, altas concentrações espinais induzem analgesia espinal profunda. Devido a sua lipofilia, alguns opioides podem se difundir do espaço epidural para o plasma. A alta lipofilia de sufentanila e alfentanila (e presumivelmente fentanila) também resulta em efeito mais rápido (e duração mais curta) do que o uso epidural de morfina (Tiseo *et al.*, 1990). Morfina é o opioide mais comumente administrado pela via epidural, e sua ação dura até 24 h. A administração epidural resulta em diminuição de reações adversas sistêmicas, como sedação e disforia, porém outros efeitos adversos, como prurido, retenção de urina e constipação intestinal ainda podem ocorrer. A eficácia ocorre provavelmente devido à altíssima concentração de morfina que atua nos receptores espinais. Soluções de morfina sem conservante estão disponíveis para administração epidural, já que os conservantes (como fenol e formaldeído) podem causar efeitos tóxicos e reações adversas, se administrados em múltiplas doses. No entanto, alguns especialistas defendem o uso de uma única dose de soluções que contenham conservantes, em cães. Técnicas para administração de opioides por meio dessa via em espécies veterinárias são discutidas com mais detalhes em outras publicações (Skarda e Tranquilli, 2007).

Periférica

Receptores opiáceos foram identificados nas membranas sinoviais de diferentes espécies, como equinos e cães (Sheehy *et al.*, 2001; Keates *et al.*, 1999). A administração intra-articular de morfina após procedimentos endoscópicos induz uma importante ação analgésica, em comparação com um placebo, em seres humanos (Lawrence *et al.*, 1992). Concentrações plasmáticas baixas são obtidas após administração intra-articular, presumivelmente resultando em menos reações adversas. Não há relato de estudo sobre o ajuste da dose de morfina intra-articular ou de estudos controlados com placebo, em equinos. Relata-se que a administração intra-articular de 0,1 mg de morfina/kg, diluída para um volume de 0,5 mℓ/kg, diminui a necessidade de analgesia suplementar, após cirurgia de jarrete em cães (Sammarco *et al.*, 1996). Outras técnicas de administração local de opioides são discutidas com mais detalhes em outras publicações (Skarda e Tranquilli, 2007).

USO DE OPIOIDES EM VERTEBRADOS NÃO MAMÍFEROS

As informações sobre a farmacologia de opioides em espécies não mamíferas não são tão abundantes quanto em espécies de mamíferos domésticos, porém receptores opioides estão aparentemente bastante conservados entre grupos de vertebrados (mamíferos, aves, rãs e peixes) (Li *et al.*, 1996). Os receptores opiáceos μ, κ e δ não foram identificados no cérebro de pássaros como de alta afinidade, mas mostram ser de baixa densidade em comparação com mamíferos. A densidade relativa de receptores opioides também demonstra ser dependente com base na espécie de ave avaliada (Tabela 13.16). Por conseguinte, a dose efetiva de um fármaco em papagaios pode ou não ser efetiva em pombos, tentilhões, aves aquáticas, ratitas etc. Estudos disponíveis limitados mostram ampla variação de doses e efeitos. Alguns estudos avaliaram a eficácia de opioides em pássaros de companhia. O butorfanol (1 mg/kg IM) diminuiu a CAM do isoflurano em cacatuas, o que pode ser indicativo de efeitos analgésicos (Curro *et al.*, 1994). A duração da ação ou doses diferentes não foram avaliadas. Em outro estudo, o butorfanol (1 mg/kg IM) resultou em melhor ação do que a buprenorfina (0,1 mg/kg IM), em papagaios-cinza africanos (Paul-Murphy *et al.*, 1999). Contudo, apenas uma única dose de cada fármaco foi avaliada, as aves foram examinadas até apenas 60 min e nenhum fármaco foi efetivo em mais de 50% dos animais examinados aos 60 min. A dose de 2 mg de butorfanol/kg IM não induziu efeitos importantes no estímulo nociceptivo elétrico, em papagaios-de-hispaniola (Sladky *et al.*, 2006). Nesses papagaios, a administração de nalbufina (12,5, 25, 50 mg/kg IM) induziu efeitos importantes durante 1,5 a 3 h após a administração, usando um modelo

Tabela 13.16 Densidade relativa de receptores opiáceos supraespinais em diferentes espécies.

	μ	κ	δ
Cérebro de rã	37%	19%	44%
Prosencéfalo de galinha	58%	25%	17%
Cérebro de pombo	14%	76%	10%
Cérebro de pardal	74%	22%	4%
Prosencéfalo de rato	41%	9%	50%
Prosencéfalo de camundongo	25%	13%	62%
Prosencéfalo de porquinho-da-índia	25%	50%	25%
Córtex cerebral de cão	5%	58%	37%
Córtex cerebral humano	29%	37%	34%

térmico (Sanchez-Migallon Guzman *et al.*, 2011). A administração de buprenorfina (0,1, 0,3, 0,6 mg/kg IM) resultou em efeitos antinociceptivos importantes durante no mínimo 6 h, também usando um modelo térmico, e que foram aproximadamente proporcionais à dose, em falcões-americanos (Ceulemans *et al.*, 2014). A administração de butorfanol (1, 3, 6 mg/kg IM) não induziu efeitos antinociceptivos importantes em falcões-americanos, usando um modelo térmico (Guzman *et al.*, 2014a). A administração oral de 30 mg de tramadol/kg VO provocou antinocicepção térmica em papagaios-de-hispaniola por até 6 h (Sanchez-Migallon Guzman *et al.*, 2012). O uso de tramadol (5, 15, 30 mg/kg VO) resultou em efeitos antinociceptivos importantes em falcões por até 9 h, na dose de 5 mg/kg; porém, o efeito foi menos evidente em doses mais elevadas (Guzman *et al.*, 2014a).

Os efeitos de diversos opioides foram estudados em anfíbios (*Ranoidea raniformis*). Um único estudo avaliou os efeitos antinociceptivos de morfina, metadona, petidina, fentanila e buprenorfina, em um modelo experimental (Tabela 13.17). Os opioides foram administrados por via SC, no saco linfático dorsal. Foi determinada a dose efetiva para induzir 50% da ação analgésica máxima (DE$_{50}$), bem como a dose letal (DL) de alguns dos compostos (Stevens *et al.*, 1994). Os efeitos analgésicos duraram no mínimo 4 h, último momento avaliado. Em tartarugas, o butorfanol não induziu efeito antinociceptivo, mesmo quando administrado nas altas doses de 2,8 e 28 mg/kg, porém provocou depressão respiratória (Sladky *et al.*, 2007). Contudo, nas mesmas tartarugas, dose de 1,5 ou 6,5 mg de morfina/kg provocou efeitos antinociceptivos importantes. Nessas doses, a morfina causou depressão respiratória de longa duração, condição que pode limitar o seu uso clínico. A hidromorfona (0,5 mg/kg SC) propiciou efeitos antinociceptivos com duração de pelo menos 24 h, porém inferior a 48 h (Mans *et al.*, 2012). Contudo, no mesmo estudo, constatou-se que a buprenorfina (0,2 mg/kg SC) não induziu efeitos antinociceptivos em tartarugas-de-orelha-vermelha, usando um modelo de estímulo térmico. Esses estudos em tartarugas indicaram que a quantidade de receptores opioides pode ser diferente em tartarugas, em comparação com outros vertebrados, sendo que os receptores opioides μ provocam efeitos mais proeminentes do que os receptores κ ou δ (Sladky, 2009). O tramadol provocou efeitos antinociceptivos importantes em tartarugas-de-orelha-vermelha, usando um modelo térmico que durou no mínimo 24 e 96 h, quando foram utilizadas doses de 5 e 10 mg/kg, respectivamente (Baker *et al.*, 2011). Diferentemente da morfina, o tramadol não causou depressão respiratória.

Tabela 13.17 Dose necessária para induzir 50% do efeito analgésico máximo (DE$_{50}$) e dose letal (DL) de opioides em três rãs.

	DE$_{50}$ (mg/kg)	DL (mg/kg)
Morfina	24,6	ND
Fentanila	0,47	30
Metadona	6,1	1.000
Petidina	31,7	ND
Buprenorfina	46,4	ND

ND: não determinada.

Doses de 10 e 20 mg/kg de morfina SC resultaram em antinocicepção significativa por até 8 h em dragão-barbudo, usando um estímulo térmico; todavia, o butorfanol não provocou efeitos importantes em dose inferior a 20 mg/kg IM (Sladky *et al.*, 2008). Por outro lado, em cobras-do-milho a administração de 20 mg de butorfanol/kg IM resultou em efeitos antinociceptivos importantes até pelo menos 8 h, porém a morfina, na dose de até 40 mg/kg IM, não resultou em efeitos, em um modelo térmico (Sladky *et al.*, 2008).

Os efeitos analgésicos de morfina e petidina foram avaliados em crocodilos (Kanui e Hole, 1992). A dose de 0,3 mg de morfina/kg, por via intraperitoneal (IP), induziu o efeito analgésico máximo, no modelo experimental. A dose de 0,1 mg de morfina/kg IP provocou efeitos analgésicos importantes a partir de 30 min até 2 h. Esperava-se ação analgésica mais duradoura após a administração da dose mais elevada, de 0,3 mg/kg, mas isso não aconteceu. A petidina induziu resposta máxima após dose de 2 a 4 mg/kg IP; dose de 2 mg/kg IP resultou em analgesia significativa entre 30 min até 3 h.

Os efeitos da dose de 1 mg de butorfanol/kg IM, na concentração alveolar mínima (CAM) de isoflurano, foram avaliados em iguanas-verdes (Mosley *et al.*, 2003). Não se constatou redução significativa da CAM, porém avaliou-se apenas uma única dose. Outro estudo mostrou que a dose de 1 mg butorfanol/kg não provocou efeitos cardiovasculares significativos em iguanas, quando administrada em animais anestesiados com isoflurano (Mosley *et al.*, 2004).

Os efeitos de opioides não foram avaliados extensivamente em peixes devido às dificuldades inerentes à avaliação de dor em peixes. A dose de 0,3 mg de morfina/g (300 mg/kg) induziu resposta analgésica em um modelo experimental com truta-arco-íris, porém a duração do efeito não foi medida (Sneddon *et al.*, 2003). A metabolização e os efeitos analgésicos da morfina no peixe-dourado foram avaliados após a administração na forma de banho (Jansen e Green, 1970). Não foram identificados metabólitos, e a recuperação da forma inalterada da morfina representou praticamente 100% da dose administrada. Um banho de morfina consistindo em 0,56 mg de morfina por 1.000 mℓ de água resultou em inibição máxima em um modelo de estímulo elétrico, em 5/5 peixes, porém rapidamente se observou tolerância após repetidas exposições a cada 3 dias. Jansen e Green relataram excitação evidente do SNC, com doses mais elevadas, semelhante à verificada em mamíferos. Em linguado-de-inverno, a morfina, em alta dose, de 40 mg/kg IP ou 17 mg/kg IV, causou depressão cardiovascular acentuada que durou 48 h (Newby *et al.*, 2007). A morfina provocou efeitos antinociceptivos em truta-arco-íris, utilizando-se um estímulo elétrico, que foi bloqueado pela naloxona (Jones *et al.*, 2012). Uma relação dose-resposta foi documentada, com DE$_{50}$ relatada de 6,7 mg/kg IP; os efeitos alcançaram platô com dose de aproximadamente 30 mg/kg.

Harms *et al.* examinaram os efeitos de butorfanol e cetoprofeno no pós-operatório de carpa. A dose de 0,4 mg de butorfanol/kg IM ocasionou uma diferença significativa no comportamento pós-cirúrgico de carpa, em comparação ao cetoprofeno e ao soro fisiológico, o que pode ser indicativo de resposta analgésica (Harms *et al.*, 2005). Butorfanol (10 mg/kg IM) e morfina (5 mg/kg IM) induziram analgesia em carpa no período pós-operatório de gonadectomia; a morfina causou menos efeitos prejudiciais (Baker *et al.*, 2013).

REFERÊNCIAS BIBLIOGRÁFICAS E LEITURA COMPLEMENTAR

Abbo LA, Ko JC, Maxwell LK, Galinsky RE, Moody DE, Johnson BM, Fang WB. (2008). Pharmacokinetics of buprenorphine following intravenous and oral transmucosal administration in dogs. *Vet Ther.* **9**, 83–93.

Adler MW, Geller EB, Rosow CE, Cochin J. (1988). The opioid system and temperature regulation. *Annu Rev Pharmacol Toxicol.* **28**, 429–449.

Bailey PL, Port JD, McJames S, Reinersman L, Stanley TH. (1987). Is fentanyl an anesthetic in the dog? *Anesth Analg.* **66**, 542–548.

Baker BB, Sladky KK, Johnson SM. (2011). Evaluation of the analgesic effects of oral and subcutaneous tramadol administration in red-eared slider turtles. *J Am Vet Med Assoc.* **23**, 220–227.

Baker TR, Baker BB, Johnson SM, Sladky KK. (2013). Comparative analgesic efficacy of morphine sulfate and butorphanol tartrate in koi (Cyprinus carpio). undergoing unilateral gonadectomy. *J Am Vet Med Assoc.* **243**, 882–890.

Barnhart JW, Caldwell WJ. (1977). Gas chromatographic determination of hydrocodone in serum. *J Chromat.* **130**, 243–249.

Barnhart MD, Hubbell JA, Muir WW, Sams RA, Bednarski RM. (2000). Pharmacokinetics, pharmacodynamics, and analgesic effects of morphine after rectal, intramuscular, and intravenous administration in dogs. *Am J Vet Res.* **61**, 24–28.

Barr MC, Billaud JN, Selway DR, Huitron-Resendiz S, Osborn KG, Henriksen SJ, Phillips TR. (2000). Effects of multiple acute morphine exposures on feline immunodeficiency virus disease progression. *J Inf Dis.* **182**, 725–732.

Barr MC, Huitron-Resendiz S, Sanchez-Alavez M, Henriksen SJ, Phillips TR. (2003). Escalating morphine exposures followed by withdrawal in feline immunodeficiency virus-infected cats: a model for HIV infection in chronic opiate abusers. *Drug Alcohol Depend.* **72**, 141–149.

Benitez ME, Roush JK, KuKanich B, McMurphy R. (2015a). Pharmacokinetics of hydrocodone and tramadol administered for control of postoperative pain in dogs following tibial plateau leveling osteotomy. *Am J Vet Res.* **76**, 763–770.

Benitez ME, Roush JK, McMurphy R, KuKanich B, Legallet C. (2015b). Clinical efficacy of hydrocodone/ acetaminophen and tramadol for control of erative pain in dogs. *Am J Vet Res.* **76**, 755–762.

Bennett RC, Steffey EP, Kollias-Baker C, Sams R. (2004). Influence of morphine sulfate on the halothane sparing effect of xylazine hydrochloride in horses. *Am J Vet Res.* **65**, 519–526.

Black J, KuKanich K, KuKanich B. (2013). The effect of Cytochrome P450 inhibition on tramadol disposition in dogs. [Abstract] *American Academy of Veterinary Pharmacology Therapeutics Biennial Symposium.*

Blancquaert JP, Lefebvre RA, Willems JL. (1986). Emetic and antiemetic effects of opioids in the dog. *Eur J Pharmacol.* **128**, 143–150.

Bley CR, Neiger-Aeschbacher G, Busato A, Schatzmann U. (2004). Comparison of perioperative racemic methadone, levo-methadone and dextromoramide in cats using indicators of post-operative pain. *Vet Anaesth Analg.* **31**, 175–182.

Bolan EA, Tallarida RJ, Pasternak GW. (2002). Synergy between mu opioid ligands: evidence for functional interactions among mu opioid receptor subtypes. *J Pharmacol Exp Ther.* **303**, 557–562.

Boscan P, Van Hoogmoed LM, Farver TB, Snyder JR. (2006). Evaluation of the effects of the opioid agonist morphine on gastrointestinal tract function in horses. *Am J Vet Res.* **67**, 992–997.

Bragg P, Zwass MS, Lau M, Fisher DM. (1995). Opioid pharmacodynamics in neonatal dogs: differences between morphine and fentanyl. *J Appl Physiol.* **79**, 1519–1524.

Brewster D, Humphrey MJ, Mcleavy MA. (1981). The systemic bioavailability of buprenorphine by various routes of administration. *J Pharm Pharmacol.* **33**, 500–506.

Briggs SL, Sneed K, Sawyer DC. (1998). Antinociceptive effects of oxymorphone-butorphanol-acepromazine combination in cats. *Vet Surg.* **27**, 466–472.

Brix-Christensen V, Goumon Y, Tonnesen E, Chew M, Bilfinger T, Stefano GB. (2000). Endogenous morphine is produced in response to cardiopulmonary bypass in neonatal pigs. *Acta Anaesthesiol Scand.* **44**, 1204–1208.

Brodbelt DC, Taylor PM, Stanway GW. (1997). A comparison of preoperative morphine and buprenorphine for postoperative analgesia for arthrotomy in dogs. *J Vet Pharmacol Ther.* **20**, 284–289.

Brondani JT, Loureiro Luna SP, Beier SL, Minto BW, Padovani CR. (2009). Analgesic efficacy of perioperative use of vedaprofen, tramadol or their combination in cats undergoing ovariohysterectomy. *J Feline Med Surg.* **11**, 420–429.

Brown SM, Holtzman M, Kim T, Kharasch ED. (2011). Buprenorphine metabolites, buprenorphine-3-glucuronide and norbuprenorphine-3-glucuronide, are biologically active. *Anesthesiology.* **115**, 1251–1260.

Brunson DB, Majors LJ. (1987). Comparative analgesia of xylazine, xylazine/morphine, xylazine/butorphanol, and xylazine/nalbuphine in the horse, using dental dolorimetry. *Am J Vet Res.* **48**, 1087–1091.

Buckhold DK, Erickson HH, Lumb WV. (1977). Cardiovascular response to fentanyl-droperidol and atropine in the dog. *Am J Vet Res.* **38**, 479–482.

Carpenter RE, Brunson DB. (2007). Exotic and zoo animal species. In Tranquilli WJ, Thurmon JC, Grimm KA (eds), *Lumb and Jones' Veterinary Anesthesia and Analgesia*, 4th edn. Ames, Blackwell Publishing, 785–806.

Capon DA, Bochner F, Kerry N, Mikus G, Danz C, Somogyi AA. (1996). The influence of CYP2D6 polymorphism and quinidine on the disposition and antitussive effect of dextromethorphan in humans. *Clin Pharmacol Therap.* **60**, 295–307.

Carregaro AB, Luna SP, Mataqueiro MI, de Queiroz-Neto A. (2007). Effects of buprenorphine on nociception and spontaneous locomotor activity in horses. *Am J Vet Res.* **68**, 246–250.

Carregaro AB, Neto FJ, Beier SL, Luna SP. (2006). Cardiopulmonary effects of buprenorphine in horses. *Am J Vet Res.* **67**, 1675–1680.

Carroll GL, Hooper RN, Boothe DM, Hartsfield SM, Randoll LA. (1999). Pharmacokinetics of fentanyl after intravenous and transdermal administration in goats. *Am J Vet Res.* **60**, 986–991.

Caulkett NA, Arnemo JM. (2007). Chemical immobilization of free-ranging terrestrial mammals. In Tranquilli WJ, Thurmon JC, Grimm KA (eds). *Lumb and Jones' Veterinary Anesthesia and Analgesia*, 4th edn. Ames, Blackwell Publishing. 807–832.

Cavanagh RL, Gylys JA, Bierwagen ME. (1976). Antitussive properties of butorphanol. *Arch Int Pharmacodyn Ther.* **220**, 258–268.

Ceulemans SM, Guzman DS, Olsen GH, Beaufre`re H, Paul-Murphy JR. (2014). Evaluation of thermal antinociceptive effects after intramuscular administration of buprenorphine hydrochloride to American kestrels (Falco sparverius). *Am J Vet Res.* **75**, 705–710.

Chang A, Emmel DW, Rossi GC, Pasternak GW. (1998). Methadone analgesia in morphine-insensitive CXBK mice. *Eur J Pharmacol.* **351**, 189–191.

Chau TT, Carter FE, Harris LS. (1983). Antitussive effect of the optical isomers of mu, kappa and sigma opiate agonists/antagonists in the cat. *J Pharmacol Exp Ther.* **226**, 108–113.

Cherubini E, Morita K, North RA. (1985). Opioid inhibition of synaptic transmission in the guinea-pig myenteric plexus. *Br J Pharmacol.* **85**, 805–817.

Chou DT, Wang SC. (1975). Studies on the localization of central cough mechanism; site of action of antitussive drugs. *J Pharmacol Exp Ther.* **194**, 499–505.

Clark L, Clutton RE, Blissitt KJ, Chase-Topping ME. (2005). Effects of peri-operative morphine administration during halothane anaesthesia in horses. *Vet Anaesth Analg.* **32**, 10–15.

Claude AK, Dedeaux A, Chiavaccini L, Hinz S. (2014). Effects of maropitant citrate or acepromazine on the incidence of adverse events associated with hydromorphone premedication in dogs. *J Vet Intern Med.* **28**, 1414–1417.

Combie JD, Nugent TE, Tobin T. (1983). Pharmacokinetics and protein binding of morphine in horses. *Am J Vet Res.* **44**, 870–874.

Copland VS, Haskins SC, Patz JD. (1987). Oxymorphone: cardiovascular, pulmonary, and behavioral effects in dogs. *Am J Vet Res.* **48**, 1626–1630.

Copland VS, Haskins SC, Patz JD. (1992). Cardiovascular and pulmonary effects of atropine reversal of oxymorphone-induced bradycardia in dogs. *Vet Surg.* **21**, 414–417.

Court MH, Greenblatt DJ. (1997). Biochemical basis for deficient paracetamol glucuronidation in cats: an interspecies comparison of enzyme constraint in liver microsomes. *J Pharm Pharmacol.* **49**, 446–449.

Craft RM, Ulibarri CM, Raub DJ. (2000). Kappa opioid-induced diuresis in female vs. male rats. *Pharmacol Biochem Behav.* **65**, 53–59.

Curro TG, Brunson DB, Paul-Murphy J. (1994). Determination of the ED50 of isoflurane and evaluation of the isoflurane-sparing effect of butorphanol in cockatoos (Cacatua spp.). *Vet Surg.* **23**, 429–433.

Davidson CD, Pettifer GR, Henry JD. (2004). Plasma fentanyl concentrations and analgesic effects during full or partial exposure to transdermal fentanyl patches in cats. *Am J Vet Res.* **224**, 700–705.

Davila D, Keeshen TP, Evans RB, Conzemius MG. (2013). Comparison of the analgesic efficacy of perioperative firocoxib and tramadol administration in dogs undergoing tibial plateau leveling osteotomy. *J Am Vet Med Assoc.* **243**, 225–231.

Davis JL, Messenger KM, LaFevers DH, Barlow BM, Posner LP. (2012). Pharmacokinetics of intravenous and intramuscular buprenorphine in the horse. *J Vet Pharmacol Ther.* **35**, 52–58.

Davis LE, Donnelly EJ. (1968). Analgesic drugs in the cat. *J Am Vet Med Assoc.* **152**, 1161–1167.

de Castro J, Van de Water A, Wouters L, Xhonneux R, Reneman R, Kay B. (1979). Comparative study on the epileptoid activity of the narcotics used in high and massive doses in curarised and mechanically ventilated dogs. *Acta Anaesthesiol Belg.* **30**, 55–69.

DeHaven-Hudkins DL, DeHaven RN, Little PJ, Techner LM. (2008). The involvement of the mu-opioid receptor in gastrointestinal pathophysiology: therapeutic opportunities for antagonism at this receptor. *Pharmacol Ther.* **117**, 162–187

Devine EP, KuKanich B, Beard WL. (2013). Pharmacokinetics of intramuscularly administered morphine in horses. *J Am Vet Med Assoc.* **243**, 105–112.

Dobbins S, Brown NO, Shofer FS. (2002). Comparison of the effects of buprenorphine, oxymorphone hydrochloride, and ketoprofen for postoperative analgesia after onychectomy or onychectomy and sterilization in cats. *J Am Animal Hospi Assoc.* **38**, 507–514.

Dobromylskyj P. (1993). Assessment of methadone as an anesthetic premedicant in cats. *J Small Anim Pract.* **34**, 604–608.

Dodam JR, Cohn LA, Durham HE, Szladovits B. (2004). Cardiopulmonary effects of medetomidine, oxymorphone, or butorphanol in selegiline-treated dogs. *Vet Anaesth Analg.* **31**, 129–137.

Drenger B, Magora F. (1989). Urodynamic studies after intrathecal fentanyl and buprenorphine in the dog. *Anesth Analg.* **69**, 348–353.

Drenger B, Magora F, Evron S, Caine M. (1986). The action of intrathecal morphine and methadone on the lower urinary tract in the dog. *J Urol.* **135**, 852–855.

Egger CM, Duke T, Archer J, Cribb PH. (1998). Comparison of plasma fentanyl concentrations by using three transdermal fentanyl patch sizes in dogs. *Vet Surg.* **27**, 159–166.

Englberger W, Ko¨gel B, Friderichs E, Strassburger W, Germann T. (2006). Reversibility of opioid receptor occupancy of buprenorphine in vivo. *Eur J Pharmacol.* **534**, 95–102.

Ferreira TH, Rezende ML, Mama KR, Hudachek SF, Aguiar AJ. (2011). Plasma concentrations and behavioral, antinociceptive, and physiologic effects of methadone after intravenous and oral transmucosal administration in cats. *Am J Vet Res.* **72**, 764–771.

Findlay JW, Jones EC, Welch RM. (1979). Radioimmunoassay determination of the absolute oral bioavailabilities and O-demethylation of codeine and hydrocodone in the dog. *Drug Metab Dispos.* **7**, 310–314.

Flôr PB, Yazbek KV, Ida KK, Fantoni DT. (2013). Tramadol plus metamizole combined or not with anti-inflammatory drugs is clinically effective for moderate to severe chronic pain treatment in cancer patients. *Vet Anesth Analg.* **40**, 316–327.

Foley KM. (2003). Opioids and chronic neuropathic pain. *N Engl J Med.* **348**, 1279–1281.

Franks JN, Boothe HW, Taylor L, Geller S, Carroll GL, Cracas V, Boothe DM. (2000). Evaluation of transdermal fentanyl patches for analgesia in cats undergoing onychectomy. *J Am Vet Med Assoc.* **217**, 1013–1018.

Galligan JJ, Akbarali HI. (2014). Molecular physiology of enteric opioid receptors. *Am J Gastroenterol.* **2**, 17–21.

Garofalo NA, Teixeira Neto FJ, Pereira CD, Pignaton W, Vicente F, Alvaides RK. (2012). Cardiorespiratory and neuroendocrine changes induced by methadone in conscious and in isoflurane anaesthetised dogs. *Vet J.* **194**, 398–404.

Gellasch KL, Kruse-Elliott KT, Osmond CS, Shih AN, Bjorling DE. (2002). Comparison of transdermal administration of fentanyl versus intramuscular administration of butorphanol for analgesia after onychectomy in cats. *J Am Vet Med Assoc.* **220**, 1020–1024.

Gingerich DA, Rourke JE, Strom PW. (1983). Clinical efficacy of butorphanol injectable and tablets. *Vet Med Small Anim Clin.* **78**, 179–182.

Giorgi M, Del Carlo S, Saccomanni G, Łebkowska-Wieruszewska B, Kowalski CJ. (2009). Pharmacokinetic and urine profile of tramadol and its major metabolites following oral immediate release capsules administration in dogs. *Vet Res Commun.* **33**, 875–885.

Giorgi M, Soldani G, Manera C, Ferrarini P, Sgorbini M, Saccomanni G. (2007). Pharmacokinetics of Tramadol and its Metabolites M1, M2 and M5 in Horses Following Intravenous, Immediate Release (Fasted/Fed). and Sustained Release Single Dose Administration. *J Equine Vet Sci.* **27**, 481–488.

Grattan TJ, Marshall AE, Higgins KS, Morice AH. (1995). The effect of inhaled and oral dextromethorphan on citric acid induced cough in man. *Br J Clin Pharmacol.* **39**, 261–263.

Grimm KA, Tranquilli WJ, Gross DR, Sisson DD, Bulmer BJ, Benson GJ, Greene SA, Martin-Jimenez T. (2005). Cardiopulmonary effects of fentanyl in conscious dogs and dogs sedated with a continuous rate infusion of medetomidine. *Am J Vet Res.* **66**, 1222–1226.

Grimm KA, Tranquilli WJ, Thurmon JC, Benson GJ. (2000). Duration of nonresponse to noxious stimulation after intramuscular administration of butorphanol, medetomidine, or a butorphanol-medetomidine combination during isoflurane administration in dogs. *Am J Vet Res.* **61**, 42–47.

Grisneaux E, Pibarot P, Dupuis J, Blais D. (1999). Comparison of ketoprofen and carprofen administered prior to orthopedic surgery for control of postoperative pain in dogs. *J Am Vet Med Assoc.* **215**, 1105–1110.

Grond S, Sablotzki A. (2004). Clinical pharmacology of tramadol. *Clin Pharmacokinet.* **43**, 879–923.

Grubb TL, Gold JR, Schlipf JW, Craig AM, Walker KC, Riebold TW. (2005). Assessment of serum concentrations and sedative effects of fentanyl after transdermal administration at three dosages in healthy llamas. *Am J Vet Res.* **66**, 907–909.

Guedes A, Knych H, Hood D. (2016). Plasma concentrations, analgesic and physiological assessments in horses with chronic laminitis treated with two doses of oral tramadol. *Equine Vet J.* **48**, 528–531.

Guedes AG, Knych HK, Soares JH, Brosnan RJ. (2014). Pharmacokinetics and physiological effects of repeated oral administrations of tramadol in horses. *J Vet Pharmacol Ther.* **37**, 269–278.

Guedes AGP, Papich MG, Rude EP, Rider MA. (2007a). Comparison of plasma histamine levels following intravenous administration of hydromorphone and morphine in dogs. *J Vet Pharmacol Ther.* **30**, 516–522.

Guedes AG, Papich MG, Rude EP, Rider MA. (2007b). Pharmacokinetics and physiological effects of two intravenous infusion rates of morphine in conscious dogs. *J Vet Pharmacol Ther.* **30**, 224–233.

Guedes AG, Papich MG, Rude EP, Rider MA. (2008). Pharmacokinetics and physiological effects of intravenous hydromorphone in conscious dogs. *J Vet Pharmacol Therap.* **31**, 334–343.

Guedes AG, Rude EP, Rider MA. (2006). Evaluation of histamine release during constant rate infusion of morphine in dogs. *Vet Anaesth Analg.* **33**, 28–35.

Guzman DS, Drazenovich TL, KuKanich B, Olsen GH, Willits NH, Paul-Murphy JR. (2014a). Evaluation of thermal antinociceptive effects and pharmacokinetics after intramuscular administration of butorphanol tartrate to American kestrels (Falco sparverius). *Am J Vet Res.* **75**, 11–18.

Guzman DS, Drazenovich TL, Olsen GH, Willits NH, Paul-Murphy JR. (2014b). Evaluation of thermal antinociceptive effects after oral administration of tramadol hydrochloride to American kestrels (Falco sparverius). *Am J Vet Res.* **75**, 117–123.

Hall FS, Schwarzbaum JM, Perona MT, Templin JS, Caron MG, Lesch KP, Murphy DL, Uhl GR. (2011). A greater role for the norepinephrine transporter than the serotonin transporter in murine nociception. *Neuroscience.* **175**, 315–327.

Harms CA, Lewbart GA, Swanson CR, Kishimori JM, Boylan SM. (2005). Behavioral and clinical pathology changes in koi carp (Cyprinus carpio) subjected to anesthesia and surgery with and without intra-operative analgesics. *Comp Med.* **55**, 221–226.

Hawley AT, Wetmore LA. (2010). Identification of single nucleotide polymorphisms within exon 1 of the canine mu-opioid receptor gene. *Vet Anesth Analg.* **37**, 79–82.

Hay Kraus BL. (2013). Efficacy of maropitant in preventing vomiting in dogs premedicated with hydromorphone. *Vet Anesth Analg.* **40**, 28–34.

Hay Kraus BL. (2014a). Efficacy of orally administered maropitant citrate in preventing vomiting associated with hydromorphone administration in dogs. *J Am Vet Med Assoc.* **244**, 1164–1169.

Hay Kraus BL. (2014b). Effect of dosing interval on efficacy of maropitant for prevention of hydromorphone-induced vomiting and signs of nausea in dogs. *J Am Vet Med Assoc.* **245**, 1015–1020.

Hedges AR, Pypendop BH, Shilo Y, Stanley SD, Ilkiw JE. (2014). Impact of the blood sampling site on time-concentration drug profiles following intravenous or buccal drug administration. *J Vet Pharmacol Ther.* **37**, 145–150.

Heinricher MM. (2005). Nociceptin/orphanin FQ: pain, stress and neural circuits. *Life Sci.* **77**, 3127–3132.

Hennies HH, Friderichs E, Schneider J. (1988). Receptor binding, analgesic and antitussive potency of tramadol and other selected opioids. *Arzneimittelforschung.* **38**, 877–880.

Hersh EV, Lally ET, Moore PA. (2005). Update on cyclooxygenase inhibitors: has a third COX isoform entered the fray? *Curr Med Res Opin.* **21**, 1217–1226.

Homsi J, Walsh D, Nelson KA, Sarhill N, Rybicki L, Legrand SB, Davis MP. (2002). A phase II study of hydrocodone for cough in advanced cancer. *Am J Hosp Palliat Care.* **19**, 49–56.

Hug CC Jr, Murphy MR. (1979). Fentanyl disposition in cerebrospinal fluid and plasma and its relationship to ventilatory depression in the dog. *Anesthesiology.* **50**, 342–349.

Hug CC Jr, Murphy MR, Rigel EP, Olson WA. (1981). Pharmacokinetics of morphine injected intravenously into the anesthetized dog. *Anesthesiology.* **54**, 38–47.

Hugnet C, Cadore JL, Buronfosse F, Pineau X, Mathet T, Berny PJ. (1996). Loperamide poisoning in the dog. *Vet Hum Toxicol.* **38**, 31–33.

Jacqz E, Ward S, Johnson R, Schenker S, Gerkens J, Brank RA. (1986). Extrahepatic glucuronidation of morphine in the dog. *Drug Metab Dispos.* **14**, 627–630.

Jansen GA, Greene NM. (1970). Morphine metabolism and morphine tolerance in goldfish. *Anesthesiology.* **32**, 231–235.

Johnson JA, Robertson SA, Pypendop BH. (2007). Antinociceptive effects of butorphanol, buprenorphine, or both, administered intramuscularly in cats. *Am J Vet Res.* **68**, 699–703.

Johnson RE, Fudala PJ, Payne R. (2005). Buprenorphine: considerations for pain management. *J Pain Symptom Manag.* **29**, 297–326.

Jones SG, Kamunde C, Lemke K, Stevens ED. (2012). The dose-response relation for the antinociceptive effect of morphine in a fish, rainbow trout. *J Vet Pharmacol Ther.* **35**, 563–570.

Julius D, Basbaum AI. (2001). Molecular mechanisms of nociception. *Nature.* **413**, 203–210.

Kalpravidh M, Lumb WV, Wright M, Heath RB. (1984). Effects of butorphanol, flunixin, levorphanol, morphine, and xylazine in ponies. *Am J Vet Res.* **45**, 217–223.

Kamerling SG, Dequick DJ, Weckman TJ, Tobin T. (1985). Dose-related effects of fentanyl on autonomic and behavioral responses in performance horses. *Gen Pharmacol.* **16**, 253–258.

Kanui TI, Hole K. (1992). Morphine and pethidine antinociception in the crocodile. *J Vet Pharmacol Ther.* **15**, 101–103.

Kasé Y, Yuizono T, Yamasaki T, Yamada T, Io S, Tamiya M, Kondo I. (1959). A new potent non-narcotic antitussive, 1-methyl-3-di(2-thienyl)methylenepiperidine. Pharmacology and Clinical Efficacy. *Chem Pharm Bull (Tokyo).* **7**, 372–377.

Kayaalp SO, Kaymakcalan S. (1966). A comparative study of the effects of morphine in unanaesthetized and anaesthetized cats. *Br J Pharmacol Chemother.* **26**, 196–204.

Keates HL, Cramond T, Smith MT. (1999). Intraarticular and periarticular opioid binding in inflamed tissue in experimental canine arthritis. *Anesth Analg.* **89**, 409–415.

Khan SA, Mclean MK, Slater M, Hansen S, Zawistowski S. (2012). Effectiveness and adverse effects of the use of apomorphine and 3% hydrogen peroxide solution to induce emesis in dogs. *J Am Vet Med Assoc.* **241**, 1179–1184.

Ko JC, Freeman LJ, Barletta M, Weil AB, Payton ME, Johnson BM, Inoue T. (2011). Efficacy of oral transmucosal and intravenous administration of buprenorphine before surgery for postoperative analgesia in dogs undergoing ovariohysterectomy. *J Am Vet Med Assoc.* **238**, 318–328.

Kögel B, Terlinden R, Schneider J. (2014). Characterization of tramadol, morphine and tapentadol in an acute pain model in Beagle dogs. *Vet Anaesth Analg.* **41**, 297–304.

Koh RB, Isaza N, Xie H, Cooke K, Robertson SA. (2014). Effects of maropitant, acepromazine, and electroacupuncture on vomiting associated with administration of morphine in dogs. *J Am Vet Med Assoc.* **244**, 820–829.

Kosten TR, O'Connor PG. (2003). Management of drug and alcohol withdrawal. *New Engl J Med.* **348**, 1786–1795.

Krotscheck U, Boothe DM, Boothe HW. (2004). Evaluation of transdermal morphine and fentanyl pluronic lecithin organogel administration in dogs. *Vet Ther.* **5**, 202–211.

KuKanich B. (2010). Pharmacokinetics of acetaminophen, codeine, and the codeine metabolites morphine and codeine-6-glucuronide in healthy Greyhound dogs. *J Vet Pharmacol Ther.* **33**, 15–21.

KuKanich B. (2011). Pharmacokinetics of subcutaneous fentanyl in greyhounds. *Vet J.* **190**, e140–142.

KuKanich B, Allen P. (2014). Comparative pharmacokinetics of intravenous fentanyl and buprenorphine in healthy greyhound dogs. *J Vet Pharmacol Ther.* **37**, 595–597.

Kukanich B, Borum SL. (2008a). Effects of ketoconazole on the pharmacokinetics and pharmacodynamics of morphine in healthy Greyhounds. *Am J Vet Res.* **69**, 664–669.

Kukanich B, Borum SL. (2008b). The disposition and behavioral effects of methadone in Greyhounds. *Vet Anaesth Analg.* **35**, 242–248.

KuKanich B, Hogan BK, Krugner-Higby LA, Smith LJ. (2008a). Pharmacokinetics of hydromorphone hydrochloride in healthy dogs. *Vet Anaesth Analg.* **35**, 256–264.

KuKanich B, Hogan BK, Krugner-Higby LA, Toerber, S, Smith LJ. (2008b). Pharmacokinetics and behavioral effects of oxymorphone after intravenous and subcutaneous administration to healthy dogs. *J Vet Pharmacol Ther.* **31**, 580–583.

KuKanich B, KuKanich K. (2015). Chloramphenicol significantly affects the pharmacokinetics of oral methadone in Greyhound dogs. *Vet Anaesth Analg.* **42**, 597–607.

Kukanich B, Kukanich KS, Rodriguez JR. (2011). The effects of concurrent administration of cytochrome P-450 inhibitors on the pharmacokinetics of oral methadone in healthy dogs. *Vet Anaesth Analg.* **38**, 224–230.

KuKanich B, Lascelles BD, Aman AM, Mealey KL, Papich MG. (2005d). The effects of inhibiting cytochrome P450 3A, p-glycoprotein, and gastric acid secretion on the oral bioavailability of methadone in dogs. *J Vet Pharmacol Ther.* **28**, 461–466.

KuKanich B, Lascelles BDX, Papich MG. (2005a). Pharmacokinetics of morphine and plasma concentrations of morphine-6-glucuronide following morphine administration to dogs. *J Vet Pharmacol Ther.* **28**, 371–376.

KuKanich B, Lascelles BDX, Papich MG. (2005b). Evaluation of a von Frey Device for pharmacodynamic modeling of morphine in dogs. *Am J Vet Res.* **66**, 1616–1622.

KuKanich B, Lascelles BD, Papich MG. (2005c). Use of a von Frey device for evaluation of pharmacokinetics and pharmacodynamics of morphine after intravenous administration as an infusion or multiple doses in dogs. *Am J Vet Res.* **66**, 1968–1974.

Kukanich B, Papich MG. (2004a). Plasma profile and pharmacokinetics of dextromethorphan after intravenous and oral administration in healthy dogs. *J Vet Pharmacol Ther.* **27**, 337–341.

Kukanich B, Papich MG. (2004b). Pharmacokinetics of tramadol and the metabolite O-desmethyltramadol in dogs. *J Vet Pharmacol Ther.* **27**, 239–246.

Kukanich B, Papich MG. (2011). Pharmacokinetics and antinociceptive effects of oral tramadol hydrochloride administration in Greyhounds. *Am J Vet Res.* **72**, 256–262.

KuKanich B, Spade J. (2013). Pharmacokinetics of hydrocodone and hydromorphone after oral hydrocodone in healthy greyhound dogs. *Vet J.* **196**, 266–268.

Kyles AE, Hardie EM, Hansen BD, Papich MG. (1998). Comparison of transdermal fentanyl and intramuscular oxymorphone on post-operative behaviour after ovariohysterectomy in dogs. *Res Vet Sci.* **65**, 245–251.

Kyles AE, Papich MG, Hardie EM. (1996). Disposition of transdermally administered fentanyl in dogs. *Am J Vet Res.* **57**, 715–719.

Lascelles BD, Cripps PJ, Jones A, Waterman AE. (1997). Post-operative central hypersensitivity and pain: the pre-emptive value of pethidine for ovariohysterectomy. *Pain.* **73**, 461–471.

Lascelles BD, Robertson SA. (2004). Antinociceptive effects of hydromorphone, butorphanol, or the combination in cats. *J Vet Intern Med.* **18**, 190–195.

La Vincente SF, White JM, Somogyi AA, Bochner F, Chapleo CB. (2008). Enhanced buprenorphine analgesia with the addition of ultra-low-dose naloxone in healthy subjects. *Clin Pharmacol Therap.* **83**, 144–152.

Lawrence AJ, Joshi GP, Michalkiewicz A, Blunnie WP, Moriarty DC. (1992). Evidence for analgesia mediated by peripheral opioid receptors in inflamed synovial tissue. *Eur J Clin Pharmacol.* **43**, 351–355.

Lee DD, Papich MG, Hardie EM. (2000). Comparison of pharmacokinetics of fentanyl after intravenous and transdermal administration in cats. *Am J Vet Res.* **61**, 672–677.

Lees AJ. (1993). Dopamine agonists in Parkinson's disease: a look at apomorphine. *Fundam Clin Pharmacol.* **7**, 121–128.

Lemke KA, Runyon CL, Horney BS. (2002). Effects of preoperative administration of ketoprofen on anesthetic requirement and signs of postoperative pain in dogs undergoing elective ovariohysterctomy. *J Am Vet Med Assoc.* **221**, 1268–1274.

Lemke KA, Tranquilli WJ, Thurmon JC, Benson GJ, Olson WA. (1996). Ability of flumazenil, butorphanol, and naloxone to reverse the anesthetic effects of oxymorphone-diazepam in dogs. *J Am Vet Med Assoc.* **209**, 776–779.

Li AC, Chovan JP, Yu E, Zamora I. (2013). Update on hydrocodone metabolites in rats and dogs aided with a semi-automatic software for metabolite identification Mass-MetaSite. *Xenobiotica.* **43**, 390–398.

Li X, Keith DE, Evans CJ. (1996). Multiple opioid receptor-like genes are identified in diverse vertebrate phyla. *FEBS Letters.* **397**, 25–29.

Linardi RL, Stokes AM, Keowen ML, Barker SA, Hosgood GL, Short CR. (2012). Bioavailability and pharmacokinetics of oral and injectable formulations of methadone after intravenous, oral, and intragastric administration in horses. *Am J Vet Res.* **73**, 290–295.

Lind RE, Reynolds DG, Ganes EM, Jenkins JT. (1981). Morphine effects on cardiovascular performance *Am Surg.* **47**, 107–111.

Linton DD, Wilson MG, Newbound GC, Freise KJ, Clark TP. (2012). The effectiveness of a long-acting transdermal fentanyl solution compared to buprenorphine for the control of postoperative pain in dogs in a randomized, multicentered clinical study. *J Vet Pharmacol Ther.* **35** (Suppl. 2), 53–64.

Lorenzutti AM, Mart´ın-Flores M, Litterio NJ, Himelfarb MA, Zarazaga MP. (2015). Evaluation of the antiemetic efficacy of maropitant in dogs medicated with morphine and acepromazine. *Vet Anesth Analg.* **43**, 195–198.

Lötsch J, Skarke C, Schmidt H, Rohrbacher M, Hofmann U, Schwab M, Geisslinger G. (2006). Evidence for morphine-independent central nervous opioid effects after administration of codeine: Contribution of other codeine metabolites. *Clin Pharmacol Therap.* **79**, 35–48.

Love EJ, Pelligand L, Taylor PM, Murrell JC, Sear JW. (2015). Pharmacokinetic-pharmacodynamic modelling of intravenous buprenorphine in conscious horses. *Vet Anesth Analg.* **42**, 17–29.

Love EJ, Taylor PM, Whay HR, Murrell J. (2013). Postcastration analgesia in ponies using buprenorphine hydrochloride. *Vet Rec.* **172**, 635.

Lucas AN, Firth AM, Anderson GA, Vine JH, Edwards GA. (2001). Comparison of the effects of morphine administered by constant-rate intravenous infusion or intermittent intramuscular injection in dogs. *J Am Vet Med Assoc.* **218**, 884–891.

Lynn AM, McRorie TI, Slattery JT, Calkins D, Opheim KE. (1991). Pharmacokinetics and pharmacodynamics of morphine in infant monkeys. *Dev Pharmacol Ther.* **16**, 41–47.

Maiante AA, Teixeira Neto FJ, Beier SL, Corrente JE, Pedroso CE. (2009). Comparison of the cardio- respiratory effects of methadone and morphine in conscious dogs. *J Vet Pharmacol Ther.* **32**, 317–328.

Malek S, Sample SJ, Schwartz Z, Nemke B, Jacobson PB, Cozzi EM, Schaefer SL, Bleedorn JA, Holzman G, Muir P. (2012). Effect of analgesic therapy on clinical outcome measures in a randomized controlled trial using client-owned dogs with hip osteoarthritis. *BMC Vet Res.* **8**, 185.

Mama KR, Pascoe PJ, Steffey EP. (1992). Evaluation of the interaction of mu and kappa opioid agonists on locomotor behavior in the horse. *Can J Vet Res.* **57**, 106–109.

Mans C, Lahner LL, Baker BB, Johnson SM, Sladky KK. (2012). Antinociceptive efficacy of buprenorphine and hydromorphone in red-eared slider turtles (Trachemys scripta elegans). *J Zoo Wildl Med.* **43**, 662–665.

Markenson JA. (1996). Mechanisms of chronic pain. *Am J Med.* **101**, 6S–18S.

Mathews KA, Paley DM, Foster RA, Valliant AE, Young SS. (1996). A comparison of ketorolac with flunixin, butorphanol, and oxymorphone in controlling postoperative pain in dogs. *Can Vet J.* **37**, 557–567.

Martin LB, Thompson AC, Martin T, Kristal MB. (2001). Analgesic efficacy of orally administered buprenorphine in rats. *Comp Med.* **51**, 43–48.

Martinez EA, Hartsfield SM, Melendez LD, Matthews NS, Slater MR. (1997). Cardiovascular effects of buprenorphine in anesthetized dogs. *Am J Vet Res.* **58**, 1280–1284.

Matthiesen T, Wöhrmann T, Coogan TP, Uragg H. (1998). The experimental toxicology of tramadol: an overview. *Toxicol Lett.* **16**, 63–71.

Maxwell LK, Thomasy SM, Slovis N, Kollias-Baker C. (2003). Pharmacokinetics of fentanyl following intravenous and transdermal administration in horses. *Equine Vet J.* **35**, 484–490.

Messenger KM, Davis JL, LaFevers DH, Barlow BM, Posner LP. (2011). Intravenous and sublingual buprenorphine in horses: pharmacokinetics and influence of sampling site. *Vet Anaesth Analg.* **38**, 374–384.

Meunier JC, Mollereau C, Toll L, Suaudeau C, Moisand C, Alvinerie P, Butour JL, Guillemot JC, Ferrara P, Monsarrat B, Mazarguil H, Vassart G, Parmentier M, Costentin´ J. (1995). Isolation and structure of the endogenous agonist of opioid receptor-like ORL1 receptor. *Nature.* **377**, 532–535.

Mircica E, Clutton RE, Kyles KW, Blissitt KJ. (2003). Problems associated with perioperative morphine in horses: a retrospective case analysis. *Vet Anesth Analg.* **30**, 147–155.

Mitchelson F. (1992). Pharmacological agents affecting emesis: A review. *Drugs.* **43**, 295–315.

Mohammad-Zadeh LF, Moses L, Gwaltney-Brant SM. (2008). Serotonin: a review. *J Vet Pharmacol Ther.* **31**, 187–199.

Monteiro ER, Junior AR, Assis HM, Campagnol D, Quitzan JG. (2009). Comparative study on the sedative effects of morphine, methadone, butorphanol or tramadol, in combination with acepromazine, in dogs. *Vet Anesth Analg.* **36**, 25–33.

Moore AS, Rand WM, Berg J, L'Heureux DA, Dennis RA. (1994). Evaluation of butorphanol and cyproheptadine for prevention of cisplatin-induced vomiting in dogs. *J Am Vet Med Assoc.* **205**, 441–443.

Mosley CA, Dyson D, Smith DA. (2003). Minimum alveolar concentration of isoflurane in green iguanas and the effect of butorphanol on minimum alveolar concentration. *J Am Vet Med Assoc.* **222**, 1559–1564.

Mosley CA, Dyson D, Smith DA. (2004). The cardiovascular dose-response effects of isoflurane alone and combined with butorphanol in the green iguana (Iguana iguana). *Vet Anesth Analg.* **31**, 64–72.

Movafegh A, Shoeibi G, Ansari M, Sadeghi M, Azimaraghi O, Aghajani Y. (2012). Naloxone infusion and post-hysterectomy morphine consumption: a double-blind, placebo-controlled study. *Acta Anesthes Scand.* **56**, 1241–1249.

Muir WW, Skarda RT, Sheehan WC. (1978). Cardiopulmonary effects of narcotic agonists and a partial agonist in horses. *Am J Vet Res.* **39**, 1632–1635.

Muldoon SM, Donlon MA, Todd R, Helgeson EA, Freas W. (1984). Plasma histamine and hemodynamic responses following administration of nalbuphine and morphine. *Agents Actions.* **15**, 229–234.

Mullin WJ, Phillis JW, Pinsky C. (1973). Morphine enhancement of acetylcholine release from the brain in unanesthetized cats. *Eur J Pharmacol.* **22**, 117–119.

Murray A, Hagen NA. (2005). Hydromorphone. *J Pain Symptom. Manage.* **29**, S57–66.

Murrell JC, Robertson SA, Taylor PM, McCown JL, Bloomfield M, Sear JW. (2007). Use of a transdermal matrix patch of buprenorphine in cats: preliminary pharmacokinetic and pharmacodynamic data. *Vet Rec.* **160**, 578–583.

Navani DM, Yoburn BC. (2013). In vivo activity of norhydrocodone: an active metabolite of hydrocodone. *J Pharmacol Exp Ther.* **347**, 497–505.

Neal CR Jr, Mansour A, Reinscheid R, Nothacker HP, Civelli O, Akil H, Watson SJ Jr. (1999). Opioid receptor-like (ORL1) receptor distribution in the rat central nervous system: comparison of ORL1 receptor mRNA expression with (125)I-[(14)Tyr]-orphanin FQ binding. *J Comp Neurol.* **412**, 563–605.

Newby NC, Gamperl AK, Stevens ED. (2007). Cardiorespiratory effects and efficacy of morphine sulfate in winter flounder (*Pseudopleuronectes americanus*). *Am J Vet Res.* **68**, 592–597.

Newby NC, Mendonca PC, Gamperl K, Stevens ED. (2006). Pharmacokinetics of morphine in fish: winter flounder (Pseudopleuronectes americanus) and seawater-acclimated rainbow trout (Oncorhynchus mykiss). *Comp Biochem Physiol C Toxicol Pharmacol.* **143**, 275–383.

Niedfeldt RL, Robertson SA. (2006). Postanesthetic hyperthermia in cats: a retrospective comparison between hydromorphone and buprenorphine. *Vet Anesth Analg.* **33**, 381–389.

Nilsfors L, Kvart C, Kallings P, Carlsten J, Bondesson U. (1988). Cardiorespiratory and sedative effects of a combination of acepromazine, xylazine and methadone in the horse. *Equine Vet J.* **20**, 364–367.

Nosaľova G, Strapkova A, Korpas J. (1991). Relationship between the antitussic and analgesic activity of substances. *Acta Physiol Hung.* **77**, 173–178.

Orsini JA, Moate PJ, Kuersten K, Soma LR, Boston RC. (2006). Pharmacokinetics of fentanyl delivered transdermally in healthy adult horses-variability among horses and its clinical implications. *J Vet Pharmacol Ther.* **29**, 539–546.

Page GG, Ben-Eliyahu S. (1997). The immunosuppressive nature of pain. *Semin Oncol Nurs.* **13**, 10–15.

Pant KK, Verma VK, Mishra N, Singh N, Sinha JN, Bhargava KP. (1983). Effects of morphine and pethidine on coronary vascular resistance, blood pressure, and myocardial infarction-induced cardiac arrhythmias. *Jpn Heart J.* **24**, 127–133.

Papich MG. (1996). Drug residue considerations for anesthetics and adjunctive drugs in food-producing animals. *Vet Clin North Am Food Anim Pract.* **12**, 693–706.

Papich MG. (2016). *Saunders Handbook of Veterinary Drugs*, 4th edn. St. Louis, Elsevier.

Papich MG, Bledsoe DL. (2007). Tramadol pharmacokinetics in cats after oral administration of an immediate release tablet. *ACVIM Annual Forum* [abstract]. Seattle, WA.

Papich MG, Davis, JL, Chen, AX, Bledsoe DL. (2007). Tramadol Pharmacokinetics in dogs and an in vitro-in correlation of an oral extended release tablet. *ACVIM Annual Forum* [abstract]. Seattle, WA.

Paul-Murphy JR, Brunson DB, Miletic V. (1999). Analgesic effects of butorphanol and buprenorphine in conscious African grey parrots (Psittacus erithacus erithacus and Psittacus erithacus timneh). *Am J Vet Res.* **60**, 1218–1221.

Pibarot P, Dupuis J, Grisneaux E, Cuvelliez S, Plante´ J, Beauregard G, Bonneau NH, Bouffard J, Blais D. (1997). Comparison of ketoprofen, oxymorphone hydrochloride, and butorphanol in the treatment of postoperative pain in dogs. *J Am Vet Med Assoc.* **211**, 438–444.

Pieper K, Schuster T, Levionnois O, Matis U, Bergadano A. (2011). Antinociceptive efficacy and plasma concentrations of transdermal buprenorphine in dogs. *Vet J.* **187**, 335–341.

Posner LP, Gleed RD, Erb HN, Ludders JW. (2007). Post-anesthetic hyperthermia in cats. *Vet Anaesth Analg.* **34**, 40–47.

Priano LL, Vatner SF. (1981). Morphine effects on cardiac output and regional blood flow distribution in conscious dogs. *Anesthesiology.* **5**, 236–243.

Pypendop BH, Ilkiw JE. (2008). Pharmacokinetics of tramadol, and its metabolite O-desmethyl-tramadol, in cats. *J Vet Pharmacol Ther.* **31**, 52–59.

Pypendop BH, Ilkiw JE, Shilo-Benjamini Y. (2014). Bioavailability of morphine, methadone, hydromorphone, and oxymorphone following buccal administration in cats. *J Vet Pharmacol Ther.* **37**, 295–300.

Pypendop BH, Siao KT, Ilkiw JE. (2009). Effects of tramadol hydrochloride on the thermal threshold in cats. *Am J Vet Res.* **70**, 1465–1470.

Reese CJ, Short CE, Hollis NE, Barlow LL. (2000). Assessing the efficacy of perioperative carprofen administration in dogs undergoing surgical repair of a ruptured cranial cruciate ligament. *J Am Anim Hosp Assoc.* **36**, 448–455.

Reinscheid RK, Nothacker HP, Bourson A, Ardati A, Henningsen RA, Bunzow JR, Grandy DK, Langen H, Monsma FJ Jr, Civelli O. (1995). Orphanin FQ: a neuropeptide that activates an opioidlike G protein-coupled receptor. *Science.* **270**, 792–794.

Riedel W, Neeck G. (2001). Nociception, pain, and antinociception: current concepts. *Z Rheumatol.* **60**, 404–415.

Ritschel WA, Neub M, Denson DD. (1987). Meperidine pharmacokinetics following intravenous, peroral and buccal administration in beagle dogs. *Methods Find Exp Clin Pharmacol.* **9**, 811–815.

Robertson JT, Muir WW, Sams R. (1981). Cardiopulmonary effects of butorphanol tartrate in horses. *Am J Vet Res.* **42**, 41–44.

Robertson SA, Hauptman JG, Nachreiner RF, Richter MA. (2001). Effects of acetylpromazine or morphine on urine production in halothane-anesthetized dogs. *Am J Vet Res.* **62**, 1922–1927.

Robertson SA, Lascelles BDX, Taylor PM, Sear JW. (2005b). PK-PD modeling of buprenorphine in cats : intravenous and oral transmucosal administration. *J Vet Pharmacol Ther.* **28**, 453–460.

Robertson SA, Taylor PM, Lascelles BD, Dixon MJ. (2003). Changes in thermal threshold response in eight cats after administration of buprenorphine, butorphanol and morphine. *Vet Rec.* **153**, 462–465.

Robertson SA, Taylor PM, Sear JW. (2003). Systemic uptake of buprenorphine by cats after oral mucosal administration. *Vet Rec.* **152**, 675–678.

Robertson SA, Taylor PM, Sear JW, Keuhnel G. (2005a). Relationship between plasma concentrations and analgesia after intravenous fentanyl and disposition after other routes of administration in cats. *J Vet Pharmacol Ther.* **28**, 87–93.

Robinson EP, Faggella AM, Henry DP, Russell WL. (1988). Comparison of histamine release induced by morphine and oxymorphone administration in dogs. *Am J Vet Res.* **49**, 1699–1701.

Robinson TM, Kruse-Elliott KT, Markel MD, Pluhar GE, Massa K, Bjorling DE. (1999). A comparison of transdermal fentanyl versus epidural morphine for analgesia in dogs undergoing major orthopedic surgery. *J Am Anim Hosp Assoc.* **35**, 95–10.

Roerig SC, Fujimoto JM. (1989). Multiplicative interaction between intrathecally and intracerebroventricularly administered mu opioid agonists but limited interactions between delta and kappa agonists for antinociception in mice. *J Pharmacol Exp Ther.* **249**, 762–768.

Rosiere CE, Winder CV, Wax J. (1956). Ammonia cough elicited through a tracheal side tube in unanesthetized dogs: comparative antitussive bioassay of four morphine derivatives and methadone in terms of ammonia thresholds. *J Pharmacol Exp Ther.* **116**, 296–316.

Rowbotham M, Twillingi L, Davies PS, Reisner L, Taylor K, Mohr D. (2003). Oral opioid therapy for chronic peripheral and central neuropathic pain. *New Engl J Med.* **348**, 1223–1232.

Sammarco JL, Conzemius MG, Perkowski SZ, Weinstein MJ, Gregor TP, Smith GK. (1996). Postoperative analgesia for stifle surgery: a comparison of intra-articular bupivacaine, morphine, or saline. *Vet Surg.* **25**, 59–69.

Sanchez-Migallon Guzman D, KuKanich B, Keuler NS, Klauer JM, Paul-Murphy JR. (2011). Antinociceptive effects of nalbuphine hydrochloride in Hispaniolan Amazon parrots (Amazona ventralis). *Am J Vet Res.* **72**, 736–740.

Sanchez-Migallon Guzman D, Souza MJ, Braun JM, Cox SK, Keuler NS, Paul-Murphy JR. (2012). Antinociceptive effects after oral administration of tramadol hydrochloride in Hispaniolan Amazon parrots (Amazona ventralis). *Am J Vet Res.* **73**, 1148–1152.

Sawyer D, Briggs S, Paul K. (1994). Antinociceptive effect of butorphanol/oxymorphone combination in cats [abstract]. *Proceedings 5th International Congress Veterinary Anesthesiology.* 161.

Sawyer DC, Rech RH. (1987). Analgesia and behavioral effects of butorphanol, nalbuphine, and pentazocine in the cat. *J Am Anim Hosp Assoc.* **23**, 438–446.

Sawyer DC, Rech RH, Durham RA, Adams T, Richter MA, Striler EL. (1991). Dose response to butorphanol administered subcutaneously to increase visceral nociceptive threshold in dogs. *Am J Vet Res.* **52**, 1826–1830.

Schatzman U, Armbruster S, Stucki F, Busato A, Kohler I. (2001). Analgesic effect of butorphanol and levomethadone in detomidine sedated horses. *J Vet Med A Physiol Pathol Clin Med.* **48**, 337–342.

Scherkl R, Hashem A, Frey H-H. (1990). Apomorphine-induced emesis in the dog – routes of administration, efficacy, and synergism by naloxone. *J Vet Pharmacol Ther.* **13**, 154–158.

Schumacher MA, Basbaum AI, Way WL. (2004). Opioid analgesics and antagonists. In Katzung BG (ed), *Basic and Clinical Pharmacology.* New York, NY, McGraw Hill, 497–516.

Schurig JE, Florczyk AP, Rose WC, Bradner WT. (1982). Antiemetic activity of butorphanol against cisplatin-induced emesis in ferrets and dogs. *Cancer Treat Rep.* **66**, 1831–1835.

Sellon DC, Monroe VL, Roberts MC, Papich MG. (2001). Pharmacokinetics and adverse effects of butorphanol administered by single intravenous injection or continuous intravenous infusion in horses. *Am J Vet Res.* **62**, 183–189.

Sellon DC, Roberts MC, Blikslager AT, Ulibarri C, Papich MG. (2004). Effects of continuous rate intravenous infusion of butorphanol on physiologic and outcome variables in horses after celiotomy. *J Vet Intern Med.* **18**, 555–563.

Shah JC, Mason WD. (1990). Plasma codeine and morphine concentrations after a single oral dose of codeine phosphate. *J Clin Pharmacol.* **30**, 764–766.

Sheehy JG, Hellyer PW, Sammonds GE, Mama KR, Powers BE, Hendrickson DA, Magnusson KR. (2001). Evaluation of opioid receptors in synovial membranes of horses. *Am J Vet Res.* **62**, 1408–1412.

Skarda RT, Tranquilli WJ. (2007). Local and regional anesthetic and analgesic techniques (in dogs, cats, horses, ruminants and swine). In Tranquilli WJ, Thurmon JC, Grimm KA (eds), *Lumb and Jones' Veterinary Anesthesia and Analgesia*, 4th edn. Ames, Blackwell Publishing. 561–682.

Sladky KK, Kinney ME, Johnson SM. (2008). Analgesic efficacy of butorphanol and morphine in bearded dragons and corn snakes. *J Am Vet Med Assoc.* **233**, 267–273.

Sladky KK, Kinney ME, Johnson SM. (2009). Effects of opioid receptor activation on thermal antinociception in red-eared slider turtles (Trachemys scripta). *Am J Vet Res.* **70**, 1072–1078.

Sladky KK, Krugner-Higby L, Meek-Walker E, Heath TD, Paul-Murphy J. (2006). Serum concentrations and analgesic effects of liposome-encapsulated and standard butorphanol tartrate in parrots. *Am J Vet Res.* **67**, 775–1781.

Sladky KK, Miletic V, Paul-Murphy J, Kinney ME, Dallwig RK, Johnson SM. (2007). Analgesic efficacy and respiratory effects of butorphanol and morphine in turtles. *J Am Vet Med Assoc.* **230**, 1356–1362.

Smith LJ, Yu J K-A, Bjorling DE, Waller K. (2001). Effects of hydromorphone or oxymorphone, with or without acepromazine, on preanesthetic sedation, physiologic values, and histamine release in dogs. *J Am Vet Med Assoc.* **218**, 1101–1105.

Sneddon LU. (2003). The evidence for pain in fish: the use of morphine as an analgesic. *Appl Anim Behav Sci.* **83**, 153–162.

Sneddon LU, Braithwaite VA, Gentle MJ. (2003). Novel object test: examining nociception and fear in the rainbow trout. *J Pain.* **4**, 431–440.

Söderberg Löfdal KC, Andersson ML, Gustafsson LL. (2013). Cytochrome P450-mediated changes in oxycodone pharmacokinetics/pharmacodynamics and their clinical implications. *Drugs.* **73**, 533–543.

Stalheim OHV. (1990). Flowers in the blood: Opium and veterinary medicine. *J Am Vet Med Assoc.* **197**, 1324–1325.

Stambaugh JE Jr, Lane C. (1983). Analgesic efficacy and pharmacokinetic evaluation of meperidine and hydroxyzine, alone and in combination. *Cancer Invest.* **1**, 111–117.

Stamer UM, Musshoff F, Kobilay M, Madea B, Hoeft A, Stuber F. (2007). Concentrations of tramadol and O-desmethyltramadol enantiomers in different CYP2D6 genotypes. *Clin Pharmacol Ther.* **82**, 41–47.

Stanley TH, Liu WS, Webster LR, Johansen RK. (1980). Haemodynamic effects of intravenous methadone anaesthesia in dogs. *Can Anaesth Soc J.* **27**, 52–57.

Stanway GW, Taylor PM, Brodbelt DC. (2002). A preliminary investigation comparing pre-operative morphine and buprenorphine for postoperative analgesia and sedation in cats. *Vet Anaesth Analg.* **29**, 29–35.

Steagall PVM, Carnicelli P, Taylor PM, Luna SPL, Dixon M, Ferreira TH. (2006). Effects of subcutaneous methadone, morphine, buprenorphine, or saline on thermal and pressure thresholds in cats. *J Vet Pharmacol Ther.* **29**, 531–537.

Steagall PVM, Monteiro-Steagall BP, Taylor PM. (2014). A review of the studies using buprenorphine in cats. *J Vet Intern Med.* **28**, 762–770.

Steffey EP, Eisele JH, Baggot JD. (2003). Interactions of morphine and isoflurane in horses. *Am J Vet Res.* **64**, 166–175.

Stein C, Comisel K, Haimerl E, Yassouridis A, Lehrberger K, Herz A, Peter K. (1991). Analgesic effect of intraarticular morphine after arthroscopic knee surgery. *N Engl J Med.* **325**, 1123–1126.

Stevens CW, Klopp AJ, Facello JA. (1994). Analgesic potency of mu and kappa opioids after systemic administration in amphibians. *J Pharmacol Exp Ther.* **269**, 1086–1093.

Stewart AJ, Boothe DM, Cruz-Espindola C, Mitchum EJ, Springfield J. (2011). Pharmacokinetics of tramadol and metabolites O-desmethyltramadol and N-desmethyltramadol in adult horses. *Am J Vet Res.* **72**, 967–974.

Sturtevant FM, Drill VA. (1957). Tranquilizing drugs and morphine-mania in cats. *Nature.* **179**, 1253.

Takahama K, Shirasaki T. (2007). Central and peripheral mechanisms of narcotic antitussives: codeine-sensitive and –resistant coughs. *Cough.* **3**, 1–8.

Taylor PM, Houlton JEF. (1984). Post-operative analgesia in the dog: a comparison of morphine, buprenorphine, and pentazocine. *J Small Anim Prac.* **25**, 437–451.

Taylor PM, Robertson SA, Dixon MJ, Ruprah M, Sear JW, Lascelles BD, Waters C, Bloomfield M. (2001). Morphine, pethidine and buprenorphine disposition in the cat. *J Vet Pharmacol Ther.* **24**, 391–398.

Teppema LJ, Nieuwenhuijs D, Olievier CN, Dahan A. (2003). Respiratory depression by tramadol in the cat: involvement of opioid receptors. *Anesthesiology.* **98**, 420–427.

Thomasy SM, Slovis N, Maxwell LK, Kollias-Baker C. (2004). Transdermal fentanyl combined with nonsteroidal anti-inflammatory drugs for analgesia in horses. *J Vet Inter Med.* **18**, 550–554.

Thompson WL, Walton RP. (1964). Elevation of plasma histamine levels in the dog following administration of muscle relaxants, opiates and macromolecular polymers. *J Pharmacol Exp Ther.* **143**, 131–136.

Tiseo PJ, Sabbe MB, Yaksh TL. (1990). Epidural and intrathecal administration of sufentanil, alfentanil and morphine in the dog: a comparison of analgesic effects and the development of tolerance. *NIDA Res Monogr.* **105**, 560.

Tobin T, Combie J, Shults T. (1979). Pharmacology review: actions of central stimulant drugs in the horse II. *J Equine Med Surg.* **3**, 102–109.

Tuttle WW, Elliott HW. (1969). Electrographic and behavioral study of convulsants in the cat. *Anesthesiology.* **30**, 48–64.

Valverde A, Cantwell S, Hernandez J, Brotherson C. (2004). Effects of acepromazine on the incidence of vomiting associated with opioid administration in dogs. *Vet Anaesth Analg.* **31**, 40–45.

Vatner SF, Marsh JD, Swain JA. (1975). Effects of morphine on coronary and left ventricular dynamics in conscious dogs. *J Clin Inves.* **55**, 207–217.

Vaught JL, Mathiasen JR, Raffa RB. (1988). Examination of the involvement of supraspinal and spinal mu and delta opioid receptors in analgesia using the mu receptor deficient CXBK mouse. *J Pharmacol Exp Ther.* **245**, 13–16.

Veng-Pedersen P, Wilhelm JA, Zakszewski TB, Osifchin E, Waters SJ. (1995). Duration of opioid antagonism by nalmefene and naloxone in the dog: an integrated pharmacokinetic/ pharmacodynamic comparison. *J Pharm Sci.* **84**, 1101–1106.

Verzillo V, Madia PA, Liu NJ, Chakrabarti S, Gintzler AR. (2014). Mu-opioid receptor splice variants: sex-dependent regulation by chronic morphine. *J Neurochem.* **130**, 790–796.

Vismara LA, Leaman DM, Zelis R. (1976). The effects of morphine on venous tone in patients with acute pulmonary edema. *Circulation.* **54**, 335–337.

Walker AF. (2007). Sublingual administration of buprenorphine for long-term analgesia in the horse. *Vet Rec.* **160**, 808–809.

Warne LN, Beths T, Holm M, Bauquier SH. (2013). Comparison of perioperative analgesic efficacy between methadone and butorphanol in cats. *J Am Vet Med Assoc.* **243**, 844–850.

Wegner K, Robertson SA. (2007). Dose-related thermal antinociceptive effects of intravenous hydromorphone in cats. *Vet Anaesth Analg.* **34**, 132–138.

Wegner K, Robertson SA, Kollias-Baker C, Sams RA, Muir WW. (2004). Pharmacokinetic and pharmacodynamic evaluation of intravenous hydromorphone in cats. *J Vet Pharmacol Ther.* **27**, 329–336.

Weinstein SH, Gaylord JC. (1979). Determination of oxycodone in plasma and identification of a major metabolite. *J Pharm Sci.* **68**, 527–528.

Welch JA, Wohl JS, Wright JC. (2002). Evaluation of postoperative respiratory function by serial blood gas analysis in dogs treated with transdermal fentanyl. *J Vet Emerg Crit Care.* **12**, 81–87.

Wells S, Glerum LE, Papich MG. (2008). Pharmacokinetics of butorphanol in cats after intramuscular injection and buccal mucosal administration *Am J Vet Res.* **69**, 1548–1554.

Werz MA, Macdonald RL. (1982). Opiate alkaloids antagonize postsynaptic glycine and GABA responses: correlation with convulsant action. *Brain Res.* **236**, 107–119.

Wikler A, Altschul S. (1950). Effects of methadone and morphine of the electroencephalogram of the dog. *J Pharmacol Exp Ther.* **98**, 437–446.

Wilson DV, Evans AT, Miller R. (2005). Effects of preanesthetic administration of morphine on gastroesophageal reflux and regurgitation during anesthesia in dogs. *Am J Vet Res.* **66**, 386–390.

Yaksh TL, Tyce GM. (1979). Microinjection of morphine into the periaqueductal gray evokes the release of serotonin from spinal cord. *Brain Res.* **171**, 176–181.

Yassen A, Olofsen E, Dahan A, Danhof M. (2005). Pharmacokinetic-pharmacodynamic modeling of the antinociceptive effect of buprenorphine and fentanyl in rats: role of receptor equilibration kinetics. *J Pharmacol Exp Ther.* **313**, 1136–1149.

Yeh GC, Tao PL, Chen JY, Lai MC, Gao FS, Hu CL. (2002). Dextromethorphan attenuates morphine withdrawal syndrome in neonatal rats passively exposed to morphine. *Eur J Pharmacol.* **453**, 197–202.

Yeh SY, Chernov HI, Woods LA. (1971). Metabolism of morphine by cats. *J Pharm Sci.* **60**, 469–471.

Yeung JC, Rudy TA. (1980). Sites of antinociceptive action of systemically injected morphine: involvement of supraspinal loci as revealed by intracerebroventricular injection of naloxone. *J Pharmacol Exp Ther.* **215**, 626–632.

Yoshida S, Ohta J, Yamasaki K, Kamei H, Harada Y, Yahara T, Kaibara A, Ozaki K, Tajiri T, Shirouzu K. (2000). Effect of surgical stress on endogenous morphine and cytokine levels in the plasma after laparoscopoic or open cholecystectomy. *Surg Endosc.* **14**, 137–140.

Yoshimura K, Horiuchi M, Konishi M, Yamamoto K. (1993). Physical dependence on morphine induced in dogs via the use of miniosmotic pumps. *J Pharmacol Toxicol Methods.* **30**, 85–95.

CAPÍTULO 14

Sedativos e Tranquilizantes

Lysa P. Posner

INTRODUÇÃO

Sedativos e tranquilizantes são usados comumente em medicina veterinária a fim de propiciar tranquilização, contenção química e como adjuvantes na anestesia geral. Os fármacos que induzem sedação frequentemente apresentam diferentes mecanismos de ação, propriedades farmacodinâmicas, ações analgésicas, reversibilidade e efeitos fisiológicos. Por conseguinte, é importante compreender as diferentes classes de sedativos disponíveis para ser capaz de prever efeitos desejados e potenciais efeitos colaterais.

DERIVADOS DA FENOTIAZINA

Introdução

As fenotiazinas foram originalmente desenvolvidas e utilizadas como medicamentos antipsicóticos para o tratamento de esquizofrenia em seres humanos. Contudo, têm sido usadas em medicina veterinária como tranquilizantes desde a década de 1950. O termo *neuroléptico* (antipsicótico) foi usado pela primeira vez para descrever os efeitos das fenotiazinas no sistema nervoso central, porém ainda é empregado o termo mais comum, *tranquilizante maior*. A fenotiazina mais comumente usada na medicina veterinária é a acepromazina (ACP). Em algumas publicações, é incorretamente denominada "acetilpromazina". É um medicamento único porque não é usada na medicina humana, mas tem sido amplamente empregada em medicina veterinária há décadas.

Propriedades químicas

Classificação. Derivado da fenotiazina, tranquilizante maior e antiemético.

Mecanismo de ação

Os fármacos fenotiazínicos induzem sedação por inibirem receptores dopaminérgicos centrais pós-sinápticos (D2). Os receptores de dopamina estão incluídos na família de receptores associados à proteína G e atuam como um primeiro mensageiro por interagirem com proteínas de receptores da membrana pós-sináptica. Essa interação resulta em transdução do sinal por uma proteína reguladora da ligação do nucleotídio guanina (proteína G) a um sistema efetor intracelular apropriado, ou segundo mensageiro. Por conseguinte, o antagonismo do receptor D2 diminui a neurotransmissão, resultando em alterações comportamentais (tranquilização e sedação).

As fenotiazinas também apresentam efeitos antieméticos que decorrem do antagonismo de D2 na zona de gatilho quimiorreceptora (Peroutka e Snyder, 1982). Perifericamente, e como um efeito colateral, as fenotiazinas bloqueiam a ligação da norepinefrina a receptores alfa-adrenérgicos (antagonismo α_1). O bloqueio desses receptores resulta em vasodilatação periférica.

Indicações

As fenotiazinas são comumente administradas para sedação de rotina em diversas espécies. Também são usadas no período perianestésico para reduzir as doses de indução e manutenção de fármacos, diminuir a ocorrência de vômito em animais suscetíveis, melhorar a qualidade de indução e recuperação e contribuir para uma anestesia mais equilibrada. Com frequência as fenotiazinas são administradas juntamente com opioides (p. ex., morfina) a fim de provocar *analgesia neuroléptica*; essa combinação produz efeitos sinérgicos de cada uma das classes (ou seja, maior sedação e maior analgesia). As fenotiazinas também podem prevenir náuseas e vômitos, particularmente o vômito associado à administração de opioides (Valverde *et al.*, 2004).

Efeitos fisiológicos

Efeitos no sistema nervoso central. Todas as fenotiazinas provocam sedação por deprimirem a neurotransmissão dopaminérgica, porém variam em frequência e duração de ação. As fenotiazinas diminuem a atividade motora espontânea em animais, mas não devem influenciar sua coordenação. Embora a sedação, em geral, seja confiável, o despertar é alcançado com facilidade, particularmente em animais agitados ou agressivos. Os sintomas extrapiramidais (rigidez, tremor, acinesia) podem ser reações adversas às fenotiazinas, particularmente em altas doses.

As fenotiazinas, como uma classe de medicamentos (que inclui a acepromazina) são contraindicadas em pacientes com histórico de convulsões porque, em uma série de experimentos em coelhos que receberam uma substância pró-convulsivante, o limiar de convulsão nesses pacientes foi alterado pela fenotiazina (Fabisch, 1957). Entretanto, existe pouca evidência científica que comprove que a acepromazina induz convulsões espontâneas em pacientes veterinários, e estudos recentes chegaram a essa conclusão e até mesmo sugeriram que a acepromazina possa ser um anticonvulsivante (Tobias *et al.*, 2006; McConnell *et al.*, 2007).

Efeitos no sistema cardiovascular. Além do bloqueio do efeito central da dopamina, as fenotiazinas bloqueiam receptores α_1-adrenérgicos periféricos de vasos sanguíneos, o que resulta em vasodilatação periférica, e podem provocar hipotensão sistêmica e diminuição do débito cardíaco (Stepien *et al.*, 1995). Animais sadios apresentam discretas alterações da pressão arterial; contudo, os efeitos hipotensivos podem ser intensos em pacientes anestesiados, debilitados ou com hipovolemia. Uma leve taquicardia reflexa pode ser observada em resposta à hipotensão (Turner *et al.*, 1974). Vasoconstritores, como fenilefrina, podem ser usados para atenuar os efeitos hipotensivos das fenotiazinas (Ludders *et al.*, 1983). Os efeitos vasodilatadores geralmente duram mais do que a sedação.

As fenotiazinas devem ser usadas com cautela em procedimentos anestésicos locorregionais (epidurais e intratecais) porque podem potencializar os efeitos hipotensivos arteriais de anestésicos locais. A acepromazina diminui a ocorrência de arritmias ventriculares por elevar a dose arritmogênica de epinefrina (Muir *et al.*, 1975), mesmo sob doses baixas (Dyson e Pettifer, 1997).

Efeitos no sistema respiratório. Doses clínicas de fenotiazinas em geral têm efeitos brandos na atividade respiratória. Quase sempre ocorre redução da frequência respiratória, porém o volume-minuto permanece normal (ou seja, sem alteração no teor de CO_2). Entretanto, quando as fenotiazinas são administradas simultaneamente a outros depressores do SNC ou depressores respiratórios (p. ex., opioides, isoflurano), ou quando utilizadas em alta dose, pode ocorrer depressão respiratória ou até sua exacerbação.

A acepromazina atenua o desvio do desequilíbrio ventilação-perfusão verificado em equinos sedados ou anestesiados com α_2-agonistas ou com anestésicos dissociativos (Marntell *et al.*, 2005) (ver item *Equinos*, na seção *Diferenças entre as espécies*).

Efeitos no sistema musculoesquelético. As fenotiazinas propiciam bom relaxamento muscular e, com frequência, são empregadas em combinação com anestésicos que não induzem relaxamento muscular ou que resultam em rigidez muscular (p. ex., cetamina). A acepromazina, uma fenotiazina, diminui a incidência de hipertermia maligna em cães (ver seção *Diferença entre as espécies*).

Farmacocinética e metabolismo

As fenotiazinas em geral apresentam grande volume de distribuição (Vd) e alta taxa de ligação às proteínas. Em equinos, o Vd da acepromazina é de 6,6 ℓ/kg, e > 99% do fármaco encontram-se ligados à proteína (Ballard *et al.*, 1992). Em geral, o tempo de início do efeito clínico é de cerca de 10 a 15 min, após administração por via intravenosa (IV), e cerca de 30 min após administração por via intramuscular (IM). A acepromazina tem longa ação na maioria das espécies; a meia-vida de eliminação é de 3,1 h, em equinos, e 7,1 h nos cães (Ballard *et al.*, 1982; Hashem *et al.*, 1992). A acepromazina sofre extensa metabolização hepática e os metabólitos são excretados na urina (Dewey *et al.*, 1981). Os metabólitos da acepromazina não foram muito avaliados na maioria das espécies, porém, equinos e seres humanos apresentam metabólitos distintos e em diferentes concentrações (Dewey *et al.*, 1981; Elliott e Hale, 1999). A biodisponibilidade em cães após administração oral é de cerca de 20% (Hashem *et al.*, 1992), que deve ser considerada se forem administrados comprimidos em vez de injeção. Não há antagonista disponível para reverter os efeitos das fenotiazinas.

Miscelânea

Recuperação anestésica em equinos. Em equinos, o uso de acepromazina está associado a menores taxas de morbidade e de mortalidade perianestésica (Johnston *et al.*, 2002).

Termorregulação. Os pacientes que recebem fenotiazinas não conseguem efetuar a termorregulação de maneira apropriada. As fenotiazinas alteram a termorregulação por diminuir a ligação de catecolaminas no hipotálamo (onde a termorregulação é controlada pelo sistema nervoso central) e também por alterar o tônus vasomotor de vasos sanguíneos periféricos que participam da retenção e eliminação de calor. Após a administração de fenotiazinas, os pacientes devem ser protegidos de oscilações extremas de temperatura (p. ex., protegidos do sol ou do frio).

Agregação de plaquetas. O uso de acepromazina em pacientes com coagulopatia é controverso. A acepromazina reduz a agregação plaquetária, o que altera os tempos de coagulação (Barr *et al.*, 1992). Por outro lado, a administração de acepromazina não alterou a função plaquetária mensurada via tromboelastografia (Conner *et al.*, 2012). Clinicamente, é raro que a acepromazina esteja envolvida com sangramento anormal. As recomendações para o uso de acepromazina dependem do clínico, embora seja prudente a consideração cuidadosa em pacientes com número ou função anormais de plaquetas, ou com coagulopatia franca.

Volume globular (hematócrito). As fenotiazinas reduzem acentuadamente o valor do hematócrito de animais (Parry e Anderson, 1983; Robertson *et al.*, 2001; Ballard *et al.*, 1982). A diminuição do hematócrito pelas fenotiazinas provavelmente se deve ao sequestro esplênico de eritrócitos e, também, à translocação de líquidos em resposta à hipotensão. As amostras de sangue coletadas de animais tratados com fenotiazina para fins de diagnóstico devem ser interpretadas de acordo.

Efeito antiemético. As fenotiazinas apresentam ação antiemética, diminuindo a ocorrência de vômito em pacientes, quando administradas com fármacos que provocam êmese (p. ex., opioides) (Valverde *et al.*, 2004). Os efeitos antieméticos presumivelmente decorrem do bloqueio de receptores de dopamina na zona de gatilho quimiorreceptora do bulbo (Peroutka e Snyder, 1982).

Fototoxicidade. Os derivados da fenotiazina podem causar fototoxicidade (Elisei *et al.*, 2002), condição que foi induzida em animais de laboratório após a administração de clorpromazina na presença de irradiação de luz negra (Akin *et al.*, 1979). Embora reações fototóxicas em animais não pareçam ser um problema clínico importante, os animais com pelos escassos e pelos brancos provavelmente não devem ser expostos em excesso à luz solar durante o tratamento com fenotiazinas.

Anti-histamínico. Os fármacos fenotiazínicos apresentam propriedades anti-histamínicas (H1) (Lichtenstein e Gillespie, 1975). Esses efeitos são clinicamente relevantes e esses fármacos não devem ser usados quando se pretende realizar alérgico cutâneo para avaliar a ocorrência de urticária causada por histamina (Moriello e Eicker, 1991). Embora potencialmente útil para prevenir a liberação de histamina, a hipotensão associada a fármacos fenotiazínicos impedem o seu uso para tratar liberação anormal de histamina (p. ex., degranulação de mastócitos).

Analgesia. Os derivados fenotiazínicos conferem pouca ou nenhuma atividade analgésica (Barnhart *et al.*, 2000). A tranquilização com esses fármacos deve ser suplementada com analgésico e/ou anestésico geral a fim de bloquear a resposta nociceptiva durante procedimentos dolorosos.

Fármacos específicos

Muitos fenotiazínicos são usados para tratar problemas psiquiátricos em seres humanos e animais. As três fenotiazinas mencionadas a seguir atualmente são usadas na medicina veterinária a fim de provocar sedação ou como adjuvantes de anestesia.

Maleato de acepromazina

A acepromazina é a fenotiazina mais comumente utilizada em medicina veterinária. É usada rotineiramente para sedação de muitas espécies veterinárias, embora esteja aprovada para uso apenas em cães, gatos e equinos. Foi aprovada para administração IV, IM ou subcutânea (SC).

Nome químico sistemático. 1-[10-[3-(dimetilamino)propil]-10H-fenotiazina-2-il etanona.

Fórmula molecular. C19-H22-N2-O-S (Figura 14.1).

Peso molecular. 442,5334.

Como é fornecida. A acepromazina está disponível na forma de solução aquosa amarela contendo 10 mg do fármaco/ml e de comprimidos de 5, 10 e 25 mg. A solução deve ser protegida da luz.

Dosagem de acepromazina. Ver Boxe 14.1.

Cloridrato de promazina

A promazina é uma fenotiazina semelhante à acepromazina. Raramente é usada por via parenteral, sendo mais comumente utilizada como medicação oral na forma granulada, misturada ao alimento fornecido aos equinos.

Nome. 10-(3-dimetilaminopropil) fenotiazina (Figura 14.1).

Fórmula molecular. C17-H20-N2-S.Cl-H.

Boxe 14.1 Dosagem de acepromazina.

Espécie	Dose e via
Cão e gato	Sedação parenteral: 0,01 a 0,05 mg/kg IV, IM ou SC Sedação oral: 0,5 a 2,0 mg/kg VO a cada 6 a 8 h
Equinos	Sedação parenteral: 0,01 a 0,05 mg/kg IV, IM ou SC
Suínos	Sedação parenteral: 0,03 a 0,2 mg/kg IV, IM, SC
Bovinos	Sedação parenteral: 0,01 a 0,1 mg/kg IV, IM, SC
Ovinos e caprinos	Sedação parenteral: 0,05 a 0,1 mg/kg IV, IM, SC
Coelhos	Sedação parenteral: 1,0 mg/kg IM, SC

Peso molecular. 442,5334.

Como é fornecida. Grânulos de promazina, contendo 27,5 mg/g, para misturar ao alimento.

Dosagem de promazina, na forma de grânulos. Para equinos, misturar grânulos ao alimento, na dose de 1 a 2 mg do fármaco/kg. Para bovinos, misturar os grânulos ao alimento, na dose de 1,5 a 2,75 mg do fármaco/kg.

Cloridrato de clorpromazina

A clorpromazina é usada principalmente como antiemético em cães e gatos, e, com menor frequência, como sedativo no pré-anestésico. Em geral é contraindicada para uso em equinos devido à alta incidência de ataxia e alteração do estado mental.

Nome químico. 10-(3-dimetilaminopropil)-2-clorofenotiazina mono-hidrocloreto.

Fórmula molecular. C17-H19-Cl-N2-S.Cl-H (Figura 14.1). Para cães e gatos, administrar 0,55 a 2,0 mg/kg IV, IM, para induzir sedação.

Diferenças entre as espécies

Equinos. O uso de acepromazina no período perianestésico está associado a menor risco de morbidade e de mortalidade anestésica em equinos (Johnston *et al.*, 2002). A acepromazina foi associada à ocorrência de parafimose (prolapso peniano) prolongada em equinos. Em geral, doses sedativas de rotina estão associadas à ocorrência de parafimose, que quase sempre regride em 30 min (Ballard *et al.*, 1982). Entretanto, em alguns equinos o prolapso pode permanecer por mais de 100 min, provocando inchaço (provavelmente associado à vasodilatação), traumatismo e incapacidade do pênis de retrair normalmente, o que cria uma questão de conduta e potencial de perda de função

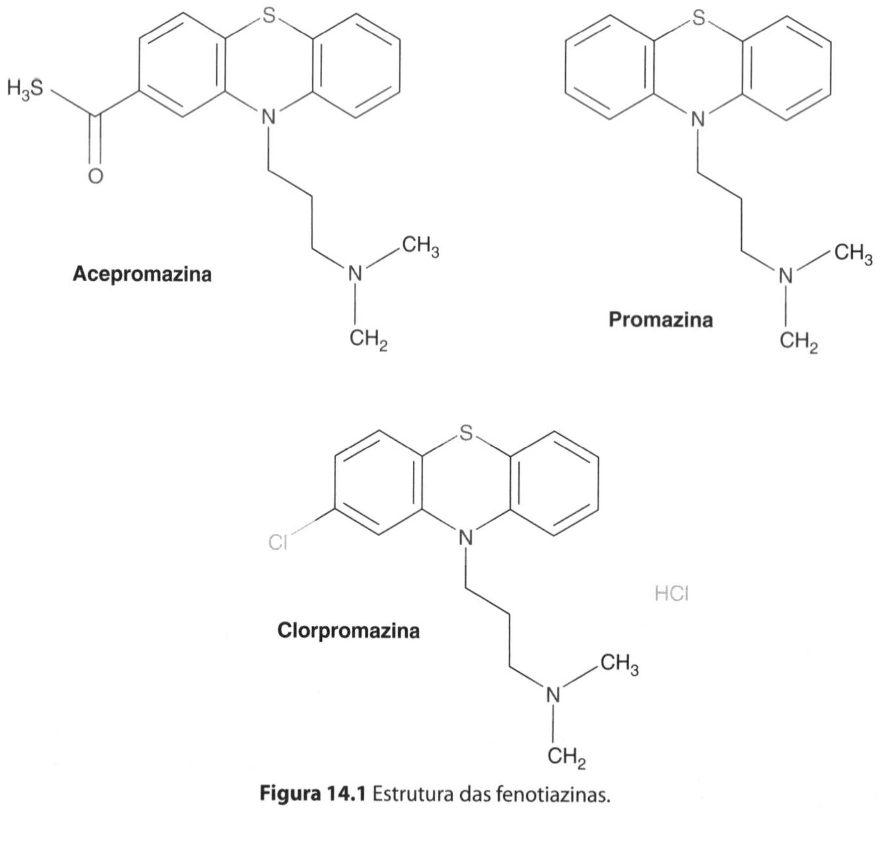

Figura 14.1 Estrutura das fenotiazinas.

reprodutiva. Nos EUA, a acepromazina é usada com cautela em equinos de reprodução, porém, tal preocupação pode estar superavaliada (Driessen *et al.*, 2011). Em muitas partes do mundo (p. ex., Reino Unido), a acepromazina é usada rotineiramente para anestesia de equinos e foi associada a melhores resultados anestésicos em cavalos (Johnston *et al.*, 2002). Relatos de prática clínica sugerem que a parafimose patológica não ocorre quando a dose total não excede a 10 mg/cavalo, fato sustentado por estudo retrospectivo (Driessen *et al.*, 2011).

A acepromazina atenua o desvio do desequilíbrio ventilação-perfusão verificado em equinos sedados ou anestesiados com alfa$_2$-agonistas e/ou anestésicos dissociativos (Marntell *et al.*, 2005). Os efeitos pulmonares provavelmente se devem à associação de melhora do débito cardíaco e à possibilidade de vasoconstrição pulmonar hipóxica normal (Marntell *et al.*, 2005). A acepromazina provoca bloqueio alfa$_1$-adrenérgico que equilibra a vasoconstrição de agentes sedativos alfa$_2$-agonistas. Vasoconstrição e bradicardia reflexa associada a alfa$_2$-agonistas são as principais causas de diminuição do débito cardíaco. Além disso, a elevação da pressão arterial pulmonar (PAP) associada a alfa$_2$-agonistas e anestésicos dissociativos provavelmente interfere na vasoconstrição pulmonar hipóxica. Esta se constitui no mecanismo normal a fim de limitar desvios de ventilação-perfusão.

A clorpromazina não é recomendada aos equinos porque causa extrema ataxia e alteração do estado mental.

Cães. Alguns cães da raça Boxer apresentam uma resposta exagerada à acepromazina, uma fenotiazina (Brock, 1994). Nesses cães, a sedação e a hipotensão são maiores do que o esperado e há relatos casuais de episódios de síncope, presumivelmente devido à hipotensão. Tratamento sintomático agressivo de hipotensão resultou em recuperação completa. Por conseguinte, a acepromazina deve ser evitada em todos os cães da raça Boxer ou usada em doses muito baixas e com monitoramento quanto a qualquer efeito não desejado.

Há relatos casuais de que cães com tônus vagal alto (das raças Buldogue, Boxer) apresentam taxas de morbidade e de mortalidade maiores quando recebem acepromazina, presumivelmente causada pelos efeitos bloqueadores adrenérgicos do fármaco. Igualmente, recomenda-se evitar ou reduzir a dose desse medicamento.

Suínos. A acepromazina pode prevenir a ocorrência de hipertermia maligna induzida por halotano em suínos suscetíveis (MacGrath *et al.*, 1981).

Interações medicamentosas

Todas as fenotiazinas devem ser usadas com cautela quando associadas a quaisquer fármacos que também provoquem vasodilatação ou hipotensão. Todas as fenotiazinas, quando administradas com outros depressores do SNC, podem causar depressão intensa do SNC. Doses de um ou ambos os fármacos talvez precisem ser reduzidas.

Superdosagem/intoxicação aguda

As fenotiazinas apresentam índices terapêuticos muito altos, particularmente quando usadas em animais conscientes (não anestesiados) (Stoelting, 1999). Os cães que receberam mais de 100 vezes a dose oral recomendada não vieram a óbito. Essa margem de segurança provavelmente diminui em pacientes anestesiados, em que muitos reflexos de proteção estão atenuados.

Contraindicações

As fenotiazinas deverão ser evitadas em pacientes desidratados, hipovolêmicos, com hemorragia ou em choque, por causa do efeito dos fármacos no tônus vascular (vasodilatação). As fenotiazinas devem ser usadas com cautela em pacientes com coagulopatia ou trombocitopenia porque elas interferem na agregação plaquetária (ver seção *Miscelânea*). As fenotiazinas devem ser usadas com cautela em cães da raça Boxer, cães braquiocefálicos, garanhões reprodutores ou animais debilitados.

Informações regulatórias

Condição de fármaco controlado. A acepromazina não é um fármaco controlado.

Período de carência. Não há publicação sobre o período de carência para cão, gato ou equino; contudo, as fenotiazinas não devem ser usadas em cavalos cuja carne se destina ao consumo humano.

Produtos aprovados para uso veterinário (representantes)

Acepromazina

A acepromazina foi aprovada pela FDA para uso em cães, gatos e equinos.

Solução injetável de maleato de acepromazina, 10 mg/mℓ (Boehringer Ingelheim Vetmedica, Inc.).

Maleato de acepromazina, comprimidos de 10 ou 25 mg (Boehringer Ingelheim Vetmedica, Inc.).

Promazina

A promazina foi aprovada pela FDA para uso em cães, gatos e equinos.

Solução injetável de Promazina HCl, 50 mg/mℓ (Zoetis).

Promazina HCl, grânulos, frascos com 290 g, 27,5 mg/g (Zoetis).

Clorpromazina

Não há produto veterinário aprovado. É fornecida como solução injetável contendo 25 mg/mℓ, para uso humano (Thorazine® e marcas genéricas); em pacientes veterinários é usada fora das recomendações contidas na bula (uso *extralabel*). Também, está disponível na forma de comprimidos de 10, 25, 50, 100 e 200 mg, para seres humanos.

DERIVADOS DA BUTIROFENONA

Introdução

Os fármacos do tipo butirofenona (haloperidol e droperidol) foram introduzidos na medicina humana no fim da década de 1950, como antipsicóticos. O haloperidol ainda é usado como antipsicótico, e o droperidol é usado principalmente para prevenir náuseas e vômito no pós-operatório. O droperidol foi empregado na medicina veterinária principalmente como sedativo, porém não é mais comercializado devido aos efeitos comportamentais adversos. Havia uma formulação denominada "Innovar-Vet", que era uma combinação injetável de droperidol e citrato de fentanila, mas esse produto não é mais comercializado. Mais informações relacionadas ao droperidol podem ser encontradas em edições anteriores deste livro. As butirofenonas são utilizadas com menor frequência na medicina veterinária; entretanto, a azaperona ainda é empregada para sedação de suínos e na medicina de animais de zoológico/animais selvagens de vida livre.

Propriedades químicas

Classificação. As butirofenonas são sedativos neurolépticos e ainda uma das principais classes de fármacos antipsicóticos em uso na medicina humana.

Mecanismo de ação

Os efeitos de butirofenonas no SNC são principalmente devido ao antagonismo de receptores D_2 em vias mesolímbico-mesocorticais no cérebro, porém também ocorre antagonismo em receptores D1, 5-HT, α_1 e de histamina (Potter e Hollister, 2001). Alguns dos sinais adversos associados às butirofenonas, como sintomas extrapiramidais, discinesia tardia, tremores musculares e inquietação, estão associados ao antagonismo dopaminérgico das vias nigroestriadas (Potter e Hollister, 2001). Embora as butirofenonas induzam antagonismo do receptor alfa$_1$-adrenérgico (vasodilatação), existe pouca afinidade por esses receptores, o que explica o motivo pelo qual as butirofenonas não causam o mesmo grau de hipotensão quando comparadas às fenotiazinas (Stoelting, 1999).

Indicações

A azaperona é usada principalmente em suínos devido a seus efeitos tranquilizantes quando se misturam leitões recém-desmamados em ambiente de suínos para engorda, bem como para prevenir agressão materna, para transporte dos animais e para procedimentos obstétricos. A azaperona também tem sido usada como um adjuvante anestésico e sedativo em muitas espécies de animais selvagens (Morkel *et al.*, 2010; Radcliffe *et al.*, 2000; Williams *et al.*, 1981; Still *et al.*, 1996).

Azaperona

Nome químico sistemático. 1-(4-fluorofenil)-4-(4-piridina-2-ilpiperazin-1-il)butan-1-ona (Figura 14.2).

Peso molecular. 327,4 g/mol.

Fórmula molecular. C19-H22-F-N3-O.
A solubilidade em água é de 131 mg/ℓ.

Efeitos farmacodinâmicos

Efeitos no sistema nervoso central. A azaperona induz graus variáveis de sedação, dependendo da espécie e da dose utilizada. Seus efeitos variam desde modificação do comportamento até contenção química (Radcliffe *et al.*, 2000; Nishimura *et al.*, 1993; Clutton *et al.*, 1997; Serrano e Lees, 1976). Entretanto, há relatos

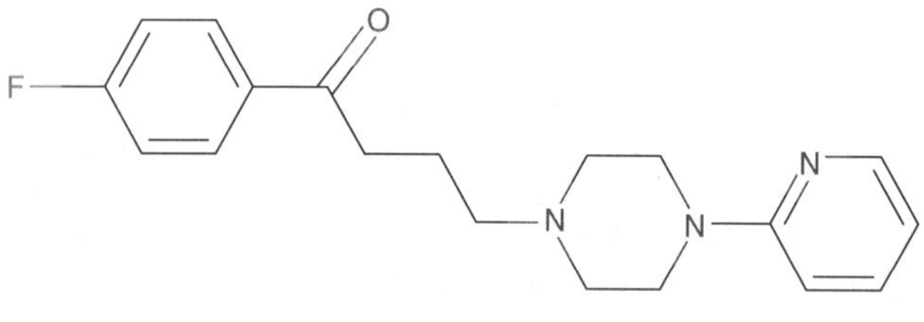

Figura 14.2 Estrutura da azaperona.

isolados de excitação paradoxal após a administração IV de azaperona, em equinos (Dodman e Waterman, 1979).

Efeitos no sistema cardiovascular. A azaperona reduz a pressão arterial, presumivelmente devido à redução da resistência vascular sistêmica ocasionada por bloqueio alfa$_1$-adrenérgico (Clarke, 1969). A hipotensão pode estar associada a aumento da frequência cardíaca. Não está claro se a elevação da frequência cardíaca é uma resposta à hipotensão ou se tem origem em um efeito vagolítico central (Nashan *et al.*, 1984; Serrano e Lees, 1976), ou ambas. As alterações cardiovasculares duram mais do que os efeitos sedativos da azaperona.

Efeitos no sistema respiratório. Em geral, a azaperona induz leve depressão respiratória, a qual pode ser exacerbada quando o fármaco é combinado com outros depressores do SNC. É interessante ressaltar a publicação de relato de aumento da frequência respiratória em ratos, equinos e suínos (Fish *et al.*, 2011).

Efeitos no sistema musculoesquelético. A azaperona provoca relaxamento muscular semelhante ao induzido pela acepromazina, uma fenotiazina.

Miscelânea. O valor do hematócrito, ou volume globular, diminui após a administração do fármaco, e essa redução presumivelmente decorre da vasodilatação, a qual resulta em sequestro esplênico de eritrócitos, ou hemácias, e translocação de líquido para o espaço intravascular, em resposta à hipotensão.

Analgesia. As butirofenonas não bloqueiam a via da dor; relata-se que a azaperona não propiciou analgesia alguma em um modelo de estímulo nociceptivo mecânico em animais de laboratório (Mataqueiro *et al.*, 2004).

Propriedades farmacocinéticas

Existem poucas informações relacionadas à farmacocinética das butirofenonas em espécies veterinárias. O tempo de início da ação após injeção IM é inferior a 10 min, na maioria das espécies, com efeito máximo cerca de 30 min após a administração (Serrano e Lees, 1976). A duração da ação é de 2 a 4 h em suínos, sendo mais longa em suínos mais velhos. A azaperona em suínos é biotransformada no fígado e 13% são excretados nas fezes. Em ratos, 25% do fármaco são removidos pelos rins e 10% são excretados de forma inalterada (Fish *et al.*, 2011). Os resíduos de metabólitos são mais elevados nos rins e estão presentes na urina durante, no mínimo, 3 dias após a administração; no entanto, a maior parte do fármaco é excretada do corpo em 16 h (Arneth, 1985).

Reações adversas/contraindicações

Termorregulação. A habilidade de termorregulação encontra-se diminuída em pacientes nos quais as butirofenonas foram administradas. O efeito na termorregulação é uma associação de bloqueio de receptores α_1 (vasodilatação) e efeitos antidopaminérgicos nos centros termorreguladores do bulbo. Deve-se ter cautela ao utilizar esses fármacos em pacientes sob temperatura fria, pois sua resposta compensatória normal de vasoconstrição a fim de conservar a perda de calor estará comprometida.

Disforia e acatisia. As butirofenonas podem induzir efeitos disfóricos, em especial em pacientes com nível alto de ansiedade. Os seres humanos descrevem uma sensação de inquietação (acatisia), que pode se manifestar na forma de deambulação e agitação em pacientes veterinários. Os sinais extrapiramidais são observados em 1% dos pacientes humanos, após o uso de droperidol. Esses sinais extrapiramidais induzidos por droperidol podem ser tratados com administração IV de difenidramina (Stoelting, 1999). Tremores musculares, espasticidade e irritabilidade foram vistos no cão após uso de altas doses, de 11 a 22 mg/kg IV. Em equinos, foram relatados salivação, transpiração, tremores musculares e vocalização, após a administração IV de azaperona, na dose de 0,29 a 0,57 mg/kg (Dodman e Waterman, 1979).

Parafimose. Doses de azaperona superiores a 1 mg/kg IM podem causar prolapso peniano em javalis, o que pode predispor à lesão. A parafimose é presumivelmente secundária aos efeitos vasodilatadores.

Dosagens de produtos veterinários representantes

Ver Boxe 14.2.

Como é fornecida. A azaperona é disponibilizada como solução injetável estéril amarelo-pálida límpida, contendo 40 mg/mℓ, em frasco multidoses de 100 mℓ. A azaperona deve ser descartada 28 dias após a abertura do frasco.

Interações medicamentosas

As butirofenonas potencializam os efeitos de outros anestésicos (depressores do SNC), cujas doses de indução e de agentes inalatórios precisam ser reduzidas (Geel, 1991; Bustamante e Valverde, 1999; Nunes *et al.*, 2001; Yamashita *et al.*, 2003). As butirofenonas inibem o efeito da dopamina no fluxo sanguíneo renal (Bradshaw *et al.*, 1980). O uso de butirofenonas em pacientes que recebem selegilina pode desencadear sinais indicativos de ação extrapiramidal.

Superdosagem/intoxicação aguda

Não há antagonista conhecido para as butirofenonas, e o tratamento de superdosagem deve se concentrar nos cuidados de suporte. Os pacientes devem ser monitorados quanto a hipotensão e depressão respiratória e devem ser tratados de acordo com sua condição clínica.

Informações reguladoras

Condição de fármaco controlado. A azaperona não é um fármaco controlado.

Período de carência. O Food Animal Residue Avoidance Databank (FARAD) não estabeleceu o período de carência para a azaperona em suínos. Contudo, recomenda-se um período de 10 dias antes do abate.

Produtos aprovados para uso veterinário (representantes)

Azaperona: Stresnil®, Azaperona 40 mg/mℓ (Elanco, Eli Lilly).

Boxe 14.2 Doses de azaperona.

Espécie	Dose e via	Referência
Suíno	0,4 a 2,2 mg/kg IM	
Equino	0,4 a 0,8 mg/kg IM (a administração IV não é recomendada devido à excitação paradoxal que ocorre em alto percentual de equinos)	(Dodman e Waterman, 1979)
Veado	0,3 mg/kg IM combinada com 1 mg de xilazina/kg IM	(Read e McCorkell, 2002)
Rinoceronte	0,04 mg/kg IM	(Radcliffe *et al.*, 2000)
Elefante	50 a 120 mg por elefante IM	(Stegmann, 1999)

DERIVADOS BENZODIAZEPÍNICOS

Considerações farmacológicas gerais

Histórico/introdução

A primeira benzodiazepina, o clordiazepóxido, foi descoberta acidentalmente em 1954 por Dr. Leo Sternbach. O diazepam é uma versão simplificada do clordiazepóxido e começou a ser comercializado em 1963 para tratamento de ansiedade. Embora muitas benzodiazepinas (> 50) sejam utilizadas em seres humanos e animais, para tratar modificação comportamental, apenas diazepam, midazolam, lorazepam e zolazepam serão discutidos como sedativos e adjuvantes de anestesia veterinária. O uso de benzodiazepínicos para controlar problemas de comportamento em animais é discutido no Capítulo 18.

Classificação

As benzodiazepinas são hipnótico-sedativos devido a sua propensão de causar ansiólise, sedação e sonolência. São classificadas como tranquilizantes menores.

Propriedades químicas. A benzodiazepina consiste em um anel benzeno fundido a um anel de diazepina de sete membros (Figura 14.2). Todas as benzodiazepinas clinicamente úteis e a maioria dos metabólitos ativos contêm um grupo arila na quinta posição do anel diazepínico, bem como um N na primeira e na quarta posições (5-aril-1,4-benzodiazepina). A ação sedativo-hipnótica desses medicamentos deve-se à substituição de um halogênio ou um grupo nitro na sétima posição da estrutura benzodiazepínica.

Mecanismo de ação

As benzodiazepinas ligam-se ao receptor benzodiazepínico no sítio de ligação da subunidade gama do receptor subtipo A do ácido gama-aminobutírico (GABA$_A$). O ácido gama-aminobutírico (GABA) é o principal neurotransmissor inibidor no SNC. A ativação do receptor benzodiazepínico exacerba os efeitos do GABA no receptor GABA$_A$. Esse receptor é uma macromolécula que também contém diversos sítios de ligação para outras classes de fármacos sedativos, como barbitúricos e alcoóis. Isso explica o efeito sinérgico desses medicamentos na inibição do SNC mediada pelo GABA$_A$. A ativação do sítio de ligação benzodiazepínico nos receptores GABA$_A$ aumenta a frequência de abertura do canal do íon cloreto, ocasionando hiperpolarização do neurônio pós-sináptico (Yeh *et al.*, 1988), diminuindo a transmissão neuronal. A heterogeneidade das subunidades de GABA$_A$ é, em parte, responsável pelas diferentes ações clínicas dos diversos benzodiazepínicos (Upton *et al.*, 2001). A maior quantidade de receptores GABA$_A$ é encontrada no córtex cerebral, com muito poucos receptores encontrados fora do SNC, daí os efeitos cardiopulmonares mínimos dos fármacos benzodiazepínicos (Cornick-Seahorn e Seahorn, 1998).

Indicações

As benzodiazepinas são usadas em medicina veterinária como: anticonvulsivantes (Capítulo 17); adjuvantes em indução anestésica; relaxantes de músculos esqueléticos; e modificadores do comportamento (diminuição da ansiedade e sedação) (Capítulo 18). No paciente saudável, os efeitos comportamentais são brandos, e podem ser paradoxais, como redução de inibições, podendo resultar em vocalização, excitação e disforia. A sedação é mais comum em neonatos, pacientes geriátricos ou pacientes enfermos, ou, como o autor diria, "muito jovens, muito velhos ou muito doentes". Em pequenos ruminantes, os benzodiazepínicos em geral são efetivos para provocar decúbito esternal e sedação.

Efeitos farmacodinâmicos

Efeitos no sistema nervoso central. Um uso comum de benzodiazepínicos consiste em induzir sedação; contudo, quando empregado individualmente, pode provocar resultados imprevisíveis. Isso é especialmente verdade em indivíduos sadios. Excitação, agitação, vocalização e disforia paradoxais podem ser vistas após administração IV ou IM. Os benzodiazepínicos são combinados comumente a outros fármacos, como opioides, agonistas alfa$_2$-adrenérgicos (ver seção *Agonistas de receptores alfa$_2$-adrenérgicos*) ou antagonistas de receptores NMDA (p. ex., cetamina), para propiciar sedação ou contenção química mais previsível. As benzodiazepinas podem ser ansiolíticas (daí o seu uso em seres humanos para tratar fobias), mas a diminuição das inibições pode resultar em comportamento imprevisível em pacientes veterinários. A depressão do SNC provocada por benzodiazepinas pode reduzir a necessidade de agentes de indução anestésica, bem como de anestésicos inalatórios. O diazepam potencializa a redução opioide da concentração alveolar mínima (CAM) de anestesia inalatória (Hellyer *et al.*, 2001; Seddighi *et al.*, 2011).

As benzodiazepinas têm um perfil favorável com relação à perfusão cerebral, o que as torna úteis na presença de doença do SNC. As benzodiazepinas reduzem o fluxo sanguíneo cerebral e uma redução até maior do consumo de oxigênio (Reves *et al.*, 1985; Hoffman *et al.*, 1986). O diazepam reduziu as frequências teta, delta, alfa e beta no eletroencefalograma de cães anestesiados, sem qualquer alteração nos parâmetros cardiovasculares (Court e Greenblatt, 1992). O diazepam, como outras benzodiazepinas, tem ação anticonvulsivante (Wauquier *et al.*, 1979; Podell, 1995, 1996). Os anticonvulsivantes são discutidos com mais detalhes no Capítulo 17.

Efeitos no sistema cardiovascular. As doses clínicas de benzodiazepinas provocam depressão cardiovascular mínima (Jones *et al.*, 1979) e comumente são administradas a pacientes com doença cardiovascular (Harvey e Ettinger, 2007). Em doses clínicas, tanto o midazolam quanto o diazepam têm efeito mínimo no débito cardíaco, no volume sistólico, na resistência vascular sistêmica ou no fluxo sanguíneo coronariano (Jones *et al.*, 1979).

Efeitos no sistema respiratório. Em doses clínicas, as benzodiazepinas podem diminuir a frequência respiratória, porém, raramente influenciam a ventilação e a oxigenação (McDonell e Kerr, 2007). No entanto, em doses mais elevadas, pode ocorrer depressão respiratória dose-dependente, e qualquer depressão respiratória pode ser exacerbada quando as benzodiazepinas são combinadas a outros fármacos depressores do SNC ou quando são administradas a pacientes debilitados (McDonell e Kerr, 2007).

Efeitos no sistema musculoesquelético. As benzodiazepinas exacerbam o relaxamento muscular mediado por GABAérgicos nos neurônios inibitórios da medula espinal (Elliott, 1976), provocando relaxamento muscular confiável. Com frequência, as benzodiazepinas são administradas com outros fármacos anestésicos que não causam relaxamento muscular suficiente, quando utilizados individualmente (p. ex., cetamina, etomidato; ver Capítulo 12). Em doses clínicas, o midazolam pode causar ataxia e, em algumas espécies, é capaz de provocar decúbito (Platt *et al.*, 2000). Os efeitos de benzodiazepínicos associados

a antagonistas neuromusculares não despolarizantes não estão claros. Em um estudo *in vitro* usando músculo de gato, o midazolam e o diazepam potencializaram o bloqueio neuromuscular (Driessen *et al.*, 1987a); porém, em seres humanos, o midazolam não alterou o bloqueio, tampouco a ação do rocurônio (Hepağuşlar *et al.*, 2002).

Analgesia. Os benzodiazepínicos não influenciam a via da dor e por conseguinte não induzem analgesia.

Fármacos específicos

Cloridrato de diazepam

Fórmula molecular. C16-H13-Cl-N2-O (Figura 14.3).

Peso molecular. 284.7447.

Nome químico. 2H-1,4-benzodiazepina-2-ona, 7-cloro-1,3-di-hidro-1-metil-5-fenil.

O diazepam é usado clinicamente desde 1963 e, com frequência, é o padrão para a comparação entre todos os outros benzodiazepínicos. O diazepam é uma benzodiazepina altamente lipossolúvel, cuja ação é muito mais curta em cão e gato, em comparação com equino ou seres humanos (Tabela 14.1).

Muitos dos efeitos colaterais indesejáveis do diazepam são provocados pelo veículo hiperosmótico, o propilenoglicol (ver adiante nesta seção) e, por conseguinte, deve-se administrar em grande volume de líquido ou em taxa de infusão constante, com cautela. Pode não ser compatível com algumas soluções de uso IV. Além disso, o propilenoglicol pode resultar em absorção errática quando administrado em qualquer via que não seja a IV (Divoll *et al.*, 1983).

O diazepam pode ser administrado por via retal; está disponível na forma de supositório, como anticonvulsivante para crianças (Knudsen, 1979). Em cães, o supositório retal de diazepam, na dose de 2 mg/kg, não resultou em concentração plasmática do fármaco clinicamente útil (Probst *et al.*, 2013); entretanto, foram produzidos metabólitos benzodiazepínicos ativos em cães que receberam a mesma dose, o que indica boa absorção retal (Papich e Alcorn, 1995).

Hemólise. O propilenoglicol, que é o veículo do diazepam, pode provocar lise de eritrócitos (hemácias), em particular em gatos (Christopher *et al.*, 1989). Volumes grandes ou infusão em taxa constante podem provocar hemólise clínica e, por conseguinte, devem ser administrados com cautela.

Dor à administração. O diazepam pode causar dor quando administrado por via IV ou IM (Olesen e Hüttel, 1980). A dor está associada ao veículo, o propilenoglicol. Os veículos à base de propilenoglicol também foram associados a maior risco de tromboflebite (Doenicke *et al.*, 1994). O alívio clínico da dor do paciente envolve a sua administração em uma veia mais calibrosa ou por meio de equipo de infusão constante, a fim de promover diluição do produto.

Necrose hepática em gatos. A administração oral repetida do diazepam foi associada à necrose hepática grave potencialmente fatal em gatos (Center *et al.*, 1996). Não foi estabelecida uma causa definitiva, porém não está recomendado o uso da preparação oral de diazepam em gatos (Center *et al.*, 1996).

Estimulação do apetite. O diazepam administrado por via IV é estimulante do apetite, particularmente em gatos (Mereu *et al.*, 1976) e caprinos (Miert *et al.*, 1989). Não se conhece o mecanismo de ação, porém, pode estar associado à diminuição de inibições ou a mecanismos serotoninérgicos. A anorexia

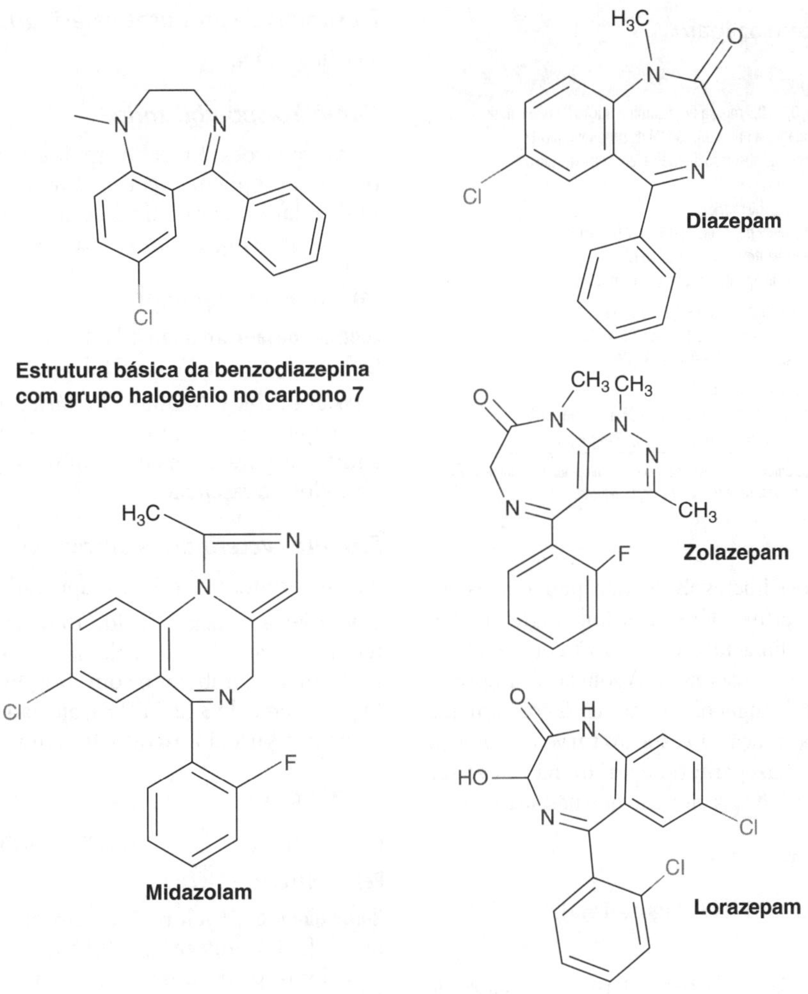

Estrutura básica da benzodiazepina com grupo halogênio no carbono 7

Diazepam

Midazolam

Zolazepam

Lorazepam

Figura 14.3 Benzodiazepinas.

Tabela 14.1 Farmacocinética de benzodiazepínicos em diferentes espécies.

Fármaco	Espécie	Dose (mg)	Volume de distribuição (ℓ/kg)	Ligação à proteína (%)	Depuração (mℓ/kg/min)	Meia-vida de eliminação (min)	Referências
Diazepam	Cão	0,5 mg/kg IV				14 a 16	(Papich e Alcorn, 1995)
	Cão	2,0 mg/kg IV				192	(Löscher e Frey, 1981)
	Gato	5,0 mg/kg IV			4,72 ± 2,45	330	(Cotler *et al.*, 1984)
	Equinos	0,2 mg/kg IV				210 a 1.320	(Muir *et al.*, 1982)
Midazolam	Cão	0,5 mg/kg IV	3,0 ± 0,9	96		59 a 95	(Court e Greenblatt, 1992)
	Cão	0,2 mg/kg IV	1,1 ± 0,68		10,1 ± 28,5	63,3 ± 28,5	(Schwartz *et al.*, 2013)
	Equinos	0,1 mg/kg IV	2,8 (2,2 a 7,0)		10,4 (8,4 a 17,6)	408 (192 a 924)	(Hubbell *et al.*, 2013)
Lorazepam	Cão	0,3 mg/kg IV	100 ± 15				(Podell *et al.*, 1998)

provocada por estase gastrintestinal não deve ser tratada com diazepam, já que esse fármaco retarda o esvaziamento gástrico (Steyn *et al.*, 1997).

Dados farmacocinéticos

Ver Tabela 14.1.

Dosagem de produtos veterinários representantes

Ver Boxe 14.3.

Informações reguladoras

Condição de fármaco controlado. O diazepam é um fármaco controlado da Classe IV do DEA.

Períodos de carência. Nenhum dos fármacos benzodiazepínicos é recomendado para animais destinados à produção de alimento para consumo humano; não foram estabelecidos períodos de carência.

Produtos veterinários aprovados

Não há produto veterinário aprovado pela FDA.

Boxe 14.3 Dosagens de diazepam.

Espécie	Dose e via
Cão e gato	Sedação: 0,1 a 0,5 mg/kg IV (a administração IM não é mais recomendada, já que a injeção IM de propilenoglicol causa dor e sua absorção é errática, em comparação à administração IV) Dose VR: 0,2 a 2,0 mg/kg Como adjuvante de indução: 0,1 a 0,2 mg/kg IV[a] Anticonvulsivante: 0,5 a 1,0 mg/kg IV Estimulante do apetite em gatos: 0,05 mg/kg IV
Equinos	Sedação de neonato: 0,05 a 0,2 mg/kg IV Adjuvante de indução anestésica: 0,05 a 0,1 mg/kg IV Anticonvulsivante: 0,02 a 0,4 mg/kg IV
Pequenos ruminantes	Sedação: 0,1 a 1,0 mg/kg IV Adjuvante de indução anestésica: 0,05 a 0,3 mg/kg IV Estimulação do apetite (caprinos): 0,06 mg/kg IV

[a]O diazepam frequentemente é usado como adjuvante sinérgico de indução ao propofol, à cetamina ou ao etomidato, em uma taxa administrada imediatamente antes do fármaco de indução.

Disponibilização. Formulações injetáveis de diazepam consistem em solução contendo 5 mg/mℓ, além de propilenoglicol 40%, etanol 10%, benzoato de sódio/ácido benzoico 5% como tampão e álcool benzílico 1,5% como conservante. A solução é tamponada em pH 6,2 a 6,9. O propilenoglicol e o etanol possibilitam que o diazepam se dissolva na solução. O aspecto turvo da solução não altera a potência do diazepam; no entanto, não deve ser utilizada se houver formação de precipitado que não se dissolve.

Maleato de midazolam

Fórmula molecular. C18-H13-Cl-F-N3 (Figura 14.3).

Peso molecular. 325,7727.

Nome químico. 4 H-imidazo(1,5-a)(1,4)benzodiazepina, 8-cloro-6-(2-fluorofenil)-1-metil.

O midazolam é um benzodiazepínico hidrossolúvel. A estrutura química do midazolam propicia solubilidade, tanto em água quanto em lipídio, com base no pH (Kanto, 1985). O pH do midazolam comercializado é ácido (pH = 3,5). O pH baixo estabiliza o anel diazepínico e aumenta a solubilidade em água. Após a administração, o pH eleva-se a > 4,0 (pH fisiológico), o que leva o anel diazepínico a se abrir, aumentando a liposso-lubilidade (Kanto, 1985). Por conseguinte, a solução injetável do fármaco é mais hidrossolúvel, porém, rapidamente se torna mais lipossolúvel, uma vez no corpo.

A ausência de propilenoglicol permite administração IV, IM e, possivelmente, SC, com biodisponibilidade confiável (Schwartz *et al.*, 2013). O midazolam também pode ser absorvido por via intranasal (Henry *et al.*, 1998). Contudo, diferentemente do diazepam, a administração por via retal do midazolam não resulta em concentração plasmática clinicamente útil e não deve ser recomendada (Schwartz *et al.*, 2013).

O midazolam é mais potente que o diazepam, porém tem farmacodinâmica semelhante e, com frequência, é usado de maneira alternada, no ambiente clínico. O fato de o midazolam poder ser administrado por diversas vias, não causar dor durante a injeção (não tem propilenoglicol) e ter custo mais baixo que o diazepam, faz do midazolam o mais usado em medicina veterinária.

Dados farmacocinéticos

Ver Tabela 14.1.

Dosagens de produtos veterinários representantes

Ver Boxe 14.4.

Como é disponibilizado

As formulações clínicas de midazolam são preparadas em água (não em propilenoglicol) e tamponadas em pH 3,5. O uso de midazolam é compatível com solução fisiológica normal e solução de Ringer com lactato.

Informações reguladoras

Condição de fármaco controlado. O midazolam é um fármaco controlado da Classe IV do DEA.

Período de carência. Nenhum dos fármacos benzodiazepínicos tem por objetivo ser usado em animais destinados à produção de alimentos para o consumo humano; não foram estabelecidos períodos de carência.

Produtos veterinários aprovados

Não há produto veterinário aprovado pela FDA.

Como é disponibilizado. Cloridrato de midazolam: Cada mℓ contém cloridrato de midazolam equivalente a 1 mg ou 5 mg de midazolam, combinado com solução de cloreto de sódio 0,8%. O pH é cerca de 3 (2,5 a 3,5), ajustado com ácido hidroclórico e, se necessário, hidróxido de sódio.

Lorazepam

Fórmula molecular. C15-H10-Cl2-N2-O2.

Peso molecular. 321,162.

Nome químico. 10-cloro-2-(2-clorofenil)-4-hidroxi-3,6-diazabiciclo[5.4.0]undeca-2,8,10,12-tetraen-5-ona (Figura 14.3).

O lorazepam é um fármaco benzodiazepínico que pode ser administrado pelas vias oral e parenteral. Em seres humanos, o lorazepam é o medicamento de escolha para o tratamento de estado de mal epiléptico devido a sua alta afinidade ao receptor benzodiazepínico e à elevada concentração no cérebro (Podell *et al.*, 1998). Alcança concentração terapêutica quando administrado por via intravenosa, mas não quando administrado por via retal (Podell *et al.*, 1998). A biodisponibilidade do fármaco injetado por via IM em espécies veterinárias é desconhecida, porém é bem absorvido em seres humanos (Wermeling *et al.*, 2001). A solução injetável de lorazepam é preparada em propilenoglicol, o que pode resultar em dor à administração e hemólise, de modo semelhante ao diazepam (Cawley, 2001). Em medicina veterinária é pouco usado como sedativo ou anticonvulsivante, porém sua biodisponibilidade oral torna-o adequado como ansiolítico (Sherman, 2008).

Boxe 14.4 Dosagens de midazolam.

Espécie	Dose e via
Cão e gato	Sedação: 0,1 a 0,4 mg/kg IV, IM, SC 0,2 a 1,0 mg/kg intranasal Adjuvante de agente de indução de anestesia: 0,1 a 0,3 mg/kg IV Anticonvulsivante: 0,5 a 1,0 mg/kg IV
Ruminantes	Sedação: 0,1 a 1,0 mg/kg IV Adjuvante de agente de indução de anestesia: 0,1 mg/kg IV
Equinos	Sedação de neonato: 0,05 a 0,2 mg/kg IV Adjuvante de indução anestésica: 0,05 a 0,1 mg/kg IV Anticonvulsivante: 0,02 a 0,4 mg/kg IV

Dosagens de produtos veterinários representantes

Cão, como ansiolítico. 0,02 a 0,1 mg/kg VO 2 vezes/dia (Sherman, 2008).

Informações reguladoras

Condição de fármaco controlado. O lorazepam é um fármaco controlado da Classe IV do DEA.

Período de carência. Nenhum dos fármacos benzodiazepínicos é projetado para animais destinados à produção de alimento para consumo humano; não foram estabelecidos períodos de carência.

Produtos veterinários aprovados

Não há produto veterinário aprovado pela FDA.

Como é disponibilizado. O veículo do lorazepam consiste em propilenoglicol 79%, polietilenoglicol 18 a 20% e álcool benzílico 2% (v/p %). Cada mℓ contém 2 mg ou 4 mg.

Zolazepam

Fórmula molecular. C15-H15-F-N4-O (Figura 14.3).

Peso molecular. 286,3085.

Nome químico. Pirazolo(3,4-e)(1,4)diazepin-7(1H)-ona, 4-(2-fluorofenil)-6,8-di-hidro-1,3,8-trimetil.

O zolazepam também é uma benzodiazepina hidrossolúvel, porém em pH ácido e fisiológico. Nos EUA, está disponível apenas em combinação com tiletamina, um antagonista do receptor NMDA (como a cetamina), no fármaco anestésico Telazol® (ver Capítulo 12). Existem poucas informações clínicas sobre o zolazepam individualmente.

Dosagens de produtos veterinários representantes

O zolazepam está disponível apenas como parte da combinação do Telazol® (ver Capítulo 12 para dosagem de tal produto).

Informações reguladoras

Condição de fármaco controlado. O zolazepam é um fármaco controlado da Classe III do DEA. Vale ressaltar que o zolazepam está disponível apenas como parte da combinação do Telazol®, que é um fármaco controlado da Classe III do DEA.

Período de carência. Nenhum dos agentes benzodiazepínicos é projetado para uso em animais destinados à produção de alimento para consumo humano; não foram estabelecidos os períodos de carência.

Produtos veterinários aprovados

O zolazepam (como parte da combinação do Telazol®) é o único benzodiazepínico aprovado pela FDA para uso em cães e gatos.

Como é disponibilizado. O zolazepam está disponível apenas em combinação com a tiletamina, na forma de pó para reconstituição em 5 mℓ de solução. Cada mℓ contém 50 mg de zolazepam (e 50 mg de tiletamina). A solução reconstituída tem pH 2,2 a 2,8.

Diferenças entre as espécies

Gatos. Há casos de gatos que desenvolvem insuficiência hepática após administração oral repetida de diazepam (ver seção *Cloridrato de diazepam*). O diazepam é estimulante do apetite, particularmente em gatos (ver seção *Cloridrato de diazepam*).

Equinos. Em equinos adultos, dependendo da dose, o midazolam pode não induzir sedação (Hubbell *et al.*, 2013) ou pode causar deambulação, movimentos de pedalagem e agitação (Löscher e Frey, 1984). As benzodiazepinas raramente são utilizadas individualmente em equinos adultos, com intuito de sedação.

Zolazepam e espécies veterinárias. (Ver também Capítulo 12.) O zolazepam é metabolizado em diferentes percentuais nas diferentes espécies. Esse fato é clinicamente relevante porque o fármaco é combinado com a tiletamina no produto comercial Telazol®. Por conseguinte, a recuperação (duração e sonolência) do Telazol® pode ser bem diferente em espécies distintas.

Absorção cerebral de benzodiazepinas. Existem algumas diferenças entre as espécies quanto à absorção cerebral de benzodiazepinas. Em gatos e ovinos, o midazolam é mais rapidamente absorvido no cérebro do que o diazepam; contudo, o oposto é verdadeiro para suínos (Upton *et al.*, 2001). Isso se deve, em parte, ao baixo coeficiente de partição cérebro:sangue do midazolam, quando comparado ao diazepam. Em cães, a porção não ligada, livre, das benzodiazepinas se correlaciona bem com a concentração desses compostos nos tecidos cerebrais (Wala *et al.*, 1991).

Metabolização

Os benzodiazepínicos são metabolizados no fígado, porém as vias de metabolização (p. ex., redução, glicuronidação) diferem com base no fármaco e na espécie animal. Além disso, muitos dos benzodiazepínicos originam diversos metabólitos ativos como desmetildiazepam, oxazepam e temazepam (Upton *et al.*, 2001), que também variam de acordo com o fármaco e a espécie. O desmetildiazepam é o principal metabólito na maioria das espécies (Wala *et al.*, 1991), e parece que a sua ação clínica principal se deve a sua meia-vida longa. Aproximadamente 50% do diazepam são metabolizados em desmetildiazepam, no gato (Cotler *et al.*, 1984). Após a conjugação com glicuronídeo, as benzodiazepinas são excretadas na urina (Martin *et al.*, 1990); no entanto, em gatos a glicuronidação é muito mais lenta do que em outras espécies (Driessen *et al.*, 1987b).

Reações adversas/contraindicações

Excitação paradoxal

Não é raro notar um período transitório de agitação, vocalização ou agitação após a administração parenteral de benzodiazepínico em muitas espécies. Esse efeito indesejável é visto mais comumente em animais sadios e, com menor frequência, em pacientes muito jovens, muito idosos ou enfermos. Como os fármacos benzodiazepínicos podem causar efeitos comportamentais imprevisíveis quando utilizados individualmente, com frequência eles são administrados juntamente com outros depressores do SNC, a fim de reduzir o risco de excitação paradoxal.

Desinibição comportamental

Como ansiolítico, as benzodiazepinas podem diminuir as inibições. Assim, deve-se ter cautela quando utilizadas em animais que manifestam agressão induzida por medo, pois a desinibição causada pelas benzodiazepinas pode provocar comportamento agressivo.

Necrose hepática em gatos após administração oral de diazepam

Ver seção *Cloridrato de diazepam*.

Adicção/dependência física

Nos pacientes tratados com benzodiazepínico, a descontinuação do medicamento deve ser gradual; diminui-se a dose gradativamente, a fim de evitar síndrome de abstinência devido à interrupção súbita. O uso prolongado de benzodiazepinas, de fato, causa dependência física no cão (McNicholas *et al.*, 1983), e o uso de flumazenil pode desencadear síndrome de abstinência (tremores, movimentos rápidos das patas como se estivesse caminhando sobre brasas, convulsões tônico-clônicas e, ocasionalmente, morte) (Oliver *et al.*, 2000; Klotz, 1988).

Interações medicamentosas

A administração de outros depressores do SNC (p. ex., anestésicos inalatórios, propofol, opioides, agonistas α_2-adrenérgicos) simultânea à benzodiazepina frequentemente resulta em efeito depressor aditivo ou sinérgico no SNC (Short e Chui, 1991). Portanto, às vezes é preciso ajustar a dose de benzodiazepínico ou de outros fármacos utilizados.

O diazepam é absorvido por materiais do tipo polivinilcloreto (PVC) comumente usados em equipos, bolsas e seringas para aplicação de solução IV (Kowaluk *et al.*, 1983; Daniell, 1975); até 50% do fármaco são absorvidos (Ball e Tisocki, 1999). Isso pode ser clinicamente relevante em pacientes que recebem infusão em taxa constante do medicamento ou quando o diazepam é mantido em equipo. Isso não ocorre com plástico rígido (p. ex., seringas) usado para administração.

Os benzodiazepínicos que primeiramente sofrem oxidação, como parte de sua metabolização hepática, como o diazepam ou o midazolam, podem apresentar menor taxa de metabolização se forem administrados concomitantes a cimetidina, eritromicina, isoniazida, cetoconazol (KuKanich e Hubin, 2010), propranolol e ácido valproico, ao passo que a rifampicina, ou rifampicina, aumenta a taxa metabólica dos benzodiazepínicos (Lam *et al.*, 2003).

Superdosagem/intoxicação aguda

Os sinais clínicos de intoxicação aguda podem incluir ataxia/desorientação, depressão ou agitação do SNC, depressão respiratória, fraqueza, tremores, vocalização, taquipneia, taquicardia ou hipotermia. O tratamento deve incluir o flumazenil, um antagonista benzodiazepínico específico (ver seção *Flumazenil*) e cuidados de suporte.

ANTAGONISTAS DE BENZODIAZEPINAS

Considerações farmacológicas gerais

História/introdução

O flumazenil foi introduzido em 1987 pela Hoffmann-La Roche com o nome comercial Anexato™. É o único antagonista de benzodiazepinas disponível nos EUA. Também é comercializado com o nome Romazicon®, porém atualmente é usado como genérico.

Classificação

O flumazenil é um antagonista competitivo específico e exclusivo de benzodiazepínicos, com alta afinidade pelo sítio

receptor de benzodiazepinas no receptor GABA$_A$. O flumazenil praticamente não tem atividade agonista no receptor benzodiazepínico.

Fármacos específicos

Flumazenil

Fórmula molecular. C15-H14-F-N3-O3 (Figura 14.4).

Peso molecular. 303,3 g/mol.

Nome químico sistemático. 4H-imidazo(1,5-a)(1,4) benzodiazepina-3-ácido carboxílico, 8-fluoro-5,6-di-hidro-5-metil-6-oxo-, éster etílico.

Mecanismo de ação

O flumazenil antagoniza de modo competitivo a ação de benzodiazepinas no sítio de ligação do receptor benzodiazepínico, no receptor GABA$_A$. A ativação desse receptor GABA$_A$ resulta em aumento da condução de cloreto e subsequente hiperpolarização da membrana pós-sináptica (reduz a condução neural). O antagonismo desse efeito resulta em mais condução neural ativa. O flumazenil liga-se apenas e antagoniza o sítio de ligação benzodiazepínico do receptor GABA. Portanto, não antagoniza os efeitos de outros fármacos sedativo-hipnóticos do receptor GABA$_A$ no SNC, como propofol ou etanol. O flumazenil inibe a ação de substâncias endógenas semelhantes a benzodiazepinas que se encontram elevadas em pacientes humanos com encefalopatia hepática (Grimm *et al.*, 1988).

Indicações

O flumazenil é indicado para a reversão competitiva de agonistas benzodiazepínicos.

Efeitos farmacodinâmicos

Efeitos no sistema nervoso central. O flumazenil atenua os efeitos depressores dos benzodiazepínicos no SNC. O flumazenil reverte as alterações eletroencefalográficas induzidas por benzodiazepina em cães e equinos (Greene *et al.*, 1992; Keegan *et al.*, 1993; Johnson *et al.*, 2003; Artru, 1989). Em seres humanos, o flumazenil, na ausência de um benzodiazepínico, não provoca excitação do SNC (Forster *et al.*, 1993).

O sarmazenil, um antagonista benzodiazepínico, mostrou-se útil no tratamento de encefalopatia hepática (Grimm *et al.*, 1998); contudo, o flumazenil mostrou efeito mínimo na reversão dos efeitos da encefalopatia hepática (Grimm *et al.*, 1988; Meyer *et al.*, 1998).

Efeitos no sistema cardiovascular. O flumazenil não tem ação direta na função do ventrículo esquerdo, tampouco na hemodinâmica

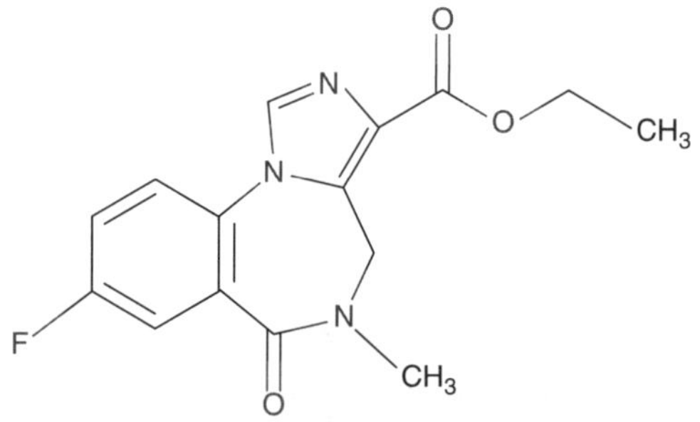

Figura 14.4 Flumazenil.

coronariana, observada em pacientes humanos (Marty *et al.*, 1991). Entretanto, em gatos, o flumazenil administrado após diazepam ou midazolam antagonizou a redução da pressão arterial provocada por agonistas benzodiazepínicos (Driessen *et al.*, 1997c).

Efeitos no sistema musculoesquelético. O flumazenil é efetivo na reversão do relaxamento muscular associado aos agonistas benzodiazepínicos.

Efeitos no sistema respiratório. O volume corrente e a ventilação-minuto, em geral, são restabelecidos ao normal mediante o uso de flumazenil, após o uso de benzodiazepina; contudo, a curva de resposta do CO_2 no centro respiratório pode ainda estar deprimida (Shalansky *et al.*, 1993). O flumazenil, na ausência de benzodiazepínico, não exibe quaisquer efeitos estimuladores respiratórios, mesmo em dose 10 vezes maior que aquela utilizada em seres humanos (Forster *et al.*, 1993).

Analgesia. A ativação ou bloqueio do receptor $GABA_A$ não deve influenciar a via da dor.

Miscelânea. O flumazenil não influenciou a pressão intraocular de voluntários humanos saudáveis, quando administrado individualmente, porém, reverteu o decréscimo da pressão intraocular decorrente da administração de benzodiazepinas (Artru, 1991).

Reações adversas/contraindicações

O uso de flumazenil em pacientes submetidos a tratamento prolongado com diazepina ou que receberam dose excessiva de antidepressivos tricíclicos, pode desencadear convulsões (Spivey, 1992). Essa manifestação de síndrome de abstinência à benzodiazepina foi constatada em cães, experimentalmente (Lheureux *et al.*, 1992).

A fim de auxiliar na redução da dor ou do desconforto no local da injeção, o flumazenil pode ser diluído ou administrado em uma veia de maior calibre. O extravasamento de flumazenil pode resultar em inflamação tecidual local e necrose (Smith e Volmer, 2005).

Metabolização

Há poucas informações a respeito da metabolização em espécies veterinárias, porém, em seres humanos, o flumazenil é extensamente metabolizado no fígado (99%), originando ácido livre desetilatado e o conjugado glicuronídeo (Klotz, 1988; Schlappi *et al.*, 1988), ambos excretados na urina. Já foram identificados três metabólitos do flumazenil, porém nenhum deles parece ser ativo (Oliver *et al.*, 2000).

Propriedades farmacocinéticas

Embora haja evidência farmacodinâmica de que o flumazenil seja efetivo em espécies veterinárias, existem poucas informações acerca da farmacocinética. Em seres humanos, o rápido início de ação deve-se a rápidas absorção e distribuição (Klotz e Kanto, 1988). O perfil farmacocinético em seres humanos inclui: meia-vida de 0,7 a 1,3 h; volume de distribuição aparente de 0,6 a 1,6 ℓ/kg; depuração sanguínea de 520 a 1.300 mℓ/min; e taxa de ligação do flumazenil a proteínas plasmáticas de cerca de 40% (Klotz e Kanto, 1988). Em cães, o tempo para reversão com flumazenil, em um modelo usando depressão respiratória induzida por midazolam, foi de 120 ± 25 s, quando administrado IV, e até 310 ± 134 s, se aplicado IM (Heniff *et al.*, 1997). Devido à extensa metabolização hepática, a fase de eliminação do fármaco pode ser prolongada em pacientes com doença hepática.

Em cães, diversas vias de administração de flumazenil são efetivas (IV, IM, sublingual e retal), embora a via intravenosa produza o efeito mais rapidamente (Heniff *et al.*, 1997). A administração endotraqueal também é efetiva em seres humanos (Palmer *et al.*, 1998). Apesar de o flumazenil apresentar alto efeito de primeira passagem e a via oral não ser recomendada (Smith e Volmer, 2005), em cães ele é absorvido após administração oral, com pico de concentração em 1 h, que dura 4 h (Wala *et al.*, 1988). Contudo, como os antagonistas benzodiazepínicos em geral são administrados por causa de sedação excessiva ou de efeitos colaterais, a via oral pode não ser útil clinicamente.

Doses

Em cães, a dose para reversão da ação de benzodiazepina é 0,01 a 0,04 mg/kg, IV, IM, sublingual, endotraqueal ou retal. Doses repetidas de flumazenil podem ser necessárias para a reversão da sedação induzida por benzodiazepínico.

Em equinos, a dose para reversão da ação de benzodiazepínico é 0,01 a 0,02 mg/kg, IV (Kaegi, 1990; Cornick-Seahorn e Seahorn, 1998).

Informações reguladoras

Condição de fármaco controlado. O flumazenil não é um fármaco controlado pela FDA.

Período de carência. Não foram estabelecidos períodos de carência para o flumazenil.

Produtos veterinários aprovados

Não há produto veterinário aprovado pela FDA.

Produtos veterinários aprovados. As preparações de uso intravenoso de flumazenil contêm 0,1 mg/mℓ, em frasco de 5 mℓ. Cada mℓ contém 0,1 mg de flumazenil, associado a 1,8 mg de metilparabeno, 0,2 mg de propilparabeno, 0,9% de cloreto de sódio, 0,01% de edetato dissódico e 0,01% de ácido acético. O pH é ajustado em 4, usando ácido hidroclórico e/ou hidróxido de sódio.

Superdosagem/intoxicação aguda

Existem poucas informações sobre doses excessivas em espécies veterinárias. Entretanto, a administração de flumazenil, não acompanhada de benzodiazepínicos, não ocasionou excitação do SNC, tampouco taquipneia. As complicações associadas à superdosagem acidental ou à reação idiossincrática podem ser tratadas de modo provavelmente mais efetivo com um benzodiazepínico ou um agonista de $GABA_A$.

AGONISTAS DE RECEPTORES $ALFA_2$-ADRENÉRGICOS

Introdução

Os fármacos agonistas de receptores alfa$_2$-adrenérgicos são conhecidos em medicina veterinária porque induzem sedação confiável e profunda, além de analgesia. O primeiro fármaco agonista alfa$_2$-adrenérgico empregado na medicina veterinária foi a xilazina. Ela foi desenvolvida na Alemanha em 1962 como um medicamento anti-hipertensivo humano (Greene e Thurmon, 1988), mas a avaliação clínica identificou sedação como um efeito colateral potente e o fármaco foi comercializado para esse uso veterinário. O uso veterinário de agonistas alfa$_2$-adrenérgicos foi relatado pela primeira vez no fim da década de 1960 (Clarke e Hall, 1969), o que revolucionou os procedimentos de sedação e anestesia, particularmente em grandes animais. Além disso, os agonistas α_2-adrenérgicos atuam de modo sinérgico com opioides, de modo que, frequentemente, são usados como analgésicos. A administração de α_2-agonistas pode ser parenteral, IV, IM e SC, e também transmucosa, transdérmica e neuraxial. Essa classe de fármaco também é conhecida por causa de seus efeitos que podem ser revertidos mediante o uso de agentes antagonistas α_2-adrenérgicos (ver seção *Antagonistas α_2-adrenérgicos*).

Classificação

A farmacologia de agonistas e antagonistas adrenérgicos é discutida no Capítulo 7. Informações sobre a farmacologia básica podem ser encontradas neste capítulo. Agonistas α_2-adrenérgicos são sedativos e também apresentam propriedades analgésicas importantes. Embora descritos como agonistas do receptor α_2-adrenérgico, todos os fármacos dessa classe têm algum efeito agonista em receptores α_1-adrenérgicos e alguns se ligam a receptores imidazóis e os ativam.

Propriedades químicas

Os fármacos agonistas de receptores α_2 diferem em termos clínicos principalmente por suas distintas afinidades por receptores adrenérgicos α_2 ou α_1, o que também se denomina proporção α_2:α_1 (Tabela 14.2). Os fármacos mais específicos para o receptor α_2 apresentam alta proporção, e aqueles menos específicos para receptor α_2 apresentam proporção mais baixa.

Como são disponibilizados

A maioria dos agonistas α_2-adrenérgicos usados em medicina veterinária é administrada por via parenteral e disponibilizada em concentrações variáveis (ver seção *Produtos veterinários aprovados*). Em veterinária, a exceção é um gel transmucosa recém-comercializado e indicado para equinos. O produto humano, clonidina, é encontrado nas formulações de uso oral e oftálmico, bem como adesivo transdérmico. A dexmedetomidina também está aprovada como solução injetável para humanos (Precedex®).

Mecanismo de ação

Os receptores α_2-adrenérgicos são receptores de proteína G e estão localizados tanto na região pré-sináptica quanto na pós-sináptica no SNC, bem como na periferia. Receptores α_2-adrenérgicos também estão localizados fora da região sináptica, no endotélio vascular e nas plaquetas. Além disso, os receptores α_2-adrenérgicos

Tabela 14.2 Proporção de seletividade dos fármacos e atividade em receptor imidazolínico.

Composto	Seletividade α_2:α_1	Atividade I_2-imidazolina
Agonistas		
Xilazina	160	Não
Detomidina	260	Sim
Romifidina	340	Sim
Medetomidina	1.620	Sim
Dexmedetomidina	1.620	Sim
Antagonistas		
Tolazolina		Sim
Ioimbina	40	Não
Atipamezol	8.526	Não

foram classificados em quatro subtipos (α_{2A}, α_{2B}, α_{2C} e α_{2D}). Os seres humanos expressam apenas subtipo A-C, ao passo que alguns animais domésticos, como os bovinos, expressam o subtipo D. A presença e o percentual de subtipos variam com a espécie, o que provavelmente explica os diferentes efeitos farmacodinâmicos e a suscetibilidade entre diferentes espécies. Em geral, o subtipo α_{2A} está associado com despertar e consciência, no tronco encefálico, e o subtipo α_{2B} está associado à mediação da vasoconstrição. Os bovinos apresentam um percentual mais elevado de subtipos α_{2D}, que também parecem associados com o despertar. Embora tenha sido demonstrado que a ativação de subtipos particulares resulta em diferentes respostas fisiológicas (p. ex., analgesia ou vasoconstrição), nenhum dos fármacos atuais tem especificidade por subtipo.

Os efeitos sedativos de α_2-agonistas são mediados por ligação pré-sináptica de receptores α_2-adrenérgicos em nível supraespinal, no *locus ceruleus* da ponte (Scheinin e Schwinn, 1992). A ligação desses receptores pré-sinápticos resulta em diminuição da liberação de norepinefrina (NE) na sinapse (Cormack *et al.*, 2005). A norepinefrina é o principal neurotransmissor do sistema nervoso simpático, e a redução da NE resulta em redução da neurotransmissão e diminuição do despertar (sedação).

Os efeitos analgésicos de α_2-agonistas são mediados basicamente no corno dorsal da medula espinal, via liberação diminuída de NE e de substância P. No entanto, provavelmente também exista alguma modulação descendente de entrada nociceptiva por meio do *locus ceruleus* (Hellyer *et al.*, 2007).

Os agonistas α_2-adrenérgicos também apresentam atividade agonista em receptores adrenérgicos α_1 e α_2 presentes em vasos sanguíneos (principalmente α_1). A ativação desses receptores resulta em aumento da resistência vascular sistêmica ocasionada pela vasoconstrição.

Os agonistas α_2-adrenérgicos também se ligam a receptores imidazolina não adrenérgicos (Khan *et al.*, 199). Existem pelo menos três subtipos de receptores imidazolina. O imidazolina-1 está associado ao controle da pressão arterial central e pode contribuir para os efeitos cardiovasculares de fármacos, embora a extensão e a importância ainda não estejam completamente entendidas (Khan *et al.*, 1999). Além disso, a ativação de receptores imidazolina-2 pode contribuir para os efeitos analgésicos (Head e Mayorov, 2006).

Indicações

Os fármacos agonistas α_2-adrenérgicos são usados em pacientes veterinários para induzir sedação, contenção química, analgesia e como adjuvante anestésico. Alguns α_2-agonistas também são usados como eméticos, particularmente em gatos (ver seção *Efeitos gastrintestinais*).

Efeitos fisiológicos

Efeitos no sistema nervoso central

Os receptores α_2-adrenérgicos induzem sedação confiável e profunda na maioria das espécies veterinárias (ver seção *Mecanismo de ação*). Contudo, existem diferenças na resposta com base na espécie, no fármaco e na dose. As diferenças farmacodinâmicas entre as espécies possivelmente são causadas por diferenças nos subtipos de receptores α_2-adrenérgicos no SNC entre as espécies, mais notavelmente pela presença de receptores α_{2D}-adrenérgicos em ruminantes (Schwartz e Clark, 1998). Os ruminantes, em particular, são muito sensíveis aos efeitos sedativos de certos agonistas α_2-adrenérgicos (p. ex., xilazina) no núcleo do *locus ceruleus* (Scheinin e Schwinn, 1992). Por isso, é provável que a população de subtipos de receptores α_{2D} no SNC de ruminantes seja diferente daquela de outros animais.

A duração e a profundidade da sedação são dose-dependentes. Em geral, doses menores induzem sedação leve a moderada, ao passo que altas doses podem induzir inconsciência em algumas espécies, como em cães (Kuusela *et al.*, 2001a, 2003). De fato, parece haver um efeito teto para sedação em algumas espécies, como equinos, nos quais o aumento da dose, em geral, não resulta em decúbito, e sim em ação mais duradoura.

Todos os fármacos α_2-agonistas atualmente disponíveis apresentam algumas propriedades α_1-agonistas. A ativação de apenas receptores α_1-adrenérgicos no SNC pode provocar despertar, agitação, aumento da atividade locomotora e vigilância (Sinclair, 2003). Embora a excitação seja vista raramente, a falta de ativação de α_1 pode contribuir para que os fármacos α_2-agonistas mais seletivos produzam sedação mais confiável (ver Tabela 14.2). Raramente, e de modo surpreendente, a sedação de equinos com α_2-agonistas (particularmente a xilazina, que tem o principal efeito α_1) pode resultar em agressão (Hubbell e Muir, 2004).

A depressão do SNC (e a analgesia) associada aos α_2-agonistas propicia marcante efeito poupador de anestésico (Kuusela *et al.*, 2003; Kauppila *et al.*, 1992; Savola *et al.*, 1991) de ambos, agentes de indução e de concentração alveolar mínima (CAM), de até 90% (Vickery *et al.*, 1988). Portanto, é imperativo, ao usar esses agentes como parte de anestesia multimodal, monitorar e ajustar as doses de outros medicamentos utilizados.

A pressão intracraniana não se alterou em cães anestesiados com medetomidina (Keegan *et al.*, 1995). Em cães anestesiados, a dexmedetomidina diminuiu o fluxo sanguíneo cerebral; no entanto, não houve evidência de isquemia, mesmo quando o fluxo sanguíneo cerebral esteve reduzido (Zornow *et al.*, 1990). Embora os agonistas α_2 não estejam associados com aumento da pressão intracraniana e a perfusão cerebral fosse mantida, as considerações devem incluir a diminuição esperada do débito cardíaco, aumento da resistência vascular sistêmica e também o risco de hiperglicemia (ver seção *Glicose*). Além disso, a alta incidência de êmese em pequenos animais suscetíveis também deve ser considerada ao se usar o fármaco no período pré-cirúrgico, em animais com pressão intracraniana elevada. O uso de agonistas α_2 em pacientes com doença no SNC deve ser avaliado caso a caso (Cormack *et al.*, 2005).

Efeitos no sistema cardiovascular

Agonistas α_2-adrenérgicos induzem uma resposta cardiovascular bifásica. Na "primeira" fase, a ativação de receptores α_2-adrenérgicos centrais pré-sinápticos reduz o efluxo simpático (norepinefrina diminuída) e, dessa maneira, aumenta o tônus parassimpático, que resulta em efeitos inotrópico, cronotrópico e dromotrópico negativos no coração e, também, vasodilatação periférica. Com frequência, o alto tônus vagal e a diminuição de dromotropia provocam bloqueio atrioventricular de primeiro e segundo graus. Na periferia, ocorre ativação dos receptores adrenérgicos α_2 e α_1 pós-sinápticos do endotélio vascular, provocando vasoconstrição marcante (que se sobrepõe à vasodilatação decorrente da falta de norepinefrina). O aumento da pressão arterial resulta em bradicardia reflexa mediada por barorreceptores. Nessa primeira fase, a maioria dos pacientes manifesta hipertensão e bradicardia. Durante a "segunda" fase, ocorre diminuição da resistência vascular sistêmica (menor ativação de receptores adrenérgicos vasculares periféricos); contudo, a frequência cardíaca permanece baixa (provavelmente devido à diminuição de norepinefrina). Durante a segunda fase, os pacientes podem apresentar hipotensão e bradicardia.

Em doses terapêuticas, os fármacos α_2-agonistas reduzem o débito cardíaco, na maioria das espécies, em mais de 50% (Pypendop e Verstegen, 1998; Lamont *et al.*, 2001; Bueno *et al.*, 1999). A redução do débito cardíaco deve-se não apenas ao reflexo barorreceptor, mas também à redução concomitante do volume sistólico, do aumento do volume pós-carga e das baixas concentrações de catecolaminas. Parece haver um efeito de teto nas respostas cardiovasculares a agonistas α_2-adrenérgicos (Kuusela *et al.*, 2000; Pypendop e Verstegen, 1998, 1999). Doses mais elevadas induzem sedação mais profunda, mais analgesia e duração de ação mais longa, porém não agravam necessariamente a resposta cardiovascular.

O uso de anticolinérgicos antes de um agonista α_2-adrenérgico, ou concomitantemente, é controverso. Durante a primeira fase, a bradicardia é um reflexo barorreceptor protetor e, em geral, não deve ser tratada. O tratamento com anticolinérgicos previne apenas parcialmente a diminuição do débito cardíaco e o maior risco de distimia (Sinclair, 2003; Short, 1991) e hipertensão (Singh *et al.*, 1997). A hipertensão ocorre mais provavelmente quando o anticolinérgico é administrado durante a fase vasoconstritiva inicial do que na fase hipotensiva secundária (Pimenta *et al.*, 2011). As arritmias são mais propensas a ocorrer quando o anticolinérgico é administrado após a manifestação dos efeitos cardiovasculares (ou seja, hipertensão e taquicardia), em comparação com a administração prévia ou concomitante de um α_2-agonista (Short, 1991). As arritmias associadas a α_2-agonistas e anticolinérgicos possivelmente devem-se a incrementos na carga de trabalho do miocárdio (aumento da frequência cardíaca e do volume pós-carga) e no consumo de oxigênio. Receptores α_1-adrenérgicos também foram incriminados como causas de arritmias mediadas por agonistas α_2-adrenérgicos, em especial a xilazina, devido a sua afinidade relativamente baixa entre receptores adrenérgicos α_2:α_1 (Bozdogan e Dogan, 1999).

Os agonistas α_2-adrenérgicos são redistribuídos pelo fluxo sanguíneo oriundo de regiões não essenciais, como a pele e as vísceras, para órgãos centrais, como cérebro, coração e rins (Pypendop e Verstegen, 1998; Lawrence *et al.*, 1996). Além disso, não diminuem a perfusão sanguínea na artéria coronária nem a oxigenação do miocárdio (Snapir *et al.*, 2006). Isso pode explicar o motivo pelo qual uma classe de fármacos com tantos efeitos cardíacos tenha demonstrado melhorar a probabilidade de sobrevida em pacientes humanos submetidos à cirurgia cardiovascular (Wijeysundera *et al.*, 2003).

Efeitos no sistema respiratório

Agonistas α_2-adrenérgicos tendem a causar redução na frequência respiratória e na ventilação-minuto mediada centralmente, com ou sem aumento na Pa_{CO_2}, e discreta redução na Pa_{O_2} (Kolliasbaker *et al.*, 1993; Pypendop e Verstegen, 1999; Sinclair, 2003; Lerche e Muir, 2004). A depressão respiratória não é relevante quando comparada àquela provocada por outros anestésicos, como opioides (Sinclair, 2003) ou anestésicos inalatórios (Bloor *et al.*, 1989). A depressão respiratória é exacerbada pela adição de outros depressores respiratórios ou depressores do SNC, o que pode resultar em hipercapnia, hipoxemia e cianose (Pypendop e Verstegen, 1999). Especula-se que a cianose de boca e gengiva também possa ser provocada por fluxo sanguíneo mais lento ao longo dos leitos capilares periféricos e aumento da extração de oxigênio (Sinclair, 2003). Portanto, recomenda-se monitorar pacientes quanto a hipoventilação e hipoxemia e administrar oxigênio suplementar, conforme necessário, em especial nos pacientes que estejam recebendo uma combinação de fármacos depressores respiratórios.

Os agonistas α_2-adrenérgicos podem causar graves efeitos colaterais respiratórios espécie-específicos (Bloor et al., 1989; Celly et al., 1997). A complicação mais observada ocorre em ovelhas. Nesses animais, minutos após a administração de antagonista α_2-adrenérgico, pode haver a ativação de macrófagos intravasculares pulmonares (MIP) que ocasionam dano extenso ao endotélio capilar e às células alveolares tipo I, hemorragia intra-alveolar e edema intersticial e alveolar (Celly et al., 1997). O edema pulmonar provoca diminuição da troca gasosa alveolar, aumento da frequência respiratória e da pressão nas vias respiratórias e diminuição da complacência pulmonar. A hipoxemia é observada com frequência e algumas ovelhas morrem (Celly et al., 1997). Embora muitas espécies animais (p. ex., equinos) tenham MIP, a ativação dessas células por α_2-agonistas em ovelhas é vista clinicamente com maior frequência. A dexmedetomidina provoca alterações pulmonares semelhantes em ovinos e caprinos (Kutter et al., 2006). O tratamento com antagonistas α_2-adrenérgicos parece prevenir a ativação adicional de MIP, reverte a sedação e melhora a condição clínica de muitos animais. Contudo, os efeitos pulmonares não são completamente inibidos após a reversão.

Efeitos no sistema musculoesquelético

Agonistas α_2-adrenérgicos produzem relaxamento muscular confiável, mediado pela interação com os interneurônios da medula espinal (Sinclair, 2003). Frequentemente são administrados para tal finalidade e como adjuvantes de fármacos que não propiciam bom relaxamento muscular (p. ex., cetamina). Em cães, foram observados tremores musculares (Sinclair, 2003); em equinos também foram verificados balançar da cabeça e contraturas faciais (Lloyd Industries, 2014).

Fármacos α_2-agonistas podem influenciar o tônus muscular e a contração de músculos lisos, como aqueles do útero e do trato gastrintestinal (ver seções *Efeitos no sistema gastrintestinal* e *Efeitos no sistema reprodutor*).

Efeitos no sistema gastrintestinal

Êmese. Agonista α_2-adrenérgico (xilazina) pode provocar vômito em até 90% dos gatos e 30% dos cães (Cullen, 1999). Propôs-se uma teoria em que agonistas α_2 interagem com a zona de gatilho quimiorreceptora localizada na área postrema para estimular receptores de dopamina e norepinefrina, a fim de causar êmese. Isso parece ser um evento mediado por receptor α_2-adrenérgico pós-sináptico, que pode ser antagonizado por fármacos α_2-antagonistas (Jovanovic-Micic et al., 1995).

Motilidade e secreção de ácido. Os agonistas α_2 diminuem a motilidade gastrintestinal, prolongam o tempo de trânsito intestinal e inibem a motilidade do cólon em várias espécies, sendo o intestino grosso mais sensível aos efeitos de agonistas α_2-adrenérgicos em ruminantes, cães e equinos (Sasaki et al., 2000; Maugeri et al., 1994). A depressão da motilidade gastrintestinal pode ser atenuada mediante o uso de um fármaco α_2-antagonista. Os agonistas α_2 também diminuem a secreção de ácido gástrico. Os efeitos na motilidade intestinal devem ser considerados quando esses fármacos são utilizados para a

sedação de animais submetidos a testes diagnósticos de função intestinal. Tal fato também deve ser considerado ao administrar esses fármacos a animais propensos a complicações causadas por adinamia intestinal (p. ex., equinos).

Efeitos renais

Agonistas α_2-adrenérgicos provocam diurese por diversos mecanismos. Eles reduzem a produção ou a liberação de hormônio antidiurético (ADH, arginina-vasopressina) da hipófise (Humphreys et al., 1975; Reid et al., 1979); inibem as ações de ADH nos túbulos coletores; e estimulam a excreção de sódio (Gellai e Edwards, 1988; Smyth et al., 1985). Os teores de renina são diminuídos pela ativação direta de receptores α_2-adrenérgicos renais e indiretamente pela hipertensão inicial provocada pelos agonistas α_2-adrenérgicos (Smyth et al., 1987), contribuindo para a diurese.

Os agonistas α_2-adrenérgicos também influenciam a micção por diminuírem a força de compressão da micção, a capacidade da bexiga, o volume de micção e o volume residual, por meio de mecanismo tanto espinal quanto periférico (Ishizuka et al., 1996). Esse fato, associado à diurese, levará os animais tratados com α_2-agonistas a produzirem grandes quantidades de urina diluída, que é eliminada com frequência.

Resposta ao estresse neuroendócrino

É difícil prever os efeitos de agonistas α_2-adrenérgicos nas concentrações de catecolaminas e cortisol. Em geral, os agonistas α_2-adrenérgicos diminuem os teores de catecolaminas devido a seus efeitos pré-sinápticos na liberação de norepinefrina. Contudo, os efeitos na concentração basal ou induzida de cortisol variam com base no fármaco, na dose e na espécie animal. Em equinos, a detomidina suprime a atividade de catecolaminas sem suprimir a atividade de cortisol (Raekallio, 1991), ao passo que em bovinos a medetomidina suprime a atividade de catecolaminas sem suprimir a atividade do cortisol (Ranheim, 2000). É interessante ressaltar que, no cão, altas doses (80 µg/kg) de dexmedetomidina suprimiram os teores de cortisol e, também, preveniram a estimulação com ACTH (Maze et al., 1991). Contudo, em doses clínicas, a dexmedetomidina não alterou a concentração de cortisol em cães (Restitutti et al., 2012).

Glicose

O efeito de agonistas α_2-adrenérgicos na homeostase da glicose é complexo e depende do fármaco, da dose e da espécie. A hiperglicemia relatada após o uso de agonistas α_2-adrenérgicos provavelmente se deve à diminuição da liberação de insulina das células β do pâncreas e/ou ao aumento da liberação de glucagon pelas células α (gliconeogênese aumentada) (Angel et al., 1990; Niddam et al., 1990). O agonista α_2-adrenérgico xilazina provoca discreta hiperglicemia transitória em vacas e equinos (Thurmon et al., 1984; Hsu e Hummel, 1981). A medetomidina provoca diminuição da concentração de insulina sem resultante aumento da glicose, em cães (Ambrisko e Hikasa, 2003). Hiperglicemia clínica secundária à administração de agonista α_2-adrenérgico, em geral, não é alta o suficiente para ultrapassar o limiar renal da glicose (cerca de 180 mg/dℓ) e, por conseguinte, não deve causar glicosúria.

Efeitos no sistema reprodutor

Os fármacos α_2-agonistas podem influenciar o tônus e a contração do miométrio; no entanto, esses efeitos estão relacionados com a espécie animal, a dose, a fase do ciclo reprodutivo e a espécie. Além disso, o efeito clínico de agonistas α_2-adrenérgicos na contratilidade e no fluxo sanguíneo uterino é influenciado pelas concentrações de estrogênio e progesterona. O estrogênio causa suprarregulação nos receptores α_2-adrenérgicos, ao passo que a progesterona ocasiona infrarregulação devido a alterações nas vias de sinais transmembrana que provocam as diferenças na contratilidade do miométrio (Re *et al.*, 2002).

Foram observadas contrações miometriais no útero não gestante quando se utilizou qualquer dose equipotente de agonistas α_2-adrenérgicos (Schatzmann *et al.*, 1994; Jedruch *et al.*, 1989) e existe um relato clínico de vacas que apresentaram trabalho de parto prematuro após a administração de xilazina (Vanmetre, 1992). Doses menores de detomidina (< 60 µg/kg IM) em vacas e éguas, e de medetomidina (< 20 µg/kg IM) em cadelas, diminuíram as contrações do miométrio (Jedruch e Gajewski, 1986; Jedruch *et al.*, 1988, 1989). Doses mais elevadas de medetomidina em cadelas não provocaram aumento da contração do miométrio (Jedruch *et al.*, 1989). Essa resposta bifásica do útero gestante a agonistas α_2-adrenérgicos possivelmente é mediada por seu efeito no receptor α_1-adrenérgico (Ford, 1995; Gaspar *et al.*, 2001; Jedruch *et al.*, 1989).

Os efeitos da medetomidina (40 µg/kg IM) e da xilazina (200 µg/kg IM) na pressão intrauterina e no fluxo sanguíneo uterino foram estudados em cabras (Sakamoto *et al.*, 1996, 1997). Os dois fármacos atravessaram a placenta, reduziram o fluxo sanguíneo uterino por 120 min e diminuíram a pressão intrauterina. Essas observações sugerem que os fármacos α_2-adrenérgicos devem ser usados com cautela em fêmeas gestantes próximo ao parto, especialmente se houver evidência física ou histórico clínico sugestivo de que já exista sofrimento fetal.

Miscelânea

Termorregulação. Os pacientes podem não conseguir controlar a temperatura corporal normalmente em resposta à administração de agonistas α_2-adrenérgicos. Isso se deve à combinação de depressão do SNC, redução da atividade muscular (redução de tremores) e perda do controle vasomotor. Relata-se que a clonidina e a dexmedetomidina diminuem os limiares de vasoconstrição e de tremores (Talke *et al.*, 1997). Os animais podem estar frios ao toque e incapazes de regular a temperatura corporal. Deve-se ter cautela durante a fase de recuperação a fim de prevenir tanto resfriamento quanto aquecimento excessivo desses animais.

Recuperação de equinos. O uso de agonistas α_2-adrenérgicos durante o período pós-cirúrgico sucedendo anestesia inalatória em equinos melhorou a qualidade da recuperação e reduziu o número de tentativas de ficar de pé, à custa da leve prolongação do período de recuperação (Bienert *et al.*, 2003; Santos *et al.*, 2003). A dose de agonistas α_2-adrenérgicos usada esse período pós-anestesia pode ser de apenas 10 a 20% da dose pré-medicação "usual" (Santos *et al.*, 2003). A romifidina, quando usada como pré-medicamento, exibiu apenas melhor qualidade de recuperação quando comparada à xilazina (Jaugstetter *et al.*, 2002), embora a qualidade da recuperação precise ser avaliada em relação aos outros anestésicos administrados, ao procedimento realizado e ao ambiente onde ocorre a recuperação. O uso de taxa de infusão constante de medetomidina e romifidina durante cirurgia mostrou melhorar a qualidade da recuperação em equinos, com menos tentativas de se pôr de pé (Kuhn *et al.*, 2004).

Ativação de plaquetas. Em altas doses, os agonistas α_2-adrenérgicos exacerbam a agregação plaquetária potencializada por catecolaminas (Sjoholm *et al.*, 1992). As consequências clínicas dessa ocorrência não foram documentadas.

Analgesia

Os agonistas α_2 induzem analgesia profunda e podem ser administrados por via parenteral e neuraxial (p. ex., via epidural). O primeiro relato de analgesia induzida por agonista α_2-adrenérgico ocorreu em 1974 ao se avaliar a clonidina como analgésico, em ratos (Paalzow, 1974). A analgesia é induzida por ativação de α_2-receptores do SNC no *locus ceruleus* (Guo *et al.*, 1996; Schwartz e Clark, 1998) e na substância gelatinosa do corno dorsal da medula espinal (Savola e Savola, 1996). Os efeitos no cérebro se devem principalmente à diminuição da condução neural, ao passo que os efeitos na medula espinal ocorrem principalmente por meio da diminuição da liberação de norepinefrina e da substância P (ver seção *Mecanismo de ação*). Pequeno grau de analgesia pode ser mediado via receptor I_2-imidazolina (Diaz *et al.*, 1997; Regunathan, 2006), já que agonistas do receptor de imidazolina e antagonistas desse receptor podem modular a analgesia induzida pela morfina (Gentili *et al.*, 2006).

A analgesia induzida por α_2-agonistas é sinérgica à ação de opioides, lidocaína e antagonistas do receptor de *N*-metil-D-aspartato (NMDA) (p. ex., cetamina) (Glynn e O'Sullivan, 1996; Lee e Yaksh, 1995; Regunathan, 2006). Por conseguinte, esses fármacos são utilizados, com frequência, combinados com outros analgésicos.

Em seres humanos com tolerância a opioides ou com síndrome de dor crônica, agonistas α_2-adrenérgicos são usados de modo rotineiro para obter analgesia. Um fator limitante importante do uso dessa classe de analgésicos é a ocorrência concomitante de sedação e ataxia. É interessante ressaltar que é necessária concentração plasmática mais elevada para induzir analgesia do que para a sedação; equinos precisam de concentração plasmática 10 vezes maior para provocar nocicepção visceral, em comparação com o teor plasmático necessário para induzir sedação (Elfenbein *et al.*, 2009).

A administração epidural pode provocar analgesia potente, com efeitos sedativos ou cardiovasculares mínimos, em comparação com a administração IV (Aminkov e Pascalev, 1998; Greene *et al.*, 1995). Os principais subtipos de receptores presentes na medula espinal são α_{2A} e α_{2C}, porém receptores α_{2A} parecem ser mais ativos na via nociceptiva (Stone *et al.*, 1998). Devido ao grande potencial lipofílico desses fármacos, ocorreram alguma absorção sistêmica e consequente efeito sistêmico (p. ex., sedação), após sua administração neuraxial. O uso de antagonistas α_2-adrenérgicos após a administração de α_2-agonistas por via neuraxial pode reduzir os efeitos colaterais, ao mesmo tempo que mantém um bom nível de analgesia (Skarda, 1991).

Os clínicos devem também observar que, quando fármacos de reversão de α_2-agonistas são administrados (α_2-antagonistas; ver seção *Antagonistas α_2-adrenérgicos*) para reverter a sedação, os efeitos analgésicos também são abolidos.

Propriedades farmacocinéticas

A farmacocinética de agonistas α_2 pode variar com base na espécie animal, no tipo de fármaco e na dose utilizada. Em geral, o início de ação da maioria dos agonistas α_2-adrenérgicos após administração IV é rápido (em minutos) e o efeito máximo, em geral, ocorre em 10 a 15 min (Garcia-Villar *et al.*, 1981; Pypendop e Verstegen, 1998). A administração IM de agonistas α_2-adrenérgicos aproximadamente dobra o tempo para obtenção do efeito máximo; contudo, a biodisponibilidade é variável (40 a 95%), dependendo da espécie animal (Garcia-Villar *et al.*, 1981; Kästner *et al.*, 2003). A biodisponibilidade da xilazina administrada por via IM em equinos e ovinos é de cerca de 50%, em comparação com 75% no cão (Garcia-Villar *et al.*, 1981). A biodisponibilidade de detomidina administrada por via IM é variável, dependendo da espécie: cavalos 66% e vacas 85% (Salonen, 1989). A biodisponibilidade da medetomidina administrada por via IM é próxima a 100% em cães e gatos (Salonen, 1989). Os parâmetros farmacocinéticos dos diferentes agonistas α_2-adrenérgicos nas espécies domésticas comuns estão resumidos na Tabela 14.3.

É interessante ressaltar que não há correlação entre a concentração plasmática e os efeitos farmacodinâmicos de medetomidina, em bovinos e ovinos (Ranheim *et al.*, 1999, 2000). Os efeitos clínicos podem ser observados por até 7 h, apesar de a concentração plasmática ser detectável por apenas 2 h. Essa discrepância significa que existe um período maior de ligação tecidual ou a ação de um metabólito ativo (Ranheim *et al.*, 1999, 2000).

Doses e efeitos comparativos em equinos

Em equinos, as doses IV equipotentes para sedação são consideradas as seguintes: xilazina (1 mg/kg), medetomidina (5 a 10 µg/kg), romifidina (40 a 80 µg/kg) e detomidina (20 a 40 µg/kg) (England *et al.*, 1992; Yamashita *et al.*, 2002). A ordem em que são relacionadas também mostra a duração da sedação, em ordem crescente de duração (Freeman e England, 2000; Hamm *et al.*, 1995; Yamashita *et al.*, 2002). A detomidina tende a provocar maior tempo de ataxia (Hamm *et al.*, 1995; England *et al.*, 1992). Parece haver menor tempo de ataxia e abaixamento da cabeça com o uso de romifidina, em comparação com outros agonistas α_2-adrenérgicos; o nível de analgesia alcançado pode ser comparável a (England *et al.*, 1992; Spadavecchia *et al.*, 2005) ou mais baixo que (Moens *et al.*, 2003; Hamm *et al.*, 1995) aquele obtido com outros agonistas α_2-adrenérgicos, dependendo do estímulo empregado. A ordem crescente de ataxia em cavalos provocada por esses fármacos parece ser: romifidina < xilazina < medetomidina e detomidina.

Fármacos veterinários específicos

Cloridrato de xilazina

Fórmula molecular. C12-H16-N2-S (Figura 14.5).

Peso molecular. 220,338 g/mol.

Tabela 14.3 Farmacocinética de agonistas α_2-adrenérgicos.

Fármaco	Espécie	Dose (mg/kg)	Tempo médio de permanência (min)	Volume de distribuição (ℓ/kg)	Depuração$_{Tot}$ (mℓ/kg/min)	Meia-vida de eliminação (min)	Referências
Xilazina							
	Cão	1,4 (IV)		2,52	81	30,1	(Garcia-Villar *et al.*, 1981)
	Gato						
	Equinos	0,6 (IV)		2,46	21	49,5	(Garcia-Villar *et al.*, 1981)
	Bovinos	0,2 (IV)		1,94	42	36,5	(Garcia-Villar *et al.*, 1981)
	Ovinos	1,0 (IV)		2,74	83	23,1	(Garcia-Villar *et al.*, 1981)
Detomidina							
	Equinos	0,08 (IV) [IM]		0,74 ± 0,25 [1,56]	7,1 ± 1,6 [10,1]	71,4 ± 16,2 [106,8]	Salonen *et al.*, 1989
	Bovinos	0,08 (IV) [IM]		0,73 ± 0,17 [1,89]	9,5 ± 1,9 [12,3]	79,2 ± 27 [153,6]	Salonen *et al.*, 1989
Medetomidina							
	Cão	0,04 (IV)		1,28 ± 0,19	21,0 ± 7,3	57 ± 15	(Kuusela *et al.*, 2000)
	Cão	0,08 (IV)		2,8	31,5	58,2	(Salonen, 1989)
	Cão	0,08 (IM)		3,0	27,5	76,8	(Salonen, 1989)
	Gato	0,08 (IM)		3,5	29,5	81	(Salonen, 1989)
	Equinos	0,007 (IV)	32,9 ± 7,21	2,2 ± 0,52	66,6 ± 9,9	51,3 ± 13,09	(Bettschart-Wolfensberger *et al.*, 1999)
	Bezerro	0,04 (IV)	30,1 ± 4,0	1,75 ± 0,30	33,1 ± 5,5	44,4 ± 14,2	(Ranheim *et al.*, 1998)
	Vacas-leiteiras lactantes	0,04 (IV)	72,7 ± 30,7	1,21 ± 0,32	24,2 ± 6,5	52,7 ± 25,3	(Ranheim *et al.*, 1999)
	Ovinos	0,04 (IV)	37,2 ± 10	1,7 ± 0,26	44,2 ± 11,3	34,8 ± 7,3	(Ranheim *et al.*, 2000)
	Ovinos	0,03 (IM)	70 ± 17,4	3,9 ± 2,4	81,0 ± 21,5	32,7 ± 14,9	(Kastner *et al.*, 2003)
Dexmedetomidina							
	Cão	0,02 (IV)		0,86 ± 0,22	20,1 ± 8,0	47 ± 14	Kuusela *et al.*, 2000
	Pôneis jovens (de mais idade)	0,0035 (IV)				19,8 (28,9)	(Bettschart-Wolfensberger *et al.*, 2005)
Levomedetomidina							
	Cão	0,02 (IV)		2,68 ± 0,57	67,8 ± 11,5	38 ± 18	(Kuusela *et al.*, 2000)
Clonidina							
	Ovinos	0,006 (IV)		Cerca de 5 ℓ		95	(Castro e Eisenach, 1989)

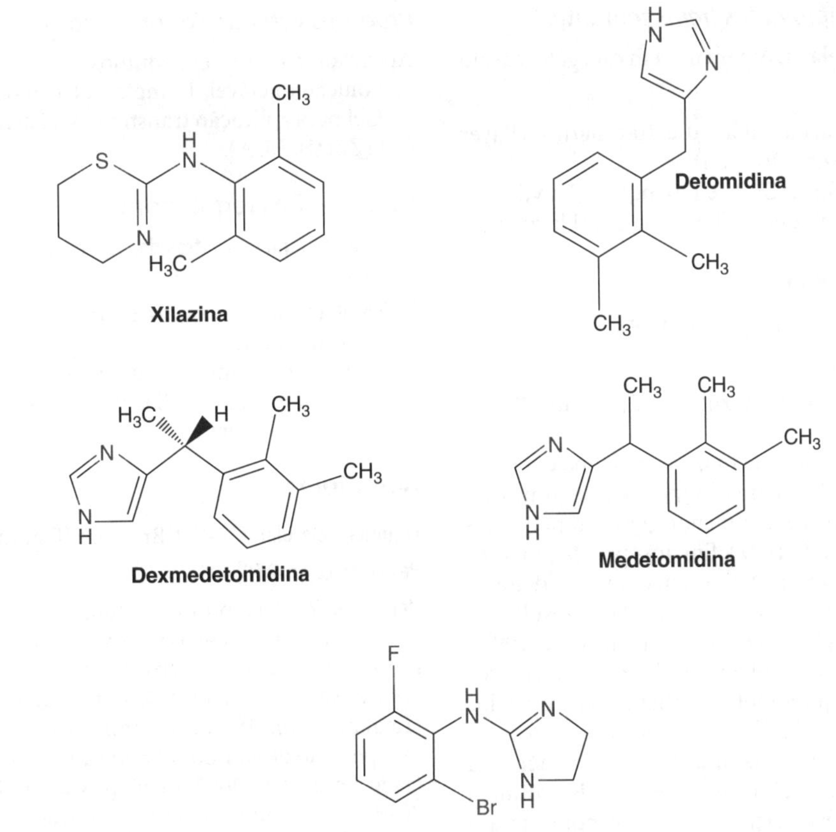

Figura 14.5 Alfa$_2$-agonistas.

Nome químico sistemático. N-(2,6-dimetilfenil)-5,6-di-hidro-4H-1,3-tiazina-2-amina (XX).

A xilazina foi o primeiro agonista α_2-adrenérgico usado em medicina veterinária e seu uso clínico foi descrito primeiramente em 1969, em diversas espécies (Clarke e Hall, 1969; Keller, 1969; Muller *et al.*, 1969). A xilazina frequentemente é considerada como o protótipo de agonista α_2-adrenérgico; entretanto, na verdade, tem uma das mais baixas afinidades α_2:α_1 (Tabela 14.2) e não se liga ao receptor imidazolina. Ainda, é o agonista α_2 usado mais comumente em equinos e também é usado com frequência em animais de laboratório e em animais selvagens. É interessante ressaltar que, embora raramente, a xilazina foi associada a comportamento agressivo após sua administração em cavalos (Hubbell e Muir, 2004), fato que pode ser decorrente dos efeitos excitatórios de agonistas α_1 no SNC (ver seção *Efeitos no sistema nervoso central*).

Os bovinos são particularmente sensíveis aos efeitos da xilazina e precisam de dose muito baixa, em comparação com outras espécies, e cerca de um décimo da dose utilizada em cavalos. A dose de outros agonistas α_2-adrenérgicos em bovinos é semelhante à de outras espécies. Por outro lado, os suínos precisam de duas a três vezes a dose de xilazina, em comparação com cão, gato ou cavalo. Essas variações entre as espécies provavelmente se devem a diferenças nas vias de sinalização da proteína G (Törneke *et al.*, 2003) e, também, às distinções anatômicas na distribuição dos receptores α_2 e α_1 (Hellyer *et al.*, 2003). A xilazina é o agonista α_2 mais passível de provocar vômitos no cão, ao passo que todos os agonistas α_2 provocam vômitos em gatos (Jovanovic-Micic *et al.*, 1995; Sinclair, 2003).

Dosagem

Ver Boxe 14.5.

Como é disponibilizada. Cada mℓ de cloridrato de xilazina é equivalente a 20, 100 ou 300 mg de atividade base, 0,9 mg de metilparabeno, 0,1 mg de propilparabeno, 5,0 mg de citrato de sódio di-hidratado e água para injeção. O pH é ajustado com ácido cítrico e citrato de sódio.

Informações reguladoras

Condição de fármaco controlado. A xilazina não é um fármaco controlado.

Períodos de carência. Bovinos: o período de carência para o consumo de leite é de 24 h; o período de carência para o abate é de 4 dias. Cervídeos: não é aprovado para uso durante a estação de caça.

Boxe 14.5 Dosagens de xilazina.	
Espécie animal	**Dose e via**
Cão e gato	0,1 a 1,0 mg/kg IV, IM
Gato (êmese)	0,4 a 0,5 mg/kg IV
Cavalo	0,02 a 1,0 mg/kg IV, IM
Bovinos	0,01 a 0,1 mg/kg IV, IM
Ovinos e caprinos[a]	0,05 a 0,3 mg/kg IV, IM
Cervídeos (veados)	0,5 a 4,0 mg/kg IM

[a]A xilazina pode causar angústia respiratória (ver efeitos no sistema respiratório).

Produtos veterinários aprovados (representantes)

A xilazina foi aprovada pela FDA para uso em cão, gato, cavalo e veado.

- Rompun® injetável: xilazina HCl, 20 e 100 mg/mℓ (Bayer Healthcare, Animal Health Division)
- AnaSed® injetável: xilazina HCl, 20 e 100 mg/mℓ (Lloyd, Inc.)
- Cervizine 300 injetável: xilazina HCl, 300 mg/mℓ (Lloyd, Inc.).

Cloridrato de detomidina

Fórmula molecular. C12H14N2.HCl (Figura 14.5).

Peso molecular. 222,7 g/mol.

Nome químico sistemático. 1H imidazol, 4-[(2,3-dimetilfenil) metil]-hidrocloreto.

A detomidina é uma substância branca, cristalina e hidrossolúvel. Foi aprovada pela FDA para uso apenas em equinos; no entanto, é usada em bovinos e, em menor grau, em pequenos ruminantes (Singh *et al.*, 1989, 1997). Em uma proporção α_2:α_1 mais alta que a xilazina (Tabela 14.2), e, em cavalos, a detomidina tem ação mais longa (Yamashita *et al.*, 2000) e resulta em ataxia mais duradoura (England *et al.*, 1992; Hamm *et al.*, 1995). Embora os efeitos farmacodinâmicos dos diferentes fármacos α_2-agonistas em doses equipotentes tenham sido relatados como semelhantes, exceto pela duração de ação (Bueno *et al.*, 1999; England *et al.*, 1992), a maioria dos clínicos acredita que, em equinos, a detomidina induza sedação mais profunda e menor alternância de sustentação do peso corporal de um membro para o outro, quando sedado, do que outros agonistas α_2-adrenérgicos.

A detomidina foi um dos primeiros agonistas α_2-adrenérgicos a ser administrado em taxa de infusão constante em equinos, para procedimentos cirúrgicos com o animal em pé (Daunt *et al.*, 1993; Wilson *et al.*, 2002). Os equinos submetidos à sedação por meio de taxa de infusão constante assumem uma posição de pé, com estação de base ampla, e, com bloqueios locais adequados, toleram manipulação cirúrgica significativa.

A administração oral/transmucosa de detomidina injetável foi usada, com graus variáveis de sucesso, em diferentes espécies (Pollock e Ramsay, 2003; Ramsay *et al.*, 2002; Sleeman e Gaynor, 2000; Grove e Ramsay, 2000). Uma combinação de detomidina e cetamina administrada por via oral em gato mostrou-se mais efetiva do que a combinação de cetamina e xilazina ou medetomidina (Grove e Ramsay, 2000). A administração oral de detomidina em equinos induziu sedação máxima em 30 min após a administração (Ramsay, 2002).

O gel de detomidina é um produto de uso transmucosa aprovado apenas para uso em equinos. Nessa espécie, a biodisponibilidade é cerca de 22% (Kaukinen *et al.*, 2011), e a sedação efetiva é alcançada, na maioria dos cavalos, 40 min após a administração (Gardner *et al.*, 2010). O gel de detomidina também foi usado com sucesso em condições não indicadas na bula (uso *extralabel*), em cães e furões (Hopfensperger *et al.*, 2013; Phillips *et al.*, 2015). O gel de uso transmucosa, quando aplicado à mucosa oral de cães em um pequeno volume, induz sedação ou decúbito (dependendo da dose), que tem início em aproximadamente 30 a 45 min, com uma duração em cães de cerca de 90 min.

Dose

Ver Boxe 14.6.

Como é disponibilizado. Cada mℓ de detomidina contém 10 mg.

Produtos veterinários aprovados

Aprovado para uso em equinos.

Solução injetável, 10 mg/mℓ, Dormosedan® (Zoetis, EUA).
Gel para aplicação transmucosa, 7,6 mg/mℓ, Dormosedan® Gel (Zoetis, EUA).

Informações reguladoras

Condição de fármaco controlado. A detomidina não é um fármaco controlado.

Período de carência. Não aprovado para uso em cavalos destinados ao consumo humano.

Uso não indicado na bula (uso *extralabel*) em bovinos: período de carência de 3 dias para consumo de carne e de 72 h para consumo de leite.

Romifidina

Fórmula molecular. C9-H9-Br-F-N3 (Figura 14.5).

Peso molecular. 258,093.

Nome químico. 2-(2-bromo-6-fluoroanilino)-2-imidazolina.

A romifidina é o mais seletivo agonista α_2 da xilazina (Tabela 14.2) e, em equinos, provoca menos ataxia em comparação com doses equipotentes de outros agonistas α_2-adrenérgicos (England *et al.*, 1992). A romifidina melhorou a qualidade da recuperação de equinos quando administrada no pré-cirúrgico (Jaugstetter *et al.*, 2002) ou no pós-cirúrgico (Woodhouse *et al.*, 2013), o que pode refletir a duração de ação mais longa da romifidina em comparação com a xilazina, ou menos ataxia, ou ambas.

A romifidina provoca depressão cardiovascular semelhante em gatos (Selmi *et al.*, 2004) e cães (Pypendop e Verstegen, 2001). Há um efeito teto quanto às alterações cardiovasculares induzidas por romifidina em cães e equinos (Pypendop e Verstegen, 2001; Freeman *et al.*, 2002). Um efeito-teto semelhante foi verificado para o nível de sedação em cães (< 25 a 40 µg/kg IV) (Pypendop e Verstegen, 2001).

O grau de analgesia que a romifidina induz em equinos é controverso; alguns pesquisadores não constataram ação analgésica (Hamm *et al.*, 1995), ao passo que outros pesquisadores documentaram analgesia (Moens *et al.*, 2003; Spadavecchia *et al.*, 2005). A administração neuraxial de romifidina

Boxe 14.6 Dosagens de detomidina.

Espécie	Dose e via de administração	Referência
Equinos	Parenteral: 5 a 40 µg/kg IV, IM TIC: *bolus* de carregamento, 8,4 µg/kg IV Primeira etapa de 15 min: 0,5 µg/kg/min IV Segunda etapa de 15 min: 0,3 µg/kg/min IV Terceira etapa de 15 min: 0,1 µg/kg/min IV Gel de uso transmucosa: 40 µg/kg entre a gengiva e a bochecha, ou sob a língua	
Gato	Oral: 500 µg de detomidina/kg + 10 mg de cetamina/kg	(Grove e Ramsay, 2000)
Cão	Gel de uso transmucosa: sedação leve: 0,5 mg/m²; sedação mais intensa e decúbito lateral: 1,0 mg/m². (A dose média é de 35 µg/kg.) A dose alta de 2 a 4 mg/m² induz sedação mais profunda. (Usando 7,6 mg/mℓ: Dormosedan® gel)	
Furão	Gel transmucosa: 2 mg/m² e 4 mg/m² (transmucosa) (usando 7,6 mg/mℓ: Dormosedan® gel)	(Phillips *et al.*, 2015)

TIC: taxa de infusão constante.

potencializa os efeitos da aplicação epidural de morfina e lidocaína em bovinos e caprinos (Fierheller *et al.*, 2004; Kinjavdekar *et al.*, 2003).

Doses

Ver Boxe 14.7. A romifidina foi aprovada apenas para uso em equinos.

Informações reguladoras

Condição de fármaco controlado. A romifidina não é um fármaco controlado.

Período de carência. O fármaco não foi aprovado para uso em cavalos destinados a consumo humano.

Produtos veterinários aprovados

A romifidina foi aprovada pela FDA para uso em equinos.
Solução injetável de Sedivet® 1%, romifidina HCl 10 mg/mℓ (Boehringer Ingelheim Vetmedica, Inc.).

Medetomidina e dexmedetomidina

A medetomidina é uma mistura racêmica de dois enantiômeros ópticos, a dexmedetomidina e a levomedetomidina (1:1). As estruturas desses dois enantiômeros são imagens espelhadas uma da outra, porém cada uma possui atividade biológica diferente. Os dois fármacos são ou foram comercializados para uso veterinário.

Medetomidina

Peso molecular. 200,283.

Fórmula molecular. C13-H16-N2 (Figura 14.5).

Nome químico. 4-[1-(2,3-dimetilfenil)etil].

A medetomidina é uma mistura racêmica de dois enantiômeros ópticos, a dexmedetomidina e a levomedetomidina (1:1). O componente ativo da medetomidina é a dexmedetomidina; entretanto, a medetomidina não parece ter simplesmente metade da potência da dexmedetomidina (Kuusela *et al.*, 2000, 2001b). A levomedetomidina tem efeito comportamental mínimo, mas possivelmente contribui para os efeitos cardiovasculares (Kuusela *et al.*, 2000, 2001b).

A medetomidina induz sedação e analgesia confiáveis e profundas. A medetomidina também é usada com frequência para tratar delírio emergencial que sucede a anestesia, em pacientes com despertar de procedimentos cirúrgicos dolorosos. Microdoses de 1 a 2 µg/kg em geral são suficientes para acalmar um paciente e permitir que ele repouse confortavelmente. Do mesmo modo, infusão de medetomidina em taxa constante é bastante empregada em unidades de tratamento intensivo para propiciar sedação, bem como ansiólise e analgesia.

Dose

Ver Boxe 14.8.

Produtos veterinários aprovados

A medetomidina foi aprovada pela FDA para uso em cães.
Domitor®: Medetomidina HCl, 1 mg/mℓ (Orion Corp.).

Informações regulatórias

Condição de fármaco controlado. A medetomidina não é um fármaco controlado.

Período de carência. O uso do fármaco não é aprovado para animais destinados à produção de alimentos para consumo humano.

Dexmedetomidina

Peso molecular. 200,283.

Fórmula molecular. C13-H16-N2 (Figura 14.5).

Nome químico. 4-[(1R)-1-(2,3-dimetilfenil)etil].

A dexmedetomidina é o dextroenantiômero da substância racêmica medetomidina. Originalmente foi comercializado para uso em seres humanos (Precedex®), porém, foi aprovada para uso em cães e gatos, nos EUA. Como o dextroenantiômero é a forma biológica ativa, presumiu-se que metade dessa dose seria necessária e produziria menos efeitos colaterais do que a mistura racêmica de medetomidina. Contudo, parece haver uma interação complexa do dextroenantiômero com o levoenantiômero para produzir os efeitos farmacodinâmicos da mistura racêmica de medetomidina (Kuusela *et al.*, 2000, 2001b); portanto, em geral a dosagem é um pouco mais do que 50% da dose dos efeitos esperados para medetomidina. Clinicamente, em doses equipotentes, os efeitos de sedação, analgesia e cardiovasculares são semelhantes aos da medetomidina (Kuusela, 2004).

Dosagens representativas

Ver Boxe 14.9.

Produtos veterinários aprovados

A dexmedetomidina foi aprovada pela FDA para uso em cães e gatos.

Boxe 14.8 Dosagens de medetomidina.

Espécie animal	Dose e via
Cães	Injeção única: 1 a 20 µg/kg IV, IM Infusão em taxa constante: 1 a 5 µg/kg/h
Gatos	Injeção única: 1 a 40 µg/kg IV, IM Infusão em taxa constante: 1 a 5 µg/kg/h
Equinos	Injeção única: 2 a 10 µg/kg IV, IM Infusão em taxa constante: 0,03 a 0,1 µg/kg/min

---

Boxe 14.7 Dosagens de romifidina.

Espécie	Dose e via
Equinos	40 a 120 µg/kg IV
Cão	1 a 40 µg/kg IV
Gato	5 a 200 µg/kg IM

Boxe 14.9 Dosagens de dexmedetomidina.

Espécie animal	Dose e via
Cães	Injeção única: 0,5 a 10 µg/kg IM, IV Infusão em taxa constante: 0,5 a 3,0 µg/kg/h IV
Gatos	Injeção única: 1 a 20 µg/kg IM, IV Infusão em taxa constante: 0,5 a 3,0 µg/kg/h IV

Dexdomitor®: Dexmedetomidina HCl, 0,1 mg/mℓ e 0,5 mg/mℓ (Zoetis).

A formulação humana é Precedex®, 4 ou 100 µg/mℓ.

Informações reguladoras

Condição de fármaco controlado. A dexmedetomidina não é um fármaco controlado.

Período de carência. Não aprovada para uso em animais destinados à produção de alimento para o consumo humano.

Diferenças entre espécies animais

Existem diferenças entre as espécies animais quanto aos efeitos sedativos de agonistas α_2-adrenérgicos. Em geral, a partir do mais sensível para o menos sensível temos: bovinos > camelídeos > pequenos ruminantes > gatos, cães e equinos > suínos > pequenos animais de laboratório.

Bovinos. Os ruminantes, em geral, apresentam uma resposta exagerada aos efeitos sedativos de α_2-agonistas e, em particular, à xilazina. Foi sugerido que bovinos podem ter alguns α_1-receptores centrais que contribuem para a sedação, ou esta pode-se dar por eles terem receptores α_{2D}-adrenérgicos (Schwartz e Clark, 1998). Em particular, os bovinos precisam de cerca de 1/10 da dose de xilazina indicada para equinos.

Ovinos. A xilazina provoca a ativação de macrófagos intravasculares pulmonares (MIP), o que resulta em lesão pulmonar aguda (ver seção *Efeitos no sistema respiratório*).

Equinos. Doses IV equipotentes para sedação de equinos são consideradas as seguintes: xilazina (1 mg/kg); medetomidina (5 a 10 µg/kg), romifidina (40 a 80 µg/kg) e detomidina (20 a 40 µg/kg) (England *et al.*, 1992; Yamashita *et al.*, 2002; Bryant *et al.*, 1991).

Reações adversas/contraindicações

Os agonistas α_2-adrenérgicos não devem ser usados em animais com débito cardíaco comprometido, como acontece na cardiopatia preexistente, em especial naqueles animais com bradiarritmia, baixa contratilidade miocárdica, valvopatia obstrutiva, desidratação, hipovolemia ou sepse.

É possível verificar despertar súbito de sedação induzida por agonista α_2-adrenérgico, que pode avançar para agressão. Isso pode ocorrer devido à sensibilidade a ruído e toque e também aos efeitos excitatórios de receptores α_1 no SNC (Clarke e Hall, 1969; Hubbell e Muir, 2004).

Deve-se ter cautela ao usar em pacientes com diabetes melito (ver seção *Glicose*).

Interações medicamentosas

Os agonistas α_2-adrenérgicos potencializam os efeitos depressores no SNC de outros fármacos sedativos, como propofol, cetamina ou opioides. A dose de agentes de indução é bastante reduzida e existe um profundo efeito poupador de CAM. A depressão respiratória causada por agonistas α_2-adrenérgicos é potencializada por outros depressores respiratórios, em especial pelos opioides. Essa associação é mais passível de provocar hipercapnia e hipoxemia, em comparação com o uso exclusivo de agonistas α_2-adrenérgicos.

Superdosagem/intoxicação aguda

O tratamento de dosagem excessiva de um agonista α_2-adrenérgico concentra-se no uso de antagonistas α_2-adrenérgicos

(p. ex., atipamezol e ioimbina, ver seções *Atipamezol* e *Ioimbina*) até obter o efeito desejado. É necessário o monitoramento cuidadoso dos sistemas cardiovascular e respiratório. Outros tratamentos de suporte podem incluir regulação externa da temperatura corporal e monitoramento da glicemia.

ANTAGONISTAS α_2-ADRENÉRGICOS

Histórico/introdução

Em medicina veterinária, os antagonistas de receptores α_2-adrenérgicos são usados basicamente para reverter os efeitos desejados ou indesejados de agonistas α_2-adrenérgicos. A habilidade de reverter os efeitos dos agonistas α_2-adrenérgicos aumenta sua utilidade em medicina veterinária geral e também seu uso para contenção química de animais selvagens de zoológico e de animais selvagens exóticos. Estão disponíveis três antagonistas para uso na medicina veterinária: atipamezol, ioimbina e tolazolina.

Classificação

Os fármacos desta classe são todos ligantes de receptores α_2-adrenérgicos, que são antagonistas competitivos no sítio receptor α_2-adrenérgico. Todos também apresentam graus variáveis de antagonismo em receptores α_1-adrenérgicos.

Mecanismo de ação

Os fármacos antagonistas alfa$_2$-adrenérgicos atuam ligando-se competitivamente ao receptor alfa$_2$-adrenérgico e impedindo sua ativação. Assim como os agonistas de receptores alfa$_2$-adrenérgicos, os antagonistas variam por sua seletividade de ligação a receptores alfa$_2$ ou alfa$_1$-adrenérgicos. A ligação sem ativação reverte e/ou atenua sedação, ansiólise, analgesia e alterações cardiovasculares centrais e periféricas induzidas por agonistas alfa$_2$-adrenérgicos; no entanto, os efeitos comportamentais e cardiovasculares variam de acordo com a espécie animal e o fármaco utilizado (Carroll *et al.*, 2005; Hubbell e Muir, 2006).

Indicações

Os antagonistas de receptores α_2 são usados rotineiramente para reverter os efeitos sedativos ou fisiológicos (cardiovasculares ou respiratórios) de fármacos agonistas de receptores α_2. É lógico e, em geral, recomendado, escolher um antagonista com especificidade semelhante àquela do agonista administrado. Por exemplo, a ação da xilazina é comumente revertida com ioimbina, e a da dexmedetomidina é revertida com atipamezol; contudo, a reversão pode ocorre com o uso de agentes de reversão mais ou menos específicos. Algumas diferenças entre as espécies animais de fato existem (ver seção *Fármacos específicos*).

As dosagens para a reversão completa são indicadas adiante. Contudo, muitos clínicos rotineiramente administram doses menores de antagonistas, já que uma certa quantidade do agonista α_2 já terá sido metabolizada e, ao deixar alguns efeitos sedativos e analgésicos, ocorre um retorno menos agitado à função.

Reversão da analgesia

A reversão abrupta e completa de fármacos alfa$_2$-adrenérgicos pode levar a um aumento súbito da atividade simpática e da nocicepção (reversão da analgesia) que, no mínimo, pode ser desagradável e, na pior das hipóteses, é desumano. Em diversos estudos em animais, o uso de atipamezol para reverter os efeitos de agonistas alfa$_2$-adrenérgicos aumentou a resposta nociceptiva por bloquear a inibição da sensação de dor pelo *feedback* da norepinefrina (Pertovaara *et al.*, 2005). Após o antagonismo do receptor α_2, os pacientes precisam ser avaliados quanto à intensidade da dor e podem ser tratados com outros analgésicos, como opioides ou anti-inflamatórios não esteroides (AINE).

Fármacos específicos

Atipamezol

Peso molecular. 212,294.

Fórmula molecular. C14-H16-N2 (Figura 14.6).

Nome químico. 4-(2-etil-1,3-di-hidroinden-2-il)-3H-imidazol.

O atipamazol é um antagonista do receptor α_2 muito específico e que foi criado para reverter os efeitos da medetomidina e da dexmedetomidina. Foi aprovado apenas para uso IM em cães, porém, é usado com frequência em condições não indicadas na bula (uso *extralabel*), em gatos, equinos e espécies exóticas. Junto a sua alta especificidade pelo receptor α_2, o atipamezol não se liga a receptores beta-adrenérgicos, 5-HT, histaminérgicos, muscarínicos ou dopaminérgicos, o que reduz seus efeitos colaterais (Tranquilli *et al.*, 2007).

O atipamezol atua rapidamente, com tempo de reversão mais curto em cordeiros sedados com 30 µg de medetomidina/kg IV, quando comparado à ioimbina (Ko e McGrath, 1995), possibilitando que os cordeiros caminhem em 2 a 3 min, em comparação com 15 min. Contudo, existem diferentes relatos de o atipamezol não promover reversão completa em equinos que receberam detomidina, um fármaco menos específico (Zeiler, 2015); por conseguinte, alguns animais precisam receber repetidas doses para induzir reversão completa e alguns animais podem ficar sedados novamente em um momento posterior.

Além de seu uso como reversores, os antagonistas α_2 têm sido empregados como agentes terapêuticos. O atipamezol também é usado para reverter os efeitos nocivos da intoxicação por amitraz em cães (Hugnet *et al.*, 1996) e gatos (Andrade *et al.*, 2006). Como os receptores I$_2$-imidazolina estão envolvidos na patogenia da doença de Parkinson (Gentili *et al.*, 2006), há esforços contínuos na pesquisa do uso de atipamezol na melhora de funções cognitivas (nootrópico), lesão cerebral e como uma terapia potencial da doença de Parkinson (Pertovaara *et al.*, 2005). A ioimbina é usada para tratar disfunção erétil em homens, porém não há registro desse uso em medicina veterinária.

Dose representativa

O atipamezol foi aprovado apenas para uso IM em cães (Boxe 14.10). A bula do atipamezol expressa a dose em µg/m^2 (ver adiante). Contudo, muitos veterinários administram atipamezol em um volume (mℓ) semelhante ao de medetomidina/dexmedetomidina (1,0 mg/mℓ e 0,5 mg/mℓ, respectivamente). Considerando-se a concentração de cada fármaco, isso equivale à reversão com cinco vezes a concentração de medetomidina/dexmedetomidina.

Produtos veterinários aprovados

Atipamezol HCl: Antisedan®, 5 mg/mℓ (Zoetis).

Informações reguladoras

Condição de fármaco controlado. O atipamezol não é um fármaco controlado.

Boxe 14.10 Dosagens de atipamezol.

Espécie	Dose e via
Cães	Reversão de alfa$_2$-agonista: 3.750 µg/m^2 IM (dosagem da bula do produto) Reversão de alfa$_2$-agonista: 0,1 a 0,3 mg/kg IM
Gatos	Reversão de alfa$_2$-agonista: 0,1 a 0,3 mg/kg IM
Equinos	Reversão de alfa$_2$-agonista: 0,03 a 0,06 µg/kg IV, IM

Período de carência. O atipamezol não foi aprovado para uso em animais destinados à produção de alimentos destinados ao consumo humano.

Ioimbina

Fórmula molecular. C21-H26-N2-O3 (Figura 14.6).

Nome químico. Ácido ioimban-16-alfa- carboxílico, éster 17-alfa-hidroxi-, metil.

A ioimbina é um alcaloide indol obtido da casca da árvore *Pausinystalia yohimbe* ou da raiz da planta *Rauwolfia serpentina*. É um antagonista não seletivo do receptor α_2 e, em altas doses, pode ativar α_1-adrenorreceptores, receptores de dopamina e serotonina, e inibir a síntese de monoamina oxidase (DiMaio Knych *et al.*, 2011). Foi aprovada para uso em cães e cervídeos, mas comumente é usada para reverter os efeitos do alfa$_2$-agonista xilazina em cães, gatos, equinos, bovinos e espécies exóticas. Dados farmacocinéticos para diferentes espécies estão resumidos na Tabela 14.4. A administração IV rápida pode resultar em hipotensão decorrente de vasodilatação e, também, de excitação do SNC. Os clínicos, com frequência, administram uma fração (25%) da dose por via intravenosa e o restante por via intramuscular, a fim de ajudar a prevenir efeitos colaterais indesejáveis.

A ioimbina é classificada como substância estranha Classe 2 pela Association of Racing Commissioners International (ARCI) (DiMaio Knych *et al.*, 2011).

A ioimbina é usada em medicina humana para tratar disfunção erétil (Riley, 1993).

Dosagens representativas

Ver Boxe 14.11.

Produtos veterinários aprovados

A ioimbina foi aprovada pela FDA para uso em cães e cervídeos (alces e veados).

Yobine® solução injetável: Ioimbina HCl, 2,0 mg/mℓ (Akorn, Inc.).

Antagonil®: Ioimbina, HCl 5,0 mg/mℓ (Wildlife Laboratories, Inc.).

Informações regulatórias

Condição de fármaco controlado. A ioimbina não é um fármaco controlado.

Boxe 14.11 Dosagens de ioimbina.

Espécie	Dose e via
Cães e gatos	Reversão de agonista α_2: 0,11 mg/kg IV; 0,25 a 0,5 mg/kg IM
Equinos	Reversão de agonista α_2: 0,02 a 0,075 mg/kg IV
Bovinos e ovinos	Reversão de agonista α_2: 0,125 a 0,2 mg/kg IV

Período de carência. A ioimbina não foi aprovada para o uso em animais destinados à produção de alimentos para o consumo humano. Não deve ser usada a partir de 30 dias antes da estação de caça.

Tolazolina

Peso molecular. 160,2188.

Fórmula molecular. C10-H12-N2 (Figura 14.6).

Nome químico. 2-benzil-4,5-di-hidro-1H-imidazol.

A tolazolina é um derivado imidazolina sintético que atua como antagonista do receptor alfa-adrenérgico não seletivo. A tolazolina é o único fármaco aprovado pela FDA para a reversão da sedação induzida pela xilazina em equinos, porém, é comumente usada para reverter os efeitos da xilazina em bovinos, camelídeos e espécies exóticas. Além do antagonismo ao receptor α_2, a tolazolina tem efeitos histaminérgicos e colinérgicos (Tranquilli *et al.*, 2007), além de efeitos diretos no endotélio vascular, diminuindo a resistência vascular sistêmica (vasodilatação) e aumentando a capacitância venosa (Short,

1987; Tranquilli e Thurmon, 1984). Assim como ocorre com todos os antagonistas, a tolazolina deve ser administrada lentamente até obter o efeito desejado, a fim de prevenir efeitos colaterais indesejáveis.

Em geral, acredita-se que a tolazolina propicie melhor reversão em bovinos e camelídeos (Hsu *et al.*, 1987, 1989); no entanto, existem relatos de reações adversas e óbitos nessas espécies, tratadas com doses apropriadas e inapropriadas também (Read *et al.*, 2000). Em equinos, a tolazolina reverte os efeitos da detomidina mais adequadamente que o atipamezol (Hubbell e Muir, 2006).

Em dose cinco vezes a recomendada, a tolazolina provocou sinais de hipermotilidade gastrintestinal, diarreia transitória e cólica (Laboratórios Lloyd, 1996).

Embora aprovada para uso IV, a tolazolina mostrou-se efetiva quando administrada por via endotraqueal (Paret *et al.*, 1999a).

A farmacocinética de antagonistas em diversas espécies está resumida na Tabela 14.4.

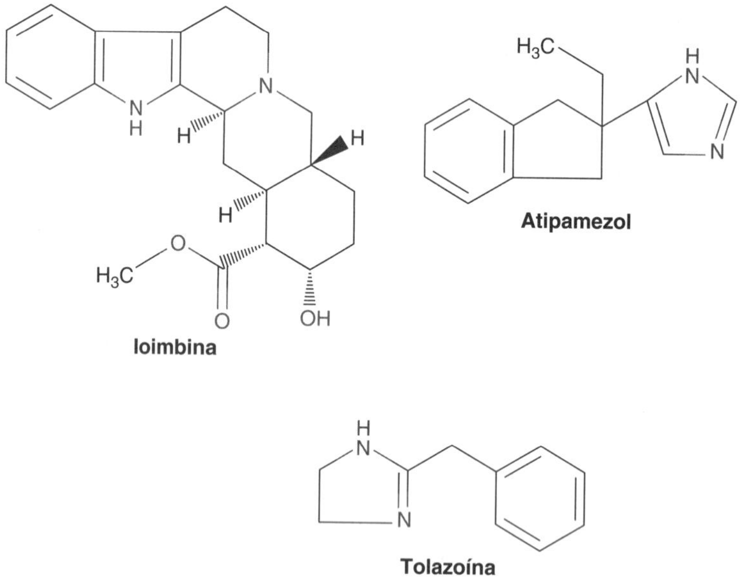

Figura 14.6 Antagonistas α_2.

Tabela 14.4 Farmacocinética de antagonistas alfa$_2$-adrenérgicos.

Fármaco	Espécies	Dose	Tempo médio de permanência (min)	Volume de distribuição (ℓ/kg)	Depuração$_{Tot}$ (mℓ/kg/min)	Meia-vida de eliminação (min)	Referência
Ioimbina	Novilhos	0,25 mg/kg IV	86,7 ± 46,2	4,9 ± 1,4	69,6 ± 35,1	46,7 ± 24,4	Jernigan *et al.*, 1988
	Equinos	0,75 a 0,15 mg/kg IV	106 ± 72,1 a 118,7 ± 35,0	2,7 ± 1,0 a 4,6 ± 1,9	34,0 ± 19,4 a 39,6 ± 16,6	52,8 ± 27,8 76,1 ± 23,1	Jernigan *et al.*, 1988
	Cão	0,4 mg/kg IV	163,6 ± 49,7	4,5 ± 1,8	29,6 ± 14,7	104,1 ± 32,1	Jernigan *et al.*, 1988
Tolazolina	Cão	6 mg/kg, via sonda[a] endotraqueal		1,65 ± 0,3	10,9 ± 4,8	156 ± 81	Paret *et al.*, 1999b
	Equinos	4 mg/kg		1,68 ± 38	13,7 ± 3,0	160 ± 60	Casbeer e Knych, 2013
	Cordeiros	2 mg/kg IV		2,5 ± 0,7	27,1 ± 7,6[b]		Ward *et al.*, 1984
Atipamezol	Cão						
	Gato						
	Equinos						
	Vacas-leiteiras	0,2 mg/kg IV	38,3 ± 15,7	1,77 ± 0,64	48,1 ± 13,1	35,2 ± 17,9	Ranheim *et al.*, 1999[c]
	Bezerros	0,2 mg/kg IV	48,1 ± 9,2	2,97 ± 1,4	42,9 ± 3,9	52,1 ± 7,0	Ranheim *et al.*, 1999[c]
	Ovinos	0,2 mg/kg IV	34,4 ± 7,9	2,0 ± 0,54	56,3 ± 9,5	34,2 ± 11,9	Ranheim *et al.*, 1999[c]

[a] Após o uso de xilazina e tiopental.
[b] Em cordeiros com 17 dias de vida. A depuração aumentou para 60 mℓ/kg/min aos 28 dias de idade.
[c] Isso ocorreu após a administração de 0,04 mg de medetomidina/kg IV.

Dosagens representativas

Ver Boxe 14.12.

Produtos veterinários aprovados

A tolazolina foi aprovada pela FDA para uso em equinos. Injeção de Tolazine™: tolazolina HCl, 100 mg/mℓ (Lloyd, Inc.). Tolazolina HCl: tolazolina HCl, 200 mg/mℓ (ZooPharm).

Informações regulatórias

Condição de fármaco controlado. A tolazolina não é um fármaco controlado.

Período de carência. A tolazolina não foi aprovada para uso em equinos destinados a consumo humano.

Efeitos farmacodinâmicos

Efeitos no sistema nervoso central. O uso de antagonistas alfa$_2$-adrenérgicos reverte de modo confiável sedação, ataxia e efeitos fisiológicos provocados por agonista alfa$_2$-adrenérgico de maneira dose-dependente. Isso ocorre devido ao bloqueio da inibição do *feedback* da epinefrina, mediado pela ativação de receptores alfa$_2$-adrenérgicos pré-sinápticos.

Os três antagonistas apresentam potencial de provocar excitação do SNC (agitação, fasciculações, tremores e hiperestesia). A ioimbina tem o potencial de provocar convulsões em doses mais elevadas por meio de via GABAérgica e por vias mediadas por NMDA (Dunn e Corbett, 1992). O atipamezol tem apenas efeitos discretos no comportamento, em condições familiares, mas aumenta a neofobia (Haapalinna *et al.*, 1997). Além disso, a reversão de fármacos alfa$_2$-agonistas também reverte a analgesia (não apenas a sedação), o que pode contribuir para uma recuperação agitada e dolorosa. Recomenda-se sempre que os antagonistas de receptores α$_2$ sejam administrados lentamente, até obter o efeito desejado, a fim de minimizar essas reações adversas.

Efeitos no sistema cardiovascular. Em geral, os antagonistas α$_2$ revertem ou atenuam as alterações cardiovasculares provocadas por fármacos alfa$_2$-agonistas (p. ex., xilazina), como aumento da resistência vascular sistêmica e bradicardia. As respostas cardiovasculares verdadeiras são difíceis de prever e dependem do agonista inicial empregado, do momento da reversão (p. ex., se durante a fase inicial de vasoconstrição periférica intensa), da via de administração do antagonista e da espécie animal em questão (Zeiler, 2015; Kolliasbaker *et al.*, 1993; Savola, 1989).

Além disso, alguns dos antagonistas α$_2$ são cardioprotetores, tanto individualmente quanto ao atenuar os resultados de agonistas α$_2$. Relata-se que a ioimbina aumenta a reperfusão do ventrículo esquerdo, além de reduzir a pressão diastólica final do ventrículo esquerdo e liberação da enzima lactato desidrogenase (Sargent *et al.*, 1994). Por meio de técnicas *in vitro*, demonstrou-se que a xilazina causa vasoconstrição coronariana no cão, que foi revertida pelo atipamezol (Teng e Muir, 2004).

Boxe 14.12 Dosagens de tolazolina.

Espécie	Dose e via
Cães e gatos	Reversão de agonista α$_2$: 4 mg/kg IV lentamente
Equinos	Reversão de agonista α$_2$: 4 mg/kg IV lentamente
Bovinos	Reversão de agonista α$_2$: 2 a 4 mg/kg IV lentamente (bezerros, 1 mg/kg IV lentamente)
Lhamas	Reversão de agonista α$_2$: 2 mg/kg IM

Efeitos no sistema respiratório. Os antagonistas α$_2$ podem reverter ou atenuar a depressão respiratória causada por agonistas α$_2$. Em doses de rotina em animais sadios, os agonistas α$_2$ provocam alterações mínimas na ventilação, de modo que o antagonismo desses efeitos não altera o teor de CO_2 ou de O_2 (Kolliasbaker *et al.*, 1993). Contudo, em pacientes com efeitos clínicos intensos devido ao uso de altas doses, de comorbidades ou da administração simultânea de outros depressores do SNC, o antagonismo deve reverter a depressão respiratória.

Em ovinos, taquipneia e hipoxemia podem ser ocorrências secundárias ao uso de alfa$_2$-agonistas, devido à ativação de macrófagos intravasculares pulmonares e à presença de lesão pulmonar aguda e edema pulmonar. Antagonistas alfa$_2$-adrenérgicos atenuam a taquipneia induzida pela medetomidina em cordeiros e ovelhas; entretanto, esses fármacos não corrigiram a redução da pressão parcial de oxigênio arterial, provavelmente devido à lesão pulmonar aguda sustentada (Ko e McGrath, 1995; Hsu *et al.*, 1989; Celly *et al.*, 1997).

A tolazolina é usada para tratar hipertensão pulmonar em neonatos e mostrou reduzir a resistência vascular pulmonar e se contrapor ao reflexo de vasoconstrição pulmonar hipóxica (Paret *et al.*, 1909b).

Efeitos no sistema muscular. Todos os antagonistas alfa$_2$-adrenérgicos revertem ou atenuam a ataxia e a fraqueza muscular induzidas pelos agonistas alfa$_2$-adrenérgicos (Hsu *et al.*, 1989; Hubbell and Muir, 2006).

Efeitos adversos/contraindicações

Há relatos casuais de morte súbita de pacientes que receberam antagonistas do receptor α$_2$ por via IV, presumivelmente devido ao colapso cardiovascular. Uma causa possível desse colapso seria o conservante metilparabeno, no atipamezol, que pode provocar liberação de histamina e, por conseguinte, reduzir a pressão arterial. Contudo, é mais provável que, quando o antagonista é administrado em alta dose por via IV a pacientes com vasoconstrição periférica, bradicardia reflexa e tônus vagal alto, o relaxamento rápido do tônus vascular associado à bradicardia induza colapso cardiovascular. Deve-se ter cautela ao administrar rapidamente um antagonista enquanto o paciente se encontra na fase de vasoconstrição aguda. É menos provável que a administração IM cause alterações cardiovasculares agudas.

Há relato de excitação do SNC e delírio, levando à atividade convulsiva, em especial em quando se utiliza alta dose (Ranheim *et al.*, 2000; Read *et al.*, 2000). Os clínicos devem investigar se a agitação se deve ao ressurgimento e talvez dor ou à excitação do SNC. Muitos clínicos administram apenas parte da dose (25 a 50%), a fim de reduzir esses efeitos.

A segurança de antagonistas α$_2$-adrenérgicos não foi estabelecida em animais gestantes ou lactantes, em animais destinados à reprodução e em pacientes metabolicamente instáveis.

Diferenças entre espécies

Bovinos e pequenos ruminantes sedados com xilazina parecem ter melhor reversão quando tratados com tolazolina, em comparação a ioimbina (Hikasa *et al.*, 1988). Provavelmente isso ocorre devido aos tipos diferentes de receptores e às diferentes afinidades de ligação do agonista e do antagonista (ver seção *Ioimbina*).

As lhamas são mais sensíveis aos efeitos adversos da tolazolina, quando comparadas com outras espécies. Recomendou-se a administração IM de 2 mg de tolazolina/kg a fim de tornar mínimos esses efeitos adversos (DuBois *et al.*, 2004; Read *et al.*, 2000).

Em ursos mantidos em cativeiro, a tolazolina não foi efetiva na reversão de agonistas alfa$_2$-adrenérgicos e, por conseguinte, não é recomendada para uso nesse grupo de animais (Cattet *et al.*, 2003).

Superdosagem/intoxicação aguda

Tolazolina. Após a administração exclusiva de tolazolina, foram constatados distúrbios gastrintestinais, agitação, fasciculações musculares, taquicardia, hipertensão branda e, em altas doses, arritmias ventriculares e morte. Doses excessivas de tolazolina, cinco vezes a dose recomendada, foram associadas à morte de equinos (Lloyd Laboratories, 1996).

Atipamezol. Cães sadios toleraram até 10 vezes a dose recomendada de atipamezol (Zoetis, 2015). Não foram observados sinais clínicos relevantes após uma dose regular de atipamezol em cães não sedados (Zoetis, 2015). Os sinais de dose excessiva incluíram excitação, ato de bater com as patas no chão, tremores, vômitos, diarreia branda e hiperemia de esclerótica.

Interações medicamentosas

Em geral, as interações medicamentosas com alfa$_2$-antagonistas devem-se ao maior risco de hipertensão (em razão do aumento da concentração de norepinefrina) ou por causa da estimulação exagerada do SNC (Trevor e Way, 2001). Portanto, esses agentes devem ser usados com cautela em qualquer paciente hipertenso ou tratado com fármacos que possam estimular a frequência cardíaca ou a pressão arterial (p. ex., inotrópicos positivos ou anticolinérgicos). Do mesmo modo, esses fármacos devem ser administrados com cautela quando concomitantes a outros estimulantes do SNC (p. ex., cafeína).

GUAIFENESINA

Histórico

A guaifenesina tem uma longa história como terapêutica médica, tanto como relaxante muscular quanto expectorante. Em equinos tem sido usada como adjuvante de anestesia desde 1949; é usada nos EUA desde 1965. Ainda é empregada comumente como expectorante em seres humanos, combinada com dextrometorfano, ou empregada individualmente em muitos medicamentos para tosse e resfriado, vendidos sem receita médica, porém, em medicina veterinária é mais comumente administrada em cavalos devido a suas propriedades de sedação e relaxamento muscular.

Classificação

Propriedades químicas

Fórmula molecular. C10-H14-O4 (Figura 14.7).

Peso molecular. 198,2166.

Nome químico. 3-(0-metoxi-fenoxi)-1,2-propanodiol.

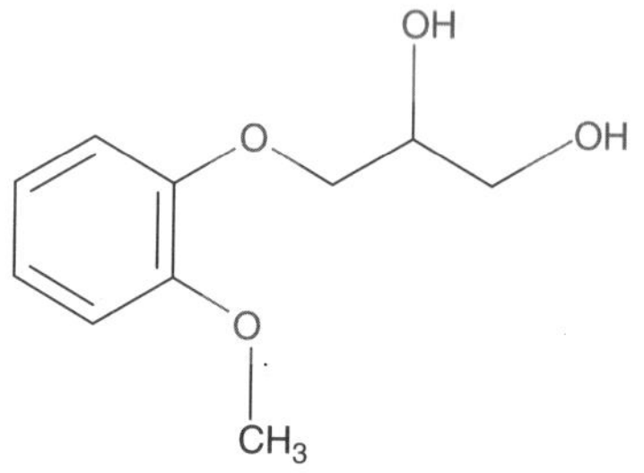

Mecanismo de ação

A guaifenesina é um relaxante de músculos esqueléticos de ação central, porém seu exato mecanismo de ação é desconhecido. Seletivamente ela deprime ou bloqueia a transmissão de impulsos nervosos dos neurônios internunciais da medula

Figura 14.7 Guaifenesina.

espinal, do tronco encefálico e de áreas subcorticais do cérebro, provocando sedação e relaxamento muscular (Muir e Hubbell, 2014; Haga *et al.*, 2000).

Indicações

Na medicina veterinária, a guaifenesina é usada como adjuvante anestésico principalmente em equinos e ruminantes, tanto durante indução quanto como parte das associações para anestesia geral IV. É usada para indução e recuperação suaves e também para diminuir a quantidade de fármaco de indução necessária (Brouwer, 1985). Quando usada individualmente, os animais podem ficar em decúbito, porém a anestesia cirúrgica não é alcançada.

Efeitos fisiológicos

Efeitos no SNC. A guaifenesina é um relaxante de músculos esqueléticos de ação central e também tem efeitos depressores no SNC. Deprime ou bloqueia, seletivamente, a transmissão de impulsos nervosos no nível neuronal internuncial da medula espinal, do tronco encefálico e de áreas subcorticais do cérebro, provocando sedação e relaxamento muscular (Muir e Hubbell, 2014). Embora não se conheça seu mecanismo de ação, ela produz depressão do SNC (não apenas relaxamento muscular) com base no comportamento e na análise do EEG (Haga *et al.*, 2000).

Sistema cardiovascular. Em equinos, inicialmente ocorre um decréscimo transitório da pressão arterial, que retorna ao normal, mas a força contrátil do miocárdio e a frequência cardíaca são relativamente preservadas (Hubbell *et al.*, 1980). Muitos estudos, em diversas espécies, analisaram os efeitos de guaifenesina na função cardíaca, quando usada junto a outros anestésicos, como cetamina, tiopental e xilazina (Benson *et al.*, 1985; McMurphy *et al.*, 2002; Picavet *et al.*, 2004). Assim, é difícil interpretar os efeitos cardiovasculares ocasionados pelo uso exclusivo de guaifenesina. No entanto, é possível que a depressão do SNC e o relaxamento muscular adicionais da guaifenesina possibilitem doses menores de fármacos que causam maior depressão cardiovascular, como tiopental ou xilazina. Por conseguinte, a guaifenesina pode ser útil na preservação da função cardiovascular quando usada em combinação com outros anestésicos.

Sistema respiratório. Embora a guaifenesina seja um relaxante de músculos esqueléticos, em dose terapêutica não provoca paralisia de músculos respiratórios (intercostais e diafragma). É comum notar aumento da frequência respiratória, porém, a ventilação-minuto não se altera (Hubbell e Muir, 2006; Muir e Hubbell, 2014; Tranquilli *et al.*, 2007). Em doses maiores e as necessárias para obter decúbito, a depressão respiratória pode se tornar importante.

Efeitos no sistema muscular. A guaifenesina produz relaxamento generalizado dos músculos esqueléticos. Nas doses recomendadas, não influencia os músculos respiratórios a ponto de alterar a ventilação de modo significativo. Ocorre relaxamento dos músculos da laringe e da faringe, o que facilita a entubação da traqueia (Muir e Hubbell, 2014). Em doses excessivas, a guaifenesina pode causar aumento paradoxal da rigidez muscular (Muir e Hubbell, 2014).

Miscelânea. A guaifenesina atravessa a placenta e pode ser detectada no plasma do feto (Hubbell, 1980). Reações adversas de guaifenesina em neonatos não foram relatadas.

Analgesia. Edições anteriores deste livro sugeriram que a guaifenesina tem ação analgésica, porém, há poucas evidências para apoiar tal assertiva.

Farmacocinética

Quando a guaifenesina é administrada aos equinos como fármaco único, o decúbito ocorre em cerca de 2 min e pode perdurar cerca de 6 min. A sedação induzida por uma única dose pode persistir 15 a 30 min. Existe diferença entre os sexos na meia-vida ($T_{1/2}$) da guaifenesina em pôneis: em machos a $T_{1/2}$ é de cerca de 85 min, ao passo que na fêmea a $T_{1/2}$ é de cerca de 60 min (Davis e Wolff, 1970).

Metabolização

A guaifenesina sofre biotransformação do fígado e origina um glicuronídeo, o qual, a seguir, é excretado na urina (Davis e Wolff, 1970).

Reações adversas/contraindicações

Há contraindicação do fabricante quanto à administração simultânea de guaifenesina com a fisostigmina, mas não explica a interação. O uso de guaifenesina em vacas, em concentração que excede 5%, foi associado a hemólise (Wall e Muir, 1990).

Dose

Em equinos, a guaifenesina tem um índice terapêutico moderadamente alto, sendo necessária dose três a quatro vezes maior do que a dose necessária para causar decúbito, antes que ocorra morte do animal (Funk, 1973). A principal desvantagem do uso de guaifenesina é o grande volume de solução necessário para induzir relaxamento.

Para equinos, a dose indicada na bula é de 100 mg/kg IV. Para sedação pré-anestésica (antes da administração de outro anestésico IV), a dose é de 75 a 110 mg/kg IV (doses mais baixas usadas quando em associação a outros depressores do SNC, como tiopental ou cetamina). Para bovinos, a dose é de 50 a 100 mg/kg, IV.

Diferenças entre as espécies

Equinos. Os equinos ainda são sedados e anestesiados rotineiramente com guaifenesina. Em geral, é associada a, ou é administrada imediatamente antes de outros anestésicos, como xilazina, cetamina ou tiopental (ver seção *Combinação de xilazina, cetamina e guaifenesina* [conhecida como *triple drip*]). A guaifenesina auxilia na indução de indução e recuperação suaves e também na redução da quantidade necessária de outro fármaco para obter o efeito desejado. A administração de xilazina (1,1 mg/kg) antes da guaifenesina reduz a dose necessária para induzir decúbito lateral em equinos adultos (Hubbell *et al.*, 1980). Ao se usar guaifenesina para sedação imediatamente

antes da indução com cetamina ou tiopental, ela deve ser administrada até que o animal comece a perder a estabilidade das articulações dos membros torácicos ou pélvicos. Nesse ponto, a guaifenesina deverá ser descontinuada e o fármaco de indução deve ser administrado imediatamente. Hemólise (conforme vista em bovinos) não foi associada a concentrações de guaifenesina de até 10%, em equinos (Grandy e McDonell, 1980).

Bovinos. O uso de guaifenesina em bovinos e pequenos ruminantes é semelhante ao de equinos. Há relato de que o uso de guaifenesina em concentração superior a 5% causou hemólise dose-dependente (Wall e Muir, 1990).

Cães. A guaifenesina foi usada para tratar a intoxicação por estricnina em cães (Bailey e Szabuniewicz, 1975), porém raramente é usada para sedação ou anestesia nessa espécie animal.

Combinação de xilazina, cetamina e guaifenesina (conhecida como *triple drip*)

A guaifenesina tem sido amplamente usada em combinação com cetamina e xilazina. Em equinos, comumente se utiliza a combinação guaifenesina (50 mg/mℓ), cetamina (0,5 a 2 mg/mℓ) e xilazina (0,5 a 1,0 mg/mℓ). Em bovinos e em pequenos ruminantes, a guaifenesina (50 mg/mℓ) é combinada com cetamina (1 a 2 mg/mℓ) e xilazina (0,05 a 0,1 mg/mℓ). Essas combinações podem ser administradas como agentes de indução, porém são administradas mais rotineiramente após a indução de anestesia, para manutenção da anestesia. Elas devem ser administradas até obter o efeito desejado, porém, em geral, são administradas na taxa de 1 a 2 mℓ/kg/h (Tranquilli *et al.*, 2007). Da mesma forma, a guaifenesina é combinada com detomidina (40 μg/mℓ) e cetamina (4 mg/mℓ) e administrada em taxa de infusão constante de 0,8 mℓ/kg/min (Taylor *et al.*, 1998).

A guaifenesina (50 mg/mℓ) também pode ser combinada com o tiopental (2 mg/mℓ) e usada da mesma forma para manutenção da anestesia na taxa de 1,5 mℓ/kg/h (Muir e Hubbell, 2014).

Interações medicamentosas

Com frequência, a guaifenesina é misturada com cetamina e xilazina (*triple drip*) e com barbituratos, apresentando estabilidade aparente. Há contraindicação do fabricante quanto à administração simultânea com a fisostigmina, porém, não explica a interação.

Superdosagem/intoxicação aguda

A guaifenesina tem uma ampla margem terapêutica. A superdosagem pode causar depressão respiratória e rigidez muscular. A eliminação do fármaco em equinos é rápida. Por conseguinte, a superdosagem pode ser tratada com cuidados de suporte, até que ocorra a diminuição em sua concentração plasmática.

O uso de guaifenesina em vacas, em concentração acima de 5%, foi associado à ocorrência de hemólise (Wall e Muir, 1990).

Informações regulatórias

A guaifenesina foi aprovada pela FDA como relaxante de músculos esqueléticos para uso em cavalos, porém, não para animais destinados ao consumo humano. A guaifenesina foi aprovada para uso em seres humanos como expectorante, em medicamentos de venda livre, individualmente, ou combinada com dextrometorfano em fármacos para tosse e resfriado.

Condição de fármaco controlado. A guaifenesina não é um fármaco controlado.

Período de carência. A guaifenesina não foi aprovada para uso em animais destinados ao consumo humano.

Uso para condições não indicadas na bula (uso *extralabel*) em animais destinados ao consumo humano: período de carência de 3 dias para o consumo da carne e 48 h para o consumo de leite.

Produtos veterinários

Guailaxin®: pó estéril 50 g (Fort Dodge Animal Health).

Gecolate®/Glicodex® injetável: solução a 5% (50 mg/mℓ) (Summit Hill Laboratories).

Como é disponibilizada

A guaifenesina está disponível como solução a 5% (50 mg/mℓ) ou como um pó branco que é reconstituído em água ou solução de dextrose a 5%, de modo a obter uma solução a 5%. Não é prontamente hidrossolúvel e precipita facilmente em temperatura de 22°C ou mais fria (Funk, 1973). O seu aquecimento e agitação, em geral, desfazem o precipitado.

HIDRATO DE CLORAL

Histórico

O hidrato de cloral é o ingrediente do notório "Mickey Finn", assim denominado porque um garçom de Chicago usava sua propriedade sedativa combinada ao álcool para roubar suas vítimas. Foi introduzido na medicina como um hipnótico em 1869 (Gauillard *et al.*, 2001) e esteve entre os primeiros depressores do SNC usados na medicina veterinária. O hidrato de cloral é usado raramente para tratar insônia em seres humanos e para sedação de crianças, porém não é mais usado junto à anestesia humana. É um mutágeno e um carcinógeno potencial e raramente é usado na medicina veterinária, se é que é usado. Esse fármaco é discutido com mais detalhes na sétima edição deste livro-texto.

Classificação

Propriedades químicas

Fórmula molecular. C2-H3-Cl3-O2 (Figura 14.8).

Peso molecular. 165,403.

Nome químico. 1,1,1-tricloro-2,2-di-hidroxietano.

O hidrato de cloral é o produto final da cloração do aldeído acético e adição de água. O hidrato de cloral volatiliza quando exposto ao ar e tem um odor aromático, penetrante. Um grama de hidrato de cloral é solúvel em 0,25 mℓ de água e em 1 a 2 mℓ de solventes lipídicos.

Mecanismo de ação

O mecanismo de ação do hidrato de cloral é desconhecido, mas existe a hipótese de ser um agonista GABA com base em sua

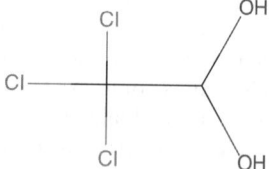

Figura 14.8 Hidrato de cloral.

sinergia de ação com outros agonistas GABA (etanol, benzodiazinas) e no fato de que o antagonista de benzodiazepina, flumazenil, tem sido usado com sucesso para tratar superdosagem de hidrato de cloral em seres humanos (Gauillard *et al.*, 2001).

Indicações

O hidrato de cloral é utilizado para sedação geral e como adjuvante de anestesia principalmente em equinos e bovinos. Hoje em dia, raramente é usado na prática veterinária.

Efeitos fisiológicos

O hidrato de cloral é um agente hipnótico sedativo. Induz sedação dose-dependente, com ampla margem de segurança quando usado em doses para sedação, e foi usado historicamente como adjuvante do sono em seres humanos. No entanto, não é um bom anestésico e, quando administrado em doses anestésicas, a margem de segurança é estreita. Em doses anestésicas (comparativamente a doses sedativas), o hidrato de cloral causa depressão respiratória e cardiovascular importante. Embora o hidrato de cloral induza depressão do SNC, ele não propicia analgesia e provoca discreto relaxamento muscular.

Quando administrado por via IV, os efeitos sedativos são vistos quase que imediatamente. Após administração oral, a sedação ocorre em 30 a 60 min. O hidrato de cloral é metabolizado pela enzima álcool desidrogenase, originando triclotoroetanol (TCE) e ácido tricloroacético. O TCE é um metabólito ativo (Gauillard *et al.*, 2001). A meia-vida do hidrato de cloral é curta (minutos), mas a meia-vida do TCE é superior a 8 h, em seres humanos (Gauillard *et al.*, 2001).

Os efeitos do hidrato de cloral podem ser intensificados quando administrado com outros depressores do SNC. É interessante ressaltar que o hidrato de cloral reduz a metabolização do etanol, desse modo estimulando os efeitos desse álcool.

Quando administrado por via oral, o hidrato de cloral é irritante ao trato gastrintestinal, inclusive ao esôfago, e deve ser administrado em uma solução diluída ou após uma refeição. Quando administrado por via IV, o hidrato de cloral pode provocar necrose tecidual e descamação, se injetado na região perivascular. Quando administrado via intraperitoneal, pode causar dor, íleo adinâmico e fibrose.

Dose

Bovinos. A dose para sedação é de 0,025 a 0,05 mℓ/kg IV. Para induzir anestesia geral, a dose é de 0,1 a 0,25 mℓ/kg IV, até obter o efeito desejado. Os bovinos em geral precisam de uma dose menor, com base no peso corporal, em comparação aos equinos. A administração oral não é recomendada devido à irritação gastrintestinal.

Equinos. A dose para sedação é de 0,025 a 0,05 mℓ/kg IV. Para induzir anestesia geral, a dose é de 0,1 a 0,25 mℓ/kg IV, até obter o efeito desejado. A administração oral não é recomendada devido à irritação gastrintestinal.

Informação regulatória

Cloropente (hidrato de cloral, magnésio e pentobarbital) foi aprovado para uso em bovinos e equinos.

Condição de fármaco controlado. O hidrato de cloral é um fármaco controlado da Classe IV.

Período de carência. O cloropente (hidrato de cloral, magnésio e pentobarbital) foi aprovado para uso em bovinos leiteiros e de corte. O FARAD indica período de carência zero para o consumo da carne de animais tratados, porém não há recomendação para o consumo de leite após a sedação com cloropente.

Não recomendado para uso em equinos destinados a consumo humano.

Produtos veterinários

Cloropente: Zoetis, aprovado para uso em equinos e bovinos.

Como é disponibilizado

Atualmente, o hidrato de cloral é aprovado apenas para uso combinado com pentobarbital e sulfato de magnésio (cloropente) para anestesia de bovinos e equinos. Cada mℓ contém 42,5 mg de hidrato de cloral, 8,86 mg de pentobarbital e 21,2 mg de sulfato de magnésio, em solução de propilenoglicol a 33,8% e álcool etílico a 14,25%.

A adição de magnésio (mistura de hidrato de cloral a 12% e sulfato de magnésio a 6%) a uma solução de hidrato de cloral exacerba o relaxamento muscular e a duração de ação do hidrato de cloral. A associação de hidrato de cloral, sulfato de magnésio e pentobarbital sódico (anteriormente comercializado como cloropente e equitesina) propicia algumas das ações depressoras desejáveis de cada composto, ao mesmo tempo que minimiza os efeitos adversos de cada fármaco por necessitar de doses menores de cada fármaco individualmente.

REFERÊNCIAS BIBLIOGRÁFICAS

Akin F, Rose A 3rd, Chamness T, Marlowe E. (1979). Sunscreen protection against drug-induced phototoxicity in animal models. *Toxicol Appl Pharmacol.* **49**, 219.

Ambrisko TD, Hikasa Y. (2003). The antagonistic effects of atipamezole and yohimbine on stress-related neurohormonal and metabolic responses induced by medetomidine in dogs. *Can J Vet Res.* **67**, 64–67.

Aminkov B, Pascalev M. (1998). Cardiovascular and respiratory effects of epidural vs intravenous xylazine in sheep. *Revue De Med Vet.* **149**, 69–74.

Andrade SF, Sakate M, Laposy CB, Sangiorgio F. (2006). Yohimbine and atipamezole on the treatment of experimentally induced amitraz intoxication in cats. *Int J Appli Res Vet Med.* **4**, 200–208.

Angel I, Niddam R, Langer SZ. (1990). Involvement of alpha$_2$-adrenergic receptor subtypes in hyperglycemia. *J Pharmacol Exp Ther.* **254**, 877–882.

Arneth W. (1985). Distribution of azaperone and azaperol residues in swine. *Fleischwirtschaft.* **65**, 945–950.

Artru AA. (1989). Flumazenil reversal of midazolam in dogs: dose-related changes in cerebral blood flow, metabolism, EEG, and CSF pressure. *J Neurosurg Anesth.* **1**, 46–55.

Artru AA. (1991). Intraocular pressure in anaesthetized dogs given flumazenil with and without prior administration of midazolam. *Can J Anesth.* **38**, 408–414.

Bailey E, Szabuniewicz M. (1975). Use of glyceryl guaiacolate ether in treating strychnine poisoning in the dog. *Vet Med Small Anim Clin.* **70**, 170–174.

Ball D, Tisocki K. (1999). PVC bags considerably reduce availability of diazepam. *Cent Af J Med.* **45**, 105.

Ballard S, Shults T, Kownacki A, Blake J, Tobin T. (1982). The pharmacokinetics, pharmacological responses and behavioral effects of acepromazine in the horse. *J Vet Pharmacol Ther.* **5**, 21.

Barnhart MD, Hubbell JAE, Muir WW. (2000). Evaluation of the analgesic properties of acepromazine maleate, oxymorphone, medetomidine and a combination of acepromazine-oxymorphone. *Vet Anesth Analg.* **27**, 89–96.

Barr S, Ludders J, Looney A, Gleed R, Erb H. (1992). Platelet aggregation in dogs after sedation with acepromazine and atropine and during subsequent general anesthesia and surgery. *Am J Vet Res.* **53**, 2067.

Benson G, Thurmon J, Tranquilli W, Smith C. (1985). Cardiopulmonary effects of an intravenous infusion of guaifenesin, ketamine, and xylazine in dogs. *Am J Vet Res.* **46**, 1896–1898.

Bienert A, Bartmann CP, Von Oppen T, Poppe T, Schiemann V, Deegen E. (2003). Recovery phase of horses after inhalant anaesthesia with isofluorane (Isoflo (R)) and postanaesthetic sedation with romifidine (Sedivet (R)) or xylazine (Rompun (R)). *Deutsche Tierarztliche Wochenschrift.* **110**, 244–248.

Bloor B, Abdul-Rasool I, Temp J, Jenkins S, Valcke C, Ward D. (1989). The effects of medetomidine, an alpha 2-adrenergic agonist, on ventilatory drive in the dog. *Acta Vet Scand* (Suppl). **85**, 65.

Bozdogan O, Dogan A. (1999). Effect of adrenergic receptor blockade with yohimbin, metroprolol or prazosin on arrhythmogenic dose of epinephrine in xylazine-kethamine anesthetized dogs. *Turk J Vet Anim Sci.* **23**, 327–332.

Bradshaw EG, Pleuvry BJ, Sharma HL. (1980). Effect of droperidol on dopamine-induced increase in effective renal plasma flow in dogs. *Br J Anesth.* **52**, 879–883.

Brock N. (1994). Acepromazine revisited. *Can Vet J.* **35**, 458.

Brouwer G. (1985). Use of guaiacol glycerine ether in l anaesthesia in the horse. *Equine Vet J.* **17**, 133–136.

Bryant C, England G, Clarke K. (1991). Comparison of the sedative effects of medetomidine and xylazine in horses. *Vet Rec.* **129**, 421–423.

Bueno A, Cornick-Seahorn J, Seahorn T, Hosgood, G, Moore, R. (1999). Cardiopulmonary and sedative effects of intravenous administration of low doses of medetomidine and xylazine to adult horses. *Am J Vet Res.* **60**, 1371.

Bustamante VR, Valverde RA. (1999). Influence of droperidol and midazolam on the induction dose of thiopental, and cardiorespiratory effects of the combinations of droperidol/thiopental and midazolam/thiopental in pigs. *Ciencias Vet (Heredia).* **22**, 29–39.

Carroll GL, Hartsfield SM, Champney TH, Geller SC, Martinez EA, Haley EL. (2005). Effect of medetomidine and its antagonism with atipamezole on stress-related hormones, metabolites, physiologic responses, sedation, and mechanical threshold in goats. *Vet Anesth Analg.* **32**, 147–157.

Casbeer H, Knych H. (2013). Pharmacokinetics and pharmacodynamic effects of tolazoline following intravenous administration to horses. *Vet J.* **196**, 504–509.

Cattet MRL, Caulkett NA, Lunn NJ. (2003). Anesthesia of polar bears using xylazine-zolazepam-tiletamine or zolazepam-tiletamine. *J Wild Dis.* **39**, 655–664.

Cawley MJ. (2001). Short-term lorazepam infusion and concern for propylene glycol toxicity: case report and review. *Pharmacotherapy.* **21**, 1140–1144.

Celly CS, McDonell WN, Young SS, Black WD. (1997). The comparative hypoxaemic effect of four alpha(2) adrenoceptor agonists (xylazine, romifidine, detomidine and medetomidine) in sheep. *J Vet Pharmacol Ther.* **20**, 464–471.

Center SA, Elston T, Rowland P, Rosen D, Reitz B, Brunt J, Rodan I, House J, Bank S, Lynch L. (1996). Fulminant hepatic failure associated with oral administration of diazepam in 11 cats. *J Am Vet Med Assoc.* **209**, 618–625.

Christopher M, Perman, V, Eaton J. (1989). Contribution of propylene glycol-induced Heinz body formation to anemia in cats. *J Am Vet Med Assoc.* **194**, 1045–1056.

Clarke KW. (1969). Effect of azaperone on the blood pressure and pulmonary ventilation in pigs. *Vet Rec.* **85**, 649–651.

Clarke KW, Hall LW. (1969). Xylazine-a new sedative for horses and cattle. *Vet Rec.* **85**, 512–517.

Clutton RE, Blissitt KJ, Bradley AA, Camburn MA. (1997). Comparison of three injectable anaesthetic techniques in pigs. *Vet Rec.* **141**, 140–146.

Conner B, Hanel R, Hansen B, Motsinger-Reif A, Aasakawa M, Swanson C. (2012). Effects of acepromazine maleate on platelet function assessed by use of adenosine diphosphate activated-and arachidonic acid-activated modified thromboelastography in healthy dogs. *Am J Vet Res.* **73**, 595.

Cormack JR, Orme RM, Costello TG. (2005). The role of alpha$_2$-agonists in neurosurgery. *J Clin Neurosci.* **12**, 375–378.

Cornick-Seahorn JL, Seahorn, TL. (1998). Cardiopulmonary and behavioral effects of midazolam HCl and reversal with flumazenil in pony foals. *Vet Surg.* **27**, 169.

Cotler S, Gustafson J, Colburn W. (1984). Pharmacokinetics of diazepam and nordiazepam in the cat. *J Pharm Sci.* **73**, 348–351.

Court MH, Greenblatt, DJ. (1992). Pharmacokinetics and preliminary observations of behavioral changes following administration of midazolam to dogs. *J Vet Pharmacol Ther.* **15**, 343–350.

Cullen L. (1999). Xylazine and medetomidine in small animals: these drugs should be used carefully. *Aust Vet J.* **77**, 722.

Daniell HB. (1975). Cardiovascular effects of diazepam and chlordiazepoxide. *Eur J Pharmacol.* **32**, 58–65.

Daunt DA, Dunlop CI, Chapman PL, Shafer SL, Ruskoaho H, Vakkuri O, Hodgson DS, Tyler LM, Maze M. (1993). Cardiopulmonary and behavioral-responses to computer-driven infusion of detomidine in standing horses. *Am J Vet Res.* **54**, 2075–2082.

Davis L, Wolff W. (1970). Pharma-cokinetics and metabolism of glyceryl guaiacolate in ponies. *Am J Vet Res.* **31**, 469–473.

Dewey E, Maylin G, Ebel J, Henion J. (1981). The metabolism of promazine and acetylpromazine in the horse. *Drug Metab Disp.* **9**, 30.

Diaz A, Mayet S, Dickenson AH. (1997). BU-224 produces spinal antinociception as an agonist at imidazoline I-2 receptors. *Eur J Pharmacol.* **333**, 9–15.

Dimaio Knych H, Steffey E, Deuel J, Shepard R, Stanley S. (2011). Pharmacokinetics of yohimbine following intravenous administration to horses. *J Vet Pharmacol Ther.* **34**, 58–63.

Divoll M, Greenblatt, DJ, Ochs HR, Shader RI. (1983). Absolute bioavailability of oral and intramuscular diazepam: effects of age and sex. *Anesthes Analg.* **62**, 1–8.

Dodman NH, Waterman AE. (1979). Paradoxical excitement following the intravenous administration of azaperone in the horse. *Equine Vet J.* **11**, 33–35.

Doenicke A, Roizen MF, Nebauer AE, Kugler A, Hoernecke R, Beger-Hintzen H. (1994). A Comparison of Two Formulations for Etomidate, 2-Hydroxypropyl-$ bT-cyclodextrin (HPCD) and Propylene Glycol. *Anesthes Analg.* **79**, 933–939.

Driessen B, Zarucco L, Kalir B, Bertolotti L. (2011). Contemporary use of acepromazine in the anaesthetic management of male horses and ponies: A retrospective study and opinion poll. *Equine Vet J.* **43**, 88–98.

Driessen J, Van Egmond J, Van Der Pol F, Crul J. (1987a). Effects of two benzodiazepines and a benzodiazepine antagonist on neuromuscular blockade in the anaesthetized cat. *Arch Int Pharmacodyn The´rap.* **286**, 58–70.

Driessen J, Vree T, Van De Pol F, Crul J. (1987b). Pharmacokinetics of diazepam and four 3-hydroxy-benzodiazepines in the cat. *Eur J Drug Metab Pharmacokin.* **12**, 219–224.

Driessen J, Van Egmond J, Van Der Pol F, Crul J. (1987c). Effects of two benzodiazepines and a benzodiazepine antagonist on neuromuscular blockade in the anaesthetized cat. *Arch Int Pharmacodyn Ther.* **286**, 58–70.

Dubois WR, Prado TM, Ko JCH, Mandsager RE, Morgan GL. (2004). A comparison of two intramuscular doses of xylazine-ketamine combination and tolazoline reversal in llamas. *Vet Anesth Analg.* **31**, 90–96.

Dunn RW, Corbett R. (1992). Yohimbine-induced seizures involve NMDA and GABAergic transmission. *Neuropharmacology.* **31**, 389–395.

Dyson D, Pettifer G. (1997). Evaluation of the arrhythmogenicity of a low dose of acepromazine: comparison with xylazine. *Can J Vet Res.* **61**, 241.

Elfenbein JR, Sanchez, LC, Robertson SA, Cole, CA, Sams R. (2009). Effect of detomidine on visceral and somatic nociception and duodenal motility in conscious adult horses. *Vet Anesth Analg.* **36**, 162–172.

Elisei F, Latterini L, Gaetano Aloisi G, Mazzucato U, Viola G, Miolo G, Vedaldi D, Dall'acqua F. (2002). Excited-state Properties and In Vitro Phototoxicity Studies of Three Phenothiazine Derivatives. *Photochem Photobiol.* **75**, 11–21.

Elliott HW. (1976). Metabolism of lorazepam. *Br J Anesth.* **48**, 1017–1023.

Elliott S, Hale K. (1999). A previously unidentified acepromazine metabolite in humans: implications for the measurement of acepromazine in blood. *J Anal Toxicol.* **23**, 367.

England GCW, Clarke KW, Goossens L. (1992). A comparison of the sedative effects of 3 alpha$_2$-adrenoceptor agonists (romifidine, detomidine and xylazine) in the horse. *J Vet Pharmacol Ther.* **15**, 194–201.

Fabisch W. (1957). The effect of chlorpromazine on the electroencephalogram of epileptic patients. *J Neurol Neurosurg Psych.* **20**, 185.

Fierheller EE, Caulkett NA, Bailey JV. (2004). A romifidine and morphine combination for epidural analgesia of the flank in cattle. *Can Vet J.* **45**, 917.

Fish R, Danneman PJ, Brown M, Karas A. (2011). *Anesthesia and Analgesia in Laboratory Animals.* San Diego, Academic Press.

Ford SP. (1995). Control of blood flow to the gravid uterus of domestic livestock species. *J Anim Sci.* **73**, 1852–1860.

Forster A, Crettenand G, Klopfenstein, CE, Morel DR. (1993). Absence of agonist effects of high-dose flumazenil on ventilation and psychometric performance in human volunteers. *Anesth Analg.* **77**, 980–984.

Freeman S, Bowen I, Bettschart-Wolfensberger R, Alibhai H, England G. (2002). Cardiovascular effects of romifidine in the standing horse. *Res Vet Sci.* **72**, 123–129.

Freeman SL, England GCW. (2000). Investigation of romifidine and detomidine for the clinical sedation of horses. *Vet Rec.* **147**, 507–511.

Funk K. (1973). Glyceryl guaiacolate: some effects and indications in horses. *Equine Vet J.* **5**, 15–19.

Garcia-Villar R, Toutain P, Alvinerie M, Ruckebusch Y. (1981). The pharmacokinetics of xylazine hydrochloride: an interspecific study. *J Vet Pharmacol Ther.* **4**, 87–92.

Gardner RB, White GW, Ramsey DS, Boucher JF, Kilgore WR, Huhtinen MK. (2010). Efficacy of sublingual administration of detomidine gel for sedation of horses undergoing veterinary and husbandry procedures under field conditions. *J Am Vet Med Assoc.* **237**, 1459–1464.

Gaspar R, Fo¨ldesi I, Havass J, Marki A, Falkay G. (2001). Characterization of late-pregnant rat uterine contraction via the contractility ratio in vitro significance of α 1-adrenoceptors. *Life Sci.* **68**, 1119–1129.

Gauillard J, Cheref S, Vacherontrystram M, Martin J. (2001). [Chloral hydrate: a hypnotic best forgotten?]. *L'Encephale.* **28**, 200–204.

Geel JK. (1991). The effect of premedication on the induction dose of propofol in dogs and cats. *J South Afr Vet Assoc.* **62**, 118–123.

Gellai M, Edwards R. (1988). Mechanism of alpha 1-adrenoceptor agonist-induced diuresis. *Am J Physiol.* **255**, F317.

Gentili F, Cardinaletti C, Carrieri A, Ghelfi F, Mattioli L, Perfumi M, Vesprini C, Pigini M. (2006). Involvement of I-2-imidazoline binding sites in positive and negative morphine analgesia modulatory effects. *Eur J Pharmacol.* **553**, 73–81.

Glynn C, O'Sullivan K. (1996). A double-blind randomised comparison of the effects of epidural clonidine, lignocaine and the combination of clonidine and lignocaine in patients with chronic pain. *Pain.* **64**, 337–343.

Grandy J, McDonell W. (1980). Evaluation of concentrated solutions of guaifenesin for equine anesthesia. *J Am Vet Med Assoc.* **176**, 619–622.

Greene SA, Keegan RD, Weil AB. (1995). Cardiovascular effects after epidural injection of xylazine in isoflurane-anesthetized dogs. *Vet Surg.* **24**, 283–289.

Greene SA, Moore MP, Keegan RD, Gallagher LV. (1992). Quantitative electroencephalography for measurement of central nervous system responses to diazepam and the benzodiazepine antagonist, flumazenil, in isoflurane-anaesthetized dogs. *J Vet Pharmacol Ther.* **15**, 259–266.

Greene SA, Thurmon JC. (1988). Xylazine – a review of its pharmacology and use in veterinary medicine. *J Vet Pharmacol Ther.* **11**, 295–313.

Grimm G, Katzenschlager R, Schneeweiss B, Lenz K, Ferenci P, Madl C, Laggner A, Gangl A. (1988). Improvement of hepatic encephalopathy treated with flumazenil. *Lancet.* **332**, 1392–1394.

Grove DM, Ramsay EC. (2000). Sedative and physiologic effects of orally administered α$_2$-adrenoceptor agonists and Ketamine in Cats. *J Am Vet Med Assoc.* **216**, 1929–1932.

Guo TZ, Jiang JY, Buttermann AE, Maze M. (1996). Dexmedetomidine injection into the locus ceruleus produces antinociception. *Anesthesiology.* **84**, 873–881.

Haapalinna A, Viitamaa T, Macdonald E, Savola JM, Tuomisto L, Virtanen R, Heinonen E. (1997). Evaluation of the effects of a specific alpha$_2$-adrenoceptor antagonist, atipamezole, on alpha$_1$- and alpha$_2$-adrenoceptor subtype binding, brain neurochemistry and behaviour in comparison with yohimbine. *Naunyn-Schmiedebergs Arch Pharmacol.* **356**, 570–582.

Haga HA, Moerch H, Soli NE. (2000). Effects of intravenous infusion of guaifenesin on electroencephalographic variables in pigs. *Am J Vet Res.* **61**, 1599–1601.

Hamm D, Turchi P, Jochle W. (1995). Sedative and analgesia effects of detomidine and romifidine in horses. *Vet Rec.* **136**, 324–327.

Harvey R, Ettinger S. (2007). Cardiovascular disease. *Lumb and Jones' Veterinary Anesthesia and Analgesia.* **4**, 891–897.

Hashem A, Kietzmann M, Scherkl R. (1992). The pharmacokinetics and bioavailability of acepromazine in the plasma of dogs. *Deutsche tierärztliche Wochenschrift.* **99**, 396.

Head G, Mayorov D. (2006). Imidazoline receptors, novel agents and therapeutic potential. *Cardiovasc Hematol Ag Med Chem.* **4**, 17–32.

Hellyer PW, Bai L, Supon J, Quail C, Wagner AE, Mama KR, Magnusson KR. (2003). Comparison of opioid and alpha-2 adrenergic receptor binding in horse and dog brain using radioligand autoradiography. *Vet Anesth Analg.* **30**, 172–182.

Hellyer PW, Mama KR, Shafford HL, Wagner AE, Kollias-Baker C. (2001). Effects of diazepam and flumazenil on minimum alveolar concentrations for dogs anesthetized with isoflurane or a combination of isoflurane and fentanyl. *Am J Vet Res.* **62**, 555–560.

Hellyer PW, Robertson S, Fails A. (2007). Pain and its management. *Lumb and Jones' Veterinary Anesthesia and Analgesia.* **4**, 31–57.

Heniff MS, Moore GP, Trout A, Cordell WH, Nelson DR. (1997). Comparison of routes of flumazenil administration to reverse midazolam-induced respiratory depression in a canine model. *Acad Emerg Med.* **4**, 1115–1118.

Henry RJ, Ruano N, Casto D, Wolf RH. (1998). A pharmacokinetic study of midazolam in dogs: nasal drop vs. atomizer administration. *Ped Dent.* **20**, 321–326.

Hepağuşlar H, Öztekin S, Mavioğlu Ö, Tuncali B, Elar Z. (2002). The effect of midazolam pre-medication on rocuronium-induced neuromuscular blockade. *J Int Med Res.* **30**, 318–321.

Hikasa Y, Takase K, Emi S, Ogasawara S. (1988). Antagonistic effects of alpha-adrenoceptor blocking agents on reticuloruminal hypomotility induced by xylazine in cattle. *Can J Vet Res.* **52**, 411.

Hoffman WE, Miletich DJ, Albrecht RF. (1986).The effects of midazolam on cerebral blood flow and oxygen consumption and its interaction with nitrous oxide. *Anesth Analg.* **65**, 729–733.

Hopfensperger MJ, Messenger KM, Papich MG, Sherman BL. (2013). The use of oral transmucosal detomidine hydrochloride gel to facilitate handling in dogs. *J Vet Behav.* **8**, 114–123.

Hsu WH, Hanson CE, Hemrough FB, Schaffer DD. (1989). Effects of idazoxan, tolazoline, and yohimbine on xylazine-induced respiratory changes and central nervous-system depression in ewes. *Am J Vet Res.* **50**, 1570–1573.

Hsu WH, Hummel SK. (1981). Xylazine-induced hyperglycemia in cattle: a possible involvement of a2-adrenergic receptors regulating insulin release. *Endocrinology.* **109**, 825–829.

Hsu WH, Schaffer DD, Hanson CE. (1987). Effects of tolazoline and yohimbine on xylazine-induced central-nervous-system depression, bradycardia, and tachypnea in sheep. *J Am Vet Med Assoc.* **190**, 423–426.

Hubbell J, Kelly E, Aarnes T, Bednarski R, Lerche P, Liu Z, Lakritz J. (2013). Pharmacokinetics of midazolam after intravenous administration to horses. *Eq Vet.* **45**, 721–725.

Hubbell J, Muir W. (2004). Use of the alpha-2 agonists xylazine and detomidine in the perianaesthetic period in the horse. *Eq Vet Educ.* **16**, 326–332.

Hubbell J, Muir W. (2006). Antagonism of detomidine sedation in the horse using intravenous tolazoline or atipamezole. *Equine Vet J.* **38**, 238–241.

Hubbell J, Muir W, Sams R. (1980). Guaifenesin: cardiopulmonary effects and plasma concentrations in horses. *Am J Vet Res.* **41**, 1751–1755.

Hugnet C, Buronfosse F, Pineau X, Cadore, JL, Lorgue G, Berny PJ. (1996). Toxicity and kinetics of amitraz in dogs. *Am J Vet Res.* **57**, 1506–1510.

Humphreys M, Reid I, Chou L. (1975). Suppression of antidiuretic hormone secretion by clonidine in the anesthetized dog. *Kid Int.* **7**, 405.

Ishizuka O, Mattiasson A, Andersson K. (1996). Role of spinal and peripheral alpha 2 adrenoceptors in micturition in normal conscious rats. *J Urol.* **156**, 1853.

Jaugstetter H, Jacobi R, Pellmann R. (2002). Comparison of romifidine and xylazine as premedicants before general anaesthesia in horses regarding the postsurgical recovery period. *Praktische Tierarzt.* **83**, 786–791.

Jedruch J, Gajewski Z. (1986). The effect of detomidine hydrochloride (Domosedan (R)) on the electrical activity of the uterus in cows. *Acta Vet Scand Suppl.* **82**, 189–192.

Jedruch J, Gajewski Z, Kuussaari J. (1988). The effect of detomidine hydrochloride on the electrical activity of uterus in pregnant mares. *Acta Vet Scand.* **30**, 307–311.

Jedruch J, Gajewski Z, Ratajska-Michalczak K. (1989). Uterine motor responses to an alpha 2-adrenergic agonist medetomidine hydrochloride in the bitches during the end of gestation and the post-partum period. *Acta Vet Scand Suppl.* **85**, 129.

Jernigan AD, Wilson RC, Booth NH, Hatch RC, Akbari A. (1988). Comparative pharmacokinetics of yohimbine in steers, horses and dogs. *Can J Vet Res.* **52**, 172–176.

Johnson C, Bloomfield M, Taylor P. (2003). Effects of midazolam and sarmazenil on the equine electroencephalogram during anaesthesia with halothane in oxygen1. *J Vet Pharmacol Ther.* **26**, 105–112.

Johnston G, Eastment J, Wood J, Taylor P. (2002). The confidential enquiry into perioperative equine fatalities (CEPEF): mortality results of Phases 1 and 2. *Vet Anesth Analg.* **29**, 159–170.

Jones D, Stehling L, Zauder H. (1979). Cardiovascular responses to diazepam and midazolam maleate in the dog. *Anesthesiology.* **51**, 430–434.

Jovanovic-Micic D, Samardzic R, Beleslin DB. (1995). The role of alpha-adrenergic mechanisms within the area postrema in dopamine-induced emesis. *Eur J Pharmacol.* **272**, 21–30.

Kaegi B. (1990). Anaesthesia of horses by injection of xylazine, ketamine and the benzodiazepine derivative climazolam, and use of the benzodiazepine antagonist "Ro 15-3505". *Schweizer Archiv für Tierheilkunde.* **132**, 251–257.

Kanto JH. (1985). Midazolam: the first water-soluble benzodiazepine; pharmacology, pharmacokinetics and efficacy in insomnia and anesthesia. *Pharmacotherapy.* **5**, 138–155.

Kästner S, Wapf P, Feige K, Demuth D, Bettschart-Wolfensberger R, Akens M, Huhtinen M. (2003). Pharmacokinetics and sedative effects of intramuscular medetomidine in domestic sheep. *J Vet Pharmacol Ther.* **26**, 271–276.

Kaukinen H, Aspegren J, Hyyppä S, Tamm L, Salonen J. (2011). Bioavailability of detomidine administered sublingually to horses as an oromucosal gel. *J Vet Pharmacol Ther.* **34**, 76–81.

Kauppila T, Jyvasjarvi E, Pertovaara A. (1992). Effects of atipamezole, an alpha$_2$-adrenoceptor antagonist, on the anesthesia induced by barbiturates and medetomidine. *Anesth Analg.* **75**, 416–420.

Keegan R, Greene S, Bagley R, Moore M, Gallagher LV. (1993). Antagonism by flumazenil of midazolam-induced changes in quantitative electroencephalographic data from isofluanre-anesthetized dogs. *Am J Vet Res.* **54**, 761–765. Keegan R, Greene S, Bagley R, Moore M, Weil A, Short C. (1995). Effects of medetomidine administration on intracranial pressure and cardiovascular variables of isoflurane-anesthetized dogs. *Am J Vet Res.* **56**, 193.

Keller H. (1969). Clinical experience with the new sedative Rompun (xylazine) in horses. *Berl Münch Tieräztl Wschr.* **82**, 366–370.

Khan ZP, Ferguson CN, Jones RM. (1999). Alpha-2 and imidazoline receptor agonists - Their pharmacology and therapeutic role. *Anesthesia.* **54**, 146–165.

Kinjavdekar P, Amarpal GRS, Pawde AM, Aithal HP, Gupta OP. (2003). Influence of yohimbine and atipamezole on haemodynamics and ECG after lumbosacral subarachnoid administration of medetomidine in goats. *J Vet Med Series A-Physiol Pathol Clin Med.* **50**, 424–431.

Klotz U. (1988). Drug-interactions and clinical pharmacokinetics of flumazenil. *Eur J Anesth.* **2** (Suppl.)103–108.

Klotz U, Kanto J. (1988). Pharmacokinetics and clinical use of flumazenil (Ro 15-1788). *Clin Pharmacokinet.* **14**, 1–12.

Knudsen FU. (1979). Rectal administration of diazepam in solution in the acute treatment of convulsions in infants and children. *Arch Dis Childhood.* **54**, 855–857.

Ko JCH, McGrath CJ. (1995). Effects of atipamezole and yohimbine on medetomidine-induced central-nervous-system depression and cardiorespiratory changes in lambs. *Am J Vet Res.* **56**, 629–632.

Kolliasbaker CA, Court MH, Williams LL. (1993). Influence of yohimbine and tolazoline on the cardiovascular, respiratory, and sedative effects of xylazine in the horse. *J Vet Pharmacol Ther.* **16**, 350–358.

Kowaluk E, Roberts M, Polack A. (1983). Factors affecting the availability of diazepam stored in plastic bags and administered through intravenous sets. *Am Health System Pharm.* **40**, 417–423.

Kuhn M, Kohler L, Fenner A, Enderle A, Kampmann C. (2004). Isoflurane sparing and the influence on cardiovascular and pulmonary parameters through a continuous romifidine hydrochloride infusion during general anaesthesia in horses - a clinical study. *Pferdeheilkunde.* **20**, 511–516.

KuKanich B, Hubin M. (2010). The pharmacokinetics of ketoconazole and its effects on the pharmacokinetics of midazolam and fentanyl in dogs. *J Vet Pharmacol Ther.* **33**, 42–49.

Kutter A, Kästner S, Bettschart-Wolfensberger R, Huhtinen M. (2006). Cardiopulmonary effects of dexmedetomidine in goats and sheep anaesthetised with sevoflurane. *Vet Rec.* **159**, 624.

Kuusela E. (2004). *Dexmedetomidine and Levomedetomidine, the Isomers of Medetomidine, in Dogs.* Doctorate of Philosophy Dissertation, University of Helsinki.

Kuusela E, Raekallio M, Anittila M, Falck I, Molsa S, Vainio O. (2000). Clinical effects and pharmacokinetics of medetomidine and its enantiomers in dogs. *J Vet Pharmacol Ther.* **23**, 15–20.

Kuusela E, Raekallio M, Vaisanen M, Mykkanen K, Ropponen H, Vainio O. (2001a). Comparison of medetomidine and dexmedetomidine as premedicants in dogs undergoing propofol-isoflurane anesthesia. *Am J Vet Res.* **62**, 1073–1080.

Kussela E, Vainio O, Kaistinen A, Kobylin S, Raekallio M. (2001b). Sedative, analgesic, and cardiovascular effects of levomedetomidine alone and in combination with dexmedetomidine in dogs. *Am J Vet Res.* **62**, 616–621.

Kuusela E, Vainio O, Short CE, Leppä¨luoto J, Huttunen P, Stro¨m S, Huju V, Valtonen A, Raekallio M. (2003). A comparison of propofol infusion and propofol/isoflurane anaesthesia in dexmedetomidine premedicated dogs. *J Vet Pharmacol Ther.* **26**, 199–204.

Lam YWF, Alfaro CL, Ereshefsky L, Miller M. (2003). Pharmacokinetic and pharmacodynamic interactions of oral midazolam with ketoconazole, fluoxetine, fluvoxamine, and nefazodone. *J Clin Pharmacol.* **43**, 1274–1282.

Lamont L, Bulmer B, Grimm K, Tranquilli W, Sisson D. (2001). Cardiopulmonary evaluation of the use of medetomidine hydrochloride in cats. *Am J Vet Res.* **62**, 1745.

Lawrence C, Prinzen F, De Lange S. (1996). The effect of dexmedetomidine on nutrient organ blood flow. *Anesth Analg.* **83**, 1160.

Lee YW, Yaksh TL. (1995). Analysis of drug-interaction between intrathecal clonidine and MK-801 in peripheral neuropathic pain rat model. *Anesthesiology.* **82**, 741–748.

Lerche P, Muir W 3rd. (2004). Effect of medetomidine on breathing and inspiratory neuromuscular drive in conscious dogs. *Am J Vet Res.* **65**, 720.

Lheureux P, Vranckx M, Leduc D, Askenasi R. (1992). Risks of flumazenil in mixed benzodiazepine-tricyclic antidepressant overdose: report of a preliminary study in the dog. *J Toxicol Clin Exp.* **12**, 43–53.

Lichtenstein L, Gillespie E. (1975). The effects of the H1 and H2 antihistamines on "alergic" histamine release and its inhibition by histamine. *J Pharmacol Exp Ther.* **192**, 441.

Lloyd Industries. (2014). AnaSed (xylazine) Product Insert. Iowa: Lloyd Industries. Available at: www.lloydinc.com (accessed Jan. 2017)

Lloyd Laboratories. (1996). Tolazoline HCl injection is supplied as 100mg/mL in a 100mL multi-dose vial. In Lloyd Laboratories, *Tolazoline (TM) Injection.* Shenandoah, Lloyd Laboratories.

Löscher W, Frey H. (1981). Pharmacokinetics of diazepam in the dog. *Arch Int Pharmacodyn Thérap.* **254**, 180–195.

Löscher W, Frey H. (1984). Kinetics of penetration of common antiepileptic drugs into cerebrospinal fluid. *Epilepsia.* **25**, 346–352.

Ludders J, Reitan J, Martucci R, Fung D, Steffey E. (1983). Blood pressure response to phenylephrine infusion in halothane-anesthetized dogs given acetylpromazine maleate. *Am J Vet Res.* **44**, 996.

Marntell S, Nyman G, Funkquist P, Hedenstierna G. (2005). Effects of acepromazine on pulmonary gas exchange and circulation during sedation and dissociative anaesthesia in horses. *Vet Anesth Analg.* **32**, 83–93.

Martin WR, Sloan JW, Wala E. (1990). Precipitated abstinence in orally dosed benzodiazepine-dependent dogs. *J Pharmacol Exp Ther.* **255**, 744–755.

Marty J, Nitenberg A, Philip I, Foult JM, Joyon D, Desmonts JM. (1991). Coronary and left-ventricular hemodynamic-responses following reversal of flunitrazepam-induced sedation with flumazenil in patients with coronary-artery disease. *Anesthesiology.* **74**, 71–76.

Mataqueiro MI, D'Angelis FHF, De-Caroli-Neto A, Rossi CA, Queiroz-Neto A. (2004). Comparative study of the sedative and antinociceptive effects of levomeprazine, azaperone and midazolam in laboratory animals. *Arquivo Brasileiro De Medicina Veterinaria E Zootecnia.* **56**, 340–345.

Maugeri S, Ferrè J, Intorre L, Soldani G. (1994). Effects of medetomidine on intestinal and colonic motility in the dog. *J Vet Pharmacol Ther.* **17**, 148.

Maze M, Virtanen R, Daunt D, Banks SJ, Stover EP, Feldman D. (1991). Effects of dexmedetomidine, a novel imidazole sedative-anesthetic agent, on adrenal steroidogenesis: in vivo and in vitro studies. *Anest Analg.* **73**, 204–208.

McConnell J, Kirby R, Rudloff E. (2007). Administration of acepromazine maleate to 31 dogs with a history of seizures. *J Vet Emerg Crit Care.* **17**, 262–267.

McDonell WN, Kerr CL. (2007). *Lumb and Jones' Veterinary Anesthesia and Analgesia.* Iowa, USA, Blackwell Publishing.

McGrath C, Rempel W, Addis P, Crimi A. (1981). Acepromazine and droperidol inhibition of halothane-induced malignant hyperthermia (porcine stress syndrome) in swine. *Am J Vet Res.* **42**, 195.

McMurphy RM, Young LE, Marlin DJ, Walsh K. (2002). Comparison of the cardiopulmonary effects of anesthesia maintained by continuous infusion of romifidine, guaifenesin, and ketamine with anesthesia maintained by inhalation of halothane in horses. *Am J Vet Res.* **63**, 1655–1661.

McNicholas L, Martin W, Cherian S. (1983). Physical dependence on diazepam and lorazepam in the dog. *J Pharmacol Exp Ther.* **226**, 783–789.

Mereu G, Fratta W, Chessa P, Gessa G. (1976). Voraciousness induced in cats by benzodiazepines. *Psychopharmacology.* **47**, 101–103.

Meyer HP, Legemate DA, Van Den Brom W, Rothuizen J. (1998). Improvement of chronic hepatic encephalopathy in dogs by the benzodiazepine-receptor partial inverse agonist sarmazenil, but not by the antagonist flumazenil. *Metab Brain Dis.* **13**, 241–251.

Miert ASJPAMV, Koot M, Duin CTMV. (1989). Appetite-modulating drugs in dwarf goats, with special emphasis on benzodiazepine-induced hyperphagia and its antagonism by flumazenil and R° 15–3505. *J Vet Pharmacol Ther.* **12**, 147–156.

Moens Y, Lanz F, Doherr MG, Schatzmann U. (2003). A comparison of the antinociceptive effects of xylazine, detomidine and romifidine on experimental pain in horses. *Vet Anesth Analg.* **30**, 183–190.

Moriello K, Eicker S. (1991). Influence of sedative and anesthetic agents on intradermal skin test reactions in dogs. *Am J Vet Res.* **52**, 1484.

Morkel P, Radcliffe R, Jago M, Du Preez P, Flaminio M, Nydam D, Taft A, Lain D, Miller M, Gleed R. (2010). Acid-base balance and ventilation during sternal and lateral recumbency in field immobilized black rhinoceros (Diceros bicornis) receiving oxygen insufflation: a preliminary report. *J Wildlife Dis.* **46**, 236.

Muir WW III, Hubbell JA. (2014). *Handbook of Veterinary Anesthesia.* Elsevier Health Sciences.

Muir W, Sams R, Huffman R, Noonan J. (1982). Pharmacodynamic and pharmacokinetic properties of diazepam in horses. *Am J Vet Res.* **43**, 1756–1762.

Muir W, Werner L, Hamlin R. (1975). Effects of xylazine and acetylpromazine upon induced ventricular fibrillation in dogs anesthetized with thiamylal and halothane. *Am J Vet Res.* **36**, 1299.

Müller A, Weibel K, Furukawa, R. (1969). Rompun (xylazine) as a sedative in the cat. *Berlin Munchih Tierarztl Wschr.* **82**, 396–397.

Nashan B, Inoue K, Arndt JO. (1984). Droperidol inhibits cardiac vagal efferents in dogs. *Br J Anaesth.* **56**, 1259–1266.

Niddam R, Angel I, Bidet S, Langer SZ. (1990). Pharmacological characterization of alpha$_2$ adrenergic receptor subtype involved in the release of insulin from isolated rat pancreatic-islets. *J Pharmacol Exp Ther.* **254**, 883–887.

Nishimura R, Kim H, Matsunaga S, Hayashi K, Tamura H, Sasaki N, Takeuchi A. (1993). Comparison of sedative and analgesic/anesthetic effects induced by medetomidine, acepromazine, azaperone, droperidol and midazolam in laboratory pigs. *J Vet Med Sci.* **55**, 687–690.

Nunes N, Santos PSPD, Vicenti FAM, Rezende MLD, Martins SEC. (2001). Effects of the fentanyl/droperidol association in the minimum alveolar concentration of desflurane, in dogs. *Ars Veterinaria.* **17**, 86–92.

Olesen AS, Hüttel M. (1980). Local reactions to iv diazepam in three different formulations. *Br J Anaesthes.* **52**, 609–611.

Oliver FM, Sweatman TW, Unkel JH, Kahn MA, Randolph MM, Arheart KL, Mandrell TD. (2000). Comparative pharmacokinetics of submucosal vs. intravenous flumazenil (Romazicon) in an animal model. *Ped Dent.* **22**, 489–493.

Paalzow L. (1974). Analgesia produced by clonidine in mice and rats. *J Pharm Pharmacol.* **26**, 361–363.

Palmer RB, Mautz DS, Cox K, Kharasch ED. (1998). Endotracheal flumazenil: A new route of administration for benzodiazepine antagonism. *Am J Emerg Med.* **16**, 170–172.

Papich MG, Alcorn J. (1995). Absorption of diazepam after its rectal administration in dogs. *Am J Vet Res.* **56**, 1629–1636.

Paret G, Eyal O, Mayan H, Ben-Abraham R, Vardi A, Manisterski Y, Barzilay Z, Ezra D. (1999a). Pharmacokinetics of endobronchial tolazoline administration in dogs. *Am J Perinatology.* **16**, 1–6.

Paret G, Eyal O, Mayan H, Gilad E, Ben-Abraham R, Ezra D, Barzilay Z. (1999b). Endotracheal tolazoline: pharmacokinetics and pharmacodynamics in dogs. *Acta Paediatrica.* **88**, 1020–1023.

Parry BW, Anderson GA. (1983). Influence of acepromazine maleate on the equine haematocrit. *J Vet Pharmacol Ther.* **6**, 121–126.

Peroutka S, Snyder S. (1982). Antiemetics: neurotransmitter receptor binding predicts therapeutic actions. *Lancet.* **319**, 658–659.

Pertovaara A, Haapalinna A, Sirvio J, Virtanen R. (2005). Pharmacological properties, central nervous system effects, and potential therapeutic applications of atipamezole, a selective alpha(2)-adrenoceptor antagonist. *CNS Drug Rev.* **11**, 273–288.

Phillips BE, Harms CA, Messenger KM. (2015). Oral transmucosal detomidine gel for the sedation of the domestic ferret (Mustela putorius furo). *J Exotic Pet Med.* **24**, 446–454.

Picavet MTJ, Gasthuys FM, Laevens HH, Watts SA. (2004). Cardiopulmonary effects of combined xylazine–guaiphenesin–ketamine infusion and extradural (inter-coccygeal lidocaine) anaesthesia in calves. *Vet Anesth Analg.* **31**, 11–19.

Pimenta E, Teixeira Neto FJ, Sa´ P, Pignaton W, Garofalo N. (2011). Comparative study between atropine and hyoscine-N-butylbromide for reversal of detomidine induced bradycardia in horses. *Equine Vet J.* **43**, 332–340.

Platt SR, Randell SC, Scott KC, Chrisman CL, Hill RC, Gronwall RR. (2000). Comparison of plasma benzodiazepine concentrations following intranasal and intravenous administration of diazepam to dogs. *Am J Vet Res.* **61**, 651–654.

Podell M. (1995). The use of diazepam per rectum at home for the acute management of cluster seizures in dogs. *J Vet Int Med.* **9**, 68–74.

Podell M. (1996). Seizures in dogs. *Vet Clin North Am Small Anim Prac.* **26**, 779–809.

Podell M, Wagner SO, Sams RA. (1998). Lorazepam concentrations in plasma following its intravenous and rectal administration in dogs. *J Vet Pharmacol Ther.* **21**, 158–160.

Pollock CG, Ramsay EC. (2003). Serial immobilization of a Brazilian tapir (Tapirus terrestrus) with oral detomidine and oral carfentanil. *J Zoo Wildlife Med.* **34**, 408–410.

Potter WZ, Hollister LE. (2001). Antipsychotic agents and lithium. In Katzung BG (ed.) *Basic and Clinical Pharmacology*, 8th edn. New York: McGraw-Hill.

Probst CW, Thomas WB, Moyers TD, Martin T, Cox S. (2013). Evaluation of plasma diazepam and nordiazepam concentrations following administration of diazepam intravenously or via suppository per rectum in dogs. *Am J Vet Res.* **74**, 611–615.

Pypendop B, Verstegen J. (1998). Hemodynamic effects of medetomidine in the dog: a dose titration study. *Vet Surg.* **27**, 612–622.

Pypendop B, Verstegen J. (1999). Cardiorespiratory effects of a combination of medetomidine, midazolam, and butorphanol in dogs. *Am J Vet Res.* **60**, 1148–1154.

Pypendop BH, Verstegen JP. (2001). Cardiovascular effects of romifidine in dogs. *Am J Vet Res.* **62**, 490–495.

Radcliffe RW, Ferrell ST, Childs SE. (2000). Butorphanol and azaperone as a safe alternative for repeated chemical restraint in captive white rhinoceros (Ceratotherium simum). *J Zoo Wild Med.* **31**, 196–200.

Raekallio M, Vainio O, Scheinin M. (1991). Detomidine reduces the plasma catecholamine, but not cortisol concentrations in horses. *Zentralbl Veterinarmed A.* **38**, 153-156.

Ramsay EC, Geiser D, Carter W, Tobin T. (2002). Serum concentrations and effects of detomidine delivered orally to horses in three different mediums. *Vet Anesth Analg.* **29**, 219–222.

Ranheim B, Arnemo JM, Ryeng KA, Soli NE, Horsberg TE. (1999). A pharmacokinetic study including some relevant clinical effects of medetomidine and atipamezole in lactating dairy cows. *J Vet Pharmacol Ther.* **22**, 368–373.

Ranheim B, Arnemo JM, Stuen S, Horsberg TE. (2000). Medetomidine and atipamezole in sheep: disposition and clinical effects. *J Vet Pharmacol Ther.* **23**, 401–404.

Ranheim B, Soli NE, Ryeng KA, Arnemo JM, Horsberg TE. (1998). Pharmacokinetics of medetomidine and atipamezole in dairy calves: an agonist-antagonist interaction. *J Vet Pharmacol Ther.* **21**, 428–432.

Re G, Badino P, Odore R, Zizzadoro C, Ormas P, Girardi, C, Belloli C. (2002). Identification of functional alpha-adrenoceptor subtypes in the bovine female genital tract during different phases of the oestrous cycle. *Vet Res Communic.* **26**, 479–494.

Read MR, Duke T, Toews AR. (2000). Suspected tolazoline toxicosis in a llama. *J Am Vet Med Assoc.* **216**, 227–229.

Read MR, McCorkell RB. (2002). Use of azaperone and zuclopenthixol acetate to facilitate translocation of white-tailed deer (Odocoileus virginianus). *J Zoo Wildlife Med.* **33**, 163–165.

Regunathan S. (2006). Agmatine: Biological role and therapeutic potentials in morphine analgesia and dependence. *AAPS J.* **8**, E479–E484.

Reid I, Nolan P, Wolf J, Keil L. (1979). Suppression of vasopressin secretion by clonidine: effect of alpha-adrenoceptor antagonists. *Endocrinology.* **104**, 1403.

Restitutti F, Raekallio M, Vainionpää M, Kuusela E, Vainio O. (2012). Plasma glucose, insulin, free fatty acids, lactate and cortisol concentrations in dexmedetomidine-sedated dogs with or without MK-467: a peripheral α-2 adrenoceptor antagonist. *Vet J.* **193**, 481–485.

Reves JG, Fragen RJ, Vinik HR, Greenblatt DJ. (1985). Midazolam - pharmacology and uses. *Anesthesiology.* **62**, 310–324.

Riley A. (1993). Yohimbine in the treatment of erectile disorder. *Br J Clin Pract.* **48**, 133–136.

Robertson S, Hauptman J, Nachreiner R, Richter M. (2001). Effects of acetylpromazine or morphine on urine production in halothane-anesthetized dogs. *Am J Vet Res.* **62**, 1922.

Sakamoto H, Kirihara H, Fujiki M, Miura N, Misumi K. (1997). The effects of medetomidine on maternal and fetal cardiovascular and pulmonary function, intrauterine pressure and uterine blood flow in pregnant goats. *Exp Anim.* **46**, 67–73.

Sakamoto H, Misumi K, Nakama M, Aoki Y. (1996). The effects of xylazine on intrauterine pressure, uterine blood flow, maternal and fetal cardiovascular and pulmonary function in pregnant goats. *J Vet Med Sci.* **58**, 211–217.

Salonen JS. (1989). Pharmacokinetics of medetomidine. *Acta Vet Scand, Suppl.* **85**, 49–54.

Santos M, Fuente M, Garcia-Iturralde P, Herran R, Lopez-Sanroman J, Tendillo FJ. (2003). Effects of alpha$_2$ adrenoceptor agonists during recovery from isoflurane anaesthesia in horses. *Equine Vet J.* **35**, 170–175.

Sargent CA, Dzwonczyk S, Grover GJ. (1994). The effect of alpha$_2$-adrenoceptor antagonists in isolated globally ischemic rat hearts. *Eur J Pharmacol.* **261**, 25–32.

Sasaki N, Yoshihara T, Hara S. (2000). Difference in the motile reactivity of jejunum, cecum, and right ventral colon to xylazine and medetomidine in conscious horses. *J Eq Sci.* **11**, 63–68.

Savola JM. (1989). Cardiovascular actions of medetomidine and their reversal by atipamezole. *Acta Vet Scand Suppl.* **85**, 39–47.

Savola MKT, Maciver MB, Doze VA, Kendig JJ, Maze M. (1991). The alpha$_2$-adrenoceptor agonist dexmedetomidine increases the apparent potency of the volatile anesthetic isoflurane in rats *in-vivo* and in hippocampal slice *in-vitro*. *Brain Res.* **548**, 23–28.

Savola MKT, Savola JM. (1996). Alpha$_{2A/D}$-adrenoceptor subtype predominates also in the neonatal rat spinal cord. *Develop Brain Res.* **94**, 106–108.

Schatzmann U, Josseck H, Stauffer JL, Goossens L. (1994). Effects of α_2-agonists on intrauterine pressure and sedation in horses: comparison between detomidine, romifidine and xylazine. *J Vet Med Series A.* **41**, 523–529.

Scheinin M, Schwinn DA. (1992). The locus ceruleus. Site of hypnotic actions of alpha$_2$-adrenoceptors agonists? *Anesthesiology.* **76**, 873–875.

Schlappi B, Bonetti EP, Burgin H, Strobel R. (1988). Toxicological investigations with the benzodiazepine antagonist flumazenil. *Arzneimittel-Forschung/Drug Research.* **38-1**, 247–250.

Schwartz DD, Clark TP. (1998). Selectivity of atipamezole, yohimbine and tolazoline for alpha-2 adrenergic receptor subtypes: Implications for clinical reversal of alpha-2 adrenergic receptor mediated sedation in sheep. *J Vet Pharmacol Ther.* **21**, 342–347.

Schwartz M, Muñana KR, Nettifee-Osborne JA, Messenger KM, Papich MG. (2013). The pharmacokinetics of midazolam after intravenous, intramuscular, and rectal administration in healthy dogs. *J Vet Pharmacol Ther.* **36**, 471–477.

Seddighi R, Egger CM, Rohrbach BW, Cox SK, Doherty TJ. (2011). The effect of midazolam on the end-tidal concentration of isoflurane necessary to prevent movement in dogs. *Vet Anesth Analg.* **38**, 195–202.

Selmi AL, Barbudo-Selmi GR, Mendes GM, Figueiredo JP, Lins BT. (2004). Sedative, analgesic and cardiorespiratory effects of romifidine in cats. *Vet Anesth Analg.* **31**, 195–206.

Serrano L, Lees P. (1976). The applied pharmacology of azaperone in ponies. *Res Vet Sci.* **20**, 316–323.

Shalansky S, Naumann T, Englander F. (1993). Effect of flumazenil on benzodiazepine-induced respiratory depression. *Clin Pharm.* **12**, 483–487.

Sherman BL. (2008). Separation anxiety in dogs. *Compendium.* **30**, 27–32.

Short C. (1991). Effects of anticholinergic treatment on the cardiac and respiratory systems in dogs sedated with medetomidine. *Vet Rec.* **129**, 310.

Short CE (ed.). (1987). *Principles and Practice of Veterinary Anesthesia.* Baltimore, Williams & Wilkins.

Short T, Chui P. (1991). Propofol and midazolam act synergistically in combination. *Br J Anesth.* **67**, 539–545.

Sinclair MD. (2003). A review of the physiological effects of alpha(2)-agonists related to the clinical use of medetomidine in small animal practice. *Can Vet J.* **44**, 885–897.

Singh K, Sobti VK, Bansal PS, Rathore SS. (1989). Studies on lorazepam as a premedicant for thiopental anesthesia in the dog. *J Vet Med Series A.* **36**, 750–754.

Singh S, Young SS, McDonell WN, O'Grady M. (1997). Modification of cardiopulmonary and intestinal motility effects of xylazine with glycopyrrolate in horses. *Can J Vet Res.* **61**, 99–107.

Sjoholm B, Voutilainen R, Luomala K, Savola JM, Scheinin M. (1992). Characterization of [H-3] atipamezole as a radioligand for alpha$_2$-adrenoceptors. *Eur J Pharmacol.* **215**, 109–117.

Skarda RT. (1991). Antagonist effects of atipamezole on epidurally administered detomidine-induced sedation, analgesia and cardiopulmonary depression in horses. *J Vet Anesth.* 79–81.

Sleeman JM, Gaynor J. (2000). Sedative and cardiopulmonary effects of medetomidine and reversal with atipamezole in desert tortoises (Gopherus agassizii). *J Zoo Wildlife Med.* **31**, 28–35.

Smith JP, Volmer PA. (2005). Flumazenil. *Compend Cont Educ Pract Vet.* **27**, 356–360.

Smyth D, Umemura S, Pettinger W. (1985). Alpha 2-adrenoceptor antagonism of vasopressin-induced changes in sodium excretion. *Am J Physiol.* **248**, F767–772.

Smyth D, Umemura S, Yang E, Pettinger W. (1987). Inhibition of renin release by alpha-adrenoceptor stimulation in the isolated perfused rat kidney. *Eur J Pharmacol.* **140**, 33–38.

Snapir A, Posti J, Kentala E, Koskenvuo J, Sundell J, Tuunanen H, Hakala K, Scheinin H, Knuuti J, Scheinin M. (2006). Effects of low and high plasma concentrations of dexmedetomidine on myocardial perfusion and cardiac function in healthy male subjects. *Anesthesiology.* **105**, 902–910.

Spadavecchia C, Arendt-Nielsen L, Andersen OK, Spadavecchia L, Schatzmann U. (2005). Effect of romifidine on the nociceptive withdrawal reflex and temporal summation in conscious horses. *Am J Vet Res.* **66**, 1992–1998.

Spivey WH. (1992). Flumazenil and seizures: analysis of 43 cases. *Clin Ther.* **14**, 292–305.

Stegmann G. (1999). Etorphine-halothane anaesthesia in two five-year-old African elephants (Loxodonta africana): clinical communication. *J South Afr Vet Assoc.* **70**, 164–166.

Stepien RL, Bonagura J, Bednarski R, Muir W. 3rd (1995). Cardiorespiratory effects of acepromazine maleate and buprenorphine hydrochloride in clinically normal dogs. *Am J Vet Res.* **56**, 78–84.

Steyn PF, Twedt D, Toombs W. (1997). The effect of intravenous diazepam on solid phase gastric emptying in normal cats. *Vet Radiol Ultrasound.* **38**, 469–473.

Still J, Raath J, Matzner L. (1996). Respiratory and circulatory parameters of African elephants (Loxodonta africana) anaesthetised with etorphine and azaperone. *J South Afr Vet Assoc.* **67**, 123.

Stoelting RK. (1999). *Pharmacology and Physiology in Anesthetic Practice.* Philadelphia, Lippincott-Raven.

Stone LS, Broberger C, Vulchanova L, Wilcox GL, Ho¨kfelt T, Riedl MS, Elde R. (1998). Differential distribution of α_2A and α_2C adrenergic receptor immunoreactivity in the rat spinal cord. *J Neurosci.* **18**, 5928–5937.

Talke P, Tayefeh F, Sessler DI, Jeffrey R, Noursalehi M, Richardson C. (1997). Dexmedetomidine does not alter the sweating threshold, but comparably and linearly decreases the vasoconstriction and shivering thresholds. *Anesthesiology.* **87**, 835–841.

Taylor PM, Kirby J, Shrimpton DJ, Johnson C. (1998). Cardiovascular effects of surgical castration during anaesthesia maintained with halothane or infusion of detomidine, ketamine and guaifenesin in ponies. *Equine Vet J.* **30**, 304–309.

Teng BY, Muir WW. (2004). Effects of xylazine on canine coronary artery vascular rings. *Am J Vet Res.* **65**, 431–435.

Thurmon J, Steffey E, Zinkl J, Woliner M, Howland JRD. (1984). Xylazine causes transient dose-related hyperglycemia and increased urine volumes in mares. *Am J Vet Res.* **45**, 224–227.

Tobias K, Marioni-Henry K, Wagner R. (2006). A retrospective study on the use of acepromazine maleate in dogs with seizures. *J Am Anim Hosp Assoc.* **42**, 283.

Törneke K, Bergström U, Neil A. (2003). Interactions of xylazine and detomidine with α_2-adrenoceptors in brain tissue from cattle, swine and rats. *J Vet Pharmacol Ther.* **26**, 205–211.

Tranquilli W, Thurmon JC. (1984). Alpha adrenoceptor pharmacology. *J Am Vet Med Assoc.* **184**, 1400–1402.

Tranquilli W, Thurmon JC, Grimm K. (2007). *Lumb and Jones' Veterinary Anesthesia and Analgesia.* Ames, Blackwell Publishing.

Trevor AJ, Way WL. (2001). Sedative-hypnotic drugs. In Katzung BG (ed.), *Basic and Clinical Pharmacology*, 8th edn. New York, McGraw-Hill.

Turner D, Ilkiw JE, Rose R, Warren JM. (1974). Respiratory and cardiovascular effects of five drugs used as sedatives in the dog. *Aust Vet J.* **50**, 260–265.

Upton RN, Ludbrook GL, Grant C, Martinez A. (2001). In vivo cerebral pharmacokinetics and pharmacodynamics of diazepam and midazolam after short intravenous infusion administration in sheep. *J Pharmacokin Pharmacodyn.* **28**, 129–153.

Valverde A, Cantwell S, Hernández J, Brotherson C. (2004). Effects of acepromazine on the incidence of vomiting associated with opioid administration in dogs. *Vet Anesth Analg.* **31**, 40–45.

Vanmetre DC. (1992). A case-report of the treatment of an overdose of xylazine in a cow. *Cornell Vet.* **82**, 287– 291.

Vickery RG, Sheridan BC, Segal IS, Maze M. (1988). Anesthetic and hemodynamic effects of the stereoisomers of medetomidine, an [alpha]2-adrenergic agonist, in halothane-anesthetized dogs. *Anesth Analg.* **67**, 611–615.

Wala EP, Martin WR, Sloan JW. (1991). Distribution of diazepam, nordiazepam, and oxazepam between brain extraneuronal space, brain tissue, plasma, and cerebrospinal fluid in diazepam and nordiazepam dependent dogs. *Psychopharmacology (Berl).* **105**, 535–540.

Wala E, McNicholas L, Sloan J, Martin W. (1988). Flumazenil oral absorption in dogs. *Pharmacol Biochem Behav.* **30**, 945–948.

Wall R, Muir W. 3rd (1990). Hemolytic potential of guaifenesin in cattle. *Cornell Vet.* **80**, 209–216.

Ward RM, Daniel CH, Willes SR, Gallaher KJ. (1984). Tolazoline pharmacokinetics in lambs. *Ped Pharmacol.* **4**, 101–107.

Wauquier A, Ashton D, Melis W. (1979). Behavioral analysis of amygdaloid kindling in beagle dogs and the effects of clonazepam, diazepam, phenobarbital, diphenylhydantoin, and flunarizine on seizure manifestation. *Exp Neurol.* **64**, 579–586.

Wermeling DPH, Miller JL, Archer SM, Manaligod JM, Rudy AC. (2001). Bioavailability and pharmacokinetics of lorazepam after intranasal, intravenous, and intramuscular administration. *J Clin Pharmacol.* **41**, 1225–1231.

Wijeysundera DN, Naik JS, Scott Beattie W. (2003). Alpha-2 adrenergic agonists to prevent perioperative cardiovascular complications: A meta-analysis. *Am J Med.* **114**, 742–752.

Williams TD, Williams AL, Siniff DB. (1981). Fentanyl and azaperone produced neuroleptanalgesia in the sea otter (Enhydra lutris). *J Wildlife Dis.* **17**, 337–342.

Wilson D, Bohart G, Evans A, Robertson S, Rondenay Y. (2002). Retrospective analysis of detomidine infusion for standing chemical restraint in 51 horses. *Vet Anesth Analg.* **29**, 54–57.

Woodhouse KJ, Brosnan RJ, Nguyen KQ, Moniz GW, Galuppo LD. (2013). Effects of postanesthetic sedation with romifidine or xylazine on quality of recovery from isoflurane anesthesia in horses. *J Am Vet Med Assoc.* **242**, 533–539.

Yamashita K, Harada K, Yokoyama T, Tsuzuki K, Maehara S, Seno T, Izumisawa Y, Kotani T. (2003). Combination of droperidol and butorphanol as premedication for inhalation anaesthesia in dogs. *J Jap Vet Med Assoc.* **56**, 325–331.

Yamashita K, Muir WW, Tsubakishita S, Abrahamsen E, Lerch P, Hubbell JAE, Bednarski RM, Skarda RT, Izumisawa Y, Kotani T. (2002). Clinical comparison of xylazine and medetomidine for premedication of horses. *J Am Vet Med Assoc.* **221**, 1144–1149.

Yamashita K, Tsubakishita S, Futaok S, Ueda I, Hamaguchi H, Seno T, Katoh S, Izumisawa Y, Kotani T, Muir WW. (2000). Cardiovascular effects of medetomidine, detomidine and xylazine in horses. *J Vet Med Sci.* **62**, 1025–1032.

Yeh FC, Chang CL, Chen HI. (1988). Effects of midazolam (a benzodiazepine) on cerebral perfusion and oxygenation in dogs. *Proc Nat Sci Council, Rep China. Part B, Life Sci.* **12**, 174–179.

Zeiler G. (2015). A review of clinical approaches to antagonism of alpha2-adrenoreceptor agonists in the horse. *Eq Vet Educ.* **27**, 48–54.

Zoetis. (2015). *Antisedan, Atipamezole.* Product Insert, Zoetis.

Zornow MH, Fleischer JE, Scheller MS, Nakakimura K, Drummond JC. (1990). Dexmedetomidine, an alpha 2-adrenergic agonist, decreases cerebral blood flow in the isoflurane-anesthetized dog. *Anesth Analg.* **70**, 624–630.

CAPÍTULO 15

Anestésicos Locais

Thomas W. Vickroy

INTRODUÇÃO

Os fármacos classificados como anestésicos locais atuam de modo reversível, impedindo a transmissão de impulsos elétricos em fibras nervosas e outros tecidos excitáveis. Na maioria das aplicações comuns, os anestésicos locais são administrados em animais no intuito de exercer ações restritas em regiões do corpo próximas ao(s) sítio(s) da administração do fármaco. Contudo, conforme discutido em outra parte deste livro-texto, alguns desses fármacos são administrados de maneiras diferentes, com a intenção de provocar ações sistêmicas mais amplas e, em tais contextos, suas ações não são classificadas como anestesia local. O mecanismo mais amplamente aceito pelo qual esses fármacos possivelmente atuam envolve a ligação direta a canais de íons sódio (Na^+) regulados por voltagem, e também o bloqueio reversível desses canais. Essa ação singular impede a entrada de íon Na^+ nas células nervosas durante períodos de intensa despolarização da membrana, o que impede a transmissão de impulsos nervosos. A principal consequência da ação do anestésico local consiste em uma atenuação gradual reversível da sensação de dor e outros estímulos sensoriais em áreas corporais afetadas. A habilidade de anestésicos locais de provocar um decréscimo seletivo da sensibilidade à dor é notável, já que tais efeitos ocorrem sem alteração importante do nível de consciência do animal nem depressão substancial das funções do sistema nervoso central (SNC). Essa combinação de propriedades desejáveis, como a reversibilidade, os efeitos anatomicamente restritos e o efeito poupador seletivo de outras funções neuronais ajudaram a disseminar sua ampla aceitação e o uso desses fármacos tanto em medicina veterinária quanto na humana.

Ao longo da história atual da descoberta e do desenvolvimento de fármacos, tem sido comum o composto original inicial de muitas classes de fármacos ser identificado e isolado a partir de uma fonte natural, e certamente esse é o caso dos anestésicos locais. Durante muitos séculos, povos nativos que viviam nas montanhas dos Andes, na América do Sul, mascavam extrato de folhas do arbusto coca (*Erythroxylum coca*) tanto pelos efeitos estimuladores quanto pelas propriedades eufóricas. Entretanto, apenas no século 19 o químico Albert Niemann relatou a síntese química da cocaína, o principal ingrediente ativo dos extratos da planta coca. As propriedades anestésicas locais desse alcaloide vegetal ficaram conhecidas na medicina ocidental logo depois, quando Niemann descobriu que esse recém-isolado composto provocava dormência na língua, quando ele provou a cocaína sintética. A pronta disponibilidade da cocaína sintética levou a estudos por Sigmund Freud das ações fisiológicas da droga e sua decorrente introdução no uso clínico para analgesia superficial em oftalmologia e, por fim, para uso parenteral a fim de bloquear a condução nervosa. Conforme descrito adiante no item *Classes amino-éster versus amino-amida*, a cocaína é considerada o modelo da classe amino-éster de anestésicos locais e essa descoberta levou à síntese e introdução de outros anestésicos locais amino-ésteres no uso clínico, como benzocaína (1900), procaína (1904), dibucaína (1929), tetracaína (1930), proparacaína (1953) e outras. A ampla classe química de outros anestésicos locais, que são conhecidos comumente como agentes amino-amida, foi levada para uso clínico com a introdução da lidocaína em 1948, sucedida por mepivacaína (1957), prilocaína (1960), bupivacaína (1963) e outros anestésicos. A importância das classificações amino-amida *versus* amino-éster de anestésicos locais é discutida no item *Classes amino-éster versus amino-amida*.

USOS CLÍNICOS EM MEDICINA VETERINÁRIA

No ambiente clínico, a maioria das ações dos anestésicos locais é prontamente reversível e desprovida de quaisquer efeitos importantes na consciência do animal ou outras funções associadas ao SNC. Essa combinação de propriedades torna esses fármacos muito úteis para prevenir a dor que normalmente ocorreria durante uma ampla variedade de tratamentos e procedimentos. O impedimento da transmissão neural em vias aferentes sensoriais pelo anestésico local pode ser alcançado de diversos modos distintos, como infiltração tecidual local, bloqueio por aspersão, bloqueio nervoso intravenoso regional, bloqueio nervoso digital ou por meio da administração de anestésico local bem próximo a tratos nervosos espinais (administração epidural e intratecal), a fim de impedir a transmissão da dor aos centros superiores do SNC. Quando esses anestésicos são administrados corretamente, com atenção especial ao local anatômico da injeção, volume da injeção, dose e administração simultânea de fármaco vasoconstritor, é possível induzir analgesia completa em uma região-alvo do corpo. Além disso, os anestésicos locais podem contribuir adicionalmente ao controle da dor em pacientes por interferir na facilitação central (*wind up*) e na sensibilização de vias nociceptivas.

Os agentes anestésicos locais são usados clinicamente de muitas maneiras diferentes para anestesia (bloqueio nervoso) local ou regional da dor em espécies animais tanto pequenas quanto grandes. A relação seguinte inclui algumas das aplicações mais comuns para uso de anestésico local, embora algumas aplicações especializadas não estejam incluídas.

Anestesia tópica. Para ser efetivo como anestesia tópica, o anestésico local deverá ser capaz de penetrar através de feridas abertas, pele ou mucosas. A penetração de mucosas é importante para muitos anestésicos locais e pode ocorrer absorção sistêmica importante, mais notavelmente pelo trato respiratório. A capacidade da maioria dos anestésicos locais de penetrar na pele íntegra é acentuadamente limitada, porém algumas formulações podem ser efetivas na indução de anestesia dérmica superficial.

Anestesia por infiltração. Essas aplicações requerem alta concentração do anestésico a ser infiltrado diretamente no tecido, sem preocupação especial com a localização anatômica de tratos nervosos vizinhos ao local da injeção. Em vista da necessidade de administrar um volume relativamente alto de fármaco para anestesia por infiltração, existe um risco maior de absorção sistêmica e efeitos tóxicos. Tais riscos são aliviados comumente pela inclusão de um medicamento vasoconstritor, como a epinefrina, junto com o anestésico local.

Anestesia por aspersão. Esse uso clínico refere-se à aplicação direta de um anestésico local em um sítio de interesse, como proximal à parede corporal durante cirurgia abdominal ou adjacente a ligamentos ovarianos após ovário-histerectomia. A anestesia por aspersão também é usada em procedimentos cirúrgicos gerais, como em locais de extração de dente. Essas aplicações difusas de anestésicos locais mostraram reduzir a necessidade de anestésico geral em alguns procedimentos clínicos e, por conseguinte, são consideradas benéficas.

Anestesia por bloqueio nervoso do campo. Essa aplicação com frequência envolve a injeção de um anestésico local imediatamente adjacente e perpendicular a nervos sensoriais que inervam uma região particular do corpo. Quando administrado corretamente, o anestésico local assim utilizado pode efetivamente suprimir todas as sensações distais aos locais da injeção. Em um ambiente clínico, essa aplicação particular requer amplo conhecimento e a deposição precisa do fármaco imediatamente adjacente aos tratos nervosos sensoriais que inervam a região do corpo. A anestesia por bloqueio nervoso é uma aplicação mais limitada em que o anestésico local é injetado na região bem próxima ao nervo ou ao plexo nervoso. O risco de efeitos tóxicos é consideravelmente menor nessa aplicação devido à deposição mais restrita do anestésico e ao uso de volume limitado.

Anestesia (bloqueio nervoso regional) intravenosa (BNRI) ou bloqueio de Bier. Essa aplicação clínica é um método rápido e confiável de indução de anestesia de curto prazo e de relaxamento muscular nas extremidades distais de um animal. O suprimento sanguíneo ao membro distal é impedido pelo uso de um torniquete, e o anestésico local é injetado por via intravenosa (IV) distal a esse torniquete. O mecanismo, ou mecanismos, pelo qual o anestésico induz BNRI não é conhecido, mas pode ser causado pela difusão local do anestésico para dentro do tecido, onde atua em terminações nervosas e troncos nervosos. Os problemas associados a esse método incluem efeitos tóxicos sistêmicos, se ocorrer extravasamento no torniquete ou se esse torniquete for retirado antes que o anestésico local penetre no tecido. Efeitos deletérios secundários ao impedimento prolongado de suprimento sanguíneo pelo uso do torniquete também constituem uma certa preocupação com essas aplicações.

Cateter Soaker. Comumente conhecido como cateter de difusão ou de ferida, nessa abordagem uma extensão de um tubo fenestrado estéril é colocada cirurgicamente em um local doloroso para a administração contínua ou intermitente de anestésico local. Esse cateter é usado em casos de amputação de membro ou de ressecção de tumor grande ou durante cuidados paliativos.

Anestesia espinal e epidural. Na anestesia espinal (subaracnoide) o anestésico local é injetado no espaço lombar-dura-máter imediatamente circundando a medula espinal, onde se mistura com o líquido cefalorraquidiano (LCR). Além de induzir o bloqueio da inervação sensorial, o efeito fisiológico mais notável é o bloqueio simpático produzido em raízes nervosas espinais. O grau de anestesia espinal induzido por esse método depende do volume injetado e também da intensidade da dor e da extensão de sua difusão ao longo da medula espinal. Como as fibras simpáticas pré-ganglionares são muito sensíveis ao bloqueio anestésico local, o bloqueio simpático tipicamente se estende em uma direção rostral, por um ou dois segmentos adicionais. A movimentação do anestésico ao longo do eixo neural é determinada pelo volume da injeção e pela posição do paciente. Na anestesia epidural, o fármaco é injetado no espaço entre o ligamento amarelo e a dura-máter, que envolve a medula espinal. Os possíveis locais de ação do anestésico são as raízes nervosas espinais, embora um pouco do fármaco provavelmente seja absorvido no espaço epidural, onde pode ocorrer efeito adicional.

MECANISMOS DE AÇÃO DO ANESTÉSICO LOCAL

Diversas evidências indicam que os principais alvos celulares da ação do anestésico local são um ou mais sítios de ligação específicos localizados no interior de canais de íons específicos das membranas plasmáticas de nervos e outras células excitáveis (ver revisão publicada por Nau e Wang, 2004). Quando os sítios de ligação são ocupados por um anestésico local, os canais iônicos não conseguem conduzir os íons Na^+ para dentro, conforme normalmente ocorre durante períodos de intensa despolarização da membrana. Como consequência desse bloqueio, o limiar para excitação elétrica da membrana nervosa aumenta, ao passo que a taxa de elevação do potencial de ação, a velocidade da condução do impulso e o fator de segurança para condução do impulso são reduzidos coletivamente. Por fim, à medida que a ocupação medicamentosa fracionada de sítios de ligação do canal se aproxima da saturação, as regiões das células nervosas afetadas tornam-se incapazes de gerar ou de conduzir potenciais de ação, provocando, desse modo, falha na condução do impulso nervoso. Resultados obtidos em estudos experimentais indicam que os locais de ligação do anestésico local são profundos, no interior do complexo de canais de Na^+, e parecem situar-se na superfície (interna) da membrana do axoplasma ou próximo a ela (Butterworth e Strichartz, 1990). Essa conclusão tem por base, em parte, observações experimentais anteriores de que análogos quaternários de anestésicos locais apresentam alta carga elétrica em pH fisiológico, bloqueiam seletivamente a condução de impulsos nervosos quando aplicados internamente em axônios isolados, porém são relativamente ineficazes quando aplicados externamente. De acordo com esse modelo, pareceria essencial que anestésicos locais deveriam primeiramente permear a membrana nervosa a fim de acessar sítios de ligação específicos no interior de canais de Na^+. Essa e outras observações levaram à hipótese de que o sítio em que o anestésico local atua, pelo menos em sua forma que possui alta carga elétrica, é acessível apenas a partir da superfície interna da membrana (Narahashi e Frazier, 1971). Está bem estabelecido que em neurônios de mamíferos os canais de Na^+ controlados por voltagem são constituídos por proteínas glicosiladas, com peso molecular agregado superior a 300 mil dáltons. A maior das subunidades proteicas que forma o complexo de canais iônicos contém quatro domínios homólogos, cada um contendo seis segmentos transmembrana alfa-helicoidais (Figura 15.1). Considera-se que esse componente do complexo de canais seja o sítio de ligação específico dos anestésicos locais (Yu *et al.*, 2005). Embora tenham sido propostos diversos modelos alternativos para explicar o mecanismo de ação do anestésico local, inclusive diversos modelos físico-químicos (Courtney e Strichartz, 1987), nenhum desses modelos hipotéticos é tão amplamente aceito quanto o modelo de sítio de ligação de canais de Na^+ descrito anteriormente.

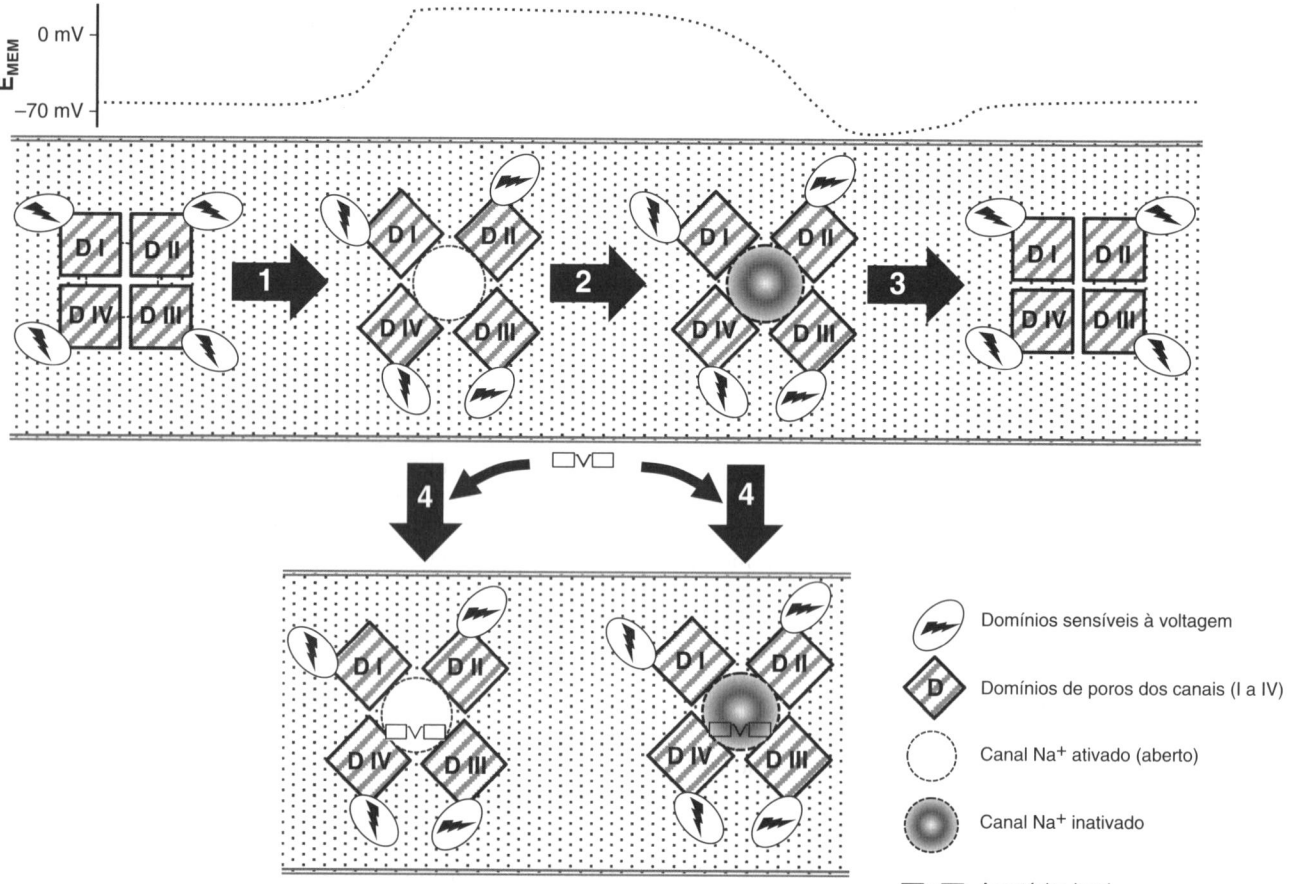

Figura 15.1 Modelo teórico de bloqueio de canais de sódio por anestésicos locais. Os quatro domínios homólogos transmembrana (DI, DII, DIII e DIV) que formam o poro do canal de Na+ são representados como um arranjo de quadrados a partir da perspectiva de olhar pelo lado externo da superfície da membrana. A despolarização da membrana provoca alteração na conformação de domínios sensíveis à voltagem e abertura do poro do canal (etapa 1). À medida que os íons sódio penetram no canal aberto, o potencial de membrana (E_{MEM}) torna-se positivo, levando à inativação do canal aberto (etapa 2). Por fim, o canal retorna a seu estado fechado (etapa 3) e o ciclo se repete. Os anestésicos locais ligam-se a sítios nos domínios III e IV, próximo à superfície interna da membrana quando os canais estão abertos ou inativados (etapa IV). Depois de ocupado pelo anestésico local, o canal torna-se incapaz de conduzir íons Na+.

Bloqueio dependente de atividade

A extensão ou o grau de bloqueio da condução que ocorre quando existe determinada concentração de anestésico local depende de diversos fatores, como o potencial de membrana em repouso, o grau de estimulação nervosa (atividade gatilho), a extensão do axônio em que os canais de Na+ são bloqueados e a duração da exposição ao fármaco. Os anestésicos locais exibem uma capacidade aumentada de bloquear a condução de impulsos nervosos em nervos despolarizados e ativamente acionados (bloqueio dependente da frequência) presumivelmente devido a maior capacidade de o fármaco entrar nos canais que estão no estado aberto (conduzindo íons), diferentemente do que acontece quando esses canais se encontram fechados e inativados ou não condutores. Uma vez ligado a um canal, o anestésico local estabiliza os canais de Na+, em um estado inativado que é incapaz de conduzir íons Na+ (Butterworth e Strichartz, 1990; Courtney e Strichartz, 1987). Alguns anestésicos locais manifestam diferenças na extensão do bloqueio nervoso dependente da frequência devido a diferenças nas taxas de dissociação do medicamento a partir do local de ligação no canal. Para os anestésicos que se dissociam mais rapidamente dos sítios de ligação dos canais

(pequenos agentes hidrofóbicos), o bloqueio efetivo dos canais requer atividade de acionamento mais rápido a fim de que o índice de ligação do fármaco durante o potencial de ação exceda o índice de dissociação do fármaco a partir dos canais de Na+, entre os potenciais de ação. A partir de uma perspectiva clínica, o impacto desse bloqueio dependente da frequência tem relevância limitada para o bloqueio dos canais de sódio em nervos sensoriais, mas é considerado importante para o bloqueio dos canais de Na+ no tecido miocárdico, onde as ações antiarrítmicas desses fármacos podem ser influenciadas significativamente pelos índices relativos de associação e dissociação do fármaco nos sítios de ligação dos canais.

Efeitos diferenciais nas fibras nervosas

Devido à presença difusa de canais de Na+ controlados por voltagem em praticamente todas as células nervosas, parece provável que os anestésicos locais teriam a capacidade de bloquear a condução do impulso na maioria ou talvez de todos os neurônios que sofrem estimulação dependente de sódio. Não obstante, muitos relatos de estudos em tecidos isolados e em animais vivos íntegros forneceram evidências sólidas quanto à habilidade de anestésicos locais exercerem ações de bloqueio diferenciadas ou seletivas nas fibras nervosas que transmitem impulsos associados a diferentes modalidades ou funções sensoriais. Em geral, esses estudos indicam que os anestésicos locais primeiramente provocam diminuição da sensação à dor e da temperatura, juntamente com a perda de outras modalidades sensoriais (toque e pressão profunda), sucedidos por diminuição da propriocepção e da função motora. Em geral, as fibras autônomas, as pequenas fibras C não mielinizadas (que atuam na mediação das sensações dolorosas) e as pequenas fibras A mielinizadas (que são mediadoras de dor e temperatura) são bloqueadas preferencialmente, antes das fibras mielinizadas maiores que atuam como mediadoras de informações posturais, toque, pressão e motoras. O(s) mecanismo(s) primário(s) que origina(m) esse bloqueio diferencial não é(são) conhecido(s) por completo, porém diversos fatores podem contribuir, como diâmetro da fibra e extensão da mielinização axonal. No entanto, a hipótese anterior de que a sensibilidade ao bloqueio anestésico local fosse inversamente correlacionada ao diâmetro da fibra nervosa não coincide com todas as observações experimentais (Fink e Cairns, 1984; Franz e Perry, 1974; Huang *et al.*, 1977) e, assim, parece improvável que o tamanho da fibra, por si só, determine a suscetibilidade ao bloqueio induzido pelo anestésico local, sob condições de equilíbrio constante. O espaçamento entre os nódulos de Ranvier também poderia contribuir para a sensibilidade diferencial à ação do anestésico local, já que o espaçamento internodal tipicamente aumenta em proporção ao diâmetro das fibras nervosas. Como um número fixo de nódulos deve ser bloqueado, a fim de impedir a condução de impulsos, as fibras pequenas com nódulos de Ranvier em distâncias próximas poderiam ser bloqueadas mais facilmente após a exposição a anestésicos locais. Finalmente, as diferenças em barreiras teciduais e as localizações relativas de fibras C e fibras A menores nos troncos nervosos sensoriais também podem contribuir para as diferenças evidentes na sensibilidade de nervos à ação de anestésicos locais. É importante ressaltar que ainda há muitas controvérsias acerca da premissa básica para suscetibilidade diferencial de fibras nervosas à ação do anestésico local. Como o principal objetivo clínico da anestesia local consiste em aliviar ou impedir a dor, seria benéfico se as funções motoras fossem preservadas completamente ou, pelo menos, que qualquer ação de anestésicos locais na função motora e na propriocepção cessasse completamente antes da recuperação completa das funções sensoriais. Infelizmente, nem sempre isso acontece na rotina clínica. Um exemplo prático importante em medicina veterinária é o que ocorre em equinos, quando bloqueios nervosos de membros são realizados para auxiliar em determinados procedimentos clínicos ou exames diagnósticos. Em tais casos, a propriocepção prejudicada aumenta o risco de lesão se o animal não estiver bem contido e se locomover. Tal risco maior de lesão é a razão pela qual muitos especialistas em cavalos de corrida baniram o uso de anestésicos locais em cavalos, antes da competição. A etidocaína, um anestésico local de longa ação, foi retirado do mercado devido a problemas associados a déficits motores persistentes em cavalos e em algumas outras espécies animais.

PROPRIEDADES QUÍMICAS

Classes amino-éster *versus* amino-amida

Os anestésicos locais são bases orgânicas, mas são classificados como substâncias anfipáticas já que praticamente todos eles contêm partes tanto lipofílicas (aromáticas) quanto hidrofílicas (aminas substituídas). Essas diferentes partes químicas da molécula são ligadas por uma cadeia de carbono de comprimento intermediário que contém ou uma ligação amina ou uma ligação éster, o que origina a subclassificação frequente dos anestésicos locais em classes de anestésicos amino-amida e amino-éster (Figura 15.2). A distinção dos anestésicos locais como amino-amida e amino-éster representa bem mais do que qualquer classificação química tradicional, já que a ruptura dessas ligações nos sítios de ligação catalisada por enzimas torna os anestésicos incapazes de induzir efeito anestésico local e, em muitos casos, representa uma via importante para inativação. Em geral, os agentes ligados a éster são muito suscetíveis à hidrólise catalisada por enzimas da ligação éster, por diferentes grupos de enzimas do tipo esterase e, como consequência, tendem a ter tempo de ação muito mais curto quando comparado com aquele de anestésicos ligados à amina. Essa é uma consideração importante em animais que apresentam menor atividade geral de enzima esterase secundariamente a processos mórbidos, anormalidades genéticas ou, talvez mais importante ainda, antes da exposição a medicamentos que provocam inibição reversível ou irreversível de enzimas do tipo esterase. Por comparação, a ligação amino-amida é mais resistente à degradação enzimática e é bastante estável sob temperaturas extremas, inclusive esterilização pelo calor.

Efeito do pH local

As propriedades físico-químicas e as relações estrutura-atividade dos anestésicos locais foram revistas em detalhes anteriormente (Courtney e Stricharz, 1987). A maioria dos anestésicos locais contém uma amina terciária como grupamento hidrofílico e um anel aromático não saturado como grupamento lipofílico. Em geral, as aminas terciárias são pouco solúveis em água e, por isso, muitos anestésicos locais são preparados como sais cloridrato, a fim de melhorar a hidrossolubilidade e facilitar sua formulação como soluções aquosas injetáveis. Já que os anestésicos locais são bases (B) orgânicas fracas, com valores de pK_a que tipicamente variam de 8 a 9, os sais cloridrato originam soluções levemente ácidas em água, o que tende a melhorar a estabilidade química de catecolaminas, como a epinefrina, que algumas vezes são incluídas no medicamento devido a seu efeito vasoconstritor. Sob condições usuais de administração, é provável que o pH da solução de anestésico local rapidamente entre em equilíbrio com o pH do líquido extracelular. Estudos experimentais apoiam um modelo (Figura 15.3) no qual espécies não protonadas de anestésico local (B^0) são a forma predominante que consegue se difundir através das membranas celulares, ao passo que a espécie catiônica menos permeável (BH^+) é a forma predominante que interage preferencialmente com os canais de Na^+. Com relação a esse modelo, em que a forma não protonada do fármaco propicia melhor acesso ao local-alvo e a forma protonada tem maior afinidade para o bloqueio de canais Na^+, é evidente que o pH do líquido extracelular pode influenciar as ações dos anestésicos locais. As concentrações relativas de formas desprovidas de carga (B^0) e catiônicas (BH^+) do fármaco em equilíbrio estão relacionadas ao pK_a do grupo ionizável e também ao pH local e podem ser estimadas, matematicamente, pela equação de Henderson-Hasselbalch, como segue:

$$pH = pK_a + \log \frac{[B^0]}{[BH^+]} \tag{15.1}$$

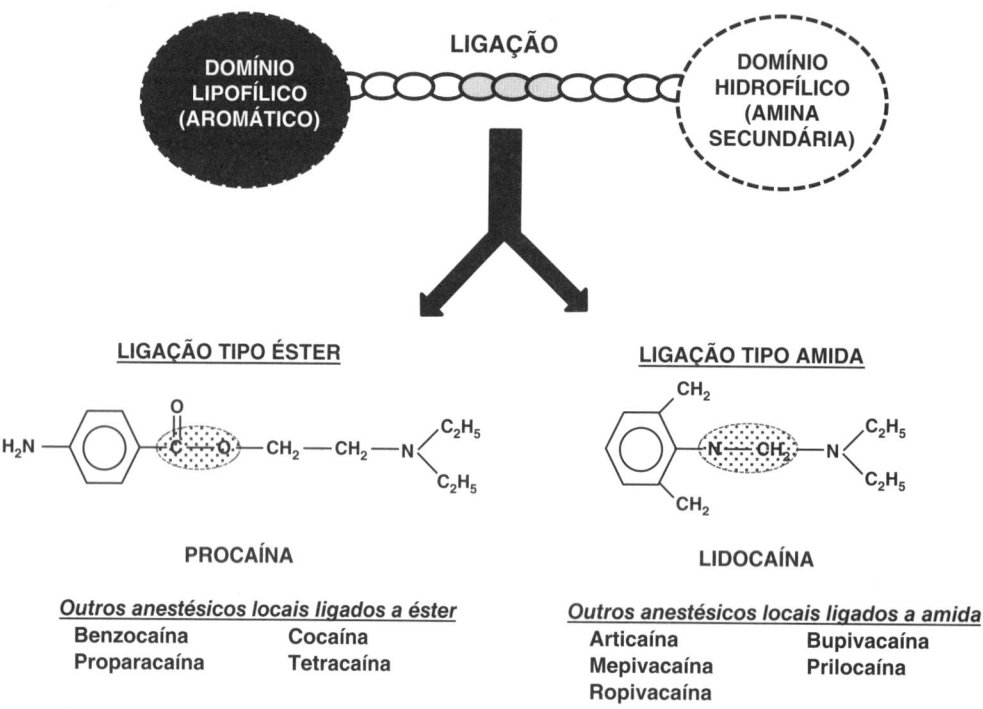

Figura 15.2 Representação dos principais elementos estruturais de duas importantes classes de anestésicos locais. As estruturas químicas que representam os protótipos de anestésicos ligados a éster (procaína) e de anestésicos ligados a amida (lidocaína) são mostradas com ligações químicas de éster de ácido carboxílico e de amida, respectivamente, ressaltadas na região sombreada.

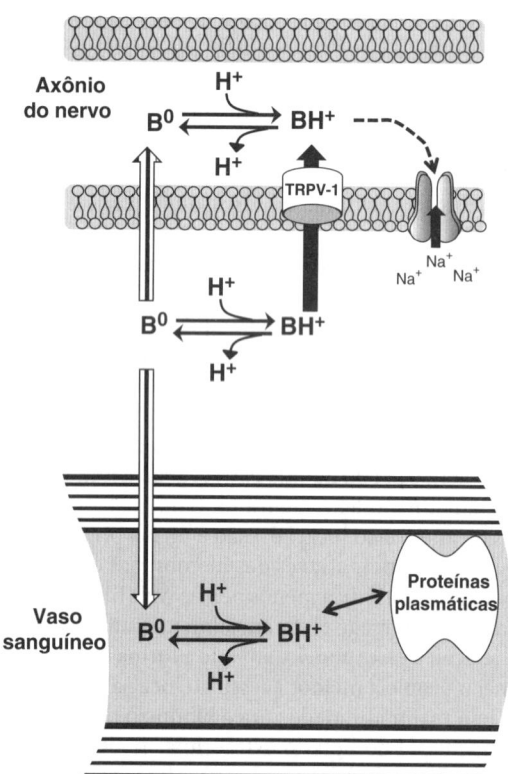

Figura 15.3 Principais vias de mobilização do anestésico local após injeção subcutânea. A difusão passiva (setas com listra espessa) é provavelmente o principal mecanismo pelo qual as formas não protonadas (B^0) de anestésicos locais penetram nos axônios dos nervos ou nos vasos sanguíneos. Além disso, a forma catiônica (BH^+) pode penetrar nos neurônios via canais vaniloides de potencial de receptor transitório subtipo 1 (TRPV-1), se presentes, e permitir o bloqueio de canais de sódio a partir do lado axoplasmático.

Quando o pH da solução é equivalente ao pK_a do anestésico local, as concentrações relativas de $[B^0]$ e $[BH^+]$ são iguais. Contudo, em situações em que o líquido extracelular se torna levemente acidificado (diminuição do pH), como ocorre em reações inflamatórias tissulares localizadas, o índice relativo $[B^0]/[BH^+]$ diminui, de acordo com a equação mencionada, com predomínio da forma catiônica. Uma ligeira alteração do pH do líquido extracelular pode provocar uma grande alteração no equilíbrio entre as formas catiônicas e neutras e, dessa maneira, influenciar a taxa em que o fármaco é capaz de se difundir através da membrana da célula nervosa e alcançar o sítio de ligação. Outra situação em que as concentrações em equilíbrio de formas com carga elétrica seriam importantes é no que se refere à difusão do anestésico local através da barreira materno-fetal, na placenta, onde o sangue fetal é levemente ácido (pH mais baixo) em relação ao sangue materno. Contudo, para alguns anestésicos é importante reconhecer que o impacto provocado por desvios no equilíbrio acidobásico pode ser influenciado por outros fatores, como diferentes taxas de ligação anestésico-proteína, diferentes graus de permeabilidade da membrana de formas neutras e catiônicas e, também, diferentes atividades de bloqueio de canais de Na^+ para as formas neutras e catiônicas. Por exemplo, foi relatado que a forma não protonada (B^0) de alguns anestésicos locais pode exibir atividade significativa de bloqueio de canais, ao passo que a forma desprovida de carga de outros anestésicos é praticamente isenta de atividade. Além disso, a capacidade de a forma catiônica com carga dos anestésicos locais ganhar acesso à superfície citoplasmática da membrana da célula nervosa parece não estar limitada à difusão transmembrana da forma neutra não protonada, como comumente proposto. Por exemplo, pesquisas demonstraram que um derivado de lidocaína permanentemente com carga é capaz de permear membranas neuronais por meio de passagem através de um grupo de canais de cálcio não seletivos conhecido como canais de potencial de receptor transitório vaniloide tipo 1 ou TRPV-1 (Binshtok *et al.*, 2009). Esses e os canais de membrana relacionados são expressos principalmente em neurônios sensoriais e, quando ativados pela despolarização da membrana, permitem o influxo de cátions inorgânicos, principalmente de Ca^{2+} e Na^+.

Contudo, em razão da expressão seletiva de canais TRPV-1 em um subgrupo de neurônios sensoriais, essa via alternativa de entrada de anestésico local e bloqueio de canais Na^+ axonais (Figura 15.3) eleva o potencial de seletividade farmacológica e, dessa maneira, evita efeitos indesejáveis em nervos motores e, possivelmente, em outras ações não nociceptivas (Blumberg, 2007). Além de ser o elemento responsável por alterações na carga molecular em diferentes condições de pH, a fração hidrofílica é considerada crucial por influenciar a afinidade de ligação do fármaco ao sítio-alvo nos canais de Na^+. Estudos sobre estrutura-atividade indicam que a cadeia de ligação intermediária é possivelmente importante para o alinhamento adequado das extremidades lipofílicas e hidrofílicas do fármaco, com uma extensão de três a sete átomos de carbono sendo o ideal para a atividade de bloqueio de canais. Em geral, estudos detalhados sobre a relação estrutura-ação de anestésicos locais revelaram que: (i) anestésicos altamente lipofílicos apresentam potenciais mais elevados, fato que pode refletir maior afinidade de ligação por sítios-alvo e, também, maior subdivisão no microambiente da membrana; (ii) anestésicos altamente lipofílicos apresentam tempo de ação mais longo, possivelmente devido à maior distribuição nas membranas das células nervosas, além do menor contato com enzimas de degradação presentes no plasma e no fígado; (iii) maior lipofilia está associada a maior risco de efeitos tóxicos e menor índice terapêutico; e (iv) anestésicos de menor tamanho molecular exibem índices de dissociação dos sítios receptores-alvo mais rápidos e, da mesma forma, maior extensão de ações dependentes de frequência e voltagem, em neurônios de estimulação rápida.

Estereoisomerismo

Diversos anestésicos locais usados clinicamente, em especial aqueles que contêm um grupamento pipcolil xilidina (PPX) na fração hidrofílica, podem se apresentar como pares de estereoisômeros ópticos. Como os leitores podem se recordar da química geral, os estereoisômeros são compostos que têm estruturas químicas idênticas, mas diferem no arranjo espacial tridimensional de grupamentos constituintes ao redor de um átomo em particular (em geral um átomo de carbono), que representa o centro quiral. As diferentes orientações espaciais de estereoisômeros para anestésicos locais formam imagens em espelho que não podem ser sobrepostas uma à outra e são conhecidas como enantiômeros. Uma analogia útil para visualizar diferenças entre enantiômeros químicos consiste em considerar pares de enantiômeros como semelhantes às mãos direita e esquerda de uma pessoa. Quando as mãos direita e esquerda são orientadas com as palmas viradas na mesma direção, elas não podem ser sobrepostas, embora contenham o mesmo arranjo de dedos (grupos constituintes). Os enantiômeros são mais comumente designados como R(+) ou *dextro* e S(−) ou *levo* e, no caso de anestésicos locais, alguns enantiômeros conhecidamente apresentam ações farmacológicas que são tanto quantitativa quanto qualitativamente diferentes. Mais especificamente, os enantiômeros S(−) de diversos anestésicos locais produzem menos efeitos adversos no sistema nervoso central (SNC) e no sistema cardiovascular (SCV) quando comparados com os enantiômeros R(+) dos mesmos fármacos. Como suporte para essas observações, preparados enantiopuros de isômeros S(−) mostraram melhores perfis de segurança relativos à mistura racêmica (50:50) de enantiômeros que são formados durante sínteses químicas de rotina. Do mesmo modo, preparados enantiopuros do estereoisômero S(−) do anestésico local bupivacaína foram desenvolvidos e comercializados, conforme descrito no item *Levobupivacaína*.

Estabilidade e formulações

Os anestésicos locais usados na clínica são substâncias químicas razoavelmente estáveis, sendo as soluções aquosas muito estáveis à temperatura ambiente (15 a 30°C). No caso da lidocaína, as soluções aquosas são sabidamente resistentes à esterilização em autoclave (15 PSI a 121°C, durante 15 min), embora se deva ressaltar que algumas formulações de anestésicos contêm epinefrina, uma catecolamina que prontamente sofre oxidação espontânea sob condições extremas. Tais formulações devem ser protegidas de temperaturas elevadas e de luz solar direta, a fim de preservar a ação dessa catecolamina. As formulações que incluem epinefrina são embaladas e comercializadas em frascos de cor âmbar, a fim de conferir proteção à degradação fotoquímica; porém, ainda apresentam um prazo de validade menor, em comparação com as formulações sem epinefrina. Como qualquer outra solução medicamentosa injetável, as soluções de anestésicos locais que se tornam opacas, mudam de cor ou contêm precipitados visíveis devem ser descartadas.

Os anestésicos locais são encontrados em uma ampla variedade de formulações, um fato que enfatiza a necessidade de atenção cuidadosa às recomendações que constam nas bulas dos produtos. A lidocaína, o anestésico local mais amplamente utilizado na prática veterinária, está disponível nas formas de soluções injetáveis estéreis para uso parenteral, géis e pomadas para uso tópico, *sprays* de aerossol para aplicação em vias respiratórias e adesivos para aplicação transdérmica. As formulações injetáveis multidoses geralmente contêm conservantes incriminados como causas de reações adversas, como o metabissulfito sódico (neurotoxicidade), metilparabeno (reação de hipersensibilidade), álcool benzílico (intoxicação em felinos) e EDTA (tetania transitória). Existem preparados sem conservantes essenciais para a injeção intratecal, pois há alto risco de os conservantes causarem lesão de nervos. De modo relacionado, é interessante ressaltar que a densidade de formulações de anestésicos locais pode ser um fator crítico na anestesia espinal. A fim de restringir a movimentação da solução medicamentosa no espaço subaracnoide, os anestesistas usam soluções de anestésicos locais hiperbáricas (densidade > 1) pela adição de alta concentração de glicose. Existem atualmente formulações humanas de soluções hiperbáricas, embora o seu uso seja tipicamente limitado à medicina veterinária. Há poucas evidências de reações alérgicas agudas aos anestésicos locais em seres humanos ou em espécies não humanas e, portanto, essa não é uma preocupação importante.

CONSIDERAÇÕES FARMACOLÓGICAS GERAIS

Além de seu mecanismo de ação e estruturas químicas fundamentais compartilhadas, a maioria dos anestésicos locais exibe um conjunto de ações farmacológicas que se sobrepõem, incluindo semelhanças em suas ações farmacodinâmicas e propriedades farmacocinéticas. Embora diferenças ou propriedades únicas de alguns anestésicos individuais estejam resumidas adiante, neste capítulo, é importante considerar propriedades que são compartilhadas por muitos dos anestésicos locais usados rotineiramente na prática clínica.

Início e tempo de ação

A quantidade ou dose de anestésico local necessária para bloquear a transmissão sensorial depende muito da concentração da fração livre (não ligada) do fármaco na forma catiônica disponível no sítio de ligação do canal iônico. Lipossolubilidade mais alta traduz-se em maior potência ou menor dose efetiva; porém, infelizmente, também se correlaciona com efeitos tóxicos em órgãos, em especial do sistema cardiovascular e no sistema nervoso central. Por esse motivo, os anestésicos locais mais potentes tendem a ter baixa margem de segurança. Como esses fármacos são administrados sob concentrações relativamente altas e, na maioria das situações, são usados para provocar ações locais, as potências relativas de anestésicos locais em geral são consideradas de menor importância do que pode ser o caso para outros tipos de agentes que exercem ações sistêmicas em locais distantes do local de administração. O tempo transcorrido entre a administração de um anestésico local e o resultante bloqueio sensorial é influenciado por muitos fatores, como proximidade da deposição do medicamento em relação aos nervos sensoriais-alvo, a concentração e algumas propriedades físico-químicas do fármaco, como peso molecular (tamanho) e fração do fármaco na forma carregada/neutra. De modo previsível, quanto mais perto do local de ação pretendido um anestésico local é administrado e quanto maior a concentração do fármaco utilizado, mais rápido o início da ação. Com relação às propriedades físico-químicas, o pKa é um determinante importante da proporção do fármaco com ou sem carga elétrica em qualquer solução, inclusive os líquidos corporais. Como a forma desprovida de carga (base) do fármaco é mais lipofílica e, por conseguinte, mais capaz de se difundir no compartimento da membrana plasmalêmica dos nervos, o início da ação dos fármacos com valores de pKa mais baixos tende a ser mais rápido. Por exemplo, a lidocaína e a mepivacaína têm valores de pKa mais baixos do que a bupivacaína (Tabela 15.1) e, assim, o início da ação é mais rápido. Valores mais baixos de pKa

apresentam desvantagem, considerando que os anestésicos são principalmente bases insolúveis, como a benzocaína (pK = 2,5), em que a solubilidade limitada a torna útil apenas para o uso tópico em membranas mucosas, na maioria das espécies, exceto em peixes, em que a excelente penetração tecidual do fármaco propicia benefício significativo como um agente anestésico.

A lipossolubilidade e a ligação a proteínas tendem a reduzir a habilidade de fármacos de permear nervos e, desse modo, o início da ação do anestésico local. A duração do bloqueio nervoso sensorial pela maior parte dos anestésicos é determinada por diversos fatores extrínsecos e, também, intrínsecos, à membrana da célula nervosa. Os fatores intrínsecos no microambiente da membrana nervosa incluem o perfil temporal da concentração do fármaco em locais de ligação a canais de sódio, o equilíbrio entre as formas catiônicas e neutras do fármaco, e as taxas de associação e dissociação do anestésico em sítios de ligação nos canais. A lipossolubilidade de um anestésico é um importante determinante da distribuição do fármaco nas membranas e influencia diretamente a habilidade de anestésicos locais de alcançarem concentrações efetivas em sítios de ligação-alvo. Além disso, a afinidade de ligação de um anestésico a subunidades de canais de sódio é criticamente importante para determinar a duração do bloqueio nervoso, já que, quanto maior a afinidade, mais lenta a dissociação do complexo fármaco-receptor. Conforme mencionado anteriormente, a afinidade da ligação do fármaco aos canais de sódio também contribui para diferenças entre anestésicos individuais quanto à cinética do bloqueio de canais e à taxa de estimulação do nervo. Em geral, os anestésicos que requerem taxa de dissociação mais rápida dos canais de Na^+ apresentam maior influência em neurônios de estimulação rápida, em comparação àqueles com taxa de dissociação dos sítios de ligação de canais mais lenta.

Além dos mecanismos intrínsecos que influenciam a duração da ação do anestésico local, outros fatores extrínsecos à membrana nervosa podem ter um impacto substancial na ação do anestésico local. Para a maioria dos anestésicos locais, o tempo de contato com os nervos sensoriais é de importância básica e depende diretamente do fluxo sanguíneo no local. A difusão passiva de anestésico local aos vasos sanguíneos

Tabela 15.1 Propriedades físico-químicas e farmacológicas comparativas de três anestésicos locais amino-amida.

Propriedade	Lidocaína	Mepivacaína	Bupivacaína
Estrutura química	CASN 137-58-6	CASN 96-88-8	CASN 2180-92-9
Estereoisômeros	Não	Sim	Sim
pKa	7,8	7,7	8,1
Coeficiente de partição (λ) (octanol:água)	110	42	560
Solubilidade em água (mg/ℓ)	4.100	7.000	$9,2 \times 10^{-5}$
Ligação à proteína plasmática	64%	80%	90%
Início (cerca de min)	5 a 10 (rápido)	10 a 20 (rápido)	20 a 30 (demorado)
Duração (cerca de min)	90	130	360

*Indica localização do centro quiral de mepivacaína e bupivacaína.

próximos ao(s) sítio(s) da injeção representa a principal via de remoção ao fármaco e, desse modo, determina o tempo de exposição ao fármaco dos nervos e outros sítios-alvo potenciais. Conforme mencionado no item *Usos clínicos em medicina veterinária*, o fluxo sanguíneo local pode ser, e frequentemente é, manipulado de forma intencional por meio da administração simultânea de medicamentos vasoconstritores, que reduzem o fluxo sanguíneo regional e, por conseguinte, prolongam o tempo de ação do anestésico. Na prática clínica, a epinefrina é usada mais comumente com um vasoconstritor e está contida em algumas preparações comerciais em baixa concentração (quase sempre 5 partes por milhão ou 1:200 mil). Em termos práticos, os vasoconstritores servem a dois propósitos, para reduzir a transferência do fármaco para o compartimento vascular e para diminuir o risco de efeitos tóxicos sistêmicos. Desse modo, a permanência do fármaco próximo ao local de ação pretendido é prolongada e a taxa de metabolização do fármaco é mais capaz de ser mantida, no caso de ocorrer a absorção do fármaco na circulação.

Além desses benefícios, existe algum potencial para outros riscos pelo uso de vasoconstritores, como alterações cardio-vasculares indesejáveis e outras reações associadas a absorção sistêmica excessiva ou injeção intravascular acidental do vaso-constritor. Além disso, existe alguma possibilidade de retardo da cicatrização de feridas, de edema tecidual, de hipoxia tecidual e de necrose quando as soluções com anestésico local/vaso-constritor são aplicadas em diversos locais ou nos dedos, membros ou outras regiões corporais que têm suprimento circulatório colateral limitado. Por esse motivo, os vasoconstritores estão contraindicados em aplicações (p. ex., bloqueio em anel) onde existe risco de comprometimento do suprimento sanguíneo. Uma preocupação final tem relação com a administração de epinefrina em regiões corporais onde os vasos sanguíneos são preferencialmente dilatados e não contraídos por fármacos adrenérgicos de ação mista (ou seja, agonistas α/β mistos), como a epinefrina. Em tecidos como músculos esqueléticos, o efeito predominante da epinefrina no músculo liso vascular é o relaxamento, que é consequência direta de uma resposta que sobrepõe a ativação do receptor β_2 (relaxamento) à ativação do receptor α_1 (contração). Sob tais condições, o fluxo sanguíneo local é aumentado e a absorção sistêmica do anestésico local também pode estar aumentada, elevando, desse modo, o risco de efeitos adversos. A fim de evitar tal consequência indesejável, a epinefrina não deve ser usada ou então deve ser substituída por outro vasoconstritor, como a fenilefrina, que preferencial-mente estimula receptores alfa$_1$-adrenérgicos e impõe pequeno risco de ação vasodilatadora. Diversos anestésicos locais que são usados clinicamente apresentam alguma capacidade de provocar vasoconstrição, por si sós, o que inclui a bupivacaína e a ropivacaína. A cocaína, que é o anestésico local clássico, é o anestésico local vasoconstritor mais potente devido a sua habilidade de inibir competitivamente transportadores de cate-colamina e potencializar as ações da maioria das catecolaminas endógenas, inclusive da epinefrina a norepinefrina.

Considerações gerais sobre absorção, distribuição, metabolização e excreção

Conforme os anestésicos locais são absorvidos do líquido ex-tracelular dos locais de injeção, eles são sujeitos a diversos des-tinos potenciais à medida que alcançam a circulação sistêmica. Uma vez na corrente sanguínea, alguns anestésicos locais se ligam extensamente às proteínas plasmáticas, notavelmente à alfa$_1$-glicoproteína ácida e, em menor grau, à albumina sérica. Os anestésicos locais exibem grande afinidade pela ligação com a alfa$_1$-glicoproteína ácida, mas a taxa de ligação é baixa e pode ser rapidamente saturada. Por outro lado, a albumina apresenta alta capacidade de ligação com o fármaco, porém a afinidade pela ligação é mais baixa e pode ter relevância limitada, exceto quando há concentração muito alta do fármaco. Embora as propriedades de ligação dos anestésicos locais individuais às proteínas plasmáticas não estejam completamente definidas na maioria das espécies animais, com base em dados huma-nos suspeita-se que a taxa de ligação dos anestésicos da classe amino-amida às proteínas plasmáticas seja bastante elevada (até 95%), o que não acontece com a maioria dos anestésicos locais ligados a éster. No caso de anestésicos amino-amida como a bupivacaína e a ropivacaína, nos quais a fração do fármaco ligada às proteínas é alta, pequenas reduções na ligação a pro-teínas mantêm o potencial de produzir consequências adversas importantes devido à alta concentração da fração de fármaco livre. Assim como acontece com qualquer medicamento que apresente alta taxa de ligação às proteínas plasmáticas, a ligação de anestésicos locais pode ser influenciada por diversos fatores, como deslocamento competitivo por fármacos ou por substratos endógenos que se ligam com grande afinidade às mesmas classes de proteínas séricas; alterações no pH plasmático, alterando as interações fármaco-proteína; ou alterações nas concentrações séricas de proteínas causadas por distúrbios ou doenças que, por si sós, influenciam as concentrações de proteínas plasmá-ticas. Por exemplo, diversos fatores aumentam a concentração circulante de alfa$_1$-glicoproteína ácida em seres humanos (cân-cer, cirurgia, traumatismo, infarto do miocárdio e uremia) e é possível que alterações semelhantes possam acontecer em espécies não humanas. Como a maior parte das ações sistêmicas de anestésicos locais é indesejada e considerada adversa em um ambiente clínico, é prudente considerar tais fatores que podem influenciar a concentração de fármaco livre, com capacidade de difusão, em pacientes clínicos.

A degradação metabólica de anestésicos locais é, sem dúvida, a principal consideração quanto aos riscos de efeitos adversos causados por anestésicos locais usados na rotina clínica veteri-nária. Em geral, as reações adversas aos anestésicos locais estão intimamente associadas à concentração circulante do fármaco, que é um reflexo direto do equilíbrio entre as taxas relativas de sua absorção e sua excreção. Uma vez absorvidos no local da injeção, os anestésicos locais estão sujeitos à metabolização catalisada por enzimas ou à difusão aos tecidos onde o fármaco pode provocar reações adicionais. Por esse motivo, deve-se ter cuidado para evitar a administração intravascular direta de alta concentração de anestésico local, já que o rápido aporte intra-vascular pode superar a capacidade de metabolização e impor risco substancial de reações adversas. No caso de anestésicos que contêm ligação amino-éster (ou seja, cocaína, benzocaína, procaína e tetracaína), a metabolização enzimática envolve mais comumente a hidrólise catalítica inicial da ligação éster por diferentes enzimas do grupo esterase, o que inclui colines-terases plasmáticas, acetilcolinesterase e esterases inespecíficas do fígado e de outros tecidos. Em todos os casos, parece que a hidrólise da ligação amida-éster provoca perda da atividade do anestésico local. Em animais com déficit de atividade de enzimas esterases ou com enzimas esterases anormais ou após a exposição a agentes que inibem essas enzimas, os anestésicos locais ligados a amino-éster podem apresentar ações mais in-tensas ou mais prolongadas. No caso de injeção de anestésico local no espaço intratecal, os anestésicos amino-éster podem ter ação prolongada, já que o líquido cefalorraquidiano normalmente não contém enzimas esterases e a cessação da ação do fármaco se deve principalmente à absorção retrógrada para a circulação geral.

É importante ressaltar que um dos produtos intermediários da metabolização da procaína é o ácido para-aminobenzoico (PABA), que tem o potencial de competir com as ações antimicrobianas de antibióticos do tipo sulfonamida e atenuá-las. Além disso, a procaína pode provocar reações alérgicas em animais sensíveis aos fármacos da classe sulfonamida. Diferentemente dos anestésicos do tipo éster, a metabolização daqueles da classe amino-amida ocorre por meio de biotransformação hepática, embora vias específicas não tenham sido completamente elucidadas em todas as espécies de animais domésticos.

A via mais comum de metabolização hepática dos anestésicos locais amino-amida envolve a N-dealquilação inicial sucedida por transformações metabólicas adicionais. A metabolização da lidocaína talvez esteja mais bem descrita e ocorre por via da dealquilação oxidativa por enzimas hepáticas do citocromo P450 (CYP), originando monoetilglicinexilidida (MEGX) e glicinexilidida (GX), além de outros produtos secundários. A clivagem da ligação amida em anestésicos que contêm uma fração pipcolil (mepivacaína, bupivacaína e ropivacaína) ocorre em velocidade mais lenta devido ao impedimento químico por grandes grupos alquila adjacentes ao nitrogênio da piperidina, o que propicia meia-vida biológica mais longa desses anestésicos. Tendo em vista a importância da metabolização hepática para a excreção dos anestésicos locais do tipo amino-amida, os animais com hepatopatia podem apresentar menor capacidade de excreção desses fármacos. A ação metabólica e a excreção de metabólitos urinários de diversos anestésicos locais foram estudadas em cavalos devido a preocupações regulatórias quanto ao uso desses fármacos em animais de competição (Harkins *et al.*, 1995). A excreção urinária do fármaco não metabolizado parece ser limitada e variável e relata-se que contribui com apenas 2 a 5% da excreção de lidocaína e bupivacaína e um pouco mais que 10% da mepivacaína, em seres humanos.

Interações medicamentosas

O potencial para interações medicamentosas é uma consideração importante na decisão de usar ou selecionar um anestésico local. Embora algumas interações sejam indesejáveis, nem todas são problemáticas. Muitas interações são específicas dos fármacos, ao passo que outras parecem ser mais gerais para toda a classe de anestésicos. As interações farmacológicas de anestésicos locais e outras classes de fármacos incluem tanto interações farmacodinâmicas quanto farmacocinéticas e, em muitos casos, se devem às concentrações sistêmicas dos medicamentos, que estão associadas à administração sistêmica, como a infusão IV em taxa constante, e não à(s) via(s) mais comumente empregada(s) para induzir a ação do anestésico local. Uma das interações mais estudadas e documentadas é a capacidade da lidocaína em reduzir a dose necessária do anestésico geral isoflurano, em gatos, cães e equinos (Himes *et al.*, 1977; Doherty e Frazier, 1998; Muir *et al.*, 2003).

EFEITOS TÓXICOS EM ÓRGÃOS

Em vista da capacidade de os anestésicos locais atuarem em canais de sódio ativados por voltagem, em membranas celulares de tecidos excitáveis, não surpreende que os principais efeitos

adversos desses fármacos ocorram em sistemas orgânicos que dependem muito de atividade elétrica celular, como o sistema nervoso central e o sistema cardiovascular. Conforme mostrado na Figura 15.4, os sinais de efeitos adversos induzidos por anestésicos locais variam desde efeitos iniciais no SNC e, em concentrações plasmáticas mais elevadas, podem acometer outros sistemas, principalmente o sistema cardiovascular. O meio mais efetivo para diminuir o risco de efeitos tóxicos causados por anestésico local é adotar medidas para manter uma baixa concentração plasmática do fármaco e, com relação a isso, a principal consideração é a dose. A quantidade de fármaco administrado e o tempo durante o qual é administrado é um importante fator de risco para a toxicidade dos anestésicos e, possivelmente, é um dos motivos pelo qual os efeitos tóxicos ocorrem mais frequentemente em pequenos animais, nos quais os limites de dose recomendada podem ser excedidos quando o fármaco é administrado repetidamente em pequenos incrementos. Conforme discutido anteriormente, as etapas devem ser seguidas, a fim de reduzir a absorção vascular, entre elas o uso de vasoconstritores, evitando a injeção em locais muito vascularizados, quando possível, e a administração intravascular direta do fármaco. Em abordagens clínicas, em que ocorre injeção intravascular deliberada (p. ex., anestesia regional intravenosa [ARIV]), os efeitos tóxicos podem ser evitados desde que se permita tempo suficiente para o fármaco se ligar aos tecidos antes de o torniquete ser liberado. Deve-se ter cautela ao injetar anestésico local no espaço intercostal, já que essa região é muito vascularizada e propicia um sítio de absorção rápida de medicamento.

Sistema nervoso central

A habilidade de anestésicos locais provocarem súbitas reações neurológicas adversas é uma preocupação importante. Na maioria dos casos, os anestésicos locais causam depressão descendente generalizada do SNC proporcional à concentração circulante de fármaco livre (não ligado à proteína). Os sinais mais precoces em animais frequentemente envolvem alterações comportamentais menores subjetivas sucedidas por tremores musculares e cãibras que podem ocorrer inicialmente nos músculos faciais (tremores de lábios, movimentos de vibrissas etc.), que se propagam rapidamente e progridem para convulsões tônico-clônicas. Embora a sequência de sinais adversos seja algo distinta entre os diferentes anestésicos, suspeita-se que a sequência de eventos siga efeitos que surgem inicialmente nas regiões cerebrais, que são mais ricamente vascularizadas (regiões límbicas) e se equilibram com a concentração do fármaco no plasma mais rapidamente. No caso da lidocaína, acredita-se que o episódio inicial e as convulsões surjam após bloqueio preferencial inicial de vias inibidoras, e não de qualquer ação excitatória direta que possa ocorrer com a cocaína. As diferenças nos efeitos tóxicos agudos de anestésicos individuais possivelmente são um reflexo das diferenças na concentração de fármaco livre no SNC, a qual depende da velocidade da passagem do fármaco pela barreira hematencefálica e também da velocidade de metabolização do fármaco. A metabolização tende a ser menos importante para os anestésicos ligados à amida; porém, pode ser um fator importante para os anestésicos locais ligados a éster, que são prontamente metabolizados por esterases plasmáticas. Em geral, a maior lipofilia e a maior ligação a proteínas plasmáticas dos anestésicos ligados à amida, particularmente a bupivacaína, podem originar concentrações plasmáticas máximas transitórias, o que pode explicar, em

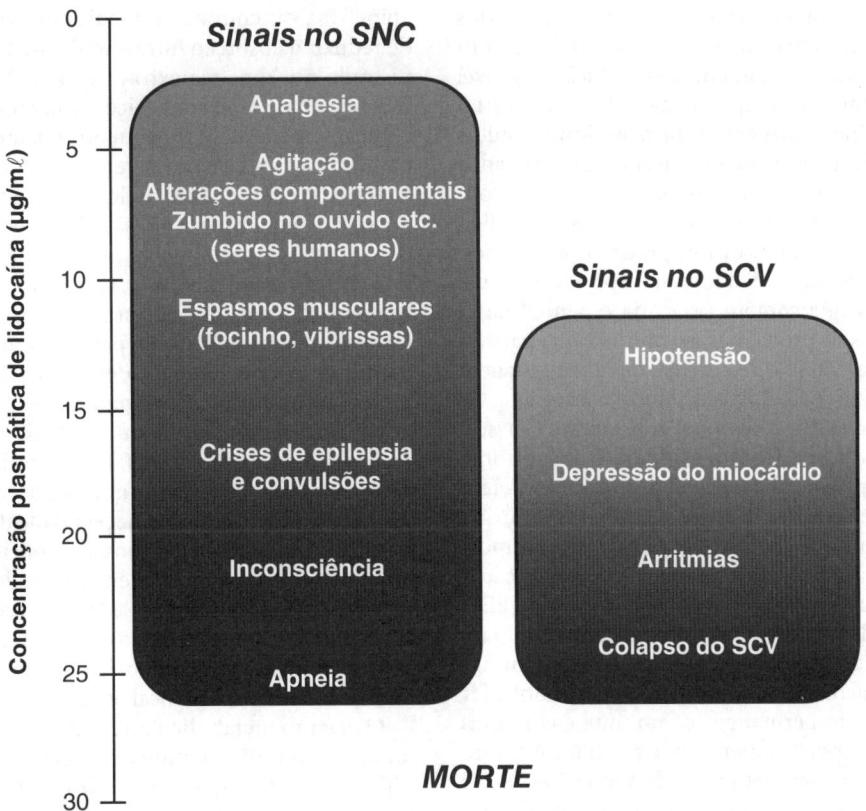

Figura 15.4 Representação de reações adversas da lidocaína no sistema nervoso central (SNC) e no sistema cardiovascular (SCV) em função das concentrações plasmáticas do fármaco, no cão.

parte, o motivo pelo qual tais fármacos são menos passíveis de produzir sinais adversos no SNC, inicialmente. Se ocorrerem sinais do SNC após a administração de anestésico local, os sintomas são tratados por diversos meios, incluindo maior concentração de oxigênio suplementar e administração IV de benzodiazepínico ou outro agente anticonvulsivante, a fim de controlar as convulsões.

Sistema cardiovascular

Os efeitos tóxicos cardiovasculares causados por anestésicos locais são complexos e envolvem efeitos mecânicos e eletrofisiológicos diretos no miocárdio e também efeitos diretos e indiretos em processos fisiológicos que controlam a circulação periférica. Os principais sinais adversos causados por anestésicos locais no SCV são queda da pressão arterial, com redução da perfusão tecidual, e arritmias cardíacas. Conforme mostrado na Figura 15.4, as alterações no SCV causadas por lidocaína ocorrem em concentrações plasmáticas do fármaco mais elevadas, em comparação com a ocorrência de sinais adversos do SNC, embora este não seja o caso para a bupivacaína racêmica, que é substancialmente mais cardiotóxica do que a lidocaína. Com relação à lidocaína, a hipotensão grave se deve a diversas causas primárias, como depressão da contratilidade do miocárdio com débito cardíaco reduzido, relaxamento direto do músculo liso vascular e perda generalizada do tônus simpático vasomotor. A maior sensibilidade cardiovascular à bupivacaína parece ser decorrente, em parte, da sua maior lipofilia e da diferente cinética de ligação aos canais de sódio cardíacos. Estudos eletrofisiológicos revelaram que a bupivacaína se liga mais rapidamente que a lidocaína aos canais

de sódio miocárdicos abertos durante a despolarização da membrana associada a um potencial de ação (sístole). Contudo, diferentemente da lidocaína, que se dissocia nos sítios de ligação do canal iônico durante a diástole, a bupivacaína permanece ligada em razão da menor velocidade de dissociação do complexo de canais. Da mesma forma, conforme a frequência cardíaca aumenta, uma fração maior de canais permanece ocupada por bupivacaína, ocasionando consequências eletrofisiológicas importantes. A base para a toxicidade miocárdica causada pela bupivacaína é compartilhada com a etidocaína, que provoca problemas semelhantes devido a arritmias por reentrada. Em animais que desenvolvem depressão cardiovascular ou colapso cardiovascular, a conduta clínica implica suporte tanto ventilatório quanto cardiovascular, o que pode incluir o uso de atropina em animais com bradicardia intensa. Diversos experimentos controlados indicaram que a taxa de sucesso para reanimação de cães com colapso cardíaco induzido pela bupivacaína é substancialmente menor do que em cães nos quais o agente causal é a lidocaína (Groban *et al.*, 2001; Picard e Meek, 2006).

CONSIDERAÇÕES REGULATÓRIAS

Atualmente existem apenas três produtos aprovados pela Food and Drug Administration (FDA) e pelo Center for Veterinary Medicine (CVM) para uso específico como anestésicos locais em espécies não humanas. A mepivacaína foi aprovada para uso em equinos, porém não naqueles destinados ao consumo humano. A proparacaína tem a designação incomum de "não especificada (animais)" como a espécie animal-alvo. Essa designação não especificada é um resquício do antigo sistema de aprovação que ainda está em vigor para produtos que foram aprovados muitos anos atrás. A lidocaína é o outro anestésico local com aprovação da FDA-CVM para uso em cães (solução injetável de cloridrato de lidocaína com epinefrina a 2%, embora tal produto tenha sido retirado do mercado pelo fabricante muitos anos atrás. Existem diversos produtos veterinários aprovados nos quais os anestésicos são formulados em combinação com outros ingredientes ativos, principalmente procaína, tetracaína e lidocaína. Entretanto, nenhum desses produtos é indicado para uso específico como anestésico local na espécie aprovada. Produtos combinados que contêm procaína e penicilina G sabidamente são causas de problemas em animais que participam de testes de desempenho e de corrida, devido à testagem regulatória para procaína como uma substância controlada. Os anestésicos locais são classificados como substâncias Classe 2 pela Association of Racing Commissioners International (ARCI), devido a seu potencial para mascarar a dor. A detecção desses fármacos e seus derivados em amostras de urina obtidas após a corrida pode resultar em penalidades importantes, como multas, suspensões e revogação de licença. A inexistência de qualquer anestésico local aprovado pela FDA para uso em animais destinados à produção de alimento para consumo humano é algo problemático, já que existem muitas ocasiões em que tais fármacos são necessários para controlar a dor. Enquanto esse fato permanece como uma das muitas áreas não abordadas especificamente por nenhum estatuto federal (nos EUA), a FDA considera o uso de anestésicos locais em espécies produtoras de alimento uma questão regulatória de pouca preocupação. Não obstante, como o uso de qualquer anestésico local em um animal para consumo humano implica o uso fora das recomendações da bula (uso *extralabel*), tal uso deve ser acompanhado de um período de carência prolongado, com base científica, para assegurar a ausência de quaisquer resíduos não seguros em produtos destinados à alimentação humana. Tendo em vista a meia-vida relativamente curta da lidocaína na maioria das espécies, o Food Animal Residue Avoidance Databank (FARAD) recomendou período de carência de 24 h para o consumo de carne e leite após a administração epidural do anestésico (até 15 mℓ de solução a 2%), em bovinos, e período de carência mais longo, de 72 h, para o consumo de leite, e de 96 h, para consumo de carne, após a infiltração subcutânea de lidocaína (bloqueio em L invertido, dose de até 2 g), em bovinos. Essas recomendações têm por base, em parte, um estudo realizado por Sellers *et al.* (2009). As discussões a seguir, sobre anestésicos locais, individualmente se concentram naqueles usados com maior frequência na rotina clínica veterinária.

LIDOCAÍNA

A lidocaína é o protótipo do anestésico local amino-amida original; ainda é o anestésico local mais amplamente utilizado na prática veterinária. A ampla popularidade da lidocaína é atribuída a diversas características, farmacológicas e não farmacológicas, como seu baixo custo, longo prazo de validade, estabilidade química, tolerância ao calor e disponibilidade em diversas formulações terapêuticas. A lidocaína possui um bom perfil farmacológico, como rápido início de ação (2 a 5 min), duração de ação intermediária (20 a 40 min) e menor ocorrência de efeitos tóxicos sistêmicos do que a bupivacaína. Em animais sensíveis a anestésicos locais amino-éster, a lidocaína é o agente de escolha. Ela é absorvida rapidamente na maioria das vias de administração e, portanto, é frequentemente combinada com

epinefrina ou com outro medicamento vasoconstritor, a fim de reduzir a absorção intravascular do fármaco quando administrado por uma via extravascular. Além de suas ações bem reconhecidas como anestésico local, a lidocaína tem sido usada clinicamente tanto em pequenos quanto em grandes animais para tratar taquiarritmias ventriculares (agente antiarrítmico Classe 1B) e tem sido alvo de pesquisa para usos terapêuticos potenciais para aliviar a lesão de reperfusão tissular causada por hipoxia, especialmente no tratamento de íleo adinâmico pós-cirúrgico em equinos e, também, outras aplicações possíveis para transtornos gastrintestinais (Cook e Blikslager, 2008). Diversas outras aplicações para lidocaína ainda estão sendo pesquisadas neste momento, embora haja boa perspectiva para a expansão do uso clínico da lidocaína, como tratamento de inflamação secundária à síndrome de disfunção múltipla de órgãos (Cassutto e Gfeller, 2003), controle geral da dor em cães, gatos e algumas espécies de grandes animais e, também, como adjuvante para diminuir a necessidade de anestésico geral, em especial anestésicos inalatórios. Embora haja benefícios clínicos limitados com base em evidências que demonstraram esses ou outros usos de lidocaína, esse fármaco continua sendo importante alvo de interesse clínico e de pesquisa. Muitas dessas aplicações terapêuticas da lidocaína, e outras, são abordadas com mais detalhes em outro local deste livro e em outras publicações.

O destino metabólico e a farmacocinética da lidocaína foram pesquisados em muitas espécies não humanas. Em geral, a lidocaína sofre rápida aminodealquilação hepática por enzimas CYP, o que propicia meias-vidas terminais relativamente curtas, de menos de 1 h, para o fármaco original, na maioria das espécies de animais domésticos. A metabolização hepática da lidocaína foi descrita com detalhes em seres humanos e nos cães, nos quais ocorre produção inicial de dois metabólitos importantes, notavelmente a monoetilglicina xilidida (MEGX) e a glicina xilidida (GX), que subsequentemente sofrem transformação metabólica adicional originando monoetilglicina e xilidida, respectivamente. Em seres humanos, cerca de 75% do metabólito xilidida é excretado na urina na forma de 4-hidroxi-2,6-dimetilanilina. Tanto a MEGX quanto a GX mantêm alguma capacidade de bloqueio de canais de sódio e, desse modo, podem contribuir para o espectro de efeitos farmacológicos produzidos pela lidocaína, em especial em situações nas quais é administrada por um longo período (p. ex., no caso de infusão em taxa constante), o que pode causar acúmulo significativo de metabólitos ativos. Embora a relevância clínica das ações farmacológicas dos metabólitos da lidocaína permaneça incerta, diversos estudos apontam para novos papéis possíveis, ou aplicações, em seres humanos e espécies não humanas. Um estudo em células da glia cultivadas, oriundas do SNC de ratos, revelou uma nova ação tanto da MEGX quanto da GX, especificamente suas habilidades de atuarem como inibidores potentes do transporte de glicina. Tendo em vista o principal papel inibidor da glicina como um neurotransmissor do SNC, esse efeito dos metabólitos da lidocaína foi postulado como contributivo, em parte para as ações analgésicas induzidas pela administração sistêmica desse fármaco (Werdehausen *et al.*, 2012). Além disso, a taxa de depuração hepática de lidocaína e a formação de MEGX a partir da lidocaína propiciam um teste de função hepática dinâmico em seres humanos com hepatopatia ou com fluxo sanguíneo hepático reduzido e foi avaliada para aplicação semelhante em cães (Neumann *et al.*, 2011; Pérez-Guillé *et al.*, 2011). Por conseguinte, embora a lidocaína seja um dos anestésicos locais mais antigos ainda de uso clínico, outras informações podem ser obtidas de estudos continuados sobre as ações desse fármaco antigo.

Em concentração plasmática no menor valor da faixa de variação normal, expressa em micrograma por mililitro, a lidocaína causa sinais adversos agudos na maioria das espécies, inclusive nos seres humanos. Embora pareça haver algumas diferenças entre espécies no que concerne à concentração plasmática de lidocaína que origina esses sinais e sintomas, a sequência e a progressão dos efeitos tóxicos da lidocaína mostram-se bastante semelhantes em seres humanos e em muitos animais domésticos. Sinais iniciais de toxicidade pela lidocaína manifestam-se como efeitos tóxicos no SNC e são relatados em seres humanos, incluindo tontura, zumbido no ouvido, alteração do paladar (disgeusia) e fasciculação muscular (tremores). Embora o último sinal seja o único sintoma franco que pode ser imediatamente percebido em espécies não humanas, algumas das alterações comportamentais inespecíficas atribuídas à toxicidade da lidocaína podem ser reflexo de sinais do SNC, que frequentemente cessam em alguns minutos, quando associadas a uma única injeção de lidocaína na forma de *bolus*. Em cães e equinos, a margem de segurança entre a concentração plasmática efetiva no controle de arritmias cardíacas e aquela que provoca sintomas agudos referentes ao SNC é bastante estreita, e foi relatada como sendo de duas a três vezes. Em concentrações plasmáticas de lidocaína mais elevadas, os sintomas do SNC tornam-se mais evidentes e são acompanhados de sinais de toxicidade cardiovascular, incluindo hipotensão e depressão do miocárdio. À medida que a concentração circulante de lidocaína aumenta, surgem convulsões, coma e depressão e parada respiratórias. Conforme mencionado anteriormente, os metabólitos da lidocaína, MEGX e GX, podem contribuir, em parte, para esses efeitos colaterais, em especial quando a lidocaína é administrada por um período prolongado.

Entre os anestésicos locais empregados em medicina veterinária, a lidocaína é notável por ser administrada pela maior diversidade de vias de administração. Os diferentes usos da lidocaína provavelmente são atribuíveis, em parte, à ampla gama de formulações medicamentosas humanas disponíveis, tanto como produtos de venda controlada (com necessidade de receita médica) quanto de produtos de venda livre. Embora exista um número muito limitado de produtos à base de lidocaína aprovados especificamente para espécies não humanas, os clínicos veterinários usam o espectro completo de formulações de lidocaína de uso humano desenvolvidas para uso tópico, oftálmico, na mucosa e transdérmico (em seres humanos). Para aplicações tópicas, a lidocaína é considerada mais efetiva quando aplicada a mucosas e bem menos efetiva quando aplicada em pele íntegra. Não obstante, um produto que contém a combinação de iguais concentrações (2,5%) de lidocaína e prilocaína (uma mistura eutética de anestésicos locais ou EMLA®) tem sido usado para facilitar a penetração do fármaco através da pele íntegra em diversas espécies de animais de companhia (Erkert e MacAllister, 2005), embora tenham sido relatados alguns problemas em gatos. Outras formulações para aplicação tópica incluem gel, pomada, solução viscosa e *spray*. Talvez o meio mais amplamente estudado para administração tópica de lidocaína sejam produtos humanos feitos para uso transdérmico (p. ex., adesivo de lidocaína). Foram desenvolvidas análises farmacocinéticas com adesivos transdérmicos de lidocaína em diversos animais de companhia, incluindo cães (Ko *et al.*, 2007), gatos (Ko *et al.*, 2008) e equinos (Bidwell *et al.*, 2007). Embora

o uso transdérmico de lidocaína em equinos seja limitado, um relato sugeriu algumas novas abordagens para aumentar a liberação do anestésico nessa espécie (Stahl e Kietzmann, 2014). Apesar dos achados díspares e algo contraditórios relacionados à eficácia da lidocaína após a aplicação tópica, esse anestésico continua sendo muito utilizado na rotina clínica, para alívio da dor pós-cirúrgica e outras aplicações.

BUPIVACAÍNA

A bupivacaína é um dos anestésicos locais amino-amida mais potentes e de ação mais longa usados na prática veterinária. Junto com levobupivacaína, mepivacaína e ropivacaína, todos contendo pipecolil xilidida (PPX), a bupivacaína é um fármaco altamente lipofílico, uma propriedade que provavelmente contribui para sua alta potência e duração de ação estendida, comparativamente à lidocaína. Devido à presença de um centro quiral na fração PPX, a bupivacaína se apresenta como estereoisômeros que são designados como isômeros S(–) e R(+), respectivamente. Frequentemente a bupivacaína é o fármaco de escolha em situações que requeiram o uso de um anestésico de longa ação, embora tenha início de ação demorado em relação à lidocaína, induzindo bloqueio nervoso total dentro de 30 min ou mais. A duração de ação mais longa (5 a 8 h) associada a uma tendência possivelmente menor de provocar inibição motora torna-a vantajosa para anestesia infiltrativa, bloqueios de nervos, administração intrapleural, bem como administração espinal e intratecal. Em mulheres, foi relatado que tanto a bupivacaína quanto o seu estereoisômero S(–) tóxico, a levobupivacaína, surgem no leite materno em concentração de cerca de um terço da concentração plasmática do fármaco, após anestesia epidural (Bolat *et al.*, 2014). Em relação à propensão da bupivacaína de produzir reações cardiovasculares adversas, o que constitui uma preocupação importante em pacientes humanos, esse anestésico é contraindicado para uso em anestesia regional IV, em que pode haver um risco significativo de súbito aumento da concentração plasmática do fármaco. A bupivacaína é relativamente inefetiva quando aplicada topicamente na pele ou em mucosas e, assim, não é administrada por essa via. Estudos farmacocinéticos com bupivacaína em cães revelaram meia-vida terminal mais longa (30 a 60 min, na administração de *bolus* IV ou de infusões breves), embora tenham sido relatadas meias-vidas muito mais longas após infusões IV prolongadas ou administração epidural. Embora a excreção da bupivacaína seja mais lenta do que a da lidocaína e seja acentuadamente influenciada por dose e via de administração, a duração prolongada do bloqueio sensorial pela bupivacaína é substancialmente maior do que se poderia prever a partir de diferenças nos perfis farmacocinéticos desses dois medicamentos. A base para tal ação prolongada em algumas espécies, e também uma tendência relatada de bloquear nervos sensoriais mais longos ou mais efetivamente do que nervos motores, levou a pesquisas importantes sobre a base potencial para esses efeitos.

Diferentemente das vantagens mencionadas anteriormente sobre a bupivacaína, o principal empecilho para seu uso é o maior risco de efeitos cardiovasculares tóxicos agudos, que são citados como uma preocupação importante em pacientes humanos. Em pequenos animais, os sintomas relativos ao sistema cardiovascular manifestam-se clinicamente como arritmias ventriculares moderadas a graves e depressão do miocárdio, especialmente após a administração intravascular inadvertida. Embora tanto a lidocaína quanto a bupivacaína rapidamente bloqueiem os canais de Na^+ cardíacos durante a sístole, a bupivacaína dissocia-se dos sítios de ligação desses canais mais lentamente durante a diástole, em comparação com a lidocaína. Essa diferença na cinética de ligação do fármaco provavelmente é a causa do bloqueio prolongado de uma fração maior de canais de Na^+ do miocárdio no fim da diástole (Clarkson e Hondeghem, 1985). Assim, o bloqueio realizado pela bupivacaína é cumulativo e substancialmente maior do que se poderia prever com base na concentração do fármaco e em sua potência como anestésico local. Pelo menos algum componente das reações cardíacas adversas da bupivacaína parece ser mediado por ações no SNC, já que a injeção intracerebral direta de bupivacaína no bulbo pode provocar arritmias ventriculares malignas (Thomas *et al.*, 1986). O tratamento clínico da toxicidade cardíaca induzida por bupivacaína pode ser bastante desafiador, em especial em pacientes que apresentam anormalidades respiratórias coexistentes associadas com acidose, hipercarbia e hipoxemia. Além desses sintomas cardiovasculares adversos, a bupivacaína racêmica exibe alguma propensão de desencadear sinais clínicos adversos relativos ao SNC semelhantes àqueles causados pela lidocaína. Contudo, diferentemente da lidocaína, o uso de diazepam para o tratamento de convulsões associadas aos efeitos tóxicos da bupivacaína foi questionado, já que os dois fármacos competem mutuamente pelos sítios de ligação de proteínas plasmáticas, o que poderia elevar a concentração plasmática de fármaco livre ou não ligado (Moore *et al.*, 1979; Thomas *et al.*, 1976). Conforme discutido anteriormente, o meio mais efetivo de diminuir o risco de toxicidade de qualquer um dos anestésicos locais consiste em limitar a dose cumulativa total do fármaco administrada a um paciente. Nesse sentido, o valor máximo da faixa de variação da dose de bupivacaína recomendada aos cães (2 a 3 mg/kg) é menor do aquele recomendado para a lidocaína (6 a 10 mg/kg). Em gatos, os limites recomendados para os dois fármacos são 25 a 50% menores.

LEVOBUPIVACAÍNA

A levobupivacaína é o estereoisômero S(−) purificado da bupivacaína racêmica (R(+)/S(−)), que foi desenvolvida, testada e por fim comercializada, na tentativa de diminuir o risco de efeitos cardiovasculares tóxicos observados em pacientes humanos tratados com produtos contendo a mistura racêmica. Em muitos modelos experimentais envolvendo uma variedade de espécies animais, a levobupivacaína mostrou-se menos tóxica do que a bupivacaína racêmica em até 30 a 60% (ver revisão de Foster e Markham, 2000). Diversas linhas de evidências apontam para um menor risco de toxicidade cardíaca da levobupivacaína, em comparação com a levobupivacaína R(+)-*(dextro)* ou a bupivacaína racêmica, incluindo redução dos efeitos gerais ou menores potências no bloqueio de canais de sódio cardíacos em estado inativado, bloqueio de canais de potássio cardíacos, redução da taxa máxima de despolarização de miocardiócitos, redução da velocidade de condução do impulso atrioventricular e prolongamento da duração do intervalo QRS. Além das ações estereosseletivas da bupivacaína nos tecidos cardíacos, há evidências de que a absorção da bupivacaína no SNC possa ser enantiosseletiva, uma vez que injeções IV com altas doses (arritmogênicas) de dextrobupivacaína em ratos anestesiados causaram inibição mais rápida do estímulo neuronal no núcleo do trato solitário, em comparação com doses equivalentes de levobupivacaína (Denson *et al.*, 1992). Outras observações são compatíveis com ações enantiosseletivas no SNC por estereoisômeros de bupivacaína, o que inclui evidências de maior

ocorrência de apneia e morte em animais de laboratório que receberam dextrobupivacaína, em comparação com doses equivalentes de levobupivacaína, e um limiar significativamente mais baixo para convulsões em ovinos tratados com o isômero *dextro*, em comparação com o isômero *levo* (85 ± 11 *versus* 103 ± 18 mg; Huang *et al.*, 1998). Por fim, um estudo realizado por Gomez de Segura *et al.* (2009) em cães sugere que a levobupivacaína induza bloqueio de neurônios motores de menor duração, em comparação com a bupivacaína racêmica.

OUTROS ANESTÉSICOS

Mepivacaína

A mepivacaína é um anestésico local do tipo amida com potência e efeitos tóxicos pouco superiores aos da lidocaína. Embora seja o único anestésico local administrado por via parenteral aprovado pela FDA (em equinos), não é amplamente usado em medicina veterinária. Foi utilizado exclusivamente em bloqueio de membros de equinos, condição em que a habilidade aparente da mepivacaína de se difundir através do tecido que circunda o local da injeção origina menos edema após a injeção do fármaco (Bishop, 1996).

Ropivacaína

A ropivacaína é um anestésico local do tipo amida de longa ação, que tem eficácia e potência quase tão altas quanto as da bupivacaína e da levobupivacaína; porém, provoca menos efeitos tóxicos no SNC e no sistema cardiovascular. O nome ropivacaína é utilizado para se referir tanto à mistura racêmica quanto ao enantiômero puro S(−). Devido a seu custo e disponibilidade, a ropivacaína não é usada comumente na rotina veterinária, exceto em relatos de usos selecionados em cães e equinos. O fármaco provoca efeitos concentração-dependentes em vasos sanguíneos periféricos, com vasoconstrição em baixas concentrações (< 0,5% p/v) e vasodilatação em concentrações acima de 1% p/v (Cederholm *et al.*, 1992).

Proparacaína

A proparacaína é um anestésico local do tipo éster; é um dos dois anestésicos aprovados e comercializados especificamente para uso oftálmico. A solução estéril (0,5% p/v) tem o pH ajustado, a fim de reduzir a irritação da córnea. Em geral, a proparacaína tem início de ação mais rápido e duração de ação mais curta do que a tetracaína, embora a meia-vida de ação seja mais longa em cães (45 min) do que em gatos (15 min).

Procaína

A procaína tem importância histórica por ser o primeiro anestésico local obtido por meio de síntese química. Embora tenha potência moderada a baixa e pouca habilidade de penetrar em mucosas, a procaína mostra evidências de que é possível induzir anestesia local sem o risco alto de efeitos tóxicos e o risco de uso abusivo que ocorre com a cocaína. Ela é rapidamente metabolizada por colinesterases plasmáticas, originando PABA e dietilamino etanol; o PABA causa reações alérgicas em animais sensíveis. O principal uso da procaína é em combinação com a penicilina G, na forma de sal insolúvel que propicia liberação lenta e absorção prolongada do agente antimicrobiano.

Tetracaína

A tetracaína é um derivado da procaína com potência cerca de 100 vezes maior. É usada principalmente em anestesia espinal e anestesia tópica da córnea. Em aplicações oftálmicas, sua ação é muito mais longa do que a da proparacaína, embora possa ser metabolizada rapidamente por meio de desesterificação.

Benzocaína

A benzocaína é um anestésico local único cujo uso é restrito à aplicação tópica. Tem o pK mais baixo de todos os anestésicos locais usados clinicamente, o que requer que seja completamente não ionizada em pH fisiológico. A benzocaína é útil em espécies aquáticas, já que pode ser absorvida prontamente pelas guelras e induzir anestesia geral. Em doses mais elevadas, a anestesia pode progredir para morte; a benzocaína tem sido usada para eutanásia química, em peixes. O uso mais antigo da benzocaína era uma formulação em *spray* para a laringe, a fim de facilitar a entubação de vias respiratórias em gatos; porém, tal uso foi suspenso devido à ocorrência de metemoglobinemia provocada pelo ácido benzoico, um metabólito.

PERSPECTIVA FUTURA

Existem muitas áreas para aperfeiçoamentos potenciais e expansão dos usos clínicos de anestésicos locais, especialmente no que diz respeito ao controle farmacológico da dor crônica. Como acontece em quase todas as classes de agentes terapêuticos, existe pesquisa contínua de fármacos melhores e mais seguros e com propriedades aperfeiçoadas em relação a seu espectro de ação, redução de efeitos colaterais, melhor perfil de segurança e duração de ação. Com relação aos anestésicos locais, o desenvolvimento de produtos de uso tópico com início de ação rápido seria um avanço significativo, já que eles poderiam ter efeitos colaterais sistêmicos reduzidos e, potencialmente, seriam efetivos no tratamento prolongado de dor crônica localizada. Com o maior refinamento de fármacos existentes ou o desenvolvimento de novos fármacos, os analgésicos de uso tópico poderiam oferecer alívio para condições de dor crônica que atualmente são desafiadoras, como a dor decorrente de queimaduras, desbridamento de ferida e outras condições. Com os avanços continuados em sistemas de liberação de fármacos no tecido-alvo, os analgésicos de uso tópico podem se constituir em um método para prevenir ou mitigar condições de difícil tratamento clínico, o que inclui a sensibilização periférica ou central e também alterações neuroplásicas que podem ser responsáveis pela transição de estados de dor aguda para dor crônica em pacientes. Nesse sentido, pode haver oportunidades para criar novos sítios moleculares-alvo que sejam diferentes dos canais de sódio neuronais. Além disso, o arranjo rico e diversificado nos canais de sódio de diferentes tipos de nervos e tecidos excitáveis apresenta algum potencial para identificação de fármacos com ações seletivas em alvos moleculares de nervos sensoriais que transmitem impulsos dolorosos, sem interferir em canais de sódio de outras classes de neurônios sensoriais, bem como de neurônios motores. Nesse sentido, a descoberta de que alguns anestésicos locais são capazes de atravessar membranas nervosas e alcançar sítios-alvo no interior de canais de sódio, pela passagem através de um grupo de canais de membrana cátion-seletivos (canais TRPV-1), oferece maior gama de seletividade funcional para esses fármacos. Como os TRPV-1 e outros canais iônicos de membrana são expressos seletivamente em alguns tipos de neurônios sensoriais periféricos, existe potencial para o desenvolvimento de analgésicos que utilizem essa via para exercer melhor seletividade às vias de transmissão da dor. Além disso, alvos moleculares totalmente

novos poderiam ser identificados para ações desses fármacos. Conforme observado na seção *Lidocaína*, diversos metabólitos da lidocaína têm influência direta em transportadores da glicina, um neurotransmissor inibidor, na medula espinal. Como se sabe que a neurotransmissão glicinérgica inibidora está comprometida nos estados de dor crônica, este alvo ou alvos moleculares relacionados podem propiciar a oportunidade de desenvolvimento de novos fármacos. Inibidores do transportador de glicina 2 (GliT2) sabidamente melhoram a neurotransmissão inibitória e se mostram promissores no tratamento de dor neuropática (Vandenberg *et al.*, 2014). Esses são apenas alguns dos muitos exemplos de oportunidades de desenvolvimento de novos anestésicos locais importantes e servem para fortalecer a necessidade de pesquisas contínuas sobre meios efetivos de tratar pacientes, tanto humanos quanto não humanos, com dor não responsiva a tratamento.

REFERÊNCIAS BIBLIOGRÁFICAS

Bidwell LA, Wilson DV, Caron JP. (2007). Lack of systemic absorption of lidocaine from 5% patches placed on horses. *Vet Anaesth Analg.* **34**, 443–446.

Binshtok AM, Gerner P, Oh SB, Puopolo M, Suzuki S, Roberson DP, Herbert T, Wang CF, Ki, D, Chung G, Mitani AA, Wang GK, Bean BP, Woolf CJ. (2009). Co-application of lidocaine and the permanently charged sodium channel blocker QX-314 produces a long-lasting nociceptive blockade in rodents. *Anesthesiology.* **111**, 127–137.

Bishop YM. (1996). *The Veterinary Formulary,* 3rd edn. Pharmaceutical Press. 243.

Blumberg PM. (2007). Lighting a backfire to quench the blaze: A combined drug approach targeting the vanilloid receptor TRPV1. *Mol Interv.* **7**, 310–312.

Bolat E, Bestas A, Bayar MK, Ozcan S, Erhan OL, Ustundag B. (2014). Evaluation of levobupivacaine passage to breast milk following epidural anesthesia for cesarean delivery. *Int J Obstet Anesth.* **23**, 217–221.

ButterworthIV JF, Strichartz GR. (1990). Molecular mechanisms of local anesthesia: A review. *Anesthesiology.* **72**, 711–734.

Cassutto BH, Gfeller RW. (2003). Use of intravenous lidocaine to prevent reperfusion injury and subsequent multiple organ dysfunction syndrome. *J Vet Emerg Crit Care.* **13**, 137–148.

Cederholm I, Evers H, Löfström JB. (1992). Skin blood flow after intradermal injection of ropivacaine in various concentrations with and without epinephrine evaluated by laser Doppler flowmetry. *Reg Anesth.* **17**, 322–328.

Clarkson CW, Hondeghem LM. (1985). Mechanism for bupivacaine depression of cardiac conduction: fast block of sodium channels during the action potential with slow recovery from block during diastole. *Anesthesiology.* **62**, 396–405.

Cook VL, Blikslager AT. (2008). Use of systemically administered lidocaine in horses with gastrointestinal tract disease. *J Am Vet Med Assoc.* **232**, 1144–1148

Courtney KR, Strichartz GR. (1987). Structural elements which determine local anesthetic activity. In Strichartz GR (ed.), *Local Anesthetics. Handbook of Experimental Pharmacology*, Vol. 81. Berlin, Springer-Verlag. 53–94.

Denson DD, Behbehani MM, Gregg RV. (1992). Enantiomer-specific effects of an intravenously administered arrhythmogenic dose of bupivacaine on neurons of the nucleus tractus solitarius and the cardiovascular system in the anesthetized rat. *Reg Anesth.* **17**, 311–316.

Doherty TJ, Frazier DL. (1998). Effect of intravenous lidocaine on halothane minimum alveolar concentration in ponies. *Equine Vet J.* **30**, 300–303.

Erkert RS, MacAllister CG. (2005). Use of a eutectic mixture of lidocaine 2.5% and prilocaine 2.5% as a local anesthetic in animals. *J Am Vet Med Assoc.* **226**, 1990–1992.

Fink BR, Cairns AM. (1984). Differential slowing and block of conduction by lidocaine in individual afferent myelinated and unmyelinated axons, *Anesthesiology*. **60**, 111–120.

Foster RH, Markham A. (2000). Levobupivacaine – a review of its pharmacology and use as a local anesthetic. *Drugs*. **59**, 552–579.

Franz DN, Perry RS. (1974). Mechanisms for differential block among single myelinated and non-myelinated axons by procaine. *J Physiol*. **236**, 193–210.

Gomez de Segura IA, Menafro A, García-Fernández P, Murillo S, Parodi EM. (2009). Analgesic and motor-blocking action of epidurally administered levobupivacaine or bupivacaine in the conscious dog. *Vet Anaesth Analg*. **36**, 485–494.

Groban L, Deal DO, Vernon JC, James RL, Butterworth J. (2001). Cardiac resuscitation after incremental overdosage with lidocaine, bupivacaine, levobupivacaine, and ropivacaine in anesthetized dogs. *Anesth Analg*. **92**, 37–43.

Harkins JD, Stanley S, Mundy GD, Sarns RA, Woods WE, Tobin T. (1995). A review of the pharmacology, pharmacokinetics, and regulatory control in the US of local anaesthetics in the horse. *J Vet Pharmacol Ther*. **18**, 397–406.

Himes Jr RS, DiFazio CA, Burney RG. (1977). Effects of lidocaine on the anesthetic requirements for nitrous oxide and halothane. *Anesthesiology*. **47**, 437–440.

Huang JH, Thalhammer JG, Raymond SA, Strichartz GR. (1997). Susceptibility to lidocaine of impulses in different somatosensory afferent fibers of rat sciatic nerve. *J Pharmacol Exp Ther*. **282**, 802–811.

Huang YF, Pryor ME, Mather LE, Veering BT. (1998). Cardiovascular and central nervous system effects of intravenous levobupivacaine and bupivacaine in sheep *Anesth Analg*. **86**, 797–804.

Ko J, Weil A, Maxwell L, Kitao, T, Haydon T. (2007) Plasma concentrations of lidocaine in dogs following lidocaine patch application. *J Am Anim Hosp Assoc*. **43**, 280–283.

Ko JC, Maxwell LK, Abbo LA,Weil AB. (2008). Pharmacokinetics of lidocaine following the application of 5% lidocaine patches to cats. *J Vet Pharmacol Ther*. **31**, 359–367.

Moore DC, Balfour RI, Fitzgibbons D. (1979). Convulsive arterial plasma levels of bupivacaine and the response to diazepam therapy. *Anesthesiology*. **50**, 454–456.

Muir WW, Wiese AJ, March PA. (2003). Effects of morphine, lidocaine, ketamine, and morphine-lidocaine-ketamine drug combination on minimum alveolar concentration in dogs anesthetized with isoflurane. *Am J Vet Res*. **64**, 1155–1160.

Narahashi T, Frazier DT. (1971). Site of action and active form of local anesthetics. *Neurosci Res (NY)*. **4**, 65–99.

Nau C, Wang GK. (2004). Interactions of local anesthetics with voltage-gated Na+ channels. *J Membrane Biol*. **201**, 1–8.

Neumann S, Frenz M, Streit F, Oellerich M. (2011). Formation of monoethylglycinexylidide (MEGX) in clinically healthy dogs. *Can J Vet Res*. **75**, 317–320.

Pérez-Guillé BE, Villegas-Alvarez F, Toledo-López A, Jiménez-Bravo MA, González-Zamora JF, Carrasco-Portugal MC, Flores-Murrieta FJ, Soriano-Rosales RE. (2011). Pharmacokinetics of lidocaine and its metabolite as a hepatic function marker in dogs. *Proc West Pharmacol Soc*. **54**, 62–65.

Picard J, Meek T. (2006). Lipid emulsion to treat overdose of local anaesthetic: the gift of the glob. *Anaesthesia*. **61**, 107–109.

Sellers G, Lin HC, Riddell MG, Ravis WR, Duran SH, Givens MD. (2009). Pharmacokinetics of lidocaine in serum and milk of mature Holstein cows. *J Vet Pharmacol Therap*. **32**, 446–450.

Stahl J, Kietzmann M. (2014). The effects of chemical and physical penetration enhancers on the percutaneous permeation of lidocaine through equine skin. *BMC Vet Res*. **10**, 138–143.

Thomas J, Long G, Moore G, Morgan D. (1976). Plasma protein binding and placental transfer of bupivacaine. *Clin Pharmacol Ther*. **19**, 426–434.

Thomas RD, Behbehani MM, Coyle DE, Denson DD. (1986). Cardiovascular toxicity of local anesthetics: an alternative hypothesis. *Anesth Analg*. **65**, 444–450.

Vandenberg RJ, Ryan RM, Carland JE, Imlach WL, Christie MJ. (2014). Glycine transport inhibitors for the treatment of pain. *Trends Pharmacol Sci*. **35**, 423–430.

Werdehausen R, Kremer D, Brandenburger T, Schlosser L, Jadasz J, Kury P, Bauer I, Aragon C, Eulenbur, V, Hermanns H. (2012). Lidocaine metabolites inhibit glycine transporter 1 - a novel mechanism for the analgesic action of systemic lidocaine? *Anesthesiology*. **116**, 147–158.

Yu J, Tokinaga Y, Kuriyama T, Uematsu N, Mizumoto K, Hatano Y. (2005). Involvement of Ca2+ sensitization in ropivacaine-induced contraction of rat aortic smooth muscle, *Anesthesiology*. **103**, 548–555.

CAPÍTULO 16
Fármacos Utilizados para Eutanásia

Anna Hampton

INTRODUÇÃO

Eutanásia é uma palavra que deriva dos termos gregos *eu* (bom) e *thanatos* (morte) e é considerada um método para cessar a vida de um indivíduo o mais rapidamente possível e com pouca ou nenhuma dor ou sofrimento associados ao procedimento (American Veterinary Medical Association, 2013; Close *et al.*, 1996, 1997). Para ser considerado eutanásia, o procedimento deve resultar em rápida perda da consciência, sucedida por perda das funções corporais vitais (respiração, batimento cardíaco e função cerebral). É crucial que a eutanásia seja realizada com consideração ao bem-estar do animal e com o maior grau de respeito. Além disso, todos os aspectos da eutanásia, não apenas o método escolhido, deverão ser avaliados a fim de assegurar que dor e sofrimento sejam minimizados. Isso inclui procedimentos pré-eutanásia, como manipulação, contenção e o ambiente, e também confirmação da morte (Canadian Council on Animal Care in Science, 2010; United Kingdom House of Commons, 1986). Além disso, é prudente que o cadáver do animal e as soluções utilizadas para a eutanásia sejam descartados adequada e legalmente (American Veterinary Medical Association, 2013).

Os métodos de eutanásia de animais podem ser divididos em dois grupos principais (métodos químicos e métodos físicos) e três mecanismos básicos (depressão direta de neurônios fundamentais às funções vitais, hipoxia e destruição física de neurônios e atividade cerebral indispensáveis para a vida). Este capítulo concentra-se unicamente na farmacologia de métodos químicos de eutanásia. Independentemente do grupo, os seguintes itens devem ser considerados caso a caso quando se escolhe um método de eutanásia, conforme estabelecido pela AVMA *Guidelines for the Euthanasia of Animals: 2013 Edition*, e outros documentos centrais (American Veterinary Medical Association, 2013; Canadian Council on Animal Care in Science, 2010; Close *et al.*, 1996, 1997; United Kingdom House of Commons, 1986):

- Habilidade em induzir perda da consciência e morte com o mínimo de dor e sofrimento
- Tempo necessário para induzir perda da consciência
- Confiabilidade e capacidade de reprodutibilidade
- Segurança dos profissionais
- Treinamento dos profissionais, em todos os aspectos
- Contenção e manuseio necessários
- Facilidade de administração
- Irreversibilidade
- Compatibilidade com espécie, idade e higidez
- Compatibilidade com uso e finalidade pretendidos do animal
- Compatibilidade com avaliações, exames ou uso de tecidos subsequentes
- Disponibilidade dos fármacos e risco de uso abusivo por seres humanos
- Habilidade de manter o equipamento em condições apropriadas de funcionamento

- Segurança para predadores ou animais que se alimentam de cadáver, caso os despojos do animal sejam consumidos
- Exigências legais
- Impactos ambientais do método e destino do cadáver do animal
- Efeito emocional em observadores ou operadores.

É essencial que os profissionais sejam orientados e treinados quanto às técnicas apropriadas e seguras relacionadas a todos os aspectos da eutanásia, o que inclui manuseio e contenção pré-eutanásia e compreensão das justificativas subjacentes para a eutanásia. Isso não apenas auxilia no tratamento humano dos animais, assegurando-se o mínimo sofrimento possível, mas também ajuda a aliviar quaisquer impactos psicológicos ao indivíduo (paradoxo cuidar-matar) (American Veterinary Medical Association, 2013; Canadian Council On Animal Care in Science, 2010). Além disso, se o método escolhido envolver substâncias controladas, é importante que sejam adequadamente armazenadas e sua quantidade controlada, a fim de evitar o uso abusivo por humanos e, em alguns casos, suicídio. A maior parte dos fármacos utilizados para eutanásia apresenta um índice terapêutico estreito ou efeitos colaterais excessivos e não são empregados em medicina humana. Acepromazina, xilazina, T-61, barbitúricos e outros medicamentos foram utilizados em suicídio ou tentativas de suicídio (Perri, 2015; Giorgi e Bertini, 2000).

Está além do escopo deste capítulo discutir abate animal ou esportes que envolvam a morte de animais selvagens.

ANESTÉSICOS INALATÓRIOS

Em geral, os anestésicos inalatórios utilizados para eutanásia envolvem um de dois mecanismos: (i) hipoxia e/ou (ii) depressão direta de neurônios essenciais para as funções vitais. É imperativo que sejam alcançadas concentrações apropriadas de gases e vapores nos alvéolos e no sangue para se obter o efeito desejado, a rápida instalação de inconsciência. O deslocamento de gás, o volume do reservatório e a concentração de gás podem influenciar o tempo até o início da inconsciência. Os gases devem ser liberados em uma forma regular e purificada; comumente isso se consegue por meio do uso de um medidor de fluxo e/ou regulador de redução da pressão (American Veterinary Medical Association, 2013; Canadian Council on Animal Care in Science, 2010). Os métodos inalatórios de eutanásia não são recomendados para animais resistentes à hipoxia ou que prendem a respiração, como acontece com animais pecilotérmicos, de mergulho e recém-nascidos (American Veterinary Medical Association, 2013; Canadian Council on Animal Care in Science, 2010; Close *et al.*, 1996, 1997; Pritchett *et al.*, 2005; Pritchett-Corning, 2009). Além disso, os coelhos tendem a apresentar maior ansiedade quando expostos a gases, e outros métodos podem ser mais adequados para essa espécie (Close *et al.*, 1996, 1997). Embora possa ser difícil determinar se a exposição ao gás provoca sofrimento a uma determinada espécie ou um indivíduo, o comportamento durante a exposição ao fármaco ou a testagem de aversão pode fornecer algumas informações. Os resultados, conforme discutido nesta seção, podem produzir uma ampla gama de recomendações para determinadas espécies ou situações, quando se utilizam anestésicos inalatórios, o que ressalta a importância da escolha do método apropriado para situações e espécies específicas. Como recomendação geral, a morte deve ser confirmada pela constatação de parada de sinais vitais ou um método secundário definitivo de eutanásia deve ser empregado para impedir a recuperação do paciente.

Dióxido de carbono

O dióxido de carbono (CO_2) inalado é provavelmente um dos métodos de eutanásia disponíveis mais estudado e controverso. Como é rápido, seguro, de baixo custo e facilmente disponível, é o método mais comum de eutanásia para roedores de laboratório (Artwohl *et al.*, 2006). A exposição respiratória ao CO_2 provoca acidose respiratória, que, por sua vez, origina um efeito dominó fisiológico. De modo agudo, essa pequena molécula se difunde rapidamente dos pulmões para o plasma e espaços intracelulares e, quando associada à água, produz ácido carbônico, o qual rapidamente origina íons bicarbonato e hidrogênio. Se a capacidade de tamponamento for excedida nesse processo dose-dependente, ocorre acidose respiratória. A decorrente acidificação do espaço intracelular e do líquido cefalorraquidiano ocasiona supressão da função celular nervosa e inibição de receptores centrais de *N*-metil-D-aspartato (NMDA), provocando anestesia (American Veterinary Medical Association, 2013; Close *et al.*, 1996, 1997; Martoft *et al.*, 2003; Pritchett *et al.*, 2005; Thomas *et al.*, 2012). A exposição prolongada ao CO_2 e/ou à alta concentração de CO_2, a seguir, causa acidose respiratória grave e depressão dos centros respiratórios cerebrais e, por fim, resulta em morte. Outras ações do CO_2 incluem depressão da contratilidade do miocárdio induzida pela acidose, além de efeitos diretos no miocárdio (American Veterinary Medical Association, 2013; Pritchett *et al.*, 2005; United Kingdom House of Commons, 1986). Embora por fim ocorra hipoxia, esse não é o mecanismo de ação direto que resulta em morte.

A taxa ideal de liberação de CO_2 parece ser espécie-específica. Para roedores, existem relatos conflitantes, com alguns profissionais recomendando o uso de uma câmara previamente preenchida (100% de CO_2) para eutanásia (Artwohl *et al.*, 2006; Canadian Council on Animal Care in Science, 2010), ao passo que outros recomendam um método de preenchimento gradual da câmara, com taxa de enchimento de cerca de 10 a 20% do volume da câmara por minuto (American Veterinary Medical Association, 2013; Burkholder *et al.*, 2010; Close *et al.*, 1996, 1997; Conlee *et al.*, 2005). Também foram publicadas recomendações conflitantes para suínos e aves (American Veterinary Medical Association, 2013; Close *et al.*, 1996, 1997; Grandin, 1994). Além disso, recomendam-se 100% de exposição para coelhos e furões; porém, esses animais também podem ser submetidos a qualquer percentual de exposição (Close *et al.*, 1996, 1997; Fitzhugh *et al.*, 2008). Independentemente da taxa de liberação, o uso de CO_2 comprimido em cilindro com fluxômetro, para liberar o gás de maneira precisa, é a única fonte aceitável (American Veterinary Medical Association, 2013; Artwohl *et al.*, 2006; Canadian Council on Animal Care in Science, 2010; United Kingdom House of Commons, 1986). A eutanásia pode ser realizada por uma ampla gama de concentrações (American Veterinary Medical Association, 2013; Canadian Council on Animal Care

in Science, 2010; Close *et al.*, 1996, 1997; Leach *et al.*, 2002; United Kingdom House of Commons, 1986).

Muitos estudos avaliaram o efeito das associações de gases a fim de aliviar os aspectos negativos da eutanásia por CO_2, com resultados variáveis. Foi sugerido que a adição de óxido nitroso ao CO_2 diminui o tempo para obter a inconsciência em camundongos e suínos, diminuindo, desse modo, a angústia que o animal vivencia (Llonch *et al.*, 2012; Rault *et al.*, 2013; Thomas *et al.*, 2012).

A acidose respiratória e outros eventos fisiológicos que ocorrem durante a exposição ao CO_2 levam ao êxito da eutanásia, mas podem também contribuir para a dor e angústia que o animal vivencia quando exposto ao CO_2. A acidose láctica resultante ativa os canais de íons sensíveis a ácido (ASIC), o que pode provocar dor ou medo (American Veterinary Medical Association, 2013; Thomas *et al.*, 2012). Além disso, conforme mencionado anteriormente, origina-se ácido carbônico quando o CO_2 se associa à água. Essa reação ocorre nas membranas mucosas ocular, nasal e oral, e o ácido carbônico ativa nociceptores polimodais e tem um efeito irritante nessas mucosas (American Veterinary Medical Association, 2013; Close *et al.*, 1996, 1997; Hawkins *et al.*, 2006; Leach *et al.*, 2002; United Kingdom House of Commons, 1986). O CO_2 também tem um odor pungente e a hipoxia pode levar à sensação de falta de ar e, assim, a possível sofrimento se a indução de inconsciência não for rápida (American Veterinary Medical Association, 2013; Close *et al.*, 1996, 1997; Hawkins *et al.*, 2006; Leach *et al.*, 2002). Devido à produção de ácido carbônico, o CO_2 não deve ser dissolvido em água, para realizar eutanásia de espécies aquáticas (Canadian Council on Animal Care in Science, 2010). Alguns autores recomendam que o CO_2 não seja usado como agente único em espécies que mostraram aversão significativa à exposição ao CO_2, como suínos, *visons*, furões e roedores (American Veterinary Medical Association, 2013; Canadian Council on Animal Care in Science, 2010; Conlee *et al.*, 2005; Fitzhugh *et al.*, 2008; Leach *et al.*, 2002; Makowska *et al.*, 2009; Valentine *et al.*, 2012). Contudo, outros estudos mostraram que o CO_2 pode ser usado com sucesso em suínos e roedores (Burkholder *et al.*, 2010; Grandin, 1994; Hackbarth *et al.*, 2000; Sharp *et al.*, 2006).

Como a exposição ao CO_2 é o método mais comum de eutanásia em roedores de laboratório, é importante considerar os efeitos bioquímicos e os possíveis artefatos que podem ser criados se esse método de eutanásia for escolhido. A exposição ao CO_2 pode estimular enzimas da via glicolítica e influenciar parâmetros eritrocitários (Artwohl *et al.*, 2006). Além disso, foram relatados artefatos patológicos no pulmão, como edema e hemorragia (Danneman *et al.*, 1997; Fawell *et al.*, 1972).

As vantagens do CO_2 como um agente de eutanásia é que ele é mais pesado que o ar, então é menos passível de se deslocar para fora do reservatório (entretanto, considere a altura do animal), em geral tem início rápido de ação, custo relativamente baixo e é não inflamável, tampouco explosivo (American Veterinary Medical Association, 2013; Close *et al.*, 1996, 1997; Llonch *et al.*, 2012). Contudo, as vantagens devem ser atentamente ponderadas com os relatos substanciais e conflitantes sobre o potencial de dor e angústia associado a esse método, o que torna difícil fazer recomendações generalizadas.

Monóxido de carbono

O monóxido de carbono (CO) é um gás incolor e inodoro produzido pela interação química de formato de sódio e ácido sulfúrico. Preferencialmente se associa ao ferro da hemoglobina, originando carboxi-hemoglobina, bloqueando a captação de oxigênio e inibindo outros sítios de ligação do oxigênio deslocado, resultando em hipoxia (American Veterinary Medical Association, 2013; Close *et al.*, 1996, 1997; Makowska e Weary, 2009). O processo leva à perda da consciência e, por fim, resulta em óbito. Durante a perda de consciência, os centros motores cerebrais são estimulados e, desse modo, o procedimento pode ser acompanhado de convulsões e espasmos musculares. Em geral, o CO_2 ocasiona rápida perda da consciência e morte, com dor e sofrimento mínimos quando utilizado em baixa concentração (4 a 6%), embora isso possa ser espécie-dependente (American Veterinary Medical Association, 2013; Makowska e Weary, 2009). O uso prévio de um sedativo pode minimizar os sintomas de angústia em cães (Dallaire e Chalifoux, 1985). A principal preocupação com o uso de CO para eutanásia é o risco ocupacional que envolve os profissionais. É um risco aos humanos e, em alta concentração, pode ser explosivo. O ambiente deverá ser equipado com um sistema efetivo de exaustão ou de ventilação, monitores de CO e equipamento elétrico que não emita fagulhas e à prova de explosão (American Veterinary Medical Association, 2013; Close *et al.*, 1996, 1997). Apenas cilindros comerciais devem ser usados para eutanásia (Close *et al.*, 1996, 1997).

Argônio

O argônio (Ar) é um gás inodoro, incolor e insípido. Não é inflamável, tampouco explosivo. Sua ação, produzindo inconsciência e consequente morte, é alcançada pelo deslocamento de ar/oxigênio, provocando anoxia. A indução de inconsciência é rápida se o teor de oxigênio for < 2%; exposições gradativas não são recomendadas, pois podem resultar em exposição prolongada a condições hipóxicas antes da inconsciência e decorrente angústia. É importante que a morte seja confirmada antes que os níveis de oxigênio sejam restabelecidos, a fim de evitar reanimação (American Veterinary Medical Association, 2013; Canadian Council on Animal Care in Science, 2010). Em geral, a eutanásia com argônio requer tempo de exposição mais longo quando comparado ao de CO_2; o seu uso foi descrito em suínos, aves e roedores. Dito isso, a resposta e a aversão à exposição parecem ser espécie-dependentes e recomenda-se anestesia antes da exposição (American Veterinary Medical Association, 2013; Burkholder *et al.*, 2010; Canadian Council on Animal Care in Science, 2010; Close *et al.*, 1996, 1997; Leach *et al.*, 2002; Llonch *et al.*, 2012; Makowska *et al.*, 2009; Sharp *et al.*, 2006).

Nitrogênio

O nitrogênio tem propriedades muito semelhantes àquelas do argônio, descritas na seção anterior. Provoca morte pelo mesmo mecanismo mencionado para o argônio, deslocamento de ar e subsequente anoxia, com indução de inconsciência alcançada se O_2 estiver < 2%. O nitrogênio também foi descrito como agente de eutanásia em aves, suínos e roedores, com variabilidade entre as espécies (American Veterinary Medical Association, 2013; Close *et al.*, 1996, 1997; Llonch *et al.*, 2012; Sharp *et al.*, 2006). Uma aplicação importante para a asfixia por nitrogênio consiste na despopulação emergencial em massa em operações de aves comerciais (Benson *et al.*, 2007; National Turkey Federation, 2013). Nessa abordagem utiliza-se espuma expansiva com base de água empregada para combate a incêndio (hidrogênio, água, concentrado de espuma). Esse método foi aplicado recentemente na despopulação de aves expostas ao vírus da influenza aviária altamente patogênico (HPVI).

Superdosagem de anestésico inalatório

Anestésico é um fármaco que causa depressão do sistema nervoso, inconsciência, analgesia, relaxamento muscular e ausência de percepção de todas as sensações, induzidas pelo fármaco, de maneira controlável. A administração de dose excessiva de anestésico resulta em cessação dos sinais vitais, culminando em morte (Close *et al.*, 1996, 1997; Makowska *et al.*, 2009). Tipicamente, isso é obtido pelo bloqueio de interações de regiões cerebrais especializadas ou pela diminuição do estímulo ao córtex cerebral e depressão do sistema cardiovascular e do sistema respiratório (American Veterinary Medical Association, 2013; Canadian Council on Animal Care in Science, 2010). Em geral, a administração de uma dose excessiva de anestésico é efetiva, desde que o anestésico seja apropriado para a espécie; contudo, o período de tempo até a morte pode ser longo, devendo-se fornecer oxigênio suplementar (Canadian Council on Animal Care in Science, 2010; Close *et al.*, 1996, 1997). Existem muitos gases que podem ser usados como anestésicos; atualmente apenas isoflurano, enflurano, sevoflurano e desflurano estão disponíveis para uso na rotina clínica nos EUA, mas os clínicos podem obter halotano e metoxiflurano de outros fornecedores. O isoflurano pode elevar a glicemia artificialmente. O enflurano e o sevoflurano provocam atividade eletrocortical, resultando em convulsões sob anestesia. A ordem de preferência dos anestésicos mencionada na *AVMA Guidelines for the Euthanasia of Animals: 2013 Edition* é: isoflurano, halotano, sevoflurano, enflurano, metoxiflurano e desflurano, com ou sem a combinação com óxido nitroso (éter não é aceitável) (American Veterinary Medical Association, 2013).

ANESTÉSICOS INJETÁVEIS

Em geral, os anestésicos injetáveis administrados por via parenteral constituem o método mais rápido, confiável e preferível de eutanásia para a maioria das espécies. Entretanto, é importante relembrar que tipicamente requerem mais manuseio e contenção, que podem constituir um evento de estresse para o animal e impor o risco ocupacional para o profissional ou profissionais envolvidos (American Veterinary Medical Association, 2013). A administração intravenosa (IV) é a via preferível para a maioria dos anestésicos injetáveis; mas, em animais pequenos ou debilitados, nos quais o acesso vascular pode ser difícil, outras vias podem ser utilizadas, porém podem apresentar vários problemas (Canadian Council on Animal Care in Science, 2010; Close *et al.*, 1996, 1997; United Kingdom House of Commons, 1986). Como regra de ouro, a dose correspondente a 3 ou 4 vezes a dose terapêutica de um anestésico causa parada cardíaca rápida e uniforme, e morte (Close *et al.*, 1996, 1997).

Barbituratos (pentobarbital)

Os barbituratos são os fármacos para eutanásia mais amplamente empregados e aceitos, resultando de maneira confiável em eutanásia rápida e sem intercorrências. O pentobarbital sódico em geral é o mais apropriado, porém esse grupo também inclui barbitúricos e derivados, oxibarbitúricos (pentobarbitona sódica, secobarbital), tiobarbituratos (tiopentona) e a combinação de barbitúricos (American Veterinary Medical Association, 2013; Close *et al.*, 1996, 1997). Os barbitúricos provocam depressão grave do sistema nervoso central. Interferem no transporte de sódio e potássio através das membranas celulares, levando à inibição do sistema de ativação reticular mesencefálico, bloqueando a transmissão pós-sináptica em todas as regiões do sistema nervoso central. Além disso, atuam como moduladores alostéricos positivos e, em altas doses, ligam-se diretamente ao ácido γ-aminobutírico (GABA) A, ativando-o. Isso induz a sedação rápida dose-dependente, hipnose, anestesia e, por fim, depressão respiratória e morte (Clark *et al.*, 2012; Close *et al.*, 1996, 1997; Perrin, 2015).

A superdosagem de barbitúrico pode causar alterações sanguíneas e artefatos patológicos *post mortem*, tanto sistêmicos quanto locais, incluindo congestão, edema, hemorragia, hemólise, enfisema e necrose (Artwohl *et al.*, 2006; Grieves *et al.*, 2008).

É importante o descarte adequado tanto do agente, como uma substância controlada, quanto da carcaça, a fim de evitar intoxicação de animais selvagens que consomem carcaças (American Veterinary Medical Association, 2013; Canadian Council On Animal Care in Science, 2010). As vantagens de seu uso, na maioria das espécies, ultrapassam em muito as desvantagens. Além disso, existem muitos produtos com combinações de pentobarbital disponíveis, incluindo uma mistura de barbiturato e anestésico local, outro depressor do sistema nervoso central ou agentes que estimulam a metabolização do barbiturato. Isso aumenta os efeitos tóxicos, porém, esses produtos são produzidos especificamente para eutanásia e não têm uso terapêutico (American Veterinary Medical Association, 2013).

Tributame

O tributame é um produto para eutanásia não barbiturato que contém embutramida, fosfato de cloroquina e lidocaína aprovado pela FDA para eutanásia de cães. A embutramida, um derivado do gama-hidroxibutirato, é um anestésico sem valor terapêutico devido a seus efeitos cardiovasculares graves, que incluem hipotensão, depressão do miocárdio e arritmias ventriculares, resultando em morte. O fosfato de cloroquina, um agente antimalárico, foi adicionado para encurtar o tempo até a inconsciência e a morte, pois é um potente depressor cardiovascular. O anestésico local lidocaína foi adicionado a fim de reduzir a dor associada à injeção IV em gatos. A morte ocorre como consequência de depressão do sistema nervoso central, depressão respiratória e hipoxia e colapso circulatório. Deve ser administrada apenas por via IV e deve-se ter cautela se escolhida para eutanásia em gatos, pois pode ocorrer respiração agônica (American Veterinary Medical Association, 2013).

T-61 (embutramida, iodeto de mebozônio e cloridrato de tetracaína)

O T-61 é uma mistura não narcótica, não barbitúrica de embutramida, iodeto de mebozônio (mebezônio) e cloridrato de tetracaína. A embutramida é um anestésico geral com potente ação narcótica que provoca depressão respiratória no sistema nervoso central e induz anestesia profunda. O iodeto de mebezônio é um bloqueador neuromuscular não despolarizante que causa paralisia de músculos esqueléticos e rapidamente induz colapso respiratório. Por fim, o T-61 contém o potente anestésico local cloridrato de tetracaína, que reduz a dor no local da injeção (American Veterinary Medical Association, 2013; Giorgi e Bertini, 2000; Hellebrekers *et al.*, 1990; Raghav *et al.*, 2011). Recomenda-se que o animal seja sedado antes da administração e que a substância seja injetada lentamente, por via IV. A substância foi descrita como agente de eutanásia para cães, anfíbios (saco linfático dorsal), pequenas aves (intramuscular) e mamíferos (IV) (Close *et al.*, 1996, 1997). Em geral, a indução de eutanásia é semelhante à do pentobarbital; no entanto, pode não ocorrer a respiração ofegante terminal que algumas vezes acompanha a superdosagem de barbiturato. Além disso, foram relatadas convulsões em aves (Giorgi e Bertini, 2000; Hellebrekers *et al.*, 1990). Existe preocupação quanto à ocorrência de paralisia do diafragma antes da perda de consciência, mas esse efeito não foi confirmado em estudos, mostrando que a perda da consciência e a perda de atividade muscular ocorrem simultaneamente, em cães e coelhos (Giorgi e Bertini, 2000; Hellebrekers *et al.*, 1990). Foram descritas lesões teciduais *post mortem*, como necrose endotelial, hemólise, congestão pulmonar e edema (Giorgi e Bertini, 2000; Raghav *et al.*, 2011). O T-61 não é mais comercializado nos EUA, mas está disponível em outros países (American Veterinary Medical Association, 2013).

Outros anestésicos injetáveis e sedativos

O cloridrato de etorfina e o citrato de carfentanila são opioides ultrapotentes que atuam em receptores opioides μ, causando profunda depressão respiratória e do SNC, e que levam à morte. São aprovados pela FDA para imobilização de animais selvagens ou animais exóticos e, em dose suficientemente alta, podem ser usados para eutanásia. Deve-se ter cautela com o manuseio do produto por humanos (American Veterinary Medical Association, 2013). Embora em geral não se recomende a administração de agentes para eutanásia por via oral (VO) devido ao início de ação demorado, dose imprecisa e possibilidade de irritação tecidual, o citrato de carfentanila apresenta absorção transmucosa e foi proposto como método de eutanásia para grandes macacos, quando administrado na forma de pirulito (Close *et al.*, 1996, 1997; Kearns *et al.*, 1999, 2000).

A combinação de um anestésico dissociativo e um agonista de receptor adrenérgico tem sido usada com sucesso para eutanásia. A combinação mais comumente empregada em roedores de laboratório consiste em uma superdosagem de cetamina (um anestésico dissociativo e antagonista do receptor NMDA) e xilazina (agonista de receptor alfa-adrenérgico). Juntas, induzem rápida perda da consciência e morte. A via de administração preferida é a intravascular; no entanto, pode ser administrada por via intraperitoneal, intramuscular ou retrorbitária (American Veterinary Medical Association, 2013; Schoell *et al.*, 2009). Tendo em vista a escassa massa muscular de camundongos, a via intramuscular não é recomendada. Além disso, uma dose excessiva do agente hipnótico injetável propofol pode ser utilizada para eutanásia, se considerado um procedimento aceitável para a espécie e o meio-ambiente (American Veterinary Medical Association, 2013).

Cloreto de potássio

O cloreto de potássio é uma cardiotoxina que, em alta concentração, retarda a condução elétrica entre os miócitos, resultando em bloqueio sinoatrial e atrioventricular e, desse modo, em cessação da condução ventricular. Isso provoca fibrilação ventricular e assistolia fatal. A parada cardíaca induzida pode gerar episódios convulsivos, espasmos musculares, respiração ofegante e vocalização (Close *et al.*, 1996, 1997; Raghav *et al.* 2011). Considerando-se que o mecanismo de ação é a indução de parada cardíaca sem inconsciência prévia, o cloreto de potássio só pode ser usado após o animal estar em um plano anestésico cirúrgico ou inconsciente (American Veterinary Medical Association, 2013).

AGENTES DE IMERSÃO

Gerais

Os métodos de eutanásia por imersão em geral são recomendados para espécies aquáticas (p. ex., anfíbios e peixes). Dependendo da espécie, a substância pode ser absorvida pelas guelras, ingerida e/ou através da pele. É importante que a exposição do agente de eutanásia dissolvido não induza dor ou sofrimento, devendo-se considerar o pH, a temperatura e o potencial de irritação da solução. Além disso, a qualidade da água, em especial a temperatura, pode alterar a eficácia do produto e a indução da eutanásia (American Veterinary Medical Association, 2013; Close *et al.*, 1996, 1997). Considerando que os animais aquáticos em geral apresentam baixa taxa metabólica e que pode ser difícil determinar a cessação dos sinais vitais, recomenda-se um método secundário definitivo, físico ou químico, para assegurar a não reanimação (Canadian Council on Animal Care in Science, 2010). É importante ressaltar que a *AVMA Guidelines for the Euthanasia of Animals: 2013 Edition* menciona a imersão em água saturada de CO_2 como um método aceitável de eutanásia; no entanto, a diretriz do Canadian Council on Animal Care não considera aceitável esse método e há relatos de que não concordam com a definição de eutanásia; desse modo, deve usado apenas com muita cautela (American Veterinary Medical Association, 2013; Canadian Council on Animal Care in Science, 2010; Matthews e Varga, 2012; Neiffer e Stamper, 2009).

Sulfonato de metano de tricaína (MS-222)

O sulfonato de metano de tricaína, também conhecido como MS-222, é um derivado do ácido benzoico comumente empregado como anestésico e de eutanásia em peixes e anfíbios. Provoca depressão direta do sistema nervoso central por alterar as propriedades dos canais de sódio controlados por voltagem e, dessa maneira, bloqueia a geração de potenciais de ação. Em dose de 5 a 10 vezes a dose anestésica, resulta em depressão do sistema respiratório, e o seu acúmulo no miocárdio resulta em diminuição da função cardiovascular e, por fim, morte (American Veterinary Medical Association, 2013; Neiffer e Stamper, 2009; Torreilles *et al.*, 2009). Solúvel em água, tanto salgada quanto doce, o MS-222 deve ser tamponado com bicarbonato de sódio antes da exposição do animal à solução, a fim de reduzir irritação e lesão da pele. Assim como a maioria dos agentes de imersão, sua eficácia depende da espécie, do tamanho do animal e da qualidade da água. Por exemplo, o aumento da temperatura da água aumenta a potência (Close *et al.*, 1996, 1997). A solução pode ser aspergida nas guelras dos peixes que forem grandes demais para imersão (Neiffer e Stamper, 2009).

Cloridrato de benzocaína

Usado como agente de eutanásia em peixes e anfíbios, o mecanismo de ação do cloridrato de benzocaína é semelhante ao do MS-222. Bloqueia canais de sódio sensíveis à voltagem no sistema nervoso central, resultando em depressão dos sistemas nervoso, respiratório e cardiovascular e, por fim, leva à morte (American Veterinary Medical Association, 2013; Torreilles *et al.*, 2009). O cloridrato de benzocaína não é hidrossolúvel e precisa ser dissolvido em acetona antes de ser adicionado à água. Em solução, diminui o pH do tanque e deve-se ter cautela para assegurar que a água não esteja ácida demais, antes da imersão do animal.

2-Fenoxietanol

A imersão em 2-fenoxietanol é considerada aceitável para a eutanásia de peixes. O mecanismo de ação não está bem compreendido; porém, acredita-se que seja secundário à depressão do sistema nervoso central. Pode ser encontrada alguma variação entre as espécies com relação à dose e ao tempo de perda da consciência. Além disso, algumas espécies podem manifestar hiperatividade antes da inconsciência (American Veterinary Medical Association, 2013).

Sulfato de quinaldina

O sulfato de quinaldina é utilizado em eutanásia por imersão em uma etapa de peixes. A substância acumula-se no tecido adiposo e provoca depressão dos centros sensoriais do sistema nervoso central. A dose de indução de eutanásia depende da espécie e da qualidade da água (ou seja, temperatura, pH e conteúdo de minerais), e a indução pode ser demorada. Não é hidrossolúvel e deve ser dissolvido em acetona antes da preparação da solução utilizada no tanque (American Veterinary Medical Association, 2013; Close *et al.*, 1996, 1997).

Outras soluções anestésicas

Em geral, a dose excessiva de uma solução anestésica resulta em morte. O cravo-da-índia contém óleos essenciais (p. ex., isoeugenol, eugenol e metileugenol) e, quando utilizado em alta concentração, rapidamente causa insuficiência ventricular em peixes. Novamente, não se conhece bem o mecanismo de ação, porém, de modo semelhante ao de outros anestésicos para imersão, provavelmente inibe os canais de sódio sensíveis à voltagem do sistema nervoso central (American Veterinary Medical Association, 2013). Os anestésicos inalatórios (halotano, isoflurano, servoflurano, CO_2) podem ser bombeados através do tanque; no entanto, considerando-se a ampla gama de variação entre as espécies, isso deve ser considerado em uma base individual (American Veterinary Medical Association, 2013; Canadian Council on Animal Care in Science, 2010; Close *et al.*, 1996, 1997).

OUTROS MEDICAMENTOS

Gel de benzocaína de uso tópico

Assim como a administração oral, a absorção tópica de um agente de eutanásia em geral é lenta e tem eficácia variável; assim, em geral, essa via não é recomendada. No entanto, ela pode ser empregada com sucesso em animais com pele altamente permeável (ou seja, anfíbios). O gel de benzocaína pode ser colocado sobre a pele de anfíbios (American Veterinary Medical Association, 2013; Torreilles *et al.*, 2009).

Hipoclorito de sódio

O hipoclorito de sódio (alvejante) pode ser usado para a eutanásia de peixe-zebra até 7 dias após a fertilização, antes da nocicepção. Provoca saponificação de ácidos graxos, desnatura proteínas e induz a desorganização do processo celular, interrompendo o desenvolvimento (American Veterinary Medical Association, 2013).

Invertebrados

Até este parágrafo, este capítulo se concentrou em agentes usados para eutanásia de animais vertebrados. No entanto, há disponibilização de mais informações sobre agentes apropriados para eutanásia de invertebrados. A *AVMA Guidelines for the Euthanasia of Animals: 2013 Edition* menciona o uso de álcool ou de formaldeído em invertebrados aquáticos anestesiados, imersão em soluções anestésicas (ou seja, sais de magnésio, óleo de cravo, eugenol) para invertebrados aquáticos, e doses excessivas de anestésico inalatório ou agentes injetáveis para invertebrados terrestres (American Veterinary Medical Association, 2013).

REFERÊNCIAS BIBLIOGRÁFICAS

American Veterinary Medical Association. (2013). *AVMA Guidelines for the Euthanasia of Animals: 2013 Edition*. Available at: www.avma.org/KB/Policies/ Documents/euthanasia.pdf (accessed Jan. 2015).

Artwohl J, Brown P, Corning B, Stein S. (2006). Report of the ACLAM task force on rodent euthanasia. *J Am Assoc Lab Anim Sci.* **45**, 98–105.

Bensen E, Malone GW, Alphin RL, Dawson MD, Pope CR, Van Wicklen GL. (2007). Foam-based mass emergency depopualtions of floor-reared meat-type poultry operations. *Poultry Sci.* **86**, 219–224.

Burkholder TH, Niel L, Weed JL, Brinster LR, Bacher JD, Foltz CJ. (2010). Comparison of carbon dioxide and argon euthanasia: effects on behavior, heart rate, and respiratory lesions in rats. *J Am Assoc Lab Anim Sci.* **49**, 448–453.

Canadian Council On Animal Care in Science. (2010). *CCAC Guidelines on: Euthansia of Animals Used in Science*. Available at: www.ccac.ca/Documents/ Standards/Guidelines/Euthanasia.pdf (accessed Jan. 2015).

Clark M, Finkel R, Rey J, Whalen K. (2012). *Lippincott's Illustrated Reviews. Pharmacology*. Baltimore, MD, Wolters Kluwer Health/Lippincott Williams and Wilkins.

Close B, Banister K, Baumans V, Bernoth E, Bromage N, Bunyan J, Erhardt W, Flecknell P, Gregory N, Hackbarth H, Morton D, Warwick C. (1996). Recommendations for euthanasia of experimental animals: Part 1. *Lab Anim.* **30**, 293–316.

Close B, Banister K, Baumans V, Bernoth E, Bromage N, Bunyan J, Erhardt W, Flecknell P, Gregory N, Hackbarth H, Morton D, Warwick C. (1997). Recommendations for euthanasia of experimental animals: Part 2. *Lab Anim.* **31**, 1–32.

Conlee K, Stephens M, Rowan A, King L. (2005). Carbon dioxide for euthanasia: concerns regarding pain and distress, with special reference to mice and rats. *Lab Anim.* **39**, 137–161.

Dallaire A, Chalifoux A. (1985). Premedication of dogs with acepromazine or pentazocine before euthanasia with carbon-monoxide. *Can J Comp Med.* **49**, 171– 178.

Danneman P, Stein S, Walshaw S. (1997). Humane and practical implications of using carbon dioxide mixed with oxygen for anesthesia or euthanasia of rats. *Lab Anim Sci.* **47**, 376–385.

Fawell J, Thomson C, Cooke L. (1972). Respiratory artefact produced by carbon dioxide and pentobarbitone sodium euthanasia in rats. *Lab Anim.* **6**, 321–326.

Fitzhugh D, Parmer A, Shelton L, Sheets J. (2008). A comparative analysis of carbon dioxide displacement rates for euthanasia of the ferret. *Lab Anim (NY).* **37**, 81–86.

Giorgi M, Bertini S. (2000). Tanax (T-61): an overview. *Pharmacol Res.* **41**, 379–383.

Grandin T. (1994). Euthanasia and slaughter of livestock. *J Am Vet Med Assoc.* **204**, 1354–1360.

Grieves J, Dic, E, Schlabritz-Loutsevitch N, Butler S, Leland M, Price S, Schmidt C, Nathanielsz P, Hubbard G. (2008). Barbiturate euthanasia solution-induced tissue artifact in nonhuman primates. *J Med Primatol.* **37**, 154–161.

Hackbarth H, Kuppers N, Bohnet W. (2000). Euthanasia of rats with carbon dioxide–animal welfare aspects. *Lab Anim.* **34**, 91–96.

Hawkins P, Playle L, Golledge H, Leach M, Banzett R, Coenen A, Cooper J, Danneman P, Flecknell P, Kirkden R, Niel L, Raj M. (2006). Newcastle consensus meeting on carbon dioxide euthanasia of laboratory animals. *Newcastle Consensus Meeting*, 27 and 28 February 2006, University of Newcastle upon Tyne, UK.

Hellebrekers L, Baumans V, Bertens A,Hartman W. (1990). On the use of T61 for euthanasia of domestic and laboratory animals; an ethical evaluation. *Lab Anim.* **24**, 200–204.

Kearns K, Swenson B, Ramsay E. (1999). Dosage trials with transmucosal carfentanil citrate in non-human primates. *Zoo Biol.* **18**, 397–402.

Kearns K, Swenson B, Ramsay E. (2000). Oral induction of anesthesia with droperidol and transmucosal carfentanil citrate in chimpanzees (Pan troglodytes). *J Zoo Wildl Med.* **31**, 185–189.

Leach M, Bowell V, Allan T, Morton D. (2002). Aversion to gaseous euthanasia agents in rats and mice. *Comp Med.* **52**, 249–257.

Llonch P, Dalmau A, Rodriguez P, Manteca X, Velarde A. (2012). Aversion to nitrogen and carbon dioxide mixtures for stunning pigs. *Anim Welf.* **21**, 33–39.

Makowska I, Vickers L, Mancell J, Weary D. (2009). Evaluating methods of gas euthanasia for laboratory mice. *Appl Anim Behav Sci.* **121**, 230–235.

Makowska I, Weary D. (2009). Rat aversion to carbon monoxide. *Appl Anim Behav Sci.* **121**, 148–151.

Martoft L, Stodkilde-Jorgensen H, Forslid A, Pedersen H, Jorgensen PF. (2003). CO_2 induced acute respiratory acidosis and brain tissue intracellular pH: a 31P NMR study in swine. *Lab Anim.* **37**, 241–248.

Matthews M, Varga Z. (2012). Anesthesia and euthanasia in zebrafish. *ILAR J.* **53**, 192–204.

National Turkey Federation. (2013). *Euthanasia Guidelines*. Washington, DC.

Neiffer D, Stamper M. (2009). Fish sedation, analgesia, anesthesia, and euthanasia: considerations, methods, and types of drugs. *ILAR J.* **50**, 343–360.

Perrin A. (2015). Intentional misuse of veterinary medications in human suicide. *J Vet Pharmacol Ther.* **38**, 209–213.

Pritchett K, Corrow D, Stockwell J, Smith A. (2005). Euthanasia of neonatal mice with carbon dioxide. *Comp Med.* **55**, 275–281.

Pritchett-Corning K. (2009). Euthanasia of neonatal rats with carbon dioxide. *J Am Assoc Lab Anim Sci.* **48**, 23–27.

Raghav R, Taylor M, Guincho M, Smith D. (2011). Potassium chloride as a euthanasia agent in psittacine birds: Clinical aspects and consequences for histopathologic assessment. *Can Vet J.* **52**, 303–306.

Rault J, Mcmunn K, Marchant-Forde J, Lay D. (2013). Gas alternatives to carbon dioxide for euthanasia: A piglet perspective. *J Anim Sci.* **91**, 1874–1883.

Schoell A, Heyde B, Weir D, Chiang P, Hu Y, Tung D. (2009). Euthanasia method for mice in rapid time-course pulmonary pharmacokinetic studies. *J Am Assoc Lab Anim Sci.* **48**, 506–511.

Sharp J, Azar T, Lawson D. (2006). Comparison of carbon dioxide, argon, and nitrogen for inducing unconsciousness or euthanasia of rats. *J Am Assoc Lab Anim Sci.* **45**, 21–25.

Thomas A, Flecknell P, Golledge H. (2012). Combining nitrous oxide with carbon dioxide decreases the time to loss of consciousness during euthanasia in mice–refinement of animal welfare? *PLoS One.* **7**, e32290.

Torreilles S, Mcclure D, Green S. (2009). Evaluation and refinement of euthanasia methods for Xenopus laevis. *J Am Assoc Lab Anim Sci.* **48**, 512–516.

United Kingdom House of Commons. (1986). Code of Practice for the Humane Killing of Animals (Scientific Procedures) Act 1986. Available at: https://www.gov.uk/government/uploads/system/uploads/attachment_data/file/548693/0193-archived.pdf (accessed Jan. 2015).

Valentine H, Williams W, Maurer K. (2012). Sedation or inhalant anesthesia before euthanasia with CO_2 does not reduce behavioral or physiologic signs of pain and stress in mice. *J Am Assoc Lab Anim Sci.* **51**, 50–57.

CAPÍTULO 17

Fármacos Anticonvulsivantes

Mark G. Papich

INTRODUÇÃO

O tratamento de transtornos convulsivos requer, primeiramente, que seja feito um diagnóstico acurado e que problemas subjacentes sejam descartados, como doenças metabólicas, neoplasia, doenças congênitas e intoxicação. Se um diagnóstico de epilepsia idiopática for feito, o tratamento em geral tem início com um dos anticonvulsivantes de manutenção descritos neste capítulo. Felizmente, hoje em dia existem excelentes diretrizes disponíveis para especialistas, as quais ajudam a orientar a escolha do fármaco (Podell *et al.*, 2016; Bhatti *et al.*, 2015). Uma análise com base em evidências de estudos com anticonvulsivantes em animais proporciona, aos veterinários, informações para tomar decisões sobre a escolha dos fármacos (Charalambous *et al.*, 2014). Ocasionalmente, os animais são levados aos hospitais veterinários com convulsões contínuas – estados epilépticos. Esses animais precisam de tratamento imediato com um dos anticonvulsivantes de ação rápida.

Os métodos usados para classificar e diagnosticar distúrbios convulsivos não serão discutidos neste capítulo. Recomenda-se a consulta a livro bem conceituado sobre medicina interna, artigo de revisão ou literatura que aborde, especificamente, distúrbios convulsivos em animais (p. ex., Podell, 2013; Muñana, 2013).

Em Grupos de Estudos e Relatórios de Consenso de Especialistas (Podell *et al.*, 2016; Bhatti *et al.*, 2015) esses fármacos são denominados *drogas antiepilépticas*. Aqui utilizaremos o termo *fármacos anticonvulsivantes*, que, para a finalidade deste capítulo, são considerados sinônimos. Os fármacos anticonvulsivantes atuam limitando a iniciação ou a disseminação do foco de convulsão no sistema nervoso central. Esses fármacos atuam suprimindo a condução nervosa, estabilizando neurônios ou melhorando e potencializando a ação do ácido gama-aminobutírico (GABA), um neurotransmissor inibidor. Para alguns medicamentos, o mecanismo exato de ação ainda é desconhecido. Alguns fármacos, como os barbitúricos, são utilizados para outras indicações também. O uso de alguns barbitúricos é mais apropriado como anticonvulsivante, enquanto outros, como anestésicos. A ação do anticonvulsivante é diferente daquela do anestésico por suprimir a convulsão, sem causar perda da consciência. A Tabela 17.1 relaciona fármacos anticonvulsivantes usados em medicina veterinária. Alguns não são mais utilizados ou são raramente empregados.

A aplicação de princípios farmacocinéticos no tratamento de epilepsia em animais tem propiciado importante contribuição à neurologia veterinária. Por conseguinte, o foco de muitas publicações de pesquisa tem sido sobre a farmacocinética dos medicamentos anticonvulsivantes. A farmacocinética de diversos anticonvulsivantes utilizados em cães e em seres humanos foi comparada por Frey e Löscher (1985) e, ao longo dos anos, outros artigos sucederam esse padrão com a intenção de avaliar a farmacocinética de medicamentos de uso humano em animais com o propósito de avaliar seu potencial para o uso como

Tabela 17.1 Anticonvulsivantes utilizados em medicina veterinária.

Barbitúricos	Fenobarbital
	Mefobarbital
	Primidona
Hidantoína	Fenitoína
Succinimida	Etossuximida
Benzodiazepinas	Diazepam
	Clonazepam
	Oxazepam
	Midazolam
	Lorazepam
Oxazolidinedionas	Trimetadiona
	Parametadiona
Outros	Imepitoína
	Valproato
	Carbamazepina
	Brometo de potássio
	Levetiracetam
	Gabapentina
	Pregabalim
	Zonisamida

anticonvulsivante em medicina veterinária. Outros artigos relevantes relativos a fármacos individuais serão discutidos neste capítulo. No trabalho publicado por Frey e Löscher (1985), os autores relataram diferenças importantes para alguns fármacos, como, em geral, depuração muito mais rápida em cães do que em seres humanos. A ligação de fármacos a proteínas em geral foi semelhante em cães e humanos, com exceção do valproato e da fenitoína.

Artigos mais recentes de consenso e relatórios de grupos de estudos de especialistas sobre esse tópico (Podell *et al.*, 2016; Potschka *et al.*, 2015; Bhatti *et al.*, 2015) ajudaram muito a orientar os veterinários sobre os melhores fármacos para uso inicial, as dosagens, as reações adversas e as evidências que justificam o uso clínico. Os fármacos mais frequentemente relacionados nessas diretrizes para o controle de convulsões incluem: fenobarbital, brometo, primidona, imepitoína, levetiracetam e zonisamida. A imepitoína não foi aprovada nos EUA, porém está disponível em outros países.

FENOBARBITAL

O fenobarbital é o medicamento anticonvulsivante mais amplamente utilizado em pequenos animais. Embora seja classificado como um barbitúrico (Figura 17.1) e compartilhe propriedades com os barbitúricos discutidos no Capítulo 12, o fenobarbital é único em sua habilidade de provocar um efeito anticonvulsivante em dose inferior à necessária para induzir anestesia.

Mecanismo de ação

O fenobarbital aumenta o limiar para convulsão e diminui a atividade elétrica do foco convulsivo por potencializar a ação do neurotransmissor GABA. Ao potencializar a subunidade

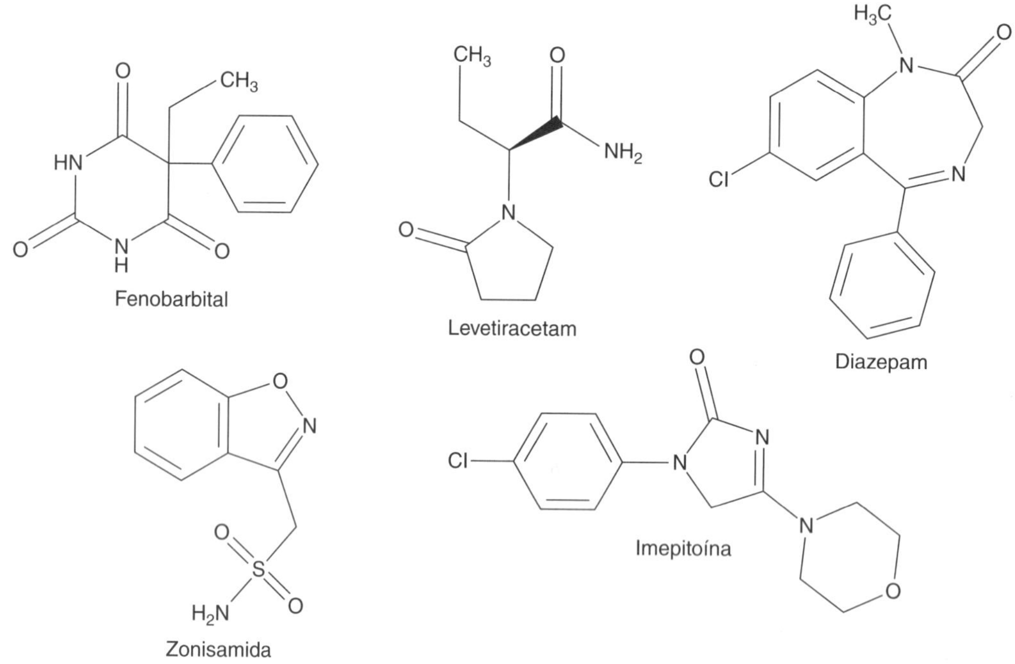

Figura 17.1 Estrutura de fármacos anticonvulsivantes comumente utilizados em medicina veterinária.

GABA$_A$, aumenta-se a condutância de cloreto em neurônios, estabiliza-se a atividade elétrica e eleva-se o potencial de ação necessário para a despolarização. Os barbitúricos também diminuem a entrada de cálcio em células nervosas e, desse modo, diminuem a liberação de neurotransmissores. Essa propriedade pode ser mais importante em alta concentração de fenobarbital do que em concentrações que provocam efeito anticonvulsivante.

Farmacocinética

A farmacocinética do fenobarbital foi pesquisada em diversos animais (Frey e Löscher, 1985). A taxa de ligação às proteínas do soro variou de 24 a 30% em ovinos, 34 a 52% em caprinos, 31% em equinos, 19 a 28% em coelhos, 10 a 25% em suínos e 4 a 23% em vacas (Bailey, 1992). Isso em comparação com o valor de 30 a 38% em seres humanos.

O fenobarbital é bem absorvido, com disponibilidade sistêmica quase completa em animais monogástricos (Pedersoli *et al.*, 1987). Apresenta alto volume de distribuição, sendo semelhante ao conteúdo total de água corporal, de 600 a 700 mℓ/kg. A alta lipofilia propicia penetração do fármaco através de membranas lipídicas, como a barreira hematencefálica do sistema nervoso central (SNC). Em cães, a depuração do fenobarbital é baixa (0,09 a 0,1 mℓ/kg/min) (Pedersoli *et al.*, 1987), porém é altamente metabolizada e depende das enzimas do citocromo (CYP) P450 hepático para sua biotransformação. Em seres humanos, sua meia-vida varia de 70 a 100 h. Em cães, relatam-se variações de 37 a 75 h (média de 53 h) (Ravis *et al.*, 1984), 89 ± 20 h (Ravis *et al.*, 1989) e 92,6 (± 24) h (Pedersoli *et al.*, 1987). Em um estudo que examinou as variações durante o intervalo entre doses em pacientes epilépticos, a variação da meia-vida em cães foi de 20 a 140 h, com média de 65 h (Levitski e Trepanier, 2000). Conforme demonstrado a partir desses estudos, as meias-vidas podem variar consideravelmente entre os animais, o que pode explicar uma diversidade de concentrações plasmáticas em doses semelhantes, em cães. Esse

grau de variabilidade justifica a dosagem individualizada com base no monitoramento terapêutico do fármaco. As alterações na meia-vida e na depuração que ocorrem em casos de doses múltiplas são causadas pela autoindução de metabolização hepática do fármaco (Ravis *et al.*, 1989; Hojo *et al.*, 2002) e, também, podem ser influenciadas pela dieta (Maguire *et al.*, 2000). No caso de doses múltiplas, a meia-vida diminuiu de 89 h (± 19,6), no 1º dia, para 47 h (± 11) no 90º dia. Após múltiplas doses produzirem autoindução de enzimas hepáticas, a depuração quase dobrou em cães (Ravis *et al.*, 1989). Após múltiplas doses de fenobarbital por via oral (VO), as enzimas do citocromo P450 hepático estavam 2 vezes mais elevadas e suas concentrações plasmáticas mais baixas, em comparação com aquelas de cães não tratados (Hojo *et al.*, 2002). A atividade de CYP1A, 2C e 3A aumentou 2 a 4 vezes, em comparação com aquela de cães não tratados.

Em gatos, relata-se que a meia-vida variou de 35 a 56 h (média de 43 h) e de 59 a 76 h, dependendo do estudo (Cochrane *et al.*, 1990a, 1990b). Em equinos, a meia-vida é de aproximadamente 18 a 19 h; entretanto, um estudo constatou meia-vida de 24 h após uma única dose; porém, de 11,2 h após múltiplas doses (Knox *et al.*, 1992; Duran *et al.*, 1987; Ravis *et al.*, 1987). Em potros, a meia-vida média foi de 13 h (Spehar *et al.*, 1984). Esses valores indicam uma depuração mais rápida em equinos do que em outras espécies. Em aves, a meia-vida é curta, o que torna difícil manter concentrações efetivas. Em papagaios, apesar de altas doses, a meia-vida foi de apenas 1,4 a 1,7 h, com picos de concentração baixos (Powers e Papich, 2011).

Interações medicamentosas

O fenobarbital é um indutor bem conhecido de enzimas microssômicas (ou enzimas microssomais) do citocromo P450 (CYP450), as quais metabolizam fármacos (Hojo *et al.*, 2002). O fenobarbital é um indutor de CYP2B11, CYP3A12, CYP2C21/2C41, em cães, e possivelmente de outras (Martinez *et al.*, 2013). Foram documentadas quantidades aumentadas de enzimas CYP450; elas estão presentes no retículo endoplasmático de hepatócitos.

A indução de enzimas microssômicas pode estimular a biotransformação de outros fármacos, o que pode diminuir o efeito farmacológico de tal fármaco, quando administrado concomitantemente (p. ex., digoxina, corticosteroides, fenilbutazona, alguns anestésicos e antipirina). Em cães, quando o fenobarbital foi administrado juntamente com levetiracetam, um outro anticonvulsivante, constatou-se alteração significativa na depuração e na meia-vida do levetiracetam, com meia-vida mais curta e depuração mais rápida (Moore *et al.*, 2011). Os autores do estudo concluíram que a administração concomitante de fenobarbital altera significativamente a farmacocinética do levetiracetam em cães, indicando que podem ser necessários ajustes da dose quando o fármaco é administrado em combinação com o fenobarbital. O fenobarbital também aumenta a depuração de zonisamida em, no mínimo, 50%, fato que requer o ajuste da dose de zonisamida, se administrada com o fenobarbital (Orito *et al.*, 2008). (A zonisamida e o levetiracetam são discutidos adiante neste capítulo.) Também foi observado que em um cão recebendo terapia de manutenção com fenobarbital, as concentrações de diazepam e de metabólitos foram mais baixas após administração intravenosa (IV) e retal, quando comparada com administração de diazepam antes do tratamento com fenobarbital. Por conseguinte, em alguns cães podem ser necessárias doses mais elevadas de diazepam, a fim de controlar convulsões periódicas, em razão do aumento da depuração causada pela indução enzimática (Wagner *et al.*, 1998). A indução enzimática também aumenta a metabolização do fenobarbital. Em um estudo (Maguire *et al.*, 2000), constatou-se que a meia-vida no início do estudo era de 47 a 49 h, em cães. Porém, após o tratamento prolongado, durante 2 meses, a meia-vida do fenobarbital diminuiu para 24 a 33 h. Em outro estudo, a autoindução enzimática reduziu significativamente a concentração plasmática do fenobarbital, em comparação com o nível esperado que ocorreria comumente após o uso de múltiplas doses (Hojo *et al.*, 2002).

Outros fármacos inibidores de enzimas microssômicas (inibidores de CYP450) podem inibir a metabolização do fenobarbital e provocar efeitos tóxicos, se administrados concomitantemente. O cloranfenicol e o cetoconazol são exemplos desses inibidores de enzimas CYP450 (Martinez *et al.*, 2013).

Efeitos colaterais, reações adversas e tolerância

Os efeitos colaterais que podem ocorrer incluem sedação, polifagia (com ganho de peso associado), poliúria/polidipsia e discretas alterações comportamentais. Esses efeitos podem cessar em torno das primeiras semanas de tratamento porque, com o tratamento crônico, desenvolve-se tolerância ao medicamento, tanto relativa à farmacocinética quanto à farmacodinâmica. A tolerância farmacocinética é provocada pelo aumento da metabolização devido à indução das enzimas hepáticas (ou seja, o fenobarbital aumenta a sua própria metabolização), com tratamento prolongado, como discutido anteriormente. A tolerância farmacodinâmica é determinada pela sensibilidade de receptores.

Fígado. Após tratamento prolongado de animais sadios, constata-se elevação das atividades de enzimas hepáticas (alanina aminotransferase [ALT]; fosfatase alcalina [ALP]) não associada à lesão hepática (Aitken *et al.*, 2003; Gieger *et al.*, 2000; Müller *et al.*, 2000a; Chauvet *et al.*, 1995). As maiores elevações são verificadas na atividade sérica de ALP. Relata-se que as elevações nas atividades de enzimas hepáticas não associadas à doença hepática são causadas por indução das enzimas pelo

fármaco e espera-se que retornem ao normal 3 a 5 semanas após a cessação do uso do medicamento (Gierger *et al.*, 2000). Em um estudo com 95 cães epilépticos tratados com fenobarbital, os incrementos nas enzimas hepáticas foram relacionados à concentração plasmática de fenobarbital (Aitken *et al.*, 2003). Os cães com maiores concentrações de fenobarbital também apresentaram maiores elevações de ALT.

Também, o fenobarbital pode causar hepatotoxicose. Há descrição de lesão hepática tanto intrínseca quanto idiossincrática. Em relatos clínicos, a maioria dos cães acometidos apresentava alta concentração sérica de fenobarbital (> 40 µg/ml) (Dayrell-Hart *et al.*, 1991). Os animais com hepatotoxicose induzida por fenobarbital apresentavam aumento da concentração de bilirrubina, desproporcional à elevação na atividade de ALP. Também, pode haver elevações nos teores de ácidos biliares ou outros sinais de doença hepática. As lesões hepáticas incluem fibrose crônica com regeneração nodular, hiperplasia biliar, necrose e cirrose (March *et al.*, 2004). Os animais que recebem altas doses de fenobarbital para controlar convulsões devem ser examinados periodicamente porque podem estar mais sujeitos à hepatopatia. Embora a lesão hepática seja uma importante preocupação associada à administração de fenobarbital a cães, esse problema não foi documentado em gatos.

Doença hepatocutânea. Como consequência da hepatopatia induzida por fenobarbital, a pele também pode ser acometida. Esse evento foi descrito como *dermatite necrolítica superficial*, mais comumente conhecida como *síndrome hepatocutânea*. A síndrome hepatocutânea foi associada à administração de fenobarbital, em alguns cães (March *et al.*, 2004). A exposição prolongada ao fenobarbital e a alta concentração plasmática do medicamento podem contribuir para a ocorrência dessa doença cutânea em cães.

Anormalidades sanguíneas. Anemia, trombocitopenia e neutropenia foram descritas como consequência da administração de fenobarbital (Jacobs *et al.*, 1998). São eventos raros e provavelmente idiossincráticos, mas devem ser considerados em um paciente que manifesta sinais de anormalidade sanguínea associada ao tratamento com fenobarbital.

Efeito em hormônios. A administração de fenobarbital pode alterar os teores de hormônios tireoidianos (Gieger *et al.*, 2000; Kantrowitz *et al.*, 1999). Em cães, após múltiplas doses, pode diminuir as concentrações de tiroxina (T_4) e de T_4 livre, mas não a de T_3 (Kantrowitz *et al.*, 1999). Em um estudo, notou-se discreto aumento de T_3 (Müller *et al.*, 2000b). O hormônio estimulante da tireoide (TSH) mostrou-se levemente aumentado em alguns estudos, mas não em outros (Müller *et al.*, 2000b; Gieger *et al.*, 2000). Os hormônios tireoidianos e o TSH retornam ao normal 4 semanas após a suspensão do tratamento com fenobarbital. O mecanismo de ação em hormônio tireoidiano provavelmente envolve o aumento da metabolização de T_4 induzido pelo fenobarbital (Kantrowitz *et al.*, 1999; Gieger *et al.*, 2000).

Metabolização de corticosteroides. Em animais de pesquisa e em seres humanos, o fenobarbital acelera a metabolização de esteroides. Isso pode diminuir os efeitos terapêuticos dos corticosteroides. No entanto, não há evidência de que o tratamento com fenobarbital induza doença da adrenal em cães. Em cães, avaliou-se o efeito da administração de fenobarbital em testes diagnósticos do córtex adrenal (Dyer *et al.*, Chauvet *et al.*, 1995). A administração de fenobarbital em cães não influenciou a resposta ao hormônio adrenocorticotrófico (ACTH) exógeno ou à concentração de ACTH endógeno.

Uso clínico

O fenobarbital é considerado o primeiro fármaco de escolha para o tratamento prolongado de episódios convulsivos em cães e gatos (Podell *et al.*, 2016). Sua eficácia foi estimada em cerca de 60 a 90%. Também, tem sido usado para tratar alguns transtornos comportamentais em cães e gatos. Utiliza-se dose de 4 a 16 mg/kg/dia, porém os cães em geral são iniciados com 2,5 a 3 mg/kg/12 h e, se necessário, é ajustada gradualmente para 6 a 8 mg/kg/12 h. Embora a meia-vida seja longa em cães, no início a maioria dos animais é tratada com fenobarbital em um protocolo de intervalos entre doses de 12 h, a fim de diminuir os efeitos colaterais e assegurar oscilações mínimas entre a maior e a menor concentração do medicamento. No entanto, em alguns pacientes, a administração da dose 1 vez/dia pode ser efetiva.

A dose inicial típica para gatos é de 1,5 a 2,5 mg/kg/12 h VO (Quesnel *et al.*, 1997; Platt, 2001; Finnerty *et al.*, 2014). Em alguns gatos, a dose é aumentada para 2 a 4 mg/kg/12 h VO. Uma dose comumente utilizada em gatos é de 7,5 mg por animal, a cada 12 h (metade de um comprimido de 15 mg), podendo ser ajustada com aumentos de 7,5 mg.

Em equinos, a dose inicial é 11 mg/kg/24 h. Quando houver necessidade de tratamento prolongado, a dose pode ser aumentada para 25 mg/kg/24 h.

Tratamento de estado de mal epiléptico (ou *status epilepticus*). Em animais, o fenobarbital pode ser administrado por via injetável para o tratamento de *status epilepticus*. Uma das publicações de consenso (Bhatti *et al.*, 2015) recomenda uma dose de carregamento de 15 a 20 mg/kg IV ou intramuscular (IM), sucedida de doses adicionais com incrementos de 3 a 5 mg/kg, ao longo de 24 a 48 h, até que se obtenha o controle das convulsões ou a concentração terapêutica plasmática/sérica. Um autor recomendou que em animais *naïve* (não previamente submetidos a tratamento de manutenção com anticonvulsivante), deve-se utilizar uma dose de carregamento de 12 mg/kg IV, sucedida de incrementos de 2 a 4 mg/kg a cada 20 a 30 min, até obter o controle das convulsões (Muñana, 2013). As infusões de fenobarbital também são administradas na taxa de 3 a 6 mg/cão/h IV (Bateman e Parent, 2000). O fenobarbital não atravessa a barreira hematencefálica tão rapidamente quanto o diazepam; por conseguinte, pode demorar vários minutos para o início da ação do anticonvulsivante no tratamento de *status epilepticus*. Em casos graves, o pentobarbital é administrado até que se obtenha o efeito desejado, iniciando-se com dose de 4 a 20 mg/kg IV. O pentobarbital não é um bom anticonvulsivante; o seu uso nesses casos consiste em simplesmente anestesiar o paciente até que se providencie a terapia adicional.

Formulações. Em geral, os comprimidos de fenobarbital contêm a dose de interesse. Também, existe formulação injetável para uso IV e na forma de xarope. Como o xarope é amargo para muitos animais, o fenobarbital ocasionalmente é combinado a um líquido, para administração oral a cães de pequeno porte e gatos. Essas formulações combinadas são estáveis por 115 dias.

Como pode ser difícil a administração oral de medicamento em gatos, foi preparada uma formulação transdérmica composta de um gel de polímero ou um componente de base comercial para aumentar a absorção cutânea, aplicada na orelha do gato (Gasper *et al.*, 2015; Krull *et al.*, 2014). Contudo, em um estudo, a formulação em matriz de lecitina organogel plurônica (PLO) apresentou potência inconsistente e baixa; em dose de 6 mg/kg, 2 vezes/dia, induziu concentração plasmática mensurável, porém subterapêutica, em gatos (Krull *et al.*, 2014). Outro estudo

usando uma formulação transdérmica composta revelou que se pode obter concentração efetiva em gatos quando se administra alta dose de 9 mg/kg/12 h (Gasper *et al.*, 2015). Não existem produtos comerciais disponíveis para aplicação transdérmica. A consistência das formulações e a segurança de longa duração não foram avaliadas.

Monitoramento clínico

Para ajustar a dose, verificar a aceitação e avaliar os efeitos tóxicos, é prática usual monitorar as concentrações plasmáticas ou séricas de fenobarbital durante o tratamento. Existem testes para tal finalidade na maioria dos laboratórios de diagnóstico. Isso pode ser feito inicialmente após as primeiras 2 semanas de tratamento e, a seguir, a cada 6 a 12 meses ou conforme necessário, para avaliar o tratamento. A concentração plasmática/sérica terapêutica para cães é de 15 a 40 µg/mℓ (65 a 180 mmol/ℓ). Alguns neurologistas mencionam variações de 20 a 45 µg/mℓ e 15 a 45 µg/mℓ, e um painel de consenso indicou 25 a 35 µg/mℓ (Bhatti *et al.*, 2015) e 15 a 35 µg/mℓ (Podell *et al.*, 2016) como uma variação efetiva. Em cães também tratados com brometo (ver item *Brometo*), a concentração de fenobarbital na variação de 10 a 36 µg/mℓ foi considerada terapêutica (Trepanier *et al.*, 1998).

Em gatos, a concentração plasmática pode ser variável, mas a faixa de variação ideal foi considerada 23 a 30 µg/mℓ (Quesnel *et al.*, 1997). Em outro estudo em gatos, o controle de convulsões foi obtido em 93% dos gatos cujas concentrações eram 15 a 45 µg/mℓ (Finnerty *et al.*, 2014). No estudo citado por Quesnel *et al.* (1997), os gatos foram mais instáveis que os cães, possivelmente devido à doença de SNC mais grave, e precisaram de monitoramento mais frequente.

Como o fenobarbital tem meia-vida longa, as oscilações entre as concentrações plasmáticas máximas e mínimas são minimizadas quando se utiliza um protocolo com intervalos entre doses de 12 h. Por conseguinte, o momento da obtenção das amostras geralmente não é relevante quando a amostra é coletada durante um protocolo com intervalos entre doses de 12 h, para avaliação das concentrações de fenobarbital no plasma (Levitski e Trepanier, 2000). Contudo, em um estudo, a concentração mínima foi menor do que em outros momentos do dia, quando os cães receberam mais de 10 mg/kg/dia; os autores recomendaram, sempre, o monitoramento individual do paciente na mesma hora do dia, após a dose propiciar resultados consistentes (Monteiro *et al.*, 2009).

PRIMIDONA

A primidona é um derivado barbitúrico metabolizado em fenobarbital e feniletilmalonamida (PEMA). A primidona e seus dois principais metabólitos apresentam ação anticonvulsivante; contudo, no mínimo 85% da ação farmacológica se deve ao fenobarbital. A primidona é usada há muito tempo e já foi mais amplamente usada em cães (mais raramente em gatos). Porém, desde a década de 1980, há poucas informações novas sobre a primidona e seu uso tem diminuído.

Farmacocinética

Além das diferentes potências, a PEMA e a primidona não persistem no plasma por tempo equivalente ao do fenobarbital, o que levanta questões relacionadas às atividades de PEMA e primidona ao longo de um longo intervalo entre as doses (Frey *et al.*, 1979). Quando a primidona foi administrada a cães, a meia-vida (valor médio) de PEMA foi de 7,1 h, a meia-vida da primidona foi de 1,85 h e a meia-vida do fenobarbital foi de 41 h (Yeary, 1980). Nesse estudo, após doses múltiplas, a concentração de primidona diminuiu, provavelmente devido à rápida metabolização.

Eficácia clínica

Em cães, embora as convulsões possam ser controladas com primidona (Schwartz-Porsche *et al.*, 1982), esse fármaco tem poucas vantagens em relação ao fenobarbital. O controle de convulsões em cães está relacionado mais à concentração plasmática de fenobarbital do que à da primidona (Cunningham *et al.*, 1983). Em uma comparação entre primidona e fenobarbital em cães epilépticos (Schwartz-Porsche *et al.*, 1982), não se constatou diferença significativa entre elas quanto ao controle de convulsões; a primidona mostrou-se mais passível de induzir lesão hepática do que o fenobarbital. Os autores concluíram que o fenobarbital, e não a primidona, deve ser o fármaco preferido para o tratamento de epilepsia canina.

Contudo, pode haver raros casos que respondem à primidona quando o fenobarbital sozinho não foi efetivo (1 em 15, de acordo com Farnbach, 1984). A primidona tem custo mais elevado que o fenobarbital, porém não é classificada como fármaco controlado nos EUA; por conseguinte, não está sujeita ao mesmo grau de regulação que o fenobarbital.

Reações adversas

A maioria das reações adversas e dos efeitos colaterais são os mesmos daqueles relacionados para o fenobarbital; entretanto, a administração de primidona pode estar associada a uma incidência mais elevada de hepatotoxicidade. Necrose hepática, fibrose e cirrose foram associadas ao uso crônico de primidona (Bunch, 1989). Notou-se colestase intra-hepática em cães tratados com primidona combinada com fenitoína.

Os fabricantes não recomendam o uso de primidona em gatos; de fato, lê-se na bula do produto que se deve ter cuidado com o seu uso em gatos. No entanto, estudos em gatos mostraram que a primidona é provavelmente segura.

Uso clínico

Em cães, a dose inicial é 3 a 5 mg/kg a cada 8 a 12 h, mas tem sido utilizada dose de até 12 mg/kg a cada 8 h. Se durante o tratamento de um paciente faz-se a substituição de primidona por fenobarbital, ou vice-versa, a conversão é a seguinte: 65 mg de fenobarbital = 250 mg de primidona.

Monitoramento terapêutico

Os efeitos da primidona estão associados à concentração de fenobarbital; por conseguinte, o monitoramento clínico deve se basear na concentração de fenobarbital (ver concentrações recomendadas no item *Monitoramento clínico*). As mensurações de PEMA e de primidona não estão disponíveis na maioria dos laboratórios.

Fenitoína

A fenitoína (anteriormente difenil-hidantoína) é um dos anticonvulsivantes mais comumente prescritos em medicina humana. Em medicina veterinária, seu uso é raro em razão das diferenças farmacocinéticas e da suscetibilidade a efeitos adversos. *Não* é um anticonvulsivante recomendado para cães ou

gatos. É usado ocasionalmente em equinos com anormalidades musculares ou como agente antiarrítmico.

Mecanismo de ação

A fenitoína estabiliza as membranas de neurônios e limita a propagação da atividade neuronal ou da crise convulsiva a partir do foco. Bloqueia o movimento de entrada de Na^+ e estabiliza tecidos excitáveis (esse fármaco também é utilizado como agente antiarrítmico Classe I, ver Capítulo 22). A fenitoína também diminui o influxo de Ca^{2+} durante a despolarização, inibindo, desse modo, a liberação de neurotransmissores dependentes de Ca^{2+} (pré-sináptica).

Farmacocinética

Existem importantes diferenças interespécies entre animais e entre animais e seres humanos que dificultam a manutenção de concentração efetiva do medicamento. A fenitoína é excretada muito mais rapidamente em cães do que em seres humanos (Frey e Löscher, 1985). Devido a sua rápida excreção, a fenitoína não é recomendada como anticonvulsivante em pequenos animais. Em gatos, a excreção é muito lenta e os efeitos tóxicos são preocupantes. Em equinos, a farmacocinética foi descrita (Soma *et al.*, 2001), porém é muito variável. A meia-vida foi de aproximadamente 12 a 13 h, dependendo da via de administração, mas nesses animais a absorção oral variou de 14 a 85%.

Uso clínico

A fenitoína está disponível na forma de suspensão oral contendo 25 mg/mℓ; cápsulas de 30 mg e 100 mg (sal sódico); e solução injetável contendo 50 mg/mℓ (sal sódico). Para uso em cães, essas formulações não possibilitam uma dose prática para um cão de grande porte (há necessidade de diversas cápsulas por dia). Não obstante, a dose recomendada para cães é 20 a 35 mg/kg a cada 8 h e a dose antiarrítmica é 30 mg/kg a cada 8 h VO, ou 10 mg/kg por via intravascular aplicada ao longo de 5 min. Não deve ser usada em gatos.

Equinos. A fenitoína tem sido utilizada em equinos com rabdomiólise pós-esforço (conhecida, também, como síndrome *tying-up*). É um uso primariamente empregado na pista de corrida em equinos atléticos. O uso não está relacionado a sua propriedade anticonvulsivante. Em equinos tratados com alta dose notaram-se decúbito e excitação. Nessa espécie, a sedação pode ser um sinal inicial de alta concentração plasmática de fenitoína. A farmacocinética da fenitoína é muito variável em equinos, particularmente a sua taxa de absorção (Soma *et al.*, 2001). Por causa de sua variabilidade, é difícil manter concentração plasmática consistente. Pode ser necessário o monitoramento da concentração plasmática para ajustar a dose, a fim de manter uma concentração terapêutica ideal e prevenir reações adversas. Em equinos, a dose sugerida é um *bolus* inicial de 20 mg/kg/12 h VO, por quatro doses, seguido de 10 a 15 mg/kg/12 h, também por VO. Uma única dose IV de 7,5 a 8,8 mg/kg pode ser utilizada sucedida por doses orais de manutenção.

Monitoramento terapêutico

Um monitoramento terapêutico do fármaco pode ser realizado; contudo, as concentrações terapêuticas não foram estabelecidas para cães e gatos. Em humanos, a concentração plasmática efetiva varia de 5 a 20 µg/mℓ. Na ausência de outros dados, tem-se considerado uma concentração máxima média de 15 μg/mℓ como concentração-alvo para animais. Em equinos, a concentração plasmática efetiva situa-se na faixa de 5 a 20 μg/mℓ (média de 8,8 μg/mℓ ± 2 μg/mℓ) (Soma *et al.*, 2001). Em equinos, a terapia deve ter como alvo a obtenção de concentração superior a 5 μg/mℓ, ou concentração máxima de 15 μg/mℓ.

ÁCIDO VALPROICO (VALPROATO)

O ácido valproico tem sido usado em cães, principalmente quando eles se mostram refratários a outras medicações. O seu uso diminuiu após a disponibilização de outros fármacos (ver seções "Zonisamida", "Gabapentina" e "Levetiracetam"), porém em alguns cães tem sido efetivo. Não se conhece o mecanismo de ação. Talvez interfira na metabolização do GABA.

Farmacocinética

Em cães, a absorção do valproato administrado por VO é alta; no caso de comprimidos de liberação imediata é de 100% (Bialer *et al.*, 1984) e de preparações de liberação prolongada é de aproximadamente 80%. A meia-vida em cães é de 1,0 a 2,8 h (15 a 20 h em seres humanos); em cães, há relato de 1,4 h (Bialer *et al.*, 1984). Essa meia-vida curta limita sobremaneira a sua eficácia terapêutica, a menos que sejam empregados protocolos com doses frequentes ou produtos de liberação prolongada. Porém, algumas evidências sugerem que os efeitos anticonvulsivantes do valproato persistam um bom tempo após a excreção do fármaco do plasma.

Uso clínico

De acordo com alguns estudos em cães (Bialer *et al.*, 1984; Bialer, 1992), os comprimidos de liberação prolongada propiciam uma concentração plasmática mais sustentada do que os comprimidos convencionais. No entanto, em termos farmacocinéticos, a meia-vida e a taxa de absorção do valproato podem ser diferentes em cães e seres humanos; assim, os comprimidos de liberação prolongada de uso humano podem ser administrados aos cães, mas com maior frequência do que em seres humanos (Bialer, 1992; Bialer *et al.*, 1986).

Depakote® é composto de partes iguais de ácido valproico e valproato. É farmacologicamente equivalente ao ácido valproico e está disponível em comprimidos de liberação prolongada de 125 mg e 500 mg.

Embora o valproato não seja comumente utilizado, alguns neurologistas relataram que ele é "razoavelmente efetivo" e bem tolerado. Combinando esse fármaco com outro anticonvulsivante, como o fenobarbital, pode-se aumentar sua eficácia. Doses utilizadas em cães variam de 75 a 200 mg/kg/8 h, quando usado individualmente, ou 30 a 40 mg/kg/dia quando combinado com o fenobarbital (em geral, diminui-se a dose de fenobarbital). Existem testes medicamentosos para o monitoramento terapêutico, mas esse tipo de pesquisa comumente não é realizado em animais. A concentração terapêutica situa-se na faixa de 350 a 830 μmol/mℓ (50 a 120 μg/mℓ), mas a "variação terapêutica" verdadeira para o valproato em animais não é conhecida.

IMEPITOÍNA

A imepitoína está aprovada para tratar epilepsia em cães na Europa, mas não nos EUA. Na Europa, o nome comercial é Pexion®; foi aprovado em 2013 e é considerado tratamento de primeira linha para epilepsia idiopática em cães. Os veterinários que atuam nos EUA não estão familiarizados com a imepitoína.

O mecanismo de ação da imepitoína consiste em reduzir as convulsões por potencializar os efeitos inibidores de GABA$_A$ mediados por receptor. Embora estruturalmente não seja classificada como um benzodiazepínico, essas ações são semelhantes às do diazepam e outras benzodiazepinas (Figura 17.1). A ação similar à das benzodiazepinas se deve a sua baixa afinidade pelo sítio de ligação benzodiazepínico do GABA$_A$; a sua afinidade pelo sítio de ligação é 600 vezes menor do que a do diazepam. Também, pode induzir um fraco bloqueio de canais de cálcio, o que pode contribuir para os efeitos clínicos.

Uso clínico em cães

A dose de imepitoína aprovada para cães é de 10 a 30 mg/kg VO, 2 vezes/dia. Está disponível em comprimidos de 100 mg e 400 mg, que podem ser fracionados, se necessário. Recomenda-se iniciar com 10 mg/kg e, a seguir, aumentar a dose até obter a resposta desejada. Não existem diretrizes, até o momento, para o monitoramento da concentração plasmática/sérica; por conseguinte, a dose deve ser ajustada com base na resposta clínica. A dose pode ser aumentada em incrementos de 50 a 100%, com dose máxima de 30 mg/kg, administrada 2 vezes/dia.

Em um experimento de campo realizado nos EUA, o fármaco foi comparado à primidona, em cães. A eficácia da imepitoína foi menor do que a da primidona, mas não foi julgada inferior; ademais, causou menos efeitos adversos em cães, em comparação com a primidona. Nos experimentos de campo que levaram à aprovação de seu uso na Europa, a eficácia da imepitoína foi comparável à do fenobarbital em cães com epilepsia idiopática. A agência europeia concluiu que, embora houvesse eficácia geral mais baixa da imepitoína, em comparação com o fenobarbital, alguns cães foram bem controlados com o tratamento com imepitoína. Foi mencionado que, embora a eficácia não fosse total com o tratamento com imepitoína em cães, o fármaco foi considerado "um tratamento adequado" em alguns cães devido ao seu perfil de segurança. O painel do consenso do ACVIM (Podell *et al.*, 2016) emitiu uma alta pontuação para o uso como monoterapia, porém deu uma nota baixa para uso como fármaco adjuvante. No estudo em que foi comparada com o fenobarbital no tratamento de epilepsia idiopática em cães (Tipold *et al.*, 2015), constatou-se ocorrência significativamente menor de eventos adversos causados pela imepitoína, em comparação com o fenobarbital. Embora a eficácia da imepitoína fosse inferior à do fenobarbital, a análise dos dados mostrou que a imepitoína não era estatisticamente inferior. Não foi avaliada no tratamento de estado de mal epiléptico (*status epilepticus*). O uso como medicamento adjuvante com outros fármacos não foi suficientemente avaliado, exceto em um estudo-piloto em que se notaram benefícios da combinação medicamentosa (Rieck *et al.*, 2006). Não há relato de estudo em gatos ou em outros animais.

Farmacocinética

Estudos em cães indicam que a meia-vida da imepitoína em cães da raça Beagle foi relativamente curta em comparação com outros fármacos anticonvulsivantes. A meia-vida foi de 1,5 a 2 h, mas pode ser administrada apenas 2 vezes/dia (Rundfeldt e Löscher, 2014). A maior parte da excreção do medicamento é pelas fezes. Os autores dos estudos sugeriram que o fármaco pode ter meia-vida mais curta em cães da raça Beagle do que em outras raças, mas tais estudos podem não ser representativos de pacientes clínicos. Os perfis de concentração não foram muito diferentes em cães Beagle em jejum, em comparação com animais alimentados. A área sob a curva (ASC) de concentração total foi maior nos cães em jejum, embora isso possa não ser suficiente para afirmar que haja uma diferença clinicamente relevante. A taxa de ligação à proteína foi de 56 a 57%, porém não foram identificadas interações medicamentosas relativas à ligação a proteínas.

Reações adversas

As reações adversas mais comuns em decorrência do uso de imepitoína relatadas em experimentos de campo foram letargia/sedação, poliúria/polidipsia e aumento do apetite. A maioria das reações foi branda e em geral transitória. Outros efeitos relatados foram hiperatividade, salivação excessiva, êmese, ataxia, diarreia e sensibilidade a ruído. Em estudos clínicos, causou menos reações adversas quando comparada à primidona ou ao fenobarbital. Em estudos clínicos, embora o fenobarbital estivesse associado a atividades crescentes das enzimas hepáticas ALT, fosfatase alcalina (ALP), aspartato aminotransferase (AST), γ-glutamil transferase (GGT) e glutamato desidrogenase (GLDH), não se constatou aumento de atividade dessas enzimas com o uso de imepitoína. Embora seja um agonista parcial do sítio de ligação de GABA$_A$, não há evidência de tolerância ou de dependência após repetidas doses de imepitoína.

Interações medicamentosas

A imepitoína é metabolizada por enzimas hepáticas; por conseguinte, as interações com outros fármacos que interferem em enzimas do citocromo P450 (ou CYP) são possíveis, mas não foram pesquisadas em cães. O fármaco não influenciou a atividade da maioria das isoformas humanas do citocromo P450, mas é possível a inibição da enzima CYP1A1 (Rundfeldt e Löscher, 2014). A imepitoína não interferiu na indução de enzimas, como acontece com o fenobarbital (Rundfeldt e Löscher, 2014). É um agonista parcial do receptor benzodiazepínico, mas não há evidência de que impeça a atividade de benzodiazepínicos administrados simultaneamente no tratamento agudo (p. ex., estado de mal epiléptico). Em um estudo-piloto (Rieck et al., 2006) não se constatou interação com o fenobarbital, administrado concomitantemente, em cães.

A imepitoína é pouco solúvel e se dissolve mais rapidamente em pH ácido. Por conseguinte, é possível que a supressão de ácidos gástricos (p. ex., com inibidores da bomba de prótons, como o omeprazol) possa interferir na absorção oral da imepitoína.

BENZODIAZEPINAS

Diazepam

O diazepam pertence à classe das benzodiazepinas (Figura 17.1). O diazepam é um fármaco importante no tratamento de convulsões agudas e de estado de mal epiléptico (*status epilepticus*), mas não é prático para tratamento de longa duração. O diazepam e outros benzodiazepínicos são discutidos nos Capítulos 9, 14 e 18.

Mecanismo de ação

O mecanismo de ação como anticonvulsivante envolve a hiperpolarização de neurônio e supressão da atividade neuronal.

As benzodiazepinas fazem isso mediante interação com o neurotransmissor inibitório GABA. A subunidade do receptor GABA$_A$ é a mais proeminente. Consiste em um canal de íon cloreto (Cl⁻) regulado por ligante, sendo o local de ação de muitas substâncias neuroativas, como as benzodiazepinas, os barbitúricos (discutidos anteriormente) e alguns anestésicos. As benzodiazepinas atuam no GABA$_A$ ao se ligarem a um sítio específico que é distinto daquele da ligação ao GABA. Não ativam receptores GABA diretamente (que é a ação de barbitúricos), mas modulam os efeitos do GABA. A partir da interação com GABA$_A$, aumenta a frequência de canais de Cl⁻ ativados pelo GABA.

Farmacocinética

Em seres humanos, a meia-vida do diazepam é de 43 h (média), mas pode variar de 24 a 48 h, e alcançar valor tão alto quanto 60 h. Em humanos, tem baixa taxa de extração hepática, em comparação com os cães. Nesses, a meia-vida é muito mais curta (Frey e Löscher, 1985), com alta taxa de extração hepática, o que o torna inapropriado para a maioria dos cães submetidos à terapia anticonvulsivante de longa duração. Após administração IV, relata-se meia-vida de apenas 15 min, e de até 3,2 h, dependendo do estudo (Papich e Alcorn, 1995). O diazepam é rapidamente transformado em dois metabólitos. Inicialmente ele sofre desmetilação e origina N-desmetildiazepam (também denominado nordiazepam), e a seguir origina oxazepam. Os metabólitos são excretados mais lentamente do que o diazepam e possuem potência equivalente a um terço da potência do diazepam, dependendo do estudo realizado para tal finalidade. A meia-vida do metabólito desmetildiazepam é de 2,2 a 3,6 h e do oxazepam é de 3,83 a 5,7 h. Em gatos, a meia-vida do diazepam é de 5,5 h, sendo a meia-vida do metabólito de 21 h. O diazepam é bastante lipofílico, mais que outros fármacos dessa classe. Sua alta lipofilia propicia alta concentração no SNC imediatamente após injeção IV, motivo pelo qual ele é tão útil no tratamento emergencial do estado de mal epiléptico.

Uso clínico

O diazepam em geral é o primeiro fármaco de escolha para o tratamento de estado de mal epiléptico porque se distribui rapidamente ao SNC após administração IV. Porém, não é apropriado para o tratamento prolongado de cães porque é necessária administração frequente. Também existem outras desvantagens: induz tolerância após o uso de doses repetidas, os animais podem desenvolver tolerância e há risco de uso abusivo (pelos proprietários dos animais).

Para o uso emergencial em cães, o diazepam é administrado por via intravenosa, na dose de 5 a 20 mg/animal (a concentração da solução injetável de diazepam é de 5 mg/mℓ). A dose equivalente é aproximadamente 0,5 mg/kg. O diazepam é lipofílico (Log P 2,76) e atravessa a barreira hematencefálica rapidamente, com rápida ação. Tem ação de curta duração, mas os metabólitos (desmetildiazepam e oxazepam) são ativos e apresentam meias-vidas mais longas. Doses repetidas podem ser administradas a pacientes que continuam a apresentar convulsões, porém alguns veterinários utilizam infusão em taxa constante. A dose de infusão IV é cerca de 0,5 mg/kg por hora (Bateman e Parent, 2000). Quando administrado na forma de infusão IV, deve-se ter cuidado com o risco de o diazepam ser adsorvido e absorvido pelo equipo de plástico utilizado para a infusão.

Administração retal. A administração retal é uma alternativa prática à administração IV em um animal com estado de mal epiléptico, quando a administração IV ou oral não for factível. O diazepam for rapidamente absorvido por essa via (Papich e Alcorn, 1995) e tem se mostrado efetivo em cães no tratamento domiciliar de convulsões em série (Podell, 1995). A solução injetável contendo 5 mg/mℓ é instilada no reto com auxílio de uma seringa, iniciando com dose de 0,5 a 1 mg/kg, até 2 mg/kg. O estudo realizado por Wagner et al. (1998) concluiu que a dose de 2 mg/kg VR foi efetiva, mesmo em cães submetidos ao tratamento prolongado com fenobarbital. Uma pequena cânula plástica acoplada à extremidade da seringa é utilizada para facilitar a administração. Uma formulação em gel disponibilizou esse uso (Dreifuss et al., 1998), porém tem custo mais alto.

Outras vias de administração. Têm sido usadas outras vias de administração, como a intranasal e a mucosa (gengival). A única dessas vias que foi bem examinada em cães é a via nasal. A administração intranasal de 0,5 mg/kg a cães Greyhound propiciou concentrações plasmáticas de diazepam e metabólitos em uma faixa de variação efetiva para o controle de convulsões (Platt et al., 2000). Um estudo mais detalhado que analisou metabólitos específicos mostrou que, após a administração intranasal de 0,5 mg/kg a cães, propiciou concentração efetiva em 5 min (Musulin et al., 2011). Embora o diazepam apresentasse meia-vida curta, de cerca de 2 h nesse estudo, a meia-vida dos metabólitos ativos (desmetildiazepam e oxazepam) foi muito mais longa. Esses dois estudos concluíram que a administração intranasal pode ser um método efetivo de tratamento de cães com estado de mal epiléptico.

Uso de diazepam em gatos. Em gatos, o diazepam tem meia-vida mais longa do que em cães e tem sido usado como um fármaco para controlar convulsões, tratar problemas comportamentais e estimular o apetite (ver Capítulo 18). Em gatos, utiliza-se dose de 0,25 a 0,5 mg/kg/8 h VO. Essa dose pode ser aumentada para 1 a 2 mg/kg/8 h, para o controle de convulsões. Reações hepáticas adversas (ver item *Reações adversas e tolerância*) causaram um declínio na administração prolongada em gatos.

Reações adversas e tolerância

Alguns neurologistas observaram que os pacientes podem se tornar refratários ao tratamento crônico (taquifilaxia) porque pode ocorrer diminuição do *feedback* da síntese do receptor benzodiazepínico ou diminuição na síntese de GABA. A tolerância em cães pode ser observada depois de 1 semana de uso. Após tratamento prolongado, a descontinuação do uso do medicamento deve ser gradativa e cuidadosa porque ocorre algum grau de dependência. Os sinais de abstinência podem incluir aumento da ansiedade e tremores.

Toxicose hepática em gatos. Há relato de necrose hepática em gatos após administração oral de diazepam (Center et al., 1996). Essa reação pode ser grave e fatal. A lesão hepática em geral surge após os 5 primeiros dias de tratamento. A hepatopatia induzida por diazepam em gatos pode ser causada pela lenta metabolização do medicamento no metabólito temazepam, e inibição da bomba de extração de sais biliares, provocando acúmulo de ácidos biliares em hepatócitos (Van Beusekom et al., 2015). Devido a essa reação, devem ser utilizados outros benzodiazepínicos em gatos.

Outros usos

Relaxante de músculos esqueléticos. As benzodiazepinas podem atuar como relaxantes musculares por inibir algumas vias espinais – mais provavelmente por ação do GABA – ou pela depressão direta de nervos motores e da função muscular. Exemplos de seu uso são: relaxamento do músculo esquelético da uretra em gatos após obstrução e relaxamento de músculo esquelético associado à discopatia espinal. Sua eficácia clínica como relaxante muscular tem sido questionada.

Tratamento de ansiedade, agressividade e alterações de comportamento em pequenos animais. Como os benzodiazepínicos são comumente utilizados em medicina humana para o tratamento de transtornos emocionais – ansiedade, estresse, fobias, agressividade, insônia etc. –, eles também têm sido administrados aos cães e gatos para o tratamento de ampla variedade de transtornos, com eficácia variável. Outros benzodiazepínicos, como o alprazolam, em geral são usados como ansiolíticos em animais. Uma discussão sobre o uso de alprazolam e outros benzodiazepínicos no tratamento de problemas comportamentais pode ser encontrada em uma publicação (Simpson e Papich, 2003) e no Capítulo 18.

Apetite induzido pelo diazepam em gatos com anorexia. As benzodiazepinas estimulam o apetite em gatos com anorexia (para tal finalidade, são menos efetivas em cães). O diazepam é administrado para esse fim na dose de 0,04 a 0,05 mg/kg IV. A administração oral de oxazepam também tem sido usada para essa indicação.

Midazolam

O midazolam não é utilizado no tratamento de longa duração de transtornos convulsivos em animais, mas é usado para tratar estado de mal epiléptico. Com frequência, é usado como adjuvante anestésico, como discutido no Capítulo 14. O midazolam atua da mesma maneira que outros benzodiazepínicos. Uma diferença importante entre midazolam e diazepam é a solubilidade. Em pH < 4 ele se apresenta na forma de anel aberto, possibilitando a preparação de sais hidrossolúveis. É capaz de alcançar equilíbrio nessa forma solúvel porque a solução (cloridrato de midazolam) tem pH de 2,5 a 3,7, ajustado com ácido hidroclorídrico e, se necessário, hidróxido de sódio. A preparação aquosa de midazolam provoca pouca irritação tecidual e pode ser administrada por via IM ou IV. Após a injeção, o pH mais neutro do corpo (pH acima de 5,5) converte o midazolam em um anel em forma fechada, o que facilita sua lipossolubilidade. Nesse pH, é quase tão lipofílico quanto o diazepam (Log P 2,68) e prontamente atravessa a barreira hematencefálica, para o tratamento de estado de mal epiléptico.

A farmacocinética do midazolam foi avaliada (Schwartz et al., 2013), com relato de resumos sobre farmacocinética de outros estudos. Por causa de sua absorção favorável e facilidade de administração, o midazolam se tornou um tratamento emergencial útil em casos de convulsões, na dose de 0,2 mg/kg (a solução contém 5 mg/mℓ). Em cães, a disponibilidade sistêmica, a partir da injeção IM, foi de 50% (Schwartz et al., 2013). Contudo, a absorção IM foi variável entre os cães e deve-se utilizar uma dose superior a 0,2 mg/kg para assegurar concentração alta o suficiente para controlar as convulsões. Diferentemente do diazepam, a absorção após a administração retal de midazolam foi baixa e é improvável que seja efetiva (Schwartz et al., 2013). O midazolam intranasal foi bem absorvido em cães, o suficiente para induzir eficácia de 70% em 47 s, no tratamento de estado de mal epiléptico (Charalambous et al., 2017). Em cães, a meia-vida é curta (cerca de 1 h) e podem ser necessárias doses adicionais, se for preciso o controle de longa duração das convulsões no hospital.

Clonazepam

O clonazepam é outro benzodiazepínico com mecanismo de ação semelhante ao do diazepam, porém muito mais potente. Existem evidências baseadas na prática de que seja um bom anticonvulsivante em cães refratários ao tratamento com fenobarbital, porém isso deve ser considerado apenas como um último recurso. O clonazepam sofre excreção saturável (ordem zero). À medida que a dose é aumentada, ou se os animais forem tratados por mais de 1 semana, a meia-vida aumenta (p. ex., de 1,5 h para 3 h). Assim como verificado com outros fármacos antiepilépticos, a meia-vida é muito mais longa em seres humanos, em comparação com cães. A dose inicial recomendada para cães é de 0,5 mg/kg, 2 a 3 vezes/dia (Frey e Löscher, 1985). Em gatos, o clonazepam tem sido usado como alternativa ao diazepam, a fim de evitar o risco de efeitos hepatotóxicos. Em gatos, a dose inicial é 0,5 mg/kg, 1 ou 2 vezes/dia.

O tratamento prolongado com clonazepam pode ocasionar síndrome de abstinência. Se os cães estiverem recebendo clonazepam e houver cessação abrupta do tratamento, os sinais de abstinência aguda podem ser observados, o que inclui inquietação, perda de peso, pirexia e decúbito. A descontinuação desse medicamento deve ser feita gradativamente, ao longo de um período de 1 mês, a fim de reduzir esses efeitos.

Clorazepato

O clorazepato é outro benzodiazepínico que também foi utilizado no tratamento de convulsões em animais. Porém, devido à falta de dados publicados sobre a eficácia e a disponibilidade de outros medicamentos, o clorazepato deve ser utilizado apenas após terem sido tentados outros tratamentos. Embora não existam informações publicadas concernentes a sua eficácia em cães, relatos empíricos indicam que o fármaco pode ser efetivo em alguns casos refratários.

O clorazepato sofre hidrólise e origina desmetildiazepam (nordiazepam), um metabólito ativo do diazepam. A meia-vida do desmetildiazepam é de 3 a 6 h em cães (30 a 100 h em seres humanos) (Frey e Löscher, 1985; Papich e Alcorn, 1995; Musulin et al., 2011). Em cães, a dose de 2 mg/kg/12 h pode propiciar concentração terapêutica. Em geral, a concentração plasmática terapêutica de desmetildiazepam é superior a 1 µg/mℓ.

Conforme mencionado para o clonazepam, o clorazepato também é usado em gatos como alternativa ao diazepam. Não existe muita experiência com gatos, porém tem-se utilizado dose na faixa de variação de 3,75 a 7,5 mg por animal, 1 vez/dia.

FELBAMATO

O felbamato é utilizado em cães refratários a outros medicamentos anticonvulsivantes. Como existe menos experiência com o uso de felbamato e há outros fármacos atualmente disponíveis, em geral ele é utilizado como último recurso (Bhatti et al., 2015). A sua ação não está completamente esclarecida, mas é um antagonista do complexo ionóforo-receptor N-metil-D-aspartato (NMDA). O antagonismo ao NMDA pode bloquear os efeitos de aminoácidos excitatórios e suprimir a atividade convulsiva (aumenta o limiar de convulsão e reduz a propagação da convulsão). Além disso, pode haver alguns efeitos neuroprotetores a partir do antagonismo a aminoácidos excitatórios. Esse mecanismo de ação exclusivo tem sido usado para justificar o uso desse fármaco em pacientes refratários a outros medicamentos anticonvulsivantes.

Farmacocinética

Em cães, relata-se meia-vida de cerca de 5 a 6 h (Adusumalli et al., 1992). A farmacocinética do fármaco não foi pesquisada em outros animais.

Uso clínico

A dose inicial em cães é de aproximadamente 15 a 20 mg/kg/8 h VO. Na prática, a dose inicial é de 200 mg/cão VO, em intervalos de 8 h (cães de pequeno porte), e aumenta até 200 mg por semana, até que as convulsões estejam controladas, e que se alcance dose máxima de 600 mg por animal, a cada 8 h. Em cães de grande porte, deve-se iniciar com 400 mg por animal, a cada 8 h, e aumentar gradualmente até alcançar dose máxima de 1.200 mg por cão a cada 8 h. (Essa variação de dose equivale a cerca de 15 a 65 mg/kg/8 h.) Em cães, o felbamato induziu sua própria metabolização; por conseguinte, pode haver necessidade de aumentar a dose à medida que a terapia progride. As formulações de felbamato para seres humanos estão disponíveis na forma de solução líquida de uso oral contendo 120 mg/mℓ e de comprimidos com 400 mg e 600 mg.

Reações adversas

As reações adversas ainda não foram documentadas com o uso clínico em cães, mas o fármaco não tem sido utilizado com frequência. Não parece que induza sedação e alterações comportamentais que outros medicamentos sabidamente causam. Não foram verificados sinais tóxicos em cães, a menos que a dose exceda 300 mg/kg/dia. Em seres humanos, existem claras advertências na bula. O uso em seres humanos tem causado anemia aplásica e insuficiência hepática grave, resultando em morte. Em seres humanos, foi demonstrado que a substância aumenta a concentração de fenobarbital em 20 a 30%, de modo que se sugere um monitoramento atento da concentração de fenobarbital.

GABAPENTINA

A gabapentina tem sido usada em cães e gatos para controlar convulsões quando outros agentes anticonvulsivantes não foram efetivos, ou quando outros fármacos foram excessivamente tóxicos. É comumente usada como tratamento adjuvante; não existem estudos publicados em que tenha sido usada como monoterapia. Apesar desse uso, existem poucas evidências disponíveis em cães ou gatos para mostrar que seja efetiva. Subsequentemente, não foi incluída como um fármaco recomendado pelo grupo de consenso do ACVIM (Podell et al., 2016).

A gabapentina é um análogo estrutural do GABA, mas o mecanismo de ação como anticonvulsivante não é totalmente conhecido. Não interage com receptores GABA e não é um agonista de GABA, e não influencia a absorção ou a degradação de GABA. Também não interfere em canais sódio-dependentes, tampouco tem afinidade por outros receptores de neurotransmissores, como aqueles influenciados por benzodiazepinas, glutamato, dopamina ou NMDA.

A mesma ação responsável pelo seu uso para tratar dor neuropática também pode explicar sua ação anticonvulsivante. Ao que tudo indica, o mecanismo de ação para tratar dor neuropática ocorre por meio do bloqueio dos canais dependentes de cálcio. A gabapentina inibe a subunidade alfa-2-delta ($\alpha_2 \Delta$) do canal de cálcio do tipo N dependente de voltagem nos neurônios. Após ligar-se à subunidade alfa-2-delta, reduz a entrada de cálcio necessária para a liberação de neurotransmissores – especificamente aminoácidos excitatórios – a partir de neurônios pré-sinápticos. Esse canal sofre suprarregulação quando os nervos são estimulados, como o que ocorre em condições epilépticas ou em associação à neuropatologia. O bloqueio dos canais tem pouco efeito em neurônios normais, mas parece suprimir neurônios estimulados.

Farmacocinética

Em cães, a gabapentina é absorvida, com disponibilidade oral sistêmica praticamente completa (80% ou mais) e não é influenciada por alimento. Em comparação com a excreção em seres humanos, a gabapentina tem meia-vida curta, de 2 a 4 h, em cães (Radulovic *et al.*, 1995; KuKanich e Cohen, 2011). A depuração sistêmica assemelha-se à taxa de depuração renal em cães, de 2 a 3 mℓ/kg/min (Radulovic *et al.*, 1995), o que levou à conclusão de que a gabapentina é excretada por mecanismos renais e não depende de biotransformação hepática, exceto por pequena biotransformação em *N*-metilgabapentina, em cães. Por conseguinte, tem sido empregada em animais quando hepatopatia ou comprometimento do metabolismo hepático são fatores de preocupação. A ligação à proteína em cães é mínima (Radulovic *et al.*, 1995).

A farmacocinética em gatos foi avaliada após o uso de doses de 4 mg/kg IV e 10 mg/kg VO (Siao *et al.*, 2010). A absorção oral foi de 89%, mas com variação entre os gatos. A meia-vida oral média foi de aproximadamente 3 h (semelhante à de cães). Esse estudo considera uma dose oral efetiva em gatos de 3 mg/kg/6 h.

Por causa do interesse do uso de gabapentina em equinos para o tratamento de dor crônica, a farmacocinética foi avaliada após a administração oral de 5 mg/kg (Dorokolu *et al.*, 2008). A depuração oral foi alta e a meia-vida foi de 3,4 h (semelhante à de cães e gatos). Em outro estudo, a absorção oral após a dose de 20 mg/kg foi de apenas 16%, mas a meia-vida foi mais longa (cerca de 8 h), e os equinos toleraram bem o medicamento (Terry *et al.*, 2010).

Lipofilia e penetração. O volume de distribuição é pequeno, quando comparado ao de outros anticonvulsivantes (0,158 ℓ/kg) (Radulovic *et al.*, 1995), o coeficiente de partição octanol/água (Log P) é de apenas –1,10 e o coeficiente de partição em pH de 6 a 8,5 (Log D) é de apenas –1,44. Esses valores indicam que a lipofilia é menor do que a necessária para penetrar na barreira hematencefálica. Por conseguinte, a gabapentina requer um transportador para penetrar no SNC. A gabapentina mimetiza um α-aminoácido e utiliza um transportador de aminoácido grande para penetrar no cérebro (Jolliet-Riant e Tillement, 1999).

Uso clínico

A gabapentina está disponível na forma de cápsulas de 100, 300 e 400 mg; comprimidos de 100, 300, 400, 600 e 800 mg; e solução oral contendo 50 mg/mℓ. As soluções contêm xilitol, sabidamente tóxico aos cães. A dose da solução oral administrada aos cães deve levar em conta a quantidade de xilitol que a acompanha; deve-se evitar o uso desse produto se o cão já estiver recebendo medicamento que contenha xilitol.

Uso como anticonvulsivante. A gapapentina é usada principalmente no tratamento de convulsões refratárias que não responderam a outros fármacos. Não tem sido usada individualmente como anticonvulsivante em animais. Em seres humanos, a dose varia de 900 a 1.800 mg por pessoa, por dia, com dose diária máxima de 3.600 mg. Em cães, a dose mais comumente utilizada (obtida de modo empírico) é 10 a 20 mg/kg VO, a cada 6 a 8 h. Um estudo realizado em cães Greyhound previu que uma dose de 10 a 20 mg/kg VO, a cada 8 h, propicia concentração efetiva de 2 µg/mℓ (KuKanich e Cohen, 2011). Em gatos, tem sido administrada dose de 5 a 10 mg/kg/dia VO, aumentando a frequência em até 2 vezes/dia.

Uso para tratamento de dor. Outra indicação da gabapentina em animais é para o tratamento de síndromes dolorosas – particularmente aquelas associadas com dor neuropática. O mecanismo responsável para esse efeito envolve o bloqueio de canais de cálcio que podem sofrer suprarregulação, em transtornos neuropáticos dolorosos, conforme discutido anteriormente. Esse uso provém da experiência em seres humanos, nos quais a gabapentina é usada para tratar dor neuropática causada por neuralgia pós-herpética (herpes-zóster), neuropatia diabética e outros tipos de dor associada à neuralgia. A dor neuropática é difícil de diagnosticar em animais, mas pode resultar de doença nervosa associada a outra doença subjacente. Não existem estudos bem controlados que tenham demonstrado alívio efetivo de dor neuropática em cães com o uso de gabapentina. Um estudo clínico com dor pós-cirúrgica não conseguiu demonstrar efetividade (Wagner *et al.*, 2010), e não conseguiu demonstrar um benefício significativo em cães para o tratamento da dor associada à cirurgia de disco intervertebral (Aghighi *et al.*, 2012). O uso de gabapentina também se tornou popular em gatos para o tratamento de dor crônica, porém estudos antinociceptivos não conseguiram demonstrar tal efeito (Pypendop *et al.*, 2010). Para dor neuropática, a dose empregada é de 10 a 15 mg/kg a cada 8 h VO, e aumentada conforme necessário, até dose semelhante à da dose anticonvulsivante.

Em equinos, a gabapentina também foi usada para tratar dor neuropática associada à laminite e a outras enfermidades. Após uma dose de 2,5 mg/kg VO a cada 12 h, a gabapentina subjetivamente mostrou aliviar a dor em um equino submetido à cirurgia (Davis *et al.*, 2007). Também tem sido usada em equinos de corrida, embora seja uma substância Classe 3 para essa espécie animal. Apesar desse interesse crescente para uso em equinos, e de poucos efeitos adversos relatados, o medicamento não tem efeito importante na redução do grau de claudicação, em comparação com animais que receberam placebo, nas doses de 5 e 10 mg/kg VO, 3 vezes/dia, em equinos com dor crônica (Caldwell *et al.*, 2015).

Reações adversas

Não têm sido relatados problemas sérios com relação à segurança no uso de gabapentina em animais durante o uso de rotina. Sedação e ataxia são relatadas como as únicas reações adversas importantes. Em seres humanos, foi descrita síndrome de abstinência provocada pela suspensão abrupta do fármaco, porém não foi relatada em animais.

Pregabalina

Outro fármaco relacionado à gabapentina é a pregabalina, porém a pregabalina é classificada como uma substância controlada nos EUA, e a gabapentina não. É usada em seres humanos para aliviar dor neuropática, de maneira semelhante ao uso da gabapentina. Existem algumas informações sobre seu uso em pequenos animais, mas são limitadas. Um estudo (Dewey *et al.*, 2009) em um pequeno número de cães mostrou benefício potencial como um fármaco adjuvante em adição ao fenobarbital e brometo, para epilepsia refratária. A dose usada em tal estudo foi de 3 a 4 mg/kg VO a cada 8 h.

A farmacocinética foi avaliada em cães (Salazar *et al.*, 2009) e foi semelhante à de seres humanos, com meia-vida de cerca de 7 h. O estudo sugeriu dose de 4 mg/kg/12 h para manter a concentração da substância em uma faixa de variação efetiva (2,8 a 8,2 µg/mℓ) para o tratamento de dor e epilepsia. Estudos preliminares sobre a farmacocinética em gatos sugeriu dose de 1 a 2 mg/kg/12 h, com aumento para 4 mg/kg/12 h VO (Cautela *et al.*, 2010). Como a absorção oral de gabapentina é baixa em equinos (16%), a pregabalina foi avaliada a fim de determinar se a absorção seria melhor. Em equinos, após uma dose de 4 mg/kg, a absorção oral foi de 98% e a meia-vida foi de cerca de 8 h (Mullen *et al.*, 2013). Os autores recomendaram a dose de 4 mg/kg VO a cada 8 h para obter concentração plasmática terapêutica em uma faixa de variação considerada efetiva para seres humanos.

LEVETIRACETAM

O levetiracetam é outro fármaco anticonvulsivante usado em seres humanos e que foi adaptado para uso em cães e gatos. O levetiracetam é estrutural e mecanicamente diferente de outras classes de fármacos anticonvulsivantes (Figura 17.1). O mecanismo de ação do levetiracetam não foi completamente esclarecido, porém apresenta ação anticonvulsivante relevante em seres humanos, em diversos tipos de convulsões. Não parece influenciar canais de membrana, GABA, atividade de receptor de membrana, nem a neurotransmissão no receptor de glutamato. O levetiracetam é capaz de suprimir a convulsão sem interferir na excitabilidade normal do neurônio. Um mecanismo de ação proposto seria a ligação a uma proteína pré-sináptica (vesícula sináptica 2a) e liberação de neurotransmissor modulador, controlado por voltagem e dependente de cálcio, a partir de vesículas, em neurônios. O local de ligação é exclusivamente no SNC, sem qualquer efeito periférico conhecido.

A farmacocinética foi avaliada suficientemente para recomendar protocolos de dosagens a fim de manter concentração plasmática considerada efetiva em seres humanos (Isoherranen *et al.*, 2001; Dewey *et al.*, 2008; Patterson *et al.*, 2008; Moore *et al.*, 2010, 2011). Tem boa absorção oral, porém meia-vida curta, necessitando de repetição da dose a cada 8 h. Não foi utilizado como tratamento individual para cães ou gatos. Em geral, é utilizado como adjuvante em pacientes com epilepsia refratária ao tratamento com fenobarbital ou brometo.

De acordo com Isoherranen *et al.*, (2001), o levetiracetam é o análogo etil do piracetam, que tem sido usado, entre outras coisas, para a estimulação da cognição em idosos. O levetiracetam é o isômero S de uma substância quiral que existe em dois enantiômeros. Apenas a forma S, o levetiracetam, tem ação anticonvulsivante. Apresenta alta solubilidade (> 1 g/mℓ) e coeficiente de partição octanol/água (Log D a 7,4) de –0,64.

Farmacocinética

Em estudos farmacocinéticos realizados em cães utilizando-se doses IV, IM e VO (Isoherranen *et al.*, 2001; Dewey *et al.*, 2008; Patterson *et al.*, 2008; Moore *et al.*, 2010, 2011), notou-se que o levetiracetam tem absorção de 100%, independentemente da via dessas vias de administração. A taxa de ligação do levetiracetam à proteína é baixa (< 10%); por conseguinte, fármacos ou anormalidades que influenciam a concentração plasmática de proteína não alteram a farmacocinética do levetiracetam. O volume de distribuição variou de 0,45 a 0,89 ℓ/kg, dependendo do estudo. Com meia-vida de 3 a 4,5 h, pode ser administrado 3 vezes/dia e manter concentração plasmática na faixa de variação mencionada para seres humanos como efetivas (Moore *et al.*, 2010). Após múltiplas doses, ao longo de 6 dias, não houve alteração nos parâmetros farmacocinéticos (Moore *et al.*, 2010).

O levetiracetam não sofre metabolização hepática importante; é excretado principalmente na urina, de forma inalterada. Embora tenham sido documentadas interações medicamentosas com o fenobarbital (ver item *Reações adversas e interações*), não se deve esperar que uma doença hepática influencie sua farmacocinética. Esse fármaco tem sido uma das medicações preferidas quando se prevê que a função hepática possa estar alterada por outros fármacos ou por doenças.

A farmacocinética em gatos demonstrou absorção oral de 100% e meia-vida curta de aproximadamente 3 h (Carnes *et al.*, 2011; Dewey *et al.*, 2005); contudo, a meia-vida foi variável entre gatos em um estudo clínico (Bailey *et al.*, 2008).

Uso clínico

O levetiracetam é usado clinicamente em cães para tratar epilepsia refratária quando outros fármacos não foram efetivos, frequentemente como um adjuvante à terapia com fenobarbital e/ou brometo (Podell *et al.*, 2016; Bhatti *et al.*, 2015). Estudos clínicos revelaram algum sucesso inicial, porém os benefícios no longo prazo são incertos. Em um pequeno estudo (Volk *et al.*, 2008), a maioria dos cães respondeu inicialmente com diminuição da frequência de convulsões, porém a maioria dos que responderam apresentou aumento na frequência de convulsões após 4 a 8 meses de tratamento continuado. Em um estudo retrospectivo (Packer *et al.*, 2015), ele foi efetivo na maioria dos cães que receberam o fármaco como tratamento de manutenção ou tratamento em pulso; porém, em outro estudo clínico não foi efetivo em um pequeno número de cães, em comparação com animais que receberam placebo quando adicionado a outros tratamentos anticonvulsivantes em cães com epilepsia refratária (Muñana *et al.*, 2012). O painel de consenso do ACVIM conferiu uma nota baixa para o tratamento monoterápico, mas uma nota melhor como terapia adicional.

O levetiracetam está disponível na forma de comprimidos de 250, 500 e 750 mg. A dose humana usual é de 500 mg a cada 12 h. Em cães, a dose típica é de 20 mg/kg VO, a cada 8 h, o que mantém a concentração plasmática em uma faixa de variação relatada como suficiente para atuar como anticonvulsivante em seres humanos (Moore *et al.*, 2010). Em cães que recebem pré-tratamento com levetiracetam para prevenir convulsões pós-cirúrgicas devido à cirurgia de desvio (*shunt*) portossistêmico, a dose de 20 mg/kg a cada 8 h reduz significativamente o risco de convulsões pós-cirúrgicas e morte (Fryer *et al.*, 2011).

As concentrações plasmáticas efetivas em cães e gatos não são conhecidas, mas a dose capaz de alcançar concentração plasmática efetiva em seres humanos é de 12 a 46 µg/mℓ. Também há disponibilidade de formulações genéricas de liberação prolongada para seres humanos que têm sido usadas em cães. Embora a prolongação da concentração plasmática efetiva seja menor com o uso de formulação de liberação prolongada, em alguns cães pode ser administrada em intervalos de 12 h, com manutenção da concentração plasmática do medicamento acima do nível terapêutico sugerido. Os comprimidos de liberação prolongada (500 e 750 mg) contêm levetiracetam em um polímero que controla a liberação do fármaco. Os comprimidos não devem ser esmagados ou quebrados para que as propriedades de liberação prolongada sejam mantidas. Também existe uma formulação injetável (100 mg/mℓ) que pode ser administrada IV e ela mostrou ser efetiva para o tratamento de emergência de convulsões (Hardy *et al.*, 2012). A dose IV inicial no estudo foi de 30 mg/kg e pode ser aumentada com segurança até 60 mg/kg. A administração retal da solução IV também foi avaliada em cães. Embora a dose retal devesse ser mais elevada do que a administração oral (40 mg/kg para cães), a absorção a partir da via retal pode alcançar concentração efetiva (Peters *et al.*, 2014). Em cães de grande porte, isso pode não ser prático por causa do grande volume necessário para administrar uma dose efetiva.

As avaliações de levetiracetam se limitam a um pequeno número de gatos (Bailey *et al.*, 2008; Dewey *et al.*, 2005). A dose de 20 mg/kg a cada 8 h VO, foi bem tolerada e efetiva em alguns gatos, como adjuvante ao tratamento com fenobarbital. Para manter concentração efetiva, podem ser necessárias doses mais elevadas em alguns desses animais (Carnes *et al.*, 2011). Em gatos foi descrita uma síndrome conhecida como convulsões reflexas audiogênicas, em que as convulsões podem ser desencadeadas por sons de alta frequência (Lowrie *et al.*, 2016). Aparentemente os gatos com essa forma de convulsão respondem muito melhor ao tratamento com levetiracetam do que com fenobarbital. A eficácia para essa síndrome pode estar relacionada com a afinidade do levetiracetam pela vesícula sináptica que atua como mediador do efeito anticonvulsivante.

Reações adversas e interações

Foram relatadas poucas reações adversas em cães e gatos nas doses atualmente recomendadas. Alguns cães podem manifestar sinais de sedação, ataxia, inquietação e distúrbios gastrintestinais, mas, nesses casos, sempre foi administrado junto a pelo menos outro anticonvulsivante. Em cães, administra-se levetiracetam IV, na dose de 60 mg/kg, sem relato de efeitos adversos (Dewey *et al.*, 2008; Patterson *et al.*, 2008). Em dose superior a 600 mg/kg/dia, foram observados náuseas e vômitos em cães, porém, nenhuma morte. A reação adversa mais comum em gatos foi letargia. Em seres humanos, as reações adversas são incomuns e podem ser idiossincráticas porque não há relação entre a concentração plasmática do medicamento e a ocorrência de reações adversas (Contin *et al.*, 2004).

Como o fármaco não depende de extensa metabolização hepática pelas enzimas do citocromo P450, as interações medicamentosas são incomuns. Contudo, estudos em cães (Moore *et al.*, 2011) mostraram diminuição significativa na concentração plasmática, redução da meia-vida e depuração mais rápida de levetiracetam, quando administrado com o fenobarbital (a indução enzimática por fenobarbital é discutida no item *Farmacocinética*). Estudos em seres humanos mostraram que idosos podem apresentar depuração mais lenta, e alguns fármacos anticonvulsivantes induziram depuração mais rápida do fármaco (Hirsch *et al.*, 2007; Contin *et al.*, 2004; May *et al.*, 2003). Em idosos, a depuração mais lenta foi associada à menor depuração de creatinina.

ZONISAMIDA

A zonisamida é um anticonvulsivante de uso humano administrado em alguns casos de epilepsia, em cães, e em alguns gatos refratários a outros fármacos. A zonisamida é clinicamente classificada como uma sulfonamida (Figura 17.1), porém não relacionada a outros anticonvulsivantes. Apresenta pKa elevado, de 10,2, baixo peso molecular, de 212,23, e solubilidade em água próxima a 1 mg/mℓ. É capaz de suprimir convulsões induzidas por diversos estímulos. O mecanismo de ação não está claro. Não influencia os mecanismos mediados por GABA, porém, pode bloquear canais de sódio e cálcio regulados por voltagem (canais de cálcio tipo T). O resultado dessas ações é a estabilização de membranas de neurônios e supressão da hiperatividade neuronal.

Farmacocinética

Por causa do interesse crescente para o uso de zonisamida como anticonvulsivante em animais, mais informações foram disponibilizadas. Em seres humanos, apresenta baixa taxa de ligação à proteína (40%), alto volume de distribuição, baixa taxa de depuração (0,3 mℓ/kg/min) e meia-vida de 63 h, no plasma, e 105 h em eritrócitos. Sua concentração é muito maior nos eritrócitos (8 vezes mais), que são algumas vezes empregados em testes medicamentosos. É excretada principalmente na urina, na forma do fármaco original ou como um metabólito glicuronídeo. Também sofre *N*-acetilação. Como esses dois mecanismos – *N*-acetilação e glicuronidação – são deficientes em cães e gatos, respectivamente, isso pode contribuir para as importantes diferenças farmacocinéticas em cães e gatos, comparativamente aos seres humanos. Os cães sabidamente apresentam reações adversas a fármacos antimicrobianos do tipo sulfonamida, as quais podem estar relacionadas a sua deficiência no metabolismo de *N*-acetilação (discutido com mais detalhes no Capítulo 32).

A distribuição da zonisamida foi avaliada em cães (Matsumoto *et al.*, 1983; Boothe e Perkins, 2008). Nesses animais, a absorção após administração oral do fármaco foi de 68%, com meia-vida plasmática de 15 a 17 h, dependendo do estudo e da via de administração, porém mais longa em eritrócitos (44 a 46 h no sangue total, e 91 h em eritrócitos). A taxa de ligação a proteínas foi, em média, 39,5% em uma gama de concentrações (Boothe e Perkins, 2008). Em gatos, a meia-vida média foi mais longa do que em cães (31,5 h), após uma dose de 10 mg/kg (Hasegawa *et al.*, 2008).

Uso clínico

Em cães, foram recomendadas doses de zonisamida iniciais na faixa de variação de 6 a 10 mg/kg, 2 vezes/dia VO. Porém, com base em um estudo farmacocinético (Boothe e Perkins, 2008), essas doses podem ser altas em demasia e esses autores recomendaram dose de 3 mg/kg VO, 2 vezes/dia, até obter a concentração desejada de 15 µg/mℓ. O fenobarbital pode aumentar a taxa de depuração (em aproximadamente 50%). Por conseguinte, se administrada junto ao fenobarbital, pode-se utilizar uma dose maior, de 7 a 10 mg/kg, 2 vezes/dia (Orito *et al.*, 2008). Está disponível na forma de cápsulas de 100 mg.

Raramente é usada de maneira individual e está reservada para tratar epilepsia em animais como adjuvante de outros fármacos. Em estudos clínicos com pequeno número de cães tratados para epilepsia refratária, associada a outros medicamentos, mostrou-se efetiva na maioria dos cães. O grupo de consenso do ACVIM conferiu-lhe nota baixa como tratamento monoterápico e nota moderada como adjuvante terapêutico. Há três estudos de eficácia relatados em animais. No estudo de Dewey *et al.* (2004), 12 cães com epilepsia refratária foram tratados com dose média de 8,9 mg/kg/12 h VO; 58% dos cães responderam favoravelmente, porém, 5 de 12 cães apresentaram aumento da frequência de convulsões. No estudo de Klopmann *et al.* (2007), foram avaliados dados de 11 cães. Os cães receberam 10 mg/kg, 2 vezes/dia, para o tratamento de epilepsia refratária. Dos 11 cães, 9 responderam favoravelmente ao tratamento. Em três dos cães houve uma diminuição da resposta com o passar do tempo, o que pode refletir tolerância ao tratamento prolongado.

Em termos clínicos, em geral a zonisamida não é monitorada, porém há relato de concentração efetiva em cães superior a 12,6 µg/mℓ (Masuda *et al.*, 1979). Em cães, foram observados efeitos neurotóxicos em concentração superior a 96 µg/mℓ. No estudo realizado por Dewey *et al.* (2004), citado anteriormente, a concentração efetiva variou de 10 a 40 µg/mℓ e, de modo semelhante, no relato de Klopmann *et al.* (2007), foi de 15 a 38 µg/mℓ. A maioria dos neurologistas veterinários atualmente recomenda uma concentração plasmática desejável de 10 a 40 µg/mℓ, com base na extrapolação de dados obtidos em seres humanos (Muñana, 2013; Bhatti *et al.*, 2015; Podell *et al.*, 2016). Ao se mensurar a concentração plasmática do fármaco, deve-se evitar hemólise na amostra.

Em gatos, o uso de zonisamida é mais limitado, em comparação com cães. Tem-se utilizado dose de 5 mg/kg VO, a cada 12 a 24 h.

Reações adversas

A administração de zonisamida a animais tem sido infrequente; por conseguinte, ainda não existe uma avaliação completa quanto à incidência de reações adversas. Em estudos clínicos, os efeitos adversos relatados foram sedação (transitória), ataxia e vômitos (Dewey *et al.*, 2004). Lesão hepática idiossincrática e acidose tubular renal raras foram observadas em alguns cães. Também houve algumas reações adversas semelhantes àquelas provocadas pelas sulfonamidas. Por causa da semelhança estrutural entre zonisamida e sulfonamidas, esse fato pode ser uma preocupação.

Em estudos de segurança, verificaram-se que os cães toleraram doses de 10 a 175 mg/kg, ao longo de 52 semanas (dados da empresa farmacêutica). Na dose de 1 mil mg/kg, em cães, notou-se diminuição do movimento locomotor, ataxia e vômitos (dados da empresa farmacêutica). Em um estudo sobre farmacocinética e segurança (Boothe e Perkins, 2008), os exames clínico-laboratoriais permaneceram normais após 8 semanas de tratamento, porém a concentração de tiroxina (T_4) pode ser mais baixa em alguns cães. (Fármacos semelhantes a sulfonamidas sabidamente influenciam a síntese de tiroxina, em cães.)

Em um estudo em gatos, a segurança foi avaliada após 9 semanas de administração diária de 20 mg/kg (Hasegawa *et al.*, 2008). Letargia, anorexia e problemas gastrintestinais foram observados. Leves problemas gastrintestinais foram observados em 50% dos gatos. Alguns animais apresentaram reações neurológicas quando receberam altas doses.

BROMETO (BROMETO DE POTÁSSIO E BROMETO DE SÓDIO)

O brometo é o anticonvulsivante mais antigo; por outro lado, é o quimicamente mais simples. Foi usado em seres humanos já no meio do século 19 e seu uso foi descrito em cães já em

1907. Como é tóxico aos seres humanos, foi substituído por outros anticonvulsivantes após a introdução de fenobarbital em 1918. Não existem formulações comerciais disponíveis nos EUA, porém algumas estão aprovadas em outros países. Nos EUA, as formulações de doses empregadas em animas são preparadas a partir da manipulação da substância química ativa. Hoje em dia, é usada comumente em cães, porém com menor frequência em gatos (Podell e Fenner, 1994; Trepanier, 1995). O mecanismo de ação exato não está determinado, mas parece estabilizar a membrana celular de neurônios. Pode penetrar no canal de cloreto e alcançar níveis intracelulares na membrana pós-sináptica, causando hiperpolarização da membrana celular dos neurônios.

Farmacocinética

A taxa de absorção dos produtos manipulados de uso oral é de cerca de 46%. O volume de distribuição (0,45 ℓ/kg) sugere distribuição igual na água corporal. A meia-vida em cães é de cerca de 25 dias, mas pode ser variável. A taxa de excreção pode variar, dependendo da dieta do paciente (ver item *Efeito da dieta*). Como a meia-vida é longa, é necessária a administração diária prolongada para que esse fármaco se acumule e alcance concentração plasmática estável. No entanto, durante a fase de acúmulo (período de dose de carregamento), a meia-vida é mais curta (15 dias; March *et al.*, 2002), o que resulta em acúmulo mais rápido. A meia-vida em gatos é um pouco menor do que em cães – cerca de 14 dias, e talvez tão curta quanto 10 dias (Boothe *et al.*, 2002). O brometo é totalmente excretado pelos rins; por conseguinte, o comprometimento hepático ou o uso de fármacos que interferem nas enzimas do citocromo P450 não influenciam a taxa de depuração.

Uso clínico em cães

O brometo tem sido usado juntamente ao fenobarbital no tratamento de convulsões refratárias e, também, como monoterapia (uso como único fármaco). No tratamento de epilepsia em cães, não é tão efetivo como monoterapia quanto o fenobarbital (Boothe *et al.*, 2012), porém pode ser aceitável em alguns cães. Quando o brometo é administrado como fármaco único, pode ser preciso aumentar a sua dose, em comparação com a administração simultânea de brometo e fenobarbital. Quando utilizado com fenobarbital, sua dose pode ser diminuída em até 50%. Um estudo relatou que em 19% dos cães tratados com fenobarbital e brometo, o fenobarbital por fim foi descontinuado e ainda se manteve o controle de convulsões (Trepanier *et al.*, 1998).

O painel de consenso do ACVIM (Podell *et al.*, 2016) deu ao brometo uma nota moderada, tanto quando usado como monoterapia quanto como tratamento adjuvante. Com maior frequência, o brometo é usado como terapia adjuvante em casos de epilepsia refratária nos quais se utilizam outros medicamentos anticonvulsivantes. Quando o brometo de potássio (KBr) foi utilizado para tratar epilepsia em cães que não responderam ao tratamento individual com fenobarbital, a taxa de eficácia foi de 60% e um autor relatou melhora de até 72% no controle das convulsões (Trepanier *et al.*, 1998). Após vários dias de uso de brometo no tratamento de epilepsia em cães, uma revisão abrangente (Baird-Heinz *et al.*, 2012) concluiu que "o brometo de potássio não é uma escolha terapêutica apropriada para todos os cães". Os autores reconheceram que pode ser útil para alguns casos, porém também ressaltaram a importância de dosagem cuidadosa, monitoramento da concentração sérica do fármaco e observação quanto a reações adversas, a fim de assegurar terapia segura e efetiva.

Dose de manutenção. Em geral, utiliza-se o brometo de potássio, mas também pode ser usado o brometo de sódio. A maioria das farmácias de manipulação veterinárias tem receitas para preparar uma solução oral, de custo relativamente baixo. As formas manipuladas foram testadas e mostraram-se estáveis por diversos meses. Contudo, a adesão às boas práticas de manipulação é importante para assegurar uma dose segura e efetiva. Em cães, a dose típica de brometo de potássio é de 30 a 40 mg/kg VO, 1 vez/dia. (Isso significa 20 a 27 mg de brometo/kg, 1 vez/dia.) Administra-se dose menor geralmente quando combinado com fenobarbital, ao passo que doses maiores são administradas quando se usa monoterapia.

Existe uma grande variabilidade entre animais com relação à absorção e à excreção. Por conseguinte, sugere-se que cada paciente seja monitorado quanto aos sinais de efeitos tóxicos (ataxia, depressão do sistema nervoso central), bem como o monitoramento da concentração plasmática e, se necessário, o ajuste da dose.

Dose de carregamento. Dose de carregamento de 600 mg/kg VO ao longo de 3 a 4 dias é administrada a pacientes que necessitam obter concentração terapêutica rapidamente, na faixa de variação de 1 a 1,5 mg/mℓ. Se os cães estiverem recebendo exclusivamente brometo (sem fenobarbital), use uma dose inicial de 40 a 50 mg/kg/dia. Em um estudo, March *et al.* (2002) administraram dose de carregamento de 30 mg/kg, 2 vezes/dia, durante 115 dias, até obter concentração estável entre 200 e 300 mg/dℓ.

Em alguns casos, foi necessário administrar dose de carregamento de brometo de sódio IV. Isso foi conseguido misturando-se brometo de sódio (o brometo de potássio pode ocasionar concentração de potássio não segura em alguns pacientes, se administrado por via IV), em uma solução, de modo a liberar uma dose inicial de 600 a 1.200 mg/kg ao longo de cerca de 8 h. Se a concentração plasmática ainda estiver na menor concentração da faixa de variação, pode-se administrar uma dose de carregamento adicional, por via IV.

Efeito da dieta

Dietas com alto teor de cloreto ocasionam excreção mais rápida do brometo (diminui em até 50% a meia-vida, quando fornecida dieta com alto teor de cloreto); por conseguinte, a dieta deve ser mantida constante ao longo do tratamento, ou deve-se monitorar a concentração sérica de brometo toda vez que a dieta for alterada. Algumas dietas prescritas apresentam teor de cloreto alto ou limitado e os pacientes que recebem essas dietas podem precisar de ajustes da dose.

Uso clínico em gatos

Um relato, acompanhado de revisão anexa, avaliou o uso de brometo em gatos (Boothe *et al.*, 2002). Nesse relato, os autores constataram meia-vida de apenas 11,2 dias. Uma avaliação do uso clínico mostrou que houve controle inadequado das convulsões em cerca de 50% dos animais, apesar de a concentração sérica ser considerada efetiva, em cães. A dose mais comum foi de 30 mg/kg/dia. Mais importante, cerca de 50% dos gatos desenvolveram reações adversas. O efeito adverso mais comum foi tosse (ver item *Efeitos colaterais e reações adversas*); e relatos de acompanhamento de casos

de doença de vias respiratórias do trato inferior causada por brometo, em gatos, concluíram que "o uso de brometo para o controle de convulsões em gatos não pode ser recomendado" (Bertolani *et al.*, 2012).

Monitoramento terapêutico

As concentrações plasmáticas do fármaco podem ser mensuradas na maioria dos laboratórios de diagnóstico veterinário. A sua mensuração no plasma é um procedimento relativamente fácil, em geral com base na reação do cloreto de ouro e observação da cor da solução reagente. Comumente se relata como concentração efetiva quando se obtém 1 a 2 mg/mℓ (100 a 200 mg/dℓ). Se a concentração for inferior a 1,0 mg/mℓ, deve-se aumentar a dose. Se o brometo for usado como único anticonvulsivante (sem fenobarbital), pode ser necessária concentração de até 2 a 3 mg/mℓ (200 a 300 mg/dℓ).

Efeitos colaterais e reações adversas

Efeitos colaterais como polifagia, poliúria/polidipsia e alterações comportamentais foram relatados em alguns cães. A intoxicação por brometo (bromismo) foi relatada quando a concentração sérica do brometo era elevada e/ou em caso de administração de alta dose (Rossmeisl e Inzana, 2009). Os sinais de intoxicação estavam bastante relacionados à depressão do SNC e incluíam depressão, fraqueza, ataxia e diminuição da propriocepção. Esses sinais podem ser aliviados com o decréscimo da dose, ou mediante diurese para aumentar a excreção renal. Os autores desse estudo (Rossmeisl e Inzana, 2009) indicaram que a razão mais comum para o desenvolvimento de bromismo era o monitoramento abaixo do ideal da concentração sérica do medicamento, resultando em concentração excessivamente elevada. Eles também mencionaram que erros durante a manipulação podem resultar em erros na dose. O brometo pode causar desconforto estomacal em alguns casos, e a administração junto ao alimento pode aliviar esse problema. Existem evidências de que o tratamento com brometo, ou a associação de fenobarbital e brometo, pode aumentar o risco de pancreatite em cães, porém a confirmação clínica desse risco não foi comprovada (Steiner *et al.*, 2008). Um sinal típico de alta concentração de brometo é a rigidez articular em membros pélvicos. Alguns animais podem mostrar sinais de sedação nas primeiras 3 semanas de tratamento, porém desenvolvem tolerância com o tratamento crônico.

Em gatos, foram verificados sintomas respiratórios semelhantes aos da asma felina (tosse) (Boothe *et al.*, 2002). Não se conhece o mecanismo, mas não se acredita que seja uma reação alérgica, e sim resultado da inflamação de vias respiratórias. Uma série de casos de acompanhamento relatou doença de vias respiratórias do trato inferior associada ao uso de brometo, em gatos tratados com esse fármaco (Bertolani *et al.*, 2012). Em alguns gatos, notou-se inflamação neutrofílica e eosinofílica das vias respiratórias. Os autores concluíram que o brometo pode induzir doença grave e irreversível do trato respiratório inferior, em alguns casos, e a resolução completa dos sinais clínicos não ocorreu até que o tratamento com brometo fosse suspenso.

Interações medicamentosas

Quando um animal é submetido ao tratamento com brometo de potássio, ele pode causar mensuração falsamente elevada de cloreto no soro, em alguns exames.

REFERÊNCIAS BIBLIOGRÁFICAS E LEITURA COMPLEMENTAR

Adusumalli VE, Gilchrist JR, Wichmann JK, Kucharczyk N, Sofia RD. (1992). Pharmacokinetics of felbamate in pediatric and adult beagle dogs. *Epilepsia.* **35**, 955–960.

Aghighi SA, Tipold A, Piechotta M, Lewczuk P, Kästner SB. (2012). Assessment of the effects of adjunctive gabapentin on postoperative pain after intervertebral disc surgery in dogs. *Vet Anaesthes Analg.* **39**, 636–646.

Aitken MM, Hall E, Scott L, Davot JL, Allen WM. (2003). Liver-related biochemical changes in the serum of dogs being treated with phenobarbitone. *Vet Rec.* **153**, 13–16.

Bailey DN. (1992). Relative binding of therapeutic drugs by sera of seven mammalian species. *J Anal Toxicol.* **22**, 587–590.

Bailey KS, Dewey CW, Boothe DM, Barone G, Kortz GD. (2008). Levetiracetam as an adjunct to phenobarbital treatment in cats with suspected idiopathic epilepsy. *J Am Vet Med Assoc.* **232**, 867–872.

Baird-Heinz HE, Van Sckoick AL, Pelsor FR, Ranivand L, Hungerford LL. (2012). A systematic review of the safety of potassium bromide in dogs. *J Am Vet Med Assoc.* **240**, 705–715.

Bateman SW, Parent JM. (2000). Clinical findings, treatment, and outcome of dogs with status epilepticus or cluster seizures: 156 cases (1990–1995). *J Am Vet Med Assoc.* **215**, 1463–1468.

Bertolani C, Hernandez J, Gomes E, Cauzinille L,Poujade A, Gabriel A. (2012). Bromide-associated lower airway disease: a retrospective study of seven cats. *J Feline Med Surg.* **14**, 591–597.

Bhatti SF, De Risio L, Muñana K, Penderis J, Stein VM, Tipold A, Berendt M, Farquhar RG, Fischer A, Long S, Löscher W. (2015). International Veterinary Epilepsy Task Force consensus proposal: medical treatment of canine epilepsy in Europe. *BMC Vet Res.* **11**, 176.

Bialer M. (1992). Pharmacokinetic evaluation of sustained release formulations of antiepileptic drugs: clinical implications. *Clin Pharmacokin.* **22**, 11–21.

Bialer M, Friedman M, Dubrovsky J. (1984). Comparative pharmacokinetic analysis of a novel sustained release dosage form of valproic acid in dogs. *Biopharmaceut Drug Dispos.* **5**, 1–10.

Bialer M, Friedman M, Dubrovsky J. (1986). Relation between absorption half-life values of four novel sustained-release dosage forms of valproic acid in dogs and humans. *Biopharmaceut Drug Dispos.* **7**, 495–500.

Boothe DM, Dewey C, Carpenter DM. (2012). Comparison of phenobarbital with bromide as a first-choice antiepileptic drug for treatment of epilepsy in dogs. *J Am Vet Med Assoc.* **240**, 1073–1083.

Boothe DM, George KL, Couch P. (2002). Disposition and clinical use of bromide in cats. *J Am Vet Med Assoc.* **221**, 1131–1135.

Boothe DM, Perkins J. (2008). Disposition and safety of zonisamide after intravenous and oral single dose and oral multiple dosing in normal hound dogs. *J Vet Pharmacol Ther.* **321**, 544–553.

Bunch SE. (1989). Drug-induced hepatic diseases of dogs and cats. In Kirk RW (ed.). *Current Veterinary Therapy X.* Philadelphia, WB Saunders. 879–883.

Caldwell FJ, Taintor J, Waguespack RW, Sellers G, Johnson J, Lin HC. (2015). Effect of PO administered gabapentin on chronic lameness in horses. *J Equine Vet Sci.* **35**, 536–540.

Carnes MB, Axlund TW, Boothe DM. (2011). Pharmacokinetics of levetiracetam after oral and intravenous administration of a single dose to clinically normal cats. *Am J Vet Res.* **72**, 1247–1252.

Cautela MA, Dewey CW, Schwark WS, Cerda-Gonzalez S, Badgley BL. (2010). Pharmacokinetics of oral pregabalin in cats after single dose administration. *J Vet Intern Med.* **24**, 739–740.

Center SA, Elston TH, Rowland PH, Rosen DK, Reitz BL, Brunt JE, Rodan I, House J, Bank S, Lynch LR, Dring LA. (1996). Fulminant hepatic failure associated with oral administration of diazepam in 11 cats. *J Am Vet Med Assoc.* **209**, 618–625.

Charalambous M, Bhatti SF, Van Ham L, Platt S, Jeffery ND, Tipold A, Siedenburg J, Volk HA, Hasegawa D, Gallucci A, Gandini G. (2017). Intranasal midazolam versus rectal diazepam for the management of canine status epilepticus: a multicenter randomized parallel-group clinical trial. *J Vet Intern Med.* (e-publication) May 24.

Charalambous M, Brodbelt D, Volk HA. (2016). The evidence behind the treatment of canine idiopathic epilepsy. *Veterinary Evidence.* **1**.

Chauvet AE, Feldman EC, Kass PH. (1995). Effects of phenobarbital administration on results of serum biochemical analyses and adrenocortical function tests in epileptic dogs. *J Am Vet Med Assoc.* **207**, 1305–1307.

Cochrane SM, Parent JM, Black WD, Allen DG, Lumsden JH. (1990a). Pharmacokinetics of phenobarbital in the cat following intravenous and oral administration. *Can J Vet Res.* **54**, 132–138.

Cochrane SM, Parent JM, Black WD, Allen DG, Lumsden JH. (1990b). Pharmacokinetics of phenobarbital in the cat following multiple oral administration. *Can J Vet Res.* **54**, 309–312.

Contin M, Albani F, Riva R, Baruzzi A. (2004). Levetiracetam therapeutic monitoring in patients with epilepsy. *Therapeut Drug Monit.* **26**, 375–379.

Cunningham JG, Haidukewych D, Jensen HA. (1983). Therapeutic plasma concentrations of primidone and its metabolites, phenobarbital and phenylethylmalonamide in epileptic dogs. *J Am Vet Med Assoc.* **182**, 1091–1094.

Davis JL, Posner LP, Elce Y. (2007). Gabapentin for the treatment of neuropathic pain in a pregnant horse. *J Am Vet Med Assoc.* **231**, 755–758.

Dayrell-Hart B, Steinberg SA, VanWinkle TJ, Farnbach GC. (1991). Hepatotoxicity of phenobarbital in dogs: 18 cases (1985–1989). *J Am Vet Med Assoc.* **199**, 1060–1066.

Dewey CW, Bailey KS, Boothe DM, Badgley BL, Cruz-Espindola C. (2008). Pharmacokinetics of single-dose intravenous levetiracetam administration in normal dogs. *J Vet Emerg Crit Care.* **18**, 153–157.

Dewey CW, Barone G, Boother DM, Smith K, O'Connor JH. (2005). The use of oral levetiracetam as an add-on anticonvulsant drug in cats receiving phenobarbital. *J Vet Intern Med.* **19**, 458.

Dewey CW, Cerda-Gonzalez S, Levine JM, Badgley BL, Ducote´ JM, Silver GM, Cooper JJ, Packer RA, Lavely JA. (2009). Pregabalin as an adjunct to phenobarbital, potassium bromide, or a combination of phenobarbital and potassium bromide for treatment of dogs with suspected idiopathic epilepsy. *J Am Vet Med Assoc.* **235**, 1442–1449.

Dewey CW, Guiliano R, Boothe DM, Berg JM, Kortz GD, Joseph RJ, Budsberg SC. (2004). Zonisamide therapy for refractory idiopathic epilepsy in dogs. *J Am Anim Hosp Assoc.* **40**, 285–291.

Dirikolu L, Dafalla A, Ely KJ, Connerly AL, Jones CN, Elk Holy H, Lehner AF, Thompson K, Tobin T. (2008). Pharmacokinetics of gabapentin in horses. *J Vet Pharmacol Ther.* **31**, 175–177.

Dreifuss FE, Rosman NP, Cloyd JC, Pellock JM, Kuzniecky RI, Lo WD, Matsuo F, Sharp GB, Conry JA, Bergen DC, Bell WE. (1998). A comparison of rectal diazepam gel and placebo for acute repetitive seizures. *N EnglJ Med.* **338**, 1869–1875.

Duran SH, Ravis WR, Pedersoli WM, Schumacher J. (1987). Pharmacokinetics of phenobarbital in the horse. *Am J Vet Res.* **48**, 807–810.

Dyer KR, Monroe WE, Forrester SD. (1994). Effects of short- and long-term administration of phenobarbital on endogenous ACTH concentration and results of ACTH stimulation tests in dogs. *J Am Vet Med Assoc.* **205**, 315–318.

Farnbach GC. (1984). Serum concentrations and efficacy of phenytoin, phenobarbital, and primidone in canine epilepsy. *J Am Vet Med Assoc.* **184**, 1117–1120.

Finnerty KE, Barnes Heller HL, Mercier MN, Giovanella CJ, Lau VW, Rylander H. (2014). Evaluation of therapeutic phenobarbital concentrations and application of a classification system for seizures in cats: 30 cases (2004–2013). *J Am Vet Med Assoc.* **244**, 195–199.

Frey HH, Göbel W, Löscher W. (1979). Pharmacokinetics of primidone and its active metabolites in the dog. *Arch Int Pharmacodyn Ther.* **242**, 14–30.

Frey HH, Löscher W. (1985). Pharmacokinetics of anti-epileptic drugs in the dog: a review. *J Vet Pharmacol Ther.* **8**, 219–233.

Fryer KJ, Levine JM, Peycke LE, Thompson JA, Cohen ND. (2011). Incidence of postoperative seizures with and without levetiracetam pretreatment in dogs undergoing portosystemic shunt attenuation. *J Vet Intern Med.* **25**, 1379–1384.

Gasper JA, Heller HL, Robertson M, Trepanier LA. (2015). Therapeutic serum phenobarbital concentrations obtained using chronic transdermal administration of phenobarbital in healthy cats. *J Feline Med Surg.* **17**, 359–363.

Gieger TL, Hosgood G, Taboada J, Wolfsheimer KJ, Mueller PB. (2000). Thyroid function and serum hepatic enzyme activity in dogs after phenobarbital administration. *J Vet Intern Med.* **14**, 277–281.

Hardy BT, Patterson EE, Cloyd JM, Hardy RM, Leppik IE. (2012). Double-masked, placebo-controlled study of intravenous levetiracetam for the treatment of status epilepticus and acute repetitive seizures in dogs. *J Vet Intern Med.* **26**, 334–340.

Hasegawa D, Kobayashi M, Kuwabara T, Ohmura T, Fujita M, Orima H. (2008). Pharmacokinetics and toxicity of zonisamide in cats. *J Feline Med Surgery.* **10**, 418–421.

Hirsch LJ, Arif H, Buschsbaum R, Weintraub D, Lee J, Chang JT, Resor SR, Bazil CW. (2007). Effect of age and comedication on levetiracetam pharmacokinetics and tolerabilitiy. *Epilepsia.* **48**, 1351–1359.

Hojo T, Ohno R, Shimoda M, Kokue E. (2002). Enzyme and plasma protein induction by multiple oral administration of phenobarbital at a therapeutic dosage regimen in dogs. *J Vet Pharmacol Ther.* **25**, 121–127.

Isoherranen N, Yagen B, Soback S, Roeder M, Schurig V, Bialer M. (2001). Pharmacokinetics of levetiracetam and its enantiomer (R)-alpha-ethyl--2-oxo-pyrrolidine acetamide in dogs. *Epilepsia.* **42**, 825–830.

Jacobs G, Calvert C, Kaufman A. (1998). Neutropenia and thrombocytopenia in three dogs treated with anticonvulsants. *J Am Vet Med Assoc.* **212**, 681–684.

Jolliet-Riant P, Tillement J-P. (1999). Drug transfer across the blood-brain barrier and improvement of brain delivery. *Fundam Clin Pharmacol.* **13**, 16–26.

Kantrowitz LB, Peterson ME, Trepanier LA, Melian C, Nichols R. (1999). Serum total thyroxine, total triiodothyronine, free thyroxine, and thyrotropin concentrations in epileptic dogs treated with anticonvulsants. *J Am Vet Med Assoc.* **214**, 1804–1808.

Knox DA, Ravis WR, Pedersoli WM, Spano JS, Nostrandt AC, Krista LM, Schumacher J. (1992). Pharmacokinetics of phenobarbital in horses after single and repeated oral administration of the drug. *Am J Vet Res.* **53**, 706–710.

Krull DP, Thomovsky SA, Chen-Allen AV, Mealey KL, Papich MG. (2014). Evaluation of transdermal administration of phenobarbital in healthy cats. *J Vet Intern Med.* **28**, 1016.

KuKanich B, Cohen RL. (2011). Pharmacokinetics of oral gabapentin in greyhound dogs. *Vet J.* **187**, 133–135.

Levitski RE, Trepanier LA. (2000). Effect of timing of blood collection on serum phenobarbital concentrations in dogs with epilepsy. *J Am Vet Med Assoc.* **217**, 200–204. Erratum in *J Am Vet Med Assoc.* **217**, 468.

Lowrie M, Bessant C, Harvey RJ, Sparkes A, Garosi L. (2016). Audiogenic reflex seizures in cats. *J Feline Med Surg.* **18**, 328–336.

Maguire PJ, Fettman MJ, Smith MO, Greco DS, Turner AS, Walton JA, Ogilvie GK. (2000). Effects of diet on pharmacokinetics of phenobarbital in healthy dogs. *J Am Vet Med Assoc.* **217**, 847–852.

March PA, Hillier A, Weisbrode SE, Mattoon JS, Johnson SE, DiBartola SP, Brofman PJ. (2004). Superficial necrolytic dermatitis in 11 dogs with a history of phenobarbital administration (1995–2002). *J Vet Intern Med.* **18**, 65–74.

March PA, Podell M, Sams RA. (2002). Pharmacokinetics and toxicity of bromide following high-dose oral potassium bromide administration in healthy Beagles. *J Vet Pharmacol Ther.* **25**, 425–432.

Martinez MN, Antonovic L, Court M, Dacasto M, Fink-Gremmels J, Kukanich B, Locuson C, Mealey K, Myers MJ, Trepanier L. (2013). Challenges in exploring the cytochrome P450 system as a source of variation in canine drug pharmacokinetics. *Drug Metab Rev.* **45**, 218–230.

Masuda Y, Utsui Y, Shiraishi Y, Karasawa T, Yoshida K, Shimizu M. (1979). Relationships between plasma concentrations of diphenylhydantoin, phenobarbital, carbamazepine, and 3-sulfamoylmethyl-1,2- benzisoxazole (AD-810), a new anticonvulsant agent, and their anticonvulsant or neurotoxic effects in experimental animals. *Epilepsia.* **20**, 623–633.

Matsumoto K, Miyazaki H, Fujii T, Kagemoto A, Maeda T, Hashimoto M. (1983). Absorption, distribution and excretion of 3-(Sulfamoyl [C] methyl)-1,2-bnzisoxazole (AD-810) (zonisamide) in rats, dogs, and monkeys and of AD-810 in men. *Arzeimittel Forschung.* **33**, 961–968.

May TW, Rambeck B, Jürgens U. (2003). Serum concentrations of levetiracetam in epileptic patients: the influence of dose and co-administration. *Therapeut Drug Monit.* **25**, 690–699.

Monteiro R, Anderson TJ, Innocent G, Evans NP, Penderis J. (2009). Variations in serum concentration of phenobarbitone in dogs receiving regular twice daily doses in relation to the times of administration. *Vet Rec.* **165**, 19.

Moore SA, Muñana KR, Papich MG, Nettifee-Osborne J. (2010). Levetiracetam pharmacokinetics in healthy dogs following oral administration of single and multiple doses. *Am J Vet Res.* **71**, 337–341.

Moore SA, Muñana KR, Papich MG, Nettifee-Osborne JA. (2011). The pharmacokinetics of levetiracetam in healthy dogs concurrently receiving phenobarbital. *J Vet Pharmacol Ther.* **34**, 31–34.

Mullen KR, Schwark W, Divers TJ. (2013). Pharmacokinetics of single-dose intragastric and intravenous pregabalin administration in clinically normal horses. *Am J Vet Res.* **74**, 1043–1048.

Müller PB, Taboada J, Hosgood G, Partington BP, VanSteenhouse JL, Taylor HW, Wolfsheimer KJ. (2000a). Effects of long-term phenobarbital treatment on the liver in dogs. *J Vet Intern Med.* **14**, 165–171.

Müller PB, Wolfsheimer KJ, Taboada J, Hosgood G, Partington BP, Gaschen FP. (2000b). Effects of long-term phenobarbital treatment on the thyroid and adrenal axis and adrenal function tests in dogs. *J Vet Intern Med.* **14**, 157–164.

Muñana KR. (2013). Update: seizure management in small animal practice. *Vet Clin North Am Small Anim Pract.* **43**, 1127–1147.

Muñana KR, Thomas WB, Inzana KD, Nettifee-Osborne JA, McLucas KJ, Olby NJ, Mariani CJ, Early PJ. (2012). Evaluation of levetiracetam as adjunctive treatment for refractory canine epilepsy: a randomized, placebo- controlled, crossover trial. *J Vet Intern Med.* **26**, 341–348.

Musulin SE, Mariani CL, Papich MG. (2011). Diazepam pharmacokinetics after nasal drop and atomized nasal administration in dogs. *J Vet Pharmacol Ther.* **34**, 17–24.

Orito K, Saito M, Fukunaga K, Matsuo E, Takikawa S, Muto M, Mishima K, Egashira N, Fujiwara M. (2008). Pharmacokinetics of zonisamide and drug interaction with phenobarbital in dogs. *J Vet Pharmacol Ther.* **31**, 259–264.

Packer RM, Nye G, Porter SE, Volk HA. (2015). Assessment into the usage of levetiracetam in a canine epilepsy clinic. *BMC Veterinary Research.* **11**, 1.

Papich MG, Alcorn J. (1995). Absorption of diazepam after its rectal administration in dogs. *Am J Vet Res.* **56**, 1629–1636.

Patterson EE, Goel V, Cloyd JC, O'Brien TD, Fisher JE, Dunn AW, Leppik IE. (2008). Intramuscular, intravenous and oral levetiracetam in dogs: safety and pharmacokinetics. *J Vet Pharmacol Ther.* **31**, 253–258.

Pedersoli WM, Wike JS, Ravis WR. (1987). Pharmacokinetics of single doses of phenobarbital given intravenously and orally to dogs. *Am J Vet Res.* **48**, 679–683.

Peters RK, Schubert T, Clemmons R, Vickroy T. (2014). Levetiracetam rectal administration in healthy dogs. *J Vet Intern Med.* **28**, 504–509.

Platt SR. (2001). Feline seizure control. *J Am Anim Hosp Assoc.* **37**, 515–517.

Platt SR, Randell SC, Scott KC, Chrisman CL, Hill RC, Gronwall RR. (2000). Comparison of plasma benzodiazepine concentrations following intranasal and intravenous administration of diazepam to dogs. *Am J Vet Res.* **61**, 651–654.

Podell M. (1995). The use of diazepam per rectum at home for the acute management of cluster seizures in dogs. *J Vet Intern Med.* **9**, 68–74.

Podell M. (2013). Seizures. In Platt SR, Olby NJ. (eds). *BSAVA Manual of Canine and Feline Neurology*, 4th edn. British Small Animal Veterinary Association. 117–135.

Podell M, Fenner WR. (1993). Bromide therapy in refractory canine idiopathic epilepsy. *J Vet Intern Med.* **7**, 318–327.

Podell M, Fenner WR. (1994). Use of bromide as an antiepileptic drug in dogs. *Compend Contin Educ Practicing Vet.* June, 767–774.

Podell M, Volk HA, Berendt M, Lo¨scher W, Mun˜ana K, Patterson EE, Platt SR. (2016). ACVIM small animal consensus statement on seizure management in dogs. *J Vet Intern Med.* **30**, 477–490.

Potschka H, Fischer A, Löscher W, Patterson N, Bhatti S, Berendt M, De Risio L, Farquhar R, Long S, Mandigers P, Matiasek K. (2015).

International veterinary epilepsy task force consensus proposal: outcome of therapeutic interventions in canine and feline epilepsy. *BMC Veterinary Research.* **11**, 177.

Powers LV, Papich MG. (2011). Pharmacokinetics of orally administered phenobarbital in African grey parrots (*Psittacus erithacus erithacus*). *J Vet Pharmacol Ther.* **34**, 615–617.

Pypendop BH, Siao KT, Ilkiw JE. (2010). Thermal antinociceptive effect of orally administered gabapentin in healthy cats. *Am J Vet Res.* **71**, 1027–1032.

Quesnel AD, Parent JM, McDonell W. (1997). Clinical management and outcome of cats with seizure disorders: 30 cases (1991–1993). *J Am Vet Med Assoc.* **210**, 72–77.

Radulovic LL, Türck D, Von Hodenberg A, Vollmer KO, McNally WP, DeHart PD, Hanson BJ, Brockbrader HN, Chang T. (1995). Disposition of gabapentin (Neurontin) in mice, rats, dogs, and monkeys. *Drug Metabol Dispos.* **23**, 441–448.

Ravis WR, Duran SH, Pedersoli WM, Schumacher J. (1987). A pharmacokinetic study of phenobarbital in mature horses after oral dosing. *J Vet Pharmacol Ther.* **10**, 283–289.

Ravis WR, Nachreiner RF, Pedersoli WM, Houghton NS. (1984). Pharmacokinetics of phenobarbital in dogs after multiple oral administration. *Am J Vet Res.* **45**, 1283–1286.

Ravis WR, Pedersoli WM, Wike JS. (1989). Pharmacokinetics of phenobarbital in dogs given multiple doses. *Am J Vet Res.* **50**, 1343–1347.

Rieck S, Rundfeldt C, Tipold A. (2006). Anticonvulsant activity and tolerance of ELB138 in dogs with epilepsy: a clinical pilot study. *Vet J.* **172**, 86–95.

Rossmeisl Jr JH, Inzana KD. (2009). Clinical signs, risk factors, and outcomes associated with bromide toxicosis (bromism) in dogs with idiopathic epilepsy. *J Am Vet Med Assoc.* **234**, 1425–1431.

Rundfeldt C, Löscher W. (2014). The pharmacology of imepitoin: the first partial benzodiazepine receptor agonist developed for the treatment of epilepsy. *CNS drugs.* **28**, 29–43.

Salazar V, Dewey CW, Schwark W, Badgley BL, Gleed RD, Horne W, Ludders JW. (2009). Pharmacokinetics of single-dose oral pregabalin administration in normal dogs. *Vet Anaesthes Analg.* **36**, 574–580.

Schwartz-Porsche D, Löscher W, Frey H-H. (1982). Treatment of canine epilepsy with primidone. *J Am Vet Med Assoc.* **181**, 592–595.

Schwartz-Porsche D, Löscher W, Frey H-H. (1985). Therapeutic efficacy of phenobarbital and primidone in canine epilepsy: a comparison. *J Vet Pharmacol Ther.* **8**, 113–119.

Schwartz M, Muñana KR, Nettifee-Osborne JA, Messenger KM, Papich MG. (2013). The pharmacokinetics of midazolam after intravenous, intramuscular, and rectal administration in healthy dogs. *J Vet Pharmacol Ther.* **36**, 471–477.

Siao KT, Pypendop BH, Ilkiw JE. (2010). Pharmacokinetics of gabapentin in cats. *Am J Vet Res.* **71**, 817–821.

Simpson BS, Papich MG. (2003). Pharmacologic management in veterinary behavioral medicine. *Vet Clin North Am Small Anim Pract.* **33**, 365–404.

Soma LR, Uboh CE, Guan F, Birks EK, Teleis DC, Rudy JA, Tsang DS, Watson AO. (2001). Disposition, elimination, and bioavailability of phenytoin and its major metabolite in horses. *Am J Vet Res.* **62**, 483–489.

Spehar AM, Hill MR, Mayhew IG, Hendeles L. (1984). Preliminary study on the pharmacokinetics of phenobarbital in the neonatal foal. *Equine Vet J.* **16**, 368–371.

Steiner JM, Xenoulis PG, Anderson JA, Barr AC, Williams DA. (2008). Serum pancreatic lipase immunoreactivity concentrations in dogs treated with potassium bromide and/or phenobarbital. *Vet Ther.* **9**, 37–44.

Terry RL, McDonnell SM, Van Eps AW, Soma LR, Liu Y, Uboh CE, Moate PJ, Driessen B. (2010). Pharmacokinetic profile and behavioral effects of gabapentin in the horse. *J Vet Pharmacol Ther.* **33**, 485–494.

Tipold A, Keefe TJ, Löscher W, Rundfeldt C, Vries F. (2015). Clinical efficacy and safety of imepitoin in comparison with phenobarbital for the control of idiopathic epilepsy in dogs. *J Vet Pharmacol Ther.* **38**, 160–168.

Trepanier L. (1997). Optimal bromide therapy and monitoring. *ACVIM Proceedings. 15th ACVIM Forum.* 100–101.

Trepanier LA. (1995). Use of bromide as an anticonvulsant for dogs with epilepsy. *J Am Vet Med Assoc.* **207**, 163–166.

Trepanier LA, Babish JG. (1995). Pharmacokinetic properties of bromide in dogs after the intravenous and oral administration of single doses. *Res Vet Sci.* **58**, 248–251.

Trepanier LA, Van Schoick A, Schwark WS, Carrillo J. (1998). Therapeutic serum drug concentrations in epileptic dogs treated with potassium bromide alone or in combination with other anticonvulsants: 122 cases (1992–1996). *J Am Vet Med Assoc.* **213**, 1449–1453.

van Beusekom CD, van den Heuvel JJ, Koenderink JB, Russel FG, Schrickx JA. (2015). Feline hepatic biotransformation of diazepam: differences between cats and dogs. *Res Vet Sci.* **103**, 119–125.

Volk HA, Matiasek LA, Feliu-Pascual AL, Platt SR, Chandler KE. (2008). The efficacy and tolerability of levetiracetam in pharmacoresistant epileptic dogs. *Vet J.* **176**, 310–319.

von Klopmann T, Rambeck B, Tipold A. (2007). Prospective study of zonisamide therapy for refractory idiopathic epilepsy in dogs. *J Small Anim Pract.* **48**, 134–138.

Wagner AE, Mich PM, Uhrig SR, Hellyer PW. (2010). Clinical evaluation of perioperative administration of gabapentin as an adjunct for postoperative analgesia in dogs undergoing amputation of a forelimb. *J Am Vet Med Assoc.* **236**, 751–756.

Wagner SO, Sams RA, Podell M. (1998). Chronic phenobarbital therapy reduces plasma benzodiazepine concentrations after intravenous and rectal administration of diazepam in the dog. *J Vet Pharmacol Ther.* **21**, 335–341.

Watson AD, Church DB, Emslie DR, Tsoukalas G, Griffin DL, Baggot JD. (1996). Effects of ingesta on systemic availability of phenobarbitone in dogs. *Aust Vet J.* **73**, 108–109.

Yeary RA. (1980). Serum concentrations of primidone and its metabolites, phenylethylmalonamide and phenobarbital, in the dog. *Am J Vet Res.* **41**, 1643–1645.

CAPÍTULO 18

Fármacos que Influenciam o Comportamento Animal

Margaret E. Gruen, Barbara L. Sherman e Mark G. Papich

INTRODUÇÃO

Na última década, o uso de fármacos que influenciam o comportamento animal expandiu-se proporcionalmente ao da medicina comportamental humana (Crowell-Davis e Murray, 2006; Simpson e Papich, 2003). Em combinação com modificações do comportamento, fármacos foram usados para controlar problemas difíceis relativos ao comportamento animal. Frequentemente esses problemas são aqueles que não que não têm resposta satisfatória apenas com procedimentos não farmacológicos, e podem interferir na saúde e no bem-estar do animal. De maneira geral, os fármacos podem abrandar a excitação, a irritabilidade e a impulsividade e propiciar calma comportamental. Mais especificamente, os fármacos que interferem no comportamento podem ser usados para atenuar comportamentos compulsivos repetitivos, para modular a agressividade e para auxiliar no tratamento de doenças orgânicas (Stein *et al.*, 1994). Fármacos psicotrópicos podem ser usados para diminuir a latência à resposta ao tratamento comportamental (King *et al.*, 2000b).

O uso de fármacos que interferem no comportamento para reduzir o medo e a ansiedade pode melhorar o bem-estar animal e propiciar manuseio seguro e humanizado. Extrapolando os relatos de seres humanos que sofrem de transtornos de ansiedade e nossas observações diretas, os animais muito ansiosos ou com medo também sofrem e devem ser tratados, mediante modificações de comportamento e uso de fármacos, conforme nossa missão como médicos-veterinários, de modo a minimizar o sofrimento do animal. Sugerimos, particularmente para os transtornos relacionados à ansiedade, que o tratamento farmacológico seja considerado como o primeiro recurso e não o último.

Este capítulo aborda fármacos comumente utilizados como influenciadores do comportamento, seu possível mecanismo de ação, seus efeitos colaterais e sua aplicação na rotina clínica em medicina veterinária. Além disso, são introduzidos alguns novos fármacos com potencial para uso em anormalidades do comportamento animal. Embora as atividades dos fármacos que influenciam o comportamento tenham sido avaliadas *in vitro*, nosso conhecimento sobre sua atividade no cérebro de seres humanos ou de animais não humanos ainda não foi totalmente esclarecido. Marcação radiativa, exames de imagens avançados e outras técnicas revelaram a alta complexidade do cérebro e as inter-relações de sistemas que antes eram considerados distintos. Por exemplo, há evidências crescentes de que transtornos afetivos sejam modulados por esteroides neuroativos, os quais, por sua vez, modulam neurotransmissores específicos, inclusive aqueles descritos neste capítulo (Eser *et al.*, 2006). Apesar da recente expansão da nossa compreensão e uso de fármacos que influenciam o comportamento, a farmacologia comportamental ainda se encontra em seus primeiros passos devido à complexidade e aos aspectos multidimensionais do comportamento.

Com poucas exceções, os fármacos discutidos daqui em diante estão aprovados para uso em seres humanos a fim de tratar transtornos comportamentais; seu uso em animais não está indicado na bula (uso *extralabel*) (Simpson e Voith, 1997). Sem reivindicação de aprovação, coube aos veterinários que tratam de comportamento animal, farmacologistas e outros especialistas, a avaliação de dados relevantes e a realização de estudos para verificar os relatos publicados sobre esses medicamentos, a fim de verificar possível uso clínico e sua resposta. Um dos maiores desafios na avaliação dos estudos publicados em medicina humana ou de estudos em animais de laboratório é interpretar os dados à luz das diferenças entre as diversas espécies, em termos de farmacocinética, metabolização do fármaco, sensibilidade de receptores e suscetibilidade à intoxicação.

QUESTÕES FARMACOCINÉTICAS RELATIVAS AOS FÁRMACOS QUE INFLUENCIAM O COMPORTAMENTO

A farmacocinética foi abordada com mais detalhes neste livro, em capítulos anteriores (Capítulos 2 e 3). Trata-se da ciência que descreve a resposta do organismo a uma substância química, bem como a absorção, distribuição, metabolização e excreção dessa substância (Janicak *et al.*, 2011). Nesta seção há alguns comentários relacionados à importância de questões farmacocinéticas relativas ao tratamento medicamentoso de anormalidades do comportamento. Quando há uma relação entre a concentração plasmática ou sérica do fármaco com o efeito clínico, a farmacocinética pode ser útil para predizer a resposta farmacológica. Isso é particularmente importante quando há disponibilidade de poucas pesquisas clínicas controladas sobre fármacos em animais, mas há dados farmacocinéticos comparativos.

Absorção, metabolização, depuração e distribuição

A biodisponibilidade de um fármaco depende tanto da extensão quanto da taxa de absorção do fármaco. Como a maior parte dos fármacos que interferem no comportamento discutidos neste capítulo é administrada por via oral (VO), a absorção torna-se um parâmetro farmacocinético crítico. A absorção do fármaco é determinada por meio da mensuração da concentração relativa no plasma ou no soro. Essa concentração serve como base para prever a resposta clínica porque a disponibilidade de um fármaco no sistema nervoso central não pode ser facilmente avaliada.

As substâncias administradas por VO podem ser absorvidas rapidamente, evitando metabolização significativa, podem ser mal absorvidas devido à dissolução ou solubilidade desfavorável ou podem ser absorvidas no trato gastrintestinal e, a seguir, sofrer metabolização de primeira passagem, que é o processo de metabolização intestinal ou hepática, antes de alcançar a circulação sanguínea sistêmica.

Muitos dos fármacos que influenciam o comportamento discutidos neste capítulo são bases fracas como, por exemplo, as aminas substituídas, que são os antidepressivos tricíclicos e outros fármacos de ação central. Em geral, essas bases fracas apresentam boa lipofilia, porém baixa hidrossolubilidade. Entretanto, a maioria delas é formulada como sais hidrossolúveis (sais de cloridrato de clomipramina, fluoxetina, buspirona). Isso possibilita a dissolução mais rápida no trato gastrintestinal, sucedida por boa permeabilidade no intestino. Subsequentemente, a absorção oral da maioria desses fármacos é boa. No entanto, esses medicamentos – sendo lipofílicos – também estão sujeitos à metabolização enzimática no intestino e no fígado. Para a maioria dos fármacos, a extensa metabolização intestinal e hepática pode torná-los suscetíveis aos efeitos metabólicos de primeira passagem, que reduz a disponibilidade sistêmica geral.

A metabolização do fármaco é o processo pelo qual ele é metabolizado, originando metabólitos ativos e inativos ou um fármaco inativo pode ser metabolizado e se transformar em fármaco ativo (se administrado como um profármaco). Para os medicamentos discutidos neste capítulo, o destino metabólico é determinado principalmente pela metabolização hepática e intestinal. Pelo que sabemos, existem poucos fármacos usados no tratamento de alterações do comportamento que são influenciados em grande parte pela depuração renal, embora os rins possam ser a via de excreção definitiva de metabólitos conjugados hidrossolúveis.

Muitos medicamentos que interferem no comportamento são substratos para, ou influenciam, enzimas do citocromo P450 (CYP), que são enzimas microssômicas (ou microssomais) que metabolizam substâncias químicas (DeVane, 1999; Janicak et al., 2011), presentes principalmente no fígado e no trato gastrintestinal. Essas enzimas apresentam potencial para interações farmacocinéticas fármaco-fármaco importantes. Elas são designadas por família, subfamília e isoformas, por um número e uma sequência de letras (Tabelas 18.1 e 18.2). Em seres humanos, as enzimas do CYP importantes são: CYP1A2, CYP2C9-10, CYP2C19, CYP2D6 e CYP3A3/4. Em humanos, as enzimas CYP3A3/4 e CYP2D6 são responsáveis, respectivamente, por 50% e 30% da metabolização oxidativa de fármacos conhecidos. Uma vez que essas enzimas podem ser tanto induzidas quanto inibidas por alguns medicamentos, como aqueles classificados como antidepressivos, as concentrações de outras substâncias químicas metabolizadas pelas mesmas enzimas do CYP450 aumentam. Por exemplo, em seres humanos, a fluoxetina e a paroxetina inibem a CYP2D6, importante para a metabolização oxidativa dos antidepressivos tricíclicos (ATC). Quando a fluoxetina ou a paroxetina é utilizada em combinação com um ATC, ocorre aumento significativo da concentração plasmática de ATC, com efeitos potencialmente tóxicos, a menos que a dose de ATC seja reduzida (Janicak et al., 1997).

Um dos problemas em medicina veterinária é que as enzimas e subsequentemente seus substratos e inibidores não estão tão bem caracterizados, comparativamente à medicina humana (Chauret et al., 1997). A enzima responsável pela maior taxa de metabolização em seres humanos é a CYP3A4 oxidase. Em cães e gatos há apenas baixa concentração de CYP3A4, porém há participação mais importante de outras enzimas (p. ex., CYP3A12) (Kuroha et al., 2002). Entre as enzimas presentes em cães estão as das famílias e subfamílias 1A, 2B, 2C, 3A e 2D (Chauret et al., 1997; Kuroha et al., 2002; Court, 2013). Existem grandes diferenças entre as espécies na metabolização mediada pelo P450, nos microssomos de cães e gatos, em comparação com os seres humanos. A variação se deve à atividade metabólica e, também, ao efeito de inibidores específicos da atividade da enzima do P450 (Chauret et al., 1997). Informações sobre

atividade inibidora de fármacos em diversos sistemas enzimáticos de seres humanos não devem ser extrapoladas de maneira ampla para cães e gatos (Kuroha et al., 2002).

A outra etapa da metabolização de fármacos envolve uma reação biossintética conhecida como conjugação. A conjugação metabólica de fármacos é o processo pelo qual o fármaco ou o seu metabólito é combinado a compostos endógenos, como aminoácidos, ácido glicurônico, sulfato, glutationa ou acetil (acetato). Esses conjugados polares são mais hidrossolúveis e mais facilmente excretados do que o composto original. Os produtos conjugados em geral são inativos, porém há exceções.

Assim como ocorre em outras reações metabólicas, existem diferenças marcantes entre as espécies nas reações de conjugação. Os cães não são capazes de causar acetilação de fármacos como as sulfonamidas; os gatos têm pouca habilidade em formar metabólitos de glicuronídeos a partir de fármacos como salicilatos e fenóis (como com metabólitos de paracetamol).

A taxa de metabolização hepática é mensurada com base na depuração hepática. A depuração é um dos determinantes da meia-vida de eliminação (T1/2), o tempo necessário para que a concentração plasmática do fármaco diminua em 50% (Janicak et al., 2011). Os fármacos com meia-vida de eliminação curta devem ser administrados com mais frequência, a fim de manter uma concentração plasmática efetiva. Com repetidas doses, esses fármacos também alcançam uma concentração estável mais rapidamente. Em geral, após cinco meias-vidas, um fármaco alcança um estado de equilíbrio estável, a concentração plasmática obtida desde que o protocolo de dosagem ou outros processos metabólicos permaneçam constantes. Depois de alcançar o teor plasmático estável, a concentração do fármaco em outros tecidos, como no cérebro, encontra-se em equilíbrio. O tempo para alcançar o estado de equilíbrio estável é relevante para o uso de medicamentos que influenciam o comportamento. Alguns fármacos, como o diazepam, apresentam meia-vida curta (T1/2 inferior a 1 h) (Papich e Alcorn, 1995). A menos que administrados mais frequentemente do que 1 vez a cada cinco meias-vidas, esses fármacos jamais alcançaram um estado de equilíbrio estável. Por outro lado, fármacos com meias-vidas longas se acumulam durante o tratamento prolongado e alcançam o estado de equilíbrio em aproximadamente cinco meias-vidas. Porém, se a meia-vida for de 24 h ou mais, podem ser necessários vários dias até que o fármaco se acumule a ponto de alcançar uma concentração alta o suficiente para provocar uma resposta clínica efetiva. Essa pode ser a razão pela qual alguns fármacos antidepressivos não apresentam ação imediata quando administrados de modo crônico em animais.

A distribuição fisiológica das substâncias químicas é determinada por sua lipossolubilidade e pela ligação às proteínas. Quanto maior a lipofilia, maior a habilidade de se difundir através de membranas biológicas lipídicas, desde que a ligação às proteínas plasmáticas não seja alta a ponto de limitar sua difusão. Como a maioria dos fármacos que influenciam o comportamento é representada por bases fracas, espera-se que a ligação dessas substâncias às proteínas seja baixa. Contudo, isso é apenas uma suposição, pois há poucos ou nenhum dado publicado que comprove a ligação dessas substâncias às proteínas plasmáticas, em cães e gatos. A ligação à proteína tecidual, ou o aprisionamento intracelular do fármaco, pode aumentar a distribuição dessa substância do plasma para o compartimento tecidual. A maioria dos fármacos que influenciam o comportamento encontra-se na forma não ionizada e lipofílica, em pH fisiológico. Alguns podem ser aprisionados no cérebro ou no

Tabela 18.1 Fármacos psicotrópicos utilizados em cães.

Classe do fármaco	Nome do fármaco	Dose em cães	Referências
Agonista α_2	Clonidina	0,007 a 0,049 mg/kg QN ou a cada 12 a 24 h	Ogata e Dodman, 2011
Agonista α_2	Detomidina	0,35 mg/m² TMO*	Hopfensperger et al., 2013
Agonista α_2	Dexmedetomidina	Cães: 125 µg/m² TMO Pode repetir a dose a cada 2 a 3 h Gatos: 40 µg/kg TMO IM	FDA, 2015 Slingsby et al., 2009
Benzodiazepina (BZD)	Diazepam	0,55 a 2,2 mg/kg QN	Papich, 2016
BZD	Alprazolam	0,02 a 0,1 mg/kg/8 a 12 h 0,02 mg/kg QN (com clomipramina)	Landsberg et al., 2013 Crowell-Davis et al., 2003
BZD	Clorazepato	2 mg/kg/12 h	Papich, 2016 Forrester et al., 1990
BZD	Lorazepam	0,02 a 0,1 mg/kg/8 a 24 h	Mills e Simpson, 2002
BZD	Oxazepam	0,2 a 1,0 mg/kg/12 a 24 h	Landsberg et al., 2013
Azapirona	Buspirona	2,5 a 10 mg/cão cada 12 a 24 h ou 1,0 a 2,0 mg/kg/12 h	Papich, 2016
Antidepressivo tricíclico (ATC)	Amitriptilina	2,2 a 4,4 mg/kg/12 a 24 h 2 mg/kg/24 h 0,74 a 2,5 mg/kg/12 h 1 a 2 mg/kg/12 a 24 h	Juarbe-Diaz, 1997a,b Takeuchi et al., 2000 Reich et al., 2000 Papich, 2016
ATC	Clomipramina	1 a 3 mg/kg/12 h 1 a 2 mg/kg/12 h 1 a 2 mg/kg/12 h 1 a 2 mg/kg/12 h 3 mg/kg/12 h 3 mg/kg/12 h	Papich, 2016 King et al., 2000b Moon-Fanelli e Dodman, 1998 Seksel e Lindeman, 2001 Hewson e Luescher, 1998a,b Rapoport et al., 1992
ATC	Imipramina	2 a 4 mg/kg/12 a 24 h	Papich, 2016
Inibidor seletivo da recaptação de serotonina (ISRS)	Fluoxetina	Início: 0,5 mg/kg/24 h; aumentar para 1,0 mg/kg/24 h 1 mg/kg/24 h 0,96 mg/kg/24 h 20 mg/cão/24 h	Papich, 2016 Dodman et al., 1996a Rapoport et al., 1992 Wynchank e Berk, 1998a,b
ISRS	Paroxetina	0,5 a 1 mg/kg/24 h	Papich, 2016
ISRS	Sertralina	3,42 mg/kg/24 h 2,5 mg/kg/24 h	Rapoport et al., 1992 N. Dodman, com. pessoal, 2000 Larson e Summers, 2001
Inibidor da monoamina oxidase (IMAO)	Selegilina	0,5 a 1,0 mg/kg, pela manhã	Calves, 2000
Antidepressivo atípico	Trazodona	2 a 5 mg/kg/12 h e/ou bolus + 1 h antes de evento indutor de ansiedade Para abrandar a inquietação pós-cirúrgica	Gruen e Sherman, 2008 Simpson e Papich, 2003 Gruen et al., 2014
	Mirtazapina	Cães pequenos: 3,75 mg/24 h Cães de 10 a 15 kg: 7,5 mg/24 h Cães de 18 a 22 kg: 15 mg/24 h > 35 kg: 22,5 mg/24 h > 45 kg: 30 mg/24 h Gatos: 1,88 mg por gato, 1 vez/dia ou em dias alternados	Quimby e Lunn, 2013
Anticonvulsivante	Fenobarbital	0,45 mg/kg/24 h 1,5 a 2,0 mg/kg/12 h 5 mg/kg/12 h (com clorazepato) 2,8 mg/kg/12 h	Crowell-Davis et al., 1989 Dodman et al., 1992 Forrester et al., 1993 Papich, 2016
	Carbamazepina	4 a 8 mg/kg/12 h	Holland, 1988; Haug, 2008
	Gabapentina	10 mg/kg/8 a 12 h	
Antagonista β	Propranolol	2 a 3 mg/kg/12 h (com fenobarbital)	Walker et al., 1997
Antagonista narcótico	Naltrexona	2,2 mg/kg/12 a 24 h 2,2 mg/kg/12 h	White, 1990 Papich, 2016
Hormônios progestógenos	Acetato de megestrol (ver texto)	Machos: 2 mg/kg/24 h × 7 dias, a seguir, se houver melhora, 1 mg/kg × 14 dias, 2,2 mg/kg/24 h × 14 dias, a seguir 1,1 mg/kg/24 h × 14 dias, a seguir, 0,5 mg/kg/24 h × 14 dias 2 a 4 mg/kg/24 h × 8 dias e reduzir para dose de manutenção	Joby et al., 1984 Borchelt e Voith, 1986 Papich, 2016
Hormônio	Melatonina	0,1 mg/kg/8 a 24 h (com amitriptilina)	Aronson, 1999

IM: intramuscular; TMO: transmucosa oral; QN: quando necessário.
Ver texto para considerações especiais e efeitos colaterais.
Todas as doses são administradas por via oral, a menos que indicado de outra forma.

Tabela 18.2 Fármacos psicotrópicos utilizados em gatos.

Classe do fármaco	Nome do fármaco	Dose em gatos	Referências
Benzodiazepina (BZD)	Diazepam	1 a 4 mg/gato/12 a 24 h 0,2 a 0,4 mg/kg/12 a 24 h 1 a 2 mg/gato/12 h	Papich, 2016 Cooper e Hart, 1992
BZD	Alprazolam	0,125 a 0,25 mg/gato/12 h	Marder, 1991
BZD	Clorazepato	2 mg/kg/12 h	Papich, 2016
BZD	Oxazepam	2,5 mg/gato QN; estimulante do apetite	Papich, 2016
Azapirona	Buspirona	2,5 a 5 mg/gato/12 a 24 h 5,0 mg/gato/12 h 2,5 a 5,0 mg/gato/8 a 12 h	Hart et al., 1993 Sawyer et al., 1999 Marder, 1991
Antidepressivo tricíclico (ATC)	Amitriptilina	5 a 10 mg/gato/24 h 2,5 a 5,0 mg/gato/12 a 24 h 0,5 a 1,0 mg/kg/12 h 10 mg/gato, na hora de dormir	Papich, 2016 Sawyer et al., 1999 Halip et al., 1998 Chew et al., 1998
ATC	Clomipramina	0,5 mg/kg/24 h 1,25 a 2,5 mg/gato/24 h 1 a 5 mg/gato/12 a 24 h	DeHasse, 1997 Sawyer et al., 1999 Papich, 2016
ATC	Imipramina	2 a 4 mg/kg/12 a 24 h	Papich, 2016
Inibidor seletivo da recaptação de serotonina (ISRS)	Fluoxetina	0,5 a 4,0 mg/gato/24 h 1 mg/kg/24 h 1 a 1,5 mg/gato/24 h 2 mg/gato/24 a 72 h	Papich, 2016 Pryor et al., 2001 Hartmann, 1995 Romatowski, 1998
ISRS	Paroxetina	1,25 a 2,5 mg/gato/24 h	Papich, 2016
Inibidor da monoamina oxidase (IMAO)	Selegilina	0,5 mg/kg/24 h	
Antidepressivo atípico	Mirtazapina Trazodona	1/8 a 1/4 de comprimido de 15 mg (1,87 a 3,75 mg)/gato/72 h 50 mg/gato QN	Orlando et al., 2016 Stevens et al., 2016
Anticonvulsivante	Carbamazepina Acetato de megestrol (ver texto)	25 mg/12 h 2,5 a 5 mg/gato/24 h × 7 d, a seguir 5 mg 1 a 24 × 4/semana 5 mg/gato/24 h × 7 a 10 dias, a seguir 5 mg em dias alternados × 14 dias, a seguir 5 mg 2 vezes/semana; 2 mg/kg/24 h × 5 dias, a seguir 1 mg/kg/24 h × 5 dias, a seguir 0,5 mg/kg/24 h × 5 dias	Schwartz, 1994 Papich, 2016 Hart, 1980 Romatowski, 1989

QN: quando necessário.
Ver texto para considerações especiais e efeitos colaterais.
Todas as doses são administradas por via oral.

líquido cefalorraquidiano devido à partição do pH, pois esses espaços são relativamente mais ácidos do que o plasma. Como a concentração tecidual pode ser alta em relação à concentração plasmática, o volume aparente de distribuição para esse grupo de fármacos em geral é superior a 1,0 ℓ/kg.

Para os fármacos que influenciam o comportamento, o importante é a distribuição através da barreira hematencefálica (BHE). A BHE consiste em capilares não fenestrados com junções íntimas que impedem que moléculas grandes ou fracamente lipofílicas passem do sangue para o cérebro (Pardridge, 1999; Jolliet-Riant e Tillement, 1999). Também, existe uma barreira hematolíquido cefalorraquidiano, porém isso se constitui em um componente relativamente menor para a distribuição de substâncias ao sistema nervoso central. A BHE também é composta de bombas transmembrana que efetivamente transportam fármacos (e provavelmente outros compostos) do cérebro de volta à corrente sanguínea. Um desses transportadores mais conhecidos é a p-glicoproteína. Alguns fármacos são bons substratos para p-glicoproteína e outros fármacos atuam como inibidores dessas bombas (Jolliet-Riant e Tillement, 1999).

NEUROTRANSMISSORES

Detalhes sobre função e transmissão do sistema nervoso autônomo são discutidos mais amplamente nos Capítulos 6, 7 e 8. Aqui são apresentados alguns dos neurotransmissores mais influenciados por fármacos modificadores do comportamento. Os fármacos que interferem no comportamento atuam como estimuladores (agonistas) ou bloqueadores (antagonistas) de receptores de neurotransmissores, ou como inibidores de enzimas reguladoras associadas (Baldessarini, 1995; Stahl, 2013). Fármacos que modulam sinais neurais de ocorrência natural interferem nos neurotransmissores da monoamina serotonina (5-hidroxitriptamina ou 5HT), norepinefrina (NE) e dopamina (DA) e, também, nos receptores de acetilcolina (ACh), glutamato e ácido gama-aminobutírico (GABA), entre outros. Os neurotransmissores possuem múltiplos subtipos de receptores distribuídos em áreas específicas do corpo, com as quais interagem. Os fármacos mais seletivos mimetizam a ação dos neurotransmissores naturais em apenas um subtipo de receptor. Outras substâncias, como hormônios circulantes, peptídios hipofisários, peptídios opioides e neurocininas também podem influenciar o comportamento (Stahl, 2013).

No nível celular, a neurotransmissão altera a função de neurônios-alvo pós-sinápticos. Esse processo, por sua vez, influencia a expressão de genes (Stahl, 2013). O neurotransmissor liberado do neurônio pré-sináptico é considerado o primeiro mensageiro. Liga-se a seu receptor pós-sináptico e o neurotransmissor ligado regula um segundo mensageiro no interior do neurônio pós-sináptico. Esse segundo mensageiro, por sua vez, origina fatores de transcrição que, quando ativados, ligam-se a regiões reguladoras de genes. Esse processo ativa a enzima RNA polimerase e o gene é transcrito no seu mRNA, levando à translação da proteína correspondente. A proteína pode influenciar mecanismos celulares que modulam o comportamento. Como há envolvimento de múltiplos neurotransmissores na função do SNC, cada um atuando em múltiplos receptores, a sinalização química propicia as características tanto de seletividade quanto de amplificação.

Adiante são discutidos os neurotransmissores ou as enzimas reguladoras que sabidamente influenciam o comportamento e que podem ser influenciadas por fármacos que interferem no comportamento, comumente utilizados. Os neurotransmissores monoamina incluem norepinefrina, dopamina e serotonina. Sabe-se que muitos neurônios respondem a mais de um neurotransmissor, um processo denominado *cotransmissão* (Stahl, 2013). Isso pode explicar o motivo pelo qual a combinação de múltiplos fármacos pode ser particularmente efetiva e por que alguns fármacos benéficos atuam em mais de um neurotransmissor. Nesse momento, não existe uma abordagem racional de tratamento com base na cotransmissão. No entanto, no futuro, um protocolo estratégico com múltiplos fármacos pode melhorar a eficácia do tratamento.

Norepinefrina

A norepinefrina (NE) é derivada do aminoácido tirosina, que é transportada do sangue para o interior do neurônio noradrenérgico por meio de uma bomba de transporte ativo (Stahl, 2013). No neurônio, a tirosina sofre a ação de três enzimas, origina dopamina e por fim a NE, que é armazenada em vesículas. A NE pode ser degradada pela enzima monoamina oxidase (MAO), presente em mitocôndrias, e pela catecol-*O*-metil transferase (COMT), localizada fora da terminação nervosa pré-sináptica. Existem três receptores pós-sinápticos para NE que são importantes para a ação de fármacos que modificam o comportamento: β_1, α_1 e α_2. A norepinefrina tem pouca ação nos receptores β_2. Os receptores α_2 também são encontrados na região pré-sináptica. Denominados autorreceptores, eles regulam a liberação de NE por meio de um sistema de retroalimentação negativa.

A maioria dos corpúsculos celulares de neurônios noradrenérgicos localiza-se na área do *locus ceruleus*, no tronco encefálico. Essa região determina se a atenção se concentra no ambiente externo (como resposta à ameaça) ou em sinais internos (como a dor). No cérebro, há diversas vias noradrenérgicas específicas que controlam tanto atividades psicológicas quanto fisiológicas. Por exemplo, projeções que partem do *locus ceruleus* para o córtex límbico controlam emoções; projeções dos centros cardiovasculares podem controlar a pressão arterial.

Dopamina

Assim como a norepinefrina, a dopamina é sintetizada no interior do neurônio, a partir do aminoácido tirosina. Os neurônios de dopamina (DA) não possuem a terceira enzima responsável pela conversão em norepinefrina. As mesmas enzimas que degradam a norepinefrina (MAO e COMT) degradam a DA. Existem, no mínimo, cinco subtipos de receptores de DA. O mais conhecido é o receptor DA_2, que é estimulado por agonistas dopaminérgicos, para o tratamento da doença de Parkinson em seres humanos; é bloqueado por antipsicóticos antagonistas de DA. A acepromazina, que é conhecida pela maioria dos veterinários, é um antagonista da dopamina bem conhecido. Embora os receptores DA_1, DA_3 e DA_4 respondam

a antipsicóticos, não está claro até que ponto eles contribuem para os efeitos comportamentais relacionados a esses medicamentos. Quando os receptores de dopamina são bloqueados, como acontece pela ação de um fármaco antipsicótico, ocorre aumento da atividade da acetilcolina. Isso ocorre porque a dopamina normalmente suprime a ação da acetilcolina. Um aumento da atividade da acetilcolina pode levar a sinais extrapiramidais, assunto discutido no item *Acetilcolina*.

Serotonina

A serotonina também é denominada 5-hidroxitriptamina ou 5HT. As propriedades químicas e farmacológicas da serotonina e de outros transmissores são discutidas com mais detalhes no Capítulo 19. Anormalidades na função central da serotonina serviram de hipótese para justificar transtornos do humor, ansiedade, saciedade, cognição, agressividade e atividade sexual (Tollefson e Rosenbaum, 1998). Os fármacos que aumentam a concentração de serotonina estão entre os moduladores mais efetivos do comportamento (Simpson e Simpson, 1996a). Anormalidades na produção ou na metabolização de serotonina podem ser a base de alguns problemas comportamentais em animais de companhia. Por exemplo, relata-se que os cães que exibiam agressividade afetiva (tipo dominante) apresentavam teores significativamente mais baixos de metabólitos de serotonina no líquido cefalorraquidiano do que os cães do grupo-controle, não agressivos (Reisner *et al.*, 1996). O transtorno compulsivo canino pode estar associado à disfunção de 5HT, com base na resposta de cães tratados com fármacos que inibem a recaptação de serotonina, os quais exibem movimentos corporais em círculos repetitivos, lambeção de objetos ou caça à luz (Hewson *et al.*, 1998a; Luescher, 2003).

Para a síntese de serotonina, o aminoácido triptofano é transportado do plasma para o cérebro. Duas enzimas estão envolvidas na conversão do triptofano em 5HT. No neurônio com 5HT há enzimas análogas, bombas de transporte e receptores. A classificação dos receptores 5HT foi amplamente revista por Hoyer *et al.* (1994). Existem dois receptores-chave pré-sinápticos, $5HT_{1A}$ e $5HT_{1D}$, e pelo menos seis receptores pós-sinápticos, $5HT_{1A}$, $5HT_{1D}$, $5HT_{2A}$, $5HT_{2C}$, $5HT_3$ e $5HT_4$ (Hoyer *et al.*, 1994). Assim como ocorre com NE e DA, os receptores pré-sinápticos atuam como autorreceptores que detectam alta concentração de 5HT, inibem a liberação adicional de 5HT e reduzem o fluxo de impulsos neuronais de 5HT. Receptores pós-sinápticos de 5HT regulam a liberação de 5HT da terminação nervosa pré-sináptica. Os receptores $5HT_{2A}$, $5HT_{2C}$ e $5HT_3$ estão envolvidos em diversas vias da serotonina no SNC (Hoyer *et al.*, 1994). Embora haja alguns receptores $5HT_4$ no SNC, sua ação ocorre principalmente no trato gastrintestinal. Participações adicionais desse receptor na função do trato gastrintestinal são discutidas com fármacos específicos, no Capítulo 46. Núcleos serotoninérgicos estão presentes no núcleo rafe do tronco encefálico (Stahl, 2013). Essa região emite projeções ao córtex frontal, que pode regular o humor; aos gânglios basais, que podem controlar o movimento e comportamentos compulsivos; e à região límbica, que pode estar envolvida na manifestação de ansiedade e pânico.

Há evidências de que o sistema serotonina pode exercer "inibição tônica" no sistema dopaminérgico central (Tollefson e Rosenbaum, 1998). Isso pode explicar a ocorrência ocasional, inesperada, de efeitos colaterais extrapiramidais durante o tratamento com um inibidor seletivo da recaptação de serotonina (Tollefson e Rosenbaum, 1998).

Acetilcolina

A acetilcolina (ACh) é sintetizada em neurônios colinérgicos a partir de dois precursores: colina, oriunda da dieta, e acetil-coenzima A, que é sintetizada no neurônio. Existem dois tipos principais de receptores colinérgicos: nicotínico e muscarínico. Cada um deles é adicionalmente classificado em numerosos subtipos de receptores. Existem cinco subtipos de receptor muscarínico, de M_1 a M_5. Os receptores M_1 são encontrados em gânglios. M_3 e M_4 são encontrados em músculos lisos e órgãos secretores, como aqueles do trato gastrintestinal, e todos os cinco subtipos estão presentes no sistema nervoso central. A atropina é um bloqueador inespecífico de receptores muscarínicos. Um dos efeitos colaterais de alguns fármacos modificadores de comportamento (p. ex., antidepressivos tricíclicos) é o bloqueio de receptores muscarínicos e, desse modo, provoca efeitos colaterais cardiovasculares e gastrintestinais, além de outros. No Capítulo 8 há discussão adicional sobre o sistema nervoso colinérgico.

Ácido gama-aminobutírico

O ácido gama-aminobutírico (GABA) é o principal neurotransmissor inibidor no SNC, localizado principalmente no córtex e no tálamo (Sheehan e Raj, 2009). O GABA é sintetizado a partir do aminoácido precursor glutamato. O glutamato participa de múltiplas funções metabólicas. O neurônio GABA tem um transportador pré-sináptico semelhante àquele de NE, DA e 5HT. Existem dois subtipos de GABA: $GABA_A$ e $GABA_B$. Os receptores do tipo $GABA_A$ são modulados de modo alostérico por receptores benzodiazepínicos, além de outros. Alguns dos fármacos anticonvulsivantes que interferem no receptor GABA são discutidos no Capítulo 17.

PRINCIPAIS CLASSES DE FÁRMACOS

Historicamente, os fármacos que influenciam o comportamento são classificados de acordo com sua primeira aplicação clínica em humanos (p. ex., a categoria antidepressivos), embora tais descrições de categoria tenham se tornado obsoletas em termos funcionais. A maioria dos fármacos que interferem no comportamento utilizados em medicina humana e em veterinária expandiu seu uso bem além de sua aplicação clínica original. Tradicionalmente, os fármacos são classificados, de modo adicional, de acordo com sua estrutura química e atividade neuroquímica. Os antidepressivos tricíclicos (com referência a uma estrutura química comum) e os inibidores seletivos da recaptação de serotonina (com referência à atividade neuroquímica) são exemplos de substâncias classificadas com base em sua estrutura química e seu mecanismo de ação, respectivamente. As classificações históricas e funcionais dos fármacos são mantidas aqui, já que fornecem uma estrutura útil para nossa compreensão da ação e dos efeitos colaterais de fármacos que influenciam o comportamento. Fármacos da mesma classe compartilham diversas características, como mecanismo de ação e efeitos colaterais comuns. Além disso, muitas fontes de referência utilizam essa classificação tradicional e lógica.

Antipsicóticos

Os antipsicóticos incluem uma variedade de fármacos estruturalmente distintos administrados a seres humanos para tratar psicose, tipificados para distúrbios como esquizofrenia, transtorno afetivo e psicoses associadas a transtornos mentais orgânicos (Nasrallah e Tandon, 2009). A maioria dos veterinários está familiarizada com a acepromazina, um dos fármacos dessa classe aprovada para uso em medicina veterinária (algumas vezes denominada incorretamente acetilpromazina). A acepromazina e outros sedativos dessa classe são discutidos com mais detalhes no Capítulo 14. Como os antipsicóticos convencionais provocam efeitos colaterais neurológicos, algumas vezes são denominados *neurolépticos*. Esse termo em geral não é aplicado aos antipsicóticos atípicos mais recentes que, menos provavelmente, causam efeitos colaterais neurológicos. Os antipsicóticos bloqueiam receptores centrais de dopamina (DA), principalmente o subtipo DA_2. Os antipsicóticos provocam ataraxia, um estado de relativa indiferença a estímulos externos (Baldessarini, 1995). A maioria dos antipsicóticos é metabolizada por enzimas do CYP 450 pertencentes às famílias 2 e 3; por conseguinte, é possível que as interações fármaco-fármaco descritas em seres humanos também sejam uma preocupação nos animais (Simpson e Papich, 2003).

Exceto a acepromazina (e Prolixina, em equinos), os antipsicóticos não são comumente usados na medicina veterinária comportamental moderna por diversos motivos. Em primeiro lugar, os pequenos animais raramente são diagnosticados com "psicose", e as propriedades ansiolíticas dos antipsicóticos em animais são mínimas. Em segundo lugar, os efeitos colaterais limitam o seu uso. Quando os animais recebem antipsicóticos tradicionais em doses relativamente altas ou repetidas, frequentemente desenvolvem catalepsia, uma síndrome que consiste em imobilidade, aumento do tônus muscular e posturas anormais, embora os reflexos (inclusive o reflexo de mordida) sejam preservados. A maioria dos veterinários está familiarizada com os efeitos da acepromazina em cães e gatos. Em terceiro lugar, a atividade motora espontânea, provocada por bloqueio de receptor de dopamina no corpo estriado e a inativação de neurônios de dopamina na substância negra podem resultar da administração de fenotiazina a animais (Nasrallah e Tandon, 2009). Finalmente, outros efeitos colaterais importantes de fármacos antipsicóticos, resumidos adiante, podem ser inaceitáveis.

Os antipsicóticos podem causar sinais extrapiramidais (SEP) porque eles inibem a ação da dopamina. Os SEP são mais prováveis com o uso de antipsicóticos mais antigos de alta potência, como o haloperidol. SEP documentados em seres humanos incluem pseudoparkinsonismo (rigidez, tremor, deambulação com passos curtos e inclinação da pessoa para a frente), acatisia (inquietação motora) e reações distônicas agudas (retesamento de músculos faciais e do pescoço). Os movimentos musculares involuntários de SEP são confundidos com convulsões. Fármacos antipsicóticos também podem baixar a pressão arterial e elevar a concentração de prolactina. Uma subclasse de antipsicóticos, as fenotiazinas, pode desinibir respostas aprendidas (Aronson, 1999) e pode inibir os processos de aprendizado necessários para técnicas de modificação de comportamento. Foi relatado em diversos livros-texto que esse grupo de fármaco, em especial a acepromazina, aumenta o risco de convulsões em animais e pode, de fato, ser contraindicado em animais sob risco de convulsões. No entanto, estudos clínicos mostraram que a acepromazina *não* aumenta o risco de convulsões em cães (Tobias *et al.*, 2006; Garner *et al.*, 2004; McConnell *et al.*, 2007).

Esses SEP não devem ser confundidos com outra reação adversa do uso prolongado de medicamento antipsicótico denominada *discinesia tardia*. A discinesia tardia caracteriza-se por discinesia orofacial, de membro ou de tronco ou posturas "torcidas". A diferenciação é que os SEP, em geral, ocorrem logo após a administração dos fármacos, ao passo que a discinesia tardia ocorre após tratamento crônico prolongado. A outra diferenciação importante é que se acredita que os SEP sejam causados por deficiência de dopamina e a discinesia tardia seja causada por excesso de dopamina ou por aumento da sensibilidade de receptor de dopamina provocado pela administração crônica. Diminuir a dose ou descontinuar o uso do medicamento antipsicótico agrava a discinesia tardia. Ao que parece, não há relato clínico de discinesia tardia em pacientes veterinários, embora tenham sido descritos modelos em roedores.

Historicamente, um antipsicótico fenotiazínico, a acepromazina tem sido empregado no controle de problemas de comportamento de animais, como fobia a ruído, por reduzir a atenção geral do animal aos estímulos ambientais e causar sedação. A efetividade da acepromazina como ansiolítico de uso oral com frequência é desapontadora e provoca efeitos colaterais indesejáveis (Overall, 1998a). No entanto, sua administração intramuscular (IM) pode diminuir a apreensão pré-cirúrgica do paciente e possibilitar a redução da dose de outros fármacos empregados como anestésicos gerais (Light *et al.*, 1993). Também, pode possibilitar a redução da dose de outros anestésicos administrados simultaneamente. Devido aos efeitos sedativos e extrapiramidais, a acepromazina não é apropriada para uso prolongado. Outros fármacos, como benzodiazepinas ou antidepressivos, são preferidos porque são mais específicos por seus efeitos ansiolíticos e provocam menos efeitos colaterais. Um pequeno número de animais de companhia – especialmente gatos – que recebe acepromazina VO manifesta atividade motora espontânea, possivelmente acatisia.

Uma reação adversa relatada em equinos é o prolapso de pênis. Em geral é de curta duração, porém, pode persistir por até 4 h e pode causar parafimose. Como a acepromazina não é usada para modificar o comportamento de equinos, sendo usada principalmente como adjuvante anestésico, há informações mais detalhadas sobre essa reação adversa no Capítulo 14.

As fenotiazinas são usadas para tratar comportamentos compulsivos que não respondem satisfatoriamente ao tratamento com fármacos serotoninérgicos ou quando combinadas com medicamentos serotoninérgicos (Goodman *et al.*, 1990). A dopamina tem sido envolvida em algumas formas de comportamentos estereotipados, talvez por causa do efeito da serotonina (Kennes *et al.*, 1988). Os fármacos dopaminérgicos, como apomorfina e anfetamina, e o precursor da dopamina L-dopa podem induzir estereotipias em animais (Goodman *et al.*, 1990). A tioridazina foi usada em um caso de comportamento motor aberrante em cão (Jones, 1987). Em 2000, a bula de uma tioridazina comercial acrescentou uma advertência afirmando que o fármaco prolonga o intervalo QTc e foi associado a arritmias e morte súbita em seres humanos. Recomendava que a tioridazina não fosse usada com fluvoxamina, fluoxetina, paroxetina, propranolol, pindolol ou qualquer outra substância que influenciasse o intervalo QTc do ECG ou as enzimas CYP2D6.

No momento, não existem informações suficientes para recomendar protocolos seguros de dosagens para a maioria dos fármacos dessa classe. Os efeitos colaterais associados ao uso de antipsicóticos tradicionais podem não ocorrer com o uso de fármacos mais recentes, embora possam ser observadas imobilidade e perda transitória de respostas condicionadas. No momento, seu alto custo e falta de dados publicados tornam o uso desses fármacos impraticável em animais.

Ansiolíticos

Os fármacos ansiolíticos incluem benzodiazepinas, azapironas, barbituratos e anti-histamínicos. Antidepressivos (discutidos separadamente, no item *Antidepressivos*) também apresentam propriedades ansiolíticas. São discutidas as classes benzodiazepina e azapirona e, também, uma classe especial, os hipnóticos não benzodiazepínicos.

Benzodiazepinas

As benzodiazepinas (BZD) constituem uma grande classe de fármacos com longo histórico de uso seguro e eficaz em seres humanos. Os exemplos usados em medicina veterinária são mostrados na Figura 18.1. Todos os fármacos dessa classe atuam em receptores BZD, no SNC, a fim de facilitar GABA$_A$, um neurotransmissor inibidor. Não são inibidores diretos dos

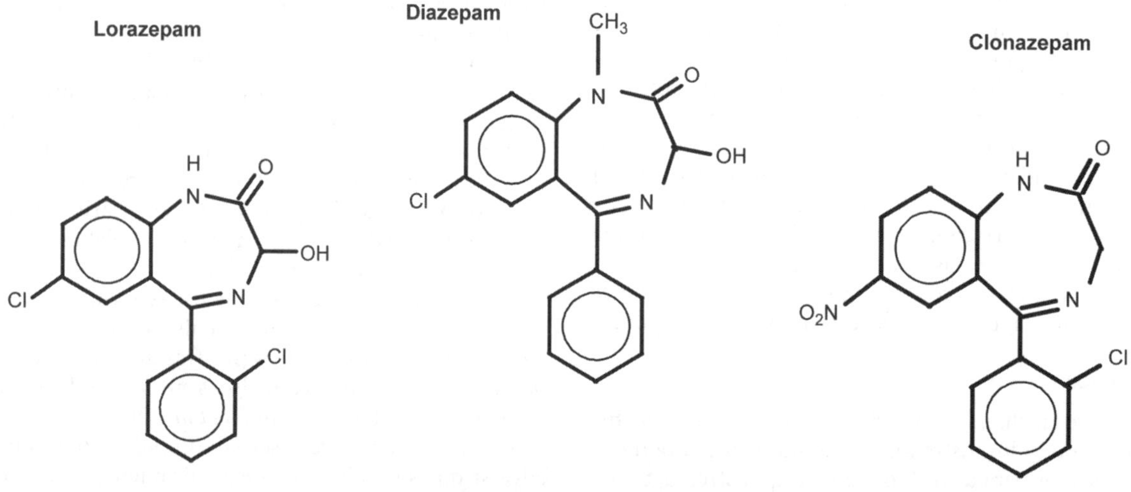

Figura 18.1 Benzodiazepinas utilizadas em medicina veterinária.

sítios de receptores GABA, mas modulam esses receptores para que induzam os efeitos desejados. Após se ligarem ao receptor $GABA_A$, esses fármacos aumentam a condutância mediada por GABA através de canais iônicos e estabilizam membranas excitáveis. Os efeitos de BZD no comportamento podem ser atribuídos à potencialização das vias GABA que atuam regulando a liberação de neurotransmissores monoaminas no SNC. Exemplos de fármacos dessa classe utilizados em medicina veterinária são diazepam, clorazepato, alprazolam, lorazepam, oxazepam, orazepam e temazepam. O uso de benzodiazepinas como anestésicos é discutido com mais detalhes no Capítulo 14, no item sobre agentes anestésicos. O uso de benzodiazepinas para tratar convulsões é discutido no Capítulo 17, no item sobre fármacos anticonvulsivantes.

Existem mais diferenças nas propriedades farmacocinéticas desses fármacos do que diferenças que influenciam o receptor (efeito farmacodinâmico). Benzodiazepinas são usadas em seres humanos principalmente em casos de transtorno de ansiedade generalizada ou síndrome do pânico (Sheehan e Raj, 2009); são administradas de modo semelhante em pequenos animais (Simpson e Simpson, 1996b). O protocolo de dosagem pode influenciar a farmacocinética. Por exemplo, a administração de diazepam 1 vez/dia, para controle da ansiedade, causa concentração máxima de nordiazepam menor, quando comparado com o mesmo benzodiazepínico, administrado 2 vezes/dia (Sheehan e Raj, 2009; Forrester *et al.*, 1990).

Após a administração oral, as respostas comportamentais aos benzodiazepínicos em geral ocorrem em 1 h, embora estudos conflitantes em animais sugiram que os efeitos ansiolíticos são mais intensos depois de o fármaco ter sido administrado por diversos dias (File, 1985). Sedação, ataxia, relaxamento muscular, aumento do apetite, excitação paradoxal e déficit de memória podem ser observados (Roy-Byrne e Cowley, 1991). Tolerância à sedação, além de ataxia e relaxamento muscular, pode ocorrer ao longo dos primeiros dias de tratamento (Löscher e Frey, 1981). Por conseguinte, os animais podem manifestar ataxia e instabilidade; os proprietários de animais de companhia devem ser aconselhados a dar atenção aos animais mais velhos, a fim de evitar quedas. Quando os animais recebem BZD regularmente, eles devem ser monitorados quanto à manifestação de hiperfagia. Agitação e inquietação podem ocorrer como uma resposta idiossincrática à BZD. Reações paradoxais de agitação foram observadas em cães, principalmente após administração de alprazolam. Se notadas, o fármaco deve ser descontinuado e substituído por medicamento de outra classe. Em seres humanos, relata-se, há muitos anos, amnésia provocada por BZD (King, 1992). Também, em animais podem ser observados déficits de memória e respostas condicionadas diminuídas, ou seja, o animal parece "esquecer" o que lhe havia sido previamente ensinado. Dificuldade no aprendizado de novos comportamentos, como protocolos de dessensibilização, pode ser afetada pelo déficit de memória.

Em doses de rotina, as BZD apresentam pouco, se algum, efeito nos sistemas cardiovascular e respiratório (Sheehan e Raj, 2009). BZD podem desinibir o comportamento. Em seres humanos, as manifestações de desinibição incluem hostilidade, agressividade, reações de fúria, agitação paroxística, irritabilidade e descontrole comportamental (Dietch e Jennings, 1988). Esses efeitos também são relatados em animais (Dodman, 2000); desse modo, as benzodiazepinas devem ser usadas com cautela em animais agressivos, particularmente em cães, já que a inibição do ato de morder pode estar diminuída. O potencial para

desinibição comportamental representa uma contraindicação para o uso de benzodiazepinas em cães amedrontados, porém agressivos. A inibição do ato de mordida pode estar diminuída e o efeito final pode ser uma tendência maior, em vez de menor, de morder. Benzodiazepinas são medicamentos controlados, com risco de uso abusivo por seres humanos. Deve-se fazer a triagem de proprietários de animais de companhia antes da prescrição do fármaco, e a solicitação de nova prescrição deve ser cuidadosamente avaliada.

Embora as BZD tenham uma alta margem de segurança, ocasionalmente os animais podem ser expostos a dose excessiva (ingestão acidental, por exemplo) ou apresentar reação paradoxal inesperada. Nesses casos, pode ser necessário reverter os efeitos. O flumazenil é um antagonista do receptor benzodiazepínico e inibe os efeitos das BZD. O flumazenil é administrado para contrabalançar as reações adversas de superdosagem de BDZ.

Após a administração diária por mais de 1 semana, o uso de benzodiazepínico deve ser descontinuado gradativamente, a fim de evitar a síndrome da descontinuação. Essa síndrome, especialmente comum com o uso de benzodiazepínicos de alta potência, como o alprazolam, inclui irritabilidade, tremores ou até mesmo convulsões (Roy-Byrne e Cowley, 1991; Roy Byrne *et al.*, 1993). Quanto mais longo o período de administração de um BZD e quanto maior a dose administrada, maior a probabilidade de reações de abstinência quando o medicamento é descontinuado, especialmente de forma abrupta (Janick *et al.*, 2011). Os sinais podem ser revertidos por meio da administração do benzodiazepínico. A síndrome de descontinuação pode ser evitada reduzindo-se a dose de BZD gradualmente em 25% por semana durante 1 mês. Se for observada reação de descontinuação, os sintomas podem ser aliviados pela administração do fármaco em questão.

Em cães, as BZD são utilizadas para tratar temores e fobias e, também, ansiedade generalizada. Os benzodiazepínicos podem ser combinados com um antidepressivo tricíclico, como a clomipramina, a fim de diminuir a latência até a obtenção do efeito e reduzir os estados semelhantes a pânico, como ocorre na fobia por trovoada (Crowell-Davis *et al.*, 2003) e na ansiedade por separação (Herron *et al.*, 2008). Em gatos, as BZD são usadas no controle de borrifadas de urina (para marcação de território), nos casos de viagem e de ansiedade generalizada, como a ansiedade gerada por mudança para um novo ambiente domiciliar.

Diazepam

O diazepam é o benzodiazepínico mais conhecido (Figura 18.1). É usado no tratamento de transtornos de comportamento, como sedativo, relaxante muscular, ansiolítico, anticonvulsivante e adjuvante para anestesia. Sua alta lipofilia e rápida distribuição tornam-no apropriado para o tratamento emergencial de convulsões porque é capaz de atravessar rapidamente a barreira hematencefálica. Sua alta lipofilia também possibilita sua rápida absorção através de membranas; é quase completamente absorvido, rapidamente, após administração retal ou nasal (Papich e Alcorn, 1995; Musulin *et al.*, 2011). Contudo, o veículo contido no medicamento não é apropriado para administração IM.

A farmacocinética do diazepam é complexa, mas tem sido avaliada tanto em cães quanto em gatos (Sheehan e Raj, 2009; Löscher e Frey, 1981; Papich e Alcorn, 1995; Cotler *et al.*, 1984; Musulin *et al.*, 2011). O diazepam sofre metabolização e primeiramente origina um metabólito desmetilado, o desmetil-diazepam (também denominado nordiazepam) e, em seguida, origina oxazepam. Ambos metabólitos são ativos, porém não tão ativos ou tão lipossolúveis como o diazepam. Acredita-se que o desmetildiazepam tem propriedades anticonvulsivantes semelhantes (Randall *et al.*, 1965), ou cerca de um terço da potência do diazepam (Frey e Löscher, 1982). A farmacocinética do diazepam ilustra as diferenças marcantes entre as espécies, quanto à depuração e excreção do medicamento. Em seres humanos, o diazepam é considerado um fármaco com baixa taxa de depuração hepática e longa meia-vida. A meia-vida em seres humanos é de 43 h (mas pode variar de 24 a 48 h), e a depuração sistêmica é de 0,38 mℓ/min/kg. Em cães, constatou-se que a meia-vida foi inferior a 1 h, e a depuração excedeu o fluxo sanguíneo hepático, em 57 a 60 mℓ/min/kg (Papich e Alcorn, 1995), porém em outro estudo apresentou meia-vida mais longa, de 5,6 h, e depuração mais lenta (11,5 mℓ/min/kg/) (Musulin *et al.*, 2011). Os gatos têm depuração mais lenta do que os cães, sendo a meia-vida em gatos de 5,5 h e taxa de depuração sistêmica de 4,7 mℓ/min/kg (Cotler *et al.*, 1984). Em todas as espécies, os metabólitos de diazepam apresentam meia-vida de eliminação mais longa do que o próprio diazepam. Por exemplo, a meia-vida do desmetildiazepam é de 51 a 120 h, em seres humanos, de 21,3 h em gatos e de 2,2 a 2,8 ou 6,7 h em cães (Papich e Alcorn, 1995; Cotler *et al.*, 1984; Musulin *et al.*, 2011). Essas diferenças mostram que o diazepam não é apropriado para o tratamento de longa duração em cães porque é necessária administração frequente, a fim de evitar picos altos e concentrações mínimas baixas. No entanto, sua meia-vida curta e sua habilidade de alcançar concentração terapêutica torna-o adequado para uso no curto prazo. Essa grande diferença na farmacocinética do diazepam entre as espécies indica que as informações publicadas para o diazepam em seres humanos não são aplicáveis aos cães. Por exemplo, a inibição de enzima CYP 450 e outras interações medicamentosas mencionadas em seres humanos não são prováveis em cães devido a sua elevada depuração sistêmica. Porém, como a depuração hepática depende principalmente do fluxo sanguíneo hepático, alterações na perfusão hepática influenciam de modo drástico a depuração do diazepam. Espera-se alteração da depuração em cães com desvios (*shunts*) vasculares hepáticos congênitos ou adquiridos.

Como ansiolítico de uso oral, em forma sólida, em cães, tem sabor agradável e é relativamente fácil de administrar diretamente ou misturado em alimento úmido. No entanto, particularmente para estados semelhantes a pânico decorrentes de trovoadas e de ansiedade provocada por separação, os clínicos relatam que na prática a ação ansiolítica do diazepam é decepcionante. Como a taxa de depuração hepática é alta em cães, a administração oral pode ser menos efetiva do que a administração por via intravenosa (IV). Se administrada VO em cães, alta dose pode ser suficiente para provocar ataxia, mas insuficiente para reduzir a ansiedade. Outros fármacos, como o alprazolam, podem ser mais apropriados; ou um protocolo de dose diária, em vez de uso quando necessário (QN), pode ser mais efetivo. Como alternativa, o diazepam pode ser administrado por via retal ou nasal (Papich e Alcorn, 1995; Musulin *et al.*, 2011).

Em gatos, a administração oral de diazepam é usada para tratamento de micção com aspersão de urina para marcação de território (Cooper e Hart, 1992; Hart *et al.*, 1993). Em ensaios abertos, a eficácia foi de cerca de 55%, embora fosse comum a recidiva após a descontinuação do medicamento (Marder, 1991;

Cooper e Hart, 1992). Preocupações com os efeitos colaterais provocados pelo uso oral em gatos diminuíram o seu uso em medicina veterinária. A reação adversa mais séria associada ao diazepam em animais de companhia é a necrose hepática idiossincrática, em gatos. A necrose hepática causada pelo diazepam é uma ocorrência rara, porém frequentemente fatal; foi documentada em gatos que receberam diazepam VO. Não se conhece o mecanismo patogênico específico (Center *et al.*, 1996; Hughes *et al.*, 1996). O diazepam sofre metabolização complexa, originando compostos intermediários. É possível que em gatos suscetíveis seja produzido um metabólito aberrante, responsável pelos efeitos hepatotóxicos. Nos gatos relatados, a reação ocorreu após 7 dias da administração oral de diazepam original ou genérico (Center *et al.*, 1996; Hughes *et al.*, 1996). É possível que os metabólitos responsáveis pela intoxicação sejam mais passíveis de serem produzidos após administração oral por causa da metabolização de primeira passagem, em comparação com a administração parenteral (van Beusekom, 2015). Não há relato de necrose hepática idiossincrática após administração oral de outros benzodiazepínicos, embora o achado negativo não elimine tal possibilidade. Entretanto, o evento adverso pode ser menos provável com o uso de lorazepam e oxazepam, que são conjugados diretamente sem sofrer metabolização intermediária. Alprazolam e temazepam originam somente um metabólito intermediário (alfa-hidroxi) antes de sofrer conjugação. Comparados ao diazepam, esses medicamentos alternativos podem ser menos passíveis de induzir intoxicação hepática em gatos, mas são necessários estudos de segurança para comprovar essa teoria.

Clorazepato

O benzodiazepínico clorazepato é metabolizado no ambiente ácido do estômago, originando o seu metabólito ativo, o nordiazepam, antes de ser absorvido (Sheehan e Raj, 2009; Forrester *et al.*, 1993). O clorazepato é usado em cães para tratamento de transtornos de ansiedade, particularmente fobia por trovoadas/ruídos. A concentração máxima média de nordiazepam foi detectada aproximadamente 98 min após uma única dose oral de clorazepato, e 153 min após múltiplas doses orais (Forrester *et al.*, 1990). A meia-vida de eliminação após uma única dose (284 min) não foi significativamente diferente da de múltiplas doses (355 min) (Forrester *et al.*, 1990). A dose oral de 2 mg/kg a cada 12 h mantém a concentração do metabólito ativo, o nordiazepam, na faixa de variação considerada terapêutica em seres humanos (Forrester *et al.*, 1990). Ataxia excessiva e sedação são incomuns (Forrester *et al.*, 1990). Embora disponível em uma formulação de liberação prolongada, um estudo farmacocinético em cães não constatou diferença na distribuição sérica, em comparação com o clorazepato de liberação imediata (Brown e Forrester, 1991).

Alprazolam

Alprazolam é uma benzodiazepina de alta potência que mostrou, em seres humanos, ser efetivo no tratamento de síndrome do pânico (Figura 18.1). Seu uso aumentou desde a disponibilidade de produtos genéricos. É usado em cães para tratar estados semelhantes a pânico decorrentes de ansiedade por separação, medo de trovoada e outras fobias, além de ansiedade generalizada. Em seres humanos, tem um início de ação mais rápido e meia-vida de eliminação mais curta em relação ao diazepam, porém tais diferenças não foram relatadas em animais.

Também em seres humanos (Sheehan e Raj, 2009; Brandwein, 1993), as concentrações plasmáticas variam muito entre os pacientes que receberam doses idênticas de alprazolam. Assim como em seres humanos, em cães podem ser necessárias doses maiores de alprazolam para os estados semelhantes a pânico, como medo de trovoada e ansiedade por separação, em comparação com a dose para ansiedade geral. Desse modo, pode ser necessária dosagem individualizada para alcançar sucesso no tratamento, com o mínimo de reações adversas (Sheehan e Raj, 2009). Ocorre agitação paradoxal em alguns cães que recebem alprazolam. Nesses casos, o fármaco deve ser suspenso e substituído por um medicamento de outra classe. O mecanismo dessa reação paradoxal não é conhecido. Os cães que recebem dose moderadamente alta de alprazolam 1 vez/dia, como pode ocorrer na ansiedade por separação ou na fobia por trovoada, correm o risco de ansiedade por abstinência ou tremores antes da dose do próximo dia devido a sua breve meia-vida de eliminação (Crowell-Davis e Murray, 2006). Essa ocorrência pode ser evitada pela administração do medicamento 2 vezes/dia, e não pulando doses. Para a descontinuação do fármaco, o alprazolam deverá ser retirado lentamente, diminuindo a dose ao longo de semanas.

Oxazepam e lorazepam

Conforme mencionado anteriormente, oxazepam e lorazepam são metabolizados diretamente por meio de conjugação de fase II, originando compostos inativos (Sheehan e Raj, 2009). Tanto o oxazepam quanto o lorazepam são usados por veterinários como sedativos, ansiolíticos e anticonvulsivantes, mas não são tão bem conhecidos como o diazepam. Em gatos, o oxazepam é utilizado como estimulante do apetite. Não existem metabólitos ativos de oxazepam ou lorazepam. Como as reações de conjugação em geral são preservadas, mesmo quando existe doença hepática, esses fármacos são recomendados para indivíduos com comprometimento da função hepática, para pacientes caninos idosos nos quais a metabolização possa estar mais lenta (Sheeran e Raj, 2009) e em gatos, nos quais a metabolização de fase II pode ser menos provável de desencadear necrose hepática idiopática. O lorazepam tem a vantagem de uma distribuição maior e mais prolongada ao SNC do que outros benzodiazepínicos. Em cães sadios, a meia-vida do lorazepam é de 0,88 h, a taxa de depuração sistêmica é inferior à metade daquela do diazepam, de 19,3 mℓ/min/kg, e a disponibilidade oral é de 60% (Papich, pesquisa não publicada). Por conseguinte, como um fármaco de uso oral, pode ser uma alternativa apropriada ao diazepam.

Em cães, os benzodiazepínicos podem ser usados com antidepressivos tricíclicos para o tratamento de medo provocado por trovoada (Crowell-Davis et al., 2003) e ansiedade por separação (Takeuchi et al., 2000). Quando o alprazolam é administrado junto à fluoxetina em seres humanos, o resultado é um incremento de 30% na concentração de alprazolam (porém sem incrementos significativos na concentração plasmática de fluoxetina ou de norfluoxetina) devido à inibição da enzima CYP3A (Lasher et al., 1991). Por conseguinte, a administração simultânea pode possibilitar que uma dose menor de alprazolam seja efetiva. A fluvoxamina inibe a enzima CYP3A4 e pode estar associada a aumento da concentração de alprazolam (Sheehan e Raj, 2009). De fato, o uso de uma benzodiazepina e um inibidor seletivo da recaptação de serotonina é uma estratégia útil no tratamento de síndrome do pânico em seres humanos refratários ao tratamento com um único medicamento (Stahl,

2013). Estratégias semelhantes podem ser úteis em animais, particularmente cães. Foi demonstrado, em seres humanos, que o oxazepam diminui a renovação (turnover) da serotonina e da norepinefrina (Sheehan e Raj, 2009). Por outro lado, em um estudo farmacocinético em cães, utilizou-se clorazepato com fenobarbital (Forrester et al., 1993). A concentração do metabólito ativo do nordiazepam na circulação sanguínea durante os intervalos entre as doses foi significativamente menor em comparação com a administração exclusiva de clorazepato (Forrester et al., 1990).

Azapironas

Essa classe de ansiolíticos é representada clinicamente por um fármaco, a buspirona. A buspirona foi o primeiro fármaco ansiolítico não benzodiazepínico desenvolvido e comercializado que não causa sedação (Robinson et al., 2009). A buspirona atua como agonista total nos receptores pré-sinápticos $5HT_{1A}$, com resultante diminuição da síntese de serotonina e inibição do estímulo neuronal. Também, atua como agonista parcial em receptores pós-sinápticos $5HT_{1A}$. Nos estados de déficit de serotonina, a buspirona atua como agonista (Robinson et al., 2009). Ela também tem efeitos dopaminérgicos.

A buspirona não é substrato para as enzimas do CYP 450, nem as inibe (Robinson et al., 2009). Não há interações com as benzodiazepinas e não existem preocupações de abstinência após o tratamento de longa duração (Stahl, 2013). Em seres humanos, a buspirona tem sido efetiva no tratamento de transtorno de ansiedade generalizada, mas não no controle da síndrome do pânico. A buspirona tem eficácia comprovada no tratamento de certos padrões de ansiedade em animais, como a resposta de evitação condicionada. Em cães, a buspirona não mostra ser particularmente efetiva no tratamento de distúrbio semelhante a pânico causado por medo de trovoadas ou ansiedade por separação, mas tem sido utilizada para tratar ansiedade generalizada.

Como tem meia-vida de eliminação curta, a buspirona precisa ser administrada 2 ou 3 vezes/dia. A buspirona tem sabor agradável e pode ser administrada por VO. Diferentemente das benzodiazepinas, a buspirona não provoca sedação, não compromete a memória ou a psicomotricidade e nem causa o fenômeno da desinibição. Diferentemente das benzodiazepinas, a buspirona não provoca efeitos comportamentais imediatos. Seus efeitos benéficos não são observados até que a administração ocorra por várias semanas. Os efeitos colaterais são incomuns e brandos, mas podem ser observados imediatamente. Dentre eles citam-se sintomas gastrintestinais e alterações no comportamento social (frequentemente relatadas como "atitudes de amizade"). A buspirona não tem potencial para uso abusivo em seres humanos.

Em gatos, a buspirona é usada para modular estados de intensa agitação, inclusive aspersão de urina para marcação de território. Em um ensaio aberto, foi observada melhora em 55% dos gatos, com recidiva de 50%, após a descontinuação do tratamento (Hart et al., 1993). Também tem sido usada para reduzir a ansiedade em gato "pária", em casos de agressão entre os gatos de um abrigo (Overall, 1994a, 1999a).

A buspirona pode ser usada para aumentar a ação de alguns antidepressivos. Se administrada junto com um ISRS, é possível aumentar a eficácia se ocorreu depleção de serotonina intraneuronal. Ademais, a buspirona pode atuar diretamente em autorreceptores, a fim de inibir o fluxo de impulsos neuronais, possivelmente possibilitando a reposição dos depósitos de 5HT. Além disso, a buspirona pode atuar em receptores $5HT_{1A}$, auxiliando na dessensibilização de autorreceptores $5HT_{1A}$ (Stahl, 2013). Em seres humanos, a buspirona pode ser usada para melhorar o efeito do tratamento de transtorno obsessivo-compulsivo (TOC) com ISRS, com sucesso, em alguns estudos (Janicak et al., 2011), mas não em outros (Grady et al., 1993). Em cães, a buspirona é usada com antidepressivos tricíclicos para tratar ansiedade causada por separação (Takeuchi et al., 2000) e com um ISRS (fluoxetina) para tratar casos complexos envolvendo ansiedade, agressividade e comportamento estereotípico (Overall, 1995).

Hipnóticos não benzodiazepínicos

Em estados graves de fobia de início agudo, como medo causado por trovoada e ansiedade por separação, existe necessidade de redução segura e rápida da resposta aos estímulos ambientais e indução de sono, com duração de ação relativamente curta e recuperação rápida. O efeito imprevisível e com frequência decepcionante de benzodiazepinas e fenotiazinas, e a longa latência até a obtenção do efeito da buspirona deixam um vazio com relação a tal aplicação. Hipnóticos não benzodiazepínicos são promissores, já que são usados para facilitar e manter o sono por 3 a 7 h em seres humanos, embora não haja relato publicado sobre seu uso clínico em cães, até o momento. Fármacos dessa classe incluem zaleplona, eszopiclona e zolpidem. Esses medicamentos algumas vezes são denominados fármacos Z, para distinguir seus efeitos de benzodiazepínicos tradicionais. Como os benzodiazepínicos, o zolpidem potencializa a ação de GABA, um neurotransmissor inibidor. Contudo, não provoca relaxamento muscular nem tem propriedades anticonvulsivantes. $GABA_A$, um sítio-alvo de benzodiazepinas, tem receptores ômega 1, 2 e 3. As benzodiazepinas atuam em todos os receptores, mas o zolpidem e outros fármacos conhecidos como fármacos Z, atuam apenas no receptor ômega 1, induzindo sedação. A zaleplona tem meia-vida de eliminação ultracurta em seres humanos, sugerindo que seja pouco provável sua utilidade em cães. O fármaco mais recente, eszopiclona, é indicado para o tratamento prolongado de insônia em seres humanos (Brielmaier, 2006), mas não há relato de seu uso clínico em animais.

Zolpidem é um sedativo da classe imidazopiridina. A dose usual em seres humanos é de 5 a 10 mg (também disponível como formulação de liberação controlada), usada para induzir e manter o sono. Em um relato de 33 casos de ingestão acidental de zolpidem por cães levados a um centro de controle de intoxicação, 40% exibiram sinais de depressão/sedação e 40% manifestaram sinais de hiperatividade (Richardson et al., 2002). Embora as doses fossem extremas (até 21 mg/kg), todos os cães se recuperaram. A administração controlada de uma única dose de até 0,5 mg/kg (alta) e de apenas 0,15 mg/kg (baixa) de zolpidem em cães não mostrou efeito clínico algum, no caso da dose baixa, ou estimulação paradoxal do SNC sucedida por sedação branda, no caso de dose alta (Giorgi, 2012). Outros sinais relatados em cães de pesquisa incluem vocalização, inquietação, ansiedade, disforia, reação de fúria, agitação, espasticidade muscular e hiper-reflexia. Esses achados sugerem que o zolpidem provavelmente não seja útil na rotina clínica de cães.

Antidepressivos

Este grupo talvez consista no maior grupo de fármacos usados no tratamento de problemas de comportamento em pequenos animais. A categoria de antidepressivos inclui muitas classes de fármacos. Dependendo da referência consultada, diversos sistemas de classificação têm sido empregados para agrupar esses fármacos. Seguindo a convenção, aqui, os antidepressivos tricíclicos (ATC) estruturalmente semelhantes são discutidos juntos. Os inibidores seletivos da recaptação de serotonina (ISRS) funcionalmente semelhantes são discutidos como uma classe. Os fármacos que inibem a enzima monoamina oxidase (IMAO) são discutidos como uma classe. Agrupados como uma classe distinta (atípica) estão aqueles antidepressivos que não se enquadram nos três grupos anteriormente mencionados. Esse grupo inclui os fármacos heterocíclicos mais recentes, como amoxapina, maprotilina, venlafaxina e mirtazapina, que se assemelham a ATC, e fármacos mais antigos, como trazodona e bupropiona, que têm estruturas químicas diferentes. A classe descrita anteriormente difere no modo de ação, no perfil de efeitos colaterais e na eficácia relativa, em alguns transtornos comportamentais.

Todos os antidepressivos apresentam importantes propriedades ansiolíticas e as doses utilizadas na rotina, em geral, são bem toleradas pelos animais. Até certo ponto, todos compartilham uma ação semelhante, que consiste em alterar a concentração de neurotransmissores (principalmente norepinefrina e serotonina) nos sítios receptores. A teoria de unificação que explica sua eficácia é a teoria das monoaminas da depressão, descrita por Schildkraut em 1965 (Maes e Meltazer, 1995), que afirma que a depressão em seres humanos é provocada por deficiência de neurotransmissores monoaminas. Inicialmente, essa teoria concentrou-se na norepinefrina, mas tornou-se claro mais tarde que a serotonina (5HT) também era um neurotransmissor importante. A relação entre o mecanismo e os efeitos neuronais e a resposta clínica é complexa. A ação que influencia a recaptação de neurotransmissores ocorre rapidamente, mas a resposta clínica pode demorar dias a semanas para alcançar o efeito máximo. Isso significa que a maior presença de neurotransmissores norepinefrina e 5HT também pode influenciar a sensibilidade de receptores, tanto pré-sinápticos quanto pós-sinápticos.

Antidepressivos tricíclicos

Os antidepressivos tricíclicos (ATC) recebem essa denominação porque apresentam núcleo de três anéis (Figura 18.2). Quimicamente, assemelham-se às fenotiazinas, mas suas ações diferem consideravelmente. Os ATC inibem a recaptação de 5HT e norepinefrina. Fármacos específicos variam no grau de inibição de um transmissor, mais do que o outro. Alguns desses fármacos conhecidos por veterinários são medicamentos de uso humano e são utilizados para situações não indicadas pelo fabricante (uso extralabel). Dentre esses estão as aminas terciárias amitriptilina, doxepina e imipramina. As aminas secundárias, como a nortriptilina e a desipramina, não são tão bem conhecidas pelos veterinários. As aminas secundárias (Figura 18.2) são inibidores relativamente seletivos de norepinefrina, mas as aminas terciárias inibem tanto a serotonina quanto a norepinefrina (Figura 18.3). A clomipramina (em apresentações distintas para usos veterinário e humano), outra amina terciária, é a mais seletiva entre os ATC por bloquear a recaptação de 5HT. ATC também tem atividade antagônica em receptor alfa-adrenérgico (α_1) e pode induzir efeitos anti-histamínicos e anticolinérgicos. A atividade antagonista nesses receptores é responsável por alguns dos efeitos colaterais relatados com o uso de ATC, porém, mais provavelmente tem pouca participação em sua eficácia. Assim como ocorre com outros medicamentos mencionados

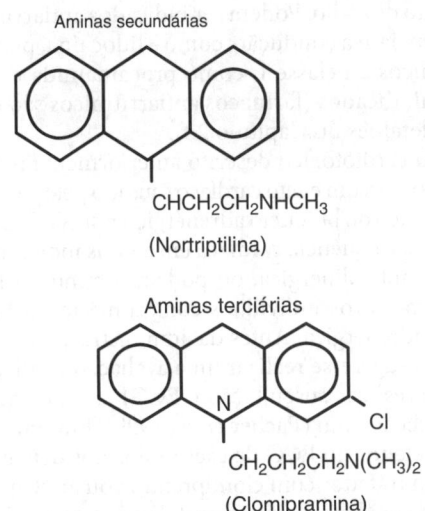

Aminas secundárias

CHCH₂CH₂NHCH₃

(Nortriptilina)

Aminas terciárias

CH₂CH₂CH₂N(CH₃)₂

(Clomipramina)

Figura 18.2 Antidepressivos tricíclicos (ATC) utilizados no tratamento de transtornos do comportamento, em medicina veterinária. A nortriptilina é uma amina secundária e a clomipramina é uma amina terciária. A maioria dos outros ATC utilizados em medicina veterinária – amitriptilina, doxepina e imipramina – também inclui aminas terciárias.

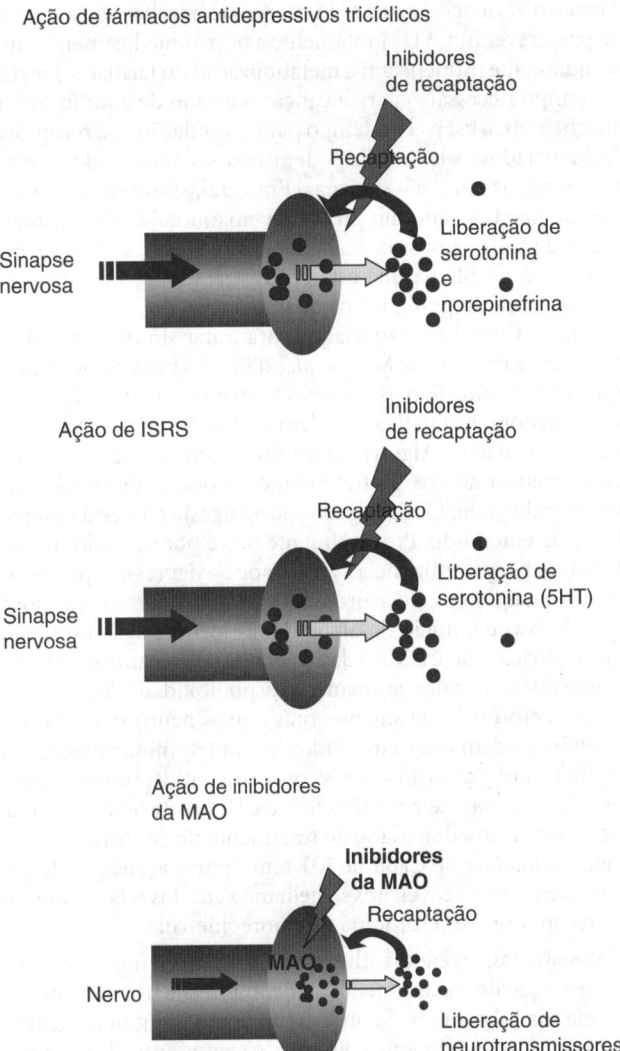

Ação de fármacos antidepressivos tricíclicos

Ação de ISRS

Ação de inibidores da MAO

Figura 18.3 Ação de fármacos utilizados no tratamento de transtornos do comportamento em animais. Os antidepressivos tricíclicos (painel superior) inibem a recaptação de serotonina e norepinefrina. Os inibidores seletivos da recaptação de serotonina (ISRS) (painel do meio) inibem seletivamente a recaptação de serotonina, sem muito efeito em outros receptores. Os inibidores da monoamina oxidase (inibidores da MAO) (painel inferior) inibem a degradação enzimática de monoaminas na terminação nervosa pré-sináptica. Existem tipos específicos de MAO no sistema nervoso, como MAO tipo A e MAO tipo B, dependendo da localização.

neste capítulo, existem diferenças espécie-específicas quanto à metabolização, excreção e suscetibilidade a efeitos colaterais, que são discutidas com mais detalhes na abordagem dos fármacos específicos.

Os ATC têm um longo histórico de uso eficaz em seres humanos, mas, em anos recentes, têm sido amplamente substituídos pelos inibidores seletivos da recaptação de serotonina (IRSR) mais específicos. O baixo custo, a eficácia e o grau de tolerância dos ATC fazem deles fármacos particularmente úteis no tratamento de anormalidades de comportamento em animais. Em geral, os ATC modulam agitação excessiva e reduzem a ansiedade. Os ATC podem aumentar o aprendizado em circunstâncias específicas (Mills e Ledger, 2001). Diferentemente das benzodiazepinas, os ATC não ocasionam desinibição do comportamento. Os ATC são usados em cães para o tratamento de agressividade leve, transtornos compulsivos e diferentes estados de ansiedade (Juarbe-Diaz, 1997a,b). Os ATC podem ser usados em gatos para controlar algumas formas de agressividade, micção inapropriada, micção com aspersão de urina para marcar território, lambedura excessiva, estados de ansiedade e vocalização excessiva. Em equinos, os ATC têm uso limitado e pouco se sabe sobre sua farmacocinética. Antidepressivos tricíclicos, como amitriptilina e imipramina, por seus efeitos de inibição da recaptação de serotonina e norepinefrina, podem induzir à tranquilização comportamental; os efeitos colaterais podem incluir sedação branda e efeitos anticolinérgicos, em equinos. A imipramina tem sido usada para reduzir a ansiedade em equinos reprodutores; em um contexto sexual, está associada à masturbação e ereção nesses equinos. A imipramina, em alta dose (2 a 4 mg/kg/24 h VO), pode causar fasciculações musculares, taquicardia e hiper-responsividade a ruídos, provavelmente devido aos efeitos da norepinefrina.

Propriedades farmacocinéticas. Os ATC são extensivamente metabolizados e atuam como substratos para enzimas do CYP 450. Em seres humanos, a administração simultânea de fármacos que inibem enzimas do CYP 450, importantes para sua metabolização, pode provocar aumento de 4 vezes na concentração sérica de ATC. Fármacos da classe dos inibidores seletivos da recaptação de serotonina, descritos adiante, são inibidores potentes das enzimas do CYP 450 (Mealey, 2002). Apesar desses riscos potenciais, faltam relatos específicos na literatura veterinária sobre interações medicamentosas causadas pela administração simultânea de outros fármacos com os ATC. Uma razão para essa carência de relatos de problemas pode ser a alta taxa de depuração sistêmica, em comparação com a de seres humanos, o que indica que ocorre menor influência nas alterações das atividades de enzimas (discutido com mais detalhes no item *Clomipramina*) e alto índice terapêutico em animais. Não obstante, por causa do potencial para interações fármaco-fármaco em seres humanos, aconselha-se cautela ao se prescrever um ATC juntamente a outros medicamentos que sabidamente influenciam a metabolização do fármaco. Devido ao tempo necessário para alcançar o estado de equilíbrio farmacocinético estável e o tempo para modulação dos receptores influenciados pelos ATC, podem não ser observados efeitos terapêuticos por 2 a 4 semanas. Em geral, síndromes de abstinência não têm sido um problema em animais. Não obstante, a fim de evitar a possibilidade de tais reações e evitar o efeito rebote do problema que está sendo tratado, recomenda-se a descontinuação gradativa de qualquer ATC.

Os ATC também são usados para tratar síndromes álgicas. Conforme revisto por Micó *et al.* (2006), há boas evidências de que os ATC são efetivos em seres humanos para tratar dor, em especial dor neuropática, e podem ser usados combinados com outros fármacos. Alguns veterinários também têm utilizado esses medicamentos no tratamento de dor, embora não haja relato publicado. O mecanismo de analgesia não está completamente entendido. Provavelmente não é por meio do mesmo mecanismo que influencia a ansiedade e a depressão, porque os efeitos analgésicos, de acordo com relatos, ocorrem em doses mais baixas e o início do alívio da dor ocorre mais rápido do que o alívio da depressão e da ansiedade. O mecanismo de ação proposto para analgesia envolve a disponibilidade de norepinefrina e serotonina na sinapse, mas outros neurotransmissores também podem estar envolvidos. A amitriptilina parece ser o padrão-ouro para ação analgésica; outros antidepressivos, como os ISRS, não parecem ser tão efetivos. Digno de nota é o fato de o fármaco tramadol, usado no tratamento de dor (discutido no item *Tramadol* e no Capítulo 13), tem alguma ação opioide, porém, além disso, tem efeitos semelhantes aos dos ATC – inibição da recaptação de serotonina e de norepinefrina.

Efeitos adversos. Os efeitos adversos podem surgir logo após a administração do medicamento ou depois de seu uso prolongado. Os efeitos colaterais incluem sedação branda, sintomas gastrintestinais – especialmente vômitos – e efeitos anti-histamínicos e anticolinérgicos (Nelson, 2009). Os efeitos anticolinérgicos podem incluir boca seca (e consequente aumento do consumo de água), constipação intestinal e retenção de urina. O uso de ATC é contraindicado em casos de glaucoma ou ceratoconjuntivite seca. Os antidepressivos tricíclicos também podem baixar o limiar para convulsões e potencializar as convulsões em animais predispostos (Juarbe-Diaz, 1997a). Granulocitose foi associada à administração de ATC, porém é rara (Alderman *et al.*, 1993).

Um efeito adverso particularmente grave é possível quando os ATC são administrados em alta dose, como ocorre na ingestão acidental por animais de companhia, por exemplo. Alta concentração de ATC pode causar estabilização de membrana celular semelhante ao que ocorre com a quinidina, que pode causar arritmias cardíacas fatais se os pacientes não forem prontamente tratados (Nelson, 2009; Johnson, 1990; Wismer, 2000). Se o animal recebe alta dose (a dose tóxica pode ser superior a 15 mg/kg), ele deve ser monitorado com eletrocardiograma imediatamente, a fim de verificar possíveis anormalidades de condução. Se houver equipamento disponível, a pressão arterial também deve ser monitorada. O tratamento de superdosagem deve ser iniciado de imediato, porque o paciente morre dentro de 2 h. Deve-se entrar em contato com um centro de controle de intoxicação animal, para obter informações sobre o tratamento específico. O tratamento consiste em lavagem gástrica, administração de carvão ativado, um catártico apropriado (que *não* contém magnésio) e

bicarbonato de sódio. Podem ser indicados antiarrítmicos que não influenciam a condução, como a lidocaína, porém outros antiarrítmicos da classe I, como procainamida e quinidina, são contraindicados (fármacos antiarrítmicos são discutidos em mais detalhes no Capítulo 22).

O efeito cardiotóxico descrito anteriormente não deve ser confundido com um efeito cardíaco causado pelo efeito colateral anticolinérgico ou bloqueio adrenérgico por ATC. Os ATC podem elevar a frequência cardíaca em alguns indivíduos devido a sua ação anticolinérgica, ou podem diminuir a frequência cardíaca em outros indivíduos como uma resposta reflexa à ação alfa$_1$-adrenérgica. Antes da administração de um ATC a um animal, sugere-se realizar uma avaliação cardíaca (avaliar histórico e realizar auscultação e ECG) antes da administração do medicamento (Pacher *et al.*, 1999). Em um estudo que avaliou os efeitos no ECG de cães sadios nos demais aspectos e que foram tratados com clomipramina ou amitriptilina, não se constatou evidência de anormalidade no ECG (Reich *et al.*, 2000). Nesse estudo, os medicamentos foram administrados nas doses recomendadas para o tratamento de problemas de comportamento.

Pode ser difícil administrar ATC diretamente ou disfarçados no alimento porque têm sabor amargo intenso. O ato de morder o comprimido pode induzir aversão ao sabor do medicamento, recusa de futura dose e hipersalivação.

Amitriptilina

A amitriptilina é administrada a seres humanos para tratamento de depressão, transtornos de ansiedade e alguns tipos de dor crônica ou neuropática (Anderson, 2001). Atua como inibidor da recaptação ativa em receptores de serotonina e em receptores de norepinefrina. Apresenta potentes ações anticolinérgicas, anti-histamínicas, alfa$_1$-adrenérgicas e analgésicas (Anderson, 2001; Nelson, 2009). A nortriptilina, também disponível no mercado, é o metabólito ativo (Anderson, 2001; Boothe, 2001).

A amitriptilina tem sido usada como um fármaco útil em animais com o intuito de exacerbar a tranquilização comportamental e melhorar o programa de tratamento comportamental (Anderson, 2001; Hart e Cooper, 1996). Em cães, a amitriptilina tem sido usada no tratamento de ansiedade causada por separação (Takeuchi *et al.*, 2000), agressividade (Anderson, 2001; Reich, 1999) e autotraumatismo repetitivo (Overall, 2013, 1998b). O tempo para obter efeito máximo é de 2 a 4 semanas (Anderson, 2001). Em gatos, a amitriptilina tem sido usada no tratamento de alopecia psicogênica (Sawyer *et al.*, 1999).

Efeitos colaterais relatados em gatos incluem ganho de peso, sonolência e diminuição da autolimpeza (*grooming*) (Chew *et al.*, 1998). Recomenda-se administração à noite, 1 vez/dia, para evitar sedação diurna excessiva (Chew *et al.*, 1998). Como existe um medicamento genérico à base de amitriptilina, ela tem se tornado popular entre os veterinários que desejam tratamento de baixo custo para seus pacientes.

Entre o uso mais comum em gatos está o tratamento de transtornos urinários. O fármaco é usado para o controle de micção com aspersão de urina para marcação de território e micção inapropriada secundária a cistite intersticial idiopática (Chew *et al.*, 1998). A amitriptilina estimula receptores beta-adrenérgicos dos músculos lisos, inclusive da bexiga, diminuindo a excitabilidade do músculo liso vesical e aumentando a capacidade da bexiga (Anderson, 2001; Chew *et al.*, 1998).

Também, tem sido um dos medicamentos mais efetivos no tratamento de síndromes álgicas (Micó *et al.*, 2006). Por esses motivos, a amitriptilina tem sido usada para tratar cistite intersticial felina, na dose inicial de 10 mg/gato, 1 vez/dia, à noite (Chew *et al.*, 1998; Buffington *et al.*, 1999). Não se sabe se um efeito analgésico ou um efeito modificador de comportamento está envolvido na eficácia do tratamento dessa doença.

Imipramina

A imipramina é um ATC com propriedades semelhantes às da amitriptilina, exceto pelo fato de que a imipramina tem afinidade semelhante por receptores de norepinefrina e de serotonina. A imipramina tem afinidade apenas moderada por receptores de histamina H_1 ou por receptores muscarínicos (anticolinérgicos). A imipramina tem maior atividade serotoninérgica, menos efeitos colinérgicos e discreta propriedade α-agonista. Em seres humanos, a imipramina tem meia-vida de eliminação de cerca de 12 h. A farmacocinética não foi relatada em cães, porém empiricamente tem sido administrada 2 vezes/dia a esses animais.

A imipramina tem sido utilizada com sucesso em seres humanos no tratamento da síndrome do pânico em adultos e enurese noturna (xixi na cama) em crianças. É um tratamento de baixo custo para narcolepsia, em cães e equinos (Coleman, 1999). A imipramina pode ser usada para tratar ansiedade por separação (Marder, 1991; Overall *et al.*, 2001), particularmente naqueles casos em que sujar a casa com urina constitui um problema (Sherman, observação pessoal). A imipramina também pode ser usada em casos de incontinência urinária dependente de estrogênio, em cães com intolerância à fenilpropanolamina. Em um estudo em cães de pesquisa da raça Beagle, verificou-se que após 14 dias de tratamento com alta dose (10 mg/kg/24 h), a imipramina melhorou o comportamento "de abstinência e depressão" anormal (Iorio *et al.*, 1983).

Clomipramina

A clomipramina (em apresentações distintas para usos veterinário e humano) tem a maior atividade serotoninérgica de todos os ATC. Foi aprovada para uso humano no tratamento de transtorno obsessivo-compulsivo (TOC) e foi o primeiro fármaco veterinário aprovado pela FDA para tratar ansiedade causada por separação, em cães.

Os cães metabolizam a clomipramina mais rapidamente do que os seres humanos, o que influencia o uso clínico. A meia-vida média em cães é de 5 h (King *et al.*, 2000a) a 7,2 h (Hewson *et al.*, 1998a), após uma única dose, e 2,1 a 4 h após doses repetidas (King *et al.*, 2000b). A meia-vida da desmetilclomipramina, um metabólito ativo, é de 2,9 h (King *et al.*, 2000a), 1,9 h (Hewson *et al.*, 1998a) e 2,2 a 3,8 h, após múltiplas doses (King *et al.*, 2000b). Por comparação, a meia-vida em seres humanos é de 24 h (Nelson, 2009) a 33 h, com relato de que pode ser até 36 a 50 h (Evans *et al.*, 1980). A taxa de depuração sistêmica em cães é rápida (23,3 mℓ/min/kg). Por conseguinte, as evidências indicam que, em cães, a clomipramina é um fármaco com alta taxa de depuração, sendo o fluxo sanguíneo hepático o fator mais importante para a depuração. Não se espera que alterações na atividade enzimática (alterações no citocromo P450) ou na ligação às proteínas influenciem a farmacocinética da clomipramina, como ocorre em seres humanos.

A taxa de absorção oral é de apenas 16 a 20%, em cães (King *et al.*, 2000a); a baixa disponibilidade sistêmica provavelmente é baixa devido à depuração hepática de primeira passagem.

Também, existem diferenças entre seres humanos e cães quanto ao perfil metabólico. Em cães, a proporção clomipramina: desmetilclomipramina (o metabólito) é 3:1, ao passo que em seres humanos essa proporção é de apenas 1:2,5. Acredita-se que a clomipramina atue principalmente como inibidor da recaptação de serotonina, porém o metabólito desmetil provavelmente é o principal responsável pelos efeitos colaterais anticolinérgicos. Isso pode explicar o motivo pelo qual aparentemente ocorrem menos efeitos colaterais anticolinérgicos causados por esse medicamento em cães, em comparação com seres humanos.

Apesar da meia-vida relativamente curta em cães, a clomipramina tem sido efetiva quando administrada a cada 12 ou 24 h (King *et al.*, 2000b). Também, é efetiva no tratamento de transtorno compulsivo canino (Hewson *et al.*, 1998b; Seksel e Lindeman, 2001), como o ato de perseguir a própria cauda (Moon-Fanelli e Dodman, 1998) ou o granuloma acral causado por lambedura (Goldberger e Rapoport, 1991; Rapoport *et al.*, 1992). A clomipramina foi aprovada nos EUA para o tratamento de ansiedade por separação em cães (King *et al.*, 2000b; Simpson, 2000). Embora haja controvérsias quanto aos méritos relativos de componentes comportamentais *versus* componentes farmacológicos no tratamento (Podberscek *et al.*, 1999), os cães com ansiedade por separação tratados com clomipramina (1 a 2 mg/kg/12 h) em um vídeo gravado quando os animais foram deixados sozinhos mostraram redução dos comportamentos relacionados com ansiedade, em comparação com os períodos-controle pré-tratamento (Cannas *et al.*, 2014). Em um estudo em cães notou-se que o tratamento de agressividade relacionada à dominância com clomipramina não foi mais efetivo do que o controle (White *et al.*, 1999). A clomipramina pode ser útil em alguns casos de fobia a ruídos (Seksel e Linderman, 2001), porém o tratamento adicional com uma benzodiazepina, como o alprazolam, pode ser necessário (Crowell-Davis *et al.*, 2003). Em cães, quando se comparou o uso de clomipramina com um placebo, administrados a cada 12 h, durante 7 dias antes do transporte dos animais, constatou-se que houve redução dos sinais de medo e ansiedade e redução na concentração plasmática de cortisol (Frank *et al.*, 2006).

A clomipramina tem sido utilizada em gatos para tratar micção com aspersão de urina para marcação de território (DeHasse, 1997; King *et al.*, 2004), hiperestesia (Sherman, observação pessoal, 2000 a 2002) e comportamento compulsivo felino, inclusive alopecia psicogênica (Sawyer *et al.*, 1999). Um estudo sobre a farmacocinética da clomipramina e de seu metabólito ativo, a desmetilclomipramina, após administração IV e VO de uma única dose do medicamento, mostrou variabilidade farmacocinética acentuada; a meia-vida média da clomipramina administrada por via IV foi de 12,3 h (Lainesse *et al.*, 2006). Outro estudo com o uso oral de clomipramina, em dose única, revelou importantes diferenças nos parâmetros farmacocinéticos, relacionadas ao sexo (Lainesse *et al.*, 2007). Os resultados desses estudos sugerem potencial variabilidade genética na metabolização da clomipramina e uma explicação para a variabilidade na resposta clínica observada em gatos.

Inibidores seletivos da recaptação de serotonina

Conforme o nome indica, os inibidores seletivos da recaptação de serotonina (ISRS) são mais específicos que os ATC. Os ISRS impedem a recaptação de serotonina, tornando-a mais disponível na sinapse e com pouco efeito na recaptação de norepinefrina (Figura 18.3).

Os ISRS incluem fluoxetina, paroxetina, sertralina, fluovoxamina, citalopram e escitalopram. Todos foram aprovados pela FDA para tratamento de depressão, em seres humanos. Os ISRS são eficazes no tratamento da síndrome do pânico, em seres humanos (Tollefson e Rosenbaum, 1998). A fluoxetina foi aprovada pela FDA para tratamento de cães (Reconcile®, uso veterinário), porém a empresa retirou o produto do mercado. A aprovação da FDA deu suporte à eficácia e à segurança em cães (Simpson *et al.*, 2007). Com frequência, utiliza-se uma dose baixa no início do tratamento e, a seguir, a dose é ajustada conforme a necessidade (Zahajzky *et al.*, 2009). A maioria dos ISRS mostra ser efetiva no tratamento de transtorno obsessivo-compulsivo humano (Tollefson e Rosenbaum, 1998).

Em cães, os ISRS têm sido usados clinicamente no tratamento de ansiedade causada por separação (Simpson *et al.*, 2007), comportamentos compulsivos e agressividade do tipo dominante (Dodman *et al.*, 1996a) ou tipo impulsivo (Peremans *et al.*, 2005). Em gatos, os ISRS são utilizados no tratamento de micção com aspersão de urina para marcação de território, agressividade e comportamentos compulsivos, como alopecia psicogênica e ato de mascar tecido. Devido a preocupações quanto a reações adversas no trato gastrintestinal, os gatos medicados com ISRS devem ser monitorados atentamente quanto ao consumo de alimento e água, além de defecação, micção e peso corporal. Em equinos, pouco se sabe sobre a metabolização e os efeitos de ISRS.

Há evidências de que indivíduos de diversas espécies que exibem comportamento violento apresentam baixa atividade de serotonina no SNC, comprovada pela mensuração das concentrações de metabólitos da serotonina no líquido cefalorraquidiano (macaco *rhesus*, Mehlman *et al.*, 1994; cães, Reisner *et al.*, 1996). Por conseguinte, os fármacos estimulantes de serotonina são usados para tratar alguns tipos de agressividade, particularmente aquela relacionada à dominância (Dodman *et al.*, 1996a; Peremans *et al.*, 2005).

Efeitos de modificações não comportamentais. Conforme discutido para ATC, os antidepressivos são usados no tratamento de dor (Mico *et al.*, 2006). Contudo, a evidência mais forte tem sido com o uso de fármacos ATC, os quais atuam em neurotransmissores (norepinefrina, histamina, dopamina), exceto da serotonina. Embora haja alguma evidência de ação analgésica de medicamentos ISRS, as evidências não são tão convincentes quanto aquelas de fármacos ATC.

Efeitos adversos. Em geral, os ISRS apresentam excelente margem de segurança. As reações adversas variam entre os medicamentos, porém incluem sintomas gastrintestinais e alterações no sistema nervoso variando desde sedação até agitação, irritabilidade e insônia. Em um estudo com fluoxetina em cães (Simpson *et al.*, 2007), em que 122 cães foram tratados com fluoxetina e 120 com placebo, a reação adversa mais comum foi letargia/depressão/quietude (45%). O segundo efeito mais comum relatado foi anorexia/diminuição do apetite (29%). Sintomas gastrintestinais (em até 25% dos humanos) são possíveis devido à quantidade de receptores de serotonina no trato gastrintestinal. Considera-se que os ISRS causam menos efeitos na condução de impulsos cardíacos, em comparação com os ATC (Pacher *et al.*, 1999). Iniciar o tratamento com dose baixa e então aumentá-la após a primeira semana pode reduzir a ocorrência de eventos adversos (Sherman, observação pessoal). O início de ação pode demorar 1 a 4 semanas (Simpson *et al.*, 2007). Devido a sua longa meia-vida, a fluoxetina, em seres

humanos (Zahajzky *et al.*, 2009) e em cães (FDA, 2007), não requer diminuição paulatina da dose para a descontinuação do tratamento.

Em seres humanos, existe grande variação nos efeitos de ISRS em enzimas do CYP 450. Essas diferenças não foram relatadas em animais. Em seres humanos, fluoxetina, fluvoxamina e paroxetina inibem uma ou mais das enzimas do CYP; sertralina, citalopram e escitalopram não o fazem. Porém, conforme discutido no item *Absorção, metabolização, depuração e distribuição*, não se sabe quais enzimas do CYP 450 são afetadas por esses medicamentos, em comparação com seres humanos, por causa das diferenças das enzimas e porque é difícil predizer potenciais interações medicamentosas. As interações medicamentosas foram relatadas com pouca frequência após a administração de ISRS em animais.

Fluoxetina

A fluoxetina (para uso humano) é amplamente utilizada no tratamento de uma gama de transtornos comportamentais em humanos, como depressão, ansiedade generalizada, síndrome do pânico, transtorno obsessivo-compulsivo, transtornos alimentares e disforia pré-menstrual (Figura 18.4).

Em cães, a fluoxetina tem sido usada no tratamento de agressividade relacionada à dominância (Overall, 1999a; Dodman *et al.*, 1996a), agressividade entre os cães (Dodman, 2000), dermatite acral por lambedura (Rapoport *et al.*, 1992; Wynchank e Berk, 1998a), transtornos de ansiedade e distúrbios semelhantes a pânico, além de outros transtornos compulsivos (Irimajiri e Luescher, 2005). A fluoxetina também foi utilizada com sucesso no tratamento de deambulação esterotípica (considerada um transtorno compulsivo), que durava 22 anos, em um urso-polar mantido em cativeiro; ocorreu recidiva após a descontinuação do tratamento (Poulsen *et al.*, 1996). Em gatos, a fluoxetina foi usada no tratamento de micção com aspersão de urina para marcação de território refratária (Pryor *et al.*, 2001), micção inapropriada (Romatowski, 1998), alopecia psicogênica (Hartman, 1995; Romatowski, 1998) e agressividade (Overall, 1999b; Romatowski, 1998).

A fluoxetina é metabolizada em norfluoxetina, seu metabólito ativo. A norfluoxetina tem meia-vida de eliminação de 4 a 16 dias, em seres humanos (Zahajzky *et al.*, 2009). Em cães, após uma única dose, a fluoxetina tem meia-vida de eliminação de 3 a 13 h; a norfluoxetina tem meia-vida de eliminação de 33 a 64 h (bula do fármaco Reconcile®, Lilly, 2007). Tal meia-vida longa confere proteção se ocorrer síndrome de descontinuação associada à interrupção ou cessação abrupta do tratamento. Também, necessita de um período de "limpeza" após a descontinuação da fluoxetina e o início de um inibidor da monoamina oxidase, como a selegilina (Zahajzky *et al.*, 2009; bula do fármaco Reconcile®, Lilly, 2007).

Como o medicamento aprovado para uso em cães não está mais disponível, os veterinários utilizam produtos genéricos. Para pequenos animais, as cápsulas de 10 mg e 20 mg precisam ser fracionadas ou preparadas em farmácia de manipulação, ou os comprimidos de 10 mg e 20 mg podem ser fracionados. Existe uma solução líquida de uso oral que contém 4 mg de fluoxetina/mℓ, porém tem sabor de hortelã e 0,23% de álcool, que alguns animais (especialmente gatos) podem considerar impalatável. A dose usual para cães é de 1 a 2 mg/kg/dia VO (Simpson *et al.*, 2007). A dose para gatos é de 0,5 a 1,0 mg/kg/dia VO (Landsberg *et al.*, 2013; Pryor *et al.*, 2001). Pode ser

Paroxetina

Fluoxetina

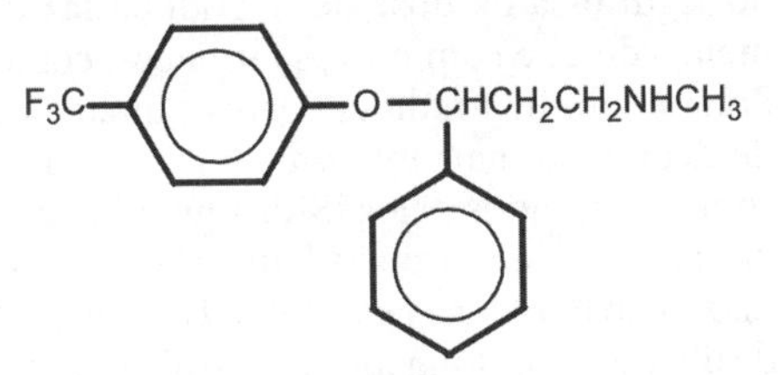

F₃C— ... —O—CHCH₂CH₂NHCH₃

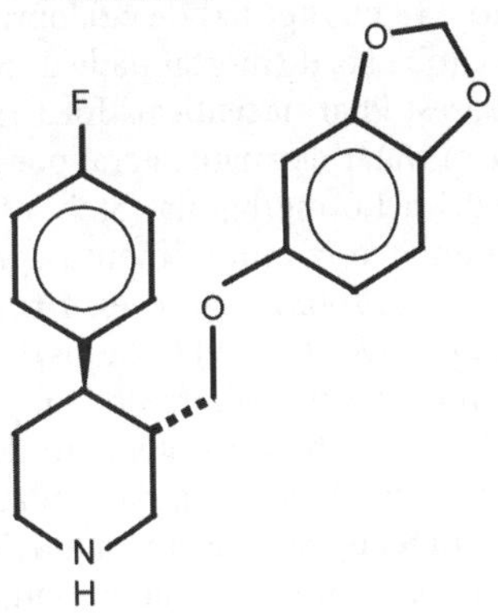

Figura 18.4 Inibidores seletivos da recaptação de serotonina (ISRS) utilizados em medicina veterinária. Apenas a fluoxetina foi aprovada para uso veterinário.

necessário um período de 1 a 4 semanas para que a fluoxetina exerça seus efeitos.

Em cães submetidos a testes clínicos, os efeitos mais comuns foram sedação e quietude, sucedidos por anorexia e perda de peso. Os efeitos menos comuns foram vômitos, tremores, diarreia, inquietação, vocalização, agressão e, em casos raros, convulsões. O tratamento de cães com dermatite acral por lambedura com fluoxetina foi bem tolerado (Wynchank e Berk, 1998b). Em cães e gatos, a inapetência é um efeito colateral comum (Pryor *et al.*, 2001; Simpson *et al.*, 2007); há relato de letargia (Simpson *et al.*, 2007; Hartman, 1995; Pryor *et al.*, 2001); e vômitos são raros (Pryor *et al.*, 2001). A fluoxetina pode diminuir a libido em animais reprodutores; doses maiores de fluoxetina podem provocar efeitos de serotonina no intestino.

Paroxetina

Como a fluoxetina, a paroxetina é administrada a seres humanos para tratar uma gama de queixas psiquiátricas, como depressão, ansiedade social e síndrome do pânico (Figura 18.4) e tem sido considerada por alguns médicos a primeira escolha para o tratamento de ansiedade generalizada (Baldwin e Tiwari, 2015).

Em cães, a paroxetina pode ser útil no tratamento de agressividade e transtornos compulsivos, mas sua eficácia não foi comprovada e também não foi para a fluoxetina. Em gatos, a paroxetina tem sido usada no tratamento de comportamentos compulsivos, agressividade redirecionada e ansiedade generalizada. A paroxetina está disponível na forma de comprimidos de 10, 20, 30 e 40 mg, que podem ser fracionados mais facilmente do que as cápsulas, e administrados por VO aos gatos.

Em comparação com a fluoxetina, a paroxetina tem meia-vida de eliminação mais curta e alcança um estado de equilíbrio estável mais rapidamente em seres humanos. Contudo, a farmacocinética não foi completamente relatada em animais.

Em comparação com a fluoxetina, os efeitos colaterais anticolinérgicos, como boca seca e constipação intestinal, são mais comuns com o uso de paroxetina. Constipação intestinal é um efeito colateral anticolinérgico da paroxetina em gatos. Os gatos devem ser monitorados cuidadosamente quanto ao consumo de alimento e água e também quanto à defecação e micção durante a primeira semana de tratamento. Reduzir a dose-alvo pela metade durante a primeira semana de tratamento pode evitar tais efeitos colaterais (Sherman, observação pessoal,

2000-2006). O ganho de peso é um efeito colateral comum em gatos tratados com paroxetina (Sherman, observação pessoal, 2000-2006). Para evitar consequências metabólicas negativas relativas ao ganho de peso, deve-se monitorar atentamente o peso corporal de gatos que recebem paroxetina. A paroxetina pode provocar aumento dose-dependente idiossincrático de agitação, despertar e supressão do estágio REM do sono em seres humanos (Ehmke e Nemeroff, 2009) e cães (Sherman, observação pessoal, 2000-2016).

Outros inibidores seletivos da recaptação de serotonina (ISRS)

Sertralina é um ISRS com propriedades farmacocinéticas em seres humanos semelhantes às da paroxetina. Assim como outros ISRS, em seres humanos, é usada no tratamento de uma gama de transtornos comportamentais, como síndrome do pânico, depressão crônica, transtornos compulsivos e ansiedade (Sheikh *et al.*, 2000). É considerada por alguns médicos a primeira escolha para o tratamento de síndrome do pânico em seres humanos (Baldwin e Tiwari, 2015) e pode propiciar alguns benefícios cognitivos a pacientes idosos, em comparação com outros ISRS. Assim como outros ISRS, a sertralina tem sido usada no tratamento de transtornos alimentares. Em um relato consta que a sertralina foi usada com sucesso no tratamento de regurgitação crônica, considerada um comportamento compulsivo, em um chimpanzé (Howell *et al.*, 1997). Em cães, a **sertralina** (Block *et al.*, 2009) pode ser útil para tratar comportamentos compulsivos (Rapoport *et al.*, 1992), agressividade (Larson e Summers, 2001) e transtornos de ansiedade. Diarreia é um efeito colateral comum, que pode ser evitada iniciando-se o tratamento com dose baixa e aumentando-a ao longo de 2 semanas.

Em seres humanos, a **fluvoxamina** (Aboujaoude e Kalin, 2009) é diferenciada devido à carência de atividade da isoenzima CYP2D6. Por conseguinte, em seres humanos, tem sido usada com mais segurança associada aos ATC. Contudo, não há relato do uso de fluvoxamina em animais.

O **citalopram** (Roseboom e Kalin, 2009) foi aprovado pela FDA em 1998 para o tratamento de depressão em seres humanos, após um longo histórico de administração segura em humanos na Europa (Pollock, 2001). Embora estudos iniciais sobre a administração de alta dose (20 mg/kg) de citalopram em cães (Boeck *et al.*, 1982) não tenham revelado efeitos cardíacos, um estudo relativo a efeitos tóxicos em 10 cães da raça Beagle que receberam alta dose (8 mg/kg/dia) de citalopram durante 17 a 31 semanas constatou taxa de mortalidade de 50% devido a efeitos cardíacos (Forest Pharmaceuticals Inc., 1998). O citalopram foi usado para tratar dermatite acral por lambedura em cães, na dose de 0,5 a 1,0 mg/kg/dia (Stein *et al.*, 1998). Citalopram pode modular o comportamento agressivo em seres humanos (Reist *et al.*, 2003) e em cães. Um estudo em cães impulsivamente agressivos (N = 9) tratados durante 6 semanas com citalopram mostrou melhora do comportamento (Peremans *et al.*, 2005). Com base na sugestão de aumento da sensibilidade cardíaca ao citalopram, particularmente em cães da raça Beagle, recomenda-se triagem da função cardíaca (Pacher *et al.*, 1999) e dosagem conservadora, ou opção por um fármaco alternativo. Até o momento, não existem relatos publicados sobre o uso de citalopram em gato.

O S-isômero de citalopram racêmico, **escitalopram**, pode ser promissor para o tratamento de transtornos comportamentais em cães, porém, neste momento, há informações limitadas. É um inibidor seletivo da recaptação de serotonina neuronal no SNC, potente e altamente seletivo (Roseboom e Kalin, 2009). Atualmente não existem estudos publicados sobre seu uso em animais de companhia. Está disponível como medicamento genérico, porém são necessários relatos futuros para determinar sua eficácia em animais de companhia.

Outros antidepressivos e antidepressivos atípicos

Inibidores da recaptação de serotonina e norepinefrina (IRSN) incluem venlafaxina e duloxetina (Thase e Sloan, 2009), entre outros. Até o momento, são usados com pouca frequência no tratamento de transtornos comportamentais em animais de companhia (cães e gatos) e faltam pesquisas sobre sua efetividade. Considerando-se sua habilidade de influenciar a recaptação tanto de serotonina quanto de norepinefrina, esses medicamentos têm sido usados para tratar síndromes dolorosas, particularmente dor neuropática e fibromialgia, mas a aplicação em medicina veterinária não foi bem caracterizada. Os antidepressivos atípicos constituem uma categoria diversa de fármacos heterocíclicos. Dentre eles, trazodona, nefazodona, bupropiona e mirtazapina. Em seres humanos, devido a sua rara associação com ocorrência de insuficiência hepática potencialmente fatal, a nefazodona atualmente é muito pouco prescrita. Buproprina tem um efeito estimulante, e não aumenta de modo suficiente a tranquilização comportamental em animais a ponto de ser útil clinicamente. Adiante são discutidos os outros antidepressivos atípicos trazodona e mirtazapina.

Trazodona. O mais notável nesse grupo para uso clínico em pequenos animais é a trazodona (Golden *et al.*, 2009). A trazodona é um agonista/antagonista serotoninérgico misto. Não tem efeitos anticolinérgicos, a atividade anti-histamínica é moderada e é um antagonista dos receptores alfa$_1$-adrenérgicos pós-sinápticos. A trazodona é bem absorvida em seres humanos e, em animais, de modo semelhante, tem absorção oral rápida e completa. Após administração oral, a trazodona torna-se biodisponível em cães, embora exista variação no tempo de obtenção da concentração plasmática máxima (Jay, 2013). Não existem dados farmacocinéticos em gatos, mas os efeitos comportamentais podem ser vistos de modo razoavelmente rápido após a administração oral a esses animais (Orlando, 2016) e atinge-se uma concentração plasmática situada na faixa de variação observada em cães e seres humanos.

Em seres humanos, a isoenzima CYP2D6 está envolvida na metabolização da trazodona e aconselha-se cautela ao se prescrever esse medicamento junto a um ISRS que inibe a CYP2D6 (Golden *et al.*, 1998). Entretanto, a ampla margem de segurança da dose de trazodona faz disso um problema menor do que com outros fármacos, como os ATC. A trazodona é administrada em seres humanos para o tratamento de depressão mais intensa e para abrandar os distúrbios do sono provocados pelos ISRS. Quando administrada ao longo de semanas, tem propriedades ansiolíticas semelhantes às do diazepam (Golden *et al.*, 1998). Uma formulação de trazodona de liberação prolongada (Oleptro) atualmente está disponível para tratamento de depressão em seres humanos, mas não foi avaliada em animais.

A trazodona foi administrada a cães para fobia branda a trovoadas (Gruen e Sherman, 2012) e como adjuvante no tratamento com ATC ou ISRS (Gruen e Sherman, 2008). Contudo, a trazodona pode ter algumas limitações. Em um estudo com quatro cães de laboratório da raça Beagle "deprimidos", não foi observado efeito após a administração de trazodona em alta dose (10 mg/kg; Iorio *et al.*, 1983); seus efeitos mostram-se insuficientes em casos graves de medo de trovoada (Sherman, observação pessoal, 1997-2002). Efeitos colaterais em cães incluem sedação e sintomas gastrintestinais, inclusive vômitos e diarreia (Sherman, observação pessoal, 1997-2002), particularmente nos primeiros dias de administração. O início do tratamento com dose baixa e aumentando a dose ao longo dos dias iniciais e semanas subsequentes pode ser um bom procedimento (Gruen e Sherman, 2008). O priapismo, observado como um raro efeito colateral em seres humanos, não foi observado em cães castrados (Sherman, observação pessoal, 1997-2007).

A trazodona pode ser usada em combinação com antidepressivos, particularmente ISRS, para estimular a tranquilização comportamental, diminuir a agitação e auxiliar na indução de sono. Isso pode ser útil em seres humanos com depressão, transtorno obsessivo-compulsivo e outros transtornos de ansiedade (Stahl, 2013). Pode ser semelhantemente efetivo em cães (Gruen e Sherman, 2008). A trazodona também se mostrou efetiva na facilitação da tranquilização comportamental em cães após cirurgias ortopédicas eletivas (Gruen *et al.*, 2014) e em gatos para ansiedade causada por viagem e exames veterinários (Stevens *et al.*, 2016).

Mirtazapina. A mirtazapina tem ações noradrenérgicas e serotoninérgicas por atuar como um antagonista α_2. Em seres humanos, é usada para tratar depressão e ansiedade. A mirtazapina é um antagonista potente de receptores de histamina H$_1$, o que contribui para seus efeitos sedativos. O antagonismo de receptores 5HT3 pela mirtazapina resulta em efeito antiemético, sugerindo que este fármaco pode ser considerado um antiemético efetivo em pacientes que apresentam náuseas e vômitos. Embora incomumente usada no tratamento de problemas comportamentais primários em animais, recentemente se mostrou segura e útil no tratamento de anorexia em cães e gatos. A meia-vida de eliminação em cães varia de 20 a 40 h e alcança um estado de equilíbrio estável em 4 a 6 dias.

O uso mais comum de mirtazapina é como estimulante de apetite em gatos, particularmente em gatos com doença renal crônica (DRC). Os efeitos estimulantes do apetite são atribuídos às propriedades antagonistas de 5HT$_3$; por conseguinte, pode compartilhar efeitos semelhantes aos de medicamentos antisserotonina utilizados como antieméticos. A mirtazapina foi estudada mais em gatos do que em cães (Quimby e Lunn, 2013). Esses estudos em gatos mostraram que é um efetivo estimulante do apetite. A dose em geral é de 1,88 mg por gato VO. Em alta dose, provoca reações adversas que incluem vocalização e exacerbação da inquietação. Em gatos, tem meia-vida de 10 h, o que possibilita a administração de uma dose ao dia. Em gatos com doença renal crônica – para os quais, com frequência, se deseja a estimulação do apetite – a depuração é mais lenta e a meia-vida aumenta para 15 h, o que indica que um protocolo de dose em dias alternados, de 1,88 mg/animal, deve ser usado em gatos com doença renal, a fim de evitar acúmulo do medicamento (Quimby et al., 2011). A mirtazapina está disponível na forma de comprimido de 7,5 mg, além de 15, 30 e 45 mg. Alguns veterinários preferem a administração de comprimido oral de rápida desintegração, que dissolve facilmente na boca do animal (15, 30 e 45 mg).

Inibidores da monoamina oxidase

Os inibidores da monoamina oxidase (IMAO) são fármacos que inibem a enzima monoamina oxidase (MAO) intracelular (Krishnan, 2009). Como a MAO cataboliza neurotransmissores monoaminas intracelulares, como serotonina, dopamina, norepinefrina e tiramina, os IMAO inibem esse processo, provocando aumento das monoaminas. Há dois subtipos de MAO: A, que influencia serotonina, dopamina, norepinefrina e tiramina, e B, que interfere na metabolização de feniletilamina e, também, da dopamina. A localização das enzimas também caracteriza as diferenças entre o tipo A e o tipo B. O tipo A está presente no intestino e também no SNC. Se o tipo MAO-A for inibido, pode ocorrer menor metabolização de compostos oriundos de alimentos, que podem provocar efeitos sistêmicos. No entanto, esses efeitos não foram bem caracterizados em animais, talvez por causa do raro uso clínico desses fármacos.

Selegilina

Os inibidores da MAO não seletivos (tipos A e B) não são usados em medicina veterinária. Apenas um inibidor da MAO-B, a selegilina, é clinicamente importante no tratamento de problemas de comportamento em animais. A selegilina foi aprovada pela FDA para tratamento de disfunção cognitiva canina, um transtorno de cães idosos caracterizado por diminuição das interações sociais, perda de treinamento dentro da casa, confusão mental e alterações no ciclo do sono (Milgram et al., 1993; Ruehl et al., 1995). Há evidências de que essas alterações comportamentais têm uma base histopatológica (Cummings et al., 1996) e metabólica (Milgram et al., 1993), e a selegilina pode influenciar essas alterações. Contudo, em doses atualmente aprovadas para cães, não tem propiciado efeito benéfico no tratamento de ansiedade ou depressão e, em geral, não é administrada para esse propósito por especialistas em comportamento animal, nos EUA.

A ação da selegilina consiste na inibição da MAO tipo B (e outras MAO, em doses maiores). Estudos em cães mostraram que a inibição da MAO foi específica em dose de 1 mg/kg (Milgram et al., 1993, 1995). O mecanismo de ação proposto para esse fármaco consiste na inibição da metabolização da dopamina no sistema nervoso central (Bruyette et al., 1995). A teoria para explicar a resposta benéfica é que a carência de dopamina no cérebro e a perda de neurônios dopaminérgicos ocasiona disfunção cognitiva (demência) em cães idosos. O tratamento com selegilina aumenta a concentração de dopamina no cérebro, restabelecendo o equilíbrio de neurotransmissores e melhorando a habilidade cognitiva. Também, inibe a metabolização da feniletilamina (Milgram et al., 1993, 1995). Em animais de laboratório, a feniletilamina provoca efeitos semelhantes aos da anfetamina. Há dois metabólitos ativos da selegilina, L-anfetamina e L-metanfetamina. Em cães, embora ocorra elevação na concentração de anfetamina (Milgram et al., 1993), ela não foi alta o suficiente para provocar reações adversas. No entanto, em altas doses (> 3 mg/kg), os autores propuseram que o aumento da concentração de anfetamina pode explicar as alterações comportamentais observadas. Os metabólitos L-isômeros não são tão ativos quanto suas formas D, e estudos não indicaram risco de uso abusivo, ou dependência, semelhante à anfetamina com o uso da selegilina, em comparação com outros medicamentos semelhantes à anfetamina.

Em testes clínicos, a selegilina melhorou significativamente os sinais clínicos de disfunção cognitiva em cães tratados, em comparação com aqueles do grupo-controle. A selegilina também pode melhorar o aprendizado (Mills e Ledger, 2001). Em geral, a selegilina é administrada diariamente, durante 1 mês. Qualquer melhora nos sinais clínicos induz à continuação do tratamento; com frequência, observam-se melhoras adicionais nos meses subsequentes (Calves, 2000). A ineficácia do tratamento deve levar ao aumento da dose diária e uma combinação adicional de medicamento. Como uso não indicado na bula (uso extralabel), a selegilina também tem sido usada em gatos geriátricos diagnosticados com disfunção cognitiva.

Os efeitos colaterais são incomuns, porém doses altas podem causar hiperatividade e comportamento estereotípico em cães. Em estudos em cães nos quais a selegilina foi administrada na dose de 1, 4 mg/kg ou 16 mg/kg, durante 1 ano, as reações adversas foram raras. Em altas doses, notou-se salivação, respiração ofegante, movimentos repetitivos, diminuição do peso e alteração no nível de atividade. Em um relato (Milgram et al., 1993), não foram observadas alterações de comportamento até que a dose excedesse 3 mg/kg, e essas alterações foram atribuídas pelos autores aos efeitos semelhantes aos da anfetamina.

A selegilina também foi aprovada pela FDA para tratar hiperadrenocorticismo hipófise-dependente (HHD). O mecanismo de ação para explicar o efeito da selegilina no tratamento de HHD é a potencialização da dopamina. O aumento da concentração de dopamina no cérebro reduz a liberação de ACTH, resultando em menor concentração de cortisol (Bruyette et al., 1995, 1996). O bloqueio da dopamina estimula a liberação de ACTH mediada por CRH, em cães normais. Em 52 cães com HHD, a administração de 1,0 mg de selegilina/kg, 1 vez/dia, propiciou melhora significativa na poliúria-polidipsia, apetite, atividade, adelgaçamento cutâneo e alopecia, peso corporal e conformação corporal (Bruyette et al., 1996). Também, houve uma resposta média no teste de supressão com baixa dose de dexametasona significativamente mais baixa. No geral, a selegilina foi avaliada como efetiva em 71% dos cães e não efetiva em 21%. Os efeitos colaterais do tratamento foram raros. No entanto, outros estudos publicados após a aprovação do fármaco pela FDA não foram tão convincentes. Em um estudo, os autores constataram um percentual muito menor de cães com HHD que responderam a selegilina e não recomendaram esse fármaco para o tratamento (Reusch et al., 1999). Foi proposto que apenas cães com lesões na parte intermediária (ou *pars intermedia*) da hipófise respondem à selegilina, o que representa 30%, ou menos, dos casos de HHD em cães (Peterson, 1999).

Os IMAO podem inibir suficientemente o catabolismo de monoaminas quando sua concentração, particularmente de serotonina, torna-se tóxica. Isso pode ocorrer quando outros antidepressivos que inibem a recaptação de serotonina ou inibem a MAO são usados concomitantemente. Esse evento pode levar à síndrome da serotonina, uma condição potencialmente fatal; é caracterizada por hipertensão, hipertermia, inquietação, tremores, convulsões e alteração do estado mental (Calves, 2000; Krishnan, 2009; Wismer, 2000). Assim, um IMAO não deve ser utilizado juntamente a um antidepressivo, inclusive um ATC (Anderson, 2001) e ISRS. Os fármacos de uma classe devem ser descontinuados 14 dias antes do uso de medicamentos de outra classe (Anderson, 2001). Os antidepressivos tricíclicos e os inibidores seletivos da recaptação de serotonina não devem ser administrados concomitantemente a outros IMAO, como o amitraz, um produto de uso tópico indicado para o controle de infestação por carrapatos e ácaros.

Como a selegilina pode influenciar a síntese de outras monoaminas, existe uma preocupação quanto a sua administração simultânea a aminas simpáticas utilizadas para tratar incontinência urinária em cães, como a fenilpropanolamina. No entanto, quando isso foi estudado, constatou-se que a selegilina não influenciou a frequência de pulso, o ECG nem o comportamento, quando comparada com a administração exclusiva de fenilpropanolamina em cães (Cohn *et al.*, 2002).

Não se recomenda o uso concomitante de selegilina com agonistas α_2, fenotiazinas e analgésicos opiáceos. Uma recomendação-padrão consiste em aguardar no mínimo 5 vezes a meia-vida de eliminação do ISRS ou de seu metabólito ativo (a que for mais longa) antes da administração do próximo fármaco serotoninérgico (Tollefson e Rosenbaum, 1998). É recomendado um período de espera de 1 a 3 semanas após a descontinuação de um IMAO e a iniciação de outro fármaco que influencie monoaminas.

Outros fármacos

Fármacos anticonvulsivantes

Os anticonvulsivantes são abordados com mais detalhes no Capítulo 17. Contudo, são mencionados brevemente aqui porque alguns anticonvulsivantes têm sido administrados para tratar problemas de comportamento animal. Alguns comportamentos de má adaptação, como perseguição à própria cauda e agressividade raivosa não provocada, em cães da raça Bull Terrier, foram considerados como convulsões complexas parciais devido, ao menos em parte, a sua resposta positiva ao fenobarbital (Crowell-Davis *et al.*, 1989; Dodman *et al.*, 1992, 1996b). Em outros casos com manifestações semelhantes, o tratamento com fenobarbital não foi efetivo (Brown *et al.*, 1987). Uma resposta pode ser obtida com antagonistas narcóticos (Brown *et al.*, 1987) ou fármacos anticompulsivos (Hewson, 1998b).

Existem outras indicações para o uso de anticonvulsivantes em problemas de comportamento. A carbamazepina foi usada no tratamento de agressividade em dois gatos (Schwartz, 1994) e para o tratamento de agressividade (Carter, 2008) e convulsões psicomotoras em um cão (Holland, 1988). Como podem causar discrasias sanguíneas (pelo menos em seres humanos), recomenda-se o monitoramento regular do hemograma nos pacientes aos quais a carbamazepina é administrada.

Anticonvulsivantes recentes, como gabapentina, topiramato, lamotrigina e tiagabina, são promissores no tratamento de transtornos de ansiedade e outros transtornos comportamentais. A gabapentina em particular é usada no tratamento de ansiedade, tanto em cães quanto em gatos, e pode ser particularmente útil quando existem preocupações quanto à dor subjacente.

Opiáceos

Os opiáceos são discutidos com mais detalhes no Capítulo 13. Comportamentos compulsivos estereotípicos, como lambedura automutilante, perseguição à própria cauda e deambulação são notados em animais confinados em zoológicos e ambientes laboratoriais (Kenny, 1994). Foi postulado que tais comportamentos seriam "estratégias de enfrentamento" que provocam liberação de opiáceos endógenos (endorfinas). Alguns casos de cães e de outros animais foram tratados com sucesso com o antagonista narcótico naltrexona VO (Brown *et al.*, 1987; Dodman *et al.*, 1988; Kenny, 1994; White, 1990) ou outros antagonistas opiáceos (Dodman *et al.*, 1988). Os equinos que costumam "morder o cocho" também têm sido tratados com antagonistas opiáceos.

Há evidências de que possa existir um componente de desenvolvimento na expressão de estereotipias (Kennes *et al.*, 1988). Outros cães de estimação desenvolveram dermatite acral por lambedura em decorrência de lambeduras repetitivas por razões desconhecidas (Dodman *et al.*, 1988; White, 1990). Como a etiologia do comportamento estereotípico (com base na resposta ao tratamento) é incerta, o tratamento com fármacos anticompulsivos (Hewson *et al.*, 1998b) ou anticonvulsivantes (Dodman *et al.*, 1992) também deve ser considerado em tais casos.

Terapia hormonal

Hormônios da reprodução são discutidos com mais detalhes no Capítulo 27. Historicamente, as progestinas sintéticas são usadas para tratar uma ampla gama de transtornos comportamentais. Mais provavelmente, a resposta a esses fármacos se deve a seu discreto efeito sedativo em receptores esteroides no SNC (McEwen *et al.*, 1979). Esse uso inespecífico diminuiu com o advento de fármacos mais específicos, descritos neste capítulo. O uso de hormônios progestínicos para terapia comportamental atualmente é considerado "o último recurso" para evitar o abandono ou a eutanásia do animal problemático.

Em cães, machos, castrados e não castrados, o acetato de megestrol foi usado no tratamento de agressividade por dominância (Borchelt e Voith, 1986) e de agressividade entre machos, ato de montar, marcação de território com urina e tendência a rosnar (Joby *et al.*, 1984). Em um estudo com 123 machos, verificou-se que 75% melhoraram após o tratamento hormonal (Joby *et al.*, 1984). Os efeitos colaterais incluíam aumento do apetite e letargia. A recidiva após 3 meses foi mais comum em cães que apresentavam sinais de agressividade por dominância e realizavam marcação de território (Joby *et al.*, 1984). Contudo, tal tratamento compromete de modo significativo a função adrenocortical, fato comprovado pelo teste de estimulação do ACTH durante o tratamento (van den Broek e O'Farrell, 1994).

Em gatos, o acetato de megestrol pode reduzir os episódios de agressividade (Henick *et al.*, 1985; Marder, 1993) e de micção com aspersão de urina para marcação de território, particularmente em gatos machos castrados (Hart, 1980). Os efeitos colaterais da progestina em gatos incluem hiperfagia, obesidade, hiperglicemia seguida de diabetes, letargia, hiperplasia e adenocarcinoma de glândula mamária, piometra e supressão da medula óssea (Romatowski, 1989; Henik *et al.*, 1985).

Outra classe de medicamentos que tem sido usada em animais machos para tratamento de problemas de comportamento são as progestinas de longa ação. O acetato de medroxiprogesterona é o mais comum desse grupo. Apresenta um efeito de depósito de longa duração após uma única injeção, que pode durar alguns dias a 3 a 4 semanas. Uma dose que tem sido utilizada é de 10 a 20 mg/kg SC ou IM. Em algumas situações, esse medicamento pode ser tão efetivo quanto o acetato de megestrol. O acetato de medroxiprogesterona foi usado em gatos que manifestam micção com aspersão de urina para marcação de território, de maneira semelhante ao acetato de megestrol (Hart, 1980).

Hormônios da reprodução foram usados em mulheres na pós-menopausa, combinados com um ISRS de primeira linha para aumentar os efeitos terapêuticos (Stahl, 2013). Embora não haja testes clínicos controlados, os clínicos relatam benefícios obtidos com esse procedimento. Tal estratégia pode ser útil em cadelas castradas com problemas comportamentais refratários, embora não existam atualmente relatos publicados.

Hormônios tireoidianos são discutidos no Capítulo 28. Esses hormônios foram usados para acelerar (Altshuler *et al.*, 2001) ou aumentar (Stahl, 2013) a resposta de ATC, particularmente em mulheres. A suplementação com hormônio da tireoide pode aumentar a concentração de 5HT cortical e dessensibilizar receptores $5HT_{1A}$ autoinibidores na região da rafe, resultando em desinibição da liberação de 5HT cortical e do hipocampo (Altshuler *et al.*, 2001). Existem diferentes relatos sobre a relação entre as concentrações de hormônios tireoidianos e o efeito da suplementação com hormônios tireoidianos em cães que manifestam agressividade.

A melatonina é produzida pela glândula pineal, de acordo com o ciclo claro-escuro, com a luz atuando como um supressor da produção. A secreção noturna de melatonina é induzida principalmente pelo aumento da neurotransmissão noradrenérgica, resultando em aumento da atividade da enzima taxa-limitante, que transforma a serotonina em melatonina. Em anos recentes, a melatonina tornou-se um medicamento popular de venda livre para insônia em seres humanos e para tranquilização comportamental em cães, embora não existam dados sobre segurança, eficácia ou doses apropriadas (Stahl, 2013). A melatonina administrada juntamente com amitriptilina foi usada em um cão para melhorar os sintomas de transtorno de ansiedade generalizada (Aronson, 1999).

A melatonina é um hormônio endógeno, produzido a partir da serotonina, na glândula pineal. Nos cães, em altas doses (1 a 1,3 mg/kg/12 h), a melatonina influencia os hormônios sexuais endógenos, mas não a concentração de prolactina ou de hormônios tireoidianos em cães adultos (Ashley *et al.*, 1999). A melatonina foi usada combinada com amitriptilina para tratar medo de trovoada (Aronson, 1999), já que compromete a vigilância psicomotora (Graw *et al.*, 2001). Não existem estudos controlados sobre os efeitos da melatonina no comportamento de cães.

Betabloqueadores

O antagonista beta-adrenérgico propranolol foi usado para amenizar os sintomas simpáticos de ansiedade em seres humanos, como tremores, hiperidrose palmar e taquicardia (revisto por Steenen *et al.*, 2016) e para tratar agressividade de base orgânica (Williams *et al.*, 1982). Estudos não controlados avaliaram a eficácia de betabloqueadores no tratamento de transtornos de ansiedade em pequenos animais (Shull-Selcer e Stagg, 1991).

Pindolol é um bloqueador beta-adrenérgico que também atua como antagonista e agonista parcial em receptores $5HT_{1A}$. O pindolol pode desinibir neurônios de serotonina e ser utilizado como tratamento adjuvante útil (Stahl, 2013).

Na Grã-Bretanha, o propranolol é usado combinado com o fenobarbital para tratar comportamento fóbico (Walker *et al.*, 1997). Quando o propranolol é administrado juntamente ao antipsicótico tioridazina, ocorre elevação da concentração plasmática desse último fármaco.

O pindolol, um betabloqueador com propriedade antagonista do autorreceptor $5HT_{1A}$, pode desinibir neurônios de serotonina e ser uma terapia adjuvante útil ao uso de ATC (Altshuler *et al.*, 2001; Stahl, 2013). Entretanto, em um estudo, constatou-se que a ação do pindolol não foi superior à do placebo, para potencializar os efeitos de paroxetina no tratamento de sintomas de ansiedade social (Stein *et al.*, 2001).

Agonistas alfa$_2$

Esses medicamentos são discutidos com mais detalhes no Capítulo 14. Os agonistas alfa$_2$-adrenérgicos podem ser usados no controle farmacológico de anormalidades do comportamento. Detomidina e dexmedetomidina, amplamente empregadas para sedação de animais, por via parenteral, interfere sobremaneira no comportamento quando administradas por via transmucosa oral (TMO). Por causa do elevado efeito da metabolização de primeira passagem, esses fármacos não são ativos quando deglutidos.

O gel de detomidina é comercializado para uso por via TMO em equinos, particularmente como sedativo e analgésico para procedimentos realizados com o animal em pé (l'Ami *et al.*, 2013). Quando administrado na cavidade bucal de cães de laboratório, a formulação de detomidina utilizada em equinos (0,35 mg/m² TMO) induziu sedação, reduziu a ansiedade e facilitou a manipulação desses cães (Hopfensperger *et al.*, 2013). Os efeitos colaterais incluíam bradicardia transitória, porém sem depressão respiratória.

A dexmedetomidina foi administrada por via TMO em cães (Cohen e Bennett, 2015) e gatos (Santos *et al.*, 2010), com o intuito de sedação para realização de procedimentos. A solução injetável de dexmedetomidina foi administrada na cavidade bucal de cães (N = 4, na dose média de 32,6 µg/kg de peso corporal), resultando em sedação satisfatória para contenção; subsequentemente sua ação foi revertida pelo atipamezol. A combinação de dexmedetomidina (20 µg/kg) com buprenorfina (20 µg/kg), via TMO, foi usada para induzir sedação em 87 gatos de abrigo, para colocação de cateter (Santos *et al.*, 2010). Nesse estudo, notou-se que 25% dos gatos precisaram do uso adicional de cetamina IM para facilitar a colocação do cateter.

Recentemente, foi disponibilizado o gel de dexmedetomidina para administração TMO em cães, e atualmente foi aprovado pela FDA, para atenuar o medo e/ou ansiedade desencadeado por ruídos específicos, como o som de fogos de artifício.

A dose recomendada, administrada 30 a 60 min antes do ruído desencadeador, é 125 µg/m², via TMO, com repetição da dose após 2 h ou mais. Em um teste clínico duplo-cego controlado com placebo (N = 144 cães), verificou-se que 75% dos proprietários de cães tratados com gel de dexmedetomidina avaliaram o efeito do tratamento como bom ou excelente (informação FOI [Freedom of Information Act], fabricante). Dados publicados relativos ao medicamento dexmedetomidina em gel oral não estão disponíveis para gatos. Contudo, a administração transmucosa oral de dexmedetomidina foi usada em gatos, na dose de 40 µg/kg, mostrando-se segura e efetiva. Induziu ações sedativas e antinociceptivas semelhantes às da administração parenteral (Slingsby *et al.*, 2009).

A clonidina, um agonista α de ação central, é utilizada em medicina humana como um fármaco anti-hipertensivo e para o controle de sinais comportamentais associados à hiperatividade, hipervigilância, impulsividade e síndrome do estresse pós-traumático (Strawn e Geracioti, 2008). A clonidina bloqueia a liberação de norepinefrina por meio da ativação de receptores α_2 em neurônios pré-sinápticos no *locus ceruleus*. Em cães, a clonidina tem sido usada por via oral no controle de problemas ocasionados por medo em cães, com frequência combinada com outros fármacos serotoninérgicos. Em um teste aberto com 22 cães de estimação, 82% dos proprietários relataram efeito positivo com a adição de clonidina (Ogata e Dodman, 2011). A faixa de variação da dose foi de 0,007 a 0,049 mg/kg, quando necessário, até 2 vezes/dia VO; alguns pacientes também receberam clomipramina, fluoxetina, sertralina ou buspirona (Ogata e Dodman, 2011).

Tramadol

Tramadol é discutido com mais detalhes no Capítulo 13. O tramadol tem três efeitos que atuam de modo sinérgico: agonista opiáceo, inibidor da recaptação sináptica de norepinefrina e inibidor da recaptação sináptica de serotonina. Esses dois últimos efeitos assemelham-se à ação de antidepressivos tricíclicos discutidos anteriormente neste capítulo. Com relação à eficácia do tramadol para alguns distúrbios – inclusive problemas de comportamento –, talvez de igual ou maior importância que a atividade agonista opiácea seja a influência na recaptação de serotonina e norepinefrina. Um dos estereoisômeros é mais efetivo na inibição da recaptação de serotonina e o outro isômero é mais efetivo na recaptação de norepinefrina. Alguns estudos com o tramadol em animais de pesquisa e em seres humanos indicaram que esse medicamento desencadeia importantes modificações do comportamento. No entanto, faltam testes clínicos em medicina veterinária, para tal uso.

A analgesia também tem participação importante na ação desses fármacos no tratamento de alguns problemas de comportamento. Os especialistas em comportamento animal com frequência se sentem inseguros quanto à participação da dor na manifestação de um problema de comportamento. Animais idosos ou aqueles com doenças ortopédicas degenerativas crônicas podem manifestar irritação, que ocasiona ansiedade ou agressividade. Embora sejam indicados exame físico completo e testes diagnósticos apropriados, a participação da dor permanece incerta. Com frequência, pode-se instituir um protocolo com analgésicos como uma maneira de determinar se o controle da dor melhora o comportamento do paciente. Além dos muitos fármacos não esteroides recentes discutidos no Capítulo 20, o tramadol também pode ser útil, individualmente ou combinado com outros fármacos que interfiram no comportamento.

Nutracêuticos

Diversos produtos frequentemente denominados nutracêuticos, produtos naturais ou suplementos dietéticos são comercializados para o tratamento de transtornos do comportamento em cães e gatos e estão disponíveis aos proprietários de animais de estimação sem necessidade de receita médica do veterinário. Esses produtos podem ser usados individualmente ou associados à terapia farmacêutica. As aplicações mais comuns em cães e gatos são para o controle de medo e ansiedade e para o tratamento de disfunção cognitiva. Brevemente resumidos aqui estão produtos comercialmente disponíveis, com eficácia comprovada por um ou mais estudos em animais de companhia.

Produtos naturais usados para tratar medo e ansiedade incluem aminoácidos, proteínas vegetais e proteínas do leite. A L-teanina é um análogo do aminoácido L-glutamato. É considerada segura pela FDA, sendo encontrada principalmente em vegetais e fungos, inclusive no chá-verde. Um produto de uso veterinário (Anxitane®, Virbac Animal Health) reduziu o medo de cães de laboratório à presença de humanos (Araujo *et al.*, 2010) e abrandou a resposta de medo causado por trovoadas em cães de estimação (Pike *et al.*, 2015). Outro produto, uma combinação de extratos obtidos dos vegetais *Magnolia officinalis* e *Phellodendron amurense* (Harmonese®, Vet Products Labs), reduziu a ansiedade ocasionada por trovoada, em cães de laboratório (DePorter *et al.*, 2012). A alfacasozepina, uma proteína do leite livre de lactose, abrandou os sinais de transtornos relacionados à ansiedade, em gatos (Beata *et al.*, 2007a) e cães (Beata *et al.*, 2007b). Em um estudo cego, não se constatou diferença de eficácia entre a alfacasozepina e o inibidor da MAO selegilina, no tratamento de transtornos de ansiedade em cães (Beata *et al.*, 2007b).

Existem no comércio combinações desses produtos. Um produto contém a combinação de L-teanina, complexo de colostro e tiamina (vitamina B_1) (Composure®, VetriScience); outro contém L-teanina, *Magnolia officinalis*, *Phellodendron amurense* e proteína do soro do leite (Solliquin®, Nutramax Labs). Não há disponibilidade de testes clínicos desses produtos; relatos de uso na prática sugerem que são bem tolerados por cães e gatos (Sherman, comunicação pessoal, 2016).

Produtos naturais são comercializados para o tratamento de disfunção cognitiva relacionada à idade. Eles incluem S-adenosilmetionina (SAMe) (Novifit®, Virbac Animal Health). SAMe é um metabólito endógeno envolvido em diversas vias bioquímicas; há carência desse metabólito em humanos com doença de Alzheimer. Em um estudo laboratorial de cães e gatos idosos tratados com SAMe, os cães mostraram redução mensurável em erros de aprendizado, porém nenhum efeito de tratamento da memória (Araujo *et al.*, 2012). Gatos com níveis relativamente baixos de comprometimento cognitivo apresentaram redução nos erros de aprendizado após o tratamento, porém gatos com altos níveis de comprometimento não exibiram tais efeitos benéficos. Os resultados sugeriram que o tratamento precoce da doença pode ser mais efetivo (Araujo *et al.*, 2012).

Apoaequorin, uma proteína que atua como tampão do cálcio obtida de água-viva (Neutricks®, Neutricks LLC), melhorou o aprendizado operante em cães idosos com sinais de disfunção cognitiva (Milgram *et al.*, 2015). Outro produto que associa *Ginkgo biloba*, fosfatidilserina, D-alfa-tocoferol e piridoxina, parece ter propriedades neuroprotetoras em alterações neurodegenerativas cerebrais relacionadas ao envelhecimento (Senilife®, Ceva Animal Health). Em um estudo, notou-se que a administração de Senilife a cães geriátricos reduziu a frequência de comportamentos associados à disfunção cognitiva canina (Osella *et al.*, 2007).

COMBINAÇÕES DE MEDICAMENTOS

Combinação de fármacos que interferem no comportamento

Quando o efeito de um fármaco é inadequado, um segundo medicamento pode ser adicionado. De fato, essa estratégia é utilizada em combinações de produtos disponíveis no mercado, como a combinação de olanzapina (um antipsicótico) e fluoxetina (um ISRS), comercializada pela Lilly com o nome comercial Symbyax®, aprovada pela FDA para o tratamento de depressão bipolar em seres humanos (Eli Lilly, 2017). Uma estratégia consiste em iniciar com um antidepressivo, ATC ou ISRS. A seguir, se necessário, pode ser acrescentada uma benzodiazepina (Ibanez e Anzola, 2009), trazodona (Gruen e Sheman, 2008) ou outro fármaco. Uma abordagem cautelosa consiste em acrescentar uma dose baixa do segundo agente e, então, ajustar a dose até obter um nível terapêutico à medida que se monitora a resposta à medicação. O insucesso em tratar suficientemente problemas graves de comportamento, como ansiedade causada por separação, pode levar ao abandono do animal e até mesmo eutanásia, de modo que pode ser necessário tratamento agressivo associado à modificação do comportamento.

EFICÁCIA DO TRATAMENTO

Em cada caso para o qual o medicamento psicotrópico é administrado, deve haver um meio de documentar a resposta ao tratamento. O primeiro passo consiste em determinar sinais-alvo que podem ser documentados pelo cliente quanto à frequência, intensidade e duração. O segundo passo consiste em documentar a ocorrência desses sinais ao longo do tempo. Com frequência, a resposta ao tratamento é definida como melhora dos sintomas em 50% ou mais.

Os proprietários também devem ser orientados quanto aos efeitos colaterais prováveis e o tempo de tratamento até o efeito desejado. Muitos fármacos que interferem no comportamento provocam efeitos colaterais dentro de algumas horas ou dias após a primeira dose, mas pode demorar semanas até o início de efeitos comportamentais desejados.

A duração do tratamento não foi sistematicamente pesquisada. Uma estratégia consiste em continuar o tratamento por 2 meses após verificar uma resposta terapêutica satisfatória e, a seguir, diminuir gradativamente a dose ao longo de semanas. Se essa condição se mantém, o fármaco pode ser descontinuado. Caso se constate redução da eficácia do tratamento, deve-se reiniciar a dose anteriormente utilizada por mais 6 meses e o procedimento repetido.

Com exceção de clomipramina, fluoxetina e selegilina, os fármacos discutidos aqui que interferem no comportamento não foram aprovados pela FDA para uso em animais. As limitações e os riscos de prescrevê-los para indicação que não consta na bula (uso *extralabel*) devem ser explicados ao proprietário do animal de companhia (Simpson e Voith, 1997; Papich e Davidson, 1995). A avaliação do histórico clínico e comportamental, exame físico e neurológico e exames laboratoriais apropriados devem preceder a prescrição de qualquer medicamento psicotrópico, e esses procedimentos devem ser repetidos a intervalos razoáveis durante o tratamento. O risco aos humanos que tratam os animais agressivos, especialmente crianças, deve ser cuidadosamente considerado (Baumgardner, 1997). Os pacientes devem ser monitorados em intervalos regulares.

RESUMO

A farmacologia relativa ao comportamento tem importância cada vez maior em medicina veterinária. Os fármacos classificados tradicionalmente como ansiolíticos, antidepressivos, anticonvulsivantes e hormônios podem ser usados para auxiliar no tratamento de uma variedade de problemas de comportamento em animais. Os nutracêuticos propiciam a oportunidade de tratamento de primeira linha ou adjuvante, e merecem mais pesquisas para determinar sua eficácia em cães e gatos. O conhecimento do modo de ação desses agentes no corpo e de como interagem com outros agentes é fundamental para seu uso seguro e efetivo.

REFERÊNCIAS BIBLIOGRÁFICAS E LEITURA COMPLEMENTAR

Aboujaoude E, Kalin NH. (2009). Fluvoxamine. In Schatzberg AF, Nemeroff CB (eds), *The American Psychiatric Press Textbook of Psychopharmacology*, 4th edn. Washington, D.C., American Psychiatric Press. 353–362.

Alderman CP, Atchison MM, McNeece JI. (1993). Concurrent agranulocytosis and hepatitis secondary to clomipramine therapy. *Br J Psychiatry*. 162, 688–689.

Altshuler LL, Bauer M, Frye MA, Gitlin MJ, Mintz J, Szuba MP, Leight KL, Whybrow PC. (2001). Does thyroid supplementation accelerate tricyclic antidepressant response? A review and meta-analysis of the literature. *Am J Psychiatry*. 158, 1617–1622.

Anderson P. (2001). Pharm profile: amitriptyline. *Compend Contin Educ Pract Vet*. 23, 433–437.

Araujo JA, de Rivera C, Ethier JL, Landsberg GM, Denenberg S, Arnold S, Milgram NW. (2010). Anxitane® tablets reduce fear of human beings in a laboratory model of anxiety-related behavior. *J Vet Behav*. 5, 268–275.

Araujo JA, Faubert ML, Brooks ML, Landsberg GM, Lobprise H. (2012). Novifit (NoviSAMe) tablets improve executive function in aged dogs and cats: implications for treatment of cognitive dysfunction syndrome. *Int J Appl Res Vet M*. 10, 90–98.

Araujo JA, Studzinski CM, Head E, Cotman CW, Milgram NW. (2005) Assessment of nutritional interventions for modification of age-associated cognitive decline using a canine model of human aging. *Age*. 27, 27–37.

Aronson L. (1999). Animal behavior case of the month: extreme fear in a dog. *J Am Vet Med Assoc*. 215, 22–24.

Ashley PF, Frank LA, Schmeitzel LP, Bailey EM, Oliver JW. (1999). Effect of oral melatonin administration on sex hormone, prolactin, and thyroid hormone concentrations in dogs. *J Am Vet Med Assoc*. 215, 1111–1115.

Baldessarini RJ. (1995). Drugs and the treatment of psychiatric disorders: psychosis and anxiety. In Hardman JG, Limbird LE (eds), *Goodman and Gilman's The Pharmacological Basis of Therapeutics*, 9th edn. New York, McGraw-Hill. 431–446.

Baldwin DS, Tiwari N. (2015). Anxiolytic and hypnotic drugs. In Anderson I, McAllister-Williams RH (eds). *Fundamentals of Clinical Psychopharmacology*, 4th edn. CRC Press. 125–142.

Baumgardner K. (1997) Aggressive dogs cause problems for owners, insurance companies. *DVM Mag*. 29, 1, 28.

Beata C, Beaumont-Graff E, Coll V, Cordel J, Marion M, Massal N, Marlois N, Tauzin J. (2007a). Effect of alpha-casozepine (Zylkene) on anxiety in cats. *J Vet Behav*. 2, 40–46.

Beata C, Beaumont-Graff E, Diaz C, Marion M, Massal N, Marlois N, Muller G, Lefranc C. (2007b). Effect of alpha-casozepine (Zylkene) versus selegiline hydrochloride (Anipryl) on anxiety disorders in dogs. *J Vet Behav*. 2, 175–183.

Block DR, Yonkers KA, Carpenter LL. (2009). In Schatzberg AF, Nemeroff CB (eds), *The American Psychiatric Press Textbook of Psychopharmacology*, 4th edn. Washington, D.C., American Psychiatric Press. 307–320.

Boeck V, Overo KF, Svendsen O. (1982). Studies on acute toxicity and drug levels of citalopram in the dog. *Acta Pharmacol Toxicol (Copenh)* **50**, 169–174.

Boothe DM. (2001). Drugs that modify animal behavior. In Boothe DM. (ed.), *Small Animal Clinical Pharmacology and Therapeutics*. Philadelphia, WB Saunders, 457–472. Boothe DM, George KL, Couch P. (2002). Disposition and clinical use of bromide in cats. *J Am Vet Med Assoc.* **221**, 1131–1135.

Borchelt PL, Voith VL. (1986). Dominance aggression in dogs. *Compend Contin Educ Pract Vet.* **8**, 36–44.

Bowen J, Heath S. (2005). Behaviour Problems in Small Animals: Practical advice for the veterinary team. *Elsevier Health Sciences*. 49–58.

Brandwein J. (1993). Benzodiazepines for the treatment of panic disorder and generalized anxiety disorder: clinical issues and future directions. *Can J Psychiatry.* **38**, S109–S113.

Brielmaier B. (2006). Eszopiclone(Lunesta):a new nonbenzodiazepine hypnotic agent. *Proc Baylor University Medical Center.* **19**, 54–59.

Brown SA, Crowell-Davis S, Malcolm T, Edwards P. (1987). Naloxone-responsive compulsive tail chasing in a dog. *J Am Vet Med Assoc.* **190**, 884–886.

Brown SA, Forrester SD. (1991). Serum disposition of oral clorazepate from regular-release and sustained-delivery tablets in dogs. *J Vet Pharmacol Therap.* **14**, 426–429.

Bruun R, Budman C. (1996). Paroxetine treatment of episodic rages associated with Tourette's disorder. *J Clin Psychiatry.* **59**, 581–584.

Bruyette DS, Darling LA, Griffen D, Ruehl WW. (1996). L-deprenyl for canine pituitary dependent hyperadrenocorticism: Pivotal efficacy trial. *J Vet Int Med.* **10**, 182.

Bruyette DS, Ruehl WW, Smidberg TL. (1995). Canine pituitary-dependent hyperadrenocorticism: a spontaneous animal model for neurodegenerative disorders and their treatment with L-deprenyl. *Prog Brain Res.* **106**, 207–215.

Buffington CAT, Chew DJ, Woodworth BE. (1999). Feline interstitial cystitis. *J Am Vet Med Assoc.* **215**, 682–687.

Calves S. (2000). Pharm profile: selegiline. *Compend Contin Educ Pract Vet.* **22**, 204–205.

Cannas S, Frank D, Minero M, Aspesi A, Benedetti R, Palestrini C. (2014). Video analysis of dogs suffering from anxiety when left home alone and treated with clomipramine. *J Vet Behav.* **9**, 50–57.

Carter GR. (2008). Carbamazepine for the treatment of canine aggression: seven case studies. *Proceedings of the ACVB/AVSAB Veterinary Behavior Symposium*, New Orleans LA, July 20.

Catalano G, Catalano MC, Epstein MA, Tsambiras PE. (2001). QTc interval prolongation associated with citalopram overdose: A case report and literature review. *Clin Neuropharmacol.* **24**, 158–162.

Center SA, Elston TH, Rowland PH, Rosen DK, Reitz BL, Brunt JE, Rodan I, House J, Bank S, Lynch LR, Dring LA. (1996). Fulminant hepatic failure associated with oral administration of diazepam in 11 cats. *J Am Vet Med Assoc.* **209**, 618–625.

Chauret N, Gauthier A, Martin J, Nicoll-Griffith DA. (1997). In vitro comparison of cytochrome P450-mediated metabolic activities in human, dog, cat, and horse. *Drug Metab Dispos.* **25**, 1130–1136.

Chew DJ, Buffington CA, Kendall MS, DiBartola SP, Woodworth BE. (1998). Amitriptyline treatment for severe recurrent idiopathic cystitis in cats: 15 cases (1994–1996). *J Am Vet Med Assoc.* **213**, 1282–1286.

Chouinard G, Arnott W. (1993). Clinical review of risperidone. *Can J Psychiatry.* **38**, S89–S95.

Ciribassi J, Luescher A, Pasloske KS, Robertson-Plouch C, Zimmerman A, Kaloostian-Whittymore L. (2003). Comparative bioavailability of fluoxetine after transdermal and oral administration to healthy cats. *Am J Vet Res.* **64**, 949–1068.

Clayton AH. (1995). Antidepressant-induced tardive dyskinesia – review and case report. *Psychopharmacol Bull.* **31**, 259–264.

Cohen AE, Bennett SL. (2015). Oral transmucosal administration of dexmedetomidine for sedation in 4 dogs. *Can Vet J.* **56**, 1144–1148.

Cohn LA, Dodam JR, Szladovits B. (2002). Effects of selegiline, phenylpropanolamine, or a combination of both on physiologic and behavioral variables in healthy dogs. *Am J Vet Res.* **63**, 827–832.

Coleman ES. (1999). Canine narcolepsy and the role of the nervous system. *Compend Contin Educ Pract Vet.* **21**, 641–650.

Cooper L, Hart BL. (1992). Comparison of diazepam with progestin for effectiveness in suppression of urine spraying behavior in cats. *J Am Vet Med Assoc.* **200**, 797–801.

Cotler S, Gustafson JH, Colburn WA. (1984). Pharmacokinetics of diazepam and nordiazepam in the cat. *J Pharm Sci.* **73**, 348–351.

Court MH. (2013). Canine cytochrome P-450 pharmacogenetics. *Vet Clin North Am Small Anim Pract.* **43**, 1027–1038.

Crowell-Davis SL, Lappin M, Oliver JE. (1989). Stimulus-responsive psychomotor epilepsy in a Doberman pinscher. *J Am Anim Hosp Assoc.* **25**, 57–60.

Crowell-Davis SL, Murray T. (2006). *Veterinary Psychopharmacology*. Blackwell Publishing.

Crowell-Davis SL, Seibert LM, Sung W, Parthasarathy V, Curtis TM. (2003). Use of clomipramine, alprazolam, and behavior modification for treatment of storm phobia in dogs. *J Am Vet Med Assoc.* **222**, 744–748.

Cummings BJ, Head E, Afagh AJ, Milgram NW, Cotman CW. (1996). B-amyloid accumulation correlates with cognitive dysfunction in the aged canine. *Neurobiol Learn Mem.* **66**, 11–23.

Davidson G. (2001). Evaluating transdermal medication forms for veterinary patients, Part 1. *Inter J Pharmaceut Compound.* **5**, 214–215.

Davidson G. (2005). Update on transdermals for animal patients. *Int J Pharm Compd.* **9**, 178–182.

DeHasse J. (1997). Feline urine spraying. *Appl Anim Behav Sci.* **52**, 365–371.

DePorter TL, Landsberg GM, Araujo JA, Ethier JL, Bledsoe DL. (2012). Harmonease chewable tablets reduces noise-induced fear and anxiety in a laboratory canine thunderstorm simulation: A blinded and placebo-controlled study. *J Vet Behav.* **4**, 225–232.

DeVane CL. (1999). Principles of pharmacokinetics and pharmacodynamics. In Schatzberg AF, Nemeroff CB (eds), *The American Psychiatric Press Textbook of Psychopharmacology*, 2nd edn. Washington D.C., American Psychiatric Press. 155–169.

Dietch JF, Jennings RK. (1988). Aggressive dyscontrol in patients treated with benzodiazepines. *J Clin Psychiatry.* **49**, 184–188.

Dodman NH. (2000). Animal behavior case of the month: Interdog intrahousehold aggression. *J Am Vet Med Assoc.* **217**, 1468–1472.

Dodman NH, Donnelly R, Shuster L, Mertens P, Rand W, Miczek K. (1996a). Use of fluoxetine to treat dominance aggression in dogs. *J Am Vet Med Assoc.* **209**, 1585–1587.

Dodman NH, Knowles KE, Shuster L, Moon-Fanelli AA, Tidwell AS, Keen CL. (1996b). Behavioral changes associated with suspected complex partial seizures in Bull Terriers. *J Am Vet Med Assoc.* **208**, 688–691.

Dodman NH, Miczek KA, Knowles K, Thalhammer JG, Shuster L. (1992). Phenobarbital-responsive episodic dyscontrol (rage) in dogs. *J Am Vet Med Assoc.* **201**, 1580–1583.

Dodman NH, Shuster L, White SD, Parker D, Dixon R. (1988). Use of narcotic antagonists to modify stereotypic self-licking, self-chewing, and scratching behavior in dogs. *J Am Vet Med Assoc.* **193**, 815–819.

Ehmke CJ, Nemeroff CB. Paroxetine. In Schatzberg AF, Nemeroff CB (eds), *The American Psychiatric Press Textbook of Psychopharmacology*, 4th edn. Washington, D.C., American Psychiatric Press. 321–352.

Eli Lilly and Company (2017). *Symbyax*. Available at: http://pi.lilly.com/us/symbyax-pi.pdf (accessed Jan. 2017).

Eser D, Schule C, Baghai TC, Romeo E, Uzunov DP, Rupprecht R. (2006). Neuroactive steroids and affective disorders. *Pharmacol Biochem Behav.* **84**, 656–666.

Evans LE, Bett JH, Cox JR, Dubois JP, Van Hees T. (1980). The bioavailability of oral and parenteral chlorimipramine (Anafranil). *Prog Neuropsychopharmacol.* **4**, 293–302.

File SE. (1985). Animal models for predicting clinical efficacy of anxiolytic drugs: social behavior. *Neuropsychobiology.* **13**, 55–62.

Food and Drug Administration (FDA) (2007) *Freedom of Information Summary Reconcile*. Available at: http://www.fda.gov/downloads/AnimalVeterinary/ Products/ApprovedAnimalDrugProducts/FOIADrugSummaries/ucm062326.pdf (accessed Jan. 2017).

Food and Drug Administration (FDA) (2015) *Freedom of Information Summary. Sileo (dexmedetomidine oromucosal gel), Orion Corp.* Available at: http://www.fda.gov/downloads/animalveterinary/ products/approvedanimaldrugproducts/ foiadrugsummaries/ucm475135.pdf (accessed March 2016).

Forest Pharmaceuticals Inc. (1998). *Celexa Product Information.* St. Louis, Warner-Lambert Company. 16.

Forrester SD, Brown SA, Lees GE, Hartsfield SM. (1990). Disposition of clorazepate in dogs after single- and multiple-dose oral administration. *Am J Vet Res.* **51**, 2001–2005.

Forrester SD, Wilcke JR, Jacobson JD, Dyer KR. (1993). Effects of a 44-day administration of phenobarbital on disposition of clorazepate in dogs. *Am J Vet Res.* **54**, 1136–1138.

Frank D, Gauthier A, Bergeron. (2006). Placebo-controlled double-blind clomipramine trail for the treatment of anxiety or fear in beagles during ground transport. *Canadian Vet J.* **47**, 1102–1108.

Frey H-H, Löscher W. (1982). Anticonvulsant potency of unmetabolized diazepam. *Pharmacology.* **25**, 154–159.

Garner JL, Kirby R, Rudloff E. (2004). The use of acepromazine in dogs with a history of seizures. *J Vet Emerg Crit Care.* **14**, S1.

Giorgi M, Portela DA, Breghi G, Briganti A. (2012). Pharmacokinetics and pharmacodynamics of zolpidem after oral administration of a single dose in dogs. *Am J Vet Res.* **73**, 1650–1656.

Goldberger E, Rapoport JL. (1991). Canine acral lick dermatitis: response to the antiobsessional drug clomipramine. *J Am Anim Hosp Assoc.* **27**, 179–182.

Golden RN, Dawkins K, Nicholas L, et al. (1998). Trazodone, nefazodone, bupropion, and mirtazapine. In Schatzberg AF, Nemeroff CB (eds), *The American Psychiatric Press Textbook of Psychopharmacology,* 2nd edn. Washington D.C., American Psychiatric Press. 251–269.

Golden RN, Dawkins K, Nicholas L. (2009). Trazodone and nefazodone. In Schatzberg AF, Nemeroff CB (eds), *The American Psychiatric Press Textbook of Psychopharmacology,* 4th edn. Washington, D.C., American Psychiatric Press. 403–414.

Goodman WK, McDougle CJ, Price LH, Riddle MA, Pauls DL, Leckman JF. (1990). Beyond the serotonin hypothesis: a role for dopamine in some forms of obsessive compulsive disorder? *J Clin Psychiatry.* **51**, 36–43.

Grady TA, Pigott TA, L'Heureux F, Hill JL, Bernstein SE, Murphy DL. (1993). Double-blind study of adjuvant buspirone for fluoxetine-treated patients with obsessive-compulsive behavior. *Am J Psychiatry.* **150**, 819–821.

Graw P, Werth E, Kräuchi K, Gutzwiller F, Cajochen C, Wirz-Justice A. (2001). Early morning melatonin administration impairs psychomotor vigilance. *Behav Brain Res.* **121**, 167–172.

Gruen ME, Roe SC, Griffith E, Hamilton A, Sherman BL. (2014). Use of trazodone to facilitate postsurgical confinement in dogs. *J Am Vet Med Assoc.* **45**, 296–301.

Gruen ME, Sherman BL. (2008). Use of trazodone as an adjunctive agent in the treatment of canine anxiety disorders: 56 cases (1995–2007). *J Am Vet Med Assoc.* **233**, 1902–1907.

Gruen ME, Sherman BL. (2012) Animal behavior case of the month: thunderstorm phobia in a golden retriever. *J Am Vet Med Assoc.* **241**, 1293–1295.

Halip JW, Vaillancourt JP, Luescher UA. (1998). A descriptive study of 189 cats engaging in inappropriate elimination behaviors. *Fel Pract.* **26**, 18–21.

Hart BL. (1980). Objectionable urine spraying and urine marking in the cat: evaluation of progestin treatment in gonadectomized males and females. *J Am Vet Med Assoc.* **177**, 529–533.

Hart BL, Cliff KD. (1996). Interpreting published results of extra-label drug use with special reference to reports of drugs used to correct problem behavior in animals. *J Am Vet Med Assoc.* **209**, 1382–1385.

Hart BL, Cliff KD, Tynes VV, Bergman L. (2005). Control of urine marking by use of long-term treatment with fluoxetine or clomipramine in cats. *J Am Vet Med Assoc.* **226**, 378–382.

Hart BL, Cooper LL. (1996). Integrating use of psychotropic drugs with environmental management and behavioral modification for treatment of problem behavior in animals. *J Am Vet Med Assoc.* **209**, 1549–1551.

Hart BL, Eckstein RA, Powell KL, Dodman NH. (1993). Effectiveness of buspirone on urine spraying and inappropriate urination in cats. *J Am Vet Med Assoc.* **203**, 254–258.

Hart BL, Hart LA, Bain MJ. (2006). *Canine and Feline Behavior Therapy,* 2nd edn. Blackwell Publishing. 763–790.

Hartmann L. (1995). Cats as possible obsessive-compulsive disorder and medication models. *Am J Psychiatry.* **152**, 8.

Harvey A, Preskorn SH. (1996). Cytochrome P450 enzymes: interpretation of their interaction with selective serotonin reuptake inhibitors. *J Clin Psychopharmacol.* **16**, 273–285.

Haug L. (2008). Canine aggression toward unfamiliar people and dogs. *Vet Clin North Am Small Anim Pract.* **38**, 1023–1041.

Henik RA, Olson PN, Rosychuk RAW. (1985). Progestogen therapy in cats. *Compend Contin Educ Pract Vet.* **7**, 132–140.

Herron ME, Shofer FS, Reisner IR. (2008). Retrospective evaluation of the effects of diazepam in dogs with anxiety-related behavior problems. *J Am Vet Med Assoc.* **233**, 1420–1424.

Hewson CJ, Conlon PD, Luescher UA, Ball RO. (1998a). The pharmacokinetics of clomipramine and desmethylclomipramine in dogs: parameter estimates following a single oral dose and 28 consecutive daily oral doses of clomipramine. *J Vet Pharmacol Ther.* **21**, 214–222.

Hewson CJ, Luescher UA, Parent JM, Conlon PD, Ball RO. (1998b). Efficacy of clomipramine in the treatment of canine compulsive disorder. *J Am Vet Med Assoc.* **213**, 1760–1766.

Holland CT. (1988). Successful long term treatment of a dog with psychomotor seizures with carbamezepine. *Aust Vet J.* **65**, 389–392.

Hopfensperger MJ, Messenger KM, Papich MG, Sherman BL. (2013). The use of oral transmucosal detomidine hydrochloride gel to facilitate handling in dogs. *J Vet Behav.* **8**, 114–123.

Howell SM, Fritz J, Downing S, Bunuel M. (1997). Treating chronic regurgitation behavior: a case study. *Lab Anim.* **26**, 30–33.

Hoyer D, Clarke DE, Fozard JR, Hartig PR, Martin GR, Mylecharane EJ, Saxena PR, Humphrey PP. (1994). International union of pharmacology classification of receptors for 5-hydroxytryptamine (serotonin). *Pharm Rev.* **46**, 157–194.

Hughes D, Moreau RE, Overall KL, Van Winkle TJ. (1996). Acute hepatic necrosis and liver failure associated with benzodiazepine therapy in six cats, 1986–1995. *J Vet Emerg Crit Care.* **6**, 13–20.

Ibanez M, Anzola B. (2009). Use of fluoxetine, diazepam, and behavior modification as therapy for treatment of anxiety-related disorders in dogs. *J Vet Behav.* **4**, 223–229.

Iorio LC, Eisenstein N, Brody PE, Barnett A. (1983). Effects of selected drugs on spontaneously occurring abnormal behavior in beagles. *Pharmacol Biochem Behav.* **18**, 379–382.

Irimajiri M, Luescher AU. (2005). Effect of fluoxetine hydrochloride in treating canine compulsive disorder. *Proceedings International Veterinary Behavior Meeting,* Minneapolis MN. **5**. 198–200.

Janicak PG, Marder SR, Pavuluri MN. (2011). *Principles and Practice of Psychopharmacotherapy,* 5th edn. Baltimore, Lippincott Williams and Wilkins.

Jay AR, Krotscheck U, Parsley E, Benson L, Kravitz A, Mulligan A, Silva J, Mohammed H, Schwark WS. (2013). Pharmacokinetics, bioavailability, and hemodynamic effects of trazodone after intravenous and oral administration of a single dose to dogs. *Am J Vet Res.* **74**, 1450–1456.

Joby R, Jemmett JE, Miller ASH. (1984). The control of undesirable behavior in male dogs using megestrol acetate. *J Sm Anim Pract.* **25**, 567–572.

Johnson LR. (1990). Tricyclic antidepressant toxicosis. *Vet Clin North Am Small Anim Pract.* **20**, 393–403.

Jolliet-Riant P, Tillement J-P. (1999). Drug transfer across the blood-brain barrier and improvement in brain delivery. *Fundam Clin Pharmacol.* **13**, 16–26.

Jones RD. (1987). Use of thioridazine in the treatment of aberrant motor behavior in a dog. *J Am Vet Med Assoc.* **191**, 89–90.

Juarbe-Diaz SV. (1997a). Social dynamics and behavior problems in multiple dog households. *Vet Clin North Am Small Anim Pract.* **27**, 497–514.

Juarbe-Diaz SV. (1997b). Assessment and treatment of excessive barking in the domestic dog. *Vet Clin North Am Small Anim Pract.* **27**, 515–532.

Kennes D, Ödberg FO, Bouquet Y, De Rycke PH. (1988). Changes in naloxone and haloperidol effects during the development of captivity-induced jumping stereotypy in bank voles. *Eur J Pharmacol.* **153**, 19–24.

Kenny DE. (1994). Use of naltrexone for the treatment of psychogenically induced dermatoses in five zoo animals. *J Am Vet Med Assoc.* **205**, 1021–1023.

King DJ. (1992). Benzodiazepines, amnesia and sedation: theoretical and clinical issues and controversies. *Hum Psychopharmacol.* **7**, 79–87.

King JN, Maurer MP, Altmann BO, Strehlau GA. (2000a). Pharmacokinetics of clomipramine in dogs following single-dose and repeated-dose oral administration. *Am J Vet Res* **61**, 80–85.

King JN, Simpson BS, Overall KL, Appleby D, Pageat P, Ross C, Chaurand JP, Heath S, Beata C, Weiss AB, Muller G. (2000b). Treatment of separation anxiety in dogs with clomipramine: results from a prospective, randomized, double-blind, placebo-controlled, parallel-group, multicenter clinical trial. *Appl Anim Behav Sci.* **67**, 255–275.

King JN, Steffan J, Heath SE, Simpson BS, Crowell-Davis SL, Harrington LJM, Weiss A-B, Seewald W. (2004). Determination of the dosage of clomipramine for the treatment of urine spraying in cats. *J Am Vet Med Assoc.* **225**, 881–887.

Krishnan KRR. (2009). Monoamine oxidase inhibitors. *The American Psychiatric Press Textbook of Psychopharmacology*, 4th edn. Washington, D.C., American Psychiatric Press. 389–402.

Kuroha M, Kuze Y, Shimoda M, Kokue E. (2002). In vitro characterization of the inhibitory effects of ketoconazole on metabolic activities of cytochrome P450 in canine hepatic microsomes. *Am J Vet Res.* **63**, 900–905.

Lainesse C, Frank D, Meucci V. (2006). Pharmacokinetics of clomipramine and desmethylclomipramine after singe-dose intravenous and oral administrations in cats. *J Vet Pharmacol Ther.* **29**, 271–278.

Lainesse C, Frank D, Beaudry F. (2007). Effects of physiological covariables on pharmacokinetic parameters of clomipramine in a large population of cats after a single dose administration. *Vet Pharmacol Ther.* **30**, 116–126.

l'Ami JJ, Vermunt LE, van Loon JP, van Oldruitenborgh-Oosterbaan MM. (2013). Sublingual administration of detomidine in horses: sedative effect, analgesia and detection time. *Vet J.* **196**, 253– 259.

Landsberg G, Hunthausen W, Ackerman L. (2013). *Behavior Problems of the Dog and Cat*, 3rd edn. New York, WB Saunders.

Larson ET, Summers CH. (2001). Serotonin reverses dominant social status. *Behav Brain Res.* **121**, 195–102.

Lasher TA, Fleishaker JC, Steenwyk RC, Antal EJ. (1991). Pharmacokinetic pharmacodynamic evaluation of the combined administration of alprazolam and fluoxetine. *Psychopharmacology.* **104**, 323–327.

Lass-Flörl C, Dierich MP, Fuchs D, Semenitz E, Jenewein I, Ledochowski M. (2001). Antifungal properties of selective serotonin reuptake inhibitors against Aspergillus species in vitro. *J Antimicrob Chemother.* **48**, 775–779.

Levitski RE, Trepanier LA. (2000). Effect of timing of blood collection on serum phenobarbital concentrations in dogs with epilepsy. *J Am Vet Med Assoc.* **217**, 200–204. Erratum in *J Am Vet Med Assoc.* **217**, 468.

Light GS, Hardie EM, Young MS, Hellyer PW, Brownie C, Hansen BD. (1993). Pain and anxiety behaviors of dogs during intravenous catheterization after premedication with placebo, acepromazine, or oxymorphone. *Appl Anim Behav Sci.* **37**, 331–343.

Lindell EM. (1997). Diagnosis and treatment of destructive behavior in dogs. *Vet Clin North Am Small Anim Pract.* **27**, 533–547.

Löscher W, Frey H-H. (1981). Pharmacokinetics of diazepam in the dog. *Arch Int Pharmacodyn Ther.* **254**, 180–195.

Luescher AU. (2003). Diagnosis and management of compulsive disorders in dogs and cats. *Vet Clin North Am Small Anim Pract.* **33**, 253–267.

Maes M, Meltzer HY. (1995). The serotonin hypothesis of major depression. In Bloom FE, Kupfer DJ (eds), *Psychopharmacology: The 4th Generation of Progress*. New York, Raven Press.

Marder AR. (1991). Psychotropic drugs and behavioral therapy. *Vet Clin North Am Small Anim Pract.* **21**, 329–342.

Marder AR. (1993). Diagnosing and treating aggression problems in cats. *Vet Med.* **88**, 736–742.

McConnell J, Kirby R, Rudloff E. (2007). Administration of acepromazine maleate to 31 dogs with a history of seizures. *J Vet Emerg Crit Care.* **17**, 262–267.

McEwen BS, Davis PG, Parsons B, Pfaff DW. (1979). The brain as a target for steroid hormone action. *Ann Rev Neurosci.* **2**, 65–112.

Mealey KL. (2002). Clinically significant drug interactions. *Compend Contin Educ Pract Vet.* **24**, 10–22.

Mealey KL, Peck KE, Bennett BS, Sellon RK, Swinney GR, Melzer K, Gokhale SA, Drone TM. (2004). Systemic absorption of amitriptyline and buspirone after oral and transdermal administration to healthy cats. *J Vet Intern Med.* **18**, 43–46.

Mehlman PT, Higley JD, Faucher I, Lilly AA, Taub DM, Vickers J, Suomi SJ, Linnoila M. (1994). Low CSF 5-HIAA concentrations and severe aggression and impaired impulse control in nonhuman primates. *Am J Psychiatry.* **151**, 1485–1491.

Michelson D1, Fava M, Amsterdam J, Apter J, Londborg P, Tamura R, Tepner RG. (2000). Interruption of selective serotonin reuptake inhibitor treatment. *Br J Psychiatry.* **176**, 363–368.

Micó JA, Ardid D, Berrocoso E, Eschalier A. (2006). Antidepressants and pain. *Trends Pharmacol Sci.* **27**, 348–354.

Milgram NW, Ivy GO, Head E, Murphy MP, Wu PH, Ruehl WW, Yu PH, Durden DA, Davis BA, Paterson IA, Boulton AA. (1993). Effect of L-deprenyl on behavior, cognitive function, and biogenic amines in the dog. *Neurochem Res.* **18**, 1211–1219.

Milgram NW, Ivy GO, Murphy MP, Head E, Wu PH, Ruehl WW, Yu PH, Durden DA, Davis BA, Boulton AA. (1995). Effects of chronic oral administration of L-deprenyl in the dog. *Pharmacol Biochem Behav.* **51**, 421–428.

Milgram NW, Landsberg G, Merick D, Underwood MY. (2015). A novel mechanism for cognitive enhancement in aged dogs with the use of a calcium-buffering protein. *J Vet Behav.* **10**, 217–222.

Milgram NW, Zicker SC, Head E, Muggenburg BA, Murphey H, Ikeda-Douglas CJ, Cotman CW. (2002). Dietary enrichment counteracts age-associated cognitive dysfunction in canines. *Neurobiol Aging.* **23**, 737–745.

Mills DS. (2003). Medical paradigms for the study of problem behaviour: A critical review. *Appl Anim Behav Sci.* **81**, 265–277.

Mills DS, Ledger R. (2001). The effect of oral selegiline hydrochloride on learning and training in the dog: a psychobiological interpretation. *Prog Neuropsychopharmacol Biol Psychiatry.* **25**, 1597–1613.

Mills D, Simpson BS. (2002). Psychotropic agents. In Horwitz D, Mills D, Heath S (eds), *British Small Animal Veterinary Association Manual of Canine and Feline Behavioural Medicine*. British Small Animal Veterinary Association. 237–248.

Mohr N, Vythilingum B, Emsley RA, Stein DJ. (2002). Quetiapine augmentation of serotonin reuptake inhibitors in obsessive-compulsive disorder. *Inter Clin Psychopharmacol.* **17**, 37–40.

Moon-Fanelli AA, Dodman NH. (1998). Description and development of compulsive tail chasing in terriers and response to clomipramine treatment. *J Am Vet Med Assoc.* **212**, 1252–1257.

Moreau RE, Overall KL, Van Winkle TJ. (1996). Acute hepatic necrosis and liver failure associated with benzodiazepine therapy in six cats, 1986–1995. *J Vet Emerg Crit Care.* **6**, 13–20.

Munoz-Bellido JL, Munoz-Criado S, Garcia-Rodriguez JA. (2000). Antimicrobial activity of psychotropic drugs selective serotonin reuptake inhibitors. *Inter J Antimicrobial Agents.* **14**, 177–180.

Musulin SE, Mariani CL, Papich MG. (2011). Diazepam pharmacokinetics after nasal drop and atomized nasal administration in dogs. *J Vet Pharmacol Therap.* **34**, 17–24.

Nasrallah HA, Tandon R. (2009). Classic antipsychotic medications. In Schatzberg AF, Nemeroff CB (eds), *The American Psychiatric Press Textbook of Psychopharmacology*, 4th edn. Washington D.C., American Psychiatric Press. 533–554.

Nelson JC. (2009). Tricyclic and tetracyclic drugs. In Schatzberg AF, Nemeroff CB (eds), *The American Psychiatric Press Textbook of Psychopharmacology*, 4th edn. Washington, D.C., American Psychiatric Press. 263–288.

Ogata N, Dodman NH. (2011). The use of clonidine in the treatment of fear-based behavior problems in dogs: an open trial. *J Vet Behav.* **6**, 130–137.

Orlando JM, Case BC, Thomson AE, Griffith E, Sherman BL. (2016). Use of oral trazodone for sedation in cats: a pilot study. *J Feline Med Surg.* **18**, 476–482.

Osella MC, Re G, Odore R, Girardi C, Badino P, Barbero R, Bergamasco L. (2007). Canine cognitive dysfunction syndrome: prevalence, clinical signs and treatment with a neuroprotective nutraceutical. *Appl Anim Behav Sci.* **105**, 297–310.

Ostroff RB, Nelson JC. (1999). Risperidone augmentation of selective serotonin reuptake inhibitors in major depression. *J Clin Psychiatry.* **60**, 256–259.

Overall KL. (1994a). Animal behavior case of the month: use of buspirone to treat spraying associated with intercat aggression. *J Am Vet Med Assoc* **205**, 694–696.

Overall KL. (1994b). Use of clomipramine to treat ritualistic stereotypic motor behavior in three dogs. *J Am Vet Med Assoc.* **205**, 1733–1741.

Overall KL. (1995). Animal behavior case of the month: Treatment of a dog with interdog aggression, stereotypic circling, and fearful avoidance of strangers. *J Am Vet Med Assoc.* **206**, 629–632.

Overall KL. (1997). Pharmacologic treatments for behavior problems. *Vet Clin North Am Small Anim Pract.* **27**, 637–665.

Overall KL. (1998a). Animal behavior case of the month: separation anxiety in a dog. *J Am Vet Med Assoc.* **212**, 1702–1704.

Overall KL. (1998b). Correct diagnosis, correct dose of amitriptyline (letter). *Vet Forum.* **15**, 10–11.

Overall KL. (1999a). The role of pharmacotherapy in treating dogs with dominance aggression. *Vet Med.* **94**, 1049–1055.

Overall KL. (1999b). Intercat aggression: why can't they all just get along? *Vet Med.* **94**, 688–693.

Overall KL. (2001). Dealing with dogs affected by separation anxiety. *Vet Forum.* **18**, 4053.

Overall KL. (2013). *Manual of Clinical Behavioral Medicine for Dogs and Cats.* Mosby, New York.

Overall KL, Dunham AE, Frank D. (2001). Frequency of nonspecific clinical signs in dogs with separation anxiety, thunderstorm phobia, and noise phobia, alone or in combination. *J Am Vet Med Assoc.* **219**, 467–473.

Pacher P, Ungvari Z, Nanasi PP, Furst S, Kecskemeti V. (1999) Speculations on difference between tricyclic and selective serotonin reuptake inhibitor antidepressants on their cardiac effects. Is there any? *Curr Medicinal Chem.* **6**, 469–480.

Papich MG. (2016). *Saunders Handbook of Veterinary Drugs: Small and Large Animal,* 4th edn. Philadelphia, WB Saunders.

Papich MG, Alcorn J. (1995). Absorption of diazepam after its rectal administration in dogs. *Am J Vet Res.* **56**, 1629–1635.

Papich MG, Davidson G. (1995). Unapproved use of drugs in small animals. In Bonagura JD (ed.), *Kirk's Current Veterinary Therapy XII: Small Animal Practice.* Philadelphia, WB Saunders. 48–53.

Pardridge WM. (1999). Blood-brain barrier biology and methodology. *J Neurovirol.* **5**, 556–569.

Peremans K, Audenaert K, Hoybergs Y, Otte A, Goethals I, Gielen I, Blankaert P, Vervaet M, van Heeringen C, Dierckx R. (2005). The effect of citalopram hydrobromide on 5-HT2A receptors in the impulsive-aggressive dog, as measured with I-123-5-I-R91150 SPECT. *Eur J Nucl Med Molec Imaging.* **32**, 708–716.

Peterson ME. (1999). Medical treatment of pituitary-dependent hyperadrenocorticism in dogs: should L-deprenyl (Anipryl) ever be used? *J Vet Intern Med.* **13**, 289–290.

Pike AL, Horwitz DF, Lobprise H. (2015). An open-label prospective study of the use of L-theanine (Anxitane) in storm-sensitive client-owned dogs. *J Vet Behav.* **4**, 324–331.

Podberscek AL, Hsu Y, Serpell JA. (1999). Evaluation of clomipramine as an adjunct to behavioural therapy in the treatment of separation-related problems in dogs. *Vet Rec.* **145**, 365–369.

Podell M, Fenner WR. (1994). Use of bromide as an antiepileptic drug in dogs. *Compendium of Continuing Education for the Practicing Veterinarian.* 767–774.

Podell M, Fenner WR. (1993). Bromide therapy in refractory canine idiopathic epilepsy. *J Vet Intern Med.* **7**, 318–327.

Pollock BG. (2001). Citalopram: a comprehensive review. *Exp Opinion Pharmacother.* **2**, 681–698.

Poulsen EM, Honeyman V, Valentine PA, Teskey GC. (1996). Use of fluoxetine for the treatment of stereotypical pacing behavior in a captive polar bear. *J Am Vet Med Assoc.* **209**, 1470–1474.

Pryor PA, Hart BL, Cliff KD, Main MJ. (2001). Effects of a selective serotonin reuptake inhibitor on urine spraying behavior in cats. *J Am Vet Med Assoc.* **219**, 1557–1713.

Quimby JM, Gustafson, DL, Lunn KF. (2011). The pharmacokinetics of mirtazapine in cats with chronic kidney disease and in age-matched control cats. *J Vet Int Med.* **25**, 985–989.

Quimby JM, Lunn KF. (2013). Mirtazapine as an appetite stimulant and anti-emetic in cats with chronic kidney disease: A masked placebo-controlled crossover clinical trial. *Vet J.* **197**, 651–655.

Randall LO, Scheckel CL, Banziger RF. (1965). Pharmacology of the metabolites of chlordiazepoxide and diazepam. *Curr Ther Res.* **149**, 423–435.

Rapoport JL, Ryland DH, Kriete M. (1992). Drug treatment of canine acral lick dermatitis: an animal model of obsessive-compulsive disorder. *Arch Gen Psychiatry.* **49**, 517–521.

Reich MR. (1999). Animal behavior case of the month: food aggression in a cocker spaniel puppy. *J Am Vet Med Assoc.* **215**, 1780–1782.

Reich MR, Ohad DG, Overall KL, Dunham AE. (2000). Electrocardiographic assessment of antianxiety medication in dogs and correlation with serum drug concentration. *J Am Vet Med Assoc.* **216**, 1571–1575.

Reisner I, Houpt K. (2000). Behavioral disorders. In Ettinger S, Feldman E (eds), *Textbook of Veterinary Internal Medicine: Diseases of the Dog and Cat.* Philadelphia, WB Saunders. 156–162.

Reisner IR, Mann JJ, Stanley M, Huang Y, Houpt KA. (1996). Comparison of cerebrospinal fluid monoamine metabolite levels in dominant-aggressive and non-aggressive dogs. *Brain Res.* **714**, 57–64.

Reist C, Nakamura K, Sagart E, Sokolski KN, Fujimoto KA. (2003). Impulsive aggressive behavior: Open-label treatment with citalopram. *J Clin Psychiatry.* **64**, 81–85.

Rème CA, Dramard V, Kern L, Hofmans J, Halsberghe C, Mombiela DV. (2008). Effect of S-adenosylmethionine tablets on the reduction of age-related mental decline in dogs: A double-blinded, placebo-controlled trial. *Vet Ther.* **9**, 69–82.

Reusch CE, Steffen T, Hoerauf A. (1999). The efficacy of L-deprenyl in dogs with pituitary-dependent hyperadrenocorticism. *J Vet Intern Med.* **13**, 291–301.

Richardson JA, Gwaltney-Brant SM, Albretsen JC, Khan SA, Porter JA. (2002). Clinical syndrome associated with zolpidem ingestion in dogs: 33 cases (January 1998–July 2000). *J Vet Intern Med.* **16**, 208–210.

Robinson DS, Rickels K, Yocca FD. (2009). Buspirone and gepirone. In Schatzberg AF, Nemeroff CB (eds), *The American Psychiatric Press Textbook of Psychopharmacology,* 4th edn. Washington, D.C., American Psychiatric Press. 487–502.

Romatowski J. (1989). Use of megestrol acetate in cats. *J Am Vet Med Assoc.* **194**, 700–702.

Romatowski J. (1998). Two cases of fluoxetine-responsive behavior disorders in cats. *Fel Pract.* **26**, 14–15.

Roseboom PH, Kalin NH. (2009). Citalopram and S-citalopram. In Schatzberg AF, Nemeroff CB (eds), *The American Psychiatric Press Textbook of Psychopharmacology,* 4th edn. Washington, D.C., American Psychiatric Press. 363–388.

Roy-Byrne PP, Cowley DS. (1991). *Benzodiazepines in Clinical Practice: Risks and Benefits.* American Psychiatric Press, Washington D.C.

Roy-Byrne PP, Sullivan MD, Cowley DS, Ries RK. (1993). Adjunctive treatment of benzodiazepine discontinuation syndromes: a review. *J Psychiatric Res.* **27**, 143–153.

Ruehl WW, Bruyette DS, DePaoli A, Cotman CW, Head E, Milgram NW, Cummings BJ. (1995). Canine cognitive dysfunction as a model for human age-related cognitive decline, dementia, and Alzheimer's disease: clinical presentation, cognitive testing, pathology, and response to L-deprenyl therapy. *Prog Brain Res.* **106**, 217–225.

Santos LC, Ludders JW, Erb HN, Basher KL, Kirch P, Gleed RD. (2010). Sedative and cardiorespiratory effects of dexmedetomidine and buprenorphine administered to cats via oral transmucosal or intramuscular routes. *Vet Anaesth Analg.* **37**, 417–412.

Sawyer LS, Moon-Fanelli AA, Dodman NH. (1999). Psychogenic alopecia in cats: 11 cases (1993–1996). *J Am Vet Med Assoc.* **214**, 71–74.

Schwartz S. (1994). Carbamazepine in the control of aggressive behavior in cats. *J Am Anim Hosp Assoc.* **30**, 515–519.

Seksel K, Lindeman MJ. (2001). Use of clomipramine in treatment of obsessive-compulsive disorder, separation anxiety and noise phobia in dogs: a preliminary, clinical study. *Aust Vet J.* **79**, 252–256.

Sheehan DV, Raj BA. (2009). Benzodiazepines. In Schatzberg AF, Nemeroff CB (eds), *The American Psychiatric Press Textbook of Psychopharmacology*, 4th edn. Washington, D.C., American Psychiatric Press. 465–486.

Sheikh JI, Londborg P, Clary CM, Fayyad R. (2000). The efficacy of sertraline in panic disorder: combined results from two fixed-dose studies. *Int Clin Psychopharmacol.* **15**, 335–342.

Shull-Selcer E, Stagg W. (1991). Advances in the understanding and treatment of noise phobias. *Vet Clin North Am Small Anim Pract.* **21**, 353–367.

Simpson BS. (2000). Canine separation anxiety. *Compend Contin Educ Pract Vet.* **22**, 328–339.

Simpson BS, Davidson G. (1996). Letter to the editor: Concerns about concurrent use of a tricyclic antidepressant and an amitraz tick collar. *J Am Vet Med Assoc.* **209**, 1380–1381.

Simpson BS, Landsberg GM, Reisner IR, Ciribassi JJ, Horwitz D, Houpt KA, Kroll TL, Luescher A, Moffat KS, Douglass G, Robertson-Plouch C. (2007). Effects of Reconcile (Fluoxetine) chewable tablets plus behavior management for canine separation anxiety. *Vet Therapeut.* **8**, 18–31.

Simpson BS, Papich MG. (2003). Pharmacologic management in veterinary behavioral medicine. *Vet Clin North Am Small Anim Pract.* **33**, 365–404.

Simpson BS, Simpson DM. (1996a) Behavioral pharmacotherapy. Part 1. Antipsychotics and antidepressants. *Compend Contin Educ Pract Vet.* **18**, 1067–1081.

Simpson BS, Simpson DM. (1996b). Behavioral pharmacotherapy. Part II. Anxiolytics and mood stabilizers. *Compend Contin Educ Pract Vet.* **18**, 1203–1213.

Simpson BS, Voith VL. (1997). Extralabel drug use in veterinary behavioral medicine. *Compend Contin Educ Pract Vet.* **19**, 329–331.

Slingsby LS, Taylor PM, Monroe T. (2009). Thermal antinociception after dexmedetomidine administration in cats: a comparison between intramuscular and oral transmucosal administration. *J Feline Med Surg.* **11**, 829–834.

Stahl SM. (2013). *Essential Psychopharmacology: Neuroscientific Basis and Practical Applications*, 4th edn. Cambridge University Press.

Steenen SA, van Wijk AJ, van der Heijden GJ, van Westrhenen R, de Lange J, de Jongh A. Propranolol for treatment of anxiety disorders: systematic review and meta-analysis. *J Psychopharmacol.* **30**, 128–139.

Stein DJ, Dodman NH, Borchelt P, Hollander E. (1994). Behavioral disorders in veterinary practice. *Comp Psychiatry.* **35**, 25–285.

Stein DJ, Mendelsohn I, Potocnik MB, Van Kradenberg J, Wessels C. (1998). Use of the selective serotonin reuptake inhibitor citalopram in a possible animal analogue of obsessive-compulsive disorder. *Depress Anx.* **8**, 39–42.

Stein MB, Sareen J, Hami S, Chao J. (2001). Pindolol potentiation of paroxetine for generalized social phobia: a double-blind, placebo-controlled, crossover study. *Am J Psychiatry.* **158**, 1725–1727.

Stevens BJ, Frantz EM, Orlando JM, Griffith E, Harden LB, Gruen ME, Sherman BL. (2016). Efficacy of a single dose of trazodone hydrochloride given to cats prior to veterinary visits to reduce signs of transport- and examination-related anxiety. *J Am Vet Med Assoc.* **249**, 202–207.

Strawn JR, Geracioti TD. (2008). Noradrenergic dysfunction and the psychopharmacology of posttraumatic stress disorder. *Depress Anxiety.* **25**, 260–271.

Takeuchi Y, Houpt KA, Scarlett JM. (2000). Evaluation of treatments for separation anxiety in dogs. *J Am Vet Med Assoc.* **217**, 342–345.

Thase ME, Sloan DM. (2009). Venlafaxine and desvenlafaxine. In Schatzberg AF, Nemeroff CB (eds), *The American Psychiatric Press Textbook of Psychopharmacology*, 4th edn. Washington, D.C., American Psychiatric Press. 439–452.

Tobias KM, Marioni-Henry K, Wagner R. (2006). A retrospective study on the use of acepromazine maleate in dogs with seizures. *J Am Anim Hosp Assoc.* **42**, 283–289.

Tollefson GD, Rosenbaum JF. (1998). Selective serotonin reuptake inhibitors. In Schatzberg AF, Nemeroff CB (eds), *The American Psychiatric Press Textbook of Psychopharmacology*, 2nd edn. Washington, D.C., American Psychiatric Press. 219–235.

Trepanier LA. (1995). Use of bromide as an anticonvulsant for dogs with epilepsy. *J Am Vet Med Assoc.* **207**, 163–166.

Vail J, Davidson G. (2005). Compounding for behavior problems in companion animals. *Inter J Pharmaceut Compound.* **9**, 185–192.

van Beusekom CD, van den Heuvel JJ, Koenderink JB, Russel FG, Schrickx JA. (2015). Feline hepatic biotransformation of diazepam: Differences between cats and dogs. *Res Vet Sci.* **103**, 119–125.

van den Broek AHM, O'Farrell V. (1994). Suppression of adrenocortical function in dogs receiving therapeutic doses of megestrol acetate. *J Sm Anim Pract.* **35**, 285–288.

Walker R, Fisher J, Neville P. (1997). The treatment of phobias in the dog. *Appl Anim Behav Sci.* **52**, 275–289.

White MM, Neilson JC, Hart BL, Cliff KD. (1999). Effects of clomipramine hydrochloride on dominance-related aggression in dogs. *J Am Vet Med Assoc.* **215**, 1288–1291.

White SD. (1990). Naltrexone for treatment of acral lick dermatitis in dogs. *J Am Vet Med Assoc.* **196**, 1073–1076.

Williams DT, Mehl R, Yudofsky S, Adams D, Roseman B. (1982). The effect of propranolol on uncontrolled rage outbursts in children and adolescents with organic brain dysfunction. *J Am Acad Child Psychiatry.* **21**, 129–135.

Wismer TA. (2000). Antidepressant drug overdoses in dogs. *Vet Med.* **95**, 520–525.

Wynchank D, Berk M. (1998a). Fluoxetine treatment of acral lick dermatitis in dogs: a placebo-controlled randomized double blind trial. *Depress Anx.* **8**, 21–23.

Wynchank D, Berk M. (1998b). Behavioural changes in dogs with acral lick dermatitis during a 2-month extension phase of fluoxetine treatment. *Hum Psychopharmacol Clin Exp.* **13**, 435–437.

Yen HC, Krop S, Mendez HC, Katz MH. (1970). Effects of some psychoactive drugs on experimental "neurotic" (conflict induced) behavior in cats. *Pharmacology.* **3**, 32–40.

Zahajzky J, Rosenbaum JF, Tollefson GD. (2009). Fluoxetine. In Schatzberg AF, Nemeroff CB (eds), *The American Psychiatric Press Textbook of Psychopharmacology*, 4th edn. Washington, D.C. American Psychiatric Press. 289–306.

PARTE 4
Fármacos Autacoides e Anti-Inflamatórios

CAPÍTULO 19

Histamina, Serotonina e seus Antagonistas

Wolfgang Bäumer

O autor agradece H.R. Adams pelo texto original a partir do qual este capítulo foi escrito.

HISTAMINA

Datam de mais de 100 anos (Dale e Laidlaw, 1910) pesquisas quanto aos efeitos da histamina (2-[4-imidazol]-etilamina), as quais ainda não perderam sua atratividade. Em vez disso, a histamina foi descrita como uma das moléculas mais extensivamente pesquisadas no campo da medicina (Akdis e Simmons, 2006). A primeira descrição das ações da histamina consistiu na contração do músculo liso e na diminuição da pressão sanguínea. Nessas primeiras publicações, a histamina foi extraída do extrato de ergot contaminado com bactérias que sintetizavam esse composto. Ao final dos anos 1920, a histamina foi isolada de tecidos mamíferos, quando se descobriu uma conexão direta com reações alérgicas e inflamatórias. A caracterização adicional da ação da histamina tornou-se possível pela descoberta de antagonistas específicos de receptores de histamina. Os primeiros antagonistas eram principalmente bloqueadores dos receptores H_1, mas, pelo fato de ter-se tornado óbvio que não poderiam bloquear todas as ações da histamina, promoveu-se a descoberta de outros receptores de histamina (receptores H_2 e H_3); no ano 2000, o mais recente receptor da histamina, o receptor H_4, foi clonado e caracterizado, levando a um novo patamar na pesquisa da histamina (Skidgel *et al.*, 2011).

Principalmente por meio de receptores H_1 (e parcialmente pelos receptores H_4), a histamina está envolvida na anafilaxia, na inflamação e na alergia, além de determinados tipos de reações adversas a fármacos. Usando um segundo tipo de receptor (H_2), ela regula a secreção gástrica (Morris, 1992). O receptor H_3 modula a liberação de neurotransmissores a partir de neurônios (Sander *et al.*, 2008), enquanto receptores H_4 participam da inflamação envolvendo a modulação de quimiotaxia e a secreção de citocinas de eosinófilos, células T e células apresentadoras de antígenos no sítio de inflamação (Zampeli e Tiligada, 2009). Ambos, receptores de histamina H_1 e H_4, estão envolvidos na mediação do prurido (coceira) induzido pela histamina (Rossbach *et al.*, 2011; Kollmeier *et al.*, 2014). A histamina propriamente dita não é usada terapeuticamente, mas os agentes bloqueadores de receptores de histamina (atuando como agonistas inversos de receptores de histamina) normalmente são empregados para inibir os efeitos da histamina endógena (MacGlashan, 2003).

Fontes, síntese e metabolismo da histamina

A histamina é formada pela descarboxilação do aminoácido histidina pela enzima histidina descarboxilase. Portanto, essa enzima está presente em todos os tipos celulares que contêm ou sintetizam histamina.

Esse composto é amplamente distribuído pelos tecidos de mamíferos, mas suas concentrações variam consideravelmente em diferentes espécies – por exemplo, quantidades de histamina circulante são relativamente altas em caprinos e coelhos, mas baixas em equinos, cães, gatos e humanos. A maior parte da histamina armazenada no corpo é derivada localmente da descarboxilação enzimática da L-histidina. Dois depósitos gerais de histamina podem ser identificados em espécies de mamíferos: o *pool* de mastócitos, formado por mastócitos nos tecidos e nos basófilos no sangue; e o *pool* não mastócito, que está localizado no trato gastrintestinal (GI), no sistema nervoso central (SNC), na pele e em outros órgãos. Esses dois *pools* se diferenciam não apenas na composição celular, mas também na responsividade aos estímulos fisiológicos e farmacológicos.

O *pool* de mastócitos da histamina altamente concentrada se distribui no tecido conjuntivo pelo corpo. Os basófilos circulantes, contrapartes livres dos mastócitos fixados nos tecidos, também contêm alta concentração de histamina e são agrupados com os mastócitos em razão de similaridades básicas. Nesses dois tipos celulares, a histamina é sintetizada e lentamente armazenada de forma coesa em grânulos secretórios; dessa forma, a taxa de *turnover* é baixa. Em razão da baixa taxa de *turnover*, depósitos de mastócitos são preenchidos lentamente após exposição ao agente liberador de histamina. O *pool* de mastócitos representa a histamina que participa em respostas inflamatórias, fenômenos alérgicos, choque, algumas reações adversas a fármacos e outras formas de lesão celular.

As localizações celulares exatas e funções fisiológicas do *pool* não mastócito de histamina dentro da mucosa gástrica, cérebro e pele ainda estão sendo identificadas. A histamina na mucosa gástrica – a fonte de estímulo de secreção ácida em receptores H_2 das células parietais gástricas – deriva das células semelhantes às células enterocromafins. A histamina nessas regiões, em contraste ao *pool* de mastócitos, passa por uma taxa de *turnover* rápida, sendo sintetizada e liberada continuamente em vez de armazenada. Porções dessa histamina recém-sintetizada ou nascente estão presentes dentro de elementos neurais, e a histamina atua como neurotransmissor no SNC. Na mucosa gastrintestinal, a ação de "hormônio local" da histamina controla a secreção ácida.

As ações farmacológicas da histamina são efêmeras em razão de seu metabolismo e sua distribuição rápidos para os tecidos. A biotransformação da histamina envolve a metilação e a oxidação, conforme mostrado na Figura 19.1. Para a maioria dos tecidos e espécies, o mais importante refere-se à metilação do anel para formar *N*-metil histamina catalisada pela enzima histamina-*N*-metil transferase. A maior parte desse metabólito é oxidada a ácido metilimidazol acético pela enzima monoamina oxidase B. A segunda via refere-se à desaminação oxidativa, catalisada pela enzima diamino oxidase (histaminase) para formar o ácido imidazol acético, conjugado com ribossomo como ribosídeo. Apenas uma pequena porcentagem da amina primária pode ser acetilada no trato GI, absorvida e excretada na urina. Quantidades-traço de histamina livre também são excretadas na urina.

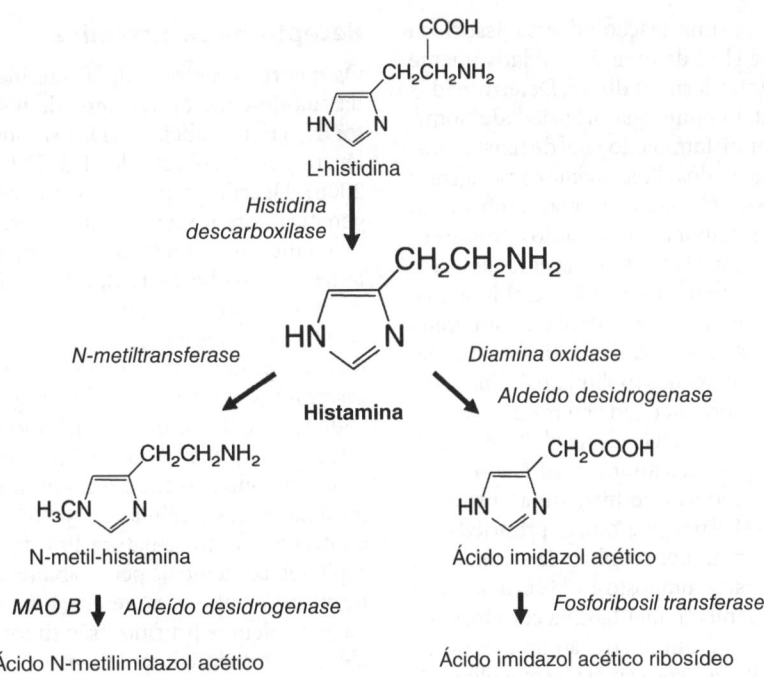

Figura 19.1 Síntese e metabolismo da histamina. A histamina é sintetizada a partir da L-histidina por descarboxilação. Existem duas vias de metabolização principais para a histamina: a *N*-metilação do anel seguida pela desaminação oxidativa e a desaminação oxidativa seguida pela conjugação com ribossomo. Parecem existir diferenças específicas entre tecido e espécie com relação a quais vias são mais importantes; geralmente, a *N*-metilação é mais comum. MAO: monoamina oxidase.

Liberação da histamina

A histamina é altamente concentrada em grânulos nos mastócitos, nos quais se armazena com o complexo heparina-proteína, as enzimas proteolíticas e outros autacoides. A liberação de histamina consiste basicamente em um processo de dois passos: extrusão súbita exocitótica de grânulos a partir da célula e liberação de histamina dos grânulos no tecido intersticial. O segundo ocorre como uma reação de troca iônica entre cátions extracelulares e moléculas de histamina granular. A liberação pode ser iniciada por uma variedade de estímulos estressantes, incluindo anafilaxia-alergia, químicos e fármacos diferentes e lesão física.

Anafilaxia e alergia

O fenômeno de hipersensibilidade associado a reações antígeno-anticorpo deflagra a liberação ativa de histamina a partir do *pool* de mastócitos (hipersensibilidade imediata ou tipo 1). Histamina livre tem, então, papel importante na mediação de manifestações fisiológicas de tais reações, como vasodilatação, prurido, contração de musculatura lisa e edema. Outros autacoides também participam da resposta tecidual a reações de hipersensibilidade. Sinais de envolvimento da histamina na anafilaxia sistêmica variam em diferentes espécies. Em carnívoros, histamina e anafilaxia produzem hipotensão acentuada e hepatomegalia. Em coelhos, há constrição de arteríolas pulmonares e dilatação do coração direito em resposta tanto à injeção de histamina quanto à exposição de um indivíduo sensibilizado ao antígeno adequado. Em cobaias, manifestações predominantes consistem em constrição bronquial e morte por asfixia. Humanos parecem responder de modo semelhante a cobaias e cães, uma vez que hipotensão grave, constrição bronquial e edema de laringe são os principais sinais de anafilaxia.

O *pool* de histamina dos mastócitos representa o alvo principal para tipos agudos de reações de hipersensibilidade-alergia.

Como parte da reação alérgica ao antígeno, são gerados anticorpos IgE, que se ligam aos receptores de alta afinidade para IgE (FCεR1) nos mastócitos. Na reexposição ao antígeno, uma ligação cruzada de duas ou mais moléculas de IgE induz uma cascata de sinalização que envolve tirosinoquinase e fosforilação de muitos substratos de proteína dentro de segundos, levando eventualmente à mobilização intracelular de cálcio, que deflagra a exocitose do conteúdo dos grânulos secretórios. Achados recentes implicam que a degranulação e a secreção de mediadores pró-inflamatórios (citocinas/quimiocinas e leucotrienos) podem ser reguladas pela afinidade do antígeno aos anticorpos IgE específicos ligados ao FCεR1 (Suzuki *et al.*, 2014).

A liberação é um processo ativo que requer energia metabólica, assim como Ca²⁺, e deve ser distinguida da liberação simples secundária à destruição da célula e citólise.

O sistema adenosina 3',5'-monofosfato cíclico (cAMP) está envolvido na liberação de histamina estimulada por interações antígeno-anticorpo. O aumento na concentração de cAMP suprime a liberação de histamina (Lichtenstein e Margolis, 1968). Pode-se supor que agentes que ativam adenilil ciclase (p. ex., catecolaminas), inibem a fosfodiesterase (p. ex., metilxantinas) ou ativam receptores beta-2-adrenérgicos em mastócitos e inibem a liberação de histamina. Os efeitos benéficos de fármacos amplamente usados para tratar distúrbios alérgicos, como catecolaminas, beta-2-agonistas e teofilina, podem, portanto, envolver a inibição da liberação de histamina, além do seu bem conhecido e mais importante antagonismo fisiológico da ação de histamina em células-alvo.

Fármacos e químicos

Muitos fármacos e químicos produzem degranulação direta de mastócitos com liberação de histamina independentemente do desenvolvimento de alergia (reação anafilactoide). Essa ação característica representa uma reação adversa associada à administração intravenosa (IV) de uma dose relativamente grande ou à administração intradérmica direta. Determinados produtos químicos apresentam como sua propriedade dominante a capacidade de liberar histamina do *pool* de mastócitos.

Os alcaloides do curare são usados clinicamente como agentes bloqueadores neuromusculares (Capítulo 10), mas também são notáveis por sua liberação de histamina como reação adversa; em algumas espécies, a administração via IV desses agentes pode ser seguida por broncoespasmo e hipertensão induzidos pela histamina. Outros fármacos clinicamente usados capazes de liberar histamina incluem morfina (Guedes *et al.*, 2007), codeína, doxorrubicina, vancomicina e antibióticos polipeptídios (polimixina). Entretanto, outros opioides, como oximorfona e hidromorfona, não são associados a tal liberação de histamina (Guedes *et al.*, 2006, 2007).

Determinados produtos químicos foram classificados simplesmente como agentes liberadores de histamina em razão de essa atividade particular sobrepor suas outras propriedades farmacológicas. A substância mais bem conhecida e mais ativa é a substância polibásica chamada composto 48/80, um produto de condensação de *p*-metoxifenil etil metilamina com formaldeído (Goth e Johnson, 1975). A administração do composto 48/80 ou outros agentes similares evoca sinais farmacológicos clássicos de liberação de histamina, suscetíveis ao bloqueio por fármacos anti-histamínicos. Taquifilaxia a injeções repetidas é característica desses produtos químicos, presumivelmente em razão da menor disponibilidade dos estoques de liberação de histamina. Substâncias endógenas que provocam liberação de histamina e podem estar envolvidas em mecanismos fisiológicos de liberação incluem bradicinina e substâncias de liberação de histamina mais fortes, como kalidina e substância P. Reações celulares a muitos venenos (p. ex., veneno de vespa) e toxinas também envolvem liberação de histamina.

Lesão física

Quando a pele é arranhada ou picada, a vermelhidão e a urticária resultadas compreendem características que decorrem da ação da histamina. Essa resposta é bastante acentuada em humanos. Reações dérmicas a estresse grave por frio ou calor também dependem da histamina liberada por mastócitos locais. Eventuais lesões físicas de qualquer tipo suficientemente intensas para lesionar as células promoverão a liberação de histamina.

Receptores de histamina

Os quatro receptores de histamina são nomeados na ordem da sua descoberta: receptor de histamina H_1 (H_1R) a receptor H_4 (H_4R; Tabela 19.1). Estudos farmacológicos clássicos levaram à descoberta de H_1R, H_2R e H_3R (Akdis e Simmons, 2006). Décadas depois, com a decodificação de sua estrutura genética, foram identificados como pertencendo a receptores de membrana associados à proteína G. O receptor mais recentemente descoberto, H_4R, foi descrito em paralelo à clonagem da sequência de DNA em 2000 (Oda *et al.*, 2000).

H_1R se acopla a $G_{q/11}$ e ativa a via PLC-IP_3-Ca^{2+}. A expressão dos receptores é encontrada na musculatura lisa dos tratos respiratório, gastrintestinal e urogenital. Também foi identificado em tecido neuronal, incluindo cérebro, gânglios espinais e medula espinal (Akdis e Simmons, 2006). Adicionalmente, H_1R é encontrado em células imunes, como linfócitos T, células dendríticas e células endoteliais. A ativação de H_1R causa contração de musculatura lisa, vasodilatação de arteríolas e capilares, aumento da permeabilidade vascular e estimulação de terminações nervosas aferentes. Seus efeitos – avermelhamento da pele, edema e prurido – são sintomas clássicos de uma reação alérgica. Adicionalmente a esses efeitos periféricos, H_1R tem efeito central na regulação de processos neuronais, como ingestão de alimentos, ciclo sono-vigília e deflagração do vômito.

H_2R, comparativamente a H_1R, é amplamente distribuído em tecidos periféricos, bem como no sistema nervoso central. O receptor é ligado a G_S levando à ativação de adenilil ciclase. Uma das primeiras ações descobertas foi a produção de ácido gástrico nas células parietais, amplamente mediada por H_2R (Black *et al.*, 1972). Entretanto, além desse efeito, a histamina atua por meio de H_2R para relaxar músculo liso, conforme mostrado no trato respiratório, no útero e na musculatura vascular. A estimulação de H_2R no coração causa efeitos cronotrópicos e inotrópicos positivos. A ação imunomoduladora da histamina também é mediada por H_2R. A ativação de H_2R influencia a produção de citocinas diversas em vários tipos de células, como monócitos, células dendríticas e células T, principalmente a um estágio anti-inflamatório (Baumer e Rossbach, 2010).

H_3R se liga a $G_{i/o}$ para inibir adenilil ciclase, levando à diminuição do AMP cíclico. H_3R é essencialmente expresso no SNC (Lovenberg *et al.*, 1999), onde é encontrado predominantemente em áreas do cérebro responsáveis por habilidades

Tabela 19.1 Caracterização dos receptores de histamina em termos de distribuição tecidual, transdução do sinal e funções fisiológicas e fisiopatológicas.

Receptor	H_1R	H_2R	H_3R	H_4R
Expressão tecidual	Musculatura lisa nos tratos respiratório, gastrintestinal, urogenital e vasos, células nervosas, hepatócitos, células endoteliais e epiteliais, neutrófilos, eosinófilos, monócitos, células dendríticas, células T e B	Células parietais na mucosa gástrica, células nervosas, musculatura lisa no trato respiratório e vasos, hepatócitos, células endoteliais e epiteliais, neutrófilos, eosinófilos, monócitos, células dendríticas, células T e B	Histaminérgico, neurônios, eosinófilos, monócitos	Mastócitos, basófilos, eosinófilos, monócitos, células dendríticas, células T, células nervosas sensoriais, fibroblastos e queratinócitos, células endócrinas no trato gastrintestinal
Cascata de sinais intracelulares	$Ca^{2+}\uparrow$, fosfolipase C, $NF\kappa B$	$cAMP\uparrow$, adenilato ciclase, c-Fos, c-Jun, PKC	$cAMP\downarrow$, $Ca^{2+}\uparrow$, MAP quinase	$cAMP\downarrow$, $Ca^{2+}\uparrow$, AP-1$\uparrow$
Proteína G	$G_{q/11}$	$G_{\alpha s}$	$G_{i/o}$	$G_{i/o}$
Função fisiológica	Contração do músculo liso, aumento da permeabilidade capilar, mediação de prurido, ciclo sono-vigília	Secreção glandular, relaxamento da musculatura lisa	Regulação do sono e ingestão de alimentos, cognição	Quimiotaxia/citocinas/ secreção de quimiocinas por células imunes, mediação do prurido
Relevância patológica	Hipersensibilidade imediata	Gastrite induzida por ácido, úlceras gastrintestinais	Distúrbios cognitivos, obesidade	Inflamação/ prurido
Agonistas seletivos	*N*-metilhistaprodifeno	Amtamina, impromidina	Imetridina	ST 1006
Antagonistas seletivos	(+)-Clorfeniramina	Cimetidina, ranitidina	Pitolisante	JNJ7777120

Adaptada de Baumer e Rossbach, 2010. Reproduzida, com autorização, de John Wiley & Sons.

cognitivas. Em contrapartida, H_3R atua como um autorreceptor, regulando a síntese e a liberação de histamina de neurônios histaminérgicos, além de regular a liberação de vários outros neurotransmissores, como dopamina, serotonina e acetilcolina a partir de neurônios não histaminérgicos (Sander *et al.*, 2008). A ampla distribuição de H_3R no SNC indica uma ampla lista de possíveis indicações para antagonistas H_3R, incluindo distúrbios cognitivos e do sono, obesidade, doença de Alzheimer e esquizofrenia (Sander *et al.*, 2008). O papel do H_3R nos processos inflamatórios e prurido também está sob investigação; uma injeção intradérmica de antagonista H_3R seletivo em camundongos pode induzir prurido (Rossbach *et al.*, 2011).

H_4R apresenta a maior homologia de sequência com H_3R, sendo expresso em muitas células do sistema imune. Em comparação ao H_3R, é associado a $G_{i/o}$, reduzindo, por exemplo, o cAMP induzido por forscolina nas células. Contudo, a ativação de H_4R também induz influxo de Ca^{2+} nas células imunes e nos neurônios sensoriais. A expressão de H_4R ocorre em muitas células hematopoéticas, como mastócitos, basófilos, eosinófilos, diferentes células T, monócitos, macrófagos e células dendríticas (Thurmond *et al.*, 2008). A expressão de H_4R também foi mostrada em células nervosas da raiz dorsal dos gânglios na medula espinal (Strakhova *et al.*, 2009; Rossbach *et al.*, 2011). H_4R parece apresentar função central na modulação da resposta imune. H_4R influencia a ativação celular, a migração celular e a produção de citocinas e quimiocinas de muitas células imunes (Hofstra *et al.*, 2003; Zampeli e Tiligada, 2009; Baumer e Rossbach, 2010). Esses achados foram corroborados por estudos *in vivo* nos quais o bloqueio de H_4R levou à redução da inflamação e de prurido (Thurmond *et al.*, 2004, 2008; Cowden *et al.*, 2010), e estudos clínicos têm sido realizados atualmente com antagonistas H_4R em humanos para doenças alérgicas e inflamatórias (Kollmeier *et al.*, 2014).

Efeitos farmacológicos

A histamina administrada via oral essencialmente não apresenta efeitos, uma vez que é rapidamente destruída pelo trato GI e pelo fígado. A histamina intravenosa produz um espectro de efeitos característicos que incluem contração de músculo liso, hipotensão, aumento da secreção gástrica e reações dérmicas.

Existem dificuldades quando são feitas tentativas de designar receptores H_1 ou H_2 como responsáveis por cada ação da histamina. Em alguns tecidos, os receptores H_1 e H_2 são complementares e promovem respostas similares no tecido. Em contrapartida, funções distintas ou mesmo opostas dos dois tipos de receptores foram identificadas em alguns tecidos. Diferenças entre espécies são intensas, e a maioria dos casos precisa de mais estudos para classificação. A seguir, serão apresentados apenas os exemplos mais representativos de envolvimento de receptores H_1 ou H_2, quando conhecidos.

Sistema cardiovascular

Os principais efeitos circulatórios da histamina correspondem a dilatação de arteríolas terminais e outros vasos da microcirculação, formação de edema causado pelo aumento da permeabilidade capilar e contração de grandes artérias e veias. A dominância relativa de ações varia entre diferentes espécies, de maneira que a resposta circulatória geral à histamina muda conforme a escala zoológica ascende; por exemplo, arteríolas são fortemente contraídas pela histamina em roedores, em menor escala em gatos, e, de fato, são dilatadas em cães, primatas não humanos e humanos.

Em coelhos, a histamina é um agente vasopressor como resultado da constrição acentuada de grandes vasos sanguíneos, atividade que é débil em carnívoros, nos quais predomina a vasodilatação da microcirculação. Portanto, a resposta da pressão sanguínea à histamina em gatos, cães e primatas consiste em hipotensão causada por queda acentuada na resistência vascular periférica. A queda na pressão sanguínea é dose-dependente, mas, efetivamente, tem curta duração em razão dos reflexos compensatórios e da inativação da histamina.

O efeito acentuado da histamina na microcirculação pode ser demonstrado de maneira convincente em pacientes humanos. Quando esse agente é administrado via intradérmica, uma resposta tripla característica é produzida, incluindo vermelhidão localizada no sítio da injeção – que se desenvolve dentro de alguns segundos e chega ao máximo em um minuto –, edema localizado, formação de urticária em aproximadamente 90 s e vermelhidão difusa se estendendo no raio de 1 cm do ponto de vermelhidão original. O ponto vermelho central e o edema se formam pela dilatação e pelo aumento da permeabilidade da microcirculação local (arteríolas terminais, capilares e vênulas). O aumento de volume adjacente, acompanhado por prurido e, talvez, dor, resulta da dilatação de arteríolas adjacentes decorrente de um mecanismo reflexo axonal pobremente compreendido. A resposta tripla da pele humana pode ser similar às manifestações de urticária em animais. A injeção intradérmica de histamina leva à formação consistente de urticária e vermelhidão também em cães. Uma vez que concentrações terapeuticamente relevantes de cetirizina diminuem o edema e eritema em mais de 80% dos casos, é provável que essas reações sejam mediadas sobretudo pela ativação de receptores H_1 (Bizikova *et al.*, 2008).

Os efeitos cardíacos da histamina são mínimos quando comparados às ações vasculares. Nos animais inteiros, taquicardia ligeira é um achado comum, principalmente secundária aos reflexos barorreceptores ativados pelo efeito depressor. No músculo cardíaco isolado, a histamina pode levar a efeitos inotrópico e cronotrópico positivos produzidos em parte pela liberação de norepinefrina das terminações nervosas e, também, pela ativação direta de receptores H_2 no músculo cardíaco. Existe alguma evidência de que a resposta cardíaca *in vivo* à injeção de histamina pode refletir parcialmente a ativação de receptores H_2 cardíacos.

Musculatura lisa não vascular

A histamina contrai os músculos lisos bronquiais via receptores H_1 em muitas espécies de mamíferos, incluindo cobaia, gatos, coelhos, cães, cabras, bezerros, suínos, equinos e humanos (Chand e Eyre, 1975; Mohammed *et al.* 1993; Vietmeier *et al.*, 2007). Cobaias são excepcionalmente sensíveis, e mesmo doses diminutas de histamina podem provocar broncoconstrição levando à morte. Humanos com asma brônquica, da mesma forma, demonstram aumento da sensibilidade aos efeitos bronquiais da histamina e outros estimulantes de musculatura lisa bronquial. Em contrapartida, a histamina pode mediar o relaxamento da musculatura lisa respiratória em algumas espécies. O relaxamento traqueal induzido pela histamina em gatos envolve tanto receptores H_1 quanto H_2, enquanto o relaxamento bronquial em ovinos parece ser mediado por receptores H_2 (Hirschowitz, 1979).

O relaxamento do útero de ratas pela histamina é mediado por receptores H_2, mas a musculatura uterina de outras espécies geralmente se contrai pelo uso desse composto. Respostas da musculatura intestinal também variam entre espécies e regiões, mas o efeito clássico constitui uma resposta contrátil causada por receptores H_1.

Terminações nervosas periféricas

Em humanos, primatas não humanos e camundongos, a injeção intradérmica de histamina induz prurido por estimulação de fibras nervosas tipo C (Johanek *et al.*, 2007). De modo interessante, cães apresentam comportamento de prurido baixo e muito inconsistente após injeção intradérmica de histamina (Carr *et al.*, 2009). Em camundongos e humanos, mostrou-se que tanto os antagonistas de receptores H_1 quanto H_4 reduzem o prurido induzido pela histamina, indicando também um papel central para H_4R no prurido dependente de histamina (Kollmeier *et al.*, 2014).

Glândulas exócrinas

As seguintes glândulas exócrinas são listadas em ordem decrescente de resposta à histamina: gástricas, salivares, pancreáticas, bronquiais e lacrimais. As secreções gástricas de ácido clorídrico e, em menor grau, pepsinogênio são indubitavelmente as mais importantes, uma resposta mediada por receptores H_2.

Uso médico

Não existe uso médico direto de histamina, sendo empregada como agente diagnóstico para avaliar hipersensibilidade bronquial em pacientes humanos e como controle positivo em humanos e cães durante testes cutâneos de alergia.

ANTI-HISTAMÍNICOS

Embora os efeitos farmacológicos da histamina possam ser antagonizados por muitos tipos de fármacos, o termo *agentes anti-histamínicos* se restringe a agentes que atuam nos receptores da histamina.

Agentes como catecolaminas e xantinas apresentam atividades farmacológicas que, entre outras coisas, constituem antagonistas das ações da histamina. Contudo, essas ações opostas são mediadas por diferentes receptores e vias celulares, representando um antagonismo fisiológico.

Desenvolvimento

Bovet e Staub (1937), do Instituto Pasteur em Paris, foram os primeiros a demonstrar que dois ésteres fenólicos tinham atividade anti-histamínica. Um desses compostos, 929F (timoxietil dietilamina), protegia cobaias contra muitas doses letais de histamina. Embora o fármaco original fosse muito tóxico para uso terapêutico, sua descoberta levou ao desenvolvimento de muitos anti-histamínicos modernos, compostos agora conhecidos como anti-histamínicos H_1 e H_2, com base na diferenciação descrita previamente dos receptores de histamina em subtipos H_1 e H_2 (Ash e Schild, 1966; Black *et al.*, 1972). Atualmente, existem também anti-histamínicos H_3 e H_4 em ensaios clínicos, mas nenhuma substância está próxima da comercialização, havendo apenas poucos dados para espécies relevantes em medicina veterinária.

Antagonistas dos receptores H_1

Classificam-se como agonistas inversos, e não como antagonistas de histamina (Simmons, 2004), uma vez que reduzem a atividade constitutiva do receptor e competem com a histamina. A ligação do ligante natural da histamina induz a conformação ativa completa, enquanto a ligação do anti-histamínico leva a uma conformação inativa. Entretanto, o termo *antagonista de histamina* com frequência é usado na literatura veterinária.

Os antagonistas H_1 foram divididos em anti-histamínicos de primeira geração (p. ex., clorfeniramina, difenidramina e hidroxizina) e anti-histamínicos de segunda geração (p. ex., cetirizina, loratadina, desloratadina e fexofenadina). Os segundos são os mais recentes e não causam sedação, incluindo a maioria dos anti-histamínicos mais novos introduzidos desde 1981. Alguns desses fármacos estão relacionados: cetirizina é o metabólito de hidroxizina e desloratadina, um metabólito da loratadina.

A diferença principal entre anti-histamínicos de primeira e segunda gerações reside no fato de que os anti-histamínicos de segunda geração não apresentam propriedades antimuscarínicas e não atravessam a barreira hematencefálica tão facilmente quanto os anti-histamínicos de primeira geração. Assim, esses fármacos não apresentam reações adversas no SNC, particularmente sedação, comum com os anti-histamínicos de primeira geração. Os efeitos de cada grupo de anti-histamínicos serão discutidos em mais detalhes adiante.

Química

Alguns dos anti-histamínicos H_1 utilizados com maior frequência estão listados na Tabela 19.2. A estrutura química de quase todos os fármacos anti-histamínicos H_1 pode ser mostrada pela fórmula estrutural apresentada na Figura 19.2. Como a histamina, muitos antagonistas H_1 contêm um substituto etilamina (CH_2CH_2N). Acredita-se que se trate de um componente molecular necessário para competição com histamina pelos receptores celulares específicos.

Três tipos de anti-histamínicos H_1 são conhecidos, nos quais o elemento X (como mostrado na Figura 19.2) é o nitrogênio, o oxigênio ou o carbono. O X representa o nitrogênio para classe etilenodiamino (p. ex., pirilamina, Neoantergan®), oxigênio para etanolamina difenidramina (p. ex., difenidramina, Benadryl®) e carbono para a classe alquilamina (clorfeniramina, Teldrin®). A quarta classe de anti-histamínicos contém uma piperazina no lugar da ligação etilenodiamina convencional (p. ex., ciclizina, Marezine®). O representante da quinta classe (p. ex., prometazina, Phenergan®) não está diretamente relacionado com os fármacos anteriores; trata-se de um derivado da fenotiazina. A sexta classe compreende as piperidinas terfenadina e fexofenadina, agentes que têm anéis aromáticos em ambos os lados ao final da cadeia etilamina. A terfenadina não é mais usada em razão da cardiotoxicidade (prolongamento do intervalo QT), reação adversa que não é causada pela fexofenadina. Essas diferentes substituições químicas influenciam a potência da ação anti-histamínica H_1 e suas reações adversas.

Efeitos farmacológicos

Informações farmacocinéticas para anti-histamínicos do subtipo H_1 em diferentes espécies são escassas. Clorfeniramina é bem absorvida em cães, com o tempo para o pico de absorção curto após administração oral e meia-vida de 24 h. Alguns são pobremente absorvidos (clemastina; Hansson *et al.*, 2004), enquanto outros parecem ser bem absorvidos, mas rapidamente convertidos a metabólitos (hidroxizina) (Bizikova *et al.*, 2008). Existem poucas informações disponíveis quanto a equinos ou ruminantes. Quando a clemastina foi administrada em equinos (Törneke

Tabela 19.2 Preparações e doses de alguns anti-histamínicos H_1 em uso veterinário.

Classe do fármaco	Nome do fármaco	Nome comercial	Dose em animais
Anti-histamínicos de primeira geração (antagonistas H_1)			
Alquilamina	Clorfeniramina	Chlor-Trimeton	Cães: 4 a 8 mg/cão até um máximo de 0,5 mg/kg, q. 8 a 12 h Gatos: 2 a 4 mg/gato, q. 12 h
Etanolamina	Difenidramina	Benadryl	2 a 4 mg/kg, q. 8 a 12 h
Etanolamina	Clemastina	Tavist e genérico	0,05 a 0,1 mg/kg, q. 12 h – baixa absorção oral (cães/equinos)
Piperazina	Hidroxizine	Atarax	0,5 a 2 mg/kg, q. 8 h
Fenotiazina	Trimeprazina	Temaril, Panectyl	0,5 mg/kg, q. 12 h
Anti-histamínicos de segunda geração (antagonistas H_1)			
–	Fexofenadina	Allegra	Não estabelecida
	Loratadina	Claritin (não é necessário prescrição)	Não estabelecida
	Cetirizine	Zyrtec	Equinos: 0,4 mg/kg, q. 12 h Cães: 2 mg/kg, q. 12 h Gatos: 1 mg/kg/dia
	Desloratadina	Clarinex	Não estabelecida

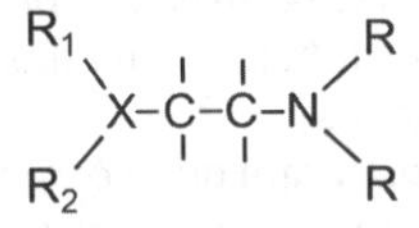

Figura 19.2 Fórmula geral da maioria dos agentes anti-histamínicos H_1.

et al., 2003), houve declínio rápido na concentração plasmática. A absorção oral foi de apenas 3% na dose de 0,2 mg/kg. Houve alguns modelos PK/PD em equinos com administração oral de cetirizina. A dose de 0,4 mg/kg de cetirizina 2 vezes/dia resultou em quase 70% de inibição de urticária induzida pela histamina; a meia-vida da cetirizina foi de aproximadamente 6 h nesse contexto (Olsén *et al.*, 2008).

Em espécies para as quais ocorre absorção oral, os efeitos normalmente são esperados em 20 a 45 min, e a duração da ação varia de 3 a 12 h (ver Tabela 19.2). A administração IV leva a efeitos imediatos, mas essa via não é usada, exceto para o tratamento de anafilaxia aguda (para a qual epinefrina representa o tratamento de eleição). A injeção IV rápida pode produzir estimulação do SNC e outras reações adversas. A via intramuscular raramente promove reações adversas e é mais comumente usada do que a administração IV. A aplicação tópica pode ser adequada em algumas condições cutâneas, mas os anti-histamínicos podem sensibilizar a pele, particularmente durante uso a longo prazo (Robinson e Cruze, 1996).

Os anti-histamínicos atuam como agonistas inversos para estabilizar a baixa atividade constitutiva dos receptores de histamina H_1 nas células teciduais; sua ligação aos receptores celulares não leva à ação celular direta. Esse mecanismo de ação se baseia em considerações quantitativas; portanto, a histamina em excesso pode deslocar anti-histamínicos. Em geral, os anti-histamínicos são mais efetivos contra histamina administrada exogenamente do que contra aquela liberada endogenamente. Ainda, são mais efetivos na prevenção da ação de histamina do que na sua reversão (Simons, 2003).

Usos terapêuticos

Em geral, anti-histamínicos H_1 são úteis para contrapor a ação da histamina na musculatura lisa bronquial, intestinal, uterina e vascular (Gelfand *et al.*, 2004), antagonizando tanto efeitos

vasoconstritores da histamina (e, mais importante, os efeitos vasodilatadores) quanto o aumento da permeabilidade capilar produzida por esse agente. Esses efeitos anti-histamínicos neutralizam a urticária, formação de edema cutâneo e outros tipos de edema em resposta a lesão, antígenos, alergênios ou fármacos liberadores de histamina. Os anti-histamínicos H_1 também suprimem o prurido e edema em humanos e reduzem bastante o prurido associado a reações alérgicas. Além do efeito tradicional sobre a resposta à histamina, esses fármacos podem apresentar outros efeitos anti-inflamatórios/imunomodulatórios, incluindo diminuição da liberação de mediadores inflamatórios a partir de células inflamatórias, como os mastócitos (Simons e Simons, 1994; Walsh, 2005). A relevância dessa atividade para a resposta clínica não é conhecida, tampouco se sabe se isso ocorre em concentrações clinicamente atingíveis. Anti-histamínicos H_1 antagonizam apenas parcialmente a hipotensão arterial induzida pela histamina, uma vez que porções dessa resposta são associadas a receptores H_2. Os antagonistas H_1 não bloqueiam o efeito estimulante da histamina sobre a secreção gástrica, uma função H_2-dependente. Mais importante, nem anti-histamínicos H_1 nem H_2 evitam a liberação de histamina, e alguns parecem dispor de propriedades de liberação de histamina.

Medicina veterinária

Anti-histamínicos H_1 são usados frequentemente em animais (doses representativas são mostradas na Tabela 19.2), embora, conforme mencionado, existam poucos dados PK/PD disponíveis para antagonistas H_1, e a maior parte dos dados é extrapolada a partir do uso na medicina humana. Clinicamente, antagonistas H_1 são usados para evitar reações da histamina endógena como resposta a determinados distúrbios alérgicos e síndromes anafiláticas. Entretanto, o clínico deve estar ciente de que os autacoides além da histamina têm papel importante nos distúrbios de alergia-anafilaxia. Durante a degranulação de mastócitos, além da histamina, os seguintes mediadores são liberados e secretados: serotonina, dopamina, cininas, prostaglandinas, leucotrienos, fator ativador plaquetário, complemento e muitas citocinas e quimiocinas. Portanto, não surpreende que apenas o uso de anti-histamínicos, com frequência, não seja efetivo para tratar reações do tipo alérgica em animais.

Sinais clínicos de alergia variam entre diferentes espécies. Os sinais observados com maior frequência são inquietação, anorexia, bocejos, salivação, lacrimejamento, secreção nasal, tosse, edema, urticária, prurido, eczema, necrose, hemorragia, inflamação das membranas mucosas e olhos, contração de musculatura lisa (broncoconstrição) e distúrbios cardiovasculares. Na anafilaxia aguda ou retardada, os sinais clínicos ocorrem rapidamente e, se não forem tratados, são seguidos por colapso e morte em minutos.

O tratamento de condições alérgicas (p. ex., dermatite atópica) consiste em evitar mais alergênios, hipossensibilização, corticosteroides, ciclosporinas, oclacitinibe e, como adicional ao tratamento, a administração de anti-histamínicos H_1.

Tratamento de prurido

O problema clínico mais extensivamente estudado em medicina veterinária para o qual anti-histamínicos foram utilizados consiste no prurido associado à dermatite atópica (Papich, 2000; DeBoer e Griffin, 2001). Revisões com base em evidências foram publicadas por Olivry et al. (2003, 2010, 2013). Em alguns relatos, a incidência de resposta é aproximadamente a mesma que no placebo. Muitos dos relatados não apresentam grupo-controle, ou os estudos não foram publicados em referências revisadas. Ainda assim, esses fármacos são usados por dermatologistas para diminuir o uso de corticosteroides ou em conjunto com outras medicações anti-inflamatórias. Conforme relatado por Zur et al. (2002), dermatologistas com frequência tentarão três a cinco anti-histamínicos em um período de 2 semanas para encontrar o mais efetivo para um paciente. Conforme esperado, em razão dessas variações individuais, também existe uma variedade de resultados relatados. Zur e et al. (2002) avaliaram hidroxizina, difenidramina, clorfeniramina e clemastina em um estudo retrospectivo. Em geral, 54% dos cães apresentaram resposta boa a moderada. Nesse estudo, a difenidramina e a hidroxizina foram usadas com maior frequência, sendo mais efetivas em geral. O anti-histamínico de segunda geração fexofenadina foi testado em um pequeno ensaio clínico (15 cães) na dose comparativamente alta de 18 mg/kg no decorrer de 6 semanas. Ao final do estudo, 80% dos cães apresentaram diminuição do prurido > 50% (Olivry e Bizikova, 2013), e, embora o resultado tenha sido encorajador, estudos mais amplos são necessários para testar a eficácia e segurança de fexofenadina para o tratamento de prurido atópico.

Clemastina (Tavist), um anti-histamínico etanolamina, apresenta baixa disponibilidade oral em cães (Hansson et al., 2004) e equinos (3%); portanto, não se recomenda sua administração via oral. Clorfeniramina, difenidramina e hidroxizina podem ser efetivas em alguns cães (Scott e Buerger, 1988). Trimeprazina, um derivado fenotiazínico com efeito anti-histamínico tem pouco efeito por conta própria, mas está entre os fármacos mais efetivos em combinação com corticosteroide (prednisolona).

Cetirizina, um dos fármacos de segunda geração, é um metabólito ativo de hidroxizina. Alguns veterinários atribuem algum sucesso – ainda que modesto – na dose de 1 mg/kg/dia (18% de resposta). Em um estudo em cães (Bizikova et al., 2008), mostrou-se que a hidroxizina (um anti-histamínico de primeira geração) foi rapidamente convertida a cetirizina (um anti-histamínico de segunda geração) em cães. Essa conversão foi rápida e independente da via (IV ou oral na dose de aproximadamente 2 mg/kg). Ainda, a reação observada à histamina foi atribuída às concentrações plasmáticas de cetirizina, e não hidroxizina. Portanto, hidroxizina – um dos anti-histamínicos

mais populares usados em cães – parece atuar como profármaco. Um estudo duplo-cego cruzado comparando dimetindeno (0,1 mg/kg) com a combinação de 0,07 mg/kg de clorfeniramina e 2 mg/kg de hidroxizina em cães acometidos por dermatite atópica confirma o efeito geral moderado de anti-histamínicos H_1 sobre o prurido, bem como sobre lesões de pele (Eichenseer et al., 2013). Esses resultados foram corroborados por achados em modelos de cães com dermatite atópica; a determinação da concentração de histamina após o desafio com alergênios em cães atópicos sensibilizados ao antígeno de ácaros de poeira doméstica revelou que apenas nos primeiros 30 a 45 min, houve aumento transitório da histamina na pele. Tanto os antagonistas de receptores de histamina H_1 quanto os H_4 não evitaram lesões de pele agudas nesse modelo em cães (Baumer et al., 2011). Um efeito sobre o prurido, entretanto, não foi determinado nesse estudo e aguarda investigações adicionais.

Clorfeniramina e clemastina também foram relatadas como reduzindo prurido em gatos (Miller e Scott, 1990). Os efeitos ou a farmacocinética dos anti-histamínicos não foram estudados nessa espécie tanto quanto em cães. Em um estudo, cetirizina (1 mg/kg) foi bem absorvida em gatos e produziu concentrações plasmáticas que estavam bem acima dos níveis considerados terapêuticos em humanos.

Alguns estudos mostraram que a combinação de anti-histamínicos com ácidos graxos ou outros fármacos pode melhorar a eficácia. Pode haver efeitos sinérgicos anti-histamínicos (clemastina, clorfeniramina) em combinação com ácidos graxos n-3/n-6 (Paradis et al., 1991a), além de evidência de efeito sinérgico com ácidos graxos e corticosteroides. Quando anti-histamínicos foram combinados com corticosteroides em um relato, reduziu-se a dose efetiva de prednisona (redução de 30%) (Paradis et al., 1991b). Em um estudo em cães, a combinação de ácidos graxos associados à clemastina foi mais efetiva (resposta de 43%) do que apenas os fármacos utilizados isoladamente (Paradis et al., 1991a). Em gatos, a clorfeniramina associada a ácidos graxos foi mais efetiva do que qualquer um dos fármacos isoladamente. Apesar desses resultados positivos, o estudo de Zur et al. (2002) não mostrou a utilidade da combinação.

Existem poucos dados quanto ao tratamento de equinos acometidos por hipersensibilidade à picada de insetos utilizando anti-histamínicos. Cetirizina na dose de 0,4 mg/kg 2 vezes/dia não apresentou nenhum efeito no escore de dermatite (Olsén et al., 2011).

Tratamento de anafilaxia

A síndrome anafilática requer tratamento emergencial, uma vez que progride rapidamente para colapso cardiovascular irreversível. O fármaco de eleição é a epinefrina, catecolamina que não inibe diretamente mediadores da anafilaxia, mas reverte os seus efeitos. Portanto, a epinefrina atua como um antagonista fisiológico (ver Capítulo 7).

Tratamento de doenças respiratórias

O uso de anti-histamínicos para o tratamento de doenças inflamatórias das vias respiratórias e asma apresenta apenas benefício mínimo, sugerindo a contribuição importante de outros mediadores inflamatórios nessa doença.

Cetirizina produziu proteção contra broncoconstrição em humanos acometidos por asma branda durante desafio com histamina, podendo apresentar outras propriedades anti-inflamatórias (Walsh, 2005). Entretanto, em gatos asmáticos sensibilizados, a cetirizina na dose que produz concentrações plasmáticas consideradas efetivas em pessoas (5 mg por gato a cada 12 h) não foi efetiva para atenuar a infiltração de eosinófilos inflamatórios nas vias respiratórias ou em alterar outras variáveis imunes (Schooley *et al.*, 2007). Esses autores recomendaram que a cetirizina (e talvez outros anti-histamínicos) não deve ser considerada terapia única para asma em gatos. Anti-histamínicos também são considerados valiosos no tratamento da asma bovina (enfisema pulmonar). O Capítulo 48 apresenta uma discussão mais detalhada quanto aos fármacos que afetam o sistema respiratório.

Tratamento de outras condições com anti-histamínicos

Fenômenos não alérgicos, mas nos quais se suspeita de relação com histamina e que, na experiência empírica, responderam ao tratamento com anti-histamínicos em animais incluem muitas condições patológicas. Aquelas em que os anti-histamínicos são relatados como de valor terapêutico são: urticária, vários tipos de dermatite, eczema úmido, otite eczematosa aguda, picada de inseto, tipos de laminite nutricional, laminite gestacional, mioglobinúria ou azotúria paroxística, oftalmia periódica e enfisema pulmonar em equinos. Em bovinos, anti-histamínicos também são considerados valiosos no tratamento de alguns tipos de timpanismo e acetonemia em ruminantes, mastite aguda séptica e gangrenosa, metrite séptica e retenção de placenta, toxemia da prenhez e edema intestinal em suínos. O tratamento de estimulação vestibular (enjoo do movimento) em animais tem sido variável. Embora esses fármacos sejam vendidos sem prescrição para esse propósito para humanos, parecem ser menos efetivos para vômitos de origem vestibular em animais (Yates *et al.*, 1998).

Reações adversas e interações

Em doses recomendadas, anti-histamínicos H_1 são relativamente atóxicos. Reações adversas de importância clínica para os bloqueadores H_1 abrangem sedação ou excitação do SNC, distúrbios GI, ação parassimpatolítica, propriedades anestésicas locais, propriedades alergênicas e efeitos teratogênicos. Em doses terapêuticas, anti-histamínicos H_1 de primeira geração apresentam efeitos sedativos representados por sonolência e ataxia. Os anti-histamínicos de segunda geração – mais recentes – são mais populares em pessoas em razão de serem considerados não sedativos. Alguns dermatologistas indicaram que o efeito na redução do prurido em cães após administração de anti-histamínicos de primeira geração pode ser parcialmente atribuído à sedação produzida (DeBoer e Griffin, 2001; Olivry *et al.*, 2003, 2010). Apesar de assumir que anti-histamínicos de primeira geração causam sedação em animais, o estudo da difenidramina em cães indicou que essa premissa pode estar incorreta. Quando cães receberam doses de 2, 4 ou 8 mg/kg, IM, de acepromazina ou salina, aqueles que receberam acepromazina apresentaram sedação significativa, mas a sedação em cães que receberam difenidramina não foi diferente daqueles que receberam solução salina (Hofmeister e Egger, 2005).

Em doses muito maiores, produziram irritabilidade, convulsões, hiperpirexia e mesmo morte. Distúrbios intestinais incluíram anorexia, náuseas, vômitos, constipação intestinal ou diarreia quando anti-histamínicos foram administrados via oral por um período prolongado. Os efeitos anticolinérgicos compreendem boca seca, dilatação pupilar, visão borrada e taquicardia. Propriedades anestésicas locais podem ter valor quando esses agentes são usados como fármaco antipruriginoso para aplicação tópica. Os efeitos teratogênicos de alguns desses agentes sugerem cautela quanto ao seu emprego durante a gestação.

Os anti-histamínicos H_1 mais recentes de segunda geração – fexofenadina, cetirizina, loratadina – são amplamente excluídos do SNC quando administrados em doses terapêuticas, uma vez que são substratos melhores para a bomba de membrana glicoproteína-P (P-gp), um componente importante da barreira hematencefálica (Sun *et al.*, 2003; Janssens e Howart, 1993; Meeves e Appajosyula, 2003). A ausência de sedação como reação adversa constitui uma vantagem distinta na medicina humana. São necessários estudos em medicina veterinária para determinar sua eficácia clínica, e se a ausência de sedação constitui um atributo importante em animais (Miller *et al.*, 1989).

Antagonistas de receptores H_2

Bloqueiam o efeito estimulante gástrico da histamina e outras ações da histamina que foram definidas como dependentes de receptores H_2 (p. ex., estimulação do útero de ratos, efeitos cardíacos excitatórios e alguns efeitos vasculares).

Os anti-histamínicos H_2 diferem dos bloqueadores H_1 quanto à sua química, farmacocinética e farmacodinâmica. A estrutura do anel imidazol da histamina é extensivamente modificada ou substituída por outros componentes nos antagonistas H_1. Nos agentes bloqueadores H_2, entretanto, a cadeia lateral é extensivamente modificada, enquanto se preserva a estrutura imidazólica. Em contrapartida aos anti-histamínicos H_1, os antagonistas H_2 são menos lipossolúveis e não penetram de maneira efetiva na barreira hematencefálica. Portanto, antagonistas H_2 não causam sedação, uma reação adversa proeminente da maioria das suas contrapartes H_1.

Burimamida foi o primeiro antagonista H_2, embora muito pouco absorvido para ser efetivo após administração oral. Cimetidina, ranitidina e famotidina são alguns dos bloqueadores H_2 mais recentes usados extensivamente na prevenção e no tratamento de úlceras gástricas em humanos e animais (os fármacos bloqueadores H_2 usados para tratar distúrbios gástricos são discutidos em mais detalhes no Capítulo 46).

SEROTONINA

Rapport *et al.* (1948) isolaram uma substância vasoconstritora do soro e deram a ela o nome de serotonina, a qual foi subsequentemente identificada como 5-hidroxitriptamina (5-HT). Outro grupo de pesquisadores estudando propriedades histoquímicas da mucosa intestinal descobriu um agente ativo em células enterocromafins, denominando-o enteramina (Erspamer e Asero, 1952). Após a descoberta de 5-HT no sangue, logo confirmou-se que enteramina e 5-HT tinham a mesma estrutura química.

Após a descoberta de 5-HT e múltiplos tipos de receptores 5-HT no SNC, logo descobriu-se que fármacos que afetam 5-HT no cérebro têm ações benéficas no SNC, incluindo ações de modificação do comportamento, antidepressivas e efeitos antiansiedade (Sanders-Bush e Mayer, 2006). Fármacos que modulam a ação de 5-HT têm sido cada vez mais usados em medicina veterinária na tentativa de controlar problemas comportamentais em animais e modificar a motilidade gastrintestinal (para informações adicionais, ver Capítulos 18 e 46) (Crowell-Davis e Murray, 2006; Mohammad-Zadeh *et al.*, 2008).

Fontes, síntese e metabolismo da serotonina

5-HT é sintetizada a partir do triptofano dietético em uma reação química de dois estágios (Walther *et al.*, 2003). Primeiro, o triptofano hidroxilado pela enzima triptofano 5-hidroxilase para formar 5-hidroxitriptofano (5-HTP), e o último é, então, o descarboxilado para 5-HT (serotonina), como mostrado na Figura 19.3.

Assim como a histamina, 5-HT é amplamente distribuída em animais e plantas (Sanders-Bush e Mayer, 2006). Ela ocorre em altas concentrações em algumas frutas, como bananas, abacaxis e ameixas, mas também está presente em ferrões (urtiga comum) e venenos. A 5-HT endógena, sintetizada a partir de aproximadamente 1% do triptofano dietético, é formada e se localiza em três *pools* essenciais: células enterocromafins do intestino, neurônios selecionados no SNC e mastócitos de roedores (ratos, camundongos e *hamsters*) e, possivelmente, outras espécies (resultados conflitantes), com a histamina e a heparina. Embora 5-HT esteja concentrada em plaquetas sanguíneas, não é sintetizada localmente em virtude da ausência da descarboxilase. Ela parece estar ligada dentro de grânulos citoplasmáticos e também é continuamente produzida e destruída no *pool* do intestino e cérebro. Com relação às plaquetas, parece ser liberada apenas quando de sua destruição.

A maior parte da 5-HT é metabolizada por desaminação oxidativa para formar ácido 5-hidroxi indol acético (5-HIAA); a enzima que catalisa essa reação é monoamina oxidase (ver Figura 19.3). O produto final do metabolismo, 5-HIAA, é excretado na urina. Entretanto, na glândula pineal, a *N*-acetilação e a 5-metilação de 5-HT formam o hormônio melatonina.

Captação neuronal de 5-HT

Após a síntese de 5-HT, ela é armazenada dentro de grânulos secretórios a partir dos quais é liberada por exocitose, quando ocorre a chegada de um potencial de ação. A ação da 5-HT intrasináptica é finalizada em grande parte pela captação pelo transportador de membrana neuronal localizado nos axônios terminais dos neurônios de 5-HT. Essa recaptação pelos neurônios reduz a disponibilidade de 5-HT nos receptores pós-sinápticos de 5-HT das células efetoras, regulando, assim, a duração e a intensidade da ação da 5-HT. O bloqueio farmacológico dos mecanismos de captação de 5-HT prolongam a disponibilidade e a ação de 5-HT e seus receptores nas células efetoras. A ação de 5-HT é subsequentemente intensificada. O transportador 5-HT (SERT) foi clonado – ele é seletivo para 5-HT e distintamente diferente do mecanismo de captação do grânulo de armazenamento intraneural.

O transportador de captação neuronal de 5-HT tornou-se importante para a neurofarmacologia tanto em humanos quanto na medicina veterinária (Crowell-Davis e Murray, 2006). Fármacos que inibem a captação de 5-HT, conhecidos como inibidores seletivos de recaptação da serotonina (SSRI ou SRI), são extensivamente usados para tratar depressão e outros distúrbios neurológicos, sozinhos ou em conjunto com fármacos que inibem a recaptação da norepinefrina nos neurônios noradrenérgicos (Sanders-Bush e Mayer, 2006). Na medicina veterinária, SSRI são empregados na tentativa de controlar vários distúrbios comportamentais em pequenos animais (ver Capítulo 18). Seu uso clínico tem se tornado mais comum em animais em razão do aumento do reconhecimento pelos veterinários de que o

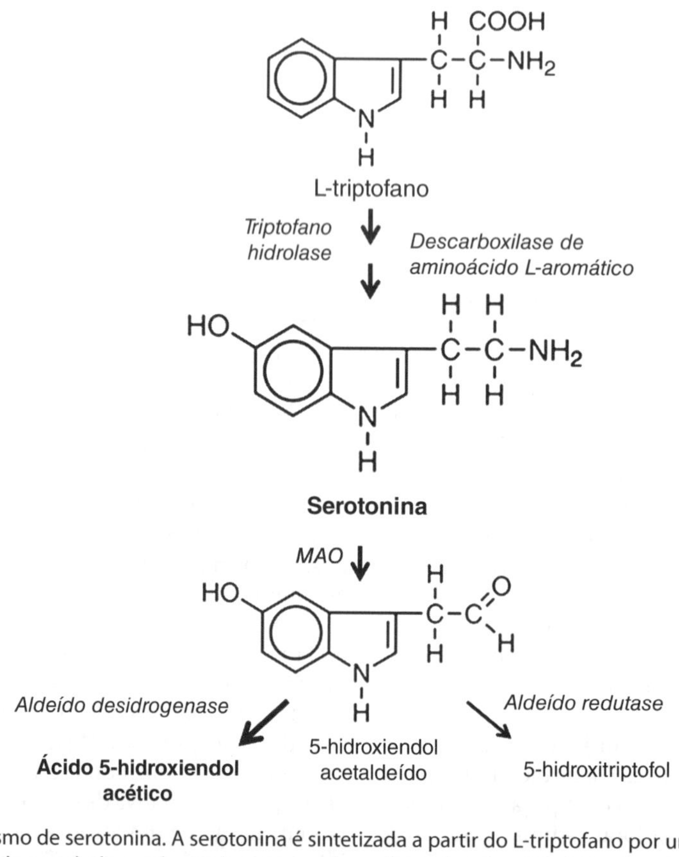

Figura 19.3 Síntese e metabolismo de serotonina. A serotonina é sintetizada a partir do L-triptofano por uma via de dois passos a partir do 5-hidroxitriptofano. A principal via de metabolismo da serotonina envolve a desaminação oxidativa pela monoamina oxidase (MAO). Por meio de um aldeído intermediário, o principal metabólito é o ácido 5-hidroxiendol acético. A redução a 5-hidroxitriptofol normalmente é insignificante.

tratamento de problemas comportamentais em cães e gatos com frequência pode ser facilitado por fármacos que aumentam a ação de neurotransmissores do SNC, como 5-HT, norepinefrina e dopamina (Crowell-Davis e Murray, 2006). Os SSRI incluem citalopram (Celexa®), sertalina (Zoloft®), fluoxetina (Prozac®, Reconcile®) e paroxetina (Paxil®). Desses, apenas fluoxetina foi registrada para uso em cães, embora os outros tenham sido utilizados fora das indicações da bula. Clomipramina (Clomicalm®, Anafranil®) é um antidepressivo tricíclico aprovado para o tratamento de ansiedade de separação em cães, que inibe tanto a recaptação neuronal de 5-HT quanto, em menor proporção, de norepinefrina (Cromwell-Davis e Murray, 2006).

Subtipos de receptores 5-HT

Em razão da ampla variedade de ações farmacológicas produzidas por 5-HT, parecia provável a existência de múltiplos tipos de receptores (Bonasera e Tecott, 2000). Investigações subsequentes incluindo clonagem de cDNA de receptores confirmaram que, de fato, existe uma variedade impressionante de famílias de receptores 5-HT compreendendo pelo menos sete tipos de receptores principais e seus respectivos subtipos. Embora todo seu espectro de efeitos fisiológicos e ações farmacodinâmicas tenha sido apenas parcialmente caracterizado, acredita-se que a maior parte dos receptores 5-HT (exceto 5-HT$_3$) seja um complexo típico de receptores ligados à proteína G (Sanders-Bush e Mayer, 2006).

As sete principais famílias de receptores 5-HT são designadas como 5-HT$_1$ até 5-HT$_7$. A família 5-HT$_1$ apresenta cinco membros designados 5-HT$_{1A}$, 5-HT$_{1B}$, 5-HT$_{1D}$, 5-HT$_{1E}$ e 5-HT$_{1F}$. Todos os cinco receptores 5-HT$_{1A}$ inibem a adenilil ciclase, reduzindo, assim, a concentração intracelular do nucleotídio cíclico cAMP. O receptor 5-HT$_{1A}$ também inibe os canais de Ca^{2+} regulados por voltagem, mas ativa um canal de K$^+$ acoplado a receptores. Os receptores 5-HT$_1$ no SNC promovem uma variedade de ações neurotransmissoras excitatórias e inibitórias em diferentes regiões do cérebro. Agonistas do receptor 5-HT$_{1A}$ incluem buspirona, gepirona e ipsapirona; esses agentes compreendem uma nova classe de fármacos antiansiedade na medicina humana. Existe alguma experiência em gatos com o uso da buspirona (ver Capítulo 18). O sumatriptana, um agonista 5-HT$_{1D}$, causa constrição dos vasos sanguíneos intracranianos, uma ação que ajuda a reduzir as dores de cabeça na enxaqueca em humanos. Os agonistas seletivos 5-HT$_{1B}$ parecem apresentar essa ação.

Também foram identificados três subtipos de receptores 5-HT$_2$ (5-HT$_{2A-C}$), os quais ativam a tríade fosfolipase C-diacilglicerol-inositol trifosfato, culminando na mobilização de depósitos de Ca^{2+} intracelulares (Janssen, 1983; Gray e Roth, 2001).

Diferentemente de outros tipos de receptores 5-HT, receptores 5-HT$_3$ são os únicos receptores monoamina conhecidos que, pelo que se acredita, atuam como canais iônicos operados por ligante (Derkach *et al.*, 1989), de alguma forma analogamente ao receptor colinérgico nicotínico. O receptor 5-HT promove dessensibilização e despolarização rapidamente, presumivelmente em razão do efluxo de K$^+$ por meio de canais abertos. Os receptores 5-HT$_3$ estão presentes tanto em neurônios do SNC quanto em neurônios periféricos, com ação associada à coordenação da resposta emética.

Os receptores 5-HT$_4$ estão localizados em várias regiões do SNC e no trato GI (Hedge e Eglen, 1996), onde são acoplados

à ativação da adenilciclase pela proteína G excitatória (G$_s$). As ações e os efeitos de receptores 5-HT$_5$, 5-HT$_6$ e 5-HT$_7$ ainda precisam ser claramente definidos (Sanders-Bush e Hazelwood, 2011). Dados indicam o papel de 5-HT$_6$ em funções cognitivas (Ramírez, 2013); o 5-HT$_7$ também está envolvido na memória e na aprendizagem, mas, adicionalmente, apresenta papel na termorregulação e influencia o ritmo circadiano (Gellynck *et al.*, 2013).

Efeitos farmacológicos

5-HT exerce múltiplas funções com grande variação entre espécies diferentes, refletindo suas múltiplas localizações e tipos de receptores. Seus efeitos essenciais se dão sobre a musculatura lisa e os nervos centrais e periféricos, incluindo terminações nervosas aferentes. Administrado via oral, é rapidamente degradado e não produz efeito.

A administração via intravenosa rápida de 5-HT produz resposta trifásica: uma redução inicial na pressão arterial sistêmica, acompanhada por bradicardia paradoxal causada principalmente pela ativação de receptores 5-HT$_3$ nas terminações do nervo vago (efeito Bezold-Jarisch); um período curto de efeito pressor (similar ao da epinefrina); e queda prolongada na pressão sanguínea sistêmica atribuída ao efeito vasodilatador no leito vascular da musculatura esquelética. 5-HT também causa queda na pressão arterial pulmonar (reflexo depressor pulmonar). A infusão contínua de 5-HT, que se assemelha bastante à liberação endógena desse agente, causa queda prolongada na pressão arterial como resultado da dilatação do leito vascular. Apenas em roedores, esse agente aumenta a permeabilidade de pequenos vasos, similarmente ao efeito da histamina.

Os músculos lisos não vasculares dos brônquios e intestino são estimulados por 5-HT. No intestino, como um hormônio no local, 5-HT inicia reflexo peristáltico em resposta à estimulação local. Entre os receptores, 5-HT$_3$ é inibitório, e 5-HT$_4$ é excitatório. Muitos fármacos afetam esses receptores: a cisaprida é um agonista para 5-HT$_4$, e a metoclopramida um agonista para 5-HT$_4$ e antagonista (fraco) para 5-HT$_3$. Ondasetrona, usada como agente antiemético, tem atividade procinética modesta por meio do antagonismo de 5-HT$_3$. E tegaserode e prucaloprida, dois fármacos mais novos para os quais apenas existem dados experimentais para animais, atuam como agonistas de 5-HT$_4$ com efeitos cólon-específicos. O uso clínico desses fármacos para afetar a motilidade GI é discutido em mais detalhes no Capítulo 46.

Quando se injeta 5-HT, ele não apresenta efeito sobre o cérebro ou a medula espinal, uma vez que é fortemente polar e não consegue atravessar de maneira efetiva a barreira hematencefálica. Entretanto, 5-hidroxitriptofano (5-HTP) pode penetrar no cérebro e ser descarboxilado a 5-HT, o que pode produzir alterações comportamentais. 5-HT também pode estimular terminações nervosas aferentes, células ganglionares e células medulares adrenais, além de vômitos, uma vez que a zona deflagradora quimiorreceptora, que estimula esse efeito, está localizada na área postrema que está fora da barreira hematencefálica.

Papel em processos fisiológicos e farmacológicos

O achado de que o 5-HT está presente no SNC, no hipotálamo e em outras áreas levou à identificação do seu papel como neurotransmissor central. 5-HT influencia o sono, a percepção sensorial, a cognição, a atividade motora, o apetite, a motilidade intestinal, a regulação da temperatura, o humor e o comportamento (Crowell-Davis e Murray, 2006). O excesso desse agente leva à estimulação do SNC e à elevação do humor, enquanto sua deficiência produz depressão do humor. A adição de SRRI como uma classe separada de fármacos antidepressivos foi seguida pela conclusão de que o aumento da concentração de 5-HT nos seus sítios receptores do SNC poderia melhorar o humor (ver Capítulo 18). No sistema nervoso periférico, 5-HT está envolvida na percepção de prurido e dor (Liu e Ji, 2013). O papel de 5-HT nas plaquetas está relacionado com o mecanismo de homeostase via vasoconstrição e agregação plaquetária.

Agonistas e antagonistas de 5-HT

Uma vez que muitas classes e subclasses de receptores 5-HT foram identificadas (Derkach et al., 1989), não é de se surpreender que antagonistas e agonistas de receptores 5-HT compreendam um amplo grupo de compostos não relacionados quimicamente. Efeitos neuronais de 5-HT em músculos lisos do trato digestivo são antagonizados pela morfina, pela atropina e pela cocaína, e os efeitos diretos sobre a musculatura lisa são antagonizados por fenoxibenzamina. Clorpromazina e fenoxibenzamina são agentes bloqueadores fracos de receptores 5-HT. Reserpina leva à depleção de serotonina (e outras monoaminas) nas sinapses pela inibição do transportador vesicular de monoaminas. Cipro-heptadina atua nos receptores 5-HT_{1A}, mas também é um anti-histamínico H_1. Ketanserina compreende um antagonista 5-HT que atua preferencialmente nos receptores do subtipo 5-HT_{2A} sem ação significativa nos receptores 5-HT_1 ou 5-HT_3, além de ser um anti-histamínico H_1 fraco e bloqueador alfa-adrenérgico.

As áreas nas quais os fármacos foram mais amplamente investigados em medicina veterinária são o uso da cipro-heptadina em animais para tratar condições inflamatórias e para estimular o apetite, de antagonistas da serotonina para tratar vômitos, de agonistas de serotonina para estimular a motilidade gastrintestinal e de fármacos que modificam receptores de serotonina no SNC ou alteram a recaptação da serotonina para tratar distúrbios comportamentais. O uso para tratar distúrbios de comportamento é discutido em detalhes no Capítulo 18 e por Crowell-Davis e Murray (2006). Os usos gastrintestinais desses fármacos (agonistas e antagonistas) são descritos no Capítulo 46.

Cipro-heptadina

Cipro-heptadina (Periactin®) é um antagonista de serotonina e antagonista modesto de histamina (H_1), usado para tratar condições inflamatórias da pele (dermatite) e das vias respiratórias, bem como estimulante do apetite em gatos, presumivelmente pela inibição de receptores serotoninérgicos no hipotálamo que controla a saciedade. As doses usadas para estimular o apetite em gatos estão na faixa de 1 mg por gato VO, 1 vez/dia, até tão alto quanto 8 mg VO, a cada 8 h. Em gatos, a meia-vida é de aproximadamente 8 e 12 h após administração vias intravenosa e oral, respectivamente, o que sugere que a administração 2 vezes/dia seria suficiente na maior parte desses animais (Norris et al., 1998). Ela foi completamente absorvida após administração oral (Norris et al., 1998).

A serotonina é relatada como um dos mediadores inflamatórios nas vias respiratórias de animais – particularmente na resposta de fase aguda da asma. Portanto, antagonistas da serotonina como cipro-heptadina em gatos devem, em tese, produzir algum benefício contra constrição dos músculos lisos,

vasodilatação, aumento da permeabilidade vascular e influxo de células inflamatórias. Cipro-heptadina atenuou a constrição da musculatura lisa induzida pela serotonina nos músculos lisos das vias respiratórias de gatos sensibilizados (Padrid et al., 1995), além de reduzir a reatividade das vias respiratórias à infusão de serotonina em gatos saudáveis (Reiche e Frey, 1983) – na dose de 2 mg/kg VO q12 h, diminuiu a reatividade das vias respiratórias em gatos com hiper-responsividade das vias respiratórias (Reinero et al., 2005). Entretanto, em gatos com asma induzida experimentalmente, cipro-heptadina na dose de 8 mg por gato VO produziu efeitos limitados (Schooley et al., 2007). Ela não reduziu a infiltração eosinofílica nas vias respiratórias de gatos tratados. Esses autores sugeriram que, talvez, mediadores além da histamina e da serotonina sejam responsáveis pela resposta das vias respiratórias em gatos asmáticos, e anti-histamínicos e cetirizina como tratamento único promoverão um benefício mínimo. Embora não tenham sido estudadas reações adversas em gatos, observaram-se efeitos adversos de agressão e estimulação. No Capítulo 48, há uma discussão adicional de fármacos que afetam o trato respiratório.

Reações adversas e interações

Reações adversas de agonistas e antagonistas 5-HT variam principalmente por sua interação específica com receptores ou em decorrência do local de ação. Geralmente, deve-se ter cuidado para evitar a "síndrome serotonina" (ou toxicidade pela serotonina), caracterizada por excesso de serotonina no SNC. Sinais clínicos incluem náuseas, vômitos, midríase, hipersalivação e hipertermia (Fitzgerald e Bronstein, 2013). Portanto, a combinação de SSRI, inibidores de monoamina oxidase e antidepressivos tricíclicos deve ser evitada. Para detalhes de reações adversas específicas para agonistas e antagonistas 5-HT, consultar os Capítulos 18 e 46.

REFERÊNCIAS BIBLIOGRÁFICAS

Akdis CA, Simons FE. (2006). Histamine receptors are hot in immunopharmacology. *Eur J Pharmacol.* **533**, 69–76.

Ash AS, Schild HO. (1966). Receptors mediating some actions of histamine. *Br J Pharmacol.* **27**, 427–439.

Baumer W, Rossbach K. (2010). Histamine as an immunomodulator. *J Dtsch Dermatol Ges.* **8**, 495–504.

Baumer W, Stahl J, Sander K, Petersen LJ, Paps J, Stark H, Kietzmann M, Olivry T. (2011). Lack of preventing effect of systemically and topically administered histamine H(1) or H(4) receptor antagonists in a dog model of acute atopic dermatitis. *Exp Dermatol.* **20**, 577–581.

Bizikova P, Papich MG, Olivry T. (2008). Hydroxyzine and cetirizine pharmacokinetics and pharmacodynamics after oral and intravenous administration of hydroxyzine to healthy dogs. *Vet Dermatol.* **19**, 348–357.

Black JW, Duncan WA, Durant CJ, Ganellin CR, Parsons EM. (1972). Definition and antagonism of histamine H2–receptors. *Nature.* **236**, 385–390.

Bonasera SJ, Tecott LH. (2000). Mouse models of serotonin receptor function: Toward a genetic dissection of serotonin systems. *Pharmacol Ther.* **88**, 133–142.

Bovet D, Staub AM. (1937). Action protectrice des ethers phenoliques au cours de l'intoxication histaminique. *CR Soc Biol (Paris).* **124**, 547–549.

Carr MN, Torres SM, Koch SN, Reiter LV. (2009). Investigation of the pruritogenic effects of histamine, serotonin, tryptase, substance P and interleukin-2 in healthy dogs. *Vet Dermatol.* **20**, 105–110.

Chand N, Eyre P. (1975). Classification and biological distribution of histamine receptor subtypes. *Agents Actions.* **5**, 277–295.

Cowden JM, Zhang M, Dunford PJ, Thurmond RL. (2010). The histamine h(4) receptor mediates inflammation and pruritus in th2-dependent dermal inflammation. *J Invest Dermatol.* **130**, 1023–1033.

Crowell-Davis S, Murray T. (2006). *Veterinary Psychopharmacology*. Iowa, Blackwell Publishing.

Dale HH, Laidlaw PP. (1910). The physiological action of β-iminazolylethylamine. *J Physiol (Lond)*. **41**, 318–344.

DeBoer DJ, Griffin CE. (2001). The ACVD task force on canine atopic dermatitis (XXI): antihistamine pharmacotherapy. *Vet Immunol Immunopath*. **81**, 323–329.

Derkach V, Surprenant A, North RA. (1989). 5-HT3 receptors are membrane ion channels. *Nature*. **339**, 706–709.

Eichenseer M, Johansen C, Mueller RS. (2013). Efficacy of dimetinden and hydroxyzine/chlorpheniramine in atopic dogs: a randomised, controlled, double-blinded trial. *Vet Rec*. **173**, 423.

Erspamer V, Asero B. (1952). Identification of entermine, a specific hormone of enterochromaffin cell system, as 5-hydroxytryptamine. *Nature*. **169**, 800–801.

Fitzgerald KT, Bronstein AC. (2013). Selective serotonin reuptake inhibitor exposure. *Top Companion Anim Med*. **28**, 13–17.

Gelfand EW, Appajosyula S, Meeves S. (2004). Antiinflammatory activity of H1-receptor antagonists: Review of recent experimental research. *Curr Med Res Opin*. **20**, 73–81.

Gellynck E, Heyninck K, Andressen KW, Haegeman G, Levy FO, Vanhoenacker P, Van Craenenbroeck K. (2013). The serotonin 5-HT7 receptors: two decades of research. *Exp Brain Res*. **230**, 555–568.

Goth A, Johnson AR. (1975). Current concepts on the secretory function of mast cells. *Life Sci*. **16**, 1201–1213.

Gray JA, Roth BL. (2001). Paradoxical trafficking and regulation of 5HT2A receptors by agonists and antagonists. *Brain Res Bull*. **56**, 441–451.

Guedes AG, Papich MG, Rude EP, Rider MA. (2007). Comparison of plasma histamine levels after intravenous administration of hydromorphone and morphine in dogs. *J Vet Pharmacol Ther*. **30**, 516–522.

Guedes AG, Rude´ EP, Rider MA. (2006). Evaluation of histamine release during constant rate infusion of morphine in dogs. *Vet Anesth Analg*. **33**, 28–35.

Hansson H, Bergvall K, Bondesson U, Hedeland M, Törneke K. (2004). Clinical pharmacology of clemastine in healthy dogs. *Vet Dermatol*. **15**, 152–158.

Hegde SS, Eglen RM. (1996). Peripheral 5-HT4 receptors. *FASEB J*. **10**, 1398–1407.

Hirschowitz BI. (1979). H-2 histamine receptors. *Annu Rev Pharmacol*. **19**, 203–244.

Hofmeister EH, Egger CM. (2005). Evaluation of diphenhydramine as a sedative for dogs. *J Am Vet Med Assoc*. **226**, 1092–1094.

Hofstra CL, Desai PJ, Thurmond RL, Fung-Leung WP. (2003). Histamine H4 receptor mediates chemotaxis and calcium mobilization of mast cells. *J Pharmacol Exp Ther*. **305**, 1212–1221.

Janssen PAJ. (1983). 5-HT2 receptor blockade to study serotonin-induced pathology. *Trends Pharmacol Sci*. **4**, 198–206.

Janssens MML, Howart PH. (1993). The antihistamines of the nineties. *Clin Rev Allergy*. **11**, 111–153.

Johanek LM, Meyer RA, Hartke T, Hobelmann JG, Maine DN, LaMotte RH, Ringkamp M. (2007). Psychophysical and physiological evidence for parallel afferent pathways mediating the sensation of itch. *J Neurosci*. **27**, 7490–7.

Kollmeier A, Francke K, Chen B, Dunford PJ, Greenspan AJ, Xia Y, Xu XL, Zhou B, Thurmond RL. (2014). The histamine H(4) receptor antagonist, JNJ 39758979, is effective in reducing histamine-induced pruritus in a randomized clinical study in healthy subjects. *J Pharmacol Exp Ther*. **350**, 181–187.

Lichtenstein LM, Margolis S. (1968). Histamine release in olamines and methylxanthines. *Science*. **161**, 902–903.

Liu T, Ji RR. (2013). New insights into the mechanisms of itch: are pain and itch controlled by distinct mechanisms? *Pflugers Arch*. **465**, 1671–1685.

Lovenberg TW, Roland BL, Wilson SJ, Jiang X, Pyati J, Huvar A, Jackson MR, Erlander MG. (1999). Cloning and functional expression of the human histamine H3 receptor. *Mol Pharmacol*. **55**, 1101–1105.

MacGlashan D. (2003). Histamine: A mediator of inflammation. *J Allergy Clin Immunol*. **112**, S13–S19.

Meeves SG, Appajosyula S. (2003). Efficacy and safety profile of fexofenadine HCL: A unique therapeutic option in H1–receptor antagonist treatment. *J Allergy Clin Immunol*. **112**, S29–S37.

Miller WH Jr, Griffin GE, Scott DW, Angarano DK, Norton, AL. (1989). Clinical trial of DVM Derm Caps in the treatment of allergic disease in dogs: a nonblinded study. *J Am Anim Hosp Assoc*. **25**, 163–168.

Miller WH, Scott DW. (1990). Efficacy of chlorpheniramine maleate for management of pruritus in cats. *J Am Vet Med Assoc*. **197**, 67–70.

Mohammed SP, Higenbottam TW, Adcock JJ. (1993). Effects of aerosol-applied capsaicin, histamine, and prostaglandin F2 on airway sensory receptors of anesthetized cats. *J Physiol*. **469**, 61–66.

Mohammad-Zadeh LF, Moses L, Gwaltney-Brant SM. (2008). Serotonin: a review. *J Vet Pharmacol Ther*. **31**, 187–199.

Morris AI. (1992). The success of histamine-2 receptor antagonists. *Scand J Gastroenterol*. **194** (Suppl.), 71–75.

Norris CR, Boothe DM, Esparza T, Gray C, Ragsdale M. (1998). Disposition of cyproheptadine in cats after intravenous or oral administration of a single dose. *Am J Vet Res*. **59**, 79–81.

Oda T, Morikawa N, Saito Y, Masuho Y, Matsumoto SI. (2000). Molecular cloning and characterization of a novel type of histamine receptor preferentially expressed in leukocytes. *J Biol Chem*. **275**, 36781–36786.

Olivry T, Bizikova P. (2013). A systematic review of randomized controlled trials for prevention or treatment of atopic dermatitis in dogs: 2008–2011 update. *Vet Dermatol*. **24**, 97–117.

Olivry T, Foster AP, Mueller RS, McEwan NA, Chesney C, Williams HC. (2010). Interventions for atopic dermatitis in dogs: a systematic review of randomized controlled trials. *Vet Dermatol*. **21**, 4–22.

Olivry T, Mueller RS; International Task Force on Canine Atopic Dermatitis. (2003). Evidence-based veterinary dermatology: a systemic review of the pharmacotherapy of canine atopic dermatitis. *Vet Dermatol*. **14**, 121–146.

Olse'n L, Bondesson U, Broström H, Olsson U, Mazogi B, Sundqvist M, Tjälve H, Ingvast-Larsson C. (2011). Pharmacokinetics and effects of cetirizine in horses with insect bite hypersensitivity. *Vet J*. **187**, 347–351.

Olse'n L, Bondesson U, Broström H, Tjälve H, Ingvast-Larsson C. (2008). Cetirizine in horses: pharmacokinetics and pharmacodynamics following repeated oral administration. *Vet J*. **177**, 242–249.

Padrid PA, Mitchell RW, Ndukwu IM, Spaethe S, Shiue P, Cozzi P, Leff AR, Shiou P. (1995). Cyproheptadine-induced attenuation of type-1 immediate–hypersensitivity reactions of airway smooth muscle from immune-sensitized cats. *Am J Vet Res*. **56**, 109–115. (Erratum published in *Am J Vet Res*. **56**, 402, 1995.)

Papich MG. (2000). Antihistamines: current therapeutic use. In Bonagura JD. (ed), *Kirk's Current Veterinary Therapy*, 13th edn. Philadelphia, W.B. Saunders Company. 48–53.

Paradis M, Lemay S, Scott DW. (1991a). The efficacy of clemastine (Tavist), a fatty acid–containing product (Derm Caps) and the combination of both products in the management of canine pruritus. *Vet Dermatol*. **2**, 17–20.

Paradis M, Scott DW, Giroux D. (1991b). Further investigations on the use of nonsteroidal and steroidal anti-inflammatory agents in the management of canine pruritus. *J Am Anim Hosp Assoc*. **27**, 44–48.

Ramírez MJ. (2013). 5-HT6 receptors and Alzheimer's disease. *Raamirez Alzheimers Res Ther*. **5**, 15.

Rapport MM, Green AA, Page IH. (1948). Serum vasoconstrictor (serotonin); isolation and characterization. *J Biol Chem*. **176**, 1243–1251.

Reiche R, Frey HH. (1983). Antagonist of the 5-HT induced bronchoconstriction in the cat. *Arch Int Pharmacodyn*. **263**, 139–145.

Reinero CR, Decile KC, Byerly JR, Berghaus RD, Walby WE, Berghaus LJ, Hyde DM, Schelegle ES, Gershwin LJ. (2005). Effects of drug treatment on inflammation and hyper–reactivity of airways and on immune variables in cats with experimentally induced asthma. *Am J Vet Res*. **66**, 1121–1127.

Robinson MK, Cruze CA. (1996). Preclinical skin sensitization testing of antihistamines: guinea pig and local lymph node assay responses. *Food Chem Toxicol*. **34**, 495–506.

Rossbach K, Nassenstein C, Gschwandtner M, Schnell D, Sander K, Seifert, R, Stark H, Kietzmann M, Baumer W. (2011). Histamine H1, H3 and H4 receptors are involved in pruritus. *Neuroscience.* **190**, 89–102.

Sander K, Kottke T, Stark H. (2008). Histamine H3 receptor antagonists go to clinics. *Biol Pharm Bull.* **31**, 2163–2181.

Sanders-Bush E, Hazelwood L. (2011). 5-Hydroxtryptamine (serotonin): receptor agonists and antagonist. In Brunton LL, Chabner BA, Knollmann BC (eds), *The Pharmacologic Basis of Therapeutics*, 12th edn. New York, McGraw Hill.

Sanders-Bush E, Mayer SE. (2006). 5-Hydroxtryptamine (serotonin): receptor agonists and antagonist. In Brunton LL, Lazo JS, Parker KL (eds), *The Pharmacologic Basis of Therapeutics*, 11th edn. New York, McGraw Hill.

Schooley EK, McGee Turner JB, Jiji RD, Spinka CM, Reinero CR. (2007). Effects of cyproheptadine and cetirizine on eosinophilic airway inflammation in cats with experimentally induced asthma. *Am J Vet Res.* **68**, 1265–1271.

Scott DW, Buerger RG. (1988). Nonsteroidal antiinflammatory agents in the management of canine pruritus. *J Am Animal Hosp Assoc.* **24**, 425–428.

Simons FE. (2003). H1-Antihistamines: More relevant than ever in the treatment of allergic disorders. *J Allergy Clin Immunol.* **112**, S42–S52.

Simons FE. (2004). Advances in H1-antihistamines. *N Engl J Med.* **351**, 2203–2217.

Simons FER, Simons KJ. (1994). The pharmacology and use of H1-receptor-antagonists. *N EnglJ Med.* **330**, 1663–1670.

Skidgel RA, Kaplan AP, Erdo¨s EG. (2011). Histamine, bradykinin, and their antagonists. In Brunton LL, Chabner BA, Knollmann BC (eds), *The Pharmacologic Basis of Therapeutics*, 12th edn. New York, McGraw Hill.

Strakhova MI, Nikkel AL, Manelli AM, Hsieh GC, Esbenshade TA., Brioni JD, Bitner RS. (2009). Localization of histamine H4 receptors in the central nervous system of human and rat. *Brain Res.* **1250**, 41–48.

Sun H, Dai H, Shaik N, Elmquist WF. (2003). Drug efflux transporters in the CNS. *Adv Drug Deliv Rev.* **55**, 83–105.

Suzuki R, Leach S, Liu W, Ralston E, Scheffel J, Zhang W, Lowell CA, Rivera J. (2014). Molecular editing of cellular responses by the high-affinity receptor for IgE. *Science.* **343**, 1021–1025.

Thurmond RL, Deais PJ, Dunford PF, Fung-Leung WP, Hofstra CL, Jiang W, Nguyen S, Riley JP, Sun S, Williams KN, Edwards JP, Karlsson L. (2004). A potent and selective histamine H4 receptor antagonist with anti-inflammatory properties. *J Pharmacol Exp Ther.* **309**, 404–413.

Thurmond RL, Gelfand EW, Dunford PJ. (2008). The role of histamine H1 and H4 receptors in allergic inflammation: the search for new antihistamines. *Nat Rev Drug Discov.* **7**, 41–53.

Törneke K, Ingvast-Larsson K, Bergvall K, Hedeland M, Bondesson U, Broström H. (2003). Pharmacokinetics and pharmacodynamics of clemastine in healthy horses. *J Vet Pharmacol Therap.* **26**, 151–157.

Vietmeier J, Niedorf F, Baumer W, Martin C, Deegen E, Ohnesorge B, Kietzmann M. (2007). Reactivity of equine airways-a study on precision-cut lung slices. *Vet Res Commun.* **31**, 611–619.

Walsh GM. (2005). Anti-inflammatory properties of antihistamines: an update. *Clin Exper Allergy Rev.* **5**, 21–25.

Walther DJ, Peter JU, Bashammakh S, Ho¨rtnagl H, Voits M, Fink H, Bader M. (2003). Synthesis of serotonin by a second tryptophan hydroxylase isoform. *Science.* **299**, 76.

Yates BJ, Miller AD, Sucot JB. (1998). Physiological basis and pharmacology of motion sickness: an update. *Brain Res Bull.* **47**, 395–406.

Zampeli E, Tiligada E. (2009). The role of histamine H4 receptor in immune and inflammatory disorders. *Br J Pharmacol.* **157**, 24–33.

Zur G, Ihrke PJ, White SD, Kass PH. (2002). Antihistamines in the management of canine atopic dermatitis: a retrospective study of 171 dogs (1992–1998). *Vet Therapeut.* **3**, 88–96.

CAPÍTULO 20

Fármacos Analgésicos, Anti-Inflamatórios e Antipiréticos

Peter Lees

LITERATURA CIENTÍFICA

Embora a literatura publicada sobre os fármacos anti-inflamatórios não esteroidais (AINE) seja muito extensa – em quantidade é maior do que qualquer indivíduo poderia ler durante toda a sua vida –, isso nem sempre corresponde à qualidade. Para aqueles que desejam encarar esse desafio, são recomendados os seguintes capítulos e revisões como ponto de partida: Vane, 1971; Warner *et al.*, 1999; Flecknell e Waterman-Pearson, 2000; Lees *et al.*, 2004a,b, 2015; Bergh e Budsberg, 2005; Robertson, 2005; Lascelles *et al.*, 2005, 2007; Papich, 2007, 2008; Budsberg, 2009; Innes *et al.*, 2010; Kukanich *et al.*, 2012; Lees e Toutain, 2013. Ao leitor, também são indicadas as monografias da United States Pharmacopeia (USP) a respeito dos fármacos individuais (Veterinary Medicine Expert Committee on Drug Information, 2004).

PAPEL DOS EICOSANOIDES NA INFLAMAÇÃO E MECANISMOS DE AÇÃO DOS AINE

A inflamação aguda se caracteriza pelos quatro sinais cardinais – calor, vermelhidão, aumento de volume e dor –, conforme descrito inicialmente pelo médico romano Celsus, no século 1 d.C., aos quais Virchow adicionou um quinto sinal – perda de função – no século 19. Três dos sinais cardinais envolvem a microcirculação, sendo causados por dilatação arteriolar e aumento da permeabilidade de capilares e vênulas pós-capilares às proteínas, levando à formação de exsudato inflamatório rico em leucócitos. Inicialmente, o infiltrado é dominado por leucócitos polimorfonucleares, depois, por células mononucleares e, posteriormente, se transformam em macrófagos no espaço intersticial. Os leucócitos são os "carniceiros" do processo inflamatório, engolfando microrganismos, material particulado e células mortas, ou morrendo, liberando enzimas e produtos químicos – os mediadores da inflamação. Os processos inflamatórios são direcionados por uma ampla variedade de mediadores, sintetizados *de novo*, liberados a partir de locais de armazenamento celulares, de maneira coordenada tanto na fase inicial quanto na de resolução da inflamação aguda, bem como na inflamação crônica. Muitos mediadores interagem com outros mediadores por adição, antagonismo ou sinergismo.

O ácido araquidônico (AA), um ácido graxo insaturado com 20 carbonos ômega-6, tem papel central na inflamação como precursor do grupo de mediadores eicosanoides. Trata-se de um componente esterificado das membranas celulares fosfolipídicas liberado quando há lesão tecidual após a ação de peptídios endógenos, as lipocortinas, que ativam a fosfolipase A_2. Existem muitas isoformas de fosfolipase A_2, sendo a isoforma citosólica de 85-kDa a que normalmente fornece AA. O AA atua como substrato não apenas para prostaglandina (PG)H sintase, mais comumente conhecida como *ciclo-oxigenase* (*COX*), da qual existem duas isoformas, COX-1 e COX-2, mas também para muitas lipo-oxigenases (LO), incluindo 5-LO, 12-LO e 15-LO.

Cada enzima é componente de uma cascata, na qual a ação de outras enzimas leva à formação de eicosanoides, descritos como autacoides, uma vez que atuam localmente no sítio da síntese, além de terem vida curta, de maneira que o efeito contínuo depende da manutenção da síntese e liberação. COX catalisa a formação de PGG_2 e, então, a conversão de PGG_2 a PGH_2 via uma função peroxidase.

Em um estágio inicial da inflamação aguda, muitas PG (incluindo PGE_2, PGI_2 e PGD_2) são sintetizadas a partir de AA, sendo o perfil do produto determinado por enzimas diferentes. Por exemplo, PGE sintase citosólica é associada principalmente com COX-1, enquanto PGE sintase microssomal induzida ou associada à membrana perinuclear regulada por citocinas e glicocorticoides é relacionada com COX-2 (Murakami *et al.*, 1999).

PG são estruturas cíclicas com cinco carbonos; as duas isoformas de COX que geram PG consistem em um canal longo e estreito com uma dobra na extremidade. Para COX-2, a substituição da valina por isoleucina cria um canal mais largo do que para COX-1. Inibidores seletivos de COX-2 têm uma formação mais ampla, de maneira que entram nos canais de COX-1 de modo menos imediato. Outra diferença reside na cinética da ligação dos AINE a cada isoforma. A inibição de COX-1 envolve ligação de hidrogênio, é instantânea e reversível competitivamente, exceto para o ácido acetilsalicílico. A inibição de COX-2 pode envolver uma ligação covalente, é tempo-dependente e lentamente reversível.

Receptores eicosanoides atravessam a membrana celular e estão acoplados à proteína G. Muitas subdivisões foram classificadas, correspondendo a cada metabólito COX, por exemplo, DP para PGD_2, EP para PGE_2, FP para $PGF_{2\alpha}$ e IP para PGI_2. As ações de PGE_2 são mediadas por muitas ativações de subtipos de receptores (EP1, EP2, EP3 e EP4), os quais levam a vias de sinalização intracelulares ativas. O receptor EP4 é associado a dor inflamatória e foi implicado na artrite reumatoide e na osteoartrite (OA). Grapiprant, um antagonista seletivo de receptor EP4, está em desenvolvimento para uso em cães com OA (Rausch-Derra e Rhodes, 2015).

Após a síntese, as PG devem deixar a célula; genes *ABC* fornecem transportadores ABC para consumir ATP, facilitando a transferência por membranas celulares. Por exemplo, MRP4 tem afinidade específica para transportar PGE_2, TxA_2 e $PGF_{2\alpha}$ (Warner e Mitchell, 2003).

Muitos exemplos de sinergismo entre PG pró-inflamatórias e outros mediadores inflamatórios podem ser citados. Primeiro, tanto a histamina (Capítulo 19) quanto a bradicinina são mediadores inflamatórios primários, que estimulam nociceptores (terminações nervosas periféricas) para aumentar a descarga em nervos aferentes, de maneira que a dor é sentida nos centros espinal e cerebral. PGE_2 tem sinergia com esses mediadores primários para aumentar tanto a intensidade quanto a duração da descarga aferente, um fenômeno chamado *hiperalgesia* (Ferreira, 1983). Ainda, quando os tecidos são lesionados, estímulos

(p. ex., toque) normalmente não dolorosos se tornam dolorosos, um evento que leva o nome de *alodinia*, em que PG são novamente implicadas (Nolan, 2001). É por meio da inibição da síntese de PG que os AINE exercem suas ações analgésicas.

Em segundo lugar, histamina e bradicinina aumentam os espaços intercelulares endoteliais nos capilares e pequenas vênulas pós-capilares, levando à perda de plasma para o espaço intersticial. Essa alteração no equilíbrio das forças de Starling causa exsudação de plasma, levando a um dos sinais clássicos de inflamação aguda, o edema. PG não alteram a permeabilidade capilar de maneira direta, mas, por meio da dilatação de pequenas arteríolas, incrementam o edema induzido pelos mediadores primários. A inibição da síntese de PG por AINE explica sua ação antiedematosa.

Terceiro, existe sinergia entre mediadores pró-inflamatórios na indução da proteína COX-2 e no suprimento de AA para aumentar a produção prostanoide nos sítios inflamatórios. Hamilton *et al.* (1999) mostraram que a indução de lipopolissacarídeos (LPS) por COX-2 sozinha não aumentou de maneira significativa a produção de prostanoides, mas foi acentuadamente aumentada pela administração de bradicinina pelo aumento no suprimento do substrato AA.

COX-2 dá origem a PG *anti-inflamatórias* e *pró-inflamatórias*, e é estimulada não apenas no estágio inicial (2 h) de inflamação aguda, mas também na fase de resolução (aproximadamente 48 h). O pico inicial da produção de COX-2 é associado à síntese de PGE_2 pró-inflamatória por leucócitos polimorfonucleares, enquanto o seu pico posteriormente é relacionado com a síntese de PG anti-inflamatórias (Gilroy *et al.*, 1998, 1999). Estas incluem 15deoxi$\Delta^{12-14}PGJ_2$ ($15dPGJ_2$), sintetizada por células mononucleares, 15 $dPGJ_2$, um ligante para o receptor nuclear peroxissoma proliferador ativado por receptor-gama (PPAR-γ), e parte das suas ações pode resultar da ativação de PPAR-gama (Kawahito *et al.*, 2000). Em tese, a inibição da síntese de 15 $dPGJ_2$ com AINE seletivos para COX-2, bem como não seletivos, pode levar à resolução/fase de cicatrização mais lenta na inflamação aguda (Konturek *et al.*, 2005), embora isso não tenha sido identificado como um problema clínico.

Assim como o papel periférico/local de PG, elas estão envolvidas na percepção de dor em nível espinal. O processamento nociceptivo espinal é facilitado pela ativação de neurônios e melhora da liberação de transmissores a partir de aferentes sensoriais espinais primários. Ademais, PGE_2 é um pirógeno endógeno, levando à recalibração do centro de regulação da temperatura no hipotálamo anterior para cima.

PG pró-inflamatórias e leucotrienos (LT) são sintetizados a partir de AA pelas ações catalíticas e COX e 5-LO, respectivamente. Ácidos graxos ômega-3, presentes em altas concentrações no óleo de peixe, incluem ácido eicosapentaenoico (EPA) e ácido docosaexaenoico (DHA), os quais também atuam como substratos para COX e 5-LO. Portanto, eles podem suprimir as atividades pró-inflamatórias de AA tanto competitivamente quanto pela síntese de produtos com menor atividade inflamatória, ou mesmo com atividade anti-inflamatória. 12-LO leva à formação do ácido 12-hidroperoxiaraquidônico (12-HPETE) e do ácido 12-hidroxiaraquidônico (12-HETE), enquanto 15-LO forma as lipoxinas A e B. As lipoxinas apresentam propriedades anti-inflamatórias, e, com 15 $dPGJ_2$, podem ter papéis no estágio de resolução da inflamação aguda. Em contrapartida, 5-LO origina a família LT de eicosanoides, como LTB_4 e os peptidoleucotrienos LTC_4, LTD_4 e LTE_4. LTB_4 é um quimioatrativo pró-inflamatório potente, atraindo primeiro neutrófilos e, depois, células mononucleares para sítios inflamatórios. Peptidoleucotrienos são broncoconstritores potentes. LT são mediadores de alterações vasculares locais e celulares em sítios de inflamação não imune e, também, em condições inflamatórias imunomediadas. Os possíveis papéis dos LT em condições como obstrução reativa das vias respiratórias em equinos e alergias cutâneas em cães, e o uso de inibidores 5-LO já foram investigados, bem como os inibidores da ação de LT liberados como agentes terapêuticos em doenças inflamatórias de base imune (Marr, 1998).

ISOFORMAS DA CICLO-OXIGENASE: CARACTERÍSTICAS, LOCALIZAÇÕES E PAPÉIS

Ciclo-oxigenase-1 (COX-1)

Enzima ligada à membrana presente no retículo endoplasmático (Tabela 20.1). Inicialmente cicla AA para formar PGG_2 e, então, adiciona um grupo 15-hidroperoxi para converter PGG_2 em PGH_2. A COX-1 é expressa constitutivamente na maioria dos tecidos e está envolvida em funções de "manutenção", incluindo coagulação sanguínea, regulação da homeostase vascular, nefroproteção, gastroproteção e coordenação das ações de hormônios circulantes.

Ciclo-oxigenase-2 (COX-2)

Apresenta tanto a isoforma induzível quanto constitutiva (Tabela 20.2) (Wooten *et al.*, 2008), e sua síntese de COX-2 é estimulada por citocinas pró-inflamatórias, fatores de crescimento, lipopolissacarídeos (LPS) e mitógenos. Foram relatadas clonagem, expressão e inibição seletiva de COX-1 e COX-2 caninas (Gierse *et al.*, 2002). Embora a maior parte dos dados sugira COX-2 como a isoforma que dá origem a PG anti-inflamatórias em sítios de inflamação, alguns dados indicam também o papel da COX-1 (Smith *et al.*, 1998; Bertolini *et al.*, 2001).

HISTÓRIA DOS AINE

Os antecedentes da variedade moderna dos AINE eram extratos de várias plantas, em uso terapêutico por mais de 3.500 anos, incluindo particularmente as folhas e as cascas do salgueiro, que contêm álcool salicílico na forma livre ou como glicosídeos, como salicina. As propriedades anti-inflamatórias do extrato de salgueiro foram descritas por Dioscórides em sua farmacopeia no século 1 d.C. como: "as folhas, sendo maceradas e bebidas

---

Tabela 20.1 Características, ações e papéis de COX-1 e da sua inibição.

Trata-se de uma hemo/glicoproteína ligada à membrana de peso molecular 71 kDa, presente no retículo endoplasmático

Codificada por um gene *22-kb*

Expressa constitutivamente por células em muitos tecidos, está envolvida em funções de "manutenção"

Concentrações da enzima são relativamente estáveis, embora aumentos pequenos (duas a quatro vezes) ocorram em resposta à estimulação por hormônios e fatores de crescimento

Responsável pela geração de TxA_2 e PGs, por exemplo, PGE_2 e PGI_2 com ações locais, como gastroproteção, nefroproteção e hemostasia

Inibida pelos AINE clássicos que, em geral, não são seletivos para COX-1 e COX-2

AINE, que podem apresentar alguma seletividade para inibição de COX-1 em relação à COX-2, incluem ácido acetilsalicílico e cetoprofeno

O ácido acetilsalicílico inibe COX-1 de modo irreversível por acetilação covalente do aminoácido Ser 530. Outros AINE inibem COX-1 reversivelmente por meio da exclusão do ácido araquidônico da porção superior de um canal longo e hidrofóbico

COX: ciclo-oxigenase; AINE: fármaco anti-inflamatório não esteroide; PG: prostaglandina.

Tabela 20.2 Características, ações e papéis de COX-2 e da sua inibição.

Peso molecular de 70 kDa e apresenta homologia de 60% com COX-1 no nível dos aminoácidos

Apresenta sítios de ação similares à COX-1 para ligação a AA e AINE, embora o sítio ativo de COX-2 seja maior e mais flexível que da COX-1 e possa aceitar muitas estruturas como substratos

Codificada por um gene *8,3-kb*

Uma das famílias de genes de resposta primária induzidas durante a inflamação e o crescimento celular

Diferentemente da COX-1, apresenta uma caixa TATA e sítios de ligação para fatores de transcrição, por exemplo, NFκB e um elemento de ligação de resposta do AMP cíclico em uma região promotora do gene inicial imediato

Uma melhor competidora que COX-1 para AA liberado dentro da célula

Aumento da expressão pela exposição a lipopolissacarídeos, citocinas (p. ex., IL-1, TNF-α), estímulos imunes e inflamatórios

Presente constitutivamente em monócitos, macrófagos, mucosa pilórica e duodenal, células endoteliais, cérebro, células do corno dorsal da medula espinal, rins, ovários, útero e corpo ciliar nos olhos

Produz PG pró-inflamatórias (p. ex., PGE_2) nos estágios iniciais da resposta de fase aguda e PG anti-inflamatórias (p. ex., 15 dPGJ_2) na fase de resolução

Corticosteroides promovem sua inibição em nível de mRNA

Exerce papéis significativos em determinados tipos de câncer, doença de Alzheimer e artrites, e a ativação inibe a apoptose (AINE induzem à apoptose)

O ácido acetilsalicílico inibe preferencialmente COX-1 (acetilando Ser 530), embora concentrações maiores também acetilem de modo irreversível Ser 516 na COX-2. Outros AINE competem reversivelmente com AA, o substrato para COX-1 e COX-2 para os sítios ativos nas enzimas

Inibidores específicos e seletivos de COX-2, os COXIB, são anti-inflamatórios e analgésicos e apresentam melhor tolerância gastrintestinal que muitos inibidores não seletivos de COX

AA: ácido araquidônico; COX: ciclo-oxigenase; AINE: fármaco anti-inflamatório não esteroide; PG: prostaglandina.

com um pouco de pimenta e vinho, ajudam aqueles acometidos por *Iliaca Passio* (cólica)... a mistura de suas folhas e cascas é um excelente estimulante para sua gota". O Rev. Edward Stone descreveu, em 1795, as propriedades antipiréticas (cura da malária) do salgueiro registrando "uma vez que essa árvore cresce em solo úmido ou molhado, onde a malária (febre) ocorre, condiz com a máxima geral de que muitos remédios naturais trazem sua cura juntamente a eles – ou que os remédios não estão distantes da sua causa – e é muito adequado a esse caso específico, de maneira que eu não pude evitar sua aplicação". O conceito de "semelhante cura semelhante" esteve em voga durante esse tempo, tendo persistido na não ciência da homeopatia até os dias atuais.

A descoberta do álcool salicílico/ácido salicílico como princípio ativo do extrato de plantas levou ao uso do salicilato de sódio como o primeiro AINE sintético em 1875, e, então, à introdução do éster acetil do ácido salicílico (aspirina) em 1898. Na década de 1960, ácido acetilsalicílico, cinchofeno, fenilbutazona, dipirona e isopirina foram, por muitos anos, os AINE mais comumente usados na medicina veterinária. Nos anos 1970, flunixino foi introduzido e, subsequentemente, muitos AINE novos receberam autorização para comercialização. Principalmente no decorrer dos últimos 20 anos, houve pesquisa intensa para a descoberta de novos agentes na classe dos AINE, estimulada por muitos fatores.

Primeiro, reconheceu-se que os animais sentem e sofrem com a dor de modo similar ao animal humano. Os benefícios do controle da dor para o bem-estar animal são amplamente reconhecidos. Em segundo lugar, reconheceu-se que a disponibilidade de fármacos na classe de AINE, embora normalmente muito eficaz, não fornece níveis adequados de analgesia de maneira consistente em todos os animais ou sob todas as circunstâncias, sobretudo quando a dor é grave. Em terceiro lugar, reconheceu-se a necessidade de melhorar as margens de segurança, notavelmente em relação à tolerância gastrintestinal (GI) dos AINE, mas

também para assegurar a segurança renal e evitar a hemorragia descontrolada. A maioria dos AINE é clinicamente segura quando usada em doses recomendadas, porém há muitos requisitos: em equinos (ver seção *Ações adicionais dos AINE*, especialmente os tópicos "Toxicidade gastrintestinal", "Nefrotoxicidade" e "Hepatotoxicidade"), existem exemplos de margens estreitas entre doses de AINE recomendadas clinicamente e doses que causam toxicidade significativa; reações adversas podem ser relacionadas com idade e estado fisiológico/patológico (p. ex., condições e circunstâncias envolvendo hipotensão e hipovolemia predispõem à nefrotoxicidade); a toxicidade por AINE pode ser idiossincrática, ocorrendo raramente, mas de modo imprevisível, mesmo em regimes terapêuticos recomendados pelo fabricante. Portanto, a preocupação quanto à segurança de fármacos mais antigos levou à pesquisa de novos agentes.

CLASSIFICAÇÃO, ESTRUTURA QUÍMICA E PROPRIEDADES FÍSICO-QUÍMICAS DOS AINE

Classificações baseadas na estrutura química têm valor limitado, uma vez que, apesar das diferenças mínimas entre subgrupos, todos os AINE mais antigos apresentam ações farmacológicas (analgésico, anti-inflamatório e antipirético), perfis de toxicidade e usos clínicos similares. Ademais, propriedades físico-químicas são semelhantes – quase todos são ácidos orgânicos fracos (pKa na ordem de 3,5 a 6) e têm lipossolubilidade moderada a alta (Veterinary Medicine Expert Committee on Drug Information, 2004).

Os AINE mais antigos (clássicos) são divididos com base na estrutura química em dois grupos principais: ácidos carboxílicos e ácidos enólicos, divididos, ainda, em subgrupos com base na estrutura química (Tabela 20.3 e Figura 20.1). Os AINE do grupo 2-arilpropionato contêm um único centro de assimetria, e, portanto, são compostos quirais. Por serem produzidos comercialmente como misturas racêmicas (50:50) de dois enantiômeros ópticos (R[−] e S[+]), contêm uma mistura de dois fármacos com perfis farmacocinético e farmacodinâmico diferentes.

Tabela 20.3 Classificação química de AINE clássicos.

Ácidos carboxílicos (R-COOH)	Ácidos enólicos (R-COH)
Salicilatos	**Oxicams**
Salicilato de sódio[b]	*Meloxicam*[a]
Ácido acetilsalicílico[a]	Piroxicam
Ácidos indolacéticos	Tenoxicam
Etodolaco[a]	**Pirazolonas**
Indolinas	*Fenilbutazona*[a]
Indometacina	Oxifenbutazona[c]
Ácidos tiofenacéticos	*Isopirina (ramifenazona)*[a]
Diclofenaco	*Dipirona*[a]
Eltenaco[a]	
Ácidos 2-arilpropiônicos	
Carprofeno[a]	
Cetoprofeno[a]	
Vedaprofeno[a]	
Ibuprofeno	
Ácidos antranílicos	
Flunixino[a]	
Ácido meclofenâmico[a]	
Ácido tolfenâmico[a]	
Quinolinas	
Cinchofeno[a]	

[a] Fármacos atualmente ou anteriormente licenciados para uso veterinário em alguns países.
[b] Também um metabólito do ácido acetilsalicílico.
[c] Também um metabólito ativo da fenilbutazona.

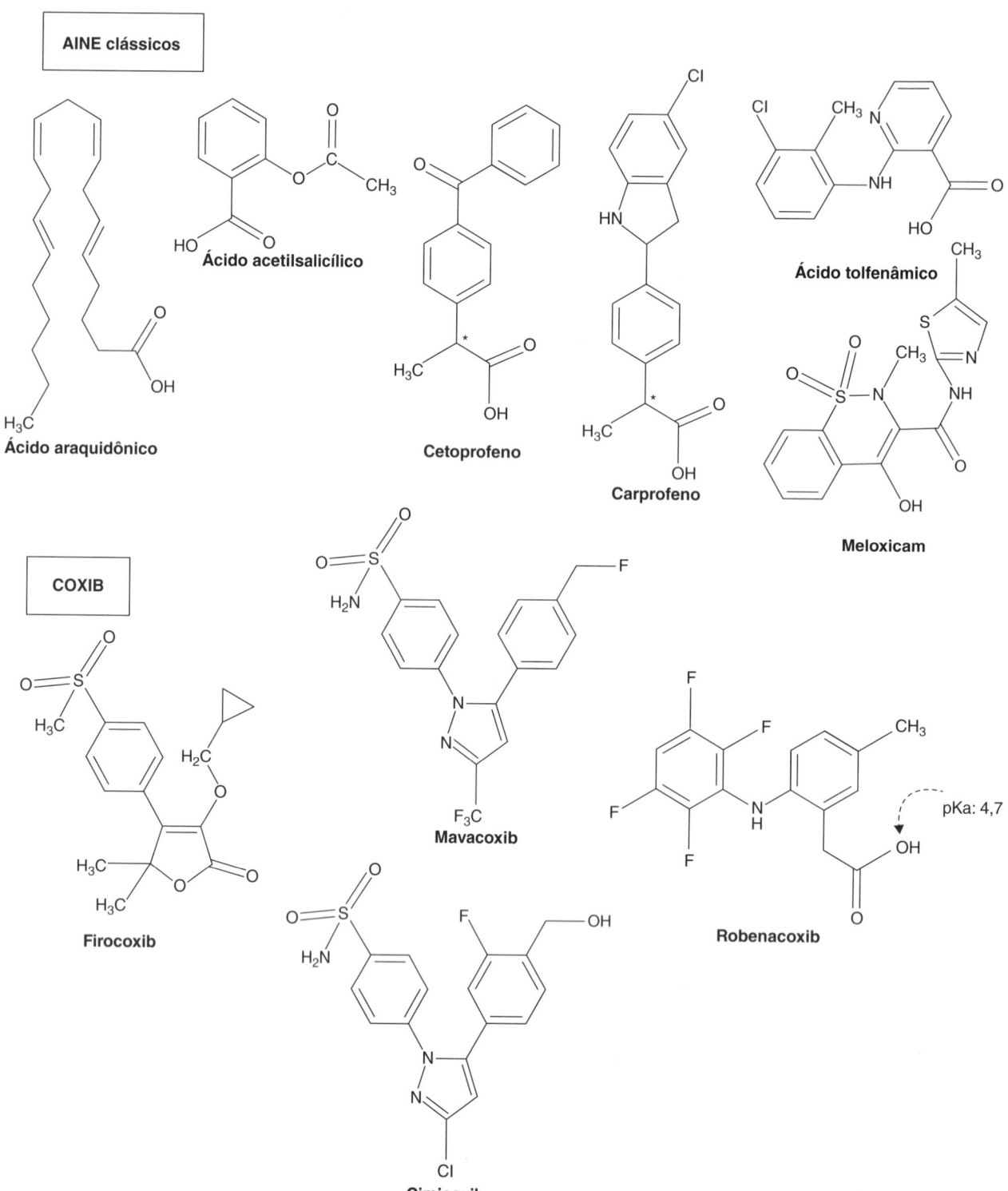

Figura 20.1 Estruturas do ácido araquidônico e AINE clássicos (ácido acetilsalicílico, cetoprofeno, carprofeno, ácido tolfenâmico e meloxicam) e COXIB [firocoxib (metilsulfona), mavacoxib/cimicoxib (sulfonamidas) e robenacoxib (ácido carboxílico)]. * Local do átomo de carbono assimétrico.

Novas classes de fármacos AINE

Inibidores da COX-2

Os COXIB são inibidores preferenciais ou seletivos de COX-2, com estruturas diferentes daquelas dos AINE clássicos (ver Figura 20.1). A maioria é sulfona ou sulfonamida, com exceção do robenacoxib, um ácido carboxílico. As sulfonas e sulfonamidas são compostos lipofílicos, cuja estrutura relativamente robusta limita a inibição de COX-1 por efeito estérico. Eles propiciaram avanços significativos na terapia da dor (Wilson *et al.*, 2004). A introdução do firocoxib na medicina canina para tratamento de OA levou à primeira indicação de fármaco COX-2 seletivo para uso veterinário (McCann *et al.*, 2004), seguido por outros, como cimicoxib, deracoxibe, mavacoxib, parecoxibe e robenacoxib.

CINOD

Doadores de óxido nítrico inibidores de COX (CINOD) são nitroésteres dos inibidores de COX não seletivos mais antigos (p. ex., ácido acetilsalicílico, fenilbutazona). A ligação éster é hidrolisada *in vivo* para formar o fármaco AINE parental e o vasodilatador óxido nítrico (NO). O segundo pode incrementar a potência e aumentar a tolerância gástrica (Wallace *et al.*, 2004). Nenhum fármaco dessa classe foi introduzido na terapêutica veterinária.

Inibidores duplos COX/5-LO

Embora o inibidor duplo tepoxalina tenha sido introduzido na medicina canina (Argentieri *et al.*, 1994), fármacos dessa classe têm apenas uso limitado na medicina veterinária.

FARMACOLOGIA DOS AINE

Farmacocinética dos AINE

Absorção

Como ácidos orgânicos fracos lipossolúveis, os AINE clássicos geralmente são bem absorvidos quando administrados por via oral (Tabela 20.4), embora a taxa e a extensão de absorção variem conforme a espécie, o pH gástrico e a dose em relação à ingestão de alimentos e à motilidade gastrintestinal. Em espécies monogástricas, a absorção a partir do estômago é favorecida pelo mecanismo de encarceramento iônico Henderson-Hasselbalch, que mantém um gradiente de difusão para moléculas ácidas não dissociadas entre o suco gástrico ácido e o plasma de pH 7,4. Em ruminantes, a absorção inicial a partir dos quatro compartimentos gástricos e a absorção intestinal subsequente criam a base para o padrão bifásico de absorção. Em ruminantes jovens, o funcionamento do reflexo da goteira esofágica compreende outro mecanismo responsável pelo pico duplo na concentração plasmática (Marriner e Bogan, 1979). Apesar da diluição em grande volume do líquido ruminal (aproximadamente 120 ℓ em uma vaca adulta), a biodisponibilidade da fenilbutazona e meclofenamato foi de 50 a 60% em bovinos (Lees *et al.*, 1988a; Mariner e Bogan, 1979).

Existem exceções à alta biodisponibilidade dos AINE após administração oral. A biodisponibilidade em equinos foi < 5%

Tabela 20.4 Propriedades farmacocinéticas gerais dos AINE.

Geralmente, há boa biodisponibilidade em espécies monogástricas após administração oral. A absorção pode ser: (a) retardada pela ligação à digesta (p. ex., em equinos e ruminantes); (b) aumentada ou diminuída na presença de alimentos

Boa biodisponibilidade após administração parenteral (IM, SC)

Penetração na barreira hematencefálica para atuar em nível central

O alto grau de ligação às proteínas plasmáticas de todos os fármacos (exceto salicilato) em todas as espécies limita a passagem do plasma para os líquidos intersticial e transcelular, mas *facilita* a passagem para o exsudato inflamatório

Ultrafiltração glomerular e excreção renal do composto parental limitadas acentuadamente pelo alto grau de ligação às proteínas plasmáticas

Baixo volume do compartimento central e baixo volume de distribuição (com algumas exceções, por exemplo, a maioria dos COXIB)

Eliminação predominantemente por metabolismo hepático, em geral para compostos inativos, mas alguns metabólitos são ativos (p. ex., fenilbutazona → oxifenbutazona; ácido acetilsalicílico → salicilato)

Para a maioria dos fármacos, diferenças marcantes entre espécies (e, possivelmente, entre raças) na depuração e na meia-vida de eliminação

Redução da depuração, aumento da meia-vida em neonatos

Secreção biliar e reciclagem êntero-hepática para alguns fármacos

COXIB: inibidor da ciclo-oxigenase.

para formulações oleosas de RS-cetoprofeno. Entretanto, quando da administração da substância pura, a biodisponibilidade foi da ordem de 50% (Landoni e Lees, 1995). Outro fator, relevante em equinos e que afeta a taxa de absorção, é a ligação ao feno (mostrada *in vitro*) e à digesta (demonstrada *in vivo*) (Lees *et al.*, 1988b). A ligação retardou a absorção da fenilbutazona e flunixino, sendo responsável pelo pico duplo na curva de concentração plasmática-tempo (Maitho *et al.*, 1986; Welsh *et al.*, 1992). Em espécies monogástricas, a administração de AINE com alimento representa uma prática comum, uma vez que pode reduzir o efeito irritante sobre a mucosa GI. Assim como nos equinos, esse procedimento provavelmente retarda a absorção, podendo reduzir a absorção apenas moderadamente ou não interferir de maneira alguma. Entretanto, a biodisponibilidade do mavacoxib foi maior em cães alimentados (87%) que em cães em jejum (46%), enquanto o contrário foi verdadeiro para robenacoxib, tanto em cães (62 e 84%, respectivamente) quanto em gatos (10 e 49%, respectivamente) (Cox *et al.*, 2010; Jung *et al.*, 2009; King *et al.*, 2013). Assim como o alimento, outros fatores, incluindo a formulação do produto, podem influenciar a taxa e/ou a extensão de absorção dos AINE. Por exemplo, ácido acetilsalicílico está disponível em formulações simples, hidrossolúveis, revestidas, tamponadas, com revestimento entérico e de liberação lenta, com taxas de desintegração e dissolução diferentes.

Distribuição

A maioria dos AINE é altamente ligada a proteínas plasmáticas (95 a 99% ou mais), o que limita a passagem a partir do plasma para o líquido intersticial. Os volumes do compartimento central e de distribuição geralmente são baixos e valores de 0,1 a 0,3 ℓ/kg ou menos são comuns. Entretanto, existem exceções, com relato de volumes de distribuição moderados a altos para flunixino em bovinos (mas não em outras espécies); para ácido tolfenâmico em cães, bezerros e suínos; e para todas as sulfonas e sulfonamidas COXIB (mas não para o derivado do ácido carboxílico robenacoxib) em cães. Como contribuição para esse alto volume de distribuição para COXIB, está a recirculação êntero-hepática, ou um alto nível de acúmulo extravascular/ligação tecidual.

Uma vantagem terapêutica potencial do alto grau de ligação a proteínas plasmáticas reside no acúmulo de AINE no exsudato inflamatório. Uma vez que o exsudato é rico em albumina que extravasou a partir da circulação, a ligação de AINE à albumina é responsável pela penetração imediata em e pela persistência em locais de inflamação aguda (Tabela 20.5). Com frequência, a concentração de AINE em exsudatos excede aquela no plasma quando a depuração do fármaco do corpo é alta e a meia-vida é curta. O acúmulo no exsudato provavelmente é uma explicação para: (i) a manutenção da efetividade de AINE quando a concentração plasmática diminuiu para concentrações baixas e (ii) porque aqueles AINE com meia-vida de eliminação curta, por exemplo, flunixino, cetoprofeno, vedaprofeno, ácido tolfenâmico e robenacoxib, também podem ser efetivos com administração 1 vez/dia. Essa duração mais longa do efeito do que o previsto a partir do perfil concentração plasmática-tempo é associada à histerese negativa descrita em estudos *in vivo*, que indicam que a inibição máxima da síntese de PGE_2 no exsudato ocorre algum tempo após o pico de concentração no plasma (Giraudel *et al.*, 2005b; Pelligand *et al.*, 2012, 2014). Esse último grupo relatou que a meia-vida de eliminação para S-cetoprofeno e robenacoxib em exsudatos de felinos foi de 26 e 41 h, respectivamente;

Tabela 20.5 Exemplos de penetração no exsudato inflamatório agudo e transudato em relação ao plasma.

Fármaco administrado	Espécie	Dose (mg/kg)	ASC (µg × h/mℓ)		
			Plasma	Exsudato	Transudato
RS-carprofeno[b1]	Equina	4	558 (R) 138 (S)	451 (R) 133 (S)	336 (R) 93 (S)
Flunixin[a2]	Bezerro	2,2	11,8	27,6	7
Flunixin[a3]	Equina	1,1	19,3	36,0	12,1
S-cetoprofeno[a4]	Equina	1,1	2,7	32,6	3,4
S-cetoprofeno[a5]	Bezerro	1,5	13,2	26,1	20,9
Fenilbutazona[a6]	Equina	4,4	156	128	49
Fenilbutazona[a7]	Asinina	4,4	19,2	8	5
Fenilbutazona[b8]	Bezerro	4,4	3604	1117	766

[a] Meia-vida de eliminação plasmática curta;
[b] Meia-vida mais longa.
Dados de [1]Armstrong et al. (1999a); [2]Landoni et al. (1995 c); [4]Landoni e Lees (1996); [5]Landoni e Lees (1995); [6]Lees et al. (1986); [7]Cheng et al. (1996); [8]Arifah et al. (2002).

valores correspondentes para o sangue foram de 1,62 e 1,13 h após administração subcutânea. A concentração de PGE_2 no exsudato foi reduzida por 24 a 36 h. Na OA clínica em cães, a concentração de robenacoxib no líquido sinovial excedeu a IC_{50} para COX-2 por 16 h; o tempo correspondente para Beagle saudáveis foi de 10 h (Silber et al., 2010).

Ainda, demonstrou-se enantiosseletividade da distribuição no exsudato (Tabela 20.5) e no líquido sinovial (Armstrong et al., 1999a) para o AINE 2-arilpropionato, o que afeta a eficácia, uma vez que os dois enantiômeros apresentam também diferenças farmacodinâmicas (ver "Farmacodinâmica dos AINE: Inibição de COX e 5-LO").

Para aqueles COXIB com base em estruturas sulfonamidas ou sulfonas, as moléculas são não ionizadas em pH fisiológico e volumes de distribuição são altos, enquanto robenacoxib, um ácido carboxílico, se assemelha à maioria dos AINE não seletivos por apresentar um baixo volume de distribuição.

Uma possível consequência da ligação de AINE às proteínas plasmáticas é a competição com outros fármacos ligados às proteínas, o que, teoricamente, pode levar à toxicidade aguda de ambos os fármacos, uma vez que há aumento na concentração do fármaco livre. Animais nefróticos têm menor concentração de proteínas plasmáticas, o que, segundo alguns autores, poderia predispor à intoxicação por AINE. Entretanto, em ambas as circunstâncias, isso raramente será clinicamente relevante, uma vez que a concentração livre cai de modo rápido, sendo sujeita à redistribuição do metabolismo e da excreção (Toutain e Bousquet-Melou, 2002).

A penetração de AINE no leite na ausência de infecção na glândula mamária é baixa, com as concentrações no leite na ordem de 1% ou menos da concentração plasmática total. Isso resulta do alto grau de ligação às proteínas plasmáticas. A distribuição no leite também é limitada pelo mecanismo de Henderson-Hasselbalch, uma vez que o pH do leite é menor que o do plasma. Na mastite, entretanto, provavelmente a penetração é maior que essas baixas concentrações.

Excreção e metabolismo (eliminação)

Uma vez que AINE clássicos são ácidos orgânicos fracos, pode-se esperar que sua eliminação na urina varie de acordo com o pH urinário. Em tese, o aprisionamento iônico no meio ionizado pobremente lipossolúvel da urina alcalina favorecerá a excreção em herbívoros (equinos e ruminantes), mas não em onívoros e carnívoros (cães e gatos), uma vez que sua urina geralmente é ácida. Entretanto, o alto grau de ligação às proteínas plasmáticas tem grande importância para a excreção urinária em todas as espécies, limitando a passagem de uma pequena proporção da concentração total do fármaco do plasma para o ultrafiltrado glomerular. Assim, para a maioria dos AINE, apenas uma pequena fração da dose administrada é excretada de maneira inalterada na urina, independentemente da espécie e do pH da urina, como observado pela excreção de fenilbutazona na urina alcalina de equinos: como porcentagem da dose administrada, a excreção em 24 h foi de 1,9 (Lees et al., 1987b). Houve evidências de secreção biliar de alguns AINE (p. ex., carprofeno) criando a base para uma possível recirculação êntero-hepática (Priymenko et al., 1993). Mavacoxib também é secretado na bile, e sua meia-vida de eliminação prolongada decorre, em parte, da reabsorção repetida do fármaco secretado, mas também do seu alto volume de distribuição (Lees et al., 2015).

A maior parte dos AINE é eliminada principalmente por metabolismo hepático a metabólitos menos ativos (ou inativos) de fase 1, que passam por reações de conjugação de fase 2 para conjugados mais polares excretados imediatamente. Entretanto, alguns fármacos, como ácido acetilsalicílico e fenilbutazona, são convertidos a metabólitos ativos, salicilato e oxifenbutazona, respectivamente (Lees et al., 1987a,b). A desacetilação do ácido acetilsalicílico é, em parte, uma reação espontânea de maneira que esse medicamento tem meia-vida de apenas alguns minutos no plasma. Portanto, o salicilato é responsável pela maior parte das propriedades analgésicas e anti-inflamatórias do ácido acetilsalicílico administrado, embora esse fármaco propriamente dito seja responsável pelas ações antitrombóticas com base em plaquetas. Isso decorre do bloqueio que o ácido acetilsalicílico promove na COX das plaquetas de modo covalente e irreversível e, portanto, para a vida útil da plaqueta. Essa inibição permanente da COX das plaquetas ocorre após exposição por um período limitado, de maneira que a meia-vida do ácido acetilsalicílico (de aproximadamente 9 min) no equino não limita a inibição COX-1 das plaquetas por muitos dias (Lees et al., 1987a).

Na Tabela 20.6, são apresentados exemplos de valores meia-vida de eliminação, cuja interpretação deve levar em consideração o fato de que a meia-vida constitui uma variável híbrida, controlada pela depuração do corpo e do volume de distribuição.

Diferenças entre espécies em algumas variáveis farmacocinéticas compreendem a regra, e não a exceção para AINE. Por

Tabela 20.6 Meia-vida terminal de AINE (administração por via intravenosa, a não ser que indicado).

Espécie	Salicilato	Flunixino	Meloxicam	Carprofeno S(+) R(−)	Cetoprofeno S(+) R(−)	Naproxeno	Ácido tolfenâmico
Equina	1 a 3	1,6 a 2,1	3	16, 21	1; 0,7	5	7,3
Bovina/bezerro	0,5; 3,7 (PO)	8	13	37, 50	0,4; 0,4	−	11,3
Suína	5,9	−	4	−	−	5	3,1
Canina	8,6	3,7	12 a 36	7,8	3,5 [c]	35-74[b]	5,3
Felina	22-45[a]	−	37	15, 20	1,5; 0,6	−	10,8
Macaco	−	−	−	−	−	1,9	−
Homem	3 (PO)	−	20 a 50	12 [c]	−	14	−

[a] Farmacocinética dose-dependente.
[b] Farmacocinética raça-dependente (valores menores se referem a Beagle, valores; valores maiores correspondem a cães mestiços.
[c] Valores citados na literatura para fármaco total (combinação dos enantiômeros R e S), um conceito defeituoso. Para os COXIB, consultar a Tabela 20.12.

exemplo, enquanto a ligação a proteínas plasmáticas é quase invariavelmente muito alta e volumes de distribuição são baixos para AINE clássicos na maioria das espécies, a depuração e a meia-vida de eliminação variam acentuadamente. O exemplo da fenilbutazona é apresentado na Tabela 20.7. O ácido acetilsalicílico, assim como a fenilbutazona, fornece um exemplo útil do impacto da eliminação no intervalo entre doses. A meia-vida terminal do seu metabólito salicilato varia de 32 min em bovinos a 22 a 45 h em gatos, espécie na qual a eliminação é de ordem zero (farmacocinética dose-dependente).

A farmacocinética do subgrupo 2-arilpropionato dos AINE (carprofeno, cetoprofeno e vedaprofeno) é influenciada por dispor de um único centro quiral. Existem, portanto, duas formas enantioméricas de imagens especulares, R e S. Os produtos licenciados são misturas racêmicas (50:50). Embora não seja um 2-arilpropionato, o etodolaco também apresenta um único centro quiral. A importância da quiralidade dos AINE deriva do fato de que o corpo é um ambiente quiral, cujas membranas celulares, macromoléculas e enzimas se baseiam em D-monossacarídeos e L-aminoácidos. Portanto, enquanto os enantiômeros de AINE apresentam propriedades físico-químicas virtualmente idênticas, *não* têm as mesmas propriedades farmacológicas no ambiente quiral do corpo, como manifestado por diferenças tanto farmacocinéticas quanto farmacodinâmicas. Dados farmacocinéticos baseados no conceito de "fármaco total" devem ser observados com bastante cuidado, já que compõem um "contrassenso científico altamente sofisticado" (Ariens, 1985): misturas racêmicas são simplesmente combinações, em proporções iguais, de dois fármacos distintos. Diferenças farmacocinéticas são refletidas nas razões de depuração, meia-vida de eliminação e a área sob

a curva (ASC) plasmática de dois enantiômeros. Conforme ilustrado pelo carprofeno, razões de ASC variam entre espécies e podem ser tão altas quanto 4:1, embora a razão seja de 1:1 no produto administrado (Tabelas 20.5 e 20.8).

Diferenças na farmacocinética para cada enantiômero de AINE quirais podem surgir de duas formas: primeiro, existem diferenças na eliminação entre enantiômeros decorrentes de taxas diferentes de metabolização hepática (Soraci *et al.*, 1995); e, segundo, para alguns fármacos, ocorre inversão quiral *in vivo*, o que, quase invariavelmente, é unidirecional, decorrendo da conversão de R em S. Foram investigadas diferenças entre espécies (e raças) na extensão da inversão quiral do cetoprofeno (Tabela 20.9). Existe também a variação inevitável entre animais na farmacocinética de AINE. A Tabela 20.10 apresenta os dados para firocoxib em Beagle.

Assim como as diferenças entre animais e entre raças, um relato do celecoxibe em uma colônia de 245 cães da raça Beagle revelou diferença *dentro* da raça; tendo sido identificadas duas subpopulações, um fenótipo de metabolização extensiva (ME) para o qual a meia-vida foi de 1,72 h e a depuração de 18,2 mℓ/kg/min, e um fenótipo de metabolização baixa (MB) para o qual valores correspondentes eram de 5,18 h e 7,15 mℓ/kg/min (Paulson *et al.*, 1999). Esse exemplo aponta para a possibilidade de

Tabela 20.7 Diferenças entre espécies na farmacocinética da fenilbutazona.

Espécie	Meia-vida de eliminação (h)	Depuração (mℓ/k/kg)
Homem	72 a 96	−
Vaca	42 a 65	1,24 a 2,90
Ovelha	18	−
Cabra	16	13
Camelo	13	4,9 a 10
Cavalo	4 a 6	16,3 a 26
Cão	4 a 6	−
Rato	2,8 a 5,4	35 a 86
Jumento	1 a 2	170

Tabela 20.8 Variação entre espécies na farmacocinética estereosseletiva dos enantiômeros do carprofeno.[a]

Espécie	Dose de rac-carprofeno (mg/kg)	Via de administração (e duração do tratamento)	ASC (% do total) R (−)	ASC (% do total) S (+)
Cão (Beagle)[1]	4	Oral	64	36
Cão (várias raças)[2]	2	Oral (dia 1)	52	48
		Oral (dia 7)	52	48
		Oral (dia 28)	57	43
Gato[3]	0,7	Intravenosa	69	31
	0,7	Subcutânea	67	33
	4	Intravenosa	70	30
	4	Subcutânea	72	28
Bezerro[4]	0,7	Intravenosa	58	42
Cavalo[5,6]	0,7	Intravenosa	80 a 84	16 a 20
	4	Intravenosa	80	20
Ovelha[7]	4	Intravenosa	74	26

[a] Dose única, a não indicação contrária.
[1] McKellar *et al.*, 1994; [2] Lipscomb *et al.*, 2002; [3] Taylor *et al.*, 1996; [4] Delatour *et al.*, 1996; [5] Lees *et al.*, 2002; [6] Armstrong *et al.*, 1999a; [7] Cheng *et al.*, 2003.

Tabela 20.9 Diferenças entre espécies na extensão da inversão quiral de R(–)- para S(+)-cetoprofeno.

Espécie	Inversão (% da dose administrada)
Cavalo	48,8
Bezerro	31,7
Gato	22,4
Cabra	15
Ovelha (fêmea, cruzamento Dorset)	13,8
Ovelha (macho, Corriadale)	5,9
Homem	8,9

Tabela 20.10 Variação entre animais na farmacocinética do firocoxib em cães Beagle.[a]

Parâmetro	Média	Variação
$C_{máx}$ (µg/mℓ)	1,01	0,51 a 1,37
$T_{máx}$ (h)	2,63	0,79 a 4,45
ASC (µg/mℓ × h)	11,00	8,55 a 14,27
$T\frac{1}{2}_{el}$ (h)[b]	6,31	3,31 a 9,99

[a]Oito Beagle jovens, de ambos os sexos: 5 mg/kg, dose única, administrada por via oral (McCann *et al.*, 2004).
[b]Valores de T½ relatados para outras espécies são de 9 a 12 h (gatos) e 30 a 40 h (cavalo).

diferenças genéticas significativas na depuração e na meia-vida terminal de outros AINE. De fato, diferenças farmacocinéticas similares dentro da raça (Beagle) (fenótipos ME e MB) foram descritas para cimicoxib (Jeunesse *et al.*, 2013), e as depurações respectivas foram de 0,31 e 0,11 ℓ/h/kg. Em um modelo de claudicação, a duração da ação foi maior em cães MB. Os autores também administraram cimicoxib para cães de quatro raças; as meias-vidas foram de ordem de magnitude daquela de Beagle ME.

Além das diferenças na farmacocinética de AINE entre espécies, dentro e entre raças e entre animais, existem diferenças inevitáveis entre animais, decorrentes do estado patológico ou fisiológico. Lascelles *et al.* (1998) relataram, em cães submetidos a anestesia, valores maiores de $C_{máx}$ (20,6 *versus* 11 µg/mℓ) e ASC (175 *versus* 115 µg/mℓ × h) quando da administração do carprofeno no período pós-operatório, em comparação ao período pré-operatório. Em vacas adultas com mastite induzida por endotoxina de *E. coli*, valores de ASC e de depuração foram

de 507 mg/ℓ × h e 1,4 mℓ/kg/h para carprofeno (Lohuis *et al.*, 1991), enquanto valores para vacas sadias foram de 294 mg/ℓ × h e 2,4 mℓ/kg/h. Ainda, a idade pode afetar a farmacocinética de AINE – a depuração provavelmente é mais lenta e a meia-vida mais longa em neonatos, conforme estabelecido para fenilbutazona em caprinos (Eltom *et al.*, 1993) e sugerido para carprofeno em bezerros jovens (Lees *et al.*, 1996; Delatour *et al.*, 1996) e para fenilbutazona em equinos mais velhos (Lees *et al.*, 1985). Na investigação do efeito do exercício de enduro na farmacocinética da fenilbutazona em equinos por Authie *et al.* (2010) em relação à medicação-controle, a depuração hepática e o volume de distribuição foram reduzidos, de maneira que a meia-vida não se alterou.

Em cães, a depuração de COXIBs se diferencia entre os extremos de robenacoxib e mavacoxib (Tabela 20.11); 13,5 mℓ/min/kg (robenacoxib) e 0,045 mℓ/min/kg (mavacoxib) e as respectivas meias-vidas foram de 0,63 h e 17 dias em cães de laboratório (Beagle ou sem raça definida). Em gatos, a meia-vida de eliminação do robenacoxib foi de 0,78 a 1,49 h, independentemente da via de administração – intravenosa, oral ou subcutânea (King *et al.*, 2013; Pelligrand *et al.*, 2012). A biotransformação e a excreção renal do mavacoxib em cães são muito limitadas; a eliminação ocorre predominantemente por secreção biliar e excreção nas fezes, e a recirculação êntero-hepática contribui para a depuração lenta e a meia-vida terminal longa. Lees *et al.* (2015) calcularam que a quantidade máxima excretada diariamente na bile era de menos de 10% da dose mensal. Com base na ASC plasmática normalizada pela dose, a farmacocinética do mavacoxib administrado por via oral não se diferenciou entre cães sem raça definida e Beagle, tendo sido proporcional à dose na faixa entre 2 e 25 mg/kg (Cox *et al.*, 2010).

Entretanto, em estudos farmacocinéticos populacionais, principalmente em raças de cães grandes e mais velhos com OA, a meia-vida de eliminação do mavacoxib foi mais longa (44 dias) que a meia-vida de 17 dias em cães de laboratório, e, em aproximadamente 5% dos cães com OA, a $T_{½}$ excedeu 80 dias. Isso levou à redução da dose prevista a partir de cães de laboratório de 4 mg/kg para 2 mg/kg, com intervalo entre doses de 14 dias entre a primeira e a segunda doses e 28 dias entre doses subsequentes e com duração do tratamento limitada a 6 meses (Cox *et al.*, 2011). Os autores relataram peso corporal como principal fator de previsão da depuração e do volume de distribuição (ambos mensurados pela biodisponibilidade) e

Tabela 20.11 Farmacocinética comparativa de cinco COXIB em cães Beagle ou sem raça definida.[a]

Variável (unidades)	Via	Mavacoxib	Robenacoxib	Firocoxib	Deracoxibe	Cimicoxib[c]	Cimicoxib[d]
Cl (mℓ/min/kg)[b]	IV	0,045	13,5	7,7	5	5,2	1,8
$t_{½}$ (h ou dias)	IV	17 dias	0,63 h	5,9 h	3 h	2,72 h	5,63 h
Vd_{SS} (ℓ/kg)	IV	1,64	0,24	2,9	1,5	1,12	0,89
Ligação a proteínas plasmáticas (%)	IV	> 98	> 98	–	> 90	–	–
$T_{máx}$ (h) (cães alimentados)	Oral	17,4	0,25	–	2	–	–
$T_{máx}$ (h) (cães em jejum)	Oral	67,4	0,5	1	–	–	–
F (%) (cães alimentados)	Oral	87	62	–	> 90	–	–
F (%) (cães em jejum)	Oral	46	84	101	–	–	–

[a]Dados de Cox *et al.* (2010); McCann *et al.* (2004); Jung *et al.* (2009); Jeunesse *et al.* (2013); literatura comercial do deracoxibe.
[b]Valores de depuração podem ser comparados a valores de 5,8 mℓ/kg/min definidos por Toutain e Bousquet-Melou (2004) como valores "baixos" para cães com peso entre 10 e 20 kg. Esse valor enfatiza a depuração particularmente baixa do mavacoxib.
[c]Metabolização extensiva.
[d]Metabolização baixa.
Cl: depuração corporal; $t_{½}$: meia-vida de eliminação; Vd_{SS}: volume de distribuição no estado constante; $T_{máx}$: tempo de concentração máxima; F: biodisponibilidade.

com efeitos menores quanto a idade e raça. Em uma população clínica de cães com OA, mostrou-se que a depuração aparente e o volume de distribuição do robenacoxib provavelmente eram proporcionais ao peso corporal (Fink *et al.*, 2013). Claramente, existe a necessidade de conduzir estudos farmacocinéticos populacionais em pacientes clínicos com outros AINE.

Parecoxibe é um profármaco inativo, com meia-vida curta (0,42 h) após injeção intramuscular em gatos, sendo convertido *in vivo* ao metabólito ativo valdecoxibe ($T_{1/2}$ = 8,52 h; Kim *et al.*, 2014).

Baert e De Backer (2003) forneceram dados farmacocinéticos comparativos valiosos para salicilato de sódio, flunixino e meloxicam em cinco espécies de aves: galinha, avestruzes, patos, perus e pombos; as diferenças entre espécies foram acentuadas.

Resíduos do fármaco

Autoridades regulatórias exigem o estabelecimento de períodos de carência para carne e leite para AINE licenciados para uso em espécies de produção, incluindo equinos. Esses se baseiam na farmacocinética, no metabolismo, na depuração tecidual e nos perfis toxicológicos de cada fármaco, além de uma margem de segurança adequada. As considerações relevantes para fenilbutazona foram revisadas (Lees e Toutain, 2013). No Capítulo 61, há uma revisão dessa área.

Farmacodinâmica dos AINE

Inibição da COX e 5-LO

Além de diferenças farmacocinéticas, uma segunda base para variação na resposta clínica aos AINE entre espécies, raças e animais individuais reside na diferença na sua farmacodinâmica, uma questão estudada em diversos níveis corporais: molecular, celular, tecidual e todo o corpo do animal, a qual pode ser considerada em termos de relação ação-efeito-resposta (Tabela 20.12). A *ação* principal é a inibição de COX, a enzima com posição crucial na cascata de AA; os AINE ocupam o canal hidrofóbico da COX, evitando o acesso de AA ao seu sítio ativo. Isso leva ao *efeito* de inibição da síntese de mediadores pró-inflamatórios, incluindo PGE_2 e PGI_2. Ação e efeito foram demonstrados com concentrações clinicamente alcançadas de muitos AINE em várias espécies (Lees e Higgins, 1985; Landoni e Lees, 1995, 1996; Landoni *et al.*, 1995a, b, c; Cheng *et al.*, 2003; Jones *et al.*, 2002). Já as *respostas* são as propriedades analgésica, antipirética, anti-inflamatória, antitrombótica e antiendotoxêmica dos AINE (Lees *et al.*, 1986; Welsh e Nolan, 1994; Welsh *et al.*, 1997; Nolan, 2001; Giraudel *et al.*, 2005b). Evidências atuais sugerem que um alto nível (80% ou mais) de inibição de PG pode ser necessário para alcançar uma boa resposta clínica.

Tabela 20.12 Principal relação ação-efeito-resposta dos AINE.

Ações	Inibição de COX-1, COX-2 e, *para alguns fármacos*, 5-LO
Efeitos	*Inibição de COX*: redução da síntese de eicosanoides com propriedades pró-agregatórias e vasoconstritoras (TxA_2); propriedades antiagregatórias e vasodilatadoras (PGI_2); propriedades pró-inflamatórias (PGE_2, PGD_2, PGI_2); e propriedades anti-inflamatórias (15 deoxi$\Delta^{12-14}PGJ_2$) *Inibição de 5-LO*: para AINE de inibição dupla, diminuição da síntese de leucotrienos pró-inflamatórios (LTB_4, LTC_4, LTD_4, LTE_4)
Respostas	Redução do aumento da temperatura corporal (antipirético), supressão da dor (analgésico/anti-hiperalgésico), diminuição do edema (anti-inflamatório) e, *possivelmente*, redução da taxa de recuperação na fase de resolução da inflamação aguda – não é clinicamente significativa, de acordo com os conhecimentos atuais

COX: ciclo-oxigenase; LO: lipo-oxigenase; PG: prostaglandina.

Vane (1971) identificou que o principal mecanismo de ação dos AINE era a inibição da COX, com avanços adicionais a partir da descoberta de duas isoformas de COX, COX-1 e COX-2 (Kujubu *et al.*, 1991; Xie *et al.*, 1991). Reconheceu-se imediatamente que os AINE mais clássicos inibem ambas as isoformas, a inibição de COX-1 produz efeitos tóxicos e a de COX-2 produz efeitos terapêuticos. A COX-1 foi classificada como uma enzima constitutiva com funções fisiológicas/de manutenção, incluindo gastro e nefroproteção e coagulação sanguínea levando à hemostasia. E a COX-2 foi inicialmente considerada apenas uma enzima indutível, produzida em sítios inflamatórios e responsável pela produção de mediadores pró-inflamatórios. Desde 1991, muito esforço foi direcionado à identificação das seguintes questões: quais tecidos expressam ambas as isoformas de maneira constitutiva, os papéis fisiológico e patológico de cada isoforma, o papel da indução de COX-2 em sítios inflamatórios e centralmente, além da natureza, da incidência e da gravidade das reações adversas de fármacos que inibem uma ou ambas as isoformas.

Os papéis gerais das isoformas de COX e as ações dos AINE, conforme notado em 1991, foram modificadas da seguinte maneira:

1. Warner e Mitchell (2003) concluíram que havia apenas dois genes para as enzimas COX, COX-1 e COX-2, e não uma terceira COX-3, conforme postulado anteriormente.
2. Reconheceu-se que a COX-2 é uma enzima constitutiva presente no estômago, no cérebro, na medula espinal, nos rins, no ovário, no útero e no corpo ciliar. Portanto, postulou-se que a inibição completa de COX-2, especialmente no decorrer de longos períodos, pode ser associada a reações adversas como aborto, anormalidades fetais, retardo da cicatrização óssea, retardo da cicatrização de tecidos moles (incluindo retardo na cicatrização de úlceras), nefrotoxicidade e "reações adversas cardiovasculares". Entretanto, o uso clínico atualmente extensivo no decorrer de períodos prolongados de COXIB foi associado a um perfil de segurança em geral bom. Ainda assim, COXIB não são livres de reações adversas no trato GI, e ainda existem controvérsias relacionadas com os eventos cardiovasculares associados ao seu uso clínico, sobretudo na medicina humana quando administrados no decorrer de períodos prolongados. A COX-2 é tanto constitutiva quanto induzida em células endoteliais e sua inibição seletiva pode perturbar a PGI_2 endotelial (uma PG antiagregadora e vasodilatadora sintetizada via COX-1 e COX-2) e a TxA_2 plaquetária (um eicosanoide pró-agregação e vasoconstritor sintetizado por COX-1) equilibrado na direção da agregação plaquetária e vasoconstrição. Os eventos cardiovasculares em humanos, que foram objeto de muita discussão pública, podem refletir esse desequilíbrio. Todavia, alguns relatos sugerem um aumento do risco cardiovascular em humanos que recebem tratamento a longo prazo com fármacos não seletivos, assim como com fármacos seletivos para COX-2. Não foram relatados estudos epidemiológicos em animais que revisem esse risco.
3. Alguns relatos indicam que a COX-1 pode contribuir para síntese de PG pró-inflamatórias. Portanto, assim como a inibição de COX-2, a inibição de COX-1, conforme provido por meio de AINE mais antigos e não seletivos, pode ser necessária para uma eficácia ótima. Entretanto, esse conceito é controverso, e a maior parte dos dados clínicos e experimentais sugere que inibidores seletivos COX-2 sejam tão eficazes quanto AINE não seletivos.

4. A introdução de uma nova classe de AINE, os inibidores duplos, incluindo tepoxalina, que inibe duas enzimas que usam AA como substrato, COX e 5-LO, falhou em apresentar grande impacto na medicina veterinária.

Eficácia, potência e sensibilidade das ações inibitórias de AINE sobre as isoformas de COX

Conforme discutido no Capítulo 4, as propriedades farmacodinâmicas de qualquer fármaco que definem e quantificam sua ação em determinado tecido, órgão ou enzima são eficácia, potência e sensibilidade. A eficácia ($I_{máx}/E_{máx}$) corresponde à resposta máxima que um fármaco consegue produzir. Isso é importante para o clínico, pois define para determinado AINE, por exemplo, o nível de alívio da dor que o fármaco pode fornecer. A potência refere-se à concentração ou dose do fármaco que produz determinado nível de resposta, normalmente determinada como a concentração ou dose que produz 50% da resposta máxima (EC_{50} ou ED_{50}) ou, para fármacos como AINE, que atuam por meio da inibição de enzimas, expressa como IC_{50}, embora IC_{80} possa ser mais útil. A potência tem menor relevância que a eficácia para o clínico, mas é crítica para as companhias farmacêuticas ao selecionar um regime terapêutico recomendado para uso clínico. Dados de concentração-resposta de AINE são descritos pela relação sigmoide $E_{máx}$ (Hill) (Capítulo 4), cuja inclinação (N) determina a sensibilidade. Para AINE, a inclinação pode ser pequena (menor que 1) ou íngreme (10 ou mais) e, nessa segunda circunstância, a relação concentração-efeito se torna quase quantal (tudo ou nada).

Ensaios *in vitro* foram usados para determinar $I_{máx}$, IC_{50}, IC_{80}, IC_{95} etc. e N de AINE para cada isoforma de COX. Dependendo tanto da posição relativa quanto da inclinação das duas curvas, pode-se determinar a seletividade expressa, por exemplo, como a razão IC_{50} COX-1:IC_{50} COX-2. Quanto maior a razão, maior a seletividade para COX-2. Entretanto, uma taxa alta (de, por exemplo, 50:1 ou ainda maior) não garante que, em regimes terapêuticos clínicos, o fármaco inibirá COX-2 sem inibição de COX-1 *in vivo*.

Com base na seletividade, AINE são classificados como não seletivos, seletivos para COX-1 ou como preferenciais ou seletivos (denotando aumento no grau de seletividade) para COX-2 (Tabela 20.13). A validação, a confirmação e a interpretação de dados na Tabela 20.13 são problemáticas, assim como os relatos da literatura científica com razões de potência (COX-1:COX-2) amplamente diferentes para fármacos individuais, mesmo em

uma única espécie. As condições experimentais *in vitro* têm impacto acentuado nas razões de inibição da razão COX-1:COX-2, com valores maiores (*i.e.*, maior seletividade para COX-2) comumente obtidos quando enzimas isoladas, células rompidas ou determinações em células intactas em tampão são usadas em comparação a ensaios em sangue total. O segundo é aceito como o "padrão-ouro", uma vez que se aproxima das condições no animal total. Portanto, Gierse *et al.* (2002), usando ensaios de enzima isolada, relataram para deracoxibe uma razão de IC_{50} COX-1:COX-2 de 380:1 em humanos e de 1.295:1 em cães, enquanto McCann *et al.* (2004) para o mesmo fármaco, em ensaio em sangue total canino, obtiveram razão de 12:1. Da mesma forma, Ricketts *et al.* (1998) relataram maior razão COX-1:COX-2 para rac-carprofeno em ensaio em células isoladas do que aquele obtido em ensaio em sangue total (Tabela 20.14).

AINE com centro quiral apresentam diferentes potências e razões de potência para cada enantiômero para inibição de COX-1 e COX-2. Dados para enantiômeros de carprofeno são apresentados na Tabela 20.15. Estudos usando a mistura racêmica devem ser interpretados com cautela.

Uma consideração adicional reside na possibilidade (de fato, probabilidade) de diferenças entre espécies na potência de AINE para inibição de COX-1 e COX-2 e, portanto, diferenças também nas taxas de inibição de COX-1:COX-2. Por exemplo, com base em ensaios de sangue total, o carprofeno poderia ser classificado como seletivo ou preferencial para COX-1 em humanos, não seletivo em equinos e preferencial ou seletivo para COX-2 em cães e gatos (Tabela 20.14). Adicionalmente, existem diferenças tanto na potência quanto na razão de potência para os dois enantiômeros, com S-carprofeno sendo significativamente mais potente que R-carprofeno em equinos e cães. Ademais, ensaios *in vitro* indicam a probabilidade de que o carprofeno apresente razões diferentes para inibição de IC_{50} e IC_{80} em cada uma das espécies felina, canina e humana, em razão da ausência de paralelismo entre as curvas COX-1 e COX-2. Da mesma forma, para meloxicam em gatos, a razão de inibição COX-1:COX-2 em ensaio sem sangue total foi 3,05:1 (50%), 21,4:1 (80%) e 192:1 (95%) (Giraudel *et al.*, 2005a).

Em ensaio em sangue total de cães, firocoxib e robenacoxib apresentaram razões de IC_{50} COX-1:IC_{50} COX-2 de 384:1 e 140:1, respectivamente (King *et al.*, 2010a), enquanto as razões em gatos foram 171:1 a 502:1 para robenacoxib e 88:1 para valdecoxibe (Pelligrand *et al.*, 2014; Kim *et al.*, 2014). Com base na razão IC_{20} COX-1:IC_{80} COX-2, a seletividade do mavacoxib

Tabela 20.13 Classificação de inibidores de COX.[d]

Classificação	Exemplo	Comentário
Inibidores de COX-1 preferenciais ou seletivos	Ácido acetilsalicílico, cetoprofeno (gatos)[a], vedaprofeno[a], tepoxalina, flunixino (vacas)	Potência inibitória de COX-1 pelo menos 5 vezes maior que inibição de COX-2
Inibidores não seletivos de COX	S-carprofeno (equino)[b], flunixino, cetoprofeno (cão, equino)[a], meloxicam[b], fenilbutazona, ácido tolfenâmico[b], vedaprofeno[a]	Sem diferença significativa biológica ou clínica na concentração produzindo inibição de COX-1 e COX-2
Inibidores de COX-2 ligeiramente ou moderadamente seletivos[c]	S-carprofeno (cão, gato)[b], deracoxibe, etodolaco, etoricoxibe meloxicam[b], ácido tolfenâmico[b], mavacoxib	Potência de inibição de COX-2 de 5 a 30 vezes maior que de COX-1. Alguma atividade anti-inflamatória e analgésica pode ser obtida em concentrações que inibem COX-2, mas não a COX-1. Em concentrações maiores, pode ocorrer inibição significativa de COX-1
Inibidores de COX-2 altamente ou muito altamente seletivos[c]	Cimicoxib, firocoxib, robenacoxib, valdecoxibe	Potência de inibição de COX-2 mais de 50 vezes maior. Inibição limitada de COX-1 *in vivo* (normalmente sem ulceração GI ou efeitos antiplaquetários) mesmo em doses terapêuticas máximas

[a]Achados diferentes quanto à seletividade a partir de estudos em muitos laboratórios. Os dados da tabela se baseiam em ensaios em sangue total.
[b]Diferenças entre espécies no grau de seletividade para COX-2.
[c]Seletividade e especificidade dependem da posição e do ângulo da curva de inibição de COX-1 e COX-2 e, portanto, do nível de inibição considerado, por exemplo, IC_{50}, IC_{80}, IC_{95} etc.
[d]Razões de inibição (COX-1:COX-2) são acentuadamente afetadas pelas condições experimentais, por exemplo, enzimas isoladas *versus* ensaio em sangue total.

Tabela 20.14 Razões IC_{50} e IC_{80} COX-1:COX-2 de RS-, S- e R-carprofeno em ensaios de sangue total em quatro espécies.

Espécie	Enantiômero	Razão IC_{50} COX-1:COX-2	Razão IC_{80} COX-1:COX-2
Humana[1]	RS	0,020	0,253
Canina[2]	RS	16,8	101,2
Canina[3]	RS	7	6
Canina[4]	RS	5,4	–
Canina[5]	RS	6,5	–
Canina[6]	S	25	–
Canina[6]	R	2,4	–
Equina[6]	S	1,7	–
Equina[6]	R	2,7	–
Felina[5]	RS	5,5	–
Felina[7]	S	25,6	64,9

Dados para RS carprofeno de valores duvidosos, uma vez que consiste na mistura de dois fármacos com potências diferentes. [1]Warner *et al.*, 1999; [2]Streppa *et al.*, 2002; [3]McCann *et al.*, 2004; [4]Wilson *et al.*, 2004; [5]Brideau *et al.*, 2001; [6]Lees *et al.*, 2004a; [7]Giraudel *et al.*, 2005a.

Tabela 20.15 Valores de IC_{50} da razão COX-1:COX-2 para enantiômeros S- e R-carprofeno em cães e equinos (ensaios em sangue total).

Enantiômero	IC_{50} de COX-1 (μM)	IC_{50} de COX-2 (μM)	Razão COX-1:COX-2
Cão			
S(+) carprofeno	176	7	25
R(−) carprofeno	380	161	2,4
Equino			
S(+) carprofeno	25	14	1,7
R(−) carprofeno	373	137	2,7

Fonte: Lees *et al.* (2000, 2004a).

(1,92:1) e do carprofeno (1,95:1) em ensaio em sangue total canino foi potencialmente idêntica (Lees *et al.*, 2015). King *et al.* (2010a) relataram razões de IC_{20} COX-1: IC_{80} COX-2 em cães de 0,21:1; 0,46:1; 2,45:1; 5,28:1 e 19,8:1, respectivamente, para cetoprofeno, meloxicam, S-carprofeno e robenacoxib. Razões correspondentes nos gatos foram 0,0052:1 (cetoprofeno), 0,25:1 (meloxicam) e 4,23:1 (robenacoxib) (Schmid *et al.*, 2010b).

Um alto nível de inibição de COX-2 (80% $I_{máx}$) pode ser necessário para obter níveis clinicamente desejáveis de atividade anti-inflamatória e analgésica para a maioria dos fármacos. Giraudel *et al.* (2005a) relataram a integração de dados de concentração plasmática-tempo *in vivo* com dados de IC_{80} para COX-2 promovidos em ensaio de sangue total *in vitro*. Os autores calcularam que a dose recomendada de carprofeno em gatos deve produzir 50, 80 e 95% de inibição de COX-2 por períodos de 72, 57 e 42 h, respectivamente, após uma única dose intravenosa. Valores correspondentes para doses clinicamente recomendadas de meloxicam em gatos foram 23,9 e 0 h, respectivamente. Com base nas taxas de razão de inibição COX-1:COX-2 e concentrações plasmáticas do fármaco obtidas com doses clínicas, é provável que (contrariamente aos gatos) a inibição de COX-2 pelo carprofeno seja, no máximo, moderada em cães e equinos quando administrado em regimes terapêuticos recomendados de 4 e 0,7 mg/kg, respectivamente. Isso levou a uma sugestão inicial de que o carprofeno possa atuar, em parte, por um ou mais mecanismos não relacionados com COX. Em contrapartida, dados de inibição de COX-2 sugerem que a eficácia ótima pode ser alcançada com uma dose menor do que aquela recomendada em gatos (Giraudel *et al.*, 2005a).

Determinação *in vivo* e *ex vivo* da inibição da COX e correlação com pontos-finais clínicos

A determinação de parâmetros farmacodinâmicos para AINE *in vivo* ou *ex vivo* apresenta vantagem em relação aos métodos *in vitro*, pois as condições são mais diretamente relevantes nas condições fisiológicas/clínicas. Usando um modelo de inflamação de gaiola tecidual (Higgins *et al.*, 1984), sugeriu-se que o ácido tolfenâmico, o S-cetoprofeno e o flunixino são inibidores não seletivos de isoformas de COX com diferenças apenas pequenas em graus de seletividade entre espécies (Landoni *et al.*, 1995a,b,c; Sidhu *et al.*, 2005, 2006). Entretanto, nesse modelo no gato, cetoprofeno foi seletivo para COX-1, enquanto

robenacoxib foi seletivo para COX-2; as respectivas razões IC_{50} COX-1: IC_{50} COX-2 foram 1:107 e 67:1 (Pelligrand *et al.*, 2014). Outro exemplo de diferenças entre espécies foi fornecido pela fenilbutazona, já que Lees *et al.* (2004b) relataram que concentrações plasmáticas de fenilbutazona 15 vezes maiores em bovinos que em equinos produziram *menor* inibição de COX-2 na primeira espécie.

Toutain *et al.* (1994) utilizaram modelos PK-PD de AINE em um modelo equino de doença inflamatória articular, usando índices clínicos para prever esquemas terapêuticos. Flunixino foi mais potente (menores valores de IC_{50}) e eficaz ($I_{máx}$) do que fenilbutazona. As relações concentração-resposta para o comprimento da passada para esses fármacos, bem como para meloxicam (Toutain e Cester, 2004), foram íngremes. Simulações previram, para o comprimento da passada com flunixino, potencialmente nenhuma resposta na dose de 0,5 mg/kg, resposta máxima persistindo por até 10 h com 1 mg/kg e resposta máxima por até 16 h com a dose de 2 mg/kg.

Com base na modelagem PK-PD e nas simulações em um modelo de inflamação de tecidos moles (pata) em gatos, Giraudel *et al.* (2005b) calcularam doses de meloxicam necessárias para prover 50, 70 e 90% das respostas máximas para muitos índices de dor e inflamação (Tabela 20.16). Nesse estudo, a hiperalgesia não foi apenas completamente inibida, mas também revertida para revelar uma resposta hipoalgésica, na qual o limiar de sensação dolorosa excedeu o nível atingido antes da indução da inflamação. Giraudel *et al.* (2009) relataram dados utilizando o mesmo modelo felino para renacoxib. Concentrações médias de IC_{50} (ng/mℓ) correspondendo à ED_{50} s foram 96 (claudicação), 365 (dor) e 371 (efeito antipirético). Essas concentrações produziram 79 a 92% de inibição de COX-2 e 2,2 a 6,3% de inibição de COX-1. No modelo de inflamação em cães, Jeunesse *et al.* (2011) correlacionaram valores de IC_{50} para concentração plasmática de meloxicam com as ações antipirética (210 ng/mℓ), analgésica (390 ng/mℓ) e força vertical em uma placa de força (546 ng/mℓ). Esses valores de IC_{50} exigiram 80 a 90% de inibição de COX-2 *ex vivo* e foram associados a níveis de inibição de COX-1 de 33 a 53%. No modelo de cristais de urato de doença articular em cães, ED_{50} de doses de robenacoxib para apoio do peso e inibição de COX-2 foram de 1,23 e 0,52 mg/kg, respectivamente (Schmid *et al.*, 2010a).

Para o AINE 2-arilpropionato, S-enantiômeros geralmente são inibidores mais potentes de COX que R-enantiômeros – contudo, ambos os enantiômeros foram indicados por um autor como analgésicos (Brune *et al.*, 1992). Ainda, em suínos, testes mecânicos nociceptivos em um modelo de claudicação induzida por caulim indicaram maior tendência para R-cetoprofeno (IC_{50} = 1,6 μg/mℓ) que para S-cetoprofeno (IC_{50} = 26,7 μg/mℓ) (Fosse *et al.*, 2011).

Tabela 20.16 Doses simuladas de meloxicam necessárias para fornecer 50, 70 e 90% da resposta máxima em gatos em um modelo de inflamação de tecidos moles.

Ponto-final	Dose de meloxicam (mg/kg)		
	ED_{50}^a	ED_{70}^a	ED_{90}^a
Diferença na temperatura da pele	0,40	0,50	0,67
Escore de dor	0,30	0,36	0,45
Temperatura corporal	0,24	0,29	0,39
Escore de claudicação	0,26	0,32	0,42
Variáveis gerais de locomoção	0,28	0,33	0,43

[a]ED (mg/kg) refere-se à dose de meloxicam que produz 50, 70 ou 90% da resposta máxima média possível que pode ser obtida com uma única administração subcutânea de meloxicam. A dose recomendada pelo fabricante é de 0,3 mg/kg.
Fonte: Giraudel *et al.*, 2005b.

Lees *et al.* (2015) avaliaram IC_{20} COX-1 (2,46 µg/mℓ) e IC_{80} COX-2 (1,28 µg/mℓ) *in vitro* em cães para mavacoxib em ensaios em sangue total com concentrações de estado constante máximo e mínimo em casos clínicos típicos de OA de 2,08 e 1,28 µg/mℓ, respectivamente, indicando que o pico de concentração não excedeu a IC_{20} COX-1, enquanto a concentração do ponto mais baixo do gráfico foi igual à IC_{80} COX-2. Correlações similares entre IC_{80} COX-2 de mavacoxib e pontos-finais clínicos foram estabelecidos em modelos de sinovite em cães (Lees *et al.*, 2015).

Locais centrais e mecanismos de ação de AINE

Os AINE exercem tanto ações centrais quanto periféricas (Dolan e Nolan, 2000). COX-1 e COX-2 são expressas constitutivamente em gânglios da raiz dorsal, na substância cinzenta dorsal e ventral da medula espinal, e em células não neuronais, incluindo os astrócitos (Svensson e Yaksh, 2002). A estimulação central de COX-2 em resposta à inflamação em sítios periféricos leva à liberação de PGE_2, que reduz o limiar de despolarização espinal, aumentando, assim, os potenciais de ação e picos repetitivos. Os efeitos neuronais induzidos por PGE_2 envolvem a sensibilização central (comparável àquela que ocorre perifericamente) ou excitação (Malmberg e Yaksh, 1992). Hiperalgesia térmica induzida por injeção de carragenina na pata foi suprimida tanto pela administração intratecal quanto sistêmica de fármacos seletivos para COX-2 e por inibidores seletivos de COX-1 administrados sistemicamente (Yaksh *et al.*, 2001). Além disso, a administração intraespinal de um inibidor de COX-2 reduziu a concentração central de PGE_2 e suprimiu a hiperalgesia mecânica (Samad *et al.*, 2001). Portanto, as ações centrais de AINE não seletivos e seletivos para COX-2 contribuem para a sua ação anti-hiperalgésica.

AÇÕES ADICIONAIS DOS AINE

Assim como a inibição das isoformas de COX, os AINE têm muitas outras ações em nível molecular (Tabela 20.17), como efeitos inibitórios nas vias de transdução de sinais (Weissmann, 1991). Muitos AINE, incluindo fenilbutazona e flunixino, inibem a migração de leucócitos em ensaios *in vitro* (Dawson *et al.*, 1987), mas não *in vivo*. Do mesmo modo, ações como a inibição de NFkB demonstradas *in vitro* com altas concentrações (Bryant *et al.*, 2003) podem ou não ocorrer com concentrações terapêuticas *in vivo*.

O que se sabe é a extensão (se houver) na qual essas ações adicionais contribuem para os efeitos terapêuticos dos AINE, quando administrados na dose clínica e pelas vias recomendadas, uma vez que muitos relatos de literatura descrevem estudos *in*

Tabela 20.17 Mecanismos de ação possíveis dos AINE.

O principal mecanismo de ação consiste na inibição da ciclo-oxigenase na cascata do ácido araquidônico levando ao bloqueio da síntese de mediadores pró-inflamatórios	
Ações adicionais de alguns fármacos	**Exemplos**
Inibir 5-LO	Licofelone, tepoxalina
Inibir a liberação de prostanoides das células	Ácidos 2-arilpropiônicos, indometacina
Inibir as IκB quinases ou NFκB para bloquear a expressão de COX	Ácido acetilsalicílico, carprofeno, flunixino, indometacina, diarilheterociclos (COXIB)
Inibir as ações dos eicosanoides em seus receptores	Fenamatos (p. ex., ácido tolfenâmico)
Inibir a ação das bradicininas	Flunixino, cetoprofeno, ácido tolfenâmico
Modular a liberação de citocinas pró-inflamatórias (p. ex., IL-1, IL-6, TNF-alfa)	Carprofeno (IL-6), tepoxalina (IL-1, IL-6, TNF-alfa)
Estimular receptores nucleares (p. ex., PPAR-gama)	Salicilatos, ácidos 2-arilpropiônicos, ácidos artranílicos, ácidos indeno-acéticos
Aumento da quebra intracelular de ATP em adenosina	Salicilatos
Modular a síntese de óxido nítrico	Muitos fármacos
Inibir a quimiotaxia de neutrófilos e/ou a quimiocinese[a]	Vedaprofeno, salicilatos
Inibir a ativação de neutrófilos, evitando assim: (a) Liberação de radicais de oxigênio (p. ex., superóxido) (b) Liberação tanto de enzimas lisossomais quanto de não lisossomais	Flunixino, cetoprofeno, piroxicam, ácido tolfenâmico
Aumento da síntese e diminuição da quebra de matriz cartilaginosa (proteoglicanos)	Carprofeno

[a]A maioria dos AINE inibe a movimentação de leucócitos de forma concentração-dependente em ensaios *in vitro* (Dawson *et al.*, 1987), mas doses recomendadas clinicamente *in vivo* normalmente não inibem a quimiotaxia ou quimiocinese de leucócitos.

vitro nos quais a concentração do fármaco pode ser classificada como heroica. Não obstante, alguns dados *in vitro* se correlacionam com achados *in vivo*. Por exemplo, mostrou-se que carprofeno *in vitro* estimula a síntese e retarda a quebra das moléculas da matriz cartilaginosa, proteoglicanos, tanto por condrócitos quanto por explantes de cartilagem em cultura (Benton *et al.*, 1997; Armstrong e Lees, 1999b; Frean *et al.*, 1999). Isso pode explicar alguns efeitos benéficos do carprofeno na OA canina (Pelletier *et al.*, 2000). Entretanto, os efeitos dos enantiômeros do carprofeno sobre a síntese de proteoglicanos de cartilagem dependeram da concentração, com concentrações maiores inibindo a síntese. De forma similar, Brandt (1991) relatou que o salicilato inibiu a síntese de proteoglicanos na cartilagem *in vitro*.

O paracetamol se diferencia de outros AINE, pois atua principalmente em nível central, e não periférico. Entretanto, Aronoff *et al.* (2005) demonstraram ação periférica no componente da enzima peroxidase da prostaglandina H_2 sintase; a segunda contém peroxidase e porções COX. Outros mecanismos de ação do paracetamol foram propostos, incluindo ativação das vias inibitórias descendentes da dor. O paracetamol não é anti-inflamatório (em regimes terapêuticos clínicos), mas é analgésico e seguro em cães na dose de 15 mg/kg administrado a cada 8 a 12 h (Papich, 2008).

TOXICIDADE DOS AINE

Considerações gerais

A capacidade de síntese de PG é comum a quase todos os tipos celulares – trata-se de compostos químicos associados a muitas funções fisiológicas e fisiopatológicas, cuja inibição reside na base principal para a toxicidade de AINE, bem como seus efeitos terapêuticos. As reações adversas mais frequentes e clinicamente relevantes são os efeitos GI. Os principais órgãos e tecidos-alvo para toxicidade *potencial* são:

- Irritação gastrintestinal associada a vômito (possivelmente com sangue) em espécies monogástricas, ulceração e erosões, levando a enteropatia com perda de proteínas plasmáticas e melena
- Nefrotoxicidade incluindo insuficiência renal aguda ocasional
- Hepatotoxicidade (colestática ou parenquimatosa)
- Inibição de mecanismos hemostáticos levando a hemorragia
- Discrasias sanguíneas
- Retardo no trabalho de parto
- Retardo na cicatrização de tecidos moles
- Retardo na cicatrização de fraturas.

Deve-se enfatizar que as manifestações clínicas de toxicidade não ocorrem na maioria dos animais que recebem regimes terapêuticos recomendados de AINE. Está na natureza dos dados de farmacovigilância que a proporção de relatos de reações adversas seja incidental e não relacionada com o fármaco, enquanto alguns decorrem da sobredose ou refletem interações com outros fármacos. Em contrapartida, uma proporção de reações a AINE não será relatada. Portanto, torna-se importante: (i) considerar a incidência (baixa) e a gravidade (normalmente brandas e/ou transitórias) das reações adversas; e (ii) distinguir entre reações adversas relatadas de fato no uso clínico e aquelas postuladas com base nas ações moleculares dos AINE, ou previstas a partir de estudos em animais experimentais.

Uma consideração importante para animais reside na disponibilidade imediata (venda sem receita) de determinados AINE para proprietários de animais por meio de farmácias e outros tipos de comércio. Uma consequência possível é a gravidade da toxicidade quando o proprietário pouco informado apresenta conhecimento limitado do perfil farmacológico e de toxicidade do AINE. Por exemplo, em gatos, o metabólito do ácido acetilsalicílico (salicilato) é depurado lentamente e tem meia-vida de eliminação longa (ver Tabela 20.6), de maneira que aproximadamente um décimo de um comprimido de 300 mg representa a *dose máxima*, que não deve ser administrada com frequência maior que intervalos de 48 h. Do mesmo modo, o gato converte o paracetamol (acetaminofeno) em metabólitos tóxicos, motivo pelo qual esse fármaco nunca deve ser administrado a essa espécie (Hjelle e Grauer, 1986). Entretanto, Papich (2008) sugeriu que paracetamol deve ser reavaliado para uso em cães. Isso pareceria adequado, uma vez que tecidos periféricos como a mucosa gástrica e duodenal e os rins são poupados da toxicidade. Não houve toxicidade aparente em cães que receberam uma única dose de menos de 100 mg/kg (Savides *et al.*, 1984).

Diante da toxicidade potencial de AINE, recomenda-se evitar o uso em animais: desidratados/hipovolêmicos/hipotensos; com retenção intensa de sódio (insuficiência cardíaca congestiva, cirrose hepática); que apresentam doenças renais, hepáticas ou cardiovasculares; com ulceração gástrica, redução do fluxo sanguíneo gástrico; e animais que recebem algumas outras classes de fármacos, incluindo corticosteroides (retardo na cicatrização de feridas) e aminoglicosídeos e polimixinas (nefrotoxicidade potencial). As seguintes interações medicamentosas foram relatadas em seres humanos e em estudos com animais experimentais: aumento do risco de convulsões com fluoroquinolonas; inibição da ação hipotensiva dos betabloqueadores;

inibição da ação da furosemida e dos inibidores da enzima conversora de angiotensina. Pode haver retardo na depuração, meia-vida mais longa e aumento da concentração plasmática em neonatos, os quais, por sua vez, podem levar à toxicidade, a não ser que se reduzam os regimes terapêuticos, embora os dados nesse campo sejam limitados.

Houve muita discussão acerca da extensão dos períodos de depuração quando um AINE é substituído por outro (Papich, 2008). Assumindo que a troca está sendo realizada por motivos não toxicológicos (*i. e.*, por resposta clínica inadequada), provavelmente é de consenso geral iniciar a dose do novo fármaco 24 a 48 h depois, uma vez que, para a maioria dos fármacos, o regime terapêutico de administração 1 vez/dia é necessário para manter a resposta terapêutica. Para mavacoxib, são recomendados pelo menos 28 dias de intervalo de depuração em razão da meia-vida de eliminação longa. Com tal exceção, os dados disponíveis não estimulam retardar a substituição do fármaco por até 7 dias para animais com dor por questões éticas (Papich, 2008). Entretanto, se a substituição for feita com base na suspeita de toxicidade ao primeiro fármaco, um intervalo de cinco a sete meias-vidas deve ser adequado para permitir a eliminação de aproximadamente 97% do fármaco e a cicatrização do tecido lesionado.

Estudos pré-clínicos de segurança em animais saudáveis e tolerabilidade em ensaios clínicos geralmente estabeleceram bons perfis para COXIB, embora os dados nem sempre indiquem superioridade em relação aos inibidores de COX não seletivos clássicos. Em estudos pré-clínicos controlados por placebo, a administração de doses de mavacoxib e robenacoxib em doses muitas vezes acima das doses clínicas por várias semanas, ou meses, indicaram baixa toxicidade (King *et al.*, 2010b, 2011; Lees *et al.*, 2015). Embora o ideal fosse conduzir ensaios clínicos com controle por placebo para estabelecer a tolerabilidade, esses raramente são conduzidos por boas razões éticas.

Toxicidade gastrintestinal

Relatos de reações adversas graves dos AINE relacionadas com o trato GI em usos clínicos são raros, mas pode ocorrer mortalidade. Normalmente, isso envolve ulceração GI acentuada e erosão e perda de sangue ou plasma na cavidade peritoneal, com perda de líquido suficiente para causar choque hipovolêmico. Ainda, por meio da ruptura da barreira mucosa GI, a microflora GI pode ganhar acesso à circulação, levando ao choque endotoxêmico. A irritação no estômago induzida por AINE pode promover êmese persistente, com perda de líquido associada, exigindo tratamento com inibidores de bombas de prótons ou antagonistas seletivos para receptores H_2. De maneira alternativa, misoprostol – um derivado estável de PGE_1 –, foi usado em combinação com AINE.

A toxicidade GI de AINE decorre, em parte, das "ações locais" no estômago. No caso do ácido acetilsalicílico, pode surgir por sua baixa hidrossolubilidade e pela criação de uma solução hipertônica local banhando a mucosa gástrica. Entretanto, as ações irritantes dos AINE podem ocorrer por todo o trato e após administração parenteral, bem como administração oral. Doses ulcerogênicas de AINE reduzem concentrações de PG na mucosa gástrica, levando à diminuição da produção de secreção de muco rico em bicarbonato, que fornece uma cobertura protetora, viscosa e alcalina. Esse efeito dos AINE foi ligado à inibição dos efeitos citoprotetores da COX-1. A gastroproteção COX-1/PG também envolve diminuição do volume e acidez da secreção gástrica e vasodilatação local. Entretanto, camundongos *knock-out* nos quais o gene *COX-1* foi deletado falham em desenvolver ulcerações na mucosa. Ademais, nos ratos, nem SC-540 (um inibidor seletivo de COX-1) nem celecoxibe (seletivo para COX-2) sozinhos causaram úlceras, mas erosões foram induzidas quando de sua administração combinada (Wallace *et al.*, 2000).

A expressão de COX-2 é aumentada nas bordas de úlceras gástricas, promovendo síntese de compostos que aceleram a cicatrização das úlceras, possivelmente por aumento da angiogênese pela inibição da atividade de quinases celulares e estímulo do fator de crescimento endotelial vascular na mucosa gástrica. Pode haver papel tanto para PGE_2 quanto 15 $dPGJ_2$ na cicatrização de úlceras. Experimentalmente, inibidores de COX-2 mostraram retardar a cicatrização de úlceras (Bataar *et al.*, 2002), mas isso parece não ser um problema significativo clinicamente.

Propôs-se o papel dos neutrófilos na toxicidade GI induzida por AINE, quando esses fármacos aumentaram a aderência de neutrófilos ao endotélio vascular da mucosa. De modo adicional, anticorpos monoclonais que bloqueiam a adesão de leucócitos reduzem a gravidade dos efeitos gastropáticos induzidos por AINE. A gastropatia também é reduzida em animais que estão neutropênicos. A adesão de neutrófilos ao endotélio pode contribuir para lesão mucosa por meio da liberação de radicais livres derivados do oxigênio, proteases e outros compostos. Além disso, a aderência de neutrófilos pode causar obstrução capilar, resultando na redução do fluxo sanguíneo na mucosa gástrica e hipoxia. Entretanto, nem todos os dados dão suporte ao papel dos neutrófilos na ulceração GI induzida por AINE.

Outra teoria da gastropatia induzida por AINE envolve a redução da formação do radical livre gasoso NO. Ocorre redução ou abolição da lesão gástrica por AINE quando são usados como nitroésteres (CINOD). O grupo nitroso atua como doador de NO *in vivo*. O aumento da adesão de leucócitos ao endotélio vascular da mucosa causado por AINE não ocorre com os derivados nitrosos. Ainda, NO liberado pode, por meio da sua ação vasodilatadora, aumentar o fluxo sanguíneo na mucosa gástrica e intestinal diretamente, inibindo, assim, isquemia e hipoxia induzidas por AINE. Outra base proposta para gastrotoxicidade induzida por AINE reside no desvio do substrato (AA) em direção a enzimas LO e na formação de produtos que afetam de maneira adversa a integridade da mucosa gástrica. Claramente, muitos fatores podem estar envolvidos.

Uma abordagem empregada comumente para minimizar irritação GI consiste em administrar AINE no alimento ou com água para reduzir a concentração do fármaco em contato com a mucosa GI. Além disso, o local de ulceração GI induzida por AINE em equinos envolve uma interação específica com alimento. Quando administrados com feno ou ração, fenilbutazona e flunixino se ligam ao alimento (Lees *et al.*, 1988b). Isso limita a absorção a partir do trato GI superior, uma vez que a ligação aos alimentos está na ordem de 98 e 70%, respectivamente. Quando o componente fibroso do alimento é parcialmente digerido no intestino grosso, o fármaco ligado é liberado e se torna disponível, não apenas para retardo na absorção, mas também para exercer a ação local e irritante. Isso provavelmente explica a alta incidência de lesões na parte distal do trato GI quando doses altas de fenilbutazona são administradas a equinos (Snow *et al.*, 1979; Lees *et al.*, 1988b).

Relatos iniciais descreveram erosão extensa por todo o trato GI associada à enteropatia com perda de proteínas e alta mortalidade em pôneis que receberam fenilbutazona e cetoprofeno

VO em doses apenas moderadamente acima daquela recomendada para uso clínico (Snow *et al.*, 1979; Lees *et al.*, 1983; Taylor *et al.*, 1983; MacAllister *et al.*, 1993). Existe uma relação dose-efeito íngreme para toxicidade de fenilbutazona em equinos. Relatos de que pôneis são mais suscetíveis aos efeitos tóxicos da fenilbutazona do que raças de equinos maiores não foram confirmados. Outras manifestações da toxicidade por fenilbutazona em equinos incluem neutropenia, supressão de medula óssea, hepatotoxicidade parenquimatosa e flebite necrosante na veia porta (Lees *et al.*, 2003; Murray, 1985). A administração oral de flunixino por 5 dias sucessivos na dose recomendada também reduziu significativamente a concentração de proteína total plasmática e albumina em equinos (Lees e Higgins, 1985). Carprofeno, em contrapartida, apresenta margem de segurança mais ampla nessa espécie.

Usando doses clinicamente recomendadas em cães, maior incidência e gravidade de reações adversas relacionadas com o trato GI foram relatados para flunixino e cetoprofeno, enquanto carprofeno e firocoxib foram mais bem tolerados (Luna *et al.*, 2007; Steagall *et al.*, 2007). É menos provável que o carprofeno cause irritação em equinos e cães do que muitos outros agentes disponíveis (Lees *et al.*, 2004a), possivelmente em decorrência da sua seletividade por COX-2. E é provável que a melhora na tolerância GI também seja uma propriedade dos COXIB (cimicoxib, deracoxibe, firocoxib, mavacoxib, parecoxibe e robenacoxib). Possíveis fatores adicionais que contribuem para boa tolerância dos COXIB são a meia-vida muito curta associada à depuração rápida do compartimento central (robenacoxib), administrado 1 vez/mês, em associação à exposição diária limitada a partir da secreção biliar (mavacoxib) e inatividade do composto parental para (parecoxibe convertido para valdecoxibe).

No geral, a literatura humana indica um melhor perfil de segurança GI para inibidores seletivos de COX-2 em comparação a inibidores não seletivos (Lanza *et al.*, 1999; Hawkey *et al.*, 2000) e valdecoxibe e lumiracoxibe apresentaram níveis de tolerância gastroduodenal similares ao tratamento com placebo (Goldstein *et al.*, 2003; Rordorf *et al.*, 2003). Entretanto, tanto em seres humanos quanto em animais, fármacos seletivos para COX-2 em doses altas não estão livres de reações adversas relacionadas com o trato GI. Por exemplo, para firocoxib em cães saudáveis a cinco vezes a dose diária recomendada por 3 meses, sinais de toxicidade incluem inapetência, êmese, úlceras duodenais, acúmulo de lipídios no fígado e vacuolização no cérebro. Entretanto, êmese e úlceras duodenais não ocorreram com até três vezes a dose recomendada administrada diariamente por 6 meses. Filhotes de cão com idade entre 10 e 13 semanas foram mais suscetíveis que cães com idade entre 6 e 12 meses (Steagall *et al.*, 2007). Ensaios de campo em cães relataram perfil de segurança GI para mavacoxib igual ou possivelmente melhor que para carprofeno (Payne-Johnson *et al.*, 2015).

Apesar do seu potencial para toxicidade GI, AINE como um grupo geralmente apresentam bons perfis de segurança quando administrados em regimes terapêuticos recomendados em pacientes clínicos (KuKanich *et al.*, 2012), o que pode decorrer, pelo menos parcialmente, pela adaptação gástrica em cães (Papich, 2008). Os componentes dessa adaptação incluem aumento do fluxo sanguíneo gástrico, redução do infiltrado celular inflamatório e aumento da regeneração de células da mucosa. Quando ulceração GI ocorre por qualquer causa, COX-2 é rapidamente induzida; a enzima gera prostaglandinas citoprotetoras. Conforme pode ser previsto, inibidores de COX-2 inibem a cicatrização de úlceras preexistentes em estudos experimentais em roedores e cães. Portanto, é improvável que inibidores seletivos COX-2 causem úlceras em doses recomendadas, mas eles podem retardar a cicatrização de úlceras preexistentes (Wooten *et al.*, 2008, 2010). De modo geral, são necessários estudos adicionais.

Irritação local

Alguns AINE podem causar necrose tecidual após injeção por vias não vasculares, por exemplo, fenilbutazona foi formulada como solução forte, enquanto outros AINE, tais como carprofeno e meloxicam, especificamente para administração por via intramuscular.

Nefrotoxicidade

Geralmente, os efeitos nefrotóxicos dos AINE em doses recomendadas não ocorrem em animais saudáveis, normotensos, com livre acesso à água para ingestão. Portanto, estudos de farmacovigilância indicaram incidência muito baixa de nefrotoxicidade em cães para carprofeno e mavacoxib; mais de 800 cães foram tratados com o último fármaco por 6,5 meses (Payne-Johnson *et al.*, 2015). Em gatos saudáveis, nem o ácido tolfenâmico nem o vedaprofeno, administrado 1 vez/dia durante 14 dias, produziram qualquer nefrotoxicidade demonstrável. Entretanto, PG apresentam um papel sutil (mas essencial) na fisiologia renal, regulando a filtração glomerular, a liberação de renina e a reabsorção tubular de sódio. Ambas as isoformas de COX estão presentes em muitos sítios intrarrenais, com algumas diferenças entre espécies, cuja relevância funcional é amplamente desconhecida. Em cães, COX-2 é expressa constitutivamente na mácula densa, no ramo ascendente espesso da alça de Henle e nas células intersticiais, bem como em humanos nos podócitos glomerulares e na arteríola aferente. O Capítulo 24 deve ser consultado para detalhes quanto à farmacologia renal. Produtos de COX regulam mecanismos homeostáticos renais por três vias: *feedback* glomerulotubular para estabilizar a taxa de filtração glomerular (TFG); resposta à redução da ingestão de água ou aumento da perda de água; e em resposta ao aumento da ingestão de sódio. Reações adversas potenciais dos AINE incluem retenção de sódio (associado a edema), redução da TFG e hipertensão sistêmica.

Três aspectos do papel da COX nos rins, em relação ao uso de AINE, merecem consideração específica. Primeiro, produtos de COX (possivelmente tanto derivados de COX-1 quanto de COX-2) estão envolvidos na manutenção do fluxo sanguíneo renal e TFG diante da redução da pressão arterial e/ou depleção de líquido e sódio, um fenômeno chamado autorregulação. A mácula densa (células tubulares distais estão localizadas próximas à arteríola aferente) detecta concentração alta de cloretos e secreta um sinal (provavelmente adenosina) para contrair a arteríola aferente e reduzir a TFG. Quando a mácula densa detecta concentrações baixas de cloretos, ela secreta PGE_2, PGI_2 e NO, e esse sinal para modificar as células da arteríola aferente (aparato justaglomerular) a fim de secretar renina, que leva para a síntese de angiotensina I e, então, angiotensina II, que, por sua vez, contrai a arteríola eferente, aumentando a TFG. Angiotensina II leva à secreção adicional de aldosterona a partir do córtex da suprarrenal, hormônio que promove a retenção de sódio e a secreção de potássio. A anestesia geral representa uma circunstância específica na qual a hipotensão pode surgir a partir de ações cardiovasculares da pré-medicação, indução e agentes de manutenção, o que pode ser responsável por perdas de sangue e de água não identificadas durante a cirurgia.

Em segundo lugar, sob condições de privação de água, COX-2 é estimulada na medular renal. Se, sob condições de privação de água, AINE forem administrados, células intersticiais sofrem apoptose, levando potencialmente à necrose papilar renal. Em terceiro lugar, o segmento espesso do ramo ascendente da alça de Henle transporta aproximadamente 25% do sódio filtrado. Essas células expressam COX-2 e liberam PGE_2. O fornecimento de alta concentração de sódio estimula COX-2 na porção medular do segmento espesso ascendente. A administração de AINE interfere na resposta natriurética normal, com o aumento da tendência à formação de edema. Entretanto, a relevância clínica desse mecanismo na medicina veterinária não é conhecida.

O bloqueio das ações nefroprotetoras de PG liberadas no ambiente intrarrenal explica os efeitos nefrotóxicos de AINE, tendo havido muitos relatos de insuficiência renal aguda com doses recomendadas de fármacos como flunixino após recuperação anestésica em cães. Algumas autoridades recomendam a restrição do uso de alguns AINE no período pós-operatório, quando a pressão sanguínea foi restaurada ao normal e houve reposição de perdas de líquido. Apesar dessas considerações, um estudo experimental em cães da raça Beagle saudáveis não revelou reações adversas da função renal com o uso de meloxicam oral quando os animais foram considerados hipotensos durante anestesia (Bostrom *et al.*, 2006). Da mesma forma, carprofeno não alterou a função renal em cães saudáveis anestesiados com propofol e isoflurano (Ko *et al.*, 2000). Entretanto, Forsyth *et al.* (2000) relataram 26 a 34% de redução na TFG após cirurgia (castração eletiva) em cães pré-medicados com carprofeno e cetoprofeno e, então, anestesiados com isoflurano. Administração VO 1 vez/dia do vedaprofeno e ácido tolfenâmico em gatos saudáveis não produziu nefrotoxicidade demonstrável (Khwanjai *et al.*, 2012). Relatos de necrose papilar renal em equinos que receberam doses clínicas de fenilbutazona ou flunixino surgiram na década de 1980, quando equinos que recebiam tratamento com AINE também eram submetidos à restrição do acesso a água.

Estudos em camundongos *knock-out* sugeriram que COX-2 está essencialmente envolvida na maturação renal (Dinchuk *et al.*, 1995). Existe, portanto, preocupação potencial com o uso de AINE durante a gestação, bem como em neonatos. Ainda, animais muitos jovens provavelmente apresentam mecanismos de eliminação imaturos (tanto renais quanto hepáticos) de fármacos, incluindo AINE. Portanto, em condições fisiológicas ou patológicas como hiponatremia, depleção de fluidos e hipotensão, e em estados mórbidos como diabetes melito e diminuição da função adrenocortical, isoformas de COX podem manter a perfusão renal, a TFG e a função tubular. Todos os AINE apresentam potencial, sob tais condições, de causar edema, diminuição da TFG, hiperpotassemia e hipertensão. Além disso, em homens, rofecoxibe interferiu em fármacos anti-hipertensivos, como inibidores de ECA, bloqueadores de receptores de angiotensina e bloqueadores de beta-adrenorreceptores, que exercem sua ação, em parte, por meio de ações vasodilatadoras renais das PG. De modo similar, os AINE podem interferir na ação de diuréticos de alça, como furosemida; o tratamento crônico de cães com furosemida associada a carprofeno ou etodolaco produziu redução reversível da TFG (Surdyk *et al.*, 2012). É preciso ter em mente a toxicidade potencial pelo uso combinado de AINE com fármacos conhecidamente nefrotóxicos, como aminoglicosídeos e fármacos antimicrobianos polimixina. Ainda, gatos que desenvolvem doença renal crônica normalmente são mais velhos e com múltiplos problemas, incluindo OA, que requerem AINE para alívio da dor. Pode ser necessário um cuidado específico para tais pacientes, embora faltem dados epidemiológicos definitivos. Demonstrou-se a estimulação da enzima COX em gatos com doença renal crônica em todas as áreas examinadas do rim (Suemanothan *et al.*, 2009), mas não houve associação entre proteinúria ou doença renal progressiva e a magnitude da expressão da enzima COX, o que sugere que a estimulação da enzima COX pode não estar associada à doença renal progressiva em gatos.

Hepatotoxicidade

Ainda que a toxicidade hepática seja rara em animais tratados com regimes terapêuticos clínicos de AINE, hepatotoxicidade parenquimatosa foi descrita para fenilbutazona em equinos idosos (Lees *et al.*, 1983), possivelmente como consequência do aumento dos teores sanguíneos em indivíduos mais velhos (Lees *et al.*, 1985). Toxicidade colestática também foi descrita em equinos tratados com fenilbutazona. Necrose hepática aguda é uma complicação rara do uso do carprofeno em cães, provavelmente com predisposição da raça Labrador e raças relacionadas (MacPhail *et al.*, 1998). Quando o tratamento foi interrompido em cães, as alterações bioquímicas associadas ao fígado e dos sinais clínicos foram resolvidas, tendo sido postulado um mecanismo imunomediado. Lesão hepatocelular em cães foi relatada com sobredose de paracetamol.

Sistema cardiovascular e células sanguíneas

Os principais eicosanoides com papel hormonal local nos vasos sanguíneos e células sanguíneas são TxA_2 (um agente vasoconstritor pró-agregação liberado de plaquetas e que está envolvido na coagulação sanguínea) e PGI_2 (um agente vasodilatador, antiagregação, antiaderência plaquetária liberado das células endoteliais, que evita a coagulação na função circulatória normal). COX-1 plaquetária é constitutiva, e células endoteliais compreendem ambas as isoformas. O sistema TxA_2/PGI_2 mantém o equilíbrio homeostático, que pode ser rompido por inibidores seletivos de COX-2, causando potencialmente aumento na pressão sanguínea (por meio da remoção da influência vasodilatadora) e tendência à coagulação (pela perda do efeito antiagregação). O potencial para que a inibição de COX-2 cause "eventos cardiovasculares", incluindo formação de trombos e infarto do miocárdio que pode ameaçar a vida, foi submetido a um debate considerável na medicina humana. Mesmo no homem, entretanto, para o qual ensaios clínicos de larga escala foram realizados, não houve esclarecimento quanto à situação. Embora muitos estudos indiquem aumento no risco cardiovascular relativo em pacientes que recebem inibidores seletivos de COX-2, reações adversas cardiovasculares geralmente não estão aparentes até que o tratamento contínuo tenha sido administrado por períodos de 18 meses ou mais. Além disso, em um estudo, o risco relativo maior com rofecoxibe foi atribuído à ação protetora possível do naproxeno (que pode ser um inibidor preferencial de COX-1), e não aos efeitos deletérios da inibição de COX-2.

As reações adversas cardiovasculares de inibidores seletivos de COX-2 em humanos estão relacionadas com a dose, podendo não haver aumento significativo no risco relativo em doses baixas (Ray *et al.*, 2002). Ainda, alguns estudos mostraram aumento no risco relativo para efeitos cardiovasculares de AINE não seletivos, e outros falharam em demonstrar qualquer aumento no risco – uma metanálise de oito ensaios sobre OA indicou taxas similares de eventos cardiovasculares trombóticos com placebo, nabumetona, rofecoxibe e AINE não seletivos comparados, incluindo ibuprofeno e diclofenaco (Reicin *et al.*, 2002).

A relevância desses estudos humanos para espécies veterinárias não foi esclarecida. Os cães (mas não os gatos) são relativamente resistentes às doenças tromboembólicas. Portanto, embora o potencial de efeitos cardiovasculares adversos em pacientes veterinários deva ser lembrado, a experiência indica uma relação de custo-benefício em favor do benefício.

Entre os AINE, o ácido acetilsalicílico compreende um caso especial, em razão da sua ação irreversível e da inabilidade de plaquetas – sendo anucleadas – em sintetizar nova COX-1. O potencial para inibição da hemostasia e tempo de sangramento prolongado deve, portanto, ser mantido em mente quando o ácido acetilsalicílico é usado terapeuticamente, mesmo em doses baixas, e quando do emprego de outros AINE em doses altas. Em equinos, a ação antiplaquetária do ácido acetilsalicílico se manifesta pela inibição potencialmente completa da síntese de TxA_2 por até 1 semana após uma única dose, ainda que a meia-vida terminal após administração intravenosa seja de apenas 9 min (Lees *et al.*, 1987a). Essa ação prolongada pode decorrer da inibição de COX-1 nos megacariócitos da medula óssea e das plaquetas circulantes. Em seres humanos, há uma preocupação de que a administração concomitante do ácido acetilsalicílico (por seus efeitos antitrombóticos) e de outros AINE (por seu efeito analgésico e anti-inflamatório) possa interferir na ação antiplaquetária do ácido acetilsalicílico (MacDonald e Wei, 2003). Isso pode ocorrer como consequência de uma meia-vida muito curta do ácido acetilsalicílico, combinada com a ação de bloqueio que os outros AINE promovem na entrada do ácido acetilsalicílico no sítio ativo de COX-1. Em cães, a fenilbutazona foi associada a discrasias sanguíneas em estudos iniciais (Tandy e Thorpe, 1967; Watson *et al.*, 1980), embora não se saiba se essas eram relacionadas com a dose ou idiossincráticas, ainda que também fossem associadas a doses altas de fenilbutazona em equinos. Estudos iniciais indicaram depressão acentuada da medula óssea em gatos que receberam ácido acetilsalicílico ou fenilbutazona; em retrospecto, parece provável que as doses usadas foram muito maiores que aquelas necessárias para eficácia clínica e podem representar os efeitos de uma sobredose acentuada (Larson *et al.*, 1963; Carlisle *et al.*, 1968).

O paracetamol apresenta boa tolerância GI, mas é tóxico para gatos, visto ser metabolizado em compostos oxidativos com propriedades citotóxicas nessa espécie. Os metabólitos sobrecarregam o sistema de metabolização da glutationa, resultando em meta-hemoglobinemia e, menos comumente, necrose hepática centrolobular. Os antídotos recomendados são antioxidantes, como vitamina C ou *N*-acetilcisteína (St Omer e McKnight, 1980). Ainda, o antagonista de receptores H_2 cimetidina, um inibidor de enzimas microssomais hepáticas, foi recomendado para inibir a formação de metabólitos tóxicos (Jackson, 1982). Sinais de toxicidade similares podem surgir com altas doses de paracetamol em cães (Hjelle e Grasser, 1986).

Cicatrização de ossos, tendões e ligamentos

Em camundongos sem COX-2, a cicatrização de fraturas é prejudicada (Zhang *et al.*, 2002). Entretanto, os papéis das PG no metabolismo ósseo são complexos – PGE_2, PGI_2 e TxA_2 primeiro estimulam a formação de osso novo pelos osteoblastos e a reabsorção pelos osteoclastos por meio de receptores EP_2 e EP_4 (Kawaguchi *et al.*, 1995). Além disso, em resposta a fragmentos particulados, a COX-2 aumentou a concentração de muitas citocinas pró-inflamatórias (TNF-alfa, IL-1beta, IL-6) e outros fatores osteotróficos. Portanto, PG estão envolvidas nas condições inflamatórias dos ossos, com liberação pelos osteoblastos após lesões (Gajraj, 2003; Gerstenfeld *et al.*, 2003).

COX-1 está presente constitutivamente em osteócitos, osteoblastos e osteoclastos, mas são os teores de mRNA de COX-2 que estão aumentados e a síntese de PGE_2 está elevada nos estágios iniciais da cicatrização óssea. Estudos em roedores demonstraram diminuição da cicatrização de fraturas em resposta a inibidores de COX não seletivos e seletivos para COX-2 (Simon *et al.*, 2002; Goodman *et al.*, 2003), efeitos reversíveis se a administração não for prolongada.

A COX-2 é estimulada apenas durante os estágios iniciais da cicatrização óssea e em muitas condições ortopédicas inflamatórias e neoplásicas, como osteossarcoma canino e humano e osteossarcoma pulmonar canino (Radi e Khan, 2005). Relatos de interferência na cicatrização óssea, tendínea e ligamentar por AINE são controversos, com alguns estudos falhando em mostrar qualquer efeito deletério. Radi e Khan (2005) concluíram que, em modelos animais, AINE retardaram a cicatrização óssea, ligamentar e tendínea, mas os efeitos foram confinados aos estágios iniciais da cicatrização, sem impacto significativo no desfecho a longo prazo. De fato, em um estudo, tanto inibidores seletivos para COX-2 quanto inibidores não seletivos melhoraram a força mecânica na fase tardia da cicatrização (Riley *et al.*, 2001). Contudo, há escassez nos dados clínicos publicados em medicina veterinária nesse campo.

Cicatrização e reparação de tecidos moles

Existe um potencial para que os AINE afetem a cicatrização de tecidos moles, dado o papel postulado de produtos de COX-2 na fase de resolução da inflamação aguda. Foram apresentados dados experimentais em camundongos, tanto a favor (Lauderkind *et al.*, 2002) quanto contra (Blomme *et al.*, 2003) o papel de COX-2 na cicatrização de lesões dérmicas. São necessários dados quanto à cicatrização de feridas relevantes para espécies de interesse veterinário.

Respiração

Um subgrupo de pacientes humanos asmáticos apresenta sinais de desconforto respiratório quando recebe ácido acetilsalicílico (e, em alguns indivíduos, também outros AINE). Isso pode decorrer do desvio do substrato, AA, para 5-LO e aumento da síntese de LT broncoconstritores.

Pele

Foram relatadas reações cutâneas ocasionais a AINE, incluindo urticária, erupções na pele e angioedema. Os mecanismos não foram esclarecidos, mas, em algumas circunstâncias, a reação de hipersensibilidade pode estar envolvida, possivelmente relacionada com o alto grau de ligação às proteínas plasmáticas.

Sistema reprodutor

Prostanoides estão envolvidos na ovulação, na fertilização e na implantação do blastocisto (Kniss, 1999), aspectos estes abordados no Capítulo 27 deste livro. Camundongos que não expressam COX-2 não ovulam, e a fertilização, a implantação e a decidualização não ocorrem de forma normal. No início da gestação, COX-2 está presente no epitélio uterino, provavelmente envolvida na implantação dos ovos, na angiogênese e no parto.

Sugeriu-se que a COX-1 medeia os estágios iniciais do trabalho de parto, envolvendo contrações uterinas e estágios iniciais de dilatação da cérvice, enquanto a COX-2, induzida por citocinas da região decídua, trofoblasto ou membranas fetais, gera prostanoides para manter as contrações miometriais e a abertura cervical que leva à expulsão fetal. Estudos experimentais indicaram o papel de PGE_2 na manutenção intrauterina da patência do ducto arterioso, e o tratamento com COXIB pós-parto resulta no seu fechamento precoce. Com base nesses papéis da COX, muitos efeitos podem ser previstos a partir da administração de AINE. Nesses testes, COX-2 é a principal isoforma e PG formadas incluem $PGF_{2\alpha}$, PGE_2 e PGD_2. Os efeitos dos AINE sobre a função testicular não foram extensivamente estudados.

Sistema nervoso

COX-2 está presente constitutivamente, sobretudo em neonatos, corpos de células neuronais e dendritos em muitos sítios cerebrais. Centralmente, PG estão envolvidas na regulação da temperatura corporal, na hiperalgesia e no desenvolvimento neuronal. PG não são neurotransmissores, mas modulam a transmissão nervosa. Diante desses papéis da COX em funções do SNC, talvez seja surpreendente que tão poucas reações adversas centrais sejam associadas ao uso de AINE.

USO TERAPÊUTICO DE AINE

No decorrer das duas últimas décadas, o número de AINE aprovados por entidades regulatórias aumentou significativamente, o que coincidiu com o aumento considerável na extensão do uso, estimulado pelo reconhecimento da ampla gama de circunstâncias nas quais o controle da inflamação e da dor é desejável para fins médicos, de bem-estar e econômicos. Os produtos estão disponíveis tanto em formulações orais (comprimidos ou líquidos) quanto parenterais. Para alguns fármacos, o tratamento pode ser mantido por muitos meses, e, quase invariavelmente, o intervalo entre as doses é de 24 h. A principal exceção é o mavacoxib, administrado por via oral com intervalo de 14 dias entre a primeira e a segunda doses e em intervalos de 28 dias a até 6 meses. Esse esquema terapêutico deve melhorar a conformidade do esquema terapêutico pelos proprietários. As consequências possíveis de picos diários e diminuições da concentração (maioria dos AINE) em comparação à inibição permanente de COX-2 por todo o período de intervalo entre doses (mavacoxib) já foram discutidas (Lees *et al.*, 2015).

Dor aguda e inflamação

Em animais, a presença de dor e sua intensidade podem ser difíceis de reconhecer e quantificar. Ainda assim, sabe-se hoje que os animais "sentem" dor (fisiológica) e que se deve assumir que também "sofrem" (psicológica) de dor como os seres humanos. Portanto, foram empregados índices de dor/claudicação tanto subjetivos (p. ex., escores semiquantitativos e escalas visuais análoga) quanto objetivos (placa de força) (Flecknell e Waterman-Pearson, 2000; Holton *et al.*, 1998; Lipscomb *et al.*, 2002). Atualmente, o uso de AINE está disseminado para todas as principais espécies veterinárias: (i) no período perioperatório; (ii) para tratar trauma agudo (p. ex., em casos de atropelamento e lesões esportivas em equinos e cães); (iii) para uma gama de alterações musculoesqueléticas crônicas; e (iv) para tratar dor grave associada à cólica em equinos (Balmer *et al.*, 1998; Lascelles *et al.*, 1995, 1998; Welsh *et al.*, 1997; Robertson, 2005). Na segunda condição, AINE podem mascarar os sinais de cólica, de maneira que se deve fazer o diagnóstico da causa subjacente antes da administração. AINE são usados extensivamente para controlar dor aguda associada a condições cirúrgicas e clínicas (Tabela 20.18).

Para o controle de dor pós-operatória, os AINE podem ser tão efetivos quanto os opioides (Lascelles *et al.*, 2007); entretanto, os primeiros geralmente têm curso de ação mais longo, não apresentam reações adversas de depressão/dependência do sistema nervoso central dos opioides e estão sujeitos a menos restrições legais. Portanto, são comumente usados como alternativa aos opioides para ampliar a duração da analgesia iniciada por opioides. A analgesia preemptiva com ambas as classes de fármacos (com frequência em combinação com abordagem multimodal) foi amplamente defendida (Welsh *et al.*, 1997). Ela envolve a administração pré ou logo no início do período operatório, tanto para melhorar as condições cirúrgicas quanto para controlar a dor pós-operatória (Lascelles *et al.*, 1998). Os AINE usados de maneira preemptiva incluem carprofeno, meloxicam, ácido tolfenâmico e COXIB. O conceito de preemptivo deriva de estudos experimentais em roedores, mas seu benefício para AINE em pacientes veterinários não é tão claro, embora seja bem apoiado por um estudo (Lascelles *et al.*, 1998). O uso de AINE no período perioperatório pode apresentar vantagens adicionais na redução do aumento de volume edematoso, evitando, assim, a deiscência da sutura. Contudo, doses antiedematosas podem ser maiores que as necessárias para analgesia.

Existe uma preocupação de que a administração de AINE antes da recuperação da anestesia possa ser associada à baixa incidência – mas que representa risco de vida – de falência renal aguda (ver seção *Toxicidade renal*). Dos agentes em uso na medicina veterinária, carprofeno, meloxicam e COXIB podem ser os agentes de eleição para uso pré e intraoperatório. Nos ensaios clínicos em cães em doses recomendadas, analgesia com firocoxib foi igual ou maior que aquela para carprofeno ou etodolaco. Para controle da dor e inflamação associadas tanto a tecidos moles quanto a cirurgia ortopédica, o robenacoxib não foi inferior ao meloxicam, além de ter apresentado boa tolerabilidade em cães (Gruet *et al.*, 2011, 2013). Para o controle de dor pós-operatória, robenacoxib foi superior ao placebo (King *et al.*, 2012) e ao meloxicam, principalmente em cirurgias de tecidos moles (Kamata *et al.*, 2012). Para tratamento de dor e inflamação associadas a distúrbios musculoesqueléticos em gatos, o robenacoxib não foi inferior nem superior ao cetoprofeno na dependência do ponto-final monitorado, e ambos os fármacos apresentaram boa tolerabilidade (Giraudel *et al.*, 2010; Sano *et al.*, 2012).

Dor crônica

Os AINE são usados para tratar dor crônica, associada, por exemplo, a artrite e câncer. Em equinos e cães, OA é a indicação mais comum para esses medicamentos com o objetivo de controlar recidivas ou para tratamento contínuo (Sanderson *et al.*, 2009; Innes *et al.*, 2010). Benefícios potenciais compreendem redução da dor, melhora da mobilidade e estabilidade articular, redução da atrofia muscular e, possivelmente, diminuição da taxa de progressão da doença. Muitos mediadores estão envolvidos em condições articulares, levando a inflamação e aumento da angiogênese da membrana sinovial. A inflamação é particularmente aguda na artrite reumatoide canina, quando comparada a OA, e, nesta condição, a inflamação aguda representa um componente mais proeminente em cães que em equinos. Assim, alguns autores preferem o termo "doença articular degenerativa" (DAD) em equinos.

As características que definem OA são dor, rigidez, restrição do movimento, catabolismo da cartilagem e, em casos avançados, erosão do osso subcondral (Innes *et al.*, 2010). O catabolismo da cartilagem envolve perda de matriz de proteoglicanos conforme a degradação excede a neossíntese. Os papéis da COX-2 na OA não foram completamente elucidados, mas a enzima é estimulada e as concentrações de PGE_2 no líquido sinovial são aumentadas na doença articular inflamatória, porém não na DAD em equinos (May *et al.*, 1992). Ainda assim, é provável que a PGE_2 esteja envolvida na dor da OA, além de suprimir a proliferação de condrócitos e aumentar a liberação de IL1-beta (catabólico para a cartilagem) e inibir a síntese de agrecano pelo condrócito, podendo contribuir, portanto, para a perda da matriz cartilaginosa.

O carprofeno aumenta a incorporação de SO_4 para estimular a síntese de proteoglicanos por condrócitos equinos e explantes de cartilagem em cultura, bem como converter a supressão da síntese de proteoglicanos induzida pela IL-1 pelos condrócitos equinos (Armstrong e Lees, 1999b, 2002; Frean *et al.*, 1999). Ainda, exerce ação similar em condrócitos caninos (Benton *et al.*, 1997). Não foi esclarecido se tais ações *in vitro* apresentam significância em pacientes clínicos. Entretanto, uma ação do carprofeno que modifica a doença foi demonstrada em cães no modelo Pond-Nuki de OA (Pelletier *et al.*, 2000).

Com frequência, a avaliação pré-clínica de doses analgésicas de AINE para dor articular é obtida usando modelos que causam dor intensa, mas transitória, como sinovite induzida por cristais de urato (Millis *et al.*, 2002; Toutain *et al.*, 2001b). Embora os modelos sejam diferentes da OA clínica, podem fornecer o principal desafio para a eficácia analgésica e, portanto, justificar a seleção da dose para o tratamento de OA. Toutain *et al.* (2001a,b) validaram cuidadosamente esses modelos, comparando-os a (i) dados para inibição de COX em ensaios em sangue total e (ii) contra um modelo de artrite induzida pelo adjuvante de Freund em cães.

Muitos ensaios clínicos controlados e randomizados foram realizados para comparar COXIB com fármacos mais antigos em cães com OA para eficácia e tolerância. Como as autoridades regulatórias exigem, para propósitos de liberação, a demonstração da não inferioridade quando comparado a um fármaco licenciado, esse foi o desfecho geral para eficácia (com indicação ocasional de superioridade), enquanto perfis de segurança/tolerância foram iguais ou superiores a produtos comparados. Tais achados foram mostrados para: firocoxib em comparação com carprofeno ou etodolaco; mavacoxib em comparação com carprofeno ou meloxicam (Payne-Johnson *et al.*, 2015; Walton *et al.*, 2014); e robenacoxib comparado a carprofeno (Edamura *et al.*, 2012; Reymond *et al.*, 2012). Bennett *et al.* (2013) relataram diminuição da claudicação em cães com OA somada à redução na concentração de proteína C reativa no líquido

Tabela 20.18 Condições capazes de causar dor grave para as quais se deve considerar o uso de AINE.

Condições cirúrgicas	Condições clínicas
Cirurgia ortopédica	Tumores ósseos
Cirurgia aural	Lesões discais
Cirurgia oral	Otite externa
Cirurgia anal	Várias condições oftalmológicas
Cirurgia no abdome superior	Pancreatite
Oniquectomia	Dermatite úmida aguda
	Cólica equina

sinovial em resposta ao robenacoxib. AINE são usados para tratar algumas doenças imunológicas, como lúpus sistêmico ou artrite reumatoide, nas quais podem estimular células T supressoras na sua ação contra células T auxiliadoras e células B produtoras de autoanticorpos.

Antipirese

Os AINE reduzem a temperatura corporal quando há febre associada a infecções microbianas. E, embora a extensão desse benefício não tenha sido esclarecida, a experiência em seres humanos sugere melhora na sensação de bem-estar. Em animais, a ação antipirética dos AINE é capaz de encorajar um retorno mais precoce à ingestão normal de água e alimentos e, portanto, auxiliar na recuperação, quando usados concomitantemente com fármacos antimicrobianos. A dipirona é empregada apenas por suas propriedades antipiréticas, mas foi amplamente substituída por fármacos mais seguros – toxicidade de medula óssea representa uma preocupação potencial com esse fármaco.

Ações anti-hemostáticas do ácido acetilsalicílico

Em regimes terapêuticos recomendados clinicamente, os AINE – até onde se sabe – não aumentam acentuadamente o tempo de sangramento, embora haja relatos anedóticos da ocorrência de prolongamento com alguns fármacos. Entretanto, a ação do ácido acetilsalicílico sobre os mecanismos hemostáticos é única, uma vez que existem acetilação covalente da COX-1 e inibição irreversível dela. Portanto, o ácido acetilsalicílico é o AINE de escolha como fármaco antitrombótico, por exemplo, na profilaxia de embolismo aórtico em gatos, em gatos com cardiomiopatia hipertrófica para reduzir o potencial para formação de trombos e quando do diagnóstico de trombo em sela da aorta ou artérias ilíacas. Em cães com glomerulonefrite proteinúrica, dose baixa de ácido acetilsalicílico foi recomendada para prevenção de complicações tromboembólicas. A ação antitrombótica desse medicamento também pode ter valor em equinos, em condições como laminite, doença do navicular e coagulação intravascular disseminada, embora faltem estudos definitivos a respeito.

Câncer

Estudos epidemiológicos em pacientes humanos que receberam tratamento a longo prazo com AINE indicaram efeito benéfico potencial contra câncer de cólon. A superexpressão de COX-2 nas células epiteliais do cólon causa resistência à apoptose e promoção do crescimento tumoral por meio da estimulação da produção de fatores de crescimento e angiogênese; ainda, o tecido tumoral no cólon aumentou a concentração de PGE_2. Um mecanismo possível da ação pró-cancerosa de PGE_2 reside na transativação do receptor do fator de crescimento epidérmico, promovendo crescimento de pólipos e tumores no cólon (Pai *et al.*, 2002). Células de câncer de cólon (adenomas e adenocarcinomas) apresentam aumento de expressão de COX-2 e diminuição de COX-1 no nível de mRNA e proteínas, em comparação a células epiteliais normais do cólon, o que levou ao estabelecimento de um papel terapêutico para inibidores de COX-2 para prevenção, tratamento e ação paliativa em determinados cânceres. Em cães, as concentrações de PGE_2 aumentaram no tecido do osteossarcoma, em relação ao osso normal (Mohammed *et al.*, 2001). Além disso, a estimulação da COX-2 ocorre nos tumores colorretais e pólipos em cães, carcinomas de células de transição da bexiga e osteossarcomas caninos (Mullins *et al.*, 2004).

AINE podem reduzir o número de células em muitos tipos de câncer, além de terem sido mostrados mecanismos de ação possíveis em estudos que demonstram que induzem diretamente a apoptose em células neoplásicas e inibem a angiogênese. Clinicamente, nos carcinomas prostáticos caninos, carprofeno e meloxicam aumentaram a mediana do tempo de sobrevivência, e piroxicam, meloxicam, deracoxibe e firocoxib foram usados para o tratamento de tumores de células de transição em cães; Knapp *et al.* (1992) relataram a redução no tamanho do tumor com piroxicam. Em cães com pólipos retais, o piroxicam reduziu o tamanho do pólipo e suprimiu os sinais clínicos (Knottenbelt *et al.*, 2000). Pang *et al.* (2014a) identificaram efeitos antiproliferativos e pró-apoptóticos do mavacoxib em linhagens de células tumorais caninas e em células-tronco tumorais *in vitro*, além de ter demonstrado o papel de COX-2 na deflagração do osteossarcoma (Pang *et al.*, 2014b). Ainda, Wolfsberger *et al.* (2006) relataram que meloxicam em baixas concentrações (1 a 10 µM) *aumentou* o número de células de osteossarcoma canino D-17 *in vitro* após exposição por 3 dias, enquanto concentrações altas (100 e 200 µM) exerceram efeito antiproliferativo acentuado. Deve-se notar que as concentrações séricas máximas de meloxicam em cães após doses terapêuticas são 1,3 µM (dose oral) e 2,1 µM (injeção subcutânea), e a maior parte do fármaco é ligada à proteína (Busch *et al.*, 1998).

Em humanos, dose baixa de ácido acetilsalicílico (81 mg/dia), mas não doses maiores (325 mg/dia), reduziu a ocorrência de adenomas em câncer de cólon (Baron *et al.*, 2003), ainda que, em outro estudo, a dose de 325 mg desse medicamento tenha suprimido os adenomas (Sandler *et al.*, 2003). Não é provável que a dose alta nem a dose baixa produzam inibição significativa e persistente de COX-2, enquanto as ações inibitórias antiplaquetárias de COX-1 são exercidas tanto em doses menores quanto maiores. Ademais, muitas evidências correlacionam as plaquetas à disseminação do câncer. Ainda assim, dose baixa de ácido acetilsalicílico (82 mg) reduz a síntese de prostanoides no cólon em mais de 50%, e a dose diária maior (650 mg) não produziu inibição maior (Krishnan *et al.*, 2001; Sample *et al.*, 2002). Os efeitos antiproliferativos de inibidores de COX foram descritos em linhagens celulares negativas para COX, de maneira que mecanismos de ação não COX são possíveis (Waskewich *et al.*, 2002; Wick *et al.*, 2002).

Mastite, metrite e endotoxemia

E. coli (aguda e hiperaguda) representa a principal preocupação de bem-estar e fonte de perda econômica por mastite na indústria leiteira, abrangendo diminuição da produção de leite, custos de tratamento, descarte do leite produzido e mortalidade. Assim como a inflamação nos quartos afetados, sinais sistêmicos incluem depressão, febre, taquicardia, neutropenia e inibição da motilidade rumino-reticular. Endotoxina causa a liberação ou síntese *de novo* de muitos mediadores inflamatórios, e a endotoxemia pode ser considerada uma condição inflamatória aguda do sistema circulatório. O choque endotóxico pode ser associado a muitas doenças além da mastite, incluindo cólica equina, metrite e peritonite séptica. Muitos relatos na década de 1980 indicaram o papel terapêutico da fenilbutazona e do flunixino na endotoxemia equina (Moore, 1986; Moore *et al.*, 1986) e para choque séptico em cães (Hardie *et al.*, 1983). Os AINE devem ser administrados tão logo seja possível após o início dessas condições com outros tratamentos de suporte.

Para o tratamento de mastite aguda e endotoxemia, AINE administrados sistemicamente são usados como adjuntos aos fármacos antimicrobianos. Por exemplo, respostas ao tratamento com carprofeno incluem diminuição da temperatura retal, restauração da motilidade rumino-reticular e normalização mais rápida do escore de gravidade clínica em um modelo de mastite por *E. coli* (Vangroenweghe *et al.*, 2005). Esses achados confirmam os relatos de trabalhos anteriores para flunixino (Anderson *et al.*, 1986a,b; Lohuis *et al.*, 1989; Ziv e Longo, 1991), flurbiprofeno (Lohuis *et al.*, 1989; Vandeputte-Van Messom *et al.*, 1987), indometacina (Burvenich e Peeters, 1982), cetoprofeno (Shpigel *et al.*, 1994), fenilbutazona (Shpigel *et al.*, 1996), dipirona (Shpigel *et al.*, 1996) e meloxicam (Banting *et al.*, 2000). Além das respostas clínicas benéficas, Anderson *et al.* (1986b) relataram redução da concentração de PGE$_2$ e TxA$_2$ no úbere em resposta ao flunixino; aumento das concentrações de IgG1 e IgM no soro lácteo também foram obtidos. Uma vez que os efeitos das endotoxinas são mediados por COX, é provável que ambas as isoformas sejam implicadas. Portanto, um inibidor não seletivo de COX pode constituir a escolha terapêutica mais racional.

AINE administrados sistemicamente podem ser menos benéficos em casos de mastite branda a crônica. Ao examinarem a influência de fenilbutazona e flunixino em casos de mastite subclínica crônica, Pyorala *et al.* (1988) identificaram que nenhum dos fármacos influenciou o crescimento bacteriano, a contagem de células somáticas ou os marcadores inflamatórios. Entretanto, Fitzpatrick (1998) relatou que a alodinia foi abolida por uma dose única intravenosa de flunixino. Mais pesquisas são necessárias para estabelecer regimes terapêuticos ótimos para condições inflamatórias em bovinos. Alguns estudos não mostraram efeito benéfico dos AINE em distúrbios reprodutivos, como retenção de placenta e endometrite pós-parto (Konigsson *et al.*, 2001). Entretanto, flunixino reduziu a incidência de pirexia em vacas com metrite aguda ou subaguda (Amiridis *et al.*, 2001). A involução uterina e o início do estro ocorreram mais precocemente em vacas que receberam flunixino. Deve-se notar que o tempo de carência do flunixino deve ser estendido além das recomendações da bula quando administrado a vacas com mastite clínica grave (Kissel *et al.*, 2015).

Doenças respiratórias

Infecções pulmonares agudas e que representam potencialmente risco de morte ocorrem nas pneumonias em bezerros e leitões, com etiologia viral, bacteriana ou mista. Modelos de doenças e/ou ensaios clínicos indicaram resposta positiva ao tratamento com AINE, como o fato de o flunixino ter reduzido o escore de consolidação pulmonar em bezerros infectados pelo vírus PI-3 (Selman *et al.*, 1984). Entretanto, outros achados foram conflitantes.

Os efeitos do flunixino nas lesões pulmonares nos achados *post-mortem* (refletindo a ação antiedematosa) e sinais clínicos no modelo de pasteurelose bovina experimental foram investigados por Selman (1988). Benefícios foram aparentes quando usados em combinação com oxitetraciclina. Anderson (1988) investigou um produto com flunixino/oxitetraciclina em comparação a apenas oxitetraciclina em casos de pneumonia a campo. Diminuição na tosse, retorno à ingestão normal de alimentos e ganho de peso foram maiores com o produto que continha a combinação, além de ter havido menos recidivas.

Outros AINE foram usados como agentes auxiliares com antibióticos no tratamento de pneumonia em bezerros e/ou leitões, porém nem todos os estudos demonstraram benefícios claros desses medicamentos e não se estabeleceu o

mecanismo de qualquer ação benéfica. Pode-se especular que a ação anti-inflamatória pode reduzir o edema pulmonar e melhorar a função pulmonar e a troca gasosa, enquanto a ação antipirética é capaz de melhorar o estado clínico, de maneira que os animais comecem a ingerir alimentos e água. Uma vez que os bovinos utilizam principalmente a respiração para regulação da temperatura, ela pode ser prejudicada por infecções que causam pirexia e, portanto, se beneficiem das ações antipiréticas dos AINE. A ação analgésica dos AINE também pode contribuir para a melhora do estado clínico. Uma vez que os AINE induzem apoptose, isso pode minimizar a liberação de mediadores inflamatórios nos pulmões, que ocorre quando os leucócitos são destruídos por vírus e bactérias. Carprofeno, flunixino, cetoprofeno, ácido tolfenâmico e meloxicam apresentam autorização para uso no tratamento de pneumonia em bezerros e/ou leitões.

A ingestão de 3-methilindol em bovinos causa intoxicação química (febre da neblina), caracterizada por sinais de distúrbio respiratório, congestão pulmonar, edema e enfisema intersticial. O flunixino reduziu a frequência respiratória e a extensão das lesões pulmonares, avaliadas pelos exames patológico e histopatológico, reduzindo o grau e a gravidade da hiperplasia epitelial alveolar (Selman, 1988).

Diarreia em bezerros e leitões

As infecções do trato GI em bezerros e leitões jovens são associadas à alta morbidade e, na ausência de tratamento efetivo, à eventual mortalidade. Estudos iniciais sugeriram possíveis benefícios do tratamento com ácido acetilsalicílico. Jones *et al.* (1977) descreveram o benefício do tratamento com flunixino em suprimir a inflamação, reduzir a perda de líquido nas fezes e reduzir a morbidade e mortalidade na diarreia de bezerros. O meloxicam é licenciado para uso em bezerros em combinação com fármacos antimicrobianos.

Uso oftálmico

AINE são usados para tratar condições como ceratite e esclerite por aplicação tópica, contudo não inibem a reepitelização da córnea. Flunixino, fenilbutazona e firocoxib foram usados por via sistêmica no tratamento de ceratouveíte não ulcerativa e ulceração de córnea em equinos. Ácido acetilsalicílico e flunixino podem ter valor na cirurgia intraocular para minimizar o aumento pós-operatório da concentração de proteína no humor aquoso.

Doenças neurodegenerativas

COX-2 é estimulada no hipocampo e no córtex em pacientes humanos com demência. As PG reduzem a função neuronal e aceleram a neurodegeneração em pacientes com doença de Alzheimer (Hwang *et al.*, 2002). Estudos epidemiológicos em humanos indicaram redução na incidência de doença de Alzheimer em pessoas que receberam AINE antes do início dos sintomas neurológicos e no tratamento a longo prazo com AINE (Launer, 2003). Isso pode ser relacionado às suas propriedades anti-inflamatórias – células inflamatórias que contêm COX-2 estão presentes na vizinhança das placas de amiloide-beta. Entretanto, não houve retardo no declínio cognitivo em pacientes com doença de Alzheimer branda a moderada que receberam rofecoxibe e naproxeno no decorrer de 12 meses (Aisen *et al.*, 2003). Stewart *et al.* (1997) relataram risco relativo de 0,4 e 0,65 para pacientes que receberam AINE por mais que e menos que 2 anos, respectivamente. Entretanto, para o paracetamol, o risco relativo foi de 1,35. O mecanismo de ação dos AINE não foi esclarecido e não envolve necessariamente a inibição de COX.

REFERÊNCIAS BIBLIOGRÁFICAS

Aisen PS, Schafer KA, Grundman M, Pfeiffer E, Sano M, Davis KL, Farlow MR, Jin S, Thomas RG, Thal LJ. (2003). Effects of rofecoxib or naproxen vs placebo on Alzheimer disease progression: a randomised controlled trial. Alzheimer's Disease Cooperative Study. *J Am Med Assoc.* **289**, 2819–2826.

Amiridis GS, Leontides L, Tassos E, Kostoulas P, Fthenakis GC. (2001). Flunixin meglumine accelerates uterine involution and shortens the calving-to-first-oestrus interval in cows with puerperal metritis. *J Vet Pharmacol Ther.* **24**, 365–367.

Anderson D. (1988). Clinical use of flunixin. *Br Vet J.* (Suppl.) **1**, 7–8.

Anderson KL, Smith AR, Shanks RD, Davis LE, Gustafsson BK. (1986a). Efficacy of flunixin meglumine for the treatment of endotoxin-induced bovine mastitis. *Am J Vet Res.* **47**, 1366–1372.

Anderson KL, Smith AR, Shanks RD, Whitmore HL, Davis LE, Gustafsson BK. (1986b). Endotoxin-induced bovine mastitis: immunoglobulins, phagocytosis and effect of flunixin meglumine. *Am J Vet Res.* **47**, 2405–2410.

Argentieri DC, Ritchie DM, Ferro MP, Kirchner T, Wachter MP, Anderson DW, Rosenthale ME, Capetola RJ. (1994). Tepoxalin: A dual cyclooxygenase/ 5-lipoxygenase inhibitor of arachidonic acid metabolism with potent anti-inflammatory activity and a favourable gastrointestinal profile. *J Pharmacol Exp Ther.* **271**, 1399–1408.

Ariens EJ. (1985). Stereochemistry, a basis for sophisticated nonsense in pharmacokinetics and clinical pharmacology. *Eur J Clin Pharmacol.* **26**, 663–668.

Arifah KA, Lees P. (2002). Pharmacodynamics and pharmacokinetics of phenylbutazone in calves. *J Vet Pharmacol Ther.* **25**, 299–309.

Armstrong S, Lees P. (1999b). Effects of R and S enantiomers and a racemic mixture of carprofen on the production and release of proteoglycan and prostaglandin E_2 from equine chondrocytes and cartilage explants. *Am J Vet Res.* **60**, 98–104.

Armstrong S, Lees P. (2002). Effects of carprofen (R and S enantiomers and racemate) on the production of IL-1, IL-6 and TNF-α by equine chondrocytes and synoviocytes. *J Vet Pharmacol Ther.* **25**, 145–153.

Armstrong S, Tricklebank P, Lake A, Frean S, Lees P. (1999a). Pharmacokinetics of carprofen enantiomers in equine plasma and synovial fluid —A comparison with ketoprofen. *J Vet Pharmacol Ther.* **22**, 196–201.

Aronoff DM, Oates JA, Boutaud O. (2005). New insights into the mechanism of action of acetaminophen: its clinical pharmacologic characteristics reflect its inhibition of the two prostaglandin H2 synthases. *Clin Pharmacol Ther.* **79**, 9–19.

Authie EC, Garcia P, Popot MA, Toutain PL, Doucet M. (2010). Effect of an endurance-like exercise on the disposition and detection time of phenylbutazone and dexamethasone in the horse: application to medication control. *Equine Vet J.* **42**, 240–247.

Baert K, De Backer P. (2003). Comparative pharmacokinetics of three non-steroidal anti-inflammatory drugs in five bird species. *Comp Biochem Physiol Part C.* **134**, 25–33.

Balmer TV, Irvine D, Jones RS, Roberts MJ, Slingsby L, Taylor PM, Waterman AE, Waters C. (1998). Comparison of carprofen and pethidine as postoperative analgesics in the cat. *J Small Anim Pract.* **39**, 158–164.

Banting A, Schmidt H, Banting S. (2000). Efficacy of meloxicam in lactating cows with E coli endotoxin induced acute mastitis. Abstract E4. In *Proc 8th Int Congr EAVPT, Jerusalem, Israel.* Oxford, UK, Blackwell Scientific Publications.

Baron JA, Cole BF, Sandler RS, Haile RW, Ahnen D, Bresalier R, McKeown-Eyssen G, Summers RW, Rothstein R, Burke CA, Snover DC, Church TR, Allen JI, Beach M, Beck GJ, Bond JH, Byers T, Greenberg ER, Mandel JS, Marcon N, Mott LA, Pearson L, Saibil F, van Stolk RU. (2003). A randomised trial of aspirin to prevent colorectal adenomas. *N Engl J Med.* **348**, 891–899.

Bataar D, Jones MK, Pai R, Kawanaka H, Szabo IL, Moon WS, Kitano S, Tarnawski AS. (2002). Selective cyclooxygenase-2 blocker delays healing of esophageal ulcers in rats and inhibits ulceration-triggered c-Met/hepatocyte growth factor receptor induction and extracellular signal-regulated kinase 2 activation. *Am J Pathol.* **160**, 963–972.

Bennett D, Eckersall PD, Waterston M, Marchetti V, Rota A, McCulloch E, Sbrana S. (2013). The effect of robenacoxib on the concentration of C-reactive protein in synovial fluid from dogs with osteoarthritis. *BMC Vet Res* **9**, 42–53.

Benton HP, Vasseur PB, Broderick-Villa GA, Koolpe M. (1997). Effect of carprofen on sulphated glycosaminoglycan metabolism, protein synthesis and prostaglandin release by cultured osteoarthritic canine chondrocytes. *Am J Vet Res.* **58**, 286–292.

Bergh MS, Budsberg SC. (2005). The coxib NSAIDs: potential clinical and pharmacological importance in veterinary medicine. *J Vet Intern Med.* **19**, 633–643.

Bertolini A, Ottani A, Sandrini M. (2001). Dual acting anti-inflammatory drugs: a reappraisal. *Pharmacol Res.* **44**, 437–450.

Blomme EA, Chinn KS, Hardy MM, Casler JJ, Kim SH, Opsahl AC, Hall WA, Trajkovic D, Khan KN, Tripp CS. (2003). Selective cyclooxygenase-2 inhibition does not affect the healing of cutaneous full-thickness incisional wounds in SKH-1 mice. *Br J Dermatol.* **148**, 211–223.

Bostrom IM, Nyman G, Hoppe A, Lord P. (2006). Effects of meloxicam on renal function in dogs with hypotension during anaesthesia. *Vet Anaesth Analg.* **33**, 62–69.

Brandt KD. (1991). The mechanism of action of nonsteroidal anti-inflammatory drugs. *J Clin Pharmacol.* **28**, 512–517.

Brideau C, Van Staden C, Chung C. (2001). In vitro effects of cyclooxygenase inhibitors in whole blood of horses, dogs and cats. *Am J Vet Res.* **62**, 1755–1760.

Brune K, Geisslinger G, Menzel-Soglowek S. (1992). Pure Enantiomers of 2-arylpropionic acids: Tools in pain research and improved drugs in rheumatology. *J Clin Pharmacol.* **32**, 944–952.

Bryant CE, Farnfield BA, Janicke HJ. (2003). Evaluation of the ability of carprofen and flunixin meglumine to inhibit activation of nuclear factor kappa B. *Am J Vet Res.* **64**, 211–215.

Budsberg SC. (2009). Nonsteroidal antinflammatory drugs. In Gaynor JS, Muir WW (eds.), *Handbook of Veterinary Pain Management*, 2nd edn. St. Louis, Mosby Elsevier. 183–209.

Burvenich C, Peeters G. (1982). Effect of prostaglandin synthetase inhibitors on mammary blood flow during experimentally induced mastitis in lactating goats. *Arch Int Pharmacodyn Ther.* **258**, 128–137.

Busch U, Schmid J, Heinzel G, Schmaus H, Baierl J, Huber C, Roth W. (1998). Pharmacokinetics of meloxicam in animals and the relevance to humans. *Drug Metab Dispos.* **26**, 576–584.

Carlisle CH, Penny RH, Prescott CW, Davidson HA. (1968). Toxic effects of phenylbutazone on the cat. *Br Vet J.* **124**, 560–568.

Cheng Z, McKellar QA, Nolan A, Lees P. (1996). Pharmacokinetics and pharmacodynamics of phenylbutazone and oxyphenbutazone in the donkey. *J Vet Pharmacol Ther.* **19**, 149–151.

Cheng Z, Nolan A, Monteiro A, McKellar Q. (2003). Enantioselective pharmacokinetic and cyclooxygenase inhibition of carprofen and carprofen enantiomers in sheep. *J Vet Pharmacol Ther.* **26**, 391–394.

Cox SR, Lesman SP, Boucher JF, Krautmann MJ, Hummel BD, Savides M, Marsh S, Fielder A, Stegemann MR. (2010). The pharmacokinetics of mavacoxib, a long-acting COX-2 inhibitor, in young adult laboratory dogs. *J Vet Pharmacol Ther.* **33**, 461–470.

Cox SR, Liao S, Payne-Johnson M, Zielinski RJ, Stegemann MR. (2011). Population pharmacokinetics of mavacoxib in osteoarthritic dogs. *J Vet Pharmacol Ther.* **34**, 1–11.

Dawson J, Lees P, Sedgwick AD. (1987). Actions of non-steroidal anti-inflammatory drugs on equine leucocyte movement in vitro. *J Vet Pharmacol Ther.* **10**, 150–159.

Delatour P, Foot R, Foster AP, Baggot D, Lees P. (1996). Pharmacodynamics and chiral pharmacokinetics of carprofen in calves. *Br Vet J.* **152**, 183–198.

Dinchuk JE, Car BD, Focht RJ, Johnston JJ, Jaffee BD, Covington MB, Contel NR, Eng VM, Collins RJ, Czerniak PM, Gorry SA, Trzaskos JM.

(1995). Renal abnormalities and an altered inflammatory response in mice lacking cyclooxygenase II. *Nature*. **378**, 406–409.

Dolan S, Nolan AM. (2000). Behavioural evidence supporting a differential role for group I and II metabotropic glutamate receptors in spinal nociceptive transmission. *Neuropharmacology*. **39**, 1132–1138.

Edamura K, King JN, Seewald W, Sakakibara N, Okumura M. (2012). Comparison of oral robenacoxib and carprofen for the treatment of osteoarthritis in dogs: a randomized clinical trial. *J Vet Med Sci*. **74**, 1121–1131.

Eltom SE, Guard CH, Schwark W. (1993). The effect of age on phenylbutazone pharmacokinetics, metabolism and protein binding in goats. *J Vet Pharmacol Ther*. **16**, 141–151.

Ferreira SH. (1983). Prostaglandins: peripheral and central analgesia. In Bonica JJ, Lindblom U, Iggo A (eds), *Advances in Pain Research and Therapy*, Vol. 5. New York, Raven Press.

Fink M, Letellier I, Peyrou M, Mochel JP, Jung M, King JN, Gruet P, Giraudel JM. (2013). Population pharmacokinetic analysis of blood concentrations of robenacoxib in dogs with osteoarthritis. *Res Vet Sci*. **95**, 580–587.

Fitzpatrick J. (1998). Personal communication. Flecknell PA, Waterman-Pearson A. (2000). *Pain Management in Animals*. London, W B Saunders. Forsyth SF, Guilford WG, Pfeiffer DU. (2000). Effect of NSAID administration on creatinine clearance in healthy dogs undergoing anaesthesia and surgery. *J Small Anim Prac*. **41**, 547–550.

Fosse TK, Toutain PL, Spadavecchia C, Haga HA, Horsberg TE, Ranheim B. (2011). Ketoprofen in piglets: enantioselective pharmacokinetics, pharmacodynamics and PK/PD modelling. *J Vet Pharmacol Ther*. **34**, 338–349.

Frean SP, Abraham LA, Lees P. (1999). In vitro stimulation of equine articular cartilage proteoglycan synthesis by hyaluronan and carprofen. *Res Vet Sci*. **67**, 181–188.

Gajraj NM. (2003). The effect of cyclooxygenase-2 inhibitors on bone healing. *Reg Anesth Pain Med*. **28**, 456–465.

Gerstenfeld LC, Cullinane DM, Barnes GL, Graves DT, Einhorn TA. (2003). Fracture healing as a post-natal developmental process: molecular, spatial, and temporal aspects of its regulation. *J Cell Biochem*. **88**, 873–884.

Gierse MS, State NR, Casperson GF, Koboldt CM, Trigg JS, Reitz BA, Pierce JL, Seibert K. (2002). Cloning, expression and selective inhibition of canine cyclooxygenase-1 and cyclooxygenase-2. *Vet Ther*. **3**, 270–280.

Gilroy DW, Colville-Nash PR, Willis D, Chivers J, Paul-Clark MJ, Willoughby DA. (1999). Inducible cyclooxygenase may have anti-inflammatory properties. *Nat Med*. **6**, 698–701.

Gilroy DW, Tomlinson A, Willoughby DA. (1998). Differential effects of inhibition of isoforms of cyclooxygenase (COX-1, COX-2) in chronic inflammation. *Inflamm Res*. **47**, 79–85.

Giraudel JM, Diquelou A, Laroute V, Lees P, Toutain PL. (2005b). Pharmacokinetic/pharmacodynamic modelling of NSAIDs in a model of reversible inflammation in the cat. *Br J Pharmacol*. **146**, 642–653.

Giraudel JM, Gruet P, Alexander DG, Seewald W, King JN. (2010). Evaluation of orally administered robenacoxib versus ketoprofen for treatment of acute pain and inflammation associated with musculoskeletal disorders in cats. *Am J Vet Res*. **71**, 710–719.

Giraudel JM, King JN, Jeunesse EC, Lees P, Toutain PL. (2009). Use of a pharmacokinetic/pharmacodynamics approach in the cat to determine a dosage regimen for the COX-2 selective drug robenacoxib. *J Vet Pharmacol Ther*. **32**, 18–30.

Giraudel JM, Toutain PL, King JN, Lees P. (2009). Differential inhibition of cyclooxygenase isoenzymes in the cat by the NSAID robenacoxib. *J Vet Pharmacol Ther*. **32**, 31–40.

Giraudel JM, Toutain PL, Lees P. (2005a). Development of in vitro assays for the evaluation of cyclooxygenase inhibitors and application for predicting the selectivity of NSAIDs in the cat. *Am J Vet Res*. **66**, 700–709.

Goldstein JL, Kivitz AJ, Verburg KM, Recker DP, Palmer RC, Kent JD. (2003). A comparison of the upper gastrointestinal mucosal effects of valdecoxib, naproxen and placebo in healthy elderly subjects. *Ailment Pharmacol Ther*. **18**, 125–132.

Goodman SB, Ma T, Genovese M, Lane Smith R. (2003). COX-2 selective inhibitors and bone. *Int J Immunopathol Pharmacol*. **16**, 201–205.

Gruet P, Seewald W, King JN. (2011). Evaluation of subcutaneous and oral administration of robenacoxib and meloxicam for the treatment of acute pain and inflammation associated with orthopedic surgery in dogs. *Am J Vet Res*. **72**, 184–193.

Gruet P, Seewald W, King JN. (2013). Robenacoxib versus meloxicam for the management of pain and inflammation associated with soft tissue surgery in dogs: a randomized, non-inferiority clinical trial. *BMC Vet Res*. **9**, 92–104.

Hamilton LC, Mitchell JA, Tomlinson AM, Warner TD. (1999). Synergy between cyclo-oxygenase-2 induction and arachidonic acid supply in vivo: consequences for nonsteroidal anti-inflammatory drug efficacy. *FASEB J*. **13**, 245–251.

Hardie EM, Kolata RJ, Rawlings CA. (1983). Canine septic peritonitis: treatment with flunixin meglumine. *Circ Shock*. **11**, 159–173.

Hawkey C, Laine L, Simon T, Beaulieu A, Maldonado-Cocco J, Acevedo E, Shahane A, Quan H, Bolognese J, Mortensen E. (2000). Comparison of the effect of rofecoxib (a cyclooxygenase 2 inhibitor), ibuprofen and placebo on the gastroduodenal mucosa of patients with osteoarthritis: a randomized, double-blind, placebo-controlled trial. The Rofecoxib Osteoarthritis Endoscopy Multinational Study Group. *Arthritis Rheum*. **43**, 370–377.

Higgins AJ, Lees P, Wright JA. (1984). Tissue-cage model for the collection of inflammatory exudate in ponies. *Res Vet Sci*. **36**, 284–289.

Hjelle JJ, Grasser CF. (1986). Acetaminophen induced toxicosis in dogs and cats. *J Am Vet Med Assoc*. **188**, 742–746.

Holton LL, Scott EM, Nolan AM. (1998). Comparison of three methods used for assessment of pain in dogs. *J Am Vet Med. Assoc* **212**, 61–66.

Hwang DY, Chae KR, Kang TS, Hwang JH, Lim CH, Kang HK, Goo JS, Lee MR, Lim HJ, Min SH, Cho JY, Hong JT, Song CW, Paik SG, Cho JS, Kim YK. (2002). Alterations in behavior, amyloid beta-42, caspase-3, and Cox-2 in mutant PS2 transgenic mouse model of Alzheimer's disease. *FASEB J*. **16**, 805–813.

Innes JF, Clayton J, Lascelles BD. (2010). Review of the safety and efficacy of long-term NSAID use in the treatment of canine osteoarthritis. *Vet Rec*. **166**, 226–230.

Jackson JE. (1982). Cimetidine protects against acetaminophen toxicity. *Life Sci*. **31**, 31–35.

Jeunesse EC, Bargues IA, Toutain CE, Lacroix MZ, Letellier IM, Giraudel JM, Toutain PL. (2011). Paw inflammation model in dogs for preclinical pharmacokinetic/pharmacodynamic investigations of non-steroidal anti-inflammatory drugs. *J Pharmacol Exp Ther*. **338**, 548–558.

Jeunesse EC, Schneider M, Woehrle F, Faucher M, Lefebvre HP, Toutain PL. (2013). Pharmacokinetic/pharmacodynamic modeling for the determination of a cimicoxib dosing regimen in the dog. *BMC Vet Res*. **9**, 250–265.

Jones CJ, Streppa HK, Harmon BG, Budsberg SC. (2002). In vivo effects of meloxicam and aspirin on blood, gastric mucosal and synovial fluid prostanoid synthesis in dogs. *Am J Vet Res*. **63**, 1527–1531.

Jones EO, Hamm D, Cooley L, Bush L. (1977). Diarrhoeal diseases of the calf: observations on treatment and prevention. *NZ Vet J*. **25**, 312–16.

Jung M, Lees P, Seewald W, King JN. (2009). Analytical determination and pharmacokinetics of robenacoxib in the dog. *J Vet Pharmacol Ther*. **32**, 41–48.

Kamata M, King JN, Seewald W, Sakakibara N, Yamashita K, Nishimura R. (2012). Comparison of injectable robenacoxib versus meloxicam for peri-operative use in cats: results of a randomized clinical trial. *Vet J*. **193**, 114–118.

Kawaguchi H, Pilbeam CC, Harrison JR, Raisz LG. (1995). The role of prostaglandins in the regulation of bone metabolism. *Clin Orthop Relat Res*. **313**, 36–46.

Kawahito Y, Kondo M, Tsubouchi Y, Hashiramoto A, Bishop-Bailey D, Inoue K, Kohno M, Yamada R, Hla T, Sano H. (2000). 15-deoxy-$\Delta^{12,14}$-PGJ$_2$ induces synoviocyte apoptosis and suppresses adjuvant-induced arthritis in rats. *J Clin Invest*. **106**, 189–197.

Khwanjai V, Chuthatep S, Durongphongtorn S, Yibchok-Anun S. (2012). Evaluating the effects of 14-day oral vedaprofen and tolfenamic acid treatment on renal function, haematological and biochemical profiles in healthy cats. *J Vet Pharmacol Ther*. **35**, 13–18.

Kim TW, Vercelli C, Brigante A, Re G, Giorgi M. (2014). The pharmacokinetics and in vitro/ex vivo cyclooxygenase selectivity of parecoxib and its active metabolite valdecoxib in cats. *Vet J.* **202**, 37–42.

King JN, Arnaud JP, Goldenthal EI, Gruet P, Jung M, Seewald W, Lees P. (2010b). Robenacoxib in the dog: target species safety in relation to extent and duration of inhibition of COX-1 and COX-2. *J Vet Pharmacol Ther.* **34**, 298–311.

King JN, Hotz R, Reagan EL, Roth DR, Seewald W, Lees P. (2011). Safety of oral robenacoxib in the cat. *J Vet Pharmacol Ther.* **35**, 290–300.

King JN, Jung M, Maurer MP, Schmid VB, Seewald W, Lees P. (2013). Effects of route of administration and feeding schedule on pharmacokinetics of robenacoxib in cats. *Am J Vet Res.* **74**, 465–472.

King JN, Rudaz C, Borer L, Jung M, Seewald W, Lees P. (2010a). In vitro and ex vivo inhibition of canine cyclooxygenase isoforms by robenacoxib: a comparative study. *Res Vet Sci.* **88**, 497–506.

King S, Roberts SE, Roycroft LM, King JN. (2012). Evaluation of oral robenacoxib for the treatment of postoperative pain and inflammation in cats: results of a randomized clinical trial. *ISRN Vet Sci.* **2012**, 794148.

Kissel LW, Leavens TL, Baynes RE, Riviere JE, Smith G. (2015). Comparison of flunixin pharmacokinetics and milk elimination in healthy cows and cows with mastitis. *J Am Vet Med Assoc.* **246**, 118–125.

Knapp DW, Richardson RC, Bottoms GD, Teclaw R, Chan TC. (1992). Phase I. Trial of piroxicam in 62 dogs bearing naturally occurring tumors. *Cancer Chemother Pharmacol.* **29**, 214–218.

Kniss DA. (1999). Cyclooxygenases in reproductive medicine and biology. *J Soc Gynecol Investig.* **6**, 285–292.

Knottenbelt CM, Simpson JW, Tasker S, Ridyard AE, Chandler ML, Jamieson PM, Welsh EM. (2000). Preliminary clinical observations on the use of piroxicam in the management of rectal tubulopapillary polyps. *J Small Anim Prac.* **41**, 393–397.

Ko JCH, Miyabiyashi T, Mandsager RE, Heaton-Jones TG, Mauragis DF. (2000). Renal effects of carprofen administered to healthy dogs anesthetized with propofol and isoflurane. *J Am Vet Med Assoc.* **217**, 346–349.

Konigsson K, Gustafsson H, Gunnarsson A, Kindahl H. (2001). Clinical and bacteriological aspects on the use of oxytetracycline and flunixin in primiparous cows with induced retained placenta and post-partal endometritis. *Reprod Domest Anim.* **36**, 247–256.

Konturek SJ, Konturek PC, Brzozowski T. (2005). Prostaglandins and ulcer healing. *J Physiol Pharmacol.* **56** (Suppl. 5), 5–31.

Krishnan K, Ruffin MT, Normolle D, Shureiqi I, Burney K, Bailey J, Peters-Golden M, Rock CL, Boland CR, Brenner DE. (2001). Colonic mucosal prostaglandin E_2 and cyclooxygenase expression before and after low aspirin doses in subjects at high risk or at normal risk for colorectal cancer. *Cancer Epidemiol Biomarkers Prev.* **10**, 447–453.

Kujubu DA, Fletcher BS, Varnum BC, Lim RW, Herschman HR. (1991). TIS10, a phorbol ester tumor promoter-inducible mRNA from Swiss 3T3 cells, encodes a novel prostaglandin synthase/cyclooxygenase homologue. *J Biol Chem.* **266**, 12866–12872.

KuKanich B, Bidgood T, Knesl O. (2012). Clinical pharmacology of nonsteroidal anti inflammatory drugs in dogs. *Vet Anaes Analg.* **39**, 69–90.

Landoni MF, Cunningham FM, Lees P. (1995a). Comparative pharmacodynamics of flunixin, ketoprofen and tolfenamic acid in calves. *Vet Rec.* **137**, 428–431.

Landoni MF, Cunningham FM, Lees P. (1995b). Pharmacokinetics and pharmacodynamics of ketoprofen in calves applying PK-PD modelling. *J Vet Pharmacol Ther.* **18**, 315–324.

Landoni MF, Cunningham FM, Lees P. (1995c). Determination of pharmacokinetics and pharmacodynamics of flunixin in calves by use of pharmacokinetic/pharmacodynamic modelling. *Am J Vet Res.* **56**, 786–793.

Landoni MF, Lees P. (1995). Influence of formulation on the pharmacokinetics and bioavailability of racemic ketoprofen in horses. *J Vet Pharmacol Ther.* **18**, 446–450.

Landoni MF, Lees P. (1996). Pharmacokinetics and pharmacodynamics of ketoprofen enantiomers in the horse. *J Vet Pharmacol Ther.* **19**, 466–474.

Lanza FL, Rack MF, Simon TJ, Quan H, Bolognese JA, Hoover ME, Wilson FR, Harper SE. (1999). Specific inhibition of cyclooxygenase-2 with MK-0966 is associated with less gastroduodenal damage than either aspirin or ibuprofen. *Aliment Pharmacol Ther.* **13**, 761–767.

Larson EJ. (1963). Toxicity of low doses of aspirin in the cat. *J Am Vet Med Assoc.* **143**, 837–840.

Lascelles BD, Court MH, Hardie EM, Robertson SA. (2007). Nonsteroidal anti-inflammatory drugs in cats: a review. *Vet Anesth Analg.* **34**, 2228–2250.

Lascelles BD, Cripps PJ, Jones A, Waterman-Pearson AE. (1998). Efficacy and kinetics of carprofen, administered preoperatively or postoperatively, for the prevention of pain in dogs undergoing ovariohysterectomy. *Vet Surg.* **27**, 568–582.

Lascelles BD, Cripps P, Mirchandani S, Waterman AE. (1995). Carprofen as an analgesic for postoperative pain in cats: dose titration and assessment of efficacy in comparison to pethidine hydrochloride. *J Small Anim Pract.* **36**, 535–541.

Lascelles BD, McFarland JM, Swann H. (2005). Guidelines for safe and effective use of NSAIDs in dogs. *Vet Ther.* **6**, 237–250.

Laudederkind SJ, Thompson-Jaeger S, Goorha S, Chen Q, Fu A, Rho JY, Ballou LR, Raghow R. (2002). Both constitutive and inducible prostaglandin H synthase affect dermal wound healing in mice. *Lab Invest.* **82**, 919–927.

Launer L. (2003). Non-steroidal anti-inflammatory drug use and the risk for Alzheimer's disease: dissecting the epidemiological evidence. *Drugs.* **63**, 731–739.

Lees P, AliAbadi FS, Landoni MF. (2002). Pharmacodynamics and enantioselective pharmacokinetics of racemic carprofen in the horse. *J Vet Pharmacol Therap.* **25**, 433–448.

Lees P, Ayliffe T, Maitho TE, Taylor JB. (1988a). Pharmacokinetics, metabolism and excretion of phenylbutazone in cattle following intravenous, intramuscular and oral administration. *Res Vet Sci.* **44**, 57–67.

Lees P, Creed RF, Gerring EE, Gould PW, Humphreys DJ, Maitho TE, Michell AR, Taylor JB. (1983). Biochemical and haematological effects of recommended dosage with phenylbutazone in horses. *Equine Vet J.* **15**, 158–167.

Lees P, Delatour P, Foster AP, Foot R, Baggot D. (1996). Evaluation of carprofen in calves using a tissue cage model of inflammation. *Br Vet J.* **152**, 199–211.

Lees P, Ewins CP, Taylor JB, Sedgwick AD. (1987a). Serum thromboxane in the horse and its inhibition by aspirin, phenylbutazone and flunixin. *Br Vet J.* **143**, 462–476.

Lees P, Giraudel J, Landoni MF, Toutain PL. (2004b). PK-PD integration and PK-PD modelling of nonsteroidal anti-inflammatory drugs: principles and applications in veterinary pharmacology. *J Vet Pharmacol Ther.* **27**, 491–502.

Lees P, Higgins AJ. (1985). Clinical pharmacology and therapeutic uses of non-steroidal anti-inflammatory drugs in the horse. *Equine Vet J.* **17**, 83–96.

Lees P, Landoni MF, Armstrong S, Frean S. (2000). New insights into inflammation with particular reference to the role of COX enzymes. 8th EAVPT International Congress Proceedings. *J Vet Pharmacol Ther.* **23 (Suppl)**.

Lees P, Landoni MF, Giraudel J, Toutain PL. (2004a). Pharmacodynamics and pharmacokinetics of non-steroidal anti-inflammatory drugs in species of veterinary interest. *J Vet Pharmacol Ther.* **27**, 479–490.

Lees P, Maitho TE, Taylor JB. (1985). Pharmacokinetics of phenylbutazone in young and old ponies. *Vet Rec.* **116**, 229–32.

Lees P, Pelligand L, Elliott J, Toutain PL, Michels G, Stegemann M. (2015). Pharmacokinetics, pharmacodynamics, toxicology and therapeutics of mavacoxib in the dog: a review. *J Vet Pharmacol Ther.* **38**, 1–14.

Lees P, Taylor JB, Higgins AJ, Sedgwick AD. (1988b). In vitro and in vivo studies on the binding of phenylbutazone and related drugs to equine feeds and digesta. *Res Vet Sci.* **44**, 50–56.

Lees P, Taylor JB, Higgins AJ, Sharma SC. (1986). Phenylbutazone and oxyphenbutazone distribution into tissue fluids in the horse. *J Vet Pharm Ther.* **9**, 204–212.

Lees P, Taylor JB, Maitho TE, Millar JD, Higgins AJ. (1987b). Metabolism, excretion, pharmacokinetics and tissue residues of phenylbutazone in the horse. *Cornell Vet.* **77**, 192–211.

Lees P, Taylor PM, Landoni MF, Arifah AK, Waters C. (2003). Ketoprofen in the cat: pharmacodynamics and chiral pharmacokinetics. *Vet J.* **165**, 21–35.

Lees P, Toutain PL. (2013). Pharmacokinetics, pharmacodynamics, metabolism, toxicology and residues of phenylbutazone in humans and horses. *Vet J.* **196**, 294–303.

Lipscomb VJ, AliAbadi FS, Lees P, Pead MJ, Muir P. (2002). Clinical efficacy and pharmacokinetics of carprofen in the treatment of dogs with osteoarthritis. *Vet Rec.* **150**, 684–689.

Lohuis JA, Van Leeuwen W, Verheijden JH, Brand A, Van Miert AS. (1989). Flunixin meglumine and flurbiprofen in cows with experimental Escherichia coli mastitis. *Vet Rec.* **124**, 305–308.

Lohuis JA, van Werven T, Brand A, van Miert AS, Rohde E, Ludwig B, Heizmann P, Rehm WF. (1991). Pharmacodynamics and pharmacokinetics of carprofen, a non-steroidal anti-inflammatory drug, in healthy cows and cows with Escherichia coli endotoxin-induced mastitis. *J Vet Pharmacol Ther.* **14**, 219–229.

Luna SP, Basilio AC, Steagall PV, Machado LP, Moutinho FQ, Takahira RK, Brandaˉo CV. (2007). Evaluation of adverse effects of long-term oral administration of carprofen, etodolac, flunixin meglumine, ketoprofen and meloxicam in dog. *Am J Vet Res.* **68**, 258–264.

MacAllister CG, Morgan SJ, Borne AT, Pollet RA. (1993). Comparison of adverse effects of phenylbutazone, flunixin meglumine and ketoprofen in horses. *J Am Vet Med Assoc.* **202**, 71–77.

MacDonald TM, Wei L. (2003). Effect of ibuprofen on cardioprotective effect of aspirin. *Lancet.* **361**, 573–574.

MacPhail CM, Lappin MR, Meyer DJ, Smith SG, Webster CR, Armstrong PJ. (1998). Hepatocellular toxicosis associated with administration of carprofen in 21 dogs. *J Am Vet Med Assoc.* **212**, 1895–1901.

Maitho TD, Lees P, Taylor JB. (1986). Absorption and pharmacokinetics of phenylbutazone in Welsh Mountain ponies. *J Vet Pharmacol Ther.* **9**, 26–39.

Malmberg AB, Yaksh TL. (1992). Antinociceptive actions of spinal nonsteroidal anti-inflammatory agents on the formalin test in the rat. *J Pharmacol Exp Therap.* **263**, 136–146.

Marr KA. (1998). Inhaled leukotrienes cause bronchoconstriction and neutrophil accumulation in horses. *Res Vet Sci.* **64**, 219–224.

Marriner S, Bogan JA. (1979). The influence of the rumen on the absorption of drugs; study using meclofenamic acid administered by various routes to sheep and cattle. *J Vet Pharmacol Ther.* **2**, 109–15.

May SA, Hooke RE, Lees P. (1992). Equine chondrocyte activation by a variety of stimuli. *Br Vet J.* **148**, 389–397.

McCann M, Andersen DR, Zhang D, Brideau C, Black WC, Hanson PD, Hickey GJ. (2004). In vitro effects and in vivo efficacy of a novel cyclooxygenase-2 inhibitor in dogs with experimentally induced synovitis. *Am J Vet Res.* **65**, 503–512.

McKellar QA, Delatour P, Lees P. (1994). Stereospecific pharmacodynamics and pharmacokinetics of carprofen in the dog. *J Vet Pharmacol Ther.* **17**, 447–454.

Millis DL, Weigel JP, Moyers T, Buonomo FC. (2002). Effect of deracoxib, a new COX-2 inhibitor, on the prevention of lameness induced by chemical synovitis in dogs. *Vet Ther.* **3**, 453–464.

Mohammed SI, Coffman K, Glickman NW, Hayek MG, Waters DJ, Schlittler D, DeNicola DB, Knapp DW. (2001). Prostaglandin E$_2$ concentrations in naturally occurring canine cancer. *Prostaglandins Leukot Essent Fatty Acids.* **64**, 1–4.

Moore JN. (1986). Treatment of equine colic and endotoxemia. In *International Symposium on Nonsteroidal Anti-inflammatory Agents.* Trenton, Vet Learning System. 11–14

Moore JN, Hardee MM, Hardee GE. (1986). Modulation of arachidonic acid metabolism in endotoxic horses: comparison of flunixin meglumine, phenylbutazone and a selective thromboxane synthetase inhibitor. *Am J Vet Res.* **47**, 110–113.

Mullins MN, Lana SE, Dernell WS, Ogilvie GK, Withrow SJ, Ehrhart EJ. (2004). Cyclooxygenase-2 expression in canine appendicular osteosarcomas. *J Vet Intern Med.* **18**, 859–865.

Murakami M, Kambe T, Shimbara S, Kudo I. (1999). Functional coupling between various phospholipase A$_2$s and cyclooxygenase in immediate and delayed prostanoid biosynthetic pathways. *J Biol Chem.* **274**, 3103–3115.

Murray MJ. (1985). Phenylbutazone toxicity in a horse. *Compend Contin Educ.* **7**, S389–S394.

Nolan AM. (2001). Patterns and its management of pain in animals. In *Pain: Its Nature and Management in Man and Animals. Int Congr Symp Series.* **246**, 93–100.

Pai R, Soreghan B, Szabo IL, Pavelka M, Baatar D, Tarnawski AS. (2002). Prostaglandin E$_2$ transactivates EGF receptor: a novel mechanism for promoting colon cancer growth and gastrointestinal hypertrophy. *Nat Med.* **8**, 289–293.

Pang LY, Argyle SA, Kamida A, Morrison KO, Argyle DJ (2014a). The long-acting COX-2 inhibitor mavacoxib (Trocoxil^{TM}) has anti-proliferative and pro-apoptotic effects on canine cancer cell lines and cancer stem cells *in vitro*. *BMC Vet Res.* **10**, 184–195.

Pang LY, Gatenby EL, Kamida A, Whitelaw BA, Hupp TR, Argyle DJ. (2014b). Global gene expression analysis of canine osteosarcoma stem cells reveals a novel role for COX-2 in tumour initiation. *PLoS One.* **9**, e83144.

Papich MG. (2007). *Saunders Handbook of Veterinary Drugs*, 2nd edn. St. Louis, Elsevier-Saunders Co.

Papich MG. (2008). An update on the nonsteroidal anti-inflammatory drugs (NSAIDs) in small animals. *Vet Clin North Am Small Anim Pract.* **38**, 1243–1266.

Paulson SK, Engel L, Reitz B, Bolten S, Burton EG, Maziasz TJ, Yan B, Schoenhard GL. (1999). Evidence for polymorphism in the canine metabolism of the cyclooxygenase 2 inhibitor, celecoxib. *Drug Metab Dispos.* **27**, 1133–1142.

Payne-Johnson M, Becksei C, Chaudry Y, Stegemann MR (2015). Comparative efficacy and safety of mavacoxib and carprofen in the treatment of canine osteoarthritis. *Vet Rec.* **176**, 284.

Pelletier JP, Lajeunesse D, Jovanovic DV, Lascau-Coman V, Jolicoeur FC, Hilal G, Fernandes JC, Martel-Pelletier J. (2000). Carprofen simultaneously reduces progression of morphological changes in cartilage and subchondral bone in experimental dog osteoarthritis. *J Rheumatol.* **27**, 2893–2902.

Pelligand L, King JN, Hormazabal V, Toutain PL, Elliott J, Lees P. (2014). Differential pharmacokinetics and pharmacokinetic/ pharmacodynamic modelling of robenacoxib and ketoprofen in a feline model of inflammation. *J Vet Pharmacol Ther.* **37**, 354–366.

Pelligand L, King JN, Toutain PL, Elliott J, Lees P. (2012). Pharmacokinetic/pharmacodynamic modelling of robenacoxib in a feline tissue cage model of inflammation. *J Vet Pharmacol Ther.* **35**, 19–32.

Priymenko N, Ferre JP, Rascol A, Costes G, Toutain PL. (1993). Migrating motor complex of the intestine and absorption of a biliary excreted drug in the dog. *J Pharmacol Exp Ther.* **267**, 1161–1167.

Pyorala S, Patila J, Sandholm M. (1988). Phenylbutazone and flunixin meglumine fail to show beneficial effects on bovine subclinical mastitis. *Acta Vet Scand.* **29**, 501–503.

Radi ZA, Khan NK. (2005). Effects of cyclooxygenase inhibition on bone, tendon, and ligament healing. *Inflamm Res.* **54**, 358–366.

Rausch-Derra LC, Huebner M, Rhodes L. (2015). Evaluation of the safety of long-term, daily oral administration of grapiprant, a novel drug for treatment of osteoarthritic pain and inflammation, in healthy dogs. *Am J Vet Res.* **76**, 853–859.

Ray WA, Stein CM, Daugherty JR, Hall K, Arbogast PG, Griffin MR. (2002). COX-2 selective non-steroidal anti-inflammatory drugs and risk of serious coronary heart disease. *Lancet.* **360**, 1071–1073.

Reicin AS, Shapiro D, Sperling RS, Barr E, Yu Q. (2002). Comparison of cardiovascular thrombotic events in patients with osteoarthritis treated with rofecoxib versus non-selective nonsteroidal anti-inflammatory drugs (ibuprofen, diclofenac and nabumetone). *Am J Cardiol.* **89**, 204–209.

Reymond N, Speranza C, Gruet P, Seewald W, King JN. (2012). Robenacoxib vs. carprofen for the treatment of canine osteoarthritis: a randomized noninferiority clinical trial. *J Vet Pharmacol Ther.* **35**, 175–183.

Ricketts AP, Lundy KM, Seibel SB. (1998). Evaluation of selective inhibition of canine cyclooxygenase 1 and 2 by carprofen and other nonsteroidal anti-inflammatory drugs. *Am J Vet Res.* **59**, 1441–1446.

Riley GP, Cox M, Harrall RL, Clements S, Hazleman BL Riley GP, Cox M, Harrall RL, Clements S, Hazleman BL. (2001). Inhibition of tendon cell proliferation and matrix glycosaminoglycan synthesis by non-steroidal anti-inflammatory drugs in vitro. *J Hand Surg Br.* **26**, 224–228.

Robertson SA. (2005). Managing pain in feline patients. *Vet Clin North Am Small Anim Pract.* **35**, 129–146.

Rordorf C, Kellett N, Mair S, Ford M, Milosavljev S, Branson J, Scott G. (2003). Gastroduodenal tolerability of lumiracoxib vs placebo and naproxen: a pilot endoscopic study in healthy male subjects. *Aliment Pharmacol Ther.* **18**, 533–541.

Samad TA, Moore KA, Sapirstein A, Billet S, Allchorne A, Poole S, Bonventre JV, Woolf CJ. (2001). Interleukin-1β-mediated induction of Cox-2 in the CNS contributes to inflammatory pain hypersensitivity. *Nature.* **410**, 471–475.

Sample D, Wargovich M, Fischer SM, Inamdar N, Schwartz P, Wang X, Do KA, Sinicrope FA. (2002). A dose-finding study of aspirin for chemoprevention utilizing rectal mucosal prostaglandin E_2 levels as a biomarker. *Cancer Epidemiol Biomarkers Prev.* **11**, 275–279.

Sanderson RO, Beata C, Flipo RM, Genevois JP, Macias C, Tacke S, Vezzoni A, Innes JF. (2009). Systematic review of the management of canine osteoarthritis. *Vet Rec.* **164**, 418–424.

Sandler RS, Halabi S, Baron JA, Budinger S, Paskett E, Keresztes R, Petrelli N, Pipas JM, Karp DD, Loprinzi CL, Steinbach G, Schilsky R. (2003). A randomised trial of aspirin to prevent colorectal adenomas in patients with previous colorectal cancer. *N EnglJ Med.* **348**, 883–890.

Sano T, King JN, Seewald W, Sakakibara N, Okumura M. (2012). Comparison of oral robenacoxib and ketoprofen for the treatment of acute pain and inflammation associated with musculoskeletal disorders in cats: a randomized clinical trial. *Vet J.* **193**, 397–403.

Savides MC, Oehme FW, Nash SL, Leipold HW. (1984). The toxicity and biotransformation of single doses of acetomoinophen in dogs and cats. *Toxicol Appl Pharmacol.* **74**, 26–34.

Schmid VB, Seewald W, Lees P, King JN. (2010b). In vitro and ex vivo inhibition of COX isoforms by robenacoxib in the cat: a comparative study. *J Vet Pharmacol Ther.* **33**, 444–452.

Schmid VB, Spreng DE, Seewald W, Jung M, Lees P, King JN. (2010a). Analgesic and anti-inflammatory actions of robenacoxib in acute joint inflammation in the dog. *J Vet Pharmacol Ther.* **33**, 118–131.

Selman IE. (1988). The veterinary uses of a non-steroidal anti-inflammatory agent: flunixin meglumine. *Br Vet J.* **Suppl. 1**, 4–6.

Selman IE, Allan EM, Gibbs HA, Wiseman A, Young WB. (1984). Effect of anti-prostaglandin therapy in experimental parainfluenza type 3 pneumonia in weaned conventional calves. *Vet Rec.* **115**, 101–105.

Shpigel NY, Chen R, Winkler M, Saran A, Ziv G, Longo F. (1994). Anti-inflammatory ketoprofen in the treatment of field cases of bovine mastitis. *Res Vet Sci.* **56**, 62–68.

Shpigel NY, Winkler M, Saran A, Ziv G. (1996). The anti-inflammatory drugs phenylbutazone and dipyrone in the treatment of field cases of bovine mastitis. *Zentralbl Veterinarmed A.* **43**, 331–336.

Sidhu PK, Landoni MF, Lees P. (2005). Influence of marbofloxacin on the pharmacokinetics and pharmacodynamics of tolfenamic acid in calves. *J Vet Pharmacol Therap.* **28**, 109–119.

Sidhu PK, Landoni MF, Lees P. (2006). Pharmacokinetic and pharmacodynamic interactions of tolfenamic acid and marbofloxacin in goats. *Res Vet Sci.* **80**, 79–90.

Silber HE, Burgener C, Letellier IM, Peyrou M, Jung M, King JN, Gruet P, Giraudel JM. (2010). Population pharmacokinetic analysis of blood and joint synovial fluid concentrations of robenacoxib from healthy dogs and dogs with osteoarthritis. *Pharm Res.* **27**, 2633–2645.

Simon AM, Manigrasso MB, O'Connor JP. (2002). Cyclooxygenase 2 function is essential for bone fracture healing. *J Bone Miner Res.* **17**, 963–976.

Smith CJ, Zhang Y, Koboldt CM, Muhammad J, Zweifel BS, Shaffer A, Talley JJ, Masferrer JL, Seibert K, Isakson PC. (1998). Pharmacological analysis of cyclooxygenase-1 in inflammation. *Proc Natl Acad Sci USA.* **95**, 13313–13318.

Snow DH, Bogan JA, Douglas TA. Thompson H. (1979). Phenylbutazone toxicity in ponies. *Vet Rec.* **105**, 26–30.

Soraci A, Benoit E, Jaussaud E, Lees P, Delatour P. (1995). Enantioselective glucuronidation and subsequent biliary excretion of carprofen in horses. *Am J Vet Res.* **56**, 358–361.

Steagall PV, Mantovani FB, Ferreira TH, Salcedo ES, Moutinho FQ, Luna SP. (2007). Evaluation of the adverse effects of oral firocoxib in healthy dogs. *J Vet Phamacol Ther.* **30**, 218–223.

Stewart WF, Kawas C, Corrada M, Metter EJ. (1997). Risk of Alzheimer's disease and duration of NSAID use. *Neurology.* **48**, 626–632.

St Omer VV, McKnight ED. (1980). Acetylcysteine for treatment of acetaminophen toxicosis in the cat. *J Am Vet Med Assoc.* **176**, 911–913.

Streppa HK, Jones CJ, Budsberg SC. (2002). Cyclooxygenase selectivity of non-steroidal anti-inflammatory drugs in canine blood. *Am J Vet Res.* **63**, 91–94.

Suemanothan N, Berthane Y, Syme H, et al. (2009). Urinary prostanoids in feline chronic kidney disease. *Proceedings 19th ECVIM-CA Congress, Porto.* 213–214.

Surdyk KK, Sloan DL, Brown SA. (2012). Renal effects of carprofen and etodolac in euvolemic and volume-depleted dogs. *Am J Vet Res.* **73**, 1485–1490.

Svensson CI, Yaksh TL. (2002). The spinal phospholipase-cyclooxygenase-prostanoid cascade in nociceptive processing. *Ann Rev Pharmacol Toxicol.* **42**, 553–583.

Tandy J, Thorpe E. (1967). A fatal syndrome in a dog following administration of phenylbutazone. *Vet Rec.* **81**, 398–399.

Taylor JB, Walland A, Lees P, Gerring EL, Maitho TE, Millar JD. (1983). Biochemical and haematological effects of a revised dosage schedule of phenylbutazone in horses. *Vet Rec.* **112**, 599–602.

Taylor PM, Delatour P, Landoni FM, Deal C, Pickett C, Shojaee Aliabadi F, Foot R, Lees P. (1996). Pharmacodynamics and enantioselective pharmacokinetics of carprofen in the cat. *Res Vet Sci.* **60**, 144–151.

Toutain PL, Autefage A, Legrand C, Alvinerie M. (1994). Plasma concentrations and therapeutic efficacy of phenylbutazone and flunixin meglumine in the horse: pharmacokinetic/ pharmacodynamic modelling. *J Vet Pharmacol Ther.* **17**, 459–469.

Toutain PL, Bousquet-Melou A. (2002). Free drug fraction vs free drug concentration: a matter of frequent confusion. *J Vet Pharmacol Ther.* **25**, 460–463.

Toutain PL, Bousquet-Melou A. (2004). Plasma clearance. *J Vet Pharmacol Ther.* **27**, 415–425.

Toutain PL, Cester CC. (2004). Pharmacokinetic- pharmacodynamic relationships and dose response to meloxicam in horses with induced arthritis in the right carpal joint. *Am J Vet Res.* **65**, 1533–1541.

Toutain PL, Cester CC, Haak T, Laroute V. (2001b). A pharmacokinetic/ pharmacodynamic approach vs. a dose titration for the determination of a dosage regimen: the case of nimesulide, a Cox-2 selective nonsteroidal anti-inflammatory drug in the dog. *J Vet Pharmacol Ther.* **24**, 43–55.

Toutain PL, Cester CC, Haak T, Metge S. (2001a). Pharmacokinetic profile and in vitro selective cyclooxygenase-2 inhibition by nimesulide in the dog. *J Vet Pharmacol Ther.* **24**, 35–42.

Vandeputte-Van Messom G, Reynaert R, Burvenich C. (1987). Effects of flurbiprofen on endotoxin-induced changes of plasma tyrosine in lactating goats. *Arch Int Pharmacodyn Ther.* **290**, 159–160.

Vane JR. (1971). Inhibition of prostaglandin synthesis as a mechanism of action for aspirin-like drugs. *Nat New Biol.* **231**, 232–235.

Vangroenweghe F, Duchateau L, Boutet P, Lekeux P, Rainard P, Paape MJ, Burvenich C. (2005). Effect of carprofen treatment following experimentally induced Escherichia coli mastitis in primiparous cows. *J Dairy Sci.* **88**, 2361–2376.

Veterinary Medicine Expert Committee on Drug Information, United States Pharmacopeia. (2004). USP veterinary pharmaceutical information monographs – anti-inflammatories. (2004). *J Vet Pharmacol Therap* (Suppl 1), **27**, 1–110.

Wallace JL, McKnight W, Reuter BK, Vergnolle N. (2000). NSAID-induced gastric damage in rats: requirement for inhibition of both cyclooxygenase 1 and 2. *Gastroenterology.* **119**, 706–714.

Wallace JL, Muscara MN, de Nucci G, Zamuner S, Cirino G, del Soldato P, Ongini E. (2004). Gastric tolerability and prolonged prostaglandin inhibition in the brain with a nitric oxide-releasing flurbiprofen derivative, NCX-2216 [3-[4-(2-fluoro-alpha-methyl-[1,1'- biphenyl]-4-acetyloxy)-3-methoxyphenyl]-2-propenoic acid 4-nitrooxy butyl ester]. *J Pharmacol Exp Ther.* **309**, 626–633.

Walton MB, Cowderoy EC, Wustfeld-Janssens B, Lascelles BD, Innes JF. (2014). Mavacoxib and meloxicam for canine osteoarthritis: a randomized clinical comparator trial. *Vet Rec.* **175**, 280.

Warner TD, Giuliano F, Vojnovic I, Bukasa A, Mitchell JA, Vane JR. (1999). Nonsteroid drug selectivities for cyclooxygenase-1 rather than cyclooxygenase-2 are associated with human gastrointestinal toxicity: a full in vitro analysis. *Proc Natl Acad Sci USA.* **96**, 7563–7568.

Warner TD, Mitchell JA. (2003). Nonsteroidal anti-inflammatory drugs inhibiting prostanoid efflux: As easy as ABC? *Proc Natl Acad Sci USA.* **100**, 9108–9110.

Waskewich C, Blumenthal RD, Li H, Stein R, Goldenberg DM, Burton J. (2002). Celecoxib exhibits the greatest potency amongst cyclooxygenase (COX) inhibitors for growth inhibition of COX-2-negative hematopoietic and epithelial cell lines. *Cancer Res.* **62**, 2029–2033.

Watson ADJ, Wilson JT, Turner DM, Culvenor JA. (1980). Phenylbutazone-induced blood dyscrasias suspected in three dogs. *Vet Rec.* **107**, 239–241.

Weissmann G. (1991). The actions of NSAIDs. *Hosp Pract.* **15**, 60–76.

Welsh EM, Nolan AM. (1994). Repeated intradermal injection of low dose carrageenan induces tachyphylaxis to evoked hyperalgesia. *Pain.* **59**, 415–421.

Welsh EM, Nolan AM, Reid J. (1997). Beneficial effects of administering carprofen before surgery in dogs. *Vet Rec.* **14**, 251–253.

Welsh JCM, Lees P, Stodulski G, Cambridge H, Foster AP. (1992). Influence of feeding schedule on the absorption of orally administered flunixin in the horse. *Equine Vet J.* **11** (Suppl), 62–65.

Wick M, Hurteau G, Dessev C, Chan D, Geraci MW, Winn RA, Heasley LE, Nemenoff RA. (2002). Peroxisome proliferator-activated receptor-γ is a target of nonsteroidal anti-inflammatory drugs mediating cyclooxygenase-independent inhibition of lung cancer cell growth. *Mol Pharmacol.* **62**, 1207–1214.

Wilson JE, Chandrasekharan NV, Westover KD, Eager KB, Simmons DL. (2004). Determination of expression of cyclooxygease-1 and -2 isozymes in canine tissues and their differential sensitivity to nonsteroidal anti-inflammatory drugs. *Am J Vet Res.* **65**, 810–818.

Wolfsberger B, Hoelzl C, Walter I, Reider GA, Fertl G, Thalhammer JG, Skalicky M, Egerbacher M. (2006). In vitro effects of meloxicam with or without doxorubicin on canine osteosarcoma cells. *J Vet Pharmacol Ther.* **29**, 15–23.

Wooten JG, Blikslager AT, Ryan KA, Marks SL, Law JM, Lascelles BD. (2008). Cycoloxygenase expression and prostanoid production in pyloric and duodenal mucosae in dogs after administration of non-steroidal anti-inflammatory drugs. *Am J Vet Res.* **69**, 457–464.

Wooten JG, Lascelles BD, Cook VL, Law JM, Blikslager AT. (2010). Evaluation of the relationship between lesions in the gastroduodenal region and cyclooxygenase expression in clinically normal dogs. *Am J Vet Res.* **71**, 630–635.

Xie WL, Chipman JG, Robertson DL, Erikson RL, Simmons DL. (1991). Expression of a mitogen-responsive gene encoding prostaglandin synthase is regulated by mRNA splicing. *Proc Natl Acad Sci USA.* **88**, 2692–2696.

Yaksh TL, Dirig DM, Conway CM, Svensson C, Luo ZD, Isakson PC. (2001). The acute antihyperalgesic action of nonsteroidal, anti-inflammatory drugs and release of spinal prostaglandin E_2 is mediated by the inhibition of constitutive spinal cyclooxygenase-2 (COX-2) but not COX-1. *J Neurosci.* **21**, 5847–5853.

Zhang X, Schwarz EM, Young DA, Puzas JE, Rosier RN, O'Keefe RJ. (2002). Cyclooxygenase-2 regulates mesenchymal cell differentiation into the osteoblast lineage and is critically involved in bone repair. *J Clin Invest.* **109**, 1405–1415.

Ziv G, Longo F. (1991). Comparative clinical efficacy of ketoprofen and flunixin in the treatment of induced E coli endotoxin mastitis in lactating dairy cows. In *Mammites des vaches laitiè`res.* Socie´te´ Franç̧aise de Buiatrie, Paris, France. 207–208.

PARTE 5
Fármacos que Atuam no Sistema Cardiovascular

CAPÍTULO 21

Digitálicos, Inotrópicos Positivos e Vasodilatadores

Clarke E. Atkins e Marisa K. Ames

É essencial, para os médicos-veterinários que tratam pacientes com doenças cardiovasculares, entender as propriedades farmacocinéticas e farmacodinâmicas dos medicamentos que atuam no coração. Com frequência, a doença cardíaca é grave e eventos potencialmente fatais devem ser controlados com esses fármacos. Além disso, estados de disfunção cardíaca tratáveis com terapia medicamentosa são comuns em cães e gatos. Este capítulo considera alguns dos medicamentos mais importantes empregados nos protocolos terapêuticos de doenças cardíacas, com foco naqueles que interferem em aspectos básicos da função cardiovascular, como os inotrópicos positivos, os inodilatadores e os vasodilatadores. Os medicamentos antiarrítmicos são discutidos no Capítulo 22. Outras classes de fármacos que desencadeiam respostas cardíacas importantes (p. ex., agentes adrenérgicos e colinérgicos) são discutidas no Capítulo 8, ao passo que medicamentos para alívio de sobrecarga de volume sanguíneo, exceto vasodilatadores e inodilatadores (ou seja, diuréticos) são discutidos no Capítulo 24.

ASPECTOS BÁSICOS DA FUNÇÃO CARDÍACA

As principais vias pelas quais o sistema cardiovascular pode aumentar ou diminuir o débito cardíaco, de acordo com a necessidade do organismo, incluem alterações na frequência cardíaca, ajustes na contratilidade do miocárdio, resposta intrínseca do músculo cardíaco a alterações no comprimento do músculo e otimização do diâmetro vascular (vasodilatação e vasoconstrição). Esse controle fisiológico (neuro-hormonal) envolve a ação de barossensores, pelo sistema nervoso central, pelo sistema nervoso simpático (SNS) e pelo sistema nervoso parassimpático (SNPS), além do sistema renina-angiotensina-aldosterona (SRAA). Os sistemas de controle envolvidos são de considerável importância para a farmacologia, porque a resposta resultante final, do coração e do sistema vascular, se deve a esses sistemas de regulação, e os fármacos administrados com frequência atuam por meio da estimulação ou do abrandamento desses sistemas.

Regulação intrínseca

A resposta contrátil do músculo cardíaco a uma alteração em seu próprio comprimento é o principal mecanismo por meio do qual o coração ajusta sua atividade de bombeamento sob condições fisiológicas normais (Fozzard, 1976). Quando o retorno venoso aumenta, a função contrátil do coração saudável aumenta, bombeando desse modo um volume maior de sangue para o sistema arterial. Essa capacidade fundamental do coração de autorregular sua capacidade de bombeamento em resposta ao enchimento diastólico final é chamada de *lei de Frank-Starling do coração* (Frank, 1895; Starling, 1918). Essa relação de força-comprimento é primariamente consequência de um aumento na sensibilidade do cálcio à medida que o comprimento inicial do sarcômero aumenta. A relação entre a pré-carga (enchimento diastólico final) e o débito cardíaco

em condições basais e sob dominância do sistema nervoso simpático e do sistema nervoso parassimpático é mostrada na Figura 21.1.

Regulação pelo sistema nervoso

O sistema nervoso autônomo regula o sistema cardiovascular principalmente por ajustar a frequência cardíaca, o volume vascular e a contratilidade do miocárdio. Os detalhes concernentes aos efeitos cardíacos e aos mecanismos de ação do neurotransmissor simpático norepinefrina (NE) e do neurotransmissor parassimpático acetilcolina (ACh) são discutidos nos Capítulos 6 a 8.

A frequência cardíaca intrínseca é determinada via bloqueio de ambos os ramos do sistema nervoso autônomo. Quando um animal se encontra em repouso, o SNPS provavelmente é dominante, já que a frequência cardíaca em repouso é mais baixa do que a frequência cardíaca intrínseca. Os pacientes com insuficiência cardíaca frequentemente apresentam frequência cardíaca em repouso mais elevada e menor variabilidade da frequência cardíaca intrínseca, sugerindo que o SNS seja possivelmente dominante sobre o SNPS, em repouso. A estimulação simpática do músculo cardíaco (via NE endógena e alguns fármacos) pode aumentar acentuadamente a força de contração, independentemente do comprimento do músculo cardíaco no

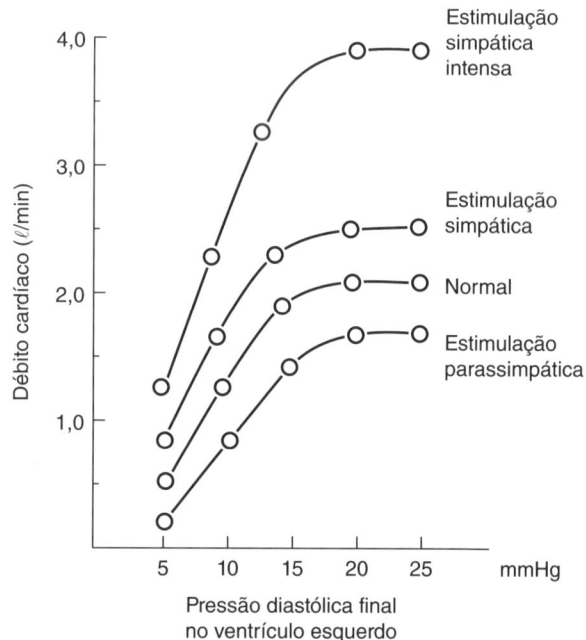

Figura 21.1 Lei de Frank-Starling. À medida que o volume ventricular diastólico final (pré-carga) aumenta, ocorre estiramento da miofibra, aumentando o estado contrátil do músculo; dessa maneira, aumenta o débito cardíaco. A curva do débito cardíaco pode ser influenciada por diferentes graus de estimulação simpática e parassimpática.

fim da diástole. Uma alteração na força contrátil independente do comprimento do músculo é conhecida como alteração de contratilidade ou inotropia. Quando ocorre estimulação inotrópica pelo sistema simpático, o débito cardíaco em cada nível de enchimento ventricular é melhorado, em comparação com o estado basal (Figura 21.1). Por outro lado, os nervos parassimpáticos influenciam principalmente o débito cardíaco, não por alterar o estado inotrópico, e sim por desacelerar a frequência cardíaca e, com isso, aumentar o tempo de enchimento ventricular. No entanto, a descarga vagal, quando provoca bradicardia, diminui o débito cardíaco em todos os níveis de retorno venoso e causa estiramento das fibras miocárdicas (Figura 21.1). Por outro lado, a estimulação simpática provoca aumento da frequência cardíaca. Dentro de limites fisiológicos, o débito cardíaco aumenta proporcionalmente à alteração na frequência cardíaca. É importante ressaltar que o fluxo sanguíneo miocárdico diminui na taquicardia acentuada, ao passo que aumenta a necessidade de oxigênio pelo miocárdico.

A demanda de O_2 pelo miocárdio (MV_{O_2}) varia diretamente em função de três fatores principais: frequência cardíaca, tensão da parede do miocárdio e estado inotrópico. A tensão da parede do miocárdio está diretamente relacionada ao raio ventricular (tamanho cardíaco) e à pressão intraventricular, e indiretamente está relacionada com a espessura da parede (ou seja, lei de Laplace). Os principais determinantes da tensão da parede ventricular são o volume de sangue pré-carga (ou seja, volume e estiramento diastólicos finais) e pós-carga (determinada pelo tamanho do lúmen cardíaco, espessura da parede cardíaca e pressão arterial sistêmica). Ao reduzir a pré-carga ou a pós-carga, alguns fármacos podem desencadear uma redução acentuada do trabalho cardíaco (e da MV_{O_2}), sem ação inotrópica direta no músculo cardíaco.

Conceitos celulares

A unidade contrátil básica de uma célula do músculo cardíaco é o sarcômero, composto pelas proteínas actina (filamento fino) e miosina (filamento espesso). Uma unidade da união proteica, associada com a molécula de actina, composta por tropomiosina e troponina, regula a ativação dos filamentos. A disponibilidade de íons cálcio (Ca^{++}) na proximidade da troponina é o modulador obrigatório do ciclo de contração diástole-sístole. A ligação de Ca^{++} a uma subunidade de alta afinidade da molécula de troponina evoca o movimento da tropomiosina a partir de sua posição de bloqueio diastólico na actina. Ligações cruzadas ou "pontes-cruzadas" são formadas entre projeções das moléculas de miosina e locais expostos na actina. À medida que as pontes-cruzadas são formadas, os filamentos espessos e finos deslizam sobre si e ocorre a contração. O aporte de cálcio às miofibrilas tem início por meio de eventos bioelétricos na membrana celular, representado pelo potencial de ação cardíaco.

Acoplamento excitação-contração

Os canais de Ca^{++} do tipo L são abertos à medida que a onda de despolarização segue pelos túbulos T, levando à liberação de pequena quantidade de Ca^{++}. Esse Ca^{++} desencadeia a ativação de canais de liberação de Ca^{++} no retículo sarcoplasmático (RS) e provoca a liberação de quantidades relativamente grandes de Ca^{++} para o citosol (Opie, 2001; Fabiato e Fabiato, 1979).

Acredita-se que estejam envolvidas duas vias distintas de movimentação de Ca^{++} superficial (Langer, 1976, 1980; Parker

e Adams, 1977). A via eletrogênica primária está associada à liberação de Ca^{++} desencadeada a partir do RS, conforme anteriormente discutido. Um influxo adicional de Ca^{++} está ligado à troca de Ca^{++}-Na^+ através do sarcolema. Uma representação esquemática do acoplamento excitação-contração no músculo cardíaco de mamíferos é mostrada na Figura 21.2.

Relaxamento

Durante a repolarização, o Ca^{++} é sequestrado ativamente pelo RS, ao qual se liga avidamente e armazena Ca^{++} mioplasmático com afinidade maior do que a troponina. O relaxamento ocorre à medida que o Ca^{++} se movimenta para o RS a partir dos sítios de ligação da troponina nas miofibrilas, e a concentração citoplasmática de Ca^{++} diminui a níveis abaixo do limiar necessário para desencadear a formação de pontes-cruzadas de actina-miosina (Figura 21.2). Como esse processo requer energia, o termo *relaxamento* é de certa forma errôneo para definir as alterações que ocorrem durante a diástole.

Manutenção de gradientes eletrolíticos

Existe um influxo líquido de Na^+ e Ca^{++} e um efluxo de K^+ a cada potencial de ação. As enzimas ligadas à membrana atuam como bombas para realocar íons e prevenir seu acúmulo inadequado (Gadsby, 1984). A trifosfatase de adenosina ativada por sódio-potássio (Na^+,K^+-ATPase) presente na membrana celular propulsiona Na^+ para fora da célula e K^+ para dentro da célula, contra seus respectivos gradientes de concentração. O Ca^{++} intracelular em excesso é bombeado para fora da célula por meio de sistemas localizados em regiões do RS bem próximas do sarcolema (Figura 21.2). Uma enzima Ca^{++}-ATPase do sarcolema também contribui para a saída de Ca^{++}.

INOTRÓPICOS POSITIVOS E INODILATADORES

Digitálicos e glicosídeos cardíacos relacionados

Os digitálicos e substâncias químicas intimamente relacionadas são oriundos da planta dedaleira (*Digitalis purpurea*), de outras espécies relacionadas da família da escrofulária e de algumas espécies vegetais não relacionadas aos digitálicos.

Propriedades químicas e origens

As relações químicas e a atividade estrutural dos glicosídeos digitálicos são bastante complexas, porém há algumas semelhanças básicas entre os diferentes compostos. A nomenclatura tem por base as origens botânicas e não a estrutura química. O digitálico é a folha seca da planta dedaleira. Digoxina, digitoxina e gitoxina também podem ser extraídas das folhas de um vegetal relacionado, *D. lanata*, a dedaleira grega. A estrofantidina e a ouabaína são glicosídeos contidos nas sementes de *Strophanthus* sp. A digitoxina e a ouabaína foram retiradas do mercado e apenas a digoxina será discutida aqui. Devido às consideráveis semelhanças farmacológicas entre os diferentes glicosídeos, o termo coletivo *digitálico* tem sido usado para designar todo o grupo desses fármacos, inclusive a digoxina. Com frequência, *digitálico* e *digoxina* são usados como sinônimos pelos cardiologistas. O termo *glicosídeo* em geral se refere a um composto ligado a molécula(s) de açúcar por um átomo de oxigênio. O núcleo básico do tipo esteroide é um ciclopentanoperidrofenantreno, ao qual está aderido um anel não saturado de lactona no átomo do carbono 17 (C-17). Em geral, as moléculas de açúcar estão aderidas no C-3; elas influenciam a hidrossolubilidade,

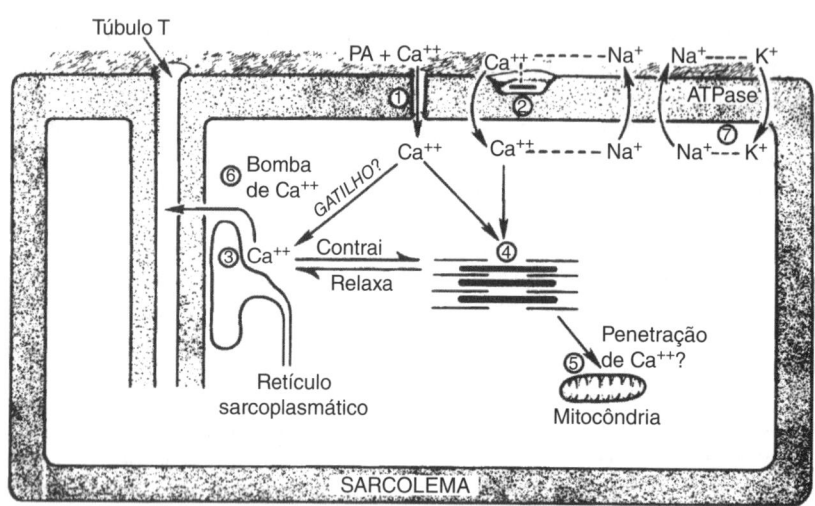

Figura 21.2 Representação esquemática da movimentação de íons celulares que controlam o acoplamento excitação-contração no músculo cardíaco. Um potencial de ação (PA) desencadeia a movimentação do Ca^{++} para dentro através dos canais de Ca^{++} lentos do sarcolema (1). O movimento do cálcio para dentro preenche depósitos do cátion do retículo sarcoplasmático e, também, atua como gatilho para a liberação de mais Ca^{++} a partir de sítios de armazenamento do retículo sarcoplasmático (3). Essas fontes de Ca^{++} e aquela resultante das trocas Na^+-Ca^{++} através do sarcolema (2) ativam as proteínas contráteis (4). Ocorre relaxamento à medida que o cálcio é sequestrado em sítios de armazenamento do retículo sarcoplasmático (3). Mitocôndria (5). O Ca^{++} é bombeado para fora da célula (6). A alteração na atividade das bombas de sódio (7) também pode influenciar a concentração de sódio disponível a partir da troca Na^+-Ca^{++}. Fonte: Parker e Adams, 1977.

a penetração celular, a duração de ação e outras características farmacocinéticas. A cardioatividade da molécula se deve principalmente à fração aglicona, porém suas ações miocárdicas positivas são algo menos potente e de menor duração do que o glicosídeo original.

Efeitos cardiovasculares

A melhora da contratilidade do miocárdio já foi considerada a propriedade mais importante dos glicosídeos e, de fato, é a ação primária da qual dependem os benefícios hemodinâmicos. Contudo, atualmente os efeitos neuroendócrinos (neuro-hormonais), como a redução da atividade do SNS e do controle da frequência cardíaca, provavelmente são da maior importância no tratamento da insuficiência cardíaca.

Contratilidade do miocárdio

A habilidade de glicosídeos cardíacos de aumentar a contratilidade foi demonstrada em múltiplos preparados experimentais, com resultados que validam um efeito direto na extensão contrátil, independente de alterações no comprimento da fibra em repouso, da frequência cardíaca ou da pós-carga. A ação inotrópica positiva dos glicosídeos cardíacos é mais pronunciada no coração hipodinâmico ou na insuficiência cardíaca, embora seja menor do que o que acontece com outros agentes inotrópicos, como a dobutamina. Foi mostrado em um estudo que o digitálico proporciona um aumento de 24% no índice cardíaco, em comparação com 34% com o uso de dobutamina em taxa de infusão constante (TIC) ao redor de 3 µg/kg/min), o que significa que a dobutamina apresenta um efeito inotrópico 42% maior do que a digoxina (Vatner *et al.*, 1974).

Mecanismos celulares de ação inotrópica

Na insuficiência cardíaca, uma das ações propostas para os digitálicos é o efeito inotrópico cardíaco positivo, porém a importância desse efeito diminuiu após a análise de resultados obtidos em diversas pesquisas. A segunda ação de fortalecimento cardíaco é a normalização neuro-hormonal, que muitos acreditam ser o mais importante dos mecanismos conhecidos e postulados dos benefícios clínicos do uso de digitálicos (ver item *Efeitos neuroendócrinos*) (Ferguson, 1989).

Inibição de Na^+,K^+-ATPase. A enzima Na^+,K^+-ATPase dependente de Mg^{++} da membrana celular fornece energia para o bombeamento ativo de Na^+ para fora e de K^+ para dentro das células contra os seus altos gradientes de concentração (Figura 21.2). Acredita-se que a Na^+,K^+-ATPase seja o receptor celular de glicosídeos digitálicos (Schwartz, 1977; Akera e Ng, 1991; Schatzmann, 1953). A inibição de Na^+,K^+-ATPase pelos digitálicos resulta na redução progressiva de $(K^+)_i$ à medida que ocorre falha progressiva na habilidade da bomba em transportar K^+ para dentro e Na^+ para fora da célula (Fozzard e Sheets, 1985; Katz *et al.*, 1985). A diminuição de $(K^+)_i$ e/ou aumento de $(K^+)_o$ reduz o potencial da membrana em repouso até um valor menos negativo, o que pode levar ao aumento da automaticidade e, por fim, comprometimento da condução e da excitabilidade. A inibição da ATPase e a resultante depleção de $(K^+)_i$ são responsáveis pelas *propriedades arritmogênicas* dos digitálicos.

O *efeito inotrópico* envolve a ativação de um mecanismo de troca Na^+-Ca^{++} por meio do acúmulo de $(Na^+)_i$. Baker *et al.* (1969) demonstraram em axônio de lula gigante que o aumento de $(Na^+)_i$ aumentou a captação de Ca^{++} por um processo de troca Na^+-Ca^{++}. Esse mecanismo parece atuar em outros tecidos excitáveis e foi citado como sendo a ligação entre a inibição de Na^+,K^+-ATPase e a inotropia cardíaca induzida por digitálicos (Langer, 1977). A sequência de eventos pode ser visualizada e inclui a seguinte progressão: o digitálico interage com a enzima Na^+,K^+-ATPase da membrana celular e o bombeamento de Na^+ para fora da célula é desacelerado; acumula-se $(Na^+)_i$, aumenta $(Na^+)_i$ aumenta a troca transmembrana de Na^+ intracelular por Ca^{++} extracelular, aumenta $(Ca^{++})_i$ e aumenta o aporte de Ca^{++} para as proteínas contráteis. Desse modo, obtém-se efeito inotrópico positivo. A dominância da troca Na^+-K^+ e o aumento da troca Na^+-Ca^{++}, com a inibição da ATPase pelo digitálico, é mostrada na Figura 21.3.

A. NORMAL

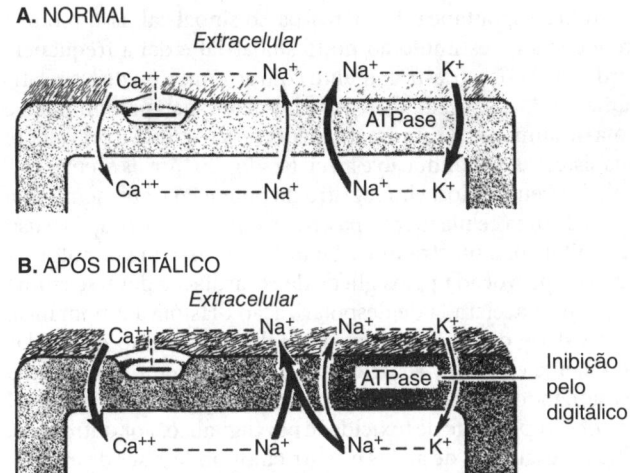

B. APÓS DIGITÁLICO

Figura 21.3 Representação esquemática de um mecanismo proposto para a ação inotrópica positiva de glicosídeos cardíacos. A inibição da enzima Na⁺,K⁺-ATPase (bomba de sódio) pelo digitálico resulta em maior concentração intracelular de sódio disponível para a troca por cálcio. As setas mais espessas e escuras indicam as vias dominantes da troca iônica em condições normais (**A**) e após a inibição da Na⁺,K⁺-ATPase pelo digitálico (**B**). Adaptada de Langer, 1976. Fonte: Parker e Adams, 1977.

Débito cardíaco

Os glicosídeos digitálicos aumentam a contratilidade tanto do miocárdio normal quanto do miocárdio em insuficiência. Entretanto, a alteração no débito cardíaco é influenciada pela condição funcional do sistema cardiovascular.

Coração normal. O débito do coração normal aumenta minimamente e pode até mesmo diminuir levemente após o tratamento com digitálico (Braunwald, 1985). Em humanos normais a resistência periférica total aumenta com o uso de digitálico em decorrência de um aumento mediado pelo sistema nervoso central (SNC) no tônus vasomotor simpático e por efeito vasoconstritor direto. A impedância do circuito arterial à ejeção ventricular (pós-carga) é, dessa maneira, aumentada, o que atenua o aumento esperado no débito cardíaco produzido pelo efeito inotrópico positivo.

Insuficiência cardíaca. A capacidade de trabalho do ventrículo na insuficiência cardíaca, em qualquer volume ou pressão diastólica final, é insuficiente para gerar um volume sistólico normal (Figura 21.4). A fração de ejeção diminui de maneira correspondente, o que aumenta o sangue residual no ventrículo após a sístole (Moalic *et al.*, 1993). Se o enchimento diastólico se mantiver em índice próximo ao normal, ocorre dilatação do ventrículo para acomodar o maior volume diastólico final. Com a administração de digitálico, os mecanismos citados anteriormente são revertidos. A contratilidade do miocárdio aumentada pelo digitálico aumenta a capacidade de trabalho do ventrículo, qualquer que seja a pressão de enchimento diastólica final, conforme ilustrado na Figura 21.4, em que as curvas de função ventricular obtidas no estado pré-insuficiência (normal) são comparadas com curvas obtidas de pacientes com insuficiência cardíaca congestiva antes e após o tratamento com digitálico. O digitálico altera a curva da função ventricular completa para cima, seguindo a melhora na contratilidade do miocárdio (Mason, 1973; Braunwald, 1985). O esvaziamento sistólico nesse momento é mais completo (aumenta a fração de ejeção) e, por

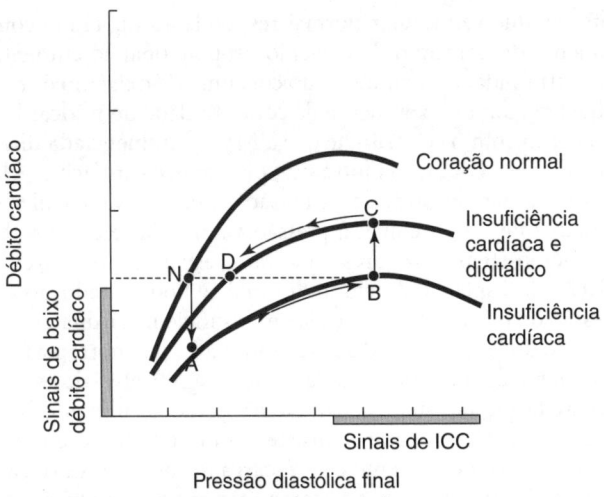

Figura 21.4 Representação diagramática de como as alterações no enchimento ventricular esquerdo influenciam o débito cardíaco por meio do mecanismo de Frank-Starling em um coração normal e em um coração em insuficiência antes e após o tratamento com digitálico. Os pontos N a D representam, em sequência: N–A, débito cardíaco normal diminui até A por causa da depressão contrátil inicial decorrente da insuficiência cardíaca congestiva (ICC); A–B, desvio para maior enchimento diastólico final e, desse modo, maior débito cardíaco, de acordo com a lei de Frank-Starling; B–C, aumento da contratilidade após digitalização; C–D, redução no uso da compensação de Frank-Starling, que o digitálico possibilita. N, B e D: débito cardíaco idêntico no eixo vertical, alcançado, porém, em diferentes pressões de enchimento diastólico final no eixo horizontal. Níveis de débito cardíaco e enchimento diastólico final associados a sinais de baixo débito cardíaco (p. ex., fadiga) ou à ICC (p. ex., dispneia, edema) são representados pelas áreas tracejadas. Fonte: adaptada de Mason, 1973.

conseguinte, o volume ventricular residual diminui. O débito cardíaco aumenta e o tamanho do coração diminui.

O aumento da contratilidade do miocárdio pelo digitálico e a normalização da função de barorreceptores influenciam favoravelmente o tônus vasomotor, provocando vasodilatação periférica com menor impedância para o fluxo de saída (pós-carga). Além disso, a melhora do desempenho cardíaco aumenta o retorno venoso ao coração, aumentando dessa maneira a pré-carga e adicionalmente melhorando o desempenho cardíaco pelo mecanismo de Frank-Starling. Essa sequência de eventos continua a predominar à medida que a perfusão periférica e a oxigenação tissular melhoram, sendo compensada pela ação vasoconstritora direta do digitálico. O aumento do débito cardíaco persiste enquanto prevalecer a condição de compensação do miocárdio.

Metabolização energética cardíaca

Os digitálicos aumentam o consumo de oxigênio proporcionalmente ao aumento da força contrátil do músculo cardíaco sem insuficiência (Lee e Klaus, 1971); porém em pacientes com insuficiência cardíaca não ocorre aumento no consumo de oxigênio pelo miocárdio por causa da desaceleração da frequência cardíaca e da reversão da vasoconstrição induzida pelo SNC.

Esses dados aparentemente contraditórios podem ser conciliados comparando-se a cardiodinâmica do digitálico em corações normais e corações com insuficiência. O coração com volume ventricular normal responde ao digitálico com aumento do consumo de oxigênio proporcional ao aumento da contratilidade. O aumento do consumo de oxigênio é consequência direta do aumento da contratilidade do miocárdio, de acordo com o conceito de que a MV_{O_2} é influenciada diretamente pela condição inotrópica, pelo índice cardíaco e pela tensão da parede cardíaca. A tensão da parede ventricular é diretamente proporcional à pressão ventricular e ao raio do ventrículo (tensão = [pressão × raio]/espessura da parede; relação de Laplace). A tensão diminui se houver redução da pressão ou do raio. No coração com insuficiência e dilatado, a redução do tamanho cardíaco secundária à ação inotrópica do tratamento digitálico leva a uma redução significativa da tensão da parede que, por sua vez, reduz a MV_{O_2}. A determinante final do débito cardíaco, então, consiste em um equilíbrio entre o efeito positivo do aumento da pré-carga na força de contração e seu efeito negativo na pós-carga, por meio da redução do tamanho da câmara cardíaca (relação de Laplace). A normalização da pressão arterial após o tratamento com glicosídeos cardíacos é secundária à melhora cardiodinâmica do paciente com insuficiência cardíaca congestiva (Figura 21.4).

Efeitos neuroendócrinos

Em pacientes com insuficiência cardíaca, uma desaceleração da frequência cardíaca acompanha o efeito inotrópico positivo. Aparentemente isso é decorrente do *efeito neuroendócrino* e tem sido considerado como talvez mais importante do que os efeitos de inotrópicos positivos, em dose terapêutica. Também, parece que os efeitos neuroendócrinos independem da ação inotrópica positiva e ocorrem em concentração sérica mais baixa de digoxina (< 1 ng/mℓ) (Ferguson, 1989). Os efeitos neuroendócrinos são obtidos por meio de aumento de digitálico (normalização) na sensibilidade reflexa de barorreceptores que havia sido perdida, presumivelmente por causa do alto teor de aldosterona circulante, durante a insuficiência cardíaca (Weber, 2001). O digitálico restabelece a sensibilidade de barorreceptores e, desse modo, diminui o tônus simpático, em pacientes com insuficiência cardíaca (Quest e Gillis, 1971; McRitchie e Vatner, 1976; Zucker *et al.*, 1980; Ferrari *et al.*, 1981). Os efeitos neuroendócrinos também são atribuídos à estimulação vagal farmacológica direta (efeito parassimpatomimético) (Thames *et al.*, 1982). Os efeitos neuroendócrinos são responsáveis pela diminuição da frequência sinusal, da pós-carga e da velocidade de condução do estímulo atrioventricular (AV), reduzindo desse modo o trabalho cardíaco e a MV_{O_2}. Ahmed e Pitt mostraram que os efeitos positivos da digoxina são mantidos, e levam mais benefícios à sobrevida em concentração sérica de digoxina de 0,7 a 0,9 ng/mℓ, *porém não mais elevada* (Ahmed *et al.*, 2006a,b; Ahmed *et al.*, 2008), na insuficiência tanto sistólica quanto diastólica.

Excitabilidade e automaticidade

Conforme descrito anteriormente, a maior excitabilidade cardíaca provocada pela digoxina né causada por fluxos iônicos e alterações na condutância de K^+. Células marca-passo caracterizam-se por despolarização espontânea de fase 4 (automaticidade normal), que altera o potencial diastólico para um limiar necessário para a ativação da fase 0, provocando despolarização espontânea (ver Capítulo 22). Doses terapêuticas de glicosídeos cardíacos aumentam o tônus vagal e diminuem o tônus simpático, diminuindo a curva de despolarização

diastólica espontânea do marca-passo sinoatrial. Isso reduz a frequência de estímulo ao nodo sinoatrial e daí a frequência cardíaca. Após o pré-tratamento com atropina, ou doses relativamente altas de digitálicos, os efeitos não vagais predominam e nota-se aumento da automaticidade; essa resposta é prevalente nos sistemas de condução especializados dos átrios e, em especial, dos ventrículos. Um registro do potencial transmembrana típico de uma célula marca-passo subsidiária, antes e após o uso de digitálico, é mostrado na Figura 21.5. Essa maior automaticidade provocada pelos glicosídeos cardíacos deve-se a uma frequência acelerada de despolarização diastólica espontânea. A atividade de marca-passo normalmente latente de células no sistema condutor ventricular é, dessa maneira, aumentada, ocasionando batimentos ventriculares ectópicos como um sinal precoce importante de toxicidade por digitálico. Por outro lado, fibras musculares de átrios e ventrículos podem ser despolarizadas até o ponto de não serem excitadas, sem demonstração de geração de impulsos espontâneos. Se a excitabilidade do músculo ventricular for suficientemente baixa, juntamente com o aumento da frequência de impulsos ectópicos oriundos de fibras de condução especializadas, tem-se tendência à fibrilação ventricular.

A importância clínica das "pós-despolarizações" tardias algumas vezes notadas na intoxicação por digitálico não está completamente esclarecida. Essas oscilações do potencial transmembrana inicialmente são subliminares e surgem espontaneamente durante a diástole, após um potencial de ação comum. Essas pós-despolarizações podem, por outro lado, alcançar o limiar à medida que os efeitos tóxicos se agravam, com extrassístoles resultantes, contribuindo para a ocorrência de arritmias ectópicas causadas pela intoxicação por digitálico.

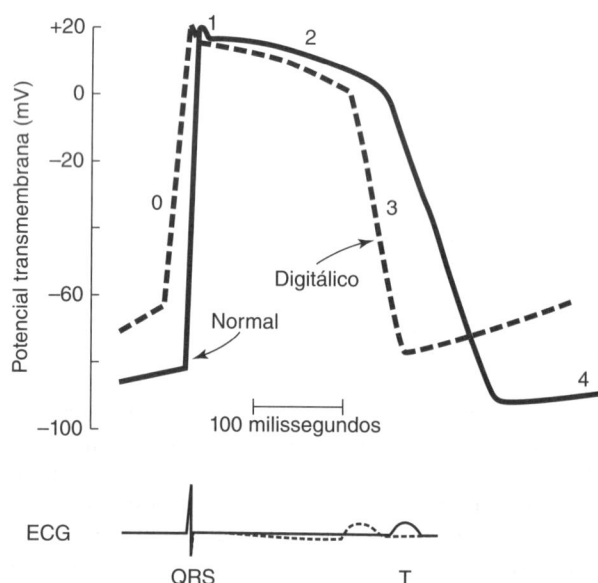

Figura 21.5 Efeitos eletrofisiológicos de digitálicos no potencial transmembrana de uma célula marca-passo subsidiária. O digitálico (i) diminui (menos negativo) o potencial diastólico máximo, (ii) diminui o índice máximo de despolarização de fase 0, $V_{máx}$, e (iii) melhora a automaticidade ao aumentar a curva de despolarização espontânea da fase 4. (i) e (ii) ocasionam diminuição da velocidade de condução e, junto a (iii), podem causar arritmias tanto de formação de impulsos quanto de condução de impulsos. Adaptada de Mason *et al.*, 1971.

Condução do impulso e períodos refratários

O efeito predominante do digitálico na condução do impulso consiste na desaceleração da velocidade de condução por mecanismos tanto vagais quanto não vagais. Essa resposta é particularmente prevalente no nodo AV e contribui de maneira importante para os efeitos benéficos dos digitálicos no controle da frequência ventricular durante fibrilação e *flutter* atriais. Fármacos antiarrítmicos são discutidos adiante, no Capítulo 22 deste livro.

Efeitos digitálicos durante fibrilação e *flutter* atriais

Durante a fibrilação atrial, a frequência ventricular é rápida e arrítmica, como consequência da transmissão rápida de impulsos através do nodo AV. Esse fato contribui adicionalmente à disfunção cardíaca por ocasionar enchimento e ejeção ventriculares incompletos. Como os digitálicos prolongam o período refratário e retardam a condução do impulso através do nodo AV, poucos impulsos efetivamente alcançam o ventrículo. Assim, a frequência da resposta ventricular é reduzida até um nível mais fisiológico, mais lento (Ferguson *et al.*, 1989).

Benefícios semelhantes são obtidos durante o *flutter* atrial. Os digitálicos podem desacelerar esse ritmo ou convertê-lo em fibrilação atrial. Entretanto, a frequência ventricular ainda se mantém diminuída por causa da refratariedade AV prolongada e condução desacelerada de impulsos. A conversão de *flutter* atrial em fibrilação pela ação de digitálicos é vista de maneira otimista porque o índice ventricular é controlado mais facilmente durante a fibrilação do que durante o *flutter*. Foi mostrado que a combinação de digoxina e um bloqueador de canais de Ca^{++}, o diltiazem (que também desacelera a condução através do nodo AV), é mais efetiva na desaceleração da resposta ventricular à fibrilação atrial do que o é cada um desses dois medicamentos quando utilizados individualmente (Gelzer *et al.*, 2009).

Efeitos no eletrocardiograma

Os múltiplos efeitos eletrofisiológicos dos glicosídeos cardíacos no tecido miocárdico podem ser expressos como alterações igualmente complexas no eletrocardiograma (ECG). A maior parte dos distúrbios de condução e das arritmias pode ser provocada em indivíduos normais por meio da administração de glicosídeos cardíacos.

Pacientes com insuficiência cardíaca congestiva associada a taquicardia sinusal ou a outras taquiarritmias supraventriculares, em geral, mostram retorno a padrões de ECG mais normais após a digitalização. Frequências ventriculares rápidas associadas a fibrilação ou *flutter* atrial tipicamente são reduzidas por digitálicos, porém, mais frequentemente de modo inapropriado. Intervalos PR prolongados, refletindo condução AV retardada, são características relativamente comuns do ECG de cães digitalizados. Por outro lado, o prolongamento do intervalo PR não é necessariamente um pré-requisito para a resposta terapêutica.

Rins e diurese

Após a digitalização, a vasoconstrição reflexa diminui à medida que o débito cardíaco e a hemodinâmica melhoram. O fluxo sanguíneo renal e a taxa de filtração glomerular aumentam e o estímulo para aumento da liberação de aldosterona diminui. A redução na secreção de aldosterona pode ser verificada após digitalização do cão portador de insuficiência cardíaca congestiva (Figura 21.5). A diurese acontece à medida que diminui

a retenção renal de sal e água. A diurese, com diminuição da pressão hidrostática capilar, ocasiona retorno do líquido intersticial para o espaço vascular, propiciando alívio do edema. Diurese não é uma característica marcante do tratamento com digitálicos, se a síndrome de insuficiência cardíaca congestiva não for acompanhada de edema. Do mesmo modo, o digitálico não induz diurese se o edema não for cardiogênico. Por conseguinte, a diurese em resposta ao digitálico é secundária à melhora circulatória e não um efeito direito no rim, e praticamente não é adequada se não houver tratamento concomitante com diurético de alça (Robinson, 1972).

Farmacocinética

Cão. Em geral, a absorção de digoxina após administração oral de um elixir é uniforme, de até 75 a 90%, com concentração sérica máxima obtida dentro de 45 a 60 min (Krasula *et al.*, 1976). No caso de comprimido, a concentração sérica máxima é menor e ocorre um pouco mais tarde (em 90 min). Após a administração por via intravenosa, as respostas inotrópicas positivas máximas à digoxina foram obtidas dentro de 60 min após a injeção (Hamlin *et al.*, 1971). Breznock (1973, 1975) relatou que a meia-vida plasmática da digoxina foi de 38,9 e 55,9 h, em diferentes estudos. Outros pesquisadores relataram meias-vidas de digoxina aproximadas, variando de 24 a 31 h, com mediana de 30 h, em seis estudos (Barr *et al.*, 1972; Doherty, 1973; Breznock, 1973, 1975; Hahn, 1977; DeRick *et al.*, 1978). A importância da variabilidade entre os pacientes é exemplificada em um estudo em cães que constatou que a meia-vida da digoxina em estado de equilíbrio constante variou de 14,4 a 46,5 h (DeRick *et al.*, 1978). Essas variações justificam a necessidade de adoção de protocolos de dosagem individual, dependendo da resposta do paciente e, em especial, da mensuração da concentração sérica de digoxina (CSD).

Vinte e cinco por cento da digoxina encontra-se ligada a proteínas (Breznock, 1973) e a excreção urinária parece ser a principal via de eliminação. Os glicosídeos digitálicos e seus produtos intermediários podem acompanhar o ciclo êntero-hepático, no qual os compostos são excretados pelo fígado, na bile, e uma parte do glicosídeo administrado e seus metabólitos são subsequentemente reabsorvidos. Ver item *Uso de digitálicos em gatos*.

Equinos. A farmacocinética em equinos foi avaliada porque a digoxina, ocasionalmente, é utilizada no tratamento de insuficiência cardíaca congestiva e de arritmias supraventriculares, nesses animais (Sweeney *et al.*, 1993). Após a administração de 44 μg/kg VO, a absorção oral foi de aproximadamente 23%, com concentração máxima de 2,2 ng/mℓ (Brumbaugh *et al.*, 1983). A meia-vida foi de aproximadamente 17 h, com base na concentração sérica média. Os autores utilizaram doses orais necessárias para obter concentrações séricas previstas para alcançar um estado de equilíbrio constante, ou seja, dose de carregamento de 28 μg/kg a 64 μg/kg, sucedida de dose de manutenção de 11 a 25 μg/kg/12 h. A dose específica depende da concentração terapêutica alvo citada em seu trabalho (Brumbaugh *et al.*, 1983).

Efeitos tóxicos dos digitálicos

Concentração plasmática. Em seres humanos e em cães, as concentrações séricas, terapêuticas e tóxicas de digoxina (CSD) encontram-se na faixa de variação de 0,8 a 1,6 ng/mℓ e superiores a 2,4 ng/mℓ, respectivamente (Moe e Farah, 1975). No cão, concentração de 0,8 a 2,4 ng/mℓ foi considerada terapêutica, ao passo que CSD superiores a 2,5 a 3 ng/mℓ estão associadas com maior risco de efeitos tóxicos. Foram determinadas as concentrações plasmáticas de digoxina não tóxicas para equinos (0,5 a 2 ng/mℓ; Button *et al.*, 1980); para gatos (≤ 2,3 ng/mℓ; Erichsen *et al.*, 1980) e para cães (≤ 2,5 ng/mℓ; DeRick *et al.*, 1978). Os sinais de toxicidade em geral são brandos ou ausentes quando a concentração sérica de digoxina não excede 2,5 ng/mℓ; são moderados quando a CSD é de 2,5 a 6 ng/mℓ; e graves, até mesmo fatais, quando a CSD excede 6 ng/mℓ (Fillmore e Detweiler, 1973; Teske *et al.*, 1976).

Atualmente, com o conhecimento dos benefícios neuro-hormonais e clínicos que ocorrem em concentrações séricas muito mais baixas do que as necessárias para induzir efeito inotrópico (Ahmed *et al.*, 2006a, 2006b; Ahmed *et al.*, 2008), a toxicidade da digoxina tornou-se um problema muito menor. Em situações não emergenciais, os autores recomendam uma dose inicial baixa, contando com *outros fármacos discutidos neste capítulo* para controlar os sinais imediatos. A isso sucede o ajuste para uma dose maior de digoxina, a cada 2 a 3 semanas, mensurando-se a concentração sérica 8 h após o tratamento, considerando uma CSD-alvo de 0,8 a 1,2 ng/mℓ. Se a função renal for comprometida, podem ser necessários ajustes da dose a fim de evitar o acúmulo de alta concentração de digoxina.

Sinais clínicos. A intoxicação por digitálicos caracteriza-se por sinais clínicos que variam de leve distúrbio gastrintestinal até sinais neurológicos e morte (Detweiler, 1977; Tilley, 1979). Inapetência relativa, depressão e fezes amolecidas são efeitos colaterais comuns, frequentemente autolimitantes. No entanto, o vômito é considerado um sintoma mais preocupante, principalmente se acompanhado de diarreia crônica; esses pacientes devem ser examinados quanto a outras evidências de toxicidade. Desfechos letais são mais frequentes quando ocorre arritmia cardíaca. Os autores ressaltam que a presença de qualquer sinal que possa ser considerado de toxicose deve ser avaliada, a fim de identificar a anormalidade e tomar as providências cabíveis. Nessa situação, o ideal é levar o paciente à consulta para avaliar a concentração sérica de digoxina e obter o perfil bioquímico sérico, a fim de avaliar os indicadores de função renal. Em cães com suspeita de toxicidade por digoxina deve-se examinar o ECG. Os efeitos da digoxina no ECG foram descritos no item *Efeitos no eletrocardiograma.* A ocorrência de anormalidades no ECG requer a descontinuação total do tratamento com digitálico; mensuração da concentração sérica de digoxina; possivelmente outro tipo de intervenção médica; e redução da dose, quando novamente administrada.

Envolvimento eletrolítico. A baixa concentração de K^+ potencializa a ação arritmogênica dos digitálicos e diminui a eficácia do tratamento, ao passo que K^+ em excesso antagoniza a ação arritmogênica. A atividade antiarrítmica de K^+ na intoxicação por digitálico provavelmente está relacionada à inibição do glicosídeo que se liga à enzima Na^+,K^+-ATPase, pelo cátion.

Tratamento. A descontinuação da administração de digoxina é o primeiro passo para tratar seus efeitos tóxicos. A concentração sérica do fármaco e o ECG devem ser avaliados. Outros medicamentos podem substituir a digoxina no tratamento (outros fármacos discutidos neste capítulo).

Digoxina imune FAB. Esta é uma fonte ovina de anticorpos antidigoxina. Esse tratamento tem sido utilizado em animais, porém tem alto custo. Um frasco contém 38 mg de digoxina imune FAB e neutraliza 500 μg de digoxina. Os animais melhoram rapidamente após a administração. Após o tratamento com digoxina imune FAB, a concentração de digoxina livre diminui, ao passo que a de digoxina ligada (a FAB) se eleva.

Terapia antiarrítmica. *A terapia antiarrítmica para a intoxicação por digitálicos não é específica; o tratamento de arritmias específicas é discutido em outra parte do livro* (ver Capítulo 22). A atropina pode ser útil em casos acompanhados de bradicardia sinusal grave ou de bloqueio atrioventricular (AV). Na vigência de bloqueio AV, deve-se evitar o tratamento com betabloqueadores e bloqueadores dos canais de cálcio. O uso de quinidina também deve ser evitado, pois pode, na verdade, provocar aumento da concentração plasmática de digoxina, provavelmente pelo bloqueio da glicoproteína p, um transportador do fluxo de saída (discutido no Capítulo 22).

Indicações terapêuticas de digitálicos

Insuficiência cardíaca congestiva. Existe controvérsia quanto aos verdadeiros benefícios dos glicosídeos digitálicos no controle terapêutico a longo prazo de cardiopatia em pacientes veterinários e humanos (Hamlin *et al.*, 1973; Patterson *et al.*, 1973; Braunwald, 1985; Kittleson *et al.*, 1985a). Em seres humanos, nenhum estudo mostrou melhora *geral* na sobrevida com terapia com digitálicos. No entanto, constatou-se melhora da qualidade de vida e redução de hospitalização (Packer *et al.*, 1993; Digitalis Investigation Group, 1997; Whitbeck *et al.*, 2013). Notou-se benefício quando a concentração sérica de digoxina era baixa (0,5 a 0,9 ng/mℓ), o que não ocorreu em concentração sérica mais elevada (Ahmed *et al.*, 2006a,b; Ahmed *et al.*, 2008).

Os glicosídeos cardíacos teoricamente estão indicados no tratamento de insuficiência cardíaca *sistólica* de qualquer etiologia. Novos fármacos inodilatadores (pimobendana, discutido no item *Inodilatadores | Pimobendana*) têm substituído os digitálicos, em grande parte, no controle da insuficiência cardíaca em animais.

Arritmias atriais. Muitos especialistas usam a digoxina (frequentemente com diltiazem) para controlar a frequência cardíaca durante a fibrilação atrial, quando ocorre uma rápida resposta ventricular (Gelzer *et al.*, 2009). Essa escolha terapêutica se faz mais facilmente se também houver insuficiência cardíaca, em especial com evidências de alteração da função sistólica (p. ex., miocardiopatia dilatada). No entanto, a digoxina não provoca conversão para ritmo sinusal, mas reduz a frequência ventricular por desacelerar a condução AV (Meijler, 1985).

Precauções. Os autores não iniciam o tratamento com digoxina a menos que seja necessário um controle da frequência cardíaca e/ou se houver necessidade de suporte inotrópico, e se a condição financeira impedir o uso de outros fármacos inotrópicos positivos. A terapia com digitálico não é empregada na vigência de bloqueio cardíaco ou de taquicardia ventricular.

A digoxina não deve ser usada para reduzir a frequência cardíaca quando houver taquicardia sinusal sem evidência de insuficiência cardíaca. Taquicardia, associada a outros distúrbios, como febre, tireotoxicose, dor, ansiedade ou mesmo transtornos cardíacos, como derrame pericárdico com tamponamento ou com miocardiopatia hipertrófica (MCH), não é controlável com terapia digitálica.

Prática clínica

Em geral, a digoxina é iniciada com a menor dose da faixa de variação de doses indicada (relacionada adiante). A seguir, aumenta-se gradualmente a dose, se necessário, a fim de alcançar o efeito terapêutico desejado. Se houver intoxicação digitálica, deve-se monitorar e avaliar a condição – conforme descrito neste capítulo – para ajustar a dose ou determinar a necessidade de descontinuação da administração de digoxina. Uma relação das doses médias de glicosídeos digitálicos para cães e gatos é disponibilizada em formulários (Tabelas 21.1 e 21.2). Os protocolos de dosagem publicados para cães utilizam um esquema de dose expresso tanto de mg/kg quanto em mg/m², este último com base na superfície corporal. Há alguma evidência de que a dose com base na área da superfície corporal pode ser mais segura do que a dose baseada em mg/kg (Kittleson, 1983).

Protocolos para uso parenteral. A administração por via intravenosa aumenta o risco de efeitos tóxicos, que incluem arritmias potencialmente fatais, e essa via raramente é usada para administração do medicamento. A digoxina é suficientemente absorvida por VO; assim, comumente a administração por via intravenosa não é necessária. Os protocolos de dosagem intravenosa são fornecidos em edições anteriores deste livro.

Uso de digitálicos em gatos

Existem menos dados sobre a administração de digoxina em gatos, quando comparados a cães. Não existem estudos sobre sobrevida ou qualidade de vida (Atkins *et al.*, 1988, 1989, 1990); entretanto, existem aspectos clinicamente relevantes da terapia digitálica avaliados em gatos.

Avaliou-se o efeito de tratamentos concomitantes na farmacocinética da digoxina e os resultados são apresentados na Tabela 21.3. O estudo mostrou que outros fármacos podem influenciar a ação da digoxina por meio de mecanismos não identificados. Os autores também compararam os resultados entre as avaliações com 10 e 20 dias, indicando que, sob estado de equilíbrio constante, não existe efeito de duração de terapia na farmacocinética do fármaco em gatos normais (Atkins *et al.*, 1988). A farmacocinética também foi avaliada em gatos com miocardiopatia dilatada (MCD) compensada, em comparação com seis gatos clinicamente normais (Atkins *et al.*, 1989), utilizando a dose de 0,01 mg/kg, a cada 48 h, durante 10 dias. Não se constatou diferença entre os gatos do grupo-controle e aqueles com insuficiência cardíaca. Outros estudos mostraram

Tabela 21.1 Controle clínico de fatores que contribuem para os sintomas de insuficiência cardíaca sistólica em cães.

Fator	Estratégia	Fármaco e dosagem
Retenção hídrica/volume pré-carga excessivo	Restrição de sal Diurese	Dieta sênior, dieta renal ou, em fase avançada, dieta para cardiopata (com rigorosa restrição de sal) Furosemida: 1 a 4 mg/kg SID–TID, IV, IM, SC ou VO ou TIC de 0,66 mg/kg/min Torasemida: 0,2 mg/kg SID-TID VO Hidroclorotiazida ou Aldactazida® (espironolactona + hidroclorotiazida): 2 a 4 mg/kg QID-BID VO Clortiazida: 20 a 40 mg/kg BID VO Espironolactona: 2,0 mg/kg SID VO
	Venodilatação	Triantereno: 2 a 4 mg/kg/dia VO Unguento de nitroglicerina a 2%: 0,5 cm/5 kg TID, uso tópico nas primeiras 24 h Captopril: 0,5 a 2 mg/kg TID VO Enalapril: 0,5 mg/kg SID-BID VO Benazepril: 0,25 a 0,5 mg/kg SID VO Prazosina: 1 mg TID se < 15 kg; 2 mg TID se > 15 kg Nitroprusseto de sódio: 1 a 5 µg/kg/min IV
Anormalidade neuro-hormonal	Disfunção do SRAA	Captopril: 0,5 a 2 mg/kg TID VO Enalapril: 0,5 a 1 mg/kg SID-BID VO Benazepril: 0,25 a 0,5 mg/kg SID VO Espironolactona: 2,0 mg/kg/dia VO Bloqueador de receptor de angiotensina II (p. ex., losartana): dose a ser determinada
	Disfunção do SNS	Digoxina: 0,005 a 0,01 mg/kg ou 0,22 mg/m² de superfície corporal BID VO, para manutenção Propranolol: 5 a 40 mg TID VO Atenolol: 0,25 a 1 mg/kg VO[b] Carvedilol: 0,1 a 0,2 mg/kg SID VO, aumentando para 0,5 a 1 mg/kg BID ao longo de 6 semanas
Volume pós-carga aumentado	Vasodilatação arterial	Hidralazina: 1 a 3 mg/kg BID VO Captopril: 0,5 a 2 mg/kg TID VO Enalapril: 0,5 mg/kg SID-BID VO Benazepril: 0,25 a 0,5 mg/kg SID VO Prazosina: 1 mg TID VO se < 15 kg; 2 mg TID se > 15 kg VO Nitroprusseto de sódio: 1 a 5 µg/kg/min IV Diltiazem: 0,1 a 0,2 mg/kg IV lentamente; 0,5 a 1,5 mg/kg TID VO Anlodipino: 0,1 a 0,2 mg/kg SID-BID VO Sildenafila: 0,5 a 1 mg/kg SID-BID VO
Contratilidade diminuída[a]	Suporte inotrópico positivo	Digoxina: 0,005 a 0,01 mg/kg ou 0,22 mg/m² de superfície corporal de BID VO, para manutenção Oral rápida: 0,01 mg/kg BID a 0,02 mg/kg TID no primeiro dia; a seguir manutenção IV rápida: 0,01 a 0,02 mg/kg administrado metade IV imediatamente e um quarto IV a intervalos de 30 a 60 min PRN Dobutamina: 1,5 a 20 µg/kg/min IV durante < 72 h Dopamina 2 a 10 µg/kg/min IV em < 72 h Anrinona: 1 a 3 mg/kg IV sucedida por 10 a 100 µg/kg/min Pimobendana: 0,25 mg/kg BID VO

[a]Na maioria dos casos de insuficiência mitral, o suporte inotrópico positivo é desnecessário.
[b]Bloqueadores de canais de cálcio (verapamil e diltiazem) e betabloqueadores (propranolol, esmolol, atenolol) devem ser usados com cautela em pacientes com insuficiência cardíaca.
SID: 1 vez/dia; BID: 2 vezes/dia; TID: 3 vezes/dia; QID: 4 vezes/dia; IM: via intramuscular; IV: via intravenosa; SC: via subcutânea; VO: via oral; PRN: conforme necessário; SRAA: sistema renina-angiotensina-aldosterona; SNS: sistema nervoso simpático; TIC: taxa de infusão constante.
Adaptada de Atkins CE. Atrioventricular valvular insufficiency. In: Allen DG (ed): *Small Animal Medicine*, Lippincott, 1992.

melhora hemodinâmica em gatos com insuficiência cardíaca provocada por MCD (Atkins *et al.*, 1990).

Pode-se concluir a partir desses estudos e de outros que a digoxina é efetiva em gatos com miocardia dilatada quando administrada a cada 48 h; que o tratamento concomitante altera a farmacocinética, predispondo a efeitos tóxicos, porém que o estado de insuficiência cardíaca, por si só, e a terapia prolongada não influenciam adicionalmente esses parâmetros. A dosagem recomendada para gatos com insuficiência cardíaca é de 0,007 mg/kg a cada 48 h e a concentração sérica de digoxina em estado de equilíbrio constante deve ser mensurada 8 h após o tratamento, com objetivo de obter valor de 0,8 a 1,2 ng/mℓ.

Tabela 21.2 Formulário para gatos.

Fármaco	Nome comercial[a]	Formulação(ões)[b]	Dosagem	Uso
Anlodipino	Norvasc	Comprimidos de 1,25 mg	0,625 mg VO SID-BID	Anti-hipertensivo
Diltiazem	Cardizem	Comprimidos de 30 mg	7,5 mg VO TID	Lusitrópico, vasodilatador, cronotrópico negativo
Diltiazem – LA				
	Dilacor XR	Cápsulas de 180, 240 mg	30 mg VO BID	*o mesmo*
	Cardizem, CD	Cápsulas de 180, 240 mg	45 mg VO BID	*o mesmo*
Enalapril	Enacard (Vasotec)	Comprimidos de 1, 2,5, 5 mg	0,5 mg/kg VO SID	IECA (TIC, hipertensão)
Benazepril	Lotensin (Foretkor)	Comprimidos de 5, 10 mg	0,25 a 0,5 mg/kg VO SID-BID	*o mesmo*
Atenolol	Tenormin	Comprimidos de 25 mg	6,25 a 12,5 mg VO SID	Cronotrópico negativo, antiarrítmico, lusitrópico, anti-hipertensivo
Esmolol	Brevibloc	10, 250 mg/mℓ injetável	50 a 500 (geralmente 100) μg/kg IV	*o mesmo*
Sotalol	Betapace	Comprimidos de 80 mg	2 mg/kg VO BID	Antiarrítmico
Procainamida	Pronestyl, Procan SR	Comprimidos de 250 mg; 100 mg/mℓ injetável	2 a 5 mg/kg VO BID-TID	Antiarrítmico
Furosemida	Lasix	Comprimidos de 12,5 mg; 50 mg/mℓ injetável	1 a 4 mg/kg VO BID-q 48 h; 0,5 a 2 mg/kg SC, IM, IV, PRN	Diurético
Nitroglicerina	Nitrol, Nitro-Bid	Unguento a 2%	2 a 5 cm uso tópico TID durante 24 h	Venodilatador (ICC)
Varfarina	Coumadin	Comprimidos de 1, 2, 2,5, 4 mg	0,1 a 0,2 mg SID	Anticoagulante
Heparina		Múltiplas	250 a 300 U/kg SC TID	Anticoagulante
Heparina de baixo peso molecular	Fragmin	2.500 U/0,2 mℓ	100 U/kg SC SID	Anticoagulante
Ácido acetilsalicílico	Aspirina MS	81 mg	40 a 80 mg/72 h	Anticoagulante
Clopidogrel	Plavix	75 mg	17,5 mg/dia	Anticoagulante
Digoxina	Lanoxin	Elixir de 0,05 mg/mℓ; comprimidos de 0,125 mg	0,007 mg/kg/48 h VO (verificar [digoxina] sérica)	Inotrópico positivo, cronotrópico negativo (ICC, TSV)
Taurina		Comprimidos de 250 mg	250 mg VO SID	Deficiência de taurina
Cipro-heptadina	Periactin	Comprimidos de 4 mg	2 mg BID	Prevenção de vasoconstrição com EAG (?)

[a]Nomes comerciais escolhidos, alguns disponíveis como genéricos.
[b]Formulações mais apropriadas para gatos; muitos fármacos com outras formulações disponíveis.
SID: 1 vez/dia; BID: 2 vezes/dia; TID: 3 vezes/dia; IM: intramuscular; IV: intravenosa; SC: subcutânea; VO: via oral; PRN: conforme necessário; IECA: inibidores da enzima conversora da angiotensina; ICC: insuficiência cardíaca congestiva; TSV: taquicardia supraventricular; EAG: eventos adversos graves.

Tabela 21.3 Propriedades farmacocinéticas da digoxina em gatos, após tratamento com comprimidos de digoxina (0,01 mg/kg de peso corporal, a cada 48 h).

Variável	Grupo 1 (n = 6)		Grupo 2 (n = 3)	
	Apenas DXN	DXN, FRS, AAS	DXN por 10 dias	DXN por 20 dias
Pico [DXN] (ng/mℓ)	2,1 ± 0,35 (0,95 a 3,69)	3,3* ± 0,60 (1,31 a 5,64)	1,8 ± 0,38 (1,11 a 2,69)	1,4 ± 0,08 (1,31 a 1,63)
8 h [DXN] (ng/mℓ)	1,4 ± 0,35 (0,56 a 3,03)	2,5 ± 0,64 (0,63 a 5,01)	1,1 ± 0,33 (0,58 a 1,91)	0,8 ± 0,29 (0,58 a 1,71)
Média [DXN] (ng/mℓ)	1,1 ± 0,22 (0,44 a 1,85)	2,2* ± 0,57 (0,55 a 4,15)	0,93 ± 0,2 (0,57 a 1,41)	0,69 ± 0,1 (0,54 a 0,95)
T (h)	40,1 ± 11,7 (13,2 a 99)	81,8* ± 21,8 (30,1 a 173)	61,8 ± 24,0 (23 a 119,6)	47,7 ± 13,8 (24,7 a 80,7)
Depuração oral (ℓ/h/kg)	0,15 ± 0,035 (0,05 a 0,27)	0,07* ± 0,02 (0,01 a 0,17)	0,10 ± 0,02 (0,08 a 0,14)	0,16 ± 0,04 (0,07 a 0,24)
Horas [DXN] na faixa de variação tóxica	3 ± 1,7 (0 a 6)	24,7* ± 9,8 (0 a 48)	2 ± 1,6 (0 a 6)	0 ± 0 (0)

*Significativamente diferente daquele valor no mesmo grupo (P < 0,05).
AAS: ácido acetilsalicílico; DXN: digoxina; FRS: furosemida.
Adaptada de Atkins *et al.*, 1988.

Preparações

- Digoxina, USP – glicosídeo cardiotônico obtido de *D. lanata*
- Digoxina injetável, USP – digoxina em álcool 10%; solução injetável contendo 0,5 mg/2 mℓ
- Comprimidos de digoxina, USP – comprimidos de 0,25 e 0,5 mg
- Solução de digoxina – solução de digoxina contendo 0,05 mg/mℓ, para uso oral.

Fármacos simpatomiméticos | Dobutamina e dopamina

Os fármacos simpatomiméticos, como a dobutamina e a dopamina, podem ser usados para dar suporte à função cardíaca e à pressão arterial, de modo imediato. Os cardiologistas veterinários, com maior frequência, utilizam a dobutamina no tratamento emergencial de insuficiência cardíaca em cães; o suporte à função cardíaca é menor com a administração de dobutamina.

Dobutamina

Este fármaco, um simpatomimético sintético, melhora o desempenho cardíaco por formar complexos principalmente com receptores β_1 do miocárdio, os quais, por meio de mensageiros secundários, aumentam a concentração de cálcio intracelular e, desse modo, a contratilidade do miocárdio. Atua tanto como agonista quanto antagonista em receptores α, cujos efeitos clínicos são incertos. A dobutamina é única como agonista do SNS, já que relativamente tem pouco efeito na frequência cardíaca, é minimamente pró-arrítmica e tem meia-vida muito curta (1 a 2 min). A meia-vida curta possibilita o ajuste rápido da dose e, se a infusão for descontinuada, os efeitos cessam rapidamente. A meia-vida curta também requer que o fármaco seja administrado como taxa de infusão constante (TIC). Além disso, seu emprego resulta na infrarregulação de receptores β_1 em 48 a 72 h após sua instituição, tornando o fármaco inefetivo após esse período de tempo. Além disso, existem preocupações quanto à possibilidade de o efeito dromotrópico positivo da dobutamina em cães com fibrilação atrial, que não estejam recebendo digitálicos, aumentar a condução do nodo AV a um grau em que a resposta ventricular potencialmente fatal possa resultar em fibrilação ventricular. Não existem testes clínicos envolvendo o uso da dobutamina na cardiopatia canina de ocorrência natural, porém evidências na prática clínica indicam que o fármaco pode ser útil na conduta emergencial de insuficiência cardíaca em pacientes hospitalizados.

A dobutamina tem benefícios na conduta emergencial de miocardiopatia dilatada, sem fibrilação atrial ou outra taquicardia supraventricular. Propicia suporte inotrópico sem aumentar a frequência cardíaca e pode salvar a vida do paciente quando há grave disfunção sistólica do miocárdio. Não há evidência de benefício no tratamento de regurgitação da valva mitral de longa duração.

Dopamina

A dopamina, diferentemente da dobutamina, não é uma catecolamina sintética, mas sim produzida naturalmente e de maneira endógena, a partir de L-Dopa. Sofre importante efeito de primeira passagem e tem meia-vida muito curta, o que indica que pode ser administrada apenas por via intravenosa na forma de TIC. Interage com dois subtipos de receptores conhecidos (DA_1 e DA_2). O DA_1 contribui para a vasodilatação de vasos sanguíneos renais, cerebrais, mesentéricos e coronarianos. A estimulação de DA_2 inibe a liberação de norepinefrina em nervos pós-sinápticos e gânglios autônomos. Contudo, a dopamina também estimula os receptores adrenérgicos ou adrenorreceptores β_1 e $\alpha_{1,2}$, com os esperados efeitos inotrópicos, cronotrópicos, dromotrópicos e vasoconstritores positivos.

Nesse amplo espectro de efeitos, não surpreende que os efeitos clínicos variem em função da dosagem. Em dose baixa (0,5 a 1 µg/kg/min), a dopamina estimula apenas DA_1, diminuindo desse modo a pressão arterial, sem outros efeitos hemodinâmicos. Em doses intermediárias, os benefícios cardíacos são conhecidos, com efeitos variáveis na frequência cardíaca, ausência de redução da pressão capilar pulmonar em cunha, e efeitos positivos no débito cardíaco e no fluxo sanguíneo renal. Em doses altas, pode-se notar vasoconstrição associada a alto valor do volume pós-carga cardíaco. A dopamina não causa dilatação dos leitos vasculares de capacitância, de modo que, algumas vezes, é administrada em combinação com venodilatadores (nitroglicerina ou nitroprusseto) ou com dobutamina. As preocupações quanto a essa variação de dosagem incluem arritmias e taquicardia. Em doses altas (2 a 10 µg/kg/min, em seres humanos normais, e até > 50 µg/kg/min em pacientes em choque) provoca, além de taquicardia e arritmia, elevação da pressão arterial e da resistência vascular sistêmica por meio da estimulação de adrenorreceptores α_1 e α_2 e resultante vasoconstrição (Horowitz *et al.*, 1962; Sprung *et al.*, 1984). Essa alteração é desejável apenas no tratamento de choque e deve ser precedida de fluidoterapia, a fim de corrigir déficits.

Na medicina veterinária, a dopamina mostrou sua maior utilidade no controle da hipotensão durante anestesia e no tratamento de choque não cardiogênico. Sisson e Kittleson (1999) recomendaram uma dose inicial de 2 µg/kg/min, com ajuste ou descontinuação da dose, dependendo do quadro clínico. A dose efetiva quase sempre varia de 1 a 8 µg/kg/min, administrados na forma de TIC (em solução de dextrose 5%, usando uma bomba de infusão a fim de evitar volume excessivo em pacientes com insuficiência cardíaca). Embora tenha sido utilizada em doses baixas para estimular receptores DA, dilatar vasos renais e tratar doença renal aguda, a dopamina não induziu esses benefícios em estudos com animais.

Preparações. Disponibilizada em frascos de 5 mℓ contendo 40, 80 e 160 mg/mℓ.

Inodilatadores | Pimobendana

Os fármacos que apresentam propriedades tanto vasodilatadoras quanto inotrópicas positivas são classificados como *inodilatadores* (Opie, 2001). Historicamente, o tratamento no curto prazo de insuficiência cardíaca aguda ou descompensada caracterizada por disfunção sistólica se beneficiou da combinação de dobutamina (inotrópico positivo) e nitroprusseto (vasodilatador). Os inodilatadores apresentam essas duas propriedades e os fármacos disponíveis para uso oral, como a pimobendana, possibilitam uma terapia prolongada. A levosimendana, outro fármaco dessa classe, foi avaliada em animais, mas não está disponível para uso clínico neste momento.

Aplicação clínica

A pimobendana é um fármaco recente com propriedades úteis na conduta clínica da insuficiência cardíaca canina secundária à miocardiopatia dilatada (MCD) ou à valvopatia mitral mixomatosa (VPMM). A eficácia da pimobendana no tratamento de insuficiência cardíaca decorrente de miocardiopatia dilatada e de VPMM foi avaliada mais completamente em cães do que outras medicações cardioativas, até o momento.

Em cães (das raças Cocker Spaniel inglês e Pinscher Doberman) com MCD e insuficiência cardíaca, a pimonbendana foi associada a melhora significativa na classe da cardiopatia (classe funcional modificada da New York Heart Association [NYHA]; em geral, NYHA 2 moderada a NYHA 3), independentemente da raça (Figura 21.6, Tabela 21.4). Outros fármacos (furosemida, enalapril e digoxina) também foram permitidos. Entretanto, somente um cão da raça Pinscher Doberman manifestou benefício importante quanto à sobrevida (Fuentes, 2004).

Diversos estudos de alta qualidade foram realizados em cães com insuficiência cardíaca causada por miocardiopatia ou valvopatia mitral (Lombard *et al.*, 2006; O'Grady *et al.*, 2008; Häggström *et al.*, 2008; Summerfield *et al.*, 2012). Os resultados

desses estudos mostraram que a pimobendana foi efetiva, melhorou a sobrevida e o seu perfil de segurança foi favorável. Alguns estudos envolveram várias instituições de alta qualidade, por exemplo, o estudo QUEST (Häggström *et al.*, 2008), o estudo PROTECT (Summerfield *et al.*, 2012) e o estudo EPIC. Esse último é um estudo prospectivo que avaliou 360 cães de estimação. O EPIC, que envolveu a avaliação da pimobendana em cães com cardiomegalia causada por valvopatia mitral pré-clínica, é um teste clínico aleatório duplo-cego controlado por placebo, que avaliou a efetividade da pimobendana na prevenção do início de sinais de insuficiência cardíaca congestiva em cães com aumento do coração secundário à valvopatia mitral mixomatosa pré-clínica. Estudos preliminares indicaram que a pimobendana é claramente benéfica e não suscitou nenhuma preocupação quanto a sua administração.

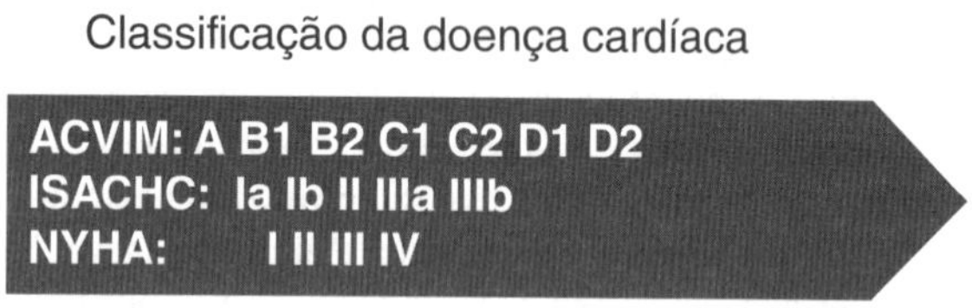

Em estudos clínicos prospectivos aleatórios, a pimobendana mostrou-se segura e efetiva na insuficiência cardíaca secundária tanto à miocardiopatia dilatada (em cão da raça Pinscher Doberman) e VPMM, quanto à MCD (também em cão da raça Pinscher Doberman) e na VPMM assintomáticas. Em muitos países, a pimobendana foi aprovada para uso em cães com insuficiência cardíaca congestiva a partir de 2000, ao redor do mundo.

Uso de pimobendana em gatos. Existem apenas alguns estudos para definir o uso clínico em gatos. O fármaco propiciou aumento da sobrevida em gatos com miocardiopatia dilatada não responsiva à taurina, sem reações adversas (Hambrook e Bennett, 2012). Também, aumentou a sobrevida e foi bem tolerado em gatos com insuficiência cardíaca congestiva causada por

Classificação da doença cardíaca

ACVIM: A B1 B2 C1 C2 D1 D2
ISACHC: Ia Ib II IIIa IIIb
NYHA: I II III IV

Figura 21.6 O esquema de classificação de doença cardíaca do American College of Veterinary Internal Medicine (ACVIM), do International Small Animal Cardiac Health Council (ISACHC), e a adaptação da New York Heart Association foram comparados por categoria. Veja Tabela 21.4, para descrição. Fonte: Atkins *et al.*, 2009.

Tabela 21.4 Esquemas de classificação funcional das cardiopatias em cães.

A. Sistema da New York Heart Association (NYHA) modificado (americano)	
Classe I	Pacientes com cardiopatia assintomática (tipicamente, apenas sopro cardíaco)
Classe II	Pacientes com sinais de disfunção cardíaca somente durante exercícios físicos extenuantes
Classe III	Pacientes com cardiopatia que provoca sinais clínicos durante atividades diárias de rotina ou durante exercícios físicos leves
Classe IV	Pacientes com cardiopatia que provoca sinais clínicos graves, mesmo em repouso
B. Sistema do International Small Animal Cardiac Health Council (ISACHC)	
Classe I	Paciente assintomático:
	Classe IA: sintomas de cardiopatia, porém sem sinais evidentes de compensação (hipertrofia ventricular com sobrecarga de volume ou de pressão)
	Classe IB: sintomas de cardiopatia e sinais de compensação (hipertrofia ventricular com sobrecarga de volume ou de pressão) são detectados em radiografias ou na ecocardiografia
Classe II	Insuficiência cardíaca discreta a moderada; sem evidência de sinais clínicos de insuficiência cardíaca em repouso ou durante exercícios físicos leves, que influenciem negativamente a qualidade de vida do paciente
Classe III	Insuficiência cardíaca avançada; sinais clínicos de insuficiência cardíaca avançada são óbvios imediatamente:
	Classe IIIA: Cuidados domiciliares são possíveis
	Classe IIIB: Recomenda-se hospitalização (choque cardiogênico, edema pulmonar potencialmente fatal ou derrame pleural grave)
C. Esquema do American College of Veterinary Internal Medicine (ACVIM) (adaptado da American Heart Association e do American College of Cardiology)	
Classe A	Pacientes assintomáticos, sem sinais de cardiopatia; porém, acredita-se em etiologias genéticas, ambientais ou infecciosas
Classe B1	Pacientes assintomáticos, com cardiopatia, quase sempre identificados pela presença de sopro cardíaco, porém sem evidência de aumento do coração
Classe B2	Pacientes assintomáticos, com cardiopatia, tipicamente identificados pela presença de sopro cardíaco; podem apresentar evidência de regurgitação valvar hemodinamicamente significativa, evidente pela constatação de aumento do coração
Classe C1	Pacientes com sinais clínicos anteriores ou atuais de insuficiência cardíaca, associados à cardiopatia estrutural; requerem hospitalização
Classe C2	Pacientes com sinais anteriores ou atuais de insuficiência cardíaca, associados à cardiopatia estrutural; podem receber alta hospitalar ou não precisam ser hospitalizados
Classe D1	Pacientes com insuficiência cardíaca devido à cardiopatia terminal, refratários à terapia-padrão (que requer tratamento avançado ou especializado); precisam ser hospitalizados
Classe D2	Inclui pacientes com insuficiência cardíaca devido à cardiopatia terminal, refratários à terapia-padrão (que requer tratamento avançado ou especializado), porém, podem ser tratados como pacientes ambulatoriais

miocardiopatia (MacGregor *et al.*, 2011; Reina-Doreste *et al.*, 2014; Gordon *et al.*, 2012). Avaliou-se a farmacocinética em gatos (Hanzlicek *et al.*, 2012). Os estudos farmacocinéticos mostraram uma rápida absorção oral e meia-vida de eliminação de 1,3 h (média). Em outras espécies animais, a pimobendana é metabolizada (desmetilada), originando desmetilpimobendana, que é ativa e responsável por alguns dos efeitos cardiovasculares. Uma observação a partir do estudo farmacocinético em felinos é que alguns gatos talvez não consigam metabolizar o fármaco original em um metabólito ativo. As implicações das diferenças na metabolização entre gatos não foram esclarecidas, até que haja disponibilidade de outros estudos. A dose é a mesma utilizada em cães, 0,25 a 0,3 mg/kg, a cada 12 h VO. A administração de comprimido oral grande projetado para cães pode ser um desafio para gatos.

Mecanismo de ação

Inotropia. A pimobendana é um derivado da benzimidazol-piridazinona que tem efeito inotrópico positivo e dilatador arteriovenoso equilibrado. O coração em insuficiência exerce seus efeitos inotrópicos, principalmente por meio da sensibilização do aparato contrátil cardíaco ao cálcio intracelular. Como inibidor da fosfodiesterase (PDE) III, é capaz de aumentar a concentração intracelular de cálcio e o consumo de oxigênio no miocárdio. Contudo, em cães com cardiopatia, os efeitos cardíacos da pimobendana na PDE são mínimos em doses farmacológicas, o que representa uma importante vantagem em relação a outros inibidores inotrópicos de PDE, como a milrinona. A sensibilização do aparato contrátil cardíaco ao cálcio intracelular pela pimobendana é obtida pela estimulação da interação do cálcio com o complexo troponina C, resultando em um efeito inotrópico positivo que melhora a função sistólica, porém não aumenta o consumo de oxigênio pelo miocárdio. A principal vantagem da pimobendana é sua relativa falta de atividade arritmogênica, que está associada a inotrópicos positivos cujo único mecanismo de ação consiste em aumentar as concentrações de cálcio intracelular e AMP cíclico no miocárdio.

Vasodilatação. As fosfodiesterases III e V são encontradas no músculo liso vascular. Inibidores da PDE III, como a pimobendana, resultam em vasodilatação equilibrada (associação entre dilatação venosa e arterial), levando à redução tanto no volume pré-carga quanto pós-carga do coração, um fator crucial da terapia de insuficiência cardíaca. Além disso, a pimobendana pode apresentar alguns efeitos inibidores na PDE V. A concentração dessa enzima é relativamente alta no músculo liso vascular de artérias pulmonares; por conseguinte, a inibição de PDE V pode abrandar a elevação da pressão na artéria pulmonar (hipertensão pulmonar) que tende a se equiparar a elevações crônicas na pressão do átrio esquerdo, o que é uma importante complicação da doença cardiovascular. (A sildenafila é um inibidor específico de PDE-V, discutido no ietm "Inibidores da fosfodiesterase V | Sildenafila".)

Modulação de citocinas. A importância de alterações em citocinas pró-inflamatórias, como no fator de necrose tumoral α e nas interleucinas 1-b e 6, na progressão da insuficiência cardíaca foi documentada em diversas formas de cardiopatia. Alterações de má adaptação nas concentrações dessas citocinas estão associadas a aumento das taxas de morbidade e de mortalidade; a pimobendana mostrou modulação benéfica de várias dessas citocinas em modelos de insuficiência cardíaca (Iwasaki *et al.*,

1999). Muitos clínicos relatam que, na prática, isso resulta na melhora da atitude e do apetite, além do que ocorre quando se faz apenas o controle da insuficiência cardíaca.

Efeitos antiplaquetários. No cão, a pimobendana tem efeitos antitrombóticos *in vitro*, porém, apenas em concentração do medicamento muito maior do que aquela que pode ser obtida clinicamente. Por conseguinte, os efeitos antiplaquetários da pimobendana no cão não contribuem para seu benefício terapêutico nem conferem risco de hemorragia (Shipley *et al.*, 2013).

Efeitos lusitrópicos positivos. Por meio da inibição da PDE III em miocardiócitos, a pimobendana aumenta a concentração de cAMP intracelular, facilitando a fosforilação de receptores no retículo sarcoplasmático. Desse modo, aumenta a recaptação diastólica de cálcio e a velocidade de relaxamento, indicando uma propriedade lusitrópica positiva. Dois pequenos estudos conduzidos em seres humanos e cães apoiam essa propriedade lusitrópica positiva da pimobendana (Asanoi *et al.*, 1994; Ishiki *et al.*, 2000).

Farmacocinética

A absorção de pimobendana é rápida, alcançando concentração plasmática máxima dentro de 1 h após a administração oral. Assim, embora a pimobendana seja um fármaco de uso oral, pode propiciar suporte rápido e no curto prazo aos cães com insuficiência cardíaca emergencial de início súbito ou descompensada. A meia-vida de eliminação em cães é de cerca de 1 h ou menos (Bell *et al.*, 2015; Yata *et al.*, 2016). A biodisponibilidade oral é de 60 a 65%, e pode alcançar 70% (Bell *et al.*, 2015), porém, como diminui na presença de alimento, a pimobendana deve ser administrada no mínimo 1 h após a alimentação, até que seja alcançado um estado de equilíbrio constante. A pimobendana não é solúvel em água, apresenta alta taxa de ligação a proteínas (90 a 95%), é excretada na bile e eliminada nas fezes. A pimobendana é metabolizada (desmetilada) no fígado e seu principal metabólito, a desmetilpimobendana (UDCG-212), é um inibidor mais potente de PDE III (vasodilatação) do que a pimobendana e tem uma meia-vida levemente mais prolongada que o fármaco original (Yata *et al.*, 2016) (conforme discutido no item *Uso de pimobendana em gatos*, os gatos não produzem esse metabólito).

Reações adversas

A pimobendana é bem tolerada em cães, inclusive naqueles com doença cardíaca (Fuentes, 2004). Havia preocupações iniciais de que pudesse provocar agravamento (fatal) de arritmias ou aumentar o risco de fibrilação atrial em cães com miocardiopatia. Em estudos subsequentes (Lake-Bakaar *et al.*, 2015), essas preocupações foram descartadas e nenhum estudo cego aleatório relatou aumento da frequência de arritmias em pacientes veterinários. Estudos em veterinária relatam melhora da qualidade e do tempo de vida, refutando efeitos colaterais clinicamente importantes, quando a pimobendana é utilizada no tratamento de insuficiência cardíaca em cães. Além disso, até mesmo a necessidade de doses mais elevadas de pimobendana (≥ 0,3 mg/kg, 3 vezes/dia) em cães que apresentam doença cardíaca da classe D da ACVIM propiciam benefício significativo na sobrevida e, na opinião dos autores, melhor qualidade de vida (Ames *et al.*, 2013). Mesmo em sobredosagem acidental muito alta (10 vezes a dose recomendada), os sinais adversos têm sido relativamente moderados quanto à gravidade (Reinker *et al.*, 2012). Realizou-se pesquisa do banco de dados (novembro de

2004 a abril de 2010) de um centro de controle de intoxicação animal relativos a casos envolvendo intoxicação por pimobendana. Foram avaliados sete cães que ingeriram doses de 2,6 a 21,3 mg/kg. Os sinais clínicos consistiram em anormalidades cardiovasculares, incluindo taquicardia grave (4/7), hipotensão (2/7) e hipertensão (2/7). Dois cães não manifestaram sinais clínicos. Todos os cães receberam alta clínica em 24 h, embora um tenha morrido 3 dias depois.

Assim como ocorre com todos os fármacos inotrópicos positivos, a pimobendana é *relativamente* contraindicada aos pacientes com obstrução do fluxo de saída cardíaca do sangue (p. ex., miocardiopatia hipertrófica, estenose subaórtica, estenose pulmonar). O efeito inotrópico pode influenciar negativamente os cães com lesões valvares iniciais. Em um estudo em cães assintomáticos com valvopatia mitral (Chetboul *et al.*, 2007), verificou-se que a pimobendana agravou as lesões da valva mitral e os índices de função cardíaca em cães tratados com esse fármaco, em comparação ao grupo tratado com o inibidor da enzima conversora da angiotensina, benazepril. Os autores do estudo propuseram que os efeitos cardiotóxicos foram causados por uma ação farmacodinâmica exagerada e não devido a uma toxicidade intrínseca. A importância desse achado foi diminuída com o encerramento prematuro do estudo EPIC (valvopatia mitral mixomatosa assintomática), discutido anteriormente.

Formulações e dosagens

A pimobendana está disponível na forma de cápsulas de gelatina rígidas (na maioria dos países) contendo 1,25, 2,5 ou 5 mg do fármaco. Nos EUA, foi aprovada uma formulação mastigável, em quatro concentrações: 1,25, 2,5, 5 e 10 mg. O medicamento não é estável em suspensão e não deve ser reformulado dessa maneira. A dose recomendada na bula é de 0,25 a 0,3 mg/kg a cada 12 h. A eficácia inicial pode ser melhorada pela administração em jejum, porém, uma vez obtido o estado de equilíbrio constante (em alguns dias), pode ser administrado com alimento. A solução oral de pimobendana (3,5 mg/mℓ e 1 mg/mℓ) está disponível em alguns países (Bell *et al.*, 2015; Yata *et al.*, 2016). A levosimendana foi pesquisada como agente terapêutico de insuficiência cardíaca em cães. Até este momento, não está disponível para uso clínico.

Fármacos inotrópicos | Anrinona e milrinona

A anrinona e a milrinona são derivados da bipiridina comumente conhecidos como fármacos inotrópicos não catecolaminas e não glicosídeos. Esses compostos foram descobertos durante uma pesquisa sobre agentes estimulantes cardíacos que poderiam ser usados para substituir digitálicos no tratamento de insuficiência cardíaca (Alousi *et al.*, 1979). Muitos estudos confirmaram que a anrinona e a milrinona possuem ação inotrópica positiva no coração e, também, efeito vasodilatador periférico. O mecanismo de ação das bipiridinas não é semelhante ao dos digitálicos e não envolve receptores adrenérgicos ou outros receptores celulares superficiais. Em vez disso, as ações vasodilatadoras periféricas e inotrópicas cardíacas da anrinona e da milrinona envolvem a inibição da enzima fosfodiesterase do nucleotídio cíclico tipo III. Essa enzima é responsável pela metabolização do cAMP; assim, a inibição da fosfodiesterase tipo III por anrinona ou milrinona resulta no acúmulo de cAMP intracelular em tecidos cardíacos e vasculares. O AMP cíclico auxilia na resposta inotrópica positiva no miocárdio

e na resposta vasodilatadora em vasos sanguíneos. Devido às ações inotrópicas e vasodilatadores concomitantes, tem se considerado primeiramente a anrinona e depois a milrinona, como alternativas aos digitálicos no tratamento de pacientes com insuficiência cardíaca congestiva (Mancini *et al.*, 1985; Colucci *et al.*, 1986a, 1986b).

Anrinona

Embora a anrinona aumente a força de contratilidade cardíaca e a pressão no ventrículo esquerdo, com alterações relativamente pequenas na frequência cardíaca e na pressão arterial sistêmica em cães experimentais, ela não foi usada clinicamente, exceto como último recurso, quando outros tratamentos falharam (Alousi *et al.*, 1979). As reações adversas em seres humanos impediram seu uso na rotina (Massie *et al.*, 1985).

Milrinona

A milrinona é um congênere estrutural da anrinona, 20 a 30 vezes mais potente do que a segunda. Estudos iniciais sugeriram que a milrinona poderia ser relativamente livre de efeitos colaterais adversos e, assim, ser útil no tratamento de insuficiência cardíaca em seres humanos (Colucci *et al.*, 1986a,b). Entretanto, estudos em pacientes humanos com insuficiência cardíaca moderadamente grave indicaram que a milrinona era menos efetiva que a digoxina, e a combinação de milrinona com a digoxina não era mais efetiva do que o uso exclusivo de digoxina. Além disso, a administração de milrinona foi associada a maior ocorrência de taquiarritmias, tanto ventriculares quanto supraventriculares (DiBianco *et al.*, 1989). No estudo OPTIME-CHF, notou-se que a administração de milrinona teve um efeito bidirecional, agravando o desfecho em pacientes com cardiopatia isquêmica e apresentando um efeito neutro a benéfico naqueles pacientes com cardiopatia não isquêmica (Felker *et al.*, 2003).

Taquiarritmias foram previsíveis como efeitos colaterais da milrinona e outros tipos de inibidores da fosfodiesterase tipo III no que concerne a seu mecanismo de ação, que depende do acúmulo de cAMP. Por isso, o entusiasmo inicial para o uso de milrinona e outro tipo de inibidor da fosfodiesterase III na doença cardíaca diminuiu (Massie *et al.*, 1985; DiBianco *et al.*, 1989).

Há evidências de que a milrinona é segura e efetiva em cães com insuficiência cardíaca primária (Kittleson *et al.*, 1985b). Os cães podem responder favoravelmente ao tratamento exclusivo com milrinona. Efeitos positivos foram mantidos nas quatro semanas do estudo; no entanto, a insuficiência cardíaca se agravou após a descontinuação da milrinona e melhorou quando o fármaco foi novamente administrado. As únicas reações adversas aparentes foram arritmias ventriculares assintomáticas em dois cães. Esses pesquisadores concluíram que a milrinona pode ser um fármaco efetivo no tratamento de insuficiência miocárdica em cães, quando administrada por via oral, 2 vezes/dia, em doses de 0,5 a 1 mg/kg.

Uso clínico

Apesar da experiência com o uso oral de milrinona em cães, atualmente não existe uma formulação oral disponível aprovada. O lactato de milrinona está disponível como solução injetável contendo 200 µg/mℓ. A milrinona é pouco utilizada por cardiologistas veterinários (Bonagura, 2010). A anrinona é disponibilizada apenas como solução de uso intravenoso.

INIBIDORES DA ENZIMA CONVERSORA DA ANGIOTENSINA, MALEATO DE ENALAPRIL E BENAZEPRIL, E BLOQUEADOR DE RECEPTORES MINERALOCORTICOIDES, ESPIRONOLACTONA

O reconhecimento da contribuição do sistema renina-angiotensina-aldosterona (SRAA) na fisiopatologia da insuficiência cardíaca congestiva levou ao desenvolvimento de inibidores da enzima conversora da angiotensina (IECA), como captopril, enalapril, benazepril, ramipril, lisinopril, imidapril, temocapril, quinapril, alacecapril etc. (Jackson, 2006).

Mecanismos de ação

A redução da perfusão renal durante a insuficiência cardíaca e outras condições patológicas e fisiológicas provoca a liberação de renina do aparelho justaglomerular (Figura 21.7). Conforme discutido no Capítulo 24, a renina sintetiza a formação de angiotensina I a partir do angiotensinogênio. A angiotensina I é relativamente inativa; contudo, sofre clivagem pela ECA e origina o potente vasoconstritor e estimulador da liberação de aldosterona, a angiotensina II. Assim, ao inibir a ECA, os IECA reduzem a síntese de angiotensina II e, por meio desse mecanismo, provocam vasodilatação periférica (dilatação relativamente branda "mista" ou "equilibrada" de arteríolas e veias). Os IECA também reduzem a liberação de aldosterona mediada pela angiotensina II, facilitando desse modo a excreção de sódio e a diurese. O bloqueio de angiotensina II e a produção de aldosterona abrandam o efeito negativo do remodelamento patológico

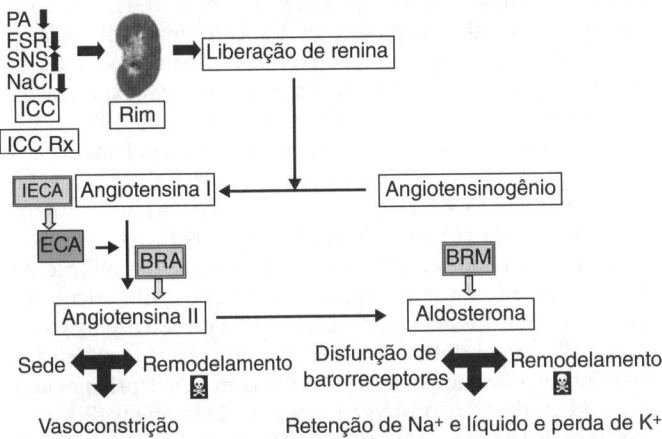

Figura 21.7 A redução da pressão arterial (PA), do fluxo sanguíneo renal (FSR) e da concentração sérica de sódio (NaCl), bem como a ativação do sistema nervoso simpático (SNS), a insuficiência cardíaca congestiva (ICC) e seu tratamento induzem a liberação de renina pelo aparelho justaglomerular, dando início à cascata com o angiotensinogênio sendo convertido em angiotensina I. A isso sucede sua conversão a angiotensina II por meio da enzima conversora da angiotensina (ECA) e, por fim, ocorre estimulação da adrenal para secretar aldosterona. Quando a produção de hormônios terminais é prolongada e excessiva, ela é tóxica, particularmente em pacientes com insuficiência cardíaca, provocando vasoconstrição, remodelamento patológico do miocárdio e de vasos sanguíneos, retenção de sódio e líquido, perda de potássio e disfunção de barorreceptores. O abrandamento dessa cascata de ocorrências tornou-se parte importante no tratamento da doença cardíaca em seres humanos e em animais, utilizando-se inibidores da ECA (IECA), bloqueadores de receptores de angiotensina II (BRA) e bloqueadores de receptores de mineralocorticoides (BRM, p. ex., espironolactona).

do coração, de vasos sanguíneos e dos rins, em condições que ativam o sistema renina-angiotensina-aldosterona, de modo patológico (insuficiência cardíaca, insuficiência renal, hipertensão e, em resposta a tratamentos para aliviar o volume sanguíneo circulante, como vasodilatadores e diuréticos) (Weber e Brilla, 1991; Schiffrin, 2006; Brown e Vaughan, 1998).

A ECA é uma enzima relativamente não seletiva, pois não apenas transforma a angiotensina I em angiotensina II, mas também ocasiona a clivagem e, dessa maneira, a inativação da molécula de bradicinina. Embora os outros efeitos da ECA sejam danosos em estados mórbidos, o aumento da bradicinina é útil porque ela bloqueia a vasoconstrição induzida pelo SRAA (por meio de prostaglandinas) e remodelamento patológico.

Os IECA comumente utilizados em medicina veterinária, com exceção do captopril e do lisinopril, são administrados por VO como profármacos e convertidos em sua forma ativa no fígado (enalaprilate e benazeprilate). No momento, não existe IECA com ação superior evidente, embora o captopril tenha claramente sido ultrapassado em termos de praticidade e por causa da propensão em causar desconforto gastrintestinal.

Reações adversas

Os IECA podem provocar hipotensão sintomática. Isso se deve ao efeito vasodilatador misto desse grupo de fármacos; é observada tipicamente quando os IECA são usados com outros fármacos que aliviam o volume sanguíneo circulante, como vasodilatadores e diuréticos, além da restrição de sódio. A hipotensão é revertida ao alterar as terapias medicamentosas, porém, pode ser problemática quando provoca azotemia, inapetência, fraqueza, cansaço e precipita a intoxicação por digitálicos ao reduzir sua excreção renal. Os IECA não são diretamente nefrotóxicos, a não ser em doses 50 a 100 vezes aquelas clinicamente recomendadas. O principal impacto dos IECA nos rins, em doses clinicamente relevantes, é a indução de hipotensão, reduzindo desse modo a pressão de perfusão renal e a taxa de filtração glomerular, resultando em agravamento da azotemia (MacDonald *et al.*, 1987).

Os efeitos colaterais menos comuns incluem tosse e angioedema. Embora bem documentados em seres humanos, não há relatos dessas ocorrências em animais. Não está evidente a etiologia da tosse, porém, acredita-se que esteja relacionada ao aumento resultante da concentração de bradicinina ou de prostaglandinas.

Os clínicos veterinários têm experiência com o uso de enalapril, captopril, benazepril, lisinopril, imidapril, alacepril e ramapril. Desses, apenas o enalapril foi bastante estudado e está liberado legalmente para uso no tratamento de insuficiência cardíaca nos EUA; o benazepril é comercializado na Europa, Canadá, América do Sul e Ásia. Sabemos, por meio de experiência clínica com IECA (principalmente captopril, enalapril e benazepril, nos EUA), que seu impacto na função renal é mínimo, mesmo no caso de insuficiência cardíaca grave. Quando se constata azotemia, os IECA em geral são administrados juntamente a outros diuréticos e com restrição de sódio; com frequência resulta em hipotensão. Tipicamente, a suspensão da diurese ou a redução da dose resulta na reversão da azotemia (Wynckel *et al.*, 1998). Em estudos com enalapril em doença cardíaca fase III e IV da NYHA (insuficiência cardíaca moderada a grave) devido à regurgitação de valva mitral e miocardiopatia dilatada, de fato notou-se menor incidência de azotemia no grupo tratado com enalapril do que no grupo tratado com placebo (IMPROVE – Sisson *et al.*, 1995; Cove

Study Group, 1995; LIVE – Ettinger *et al.*, 1998; Merck-Agvet, 1994). Além disso, em um estudo sobre a participação do enalapril no retardo ou na prevenção de insuficiência cardíaca secundária à valvopatia mitral mixomatosa, a administração da dose-padrão de 0,5 mg de enalapril/kg/dia não influenciou a concentração sérica de creatina, quando comparada ao uso de placebo (Atkins *et al.*, 2002). De fato, atualmente é bem aceito que os IECA são benéficos, quando administrados de modo crônico a pacientes tanto humanos quanto veterinários, com insuficiência renal de ocorrência natural e naquela induzida experimentalmente (Abraham *et al.*, 1988; Brown *et al.*, 1999; Praga *et al.*, 1992; Maschio *et al.*, 1996; Grauer *et al.*, 2000; Watanabe *et al.*, 1999; Miller *et al.*, 1999). Os mecanismos para essa melhora são postulados como efeito anti-hipertensivo, redução da proliferação de células mesangiais induzida por angiotensina II e efeitos vasodilatadores renais de IECA, esse último relacionado com redução na pressão de filtração renal e proteinúria (Abraham *et al.*, 1988; Praga *et al.*, 1992; Maschio *et al.*, 1996). Recentemente o enalapril mostrou reduzir a proteinúria, e também a pressão arterial, em cães com glomerulonefrite de ocorrência natural (Grauer *et al.*, 2000). Da mesma forma, o benazepril reduziu a azotemia e a proteinúria em um estudo de curta duração, envolvendo insuficiência renal de ocorrência natural e também experimental, em gatos, (Watanabe *et al.*, 1999) e reduziu as concentrações sanguíneas de ureia (BUN) e creatinina e a pressão arterial, em gatos com doença do rim policístico (Miller *et al.*, 1999).

Eficácia

Os IECA representam um marco no tratamento de longa duração da insuficiência cardíaca. Ao inibir a conversão de angiotensina I em angiotensina II (Jackson, 2006), eles reduzem os efeitos indesejáveis da angiotensina II (vasoconstrição; remodelamento patológico com morte de miocardiócitos e substituição desses; início de fibrose; e aumento da sede), e também reduzem os efeitos da aldosterona (remodelamento patológico, retenção de sódio e perda de potássio; e disfunção de barorreceptores), reconhecidos na insuficiência cardíaca congestiva, hipertensão e doença glomerular.

Eles estão indicados em praticamente todos os casos de insuficiência cardíaca sistólica. Na valvopatia mixomatosa mitral subclínica (NYHA, ISAHC 1a e 1b, ACVIM B1 e B2) (Figuras 21.8, 21.9, Tabela 21.4), sabe-se que a supressão do SRAA é útil em cães assintomáticos com ISAHC 1b ou ACVIM B2, após remodelamento cardíaco (aumento). Os IECA se mostraram úteis no controle de hipertensão sistêmica, de cardiopatias clínicas e subclínicas e de doença renal proteinúrica (Grauer *et al.*, 2000; Atkins e Haggstrom, 2012; O'Grady *et al.*, 2009).

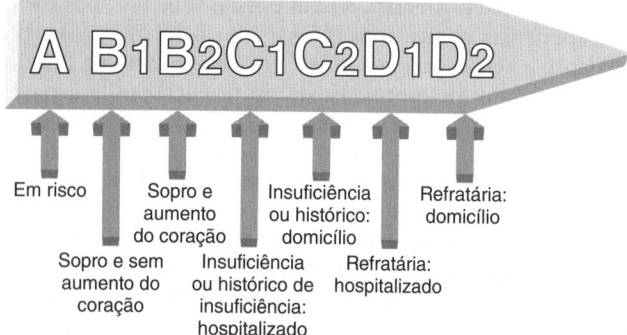

Figura 21.8 Esquema de classificação de doença cardíaca do American College of Veterinary Internal Medicine. Fonte: Atkins *et al.*, 2009.

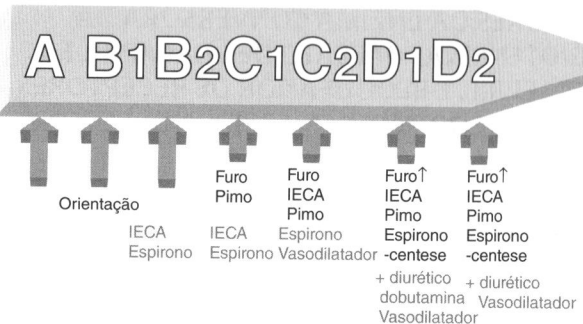

Figura 21.9 Esquema de classificação do American College of Veterinary Internal Medicine, com recomendações do Comitê de Consenso, no tratamento de valvopatia mitral mixomatosa, em cães. Recomendações unânimes do Comitê estão em preto, ao passo que o texto em cinza representa a maioria das recomendações do grupo, bem como nossas recomendações. Desde que o Painel de Consenso do ACVIM formulou suas recomendações, foram publicados dois estudos que provavelmente terão impacto nesse esquema. Um estudo europeu mostrou que a combinação de benazepril e espironolactona foi eficaz no tratamento de cães com insuficiência cardíaca (Bernay *et al.*, 2010). O estudo EPIC mostrou que a pimobendana foi efetiva em cães com cardiopatia de estágio B2, prolongando o tempo para início de insuficiência cardíaca ou morte cardíaca (Boswood *et al.*, 2016). IECA: inibidor da enzima conversora da angiotensina; espirono: espironolactona; Pimo: pimobendana; -centese: toracocentese e/ou abdominocentese; Furo: furosemida. Fonte: Atkins *et al.*, 2009.

Nas cardiopatias fases III e IV da NYHA em cães (insuficiência cardíaca moderada a grave; Tabela 21.4), devido à valvopatia mitral mixomatosa ou miocardiopatia dilatada, o enalapril aumentou a sobrevida em > 100%, bem como redução do edema pulmonar e melhora nos índices de qualidade de vida (IMPROVE – Sisson *et al.*, 1995; Cove Study Group, 1995; LIVE – Ettinger *et al.*, 1998). A capacidade para exercícios físicos também melhora em cães com insuficiência mitral experimental (Hamlin *et al.*, 1996). Da mesma forma, o benazepril aumentou a sobrevida (BENCH Study Group, 1999). As pesquisas multicentros citadas examinaram a habilidade da inibição da ECA em potencializar a terapia com digitálicos e diuréticos, em vez de se fixar nos benefícios terapêuticos do uso exclusivo do enalapril. Não obstante, esses estudos propiciaram evidências convincentes de que a inibição da ECA com o enalapril melhora a qualidade de vida e posterga a morte de cães com insuficiência cardíaca. Está claro que o enalapril (e provavelmente os IECA) é benéfico no controle da insuficiência cardíaca, quando adicionado à terapia convencional. Praticamente não há estudos sobre o uso concomitante de IECA e inodilatadores.

Doença cardíaca pré-clínica. O enalapril foi avaliado em dois testes clínicos aleatórios duplos-cegos controlados com placebo, para avaliar sua habilidade em desacelerar a progressão da insuficiência cardíaca em cães com valvopatia mitral mixomatosa (VPMM). Os dois estudos foram projetados de maneira semelhante, utilizando pacientes com VPMM assintomáticos, sendo o início do edema pulmonar o principal ponto de corte, e o IECA enalapril *versus* placebo em um estudo duplo-cego prospectivo (SVEP – Kvart *et al.*, 2002; VETPROOF – Atkins *et al.*, 2007). O estudo SVEP e o VETPROOF apresentaram resultados divergentes por causa dos diferentes delineamentos. Os dois estudos foram úteis para compreender a ação do IECA antes do início da insuficiência cardíaca, na VPMM. Resultados do estudo SVEP sustentaram fortemente que, na dose avaliada, houve pouco ou nenhum benefício na inibição da ECA em uma população de cães, com (107) e sem (122) evidências radiográficas de remodelamento cardíaco. O VETPROOF, com duração de 5 anos, constatou pequeno benefício na postergação do início da insuficiência cardíaca; um outro subestudo de 3 anos de acompanhamento relatou vantagens do tratamento quanto ao quesito mortalidade, por todas as causas; o ideal seria a repetição desse último estudo, considerando mortalidade por todas as causas como o principal ponto de corte. No subestudo sobre mortalidade por todas as causas, com 96 participantes acompanhados até a morte, verificou-se benefício por tempo mais longo (9 meses) do tratamento com IECA (P < 0,02) (Atkins e Keene, 2009).

Estudos em gatos. Em um estudo retrospectivo em gatos com miocardiopatia hipertrófica, constatou-se que o tratamento com enalapril melhorou os parâmetros ecocardiográficos (Rush *et al.*, 1998). No entanto, um estudo cego prospectivo mais amplo (MacDonald *et al.*, 2006), em que se administrou ramipril durante 1 ano a gatos da raça Maine Coon e gatos Maine Coon mestiços com miocardiopatia hipertrófica, não se constatou diferença significativa na massa tecidual do ventrículo esquerdo, na função diastólica ou na concentração sanguínea de ureia ou de aldosterona, em comparação com animais do grupo-controle.

Interações medicamentosas

Uma relação completa de interações farmacocinéticas entre medicamentos está disponibilizada na publicação de Shionoiri (1993). As interações que influenciam a função renal foram discutidas por Loboz e Shenfield (2005). Os IECA são seguramente usados com outros fármacos cardiovasculares (inclusive diuréticos). Entretanto, os IECA exacerbam o efeito dos diuréticos e deve-se ter cautela quando esses fármacos são usados concomitantemente. Com frequência, a dose do diurético pode (e deve) ser reduzida em caso de terapia concomitante com IECA.

Quando os IECA são administrados com anti-inflamatórios não esteroides (AINE), esses podem diminuir o efeito benéfico dos IECA devido ao bloqueio de prostaglandinas, já que alguns dos efeitos anti-hipertensivos dos IECA são causados pela geração de prostaglandinas (Guazzi *et al.*, 1998; Davie *et al.*, 2000). Também, foi sugerido que os AINE aumentem o risco de lesão renal (Loboz e Shenfield, 2005). Em cães, foi publicado apenas um estudo que avaliou essa combinação de fármacos; concluiu-se que a tepoxalina não altera a função renal em cães saudáveis da raça Beagle tratados com IECA (Fusellier *et al.*, 2005). Isso não foi comprovado para outros AINE.

Uso de inibidores da ECA na doença renal crônica

Conforme relato de Lefebvre e Toutain (2004), os IECA podem ser benéficos na nefropatia crônica porque reduzem a pressão intraglomerular, desaceleram a progressão de lesões e diminuem a proteinúria. Esses autores documentaram alterações na distribuição de IECA em animais com comprometimento renal (Lefebvre e Toutain, 2004; Lefebvre *et al.*, 2006). Em cães e gatos, o enalaprilate (metabólito ativo do enalapril) sofre depuração predominantemente nos rins. O benazeprilate é excretado na bile e na urina, ao passo que o enalaprilate é excretado apenas pelos rins. Na vigência de disfunção renal, a concentração sérica de benazeprilate praticamente não se altera, em comparação com aquela

esperada em cães normais (Toutain *et al.*, 2000). Contudo, a concentração sérica de enalaprilate, sem via de excreção alternativa, se eleva quando há disfunção renal. Por conseguinte, nessas circunstâncias, a concentração sérica de benazepril é mais previsível.

Em gatos com taxa de filtração glomerular reduzida, não se verificou alteração na depuração do benazeprilate (Lefebvre *et al.*, 1999; Toutain *et al.*, 2000; Brown *et al.*, 2001).

Inibidores da ECA atualmente em uso

O enalapril foi aprovado para o tratamento de insuficiência cardíaca em cães, na maioria dos países, inclusive nos EUA, porém não é mais comercializado nesse país e utiliza-se o medicamento genérico humano. A dose de enalapril utilizada no tratamento de insuficiência cardíaca é de 0,25 a 0,5 mg/kg a cada 12 a 24 h VO, ao passo que para hipertensão sistêmica e proteinúria, a faixa de variação é maior, de 0,25 a 1,0 mg/kg a cada 12 a 24 h VO. A dose em gatos é de 0,25 a 0,5 mg/kg, em intervalo entre doses de 12 a 24 h.

O benazepril foi aprovado para uso em cães no Canadá, na Europa, na América do Sul e na Ásia, e foi pesquisado nos EUA para uso em gatos e cães, na dose de 0,25 a 0,5 mg/kg a cada 12 a 24 h VO. O imidapril foi aprovado para o tratamento de insuficiência cardíaca em cães, no Reino Unido, na dose de 0,25 mg/kg a cada 24 h VO. O ramipril foi aprovado para uso em cães, no Reino Unido. A dose é 0,125 a 0,25 mg/kg a cada 24 h VO (iniciando com a menor dose da faixa de variação recomendada, seguida de ajuste da dose). Lisinopril também foi avaliado em animais, porém não é comumente usado. Em cães, a dose recomendada é 0,5 mg/kg a cada 12 a 24 h VO. A dose em gatos é de 0,25 a 0,5 mg/kg a cada 24 h.

Na União Europeia foi aprovado o uso de uma combinação de benazepril e espironolactona para cães com insuficiência cardíaca. Tal combinação deve ser uma opção útil e prática ao arsenal de fármacos utilizados no tratamento de insuficiência cardíaca, hipertensão e, possivelmente, nefropatia proteinúrica. Por ocasião da redação deste livro, nos EUA havia estudos em andamento. A combinação é disponibilizada na forma de comprimidos mastigáveis com proporção benazepril:espironolactona, em mg, de 2,5:10, 5:20 e 10:80, para uso 1 vez/dia.

Bloqueadores de receptores mineralocorticoides

Por ocasião da redação deste livro, existiam dois bloqueadores de receptores de mineralocorticoides à venda, a eplerenona e a espironolactona. A eplerenona é um fármaco de uso humano utilizado para evitar alguns dos efeitos colaterais endócrinos da espironolactona. Não é usado em medicina veterinária; é medicamento de alto custo e, por conseguinte, não foi incluído nessa discussão.

A espironolactona é um fármaco 17-lactona sintético, que compete pelo receptor da aldosterona (bloqueador de receptor mineralocorticoide). O resultado desse antagonismo no receptor mineralocorticoide das células dos túbulos renais distais é um aumento da excreção urinária de Na^+ e H_2O, e redução na excreção de K^+. No cão, a absorção da espironolactona é relativamente rápida, do trato gastrintestinal para o plasma e, a seguir, é transformada em diversos metabólitos ativos (Sadée, 1972; Karim *et al.*, 1976). Em cães, a biodisponibilidade é maior quando administrada junto a alimento, alcançando taxa de 80 a 90% (Guyonnet *et al.*, 2010). Usando um modelo experimental de hiperaldosteronismo, mimetizando aquele verificado na insuficiência cardíaca, Guyonnet *et al.*(2010) concluíram que a dose de 2 mg de espironolactona/kg, 1 vez/dia, restabelecia a proporção de Na+/K+ na urina, em valor próximo do normal. A partir desse resultado e da análise de dados farmacocinéticos e farmacodinâmicos obtidos nessa pesquisa pré-clínica, os autores sugeriram que a dose ideal de espironolactona no cão é 2 mg/kg, 1 vez/dia.

A espironolactona, um fraco diurético poupador de potássio (os diuréticos são discutidos no Capítulo 24), inicialmente foi usada para promover bloqueio sequencial de néfrons e evitar a ocorrência de hipopotassemia decorrente do uso de diuréticos de alça e de tiazida. No entanto, o uso atual concentra-se no antagonismo da aldosterona, que pode ter benefícios no longo prazo. A aldosterona foi implicada no remodelamento patológico (inflamação, hipertrofia, fibrose) de tecidos cardiovasculares e renais (Ovaert *et al.*, 2009; Hezzell *et al.*, 2012). Por isso, atualmente a principal justificativa para o uso de espironolactona como terapia adjuvante na insuficiência cardíaca é o bloqueio de receptor mineralocorticoide (especificamente a aldosterona). No momento, o bloqueio do receptor mineralocorticoide é considerado padrão no tratamento de seres humanos com insuficiência cardíaca e baixa fração de ejeção (McMurray *et al.*, 2012; Yancy *et al.*, 2013). O benefício notado no bloqueio adicional do SRAA na insuficiência cardíaca sustenta o conceito de *aldosterone breakthrough*, uma elevação na concentração de aldosterona > 10% do valor basal, discutido no item *Uso clínico*. Um estudo semelhante conduzido em 212 cães com valvopatia mitral mixomatosa e insuficiência cardíaca revelou uma redução de 69% no risco de morbimortalidade cardíaca, quando a espironolactona era adicionada à terapia-padrão (IECA, furosemida, com ou sem digoxina), em comparação com o tratamento-padrão, exclusivamente (Bernay *et al.*, 2010). Um teste de segurança distinto em cães envolvidos no estudo anteriormente mencionado mostrou que os cães que receberam espironolactona, além da terapia-padrão, não correram risco maior de eventos adversos (morte advinda de doença renal, variações nas concentrações de Na+, K+, ureia e creatinina), quando comparados com cães que receberam placebo o tratamento-padrão (Lefebvre *et al.*, 2013). Por fim, a espironolactona combinada com fármaco IECA mostrou-se segura quando usada para tratar cães com valvopatia mitral mixomatosa assintomática e também aqueles com miocardiopatia dilatada, sem azotemia preexistente (Thomason *et al.*, 2007, 2014).

Uso clínico

Uma declaração de consenso do American College of Veterinary Internal Medicine, com diretrizes para o tratamento de cães com valvopatia mitral mixomatosa (VPMM) (Atkins *et al.*, 2009), recomendou o uso de espironolactona como terapia adjuvante em cães com insuficiência cardíaca estágio D2 do ACVIM (refratária, com possibilidade de tratamento domiciliar; Figuras 21.9 e 21.10). A maioria dos pesquisadores também utilizou espironolactona na terapia de doença cardíaca em estágio C2 (cães previamente estabilizados com o tratamento de insuficiência cardíaca em hospital ou com sinais clínicos de insuficiência cardíaca brandos o suficiente para serem tratados no domicílio [Figura 21.9]). Uma minoria de pesquisadores defendeu o uso de espironolactona em cães com VPMM em estágio B2 do ACVIM (aumento do tamanho do coração, porém antes do início de insuficiência cardíaca).

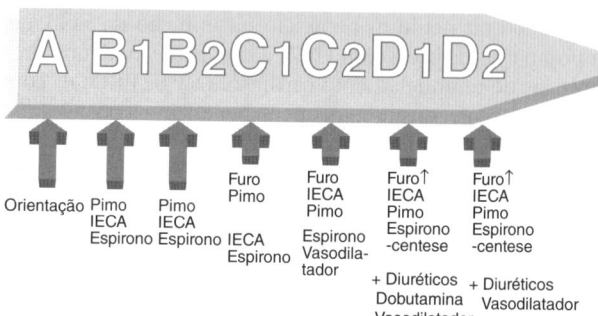

Figura 21.10 Esquema de Classificação de Cardiopatia do American College of Veterinary Internal Medicine, com as recomendações de tratamento dos autores para miocardiopatia dilatada. Veja os significados das abreviações na Figura 21.9.

A espironolactona foi aprovada para uso na União Europeia como terapia adjuvante no tratamento de insuficiência cardíaca secundária à VPMM, em cães. Atualmente estão sendo realizados testes clínicos a fim de avaliar os efeitos da espironolactona combinada com IECA no tratamento de cães com VPMM em estágios B2 e C1 (há, em andamento, estudo duplo-cego controlado com placebo nos EUA e na UE sobre o uso de espironolactona e benazepril, em comparação com o uso exclusivo de benazepril, em cães com VPMM e no primeiro episódio de insuficiência cardíaca, com subsídios do *CEVA Santa Animale*, e conclusão prevista para 2017) (Borgarelli, 2011). Não existe consenso quanto ao uso de espironolactona em outras doenças, como miocardiopatia dilatada e cardiopatia congênita, apesar de esse fármaco ser usado há décadas para tratar insuficiência cardíaca canina secundária a diferentes etiologias.

Dados preliminares obtidos na clínica dos autores sugerem que o avanço do uso da aldosterona ocorre em cães com insuficiência cardíaca devido à cardiopatia de ocorrência natural e que a incidência é de cerca de 40%. Além disso, parece que esse avanço no uso da aldosterona pode ocorrer relativamente cedo no curso da doença (Bomback e Klemmer, 2007; Lantis *et al.*, 2014). O monitoramento da proporção aldosterona:creatinina na urina (Gardner *et al.*, 2007) pode, por conseguinte, ajudar a melhorar a farmacoterapia de um paciente, individualmente, e aumentar o bloqueio do SRAA (ou seja, determinar se espironolactona deve ser adicionada como terapia adjuvante).

Uso em gatos. A aldosterona se mostrou elevada em gatos da raça Maine Coon com miocardiopatia hipertrófica (MCH) assintomática (MacDonald *et al.*, 2006) e foi avaliado o uso de espironolactona (2 mg/kg/dia durante 4 meses) no tratamento de MCH em gatos (MacDonald *et al.*, 2008). Infelizmente, esse estudo não mostrou redução da massa muscular do ventrículo esquerdo, nem melhora de parâmetro ecocardiográfico da função diastólica; quatro dos 13 gatos tratados com espironolactona desenvolveram dermatite facial ulcerativa. No momento está sendo realizado um estudo clínico duplo-cego, controlado com placebo, para avaliar o uso de espironolactona em gatos com insuficiência cardíaca devido à MCH (James *et al.*, 2013). É digno de nota que, em uma análise interina (n = 16 gatos), nenhum gato tratado com espironolactona (1,3 a 2,2 mg/kg, 1 vez/dia) apresentou dermatite facial ulcerativa.

Para concluir, com base em dados clínicos e de pesquisas, os autores utilizam espironolactona em praticamente todos os casos em que os IECA são empregados. Isso inclui cães com VPMM em estágio B2 da ACVIM (aumento do coração, porém antes do início de insuficiência cardíaca congestiva [edema pulmonar]; Figura 21.10); cães com VPMM estágios C2 e D2 do ACVIM (tratamento domiciliar de insuficiência cardíaca congestiva; Figura 21.10); hipertensão sistêmica; miocardiopatia dilatada subclínica ou clínica; e doença renal proteinúrica. No momento atual, na medida em que dados sobre a eficácia de bloqueadores de receptores mineralocorticoides são inconclusivos, não temos claras evidências para recomendação do uso rotineiro de espironolactonas em gatos.

OUTROS VASODILATADORES | PRAZOSINA, HIDRALAZINA, BLOQUEADORES DE CANAIS DE CÁLCIO, NITROVASODILATADORES, SILDENAFILA E CARVEDILOL

Os vasodilatadores são caracterizados como (i) "dilatadores venosos" ou "venodilatadores" (redução do volume pré-carga), sendo a nitroglicerina o principal exemplo – útil para tratar os sinais de congestão; (ii) "dilatadores arteriolares" ou "arterioladilatadores" (redução do volume pós-carga) incluem hidralazina e anlodipino – úteis para tratar sinais de baixo débito cardíaco (e para sinais de congestão); e (iii) vasodilatadores "mistos" ou "equilibrados", que dilatam tanto arteríolas quanto veias, e incluem os IECA, prazosina, pimobendana e nitroprusseto, úteis para tratar sintomas tanto de congestão quanto de baixo débito cardíaco. Todos, exceto a pimobendana, também podem provocar hipotensão e, por isso, comprometer a perfusão renal. Quando utilizados com outros medicamentos que reduzem o volume sanguíneo (p. ex., furosemida), pode ser mais frequente a ocorrência de hipotensão e azotemia.

Esse grupo de medicamentos tem sido bastante usado no tratamento de insuficiência cardíaca, a fim de "transferir a carga" ou "diminuir a carga" do coração na insuficiência cardíaca (Hamlin, 1977; Zelis *et al.*, 1979; Remme, 1993). A justificativa é que a diminuição da carga de trabalho do coração é melhor para o paciente do que a administração de um fármaco inotrópico positivo com potencial tóxico (ou seja, digitálicos) e que quase sempre aumenta a demanda de oxigênio pelo miocárdio (inodilatadores, como pimobendana, são exceções). Se a pressão arterial sistêmica (um componente do volume pós-carga do ventrículo esquerdo) for reduzida por um fármaco vasodilatador, o ventrículo esquerdo ejeta sangue em um circuito com resistência menor. Além disso, a venodilatação periférica desvia sangue dos vasos pulmonares para a circulação sistêmica. Essa resposta é antagônica à formação de edema pulmonar porque tende a restringir o retorno venoso ao coração (volume pré-carga ventricular). O tamanho do ventrículo esquerdo e a tensão da parede ventricular diminuem, em resposta à redução dos volumes pré-carga e pós-carga do ventrículo. Proporcionalmente, a demanda de oxigênio do miocárdio diminui à medida que a carga de trabalho do coração se reduz. O débito cardíaco e a hemodinâmica devem melhorar (Packer, 1984; Abrams, 1985).

Em animais, antes de iniciar o tratamento de insuficiência cardíaca congestiva com vasodilatadores, o clínico deve estar ciente dos problemas potenciais; por exemplo, presume-se que a vasodilatação induzida por fármacos aumenta a perfusão sanguínea periférica e, dessa maneira, aumenta a disponibilidade de oxigênio a todos os tecidos. No entanto, os fármacos vasodilatadores do tipo nitroglicerina causam redução predominantemente na resistência venosa periférica, em comparação à resistência arteriolar. O represamento de sangue nos leitos de capacitância venosa de modo algum assegura aumento da perfusão a todos os tecidos. Os vasodilatadores são benéficos para o coração com insuficiência porque diminuem a carga de trabalho cardíaca, não por melhorar diretamente a perfusão periférica, e sim por causa da dilatação vascular. Além disso, se a pressão arterial estiver criticamente diminuída, o fluxo sanguíneo ao longo dos leitos vasculares coronários e renais pode ser ainda mais comprometido. A taquicardia reflexa acompanhada por aumento da demanda de oxigênio pelo miocárdio é outro problema potencial associado à queda da pressão arterial sistêmica.

Prazosina

A prazosina é um bloqueador α_1-adrenérgico seletivo (Capítulo 7). A prazosina pode ser um vasodilatador efetivo devido a suas propriedades de bloqueio adrenérgico no músculo liso vascular, porém, é pouco usada em cardiologia veterinária. Esse medicamento pode ser útil no tratamento de hipertensão renal (Zimmerman e Largent, 1983) e de dissinergia reflexa vesicouretral, em cães (Haagsman *et al.*, 2013). Nessa espécie, a prazosina sofre metabolização hepática, sendo a excreção biliar a principal via de eliminação; 50% do medicamento sofre metabolização de primeira passagem. A excreção urinária desse fármaco parece ser baixa (Rubin *et al.*, 1979).

Cloridrato de hidralazina

O cloridrato de hidralazina é um dilatador arteriolar, com estudos limitados em cães portadores de insuficiência cardíaca com sobrecarga de volume (Kittleson *et al.*, 1983; Häggström *et al.*, 1996) e com dirofilariose associada à hipertensão pulmonar experimental (Atkins *et al.*, 1994). Por meio de seu efeito nos leitos arteriais sistêmicos, a hidralazina reduz a impedância, a resistência vascular periférica e pulmonar e diminui a impedância à ejeção do ventrículo esquerdo. O volume sistólico e o débito cardíaco aumentam proporcionalmente, iniciando desse modo melhora hemodinâmica.

Os efeitos benéficos da hidralazina são verificados no controle da insuficiência cardíaca congestiva secundária à valvopatia mitral mixomatosa. Nessa doença, o volume sistólico do ventrículo esquerdo diminui porque ocorre regurgitação de uma parte do sangue através da valva AV que apresenta insuficiência, para o átrio esquerdo. Ao baixar a impedância sistêmica à ejeção do ventrículo esquerdo, a hidralazina aumenta o volume sistólico e desse modo reduz a fração de sangue regurgitante. O volume sistólico final e o tamanho do coração diminuem porque mais sangue é bombeado das câmaras cardíacas em cada batimento cardíaco. A redução do tamanho do coração ocasiona redução mensurável da tensão da parede (pós-carga) e do consumo de oxigênio no miocárdio. Também, é importante ressaltar que ocorre redução do diâmetro do orifício da valva mitral que apresenta insuficiência e que se notou melhora na hemodinâmica de cães portadores de insuficiência cardíaca congestiva com sobrecarga de volume, provocada por regurgitação da valva mitral (Kittleson *et al.*, 1983; Häggström *et al.*, 1996). Entretanto, não existem resultados de pesquisas publicados até o momento. Provavelmente a hidralazina é efetiva em outras condições de sobrecarga de volume, como persistência do ducto arterioso, insuficiência aórtica ou anomalias de septo.

Farmacocinética

Em cães, a hidralazina é absorvida rapidamente após administração oral, com início de ação dentro de 1 h e resposta máxima em 3 a 5 h. O fármaco sofre extensa metabolização hepática durante sua primeira passagem pelo fígado. Em cães, a administração de hidralazina junto ao alimento reduz sua biodisponibilidade (Semple *et al.*, 1990). Há evidências de que a uremia, de alguma maneira, influencia a biotransformação da hidralazina, de modo que sua concentração sanguínea pode aumentar em pacientes urêmicos.

Uso clínico

Em cães, a dose oral inicial de hidralazina recomendada é de 1 mg/kg; essa dose pode ser aumentada dependendo de evidências de melhora clínica, porém, não deve exceder 3 mg/kg. Embora tenham sido publicadas doses para gatos, atualmente esse fármaco não é recomendado para esses animais.

Em geral, a resposta terapêutica em cães dura 11 a 13 h; por conseguinte, a administração diária, 2 vezes/dia, é sugerida como padrão (Kittleson, 1983).

Reações adversas

Reações adversas importantes provocadas pela terapia com hidralazina em seres humanos são taquicardia e hipotensão. A hipotensão não foi relatada como um problema em cães quando a dose de hidralazina foi ajustada com cuidado, com base nos sinais de melhora clínica; contudo, a taquicardia, de fato, parece ser uma reação adversa comum em cães tratados com hidralazina (Kittleson *et al.*, 1983). Como a taquicardia aumenta o consumo de oxigênio do miocárdio e pode ocasionar descompensação cardíaca, deve-se monitorar a frequência cardíaca durante a implementação do uso terapêutico de hidralazina ou de qualquer outro fármaco vasodilatador.

A administração simultânea de um fármaco betabloqueador pode reduzir a taquicardia reflexa provocada por reações hipotensivas à hidralazina. Por outro lado, a resposta inotrópica negativa potencial ao bloqueio de betarreceptores cardíacos pode exacerbar a insuficiência cardíaca e/ou agravar a hipotensão (ver Capítulo 7).

Fármacos bloqueadores de canais de cálcio

Esses medicamentos suprimem o influxo de íons cálcio (Ca^{++}) através dos canais da membrana plasmática de tecidos cardíacos, músculo liso vascular e outros tipos de células excitáveis (Katz, 1985; Allert e Adams, 1987; Opie, 1984). A resultante diminuição da concentração intracelular de Ca^{++} ocasiona alterações características na atividade fisiológica dos tecidos acometidos, inclusive redução da contratilidade do miocárdio, vasodilatação de leitos arteriais coronarianos e periféricos, diminuição da impedância à ejeção do ventrículo esquerdo, menor demanda de oxigênio pelo miocárdio e condução desacelerada do estímulo atrioventricular (AV). Por causa desse perfil farmacológico diverso, os bloqueadores de canais de Ca^{++} têm sido amplamente estudados para uso clínico em um amplo espectro de anormalidades cardiovasculares. Os medicamentos desse grupo foram aprovados para o tratamento de doença cardíaca isquêmica, hipertensão e algumas formas de arritmias cardíacas, em medicina humana. Outras indicações em seres humanos incluem miocardiopatias obstrutivas, asma e isquemia cerebral (Stone e Antmann, 1983; Conti *et al.*, 1985). Sabe-se menos sobre a aplicação clínica de bloqueadores de canais de Ca^{++} em medicina veterinária (Adams, 1986; Novotny e Adams, 1986; Johnson, 1985; Bright, 1992). A maior experiência tem sido com o uso de anlodipino, principalmente no tratamento de hipertensão sistêmica (Henik, 1997; Snyder, 1994), e com diltiazem, usado para desacelerar a condução AV (Gelzer *et al.*,

2009) (desacelerando, desse modo, a resposta ventricular à fibrilação atrial ou à taquicardia supraventricular); para cessar a taquicardia supraventricular; e como agente lusitrópico em gatos com miocardiopatia hipertrófica (Bright, 1992). O anlodipino também é utilizado no tratamento de insuficiência cardíaca com intuito de aliviar a carga do(s) ventrículo(s), reduzindo o tamanho do coração, a insuficiência de valva AV, melhorando o débito cardíaco e reduzindo o avanço do coração aumentado nas vias respiratórias. A justificativa para o uso de bloqueadores de canais de Ca^{++} na terapêutica cardiovascular, em animais, foi resumida por Allert e Adams (1987). O uso de fármacos bloqueadores de Ca^{++} como antiarrítmicos Classe IV e suas propriedades eletrofisiológicas no tratamento de taquiarritmias supraventriculares é discutido no Capítulo 22.

Fundamentos do bloqueio de canais de Ca^{++}

Os bloqueadores de canais de Ca^{++} constituem um grupo heterogêneo de fármacos que podem ser classificados em dois grupos. Os bloqueadores de canais de Ca^{++} do tipo di-hidropiridina (anlodipino, nifedipino) apresentam maior seletividade vascular, ao passo que os bloqueadores de canais de Ca^{++} não di-hidropiridina (diltiazem, verapamil) apresentam maior seletividade aos tecidos nodais e miocárdicos. Sua semelhança consiste em todos inibirem de modo seletivo os canais de Ca^{++} do tipo L – impedindo sua abertura no músculo liso e/ou no miocárdio. O grupo di-hidropiridina (verapamil e diltiazem) é discutido mais amplamente no Capítulo 22 deste livro.

Os canais de cálcio são frações proteicas embebidas e dispersas na barreira de permeabilidade da biocamada da membrana plasmática fosfolipídica. Os fármacos que bloqueiam os canais de cálcio induzem efeitos inotrópicos negativos no coração por reduzirem o influxo transarcolema de ativador de Ca^{++}.

A contração do músculo liso vascular é mediada por Ca^{++} e, também, depende do influxo de Ca^{++} através dos canais da membrana celular (Somlyo, 1985). Por conseguinte, o bloqueio dos canais de Ca^{++} nos vasos sanguíneos causa relaxamento do músculo liso e vasodilatação. A vasodilatação periférica resultante e o decréscimo na resistência vascular periférica diminuem a impedância à ejeção do ventrículo esquerdo, reduzindo dessa maneira a tensão da parede ventricular (pós-carga) durante a ejeção.

Reações adversas

Embora os efeitos inotrópicos negativos e a ação vasodilatadora do bloqueio de canais de Ca^{++} possam beneficiar a hemodinâmica por meio da diminuição da carga de trabalho cardíaco, essas mesmas respostas depressoras cardiovasculares obviamente podem exacerbar uma crise hipotensiva. Efeitos colaterais circulatórios adversos do bloqueio de canais de Ca^{++} incluem efeito inotrópico negativo com redução do débito cardíaco e hipotensão, particularmente com o uso concomitante de medicamentos que diminuem o volume sanguíneo (diuréticos, IECA, vasodilatadores). Essa combinação de efeitos pode resultar em descompensação de insuficiência cardíaca pré-clínica ou compensada. A hipotensão também pode complicar o tratamento de pacientes que *não* estejam sob risco de insuficiência cardíaca, resultando em cansaço, anorexia, colapso e azotemia. Outros efeitos colaterais potenciais são bradicardia sinusal e bloqueio cardíaco, atribuíveis à depressão direta do índice de estímulo sinoatrial e da condução AV, respectivamente.

Uso clínico

As aplicações clínicas dos antiarrítmicos são discutidas no Capítulo 22. Por exemplo, o diltiazem é um fármaco comumente utilizado no controle da frequência cardíaca em gatos com miocardiopatia hipertrófica (Bright, 1992). Em cães, pode ser usado para tratar fibrilação atrial. Quando utilizado em gatos com miocardiopatia hipertrófica, o diltiazem de longa ação (LA) é uma alternativa interessante. Com base no trabalho do autor (Johnson *et al.*, 1996), o diltiazem tradicional deve ser administrado na dose de 7,5 mg, 3 vezes/dia, e o diltiazem de longa ação, na dose de 45 mg a cada 24 h.

Diltiazem LA tem a vantagem de estar disponível em cápsulas que contêm três ou quatro comprimidos de liberação controlada, comparativamente aos grânulos de longa ação. Com base em estudos com esse produto (Wall *et al.*, 2005), tanto os comprimidos de diltiazem de liberação prolongada de 30 ou 60 mg VO, 1 vez/dia, quanto o diltiazem LA administrado na dose de 30 mg, 2 vezes/dia, podem ser efetivos, sem ocorrência de eventos adversos.

Como outros agentes vasodilatadores estão disponíveis para uso em medicina veterinária (discutido neste capítulo), o anlodipino é raramente usado no tratamento de insuficiência cardíaca. Anlodipino é o fármaco de escolha para o tratamento de hipertensão sistêmica em gatos por causa de sua ação mais longa em comparação com outros fármacos di-hidropiridinas (Snyder, 1994).

Nitrovasodilatadores | Nitroglicerina, dinitrato de isossorbida e nitroprusseto

Os nitratos orgânicos são ésteres de nitrogênio que atuam como fonte exógena de ácido nítrico. Atualmente se sabe que o óxido nítrico é uma substância relaxante derivada do endotélio, um vasodilatador endógeno. Os vasodilatadores do tipo nitrato são ésteres de ácido nitroso. São metabolizados e originam nitrito inorgânico e metabólitos desnitrados.

Mecanismo de ação

Nitritos, nitratos orgânicos e compostos nitrosos, todos atuam ativando a enzima *guanilato ciclase*. Subsequentemente, o aumento resultante da GMP cíclica (3,5-monofosfato de guanosina) intracelular inibe a contração do músculo liso vascular. Esse mecanismo pode envolver uma menor disponibilidade de Ca^{++} intracelular em células do músculo liso vascular ou pode interferir na interação miosina-actina (Opie e Gersch, 2009). Os nitratos também podem estimular a síntese das prostaglandinas vasodilatadoras, PGI_2 e PGE. Os nitratos relaxam o músculo liso tanto de artérias quanto de veias, porém, com frequência são utilizados clinicamente como redutores do volume sanguíneo *pré-carga*. Eles diminuem a necessidades de O_2 do miocárdio (decréscimo da carga de trabalho do coração) e o armazenamento de sangue nos vasos esplâncnicos, a fim de reduzir os sinais de congestão na insuficiência cardíaca. Comumente esses fármacos são usados no tratamento de pacientes humanos com angina *de peito* (dor torácica provocada por arteriopatia coronariana), como vasodilatadores de artéria coronária, e possivelmente por reduzir o trabalho do coração por causar a redução do volume pré-carga.

Farmacocinética

A nitroglicerina e outros nitrovasodilatadores são metabolizados rapidamente; a sua meia-vida é de apenas alguns minutos. Os nitratos apresentam importantes *efeitos de primeira passagem*, e os metabólitos constituem um décimo ou menos da potência do fármaco original. Esses medicamentos são, por conseguinte, administrados por via tópica, ou sublingual, ou intravenosa, a fim de evitar a metabolização de primeira passagem no fígado. Em cães tratados com unguento de nitroglicerina a 2% tópico, aplicado no pavilhão auricular, na dose de 0,25 cm/kg, ou na mesma quantidade de petrolato, a dimensão esplênica aumentou em média 7% nos cães tratados, em comparação com nenhuma alteração nos cães que receberam placebo (Parameswaran *et al.*, 1999). O aumento do baço foi aparente em aproximadamente 8 min, alcançando volume máximo em cerca de 15 min. Isso ocorreu sem elevação da pressão esplênica, indicando relaxamento do músculo vascular liso do baço.

Nitrovasodilatadores em uso clínico

Os nitrovasodilatadores estão disponíveis como unguentos, cremes, comprimidos de uso sublingual, aspersão lingual ou comprimido bucal.

A *nitroglicerina* é aplicada topicamente (como creme a 2%, unguento a 2% ou adesivo cutâneo de 0,2, 0,4, 0,6 e 0,8 mg/h). A meia-vida é de 1 a 3 min. Um grupo internacional de cardiologistas veterinários (ISACHC, 2006) recomendou a dose tópica de nitroglicerina de 4 a 15 mg a cada 6 a 12 h, para cães, e de 3 a 4 mg a cada 6 a 12 h, para gatos. Em geral, o fármaco é aplicado em uma área do paciente que não tenha pelo e onde o paciente não lamberá (como o pavilhão auricular ou uma parte do corpo sem pelos; a maioria dos pacientes que recebem nitroglicerina não está realizando *grooming*). Essa formulação de uso tópico de vasodilatador à base de nitrato, administrada 3 vezes/dia, é a preferida dos autores para suplementar o tratamento de insuficiência cardíaca aguda.

O *dinitrato de isossorbida* está disponível na forma de comprimido de uso oral (embora tenha baixa disponibilidade sistêmica), unguento de uso tópico e asperção lingual, na dose de 2,5 a 5,0 mg/cão). O mononitrato de isossorbida (IS-5-MN) pode apresentar maior taxa de absorção e meia-vida mais longa. A administração da dose, tanto via intravenosa quanto VO, de 3 mg/kg de IS-5-MN, o principal metabólito do dinitrato de isossorbida, mostrou que a diminuição da pressão arterial sistólica estava intimamente correlacionada ao logaritmo da concentração plasmática (Sponer *et al.*, 1984). A biodisponibilidade foi estimada em 71,5%. As meias-vidas para as fases de distribuição e eliminação foram de cerca de 6 min e 1,5 h, respectivamente, essa última sendo apenas um terço da mencionada para humanos. Subsequentemente, os cães receberam cinco doses diferentes de IS-5-MN VO (3,125 a 50 mg/cão) e os animais mostraram concentração plasmática máxima e área sob a curva proporcional à dose, ao passo que a meia-vida terminal não diferiu de modo acentuado. A concentração plasmática mínima para uma ação hemodinâmica foi estimada em 100 ng/mℓ.

Em alguns estudos experimentais em cães usando administração oral de dinitrato de isossorbida de longa ação, na dose de 1 a 2 mg/kg, notaram-se efeitos benéficos (Yamamoto *et al.*, 2013). No entanto, outros pesquisadores verificaram resultados menos promissores. Adin *et al.* avaliaram o dinitrato de 5-isossorbida em cães normais e em cães com insuficiência cardíaca, usando dose de 2, 3 e 4 mg/kg VO, ou placebo, em dias alternados (Adin *et al.*, 2001). Os pesquisadores não detectaram alteração no volume sanguíneo após administração oral de dinitrato de 5-isossorbida em qualquer dose testada nos dois grupos, apesar da concentração apropriada do medicamento.

Os autores questionaram o benefício desse composto no tratamento de cães com insuficiência cardíaca congestiva.

O *nitroprusseto de sódio* é um potente vasodilatador misto de ação direta, administrado em taxa de infusão constante por causa da meia-vida curta. O nitroprusseto não causa tolerância com relação a outros compostos de nitrato por propiciar óxido nítrico intracelular. Em pacientes veterinários é administrado adicionado à solução de dextrose 5%, em taxa de infusão de 0,5 a 10 µg/kg/min (iniciando com a menor dose e ajustando-a, conforme necessário), enquanto se monitora a pressão arterial a fim de evitar hipotensão. O risco de hipotensão pode ser reduzido e um efeito benéfico adicional é obtido quando usado com infusão de dobutamina ou com pimobendana por via oral ou intravenosa. É suplementar à administração de diurético de alça, reduzindo as pressões de enchimento tanto do lado esquerdo quanto do lado direito do coração, bem como a resistência vascular sistêmica e pulmonar, o volume de pós-carga ventricular e o edema pulmonar. Pode ocorrer intoxicação por cianeto em pacientes com excreção renal comprometida porque o nitroprusseto de sódio é rapidamente metabolizado, originando cianeto e tiocianato.

Embora não existam publicações suficientes sobre seu efeito e uso em cães normais ou naqueles com insuficiência cardíaca congestiva, o Comitê de Consenso sobre valvopatia mitral mixomatosa, do ACVIM, concordou sobre seu uso emergencial na insuficiência cardíaca congestiva (estágios C e D do ACVIM; Figuras 21.8 e 21.9) (Atkins *et al.*, 2009). A avaliação de uma pequena série de casos mostrou benefício da infusão de nitroprusseto em cães com edema pulmonar fulminante causado por valvopatia mitral mixomatosa, não responsivo ao tratamento com furosemida, nitroglicerina e oxigênio, sem menção aos IECA ou a fármacos inotrópicos (Greer *et al.*, 2004). Oito de 10 cães receberam alta; sete receberam dose de 1 a 3 µg/kg/h (em média, 1,75 µg/kg/h) e um recebeu 5 µg/kg/h. A infusão foi reduzida ou descontinuada quando a pressão arterial diminuiu para valor abaixo de 90 mmHg. As infusões foram mantidas durante, em média, 14 h e reduzidas gradativamente até cessar ao longo de 2 a 3 h.

Usos clínicos

Em seres humanos, os nitratos orgânicos são usados principalmente para o alívio da dor causada por angina (angina de peito) (Parker e Adams, 1977). Seu uso em medicina veterinária é limitado porque as formas de dosagem disponíveis podem não ser práticas e a duração da ação é breve. Não obstante, podem ser úteis para dilatação e no tratamento de edema pulmonar agudo associado à insuficiência cardíaca congestiva. O unguento tópico de nitroglicerina (2%) é usado quase sempre de uma maneira semiquantitativa:

- Gatos: adesivo com 0,3 cm
- Cães pequenos: adesivo com 0,6 a 1,2 cm
- Cães de médio porte: adesivo com 1,2 a 2,5 cm
- Cães grandes: adesivo com 2,5 a 5,0 cm.

É aplicado topicamente (em geral na parte interna da orelha), a cada 8 h, para o tratamento emergencial de insuficiência cardíaca congestiva. Após 24 h, devido aos problemas ou tolerância, o fármaco é interrompido, se a condição clínica do paciente permitir, ou é suspenso por 8 h e então continuado na mesma dose, no esquema "8 h sim, 8 h não". O fármaco raramente é dispensado, porém, se acontecer, pode ser usado para tratar ortopneia em pacientes com insuficiência cardíaca,

administrando-o na hora de dormir, 1 vez/dia. Os proprietários devem ser orientados a calçar luvas ao aplicar o unguento e a lavar muito bem as mãos após a aplicação.

Tolerância

A tolerância aos nitrovasodilatadores se desenvolve após administração de repetidas doses. Suspeita-se que o mecanismo seja uma perda progressiva de grupos sulfidrilas necessários para a formação de óxido nítrico. Melhora-se a eficácia se o medicamento for usado de modo intermitente, e não contínuo, porque o uso intermitente dá tempo para a regeneração dos grupos sulfidrilas. O uso intermitente ideal consiste em propiciar um intervalo livre de nitrato de 8 h, ou mais, durante o dia.

Reações adversas

O efeito colateral mais comum e limitante desses medicamentos é a hipotensão. Pode ocorrer metemoglobinemia com o acúmulo de nitratos, porém, tanto os nitratos quanto o cianeto são extremamente incomuns em casos de intoxicação, já que essa terapia em geral é empregada no tratamento no curto prazo de insuficiência cardíaca aguda que requer internação.

Inibidores da fosfodiesterase V | Sildenafila

A sildenafila é um inibidor da fosfodiesterase V ativo por VO. Essa enzima é encontrada em concentração relativamente alta no pulmão e no tecido de ereção peniano; a sua concentração é elevada em seres humanos com hipertensão pulmonar. Os inibidores da fosfodiesterase do tipo V impedem a degradação da fosfodiesterase V específica da guanosina monofosfato cíclica (GMPc), resultando em relaxamento do músculo liso de vasos sanguíneos pulmonares e, em menor grau, de vasos da circulação sistêmica. Isso exacerba a vasodilatação pulmonar mediada pelo óxido nítrico e pode propiciar efeitos benéficos adicionais no remodelamento vascular e na função cardíaca (Takimoto *et al.*, 2005). Entretanto, um estudo em cães, pesquisando especificamente a ação da sildenafila na função cardíaca, não mostrou benefício inotrópico (Dias-Junior *et al.*, 2006).

A hipertensão pulmonar, uma doença clinicamente importante, associada à alta morbimortalidade em cães é, com maior frequência, uma sequela de outro processo mórbido (doença pulmonar obstrutiva crônica e dirofilariose), exigindo desse modo uma abordagem terapêutica equilibrada que tenha como alvo tanto a doença primária quanto o alívio dos consequentes sinais clínicos. Um objetivo importante do tratamento consiste em reduzir a pressão na artéria pulmonar. No entanto, os primeiros vasodilatadores não apresentaram efeito preferencial nos vasos sanguíneos pulmonares e, assim, o seu benefício tem sido questionado; também, há risco de agravar os sinais clínicos de hipertensão pulmonar ao provocar hipotensão sistêmica.

Atualmente, a sildenafila é o inibidor da PDE V mais extensivamente pesquisado e tem demonstrado melhora na ereção peniana e, também, a tolerância a exercícios físicos e qualidade de vida em seres humanos com hipertensão pulmonar, resultando em aprovação pela FDA para o seu uso no tratamento de disfunção erétil e hipertensão pulmonar. Embora ainda de alto custo, atualmente a sildenafila está disponível como medicamento genérico.

Farmacocinética

Existem poucos dados publicados sobre a sildenafila no cão. Propriedades farmacocinéticas parcialmente descritas incluem $T_{máx}$ de 1 h ou menos. A biodisponibilidade é atenuada pela metabolização hepática pré-sistêmica. O volume de distribuição é de 5,2 ℓ/kg e a taxa de ligação às proteínas plasmáticas é de 84%. Em cães, a meia-vida de eliminação é de 6,1 h. Após uma única dose oral ou intravenosa de [^{14}C]-sildenafila, a maior parte do produto radioativo foi excretada nas fezes (Walker, 1999; Sugiyama, 2001; Al-Mohizea *et al.*, 2015).

Em seres humanos normais, a sildenafila é rapidamente absorvida após administração oral, com biodisponibilidade absoluta de cerca de 40% devido a extensa metabolização de primeira passagem. É eliminada predominantemente após metabolização hepática (principalmente pela enzima citocromo P450 3A4), sendo convertida em uma forma ativa. A sildenafila e seu metabólito têm meias-vidas terminais de cerca de 4 a 5 h. Nota-se concentração plasmática máxima de sildenafila dentro de 30 a 120 min (mediana de 60 min), após dose oral em jejum (Al-Ghazawi *et al.*, 2010).

Eficácia

A literatura veterinária carece de estudos bem controlados sobre as doses de sildenafila que provocam efeitos vasodilatadores; entretanto, existem três pequenos estudos clínicos, um deles controlado por placebo (Dias-Junior *et al.*, 2006; Bach *et al.*, 2006; Kellum e Stepien, 2007). A dose usada é de aproximadamente 2 mg de sildenafila/kg a cada 8 a 24 h. Esses estudos indicaram melhora da hipertensão pulmonar ou da qualidade de vida.

Na hipertensão pulmonar de ocorrência natural em cães com valvopatia mitral mixomatosa, a dose de 1 mg de sildenafila/kg, 3 vezes/dia (Brown *et al.*, 2010), com o uso concomitante, porém, variável de furosemida, enalapril, pimobendana, digoxina, espironolactona e de diuréticos tiazidas, melhorou a pressão pulmonar. A capacidade de atividades físicas foi significativamente maior e o escore aa qualidade de vida foi significativamente maior em cães que receberam sildenafila, em comparação com os que receberam placebo. Os autores concluíram que a sildenafila diminui a pressão arterial pulmonar sistólica em cães com hipertensão arterial pulmonar, e seu uso está associado com melhora da capacidade para exercícios físicos e da qualidade de vida, em comparação com os pacientes tratados com placebo. Não foram observadas reações adversas.

Devido à variabilidade e à complexidade das causas potenciais de hipertensão pulmonar, aos efeitos deletérios adicionais da doença primária e à resposta sistêmica à hipertensão pulmonar (p. ex., insuficiência cardíaca congestiva), a sildenafila é empregada com maior frequência em combinação com outros medicamentos, o que inclui o tratamento convencional de insuficiência cardíaca, como diuréticos, IECA e pimobendana (Hoskins, 2006). Embora a ocorrência de efeitos colaterais adversos associados à terapia prolongada tenha sido mínima ou não detectada, faltam estudos no longo prazo.

Carvedilol

Esse medicamento foi aprovado para uso em seres humanos a fim de tratar hipertensão e insuficiência cardíaca. Os efeitos antiarrítmicos são discutidos no Capítulo 22. O fármaco é ao mesmo tempo antagonista β_1 e β_2 não seletivo e antagonista do receptor α_1 (ver Capítulos 7 e 22 para discussão mais completa). A proporção da potência de antagonismo β_1/β_2 em relação ao antagonismo α_1 para o carvedilol é de 10:1. Por conseguinte, esse fármaco deve reduzir a sobrecarga do miocárdio por meio da diminuição da frequência cardíaca e da resistência vascular periférica. O carvedilol também é um antioxidante e seus efeitos betabloqueadores apresentam potencial além do controle da frequência cardíaca e da vasodilatação. É bem aceito em medicina humana, na qual os betabloqueadores (carvedilol e outros) são utilizados no controle da insuficiência cardíaca, melhorando a sobrevida, a qualidade de vida, a função cardíaca e a capacidade para exercícios físicos (Packer *et al.*, 1996). O mecanismo para tanto consiste no abrandamento da atividade do sistema nervoso simpático (SNS) porque ela tem múltiplos efeitos deletérios, como: indução de taquicardia e arritmias; vasoconstrição associada a aumento do volume sanguíneo pós-carga; ativação do sistema renina-angiotensina-aldosterona; e remodelamento do miocárdio, morte de células apoptóticas e fibrose.

Uechi *et al.* (2002) relataram que em cães com regurgitação de valva mitral experimental, o carvedilol (0,2 mg/kg) diminuiu a frequência cardíaca, embora a função renal, a pressão arterial e a função contrátil do ventrículo esquerdo permanecessem inalteradas. Com a dose de 0,4 mg de carvedilol/kg, a resposta taquicárdica ao isoproterenol diminuiu de modo significativo durante 36 h, em comparação com 24 h, com o uso da dose de 0,2 mg de carvedilol/kg. Os autores recomendaram o uso de carvedilol com dose inicial inferior a 0,2 mg/kg e, então, ajustada para até 0,4 mg/kg, em cães com insuficiência cardíaca.

Devido ao efeito inotrópico negativo de betabloqueadores, eles quase sempre (ou sempre) foram iniciados antes da insuficiência cardíaca ou, no mínimo, durante a remissão. A dose é gradualmente aumentada até a dose desejada (25 mg, 2 vezes/dia, na miocardiopatia dilatada, ou cerca de 0,5 a 1 mg/kg) ou o cão não mais tolerar o medicamento. Se isso ocorrer, a dose deve ser retornada àquela previamente tolerada e mantida ou, de novo, cuidadosamente aumentada até alcançar estabilização. Carvedilol e outros betabloqueadores tipicamente são usados junto a outros medicamentos utilizados para tratar insuficiência cardíaca. Estudos preliminares em cães com valvopatia mitral mixomatosa indicam efeitos promissores desse fármaco (Arsenault *et al.*, 2005; Gordon *et al.*, 2005, 2006). Contudo, a absorção de carvedilol é muito variável entre os indivíduos, tornando difícil a definição da dose (Uechi *et al.*, 2002). Além disso, o único estudo duplo-cego controlado com placebo de um betabloqueador (bisoprolol) em medicina veterinária não mostrou benefício na desaceleração da progressão até insuficiência cardíaca, em cães com valvopatia mitral mixomatosa assintomática (Keeene *et al.*, 2012). Ainda, defende-se o uso de betabloqueadores na miocardiopatia dilatada, embora o seu uso não tenha sido avaliado em cães com esse problema.

TRATAMENTO AUXILIAR NA INSUFICIÊNCIA CARDÍACA CONGESTIVA

Diuréticos

Os diuréticos são discutidos no Capítulo 24. O uso de diuréticos de alça potentes (furosemida, torasemida, bumetanida) é o principal procedimento no controle de insuficiência cardíaca congestiva em seres humanos e em animais. Atualmente, em cães, seu uso é suplementado com IECA e pimobendana, na maioria dos casos ("tríplice terapia"). Os autores defendem "terapia quádrupla", acrescentando espironolactona a qualquer protocolo medicamentoso que empregue IECA. Isso se dá por causa do fenômeno denominado *aldosterone breakthrough*, descrito no item *Uso clínico*, na seção *Bloqueadores de receptores mineralocorticoides*. Além disso, os autores não prescrevem furosemida como monoterapia devido a suas propriedades ativadoras do sistema renina-angiotensina, semelhantes às dos vasodilatadores. Um IECA praticamente sempre acompanha o uso de furosemida na nossa clínica.

Os pacientes que recebem diuréticos devem ser monitorados com cuidado. Diurese excessiva pode reduzir o volume sanguíneo até o ponto em que a desidratação diminui o volume sanguíneo pré-carga, de modo que o desempenho ventricular se torna inapropriado. Por um lado, uma menor pressão de enchimento ventricular (pré-carga) é benéfica porque reduz a tensão na parede, a demanda de oxigênio pelo miocárdio e a propensão à formação de edema. Por outro lado, essa redução do retorno venoso – sem efeitos inotrópicos positivos concomitantes – pode ocasionar redução do débito cardíaco, o que resulta em menor perfusão renal, azotemia e diminuição da taxa de depuração de alguns fármacos. Além disso, inapetência e/ou vômitos contribuem adicionalmente para a ocorrência de desidratação e perda de eletrólitos. A hipopotassemia é uma das preocupações mais importantes nesse contexto, pois a concentração de potássio diminui quando há anorexia, poliúria, diurese excessiva e êmese. No entanto, isso é controlado pela suplementação com potássio, IECA e bloqueador de receptores mineralocorticoides (espironolactona). Deve-se monitorar as concentrações séricas de eletrólitos e a função renal (mensuração das concentrações séricas de ureia e creatinina), juntamente ao peso corporal, estado de hidratação (avaliação do turgor cutâneo, do hematócrito e das concentrações séricas de proteína total, albumina e sódio).

CONSIDERAÇÕES GERAIS SOBRE O TRATAMENTO DE DOENÇA CARDIOVASCULAR

Tipo de cardiopatia e anormalidades hemodinâmicas relacionadas

O sistema nervoso simpático e o sistema renina-angiotensina-aldosterona são ativados na insuficiência cardíaca e até mesmo antes de seu início. Em praticamente todos os casos, essa ativação é prejudicial aos pacientes cardíacos.

Na valvopatia mitral mixomatosa (VPMM), a contratilidade é mantida, pelo menos em parte, até o paciente alcançar estágios terminais da doença. Porém, estudos recentes sobre o tempo de trânsito pulmonar do sangue (tempo necessário para atravessar os pulmões e chegar ao átrio esquerdo) indicam que alterações sutis estão presentes muito mais cedo. Em geral, não se considera que esses cães precisam de suporte inotrópico, porém, atualmente, a pimobendana tem mostrado ser útil no controle de insuficiência cardíaca congestiva induzida por VPMM.

Na insuficiência cardíaca, tanto o volume sanguíneo da pré-carga quanto da pós-carga se encontra elevado e deve ser reduzido. A frequência cardíaca varia, mas em geral é alta e pode ser reduzida com digoxina, por exemplo, e simplesmente tratando a insuficiência cardíaca e normalizando os estímulos do sistema nervoso autônomo no sistema cardiovascular.

Cães com miocardiopatia dilatada (MCD) apresentam anormalidades semelhantes, exceto pela contratilidade, que sempre está diminuída e, com frequência, de modo marcante. Isso requer suporte inotrópico emergencial com administração de dobutamina, em taxa de infusão constante, de digoxina intravenosa ou VO e de pimobendana intravenosa ou VO, e, depois, com pimobendana VO, associada ou não à digoxina (Figura 21.10).

Gatos com miocardiopatia hipertrófica (MCH) sofrem insuficiência diastólica e aumento dos volumes sanguíneos pré-carga e pós-carga, com frequência associados à elevação da frequência cardíaca. O aumento da pós-carga não é tão grave como acontece em coração com hipertrofia excêntrica, conforme discutido anteriormente em VPMM e MCD, porque a hipertrofia concêntrica da MCH (e hipertensão) é fator de adaptação em termos de pós-carga (relação de LaPlace, em que o raio da câmara cardíaca aumenta e a espessura da parede reduz a pós-carga). Acredita-se que a função sistólica seja adequada na maioria dos casos. No caso de aumento da frequência cardíaca, insuficiência diastólica (medicamentos lusitrópicos e cronotrópicos negativos) e congestão, o tratamento é diferente.

A sobrecarga de pressão, devido mais frequentemente a hipertensão sistêmica, hipertensão pulmonar (dirofilariose etc.) e doença obstrutiva (SAS, PS, coarctação da aorta etc.), também causa insuficiência cardíaca com aumento do volume sanguíneo pós-carga, volume pré-carga normal, aumentado ou diminuído e aumento da frequência cardíaca, bem como insuficiência cardíaca por outras causas.

Gravidade da doença cardíaca

Em medicina veterinária, existem muitos esquemas de classificação para categorização da gravidade da doença cardíaca (Atkins e Haagstrom, 2012). Dois deles (Figura 21.8), o ISACHC (International Small Animal Cardiac Health Council [Conselho Internacional sobre Saúde Cardíaca de Pequenos Animais]) e ACVIM (American College of Veterinary Internal Medicine) são usados com maior frequência atualmente (ISACHC, 1994; Atkins et al., 2009).

A classificação ISACHC consiste em quatro categorias (Ia, Ib, II e III) que estão esquematizadas na Figura 21.6 e descritas na Tabela 21.4. A classificação de doença cardíaca do ACVIM, que foi adaptada do sistema de classificação da American College of Cardiology/American Heart Association, mostrada na Figura 21.8, emprega uma classificação de doença cardíaca que utiliza as letras de A a D e não se baseia muito em tolerância a exercício físico como um critério, um ponto fraco de esquemas anteriores. Também, inclui uma categoria (A) para cães sem doença cardíaca, porém predispostos a cardiopatia (p. ex., risco de VPMM em cães da raça Cavalier King Charles Spaniel). A categoria B inclui cães com cardiopatia branda, sem (B1) e com (B2) cardiomegalia, porém, sem presença ou histórico de evidência de insuficiência cardíaca congestiva. A categoria C inclui cães com sintomas de insuficiência cardíaca que estão hospitalizados (C1) ou que são tratados no domicílio (C2) e é semelhante à categoria D, que inclui pacientes com insuficiência cardíaca refratária ou terminal, tratados no hospital (D1) ou no domicílio (D2). Obviamente, tal categorização é mutável, com pacientes que podem progredir ou regredir nos estágios de cardiopatia: descompensação, evolução da doença ou eficácia de tratamento.

Escolha de fármacos com base nos sintomas

Também é possível escolher fármacos com base nas respostas patológicas verificadas em pacientes, individualmente; por exemplo, congestão, taquicardia, alteração da função sistólica e arritmia. Nas Tabelas 21.1 e 21.2, os fármacos são classificados conforme o tipo de alteração para a qual eles possivelmente são indicados, com a dosagem sugerida.

REFERÊNCIAS BIBLIOGRÁFICAS

Abraham PA, Opsahl JA, Halstenson CE, Keane WF. (1988). Efficacy and renal effects of enalapril therapy for hypertensive patients with chronic renal insufficiency. *Arch Intern Med.* **148**, 2358–2362.

Abrams J. (1985). Vasodilator therapy for chronic congestive heart failure. *J Am Med Assoc.* **254**, 3070–3074.

Adams HR. (1986). Ca^{++} channel blocking drugs in shock and trauma: new approaches to old problems? *Am J Emerg Med.* **15**, 1457–1460.

Adin DB, Kittleson MD, Hornof WJ, Kass PH. (2001). Efficacy of a single oral dose of isorsorbide 5-mononitrate in normal dogs and in dogs with congestive heart failure. *J Vet Intern Med.* **15**, 105–111.

Ahmed A, Pitt B, Rahimtoola SH, Waagstein F, White M, Love TE, Braunwald E. (2008). Effects of digoxin at low serum concentrations on mortality and hospitalization in heart failure: a propensity matched study of the DIG trial. *Int J Cardiol.* **123**, 138–146.

Ahmed A, Rich MW, Fleg JL, Zile MR, Young JB, Kitzman DW, Love TE, Aronow WS, Adams KF Jr, Gheorghiade M. (2006a). Effects of digoxin on morbidity and mortality in diastolic heart failure: the ancillary digitalis investigation group trial. *Circulation.* **114**, 397–403.

Ahmed A, Rich MW, Love TE, Lloyd-Jones DM, Aban IB, Colucci WS, Adams KF, Gheorghiade M. (2006b). Digoxin and reduction in mortality and hospitalization in heart failure: a comprehensive post hoc analysis of the DIG trial. *Eur Heart J.* **27**, 178–186.

Akera T, Ng YC. (1991). Digitalis sensitivity of Na^{+},K^{+}-ATPase, myocytes and the heart. *Life Sci.* **48**, 97–106.

Al-Ghazawi MA, Tutunji MS, AbuRuz SM. (2010). The effects of pummelo juice on pharmacokinetics of sildenafil in healthy adult male Jordanian volunteers. *Eur J Clin Pharmacol.* **66**, 159–163.

Allert JA, Adams HR. (1987). New perspectives in cardiovascular medicine: the calcium channel blocking drugs. *J Am Vet Med Assoc.* **190**, 573–578.

Al-Mohizea AM, Ahad A, El-Maghraby GM, Al-Jenoobi FI, AlKharfy KM, Al-Suwayeh SA. (2015). Effects of Nigella sativa, Lepidium sativum and Trigonella foenum-graecum on sildenafil disposition in beagle dogs. *Eur J Drug Metab Pharmacokinet.* **40**, 219–224.

Alousi AA, Farah AE, Lesher GY, Opalka CJ Jr. (1979). Cardiotonic activity of amrinone—Win 40680 [5-amino-3,4-bipyridine-6(1H)-one]. *Circ Res.* **45**, 666–677.

Ames MK, Atkins CE, Lantis AC, Werre SR. (2013). Effect of furosemide and high-dosage pimobendan administration on the renin-angiotensin-aldosterone system in dogs. *Am J Vet Res.* **74**, 1084–1090.

Arsenault WG, Boothe DM, Gordon SG, Miller MW, Chalkley JR, Petrikovics I. (2005). Pharmacokinetics of carvedilol after intravenous and oral administration in conscious healthy dogs. *Am J Vet Res.* **66**, 2172–2176.

Asanoi H, Ishizaka S, Kameyama T, Ishise H, Sasayama S. (1994). Disparate inotropic and lusitropic responses to pimobendan in conscious dogs with tachycardia-induced heart failure. *J Cardiovasc Pharmacol.* **23**, 268–274.

Atkins C, Bonagura J, Ettinger S, Fox P, Gordon S, Haggstrom J, Hamlin R, Keene B, Luis-Fuentes V, Stepien R. (2009). Guidelines for the diagnosis and treatment of canine chronic valvular heart disease. *J Vet Intern Med.* **23**, 1142–1150.

Atkins CE, Brown WA, Coats JR, Crawford MA, DeFrancesco TC, Edwards J, Fox PR, Keene BW, Lehmkuhl L, Luethy M, Meurs K, Petrie JP, Pipers F, Rosenthal S, Sidley JA, Straus J. (2002). Effects of long-term administration of enalapril on clinical indicators of renal function in dogs with compensated mitral regurgitation. *J Am Vet Med Assoc.* **221**, 654–658.

Atkins CE, Haggstrom J. (2012). Pharmacologic management of myxomatous mitral valve disease in dogs. *J Vet Cardiol.* **14**, 165–184.

Atkins C, Keene B. (2009). ACE-Inhibition in compensated naturally-occurring mitral insufficiency: effect on mortality (results of the VETPROOF Mortality Endpoint Determination: VETMED). *Proceedings British Small Animal Veterinary Association Congress*; Birmingham, UK. 520.

Atkins CE, Keene BW, Brown WA, Coats JR, Crawford MA, DeFrancesco TC, Edwards NJ, Fox PR, Lehmkuhl LB, Luethy MW, Meurs KM. (2007). Results of the veterinary enalapril trial to prove reduction in onset of heart failure in dogs chronically treated with enalapril alone for compensated, naturally occurring mitral valve insufficiency. *J Am Vet Med Assoc.* **231**, 1061–1069.

Atkins CE, Keene BW, McGuirk SM, Sato T. (1994). The acute effects of hydralazine administration on pulmonary artery hemodynamics in dogs with chronic heartworm disease. *Am J Vet Res.* **55**, 262–269.

Atkins CE, Snyder PS, Keene BW. (1988). Effect of aspirin, furosemide, and commercial low-salt diet on digoxin pharmacokinetic properties in clinically normal cats. *J Am Vet Med Assoc.* **193**, 1264–1268.

Atkins CE, Snyder PS, Keene BW, Rush JE. (1989). Effects of compensated heart failure on digoxin pharmacokinetics in cats. *J Am Vet Med Assoc.* **195**, 945–950.

Atkins CE, Snyder PS, Keene BW, Rush JE, Eicker S. (1990). Efficacy of digoxin for treatment of cats with dilated cardiomyopathy. *J Am Vet Med Assoc.* **196**, 1463–1469.

Bach JF, Rozanski EA, MacGregor J, Betkowski JM, Rush JE. (2006). Retrospective evaluation of sildenafil citrate as a therapy for pulmonary hypertension in dogs. *J Vet Intern Med.* **20**, 1132–1135.

Baker PF, Blaustein MP, Hodgkin AL, Steinhardt RA. (1969). The influence of calcium on sodium efflux in squid axons. *J Physiol.* **200**, 431–458.

Barr I, Smith TW, Klein MD, Hagemeijer F, Lown B. (1972). Correlation of the electrophysiologic action of digoxin with serum digoxin concentration. *J Pharmacol Exp Ther.* **180**, 710–722.

Bell ET, Devi JL, Chiu S, Zahra P, Whittem T. (2015). The pharmacokinetics of pimobendan enantiomers after oral and intravenous administration of racemate pimobendan formulations in healthy dogs. *J Vet Pharmacol Therap.* **39**, 54–61.

BENCH Study Group. (1999). The effect of benazepril on survival times and clinical signs of dogs with congestive heart failure: Results of a multicenter, prospective, randomized, double-blinded, placebo-controlled, long-term clinical trial. *J Vet Cardiol.* **1**, 7–18.

Bernay F, Bland JM, Häggström J, Baduel L, Combes B, Lopez A, Kaltsatos V. (2010). Efficacy of spironolactone on survival in dogs with naturally occurring mitral regurgitation caused by myxomatous mitral valve disease. *J Vet Intern Med.* **24**, 331–341.

Bomback AS, Klemmer PJ. (2007). The incidence and implications of aldosterone breakthrough. *Nat Clin Prac Neph.* **3**, 486–492.

Bonagura J. (2010). ACVIM Cardiology Heart Failure Symposium: Current Clinical Practices, Oral communication, San Antonio, TX.

Borgarelli M. (2011). Pre-clinical chronic degenerative mitral valve disease in the dog. *American College of Veterinary Internal Medicine (ACVIM) Forum 2011.* Denver, CO.

Boswood A, Häggström J, Gordon SG, Wess G, Stepien RL, Oyama MA, Keene BW, Bonagura J, MacDonald KA, Patteson M, Smith S, Fox PR, Sanderson K, Woolley R, Szatmári V, Menaut P, Church WM, O'Sullivan ML, Jaudon JP, Kresken JG, Rush J, Barrett KA, Rosenthal SL, Saunders AB, Ljungvall I, Deinert M, Bomassi E, Estrada AH, Fernandez Del Palacio MJ, Moise NS, Abbott JA, Fujii Y, Spier A, Luethy MW, Santilli RA, Uechi M, Tidholm A, Watson P. (2016). Effect of pimobendan in dogs with preclinical myxomatous mitral valve disease and cardiomegaly: The EPIC study – a randomized clinical trial. *J Vet Intern Med.* **30**, 1765–1779.

Braunwald, E. (1985). Effects of digitalis on the normal and the failing heart. *J Am Coll Cardiol.* **5**, 51–59.

Breznock EM. (1973). Application of canine plasma kinetics of digoxin and digitoxin to therapeutic digitalization in the dog. *Am J Vet Res.* **34**, 993–999.

Breznock EM. (1975). Effects of phenobarbital on digitoxin and digoxin elimination in the dog. *Am J Vet Res.* **36**, 371–373.

Bright JM. (1992). Update: diltiazem therapy of feline hypertrophic cardiomyopathy. In Kirk RW, Bonagura JD (eds), *Kirk's Current Veterinary Therapy XI.* Philadelphia, W.B. Saunders. 766–773.

Brown AJ, Davison E, Sleeper MM. (2010). Clinical efficacy of sildenafil in treatment of pulmonary arterial hypertension in dogs. *J Vet Intern Med.* **24**, 850–854.

Brown NJ, Vaughan DE. (1998). Angiotensin-converting enzyme inhibitors. *Circulation.* **97**, 1411–1420.

Brown SA, Brown CA, Jacobs G. (1999) Hemodynamic effects of angiotensin converting enzyme inhibition (benazepril) in cats (abst). *J Vet Intern Med.* **13**, 250.

Brown SA, Brown CA, Jacobs G, Stiles J, Hendi RS, Wilson S. (2001). Effects of the angiotensin converting enzyme inhibitor benazepril in cats with induced renal insufficiency. *Am J Vet Res.* **62**, 375–383.

Brumbaugh GW, Thomas WP, Enos R, Kaneko JJ. (1983). A pharmacokinetic study of digoxin in the horse. *J Vet Pharmacol Therap.* **6**, 163–172.

Button C, Gross DR, Johnston JT, Yakatan GJ. (1980). Digoxin pharmacokinetics, bioavailability, efficacy, and dosage regimens in the horse. *Am J Vet Res.* **41**, 1388–1395.

Chetboul V, Lefebvre HP, Sampedrano CC, Gouni V, Saponaro V, Serres F, Concordat D, Nicolle AP, Pouchelon JL. (2007). Comparative adverse cardiac effects of pimobendan and benazepril monotherapy in dogs with mild degenerative mitral valve disease: a prospective, controlled, blinded, and randomized study. *J Vet Intern Med.* **21**, 742–753.

Colucci WS, Wright RF, Braunwald E. (1986a). New positive inotropic agents in the treatment of congestive heart failure: mechanisms of action and recent clinical developments, 1. *N EnglJ Med.* **314**, 290–299.

Colucci WS, Wright RF, Braunwald E. (1986b). New positive inotropic agents in the treatment of congestive heart failure: mechanisms of action and recent clinical developments, 2. *N EnglJ Med.* **314**, 349–358.

Conti CR, Pepine CJ, Feldman RL, Hill JA. (1985). Calcium antagonists. *Cardiology.* **72**, 297–321.

Cove Study Group. (1995). Controlled clinical evaluation of enalapril in dogs with heart failure: Results of the cooperative veterinary enalapril study group. *J Vet Intern Med.* **9**, 234–242.

Davie AP, Love MP, McMurray JJ. (2000). Even low-dose aspirin inhibits arachidonic acid-induced vasodilation in heart failure. *Clin Pharm Therap.* **67**, 530–537.

DeRick AD, Belpaire FM, Bogaert MG, Mattheeuws D. (1978). Plasma concentrations of digoxin and digitoxin during digitalization of healthy dogs and dogs with cardiac failure. *Am J Vet Res.* **39**, 811–815.

Detweiler DK. (1977). Digitalis. In Jones LM, Booth NH, McDonald LE (eds), *Veterinary Pharmacology and Therapeutics*, 4th edn. Ames, Iowa State University Press.

Dias-Junior CA, Tanus-Santos JR. (2006). Hemodynamic effects of sildenafil interaction with a nitric oxide donor compound in a dog model of acute pulmonary embolism. *Life Sciences* **79**, 469–474.

DiBianco R, Shabetai R, Kostuk W, Moran J, Schlant RC, Wright RA. (1989). A comparison of oral milrinone, digoxin, and their combination in the treatment of patients with congestive heart failure. *N Eng J Med.* **320**, 677–683.

Digitalis Investigation Group. (1997). The effect of digoxin on mortality and morbidity in patients with heart failure. *N EnglJ Med.* **336**, 525–533.

Doherty JE. (1973). Digitalis glycosides: pharmacokinetics and their clinical implications. *Ann Int Med.* **79**, 229–238.

Erichsen DF, Harris SG, Upson DW. (1980). Therapeutic and toxic plasma concentrations of digoxin in the cat. *Am J Vet Res.* **41**, 2049–2058.

Ettinger SJ, Benitz AM, Ericsson GF, Cifelli S, Jernigan AD, Longhofer SL, Trimboli W, Hanson PD. (1998). Effects of enalapril maleate on survival of dogs with naturally acquired heart failure. The Long-Term Investigation of Veterinary Enalapril (LIVE) Study Group. *J Am Vet Med Assoc.* **213**, 1573–1577.

Fabiato A, Fabiato F. (1979). Calcium and cardiac excitation-contraction coupling. *Ann Rev Physiol.* **41**, 473–484.

Felker GM, Benza RL, Chandler AB, Leimberger JD, Cuffe MS, Califf RM, Gheorghiade M, O'Connor CM. (2003). Heart failure etiology and response tomilrinone in decompensated heart failure: Results from the OPTIME-CHF study. *J Am College Cardiol.* **41**, 997–1003.

Ferguson DW, Berg WJ, Sanders JS, Roach PJ, Kempf JS, Kienzle MG. (1989). Sympathoinhibitory responses to digitalis glycosides in heart failure patients. Direct evidence from sympathetic neural recordings. *Circulation.* **80**, 65–77.

Ferrari AL, Gregorini LU, Ferrari MC, Preti LA, Mancia GI. (1981). Digitalis and baroreceptor reflexes in man. *Circulation.* **63**, 279–285.

Fillmore GE, Detweiler DK. (1973). Maintenance of subacute digoxin toxicosis in normal beagles. *Toxicol Appl Pharmacol.* **25**, 418–429.

Fozzard HA. (1976). Cardiac contractility. In Vassale M (ed.), *Cardiac Physiology for the Clinician.* New York, Academic Press. 61.

Fozzard HA, Sheets MF. (1985). Cellular mechanism of action of cardiac glycosides. *J Am Coll Cardiol.* **5**, 10–15.

Frank O. (1895). *Z Biol.* **32**, 370.

Fuentes VL. (2004) Use of pimobendan in the management of heart failure. *Vet Clin Small Anim.* **34**, 1145–1155.

Fusellier M, Desfontis JC, Madec S. (2005) Sildenafil citrate therapy for pulmonary arterial hypertension. *N EnglJ Med.* **353**, 2148–2157.

Gadsby DC. (1984). The Na/K pump of cardiac cells. *Ann Rev Biophys Bioeng.* **13**, 373–398.

Gardner SY, Atkins CE, Rausch WP, DeFrancesco TC, Chandler DW, Keene BW. (2007). Estimation of 24-h aldosterone secretion in the dog using the urine aldosterone:creatinine ratio. *J Vet Cardiol.* **9**, 1–7.

Gelzer AR, Kraus MS, Rishniw M, Mo¨ıse NS, Pariaut R, Jesty SA, Hemsley SA. (2009). Combination therapy with digoxin and diltiazem controls ventricular rate in chronic atrial fibrillation in dogs better than digoxin or diltiazem monotherapy: a randomized crossover study in 18 dogs. *J Vet Intern Med.* **23**, 499–508.

Gordon SG, Arsenault WG, Longnecker M, Boothe DM, Miller MW, Chalkley J. (2006). Pharmacodynamics of carvedilol in healthy conscious dogs. *J Vet Int Med.* **20**, 297–304.

Gordon SG, Bahr A, Miller MW. (2005). Short-term hemodynamic effects of chronic oral carvedilol in Cavalier King Charles Spaniels with asymptomatic degenerative valve disease. *J Vet Int Med.* **69**, 417–418.

Gordon SG, Saunders AB, Roland RM, Winter RL, Drourr L, Achen SE, Hariu CD, Fries RC, Boggess MM, Miller MW. (2012). Effect of oral administration of pimobendan in cats with heart failure. *J Am Vet Med Assoc.* **241**, 89–94.

Grauer GF, Greco DS, Getzy DM, Cowgill LD, Vaden SL, Chew DJ, Polzin DJ, Barsanti JA. (2000). Effects of enalapril versus placebo as a treatment for canine idiopathic glomerulonephritis. *J Vet Intern Med.* **14**, 526–533.

Greer RJ, Lichtenberger M, Kirby R. (2004). Use of sodium nitroprusside (snp) for treatment of fulminant congestive heart failure (chf) in dogs with mitral regurgitation. *J Vet Emergency Crit Care.* **14**, S1–S17.

Guazzi MD, Campodonico J, Celeste F, Guazzi M, Santambrogio G, Rossi M, Trabattoni D, Alimento M. (1998). Antihypertensive efficacy of angiotensin converting enzyme inhibition and aspirin counteraction. *Clin Pharmacol Therap.* **63**, 79–86.

Guyonnet J, Elliott J, Kaltsatos V. (2010). A preclinical pharmacokinetic and pharmacodynamics approach to determine a dose of spironolactone for treatment of congestive heart failure in dog[s]. *J Vet Pharmacol Therap.* **33**, 260–267.

Haagsman AN, Kummeling A, Moes ME, Mesu SJ, Kirpensteijn J. (2013). Comparison of terazosin and prazosin for treatment of vesico-urethral reflex dyssynergia in dogs. *Vet Rec.* **173**, 41–45.

Häggström J, Hansson K, Karlberg BE, Kvart C, Madej A, Olsson K. (1996). Effects of long-term treatment with enalapril or hydralazine on the renin-angiotensin-aldosterone system and fluid balance in dogs with naturally acquired mitral valve regurgitation. *Am J Vet Res.* **57**, 1645–1652.

Häggström J, Boswood A, O'Grady M, Jöns O, Smith S, Swift S, Borgarelli M, Gavaghan B, Kresken JG, Patteson M, Ablad B, Bussadori CM, Glaus T, Kovacević A, Rapp M, Santilli RA, Tidholm A, Eriksson A, Belanger MC, Deinert M, Little CJ, Kvart C, French A, Rønn-Landbo M, Wess G, Eggertsdottir AV, O'Sullivan ML, Schneider M, Lombard CW, Dukes-McEwan J, Willis R, Louvet A, DiFruscia R. (2008). Effect of pimobendan or benazepril hydrochloride on survival times in dogs with congestive heart failure caused by naturally occurring myxomatous mitral valve disease: the QUEST study. *J Vet Intern Med.* **22**, 1124–1135.

Hahn AW. (1977). Digitalis glycosides in canine medicine. In Kirk RW (ed.), *Veterinary Therapy, VI: Small Animal Practice.* Philadelphia, W. B. Saunders. 329.

Hambrook LE, Bennett PF. (2012). Effect of pimobendan on the clinical outcome and survival of cats with non-taurine responsive dilated cardiomyopathy. *J Feline Med Surg.* **14**, 233–239.

Hamlin RL. (1977). New ideas in the management of heart failure in dogs. *J Am Vet Med Assoc.* **171**, 114–118.

Hamlin RL, Benitz AM, Ericsson GF, Cifelli S, Daurio CP. (1996). Effects of enalapril on exercise tolerance and longevity in dogs with heart failure produced by iatrogenic mitral regurgitation. *J Vet Intern Med.* **10**, 85–87.

Hamlin RL, Dutta S, Smith CR. (1971). Effects of digoxin and digitoxin on ventricular function in normal dogs and dogs with heart failure. *Am J Vet Res.* **32**, 1391–1398.

Hamlin RL, Pipers FS, Carter KL, Lederer H. (1973). Treatment of heart failure in dogs without use of digitalis glycosides. *Vet Med Small Anim Clin.* **68**, 349–350.

Hanzlicek AS, Gehring R, KuKanich B, KuKanich KS, Borgarelli M, Smee N, Olson EE, Margiocco M. (2012). Pharmacokinetics of oral pimobendan in healthy cats. *J Vet Cardiol.* **14**, 489–496.

Henik RA. (1997). Systemic hypertension and its management. *Vet Clinics North Am Small Anim Pract.* **30**, 1355–1372.

Hezzell MJ, Boswood A, Chang YM, Moonarmart W, Elliott J. (2012) Associations among serum N-terminal procollagen type III concentrations, urinary aldosterone-to-creatinine ratio, and ventricular remodeling in dogs with myxomatous mitral valve disease. *Am J Vet Res.* **73**, 1765–1774.

Horowitz D, Fox SM, Goldberg LI. (1962). Effects of dopamine in man. *Circ Res.* **10**, 237.

Hoskins JD. (2006). Cardiac therapy: new treatments emerge. *DVM Magazine.* May 1, 2007.

International Small Animal Cardiac Health Council (ISACHC). (1994). *Recommendations for the Diagnosis and Treatment of Heart Failure in Small Animals.* Woodbridge, NJ, ISACHC Publication. 5.

International Small Animal Cardiac Health Council (ISACHC). (2006). Common cardiovascular drugs and recommended dosages. In Fox PR, Sisson D, Moise NS (eds), *Textbook of Canine and Feline Cardiology*, 2nd edn. Saunders. 903–904.

Ishiki R, Ishihara T, Izawa H, Nagata K, Hirai M, Yokota M. (2000). Acute effects of a single low oral dose of pimobendan on left ventricular systolic and diastolic function in patients with congestive heart failure. *J Cardiovasc Pharmacol.* **35**, 897–905.

Iwasaki A, Matsumori A, Yamada T, Shioi T, Wang W, Ono K, Nishio R, Okada M, Sasayama S. (1999). Pimobendan inhibits the production of proinflammatory cytokines and gene expression of inducible nitric oxide synthase in a murine model of viral myocarditis. *J Am College Cardiol.* **33**, 1400–1407.

Jackson EK. (2006). Renin and angiotensin. In Brunton LL, Lazo JS, Parker KL (eds), *Goodman and Gilman's The Pharmacological Basis of Therapeutics*, 11th edn. New York, McGraw-Hill. 789–821.

James R, Gilmour J, Cobb M. (2013). Safety of oral administration of spironolactone in cats with heart failure: interim results of the SEISICAT study. *J Vet Intern Med.* **27**, 638 [abstract].

Johnson JT. (1985). Conversion of atrial fibrillation in two dogs using verapamil and supportive therapy. *J Am Anim Hosp Assoc.* **21**, 429–434.

Johnson LM, Atkins CE, Keene BW, Bai SA. (1996). Pharmacokinetic and pharmacodynamic properties of conventional and CD formulated diltiazem in the cat. *J Vet Intern Med.* **10**, 316–320.

Karim A, Kook C, Zitzewitz DJ, Zagarella J, Doherty M, Campion J. (1976). Species differences in the metabolism and dispotion of spironolactone. *Drug Metab Dispos.* **4**, 547–555.

Katz AM. (1985). Effects of digitalis on cell biochemistry: sodium pump inhibition. *J Am Coll Cardiol.* **5**, 16A–21A.

Katz AM, Hager WD, Messineo FC, Pappano AJ. (1985). Cellular actions and pharmacology of the calcium channel blocking drugs. *Am J Med.* **77**, 2–10.

Keene BW, Fox PR, Hamlin RL, et al., for the HECTOR investigators. (2012). Efficacy of bay 41-9202 (bisoprolol oral solution) for the treatment of chronic valvular heart disease (cvhd) in dogs. *Proceedings of the ACVIM Research Forum*, New Orleans, LA.

Kellum HB, Stepien RL. (2007). Sildenafil citrate therapy in 22 dogs with pulmonary hypertension. *J Vet Intern Med.* **21**, 1258–1264.

Kittleson MD. (1983). Hydralazine. In Kirk RW (ed), *Current Veterinary Therapy, VIII: Small Animal Practice.* Philadelphia: W. B. Saunders. 285.

Kittleson MD, Eyster GE, Knowlen GG, Olivier NB, Anderson LK. (1985a). Efficacy of digoxin administration in dogs with idiopathic congestive cardiomyopathy. *J Am Vet Med Assoc.* **186**, 162–165.

Kittleson MD, Eyster GE, Olivier NB, Anderson LK. (1983). Oral hydralazine therapy for chronic mitral regurgitation in the dog. *J Am Vet Med Assoc.* **182**, 1205–1209.

Kittleson MD, Pipers FS, Knauer KW, Keister DM, Knowlen GG, Miner WS. (1985b). Echocardiographic and clinical effects of milrinone in dogs with myocardial failure. *Am J Vet Res.* **46**, 1659–1664.

Krasula RW, Gardella LA, Zaroslinsk JF, Morris R. (1976). Comparative bioavailability of four dosage forms of digoxin in dogs. *Fed Proc.* **35**, 327 [abstract].

Kvart C, Häggström J, Pedersen HD, Hansson K, Eriksson A, Järvinen AK, Tidholm A, Bsenko K, Ahlgren E, Ilves M, Ablad B, Falk T, Bjerkfås E, Gundler S, Lord P, Wegeland G, Adolfsson E, Corfitzen J. (2002). Efficacy of enalapril for prevention of congestive heart failure in dogs with myxomatous valve disease and asymptomatic mitral regurgitation. *J Vet Intern Med.* **16**, 80–88.

Lake-Bakaar GA, Singh MK, Kass PH, Griffiths LG. (2015). Effect of pimobendan on the incidence of arrhythmias in small breed dogs with myxomatous mitral valve degeneration. *J Vet Cardiol.* **17**, 120–128.

Langer GA. (1976). Events at the cardiac sarcolemma: localization and movement of contractile-dependent calcium. *Fed Proc.* **35**, 1274–1278.

Langer GA. (1977). Relationship between myocardial contractility and the effects of digitalis on ionic exchange. *Fed Proc.* **36**, 2231–2234.

Langer GA. (1980). The role of calcium in the control of myocardial contractility: an update. *J Mol Cell Cardiol.* **12**, 231–239.

Lantis AC, Ames MK, Atkins CE, DeFrancesco TC, Keene BW, Werre SR. (2014). Aldosterone breakthrough with benazepril in furosemide-activated renin-angiotensin-aldosterone system (RAAS) in normal dogs. *J Vet Pharmacol Therap.* **38**, 65–73.

Lee KS, Klaus W. (1971). The subcellular basis for the mechanism of inotropic action of cardiac glycosides. *Pharmacol Rev.* **23**, 193–261.

Lefebvre HP, Jeunesse E, Laroute V, Toutain PL. (2006). Pharmacokinetic and pharmacodynamic parameters of ramipril and ramiprilat in healthy dogs and dogs with reduced glomerular filtration rate. *J Vet Intern Med.* **20**, 499–507.

Lefebvre HP, Laroute V, Concordet D, Toutain P. (1999). Effects of renal impairment on the disposition of orally administered enalapril, benazepril, and their metabolites. *J Vet Intern Med.* **13**, 21–27.

Lefebvre HP, Ollivier E, Atkins CE, Combes B, Concordet D, Kaltsatos V, Baduel L. (2013). Safety of spironolactone in dogs with chronic heart failure because of degenerative valvular disease: a population-based longitudinal study. *J Vet Intern Med.* **27**, 1083–1091.

Lefebvre HP, Toutain PL. (2004). Angiotensin-converting enzyme inhibitors in the therapy of renal diseases. *J Vet Pharmacol Ther.* **27**, 265–281.

Loboz KK, Shenfield GM. (2005). Drug combinations and impaired renal function – The triple whammy. *Br J Clin Pharmacol.* **59**, 239–243.

Lombard CW, Jöns O, Bussadori CM. (2006). Clinical efficacy of pimobendan versus benazepril for the treatment of acquired atrioventricular valvular disease in dogs. *J Am Anim Hosp Assoc.* **42**, 249–261.

MacDonald JS, Bagdon WJ, Peter CP, Sina JF, Robertson RT, Ulm EH, Bokelman DL. (1987). Renal effects of enalapril in dogs. *Kidney Int.* **20** (Suppl.), 148–153.

MacDonald KA, Kittleson MD, Kass PH. (2008). Effect of spironolactone on diastolic function and left ventricular mass in Maine coon cats with familial hypertrophic cardiomyopathy. *J Vet Intern Med.* **22**, 335–341.

MacDonald KA, Kittleson MD, Larson RF, Kass P, Klose T, Wisner ER. (2006). The effect of ramipril on left ventricular mass, myocardial fibrosis, diastolic function, and plasma neurohormones in Maine coon cats with familial hypertrophic cardiomyopathy without heart failure. *J Vet Intern Med.* **20**, 1093–1105.

MacGregor JM, Rush JE, Laste NJ, Malakoff RL, Cunningham SM, Aronow N, Hall DJ, Williams J, Price LL. (2011). Use of pimobendan in 170 cats (2006–2010). *J Vet Cardiol.* **13**, 251–260.

Mancini DM, Keren G, Aogaichi K, LeJemtel TH, Sonnenblick EH. (1985). Inotropic drugs for the treatment of heart failure. *J Clin Pharmacol.* **25**, 540–554.

Maschio G, Alberti D, Janin G, Locatelli F, Mann JF, Motolese M, Ponticelli C, Ritz E, Zucchelli P. (1996). Effect of the angiotensin-converting enzyme-inhibitor benazepril on the progression of chronic renal failure. *N Eng J Med.* **334**, 939–945.

Mason DT. (1973). Regulation of cardiac performance in clinical heart disease: interactions between contractile state mechanical abnormalities and ventricular compensatory mechanisms. *Am J Cardiol.* **32**, 437–448.

Mason DT, Zelis R, Lee G, Hughes JL, Spann JF Jr, Amsterdam EA. (1971). Current concepts and treatment of digitalis toxicity. *Am J Cardiol.* **27**, 546–559.

Massie B, Bourassa M, DiBianco R, Hess M, Konstam M, Likoff M, Packer M. (1985). Long-term oral administration of amrinone for congestive heart failure: lack of efficacy in a multicenter controlled trial. *Circulation.* **71**, 963–971.

McMurray JJ, Adamopoulos S, Anker SD, Auricchio A, Böhm M, Dickstein K, Falk V, Filippatos G, Fonseca C, Gomez-Sanchez MA, Jaarsma T, Køber L, Lip GY, Maggioni AP, Parkhomenko A, Pieske BM, Popescu BA, Rønnevik PK, Rutten FH, Schwitter J, Seferovic P, Stepinska J, Trindade PT, Voors AA, Zannad F, Zeiher A; Task Force for the Diagnosis and Treatment of Acute and Chronic Heart Failure 2012 of the European Society of Cardiology, Bax JJ, Baumgartner H, Ceconi C, Dean V, Deaton C, Fagard R, Funck-Brentano C, Hasdai D, Hoes A, Kirchhof P, Knuuti J, Kolh P, McDonagh T, Moulin C, Popescu BA, Reiner Z, Sechtem U, Sirnes PA, Tendera M, Torbicki A, Vahanian A, Windecker S, McDonagh T, Sechtem U, Bonet LA, Avraamides P, Ben Lamin HA, Brignole M, Coca A, Cowburn P, Dargie H, Elliott P, Flachskampf FA, Guida GF, Hardman S, Iung B, Merkely B, Mueller C, Nanas JN, Nielsen OW, Orn S, Parissis JT, Ponikowski P; ESC Committee for Practice Guidelines. (2012). European Society of Cardiology guidelines for the diagnosis and treatment of acute and chronic heart failure 2012. *Eur J Heart Fail.* **14**, 803–896.

McRitchie RJ, Vatner SF. (1976). The role of arterial baroreceptors in mediating the cardiovascular response to a cardiac glycoside in conscious dogs. *Circ Res.* **38**, 321–326.

Meijler FL. (1985). An "account" of digitalis and atrial fibrillation. *J Am Coll Cardiol.* **5**, 60A–68A.

Merck AgVet. (1994). Enacard package insert.

Miller RH, Lehmkuhl LB, Smeak DD, DiBartola SP, Radin J. (1999). Effect of enalapril on blood pressure, renal function, and the renin-angiotensin-aldosterone system in cats with autosomal dominant polycystic kidney disease. *Am J Vet Res.* **60**, 1516–1525.

Moalic JM, Charlemagne D, Mansier P, Chevalier B, Swynghedauw B. (1993). Cardiac hypertrophy and failure—a disease of adaptation. Modifications in membrane proteins provide a molecular basis for arrhythmogenicity. *Circulation.* **87**, 21–26.

Moe GK, Farah AE. (1975). Pharmacological treatment of heart failure. In Goodman LS, Gilman A (eds), *The Pharmacological Basis of Therapeutics,* 5th edn. New York, Macmillan. 653.

Novotny MJ, Adams HR. (1986). New perspectives in cardiology: recent advances in antiarrhythmic drug therapy. *J Am Vet Med Assoc.* **189**, 533–539.

O'Grady MR, Minors SL, O'Sullivan ML, Horne R. (2008) Effect of pimobendan on case fatality rate in Doberman Pinschers with congestive heart failure caused by dilated cardiomyopathy. *J Vet Intern Med.* **22**, 897–904.

O'Grady MR, O'Sullivan ML, Minors SL, Horne R. (2009). Efficacy of benazepril hydrochloride to delay the progression of occult dilated cardiomyopathy in Doberman Pinschers. *J Vet Intern Med.* **23**, 977–983.

Opie LH. (1984). *Calcium Antagonists and Cardiovascular Disease.* New York, Raven Press.

Opie LE. (2001). Mechanisms of cardiac contraction and relaxation. In Braumwald E, Zipes D, Libby P, (eds), *Heart Disease: A Textbook of Cardiovascular Medicine,* 6th edn. New York, W. B. Saunders.

Opie LH, Gersch BJ. (2009). *Drugs for the Heart,* 7th edn. Philadelphia, PA, Saunders/Elsevier. 59–87.

Ovaert P, Elliott J, Bernay F, Guillot E, Bardon T. (2009). Aldosterone receptor antagonists – how cardiovascular actions may explain their beneficial effects in heart failure. *J Vet Pharmacol Therap.* **33**, 109–117.

Packer M. (1984). Conceptual dilemmas in the classification of vasodilator drugs for severe chronic heart failure: advocacy of a pragmatic approach to the selection of a therapeutic agent. *Am J Med.* **76**, 3–13.

Packer M, Colucci WS, Sackner-Bernstein JD, Liang CS, Goldscher DA, Freeman I, Kukin ML, Kinhal V, Udelson JE, Klapholz M, Gottlieb SS, Pearle D, Cody RJ, Gregory JJ, Kantrowitz NE, LeJemtel TH, Young ST, Lukas MA, Shusterman NH. (1996). Double-blind, placebo-controlled study of the effects of carvedilol in patients with moderate to severe heart failure:The PRECISE trial. *Circulation.* **94**, 2793–2799.

Packer M, Gheorghiade M, Young JB, Costantini PJ, Adams KF, Cody RJ, Smith LK, Van Voorhees L, Gourley LA, Jolly MK. (1993). Withdrawl of digoxin from patients with chronic heart failure treated with angiotensin-converting-enzyme inhibitors. *N Eng J Med.* **329**, 1–7.

Parameswaran N, Hamlin RL, Nakayama T, Rao SS. (1999) Increased splenic capacity in response to transdermal application of nitroglycerine in the dog. *J Vet Intern Med.* **13**, 44–46.

Parker JL, Adams HR. (1977). Drugs and the heart muscle. *J Am Vet Med Assoc.* **171**, 78–84.

Patterson DF, Abt DA, Detweiler DK, Knight DH, Buchanan JW, Pyle RL. (1973). On digitalis glycosides in treatment of heart failure: Criticism and reply. *Vet Med Small Anim Clin.* **68**, 708.

Praga M, Hernández E, Montoyo C, Andrés A, Ruilope LM, Rodicio JL. (1992). Long-term beneficial effects of angiotensin-converting enzyme inhibition in patients with nephrotic proteinuria. *Am J Kidney Dis.* **20**, 240–248.

Quest JA, Gillis RA. (1971). Carotid sinus reflex changes produced by digitalis. *J Pharmacol Exp Ther.* **177**, 650–661.

Reina-Doreste Y, Stern JA, Keene BW, Tou SP, Atkins CE, DeFrancesco TC, Ames MK, Hodge TE, Meurs KM. (2014). Case-control study of the effects of pimobendan on survival time in cats with hypertrophic cardiomyopathy and congestive heart failure. *J Am Vet Med Assoc.* **245**, 534–539.

Reinker LN, Lee JA, Hovda LR, Rishniw M. (2012). Clinical signs of cardiovascular effects secondary to suspected pimobendan toxicosis in five dogs. *J Am Anim Health Assoc.* **48**, 250–255.

Remme WJ. (1993). Vasodilator therapy for heart failure: early, late, or not at all? *Circulation.* **87**, 97–107.

Robinson JW. (1972). The inhibition of glycine and beta-methyl glucoside transport in dog kidney cortex slices by ouabain and ethacrynic acid: contribution to the understanding of sodium-pumping mechanisms. *Comp Gen Pharmacol.* **3**, 145–159.

Rubin P, Yee YG, Anderson M, Blaschke T. (1979) Prazosin first-pass metabolism and hepatic extraction in the dog. *J Cardiovasc Pharmacol.* **1**, 641–647.

Rush JE, Freeman LM, Brown DJ, Smith FW Jr. (1998). The use of enalapril in the treatment of feline hypertrophic cardiomyopathy. *J Am Anim Hosp Assoc.* **34**, 38–41.

Sadée W, Riegelman S, Jones SC. (1972). Plasma levels of spironolactone in the dog. *J Pharm Sci.* **62**, 1129–1132.

Schatzmann HJ. (1953). Herzglykoside als Hemmstoffe für den aktiven kalium und natrium transport durch die erythrocytenmembran. *Helv Physiol Pharmacol Acta* **11**, 346–354.

Schiffrin EL. (2006). Effects of aldosterone on the vasculature. *Hypertension.* **47**, 312–318.

Schwartz A. (1977). New aspects of cardiac glycoside action: introduction. *Fed Proc.* **36**, 2207–2208.

Semple, HA, Tam YK, Coutts, RT. (1990). Hydralazine pharmacokinetics and interaction with food: an evaluation of the dog as an animal model. *Pharm Res.* **7**, 274–279.

Shionoiri H. (1993). Pharmacokinetic drug interactions with ACE inhibitors. *Clin Pharmacokin.* **25**, 20–58.

Shipley EA, Hogan DF, Fiakpui NN, Magee AN, Green III HW, Sederquist KA. (2013). In vitro effect of pimobendan on platelet aggregation in dogs. *Am J Vet Res.* **74**, 403–407.

Sisson DD, IMPROVE Study Group. (1995). Acute and short-term hemodynamic, echocardiographic, and clinical effects of enalapril maleate in dogs with naturally acquired heart failure: results of the Invasive Multicenter PROspective VEterinary evaluation of enalapril study. *J Vet Intern Med.* **9**, 234–242.

Sisson D, Kittleson MK. (1999). Heart failure: Principles of treatment, therapeutic strategies, and pharmacology. In Fox PR, Sisson D, Moise NS (eds), *Textbook of Canine and Feline Cardiology,* Philadelphia, W.B. Saunders. 216–250.

Snyder PS. (1994) Evaluation of the antihypertensive agent amlodipine besylate in normotensive cats and a cat with systemic hypertension. *J Vet Intern Med.* **8**, 147.

Somlyo AP. (1985). Excitation-contraction coupling and the ultrastructure of smooth muscle. *Circ Res.* **57**, 497–507.

Sponer GI, Kühnle HF, Strein KL, Bartsch WO, Endele RI, Dietmann KA. (1984). Pharmacokinetic aspects of isosorbide-5-mononitrate in dogs. *J Pharmacol Exp Ther.* **228**, 235–239.

Sprung CL, Caralis PV, Marcial EH, Pierce M, Gelbard MA, Long WM, Duncan RC, Tendler MD, Karpf M. (1984). The effects of high dose corticosteroids in patients with septic shock. *N EnglJ Med.* **311**,1137–1143.

Starling EH. (1918). *The Linacre Lecture on the Law of the Heart.* London, Longmans, Green.

Stone PH, Antmann EM. (1983). *Calcium Channel Blocking Agents in the Treatment of Cardiovascular Disorders.* New York, Fritina Publishing Co. Sugiyama AA. (2001), Cardiac electrophysiologic and hemodynamic effects of sildenafil, a PDE5 inhibitor, in anesthetized dogs. *J Cardiovasc Pharmacol.* **38**, 940.

Summerfield NJ, Boswood A, O'Grady MR, Gordon SG, Dukes-McEwan J, Oyama MA, Smith S, Patteson M, French AT, Culshaw GJ, Braz-Ruivo L, Estrada A, O'Sullivan ML, Loureiro J, Willis R, Watson P. (2012). Efficacy of pimobendan in the prevention of congestive heart failure or sudden death in Doberman Pinschers with preclinical dilated cardiomyopathy (the PROTECT Study). *J Vet Intern Med.* **26**, 1337–1349.

Sweeney RW, Reef VB, Reimer JM. (1993). Pharmacokinetics of digoxin administered to horses with congestive heart failure. *Am J Vet Res.* **154**, 1108–1111.

Takimoto E, Champion HC, Li M, Belardi D, Ren S, Rodriguez ER, Bedja D, Gabrielson KL, Wang Y, Kass DA. (2005). Chronic inhibition of cyclic GMP phosphodiesterase 5A prevents and reverses cardiac hypertrophy. *Nat Med.* **11**, 214–222.

Teske RH, Bishop SP, Righter HF, Detweiler DK. (1976). Subacute digoxin toxicosis in the beagle dog. *Toxicol Appl Pharmacol.* **35**, 283–301.

Thames MD, Miller BD, Abboud FM. (1982). Sensitization of vagal cardiopulmonary baroreflex by chronic digoxin. *Am J Physiol.* **243**, 815–818.

Thomason JD, Rapoport G, Fallaw T, Calvert CA. (2014). The influence of enalapril and spironolactone on electrolyte concentrations in Doberman pinschers with dilated cardiomyopathy. *Vet J.* **202**, 573–577.

Thomason JD, Rockwell JE, Fallaw TK, Calvert CA. (2007). Influence of combined angiotensin-converting enzyme inhibitors and spironolactone on serum K+, Mg2+, and Na+ concentrations in small dogs with degenerative mitral valve disease. *J Vet Cardiol.* **9**, 103–108.

Tilley LP. (1979). *Essentials of Canine and Feline Electrocardiography.* St. Louis, C. V. Mosby.

Toutain PL, Lefebvre HP, Laroute V. (2000). New insights on effect of kidney insufficiency on disposition of angiotensin-converting enzyme inhibitors: case of enalapril and benazepril in dogs. *J Pharmacol Exp Ther.* **292**, 1094–1103.

Uechi M, Sasaki T, Ueno K, Yamamoto T, Ishikawa Y. (2002). Cardiovascular and renal effects of carvedilol in dogs with heart failure. *J Vet Med Sci.* **64**, 469–475.

Vatner SF, McRitchie RJ, Braunwald E. (1974). Effects of dobutamine on left ventricular performance, coronary dynamics, and distribution of cardiac output in conscious dogs. *J Clin Invest.* **53**, 1265–1273.

Walker DK. (1999). Pharmacokinetics and metabolism of sildenafil in mouse, rat, rabbit, dog and man. *Xenobiotica.* **29**, 297–310.

Wall M, Calvert CA, Sanderson SL, Leonhardt A, Barker C, Fallaw TK. (2005). Evaluation of extended-release diltiazem once daily for cats with hypertrophic cardiomyopathy. *J Amer Anim Hosp Assoc.* **41**, 98–103.

Watanabe T, Mishina M, Wakao Y. (1999). Studies of the ACE inhibitor benazepril in an experimental model and in clinical cases of renal insufficiency in cats. *J Vet Intern Med.* **13**, 252.

Weber KT. (2001). Aldosterone in congestive heart failure. *N EnglJ Med.* **345**, 1689–1697.

Weber KT, Brilla CG. (1991). Pathological hypertrophy and cardiac interstitium. *Circulation.* **83**, 1849–1865.

Whitbeck MG, Charnigo RJ, Khairy P, Ziada K, Bailey AL, Zegarra MM, Shah J, Morales G, Macaulay T, Sorrell VL, Campbell CL, Gurley J, Anaya P, Nasr H, Bai R, Di Biase L, Booth DC, Jondeau G, Natale A, Roy D, Smyth S, Moliterno DJ, Elayi CS. (2013). Increased mortality among patients taking digoxin–analysis from the AFFIRM study. *Eur Heart J.* **34**, 1481–1488.

Wynckel A, Ebikili B, Melin JP, Randoux C, Lavaud S, Chanard J. (1998). Long-term follow-up of acute renal failure caused by angiotensin converting enzyme inhibitors. *Am J Hypertens.* **11**, 1080–1187.

Yamamoto Y, Suzuki S, Hamabe L, Aytemiz D, Huai-Che H, Kim S, Yoshiyuki R, Fukayama T, Fukushima R, Tanaka R. (2013). Effects of a sustained-release form of isosorbide dinitrate on left atrial pressure in dogs with experimentally induced mitral valve regurgitation. *J Vet Intern Med.* **27**, 1421–1426.

Yancy CW, Jessup M, Bozkurt B, Butler J, Casey DE Jr, Drazner MH, Fonarow GC, Geraci SA, Horwich T, Januzzi JL, Johnson MR, Kasper EK, Levy WC, Masoudi FA, McBride PE, McMurray JJ, Mitchell JE, Peterson PN, Riegel B, Sam F, Stevenson LW, Tang WH, Tsai EJ, Wilkoff BL; American College of Cardiology Foundation; American Heart Association Task Force on Practice Guidelines. (2013). ACCF/AHA guidelines for the management of heart failure. *Circulation.* **128**, 240–327.

Yata M, McLachlan AJ, Foster DJ, Page SW, Beijerink NJ. (2016). Pharmacokinetics and cardiovascular effects following a single oral administration of a nonaqueous pimobendan solution in healthy dogs. *J Vet Pharmacol Therap.* **39**, 45–53.

Zelis RO, Flaim SF, Moskowitz RM, Nellis SH. (1979). How much can we expect from vasodilator therapy in congestive heart failure? *Circulation.* **59**, 1092–1097.

Zimmerman BG, Largent DR. (1983). Relationship of alpha receptor types to hypotension and renal vasodilation caused by alpha blockers in conscious dogs. *Hypertension.* **5**, 170–174.

Zucker IH, Peterson TV, Gilmore JP. (1980). Ouabain increases left atrial stretch receptor discharge in the dog. *J Pharmacol Exp Ther.* **212**, 320–324.

CAPÍTULO 22

Antiarrítmicos

Kathryn M. Meurs e Jim E. Riviere

Os autores agradecem a H. R. Adams pelo capítulo original no qual este se baseia.

Arritmia é tipicamente definida como uma anormalidade na frequência, na regularidade ou no local de origem do estímulo elétrico do coração, ou uma anormalidade na condução do estímulo, de modo que a sequência normal da ativação atrial e ventricular se modifique. Em muitos casos, as arritmias cardíacas não têm importância clínica e, em alguns casos, são consideradas achados normais (arritmia sinusal no cão). No entanto, as arritmias que provocam frequência cardíaca muito lenta ou muito rápida, ou frequência cardíaca muito irregular, podem ter implicações clínicas importantes, em particular se houver cardiopatia. A decisão de tratar arritmia cardíaca com um antiarrítmico deve ter por base muitos fatores, como frequência cardíaca, tipo de arritmia, presença ou ausência de sinais clínicos (como síncope ou intolerância a exercícios físicos) e presença de cardiopatia primária. As arritmias em face de uma cardiopatia primária, em especial disfunção miocárdica (miocardiopatia dilatada), pode levar ao desenvolvimento de sinais clínicos, como morte súbita. Embora existam muitos antiarrítmicos, apenas um pequeno número foi bem estudado e mostrou ser efetivo em medicina veterinária, e este capítulo se concentra neles. Este capítulo aborda os fármacos antiarrítmicos mais comuns usados em medicina veterinária e apresenta suas principais ações farmacodinâmicas na frequência cardíaca e no ritmo cardíaco.

RITMICIDADE DO CORAÇÃO

A ritmicidade cardíaca normal é mantida por meio de (i) dominância de um único marca-passo que é acionado regularmente com a mais alta frequência, (ii) condução rápida e uniforme através de vias normais de condução de estímulo, e (iii) duração rápida e uniforme do potencial de ação e do período refratário de miofibras cardíacas. Além disso, a duração da ação do potencial de ação de fibras de Purkinje normalmente supera a do músculo ventricular, propiciando desse modo um fator de segurança que impede a reentrada e a reexcitação do sistema de Purkinje pelo potencial de ação muscular. Uma anormalidade em qualquer dos fatores mencionados pode ser arritmogênica; por exemplo, um aumento inapropriado da automaticidade de células marca-passo normalmente latentes, abreviação do período refratário, retardo da velocidade de condução ou períodos refratários díspares de fibras adjacentes. Da mesma forma, o tratamento de arritmias com os fármacos discutidos neste capítulo tem por objetivo corrigir essas anormalidades ao alterar o limiar de marca-passo do coração e os fluxos de sódio, potássio e/ou cálcio.

Frequentemente, as arritmias estão associadas a: desequilíbrio entre os ramos simpático e parassimpático do sistema nervoso autônomo; alterações nas concentrações séricas de eletrólitos, em particular dos íons potássio e cálcio (K^+ e Ca^{++}); hipoxemia; acidose; alterações na concentração de dióxido de carbono; estiramento excessivo do tecido cardíaco; trauma mecânico; anormalidades mórbidas do miocárdio, como insuficiência cardíaca congestiva e miocardite viral; muitas substâncias químicas; e isquemia e infarto do músculo cardíaco. Devem ser consultados os Capítulos 6, 7 e 8, relativos ao sistema nervoso autônomo, e a introdução à função cardíaca que consta no Capítulo 21, a fim de obter informações básicas apropriadas para esses assuntos.

A instabilidade hemodinâmica que ocorre durante arritmias cardíacas decorre de alterações na frequência cardíaca, alteração na regularidade de batimentos cardíacos e perda do auxílio atrial no enchimento dos ventrículos. Assim, perde-se a sincronia eletromecânica das câmaras cardíacas, culminado em enchimento e ejeção ineficazes dos ventrículos e deterioração hemodinâmica do paciente. Os fármacos antiarrítmicos suprimem as arritmias e auxiliam a restabelecer a estabilidade hemodinâmica por alterarem os mecanismos eletrofisiológicos básicos do coração.

Propriedades eletrofisiológicas das células cardíacas

O sistema de classificação de fármacos antiarrítmicos clinicamente úteis se baseia principalmente nos efeitos farmacológicos predominantes do fármaco no potencial de ação de células cardíacas (Vaughn Williams, 1984; Adams, 1986). Do mesmo modo, um bom conhecimento das propriedades bioelétricas básicas do coração é fundamental para o bom entendimento das ações de fármacos antiarrítmicos e da nomenclatura associada. Neste capítulo são discutidos aspectos importantes a respeito do potencial de ação das células cardíacas e dos tipos de arritmogênese cardíaca.

Potenciais de ação das células cardíacas

A atividade elétrica das células do músculo cardíaco pode ser registrada, individualmente, com um microeletrodo capaz de alcançar o espaço intracelular de uma célula individual, conforme mostrado no esquema da Figura 22.1. Alguns termos comumente utilizados para descrever a configuração e os determinantes iônicos dos componentes do potencial de ação do coração são aqui definidos (Adams, 1986):

1. O potencial de membrana é a diferença de voltagem através da membrana celular, que é a diferença de voltagem elétrica entre os espaços intracelular e extracelular. Por convenção, o potencial de membrana em repouso é definido com a carga elétrica no interior da célula em relação ao meio extracelular; em tal caso o potencial de ação tem carga elétrica negativa. Um aumento no potencial de membrana em repouso, por conseguinte, propicia uma carga intracelular mais negativa (p. ex., um aumento de -70 para $-90\,mV$), ao passo que um decréscimo no potencial de membrana em repouso propicia uma carga elétrica intracelular menos negativa (p. ex., um decréscimo de -70 para $-50\,mV$)

2. A despolarização é a perda ou a redução da eletronegatividade do espaço intracelular, por exemplo, um decréscimo do potencial de membrana de −90 para −50 mV (despolarização parcial) ou de −90 para 0 mV (despolarização total)

3. A hiperpolarização é o aumento da eletronegatividade no espaço intracelular

4. A corrente interna é a alteração na carga elétrica através da membrana celular que resulta do influxo de íons de carga positiva ou do efluxo de íons de carga negativa

5. A despolarização espontânea de células autônomas é a diminuição fisiológica e progressiva do potencial de repouso durante a diástole, levando espontaneamente ao limiar e ao estímulo automático

6. O potencial limiar é o potencial de membrana necessário para a estimulação da célula, iniciando um potencial de ação e as respostas celulares associadas

7. A fase 0 é a fase de despolarização rápida do potencial de ação da célula estimulada, mediada por uma corrente de entrada rápida transportada por Na⁺ através de canais de sódio rápidos da membrana celular

8. A fase 1 é a fase inicial de repolarização precoce do potencial de ação

9. A fase 2 é a fase de platô do potencial de ação, mediada em parte por uma corrente de entrada lenta transportada por Ca⁺⁺ através de canais de cálcio lentos da membrana celular

10. A fase 3 é a fase de repolarização rápida do potencial de ação, retornando ao potencial de membrana ao nível diastólico

11. A fase 4 é o potencial de membrana durante a diástole; é constante em células musculares em atividade, porém, sofre despolarização espontânea nas células com automaticidade

12. O período refratário é o intervalo entre o início e o final do potencial de ação durante o qual a excitabilidade da célula está praticamente ausente (período refratário funcional) ou deprimida (período refratário relativo), respectivamente

13. As respostas do íon sódio (Na⁺) rápidas deprimidas são despolarizações da fase 0, com aumento lento devido à estimulação prematura durante o período refratário relativo de células normais ou à estimulação de células doentes com baixos potenciais diastólicos; os potenciais de ação de resposta rápida de Na⁺ deprimidos originam estímulos cardíacos que se propagam mal, com velocidade de condução reduzida

14. As respostas lentas de Ca⁺⁺ são análogas à corrente de Ca⁺⁺ lenta que entra durante a fase 2; esse termo é empregado para descrever as despolarizações de fase 0 lentamente crescentes mediadas por Ca⁺⁺, quando os canais rápidos de Na⁺ se encontram inoperantes. Os potenciais de ação lentos de Ca⁺⁺ originam estímulos cardíacos que se propagam mal e condução extremamente lenta.

Quando uma célula cardíaca é estimulada, o potencial elétrico mensurado na membrana celular apresenta um ciclo de despolarização e repolarização e pode ser diferenciado em cinco componentes sequenciais. Esses componentes são denominados 0, 1, 2, 3 e 4 (Figura 22.1). A morfologia exata das cinco fases do potencial de ação cardíaco varia com a região anatômica do coração. Um diagrama esquemático ilustrando a configuração de potenciais de ação derivados do tecido sinoatrial (SA), do músculo atrial (MA), das fibras de Purkinje (FP) e do músculo ventricular (MV) é mostrado na Figura 22.2, junto às formas de ondas correspondentes no eletrocardiograma (ECG). Os potenciais de ação da célula marca-passo sinoatrial (Figura 22.1B)

e uma típica célula do músculo cardíaco em atividade (Figura 22.1A) são mostradas como exemplos de tecido cardíaco com e sem automaticidade normal, respectivamente.

Células do músculo cardíaco em atividade. A diástole elétrica é determinada pela fase 4 do potencial de ação cardíaco (Figura 22.1A); esse potencial de membrana em repouso é fixo, em cerca de −90 mV. A polarização através da membrana celular é mantida principalmente devido à distribuição desigual de K⁺ dentro e fora da célula. O sistema de transporte Na⁺,K⁺-adenosina trifosfatase mantém alto o conteúdo de K⁺ intracelular, em relação ao K⁺ extracelular, e a membrana celular é seletivamente permeável ao K⁺ durante a diástole da fase 4, em comparação com outros íons, como Na⁺ ou Ca⁺⁺. Contudo, quando a célula é estimulada até o seu limiar particular, a característica de permeabilidade seletiva da membrana celular ao K⁺ se perde momentaneamente. Nesse momento, outros íons atravessam o sarcolema e originam o ciclo típico de despolarização-repolarização, que constitui o potencial de ação (Figura 22.1).

A fase 0 do potencial de ação reflete o pico de despolarização extremamente rápida originada pelo Na⁺ que penetra na célula através de "canais rápidos de Na⁺" específicos ou vias do sarcolema. A fase 0 termina tão logo ocorram a repolarização inicial (fase 1) e a tardia (fase 3), restabelecendo o potencial de repouso da membrana a seu nível diastólico de fase 4 (Figura 22.1). A célula é refratária a estímulos adicionais durante a fase inicial e a fase intermediária do ciclo do potencial de ação; ela é apenas parcialmente responsiva se estimulada antes da repolarização total e retorno ao potencial diastólico de fase 4 normal.

O platô da fase 2 do potencial de ação representa parcialmente um breve retardo anômalo no restabelecimento da permeabilidade ao K⁺ (Figura 22.1). Um componente criticamente importante da fase 2 é a entrada de Ca⁺⁺ através de "canais lentos de Ca⁺⁺" específicos ou de "canais catiônicos lentos" também específicos da membrana celular. Essa corrente de influxo lento de Ca⁺⁺ constitui o mecanismo por meio do qual a estimulação da membrana está associada à ativação dos elementos contráteis das células do músculo cardíaco (Parker e Adams, 1977). O influxo de Ca⁺⁺ durante a fase 2 desencadeia a liberação de maior quantidade de Ca⁺⁺ dos locais de reserva intracelulares, e o Ca⁺⁺ citosólico aumentado ativa proporcionalmente o mecanismo contrátil das células do miocárdio.

Células marca-passo sinoatriais. Diferentemente das células do miocárdio em atividade, as células do sistema nervoso autônomo não apresentam potencial de repouso de membrana claramente definido durante a fase 4. Em vez disso, a fase 4 caracteriza-se por despolarização espontânea lenta até um limiar de potencial (Figura 22.1B), perdendo desse modo, automaticamente, a carga elétrica e ocasionando despolarização mais rápida da fase 0. Contudo, a curva de despolarização da fase 0 das células marca-passo do nodo SA é muito menor do que aquela das células musculares em atividade (Figuras 22.1 e 22.2). Essa diferença pode ser explicada por um componente do influxo lento de Ca⁺⁺ na gênese da despolarização da fase 0 nesses tipos de células autonômicas (Adams, 1986). As células com automaticidade normal (ou seja, despolarização espontânea da fase 4) também são encontradas em tratos de condução atrial especializados, na região distal do nodo AV, em valvas AV e no feixe de Purkinje.

Classificação dos mecanismos arritmogênicos

Os mecanismos básicos envolvidos na gênese de arritmias cardíacas envolvem anormalidades de formação de estímulo (*i. e.*, arritmias causadas por alterações na automaticidade),

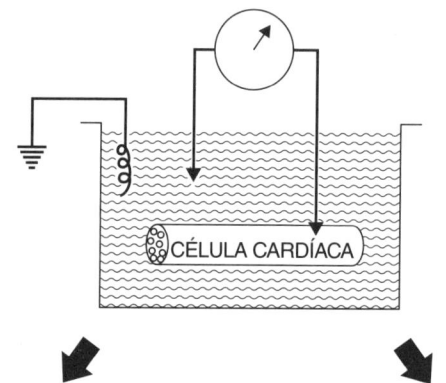

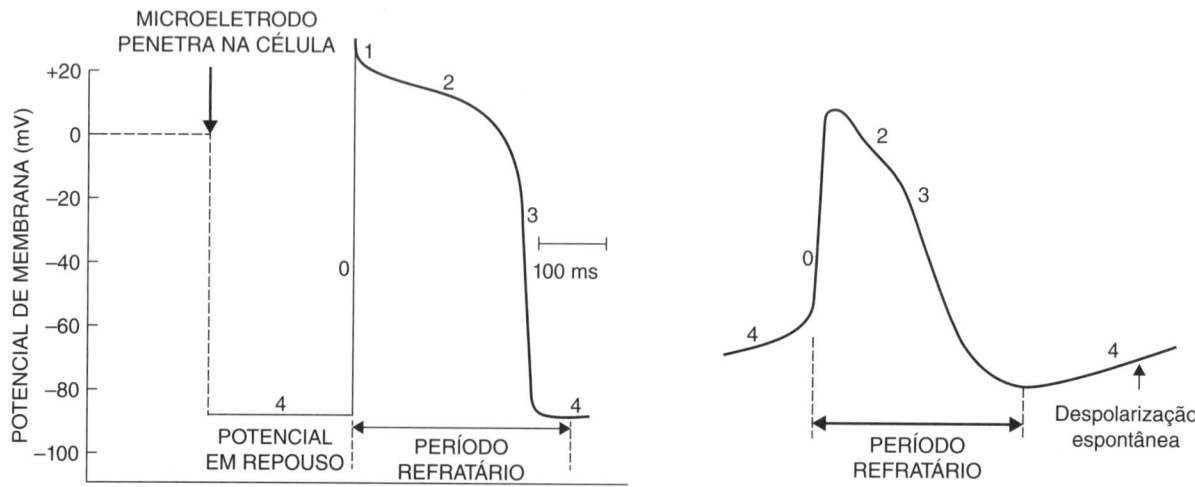

Figura 22.1 Potenciais de ação cardíacos registrados em uma célula do miocárdio em atividade (**A**) e de uma célula do marca-passo sinoatrial (**B**). A célula muscular em atividade involuntária (**A**) exibe um potencial de repouso fase 4 constante durante a diástole, ao passo que a célula em atividade voluntária (**B**) sofre despolarização espontânea durante a fase 4, atingindo um limiar e excitação espontânea. A célula não é estimulada ou responde mal a estímulos adicionais durante grande parte do potencial de ação, e esse período refratário ajuda a prevenir estímulo prematuro. Ver texto para mais detalhes. Fonte: Adams, 1986.

condução do estímulo (*i. e.*, arritmias causadas por fenômenos de reentrada), e uma combinação de automaticidade e reentrada (Singh *et al.*, 1980; Binah e Rosen, 1984).

Anormalidades na automaticidade

Os potenciais de ação no nodo SA, no músculo atrial (MA), nas fibras de Purkinje (FP) e no músculo ventricular (MV) são mostrados na Figura 22.2. As cinco fases do potencial de ação (0, 1, 2, 3 e 4) são numeradas no primeiro complexo do MV. Notam-se a despolarização espontânea (DE), o potencial diastólico máximo (PDM) e o limiar do potencial (LP) nas células autônomas do SA e das FP. O potencial de repouso da membrana (PRM) é mostrado nas células sem automaticidade do músculo atrial (MA) e do MV. A onda P do ECG corresponde à despolarização do SA e do MA, ao passo que o complexo QRS e a onda T correspondem à despolarização e à repolarização, respectivamente, de células ventriculares (Figura 22.2).

As células com automaticidade do nodo SA normalmente são o marca-passo dominante, alcançando um limiar primeiramente com o estímulo resultante da propagação, que estimula todas as células marca-passo potenciais antes de atingirem espontaneamente o valor do limiar (Figura 22.2). Se a automaticidade

do nodo SA for deprimida ou se a taxa de estímulo espontâneo em algum outro tecido (marca-passo latente) for acelerado, as regiões do coração, que não o nodo SA, podem funcionar como marca-passo e iniciarem estímulos ectópicos. A Figura 22.3 mostra exemplos desses estímulos.

A automaticidade é estimulada quando a curva da fase 4 DE é diminuída (p. ex., de a para b, em I, na Figura 22.3); isso reduz o tempo necessário para alcançar o LP, aumentando desse modo a frequência de descargas espontâneas. Como consequência, ocorre aumento da frequência cardíaca quando o marca-passo SA está envolvido, ou o surgimento de batimentos ectópicos se um marca-passo normalmente latente estiver envolvido. Ao diminuir a curva de despolarização espontânea (p. ex., de b para a ou de a para c, em I, na Figura 22.3), os fármacos podem deprimir focos ectópicos e restabelecer o ritmo sinusal normal sem influenciar o PDM ou o LP. Se um fármaco eleva o LP até valores negativos (p. ex., de PL-a para PL-b, em II, da Figura 22.3), será necessário mais tempo para alcançar o LP, diminuindo assim a automaticidade. Ao aumentar o PDM (p. ex., de PDM-a para PDM-b, em III, da Figura 22.3), um fármaco pode suprimir a automaticidade porque será necessário um tempo adicional antes de alcançar o LP.

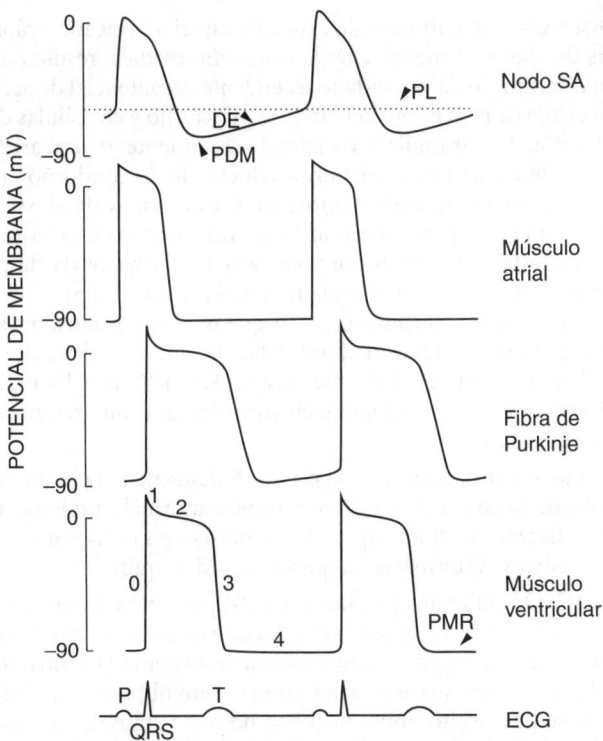

Figura 22.2 Diagramas esquemáticos mostrando as relações temporais entre os potenciais de ação transmembrana registrados em células do nodo sinoatrial (SA), em músculo atrial, em fibras de Purkinje e no músculo ventricular (ver texto, para discussão). DE: despolarização espontânea; PL: potencial limiar; PDM: potencial diastólico máximo; PMR: potencial de membrana em repouso. Adaptada de Trautwein, 1963. Fonte: Adams, 1986.

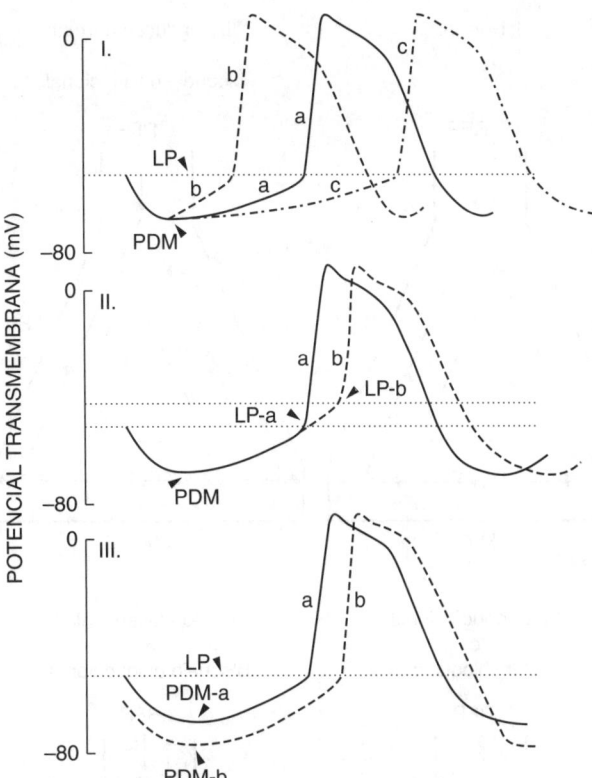

Figura 22.3 Representações esquemáticas dos potenciais de ação transmembrana de células cardíacas com propriedade de automaticidade e mecanismos potenciais por meio dos quais os fármacos antiarrítmicos podem influenciar a automaticidade (ver texto para discussão). PDM: potencial diastólico máximo; LP: limiar do potencial. Adaptada de Hoffman e Cranefield, 1960; Mason *et al.*, 1973.)

Anormalidades na condução do estímulo

As arritmias provocadas por anormalidades da condução de estímulos provavelmente estão associadas a um fenômeno de reentrada ou *circus movement*. O conceito de reentrada tem por base uma velocidade de condução muito baixa, uma área do coração com bloqueio unidirecional da condução do estímulo e, talvez, um período refratário anormalmente breve (Schmidt e Erlanger, 1929; Wit *et al.*, 1972, 1974). Essa teoria considera que um estímulo cardíaco pode percorrer um circuito ao redor de uma alça anatômica de fibras em que a velocidade de condução diminuída e a refratariedade breve permitem que o estímulo chegue às células que não se encontram mais em estado refratário, permitindo assim a reexcitação contínua.

Uma demonstração esquemática da reentrada de estímulo em uma região da junção entre FP e músculo ventricular é mostrada na Figura 22.4 (Adams, 1986). A condução do estímulo pode ser desacelerada de modo significativo devido a lesões patológicas no tecido cardíaco. Por causa da condução diminuída, um estímulo de reentrada pode estimular um tecido que de outra forma estaria refratário. Teoricamente, a reentrada pode ser controlada por um fármaco que causa bloqueio bidirecional ou que induz condução bidirecional através da região de células que provocam o bloqueio unidirecional; acelera a velocidade de condução do estímulo, retornando dessa maneira o estímulo para o local de reentrada quando as células ainda estão refratárias; prolonga a duração do potencial de ação de células normais, estendendo assim seu período refratário; ou exibe uma combinação de ações citadas anteriormente.

Outras formas de distúrbios eletrofisiológicos cardíacos, além de anormalidades primárias da condução e de automaticidade dos estímulos, podem ser importantes. Os exemplos incluem excitabilidade anormal, pós-despolarizações precoces/tardias e atividades elétricas desencadeadas. Esses tipos de anormalidade sobrepõem-se mecanicamente a distúrbios de automaticidade e de condução de estímulos. As arritmias que surgem de anormalidades primárias de automaticidade e condução são apropriadas como modelo para as classes de fármacos antiarrítmicos quanto a seus efeitos nas características do potencial de ação cardíaco e da arritmogênese cardíaca.

FÁRMACOS ANTIARRÍTMICOS

Com base nos mecanismos descritos anteriormente, em especial no que se refere à condução de íons através das membranas de células cardíacas, os fármacos antiarrítmicos podem ser classificados utilizando-se o esquema de classificação tradicional de Vaughn Williams, discutido no item *Propriedades eletrofisiológicas das células cardíacas*. Essa classificação é apresentada na Tabela 22.1.

Nesse sistema os fármacos antiarrítmicos são agrupados nas Classes I a IV. Embora seja discutível a importância clínica desse esquema de classificação (ver Vaughn Williams, 1992), ainda tem valor certo conhecimento sobre o sistema. Alguns fármacos (p. ex., digoxina e fármacos anticolinérgicos, vagolíticos e simpatomiméticos) não são classificados nesse sistema.

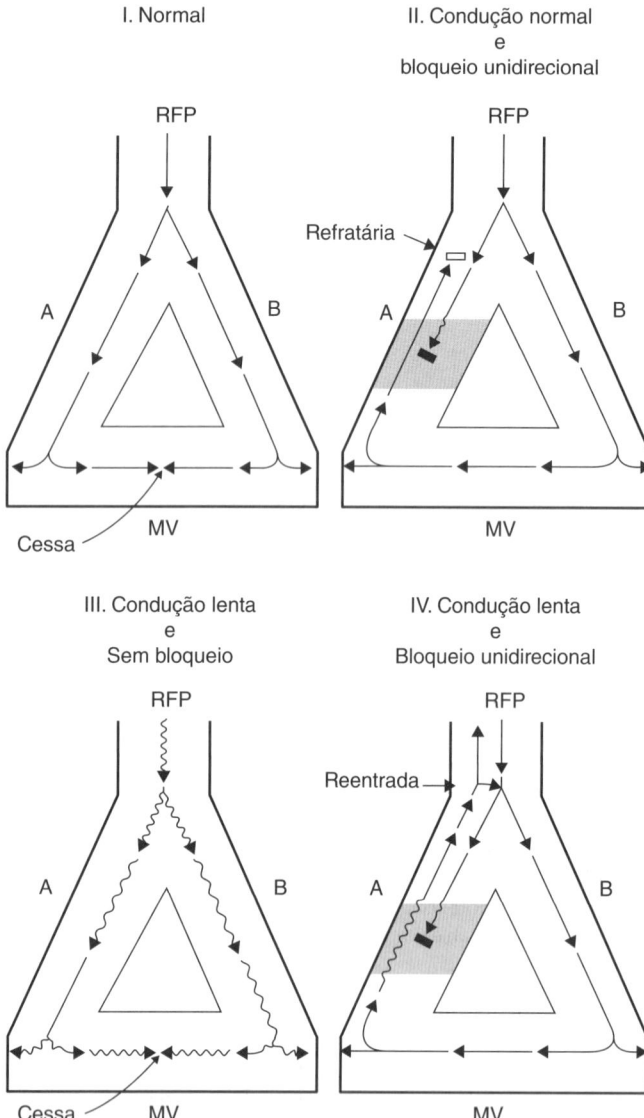

I. Normal

II. Condução normal e bloqueio unidirecional

III. Condução lenta e Sem bloqueio

IV. Condução lenta e Bloqueio unidirecional

Figura 22.4 Representações esquemáticas de mecanismos potenciais envolvidos em arritmias cardíacas provocadas por fenômenos de reentrada. I. Normal. O estímulo cardíaco (setas) deixa um ramo do feixe principal (RFP) do sistema de Purkinje e penetra nos ramos A e B terminais do feixe de Purkinje. O estímulo induz excitação uniforme e rápida de um segmento do músculo ventricular (MV) e pode cessar no interior desse MV devido ao estado refratário das células recémestimuladas. II. Condução e bloqueio unidirecionais normais. Devido a uma área de tecido lesado (área sombreada) que bloqueia a condução anterógrada no ramo A, o estímulo atravessa o ramo B e o MV estimula o ramo A. O estímulo atravessa o ramo A e a área de bloqueio unidirecional através de uma via retrógrada; no entanto, como é conduzido em velocidade normalmente rápida, encontra células refratárias (retângulo aberto) e cessa. III. Velocidade de condução lenta e ausência de bloqueio. Embora o estímulo cardíaco possa ser conduzido em velocidade anormalmente baixa (setas onduladas), a ausência de bloqueio de condução unidirecional faz com que o estímulo alcance as células refratárias e cessa. IV. Condução lenta e bloqueio unidirecional. O mesmo que em II, porém a velocidade da condução do estímulo através da área de bloqueio unidirecional (setas onduladas), e talvez também através do ramo B e do MV, é tão lenta que o estímulo alcança células após seu período refratário. Dessa maneira, pode ocorrer reentrada do estímulo na via de condução, estabelecendo, assim, uma reexcitação contínua. Adaptada de Cranefield, 1973; Mason *et al.*, 1973. Fonte: Adams, 1986.

Classe I. Os antiarrítmicos da classe I bloqueiam os canais rápidos de sódio na membrana da célula miocárdica, resultando em diminuição da velocidade ascendente do potencial de ação em células atriais e ventriculares do miocárdio e em células de Purkinje. Ao diminuir a velocidade ascendente, os antiarrítmicos de classe I desaceleram a velocidade de condução em tecido cardíaco normal e anormal. Os fármacos da classe I também prolongam o período refratário e podem ser efetivos em abolir taquiarritmias por reentrada. Os fármacos da classe I apresentam efeitos variáveis na repolarização. Alguns prolongam a repolarização, ao passo que outros a encurtam ou não apresentam efeito nenhum nela. Os fármacos da classe I também estão subdivididos nas classes IA, IB e IC, com base nas diferenças nas propriedades eletrofisiológicas e antiarrítmicas (Keefe *et al.*, 1981).

Classe IA. Os antiarrítmicos da classe IA deprimem a condução do estímulo em tecido cardíaco normal e anormal e prolongam a repolarização. Os exemplos de fármacos dessa classe usados em medicina veterinária são procainamida e quinidina.

Classe IB. Os antiarrítmicos da classe IB apresentam uma influência maior na velocidade de condução e no período refratário efetivo em tecido cardíaco anormal, mais do que em tecido normal. Além disso, sua ação é mais potente em fibras de Purkinje e apresentam efeito muito pequeno no nodo sinusal, no nodo atrioventricular ou na contratilidade cardíaca. Os exemplos de fármacos dessa classe usados em medicina veterinária são lidocaína e mexiletina.

Classe IC. Os antiarrítmicos da classe IC incluem a encainida e a flecainida. Raramente são utilizados, quando o são, em medicina veterinária. A flecainida foi retirada do mercado após o relato de efeitos adversos em seres humanos.

Classe II. Os antiarrítmicos da classe II são os bloqueadores de receptores beta-adrenérgicos. Dentre esses estão atenolol, propranolol e sotalol. O sotalol também é considerado fármaco da Classe III devido a sua combinação única de mecanismos de betabloqueador e de bloqueio de canais de potássio.

Classe III. Os antiarrítmicos Classe III prolongam o potencial de ação e aumentam o período refratário. Os exemplos de fármacos dessa classe usados em medicina veterinária são amiodarona e sotalol.

Classe IV. Os antiarrítmicos da Classe IV são os bloqueadores dos canais de cálcio. O exemplo mais comum é o diltiazem.

Uma abordagem prática para saber qual deve ser o antiarrítmico administrado consiste em primeiramente diagnosticar o tipo de anormalidade do ritmo cardíaco e selecionar um fármaco com base na frequência cardíaca ou na arritmia subjacente. O tratamento inicial deve ser direcionado à correção de etiologias específicas; por exemplo, se a causa for anormalidade na concentração sérica de eletrólitos, obviamente ela deve ser corrigida antes de iniciar a administração do fármaco antiarrítmico. As recomendações de dosagens são mostradas na Tabela 22.2.

BRADIARRITMIAS

As bradiarritmias são arritmias com frequência cardíaca abaixo da faixa de variação normal. A bradicardia sinusal pode ocorrer devido a problemas sistêmicos, como hipotermia, hipotireoidismo e aqueles que ocasionam alto tônus vagal. A síndrome do nodo sinusal disfuncional e o bloqueio atrioventricular são bradiarritmias que praticamente resultam

Tabela 22.1 Classificação de fármacos antiarrítmicos com base no mecanismo de ação: sistema de classificação de Vaughn Williams.

Classe	Fármacos	Ação em canais de Na⁺	Ação em canais de K⁺	Ação em canais de Ca⁺⁺	Ação no potencial de ação
Classe Ia	Anestésicos locais Procainamida Quinidina	Deprime	Deprime	–	Estende o potencial de ação Aumenta o período refratário
Classe Ib	Anestésicos locais Lidocaína Mexiletina	Deprime	Deprime	–	Não aumenta o período refratário, como acontece com fármacos da Classe Ia
Classe II	Bloqueadores β₁-adrenérgicos Propranolol Atenolol Metoprolol	Deprime	–	Deprime	Suprime nodos AV e SA Diminui a frequência
Classe III	Bloqueadores de canais de potássio Amiodarona Sotalolᵃ	–	Deprime	–	Prolonga o período refratário Estende o potencial de ação
Classe IV	Bloqueadores de canais de cálcio Verapamil Diltiazem	–	–	Deprime	Suprime nodos AV e SA Diminui a frequência

ᵃO sotalol também tem propriedade betabloqueadora (Classe II).
Fonte: Vaughn Williams, 1984.

Tabela 22.2 Recomendações de dosagens para fármacos utilizados no tratamento de arritmias cardíacas.

Amiodarona	Cães: 8 a 10 mg/kg VO, 2 vezes/dia, durante 1 semana e, a seguir, reduzir para 5 a 10 mg/kg VO, 1 vez/dia
Atenolol	Cães: 0,25 a 1,0 mg/kg VO, 2 vezes/dia Gatos: 6,25 a 12,5 mg/gato VO, 2 vezes/dia
Digoxina	Cães: 0,005 mg/kg VO, 2 vezes/dia Gatos: 0,008 a 0,01 mg/kg VO, a cada 48 h
Diltiazem	Cães: 0,5 a 1,5 mg/kg VO, a cada 8 h Gatos: 1,75 a 2,4 mg/kg VO, a cada 8 h
Esmolol	0,05 a 0,1 mg/kg IV, administrado lentamente
Isoproterenol	1 mg diluído em 500 mℓ de dextrose a 5% em solução de Ringer e infusão intravenosa na taxa de 0,5 a 1 mℓ/min ou até obter o efeito desejado
Lidocaína	Cães: 2 a 4 mg/kg IV Gatos: 0,25 a 0,75 mg/kg IV
Mexiletina	Cães: 5 a 7 mg/kg VO, a cada 8 h
Procainamida	Cães: 10 a 30 mg/kg VO, a cada 6 h Gatos: 3 a 8 mg/kg VO, a cada 6 h
Propantelina	0,25 a 0,5 mg/kg VO, a cada 8 a 12 h
Quinidina	Equinos: 22 mg/kg, via tubo nasogástrico, a cada 2 h até a conversão a ritmo sinusal, após administração cumulativa de 88 a 132 mg/kg
Sotalol	Cães: 1 a 2 mg/kg VO, a cada 12 h Gatos: 1 a 2 mg/kg VO, a cada 12 h
Sulfato de atropina	Cães e gatos: 0,02 a 0,04 mg/kg SC, a cada 4 a 6 h, ou como injeção única para desafio de atropina
Terbutalina	Cães: 1,25 a 5 mg/cão VO, a cada 8 h Gatos: 0,1 a 0,2 mg/kg VO, a cada 12 h

VO: via oral; IV: via intravenosa.

de problemas no nodo sinusal ou no nodo atrioventricular. Essas arritmias podem responder a fármacos capazes de aumentar a frequência cardíaca, denominados fármacos cronotrópicos positivos. Contudo, se não forem responsivas à terapia medicamentosa, pode ser necessária a implantação de marca-passo.

Dois mecanismos que elevam a frequência cardíaca consistem em diminuir o tônus vagal (vagolíticos) ou aumentar o tônus simpático por meio da estimulação de receptores beta-adrenérgicos no nodo sinusal ou no nodo atrioventricular (agentes adrenérgicos simpatomiméticos).

Vagolíticos como a atropina e o bromento de propantelina são utilizados comumente para tratar bradiarritmias decorrentes de tônus vagal alto. Esses fármacos são discutidos no Capítulo 8. Com frequência, a atropina é usada no tratamento emergencial de pacientes anestesiados que apresentam bradicardia. Também, pode ser utilizada para determinar quão responsiva é a bradicardia ao tratamento com vagolítico, por meio de um desafio à atropina. Nesses casos, a atropina pode ser administrada na dose de 0,4 mg/kg SC, e a frequência cardíaca deve ser verificada novamente após 30 min. O aumento da frequência cardíaca após o desafio à atropina indica que a arritmia pode ter um componente de tônus vagal alto e pode ser responsiva a um fármaco vagolítico ou simpatomimético de uso oral.

Bromento de propantelina

Mecanismo de ação e farmacologia. O bromento de propantelina é um agente antimuscarínico com ações semelhantes às da atropina, sendo disponibilizado como formulação oral e pode ser apropriado para uso prolongado. A propantelina é metabolizada principalmente no trato gastrintestinal e no fígado e não é totalmente absorvida após a administração oral. Provavelmente existe um índice variável de absorção entre os cães. Por causa da falta de informações específicas quanto à absorção do fármaco administrado por via oral (VO) e o início da ação, recomenda-se monitoramento individual cuidadoso e o ajuste da dose, se necessário.

Efeitos colaterais, reações adversas e tolerância. Por ser um fármaco vagolítico, pode-se esperar que a propantelina ocasione taquicardia sinusal, aumento da secreção de saliva e vômitos.

Uso clínico. Na clínica de pequenos animais, a propantelina pode ser usada como tratamento oral de bradicardias responsivas ao desafio à atropina, inclusive síndrome do nodo sinusal disfuncional e, possivelmente, bloqueio atrioventricular de segundo grau. Contudo, pode não ser tão efetiva quanto aos simpatomiméticos descritos adiante e não ser usada tão frequentemente.

Monitoramento clínico. A propantelina é usada mais comumente para elevar a frequência cardíaca em cães com bradicardia responsiva à atropina; a resposta à terapia é variável (Rishniw e Thomas, 2000). A frequência e o ritmo cardíacos devem ser monitorados por meio de eletrocardiografia, a fim de avaliar a resposta ao tratamento. Os proprietários devem ser avisados acerca de possíveis sinais clínicos, como salivação e vômitos.

Isoproterenol

Mecanismos de ação e farmacologia. O isoproterenol é um simpato-mimético, discutido no Capítulo 7, que aumenta a frequência cardíaca por meio da estimulação tanto de receptores β_1 quanto β_2 no seio e no nodo atrioventricular. Embora exista uma forma oral, o isoproterenol é utilizado mais comumente por via intravenosa, em tratamento de curta duração. A administração intravenosa induz ação muito rápida, que diminui rapidamente após a descontinuação do medicamento.

Efeitos colaterais, reações adversas e intolerância. Como estimulante de receptores β, o isoproterenol pode provocar taquicardia, aumento da contratilidade, hipotensão e arritmias, em especial quando há cardiopatia subjacente. Entretanto, as reações adversas diminuem rapidamente após a redução da dose ou cessação da infusão. Em cães, embora seja improvável a administração de longa duração, esse procedimento pode ocasionar insuficiência cardíaca congestiva.

Uso clínico. O isoproterenol pode ser administrado por via intravenosa, como tratamento emergencial, em pacientes com bradicardia (bloqueio atrioventricular, síndrome do nodo sinusal disfuncional), enquanto se aguarda intervenção cirúrgica para implantação de marca-passo.

Monitoramento clínico. O isoproterenol pode provocar hipotensão, bem como arritmias cardíacas; por conseguinte, deve-se realizar monitoramento da pressão arterial e eletrocardiografia continuamente, durante todo o período de infusão. Esse monitoramento também ajuda a determinar se a dose deve ser ajustada para uma melhor resposta da frequência cardíaca.

TAQUIARRITMIAS

Taquicardia sinusal

A taquicardia sinusal quase sempre é uma resposta à pressão arterial baixa, dor, sepse, febre ou baixo débito cardíaco. Nota-se que muitos desses casos são problemas sistêmicos, e não um problema cardíaco primário, e não requerem tratamento com fármaco antiarrítmico específico. A taquicardia sinusal também pode estar associada à insuficiência cardíaca congestiva como uma resposta ao baixo débito cardíaco. Como a taquicardia sinusal é, com maior frequência, um sinal de cardiopatia ou doença sistêmica primária, a causa primária deve ser tratada por meio da correção desses problemas subjacentes. Os tratamentos incluem administração de soluções, se necessárias, para corrigir a pressão arterial; analgésicos; e se a taquicardia sinusal for secundária ao baixo débito cardíaco e à cardiopatia, deve-se tratar a cardiopatia com fármacos cardíacos, como pimobendana e inibidores da enzima conversora da angiotensina (inibidores de ECA), conforme indicado e amplamente discutido no Capítulo 21.

Taquiarritmias supraventriculares

Em pequenos animais, as taquiarritmias supraventriculares em geral são causadas por cardiopatia primária e aumento atrial secundário, e possivelmente não se resolvem por completo com o tratamento com fármacos antiarrítmicos. Portanto, o tratamento é direcionado à desaceleração da condução rápida do estímulo através do nodo atrioventricular, utilizando uma dentre três opções: digitálico, bloqueador de canais de cálcio ou bloqueador de receptor beta-adrenérgico.

Digoxina

Mecanismo de ação e farmacologia. O mecanismo de ação da digoxina como antiarrítmico se deve principalmente a sua ação parassimpática (efeito vagomimético) no nodo sinusal, no nodo atrioventricular e no tecido atrial. Essa classe de fármacos é amplamente discutida no Capítulo 21. A sua ação desacelera a condução do estímulo através do nodo atrioventricular e aumenta o tônus vagal no ventrículo (Ettinger, 2010). A farmacocinética já foi descrita em diversas espécies veterinárias, definindo sua distribuição, eliminação e recomendações de protocolos de dosagens. A dose de digoxina tem por base o peso corporal magro do animal porque é preferencialmente distribuída ao músculo e não ao tecido adiposo. É metabolizada no fígado e excretada pelo rim. Devem ser realizados ajustes da dose com base no acompanhamento clínico dos pacientes tanto com doença cardíaca quanto renal.

Efeitos adversos, reações colaterais e tolerância. Os sinais clínicos mais comuns são gastrintestinais e incluem náuseas, perda de apetite, vômitos e diarreia. Também, pode causar arritmias cardíacas, incluindo bloqueio atrioventricular, complexos ventriculares prematuros e taquicardia. A hipopotassemia pode exacerbar a toxicidade.

Uso clínico. O uso mais comum da digoxina como antiarrítmico consiste no tratamento de taquicardia supraventricular por meio da desaceleração da condução do estímulo através do nodo atrioventricular e desaceleração da velocidade da resposta ventricular. Contudo, em muitos casos, a redução da frequência cardíaca não é importante a ponto de ter relevância clínica e pode ser necessário acrescentar um fármaco da Classe IV (bloqueador de canais de cálcio), tipicamente o diltiazem, ou de Classe II (bloqueador de receptores beta-adrenérgicos), tipicamente o atenolol (Gelzer *et al.*, 2009). No caso de insuficiência cardíaca congestiva ou disfunção miocárdica importante, pode ser razoável primeiramente administrar digoxina, a fim de diminuir a frequência cardíaca, já que o fármaco também é um inotrópico positivo (diltiazem e atenolol são inotrópicos negativos). Quando a cardiopatia estiver mais estável, o atenolol ou o diltiazem podem ser adicionados a fim de auxiliar na redução da frequência cardíaca e obter uma frequência desejada mais próxima de 150 bpm.

Monitoramento clínico. Conforme mencionado no Capítulo 21, existe uma grande variabilidade quanto aos efeitos tóxicos da digoxina entre os pacientes; também, podem estar envolvidos fatores individuais dos pacientes, inclusive obesidade, ascite, hipoalbuminemia, doença renal e doença da tireoide (Merrett, 2000). Devido à dificuldade em prever os efeitos tóxicos da digoxina, é prudente aferir sua concentração sérica 10 a 14 dias após o início do tratamento. O ideal é que as amostras de sangue sejam obtidas 6 a 8 h após a administração. A maioria dos clínicos considera uma faixa de variação alvo de 0,8 a 1,2 ng/mℓ, para cães (Trepanier, 2013), embora alguns cães possam manifestar sinais clínicos de toxicidade mesmo com valores nessa faixa de variação terapêutica, enquanto outros não mostram sinais de intoxicação mesmo quando a concentração do medicamento se encontra acima dessa faixa de variação. Existem evidências práticas de que a conduta na fibrilação atrial requer concentração mais elevada do que no tratamento de insuficiência cardíaca, porém, isso não foi comprovado em testes clínicos. Se houver o desenvolvimento de sinais de toxicidade, o uso de digoxina deve ser suspenso por completo durante 48 h, antes de ser reiniciado com a metade da dose anterior. Os gatos podem ser particularmente sensíveis à digoxina e devem fazer uso dela na menor dose da faixa de variação. Felizmente, os gatos não desenvolvem com frequência taquicardia supraventricular importante, e o uso de digoxina para esse fim nesses animais é relativamente incomum. A digoxina também é usada em equinos, porém, mais comumente associada à quinidina, no tratamento de fibrilação atrial. Como os animais individualmente apresentam variação no risco de desenvolvimento de efeitos tóxicos, os proprietários devem sempre ser avisados dos possíveis sinais clínicos de intoxicação, de modo que possam verificá-los caso ocorram antes da mensuração da concentração sérica do medicamento.

Bloqueadores de canais de cálcio

Mecanismo de ação e farmacologia. Em medicina veterinária, tanto o verapamil quanto o diltiazem são bloqueadores de canais de cálcio (agentes Classe IV, Tabela 22.1) utilizados devido a sua ação antiarrítmica. No entanto, o diltiazem é usado com maior frequência porque ocasiona menos efeitos colaterais. O diltiazem é um bloqueador de canais de cálcio do tipo L que atua inibindo o influxo transmembrana de íons cálcio extracelulares para o interior das células miocárdicas e do músculo liso vascular, sem alterar a concentração sérica de cálcio (Tidholm, 2010). Esse fármaco desacelera a despolarização do nodo sinusal e, também, a frequência, bem como a condução do estímulo no nodo atrioventricular e sua velocidade de despolarização. Pode ter uma frequência uso-dependente e, portanto, tem maior capacidade de diminuir a frequência ventricular associada à frequência cardíaca mais rápida (Pariaut, 2014).

Efeitos colaterais, reações adversas e tolerância. Em cães, as reações adversas ao diltiazem são bastante raras, embora possa causar bradicardia e bloqueio atrioventricular. Em gatos, foram observados sinais gastrintestinais, como vômito e anorexia, porém, são bastante incomuns. O diltiazem é um inotrópico negativo porque ele bloqueia canais de Ca^{++}. Essa ação pode potencialmente induzir descompensação cardíaca, se administrado a animais com disfunção miocárdica relevante. Entretanto, isso é incomum.

Uso clínico. Como antiarrítmico, o bloqueador de canais de cálcio mais comumente empregado em medicina veterinária é o diltiazem; ele é utilizado com mais frequência para tratar taquicardia supraventricular.

Monitoramento clínico. O diltiazem é usado principalmente para desacelerar a frequência da resposta ventricular na taquicardia supraventricular, de modo que a avaliação da frequência cardíaca é importante para determinar se a dose efetiva está sendo provida. Um eletrocardiograma feito no domicílio por um profissional, durante 3 a 5 min, é um procedimento de baixo custo de monitoramento ocasional da frequência cardíaca e do ritmo cardíaco, porém pode não dar uma representação precisa da frequência cardíaca em repouso, quando o animal se encontra relaxado no ambiente domiciliar. Por conseguinte, muitos clínicos preferem monitorar o controle da frequência cardíaca com um monitor Holter, durante 24 h, após 10 a 14 dias de tratamento.

Bloqueadores de receptores beta-adrenérgicos

Os bloqueadores de receptores beta-adrenérgicos (fármacos betabloqueadores da Classe II, Tabela 22.1) são empregados predominantemente como antiarrítmico, na vigência de taquicardia supraventricular, embora possam ser úteis em alguns casos para tratar taquiarritmias ventriculares, particularmente se há envolvimento do tônus simpático. Além disso, o sotalol, uma combinação de betabloqueador e bloqueador de canais de potássio (fármaco das Classe II e Classe III, Tabela 22.1), é um antiarrítmico ventricular bastante efetivo.

No tratamento de arritmias supraventriculares, os betabloqueadores são utilizados mais comumente para alterar as propriedades eletrofisiológicas do nodo atrioventricular e diminuir a resposta ventricular. Além disso, podem prolongar o tempo em que a junção atrioventricular é refratária a estímulos adicionais, o que é particularmente útil para cessar circuitos de reentrada em que o nodo atrioventricular faz parte desse circuito.

Os betabloqueadores são classificados de acordo com os receptores beta-adrenérgicos que bloqueiam (Capítulos 6 e 7). Os betabloqueadores podem bloquear seletivamente os receptores β_1 ou bloquear não seletivamente tanto os receptores β_1 quanto os β_2, ou bloquear parcialmente receptores β_1. O betabloqueador seletivo utilizado com maior frequência no tratamento de taquicardia supraventricular em medicina veterinária é o atenolol. Esmolol, também um beta$_1$-bloqueador seletivo, tem meia-vida muito curta e pode ser administrado por via intravenosa, a fim de fazer cessar as taquicardias supraventriculares muito rápidas. O sotalol é uma combinação de betabloqueador e bloqueador de canais de potássio que pode ser usada efetivamente para tratar taquicardia tanto supraventricular quanto ventricular. Alguns outros betabloqueadores são usados em medicina veterinária devido a sua ação inotrópica negativa ou como estratégias cardioprotetoras, como propranolol, metoprolol e carvedilol. Esses fármacos são utilizados como antiarrítmico em frequência muito menor.

Atenolol

Farmacologia. O atenolol é um fármaco bloqueador beta$_1$-adrenérgico específico.

Efeitos colaterais, reações adversas e tolerância. Doses muito altas de atenolol podem provocar bradicardia, embora isso não seja observado com frequência. Devido a seu bloqueio de receptores β, o atenolol é um inotrópico negativo e pode exacerbar a insuficiência cardíaca ou a disfunção miocárdica em pacientes com baixa reserva cardíaca. Deve ser administrado com cautela quando há essas anormalidades.

Uso clínico. O atenolol é empregado mais comumente em combinação com a digoxina, a fim de desacelerar a frequência cardíaca em pacientes com fibrilação atrial ou outras taquicardias supraventriculares rápidas.

Monitoramento clínico. Assim como mencionado para o diltiazem, o ideal é que a administração de atenolol seja monitorada com Holter para avaliar o controle da frequência cardíaca após 10 a 14 dias de tratamento.

Esmolol

Farmacologia. O esmolol é um beta$_1$-bloqueador de ação ultracurta (meia-vida < 10 min) de uso intravenoso. Em cães, o bloqueio de receptor β em estado de equilíbrio constante é obtido 10 a 20 min após o início da administração intravenosa de esmolol. Após a descontinuação da administração do fármaco, nenhum bloqueio β detectável é aparente aos 20 min pós-infusão, independentemente da dose administrada.

Efeitos colaterais, reações adversas e tolerância. O esmolol pode provocar bradicardia sinusal e diminuir a função miocárdica, de modo que deve ser usado com cautela em pacientes com insuficiência cardíaca congestiva ou função sistólica subjacente. Além disso, algumas vezes pode interromper a taquiarritmia quase que abruptamente, ocasionando parada sinusal, de modo que se recomenda o monitoramento cuidadoso durante a infusão do medicamento.

Uso clínico. Como antiarrítmico, o esmolol é usado principalmente para a cessação imediata de taquicardia supraventricular muito rápida.

Monitoramento clínico. Durante a infusão de esmolol, o paciente deve ser monitorado continuamente com eletrocardiograma, a fim de se observar o início de bradicardia ou a descontinuação aguda da arritmia supraventricular. Uma vantagem do esmolol é que sua meia-vida é muito curta; por conseguinte, se forem observadas reações adversas, a cessação da infusão imediatamente resulta na atenuação das reações rapidamente. No caso de parada sinusal súbita, algumas vezes é necessário administrar epinefrina para aumentar a frequência sinusal.

Sotalol

Mecanismo de ação e farmacologia. O sotalol atua como betabloqueador não seletivo e bloqueador de canais de potássio (Classe II e Classe III; Tabela 22.1).

Efeitos colaterais, reações adversas e tolerância. Assim como ocorre com qualquer betabloqueador, espera-se que a frequência cardíaca diminua mediante a administração de sotalol. O fármaco também prolonga o período refratário do nodo AV e o intervalo PR por causa de seu efeito betabloqueador e pode, algumas vezes, provocar leve bloqueio atrioventricular. Por ser um betabloqueador, espera-se diminuição da contratilidade do miocárdio, porém não deve provocar reações colaterais em pacientes com função cardíaca normal. Além disso, como antiarrítmico, o sotalol de fato tem potencial ação pró-arrítmica, embora isso possa parecer bastante incomum, em comparação com alguns dos antiarrítmicos mais antigos, como a procainamida.

Uso clínico. Como betabloqueador e bloqueador de canais de potássio, o sotalol é efetivo no tratamento de taquiarritmias tanto supraventriculares quanto ventriculares e pode ser particularmente útil em pacientes com os dois tipos de arritmias.

Monitoramento clínico. De modo ideal, deve-se realizar monitoramento com Holter, durante 24 h, depois de 10 a 14 dias de tratamento, a fim de avaliar a eficácia e o controle da frequência cardíaca.

Taquicardia ventricular

A eficácia de um antiarrítmico na taquicardia ventricular provavelmente depende do mecanismo envolvido na ocorrência da arritmia. Os mecanismos de desenvolvimento mais prováveis de arritmia ventricular incluem reentrada e automaticidade desencadeada e anormal. Infelizmente, o mecanismo da arritmia não pode ser definido com base nos sinais clínicos de um caso e não é possível selecionar o antiarrítmico com base em um mecanismo conhecido como causa de arritmia. Em vez disso, o antiarrítmico é tipicamente escolhido a partir de um pequeno número de antiarrítmicos disponíveis, com perfil de segurança tolerável.

Os objetivos do tratamento de taquiarritmia ventricular consistem em diminuir o número de complexos ventriculares anormais e, também, a complexidade da arritmia, na esperança de reduzir os sinais clínicos (em geral, síncope) e o risco de morte súbita cardíaca. Os antiarrítmicos ventriculares mais comumente utilizados (sotalol e mexiletina) são efetivos na

redução do número de complexos ventriculares prematuros (CVP) e da complexidade da arritmia, e alguns veterinários cardiologistas acreditam que esses fármacos, de fato, diminuem os episódios de síncope. Contudo, o efeito geral dos antiarrítmicos na prevenção de morte súbita cardíaca em medicina veterinária não foi determinado.

Procainamida

Mecanismo de ação e farmacologia. A procainamida é um antiarrítmico Classe IA que diminui a excitabilidade do miocárdio, desacelera a velocidade de condução do estímulo e prolonga o período refratário nos átrios, ventrículos e no sistema de His-Purkinje. Em seres humanos e outros animais, quando a procainamida é metabolizada, ela origina um metabólito ativo, a N-acetilprocainamida (NAPA), que apresenta moderada ação antiarrítmica (efeitos antiarrítmicos classe III). Os cães são os únicos mamíferos que não produzem esse metabólito (Papich et al., 1986), o que pode explicar o motivo pelo qual são necessárias concentrações mais elevadas e doses maiores para controlar arritmias, em comparação com seres humanos.

Efeitos colaterais, reações adversas e tolerância. A procainamida pode ser pró-arrítmica. Em um estudo em cães, constatou-se que 50% deles exibiam aumento do número de CVP após 14 a 21 dias de administração oral de procainamida (Meurs, 2002). A procainamida também pode ter efeitos inotrópicos negativos, porém raramente isso é um problema clínico relevante, a menos que o paciente tenha miocardiopatia primária. Outras reações adversas podem incluir sintomas gastrintestinais (vômitos, diarreia), alargamento dos intervalos QRS e QT, e hipotensão. Em geral, as reações adversas estão relacionadas à dose. Em humanos, um efeito colateral importante causado pela procainamida é o lúpus induzido pelo fármaco. Os humanos que metabolizam lentamente o medicamento apresentam incidência maior desse efeito colateral, porém ele não foi relatado em cães. Os seres humanos também são suscetíveis a arritmias relacionadas à síndrome de alargamento do intervalo Q-T, que pode ser grave (efeito antiarrítmico Classe III). Por causa desses problemas em seres humanos, o fármaco é raramente ou nunca utilizado em medicina humana, e a maioria dos produtos não está mais disponível no mercado.

Uso clínico. A procainamida é utilizada no tratamento de arritmias ventriculares e supraventriculares. Contudo, devido aos graves efeitos colaterais mencionados anteriormente, em especial o relacionado a ação pró-arritmia, raramente é o fármaco de primeira escolha para qualquer um dos dois casos. Pode ser utilizada para tratar arritmias ventriculares muito rápidas em que pode ser necessária a administração intravenosa, porém deve ser injetada lentamente, ao longo de 10 a 20 min; ademais, há uma ampla faixa de variação de doses. Assim, em geral é a segunda escolha para o tratamento emergencial de taquiarritmia ventricular, em comparação com a lidocaína (ver item *Lidocaína*).

Monitoramento clínico. Devido à possibilidade de ação pró-arrítmica durante a infusão intravenosa, o paciente deve ser monitorado continuamente com eletrocardiograma. Se utilizada uma formulação de uso oral, deve-se monitorar com Holter, durante 24 h, depois de 14 a 21 dias de tratamento, a fim de assegurar que a arritmia melhorou e não se agravou.

Quinidina

A quinidina atualmente é pouquíssimo usada em pequenos animais. Seu principal uso em medicina veterinária, neste momento, consiste no tratamento de fibrilação atrial em equinos.

Mecanismo de ação e farmacologia. A quinidina é um antiarrítmico Classe 1A que reduz a velocidade de despolarização fase 0 nas células cardíacas e, também, diminui a curva de despolarização espontânea de fibras de Purkinje. Seu principal benefício na fibrilação atrial consiste em sua habilidade de prolongar o período refratário efetivo do músculo atrial, porém, também pode prolongar o período refratário efetivo do músculo ventricular com efeito relativamente menor no período refratário de células marca-passo normais. Acredita-se que a capacidade da quinidina de prolongar diretamente o período refratário de fibras atriais contribua para sua habilidade de converter fibrilação atrial em ritmo sinusal. Entretanto, a quinidina também tem uma ação semelhante à da atropina (vagolítica), que também melhora a condução AV. Por conseguinte, uma complicação do uso de quinidina no tratamento de taquiarritmias supraventriculares é o fato de que o fármaco pode, de fato, resultar em aumento da frequência ventricular antes que a própria arritmia atrial seja controlada. Essa característica parece ser particularmente prevalente quando a quinidina é administrada por via intravenosa.

Efeitos colaterais, reações adversas e tolerância. Os efeitos colaterais mais comuns da quinidina são sintomas cardiovasculares e gastrintestinais e podem ser graves a ponto de requerer monitoramento cuidadoso de equinos tratados com o fármaco. Os efeitos cardiovasculares incluem hipotensão, prolongamento dos intervalos QRS e QT, arritmias e diminuição da contratilidade. Os equinos com disfunção sistólica concomitante podem progredir para insuficiência cardíaca congestiva por causa dos efeitos na função miocárdica. Foram relatadas taquiarritmias, tanto supraventriculares quanto ventriculares, e subsequente morte súbita. A quinidina também pode causar lesões urticariformes, sintomas semelhantes a cólica, inflamação da mucosa nasal associada a dificuldade respiratória e laminite (Detweiller, 1977). A quinidina também é um inibidor bem conhecido da glicoproteína P, uma bomba da membrana que pode ser importante na depuração de alguns fármacos (Fromm *et al.*, 1999). Tal interação é atribuída à maior concentração (e potencialmente tóxica) de digoxina quando os fármacos são administrados concomitantemente. Devido aos efeitos bem conhecidos da quinidina na glicoproteína P, esse fármaco com frequência é considerado uma sonda para investigar interações medicamentosas mediadas por essa glicoproteína.

Uso clínico. O principal uso da quinidina consiste no tratamento de fibrilação atrial em equinos (Reef *et al.*, 1995). O seu emprego em pequenos animais foi deixado de lado por causa da falta de produto de uso oral e das reações adversas. Quando utilizada em equinos, a quinidina é tipicamente administrada via tubo nasogástrico, a cada 2 h, até a conversão em ritmo sinusal, ou pela administração em dose cumulativa de 88 a 132 mg/kg, ou até surgirem reações adversas ou efeitos tóxicos causados pelo fármaco. Devido ao risco de taquiarritmias, aumento da condução intraventricular do estímulo e da redução da contratilidade, a digoxina deve ser administrada antes do tratamento com quinidina se o equino apresenta evidência de disfunção sistólica, seja propenso à taquicardia ou apresenta histórico pregresso de taquicardia sustentada. A digoxina ajuda a desacelerar a condução atrioventricular e o controle da frequência ventricular na vigência de fibrilação e *flutter* atriais. No entanto, deve-se ter cuidado com o uso concomitante de digoxina e quinidina, já que esta pode substancialmente aumentar a concentração plasmática da primeira (Leahey *et al.*, 1978; Fromm *et al.*, 1999). Um estudo sugeriu que a combinação de digoxina

com quinidina pode melhorar a taxa de conversão de fibrilação atrial (Lotstra *et al.*, 2015).

Monitoramento clínico. Os sinais clínicos relevantes que podem ser observados com o uso de quinidina levam à necessidade de monitoramento cuidadoso durante o tratamento, o que inclui monitoramento da pressão arterial, eletrocardiografia para verificar evidência de arritmias ou prolongamento dos intervalos QRS e QT, e mensuração da concentração de quinidina. A detecção de efeitos adversos relevantes deve levar à descontinuação do uso de quinidina e mensuração de sua concentração plasmática.

Lidocaína

A lidocaína talvez seja o principal fármaco, mais comumente administrado por via intravenosa, no tratamento emergencial de arritmias ventriculares.

Mecanismo de ação e farmacologia. A lidocaína é um antiarrítmico Classe IB que atua diminuindo a frequência do estímulo ventricular, a duração do potencial de ação e o período refratário absoluto, e aumentando o período refratário relativo. Ela tem efeito muito pequeno no nodo atrioventricular ou na condução das fibras do feixe de His-Purkinje. Tem início de ação muito rápido (em alguns poucos minutos) quando administrada por via intravenosa, na forma de *bolus*, e sua ação pode durar mais de 10 min. Entretanto, caso haja indicação de uso continuado, pode ser administrada em taxa de infusão constante (TIC). Para evitar o tempo até alcançar concentração constante em cães, pode-se administrar uma dose de carregamento (2 a 4 mg/kg intravenosa) sucedida por TIC de 25 a 75 μg/kg/min intravenosa. A lidocaína é submetida a extensa metabolização de primeira passagem no fígado e não é efetiva se administrada por VO. A mexiletina (discutida no item *Mexiletina*) é modificada quimicamente para evitar os efeitos de primeira passagem e pode ser administrada por VO.

Efeitos colaterais, reações adversas e tolerância. Com maior frequência, os efeitos colaterais da lidocaína são sintomas neurológicos, incluindo depressão, convulsões e vômitos, particularmente quando se administra a maior dose da faixa de variação recomendada. Como tem ação muito curta, os sintomas em geral regridem logo que cessa a TIC. Se os sinais clínicos forem graves, a taxa de infusão deve ser diminuída ou descontinuada. Caso haja convulsões, em geral elas podem ser controladas com diazepam, porém, quase sempre cessam tão logo a taxa de infusão de lidocaína diminua ou seja suspensa. Se houver indicação de tratamento adicional, pode valer a pena sua substituição por um diferente antiarrítmico ventricular de uso intravenoso, como a procainamida. Os gatos tendem a ser muito mais sensíveis aos efeitos neurológicos e cardíacos da lidocaína, e seu uso nessa espécie não é recomendado por cardiologistas.

Uso clínico. A lidocaína é útil principalmente para converter, de imediato, uma arritmia ventricular em ritmo sinusal. A lidocaína é mais efetiva quando a concentração sérica de potássio do paciente corresponder ao valor mais elevado da faixa de variação normal; por conseguinte, deve-se considerar a suplementação com potássio para a eficácia ideal se o paciente apresentar hipopotassemia. No entanto, a lidocaína não é útil para tratamento de longa duração, já que não pode ser administrada por VO; então, se há necessidade de uso continuado de antiarrítmico, é necessário substituí-la por um antiarrítmico de uso oral, como sotalol ou mixeletina. Devido ao rápido início e cessação da ação da lidocaína administrada por via intravenosa, a primeira e a segunda doses do antiarrítmico oral com frequência são administradas antes da descontinuação da lidocaína intravenosa. Isso possibilita que o novo antiarrítmico atinja concentração sérica efetiva antes da descontinuação da lidocaína.

Se a arritmia ventricular não responder bem à lidocaína, reavalia-se a concentração sérica de potássio e sua possível suplementação, já que o teor de potássio deve corresponder ao valor mais elevado da faixa de variação normal, para o efeito máximo da lidocaína. Além disso, algumas vezes baixo conteúdo de magnésio no miocárdio pode estar associado a arritmias ventriculares, e a suplementação com magnésio poderá ser útil. Por fim, como a eficácia de um antiarrítmico frequentemente depende do mecanismo primário da arritmia (o qual raramente é conhecido), algumas vezes é prudente mudar para um antiarrítmico diferente. Se a resposta à lidocaína parecer insuficiente e a concentração de potássio apropriada, pode ser razoável substituí-la pela procainamida, administrada por via intravenosa.

Outro uso clínico da lidocaína consiste em tratar síndromes dolorosas e íleo adinâmico pós-cirúrgico, em equinos (Malone *et al.*, 2006). O efeito provavelmente não se deve à ação procinética no intestino (Milligan *et al.*, 2007), e sim pela melhora no reparo da mucosa intestinal no período pós-cirúrgico. A lidocaína também é incluída em protocolos clínicos de infusão, com frequência combinada com outros fármacos, como a cetamina e a morfina (protocolo "LMC" [lidocaína, morfina, cetamina]), para tratar dor pós-cirúrgica.

Monitoramento clínico. Deve-se realizar eletrocardiograma, continuamente, durante a terapia com lidocaína, a fim de avaliar a sua eficácia. Além disso, o paciente deve ser monitorado quanto aos sintomas neurológicos.

Mexiletina

Mecanismo de ação e farmacologia. A ação da mexiletina é semelhante à da lidocaína porque ela inibe a entrada de sódio e reduz a taxa de elevação do potencial de ação. A mexiletina também pode interromper circuitos de reentrada por meio da desaceleração da condução do estímulo e da depressão da capacidade de resposta da membrana.

Efeitos colaterais, reações adversas e tolerância. A mexiletina pode causar sintomas neurológicos semelhantes aos causados pela lidocaína, como náuseas, anorexia, vômitos e depressão e, também, bradicardia. Assim como ocorre com todos os antiarrítmicos, o fármaco pode ser pró-arrítmico, porém essa ação é bastante incomum. Entretanto, em geral a mexiletina é bastante segura e se tornou um antiarrítmico ventricular muito conhecido e efetivo. A reação adversa mais comum observada em animais tratados com esse fármaco é gastrintestinal, com discreta redução do apetite ou vômitos. Os cardiologistas observaram que a administração de mexiletina junto a uma refeição, pequena que seja, pode aliviar esses efeitos gastrintestinais.

Uso clínico. A mexiletina é útil principalmente para o controle no longo prazo de arritmias ventriculares e mostra ser capaz de reduzir tanto o número de batimentos ventriculares prematuros quanto a complexidade (duração, bigeminismo etc.) da arritmia. Contudo, nos casos refratários ao tratamento com mexiletina, com frequência se obtém sucesso terapêutico com a adição de sotalol. Como a mexiletina e o sotalol pertencem a classes diferentes de antiarrítmicos, eles apresentam diferentes mecanismos de ação e efeito sinérgico quando administrados

simultaneamente. Uma das reações adversas eletrofisiológicas do sotalol consiste no aumento da duração do potencial de ação (efeito Classe III); a mexiletina também pode contrapor os efeitos e as reações adversas do sotalol na duração do potencial de ação.

Como suprime os canais de sódio em neurônios ativados, outro uso da mexiletina em seres humanos – mas não relatado em animais – é para tratar dor crônica. É utilizada para tratar dor causada por neuropatia diabética e lesão em nervos, em dose muito menor do que a dose utilizada como antiarrítmico.

Monitoramento clínico. O ideal é utilizar um Holter durante 24 h para acompanhar o tratamento, depois de 10 a 14 dias do início do tratamento, a fim de monitorar a eficácia. O objetivo deve ser reduzir pelo menos 85% o número de CVP e minimizar a complexidade da arritmia (p. ex., duração e bigeminismo).

Amiodarona

Mecanismo de ação e farmacologia. A amiodarona é classificada como fármaco antiarrítmico Classe III (Tabela 22.1); ela prolonga a duração do potencial de ação e o período refratário. Causa diversos efeitos colaterais e tipicamente seu uso é reservado para tratar arritmias muito difíceis que não respondem ao uso de sotalol, mexiletina ou a combinação de ambos. A amiodarona pode ser usada para tratar tanto taquicardia supraventricular quanto ventricular.

A amiodarona é um antiarrítmico complexo que possui propriedades das quatro principais classes. Estruturalmente, relaciona-se com a levotiroxina e tem alto teor de iodo. Em cães, é metabolizada em desetilamiodarona. A desetilamiodarona apresenta importantes efeitos antiarrítmicos devido a sua habilidade de bloquear canais rápidos de sódio. A amiodarona apresenta uma farmacocinética incomum. Após repetidas doses, o fármaco tem meia-vida longa, de 3,2 dias, em cães. Ela é altamente lipofílica e se acumula no tecido adiposo em até 300 vezes mais sua concentração plasmática. Uma vez cessada a administração desse fármaco, a amiodarona sofre rápida depuração em todos os tecidos, exceto o adiposo. Embora possa ser administrada por via intravenosa, é mais comumente administrada por VO.

Efeitos colaterais, reações adversas e tolerância. A amiodarona pode causar diversas reações adversas, inclusive anorexia e vômitos. Além disso, casos graves de neutropenia, trombocitopenia e hepatotoxicidade foram observados. Em muitos casos, acredita-se que as reações adversas estejam relacionadas à dose e são reversíveis se descontinuada precocemente o suficiente, embora tenham sido relatadas algumas mortes (Kraus *et al.*, 2009). Existem relatos de que os cães da raça Doberman são mais propensos a reações adversas do que outras raças. Por outro lado, as reações adversas em cães podem ser causadas pelo veículo do fármaco, o polissorbato 80 que, sabidamente, provoca reações adversas semelhantes a reações alérgicas em cães, induzidas pela liberação de histamina. O pré-tratamento com anti-histamínicos pode ser considerado se forem observadas essas reações adversas.

Uso clínico. A amiodarona tem sido empregada para tratar tanto fibrilação atrial quanto taquiarritmias ventriculares em cães (Saunders *et al.*, 2006) e fibrilação atrial em equinos. Contudo, devido à frequência de reações adversas importantes, inclusive hepatotoxicidade e neutropenia, que requerem monitoramento cuidadoso, com frequência a amiodarona não é utilizada no tratamento de arritmias refratárias que não respondem aos antiarrítmicos mais seguros, como sotalol ou mexiletina, individualmente ou em combinação.

Monitoramento clínico. Deve-se realizar regularmente o monitoramento cuidadoso das enzimas hepáticas, dos leucócitos e das plaquetas; o uso de amiodarona deve ser descontinuado caso ocorra elevação das concentrações de enzimas hepáticas ou se as contagens celulares estiverem baixas. Pode-se mensurar a concentração sérica de amiodarona, embora em medicina veterinária a maneira como empregar essa aferição para orientar o tratamento ainda não esteja bem compreendida. Deve-se realizar monitoramento com Holter durante 24 h, depois de 10 a 14 dias de tratamento, a fim de avaliar a eficácia.

Sotalol

Mecanismo de ação e farmacologia. Conforme descrito anteriormente no item *Taquiarritmias supraventriculares*, o sotalol é um betabloqueador fraco, não seletivo, que bloqueia canais de potássio (Classe II e III; Tabela 22.1). Também, é muito efetivo no tratamento de taquiarritmias ventriculares.

Efeitos colaterais, reações adversas e tolerância. O sotalol pode prolongar o período refratário do nodo AV e o intervalo PR e, às vezes, pode causar discreto bloqueio atrioventricular. Por ser um betabloqueador, espera-se que reduza a contratilidade do miocárdio, porém isso é incomum, em especial em pacientes com função cardíaca normal. Além disso, como antiarrítmico, o sotalol de fato tem potencial para ser pró-arrítmico, embora isso seja razoavelmente incomum.

Uso clínico. Em arritmias ventriculares, o fármaco mostrou diminuir o número e a complexidade de arritmias ventriculares e também de síncope (Meurs, 2002). É um antiarrítmico ventricular bastante efetivo e seguro, em medicina veterinária. Em arritmias refratárias, com frequência é administrado em combinação com a mexiletina.

Monitoramento clínico. O ideal é realizar monitoramento com Holter, durante 24 h, depois de 10 a 14 dias de tratamento, a fim de avaliar a eficácia.

CONCLUSÃO

Embora em muitos casos as arritmias cardíacas não tenham importância clínica e não requeiram tratamento, as arritmias cardíacas podem levar ao desenvolvimento de sinais clínicos importantes, como morte cardíaca súbita e, assim, algumas vezes precisam de tratamento antiarrítmico. A decisão de tratar arritmia cardíaca com um antiarrítmico deve ter por base muitos fatores, como frequência cardíaca, tipo de arritmia, presença ou ausência de sinais clínicos como síncope ou intolerância a exercícios físicos, e presença de cardiopatia subjacente. Embora haja disponibilidade de muitos antiarrítmicos, apenas um pequeno número foi bem estudado e mostrou-se efetivo e seguro em medicina veterinária. A escolha do antiarrítmico deve ter por base o tipo de arritmia, o risco de sinais clínicos e os efeitos colaterais dos antiarrítmicos disponíveis. Não há um antiarrítmico perfeito, podendo ser necessário tentar o uso de mais de um e, quando apropriado, utilizar combinações desses fármacos.

REFERÊNCIAS BIBLIOGRÁFICAS E LEITURA COMPLEMENTAR

Adams HR. (1986). New perspectives in cardiology pharmacodynamic classification of antiarrhythmic drugs. *J Am Vet Med Assoc.* **189**, 525–532.

Binah O, Rosen MR. (1984). The cellular mechanisms of cardiac antiarrhythmic drug action. *Ann NY Acad Sci.* **432**, 31–44.

Cranefield PF. (1973). Ventricular fibrillation. *N Engl J Med.* **289**, 732–736.

Detweiler, DK. (1977). *Veterinary Pharmacology and Therapeutics.* Ames, Iowa State University Press.

Ettinger SJ. (2010). Therapy of arrhythmias. In Ettinger SJ and Feldman EC (eds), *Textbook of Veterinary Internal Medicine*, 7th edn. St Louis, Saunders Elsevier. 1211–1212.

Fromm MF, Kim RB, Stein CM, Wilkinson GR, Roden DM. (1999). Inhibition of P-glycoprotein–mediated drug transport a unifying mechanism to explain the interaction between digoxin and quinidine. *Circulation.* **99**, 552–557.

Gelzer AR, Kraus MS, Rishniw M, Moïse NS, Pariaut R, Jesty SA, Hemsley SA. (2009). Combination therapy with digoxin and dilatizem controls ventricular rate in chronic atrial fibrillation in dogs better than digoxin or diltiazem monotherapy: a randomized crossover study in 18 dogs. *J Vet Intern Med.* **23**, 499–508.

Hoffman BF, Cranefield PF. (1960). *Electrophysiology of the Heart.* New York, McGraw-Hill.

Keefe DL, Kates RE, Harrison DC. (1981). New antiarrhythmic drugs: their place in therapy. *Drugs.* **22**, 363–400.

Kraus MS, Thomason JD, Fallaw TL, Calvert CA. (2009). Toxicity in Doberman pinschers with ventricular arrhythmias treated with amiodarone. *J Vet Intern Med.* **23**, 1–6.

Leahey EB, Reiffel JA, Drusin RE, Heissenbuttel RH, Lovejoy WP, Bigger JT. (1978). Interaction between quinidine and digoxin. *J Am Vet Med Assoc.* **240**, 533–534.

Lotstra RJ, van den Broek J, Power T, Marr CM, Wijnberg ID. (2015). Retrospective observational study on the outcome of medical treatment of atrial fibrillation. *Equine Vet J.* **47** (Suppl. 48), 28.

Malone E, Ensink J, Turner T, Wilson J, Andrews F, Keegan K, Lumsden J. (2006). Intravenous continuous infusion ocaine for treatment of equine ileus. *Vet Surg.* **35**, 60–66.

Mason DT, Demaria AN, Amsterdam EA, Zelis R, Massumi RA. (1973). Antiarrhythmic agents. I. Mechanisms of action and clinical pharmacology. *Drugs* **5**, 261–291.

Merrett D. (2000). Digoxin therapy. *Australian Vet J.* **78**, 612–615.

Meurs KM, Spier AW, Wright NA, Atkins CE, DeFrancesco TC, Gordon SG, Hamlin RL, Keene BW, Miller MW, Moise NS. (2002). Comparison of the effects of four antiarrhythmic treatments for familial ventricular arrhythmias in Boxers. *J Am Vet Med Assoc.* **221**, 522–527.

Milligan M, Beard W, Kukanich B, Sobering T, Waxman S. (2007). The effect of lidocaine on postoperative jejunal motility in normal horses. *Vet Surg.* **36**, 214–220.

Papich MG, Davis LE, Davis CA. (1986). Procainamide in the dog: antiarrhythmic plasma concentrations after intravenous administration. *J Vet Pharmacol Therap.* **9**, 359–369.

Pariaut R, Santilli RA. (2014). Supraventricular tachyarrhythmias in dogs. In Bonagura JD (ed), *Kirk's Current Veterinary Therapy: V Small Animal Practice.* Philadelphia, WB Saunders. 737–744.

Parker JL, Adams HR. (1977). Drugs and the heart muscle. *J Am Vet Med Assoc.* **171**, 78–84.

Plumb D. (2015). *Plumb's Veterinary Drug Handbook.* Stockholm, WI, PharmaVet.

Reef VB, Reimer JM, Spencer PA. (1995). Treatment of atrial fibrillation in horses: new perspectives. *J Vet Intern Med.* **9**, 57–67.

Rishniw, M, Thomas W. (2000) Bradyarrhythmias. In Bonagura JD (ed), *Kirk's Current Veterinary Therapy: XIII Small Animal Practice.* Philadelphia, WB Saunders. 719–725.

Saunders AB, Miller MW, Gordon SG, Van De Wiele CM. (2006). Oral amiodarone therapy in dogs with atrial fibrillation. *J Vet Intern Med.* **20**, 921–926.

Schmitt FO, Erlanger J. (1929). Directional differences in conduction of impulse through heart muscle and their possible relation to extrasystolic and fibrillary contractions. *Am J Physiol.* **87**, 326–347.

Singh BN, Collett JT, Chew CY. (1980). New perspectives in the pharmacologic therapy of cardiac arrhythmias. *Prog Cardiovasc Dis.* **22**, 243–301.

Tidholm A. (2010). Calcium channel blockers. In Ettinger SJ, Feldman, EC. (eds), *Textbook of Veterinary Internal Medicine*, 7th edn. St. Louis, Saunders Elsevier. 1211–1212.

Trautwein W. (1963). Generation and conduction of impulses in the heart as affected by drugs. *Pharmacol Rev.* **15**, 277–332.

Trepanier LA. (2013). Applying pharmacokinetics to veterinary clinical practice. *Vet Clinics North Am Small Anim Practice.* **43**, 1013–1026.

Vaughn Williams E M. (1984). A classification of antiarrhythmic actions reassessed after a decade of new drugs. *J Clin Pharmacol.* **24**, 129–147.

Vaughn Williams EM. (1992). Classifying antiarrhythmic actions: by facts or speculation. *J Clin Pharmacol.* **32**, 964–977.

Wit AL, Hoffman BF, Cranefield PF. (1972). Slow conduction and reentry in the ventricular conducting system. I. Return of extrasystole in canine Purkinje fibers. *Circ Res.* **30**, 1–10.

Wit AL, Rosen MR, Hoffman BF. (1974). Electrophysiology and pharmacology of cardiac arrhythmias. II. Relationship of normal and abnormal electrical activity of cardiac fibers to the genesis of arrhythmias B. Re-entry. Section I. *Am Heart J.* **88**, 664–670.

PARTE 6

Fármacos que Afetam a Função Renal e o Equilíbrio Hidreletrolítico

CAPÍTULO 23

Princípios de Equilíbrio Ácido-Base: Terapia Hidreletrolítica, Substitutos do Sangue

Maya M. Scott-Garrard, Melisa Rosenthal e Deborah T. Kochevar

COMPOSIÇÃO E DISTRIBUIÇÃO DE LÍQUIDOS CORPORAIS

Unidades de medida

As unidades de medida utilizadas normalmente na discussão do equilíbrio hídrico são apresentadas na Tabela 23.1. Íons ou eletrólitos se combinam de acordo com a valência (carga), e não de acordo com o peso molecular – assim, no caso de íons univalentes, 1 mM = 1 mEq; e 1 mM de um íon divalente fornece 2 mEq. Expressando a maior parte das concentrações de eletrólitos em miliequivalentes por litro (mEq/ℓ), e comparando a concentração de cátions com a concentração de ânions no corpo, ficou claro que existe eletroneutralidade. Embora cátions extracelulares com frequência sejam documentados de maneira mais completa no curso de investigações clínicas, ânions, especialmente cloreto e bicarbonato, são o contraponto elétrico. Alguns eletrólitos são mensurados em milimoles por litro (mM/ℓ), pois existem em estados variados de ligação à proteína ou valência. Um exemplo é o cálcio total, pois a ligação às proteínas confunde qualquer avaliação simples da fração ionizada. O fósforo existe em proporções variadas de fosfato e mono-hidrogênio e di-hidrogênio de fosfato, de maneira que nenhuma valência pode ser designada, e o cálculo da miliequivalência, portanto, é inexato. Uma vez que mEq/ℓ representa a unidade de comparação mais comum e informativa para a maioria dos eletrólitos, fórmulas de conversão também são descritas na Tabela 23.1.

Solutos exercem efeito osmótico em solução que depende apenas do número de partículas em solução, e não do peso molecular ou da valência. Assim, para substâncias não dissociáveis, 1 osmole contém 1 mole de substância. Se uma substância se dissocia em solução, o número de osmoles aumenta de acordo com o número de partículas geradas por mole de substância dissociada. Por exemplo, cada mmol de uma solução de NaCl completamente dissociada fornece 2 mOsm. Osmolaridade se refere ao número de osmoles por litro, e osmolalidade indica o número de osmoles por quilo de solvente (Rose, 1989). Em sistemas fisiológicos, a diferença entre esses dois normalmente

é pequena. O conceito de osmolalidade explica o motivo pelo qual soluções de composição química e elétrica diversas (p. ex., dextrose 5%, NaCl 0,9% e bicarbonato de sódio 1,3%) podem todas ser consideradas isotônicas. Para mamíferos, soluções isotônicas têm, aproximadamente, 300 mOsm.

Compartimentos dos líquidos corporais

Membranas semipermeáveis separam a maioria dos compartimentos corporais, permitindo a passagem livre de água e alguns solutos. A osmolalidade efetiva ou a tonicidade de uma solução está relacionada com a habilidade de um soluto em atrair água para manter um aumento na pressão osmótica como resultado do movimento da água. Por exemplo, duas substâncias com habilidade igual em atrair a água por um gradiente de concentração e por meio de uma membrana semipermeável podem apresentar efeitos muito diferentes na pressão osmótica, dependendo do movimento da substância pela membrana semipermeável. Embora a osmolalidade mensurada de uma solução inclua todos os osmoles, efetivos ou inefetivos, a tonicidade de uma solução se relaciona apenas com a osmolalidade efetiva. Por exemplo, uma solução contendo 300 mOsm de NaCl não penetrante e 100 mOsm de ureia, que pode atravessar membranas plasmáticas, apresentaria osmolaridade total de 400 mOsm e seria hiperosmótica. Entretanto, se forem adicionados eritrócitos a essa solução, eles não encolheriam ou inchariam, pois a ureia se difunde pelas células para chegar ao equilíbrio dentro e fora delas. Portanto, tanto soluções extracelulares quanto intracelulares apresentariam a mesma osmolaridade, bem como não haveria diferença na concentração de água através das membranas e nenhuma alteração no volume da célula. Portanto, a solução seria considerada isotônica.

Por fim, todos os fluidos dentro do corpo estão em equilíbrio dinâmico, mas é útil durante a fluidoterapia considerar a água corporal como se existisse em muitos compartimentos, uma vez que mudanças críticas nos líquidos podem e eventualmente ocorrem. A determinação do volume desses compartimentos é problemática, uma vez que pode ser deduzida a partir de um grande número de métodos diferentes usados para estimar esses volumes (Kohn e DiBartola, 1992). O método mais comum para avaliar o volume em um compartimento de líquido corporal depende da administração intravenosa de uma quantidade conhecida de corante ou substância marcada por radioisótopo que se distribua apenas no compartimento de interesse, ou seja, procedimento seguido pela avaliação do corante ou da concentração do radioisótopo no compartimento. O ideal seria que essa substância indicadora pudesse se distribuir de maneira rápida e homogênea, permanecesse no espaço a ser mensurado, não fosse metabolizada ou ligada e não fosse tóxica. O volume de distribuição (Vd) de um fármaco, ou, nesse caso, um marcador de volume, pode ser derivado de acordo com os mesmos princípios da farmacocinética descritos no Capítulo 3.

Tabela 23.1 Unidades de medida e conversões usadas comumente na fluidoterapia.

Termo	Abreviação	Descrição e conversão
Peso molecular (fórmula)	PM	Soma dos pesos atômicos de todos os elementos na fórmula química
Milimole	Mmol (mM)	Peso molecular (fórmula) de uma substância em mg, iguala 1 mM
Miliequivalente	mEq	Peso, em mg, de um elemento que combina ou substitui 1 mg (1 mmol) de hidrogênio (H⁺)
Miliosmole	mOsm	Sempre contém 6×10^{23} moléculas e iguala 1 mmol de substância indissociável
Miliequivalente por litro	mEq/L	$\text{mmol}/\ell \times \text{valência} = [(\text{mg/dL} \times 10)/\text{PM}] \times \text{valência}$

A água corporal total (ACT) corresponde a aproximadamente 60% do peso corporal, embora isso varie de 50 a 75% conforme a idade, a massa magra corporal e variações entre animais individuais. Uma vez que a gordura contém menor quantidade de água do que o tecido magro, a obesidade é associada à diminuição da ACT (aproximadamente 50%). Para evitar super-hidratação de pacientes obesos, as necessidades de fluidos são mais bem estimadas com base na massa magra corporal. Animais muitos jovens têm aproximadamente 70 a 75% de água, com ACT declinando com o avançar da idade. A Tabela 23.2 apresenta estimativas de volumes selecionados em cães. A ACT é amplamente dividida em dois tipos: líquido intracelular (LIC) e líquido extracelular (LEC). O LEC divide-se ainda em quatro subcompartimentos: volume plasmático, líquido linfático intersticial, líquido transcelular e líquido presente no tecido conjuntivo denso e nos ossos. Na Tabela 23.3, estão descritos volumes sanguíneos derivados experimentalmente como porcentagens do peso corporal para várias espécies.

O líquido celular é encontrado em muitas localizações, incluindo líquido cerebrospinal, cavidade pleural, trato gastrintestinal, vesícula urinária, sinóvia, humor aquoso e cavidade peritoneal. Volumes transcelulares variam amplamente de monogástricos (1 a 6%) para equinos e ruminantes (10 a 15%), dependendo amplamente da quantidade de líquido sequestrada no trato gastrintestinal. Volumes transcelulares não são mobilizados imediatamente durante déficit de volume, mas são importantes em relação à distribuição e ao equilíbrio de fármacos. Em determinados processos mórbidos, o líquido transcelular pode se acumular, causando ascite, hidropericárdio, hidrotórax, sinovite ou outras condições, dependendo da localização do acúmulo de líquido.

Distribuição de líquidos e eletrólitos

Solutos corporais não são distribuídos de maneira homogênea pela ACT. Assim como os fármacos, cada soluto apresenta espaços definidos ou volumes de distribuição que podem ser avaliados experimentalmente. E, assim como acontece com a estimativa dos volumes de compartimentos corporais, a determinação da distribuição de solutos é limitada pelas características do soluto marcador utilizado. Como o endotélio vascular normal é amplamente impermeável a elementos sanguíneos formados e proteínas plasmáticas, essas células e solutos normalmente são limitados ao plasma. O endotélio vascular é livremente permeável a solutos iônicos, e a concentração desses íons é quase a mesma no interstício e no líquido plasmático. Na Tabela 23.4, há estimativas da composição iônica no plasma de mamíferos normais.

O volume dos compartimentos de LIC e LEC é determinado pelo número de partículas ativas osmoticamente em cada espaço. A osmolalidade do LEC pode ser estimada a partir da seguinte fórmula (Rose, 1989):

Osmolalidade do LEC (mOsm/kg) = $2([Na^+] + [K^+])$ + glicose/18 + nitrogênio ureico sanguíneo (NUS)/2,8

Uma vez que as membranas celulares são permeáveis a ureia e K^+, essas substâncias contribuem apenas com osmoles inefetivos, conforme descrito anteriormente. Em concentrações normais de glicose sanguínea, Na^+ é o principal determinante da osmolalidade efetiva do LEC. E, visto que Na^+ é o cátion mais abundante e ativo osmoticamente no LEC, a manutenção de um gradiente de sódio extracelular-intracelular é crítico e obtido pela bomba de membrana celular Na^+/K^+ adenosina-trifosfato (ATPase). Essa bomba também é responsável por manter concentrações adequadas de K^+ intracelular. Uma vez que K^+ é o cátion intracelular mais abundante, a razão de concentração de K^+ intracelular para extracelular constitui o principal determinante do potencial de repouso da membrana celular (−70 a −90 mV). E, tendo em mente que todos os espaços de líquidos corporais são isotônicos entre si, a osmolalidade efetiva do LIC e, de fato, da ACT, deve ser igual àquela do LEC. Adição ou perda aguda de líquido e/ou solutos do corpo resultam inevitavelmente em alterações nos volumes e na tonicidade dos compartimentos. Mudanças homeostáticas de líquido entre compartimentos devem então ocorrer para retornar o sistema à isotonicidade.

Tabela 23.2 Volumes aproximados de compartimentos líquidos selecionados no cão. Fonte: Dados de Kohn e DiBartola, 1992.

Compartimento	% peso corporal	Método
Água corporal total (ACT)	60	Substância indicadora
Líquido extracelular (LEC)	20 a 27	Substância indicadora
Eritrócitos (RBC)	3	Contada + calculada
Volume plasmático (VP)	5	Substância indicadora
Volume sanguíneo total (VS)	5,7 a 10	Calculada: volume RBC + VP
Líquido linfático intersticial	15	Calculado: LEC – VS
Líquido transcelular	1 a 6	Estimado
Ossos e tecido conjuntivo denso	5	Estimado
Líquido intracelular (LIC)	33 a 40	ACT-LEC

Tabela 23.3 Valores aproximados de volume sanguíneo de várias espécies de animais expressos como porcentagem do peso corporal. Os valores representam médias de aproximadamente 30 referências.

Espécie	Volume sanguíneo total	Volume plasmático	Volume de eritrócitos (RBC)
Cães	8,5	4,5	4
Gatos	6,7	4,7	2
Galinhas	6,5	4,5	2
Bovinos	5,7	3,8	1,9
Caprinos	7	5,4	1,6
Equinos			
Tração	7	4	3
Puro-sangue	10	6	4
Sela	7,7	5,2	2,5
Suínos	7,5	4,8	2,7
Ovinos	6,5	4,5	2

Tabela 23.4 Concentrações médias aproximadas de cátions e ânions no plasma em mamíferos normais. Fonte: Gross, 1994. Reproduzida, com autorização, de Springer.

Cátions	mEq/ℓ	Ânions	mEq/ℓ
Sódio	135 a 160	Cloreto	110 a 125
Potássio	3 a 5	Bicarbonato	18 a 22
Cálcio (cálcio total: 5 a 10 mM/ℓ)	4 a 6	Fosfato	1 a 3[a]
Magnésio	1 a 3	Sulfato	1 a 2
Microminerais	1	Lactato	1 a 2
		Outros ácidos orgânicos	3 a 5
		Proteínas	10 a 16
Total	144 a 175	–	144 a 175

[a]Fosfato existe em proporções variáveis de fosfato de mono-hidrogênio e di-hidrogênio, de maneira que nenhuma valência pode ser identificada e o número de mEq/ℓ constitui, portanto, uma estimativa (Gross, 1994).

A distribuição crítica da água entre o plasma e o interstício é mantida pela pressão osmótica coloidal das proteínas plasmáticas (pressão oncótica), a força que puxa a água para dentro dos capilares e equilibra a pressão hidrostática que leva a água para fora deles. Essas chamadas "forças de Starling" descrevem o equilíbrio capilar entre forças que favorecem a filtração da água do plasma e aquelas que retêm o volume vascular.

$$\text{Filtração em rede (FR)} = K_f[(P_{cap} - P_{li}) - (\pi_p - \pi_{if})]$$

Em que Kf representa a permeabilidade da parede capilar, P a pressão hidrostática nos capilares (P_{cap}), (sangue) ou tecidos (P_{li}) (líquido intersticial) e π a pressão oncótica promovida pelas proteínas plasmáticas (π_p) ou proteínas filtradas e glicosaminoglicanos no interstício (π_{li}). A aplicação das relações de Starling leva à previsão de que a hipoproteinemia (redução de π_p) aumentará a perda vascular de líquido e que a privação de água (com aumento relativo em π_p e diminuição em P_{cap}) promoverá reabsorção de líquido intersticial para a vasculatura (Kohn e DiBartola, 1992). O volume de água intracelular em determinado tecido é mantido por proteínas intracelulares. Com a diminuição da água plasmática, proteínas plasmáticas competem com proteínas intracelulares pela água, resultando em desidratação celular. Alterações clínicas na osmolalidade plasmática podem ser avaliadas por meio da comparação da osmolalidade mensurada em um paciente para a osmolalidade sérica calculada, conforme determinado usando mensurações de Na+, K+, glicose e NUS (ver a osmolalidade do LEC na equação anterior). Alterações observadas no *gap* osmolal (diferença entre osmolalidade mensurada e osmolalidade calculada a partir de concentrações normais) podem ser úteis na determinação da presença de osmoles não mensurados associados às substâncias tóxicas, como etilenoglicol. O *gap* osmolal também pode se mostrar válido para avaliar mudanças na concentração plasmática de sódio (Kohn e DiBartola, 1992).

O número de cátions no LEC deve igualar o número de ânions para manter a eletroneutralidade. Na prática, apenas cátions e ânions selecionados são mensurados rotineiramente em um contexto clínico. O cálculo da diferença entre cátions e ânions comumente mensurados no LEC fornece os ânions não mensurados ou ânion *gap* (Oh e Carrol, 1997; Emmett e Narins, 1977). O cálculo do ânion *gap* pode ser útil para avaliar a etiologia da acidose metabólica, a qual será discutida nesse contexto adiante.

ÁGUA, SÓDIO E CLORETO

Homeostase

Normalmente, a ingestão diária de água, nutrientes e minerais é equilibrada pela excreção diária dessas substâncias. *Turnover* de água é o termo usado para descrever a entrada e saída de água corporal no decorrer de um período. Valores de *turnover* de água a cada 24 h em muitos animais domésticos em repouso em gaiolas ou estábulos variam, aproximadamente, de 40 a 132 mℓ/kg/dia. O intervalo é influenciado pela espécie, pela idade e pelo estado fisiológico (Adolph, 1939; Smith, 1970, dados não publicados). Extremos de temperatura, estado psicológico, doença e outras variáveis podem alterar acentuadamente as demandas por água. O *turnover* de água em cães adultos é aproximadamente 40 a 60 mℓ/kg/dia, enquanto animais jovens e lactantes podem apresentar *turnover* de aproximadamente duas vezes essa quantidade (Muir e DiBartola, 1983). As necessidades de

líquidos de manutenção são definidas como volume de líquidos necessários diariamente para manter o animal em equilíbrio de líquidos zero, ou seja, nenhum ganho ou perda de água.

A ingestão normal de água ocorre em resposta à sede, estimulada pela hipertonicidade plasmática e/ou pela redução do volume do LEC. O principal estímulo, a hipertonicidade plasmática, faz com que os osmorreceptores nos núcleos supra-óptico e paraventricular do hipotálamo liberem vasopressina, o também chamado hormônio antidiurético (ADH), liberado na circulação a nível da neuro-hipófise pituitária. A ligação da vasopressina aos receptores no néfron distal e às células do ducto coletor renal ativa adenilil ciclase e aumenta o AMP cíclico intracelular. Uma cascata de proteinoquinase iniciada pela ativação da proteinoquinase A resulta em abertura dos poros de água luminal nas células tubulares. A permeabilidade do ducto coletor à água e a reabsorção da água aumentam. A liberação prolongada de vasopressina depende, adicionalmente, do ciclo do cálcio pela membrana plasmática e a ativação de vias dependentes da proteinoquinase C. Prostaglandinas inibem a resposta renal à vasopressina. Fármacos com atividade anticiclo-oxigenase que inibem a síntese de prostaglandinas aumentam, portanto, a ação da vasopressina endógena. A Figura 23.1 resume os efeitos de fármacos selecionados e dos eletrólitos na liberação e na ação da vasopressina.

Se o volume de LEC e a perfusão renal diminuírem, receptores de volume no aparato justaglomerular renal respondem, causando secreção (ou liberação) de renina, que converte angiotensinogênio em angiotensina I – esse é um passo limitado pela taxa no sistema renina-angiotensina. A angiotensina I é ativada ao vasoconstritor potente angiotensina II nos pulmões e nas células endoteliais por todo o corpo pela enzima conversora de angiotensina (ECA). A angiotensina II estimula a zona glomerulosa do córtex da suprarrenal a secretar aldosterona, que, por sua vez, causa aumento na reabsorção de sódio do néfron distal, com excreção de K+ e H+. Em razão do aumento da concentração do sódio, o plasma se torna hipertônico, levando à liberação de vasopressina e à retenção de água.

A água é ingerida em resposta não apenas à sede, mas também à fome. A quantidade de água nos alimentos pode ser tão baixa quanto 10% (comida seca) ou tão alta quanto 90% (pastagem verde suculenta). Alimentos enlatados para animais de companhia geralmente contêm mais de 70% de água, e os semiúmidos são intermediários (20 a 40% de água) (Lewis e Morris, 1987). A ingestão de água é regulada centralmente pelo mecanismo de controle do apetite, e não pela homeostase de líquidos e eletrólitos. Além da ingestão de água relacionada com a ingestão de alimentos e água, a água metabólica é produzida endogenamente por catabolismo de proteínas, gorduras e carboidratos (aproximadamente 5 mℓ/kg/dia) e representa 10 a 15% da ingestão total de água de cães e gatos (Anderson, 1983).

A perda normal de água se dá por meio da urina, da água fecal e da saliva (perda sensível), com perdas insensíveis por meio da evaporação a partir do epitélio cutâneo e respiratório. Perdas insensíveis contabilizam – em termos de eliminação de ACT –, aproximadamente 15 a 30 mℓ/kg/dia em animais sadios e sedentários em ambiente termoneutro (Kohn e DiBartola, 1992).

A taxa metabólica e, portanto, uma porção do *turnover* diário de água são diretamente proporcionais à razão da área de superfície corporal para volume total. Por exemplo, a razão entre área de superfície para volume de um filhote de cão é muito

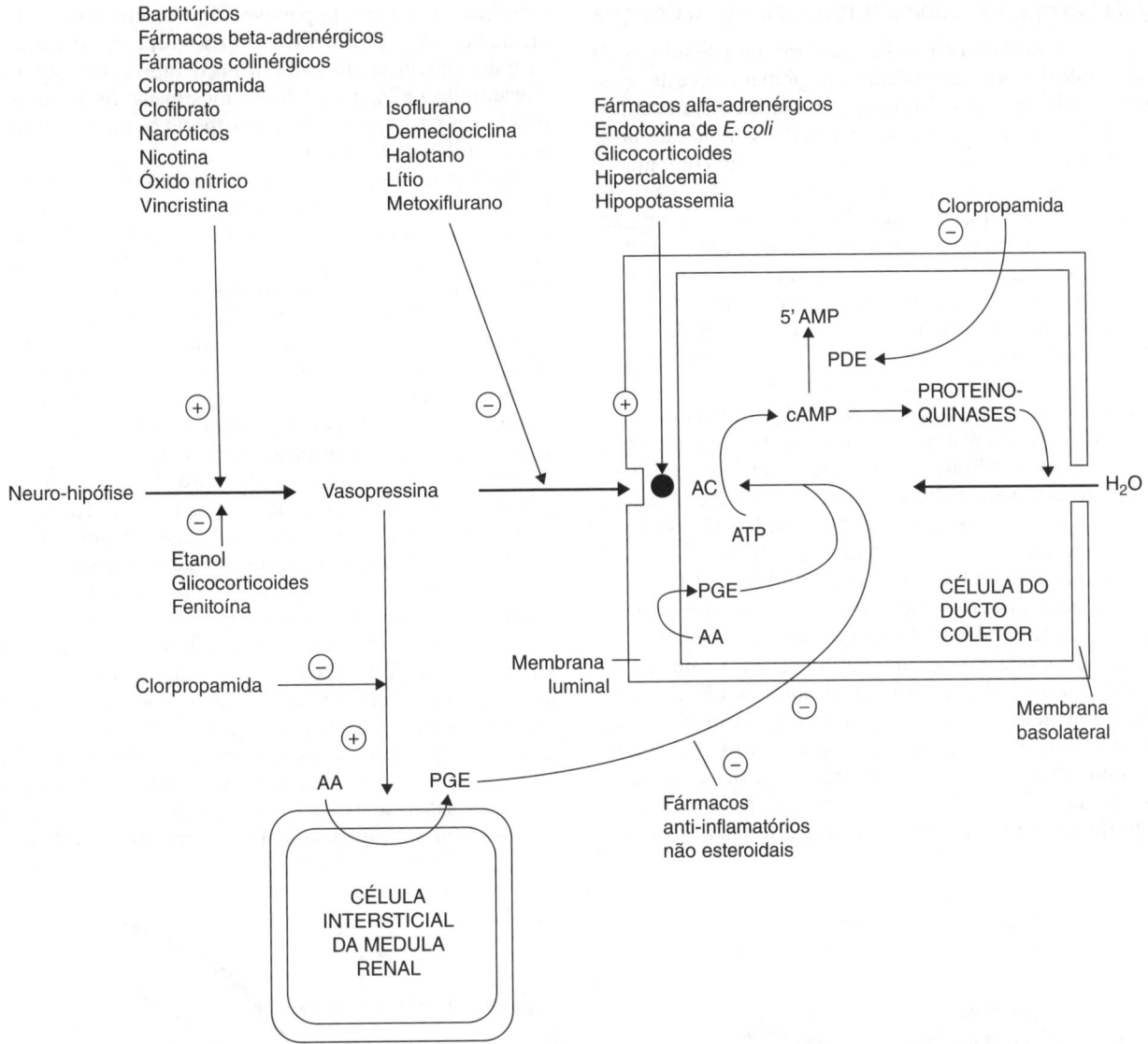

Figura 23.1 Efeitos de fármacos e eletrólitos sobre a liberação de vasopressina e mecanismos de ação celular. AA: ácido araquidônico; AC: adenilil ciclase; ATP: adenosina trifosfato; cAMP: adenosina monofosfato cíclico; PDE: fosfodiesterase; PGE: prostaglandina E. Fonte: Adaptada de DiBartola 1992c. Reproduzida, com autorização, de Elsevier.

maior que de um cão adulto, e o filhote apresenta taxa metabólica basal mais alta. Ambos levam à maior perda evaporativa de água pela pele por unidade de volume. Assim, o *turnover* diário de água por unidade de peso corporal pode ser quase duas vezes aquele de um animal adulto. Animais pequenos e imaturos, portanto, apresentam maior risco de perda insensível de água que animais grandes e maduros.

A perda de água mais importante e previsível em animais sadios e sedentários em ambiente termoneutro se dá pela urina. Perdas urinárias podem variar de 2 a 20 mℓ/kg/dia. Perdas urinárias diárias de água podem ser divididas em perdas de água obrigatórias e perdas de água livre (Kohn e DiBartola, 1992). As primeiras representam a água eliminada para excretar a carga diária de solutos renais. A carga de solutos renais deriva das fontes dietéticas de proteínas e minerais e consiste em ureia, Na^+, K^+, Ca^{++}, Mg^{++}, NH_4^+, e outros cátions, e PO_4^{3-}, Cl^-, SO_4^{2-}, e outros ânions. Portanto, a carga diária de solutos renais compreende uma função da quantidade e da composição

de alimentos ingeridos. A ureia compõe dois terços da carga urinária de solutos em cães (O'Connor e Potts, 1969).

Em animais normais, o aumento da carga de solutos da urina é eliminado pelo aumento no volume da urina (perda de água obrigatória), e não pelo aumento acentuado na osmolalidade urinária. Portanto, a osmolalidade urinária geralmente não é maximizada para atingir o estado constante de eliminação de solutos. Perda de água renal obrigatória é clinicamente importante para remoção de solutos renais, mas também porque esse tipo de perda de água será contínuo mesmo em estados de déficit relativo de água. Perda de água livre representa a água excretada não acompanhada por solutos. A excreção de água livre é controlada pela vasopressina e aumenta durante o excesso relativo de água ou hipotonicidade e diminui durante déficit de água ou hipertonicidade. A perda obrigatória de água fecal ocorre para excretar solutos fecais. Perdas fecais ordinariamente compõem 2 a 5% das perdas de ACT e variam de acordo com a espécie. Em geral, as fezes contêm 50 a 80% de água (Kohn e DiBartola, 1992).

Regulação renal de sódio, cloreto e excreção de água

A eliminação ou conservação da água corporal e de solutos via rins depende dos processos de filtração glomerular, reabsorção tubular renal e secreção. O principal mecanismo para conservação de água é a concentração de urina. O rim de cães pode concentrar urina tanto quanto 2.400 mOsm, em comparação a 1.200 a 1.400 mOsm na urina de humanos. A eliminação de substâncias pela urina depende da depuração renal de cada substância a partir do plasma. O volume de plasma que deve ser filtrado a cada minuto para levar à quantidade de substâncias que aparecem na urina a cada minuto sob condições de estado constante define a depuração renal daquela substância.

Aproximadamente, 20% do débito cardíaco é direcionado para os rins, com sangue entrando no glomérulo renal por uma arteríola aferente e deixando-o a partir da arteríola eferente. Mudanças na resistência nos capilares aferentes e eferentes regulam a taxa de filtração glomerular (TFG). Para discussões quanto às funções fisiológicas renais normais e anormais, recomenda-se a leitura de qualquer texto-padrão de fisiologia. Uma compreensão da complexidade da função renal é crucial para entender os equilíbrios hídrico, ácido-base e eletrolítico.

Conforme o filtrado glomerular flui pelos túbulos, a maior parte da água (mais de 90%) e da quantidade de variáveis de soluto é reabsorvida nos capilares peritubulares. A composição do reabsorvido tubular se aproxima daquela do LEC. A reabsorção é amplamente alcançada pelo transporte de eletrólitos e outros solutos em dois passos: (i) absorção de solutos a partir do líquido tubular para as células tubulares; e (ii) movimento de soluto das células tubulares para o LEC. Muitos tipos de transporte são responsáveis pela reabsorção tubular de solutos, incluindo o transporte passivo (difusão simples), a difusão facilitada, o transporte ativo e o cotransporte, discutidos em mais detalhes no contexto de fármacos diuréticos (Capítulo 24) e resumidos na Figura 23.2, que mostra alguns dos processos funcionais para regulação de transporte de sal e água em segmentos diferentes do néfron.

Algo como 60 a 65% do soluto filtrado é reabsorvido nos túbulos proximais, acompanhado por quantidades osmoticamente proporcionais de água. O líquido tubular na porção distal do túbulo proximal se torna ligeiramente hiposmótico. A reabsorção passiva de substâncias, especialmente sódio e cloreto, continua no segmento fino da alça de Henle. O segmento espesso ascendente da alça de Henle e o túbulo contorcido distal são relativamente impermeáveis à água, mas reabsorvem ativamente solutos. Sódio e cloreto entram nas células tubulares no segmento ascendente espesso da alça de Henle atravessando a membrana luminal ligada ao potássio em uma proporção de 1 Na$^+$:1 K$^+$: 2 Cl$^-$. Então, o sódio é expelido ativamente pela membrana basolateral para manter as concentrações intracelulares de sódio em níveis baixos. Potássio e cloretos deixam as células tubulares passivamente, o que resulta na redução da concentração de sódio e cloreto no lúmen tubular e no aumento da concentração de cada um deles no líquido intersticial. O gradiente de concentração pelo epitélio tubular é estabelecido, tornando-se multiplicado em direção longitudinal pelo mecanismo de contracorrente. Os ductos coletores são responsivos à vasopressina, e, na sua presença, tornam-se altamente permeáveis à água. Líquido tubular se equilibra com o interstício hiperosmótico, resultando em urina hipertônica (concentrada). Na ausência de vasopressina, os ductos são relativamente impermeáveis à água. Nesse caso, sódio e cloreto foram reabsorvidos

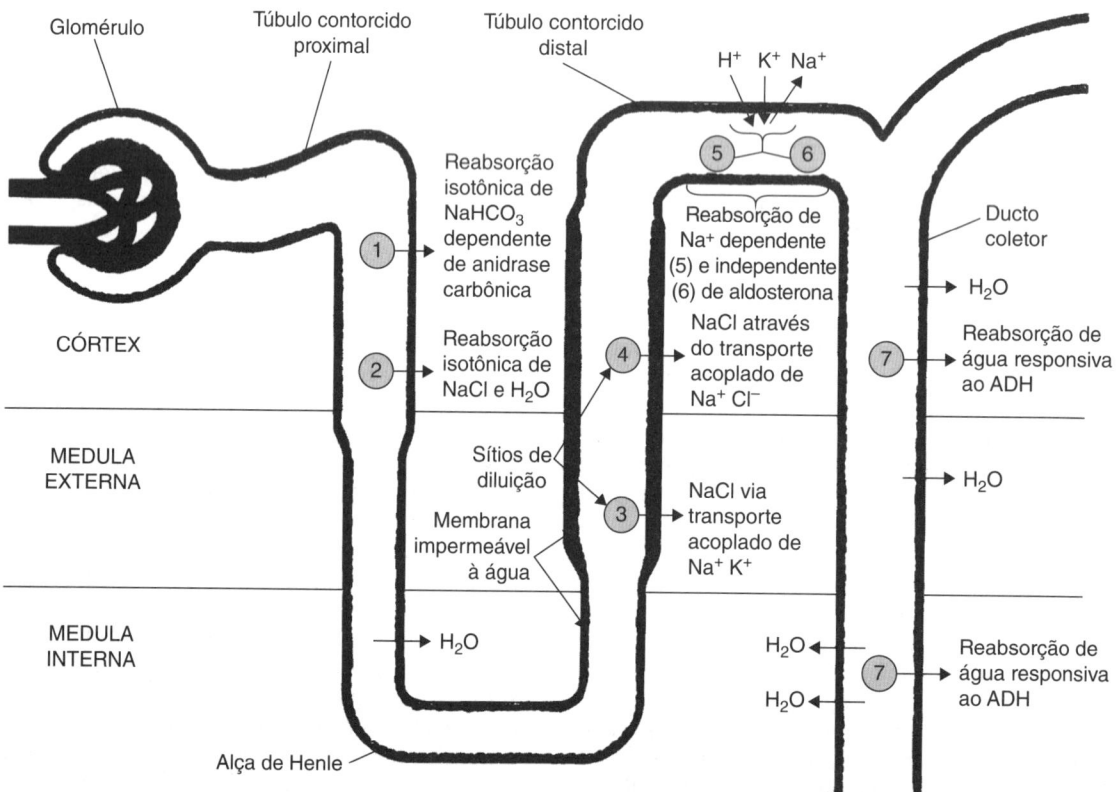

Figura 23.2 Processos funcionais para regulação do transporte de sal e água em um néfron. Fonte: Thier, 1987. Reproduzida, com autorização, de Taylor e Francis.

proximalmente ao ducto coletor, o líquido tubular é hiposmótico e a urina eliminada é diluída (Thier, 1987).

A reabsorção renal de sódio no néfron distal é aumentada pela aldosterona, um mineralocorticoide sintetizado na zona glomerulosa do córtex suprarrenal. A aldosterona é produzida e liberada em resposta à estimulação por angiotensina II, hiperpotassemia e redução da ingestão dietética de sódio. O hormônio adrenocorticotrófico (ACTH) e a hiponatremia têm papéis permissivos na promoção da secreção de aldosterona. O aumento da ingestão de sódio dietético e do peptídio natriurético atrial (PNA) diminuem a produção de aldosterona. O PNA, um polipeptídio liberado a partir de miócitos atriais e ventriculares em resposta à distensão atrial em associação à expansão do volume, causa relaxamento da musculatura lisa vascular, inibe a produção de aldosterona nas glândulas suprarrenais e bloqueia a produção de angiotensina II. Resultados de estudos sugerem que o hormônio da paratireoide (PTH) é necessário para aumentar a secreção de PNA em resposta à sobrecarga aguda de volume em ratos. O PTH pode ter papel importante na regulação da homeostase de líquidos por meio do controle do PNA (Geiger *et al.*, 1992).

Em geral, o cloreto é reabsorvido com sódio pelo néfron. Conforme notado previamente, o cloreto é trocado na taxa de 1 Na^+:1 K^+:2 Cl^- no ramo ascendente espesso da alça de Henle durante a reabsorção de sódio. Uma vez que o cotransportador nessa troca tem afinidade muito alta tanto pelo Na^+ quanto pelo K^+, a concentração de Cl^- luminal normalmente constitui a etapa limitada pela taxa na entrada de NaCl na célula (Gregor e Velazquez, 1987). Processos ativos e passivos adicionais contribuem para a reabsorção proximal de Cl^- nos túbulos renais. A troca de cloreto por formato parece ocorrer pelo trocador de ânions na membrana luminal. Concentrações do formato filtrado se combinam com H^+ para formar ácido fórmico (HF) no lúmen tubular. Uma vez que o HF não apresenta carga, ele se move livremente pelas células tubulares. Dois mecanismos adicionais preparam o cenário para conversão de HF de volta ao formato de H^+. Primeiro, bombas de Na^+, K^+-ATPase basolaterais mantêm baixa concentração intracelular de sódio, o que, por sua vez, permite a troca contínua de Na^+-H^+ pela membrana luminal. Conforme o Na^+ é reabsorvido e o H^+ secretado, o interior da célula é deixado com menor $[H^+]$ que o lúmen tubular. Sob essas condições, HF é convertido de volta a H^+ e formato, propiciando a troca cloreto-formato contínua. O cloreto reabsorvido retorna para o LEC pela membrana basolateral por canais seletivos de Cl^- e cotransportador K^+-Cl^- (Rose, 1994). Mecanismos de transporte adicionais nas células do tipo B intercaladas nos túbulos coletores corticais podem trocar bicarbonato por cloreto. O gradiente de concentração do cloreto é favorecido para dentro (concentrações luminais maiores do que dentro da célula) e, presumivelmente, fornece a energia para secreção de bicarbonato por esse mecanismo (Bastani *et al.*, 1991).

A compreensão do mecanismo para regulação renal do equilíbrio ácido-base e do transporte de eletrólitos está cada vez mais dependente do uso de camundongos transgênicos, nos quais a função e a regulação de proteínas de transporte-chave podem ser avaliadas (Cantone *et al.*, 2006).

Distúrbios do equilíbrio de água, sódio e cloreto

Tipos de desidratação

A desidratação pode ser considerada em três categorias gerais: hipertônica, isotônica e hipotônica. Perda de água pura e perda

de líquido hipotônico levam à desidratação hipertônica. Conforme água pura é perdida a partir do LCE, o líquido passa do compartimento intracelular para extracelular em resposta ao aumento da osmolalidade. A distribuição proporcional resultante do volume perdido resulta em menos sinais de depleção de volume detectáveis clinicamente no paciente. Causas de desidratação associadas a déficit de água pura incluem hipodipsia em razão de doenças neurológicas, diabetes insípido, perdas respiratórias durante exposição a temperaturas elevadas, febre e acesso inadequado à água.

A perda de líquido hipotônico, em comparação à de água pura, resulta em maior depleção do volume do LEC, uma vez que há menor pressão osmótica para puxar volume do espaço intracelular. Perdas de líquido hipotônico são comuns e foram subclassificadas como extrarrenais e renais. Perdas extrarrenais podem incluir gastrintestinais (p. ex., vômitos e diarreia) ou perdas para o terceiro espaço (p. ex., pancreatite, peritonite, como resultado de cirurgia ou lesão cutânea). "Terceiro espaço" é um termo usado para descrever o extravasamento de líquido do compartimento vascular para espaços extravasculares. Conforme a tonicidade do líquido perdido se aproxima ou excede a osmolalidade plasmática normal (aproximadamente 300 mOsm/kg), depleção desproporcional do LEC causa sinais clínicos mais evidentes de desidratação. A depleção de volume seria provavelmente mais aparente clinicamente em casos de perda de líquido hipertônico.

Na Tabela 23.5, são apresentadas estimativas do percentual de desidratação com base em sinais clínicos. A elasticidade da pele representa um indicador útil do estado de hidratação. Entretanto, a idade do animal, a condição corporal e a técnica usada para avaliar a elasticidade podem afetar a avaliação da hidratação. Com o avanço da idade ou a caquexia, a perda de gordura e proteína podem contribuir para a redução da elasticidade cutânea não relacionada com a hidratação. Em contrapartida, animais obesos provavelmente retêm a elasticidade da pele por mais tempo diante da desidratação. Possivelmente como resultado de variações na quantidade de elastina da pele, algumas espécies apresentam alterações menores na elasticidade para determinado grau de desidratação, aspecto que pode ser clinicamente importante em equinos. Enquanto membranas mucosas secas são capazes de indicar desidratação, respiração de boca aberta associada à doença respiratória pode causar ressecamento da membrana mucosa que causa confusão. O grau de enoftalmia é considerado um parâmetro muito útil na avaliação da desidratação em grandes animais.

Tabela 23.5 Achados físicos na desidratação.

Percentual de desidratação	Sinais clínicos
4 ou menos	Histórico de perda de líquidos, membranas mucosas ainda úmidas, evidência de sede
5 a 6	Perda de elasticidade cutânea súbita, ligeiro retardo no retorno da pele à posição normal, pelame opaco, membranas mucosas ligeiramente secas, mas a língua ainda está úmida
7 a 8	Retardo definitivo da pele à posição normal, tanto membranas mucosas quanto língua podem estar secas, globo ocular pode estar macio e retraído, ligeiro prolongamento do tempo de preenchimento capilar
9 a 11	Turgor cutâneo não retorna à posição normal, prolongamento definitivo do tempo de preenchimento capilar, olhos definitivamente retraídos nas órbitas, todas as membranas mucosas secas, pode haver sinais de choque como taquicardia, extremidades frias, pulso rápido e fraco
12 a 15	Sinais definitivos de choque e colapso circulatório, morte iminente

Por exemplo, a mensuração do espaço entre o globo ocular e a órbita foi incluída como guia para avaliar a desidratação em bezerros neonatos. Um espaço menor do que 0,5 cm está correlacionado com a desidratação de 9 a 10%, e um espaço maior que 0,5 cm sugere perda da hidratação de 11 a 12% (Naylor, 1996). Um estudo em bezerros diarreicos avaliou muitos parâmetros clínicos e laboratoriais para identificar quais eram mais úteis na determinação da desidratação. Fatores avaliados incluíram grau de enoftalmia, duração da prega cutânea no pescoço, tórax e pálpebras superior e inferior, frequência cardíaca, pressão venosa central, temperatura periférica (extremidades) e do *core*, hematócrito, hemoglobina e concentração de proteína plasmática. O melhor preditivo do grau de desidratação consistiu na extensão da enoftalmia, elasticidade da pele no pescoço e tórax e concentração de proteína plasmática (Constable, 1998). Parâmetros laboratoriais como hematócrito, proteína plasmática e osmolalidade com frequência são úteis, mas a avaliação deve incluir consideração de possíveis distúrbios preexistentes, como anemia ou hipoproteinemia, que podem confundir a interpretação. Se o peso corporal prévio for conhecido, alterações em série no peso são consideradas muito úteis, além de uma mensuração precisa na determinação do grau de desidratação.

Hipernatremia

Como cátion mais importante e abundante no LEC, o sódio é essencial para a manutenção adequada dos potenciais de membrana, a deflagração dos potenciais de ação e, de acordo com a teoria da diferença de íons fortes, a manutenção do equilíbrio

ácido-base. A concentração plasmática de sódio e osmolalidade plasmática geralmente varia em paralelo, uma vez que o sódio está associado a ânions, compondo mais de 95% da osmolalidade plasmática. A concentração plasmática de sódio reflete a razão de concentração de íons sódio corporal em relação à ACT. Já a concentração corporal total de sódio independe da concentração plasmática de sódio, podendo estar aumentada, diminuída ou inalterada na presença de hiper ou hiponatremia.

Sinais clínicos associados às alterações na concentração de sódio sérico são mais relacionados com a rapidez de alteração que a magnitude de aumento ou diminuição da concentração de sódio. Hipernatremia (p. ex., concentração de sódio > 155 mEq/ℓ em cães) e hipertonicidade do LEC podem ser causadas por perda de água pura, perda de líquido hipotônico (extrarrenal ou renal) ou pelo ganho de soluto impermeável contendo sódio (Figura 23.3). Em geral, sinais clínicos de hipernatremia são observados em cães e gatos conforme a concentração de sódio se aproxima e excede 170 mEq/mℓ, estando relacionados com o movimento osmótico de água para fora das células. Efeitos negativos de desidratação celular são mais acentuados no cérebro e provocam déficits neurológicos característicos associados à hipernatremia, que incluem comportamento e estado mental anormais, ataxia, convulsões e coma. Quanto mais rapidamente a água se deslocar para fora das células do cérebro, maior a chance de diminuição do volume cerebral, levando à ruptura de vasos cerebrais e hemorragias focais (Arieff e Guisado, 1976). Se a concentração de sódio ou a concentração de soluto impermeável contendo sódio aumentar

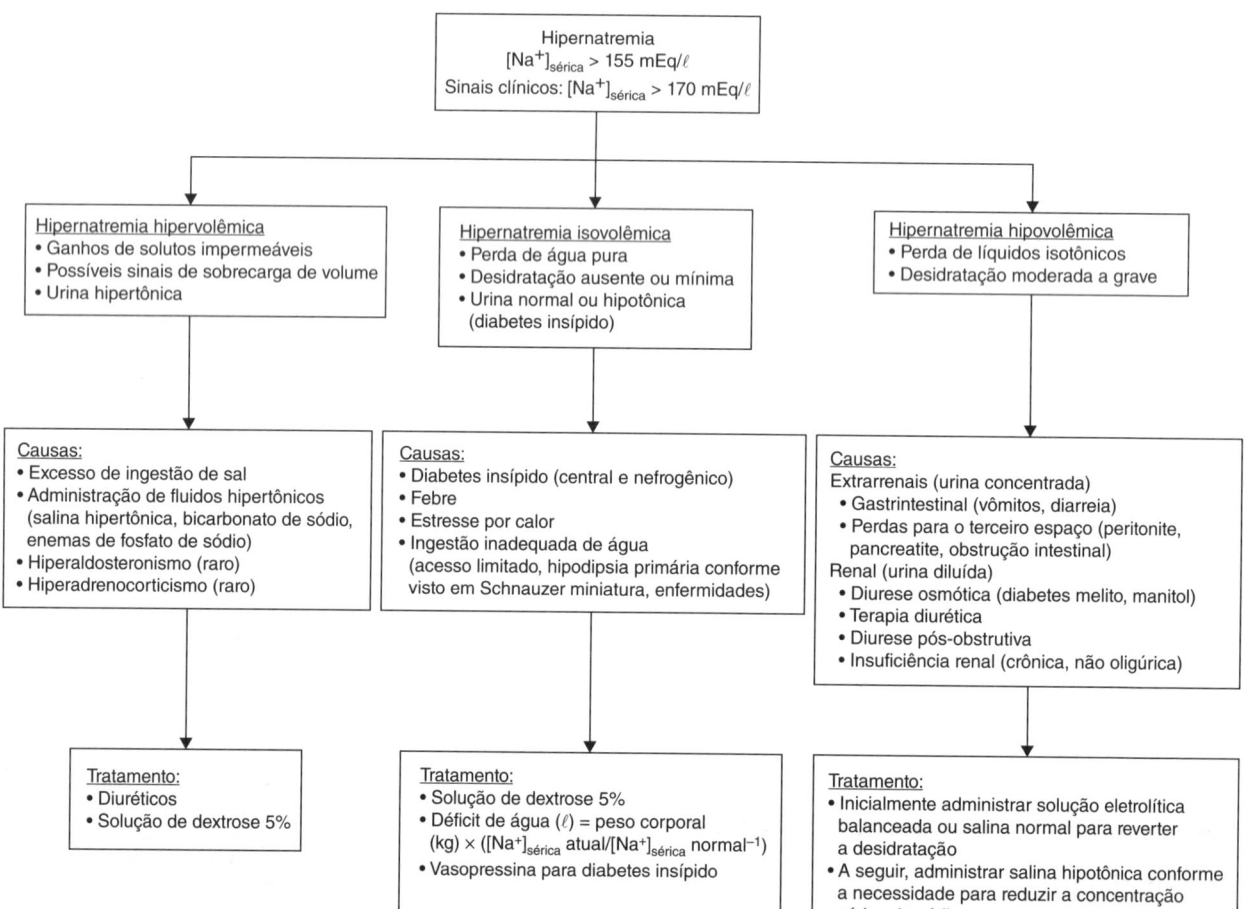

Figura 23.3 Resumo da classificação, das causas e do tratamento da hipernatremia (ver o texto para detalhes adicionais de tratamento).

lentamente, o cérebro tenta se adaptar ao estado hipertônico por meio da produção de solutos intracelulares (p. ex., açúcares, aminoácidos) conhecidos como osmoles "idiogênicos". A produção dessas substâncias osmoticamente ativas protege a célula por meio da retenção do volume intracelular e evita a desidratação celular. Além dos déficits neurológicos, outros sinais clínicos de hipernatremia incluem sede, anorexia, letargia, vômitos e fraqueza muscular. Se a hipernatremia for relacionada com perda de líquido hipotônica, então sinais clínicos de desidratação (conforme descrito anteriormente) podem estar presentes. Se o ganho de sódio causou a hipernatremia, a sobrecarga de volume pode representar um problema, sobretudo em pacientes com doença cardíaca.

A restauração do volume do LEC e da tonicidade tem importância primária no tratamento da hipernatremia. A reposição de volume deve ser realizada lentamente para evitar mudanças rápidas na osmolalidade plasmática. Em geral, a taxa de administração de fluidos é determinada pela taxa de início da hipernatremia. Ao tratar hipernatremia crônica, a concentração sérica de sódio deve cair em uma taxa que não exceda 0,7 mEq/ℓ/h (O'Brien, 1995). Se a osmolalidade plasmática cair rapidamente, água pode ser atraída para o espaço intracelular por osmoles idiogênicos, resultando no desenvolvimento de edema cerebral.

Pacientes com hipernatremia clínica com frequência também estão desidratados e precisarão de volumes de reanimação. Combinações customizadas de fluidos podem ser designadas para reduzir gradualmente a concentração de sódio enquanto conseguem fornecer taxas altas de fluido para reposição do volume. No caso de perda de água pura, o volume pode ser reposto com dextrose 5% em água no decorrer de um período de 48 a 72 h. Uma vez que a dextrose entra nas células e é metabolizada, a administração de dextrose a 5% é essencialmente a reposição de água pura. O uso de uma mistura 1:1 de solução salina normal com dextrose 5% produz uma solução isotônica de dextrose a 2,5%, solução salina 0,45% que também foi utilizada, a qual reduz a tonicidade plasmática mais lentamente e diminui as chances de edema cerebral. A perda de líquido hipotônico geralmente deve ser reposta com solução isotônica cristaloide. Se a hipernatremia resultou da adição de sódio ou soluto contendo sódio impermeável, então a administração de dextrose 5% e água deve ser realizada cuidadosamente para evitar edema pulmonar. Diuréticos podem ser úteis para promover salurese (excreção de sódio) conforme o volume do LEC é restaurado (Marks, 1998).

A avaliação e o tratamento da hipernatremia em gatos criticamente doentes foram revisados com ênfase na importância do monitoramento cuidadoso e no reconhecimento precoce de sinais para desfecho terapêutico positivo (Temol *et al.*, 2004).

Hiponatremia

Causas de hiponatremia (< 135 a 140 mEq de sódio/ℓ) são mais bem categorizadas quando da consideração de duas variáveis adicionais: osmolalidade e hidratação. Conforme indicado na Figura 23.4, as causas mais comuns de hiponatremia são acompanhadas por diminuição na osmolalidade plasmática (< 290 mOsm/kg), com ou sem depleção de volume. Se houver depleção de volume com hiponatremia, então a perda de sódio corporal excedeu a perda de água. Respostas fisiológicas à hipovolemia levam ao prejuízo à excreção de água e diluição relativa do sódio remanescente nos líquidos corporais. Hipovolemia causa diminuição da perfusão renal e TFG, promovendo

diminuição na excreção de água. O movimento mais lento do filtrado pelos túbulos renais aumenta a reabsorção isosmótica de sal e água nos túbulos proximais e diminui a apresentação de líquido tubular em sítios de diluição distais. Adicionalmente, hipovolemia leva à liberação de vasopressina, prejudicando ainda mais a eliminação de água. Por fim, a sede relacionada com a hipovolemia resulta no consumo de líquidos com baixa concentração de sódio que também diluem o sódio plasmático existente (DiBartola, 1992c).

Hiponatremia acompanhada por hipervolemia e baixa osmolalidade plasmática ocorre em distúrbios clínicos nos quais há percepção fisiológica de depleção de volume por detectores de volume *in vivo*. A resposta fisiológica consiste na expansão de volume. Por exemplo, na insuficiência cardíaca congestiva, a diminuição do débito cardíaco é sentida como depleção de volume por barorreceptores. A liberação da vasopressina prejudica a excreção de água, levando à expansão do volume vascular. A diminuição do volume circulante efetivo e a diminuição da perfusão renal também resultam na ativação do sistema renina-angiotensina-aldosterona. O incremento da retenção renal de sódio contribui para expandir o volume vascular. Na cirrose e na síndrome nefrótica, hipoalbuminemia e diminuição da pressão oncótica podem contribuir para a diminuição do volume circulante efetivo e, por fim, liberação de vasopressina e expansão de volume. Outras características de doença hepática e renal também contribuem para reduzir o volume circulante e/ou prejuízo à excreção de água (DiBartola, 1992c).

A hiponatremia é relativamente menos comum quando associada ao aumento na osmolalidade plasmática. A causa mais comum de diminuição da concentração de sódio na presença de aumento de osmolalidade plasmática reside no aumento da concentração de glicose circulante associada ao diabetes melito – cada 100 mg/dℓ de aumento na glicose resulta em diminuição mensurada da concentração de sódio sérico de 1,6 mEq/ℓ (Katz, 1973). Em resposta ao aumento da concentração de glicose sérica, a água passa do compartimento intracelular para o extracelular, resultando em diluição do sódio mensurado. A osmolalidade sérica permanece alta em razão da concentração de glicose elevada. Hiponatremia associada à osmolalidade plasmática normal é referida como pseudo-hiponatremia. A diminuição da concentração de sódio não tem motivação comprovada, mas é quase universalmente relacionada com dificuldades técnicas na mensuração de sódio quando as concentrações de lipídios plasmáticos ou concentrações de proteínas estão altas.

Como na hipernatremia, sinais clínicos de hiponatremia são mais graves se a concentração de sódio se alterar rapidamente em relação a mudanças em um período prolongado. Se as concentrações de sódio e osmolalidade plasmática diminuírem rapidamente, a água sai do LEC para dentro das células. O sistema nervoso central (SNC) é o mais afetado pela mudança rápida de líquido, que, na hiponatremia, resulta no desenvolvimento de edema cerebral. Se o início da hiponatremia for lento, o cérebro pode ajustar o volume celular reduzindo a osmolalidade intracelular e evitando a entrada de água a partir do LEC. Pacientes com hiponatremia crônica também ajustarão a osmolalidade intracelular a uma extensão que sinais clínicos podem não ser óbvios, mesmo que as concentrações de sódio estejam muito baixas.

O tratamento da hiponatremia varia de acordo com a etiologia do distúrbio. Os objetivos do tratamento consistem em manejar a doença subjacente e, se necessário, aumentar a concentração sérica de sódio e osmolalidade. A infusão com soluções

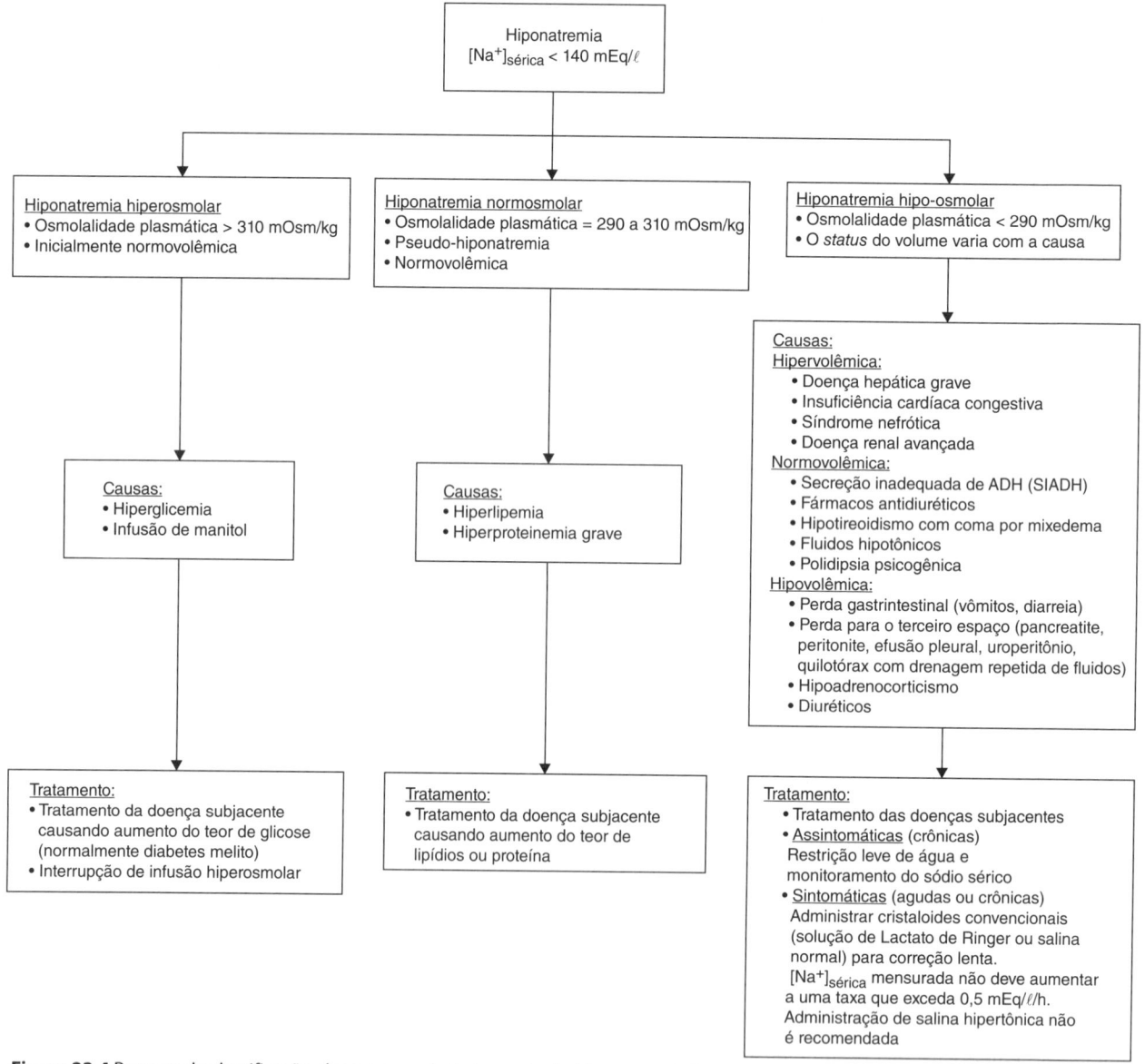

Figura 23.4 Resumo da classificação, das causas e do tratamento de hiponatremia (ver o texto para detalhes adicionais do tratamento).

cristaloides convencionais (p. ex., salina normal ou solução de Lactato de Ringer) é relatada como realizando reposição de sódio e de volume em pacientes hiponatrêmicos hipovolêmicos (DiBartola, 1992c). O uso de soluções salinas hipertônicas não é recomendado, uma vez que a reposição rápida da hiponatremia pode ser mais deletéria que vantajosa. A hiponatremia crônica, na qual o cérebro está ajustado à redução na osmolalidade e na concentração de sódio, deve ter tratada com cautela para evitar a desidratação e a lesão cerebral, incluindo síndrome de desmielinização osmótica. Esta, com frequência, ocorre muitos dias após a correção da hiponatremia e resulta de áreas de desmielinização causadas por aumentos na concentração sérica de sódio ocasionados pelo tratamento. Cães com hiponatremia crônica assintomática são mais bem tratados por restrição leve do consumo de água e monitoramento da concentração sérica de sódio. Cães crônicos sintomáticos devem ser tratados de modo que a taxa de aumento da concentração sérica de sódio não exceda 10 a 12 mEq/ℓ/dia (0,5 mEq/ℓ/h) (DiBartola, 1998). Novamente, o objetivo terapêutico mais importante no tratamento da hiponatremia deve ser tratar a doença subjacente.

Hipercloremia

Com frequência, a perda de líquido associada à diarreia do intestino delgado resulta em perda maior de HCO_3^- que de cloreto em razão da perda de secreções pancreáticas alcalinas e de bile e pela secreção de HCO_3^- em troca de Cl^- no íleo. A acidose metabólica hiperclorêmica resultante se caracteriza por ânion *gap* normal. Causas adicionais e tratamento para acidose metabólica hiperclorêmica serão considerados subsequentemente ao se tratar da acidose metabólica. Recomenda-se a discussão sobre hipernatremia para tratamento de hipercloremia associada à perda de água livre.

Hipocloremia

Pode ser observada em pacientes com perdas de líquido em decorrência de vômitos ou administração excessiva de diuréticos, casos em que a alcalose metabólica hipoclorêmica pode se desenvolver em razão da perda excessiva de cloreto, levando à diminuição do Cl^- filtrado nos túbulos renais. Conforme discutido anteriormente, a atividade de cotransportadores de

Na^+-K^+-$2Cl^-$ na membrana luminal das células da mácula densa é determinada, principalmente, pela disponibilidade de Cl^-. Na hipocloremia, menos Cl^- é entregue, resultando em menor reabsorção de NaCl, promoção da liberação de renina levando ao hiperaldosteronismo secundário e aumento da secreção distal de H^+. Se ocorrer mais reabsorção de Na^+, então Na^+ deve ser acompanhado por um ânion que não o cloreto – normalmente o bicarbonato – ou trocado por um cátion excretado (H^+ ou K^+). Ainda, a secreção de bicarbonato em troca do cloreto, que se acredita ocorrer em células intercaladas dos túbulos coletores corticais, diminuirá, uma vez que esse processo presumivelmente é estimulado pelo gradiente de Cl^- favorável para dentro. Conforme a [Cl^-] luminal diminui, o gradiente é dissipado e o bicarbonato é retido no sistema. Todos os mecanismos seguintes promovem a retenção de bases e excreção de H^+, promovendo a alcalose metabólica hipoclorêmica (Rose, 1994). O tratamento com fluidos repletos de cloreto, como solução salina normal, geralmente é adequado para resolver alcalose responsiva a cloretos. A depleção de potássio também pode promover alcalose metabólica e deve ser abordada conforme necessário pela adição de cloreto de potássio ao fluido.

POTÁSSIO

Homeostase

Como principal cátion intracelular, a concentração de potássio dentro (145 mEq/ℓ) e fora (3,5 a 5,5 mEq/ℓ) da célula é mantida pela bomba de Na^+/K^+ ATPase. Sob circunstâncias normais, cada bomba transporta ativamente três íons de sódio para fora e dois íons de potássio para dentro da célula, mas a razão pode mudar, conforme as circunstâncias. A razão de concentração de potássio intra para extracelular ($[K^+]_i/[K^+]_o$) constitui o principal determinante do potencial de repouso da membrana. O potencial de repouso da membrana é crucial para a excitabilidade normal da membrana associada à condução cardíaca, contração muscular e transmissão do impulso nervoso.

A ingestão dietética normal de potássio é muito maior que as necessidades do corpo. Aproximadamente 90% dessa ingestão é excretada na urina, com o restante que não é necessário eliminado nas fezes. A concentração plasmática de potássio é determinada pelo movimento de potássio para dentro ou para fora das células. Dois fatores importantes que estimulam o transporte de potássio para dentro das células compreendem a insulina e a estimulação beta-adrenérgica (Clausen e Flatman, 1987). A aldosterona representa o principal determinante da secreção de potássio por meio das superfícies epiteliais tubulares renais.

Regulação renal da excreção de potássio

A maior parte do potássio filtrado (60 a 80%) é reabsorvida no túbulo proximal. No início do túbulo proximal, o potássio entra na célula tubular pela superfície luminal por transporte ativo. A concentração intracelular de potássio é alta, e o lúmen do túbulo é negativamente carregado em relação ao interior das células tubulares proximais iniciais. O potássio sai passivamente pela membrana basolateral da célula tubular por um gradiente de concentração químico favorável. Na região média à terminal do túbulo proximal, o lúmen tubular é relativamente carregado mais positivamente que no interior da célula tubular, o que favorece a reabsorção passiva de potássio. O potássio deixa novamente o lado basolateral da célula tubular por um gradiente de concentração. A reabsorção do potássio por células intercaladas no néfron distal é similar ao processo no início do túbulo

proximal, envolvendo o transporte ativo na membrana da célula luminal seguido por difusão passiva a partir da membrana basolateral da célula. A secreção tubular de potássio é mediada pela aldosterona e ocorre no néfron distal (parte final do túbulo distal ou túbulo conector do sistema do ducto coletor), principalmente nas células "principais" dos túbulos coletores. Informações adicionais quanto aos mecanismos do sistema de reabsorção e secreção dos ductos coletores são apresentadas no Capítulo 24 (Figura 24.2). As células principais são ricas em Na^+, K^+-ATPase e respondem à aldosterona por meio do aumento do número e da atividade de bombas Na^+, K^+-ATPase na membrana basolateral. O aumento da permeabilidade da membrana luminal ao sódio faz com que o lúmen se torne mais negativo em relação ao interior das células tubulares e aumenta a permeabilidade luminal ao potássio. Isso facilita a secreção de potássio para dentro do lúmen tubular. A Na^+, K^+-ATPase estimulada pela aldosterona bombeia ativamente potássio para fora do fluido peritubular pela membrana basolateral da célula tubular. O movimento de potássio a partir da célula tubular através da membrana luminal e para dentro do lúmen tubular é favorecido pela negatividade relativa do lúmen quando comparado ao interior da célula do túbulo distal (Black, 1993).

Quando a concentração plasmática de potássio é baixa, a secreção de potássio pelas células principais é reduzida enquanto a secreção de íons hidrogênio pode ser aumentada. A reabsorção ativa de potássio pelas células intercaladas no néfron distal também é estimulada pelo déficit de potássio. Um fator adicional que afeta o movimento de potássio pelas células tubulares está relacionado com a taxa de fluxo tubular. O fluxo rápido do filtrado pelos túbulos maximiza o gradiente de concentração de potássio entre o interior da célula tubular e o lúmen do túbulo e aumenta a excreção de potássio. Uma redução do fluxo tubular retarda a secreção, permitindo que um aumento relativamente maior da concentração de potássio seja mantido no lúmen do túbulo distal (DiBartola e Autran de Morais, 1992).

Distúrbios do equilíbrio de potássio

Distúrbios do equilíbrio de potássio têm efeitos acentuados sobre as membranas excitáveis. A diferença entre o potencial de membrana de repouso e o potencial de membrana necessário para despolarização (potencial limiar) determina a excitabilidade da célula. A hipopotassemia torna o potencial de repouso mais negativo, levando, assim, à hiperpolarização da célula e ao aumento da diferença entre potenciais de repouso e limiar. Já a hiperpotassemia faz com que o potencial de membrana de repouso se torne mais positivo, hipopolarizando a célula e causando hiperexcitabilidade. Na hiperpotassemia, se o potencial de repouso diminui para menos que o potencial limiar, a célula despolariza, mas é incapaz de repolarizar, resultando em perda da excitabilidade da célula (DiBartola e Autran Morais, 1992). No músculo cardíaco, isso resulta em parada diastólica; na musculatura lisa vascular, a hiperpotassemia causa vasoconstrição.

Alterações no pH afetam a distribuição do potássio entre o LIC e o LEC. Quando há acidose, o potássio se move para fora das células em troca de hidrogênio, que se move em sentido intracelular. No túbulo distal, mais hidrogênio e relativamente menos potássio podem ser trocados por sódio na membrana luminal, levando à redução da excreção de potássio. Com base nesses princípios gerais, uma regra clínica prevê que cada 0,1 unidade de diminuição do pH será acompanhada por aumento de 0,6 mEq/ℓ na concentração sérica de potássio.

Em contrapartida, na alcalose, o potássio tende a se mover para dentro da célula em troca pelo movimento extracelular de hidrogênio. Acreditava-se que a hipopotassemia promovia alcalose, uma vez que menos potássio está disponível para troca por sódio no túbulo distal. Em contrapartida, trocas de sódio por hidrogênio na membrana luminal levam, por fim, à necessidade de bicarbonato e aumento do pH sistêmico. Ao mesmo tempo que o pH sistêmico está aumentando, íons hidrogênio sequestrados são trocados por sódio, levando à diminuição do pH urinário.

Embora os princípios descritos sejam comumente considerados e amplamente aplicados clinicamente, não está claro que essas explicações sejam adequadas. Na acidose, o efeito da alteração do pH sobre a translocação de potássio varia com a natureza de ânions ácidos, o pH sanguíneo e a concentração de HCO_3^-, a osmolalidade, a atividade hormonal e as funções hepática e renal (DiBartola e Autran Morais, 1992). Embora mudanças na concentração sérica de potássio tenham sido documentadas durante a acidose mineral aguda causada por HCl ou NH_4Cl (Adrogue e Madias, 1981), acidose metabólica aguda causada por ácidos orgânicos não aumentou a concentração sérica de potássio conforme previsto (Oster *et al.*, 1980; Adrogue e Madias, 1981). Sob determinadas condições (p. ex., cetoacidose diabética), hiperpotassemia pode ser mais diretamente associada a hiperosmolalidade e deficiência de insulina que a acidose propriamente dita. Na acidose láctica, o aumento da concentração sérica de potássio pode ser resultado da liberação de potássio intracelular causada por lise celular associada à diminuição da perfusão periférica (Black, 1993). Acidose metabólica associada tanto a minerais quanto a ácidos orgânicos pode estimular direta ou indiretamente a secreção de aldosterona. Os efeitos da aldosterona facilitam a excreção da carga ácida e, presumivelmente, o potássio, embora um estudo tenha falhado em mostrar qualquer alteração na concentração sérica de potássio (Perez *et al.*, 1980).

Estudos iniciais quanto aos efeitos da hipopotassemia no equilíbrio ácido-base podem ter negligenciado o papel-chave da depleção de cloreto como causa da acidose metabólica (DiBartola e Autran de Morais, 1992). Quando a depleção de potássio puro é criada iatrogenicamente em ratos, o resultado é alcalose metabólica. Entretanto, em cães, o déficit de potássio com teores de cloreto normais promove a acidose metabólica, provavelmente em razão do defeito de acidificação tubular renal distal (Garella *et al.*, 1979).

Hiperpotassemia

O potássio corporal total pode ser normal, diminuído ou aumentado com a hiperpotassemia. Em geral, os sinais clínicos de hiperpotassemia (> 7,5 mEq/ℓ) são associados a alterações na excitabilidade de membrana e mais graves quando de um aumento rápido de potássio. Podem ocorrer fraqueza muscular, tremores e irritabilidade. Efeitos cardíacos determinados eletrocardiograficamente podem incluir extrassístoles, bloqueios de condução intraventricular, ondas T de pico alto, alteração do intervalo QT, alargamento do intervalo QRS, diminuição da amplitude ou desaparecimento das ondas P, depressão do segmento ST, assistolia ventricular ou fibrilação.

Na Tabela 23.6, há um resumo das causas de hiperpotassemia, sendo as mais comuns relacionadas com a diminuição da excreção urinária de potássio. Pseudo-hiperpotassemia relacionada com a hemólise pode ocorrer em espécies que apresentam alta concentração eritrocitária de potássio, similarmente aos

seres humanos. Cães, ovinos e bovinos podem ser alocados em dois grupos com base na atividade de Na^+, K^+-ATPase na membrana dos eritrócitos. Aqueles animais com alta atividade e altas concentrações de potássio intracelular estão sob risco de hiperpotassemia causada por hemólise. É improvável que animais com baixa atividade e baixa concentração intracelular de potássio determinada geneticamente sofram de pseudo-hiperpotassemia, uma vez que a concentração de potássio nos eritrócitos se assemelha àquela encontrada no LEC (DiBartola e Autran de Morais, 1992).

Os efeitos de muitos grupos diferentes de fármacos podem impactar a concentração sérica de potássio. Uma vez que a captação de potássio por células é mediada, em parte, por catecolaminas nos betarreceptores, betabloqueadores reduzem o movimento intracelular de potássio e aumentam as concentrações de potássio no LEC.

Inibidores da enzima conversora de angiotensina (ECA) podem causar hiperpotassemia por interferência na secreção de aldosterona mediada por angiotensina II. Inibidores de prostaglandinas, heparina e diuréticos poupadores de potássio selecionados (p. ex., espironolactona) aumentam o potássio sérico por meio da redução da secreção de aldosterona ou por bloqueio da sua atividade. Em muitos casos, fármacos sozinhos podem não ter efeito acentuado na concentração sérica de potássio, mas, se combinados com o aporte de potássio ou diminuição da função renal, são capazes de causar hiperpotassemia clinicamente significativa.

O tratamento da hiperpotassemia varia conforme a gravidade da condição em termos de magnitude e rapidez do início. O tratamento emergencial é indicado se a concentração de potássio aumentar rapidamente e exceder 6 a 8 mEq/ℓ (Phillips e Polzin, 1998). Concentrações séricas de potássio menores que essas geralmente não induzem cardiotoxicidade que represente risco de morte, podendo ser tratadas com administração de fluidos livres de potássio. Tratamento mais agressivo é necessário se sinais eletrocardiográficos sugerirem toxicidade. Na Tabela 23.7, estão descritas possíveis medidas adicionais para o tratamento de hiperpotassemia grave, algumas direcionadas para o aumento do movimento de potássio a partir

Tabela 23.6 Causas de hiperpotassemia. Fonte: Adaptada de DiBartola, 1992a. Reproduzida, com autorização, de Elsevier.

Diminuição da excreção
  Obstrução uretral
  Ruptura da bexiga
  Insuficiência renal oligúrica ou anúrica
  Hipoadrenocorticismo
  Doença gastrintestinal (p. ex., tricuríase, salmonelose, úlcera duodenal perfurada)
  Quilotórax com drenagem repetida da efusão pleural
  Fármacos:
  • Inibidores de ECA (p. ex., captopril, enalapril)
  • Fármacos que contêm potássio (p. ex., cloreto de potássio)
  • Fármacos poupadores de potássio (p. ex., espironolactona, amilorida, triantereno)
  • Fármacos anti-inflamatórios não esteroidais
  • Heparina
Translocação a partir do líquido intracelular para extracelular
  Acidose mineral aguda (p. ex., administração de HCl ou NH_4Cl)
  Deficiência de insulina (p. ex., cetoacidose diabética)
  Isquemia e reperfusão
  Fármacos (p. ex., propranolol)
  Síndrome da lise tumoral aguda
  Paralisia periódica hiperpotassêmica (rara)
Aumento da ingestão (raro)
Pseudo-hiperpotassemia
  Trombocitose
  Hemólise

Tabela 23.7 Considerações terapêuticas no tratamento de hiperpotassemia grave.

Estabelecer o acesso venoso e administrar fluidos deficientes em potássio

Interromper a ingestão de potássio, incluindo fármacos que podem promover hiperpotassemia

Administrar os seguintes, conforme necessário:
- NaHCO$_3$ (0,5 a 1 mEq/kg IV lentamente) se o animal estiver acidótico
- Gliconato de cálcio (solução a 10%; 0,5 a 1 mℓ/kg IV lentamente até 10 mℓ no máximo)
- Glicose (solução a 20%; 0,5 a 1 g/kg IV)
- Insulina (0,5 UI/kg) e glicose (solução 20%; 1 g/kg; administrar metade em *bolus* IV e o restante infundido no decorrer de 2 h)

Diuréticos excretores de potássio (furosemida; clorotiazida, hidroclorotiazida)

Poliestireno sódico (20 g com 100 mℓ de sorbitol 20%) per os ou 50 g em 100 a 200 mℓ de água (enema de retenção)

Diálise peritoneal (último recurso)

do compartimento extracelular para o intracelular (ou seja, glicose, insulina e bicarbonato de sódio), enquanto outras para a redução do potássio do LEC pelo incremento da excreção renal (p. ex., diuréticos), ou redução da absorção gastrintestinal (ou seja, resinas ligadoras de potássio administradas por via oral, como poliestireno sulfonato de sódio).

O tratamento com gliconato de cálcio está incluído como parte do tratamento emergencial de hiperpotassemia, pois alterações na excitabilidade de membrana associadas a alterações no potássio podem ser exacerbadas por anormalidades no cálcio ionizado. O cálcio ionizado afeta o potencial limiar de uma membrana e, quando o cálcio está reduzido, traz o limiar para mais perto do potencial de repouso da membrana, resultando em maior excitabilidade da membrana. Um aumento do cálcio ionizado tem o efeito oposto na excitabilidade da membrana pelo aumento do potencial limiar, dificultando a despolarização. Assim, a hipocalcemia exacerba hiperpotassemia, enquanto hipercalcemia contrapõe a hiperpotassemia.

Hipopotassemia

Uma vez que 97% do potássio corporal total é intracelular, a depleção pode ocorrer sem alteração na concentração plasmática de potássio, ou mesmo com aumento, caso haja acidose. Sinais clínicos de hipopotassemia (< 2,5 a 3 mEq/ℓ) podem incluir fraqueza de musculatura esquelética e respiratória e perda de tônus de músculo liso intestinal. Como na hiperpotassemia, ocorrem alterações cardíacas conforme as concentrações de potássio se alteram. Arritmias supraventriculares e ventriculares são mais comumente observadas em animais. Indícios de hipopotassemia no exame eletrocardiográfico (ECG) em humanos são ondas T achatadas ou invertidas, depressão do segmento S-T e o surgimento de ondas U. O prolongamento do intervalo QT e a presença de ondas U foram relatados em cães, mas não observados de forma consistente como em humanos. Cada vez mais, a hipopotassemia é reconhecida como um problema clínico importante em gatos, sobretudo em associação à insuficiência renal crônica, e em animais geriátricos (Phillips e Polzin, 1998). Síndrome de polimiopatia hipopotassêmica felina, caracterizada por fraqueza muscular generalizada associada à hipopotassemia, com frequência se manifesta em gatos como ventroflexão da cabeça e marcha espástica.

O aumento da perda associada ao sistema gastrintestinal ou urinário representa uma causa comum de hipopotassemia (Tabela 23.8). A diferenciação entre causas gastrintestinais e urinárias de hipopotassemia é amplamente obtida por sinais

clínicos e exame físico, embora taxas de excreção fracionada de potássio (EF$_K$) também possam ser úteis. Excreção fracionada de potássio pode ser calculada a partir da seguinte fórmula:

$$EF_K = (U_K/S_K)/(U_{CR}/S_{CR}) \times 100$$

Em que U indica a concentração urinária de potássio (K$^+$) ou creatinina (CR), e S indica concentração sérica.

O tratamento da hipopotassemia é indicado se for esperada perda significativa de potássio com base no histórico e nos sinais clínicos (p. ex., vômitos, diarreia, uso excessivo de diuréticos) ou se houver sinais clínicos de hipopotassemia. A administração adequada de potássio com frequência é necessária com fluidoterapia prolongada. Se aplicável, a suplementação oral de potássio é mais desejável, uma vez que constitui a via mais segura de administração. Se suplementação intravenosa de potássio for necessária, a quantidade administrada deve se basear no estado clínico do animal e no teor mensurado de potássio sérico. A Tabela 23.9 apresenta as doses aproximadas de potássio para o tratamento de hipopotassemia em pequenos animais. De maneira alternativa, pode-se aplicar uma regra na qual 20 mEq/ℓ de potássio são suplementados com monitoramento cuidadoso de alterações na concentração sérica de potássio. Um cuidado importante relacionado com a administração de potássio intravenoso consiste em não exceder a taxa de 0,5 mEq/kg/h. A administração parenteral de potássio deve ser sempre monitorada para assegurar que a taxa de adição de potássio não exceda a taxa de entrada de potássio nas células.

Tabela 23.8 Causas de hipopotassemia. Fonte: Adaptada de DiBartola, 1992a. Reproduzida, com autorização, de Elsevier.

Aumento da perda
Gastrintestinal (EFK < 4 a 6%)
- Vômito persistente do conteúdo gástrico
- Diarreia
Urinário (EFK > 4 a 6%)
- Insuficiência renal crônica em gatos
- Nefropatia hipopotassêmica induzida pela dieta em gatos
- Acidose tubular renal
- Diurese pós-obstrutiva
Excesso de mineralocorticoides circulantes
- Hiperadrenocorticismo
- Hiperaldosteronismo primário (hiperplásico ou neoplásico)
- Diuréticos (que atuam em alça, tiazidas e osmóticos)
- Antibióticos (penicilinas, anfotericina B, aminoglicosídeos)

Translocação do líquido extracelular para intracelular
Alcalemia
Administração de dose excessiva de insulina e fluidos contendo glicose
Hipertireoidismo
Paralisia periódica hiperpotassêmica
Possível complicação de hipotermia

Diminuição da ingestão
Improvável como causa única

Tabela 23.9 Suplementação de potássio no tratamento de hipopotassemia.

Concentração sérica de potássio (mEq/ℓ)	Fluido para suplementação (mEq/ℓ)[a]
3,5 a 4,5	20
3 a 3,5	30
2,5 a 3	40
2 a 2,5	60
< 2	80

[a]Quantidade de potássio a ser adicionada por litro de fluido. Não exceder a taxa de administração de 0,5 mEq K$^+$/kg/h.

PRINCÍPIOS DO METABOLISMO ÁCIDO-BASE

Homeostase

O pH sanguíneo é altamente regulado e normalmente mantido entre 7,38 e 7,42. As funções pulmonar e renal são necessárias para a regulação precisa do pH de todos os fluidos corporais, o sangue e os tecidos extravasculares. Um ácido é definido por Bronsted e Lowry como uma substância que pode fornecer H^+ (prótons) e uma base como uma substância que pode aceitar H^+. Em soluções aquosas, íons H^+ são hidratados; assim, H_3O^+ é considerado um ácido e designado pelo símbolo H^+. O pH sanguíneo compreende o logaritmo negativo da concentração de íons hidrogênio. Embora a concentração de íons hidrogênio não possa ser mensurada diretamente, a atividade de íons hidrogênio pode sê-lo quimicamente utilizando um eletrodo de pH. Em fluidos corporais, a diferença entre a atividade de íons hidrogênio e a concentração de íons hidrogênio é insignificante, motivo pelo qual a concentração de íons hidrogênio e o pH normalmente são apontados em discussões sobre equilíbrio ácido-base. A concentração de íons hidrogênio do sangue em pH 7,4 é 40 nmol/ℓ (nanoequivalentes por litro) e, portanto, aproximadamente um milhão de vezes menor que a concentração sanguínea de eletrólitos, como sódio e potássio. A concentração adequada de íons hidrogênio é crítica para manter a configuração de proteínas no corpo necessárias para funções enzimáticas e estruturais. O aumento na concentração de íons hidrogênio com diminuição no pH sanguíneo leva o nome de acidemia, podendo ser causado por processos fisiopatológicos que promovem acúmulo de ácidos no corpo. Conforme a concentração de íons hidrogênio diminui e o pH sanguíneo aumenta, ocorre alcalemia, que pode ser associada a processos fisiopatológicos que causam acúmulo de álcalis no corpo. Os distúrbios no processo que leva à acidemia e alcalemia são chamados de acidose e alcalose, respectivamente.

Diariamente, um excesso de ácidos (70 a 100 mEq) é gerado no corpo como resultado da ingestão dietética e metabolismo intermediário, composto principalmente pelo catabolismo de carboidratos, gorduras e proteínas, como resultado de: oxidação de aminoácidos que contêm enxofre a ácido sulfúrico; oxidação de fosfoproteínas a ácido fosfórico; oxidação incompleta de gorduras e carboidratos a ácidos orgânicos; produção de lactato/ácido láctico durante glicólise anaeróbica; e conversão de dióxido de carbono e água produzidos no ciclo do ácido tricarboxílico a ácido carbônico. Tampões por todo o corpo minimizam as alterações no pH sanguíneo associadas a essas alterações de equilíbrio ácido-base. Os tampões fisiológicos mais efetivos têm valores de pK_a entre 6,1 e 8,4, com capacidade tamponante máxima dentro de uma unidade de pH do pK_a. Tampões extracelulares importantes incluem bicarbonato, fosfatos inorgânicos e proteínas plasmáticas.

A maior parte do tamponamento extracelular se dá como resultado do par de tampões bicarbonato ácido-carbônico (pK_a = 6,1). O equilíbrio desse par de tampões é indicado com a seguinte fórmula:

$$CO_2 + H_2O \leftrightarrow H_2CO_3 \leftrightarrow H^+ + HCO_3^-$$

A hidratação de CO_2 é uma reação rápida na presença da enzima anidrase carbônica, encontrada principalmente em eritrócitos e células tubulares renais. A dissociação de qualquer ácido, nesse caso, ácido carbônico, pode ser descrita utilizando o conceito de que a velocidade é proporcional ao produto da concentração dos seus reagentes. No caso do sistema-tampão bicarbonato, a hidratação de CO_2 catalisada pela anidrase carbônica para formar H_2CO_3 atinge o equilíbrio quase instantaneamente, com o número de moléculas de CO_2 dissolvidas excedendo bastante o número de moléculas de ácido carbônico. Por meio da definição de constantes de dissociação e rearranjo, a fórmula útil de Henderson-Hasselbalch da equação de equilíbrio da dissociação pode ser derivada:

$$pH = pKa + \log [HCO_3^-]/[H_2CO_3]$$

CO_2 gasoso produzido nos tecidos, principalmente via ciclo do ácido tricarboxílico, é solúvel em água; a concentração de CO_2 dissolvido nos fluidos corporais pode ser relacionada com a pressão parcial de CO_2 na fase gasosa, P_{CO_2}, pela seguinte expressão:

$$[CO_2 \text{ dissolvido}] = 0,03 \times P_{CO_2}$$

Portanto, a fórmula clinicamente útil para essa equação do sistema-tampão bicarbonato-ácido carbônico se torna:

$$pH = 6,1 + \log [HCO_3^-]/(0,03 \times P_{CO_2})$$

O sistema bicarbonato-ácido carbônico é o sistema-tampão extracelular mais importante fisiologicamente, uma vez que está presente em concentrações relativamente altas no sangue e pelo fato de poder tamponar efetivamente por regulação rápida da P_{CO_2} através da ventilação alveolar. Uma vez que o ácido carbônico é formado a partir do tamponamento de excesso de H^+ por HCO_3^-, ele desloca a equação de dissociação do ácido carbônico para a esquerda, resultando no aumento na P_{CO_2}. Um aumento na ventilação incrementa a excreção de CO_2 e reduz a P_{CO_2}.

Tampões intracelulares também contribuem para a manutenção do pH corporal. Os principais tampões intracelulares são proteínas, fosfatos orgânicos e inorgânicos e, nos eritrócitos, a hemoglobina, a qual é especialmente importante para o ácido carbônico, uma vez que o principal tampão extracelular – o sistema bicarbonato – não pode tamponá-lo. Os ossos também atuam como tampões de base tecidual por meio da troca de Na^+ e K^+ de superfície por H^+ sob condições de aporte de ácidos. De modo adicional, a dissolução do mineral ósseo resulta na liberação de compostos tamponantes no LEC.

Regulação dos íons hidrogênio, dióxido de carbono e bicarbonato

O controle pulmonar e renal das concentrações de CO_2 dissolvido e de bicarbonato, respectivamente, é responsável pela manutenção do pH corporal. A "cauda" da equação de Henderson-Hasselbalch para o sistema bicarbonato (i. e., HCO_3^-/CO_2 dissolvido) fornece um meio simples, mas útil, para considerar os ajustes pulmonar e renal durante distúrbios ácido-base simples. Sob condições fisiológicas normais, a razão do HCO_3^- para CO_2 dissolvido é de 20:1, a qual pode ser alterada pela adição ou perda de CO_2 ou bicarbonato do sistema. A Tabela 23.10 mostra possíveis alterações na cauda da equação de dissociação bicarbonato-ácido carbônico durante distúrbios ácido-base simples. O componente respiratório da regulação ácido-base (o denominador da cauda, ou CO_2 dissolvido) envolve mudança na frequência respiratória e no volume promovida por alterações na P_{CO_2}. A deflagração desse processo requer apenas minutos.

O componente renal do equilíbrio ácido-base (o numerador da cauda, ou seja, HCO_3^-) abrange absorção seletiva de bicarbonato e secreção de H^+. Durante períodos de acidose,

Tabela 23.10 Exemplos de alterações na "cauda" da equação de Henderson-Hasselbalch que ocorrem durante distúrbios ácido-base simples.

Acidose respiratória ($\downarrow$ eliminação de CO_2) associada à ventilação inadequada:

$$\frac{20\,HCO_3^-}{1CO_2} + \underset{\substack{(\downarrow ventilação)}}{2CO_2} \rightarrow \underset{\substack{(Não\ compensado)}}{\frac{20\,HCO_3^-}{3CO_2}} + \underset{\substack{(Produção\ renal)}}{40\,HCO_3^-} \rightarrow \underset{\substack{(Compensado)}}{\frac{60\,HCO_3^-}{3\,CO_2}} = \frac{20}{1}$$

(Normal)

Alcalose respiratória ($\uparrow$ eliminação de CO_2) associada à hiperventilação:

$$\frac{20\,HCO_3^-}{1CO_2} - \underset{\substack{(\uparrow ventilação)}}{0,5\,CO_2} \rightarrow \underset{\substack{(Não\ compensado)}}{\frac{20\,HCO_3^-}{0,5\,CO_2}} - \underset{\substack{(Excreção\ renal)}}{10\,HCO_3^-} \rightarrow \underset{\substack{(Compensado)}}{\frac{10\,HCO_3^-}{0,5\,CO_2}} = \frac{20}{1}$$

(Normal)

Acidose metabólica (déficit de bicarbonato) associado à diarreia:

$$\frac{20\,HCO_3^-}{1CO_2} - \underset{\substack{(Perda\ nas\ fezes)}}{10\,HCO_3^-} \rightarrow \underset{\substack{(Não\ compensado)}}{\frac{10\,HCO_3^-}{2\,CO_2}} - \underset{\substack{(Eliminado\ pelo\ \uparrow \\ na\ ventilação)}}{0,5\,CO_2} \rightarrow \underset{\substack{(Compensado)}}{\frac{10\,HCO_3^-}{0,5\,CO_2}} = \frac{20}{1}$$

(Normal)

Alcalose metabólica (excesso de bicarbonato) associado à administração de álcalis:

$$\frac{20\,HCO_3^-}{1CO_2} + \underset{\substack{(Administração\ de \\ álcalis)}}{20\,HCO_3^-} \rightarrow \underset{\substack{(Não\ compensado)}}{\frac{40\,HCO_3^-}{1\,CO_2}} - \underset{\substack{(Eliminado\ pela\ \downarrow \\ na\ ventilação)}}{1CO_2} \rightarrow \underset{\substack{(Compensado)}}{\frac{40\,HCO_3^-}{2\,CO_2}} = \frac{20}{1}$$

(Normal)

relativamente mais H^+ é secretado, enquanto relativamente mais K^+, Na^+ e HCO_3^- são retidos. Durante a alcalose, K^+ é secretado, enquanto relativamente mais H^+ e menos Na^+ e HCO_3^- são retidos. Esse processo exige horas a dias para produzir efeito. Os rins regulam o equilíbrio ácido-base por meio da manutenção da concentração adequada de HCO_3^- no plasma. Eles alcançam isso por meio da mobilização de potencialmente todo o HCO_3^- filtrado e excretando uma quantidade de ácido que iguala a quantidade de ácido não volátil ingerido ou gerado endogenamente. No túbulo proximal do rim, a anidrase carbônica citoplasmática catalisa a formação de H^+ e bicarbonato a partir do dióxido de carbono celular e água, controlando a taxa de secreção de hidrogênio e reabsorção de bicarbonato. Na membrana luminal, a anidrase carbônica converte o ácido carbônico em dióxido de carbono e água, aumentando a absorção em rede do bicarbonato (Figura 23.5A). No néfron distal, células intercaladas especializadas na secreção de hidrogênio contêm uma grande quantidade de anidrase carbônica, produzindo, assim, hidrogênio e bicarbonato. Nesse caso, o H^+ secretado serve para titular tampões na urina (tamponamento por fosfato é mostrado na Figura 23.5B) e reduzir o pH urinário. Conforme a acidez titulável da urina chega ao máximo, outra adaptação, o aumento da produção de amônia (NH_3) pelas células tubulares, contribui para a excreção da carga ácida. A Figura 23.5C mostra a produção de NH_3 que se difunde livremente pela glutamina que se move para dentro do lúmen tubular, onde ela se combina com H^+ para formar amônio (NH_4^+). O amônio, por sua vez, combina-se com o cloreto para excreção como cloreto de amônio. Embora esta seja uma simplificação de um evento fisiológico, é aceitável considerar o cloreto de amônio como um mecanismo flexível para secreção de H^+ com base na habilidade dos rins em gerar amônia.

Avaliação dos distúrbios ácido-base

Distúrbios do equilíbrio ácido-base podem resultar de um distúrbio primário na regulação pulmonar da concentração de H_2CO_3 nos fluidos corporais via alterações na ventilação alveolar e concentrações de P_{CO_2}, por alterações metabólicas na concentração de bicarbonato ou pela combinação desses mecanismos.

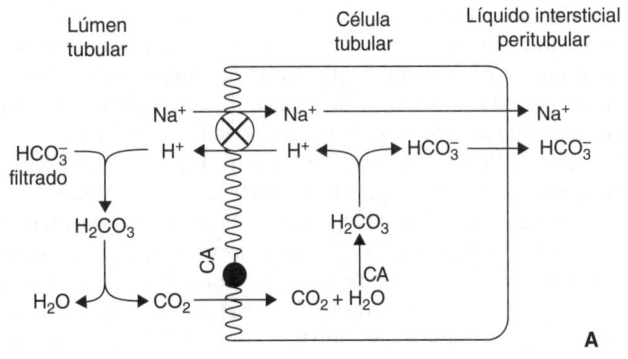

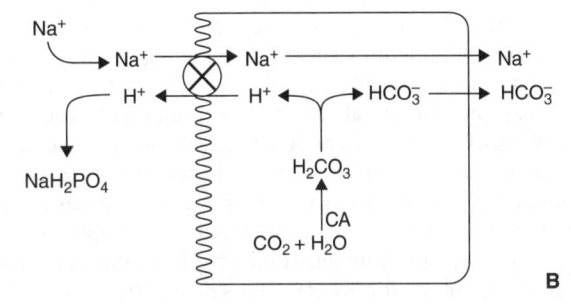

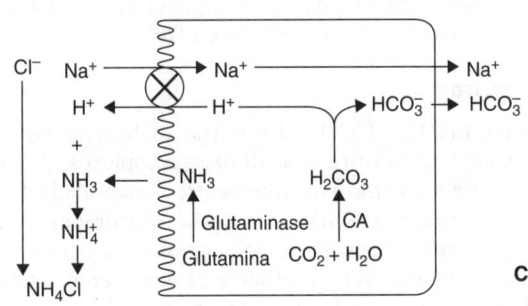

Figura 23.5 Mecanismos renais para excreção de H^+ (ver o texto para explicação de cada painel).

Geralmente, a pressão parcial de CO_2 (P_{CO_2}) é aceita como o melhor parâmetro para avaliar os distúrbios respiratórios. A avaliação da P_{CO_2} depende da disponibilidade de um hemogasômetro e da coleta adequada de amostra de sangue arterial. A análise hemogasométrica fornece três parâmetros mensurados (pH, P_{CO_2}, P_{O_2}) e, com frequência, dois valores calculados (bicarbonato e excesso de base). Acidemia e alcalemia (usando o pH), eucapnia, hipercapnia ou hipocapnia (usando P_{CO_2}) e hipoxemia (usando P_{O_2} se a amostra for arterial) podem ser avaliadas diretamente. Os hemogasômetros e analisadores de eletrólitos têm se tornado muito mais comuns na prática, o que torna a avaliação desses parâmetros prática e econômica. Resultados obtidos com analisadores portáteis adequados para teste *in house* foram similares aos obtidos a partir de analisadores químicos padrão, com exceção da concentração de sódio em amostras de cães e hematócrito em amostras de equinos (Looney *et al.*, 1998).

Valores verdadeiros de bicarbonato são úteis na avaliação de distúrbios não respiratórios, mas eles variarão com alterações compensatórias na ventilação alveolar e P_{CO_2}. Valores de bicarbonato são derivados usando a equação de Henderson-Hasselbalch e valores mensurados de pH e P_{CO_2}. Valores de bicarbonato plasmático também podem ser estimados por meio da mensuração de CO_2. CO_2 total combina a mensuração tanto do numerador quanto do denominador da cauda da equação de Henderson-Hasselbalch ($[HCO_3^-]/[H_2CO_3]$) pela conversão de ambos ao CO_2 mensurável. CO_2 total e bicarbonato plasmático são usados de maneira intercambiável para compor a concentração plasmática de bicarbonato, ainda que a concentração de CO_2 total seja, de fato, bicarbonato plasmático mais 1,1 a 1,3 mEq de H_2CO_3. Como comparado à concentração verdadeira de bicarbonato plasmático, bicarbonato-padrão é definido como a concentração de bicarbonato após o sangue total completamente oxigenado ter sido equilibrado ao CO_2 na P_{CO_2} de 40 mmHg a 38°C; essa mensuração elimina a influência da respiração na concentração de HCO_3^- plasmático.

Excesso de base (BE) padrão é a concentração de base titulável do LEC, um valor que pode ser calculado usando o nomograma de alinhamento Siggaard-Anderson que inter-relaciona BE e CO_2 total e HCO_3^- quando pH e P_{CO_2} são mensurados. Uma vez que esse cálculo se baseia em uma saturação de oxigênio constante, um erro pode ser introduzido por inclusão de bolhas de ar em uma amostra de sangue manuseada de maneira inadequada. Na medicina veterinária, erros também podem ser inerentes, uma vez que o nomograma se fundamenta em amostras de sangue humano e exclui os efeitos da concentração de proteínas plasmáticas e eletrólitos no equilíbrio ácido-base. BE é útil porque infere os efeitos de CO_2 no equilíbrio de ácido carbônico e identifica causas não respiratórias de distúrbio ácido-base. Déficit de base é definido como o valor negativo do excesso de base (Bailey e Pablo, 1998).

Ânion *gap*

Além de pH, P_{CO_2}, HCO_3^- e BE, outras análises podem ser úteis na avaliação de distúrbios ácido-base complexos. O ânion *gap* (AG) define-se como a diferença entre a quantidade de cátions não mensurados (CNM) e ânions não mensurados (ANM) no sangue. Os principais ANM incluem fosfatos, sulfatos e ácidos orgânicos (p. ex., lactato, citrato e cetonas), com cloreto e bicarbonato constituindo os ânions mensurados. Os principais CNM abrangem cálcio e magnésio, com sódio e potássio sendo os cátions mensurados. O cálculo do AG de acordo com a seguinte equação reflete a lei de eletroneutralidade, de acordo com a qual o total de cátions deve ser igual ao total de ânions (DiBartola, 1992d).

$$[Na^+] + [K^+] + [CNM] = [Cl^-] + [HCO_3^-] + [ANM]$$

Ânion *gap* = CNM − ANM = $([Na^+] + [K^+]) − ([Cl^-] + [HCO_3^-])$

O valor normal do AG varia conforme a espécie, mas é de aproximadamente 13 a 24 mEq/ℓ em cães e gatos. O AG é utilizado com maior frequência para identificar causas de acidose metabólica. Nas acidoses orgânicas, HCO_3^- tampona íons hidrogênio gerados a partir da dissociação de ácidos orgânicos (p. ex., ácido láctico). Em teoria, o valor mensurado de $[HCO_3^-]$ deve diminuir conforme a concentração de ANM (os ácidos orgânicos) aumenta. Contanto que a $[Cl^-]$ permaneça inalterada (acidose metabólica normoclorêmica), o *gap* aumentará proporcionalmente ao aumento na concentração do ácido. Muitos fatores que podem confundir essa relação simples incluem: (i) outros tampões além de HCO_3^- respondem ao influxo de ácidos orgânicos; (ii) o volume de distribuição de HCO_3^- pode ser diferente daquele do ácido; e (iii) o valor basal de AG do paciente (antes da enfermidade presente) com frequência não é conhecido. Assim, o AG é útil, mas não completamente previsível.

Com frequência, o aumento no AG se dá na acidose láctica, na cetoacidose diabética, na insuficiência renal azotêmica (em decorrência do aumento de fosfatos e sulfatos) e na intoxicação (etilenoglicol, salicilato). Constable *et al.* (1997) demonstraram uma correlação útil entre AG e concentração sérica de creatinina em bezerros com diarreia induzida experimentalmente e bovinos adultos com vólvulo abomasal. Embora o AG não seja um preditivo útil de todas as alterações associadas a ânions (p. ex., nenhuma correlação foi encontrada entre AG e concentrações sanguíneas de lactato), pode alertar os clínicos quanto à presença potencial de acidose urêmica.

O AG normal geralmente ocorre em situações como acidose metabólica relacionada com diarreia, acidose tubular renal, uso excessivo de inibidores de anidrase carbônica ou administração de cloreto de amônio e acidose iatrogênica por expansão causada pela administração excessiva de solução salina normal. As duas causas mais comuns de diminuição de AG são hipoalbuminemia ou diluição de proteínas plasmáticas causadas pela infusão de soluções cristaloides. Em ambos os casos, o *gap* diminui como resultado da redução da concentração de cargas negativas associadas a proteínas plasmáticas. Cada 1 g/dℓ de diminuição na albumina é relacionado com a diminuição de aproximadamente 2,4 mEq/ℓ no AG (Gabow, 1985).

Análise ácido-base não tradicional (Stewart)

Embora a compreensão das inter-relações tradicionais entre H^+, CO_2 e HCO_3^- se mostre adequada para explicar o comportamento de soluções aquosas, não inclui os efeitos das proteínas plasmáticas e eletrólitos – particularmente sódio e cloreto – no estado ácido-base em sistemas biológicos. Stewart descreveu uma nova abordagem para compreender a fisiologia ácido-base com base em três conceitos fundamentais de química eletrolítica (Stewart, 1978, 1983). Primeiro, a eletroneutralidade deve ser sempre mantida, ou seja, assim como se dá com o conceito de AG, a soma de todas as cargas positivas deve igualar a soma de todas as cargas negativas. Em segundo lugar, a massa precisa ser conservada, ainda que sua forma possa ser alterada dentro de uma solução. Por fim, a dissociação ou ionização de uma substância em água é determinada por sua constante de dissociação. Eletrólitos fracos relevantes para fisiologia ácido-base incluem proteínas, água e CO_2. Em contrapartida, sódio e cloreto são considerados eletrólitos fortes, uma vez que estão completamente dissociados em água. A avaliação do estado ácido-base usando a abordagem de Stewart requer avaliação de variáveis independentes ou principais, variáveis dependentes ou desconhecidas e constantes de dissociação de todas as variáveis. Valores de variáveis independentes são controlados externamente e não podem ser alterados por processos internos da solução. Variáveis independentes ditam o estado ácido-base de uma solução.

As variáveis independentes que controlam o estado ácido-base em soluções biológicas são diferenças de íons fortes (DIF), P_{CO_2} e concentração total de ácidos fracos (A_{TOT}). A primeira variável – SID – corresponde à soma da concentração de cátions fortes menos a soma das concentrações de ânions fortes:

$$DIF = ([Na^+] + [K^+]) - ([Cl^-] + [lactato^-] + [cetoácido])$$

A não ser que haja suspeita de acidose láctica ou cetoacidose em determinado caso, esses termos devem ser eliminados da equação, uma vez que seu valor provavelmente é muito pequeno. Da mesma forma, $[K^+]$ com frequência é removido da equação, uma vez que contribui com um número relativamente pequeno para a população total de cátions. Se P_{CO_2} e A_{TOT} permanecerem constantes, o aumento na DIF sugere alcalose não respiratória, e sua diminuição aponta acidose não respiratória. Valores médios normais de DIF são derivados por cada laboratório com base na sua população de referência, variando entre as espécies. A segunda variável independente – P_{CO_2} – é uma indicação da quantidade de CO_2 dissolvido no plasma. Como na teoria ácido-base tradicional, o aumento na P_{CO_2} desloca a equação de dissociação do ácido carbônico para a direita, aumentando a $[H^+]$ e tornando a solução mais acídica. A variável final independente – $[A_{TOT}]$ – compõe-se por proteínas plasmáticas (95%), principalmente albumina, e fosfatos inorgânicos (5%). A_{TOT} foi calculada para equinos (Constable, 1997) por meio da seguinte fórmula:

$$[A_{TOT}]\ (mEq/\ell) = 2,25\ [albumina]\ (g/d\ell) + 1,4\ [globulina]\ (g/d\ell) + 0,59\ [fosfato]\ (mg/d\ell)$$

Essas três variáveis independentes influenciam muitas variáveis dependentes ou desconhecidas. Variáveis dependentes são afetadas por processos que ocorrem dentro da solução e não se alteram, a não ser que haja mudança das variáveis independentes. Portanto, valores para variáveis dependentes são o resultado, e não a causa dos eventos na solução. Variáveis dependentes incluem $[H^+]$, $[HCO_3^-]$, concentração de íon carbonato ($[CO_3^{2-}]$), $[OH^-]$, concentração de ácidos fracos dissociados ($[A^-]$) e concentração de ácidos fracos não dissociados ($[AH]$). Valores de variáveis dependentes não são afetados pelos valores de outras variáveis dependentes. Em virtude de os valores para $[CO_3^{2-}]$ e $[OH^-]$ serem muito pequenos, não são mensurados ou avaliados no contexto clínico. As variáveis para ácidos fracos dissociados e não dissociados refletem a relação dinâmica entre o equilíbrio ácido-base e a ionização de proteínas. A capacidade das proteínas em funcionar como enzimas, bombas de membrana celular, canais iônicos, receptores etc. depende do seu estado de ionização, aspecto

afetado diretamente por alterações nas variáveis independentes (P_{CO_2}, DIF e A_{TOT}). Do mesmo modo, a razão de cálcio ionizado para não ionizado depende da ligação a proteínas, que muda de acordo com alterações na A_{TOT} e no pH.

Variáveis independentes são controladas pela respiração (P_{CO_2}) e pela função renal (DIF). Como na teoria ácido-base tradicional, a frequência e a amplitude respiratórias controlam a retenção ou a eliminação de CO_2, que podem levar à acidose respiratória ou alcalose, respectivamente. O controle da DIF é realizado principalmente pelos rins com menor contribuição do trato gastrintestinal. Alterações na DIF pelos rins são efetuadas muito mais lentamente que as alterações respiratórias, estando na ordem de horas a dias. Os rins regulam a DIF por reabsorção diferencial de Na^+ e Cl^-. Uma vez que a reabsorção de Na^+ é fortemente relacionada com a regulação renal do volume do LEC, a excreção de Cl^- em relação à excreção de Na^+ consiste no principal mecanismo para regulação renal do equilíbrio ácido-base. O controle de P_{CO_2} e DIF é o principal determinante do equilíbrio ácido-base, uma vez que não há evidência de que o corpo altere a terceira variável independente, a concentração de proteínas [A_{TOT}], para regular o equilíbrio ácido-base.

Em resumo, a premissa mais importante da abordagem de Stewart reside no fato de que as concentrações de HCO_3^- e H^+ são dependentes da concentração de variáveis principais ou variáveis independentes, notavelmente CO_2, Na^+ e Cl^-. As equações complexas derivadas por Stewart abordam as mudanças induzidas por variáveis independentes e quantificam cada influência potencial por meio da resolução de variáveis dependentes. Versões muito simplificadas da fórmula de Stewart foram adotadas com base limitada por clínicos que valorizam as teorias de Stewart e acreditam que elas fornecem uma visão mais completa dos desequilíbrios ácido-base. A Tabela 23.11 resume as equações aplicadas para a análise não tradicional do equilíbrio ácido-base não respiratório (Russel *et al.*, 1996). Em resumo, aumentos na DIF sugerem alcalose não respiratória, enquanto diminuições apontam acidose não respiratória. Valores negativos para Δ albumina sugerem acidose hiperproteinêmica, enquanto valores positivos refletem alcalose hipoproteinêmica. Valores negativos para Δ fósforo sugerem acidose hiperfosfatêmica. Alterações negativas na água livre apontam para acidose por diluição, e valores positivos sugerem alcalose por concentração. Valores positivos para Δ cloreto sugerem alcalose hipoclorêmica, e os negativos sugerem acidose hiperclorêmica.

Tabela 23.11 Fórmulas para análise quantitativa de estado ácido-base não respiratório.

I. Estimativa da [DIF] (todos os valores expressos como mEq/ℓ)

[SID aproximada] = [$Na^+_{média\ normal}$] − [$Cl^-_{corrigido}$]

[$Cl^-_{corrigido}$] = [$Cl^-_{paciente}$] × ([$Na^+_{média\ normal}$]/[$Na^+_{paciente}$]

II. Alterações no equilíbrio ácido-base

A. Alterações no equilíbrio ácido-base em razão dos ácidos fracos

Δ albumina (mEq/ℓ) = 3,7 × ([$alb_{média\ normal}$] (mg/dℓ) − [$alb_{paciente}$] (mg/dℓ)

Δ fósforo:

[$fósf_{ajustada}$] (mg/dℓ) = [$fósf_{média\ normal}$] (mg/dℓ) − [$fósf_{paciente}$] (mg/dℓ)

$fósf_{ajustada}$ (mg/dℓ) × 0,3229 = fósf (mmol/ℓ)

fósf efetivo (mEq/ℓ) = 1,8 × fósf (mmol/ℓ)

B. Alterações no equilíbrio ácido-base em razão da alteração na [DIF] (todos os valores expressos em mEq/ℓ)

Δ água livre = z([$Na^+_{paciente}$] − [$Na^+_{média\ normal}$])

Em que z = [DIF]/[$Na^+_{média\ normal}$]

Δ cloreto = [$Cl^-_{média\ normal}$] − [$Cl^-_{corrigido}$]

Δ ânions não mensurados (ANM) = BE − (Δ água livre + Δ Cl$^-$ + Δ fósf + Δ albumina)

BE: excesso de base; DIF: diferença de íons fortes; ANM: ânions não mensurados.

Embora a maioria dos clínicos ainda favoreça a abordagem tradicional para avaliação do equilíbrio ácido-base, aplicações modificadas da teoria de Stewart ampliam o escopo e trazem aspectos quantitativos úteis para as complexidades dos desequilíbrios ácido-base (Constable, 1999).

DISTÚRBIOS DO METABOLISMO ÁCIDO-BASE

Podem resultar de um distúrbio primário na regulação pulmonar da concentração de CO_2, de alterações metabólicas em íons fortes e, de maneira dependente, bicarbonato, ou de uma combinação desses mecanismos. Um distúrbio ácido-base é considerado simples se for limitado ao distúrbio primário e houver resposta secundária ou compensatória adequada. Distúrbios primários e respostas compensatórias esperadas são avaliados utilizando a cauda da equação de Henderson-Hasselbalch na Tabela 23.10 e resumidos na Tabela 23.12. Suspeita-se de distúrbios ácido-base mistos quando a resposta compensatória a um distúrbio primário não ocorre conforme o esperado ou quando o pH está mudando em direção oposta ao previsto para o distúrbio primário. Distúrbios ácido-base mistos se caracterizam por dois ou mais distúrbios primários no mesmo paciente.

Acidose metabólica (não respiratória)

Pode ser caracterizada por diminuição na concentração plasmática de HCO_3^-, diminuição do pH, aumento da concentração de ânions fortes (p. ex., cloreto, ácido láctico e cetoácidos) e diminuição da concentração plasmática de sódio associada a distúrbio renal ou diarreia. Os sinais clínicos mais comumente associados à acidose metabólica são hiperpneia e depressão do SNC. Análise laboratorial de sangue e urina revela diminuição do pH urinário e sanguíneo, diminuição da concentração sérica de HCO_3^- (< 20 mEq/ℓ), diminuição da [DIF] e P_{CO_2} variável, dependendo do grau de compensação respiratória. A Figura 23.6 resume as causas de acidose metabólica e descreve os princípios gerais de tratamento. Acidose metabólica é o distúrbio ácido-base mais comum em cães, gatos e equinos, cujas causas podem ser subdivididas de modo útil naquelas condições que aumentam o AG e naquelas que não o fazem.

Perda de Na^+ e HCO_3^- associada à diarreia representa a causa mais comum de acidose metabólica com AG normal (hiperclorêmica). Secreções intestinais repletas de Na^+ e HCO_3^- também podem ser sequestradas na doença obstrutiva do intestino inferior e no íleo paralítico. Hipoadrenocorticismo também pode surgir na acidose metabólica não *gap*, embora esses pacientes normalmente apresentem hipocloremia como resultado do prejuízo à excreção de água, falta de aldosterona e baixa função renal.

Acidose láctica

A produção de ácido láctico e o acúmulo de lactato, um ânion não mensurado, diminuem a [DIF], resultando em acidose metabólica com AG alto. Ácido láctico corresponde ao produto final de glicólise anaeróbica em células eucarióticas, sendo formado pela ação da lactato desidrogenase (LDH) no ácido pirúvico com NADH como cofator.

$$CH_3COO^- + NADH + H^+CH_3CHOHCOO^- + NAD^+ \text{ (piruvato)} LDH \text{(lactato)}$$

A direção da reação do LDH depende das concentrações intracelulares relativas de piruvato em lactato e da razão de redução de (NADH) para (NAD^+) oxidado – cofator nicotinamida adenina dinucleotídio. O ácido láctico recém-produzido é parcialmente tamponado por HCO_3^-, resultando em geração rápida de lactato de sódio, que dissocia a íons lactato e sódio. Sob condições aeróbicas no fígado e nos rins, o lactato é convertido de volta em piruvato, e o piruvato é metabolizado pelo ciclo do ácido tricarboxílico (ATC) para fornecer HCO_3^-, CO_2 e H_2O. De maneira alternativa, a captação hepática de lactato e a conversão em piruvato podem alimentar a gliconeogênese, um processo que também regenera HCO_3^-. Em ambos os casos, o efeito do metabolismo aeróbico de lactato consiste na produção de equivalentes alcalinizantes na forma de HCO_3^-:

Conversão via ciclo do ATC

$$\text{Lactato}^- + 3O_2 \rightarrow HCO_3^- + 2CO_2 + 2H_2O$$

Conversão via gliconeogênese

$$2\text{ lactato}^- + 2H_2O + 2CO_2 \rightarrow 2HCO_3^- + \text{glicose}$$

Se a razão de $NADH/NAD^+$ na célula se deslocar no sentido do acúmulo de NADH (p. ex., no músculo em exercício ou em tecidos pobremente oxigenados), mais ácido láctico se acumula, diminuindo o pH celular. No caso de tecido pobremente oxigenado, a inabilidade em oxidar NADH via cadeia respiratória bloqueia a fosforilação oxidativa e a produção de ATP. A depleção de ATP na acidose láctica causa extravasamento em canais de K^+ ATP-dependentes, levando a membranas hiperpolarizadas e diminuição do influxo de Ca^{++} via canais de Ca^{++} voltagem-dependentes. A diminuição do Ca^{++} intracelular produz relaxamento de musculatura lisa, vasodilatação e declínio potencial na pressão sanguínea sistêmica (Landry e Oliver, 1992).

As causas de dois tipos de acidose láctica – hipóxica (tipo A) e não hipóxica (tipo B) – estão listadas na Figura 23.6 (apenas L-lactato é metabolizado por animais; assim, a discussão seguinte se refere apenas à acidose por L-lactato, e não à acidose por D-lactato, uma condição descrita em humanos e associada à ressecção de intestino delgado ou à síndrome do intestino curto). A redução da perfusão tecidual e hipoxia causada por parada cardíaca/reanimação cardiopulmonar, choque hipovolêmico, falência ventricular esquerda, baixo débito cardíaco e edema pulmonar agudo limitam a disponibilidade de oxigênio e forçam as células à glicólise anaeróbica. Com o acúmulo de NADH, a reação do LDH é deslocada para a direita, resultando em acúmulo de ácido láctico. O manejo bem-sucedido da maioria dessas condições envolve o retorno da perfusão tecidual e da oxigenação ao normal, com frequência com auxílio de fluidoterapia parenteral. A reversão da falência circulatória diminui ainda mais o acúmulo de lactato e, se o fígado for bem perfundido, resultará em conversão de lactato acumulado a HCO_3^-.

A administração de $NaHCO_3^-$ em animais acometidos por acidose láctica é controverso. Os benefícios incluiriam melhora da perfusão tecidual relacionada com a reversão da vasodilatação induzida pela acidemia e um aumento na

Tabela 23.12 Características dos distúrbios ácido-base primários. Fonte: Adaptada de Rose, 1994.

Distúrbio	pH	[H$^+$]	Distúrbio primário	Resposta compensatória
Acidose metabólica	↓	↑	↓[HCO$_3^-$], ↓[DIF]	↓P_{CO_2}
Alcalose metabólica	↑	↓	↑[HCO$_3^-$], ↑[DIF]	↑P_{CO_2}
Acidose respiratória	↓	↑	↑P_{CO_2}	↑[HCO$_3^-$], ↑[DIF]
Alcalose respiratória	↑	↓	↓P_{CO_2}	↓[HCO$_3^-$], ↓[DIF]

DIF: diferença de íons fortes.

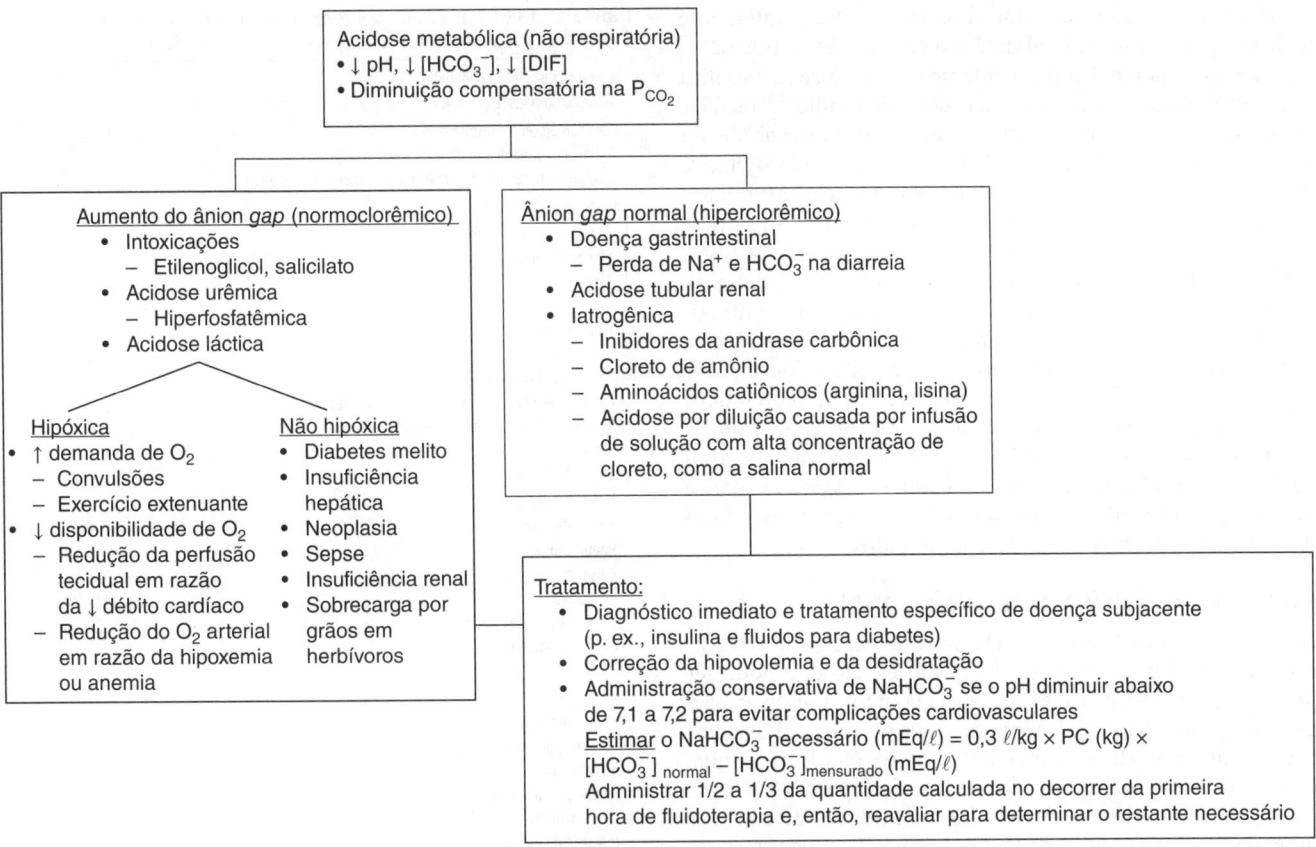

Figura 23.6 Causas de acidose metabólica e princípios gerais de tratamento.

[DIF] (associada à administração de Na⁺). Riscos potenciais incluem alcalose metabólica de rebote causada pelo efeito cumulativo da administração de $NaHCO_3^-$ e metabolismo de lactato acumulado em HCO_3^-. Um estudo em ratos (Halperin *et al.*, 1996) concluiu que o tratamento com $NaHCO_3^-$ estendeu o período de sobrevivência durante a acidose L-láctica hipóxica aguda. A hipoxia foi induzida em ratos anestesiados, paralisados e ventilados com baixa concentração de oxigênio (5,5%), suficiente para causar grau grave de acidose L-láctica. Os ratos que sobreviveram receberam $NaHCO_3^-$ por um tempo aproximadamente duas vezes mais longo que os ratos que não receberam apenas bicarbonato de sódio ou NaCl. A taxa de infusão de $NaHCO_3^-$ foi titulada para igualar a taxa de aparecimento de ácido L-láctico no LEC dos ratos-controle hipóxicos. A hipótese é de que parte do benefício do tratamento com álcalis consiste no aumento da glicólise anaeróbica, causando o incremento da produção de ATP e ácido L-láctico e diminuição do consumo de oxigênio. Apesar do acúmulo contínuo de ácido L-láctico e da diminuição no débito cardíaco, maior que em ratos do grupo-controle, a disponibilidade de ATP para órgãos vitais foi considerada crítica para prolongar a sobrevivência em animais tratados com álcalis. Embora os resultados usando o modelo controlado não sejam clinicamente aplicáveis, sugerem que a consideração contínua das vantagens e desvantagens da suplementação com álcalis na acidose L-láctica possa ser válida. Muitos clínicos preferem a abordagem de tratamento conservador, na qual pequenas quantidades de $NaHCO_3^-$ são administradas para manter o pH arterial acima de 7,1 a 7,2 e para evitar declínio progressivo na função cardiovascular (Rose, 1994). Na ausência de concentrações gravemente aumentadas de lactato, e quando há um fígado bem perfundido, o uso de soluções alcalinizantes que contêm lactato é efetivo para restaurar o volume. Alternativas para soluções que contêm lactato incluem $NaHCO_3^-$, gliconato de sódio e acetato de sódio.

Cetoacidose e outras causas

A acidose metabólica associada a acetonemia e cetonúria ocorre quando a taxa de formação de corpos cetônicos é maior que a sua taxa de uso, o que é mais frequente sob duas condições: diabetes melito e inanição. O excesso de acetil-coenzima A (CoA) derivada de ácidos graxos ou oxidação do piruvato é desviado, principalmente no fígado, para a produção de corpos cetônicos (acetoacetato, beta-hidroxibutirato, acetona). Cetonas podem ser transportadas no sangue e utilizadas como fonte de energia por tecidos periféricos. No diabetes, a falta de insulina aumenta a lipólise, e o excesso de glucagon aumenta indiretamente a entrada de acetil-CoA na mitocôndria hepática para conversão em cetonas. A elevação da concentração de cetonas no sangue resulta em acidemia, uma vez que o grupo carboxil dos corpos cetônicos tem pK_a de, aproximadamente, 4. Em pH fisiológico, o cetoácido é completamente dissociado, perdendo um próton (H^+) que diminui o pH sanguíneo. A adição de um ânion não mensurado – o cetoácido – reduz a [DIF] levando à acidose. Com frequência, há complicação da cetoacidose pela desidratação associada à diurese osmótica (ocasionada pela glicose). O uso de álcalis para tratar a cetoacidose diabética é controverso e, geralmente, não recomendado. A reidratação (em geral com solução salina normal) e a administração de insulina compreendem os tratamentos de escolha, uma vez que os cetoácidos circulantes serão metabolizados subsequentemente a HCO_3^- e moverão o pH plasmático em direção ao normal.

Insuficiência renal comumente produz acidose metabólica normoclorêmica com alto AG em razão do acúmulo de fosfatos, sulfatos e outros ânions orgânicos, alteração do metabolismo do cloreto e inabilidade em excretar a carga ácida dietética diária. O incremento da geração de amônia por células tubulares renais possibilita que os rins respondam, até certo ponto, à retenção crônica de ácidos fixos. O uso de álcalis para tratar acidose metabólica associada à falência renal é controverso. São três os motivos citados para dar suporte ao tratamento: (i) poupa a depleção do osso, atuando como tampão de H^+; (ii) evita os efeitos potencialmente catabólicos da acidose sobre as proteínas musculares, e (iii) limita a lesão tubulointersticial mediada por complemento que pode ocorrer com o aumento da amoniagênese. A administração oral de $NaHCO_3^-$ (0,5 a 1 mEq/kg/dia) com o objetivo de manter a concentração plasmática de HCO_3^- em 15 mEq/ℓ pode ser efetiva se a carga associada de sódio não encorajar a retenção de líquidos.

Alcalose metabólica (não respiratória)

A alcalose metabólica se caracteriza por excesso de HCO_3^- causado por déficit de H^+ no LEC, um estado que pode ser provocado por vômito excessivo (especialmente por obstrução gastrintestinal), terapia alcalina excessiva ou uso de diuréticos capazes de criar alcalose metabólica iatrogênica, ou, ainda, perda excessiva de potássio decorrente de hiperadrenocorticismo ou administração de grandes quantidades de soluções livres de K^+. Sinais clínicos de alcalose metabólica consistem em depressão respiratória (respiração lenta e superficial), excitação neurológica, incluindo tetania e mesmo convulsões e hipertonicidade muscular. Compensação respiratória não é tão efetiva nesse caso quanto o é para a acidose metabólica.

Valores de eletrólitos séricos normalmente revelam aumento da $[HCO_3^-]$, diminuição da $[Cl^-]$, e $[Na^+]$ variável. Em geral, há baixo $[K^+]$ sérico nessa condição. Existe uma relação entre a perda de K^+ e alcalose metabólica, na qual uma pode resultar na outra (*feedback* positivo). Em ruminantes, a situação é muito mais complexa, já que, nesse caso, diferentemente de pequenos animais, a alcalose é muito mais comum. Compensação para alcalose metabólica exige que os rins excretem HCO_3^- e retenham H^+. O tratamento para alcalose metabólica envolve o tratamento da doença subjacente e, potencialmente, o uso de soluções acidificantes como NaCl (0,9%), NH_4Cl (1,9%) (NH_3^+ é conjugada a ureia no fígado, o que libera H^+ e Cl^-) e solução de Lactato de Ringer, que fornece Na^+, K^+, Ca^{++} e Cl^-.

Acidose respiratória

A acidose respiratória (Tabela 23.13) envolve retenção de CO_2 como consequência de hipoventilação alveolar. A queda no pH é previsível a partir da equação de Henderson-Hasselbalch. O prejuízo à respiração pode ser causado por pneumonia, edema pulmonar, enfisema, pneumotórax, paralisia de músculos respiratórios, morfina, barbitúricos ou intoxicação por anestésicos, oclusão das vias respiratórias ou, mais comumente, hipoventilação durante ventilação com pressão positiva (iatrogênica). Sinais clínicos incluem dispneia e depressão do SNC com desorientação progressiva, fraqueza e, por fim, coma (narcose por CO_2). Cianose com frequência surge nos estágios avançados. Análises laboratoriais de sangue e urina mostrarão diminuição no pH urinário, diminuição no pH sanguíneo, aumento do HCO_3^- sérico (por tampões teciduais e reabsorção

Tabela 23.13 Causas de acidose respiratória. Fonte: Adaptada de DiBartola, 1992a. Reproduzida, com autorização, de Elsevier.

Ventilação mecânica inadequada
Obstrução das vias respiratórias
Depressão do centro respiratório
   Doença neurológica
   Fármacos (p. ex., agentes anestésicos, narcóticos, sedativos)
Parada cardiopulmonar
Defeitos neuromusculares
   Miastenia *gravis*
   Tétano
   Botulismo
   Polirradiculoneurite
   Poliomiosite
   Paralisia por carrapato
   Paralisa periódica hipopotassêmica em gatos Burmeses
   Miopatia hipopotassêmica em gatos
   Fármacos (p. ex., succinilcolina, pancurônio, aminoglicosídeos com anestésicos, organofosforados)
Defeitos restritivos
   Hérnia diafragmática
   Pneumotórax
   Efusão pleural
   Hemotórax
   Trauma à parede torácica
   Fibrose pulmonar
   Piotórax
   Quilotórax
Doença pulmonar
   Síndrome do estresse respiratório
   Pneumonia
   Edema pulmonar grave
   Doença metastática difusa
   Inalação de fumaça
   Tromboembolismo pulmonar
   Doença pulmonar obstrutiva crônica
   Fibrose pulmonar

renal de HCO_3^-) e diminuição da concentração sérica de Cl^- em razão da excreção renal. Hipoventilação resulta em retenção de CO_2, excesso de H_2CO_3 e, portanto, excesso de H^+. O mecanismo compensatório funciona para que os rins conservem HCO_3^- e excretem H^+. O tratamento mais importante para essa condição reside na ventilação adequada do animal. O uso de soluções alcalinizantes pode auxiliar em casos de doença pulmonar, quando a ventilação sozinha não corrigirá a condição. Sempre que possível, o tratamento deve ser direcionado para a remoção do fator causal.

Alcalose respiratória

Na Tabela 23.14, estão descritas as causas de alcalose respiratória, sendo a mais comum em animais a ventilação com pressão positiva excessiva durante a anestesia (iatrogênica). Outras causas incluem febre, estimulação do centro respiratório por encefalite, intoxicação por salicilatos, deficiência de O_2 (hipoxia), prostração por calor ou condições que causem hiperventilação crônica (excesso de eliminação de CO_2). Já sinais clínicos abrangem hiperpneia (com ou sem respiração ofegante), reflexos tendíneos hiperativos, estimulação do SNC com ou sem convulsões. Análise laboratorial revela aumento do pH urinário, aumento do pH sanguíneo e diminuição da concentração sérica de HCO_3^-. Em geral, a concentração sérica de Cl^- está normal a ligeiramente aumentada, e a patogênese da condição se relaciona com a eliminação excessiva de CO_2. Compensação ocorre por excreção renal de HCO_3^- e retenção de H^+. O tratamento dessa condição deve envolver correção da

Tabela 23.14 Causas de alcalose respiratória. Fonte: Adaptada de DiBartola, 1992a. Reproduzida, com autorização, de Elsevier.

Ventilação mecânica excessiva
Hipoxemia (estimulação dos quimiorreceptores periféricos por diminuição do fornecimento de oxigênio):
Shunt da direita para a esquerda
Diminuição da P_{O_2} (p. ex., grande altitude)
Insuficiência cardíaca congestiva
Anemia grave
Hipotensão
Doença pulmonar que resulta em incompatibilidade ventilação-perfusão
Pneumonia
Embolismo pulmonar
Fibrose pulmonar
Edema pulmonar
Doença pulmonar que resulta em estimulação de receptores nociceptivos independentemente da hipoxemia:
Pneumonia
Embolismo pulmonar
Doença pulmonar intersticial
Edema pulmonar
Hipercapnia mediada pelo sistema nervoso central com estimulação direta do centro respiratório medular:
Doença hepática
Sepse por gram-negativos
Fármacos (p. ex., intoxicação por salicilato, progesterona, xantinas)
Recuperação de acidose metabólica
Doença neurológica central
Estresse térmico

Tabela 23.15 Exemplos e causas potenciais de distúrbios mistos respiratórios e metabólicos. Fonte: Adaptada de DiBartola, 1992a. Reproduzida, com autorização, de Elsevier.

Acidose respiratória e acidose metabólica
Síndrome semelhante ao hipoadrenocorticismo em cães com doença gastrintestinal
Parada cardiopulmonar
Edema pulmonar grave
Trauma torácico com choque hipovolêmico
Baixo débito cardíaco com edema pulmonar
Choque séptico avançado
Dilatação/vólvulo gástrico
Síndrome da lise tumoral aguda
Acidose respiratória e alcalose metabólica
Edema pulmonar e diuréticos
Vólvulo e dilatação gástrica
Alcalose respiratória e acidose metabólica
Síndrome semelhante ao hipoadrenocorticismo em cães com doença gastrintestinal
Choque séptico
Intoxicação por salicilato
Estresse térmico
Dilatação/vólvulo gástrico
Doença hepática (acidose tubular renal e prejuízo ao metabolismo de lactato)
Acidose láctica com excesso de hiperventilação
Edema pulmonar
Gastrenterite e septicemia por parvovírus
Exercício extenuante
Síndrome da lise tumoral aguda
Reanimação cardiopulmonar
Alcalose respiratória e alcalose metabólica
Dilatação/vólvulo gástrico
Hiperadrenocorticismo com tromboembolismo pulmonar
Alcalose mista induzida por ventilador (correção muito rápida da P_{CO_2} arterial anormal)
Insuficiência cardíaca congestiva e diuréticos
Doença hepática e diuréticos
Vômito ou hipoproteinemia
Gastrenterite por parvovírus e septicemia

hiperventilação, quando possível, e uso das mesmas soluções acidificantes utilizadas para alcalose metabólica. Ainda, o(s) fator(es) etiológico(s) subjacente(s) deve(m) ser eliminado(s).

Distúrbios ácido-base mistos

A discussão anterior a respeito de acidose e alcalose tratou propositalmente de processos etiológicos únicos idealizados, com um único fator etiológico como gênese das anormalidades ácido-base; contudo, tais estados raramente existem na vida real. Em geral, ocorrem distúrbios mistos, cujo tratamento com frequência converte um tipo de distúrbio ácido-base em outro. O tratamento adequado deve incluir avaliação cuidadosa de determinações laboratoriais repetidas e observação próxima da situação clínica. A partir do emprego dessas técnicas, os distúrbios mistos podem ser identificados, avaliados e tratados com sucesso. Exemplos de causas potenciais de distúrbios mistos respiratórios e metabólicos são apresentados na Tabela 23.15.

ASPECTOS PRÁTICOS DA FLUIDOTERAPIA

Diagnóstico e monitoramento

Quando a fluidoterapia é considerada, o médico-veterinário deve se perguntar:

- Quando a fluidoterapia deve ser instituída?
- Que tipo(s) de solução(ões) deve(m) ser usada(s)?
- Quanto fluido deve ser administrado?
- O quão rápido a solução deve ser administrada?
- Qual via de administração deve ser usada?
- Como o sucesso do tratamento será avaliado?

As respostas para essas questões são individuais em natureza e criticamente dependentes do conhecimento e da compreensão dos mecanismos homeostáticos normais, bem como do histórico do paciente, de uma compreensão básica sobre como uma doença específica afeta o equilíbrio hidreletrolítico e do diagnóstico correto.

O objetivo da terapia hidreletrolítica consiste em corrigir a desidratação ou super-hidratação e o desequilíbrio eletrolítico e/ou o desequilíbrio ácido-base, além de poder ser indicada para corrigir a condição de acidose ou alcalose, tratar choque, fornecer nutrição parenteral ou mesmo estimular a função do órgão (*i. e.*, os rins). Causas de perdas de líquidos, eletrólitos e/ou proteínas incluem situações nas quais as substâncias não estão disponíveis em razão da falta de suprimento ou da condição do animal – por exemplo, um animal com fratura de mandíbula pode ser incapaz de ingerir alimentos ou líquidos, ou um animal com distúrbio do SNC de comer ou beber em razão da doença primária. Outras causas de desequilíbrios hidreletrolíticos e/ou de proteínas podem estar envolvidos no excesso de eliminação.

As seguintes informações devem ser obtidas por questionamentos do tutor, observação do paciente e/ou exame clínico: duração e frequência do vômito e/ou da diarreia, consistência das fezes, frequência de micção, coloração da urina, presença e característica da sede, ingestão de líquidos e alimentos, ressecamento ou elasticidade (turgor) da pele, natureza e coloração das membranas mucosas e esclera, presença de salivação excessiva ou respiração ofegante, odor do ar inspirado e perda ou ganho de peso.

Em combinação com os sinais clínicos, o exame laboratorial do sangue fornece uma base racional para estimar as necessidades de fluidos e eletrólitos do paciente e monitoramento do sucesso do tratamento. As mensurações devem incluir hematócrito, proteínas plasmáticas, hemogasometria (P_{O_2}, P_{CO_2}, excesso de base, HCO_3^- ou CO_2 total) e eletrólitos (Na^+, K^+, Cl^-), nitrogênio ureico sanguíneo e creatinina. Visto que os eritrócitos e proteínas plasmáticas são amplamente limitados ao espaço vascular, a concentração de ambos tende a aumentar com a desidratação. Assim, é melhor avaliar tanto o hematócrito quanto as proteínas plasmáticas, uma vez que os resultados de um ou do outro sozinhos podem causar confusão, caso os valores anteriores à doença estejam fora do intervalo de referência. Por exemplo, anemia preexistente, hipoproteinemia ou eventos fisiológicos, como contração esplênica, podem confundir a interpretação de qualquer um dos parâmetros, caso sejam considerados individualmente.

A coleta, a mensuração e a análise de urina são importantes para o cuidado adequado do paciente criticamente doente. A urinálise deve incluir testes para densidade, glicose, acetona, pH e albumina e exame microscópico de sedimentoscopia. Durante o estado de desidratação, se os rins estiverem funcionando normalmente, a densidade aumentará e o volume de urina diminuirá. Se a densidade da urina não se alterar ou diminuir, e o animal apresentar sinais de desidratação, os rins provavelmente não estarão funcionando adequadamente, e testes de função renal mais sofisticados precisam ser empregados. A densidade da urina deve ser monitorada durante o período de tratamento. A diminuição nesse parâmetro indica que a hidratação está ocorrendo. Se o animal ainda não tiver recebido tratamento com uma solução contendo glicose e ela for encontrada na urina, acidose diabética possivelmente é a causa da desidratação. A concentração urinária de glicose deve ser sempre monitorada durante o tratamento. Se o animal estiver recebendo glicose e a glicose urinária chegar a 3^+ ou 4^+, é preciso reduzir a dose. Acetona na urina representa um achado frequente durante desidratação e/ou jejum de carboidratos. Se o pH da urina de uma espécie que normalmente é ácido testar alcalino, o diagnóstico de alcalose pode ser indicado se não houver nenhuma doença renal ou do trato urinário. A presença de albumina urinária e sedimento pode compreender uma indicação de doença renal. Se os rins estiverem funcionando adequadamente, eles podem se ajustar adequadamente ao insulto. Entretanto, na presença de prejuízo à função renal, a terapia deve ser específica ou o tratamento pode ser fatal.

A avaliação cuidadosa dos sinais clínicos e parâmetros laboratoriais é essencial para o diagnóstico bem-sucedido e o monitoramento de desequilíbrios hidreletrolíticos, estando alguns úteis resumidos na Tabela 23.16.

Volume e tipo de fluido

Deve-se usar uma abordagem-padrão para estimar o volume de fluido necessário. A reposição de volume adequada com frequência representa o procedimento único mais importante para melhorar o estado clínico de animais com distúrbios de líquido e múltiplos eletrólitos. O volume de reposição deve ter três objetivos específicos: corrigir déficits existentes, satisfazer às necessidades de manutenção e substituir perdas contínuas. Testes iniciais de volume são abordados pela administração de fluidos de reposição. O cálculo da quantidade de fluido necessária se baseia nas avaliações clínicas e laboratoriais do percentual de desidratação. Na Tabela 23.5, há um resumo dos sinais correlacionados com o grau de desidratação. O volume necessário para tratar o déficit inicial é estimado de acordo com a seguinte equação:

Volume de reposição (ℓ) = peso corporal (kg) $\times$ % desidratação

Os clínicos que trabalham tanto com animais de pequeno quanto de grande porte devem ficar confortáveis com grandes diferenças no volume que serão necessárias para corrigir o déficit em espécies animais diferentes. Por exemplo, o volume de reposição necessário para um déficit de 8% de fluido em uma égua desidratada de 500 kg de peso vivo é 100 vezes maior que o necessário para um gato que pesa 5 kg com desidratação similar: seriam administrados 40 ℓ de fluidos inicialmente para a égua *versus* 400 mℓ para o gato. Em geral, a composição dos fluidos de reposição deve refletir a composição do volume de fluido perdido. Por exemplo, se um déficit de volume está relacionado com a perda de fluidos gastrintestinais ricos em eletrólitos, então uma solução de reposição balanceada contendo Na^+, K^+, Cl^- e bicarbonato equivalentes deveria ser selecionada. A Tabela 23.17 detalha as composições de fluidos de reposição utilizados comumente.

Além da reposição dos déficits existentes, fluidos de manutenção precisam ser calculados. Fluidos de manutenção são necessários quando o paciente não ingere voluntariamente alimento ou água suficientes para repor perdas normais que ocorrem por urina e fezes, trato respiratório e pele. O animal médio, em repouso, em condições-padrão de umidade e temperatura, apresenta a taxa de *turnover* de água relativamente constante. Para propósitos práticos, 40 a 65 mℓ/kg/24 h (30 mℓ/lb/dia com frequência é usado como regra) para animais adultos e 130 mℓ/kg/24 h para animais jovens servem como média do *turnover* de água para todas as espécies de mamíferos. Com base nesses pressupostos, um cão adulto pesando 20 kg requer 1,3 ℓ para suprimento de manutenção diário de água, enquanto um equino pesando 450 kg exige 29 ℓ/dia. As necessidades de manutenção podem ser modificadas sob condições de estresse grave ou febre, condições ambientais extremas ou há muitos processos mórbidos. Animais mais velhos podem requerer volume de manutenção maior ou menor, conforme a ocorrência de poliúria ou comprometimento da função cardiovascular, respectivamente. A administração de vários fármacos (p. ex., glicocorticoides, diuréticos) também afetará as necessidades de manutenção. A composição eletrolítica de fluidos usados para manutenção se diferencia daquela dos fluidos de reposição usados para tratar o déficit inicial. Em razão da composição do fluido perdido diariamente na urina, e pelas perdas não contabilizadas pela pele e trato respiratório, fluidos de manutenção comumente apresentam baixa concentração de sódio (cerca de 40 mEq/ℓ) e maior de potássio (cerca de 10 a 16 mEq/ℓ) em relação aos fluidos de reposição. Na Tabela 23.17, é detalhada a composição de fluidos de manutenção comerciais e de fluidos que podem ser preparados usando outros componentes de fluidos disponíveis normalmente. Na medicina veterinária, contrariamente à humana, a transição do fluido de reposição para o fluido de manutenção é menos frequente. Por

Tabela 23.16 Parâmetros a serem monitorados durante a fluidoterapia. Fonte: Adaptada de DiBartola, 1992a. Reproduzida, com autorização, de Elsevier.

Sons broncovesiculares pulmonares normais na auscultação
    Volume globular
    Proteína total
    Eletrólitos: Na^+, Cl^-, Ca^{2+}, HCO_3^-
    pH arterial
    P_{CO_2} arterial
    Débito urinário
    Peso corporal
    Hemodinâmica
        Pressão venosa central
        Pressão capilar pulmonar
        Pressão arterial média
        Pressão arterial pulmonar média

Tabela 23.17 Composição de soluções de fluidoterapia selecionadas.

		Características		Composição iônica (mEq/ℓ)							
Tipo	Solução	pH	Osmolaridade (mOsm/ℓ)	Na$^+$	K$^+$	Cl$^-$	Ca^{++}	Mg^{++}	Glicose (g/ℓ)	Equivalente alcalinizante (mEq/ℓ)
Reposição										
SEB Acidificante	Ringer	5,4	309	147	4	155	4	0	0	0
SEB Acidificante	Salina normal (0,9%)	5	308	154	0	154	0	0	0	0
SEB Alcalinizante	Lactato de Ringer	6,6	273	130	4	109	3	0	0	28 (lactato)
SEB Alcalinizante	Normosol-R	6,6	294	140	5	98	0	3	0	27 (acetato) 23 (gliconato)
SEB Alcalinizante	Plasma-Lyte A	7,4	294	140	5	98	0	3	0	27 (acetato) 23 (gliconato)
Manutenção										
Acidificante	Dextrose/água 2,5% em salina 0,45% com adição de potássio (16 mEq/ℓ)	4,5	280	77	16	77	0	0	25	0
	Volumes iguais de dextrose 5% em água e Lactato de Ringer com adição de potássio (16 mEq/ℓ)	5	309	65,5	18	55	1,5	0	25	14 (lactato)
	Normosol-M com dextrose 5%	5	363	40	13	40	0	3	50	16 (acetato)
	Plasma-Lyte com dextrose 5%	5,5	377	40	16	40	5	3	50	12 (lactato) 12 (acetato)
Outras soluções	Dextrose 5% em água	4	252	0	0	0	0	0	5	0
	Dextrose 50% em água	4,2	2780	0	0	0	0	0	50	0
	Salina 7,5%	–	2.566	1.283	0	1.283	0	0	0	0
	NaHCO$_3$ 8,4%	–	2.000	1.000	0	0	0	0	0	1.000
	KCl 14,9%	–	4.000	0	2.000	2.000	0	0	0	0

SEB: solução eletrolítica balanceada.

consequência, hospitais veterinários em geral não armazenam fluidos de manutenção disponíveis comercialmente.

Se o animal sendo tratado continua a perder água durante o período de tratamento (p. ex., por vômito contínuo, diarreia, poliúria), essa quantidade adicional deve ser estimada e adicionada aos volumes de reposição e manutenção. O volume necessário para repor perdas contínuas se baseia na observação clínica (p. ex., frequência de defecação, característica e volume das fezes em caso de diarreia). Assim como o volume usado para repor o déficit inicial, o tipo de fluido selecionado para repor perdas contínuas deve, em geral, se assemelhar aos fluidos perdidos. Com grande frequência, escolhem-se soluções eletrolíticas balanceadas, como Lactato de Ringer.

A aplicação dos princípios descritos pode ser apreciada usando o seguinte exemplo: cão, mestiço, de 2 anos de idade e 20 kg de peso vivo, com queixa principal de diarreia de 2 dias de duração. O exame físico revela perda de elasticidade cutânea e retardo definitivo no retorno da pele à posição normal quando avaliado o turgor. Tanto as membranas mucosas quanto a língua estão secas, os globos oculares estão macios e há ligeira retração do globo ocular. O tempo de preenchimento capilar está ligeiramente prolongado. Com base nesses sinais clínicos, a desidratação é avaliada em 8%. O cão continua a eliminar fezes semilíquidas a cada 2 a 3 h, resultando em perda estimada de 150 mℓ/dia. O proprietário relata que o cão não está comendo ou bebendo. O cálculo do volume de líquido a ser administrado ao cão no decorrer das próximas 24 h deve incluir:

Reposição do déficit inicial: 20 kg × 0,08 = 1,6 ℓ
Necessidades de manutenção: 65 mℓ/kg/dia × 20 kg = 1,3 ℓ
Perdas contínuas: 0,15 ℓ
Necessidade total de fluidos estimada: 3,05 ℓ

Esse volume é considerado uma estimativa, uma vez que se baseia em sinais clínicos e perdas de manutenção médias. Apesar da importância da boa coleta de dados e da aplicação apropriada dos princípios de fluidoterapia, o ajuste do volume depende em algum nível de um processo de "estimativa e reavaliação" orientado por observação cuidadosa e completa do paciente (Roussel, 1990).

Taxas e vias de administração

A taxa de administração de fluidos e/ou reposição de eletrólitos deve ser paralela à gravidade da desidratação e do desequilíbrio eletrolítico ou ácido-base. Inicialmente, os fluidos devem ser administrados de modo rápido e, então, em taxas decrescentes até que a condição seja corrigida. A taxa de infusão é reduzida após as primeiras horas de administração para alinhar com a taxa de administração diária de 200 mℓ/kg/dia ou aproximadamente 8 mℓ/kg/h. Taxas de aproximadamente 15 mℓ/kg/h são citadas; ainda, Cornelius et al. (1978) mostraram que taxas de 90 mℓ/kg/h são toleradas em cães normais moderadamente desidratados e não anestesiados. Essas taxas de administração de fluidos não são recomendadas para animais doentes (p. ex., disfunção cardíaca, renal ou outra), uma vez que a insuficiência cardíaca pode ocorrer com administração excessivamente agressiva de fluidos. Nenhuma morte ocorreu no estudo de Cornelius, mas os sinais clínicos de hiper-hidratação grave foram evidentes em cães que receberam fluidos a 360 mℓ/kg/h. A 90 mℓ/kg/h, a pressão da artéria pulmonar e a pressão venosa central aumentaram em cães com função cardíaca normal. Um cão gravemente doente, com comprometimento da contratilidade do músculo cardíaco, poderia ser prejudicado por taxas de infusão que resultam em sobrecarga de volume aguda. Se a pressão venosa central estiver sendo monitorada, a taxa de infusão pode ser ajustada individualmente para cada paciente – trata-se de uma técnica simples e de baixo custo. O médico-veterinário deve monitorar esse parâmetro no paciente criticamente doente e ajustar a taxa de administração de fluidos de acordo com as necessidades individuais.

Taxas de infusão de 50 mℓ/kg/h foram toleradas em casos de animais gravemente desidratados, mas essa dose é considerada agressiva. Casos menos graves podem ser tratados agressivamente com taxas iniciais de 15 a 30 mℓ/kg/h, mas taxas menores são usadas com frequência. Em todos os casos, a taxa de infusão deve ser reduzida após a primeira hora de administração, e ser consideravelmente mais lenta se não houver estabelecimento de nenhum fluxo urinário. Após 4 h ou mais da administração de fluidos sem fluxo de urina, a taxa de administração deve ser de 2 mℓ/kg/h ou menos; caso nenhum fluxo de urina seja detectado após 2 h de fluidoterapia, é preciso tentar de toda maneira reestabelecer a função renal. Para monitorar de modo preciso o fluxo de urina, todos os animais criticamente doentes devem ter um cateter posicionado na vesícula urinária.

O bom senso e o julgamento clínico devem ser exercidos. Se o animal está gravemente desidratado e em choque, é difícil administrar fluidos muito rapidamente durante os estágios iniciais de tratamento. Se, entretanto, um animal apresentar hidratação quase normal e o objetivo consistir em apenas manter a hidratação, a taxa deve ser reduzida consideravelmente. A importância da função renal foi repetidamente enfatizada, em geral avaliada por meio da mensuração do nitrogênio ureico sanguíneo, da creatinina e da densidade urinária.

A via de administração de fluidos depende do tipo de doença tratada e da gravidade da condição, do grau de desidratação, da condição do paciente, do tipo de distúrbio eletrolítico, das funções orgânicas do paciente, do tempo e dos equipamentos disponíveis. Provavelmente, a via de administração mais fácil, fisiológica e negligenciada para administração de fluidos e eletrólitos é a oral ou nasogástrica. A via oral é a menos perigosa, uma vez que se pode administrar a solução sem atenção estrita à tonicidade, ao volume e à assepsia. A reposição oral de eletrólitos pelo uso da combinação de sais eletrolíticos, glicina e dextrose foi especialmente bem-sucedida (Hamm e Hicks, 1975). A técnica adequada para administração de fluidos orais deve prever complicações associadas a aspiração de fluidos ou administração de quantidade excessiva de ar. Uma via praticamente não utilizada para administração, e que pode ser considerada, especialmente em animais muito jovens, é a via retal, a partir da qual água morna, K$^+$, Na$^+$ e Cl$^-$ são bem absorvidos. Pode ser difícil, no entanto, fazer com que o animal retenha o material administrado por essa via, sobretudo quando há doença gastrintestinal. A infusão retal de fluidos em pássaros tem sido sugerida como uma via alternativa efetiva às vias intravenosa, intraóssea, oral ou subcutânea (Ephrati e Lemeij, 1997).

As vias mais comumente utilizadas e, talvez, as mais práticas para administração de fluidos e eletrólitos são as parenterais: intravenosa (IV) – a mais versátil –, subcutânea (SC), intraperitoneal (IP) ou intraóssea (IO). Distúrbios graves de fluidos e equilíbrio eletrolítico demandam essas vias. Quase toda a toxicidade das soluções administradas dessa maneira é mais relacionada com a taxa do que o volume ou a composição. Não há indicação para uso de soluções hipotônicas, mas existem indicações para soluções isotônicas e hipertônicas, algumas das quais já foram discutidas anteriormente. Alguns dos problemas

associados à administração IV incluem aqueles relacionados com manutenção e assepsia do cateter intravenoso, coagulação e hematomas, bem como localização da veia em animais muito pequenos ou muito enfermos. Obviamente, os fluidos administrados e equipamentos usados devem ser estéreis. Volumes grandes de fluido administrados muito rapidamente podem sobrecarregar o sistema circulatório, causando edema pulmonar ou mesmo morte, sobretudo em animais gravemente doentes ou em casos de intoxicação. Trata-se da via preferida para administração de sangue, plasma sanguíneo e expansores de volume plasmático.

A administração subcutânea de fluidos leva o nome de hipodermóclise, uma técnica conveniente para corrigir distúrbios brandos a moderados em pequenos animais. Os fluidos são absorvidos mais lentamente que pela via IV, mas, se o animal não estiver em condição crítica, isso provavelmente não terá consequências reais. Apenas soluções isotônicas devem ser usadas desse modo. Dextrose de qualquer tonicidade ou qualquer solução que não contenha eletrólitos em níveis isotônicos é contraindicada, podendo produzir difusão rápida inicial dos principais eletrólitos extracelulares para essa área. Isso pode resultar em reações graves, incluindo morte, especialmente se o animal já estiver em choque. Hipodermóclise é extremamente valiosa em animais muito jovens ou muito pequenos, compreendendo uma técnica útil caso haja dificuldade de conter o animal tempo suficiente para infusão IV prolongada. Quando edema está presente, a absorção não ocorrerá, contraindicando essa via de administração. Se o animal estiver gelado por temperatura ambiental baixa ou fluidos gelados forem administrados, a absorção por essa via será retardada, recomendando-se que, quando possível, os fluidos sejam preaquecidos até a temperatura corporal. A administração de fluidos em um local anatômico deve ser limitada à quantidade que será absorvida imediatamente (cerca de 10 a 12 mℓ/kg) (Greco, 1998). Fluidos devem ser depositados dorsalmente ao longo da área delimitada anteriormente pela escápula e, posteriormente, pela crista ilíaca. Hipodermóclise não é utilizada com frequência como via de administração em grandes animais.

Infusão IP de fluidos tem as mesmas restrições que a hipodermóclise. A técnica pode predispor à peritonite, de modo que se deve empregar procedimentos assépticos. Os fluidos são mobilizados mais rapidamente que na administração por via subcutânea, mas essa via é potencialmente mais arriscada (punção de órgãos abdominais). Ainda assim, trata-se de uma boa via para absorção de água e eletrólitos. Plasma e uma grande porcentagem de eritrócitos administrados usando essa técnica são rapidamente absorvidos. Em grandes animais, esse pode ser um método muito prático de tratamento, uma vez que uma grande quantidade de fluidos pode ser administrada rapidamente com poucas reações adversas. Talvez a maior aplicação dessa técnica se dê com lavagem peritoneal.

Fluidos intraósseos devem ser administrados por meio de um cateter posicionado no osso, via que pode ser escolhida se o acesso vascular for limitado ou não puder ser realizado em tempo adequado em razão de o paciente ser de tamanho muito pequeno, parada cardíaca, choque hipovolêmico ou anatomia do paciente (Mazzaferro, 2009).

PRODUTOS PARA FLUIDOTERAPIA

As principais categorias de fluidos parenterais incluem cristaloides e coloides, repositores do sangue e soluções nutricionais. Produtos de reposição do sangue (sangue total, componentes do sangue e substitutos de eritrócitos) e soluções nutricionais (aminoácidos e emulsões de gordura) serão abordados em outro capítulo. A composição e as características de soluções cristaloides selecionadas e os aditivos usados para melhorar as soluções parenterais estão listados na Tabela 23.17, e os tipos de doses recomendadas de coloides sintéticos são descritos na Tabela 23.18.

Cristaloides

Conforme detalhado na Tabela 23.17, soluções cristaloides são poliônicas, mas se diferenciam na quantidade de cada íon e na sua tonicidade. Conforme discutido anteriormente, a tonicidade dos fluidos parenterais dita parcialmente os volumes de distribuição nos espaços intersticial e intracelular. Fluidos que se assemelham mais ao LEC são isotônicos, com alta concentração de sódio e baixa concentração de potássio, podendo ser acidificantes ou alcalinizantes. Esses fluidos de reposição, também chamados de soluções eletrolíticas balanceadas (SEB), podem ser administrados em volumes grandes e em velocidade alta para pacientes em choque na tentativa de restabelecer a perfusão efetiva, sem alterar gravemente as concentrações de eletrólitos. Soluções alcalinizantes dependem do metabolismo de vários substratos (p. ex., lactato, acetato e gliconato) para alcalinizar equivalentes com o objetivo de reduzir a acidemia. Lactato e acetato são metabolizados no fígado e no músculo, respectivamente, enquanto o gliconato é amplamente metabolizado no corpo. Perfusão e função hepática são necessárias para gerar equivalentes alcalinizantes a partir do fluido de reposição utilizado com maior frequência – a solução de Lactato de Ringer. Uma grande porcentagem de pacientes veterinários que requerem fluidoterapia sofre de acidose não respiratória e é tratada com soluções eletrolíticas balanceadas alcalinizantes.

Em geral, esses fluidos são indicados para animais que sofrem de diarreia, vômito (assumindo que o vômito contém a bile), doença renal, trauma e choque, além daqueles que exigem suporte pré e pós-cirúrgico. Para evitar a precipitação de cálcio, soluções eletrolíticas balanceadas que contenham cálcio, como a solução de Lactato de Ringer, não devem ser coadministradas pelo mesmo acesso que sangue total ou bicarbonato de sódio.

Solução salina normal e solução de Ringer são consideradas soluções acidificantes e usadas para tratar uma proporção relativamente pequena de pacientes de pequeno porte que apresentam alcalose metabólica. Ambas as soluções apresentam alta concentração de cloreto e promovem excreção renal de bicarbonato. Solução salina normal também é comumente utilizada no tratamento de pacientes com distúrbios eletrolíticos, como hiperpotassemia ou hipercalcemia, nas quais é desejável a ausência de eletrólitos em fluidos parenterais. Assumindo que se institua o tratamento adequado com insulina, salina normal também é considerada um fluido de escolha para tratamento de cetoacidose diabética.

Coloides

A distribuição crítica de água entre o plasma e o fluido intersticial é mantida, em parte, pela pressão coloido-osmótica (PCO) das proteínas plasmáticas, a qual inclui a pressão osmótica exercida pelas proteínas plasmáticas e suas moléculas de eletrólitos associadas. Essa força puxa a água para dentro dos capilares e equilibra a pressão hidrostática, que expulsa a água para fora (ver a relação de Starling descrita no tópico "Distribuição de líquidos e eletrólitos"). Embora o conceito básico da relação de Starling seja direto, a aplicação desses conceitos *in vivo* torna-se complicada pela heterogeneidade das forças de Starling dentro de tecidos diferentes e pela complexidade da dinâmica

Tabela 23.18 Indicações, doses, administração e reações adversas associadas a coloides selecionados em cães. Fonte: Modificada de Rudloff e Kirby, 1998. Outras fontes de informação incluem Mathews, 1998 e Hughes, 2000.

Tipo de coloide	Indicações	Dose e administração	Reações adversas e contraindicações
Plasma	Coagulopatias: coagulação intravascular disseminada; antitrombina baixa; hipoalbuminemia aguda	20 a 30 mℓ/kg/dia administrados: (a) continuamente no decorrer de 24 h, (b) como infusão por 2 a 4 h, (c) 6 a 10 mℓ/kg em infusões por 1 h a cada 8 h, ou (d) até que a albumina plasmática esteja acima de 2 g/dℓ. Aproximadamente 22,5 mℓ/kg de plasma são necessários para aumentar a concentração de albumina do paciente em 5 g/ℓ	Expansão rápida de volume pode ser deletéria a pacientes com insuficiência renal oligúrica ou anúrica ou insuficiência cardíaca congestiva
Dextrana 40	Volume de reanimação intravascular rápido e a curto prazo de choque hipovolêmico; melhora rápida de fluxo da microcirculação por redução da viscosidade sanguínea; profilaxia de trombose venosa profunda e êmbolo pulmonar	10 a 20 mℓ/kg/dia em *bolus* IV até o efeito; com choque distributivo em razão de SIRS, o dextrana pode ser seguido de TIC de hetastarch para manter a PAM de, pelo menos, 80 mmHg	*Ver* plasma. Efeito de diluição nos fatores de coagulação séricos, além de possibilidade de efeitos diretos nesses fatores. Contraindicado em pacientes com coagulopatia graves. Agregação de RBC à microcirculação em pacientes desidratados pode ocorrer se cristaloides suficientes não forem administrados. Anafilaxia relatada em humanos. IRA foi relatada
Dextrana 70	Volume de reanimação intravascular rápido de choque hipovolêmico, traumático ou hemorrágico	*Ver* dextrana 40	*Ver* dextrana 40. Acredita-se que dextrana 70 prejudique a coagulação mais que o dextrana 40. Não há IRA relatada
Hetastarch (amido hidroxietil ou HES)	Volume de reanimação intravascular rápido de todas as formas de choque; reanimação com baixo volume; reposição de volume e manutenção em pacientes com SIRS	10 a 40 mℓ/kg/dia, *bolus* IV até o efeito; com choque cardiogênico, contusões pulmonares ou lesão de crânio, 5 mℓ/kg em *bolus* são administrados até o efeito, usando o menor volume possível para manter a PAM de 80 mmHg	*Ver* Dextrana 40. Anafilaxia não foi relatada com hetastarch, mas prurido possivelmente é associado a depósitos de HES em nervos cutâneos foi relatado em até 33% dos pacientes tratados com infusões a longo prazo. IRA pode ser uma preocupação
Pentastarch (PEN)	Volume de reanimação intravascular rápido de choque hipovolêmico, traumático ou hemorrágico	10 a 25 mℓ/kg/dia; meia-vida terminal mais curta que o HES	*Ver* dextrana 40. Anafilaxia e IRA não foram relatadas
Vetstarch	Tratamento e profilaxia de hipovolemia. Não é um substituto para eritrócitos ou fatores de coagulação no plasma	Até 20 mℓ/kg/dia em pequenos animais; infundir 10 a 20 mℓ iniciais lentamente e observar possíveis reações anafilactoides	*Ver* dextrana 40

IRA: insuficiência renal aguda; TIC: taxa de infusão constante; PAM: pressão arterial média; SIRS: síndrome da resposta inflamatória aguda.

transvascular de fluidos. Apesar dessa ressalva, é prático dizer que o equilíbrio entre a PCO e a pressão hidrostática capilar contribui para o extravasamento de líquidos a partir do capilar e formar a base para a terapia coloide intravenosa.

Coloides terapêuticos podem ser de dois tipos: naturais, que abrangem sangue total, plasma e albumina, e sintéticos, os quais incluem dextrana 40, dextrana 70, hetastarch, pentastarch e oxipoligelatina. Soluções coloides terapêuticas contêm partículas grandes que são retidas dentro do espaço vascular mais prontamente que as soluções cristaloides. Como resultado, volumes menores de coloides causam maior expansão de volume que as soluções cristaloides. A perfusão tecidual inicial foi melhor após expansão de volume com coloides ou combinações de coloides e cristaloides em relação a apenas com cristaloides (Funk e Baldinger, 1995). A duração desse efeito varia e depende de muitas variáveis, incluindo a espécie animal, a dose, a formulação específica do coloide, o *status* de volume intravascular pré-infusão e a permeabilidade microvascular (Hughes, 2000).

O efeito osmótico das soluções coloides está relacionado com o número de partículas, e não com o tamanho das partículas na solução. Entretanto, a heterogeneidade do tamanho das partículas provoca complexidade considerável na farmacocinética dessas soluções. Coloides sintéticos contêm moléculas que variam em peso molecular mais que moléculas em uma solução de coloides naturais, como a albumina. Após a administração de coloides sintéticos, moléculas menores são eliminadas rapidamente pela urina ou se movem para o interstício, contrariando sua habilidade em atrair água para o espaço intravascular. Moléculas maiores permanecem na circulação para exercer PCO até que sejam hidrolisadas pela amilase ou removidas pelo sistema fagocitário mononuclear. Em virtude das diferenças no comportamento das partículas e no delineamento do estudo farmacocinético (p. ex., duração do estudo, estado de volume dos pacientes estudados, volumes e taxas de administração de coloides), meias-vidas específicas relatadas para coloides podem variar consideravelmente (Mathews, 1998). Tais variações podem representar problemas terapêuticos, uma vez que a duração da ação dos coloides pode não coincidir com as estimativas do seu fabricante.

Indicações para uso de coloides incluem déficits de perfusão, estados hipo-oncóticos, deficiência de componentes sanguíneos e doenças que levam à síndrome da resposta inflamatória sistêmica (SIRS). A SIRS é um processo inflamatório generalizado com evidência de diminuição de perfusão dos órgãos. A sepse pode constituir a fonte de SIRS, mas outras condições também podem resultar em fisiopatologia sistêmica generalizada (p. ex., estresse térmico, pancreatite aguda e neoplasia). Evidências de SIRS incluem alterações na temperatura, frequência cardíaca, frequência respiratória, P_{CO_2} e contagem de leucócitos. Ocorrem dilatação da vasculatura periférica, aumento da permeabilidade capilar e extravasamento de proteínas plasmáticas dos vasos afetados. A hipoalbuminemia resultante leva à redução na PCO, perda de volume vascular e hipoperfusão dos tecidos. Coloides de alto peso molecular administrados em pacientes com SIRS são retidos de maneira mais efetiva nos vasos que estão apresentando extravasamento e forçam a retenção de volume. Aproximadamente 20 a 24% dos cristaloides permanecem dentro da vasculatura 1 h após infusão em animais normais, em comparação a 100% do volume do coloide infundido. Portanto, os coloides inicialmente podem expandir o volume do espaço intravascular aproximadamente quatro vezes mais que os cristaloides (Hughes, 2000).

Com frequência, os coloides são incluídos em regimes de fluidoterapia para reanimação com pequeno volume (p. ex., durante choque traumático, hipovolêmico ou cardiogênico), melhora no fluxo da microcirculação e integridade capilar (p. ex., SIRS) e tratamento de hemorragia ativa. Embora coloides sejam úteis no restabelecimento da integridade vascular, o restabelecimento dos déficits de volume intersticial e intracelular depende do uso adequado de coloides e cristaloides em combinação. A administração de coloides geralmente reduz a quantidade necessária de fluidos cristaloides tanto quanto 40 a 60% (Rudloff e Kirby, 1998). Deve-se ter cautela para ajustar a quantidade e a taxa de todos os fluidos administrados para evitar sobrecarga de volume vascular e subsequente edema intersticial. O ideal é que o monitoramento da terapia com coloides inclua a mensuração direta da PCO com um osmômetro de membrana, além de mensuração de índices tradicionais de perfusão e hidratação.

Problemas associados à terapia com coloides podem incluir efeitos de diluição causados pela expansão do espaço intravascular. Volume globular, concentração de albumina, concentração sérica de potássio e quantidade de fatores de coagulação circulantes comumente declinam após administração de coloides sintéticos. A expansão rápida do volume pode ser a maior preocupação em pacientes com falência renal oligúrica ou anúrica ou insuficiência cardíaca congestiva. A precipitação da insuficiência renal aguda (hoje mais comumente referida como lesão renal aguda) foi relatada em humanos tratados com dextrana 40 (Ferraboli *et al.*, 1997), compreendendo uma preocupação em pacientes veterinários (Hayes *et al.*, 2016). O prejuízo à coagulação como resultado da diluição de fatores de coagulação representa outra reação adversa potencial clinicamente importante (Gauthier *et al.*, 2015). Reações adversas e ausência de vantagens no desfecho da reanimação usando coloides, em comparação com o uso de soluções cristaloides, foram observadas em seres humanos e constituem uma preocupação em pacientes veterinários (Cazzolli e Prittie, 2015). Reações anafiláticas ou anafilactoides associadas a coloides foram relatadas em humanos. Também houve preocupação com relação aos efeitos de coloides selecionados na função reticuloendotelial (Hughes, 2000). Uma vez que gatos apresentam maior probabilidade de manifestarem sinais de reação alérgica, sobretudo quando coloides sintéticos são administrados rapidamente. São recomendados apenas volumes pequenos infundidos lentamente (incrementos de 5 mℓ/kg administrados no decorrer de 5 a 10 min, repetidos até somar 20 mℓ/kg) para uso nessa espécie.

Na Tabela 23.18, estão descritos indicações, doses e detalhes da administração para coloides usados para o tratamento de cães. Albumina (66.000 a 69.000 dáltons) representa 80% da PCO do único coloide natural listado, o plasma. Cada grama de albumina pode reter tanto quanto 18 mℓ de fluido no espaço intravascular, assumindo que albumina infundida não extravase pelos vasos lesionados. A meia-vida intravascular da albumina no plasma é de, aproximadamente, 16 h (Mathews, 1998). As três categorias principais de coloides sintéticos são dextranos, hidroxietil amidos e gelatinas. Dextranos são preparados a partir de polissacarídeos macromoleculares produzidos pela fermentação bacteriana de sacarose. Uma vez que esses produtos representam muitas moléculas com diferentes pesos moleculares, eles são descritos pelo peso molecular médio (PMm), definido como a soma do número de moléculas de cada peso molecular multiplicado pela sua massa e dividida pelo peso total das moléculas. Dextrana 70 (PMm = 70.000 dáltons) foi usado no passado como solução a 6%, seja em solução salina 0,9%, seja em dextrose 5%, mas não está mais disponível. Amidos hidroxietil, derivados da amilopectina de plantas, são modificados por hidroxietilação para reduzir a hidrólise pela amilase. Hetastarch (Hespan®) tem PMm de 100.000 a 300.000 dáltons, estando disponível como solução a 6% (6 g/dℓ) em solução salina 0,9%. Vetstarch (Voluven®) (amido hidroxietil 130 6%/0,4 em cloreto de sódio 0,9%) é cada vez mais preferido em razão da sua menor gama de reações adversas. Pentastarch apresenta faixa de pesos moleculares menor e duração de ação mais curta que o hetastarch. Nos EUA, o pentastarch é aprovado apenas para leucaférese, enquanto no Canadá como expansor de volume plasmático. Em 2013, a Food and Drug Administration (FDA) anunciou um alerta de aumento de mortalidade, lesão renal e risco de sangramento com uso de soluções de hidroxieltil amido em algumas situações em pacientes humanos.

Soluções hipertônicas

Por muitas décadas, tentou-se a reanimação de animais experimentais e pacientes clínicos que sofriam choque usando solução salina hipertônica (SSH), cujos benefícios para restauração transitória da função cardiovascular são geralmente comprovados por estudos. Embora a compreensão completa dos mecanismos de ação seja indefinida, existe concordância de que o principal benefício da infusão de SSH resulta da expansão do volume plasmático. Concentrações altas de sódio circulante atraem água para dentro da vasculatura a partir dos espaços intersticial e intracelular e ajudam a restaurar o fluxo capilar e a perfusão tecidual. Relatou-se aumento do débito cardíaco como resultado do aumento da pré-carga, diminuição da pós-carga relacionada com a vasodilatação sistêmica e pulmonar (Constable *et al.*, 1995), aumento da atividade adrenérgica por meio da liberação de catecolaminas e melhoria da distribuição de oxigênio para o coração (Tobias *et al.*, 1993). Inotropia positiva também foi relatada, mas permanece um ponto controverso (Cambier *et al.*, 1997). Estudos *in vitro* mostraram que, ao menos durante o período inicial de tratamento, a inotropia negativa pode predominar (Constable *et al.*, 1994). Todos os efeitos citados anteriormente têm curta duração (o pico ocorre em, aproximadamente, 1 h), mas os benefícios de reanimação podem ser prolongados pela combinação da SSH com coloides, como dextrana 70. Em um cenário ideal, a recuperação rápida de parâmetros cardiovasculares se dá com a administração de volumes menores de SSH ou SSH mais dextrana (SHD) em comparação a cristaloides, reduzindo, assim, o risco de edema relacionado com a sobrecarga de volume. Além da expansão primária de volume, acredita-se que a SSH deflagre um reflexo vagal pulmonar importante para o controle circulatório durante a hipovolemia. Permanece controverso o quanto esse reflexo contribui para os efeitos cardiovasculares da infusão de SSH, a qual também apresenta efeitos imunomodulatórios que protegem os órgãos das lesões oxidativas e incrementam a imunidade mediada por células (Coimbra *et al.*, 1996).

O uso de SSH é indicado no tratamento de choque associado à hemorragia (Bauer *et al.*, 1993), trauma (Schertel *et al.*, 1996), dilatação-vólvulo gástrico (Schertel *et al.*, 1997), pancreatite aguda (Horton *et al.*, 1989), queimaduras (Horton *et al.*, 1990) e sepse (Fantoni *et al.*, 1999; Maciel *et al.*, 1998). A evidência para o uso de SSH no primeiro desses três foi a mais convincente, com menos estudos demonstrando de forma inequívoca a vantagem das condições de estudo específicas associadas ao

distúrbio. SSH também foi utilizada no tratamento de lesão encefálica, uma vez que, como o manitol, SSH puxa o líquido do espaço intersticial e intracelular a partir do tecido edematoso e para a vasculatura (Prough e Zornow, 1998). Independentemente da indicação, os efeitos da SSH são transitórios, exigindo a combinação com cristaloides ou coloides para obter efeitos de reanimação a longo prazo. Os efeitos da SSH devem ser monitorados pela melhora dos parâmetros cardiovasculares correlacionados com o aumento da perfusão, bem como avaliação da pressão arterial média, eletrocardiograma e eletrólitos. O objetivo do monitoramento consiste em prevenir a sobrecarga de volume e eventuais desequilíbrios eletrolíticos em decorrência do tratamento.

O uso da SSH é contraindicado para pacientes hipernatrêmicos ou naqueles com aumento da osmolalidade plasmática. O emprego em animais desidratados é controverso, uma vez que esses pacientes, com frequência, apresentam aumento em ambos os parâmetros. Estudos que dão suporte ao uso de SSH na ocorrência de desidratação incluem aqueles nos quais a reanimação de bezerros diarreicos hipovolêmicos com SHD verificou que esse método era menos efetivo que os demais (Constable *et al.*, 1996; Walker *et al.*, 1998). Nos animais que apresentaram choque relacionado com trauma e hemorragia, podem surgir dois problemas adicionais – hipopotassemia e aumento do risco de nova hemorragia. Nova hemorragia – o sangramento causado pela quebra dos coágulos em áreas nas quais a hemorragia ocorreu previamente – pode estar relacionada com o aumento súbito no débito cardíaco e a pressão sanguínea arterial associada à reanimação com SSH (Schertel e Tobias, 2000). SSH também pode diluir fatores de coagulação circulantes e afetar a função plaquetária. Essas preocupações, assim como com os coloides, podem apresentar relevância prática apenas em pacientes que sofrem de coagulopatia preexistentes ou trombocitopenia. Usando um modelo de choque hemorrágico em suínos, Dubick *et al.* (1993) mostraram que a combinação de NaCl 7,5%/dextrana 70 6% não afetou significativamente várias mensurações de coagulação e agregação plaquetária nesse modelo. Os estudos continuaram a avaliar prós e contras do uso de SSH em vários modelos animais e em pacientes clínicos (Krausz, 1995). Variações entre linhagens de espécies, diferenças nas circunstâncias fisiológicas de cada estudo e visões diferentes da relação custo-benefício podem contribuir para essas diferenças nas conclusões quanto ao tratamento com SSH.

SSH é administrada de maneira mais efetiva em combinação com coloides ou cristaloides para otimizar os efeitos de reanimação; SSH 5% na dose de 6 a 10 mℓ/kg e SSH 7 a 7,5% na dose de 4 a 8 mℓ/kg são administrados na dose de 1 mℓ/kg/min. Doses similares podem ser usadas para SHD. A administração mais rápida pode deflagrar hipotensão mediada pelo vago, diminuição da frequência cardíaca, broncoconstrição e respiração superficial e rápida. Para preparar salina 7% em dextrana 70 6%, 33 g de cloreto de sódio anidro são adicionados a 500 mℓ de dextrana 70 a 6% em salina 0,9%. Metade dos cristais de cloreto de sódio é colocada no corpo de uma seringa de 35 mℓ e volume adequado de dextrana 70 é puxado na seringa para dissolver os cristais. Essa solução é filtrada por um filtro de 0,22 μm e injetada de volta na bolsa de dextrana 70. O procedimento é repetido uma segunda vez para dissolver o cloreto de sódio remanescente (Schertel e Tobias, 2000). Embora uma vantagem relatada de SSH seja a esterilidade presumida em razão da hipertonicidade, St. Jean *et al.* (1997) demonstraram a capacidade de bactérias em se adaptar e sobreviver em ambiente hipertônico SSH. Portanto, deve-se seguir a técnica asséptica consistente com o manuseio de todos os fluidos intravenosos.

Substitutos do sangue

O termo *carreador de oxigênio* (ou *oxigênio terapêutico*) entra no lugar de *substituto do sangue* e *substituto de eritrócitos*, uma vez que descreve de maneira mais apropriada o papel de carreador de oxigênio desses agentes, que apresentam algumas, mas não todas as funções do sangue (Wohl e Cotter, 1995; Awasthi, 2005). Embora dois tipos de produtos tenham sido desenvolvidos para uso como carreadores de oxigênio – perfluorocarbonos (PFC) e carreadores de oxigênio baseados na hemoglobina (COBH) –, nenhum deles está disponível atualmente.

Perfluoroquímicos

Compostos por carbono e flúor, são quimicamente inertes e insolúveis em água. Originalmente, foram desenvolvidos como fluidos hidráulicos e de resfriamento de transformadores, mas são usados como carreadores de oxigênio em razão da sua habilidade em dissolver oxigênio e dióxido de carbono. PFC apresentam alta solubilidade em oxigênio e são emulsificados com surfactantes para administração intravenosa. PFC não emulsificados podem dissolver 40 a 56 mℓ de oxigênio para cada 100 mℓ de líquido, enquanto PFC emulsificado dissolve 5 a 8 mℓ de O_2/100 mℓ. A concentração de oxigênio de PFC apresenta dependência linear com a P_{O_2} e, para transportar quantidades fisiológicas de oxigênio, é necessária tensão de oxigênio muito alta. Esse fator limita o uso de PFC como carreadores de oxigênio em situações nas quais a tensão de oxigênio alta pode ser mantida (p. ex., cirurgia). PFC têm meia-vida intravascular curta, podem ativar a cascata do complemento e apresentam eliminação lenta (Rentko, 1992; Wohl e Cotter, 1995).

Fluosal-DA é uma emulsão a 20% (em peso) licenciada previamente pela FDA para uso em humanos durante cirurgia de angioplastia coronariana. PFC também podem ser usados durante radioterapia para tumores, cirurgias vasculares, perfusão extracorpórea de órgãos, lavagem peritoneal e intoxicação por monóxido de carbono (Rentko, 1992; Wohl e Cotter, 1995).

A meia-vida dos perfluoroquímicos depende do peso molecular e da estrutura do agente. PFC são expirados pelos pulmões após fagocitose por macrófagos fixos, principalmente no fígado e no baço (Wohl e Cotter, 1995).

Carreadores de oxigênio à base de hemoglobina

Úteis para substituir eritrócitos em humanos e animais anêmicos, esses produtos contêm hemoglobina purificada, removida dos eritrócitos e suspensa em solução, e são especialmente válidos quando eritrócitos compatíveis não estão disponíveis. Essas soluções podem passar pela microcirculação mais prontamente que os eritrócitos, o que os torna ideais para o tratamento de anemia grave ou hipovolemia em razão de hemorragia aguda e baixa distribuição de sangue pela circulação (Callan e Rentko, 2003; Lichtenberger, 2004).

Os COBH foram desenvolvidos a partir de hemoglobina de humanos ou animais. A hemoglobina é uma proteína que contém ferro, composta por um tetrâmero de duas cadeias alfa e duas cadeias beta, com a molécula heme entre as folhas de cada cadeia. Quando a hemoglobina é administrada, ela se quebra em suas cadeias constituintes e apresenta efeitos tóxicos (Awasthi, 2005). A dissociação também está relacionada com a meia-vida de circulação curta (Rentko, 1992). Cadeias de hemoglobina de tamanho pequeno, modificadas, tendem a extravasar, sequestrar óxido nítrico e causar vasoconstrição (Awasthi, 2005).

A ligação cruzada, a polimerização do glutaraldeído ou glicolação da hemoglobina polietileno evitam a dissociação, melhoram a meia-vida de circulação e aumentam o tamanho das moléculas para reduzir o extravasamento (Rentko, 1992; Awasthi, 2005). A quantidade de ligações cruzadas, polimerização ou ligação a polímeros também aumentam a viscosidade da solução de COBH. Ainda, os COBH causam aumento da concentração plasmática de hemoglobina e atuam como coloides para promover a expansão de volume (Wohl e Cotter, 1995; Awasthi, 2005).

O encapsulamento compreende outra técnica usada para estabilizar a hemoglobina, em que esta pode ser encapsulada em fosfolipídios (lipossomos) não antigênicos que evitam a filtração glomerular e aumentam a meia-vida em comparação à hemoglobina livre. Problemas iniciais associados à hemoglobina encapsulada são relacionados com estimulação reticuloendotelial, contaminação com endotoxinas e depuração rápida (Rentko, 1992; Awasthi, 2005).

O único COBH disponível comercialmente aprovado pela FDA para uso em espécies veterinárias é a Oxyglobin® (OPK Biotech LLC, Cambridge, MA) – hemoglobina glutâmero-200[bovino] –, aprovado para emprego nos EUA para tratamento de anemia em cães e administrado como dose única (10 a 30 mℓ/kg, 1,3 a 3,9 g/kg) a uma taxa não superior a 10 mℓ/kg/h (Hamilton *et al.*, 2001; Callan e Rentko, 2003). Esse produto é uma hemoglobina bovina purificada e quimicamente modificada, estável à temperatura ambiente, que apresenta meia-vida de prateleira de 3 anos e tem capacidade carreadora de oxigênio similar à da hemoglobina endógena (Senior, 1998; Callan e Rentko, 2003; Awasthi, 2005). A hemoglobina é polimerizada a glutaraldeído e reconstituída em solução de Lactato de Ringer modificada (Hamilton *et al.*, 2001; Lichtenberger, 2004). A Oxyglobin não precisa ser testada para reação cruzada e não apresenta potencial para transmissão de doenças (Lichtenberger, 2004), portanto pode ser útil em emergências quando não há tempo para fazer teste de reações cruzadas ou para preparar produtos à base de sangue (Lanevschi e Wardrop, 2001).

O produto apresenta osmolalidade de 300 mOsm/kg, viscosidade menor que o sangue total, concentração de hemoglobina de 13 g/dℓ, pressão coloido-oncótica de 20 a 5 mmHg e meia-vida de aproximadamente 36 h (30 a 40 h) (Rentko, 1992; Senior, 1998; Callan e Rentko, 2003; Lichtenberger, 2004). Ela apresenta pH de 7,8 e expande o espaço intravascular em pelo menos o seu próprio volume (Lichtenberger, 2004). A Oxyglobin não é associada à nefrotoxicidade, não havendo evidência clínica de reação alérgica com doses repetidas (Rentko, 1992). Hamilton *et al.* (2001) demonstraram que múltiplas aplicações de Oxyglobin (nove administrações no decorrer de 50 semanas) em oito cães esplenectomizados não produziram reações fisiológicas adversas nem reações patológicas adversas. Embora a maioria dos cães produzisse anticorpos IgG específicos contra Oxyglobin, nenhuma reação anafilática ou anafilactoide foi notada e o desenvolvimento de anticorpos IgG não afetou sua capacidade carreadora de oxigênio (Senior, 1998; Hamilton *et al.*, 2001).

A afinidade da Oxyglobin pelo oxigênio depende da concentração de íons cloreto, e não da concentração de 2,3-difosfoglicerato (2,3-DPG) (Lichtenberger, 2004). Em humanos e cães, a afinidade da hemoglobina pelo oxigênio é determinada pela interação da hemoglobina com 2,3-DPG nos eritrócitos (Rentko, 1992). Os níveis de 2,3-DPG diminuíram no sangue armazenado no decorrer de 1 semana, o que levou ao aumento da ligação ao oxigênio e à diminuição da distribuição de oxigênio aos tecidos. Em comparação ao sangue canino, Oxyglobin apresenta menor afinidade pelo oxigênio, incrementando a distribuição de oxigênio aos tecidos (Lichtenberger, 2004). Ainda, 1 g de hemoglobina da Oxyglobin pode distribuir a mesma quantidade de oxigênio aos tecidos do que 3 a 4 g de hemoglobina dos eritrócitos (Callan e Rentko, 2003).

Depois de 24 h aberto, o produto deve ser descartado pela produção de meta-hemoglobina e para evitar a contaminação bacteriana (Callan e Rentko, 2003, Lichtenberger, 2004). Oxyglobin é armazenada no estado desoxigenado, tornando-se oxigenado quando passa pelos pulmões (Senior, 1998). Os principais efeitos de Oxyglobin duram, aproximadamente, 24 h e 90 a 95% desse produto é eliminado em 5 a 9 dias (Senior, 1998; Callan e Rentko, 2003, Lichtenberger, 2004).

O volume de distribuição, a depuração plasmática e a meia-vida terminal de eliminação de Oxyglobin são dose-dependentes, e sua administração aumenta a concentração plasmática de hemoglobina. Medicações não devem ser adicionadas à bolsa, e fluidos e fármacos não precisam ser administrados por meio do mesmo conjunto de infusão que Oxyglobin (Callan e Rentko, 2003).

Hemopure® (hemoglobina glutâmero-250 [bovina]) (OPK Biotech LLC, Cambridge, MA) é uma hemoglobina bovina polimerizada com glutaraldeído similar à Oxyglobin, aprovada na África do Sul para uso em humanos (Callan e Rentko, 2003, Awasthi, 2005). Hemopure pode transportar o oxigênio, não requer refrigeração, é compatível com todos os grupos sanguíneos, apresenta meia-vida de prateleira longa e minimizou o risco de transmissão de doenças (Fitzpatrick et al., 2005). Fitzpatrick et al. (2005) demonstraram, em estudos em laboratório, que Hemopure reverteu o metabolismo anaeróbico no tratamento de choque hemorrágico sem lesão de órgãos terminais. A diminuição no débito urinário notada em animais que receberam Hemopure em estudos de laboratório foi atribuída ao menor volume necessário para ressuscitar os animais, e não à diminuição a longo prazo da função renal (Fitzpatrick et al., 2005). Estudos com Hemopure em animais demonstraram que ele pode carrear oxigênio de forma mais eficiente que os eritrócitos quando comparado com base "por grama" (Hamilton et al., 2001).

PolyHeme® (Northfield Laboratories, Evanston, IL) é um produto à base de hemoglobina humana polimerizada com glutaraldeído (Awasthi, 2005).

Hemospan® (MP4 ou MPEG-Hb) (Sangart, San Diego, CA) é uma hemoglobina glicolada com polietileno (Awasthi, 2005; Björkholm et al., 2005). O MP4 é muito viscoso, feito de hemoglobina humana livre de estroma, apresenta alta afinidade pelo oxigênio e, conforme relatos, não causa vasoconstrição (Awasthi, 2005; Björkholm et al., 2005). Com base em estudos in vitro e em animais, acredita-se que a falta de vasoconstrição (i. e., evitar a deflagração da vasoconstrição autorregulada) esteja relacionada com o aumento do tamanho molecular e da afinidade pelo oxigênio, o que leva a uma diminuição da transferência de oxigênio por difusão no espaço plasmático (Björkholm et al., 2005).

A ligação cruzada ou polimerização estabiliza a estrutura dos COBH de maneira que quase não há excreção urinária. Algumas hemoglobinas modificadas podem ainda ser depositadas nos túbulos renais. Outros locais de depósito para os COBH são linfa, fígado e baço. COBH usam macrófagos fixos no seu metabolismo, o que pode prejudicar a capacidade fagocitária dos macrófagos (Wohl e Cotter, 1995).

Reações adversas

Uma das desvantagens dos COBH iniciais residia na nefrotoxicidade associada à contaminação com elementos do estroma dos eritrócitos. Porém, os COBH atuais são ultrapurificados para evitar contaminação (Callan e Rentko, 2003).

Os COBH devem ser usados com cautela em pacientes euvolêmicos e hipervolêmicos para evitar a sobrecarga de volume relacionada com os seus efeitos coloides. Gatos e pequenos mamíferos parecem ser mais predispostos ao edema pulmonar após sobrecarga de volume (Lichtenberger, 2004). A sobrecarga circulatória depende da taxa de infusão, sendo mais acentuada em cães que recebem taxas maiores que 10 mℓ/kg/h e gatos que recebem mais do que 5 mℓ/kg/h (Wohl e Cotter, 1995; Callan e Rentko, 2003). Uma vez que os COBH são coloides, devem ser usados com atenção em pacientes com doença cardiopulmonar preexistente (Callan e Rentko, 2003).

Lesão de isquemia-reperfusão é comum a todos os COBH, em razão da produção de radicais livres pela hemoglobina e seus produtos de oxidação (Awasthi, 2005). Os COBH podem fornecer oxigênio e ferro como doadores de elétrons, levando à produção de radicais livres de oxigênio e lesão tecidual (Wohl e Cotter, 1995).

É possível ocorrer reações anafiláticas (embora não tenham sido documentadas em casos clínicos ou em pesquisas) com administrações repetidas de COBH heterólogos (Wohl e Cotter, 1995; Callan e Rentko, 2003; Awasthi, 2005). Se houver hipersensibilidade, a infusão dos COBH deve ser interrompida, implementando-se medidas adequadas de reanimação (p. ex., administração de cristaloides e epinefrina).

Reações adversas dos COBH em cães, gatos e pequenos mamíferos consistem em alteração da coloração de membranas mucosas, esclera e urina (Wohl e Cotter, 1995; Callan e Rentko, 2003; Lichtenberger, 2004). Não há alteração na coloração da urina ou membranas mucosas em espécies de aves. Mensurações de testes laboratoriais colorimétricos são afetados por 24 a 72 h após a administração de Oxyglobin (Liechtenberger, 2004).

Hipertensão também pode representar uma reação adversa pelo uso de soluções de hemoglobina. Os COBH apresentam efeito vasopressor, atribuído ao sequestro ou à formação do óxido nítrico após extravasamento, embora outros mecanismos possam estar envolvidos, incluindo liberação de endotelina e sensibilização dos receptores alfa-adrenérgicos periféricos (Callan e Rentko, 2003; Fitzpatrick et al., 2005). A polimerização ou glicolação do polietileno da hemoglobina reduz o extravasamento, mas não elimina completamente seu efeito vasopressor (Awasthi, 2005; Fitzpatrick et al., 2005).

Ainda que fuja do escopo deste capítulo comparar tratamentos para choque hemorrágico, há muito material escrito a respeito desse tópico, incluindo o tratamento com substitutos do sangue. Em um estudo comparando sangue autólogo/sangria, carreadores de oxigênio com base em hemoglobina/Oxyglobin, cristaloide/salina, coloide/Hespan (hetastarch 6%) e vasopressina em modelo de choque hemorrágico canino (50 a 55% de perda de sangue total com pressão arterial média de 45 a 50 mmHg como critério clínico), todas as modalidades de reanimação, exceto a vasopressina, restauraram as funções microvascular e as alterações na função sistêmica próximas a valores pré-hemorrágicos. Sangue autólogo foi o único tratamento que restaurou as alterações na oxigenação a valores pré-hemorrágicos (Cheung *et al.*, 2007).

TÓPICOS ESPECIAIS

Equinos

Essa espécie apresenta alguns problemas especiais no tratamento de distúrbios ácido-base. Em casos de diarreia grave, choque e obstrução intestinal, o equino parece predisposto à acidose metabólica grave (Waterman, 1977). Distúrbios eletrolíticos comuns em equinos com doença abdominal aguda foram revisados (Borer e Corley, 2006a,b). Acidose respiratória é uma sequela muito comum da anestesia inalatória em circuito fechado em equinos, e a concentração anormalmente baixa de Na^+ compreende um problema frequente em equinos desidratados. Hipopotassemia grave, com valores de K^+ menores do que 2,5 a 3 mEq/ℓ, pode exigir tratamento com soluções com alta concentração de K^+. Hiperpotassemia perigosa, com concentrações sanguíneas maiores que, aproximadamente, 7 mEq/ℓ, pode ser associada à acidose em potros. A correção imediata da acidose normalmente corrigirá a hiperpotassemia.

Bovinos

Ruminantes também apresentam problemas específicos quanto ao tratamento hidreletrolítico. Quando o diagnóstico de doença abomasal é associado a distúrbio óbvio de equilíbrio hídrico, hipocloremia, hipopotassemia e alcalose normalmente estão presentes, devendo ser confirmadas por meio de testes laboratoriais apropriados. A sobrecarga por grãos resultará em desidratação grave e acidose metabólica. A diarreia de bezerros também promove desidratação grave e acidose metabólica, com hiperpotassemia perigosa em alguns casos. Se ocorrer hiperpotassemia, deve-se evitar a administração de ainda mais K^+. No tratamento de herbívoros, é importante recordar que alimentos normais contêm altos teores de K^+ – quando esses animais estão anoréxicos, com frequência apresentam depleção de K^+. Assim, a melhor maneira de repor o déficit de K^+ se dá pelo consumo de feno ou gramínea, embora K^+ deva ser adicionado por via parenteral quando a situação exigir. Uma ampla variedade de misturas eletrolíticas que contêm K^+ está disponível para administração oral.

Verificou-se que a administração intravenosa de dextrose 5% sozinha ou com bicarbonato de sódio isotônico para bezerros diarreicos hipernatrêmicos trouxe benefícios de forma preliminar (Abutarbush e Petrie, 2007). Embora a redução média da taxa de concentração de sódio sérico nesses bezerros (n = 5) tenha sido de quatro vezes a recomendada, não foram relatadas complicações nesse pequeno coorte. Estudos adicionais são necessários para determinar como essa abordagem se compara a outros tratamentos.

Efeitos anestésicos e cirúrgicos

A anestesia geral pode exercer muitos efeitos sobre o equilíbrio hídrico, eletrolítico e ácido-base. Quase todos os anestésicos gerais induzem algum grau de bloqueio de canais de Ca^{++}, resultando em algum grau de vasodilatação e depressão miocárdica. O efeito final pode ser redução no débito cardíaco e/ou alterações no fluxo sanguíneo do órgão. Com frequência, a pressão arterial é reduzida de forma dose-dependente, e a TFG pode ser afetada. Os agentes anestésicos inalatórios utilizados comumente (halotano, enflurano e isoflurano) causam vasodilatação sistêmica direta. Narcóticos e alguns relaxantes musculares também podem causar vasodilatação. Como resultado da vasodilatação, requerimentos de fluidos podem aumentar durante o curso do procedimento cirúrgico, a fim de manter a pressão sanguínea e o débito cardíaco adequados. Após a recuperação da anestesia geral, quando o tônus vascular é normalizado, o paciente pode apresentar sobrecarga de volume e hipertensão. A perda de fluidos também pode aumentar durante a anestesia geral como resultado da entubação traqueal e/ou ventilação artificial. Mecanismos normais para umidificação do ar inspirado são evitados, e os gases frios e secos do aparelho de anestesia podem causar perda de quantidade considerável de fluidos. Cavidades corporais abertas permitem perdas evaporativas. A perda para o terceiro espaço pode ocorrer com extravasamento de fluido a partir do espaço vascular para os espaços extravascular e extracelular. Se fluidos extravasados forem repostos para manter o volume circulatório adequado, o paciente com reserva cardíaca inadequada ou baixa função renal pode sofrer de sobrecarga de volume e insuficiência cardíaca congestiva quando ocorrer a redistribuição pós-operatória do fluido de volta à circulação (Gold, 1992).

Lesão cirúrgica pode resultar em redução significativa na concentração de albumina sérica, proteína de totais e contagem total de linfócitos, em geral maiores após cirurgia abdominal e causadas sobretudo pelo volume de fluidos IV, normalmente necessários para reanimação e para compensar a perda sanguínea.

AGRADECIMENTO

Dra. Claire Fellman, Departamento de Ciências Clínicas, da Cummings School of Veterinary, da Tufys University, pela contribuição especializada e pela revisão deste capítulo.

REFERÊNCIAS BIBLIOGRÁFICAS E LEITURA COMPLEMENTAR

Abutarbush SM, Petrie L. (2007). Treatment o hypernatremia in neonatal calves with diarrhea. *Can Vet J.* **48**, 184–187.

Adolph EF. (1939). Measurements of water drinking in dogs. *Am J Physiol.* **124**, 75–86.

Adrogue HJ, Madias NE. (1981). Changes in plasma potassium concentration during acute acid-base disturbances. *Am J Med.* **71**, 456–467.

Anderson RS. (1983). Fluid balance and diet. In *Proceedings of the Seventh Kal Kan Symposium,* Kal Kan Foods. 19–24.

Arieff AI, Guisado R. (1976). Effects on the central nervous system of hypernatremic and hyponatremic states. *Kidney Int.* **10**, 104–116.

Astrup P, Jorgensen K, Andersen OS, Engel K. (1960). The acid-base metabolism. *Lancet.* **1**, 1035–1039.

Awasthi V. (2005). Pharmaceutical aspects of hemoglobin-based oxygen carriers. *Curr Drug Deliv.* **2**, 133–142.

Bailey JE, Pablo LS. (1998). Practical approach to acid-base disorders. *Vet Clin North Am Small Anim Pract.* **28**, 645–662.

Bastani B, Purcell H, Hemken P, Trigg D, Gluck S. (1991). Expression and distribution of renal vacuolar proton-translocating adenosine triphosphatases in response to chronic acid and alkali loads in the rat. *J Clin Invest.* **88**, 126.

Bauer M, Marzi I, Ziegenfuss T, Seeck G, Bühren V, Larsen R. (1993). Comparative effects of crystalloid and small volume hypertonic hyperoncotic fluid resuscitation on hepatic microcirculation after hemorrhagic shock. *Circ Shock.* **40**, 187–193.

Benjamin E, Oropello JM, Abalos AM, Hannon EM, Wang JK, Fischer E, Iberti TJ. (1994). Effects of acid-base correction on hemodynamics, oxygen dynamics, and resuscitability in severe canine hemorrhagic shock. *Crit Care Med.* **22**, 1616–1623.

Björkholm M, Fagrell B, Przybelski R, Winslow N, Young M, Winslow RM. (2005). A phase I single blind clinical trial of a new oxygen transport agent (MP4), human hemoglobin modified with maleimide-activated polyethylene glycol. *Haematologica*. **90**, 505–515.

Black RM. (1993). Disorders of acid-base and potassium balance. In Rubenstein E, Federman DD (eds), *Scientific American Medicine*, New York: Scientific American. 1–24

Borer K, Corley KT. (2006a). Electrolyte disorders in horses with colic. Part 1: potassium and magnesium. Equine Veterinary Education. *Equine Vet J*. **18**, 266–271.

Borer K, Corley KT. (2006b). Electrolyte disorders in horses with colic. Part 2: calcium, sodium, chloride and phosphate. Equine Veterinary Education. *Equine Vet J*. **18**, 320–325.

Brown LW, Feigin RD. (1994). Bacterial meningitis: fluid balance and therapy. *Ped Ann*. **23**, 93–98.

Button C. (1979). Metabolic and electrolyte disturbances in acute canine babesiosis. *J Am Vet Med Assoc*. **175**, 475–479.

Callan MB, Rentko VT. (2003). Clinical application of a hemoglobin-based oxygen-carrying solution. *Vet Clin North Am Small Anim Pract*. **33**, 1277–1293.

Cambier C, Ratz V, Rollin F, Frans A, Clerbaux T, Gustin P. (1997). The effects of hypertonic saline in healthy and diseased animals. *Vet Res Commun*. **21**, 303–316.

Cantone A, Wang T, Pica A, Simeoni M, Capasso G. (2006). Use of transgenic mice in acid-base balance studies. *J Nephrol*. **19**, 121–127.

Cazzolli D, Prittie J. (2015). The crystalloid-colloid debate: consequences of resuscitation fluid selection in veterinary critical care. *J Vet Emerg Crit Care* **25**, 6–19.

Cheung ATW, To PLD, Chan DM, Ramanujam S, Barbosa MA, Chen PCY, Driessen B, Jahr JS, Gunther RA. (2007). Comparison of treatment modalities for hemorrhagic shock. *Artif Cells Blood Substit Immob Biotechnol*. **35**, 173–190.

Clausen T, Flatman JA. (1987). Effect of insulin and epinephrine on Na$^+$-K$^+$ and glucose transport in soleus muscle. *Am J Physiol*. **242**, E492–499.

Cohen RD. (1995). New evidence in the bicarbonate controversy. *Appl Cardiopul Pathophysiol*. **5**, 135–138.

Coimbra R, Junge, WG, Hoyt DB. (1996). Hypertonic saline resuscitation restores hemorrhage induced immunosuppression by decreasing prostaglandin E2 and interleukin 4 production. *J Surg Res*. **64**, 203–209.

Constable PD. (1997). A simplified strong ion model for acid-base equilibria: application to horse plasma. *J Appl Physiol*. **83**, 297–311.

Constable PD. (1999). Clinical assessment of acid-base status: strong ion difference theory. *Vet Clin North Am Food Anim Pract*. **15**, 447–471.

Constable PD, Gohar HM, Morin DE, Thurmon JC. (1996). Use of hypertonic saline-dextran solution to resuscitate hypovolemic calves with diarrhea. *Am J Vet Res*. **57**, 97–104.

Constable PD, Muir WW III, Binkley PF. (1994). Hypertonic saline is a negative inotropic agent in normovolemic dogs. *Am J Physiol*. **267**, H667–H677.

Constable PD, Muir WW III, Binkley PF. (1995). Effect of hypertonic saline solution on left ventricular afterload in normovolemic dogs. *Am J Vet Res*. **56**, 1513–1521.

Constable PD, Streeter RN, Koenig G, Perkins NR, Gohar HM, Morin DE. (1997). Determinants utility of the anion gap in predicting hyperlactatemia in cattle. *J Vet Int Med*. **11**, 71–79.

Constable PD, Walker PG, Morin DE, Foreman JH. (1998). Clinical laboratory assessment of hydration status of neonatal calves with diarrhea. *J Am Vet Med Assoc*. **212**, 991–996.

Cornelius LM, Finco DR, Culver DH. (1978). Physiologic effects of rapid infusion of Ringer's lactate solution into dogs. *Am J Vet Res*. **39**, 1185–1190.

DiBartola SP. (ed.) (1992a). *Fluid Therapy in Small Animal Practice*. Philadelphia, WB Saunders.

DiBartola SP. (1992b). Renal physiology. In DiBartola SP (ed.), *Fluid Therapy in Small Animal Practice*. Philadelphia, WB Saunders. 35–56.

DiBartola SP. (1992c). Disorders of sodium water, hypernatremia hyponatremia. In DiBartola SP (ed.), *Fluid Therapy in Small Animal Practice*. Philadelphia, WB Saunders. 57–88.

DiBartola SP. (1992d). Introduction to acid-base disorders. In DiBartola SP (ed.), *Fluid Therapy in Small Animal Practice*. Philadelphia, WB Saunders. 207–209.

DiBartola SP. (1998). Hyponatremia. *Vet Clin North Am Small Anim Pract*. **28**, 515–532.

DiBartola SP, Autran de Morais HS. (1992). Disorders of potassium, hypokalemia hyperkalemia. In DiBartola SP (ed.), *Fluid Therapy in Small Animal Practice*. Philadelphia, WB Saunders. 89–115.

Dubick MA, Kilani AF, Summary JJ, Greene JY, Wade CE. (1993). Further evaluation of the effects of 7.5% sodium chloride/6% Dextran-70 (HSD) administration on coagulation platelet aggregation in hemorrhaged euvolemic swine. *Circ Shock*. **40**, 200–205.

Emmett M, Narins RG. (1977). Clinical use of the anion gap. *Medicine*. **56**, 38–54.

Ephrati C, Lemeij T. (1997). Rectal fluid therapy in birds, an experimental study. *J Avian Med Surg*. **11**, 4–6.

Fantoni D, Auler J, Futema F, Cortopassi S, Migliati E, Faustino M, deOliveira C. (1999). Intravenous administration of hypertonic sodium chloride solution with dextran or isotonic sodium chloride solution for treatment of septic shock secondary to pyometra in dogs. *J Am Vet Med Assoc*. **215**, 1283–1287.

Ferraboli R, Malheiro PS, Abdukader RC. (1997). Anuric acute renal failure caused by dextran 40 administration. *Ren Fail*. **19**, 303–306.

Fitzpatrick CM, Biggs KL, Atkins BZ, Quance-Fitch FJ, Dixon PS, Savage SA, Jenkins DH, Kerby JD. (2005). Prolonged low-volume resuscitation with HBOC-201 in a large-animal survival model of controlled hemorrhage. *J Trauma*. **59**, 273–283.

Funk W, Baldinger V. (1995). Microcirculatory perfusion during volume therapy, a comparative study using crystalloid or colloid in awake animals. *Anesthesiology*. **82**, 975–982.

Gabow PA. (1985). Disorders associated with an altered anion gap. *Kidney Int*. **27**, 472–483.

Garella S, Chang B, Kahn SI. (1979). Alterations of hydrogen ion homeostasis in pure potassium depletion, studies in rats dogs during the recovery phase. *J Lab Clin Med*. **93**, 321–331.

Gauthier V, Holowaychuk MK, Kerr CL, Bersenas AME, Wood RD. (2015). Effect of synthetic colloid administration on coagulation in healthy dogs and dogs with systemic inflammation. *J Vet Intern Med*. **29**, 276–285.

Geiger H, Hahner U, Meissner M, Hugo C, Kirstein M, Schaefer RM, Heidland A, Massry SG. (1992). Parathyroid hormone modulates the release of atrial natriuretic peptide during acute volume expansion. *Am J Nephrol*. **12**, 249–264.

Gold MS. (1992). Perioperative fluid management. *Crit Care Clin*. **8**, 409–421.

Greco DS. (1998). The distribution of body water general approach to the patient. *Vet Clin North Am Small Anim Pract*. **28**, 473–482.

Gregor R, Velazquez H. (1987). The cortical thick ascending limb early distal convoluted tubule in the urine concentrating mechanism. *Kidney Int*. **31**, 590.

Gross DR. (1994). *Animal Models in Cardiovascular Research*. Dordrecht, Kluwer.

Halperin FA, Cheema-Dhadli S, Chen CB, Halperin ML. (1996). Alkali therapy extends the period of survival during hypoxia, studies in rats. *Am J Physiol*. **271** (Regulatory Integrative Comp Physiol 40), R381–R387.

Hamilton RG, Kelly N, Gawryl MS, Rentko VT. (2001). Absence of immunopathology associated with repeated IV administration of bovine HB-based oxygen carrier in dogs. *Transfusion*. **41**, 219–225.

Hamm D, Hicks WJ. (1975). A new oral electrolyte in calf scours therapy. *Vet Med Small Anim Clin*. **70**, 279–282.

Hardy RM. (1989). Hypernatremia. *Vet Clin North Am Small Anim Pract*. **19**, 231–240.

Hayes G, Benedicenti L, Mathews K. (2016). Retrospective cohort study on the incidence of acute kidney injury and death following hydroxyethyl starch (HES 10% 250/0.5/5:1) administration in dogs (2007–2010). *J Vet Emerg Crit Care*. **26**, 35–40.

Horton JW, Dunn CW, Burnweit CS, Walker PB. (1989). Hypertonic saline-dextran resuscitation of acute canine bile-induced pancreatitis. *Am J Surg*. **158**, 48–56.

Horton JW, White J, Baxter CR. (1990). Hypertonic saline dextran resuscitation of thermal injury. *Ann Surg.* **211**, 301–311.

Hughes D. (2000). Fluid therapy with macromolecular plasma volume expanders. In DiBartola SP (ed.), *Fluid Therapy in Small Animal Practice*, 2nd edn. Philadelphia, WB Saunders. 483–495.

Jenkins DH, Kerby JD. (2005). Prolonged low-volume resuscitation with HBOC-201 in a large-animal survival model of controlled hemorrhage. *J Trauma.* **59**, 273–283.

Katz MA. (1973). Hyperglycemia-induced hyponatremia, calculation of expected serum sodium depression. *N Engl J Med.* **289**, 843–844.

Kohn CW, DiBartola SP. (1992). Composition distribution of body fluids in dogs cats. In DiBartola SP (ed.), *Fluid Therapy in Small Animal Practice*. Philadelphia, WB Saunders. 1–34.

Krausz MM. (1995). Controversies in shock research, hypertonic resuscitation, pros cons. *Shock.* **3**, 69–72.

Landry DW, Oliver JA. (1992).The ATP-sensitive K^+ channel mediates hypotension in endotoxemia hypoxic lactic acidosis in the dog. *J Clin Invest.* **89**, 2071.

Lanevschi A, Wardrop KJ. (2001). Principles of transfusion medicine in small animals. *Can Vet J.* **42**, 447–454.

Lewis LD, Morris ML. (1987). *Small Animal Clinical Nutrition*, 3rd edn. Topeka, Mark Morris Assoc. 2–22.

Lichtenberger M. (2004). Transfusion medicine in exotic pets. *Clin Tech Sm Anim Pract.* **19**, 88–95.

Looney AL, Ludders J, Erb HN, Gleed R, Moon P. (1998). Use of a handheld device for analysis of blood electrolyte concentrations blood gas partial pressures in dogs horses. *J Am Vet Med Assoc.* **213**, 526–530.

Maciel F, Mook M, Zhang H, Vincent, J-L. (1998). Comparison of hypertonic with isotonic saline hydroxyethyl starch solution on oxygen extraction capabilities during endotoxic shock. *Shock.* **9**, 33–39.

Marks SL. (1998). Hypernatremia hypertonic syndromes. *Vet Clin North Am Small Anim Pract.* **28**, 533–543.

Mathews KA. (1998). The various types of parenteral fluids their indications. *Vet Clin North Am Small Anim Pract.* **28**, 483–513.

Mazzaferro, EM. (2009) Intraosseous catheterization: an often underused, life-saving tool. *Clinician's Brief.* May 2009, 9–12.

McEvoy GK. (1997). Electrolyte solutions. In McEvoy GK (ed.), *American Hospital Formulary Service Drug Information* 1991–1994. Bethesda, American Society of Health-System Pharmacists.

Monafo WW. (1993). The second quinquennium, 1974–1978. *J Burn Care Rehabil.* **14**, 236–237.

Muir WW, DiBartola SP. (1983). Fluid therapy. In Kirk RW (ed.), *Current Veterinary Therapy VIII*. Philadelphia, WB Saunders. 28–40.

Naylor JM. (1996). Neonatal ruminant diarrhea. In Smith BP (ed.), *Large Animal Internal Medicine*, 2nd edn. St. Louis, Mosby Yearbook. 403.

O'Brien D. (1995). Metabolic dysfunction the CNS. In *Proc 13th Ann Vet Med Forum*. American College of Veterinary Internal Medicine, Lake Buena Vista, FL. 447.

O'Connor WJ, Potts DJ. (1969). The external water exchanges of normal laboratory dogs. *Q J Exp Physiol.* **54**, 244–265.

Oh MS, Carrol JH. (1977). The anion gap. *N EnglJ Med.* **297**, 814–817.

Oster JR, Perez GO, Castro A, Vaamonde CA. (1980). Plasma potassium response to acute metabolic acidosis induced by mineral and non-mineral acids. *Mineral Electrolyte Metab.* **4**, 28–36.

Perez GO, Kem DC, Oster JR, Vaamonde CA. (1980). Effect of acute metabolic acidosis on the renin-aldosterone system. *J Lab Clin Med.* **96**, 371–378.

Phillips SL, Polzin DJ. (1998). Clinical disorders of potassium homeostasis. *Vet Clin North Am Small Anim Pract.* **28**, 545–564.

Prough DS, Zornow MH. (1998). Mannitol, an old friend on the skids? *Crit Care Med.* **26**, 997–998.

Rentko VT. (1992). Red blood cell substitutes. *Transfus Med.* **4**, 647–651.

Rose BD. (1989). *Clinical Physiology of Acid-Base Electrolytes*, 3rd edn. New York, McGraw-Hill. 248–260.

Rose BD. (1994). *Clinical Physiology of Acid-Base Electrolytes*, 4th edn. New York, McGraw-Hill. 73–75, 500–560, 651–694.

Roussel AJ. (1990). Fluid therapy in mature cattle. *Vet Clin North Am Food Anim Pract.* **6**, 111–123.

Rudloff E, Kirby R. (1998). The critical need for colloids, administering colloids effectively. *Compend Contin Educ Pract Vet.* **20**, 27–43.

Russell KE, Hansen BD, Stevens JB. (1996). Strong ion difference approach to acid-base imbalances with clinical applications in dogs cats. *Vet Clin North Am Small Anim Pract.* **26**, 1185–1201.

Schertel RR, Allen DA, Muir WW, Bourman JD, DeHoff WD. (1997). Evaluation of a hypertonic saline-dextran solution for treatment of dogs with shock induced by gastric dilatation-volvulus. *J Am Vet Med Assoc.* **210**, 226–230.

Schertel RR, Allen DA, Muir WW, Hansen BD. (1996). Evaluation of a hypertonic sodium chloride/dextran solution for treatment of traumatic shock in dogs. *J Am Vet Med Assoc.* **208**, 366–370.

Schertel ER, Tobias TA. (2000). Hypertonic fluid therapy. In DiBartola SP (ed.), *Fluid Therapy in Small Animal Practice*, 2nd edn. Philadelphia, WB Saunders. 496–506.

Senior K. (1998). Blood substitute receives FDA approval for veterinary use. *Molec Med Today.* **4**, 139.

Stewart PA. (1978). Independent dependent variables of acid-base control. *Respir Physiol.* **33**, 9–26.

Stewart PA. (1983). Modern quantitative acid-base chemistry. *Can J Physiol Pharmacol.* **61**, 1444–1461.

St. Jean G, Chengappa MM, Staats J. (1997). Survival of selected bacteria fungi in hypertonic (7.2%) saline. *Aust Vet J.* **75**, 137–138.

Sun X, Iles M, Weissman C. (1993). Physiologic variables fluid resuscitation in the post-operative intensive care unit patient. *Crit Care Med.* **21**, 555–561.

Temol K, Rudloff E, Lichtenberger M, Kirby R. (2004). Hypernatremia in critically ill cats, evaluation treatment. *Compend Contin Educ Pract Vet.* **26**, 434–445.

Thier SO. (1987). Diuretic mechanisms as a guide to therapy. *Hosp Pract.* **22**, 81–100.

Tobias TA, Schertel ER, Schmall LM, Wilbur N, Muir WW. (1993). Comparative effects of 7.5% NaCl in 6% Dextran 70 0.9% NaCl on cardiorespiratory parameters after cardiac output-controlled resuscitation from canine hemorrhagic shock. *Circ Shock.* **398**, 139–146.

Vander AJ, Sherman JH, Luciano DS. (1994). *Human Physiology, The Mechanisms of Body Function*, 6th edn. New York, McGraw-Hill.

Wachtel TL, McCahan GR, Monafo WW. (1977). Fluid resuscitation in a porcine burn shock model. *J Surg Res.* **23**, 405–414.

Walker PG, Constable PD, Morin DE, Foreman JH, Drackley JK, Thurmon JC. (1998). Comparison of hypertonic saline-dextran solution lactated Ringer's solution for resuscitating severely dehydrated calves with diarrhea. *J Am Vet Med Assoc.* **213**, 113–121.

Waterman A. (1977). A review of the diagnosis treatment of fluid electrolyte disorders in the horse. *Equine Vet J.* **9**, 43–48.

Wohl JS, Cotter SM. (1995). Blood substitutes, oxygen-carrying acellular fluids. *Vet Clin North Am Small Anim Pract.* **25**, 1417–1440.

CAPÍTULO 24

Diuréticos e Farmacologia Renal

Butch Kukanich e Deborah T. Kochevar

Este capítulo apresenta a base fisiológica para o equilíbrio hidreletrolítico, incluindo a discussão de mecanismos renais selecionados para regulação de água, sódio, cloreto, potássio, hidrogênio e bicarbonato, conceitos que serão estendidos para compreender o mecanismo de ação, usos terapêuticos e reações adversas de agentes diuréticos e farmacologia renal. Agentes diuréticos são usados para mobilizar líquidos teciduais, com maior frequência para o tratamento de edema de origem cardíaca, renal ou hepática. A história dos diuréticos data do consumo por humanos, no período paleolítico, de plantas contendo cafeína. Além de derivados da xantina, como a cafeína, diuréticos osmóticos foram importantes clinicamente antes do século 20. O uso desses diuréticos mercuriais – agora obsoletos terapeuticamente – teve início na década de 1900, seguido da introdução do primeiro diurético moderno, a acetazolamida, em meados dos anos 1950. Ao final desta década e início dos anos de 1960, o formulário dos diuréticos modernos incluiu a clorotiazida, a furosemida e os diuréticos poupadores de potássio (Morrison, 1977). Esses fármacos e seus parentes constituem o eixo para o tratamento diurético. Por fim, discutir-se-á a respeito do sistema renina-angiotensina-aldosterona, que pode ser ativado por mecanismos diferentes que resultam em reações adversas sistêmicas e locais, incluindo efeitos vasculares e renais.

FISIOLOGIA RENAL

Função do néfron

O conhecimento da anatomia e fisiologia renal é essencial para compreender o mecanismo de ação de fármacos diuréticos. Embora uma revisão completa desse tópico esteja além do escopo deste texto, será apresentada uma breve revisão da função do néfron.

O néfron é a unidade funcional básica do rim, consistindo em um aparato de filtração – o glomérulo – conectado a uma estrutura tubular estendida que reabsorve e condiciona o ultrafiltrado glomerular para produzir a urina. Cada rim é composto por milhares de unidades de néfrons. As Figuras 24.1 e 24.2 exemplificam unidades de néfrons únicas, indicando subdivisões amplas dos segmentos do néfron e locais de ação dos agentes diuréticos, além de fornecer a nomenclatura mais simples para os segmentos do néfron. O conhecimento sobre a função e morfologia epitelial de cada segmento tem aumentado, a porção tubular do néfron foi subdividida em aproximadamente 14 segmentos mais curtos, que ganharam uma nomenclatura padronizada (Kriz e Kaissling, 1992).

O fluxo sanguíneo pelos rins vai de uma artéria renal para artérias menores, até chegar à arteríola aferente (Figura 24.1), a qual se transforma em capilares glomerulares (onde a filtração glomerular ocorre) e, então, nas arteríolas eferentes. As arteríolas eferentes carreiam o sangue para os capilares peritubulares, circundando os túbulos renais e onde a maior parte do filtrado glomerular (água, eletrólitos, glicose etc.) é reabsorvida.

A formação da urina começa no glomérulo, onde uma porção da água plasmática é filtrada pelas células endoteliais dos capilares glomerulares fenestrados, uma membrana basal, e, por fim, fendas de filtração diafragmáticas formadas pelas células epiteliais viscerais que cobrem a membrana basal no seu espaço urinário. O filtrado é coletado no espaço de Bowman, uma invaginação com parede dupla que circunda os capilares glomerulares. Da cápsula de Bowman, o fluido filtrado passa para os túbulos proximais e começa a sua passagem pelo sistema tubular renal. Pequenos solutos (p. ex., sódio, cloreto e glicose) são filtrados ativamente com a água plasmática, enquanto elementos maiores, como proteínas, células sanguíneas e macromoléculas, são retidos dentro dos capilares glomerulares. A taxa de filtração em cada néfron compreende uma função da pressão hidrostática nos capilares glomerulares, da pressão hidrostática a partir do ultrafiltrado para o espaço de Bowman, da pressão coloido-osmótica média nos capilares glomerulares, da pressão coloido-osmótica do ultrafiltrado no espaço de Bowman, e das propriedades da membrana filtrante. Pressões hidrostáticas são as pressões de fluido contra a superfície da membrana; nos capilares glomerulares, a pressão hidrostática é determinada pela pressão nos capilares sanguíneos e, no espaço de Bowman, pela pressão do ultrafiltrado. O principal constituinte da pressão coloido-osmótica capilar glomerular é a albumina no plasma, havendo pouca pressão coloido-osmótica na urina normal produzida pelo glomérulo sadio. A pressão coloido-osmótica no plasma é maior que no filtrado glomerular, resultando em forças opostas à filtração. A pressão de filtração (Figura 24.3) é determinada pela seguinte relação:

Pressão de filtração = (pressão hidrostática sanguínea)
– (pressão coloido-osmótica do sangue)
– (pressão hidrostática do ultrafiltrado)

Alterações na pressão hidrostática dos capilares glomerulares (p. ex., hiper ou hipotensão), pressão coloido-osmótica sanguínea (p. ex., hipoalbuminemia) e pressão hidrostática do ultrafiltrado (p. ex., albuminúria) podem ter efeitos profundos na filtração glomerular.

O ultrafiltrado do glomérulo entra no túbulo proximal a partir da cápsula de Bowman. E, no momento em que a urina deixa o túbulo distal e o ducto coletor, mais de 99% do volume do ultrafiltrado será reabsorvido. A Figura 24.4 resume as características da reabsorção em seções amplas dos túbulos renais.

O túbulo contorcido proximal (TCP) reabsorve a maior parte do sódio (cerca de 60% do que entra no néfron) por vários transportadores, e a água segue passivamente, por vezes absorvida nos capilares peritubulares por osmose. Quase 100% da glicose, dos aminoácidos e de outras substâncias como vitaminas também são reabsorvidos no TCP por muitos transportadores. Animais com hiperglicemia (p. ex., diabetes melito) podem apresentar grande quantidade de glicose no néfron, que excede a capacidade de transporte dos transportadores ativos para reabsorver a partir do néfron, o que pode resultar

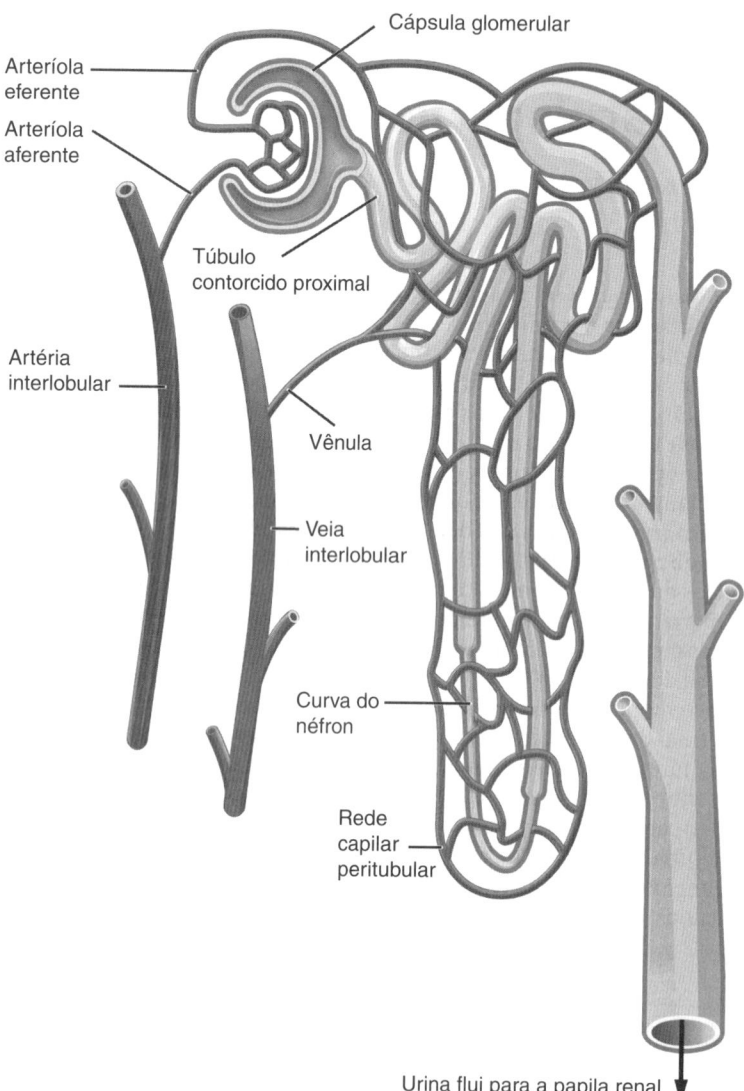

Figura 24.1 Anatomia do néfron e estruturas associadas. Fonte: http://cnx.org/contents/14 fb4ad7-39ª1-4eee-ab6e-3ef2482e3e22@7.30. Usada sob CC BY 4.0 <https://creativecommons.org/licenses/by/4.0/>.

em glicosúria. Aproximadamente 90% do bicarbonato é reabsorvido no TCP por meio da atividade da enzima anidrase carbônica (AC) (Figura 24.5).

No néfron, o bicarbonato se combina com o hidrogênio para produzir ácido carbônico, o qual é convertido em água e dióxido de carbono pela AC. O dióxido de carbono se difunde livremente para as células do TCP, quando se combina com água para formar ácido carbônico, catalisado pela AC, e o ácido carbônico se dissocia em bicarbonato e íon hidrogênio, transportando de forma efetiva o bicarbonato do néfron para dentro da célula do TCP. O bicarbonato é, então, cotransportado com sódio para o líquido intersticial, onde pode se difundir para os capilares peritubulares. Inibidores da anidrase carbônica (p. ex., acetazolamida, metazolamida) exercem seus efeitos principais no TCP, mas também apresentam efeitos no túbulo contorcido distal (TCD).

A alça de Henle consiste nos segmentos espesso descendente e fino descendente, segmento fino ascendente e espesso ascendente. Poros de água (aquaporinas) estão presentes no segmento fino descendente, que permitem que a água se mova osmoticamente para fora do néfron no espaço intersticial, que é hiperosmolar (até quatro vezes a osmolaridade do conteúdo original do néfron). A reabsorção de sódio, potássio e cloreto a partir do néfron para as células do túbulo renal pelo cotransporte sódio-potássio-2 cloreto ($Na^+/K^+/2Cl^-$) ocorre no segmento ascendente espesso da alça. O sódio é, então, transportado a partir da célula para o líquido intersticial pela bomba de sódio/potássio ATPase, e o cloreto segue o sódio pelos canais de cloreto para o líquido intersticial (Figura 24.6). O segmento ascendente espesso da alça é impermeável à água. Portanto, a alta osmolaridade do líquido intersticial é mantida pelo movimento do sódio e cloreto a partir do néfron para o líquido intersticial, que transporta uma grande porção do sódio e cloreto (cerca de 35% do ultrafiltrado original) (Figura 24.7).

O segmento ascendente espesso da alça de Henle é especialmente importante, uma vez que constitui o local de ação dos fármacos diuréticos mais efetivos (ou seja, diuréticos de alça, furosemida). Aproximadamente 25% dos solutos filtrados são reabsorvidos na alça de Henle, cuja maior parte se dá no segmento ascendente espesso. O segmento ascendente espesso se conecta com o túbulo contorcido distal para fazer contato crítico com a arteríola aferente por meio de um grupo de

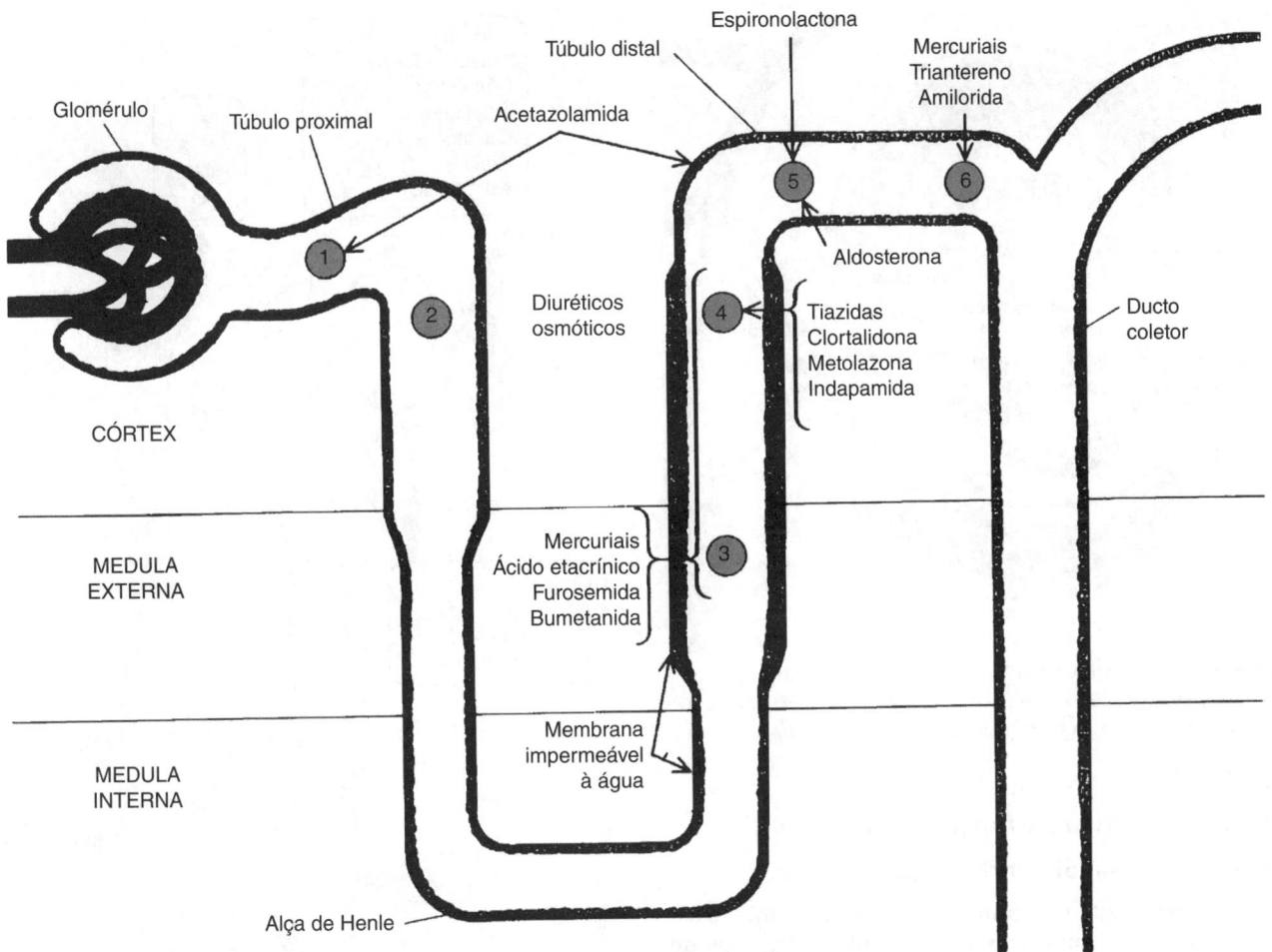

Figura 24.2 Localizações dentro do néfron, no qual os agentes diuréticos exercem seus efeitos.

células epiteliais especializadas chamadas mácula densa, que monitoram a concentração de sódio e a taxa de fluxo tubular, assunto discutido em mais detalhes na seção que aborda o sistema renina-angiotensina-aldosterona (Figura 24.8). Água, sódio, cloreto, bicarbonato e cálcio são reabsorvidos no TCD. Simportes sódio/cloreto transportam sódio e cloreto a partir do néfron para as células do TCD e são sensíveis aos diuréticos tiazida (Figura 24.9). Aldosterona incrementa a reabsorção de sódio e água no TCD e ducto coletor pelo aumento da quantidade de transportadores sódio/potássio ATPase que movem o sódio para fora do néfron e o cloreto segue com a água. Espironolactona, um antagonista de aldosterona, é um diurético que exerce seus efeitos no TCD e no ducto coletor. Receptores de hormônio da paratireoide (PTH) no TCD, quando ligados ao PTH, inserem canais de cálcio na superfície luminal para incrementar a recuperação de cálcio a partir dos túbulos.

O ducto coletor produz os efeitos finais no volume de urina com base na osmolaridade plasmática. Mais água é reabsorvida quando da osmolaridade plasmática alta (p. ex., desidratação) e mais água é perdida quando da osmolaridade plasmática baixa (p. ex., super-hidratação). Dois tipos de células mais importantes estão presentes no ducto coletor: as células principais, que apresentam canais para a recuperação ou perda de sódio e potássio; e as células intercaladas, que secretam ou absorvem ácido e bicarbonato. Células intercaladas são

fatores importantes na regulação do pH da urina (e plasma) pela absorção de bicarbonato e excreção de íons hidrogênio. Hormônio antidiurético (ADH, arginina vasopressina ou, especificamente, vasopressina lisina suína) é liberado a partir da glândula pituitária posterior quando a osmolaridade plasmática aumenta com efeito de aumento da reabsorção de água no ducto coletor por meio de aquaporinas (canais de água). O hormônio antidiurético estimula os canais aquaporina a serem inseridos no lado apical (lado tubular) das células principais, resultando em movimento da água a partir do néfron para dentro das células principais em razão de um gradiente osmótico. Canais aquaporinas diferentes na membrana celular basolateral permitem movimento de água a partir das células para o espaço intersticial por movimento osmótico. A água então se difunde para os capilares peritubulares e entra novamente na circulação. O consumo de álcool (etanol) reduz o ADH, resultando em efeito diurético, que é observado em animais tratados para intoxicação por etilenoglicol. Aldosterona também produz um efeito no ducto coletor, resultando em aumento da reabsorção de sódio a partir do ducto coletor por canais de sódio/potássio e sódio/potássio ATPases. A água segue o sódio passivamente, resultando em aumento da reabsorção do sódio e água e excreção de potássio. A administração de espironolactona resulta na inibição da aldosterona, levando à perda de sódio e água e retenção de potássio a partir do ducto coletor e, com frequência, é chamada de diurético "poupador de potássio".

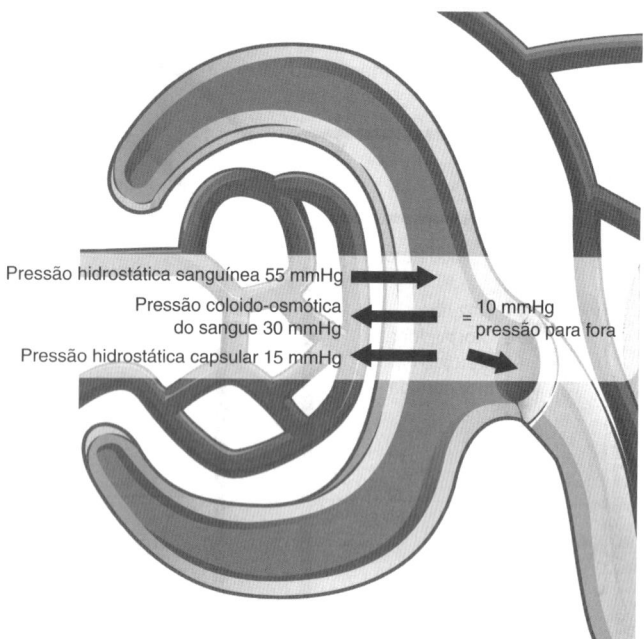

Figura 24.3 Pressão de filtração glomerular. Fonte: http://cnx.org/contents/14 fb4ad7-39ª1-4eee-ab6e-3ef2482 e3e22@7.30. Usada sob CC BY 4.0 <https://creativecommons.org/licenses/by/4.0/>.

Fatores que regulam a função renal

Sistema renina-angiotensina-aldosterona

A mácula densa está localizada na junção do segmento ascendente espesso com o túbulo contorcido distal, estando entre as arteríolas aferente e eferente. Com as células justaglomerulares que produzem renina, esses componentes formam o aparato justaglomerular (Figura 24.8). O aumento da reabsorção de Na e Cl, detectado pela mácula densa, resulta na inibição da liberação de renina nas arteríolas eferentes pelas células justaglomerulares pela ativação de receptores de adenosina (A₁). Em contrapartida, a diminuição da reabsorção de Cl detectada pela mácula densa estimula a liberação de renina na arteríola eferente por meio de prostaglandinas (PGE₂, PGI₂). A liberação de renina também é incrementada quando se detecta pressão sanguínea baixa nos barorreceptores intrarrenais, deflagrando a liberação de prostaglandinas (PGE₂, PGI₂). A liberação de renina também pode ser estimulada por um mecanismo extrarrenal, a estimulação do nervo simpático de receptores beta-1 nas células justaglomerulares.

A liberação de renina das células justaglomerulares resulta em uma cascata de eventos conhecida como o sistema renina-angiotensina-aldosterona (SRAA) (Figura 24.10). A renina converte angiotensinogênio, que é liberado a partir do fígado, a angiotensina I (ATI). A angiotensina I é convertida em angiotensina II (ATII) pela enzima conversora de angiotensina (ECA) localizada nos pulmões. A angiotensina II é um vasoconstritor, que se liga a receptores AT na vasculatura, promovendo o aumento do tônus vascular e da pressão sanguínea. Ainda, estimula a liberação de aldosterona a partir do córtex adrenal, o que incrementa a concentração de sódio e, subsequentemente, a reabsorção de água no túbulo contorcido distal e nos ductos coletores, aumentando o volume de sangue circulante e a pressão sanguínea.

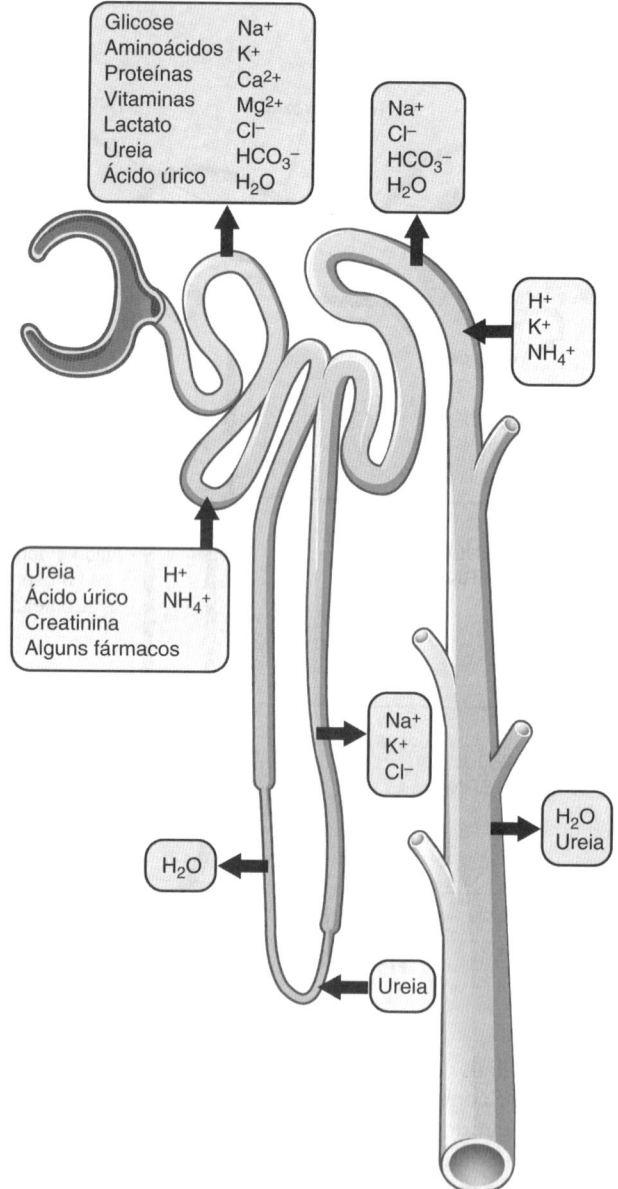

Figura 24.4 Movimento de água e íons no néfron. Fonte: http://cnx.org/contents/14 fb4ad7-39ª1-4eee-ab6e-3ef2482e3e22@7.30. Usada sob CC BY 4.0 <https://creativecommons.org/licenses/by/4.0/>.

A ATII aumenta o tônus vascular por meio de múltiplos mecanismos e produz vasoconstrição direta por meio de receptores AT, resultando em resposta vasopressora rápida. A neurotransmissão simpática periférica é incrementada pela ATII, levando ao aumento da liberação de norepinefrina a partir de terminações nervosas. O fluxo simpático incrementado mediado centralmente também é estimulado pela ATII, a qual, ainda, estimula a liberação de catecolaminas a partir da medula suprarrenal.

A ATII tem efeitos sobre a função renal, já que estimula a troca de Na⁺/K⁺ no TCP, o que aumenta a reabsorção de Na⁺, Cl⁻ e HCO₃⁻ (Figura 24.5). A expressão do transportador de Na⁺/glicose no TCP aumenta quando há concentrações baixas de ATII. A atividade do transportador Na⁺/K⁺/2Cl⁻ no segmento ascendente espesso também é aumentada. A ATII estimula a liberação de aldosterona, que atua no TCD e nos ductos coletores

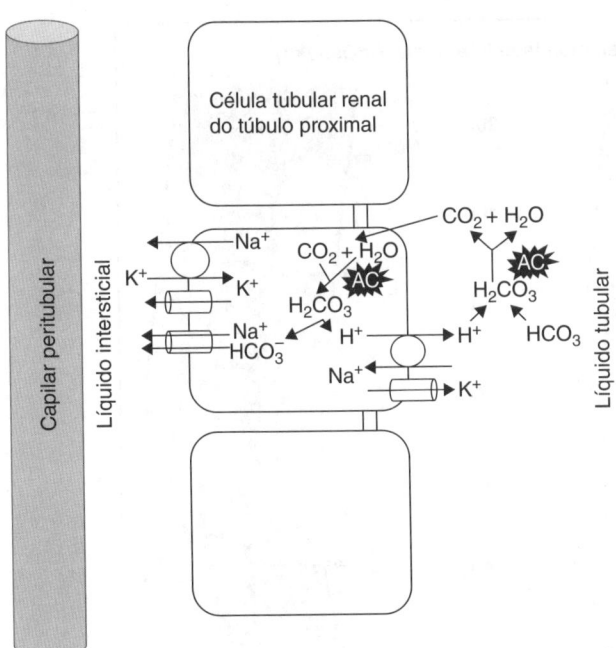

Figura 24.5 Reabsorção de bicarbonato do túbulo contorcido proximal, a principal localização do efeito inibidor da anidrase carbônica.

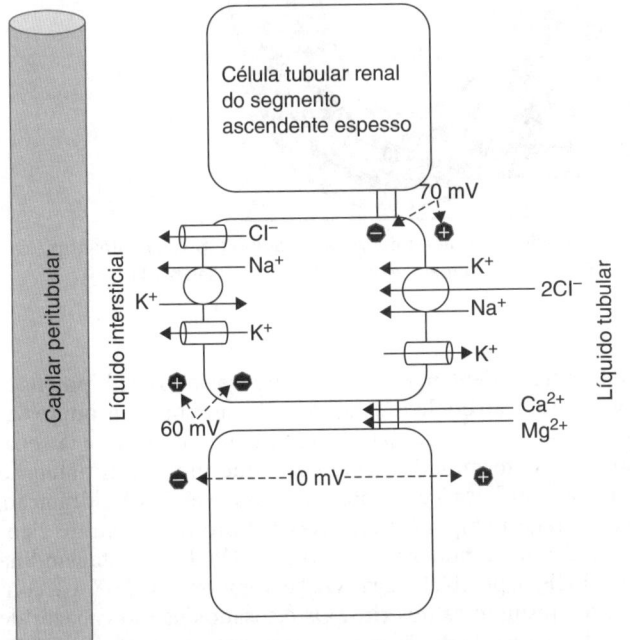

Figura 24.6 Movimento de íons no segmento espesso ascendente, a principal localização dos efeitos da furosemida.

para incrementar a retenção de Na^+ e água, enquanto eleva a eliminação de K^+. Na maior parte dos casos, a vasoconstrição induzida por ATII reduz a TFG por interferir na arteríola aferente mais do que na arteríola eferente. Entretanto, durante a hipotensão renal, a ATII afeta as arteríolas eferentes em maior extensão que as aferentes, resultando em aumento da TFG. A administração de inibidores da ECA durante a hipotensão renal aumenta o risco de insuficiência renal aguda.

A produção de ATII pelo SRAA também é associada à alteração de estruturas cardiovasculares. O aumento da pós-carga em razão do aumento do tônus vascular e o aumento da pré-carga em razão da retenção de sódio e água mediada pela aldosterona contribuem para o remodelamento cardíaco e hipertrofia. Efeitos diretos da ATII sobre os miócitos cardíacos, musculatura lisa vascular e fibroblastos também resultam em hipertrofia e remodelamento cardíacos e em remodelamento vascular, levando ao aumento da espessura da parede vascular e à diminuição da complacência vascular.

A liberação de renina é modulada por *feedback* inibitório. A ATII estimula receptores AT nas células justaglomerulares, reduzindo a liberação de renina, processo conhecido como *feedback* negativo de alça curta. O aumento na pressão sanguínea em razão de vasoconstrição por ATII resulta na diminuição do tônus simpático e, subsequentemente, na estimulação de receptores beta-1. Aumentos na pressão arterial aferente diminuem a liberação de renina e são chamados *feedback* negativo de alça longa.

Classicamente, o SRAA é descrito como um sistema de resposta endócrina, conforme já dito, embora estejam presentes vias ativas localmente e alternativas para síntese de angiotensina. A ECA está presente por todo o sistema vascular nas células endoteliais, e a renina circulante pode ser armazenada em células endoteliais, que podem, subsequentemente, ativar localmente o SRAA (Mompeón *et al.*, 2015). Outros tecidos (cérebro, vasculatura, coração, glândulas suprarrenais etc.) podem produzir renina, AT ou ECA, que afetam a função dos tecidos locais e de sua estrutura (Bader e Ganten, 2008). Existem também outras enzimas capazes de contribuir para o metabolismo do angiotensinogênio a ATI e ATII. Quimases são enzimas implicadas na produção de ATII a partir da angiotensina nos tecidos que podem ser refratários à terapia inibidora da ECA. Parecem existir diferenças espécie-específicas, e a contribuição geral para a formação de ATII parece ser muito menor que de ECA (Aramaki *et al.*, 2003; Campbell, 2012).

Sistema nervoso simpático

Os rins são inervados pelo sistema nervoso simpático. A ativação de receptores adrenérgicos alfa-1 resulta na vasoconstrição das artérias aferentes, promovendo diminuição do fluxo sanguíneo, da pressão hidrostática nos glomérulos e da taxa de filtração glomerular. Receptores simpáticos beta-1 também estão localizados na mácula densa, que estimulam a liberação de renina e a ativação do SRAA.

Hormônio antidiurético

Osmorreceptores são células hipotalâmicas especializadas sensíveis a alterações na osmolaridade sanguínea (influenciada principalmente pela concentração do íon sódio). Se a osmolaridade do sangue aumenta (geralmente em razão da ingestão de sódio ou privação de água), ADH é liberado da pituitária posterior, com seu efeito principal nas células dos ductos coletores para aumentar a reabsorção de água a partir do líquido tubular por meio da inserção de aquaporinas no lado apical (lúmen) das células laterais. A liberação de ADH é controlada por *feedback* negativo de alça, no qual a baixa osmolalidade sanguínea detectada pelos osmorreceptores inibe a liberação de ADH. Diabetes insípido compreende a doença caracterizada por produção insuficiente de ADH, resultando em hiperosmolaridade sanguínea. Etanol, usado no tratamento de intoxicação por etilenoglicol, inibe a liberação de ADH, que pode causar diurese. O ADH também é conhecido como vasopressina, uma vez que altas concentrações resultam em vasoconstrição.

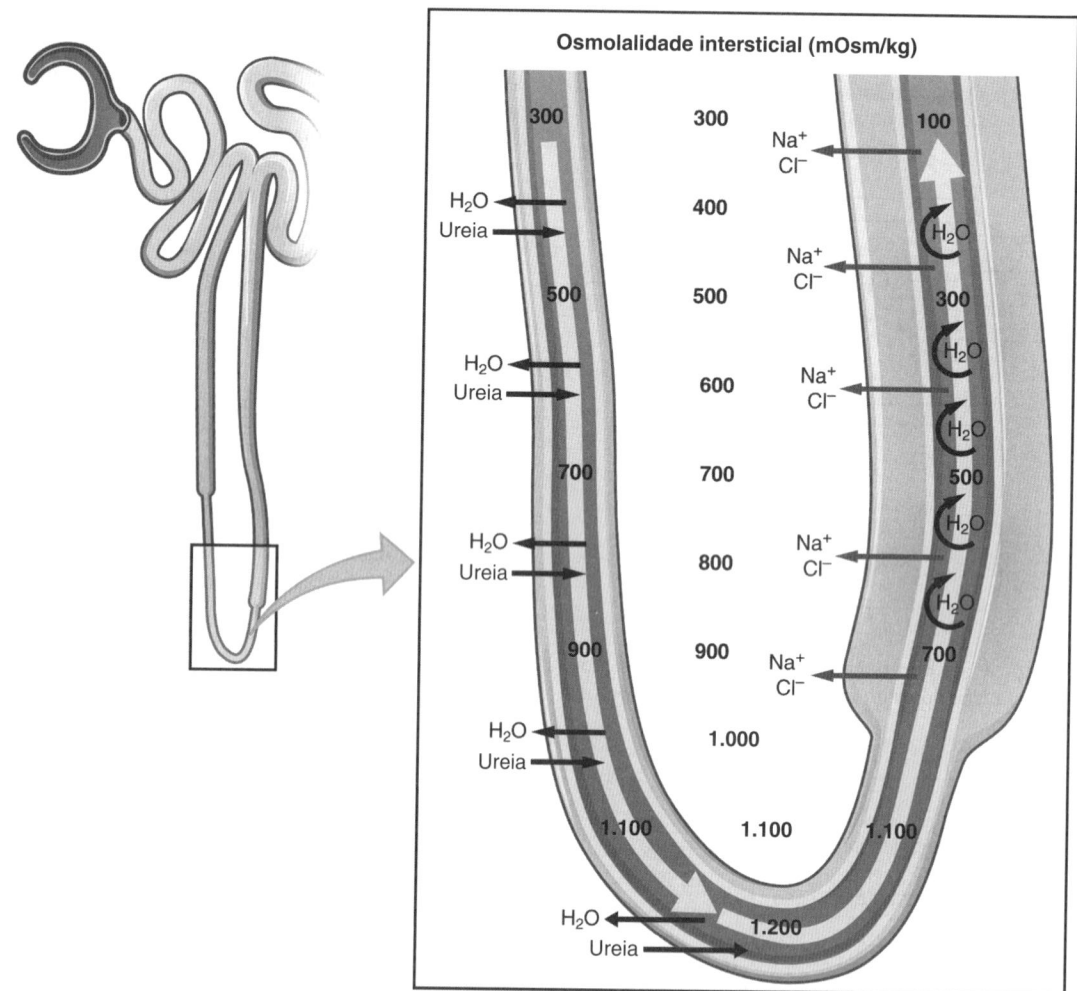

Figura 24.7 Sistema multiplicador de contracorrente da alça de Henle e osmolalidade do líquido intersticial e líquido tubular. Fonte: http://cnx.org/contents/14 fb4ad7-39ª1-4eee-ab6e-3ef2482e3e22@7.30. Usada sob CC BY 4.0 <https://creativecommons.org/licenses/by/4.0/>.

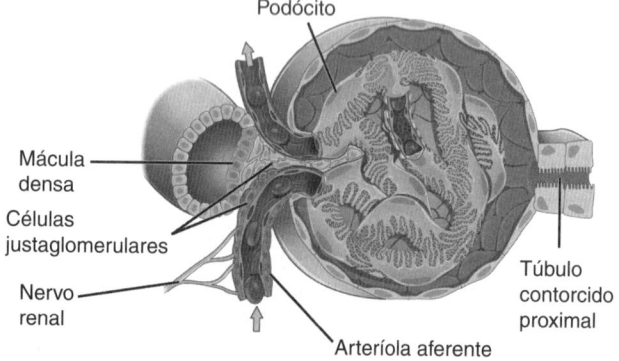

Figura 24.8 Anatomia do glomérulo, mácula densa, células justaglomerulares e vasculatura renal. Fonte: http://cnx.org/contents/14 fb4ad7-39ª1-4eee-ab6e-3ef2482e3e22@7.30. Usada sob CC BY 4.0 <https://creativecommons.org/licenses/by/4.0/>.

Ciclo-oxigenase (COX)

A COX existe como pelo menos duas enzimas distintas (COX-1 e COX-2), sendo descrito em detalhes no Capítulo 20. Ambas as isoformas da COX são expressas constitutivamente nos rins, mas a de COX-2 é induzida a produzir efeitos locais substanciais dentro dos rins durante períodos de hipotensão ou diminuição do fluxo sanguíneo. Eicosanoides, produtos da COX, podem exercer papel proeminente na fisiologia renal durante determinadas condições, que incluem hipotensão (doença cardíaca vasodilatação), hipovolemia (desidratação, hemorragia) e hiponatremia. As COX produzem muitos eicosanoides, incluindo prostaglandina E_2 (PGE_2), prostaglandina $F_{2\alpha}$ ($PGF_{2\alpha}$), prostaciclina (PGI_2) e tromboxano ($TBXA_2$), com efeitos resultantes nos rins. Os eicosanoides são capazes de produzir vasodilatação nas arteríolas aferentes (PGE_2, PGI_2) antagonizando localmente os efeitos da vasoconstrição sistêmica, como estimulação simpática, ATII e vasopressina. Eicosanoides incrementam a liberação de renina (PGE_2, PGI_2), mas a liberação de renina não depende unicamente das prostaglandinas. Eicosanoides aumentam a eliminação de sódio e água (PGE_2, PGI_2, $PGF_{2\alpha}$) por meio da inibição da atividade de Na^+/K^+-ATPase e da atividade das aquaporinas. Prostaglandinas (PGE_2, PGI_2) também produzem vasodilatação local para manter o fluxo sanguíneo medular durante estágios de vasoconstrição sistêmica. Portanto, não é de surpreender que inibidores de COX possam ter efeitos renais profundos, sendo os rins o segundo sistema orgânico mais comumente afetado pelas reações adversas dos anti-inflamatórios não esteroidais (AINE).

Transporte epitelial renal

A existência de transportadores de cátions e ânions é essencial para que a maioria dos fármacos diuréticos altamente ligados à proteína ganhe acesso ao seu local de ação – o lúmen do túbulo

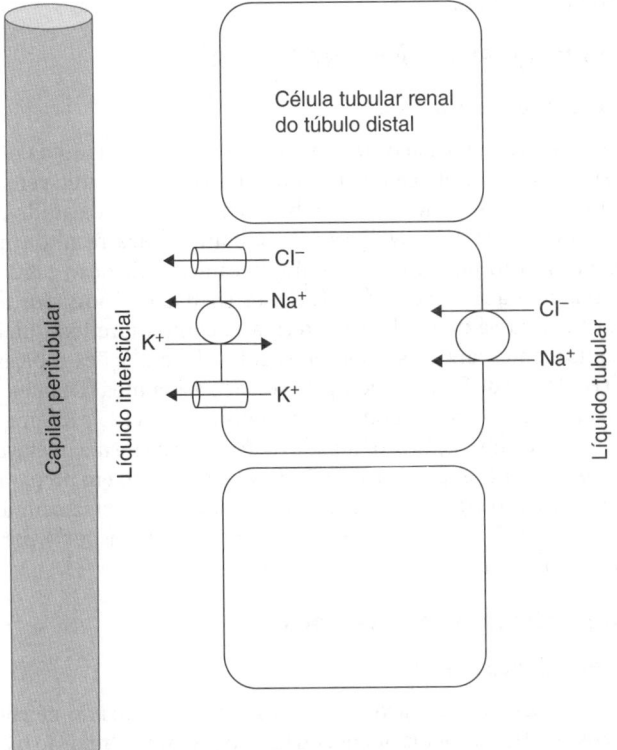

Figura 24.9 Movimento iônico no túbulo contorcido distal, a localização principal do efeito dos diuréticos tiazida.

renal. Diuréticos de alça, tiazidas e inibidores de anidrase carbônica são secretados por meio de vias de ácidos orgânicos, e amilorida e triantereno via transportadores de bases orgânicas (Brater, 1998). Insuficiência renal acompanhada por diminuição da depuração de creatinina reduz a chegada do fármaco diurético ao seu sítio secretório e, portanto, ao seu sítio de ação. O acúmulo de ácidos orgânicos endógenos durante a falência renal crônica pode resultar em competição com diuréticos pelos transportadores nos sítios de secreção tubulares proximais (Brater, 1993). Outros transportadores, incluindo a bomba de efluxo da glicoproteína-p, proteína de resistência ao câncer de mama (BRCP), proteínas de extrusão de múltiplos fármacos e toxinas (MATE1, MATE2-K) e proteínas de resistência à múltiplos fármacos (MRP2, MRP4), localizam-se nos túbulos proximais e contribuem para o transporte dos fármacos na urina, funcionando como um mecanismo de depuração do fármaco (König *et al.*, 2013).

PRINCÍPIOS DO USO DE DIURÉTICOS

Visão geral

O objetivo terapêutico atual do uso de diuréticos consiste em aumentar a excreção de sódio seguido por água. O grau de perda de sódio na urina (chamado de natriurese ou, em combinação com cloreto, salurese) varia conforme o mecanismo de ação do fármaco. Todos, exceto os diuréticos osmóticos, inibem enzimas específicas, proteínas de transporte, receptores de hormônios ou canais iônicos que funcionam direta ou indiretamente na reabsorção tubular renal de sódio. Embora a salurese seja o principal objetivo clínico, os diuréticos também alteram a eliminação de outros íons em graus variáveis (p. ex., K^+, H^+, Ca^{2+}, Mg^{2+}, Cl^-, HCO_3^-, fosfatos) e podem afetar a hemodinâmica renal. A depleção do volume de sangue circulante induzida por diuréticos pode levar a reações adversas, como

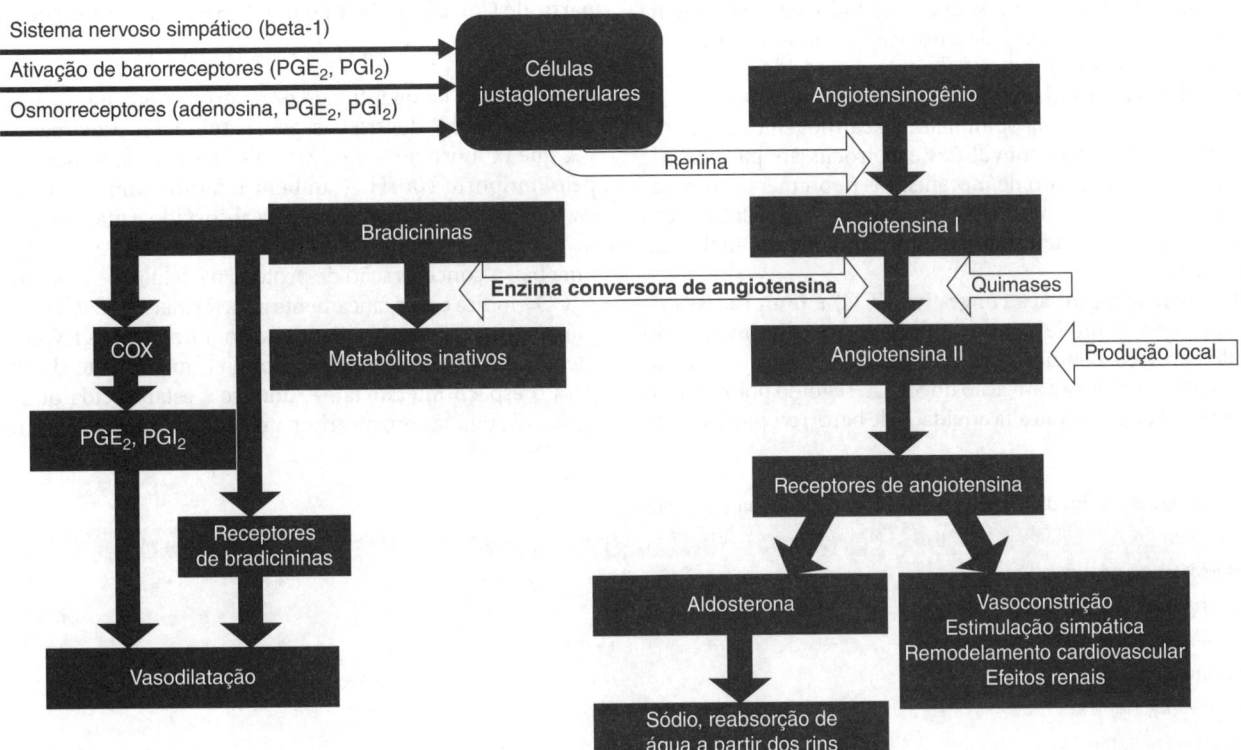

Figura 24.10 Esquema do sistema renina-angiotensina-aldosterona.

desequilíbrios eletrolíticos e desidratação, caso o tratamento não seja bem monitorado. Animais mais velhos e aqueles com doença renal e cardíaca também estão sob maior risco de reações adversas à hipovolemia induzida por diuréticos se não tratados. Uma vez que esses grupos também representam os principais grupos-alvo para uso de diuréticos, o uso racional de fármacos torna-se essencial. Na Tabela 24.1, há um resumo das características dos fármacos diuréticos mais comumente usados em medicina veterinária.

Formação do edema

A indicação mais comum para uso de diuréticos reside na remoção de edema tecidual. A compreensão dos princípios fisiológicos subjacentes à formação do edema depende do entendimento da filtração capilar. Similarmente à pressão de filtração nos glomérulos, a filtração capilar ou de fluxo de líquido para fora do capilar depende da pressão coloido-osmótica plasmática que retém fluidos e da pressão hidrostática nos capilares arteriais que força o fluido para fora do capilar pelas fenestrações e pelos poros. Uma vez que a pressão hidrostática capilar arterial é maior que a pressão coloido-osmótica plasmática na maioria dos tecidos, uma pequena quantidade de fluido se move a partir da vasculatura para o espaço intersticial. Entretanto, no lado capilar venoso, a pressão oncótica plasmática é maior que a pressão hidrostática venosa, e o fluido é reabsorvido do espaço intersticial para os capilares venosos na maioria dos tecidos, resultando em pouca perda de fluido para o espaço intersticial. Os vasos linfáticos contribuem para a absorção de fluido a partir do espaço intersticial, assegurando que não haja acúmulo de líquido no espaço intersticial em tecidos saudáveis.

Se o movimento de líquido para fora dos capilares excede a absorção de líquidos pelos capilares venosos e vasos linfáticos, o resultado é a formação de edema. Pode haver muitas causas de edema, incluindo obstrução linfática (i. e., neoplasia), diminuição da pressão osmótica plasmática (como na hipoalbuminemia) e aumento da pressão venosa hidrostática (como na diminuição da contratilidade cardíaca, excesso de volume de líquido intravascular). Adicionalmente, a perda da integridade dos capilares (por inflamação, neurogênica) pode resultar em edema tecidual e edema pulmonar não cardiogênico em razão de trauma encefálico, convulsões e eletrocussão, passíveis de ocorrer como resultado de mecanismos pobremente compreendidos. Assim, as causas de edema devem ser identificadas antes do estabelecimento de qualquer tratamento, incluindo diuréticos.

Insuficiência cardíaca congestiva (ICC) é um processo fisiopatológico complexo que começa com a diminuição do débito cardíaco, condição que, somada à diminuição do fluxo sanguíneo renal, leva à ativação do SRAA, seguido por retenção renal de sal e água. Uma alta atividade de barorreceptores causa aumento da resistência vascular e aumento de ADH, o que promove maior retenção de sal e água pelos rins. O aumento da pressão venosa central por aumento da pressão ventricular esquerda diastólica final causa aumento de pressão hidrostática capilar. Todos esses fatores levam ao maior fluxo de fluidos para fora dos vasos, resultando em edema relacionado com doença cardíaca.

INIBIDORES DA ANIDRASE CARBÔNICA

Formulação química

Essa classe de fármacos foi descoberta como resultado da observação de que os agentes quimioterápicos sulfanilamida eram capazes de causar acidose metabólica por inibição da anidrase carbônica (AC). A avaliação de sulfanilamidas resultou na identificação de compostos cujo mecanismo de ação predominante era a inibição de AC. Esses fármacos são usados de forma esparsa na medicina veterinária como diuréticos, mais comumente para fins oftálmicos como formulações tópicas. O protótipo de fármaco nessa classe – acetazolamida (Diamox®, Dazamide®) – está disponível em comprimidos (125 e 250 mg), cápsulas de liberação prolongada (500 mg), e na forma injetável (500 mg por frasco). Outros inibidores de AC incluem preparações para uso oral, diclorfenamida (Daranide®) e metazolamida (Neptazane®), e o fármaco tópico dorzolamida (Trusopt®), para uso oftálmico.

Mecanismos e locais de ação

Mecanismos renais

Nessa classe, os fármacos são ativos em segmentos do néfron ricos em AC, particularmente no túbulo proximal. Inibição não competitiva reversível de AC localizada na membrana luminal e basolateral (AC tipo IV), bem como no citoplasma (AC tipo II), resulta em diminuição da formação de ácido carbônico a partir de CO_2 e H_2O (ver Figura 24.5 e equação a seguir):

$$HCO_3^- + H^+ \leftrightarrow H_2CO_3 \leftrightarrow H_2O + CO_2$$

A redução na quantidade de ácido carbônico leva à menor formação de H^+ dentro das células tubulares proximais. Uma vez que H^+ normalmente é trocado por Na^+ do lúmen tubular pelo antiporte Na^+/H^+ (também referido como trocador de Na^+/H^+ ou NHE), menos Na^+ é reabsorvido e mais está disponível para se combinar com HCO_3^- urinário. O NHE mantém uma baixa concentração de prótons na célula, de maneira que $H_2CO_3^-$ ioniza espontaneamente para formar H^+ e HCO_3^-, o que, por sua vez, cria um gradiente eletroquímico para HCO_3^- pela membrana basolateral, que estimula o movimento de HCO_3^- para o espaço intersticial. A diurese é estabelecida quando a água é excretada com bicarbonato de sódio, que se acumula em

Tabela 24.1 O efeito dos diuréticos sobre a eliminação de água e eletrólitos.

	H_2O	Na^+	K^+	Cl^-	Mg^{2+}	Ca^{2+}	HCO_3^-	H_2PO_4	H^+
Inibidores da anidrase carbônica	+	+	++	0–+	+/–	0	++	++	–
Diuréticos osmóticos	++	++	+	+	++	+	+	+	?
Diuréticos de alça (simporte $Na^+K^+2Cl^-$)	++	++	++	++	++	++	0–+	0–+	+
Diuréticos tiazídicos (simporte Na^+/Cl^-)	+	+	++	+	+	– (crônico)	0–+	0–+	+
Poupadores de K^+ (canais de Na^+)	+	+	–	+	–		+	0	–
Antagonistas de aldosterona	+	+	–	+	0	?	+	?	+

++: grande aumento na eliminação; +: aumento na eliminação; 0: pouca a nenhuma alteração na eliminação; –: diminuição na eliminação; +/–: efeito variável; ?: efeito desconhecido.

razão da falta de atividade de AC. À medida que o bicarbonato de sódio é aprisionado na urina e eliminado, menos HCO_3^- é devolvido ao plasma, desenvolvendo-se eventualmente acidose sistêmica: como resultado, H^+ se torna disponível, a reabsorção de Na^+ é restabelecida e a diurese diminui. O uso contínuo de inibidores de AC, portanto, é autolimitante em termos de ação diurética. A diurese induzida por inibidores de AC é branda em razão da inibição incompleta de AC, da redundância do sistema de transporte de Na^+ no túbulo proximal e do resgate de Na^+ pela reabsorção posterior no túbulo distal. Uma vez que o K^+ intracelular pode, em alguma extensão, substituir por H^+ na etapa de redução de Na^+, inibidores de AC causam aumento da excreção de K^+. Conforme mais Na^+ é apresentado ao túbulo distal, o potencial para perda de K^+ aumenta. Inibidores de AC também diminuem a secreção de ácidos tituláveis e amônia no ducto coletor (Jackson, 1996). Por isso, e em razão do aumento da excreção de bicarbonato de sódio, o pH urinário aumenta apesar da diminuição do pH sistêmico associado à acidose induzida por inibidores de AC. Essa classe de fármacos tem pouco – se algum – efeito na excreção de Ca^{2+} e Mg^{2+}, mas aumenta a eliminação de fosfato.

Ações extrarrenais

Outras ações dos inibidores de AC estão relacionadas com a ampla distribuição da AC nos tecidos corporais, incluindo olhos, mucosa gástrica, pâncreas, sistema nervoso central (SNC) e eritrócitos. A consequência terapêutica mais importante é associada a inibição de AC nos olhos. Os processos ciliares dos olhos medeiam a formação de humor aquoso, que contém abundância de HCO_3^- osmoticamente ativo. Esse processo depende de AC e, quando inibido, leva à diminuição da taxa de formação de humor aquoso e à redução subsequente na pressão intraocular. Embora não seja terapeuticamente relevante na medicina veterinária, a ação de inibidores de AC no SNC também foi associada à atividade anticonvulsivante atribuída a essa classe de fármacos.

Absorção e eliminação

As informações disponíveis quanto à farmacocinética de inibidores de AC em animais são limitadas. A farmacocinética da acetazolamida em cães administrada em produtos de liberação prolongada produziu meia-vida de 7 h com $T_{máx}$ em 3 h (Li et al., 2014). Acetazolamida ganha acesso aos túbulos renais pela via de secreção de ácidos orgânicos. Relata-se que a dose de 22 mg/kg apresenta início de ação em 30 min, efeito máximo em 2 a 4 h e duração de ação de 4 a 6 h em pequenos animais (Roberts, 1985). A absorção oral de fármacos nessa classe parece ser boa em cães. A biodisponibilidade oral da acetazolamida é de 25% em equinos, com meia-vida terminal de 7 h (Alberts et al., 2000). Ainda, a acetazolamida é eliminada principalmente pelos rins. A farmacocinética da metazolamida não foi relatada em cães, gatos ou equinos.

Toxicidade, reações adversas, contraindicações e interações entre fármacos

Embora inibidores de AC sejam derivados de sulfonamida, reações adversas normalmente associadas às sulfonamidas não são relatadas ou esperadas (Trepanier, 2004). Sonolência do SNC e desorientação podem ocorrer como resultado da inibição de AC no SNC. Uma vez que inibidores de AC diminuem a excreção de amônia, a gravidade de doença hepática preexistente pode piorar, com eventual indução de encefalopatia hepática. O uso também é contraindicado em pacientes com determinados distúrbios eletrolíticos (em razão de perda de K^+ e Na^+), bem como naqueles com acidose metabólica ou respiratória. O emprego em pacientes com doença pulmonar grave que não podem responder à acidose metabólica induzida por fármacos com compensação respiratória também é contraindicado. Uma vez que inibidores de AC alcalinizam a urina, a formação de cálculos de fosfato de cálcio aumenta, e a excreção de bases orgânicas fracas reduz. Discrasias sanguíneas raras associadas a inibidores de AC também foram relatadas em humanos, mas não na literatura veterinária.

Usos terapêuticos

A principal indicação de uso de inibidores de AC consiste em inibir a produção de humor aquoso e reduzir a pressão intraocular. A administração tópica de dorzolamida (q 8 a 12 h) produziu reduções similares na pressão intraocular, quando comparada à metazolamida oral (5 mg/kg, q 12 h) ou à combinação de terapia tópica e oral (Gelatt e MacKay, 2001). A terapia tópica com inibidores de AC é preferida em razão da sua eficácia equivalente, menor potencial para reações adversas e menor custo em relação à administração sistêmica. Acetazolamida (5 a 10 mg/kg, PO, q 8 h) e metazolamida (5 mg/kg, PO, q 12 h administrada 2 a 3 vezes/dia) foram usadas previamente em cães para tratamento de glaucoma. Inibidores de AC foram administrados a pacientes com hidrocefalia para tratamento clínico a curto prazo, com frequência em combinação com furosemida, embora o tratamento a longo prazo com diuréticos em pessoas com frequência não seja bem-sucedido (Thomas, 2010).

Na medicina humana, inibidores de AC foram usados como tratamento adjunto para epilepsia e no tratamento de doença da montanha aguda (altas altitudes). Tanto na medicina humana quanto na veterinária, o emprego de inibidores de AC tem efetividade limitada como diurético em razão do desenvolvimento rápido de tolerância. Teoricamente, a acetazolamida poderia ser usada para o tratamento de alcalose metabólica, mas, na medicina veterinária, isso não é típico na prática clínica.

DIURÉTICOS OSMÓTICOS

Química/formulações

Diuréticos osmóticos contêm soluto simples de baixo peso molecular com frequência filtrados livremente pelos glomérulos, passando por reabsorção tubular limitada e que são farmacologicamente inertes. Eles aumentam a osmolaridade sérica e do líquido tubular, resultando em deslocamentos de líquido. O diurético osmótico mais comum é o manitol, um poliálcool não metabolizado de seis carbonos com peso molecular de 182. Outros agentes incluem glicerina, isosorbida, ureia e soluções salinas hipertônicas. Uma vez que o manitol é o diurético osmótico mais comumente usado, tanto na medicina humana quanto na veterinária, discussões subsequentes enfatizarão esse fármaco. O manitol concentrado (15 a 25%) pode cristalizar em temperaturas mais baixas, caso no qual com frequência pode ser ressolubilizado pelo aquecimento da solução. Antes da administração, a solução deve ser resfriada e qualquer cristal remanescente removido usando um filtro intravenoso (IV) in-line. Não existem formulações de manitol disponíveis aprovadas para uso veterinário. As formulações humanas são empregadas para uso IV em animais. Produtos humanos (Osmitrol®, Resectisol®) variam de 5% (275 mOsm/ℓ) a 25% (1.375 mOsm/ℓ) e estão disponíveis para administração por via intravenosa.

Mecanismos e locais de ação

Soluções hiperosmolares exercem parte dos seus efeitos por meio do estabelecimento de um gradiente osmótico entre o plasma e o compartimento de líquido extravascular, resultando em movimento de líquidos para o plasma. Efeitos agudos desse gradiente incluem diminuição no hematócrito, viscosidade sanguínea, sódio plasmático, pH e, em algum grau, volume de órgãos sólidos. Portanto, a desidratação do parênquima e a hemodiluição aguda teoricamente são relacionadas, contanto que partículas osmoticamente ativas sejam separadas de maneira efetiva por uma barreira relativamente impermeável a solutos.

Mecanismos renais

Inicialmente, acreditava-se que diuréticos osmóticos atuavam sobretudo no nível de túbulos proximais por meio da limitação do movimento de água a partir do lúmen para o espaço intersticial. A água retida no lúmen tubular diluía a concentração de sódio e de outros íons, reduzia a reabsorção de íons e promovia a diurese. Porém, hoje sabe-se que diuréticos osmóticos, particularmente o manitol, exercem efeitos por toda a extensão dos túbulos, com ação mais proeminente na alça de Henle. A reabsorção de sódio é acentuadamente reduzida nos segmentos descendente e fino da alça de Henle, conforme determinado em estudos em ratos e cães. A concentração de sódio que chega ao segmento ascendente espesso da alça de Henle e para o túbulo distal consequentemente é aumentada, mas o néfron falha em recapturar o aumento da carga de sal e água. Conforme demonstrado em cães, acredita-se também que a reabsorção de sódio seja inibida diretamente nos ductos coletores medulares (Better *et al.*, 1997).

Outros efeitos renais relatados do manitol abrangem aumento no fluxo sanguíneo cortical e medular em razão da diminuição da resistência vascular renal, prejuízo à concentração urinária, redução da tonicidade medular (também conhecida como lavagem medular), aumento na TFG durante hipoperfusão renal (pode variar de acordo com a espécie) e aumento na excreção urinária de outros eletrólitos (p. ex., K^+, Ca^{2+}, Mg^{2+}, fosfato e bicarbonato) (Better *et al.*, 1997). O manitol também pode predispor à liberação de fator natriurético atrial e prostaglandinas vasodilatadoras e inibição da liberação de renina.

Mecanismos extrarrenais

As ações do manitol vão além dos efeitos renais e incluem alterações na reologia sanguínea, efeitos transitórios diretos sobre o tônus vascular e aumento do débito cardíaco. Além da diminuição do hematócrito por hemodiluição, o manitol diminui o volume, a rigidez e a coesão das membranas dos eritrócitos. A combinação de redução da viscosidade e diminuição da resistência mecânica presumivelmente leva ao aumento do fluxo sanguíneo. Acredita-se que os aumentos no débito cardíaco induzidos pelo manitol estejam relacionados com diminuição da resistência periférica e diminuição da pós-carga, aumento transitório na pré-carga e efeito inotrópico positivo brando. O manitol também pode exercer efeito citoprotetor por meio da atuação como removedor de radicais livres de oxigênio (Paczynski, 1997).

Absorção e eliminação

O manitol não é metabolizado e é manuseado como uma substância inerte pelo corpo. Estudos em cães e humanos indicam que esse fármaco é distribuído e eliminado seguindo um modelo de dois compartimentos (Cloyd *et al.*, 1986; Rudehill *et al.*, 1993). A meia-vida do manitol administrado via IV é mensurada em minutos. A meia-vida de eliminação é dose-dependente, variando de 0,5 a 1,5 h para doses entre 0,25 e 1,5 g/kg. O manitol é eliminado rapidamente pelos rins, a não ser que a função renal esteja prejudicada. Como resultado, sua penetração nos tecidos é limitada pela queda rápida na concentração plasmática. O manitol é administrado via IV em *bolus* lentos no decorrer de 15 a 30 min. Glicerina e isosorbida são administradas por via oral. Dos diuréticos osmóticos disponíveis, apenas a glicerina é eliminada por biotransformação.

Reações adversas e interações entre fármacos

Reações adversas agudas

Normalmente, a pressão do pulso e a pressão arterial sanguínea média aumentam de forma transitória com a administração de manitol, ainda que tenham sido relatados efeitos hipotensores hiponatrêmicos agudos pelo emprego desse fármaco, especialmente subsequentes à infusão rápida em indivíduos desidratados. O mecanismo para esse efeito vasodilatador agudo não é bem compreendido, mas o problema pode ser amplamente evitado por taxas adequadas de administração (0,25 a 1,5 g/kg no decorrer de 15 a 30 min). Hiponatremia aguda pode causar náuseas e vômitos, algumas vezes observados com infusão de manitol. A expansão rápida do volume plasmático relacionada com a atração de líquidos para dentro do compartimento vascular pode precipitar ICC ou edema pulmonar em determinadas populações de pacientes. Entretanto, uma vez que o fármaco é rapidamente depurado, esse problema não é comum, com exceção de função renal prejudicada ou presença de doença cardíaca.

Desidratação e distúrbios eletrolíticos

Na medida em que a razão de volume de fluido eliminado na urina para o volume de manitol administrado é alta, deve-se ter cuidado para evitar desidratação hipertônica. O volume de plasma circulante tende a ser preservado conforme a desidratação hipertônica se desenvolve, o que dificulta detectar clinicamente a existência de um problema. Desidratação e hipernatremia significativa devem ser monitoradas de perto utilizando o peso corporal, o débito urinário e outros parâmetros clínicos. Além da desidratação hipertônica, a perda de outros eletrólitos, incluindo potássio, fósforo e magnésio, pode promover arritmia cardíaca clinicamente significativa e complicações neuromusculares.

Estado hiperosmolar e compensação osmótica

O fenômeno de compensação osmótica surge quando as células respondem ao tratamento prolongado com agentes hiperosmolares por meio do aumento da presença de osmoles idiogênicos intracelulares. Acredita-se que essa compensação ocorra rapidamente quando a osmolalidade do plasma é aumentada em 25 mOsm/kg ou mais acima do normal. Partículas intracelulares recém-geradas e ativas osmoticamente contrapõem o efeito de desidratação do plasma hiperosmolar. A compensação osmótica pode limitar a efetividade terapêutica por diminuição do gradiente osmótico a partir de tecidos para o plasma. O aumento da osmolaridade intracelular também é capaz de promover condições, especialmente no cérebro, nas quais pode ocorrer edema iatrogênico. O risco de formação de edema aumenta se o estado hiperosmolar for revertido rapidamente, deixando os osmoles intracelulares como o local mais ativo osmoticamente. Para evitar essa complicação, a duração do retorno do plasma à osmolalidade normal deve ser aproximadamente igual à duração do estado hiperosmolar.

Contraindicações

O uso de manitol é contraindicado em pacientes com hemorragia intracraniana ativa, insuficiência renal anúrica, desidratação grave e congestão ou edema pulmonar. Fluidoterapia adequada deve ser administrada em animais desidratados antes da administração de manitol. O manitol não deve ser adicionado a produtos contendo sangue total, a não ser que se adicione cloreto de sódio a pelo menos 20 mEq/ℓ à solução; caso contrário, pode ocorrer pseudoaglutinação.

Usos terapêuticos

O manitol é usado na profilaxia e no tratamento de falência renal, para redução de pressão intracraniana e intraocular, e, com outros diuréticos, para mobilização de edema. Por motivos já discutidos, o emprego de manitol a curto prazo é mais efetivo para evitar reações adversas e a eficácia terapêutica reduzida.

Profilaxia da insuficiência renal aguda

Pacientes anúricos não devem ser tratados rotineiramente com manitol, embora uma dose-teste única e baixa (0,25 a 0,5 g/kg) possa ser usada para testar e induzir a diurese. A administração de manitol a pacientes com disfunção renal deve ser feita com cautela para evitar problemas associados à diminuição da eliminação e à hiperosmolaridade prolongada. A insuficiência renal aguda (IRA) pode ser causada extrínseca (falência pré e pós-renal) ou intrinsecamente, com frequência associada à necrose tubular renal aguda (NTRA). Verificou-se que o manitol é efetivo na limitação e diminuição da TFG causada por NTRA se administrado antes da lesão isquêmica ou da exposição a nefrotoxinas. A proteção dos túbulos contra necrose pode decorrer da diluição de substâncias nefrotóxicas, redução do edema de elementos tubulares ou remoção de cilindros tubulares que estão obstruindo o fluxo de urina. Na medicina humana, mostrou-se que o manitol é claramente benéfico na preservação dos rins para transplante e para diminuição da incidência de NTRA pós-transplante. Poucos dados estão disponíveis para dar suporte aos valores gerais do manitol para tratamento de NTRA fora da área de transplante (Better *et al.*, 1997). Nas cirurgias vasculares e cirurgias cardíacas abertas, o manitol profilático mantém o fluxo urinário, mas não a TFG. Algumas evidências sugerem que a administração desse medicamento em pacientes com NTRA estabelecida pode aumentar a conversão de pacientes oligúricos para não oligúricos (Levinsky e Bernard, 1988).

Redução da pressão intracraniana

A osmoterapia tem sido utilizada há décadas para diminuir a pressão intracraniana (PIC), a qual se dá rapidamente em geral em minutos após o término da administração, com efeitos máximos dentro daquela hora. Muitas teorias foram formuladas para explicar a efetividade do manitol em reduzir a PIC. A teoria osmótica afirma que o encolhimento do cérebro se dá como resultado do movimento osmótico de líquidos do tecido para o compartimento vascular. Métodos de imagem de alta resolução e sensíveis parecem dar suporte à significância das alterações induzidas osmoticamente na concentração de líquidos no cérebro (Betz *et al.*, 1989). A teoria hemodinâmica

da redução da PIC afirma que o volume de sangue do cérebro é reduzido como resultado da diminuição da viscosidade sanguínea e do aumento da pressão de perfusão cerebral, ambas atuando para aumentar o fornecimento de oxigênio para o cérebro. Acredita-se que o aumento do fornecimento de oxigênio para o cérebro deflagre uma diminuição compensatória no calibre vascular e reduza secundariamente o volume de sangue cerebral. Detratores dessa ideia sugerem que o manitol provavelmente reduza a viscosidade sanguínea como resultado da hemoconcentração secundária à desidratação hipertônica. Embora a atenção à reposição de fluidos deva evitar a desidratação, sugeriu-se recentemente que agentes alternativos, como solução salina hipertônica, sejam mais seguros e igualmente efetivos para redução da PIC (Raslan e Bhardwaj, 2007). A solução salina hipertônica mostrou estabelecer forte gradiente osmótico transendotelial, mas sem a tendência de reduzir o volume intravascular (Prough e Zornow, 1998). Por fim, a teoria diurética da redução da PIC sugere que a diminuição da pressão venosa central induzida pelo manitol se traduza diretamente na redução na PIC em razão da comunicação sem válvulas entre o SNC e o sistema de drenagem jugular. Esse efeito pode ser mais importante em manter que em induzir a diminuição na PIC (Paczynski, 1997). Independentemente da teoria, o manitol tem sido usado para redução temporária da PIC em pacientes com uma variedade de lesões intracranianas, bem como naqueles com trauma e edema na medula espinal. Evidências de hemorragia intracraniana ativas são consideradas contraindicações à administração de manitol. Efeito rebote levando ao aumento da pressão intracraniana foi observado com manitol em 10 a 20% dos pacientes humanos (Node e Nakazawa, 1990), e pode decorrer, em parte, do movimento do manitol pela barreira hematencefálica (Raslan e Bhardwaj, 2007).

Outros usos

Diuréticos osmóticos também têm sido usados de forma bem-sucedida para controlar a pressão intraocular durante ataques de glaucoma agudo e reduzir a pressão intraocular antes ou após a cirurgia oftálmica. A diminuição na pressão intraocular ocorre por meio da perda de água intraocular para o plasma hiperosmolar. Conforme o vítreo encolhe, a lente se move posteriormente e o ângulo iridocorneal se abre, melhorando a drenagem do olho. A duração da ação depende do grau com o qual os diuréticos osmóticos são excluídos dos líquidos oculares. Relata-se que o manitol aumenta a tensão de oxigênio e seja usado na dose de 1 a 2 g/kg na taxa de 1 mℓ/kg/min para reduzir a pressão intraocular em cães. Embora ainda seja útil para reduzir a pressão intraocular em decorrência do glaucoma, outros tratamentos, incluindo inibidores da anidrase carbônica tópicos (como a dorzolamida), antagonistas beta-1 (como o timolol) e análogos de prostaglandinas (como o latanoprosta), são os preferidos.

INIBIDORES DE SIMPORTE Na+/K+/2Cl− (DIURÉTICOS DE ALÇA OU DE TETO ALTO)

Fármacos que pertencem a essa classe estão entre os diuréticos mais efetivos e comumente prescritos, todos compartilhando mecanismo de ação comum. Por meio do bloqueio de mecanismos-chave de transporte do sódio no segmento ascendente espesso da alça de Henle (portanto, o nome "diurético de alça"), esses fármacos inibem a reabsorção de até 25% da carga de sódio filtrada. Segmentos do néfron distais ao segmento ascendente espesso (SAE) são incapazes de reabsorver solutos adicionais, levando à natriurese acentuada (ou teto alto) e diurese. Uma vez que a furosemida (Salix®, Disal®) é, de longe, o diurético mais comumente usado em medicina veterinária, a discussão a seguir enfatizará principalmente esse fármaco (também chamado de frusemida). Outros fármacos nessa classe incluem ácido etacrínico (Edecrin®), bumetanida (Bumex®) e a adição mais recente aprovada nos EUA, torsemida (Demadex®).

Química/formulações

Exceto pelo ácido etacrínico, os fármacos estruturalmente diversos nessa classe são derivados de sulfonamidas, embora não estejam sujeitos às mesmas reações adversas que os antimicrobianos sulfonamidas. A furosemida é fotossensível e instável sob condições alcalinas – as formulações veterinárias injetáveis (Salix® ou genéricos; 50 mg/mℓ) têm coloração amarelo-clara, enquanto a formulação injetável para uso em humanos (Lasix®, 10 mg/mℓ) não deve ser usada se parecer amarela. Muitas preparações veterinárias da furosemida estão disponíveis, incluindo comprimidos orais aprovados para uso em cães e gatos (12,5 mg; 50 mg), soluções orais aprovadas para uso em cães (10 mg/mℓ), *bolus* aprovados para uso em grandes animais como bovinos (*bolus* de 2 g) e forma injetável (5%) aprovada para uso em cães, gatos, equinos que não serão abatidos para consumo e bovinos. O período de carência para leite e carne para formulações tanto orais quanto injetáveis em bovinos é de 48 h. A bumetanida (Bumex® está disponível em comprimidos de 0,5 mg, 1 mg e 2 mg e como forma injetável parenteral com 0,25 mg/mℓ) é, aproximadamente, 40 a 50 vezes mais potente que a furosemida em cães. Torsemida (também torasemida – Demadex®) está disponível como comprimidos de 5, 10, 20 e 100 mg e em ampolas de 2 ou 5 mℓ que contêm 10 mg/mℓ para administração intravenosa. A dose de torsemida em cães foi estimada em aproximadamente um décimo da dose em humanos, mas o fármaco não foi bem estudado em cães e gatos (Kittleson e Kienle, 2007).

Mecanismos e sítios de ação

Efeitos renais

Fármacos dessa classe bloqueiam o simporte Na^+-K^+-$2Cl^-$ no SAE por meio da ligação ao sítio de ligação do Cl^- na proteína de transporte (ver Figura 24.6). Todos esses medicamento devem ser secretados ativamente no lúmen tubular por uma via de ácidos orgânicos para inibir o simporte luminal. Um grau alto de ligação às proteínas (> 95%) limita a filtração glomerular da furosemida e outros diuréticos de alça, tornando a secreção tubular essencial.

O mecanismo envolvido na reabsorção de Na^+ no SAE depende da atividade de Na^+/K^+-ATPase na membrana basal das células tubulares, criando um gradiente eletroquímico. A baixa concentração intracelular de sódio induzida pela Na^+/K^+-ATPase regula a absorção de sódio com potássio e cloreto, a partir do líquido tubular pelo simporte Na^+-K^+-$2Cl^-$ localizado na membrana luminal. A reciclagem do potássio de volta para o fluido tubular é obtida pelos canais de potássio na membrana luminal. Os canais de cloreto do lado basolateral levam ao efluxo de cloreto a partir do compartimento intracelular. A condutância basolateral de Cl^- e a condutância luminal de K^+ determinam a voltagem de membrana. A polaridade de K^+ e Cl^- resulta em voltagem transepitelial positiva para o lúmen, promovendo a passagem de cátions (Ca^{2+} e Mg^{2+}) entre células tubulares via canais paracelulares. Quando diuréticos de alça

bloqueiam o simporte Na^+-K^+-$2Cl^-$, as concentrações de Cl^- na célula diminuem, a célula se torna hiperpolarizada, a voltagem transepitelial é rompida e a reabsorção paracelular de cátions é bloqueada (Bleich e Gregor, 1997). Em virtude de as células produtoras de renina na área da mácula densa produzirem parte do seu potencial de membrana via canais de Cl^-, o novo equilíbrio de Cl^- também despolariza essas células e incrementa a secreção de renina.

Diuréticos de alça interferem no estabelecimento de um interstício medular hipertônico (em razão do prejuízo à reabsorção de sódio) e rompem o mecanismo de contracorrente. Portanto, esses fármacos bloqueiam a capacidade dos rins em concentrar e diluir a urina adequadamente. Inibidores de simporte Na^+/K^+/$2Cl^-$ também inibem a reabsorção de Ca^{2+} e Mg^{2+} no SAE pela ruptura da diferença de potencial transepitelial. Alguns diuréticos de alça – notavelmente a furosemida – também apresentam atividade inibidora de anidrase carbônica fraca, que leva ao aumento da excreção urinária de HCO_3^- e fosfato. Todos os inibidores do simporte Na^+/K^+/$2Cl^-$ aumentam a excreção urinária de K^+ e H^+, apresentando maior concentração de Na^+ no túbulo distal. O sódio é reabsorvido, enquanto o K^+ e o H^+ excretados.

Fármacos AINE inibem as respostas diurética, natriurética e clorurética à furosemida. A furosemida incrementa a produção de prostaglandina E_2 (PGE_2), que inibe a reabsorção de cloreto de sódio no SAE. Na presença de AINE, a produção de PGE_2 é bloqueada, e a diurese induzida por furosemida é reduzida (Kirchner, 1987). Na ausência de depleção de volume, diuréticos de alça geralmente aumentam a redistribuição renal total de fluxo sanguíneo. Acredita-se que o mecanismo para esse efeito esteja relacionado com as prostaglandinas, e o efeito é reduzido ou bloqueado na presença de AINE (Data *et al.*, 1978). Alterações hemodinâmicas induzidas pela furosemida se correlacionam com o aumento da excreção urinária de PGE_2.

Efeitos extrarrenais

A furosemida causa efeitos hemodinâmicos extrarrenais que incluem complacência venosa e diminuição da pressão atrial direita, diminuição da pressão das artérias pulmonares, diminuição da pressão marginal das artérias pulmonares e diminuição do volume sanguíneo pulmonar (Hinchcliff e Muir, 1991). Acredita-se que as prostaglandinas sejam responsáveis pelo aumento agudo na capacitância venosa sistêmica e pela subsequente diminuição na pressão de preenchimento ventricular esquerda. Todos esses efeitos dependem da presença de rins funcionais e da não inibição da produção de prostaglandinas. No coração de coelho isolado, a furosemida também é relatada como exercendo efeito inotrópico negativo brando, dependente de prostaglandinas (Feldman *et al.*, 1987). De forma similar, prostaglandinas são importantes para os efeitos da furosemida em equinos, uma vez que a fenilbutazona reduziu suas respostas diurética e vascular (Hinchcliff *et al.*, 1995).

A furosemida inalatória em seres humanos protegeu contra os efeitos precoces de alergênios inalados e evitou a broncoconstrição induzida por exercício (Bianco *et al.*, 1988, 1989). A furosemida pode evitar a broncoconstrição, em parte por meio da inibição da liberação de mediadores inflamatórios a partir das células pulmonares (Anderson *et al.*, 1991). No edema pulmonar experimental, as trocas gasosas pulmonares são melhoradas pela furosemida, a qual também reduz a taxa de filtração de fluido transvascular pulmonar por meio da redução na pressão venosa pulmonar (Demling e Will, 1978).

Absorção e eliminação

A furosemida é cerca de 77% biodisponível em cães e apresenta meia-vida de eliminação de aproximadamente 1 h após administração por via intravenosa da dose de 5 mg/kg (Hirai *et al.*, 1992). A absorção da furosemida administrada por via oral ocorre principalmente na parte superior do trato gastrintestinal de cães, reduzindo rapidamente pelo jejuno. O pico de efeito diurético após administração por via intravenosa em cães é relatado como aproximadamente 30 min e, após administração oral, de cerca de 1 a 2 h. Verificou-se que a taxa de excreção urinária de furosemida, mais do que a concentração plasmática de furosemida, está relacionada com a resposta diurética em cães. Como em seres humanos, a relação entre a resposta natriurética e a concentração do diurético na urina (no local de ação) é representada por uma curva concentração-resposta sigmoide típica. O formato da curva sugere que a quantidade limiar do fármaco deve ser atingida no local de ação para que a resposta seja deflagrada e se possa identificar a dose máxima que leva à resposta máxima. Além da dose máxima, o platô da curva e os benefícios adicionais limitados são derivados de aumentos da dose (Brater, 1998; Hirai *et al.*, 1992). Uma vez que doses intermitentes produzem efeito breve em cães, e doses altas não produzem efeito melhor, avaliou-se o uso da taxa de infusão constante (TIC). Em cães, a dose de ataque de 0,66 mg/kg é seguida por uma TIC de 0,66 mg/kg/h × 8 h, o que resulta em maiores natriurese, calciurese e diurese em comparação ao tratamento intermitente (Adin *et al.*, 2003).

A meia-vida de eliminação da furosemida IV em equinos é similar àquela no cão e, na ausência de prejuízo à função renal, é de um pouco menos de 1 h. A furosemida tipicamente é administrada por via intravenosa ou IM, 3 ou 4 vezes/dia em equinos. Um estudo que comparava a administração oral e IV do fármaco determinou que a disponibilidade sistêmica da furosemida administrada por via oral é baixa, errática e variável entre equinos. A biodisponibilidade sistêmica mediana era baixa e, na dose de 1 mg/kg, PO, a diurese não foi induzida (Johansson *et al.*, 2004). Em um estudo que comparava TIC à administração intermitente de furosemida em equinos, TIC do fármaco produziu fluxo urinário mais uniforme, diminuição da flutuação no volume plasmático, e suprimiu a capacidade renal de concentração da urina por todo o período de estudo. Embora a excreção de potássio, cálcio e cloreto fosse maior com TIC do que com administração intermitente, TIC foi preferida quando da necessidade de diurese intensa em equinos (Johansson *et al.*, 2003).

Em humanos e outros animais, incluindo cães e equinos, aproximadamente 50 a 60% da dose de furosemida é excretada de forma inalterada na urina, e o restante do fármaco é conjugado ao ácido glicurônico, pelos rins, pelo fígado ou por outro sítio extra-hepático (Brater, 1998; Dyke *et al.*, 1998).

A meia-vida plasmática em pacientes com insuficiência renal é prolongada, devendo-se realizar o ajuste da dose. A ligação da furosemida a quantidades excessivas de albumina (> 4 g/ℓ) na urina diminui a quantidade de fármaco ativo não ligado e reduz a resposta diurética. Em pacientes humanos com síndrome nefrótica, doses de duas a três vezes o normal são recomendadas para fornecer quantidade suficiente de fármaco ativo para bloquear o simporte $Na^+/K^+/2Cl^-$.

Em humanos, a bumetanida e a torasemida são metabolizadas em grande parte pelo fígado, de modo que a dose geralmente não precisa ser ajustada para doença renal. A potência da bumetanida em cães é, em parte, explicada pela biotransformação limitada. Ainda, a captação renal de bumetanida é maior que a da furosemida, e o fármaco apresenta efeito mais marcante no transporte de sódio no segmento ascendente da alça de Henle. Aproximadamente, 67% da bumetanida em cães é eliminada inalterada na urina e nas fezes (Schwartz, 1981). A biodisponibilidade oral desses fármacos é muito mais previsível que a da furosemida e, em humanos, varia de 80 a 100% (Brater, 1998).

Toxicidade, reações adversas, contraindicações e interações medicamentosas

A maioria das reações adversas à administração de furosemida está relacionada com anormalidades do equilíbrio hidreletrolítico. Depleção do volume extracelular e hiponatremia podem levar à redução da pressão sanguínea e à diminuição da perfusão de órgãos. A maior parte do risco para reações adversas relacionadas com a depleção de volume corresponde a pacientes com doença renal (pode reduzir a TFG, aumentar a azotemia pré-renal e, possivelmente, causar necrose tubular), doença cardíaca (volume de ejeção e débito cardíaco podem diminuir) e doença hepática (precipitação de encefalopatia hepática). Conforme indicado anteriormente, inibidores do simporte $Na^+/K^+/Cl^-$ promovem o aumento da concentração de Na^+ nos túbulos distais, resultando em aumento decorrente do SRAA na excreção de K^+ e H^+ em troca do Na^+. Podem surgir alcalose hipoclorêmica e hipopotassemia. Fatores de risco para disritmias cardíacas relacionadas com a hipopotassemia induzida por diuréticos incluem ingestão dietética inadequada de K^+, administração concomitante de glicosídeos cardíacos e desequilíbrios eletrolíticos adicionais. Uma causa comum de anorexia em pacientes com ICC reside na intoxicação por digitálicos, e o risco de arritmias aumenta em pacientes se houver hipopotassemia. Deficiências de Mg^{2+} e Ca^{2+} também podem ser causadas pela excreção aumentada dessas substâncias ocasionadas pelos diuréticos. Concentrações de eletrólitos séricos devem ser monitoradas em pacientes que recebem tratamento contínuo com diuréticos, especialmente se existirem fatores de risco relacionados com apetite, dose do diurético ou gravidade da doença.

Ototoxicidade, em geral transitória, foi descrita principalmente com ácido etacrínico e, com menor frequência, com todos os outros diuréticos de alça. Na medicina veterinária, ototoxicidade pode ser uma grande preocupação no tratamento de gatos com regimes terapêuticos com doses IV altas. Outras reações adversas relatadas com o uso de diuréticos de alça incluem distúrbios gastrintestinais, depressão de medula óssea e hiperglicemia. Hiperglicemia pode ser relacionada com o prejuízo da conversão de proinsulina em insulina associada à diminuição induzida por diurético nas concentrações de K^+. Pacientes hipersensíveis às sulfonamidas também podem ser hipersensíveis à furosemida, uma vez que esse fármaco apresenta estrutura de sulfonamida. Pode ocorrer depleção de vitaminas hidrossolúveis induzida por diuréticos, recomendando-se suplementação de vitaminas do complexo B para animais que recebem terapia contínua com diuréticos (Keene e Rush, 1995).

Diuréticos de alça são contraindicados em animais com distúrbios hidreletrolíticos graves ou anúria que não respondem às doses-teste de diuréticos.

Interações medicamentosas podem ocorrer quando a furosemida é administrada com teofilina/aminofilina (efeitos aumentados em razão da diurese induzida pela teofilina), aminoglicosídeos ou cisplatina (o aumento da ototoxicidade e, se houver depleção de volume, nefrotoxicidade), glicosídeos digitálicos (hipopotassemia induzida por diuréticos pode aumentar o risco de arritmias), ácido acetilsalicílico ou outros anticoagulantes (aumento da atividade anticoagulante), bloqueadores neuromusculares (alteração na extensão do relaxamento muscular), corticosteroides (aumento da perda de potássio), insulina (alteração nas necessidades de insulina associados a efeitos hiperglicemiantes), lítio e propranolol (aumento das concentrações plasmáticas), probenecida (competição pela secreção de diuréticos no lúmen tubular levando à redução do efeito diurético), AINE (conforme descrito previamente, diminuição dos efeitos diuréticos) e tiazidas (atividade diurética sinérgica).

Usos terapêuticos

A furosemida é usada em pequenos animais para o tratamento de edema de origem cardíaca, hepática ou renal. Em geral, a dose do fármaco em cães (1 a 3 mg/kg a cada 8 a 24 h, PO para uso crônico; 2 a 5 mg/kg a cada 4 a 6 h, IV, IM, SC) é maior que a usada em gatos (1 a 2 mg/kg a cada 12 h a até 4 mg/kg a cada 8 a 12 h, IV, IM, SC, PO) (Ware, 1998). Furosemida também é usada para estabelecer diurese na insuficiência renal e promover a excreção de outras substâncias, incluindo alta concentração de eletrólitos, como Ca^{2+} e K^+. Em grandes animais, a furosemida foi usada para tratar edema em bovinos e edema e hemorragia pulmonar induzida por exercício (HPIE) em equinos. Uma dose geral de 0,5 a 1 mg/kg, 2 vezes/dia ou conforme necessário para controlar edema, foi recomendada em grandes animais (Reef e McGuirk, 1996). Os benefícios do uso da furosemida para tratamento de HPIE permanecem controversos (ver seção *Hemorragia pulmonar induzida por exercícios*). Orientações específicas para cada estado devem ser consultadas quanto aos detalhes para uso da furosemida (dose, frequência, concentrações permitidas) em cavalos de corrida.

Os efeitos diuréticos da torsemida administrada por via oral (0,3 mg/kg) e furosemida (3 mg/kg) foram comparados em cães e gatos (Uechi *et al.*, 2003): tanto a furosemida quanto a torsemida aumentam o volume urinário, mas os efeitos da furosemida apresentaram pico em 2 a 3 h e se dissiparam em 6 h, enquanto os efeitos da torsemida apresentaram pico com 2 a 4 h, mas persistiram por 12 h em cães normais, em cães com regurgitação de mitral e em gatos com hipertrofia concêntrica ventricular esquerda induzida experimentalmente. Verificou-se que a torsemida diminuiu a excreção urinária de potássio em cães com regurgitação mitral. Em um estudo prévio, a razão de excreção sódio para potássio encontrada foi de 20:1 para torsemida e 10:1 para furosemida (Ghys *et al.*, 1985).

Insuficiência renal

A diminuição da TFG e da distribuição do fármaco para o sítio de ação tubular e o sítio de eliminação na insuficiência renal resulta em diminuição da eficácia e aumento da meia-vida da furosemida. Uma dose suficientemente alta do fármaco deve ser administrada para manter uma quantidade efetiva de fármaco no sítio de ação. Para cães, doses de furosemida começando em 2 mg/kg IV e aumentando em incrementos de 2 mg/kg a cada hora por 3 h podem ser usadas para tentar induzir diurese na insuficiência renal grave. Uma vez alcançada a dose máxima (aproximadamente 6 a 8 mg/kg), exceder essa quantidade não é vantajoso com base no formato sigmoide da curva de excreção fracionada de sódio. Em todos os casos, déficits de fluidos devem ser avaliados antes do tratamento com furosemida.

Edema pulmonar cardiogênico

A furosemida tem sido amplamente utilizada para reduzir o volume extracelular e minimizar a congestão pulmonar e venosa na ICC crônica e aguda. Em humanos, efeitos benéficos na insuficiência cardíaca congestiva são notados antes da indução da diurese, sugerindo que os efeitos vasculares constituem um componente importante dos benefícios da furosemida em pacientes com edema pulmonar. Pacientes humanos com ICC não requerem doses grandes, uma vez que a furosemida é adequadamente distribuída para o líquido tubular. Entretanto, uma vez que a responsividade renal aos diuréticos de alça parece ser reduzida nesses pacientes, recomendou-se o aumento da frequência de administração (Brater, 1998). Os diuréticos tradicionalmente têm sido considerados tratamento de primeira linha para ICC crônica em pequenos animais, e a furosemida é relatada como o fármaco empregado com maior frequência com esse propósito (Goodwin e Hamlin, 1993; Watson e Church, 1995). Apesar da popularidade da furosemida, estudos em humanos revelaram que pacientes com ICC controlada apenas com diuréticos de alça apresentam deterioração mais rápida em comparação àqueles tratados concomitantemente com inibidores da enzima conversora de angiotensina (ECA) ou digoxina. Acredita-se que o uso apenas da furosemida incremente a ativação precoce do SRAA, com efeitos deletérios para o prognóstico a longo prazo (Swedberg *et al.*, 1990). Recomendações atuais incluem furosemida para tratamento de estágios mais avançados de insuficiência cardíaca em pacientes que já recebem inibidores da ECA, digoxina ou ambos. A furosemida permanece o fármaco de eleição para tratamento de edema cardiogênico agudo. No contexto de gravidade e cronicidade da doença, a menor dose efetiva e a frequência de administração de furosemida devem ser determinadas pela observação dos sinais clínicos e consideração das observações do proprietário.

Hemorragia pulmonar induzida pelo exercício (HPIE)

Também conhecida como sangramento a partir dos pulmões como consequência de exercício intenso, ocorre em equinos envolvidos em muitas atividades atléticas. O problema foi mais bem estudado em cavalos de corrida, particularmente os da raça Puro-Sangue Inglês. Um *consensus statement* de HPIE foi publicado pelo American College of Veterinary Internal Medicine (Hinchcliff *et al.*, 2015).

Na maior parte dos estudos, verificou-se que a furosemida reduz a pressão atrial direita, a pressão arterial pulmonar e a pressão pulmonar em equinos em exercício. Alguns estudos sugerem que alterações nas pressões pulmonares causadas pela furosemida decorrem da redução no volume plasmático e sanguíneo, e não dos efeitos diretos do fármaco na vasculatura pulmonar. A furosemida produz redução rápida no volume sanguíneo e plasmático, sendo demonstrado que, em equinos, é essencial para redução subsequente nas pressões pulmonares (Hinchcliff *et al.*, 1996). Além disso, a administração de fluidos poliônicos em quantidade igual ao volume perdido na urina restaura a diminuição na pressão atrial direita e o volume sanguíneo induzidos pela furosemida em equinos (Rivas e Hinchcliff, 1997). Verificou-se que a administração de furosemida 4 h antes do exercício diminui significativamente a hipertensão capilar pulmonar que se acredita estar relacionada com o menor risco de HPIE. A administração do fármaco em intervalos mais curtos antes do exercício não resultou em atenuação mais efetiva da hipertensão capilar pulmonar induzida por exercício

(Magid *et al.*, 2000). A combinação de furosemida com clembuterol (Manohar *et al.*, 2000) ou pentoxifilina (Manohar, 2001) não levou à melhora da eficácia hemodinâmica pulmonar da furosemida em casos de HPIE.

Dados de estudos adicionais deixaram em aberto a questão dos efeitos diretos da furosemida sobre as pressões pulmonares e mecânicas na HPIE. Em um estudo em equinos tratados com AINE (fenilbutazona e flunixino) antes da administração de furosemida seguida por exercício, os animais não apresentaram redução na pressão pulmonar e atrial direita (Olsen *et al.*, 1992). Em um estudo posterior, esses efeitos não puderam ser reproduzidos (Manohar, 1994). Diferenças nos estudos podem estar relacionadas com as doses dos fármacos, o tempo de administração, a quantidade de diurese e o grau de inibição da COX. Embora seja aceito que os AINE diminuem as respostas diurética e vascular à furosemida, ainda não se definiu se esses fármacos conseguem mitigar reduções nas pressões pulmonar e atrial direita induzidas pela furosemida. Também não foi esclarecido se a magnitude de redução das pressões capilares pulmonares transmurais com furosemida é suficiente para evitar a ruptura capilar em cavalos em exercício (Soma e Uboh, 1998). Isso é consistente com observações clínicas de que a furosemida reduz, mas não elimina completamente, a hemorragia pulmonar em equinos em exercício.

Acredita-se que a administração da furosemida em cavalos de corrida melhore seu desempenho, embora essa conclusão permaneça controversa. O uso de furosemida em cavalos Puro-Sangue Inglês, Quarto de Milha e cavalos de sela é estimado em 74,3, 19 e 22,5%, respectivamente (Hinchcliff, 1999). Um estudo transversal concluiu que cavalos Puro-Sangue Inglês que recebiam furosemida corriam mais rápido, ganhavam mais dinheiro e apresentavam maior probabilidade de terminarem nas três primeiras posições do que equinos não medicados (Gross *et al.*, 1999). Estudos iniciais mostraram aumento no tempo de corrida quando HPIE foi diagnosticada e melhora subsequente nos tempos de corrida quando da administração de furosemida (Soma *et al.*, 1985). Estudos em esteira não mostraram de forma consistente alterações induzidas pela furosemida no consumo máximo de O_2, tempo para fadiga e velocidade com a qual a fadiga ocorreu em cavalos em exercício (Hinchcliff *et al.*, 1993). Entretanto, nesses estudos e em estudos posteriores, a perda de peso associada à administração de furosemida reduziu a produção de dióxido de carbono, a taxa de troca respiratória e o teor de lactato plasmático. Ganhos induzidos pela furosemida no desempenho foram revertidos pela adição de peso igual ao peso do volume perdido. Esses resultados sugerem que os benefícios ao desempenho associados à administração de furosemida a cavalos com HPIE podem não estar relacionados com a redução na hemorragia, mas mais relacionados às alterações no peso corporal (Soma e Uboh, 1998). Com base em estudos em seres humanos, essa interpretação não deve ser estendida a circunstâncias nas quais a distância da corrida é longa e o exercício é prolongado. Nesses casos, os efeitos deletérios da desidratação suplantariam rapidamente a vantagem de correr sob peso reduzido.

Um fator final relacionado com o uso de furosemida em animais de corrida envolve a regulamentação da administração de furosemida e outros fármacos a equinos atletas. O controle de fármacos em animais de corrida é discutido em mais detalhes no Capítulo 57. Doses de 250 a 500 mg de furosemida por cavalo (0,5 a 1 mg/kg) administradas via IV não mais que 4 h antes do momento da corrida são permitidas para medicação de equinos com HPIE na maioria das jurisdições nos EUA. Regulamentações específicas devem ser consultadas para determinada pista. A regulamentação da administração de furosemida de acordo com as regras da pista foi abordada de muitas formas. Algumas jurisdições usam a combinação da densidade urinária de 1,015 ou 1,010 e a concentração plasmática de mais de 60 a 100 ng/mℓ como indicação de violação das regras. A combinação desses dois parâmetros – densidade urinária baixa e alta concentração plasmática – sugerirá que ocorreu irregularidade relacionada com dose, momento ou via de administração da furosemida (Soma e Uboh, 1998). Considerando tanto a densidade urinária quanto a concentração plasmática de furosemida, a probabilidade de classificação errônea de equinos como violando as concentrações regulatórias é reduzida (Chu *et al.*, 2001).

Uso amplo da furosemida em animais de corrida também apresenta problemas relacionados com a triagem da urina para existência de substâncias regulamentadas. A concentração urinária de fármacos administrados pode estar diluída como função da diurese induzida pela furosemida. A taxa de excreção urinária de alguns fármacos, especialmente dos que são ácidos hidrossolúveis, pode ser alterada como resultado da competição da furosemida pela via de secreção tubular de ânions orgânicos. Mostrou-se que a furosemida diminuiu a concentração urinária de fenilbutazona por ambos os mecanismos. Em comparação, a excreção de outros agentes, notadamente fentanila, procaína e metilfenidato, é aumentada pela furosemida. A depuração mais rápida dessas substâncias pode dificultar a detecção do uso ilegal antes de uma corrida (Hinchcliff e Muir, 1991).

Outros usos

Mostrou-se que a furosemida reduz a resistência pulmonar e aumenta a complacência dinâmica em pôneis com doença pulmonar obstrutiva crônica, situação em que a rapidez da resposta e o achado de que a resposta poderia ser bloqueada por AINE sugerem um evento mediado pela COX, e não um efeito dependente da perda de fluido corporal (Broadstone *et al.*, 1991). Acredita-se que alterações imediatas nas pressões pulmonares em outras espécies (p. ex., cães com edema pulmonar) estejam relacionadas com os efeitos diretos da furosemida na vasculatura pulmonar. Com uso similar em pequenos animais, a furosemida é indicada para o tratamento de edema pulmonar associado à ICC por diminuição da pré-carga cardíaca e do volume plasmático. A furosemida também é recomendada para aumentar o fluxo urinário na insuficiência renal aguda em equinos.

INIBIDORES DO SIMPORTE Na$^+$/Cl$^-$ (DIURÉTICOS TIAZIDAS E SEMELHANTES À TIAZIDA)

Química/formulação

Diuréticos tiazida são benzotiadiazinas ou análogos derivados de sulfonamidas inibidoras de AC. Comparados aos inibidores da anidrase carbônica que promovem a eliminação do bicarbonato de sódio, as tiazidas promovem excreção renal de cloreto de sódio, produzindo efeito salurético verdadeiro. Duas das primeiras tiazidas sintetizadas, e os dois fármacos mais comumente usados na medicina veterinária, são clorotiazida (Diuril®, aprovado para uso em humanos, comprimidos de 250 e 500 mg, suspensão de 50 mg/mℓ e forma injetável 500 mg/frasco disponíveis) e hidroclorotiazida (Hydrozide®, aprovada para uso veterinário, injetável com 25 mg mg/mℓ; HydroDiuril®, aprovado para uso em humanos, comprimidos de 25, 50 e 100 mg e suspensão oral com 10 mg/mℓ). Ambos os fármacos são derivados de benzotiadiazinona e hidrossolúveis. Hydrozide® é o único produto aprovado para uso veterinário em bovinos, com período de carência de 72 h no leite para vacas em lactação; nenhum período de carência para carne foi relatado. Gerações mais novas e mais lipossolúveis de derivados de benzotiadiazinona incluem ciclotiazida e meticlotiazida.

Derivados não benzotiadiazinona apresentam efeito semelhante ao da tiazida, além de promoverem a excreção de sódio com cloreto. Derivados de quinazolinona estão nessa classe, incluindo metolazona e clortalidona, e, embora não sejam comumente usados na medicina veterinária, são exemplos de diuréticos semelhantes à tiazida.

Mecanismos e sítios de ação

O principal sítio de ação das tiazidas é o túbulo contorcido distal, com alguma atividade secundária, possivelmente relacionada com a AC, no túbulo proximal. No túbulo distal, a reabsorção de Na/Cl é mediada por um sistema de cotransporte (simporte) eletroneutro (Figura 24.9). A força motriz para entrada de Cl$^-$ é o gradiente de Na$^+$ transmembrana estabelecido pela atividade de Na$^+$/K$^+$-ATPase basolateral. O cotransportador apical (luminal) Na/Cl é inibido reversivelmente por tiazidas. O movimento basolateral de Cl$^-$ para fora da célula é mediado por canais de Cl$^-$ e a do K$^+$ por canais de K$^+$. O potencial transepitelial negativo para o lúmen gerado pela polaridade de K$^+$ e saída de Cl$^-$ pode levar à reabsorção de ânions via um desvio paracelular. A reabsorção de Ca^{2+} é incrementada pelas tiazidas pelo aumento da troca (antiporte) Na$^+$/Ca^{2+} no túbulo distal na membrana basolateral em razão da menor concentração intracelular de sódio. Uma vez que 90% do Na$^+$ do filtrado é reabsorvido antes do túbulo distal, o pico da diurese causado pelas tiazidas é moderado quando comparado aos diuréticos de alça. Assim como os diuréticos de alça, as tiazidas incrementam a excreção de K$^+$ pelo aumento na chegada de Na$^+$ no túbulo distal.

Absorção e eliminação

Tiazidas e diuréticos semelhantes às tiazidas são absorvidos lentamente e de forma incompleta no trato gastrintestinal. A maioria dos fármacos nessa classe é altamente ligada às proteínas e passa por excreção renal (clorotiazida e hidroclorotiazida), ou por uma combinação das vias renal e biliar (fármacos semelhantes à tiazida). A hidroclorotiazida é menos ligada às proteínas (40%) que as outras classes e partições, acumulando-se nos eritrócitos (Velazquez *et al.*, 1995). Todos os fármacos nessa classe ganham acesso ao lúmen dos túbulos renais por meio de vias secretórias de ácidos orgânicos. Portanto, a atividade desses fármacos é reduzida se o fluxo sanguíneo renal diminuir.

Toxicidade, reações adversas, contraindicações e interações medicamentosas

Similarmente aos diuréticos de alça, a maioria dos problemas associados à administração de tiazidas está relacionada com distúrbios hidreletrolíticos. Perda de potássio, especialmente com o uso concomitante de digitálicos, aumenta o risco de arritmias cardíacas. Baixa concentração de K$^+$ pode afetar secundariamente a conversão da proinsulina a insulina, levando à hiperglicemia. O aumento da reabsorção de cálcio pode promover hipercalcemia, e magnesúria branda causar deficiência de magnésio. Depleção de volume extracelular, hiponatremia,

hipocloremia e alcalose metabólica hipoclorêmica podem ocorrer como reações adversas com o uso prolongado ou agressivo de tiazida. Uma vez que as tiazidas bloqueiam a reabsorção de solutos em locais no néfron envolvidos na diluição da urina, esses agentes aumentam o risco de hiponatremia sob condições de aumento de consumo de líquidos hipotônicos. Embora efeitos no SNC e gastrintestinais possam ocorrer, não são comuns.

Ainda que as tiazidas contenham enxofre, não induzem reações similares aos antimicrobianos sulfa (Trepanier, 2004). Pacientes com doença renal grave, hipovolemia ou distúrbios eletrolíticos são candidatos ruins para tratamento com tiazida. O prejuízo à função hepática, que pode ser piorado pela contração do volume (levando à encefalopatia hepática), representa uma contraindicação para o uso de tiazida. Pacientes diabéticos estão sob risco de distúrbios induzidos por tiazida na glicose e insulina.

Interações medicamentosas podem incluir diminuição dos efeitos de anticoagulantes e insulina e aumento dos efeitos de alguns anestésicos, diazoxida, glicosídeos digitálicos, lítio, diuréticos de alça e vitamina D. O tratamento usando a combinação de dose baixa de tiazida com anti-hipertensivos (p. ex., inibidores da ECA) atualmente é considerado uma estratégia alternativa efetiva para o tratamento de hipertensão em humanos (Neutel *et al.*, 1996). Em doses baixas, reações adversas de tiazidas são reduzidas, o que torna o seu uso em regimes de combinação particularmente interessante.

Relata-se que tiazidas prolongam a meia-vida da quinidina. Diante da hipopotassemia induzida por tiazida, o aumento na concentração de quinidina plasmática eleva o risco de taquicardia ventricular polimórfica (*torsade de pointes*), uma condição capaz de deteriorar em fibrilação ventricular (Jackson, 1996). AINE podem reduzir a efetividade das tiazidas e dos diuréticos de alça (Brater, 1998).

Usos terapêuticos

Tiazidas podem ser usadas para tratar edema de origem cardíaca, hepática ou renal. Doses orais típicas em cães e gatos são 20 a 40 mg/kg, a cada 12 h (clorotiazida) e 2 a 4 mg/kg, a cada 12 h (hidroclorotiazida). Os efeitos tanto da clorotiazida quanto da hidroclorotiazida têm pico em 4 h e duram até 12 h, com a hidroclorotiazida geralmente apresentando duração mais longa (12 h) que a clorotiazida (6 a 12 h). Bovinos podem ser tratados para edema no úbere com hidroclorotiazida (125 a 250 mg IV ou IM, 1 ou 2 vezes/dia). Clorotiazida oral (um produto não aprovado para uso veterinário) na dose de 4 a 8 mg/kg, 1 ou 2 vezes/dia, foi substituída por hidroclorotiazida injetável após o primeiro e o segundo dias de tratamento parenteral.

Tiazidas foram utilizadas anteriormente em medicina veterinária no tratamento dos estágios iniciais de ICC. Conforme já mencionado, o uso inicial de diuréticos de alça e tiazidas na ICC ativa mecanismos mediados pela aldosterona que eventualmente levam à deterioração cardíaca. Por esses e outros motivos, o uso de tiazidas no tratamento da ICC não é comum na medicina veterinária. Em geral, a furosemida é mais comumente usada em medicina veterinária para tratar edema, de origem cardíaca, hepática ou renal. Na medicina humana, as tiazidas em geral são usadas no tratamento de hipertensão. Uma vez que esses fármacos aumentam a reabsorção de cálcio, também podem ser benéficos no tratamento de nefrolitíase por cálcio em humanos e animais.

Tiazidas são usadas efetivamente para reduzir o volume de urina em pacientes com diabetes insípido nefrogênico.

A contração de volume induzida por diuréticos pode levar ao aumento na reabsorção tubular proximal e à diminuição no volume urinário em 30 a 50%. Embora as doses sejam individualizadas nesses pacientes, intervalos iniciais de 10 a 20 mg/kg, 2 vezes/dia (clorotiazida) ou 2,75 a 5,5 mg/kg (hidroclorotiazida) 2 vezes/dia foram sugeridos (Nichols e Thompson, 1995).

INIBIDORES DE CANAIS DE SÓDIO EPITELIAIS RENAIS (DIURÉTICOS POUPADORES DE K⁺)

Química/formulações

Os dois fármacos relevantes nessa classe, triantereno (Dyrenium®) e amilorida (Midamor®), pertencem à classe dos diuréticos amidina cíclicos. Triamtereno, um anel pteridínico com grupos amina nas posições 2, 4 e 7, foi sintetizado originalmente como antagonista de ácido fólico. A amilorida consiste em uma substituição do anel pirazina com uma cadeia lateral de carbonilguanidina. Muitos análogos dessa estrutura básica foram sintetizados e têm sido úteis para elucidar mecanismos de transporte de sódio. Tanto triantereno quanto amilorida são bases orgânicas e secretados nos túbulos proximais por um sistema de transporte de bases orgânicas. Embora nenhum desses fármacos seja usado com frequência em medicina veterinária, triamtereno é usado com maior frequência, tornando-se, portanto, o foco dessas discussões. Nenhuma apresentação parenteral do fármaco está disponível; formulações orais estão disponíveis como cápsulas de 50 e 100 mg.

Mecanismos e sítios de ação

Triantereno e amilorida causam pequeno aumento na excreção de NaCl e retenção de K⁺. Ambos os fármacos aumentam ligeiramente a diurese e são usados em combinação com diuréticos de alça ou tiazidas para reduzir a excreção de K⁺ (daí, portanto, o termo "poupador de K⁺"). Ainda, atuam no segmento final do túbulo distal (ou túbulo conector) e nos ductos coletores para bloquear o transporte eletrogênico de Na⁺. Assim como com outros diuréticos, a Na⁺/K⁺-ATPase basolateral cria um gradiente eletroquímico que leva a eventos na superfície luminal da célula tubular. Nesse caso, as células principais dos túbulos conectores contêm canais de Na⁺ na sua membrana luminal que fornecem uma via para entrada de Na⁺ e estabelecem um potencial transepitelial lúmen-negativo. A voltagem transepitelial constitui a força-chave envolvida na passagem de K⁺ para fora das células principais e para dentro do lúmen tubular. O bloqueio de canais de Na⁺ por triamtereno ou amilorida hiperpolariza a membrana luminal, reduz a diferença do potencial lúmen-negativo e reduz a excreção de K⁺, H⁺, Ca²⁺ e Mg²⁺. Especulou-se que os efeitos de ambos os fármacos também podem ser mediados pela inibição do antiporte Na⁺/H⁺ localizado na parte final do túbulo distal e no ducto coletor. Efeitos diretos adicionais na excreção de Mg²⁺ também podem ocorrer.

Mostrou-se que o triamtereno apresenta efeitos cardíacos não secundários às alterações na função renal. Estudos iniciais documentaram o prolongamento da duração do potencial de ação cardíaco, o período refratário funcional e o aumento na força contrátil miocárdica. Triamtereno também mostrou diminuir a perda de K⁺ induzida por digitálicos a partir do coração e aumento da dose de digitálicos necessária para induzir efeitos tóxicos em cães (Palmer e Kleyman, 1995; Netzer *et al.*, 1995). Não se verificou influência na hemodinâmica renal nem na taxa de filtração glomerular nem atuação como antagonista de aldosterona para o triamtereno ou a amilorida.

Absorção e eliminação

Tanto amilorida quanto triamtereno são administrados por via oral; triamtereno é até 70% biodisponível, mas nenhum dos fármacos foi avaliado extensivamente na maioria das espécies veterinárias. Amilorida é excretada via renal. A farmacocinética do triamtereno é complexa. O fármaco parental é convertido no fígado em um metabólito ativo, o sulfato de 4-hidroxitriamtereno, secretado ativamente nos túbulos renais. Assim, doença renal ou hepática pode prejudicar a eliminação do triamtereno. O pico de início de ação do triamtereno é de 6 a 8 h, com efeitos que persistem por até 12 a 16 h.

Toxicidade, reações adversas, contraindicações e interações medicamentosas

A reação adversa potencial mais importante desse fármaco é a hiperpotassemia. A ocorrência da doença ou circunstâncias capazes de aumentar o risco de hiperpotassemia (p. ex., insuficiência renal, coadministração de outros fármacos com propriedades poupadoras de K⁺, incluindo inibidores da ECA, suplementos de K⁺ e AINE) deve ser notada, e os pacientes tratados com outras combinações de diuréticos. Triamtereno pode reduzir a TFG e, em combinação com AINE, mostrou aumentar a probabilidade de hiperpotassemia e disfunção renal. Cilindros renais induzidos por triamtereno podem ser responsáveis pelo aumento do risco de nefrite intersticial e litíase renal. Tanto triamtereno quanto amilorida podem induzir reações de hipersensibilidade, que incluem erupções cutâneas e fotossensibilidade em humanos. Reações adversas no SNC, gastrintestinais e hematológicas também foram relatadas. Assim como acontece com a maioria dos outros diuréticos, o uso em pacientes com doença hepática grave ou doença renal é contraindicado. Em pacientes humanos com doença hepática, um antagonismo brando com ácido fólico inerente ao triamtereno pode aumentar o risco de megaloblastose.

Usos terapêuticos

Uma vez que esses fármacos apresentam propriedades diuréticas relativamente fracas, são importantes clinicamente em razão de suas propriedades poupadoras de K⁺ em combinação com diuréticos de alça e tiazidas. Ambos foram usados por essa capacidade para o tratamento de edema associado a ICC, cirrose hepática, síndrome nefrótica, edema induzido por esteroides e edema idiopático. Triamtereno é administrado em doses de 2 a 4 mg/kg/dia VO, para cães, para evitar reações adversas gastrintestinais.

ANTAGONISTAS DE RECEPTORES DE MINERALOCORTICOIDES (ANTAGONISTAS DE ALDOSTERONA E DIURÉTICOS POUPADORES DE K⁺)

Química/formulações

Espironolactona é um 17-espirolactona e, com o eplerenone, é o único antagonista de aldosterona aprovado nos EUA. Canrenona, um metabólito ativo da espironolactona, e canrenoato de potássio são relacionados estruturalmente e estão disponíveis em outros países. Todos esses fármacos partilham uma estrutura esteroide de quatro anéis, similar à do mineralocorticoide aldosterona. Espironolactona está disponível como preparação oral aprovada para uso humano (Aldactone®) em comprimidos de 25, 50 e 100 mg e eplerenone como comprimidos de 25 e 50 mg.

Mecanismos e sítios de ação

A aldosterona é um hormônio esteroide que se liga a receptores de mineralocorticoides (RM) localizados no citoplasma das células-alvo. O complexo RM inativo é ligado à proteína de choque térmico 90 (HSP90), uma proteína protetora acompanhante, mas incapaz de se ligar à sequência de DNA-alvo. Por meio da ligação da aldosterona, HSP90 se dissocia a partir de um complexo receptor-hormônio, possibilitando o movimento de receptores ativados para dentro do núcleo. O complexo se liga a sequências-alvo de DNA conhecidas como elementos de resposta a mineralocorticoides (também chamados elementos responsivos a hormônios) que regulam a transcrição de genes responsivos aos mineralocorticoides. Produtos proteicos desses genes responsivos, proteínas induzidas pela aldosterona (PIA), causam reabsorção de Na^+ e aumento da excreção de K^+ e H^+ na parte final do túbulo distal e no ducto coletor. Acredita-se que PIA apresentam efeitos múltiplos, incluindo ativação, redistribuição e síntese de novo de canais de Na^+ e Na^+/K^+-ATPase, alterações na permeabilidade das junções firmes e aumento da produção mitocondrial de ATP. Esses efeitos são combinados para levar ao aumento na condutância de Na^+ da membrana luminal e ao aumento da atividade da bomba de Na^+ na membrana basolateral. Como resultado, o transporte de Na^+ e Cl^- aumenta pelas células do epitélio tubular, e a voltagem lúmen-negativa transepitelial é aumentada. A secreção de K^+ e H^+ para dentro do lúmen tubular aumenta com o aumento da voltagem.

Antagonistas de aldosterona atuam por meio da ligação a RM e facilitação da liberação de HSP90 a partir da subunidade ligadora de esteroides do receptor. Acredita-se que o complexo RM desprotegido seja inativado por proteases. Na ausência de RM ativados, a transcrição de genes não é induzida, PIA não são produzidas, e os efeitos fisiológicos da aldosterona são bloqueados.

Adicionalmente ao antagonismo da aldosterona, acredita-se que a espironolactona atue de maneira similar aos bloqueadores dos canais de cálcio para causar vasodilatação direta. Por meio da ligação dos sítios de membrana plasmática, a espironolactona pode inibir os canais de cálcio lentos para dentro e diminuir concentrações dependentes da liberação de cálcio a partir do retículo sarcoplasmático. Antagonistas de aldosterona também mostraram aumentar a vasodilatação por óxido nítrico e as concentrações circulantes de peptídio natriurético atrial conforme avaliado em cães. Espironolactona pode produzir efeitos antiarrítmicos pelo bloqueio da proteína éter-a-go-go nos canais iônicos de potássio cardíacos (Gómez *et al.*, 2005). Portanto, os efeitos diretos do fármaco mediados pela aldosterona podem contribuir para sua utilidade no tratamento de doença cardíaca (Endou e Hosoyamada, 1995).

Absorção e eliminação

Em humanos, a espironolactona é absorvida moderadamente bem (60 a 90%) e altamente ligada a proteínas, sendo extensivamente biotransformada no fígado, apresentando efeito de primeira passagem. Um metabólito ativo, a canrenona, tem meia-vida mais longa que o fármaco parental e estende os efeitos biológicos da espironolactona em aproximadamente 16 h em seres humanos. A espironolactona tem aproximadamente 60% de biodisponibilidade oral em cães (Karim *et al.*, 1976) e apresenta exposição quase proporcional ao fármaco (canrenona) de 0,7 a 8 mg/kg, PO (Guyonnet *et al.*, 2010). O pico da diurese ocorre tão tardiamente quanto 2 a 3 dias após o início

do tratamento. Antagonistas de aldosterona não requerem secreção nos túbulos renais para induzir diurese. Efeitos mais significativos de antagonistas de aldosterona são esperados à medida que a concentração de aldosterona aumenta; em contrapartida, se houver concentrações baixas de aldosterona, menos efeitos são esperados.

Toxicidade, reações adversas, contraindicações e interações medicamentosas

Hiperpotassemia, desidratação e hiponatremia representam as reações adversas mais comuns de antagonistas de aldosterona. Quando usados sozinhos, esses fármacos também podem causar acidose metabólica hiperclorêmica. Em humanos, reações adversas sexuais limitam o uso da espironolactona em alguns pacientes em razão dos efeitos nos receptores de progesterona e andrógenos. Essa falta de especificidade para os receptores leva a esforços contínuos para identificar um antagonista mais específico de RM para uso na medicina humana.

Conforme indicado previamente, a combinação de qualquer diurético poupador de K^+, incluindo espironolactona, com inibidores da ECA deve ser obtida cautelosamente para evitar hiperpotassemia. Esse é um cenário clinicamente significativo que merece monitoramento das concentrações plasmáticas de K^+ do paciente. Espironolactona pode reduzir a biodisponibilidade oral da digoxina em razão do aumento da expressão de glicoproteína-p (Ghanem *et al.*, 2006), mas pode diminuir a depuração renal de digoxina; portanto, o monitoramento terapêutico da digoxina é recomendado quando administrada concomitantemente com a espironolactona (O'Brien *et al.*, 1985). A presença de espironolactona no plasma também pode confundir o monitoramento terapêutico de fármacos da digoxina se o anticorpo de ligação cruzada antidigoxina for usado no ensaio. O ácido acetilsalicílico aparentemente bloqueia a natriurese induzida pela espironolactona (Endou e Hosayamada, 1995).

Usos terapêuticos

A efetividade dos antagonistas da aldosterona em promover a diurese depende amplamente do aumento da concentração endógena de aldosterona. A secreção de aldosterona aumenta na ativação do SRAA, que, por sua vez, responde às reduções na concentração sérica de sódio, no volume sanguíneo efetivo, no débito cardíaco e na concentração sérica de K^+. Hiperaldosteronismo secundário e edema são associados à falência cardíaca, cirrose hepática, síndrome nefrótica e ascite grave. Espironolactona é usada na medicina veterinária na dose de 2 a 4 mg/kg/dia VO no tratamento de edema refratário associado a essas condições, tendo sido usada no tratamento de cirrose hepática. Tanto na medicina humana quanto na medicina veterinária, antagonistas de aldosterona normalmente são administrados com diurético de alça ou tiazida para aumentar o pico da diurese e poupar K^+.

Mostrou-se que o aumento das concentrações de aldosterona compreende um indicador prognóstico útil na insuficiência cardíaca, com concentrações maiores relacionadas com o pior prognóstico. Acredita-se que a ativação do SRAA na hipertensão arterial promova o remodelamento da rede de colágeno miocárdica com fibrose cardíaca intersticial progressiva. À medida que há aumento na fibrose, a função diastólica se deteriora e surge hipertrofia cardíaca patológica. Quando efeitos mediados pela aldosterona são bloqueados pela espironolactona, a progressão da falência miocárdica é presumivelmente reduzida. Um estudo clínico em humanos dá suporte a essa competição por apresentar retardo significativo na progressão da ICC em pacientes tratados com espironolactona (Pitt *et al.*, 1999). Nenhum estudo abrangente para verificar esse feito em pacientes veterinários foi publicado. A eficácia diurética da espironolactona não foi demonstrada em um estudo que combinava o fármaco com furosemida em cães da raça Greyhound (Riordan e Estrada, 2005).

Um fármaco mais recente, a eplerenona, reduziu a mortalidade em um estudo em humanos com falência cardíaca em razão de infarto do miocárdio (Weir e McMurray, 2005), além de ter mostrado apresentar efeitos cardioprotetores em modelos animais de insuficiência miocárdica (McMahon, 2003). Apesar da reação adversa potencial de hiperpotassemia associada à coadministração de antagonistas de aldosterona e inibidores da ECA, em doses adequadas foi considerada um tratamento efetivo de ICC. A adição de furosemida, que aumenta a eliminação de K^+, pode reduzir o risco de hiperpotassemia. O monitoramento de pacientes para distúrbios de K^+ é crítico para a implementação segura dessa abordagem. Na medicina veterinária, espironolactona pode ser útil em pacientes com ICC secundária à doença valvular cardíaca crônica ou cardiomiopatia dilatada que se tornou não responsiva ao tratamento com inibidores da ECA, digoxina e furosemida.

METILXANTINAS

Visão geral

Metilxantinas (aminofilina e teofilina), usadas principalmente para efeitos broncodilatadores, serão discutidas em mais detalhes no Capítulo 48. Trata-se de antagonistas de receptores de adenosina em doses menores, que produzem, em doses maiores, efeitos de inibição de fosfodiesterase. Ainda, produzem diurese fraca e natriurese. O mecanismo de diurese parece, em parte, decorrer da vasodilatação arterial aferente renal, aumentando a taxa de filtração glomerular. Entretanto, receptores de adenosina nos túbulos contorcidos proximais estimulam o transporte de fluidos e bicarbonato, bem como os simporte Na^+/glicose e Na^+/fosfato (Rieg *et al.*, 2005). Embora não seja o diurético de primeira escolha, a aminofilina em dose baixa se mostrou eficaz no tratamento adjunto de pacientes humanos pediátricos refratários à diurese por furosemida (2005; 2012). A utilidade clínica na medicina veterinária não foi relatada, mas o uso da aminofilina como diurético em pacientes resistentes à furosemida representa uma área que exige ainda mais pesquisas antes da recomendação de uso em animais.

AGENTES NOVOS E EXPERIMENTAIS

Aquaréticos

Vasopressina (ou vasopressina arginina – VPA) regula a excreção de água e solutos nos rins pela ligação a receptores V2 nas células principais do sistema de ductos coletores renais. Como uma das três subunidades de receptores de VPA acoplados à proteína G (V1a, V1b, V2), os receptores V2 medeiam os efeitos antidiuréticos de VPA. Antagonistas de receptores V2, os chamados agentes aquaréticos, promovem a excreção de água livre de solutos. Esses antagonistas são consideravelmente promissores para tratamento de estados de edema associados à insuficiência cardíaca, cirrose hepática, síndrome nefrótica e síndrome da secreção inadequada do hormônio antidiurético (Verbalis, 2006). Embora peptídios derivados de VPA tenham apresentado propriedades antidiuréticas intrínsecas, muitos antagonistas não peptídicos atualmente estão aprovados, incluindo conivaptana e tolvaptana, que, em geral, aumentam o volume de urina e diminuem a osmolalidade da urina e o peso corporal sem afetar a excreção urinária de sódio (Orita e Nakahama, 1998; Serradeil-Le Gal, 1998; Palm *et al.*, 2006). Tolvaptana administrado a cães saudáveis aumentou de maneira dose-dependente (0,3 a 1 mg/kg, PO) o volume urinário e diminuiu a osmolalidade urinária, sem aumentar a excreção urinária de sódio (Miyazaki *et al.*, 2007). Efeitos similares foram observados em cães com insuficiência cardíaca induzida experimentalmente. Em cães saudáveis e naqueles com ICC induzida experimentalmente, tolvaptana não aumentou os sistemas simpático ou renina-angiotensina-aldosterona, mas aumentou as concentrações de VPA. Nenhum efeito foi observado nas taxas de filtração glomerular, fluxo sanguíneo renal ou resistência vascular periférica. Não há ensaio clínico publicado disponível de tolvaptana em doença cardíaca de ocorrência natural em cães e gatos. Conivaptana mostrou melhorar os parâmetros cardiovasculares prejudicados induzidos pela infusão intravenosa de VPA no modelo canino, sugerindo possível utilidade clínica (Yatsu *et al.*, 2002).

Embora antagonistas da vasopressina representem uma área promissora de desenvolvimento de fármacos para indução da aquarese, fármacos que interferem na secreção de PVA a partir da neuro-hipófise e aqueles que inibem diretamente canais de água nos ductos coletores também são de interesse. Aquaporina-CD, o canal de água das células principais dos ductos coletores corticais e medulares, foi clonada para fornecer um sítio atrativo para fármacos que têm o objetivo de inibir a diurese.

Inibidores de endopeptidases neutras

Endopeptidase neutra (EPN) é uma enzima que degrada rapidamente o fator natriurético atrial, o hormônio peptídico cardíaco que aumenta a excreção de sódio e água, inibe o SRAA e produz vasodilatação. Inibidores de EPN foram investigados quanto à sua possível utilidade em aumentar as concentrações circulantes de fator natriurético atrial e, portanto, aumentar a excreção fracionada de sódio. Um inibidor e experimental de EPN, ecadotrila, foi investigado na indução de falência cardíaca em cães (Solter *et al.*, 2000; Mishima *et al.*, 2002) e mostrou atenuar a progressão da doença. Mostrou-se que inibidores de EPN aumentam a ação da furosemida e evitam a ativação do SRAA induzido pela furosemida (Kittleson e Kienle, 2007).

Agonistas de receptores de dopamina

Tanto o receptor dopaminérgico 1 (DA_1) quanto o receptor dopaminérgico 2 (DA_2) são considerados alvos para tratamento com dose baixa de dopamina na falência renal de baixa produção em cães e humanos. A eficácia da dose baixa de dopamina foi questionada, o que levantou preocupações quanto à morbidade renal e a reações adversas gastrintestinais. Verificou-se que, embora a dopamina aumente a perfusão renal e débito urinário, aumentos na depuração de creatinina não são suficientes para alcançar eficácia terapêutica no tratamento da falência renal. Em comparação, agonistas seletivos de DA_1 podem ser mais efetivos no aumento do fluxo sanguíneo renal, induzindo diurese e natriurese e aumentando a taxa de filtração glomerular. Isso é particularmente verdadeiro em gatos, uma espécie que não responde bem aos efeitos renais da dopamina.

Fenodolpam, um agonista seletivo de DA_1, foi investigado tanto em cães quanto em gatos. Em gatos, fenodolpam na dose de 0,5 µg/kg/min induziu diurese de forma retardada, por 6 h após administração, aumentou o débito urinário, a excreção de sódio, a depuração fracionada de sódio e a eliminação da creatinina (Simmons et al., 2006).

INIBIDORES DA ENZIMA CONVERSORA DE ANGIOTENSINA E ANTAGONISTAS DE RECEPTORES DE ANGIOTENSINA

Química/formulações

Muitos inibidores da enzima conversora de angiotensina (ECA) são aprovados para uso em humanos e animais. Captopril foi o primeiro comercializado, estando disponível em formulações orais de 12,5 a 100 mg e em combinação com hidroclorotiazida. Maleato de enalapril é um éster profármaco aprovado para uso em cães e humanos e está disponível em comprimidos que variam de 1 a 20 mg e como solução oral de 1 mg/mℓ. Enalaprilate, o fármaco ativo e disponível como injeção (1,25 mg/mℓ), raramente é usado na medicina veterinária. Cloridrato de benazepril está disponível como comprimidos de 5 a 40 mg e foi aprovado em alguns países para uso em cães e gatos, assim como o imidapril e o ramipril. Embora muitos outros inibidores da ECA estejam disponíveis, seu uso é menos comum.

Antagonistas de receptores de angiotensina, também conhecidos como bloqueadores de receptores de angiotensina (BRA), são aprovados para uso em humanos. Losartana, telmisartana, valsartana e irbesartana, disponíveis para administração oral, raramente foram usadas em cães e gatos, mas podem ter uso crescente na medicina veterinária.

Mecanismos e sítios de ação

A ação de inibidores da ECA diminui o metabolismo de angiotensina I (ATI) a angiotensina II (ATII), que produz efeitos fisiológicos profundos, conforme descrito na seção Sistema renina-angiotensina-aldosterona (Figura 24.10). ECA também inativa bradicinina, portanto inibidores da ECA aumentam bradicinina e, subsequentemente, prostaglandinas, ambas podendo promover benefícios adicionais. A eficácia de inibidores da ECA diferentes é similar em humanos, mas diferenças na farmacocinética e na sensibilidade individual às reações adversas constituem as principais diferenças para seleção de inibidores da ECA específicos para pacientes.

Os BRA são antagonistas seletivos dos receptores de angiotensina tipo 1 (AT_1), e, embora sejam considerados antagonistas reversíveis, seu antagonismo (ou seu metabólito ativo) não pode suplantar concentrações maiores de ATII. Os BRA são específicos para inibição de ATII, contrariamente aos inibidores da ECA, que podem apresentar efeitos adicionais, como diminuição no metabolismo de bradicinina.

Inibidores da ECA diminuem a formação de ATII, enquanto BRA inibem diretamente a ligação de ATII a receptores AT, diminuindo os efeitos de ATII, incluindo vasoconstrição direta, respostas vasopressoras rápidas e lentas, liberação de vasopressina e aldosterona, tônus do sistema nervoso simpático, aumento da liberação de norepinefrina e liberação de catecolaminas adrenais. Embora se espere que inibidores da ECA e BRA apresentem efeitos mínimos sobre a pressão sanguínea em animais saudáveis, animais com concentração alta de renina e ATII podem apresentar efeitos profundos. Em humanos, inibidores da ECA e BRA normalmente são instituídos em dose baixa, aumentando no decorrer do tempo para minimizar hipotensão aguda. Entretanto, a hipotensão representa um problema muito menor em cães e gatos, uma vez que, em geral, inibidores da ECA e BRA têm eficácia relativamente baixa como fármacos vasodilatadores.

Absorção e eliminação

A maioria dos inibidores da ECA é formulado como profármaco para aumentar a biodisponibilidade oral, com exceção do captopril, um fármaco ativo. A biodisponibilidade oral da maioria dos inibidores da ECA em cães e gatos é baixa, mas suficiente para efeitos clinicamente relevantes. Em contrapartida, a biodisponibilidade oral do enalapril em equinos é muito baixa e o enalapril não é um fármaco PO efetivo em equinos (Gardner et al., 2004). Adicionalmente, quando da administração de benazepril, ramipril, quinapril e perindopril PO para equinos, apenas benazepril produziu efeitos razoáveis em equinos (Afonso et al., 2013). As biodisponibilidades orais do enalapril e do benazepril não são afetadas pela alimentação, mas as do captopril, do imidapril e do ramipril são reduzidas pela administração com alimentos. Enalapril, benazepril, imidapril e ramipril são profármacos metabolizados aos metabólitos ativos enalaprilate, benzaprilat, imidaprilate e ramiprilate. Enalaprilate e captopril são eliminados principalmente inalterados na urina, enquanto benazeprilate, ramiprilate e imidaprilate o são de forma aproximadamente igual na urina e na bile. Portanto, animais com função renal diminuída apresentam menor eliminação de captopril e enalaprilate, o que poderia levar a reações exageradas e a reações adversas se não houver ajuste das doses. Portanto, benazepril, ramipril e imiapril são preferidos em animais com diminuição da função renal. As doses de inibidores da ECA são: enalapril 0,25 a 0,5 mg/kg, PO, q 12 a 24 h; benazepril 0,25 a 0,5 mg/kg, PO, q 12 a 24 h; imidapril 0,25 mg/kg, PO, q 24 h e ramipril 0,125 a -0,25 mg/kg, PO, q 24 h.

A farmacocinética dos BRA orais losartana, telmisartana, valsartana e irbesartana foi relatada em cães, mas não em gatos (Huang et al., 2005; Baek et al., 2013). Em gatos, telmisartana produziu efeitos maiores e mais prolongados que losartana e irbesartana. Entretanto, intervalos de dose limitados foram avaliados, e a farmacocinética, incluindo biodisponibilidade oral e meia-vida, não é conhecida; portanto, não se esclareceu se telmisartana representa a melhor escolha em gatos ou se doses de losartana e irbesartana foram inadequadas (Jenkins et al., 2015). A biodisponibilidade oral da losartana em cães é relativamente baixa (23 a 33%), mas a biodisponibilidade oral absoluta de outros BRA não foi relatada (Christ et al., 1994). Em humanos, a biodisponibilidade oral da maioria dos BRA é < 50% e a losartana é metabolizada a um metabólito ativo – E-3174 –, mais potente que a losartana, mas quantidades mínimas do metabólito são produzidas em cães (Suzuki et al., 2001). O metabolismo da losartana não foi relatado em gatos. Apesar da ausência de metabólito ativo em cães, os efeitos da losartana contra ATII exógeno foram profundos, mas breves. Em humanos, BRA são eliminados principalmente por metabolismo hepático e secreção biliar, com alterações na função renal tendo efeitos mínimos na sua farmacocinética. Alimentos diminuem acentuadamente a absorção oral de telmisartana e valsartana, mas não de losartana e irbesartana em humanos. Os efeitos do alimento na farmacocinética de BRA não foram extensivamente avaliados, portanto seria prudente administrá-los em animais em jejum até que mais dados estejam disponíveis.

Toxicidade, reações adversas, contraindicações e interações medicamentosas

Em geral, inibidores de ECA em cães e gatos são bem tolerados. Insuficiência renal aguda representa uma reação adversa com inibidores da ECA e BRA que requer monitoramento próximo. Reações adversas renais podem ser mais graves e rapidamente progressivas em animais tratados com enalapril ou captopril conforme o fármaco se acumula, uma vez que se inicie a disfunção renal, mas podem ocorrer com qualquer inibidor de ECA. O risco de insuficiência renal aumenta em animais com hipotensão renal, conforme vasoconstrição da arteríola eferente pela ATII mantenha a pressão sanguínea renal, mas é bloqueado por inibidores da ECA e BRA. Em contrapartida, animais com hipertensão renal e proteinúria podem apresentar benefícios terapêuticos decorrentes da inibição de ECA e BRA. Animais desidratados e hiponatrêmicos estão sob alto risco de falência renal. A concentração sérica de creatinina deve ser monitorada com frequência para o desenvolvimento ou piora da azotemia, inicialmente em 1 semana após o início do tratamento e, então, periodicamente por todo o tratamento. Caso azotemia seja detectada, diminuir a dose de diuréticos concomitantes (diminuição da desidratação e hiponatremia) pode ser adequado, além de diminuir ou interromper o tratamento com inibidores da ECA ou BRA.

Hiperpotassemia decorrente de inibidores da ECA ou BRA em animais é rara, a não ser que combinada com diuréticos poupadores de potássio ou insuficiência renal. O SRAA é importante para o desenvolvimento da anatomia normal do rim *in utero*, e a exposição a inibidores da ECA e BRA resulta em inúmeros defeitos congênitos, devendo ser evitada em animais prenhes e neonatos. Embora hipotensão possa ocorrer com inibidores da ECA e BRA, é incomum em animais, com exceção de animais desidratados ou que estejam recebendo outros vasodilatadores. Em humanos, tosse e angioedema representam reações adversas comuns em razão do aumento das bradicininas pelos inibidores de ECA, mas não de BRA, embora sejam raros ou não relatados em animais.

Existe potencial para interação entre fármacos com inibidores da ECA e BRA em cães e gatos. O risco de reações adversas renais e os efeitos anti-hipertensivos parece aumentar quando combinados com AINE que afetam a formação de prostaglandinas (KuKaninch *et al.*, 2012). Espera-se que a administração concomitante de vasodilatadores com inibidores da ECA produza efeitos de vasodilatação exagerados, que podem resultar em hipotensão sistêmica e hipotensão renal adicional, aumentando o risco de toxicidade renal. O uso concomitante de diuréticos pode levar a hiponatremia e desidratação, que aumentam o risco de toxicidade renal. Da mesma forma, o uso concomitante de fármacos nefrotóxicos, incluindo, mas não limitado a aminoglicosídeos, anfotericina B e cisplatina, aumenta o risco de toxicidade renal. A combinação de inibidores de ECA com diuréticos poupadores de potássio, incluindo espironolactona, aumenta o risco de hiperpotassemia. Em humanos, inibidores de ECA diminuem a depuração de digoxina, ainda que essa interação não tenha sido relatada em animais.

Usos terapêuticos

Inibidores da ECA são comumente administrados a cães com doença cardíaca crônica. E, embora sejam usados em gatos com cardiomiopatia hipertrófica, existem menos informações disponíveis que demonstrem seus benefícios terapêuticos. Entretanto, muitos estudos laboratoriais e ensaios clínicos estão disponíveis em cães que demonstram o benefício de inibidores da ECA em cães com doença cardíaca crônica (cardiomiopatia dilatada e doença valvular crônica) com frequência combinada a outros tratamentos, incluindo diuréticos (principalmente furosemida e espironolactona), digoxina e pimobendana (Capítulo 21), conforme adequado (Lefebvre *et al.*, 2007). Os efeitos clínicos mais importantes para clientes são a melhora na qualidade de vida e o aumento do tempo de sobrevivência quando cães acometidos com doença cardíaca sintomática são tratados com inibidores da ECA combinados ao tratamento concomitante adequado. Cães tratados cronicamente apresentam maior diminuição no edema pulmonar, esforço respiratório e tosse e melhora no apetite, tolerância ao exercício/mobilidade/atividade, atitude e nível de consciência geral com a adição de inibidores da ECA. Apesar da melhora clínica, mensurações fisiológicas específicas, como débito cardíaco, volume de ejeção, pressão arterial pulmonar e resistência vascular periférica, com frequência, não são afetadas. Os dados são mais ambíguos em cães que apresentam doença cardíaca assintomática/subclínica e uso rotineiro de inibidores da ECA nesses cães atualmente não é recomendado. Não existem estudos que relatem a eficácia de BRA em cães ou gatos com doença cardíaca crônica de ocorrência natural, mas a disponibilidade de BRA com bom custo-benefício provavelmente aumenta o seu uso na medicina veterinária.

Inibidores da ECA também são administrados a cães e gatos para tratamento de proteinúria e doenças glomerulares (Brown *et al.*, 2013; King *et al.*, 2006). Cães com razão proteína para creatinina urinária (PCU) que excede 0,5 precisam ser tratados com inibidores da ECA. Ensaios clínicos mostraram eficácia de enalapril na diminuição da proteína urinária em cães com doença glomerular e retardo no início da azotemia (Brown *et al.*, 2013). Embora faltem estudos que demonstrem a eficácia do benazepril em cães com proteinúria, o benazepril com frequência é administrado a cães com PCU elevado e doença glomerular. Uma vantagem do benazepril reside no fato de que a sua farmacocinética é afetada minimamente pela disfunção renal, comparada ao enalapril, alterado de forma significativa. Não há relatos de uso de BRA para tratamento de proteinúria e doença glomerular de ocorrência natural em cães, mas com a disponibilidade de BRA com bom custo-benefício, eles provavelmente serão usados com maior frequência. Em gatos, benazepril foi recomendado para o tratamento de doença renal crônica (DRC) com PCU elevada (King *et al.*, 2006). Benazepril reduziu significativamente da PCU e manteve as concentrações de proteína plasmática comparada ao placebo em gatos. Entretanto, não houve diferença significativa no tempo de sobrevivência e necessidade de fluidoterapia parenteral/eutanásia/morte em decorrência de falência renal, mas houve grande variabilidade. De modo similar, telmisartana diminuiu significativamente PCU em gatos com DRC (Sent *et al.*, 2015).

Inibidores da ECA apresentam baixa eficácia como tratamento único para hipertensão em cães e gatos, e, com maior frequência, não fornecem efeito clínico desejado. Vasodilatadores como anlodipino (Capítulo 21) com frequência são administrados concomitantemente com inibidores da ECA para atingir diminuição da pressão sanguínea desejável clinicamente.

REFERÊNCIAS BIBLIOGRÁFICAS E LEITURA COMPLEMENTAR

Adin DB, Taylor AW, Hill RC, Scott KC, Martin GF. (2003). Intermittent bolus injection versus continuous infusion of furosemide in normal adult greyhound dogs. *J Vet Int Med.* 17, 632–636.

Afonso T, Giguère S, Rapoport G, Berghaus LJ, Barton MH, Coleman AE. (2013). Pharmacodynamic evaluation of 4 angiotensin-converting enzyme inhibitors in healthy adult horses. *J Vet Intern Med.* **27**, 1185–1192.

Alberts MK, Clarke CR, MacAllister CG, Homer LM. (2000). Pharmacokinetics of acetazolimide after intravenous and oral administration in horses. *Am J Vet Res.* **61**, 965–968.

Anderson S, He W, Temple D. (1991). Inhibition by furosemide of inflammatory mediators from lung fragments. *N Engl J Med.* **324**, 131.

Aramaki Y, Uechi M, Takase K. (2003). Angiotensin converting enzyme and chymase activity in the feline heart and serum. *J Vet Med Sci.* **65**, 1115–1118.

Bader M, Ganten D. (2008). Update on tissue renin-angiotensin systems. *J Mol Med (Berl).* **86**, 615–621.

Baek IH, Lee BY, Lee ES, Kwon KI. (2013). Pharmacokinetics of angiotensin II receptor blockers in the dog following a single oral administration. *Drug Res (Stuttg).* **63**, 357–361.

Better OS, Rubinstein I, Winaver JM, Knochel JP. (1997). Mannitol therapy revisited (1940–1997). *Kidney Int.* **51**, 886–894.

Betz AL, Lanotti F, Hoff JT. (1989). Brain edema, a classification based on blood-brain barrier integrity. *Cerebrovasc Brain Metab Rev.* **1**, 133–154.

Bianco S, Pieroni M, Refini R. (1989). Protective effect of inhaled furosemide on allergen-induced early and late asthmatic reactions. *N Engl J Med.* **321**, 1069– 1073.

Bianco S, Robuschi M, Vaghi A. (1988). Prevention of exercise-induced bronchoconstriction by inhaled furosemide. *Lancet.* **2**, 252–255.

Bleich M, Greger R. (1997). Mechanism of action of diuretics. *Kidney Int.* **51** (Suppl. 59), S11–S15.

Brater DC. (1993). Resistance to diuretics, mechanisms and clinical implications. *Adv Nephrol.* **22**, 349–369.

Brater DC. (1998). Diuretic therapy. *N Engl J Med.* **339**, 387–395.

Broadstone RV, Robinson NE, Gray PR. (1991). Effects of furosemide on ponies with recurrent airway obstruction. *Pulm Pharmacol.* **44**, 203–208.

Brown S, Elliott J, Francey T, Polzin D, Vaden S. (2013). Consensus recommendations for standard therapy of glomerular disease in dogs. *J Vet Intern Med.* **27** (Suppl. 1), S27–43.

Campbell DJ. (2012). Angiotensin II generation in vivo, does it involve enzymes other than renin and angiotensin-converting enzyme? *J Renin Angiotensin Aldosterone Syst.* **13**, 314–316.

Christ DD, Wong PC, Wong YN, Hart SD, Quon CY, Lam GN. (1994). The pharmacokinetics and pharmacodynamics of the angiotensin II receptor antagonist losartan potassium (DuP 753/MK 954) in the dog. *J Pharmacol Exp Ther.* **268**, 1199–1205.

Chu K, Cohen N, Stanley S, Wang N. (2001). Estimation of the probability for exceeding thresholds of urine specific gravity and plasma concentration of furosemide at various intervals after intravenous administration of furosemide in horses. *Am J Vet Res.* **62**, 1349–1353.

Cloyd JC, Snyder BD, Cleeremans B. (1986). Mannitol pharmacokinetics and serum osmolality in dogs and humans. *J Pharmacol Exp Ther.* **236**, 301–306.

da Silva PS, de Aguiar VE, Fonseca MC. (2012). Additive diuretic response of concurrent aminophylline and furosemide in children, a case series and a brief literature review. *J Anesth.* **26**, 118–123.

Data J, Rane A, Gerkens J. (1978). The influence of indomethacin on the pharmacokinetics, diuretic response, and hemodynamics of furosemide in the dog. *J Pharmacol Exp Ther.* **206**, 431–438.

Demling R, Will J. (1978). The effect of furosemide on the pulmonary transvascular fluid filtration rate. *Crit Care Med.* **6**, 317–319.

Dyke T, Hubel J, Grosenbaugh D, Beard W, Mitten L, Sams R, Hinchcliff K. (1998). The pharmacokinetics of furosemide in anaesthetized horses after bilateral ureteral ligation. *J Vet Pharmacol Therap.* **21**, 298–303.

Endou H, Hosoyamada M. (1995). Potassium-retaining diuretics, aldosterone antagonists. In Greger RF, Knauf H, Mutschler E (eds), *Handbook of Experimental Pharmacology*, Vol. **117**, Diuretics. Berlin, Springer-Verlag. 335–355.

Feldman A, Levine M, Gerstenblith G. (1987). Negative inotropic effects of furosemide in the isolated rabbit heart, a prostaglandin-mediated event. *J Cardiovasc Pharmacol.* **9**, 493–499.

Gardner SY, Atkins CE, Sams RA, Schwabenton AB, Paich MG. (2004). Characterization of the pharmacokinetic and pharmacodynamic properties of the angiotensin-converting enzyme inhibitor, enalapril, in horses. *J Vet Intern Med.* **18**, 231–237.

Gelatt KN, MacKay EO. (2001). Changes in intraocular pressure associated with topical dorzolamide and oral methazolamide in glaucomatous dogs. *Vet Ophthalmol.* **4**, 61–67.

Ghanem CI, Go´mez PC, Arana MC, Perassolo M, Delli Carpini G, Luquita MG, Veggi LM, Catania VA, Bengochea LA, Mottino AD. (2006) Induction of rat intestinal P-glycoprotein by spironolactone and its effect on absorption of orally administered digoxin. *J Pharmacol Exp Ther.* **318**, 1146–1152.

Ghys A, Denef J, Delarge J, Georges A. (1985). Renal effects of the high ceiling diuretic torasemide in rats and dogs. *Arzneimittelforschung.* **35**, 1527.

Gómez R, Núñez L, Caballero R, Vaquero M, Tamargo J, Delpo´n E. (2005). Spironolactone and its main metabolite canrenoic acid block hKv1.5, Kv4.3 and Kv7.1+ mink channels. *Br J Pharmacol.* **146**, 146–161.

Goodwin J, Hamlin R. (1993). Preferences of veterinarians for drugs used to treat heart disease in dogs and cats, a 20-year follow-up study. *J Vet Int Med.* **7**, 118.

Gross DK, Morley PS, Hinchcliff KW, Wittum TE. (1999). Effect of furosemide on performance of Thoroughbreds racing in the United States and Canada. *J Am Vet Med Assoc.* **215**, 670–675.

Guyonnet J, Elliott J, Kaltsatos V. (2010). A preclinical pharmacokinetic and pharmacodynamic approach to determine a dose of spironolactone for treatment of congestive heart failure in dog. *J Vet Pharmacol Ther.* **33**, 260–267.

Hinchcliff KW. (1999). Effects of furosemide on athletic performance and exercise-induced pulmonary hemorrhage in horses. *J Am Vet Med Assoc.* **215**, 630–635.

Hinchcliff KW, Couetil LL, Knight PK, Morley PS, Robinson NE, Sweeney CR, van Erck E. (2015). Exercise induced pulmonary hemorrhage in horses, American College of Veterinary Internal Medicine consensus statement. *J Vet Intern Med.* **29**, 743–758.

Hinchcliff KW, Hubbell J, Grosenbaugh D, Mitten L, Beard W. (1996). Hemodynamic effects of furosemide are dependent on diuresis. *Proc Am Assoc Equine Practitioners*, **42**,229–230. Hinchcliff KW, McKeever KH, Muir W. (1993). Effect of furosemide and weight carriage on energetic responses of horses to incremental exertion. *Am J Vet Res.* **54**, 1500–1504.

Hinchcliff KW, McKeever KH, Muir WW 3rd, Sams RA. (1995). Pharmacologic interaction of furosemide and phenylbutazone in horses. *Am J Vet Res.* **56**, 1206–1212.

Hinchcliff KW, Muir W. (1991). Pharmacology of furosemide in the horse, a review. *J Vet Int Med.* **5**, 211–218.

Hirai J, Miyazaki H, Taneike T. (1992). The pharmacokinetics and pharmacodynamics of furosemide in the anaesthetized dog. *J Vet Pharmacol Ther.* **15**, 231–239.

Huang XH, Qiu FR, Xie HT, Li J. (2005). Pharmacokinetic and pharmacodynamic of irbesartan in renal hypertensive dogs under non-steady-state and steady-state conditions. *Eur J Drug Metab Pharmacokinet.* **30**, 121–126.

Jackson EK. (1996). Diuretics. In Hardman JG, Limbird LE (eds), *Goodman and Gilman's The Pharmacological Basis of Therapeutics*, 9th Edn. New York, McGraw-Hill. 685–713.

Jenkins TL, Coleman AE, Schmiedt CW, Brown SA. (2015). Attenuation of the pressor response to exogenous angiotensin by angiotensin receptor blockers and benazepril hydrochloride in clinically normal cats. *Am J Vet Res.* **76**, 807–813.

Johansson A, Gardner S, Levine J, Papich MG, LaFevers DH, Fuquay LR, Reagan VH, Atkins CE. (2003). Furosemide continuous rate infusion in the horse, evaluation of enhanced efficacy and reduced side effects. *J Vet Int Med.* **17**, 887–895.

Johansson A, Gardner S, Levine J, Papich MG, Lafevers DH, Goldman RB, Sheets MK, Atkins CE. (2004). Pharmacokinetics and pharmacodynamics of furosemide after oral administration to horses. *J Vet Int Med.* **18**, 739–743.

Karim A, Kook C, Zitzewitz DJ, Zagarella J, Doherty M, Campion J. (1976). Species differences in the metabolism and disposition of spironolactone. *Drug Metab Dispos.* **4**, 547–555.

Keene B, Rush J. (1995). Therapy of heart failure. In Ettinger S, Feldman E, (eds), *Textbook of Veterinary Internal Medicine*, 4th edn. Philadelphia, W B Saunders. 878–881.

King JN, Gunn-Moore DA, Tasker S, Gleadhill A, Strehlau G. (2006). Tolerability and efficacy of benazepril in cats with chronic kidney disease. *J Vet Intern Med.* **20**, 1054–1064.

Kirchner K. (1987). Indomethacin antagonizes furosemide's intratubular effects during loop segment microperfusion. *J Pharmacol Exp Ther.* **243**, 881–886.

Kittleson MD, Kienle RD. (2007). Management of heart failure — New or experimental heart failure drugs in the United States. In Kittleson MD, Kienle RD (eds), *Small Animal Cardiovascular Medicine*, 2nd edn. Elsevier Health.

König J, Mu¨ller F, Fromm MF. (2013). Transporters and drug-drug interactions, important determinants of drug disposition and effects. *Pharmacol Rev.* **65**, 944–966.

Kriz W, Kaissling, B. (1992) In Seldin DW, Giebisch G (eds), *The Kidney, Physiology and Pathophysiology, 2nd edn*. New York, Raven Press. 707–777.

KuKanich B, Bidgood T, Knesl O. (2012). Clinical pharmacology of nonsteroidal anti-inflammatory drugs in dogs. *Vet Anaesth Analg.* **39**, 69–90.

Lefebvre HP, Brown SA, Chetboul V, King JN, Pouchelon JL, Toutain PL. (2007). Angiotensin-converting enzyme inhibitors in veterinary medicine. *Curr Pharm Des.* **13**, 1347–1361.

Levinsky NG, Bernard DB. (1988). Mannitol and loop diuretics in acute renal failure. In Brenner BM, Lazarus JM (eds), *Acute Renal Failure*, 2nd edn. New York, Churchill Livingstone. 841–856.

Li X, Li N, Wang C, Deng S, Sun X, Zhang W, Gao W, Zhao D, Lu Y, Chen X. (2014). Development and validation of a simple and reliable LC-MS/MS method for the determination of acetazolamide, an effective carbonic anhydrase inhibitor, in plasma and its application to a pharmacokinetic study. *Drug Res (Stuttg).* **64**, 499–504.

Magid J, Manohar M, Goetz TE, Baker GJ, Ulbricht R, Bontkowski S, Ghantous S. (2000). Pulmonary vascular pressures of thoroughbred horses exercised 1, 2, 3 and 4 h after furosemide administration. *J Vet Pharmacol Ther.* **23**, 81–89.

Manohar M. (1994). Pulmonary vascular pressures of strenuously exercising Thoroughbreds after administration of flunixin meglumine and furosemide. *Am J Vet Res.* **55**, 1308–1312.

Manohar M, Goetz TE, Rothenbaum, P, Humphrey S. (2000). Clenbuterol administration does not enhance the efficacy of furosemide in attenuating the exercise-induced pulmonary capillary hypertension in Thoroughbred horses. *J Vet Pharmacol Ther.* **23**, 389–395.

Manohar M, Goetz TE, Rothenbaum P, Humphrey S. (2001). Intravenous pentoxifylline does not enhance the pulmonary haemodynamic efficacy of frusemide in strenuously exercising Thoroughbred horses. *Equine Vet J.* **33**, 354–359.

McMahon EG. (2003). Eplerenone, a new selective aldosterone blocker. *Curr Pharm Des.* **9**, 1065.

Mishima T, Tanimura M, Suzuki A, Todor A, Sharov VG, Tanhehco EJ, Goldstein S, Sabbah HN. (2002). Effects of chronic neutral endopeptidase inhibition on the progression of left ventricular dysfunction and remodeling in dogs with moderate heart failure. *Cardiovasc Drugs Ther.* **16**, 209–214.

Miyazaki T, Fujiki H, Yamamura Y, Nakamura S, Mori T. (2007). Tolvaptan, an orally active vasopressin V(2)-receptor antagonist - pharmacology and clinical trials. *Cardiovasc Drug Rev.* **25**, 1–13.

Mompeón A, Lázaro-Franco M, Bueno-Bet´ı C, Pe´rez-Cremades D, Vidal-Gómez X, Monsalve E, Gironacci MM, Hermenegildo C, Novella S. (2015). Estradiol, acting through ERα, induces endothelial non-classic renin-angiotensin system increasing angiotensin 1-7 production. *Mol Cell Endocrinol.* **422**, 1–8.

Morrison RT. (1997). Edema and principles of diuretic use. *Med Clin N Am.* **81**, 689–704.

Netzer T, Ullrich R, Knauf H, Mutschler E. (1995). Potassium-retaining diuretics, triamterene. In Greger RF, Knauf H, Mutschler E (eds), *Handbook of Experimental Pharmacology*, Vol. **117**, Diuretics. Berlin, Springer-Verlag. 396–421.

Neutel J, Black H, Weber M. (1996). Combination therapy with diuretics, an evolution of understanding. *Am J Med.* **101** (Suppl. 3A), 61S–70S.

Ng GY, Baker EH, Farrer KF. (2005). Aminophylline as an adjunct diuretic for neonates–a case series. *Pediatr Nephrol.* **20**, 220–222.

Nichols R and Thompson L. (1995). Pituitary- hypothalamic disease. In Ettinger S, Feldman E (eds), *Textbook of Veterinary Internal Medicine*, 4th edn. Philadelphia, W. B. Saunders. 1432.

Node Y, Nakazawa S. (1990). Clinical study of mannitol and glycerol on raised intracranial pressure and on their rebound phenomenon. *Adv Neurol.* **52**, 359–363.

O'Brien MS, Salamone LF, Gibson TP. (1985). Effect of spironolactone on the renal clearance of digoxin in dogs. *J Pharmacol Exp Ther.* **234**, 190–194.

Olsen SC, Coyne CP, Lowe BS. (1992). Influence of cyclooxygenase inhibitors on furosemide-induced hemodynamic effects during exercise in horses. *Am J Vet Res.* **53**, 1562–1567.

Orita Y, Nakahama H. (1998). Vasopressin receptor antagonists. *Intern Med.* **37**, 219–221.

Paczynski R. (1997). Osmotherapy, basic concepts and controversies. *Crit Care Clin.* **13**, 105–129.

Palm C, Pistrosch F, Herbrig K, Gross P. (2006). Vasopressin antagonists as aquaretic agents for the treatment of hyponatremia. *Am J Med.* **119** (7 Suppl. 1), S87–92.

Palmer LG, Kleyman TR. (1995). Potassium-retaining diuretics, amiloride. In Greger RF, Knauf H, Mutschler H (eds), *Handbook of Experimental Pharmacology*, Vol. **117**, Diuretics. Berlin, Springer-Verlag. 363–388.

Pitt B, Zannad F, Remme WJ, Cody R, Castaigne A, Perez A, Palensky J, Wittes J. (1999). The effect of spironolactone on morbidity and mortality in patients with severe heart failure. *N Engl J Med.* **341**, 709–717.

Prough DS, Zornow MH. (1998). Mannitol, an old friend on the skids? *Crit Care Med.* **26**, 997–998.

Raslan A, Bhardwaj A. (2007). Medical management of cerebral edema. *Neurosurg Focus.* **22**, E12.

Reef V, McGuirk S. (1996). Diseases of the cardiovascular system. In Smith B (ed.) *Large Animal Internal Medicine*, 2nd Edn. St. Louis, Mosby Year Book. 531.

Rieg T, Steigele H, Schnermann J, Richter K, Osswald H, Vallon V. (2005). Requirement of intact adenosine A1 receptors for the diuretic and natriuretic action of the methylxanthines theophylline and caffeine. *J Pharmacol Exp Ther.* **313**, 403-409.

Riordan L, Estrada A. (2005). Diuretic efficacy of oral spironolactone when used in conjunction with furosemide in healthy adult greyhounds. *J Vet Int Med.* **19**, 451.

Rivas LJ, Hinchcliff KW. (1997). Effect of furosemide and subsequent intravenous fluid administration on right atrial pressure of splenectomized horses. *Am J Vet Res.* **58**, 632–635.

Roberts SE. (1985). Assessment and management of the ophthalmic emergency. *Compend Cont Ed.* **7**, 739– 752.

Rudehill A, Gordon E, Ohman G. (1993). Pharmacokinetics and effects of mannitol on hemodynamics, blood, and cerebrospinal fluid electrolytes, and osmolality during intracranial surgery. *J Neurosurg Anesthesiol.* **5**, 4–12.

Schwartz MA. (1981). Metabolism of bumetanide. *J Clin Pharmacol.* **21**, 555–563.

Sent U, Gössl R, Elliott J, Syme HM, Zimmring T. (2015). Comparison of efficacy of long-term oral treatment with telmisartan and benazepril in cats with chronic kidney disease. *J Vet Intern Med.* **29**, 1479–1487.

Serradeil-Le Gal C. (1998). Nonpeptide antagonists for vasopressin receptors. In Zingg HH, Bourque CW, Bichet DG (eds), *Vasopressin and Oxytocin*. New York, Plenum Press. 427–438.

Simmons J, Wohl J, Schwartz D, Edwards HG, Wright JC. (2006). Diuretic effects of fenoldopam in healthy cats. *J Vet Emerg Crit Care.* **16**, 96–103.

Solter P, Sisson D, Thomas W, Goetze L. (2000). Intrarenal effects of eca-dotril during acute volume expansion in dogs with congestive heart failure. *J Pharmacol Exp Ther.* **293**, 989.

Soma LR, Laster L, Oppenlander F. (1985). Effects of furosemide on the racing times of horses with exercise-induced pulmonary hemorrhage. *Am J Vet Res.* **46**, 763–768.

Soma LR, Uboh CE. (1998). Review of furosemide in horse racing, its effects and regulation. *J Vet Pharmacol Therap.* **21**, 228–240.

Suzuki J, Ohta H, Hanada K, Kawai N, Ikeda T, Nakao M, Ikemoto F, Nishi-kibe M. (2001). Acute effects of E-3174, a human active metabolite of losartan, on the cardiovascular system in tachycardia-induced canine heart failure. *Hypertens Res.* **24**, 65–74.

Swedberg K, Eneroth P, Kjekshus J, Wilhelmsen L. (1990). Hormones regulating cardiovascular function in patients with severe congestive heart failure and their relation to mortality, Consensus Trial Study Group. *Circulation.* **82**, 1730–1736.

Thomas WB. (2010). Hydrocephalus in dogs and cats. *Vet Clin North Am Small Anim Pract.* **40**, 143–159.

Trepanier LA. (2004). Idiosyncratic toxicity associated with potentiated sulfonamides in the dog. *J Vet Pharmacol Ther.* **27**, 129–138.

Uechi M, Matsuoka M, Kuwajima E. (2003). The effects of the loop diuretics furosemide and torasemide on diuresis in dogs and cats. *J Vet Med Sci.* **65**, 1057–1061.

Velazquez H, Knauf H, Mutschler E. (1995). Thiazide diuretics. In Greger RF, Knauf H, Mutschler E (eds), *Handbook of Experimental Pharmacology*, Vol. **117**, Diuretics. Berlin, Springer-Verlag. 275–321.

Verbalis JG. (2006). AVP receptor antagonists as aquaretics, a review and assessment of clinical data. *Cleveland Clin J Med.* **73** (Suppl. 3), S24–33.

Ware W. (1998). Disorders of the cardiovascular system. In Nelson R Couto CG, (eds), *Small Animal Internal Medicine*, 2nd edn. St. Louis, Mosby. 58–59.

Watson A, Church, D. (1995). Preferences of veterinarians for drugs to treat heart disease in dogs and cats. *Aus Vet J.* **72**, 401–403.

Weir R, McMurray JJ. (2005). Treatments that improve outcome in the patient with heart failure, left ventricular systolic dysfunction, or both after acute myocardial infarction. *Heart.* **91**(Suppl. 2), ii17–ii20.

Yatsu T, Kusayama T, Tomura Y, Arai Y, Aoki M, Tahara A, Wada K-I, Tsu-kada J. (2002). Effect of conivaptan, a combined vasopressin V(1a) and V(2) receptor antagonist, on vasopressin-induced cardiac and haemo-dynamic changes in anaesthetized dogs. *Pharmacol Res.* **46**, 375–381.

PARTE 7

Ação de Medicamentos no Sangue e nos Componentes Sanguíneos

CAPÍTULO 25

Medicamentos Anticoagulantes, Antiplaquetários e Hemostáticos

Mark G. Papich

Em medicina veterinária, há apenas um pequeno número de medicamentos que atuam no mecanismo de coagulação. Embora tenham sido diagnosticadas importantes coagulopatias em animais e o tromboembolismo represente um componente relevante em muitas doenças, faltam estudos bem controlados para definir o melhor medicamento para o tratamento desses problemas. Com frequência, utilizam-se fármacos aprovados para uso humano no tratamento de doenças tromboembólicas, mas as doses e os intervalos de administração desses medicamentos em animais geralmente não são definidos e se extrapolam as doses a partir da medicina humana, ou com base em informações circunstanciais, para nortear o tratamento. Por exemplo, não está claro qual é a dose antiplaquetária mais efetiva de ácido acetilsalicílico para cães e gatos, ou mesmo se é efetiva. Do mesmo modo, embora a heparina seja um importante anticoagulante – inclusive as formas de baixo peso molecular –, não se estabeleceu a dose ideal.

O pensamento comum a respeito do uso de medicamentos anticoagulantes e antiplaquetários reside no fato de que as anormalidades da coagulação surgem na parte arterial ou na parte venosa da circulação. Anormalidades acompanhadas de alta força de cisalhamento (ou de deformação) e lesão arterial ativam as plaquetas e induzem um estado de hipercoagulação. O coágulo resultante é rico em plaquetas, as quais se aderem à fibrina (condição conhecida como *trombo branco*). Na parte venosa, quase sempre as anormalidades de coagulação são atribuídas à circulação lenta do sangue e ao sangue concentrado. Tais distúrbios de coagulação são compostas predominantemente por hemácias aprisionadas aderidas à fibrina (condição conhecida como *trombo vermelho*). Esses coágulos podem causar tromboembolismo pulmonar. Portanto, no tratamento de anormalidades de coagulação da parte venosa tradicionalmente, utilizam-se medicamentos anticoagulantes, e, naquelas que ocorrem na parte arterial, fármacos antiplaquetários. Obviamente, os distúrbios de coagulação não são facilmente classificados nessas duas categorias, e, em algumas doenças, ambos os componentes são importantes. Por exemplo, uma das doenças mais graves em que ocorre tromboembolismo é a doença cardíaca, na qual a circulação do sangue no átrio pode ser lenta, com formação de êmbolos que alcançam a circulação pulmonar, resultando em tromboembolismo pulmonar. Isso ocorre nas artérias pulmonares, tendo sido utilizado tanto medicamentos antiplaquetários quanto anticoagulantes para evitar esses problemas. Os cães com anemia hemolítica imunomediada (AHIM) manifestam doença tromboembólica generalizada em ambas, veias e artérias, sendo o tromboembolismo pulmonar (TEP) uma complicação comum (Kidd e Mackman, 2013). Cães com AHIM podem ser mais predispostos a tal condição porque alguns dos medicamentos utilizados no tratamento dessa doença, como glicocorticoides e ciclosporina, podem exacerbar a atividade plaquetária (Thomason *et al.*, 2016; Kidd

e Mackman, 2013). Na revisão publicada por Lunsford e Mackin (2007), há recomendações baseadas em evidências para outras doenças de cães e gatos nas quais ocorre tromboembolismo.

Fármacos como heparina e cumarina inibem a hemostasia por impedir a formação de coágulo, e ambas são utilizadas no tratamento e na prevenção de doenças tromboembólicas em animais. Anticoagulantes mais recentes – inibidores do fator Xa (rivaroxaban, apixaban) e inibidores da trombina (dabigatrana) – vêm sendo cada vez mais utilizados em medicina humana, mas o seu emprego em animais ainda é raro. Em medicina veterinária, os medicamentos antiplaquetários se limitam a ácido acetilsalicílico e clopidogrel. Há boa evidência da eficácia do clopidogrel, mas o valor do ácido acetilsalicílico como um fármaco antiplaquetário é questionável. Há, ainda, medicamentos hemostáticos – aqueles que exacerbam a coagulação sanguínea ou a formação de fibrina –, mas são pouco utilizados em medicina veterinária, sendo discutidos apenas brevemente neste capítulo.

HEMOSTASIA

Refere-se à prevenção ou ao controle de hemorragia. Os sistemas de controle fisiológicos asseguram a fluidez do sangue em condições normais, além de impedirem a ação de sistemas que induzem coagulação quando ocorre infecção no sistema circulatório (Edelberg *et al.*, 2001). A hemostasia depende de uma série de mecanismos interdependentes, incluindo espasmo vascular da artéria ou veia lesionada, agregação plaquetária no local na forma de um tampão, coagulação do sangue no coágulo e subsequente dissolução do coágulo formado por meio de fibrinólise (Figura 25.1 e Figura 25.2). O mecanismo básico da hemostasia pode ser classificado como fases vascular, plaquetária, de coagulação e fibrinólise. Há considerável sobreposição das fases, e os eventos em uma etapa promovem, ou mesmo causam, desenvolvimento de fases subsequentes.

Fases vascular e plaquetária

Há uma estreita relação entre as fases vascular e plaquetária; o endotélio vascular apresenta diversas funções, tanto anticoagulantes quanto pró-coagulantes. Normalmente, as plaquetas circulam em um estado inativo. O óxido nítrico (NO) e a prostaciclina (PGI_2), liberados pelas células do endotélio vascular, auxiliam na manutenção do estado inativo das plaquetas. Em alguns animais, a redução na concentração de NO pode contribuir para a ocorrência de doença tromboembólica. As células endoteliais também produzem ADPase, que auxilia na degradação de adenosina difosfato (ADP), um potente estimulador da ativação plaquetária. Imediatamente após a lesão do vaso sanguíneo e a exposição do subendotélio, ocorre exposição do fator tecidual (TF) e do fator de von Willebrand (vWF), os quais atraem plaquetas ao endotélio lesionado. As plaquetas dispõem de receptores específicos para

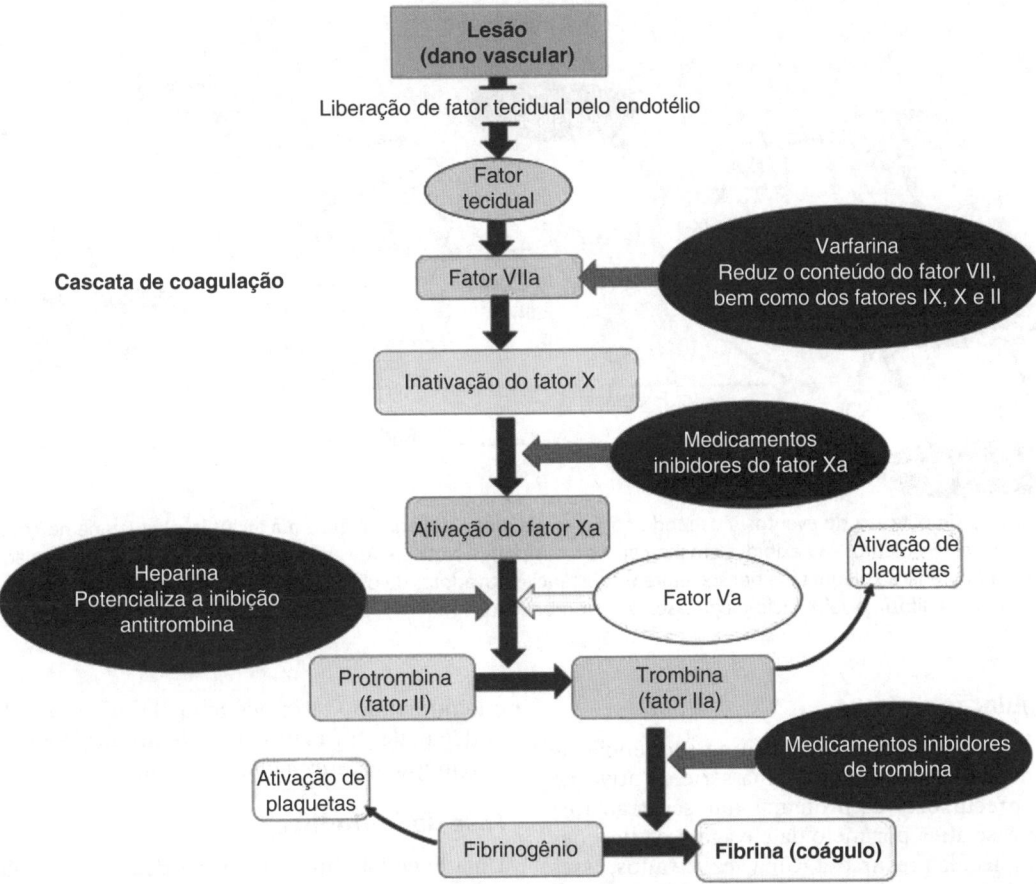

Figura 25.1 Sequência de eventos que ocasionam formação de fibrina e coagulação em resposta à lesão vascular. Os locais de ação dos medicamentos são mostrados em marcações ovais pretas (ver no texto a discussão sobre cada grupo de medicamentos).

vWF e TF, que facilitam sua atração ao endotélio. Para que ocorra aderência apropriada das plaquetas ao local lesionado o vWF deve estar presente, pois as plaquetas expressam um receptor integrina vWF que facilita a sua aderência. Animais com deficiência de vWF podem manifestar anormalidades hemorrágicas que podem ser tratadas com medicamentos que estimulam o vWF, para o qual fármacos como o acetato de desmopressina (discutido na seção *Acetato de desmopressina*) são utilizados. A ativação de plaquetas, por sua vez, dá início à cascata de fatores de coagulação (Figura 25.1). Uma vez aderidas, as plaquetas modificam sua forma e liberam diversas substâncias que recrutam outras plaquetas para o coágulo, com estímulo adicional à cascata de coagulação. As substâncias envolvidas na ativação incluem ADP, adenosina trifosfato (ATP), serotonina (5-HT), fatores plaquetários 3 e 4, tromboxano A_2 (TXA$_2$) e fator de crescimento derivado de plaqueta. Essa agregação produz um tampão ou um trombo plaquetário mais frouxo no local da lesão. O músculo liso da parede vascular contrai-se e as plaquetas se aderem ao local lesionado (Figura 25.2). A resposta vasoconstritora local, ou o espasmo vascular, retarda mecanicamente o fluxo sanguíneo que extravasa pelo vaso lesionado. Em parte, o espasmo vascular pode ser um reflexo local ou uma resposta miogênica e, em parte, uma resposta humoral induzida por substâncias vasoativas liberadas pelas plaquetas e por células endoteliais próximas à lesão. A vasoconstrição local dura 20 a 30 min, período no qual iniciam as fases de agregação plaquetária, ocorrendo a coagulação sanguínea.

Envolvimento de prostaglandinas

A adenosina difosfato é um potente ativador químico da agregação plaquetária, que, por sua vez, ativa uma fosfolipase que atua no fosfolipídio da membrana para produzir ácido araquidônico. Pela ação de uma ciclo-oxigenase plaquetária, esse ácido é transformado em compostos de agregação de curta duração, porém potentes, denominados endoperóxidos cíclicos [prostaglandinas (PG) G_2 e H_2] – esses compostos são também discutidos no Capítulo 20. Pela ação da ciclo-oxigenase 1 (COX-1, tromboxano sintase plaquetária), esses endoperóxidos originam um potente composto de agregação chamado TXA$_2$ (Figura 25.2). Assim, o agregado de plaquetas inicia a formação de substâncias químicas que promovem a agregação plaquetária adicional. Diferentemente, a prostaciclina (PGI$_2$) formada pela COX-2 é uma PG que inibe a agregação plaquetária e atua como moderadora da ação do tromboxano. A PGI$_2$ é formada a partir do ácido araquidônico e de endoperóxidos cíclicos intermediários. Prostaciclina sintase (COX-2), a enzima responsável pela transformação de PGI$_2$ a partir de endoperóxidos cíclicos, é mais encontrada no endotélio vascular do que nas plaquetas. Assim que as plaquetas se aderem e se agregam, as proteínas contráteis nas plaquetas se contraem e o tampão plaquetário torna-se mais firmemente fixado e organizado pela inclusão de filamentos de fibrina compostos durante a coagulação (Figuras 25.1 e 25.2).

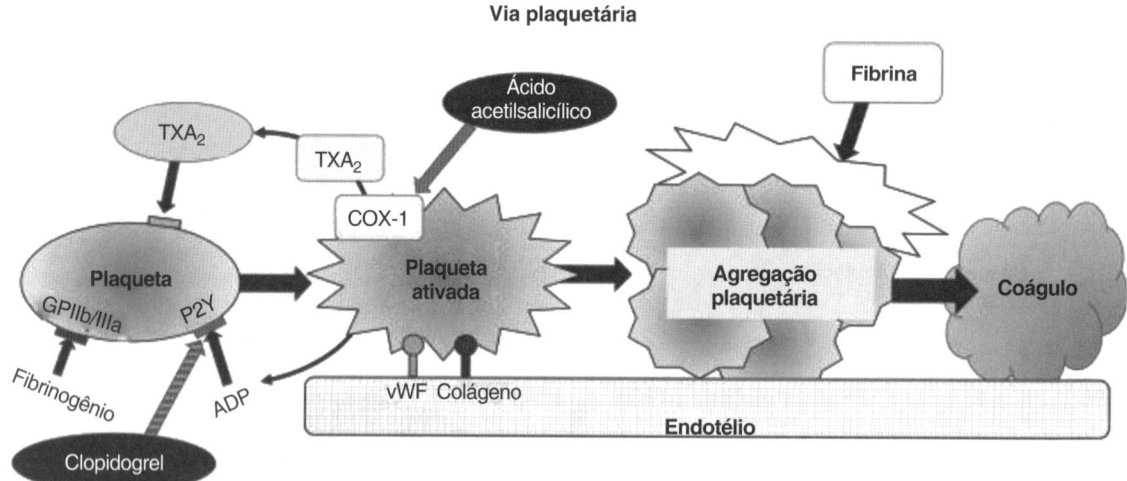

Figura 25.2 Sequência simplificada de eventos mostrando como as plaquetas ativadas induzem a inclusão plaquetária no coágulo de fibrina. Os locais de ação dos medicamentos são exibidos em marcações ovais pretas. Nota-se que as origens de TXA$_2$ e ADP são as plaquetas ativadas, nas quais exacerbam a agregação plaquetária por secretarem substâncias ativadoras de plaquetas (ver no texto a discussão sobre cada grupo de fármacos). ADP: adenosina difosfato; COX: ciclo-oxigenase; TXA: tromboxano.

Fase de coagulação

A cascata de coagulação consiste em uma sequência de eventos que envolve primariamente uma série de ativação de *zimógenos*, precursores de proteínas que são transformados em protease ativa por meio da clivagem de ligações peptídicas na molécula precursora. Uma vez ativados, esses fatores de coagulação zimogênicos ativam uma sequência de outros fatores, até a formação da protease final, a trombina (Figura 25.1). Os fatores de coagulação são designados por números romanos (II, VII, VIII, IX, X etc.; Tabela 25.1), e, uma vez ativados, são indicados com a letra "a" (IIa, VIIa, Xa etc.). O cálcio também é importante nessas reações. O íon cálcio (Ca^{++}), referido como fator de coagulação IV (Tabela 25.1), é necessário em todas as reações de coagulação, exceto nas duas primeiras etapas da via intrínseca. Essa dependência é utilizada no laboratório; substâncias que complexam (sequestram) Ca^{++}, como citrato e ácido

etilenodiamino tetra-acético (EDTA), são utilizadas como anticoagulante *in vitro* (assunto discutido na seção *Testes de coagulação e anticoagulantes in vitro*).

Fase de fibrinólise

Uma betaglobulina do plasma denominada plasminogênio se liga à fibrina, sendo incluída ao coágulo com outros componentes do plasma. A fibrinólise inicia quando o plasminogênio é ativado por substâncias locais e origina plasmina. O ativador de plasminogênio do tipo tecidual é produzido por células endoteliais e fibroblastos e utiliza a fibrina como cofator na conversão de plasminogênio em plasmina, uma enzima proteolítica que digere as cadeias de fibrina e as transforma em polipeptídios solúveis, evitando, assim, a polimerização adicional de fibrina. A plasmina também digere outras substâncias presentes no coágulo e no sangue circundante, como protrombina, fibrinogênio e fatores de coagulação V, VII e XII. A formação de plasmina resulta na dissolução do coágulo e, também, na hipocoagulabilidade do sangue pela perda de fatores da coagulação. Portanto, a fibrinólise representa a conversão fisiológica do processo de coagulação. Atua como um mecanismo de defesa contra a hiperatividade do mecanismo de coagulação.

Anticoagulantes naturais

A antitrombina (AT, antigamente denominada antitrombina III) é um anticoagulante endógeno, uma globulina com peso molecular de 65.000 dáltons (Da), capaz de inativar os fatores Xa, IXa, XIa e XIIa, bem como a trombina. A atividade anticoagulante da heparina resulta de sua interação com a AT. Quando a AT se liga à heparina, há um aumento marcante das taxas de inativação do fator Xa e da trombina. A antitrombina também é chamada de cofator da heparina. Essa enzima é um importante antagonista da trombina, mas também inibe as formas ativadas dos fatores IX, X, XI e XII. A antitrombina se liga, de modo estável, aos sítios de ligação enzimaticamente ativos desses fatores e, assim, impede sua acessibilidade aos substratos subsequentes, na cascata de coagulação.

Tabela 25.1 Fatores de coagulação sanguínea e seus nomes comuns.

Fator	Nome comum	Fármaco inibidor
Fator I	Fibrinogênio	
Fator II	Protrombina	Heparina
Fator III	Tromboplastina tecidual	
Fator IV	Cálcio	Quelantes de cálcio (p. ex., EDTA utilizado em tubos para testes)
Fator V	Proacelerina	
Fator VII	Proconvertina; acelerador da conversão da protrombina sérica	Varfarina
Fator VIII	Fator anti-hemofílico	
Fator IX	Componente tromboplastina do plasma; fator de Christmas	Varfarina
Fator X	Fator de Stuart-Prower	Heparina, rivaroxaban
Fator XI	Antecedente da tromboplastina plasmática	
Fator XII	Fator de Hageman	
Fator XIII	Fator estabilizador da fibrina	

Testes de coagulação e anticoagulantes *in vitro*

Há duas classes de substâncias químicas utilizadas com o intuito de evitar a coagulação da amostra de sangue obtida: aquelas usadas em amostras de sangue destinadas a exames físico e químico e aquelas usadas para conservar o sangue destinado à transfusão. Algumas dessas substâncias podem ser utilizadas para evitar a coagulação *in vitro* e *in vivo* (heparina), enquanto outras são indicadas apenas para o uso *in vitro* por sua toxicidade (oxalatos).

Em geral, o sangue coagula dentro de 4 a 8 min, quando colocado em tubo de vidro (tubo de tampa vermelha). Para evitar a coagulação, pode-se adicionar anticoagulante à amostra de sangue destinadas a testes de diagnóstico. O ácido etilenodiamino tetra-acético (EDTA), um quelante, pode ser adicionado ao tubo para quelar o cálcio e prevenir a coagulação (tubo de tampa roxa, ou púrpura). Ainda, pode-se adicionar ácido cítrico para se ligar ao cálcio. O cálcio é um importante cofator para muitos dos fatores de coagulação. Assim, se o cálcio é adicionado a um tubo que não o contém, a coagulação recomeça em 2 a 3 min. Caso se adicionem fosfolipídios com carga negativa e uma substância como o silicato de alumínio (*caulim*), o tempo de coagulação se reduz para menos de 1 min. Esse teste é conhecido como *tempo de tromboplastina parcial ativada* (TTPa). Outro teste de coagulação é o *tempo de protrombina* (TP), o qual envolve a adição de cálcio a uma amostra de sangue que não o contém, seguida da adição de tromboplastina (fator tecidual e fosfolipídios). Esses testes podem ser realizados em laboratório, a fim de detectar anormalidades de coagulação, discutidas com mais detalhes em livros de medicina interna e de patologia clínica. Para monitorar o tratamento com varfarina, recomenda-se a obtenção da *razão de normatização internacional* (INR, do inglês *international normalization ratio*, que se deriva da normalização do tempo de protrombina (TP), um teste de coagulação. O TP é obtido em segundos e expresso como a razão do TP do paciente em relação à média do TP normal do laboratório e expresso como a razão de normatização internacional (INR). Como os reagentes utilizados no teste podem ser diferentes, o INR é o teste mais confiável para monitorar o TP (Hirsh, 1991). O valor do TP mensurado é convertido em INR utilizando a seguinte fórmula:

$$INR = [TP_{PACIENTE}/TP_{REFERÊNCIA}]^{ISI}$$

onde TP referem-se aos tempos de protrombina do paciente e o de referência (obtido de uma mistura de amostras de sangue normal) e ISI é o índice de sensibilidade internacional, fornecido pelo fabricante do reagente do teste, indicando o grau de sensibilidade do TP. (Na maioria dos laboratórios o valor de ISI é 1,0, simplificando o cálculo da INR.)

O teste padrão-ouro para a atividade da heparina reside na mensuração da concentração plasmática do fator Xa, o qual é inibido pela heparina e utilizado para o monitoramento e ajuste da dose de heparina, em humanos (Vandiver e Vondracek, 2012). Com base em estudos realizados em pessoas, a faixa de variação terapêutica para a atividade anti-Xa é 0,35 a 0,70 unidades anti-Xa/mℓ (Brooks, 2004). Como o teste TTPa pode fornecer resultados variáveis, o teste direto do fator Xa é considerado mais confiável para o monitoramento da heparina (Brooks, 2004). Apesar dessa vantagem, no momento, o teste direto do fator Xa não está disponível na rotina dos laboratórios veterinários, e o seu uso é impraticável na clínica veterinária (McLaughlin *et al.*, 2017). Além disso, trata-se de um teste cromogênico que pode ser influenciado por outros fatores que causam alteração de cor na amostra.

Mais recentemente, tem-se utilizado a tromboelastografia (TEG) no diagnóstico de condições hipo e hipercoaguláveis em animais (Wiinberg *et al.*, 2008). Trata-se de um teste que requer amostra de sangue total e avalia as propriedades viscoelásticas de coágulos, propiciando a avaliação da cinética da formação do coágulo e da sua resistência. Esse teste tem se tornado valioso em medicina veterinária, na avaliação da hemóstase, estando disponível em muitos dos grandes hospitais veterinários.

Outros anticoagulantes utilizados em laboratórios, para exame de sangue, incluem solução de oxalato de sódio 20%, no volume de 0,01 mℓ/mℓ (2 mg/mℓ) de sangue, e solução de citrato de sódio 25%, no volume de 0,01 mℓ/mℓ (2,5 mg/mℓ) de sangue. O já mencionado EDTA pode impedir a coagulação quando utilizado na concentração de 1 mg/5 mℓ de sangue. A heparina também pode ser usada para impedir a coagulação sanguínea, podendo ser adicionada à seringa de coleta (aspersão de heparina na seringa) ou ao tubo de coleta (tubo de tampa verde), ou pela adição de 75 unidades para cada 10 mℓ de sangue total.

O ideal é que os anticoagulantes utilizados na transfusão de sangue ou de componentes sanguíneos preservem as funções dos componentes individuais e consigam conservar a qualidade do conteúdo da bolsa de sangue. Esses anticoagulantes incluem:

1. Ácido cítrico-dextrose (solução ACD): consiste em 25 g de citrato de sódio, 8 g de ácido cítrico e 24,5 g de dextrose, além de água destilada até completar o volume total de 1.000 mℓ; utilizam-se 15 mℓ da solução/100 mℓ de sangue. A toxicidade do sangue com citrato administrado por via intravenosa (IV) varia conforme a taxa de administração e a dose total. A dose letal de citrato de sódio estimada para cães é cerca de 132 mg/kg, após hemorragia extensa; no cão saudável, a dose letal é ao redor de 286 mg/kg.
2. Citrato-fosfato-dextrose-adenina (solução CPDA-1): um dos anticoagulantes mais comumente utilizados nas transfusões de sangue em medicina veterinária e humana. Em cães, possibilita a manutenção de alto conteúdo de hemácias viáveis por até 20 dias (Price *et al.*, 1988).

HEPARINA

A heparina (heparina cálcica e heparina sódica) pode ser utilizada *in vitro* e *in vivo*, com o objetivo de impedir a coagulação. Essa substância tem os dois efeitos – antitrombótico e anticoagulante –, que não necessariamente dependem um do outro, e é preparada a partir de tecido pulmonar de bovinos ou de mucosa intestinal de suínos. Ambas as heparinas, cálcica e sódica, estão disponíveis para uso terapêutico, na forma de pó branco higroscópico, altamente hidrossolúvel. É composta por polímeros de resíduos de alfa-D-glucosamina (*N*-sulfatado, *O*-sulfatado ou *N*-acetilado) e de ácido urônico (alfa-L-ácido idurônico ou beta-D-ácido glicurônico) unidos por ligações glicosídicas. A heparina administrada via parenteral tem ação direta e quase instantânea no processo de coagulação. Diferentemente, os derivados da cumarina (para administração oral) apresentam efeito anticoagulante indireto por atuarem como antagonistas da vitamina K, na síntese hepática de fatores de coagulação específicos. Assim, o início da ação dos derivados da cumarina demora várias horas.

O uso clínico da heparina consiste na administração de sua forma convencional, também denominada heparina não fracionada (HNF), e, mais recentemente, da heparina de baixo peso molecular (HBPM), discutida na seção *Heparinas de baixo peso molecular*. O peso molecular da HFN varia de 5.000 a 30.000 Da (em média, 15.000 Da), e sua forma mais comum é a heparina sódica. A heparina se diferencia da HBPM pela proporção antifator Xa/antifator IIa – enquanto a primeira tem uma proporção 1:1, a HBPM apresenta proporção 2:1 ou maior (adiante são mencionadas as proporções para cada produto listado neste capítulo).

A ação da heparina consiste em potencializar o efeito da antitrombina (AT), discutida em "Anticoagulantes Naturais", ao alterar a conformação da molécula de AT, exacerbando significativamente sua ação inibidora em diversos fatores de coagulação ativados. O efeito predominante dessa ligação refere-se à inibição da trombina (fator IIa), bem como aos fatores IXa e Xa, por complexos formados. A ação da heparina acelera a atividade de AT em, aproximadamente, 1.000 vezes. Essa diferença na atividade entre HNF e HBPM reside no fato de que a heparina convencional (HNF) inativa ambos, o fator Xa e a trombina, enquanto as HBPM inativam predominantemente o fator Xa, já que não são grandes o suficiente para se ligarem simultaneamente à trombina e à AT. A inativação adicional da trombina pela HNF aumenta a atividade anticoagulante, mas também aumenta o risco de hemorragia.

A dose de heparina, expressa mais como unidades do que como miligramas (mg), é padronizada por meio de bioensaio. Em 2009, essa padronização passou por modificações em razão de problemas de contaminação em pessoas, ocorridos em 2007 a 2008, que ocasionaram graves eventos adversos. Com a resolução desses problemas de contaminação, atualmente a dose de heparina é expressa como um padrão internacional. A potência da dose-padrão da United States Pharmacopeia (USP) não é inferior a 180 USP de unidades de heparina em 1 mg de pó seco.

Indicações e uso clínico

A heparina é utilizada na prevenção e no tratamento de distúrbios de hipercoagulabilidade e na prevenção de anormalidades de coagulação, como tromboembolismo, trombose venosa, coagulopatia intravascular disseminada (CID) e tromboembolismo pulmonar. Em animais, o uso em situações específicas baseia-se principalmente em experiências pessoais subjetivas ou na experiência clínica em humanos. Há poucos estudos de avaliação da eficácia, fundamentados na recuperação de pacientes, para sustentar normas gerais específicas para o tratamento em medicina veterinária.

Em geral, a heparina é administrada por via subcutânea (SC) porque a injeção intramuscular (IM) pode causar hematoma. Depois de muitos anos de uso de heparina em pacientes com doenças tromboembólicas, os clínicos veterinários ainda não definiram a dose ideal, tampouco a frequência de doses. Constatou-se que a dose clínica para prevenir trombose em cães com anemia hemolítica imunomediada (AHIM) não foi efetiva (50 a 300 unidades/kg/6 h SC). Contudo, quando a dose foi ajustada com base na atividade anti-Xa, o seu efeito clínico foi mais efetivo; em cães, a dose foi tão alta quanto 560 mg/kg/6 h. Infelizmente, o teste anti-Xa utilizado nesse estudo não está disponível na rotina de laboratórios veterinários. A heparina também é usada em equinos, na prevenção de trombose em pacientes de risco, mas o protocolo de doses baseia-se na extrapolação de dados de outros animais ou de pessoas, ou de ponto de vista clínico.

A heparina, definitivamente, *não* é um medicamento para o qual *uma dose única serve para todos*. Uma dose fixa para cada paciente não induzirá efeitos consistentes e confiáveis. Como demonstrado em um estudo sobre o tratamento de AHIM (Helmond *et al.*, 2010), a dose de heparina pode variar muito entre os pacientes, conforme a gravidade da doença primária e a concentração de AT circulante (Kidd e Mackman, 2013). Em um estudo prospectivo em cães com AHIM, constatou-se que, em geral, a administração de HNF, na dose de 300 unidades/kg/6 h não foi apropriada para obter atividade anti-Xa em uma faixa de valores almejada (Breuhl *et al.*, 2009). Pacientes com baixa concentração de AT podem não responder tão bem quanto aqueles com teores apropriados de AT. Outras variáveis capazes de influenciar a eficácia do medicamento são as variações farmacocinéticas entre os animais e a sua ligação às proteínas. Algumas síndromes clínicas resultam em baixa concentração de AT, fator importante para a eficácia da heparina. O ideal é ajustar a dose específica para cada paciente, por meio do monitoramento do tempo de coagulação. O teste de coagulação mais frequentemente disponível aos clínicos veterinários é o TTPa. A dose deve ser ajustada de modo a manter o valor de TTPa 1,5 a 2,5 vezes o valor normal. Em humanos, a mensuração da atividade antifator Xa é considerada padrão-ouro para avaliar se a dose terapêutica de HNF é apropriada. A faixa de variação dos valores almejados para a atividade anti-Xa é 0,35 a 0,70 unidades/mℓ (com base em recomendações para humanos). Porém, não foram estabelecidas as faixas de variação ideais para as mensurações da atividade em cães, gatos e equinos, além de o teste antifator Xa não estar disponível na maioria dos laboratórios veterinários. Em um artigo de revisão, concluiu-se que não há correlação consistente entre o ajuste da dose terapêutica de heparina com base no prolongamento do TTPa e a atividade anti-Xa, em cães (Kidd e Mackman, 2013). Em animais sadios, a dose de 500 unidades/kg SC, em intervalos de 6 h, não foi confiável, exigindo-se monitorar o tratamento em cada paciente (Mischke *et al.*, 2001). Como é difícil estabelecer um protocolo de dosagem com base científica, as doses em animais baseiam-se, principalmente, em dados de experiências pessoais subjetivas.

A heparina sódica está disponível em frascos-ampola de 1.000 e 10.000 unidades/mℓ. Em cães e gatos, a dose mais comumente utilizada para profilaxia de baixa dose é 70 unidades/kg SC, em intervalos de 8 a 12 h. Para o tratamento de problemas de coagulação ativos em cães, a dose de ataque (ou dose de carga inicial) corresponde a 100 a 200 unidades/kg IV, seguida de 100 a 300 unidades/kg SC, em intervalos de 6 a 8 h. A dose é ajustada por meio de monitoramento, podendo requerer um aumento para 500 a 600 unidades/kg, se necessário. Nos casos mais graves e em pacientes de alto risco, recomenda-se injetar 500 unidades/kg SC, como dose inicial, seguida de 500 unidades/kg/12 h, com monitoramento para o ajuste da dose. Para a administração em taxa de infusão contínua (TIC), é preciso fornecer uma dose de ataque de 100 unidades/kg IV, seguida de TIC de 18 unidades/kg/h. Para gatos, a dose inicial é 300 unidades/kg/8 h SC; à semelhança dos cães, aumenta-se a dose para 500 unidades/kg, se necessário.

A dosagem típica recomendada para equinos – e para outros animais de grande porte – é uma dose inicial de 150 unidades/kg SC, seguida de 125 unidades/kg SC, em intervalos de 8 a 12 h (Moore e Hinchcliff, 1994). Esses autores discutem os diversos usos clínicos, incluindo trombose da veia jugular, laminite e complicações pós-cirúrgicas. Em equinos, a farmacocinética não é linear e não se pode prever a atividade a partir da farmacocinética da heparina plasmática (McCann *et al.*, 1995). Portanto, torna-se necessário o monitoramento do TTPa para o ajuste individual da dose. É importante ressaltar que *as doses aqui mencionadas não foram avaliadas em estudos clínicos*, e sim extrapoladas de dados da medicina humana ou baseadas em recomendações de veterinários especialistas.

Efeitos adversos

São causados pela inibição excessiva da coagulação, provocando hemorragias nos pacientes. A trombocitopenia induzida por heparina, um problema em humanos, não foi mencionada como um problema em animais. Caso ocorram efeito anticoagulante exagerado e hemorragia em decorrência de dose excessiva, deve-se administrar sulfato de protamina para reverter o efeito do tratamento com heparina (discutido na seção *Medicamento que inibe o efeito da heparina | Sulfato de protamina*). Não deve ser utilizado em animais, a menos que se possa monitorar o paciente para evitar hemorragia com risco à vida do animal.

Heparinas de baixo peso molecular (HBPM)

Aquelas utilizadas em medicina veterinária são a tinzaparina (Innohep®), a enoxaparina (Lovenox®) e a dalteparina (Fragmin®), embora a experiência veterinária seja maior com as duas últimas medicações. Como discutido a seguir, em humanos esses fármacos têm algumas vantagens, comparativamente à HNF convencional (Weitz, 1997), as quais incluem maior segurança e farmacocinética mais favorável e previsível. No entanto, como já mencionado, essas vantagens não foram estabelecidas com o uso em medicina veterinária.

Dalteparina

A dalteparina (Fragmin®) se caracteriza por apresentar peso molecular (PM) ao redor de 5.000 Da; o PM da heparina convencional HNF é de, aproximadamente, 15.000 Da. Assim, a absorção, a excreção e a atividade das HBPM se diferenciam daquelas da HNF. À semelhança das formas convencionais de heparina, as HBPM atuam ligando-se à antitrombina (AT) e, então, exacerbando a inibição da síntese e da atividade do fator de coagulação Xa mediada pela antitrombina. Entretanto, diferentemente da heparina convencional, as HBPM induzem menor inibição da trombina (fator IIa). A atividade das HBPM é expressa pela proporção antifator Xa/antifator IIa. Para a dalteparina, essa proporção é de 2,7:1 (para a HNF convencional é 1:1). Em humanos, as HBPM apresentam algumas vantagens em comparação à HNF, incluindo maior atividade anti-Xa/IIa, absorção mais completa e previsível após a injeção, efeito mais prolongado, injeções menos frequentes, baixo risco de hemorragia e resposta anticoagulante mais previsível. Todavia, em cães e gatos a meia-vida das HBPM é muito menor que em humanos, reduzindo algumas dessas vantagens. Em cães, a meia-vida da dalteparina é de, aproximadamente, 2 h; em gatos, estima-se que seja de 1,5 h, fato que requer administração muito mais frequente nessas espécies para manter a atividade anti-Xa, em comparação aos humanos. Os gatos podem necessitar de doses maiores, em intervalos entre as doses menores, comparado às pessoas. Em equinos, as propriedades farmacocinéticas são semelhantes àquelas mencionadas para humanos (Schwarzwald *et al.*, 2002).

Indicações e uso clínico. Como acontece com as demais HBPM, a dalteparina é utilizada no tratamento de doenças como

hipercoagulabilidade e na prevenção de anormalidades de coagulação, como tromboembolismo, trombose venosa, CID e tromboembolismo pulmonar. As indicações clínicas baseiam-se nos usos da heparina convencional ou em informações extrapoladas da medicina humana. Não é possível extrapolar doses, na troca de dose por dose, com outras heparinas. Há poucos estudos clínicos sobre a avaliação da eficácia de HBPM em animais. Dose previamente publicada, extrapolada do uso em pessoas (100 unidades/kg/12 h SC), não induziu atividade anti-Xa adequada e consistente em cães e gatos (Alwood *et al.*, 2007).

Quando se administram HBPM, os tempos de coagulação TTPa e TP não são indicadores confiáveis do efeito do tratamento, embora o prolongamento do TTPa represente um sinal de dose excessiva. Em pessoas, a atividade anti-Xa é considerada a mensuração laboratorial preferida da atividade da HBPM. O pico da atividade anti-Xa se dá 2 h após a aplicação desse medicamento; a faixa de valores da atividade anti-Xa almejada é 0,5 a 1 U/mℓ, para gatos, e 0,4 a 0,8 U/mℓ, para cães. No entanto, o teste de atividade anti-Xa não está disponível na maioria dos hospitais veterinários, não compreende um procedimento prático e, ainda, tem baixa capacidade de obter valor na faixa pretendida, em cães (Lynch *et al.*, 2014).

As formulações de dalteparina disponíveis contêm 2.500 unidades de antifator Xa (16 mg de dalteparina sódica), em 0,2 mℓ, em seringa de dose única; 5.000 unidades de antifator Xa (32 mg de dalteparina sódica), em 0,2 mℓ, em seringa de dose única; e 10.000 unidades de antifator Xa (64 mg de dalteparina sódica) por mℓ, em frascos multidoses de 9,5 mℓ. Após aberto, esse frasco deve ser usado dentro de 2 semanas.

Embora não haja teste de eficácia da dose de heparina, a dose mais comumente recomendada para cães é de 150 a 175 U/kg/8 h SC; caso seja possível o monitoramento, a dose pode ser ajustada posteriormente. Em gatos, constatou-se que a dose de 100 unidades/kg/12 h SC não propiciou uma atividade antifator Xa sustentada (Alwood *et al.*, 2007), recomendou-se dose maior de 150 unidades/kg/4 h SC a 180 unidades/kg/6 h SC.

Em equinos, o conhecimento referente à dose é ainda menor, mas tem-se recomendado a dose de 50 unidades/kg/dia SC. Em pacientes de alto risco, a dose pode ser aumentada para 100 unidades/kg/dia. Em um estudo que comparou dalteparina e HNF, em equinos, verificou-se que os animais tratados com dalteparina manifestaram poucos efeitos adversos e que a eficácia desse tipo de heparina foi maior na prevenção de trombose (Feige *et al.*, 2003). A dose administrada (50 unidades/kg) propiciou a atividade anti-Xa desejada, recomendada para humanos (Schwarzwald *et al.*, 2002; Feige *et al.*, 2003).

Reações adversas e precauções. Embora a dalteparina seja mais bem tolerada que a heparina convencional, pode causar hemorragia. O uso de HBPM está associado à menor ocorrência de trombocitopenia induzida por heparina em humanos, embora, com o uso de qualquer forma de heparina, não tenha sido um problema clínico em animais. Caso ocorram efeito anticoagulante exagerado e hemorragia em decorrência de dose excessiva, deve-se administrar sulfato de protamina para inibir o efeito da heparina (discutido em "Medicamento que inibe o efeito da heparina | Sulfato de protamina").

Caso a dalteparina seja administrada via IM, pode-se formar hematoma; portanto, prefere-se a administração via SC. Como em animais a dalteparina é excretada pelos rins, na presença de doença renal sua excreção será prolongada. Pode ocorrer hipercoagulabilidade de rebote após a descontinuação do tratamento com heparina; assim, pode-se recomendar uma lenta redução da dose por ocasião da descontinuidade do tratamento.

Como as heparinas interagem com outros fármacos, não se recomenda a mistura dessas preparações com outros medicamentos injetáveis. Elas devem ser utilizadas com cautela em animais já tratados com outros fármacos capazes de interferir na coagulação sanguínea, como ácido acetilsalicílico, clopidogrel e varfarina. Embora não se tenha detectado interação específica, a heparina deve ser utilizada com cuidado em animais que podem ter recebido alguns compostos condroprotetores, como glicosaminoglicanos, como tratamento de artrite.

Enoxaparina sódica

Em humanos, a enoxaparina tem substituído amplamente a dalteparina no uso de rotina. A enoxaparina (Lovenox®) caracteriza-se por um peso molecular de, aproximadamente, 5.000 Da, em comparação ao peso molecular da heparina convencional (não fracionada), ao redor de 15.000 Da. À semelhança da dalteparina, a absorção, a excreção e a atividade da HBPM são diferentes daquelas da HNF, além de o seu mecanismo de ação ser semelhante ao da dalteparina. A proporção antifator Xa/antifator IIa da enoxaparina varia de 3,3 a 5,3:1, de acordo com o padrão USP, a qual é maior do que as da dalteparina e da HNF convencional, cuja proporção é 1:1. Como acontece com a dalteparina, em humanos há diversas vantagens da enoxaparina em relação à HNF convencional. Contudo, como constatado para a dalteparina, em cães e gatos a meia-vida das HBPM é muito menor que em humanos, reduzindo algumas dessas vantagens. À semelhança do constatado em estudos com a dalteparina, os gatos requerem doses maiores e intervalos entre doses menores, em comparação aos humanos (Alwood *et al.*, 2007). Em cães, a meia-vida da enoxaparina é de cerca de 5 h (Lunsford *et al.*, 2009); em gatos, estima-se que seja de 1,9 h, fato que exige injeções mais frequentes nessas espécies para manter a atividade anti-Xa igual à de pessoas. Em equinos, a farmacocinética é semelhante à de humanos (Schwarzwald *et al.*, 2002).

Uso clínico. As indicações de uso da enoxaparina, como acontece com outras HBPM, são as mesmas mencionadas anteriormente para a dalteparina. À semelhança do que acontece com a dalteparina, há poucos estudos sobre a avaliação da eficácia das HBPM em animais e as doses extrapoladas de humanos não são apropriadas para animais; além disso, não se espera uma atividade anti-Xa adequada e consistente com o uso dessa heparina em cães e gatos. Como acontece com a dalteparina, não é possível extrapolar doses, com base em unidade por unidade, com a heparina e outras HBPM porque há diferenças no processo de fabricação, nos pesos moleculares nas atividades anti-Xa e anti-IIa, nas unidades e na dosagem.

Quando se administram HBPM, os tempos de coagulação TTPa e TP não constituem indicadores confiáveis do efeito do tratamento, embora o prolongamento do TTPa seja um sinal de dose excessiva. Em pessoas, a atividade anti-Xa é considerada a mensuração laboratorial preferida da atividade da HBPM, mas esse teste não é amplamente disponível aos clínicos veterinários; ainda, o uso desse parâmetro é controverso em animais. Todavia, o pico de atividade anti-Xa se dá 3 a 4 h após a injeção da heparina. Caso haja disponibilidade do teste, a faixa de variação da atividade anti-Xa seria 0,5 a 1 U/mℓ, para gatos, e 0,5 a 2 U/mℓ para cães.

A enoxaparina está disponível em seringas contendo 30 mg em 0,3 mℓ, 40 mg em 0,4 mℓ, 60 mg em 0,6 mℓ, 80 mg em 0,8 mℓ, 100 mg em 1 mℓ, injeção de 100 mg/mℓ, 120 mg em 0,8 mℓ, 150 mg/mℓ, e 300 mg em 3 mℓ. A dose mais comumente utilizada em cães é 0,8 mg/kg/6 h SC; se for possível o monitoramento, fazer ajuste da dose. Nessa dose, a atividade anti-Xa é consistentemente mantida na faixa de variação pretendida (Lunsford *et al.*, 2009). A dose para gatos é 1 mg/kg/12 h SC até 1,25 mg/kg/6 h SC. Alwood *et al.* (2007) recomendaram a dose de 1,5 mg/kg/6 h SC, visto que dose menor não induziu atividade de anti-Xa sustentada. Em equinos, utiliza-se a dose de 0,5 mg/kg/24 h SC, para profilaxia, e 1 mg/kg/24 h SC para pacientes de risco. Todavia, Schwarzwald *et al.* (2002) recomendaram dose de 40 unidades/kg/dia SC como tratamento profilático, aumentando para 80 unidades/kg para equinos em alto risco.

Reações adversas e precauções. Embora o uso de enoxaparina seja mais bem tolerado que o da heparina regular, há risco de hemorragia, como ocorre com a dalteparina. Outras precauções e riscos são os mesmos mencionados para a dalteparina.

Medicamento que inibe o efeito da heparina | Sulfato de protamina

O sulfato de protamina é uma proteína de baixo peso molecular presente no esperma de alguns peixes. Trata-se de uma substância fortemente básica que combina com a heparina ácida formando um sal inativo estável que inibe a atividade anticoagulante adicional da heparina. A protamina é utilizada como inibidor de hemorragias causadas pela heparina, além de impedir a ação da heparina *in vitro*. Ainda, apresenta algumas propriedades anticoagulantes porque interfere na reação de trombina e fibrinogênio. Isso implica que o clínico deve ter cuidado para não neutralizar, exageradamente, a ação da heparina.

A protamina está disponível como solução 1 a 2%, sendo administrada lentamente por IV, em uma taxa de infusão não superior a 50 mg, ao longo de 10 min. Para neutralizar 80 a 100 unidades de HFN, a dose necessária é 1 mg de protamina, o que equivale a cerca de 1 a 1,5 mg para inibir 1 mg de heparina. A dose para inibir a dalteparina é 1 mg de protamina para cada 100 U de dalteparina administrada e, para a enoxaparina, 1 mg de protamina para inibir 1 mg de enoxaparina. Pode ser necessário ajustar a dose em virtude do lapso de tempo a partir da administração (p. ex., 30 min após a injeção de heparina, pode ser necessário apenas 0,5 mg de protamina para inibir 1 mg de heparina).

VARFARINA E DERIVADOS DA CUMARINA

A cumarina, normalmente presente em algumas espécies de trevo-doce, tem uma ação anticoagulante discreta. No entanto, a bisidroxicumarina, um derivado de trevo-doce mofado ou apodrecido, composto sintetizado por Link (1943-44), causa doença hemorrágica em bovinos. Foram sintetizadas outros fármacos a partir da estrutura da 4-hidroxicumarina. Entre os diversos derivados da cumarina, a bisidroxicumarina (dicumarol) foi o primeiro anticoagulante de uso oral. Em 1948, foi sintetizado um derivado muito mais potente, a 3-(alfa-acetonilbenzil)-4-hidroxicumarina, mais conhecida como varfarina. Em 1954, o seu uso foi aprovado pela Food and Drug Administration (FDA), tendo sido empregada desde então. A varfarina sódica é a medicação desse grupo mais comumente utilizada (comercializada como Coumadin®), embora todos tenham sido sintetizados a partir da 4-hidroxicumarina. As estruturas químicas de cumarina, dicumarol, varfarina e menadiona são mostradas na Figura 25.3. A biodisponibilidade da varfarina é muito maior que a do dicumarol porque ela é cerca de 75 mil

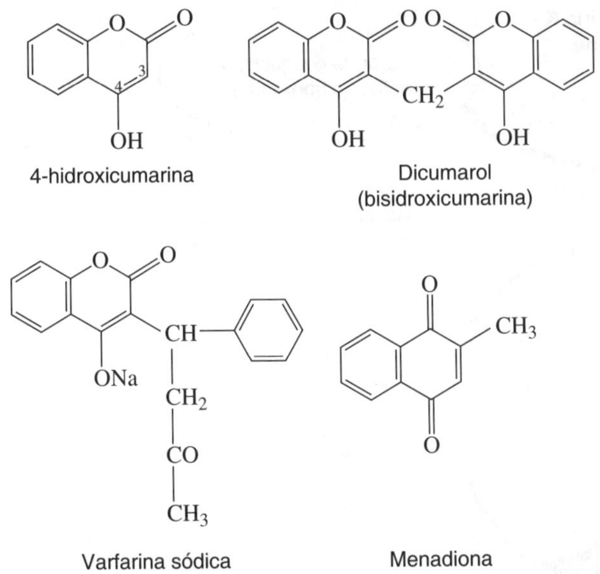

Figura 25.3 Estruturas de hidroxicumarina, dicumarol (bisidroxicumarina), varfarina e vitamina K sintética (menadiona).

vezes mais solúvel em meio aquoso. A varfarina, bem como outros antagonistas da vitamina K, ainda é comumente empregada como rodenticidas porque causa hemorragia interna fatal. Pode ocorrer intoxicação inadvertida de animais domésticos por exposição acidental. O tratamento exige o uso de vitamina K, como discutido em "Mecanismo de Ação".

Mecanismo de ação

A varfarina e outros derivados da cumarina compartilham uma ação farmacológica principal: inibição, *in vivo*, dos mecanismos de coagulação sanguínea. Essa atividade resulta da inibição da síntese hepática de fatores de coagulação dependentes da vitamina K, ou seja, protrombina e fatores VII, IX e X (Figura 25.1) (Hirsh, 1991). Portanto, diferentemente da heparina, a varfarina é inativa *in vitro*. Nota-se atividade anticoagulante *in vivo* apenas depois de um período de latência de, no mínimo, várias horas, que corresponde ao tempo necessário para a metabolização natural de fatores de coagulação já existentes no sangue (Wajih *et al.*, 2004). Após a descontinuação do tratamento com varfarina, os efeitos anticoagulantes podem persistir por vários dias. Isso corresponde ao tempo necessário para o ressurgimento de fatores de coagulação novamente sintetizados. A meia-vida de ação dos fatores de coagulação é variável: fator VII, 6 h; fator IX, 24 h; fator X, 36 a 40 h; e fator II, 50 a 60 h. Como o fator VII tem a menor meia-vida, o teste que mensura a atividade desse fator é mais capaz de detectar dose subterapêutica ou dose tóxica (tempo de coagulação TP e teste INR, discutidos na seção *Testes de coagulação e anticoagulantes in vitro*). Como o fator II apresenta a meia-vida mais longa, é possível não observar o efeito antagônico total da varfarina por vários dias.

A formação dos fatores de coagulação II, VII, IX e X funcionais depende da presença de vitamina K. Após a síntese hepática das proteínas precursoras desses fatores de coagulação, elas devem sofrer carboxilação de resíduos de ácido glutâmico na extremidade terminal. A carboxilação resulta na inativação oxidativa da vitamina K. O epóxido resultante da vitamina K é, então, reciclado pela enzima epóxido redutase, de modo que,

novamente, pode participar na conversão de proteínas precursoras em fatores de coagulação funcionais (Figura 25.4). Os antagonistas da vitamina K atuam inibindo a ação da epóxido redutase, o que resulta em rápida depleção da reserva de vitamina K. Os fatores de coagulação continuam a ser produzidos, mas não são funcionais. A vitamina K e a varfarina são mutuamente antagonistas; assim, a administração de vitamina K pode reverter os efeitos anticoagulantes da varfarina. Na Tabela 25.2, são mostradas características da varfarina e da heparina.

Propriedades farmacocinéticas

A meia-vida da varfarina em humanos é longa (36 a 42 h), porém menor em animais. Em cães, constatou-se meia-vida de 20 a 24 h, ou de 14,5 h, dependendo do estudo (Neff-Davis *et al.*, 1981), e, em gatos, de 20 a 30 h (Smith *et al.*, 2000a). Já em equinos, notou-se meia-vida de 13,3 h (Thijssen *et al.*, 1983). Em todos os animais avaliados (inclusive pessoas), a ligação da varfarina com proteína é alta – superior a 90% (quase sempre acima de 95%). A varfarina e outros derivados da cumarina são consistentemente bem absorvidos quando administrados por via oral (VO). Como a absorção oral consistente e segura não está associada à atividade previsível, há um alto grau de variabilidade de ação e uma dose fixa individual não será apropriada para todos os pacientes. A variabilidade resulta de diferenças entre os animais, quanto ao metabolismo, à atividade do citocromo P450 (CYP450) na metabolização de enzimas, diferenças genéticas, à possível influência na composição da dieta (conteúdo de vitamina K) e à interação com outros medicamentos. Conforme resumido na revisão de Lesko (2016), em pessoas a variabilidade interindividual na dose necessária é maior que 10 vezes. Em humanos, grande parte dessa variabilidade pode decorrer das variações em dois genes. Atualmente, há disponibilidade do genótipo desses genes para teste em pessoas, de modo que a dose de varfarina pode ser administrada em humanos com grande precisão. No entanto, esses testes não estão disponíveis para animais.

Uso clínico, administração e monitoramento

Em virtude da ação variável entre os animais, a necessidade de monitoramento e a disponibilidade de outros medicamentos, hoje esses fármacos são comumente utilizados em medicina veterinária. Não há ensaios clínicos que comprovem a eficácia desses medicamentos nas condições de hipercoagulabilidade em animais. Em compêndios antigos, a varfarina era recomendada

Tabela 25.2 Propriedades farmacológicas dos anticoagulantes heparina e varfarina.

Característica	Heparina	Varfarina
Mecanismo de ação	Acelera a atividade da antitrombina, a qual inibe a trombina e os fatores de coagulação ativados VII, IX, X, XI e XII	Inibe a síntese hepática dos fatores de coagulação dependentes da vitamina K (fatores II, VII, IX e X)
Início da ação	Imediata	Retardada
Duração da ação	4 h	2 a 5 dias
Via de administração	Parenteral	Oral
Teste de controle laboratorial	Tempo de coagulação, tempo de tromboplastina parcial	Tempo de protrombina
Terapia antidotal	Protamina, sangue fresco	Vitamina K, plasma ou sangue fresco
Atividade *in vitro*	Sim	Não

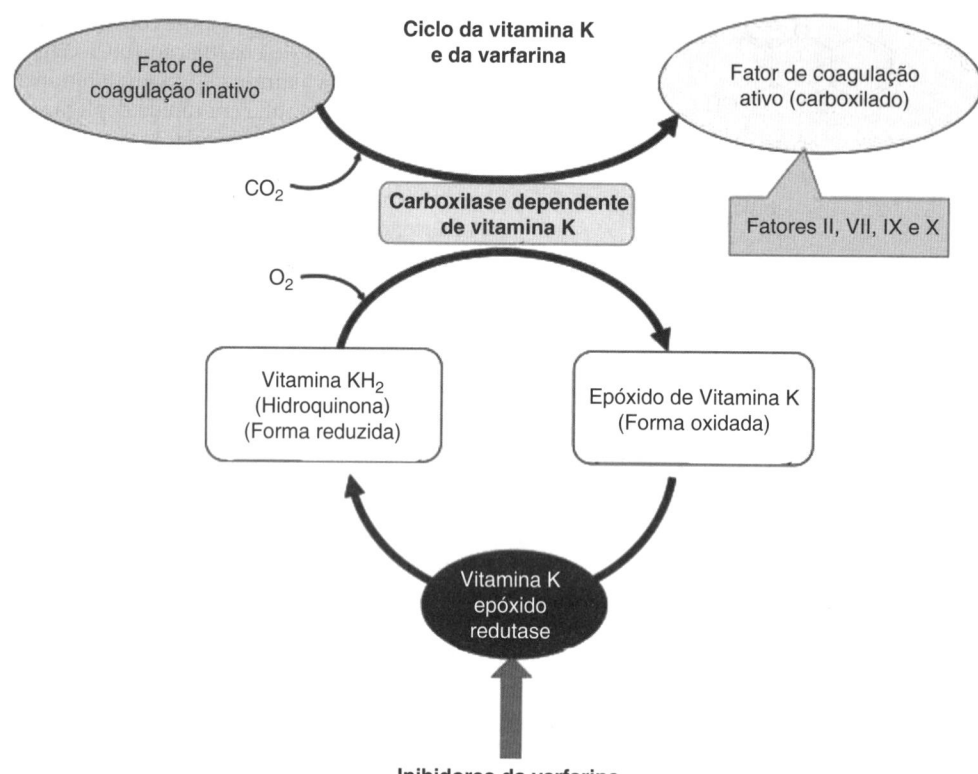

Figura 25.4 Ciclo da vitamina K e ação inibidora da varfarina para fatores de coagulação dependentes da vitamina K.

para pequenos animais, com o objetivo de prevenir trombo-embolismo, em diversas doenças, principalmente cardiopatias. Em equinos, a varfarina fora recomendada no tratamento da doença do osso navicular (síndrome do navicular), mas tal uso não se tornou popular.

A alta variabilidade da resposta à varfarina entre indivíduos e espécies requer monitoramento laboratorial da atividade da protrombina, para seu uso clínico seguro e efetivo. As contraindicações incluem hemorragia por qualquer causa, qualquer tipo de púrpura ou condição de má-nutrição grave.

Entre os animais, a resposta à varfarina pode ser muito variável. Estudos farmacocinéticos tentaram correlacionar far-macocinética plasmática e resposta clínica (TP) (Neff-Davis *et al.*, 1981). Contudo, é difícil demonstrar tal correlação. Uma dose específica cuja concentração plasmática induz um efetivo prolongamento do TP em um paciente pode não ser efetiva em outro indivíduo. Pela resposta variável, deve-se realizar o monitoramento por meio da mensuração do tempo de san-gramento, em animais tratados, embora seja raramente feito na rotina clínica.

Como se deve estabelecer a dose ideal para cada paciente, o melhor método para monitorar o tratamento com varfarina abrange as mensurações diretas do TP e do INR (discutidos na seção *Testes de coagulação e anticoagulantes in vitro*). Em animais, a dose é ajustada de modo a manter o valor de TP 1,5 a 2 vezes o valor normal (ou INR de 2 a 3). A varfarina sódica está disponível em comprimidos de 1 mg, 2 mg, 2,5 mg, 4 mg, 5 mg, 7,5 mg e 10 mg, é hidrossolúvel e sensível à luz e deve ser acondicionada em embalagem que proteja o medicamento de luz e umidade. As soluções devem ter pH acima de 8, para manter a solubilidade. Alguns comprimidos podem não apre-sentar distribuição uniforme do medicamento; portanto, o fato

de partir o comprimido pode resultar em dose desigual. No caso de tratamento, quando da necessidade partir o comprimido, o melhor a fazer é esmagar todo o comprimido e dividir igual-mente o pó obtido para obter uma dose mais precisa.

Para um rápido efeito em cães, deve-se administrar uma dose de ataque de 6 mg por animal, 1 vez/dia, por 2 dias, de modo a obter o INR desejado (Monnet e Morgan, 2000). A dose típica para cães é 0,1 a 0,2 mg/kg/24 h VO. Iniciar com essa dose a cada 12 h, nos primeiros 2 a 4 dias pela demora em obter o efeito máximo do fármaco. Em gatos, iniciar com 0,25 a 0,5 mg/animal/dia e ajustar a dose com base na avaliação do tempo de sangramento (valor equivalente a 0,06 a 0,09 mg/kg). Ajustar a dose mediante monitoramento do tempo de coagulação. Quan-do os gatos são tratados com 0,5 mg/kg, a resposta máxima é constatada em 24 a 48 h (Smith *et al.*, 2000b). Notou-se que a dose média para induzir concentração terapêutica foi 0,06 a 0,09 mg/kg/dia. Todavia, a concentração necessária para obter o valor de INR desejado de 2 a 3 foi muito variável entre os gatos. Verificou-se ampla variação na farmacocinética e na resposta terapêutica.

Em equinos, administrar 0,02 mg/kg/24 h VO (9 mg/450 kg de peso corporal – cerca de 454 kg) e aumentar essa dose gradativamente (em aumentos de 20%), até obter 2 a 4 s de aumento no valor do TP. Respeitar um intervalo de 7 dias antes de alterar a dose. Em equinos, constatou-se que, após uma dose de 0,75 mg/kg, notou-se o efeito da varfarina apenas depois de 60 h, que durou cerca de 30 h (Thijssen *et al.*, 1983).

Efeitos adversos e precauções

Os efeitos adversos são atribuídos à redução na coagulação sanguínea. Em pessoas, a varfarina está incluída na lista das 10 principais medicações que causam reações medicamentosas adversas graves ou fatais (dabigatrana, discutida na seção *Inibidores da trombina*, também está incluída nessa lista). Hemorragia espontânea pode resultar em perda de sangue, hemoperitônio, hemartrose, hemorragia gastrintestinal, epistaxe e sangramento exagerado em caso de traumatismo ou cirurgia.

Muitos fármacos e alguns alimentos são capazes de influenciar a ação da varfarina (Daly e King, 2003). Alguns medicamentos que conseguem potencializar a ação da varfarina são ácido acetilsalicílico, clopidogrel, cloranfenicol, fenilbutazona, cetoconazol e cimetidina. Fármacos indutores de enzimas hepáticas podem acelerar a metabolização da varfarina (p. ex., fenobarbital, griseofulvina, rifampicina). É possível ocorrer interação da varfarina com outros medicamentos, quando administrada com fármacos que se ligam facilmente à proteína, mesmo que essas reações sejam pouco documentadas em animais. Ainda, é possível interações com trimetoprima, sulfonamidas e metronidazol. Não administrar varfarina com qualquer cefalosporina (principalmente aquelas com *N*-metiltiotetrazol, NMTT) porque essa classe de antibióticos pode causar hemorragia por mecanismos dependentes de antivitamina K.

Rodenticidas de ação prolongada

Além da varfarina, há outros derivados rodenticidas, às vezes denominados rodenticidas de segunda geração, que incluem *bromadiolona, brodifacum, difenadiona, clorofacinona* e *pindona*. Eles já não são utilizados terapeuticamente, mas estão presentes em rodenticidas de ação prolongada. Os animais podem ser acidentalmente expostos a eles e se intoxicar. Como os seus efeitos persistem por muitos dias, ou até mesmo semanas, o tratamento com antagonistas da varfarina (vitamina K) deve continuar por tempo aproximado de 6 semanas, até que o tempo de coagulação retorne ao valor normal. Informações específicas sobre o tratamento de intoxicação causada por esses rodenticidas são encontradas em livros de medicina interna e de toxicologia, ou obtidas em centros de controle de intoxicação animal.

Inibidores da trombina

A inibição da trombina (Figura 25.1) compreende um componente-chave na ocorrência de efeitos anticoagulantes. A trombina é um alvo lógico porque está envolvida na etapa final da coagulação; além disso, a trombina é um ativador de plaquetas. Ademais, a trombina estimula coagulação adicional por ativar os cofatores V e VIII (Tabela 25.1). Um dos primeiros inibidores diretos da trombina foi a ximelagatrana, comercializada por um breve período e, então, retirada do mercado, pela constatação de que o seu uso estava associado à hepatotoxicidade.

Atualmente, considera-se que o etexilato de dabigatrana (Pradaxa®) é o inibidor de trombina mais promissor (Tabela 25.3). Há poucas informações sobre o seu uso em animais. Em humanos, a sua biodisponibilidade oral é de apenas 6%. As esterases convertem rapidamente o éster do etexilato de dabigatrana em dabigatrana. Mais detalhes sobre as características farmacológicas dessa medicação são descritos no artigo publicado por Gong e Kim (2013). A maior parte de dabigatrana é excretada de maneira inalterada na urina; portanto, está menos sujeita a interações medicamentosas que envolvem metabolização de fármacos.

Não há publicação de relatos sobre o uso clínico de dabigatrana em medicina veterinária, e algum uso e doses foram extrapolados da experiência em medicina humana (ver Tabela 25.3, para dosagem).

Tabela 25.3 Medicamentos anticoagulantes recentes.

Características	Etexilato dedabigatran	Rivaroxaban	Apixaban
Nome comercial	Pradaxa®	Xarelto®	Eliquis®
Alvo	Trombina	Fator Xa	Fator Xa
Profármaco	Sim	Não	Não
Necessidade de monitoramento	Não	Não	Não
Meia-vida (pessoas)[a]	12 a 17 h	5 a 9 h	8 a 15 h
Dose para humanos	150 mg, 2 vezes/dia	20 mg/dia	5 mg, 2 vezes/dia
Interações possíveis?[a,b]	Indutores e inibidores da p-glicoproteína[c] podem interferir na absorção oral	Inibidores de CYP 450 e inibidores de p-glicoproteínas[c]	Potente inibidor de CYP 450[c]

[a] Outras características farmacocinéticas e interações medicamentosas em humanos podem ser encontradas na revisão publicada por Gong e King (2013).
[b] Possíveis interações são listadas para humanos. Embora possam ocorrer em animais, não foram realizados estudos específicos.
[c] Exemplos de inibidores podem incluir cetoconazol, diltiazen e antibióticos macrolídeos. Exemplos de indutores incluem rifampicina e fenobarbital.

Uma das desvantagens dos fármacos anticoagulantes recentes referem-se aos problemas hemorrágicos e à incapacidade de reversão desses efeitos. Contudo, a ação da varfarina é efetivamente revertida pela administração de vitamina K. Entretanto, recentemente disponibilizou-se um novo medicamento capaz de reverter a ação da dabigatrana, o idarucizumab (Praxbind®). Esse fármaco é aprovado para reversão urgente do efeito anticoagulante do etexilato de dabigatragana. O idarucizumab é o primeiro desses medicamentos que causam reversão específica disponível para um dos anticoagulantes recentes de uso oral.

Em humanos, a reação adversa geralmente mais relatada está relacionada com o uso de dabigatrana, mais do que com outros novos compostos (mencionados na seção *Inibidores do fator X*). Há uma taxa relativamente alta de problemas gastrintestinais quando se faz tratamento oral com dabigatrana, já que este requer um ambiente ácido para a absorção oral, e, na sua formulação, inclui-se um acidificador. Isso tem causado dispepsia em algumas pessoas, exigindo mudança para outro medicamento.

Inibidores do fator Xa

Rivaroxaban e apixaban

A inibição da forma ativa do fator X (Xa) também é um alvo preferido no tratamento de anormalidades de coagulação. O fator Xa representa um elemento-chave na ativação da cascata de coagulação (Figura 25.1). A estrutura do fator Xa é semelhante, porém não idêntica, em cães e pessoas, sugerindo que os inibidores do fator Xa utilizados em humanos podem ser efetivos em cães. Inibidores diretos do fator Xa incluem rivaroban (Xarelto®) e apixaban (Eliquis®), e o uso de ambos tem se tornado comum em medicina humana (ver Tabela 25.3). Nesse grupo, o inibidor mais recente é o edoxaban (Savaysa®). Na teoria, a inibição de Xa ocasiona menos eventos hemorrágicos adversos que a inibição da trombina, mas isso não foi constatado em ensaios com pessoas.

Esses novos fármacos mostraram ter muitas vantagens em relação à varfarina. A farmacocinética é mais previsível, podendo-se administrar uma dose fixa para obter o efeito, sem a necessidade de monitoramento de rotina, como acontece com a varfarina. Eles não são influenciados por alterações na dieta e são menos sujeitos a interações com outros medicamentos, embora algumas interações sejam possíveis. Características farmacocinéticas mais detalhadas são descritas no artigo publicado por Gong e Kim (2013).

A dabigatrana (discutida na seção *Inibidores da trombina*) e os inibidores do fator Xa são indicados, principalmente, para uso oral, a fim de prevenir tromboembolismo associado à fibrilação atrial, em pessoas. A eficácia clínica desses três novos fármacos parece similar (Potpara e Lip, 2011; Mantha *et al.*, 2013). Esses medicamentos também são utilizados no tratamento de trombose venosa, como trombose em veia profunda, mas apenas o rivaroxaban é aprovado para tal finalidade.

Há alguns relatos limitados sobre o uso de rivaroxaban e apixaban em cães e gatos. Cães com anemia hemolítica imunomediada (AHIM) são propensos a tromboembolismo e, em geral, apresentam baixa resposta à terapia antiplaquetária, bem como com heparina e HBPM (Kidd e Mackman, 2012). Em razão da carência de outras alternativas para o tratamento de tromboembolismo associado à AHIM, tem-se avaliado novas medicação, como o rivaroxaban. O rivaroxaban foi administrado a um pequeno grupo de cães, na dose média de 0,89 mg/kg/dia (Morassi *et al.*, 2016), tendo sido bem tolerado. Como não se constatou diferença significativa entre os grupos tratados, não foi possível determinar se o rivaroxaban foi mais benéfico que a terapia antiplaquetária padrão. Em um número limitado de casos relatados em cães, Yang *et al.* (2016) administraram rivaroxaban para o tratamento de complicações trombóticas, na dose oral de 0,5 a 1 mg/kg/dia, com resultados variáveis.

Foram avaliadas as propriedades farmacocinéticas e farmacodinâmicas da administração oral de apixaban em gatos saudáveis (Myers *et al.*, 2015). Após administração oral de 0,2 mg/kg, constatou-se meia-vida de, aproximadamente, 3 h, com biodisponibilidade de 86%. A meia-vida em outras espécies é similar, mas foi maior em humanos (ver Tabela 25.3). Constituiu um inibidor efetivo do fator Xa em gatos, quando se notou correlação entre sua atividade e a concentração plasmática do fármaco. No entanto, em virtude da meia-vida breve, seria difícil manter a atividade anticoagulante com a administração de 2 doses/dia. Em cães, a absorção oral é de, no mínimo, 50% (He *et al.*, 2011).

O estudo mais detalhado com rivaroxaban foi realizado em gatos (Dixon-Jimenez *et al.*, 2016). Os gatos foram tratados com três doses (1,25, 2,5 e 5 mg/kg), com o intuito de realizar estudos farmacocinéticos. Também foram administradas doses do medicamento VO, em intervalos de 12 ou 24 h, durante 3, 7 ou 28 dias, a fim de avaliar a coagulação. Notou-se que as doses foram bem toleradas e que havia alterações dose-dependentes no tempo de coagulação e na inibição do fator Xa. Em gatos, a meia-vida de rivaroxaban foi de 7,55 h (± 3,1 h). Nas doses avaliadas em gatos, a atividade anti-Xa não se manteve na faixa terapêutica de humanos por todo o intervalo de 12 ou 24 h. Até que não haja disponibilidade de outros estudos recomenda-se, como teste, dose superior a 2,5 mg, 2 vezes/dia.

A rivaroxaban também apresenta características farmacocinéticas desfavoráveis aos cães (Weinz *et al.*, 2005). Embora a absorção oral seja boa, a meia-vida é curta (1 h). Apesar da breve meia-vida, um estudo com cães da raça Beagle saudáveis que mensurou a atividade anticoagulante concluiu que a dose de 2 mg/kg 2 vezes/dia, com intervalos de 8 h, manteve a atividade anticoagulante por um intervalo de 24 h (Conversy *et al.*, 2017).

Efeitos adversos e precauções

Uma das desvantagens dos medicamentos anticoagulantes mais recentes reside na ocorrência de problemas hemorrágicos e na impossibilidade de reverter esses efeitos. Os efeitos da varfarina podem ser revertidos com vitamina K. Apenas recentemente foi disponibilizado um novo fármaco para reversão dos efeitos da dabigatrana (idarucizumab), mas não tem sido utilizado em animais. Está sendo desenvolvida uma nova medicação, o andexanet, para antagonizar os efeitos de inibidores do fator Xa. Outros efeitos adversos são extrapolados do uso humano porque não há experiência suficiente com esses medicamentos, para conhecer os efeitos adversos em animais. Em estudos de curta duração, esses fármacos têm sido bem tolerados. Em razão da curta meia-vida desses fármacos, comparativamente à da varfarina, preocupa o fato de que o esquecimento em administrar a dose pode acarretar risco de tromboembolismo.

Medicamentos para reversão dos efeitos de varfarina/cumarina

Vitamina K

A vitamina K é uma vitamina lipossolúvel presente em diversos vegetais, também produzida por microrganismos. O seu principal uso terapêutico reside no tratamento da intoxicação por rodenticidas antagônicos da vitamina K. A vitamina K compreende um cofator que participa na síntese hepática de fatores de coagulação (fatores II, VII, IX e X) (Figura 25.4), além de ser fundamental para a síntese da proteína S e da proteína C ativa, as quais apresentam efeitos anticoagulantes.

A vitamina K_1 (fitonadiona) é encontrada em vegetais; a vitamina K_2 (menaquinona) é produzida por microrganismos; e a vitamina K_3 (menadiona) é um derivado sintético (Figura 25.3). A vitamina K_1 é a vitamina lipossolúvel mais rapidamente disponível, utilizada no tratamento de coagulopatias decorrentes da intoxicação por anticoagulante (varfarina ou outros rodenticidas). Esses anticoagulantes causam depleção de vitamina K corporal, a qual é essencial para a síntese de fatores de coagulação.

A vitamina K_1 também é conhecida como fitonadiona e filoquinona (fitomenadiona representa a maneira de expressar fitonadiona em inglês britânico), a vitamina K_2 como menaquinona e a vitamina K_3 como menadiona. A vitamina K_3 é um análogo sintético não equivalente da vitamina K_1, não recomendada para uso clínico. A vitamina K_3 tem se mostrado pouco efetiva em pacientes veterinários, além de causar efeitos colaterais tóxicos (Alstad *et al.*, 1985; Fernandez *et al.*, 1984).

Fitonadiona e fitomenadiona são formas lipossolúveis sintéticas de vitamina K_1. Menadiol é uma vitamina K_4, um derivado hidrossolúvel convertido no corpo em vitamina K_3 (menadiona). Outras formas de vitamina K podem não ser tão rapidamente ativas quanto a vitamina K_1, motivo pelo qual se deve usar uma preparação específica.

A vitamina K_1 é ativamente absorvida no intestino delgado. A vitamina K_2 e a vitamina K_3 são passivamente absorvidas no íleo e no cólon. É necessária a solubilização pelos sais biliares para a absorção das vitaminas K_1 e K_2. É preciso haver biotransformação da vitamina K_3 no organismo para que se torne ativa (Mount, 1982).

Indicações e uso clínico. A forma fitonadiona de vitamina K_1 é utilizada no tratamento de coagulopatias causadas pela intoxicação por anticoagulante (varfarina ou outros rodenticidas). Em grandes animais, é usada no tratamento de intoxicação por trevo-doce. A vitamina K_1 é a preferida no tratamento agudo porque a sua biodisponibilidade é muito maior. Ao tratar um caso de intoxicação causada por rodenticidas, é preciso consultar um centro de controle de intoxicação animal para obter o protocolo terapêutico, caso o rodenticida envolvido tenha sido identificado. Alguns rodenticidas de ação prolongada requerem tratamento prolongado (6 semanas), e a sua identificação é importante. Como essa vitamina é lipossolúvel, deve-se administrar as preparações de uso oral, com alimento, para exacerbar a absorção. No início do tratamento, a via de administração preferida é a subcutânea, mas também pode-se usar a intramuscular. Ao se tratar intoxicação por rodenticidas de segunda geração, os quais apresentam meia-vida longa, podem ser necessárias 6 semanas de tratamento. Caso se utilize administração injetável, a preparação vitamínica pode ser diluída em solução de dextrose 5% ou em solução salina 0,9%, mas não em outras soluções. Embora a bula da vitamina K_1 de uso veterinário mencione a via IV, tal procedimento não foi aprovado pela FDA. Portanto, deve-se evitar a aplicação IV de vitamina K_1.

É importante o monitoramento do tratamento de intoxicação, de modo a assegurar uma duração apropriada da terapia. O monitoramento do tempo de coagulação (como discutido na seção *Uso clínico, administração e monitoramento*) pode ser empregado como um guia. O fator de coagulação VII, dependente de vitamina K, é o que apresenta a meia-vida mais curta, além de constituir o fator predominantemente mensurado no teste do tempo de protrombina. Com resultado, ocorre alteração no valor do TP, antes da alteração em outros testes de coagulação.

Para cães e gatos, a dose típica de vitamina K_1 no tratamento de intoxicação por rodenticidas de curta ação é 1 mg/kg/dia, vias IV, SC ou oral, durante 10 a 14 dias. No tratamento de intoxicação por rodenticidas de ação prolongada, administrar 2,5 a 5 mg/kg/dia, vias IM, SC ou oral, durante 3 a 4 semanas. Para bovinos adultos, bezerros, equinos, ovinos e caprinos, a dose é 0,5 a 2,5 mg/kg SC ou IM.

Reações adversas e precauções. Em humanos, tem-se observado uma rara reação semelhante à hipersensibilidade, após injeção intravenosa rápida. Essa reação pode ser causada pela liberação de histamina induzida pelo veículo presente no medicamento, o polissorbato 80. Os sintomas lembram aqueles de choque anafilático. Esses sintomas não foram observados em animais. Para evitar reação anafilática, não administre essa vitamina IV. Em animais com coagulopatias podem ocorrer reações no local da injeção intramuscular, como hematoma.

MEDICAMENTOS PARA O TRATAMENTO DE COAGULOPATIAS

Acetato de desmopressina (DDAVP)

Trata-se de um análogo sintético da vasopressina utilizado no tratamento de diabetes insípido central e no caso de valor transitoriamente elevado do fator de von Willebrand (vWF) (ver Capítulo 26, para uso endócrino). Sua ação em aumentar o vWF envolve mais o receptor V_2 que o receptor V_1, o último o receptor vascular responsável pela vasoconstrição. O aumento do vWF possibilita a realização de procedimentos cirúrgicos e auxilia no controle da hemorragia capilar em ferimentos de humanos e animais com algumas formas da doença de von Willebrand. Comparativamente à vasopressina, o DDAVP tem um mínimo

efeito vasoconstritor. Quando se administra DDAVP, libera-se vWF armazenado em células endoteliais e macrófagos e, subsequentemente, há uma rápida elevação de seu conteúdo, com predomínio de multímeros maiores e mais ativos (Kraus *et al.*, 1989; Johnstone e Crane, 1986). Esse efeito se reduz quando o medicamento é administrado repetidamente, visto que ocorre depleção do vWF armazenado. A duração da elevação é de, aproximadamente, 2 h (Mansell e Parry, 1991). Em cães, ainda que o aumento do conteúdo de vWF seja consideravelmente menor que em humanos, constatou-se, clinicamente, redução no tempo de sangramento da mucosa bucal (Kraus *et al.*, 1989); contudo, em alguns cães notou-se mínima resposta. Em cães, a dose recomendada no tratamento da doença de von Willebrand é 1 μg/kg (0,01 mℓ/kg), aplicada via SC, ou diluída em 20 mℓ de solução salina e administrada via IV ao longo de 10 min.

MEDICAMENTOS ANTIPLAQUETÁRIOS

A participação das plaquetas é fundamental na iniciação e na propagação da formação do coágulo (Figura 25.2), que liberam uma diversidade de substâncias que induzem coagulação, além de formar o tampão plaquetário inicial. As plaquetas se aderem e se agregam em resposta a uma ampla variedade de estímulos. Um mecanismo fundamental à agregação é a alteração na concentração de cAMP na própria plaqueta. O aumento do conteúdo de cAMP inibe a agregação, enquanto sua diminuição tem efeito pró-agregação. A capacidade em estudar fármacos antiplaquetários é facilitada pela maior disponibilidade de testes de atividade plaquetária, como tromboelastografia (TEG), agregometria plaquetária e analisador da função plaquetária (PFA-100). Esses sistemas de testes estão disponíveis em laboratórios de pesquisa de cientistas veterinários que avaliam esses medicamentos, bem como em muitos hospitais veterinários que tratam pacientes graves com anormalidades de coagulação. Os testes específicos e sua interpretação não são aqui discutidos, mas estão disponíveis em diversos livros de medicina interna e de cuidados intensivos.

Diversos medicamentos podem ser utilizados para reduzir a função plaquetária. Clinicamente, podem ser úteis na prevenção de doença trombótica, especialmente se o coágulo se forma na parte arterial do sistema vascular. A eficácia desses fármacos na prevenção de infarto do miocárdio e de acidente vascular encefálico (ou AVC) em humanos foi bem estabelecida, e o uso de alguns deles e estratégias foram adaptados da medicina humana. As indicações mais comuns em medicina veterinária são prevenção de trombos associados à cardiomiopatia felina e redução da gravidade da endarterite pulmonar associada à dirofilariose. Embora estudos realizados nos anos 1980 tenham fomentado o uso de ácido acetilsalicílico como um antiplaquetário para abrandar as alterações proliferativas nas artérias causadas por dirofilariose (Boudreaux *et al.*, 1991; Keith *et al.*, 1983; Schaub *et al.*, 1983), essa indicação já não é mais aceita. A American Heartworm Society não mais recomenda ácido acetilsalicílico no tratamento de cães com dirofilariose porque não há evidência convincente de benefício clínico e porque algumas pesquisas indicaram que o tratamento com esse medicamento pode causar dano (<https://www.heartwormsociety.org>). A inibição de plaquetas é potencialmente benéfica para outras doenças, como glomerulonefrite membranosa, coagulação intravascular disseminada (CIM) discreta, tromboembolismo pulmonar e vasculite, mas não há protocolos totalmente definidos para todas essas indicações. Em equinos, a inibição plaquetária pode ser benéfica no tratamento de doenças trombóticas, como laminite e doença do osso navicular (ou síndrome do navicular).

Ácido acetilsalicílico

Trata-se de um fármaco antiplaquetário comumente utilizado, um anti-inflamatório não esteroide (AINE) que inibe a atividade da enzima ciclo-oxigenase (discutida, em detalhes, no Capítulo 20). Outros AINE, descritos no Capítulo 20, inibem a COX, mas não são tão específicos como o ácido acetilsalicílico para a COX-1, a enzima predominante nas plaquetas. O ácido acetilsalicílico tem a particularidade de, mesmo em baixa dose, causar inibição irreversível da COX plaquetária. Seu grupo acetil propicia acetilação da COX nas plaquetas e impede a síntese de tromboxano A_2 (TXA_2). Diferentemente, a síntese de prostaciclina (PGI_2) pelo endotélio vascular é mediada pela COX-2, e não é influenciada por baixa dose de ácido acetilsalicílico. O tromboxano A_2 e a PGI_2 têm efeitos opostos na função das plaquetas e no tônus do músculo liso vascular. A prostaciclina é um potente vasodilator e inibidor da agregação plaquetária, enquanto o TXA_2 é um vasoconstritor e estimulante da agregação de plaquetas.

Após administração oral, o ácido acetilsalicílico é absorvido na veia porta, onde se dá a maior taxa de acetilação da COX-1, nas plaquetas, e, em seguida, chega ao fígado, onde é rapidamente convertido em ácido salicílico. Portanto, a maior taxa de acetilação nas plaquetas acontece na circulação da veia porta, na qual a concentração de ácido acetilsalicílico é maior e pode ocorrer acetilação da COX-1. No endotélio vascular, onde ocorre síntese de PGI_2, a enzima COX-2 é exposta primariamente ao ácido salicílico, e não ao ácido acetilsalicílico. Como as plaquetas não sintetizam novas enzimas (as plaquetas não apresentam núcleo), isso resulta em redução da agregação plaquetária durante toda a meia-vida da plaqueta. A resposta para agregação retorna ao normal quando novas plaquetas são liberadas da medula óssea para a circulação sanguínea. Se a atividade da COX na célula endotelial (PGI_2) é inibida, há restabelecimento funcional mais rapidamente porque novas enzimas podem ser sintetizadas. Teoricamente, em baixas doses de ácido acetilsalicílico essa inibição seletiva de COX-1, e não de COX-2, é mantida, induzindo um efeito antiplaquetário específico; todavia, em altas doses a seletividade diminui. Além disso, baixas doses minimizam eventuais efeitos colaterais gastrintestinais após a administração de ácido acetilsalicílico. Apesar dessa base teórica para obter uma dose de ácido acetilsalicílico com efeito antiplaquetário, a meta de estabelecer uma baixa dose ideal desse medicamento tem se mostrado ilusória. Em cães, estudos sobre o efeito do ácido acetilsalicílico no ADP ou na agregação plaquetária induzida por colágeno, não confiáveis, mostraram redução da agregação e, assim, em alguns cães o uso de heparina pode ser apenas subótimo na tromboprofilaxia (Brainard *et al.*, 2007). Infestação experimental e embolização com dirofilárias leva a aumento marcante da dose de ácido acetilsalicílico necessária para manter esse grau de inibição (Boudreaux *et al.*, 1991).

As doses recomendadas para inibição de plaquetas são muito variáveis. Em cães saudáveis, notou-se que a dose de 0,5 mg de ácido acetilsalicílico/kg, 2 vezes/dia, foi mais efetiva que doses maiores (Rackear *et al.*, 1988). No entanto, muitos cães não responderam à baixa dose de ácido acetilsalicílico e cerca de 30% dos animais não responderam à medicação. Foram necessárias doses mais frequentes para induzir uma resposta mais consistente (Rackear *et al.*, 1988).

Em gatos, constatou-se que a dose de 25 mg/kg, 2 vezes/semana, inibe a agregação de plaquetas, sem evidência de toxicidade (Greene, 1985). Porém, em gatos o ácido acetilsalicílico induz efeitos antiplaquetários inconsistentes. Notou-se que

as plaquetas obtidas de gatos, *ex-vivo*, após tratamento com ácido acetilsalicílico (5 mg/kg), produziam menor quantidade de tromboxano (TXA_2), mas sem comprometer a agregação plaquetária. Em gatos, a administração de doses de 5 mg ou de 20,25 mg, em intervalos de 72 h, induziu resposta inconsistente e não foi tão efetiva quanto o uso de clopidogrel (Ho *et al.*, 2016). Relata-se que o tratamento com 81 mg/gato, a cada 3 dias, não foi efetivo na prevenção de tromboembolismo arterial, comparativamente à administração de clopidogrel (Hogan *et al.*, 2015).

Estudos experimentais em equinos mostraram que a administração oral de ácido acetilsalicílico (12 mg/kg) aumentou significativamente o tempo de sangramento até 48 h após o tratamento (Trujillo *et al.*, 1981). Uma dose menor (4 mg/kg) prolongou o tempo de sangramento por 4 h após o tratamento (Cambridge *et al.*, 1991).

Uso clínico e dosagens. Apesar dos resultados inconsistentes e das atividades variáveis, o ácido acetilsalicílico continua sendo utilizado por veterinários como medicamento antiplaquetário. Embora a dose ideal não tenha sido estabelecida, rotineiramente têm utilizadas baixas doses desse medicamento como terapia antiplaquetária. A adição de outros fármacos antiplaquetários, como o clopidogrel (Plavix®, discutido em "Clopidogrel"), propicia inibição mais efetiva, fazendo-se uso simultâneo, às vezes, de ambos. As doses clínicas são variáveis em razão da inconsistência dos resultados experimentais. As doses variam de 0,5 mg/kg/12 h a 5 a 10 mg/kg. As doses para os gatos variam de 5 mg/gato, a cada 72 h, a 81 mg/gato, em intervalos de 72 h. Em gatos, é comum o uso da dose de 81 mg/animal (equivalente a um comprimido de ácido acetilsalicílico infantil típico), em dias alternados, por praticidade. Um estudo de monitoramento da terapia de longa duração em gatos em risco de tromboembolismo arterial não constatou diferença entre uma alta dose (81 mg/gato) e uma baixa dose (5 mg/gato), a cada 72 h (Smith *et al.*, 2003).

Clopidogrel

É estruturalmente relacionado com a ticlopidina, cujos mecanismos antiagregação são similares. O clopidogrel (Plavix®) é um profármaco que, após a biotransformação, origina um metabólito ativo (Brainard *et al.*, 2010). O metabólito ativo é um inibidor do receptor P2Y12 e, assim, impede que o ADP exerça sua potente ação na agregação dependente do AMP cíclico (Figura 25.2). Portanto, o seu início de ação é lento, mas parece causar menos efeitos colaterais indesejáveis que a ticlopidina. O clopidogrel é comumente utilizado com o ácido acetilsalicílico; foi aprovado para uso humano, a fim de prevenir recidiva de acidente vascular encefálico e infarto do miocárdio secundários à formação de trombos.

O clopidogrel é metabolizado primariamente em duas vias principais – uma leva à formação do metabólito de ácido carboxílico inativo (SR26334), outra origina o metabólito ativo, um derivado tiol, pela formação de 2-oxo-clopidogrel (Pereillo *et al.*, 2002). Esse metabólito ativo é responsável pelos efeitos antiplaquetários (Savi *et al.*, 2000). Em humanos, a conversão em metabólito ativo envolve enzimas do citocromo P450, incluindo CYP2C19, CYP3A4, CYP1A2 e CYP2B6 (Mega *et al.*, 2009). A CYP2C19, considerada a principal enzima em humanos, pode ser inibida por algumas medicações terapêuticas, como inibidores da bomba de próton (omeprazol) (Mega *et al.*, 2009; Simon *et al.*, 2009). Os resultados variáveis sobre a eficácia do clopidogrel em humanos foram atribuídos aos polimorfismos de CYP2C19 (Samant *et al.*, 2017). Embora saiba-se que os cães têm atividades de

CYP2C19, CYP3A4, CYP1A2 e CYP2B6 (Chauret *et al.*, 1997), não se conhece se compartilham a mesma via metabólica do clopidogrel mencionada em humanos. Em cães, a administração de omeprazol não influencia a atividade antiplaquetária do clopidogrel (discutida no Capítulo 46). Em pessoas, o metabólito ativo é subsequentemente convertido em um metabólito inativo. Em geral, as concentrações do fármaco-mãe e do metabólito ativo não são detectáveis no plasma (Brainard *et al.*, 2010). Portanto, a mensuração do metabólito do ácido carboxílico inativo tem sido utilizada como um marcador alternativo, na avaliação da farmacocinética do clopidogrel (Bahrami *et al.*, 2008). Em humanos, o metabólito do ácido carboxílico inativo representa 85% dos metabólitos circulantes.

Uso clínico. Em razão da inconsistência do ácido acetilsalicílico como fármaco antiplaquetário em animais e do menor custo da preparação do clopidogrel de uso humano depois de sua disponibilização como medicamento (comprimido) genérico, aumentou o interesse no seu uso veterinário. É utilizado como medicamento antiplaquetário em pacientes com cardiopatia, doença tromboembólica, dirofilariose e anemia hemolítica imunomediada, bem como em gatos em risco de tromboembolismo arterial cardiogênico. Essa fármaco tem sido administrado, com segurança, em gatos, coelhos, cães e bezerros (Brainard *et al.*, 2007, 2010; Hogan *et al.*, 2004; Wong *et al.*, 2009; Coomber *et al.*, 2006; Hong *et al.*, 2005).

Atualmente, é comum o uso de clopidogrel em cães e gatos – em cães, gatos e equinos, a administração oral tem propiciado efeitos inibidores significativos em plaquetas, superiores aos do ácido acetilsalicílico. Em cães, a dose diária oral de 0,5 mg/kg ou de 1 mg/kg provocou, consistentemente, inibição rápida e efetiva da resposta de agregação plaquetária tanto ao ADP quanto ao colágeno. O efeito do clopidogrel nas plaquetas de cães parece irreversível (Brainard *et al.*, 2010). Em cães, uma dose de 0,5 mg/kg ou de 1 mg/kg reduziu a agregação plaquetária induzida por ADP por 3 dias após a descontinuação do uso do medicamento, em alguns cães, e por mais de 7 dias em outros. Os efeitos também persistem em gatos por 3 dias após a administração. Na dose oral de 2 mg/kg/24 h, o clopidogrel suprimiu de modo significativo a atividade das plaquetas em equinos por 6 dias após a última dose.

A atividade sustentada do clopidogrel possibilita a administração intermitente (p. ex., em dias alternados) em pacientes clínicos. O efeito na agregação induzida por ADP foi mais marcante, indicando que o medicamento é capaz de atuar no receptor P2Y$_{12}$ADP de cães. Em alguns cães (que podem ter variantes do receptor P2Y$_{12}$), a atividade do clopidogrel pode estar ausente ou diminuída, semelhante às respostas relatadas em pessoas com polimorfismos nesse receptor (Feher *et al.*, 2010).

O comprimido contém dose fixa de 75 mg. Portanto, no tratamento utiliza-se o comprimido inteiro ou uma fração do comprimido, para simplificar a dosagem. Por exemplo, a dose oral para gatos é de 18,75 mg/animal (1/4 do comprimido), em intervalos de 24 h. Ainda que doses menores possam ser efetivas, não foram avaliadas em gatos. Para os cães, utiliza-se a dose oral de 1 a 2 mg/kg/24 h. Pode-se administrar uma dose de ataque de 2 a 4 mg/kg VO, seguida de 1 a 2 mg/kg/24 h VO (em alguns casos, utiliza-se uma dose de ataque maior, de 10 mg/kg VO). Para equinos, a dose de ataque é 4 mg/kg, seguida de 2 mg/kg/24 h VO.

Ticlopidina

A ticlopidina (Ticlid®) é, também, um inibidor do receptor P2Y$_{12}$. Em decorrência da disponibilidade do clopidogrel e das informações mais extensas a respeito dos efeitos e dos protocolos de dosagens em animais, a ticlopidina raramente é utilizada em medicina veterinária. A ticlopidina não deve ser usada em gatos porque causa reações adversas.

FÁRMACOS FIBRINOLÍTICOS

A terapia trombolítica não é comumente realizada em medicina veterinária. O custo dos medicamentos fibrinolíticos é alto e há pouca evidência disponível de que os benefícios superam os riscos e o gasto. Embora seja um importante componente do tratamento de emergência de pessoas com acidente vascular encefálico isquêmico agudo, infarto do miocárdio, trombose em veia profunda e tromboembolismo pulmonar, essa terapia não tem sido muito efetiva em animais. As manifestações clínicas mais frequentes para as quais o tratamento é utilizado são tromboembolismo arterial felino (Fuentes, 2012; Lunsford e Mackin, 2007) e tromboembolismo pulmonar canino, geralmente condições secundárias a outras doenças (cardiopatia, dirofilariose, doença autoimune) (Thompson *et al.*, 2001). A aceleração farmacológica da fibrinólise envolve o uso de medicamentos que exacerbam a conversão do precursor inativo, plasminogênio, em plasmina ativa, uma enzima fibrinolítica (Armstrong *et al.*, 2003). O plasminogênio está presente em duas fases: plasma ou fase solúvel, no sangue circulante, e na fase de gel ligada à fibrina, no coágulo formado. Assim, quando o medicamento ativador de plasminogênio entra em contato com o coágulo, o plasminogênio em fase de gel ligada à fibrina é ativado em plasmina, no local, ocorrendo fibrinólise seletiva. Há maior tendência de hemorragia sistêmica se, também, o plasminogênio em fase solúvel, na corrente sanguínea, é ativado. Nessa condição, há maior formação de plasmina na circulação sanguínea que no local do coágulo formado. Na verdade, a presença de plasmina no sangue periférico indica uma condição fibrinolítica patológica, a qual, por sua vez, reflete uma superativação do plasminogênio, que supera a capacidade de neutralização de um antagonista endógeno da plasmina, denominado alfa-2-antiplasmina.

Estreptoquinase

Pó seco a vácuo, estável, que contém enzimas produzidas por *Streptococcus* beta-hemolítico, a estreptoquinase forma um complexo com o plasminogênio, dando origem à plasmina. A estreptoquinase converte ambos, o plasminogênio circulante e o plasminogênio presente no trombo. Portanto, a administração sistêmica de estreptoquinase pode causar ampla inibição da coagulação.

O uso mais comum relatado em medicina veterinária reside no tratamento de tromboembolismo arterial, em gatos, e tromboembolismo pulmonar, em cães (Moore *et al.*, 2000; Fuentes, 2012; Killingsworth *et al.*, 1986; Thompson *et al.*, 2001). Em gatos, a administração IV de 90.000 unidades, seguida de 45.000 unidades por hora, induziu uma condição fibrinolítica sistêmica, mas não reduziu o tamanho dos coágulos (Killingsworth *et al.*, 1986). Uma dose média de 18,857 unidades/kg administrada em gatos com tromboembolismo arterial pode ter sido benéfica a alguns deles, mas não se fez comparação com o grupo de animais não tratados com estreptoquinase (Moore *et al.*, 2000). Após o tratamento, alguns gatos desenvolveram hiperpotassemia com risco à vida. Não se constatou relação entre a taxa de sobrevivência e a dose administrada. Em outros relatos de casos revisados por Lunsford e Mackin (2007), descrevendo o uso de estreptoquinase em gatos, verificaram-se graves complicações associadas ao medicamento, inclusive mortes. A explicação para a falha no tratamento é que os gatos com tromboembolismo arterial desenvolvem sinais clínicos causados por substâncias vasoativas (p. ex., tromboxano e serotonina), e não atribuídos diretamente ao coágulo. A desagregação do coágulo não abranda os efeitos das substâncias vasoativas, podendo ocasionar dano por reperfusão.

O uso da estreptoquinase em cães é limitado, principalmente para tromboembolismo pulmonar. Estudos publicados se basearam em pequeno número de casos, não suficiente para determinar se é efetivo (Thompson *et al.*, 2001). Em cães, tem-se utilizado a dose de 90.000 unidades por animal, seguida de 45.000 unidades por paciente, via IV. Com base nesses estudos, e até que não haja disponibilidade de mais informações, não se pode recomendar o tratamento com estreptoquinase como tratamento de rotina. A estreptoquinase tem sido utilizada em grandes animais, mas os resultados de estudos clínicos são escassos – nesses casos, a dose diária é de 5.000 a 10.000 unidades/45 kg.

A uroquinase é obtida de células renais de fetos, em cultura tecidual. Sua ação é semelhante à da estreptoquinase, mas não há relato de eficácia terapêutica em medicina veterinária.

Ativador do plasminogênio tecidual (t-PA)

Exerce o seu efeito predominantemente em associação à fibrina contida nos coágulos. Ele se liga à fibrina, no trombo, e converte o plasminogênio aprisionado em plasmina, dando início, assim, à fibrinólise local. Diferentemente de outros ativadores do plasminogênio, o t-PA não induz, rapidamente, uma condição fibrinolítica sistêmica e causa menos problemas hemorrágicos sistêmicos que estreptoquinase. Portanto, em termos de segurança, a vantagem do t-PA em comparação à estreptoquinase o torna um tratamento mais atrativo. Atualmente, o produto comercial disponível é o ativador do plasminogênio tecidual humano obtido pela técnica do DNA recombinante (com frequência denominado rt-PA), conhecido como Aletplase® e produzido com o emprego da tecnologia do DNA recombinante, sintetizado utilizando o DNA complementar (cDNA) do ativador do plasminogênio tecidual humano (t-PA) obtido de uma linhagem celular humana existente.

Há apenas alguns relatos de trabalhos sobre experiências com a administração de t-PA em animais, a maioria em gatos com tromboembolismo arterial (Thompson *et al.*, 2001; Lunsford e Mackin, 2007). Em gatos com tromboembolismo, a dose de 0,25 a 1 mg/kg/h, até a dose total de 1 a 10 mg/kg, foi associada à resolução de coágulos em alguns gatos. Embora a administração IV de t-PA tenha resultado em rápido retorno funcional em alguns gatos, 50% dos animais tratados progrediram para morte aguda após o tratamento (Pion, 1988). Isso foi associado à rápida reperfusão das extremidades posteriores, condição que resultou insuficiência cardíaca e hiperpotassemia induzida pela reperfusão. Não há outra evidência clara que apoie o uso de t-PA no tratamento de gatos (Lunsford e Mackin, 2007). O uso em cães se limita apenas a relatos de casos isolados (1 mg/kg IV) nos quais se constataram benefícios clínicos (Thompson *et al.*, 2001).

MEDICAMENTOS ANTIFIBRINOLÍTICOS

A fibrinólise causa desagregação de coágulos de fibrina por meio da conversão de plasminogênio em plasmina. Em geral, em condições normais, há um equilíbrio entre o mecanismo de formação de coágulo e a fibrinólise. Fibrinólise excessiva pode ocasionar anormalidades hemorrágicas excessivas.

Os medicamentos disponíveis para o tratamento de condições hiperfibrinolíticas são o ácido aminocaproico e o ácido tranexâmico, compostos de lisina sintéticos que reduzem a fibrinólise por se ligarem à fibrina e por competirem pelos sítios de ligação da lisina, inibindo o plasminogênio e a plasmina. O ácido aminocaproico impede a associação da fibrina com o plasminogênio. As concentrações necessárias para a completa inibição da fibrinólise no plasma de cães, após a indução de hiperfibrinólise, foram determinadas por Fletcher *et al.* (2014). O ácido aminocaproico (Amicar®) está disponível na forma de comprimidos de 100 mg e de 500 mg, de xarope com 250 mg/mℓ, e solução injetável com 250 mg/mℓ. Há limitada informação sobre o uso desses produtos em animais, com base em informações individuais subjetivas, além de o uso e a dose serem extrapolados da medicina humana. Em pesquisas com animais, relata-se a administração oral de 100 mg/kg ou 20 mg/kg, em cães, com obtenção de amostras de sangue com o intuito de mensurar a resistência e a lise do coágulo (Brown *et al.*, 2016). No estudo desses autores, a administração de ácido aminocaproico inibiu a fibrinólise em todas as doses testadas. Em cães, a dose oral de 100 mg/kg foi mais efetiva que a dose de 20 mg/kg, concluindo-se que a dose recomendada para pacientes com hiperfibrinólise é 100 mg/kg/6 h. Por sua vez, em um estudo de caso sobre o uso de ácido aminocaproico em 122 cães com anormalidades hemorrágicas potenciais administrou-se a menor dose, 18 mg/kg (dose média), e avaliou-se a necessidade de transfusão de hemácias. Esse estudo clínico não chegou à conclusão quanto à eficácia. O uso do fármaco não aumentou o volume globular (ou hematócrito). Como se esperava, o efeito adverso mais comum em humanos foi a ocorrência de trombose durante o tratamento.

O outro medicamento antifibrinolítico utilizado é o ácido tranexâmico, um análogo do ácido aminocaproico, com as mesmas propriedades e indicações terapêuticas. À semelhança do que ocorreu com o ácido aminocaproico, a concentração plasmática necessária para a total inibição da fibrinólise, em cães, após indução de hiperfibrinólise, foi estabelecida por Fletcher *et al.* (2014). O produto comercial (Cyklokapron®, Lysteda®) está disponível na forma de comprimidos de 500 mg e de solução para injeção IV contendo 100 mg/mℓ. A dose ideal para animais não foi definida, porém, em pessoas submetidas à cirurgia acompanhada de hemorragia, utilizou-se a dose de 100 mg/kg IV, após indução de anestesia (Myles *et al.*, 2017). O risco de ocorrência de trombose, como efeito adverso, é semelhante ao verificado com o uso de ácido aminocaproico. Outro efeito adverso observado em humanos tratados com ácido tranexâmico é um risco maior de sintomas neurológicos, inclusive convulsões.

Outra medicação, a aprotinina (Transylol®), inibe a enzima protease ou a calicreína, mas foi retirada do mercado em 2007, por problemas com a segurança quanto ao seu uso.

REFERÊNCIAS BIBLIOGRÁFICAS

Alstad AD, Casper HH, Johnson LJ. (1985). Vitamin K treatment of sweet clover poisoning in calves. *J Am Vet Med Assoc.* **187**, 729–731.

Alwood AJ, Downend AB, Brooks MB, Slensky KA, Fox JA, Simpson SA, Waddell LS, Baumgardner JE, Otto CM. (2007). Anticoagulant effects of low-molecular-weight heparins in healthy cats. *J Vet Intern Med.* **21**, 378–387.

Armstrong PW, Collen D, Antman E. (2003). Fibrinolysis for acute myocardial infarction: the future is here and now. *Circulation.* **107**, 2533-2537.

Bahrami G, Mohammadi B, Sisakhtnezhad S. (2008). High-performance liquid chromatographic determination of inactive carboxylic acid metabolite of clopidogrel in the human serum: Application to a bioequivalence study. *J Chromatog B.* **864**, 168-172.

Boudreaux MK, Dillon AR, Ravis WR, Sartin EA, Spano JS. (1991) Effects of treatment with aspirin or aspirin/dipyrimadole combination in heartworm-negative, heartworm-infected, and embolized heartworm-infected dogs. *Am J Vet Res.* **52**, 1992-1999.

Brainard BM, Kleine SA, Papich MG, Budsberg SC. (2010). Pharmacodynamic and pharmacokinetic evaluation of clopidogrel and the carboxylic acid metabolite SR 26334 in healthy dogs. *Am J Vet Res.* **71**, 822-830.

Brainard BM, Meredith CP, Callan MB, Budsberg SC, Shofer FS, Driessen B, Otto CM. (2007). Changes in platelet function, hemostasis, and prostaglandin expression after treatment with nonsteroidal anti-inflammatory drugs with various cyclooxygenase selectivities in dogs. *Am J Vet Res.* **6**, 251-257.

Breuhl EL, Moore G, Brooks MB, Scott-Moncrieff JC. (2009). A prospective study of unfractionated heparin therapy in dogs with primary immune-mediated hemolytic anemia. *J Am Anim Hosp Assoc.* **45**, 125-133.

Brooks MB. (2004). Evaluation of a chromogenic assay to measure the factor Xa inhibitory activity of unfractionated heparin in canine plasma. *Vet Clin Pathol.* **33**, 208-214.

Brown JC, Brainard BM, Fletcher DJ, Nie B, Arnold RD, Schmiedt CW. (2016). Effect of aminocaproic acid on clot strength and clot lysis of canine blood determined by use of an in vitro model of hyperfibrinolysis. *Am J Vet Res.* **77**, 1258-1265.

Cambridge H, Lees P, Hooke RE, Russell CS. (1991). Antithrombotic actions of aspirin in the horse. *Equine Vet J.* **23**, 123-127.

Chauret N, Gauthier A, Martin J, Nicoll-Griffith DA. (1997). In vitro comparison of cytochrome P450-mediated metabolic activities in human, dog, cat, and horse. *Drug Metab Dispos.* **25**, 1130-1136.

Conversy B, Blais MC, Dunn M, Gara-Boivin C, del Castillo JR. (2017). Anticoagulant activity of oral rivaroxaban in healthy dogs. *The Veterinary Journal.* **223**, 5-11.

Coomber BL, Mitchell GB, Starr AE, Minhas K, Tamblyn A, Shewen PE, Gentry PA. (2006). Clopidogrel induced suppression of bovine platelet activation in vitro and a preliminary study of its effect on the development of *Mannheimia haemolytica* induced pneumonia. *Vet J.* **171**, 126-134.

Daly AK, King BP. (2003). Pharmacogenetics of oral anticoagulants. *Pharmacogenetics.* **13**, 247-252.

Dixon-Jimenez AC, Brainard BM, Brooks MB, Nie B, Arnold RD, Loper D, Abrams JC, Rapoport GS. (2016). Pharmacokinetic and pharmacodynamic evaluation of oral rivaroxaban in healthy adult cats. *J Vet Emerg Crit Care.* **26**, 619-629.

Edelberg JM, Christie PD, Rosenberg RD. (2001). Regulation of vascular bed-specific prothrombotic potential. *Circ Res.* **89**, 117-124.

Feher G, Feher A, Pusch G, Koltai K, Tibold A, Gasztonyi B, Papp E, Szapary L. (2010). Clinical importance of aspirin and clopidogrel resistance. *World J Cardiol.* **2**, 171-186.

Feige K, Schwarzwald CC, Bombeli TH. (2003). Comparison of unfractioned and low molecular weight heparin for prophylaxis of coagulopathies in 52 horses with colic: a randomised double-blind clinical trial. *Equine Vet J.* **35**, 506-513.

Fernandez FR, Davies AP, Teachout DJ, Krake A, Christopher MM, Perman V. (1984). Vitamin K-induced heinz body formation in dogs. *J Am Anim Hosp Assoc.* **20**, 711-720.

Fletcher DJ, Blackstock KJ, Epstein K, Brainard BM. (2014). Evaluation of tranexamic acid and ∈-aminocaproic acid concentrations required to inhibit fibrinolysis in plasma of dogs and humans. *Am J Vet Res.* **75**, 731-738.

Fuentes VL. (2012). Arterial thromboembolism risks, realities and a rational first-line approach. *J Feline Med Surg.* **14**, 459-470.

Gong IY, Kim RB. (2013). Importance of pharmacokinetic profile and variability as determinants of dose and response to dabigatran, rivaroxaban, and apixaban. *Can J Cardiol.* **29**, 24-33.

Greene CE. (1985). Effects of aspirin and propranolol on feline platelet aggregation. *Am J Vet Res.* **46**, 1820-1823.

He K, Luettgen JM, Zhang D, He B, Grace JE, Xin B, Pinto DJ, Wong PC, Knabb RM, Lam PY, Wexler RR. (2011). Preclinical pharmacokinetics and pharmacodynamics of apixaban, a potent and selective factor Xa inhibitor. *Eur J Drug Metab Pharmacokinet.* **36**, 129-139.

Helmond SE, Polzin DJ, Armstrong PJ, Finke M, Smith SA. (2010). Treatment of immune-mediated hemolytic anemia with individually adjusted heparin dosing in dogs. *J Vet Intern Med.* **24**, 597-605.

Hirsh J. (1991). Oral anticoagulant drugs. *N EnglJ Med.* **324**, 1865-1875.

Ho KK, Abrams-Ogg AC, Wood RD, O'Sullivan ML, Kirby GM, Blois SL. (2016). Assessment of platelet function in healthy cats in response to commonly prescribed antiplatelet drugs using three point-of-care platelet function tests. *J Feline Med Surg.* In press.

Hogan DF, Andrews DA, Green HW, Talbott KK, Ward MP, Calloway BM. (2004). Antiplatelet effects and pharmacodynamics of clopidogrel in cats. *J Am Vet Med Assoc.* **225**, 1406-1411.

Hogan DF, Fox PR, Jacob K, Keene B, Laste NJ, Rosenthal S, Sederquist K, Weng HY. (2015). Secondary prevention of cardiogenic arterial thromboembolism in the cat: the double-blind, randomized, positive-controlled feline arterial thromboembolism; clopidogrel vs. aspirin trial (FAT CAT). *J Vet Cardiol.* **17**, S306-317.

Hong TT, Huang J, Driscoll E, Lucchesi BR. (2005). The antithrombotic effect of melagatran in combination with clopidogrel and/or aspirin (carotid artery primary thrombosis study). *J Cardiovasc Physiol.* **46**, 526-533.

Johnson GJ, Leis LA, Dunlop PC. (1993). Thromboxane-insensitive dog platelets have impaired activation of phospholipase C due to receptor-linked G-protein dysfunction. *J Clin Investigation.* **92**, 2469-2479.

Johnstone IB, Crane S. (1986). The effects of desmopressin on hemostatic parameters in the normal dog. *Can J Vet Res.* **50**, 265-271.

Keith JC, Rawlings CA, Schaub RG. (1983). Pulmonary thromboembolism during therapy of dirofilariasis with thiacetarsamide: modification with aspirin or prednisolone. *Am J Vet Res.* **44**, 1278-1283.

Kidd L, Mackman N. (2013). Prothrombotic mechanisms and anticoagulant therapy in dogs with immune-mediated hemolytic anemia. *J Vet Emerg Crit Care.* **23**, 3-13.

Killingsworth CR, Eyster GE, Adams T, Bartlett PC, Bell TG. (1986). Streptokinase treatment of cats with experimentally induced aortic thrombosis. *Am J Vet Res.* **47**, 1351-1359.

Kraus KH, Turrentine MA, Jergens AE, Johnson GS. (1989). Effect of desmopressin acetate on bleeding times and plasma von Willebrand factor in Doberman Pinscher dogs with von Willebrand's disease. *Vet Surg.* **18**, 103-109.

Lesko LJ. (2016). Anticoagulants: What is new and what is the standard?. *Clin Pharmacol Ther.* **100**, 126-128.

Link KP. (1943-1944). The anticoagulant from spoiled sweet clover hay. *Harvey Lect.* **39**, 162-216.

Lunsford KV, Mackin AJ. (2007). Thromboembolic therapies in dogs and cats: an evidence-based approach. *Vet Clin N Am: Small Anim Pract.* **37**, 579-609.

Lunsford KV, Mackin AJ, Langston VC, Brooks M. (2009). Pharmacokinetics of subcutaneous low molecular weight heparin (enoxaparin) in dogs (2009). *J Am Anim Hosp Assoc.* **45**, 261-267.

Lynch AM, deLaforcade AM, Sharp CR. (2014). Clinical experience of anti-Xa monitoring in critically ill dogs receiving dalteparin. *J Vet Emerg Crit Care.* **24**, 421-428.

Mansell PD, Parry BW. (1991). Changes in factor VII: coagulant activity and von Willebrand factor antigen concentration after subcutaneous injection of desmopressin in dogs with mild hemophilia. A. *J Vet Intern Med.* **6**, 191-194.

Mantha S, Cabral K, Ansell J. (2013). New avenues for anticoagulation in atrial fibrillation. *Clin Pharmacol Therap.* **93**, 68-77.

McCann ME, Watson TD, Boudinot FD, Moore JN. (1995). Pharmaco-kinetics of heparin and its pharmacodynamic effect on plasma lipo-protein lipase activity and coagulation in healthy horses. *Am J Vet Res.* **56**, 1070–1074.

McLaughlin CM, Marks SL, Dorman DC, Motsinger-Reif A, Hanel RM. (2017). Thromboelastographic monitoring of the effect of unfractiona-ted heparin in healthy dogs. *J Vet Emerg Crit Care.* **27**, 71–81.

Mega JL, Close SL, Wiviott SD, Shen L, Hockett RD, Brandt JT, Walker JR, Antman EM, Macias W, Braunwald E, Sabatine MS. (2009). Cy-tochrome p-450 polymorphisms and response to clopidogrel. *N Engl J Med.* **360**, 354–362.

Mischke RH, Schüttert C, Grebe SI. (2001). Anticoagulant effects of repea-ted subcutaneous injections of high doses of unfractionated heparin in healthy dogs. *Am J Vet Res.* **62**, 1887–1891.

Monnet E, Morgan MR. (2000). Effect of three loading doses of war-farin on the international normalized ratio for dogs. *Am J Vet Res.* **61**, 48–50.

Moore BR, Hinchcliff KW. (1994). Heparin: a review of its pharmacology and therapeutic use in horses. *J Vet Intern Med.* **8**, 26–35.

Moore K, Morris N, Dhupa N, Murtaugh R, Rush J. (2000). Retrospective study of streptokinase administration in 46 cats with arterial throm-boembolism. *J Vet Emerg Crit Care.* **10**, 245–257.

Morassi A, Bianco D, Park E, Nakamura RK, White GA. (2016). Evalua-tion of the safety and tolerability of rivaroxaban in dogs with presu-med primary immune-mediated hemolytic anemia. *J Vet Emerg Crit Care.* **26**, 488–494.

Mount ME. (1982). Vitamin K and its therapeutic importance. *J Am Vet Med Assoc.* **180**, 1354–1356.

Myers JA, Wittenburg LA, Olver CS, Martinez CM, Bright JM. (2015). Pharmacokinetics and pharmacodynamics of the factor Xa inhibitor apixaban after oral and intravenous administration to cats. *Am J Vet Res.* **76**, 732–738.

Myles PS, Smith JA, Forbes A, Silbert B, Jayarajah M, Painter T, Cooper DJ, Marasco S, McNeil J, Bussie`res JS, McGuinness S. (2017). Trane-xamic acid in patients undergoing coronary-artery surgery. *N Engl J Med.* **376**, 136–148.

Neff-Davis CA, Davis LE, Gillette EL. (1981). Warfarin in the dog: phar-macokinetics as related to clinical response. *J Vet Pharmacol Therap.* **4**, 135–140.

Pereillo JM, Maftouh M, Andrieu A, Uzabiaga MF, Fedeli O, Savi P, Pascal M, Herbert JM, Maffrand JP, Picard C. (2002). Structure and stereo-chemistry of the active metabolite of clopidogrel. *Drug Metab Dispos.* **11**, 1288–1295.

Pion PD. (1988). Feline aortic thromboemboli and the potential utility of thrombolytic therapy with tissue plasminogen activator. *Vet Clin N Am Small Anim Pract.* **18**, 79–86.

Potpara TS, Lip GY. (2011). New anticoagulation drugs for atrial fibrilla-tion (2011). *Clin Pharmacol Therap.* **90**, 502–506.

Price GS, Armstrong PJ, McLeod DA, Babineau CA, Metcalf MR, Sellett LC. (1988). Evaluation of citrate-phosphate-dextrose-adenine as a storage medium for packed canine erythrocytes. *J Vet Intern Med.* **2**, 126–132.

Rackear D, Feldman B, Farver T, Lelong L. (1988). The effect of three dif-ferent dosages of acetylsalicylic acid on canine platelet aggregation. *J Am Anim Hosp Assoc.* **24**, 23–26.

Samant S, Jiang XL, Peletier LA, Shuldiner AR, Horenstein RB, Lewis JP, Lesko LJ, Schmidt S. (2017). Identifying clinically relevant sources of variability: the clopidogrel challenge. *Clin Pharmacol Therap.* **101**, 264–73.

Savi P, Pereillo JM, Uzabiaga MF, Combalbert J, Picard C, Maffrand JP, Pascal M, Herbert JM. (2000). Identification and biological activity of the active metabolite of clopidogrel. *Thromb Haemost.* **84**, 891–896.

Schaub RG, Keith JC, Rawlings CA. (1983). Effect of acetylsalicylic acid on vascular damage and myointimal proliferation in canine pulmo-nary arteries subjected to chronic injury by *Dirofilaria immitis. Am J Vet Res.* **44**, 449–454.

Schwarzwald CC, Feige K, Wunderli-Allenspach H, Braun U. (2002). Com-parison of pharmacokinetic variables for two low-molecular-weight heparins after subcutaneous administration of a single dose to horses. *Am J Vet Res.* **63**, 868–873.

Simon T, Verstuyft C, Mary-Krause M, Quteineh L, Drouet E, Méneveau N, Steg PG, Ferrières J, Danchin N, Becquemont L. (2009). Genetic determinants of response to clopidogrel and cardiovascular events. *N Engl J Med.* **360**, 363–375.

Smith SA, Kraft SL, Lewis DC, Freeman LC. (2000a). Plasma pharma-cokinetics of warfarin enantiomers in cats. *J Vet Pharmacol Therap.* **23**, 329–337.

Smith SA, Kraft SL, Lewis DC, Melethil S, Freeman LC. (2000b). Pharma-codynamics of warfarin in cats. *J Vet Pharmacol Therap.* **23**, 339–344.

Smith SA, Tobias AH, Jacob KA, Fine DM, Grumbles PL. (2003). Arterial thromboembolism in cats: acute crisis in 127 cases (1992–2001) and long-term management with low-dose aspirin in 24 cases. *J Vet Intern Med.* **17**, 73–83.

Thijssen HH, van den Bogaard AE, Wetzel JM, Maes JH, Muller AP. (1983). Warfarin pharmacokinetics in the horse. *Am J Vet Res.* **44**, 1192–1196.

Thomason J, Archer T, Wills R, Press S, Mackin A. (2016). The effects of cyclosporine and aspirin on platelet function in normal dogs. *J Vet Intern Med.* **30**, 1022–1030.

Thompson MF, Scott-Moncrieff JC, Hogan DF. (2001). Thrombolytic the-rapy in dogs and cats. *J Vet Emerg Crit Care.* **11**, 111–121.

Trujillo O, Rios A, Maldonado R, Rudolph W. (1981). Effect of oral admi-nistration of acetylsalicylic acid on haemostasis in the horse. *Equine Vet J.* **13**, 205–206.

Vandiver JW, Vondracek TG. (2012). Antifactor Xa levels versus activated partial thromboplastin time for monitoring unfractionated heparin. *Pharmacotherapy.* **32**, 546–558.

Wajih N, Sane DC, Hutson SM, Wallin R. (2004). The inhibitory effect of calumenin on the vitamin K–dependent γ-carboxylation system. Characterization of the system in normal and warfarin-resistant rats. *J Biol Chem.* **279**, 25276–25283.

Weitz JI. (1997). Low-molecular-weight heparins. *N Engl J Med.* **337**, 688–699.

Weinz C, Buetehorn U, Daehler HP, Kohlsdorfer C, Pleiss U, Sandmann S, Schlemmer KH, Schwarz T, Steinke W. (2005). Pharmacokinetics of BAY 59-7939–an oral, direct Factor Xa inhibitor–in rats and dogs. *Xenobiotica.* **35**, 891–910.

Wiinberg B, Jensen AL, Johansson PI, Rozanski E, Tranholm M, Kris-tensen AT. (2008). Thromboelastographic evaluation of hemostatic function in dogs with disseminated intravascular coagulation. *J Vet Int Med.* **22**, 357–365.

Wong PC, Crain EJ, Watson CA, Hua J, Schumacher WA, Rehfuss R. (2009). Clopidogrel versus prasugrel in rabbits—effects on thrombo-sis, haemostasis, platelet function and response variability. *Thromb Haemost.* **101**, 108–115.

Yang VK, Cunningham SM, Rush JE, Laforcade A. (2016). The use of ri-varoxaban for the treatment of thrombotic complications in four dogs. *J Vet Emer Crit Care.* **26**, 729–736.

PARTE 8
Farmacologia do Sistema Endócrino

CAPÍTULO 26

Hormônios do Hipotálamo e da Hipófise

Srujana Rayalam, Margarethe Hoenig e Duncan C. Ferguson

INTRODUÇÃO

O hipotálamo e a hipófise (ou pituitária) controlam a função da tireoide, das glândulas suprarrenais e das gônadas. Os neurônios e as células das glândulas endócrinas compartilham as características de secreção de mediadores químicos e de excitabilidade elétrica. Os mensageiros químicos podem ser secretados como neurotransmissores ou como hormônios. Os sistemas neuroendócrinos constituem-se de agregados de células secretoras de peptídios e monoaminas nas porções anterior e média do hipotálamo ventral. Suas fibras se projetam via fibras nervosas até as partes finais, na camada externa da eminência média. O plexo capilar da eminencia média fica próximo aos terminais nervosos dos neurônios hipotalâmicos do núcleo periventricular (NPV), que produz o hormônio liberador de corticotropina (CRH), o hormônio liberador de tirotropina (TRH) e a somatostatina (hormônio inibidor do hormônio do crescimento – GHIG); os neurônios do núcleo arqueado do hipotálamo produzem hormônio liberador de hormônio gonadotrópico (GnRH), hormônio liberador do hormônio do crescimento (GHRH) e dopamina, o neurotransmissor que inibe a prolactina. Na eminência média, as concentrações de hormônios liberadores e inibidores são 10 a 100 vezes maior que em outras partes do hipotálamo porque eles ficam armazenados nos terminais nervosos (Cone *et al.*, 2003; Rijnberk, 1996). O mecanismo de neurossecreção é característico dos núcleos hipotalâmicos, os quais liberam hormônios nos vasos do sistema porta, mediando a liberação de hormônios da adeno-hipófise (ou hipófise anterior ou lobo anterior da hipófise), como hormônio do crescimento (GH), prolactina (PRL), tirotropina (TSH), hormônio foliculoestimulante (FSH), hormônio luteinizante (LH) e hormônio adrenocorticotrófico (ACTH) oriundo de peptídios da pró-opiomelanocortina (POMC), betalipoproteína (β-LPH), betamelanotropina (α-MSH) e o opioide betaendorfina (β-END). Para cada um dos sistemas hormonais da adeno-hipófise (ACTH, LH, FSH, TSH, GH e PRL), há um sistema de retroalimentação (ou *feedback*) de alça fechada. As secreções de hormônios hipofisiotrópicos e de hormônios da adeno-hipófise são suprimidas pelas concentrações de hormônios livres (não ligados) secretados pelos respectivos órgãos-alvo, ou seja, glândula tireoide, gônadas e glândulas suprarrenais. Alguns hormônios, como a PRL, regulam sua própria secreção pela inibição do mecanismo de retroalimentação de alça curta, no hipotálamo. Os somatotropos correspondem a 50% ou mais das células da adeno-hipófise, enquanto outros tipos de células representam 5 a 15% dessa glândula (Rijnberk, 1996). Na Tabela 26.1, há um resumo das localizações de substâncias neuroendócrinas no sistema nervoso e nos órgãos do sistema endócrino. As Tabelas 26.2 a 26.4 mostram as características fundamentais das estruturas e funções dos hormônios hipotalâmicos reguladores e dos hormônios hipofisários (ou pituitários). Muitos desses peptídios são clinicamente utilizados em testes de diagnóstico que avaliam a função endócrina de órgãos-alvo ou da hipófise. Portanto, os hormônios hipotalâmicos e da adeno-hipófise são discutidos concomitantemente.

Os neurônios magnocelulares, nos núcleos supraópticos (NSO) e NPV do hipotálamo terminam na neuro-hipófise (ou hipófise posterior) e secretam vasopressina (hormônio antidiurético; ADH) e ocitocina que chegam à circulação sanguínea. Na Figura 26.1, há um resumo do sistema endócrino hipófise-hipotalâmico.

ADENO-HIPÓFISE (HIPÓFISE ANTERIOR) E HORMÔNIOS REGULADORES ASSOCIADOS

Os hormônios hipofisários podem ser classificados em três categorias gerais: ACTH-LPH, glicoproteínas (LH, FSH e TSH) e somatomamotropinas (GH, PRL) (ver Tabela 26.3).

Corticotropina e peptídios associados

Hormônio liberador de corticotropina

Os neurônios secretores do hormônio liberador de corticotropina (CRH) estão presentes nos núcleos paraventriculares e as terminações nervosas terminam nas camadas externas da eminência média. O CRH é sintetizado como parte de um pró-hormônio de 196 aminoácidos e sofre modificação enzimática para uma forma amidada de peptídio com 41 aminoácidos, que é idêntico em humanos, cães, ratos e equinos (Mol *et al.*, 1994). O CRH estimula a síntese e a secreção de POMC e ACTH pelos corticotropos pituitários. Foram identificados dois subtipos principais de receptores de CRH – CRH-R1 e CRH-R2 – e uma proteína ligadora de CRH não relacionada com a membrana (Hauger *et al.*, 2003). Ambos os receptores pertencem à superfamília de receptores ligados à proteína G e estão associados à adenilato ciclase. CRH-R1 é o principal

Tabela 26.1 Localização dos peptídios hipotalâmicos e hipofisários (ver o texto para entender as abreviaturas).

Substância	Neurotransmissor nas terminações nervosas	Hormônios secretados por neurônios	Hormônios secretados por células endócrinas
GnRH	+	+	+
TRH	+	+	
CRH	+	+	+
GHRH	+	+	+
Somatostatina	+	+	
Derivados de POMC	+		+
TSH	+		+
FSH	+		+
LH	+		+
GH	+		+
PRL	+		+
Ocitocina	+	+	
Vasopressina		+	+

Tabela 26.2 Hormônios reguladores hipotalâmicos (ver o texto para entender as abreviaturas).

Hormônio	Ação	Estrutura	Precursor	Órgão-alvo
TRH	Eleva TSH, PRL	Bloqueia tripeptídio (pGlu-His-Pro-NH2)	Precursor de 29-kDa contendo cinco cópias de TRH	Tirotropo pituitário
GnRH	Eleva LH, FSH	Inibe decapeptídio (pGlu...Gly-NH2)	Aminoterminal de precursor com 90 aminoácidos	Gonadotropo pituitário
Somatostatina	Reduz GH	Peptídio de 14 aminoácidos com ligação dissulfeto entre os resíduos 3 e 14 aminoácidos	Carboxi-terminal de precursor com 92 aminoácidos	Somatotropo pituitário
CRH	Eleva ACTH	Peptídio com 41 aminoácidos, com carboxi-terminal amidado	Carboxiterminal de precursor com 190 aminoácidos	Corticotropo pituitário
GHRH	Eleva G	Peptídio de 44 aminoácidos com carboxi-terminal amidado	Resíduos de 32 a 75 de um precursor com 107 aminoácidos	Somatotropo hipofisário
Dopamina	Redução de PRL Aumento de GHRH ou GH Redução de CRH ou ACTH	Catecol		Lactotrofo, somatotrofo, corticotrofo da hipófise

Tabela 26.3 Hormônios da adeno-hipófise (ver o texto para entender as abreviaturas).

Hormônio	Peso molecular (Dálton; Da)	Aminoácidos	Outro
I. ACTH-LPH			
ACTH	4.500	39	
Beta-LPH	11.200	91	Derivado de POMC
Beta-END	4.000	31	
II. Glicoproteínas			
LH	29.000	Subunidade alfa: 89 Subunidade alfa: 115	Subunidades alfa são idênticas, em uma mesma espécie; Subunidades alfa contribuem para a especificidade biológica
FSH	29.000	Subunidade alfa: 89 Subunidade beta: 115	
TSH	28.000	Subunidade alfa: 89 Subunidade beta: 112	
III. Somatomamotropinas			
GH	21.500	191	Hormônio ancestral comum
PRL	21.500	198	

Fonte: Adaptada de Tyrell *et al.*, 1994.

Tabela 26.4 Hormônios do hipotálamo e da hipófise (ver o texto para entender as abreviaturas).

Hormônio	Local de ação (órgão-alvo)	Atividade biológica
Hipotálamo		
Hormônio liberador de gonadotropina	Adeno-hipófise	Libera LH e SH
Hormônio liberador de tirotropina	Adeno-hipófise	Libera TSH
Hormônio liberador de corticotropina	Adeno-hipófise	Libera ACTH
Hormônio liberador de somatotropina	Adeno-hipófise	Libera somatotropina
Hormônio inibidor de somatotropina	Adeno-hipófise	Inibe a síntese de somatotropina
Hormônio inibidor de prolactina	Adeno-hipófise	Inibe a síntese de prolactina
Hormônio liberador de prolactina	Adeno-hipófise	Libera prolactina
Adeno-hipófise		
Parte distal (*pars distalis*; lobo anterior)		
Somatotropina (hormônio do crescimento)	Em todo o corpo	Crescimento corporal (ossos, músculos, órgãos), síntese de proteínas, metabolismo de carboidrato, regulação das funções renais (taxa de filtração glomerular) e metabolismo da água; aumenta a permeabilidade celular aos aminoácidos; favorece a lactação
Hormônio adrenocorticotrófico (ACTH, corticotropina)	Córtex da suprarrenal	Manutenção de integridade estrutural do córtex suprarrenal, regulação da secreção de glicocorticoides pela zona fasciculada
Hormônio estimulante da tireoide (TSH, tireotropina)	Tireoide	Manutenção da estrutura e função normal da tireoide; produção de tiroxina e análogos
Prolactina (hormônio lactogênico)	Glândula mamária	Possivelmente favorece a lactação

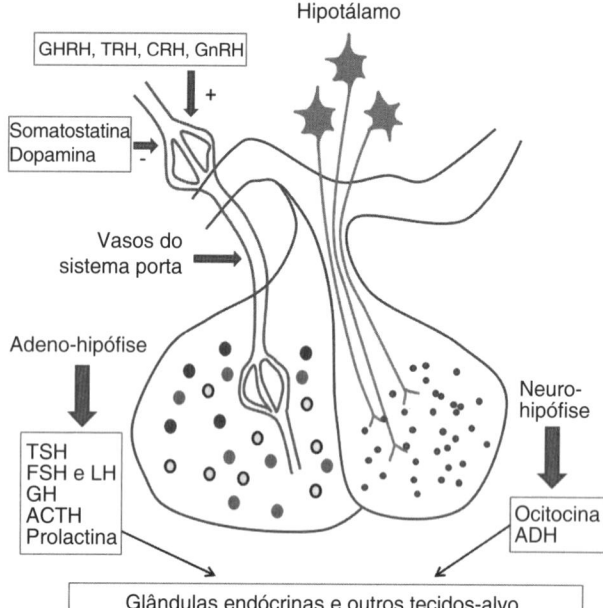

Figura 26.1 Sistema endócrino hipófise-hipotalâmico. Os hormônios hipotalâmicos controlam a liberação dos hormônios da adeno-hipófise. Todos os hormônios da adeno-hipófise, exceto GH e prolactina, atuam em suas glândulas endócrinas-alvo, estimulando a síntese de hormônios. O GH não atua em glândula endócrina individual, e sim no fígado e em diversos outros tecidos. Prolactina e hormônios da adeno-hipófise, ADH e ocitocina atuam diretamente em tecidos-alvo, como glândula mamária, rins e útero. ACTH: hormônio adrenocorticotrófico; ADH: hormônio antidiurético; CRH: hormônio liberador de corticotropina; FSH: hormônio foliculoestimulante; GH: hormônio do crescimento, GHRH: hormônio liberador de hormônio do crescimento; GnRH: hormônio liberador de gonadotropina; LH: hormônio luteinizante; TRH: hormônio liberador de tirotropina; TSH: hormônio estimulante da tireoide.

subtipo no corticotropo pituitário e atua como mediador de ações estimuladoras do CRH na secreção de ACTH, por meio de ambos os sistemas, adenilato ciclase e transdução do sinal cálcio-calmodulina (Klonoff e Karam, 1992; Tyrel *et al.*, 1994). Além disso, o CRH e seus receptores atuam fora do eixo hipotálamo-hipófise-suprarrenal e mantêm a estabilidade sináptica, aguda e crônica, de modo a controlar fatores estressantes diários ou que ocorrem ao longo da vida (Orozco-Cabal *et al.*, 2006). Neurônios CRH integram estímulos de fatores estressantes fisiológicos, como desafio osmótico, hipoxia e perda de volume sanguíneo, bem como estresse neurogênico (p. ex., medo e internação). Estímulos químicos a esses neurônios incluem efeitos inibidores do ácido gama-aminobutírico (GABA) e, naturalmente, a retroalimentação negativa de glicocorticoides. Efeitos estimulantes são induzidos por glutamato, serotonina e citocinas, como interleucina (IL)-1, IL-2, IL-6 e fator de necrose tumoral alfa (TNF-alfa). O CRH, administrado por via intravenosa (IV), atua em receptores CRH-R2 do átrio e do ventrículo cardíacos, resultando em hipotensão e bradicardia (Cone *et al.*, 2003). CRH também foi identificado como um fator anoréxico e ansiogênico, estimulando pesquisas em antagonistas do CRH, como fármacos estimulantes do apetite e modificadoras de comportamento (Cone *et al.*, 2003). Aventa-se a possibilidade de que um fator inibidor do CRH, bem como o peptídeo natriurético atrial, as ativinas e as inibinas, sejam candidatos a peptídeos (Engler *et al.*, 1999).

Adrenocorticotropina

Biossíntese

Adrenocorticotropina (ACTH) é um hormônio peptídico com 39 aminoácidos (PM 4.500 Da), e um dos vários produtos oriundos do metabolismo de uma molécula precursora com 267 aminoácidos, POMC (PM 28.500 Da) (Figura 26.2). Entre as espécies, há uma importante homologia na sequência estrutural de aminoácidos do ACTH. O ACTH de cães diferencia-se do ACTH de outras espécies em apenas um aminoácido C-terminal (Mol *et al.*, 1991). Os outros fragmentos de POMC com atividade biológica incluem betalipotropina (beta-LPH), hormônio estimulante de alfamelanócito (alfa-MSH), beta-MSH e o opioide betaendorfina, bem como o fragmento N-terminal (Figura 26.2). O ACTH é metabolizado em $ACTH_{1-13}$, que é idêntico ao alfa-MSH e o peptídeo do lobo intermediário semelhante à corticotropina (CLIP), que representa o $ACTH_{18-39}$. Esses fragmentos são constatados nas espécies com lobos intermediários desenvolvidos, como ratos e equinos, além de peixes, répteis e anfíbios. Beta-LPH é secretada em quantidade equimolar ao ACTH. Os 91 aminoácidos da beta-LPH incluem a estrutura do aminoácido de beta-MSH (41-58), gama-LPH (1-58) e beta-END (61-91). Os primeiros 23 aminoácidos (N-terminal) do ACTH, que são idênticos em humanos, bovinos, suínos e ovinos, produzem todos de seus efeitos biológicos (Klonoff e Karam, 1992; Tyrell *et al.*, 1994). A sequência de aminoácidos restantes varia entre as espécies (Chastain e Ganjam, 1986). MSH origina grânulos de pigmentos nos melanócitos, que se disseminam, de modo que a pele se torna escura. Embora fatores genéticos associados à cor da pele sejam mais importantes nos vertebrados superiores, nos mamíferos o MSH pode provocar aumento transitório da síntese de melanina. Além da pigmentação, o alfa-MSH tem atividade citoprotetora contra a apoptose induzida por luz UV e contra o dano de DNA no tecido cutâneo (Böhm *et al.*, 2006).

Estrutura

O ACTH é um peptídeo de cadeia linear que contém 39 aminoácidos, em ovinos, suínos, vacas e humanos. Nessas espécies, os primeiros 24 aminoácidos e os últimos sete são idênticos, havendo diferenças mínimas nos aminoácidos 25 a 32 (Figura 26.3). Em cães, a sequência de aminoácidos de beta-END se diferencia da sequência humana em quatro aminoácidos (Young e Kemppainen, 1994). A distribuição de formas moleculares de beta-END no lobo intermediário e na adeno-hipófise de cães se assemelha mais estritamente que em ratos. Em outras espécies, como ovinos ou equinos, há quantidade substancial de formas moleculares mais curtas e acetiladas. Em todas as espécies estudadas até o momento, o ACTH e os peptídeos relacionados são sintetizados e clivados a partir de uma molécula precursora comum, a pró-opiomelanocortina (POMC). Os processamentos pós-translação de POMC na parte distal (*pars distalis*) e na parte intermediária (*pars intermedia*) da hipófise são diferentes. Na parte distal, a POMC é processada e origina ACTH, beta-LPH e alguns gama-LPH e beta-END. No entanto, na parte intermediária a POMC é processada e origina ACTH e beta-LPH; posteriormente, o ACTH é processado e origina alfa-MSH e CLIP e, em seguida, a beta-LPH é processada em beta-MSH, beta-END e metabólitos de beta-END. Como resultado, ACTH e beta-LPH atuam como mediadores de alfa-MSH e do opiáceo beta-END. O padrão de secreção de peptídeo derivado da POMC na parte intermediária foi caracterizado

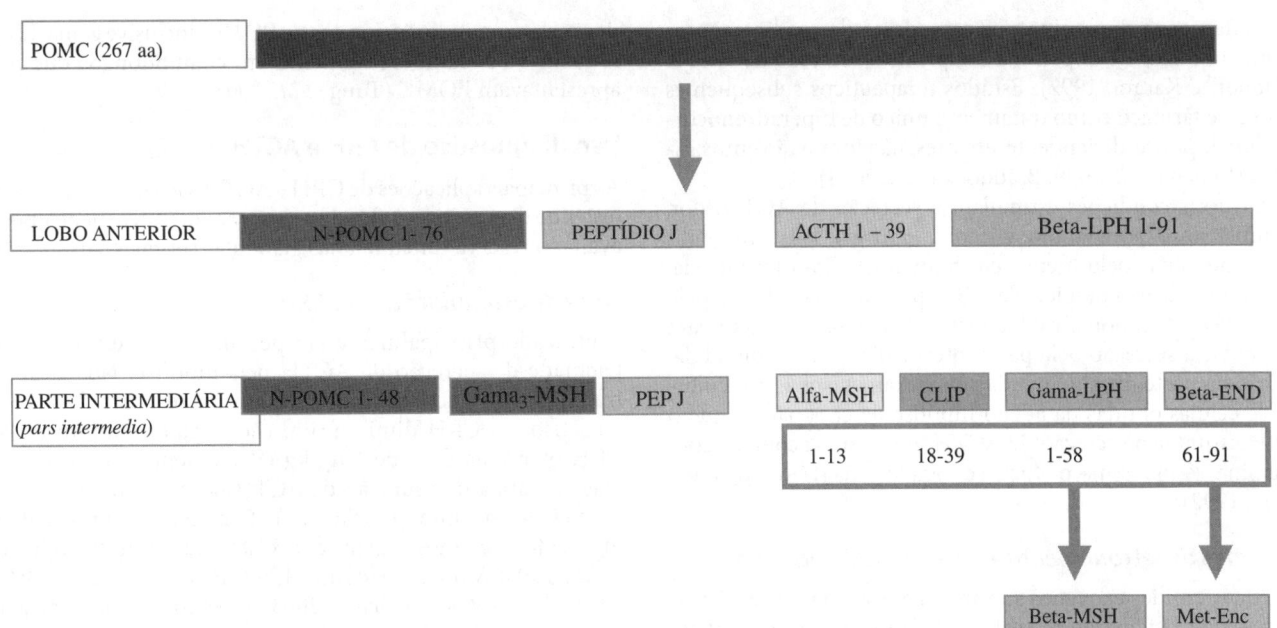

Figura 26.2 Relações dos peptídios derivados da pró-opiomelanocortina (POMC). Após a síntese no lobo anterior ou intermediário da hipófise, a POMC sofre clivagem e origina adrenocorticototropina (ACTH) e betalipotropina (beta-LPH). Posteriormente, o ACTH se desintegra, sobretudo no lobo intermediário, e origina um fator estimulante de alfamelanócito (alfa-MSH) e um peptídio do lobo intermediário semelhante à corticotropina (CLIP). Beta-LPH sofre clivagem e dá origem ao gama-LPH e ao opiáceo endógeno betaendorfina (beta-END). O gama-LPH sofre clivagem e origina beta-MSH; posteriormente, a betaendorfina é processada para produzir outro opioide, a metaencefalina (Met-Enc).

em ratos, equinos, suínos, ovinos, cães e gatos. A concentração plasmática de peptídios da POMC constatada em gatos é semelhante àquela verificada em ratos, mas é muito diferente daquela de cães, nos quais a secreção desses peptídios na parte intermediária normalmente é baixa (Peterson *et al.*, 1994b). N-POMC (1-77) induz replicação da célula adrenocortical e os efeitos promotores do crescimento podem resultar da ação direta de N-POMC (1-77) na glândula suprarrenal do feto ou consequência da clivagem proteolítica de N-POMC (1-77) nessa glândula (Coulter *et al.*, 2002).

Regulação da secreção

Beta-LPH e betaendorfina são secretadas em um padrão semelhante ao ACTH, aumentando em resposta ao estresse, à semelhança do ACTH, em diversas doenças. A regulação do ACTH é influenciada mais diretamente pelo hormônio hipotalâmico CRH, que estimula o ACTH em um padrão pulsátil. Ainda, a ação da arginina-vasopressina (ADH) é um estímulo potente para a secreção de ACTH (van Wijk *et al.*, 1994). O padrão pulsátil da liberação de ACTH parece ocorrer na maioria das espécies. Embora em humanos exista a variação diurna da concentração de cortisol, estudos com amostragem em intervalos de 30 min, durante 48 h, não confirmaram a variação diurna do teor de ACTH em cães ou gatos (Peterson *et al.*, 1994 c).

Foram identificados quatro mecanismos reguladores da secreção de ACTH:

- Secreção temporária e possível variação diurna, mediada pelo sistema nervoso central (SNC) e hipotálamo
- Resposta ao estresse (os gatos são muito mais sensíveis que os cães) mediada pelo SNC e o hipotálamo
- Inibição, por meio de retroalimentação, por cortisol, no hipotálamo e na hipófise
- Fatores imunológicos (IL-1, IL-6, TNF etc.) que atuam no hipotálamo para aumentar a síntese de CRH (Rijnberk, 1996; Cone *et al.*, 2003).

Vias facilitadoras e inibidoras que participam nos sistemas GABAnérgico, colinérgico, adrenérgico, dopaminérgico e serotoninérgico estão envolvidas na regulação da secreção de ACTH e cortisol no hipotálamo. Têm sido utilizados fármacos que interferem nesses sistemas no tratamento de hipoadrenocorticismo hipófise-dependente, em cães e equinos. Alcaloides do ergot (agonistas da dopamina) e antagonistas da serotonina (cipro-heptadina) vêm sendo empregados no controle da liberação do ACTH, sem muita eficácia clínica. L-deprenil, inibidor da monoamina oxidase B, foi desenvolvido e aprovado pela Food and Drug Administration (FDA) para uso em cães com hiperadrenocorticismo hipófise-dependente (Bruyette *et al.*, 1997a,1997b). Na teoria, a redução da taxa de

```
1   2   3   4   5   6   7   8   9   10  11  12  13 -------- 25  26  27  28  29  30  31  32  33  34  35  36  37  38  39
Ser Tyr Ser Met Glu His Phe Arg Trp Gly Lys Pro Val (Humano) Asp Ala Gly Glu Asp Gln Ser Ala Glu Ala Phe Pro Leu Glu Phe
Ser Tyr Ser Met Glu His Phe Arg Trp Gly Lys Pro Val (Suíno)  Asp Gly Ala Glu Asp Gln Leu Ala Glu
Ser Tyr Ser Met Glu His Phe Arg TRp Gly Lys Pro Val (Bovino) Asp Gly Glu Ala Glu Asp Ser Ala Glu
Ser Tyr Ser Met Glu His Phe Arg TRp Gly Lys Pro Val (Ovino)  Ala Gly Glu Asp Asp Glu Ala Ser Glu
```

Figura 26.3 Sequências de aminoácidos no hormônio adrenocorticotrófico (ACTH) de humanos, suínos, bovinos e ovinos. Os aminoácidos 1-13 também estão presentes no fator estimulante de alfamelanócito (alfa-MSH). Nota-se as regiões de homologia das espécies nas caixas de texto sombreadas. Fonte: Klonoff e Karam, 1992.

degradação de dopamina por essa classe de medicamentos aumenta o teor de dopamina e suprime a secreção de ACTH (Klonoff e Karam, 1992). Estudos terapêuticos subsequentes com esse fármaco como tratamento único de hiperadrenocorticismo hipófise-dependente, em cães, não foram tão entusiásticos (Reuch et al., 1999; Braddock et al., 2004).

Diversas condições estimulam a secreção de ACTH: dor, traumatismo, hipoxia, hipoglicemia, cirurgia, frio, pirógenos e vasopressina (pelo menos em humanos). Com frequência, faz-se uso farmacológico de CRH para liberar ACTH pela parte distal da hipófise e o haloperidol pode ser utilizado para estimular a secreção pela parte intermediária dessa glândula; a ação da parte distal é inibida pela dexametasona. Em cultura de células obtidas da adeno-hipófise de cães parece que o CRH estimula a secreção de ACTH, o que não acontece com arginina-vasopressina, ocitocina e angiotensina II (Kemppainen et al., 1992).

Sistemas de retroalimentação (feedback) negativo

Corticosteroides exógenos suprimem a resposta do ACTH ao estresse. O sistema de retroalimentação negativo do cortisol envolve as vias hipotalâmica e hipofisária. A retroalimentação ocorre de três maneiras:

1. Retroalimentação rápida, sensível à taxa de alteração no teor de cortisol e que, provavelmente, acontece via receptor não nuclear.
2. Retroalimentação lenta, sensível à concentração de cortisol no plasma. Essa alça da retroalimentação é avaliada pelo teste de supressão com baixa dose de dexametasona.
3. Retroalimentação de alça curta pelo ACTH na liberação de CRH por neurônios no hipotálamo e receptores de corticotrofos nas células corticotrópicas da adeno-hipófise. A retroalimentação é mediada por receptor com maior afinidade ao mineralocorticoide (MR) tipo I e por receptor com maior afinidade ao glicocorticoide (GR) tipo II. O maior conteúdo de GR no cérebro do cão encontra-se no complexo septo-hipocampo e no lobo anterior da hipófise (Reul et al., 1990; Keller-Wood, 1990; Klonoff e Karam, 1992; Tyrell et al., 1994).

Função

O ACTH estimula a secreção de glicocorticoides, mineralocorticoides e andrógenos suprarrenais por aumentar a atividade da enzima colesterol desmolase, que é taxa-limitante para a produção de esteroides, além de converter o colesterol em pregnenolona. O ACTH também estimula a hipertrofia e hiperplasia da glândula suprarrenal. Os esteroides não são armazenados no córtex suprarrenal, mas são liberados imediatamente quando há estímulo da zona fasciculada. O ACTH provoca crescimento de ambas, zona fasciculada e zona glomerular ou glomerulosa. A atividade biológica é propagada pela extremidade do aminoterminal da molécula. ACTH estimula o crescimento adrenocortical e esteroidogênese por aumentar o teor de cAMP celular (Tyrell et al., 1994).

Em algumas espécies, o LPH induz lipólise de adipócitos, mas a sua função é praticamente desconhecida, exceto pelo fato de atuar como um peptídio precursor de beta-END, um opiáceo endógeno (Klonoff e Karam, 1992; Kuret e Murad, 1990). No entanto, um estudo comparativo dos efeitos centrais do peptídio melanocortina derivado de POMC específica no consumo de alimentos e no peso corporal indicou que a maioria dos melanopeptídios oriundos da POMC, inclusive gama-LPH, reduziu o consumo de alimento em camundongos que não apresentavam POMC (Tung et al., 2006).

Uso diagnóstico de CRH e ACTH

As principais aplicações de CRH e ACTH são como agentes em testes de diagnóstico, a fim de mensurar adrenocorticotropos e avaliar a reserva funcional das glândulas suprarrenais.

Teste de estimulação com CRH

É utilizado principalmente em pesquisas que avaliam a capacidade de secreção de ACTH pela hipófise. Nos animais tratados com glicorticoides exógenos, a resposta de ACTH e cortisol ao CRH diminui. Em cães e gatos, administra-se CRH ovino, na dose de 1 µg/kg IV, e obtêm-se amostras do plasma para a mensuração de ACTH no momento 0 e 0,5 h, para efeito máximo (Tabela 26.5). Tem-se optado por outros momentos de amostragem, em relatos de pesquisas (Crager et al., 1994; Moore e Hoenig, 1992; Peterson et al., 1994b, 1994 c; Scott-Moncrieff et al., 2003). Cães com insuficiência de suprarrenal primária apresentam alta concentração plasmática basal de ACTH imunorreativo e resposta exagerada ao CRH, enquanto os cães com insuficiência de suprarrenal secundária têm concentração plasmática basal de ACTH imunorreativo não detectável, que não se eleva após o estímulo com CRH (Peterson et al., 1992). Por sua vez, estudos em cães normais e naqueles com hiperadrenocorticismo dependente da hipófise mostraram que a secreção de ACTH é menos sensível ao CRH que à lisina-vasopressina (LVP). Constatou-se que as neoplasias adrenocorticais induzem sensibilidade aberrante à LVP, parecendo que o tecido suprarrenal responde diretamente à LVP (van Wijk et al., 1994).

Preparações de ACTH

O $ACTH_{1-24}$ humano sintético é denominado cosintropina (Cortrosyn®, Amphastar Pharmaceuthicals). O gel de ACTH de liberação prolongada, de origem animal (suíno), não se encontra mais disponível no mercado. No entanto, quando da comparação dos protocolos de doses, 1 unidade de ACTH suíno é quase igual a 10 µg de cosintropina. O ACTH sintético é bem absorvido quando injetado via IM. A meia-vida biológica de todas as formas de ACTH varia de 10 a 20 min e atua no córtex da suprarrenal por 12 a 48 h. Ainda, há disponibilidade de cosintropina genérica (Sandoz, Inc.): um estudo constatou que a injeção de cosintropina genérica estimula a secreção adrenocortical em grau equivalente ao de Cortrosyn®, em cães (Cohen e Feldman, 2012).

Teste de estimulação com ACTH

Os principais usos do ACTH consistem no no diagnóstico diferencial de hiperplasia adrenocortical e neoplasia adrenocortical (primária), em cães, gatos e equinos (Tabela 26.6), e no diagnóstico

Tabela 26.5 Protocolos de doses para o teste de estimulação com hormônio liberador de corticotropina (CRH).

Preparação	Equinos/bovinos	Cães	Gatos
CRH ovino (µg/kg; IV)	NA	1	1
Momentos de amostragem (h)	NA	0 e 0,5	0 e 0,5

NA: não aplicável.

Fonte: Crager et al., 1994; Moore e Hoenig, 1992; Peterson et al., 1994b, 1994 c; Penninsula Laboratories.

Tabela 26.6 Protocolos de doses para teste de estimulação com hormônio adrenocoticotrópico (ACTH).

Preparação	Equinos/Bovinos	Cães	Gatos
ACTH, USP			
Dose IV IM SC (UI/kg)	1	2,2	2,2
Momentos de amostragem (h)	0 e 8	0 e 2	0, 1 e 2
Cosintropina sintética (cortrosina, Organon Pharmaceuthicals)			
Dose IM IV (µg)	NA	250	125 (prefere-se IV)
Momentos de amostragem (min)	NA	0 e 1	0 e 1

NA: não aplicável ou disponível.
Fonte: Hansen *et al.*, 1994; Moore e Hoenig, 1992; Peterson *et al.*, 1994b, 1994 c.

definitivo de hipofunção suprarrenal primária. O ACTH é bem absorvido após injeção IM. Após a injeção de ACTH sintético aquoso, principalmente pela meia-vida curta do ACTH, a concentração plasmática de cortisol atinge valor máximo em 30 a 90 min. Portanto, a maioria dos protocolos de amostragem com ACTH aquoso, em cães, recomenda a obtenção da amostra 1 h após a administração, para um efeito máximo. A administração de 250 µg de ACTH sintético aos cães resultou em padrões de cortisol semelhantes, quando a dose foi administrada vias IV ou IM, embora se tenha constatado concentração máxima (pico) de ACTH muito maior após a injeção IV. Estudos posteriores confirmaram que a administração de cosintropina, um derivado sintético do ACTH, em cães sadios e cães com hiperadrenocorticismo, na dose de 5 µg/kg IV ou IM, não apenas resultou em estímulo equivalente da glândula suprarrenal (Behrend *et al.*, 2006), mas também foi efetiva no diagnóstico de hipoadrenocorticismo nessa espécie (Lathan *et al.*, 2008). Relata-se concentração máxima de cortisol em 60 a 90 min (Hansen *et al.*, 1994). Um fato interessante foi que o aumento da concentração de cortisol a partir de 1 a 2 h após a injeção de ACTH, na dose de 250 µg/animal IV, em cães adultos da raça Cocker Spaniel, foi significativamente maior em fêmeas que em machos (Pessina *et al.*, 2009). No entanto, em gatos, a dose de ACTH sintético, via IV, parece induzir uma resposta maior, comparativamente à dose administrada via IM, mas a resposta máxima ao cortisol variou, recomendando-se a obtenção de amostras aos 45 e 60 min após a injeção de ACTH (Peterson *et al.*, 1994b, 1994 c).

Avaliação da insuficiência suprarrenal parcial ou relativa em potros

Estudos avaliaram a dose-dependência da resposta do cortisol ao ACTH, como um parâmetro para o diagnóstico de insuficiência suprarrenal em potros com doenças sistêmicas. Um estudo cruzado aleatório, com administração IV de ACTH (Cosintropina) em potros sadios com 3 a 4 dias de idade, mostrou que, embora 1 µg de ACTH não tenha sido a dose limiar, a administração de 10 µg resultou em pico de cortisol em 30 min, retornando ao valor basal em 90 min, enquanto doses de 100 µg e 250 µg estimularam uma resposta máxima de cortisol em 90 min (Hart *et al.*, 2007). Diferentemente, a administração de ACTH (Cosintropina), na dose de 0,1 µg/kg, resultou em estímulo suprarrenal máximo, com pico da concentração de cortisol 30 min após a administração de ACTH, em equinos adultos sadios.

Melatonina

A glândula pineal é constituída de células fotorreceptoras, com importância funcional em peixes e anfíbios, ainda que a função dos pinealócitos seja principalmente como células secretoras em vertebrados superiores. Nos vertebrados, a informação sobre o ciclo luminosidade-escuridão está relacionada com o estímulo multissináptico indireto, via pineal, fundamental para o controle do ritmo biológico. A retina propicia informação luminosa ao núcleo supraquiasmático (NSC) do hipotálamo, via trato retino-hipotalâmico. O NSC estimula o NPV, via projeções intra-hipotalâmicas. Assim, o NPV inerva os neurônios pré-ganglionares simpáticos dos neurônios intermediolaterais do gânglio cervical cranial que, então, induz estímulo noradrenérgico à glândula pineal.

Nos mamíferos, os pinealócitos são fontes de melatonina, sintetizada a partir do aminoácido triptofano, via serotonina. A síntese de melatonina é estritamente controlada pelo ritmo circadiano, influenciada por períodos de luz e escuridão, com maior concentração de melatonina em períodos escuros. O sinal de transdução associado a essas alterações na secreção de melatonina se dá por esta sequência: a ausência de luz induz liberação de norepinefrina dos terminais do nervo simpático que atua em receptores beta-adrenérgicos ligados à proteína G, os quais aumentam a atividade da enzima adenilato ciclase. O fator envolvido na resposta ao AMP-cíclico na região promotora de *N*-acetiltransferase representa a etapa taxa-limitante da síntese de melatonina. A melatonina atua em uma família de receptores ligados à proteína G (Mel1a, Mel1b, Mel1 c), dependendo da espécie animal. Assim, a melatonina inibe a atividade de neurônios no NSC, considerado o "marca-passo" circadiano do cérebro de mamíferos. Essa regulação é fundamental para os padrões reprodutivos em espécies animais, como ovinos e equinos.

Pode-se utilizar a melatonina no tratamento de alopecia X, em cães. A alopecia X compreende uma condição (ou condições) cuja definição é controversa, associada à perda de pelo em cães, que não pode ser atribuída a endocrinopatias conhecidas, como hipotireoidismo e hiperadrenocorticismo. Um tratamento proposto consiste no uso de melatonina, na dose de 3 a 6 mg/cão, 1 ou 2 vezes/dia (Frank *et al.*, 2004). A taxa de resposta terapêutica pode ser muito variável, dependendo da gravidade e da cronicidade do problema; apesar do tratamento, a ocorrência de recidiva não é incomum.

Hormônios glicoproteicos e hormônios de liberação associados

Apenas os peptídios do hormônio liberador de tirotropina (TRH) relacionados com a tireoide e o hormônio estimulante da tireoide (TSH) são discutidos neste capítulo. Hormônio liberador de gonadotropina (GnRH), hormônio luteinizante (LH), gonadotropina coriônica placentária (HCG) e gonadotropina sérica de éguas prenhes (PMSG) são abordados no Capítulo 27, sobre medicamentos do sistema reprodutor.

Hormônio liberador de tirotropina (TRH)

Trata-se de um tripeptídio – o piroglutamil-histidil-prolina (PyroGlu-His-Pro-NH$_2$) –, cujos neurônios secretores de TRH estão localizados na porção média dos núcleos paraventriculares e seus axônios terminam na porção média da lâmina externa da eminência média. Há um grande conteúdo de TRH no cérebro, fora da clássica "região tirotrópica" do hipotálamo. Uma amida íntegra e o ácido glutâmico ciclizado terminal são essenciais para sua atividade. O TRH é sintetizado como um grande precursor de 242 aminoácidos, contendo cinco sequências repetidas em ratos e seis em humanos, denominadas *hormônio liberador de preprotirotropina* (preproTRH) (Jackson 1982; Lechan *et al.*, 1984; Yamada *et al.*, 1990). O pró-hormônio sofre extenso processamento translacional, inclusive clivagem enzimática, ciclização do ácido glutâmico NH_2-terminal e troca de uma amida pela glicina COOH-terminal. O TRH se liga a receptores específicos na membrana plasmática das células da hipófise (Halpern e Hinkle, 1981). Esse hormônio ativa a enzima adenilato ciclase da membrana, com formação de cAMP e aumento de cAMP, que estimula a secreção de TSH. No entanto, o cAMP pode não aumentar em todas as condições em que há liberação de TSH induzida por TRH; ainda, o aumento de cAMP intracelular nem sempre está associado a aumento da secreção de TSH. Assim, há evidência crescente de que o aumento da concentração de cAMP induzido por TRH pode ser um evento secundário. Hoje, é amplamente aceito que a ação do TRH é mediada principalmente pela ativação da fosfolipase C. Isso provoca hidrólise da fosfatil-inositol-4,5-bifosfato (PIP_2), originando inositol-1,4,5-trifosfato (IP_3) e 1,2-diacilglicerol (DAG). Em seguida, o DAG ativa a proteinoquinase (ou quinase) C. A exposição contínua de receptores de TRH ao TRH provoca aumento na concentração de IP_3, com valor máximo (pico) dentro de 10 s e redução dentro de 1 min, indicando a rápida dessensibilização da resposta ao TRH (Yu e Hinkle, 1997). Relata-se que a ligação de beta-arrestinas é fundamental para essa dessensibilização (Jones e Hinkle, 2005). O TRH induz aumento rápido e imediato no conteúdo de cálcio livre intracelular, que diminui rapidamente, seguido de um platô prolongado com alta concentração de cálcio. A primeira etapa reflete a maior liberação da reserva de cálcio intracelular,

enquanto a segunda corresponde ao influxo de cálcio. Essa ação bifásica está relacionada com cargas elétricas, indução de fluxos de Ca^{2+} e atividade secretora das células da hipófise (Geras e Gershengorn, 1981; Gershengorn *et al.*, 1980; Tashjian *et al.*, 1987; Vale *et al.*, 1977; Winiger e Schlegel, 1988).

Teste de estimulação com TRH

Diagnóstico de hipotireoidismo em cães. O teste de estimulação com TRH, utilizado no diagnóstico de doenças de hipófise e de tireoide, destina-se a avaliar a sensibilidade da hipófise ao TRH, manifestada pela alteração na concentração sérica de TSH. Na insuficiência primária da glândula tireoide, ocorre aumento da resposta da hipófise ao TRH, e, no hipertireoidismo, há diminuição.

Tem-se utilizado mais comumente o teste com TRH, em vez do TSH exógeno, na avaliação da reserva funcional da tireoide, pelo aumento da concentração sérica de tiroxina (T_4). A Figura 26.4 mostra a resposta teórica de T_4 sérica à administração de TRH e TSH. Em teoria, a administração de TRH deve promover aumento de T_4 apenas quando o eixo hipófise-tireoide está íntegro (Figura 26.4). Portanto, deve-se constatar sensibilidade ao TRH apenas na insuficiência de tireoide terciária (hipotalâmica), uma condição ainda não documentada em cães (Ferguson, 1984, 1994, 2007). Desde a disponibilidade do teste com TSH em cães, em 1997, tem-se aprendido muito sobre a regulação da secreção do TSH. Em pacientes humanos, um aumento na resposta do TSH ao TRH indicou, geralmente, uma resposta exacerbada no hipotireoidismo primário discreto ou em estágio inicial. No entanto, a importância da avaliação da sensibilidade

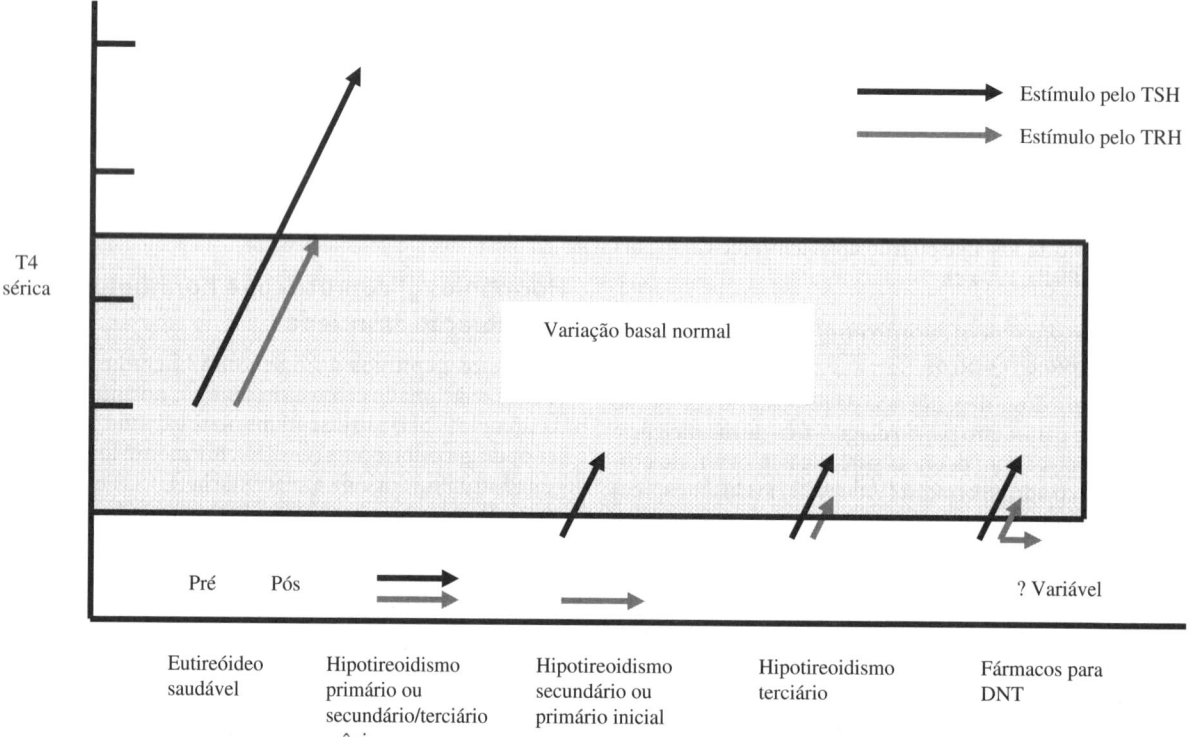

Figura 26.4 Classificações dos diagnósticos com base nos testes de estimulação com hormônio liberador de tirotropina (TRH) e tirotropina (TSH). As setas representam um modo estilizado da resposta clássica da concentração sérica de tiroxina (T_4), em doses ideais de TRH e TSH. A magnitude real da resposta, em parte, é determinada pelas doses de TRH e TSH e pelo momento da obtenção da amostra de soro após a administração de TRH ou TSH. A área sombreada representa o valor basal normal da concentração sérica de T_4. Nota-se a resposta relativa menor, até mesmo em dose máxima de TRH, em comparação ao TSH. A seta à esquerda, em cada par de setas (*seta mais escura*), representa a resposta ao TSH e a seta à direita (*mais clara*), a resposta ao TRH. DNT: doença não tireoidiana. Fonte: Peterson e Ferguson, 1989.

do TSH ao estímulo do TRH não mostrou ser muito maior, como teste de diagnóstico, em comparação à mensuração da concentração basal de TSH, em cães (Scott-Moncrieff *et al.*, 1998; Hoenig e Ferguson, 1997; Ferguson, 2007). Além disso, verificou-se que o hipotireoidismo crônico está associado a aumento, seguido de diminuição, do valor basal de TSH. Essa observação pode indicar que 25 a 40% dos cães com hipotireoidismo primário apresentam concentração de TSH normal, e não elevada. Ainda não está claro se isso está associado à dessensibilização pela ação de um mecanismo de retroalimentação (*feedback*) negativo; contudo, o aumento no teor de TSH estimulado pelo TRH parece diminuir com o passar do tempo (Diaz-Espineira *et al.*, 2008).

Propôs-se uma variedade de dosagens de TRH para uso em cães. Em geral, independentemente da espécie, à medida que se aumenta a dose de TRH ou TSH, aumenta a duração da resposta de T_4 sérica. Em cães, os efeitos colaterais foram mais relevantes em doses superiores a 100 μg/kg; notaram-se salivação, micção, defecação, vômito, miose, taquicardia e taquipneia (Tabela 26.7). O protocolo recomendado para o teste de estimulação com TRH consiste na administração de 100 μg de TRH/kg, via IV, com obtenção de amostras de soro para mensuração de T_4 nos momentos 0 e 6 h após a injeção de TRH, caso se determine o valor de T_4 sérica, e nos momentos 0 e 30 min, caso se determine o valor de TSH sérico. Utilizando esse protocolo em cães normais, constatou-se um aumento de, no mínimo, 50% no valor de T_4 sérica em 90% dos cães, e todos os pacientes apresentaram um aumento de, pelo menos, 0,5 μg/ dℓ (6,4 nmol/ℓ) acima do valor basal (Figura 26.4). No caso de dose menor que 200 μg de TRH/cão, obteve-se valor máximo de T_4 sérica 4 h após a administração de TRH. Em razão dos pequenos aumentos após a injeção de TRH, a obtenção de resultados confiáveis no teste de estimulação com TRH requer o uso de ensaio de T_4 com reprodutibilidade interna extremamente boa ou, preferivelmente, a mensuração do TSH canino.

Diagnóstico de hipotireoidismo em equinos. TRH tem sido avaliado em equinos como um teste alternativo na avaliação da reserva funcional da tireoide e dos tirotropos hipofisários. A administração IV de 1.000 μg de TRH aumenta as concentrações séricas de T_4 e T_3, com valores máximos 4 h após a administração de TRH (Tabela 26.7) (Lothrop e Nolan, 1986). Ainda, tem-se utilizado dose de 2.000 μg de TRH, via IV, com obtenção de amostras nos momentos 0, 30 e 90 min após a injeção, a fim de avaliar possível doença da hipófise em equinos. No entanto, não se constatou aumento nos teores de progesterona, 17-hidroxiprogesterona, androstenediona, cortisol, aldosterona, testosterona e estradiol, aumentando a dúvida sobre a validade do teste com TRH na avaliação de disfunção adrenal em equinos (Fecteau et al., 2005).

Diagnóstico de hipertireoidismo discreto em gatos. Em alguns gatos com hipertireoidismo discreto, as concentrações de hormônios da tireoide (T_4 e T_3) são normais ou são valores limítrofes ou, ainda, oscilam na faixa de variação normal ou acima dela. O estímulo com TRH foi avaliado como um teste da autonomia da tireoide. No eutireoidismo, a glândula tireoide do gato responde significativamente à injeção IV de TRH, mas em gatos com hipertireoidismo a resposta é consideravelmente menor, sugerindo que a função da tireoide não é influenciada pelo TSH endógeno. Como protocolo, administra-se a dose de 100 μg de TRH/kg, via IV, seguida da obtenção de amostra de soro 4 h após a injeção. Constatou-se que a concentração sérica de T_4 aumentou > 50% em todos os gatos normais e naqueles com doença não tireoidiana, enquanto apenas 11% dos gatos com hipertireoidismo apresentaram aumento de 50% na concentração sérica de T_4 após a administração de TRH. Embora estudos de casos controlados tenham relatado especificidade relativa do teste, outros questionam a especificidade dos resultados do teste de estimulação com TRH quando há doença não tireoidiana (Peterson et al., 1994a, 2001). Em gatos, foi comum a ocorrência de efeitos colaterais adversos associados à administração de TRH, inclusive episódios de vômitos, salivação, taquipneia e defecação. Como teste de diagnóstico, o teste de estimulação com TRH se assemelha favoravelmente ao teste de supressão de T_3; contudo, requer menos tempo, além da maior praticidade em sua realização (Peterson et al., 1994a, 1994 c). A atividade biológica do TRH reconstituído fresco é mantida, quando congelado em temperatura de 20°C negativos, durante 1 a 5 semanas (Rosychuk et al., 1988).

Tirotropina

Propriedades químicas

O hormônio estimulante da tireoide (TSH) é uma glicoproteína de PM 28.000 dáltons (Da) sintetizada pelas células tirotrópicas da adeno-hipófise (ver Tabela 26.3). Trata-se de uma substância química relacionada com a família das glicoproteínas, incluindo as gonadotropinas pituitárias LH e FSH e a gonadotropina coriônica placentária (CG). Cada um desses hormônios contém duas diferentes cadeias de polipeptídios, alfa e beta, sem ligação covalente.

LH, FSH e TSH compartilham similaridades na estrutura terciária conferida pela preservação evolucionária de resíduos da cisteína, especialmente aqueles presentes na estrutura conhecida como "nó de cisteína", identificada em exame cristalográfico. Além disso, os locais de *N*-glicosilação parecem ser preservados durante a evolução. Como descrito a seguir, as glicoproteínas contribuem para a estrutura terciária, bem como com as características funcionais e imunogênicas dos dímeros (Zerfaoui e Ronin, 1996).

Subunidades alfa e beta

O TSH é um heterodímero composto de duas subunidades unidas por ligação não covalente – alfa e beta –, sintetizadas como diferentes peptídios, a partir de mRNA distintos (Vamvakopoulos e Kourides, 1979). A subunidade alfa é comum aos três hormônios, mas a subunidade beta é particular para cada hormônio e confere a eles a especificidade biológica. A sequência de aminoácidos da subunidade alfa é comum a todas as quatros glicoproteínas de cada espécie. No entanto, pode haver variação na estrutura do carboidrato. A micro-heterogenicidade dos carboidratos dos hormônios individuais ocasiona heterogenicidade na afinidade dos receptores, na potência biológica e na excreção metabólica (Pierce e Parson, 1981; Wondisford *et al.*, 1988).

Tabela 26.7 Protocolos para o teste de estimulação com TRH.

	Dose	Via	Momentos de amostragem (h)
Cães	200 μg	IV	0 e 4
Gatos	100 μg/kg	IV	0 e 4
Equinos	1.000 μg	IV	0 e 4

As preparações utilizadas foram Relefact TRH® (Hoechst-Roussel); Thypinone® (Abbot Diagnostic); TRH (Peninsula Laboratories).
Fontes: Ferguson, 1984, 1994; Lothrop e Nolan, 1986; Lothrop *et al.*, 1984; Peterson e Ferguson, 1989; Peterson *et al.*, 1994a, 1994 c.

A subunidade alfa apresenta peso molecular ao redor de 20 a 22 kD (ou 20.000 a 22.000 Da) e contém 92 a 96 resíduos de aminoácidos e dois grupos de carboidratos ligados ao N-terminal. Os genes da subunidade alfa de humanos, vacas, camundongos, cães, gatos e ratos são semelhantes (Yang *et al.*, 2000b; Rayalam *et al.*, 2006a, 2006b). Todas as espécies apresentam um único mRNA que contém 730 a 800 bases. O mRNA codifica o precursor da subunidade alfa e uma sequência-guia de, em média, 24 aminoácidos.

O peso molecular da subunidade beta do TSH é de, aproximadamente, 18 kD; contém cerca de 110 a 113 aminoácidos e um carboidrato complexo ligado ao N-terminal (Green e Baenziger, 1988). O TSH, à semelhança do LH, apresenta grupos sulfato que finalizam algumas cadeias de aminoácidos; ocorre sulfatação em apenas uma pequena extensão do FSH e de forma alguma na gonadotropina coriônica (CG). Os genes da subunidade beta do TSH de camundongos, vacas, humanos e cães foram clonados; TSH canino recombinante (Yang *et al.*, 2000a, 2000b) e TSH felino (Rayalam *et al.*, 2006a, 2006b) foram expressos *in vitro*. Cada mRNA apresenta cerca de 700 bases, com mínimas variações. O mRNA da subunidade beta do TSH codifica o precursor da subunidade beta do TSH, com uma sequência-guia de 20 aminoácidos e uma região de codificação com 117 ou 118 aminoácidos.

O peptídio da subunidade alfa é mais abundante que a subunidade beta particular dos peptídios. No soro, são secretadas subunidades alfa livres, em concentração equivalente à combinação das concentrações de TSH, LH e FSH. A concentração das subunidades beta livres no soro é menor, geralmente inferior ao nível de detecção. A superabundância da subunidade alfa sugere que a regulação da síntese da subunidade beta constitui uma etapa taxa-limitante na modulação das concentrações de TSH, LH e FSH (McNeilly *et al.*, 2003; Taylor e Weintraub, 1985).

Ação

O TSH se liga aos receptores específicos da membrana plasmática da tireoide. Os receptores de TSH (TSHR) de cães, gatos, suínos, humanos e ratos foram totalmente clonados e a comparação entre as espécies revelou um alto grau de homologia, superior a 90%. O domínio extracelular do receptor contém 398 aminoácidos, com cinco sítios de glicosilação ligados ao N-terminal. O domínio intracelular é composto por 346 aminoácidos, supostamente com sete segmentos transmembrana. A proteína reguladora do nucleotídio guanina estimuladora se liga à terceira alça intracelular. O receptor apresenta um componente glicoproteico e um gangliosídeo, que podem estar envolvidos na ativação da enzima adenilato ciclase do TSH. O TSHR é um receptor particular entre os receptores de hormônios glicoproteicos, nos quais alguns receptores maduros da superfície celular sofrem clivagem e originam duas subunidades (Rapoport *et al.*, 1998). Apenas o TSH íntegro liga-se ao receptor; a subunidade beta não tem atividade biológica (Chan *et al.*, 1987; Field, 1975). A ligação do TSH ao seu receptor ativa a adenilato ciclase e o subsequente acúmulo de cAMP, mas não depende da interação do TSH daquelas espécies com o receptor. Isso resulta em estímulo e dissociação de subunidades reguladoras e catalíticas da proteinoquinase dependente do cAMP (proteinoquinase A) e subsequente fosforilação de diversas proteínas celulares, resultando em maior absorção de iodeto pelo tirócito, organificação do hormônio tireoidiano e secreção do hormônio da tireoide. Essa via mediada por AMP cíclico parece importante tanto para a secreção do hormônio da tireoide quanto para o

crescimento da glândula tireoide (Chayoth *et al.*, 1985). Nesse contexto, outra importante função do TSH reside na suprarregulação do cotransportador sódio-iodeto (NIS) nas células da tireoide. Muitos estudos *in vivo* e *in vitro* mostraram que o TSH estimula não apenas a atividade de transporte do iodeto, mas também o gene do NIS e a expressão proteica (Kogai *et al.*, 1997, 2000; Saito *et al.*, 1997).

Sabe-se, também, que a ligação do TSH ativa o sistema de sinalização da enzima fosfolipase C. A ativação dessa enzima resulta em hidrólise de PIP_2, com formação de DAG e IP_3. A primeira ativa uma proteinoquinase dependente de fosfolipídio e Ca^{2+} (proteinoquinase C) e a última aumenta a concentração de Ca^{2+} intracelular. O efeito do TSH na fosfolipase C é menor e requer uma quantidade maior do hormônio do que sua ativação de adenilato ciclase, sugerindo um sítio de ligação do TSH de alta capacidade e baixa afinidade. A importância fisiológica da ativação da hidrólise de PIP_2 pelo TSH não é conhecida, mas suspeita-se que esteja envolvida na proliferação glandular da tireoide (Chayoth *et al.*, 1985; Taguchi e Field, 1988).

Preparações

No passado, havia disponibilidade de dois produtos à base de tirotropina bovina. Porém, a disponibilidade de TSH nativo bioquimicamente purificado, obtido da hipófise de bovinos, como um medicamento, diminuiu sobremaneira após a introdução de TSH recombinante humano e depois do surgimento de encefalopatia espongiforme bovina. Além disso, detectou-se teor de endotoxina significativamente maior em produtos comerciais à base de bTSH disponíveis, desestimulando o seu uso na prevenção de efeitos colaterais (Schaefer *et al.*, 2013). Entretanto, alguns pesquisadores ainda utilizam, ocasionalmente, cultura celular para obter um produto à base de bTSH para uso animal. Embora o TSH recombinante, canino e felino, possa ser sintetizado com êxito, esse hormônio não está disponível no mercado (Yang *et al.*, 2000a; Rayalam *et al.*, 2006a). Independentemente da origem, o produto é armazenado na forma liofilizada, para reconstituição e administração via parenteral. Um estudo avaliou os efeitos do congelamento de TSH bovino reconstituído e constatou que não houve alteração na bioatividade por um período de, no mínimo, 3 semanas, em temperatura de 4°C (Bruyette *et al.*, 1987; Ferguson, 1994). Além disso, o efeito de condições de estocagem para o uso de tirotropina humana recombinante (rhTSH) no teste de estimulação com TSH em cães indicou que o rhTSH reconstituído pode ser armazenado a 4°C, durante 4 semanas, e em temperatura de 20°C negativos, durante 8 semanas, sem perder sua atividade biológica (De Roover *et al.*, 2006).

Teste de estimulação com tirotropina (TSH)

A administração de TSH humano ou bovino, exógeno, seguida de mensuração das concentrações séricas de T_4 e/ou T_3, representa um procedimento ainda utilizado, ocasionalmente, para confirmar o diagnóstico de hipotireoidismo ou de perda da reserva secretora da tireoide. Historicamente, esse procedimento era realizado principalmente em cães, gatos e equinos. A disponibilidade de testes imunológicos para a mensuração do TSH canino endógeno reduziu a praticidade e a necessidade desse exame. No entanto, o teste de estimulação com TSH ainda é considerado um teste não invasivo para confirmar a redução da reserva funcional da tireoide associada a hipotireoidismo.

Em cães, os protocolos para esse teste variam amplamente, conforme resumo mostrado na Tabela 28.8. Embora a dose de

TSH e os momentos da obtenção das amostras de soro quase sempre dependam de considerações práticas e econômicas, geralmente o aumento da dose de TSH retarda o momento de concentração máxima de T_4 e, até um limite, resulta em maior resposta de T_4 sérica e um platô que se mantém por um período mais longo. A administração pode se dar via intravenosa, intramuscular ou subcutânea, no entanto a resposta mais consistente e rápida é notada após a administração IV do TSH. Em cães, o protocolo sugerido consiste em obter uma amostra de sangue basal para a mensuração de T_4 sérica e, então, administrar 0,1 UI TSH/kg, via IV (dose máxima de 5 unidades), seguida de uma amostra de sangue 4 ou 6 h após a injeção de TSH (Ferguson, 1984, 1994, 2007). Estudos utilizando 1 unidade de TSH bovino (bTSH)/cão constataram que o aumento médio nas concentrações séricas de T_4 e T_3 acima do valor basal, 6 h após a injeção de TSH, foi significativamente menor após a administração de 1 UI de TSH, comparativamente à dose de 5 UI de TSH, mas não se verificou diferença significativa 4 h após a administração de TSH, nas duas doses de TSH avaliadas. Com base nos critérios para resposta adequada de TSH, a dose de 1 UI de TSH mostrou que 35% dos cães apresentavam diminuição na resposta ao TSH 4 h após a injeção e 35% após 6 h. A dose de 5 UI de TSH não resultou em diminuição da resposta 4 h após a injeção em nenhum cão; essa redução foi notada em 1 cão, de um grupo de 20 (5%), 6 h após a administração de TSH (Beale *et al.*, 1990).

Tem-se padronizado preparações de TSH de origem hipofisária de acordo com a bioatividade, expressa como unidade internacional (UI). TSH altamente purificado apresenta atividade biológica específica de 12,5 UI/mg de proteína. Um estudo em cães comparou a atividade biológica de TSH humano recombinante (rhTSH) com a do bTSH: o bTSH foi administrado (1 unidade correspondia a 500 μg em 0,5 mℓ de água estéril) por via intramuscular (IM) e o rhTSH (75 μg em 0,5 mℓ de água estéril) por ambas as vias IM e IV. Foram obtidas amostras de sangue imediatamente antes e 6 h após a injeção de TSH. Não se constatou diferença significativa na concentração de T_4 após a estimulação com TSH, nos três grupos (Boretti *et al.*, 2006). Outro estudo em cães eutireóideos sugeriu que 50 μg de rhTSH consistiu na dose ideal para obter aumento significativo da concentração sérica de tiroxina total (TT$_4$) (Sauvé e Paradis, 2000). De modo semelhante, a administração IV de 25 a 200 μg de rhTSH aumentou significativamente a concentração sérica de TT$_4$ 6 a 8 h depois da injeção, em gatos eutireóideos (Stegeman *et al.*, 2003). Em gatos, um estudo prévio com TSH bovino mostrou que o teor sérico máximo (pico) de T_4 meramente se estendeu até os

últimos momentos de amostragem, quando da utilização de doses maiores (Hoenig e Ferguson, 1983).

Considerando que o emprego de uma dose farmacológica de TSH, o diagnóstico de hipotireoidismo em cães geralmente é confirmado quando a concentração sérica de T_4 após a administração de TSH situa-se abaixo da faixa de variação normal para o valor basal de T_4 (em geral < 1,0 μg/dℓ ou < 13 nmol/ℓ, em cães) e raramente aumenta mais que 0,2 μg/dℓ (2,6 nmol/ℓ) acima do valor basal. Nas formas hipofisárias de hipotireoidismo, a tireoide permanece responsiva ao TSH. Nos casos raros de hipotireoidismo secundário (hipofisário) ou terciário (hipotalâmico) crônico, com subsequente atrofia da tireoide, podem ser necessárias 2 ou 3 doses diárias consecutivas de TSH para, finalmente, verificar a sensibilidade da tireoide (Ferguson, 1984, 1994, 2007).

Um estudo em cães normais estimou o valor preditivo dos momentos de obtenção de amostras de sangue após a administração de 5 unidades de TSH, via IV: em 80% dos animais, não se constatou a duplicação da concentração sérica de T_4 4 h após a injeção do hormônio, mas em todos os animais o teor sérico de T_4 dobrou 6 h após a administração de TSH. Aqueles que responderam favoravelmente à terapia de reposição da tireoide, na média, praticamente não apresentaram aumento algum na concentração sérica de T_4 após a injeção de TSH. Uma vantagem do teste de estimulação com TSH reside no fato de que a concentração de T_4 após a administração de TSH tende a ser menos variável porque a tireoide está estimulada ao máximo.

Tirotropina | Homologia estrutural entre as espécies

O peso molecular da subunidade beta do TSH é de, aproximadamente, 18 kD; essa subunidade dispõe de cerca de 110 a 113 aminoácidos e um carboidrato complexo ligado ao *N*-terminal. O TSH, à semelhança do LH, contém grupos sulfato na extremidade de algumas cadeias; tal sulfatação é constatada apenas em pequena extensão do FSH e de modo algum na GC. Foram clonados e sequenciados os genes da subunidade beta do TSH de camundongos, ratos, humanos, bovinos, ovinos, cães, gatos, equinos, gambás, peixes teleósteos, aves domésticas, codornizes e equinos. Na maioria das espécies de mamíferos, o mRNA contém cerca de 700 bases, com mínimas variações. O mRNA da subunidade beta do TSH codifica o precursor dessa subunidade, com uma sequência-guia de 20 aminoácidos, além de uma região que codifica 117 ou 118 aminoácidos. Há homologia de 80 a 90% nas sequências de aminoácidos na maior parte das moléculas beta do TSH de mamíferos. Como exemplo na espécie aviária, a sequência de aminoácidos na subunidade beta do TSH de codorniz apresenta homologia ao redor de 70%, com espécies de mamíferos, cerca de 60% com aquela de anfíbios e aproximadamente de 50% com a de peixes teleósteos. Há evidência de que o domínio funcional da subunidade beta do TSH e o receptor de TSH divergiram-se, de modo cooperativo, durante a evolução. Muitas regiões de sequências idênticas são vistas em várias subunidades beta de hormônios glicoproteicos, e as regiões próximas aos resíduos 51 a 57 e 75 a 80, nas estruturas beta, sugerem envolvimento na interação com a subunidade alfa comum (Szkudlinski *et al.*, 2002).

Padrões de glicosilação | Relevância na bioatividade e imunorreatividade

As glicoproteínas hipofisárias LH, FSH e TSH são produzidas e secretadas em múltiplas formas moleculares. *In vivo*, a micro-heterogenicidade dos constituintes de carboidrato dos

Tabela 26.8 Protocolos para o teste de estimulação com hormônio liberador de tirotropina (TSH).

	Dose ou dosagem	Via	Momentos de amostragem (h)
Cães	0,1 unidade/kg (máx. 5 unidades)	IV	0 e 4
	1 unidade/cão	IV	0 e 4
	50 μg/cão[a]	IV	0, 4 e 6
Gatos	1 unidade/kg	IV	0 e 6
	1 unidade/gato	IV	0 e 4
	25 a 200 μg/gato[a]	IV	0 e 6
Equinos	5 a 10 unidades	IV	0, 4 e 6

A preparação utilizada foi TSH bovino (Tytropar®; Rhone-Poulenc Rorer).

[a]A preparação utilizada foi hTSH recombinante (Tytropar®; Genzyme Corporation).

Para protocolos mais antigos utilizados em cães, ver a publicação de Ferguson (1984), para revisão.

Fontes: Beale *et al.*, 1990; Chen e Li, 1987; Ferguson, 1984, 1994; Peterson e Ferguson, 1989; Sauvé e Paradis, 2000; Stegeman *et al.*, 2003.

hormônios individuais ocasiona heterogenicidade na afinidade pelo receptor e na excreção metabólica do hormônio. *In vitro*, a imunorreatividade é influenciada por essa heterogenicidade. Muito se tem aprendido a partir de estudos sobre a gonadotropina coriônica de humanos e equinos pelo uso desses hormônios como medicamentos. Por exemplo, variantes de FSH humano altamente sialilatadas exibem menor ligação ao receptor, menor bioatividade e menor imunoatividade, em comparação às formas menos sialilatadas. Cada isoforma parece ter uma afinidade diferente em relação ao receptor. Por exemplo, as variantes de FSH glicosiladas parecem induzir ou estabilizar as conformações distintas de receptores, resultando em diferentes graus de ativação ou inibição de determinada via de transdução de sinal. Além disso, a micro-heterogenicidade do FSH depende não apenas de variações no conteúdo de ácido siálico, mas também de diferenças na estrutura interna das cadeias de carboidratos, que determinam a expressão biológica completa das variantes de FSH glicosiladas (Creus *et al.*, 2001).

As cadeias de oligossacarídeos de hormônios glicoproteicos hipofisários, como o hormônio estimulante da tireoide humano (hTSH), mostraram-se importantes na biossíntese, na associação, na secreção e na bioatividade da subunidade. No entanto, a importância biológica exata dessas isoformas glicosiladas ainda é controversa. Constatou-se que as variantes do hTSH glicosiladas mais básicas no ponto isoelétrico foram significativamente mais ativas na estimulação para formação de cAMP, comparadas às variantes ácidas; no entanto, não se constatou diferença no estímulo para liberação de fosfato de inositol. Na defesa de tentativas para desenvolver glicoproteínas hipofisárias recombinantes como medicamentos, a bioatividade de glicoproteínas produzidas *in vitro* parece ser tão grande quanto ou, em alguns casos, maior que aquela da forma derivada da hipófise (Thotakura *et al.*, 1991). Como a glicosilação de hormônios no plasma é imunologicamente distinta daquela de hormônios armazenados na hipófise (Zerfaoui e Ronin, 1996), um imunoensaio-padrão ideal deve independer da glicosilação. Em um estudo comparando imunorreatividade e bioatividade do TSH felino recombinante com o TSH felino recombinante sem glicosilação, parece que a desglicosilação não reduziu a bioatividade *in vitro* desse produto (Rayalam *et al.*, 2006b). Nenhum estudo avaliou a taxa de excreção de TSH recombinante nas espécies de animais domésticos.

Efeitos de medicamentos na concentração de TSH

Esse tema foi revisado por Daminet e Ferguson (2003) e Ferguson (2007). Fármacos com efeitos relevantes no eixo tireoidiano incluem glicocorticoides e barbituratos. No entanto, não se constatou supressão da concentração de TSH pelos glicocorticoides, provavelmente pela carência de sensibilidade do teste com TSH.

Dois estudos (Daminet *et al.*, 1999; Gaskill *et al.*, 1999) avaliaram os efeitos do fenobarbital nos testes da função da tireoide. Daminet *et al.*, ao realizarem estudo prospectivo sobre o efeito da administração de fenobarbital durante 3 semanas nos teores de TT_4, de tiroxina livre por diálise de equilíbrio (FT4D) e de TSH, não constataram alteração significativa nesses valores ao longo do período de avaliação. Gaskill *et al.*, na tentativa de avaliar minuciosamente os efeitos do fenobarbital, mensuraram as concentrações de TT_4 e TSH de 78 cães tratados com fenobarbital e as comparou com aquelas de 48 cães epilépticos não tratados. Dos cães tratados com fenobarbital, 40% apresentavam baixo teor de TT_4 e 7% tinham TSH elevado, enquanto apenas

8% dos cães não tratados apresentavam baixo teor de TT_4 e nenhum apresentou elevação do TSH. No último grupo, apenas os cães com atividade convulsiva recente tiveram baixos valores de TT_4. Os pesquisadores não constataram efeitos do fenobarbital na ligação sérica de T_4. A concentração sérica média de TT_4 foi significativamente menor e o teor sérico médio de TSH significativamente maior no grupo tratado com fenobarbital. À semelhança do mencionado no estudo de casos subagudos (Daminet *et al.*, 1999), parece não haver correlação entre a dose de fenobarbital ou a duração do tratamento e as concentrações séricas de TT_4 e TSH.

A dopamina e o agonista da dopamina bromocriptina suprimiram a concentração sérica de TSH em pacientes com resistência hipofisária seletiva ao hormônio da tireoide (Ohzeki *et al.*, 1993). Outras medicamentos que suprimem o TSH no hipotálamo ou na hipófise são os retinoides (derivados da vitamina A) e os análogos da somatostatina (revisado por Haugen, 2009).

Somatomamotropinas e hormônios reguladores

O GH e a prolactina apresentam similaridades na estrutura de aminoácidos, além de compartilharem algumas atividades biológicas. Assim, são denominados hormônios somatomamotrópico e somatolactotrópico.

Hormônio liberador do hormônio do crescimento (GHRH)

Secretado pelos neurônios localizados nos núcleos arqueados, cujos axônios terminam em uma lâmina externa da eminência média, o GHRH é sintetizado a partir de um precursor com 108 aminoácidos. Inicialmente, isolaram-se dois peptídios de 44 e 40 aminoácidos, com atividade liberadora de GH. Os peptídios sintéticos que contêm apenas resíduos dos primeiros 29 aminoácidos do GHRH mostraram-se tão potentes quanto o GHRH natural. O GHRH estimula a síntese e a secreção de GH por somatotrofos. O GHRH liga-se a receptores da superfície celular específicos, ligados a adenilciclase pelas proteínas G. O AMP cíclico atua como mediador do efeito do GHRH na transcrição do gene *GH* e na regulação da secreção de GH. Ainda, o GHRH apresenta efeito mitogênico nos somatotropos (Brazeau *et al.*, 1982; Guillemin *et al.*, 1981; Mayo *et al.*, 1983; Michel *et al.*, 1983; Reul *et al.*, 1990). É interessante ressaltar que um estudo relatou que a taxa de sobrevivência de cães de companhia com neoplasia maligna de ocorrência natural, como hemangiossarcoma e carcinoma, tratados com plasmídeo de GHRH, foi 84% maior que o grupo tratado com placebo. O eixo GHRH/GH/fator do crescimento semelhante à insulina (IGF-I) foi levantado como causa de melhora na qualidade de vida de pacientes com câncer (Colao *et al.*, 1999); nesse estudo, o tratamento intramuscular com plasmídeo de GHRH, seguido de eletroporação, em cães com diversos tipos de tumores, melhorou a anemia causada por caquexia, bem como a qualidade de vida. Assim, a administração de plasmídeo GHRH parece ser benéfica na sobrevivência de cães com tumores de ocorrência natural e merece pesquisas adicionais (Bodles-Brakhop *et al.*, 2008).

Grelina

Trata-se de um peptídio de 28 aminoácidos com *O*-n-octanoilação na serina, na terceira posição, uma modificação fundamental para a atividade biológica. Essa modificação pós-translação é única entre os neuropeptídios conhecidos. A grelina é produzida no estômago, quando há expectativa de uma refeição, além de estimular neurônios de GHRH e a secreção de GH pela hipófise (Kojima *et al.*, 1999; Cone *et al.*, 2003). Detectaram-se mRN e o peptídio grelina na hipófise de humanos, indicando que a grelina também é sintetizada na hipófise, onde pode influenciar a liberação autócrina e parácrina do GH (Kamegai *et al.*, 2001). Entretanto, relatou-se que, em cães, a capacidade da grelina em liberar GH diminui com o avanço da idade (Bhatti *et al.*, 2006).

Somatostatina | Hormônio inibidor da liberação do hormônio do crescimento

No SNC, os neurônios que produzem somatostatina se concentram, principalmente, na região periventricular anterior do hipotálamo, com terminações nervosas na lâmina externa da eminência média. No entanto, os neurônios produtores de somatostatina também estão distribuídos em outras regiões do SNC, e fora deste sistema, nas células (células D) da mucosa gástrica, no intestino delgado, nos rins, nas ilhotas de Langerhans do pâncreas e nas células parafoliculares da tireoide. A somatostatina é sintetizada como um precursor com 116 aminoácidos que, após processamento proteolítico, dá origem a peptídios com 14 ou 28 aminoácidos. A somatostatina atua por meio de sua ligação com receptores específicos na superfície das células-alvo, que interagem com proteínas G, as quais, por sua vez, atuam como mediadores de vários eventos intracelulares, como inibição da atividade da adenilciclase, levando à supressão do acúmulo de cAMP e à inibição do fluxo de cálcio, exacerbando a condutância do K^+ e a hiperpolarização. A diminuição no teor de cálcio intracelular reduz a secreção hormonal. O GHRH também apresenta efeito antiproliferativo direto, inibindo a síntese de DNA e a replicação celular por impedir a separação do centrossomo induzida pelo fator de crescimento epidérmico. Essa ação pode ocorrer pela interferência no movimento de microfilamentos e pelo impedimento da separação de microtúbulos, por inibir o influxo de cálcio. Na Tabela 26.9, há um resumo das diversas ações biológicas da somatostatina (Brazeau *et al.*, 1973; Lamberts, 1986; Montminy *et al.*, 1984; Reichlin, 1983; Schmeitzel e Lothrop, 1990).

Octreotídio

O uso clínico da somatostatina é limitado em virtude de sua meia-vida curta (2 a 3 min) e de seus múltiplos efeitos. Como a somatostatina exógena é rapidamente eliminada da circulação sanguínea, foram desenvolvidos diversos análogos da somatostatina de ação mais prolongada. O octreotídio, um análogo da somatostatina, foi utilizado como adjuvante no tratamento de anormalidades hipofisárias (Klonoff e Karam, 1992). Um octreotídio (Sandostatina®; Novartis) foi utilizado no tratamento de acromegalia, gastrinoma, tumor de célula beta do pâncreas e glucagonoma, em cães. Atualmente, está sendo avaliado outro análogo da somatostatina de efeito prolongado – o lanreotídeo (Somatuline® Depot) – para uso em cães, aprovado pela FDA para o tratamento de acromegalia em humanos.

Pegvisomanto

Aantagonista do receptor de GH utilizado no tratamento de acromegalia, o pegvisomanto é um derivado polietilenoglicol de GH sintético, com baixa imunogenicidade e longa meia-vida plasmática. Não atravessa a barreira hematencefálica de humanos e pode causar discreta inibição das ações do GH no SNC

Tabela 26.9 Ações da somatostatina (ver texto para entendimento das abreviaturas).

Inibe a secreção hormonal de:
Glândula hipófise
TSH, GH, PRL, ACTH
Trato gastrintestinal
Gastrina
Secretina
Peptídio inibidor gástrico (GIP)
Motilina
Enteroglucagon
Peptídio vasoativo intestinal (VIP)
Pâncreas
Insulina
Glucagon
Somatostatina
Trato urogenital
Renina

Inibe outras ações gastrintestinais:
Secreção de ácido gástrico
Esvaziamento gástrico
Secreção de enzima pancreática e de bicarbonato
Absorção intestinal
Fluxo sanguíneo gastrintestinal
Transporte de água estimulado por arginina-vasopressina (AVP)
Fluxo biliar

(Veldhuis *et al.*, 2010). Desse modo, o pegvisomanto influencia a secreção de GH, sobretudo por suas ações fora da barreira hematencefálica, como a supressão da concentração de IGF-I nos tecidos periféricos (p. ex., fígado).

Somatotropina | Hormônio do crescimento

Estrutura e secreção

A somatotropina (GH) é um hormônio polipeptídico com peso molecular ao redor de 22 kD. A principal forma da somatotropina humana é um hormônio de cadeia única, com 191 aminoácidos, conforme consta na publicação de Li (1969). Há uma considerável especificidade entre as espécies para a somatotropina (Kostyo e Reagan, 1976; Wallis, 1975) – atualmente, as somatotropinas humana, bovina e suína de uso clínico, contidas em produtos comerciais, são obtidas por meio de técnicas recombinantes. A sequência do GH de cães foi inicialmente identificada em 1994 e a de gatos em 1995 (Ascacio-Martinez e Barrera-Saldana, 1994; Castro-Peraltae e Barrera-Saldana, 1995).

A somatotropina é sintetizada e liberada sob a influência do GHRH, um peptídio com 44 aminoácidos. A secreção de somatotropina se dá na forma de pulsos (picos), em virtude das liberações assincrônicas de GHRH e somatostatina (hormônio inibidor do hormônio do crescimento, GHIH), um potente inibidor da liberação de somatotropina (Müller, 1987). A liberação do GH em pulsos parece ser consequência da secreção, também em pulso, do GHRH, enquanto as concentrações entre os pulsos são basicamente determinadas pela somatostatina (hormônio inibidor da liberação de somatotropina, SRIH) (Rijnberk, 1996). Muitos fatores fisiológicos, farmacológicos e patológicos influenciam a secreção de somatotropina, inclusive exercício e hipoglicemia, os quais aumentam a secreção de somatotropina, como fazem os agonistas alfa-adrenérgicos, os antagonistas beta-adrenérgicos e os agonistas da dopamina. Glicocorticoides, bloqueadores alfa-adrenorreceptores e agonistas beta-adrenérgicos reduzem a secreção de somatotropina, além de causarem hiperglicemia e obesidade. Na Tabela 26.10, é possível observar uma revisão sobre os fatores reguladores da liberação do GH (Cone *et al.*, 2003).

Função

O receptor de GH situa-se na superfície celular e pertence à superfamília do receptor de citocina JAK/STAT. Como o GH apresenta dois sítios de ligação de receptores distintos, é necessária a dimerização de receptores do GH para a ligação desse hormônio e a subsequente ativação da cascata de sinais. Os efeitos do GH podem ser enquadrados em duas categorias principais: de ação rápida ou metabólica e de ação lenta ou hipertrófica (Rijnberk, 1996). Os efeitos catabólicos agudos são mediados pelo GH, por meio da redução do uso de carboidrato e do prejuízo à absorção de glicose pelas células, o que resulta em intolerância à glicose e hiperinsulinismo secundário (Lean *et al.*, 1992). Os efeitos anabólicos mais lentos são mediados pelo IGF. Esses hormônios são produzidos em diversos tecidos, principalmente no fígado, em resposta à somatotropina. O GH, via IGF-I, aumenta a síntese proteica e reduz o catabolismo de proteínas mediante a mobilização de gordura e aumento da massa corporal magra e da densidade óssea. Esse efeito poupador de proteína é importante para o desenvolvimento e o crescimento linear. Além disso, o IGF-I pode induzir a inibição do mecanismo de retroalimentação (*feedback*), para controlar as secreções de GHRH e GH.

Uso terapêutico

Aplicações em pequenos animais. Em cães jovens, pode haver deficiência de GH por anormalidade endócrina primária, resultando em nanismo pituitário, que pode ser tratado com somatotropina bovina, suína ou humana. A somatotropina suína (pGH) é estruturalmente idêntica à somatotropina canina e pode ser a preferida no tratamento de cães (Ascacio-Martinez e Barrera-Saldana, 1994). Os resultados da avaliação dos efeitos farmacológicos e toxicológicos da administração de somatotropina suína exógena em cães adultos normais indicaram que a pGH causou aumento do peso corporal e dos pesos de fígado, rins, tireoide e hipófise, como efeitos dose-dependentes, aumento da espessura da pele e elevação dos teores séricos de IGF-1. No entanto, constatou-se que a administração de pGH promoveu efeito mínimo ou nenhum efeito biologicamente relevante nas concentrações sérica de T_3, T_4 e de cortisol, em cães (Prahalada et al., 1998).

Preparações e protocolos de dosagens. Em cães, recomenda-se a administração 0,1 UI de somatotropina/kg SC, 3 vezes/semana, durante 4 a 6 semanas (Eigenmann, 1982). Se as secreções de ACTH e TSH também são anormais, os animais devem ser tratados com doses de reposição de glicocorticoides e hormônios tireoidianos. A dermatose responsiva ao hormônio do crescimento foi tratada com sucesso com 0,15 UI/kg, 2 vezes/semana, durante 6 semanas (Schmeitzel e Lothrop, 1990).

Aplicações em grandes animais. A somatotropina bovina (bST) é utilizada em bovinos por várias razões. Ela melhora a eficiência alimentar e promove aumento efetivo no teor de proteína e redução na concentração de gordura, propiciando, assim, uma carcaça desejável, em termos de qualidade de gordura e carne (Groenwegen et al., 1990; Schawarz et al., 1993). Isso também foi constatado quando se administrou bST a cordeiros em fase de terminação (McLaughlin et al., 1993). Em suínos, o uso de somatotropina suína também ocasiona maior taxa de crescimento e melhor qualidade de carne (Campbell et al., 1988; Etherton et al., 1987). Um estudo indicou que o uso de bST foi efetivo na redução do conteúdo de gordura na carcaça e no aumento de carne magra comestível, em novilhas da raça Holstein; entretanto, a administração de bST em novilhas de baixo peso reduziu a qualidade da carcaça (Schlegel et al., 2006).

Constatou-se que o tratamento com bST melhora a taxa de fertilização, acelera o desenvolvimento embrionário e aumenta a sobrevivência do embrião. A presença de um feto altera a expressão de genes e proteínas endometriais, em resposta ao bST, para aumentar a taxa de prenhez (Moreira *et al.*, 2002).

Além de ser administrada com o objetivo de melhorar a qualidade da carne e a taxa de fertilidade, a bST foi utilizada para aumentar a produção de leite em vacas; nos EUA, o seu uso foi aprovado em 1994. A somatotropina também influencia a composição do leite, resultando em menor quantidade de ácidos graxos de cadeia curta e de cadeia média e maior quantidade de ácidos graxos de cadeia longa (Bauman 1992, 1999; Lean *et al.*, 1992).

O leite de vacas contém, naturalmente, menos de 1 ng de GH/mℓ, enquanto o leite de mulheres secreta 500 a 875 μg de GH por dia. Quando as vacas são tratadas com bST recombinante, o teor de GH no leite não aumenta significativamente. Em bovinos, o GH é degradado pelo ácido gástrico, quando ingerido, e relata-se que a sequência de aminoácido de bST se diferencia daquela de hST em, aproximadamente 35% e, como consequência, os receptores do GH humano não respondem à bST (GH bovino) (Lesniak *et al.*, 1977).

A administração de bST aumenta a concentração de IGF-1 no leite de vacas, e alguns pesquisadores aventam a possibilidade de que os produtos lácteos aumentem o risco de câncer de mama por seu conteúdo de gordura, IGF-1, estrógenos ou GH. No entanto, a revisão de uma metanálise concluiu que a evidência ora

Tabela 26.10 Fatores que influenciam a secreção do hormônio do crescimento.

Estimulam	Inibem
Hipoglicemia	Hiperglicemia
Exercício	Ácidos graxos livres
Sono	Somatostatina
Aminoácidos	Hormônio do crescimento (retroalimentação negativa)
Hipoglicemia	Hormônio antidiurético (ADH)
Hormônio liberador do hormônio do crescimento (GHRH)	
Grelina	
Hormônio adrenocorticotrófico (ACTH)	
Agonistas alfa-2-adrenérgicos (clonidina)	Antagonistas alfa-adrenérgicos
Agonistas colinérgicos Mi	Antagonistas colinérgicos Mi
Antagonistas beta-adrenérgicos	Agonistas beta-2-adrenérgicos
Dopamina ou agonistas	Antagonistas da dopamina (fenotiazinas)
Ácido gama-aminobutírico (GABA) ou agonistas	
Agonistas de histamina 1	Antagonistas de receptor da histamina H$_1$
Agonistas de serotonina	Antagonistas de serotonina
Opioides μ	Neuropeptídio Y (NPY)
Testosterona	Progesterona
Estrógeno	
Glicocorticoides do estresse (agudo)	Glicocorticoides (crônico)

disponível não sustenta essa associação. Embora, a concentração de IGF-1 não seja influenciada pela pasteurização, o conteúdo médio de IGF-1 leite foi estimado em 4 ng/mℓ. Considerando um consumo diário de 1,5 ℓ de leite, isso contribuiria com 6 µg de IGF-1 no trato gastrintestinal. As secreções gastrintestinais contribuem com, cerca de, 380 µg. Essas quantidades são semelhantes aos 10.000 µg produzidos diariamente no fígado e nos tecidos extra-hepáticos. Assim, estima-se que o IGF-1 oriundo do leite contribua com menos de 0,06% do IGF-I total e que esse valor poderia estar superestimado ao se considerar a possibilidade de que todas as moléculas de IGF-I resistam à proteólise no trato gastrintestinal (Parodi, 2005).

No entanto, é importante ressaltar que atualmente todos os países da União Europeia (UE) apresentam um acordo proibindo o uso de bST com intuito de aumentar a produção de leite. Desenvolveu-se um imunoensaio para mensuração da concentração de IGF-I no leite, o qual foi proposto como o teste de controle em amostras de leite.

Preparações de protocolos de dosagens. Há diversas formulações de somatotropina bovina (bST) disponíveis no mercado, incluindo preparações para fornecimento diário e de ação prolongada de 7, 14 e 28 dias. As preparações de 14 e 28 dias são compostos de bST-metionil. A bST exógena deve ser disponibilizada todos os dias, a fim de sustentar a maior produção de leite. A razão disso é que o peptídio bST é rapidamente excretado do corpo. Quando administrado diariamente às vacas, obtém-se resposta máxima na produção de leite com a dose de 30 a 40 mg de bST/dia; não se constata aumento adicional com doses maiores. A maioria dos experimentos relacionados com a produção administra dose de 10 a 50 mg/dia. Posilac® (Monsanto) contém 500 mg de somatotropina bovina recombinante de met^{-1}... leu^{126} (Sometribove, USAN), uma preparação de bST de ação prolongada de 14 dias (Sometribove, USAN), administrada a cada 14 dias. Em geral, a produção de leite aumenta nos primeiros dias de tratamento com bST, atingindo valor máximo no 6º dia. Ainda, há disponibilidade de soluções injetáveis ou brincos contendo bST de liberação prolongada (4 a 6 semanas), para suínos (Bauman, 1992, 1999; Lean et al., 1992).

Efeitos adversos

Em cães, diabetes melito compreende o principal efeito colateral potencial da administração de GH; portanto, deve-se determinar a concentração sanguínea de glicose, em jejum, antes de iniciar o tratamento com GH e em intervalos semanais durante a terapia. Reações de hipersensibilidade também podem ocorrer após o tratamento com GH (Schmeitzel e Lothrop, 1990).

Em bovinos, relata-se que o tratamento com GH promove a redução do consumo de alimentos no início da terapia; no entanto, após algumas semanas nota-se aumento. Ainda, sugere-se que o tratamento com GH aumenta a incidência de mastite, fato que pode estar relacionado com o aumento da produção de leite (Bauman, 1992, 1999; Lean et al., 1992). No entanto, em um estudo multinacional envolvendo mais de 900 vacas não se notou aumento na incidência de mastite clínica (White et al., 1994). Não há comprovação de que a administração de GH em vacas aumenta a ocorrência de doenças metabólicas (Bauman, 1992, 1999; Lean et al., 1992).

Mecasermina

Mecasermina (Increlex®; Cambrex Bio Sciences Baltimore, Inc.) é um IGF-I humano recombinante, uma proteína não glicolisada com uma única cadeia de 70 aminoácidos, unida por três pontes dissulfeto. A sequência de aminoácidos da mecasermina é idêntica àquela do IGF-1 nativo. O uso de mecasermina foi aprovado pela FDA, para o tratamento de deficiência grave de IGF-I que não respondem ao tratamento com GH, em humanos. O uso de mecasermina em medicina veterinária ainda está em estudo.

Prolactina

Estrutura e biossíntese

A prolactina (PRL) é um hormônio polipeptídico composto por 198 aminoácidos, com peso molecular 22.000 Da, sintetizado e secretado pelos lactotrofos da adeno-hipófise. Classifica-se como um hormônio somatomamotrófico, e cerca de 10 a 15% da molécula corresponde à glicosilação. Embora a PRL glicosilada seja menos potente, a glicosilação parece estabilizar a molécula frente à degradação pelo organismo. Nas espécies nas quais se identificou sua estrutura, a PRL apresenta três pontes dissulfeto intracadeias. Foram identificadas as sequências de aminoácidos da prolactina de cães e gatos (Gomez-Ochoa et al., 2004; Warren et al., 1996).

Não há preparações farmacêuticas desse hormônio e pouco, ou nenhum, uso terapêutico. A regulação da prolactina é importante no ciclo reprodutivo de várias espécies animais. A PRL é derivada de um hormônio comum ao GH e um lactógeno placentário humano (hPL), mas atualmente compartilha apenas uma minoria de resíduos (13% e 16%, respectivamente) com esses hormônios. A molécula precursora da PRL tem 227 aminoácidos, com peso molecular de 40.000 a 50.000 Da e contribui, em parte, com a imunorreatividade da PRL plasmática (Klonoff e Karam, 1992; Tyrell et al., 1994).

Função

A PRL estimula a lactação no período pós-parto e parece ter funções relacionadas com a reprodução, especialmente cuidado, alimentação e proteção das crias, mesmo em peixes e aves. A PRL parece atuar no metabolismo de sal e água e, por exemplo, é importante na habilidade do salmão em sair de um ambiente de água salgada para água doce. Nos mamíferos, o aumento da concentração de prolactina durante a prenhez, combinado com os efeitos hormonais de estrógenos e progestinas, induz ao desenvolvimento de tecido mamário. Em roedores, a PRL prolonga a duração do corpo lúteo, o que não acontece em humanos e mamíferos domésticos. A secreção de PRL durante a amamentação, em algumas espécies, mais notadamente em humanos, também pode inibir a função ovariana e impedir a ovulação e a fertilização (Klonoff e Karam, 1992; Tyrell et al., 1994).

Regulação da secreção

Em geral, a secreção de PRL pela hipófise está sob o controle inibidor do hipotálamo, especificamente pelo neurotransmissor dopamina. Portanto, nos casos de hiperprolactinemia os agonistas da dopamina inibem a secreção de prolactina muito efetivamente. Os agonistas da dopamina, como a bromocriptina (Cycloset®), reduzem os tumores de hipófise secretores de prolactina, reduzindo o teor de PRL circulante e restabelecendo a ovulação em 70% das mulheres com microadenoma (Webster et al., 1994); ainda, suprimem a PRL e, assim, a progesterona, em cadelas prenhes (Onclin et al., 1995). Os fatores que influenciam a secreção do GH frequentemente apresentam efeitos similares na PRL: sono, estresse, hipoglicemia e exercício aumentam as concentrações de PRL e GH. Outros hormônios liberadores de PRL incluem o TRH, o que pode explicar a galactorreia notada em algumas cadelas com hipotireoidismo. Ainda, os antagonistas da dopamina, fenotiazina e metoclopramida, bem como as butirofenonas, aumentam a secreção de prolactina. A meia-vida da prolactina no plasma é de apenas 15 a 20 min. Relata-se pesquisa com um hormônio inibidor da prolactina (PRIH), de natureza peptídica, em ratos. Em humanos, o treinamento físico de atletas de alto rendimento pode inibir a produção de PRL, possivelmente pela liberação de opioide, resultando em alterações reprodutivas, especificamente amenorreia em mulheres (Kuret e Murad, 1990).

Usos terapêuticos

Não há aplicação de relevância clínica. A produção de leite em vacas não parece ser limitada pela concentração usual de PRL na circulação sanguínea. No entanto, há uma pesquisa direcionada à possível ação galactopoética do GH.

HORMÔNIOS DA NEURO-HIPÓFISE

Há dois hormônios da neuro-hipófise conhecidos: vasopressina (hormônio antidiurético – ADH) e ocitocina. Ambos os hormônios se diferenciam da vasotocina, encontrada em vertebrados não mamíferos, em apenas um aminoácido. Os hormônios da neuro-hipófise são sintetizados no hipotálamo e transportados à neuro-hipófise, onde ficam armazenados e, deste lugar, liberados na circulação sanguínea.

Hormônio antidiurético

O sistema neuro-hipofisário secreta dois peptídios contendo nove aminoácidos – ADH (ou arginina-vasopressina, AVP) e ocitocina –, os quais são sintetizados pelos neurônios magnocelulares dos núcleos supraópticos e pelas partes lateral e superior dos núcleos paraventriculares. O ADH regula a permeabilidade dos túbulos distais e ductos coletores do néfron à água. Ainda, é um vasoconstritor e influencia a função cardiovascular.

Estrutura

O peso molecular do hormônio antidiurético é de 1.084 Da, caracterizado pela presença de um anel com seis aminoácidos e uma cadeia lateral com três aminoácidos e uma ligação dissulfeto. O pró-hormônio do ADH consiste em uma sequência de ADH e neurofisina II, que se liga ao ADH. Após a síntese do peptídio, grânulos secretores contendo o pró-hormônio seguem pelo axônio e alcançam a terminação nervosa, no lobo posterior da hipófise. Por meio da exocitose, são liberadas quantidades equimolares de neurofisina e ADH. Os neurônios também se projetam até o plexo coroide e liberam ADH no líquido cerebrospinal.

Estímulos para liberação

O estímulo fisiológico primário para a liberação de ADH consiste no aumento da osmolalidade plasmática. No entanto, hipovolemia, dor, exercício e alguns medicamentos podem estimular a liberação de ADH.

Mecanismo de ação

Foram identificados três subtipos de receptores que atuam como mediadores das ações da AVP (V_{1A}, V_{1B} e V_2). Os receptores V_{1A} estão presentes nas células do músculo liso dos vasos sanguíneos e do coração e atuam como mediadores da vasoconstrição induzida pela vasopressina e por aumento do volume sanguíneo pós-carga. O receptor V_{1B} está localizado na adeno-hipófise e atua como mediador da liberação de ACTH. Os receptores V_2 situam-se nas células dos túbulos renais e estão envolvidos na mediação da antidiurese, por meio do aumento da permeabilidade à água e reabsorção de água nos ductos coletores. O ADH aumenta o teor de AMP cíclico no túbulo, o qual aumenta a permeabilidade à água pelo estímulo à inserção da proteína aquoporina 2 na superfície luminal, resultando no aumento da permeabilidade à água e da reabsorção de água e da osmolalidade urinária e na diminuição do volume de urina. Os receptores V_2 extrarrenais também atuam como mediadores na liberação do fator de coagulação VIII e do fator de von Willebrand. À parte de seu valor no tratamento de doenças como diabetes insípido central, condição em que há deficiência de vasopressina, aventa-se a possibilidade de que o choque irreversível é exacerbado pela deficiência de vasopressina, indicando-se o seu uso no tratamento do choque.

O acetato de desmopressina (DDAVP, 1-desamino-8-D-arginina vasopressina) é um análogo sintético de ação prolongada predominantemente do receptor V_2 e um potente antidiurético. Têm sido avaliados diversos antagonistas da AVP não peptídios desenvolvidos, como os vaptanos, o conivaptana (Vaprisol®) e o tolvaptana (Samsca™), aprovados pela FDA para o tratamento de hiponatremia e sobrecarga de líquido em humanos (Ali et al., 2007).

Na Tabela 26.11, há um resumo das ações da vasopressina e dos respectivos receptores do ADH (V_{1A}, V_{1B} e V_2) que atuam como mediadores das ações.

Absorção, metabolismo e excreção

A vasopressina deve ser administrada via parenteral, e sua meia-vida é muito curta (cerca de 20 min).

Preparações

No mercado, há disponibilidade de ADH natural e sintética, para o diagnóstico e o tratamento de diabetes insípido. Cães, gatos, equinos e humanos produzem arginina-ADH e suínos, lisina-ADH. Desmopressina ou deamino-D-arginina vasopressina (DDAVP) está disponível para injeção parenteral (subcutânea); a forma acetato está disponível para administração nasal, havendo disponibilidade de comprimidos com 0,1 mg e 0,2 mg.

Tabela 26.11 Ações da vasopressina.

Órgão-alvo	Tipo de receptor	Ação
Glomérulo renal	V_1	Contrai a célula mesangial
Vasa recta (ou vaso reto)	V_1	Reduz o fluxo sanguíneo medular
Células justaglomerulares	V_1	Suprimem a liberação de renina
Arteríolas	V_1	Realizam constrição
Fígado	V_1	Aumenta a glicogenólise
Adeno-hipófise	V_1	Aumenta a liberação de ACTH
Barorreceptores	?	Dessensibilizam ou sensibilizam o barorreflexo
Túbulos coletores corticais e medulares	V_2	Aumentam a permeabilidade à H_2O
Ductos coletores papilares	V_2	Aumentam a permeabilidade à H_2O
Ramo ascendente espesso da alça de Henle	V_2	Aumenta a reabsorção de Na⁺, K⁺ e Cl⁻

Diagnóstico de diabetes insípido

Diabetes insípido (DI) é causado pela deficiência de hormônio antidiurético (DI central) ou pela ausência de resposta renal a esse hormônio da adeno-hipófise (DI nefrogênico). Os principais sintomas, na ausência de outras doenças, são poliúria e polidipsia.

O DI central decorre da deficiência absoluta de hormônio antidiurético (vasopressina, ADH). No DI central parcial, há alguma secreção de ADH endógeno. Essas condições resultam da destruição dos núcleos supraópticos e paraventriculares do hipotálamo, cujos axônios terminam na neuro-hipófise. A lesão pode se dar por traumatismo craniano decorrente da transecção cirúrgica do pedículo da hipófise (geralmente apenas com DI transitório) ou tumor primário ou metastático, ou (mais comumente em medicina veterinária) de causa desconhecida (DI idiopático).

DI nefrogênico se instala quando o túbulo renal perde a sensibilidade ao ADH. Nessa condição, o ADH não aumenta a concentração intratubular de cAMP, um pré-requisito necessário para aumentar a permeabilidade à água normalmente induzida pelo ADH. Essa anormalidade de sensibilidade do ADH pode ser parcial ou total. Causas primárias de diabetes nefrogênico são raras. No entanto, pode-se instalar DI nefrogênico secundário em casos de piometra, doença hepática, hiperadrenocorticismo, hipertireoidismo, anormalidades hipercalcêmicas, insuficiência renal e pielonefrite.

Define-se o diagnóstico de DI quando há diminuição da densidade urinária (inferior a 1,008) por desidratação e/ou elevada osmolalidade plasmática. No entanto, não raramente o animal apresenta desidratação e osmolalidade plasmática normal ou apenas ligeiramente elevada. Recomenda-se um teste de privação de água modificado para confirmar que o teor de ADH endógeno e a osmolalidade urinária não aumentaram por desidratação moderada. Após a retirada gradativa de água cuidadosamente monitorada ao longo de 3 dias, inicia-se completo jejum de água no quarto dia, além de fazer o monitoramento das osmolalidades da urina e do plasma. Caso se instale desidratação superior a 5% e não se constata concentração da urina, administra-se ADH exógeno a fim de avaliar a capacidade de resposta ao hormônio exógeno.

Nesse teste, a vasopressina pode ser administrada da seguinte maneira:

- Administração de 1 miliunidade de ADH aquoso (Vasostrict®, Par Sterile Products Vasopressina USP) por mℓ de solução de Lactato de Ringer ou solução de dextrose 5%. Essa solução é administrada via IV, ao longo de 1 h, na taxa de 10 mℓ/kg de peso corporal. As amostras de urina devem ser obtidas em intervalos de 15 min, durante 90 min após a administração de ADH
- Em um animal com DI central total, a osmolalidade urinária não aumenta além da isosmolalidade (300 mOsm/kg), com desidratação, e a subsequente administração de ADH aumenta a osmolalidade urinária em, no mínimo, 50%
- Em um animal com DI central parcial, a osmolalidade urinária aumenta além da isosmolalidade e, após a administração de ADH exógeno, ocorre aumento de 10 a 50% na osmolalidade urinária
- Animais com DI nefrogênico, com desidratação, não conseguem concentrar a urina além da isosmolalidade, tampouco respondem à administração de ADH exógeno.

Usos terapêuticos

Atualmente, apenas há disponibilidade das preparações de ADH aquoso ou de análogos de ADH aquosos para o tratamento de DI central parcial e total. Os análogos sintéticos de ADH, DDAVP (DDAVP®, Stimate®, Minirin®, Ferring Pharmaceuticals) e LVP (lisina-8-vasopressina, Lypressin®, Diapid Nasal Spray®, Novartis) são os mais comumente utilizados. Ambas as preparações podem ser administradas via intranasal ou no saco conjuntival. Esta última via parece ser mais bem tolerada pelos animais. Irritação ocular ou conjuntival constitui uma ocorrência rara.

DDAVP é um medicamento com maior potência e metabolismo mais lento que a molécula de ADH natural. A administração de 5 a 20 µg de DDAVP (2 a 4 gotas), em dose única ou fracionada, controla a poliúria, na maioria dos animais. Nota-se efeito máximo do medicamento 2 a 6 h depois, podendo persistir por 10 a 27 h. A clara vantagem dessa medicação reside no fato de que não requer administração parenteral. No entanto, a administração no saco conjuntival resulta em concentração variável do medicamento na corrente sanguínea e duração do efeito variável no mesmo paciente. Ainda, a DDAVP é muito cara e, portanto, pode ser prudente utilizá-la apenas quando se constata poliúria ou para evitar a produção excessiva de urina à noite.

LVP é outro produto, de uso nasal ou conjuntival, disponível para o tratamento de DI. No entanto, sua ação é mais curta, e o seu preço é maior que o de outros produtos. Como consequência, não teve muita aplicação em medicina veterinária (Chastain e Ganjam, 1986; Ferguson *et al.*, 1992).

Ainda, tem-se utilizado DDAVP no tratamento de enfermidades hemorrágicas (doença de von Willebrand e hemofilia A). Em dose farmacológica, ela aumenta as concentrações plasmáticas do fator VIII:C e do fator de von Willebrand, por aumentar principalmente os teores dos multímetros do fator von Willbrand maiores e pela maior aderência das plaquetas. Estudos controlados sobre o uso de DDAVP em cães são escassos, mas a impressão clínica é que a DDAVP é benéfica para alguns, mas não para todos os cães com doença de von Willebrand. A dose parenteral inicial de DDAVP (com qualquer preparação) é 0,5 a 2 µg SC, 1 ou 2 vezes/dia. Em animais, quase sempre a administração na forma de colírio é mais prática. No caso de terapia prolongada para DI central, os comprimidos de DDAVP são administrados, inicialmente, na dose de 0,1 mg, 3 vezes/dia. A dose é gradativamente aumentada até que o efeito desejado seja obtido ou se ainda persistirem poliúria e polidipsia inaceitáveis 1 semana após o início do tratamento. No tratamento prolongado, a maioria dos cães requer 0,1 a 0,2 mg de DDAVP 2 ou 3 vezes/dia.

Toxicidade

Imediatamente após uma dose, não se deve permitir que os cães tenham acesso à vontade à água, a fim de evitar intoxicação hídrica. O elevado teor de ADH impede, transitoriamente, a excreção renal de excesso de água livre, resultando em hiper-hidratação e possíveis sequelas neurológicas, como edema cerebral – o último pode se manifestar como depressão, vômitos, salivação, ataxia, tremores musculares e convulsões. Os animais com DI central ou nefrogênico também podem ser tratados com êxito por meio de livre acesso à água, continuamente, ao ser mantidos em ambiente externo. Outro procedimento de baixo custo que reduz a produção de urina reside na restrição de sódio na dieta, fornecendo alimentos preparados em casa ou ração comercial destinada a animais com insuficiência cardíaca congestiva (p. ex., Hill's H/D). Tal produto geralmente contém menos de 0,1% de sódio, com base no peso seco (Ferguson *et al.*, 1992).

Outros medicamentos para o tratamento de diabetes insípido central

Ainda, são utilizados medicamentos de uso oral, principalmente como adjuvantes ao ADH, no tratamento de DI central. Clorpropamida (Diabinese®, Pfizer), uma sulfonilureia hipoglicemiante utilizada no tratamento de diabetes não dependente de insulina em humanos, induziu efeito antidiurético inconsistente em cães e gatos. A ação da clorpropamida consiste em exacerbar o efeito de ADH nos túbulos renais e ductos coletores, por aumentar a concentração de AMP cíclico intracelular. Além disso, pode estimular a liberação de ADH pela hipófise. Como consequência, somente é efetiva quando há teor suficiente de ADH endógeno (DI central parcial) ou quando se administra ADH exógeno. Não foram realizados estudos de dosagens de clorpropamida confiáveis em cães. Há relatos de doses de 250 mg/12 h e de 10 mg a 40 mg/kg/dia. Constatou-se taxa de redução do volume de urina de 18 a 50%. A obtenção do efeito antidiurético máximo demora 1 a 2 semanas. Os efeitos colaterais da hipoglicemia podem ser minimizados pelo fornecimento frequente de alimento e monitoramento periódico da concentração sanguínea de glicose.

O uso de carbamazepina (Tegretol®, Novartis), um antiepiléptico, também é efetivo em alguns casos de DI central. Diferentemente de outros fármacos, ela pode aumentar a secreção de ADH e, portanto, o racional seria utilizá-la apenas no tratamento de DI central parcial. Do mesmo modo, a indapamida (Mylan Pharms Inc.), um diurético anti-hipertensivo que aumenta a osmolalidade urinária e reduz a osmolalidade sérica, parece ser efetiva na terapia de DI central discreto. No entanto, na literatura veterinária não há relato do uso efetivo desses medicamentos no tratamento de DI.

Os diuréticos tiazidas, quando utilizados simultaneamente à restrição de sal, podem potencializar o efeito de ADH exógeno e endógeno (Ferguson *et al.*, 1992; Klonoff e Karam, 1992; Tyrell *et al.*, 1994)

Tratamento de diabetes insípido nefrogênico

Se possível, o tratamento de DI nefrogênico deve iniciar com a correção da causa primária dessa enfermidade (hipercalcemia, infecção renal, hiperadrenocorticismo na ausência de tumor de hipófise compressivo). Com exceção do fornecimento de dieta com baixo teor de sódio, os diuréticos tiazidas são os únicos medicamentos efetivos no tratamento de DI nefrogênico.

Os diuréticos tiazidas apresentam um efeito antidiurético paradoxal no DI central e no DI nefrogênico. Esses medicamentos podem reduzir a reabsorção de sódio na alça ascendente de Henle, resultando na exacerbação da excreção de urina e na redução discreta na osmolalidade plasmática e, portanto, diminuição da sede. O menor consumo de água diminui o volume de líquido extracelular, aumenta a reabsorção de sódio nos túbulos renais proximais e reduz a taxa de filtração glomerular. Assim, o volume de urina diminui, sem aumento evidente da osmolalidade urinária. O uso de hidroclorotiazida (Microzide®, Watson Labs), na dose de 2,5 mg a 5 mg/kg, é efetivo na redução do consumo de água em 50 a 85% dos casos de poliúria

resistente à ação do ADH. Em virtude do efeito caliurético das tiazidas, deve-se monitorar o teor sérico de potássio e administrar gliconato de potássio VO, caso o animal apresente anorexia (Ferguson *et al.*, 1992). Contudo, em pacientes humanos, o uso combinado de diuréticos tiazidas e inibidores seletivos da reabsorção de serotonina compromete a excreção renal de água livre, resultando em hiponatremia grave (Rosner, 2004).

Ocitocina

À semelhança da vasopressina, a ocitocina é um peptídio de nove aminoácidos, com uma ligação cruzada dissulfeto intrapeptídico. Induz contração de músculos lisos, principalmente das células mioepiteliais da glândula mamária, resultando na ejeção do leite. Ainda, causa contração do músculo liso uterino, um efeito que se potencializa durante a prenhez. A ocitocina aumenta a liberação de prostaglandinas e leucotrienos, os quais exacerbam a contração do músculo liso do útero. O seu uso clínico como indutor da descida do leite e da contração uterina (indução do parto e tratamento de piometra) é discutido, com detalhes, no Capítulo 27. A ocitocina também está envolvida em regulações endócrinas e neuroendócrinas por meio de ações mediadas por receptores presentes no coração, nos vasos sanguíneos e nos rins (Gutkowska *et al.*, 1997; Jankowski *et al.*, 2000; Conrad *et al.*, 1993).

Mecanismo de ação

A ocitocina atua por meio de receptores ligados à proteína G interfere na corrente iônica transmembrana das células do músculo liso do útero, resultando na sustentação da contração uterina. As contrações do miométrio induzidas pela ocitocina podem ser inibidas por agentes tocolíticos, como agonistas beta-adrenérgicos, sulfato de magnésio e anestésicos inalantes (Klonoff e Karam, 1992; Tyrell *et al.*, 1994). O atosibana (Tratocile®), um antagonista do receptor da ocitocina, é indicado para tocólise (conduta que visa a suprimir um possível parto prematuro), no período pré-parto, fora dos EUA; contudo, o uso desse medicamento não foi avaliado em medicina veterinária.

REFERÊNCIAS BIBLIOGRÁFICAS

Ali F, Guglin M, Vaitkevicius P, Ghali JK. (2007) Therapeutic potential of vasopressin receptor antagonists. *Drugs*. **67**, 847–858.

Ascacio-Martinez JA, Barrera-Saldana HA. (1994). A dog growth hormone cDNA codes for a mature protein identical to pig growth hormone. *Gene*. **143**, 277–280.

Bauman DE. (1992). Bovine somatotropin: review of an emerging animal technology. *J Dairy Sci*. **75**, 3432– 3451.

Bauman DE. (1999). Bovine somatotropin and lactation: from basic science to commercial application. *Domest An Endocrinol*. **17**, 101–116.

Beale KM, Helm LJ, Keisling K. (1990). Comparison of two doses of aqueous bovine thyrotropin for thyroid function testing in dogs. *J Am Vet Med Assoc*. **197**, 865.

Behrend EN, Kemppainen RJ, Bruyette DS, Busch KA, Lee HP. (2006). Intramuscular administration of a low dose of ACTH for ACTH stimulation testing in dogs. *J Am Vet Med Assoc*. **229**, 528–530.

Bhatti SF, Duchateau L, Van Ham LM, De Vliegher SP, Mol JA, Rijnberk A, Kooistra HS. (2006). Effects of growth hormone secretagogues on the release of adenohypophyseal hormones in young and old healthy dogs. *Vet J*. **172**, 515–525.

Bodles-Brakhop AM, Brown PA, Pope MA, Draghia-Akli R. (2008). Double-blinded, placebo-controlled plasmid GHRH trial for cancer-associated anemia in dogs. *Molecular Ther*. **16**, 862–870.

Böhm M, Luger TA, Tobin DJ, Garcia-Borron JC. (2006). Melanocortin receptor ligands: New horizons for skin biology and clinical dermatology. *J Invest Dermatol.* **126**, 1966–1975.

Boretti FS, Sieber-Ruckstuhl NS, Willi B, Lutz H, Hofmann-Lehmann R, Reusch CE. (2006). Comparison of the biological activity of recombinant human thyroid-stimulating hormone with bovine thyroid-stimulating hormone and evaluation of recombinant human thyroid-stimulating hormone in healthy dogs of different breeds. *Am J Vet Res.* **67**, 1169–1172.

Braddock JA, Church DB, Robertson ID, Watson AD. (2004). Inefficacy of selegiline in treatment of canine pituitary-dependent hyperadrenocorticism. *Aust Vet J.* **82**, 272–277.

Brazeau P, Ling N, Esch F, Böhlen P, Mougin C, Guillemin R. (1982). Somatocrinin (growth hormone-releasing factor) in vitro bioactivity: Ca^{++} involvement, cAMP mediated action and additivity of effect with PGE$_2$. *Biochem Biophys Res Commun.* **109**, 588–594.

Brazeau P, Vale W, Burgus R, Ling N, Butcher M, Rivier J, Guillemin R. (1973). Hypothalamic polypeptide that inhibits the secretion of immunoreactive pituitary growth hormone. *Science.* **179**, 77–79.

Bruyette DS, Nelson RW, Bottoms GD. (1987). Effect of thyrotropin storage on thyroid-stimulating hormone response testing in normal dogs. *J Vet Intern Med.* **1**, 91–94.

Bruyette DS, Ruehl WW, Entriken TL, Darling LA, Griffin DW. (1997a). Treating canine pituitary-dependent hyperadrenocorticism with l-deprenyl. *Vet Med.* **92**, 711–727.

Bruyette DS, Ruehl WW, Entriken TL, Griffin DW, Darling LA. (1997b). Management of canine pituitary-dependent hyperadrenocorticism with l-deprenyl (Anipryl). *Vet Clin North Am Small Anim Pract.* **27**, 273–286.

Campbell RG, Steele NC, Caperna TJ, McMurtry JP, Solomon MB, Mitchell AD. (1988). Interrelationships between energy intake and endogenous porcine growth performance, body composition and protein and energy metabolism of growing pigs weighing 25–55 kilograms live weight. *J Anim Sci.* **66**, 1643–1655.

Castro-Peralta F, Barrera-Saldana HA. (1995). Cloning and sequencing of cDNA encoding the cat growth hormone. *Gene.* **160**, 311–312.

Chan J, Sandisteban P, De Luca M, Isozedi E, Grollman E, Kohn L. (1987). TSH receptor structure. *Acta Endocrinol Suppl (Copenh).* **281**, 166–172.

Chastain CB, Ganjam VK. (1986). The endocrine brain and clinical tests of its function. In Chastain CB (ed.), *Clinical Endocrinology of Companion Animals.* Philadelphia, Lea Febiger. 37–68.

Chayoth R, Arem R, Yoshimura Y, Field JB. (1985). The role of calcium in the induction of refractoriness to cyclic AMP stimulation by TSH. *Metabolism.* **34**, 1128.

Chen DCL, Li OW. (1987). Hypothyroidism. In Robinson NE (ed.), *Current Therapy in Equine Medicine*, 2nd edn. Philadelphia, WB Saunders. 185–187.

Cohen TA, Feldman EC. (2012). Comparison of IV and IM Formulations of Synthetic ACTH for ACTH Stimulation Tests in Healthy Dogs. *J Vet Int Med.* **26**, 412–414.

Colao A, Marzullo P, Spiezia S, Ferone D, Giaccio A, Cerbone G, Pivonello R, Somma CD, Lombardi G. (1999). Effect of growth hormone (GH) and insulin-like growth factor I on prostate diseases: an ultrasonographic and endocrine study in acromegaly, GH deficiency, and healthy subjects. *J Clin Endocrinol Metab.* **84**, 1986–1991.

Cone RD, Low Malcolm JL, Elmquist JK, Cameron JL. (2003). Neuroendocrinology. In Larsen PR, Kronenberg HM, Melmed R, Polonsky KS (eds), *Williams Textbook of Endocrinology, 10th edn.* Philadelphia, Elsevier-Saunders. 81–176.

Conrad KP, Gellai M, North WG. (1993). Valtin H. Influence of oxytocin on renal hemodynamics and sodium excretion. *Ann N Y Acad Sci.* **689**, 346–362.

Coulter CL, Ross JT, Owens JA, Bennett, HP, McMillen IC. (2002). Role of pituitary POMC-peptides and insulin-like growth factor II in the developmental biology of the adrenal gland. *Arch Physiol Biochem.* **110**, 99–105.

Crager CS, Dillon AR, Kemppainen RJ, Brewer WG, Angarano DW. (1994). Adrenocorticotropic hormone and cortisol concentrations after corticotropin-releasing hormone stimulation tests in cats administered methylprednisolone. *Am J Vet Res.* **44**, 704–709.

Creus S, Chaia Z, Pellizzari EH, Cigorraga SB, Ulloa-Aguirre A, Campo S. (2001). Human FSH isoforms: carbohydrate complexity as determinant of in-vitro bioactivity. *Mol Cell Endocrinol.* **174**, 41–49.

Daminet S, Ferguson DC. (2003). Influence of drugs on thyroid function in dogs. *J Vet Int Med.* **17**, 463–472.

Daminet S, Paradis M, Refsal KR, Price C. (1999). Short-term influence of prednisone and phenobarbital on thyroid function in euthyroid dogs. *Can Vet J.* **40**, 411–415.

De Roover K, Duchateau L, Carmichael N, van Geffen C, Daminet S. (2006). Effect of storage of reconstituted recombinant human thyroid-stimulating hormone (rhTSH) on thyroid-stimulating hormone (TSH) response testing in euthyroid dogs. *J Vet Intern Med.* **20**, 812–817.

Diaz-Espineira MM, Mol JA, van den Ingh TSGAM, van der Vlugt-Meijerc RH, Rijnberk A, Kooistra HS. (2008). Functional and morphological changes in the adenohypophysis of dogs with induced primary hypothyroidism: loss of TSH hypersecretion, hypersomatotropism, hypoprolactinemia, and pituitary enlargement with transdifferentiation. *Domestic Anim Endocrin.* **35**, 98–111.

Eigenmann JE. (1982). Diagnosis and treatment of pituitary dwarfism in dogs. *Proceedings 6th KalKan Symposium.* Columbus, Ohio 81.

Engler D, Redei E, Kola I. (1999). The corticotropin-release inhibitory factor hypothesis: a review of the evidence for the existence of inhibitory as well as stimulatory hypophysiotropic regulation of adrenocorticotropin secretion and biosynthesis. *Endocr Rev.* **20**, 460–500.

Etherton TD, Wiggins JP, Chung CS, Evock CM, Rebhun JF, Walton PE, Steele NC. (1987). Stimulation of pig growth performance by porcine growth hormone: Determination of the dose-response relationship. *J Anim Sci.* **64**, 433–443.

Fecteau KA, Haffner JC, Eiler H, Andrews FM, Oliver JW. (2005). Equine pars intermedia pituitary adenoma (Cushing's disease): steroid hormone profiles in healthy horses undergoing dexamethasone suppression, thyrotropin releasing hormone (TRH), and adrenocorticotropic hormone (ACTH) stimulation. [abstract] *ACVIM Forum Proceedings.*

Ferguson DC. (1984). Thyroid function tests in the dog. *Vet Clin N Amer.* **14**, 783–808.

Ferguson DC. (1994). Update on the diagnosis of canine hypothyroidism. *Vet Clin North Am.* **24**, 515–540.

Ferguson DC. (2007). Testing for hypothyroidism in dogs. *Vet Clin North Am Small Anim Pract.* **37**, 647–669.

Ferguson DC, Hoenig M, Cornelius LM. (1992). Endocrinologic Disorders. In Lorenz MD, Cornelius LM, Ferguson DC (eds). *Small Animal Medical Therapeutics.* Philadelphia, JB Lippincott. 85–148.

Field JB. (1975). Thyroid stimulating hormone and cyclic adenosine 3,5'-monophosphate in the regulation of thyroid gland function. *Metabolism.* **24**, 381–393.

Frank LA, Hnilica KA, Oliver JW. (2004). Adrenal steroid hormone concentrations in dogs with hair cycle arrest (Alopecia X) before and during treatment with melatonin and mitotane. *Vet Dermatol.* **15**, 278–284.

Gaskill CL, Burton SA, Gelens HC, Ihle SL, Miller JB, Shaw DH, Brimacombe MB, Cribb AE. (1999). Effects of phenobarbital treatment on serum thyroxine and thyroid-stimulating hormone concentrations in epileptic dogs. *J Am Vet Med Assoc.* **215**, 489–496.

Geras EJ, Gershengorn MD. (1981). Evidence that TRH stimulates secretion of TSH by two calcium-mediated mechanisms. *Am J Physiol.* **242**, 109.

Gershengorn MC, Rebecchi MJ, Geras E, Arelvalo CO. (1980). Thyrotropin releasing hormone (TRH) action in mouse thyrotropic tumor cells in culture; evidence against a role for adenosine, 3,5'-monophosphate as a mediator of TRH-stimulated thyrotropin release. *Endocrinology.* **207**, 665–670.

Gomez-Ochoa P, Fernandez-Juan M, Cebrian JA, Gascon M, Lucientes J, Larraga V, Castillo JA. (2004). GenBank Direct Submission. *Canis familiaris prolactin mRNA, complete cds.* Accession # AY741405.

Green ED, Baenzinger JU. (1988). Asparagine-linked oligosaccharides on lutropin, follitropin, and thyrotropin. I. Structural elucidation of the sulfated oligosaccharides on bovine, ovine, and human pituitary glycoprotein hormones. *J Biol Chem.* **263**, 25–35.

Groenwegen PP, McBride BW, Burton JJ, Elsasser TH. (1990). Effect of bovine somatotropin on the growth rate, hormone profiles and carcass composition in Holstein bulls. *Domest Anim Endocrinol.* **7**, 43.

Guillemin R, Barazeau P, Böhlen P, Esch F, Ling N, Wehrenberg WB. (1981). Growth hormone-releasing factor from a human pancreatic tumor that caused acromegaly. *Science.* **218**, 585–587.

Gutkowska J, Jankowski M, Lambert C, Mukaddam-Daher S, Zingg HH, McCaan SM. (1997). Oxytocin releases atrial natriuretic peptide: evidence for oxytocin receptors in the heart. *Proc Nat Acad Sci USA.* **94**, 11704–11709.

Halpern J, Hinkle PM. (1981). Direct visualization of receptors for thyrotropin releasing hormone with a fluorescein-labeled analog. *Proc Natl Acad Sci USA.* **78**, 587–591.

Hansen BL, Kemppainen RJ, MacDonald JM. (1994). Synthetic ACTH (Cosyntropin) stimulation tests in normal dogs: comparison of intravenous and intramuscular administration. *J Am An Hosp Assoc.* **30**, 38–41.

Hart KA, Ferguson DC, Heusner GL, Barton MH. (2007). Synthetic adrenocorticotropic hormone stimulation tests in healthy neonatal foals. *J Vet Intern Med.* **21**, 314–321.

Haugen BR. (2009). Drugs that suppress TSH or cause central hypothyroidism. *Best Pract Res Clin Endocrinol Metab.* **23**, 793–800.

Hauger RL, Grigoriadis DE, Dallman MF, Plotsky PM, Vale WW, Dautzenberg FM. (2003). International Union of pharmacology. XXXVI. Current status of the nomenclature for receptors for corticotrophin-releasing factor and their ligands. *Pharmacol Rev.* **5**, 21–26.

Hoenig M, Ferguson DC. (1983). Assessment of thyroid functional reserve in the cat by the thyrotopin stimulation test. *Am J Vet Res.* **44**, 1229–1232.

Hoenig M, Ferguson DC. (1997). Comparison of TRH-stimulated thyrotropin (cTSH) to TRH- and TSH-stimulated T4 in euthyroid, hypothyroid, and sick dogs. *Proceedings ACVIM.*

Jackson IMD. (1982). Thyrotropin releasing hormone. *N Engl J Med.* **306**, 145–155.

Jankowski M, Wang D, Hajjar F, Mukaddam-Daher S, McCaan SM, Gutkowska J. (2000). Oxytocin and its receptors are synthesized and present in the vasculature of rats. *Proc Natl Acad Sci USA.* **97**, 6207–6211.

Jones BW, Hinkle PM. (2005). Beta-arrestin mediates desensitization and internalization but does not affect dephosphorylation of the thyrotropin-releasing hormone receptor. *J Biol Chem.* **280**, 38346–38354.

Kamegai J, Tamura H, Shimizu T, Ishii S, Sugihara H, Oikawa S. (2001). Regulation of the ghrelin gene: growth hormone-releasing hormone upregulates ghrelin mRNA in the pituitary. *Endocrinology.* **142**, 4154–4157.

Keller-Wood, M. (1990). Fast feedback control of canine corticotropin by cortisol. *Endocrinology.* **126**, 959–1966.

Kemppainen RJ, Clark TP, Sartin JL, Zerbe CA. (1992). Regulation of adrenocorticotropin secretion from cultured anterior pituitary cells. *Am J Vet Res.* **53**, 2355–2358.

Klonoff DC, Karam JH. (1992). Hypothalamic and pituitary hormones. In Katzung BC (ed.) *Basic and Clinical Pharmacology*, 5th edn. East Norwalk, Appleton and Lange. 513–528.

Kogai T, Curcio F, Hyman S, Cornford EM, Brent GA, Hershman JM, (2000). Induction of follicle formation in long-term cultured normal human thyroid cells treated with thyrotropin stimulates iodide uptake but not sodium/iodide symporter messenger RNA and protein expression. *J Endorinol.* **167**, 125–135.

Kogai T, Endo T, Saito T, Miyazaki A, Kawaguchi A, Onaya T. (1997). Regulation of thyroid-stimulating hormone of sodium/iodide symporter gene expression and protein levels in FRTL-5 cells. *Endocrinology.* **138**, 2227–2232.

Kojima M, Hosoda H, Date Y, Nakazato M, Matsuo H, Kangawa K. (1999). Ghrelin is a growth hormone–releasing acylated peptide from stomach. *Nature.* **402**, 656–660.

Kostyo JL, Reagan RC. (1976). The biology of growth hormone. *Pharm Ther B.* **2**, 591.

Kuret JA, Murad F. (1990). Adenohypophyseal hormones and related substances. In Goodman Gilman AG, Rall TW, Nies AS, Taylor P (eds), *The Pharmacological Basis of Therapeutics.* New York, Pergamon Press. 1334–1360.

Lamberts SWJ. (1986). Non-pituitary actions of somatostatin: a review on the therapeutic role of SM 201–995. (Sandostatin). *Acta Endocrinol.* **276** (Suppl.), 41–55.

Lathan PA, Moore GE, Zambon S, Scott-Montcrieff JC. (2008). Use of a low-dose ACTH stimulation test for diagnosis of canine hypoadrenocorticism. *J Vet Intern Med.* **22**, 1070–1073.

Lean IJ, Troutt HF, Bruss ML, Baldwin RL. (1992). Bovine somatotropin. *Vet Clin North Am.* **8**, 147–163.

Lechan RM, Adelman LS, Forte S, Jackson IMD. (1984). Organization of thyrotropin releasing hormone immunoreactivity in the human spinal cord. *Proceedings of the 14th Annual Meeting of the Society for Neuroscience,* Anaheim, CA. 431.

Lesniak MA, Gorden P, Roth J. (1977). Reactivity of non-primate growth hormones and prolactins with human growth hormone receptors on cultured human lymphocytes. *J Clin Endocrinol Metab.* **44**, 838–849.

Li CH. (1969). Recent studies on the chemistry of human growth hormone. In Fontaine M (ed.), *La Specificite Zoologique des Hormones Hypophysaires et de Leurs Activites.* Paris, Centre National de la Recherche Scientifique.

Lothrop CD, Nolan HL. (1986). Equine thyroid function assessment with the thyrotropin-releasing hormone response test. *Am J Vet Res.* **47**, 942–4.

Lothrop CD, Tamas PM, Fadok VA. (1984). Canine and feline thyroid function assessment with the thyrotropin-releasing hormone response test. *Am J Vet Res.* **45**, 2310–2313.

Mayo KE, Vale W, Rivier J, Rosenfeld MG, Evans RM. (1983). Expression-cloning and sequence of a cDNA encoding human growth hormone-releasing factor. *Nature.* **306**, 86–88.

McLaughlin CL, Byatt JC, Hedrick HB, Veenhuizen JJ, Curran DF, Hintz RL, Hartnell GF, Kasser TR, Collier RJ, Baile CA. (1993). Performance, clinical chemistry, and carcass responses of finishing lambs to recombinant bovine somatotropin and bovine placental lactogen. *J Anim Sci.* **71**, 3307–3318.

McNeilly AS, Crawford JL, Taragnat C, Nicol L, McNeilly JR. (2003). The differential secretion of FSH and LH: regulation through genes, feedback and packaging. *Reproduction.* **61** (Suppl.), 463–476.

Michel D, Lefevre G, Labrie F. (1983). Interactions between growth hormone-releasing factor, prostaglandin E$_2$ and somatostatin on cyclic AMP accumulation in rat adenohypophysial cells in culture. *Mol Cell Endocrinol.* **33**, 255–264.

Mol JA, Van Mansfeld DM, Kwant MM, Van Wolferen M, Rothuizen J. 1991. The gene encoding proopiomelanocortin in the dog. *Acta Endocrinol.* **125** (Suppl. 1), 77–83.

Mol JA, Van Wolferen M, Kwant M, Meloen R. (1994). Predicted primary and antigenic structure of canine corticotropin releasing hormone. *Neuropeptides.* **27**, 7–13.

Montminy MR, Goodman RH, Horovitch SJ, Habener JF. (1984). Primary structure of the gene encoding rat pre-prosomatostatin. *Proc Natl Acad Sci USA.* **81**, 3337–3340.

Moore GE, Hoenig M. (1992). Duration of pituitary and adrenocortical suppression after long-term administration of anti-inflammatory doses of prednisone in dogs. *Am J Vet Res.* **53**, 716–720.

Moreira F, Badinga L, Burnley C, Thatcher WW. (2002). Bovine somatotropin increases embryonic development in superovulated cows and improves post-transfer pregnancy rates when given to lactating recipient cows. *Theriogenology.* **57**, 1371–1387.

Müller EE. (1987). Neural control of somatotropic function. *Physiol Rev.* **67**, 962–1053.

Ohzeki T, Hanaki K, Motozumi H, Ohtahara H, Ishitani N, Urashima H, Tsukuda T, Shiraki K, Sasaki S, Nakamura H. (1993). Efficacy of bromocriptine administration for selective pituitary resistance to thyroid hormone. *Horm Res.* **39**, 229–234.

Onclin K, Silva LDM, Verstegen JP. (1995). Termination of unwanted pregnancy in dogs with the dopamine agonist, cabergoline, in combination with a synthetic analog of PGF2 alpha, either cloprostenol or alpha-prostol. *Theriogenology.* **43**, 813–822

Orozco-Cabal L, Pollandt S, Liu J, Shinnick-Gallagher P, Gallagher JP. (2006). Regulation of synaptic transmission by CRF receptors. *Rev Neurosci.* **17**, 279–307.

Parodi PW. (2005). Dairy product consumption and the risk of breast cancer. *J Am Coll Nutr.* **24**, 556–568.

Pessina P, Fernández-Foren A, Cueto E, Delucchi L, Castillo V, Meikle A. (2009). Cortisol secretion after adrenocorticotrophin (ACTH) and Dexamethasone tests in healthy female and male dogs. *Acta Vet Scand.* **51**, 33.

Peterson ME, Broussard JD, Gamble DA. (1994a). Use of the thyrotropin releasing hormone stimulation test to diagnose mild hyperthyroidism in cats. *J Vet Int Med.* **8**, 279–286.

Peterson ME, Ferguson DC. (1989). Thyroid diseases. In Ettinger SJ (ed.), *Textbook of Veterinary Internal Medicine, Vol. 2.* Philadelphia, WB Saunders. 1632–1675.

Peterson ME, Kemppainen RJ, Orth DN. (1992). Effects of synthetic ovine corticotropin-releasing hormone on plasma concentrations of immunoreactive adrenocorticotropin, alpha-melanocyte-stimulating hormone, and cortisol in dogs with naturally acquired adrenocortical insufficiency. *Am J Vet Res.* **53**, 421–425.

Peterson ME, Kemppainen RJ, Orth DN. (1994b). Plasma concentrations of immunoreactive proopiomelanocortin peptides and cortisol in clinically normal cats. *Am J Vet Res.* **55**, 295–300.

Peterson ME, Melian C, Nichols R. (2001). Measurement of serum concentrations of free thyroxine, total thyroxine, and total triiodothyronine in cats with hyperthyroidism and cats with nonthyroidal disease. *J Am Vet Med Assoc.* **218**, 529–536.

Peterson ME, Randolph JF, Mooney CT. (1994c). Endocrine diseases. In Sherding RG (ed.), *The Cat: Diseases and Clinical Management*, 2nd edn, Vol. **2**. New York, Churchill Livingstone. 1403–1506.

Pierce JG, Parson TF. (1981). Glycoprotein hormones: structure and function. *Ann Rev Biochem.* **50**, 465–495.

Prahalada S, Stabinski LG, Chen HY, Morrissey RE, De Burlet G, Holder D, Patrick DH, Peter CP, van Zwieten MJ. (1998). Pharmacological and toxicological effects of chronic porcine growth hormone administration in dogs. *Toxicol Pathol.* **26**, 185–200.

Rapoport B, Chazenbalk GD, Jaume JC, McLachlan SM. (1998). The thyrotropin (TSH) receptor: interaction with TSH and autoantibodies. *Endocr Rev.* **19**, 673–716.

Rayalam S, Eizenstat LD, Davis RR, Hoenig M, Ferguson DC. (2006b). Expression and purification of feline thyrotropin (fTSH): immunological detection and bioactivity of heterodimeric and yoked glycoproteins. *Domest Anim Endocrinol.* **30**, 185–202.

Rayalam S, Eizenstat LD, Hoenig M, Ferguson DC. (2006a). Cloning and sequencing of feline thyrotropin (fTSH): heterodimeric and yoked constructs. *Domestic Anim Endocrinol.* **30**, 203–217.

Reichlin S. (1983). Somatostatin. *N Engl J Med.* **309**, 1495–1501, 1556–1563.

Reul JMHM, DeKloet ER, Van Sluijs FJ, Rijberk A, Rothuizen J. (1990). Binding characteristics of mineralocorticoid and glucocorticoid receptors in dog brain and pituitary. *Endocrinology.* **127**, 907–915.

Reusch CE, Steffen T, Hoerauf A. (1999). The efficacy of l-deprenyl in dogs with pituitary-dependent hyperadrenocorticism. *J Vet Intern Med.* **13**, 291–301.

Rijnberk A. (1996). Hypothalamus-pituitary system. In Rijnberk, A (ed.), *Clinical Endocrinology of Dogs and Cats: An Illustrated Text.* Netherlands, Kluwer Academic Publishers.

Rosner MH. (2004). Severe hyponatremia associated with the combined use of thiazide diuretics and selective serotonin reuptake inhibitors. *Am J Med Sci.* **327**, 109–111.

Rosychuk RA, Freshman JL, Olson PN, Olson JD, Husted PW, Crowder-Sousa ME. (1988). Serum concentrations of thyroxine and 3,5,3'-triiodothyronine in dogs before and after administration of freshly reconstituted or previously frozen thyrotropin-releasing hormone. *Am J Vet Res.* **49**, 1722–1725.

Saito T, Endo T, Kawaguchi A, Ikeda M, Nakazato M, Kogai T, Onaya T. (1997). Increased expression of the Na+/I- symporter in cultured human thyroid cells exposed to thyrotropin and in Graves' thyroid tissue. *J Clin Endocrinol Metab.* **82**, 3331–3336.

Sauvé F, Paradis M. (2000). Use of recombinant human thyroid-stimulating hormone for thyrotropin stimulation test in euthyroid dogs. *Can Vet J.* **41**, 215–219.

Schaefer S, Hassa PO, Sieber-Ruckstuhl NS, Piechotta M, Reusch CE, Roschitzki B, Boretti FS. (2013). Characterization of recombinant human and bovine thyroid-stimulating hormone preparations by mass spectrometry and determination of their endotoxin content. *BMC Vet Res.* **9**, 141.

Schlegel ML, Bergen WG, Schroeder AL, VandeHaar MJ, Rust SR. (2006). Use of bovine somatotropin for increased skeletal and lean tissue growth of Holstein steers. *J Anim Sci.* **84**, 1176–1187.

Schmeitzel LP, Lothrop CD. (1990). Hormonal abnormalities in Pomeranians with normal coat and in Pomeranians with growth hormone-responsive dermatosis. *J Am Vet Med Assoc.* **197**, 1333–1341.

Schwarz FJ, Schams D, Röpke R, Kirchgessner M, Kögel J, Matzke P. (1993). Effects of somatotropin treatment on growth performance, carcass traits, and the endocrine system in finishing beef heifers. *J Anim Sci.* **71**, 2721–2731.

Scott-Moncrieff JC, Koshko MA, Brown JA, Hill K, Refsal KR. (2003). Validation of a chemiluminescent enzyme immunometric assay for plasma adrenocorticotropic hormone in the dog. *Vet Clin Pathol.* **32**, 180–187.

Scott-Moncrieff JCR, Nelson RW, Bruner JM, Williams DA. (1998). Comparison of serum concentrations of thyroid stimulating hormone in healthy dogs, hypothyroid dogs, and euthyroid dogs with concurrent disease. *J Am Vet Med Assoc.* **212**, 387–391.

Stegeman JR, Graham PA, Hauptman JG. (2003). Use of recombinant human thyroid-stimulating hormone for thyrotropin-stimulation testing of euthyroid cats. *Am J Vet Res.* **64**, 149–152.

Szkudlinski MW, Fremont V, Ronin C, Weintraub BD. (2002). Thyroid-stimulating hormone and thyroid-stimulating hormone receptor structure-function relationships. *Physiol Rev.* **82**, 473–502.

Taguchi M, Field JB. (1988). Effect of thyroid stimulating hormone, carbachol, norepinephrine and cAMP on polyphosphatidylinositol phosphate hydrolysis in dog thyroid slices. *Endocrinology.* **123**, 2019–2026.

Tashjian AH Jr, Heslop JP, Berridge MJ. (1987). Subsecond and second changes in inositol polyphosphates in GH4C1 cells induced by thyrotropin releasing hormone. *Biochem J.* **243**, 305–308.

Taylor T, Weintraub BD. (1985). Differential regulation of thyrotropin subunit apoprotein and carbohydrate biosynthesis by thyroid hormone. *Endocrinology.* **116**, 1535–1542.

Thotakura NR, Desai RK, Bates LG, Cole ES, Pratt BM, Weintraub BD. (1991). Biological activity and metabolic clearance of a recombinant human thyrotropin produced in Chinese hamster ovary cells. *Endocrinology.* **28**, 341–348.

Tung YC, Piper SJ, Yeung D, O'Rahilly S, Coll AP. (2006). A comparative study of the central effects of specific proopiomelancortin (POMC)-derived melanocortin peptides on food intake and body weight in *pomc* null mice. *Endocrinology.* **147**, 5940–5947.

Tyrell JB, Findling JW, Aron DC. (1994). Hypothalamus and pituitary. In Greenspan FS, Baxter JD (eds), *Basic and Clinical Endocrinology.* East Norwalk, Appleton and Lange. 64–127.

Vale W, Rivier C, Brown M. (1977). Pharmacology of thyrotropin releasing factor (TRF) and somatostatin. In Porter JC (ed.) *Hypothalamic Peptide Hormones and Pituitary Regulation.* New York, Plenum. 123–156.

Vamvakopoulos NC, Kourides IA. (1979). Identification of separate mRNAs coding for the alpha and beta subunits of thyrotropin. *Proc Natl Acad Sci USA.* **76**, 3809–3813.

van Wijk PA, Rijnberk A, Croughs RJM, Wolfswinkel J, Selman PJ, Mol JA. (1994). Responsiveness to corticotropin-releasing hormone and vasopressin in canine Cushing's syndrome. *Eur J Endocrinol.* **130**, 410–416.

Veldhuis JD, Bidlingmaier M, Bailey J, Erickson D, Sandroni P. (2010). A pegylated growth hormone receptor antagonist, pegvisomant, does not enter the brain in humans. *J Clin Endocrinol Metab.* **95**, 3844–3847.

Wallis M. (1975). The molecular evolution of pituitary hormones. *Biol Rev Camb Philos Soc.* **50**, 35–98.

Warren WC, Bentle KA, Bogosian G. (1996). Cloning of the cDNAs coding for cat growth hormone and prolactin. *Gene.* **168**, 247–249.

Webster J, Piscitelli G, Polli A, Ferrari CI, Ismail I, Scanlon MF. (1994). A comparison of cabergoline and bromocriptine in the treatment of hyperprolactinemic amenorrhea. *N EnglJ Med.* **331**, 904–909.

White TC, Madsen KS, Hintz RL, Sorbet RH, Collier RJ, Hard DL, Hartnell GF, Samuels WA, de Kerchove G, Adriaens F, Craven N, Bauman DE, Bertrand G, Bruneau PH, Gravert GO, Head HH, Huber JT, Lamb RC, Palmer C, Pell AN, Phipps R, Weller R, Piva G, Rijpkema Y, Skarda J, Vedeau F, Wollny C. (1994). Clinical mastitis in cows treated with sometribove (recombinant bovine somatotropin) and its relationship to milk yield. *J Dairy Sci.* **77**, 2249–2260.

Winiger BP, Schlegel W. (1988). Rapid transient elevations of cytosolic calcium triggered thyrotropin releasing hormone in individual cells of pituitary line GH3B6. *Biochem J.* **255**, 161–167.

Wondisford FE, Radovic S, Moates JM, Usala SJ, Weintraub BD. 1988. Isolation and characterization of the human thyrotropin beta-subunit gene. Differences in gene structure and promoter function from murine species. *J Biol Chem.* **263**, 12538–12542.

Yamada M, Radovic S, Wondisford FE, Nakayama Y, Weintraub BD, Wilber JF. (1990). Cloning and structure of human genomic DNA and hypothalamic cDNA encoding human preprothyrotropin-releasing hormone. *Mol Endocrinol.* **4**,551–556.

Yang X, McGraw RA, Ferguson DC. (2000b). cDNA cloning of canine common α gene and its co-expression with canine β gene in baculovirus expression system. *Domest Anim Endocrinol.* **18**, 379–393.

Yang X, McGraw RA, Su X, Katakam P, Grosse WM, Li OW, Ferguson DC. (2000a). Canine thyrotropin β-subunit gene: cloning and expression in *Escheria coli,* generation of monoclonal antibodies and transient expression in the Chinese ovary cells. *Domest Anim Endocrinol.* **18**, 363–378.

Young DW, Kemppainen RJ. (1994). Molecular forms of β-endorphin in the canine pituitary gland. *Am J Vet Res.* **55**, 567–571.

Yu R, Hinkle PM. (1997). Desensitization of thyrotropin-releasing hormone receptor-mediated responses involves multiple steps. *J Biol Chem.* **272**, 28301–28307.

Zerfaoui M, Ronin C. (1996). Glycosylation is the structural basis for changes in polymorphism and immunoreactivity of pituitary glycoprotein hormones. *Eur J Clin Chem Clin Biochem.* **34**, 749–753.

CAPÍTULO 27

Hormônios que Atuam no Sistema Reprodutor

Wolfgang Bäumer, C. Scott Bailey e John Gadsby

INTRODUÇÃO

Em animais, o cérebro (hipotálamo) controla as funções gerais do sistema reprodutor por meio da síntese e da liberação de diversos hormônios peptídicos, sendo influenciado pela condição fisiológica do animal e (dependendo da espécie) por fatores ambientais. O fator ambiental mais relevante e mais bem relatado é a duração da luz do dia, que influencia a secreção de gonadotropinas (ou gonadotrofinas) por inibir a secreção de melatonina. Os hormônios hipotalâmicos são liberados por neurônios do hipotálamo presentes na eminência média e alcançam a adeno-hipófise (ou hipófise anterior) pelo sistema porta-hipotálamo-adeno-hipofisário. Os dois principais hormônios hipotalâmicos relevantes na função reprodutiva são o hormônio liberador de gonadotropina (GnRH) e o hormônio inibidor da prolactina, conhecido como dopamina, cuja principal função consiste em estimular ou inibir a liberação de hormônios adeno-hipofisários específicos.

A hipófise (ou pituitária) é essencial para a regulação das funções reprodutivas, bem como do crescimento, do estresse e do metabolismo intermediário. Em vertebrados, a hipófise é constituída por três diferentes lobos: *lobo anterior (adeno-hipófise)*, *lobo posterior (neuro-hipófise)* e *lobo intermediário*. O lobo anterior libera dois tipos distintos de hormônios reprodutores "trópicos ou tróficos": as gonadotropinas [hormônio foliculoestimulante (FSH) e hormônio luteinizante (LH)] e a prolactina. Com base nas considerações evolucionárias e estruturais, FSH e LH são agrupados conjuntamente; trata-se de hormônios glicoproteicos, enquanto a prolactina está relacionada com o hormônio do crescimento, sendo conhecida como somatomamotropina. Um grande número de fatores reprodutivos e um grupo de diversos medicamentos também podem influenciar sua secreção e função (Wright e Malmo, 1992; Driancourt, 2001; Wiltbank *et al.*, 2011).

Os hormônios esteroides desempenham funções vitais na reprodução. Os ovários (fêmeas) e os testículos (machos) compreendem as principais fontes de hormônios esteroides reprodutivos em animais. As gonadotropinas, FSH e LH, secretadas em resposta ao GnRH hipotalâmico, estimulam a secreção de esteroides gonadais (principalmente estrógenos e progesterona, nas fêmeas, e testosterona e estrógeno nos machos). Na Tabela 27.1, há uma lista resumida de hormônios e medicamentos que influenciam as funções reprodutivas.

CICLO ESTRAL

Nas fêmeas, o GnRH, do hipotálamo, e as gonadotropinas FSH e LH, da hipófise, regulam o ciclo estral (Figura 27.1). O GnRH, secretado no hipotálamo, é transportado pelos vasos sanguíneos do sistema porta-hipofisário até a hipófise, onde estimula a secreção das gonadotropinas FSH e LH. As gonadotropinas, por sua vez, estimulam a secreção de esteroides gonadais (estrógenos e progesteronas). Estrógenos e progesteronas apresentam efeitos estimuladores marcantes no trato reprodutor e na glândula mamária das fêmeas, enquanto altos teores circulantes desses esteroides reduzem a secreção de gonadotropinas [via retroalimentação (*feedback*) negativa]. O ciclo estral consiste nas seguintes fases:

1. Fase folicular (= proestro e estro): durante a fase folicular, os folículos ovarianos (um ou mais, dependendo da espécie) se desenvolvem e amadurecem, secretando maior quantidade de estrógeno. Esse aumento no conteúdo de estrógeno estimula uma onda de liberação de LH pela hipófise, causando ovulação folicular e liberação de óvulo no oviduto (ver ** na Figura 27.1; exceto em fêmeas de gatos e de camelídeos, que são ovuladores-induzidos).

2. Fase lútea (= metaestro e diestro): após a ovulação, o folículo residual se transforma em corpo lúteo, cuja principal função consiste na secreção de progesterona, necessária para propiciar ao útero um ambiente apropriado para a fixação/implantação do embrião. Caso o óvulo não seja

Tabela 27.1 Hormônios reprodutores e agentes relacionados.

Hormônios	Indicações
Hormônio liberador de gonadotropina (GnRH) e gonadotropinas	
GnRH	Indução de ovulação, tratamento de infertilidade
Gonadorelina (GnRH sintético)	Indução de ovulação, tratamento de infertilidade
Hormônio foliculoestimulante (FSH)	Desenvolvimento do folículo para transferência de embrião
Gonadotropina coriônica humana (hCG)	Indução de ovulação, tratamento de infertilidade
Gonadotropina coriônica equina (eCG)	Indução de ovulação, tratamento de infertilidade
Ocitócicos (ecbólicos = uterotônicos)	
Ocitocina	Indução do parto, descida do leite
Progestinas	
Altrenogeste	Sincronização do cio em éguas e porcas
Acetato de melengestrol (MGA)	Sincronização do cio em vacas
Progesterona (injetável ou implante intravaginal – CIDR®)	Sincronização do cio em vacas, ovelhas, cabras e éguas
Andrógenos	
Nandrolona	Condições associadas a doenças catabólicas em equinos e cães
Estanazolol	Condições associadas a doenças catabólicas em equinos e cães
Antiandrógenos	
Finasterida	Hipertrofia de próstata benigna em cães
Prostaglandinas	
Lutalyse®	Regulação do ciclo estral em fêmeas ruminantes (p. ex., vacas) Indução de aborto (várias espécies)
Estrumate® (cloprostenol)	Indução do parto em porcas Indução de aborto (várias espécies)

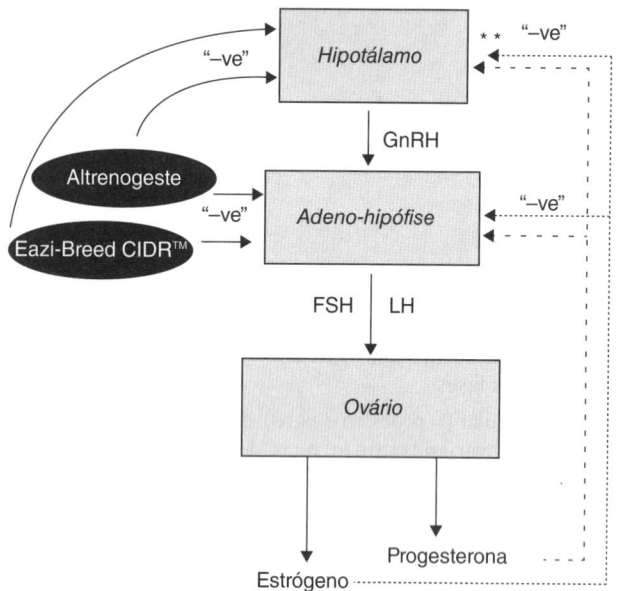

Figura 27.1 Regulação do ciclo estral e secreção de hormônio gonadal. O hormônio liberador de gonadotropina (GnRH) estimula a liberação de gonadotropinas [hormônio foliculoestimulante (FSH); hormônio luteinizante (LH)], que, subsequentemente, aumentam a produção de hormônio esteroide ovariano durante o ciclo estral. À semelhança do estrógeno e da progesterona naturais, as medicações sintéticas, como altrenogeste ou acetato de melengestrol (MGA), regulam o ciclo estral mediante mecanismo de retroalimentação negativa. Nota: **indica que uma alta concentração de estrógeno durante a fase folicular do ciclo estral natural induz efeito de retroalimentação positiva no hipotálamo para gerar GnRH e ondas de LH, resultando em ovulação. CIDR: do inglês, *controlled internal drug release*.

fertilizado, ou se ocorre falha no desenvolvimento ou na fixação/implantação do embrião, o corpo lúteo regride (se degenera), na maioria das espécies, cessando a secreção de progesterona. No entanto, durante a gestação, a meia-vida do corpo lúteo se prolonga (exceto em cadelas), resultando em secreção contínua de progesterona, necessária para a manutenção da gestação.

Nas fêmeas poliéstricas não prenhes, nos estágios finais da fase lútea do ciclo estral, o útero (endométrio) libera um hormônio denominado prostaglandina $F_{2\alpha}$ ($PGF_{2\alpha}$), o qual induz a regressão do corpo lúteo e reduz a secreção de progesterona. A ausência de progesterona faz cessar o controle da retroalimentação negativa no hipotálamo/hipófise, possibilitando o aumento da secreção de gonadotropinas e a iniciação de um novo ciclo estral (fase folicular seguida de fase lútea). Essa secreção não ocorre em quantidade detectável em fêmeas de carnívoros domésticos (cadelas e gatas) não prenhes, resultando em um retorno muito mais demorado ao cio, nessas espécies. Durante a estação de acasalamento, o cio (comportamento reprodutivo de aceitação da fêmea induzido por estrógeno folicular) sucede a regressão do corpo lúteo dentro de poucos dias.

O início e a manutenção da ciclicidade são coordenados por um conjunto complexo de mecanismos de retroalimentação negativos e positivos. Assim, a administração terapêutica de hormônios naturais ou sintéticos é amplamente utilizada no controle e na sincronização do ciclo estral, para fins de acasalamento (conforme discussão nas seções dos respectivos

medicamentos neste capítulo). Os hormônios semelhantes à progesterona (progestinas; por exemplo, MGA ou altrenogeste) são frequentemente utilizados em teriogenologia (Wright e Malmo, 1992).

HORMÔNIO LIBERADOR DE GONADOTROPINA, GONADORELINA E GONADOTROPINAS

Nesta seção, serão discutidos os neuro-hormônios, como GnRH (e análogos), gonadotropinas (FSH e LH), prolactina e ocitocina, importantes na medicina veterinária.

Hormônio liberador de gonadotropina

Estrutura e função

O GnRH é o hormônio liberador hipotalâmico decapeptídio responsável pelo estímulo à liberação das gonadotropinas FSH e LH, pelos gonadotropos da adeno-hipófise. Apresenta meia-vida muito curta (2 a 4 min), e sua liberação é intermitente (em pulsos) e controlada por um pulso neural gerador no hipotálamo. Como a liberação intermitente é crucial para a síntese e a liberação apropriadas das gonadotropinas, estas também são liberadas em modo pulsátil (Peters, 2005). Ambos, gonadotropinas e esteroides gonadais, controlam a produção de GnRH por meio de retroalimentação negativa (Peters, 2005).

Mecanismo

O GnRH estimula a síntese e a liberação de gonadotropinas por se ligar ao receptor GnRH, um receptor ligado à proteína G associada à via de transdução do sinal IP_3-Ca^{2+}. A administração pulsátil ou periódica de GnRH estimula a secreção de gonadotropinas, compreendendo a base para o tratamento de infertilidade e indução da ovulação, pelo aumento do estímulo gonadal. Como alternativa, a administração contínua de GnRH induz dessensibilização e infrarregulação de receptores de GnRH nos gonadotropos hipofisários. Isso ocasiona supressão da secreção de gonadotropinas, tornando-se a base para a aplicação clínica de análogos do GnRH de ação prolongada (p. ex., *gonadorelina*), na indução de castração medicamentosa (Stout e Colenbrander, 2004).

Aplicações clínicas

As duas principais aplicações clínicas de GnRH são: (i) indução da ovulação ou luteinização folicular; e (ii) supressão da secreção de gonadotropinas (castração medicamentosa). Foram sintetizados diversos análogos do GnRH de aplicação clínica, incluindo GnRH sintético (gonadorelina e buserelina) e outros análogos potentes do GnRH de ação prolongada (p. ex., deslorelina).

Gonadorelina

A gonadorelina (Cystorelin® ou Factrel®) é uma preparação sintética de GnRH utilizada no tratamento de fêmeas que não ovulam ou que desenvolvem cistos foliculares. Para éguas e cadelas, há disponibilidade de deslorelina na forma de implante subcutâneo (SC) (Ovuplant®) ou solução injetável (Sucromate®). Ambos estimulam a síntese e a secreção de FSH e LH por meio da interação com receptores de GnRH, nos gonadotropos hipofisários. No entanto, a exposição contínua à gonadorelina ou à deslorelina ocasiona dessensibilização e infrarregulação de receptores de GnRH nos gonadotropos hipofisários, condição que pode ser a base para a sua aplicação clínica na limitação do cio em algumas fêmeas. Desse modo, a resposta a esses análogos de GnRH depende da dose e do decurso temporal (inicialmente estimuladores e, em seguida, inibidores de ação prolongada) (Thatcher *et al.*, 2001; Johnson *et al.*, 2002).

Aplicações

1. Indução da ovulação: a gonadorelina tem sido utilizada de modo empírico para induzir ovulação na época de acasalamento de vacas e éguas, representando um componente do protocolo hormonal "Ovsynch". Em razão das diferenças fisiológicas em éguas (uma onda de LH prolongada, que dura de 24 a 36 h), uma única dose de gonadorelina não é suficiente para a indução confiável da ovulação, sendo mais comumente utilizada uma preparação de deslorelina de ação prolongada (Ferris *et al.*, 2012). Ainda, a gonadorelina é recomendada no tratamento de garanhões que manifestam redução da libido. Administra-se dose em pulso para induzir cio em cadelas e gatas que apresentam anestro prolongado.
2. Tratamento de ovários císticos: a gonadorelina é o medicamento de escolha para o tratamento de *cistos foliculares ovarianos* ("ovários císticos") em vacas (e em fêmeas de camelídeos). Em vacas, os cistos foliculares ovarianos são definidos como estruturas semelhantes a folículos que persistem depois da ovulação, cujo diâmetro é maior que 25 mm e que, na ausência de corpo lúteo, persistem por 10 dias, ou mais. São frequentes em vacas-leiteiras, no pós-parto, mas raros em vacas de corte (Farin e Estill, 1993). A administração de 100 µg de GnRH representa o tratamento de primeira escolha, geralmente resultando na luteinização da estrutura cística, com manifestação de cio em 18 a 23 dias. A administração de PGF$_{2\alpha}$ 9 dias após o uso de GnRH frequentemente reduz o tempo de retorno ao cio (ver seção *Análogos da prostaglandina*).
3. Sincronização do cio, em combinação com PGF$_{2\alpha}$: "Ovsynch" ou protocolo de "inseminação artificial (IA) em tempo fixo" em vacas (Lucy *et al.*, 2004; Lamb *et al.*, 2010; Wiltbank *et al.*, 2011) – dia 0: 100 µg de GnRH; 7º dia: 25 mg de PGF$_{2\alpha}$; e 9º dia: 100 µg de GnRH. A vaca é inseminada 20 a 24 h após a segunda dose de GnRH. Isso possibilita a sincronização de ciclos estrais para IA, sem necessidade de detecção do cio.
4. Protocolo para transferência de embrião em tempo fixo (programada), para vacas receptoras (Al-Katanani *et al.*, 2002): utiliza o protocolo de tratamento "Ovsynch", como mencionado anteriormente, mas, em vez de IA, faz-se a transferência de embriões às receptoras no 16º ao 17º dia. Isso possibilita a preparação de receptoras e a transferência de embrião, sem necessidade de detecção do cio.
5. A gonadorelina é utilizada em furões e fêmeas ovuladoras-induzidas (gatas e camelídeos) para cessar o cio.
6. A gonadorelina pode ser utilizada experimentalmente para fins de diagnóstico de diferenciação entre anormalidades de hipófise e de hipotálamo, em cães com hipogonadismo hipogonadotrópico.
7. A gonadorelina também é utilizada para identificar animais não castrados daqueles castrados, pela estimativa da liberação de FSH e LH estimulada por gonadorelina.
8. Agonistas de GnRH de ação prolongada (Ovuplant®) foram utilizados com êxito para inibir a ciclicidade em cadelas e gatas domésticas (Gobello *et al.*, 2007).

Dose

Na Tabela 27.2, é apresentada uma lista de produtos veterinários.

Gonadotropinas

Secreção e função

Os hormônios hipofisários FSH e LH, bem como os hormônios relacionados, *gonadotropina coriônica humana* (hCG) e *gonadotropina coriônica equina* (eCG ou gonadotropina sérica de éguas prenhes, PMSG), são denominados hormônios "gonadotrópicos". Cada hormônio é um heterodímero glicosilado que contém uma subunidade alfa comum e uma subunidade beta distinta, que confere a especificidade da ação. Um único fator de liberação hipotalâmico, o GnRH, controla a síntese e liberação das gonadotropinas hipofisárias LH e FSH, em machos e fêmeas. LH e FSH são sintetizados e secretados por gonadotropos, que compõem ~ 20% das células da adeno-hipófise. Os hormônios esteroides gonadais (andrógenos, estrógenos e progesterona) inibem o mecanismo de retroalimentação (*feedback*) da hipófise e do hipotálamo, reduzindo a secreção de gonadotropina hipofisária. A onda pré-ovulatória de estrógeno também pode estimular o hipotálamo e, desse modo, favorecer a liberação dessa onda de gonadotropina hipofisária (Day, 2004). A hCG é produzida apenas pelos primatas e sintetizada pelas células sinciciotrofoblásticas da placenta. A eCG é produzida somente pelas éguas e secretada nas depressões (*cups*) endometriais de éguas prenhes, no início da gestação.

- *Em machos*, o LH atua nas células de Leydig dos testículos, estimulando a síntese de andrógenos, principalmente de testosterona. O FSH atua nas células de Sertoli, estimulando a síntese de proteínas e nutrientes necessários para o controle da produção e da maturação dos espermatozoides
- *Em fêmeas*, o FSH e o LH estimulam o crescimento e o desenvolvimento dos folículos ovarianos e, assim, induzem a produção de estrógeno pelos folículos; ainda, o LH induz a ovulação e estimula o desenvolvimento de corpo lúteo (após a ovulação) para secretar progesterona.

Mecanismos de ação

As ações do LH são mediadas pelo receptor de LH e as do FSH são mediadas pelo receptor de FSH. A hCG e a eCG estimulam, de modo variável, um ou ambos os receptores, representando a principal resposta mediada pelo receptor de LH, na maioria das espécies. Fato interessante é que as gonadotropinas coriônicas não estimulam apropriadamente a ovulação nas espécies animais de origem. Esses dois receptores unidos à proteína G se ligam à enzima adenilato ciclase, aumentando a concentração intracelular de cAMP. Há diferenças na espécie-especificidade de FSH e LH, fato capaz de reduzir a eficácia ou a produção de anticorpos em outras espécies. Há relato de que a hCG, em particular, resulta na produção de anticorpos em equinos (Roser *et al.*, 1979), estando associada a infertilidade crônica ou permanente, em alguns gatos.

Uso terapêutico

Além da aplicação diagnóstica nos *kits* de detecção de prenhez (ou seja, teste de hCG no início da gestação em mulheres), as gonadotropinas são utilizadas para (i) promover a fertilidade de machos e fêmeas e (ii) tratar criptorquidismo (Tabela 27.2).

As preparações de gonadotropina disponíveis e em geral utilizadas clinicamente em animais são: hCG eCG e hormônio foliculoestimulante (Follitropin-V) (Tabela 27.2).

Tabela 27.2 Medicamentos que influenciam a função reprodutiva dos animais.

Classe	Preparação		Dosagem
Gonadotropinas			
Hormônio foliculoestimulante	Follitropin®-V Ovagen®		
Gonadotropina coriônica equina (eCG)	PG600®	Combinação de 400 UI de eCG e 200 UI de hCG	Suínos: 1 mℓ de PG600 IM
Gonadotropina coriônica humana (hCG)	Follutein® Chrorulon®	Soluções injetáveis com 5.000 U e 10.000 U	Cães: 50 a 100 µg SC IV Gatos: 25 µg, IM Equinos: 1.000 UI IV Bovinos: 1.000 a 2.500 U IV Ovinos: 400 a 800 UI IV, IM Caprinos: 3.000 UI IV
Gonadorelina (GnRH sintético)	Cystorelin® Factrel®	Solução injetável com 50, 100 µg/mℓ	Cães: 50 a 100 µg SC IV Gatos: 25 µg, IM Equinos: 50 mg SC Bovinos: 100 mg IM (100 µg)
Ocitócicos			
Ocitocina	Pitocin® Syntocinon®	Solução injetável de ocitocina sintética com 20 UI/mℓ	Cães: dose única de 5 a 20 UI IM ou IV Gatos: dose única de 2,5 a 5 UI, IM Suínos: 10 a 20 UI, IM Equinos: 50 a 100 UI IV IM SC Bovinos: 50 a 100 UI IV IM SC Ovinos: 30 a 50 UI IV IM SC
Progestinas			
Altrenogeste	Regumate®	Solução: 2,2 mg/mℓ	Equinos: 0,044 mg/kg/dia, durante 15 dias
Progesterona	Eazi-Breed CIDR™	Dispositivo de liberação de medicamento intravaginal	Vacas: 1,38 g, durante 7 dias
Andrógenos			
Estanazolol	Vinstrol-V®	Comprimidos: 2 mg Solução injetável: 50 mg/mℓ	Equinos: 0,55 mg/kg IM até 4 doses, 1 vez/semana
Antiandrógenos			
Finasterida	Proscar®	Comprimidos	Cães: 0,1 a 0,5 mg/kg, 1 vez/dia, por até 16 semanas
Prostaglandinas (PGF$_{2\alpha}$)			
Dinoprosta	Lutalyse®	Frascos: 5 mg/mℓ	Bovinos: 25 mg, injeção IM Suínos: 10 mg, injeção IM Equinos: 1 mg/45 kg de peso corporal, injeção IM Cães: 0,1 a 0,2 mg/kg/dia SC, por 5 dias (piometra) 0,025 a 0,05 mg/kg/12 h IM (interrupção da gestação) Gatos: 0,1 a 0,25 mg/kg/dia SC, por 5 dias (piometra) 0,5 a 1 mg/kg, IM: 2 doses (interrupção da prenhez)
Cloprostenol	Estrumate®	Frasco: 0,25 mg/mℓ	Bovinos, equinos: 0,5 mg, injeção IM

Gonadotropina coriônica humana (hCG)

Hormônio estimulante de gônada obtido da urina de mulheres gestantes, a hCG é sintetizada por células sinciciotrofoblásticas da placenta. Como apresenta, principalmente, atividade semelhante ao LH, atua como substituto deste hormônio, promovendo maturação folicular, ovulação e formação do corpo lúteo. A hCG, uma glicoproteína, é uma gonadotropina não hipofisária de efeitos biológicos de longa duração (> 24 h). Uma única injeção é suficiente para a maioria dos usos relativos ao trato reprodutor. Por exemplo, por sua atividade, sobretudo semelhante ao LH, utiliza-se hCG para induzir ovulação em éguas, após a obtenção de um folículo de tamanho apropriado (Wathes *et al.*, 2003).

Aplicações

1. A hCG é amplamente usada no *tratamento de infertilidade*, sendo utilizada em éguas com hipogonadismo em decorrência da hipofunção hipofisária, bem como *para acelerar ou induzir a ovulação* (Samper, 2011).

2. A hCG é utilizada no tratamento de *ovários císticos* em vacas, por meio da luteinização de estruturas císticas para a formação de corpo lúteo. O corpo lúteo regride naturalmente ou sua regressão pode ser induzida pelo uso de análogos da PGF$_{2\alpha}$ (ver seção sobre *Análogos da prostaglandina*). Recomenda-se o tratamento com 5.000 UI de hCG por via intravenosa (IV), ou 10.000 UI de hCG por via intramuscular (IM). A maioria das vacas responde com a manifestação de ciclo estral dentro de 3 a 4 semanas.

3. O fármaco PG600® contém eCG (400 UI) e hCG (200 UI), sendo utilizado em suínos para estimular o desenvolvimento folicular e em leitoa pré-púbere para induzir o ciclo estral.

4. A hCG é útil no tratamento de infertilidade de machos secundária à *impotência*, especialmente em garanhões. No macho, estimula as células intersticiais para a produção de testosterona.

5. A hCG tem sido utilizada na correção de *criptorquidismo* em cães. Em meninos com criptorquidismo congênito, a taxa de eficácia desse procedimento é baixa; essa prática é considerada controversa em todas as espécies (Henna *et al.*,

2004; Thorsson *et al.*, 2007). Para mais detalhes, consultar a seção *Usos específicos de medicamentos hormonais na reprodução.*

6. A hCG pode ser utilizada após a administração de eCG, com o objetivo de de induzir pseudogestação em gatas e cio fértil em cadelas (Stornelli *et al.*, 2012).

Reações adversas e efeitos colaterais

Há relato de reações imunológicas, como urticária e anafilaxia, pela produção de anticorpo anti-hormônio. O uso prolongado pode ocasionar perda da eficácia, sem uma correlação comprovada com o título de anticorpos circulantes, em equinos (Roser *et al.*, 1979). O uso de gonadotropinas foi associado a casos de infertilidade prolongada ou permanente em gatos.

Dose

As preparações de uso veterinário e suas respectivas dosagens são mostradas na Tabela 27.2.

Gonadotropina coriônica equina (eCG)

Anteriormente denominada gonadotropina sérica de égua prenhe (PMSG), a eCG é secretada em depressões (*cups*) endometriais de éguas prenhes, no início da prenhez, a fim de induzir a formação de corpos lúteos acessórios e secundários (por desenvolvimento e ovulação adicional dos folículos) e manter o corpo lúteo primário (e, desse modo, a secreção de progesterona) em éguas. Em equinos, sua atividade gonadotrópica é, principalmente, semelhante àquela do FSH. Além disso, acelera o crescimento do folículo ovariano e tem atividade semelhante à do LH, suficiente para induzir ovulação ou luteinização. À semelhança da hCG, a eCG, uma glicoproteína, é uma gonadotropina não hipofisária com efeitos biológicos de longa duração (> 24 h). Em geral, uma única injeção é suficiente para o crescimento marcante de folículos ovarianos (Shelton, 1990).

Aplicações

1. Com frequência, a eCG é utilizada em ovelhas e cabras em anestro, a fim de estimular o crescimento do folículo ovariano. É utilizada em combinação com a hCG para induzir ovulação e formação de corpo lúteo.
2. O fármaco PG600® contém eCG (400 UI) e hCG (200 UI), sendo usado em suínos, com o objetivo de estimular o crescimento folicular; em leitoas pré-púberes, é utilizado para induzir o ciclo estral [ver seção *Gonadotropina coriônica humana* (hCG)].
3. A administração de eCG, seguida de hCG, tem sido utilizada com sucesso na indução de cio fértil em cadelas (Stornelli *et al.*, 2012).

Hormônio foliculoestimulante (FSH)

Há disponibilidade de duas preparações de FSH: (i) Folltropin V® (FSH suíno), Vetrepharm, Canadá; e (ii) Ovagen® (FSH ovino), ICP Bio, Nova Zelândia. Utiliza-se FSH para induzir o desenvolvimento de múltiplos folículos em vacas doadoras, a fim de estimular a ovulação (superovulação) e obter oócitos, e para a produção de múltiplos embriões, que podem ser utilizados em procedimentos de transferência de embriões (Hasler, 2002).

Prolactina

Estrutura e função

A prolactina é sintetizada nos lactotropos da adeno-hipófise, sendo classificada como hormônio somatomamotrópico por sua similaridade estrutural ao GH (somatotropina). Trata-se de um polipeptídio de 198 aminoácidos, com três pontes dissulfeto intracadeias. A prolactina estimula a lactação no período pós-parto. Durante a gestação, a secreção de prolactina aumenta e, em combinação com outros hormônios (p. ex., estrógenos, progesterona), favorece o desenvolvimento adicional da glândula mamária, preparando-a para a produção de leite (Kooistra e Okkens, 2001). A secreção de prolactina durante o aleitamento mantém a secreção de leite pela glândula mamária, além de inibir a função ovariana por suprimir a ação do eixo hipotálamo-hipófise-gonadal – trata-se de um componente do mecanismo de regulação da característica reprodutiva sazonal da égua. Tem ação luteotrópica (sustenta o corpo lúteo) em cadelas e gatas. A secreção de prolactina se dá na forma de pulsos (meia-vida de 15 a 20 min).

Mecanismo

A prolactina, atuando via receptor de prolactina, tem importante função na indução de crescimento e diferenciação do epitélio de ducto e lóbulo-alveolar; não ocorre lactação na ausência desse hormônio.

Regulação

Entre os hormônios da adeno-hipófise, a prolactina tem a particularidade de que a regulação hipotalâmica inibe sua secreção. O principal regulador da secreção de prolactina é a *dopamina* (também conhecida como *hormônio inibidor da prolactina*, PIH), liberada pelos neurônios tuberoinfundibulares e que ativa receptores D_2 nos lactotropos para inibir a secreção de prolactina. Assim, espera-se que agonistas e antagonistas da dopamina influenciem a liberação de prolactina (como a cabergolina e a metoclopramida, respectivamente). A prolactina é o único hormônio da adeno-hipófise para o qual não se identificou um único fator de liberação da estimulação. O hormônio liberador de tirotropina (TRH) pode estimular a liberação de prolactina, mas sua função fisiológica não é conhecida. A regulação de prolactina não é influenciada por mecanismo de retroalimentação (*feedback*) de hormônios periféricos.

Uso terapêutico

A prolactina não tem uso terapêutico. Em vacas, a produção de leite parece não ser limitada pela concentração de prolactina circulante.

Outros medicamentos que influenciam a ação da prolactina

A metoclopramida (Reglan®) é utilizada como antiemético em pequenos animais e como estimulante do esvaziamento do estômago e da motilidade do intestino delgado em pequenos e grandes animais pelo antagonismo à ação da dopamina. A metoclopramida induz aumento transitório de prolactina. Aconselha-se que as mulheres em risco de desenvolvimento de carcinoma da glândula mamária evitem o uso de metoclopramida, contudo não se identificou tal fator de risco em animais. Em animais, a sua eficácia no tratamento de agalactia ainda não foi comprovada. O uso de metoclopramida é discutido com mais detalhes no Capítulo 46.

O uso de domperidona (Motilium®, Equidona®) foi avaliado na forma de comprimido, em pessoas que moram fora dos EUA, com o objetivo de estimular a motilidade gastrintestinal; o seu mecanismo de ação (também um antagonista da dopamina) é semelhante ao da metoclopramida. Uma diferença entre a metoclopramida e a domperidona reside no fato de que a última não atravessa a barreira hematencefálica. Portanto, os efeitos adversos da domperidona no sistema nervoso central (SNC) não são mais que um problema em equinos, comparativamente à metoclopramida. A intoxicação por festuca é causada por um fungo que produz uma toxina (um alcaloide do ergot = um agonista da dopamina) que ocasiona problemas reprodutivos (p. ex., redução da lactação ou agalactia) associados ao baixo teor de prolactina, em equinos. Estudos pesquisam o uso de domperidona (que estimula a secreção de prolactina via antagonismo à dopamina) para aumentar a lactação em éguas com agalactia provocada pela intoxicação por festuca. A Food and Drug Administration (FDA) aprovou o uso oral do gel Equidone (11%) para a prevenção da intoxicação por festuca e a agalactia associada, em éguas no período periparto. Ainda, em éguas é administrado durante 10 dias antes do parto. A dose recomendada aos equinos é de 1,1 mg/kg/dia por via oral (VO), iniciando 10 dias antes da data prevista para a parição. A administração deve continuar até o parto. Caso não ocorra produção adequada de leite após a parição, deve-se continuar o tratamento por mais 5 dias. Pela interação dos fármacos, não se deve administrar domperidona com antiácidos estomacais, como omeprazol, cimetidina ou antiácidos em geral.

A domperidona e a sulpirida, outro antagonista da dopamina, foram utilizadas em éguas com anestro prolongado, a fim de antecipar a primeira ovulação pós-anestro. Em um estudo comparativo, constatou-se que a sulpirida foi pouco mais efetiva do que a domperidona para tal propósito (Mari *et al.*, 2009).

O uso terapêutico de fármacos que inibem a prolactina se limita, principalmente, aos cães e gatos domésticos. Nessas espécies, diferenças fisiológicas particulares tornam as medicações "antiprolactina" desejáveis, para fins de interrupção de gestação, tratamento de pseudogestação, piometra e indução de cio. Uma série de experimentos demonstrou que a bromocriptina ou a cabergolina resulta em luteólise e pode interromper efetivamente a gestação na segunda metade da prenhez (Onclin *et al.*, 1995). O uso de um agonista da dopamina combinado com prostaglandina reduz sobremaneira a dose necessária para a eficácia clínica e previne a maioria dos efeitos colaterais resultantes do tratamento com prostaglandinas nessas espécies (Onclin *et al.*, 1995). Além disso, verificou-se que a bromocriptina e a cabergolina induziram ciclo estral fértil em cadelas em anestro pelo menos 30 dias após o final do diestro (Verstegen *et al.*, 1999). Em estudo mais recente, notou-se que a cabergolina foi mais efetiva que a eCG (Nak *et al.*, 2012).

Ocitocina

Estrutura

A ocitocina é um composto não peptídico cíclico, cuja estrutura se assemelha à da vasopressina. É sintetizada como uma grande molécula precursora nos corpos celulares de neurônios magnocelulares presentes no núcleo paraventricular (NPV), no hipotálamo. Apresenta-se como um complexo ocitocina-neurofisina, secretado pelas terminações nervosas

que alcançam, principalmente, a neuro-hipófise. Os estímulos à secreção de ocitocina incluem estímulos sensoriais oriundos da cérvice e da vagina e estímulos desencadeados pela sucção dos tetos da glândula mamária. A ocitocina sofre inibição tônica (por sinapses GABAérgicas) dos neurônios NPV, no hipotálamo. A desinibição de tal controle resulta em rápido estímulo de neurônios que contêm ocitocina, induzindo a liberação desse hormônio.

Funções

Os dois principais órgãos-alvos da ocitocina são o útero e a glândula mamária.

Útero. A ocitocina estimula a frequência e a força das contrações uterinas (músculo liso do miométrio), efeitos altamente dependentes de estrógeno; o útero imaturo é muito resistente à ação da ocitocina. Como a progesterona antagoniza o efeito estimulante da ocitocina, a redução na concentração de progesterona notada no final da gestação pode ter uma importante participação na iniciação normal da parição.

Glândula mamária. A ocitocina tem uma importante função fisiológica na ejeção do leite. Provoca contração do músculo liso, principalmente das células mioepiteliais da glândula mamária, que resulta na ejeção do leite. A amamentação é o principal estímulo à secreção de ocitocina (Goodman e Grosvenor, 1983).

Ainda, aves, peixes e répteis apresentam ocitocina. Nessas espécies, esse hormônio também tem potente efeito na osmorregulação (hormônio antidiurético ou semelhante à vasopressina).

Mecanismo de ação

A ocitocina atua via receptores de membrana ligados à proteína G específicos que, durante a ativação, geram inositol trifosfato (IP_3) a partir da hidrólise de fosfoinositídeo. O IP_3 mobiliza Ca^{2+} intracelular e, consequentemente, a despolarização-contração do músculo liso que contém receptores de ocitocina.

Aplicações clínicas

A ocitocina (Pitocin®, Syntocinon® ou formulações veterinárias genéricas, como Oxoject®) é utilizada principalmente na indução do parto e na descida do leite (Jeffcott e Rossdale, 1977). Estudos também indicam seu uso no tratamento de endometrite e de anormalidades da luteólise em éguas (ver adiante). A ocitocina, originalmente extraída da neuro-hipófise de animais, atualmente é um produto químico sintético. As doses desse medicamento são mostradas na Tabela 27.2.

1. Indução do parto: a ocitocina é amplamente utilizada em pequenos e grandes animais, bem como em animais exóticos, para facilitar a parição (inércia uterina), para induzir parto precoce ou programado e estimular a involução e o esvaziamento do útero após o parto. Para indução do parto, esse hormônio é administrado por via intramuscular ou IV (Macpherson *et al.*, 1997, Gonzales-Lozano *et al.*, 2009). A ocitocina é utilizada após a correção de prolapso uterino, a fim de favorecer a contratilidade e a involução uterina, impedindo nova ocorrência de prolapso.

2. Descida do leite: a ocitocina é utilizada empiricamente para estimular a descida do leite. Utiliza-se *spray* de ocitocina, via intranasal, para estimular a descida do leite, 5 a 10 min antes do aleitamento. No entanto, na maioria das espécies de animais domésticos, não se comprovou a eficácia da administração injetável ou intranasal de ocitocina.

3. Endometrite pós-acasalamento persistente: a ocitocina é um dos medicamentos utilizados no tratamento de endometrite persistente induzida pelo acasalamento, em éguas; auxilia na contração do miométrio e, assim, na limpeza de resíduos do útero após o acasalamento (Troedsson, 1999).

4. Inibição do ciclo estral: evidências mostraram que a administração de ocitocina em éguas no início do diestro compromete o evento luteolítico e impede a ciclicidade em, aproximadamente, 60 a 70% dos casos (Vanderwall *et al.*, 2007). É importante ressaltar que o análogo sintético da carbetocina de ação prolongada não tem o mesmo efeito clínico (Bare *et al.*, 2013). O mecanismo de ação envolvido na manutenção do corpo lúteo parece não estar relacionado com a expressão do receptor de ocitocina no útero, mas sim com a baixa produção de prostaglandinas (Keith *et al.*, 2013).

Reações adversas e efeitos colaterais

A ocitocina é rara causa de toxicidade. Dose excessiva ou doses repetidas podem ocasionar contrações dolorosas e até mesmo ruptura do útero e morte do feto.

Análogos da prostaglandina

A prostaglandina $F_{2\alpha}$ ($PGF_{2\alpha}$) é um agente luteolítico produzido no endométrio. Nos herbívoros domésticos, é liberada no final do diestro, em animais que manifestam ciclos estrais normais. Em todas as fêmeas prenhes, é liberada próximo ao momento do parto (Kindahl *et al.*, 1981). A $PGF_{2\alpha}$ atua como mediador na redução da concentração da progesterona circulante, via luteólise (regressão do corpo lúteo), no final do ciclo e da gestação. A ação da $PGF_{2\alpha}$ envolve a ativação do receptor unido à proteína G ligado à via metabólica IP_3-Ca^{2+}-proteinoquinase C, que reduz a esteroidogênese e a luteólise. Há diversos análogos da prostaglandina (ver Tabelas 27.1 e 27.2) amplamente utilizados para regular o ciclo estral, provocar aborto e induzir o parto em animais (Schultz e Copeland, 1981).

Aplicações

1. Sincronização do cio: o dinoprosta ($PGF_{2\alpha}$) e seus análogos são utilizados para a sincronização do cio. Eles causam luteólise prematura, reduzindo a duração do ciclo estral e, desse modo, antecipando a manifestação do cio. Pode-se obter atividade luteolítica segura após a maturação completa do corpo lúteo (ao redor do 5º dia, em equinos e ruminantes) (Oxender *et al.*, 1975). Um estudo também mostrou que a $PGF_{2\alpha}$ apresenta propriedades "antiluteogênicas" e que administrações repetidas podem evitar o aumento da concentração de progesterona após a ovulação, em éguas (Coffman *et al.*, 2013). Estrategicamente utilizada, na maioria das espécies de grandes animais, exceto suínos, pode-se administrar $PGF_{2\alpha}$ sozinha ou em combinação com progesterona/progestina (ver seção *Progestinas*), para a sincronização do cio em um grupo de animais. Ainda, pode ser utilizada em combinação com o GnRH para realização de IA em tempo fixo ou para transferência de embrião (ver seção *Gonadorelina*).

2. A $PGF_{2\alpha}$ é utilizada para induzir aborto ou parto em cadelas (Romagnoli *et al.*, 1991). As prostaglandinas são efetivas na indução de luteólise no início do diestro (Olson *et al.*, 1992; Onclin e Verstegen, 1996). No entanto, as altas doses de prostaglandina necessárias no início da prenhez estão associadas à ocorrência de importantes efeitos clínicos colaterais, inclusive êmese, diarreia e cólica. Ademais, a gestação pode ser mantida mesmo após a confirmação de luteólise nesse estágio (Olson *et al.*, 1992; Feldman *et al.*, 1993). Para detalhes sobre o uso de $PGF_{2\alpha}$ para interromper a prenhez, ver seção *Usos específicos de medicamentos hormonais na reprodução*.

3. Em vacas, a $PGF_{2\alpha}$ é utilizada para induzir luteólise e estimular contrações uterinas para facilitar a expulsão da placenta (Milvae e Hansel, 1983; Gross *et al.*, 1986).

4. Em éguas, a $PGF_{2\alpha}$ é frequentemente utilizada para interromper o diestro e facilitar o rápido acasalamento, bem como no tratamento de endometrite persistente induzida por acasalamento. No entanto, estudos sugerem que o uso de prostaglandina próximo à ovulação pode diminuir a fertilidade, colocando em dúvida o seu amplo uso (Troedsson *et al.*, 2001; Cuervo-Arango e Newcombe, 2010).

5. Em cadelas, a $PGF_{2\alpha}$ é utilizada no tratamento de infecção uterina em virtude de suas ações luteolítica e ecbólica (ver o item 2 desta seção).

Reações adversas e efeitos colaterais

A $PGF_{2\alpha}$ aumenta o tônus de músculos lisos, resultando em diarreia, desconforto abdominal, broncoconstrição e elevação da pressão sanguínea. Em pequenos animais, outro efeito colateral é vômito. A indução de aborto pode provocar retenção de placenta.

O dinoprosta não deve ser administrado via IV, tampouco utilizado em fêmeas prenhes, a menos que a intenção seja a indução de aborto.

Os veterinários e seus assistentes devem ter cuidado ao manusearem esse medicamento. Não deve ser manipulado por mulheres gestantes, há possibilidade de absorção cutânea e pessoas com problemas respiratórios também não devem manuseá-lo.

USO DE HORMÔNIOS ESTEROIDES NA REPRODUÇÃO (ESTRÓGENOS, PROGESTERONA, ANDRÓGENOS)

Desenvolveu-se uma ampla variedade de programas de tratamento com hormônios esteroides, com o intuito de regular ou induzir ciclo estral em pequenos e grandes animais, para fins de acasalamento. Em teriogenologia, é comum o uso de programas estruturados para propiciar aumento dos teores de progesterona, estradiol e esteroides relacionados, em momentos apropriados, induzindo ovulação e gestação (Day, 2004). Nesta discussão, são incluídos andrógenos em razão de seu uso terapêutico como hormônios esteroides anabolizantes. As três classes distintas de hormônios esteroides reprodutivos (estrógenos, progestinas e andrógenos) são aqui discutidas, inclusive os seus mecanismos de ação gerais, as preparações farmacêuticas e as aplicações terapêuticas em medicina veterinária.

Mecanismo de ação dos esteroides

O mecanismo de ação de hormônios esteroides (estrógenos, progestinas e andrógenos) envolve a ligação aos receptores de esteroides intracelulares, que atuam como mediadores da maioria das ações biológicas dos esteroides. Esses receptores esteroides situam-se no *interior* da célula, no núcleo ou no citoplasma. Hormônios esteroides se difundem rapidamente pela membrana celular e se ligam aos receptores intracelulares presentes no citoplasma, os quais são transferidos para o núcleo, ou se ligam aos receptores já presentes no núcleo. O complexo hormônio-receptor interage direta e especificamente com sítios do DNA (no núcleo) denominado *elementos de resposta hormonal* (HRE), que atuam como fatores de transcrição para ativar ou inibir a expressão gênica (*transcrição*) dos genes próximos. Os mRNA resultantes são convertidos em proteínas específicas que ocasionam alteração no metabolismo ou em outras funções celulares. Diferentemente dos hormônios que atuam diretamente em receptores de membrana, cuja ação é rápida, dentro de poucos minutos, ou menos, os efeitos biológicos de hormônios esteroides geralmente são mais demorados (horas a dias) em razão da complexa cascata de sinalização.

Na Tabela 27.2, há uma breve descrição de alguns esteroides de importância farmacológica utilizados em medicina veterinária.

Estrógenos

Em fêmeas, o principal estrógeno ovariano é o estradiol. Outros estrógenos são estrona e estriol, produzidos pela placenta. Os estrógenos são transportados no sangue por meio da união à globulina de ligação de hormônio sexual (SHBG). Para fins de farmacoterapia, o estradiol é ativo quando administrado por via oral, mas sua biodisponibilidade é baixa pela intensa metabolização hepática de primeira passagem. Portanto, para alguns tratamentos utilizam-se preparações injetáveis. Foram desenvolvidas preparações de uso oral de derivados semissintéticos (etinilestradiol), de estrógenos sintéticos (mestranol) ou de derivados não esteroides (dietilestilbestrol, DES), para uso clínico.

Uso terapêutico

O estrógeno é fundamental para o desenvolvimento normal das características sexuais secundárias e do comportamento reprodutivo de fêmeas. O estrógeno influencia a concentração sérica de proteína e reduz a reabsorção óssea. Ainda, trata-se de um supressor efetivo da retroalimentação da secreção de LH e FSH pela hipófise. Os estrógenos podem ser úteis no tratamento de hipogonadismo, sintomas pós-menopausa (mulheres), contracepção/interrupção eletiva da gestação, vaginite persistente em cadelas castradas em idade pré-púbere e hiperplasia prostática benigna/carcinoma de próstata (cães).

Reações adversas e efeitos colaterais

Em humanos, os sinais de toxicidade mais comumente associados ao uso prolongado de estrógeno são câncer de mama, hiperplasia endometrial, hemorragia e carcinoma uterino. Os sinais de toxicidade detectados em carnívoros domésticos incluem supressão da medula óssea, maior risco de piometra, flacidez de tendão e alopecia ventral.

Uso veterinário

Os estrógenos não são amplamente utilizados em medicina veterinária, em particular nos animais de produção, em razão da preocupação com a presença de resíduos de fármacos na carne destinada ao consumo humano. Em medicina veterinária, tem-se utilizado as preparações de estrógenos mencionadas a seguir. *Benzoato de estradiol* e outros estrógenos foram empregados para induzir o cio e impedir a implantação de embrião em cadelas (Kutzler, 2005; Sutton *et al.*, 1997). Em bovinos, vêm sendo recomendados no tratamento de vaca no pós-parto, a fim de reduzir o risco de infecção uterina e acelerar a involução do útero.

Dietilestilbestrol (DES, Stilboestrol®) é um medicamento estrogênico não esteroide utilizado no controle de incontinência urinária responsiva a estrógeno e de vaginite persistente em fêmeas castradas, bem como para induzir o cio e impedir a implantação de embrião em cadelas. Foi usado no tratamento de hiperplasia prostática benigna e no adenoma de glândula perianal em cães (Kutzler, 2005; Hill *et al.*, 2012; Sutton *et al.*,1997; Niżański, 2014). *Vale ressaltar que o uso de estrógenos para muitas das indicações clínicas mencionadas é controverso – pode haver disponibilidade de alternativas terapêuticas melhores.*

Progestinas

A progesterona, a principal progestina em humanos e animais, é metabolizada rapidamente no fígado; portanto, sua biodisponibilidade é muito baixa e sua meia-vida é curta. As progestinas sintéticas, altrenogeste (alil trembolona, Regumate®) e acetato de melengestrol (MGA), são amplamente utilizadas em medicina veterinária para induzir a supressão ovariana de longa duração e a sincronização do ciclo estral após a descontinuação da progestina, em pequenos e grandes animais. As progestinas atuam nos receptores de progesterona, no hipotálamo/hipófise, exacerbando a retroalimentação negativa e reduzindo a produção de FSH e LH. Com a descontinuação do tratamento com progestina, inicia-se um novo ciclo estral e ocorre ovulação.

Reações adversas, efeitos colaterais e precauções

Pessoas que manipulam preparações de progestinas devem usar luvas e evitar o contato com esses medicamentos (p. ex., o alternogest pode ser absorvido por pele íntegra). Há relato de endometrite ou piometra induzida pelo uso de progestinas, além de haver maior risco de manifestação de diabetes melito.

As preparações de progesterona natural ou progestinas sintéticas, mencionadas a seguir, são as mais amplamente utilizadas em medicina veterinária.

Altrenogeste

Altrenogeste (Regumate®), também denominado *alil trembolona*, é uma progestina sintética ativa por via oral, indicada para regular o ciclo estral de éguas e porcas (ver Figura 27.1).

Em éguas, o altrenogeste é indicado para a supressão do cio, de modo a possibilitar uma ocorrência mais previsível do cio após a descontinuação do medicamento (Davis *et al.*, 1985; Shimatsu *et al.*, 2004). Em éguas, indica-se o tratamento com altrenogeste (0,044 mg/kg VO) durante 15 dias, para suprimir o cio e, assim, possibilitar uma ocorrência mais previsível do cio. Esse efeito é exacerbado pela administração de ambos, progestina e estrógeno. Além disso, o altrenogeste e outras progestinas são usados para antecipar a primeira ovulação da estação de acasalamento. No entanto, o uso de regumate é controverso e alguns estudos sugerem que o altrenogeste, sozinho, tem uma capacidade limitada para reduzir o período de transição. O altrenogeste não é efetivo durante o anestro de inverno. A ovulação ocorre 9 a 11 dias após o tratamento com esse medicamento. O uso de $PGF_{2\alpha}$ imediatamente após a descontinuação do altrenogeste induz o cio. Em geral, o altrenogeste pode auxiliar na regulação do ciclo estral de éguas, mas nem sempre é capaz de uma regulação previsível do ciclo estral de éguas (Lofstedt e Patel, 1989). O altrenogeste também pode ser utilizado para a sincronização do cio em leitoas (Davis *et al.*, 1985). Produtores de suínos têm interesse na sincronização do cio de leitoas para reduzir o número de leitoas de reposição e para otimizar a reprodução por meio de inseminação artificial (IA). Em leitoas, administram-se 15 a 20 mg de altrenogeste/dia, durante 18 dias, o que resulta em taxa de manifestação de cio de 95%, 4 a 7 dias após a descontinuação desse medicamento. Em uma subpopulação de porcas, constatou-se que a administração de altrenogeste pode aumentar o tamanho da leitegada (van Leeuwen *et al.*, 2011).

Além disso, o altrenogeste é amplamente utilizado em éguas com o objetivo de prevenir a interrupção da gestação (Daels *et al.*, 1991, 1996). Durante a gestação, pode-se utilizar o dobro da dose de altrenogeste (ou seja, 0,088 mg/kg) para minimizar o risco de aborto em éguas com suspeita de hipoluteoidismo ou que foram expostas à prostaglandina ou endotoxina; ainda, pode ser administrado em éguas com placentite (Bailey *et al.*, 2010). Embora se considere seguro o uso de alternogest em éguas prenhes, algumas pesquisas sugerem que o fármaco pode causar anormalidades no feto ou no neonato ou discreto retardo na parição (Neuhauser *et al.*, 2009).

Acetato de melengestrol (MGA)

Trata-se de um aditivo alimentar à base de progestina, recomendado para a sincronização do cio em vacas. Esse produto é indicado para a supressão do cio em novilhas criadas em confinamento e foi utilizado com maior frequência para sincronizar o cio de fêmeas reprodutoras. Para suprimir o cio, o MGA pode ser fornecido na taxa de 0,5 mg/animal/dia. Cessada a adição de MGA ao alimento, as fêmeas iniciam o ciclo estral em poucos dias (em geral, 2 a 3 dias). Resumidamente, o protocolo de uso do MGA consiste em seu fornecimento na taxa prescrita, em um alimento que a vaca consumirá 1 vez/dia, durante 11 a 14 dias. Após a remoção do MGA do alimento, o cio ocorre dentro de 48 a 72 h. Nesse momento, pode-se realizar acasalamento com touro ou inseminação artificial. O protocolo de uso do MGA é simples, embora em geral menos efetivo que outros produtos utilizados para a sincronização do cio.

CIDR® – Dispositivo intravaginal de liberação controlada de medicamento interno à base de progesterona

Diversos dispositivos de liberação intravaginal de progesterona, conhecidos como CIDR (do inglês, *controlled internal drug release*), são comercializados para vacas (Eazi-Breed), ovelhas (CIDR-S™) e cabras (CIDR-G™). O objetivo principal desses produtos consiste na sincronização do cio, a fim de melhorar o cronograma e a eficiência dos programas de acasalamento de ambos, bovinos leiteiros e de corte (Yavas e Walton, 2000; Lamb *et al.*, 2010; Wiltbank *et al.*, 2011). O

CIDR Eazi-Breed contém 1,38 g de progesterona impregnada em silicone moldado em um suporte de náilon. Esses dispositivos são introduzidos via intravaginal, um por animal, em novilhas de leite preparadas para o acasalamento. O medicamento libera progesterona durante 7 dias (Figura 27.2). Para induzir a sincronização definitiva, administra-se uma injeção da prostaglandina dinoprosta trometamina (Lutalyse®) em todas as novilhas, 1 dia antes da remoção do CIDR. A remoção desse dispositivo no 7º dia de tratamento resulta em redução da concentração plasmática de progesterona, estimulando a manifestação de cio dentro de 3 dias.

Andrógenos e finasterida

Testosterona

Testosterona é o principal andrógeno circulante, em machos, secretado pelas células de Leydig, nos testículos, em resposta ao LH da hipófise. A testosterona controla o sistema reprodutor masculino por se ligar ao receptor de andrógeno presente, principalmente, nos tecidos do trato reprodutor, nos músculos e nas gorduras. É particularmente responsável pela diferenciação sexual normal de machos. Alguns efeitos fisiológicos da testosterona são mediados pela sua conversão em di-hidrotestosterona, um andrógeno mais potente que a testosterona (Figura 27.3). Em adultos, a testosterona também é convertida em estradiol, pelas células de Sertoli, nos testículos. Foram sintetizados diversos análogos da testosterona com maior ação *anabólica* (síntese proteica) que *androgênica* (atividade sexual do macho), os quais são denominados *esteroides anabólicos* (ou *anabolizantes*). Estes incluem *nandrolona*, *estanazolol* e *oximetalona*, entre outros. A principal indicação de esteroides anabolizantes é para aumentar o desempenho atlético de equinos. Esses esteroides aumentam a resistência e a massa muscular, bem como a produção de hemácias (ou eritrócitos). Ainda, reduzem a excreção de nitrogênio ureico ("balanço de nitrogênio positivo"). Em equinos que participam de competição, o uso de diversos esteroides anabolizantes é rigorosamente controlado, devendo-se ter cuidado para assegurar que sua administração esteja de acordo com as normas elaboradas pela comissão organizadora do evento (Soma, 2007, 2008). Além disso, a administração de andrógenos ou esteroides anabolizantes deve ser feita com cuidado em animais reprodutores potenciais em razão dos conhecidos efeitos da retroalimentação (*feedback*) negativa nos ciclos ovarianos e espermatogênicos.

Uso terapêutico

Há poucas avaliações clínicas do uso terapêutico de testosterona em medicina veterinária.

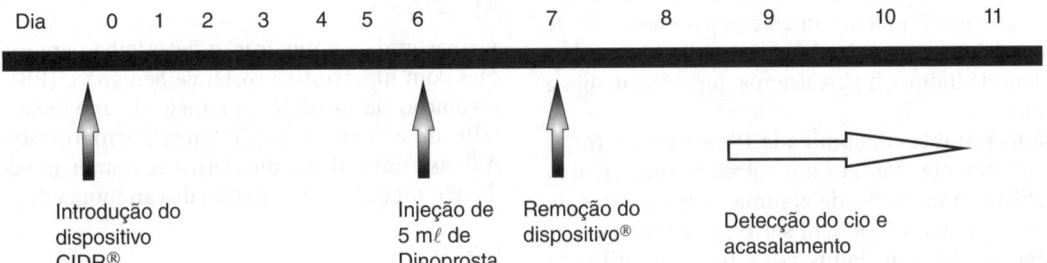

Figura 27.2 Protocolo Eazi-Bred™ CIDR para a sincronização de cio em vacas. O protocolo Eazi-Bred CIDR para vacas consiste na aplicação intravaginal de um dispositivo de liberação de 1,38 g de progesterona, em programas de acasalamento. CIDR: liberação controlada de medicamento interno.

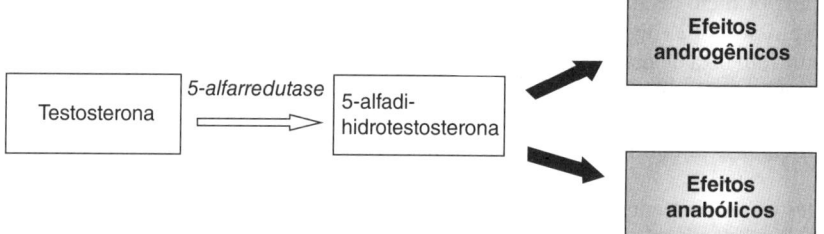

Figura 27.3 Metabolização e principais ações da testosterona. Em diversos órgãos, a testosterona é convertida em di-hidrotestosterona (DHT), o hormônio ativo nesses tecidos. Testosterona e DHT têm ambas as ações, androgênica e anabólica.

Esteroides anabolizantes

Trata-se de substâncias controladas que induzem mais efeitos anabólicos que androgênicos e, como mencionado na seção *Estanazolol, nandrolona, undecilenato de boldenona, acetato de trembolona*, são utilizadas para aumentar o desempenho atlético de equinos. Além disso, os esteroides anabolizantes são usados no tratamento de anemia aplásica (em cães e gatos), doença mieloproliferativa e linfoma acompanhado de anemia não regenerativa. Aumentam a mielopoese, estimulam a produção de eritropoetina e aumentam a produção de hemácias. Ademais, estimulam o apetite e propiciam equilíbrio de nitrogênio positivo e teor de cálcio nos músculos (Brower, 1993). Podem ser necessárias várias semanas a meses para a constatação de uma resposta positiva, e, mesmo com esse tratamento de longa duração, apenas um terço dos cães e gatos apresenta uma resposta eritropoética positiva aos esteroides anabolizantes. Esses esteroides se ligam a receptores de andrógenos, principalmente em tecidos do trato reprodutivo, músculos e gorduras. A proporção entre os efeitos anabólicos ("construtores corporais") e os efeitos androgênicos ("virilizantes") pode ser diferente entre os membros dessa classe de medicamentos, mas na prática todos apresentam ambas as propriedades, em algum grau (Figura 27.3).

Estanazolol, nandrolona, undecilenato de boldenona e acetato de trembolona

O estanazolol (Winstrol-V®) é um esteroide anabolizante com potente atividade anabólica e fraca atividade androgênica. É muito útil como adjuvante no tratamento de condições manifestadas nas doenças catabólicas (Cowan *et al.*, 1997). É recomendado como estimulante da eritropoese e do apetite, bem como para promover ganho de peso e aumentar a resistência e a vitalidade. No entanto, a eficácia do estanazolol é controversa, além de exigir tratamento de 3 a 6 meses antes que se possa constatar um efeito positivo. O estanazolol é mais comumente utilizado em equinos com o objetivo de exacerbar o desempenho atlético. É potencialmente hepatotóxico. Pode provocar ganho de peso, retenção de água e sódio e exacerbar a azotemia, além de induzir hipercalcemia, hiperfosfatemia e hiperpotassemia.

A nandrolona (também denominada 19-nortestosterona) compreende um potente esteroide anabolizante androgênico sintético. É útil no tratamento de algumas formas raras de anemia aplásica, que são ou podem ser responsivas aos andrógenos anabolizantes. Em alguns casos, tem sido utilizada para neutralizar os efeitos catabólicos verificados, como após traumatismo importante ou exercícios físicos extenuantes (Hyyppa, 2001).

A boldedona (Equipoise®) é um esteroide éster anabolizante, utilizado principalmente em equinos, a fim de melhorar o balanço de nitrogênio, reduzir o esforço físico excessivo associado ao exercício e melhorar o treinamento. Ainda, pode estimular o apetite e aumentar o ganho de peso quando utilizada com uma dieta bem balanceada. A boldenona tem ação prolongada, e os efeitos podem persistir por 6 semanas após injeção intramuscular.

O acetato de trembolona não tem aplicação terapêutica, mas é utilizado como implante (quase sempre combinado com estradiol), aprovado para uso como promotor de crescimento em bovinos de corte. Embora esses implantes propiciem importantes benefícios econômicos à indústria de bovinos de corte (Duckett e Pratt, 2014), há relato de que o acetato de trembolona, presente no ambiente, é capaz de comprometer a função endócrina (Qu *et al.*, 2013).

Reações adversas e efeitos colaterais

Após a administração de andrógenos, é comum constatar exacerbação de características masculinas, como a possibilidade de comportamento agressivo. Em humanos, o uso de alguns esteroides anabolizantes está associado à hepatotoxicidade.

Esteroides anabolizantes são contraindicados aos cães com hipertrofia de próstata benigna; ainda, podem ser carcinogênicos e teratogênicos.

Finasterida

A finasterida (Proscar®) é um inibidor irreversível da 5-alfarredutase, que impede a conversão de testosterona em 5-alfadi-hidrotestosterona, um potente agonista de receptor de andrógeno (Figura 27.4). A testosterona, por si só, interage fracamente com o receptor de andrógeno. Portanto, a maioria das ações biológicas da testosterona é atribuída à síntese de 5-di-hidrotestosterona endógena. A 5-alfadi-hidrostestosterona é apontada como causa de hipertrofia prostática benigna.

Aplicações

A finasterida é a medicação de escolha para o tratamento de cães com hipertrofia prostática benigna (HPB). Ela ocasiona involução da próstata, por meio de apoptose, em cães com HPB de ocorrência espontânea (Sirinarumitr *et al.*, 2002). A finasterida é altamente efetiva no tratamento de HPB, contudo não foi útil no tratamento de carcinoma de próstata.

Dose

A administração de finasterida (0,1 a 0,5 mg/kg VO, 1 vez/dia), durante 16 semanas, pode reduzir o tamanho da próstata de cães com hipertrofia prostática.

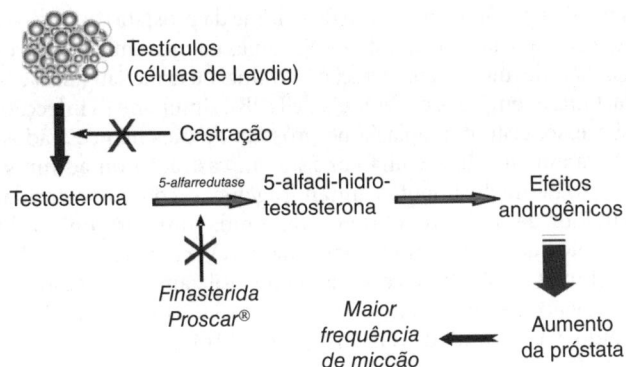

Figura 27.4 Opções terapêuticas para hipertrofia prostática benigna. A redução dos efeitos androgênicos é um importante objetivo do tratamento de hipertrofia prostática benigna (HPB). A inibição da di-hidrotestosterona induzida pela finasterida representa uma condição fundamental no tratamento medicamentoso de cães com HPB.

Reações adversas e efeitos colaterais

O principal efeito colateral potencial é a *impotência*. No entanto, estudos experimentais em cães indicaram que a finasterida não influencia a qualidade do sêmen, tampouco a concentração sérica de testosterona.

USOS ESPECÍFICOS DE MEDICAMENTOS HORMONAIS NA REPRODUÇÃO

Superovulação

Em vacas, pode-se induzir a ovulação de múltiplos folículos (superovulação), possibilitando a transferência de embriões a várias vacas receptoras e aumentando o número de crias. Em vacas, a superovulação consiste em cerca de 10 ovulações, comparativamente a uma única ovulação normal. Em média, a superovulação resulta em cerca de 6 embriões viáveis. A resposta ideal é de 5 a 12 embriões, em um terço das doadoras. O protocolo de indução de superovulação de vacas doadoras inicia entre o 9º e o 14º dia do ciclo estral, com a administração de FSH durante 4 dias e de PGF$_{2\alpha}$ no 3º e no 4º dia após o tratamento. Em cabras e ovelhas, o protocolo terapêutico para indução de superovulação depende da condição reprodutiva. Durante a estação de monta, utiliza-se PGF$_{2\alpha}$, como mediador da luteólise, além de gonadotropina, para aumentar a taxa de ovulação. Durante a estação de acasalamento, a superovulação é bem-sucedida em cabras leiteiras, utilizando-se esponja intravaginal (60 mg de acetato de medroxiprogesterona), durante 11 dias, 125 µg de cloprostenol IM no 1º e no 9º dia de tratamento com a esponja, e injeções de FSH-P (2,5 mg) IM 2 vezes/dia, durante 3 dias, iniciando no 9º dia de tratamento com a esponja (Thompson, 2001). Em fêmeas em anestro, administra-se progestina seguida de tratamento com gonadotropina.

Pseudogestação

Para o tratamento de gatas no cio, pode-se utilizar GnRH ou hCG. Essas fêmeas são ovuladoras induzidas e, na ausência de estímulo para o acasalamento, a ovulação e a formação de corpo lúteo devem ser induzidas com GnRH ou hCG, como mencionado anteriormente, a fim de prevenir repetição de períodos de cio. Em alguns roedores (ratos e camundongos), é possível induzir pseudogestação associada a alta concentração sérica prolongada de progesterona mediante a administração sequencial de eCG e hCG (Reddy *et al.*, 2001). Esse protocolo sequencial pode ser útil em programas de acasalamento de camundongos transgênicos.

Diferentemente, em cadelas com pseudogestação notam-se desenvolvimento mamário inapropriado e comportamento materno em fêmeas não gestantes, condição relacionada com a fisiologia normal da cadela, podendo-se, com frequência, adotar um manejo conservador, aumentando a atividade do animal e reduzindo o estímulo que induz ao comportamento materno. No entanto, dados recentes sugerem que as fêmeas que manifestam recidivas de pesudogestação grave podem apresentar maior risco de piometra ou de tumores mamários. Pode-se obter a cura clínica da pseudogestação mediante a administração de um agonista da dopamina, como a cabergolina, no final do diestro.

Parição

O parto pode ser induzido como um procedimento eletivo em diversas espécies, cujas motivações incluem: (i) facilitar o acompanhamento da parição pelos criadores; (ii) tentar o salvamento do neonato ou da mãe, em caso de doença grave; e (iii) sincronizar as datas dos partos para fins de produção.

Na indução do parto em vacas, a eficácia da injeção IM de dexametasona (20 a 30 mg) ou de flumetasona (8 a 10 mg) varia de 80 a 90%; o parto ocorre 24 a 72 h após o tratamento. O parto pode ser induzido com injeção IM de PGF$_{2\alpha}$ (25 a 30 mg) ou de cloprostenol (500 µg), com resultados semelhantes àqueles verificados com o uso de glicocorticoides. O intervalo entre a injeção do medicamento e o parto é de 24 a 72 h. Relata-se que a administração combinada de dexametasona e cloprostenol resulta em menor intervalo entre o tratamento e o parto, bem como maior taxa de indução de parto, comparativamente ao uso de uma única medicação ou de duas injeções de cloprostenol. A resposta ideal de parição (de porcas) à PGF$_{2\alpha}$ é obtida com a administração dessa prostaglandina dentro de 2 dias da estação de partos normais para o lote de animais. Em éguas, a indução do parto é considerada um procedimento controverso, associada a maior taxa de complicação que em outras espécies de grandes animais. Relata-se que uma combinação de prostaglandina E e doses sequencias de 15 UI de ocitocina aumentou a taxa de indução, em comparação ao uso isolado de ocitocina (Rigby *et al.*, 1998). Subsequentemente, a administração de baixas doses de ocitocina (2,5 a 3,5 UI) mostrou-se mais segura. Constatou-se que baixa dose diária de ocitocina não induziu parto até que ocorresse a maturação do feto, embora tenha resultado na parição de potros dentro de 120 min, em 68 a 95% das éguas com potros maduros (Camillo *et al.*, 2000; Villani e Romano, 2008). Como alternativa, a maturação precoce do feto foi induzida com sucesso com o uso de dexametasona (100 mg/24 h, durante 3 dias; Ousey, 2011).

Interrupção da gestação (aborto)

A interrupção da prenhez representa uma das demandas (reprodutivas) mais comuns de proprietários de cadelas e gatas, em virtude de acasalamento indesejado ou de outras razões. Há disponibilidade de produtos farmacológicos capazes de evitar ou interromper a gestação (Eilts, 2002). Pode-se administrar estrógeno durante o cio, com o intuito de evitar a prenhez (Sutton *et al.*, 1997); no entanto, o seu uso é controverso e, se possível, deve ser evitado. É preciso realizar um teste de prenhez antes da administração de qualquer medicamento destinado à interrupção da gestação. Caso, comprovadamente, a cadela esteja prenhe, podem ser administradas múltiplas doses de prostaglandina natural (25 a 250 μg/kg) ou de prostaglandina sintética (1 a 5 μg de cloprostenol/kg), durante toda a gestação; contudo, altas doses de prostaglandinas causam importantes efeitos colaterais clínicos, incluindo vômito, diarreia, letargia e cólica. Assim, recomendam-se a hospitalização e o monitoramento cuidadoso dos animais, a fim de controlar os efeitos colaterais, que tendem a ser mais graves no início e melhoram durante o período de tratamento. Os efeitos colaterais podem ser minimizados pelo uso de baixas doses após o 30º dia (30 a 50 μg/kg, 3 a 4 vezes/dia, durante 4 a 11 dias) (Olson *et al.*, 1992) ou pelo início do tratamento com baixa dose seguida de aumento gradual (30 a 50 μg/kg, aumentando para 100 a 200 μg/kg). As complicações associadas ao uso de prostaglandinas na indução de aborto incluem luteólise incompleta e falha no tratamento ou mumificação de filhotes mortos de cadelas e gatas. Doses múltiplas de inibidores da secreção de prolactina (cabergolina, bromocriptina) ou de dexametasona causam menos efeitos colaterais, mas não são efetivas quando utilizadas na primeira metade da gestação. Protocolos com a combinação de prostaglandinas e inibidores da prolactina também são efetivos na interrupção da gestação, iniciando no 25º dia após a administração de LH (Onclin *et al.*, 1995). Bloqueadores de progesterona, como mifepristona e aglepristona, são efetivos, mas não estão disponíveis nos EUA. Outros medicamentos, como isoquinolonas e o inibidor da síntese de progesterona, epostano, estão disponíveis em outros países, não nos EUA, e parecem muito efetivos na interrupção da gestação.

Criptorquidismo

Criptorquidismo (em cães) consiste na falha da descida de um ou de ambos os testículos no saco escrotal até 6 a 8 semanas de idade. Os testículos migram do polo caudal do rim para o escroto, acompanhando o gubernáculo testicular. Ao nascimento, geralmente os testículos dos cães se alojam no abdome, próximo ao anel inguinal interno. Os testículos passam pelo canal inguinal e alcançam o saco escrotal em até 10 a 14 dias de idade. Como a ocorrência dessa condição pode ter uma base genética, os cães criptorquídeos não devem ser utilizados como reprodutores. O método mais comum de tratamento consiste em uma série de injeções de hCG. Os cães com idade inferior a 16 semanas são os melhores candidatos. Na maioria dos cães, espera-se que a injeção IM de 100 a 1.000 UI de hCG, quatro vezes em um período de 2 semanas, resulte na descida dos testículos.

No entanto, a taxa de sucesso é variável e, em geral, não se faz tratamento de criptorquidismo, não se recomendando que esses animais sejam utilizados como reprodutores (Goerycke-Pesch, 2010). Como acontece em outras espécies (bovinos, ovinos, caprinos, equinos), com frequência não se indica o tratamento medicamentoso de criptorquidismo.

Hipertrofia prostática benigna (HPB)

Trata-se de uma anormalidade espontânea relacionada com a idade, diagnosticada em cães não castrados e constatada em mais de 80% dos cães com mais de 5 anos de idade. Os sinais clínicos associados à HPB incluem líquido prostático sanguinolento, constipação intestinal e disúria. A HPB está relacionada com atividade androgênica da di-hidrotestosterona, metabolizada localmente a partir da testosterona, nas glândulas

sexuais acessórias (aumento de volume da próstata). É possível detectá-la pela constatação de sintomas como aumento da frequência de micção, constipação intestinal ou urina sanguinolenta. Quase sempre, a ocorrência de HPB é simultânea a infecção, abscesso, cisto e neoplasia na próstata de cães não castrados. O tratamento de escolha consiste em castração ou administração de medicamentos antiandrogênicos, como finasterida, inibidor da 5-alfarredutase ou flutamida, um antagonista do receptor de andrógeno (Iguer-Ouada e Verstengen, 1997; Johnston *et al.*, 2000). Ocasionalmente, utilizam-se progestinas. Todavia, esses medicamentos estão associados à diminuição da libido e da fertilidade (Niżański *et al.*, 2014).

REFERÊNCIAS BIBLIOGRÁFICAS

Al-Katanani YM, Drost M, Monson RL. (2002). Pregnancy rates following timed embryo transfer with fresh or vitrified in vitro produced embryos in lacatating dairy cows under heat stress conditions. *Theriogenology.* **58**, 171–182.

Bailey CS, Macpherson ML, Pozor MA, Troedsson MH, Benson S, Giguere S, Sanchez LC, Leblanc MM, Vickroy TW. (2010). Treatment efficacy of trimethoprim sulfamethoxazole, pentoxifylline and altrenogest in experimentally induced equine placentitis. *Theriogenology.* **74**, 402–412.

Bare CA, Schramme AR, Bailey CS, Heitzman JM, Whisnant S, Sper RD, Archibald K, Whitacre M. (2013). The effect of oxytocin or carbetocin administration during mid-diestrus on the interovulatory interval and estrus behavior of mares. *Clin Theriogenology* **5**, 27–35.

Brower KJ. (1993). Anabolic steroids. *Psychiatr Clin North Am.* **16**, 97–103.

Camillo F, Marmorini P, Romagnoli S, Cela M, Duchamp G, Palmer E. (2000). Clinical studies on daily low dose oxytocin in mares at term. *Equine Vet J.* **32**, 307–310.

Coffman EA, Pinto CRF, Snyder HK, Leisinger CA, Cole K. (2013). Effects of early versus mid-diestrus PGF2α administration in the mare. *Clin Theriogenology.* **5**, 374.

Cowan LA, McLaughlin R, Toll PW, Brown SA, Moore TI, Butine MD, Milliken G. (1997). Effect of stanozolol on body composition, nitrogen balance, and food consumption in castrated dogs with chronic renal failure. *J Am Vet Med Assoc.* **211**, 719–722.

Cuervo-Arango J, Newcombe JR. (2010). Cloprostenol in something more than a luteolytic drug. *Reprod Domest Anim.* **45**, 8–11.

Daels PF, Besognet B, Hansen B, Mohammed H, Odensvik K, Kindahl H. (1996). Effect of progesterone on prostaglandin F2 alpha secretion and outcome of pregnancy during cloprostenol-induced abortion in mares. *Am J Vet Res.* **57**, 1331–1337.

Daels PF, Stabenfeldt GH, Hughes JP, Odensvik K, Kindahl H. (1991). Evaluation of progesterone deficiency as a cause of fetal death in mares with experimentally induced endotoxemia. *Am J Vet Res.* **52**, 282–288.

Davis DL, Stevenson JS, Schmidt WE. (1985). Scheduled breeding of gilts after estrous synchronization with altrenogest. *J Anim Sci.* **60**, 599–602.

Day ML. (2004). Hormonal induction of estrous cycles in anestrous Bos taurus beef cows. *Anim Reprod Sci.* **82–83**, 487–494.

Driancourt MA. (2001). Regulation of ovarian follicular dynamics in farm animals. Implications for manipulation of reproduction. *Theriogenology.* **55**, 1211–1239.

Duckett SK, Pratt SL. (2014). Meat Science And Muscle Biology Symposium — anabolic implants and meat quality. *J Anim Sci.* **92**, 3–9.

Eilts BE. (2002). Pregnancy termination in the bitch and queen. *Clin Tech Small Anim Pract.* **17**, 116–123.

Farin PW, Estill CT. (1993). Infertility due to abnormalities of the ovaries in cattle. *Vet Clin North Am Food Anim Pract.* **9**, 291–308.

Feldman EC, Davidson AP, Nelson RW, Nyland TG, Munro C. (1993). Prostaglandin induction of abortion in pregnant bitches after misalliance. *J Am Vet Med Assoc.* **202**, 1855–1858.

Ferris R, Hatzel JN, Lindholm ARG, Scofield DB, McCue PM. (2012). Efficacy of deslorelin acetate (SucroMate) on induction of ovulation in american quarter horse mares. *J Equine Vet Sci.* **32**, 285–288.

Gobello C. (2007). New GnRH analogs in canine reproduction. *Anim Reprod Sci.* **100**, 1–13.

Goericke-Pesch S. (2010). Cryptorchidism in dogs and cats and its consequences. *Kleintierpraxis*. **55**, 255–261

Gonzales-Lozano M, Mota-Rojas D, Velazquez-Armenta EY, Maca-Ocampo AA, Henandez-Gonzales R, Becerril-Herrera M, Trujillo-Ortega ME, Alonso-Spilsbury M. (2009). Obstetric and fetal outcomes in dystocic and eutocic sows to an injection of exogenous oxytocin during farrowing. *Can Vet J*. **50**, 1273–1277.

Goodman GT, Grosvenor CE. (1983). Neuroendocrine control of the milk ejection reflex. *J Dairy Sci*. **66**, 2226–2235.

Gross TS, Williams WF, Moreland TW (1986). Prevention of retained fetal membrane syndrome (retained placenta) during induced calving in dairy cattle. *Theriogenology*. **26**, 365–370.

Hasler JF. (2002). The current status and future of commercial embryo transfer in cattle. *Anim Reprod Sci*. **79**, 245–264.

Henna MR, Del Nero RGM, Sampaio CZS, Atallah, AN, Schettini ST, Castro AA, Soares BGD. (2004). Hormonal cryptorchidism therapy: systematic review with metaanalysis of randomized clinical trials. *Ped Surg Int*. **20**, 357–359.

Hill K, Jordan D, Ray J, Mays AA, Griffin K. (2012). Medical therapy for acquired urinary incontinence in dogs. *Int J Pharm Compd*. **16**, 369–375.

Hyyppa S. (2001). Effects of nandrolone treatment on recovery in horses after strenuous physical exercise. *Vet Med A Physiol Pathol Clin Med*. **48**, 343–352.

Iguer-Ouada M, Verstegen JP. (1997). Effect of finasteride (Proscar MSD) on seminal composition, prostate function and fertility in male dogs. *J Reprod Fertil Suppl*. **51**, 139–149.

Jeffcott LB, Rossdale PD. (1977). A critical review of current methods for induction of parturition in the mare. *Equine Vet J*. **9**, 208–215.

Johnson CA, Thompson DL, Cartmill JA. (2002). Pituitary Responsiveness to GnRH in mares following Deslorelin acetate implantation to hasten ovulation. *J Anim Sci*. **80**, 2681–2687.

Johnston SD, Kamolpatana K, Root-Kustritz MV, Johnston GR. (2000). Prostatic disorders in the dog. *Anim Reprod Sci*. **60**, 405–415.

Keith L, Ball BA, Scoggin K, Esteller-Vico A, Woodward EM, Troedsson MHT, Squires EL. (2013). Diestrus administration of oxytocin prolonges luteal maintenance and reduces plasma PGFM concentrations and endometrial COX-2 expression in mares. *Theriogenology*. **79**, 616–624.

Kindahl H, Lindell JO, Edqvist LE. (1981). Release of prostaglandin F2 alpha during the oestrous cycle. *Acta Vet Scand Suppl*. **77**, 43–58.

Kooistra HS, Okkens AC. (2001). Secretion of prolactin and growth hormone in relation to ovarian activity in the dog. *Reprod Domest Anim*. **36**, 115–119.

Kutzler MA. (2005). Induction and synchronization of estrus in dogs. *Theriogenology*. **64**, 766–775.

Lamb GC, Dahlen CR, Larson JE, Marquezini G, Stevenson JS. (2010). Control of the estrous cycle to improve fertility for fixed-time artificial insemination in beef cattle: A review. *J Anim Sci*. **88** (Suppl.), E181–E192.

Lofstedt RM, Patel JH. (1989). Evaluation of the ability of altrenogest to control the equine estrous cycle. *J Am Vet Med Assoc*. **194**, 361–364.

Lucy MC, McDougall S, Nation DP. (2004). The use of hormonal treatments to improve the reproductive performance of lactating daiy cows in feedlot or pasture-based management systems. *Anim Reprod Sci*. **82–83**, 495–512.

Macpherson ML, Chaffin MK, Carroll GL, Jorgensen J, Arrott C, Varnder DD, Blanchard TL. (1997). Three methods of oxytocin-induced parturition and their effects on foals. *J Am Vet Med Assoc*. **210**, 799–803.

Mari G, Morganti M, Merlo B, Castagnetti C, Parmeggiani F, Govoni N, Galeati G, Tamanini C. (2009). Administration of sulpiride or Domperidone for advancing the first ovulation in deep anestrous mares. *Theriogenology*. **71**, 959–965.

Milvae RA, Hansel W. (1983). Luteolytic effect of 13,14-dihydro-PGF-2alpha in heifers. *J Reprod Fertil*. **67**, 203–207.

Nak D, Nak Y, Simsek G. (2012). Comparison of the use of Cabergoline and gonadotrophin to treat primary and secondary anoestrus in bitches. *Aust Vet J*. **90**, 194–196.

Neuhauser S, Palm F, Ambuehl F, Möstl E, Schwendenwein I, Aurich C. (2009). Effect of altrenogest-treatment of mares in late gestation on adrenocortical function, blood count and plasma electrolytes in their foals. *Equine Vet J*. **41**, 572–577.

Niżanski W, Levy X, Ochota M, Pasikowska J. (2014). Pharmacological treatment for common prostatic conditions in dogs - benign prostatic hyperplasia and prostatitis: an update. *Reprod Domest Anim*. **49** (Suppl. 2), 8–15.

Olson PN, Johnston SD, Root MV, Hegstad RL (1992). Terminating pregnancy in dogs and cats. *Anim Reprod Sci*. **28**, 399–406.

Onclin K, Silva LDM, Verstegen JP. (1995). Termination of unwanted pregnancy in dogs with the dopamine agonist, cabergoline, in combination with a synthetic analog of PGF2alpha, either cloprostenol or alphaprostol. *Theriogenology*. **43**, 813–822.

Onclin K, Verstegen JP. (1996). In vivo investigation of luteal function in dogs: Effects of cabergoline, a dopamine agonist, and prolactin on progesterone secretion during mid-pregnancy and -diestrus. *Domest Anim Endocrinol*. **14**, 25–38.

Ousey JC, Kölling M, Kindahl H, Allen WR. (2011). Maternal dexamethasone treatment in late gestation induces precocious fetal maturation and delivery in healthy Thoroughbred mares. *Equine Vet J*. **43**, 424–429.

Oxender WE, Noden PA, Bolenbaugh DL, Hafs HD. (1975). Control of estrus with prostaglandin F2alpha in mares: minimal effective dose and stage of estrous cycle. *Am J Vet Res*. **36**, 1145–1147.

Peters AR. (2005). Veterinary clinical application of GnRH-questions of efficacy. *Anim Reprod Sci*. **88**, 155–167.

Qu S, Kolodziej EP, Long SA, Gloer JB, Patterson EV, Baltrusaitis J, Jones GD, Benchetler PV, Cole EA, Kimbrough KC, Tarnoff MD, Cwiertny DM. (2013). Product-to-parent reversion of trenbolone: unrecognized risks for endocrine disruption. *Science*. **18**, 342, 347–351.

Reddy DS, Kim H-Y, Rogawski MA. (2001). Neurosteroid withdrawal model of perimenstrual catamenial epilepsy. *Epilepsia*. **42**, 328–336.

Rigby S, Love C, Carpenter K, Varner D, Blanchard T. (1998). Use of prostaglandin E2 to ripen the cervix of the mare prior to induction of parturition. *Theriogenology*. **50**, 897–904.

Romagnoli SE, Cela M, Camillo F. (1991). Use of prostaglandin F2 alpha for early pregnancy termination in the mismated bitch. *Vet Clin North Am Small Anim Pract*. **21**, 487–499.

Roser JF, Kiefer BL, Evans, JW, Neely DP, Pacheco DA. (1979). The development of antibodies to human chorionic gonadotropin following its repeated injection in the cyclic mare. *J Reprod Fertil Suppl*. **27**, 173–179.

Samper JC. (2001). Management and fertility of mares bred with frozen semen. *Anim Reprod Sci*. **68**, 219–228.

Schultz RH, Copeland DD. (1981). Induction of abortion using prostaglandins. *Acta Vet Scand Suppl*. **77**, 353–361.

Shelton JN. (1990). Reproductive technology in animal production. *Rev Sci Tech*. **9**, 825–845.

Shimatsu Y, Uchida M, Niki R, Imai H. (2004). Effects of a synthetic progestogen, altrenogest, on oestrus synchronisation and fertility in miniature pigs. *Vet Rec*. **155**, 633–635.

Sirinarumitr K, Sirinarumitr T, Johnston SD, Sarkar DK, Kustritz MV. (2002). Finasteride-induced prostatic involution by apoptosis in dogs with benign prostatic hypertrophy. *Am J Vet Res*. **63**, 495–498.

Soma LR, Uboh CE, Guan F, McDonnell S, Pack J. (2007). Pharmacokinetics of boldenone and stanazolol and the results of quantification of anabolic and androgenic steroids in race horses and nonrace horses. *J Vet Pharmacol Ther*. **30**, 101–108.

Soma LR, Uboh CE, Guan F, McDonnell S. (2008). Plasma concentrations of testosterone and 19-nortestosterone (nandrolone) in the nonracing intact male horse by liquid chromatography-mass spectrometry. *J Vet Pharmacol Ther*. **31**, 587–590.

Stornelli MC, Garcia Mitacek MC, Ginimez F, Bonaura MC, Dorna IF, de la Sota RL, Stornelli MA. (2012). Pharmacokinetics of eCG and induction of fertile estrus in bitches using eCG followed by hCG. *Theriogenology*. **78**, 1056–1064.

Stout TA, Colenbrander B. (2004). Suppressing reproductive activity in horses using GnRH vaccines, antagonists or agonists. *Anim Reprod Sci*. **82-83**, 633–643.

Sutton DJ, Geary MR, Bergman JG. (1997). Prevention of pregnancy in bitches following unwanted mating: a clinical trial using low dose oestradiol benzoate. *J Reprod Fertil Suppl.* **51**, 239–243.

Thatcher WW, Moreira F, Santos JE, Mattos RC, Lopes FL, Pancarci SM, Risco CA. (2001). Effects of hormonal treatments on reproductive performance and embryo production. *Theriogenology.* **55**, 75–89.

Thompson FN. (2001). Hormones affecting reproduction. In Adams HR (ed.), *Veterinary Pharmacology and Therapeutics*, 8th edn. Ames, Iowa State University Press, 612–625.

Thorsson AV, Christiansen P, Ritzen M. (2007). Efficacy and safety of hormonal treatment of cryptorchidism: current state of the art. *Acta Paediatrica.* **96**, 628– 630.

Troedsson MHT. (1999). Uterine clearance and resistance to persistent endometritis in the mare. *Theriogenology.* **52**, 461–471.

Troedsson MH, Ababneh MM, Ohlgren AF, Madill S, Vetscher N, Gregas M. (2001). Effect of periovulatory prostaglandin F2alpha on pregnancy rates and luteal function in the mare. *Theriogenology.* **55**, 1891– 1899.

Vanderwall DK, Rasmussen DM, Woods GL. (2007). Effect of repeated administration of oxytocin during diestrus on duration of function of corpora lutea in mares. *J Am Vet Med Assoc.* **231**, 1864–1867.

van Leeuwen JJ, Martens MR, Jourquin J, Driancourt MA, Kemp B, Soede NM. (2011). Effects of altrenogest treatments before and after weaning on follicular development, farrowing rate, and litter size in sows. *J Anim Sci.* **89**, 2397–2406.

Verstegen JP, Onclin K, Silva LDM, Concannon PW. (1999). Effect of stage of anestrus on the induction of estrus by the dopamine agonist cabergoline in dogs. *Theriogenology.* **51**, 597–611.

Villani M, Romano G. (2008). Induction of parturition with daily low-dose oxytocin injections in pregnant mares at term: clinical applications and limitations. *Reprod Domest Anim.* **43**, 481–483.

Wathes DC, Taylor VJ, Cheng Z, Mann GE. (2003). Follicle growth, corpus luteum function and their effects on embryo development in postpartum dairy cows. *Reprod Suppl.* **61**, 219–237.

Wiltbank MC, Sartori R, Herlihy MM, Vasconcelos JL, Nascimento AB, Souza AH, Ayres H, Cunha AP, Keskin A, Guenther JN, Gumen A. (2011). Managing the dominant follicle in lactating dairy cows. *Theriogenology.* **76**, 1568–1582.

Wright PJ, Malmo J. (1992). Pharmacologic manipulation of fertility. *Vet Clin North Am Food Anim Pract.* **8**, 57–89.

Yavas Y, Walton JS. (2000). Induction of ovulation in postpartum suckled beef cows: a review. *Theriogenology.* **54**, 1–23.

CAPÍTULO 28

Hormônios da Tireoide e Medicamentos Antitireoidianos

Duncan C. Ferguson

INTRODUÇÃO

Hipotireoidismo

Hipotireoidismo é a endocrinopatia mais comum de cães, e é consequência da tireoidite linfocítica associada à raça. Em equinos neonatos, são diagnosticadas síndromes clínicas de hipotireoidismo congênito; contudo, a incidência e a patogênese da doença em equinos adultos são menos conhecidas. Em gatos e outros animais domésticos, o hipotireoidismo espontâneo está mais comumente associado à doença congênita ou à tireoidectomia. Menos comumente, o hipotireoidismo pode ser causado por deficiência de iodo ou pela ingestão de substâncias bociogênicas – compostos que interferem na síntese de hormônios tireoidianos pela glândula tireoide – presentes no ambiente ou no alimento.

Na maioria das espécies, os sinais clínicos comuns de hipotireoidismo geralmente refletem a redução da taxa metabólica basal do organismo e incluem letargia, depressão mental, fraqueza, incapacidade para se exercitar e/ou alopecia não pruriginosa (Ferguson, 1989a, 1993; Ferguson e Hoenig, 1991b; Ferguson *et al.*, 1992; Peterson e Ferguson, 1990; Feldman e Nelson, 2004a).

Hipertireoidismo

Atualmente, o hipertireoidismo é a doença endócrina mais comum em gatos, e é diagnosticado em outras espécies de animais domésticos apenas ocasionalmente. Também conhecida como tirotoxicose, a patologia resulta das altas concentrações dos hormônios tireoidianos circulantes, tiroxina (T_4) e tri-iodotironina (T_3), mais comumente devido a hiperplasia ou neoplasia benigna, como adenoma, ou a tumor maligno, como adenocarcinoma, na tireoide, em gatos, e adenocarcinoma, em cães. Hipertireoidismo é mais frequentemente diagnosticado em gatos de meia-idade ou idosos; assim, a discussão sobre os medicamentos aborda os que são utilizados nesse grupo. Os sinais clínicos mais comuns associados ao hipertireoidismo, que podem estar diretamente relacionados ao excesso de hormônio da tireoide, consistem em perda de peso mesmo com apetite normal, hiperatividade, polidipsia, poliúria, diarreia, febre intermitente, vômito e sintomas de doença cardiovascular, como taquicardia e dispneia. Com frequência, em gatos, ocorre desprendimento excessivo de pelos, ou os pelos podem estar emaranhados. Gatos com hipertireoidismo raramente manifestam um quadro clínico semelhante àquele conhecido como "hipertireoidismo apático"; eles apresentam letargia e, quase sempre, anorexia, sendo esse, possivelmente, o estágio final da doença (Feldman e Nelson, 2004b; Ferguson e Hoenig, 1991a; Peterson e Ferguson, 1990). O foco da terapia é o tratamento definitivo, como radioiodoterapia e tireoidectomia, ou, como discutido a seguir, a administração de medicamentos que reduzam síntese, secreção, metabolização e/ou ação dos hormônios tireoidianos.

FISIOLOGIA DA TIREOIDE

Metabolismo do iodo

Os hormônios da tireoide são os únicos compostos orgânicos iodados do corpo; os dois principais hormônios secretados na glândula tireoide, tiroxina ($\text{L-}T_4$) e 3,5,3'-tri-iodotironina ($\text{L-}T_3$) contêm, respectivamente, 65 e 59% de iodo. Na maioria dos animais, a necessidade mínima de iodo é desconhecida, mas considera-se que a quantidade diária na ração, necessária para prevenir bócio, em todas as espécies animais, seja cerca de 1 μg/kg de peso corporal. Em cães, a quantidade diária de iodo recomendada é 15 μg/kg; em gatos, embora não tenha sido bem avaliada, acredita-se que seja, aproximadamente, 100 μg/gato/dia. As rações comerciais destinadas aos gatos contêm quantidade de iodo muito incerta, provavelmente devido ao conteúdo variável de frutos do mar utilizados na produção desses alimentos. De fato, o conteúdo de iodo na dieta mostrou-se inversamente proporcional à concentração de T_4 livre (Tarttellin e Ford, 1994). Além disso, uma revisão sobre o assunto questionou a adequação do conteúdo de iodo em rações comerciais destinadas aos gatos produzidas antes de 2006, fato que sugeriu que a maior incidência de hipertireoidismo nessa espécie poderia estar associada à deficiência de iodo (Edinboro *et al.*, 2010). Embora a real necessidade nutricional desse micronutriente não tenha sido definida, a maioria das rações comerciais destinadas a cães e gatos contém, pelo menos, uma quantidade de iodo 3 a 5 vezes maior do que o mínimo recomendado. Como consequência, atualmente, a deficiência de iodo documentada tornou-se uma rara ocorrência na maioria dos animais domésticos. Durante a prenhez, a necessidade diária mínima de iodo recomendada é 4 vezes maior do que a normalmente requerida. Na América do Norte, as regiões com deficiência de iodo são a região dos Grandes Lagos e o leste da província Colúmbia Britânica (Kaptein *et al.*, 1994; Peterson e Ferguson, 1990; Zimmerman, 2013).

No trato gastrintestinal, o iodo ingerido é transformado em iodeto e alcança a circulação sanguínea. Em cães, a concentração plasmática de iodeto varia de 5 a 10 μg/dℓ, que é 10 a 20 vezes maior do que a concentração plasmática em humanos. Na glândula tireoide, o iodeto se concentra ou é "sequestrado" pelo cotransportador sódio-iodeto (NIS), que utiliza o gradiente do sódio gerado pela enzima Na^+, K^+-ATPase para transportar iodeto através da membrana plasmática basolateral da célula folicular da tireoide. Isso resulta em uma concentração intracelular de iodeto 10 a 200 vezes maior do que a do soro sanguíneo. Esse processo é estimulado pela interação da tirotropina (ou hormônio estimulante da tireoide [TSH]) com receptor de TSH ligado à proteína G, na superfície da célula folicular, que ocasiona estimulação de cAMP (Figura 28.1). A transcrição de NIS é estimulada por TSH ou pelo AMP cíclico (ou cAMP). Além disso, o NIS sofre suprarregulação direta por mecanismos tireoidianos, que respondem à insuficiência de iodeto ou bloqueiam o transporte dessa substância por alguns compostos, como o perclorato. Outros tecidos, incluindo os

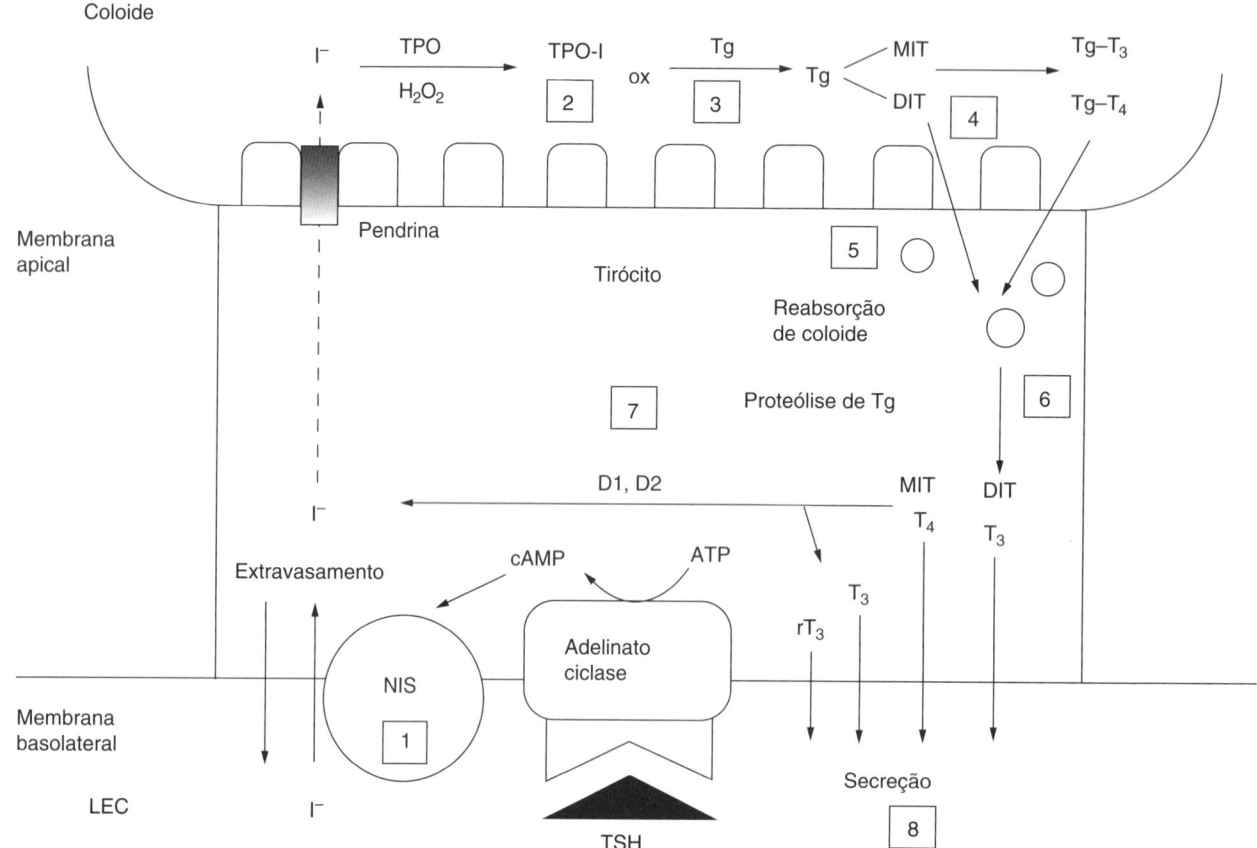

Figura 28.1 Absorção e organificação do iodeto estimuladas pela tirotropina (hormônio estimulante da tireoide, TSH), no tirócito. **Etapa 1 –** o iodeto inorgânico (I⁻) é ativamente translocado pelo cotransportador sódio-iodeto (NIS), utilizando o gradiente do Na⁺ gerado pela enzima Na⁺, K⁺-ATPase. O NIS é estimulado diretamente pelo receptor de TSH ligado à proteína G; é influenciado pela disponibilidade de iodeto, sendo estimulado pela deficiência de iodeto e suprimido pelo excesso desse íon. Após a difusão à membrana plasmática apical ou à membrana da borda em escova, a proteína pendrina transporta o iodeto para o lúmen do coloide. **Etapas 2 e 3 – oxidação e organificação:** o iodeto é oxidado pela enzima peroxidase tireoidiana (TPO) (Etapa 2) e adicionado a um resíduo de tirosina da tiroglobulina (Tg) pré-formada (Etapa 3), originando monoiodotirosina (MIT) e di-iodotirosina (DIT). **Etapa 4 – acoplamento:** os resíduos de MIT e DIT se unem à Tg para formar T_3, e dois resíduos de DIT se unem para formar T_4. As etapas 2 a 4 são sensíveis aos medicamentos antitireoidianos da classe das tionamidas, como propiltiouracila (PTU) ou metimazol (MMI). **Etapa 5 – reabsorção de coloide:** sob influência do TSH, a Tg contendo coloide folicular é reabsorvida pelo tirócito, por meio de pinocitose. **Etapa 6 – proteólise de Tg:** Os hormônios tireoidianos MIT e DIT são liberados da Tg sob influência do TSH. **Etapa 7 – desiodinação:** também estimuladas pelo TSH no momento da secreção, as enzimas desiodases (D1, D2) estimuladas resultam na remoção de iodeto e no aumento da proporção T_3/T_4 no *pool* secretado. **Etapa 8 – secreção:** T_4, T_3 e rT_3 são liberadas na corrente sanguínea. Fonte: Peterson e Ferguson, 1990. Reproduzida, com autorização, de Elsevier.

das glândulas salivares, células da mucosa gástrica, células do túbulo proximal renal, placenta, corpos ciliares, plexo coroide e glândula mamária, podem absorver uma quantidade considerável de radioiodeto, sem depender de TSH.

Em termos de diagnóstico, pode-se utilizar iodo radioativo ou pertecnenato (TcO_4^-) que, diferentemente do iodo, não sofre organificação, na avaliação da função de transporte do ânion (captação) pela glândula tireoide. O "sequestro" de iodeto pode ser inibido por outros ânions, como o tiocianato (SCN^-), o NO_3^- e o ClO_4^-. O tiocianato é um produto metabólico oriundo de alguns compostos vegetais naturais, e a planta pode apresentar atividade bociogênica (antitireóidea). Os animais domésticos também podem ser expostos ao tiocianato produzido como subproduto da fumaça de cigarro, no ambiente doméstico. A administração oral de perclorato após uma dose do marcador radioiodo pode ser utilizada no diagnóstico de anomalias congênitas na organificação tireoidiana de iodeto (teste de excreção do perclorato) (Taurog, 1991; Kopp, 2013).

Síntese dos hormônios tireoidianos

Tireoglobulina ou tiroglobulina (Tg), uma glicoproteína iodada com peso molecular de 660.000 dáltons (Da), atua como um local de síntese e estocagem de hormônios da tireoide (ou hormônios tireoidianos) e seus precursores no folículo da tireoide. Após a síntese no retículo endoplasmático da célula folicular da tireoide, as vesículas de membranas contendo Tg não iodada se fundem com a membrana apical e são liberadas (por meio de exocitose) no lúmen da célula folicular, onde a tiroglobulina é armazenada como um coloide. Uma vez no interior da célula da tireoide, o iodeto é transportado para o lúmen folicular pela proteína pendrina e, então, é oxidado em iodo pela enzima peroxidase tireoidiana (TPO) (Figura 28.1). A pendrina é uma proteína transmembrana apical que transporta sulfato, cloreto, iodeto e bicarbonato (Larsen *et al.*, 2003). Em seguida, o iodeto é incorporado pela enzima peroxidase tireoidiana (TPO) da proteína heme que, na presença de peróxido de hidrogênio (H_2O_2), adiciona iodeto em resíduos de tirosina da Tg, em um processo denominado *organificação*, formando monoiodo-tirosina (MIT) e di-iodotirosina (DIT). TPO também forma tiroxina (T_4) pela união de duas moléculas de DIT, bem como 3,5,3'-tri-iodotironina (T_3) pela união de uma molécula de MIT com uma de DIT (Burrow *et al.*, 1989; Peterson e Ferguson, 1990; Taurog, 1991; Kopp, 2013). A reação catalisada pela TPO é inibida por propiltiouracila (PTU) e metimazol (MMI), medicamentos da classe das tionamidas, e pela alta concentração de iodeto (conhecido como *efeito Wolff-Chaikoff*). O produto intermediário da peroxidação de iodeto é o ácido hipoiodoso (HIO_2^-) ou iodônio (I^+). O H_2O_2 necessário é gerado pela NADPH oxidase. Em humanos e ratos normais, mais de 90% dos radioiodos captados pela tireoide sofrem organificação e originam iodotirosinas e iodotironinas minutos após a captação.

Quando a ingestão de iodo é apropriada, a produção de T_4 é favorecida; no entanto, na deficiência de iodo e na iminência de insuficiência tireoidiana, predomina a síntese intratireoidiana de T_3, em vez de T_4. Em razão dessa autorregulação, a glândula tireoide produz T_3, o hormônio tireoidiano mais ativo (T_3 é 3 a 10 vezes mais potente do que T_4), utilizando menos iodeto. Ao contrário, o consumo excessivo prolongado de iodo pode causar estocagem exagerada de hormônio tireoidiano.

O efeito Wolff-Chaikoff, outro mecanismo de regulação intratireoidiana, é fundamental para a compreensão do potencial efeito antitireoidiano agudo induzido pelo alto consumo de iodo. Acredita-se que, por meio desse mecanismo, o organismo se proteja da enorme liberação de hormônios tireoidianos após a ingestão de grande quantidade de iodo na dieta (Taurog, 1991; Wolff, 1989). Embora o efeito Wolff-Chaikoff agudo não seja ainda bem compreendido, o iodo, por si só, pode inibir o Ca^{++} (e o H_2O_2 dependente de NADPH), gerando atividade associada com a enzima NADPH oxidase, um mecanismo constatado na glândula tireoide de cães, suínos e humanos. Aventa-se a possibilidade de que esteja associado à autorregulação por compostos iodados orgânicos, na tireoide. Ademais, essa enzima parece ser inibida por compostos iodados em cultura de células de tireoide de cães (Dugrillon, 1996; Panneels *et al.*, 1994). Em humanos, o efeito Wolff-Chaikoff é transitório e nota-se que "cessa" após várias semanas; sugere-se que esteja associado com a redução no transporte de iodo na tireoide (Braverman e Ingbar, 1963).

Secreção de hormônios tireoidianos

A secreção de hormônios da tireoide inicia-se à medida que as células foliculares epiteliais absorvem tiroglobulina de gotículas de coloide, por meio de *pinocitose*. Simultaneamente, os lisossomos (contendo enzimas proteases e hidrolíticas) migram da região basal da célula e se fundem com as gotículas de coloide (Figura 28.1). A degradação da tiroglobulina pelas enzimas proteolíticas dos lisossomos origina iodotirosinas (MIT e DIT) e iodotironinas (T_4 e T_3). Pequenas quantidades de MIT e DIT liberadas alcançam a circulação sanguínea porque o iodo é removido desses compostos por enzimas desiodases (Figura 28.1). Parte desse iodo é reciclada internamente por meio da iodinação de novos resíduos de tirosina em tiroglobulina, mas, em carnívoros, boa parte desse iodo é liberado para a circulação (Belshaw *et al.*, 1974; Kaptein *et al.*, 1994). Essa reutilização tireoidiana ineficiente de iodo pode explicar, em parte, a alta necessidade diária de iodo em cães e gatos, comparativamente àquela de humanos.

A proteólise da Tg, como descrito na seção *Síntese dos hormônios tireoidianos*, libera uma quantidade relativamente grande de T_4 e uma pequena quantidade de T_3, no citosol.

No entanto, as enzimas 5'-desiodase (D1 e/ou D2) na glândula tireoide podem causar desiodinação de T_4 e originar T_3 ou 3',5',3-T_3 (T_3 reversa) e produtos menos iodados. Como consequência, embora a proporção T_4:T_3 armazenada na tireoide de cães seja 12, a proporção dos produtos secretados é 4. Estima-se que a taxa de produção de hormônios tireoidianos no cão seja de 8 µg/kg/dia, para T_4, e de 0,8 µg/kg/dia a 1,5 µg/kg/dia, para T_3. Em gatos, estima-se que a taxa de produção de T_4 seja de 5,6 µg/kg/dia, e de T_3, de 0,4 µg/kg/dia. Em humanos, a taxa de produção é o dobro daquela de T_4 e mais que o triplo da taxa de T_3 (Kaptein *et al.*, 1993, 1994).

Eixo hipotálamo-hipófise-tireoide extratireoidiano

A tirotropina (hormônio estimulante da tireoide; TSH), uma glicoproteína produzida nos tirotropos da parte distal da hipófise, estimula a síntese e a secreção de hormônios da tireoide. Além disso, o TSH estimula o desenvolvimento da tireoide, provavelmente concomitante à ação de fatores de crescimento semelhantes à insulina (IGF-I e IGF-II). O peso molecular da tirotropina é, aproximadamente, 30.000 Da; consiste em uma subunidade α (idêntica à subunidade α de outros hormônios hipofisários glicoproteicos, do hormônio luteinizante [LH] e do hormônio foliculoestimulante [FSH]) e uma subunidade β, que é específica da molécula de TSH (ver Capítulo 26). O TSH se liga a um receptor específico, na membrana da célula folicular da tireoide, e estimula a enzima adenilato ciclase, a produção de AMP cíclico e a absorção ativa de iodeto inorgânico (Figura 28.1). Os receptores de TSH de cães, gatos e humanos foram clonados e expressos. O TSH também estimula a síntese de tiroglobulina, bem como sua liberação no coloide e sua iodinação pela TPO (*i. e.*, a organificação). Como uma etapa final da liberação de hormônio no plasma, o TSH estimula a reabsorção e a proteólise da tiroglobulina, para liberar T_3 e T_4. As enzimas desiodases tireoidianas também são estimuladas pelo TSH (Magner, 1990; Rapaport e Nagayama, 1992; Shupnick *et al.*, 1989).

Um estudo detalhado sobre o eixo hipotálamo-hipófise-tireoide extratireoidiano somente é possível com a disponibilização de um imunoensaio validado para TSH, para cada espécie. A disponibilidade desse teste para cães ajudou a mostrar que a maioria das doses de reposição de L-tiroxina recomendadas estão bem acima daquelas necessárias para a supressão de TSH endógeno, na faixa de variação normal. Os testes atualmente disponíveis não diferenciam confiavelmente as concentrações normal e baixa de TSH, tornando mais difícil a confirmação de sobredose (Braverman e Utiger, 1991; Ferguson, 1984; Greenspan, 1994; Williams *et al.*, 1996; Bruner *et al.*, 1998). O teste de TSH canino também foi utilizado para avaliar a função da tireoide em gatos, apesar da reação cruzada incompleta do teste (35%) (Ferguson *et al.*, 2007). A constatação de mensuração de teor sérico de TSH indetectável é altamente sensível, mas moderadamente específica, como teste auxiliar no diagnóstico definitivo de hipertireoidismo, sendo utilizada somente em conjunto com as mensurações das concentrações de T_4 total e/ou T_4 livre (Wakeling *et al.*, 2011). Atualmente, recomenda-se a determinação dos teores normais de TSH e de T_4 total e/ou T_4 livre, após cirurgia, radioiodoterapia ou uso de medicamento antitireoidiano, a fim de avaliar a eficácia do tratamento. Há evidência de que o hipotireoidismo transitório, com baixas concentrações de T_4 total e/ou T_4 livre e alto valor de TSH, geralmente esteja associado à insuficiência renal discreta, e às vezes grave, em gatos submetidos ao tratamento de hipertireoidismo (Riensche *et al.*, 2008; van Hoek e Daminet, 2009; Daminet *et al.*, 2014).

O tripeptídio TRH é produzido no núcleo paraventricular do hipotálamo e transportado para a parte distal da hipófise pelo sistema porta-hipofisário no pedículo da hipófise. Na hipófise, o hormônio liberador de tirotropina (TRH) se liga ao receptor específico no tirotropo e estimula a secreção de TSH (Figura 28.2 A). No cão, assim como em outras espécies, o TRH também estimula a secreção de prolactina. O hormônio hipotalâmico somatostatina inibe a secreção de TSH e pode inibir a tirotropina (Reichlin, 1986).

Regulação da retroalimentação (*feedback*) negativa

O efeito da retroalimentação negativa dos hormônios da tireoide (na forma livre ou não ligada) é o principal mecanismo de

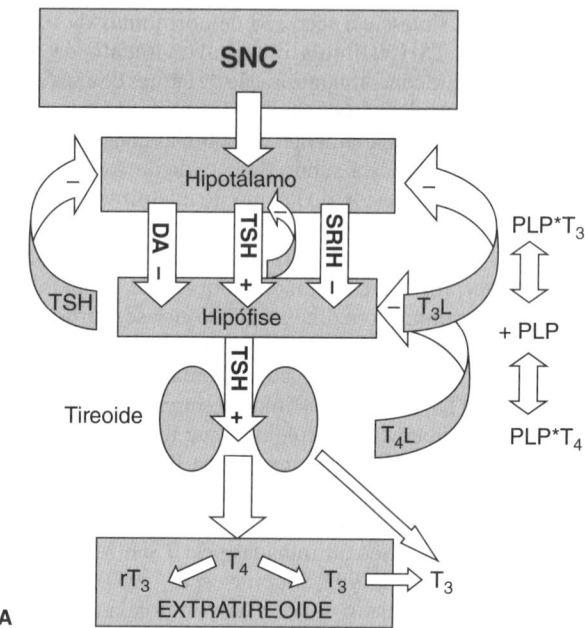

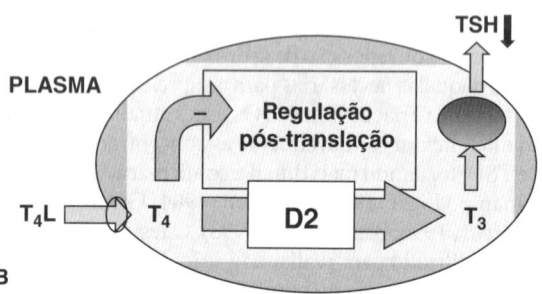

Figura 28.2 A. Eixo hipotálamo-hipófise-tireoide extratireoidiano. Por favor, consulte os detalhes contidos no texto. TSH, hormônio estimulante da tireoide (ou tirotropina); SNC, sistema nervoso central; DA, dopamina; TRH, hormônio liberador de tirotropina; SRIH, somatostatina; T_3L, T_3 livre; T_4L, T_4 livre; PLP, proteína de ligação plasmática; +, estímulo; –, inibição. **B.** Regulação pós-translação da enzima D2 pela T_4 no tirotrofo. Na circulação sanguínea há T_4 livre (T_4L) disponível para penetrar no tirotrofo; o conteúdo de T_4 na célula da hipófise inibe direta e rapidamente a enzima D2, que transforma T_4 em T_3. A modificação pós-translação da enzima D2 por meio de ubiquitinação reduz a meia-vida da enzima e, por fim, reduz a quantidade de T_3 produzida a partir de T_4. A maior parte da T_3 que se liga ao receptor nuclear do tirotrofo é derivada da desiodinação de T_4. A ocupação do receptor de hormônio tireoidiano (TR) resulta na infrarregulação do mRNA de TSH e secreção do TSH, completando a alça de retroalimentação (*feedback*) negativa entre T_4L e TSH.

controle da secreção de TSH. A estimulação tônica pelo TRH tem função permissiva na secreção de TSH. Os tirotrofos hipofisários causam desiodinação total de T_4 (derivado do plasma) e originam T_3 que, subsequentemente, inibe a síntese e a secreção de TSH por meio de alteração da ligação ao receptor nuclear, da transcrição do mRNA e da síntese de proteínas. A enzima 5′-desiodase tipo II (D2) atua como mediador na conversão de T_4 em T_3 na hipófise; contudo, ao mesmo tempo, a T_4 inibe a atividade pós-translação de D2 por reduzir a meia-vida celular da enzima, mediante ubiquitinação e subsequente degradação pelo proteossoma (Figura 28.2 B). Há coexpressão de D2 e TSH nos tirotrofos. No hipotireoidismo ocorre aumento da expressão de D2 nos tirotrofos e, como consequência, há correlação negativa entre a concentração de T_4 livre (T_4L), bem como a produção de T_3 mediada pela enzima D2, e a expressão de mRNA de TSH (Christoffolete *et al.*, 2006)

Na hipófise, a absorção de T_4 circulante por essa glândula é a fonte preferida de T_3, pelo menos em ratos (Larsen *et al.*, 1981). Em pacientes humanos com hipotireoidismo, a terapia de reposição de hormônio tireoidiano com L-T_4 somente normaliza a concentração sérica de TSH quando a concentração sérica de T_4 encontra-se no limite superior da faixa de normalidade, ou ligeiramente aumentada; nesses pacientes, a concentração sérica de T_3 geralmente se mantém na faixa de normalidade (Fish *et al.*, 1987; Larsen *et al.*, 1981).

Também, há evidência de que os hormônios da tireoide podem interferir na retroalimentação negativa diretamente no hipotálamo, para inibir a liberação de TRH (Figura 28.2 A). Ademais, TSH e TRH podem interferir nos sistemas de retroalimentação negativa de "alça curta" e de "alça ultracurta", respectivamente, no hipotálamo, para inibir a liberação de TRH. Embora haja relato de secreção de TSH na forma de pulsos e aumento da concentração sérica de TSH ao anoitecer, em humanos (possivelmente resultante da diminuição da concentração de cortisol circulante relacionada ao ciclo circadiano), estudos em cães e gatos não mostraram a influência do ritmo circadiano nas concentrações de hormônios tireoidianos circulantes (Fish *et al.*, 1987; Larsen *et al.*, 1981; Magner, 1990; Reichlin, 1986; Bruner *et al.*, 1998; Chiamolera e Wondisford, 2009). A liberação de TSH na forma de pulsos foi comprovada em cães com hipotireoidismo, mas não em cães eutireóideos, embora não tenha havido sobreposição de valores. No entanto, em cães, a concentração de TSH pode não estar elevada em alguns casos confirmados de hipotireoidismo; em cães com hipotireoidismo crônico induzido experimentalmente, ocorre, no início, aumento de TSH e, por fim, nota-se, novamente, uma redução, sugerindo resistência da hipófise pela ausência de retroalimentação negativa por hormônios tireoidianos ou redução da síntese e secreção de TSH ao longo do tempo (Kooistra *et al.*, 2000; Diaz-Espineira *et al.*, 2008, 2009)

Metabolismo dos hormônios da tireoide

Os hormônios da tireoide metabolicamente ativos são as iodotironinas L-tiroxina (L-T_4) e 3,5,3′-L-tri-iodotironina (L-T_3) (Figura 28.3). A tiroxina é o principal produto da secreção da glândula tireoide normal. No entanto, a T_3, cerca de 3 a 10 vezes mais potente do que T_4, bem como quantidade menor de 3,3′,5′-L-tri-iodotironina (T_3 reversa), um produto tiromimético inativo, e outros metabólitos desiodinados, também são, na maioria dos mamíferos, secretados pela glândula tireoide (Figuras 28.2 A e 28.3) (Belshaw *et al.*, 1974; Ferguson, 1984; Inada *et al.*; 1975; Kaptein *et al.*, 1993, 1994; Laurberg, 1980).

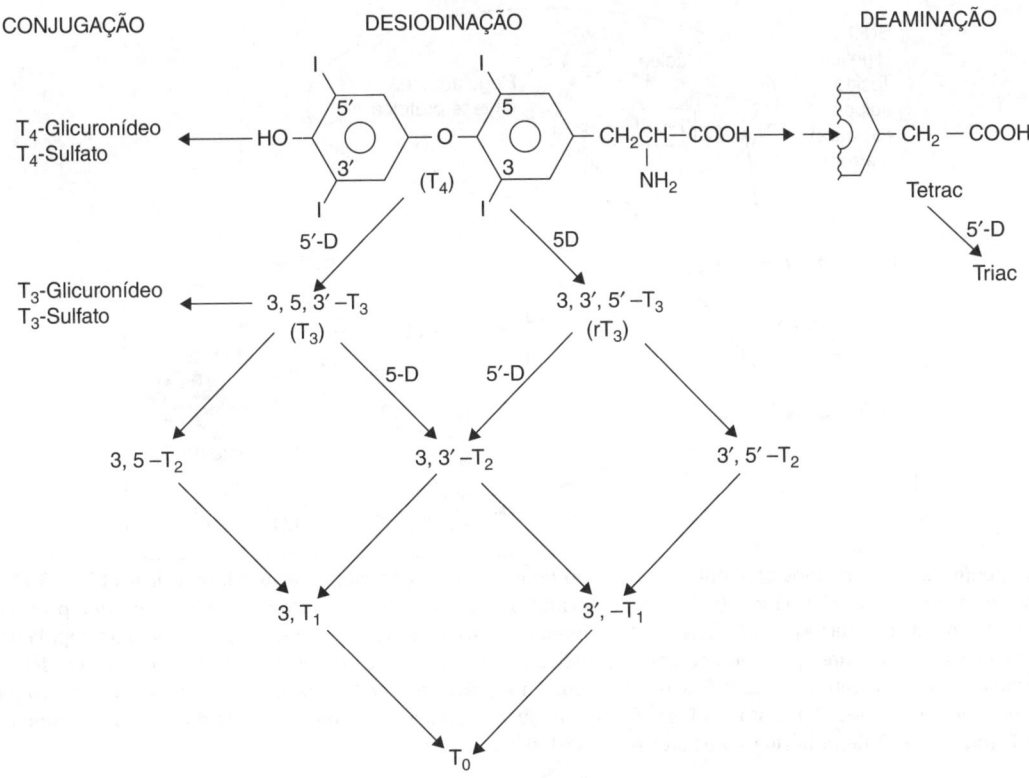

Figura 28.3 Vias de metabolização de hormônios da tireoide. 5′-D: 5′-desiodase; 5-D: 5-desiodase. Fonte: Ferguson, 1984. Reproduzida, com autorização, de Elsevier.

Embora todas as moléculas de T_4 sejam secretadas na tireoide, uma quantidade considerável (40 a 60%, nos cães) de T_3 é oriunda da 5′-desiodinação enzimática extratireoidiana de T_4. Portanto, embora também tenha atividade metabólica intrínseca, a T_4 é denominada um "pró-hormônio", e sua "ativação" para T_3, mais potente, é uma etapa regulada individualmente por tecidos periféricos (Figuras 28.3 e 28.4). Em cães, a maior parte (aproximadamente 90%) da T_3 reversa (rT_3) é oriunda de fontes extratireoidianas (Belshaw *et al.*, 1974; Kaptein *et al.*, 1993, 1994; Larsen *et al.*, 1981).

Tipos e regulação de enzimas desiodases

A identificação de três tipos distintos de enzimas desiodases ressaltou a importância da regulação da produção de T_3 nos tecidos individuais, a partir de T_4. A maioria dos tecidos possui a enzima 5′-desiodase tipo I (5′-D-I), sendo constatada maior atividade em fígado, rins, músculo e tireoide. Atualmente, sabe-se que essa enzima é uma selenoenzima que requer quantidade traço de selênio para uma ótima atividade. Embora o músculo apresente baixa atividade da enzima, ele pode produzir quantidade relevante de T_3 corporal (cerca de 60%, no rato), em razão, exclusivamente, da grande massa muscular. A função fisiológica da enzima 5′-D-I é a provisão de T_3 *circulante* durante a condição de eutireoidismo. Essa enzima é capaz de causar desiodinação do "anel externo" e do "anel interno" (anel formado, em parte, por aminoácidos) e pode ter alta capacidade de desiodinação de T_4; ademais, é sensível ao agente antitireoidiano tionamídico, propiltiouracila (PTU). A enzima 5′-D tipo II (D2) está presente no SNC, na hipófise, no tecido adiposo (gordura) marrom e na placenta; sua função fisiológica é a provisão de T_3 *intracelular*. Sua função na contribuição com T_3 circulante pode

ser maior no hipotireoidismo primário. Essa enzima atua na T_4 e em outros compostos com anel externo iodado, em concentração na faixa de variação fisiológica; é resistente à PTU. A desiodase tipo III (D3), que é uma 5-desiodase, remove apenas o iodo do anel interno. A D3 está presente na placenta, no SNC e na pele, bem como no cérebro e no fígado do feto, e sua função fisiológica é *inativar* T_4 e T_3 mediante a desiodinação do anel interno, com preferência por T_3 como substrato. Relevante para o entendimento da razão do uso de L-tiroxina no tratamento de hipotireoidismo, é importante lembrar que o hipotireoidismo reduz drasticamente as atividades de D1 e D3, e aumenta a atividade de D2. Com esse tipo de regulação, o cérebro pode continuar a obter teor apropriado de T_3 celular, necessário para prevenir ou retardar a disfunção neurológica resultante da deficiência de T_4, enquanto o fígado reduz sua produção de T_3 e, assim, diminui o metabolismo sistêmico (Figura 28.4). É interessante ressaltar que em roedores ocorre elevação das atividades de D1 e D3 no hipertireoidismo, resultando em maior taxa de produção e degradação de T_3. As características de D1 e D2 foram pesquisadas em cães, gatos e bovinos. Em gatos, a enzima D1, nos rins e no fígado, metaboliza T_4 com $V_{máx}$ e Km (concentração do substrato para a qual a velocidade da reação é a metade da velocidade máxima da enzima) similares àquelas da enzima do rato; entretanto, a capacidade da enzima em degradar rT_3 foi apenas de, aproximadamente, 0,2% daquela da enzima D1 do rato, com Km 500 vezes maior. A enzima D1 não foi detectada na glândula tireoide de gatos, diferentemente do que acontece em ratos, cães e humanos. Essas diferenças sugerem que a enzima D1 de gatos não metaboliza rT_3, em condições fisiológicas. No entanto, o mRNA de D1 do músculo é estimulado pelo tratamento de gatos magros com

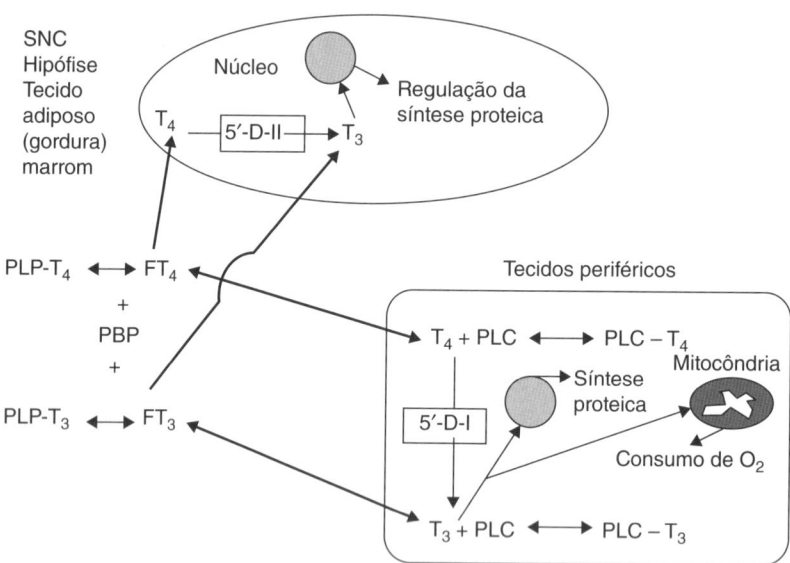

Figura 28.4 Ação periférica de hormônios da tireoide. T_4 e T_3, em quantidades proporcionais a suas formas livres (T_4L e T_3L), no plasma, em equilíbrio com proteínas de ligação plasmáticas (PLP), são absorvidas por tecidos periféricos, como fígado e rins, que possuem a enzima 5'-desiodase tipo I (5'-D-I). A T_3 do plasma (ou aquela derivada de T_4) interage com receptores mitocondriais, para aumentar rapidamente o consumo de oxigênio, e com receptores nucleares, para iniciar a síntese proteica. Proteínas de ligação citosólicas (PLC) amenizam os efeitos de hormônios intracelulares e propiciam um reservatório de hormônio relativamente insaturável. No cérebro, na hipófise e no tecido adiposo (gordura) marrom, outra isoenzima da 5'-desiodase (5'-D-II) transforma T_4 em T_3. A regulação dessa enzima é muito diferente da enzima 5'-desiodase tipo I (5'-D-I). Fonte: Peterson e Ferguson, 1990. Reproduzida, com autorização, de Elsevier.

T_3, como notado na maioria das espécies. A enzima D2 foi detectada em queratinócitos de humanos, bem como na pele de cães. Estudos prévios indicaram diferenças importantes na especificidade catalítica entre a enzima D1 de cães e de humanos, em particular em relação à 5'-desiodinação de rT_3. Embora as enzimas D1 e D2 estejam presentes na fração microssomal das células, a enzima D3 parece ser uma proteína de membrana plasmática bem posicionada, de modo a inativar excessos de T_4 e T_3 em tecidos como placenta e cérebro (Figura 28.5A) (Baqui *et al.*, 2003; Burrow *et al.*, 1989; Ferguson, 1988; Larsen *et al.*, 1981; Peterson e Ferguson, 1990; Foster *et al.*; 2000; Bianco, 2002; Hoenig *et al.*, 2008).

O processo de desiodinação continua até que o núcleo do hormônio da tireoide se desprenda de seus íons de iodo restantes e, assim, possibilite a reciclagem do iodo para nova síntese de hormônio (Figura 28.3). Esses produtos metabólicos desiodinados adicionais (exceto T_3 e T_4) não têm atividade tiromimética. Cada vez mais há evidências de que T_3 reversa pode ter importante participação na regulação das atividades de T_4 e T_3 tireoidianas no sistema nervoso central e que 3,5-di-iodotironina (3-5-T_2) e 3-monoiodotironina (3-T_1) podem causar efeitos cardiovasculares (Ianculescu e Scanlan, 2010; Axelband *et al.*, 2011; Dentice *et al.*, 2013; Orozco *et al.*, 2014). Muitas doenças não tireoidianas e diversos medicamentos podem interferir na regulação tecidual local da desiodinação de hormônios da tireoide. Outras vias de metabolização de hormônios tireoidianos consistem em conjugação para formar glicuronídeos e sulfatos solúveis para excreção biliar e urinária, bem como clivagem da ligação éter da molécula de iodotironina (Braverman e Utiger, 1991; Burrow *et al.*, 1989; Ferguson, 1984, 1988; Kaptein *et al.*, 1994).

No caso de administração oral de preparações de hormônio da tireoide, deve-se considerar o efeito de primeira passagem, pois grande quantidade de hormônio pode ser conjugada e secretada na bile, onde o hormônio pode sofrer desconjugação e ser reabsorvido por bactérias do intestino grosso, ou excretado nas fezes. O *pool* intestinal de hormônios tireoidianos, sabidamente, é muito grande. Em cães, mais de 50% de T_4 e cerca de 30% de T_3 produzidas diariamente se perdem nas fezes. Em ambos, cães e gatos, as reservas corporais extratireoidianas de T_4 são excretadas e a reposição demora, aproximadamente, 1 dia, enquanto as reservas de T_3 se perdem e são repostas 2 vezes/dia (Kaptein *et al.*, 1993, 1994). Essa excreção fecal é responsável, em parte, pela necessidade de administração de doses de reposição diárias maiores de hormônio da tireoide, calculadas com base no peso corporal, em cães e gatos. Apesar de relatos ocasionais de superdose de produtos à base de levotiroxina (Hansen *et al.*, 1992), as vias de excreção fecal também respondem pela baixa taxa de morbidade de intoxicação acidental com produtos à base de hormônio tireoidiano em cães. Não obstante, considerando as diferenças de sensibilidade interindividual, relatou-se que um cão manifestou tirotoxicose depois de ingerir fezes de outro cão do domicílio, tratado com alta dose (0,8 mg) de levotiroxina, 2 vezes/dia (Shadwick *et al.*, 2013).

Ligação de hormônios tireoidianos no plasma

Os hormônios tireoidianos são compostos lipofílicos insolúveis em água. Sua capacidade de circulação no plasma depende da união à proteína de ligação específica, à proteína de ligação da tiroxina (TBG) e transtirretina (TTR) ou à pré-albumina de ligação da tiroxina (TBPA), bem como à própria albumina. As proteínas de ligação de hormônios da tireoide propiciam uma reserva de hormônio no plasma e abrandam a liberação de hormônio nos tecidos (Figura 28.4). A TTR e, possivelmente, a albumina também podem atuar como carreadores intermediários para absorção tecidual específica de hormônios (Mendel,

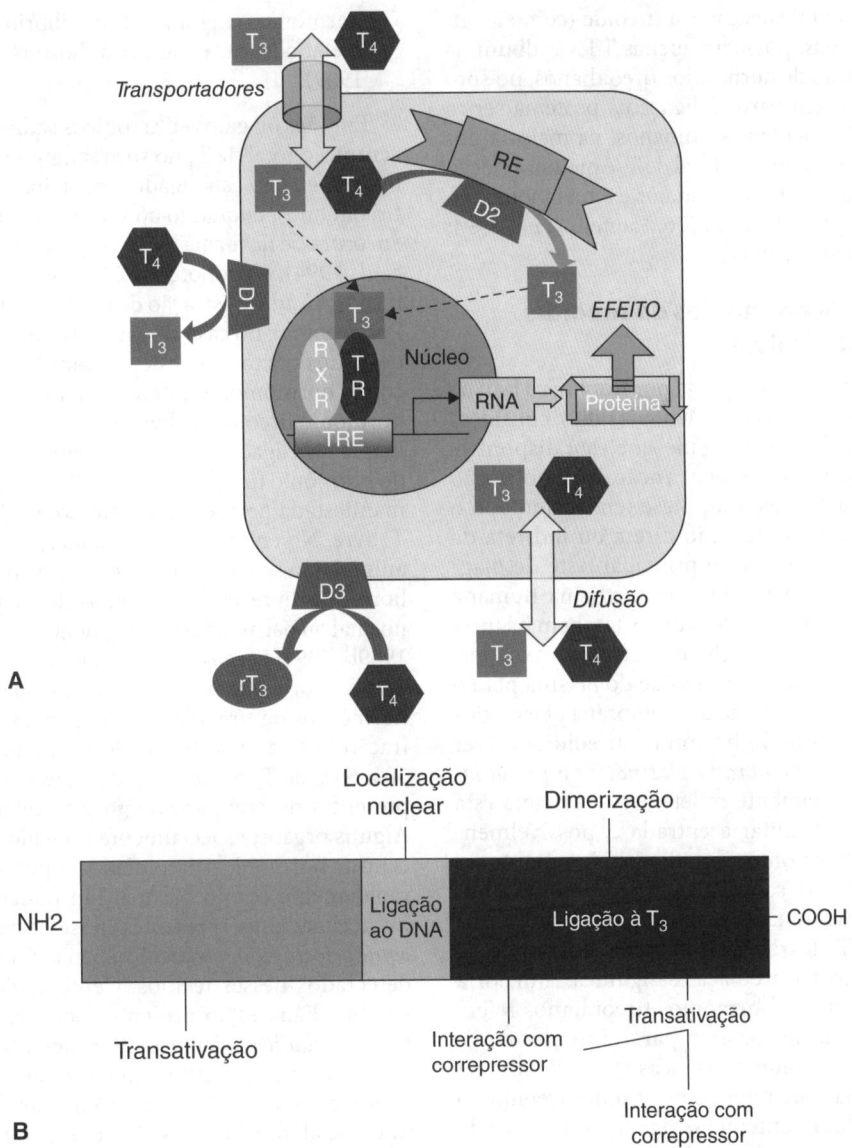

Figura 28.5 A. Localização celular de transportadores de hormônios tireoidianos, desiodases e receptores nucleares. As enzimas D1 e D3 estão associadas com a membrana plasmática; a enzima D1 propicia T_3 *circulante plasmática* e D3, ou 5-desiodase, inativa T_4 em rT_3 ou T_3 em 3,3'-T_2. A enzima D2 está associada com o retículo endoplasmático (RE) nos tecidos onde predomina (cérebro, hipófise, tecido adiposo marrom etc.). Em condição eutireóidea, propicia T_3 *intracelular*, mas, no caso de hipotireoidismo, pode propiciar uma quantidade maior de T_3 circulante, quando ocorre aumento da atividade da enzima D2. Importantes transportadores de membrana plasmática para T_4 e T_3, dependendo do tecido, incluem o transportador de ácido monocarboxílico 8 (MCT8) e o transportador do ácido orgânico p1c1 (OATp1c1). Os hormônios lipofílicos também são capazes de se difundirem através de membranas celulares, após a dissociação de proteínas de ligação tireoidianas na circulação sanguínea. Uma vez no citosol, também podem se ligar a proteínas de ligação tireoidianas citosólicas (CTPB) até que sejam liberados nos sítios de ação ou de metabolização. A T_3 penetra no núcleo e tem alta afinidade pelo receptor de hormônio tireoidiano (TR). O receptor TR é um heterodímero com receptor retinoico X (RXR), que se liga ao elemento de resposta da tireoide (TRE), ocasionando alteração na transcrição do mRNA (aumentando ou diminuindo), bem como efeitos secundários que alteram a síntese proteica. **B.** Domínios funcionais de um receptor nuclear de hormônio da tireoide. Os domínios funcionais do receptor do hormônio tireoidiano são similares nas quatro isoformas ativas (α1, β1, β2 e β3) com uma única diferença na região do aminoterminal. Coativadores e correpressores geralmente interagem com o domínio de ligação de T_3, que também forma dímero com o receptor de ácido retinoico (RXR).

1989; Pardridge, 1981). Em cães, verifica-se alta afinidade entre a proteína de ligação e o hormônio tireoidiano, comparável à TBG em humanos, mas a concentração plasmática de TBG em cães corresponde a apenas 25% daquela relatada em humanos. Além de TBG, TBPA e albumina, a T_4 circulante no plasma de cães parece se ligar a algumas lipoproteínas plasmáticas. Estas incluem uma lipoproteína de alta densidade (HDL$_2$), que migra na região alfa$_1$ do traçado eletroforético, e uma lipoproteína de densidade muito baixa (VLDL), que migra na região beta. Em cães com concentração sérica de T_4 normal, cerca de 60% de T_4 ligam-se à TBG; 17%, à TBPA; 12%, à albumina; e 11%, à HDL$_2$. Em cães, enquanto outras proteínas séricas são, praticamente, não saturáveis, a saturação da globulina de ligação de tiroxina não ocorre até que a concentração de T_4 total corresponda a um valor seis vezes maior do que a concentração sérica normal de T_4 (Inada *et al.*, 1975). Em gatos, parece não haver alta afinidade entre a proteína de ligação e a tireoide (como acontece com a TBG); ademais, possuem apenas TTR e albumina como proteínas de ligação de hormônios tireoidianos, no soro sanguíneo. Isso se deve, em parte, à ligação à proteína sérica mais fraca. Comparativamente aos humanos, na maioria dos animais domésticos, a concentração total de T_4 é menor, a fração de T_4 circulante não ligada ou livre é maior e a metabolização do hormônio é mais rápida (Bigler, 1976; Kaptein *et al.*, 1994; Larsson, 1985; Larsson *et al.*, 1985).

Absorção tecidual de hormônios da tireoide: hipótese do "hormônio livre"

A hipótese do hormônio livre, proposta por Robbins e Rall há seis décadas (1960) e reafirmada por Mendel (1989), considera que é a fração de hormônio não ligado que está disponível nos tecidos e, portanto, é proporcional a ação, metabolização e excreção desse hormônio. Essa hipótese tem sustentado o teste clínico de tempo; a mensuração direta ou indireta da concentração de T_4 livre tem sido o principal teste de diagnóstico da doença tireoidiana, tanto em medicina humana quanto em medicina veterinária. Além disso, também há forte evidência de que alguns tipos de células transportam ou permutam ativamente o hormônio da tireoide do plasma para o citosol. A presença de uma proteína de membrana plasmática específica para o transporte de hormônio tireoidiano (ver seção *Transportadores na membrana plasmática e proteínas de ligação citosólicas*) certamente reflete o que a célula está disposta a oferecer para facilitar a entrada e, possivelmente, a concentração do hormônio tireoidiano. No entanto, as proteínas de ligação do soro sanguíneo, especialmente albumina e TTR, também atuam na distribuição de hormônios a tecidos específicos. A TTR transporta ambos, hormônio da tireoide e ácido retinoico, na circulação sanguínea. A maioria das teorias sobre permuta de hormônios tireoidianos refere uma função de "reservatório" passivo para proteínas de ligação de hormônio da tireoide citosólicas (CTBP; CBP, na Figura 28.4), as proteínas que retêm o hormônio tireoidiano em uma condição predominantemente ligada no interior da célula. Pouco se sabe a respeito da regulação dessas proteínas, as quais, frequentemente, são denominadas "albumina intracelular", devido a sua baixa especificidade, baixa afinidade e alta capacidade funcional. No entanto, no citosol da célula renal, a afinidade da CTBP pode ser regulada de forma aguda pelo potencial de redução da célula, aumentando quando a concentração de NADPH está elevada. A CTBP mostrou-se idêntica à proteína μ-cristalina (Burrow *et al.*, 1989; Hashizume *et al.*, 1987; Kaptein *et al.*, 1994; Mendel, 1989; Pardridge, 1981; Suzuki *et al.*, 2007).

Independentemente dos mecanismos, no paciente clínico, os seguintes fatores devem ser considerados:

1) A correlação linear entre a concentração sérica de T_4 livre, a taxa de degradação hormonal e a taxa metabólica basal, em humanos
2) A correlação inversamente proporcional entre a concentração sérica de T_4 livre e o volume de distribuição celular de T_4, constatada em todos os indivíduos, independentemente da condição funcional da tireoide
3) A correlação positiva entre a concentração de T_4 livre no órgão perfundido, *in vitro*, e a absorção tecidual de T_4 e produção de T_3, *in vivo* e *in vitro*. A maioria dos pesquisadores concorda que essas são as concentrações teciduais de

hormônios em estado de equilíbrio estável que estimulam a metabolização e a ação dos hormônios da tireoide (Mendel, 1989).

Em cães ou gatos eutireóideos sadios, cerca de 0,1% da concentração total de T_4 no soro sanguíneo se apresenta na forma livre (*i. e.*, não está ligado à proteína de ligação de hormônio tireoidiano), enquanto aproximadamente 1% da T_3 circulante encontra-se na forma livre (Ferguson e Peterson, 1992; Kaptein *et al.*, 1994). A proporção de hormônio livre pode se alterar em resposta à administração de medicamentos ou a enfermidades. Por exemplo, no caso de gatos obesos, o aumento do conteúdo de ácidos graxos não esterificados livres compete pela ligação com o hormônio, resultando em maior concentração sérica de hormônio tireoidiano livre, e pode ter efeito competidor semelhante pela ligação celular, induzindo uma forma de resistência do hormônio tiroidiano à retroalimentação (*feedback*) negativa, manifestada pelo aumento das concentrações de T_4 total e/ou T_4 livre. No entanto, ao que parece, a condição da tireoide do animal não se altera, uma vez que a concentração absoluta de hormônio livre tende ao rápido retorno para a faixa de variação normal ou permanece relativamente constante (Ferguson, 1988, 1989b, 1994; Ferguson *et al.*, 2007).

A maioria das evidências sugere que a absorção tecidual de hormônios da tireoide seja proporcional, mas não limitada, à fração livre ou não ligada do hormônio circulante. Cerca de 50 a 60% de T_4 corporal e 90 a 95% de T_3 do organismo estão presentes no compartimento intracelular (Fish *et al.*, 1987). Alguns órgãos, especialmente o fígado e os rins, podem concentrar hormônios tireoidianos e permutar esses hormônios rapidamente com o plasma. Em humanos, quase 60% de T_4 intracelular estão presentes nesses tecidos (fígado e rins) de *equilíbrio rápido*, enquanto apenas 6% de T_3 intracelular são detectados nesses tecidos. Cerca de 80% do total de T_3 extratireoidiana estão presentes nos tecidos (p. ex., músculos, pele) de *equilíbrio lento*, embora apenas 20% de T_4 intracelular esteja nesse compartimento corporal. Como consequência, a maior parte de T_4 do corpo é encontrada em plasma, líquido intersticial, fígado e rins. A maior parte de T_3 extratireoidiana do organismo está presente nas células musculares e da pele, e uma forma conjugada se encontra no trato intestinal. Kaptein *et al.* (1994) utilizaram um modelo de três *pools* para descrever a distribuição de iodeto e subprodutos da metabolização de hormônio da tireoide (Figura 28.6). A Tabela 28.1 apresenta informações farmacocinéticas comparativas dos parâmetros T_4, T_3, rT_3 e iodeto do modelo, em cães, gatos e humanos.

Como um princípio impactante no diagnóstico e tratamento de doenças da tireoide, a regulação tecido-específica das desiodases e dos subtipos de receptores TR (ver seção *Correlação entre os efeitos clínicos e as ações celulares*) sugere que a real avaliação da condição funcional da tireoide deve ser estabelecida com base no exame individual dos diferentes tecidos.

Taxa de depuração (*clearance*) metabólica

Em cães, estima-se que a meia-vida plasmática de T_4 seja de 8 h (Kaptein *et al.*, 1993, 1994) e, em gatos, de 10 a 16 h (Fox e Nachreiner, 1981), de 11,6 h (Le Traon, 2008) ou de 11 h (Kaptein *et al.*, 1994); em termos de comparação, a meia-vida plasmática em humanos é de, aproximadamente, 7 dias. Do mesmo modo, estimou-se que, em cães, a meia-vida plasmática de T_3 foi de 5 a 6 h, comparada com 24 a 36 h em humanos (Tabela 28.2). Estudos em gatos saudáveis indicaram que as

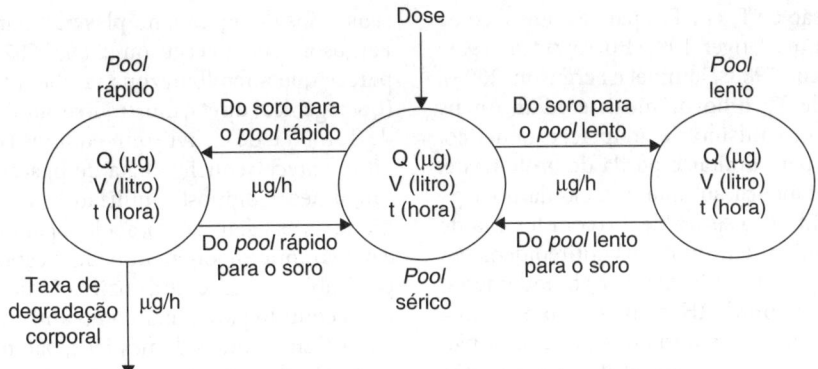

Figura 28.6 Modelo compartimental do metabolismo de hormônio da tireoide.

Tabela 28.1 Cinéticas do hormônio tireoidiano e do iodeto em cães, gatos e humanos saudáveis, obtidas no modelo de três *pools*. Fonte: Kaptein *et al.*, 1994. Dados de cães e humanos publicados por Kaptein *et al.*, 1993. Dados de gatos publicados por Hays *et al.*, 1988.

	Cães	Gatos	Humanos
T_4			
Concentração plasmática (ng/dℓ)	2,8	1,68	6,8
Fração livre (%)	0,102	0,056	0,030
Tempo de residência média total (dia)	0,54	0,69	6,8
Taxa de depuração ou *clearance* (ℓ/[kg·d])	0,24	0,38	0,017
Taxa de degradação (μg/[kg·d])	6,81	6,2	1,14
Tamanho total do *pool* (μg/kg)	3,7	4,3	7,8
Distribuição (%)			
Pool plasmático	46	13	32
Pool de equilíbrio rápido	23	19	26
Pool de equilíbrio lento	31	68	42
T_3			
Concentração plasmática (ng/dℓ)	43	32	140
Fração livre (%)	1,426	0,48	0,299
Tempo de residência média total (dia)	0,40	0,62	1,50
Taxa de depuração ou *clearance* (ℓ/[kg·d])	1,99	1,77	0,32
Taxa de degradação (μg/[kg·d])	0,84 a 0,89	0,52 a 2,2	0,43 a 0,46
Tamanho total do *pool* (μg/kg)	0,34	0,30	0,66
Distribuição (%)			
Pool plasmático	7	3,6	9
Pool de equilíbrio rápido	29	18	19
Pool de equilíbrio lento	64	79	73
T_3 reversa			
Concentração plasmática (ng/dℓ)	22	–	13
Fração livre (%)	0,560	–	0,111
Tempo de residência média total (dia)	0,12	–	0,16
Taxa de depuração ou *clearance* (ℓ/[kg·d])	1,44	–	1,78
Taxa de degradação (μg/[kg·d])	0,32 a 0,42	–	0,23 a 0,33
Tamanho total do *pool* (μg/kg)	0,039	–	0,036
Distribuição (%)			
Pool plasmático	31	–	15
Pool de equilíbrio rápido	29	–	29
Pool de equilíbrio lento	40	–	55
Iodeto inorgânico[a]			
Massa plasmática (μg/kg)[b]	21	–	1,67
Tempo de residência média total (dia)	1,07	0,82	0,35 a 0,36[c]
Taxa de depuração ou *clearance* (ℓ/[kg·d])	0,43	0,63	1,00 a 1,01
Volume de distribuição total (ℓ/kg)	0,46	0,44	0,35 a 0,36
Distribuição (%)			
Pool plasmático	19	11	13[c]
Pool de equilíbrio rápido	9	32	38
Pool de equilíbrio lento	72	57	50

Os valores dos parâmetros foram estimados a partir do modelo de três *pools*. São mostrados apenas os valores médios. Conversão para o Sistema Internacional de Unidades (SI): T_4 total (μg/dℓ) × 12,87 = nmol/ℓ; T_3 total e T_3 reversa (ng/dℓ) × 0,01536 = nmol/ℓ.
[a]Glândula tireoide não bloqueada, em todas as espécies.
[b]Dados de cães, obtidos de Belshaw *et al.*, 1974.
[c]Dados de Hays e Solomon, 1965 (reanalisado no modelo de três *pools*); Belshaw *et al.*, 1974.

Tabela 28.2 Cinéticas da tiroxina em cães, gatos e humanos após a administração de L-tiroxina pelas vias intravenosa, subcutânea e oral. Fonte: Kaptein *et al.*, 1994. Dados de cães e humanos obtidos de Kaptein *et al.*, 1993.

	Cães	Gatos	Humanos
Taxa de degradação de T_4 (μg/[kg·dia])	6,81	6,2	1,14
IV			
Tempo para obter o efeito máximo (h)	0,02 a 0,03	0,02 a 0,03[a]	0,02 a 0,03
Tempo de residência média total (h)	13,0	16,6[a]	164
Meia-vida terminal (h)	7,6	10,7[b]	168
SC			
Dose (μg/[kg·dia])	5 a 7	–	–
Absorção (%)	100[c]	–	81
Tempo para obter o efeito máximo (h)	1,5 a 1,8	–	72
Meia-vida terminal (h)	14,7	–	120
VO			
Dose (μg/[kg·dia])	20 a 40[c]	20 a 30[c]	2,11
Absorção (%)	10 a 50[c]	10,5[c]	50 a 80
Tempo para obter efeito máximo (h)	–	3 a 4[c]	2 a 4
Meia-vida terminal (h)	7,6	10,7[c]	168

Conversão para o Sistema Internacional de Unidades (SI): T_4 total (μg) × 1,287 = nmol.
[a]Dados obtidos de Hays *et al.*, 1988.
[b]Dados obtidos de Hays *et al.*, 1992.
[c]Dados obtidos de Hulter *et al.*, 1984.

meias-vidas plasmáticas de T_4 e T_3 são semelhantes àquelas de cães (Fox e Nachreiner, 1981; Kaptein *et al.*, 1994). Apesar dessas taxas de depuração plasmática, parece que o efeito supressivo na secreção de TSH hipofisário persiste, no mínimo, por 24 h após a administração de uma dose do hormônio, sugerindo que a meia-vida intra-hipofisária de T_3 seja mais longa do que a meia-vida sérica (Ferguson, 2007; Le Traon, 2009). Portanto, assim como acontece com vários hormônios lipofílicos mediados por receptor nuclear, a taxa de remoção plasmática pode subestimar a extensão ou a duração da ação biológica.

FATORES EXTRATIREOIDIANOS QUE ALTERAM O METABOLISMO DE HORMÔNIOS DA TIREOIDE

Efeito de doença e subnutrição em humanos

Em humanos, e cada vez mais reconhecidas em animais domésticos, uma ampla variedade de condições clínicas como inanição crônica ou subnutrição, cirurgia, diabetes melito, doenças hepáticas e renais e doença sistêmica crônica podem resultar em redução na concentração sérica de T_3 concomitante à elevação dos valores de rT_3 (Araujo e Carvalho, 2011). Essa síndrome de "T_3 baixa" resulta em inibição de 5′-desiodase, enzima necessária para a conversão de T_4 em T_3 e para a conversão de rT_3 em $3,3'$-T_2 (Bravermann e Utiger, 1991; Burrow et al., 1989; Kaptein et al., 1994, Kaptein, 1986; Daminet e Ferguson, 2003).

A menor produção de T_3, o hormônio tireoidiano mais potente, parece ser um mecanismo de adaptação benéfico, pelo qual o corpo reage para limitar a perda de proteínas e, talvez, reduzir a taxa metabólica durante o curso da doença. A manutenção da concentração sérica de T_3 (com terapia de reposição de tri-iodotironina) em humanos eutireóideos em jejum induz excreção excessiva de nitrogênio e abrandamento da resposta do TSH hipofisário ao TRH, como se houvesse uma condição de hipertireoidismo. A maioria das evidências não sustenta o argumento de que a diminuição da concentração sérica de T_3 durante subnutrição e doença esteja associada com hipotireoidismo "tecidual". Também, além desses mecanismos de regulação, ainda não há evidência de deficiência de $5'$-desiodase congênita ou adquirida em animais ou em tecidos específicos (Braverman e Utiger, 1991; Ferguson, 1984, 1988; Kaptein et al., 1993, 1994; Kaptein, 1986).

Em humanos com doença aguda grave, as concentrações séricas de T_4 e T_3 também podem diminuir, gerando um quadro conhecido como "condição de baixo teor de T_4 da doença clínica". A redução do conteúdo de proteína de ligação de T_4 no soro sanguíneo causada por inibidores da ligação (como ácidos graxos livres) ou pela redução na concentração de proteínas de ligação resulta em diminuição da concentração sérica total de T_4 e aumento da fração de T_4 livre. No entanto, na maioria dos casos, a concentração absoluta de T_4 livre se mantém normal. A redução na concentração sérica de TSH também pode contribuir para a ocorrência de concentração sérica de T_4 subnormal, principalmente em pacientes humanos tratados com dopamina ou glicocorticoides, medicamentos que inibem a liberação de TSH. Nenhum estudo realizou avaliação sistemática dos benefícios ou prejuízos da terapia com hormônios tireoidianos em animais domésticos; no entanto, pesquisas com pacientes gravemente enfermos, com baixas concentrações séricas de T_4 e T_3, revelaram que o tratamento com tiroxina não é benéfico, tampouco aumenta a taxa de sobrevivência (Kaptein, 1986; Kaptein et al., 1993, 1994).

Em cães, os efeitos de doenças não tireoidianas no metabolismo de hormônios tireoidianos são bem menos conhecidos do que em humanos. Em cães, há relatos de diminuição da concentração sérica de T_4 em várias doenças não tireoidianas, como hiperadrenocorticismo (p. ex., síndrome de Cushing), diabetes melito, hipoadrenocorticismo (p. ex., doença de Addison), insuficiência renal crônica e doença hepática, além de muitas outras doenças clínicas graves que requerem cuidado intensivo (Ferguson, 1984, 1988, 1994, 2007; Ferguson e Peterson, 1992).

Efeitos de medicamentos na função da tireoide

Este tópico foi revisado por Daminet e Ferguson, em 2003. Diversos medicamentos podem comprometer a ligação dos hormônios tireoidianos no plasma ou nos tecidos, ou podem interferir no metabolismo desses hormônios. Os medicamentos utilizados em medicina veterinária que mais provavelmente alteram as concentrações de hormônios da tireoide circulantes incluem glicocorticoides, anticonvulsivantes, quinidina, salicilatos, fenilbutazona e contrastes radiológicos. Há diferenças nos mecanismos pelos quais essas substâncias manifestam seu efeito. Quinidina e outros compostos estabilizadores de membrana podem inibir a enzima $5'$-desiodase. Salicilato, furosemida e ácido oleico podem deslocar, diretamente, o hormônio tireoidiano de

seus sítios de ligação, no plasma (Daminet e Ferguson, 2003; Ferguson, 2007; Ferguson et al., 2007). Em algumas espécies, parece que a fenilbutazona também tem ação antitireoidiana (bociogênica) direta; mostrou-se que ela reduz as concentrações de T_4 total e de T_4 livre, em equinos (Ramirez et al., 1997). In vitro, parece reduzir a taxa de ligação do hormônio no soro sanguíneo. Compostos utilizados como contrastes para radiografia (p. ex., diatrizoato, ácido iopanoico, ipodato, tiropanoato e metrizamida) podem impedir a captação de T_4 pelos tecidos, por inibir diretamente a enzima $5'$-desiodase ou liberar o iodo neles contido para atuar como antitireoidiano na glândula tireoide. Em animais domésticos, não há relato de estudo sobre avaliação da influência dessas substâncias, que contêm iodo, nos testes de função tireoidiana ou na subsequente absorção de radioiodo (Ferguson, 1984, 1989b, 1994).

Também, relata-se que os glicocorticoides exógenos influenciam sobremaneira os testes de função tireoidiana em cães; todavia, em gatos estudos similares indicaram pouca influência na concentração de T_4. Em cães, uma única dose alta, imunossupressora, de glicocorticoide (2,2 mg de prednisona/kg; 0,6 mg de dexametasona/kg) reduz a concentração sérica de T_3, mas não a de T_4 (Kemppainen et al., 1983; Laurberg e Boye, 1984). A redução da concentração sérica de T_3 pode ocorrer devido à inibição da enzima $5'$-desiodase pelo glicocorticoide, ou simplesmente em razão da menor disponibilidade de T_4 no plasma, um substrato para a enzima. A maioria dos cães submetidos ao tratamento prolongado com altas doses diárias de glicocorticoides apresenta concentração sérica de T_4 muito baixa ou não detectável, bem como teor sérico de T_3 subnormal (Ferguson e Peterson, 1992; Kaptein et al., 1992; Kemppainem et al., 1983; Moore et al., 1993; Torres et al., 1991). Com base em exame de amostras de tecido da tireoide, realizado por microscopia eletrônica, aventou-se a possibilidade de os glicocorticoides interferirem na secreção de hormônios tireoidianos por inibirem a hidrólise lisossomal do coloide na célula folicular (Woltz et al., 1983). Em cães, doses imunossupressoras de prednisolona (1,1 a 2 mg/kg/12 h), durante 3 a 4 semanas, reduziram significativamente a concentração sérica de T_4 total e, em menor extensão, a concentração de T_4L. Essas alterações foram constatadas tão rapidamente quanto 1 dia após o início do tratamento (Torres et al., 1991; Daminet et al., 1999). Verificou-se que, embora o teor de TSH endógeno não tenha sido influenciado pela administração de dose imunossupressora de prednisona durante 3 semanas, essa medicação pode impossibilitar a detecção de redução discreta no teor do hormônio. Não se constatou alteração na concentração sérica de T_4 total após 1 mês de tratamento com dose anti-inflamatória de prednisona (0,5 mg/kg/12 h) (Moore et al., 1993). No entanto, ocorreu diminuição na concentração de T_3 total e aumento supranormal de T_4 após a administração de TSH. Outro estudo também mostrou que a prednisona, na dose anti-inflamatória de 1 mg/kg/dia, não influenciou a concentração de TSH de cães com hipotireoidismo experimental; entretanto, não foram avaliadas doses maiores. Estudo subsequente em cães com hipotireoidismo suplementados com T_4 mostrou que a prednisona, na dose oral de 1 mg/kg/24 h, durante 7 dias, reduziu a concentração de T_4 total, porém sem alteração de T_4L, sugerindo que o teor de T_4L possa ser menos influenciado pela administração diária desse glicocorticoide. Doses anti-inflamatórias subsequentes de prednisona, administradas em dias alternados, não influenciaram a concentração de T_4 ou de TSH (O'Neill et al., 2010). Em resumo, os glicocorticoides podem reduzir sobremaneira as concentrações de T_3 e

T_4 total e, em menor extensão, a concentração de T_4L, em cães. Portanto, em cães tratados com dose imunossupressora de glicocorticoide, ou por um período superior a 1 mês, os resultados dos testes de função tireoidiana devem ser interpretados com cautela (Ferguson, 1984, 1994; Moore *et al.*, 1993; Daminet e Ferguson, 2003). Em equinos, constatou-se que o uso tópico de 50 g de dexametasona, em intervalos de 12 h, durante 10 dias, reduziu em a 40% as concentrações de T_3 e T_4, verificando-se valor mínimo da concentração sérica de T_3 no 2º dia e da concentração sérica de T_4 no 6º dia. Ademais, as concentrações dos hormônios não haviam retornado à normalidade 11 dias após a descontinuação do tratamento (Abraham *et al.*, 2011).

Em cães, há relatos bem documentados de outros fármacos capazes de alterar o metabolismo de hormônios da tireoide ou a ligação desses hormônios no soro sanguíneo ou nos tecidos. Os anticonvulsivantes difenil-hidantoína e fenobarbital, indutores de oxidase de função mista, reduzem consistentemente a concentração sérica de T_4. O fenobarbital aumenta a taxa de depuração de T_4. Maior desiodinação hepática de hormônios da tireoide, depuração biliar e excreção fecal resultam em diminuição das concentrações de hormônios tireoidianos circulantes. A administração de fenobarbital durante *curto período* (3 semanas) não influenciou as concentrações séricas de T_4 total ou de T_4 livre, tampouco de TSH, em cães da raça Beagle. No entanto, há vários estudos sobre os efeitos da administração *prolongada* de fenobarbital. As concentrações de T_4 total e T_4 livre podem diminuir, com valor em uma faixa de variação compatível com hipotireoidismo. A concentração de TSH endógeno pode se manter na faixa de variação normal ou apresentar ligeiro aumento. Em um estudo constatou-se que não houve correlação entre a concentração sérica de fenobarbital e a redução nas concentrações de T_4 total e T_4 livre, mas isso não foi observado em outro estudo. A redução da concentração de T_4 livre, particularmente, sustenta a ideia de que o fenobarbital influencia a depuração de T_4 em estado de equilíbrio estável. A dificuldade de interpretação dos efeitos do fármaco é reforçada pela constatação de que em cães a atividade convulsiva reduz a concentração sérica de T_4 total na proporção da frequência dos episódios convulsivos (von Klopmann *et al.*, 2006). Em um estudo, notou-se que a função da tireoide normalizou 1 a 4 semanas após a descontinuação do fenobarbital. Portanto, quando essa for uma opção clínica, recomenda-se a avaliação da função da tireoide pelo menos 4 a 6 semanas após a descontinuação do tratamento com fenobarbital (Kantrowitz *et al.*, 1999; Gaskill *et al.*, 1999; Müller *et al.*, 2000; Gieger *et al.*, 2000; Daminet *et al.*, 1999; McClain *et al.*, 1989; Curran e DeGroot, 1991; Johnson *et al.*, 1993; Barter e Klaassen, 1994; Theodoropoulos e Zolman, 1989; Liu *et al.*, 1995; DeSandro *et al.*, 1991; Attia e Aref, 1991).

O brometo de potássio (KBr), um antiepiléptico, é um haloide quimicamente relacionado ao iodeto que pode interagir potencialmente com o iodo, na glândula tireoide. Em ratos, ele induz deficiência relativa de iodo e, assim, interfere na absorção e transporte do iodo e na iodinação da tirosina e de resíduos tirosil, na tiroglobulina. Em um estudo de cães epilépticos e outro de cães sadios tratados com dose terapêutica de KBr, por até 6 meses, não se notaram resultados anormais em testes de função da tireoide (Kantrowitz *et al.*, 1999; Paull *et al.*, 2000).

Um estudo avaliou o efeito de uma dose padrão da combinação trimetoprima/sulfametoxazol nos testes de função tireoidiana em cães com piodermite que apresentavam concentração sérica basal de tiroxina normal. A concentração sérica média de T_4, mas não de T_3, diminuiu significativamente durante o período de tratamento de 6 semanas. Em muitos cães a resposta do TSH também diminuiu; ademais, o exame de imagem com uso de radionuclídeo sugeriu que essa combinação (possivelmente o componente sulfa) interfere no metabolismo de iodo na glândula tireoide. O potencial carcinogênico das sulfonamidas na tireoide, fato que tem resultado na restrição de uso de algumas preparações desses medicamentos em animais destinados à produção de alimento, possivelmente se deve ao seu efeito bociogênico, à elevação crônica do teor sérico de TSH e ao subsequente estímulo ao aumento de volume da tireoide (Hall *et al.*, 1993). As sulfonamidas são substâncias sabidamente bociogênicas aos animais domésticos porque podem interferir de modo marcante na síntese de hormônios tireoidianos por inibir a atividade da enzima TPO e diminuir as concentrações séricas desses hormônios. Com a redução do sistema de retroalimentação (*feedback*) negativa, a secreção de TSH pela hipófise, condição que induz alterações proliferativas na tireoide, aumenta. A administração prolongada de sulfonamidas e a estimulação crônica da tireoide pelo TSH foram incriminadas como causa de neoplasia de tireoide em ratos. Há variação interespécie considerável no grau de inibição da enzima TPO pelas sulfonamidas. Por exemplo, em humanos, observam-se apenas discretos efeitos das sulfonamidas na função da tireoide. Vários estudos prospectivos avaliaram os efeitos da administração de sulfonamidas na função tireoidiana de cães. Em cães sadios, a administração de 15 mg de trimetoprima-sulfadiazina/kg/12 h, durante 4 semanas, não influenciou a concentração sérica de T_4 total, de T_3 ou de T_4 livre, tampouco os resultados do teste de estimulação com TSH. Em cães com piodermite, quando se administrou uma dose maior de trimetoprima-sulfadimetoxazol, de 30 mg/kg/12 h, durante 6 semanas, notou-se diminuição das concentrações séricas de T_4 total, T_3 e T_4L. Ao fim do tratamento, metade dos cães que participaram desse estudo apresentaram teor de tiroxina total (TT_4) inferior aos valores da faixa de variação normal, o que pode ter, facilmente, induzido ao diagnóstico errôneo de insuficiência primária da tireoide. Em outro estudo, a mesma dose de trimetoprima-sulfadimetoxazol foi administrada em cães sadios durante 6 semanas; verificou-se redução marcante nos teores dos hormônios tireoidianos e elevação da concentração de TSH endógeno tão rapidamente quanto 7 dias após o início do tratamento. O exame de imagem da tireoide mostrou aumento da captação de pertecnetato; biopsias da glândula tireoide revelaram hiperplasia de folículos tireoidianos e ausência de produção de coloide. Esses achados adicionais sustentam a ideia de que as sulfonamidas atuem como bociogênicos, resultando em hipotireoidismo primário, com alterações secundárias associadas à ação proliferativa do TSH. Os efeitos das sulfonamidas na função tireoidiana são espécie-específicos e dependem da dose e da duração do tratamento. Em cães, a normalização dos resultados de testes de função da tireoide após a descontinuação do uso de sulfonamida pode demorar de 8 a 12 semanas. Em alguns cães, as preparações à base de sulfa podem causar hipotireoidismo clínico e, até mesmo, bócio (Cohen *et al.*, 1980, 1981; Lagler *et al.*, 1976; Panciera e Post, 1992; Post *et al.*, 1993; Hall *et al.*, 1993; Campbell *et al.*, 1996; Gookin *et al.*, 1999; Taeymans e O'Marra, 2009).

Em humanos, há relatos de que vários anti-inflamatórios não esteroides (AINE) alterem os testes de função da tireoide, pois os hormônios tireoidianos circulantes possuem alta afinidade pelas proteínas de ligação e vários AINE podem deslocar esses hormônios de seus sítios de ligação nas proteínas séricas. A administração de doses terapêuticas de salicilatos, em período curto, induz aumento transitório do teor de hormônio livre e supressão da concentração de TSH. Após tratamento prolongado com salicilatos, obtém-se novo estado de equilíbrio estável, refletindo-se em aumento na taxa de depuração de T_4; além disso, relata-se diminuição de 20 a 40% na concentração sérica de T_4 total. A alteração ou diminuição da concentração de T_4 livre pode não ocorrer, e o teor de TSH retorna à faixa de variação normal dentro de poucas semanas de tratamento. No entanto, um estudo duplo-cego de 60 dias em cães eutireóideos com osteoartrite e tratados com placebo, meloxicam, carprofeno ou sulfato de condroitina/glicosamina não constatou alteração nas concentrações séricas de T_4 total e T_4 livre ou de TSH (Sauve *et al.*, 2003).

MECANISMOS DE AÇÃO DOS HORMÔNIOS TIREOIDIANOS

Correlação entre os efeitos clínicos e as ações celulares

Os hormônios da tireoide (T_4 e/ou T_3) participam de diversas funções celulares por meio de interações com receptores ligantes específicos no núcleo, mitocôndria e membrana plasmática (Figura 28.4). Os efeitos dos hormônios tireoidianos são notados na maioria dos tecidos, de todo o corpo. Embora L-T_4 e L-T_3 apresentem atividade metabólica intrínseca, L-T_3 é 3 a 10 vezes mais potente na ligação aos receptores nucleares e, de modo semelhante, mais potente no estímulo ao consumo de oxigênio (Tabela 28.3). Com exceção das formas desaminadas de T_4 e T_3 (ácido tetraiodotiroacético [Tetrac] e ácido tri-iodotiroacético [Triac], respectivamente), a maioria dos metabólitos dos hormônios tireoidianos tem pouca atividade tiromimética. Recentemente, a T_3 reversa $(3,3',5'-T_3)$ foi associada a alguns potenciais efeitos no desenvolvimento do sistema nervoso central.

Em geral, as ações dos hormônios tireoidianos são classificadas como rápidas, ou seja, são notadas minutos a horas após a administração, como estímulo ao transporte de aminoácidos e consumo de oxigênio mitocondrial, e como as que requerem síntese proteica e um tempo mais longo (geralmente não menos que 6 h) para serem notadas. De fato, as manifestações clínicas evidentes podem demorar semanas a meses. Cerca de metade do aumento de consumo do oxigênio induzido pelos hormônios da tireoide está relacionado à ativação da enzima Na^+, K^+-ATPase ligada à membrana plasmática que, pelo menos nos rins e no fígado, é secundária ao aumento no fluxo passivo de K^+ causado,

direta e principalmente, por hormônio tireoidiano, por meio de mecanismos ainda desconhecidos. Essas alterações estão associadas diretamente ao efeito calorigênico do hormônio tireoidiano. As rápidas ações do hormônio podem ser constatadas clinicamente no paciente com hipotireoidismo, após o início da terapia de reposição com hormônios da tireoide, na forma de sinais como aumento das atividades física e mental (Braverman e Utiger, 1991; Burrow *et al.*, 1989; Greenspan, 1994).

As ações duradouras dos hormônios da tireoide invariavelmente estão relacionadas às ações celulares dos hormônios, que requerem interação com receptores de hormônio tireoidianos nucleares (TR) seguida de aumento na síntese proteica (Brent, 2012). Clinicamente, esses efeitos incluem crescimento, diferenciação, proliferação e maturação. Uma manifestação clínica comum de insuficiência de tireoide é alopecia bilateral simétrica, resultado da menor taxa de renovação das hastes dos pelos no interior dos folículos pilosos e, em consequência, maior quantidade de pelos telógenos. Tais alterações iniciam-se lentamente e demoram para desaparecer no curso do tratamento.

Transportadores na membrana plasmática e proteínas de ligação citosólica

Os detalhes dos processos mencionados a seguir variam em função do tipo celular específico. O hormônio da tireoide (HT) livre, transferido por difusão passiva ou por transportadores de membrana plasmática específicos (transportador de monocarboxilato 8 [MCT-8] ou transportador de ácido orgânico p1c1 [OATp1c1], dependendo da espécie) (Heuer e Visser, 2009), penetra na célula e se liga à proteína de ligação de hormônio tiroidiano citosólica (CTBP, atualmente denominada μ-cristalina), a fim de manter a solubilidade e o tamponamento intracelular, sendo uma forma de armazenar o hormônio intracelular. Há evidência de que a afinidade da μ-cristalina ao HT possa ser aumentada pelo NADPH (forma reduzida do dinucleotídio fosfato de adenina e nicotinamida), resultando em outro possível mecanismo envolvido na ação celular. Possivelmente ocorre permuta do HT do citosol com receptores nucleares de HT específicos (Figura 28.5A). Estão sendo desenvolvidos inibidores de MCT-8 (Braun *et al.*, 2012). Supõe-se que a transferência do HT da circulação sanguínea para o líquido cerebroespinal (LCE) envolva a entrada nas células epiteliais do plexo coroide via transportador de HT da membrana basolateral, onde se liga à transtirretina (TTR) sintetizada por essas células e, em seguida, são transferidos pela TTR para o LCE ou por transportadores de HT da borda em escova da membrana (Richardson *et al.*, 2015).

Receptores de hormônios tireoidianos nucleares

A maioria, mas não todas, das ações celulares dos hormônios da tireoide pode estar associada à ligação com receptores nucleares. Os hormônios da tireoide atuam mediante a ligação a um receptor de hormônio tireoidiano (TR) nuclear específico, que é um heterodímero com o receptor retinoide X (RXR). Os TR são membros de uma família de receptores nucleares semelhantes ao receptor v-erb A, que é um receptor do vírus da eritoblastose aviária, incluindo os receptores de glicocorticoide, mineralocorticoide, estrógeno, progestina, vitamina D_3 e ácido retinoico. Esses receptores possuem três domínios funcionais importantes, uma ligação ao DNA, uma ligação ao ligante e dois domínios de ativação da transcrição

Tabela 28.3 Afinidade de ligação nuclear relativa de análogos de hormônio tireoidiano comparativamente à T_3. Fonte: Oppenheimer, 1983. Reproduzida, com autorização, de Elsevier.

Análogo	Afinidade de ligação relativa ($T_3 = 1$)	
	In vitro	*In vivo*
L-T_3	1,0	1,0
D-T_3	0,6	0,7
Ácido tri-iodotiroacético (Triac)	1,6	1,0
T_2 isopropílica	1,0	1,0
L-T_4	0,1	0,1
Ácido tetraiodotiroacético (Tetrac)	0,16	0,05
$3,3',5'-T_3$ (T_3 reversa)	0,001	0
Monoiodotirosina	0	0
Di-iodotirosina	0	0

principais (Figura 28.5B). T_3 apresenta maior afinidade de ligação ao TR do que T_4, tornando-o o análogo de hormônio tireoidiano mais potente.

A presença de múltiplas formas de receptor de hormônio tireoidiano, com diferenças de expressão dependentes do tecido e do estágio de desenvolvimento, ocasiona um extraordinário nível de complexidade nos efeitos fisiológicos dos hormônios da tireoide. Há dois genes TR (TRα e TRβ) cujos produtos processados por *splicing* (mecanismo de maturação de um precursor de RNA) alternativo originam produtos ativos (TR α1, TR β1, TR β2 e TR β3) e inativos (α2 e α3), expressos como tecido-específicos. TRβ2 é o subtipo do receptor em cóclea, hipotálamo e hipófise, e atua como mediador da retroalimentação negativa, sendo infrarregulado por T_3. TRβ1 é expresso em todos os tecidos, com os teores maiores em rim, fígado, cérebro e coração. A expressão de TRα1 mRNA é maior no cérebro, sendo os menores níveis verificados em músculo esquelético, coração e pulmão. O TRβ3 mRNA não é muito abundante, mas sua concentração é maior em fígado, rins e pulmão. O TRα2 é encontrado apenas no coração, em humanos, cães e porquinhos-da-índia, mas não em roedores. Quando não ligado à T_3, o TRα2 se liga ao elemento de resposta da tireoide (TRE) e pode ser antagônico à ação do TRα1. Além disso, há proteínas incompletas, com funções fisiológicas desconhecidas, que não se ligam a T_3, tampouco aos TRE (Blange *et al.*, 1997; Larsen *et al.*, 2003; Bernal e Morte, 2013).

Para uma função regulada diretamente por TR, a afinidade por ligação de análogos da tireoide prevê, diretamente, a atividade biológica daquele análogo (Tabela 28.3). A ligação de T_3 ao complexo TR-TRE estimula ou inibe o mRNA e a síntese proteica (Figura 28.5 A, B). Assim que ocorre a ligação do hormônio tireoidiano, uma alteração de conformação no TR resulta na dissociação de repressores da transcrição, que são substituídos por coativadores, inclusive aqueles que estimulam a acetilação do DNA ou a atividade acetiltransferase da histona. Essa última enzima causa dissociação de genes reguladores de hormônios da tireoide que, então, se ligam ao complexo de iniciação da transcrição. A ação de T_3 cessa quando se dissocia do receptor ou mediante ubiquinação e degradação proteassomal do complexo ligado ao hormônio.

No tratamento de hipotireoidismo, o hormônio da tireoide preferido é a L-T_4; embora a T_3 ative os genes dependentes de hormônio tiroidiano celular com maior potência, a T_4 regula negativamente sua própria ativação em T_3 por meio da infrarregulação da enzima D2 pós-translação na hipófise e em outros tecidos, reduzindo TSH e, portanto, inativando direta ou indiretamente a enzima D1 (Larsen *et al.*, 2003). Estudos topológicos sugerem que a enzima D1 seja uma proteína de membrana plasmática, cujo sítio catalítico encontra-se na superfície citosólica e, portanto, facilite o acesso da enzima a rT_3 e T_4 circulantes, bem como a entrada de T_3 produzida no plasma. A enzima D2 localiza-se no retículo endoplasmático. Esses padrões de distribuição subcelular de 5′-desiodase podem explicar o motivo de a T_3 produzida por D2 mais provavelmente influenciar a ocupação do receptor nuclear e de a T_3 produzida por D1 ser mais provavelmente liberada na circulação (Bianco *et al.*, 2002; Larsen *et al.*, 2003; Bianco e McAninch, 2013) (Figura 28.5 A).

Ações extranucleares de hormônios da tireoide

Algumas ações dos hormônios da tireoide ocorrem na ausência de nova síntese proteica. Foram comprovadas ações não genômicas, incluindo estímulo do canal de Na^+ da membrana plasmática cardíaca, canais de K^+ de retificação intrínseca ativados por voltagem, permuta de Na^+/H^+ e bomba de cálcio (Ca^{2+}-ATPase) em células íntegras e em membranas plasmáticas isoladas. As ações nos canais ou bombas podem contribuir para o ajuste da atividade basal dessas funções de transporte, talvez por influenciarem as proteinoquinases que modulam a atividade do canal. Atualmente, alguns desses efeitos não genômicos são atribuídos à ligação ao receptor de membrana plasmática integrina αvβ3. Por meio da interação com esses receptores, T_4 ou T_3 podem ativar a quinase regulada por sinal extracelular ERK1 ou ERK2 e, então, ocorre fosforilação de serina nos receptores nucleares p53, TRb1, Era e STAT1a, induzindo a síntese de mRNA em proteínas proliferativas e proangiogênicas semelhantes ao fator de crescimento do fibroblasto básico (bFGF) e fator de crescimento epidérmico (EGF). Também, há comunicação cruzada entre o receptor integrina e os receptores de FGF e EGF. Mostrou-se que o produto da desaminação do hormônio tireoidiano, o ácido tetraiodotiroacético (Tetrac), bloqueia tanto os receptores integrina quanto os de FGF e, portanto, tem sido pesquisado como agente anticancerígeno (Davis *et al.*, 2010).

O receptor de T_3 mitocondrial também foi identificado e aventa-se a possibilidade de atuar como mediador da atividade da enzima nucleotídio adenina mitocondrial translocase (ANT), estimulando indiretamente o consumo de oxigênio. T_3 aumenta a quantidade de receptores beta-adrenérgicos nos cardiomiócitos dentro de 2 h, mesmo quando há inibição da síntese proteica. Outra ação não genômica já relatada é a inibição pós-translação mediante a ubiquitinação da enzima 5′-desiodase tipo II (D2) (Greenspan, 1994; Davis e Davis, 2002; Senese *et al.*, 2014).

Efeitos fisiológicos e farmacológicos dos hormônios da tireoide

Os hormônios da tireoide, em concentração fisiológica, são anabólicos. Atuando em conjunto com o hormônio do crescimento e a insulina, estimulam a síntese proteica e reduzem a excreção de nitrogênio. No entanto, em excesso (*i. e.*, no hipertireoidismo), eles podem ser catabólicos, aumentando a gliconeogênese, a metabolização de proteínas e o consumo de nitrogênio. Na Tabela 28.4 há um resumo dos efeitos dos hormônios da tireoide em diversos órgãos e as manifestações clínicas do déficit hormonal (hipotireoidismo).

Calorigênese e termorregulação

Os hormônios da tireoide aumentam o consumo de oxigênio e a produção de calor, em grande parte devido à estimulação de proteínas não ligadas (UCP) e da ANT na mitocôndria. Proteínas não ligadas (principalmente UCP1 e UCP2) induzem à perda de H^+ para ocasionar ineficiente utilização de ATP, resultando na geração de calor (Silva, 2011). Os hormônios da tireoide também estimulam a Na^+, K^+-ATPase em todos os tecidos, exceto em cérebro, baço e testículos. Assim, os hormônios tireoidianos determinam a taxa metabólica basal (repouso) do animal. Isso resulta no desenvolvimento de sinais de apatia mental, letargia e relutância ao exercício. A baixa taxa metabólica resulta em hipotermia e tendência de o animal procurar ambiente quente (Greco *et al.*, 1998). A administração diária de 0,022 mg/kg, 1 vez/dia, foi suficiente para normalizar a taxa metabólica em cães, aferida por meio de calorimetria indireta. Os sinais clínicos se abrandaram em 93% dos cães, com melhora ou regressão total. A medicação também reduziu a concentração de TSH para valor indetectável, na maioria dos cães submetidos à tireoidectomia (Ferguson e Hoenig, 1997).

Tabela 28.4 Efeitos fisiológicos dos hormônios da tireoide. Fonte: Ferguson, 1989a. Reproduzida, com autorização, de Elsevier.

Sítio de ação	Efeito do hormônio	Efeitos do déficit hormonal
Calorigênese	Aumento da TMB	Letargia, fraqueza
Termorregulação	Consumo de O_2	Hipotermia de extremidade distal, busca por local aquecido
Crescimento e maturação	Desenvolvimento normal do SNC	Retardo mental por cretinismo e apatia, em adultos; neuropatias
Metabolismo de carboidrato	Aumento de glicogenólise e glicólise, efeitos anti-insulina	Obesidade, apesar de apetite normal ou diminuído
Metabolização de proteínas	Aumento de síntese e degradação	Fraqueza muscular, pelame de baixa qualidade e baixa taxa de crescimento de novos pelos
Tegumentar	Manutenção normal de pelos anágenos, manutenção da renovação de ácidos graxos na pele, taxa de renovação de queratina normal	Alopecia bilateral simétrica, hiperqueratose, mixedema
Cardiovascular	Estímulo da miosina ATPase, estímulo da Na^+, K^+-ATPase, aumento do número de β-receptores	Diminuição da frequência cardíaca, do pulso, da pressão e do débito cardíaco
Neuromuscular	Produção de mielina normal, manutenção da proporção entre fibras de contração lenta e fibras de contração rápida	Polineuropatia, atrofia muscular, fraqueza, rigidez, miotomia
Gastrintestinal	Manutenção da atividade elétrica normal do músculo liso GI, segmentação normal	Diarreia ou constipação intestinal
Reprodutor	Manutenção da taxa de síntese proteica normal	*Fêmea:* anestro, ciclos irregulares, galactorreia, natimorto *Macho:* azospermia, perda de libido
Imunológico	Estímulo das imunidades humoral e celular	Infecções recorrentes (principalmente piodermite)
Hematológico	Estímulo da medula óssea, produção dos fatores VIII e VIIIAg, função e síntese de plaquetas normais	Anemia não responsiva, possível tendência sangramento
Endócrino	Secreção normal de hormônio do crescimento, gonadotropina, cortisol; inibição da secreção de prolactina	Deficiência secundária de hormônio do crescimento, galactorreia

TMB: taxa metabólica basal; SNC: sistema nervoso central; GI: gastrintestinal.

Efeitos no crescimento e na maturação

Na maioria dos mamíferos, o feto obtém hormônio tireoidiano da mãe durante o primeiro trimestre de gestação, após o qual a tireoide do feto torna-se funcional. Os hormônios da tireoide são fundamentais para o crescimento e o desenvolvimento do esqueleto e do sistema nervoso central. Portanto, além dos sinais bem reconhecidos de hipotireoidismo, que surgem na idade adulta, o nanismo desproporcional e o prejuízo ao desenvolvimento mental (cretinismo) são sinais evidentes de hipotireoidismo congênito, que surgem na idade jovem. No hipotireoidismo congênito primário, também se constata, com frequência, aumento da glândula tireoide (bócio). Filhotes de cães e gatos e potros acometidos manifestam comportamento de imbecilidade, são menos ativos, podem apresentar andar arrastado e são inapetentes. Ao exame neurológico, o animal frequentemente apresenta fraqueza, hiporreflexia ou hiper-reflexia (com tremor ou espasticidade muscular) e pode perder a propriocepção consciente. Têm-se notado deformidades angulares em potros. É comum a constatação de sinais radiográficos de subdesenvolvimento da epífise, encurtamento de corpos vertebrais e retardo no fechamento epifisário.

Efeitos no metabolismo de lipídios e carboidratos

Os hormônios da tireoide aumentam a gliconeogênese e a glicogenólise, contribuindo para suas propriedades antagonistas à insulina. A síntese e a degradação do colesterol são estimuladas pelos hormônios tireoidianos e mediadas pelo aumento de receptores de lipoproteína de baixa densidade (LDL) hepática. Portanto, a hipocolesterolemia é um achado comum em pacientes com hipotireoidismo. Os hormônios da tireoide estimulam a lipólise, originando ácidos graxos não esterificados (NEFA) e glicerol. Alguns animais com hipotireoidismo podem desenvolver obesidade, apesar de apetite e ingestão calórica normais. Em um estudo com gatos obesos e magros, a administração de T_3 aumentou a termogênese e a concentração de NEFA, bem como do mRNA de receptores ativadores da proliferação de peroxissomos γ (PPARγ), no tecido adiposo, e da enzima D1, em gatos magros (Hoenig *et al.*, 2008).

Efeitos no sistema tegumentar

Os hormônios da tireoide, em concentração fisiológica, são necessários para a renovação normal de pelos e pele. A insuficiência da tireoide resulta em maior porcentagem de folículos pilosos telógenos (inativos) e maior produção de queratina e secreção sebácea. Pelame seco, queda excessiva de pelos e retardo no crescimento de novos pelos são os sinais iniciais de hipotireoidismo em cães. Alopecia, presente em cerca de dois terços dos cães acometidos, geralmente é bilateral, simétrica e verificada na maioria dos locais de fricção constante, como a região ventral do tronco e pescoço, axilas e cauda (aparência de "rabo de rato"); contudo, também é comumente observada na região do períneo e no dorso da cauda e do nariz. Classicamente, a alopecia não é acompanhada de prurido, a menos que haja seborreia ou dermatite secundária. Em alguns casos, nota-se espessamento da pele e/ou mixedema (acúmulo de glicosaminoglicanos no subcutâneo). O mixedema é mais evidenciado nas características faciais, que podem ter aparência inchada ou "trágica". O tipo e a distribuição de ácidos graxos dérmicos podem ser estimulados, até mesmo, por doses de reposição de hormônios tireoidianos em animais eutireóideos. Na verdade, é possível que isso seja manifestação da ação farmacológica dos hormônios da tireoide e pode explicar a melhora no pelame de alguns cães após a administração desses hormônios, mesmo quando os testes laboratoriais falham em confirmar o diagnóstico de hipotireoidismo (Campbell e Davis, 1990).

Efeitos no sistema cardiovascular

Os principais efeitos fisiológicos dos hormônios da tireoide no miocárdio são: (i) efeito inotrópico positivo direto, (ii) estímulo para hipertrofia do miocárdio e (iii) aumento da resposta do estímulo adrenérgico. Esses hormônios aumentam a atividade de Na^+, K^+-ATPase no sarcolema e favorecem a transcrição da forma α, ou de "contração rápida", da miosina ATPase cardíaca, aumentando a contratilidade cardíaca. Além disso, a contratilidade do miocárdio é melhorada pelo aumento da quantidade de canais de cálcio tipo L e exacerbação da absorção e liberação de cálcio do retículo sarcoplasmático. Os hormônios tireoidianos aumentaram o número de receptores beta-adrenérgicos em coração, músculo esquelético, tecido adiposo e linfócitos. No hipertireoidismo, a taquicardia frequentemente se deve a esse mecanismo. Esses hormônios também diminuem os receptores alfa-adrenérgicos dos tecidos cardíaco e vascular. No hipotireoidismo, a sensibilidade às catecolaminas nos vasos sanguíneos periféricos é aumentada e pode ocasionar hipotermia periférica.

Em cães com hipotireoidismo submetidos a exame eletrocardiográfico (ECG) e ecocardiografia nota-se evidência de disfunção do ventrículo esquerdo. Após o tratamento com dose de reposição de L-T_4 (0,5 mg/m^2/12 h) durante 2 meses, constatou-se redução significante na fração de encurtamento e na velocidade de encurtamento da fibra circunferencial, bem como aumento no diâmetro sistólico final do ventrículo esquerdo e prolongamento do período de pré-ejeção, na comparação com as mensurações antes e após a suplementação com levotiroxina. No eletrocardiograma verificou-se aumento significativo nas amplitudes das ondas P e R após o tratamento, comparativamente aos valores anteriores ao tratamento. Portanto, no hipotireoidismo é possível reverter as anormalidades da função cardíaca (Panciera, 1994). Contudo, em cães eutireóideos a administração da mesma dose de L-T_4 não causou nenhuma alteração nos parâmetros ecocardiográficos ou eletrocardiográficos (Panciera e Post, 1992). No entanto, a maioria dos gatos com hipertireoidismo espontâneo apresenta evidência ecocardiográfica de hipertrofia cardíaca, além de anormalidades eletrocardiográficas (Bond *et al.*, 1988; Kienle *et al.*, 1994; Fox *et al.*, 1999).

Efeitos no sistema neuromuscular

Os hormônios da tireoide estimulam a síntese de diversas proteínas associadas com atividades nervosa e muscular normais. Por exemplo, as atividades da enzima Na^+, K^+-ATPase nos nervos e da enzima miosina ATPase nas fibras de contração rápida nos músculos são estimuladas por hormônios da tireoide. Em animais domésticos, miopatias foram associadas ao hipotireoidismo. Fraqueza muscular grave e reflexos retardados podem ser manifestações clínicas; também pode haver sintomas vagos, como rigidez, relutância para se movimentar e definhamento muscular. Em cães, há relatos de fraqueza do músculo facial e da pálpebra (ptose labial e ptose palpebral) atribuível a paresia ou paralisia do nervo craniano VII. Também pode-se observar inclinação e rotação da cabeça compatível com anormalidade do nervo vestibular. É provável que essas anormalidades se devam à edemaciação das bainhas durais dos nervos facial, vestibular e coclear, ou ao redor delas, quando atravessam o forame ósseo, nos ossos faciais. Ademais, tem-se associado paralisia de laringe bilateral com hipotireoidismo, em cães. A fisiopatologia das polineuropatias associadas ao hipotireoidismo é pouco conhecida, mas pode haver alterações no metabolismo dos neurônios. Desmielinização segmentar e axonopatia também foram constatadas. Também, anormalidades neurológicas compressivas podem ser consequência de edemaciação tecidual (mixedema) que circunda a medula espinal ou o nervo periférico. Em termos clínicos e eletrodiagnósticos, essa polineuropatia é indistinguível daquelas causadas por outras doenças acompanhadas de hiporreflexia, baixa velocidade da condução nervosa, potenciais de fibrilação e picos de ondas positivas na eletromiografia. Embora extremamente raros, em cães relatam-se, também, sintomas relativos ao sistema nervoso central (SNC), como convulsões, desorientação e andar em círculo, no caso de cães com hipotireoidismo concomitante à aterosclerose cerebrovascular causada por hiperlipemia associada ao hipotireoidismo. Ademais, nas síndromes de cretinismo e no coma mixedematoso, pode-se notar deficiência mental.

Efeitos no sistema gastrintestinal

Estudos em cães com hipotireoidismo relataram diminuição das atividades elétricas e motoras do estômago e dos intestinos. Embora os cães com hipotireoidismo geralmente apresentem movimentos intestinais normais constataram-se, também, constipação intestinal e diarreia.

Efeitos no sistema reprodutor

Concentrações normais de hormônios da tireoide parecem ser importantes para o ciclo reprodutivo normal de fêmeas mamíferas. Hipotireoidismo está associado com uma variedade de anormalidades reprodutivas em cães e equinos. Em cadelas reprodutoras, constataram-se anestro persistente ou esporádico, infertilidade, aborto e alta taxa de mortalidade de neonatos. Galactorreia é um sintoma raro de hipotireoidismo manifestado por algumas cadelas não castradas cujas mamas foram estimuladas para a lactação. Hiperprolactinemia, provavelmente resultante da estimulação excessiva de células hipofisárias que secretam prolactina pelo TRH, parece ser a causa de galactorreia em cadelas suscetíveis e pode ser, ao menos em parte, responsável pela infertilidade associada ao hipotireoidismo. Em machos com hipotireoidismo suspeita-se que haja perda de libido, atrofia testicular, hipospermia ou infertilidade; porém, estudo de cães submetidos à tireoidectomia não mostrou alteração na contagem e na motilidade de espermatozoides. No desenvolvimento de hipotireoidismo espontâneo é possível que existam componentes de orquite autoimune coexistente com tireoidite autoimune.

Efeitos no sistema imune

Qualquer cão com infecção recorrente, especialmente na pele, deve ser avaliado quanto à presença de hipotireoidismo. No hipotireoidismo, a piodermite não responsiva ou que responda apenas temporariamente a medicamentos antibacterianos apropriados pode ser agravada pela reduzida função fagocítica dos leucócitos.

Efeitos no sistema hematológico

A maior demanda celular por oxigênio estimulada por hormônios da tireoide aumenta a produção de eritropoetina e de hemácias pela medula óssea. Os hormônios tireoidianos também aumentam o conteúdo de 2,3-difosfoglicerato nas hemácias, possibilitando maior dissociação do oxigênio da hemoglobina e aumentando sua disponibilidade nos tecidos.

Em cães, aventa-se a possibilidade de uma relação causa-efeito entre hipotireoidismo e desenvolvimento de uma anormalidade de coagulação adquirida (doença de von Willebrand); todavia, estudos controlados em cães com hipotireoidismo não confirmaram essa relação. Da mesma forma, em cães com doença de von Willebrand tratados com hormônio tireoidiano relata-se aumento do antígeno do fator VIII, mesmo quando havia pouca evidência de hipotireoidismo primário. Nesses casos, o mecanismo de ação da tiroxina é incerto, mas pode refletir a ação inespecífica do hormônio na síntese proteica. Visto que as incidências de doença de von Willebrand e de hipotireoidismo se sobrepõem em algumas raças (p. ex., Doberman Pinscher, Golden Retriever, Schnauzer Miniatura), é fundamental excluir a possibilidade de coexistência dessas doenças em cães, individualmente, pois o hipotireoidismo pode exacerbar uma tendência hemorrágica subclínica. Em pacientes com hipotireoidismo pode ocorrer redução na quantidade e na função das plaquetas.

Efeitos no sistema endócrino

Os hormônios da tireoide influenciam a secreção e o metabolismo normal de diversos hormônios e xenobióticos. A secreção de hormônio do crescimento, gonadotropinas e cortisol é estimulada por hormônios tireoidianos; a secreção de prolactina é inibida. Hipotireoidismo pode causar galactorreia devido ao aumento subsequente de prolactina nessa condição (Braverman e Utiger, 1991; Burrow *et al.*, 1989; Ferguson, 1989a, 1993; Peterson e Ferguson, 1990; Ferguson e Hoenig, 1991b; Greenspan, 1994; Panciera e Johnson, 1994, 1996; Johnson *et al.*, 1999).

PREPARAÇÕES À BASE DE HORMÔNIOS TIREOIDIANOS

As preparações à base de hormônios da tireoide podem ser classificadas nos seguintes grupos: (i) hormônios naturais preparados a partir de extrato fresco da glândula tireoide do animal; (ii) L-tiroxina (L-T_4) sintética; (iii) L-tri-iodotironina (L-T_3) sintética e combinações de T_4 e T_3. Os produtos disponíveis e as variações de doses estão listados nas Tabelas 28.5 e 28.6. Uma força-tarefa da American Thyroid Association, composta de especialistas em reposição de hormônios da tireoide, fez extensa revisão dos princípios fisiológicos e de dados clínicos de humanos quanto ao uso racional e à eficácia de medicamentos de reposição de hormônios tireoidianos (Jonklaas *et al.*, 2014). Muitos desses princípios se aplicam também à medicina veterinária e são aqui reiterados.

Produtos à base de extrato de tireoide fresca

Produtos à base de hormônio tireoidiano obtidos de tecido da tireoide de suínos, ovinos ou bovinos estão disponíveis na forma de tireoide dessecada (tiroglobulina). Não há boas razões para continuar o uso desses produtos como terapia de reposição em pequenos animais; no entanto, devido ao baixo custo, eles ainda têm alguma utilidade em grandes animais. Problemas associados a produtos de tireoide dessecada incluem conteúdo altamente variável de T_4 e T_3, baixa proporção T_4:T_3 (2 a 4) não fisiológica e prazo de validade curto; em termos de custo/benefício, esses problemas superam o baixo custo desses produtos. Os padrões de controle do conteúdo hormonal estabelecidos pela US Pharmacopeia podem ter melhorado a reprodutibilidade desses medicamentos, mas é improvável que tenham eliminado outras desvantagens. No entanto, um estudo duplo-cego em pacientes humanos comparou o uso de tireoide dessecada com a administração de levotiroxina sintética. O uso de extrato de tireoide dessecada ocasionou maior perda de peso, mas não houve diferença nos testes psicométricos ou em quaisquer sintomas; ambos os produtos normalizaram as concentrações hormonais. Esses dois tipos de hormônios da tireoide são capazes de normalizar as alterações da função tireoidiana indicadas por exames de sangue (Hoang *et al.*, 2013).

Tabela 28.5 Produtos à base de levotiroxina (todos os produtos são de uso oral, a menos que indicado de outro modo).

Produto	Fabricante	Dose inicial e frequência
Aprovado para uso veterinário		
Thyro-Tabs®, para cães[a]	Lloyd	0,022 mg/kg/24 h
Disponível para uso em equinos, mas não aprovado pela FDA[b]		
Thyro-L®, na forma de pó, para equinos	Lloyd	
Tyroxine-L®, na forma de pó	Allivet Pet Pharmaceuticals	
Thyrovet®, na forma de pó, para equinos	Allivet Pet Pharmaceuticals	
Tyrozine®, na forma de pó	Phoenix	0,01 a 0,1 mg/kg/24 h ou fracionada a cada 12 h; não exceder 100 mg/equino/dia
Aprovado para uso humano, mas disponível para uso veterinário		
Levolet®	Vintage (Não comercializado nos EUA)	Nota: Para todos os produtos listados e para os produtos veterinários não aprovados para comercialização: para cães e gatos: dose de 0,022 a 0,044 mg/kg/24 h, ou fracionada em intervalos de 12 h, pode induzir variação na biodisponibilidade oral; acima disso, utilizar, com muito cuidado, 1 mg/dia, em cães, e 0,2 mg/dia em gatos.
Levo-T®	Alara Pharm	
Levothroid® (oral e injetável)	Lloyd (distribuída por Actavis)	
Levotiroxina sódica	Genpharm	
Levotiroxina sódica	Mylan	
Levoxyl®	Jones Pharma/King	
Synthroid® (oral e injetável)	AbbVie	
Tirosint®	Institute Biochimique	
Unithroid®	Jerome Stevens	

[a]Em janeiro de 2016, a FDA enviou mensagem aos seis fabricantes de produtos à base de levotiroxinas não aprovados, afirmando que "Medicamentos não aprovados para uso animal não foram avaliados pela FDA e podem não satisfazer os rigorosos padrões de segurança e eficácia adotados pela agência. Também, eles podem não ser fabricados apropriadamente ou indicados de modo adequado na bula. A FDA recomenda aos veterinários e proprietários de cães que evitem o uso de produtos à base de levotiroxina não aprovados". Os alvos da carta de advertência eram os seguintes produtos à base de levotiroxina não aprovados: Thyrosyn®, Soloxine®, Levocrine®, Thyroxine L®, Thyrovet®, Thyromed®, Thyroid Chewable Tablets®, Thyrokare®, Leventa®. (https://www.fda.gov/animalveterinary/newsevents/cvmupdates/ucm482928.htm, 29 de janeiro de 2016). A partir da data de publicação, o único produto veterinário à base de levotiroxina aprovado é o Thyro-Tabs™ (Lloyd, Inc.). Outros produtos parecem ter sido retirados temporariamente ou permanentemente do mercado pelo fabricante e cessada a distribuição adicional. Os veterinários devem entrar em contato diretamente com os fabricantes para saber qual o estado mais atual desses produtos. Ademais, alguns desses produtos ainda podem ser distribuídos em regiões fora dos EUA (https://www.fda.gov/AnimalVeterinary/Products/ApprovedAnimalDrugProducts/UCM042860.pdf, acesso em março de 2017).
[b]Não há suplementos de levotiroxina aprovados para uso em equinos e gatos.

Tabela 28.6 Produtos à base de ʟ-tri-iodotironina, combinação de levotiroxina/ℓ-tri-iodotironina e produtos obtidos de tireoide dessecada aprovados pela FDA para uso humano (uso oral, a menos que indicado de outro modo).

Produto	Fabricante	Dose e frequência
ʟ-tri-iodotironina		
Cytomel®	Pfizer	Cães: 0,004 a 0,006 mg/kg/8 a 12 h Gatos (teste de supressão de T_3): 0,025 mg/8 h, 7 doses
Liotironina sódica	Mylan	Cães: 0,004 a 0,006 mg/kg/8 a 12 h Gatos (teste de supressão de T_3): 0,025 mg/8 h, 7 doses
Triostat® (injetável)	JHP Pharmaceuticals, X-Gen Pharmaceuticals	Não disponível para cães, gatos e equinos
Levotiroxina/ʟ-Tri-iodotironina		
Thyrolar® (proporção T_4/T_3= 4:1)	Actavis	Baseado na dose de T_4; ver acima
Tireoide dessecada		
Armour® Thyroid	Allergan	Dose não disponível para cães e gatos; para equinos: 972 mg* por dia, a cada 24 h
Nature® Thyroid	RLC Laboratories	Dose não disponível para cães e gatos; para equinos: 972 mg* por dia, a cada 24 h

ʟ-tiroxina sintética

A levotiroxina (ʟ-T_4) é o composto de escolha para reposição de hormônio da tireoide, em todas as espécies. Geralmente é preparada e utilizada como levotiroxina sódica, para administração oral. Preparações injetáveis também estão disponíveis (com rara indicação no tratamento de coma mixedematoso). Recomenda-se o uso de tiroxina pelas seguintes razões:

1. A ʟ-T_4 é o principal produto secretado pela glândula tireoide.
2. A ʟ-T_4 é o "pró-hormônio" fisiológico; sua administração não interfere nos mecanismos de regulação celular que controlam a produção de T_3, o hormônio mais potente, a partir de T_4 (5′-desiodinação).
3. Em pacientes humanos com hipotireoidismo não tratado nota-se correlação inversamente proporcional entre a concentração sérica de TSH e a concentração sérica de T_4 livre e, em menor grau, com a concentração sérica de T_3. No entanto, como mencionado anteriormente, há evidência de possíveis benefícios clínicos associados à administração de pequena dose de T_3 em humanos; estudos em roedores mostraram que a normalização da concentração de TSH após monoterapia com T_4 frequentemente resultam em valor de T_4 no limite superior de normalidade ou na faixa de variação normal.
4. O objetivo terapêutico é normalizar as concentrações de T_4 e T_3 nos tecidos e no soro sanguíneo, o que é obtido nos tecidos apenas com a administração de T_4 exógena.
5. O sistema nervoso central e a hipófise produzem grande quantidade de T_3 intracelular a partir da 5′-desiodinação local de T_4 pela enzima D2. Após a administração de T_3, deve ocorrer elevação da concentração sérica de T_3 acima do normal, para que a normalização da concentração sérica de TSH seja alcançada (Figura 28.7).
6. Em geral, a variação na biodisponibilidade de preparações de T_4 sintética é menor do que a verificada para produtos à base de extrato de tireoide.
7. O custo de ʟ-T_4 é menor do que o de outras preparações sintéticas.

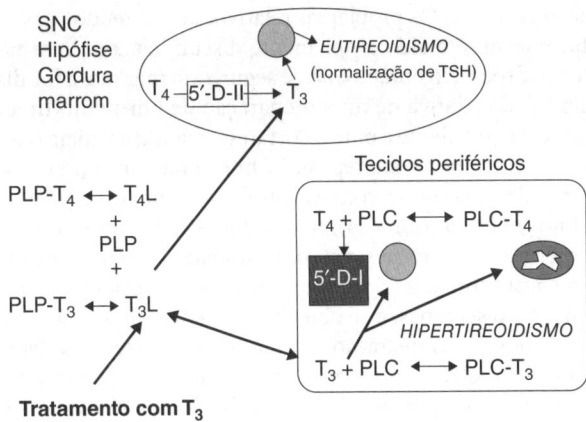

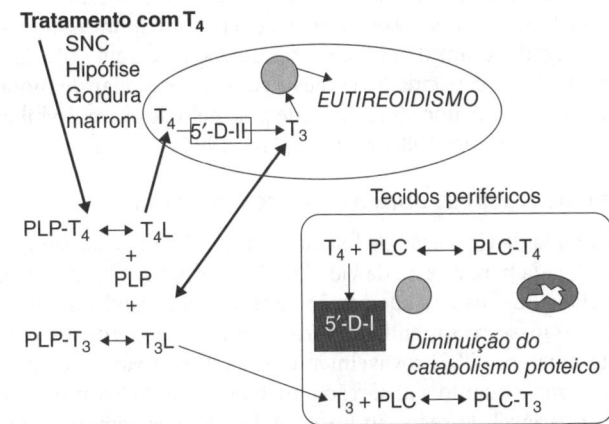

Figura 28.7 Terapia de reposição de hormônio tireoidiano em paciente com hipotireoidismo, utilizando ʟ-T_3 (*parte superior*) ou ʟ-T_4 na doença não tireoidiana intercorrente. Na parte superior, a terapia com ʟ-T_3 durante a doença não tireoidiana se sobrepõe à regulação tecidual individual das enzimas 5′-desiodase. Nesse cenário, a dose de T_3 administrada é suficiente para retornar à condição de eutireoidismo na hipófise, no tecido adiposo marrom (gordura marrom) e no SNC. Na hipófise, a secreção de TSH seria reduzida para o valor normal. Essa concentração de T_3 seria excessiva nos tecidos, como fígado e rins, que tentam limitar o catabolismo proteico durante a doença. Isso resulta em hipertireoidismo tecidual. *Parte inferior*: diferentemente do tratamento com ʟ-T_3, a terapia com ʟ-T_4 possibilita aos tecidos individuais o controle da produção de T_3. Portanto, o cérebro, a hipófise e a gordura marrom continuam a produzir quantidade adequada de T_3 oriunda de T_4 plasmática; contudo, o fígado, os rins e outros tecidos reduzem a produção local de T_3, possibilitando diminuição do catabolismo proteico durante o curso da doença. PLP, proteína de ligação plasmática; PLC, proteína de ligação citosólica; T_3L: tri-iodotironina livre; T_4L: tiroxina livre. Fonte: Peterson e Ferguson, 1990. Reproduzida, com autorização, de Elsevier.

Controle de qualidade de produtos à base de hormônio tireoidiano

Em 1982, a US Pharmacopoeia adotou um novo método de mensuração do conteúdo hormonal em preparações à base de hormônio tireoidiano. As mensurações mais antigas, menos exatas, com base no conteúdo de iodo, foram substituídas por cromatografia líquida de alta pressão (HPLC). Inicialmente, a avaliação de preparações comerciais de ʟ-tiroxina e seus genéricos mostraram que o conteúdo hormonal de alguns comprimidos genéricos era tão baixo quanto 30% da quantidade indicada na bula. Os problemas relativos ao conteúdo variável de hormônio têm sido amplamente discutidos com base nos novos padrões. No entanto, não é seguro afirmar que a biodisponibilidade relativa de uma preparação de hormônio tireoidiana seja equivalente a outra. Portanto, quando se inicia o uso de um medicamento de reposição hormonal em um animal, recomenda-se começar com um produto original (ou com um produto genérico confiável), com o qual se tenha obtido ampla experiência e uma resposta clínica evidente. Caso não se constate resposta com uma dose razoável após um período de, pelo menos, 4 a 6 semanas, e se obtenha concentração sérica de T_4 normal após a administração, o diagnóstico deve ser reavaliado. Exceto por motivos financeiros, a preocupação quanto a um discreto excesso de reposição é mínima, na maioria dos casos, desde que o cão (bem como o gato) seja muito resistente ao desenvolvimento de sinais de tirotoxicose, necessitando dose 10 a 20 vezes maior do que a dose de reposição, por um tempo prolongado, a fim de induzir esses sinais. Possivelmente, isso seja devido à capacidade de cães e gatos em excretar de modo eficiente os hormônios da tireoide por meio de excreção biliar e fecal (Ferguson, 1986; Kaptein *et al.*, 1994).

Considerações sobre a dose de L-tiroxina

A terapia de reposição de hormônio tireoidiano quase sempre é indicada para o resto da vida do cão. Portanto, o diagnóstico inicial cuidadoso e a adequação do tratamento são fundamentais. Têm-se recomendado vários protocolos de doses para a terapia com T_4. Provavelmente isso reflita a variação entre os animais quanto a absorção e metabolismo do hormônio, o grau variável de secreção hormonal endógena remanescente pela tireoide com insuficiência, o possível efeito de anticorpos anti-T_4 circulantes em um subgrupo de animais, a resistência ao desenvolvimento de tirotoxicose frente à dose excessiva no cão e os critérios vagos e variáveis pelos quais se julga a melhora do quadro clínico. Com o advento do teste de TSH, em cães, atualmente é possível uma análise objetiva da resposta do organismo (pelo menos da hipótese) à reposição de hormônio exógeno, sendo rotineiramente utilizada no monitoramento de pacientes humanos com hipotireoidismo. Com a administração do produto Soloxine™, uma L-tiroxina não aprovada para uso veterinário pela FDA, notou-se supressão da concentração sérica de TSH para teor não detectável, com dose única diária de 0,02 mg de L-T_4/kg, ou menos (Ferguson, 2007).

Além dos efeitos anteriormente mencionados da terapia medicamentosa concomitante no metabolismo de hormônio tireoidiano, em humanos com hipotireoidismo parece ser necessária dose maior de T_4 durante os meses mais frios do inverno. Embora não tenham sido realizados estudos similares da dose de L-T_4 em animais, são constatadas variações sazonais em cães expostos a importantes alterações sazonais na luminosidade, como em cães de corrida do Alasca. É possível que um animal mantido em ambiente externo necessite dose maior de T_4 do que um animal que viva predominantemente ao abrigo domiciliar, especialmente durante os meses mais frios. Em cães, como acontece em humanos, a concentração sérica basal de T_4 diminui com o avanço da idade. Em humanos, verificou-se que os pacientes idosos com hipotireoidismo requerem dose menor de T_4 para uma reposição apropriada e que são mais propensos à manifestação de efeitos adversos quando tratados com discreta sobredose do hormônio tireoidiano (Ferguson, 1986; Rosychuk, 1982).

Dose de levotiroxina para cães

Com base em estudos cinéticos isotópicos, constatou-se que a L-tiroxina é produzida e degradada na taxa de 7 µg/kg/dia, em cães (Tabela 28.2) (Kaptein *et al.*, 1993, 1994). Em geral, em cães, relata-se dose de reposição oral total de T_4 de 0,02 a 0,04 mg/kg/dia. Com base nessa evidência indireta e em estudos do autor não publicados sobre a biodisponibilidade oral de preparações de levotiroxina comuns, considera-se que a fração de absorção oral de produtos à base L-T_4 pode variar de 10 a 50%, sendo de 35% em média (Ferguson e Hoenig, 1997), o que explica, em parte, a variação na dose oral necessária para manter eutireoidismo clínico. Portanto, se a taxa de produção diária de T_4 for de 7 µg/kg/dia e a biodisponibilidade média for de 35%, prevê-se a dose diária total de 20 µg/kg ou 0,02 mg/kg. Em estudo de um produto comercial líquido à base de levotiroxina, a dose de 20 µg/kg, 1 vez/dia, propiciou a resolução dos sinais clínicos em 91% dos cães, após 4 semanas de tratamento. Após a regressão dos sinais clínicos e a normalização das concentrações de T_4 total e TSH, as doses de manutenção diárias únicas, em estado de equilíbrio constante, foram 20 µg de L-T_4/kg de peso corporal (PC), para 79% dos cães; 30 µg/kg PC, para 15%; e 10 a 15 µg/kg PC, em 6% (Le Traon, 2009). Além disso, ocorreu supressão da concentração sérica de TSH por, no mínimo, 24 h (Le Taron, 2009). Um estudo posterior sobre terapia crônica mostrou que apenas um de cada 10 cães com hipotireoidismo necessitou dose de reposição oral 2 vezes/dia, para manter a resposta clínica (van Dijl *et al.*, 2014).

Estudos farmacocinéticos de uma solução de levotiroxina em cães sadios indicaram taxa de biodisponibilidade de 22%, com concentração máxima 3 h após a administração e meia-vida de 11,6 h. A ingestão de alimentos concomitante à administração oral de L-T_4 retardou a absorção do hormônio e reduziu sua taxa e ação em cerca de 45%. A biodisponibilidade relativa de L-T_4 após a administração de uma preparação na forma de comprimidos foi de, aproximadamente, 50% daquela verificada após o uso de solução de L-T_4. As propriedades farmacocinéticas de uma solução oral de L-T_4 sustentam o uso da dose de 20 µg/kg, 1 vez/dia, como dose inicial para a terapia de reposição, em cães com hipotireoidismo (Le Traon *et al.*, 2008). Embora o fornecimento concomitante de alimentos tenha reduzido a biodisponibilidade desse mesmo produto em 45% (Le Traon *et al.*, 2008), a composição do alimento (proteínas, fibras etc.) não parece influenciar a biodisponibilidade resultante (Iemura *et al.*, 2013).

Também, propôs-se o cálculo da dose em função da área de superfície corporal (ASC) (0,5 mg/m²), considerando que ela é proporcional à taxa metabólica. Quando se calcula a dose de L-T_4 com base no peso corporal, os cães de grande porte apresentam maior tendência ao desenvolvimento de tirotoxicose ou, pelo menos, de elevação da concentração sérica de T_4. Por exemplo, com base na área da superfície corporal um cão de 5 kg (0,29 m² de ASC), poder-se-ia iniciar a terapia com dose diária de 0,15 mg de L-T_4, ou 0,03 mg/kg. Um cão que pesa 50 kg (1,36 m² de ASC) começaria com dose de 0,70 mg/dia, ou menos da metade da dose calculada com base no peso corporal, ou seja, 0,014 mg/kg. No entanto, não há estudos experimentais publicados para confirmar a validade desse protocolo terapêutico. Em cães, raramente é necessário mais de 1 mg de levotiroxina por dia, mas alguns especialistas estabelecem como dose máxima 1,6 mg/kg/dia (Ferguson, 1986; Ferguson e Hoenig, 1991b, Ferguson *et al.*, 1992; Rosychuk, 1982).

Ao iniciar a terapia de reposição de hormônio tireoidiano, uma prática comum é fracionar a dose diária total em duas doses administradas em intervalos de 12 h. Devido à significante capacidade de armazenamento intracelular de T_4, principalmente em *pools* de permuta rápida, como o fígado e os rins, a dose oral inicial de hormônio tireoidiano pode ser substancialmente distribuída às reservas teciduais; ocorre depleção das reservas hormonais do fígado e dos rins até a condição de eutireoidismo e, então, podem atuar como "tampão" da concentração sérica quando ocorre depleção da "reserva" de hormônios circulantes transportados por proteínas de ligação. Como mencionado anteriormente, o hipotireoidismo reduz as taxas de conjugação e de desiodinação do metabolismo de hormônios da tireoide. Em pacientes com hipotireoidismo, o fracionamento da dose diária reduz o efeito metabólico de um *bolus* de hormônio tireoidiano nos tecidos e reduz o efeito "passagem única" (ou seja, metabolização e excreção hepática de uma parte do *bolus* de hormônio administrado, antes mesmo de alcançar a circulação sistêmica). Em ratos, mostrou-se que o principal compartimento de hormônio tireoidiano é o trato gastrintestinal. A consequência clínica é que muitos animais com hipotireoidismo podem ser mantidos com terapia de dose única diária de T_4, apesar do fato de que a meia-vida sérica é muito mais curta. Em humanos, parece que a melhora clínica e a supressão do TSH sérico podem ser mantidas por todo o protocolo de reposição que, ao longo de um dia, induz concentração sérica média normal, sem causar tirotoxicose aguda. Embora a concentração sérica de T_4 possa estar elevada em um momento do dia e baixa em outro momento, a resposta tecidual "modula" a concentração sérica durante todo o dia e, assim, reflete a concentração média. A administração 1 vez/dia também aumenta a complacência do proprietário. Em um animal que responda à terapia com duas doses ao dia, o reaparecimento de sinais clínicos de hipotireoidismo em um protocolo de uma dose diária deve ser um sinal para retornar ao protocolo efetivo de duas doses. Como o metabolismo do hormônio tireoidiano se modifica com a correção do hipotireoidismo, os protocolos terapêuticos devem ser reavaliados por meio de critérios clínicos e laboratoriais durante, no mínimo, 4 semanas após o início do tratamento.

Dose de levotiroxina para gatos

Como acontece em cães, o tratamento recomendado para hipotireoidismo em gatos é a administração diária de L-tiroxina, utilizando dose inicial de 0,05 a 0,1 mg, 2 vezes/dia (Peterson, 2013). Em seguida, essa dose deve ser ajustada com base na resposta clínica do animal e na mensuração da concentração sérica de T_4 após o tratamento (como descrito na seção *Monitoramento do tratamento*). Em geral, em gatos com hipotireoidismo iatrogênico de início na idade adulta, espera-se resolução total dos sinais clínicos. No entanto, a apatia mental e o nanismo que se desenvolvem em filhotes de gatas com hipotireoidismo geralmente persiste devido ao longo tempo decorrido desde o início da doença até o diagnóstico, nesses pacientes (Peterson e Ferguson, 1990; Rosychuk, 1982). O uso de levotiroxina após cirurgia ou radioiodoterapia no tratamento do hipotireoidismo resultante reduziu a gravidade da azotemia pós-tratamento (Williams *et al.*, 2014).

Dose de levotiroxina para equinos

Há poucas informações publicadas a respeito da definição dos critérios terapêuticos para o uso de levotiroxina em equinos.

Clinicamente, a dose oral de L-T_4 necessária parece depender, basicamente, do tipo de hormônio (natural ou sintético) utilizado na terapia de reposição. Recomenda-se a dose inicial de 20 µg de levotiroxina/kg/dia VO (Frank *et al.*, 2002). Doses maiores foram toleradas por curto período, possivelmente porque foram administradas com grãos, pois fibras ou farelo de cereais podem reduzir a absorção oral, em humanos (Breuhaus, 2002). A caseína iodada contém ao redor de 1% de T_4; é administrada por via oral, na dose de 5 a 15 g/equino/dia (Lowe *et al.*, 1974).

L-Tri-iodotironina sintética

Embora T_3 seja um hormônio intracelular ativo, há poucas razões que justifiquem o uso desse produto em terapia de reposição e algumas boas razões para o utilizar. O tratamento com tri-iodotironina não é fisiológico, pois influencia a etapa final da regulação celular da 5'-desiodinação de T_4 (Figura 28.7). A tiroxina possui atividade tiromimética intrínseca. Sua função é particularmente importante no sistema nervoso central e na hipófise, órgãos nos quais a normalização da concentração intracelular de T_3 depende da normalização das concentrações séricas de ambas, T_4 e T_3. O tratamento exclusivamente com T_3 pode propiciar quantidade suficiente do hormônio a órgãos como fígado, rins e coração, que recebem grande parte da T_3 do plasma. No entanto, o cérebro e a hipófise, que transformam a maior parte de sua T_4 intracelular em T_3 podem, então, apresentar déficit de hormônio tireoidiano. Diferentemente, o tratamento com T_3 apropriado para o cérebro e a hipófise pode ser excessivo para fígado, rins e coração (Figura 28.7, parte superior).

No momento, não se pode recomendar o uso da terapia com T_3 na "síndrome de T_3 baixa" associada com doença não tireoidiana. Em razão de sua maior biodisponibilidade oral, pode ser utilizada para melhorar a resposta clínica em um cão com baixa absorção de T_4, comprovada ou suspeita, na qual as concentrações séricas de T_3 e T_4, após o tratamento, permanecem baixas, mesmo com o aumento da dose oral diária de T_4. Pode-se indicar terapia com tri-iodotironina quando houver necessidade de reposição de hormônio tireoidiano com administração simultânea de alguns medicamentos, como glicocorticoides, que inibem a conversão de T_4 em T_3.

Relatos individuais subjetivos sugerem que, em um pequeno número de cães com hipotireoidismo, a taxa de conversão de T_4 em T_3 na ausência de doença não tireoidiana evidente é baixa e, portanto, eles não respondem à terapia com L-T_4. Nesses casos, há recomendação de tratamento com tri-iodotironina como adjuvante à T_4 ou como terapia exclusiva. A causa mais provável de concentração sérica de T_3 aparentemente baixa e concentração normal ou elevada de T_4 após a terapia com T_4 é a presença de anticorpos anti-T_3 que, em alguns radioimunoensaios com T_3, resultam em leitura extremamente baixa da concentração de T_3. Esse achado é um artefato *in vitro* que não é relevante na escolha do medicamento de reposição. Como, na maioria dos casos, a capacidade de ligação dos anticorpos contra hormônios da tireoide é facilmente superada, recomenda-se o uso de doses usuais de L-T_4, aumentando-se a dose (se necessário) até obter uma resposta clínica. Nesses cães que apresentam autoanticorpos contra T_3, deve-se ignorar a concentração sérica de T_3 após o tratamento (Ferguson, 1986; Rosychuck, 1982).

Tratamento com a combinação T_4/T_3

Um estudo em humanos comparou a administração exclusiva de T_4 com a reposição da dose normal de 50 µg de T_4 e 12,5 µg de T_3. Utilizando métodos neuropsicológicos de avaliação, constatou-se que indivíduos tratados com T_3 apresentaram melhor desempenho cognitivo (Bunevicius *et al.*, 1999). O procedimento em questão é controverso porque outros estudos não confirmaram esse achado. Estudos semelhantes não foram realizados em animais domésticos.

Teste de supressão da tri-iodotironina em gatos

Como parte do perfil de avaliação de hipotireoidismo em gatos, utiliza-se L-T_3 para avaliar a autonomia da secreção da tireoide influenciada pelo TSH hipofisário. Administram-se 25 μg de L-tri-iodotironina, em intervalos de 8 h, durante 2 dias, e uma sétima dose na manhã do terceiro dia. Para a mensuração de T_4 obtêm-se amostras de sangue antes da administração de T_3 e, novamente, 4 h após a última dose. Possivelmente mediado pela redução da concentração do TSH hipofisário, o teor sérico de T_4 diminui em, pelo menos, 50% nos gatos normais; em gatos com hipertireoidismo nota-se pequena supressão porque o TSH já está diminuído. A vantagem desse teste é que as doses de T_3 podem ser administradas no próprio domicílio, com visita à clínica 4 h após a última dose (Graves e Peterson, 1994; Peterson e Ferguson, 1990). A desvantagem é que pode haver menor complacência do proprietário após a administração bem-sucedida das sete doses de L-T_3.

Efeitos de dose excessiva de hormônio tireoidiano (tirotoxicose iatrogênica)

Exceto por motivos financeiros, é mínima a preocupação quanto à administração de dose de reposição ligeiramente maior do que a indicada, na maioria dos casos, pois o cão é muito resistente ao desenvolvimento de sinais de tirotoxicose. Essa resistência à tirotoxicose iatrogênica se deve à capacidade do cão em eliminar de modo eficiente o hormônio tireoidiano mediante excreção biliar e fecal. Os animais submetidos à terapia de reposição, particularmente com um produto à base de T_3, podem desenvolver sinais de tirotoxicose, especialmente os cães de grande porte, cuja dose baseou-se no seu peso corporal; no entanto, é raro que isso aconteça quando se administram as doses recomendadas. Os animais devem ser monitorados quanto a sinais sugestivos de dose excessiva, incluindo poliúria, polidipsia, irritabilidade, perda de peso, aumento do apetite, respiração ofegante e febre. O diagnóstico é confirmado por meio da constatação de aumento nas concentrações séricas de T_4 e/ou T_3 e melhora dos sintomas após a descontinuação temporária do tratamento. Depois da ingestão acidental de alta dose de levotiroxina, os cães devem ser tratados com carvão ativado no período de várias horas após a ingestão, possivelmente com o uso de bloqueadores beta-adrenérgicos no caso de taquicardia; a frequência cardíaca e a temperatura corporal devem ser cuidadosamente monitoradas. Em geral, a experiência clínica mostra que os cães sobrevivem à intoxicação, com poucos efeitos colaterais, apesar de elevações consideráveis nas concentrações séricas de T_4 e T_3.

Teste terapêutico para diagnóstico de hipotireoidismo

A terapia de reposição com hormônios da tireoide, sem evidência de hipotireoidismo comprovado por exames laboratoriais, foi sugerida como uma etapa do diagnóstico válida, em um cão com suspeita de hipotireoidismo. Embora o principal fator citado em defesa dessa prática seja o custo do teste diagnóstico

para o proprietário, deve-se enfatizar ao proprietário que a terapia de reposição geralmente é necessária pelo resto da vida do animal. Portanto, um diagnóstico incorreto (e tratamento com hormônio tireoidiano de longa duração desnecessário) também pode ser muito oneroso. Em um estudo de cães normais tratados com 0,5 mg de L-T_4/m², 2 vezes/dia, verificou-se que a resposta da concentração sérica média de T_4 ao TSH exógeno diminuiu o correspondente a 56 e 46% das concentrações obtidas antes do tratamento, quando testados novamente 4 e 8 semanas após o tratamento, respectivamente. Quatro semanas após a descontinuação da terapia com L-T_4, notou-se que a resposta sérica de T_4 ao TSH ainda estava ligeiramente suprimida, indicando atrofia residual da tireoide (Panciera *et al.*, 1998). Portanto, quando se pretende realizar o teste de estimulação com TSH para confirmar o diagnóstico de hipotireoidismo em um cão que recentemente recebeu hormônio tireoidiano, o teste com TSH não deve ser realizado antes de, no mínimo, 4 semanas após a descontinuação da terapia de reposição com hormônio da tireoide.

Monitoramento do tratamento

O principal indicador da eficácia da terapia de reposição com hormônio tireoidiano é a melhora dos sinais clínicos. Antes que se inicie a terapia, o clínico e o proprietário devem ter uma ideia clara dos objetivos do tratamento e do período no qual esses objetivos podem ser razoavelmente alcançados. A regressão das alterações no pelame e no peso corporal devem ser avaliadas não antes de 2 meses de tratamento. Nos casos em que a melhora clínica é marginal ou se notam sinais de tirotoxicose, as manifestações clínicas podem ser sustentadas pelo monitoramento terapêutico da concentração sérica do hormônio da tireoide (teste pós-comprimido). Por fim, a documentação de concentração sérica de T_4 distintamente elevada após a administração de T_4 e a alta concentração sérica de T_3 após a administração de T_3, com sinais concomitantes de tirotoxicose, confirmam o uso de dose excessiva. Nos casos suspeitos de subdose, a interpretação das concentrações séricas de hormônios da tireoide após a administração do comprimido pode ser mais complicada devido ao momento da amostragem, que pode ser crítico para uma interpretação apropriada (Nachreiner *et al.*, 1993). O ideal é que não se faça o monitoramento terapêutico antes de se obterem condições de equilíbrio constante estável, no mínimo, 1 semana após o início do tratamento, a partir de uma perspectiva farmacocinética, e, provavelmente, 1 mês após o início da terapia, a partir de perspectivas farmacocinéticas e clínicas. No caso de administração de T_4 1 vez/dia, geralmente a concentração sérica máxima de T_4 deve corresponder ao limite superior da faixa de normalidade, ou um pouco superior, 4 a 8 h após a administração do hormônio, e deve corresponder ao limite inferior da faixa de normalidade, ou ser normal, 24 h após a medicação. Devido à resistência do cão aos sinais de tirotoxicose, pode ser razoável e apropriado mensurar a concentração sérica de T_4 24 h após a dose do dia anterior. Esse é o procedimento preferido pelo autor. Nessa situação, a concentração sérica de T_4 ainda deve apresentar um valor na faixa de variação normal. Alguns endocrinologistas preferem mensurar o "pico" da concentração de T_4 de 4 a 6 h após a administração de uma dose diária; alguns mensuram essa concentração no momento do "pico" e de "menor concentração". Os animais tratados com o medicamento 2 vezes/dia provavelmente podem ser avaliados em qualquer momento, porém pode-se esperar concentração máxima no meio do intervalo entre as doses (4 a 8 h) e a menor concentração imediatamente antes da próxima dose. Uma vez estabilizada a dose administrada ao cão, recomenda-se a mensuração da concentração sérica de T_4 (com ou sem mensuração de T_3), 1 ou 2 vezes ao ano.

O monitoramento do tratamento com L-T_4 também pode ser realizado mediante a comprovação de supressão da concentração sérica de TSH. Com o atual desenvolvimento de imunoensaios para TSH, nota-se que a concentração se encontra aumentada apenas em cerca de 75% dos casos. Entretanto, concentrações de TSH detectáveis na faixa de variação normal ainda parecem sensíveis à dose de T_4 (Figura 28.8). Outro estudo mostrou que a concentração sérica de TSH permanece suprimida durante, no mínimo, 24 h após uma dose única de T_4 (Le Traon *et al.*, 2009). Em 90% dos cães avaliados constantemente, o tratamento com uma dose diária foi efetivo (van Dijl *et al.*, 2014).

Em um estudo relativo ao tratamento de cães submetidos à tireoidectomia, mostrou-se que doses tão baixas quanto 0,02 mg/kg, 1 vez/dia quase sempre suprimem a concentração de TSH endógeno para um valor na faixa de variação normal ou indetectável. Essa constatação indica que a meia-vida biológica do hormônio da tireoide excede, em muito, sua meia-vida sérica (Ferguson e Hoenig, 1997). No entanto, embora a titulação da dose de L-T_4 por meio de monitoramento da concentração de TSH endógeno seja uma prática padrão em pacientes humanos com hipotireoidismo, nenhum estudo avaliou se há correlação consistente entre a supressão de TSH e uma resposta clínica satisfatória em cães. Portanto, parece evidente que protocolos que recomendam doses de 0,02 mg/kg, 2 vezes/dia, provavelmente reflitam a dose necessária para cães, com a menor biodisponibilidade de T_4. Infelizmente, o teste de sensibilidade não possibilita a distinção entre valores normais e valores baixos; assim, ainda não é possível estabelecer a relação entre tratamento excessivo e hipertireoidismo.

Embora não recomendado rotineiramente, deve-se interpretar a concentração sérica de T_3 após a administração de L-tiroxina juntamente com o teor sérico de T_4 e, mais importante, a resposta clínica. Baixas concentrações séricas de T_3 e T_4, associadas com baixa resposta clínica, sugerem subdose ou biodisponibilidade (absorção) inapropriada. Com a administração de T_3, relata-se que as concentrações séricas atingem o pico 2 ou 3 h depois. Em cães tratados com T_3, geralmente a concentração sérica de T_4 é baixa ou indetectável. Toda a secreção endógena de T_4 tireoidiana remanescente é inibida devido à supressão de secreção do TSH hipofisário pela T_3 (Ferguson, 1986; Peterson e Ferguson, 1990; Rosychuck, 1982).

Falha do tratamento

Caso os sinais clínicos de hipotireoidismo se mantenham, mesmo com o uso de doses razoáveis de hormônio da tireoide, devem ser considerados as seguintes possibilidades: (i) a dose ou a frequência de administração é inapropriada; (ii) o proprietário não segue as instruções ou a administração do produto não é realizada corretamente; (iii) o animal pode não absorver bem o medicamento ou o fármaco é metabolizado e/ou excretado muito rapidamente; (iv) o produto é inapropriado; ou (v) o diagnóstico é incorreto. Uma síndrome de resistência tecidual ao hormônio da tireoide, embora descrita em humanos, não foi bem documentada em cães e gatos.

Tratamento de coma mixedematoso

Coma mixedematoso é uma rara condição em animais domésticos, apenas descrita em cães, decorrente de hipotireoidismo grave não tratado. Frequentemente induzido por procedimento anestésico ou doença infecciosa concomitante, resulta em debilidade mental grave ou coma e hipotermia. Anormalidades comuns ao exame físico incluem obesidade e edema com ausência de sinal de Godet positivo (mixedema); anemia e hipercolesterolemia são constatadas em exames clinicopatológicos. Em razão da taxa de mortalidade extremamente alta que está associada a essa enfermidade, é fundamental que o início do tratamento seja imediato e vigoroso, tão logo se defina o diagnóstico. O tratamento deve incluir uma dose intravenosa de solução injetável de L-T_4 (dose total de 100 a 200 µg ou 4 a 5 µg/kg), aquecimento passivo (envolver o paciente com cobertor etc.) e suporte respiratório mecânico, se necessário. O tratamento de choque deve incluir glicocorticoides e reposição de líquidos e eletrólitos. Pode-se instituir terapia oral com tiroxina assim que ocorrer a estabilização clínica do animal. Em um estudo de sete cães com hipotireoidismo grave tratados com 4 a 5 µg de L-T_4/kg IV, constatou-se melhora da condição mental ou da ambulação e hipotensão sistólica dentro de 30 h após a administração por via intravenosa de levotiroxina. Na maioria dos cães tratados o prognóstico é bom (Pullen e Hess, 2006).

MEDICAMENTOS ANTITIREOIDIANOS

Bociogênicos

Com o isolamento e a purificação da enzima peroxidase tireoidiana (TPO) da glândula tireoide, tornou-se evidente que a maioria dos compostos com atividade antitireoidiana (bociogênicos) inibe a iodinação catalisada pela TPO. Vegetais do gênero *Brassica*, como rutabaga, repolho e nabo, contêm um composto denominado *goitrina* (ver estrutura na Figura 28.9), com atividade antitireoidiana. Além disso, vegetais, como brócolis e sementes de colza, contêm glicosinolatos, que

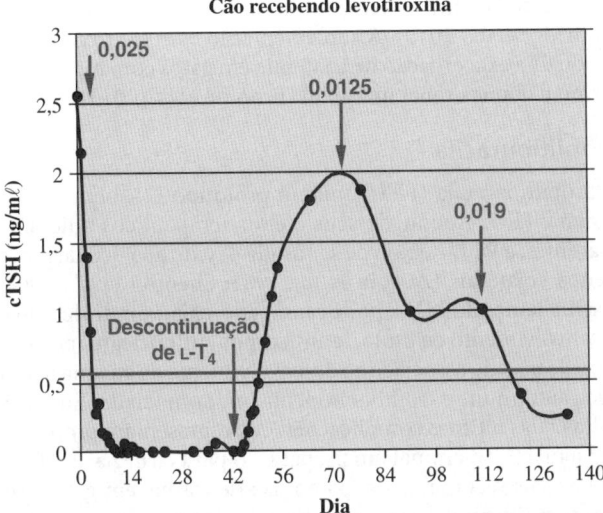

Cão recebendo levotiroxina

Figura 28.8 Efeito da administração de L-T_4 na concentração sérica de TSH em um cão submetido à tireoidectomia. Os números junto às setas indicam a dose de L-T_4, em mg/kg, administrada 1 vez/dia. As amostras de soro foram obtidas 24 h após a última dose. No 42º dia, a administração de L-T_4 foi descontinuada até o 70º dia. A linha horizontal representa o limite superior da faixa de normalidade da concentração sérica de TSH. Note como a variação da dose de L-T_4 influenciou a concentração sérica de TSH, indicando a ação do sistema de retroalimentação (*feedback*) negativa no hipotálamo e na hipófise.

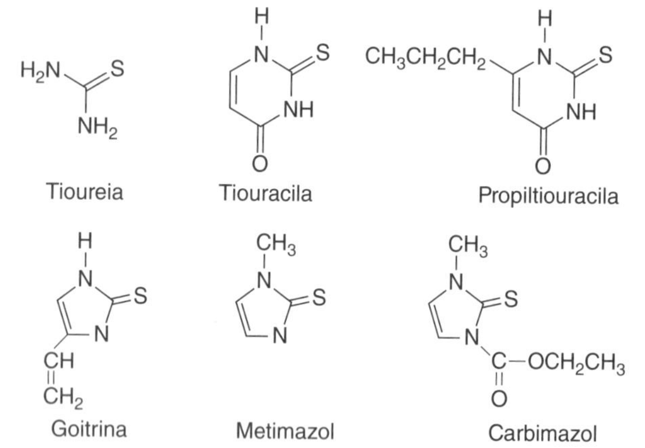

Figura 28.9 Medicamentos antitireoidianos da classe tioureileno.

são metabolizados em tiocianato, um inibidor da absorção e organificação do iodo pela tireoide. Os conhecidos "glicosídeos cianogênicos" encontrados em alimentos como mandioca, feijão-de-lima e batata-doce, podem ser fontes de cianeto, que, ao ser metabolizado em tiocianato, deixa de ser tóxico. Os substitutos de fenóis, como resorcinol, floroglucinol e ácido 2,4,di-hidroxibenzoico, que podem ser contaminantes de bebedouros localizados próximo a plantas transformadas em carvão, e podem ser produzidos durante a degradação de flavonoides na matéria vegetal, também possuem atividade bociogênica (Taurog, 1991; Brucker-Davis, 1998; Cerundolo *et al.*, 2009).

Estudos têm questionado o potencial bociogênico de hidrocarbonetos aromáticos polialogenados ambientais (PHAH), difenílicos policlorados (PCB), éter de difenil polibromado (PBDE), bisfenol A plastificante (BPA) e perclorato na função da tireoide. Os PHAH têm o risco potencial particular de serem retidos pelos gatos, os quais apresentam baixa atividade de glicuroniltransferase e concentrações muito altas de PBDE; a presença de BPA no alimento fornecido aos gatos está associada epidemiologicamente, se não de modo mecanicístico, ao desenvolvimento de hipertireoidismo felino. A confirmação dessa associação e os possíveis mecanismos ainda esperam por pesquisas adicionais (Edinboro *et al.*, 2004; Dye *et al.*, 2007; Mensching *et al.*, 2007, 2012; Guo *et al.*, 2012; Norrgran *et al.*, 2015; Chow *et al.*, 2015).

Tioureilenos ou tionamidas

Os medicamentos antitireoidianos das classes tioureilenos ou tionamidas são inibidores diretos da enzima TPO; ocasionam redução na organificação e em etapas de acoplamento da síntese de hormônios tireoidianos. A Figura 28.9 mostra as estruturas de tioureia, goitrina e dos fármacos antitireoidianos tiouracila, propiltiouracila, metimazol e carbimazol. Após a administração desses medicamentos, eles são ativamente concentrados pela glândula tireoide, onde atuam inibindo a síntese de hormônios tireoidianos por meio dos seguintes mecanismos: (i) bloqueiam a inclusão de iodo nos grupos tirosil da tiroglobulina; (ii) impedem o acoplamento de grupos iodotirosil (monoiodotirosinas e di-iodotirosinas) para formar a ligação éter de T_4 e T_3; e (iii) fazem interações diretas com a molécula de tiroglobulina (Figura 28.1). Os mecanismos i e ii são mediados pela inibição da enzima TPO. Fármacos antitireoidianos da classe das tionamidas não interferem na capacidade da glândula em concentrar ou "aprisionar" iodo inorgânico, não impedem a liberação de hormônio tireoidiano armazenado na circulação e não danificam os tecidos da glândula tireoide.

O metimazol (MMI), uma tionamida, e seu profármaco carbimazol são, atualmente, os medicamentos antitireoidianos mais comumente utilizados em medicina veterinária (ver Tabela 28.7, com produtos e doses). Em geral, após o início do tratamento com MMI há um ligeiro retardo na diminuição das concentrações séricas de hormônios da tireoide, pois ocorre depleção das reservas de hormônios glandulares. Outro fármaco dessa classe, a propiltiouracila (PTU), cuja desvantagem é ocasionar efeitos colaterais autoimunes em gatos, tem efeito mecanicístico adicional, bloqueando a conversão de T_4 em T_3, o hormônio mais ativo nos tecidos periféricos, como fígado e rins. Portanto, o teor sérico de T_4 pode diminuir após o tratamento com ambos, PTU e MMI, mas no caso do MMI, em razão de seu mecanismo de autorregulação nos tecidos periféricos (mais provavelmente a suprarregulação da atividade da enzima D2), a concentração sérica de T_3 geralmente se mantém na faixa de variação normal, mesmo quando o teor de T_4 está muito baixo. Como consequência, é raro constatar um gato tratado com MMI que desenvolva sinais clínicos de hipotireoidismo. Em alguns gatos mais idosos com hipertireoidismo, nota-se elevação do teor sérico de creatinina, com desenvolvimento ocasional de insuficiência renal evidente. Nos casos em que tratamento prévio da disfunção renal é um problema, prefere-se cada vez mais o uso de MMI pelo fato de ele propiciar um tratamento reversível e um modo mais gradativo de retorno do animal à condição de eutireoidismo. Agora está claro que a exacerbação do tratamento seguinte de hipertireoidismo está associada ao hipotireoidismo pós-tratamento, detectado por concentração de TSH acima da faixa de variação normal, observada em cerca de um terço dos casos, em um estudo. Hipotireoidismo iatrogênico foi confirmado (T_4 total baixo e TSH elevado) em cerca de 20% dos gatos. A ocorrência de aumento na concentração de creatinina foi duas vezes maior (cerca de 40%) em gatos com TSH elevado, na comparação com aquela cujo valor de TSH estava na faixa de variação normal. A mensuração de T_4 livre por meio de diálise não forneceu informação adicional, comparativamente à mensuração da concentração de T_4 total (Aldridge *et al.*, 2015). A suplementação com L-tiroxina ajuda a reduzir a exacerbação de azotemia em gatos com hipertireoidismo e doença renal marginal (Broome *et al.*, 2013).

Propiltiouracila

A propiltiouracila (PTU) inibe o protótipo D1, bem como a enzima TPO. Apesar de seus efeitos terapêuticos adicionais aparentes, a PTU deixou de ser usada devido ao risco de graves efeitos colaterais (Aucoin *et al.*, 1985; Shenton *et al.*, 2004). À semelhança do MMI, pode causar anorexia, vômito, letargia e desenvolvimento de título de anticorpos antinucleares positivo, além de ter sido associada ao desenvolvimento de anemia hemolítica autoimune e trombocitopenia imunomediada. Em razão destas duas últimas complicações, que representam problemas particulares no animal em preparação para cirurgia, a PTU já não é mais recomendada, como uso de rotina, em gatos com hipertireoidismo (Ferguson e Hoenig, 1991a; Ferguson *et al.*, 1992; Kintzer, 1994; Peterson e Ferguson, 1990).

Metimazol

Atualmente, o metimazol é o medicamento antitireoidiano preferido para gatos. Seu uso nessa espécie foi bem documentado. Neste estudo, foram administradas doses tão altas quanto 5 mg, em intervalos de 8 h, as quais reduziram a concentração sérica de T_4 para a faixa de variação normal, após 2 a 3 semanas de

Tabela 28.7 Medicamentos antitireoidianos.

Medicamento	Nome do produto	Variação de dose e via de administração (apenas em gatos)
Metimazol	Felimazol™; Tapazol™ (Jones Pharma), genérico	Inicial: 2,5 a 5 mg VO, a cada 8 a 12 h Manutenção: 2,5 a 20 mg/24 h ou fracionada a cada 12 h
Carbimazol	Neomercazol™, Vidalta™, Neo-Carbimazol®, Carbazol®, Neo Mercazol® etc. (todos disponíveis apenas na Europa e no Canadá)	A mesma indicada para metimazol
Propiltiouracila	Propiltiouracila USP	50 mg a cada 8 a 12 h VO (genérico)
Ácido iopanoico	Telepaque™ (Amersham Health)	50 mg/12 h VO (Nota: a dose reduz apenas o teor sérico de T_3)
Iodeto de potássio (Lugol)		50 mg/12 a 24 h VO

USP: US Pharmacopoeia.

tratamento. Desde então, a maioria dos gatos é diagnosticada em estágio mais precoce da doença e a dose de MMI é iniciada, mais comumente, com 2,5 mg, 1 a 2 vezes/dia, e é ajustada com aumentos periódicos de 2,5 mg (metade do comprimido), até que a concentração sérica de T_4 diminua para valor situado na metade inferior da faixa de variação normal. Como já mencionado, mesmo os gatos com baixo teor sérico de T_4 podem não desenvolver hipotireoidismo porque a concentração sérica de T_3 geralmente se mantém normal. Uma vez obtido um efeito terapêutico satisfatório, vários gatos podem ser mantidos com terapia de uma dose diária, uma importante vantagem para a complacência do proprietário. No entanto, caso se esqueça de administrar a dose diária, a concentração sérica de T_4 pode aumentar rapidamente. Os gatos submetidos a tratamento prolongado com MMI devem ser avaliados depois de 1, 3 e 6 meses de tratamento, obtendo-se amostras de sangue para mensuração da concentração sérica de T_4 e monitorando-se os sinais de intoxicação pelo medicamento (ver a seguir) (Peterson *et al.*, 1988; Trepanier, 2007, 2015; Daminet *et al.*, 2014).

Farmacocinética e farmacodinâmica do metimazol

Em gatos eutireóideos, a meia-vida sérica varia de 4 a 6 h, após injeção IV. Depois de 2 semanas de tratamento com metimazol VO, obteve-se meia-vida média de 3,4 h. Em gatos com hipertireoidismo, embora a meia-vida não tenha sido diferente daquela de gatos eutireóideos (2,3 h), o tempo de residência médio foi mais curto. Diversos estudos em gatos eutireóideos e em gatos normais indicaram biodisponibilidade média de, aproximadamente, 80% com variação significativa entre os animais. Estudos em pacientes humanos com hipertireoidismo mostraram que o tempo de residência intratireoidiana do medicamento foi de, aproximadamente, 20 h, tempo quatro vezes maior do que a meia-vida sérica do fármaco. Como os medicamentos antitireoidianos atuam inibindo a síntese de hormônios da tireoide só depois de estarem concentrados na glândula tireoide, a meia-vida sérica desse medicamento pode ter menor importância do que a concentração do medicamento na tireoide no controle apropriado da condição de hipertireoidismo. Em geral, há um período de 1 a 3 semanas entre o início do tratamento com o medicamento e a redução significativa na concentração sérica de T_4 (Trepanier *et al.*, 1991a, 1991b).

Efeitos adversos do metimazol

O uso de metimazol foi associado aos seguintes efeitos adversos: anorexia (11,1%), vômito (10,7%), letargia (8,8%), arranhaduras (2,3%), sangramento (2,3%), hepatopatia (1,5%), trombocitopenia (2,7%), agranulocitose (1,5%), leucopenia (4,7%), eosinofilia (11,3%), linfocitose (7,2%), teste de anticorpos antinucleares (ANA) positivo (21,8%) e teste de antiglobulina direto positivo (1,9%). Os efeitos adversos gastrintestinais geralmente se manifestam no primeiro mês de tratamento e quase sempre se resolvem mesmo com a continuação da terapia.

Efeitos colaterais clínicos discretos associados ao tratamento com metimazol são relativamente comuns (em cerca de 15% dos gatos) e incluem anorexia, vômito e letargia. Na maioria dos gatos, esses efeitos adversos são transitórios e regridem mesmo com a administração contínua do medicamento. No entanto, em alguns deles, muitos desses sintomas gastrintestinais graves persistem, sendo necessária a descontinuação do medicamento. Arranhaduras autoinduzidas na face e no pescoço também podem ser notadas em alguns gatos, nas seis primeiras semanas de terapia. Embora essas lesões cutâneas tendam a ser parcialmente responsivas ao tratamento com glicocorticoides sistêmicos, geralmente é necessária a descontinuação do uso de metimazol para a cura completa das lesões. Por fim, a toxicidade hepática é uma ocorrência rara, porém grave, secundária ao tratamento com o medicamento. A hepatopatia induzida por metimazol é caracterizada pela constatação de aumento marcante nas atividades séricas de alanina aminotransferase (ALT), aspartato aminotransferase (AST), fosfatase alcalina (ALP) e bilirrubina total. A melhora clínica, com resolução de anorexia, vômito e letargia, geralmente demora alguns dias após a descontinuação do metimazol; contudo, icterícia e anormalidades em testes bioquímicos séricos, indicativas de doença hepática, podem não retornar à normalidade antes de várias semanas. A repetição do uso do medicamento induz, novamente, sinais clínicos e anormalidades bioquímicas séricas indicativos de doença hepática, dentro de alguns dias. Gatos submetidos ao tratamento com metimazol podem manifestar diversas anormalidades hematológicas, e as que parecem não estar associadas a qualquer efeito adverso incluem eosinofilia, linfocitose e leucopenia transitória, com contagem diferencial de leucócitos normal. Assim como acontece no tratamento com PTU, as reações hematológicas mais graves manifestadas por alguns gatos tratados com metimazol são trombocitopenia grave (contagem de plaquetas < 75.000 células/$\mu\ell$) e agranulocitose (leucopenia grave com contagem total de granulócitos < 250 células/$\mu\ell$). A maioria dos gatos que desenvolvem trombocitopenia grave também apresenta sangramento evidente concomitante (*i. e.*, epistaxe, hemorragia bucal). O desenvolvimento de agranulocitose durante o tratamento com metimazol predispõe a infecções bacterianas graves, toxemia e febre. Caso ocorram reações hematológicas graves durante o tratamento com metimazol, deve-se descontinuar o uso do medicamento e instituir terapia de suporte; essas reações adversas regridem dentro de 5 dias após a descontinuação do metimazol. Como a maioria dos efeitos colaterais com risco à vida (p. ex., hepatopatia, trombocitopenia, agranulocitose) causados por tratamento com metimazol geralmente ocorre, novamente, logo após a repetição do uso desse medicamento, nesses casos deve-se instituir um tratamento alternativo, como cirurgia ou radioiodoterapia.

Com o uso de metimazol, constata-se título sérico de ANA em alta porcentagem de gatos, após o tratamento. O risco de produção de ANA parece aumentar durante o curso do tratamento com metimazol, e nota-se sua presença em cerca de metade dos gatos submetidos ao tratamento por mais de 6 meses. O risco de produção sérica de ANA também parece maior em gatos tratados com altas doses diárias de metimazol, pois a maioria dos que produzem ANA recebem doses ≥ 15 mg/dia e, na maioria dos casos, o título de ANA torna-se negativo após a redução da dose. Apesar da alta prevalência de produção de ANA durante o tratamento prolongado com metimazol, os gatos quase sempre manifestam sinais clínicos associados a uma síndrome semelhante a lúpus (*i. e.*, dermatite, poliartrite, glomerulonefrite, anemia hemolítica e febre). Portanto, a dose diária desse medicamento deve ser reduzida para o mínimo, assim que possível (enquanto ainda se mantém a concentração sérica de T_4 no limite inferior da faixa de normalidade), desde que o título de ANA seja negativo em vários gatos, quando se reduz a dose de metimazol (Peterson *et al.*, 1988; Daminet *et al.*, 2014; Trepanier, 2015).

Uso transdérmico de metimazol

O metimazol atualmente é preparado em farmácia de manipulação, em veículo de organogel plurônico de lecitina (PLO). Mostrou-se que o gel plurônico transdérmico atua como modulador da permeabilidade de diversos medicamentos, desde pequenas moléculas orgânicas até peptídios. A lecitina, um emulsificante que aumenta a fluidez do estrato corneano, pode causar esfoliação e inflamação de baixo grau, resultando em maior absorção do medicamento, quando administrada por longo tempo. A administração transdérmica pode ser utilizada quando o tratamento com MMI, por via oral, for impraticável em gatos. Embora um estudo farmacocinético inicialmente tenha mostrado baixa ou nenhuma biodisponibilidade do metimazol preparado em veículo PLO e administrado em dose única no interior do pavilhão auricular de gatos sadios, outros estudos sobre a administração diária em gatos com hipertireoidismo, durante 4 semanas, relataram resposta clínica e redução da concentração sérica de T_4. O tempo para uma ótima redução da resposta de T_4 sérica ao tratamento tende a ser mais lento do que o observado na terapia oral. Ademais, a resposta é mais variável, possivelmente devido à maior variabilidade dos fatores que determinam a biodisponibilidade transdérmica. Em gatos eutireóideos, apesar da absorção questionável após uma única dose, o estudo de Sartor *et al.* (2004) avaliou a eficácia e a segurança do uso transdérmico de MMI em 47 gatos com hipertireoidismo. Um estudo clínico aleatório comparou a administração de MMI por ambas as vias, transdérmica e oral, na dose de 2,5 mg em intervalos de 12 h. Embora 88% dos gatos tratados por via oral tenham apresentado concentração sérica de T_4 na faixa de variação normal, após 2 semanas, 56% dos gatos tratados por via transdérmica atingiram tal concentração. Com administração oral, essa lacuna de eficácia foi reduzida em até 80%; com administração transdérmica essa taxa foi de 67% (não significativo). Em gatos, a administração oral de MMI induziu mais efeitos adversos gastrintestinais (GI) (24%), na comparação com gatos tratados com metimazol por via transdérmica (4%); porém, não se constatou diferença entre os grupos na ocorrência de outros efeitos colaterais. Nesse estudo, a biodisponibilidade absoluta

(em comparação com a administração IV) foi de 40%, para as vias oral e transdérmica. Outro estudo com 13 gatos com hipertireoidismo tratados com 5 mg/0,1 mℓ de MMI, a cada 12 h, mostrou que a concentração de T_4 total diminuiu para o correspondente a 28% do valor basal, em 14 dias, e a 15% do valor basal (limite inferior da faixa de normalidade), em 28 dias. Os efeitos colaterais gastrintestinais também parecem ter diminuído com a administração transdérmica (Lecuyer *et al.*, 2006). Em estudo com uma nova formulação lipofílica constatou-se cerca de metade da biodisponibilidade relativa, na comparação com dose semelhante de carbimazol (ver seção *Carbimazol*) (Hill *et al.*, 2014).

Em estudos mais recentes foram utilizadas doses iniciais de 2,5 mg/gato, em intervalos de 12 h, e de 5 mg/gato, a cada 24 h. Constatou-se redução significativa na concentração de T_4 na 1ª e na 3ª semana. Todos os gatos apresentaram supressão sustentada da concentração de T_4 durante o período de 10 h, em ambos os protocolos, de dose diária e de duas doses ao dia. Em consequência, o momento de amostragem para a mensuração de T_4 não parece ser crítico. No entanto, parece difícil manter a concentração de T_4 constante, na faixa de variação normal. O tempo de acompanhamento médio foi cerca de 2 anos, com doses diárias de 1 a 15 mg. Pode-se esperar doses maiores após o tratamento prolongado e, apesar de maior conveniência ao proprietário, a complacência deve ser avaliada regularmente (Boretti *et al.*, 2013, 2014).

Metimazol, cintilografia da tireoide e subsequente radioiodoterapia ablativa

Os resultados de estudos não esclarecem se o uso concomitante de metimazol influencia os resultados da cintilografia diagnóstica. Um estudo mostrou que a captação de ^{123}I não é inibida pelo tratamento de gatos normais com MMI, mas aumenta significativamente após cessar a captação máxima, 4 a 9 dias após a descontinuação do MMI. A maior captação de [^{99m}TcO$_4$] também pode influenciar a interpretação dos resultados obtidos no exame cintilográfico da tireoide, utilizando [^{99m}TcO$_4$] durante 2 a 3 semanas (Nieckarz e Daniel, 2001). Talvez esses achados cintilográficos possivelmente sejam artefatos vistos na intensa captação de pertecnenato em grandes nódulos hiperfuncionais na tireoide e, assim, sob redução de T_4, o aumento de TSH estimularia o tecido normal ou o tecido menos ativo a captar [^{99m}TcO$_4$]. Outro estudo não constatou efeito, mas verificou, também, aumento da concentração de TSH na maioria dos gatos (Fischetti *et al.*, 2005). Alguns gatos com hipertireoidismo podem ser diagnosticados, por meio de ultrassonografia da tireoide, como portadores de doença unilateral, antes do tratamento com MMI e, então, uma vez em condição de eutireoidismo sob tratamento, na ultrassonografia da tireoide pode parecer que há doença bilateral (Peterson e Broome, 2015).

Monitoramento de pacientes submetidos ao tratamento com metimazol

Além da concentração sérica de T_4 total ou, possivelmente, mesmo da concentração de TSH, recomendam-se os seguintes testes de função hepática: ALT, ALP e/ou AST e bilirrubina total. No hipotireoidismo, é provável que haja aumento da atividade de fosfatase alcalina devido à elevação da concentração da isoenzima óssea associada a maior perda e reposição de cálcio. Os testes de função renal, incluindo as concentrações de nitrogênio ureico sanguíneo (BUN) e de creatinina, são importantes no primeiro mês de tratamento, a fim de monitorar o efeito da correção do hipertireoidismo na redução da taxa de filtração glomerular (TFG). Hemograma e contagem de plaquetas devem ser periodicamente monitorados, pois o pico de alteração da reação autoimune ocorre, aproximadamente, depois de 3 meses de tratamento (Peterson *et al.*, 1988; Trepanier, 2007; Rutland *et al.*, 2009; Daminet *et al.*, 2014).

Carbimazol

O carbimazol, um medicamento antitireoidiano, é um derivado carbetoxi do metimazol, rápida e totalmente metabolizado em seu composto de origem, que é responsável por sua atividade antitireoidiana. É comumente utilizado no tratamento de hipertireoidismo, em gatos, em países não pertencentes à América do Norte. A molécula de carbimazol é maior do que a de metimazol; 10 mg de carbimazol são equimolares a 6 mg de metimazol. Para se obter o mesmo efeito do metimazol, é necessário, aproximadamente, o dobro da dose de carbimazol. Na Europa, a experiência clínica indica que esse medicamento causa menos efeitos colaterais gastrintestinais, possivelmente porque esse profármaco reduz o contato direto do metimazol com a mucosa gastrintestinal. A administração transdérmica de MMI também foi associada com efeitos colaterais gastrintestinais, porém em menor intensidade (Peterson e Becker, 1984; Trepanier, 2007; Frenais *et al.*, 2008, 2009; Daminet, 2014). Produziu-se um comprimido de carbimazol de liberação prolongada; resultado de um estudo cruzado mostrou que a farmacocinética do metimazol, quando administrado em dose única desse profármaco, pode ser semelhante àquela da dose única do comprimido de metimazol, administrado em dose molar idêntica (Longhofer *et al.*, 2010).

Opções de medicamentos às tionamidas

Quando os gatos manifestam reações adversas às tionamidas, se elas forem gastrintestinais, quase sempre a redução da dose ou a substituição por carbimazol ou pela terapia transdérmica reduz os efeitos colaterais (ver seções *Uso transdérmico de metimazol e Carbimazol*). No entanto, se a reação for manifestação alérgica, deve-se substituir a classe do medicamento antitireoidiano, se ainda não tiver sido definido o tipo de tratamento medicamentoso. PTU e carbimazol, como tionamidas de estrutura similar, não devem ser uma opção, tampouco a terapia transdérmica com metimazol.

Radiocontrastes iodados

Em medicina humana têm-se empregado radiocontrastes iodados como substâncias antitireoidianas auxiliares. Esses compostos apresentam vários mecanismos de ação potenciais:

1) *Liberação de iodo, que pode suprimir temporariamente a secreção tiroidiana por meio do efeito Wolff–Chaikof.* Esse efeito parece irrelevante em gatos, pois os agentes envolvidos raramente reduzem a concentração sérica de T_4; no entanto, o efeito deve ser considerado quando a terapia precede o tratamento com [131]I
2) *A inibição direta de ambas as enzimas, D_1 e D_2, reduz a produção de T_3, de maior bioatividade.* Essa ação parece ser a mais marcante em gatos; a eficácia é mais bem monitorada pela constatação de redução na concentração sérica de T_3, com valor na faixa de normalidade, apesar do aumento da concentração sérica de T_4
3) *Inibição da absorção e/ou ligação de T_3 em receptor nuclear.* Esse mecanismo de ação não foi documentado em tecidos de gatos.

O primeiro desses compostos utilizados no tratamento de hipertireoidismo em gatos foi um contraste biliar, o ipodato, que foi comprovado, tanto em gatos com hipertireoidismo experimental quanto hipertireoidismo espontâneo, ser um tratamento medicamentoso alternativo para pacientes que não toleram MMI ou PTU. Em um estudo sobre hipertireoidismo em gatos experimentalmente induzido pela administração de T_4, constatou-se que o ipodato reduziu significativamente a concentração sérica de T_3; ademais, foi bem tolerado por gatos sadios (Chopra *et al.*, 1984; Ferguson *et al.*, 1988; Murray e Peterson, 1997). O ipodato foi retirado do mercado há vários anos e amplamente substituído, em medicina veterinária, pelo ácido iopanoico, que contém três íons iodo, e esse íon responde por 67% do seu peso (Figura 28.10). A dose de 50 mg/12 h foi estabelecida no hipertireoidismo induzido experimentalmente e utilizada em gatos com hipertireoidismo espontâneo. Em gatos com hipertireoidismo espontâneo, a concentração de T_3 média diminuiu em todos os momentos e a concentração sérica de T_4 aumentou depois de 1 e 3 meses de tratamento. Os autores concluíram que o ácido iopanoico é útil no tratamento agudo de hipertireoidismo, mas não no tratamento prolongado dessa doença (Gallagher e Panciera, 2009, 2011).

Terapia com iodo radioativo (^{131}I)

Embora apenas disponível em centros de referência especializados em radioiodoterapia, essa terapia é a mais efetiva e seletiva na cura de bócio tóxico em gatos, pois destrói seletivamente o tecido funcional da tireoide depois que este é absorvido e incorporado em precursores de hormônios tireoidianos na glândula tireoide. Raramente ocorre dano ao tecido adjacente que secreta paratormônio e calcitonina, responsáveis pela regulação da concentração sérica de cálcio. O ^{131}I possui meia-vida de 8 dias e gera radiações gama e beta. As partículas beta, de via de curta extensão, ocasionam a maior destruição do tecido local. O ^{131}I também é utilizado em doses muito maiores, na tentativa de causar ablação de adenocarcinoma da tireoide, em cães e gatos. Após uma dose terapêutica (em geral, 1 a 5 mCi) de ^{131}I, as concentrações séricas de T_3 e T_4 geralmente se normalizam dentro de 1 a 2 semanas. A principal desvantagem da radioiodoterapia é que devem ser adotados alguns cuidados de segurança relativos à radiação. O [131]I é secretado na saliva e excretado na urina e nas fezes. Assim, o manuseio do pelame de gatos ou

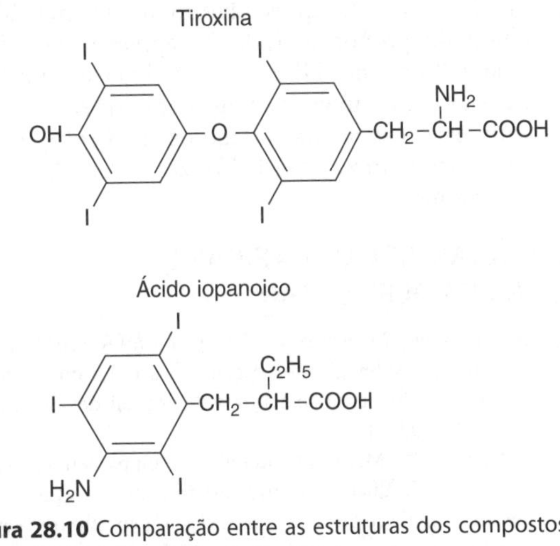

Figura 28.10 Comparação entre as estruturas dos compostos radiocontrastes ácido iopanoico e L-tiroxina.

de excretas pode resultar em contaminação. Diferentemente de pacientes humanos, que podem receber doses terapêuticas sem necessidade de hospitalização, os gatos tratados com ^{131}I devem ser internados por um período (3 dias a 4 semanas) que depende da dose administrada e das normas de segurança estaduais relativas à radiação. Apesar dessas desvantagens, a radioiodoterapia é o procedimento de cura de bócio adenomatoso bilateral menos invasivo, não causa hipoparatireoidismo ou toxicidade associada a seu uso e pode ser realizado sem anestesia ou sedação, uma importante consideração em gatos idosos com outras comorbidades (Kintzer, 1994; Kintzer e Peterson, 1991; Meric *et al.*, 1986).

Quanto à eficácia e ao prognóstico relacionado à sobrevida após radioiodoterapia, realizou-se um estudo com 231 gatos tratados com [131]I (Slater *et al.*, 2001). Com idade média de 13 anos por ocasião do diagnóstico, os gatos tratados tiveram sobrevida média de 25 meses. Notou-se hipotireoidismo em cinco gatos (2,2%) e hipertireoidismo em um (0,4%). Embora houvesse uma incidência de 33% de doença renal após o tratamento, não está claro quantos gatos poderiam estar com a doença na época do diagnóstico, ou seja, antes da radioiodoterapia (Peterson e Becker, 1995; Peterson, 2006).

EXAMES DE IMAGEM DA TIREOIDE

A imagem da tireoide é obtida utilizando iodo radioativo ou $^{99m}TcO_4^-$ (pertecnetato), captado por mecanismos semelhantes aos do iodo, mas não é incorporado em iodotironinas na tiroglobulina. Em razão de sua rápida captação e maior segurança, o tecnécio pode ser administrado em doses diagnósticas maiores e propicia uma imagem melhor do que o [131]I. Em gatos com bócio palpável, mas com concentrações séricas de T_4 e/ou T_4 livre normais, a cintilografia semiquantitativa da tireoide é um método mais sensível para a confirmação da doença. Com base nisso, Daniel *et al.* (2002) utilizaram esse procedimento para quantificar a captação de pertecnetato em 43 gatos com hipertireoidismo e oito gatos normais, do grupo controle. Notou-se melhor correlação da proporção tireoide:salivar do lobo mais intenso, aos 20 min, com a concentração sérica de T_4; os autores concluíram que essa proporção foi um valioso indicador preditivo da condição funcional da tireoide. Em um estudo com mais de 2.000 gatos com suspeita de hipertireoidismo, a proporção tireoide:salivar (T/S) > 1,5 ou a proporção tireoide:*background* (T/B) > 6,1 foi considerada critério de diagnóstico específico (Peterson e Broome, 2015). Dessa série de casos, 99% apresentavam alta proporção T/S e 96% tinham alta proporção T/B, 32% apresentavam doença unilateral, 63% doença bilateral e 4% doença multifocal. Constatou-se doença ectópica na língua ou no mediastino em 4% dos animais e suspeita de carcinoma (não comprovada) em 2% dos casos (Kintzer, 1994; Kintzer e Peterson, 1991; Peterson e Broome, 2015).

REFERÊNCIAS BIBLIOGRÁFICAS E LEITURA COMPLEMENTAR

Abraham G, Allersmeier M, Schusser GF, Ungemach FR. (2011). Serum thyroid hormone, insulin, glucose, triglycerides and protein concentrations in normal horses: association with topical dexamethasone usage. *Vet J.* **188**, 307–312.

Aldridge C, Behrend EN, Martin LG, Refsal K, Kemppainen RJ, Lee HP, Chciuk K. (2015). Evaluation of thyroid-stimulating hormone, total thyroxine, and free thyroxine concentrations in hyperthyroid cats receiving methimazole treatment. *J Vet Intern Med.* **29**, 862–868.

Araujo RL, Carvalho DP. (2011). Bioenergetic impact of tissue-specific regulation of iodothyronine deiodinases during nutritional imbalance. *J Bioenerg Biomembranes.* **43**, 59–65.

Attia MA, Aref H. (1991). Hepatic microsomal enzyme induction and thyroid function in rats treated with high doses of phenobarbital or chlorpromazine. *Deutsch Tierarzt Wschr.* **98**, 205–244.

Aucoin DP, Peterson ME, Hurvitz AI, Drayer DE, Lahita RG, Quimby FW, Reidenberg MM. (1985). Propylthiouracil-induced immune-mediated disease in the cat. *J Pharmacol Exp Ther.* **234**, 13–18.

Axelband F, Dias J, Ferrao FM, Einicker-Lamas M. (2011). Nongenomic signaling pathways triggered by thyroid hormones and their metabolite 3-iodothyronamine on the cardiovascular system. *J Cellular Physiol.* **226**, 21–28.

Baqui M, Botero D, Gereben B, Curcio C, Harney JW, Salvatore D, Sorimachi K, Larsen PR, Bianco AC. (2003). Human type 3 iodothyronine selenodeiodinase is located in the plasma membrane and undergoes rapid internalization to endosomes. *J Biol Chem.* **278**, 1206–1211.

Barter RA, Klaassen CD. (1994). Reduction of thyroid hormone levels and alteration on thyroid function by four representative UDP- glucuronosyltransferase inducers in rats. *Toxicol Appl Pharmacol.* **128**, 9–17.

Becker TJ, Graves TK, Kruger JM, Braselton WE, Nachreiner RF. (2000). Effects of methimazole on renal function in cats with hyperthyroidism. *J Am Anim Hosp Assoc.* **36**, 215–223.

Belshaw BE, Barandes M, Becker DV. (1974). A model of iodine kinetics in the dog. *Endocrinology.* **95**, 1078–1093.

Bernal J, Morte B. (2013). Thyroid hormone receptor activity in the absence of ligand: physiological and developmental implications. *Biochim Biophys Acta.* **1830**, 3893–3899.

Bianco AC, McAninch EA. (2013). The role of thyroid hormone and brown adipose tissue in energy homoeostasis. *Lancet Diabetes Endocrin.* **1**, 250–258.

Bianco AC, Salvatore D, Gereben B, Berry MJ, Larsen PR. (2002). Biochemistry, cellular and molecular biology, and physiological roles of the iodothyronine selenodeiodinases. *Endocr Rev.* **23**, 38–89.

Bigler B. (1976). Thyroxine-binding serum proteins in the cat: A comparison with dog and man. *Schweiz Archiv Tierheilkd.* **118**, 559–662.

Blange I, Drvota V, Yen PM, Sylven C. (1997). Species differences in cardiac thyroid hormone receptor isoforms protein abundance. *Biol Pharm Bull.* **20**, 1123–1126.

Bond BR, Fox PR, Peterson ME, Skavaril RV. (1988.) Echocardiographic findings in 103 cats with hyperthyroidism. *J Am Vet Med Assoc.* **192**, 1546–1549.

Boretti FS, Sieber-Ruckstuhl NS, Schafer S, Baumgartner C, Riond B, Hofmann-Lehmann R, Reusch CE. (2013). Duration of T4 suppression in hyperthyroid cats treated once and twice daily with transdermal methimazole. *J Vet Intern Med.* **27**, 377–381.

Boretti FS, Sieber-Ruckstuhl NS, Schafer S, Gerber B, n-Lehmann R, Reusch CE. (2014). Transdermal application of methimazole in hyperthyroid cats: a long-term follow-up study. *J Feline Med Surg.* **16**, 453–459.

Braun D, Kim TD, le Coutre P, Kohrle J, Hershman JM, Schweizer U. (2012). Tyrosine kinase inhibitors noncompetitively inhibit MCT8-mediated iodothyronine transport. *J Clin Endocrinol Metab.* **97**, E100–105.

Braverman LE, Cooper DS. (2013). Introduction to hypothyroidism. In Braverman LE, Cooper DS (eds), *Werner and Ingbar's The Thyroid: A Fundamental and Clinical Text*, 10th Edn. Philadelphia, Lippincott, Williams and Wilkins. 523–524.

Braverman LE, Ingbar SH (1963). Changes in thyroidal function during adaptation to large doses of iodide. *J Clin Invest.* **42**, 1216–1231.

Braverman LE, Utiger RD (eds). (1991). *Werner and Ingbar's The Thyroid: A Fundamental and Clinical Text*, 6th edn. Philadelphia, Lippincott.

Brent GA. (2012). Mechanisms of thyroid hormone action. *J Clin Invest.* **122**, 3035–3043.

Brent GA, Moore DD, Larsen PR. (1991). Thyroid hormone regulation of gene expression. *Ann Rev Physiol.* **53**, 17–35.

Breuhaus BA. (2002). Thyroid-stimulating hormone in adult euthyroid and hypothyroid horses. *J Vet Intern Med.* **16**, 109–115.

Breuhaus BA. (2011). Disorders of the equine thyroid gland. *Vet Clin North Am Equine Pract.* **27**, 115–128.

Broome MR, Hays MT, Turrel JM. (1987). Peripheral metabolism of thyroid hormones and iodide in healthy and hyperthyroid cats. *Am J Vet Res.* **48**, 1286–1289.

Broome MR, Peterson ME. (2013). Use of l-thyroxine supplementation after radioiodine therapy helps blunt the worsening of azotemia in hyperthyroid cats with pre-existing kidney disease. *J Vet Intern Med.* **27**, 686–686.

Brucker-Davis F. (1998). Effects of environmental synthetic chemicals on thyroid function. *Thyroid.* **8**, 827–856.

Bruner JM, Scott-Moncrieff CR, Williams DA. (1998). Effect of time of sample collection on serum thyroid-stimulating hormone concentrations in euthyroid and hypothyroid dogs. *J Am Vet Med Assoc.* **212**, 1572–1575.

Bunevicius R, Kazanavicius G, Zalinkevicius R, Prange Jr AJ. (1999). Effects of thyroxine as compared with thyroxine plus triiodothyro- nine in patients with hypothyroidism. *N EnglJ Med.* **340**, 424–429.

Burrow GN, Oppenheimer JH, Volpé R. (1989). *Thyroid Function and Disease.* Philadelphia, WB Saunders.

Campbell KL, Davis CA. (1990). Effects of thyroid hormones on serum and cutaneous fatty acid concentrations in dogs. *Am J Vet Res.* **51**, 752–756.

Campbell KL, Nachreiner R, Schaeffer DJ, Davis CA. (1996). Effects of trimethoprim/sulfamethoxazole on endogenous thyroid stimulating hormone concentration in dogs. *3rd World Congress of Vet Dermatology.* Edinburgh, Scotland. 29.

Cardoso LC, Martins DC, Figueiredo MD, Rosenthal D, Vaisman M, Violante AH, Carvalho DP. (2001). Ca(2+)/nicotinamide adenine dinucleotide phosphate-dependent H(2)O(2). generation is inhibited by iodide in human thyroids. *J Clin Endocrinol Metab.* **86**, 4339–4343.

Cerundolo R, Michel KE, Court MH, Shrestha B, Refsal KR, Oliver JW, Biourge V, Shofer FS. (2009). Effects of dietary soy isoflavones on health, steroidogenesis, and thyroid gland function in dogs. *Am J Vet Res.* **70**, 353–360.

Chiamolera MI, Wondisford FE. (2009). Minireview. Thyrotropin-releasing hormone and the thyroid hormone feedback mechanism. *Endocrinology.* **150**, 1091–1096.

Chopra IJ, Huang TS, Hurd RE, Solomon DH. (1984). A study of the cardiac effects of thyroid hormone, Evidence of amelioration of the effects of thyroxine by sodium ipodate. *Endocrinology.* **114**, 2039–2045.

Chow K, Beatty JA, Barrs VR, Hearn LK, Zuber M. (2014). Feline health, PBDEs and feline hyperthyroidism. *Vet Rec.* **175**, 433–434.

Chow K, Hearn LK, Zuber M, Beatty JA, Mueller JF, Barrs VR. (2015). Evaluation of polybrominated diphenyl ethers (PBDEs). in matched cat sera and house dust samples, Investigation of a potential link between PBDEs and spontaneous feline hyperthyroidism. *Environm Res.* **136**, 173–179.

Christoffolete MA, Ribeiro R, Singru P, Fekete C, da Silva WS, Gordon DF, Huang SA, Crescenzi A, Harney JW, Ridgway EC, Larsen PR, Lechan RM, Bianco AC. (2006). Atypical expression of type 2 iodothyronine deiodinase in thyrotrophs explains the thyroxine-mediated pituitary thyrotropin feedback mechanism. *Endocrinology.* **147**, 1735–1743.

Cohen HN, Beastall GH, Ratcliffe WA, Gray C, Watson ID, Thomson JA. (1980). Effects on human thyroid function of sulfonamide and trimethoprim combination drugs. *Br Med J.* **81**, 646–647.

Cohen HN, Fyffe JA, Ratcliffe WA, McNicol AM, McIntyre H, Kennedy JS, Thomson JA. (1981). Effects of trimethoprim and sulfonamide preparations on the pituitary-thyroid axis of rodents. *J Endocrinol.* **91**, 299–303.

Corvilain B, Van Sande J, Laurent E, Dumont JE. (1991). The H2O2- generating system modulates protein iodination and the activity of the pentose phosphate pathway in dog thyroid. *Endocrinology.* **128**, 779–785.

Curran PG, DeGroot LJ. (1991). The effect of hepatic enzyme-inducing drugs on thyroid hormones and the thyroid gland. 1991. *Endocr Rev.* **12**, 135–150.

Daminet S, Ferguson DC. (2003). Influence of drugs on thyroid function in dogs. *J Vet Int Med.* **17**, 463–472.

Daminet S, Kooistra HS, Fracassi F, Graham PA, Hibbert A, Lloret A, Mooney CT, Neiger R, Rosenberg D, Syme HM. Villard I, Williams G. (2014). Best practice for the pharmacological management of hyperthyroid cats with antithyroid drugs. *J Small Anim Pract.* **55**, 4–13.

Daminet S, Paradis M, Refsal KR, Price C. (1999). Short term influence of prednisone and phenobarbital on thyroid function in euthyroid dogs. *Can Vet J.* **40**, 411–415.

Daniel GB, Sharp DS, Nieckarz JA, Adams W. (2002). Quantitative thyroid scintigraphy as a predictor of serum thyroxin concentration in normal and hyperthyroid cats. *Vet Radiol Ultrasound.* **43**, 374–382.

Davis PJ, Davis FB. (2002). Nongenomic actions of thyroid hormone on the heart. *Thyroid.* **12**, 459–466.

Davis PJ, Zhou M, Davis FB, Lansing L, Mousa SA, Lin H-Y. (2010). Mini-review. Cell surface receptor for thyroid hormone and nongenomic regulation of ion fluxes in excitable cells. *Physiol Behav.* **99**, 237–239.

Deda G, Akinci A, Tezic, T, Karago"l U. (1992). Effects of anticonvulsivant drugs on thyroid hormones in epileptic children. *Turk J Pediatr.* **34**, 239–244.

Dentice M, Marsili A, Zavacki A, Larsen PR, Salvatore D. (2013). The deiodinases and the control of intracellular thyroid hormone signaling during cellular differentiation. *Biochem Biophysica Acta.* **1830**, 3937–3945.

DeSandro V, Chevrier M, Boddaert A, Melcion C, Cordier A, Richert L. (1991). Comparison of the effects of propylthiouracil, amiodarone, diphenylhydantoin, phenobarbital, and 3-methylcholanthrene on hepatic and renal T4 metabolism and thyroid gland function in rats. *Toxicol Appl Pharmacol.* **111**, 263–278.

Diaz-Espineira MM, Mol JA, Peeters ME, Pollak YW, Iversen L, van Dijk JE, Rijnberk A, Kooistra HS. (2007). Assessment of thyroid function in dogs with low plasma thyroxine concentration. *J Vet internal Med.* **21**, 25–32.

Diaz-Espineira MM, Mol JA, Rijnberk A, Kooistra HS. (2009). Adenohypophyseal function in dogs with primary hypothyroidism and nonthyroidal illness. *J Vet Intern Med.* **23**, 100–107.

Diaz-Espineira MM, Mol JA, van den Ingh TSGAM, van der Vlugt-Meijer RH, Rijnberk A, Kooistra HS. (2008). Functional and morphological changes in the adenohypophysis of dogs with induced primary hypothyroidism, loss of TSH hypersecretion, hypersomatotropism, hypoprolactinemia, and pituitary enlargement with transdifferentiation. *Domestic Anim Endocrinol.* **35**, 98–111.

Dong BJ, Hauck WW, Gambertoglio JG, Gee L, White JR, Bubp JL, Greenspan FS. (1997). Bioequivalence of generic and brand-name levothyroxine products in the treatment of hypothyroidism. *J Am Med Assoc.* **227**, 1205–1213.

Dugrillon A. (1996). Iodolactones and iodoaldehydes–mediators of iodine in thyroid autoregulation. *Exp Clin Endocrinol Diab.* **104** (Suppl. 4), 41–45.

Dye JA, Venier M, Zhu L, Ward CR, Hites RA, Birnbaum LS. (2007). Elevated PBDE levels in pet cats, Sentinels for humans? *Environ Sci Technol.* **41**, 6350–6356.

Edinboro CH, Scott-Moncrieff JC, Glickman LT. (2010). Feline hyperthyroidism, potential relationship with iodine supplement requirements of commercial cat foods. *J Feline Med Surg.* **12**, 672–679.

Edinboro CH, Scott-Moncrieff JC, Janovitz E, Thacker HL, Glickman LT. (2004). Epidemiologic study of relationships between consumption of commercial canned food and risk of hyperthyroidism in cats. *J Am Vet Medical Assoc.* **224**, 879–886.

Feldman EC, Nelson RW (eds). (2004a). Hypothyroidism. In *Canine and Feline Endocrinology and Reproduction*, 3rd edn. St. Louis, Saunders Elsevier. 86–151.

Feldman EC, Nelson RW (eds). (2004b). Feline hyperthyroidism and thyrotoxicosis. In *Canine and Feline Endocrinology and Reproduction*, 3rd edn. St. Louis, Saunders Elsevier. 152–218.

Ferguson DC. (1984). Thyroid function tests in the dog. *Vet Clin North Am*. **14**, 783–808.

Ferguson DC. (1986). Thyroid hormone replacement therapy. In Kirk RW (ed.), *Current Vet Therapy IX*. Philadelphia, WB Saunders. 1018–1025.

Ferguson DC. (1988). Effect of nonthyroidal factors on thyroid function tests in the dog. *Comp Cont Ed Small Anim*. **10**, 1365–1377.

Ferguson DC. (1989a). Hypothyroidism, Many presentations, one treatment. Small animal geriatrics, Viewpoints in Vet Med. *Proceedings Alpo Symposium on Geriatrics*. 30–36.

Ferguson DC. (1989b). Influence of common drugs on the free thyroxine fraction in canine serum. *Proceedings Annual Forum of the ACVIM*, San Diego, **5**. 1032 [abstract].

Ferguson DC. (1993). *An Internal Medical Perspective of Hypothyroidism*. Daniels Pharmaceuticals, Inc. Monograph. 3–9.

Ferguson DC. (1994). Update on the diagnosis of canine hypothyroidism. *Vet Clin North Am*. **24**, 515–540.

Ferguson DC. (2007). Testing for hypothyroidism in dogs. *Vet Clin North Am Small Anim Pract*. **37**, 647–669.

Ferguson DC, Caffall Z, Hoenig H. (2007). Obesity increases free thyroxine proportionally to nonesterified fatty acid concentrations in adult female cats, *J Endocrinol*. **194**, 267–273.

Ferguson DC, Hoenig ME. (1991a). Feline hyperthyroidism. In Allen DG (ed.), *Small Animal Medical Therapeutics*. Philadelphia, JB Lippincott. 831–843.

Ferguson DC, Hoenig M. (1991b). Canine hypothyroidism. In Allen DG (ed.), *Small Animal Medicine*. Philadelphia, JB Lippincott. 845–865.

Ferguson DC, Hoenig M. (1997). Re-examination of dosage regimens for l-thyroxine (T4) in the dog, Bioavailability and persistence of TSH suppression. *Proceedings 15th ACVIM Forum*, abstract 72. 668.

Ferguson DC, Hoenig M, Cornelius L. (1992). Endocrinologic disorders. In Lorenz MD, Cornelius LM, Ferguson DC (eds.), *Small Animal Medical Therapeutics*. Philadelphia, JB Lippincott. 85–148.

Ferguson DC, Jacobs GJ, Hoenig M. (1988). Ipodate as an alternative medical treatment for hyperthyroidism, preliminary results in experimentally induced disease. *Proc Am Coll Vet Med Annual Forum*, Washington, D.C. 718.

Ferguson DC, Moore GE, Hoenig M. (1999). Carprofen lowers total T4 and TSH, but not free T4 concentrations in dogs. *Proc 17th Annual Vet Med Forum of the ACVIM*, Chicago. 709.

Ferguson DC, Peterson ME. (1992). Serum free and total iodothyronine concentrations in dogs with spontaneous hyperadrenocorticism. *Am J Vet Res*. **53**, 1636–1640.

Fischetti AJ, Drost WT, DiBartola SP, Chew DJ, Schenck PA, Meadows C. (2005). Effects of methimazole on thyroid gland uptake of 99mTC-pertechnetate in 19 hyperthyroid cats. *Vet Radiol Ultrasound*. **46**, 267–272.

Fish LH, Schwartz HL, Cavanagh J, Steffens MW, Bantle JP. (1987). Replacement dose, metabolism and bioavailability of levothyroxine in the treatment of hypothyroidism, Role of triiodothyronine in pituitary feedback in humans. *N Engl J Med*. **316**, 764–770.

Foster DJ, Thoday KL, Beckett GJ. (2000). Thyroid hormone deiodination in the domestic cat. *J Mol Endocrinol*. **24**, 119–126.

Fox LE, Nachreiner RF. (1981). The pharmacokinetics of T_3 and T_4 in the dog. *Proceedings 62nd Conference of Research Workers in Animal Disease*. 13.

Fox PR, Peterson ME, Broussard JD. (1999). Electrocardiographic and radiographic changes in cats with hyperthyroidism, comparison of populations evaluated during 1992–1993 vs. 1979–1982. *J Am Anim Hosp Assoc*. **35**, 27–31.

Frank N, Buchanan BR, Elliott SB. (2008). Effects of long-term oral administration of levothyroxine sodium on serum thyroid hormone concentrations, clinicopathologic variables, and echocardiographic measurements in healthy adult horses. *Am J Vet Res*. **69**, 68–75.

Frank N, Sojka J, Messer NT. (2002). Equine thyroid dysfunction. *Vet Clin North Am Equine Pract*. **18**, 305–319, vii.

Frenais R, Burgaud S, Horspool LJI. (2008). Pharmacokinetics of controlled-release carbimazole tablets support once daily dosing in cats. *J Vet Pharmacol Ther*. **31**, 213–219.

Frenais R, Rosenberg D, Burgaud S, Horspool LJI. (2009). Clinical efficacy and safety of a once-daily formulation of carbimazole in cats with hyperthyroidism. *J Small Anim Pract*. **50**, 510–515.

Gallagher AE, Panciera DL. (2009). Effects and safety of iopanoic acid in cats administered levothyroxine. *J Feline Med Surg*. **11**, 69–75.

Gallagher AE, Panciera DL. (2011). Efficacy of iopanoic acid for treatment of spontaneous hyperthyroidism in cats. *J Feline Med Surg*. **13**, 441–447.

Gartner R, Dugrillon A, Bechtner G. (1996). Evidence that iodolactones are the mediators of growth inhibition by iodine on the thyroid. *Acta Medica Austrica*. **23**, 47–51. Gaskill CL, Burton SA, Gelens HC, Ihle SL, Miller JB, Shaw DH, Brimacombe MB, Cribb AE. (1999). Effects of phenobarbital treatment on serum thyroxine and thyroid-stimulating hormone concentrations in epileptic dogs. *J Am Vet Med Assoc*. **215**, 489–496.

Gieger TL, Hosgood G, Taboada J, Wolfsheimer KJ, Mueller PB. (2000). Thyroid function and serum hepatic enzyme activity in dogs after phenobarbital administration. *J Vet Intern Med*. **14**, 277–281.

Gookin JL, Trepanier LA, Bunch SE. (1999). Clinical hypothyroidism associated with trimethoprim-sulfadiazine administration in a dog. *J Am Vet Med Assoc*. **214**, 1028–1031.

Graham PA, Refsal KR, Nachreiner RF. (1998). Oral prednisone did not suppress serum thyrotropin in radiothyroidectomized beagles. *Proc 16th Annual Vet Med Forum of the ACVIM*, San Diego. 732.

Graves TK, Peterson ME. (1994). Diagnostic tests for feline hyperthyroidism. *Vet Clin North Am*. **24**, 567–576.

Greco DS, Rosychuk RAW, Ogilvie GK, Harpold LM, Van Liew H. (1998). The effect of levothyroxine treatment on resting energy expenditure of hypothyroid dogs. *J Vet Intern Med*. **12**, 7–10.

Greenspan FS. (1994). The thyroid gland. In Greenspan FS, Baxter JD (eds), *Basic and Clinical Endocrinology*, 4th edn. Norwalk, Appleton Lange. 160–226.

Guo W, Park J-S., Wang Y, Gardner S, Baek C, Petreas M, Hooper K. (2012). High polybrominated diphenyl ether levels in California house cats, House dust a primary source? *Environ Toxicol Chem*. **31**, 301–306.

Hall IA, Campbell KL, Chambers MD, Davis CN. (1993). Effect of trimethoprim/sulfamethoxazole on thyroid function in dogs with pyoderma. *J Am Vet Med Assoc*. **202**, 1959–1962.

Hansen SR, Timmons SP, Dorman DC. (1992). Acute overdose of levothyroxine in a dog. *J Am Vet Med Assoc*. **200**, 1512–1514.

Hashizume K, Takahide M, Nishiano Y, Kobayashi M. (1987). Evidence for the presence of active and inactive forms of cytosolic triiodothyronine (T_3). binding protein in the rat kidney, cooperative action of Ca^{++} in NADPH activation. *Endocrinol Jpn*. **34**, 379.

Hays MT, Broome MR, Turrel JM. (1988). A multicompartment model for iodide, thyroxine, and triiodothyronine metabolism in normal and spontaneously hyperthyroid cats. *Endocrinology*. **122**, 2444–2461.

Hays MT, Hsu L, Kohatsu S. (1992). Transport of the thyroid hormones across the feline gut wall. *Thyroid* **2**, 45–56.

Hays MT, Solomon DH. (1965). Influence of the gastrointestinal iodide cycle on the early distribution of radioactive iodide in man. *J Clin Invest*. **44**, 117–127.

Heuer H, Visser TJ. (2009). Minireview, Pathophysiological importance of thyroid hormone transporters. *Endocrinology*. **150**, 1078–1083.

Hill KE, Gieseg MA, Bridges J, Chambers JP. (2014). The pharmacokinetics of methimazole in a novel lipophilic formulation administered transdermally to healthy cats. *New Zealand Vet J*. **62**, 208–213.

Hoang TD, Olsen CH, Mai VQ, Clyde PW, Shakir MK. (2013). Dessicated thyroid extract compared with levothyroxine in the treatment of hypothyroidism, A randomized, double-blind, crossover study. *J Clin Endocrinol Metab* **98**, 1982–1990.

Hoenig M, Caffall Z, Ferguson DC. (2008). Triiodothyronine differentially regulates key metabolic factors in lean and obese cats. *Domestic Anim Endocrinol.* **34**, 229–237.

Hoenig M, Ferguson DC. (1983). Assessment of thyroid functional reserve in the cat by the thyrotropin-stimulation test. *Am J Vet Res.* **44**, 1229–1232.

Hoffman SB, Yoder AR, Trepanier LA. (2002). Bioavailability of transdermal methimazole in a pluronic lecithin organogel (PLO). in healthy cats. *J Vet Pharmacol Ther* **25**, 189–193.

Hoffmann G, Marks SL, Taboada J, Hosgood GL, Wolfsheimer KJ. (2003). Transdermal methimazole treatment in cats with hyperthyroidism. *J Feline Med Surg.* **5**, 77–82.

Hulter HN, Gustafson LE, Bonner EL Jr, Toto RD, Mackie S. (1984). Thyroid replacement in thyroparathyroidectomized dogs. *Mineral Electrolyte Metab.* **10**, 228–232.

Ianculescu AG, Scanlan TS. (2010). 3-Iodothyronamine (T(1)AM), a new chapter of thyroid hormone endocrinology? *Mol BioSystems.* **6**, 1338–1344.

Iemura R, Toyota M, Micallef MJ. (2013). Effects of type of diet on pharmacokinetics of levothyroxine sodium oral solution. *Res Vet Sci.* **94**, 695–697.

Inada M, Kasagi K, Kurata S, Kazama Y, Takayama H, Torizuka K, Fukase M, Soma T. (1975). Estimation of thyroxine and triiodothyronine distribution and of the conversion rate of thyroxine to triiodothyronine in man. *J Clin Invest.* **55**, 1337–1348.

Johnson C, Olivier B, Nachreiner R, Mullaney T. (1999). Effect of 131I-induced hypothyroidism on indices of reproductive function in adult male dogs. *J Vet Intern Med.* **13**, 104–110.

Johnson S, McKillop D, Miller J, Smith IK. (1993). The effects on rat thyroid function of an hepatic microsomal enzyme inducer. *Hum Exper Toxicol.* **12**, 153–158.

Jonklaas J, Bianco AC, Bauer AJ, Burman KD, Cappola AR, Celi FS, Cooper DS, Kim BW, Peeters RP, Rosenthal MS, Sawka AM. (2014). Guidelines for the treatment of hypothyroidism, prepared by the Amn Thyroid Assoc task force on thyroid hormone replacement. *Thyroid.* **24**, 1670–1751.

Kantrowitz LB, Peterson ME, Trepanier LA, Melia'n C, Nichols R. (1999). Serum total thyroxine, total triiodothyronine, free thyroxine, and thyrotropin concentrations in epileptic dogs treated with anticonvulsants. *J Am Vet Med Assoc.* **214**, 1804–1808.

Kaptein EM. (1986). Thyroid hormone metabolism in illness. In Henneman G (ed.), *Thyroid Hormone Metabolism.* New York, Marcel Dekker. 297.

Kaptein EM, Hays MT, Ferguson DC. (1994). Thyroid hormone metabolism, A comparative evaluation. *Vet Clin North Am.* **24**, 431–466.

Kaptein EM, Moore GM, Ferguson DC, Hoenig M. (1992). Effects of prednisone on thyroxine and 3,5,3'-triiodothyronine metabolism in normal dogs. *Endocrinology.* **130**, 1669–1679.

Kaptein EM, Moore GM, Ferguson DC, Hoenig M. (1993). Thyroxine and triiodothyronine distribution and metabolism in thyroxine-replaced athyreotic dogs and normal humans. *Am J Physiol.* **264**, E90–E100.

Kemppainen RJ, Thompson FN, Lorenz MD, Munnell JF, Chakraborty PK. (1983). Effects of prednisone on thyroid and gonadal endocrine function in dogs. *J Endocrinol.* **96**, 293–302.

Kienle RD, Bruyette D Pion PD. (1994). Effects of thyroid hormone and thyroid dysfunction on the cardiovascular system. *Vet Clin North Am Small Anim Pract.* **24**, 495–507.

Kintzer PP. (1994). Considerations in the treatment of feline hyperthyroidism. *Vet Clin No Am.* **24**, 577–585.

Kintzer PP, Peterson ME. (1991). Thyroid scintigraphy in small animals. *Semin Vet Med Surg (Small Anim).* **6**, 131.

Kintzer PP, Peterson ME. (1994). Nuclear med of the thyroid gland. *Vet Clin North Am.* **24**, 587–605.

Kooistra HS, Diaz-Espineira M, Mol JA, van den Brom WE, Rijnberk A. (2000). Secretion pattern of thyroid-stimulating hormone in dogs during euthyroidism and hypothyroidism. *Domest Anim Endocrinol.* **18**, 19–29.

Kopp P. (2013). Thyroid hormone synthesis. In Braverman LE, Cooper DS. (eds.), *Werner and Ingbar's Thyroid, A Fundamental and Clinical Text*, 10th edn. Lippincott, Williams Wilkins, Philadelphia. 48–73.

Lagler F, Kretzschmar R, Leuschner F, Foitzik E, Kiel H, Kuhne J, Neumann W. (1976). Toxikologische untersucchungen der kombination sulfamoxoll/trimethoprim (CN 3123). Eines neuen briet-brandchemotherapeutikums. *Arzheimmittel Forschung.* **26**, 634–643.

Lamb V, Gray J, Parkin T, Ramsey I. (2013). Measurement of the radioactivity in the excreta of cats treated with iodine-131 for hyperthyroidism. *Vet Rec.* **172**, 45.

Larrson M. (1987). *Diagnostic Methods in Canine Hypothyroidism and Influence Of Nonthyroidal Illness on Thyroid Hormones and Thyroxine-Binding Proteins.* PhD thesis. Uppsala, Sweden.

Larsen PR, Davies TF, Schlumberger M-J, Hay ID. (2003). Thyroid physiology and diagnostic evaluation of patients with thyroid disorders. In Larsen PR, Kronenberg HM, Melmed S, Polonsky KS. (eds), *Williams Textbook of Endocrinology*, 10th Edn. St. Louis, Saunders Elsevier. 331–352.

Larsen PR, Silva JE, Kaplan MM. (1981). Relationships between circulating and intracellular thyroid hormones, Physiological and clinical implications. *Endocrinol Rev.* **2**, 87–102.

Larsson M, Pettersson T, Carlstrom A. (1985). Thyroid hormone binding in serum of 15 vertebrate species, isolation of thyroxine-binding globulin and prealbumin analogs. *Gen Comp Endocrinol.* **58**, 360–375.

Laurberg P. (1980). Iodothyronine release from the perfused canine thyroid. *Acta Endocrinol Suppl.* **236**, 1–50.

Laurberg P, Boye N. (1984). Propylthiouracil, ipodate, dexamethasone, and periods of fasting induce different variations in serum rT$_3$ in dogs. *Metabolism.* **33**, 323–325.

Lazar MA, Chin WW. (1990). Nuclear thyroid hormone receptors. *J Clin Invest.* **86**, 1777–1782.

Lecuyer M, Prini S, Dunn ME, Doucet MY. (2006). Clinical efficacy and safety of transdermal methimazole in the treatment of feline hyperthyroidism. *Can Vet J.* **47**, 131–135.

Le Traon G, Brennan SF, Burgaud S, Daminet S, Gommeren K, Horspool LJ, Rosenberg D, Mooney CT. (2009). Clinical evaluation of a novel liquid formulation of L-thyroxine for once daily treatment of dogs with hypothyroidism. *J Vet Intern Med.* **23**, 43–49.

Le Traon G, Burgaud S, Horspool LJ. (2008). Pharmacokinetics of total thyroxine in dogs after administration of an oral solution of levothyroxine sodium. *J Vet Pharmacol Ther.* **31**, 95–101.

Liu J, Liu Y, Barter RA, Klaassen CD. (1995). Alteration of thyroid homeostasis by UDP-glucuronosyltransferase inducers in rats, a dose-response study. *J Pharmacol Exp Ther.* **273**, 977–985.

Liu SK, Peterson ME, Fox PR. (1984). Hypertropic cardiomyopathy and hyperthyroidism in the cat. *J Am Vet Med Assoc.* **185**, 52–57.

Liu Y-Y, Brent GA. (2010). Thyroid hormone crosstalk with nuclear receptor signaling in metabolic regulation. *Trends Endocrinol Metab.* **21**, 166–173.

Longhofer SL, Martin-Jimenez T, Soni-Gupta J. (2010). Serum concentrations of methimazole in cats after a single oral dose of controlled-release carbimazole or sugar-coated methimazole (thiamazole). *Vet Therap Res Appl Vet Med.* **11**, E1–7.

Lowe JE, Baldwin BH, Foote RH, Hillman RB, Kallfelz FA. (1974). Equine hypothyroidism, the long term effects of thyroidectomy on metabolism and growth in mares and stallions. *Cornell Vet.* **64**, 276–295.

Magner JA. (1990). Thyroid-stimulating hormone, Biosynthesis, cell biology and bioactivity. *Endocr Rev.* **11**, 354.

McAninch EA, Bianco AC. (2014). Thyroid hormone signaling in energy homeostasis and energy metabolism. *Ann NY Acad Sci.* **1311**, 77–87.

McClain M, Levin AA, Posch R, Downing JC. (1989). The effect of phenobarbital on the metabolism and excretion of thyroxine in cats. *Toxicol Appl Pharmacol.* **99**, 216–228.

Mendel CM. (1989). The free hormone hypothesis, a physiologically based mathematical model. *Endocr Rev.* **10**, 232–274.

Mensching DA, Ferguson DC, Bordson G, Scott J, Piwoni M, Beasley V. (2007). The feline thyroid gland, a model for endocrine disruption by PBDEs? *Annual Meeting American Thyroid Association*, New York, NY. abstr 3786.

Mensching DA, Slater M, Scott JW, Ferguson DC, Beasley VR. (2012). The feline thyroid gland, a model for endocrine disruption by polybrominated diphenyl ethers (PBDEs)? *J Toxicol Environ Health Part A.* **75**, 201–212.

Meric SM, Hawkins EC, Washabau RJ, Turrel JM, Feldman EC. (1986). Radioactive iodine therapy in cats with hyperthyroidism. *J Am Vet Med Assoc.* **188**, 1038–1040.

Milner RJ, Channell CD, Levy JK, Schaer M. (2006). Survival times for cats with hyperthyroidism treated with iodine 131, methimazole, or both, 167 cases (1996–2003). *J Am Vet Med Assoc.* **228**, 559–563.

Moise NS, Dietze AE. (1986). Echocardiographic, electrocardiographic, and radiographic detection of cardiomegaly in hyperthyroid cats. *Am J Vet Res.* **47**, 1487–1494.

Moore GE, Ferguson DC, Hoenig M. (1993). Effects of oral administration of antiinflammatory doses of prednisone on thyroid hormone response to thyrotropin-releasing hormone and thyrotropin in clinically normal dogs. *Am J Vet Res.* **54**, 130–135.

Müller PB, Wolfsheimer KJ, Tabaoda J, Hosgood G, Partington BP, Gaschen FP. (2000). Effects of long- term phenobarbital treatment on the thyroid and adrenal axis and adrenal function tests in dogs. *J Vet Intern Med.* **14**, 157–164.

Munira B, Diego B, Gereben B, Curcio C, Harney JW, Salvatore D, Sorimachi K, Larsen PR, Bianco AC. (2003). Human type 3 iodothyronine selenodeiodinase is located in the plasma membrane and undergoes rapid internalization to endosomes. *J Biol Chem.* **278**, 1206–1211.

Murray LA, Peterson ME. (1997). Ipodate treatment of hyperthyroidism in cats. *J Am Vet Med Assoc.* **211**, 63–67.

Nachreiner RF, Refsal KR, Ravis WR, Hauptman J, Rosser EJ, Pedersoli WM. (1993). Pharmacokinetics of L-thyroxine after its oral administration in dogs. *Am J Vet Res.* **54**, 2091–2098.

Nieckarz JA, Daniel GB. (2001). The effect of methimazole on thyroid uptake of pertechnetate and radioiodine in normal cats. *Vet Radiol Ultrasound.* **42**, 448–457.

Norrgran J, Jones B, Bignert A, Athanassiadis I, Bergman A (2015). Higher PBDE Serum Concentrations May Be Associated with Feline Hyperthyroidism in Swedish Cats. *Environ Sci Technol.* **49**, 5107–5114.

Ohnhaus EE, Bu¨rgi H, Burger A, Studer H. (1981). The effects of antipyrine; phenobarbitol and rifampicin on thyroid hormone metabolism in man. *Eur J Clin Invest.* **11**, 381–387.

O'Neill SH, Frank LA, Reynolds LM. (2011). Effect of an anti-inflammatory dose of prednisone on thyroid hormone monitoring in hypothyroid dogs. *Vet Dermatol.* **22**, 202–205.

Oppenheimer JH. (1983). The nuclear receptor-triiodothyronine complex, relationship to thyroid hormone distribution, metabolism and biological action. In Oppenheimer JH, Samuels HH (eds), *Molecular Basis of Thyroid Hormone Action.* New York, Academic Press. 1–35.

Orozco A, Navarrete-Ramirez P, Olvera A, Garcia GC. (2014). 3,5-Diiodothyronine (T2). is on a role. A new hormone in search of recognition. *Gen Comp Endocrinol.* **203**, 174–180.

Panciera DL. (1994). An echocardiographic and electrocardiographic study of cardiovascular function in hypothyroid dogs. *J Am Vet Med Assoc.* **205**, 996–1000.

Panciera DL, Johnson GS. (1994).Plasma von Willebrand factor antigen concentration in dogs with hypothyroidism. *J Am Vet Med Assoc* **205**, 1550–1553.

Panciera DL, Johnson GS. (1996). Plasma von Willebrand factor antigen concentration and buccal mucosal bleeding time in dogs with experimental hypothyroidism. *J Vet Intern Med.* **10**, 60–64.

Panciera DL, Keene BW, Mier HC. (1992). Administration of levothyroxine to euthyroid dogs does not affect echocardiographic and electrocardiographic measurements. *Res Vet Sci.* **53**, 130–132.

Panciera DL, MacEwen EG, Atkins CE, Bosu WTK, Refsal KR, Nachreiner RF. (1990). Thyroid function tests in euthyroid dogs treated with l-thyroxine. *Am J Vet Res.* **51**, 22–26.

Panciera DL, Post K. (1992). Effect of oral administration of sulfadiazine and trimethoprim in combination on thyroid function in dogs. *Can J Vet Res.* **56**, 349–352.

Panneels V, Van den Bergen H, Jacoby C, Braekman JC, Van Sande J, Dumont JE, Boeynaems JM. (1994). Inhibition of H2O2 production by iodoaldehydes in cultured dog thyroid cells. *Mol Cell Endocrinol.* **102**, 167–176.

Papich MG. (2007). *Saunders Handbook of Vet Drugs*, 2nd Edn. St. Louis, Saunders Elsevier.

Pardridge WM. (1981). Transport of protein-bound hormones into tissues in vivo. *Endocrine Rev.* **2**, 103–123.

Paull LC, Scott-Moncrieff JC, DeNicola DB, Glickman N, Refsal KR, Glickman LT. (2000). Effect of potassium bromide (KBr). at anticonvulsant dosages on thyroid function and morphology in dogs. *Proc 18th Annual Vet Med Forum of the ACVIM*, Seattle. 753.

Peterson ME. (2006). Radioioidine treatment of hyperthyroidism. *Clin Tech Small Anim Pract.* **21**, 34–39.

Peterson ME. (2013). Diagnostic testing for feline thyroid disease. *Compendium.* **35**, E4.

Peterson ME. (2014). Animal models of disease, feline hyperthyroidism, an animal model for toxic nodular goiter. *J Endocrinol.* **223**, T97–114.

Peterson ME, Aucoin DP. (1993). Comparison of the disposition of carbimazole and methimazole in clinically normal cats. *Res Vet Sci.* **54**, 351–355.

Peterson ME, Becker DV. (1984). Radionuclide thyroid imaging in 135 cats with hyperthyroidism. *Vet Radiol.* **25**, 23–27.

Peterson ME, Becker DV. (1995). Radioiodine treatment of 524 cats with hyperthyroidism. *J Am Vet Med Assoc.* **207**, 1422–1428.

Peterson ME, Broome MR. (2015). Thyroid scintigraphy findings in 2096 cats with hyperthyroidism. *Vet Radiol Ultrasound.* **56**, 84–95.

Peterson ME, Ferguson DC. (1990). Thyroid diseases. In Ettinger SJ (ed.), *Textbook of Veterinary Internal Medicine*, Vol. **2**. Philadelphia, WB Saunders. 1632–1675.

Peterson ME, Ferguson DC, Kintzer PP, Drucker WD. (1984). Effects of spontaneous hyperadrenocorticism on serum thyroid hormone concentrations in the dog. *Am J Vet Res.* **45**, 2034–2038.

Peterson ME, Hurvitz AI, Leib MS, Cavanagh PG, Dutton RE. (1984). Propylthiouracil-associated hemolytic anemia, thrombocytopenia, and antinuclear antibodies in cats with hyperthyroidism. *J Am Vet Med Assoc.* **184**, 806–808.

Peterson ME, Kintzer PP, Hurvitz AI. (1988). Methimazole treatment of 262 cats with hyperthyroidism. *J Vet Intern Med.* **2**, 150–157.

Plumb DC. (2015). *Vet Drug Handbook*, 8th edn. Hoboken, Wiley-Blackwell Publishing.

Post K, Panciera DL, Clark EG. (1993). Lack of effect of trimethoprim and sulfadiazine in combination in mid- to late gestation on thyroid function in neonatal dogs. *J Reprod Fertil (Suppl)* **47**, 477–482.

Pullen WH, Hess RS. (2006). Hypothyroid dogs treated with intravenous levothyroxine. *J Vet Inter Med.* **20**, 32–37.

Ramirez S, Wolfsheimer KJ, Moore RM, Mora F, Bueno AC, Mirza T. (1997). Duration of effects of phenylbutazone on serum total thyroxine and free thyroxine concentrations in horses. *J Vet Intern Med.* **11**, 371–374.

Rapaport B, Nagayama Y. (1992). The thyrotropin receptor 25 years after its discovery, New insights after molecular cloning. *Mol Endocrinol.* **6**, 145.

Rayalam S, Eizenstat LD, Davis RR, Hoenig M, Ferguson DC. (2006). Expression and purification of feline thyrotropin (fTSH), immunological detection and bioactivity of heterodimeric and yoked glycoproteins. *Domestic Anim Endocrin.* **30**, 185–202.

Reichlin S. (1986). Neuroendocrine control of thyrotropin secretion. In Ingbar SH and Braverman LE (eds), *The Thyroid*, 5th edn. Philadelphia, JB Lippincott. 241.

Richardson SJ, Wijayagunaratne RC, D'Souza DG, Darras VM, Van Herck, SLJ. (2015). Transport of thyroid hormones via the choroid plexus into the brain, the roles of transthyretin and thyroid hormone transmembrane transporters. *Front Neurosci.* **9**, 66.

Riensche MR, Graves TK, Schaeffer DJ. (2008). An investigation of predictors of renal insufficiency following treatment of hyperthyroidism in cats. *J Feline Med Surg.* **10**, 160–166.

Robbins J, Rall JE. (1960). Proteins associated with the thyroid hormones. *Physiol Rev.* **40**, 415–489.

Rosychuk RAW. (1982). Thyroid hormones and antithyroid drugs. *Vet Clin North Am.* **12**, 111–148.

Rutland BE, Nachreiner RF, Kruger JM. (2009). Optimal testing for thyroid hormone concentration after treatment with methimazole in healthy and hyperthyroid cats. *J Vet Intern Med.* **23**, 1025–1030.

Sartor LL, Trepanier LA, Kroll MM, Rodan I, Challoner L. (2004). Efficacy and safety of transdermal methimazole in the treatment of cats with hyperthyroidism. *J Vet Intern Med.* **18**, 651–655.

Sauve F, Paradis M, Refsal KR, Moreau M, Beauchamp G, Dupuis J. (2003). Effects of oral administration of meloxicam, carprofen, and a nutraceutical on thyroid function in dogs with osteoarthritis. *Can Vet J.* **44**, 474–479.

Senese R, Cioffi F, de Lange P, Goglia F, Lanni A. (2014). Thyroid, biological actions of 'nonclassical' thyroid hormones. *J Endocrinol.* **221**, R1–12.

Shadwick SR, Ridgway MD, Kubier A. (2013). Thyrotoxicosis in a dog induced by the consumption of feces from a levothyroxine-supplemented housemate. *Can Vet J.* **54**, 987–989.

Shenton JM, Chen J, Uetrecht JP. (2004). Animal models of idiosyncratic drug reactions. *Chem Biol Interact.* **150**, 53–70.

Shiel RE, Mooney CT. (2007). Testing for hyperthyroidism in cats. *Vet Clin North Am Small Anim Pract.* **37**, 671–691.

Shupnick MA, Ridgway EC, Chin WW. (1989). Molecular biology of thyrotropin. *Endocr Rev.* **4**, 459–475.

Silva JE. (2011). Physiological importance and control of non-shivering facultative thermogenesis. *Front Biosci (Scholar edn).* **3**, 352–371.

Slater MR, Geller S, Rogers K. (2001). Long-term health and predictors of survival for hyperthyroid cats treated with iodine 131. *J Vet Intern Med.* **15**, 47–51.

Su X, Katakam P, Yang X, Grosse WM, Li OW, McGraw RA, Ferguson DC. (1995). Cloning, expression, and development of monoclonal antibodies against the beta subunit of canine thyrotropin. *J Vet Intern Med.* **9**, 185.

Suzuki S, Mori J, Hashizume K. (2007). μ-crystallin, a NADPH-dependent T3-binding protein in cytosol. *Trends Endocrinol Metab.* **18**, 286–289.

Suzuki S, Suzuki N, Mori J, Oshima A, Usami S, Hashizume K. (2007). μ-crystallin as an intracellular 3,5,3′-triiodothyronine holder in vivo. *Molec Endocrinol.* **21**, 885–894.

Taeymans O, O'Marra SK. (2009). Imaging diagnosis–acquired goitrous hypothyroidism following treatment with trimethoprim sulfamethoxazole. *Vet Radiol Ultrasound.* **50**, 442–444.

Tarttelin MF, Ford HC. (1994). Dietary iodine level and thyroid function in the cat. *J Nutr* (Suppl. 12). **124**, 2577S–2578S.

Taurog A. (1991). Hormone synthesis, thyroid iodine metabolism. In Braverman LE, Utiger RD (eds.), *Werner and Ingbars The Thyroid, A Fundamental and Clinical Text*, 6th edn. Philadelphia, Lippincott.

Theodoropoulos TJ, Zolman JC. (1989). Effects of phenobarbital on hypothalamic-pituitary-thyroid axis in the rat. *Am J Med Sci.* **297**, 224–227.

Tomsa K, Hardegger R, Glaus T, Reusch C. (2001). 99mTc-pertechnetate scintigraphy in hyperthyroid cats with normal serum thyroxine concentrations. *J Vet Intern Med.* **15**, 299, abst 109.

Torres S, McKeever P, Johnston S. (1996). Hypothyroidism in a dog associated with trimethoprim-sulfadiazine therapy. *Vet Dermatol.* **7**, 105–108.

Torres S, McKeever PJ, Johnston SD. (1991). Effects of oral administration of prednisolone on thyroid function in dogs. *Am J Vet Res.* **52**, 416–421.

Toyoda N, Kaptein E, Berry MJ, Harney JW, Larsen PR, Visser TJ. (1997). Structure-activity relationships for thyroid hormone deiodination by mammalian type I iodothyronine deiodinases. *Endocrinology.* **138**, 213–219.

Trepanier LA. (2006). Medical management of hyperthyroidism. *Clin Tech Small Anim Pract.* **21**, 22–28.

Trepanier LA. (2007). Pharmacologic management of feline hyperthyroidism. *Vet Clin North Am Small Anim Pract.* **37**, 775–788.

Trepanier LA. (2015). Methimazole, May, pp 5–6. Available at: *http://plumbstherapeuticsbrief.com* (accessed Feb. 2017).

Trepanier LA, Hoffman SB, Kroll M, Rodan I, Challoner L. (2003). Efficacy and safety of once versus twice daily administration of methimazole in cats with hyperthyroidism. *J Am Vet Med Assoc.* **222**, 954–958.

Trepanier LA, Peterson ME, Aucoin DP. (1991a). Pharmacokinetics of intravenous and oral methimazole following single- and multiple-dose administration in normal cats. *J Vet Pharmacol Ther.* **14**, 367–373.

Trepanier LA, Peterson ME, Aucoin DP. (1991b). Pharmacokinetics of methimazole in normal cats and cats with hyperthyroidism. *Res Vet Sci.* **50**, 69–74.

van Dijl IC, Le Traon G, van de Meulengraaf BDAM, Burgaud S, Horspool LJI, Kooistra HS. (2014). Pharmacokinetics of total thyroxine after repeated oral administration of levothyroxine solution and its clinical efficacy in hypothyroid dogs. *J Vet Intern Med.* **28**, 1229–1234.

van Hoek I, Daminet S. (2009). Interactions between thyroid and kidney function in pathological conditions of these organ systems, a review. *Gen Comp Endocrinol.* **160**, 205–215.

Verma NP, Haidukewych D. (1994). Differential but infrequent alterations of hepatic enzyme levels and thyroid hormone levels by anticonvulsivant drugs. *Arch Neurol.* **51**, 381–384.

von Klopmann T, Boettcher IC, Rotermund A, Rohn K, Tipold A. (2006). Euthyroid sick syndrome in dogs with idiopathic epilepsy before treatment with anticonvulsant drugs. *J Vet Intern Med.* **20**, 516–522.

Wakeling J, Elliott J, Syme H. (2011). Evaluation of predictors for the diagnosis of hyperthyroidism in cats. *J Vet Inter Med.* **25**, 1057–1065.

Wakeling J, Everard A, Brodbelt D, Elliott J, Syme H. (2009b). Risk factors for feline hyperthyroidism in the UK. *J Small Anim Pract.* **50**, 406–414.

Wakeling J, Smith K, Scase T, Kirkby R, Elliott J, Syme H. (2007). Subclinical hyperthyroidism in cats, a spontaneous model of subclinical toxic nodular goiter in humans? *Thyroid.* **17**, 1201–1209.

Warner A, Mittag J. (2012). Thyroid hormone and the central control of homeostasis. *J Mol Endocrin.* **49**, R29–35.

Williams DA, Scott-Moncrieff C, Bruner J, Sustarsic D, Panosian-Sahakian N, el Shami AS. (1996). Validation of an immunoassay for canine thyroid-stimulating hormone and changes in serum concentration following induction of hypothyroidism in dogs. *J Am Vet Med Assoc.* **209**, 1730–1732.

Williams TL, Elliott J, Syme HM. (2014). Effect on renal function of restoration of euthyroidism in hyperthyroid cats with iatrogenic hypothyroidism. *J Vet Intern Med.* **28**, 1251–1255.

Wolff J. (1989). Excess iodide inhibits the thyroid gland by multiple mechanisms. In Eckholm R, Kohn LD, Wollman SH (eds), *Control of the Thyroid Gland.* New York, Plenum.

Woltz HH, Thompson FN, Kemppainen RJ, Munnell JF, Lorenz MD. (1983). Effect of prednisone on thyroid gland, Morphology and plasma thyroxine and triiodothyronine concentrations in the dog. *Am J Vet Res.* **44**, 2000–2003.

Wood MA, Panciera DL, Berry SH, Monroe WE, Refsal KR. (2009). Influence of isoflurane general anesthesia or anesthesia and surgery on thyroid function tests in dogs. *J Vet Intern Med.* **23**, 7–15.

Zimmerman MB. (2013). Iodine deficiency and endemic cretinism. In Braverman LE, Cooper DS (eds), *Werner and Ingbar's Thyroid, A Fundamental and Clinical Text*, 10th edn. Lippincott, Williams and Wilkins, Philadelphia. 217–241.

CAPÍTULO 29

Medicamentos Glicocorticoides, Mineralocorticoides e Adrenolíticos

Duncan C. Ferguson e Margarethe Hoenig

GLICOCORTICOIDES

Os glicocorticoides (GC) consistem em uma das classes de medicamentos mais amplamente utilizada (e mal utilizada) em medicina veterinária. Nos últimos anos, muito se aprendeu sobre suas ações e seus efeitos adversos em várias espécies; entretanto, informações científicas mais consistentes sobre a dosagem e o intervalo entre as doses ideais dos GC ainda são muito variáveis, em razão das diferenças, entre as espécies, na metabolização e no mecanismo de ação dos GC. Portanto, em geral, os protocolos terapêuticos baseiam-se na experiência clínica com um produto, no bom senso e em informações oriundas da medicina humana ou de outras espécies. Embora a discussão que se segue enfatize o uso sistêmico de GC, deve-se reconhecer que sua aplicação local (oftálmica, auricular, intra-articular, tópica, intralesional) também induz efeitos sistêmicos semelhantes.

Tratamento de hipoadrenocorticismo

A deficiência de glicocorticoide espontânea, sem deficiência simultânea de mineralocorticoide, é relativamente rara em cães, espécie que mais comumente manifesta doença de Addison (deficiências de glicocorticoide e de mineralocorticoide). Suspeita-se que a causa primária seja a destruição imunomediada do córtex da adrenal, tornando a reposição dos hormônios fisiológicos aldosterona e cortisol (na maioria dos animais domésticos) o principal objetivo clínico. A deficiência de GC espontânea seletiva é rara; todavia, os GC endógenos, por si sós, podem ocasionar atrofia seletiva da região do córtex da adrenal onde são produzidos os GC (zona fasciculada e zona reticular) (Addison, 1855; Ferguson, 1985a; Ferguson *et al.*, 1978; Hoenig e Ferguson, 1991b).

Tratamento de doenças não adrenais: inflamatórias, alérgicas e autoimunes

Os GC são anti-inflamatórios e imunossupressores potentes. A maior parte das aplicações desses agentes se deve a tais propriedades. No entanto, é difícil dissociar, farmacologicamente, os efeitos metabólicos adversos, como mencionado na seção *Toxicidade*, dos benefícios terapêuticos, tornando os GC compostos potentes, ainda que potencialmente perigosos. Recentemente, a base celular para a ação desses hormônios tornou-se mais conhecida, possibilitando a origem de novas classes farmacêuticas em que, por exemplo, pode-se dissociar os efeitos anti-inflamatórios/imunossupressores e metabólicos (ver seção *Medicamentos recentes*) (Schäcke *et al.*, 2007; Barnes, 2010; Hasselgren *et al.*, 2010; Vandevyver *et al.*, 2013).

Revisão sobre fisiologia

Biossíntese de esteroides

O córtex da adrenal sintetiza diversos esteroides, a partir do colesterol, e os libera na circulação sanguínea. Os esteroides que atuam no metabolismo intermediário são denominados *glicocorticoides*, e são produzidos, principalmente, nas camadas da glândula adrenal denominadas *zona fasciculada* e *zona reticular*. Os esteroides que, principalmente, retêm sais são denominados *mineralocorticoides* e são sintetizados na zona glomerular. Além disso, a glândula adrenal é capaz de sintetizar esteroides com atividade androgênica e estrogênica. Na maioria dos animais domésticos, o principal glicocorticoide é o cortisol; na maioria dos mamíferos, o principal mineralocorticoide é a aldosterona. Em algumas espécies (p. ex., ratos), a corticosterona é o principal glicocorticoide. O GC é menos firmemente ligado à proteína e, portanto, é metabolizado mais rapidamente. Em termos quantitativos, a di-hidroepiandrosterona (DHEA) é o principal andrógeno, sendo parte dela sulfatada em DHEA-sulfato. Ambas, a DHEA e a androstenediona, possuem atividade androgênica muito fraca. A glândula adrenal secreta uma pequena quantidade de testosterona, podendo ser de maior importância como um andrógeno. Pouco se sabe sobre os andrógenos secretados pela adrenal. No entanto, os andrógenos adrenais, como a testosterona e a androstenediona, podem ser convertidos em estrona, em pequena quantidade, pelos tecidos endócrinos (Aron e Tyrrel, 1994; Tyrrell *et al.*, 1994).

As vias bioquímicas envolvidas na esteroidogênese da adrenal são mostradas na Figura 29.1. A etapa taxa-limitante inicial dependente do hormônio adrenocorticotrófico (ACTH) envolve o transporte do colesterol intracelular da parte externa para a parte interna da membrana da mitocôndria, por meio da proteína reguladora aguda esteroidogênica (StAR), onde o colesterol é transformado em pregnenolona pelo citocromo P450 scc (SCC; enzima de clivagem da cadeia lateral do colesterol). Assim, a síntese dos vários esteroides da adrenal envolve uma série de enzimas do citocromo P450 (Tabela 29.1). As enzimas SCC e CYP11B estão presentes na mitocôndria e utilizam um sistema de transporte de eletrodo específico para esteroides hidroxilados. As enzimas 17α-hidroxilase e 21-hidroxilase estão presentes no retículo endoplasmático. No citoplasma, a pregnenolona é convertida em progesterona, pela ação da 3β-hidroxiesteroide desidrogenase (3β-HSD), que é o alvo do trilostano, um medicamento antiadrenal. A progesterona sofre hidroxilação e se transforma em 17-hidroxiprogesterona (17-OHP), pela ação da 17α-hidroxilase; essa etapa é necessária para a síntese de glicocorticoide. A 21-hidroxilação da progesterona na zona glomerular ou da 17-OHP na zona fasciculada é realizada pela enzima 21-hidroxilase, originando desoxicorticosterona (DOC) e 11-desoxicortisol, respectivamente. Em seguida, ocorre síntese de cortisol na mitocôndria, pela conversão do 11-desoxicortisol em cortisol, pela ação da enzima 11β-hidroxilase. Ademais, na zona glomerular, essa enzima transforma DOC em corticosterona. A aldosterona sintase também realiza tal reação e converte corticosterona em aldosterona, pela ação de produtos intermediários da 18-OH-corticosterona.

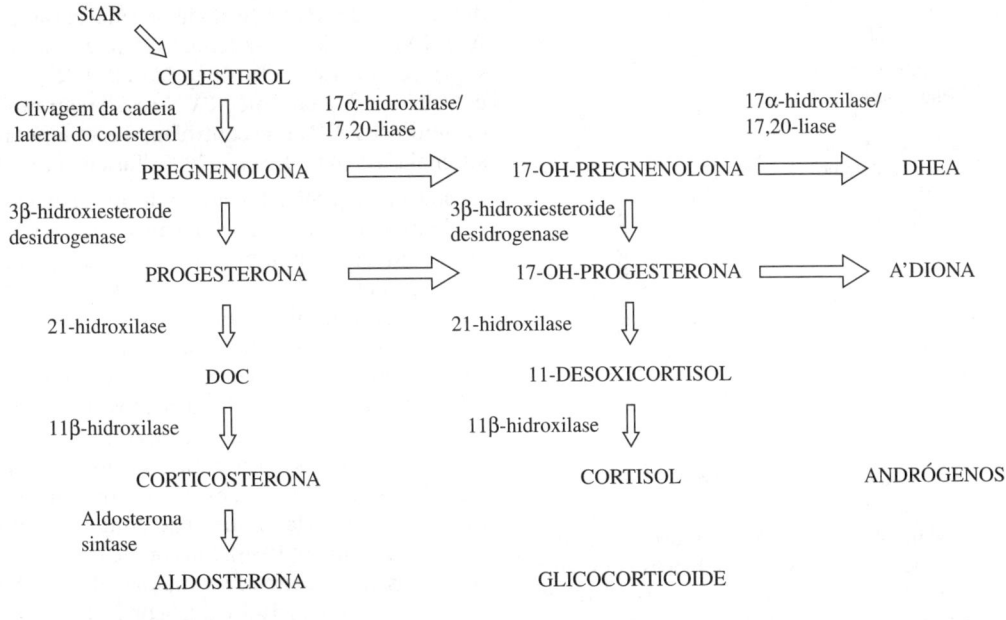

Figura 29.1 Esteroidogênese adrenal. A proteína reguladora aguda esteroidogênica (StAR) atua como mediador da absorção de colesterol na mitocôndria de células adrenocorticais. Assim, aldosterona, cortisol e andrógenos adrenais são sintetizados pela ação de uma série de enzimas esteroidogênicas. A'diona: androstenediona; DHEA: desidroepiandrosterona; DOC: desoxicorticosterona. Fonte: Stewart, 2003. Reproduzida, com autorização, de Elsevier.

Tabela 29.1 Nomenclatura de enzimas esteroidogênicas da adrenal e respectivos genes. Fonte: Adaptada de Stewart, 2003. Reproduzida, com autorização, de Elsevier.

Nome da enzima	Gene
Enzima da clivagem da cadeia lateral do colesterol (SCC) (desmolase)	CYP11A1
3β-hidroxiesteroide desidrogenase (3β-HST) (isoenzima tipo II)	HSD3B2
17α-hidroxilase/17,20-liase	CYP17
21-hidroxilase	CYP21A2
11β-hidroxilase	CYP11B1
Aldosterona sintase	CYP11B2

Os esteroides da adrenal são metabolizados, também, em tecidos extra-adrenais, e a metabolização de GC mediada por enzima pré-receptor acrescenta outra via de controle metabólico. O cortisol é interconvertido com cortisona biologicamente inativa pelo sistema 11β-hidroxiesteroide desidrogenase (11β-HSD). A conversão de 11-desidrocorticosterona e de cortisona 11-cetoglicocorticoide inativa em 11β-hidroxiglicocorticoides ativos (cortisol e corticosterona, respectivamente) é catalisada pela 11β-HSD1, com uso de NADPH. A ação dessa enzima é elevada em tecidos metabolicamente ativos, como fígado, músculo esquelético e tecido adiposo. Do mesmo modo, a prednisona, um glicocorticoide sintético, deve sofrer conversão pela 11β-HSD1, no fígado, para se tornar bioativa (Stewart, 2003). Diferentemente, a 11β-HSD2 utiliza NAD^+ para transformar cortisol em cortisona, essencialmente inativando-o. Nos túbulos renais distais, essa enzima inativa o cortisol, assegurando que somente a aldosterona atue como agonista em receptores mineralocorticoides (Atanasov e Odermatt, 2007; Divari *et al.*, 2011; Chapman *et al.*, 2013). A placenta e o feto também expressam 11β-HSD2 e, assim, impedem a prematuridade da programação de desenvolvimento; caso contrário, isso seria induzido pelo cortisol.

Eixo hipotálamo-hipófise-adrenal (HPAA)

A síntese de ACTH é estimulada pelo hormônio liberador de corticotropina (CRH), produzido no hipotálamo (Figura 29.2) (ver, também, Capítulo 26); a síntese de ACTH também é influenciada pela vasopressina (hormônio antidiurético, ADH), principalmente em situações de estresse. Ademais, há participação do sistema nervoso central (SNC) na secreção de hormônio hipotalâmico. Também, há relato de um sistema de retroalimentação (*feedback*) de "alça curta" do ACTH nos corticotrofos (células produtoras de ACTH), na hipófise. Em humanos, o cortisol é secretado em resposta à liberação de ACTH, na forma de pulsos, com variação diurna.

Há um sistema de retroalimentação negativa de GC na secreção de ACTH em ambos os níveis, hipotalâmico e hipofisário, que envolve dois mecanismos:

1. "Retroalimentação rápida": é sensível à alteração no teor de cortisol e, provavelmente, ocorre sem interação com receptores de esteroides nucleares (ver seção *Mecanismos celulares de retroalimentação* [feedback] *negativa*)
2. "Retroalimentação lenta": sensível à concentração absoluta de cortisol, é um efeito mediado por receptor nuclear, que resulta em redução na síntese de ACTH. O teste clínico para hiperadrenocorticismo espontâneo, conhecido como teste de supressão com dexametasona, é mediado por esse mecanismo de retroalimentação (Keller-Wood, 1990; Tyrrell *et al.*, 1994).

As doses farmacológicas de GC influenciam sobremaneira a regulação de glicocorticoide endógeno, suprimindo a produção de hormônio hipotalâmico e hipofisário (Figura 29.2). O cortisol inibe as secreções de ACTH e CRH, por meio de um mecanismo de retroalimentação negativa em ambos, hipotálamo e hipófise, condição importante quando se pretende restabelecer

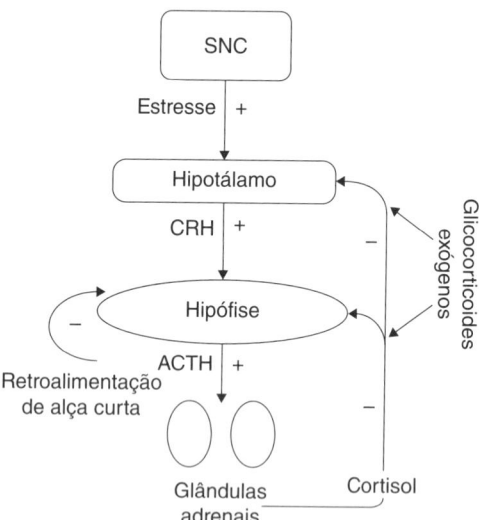

Figura 29.2 Eixo hipotálamo-hipófise-adrenal. Os glicocorticoides exógenos inibem as funções do hipotálamo e da hipófise por meio de um mecanismo de retroalimentação (*feedback*) negativa. O ACTH, por meio de retroalimentação de "alça curta", inibe sua própria produção. Portanto, o restabelecimento de todo o eixo hipotálamo-hipófise-adrenal requer a descontinuação de glicocorticoide e não é exacerbado pela administração de ACTH exógeno. SNC: sistema nervoso central; CRH: hormônio liberador de corticotropina; ACTH: hormônio adrenocorticotrófico; + indica estimulação; – indica inibição.

o eixo hipotálamo-hipófise-adrenal (HPAA) mediante a administração de glicocorticoide endógeno.

Até o momento, não se identificaram GC que apresentem efeito anti-inflamatório, mas que não interfiram no eixo HPAA. Como resultado, o uso prolongado de doses suprafisiológicas pode causar atrofia adrenocortical e redução da reserva secretora da adrenal (Chastain *et al.*, 1981; Chastain e Graham, 1979; Hench, 1952; Kemppainen *et al.*, 1982; Moore e Hoenig, 1992).

Mecanismos celulares de retroalimentação (*feedback*) negativa. Os GC inibem a transcrição do gene da pró-opiomelanocortina (POMC) (e, portanto, a síntese e a secreção de ACTH), na adeno-hipófise, e a síntese e a secreção de mRNA de CRH e vasopressina (AVP), no hipotálamo. Esse mecanismo de retroalimentação negativa depende da potência da dose, bem como da meia-vida do glicocorticoide e da duração do tratamento. Embora a inibição da retroalimentação seja mediada, principalmente, por receptor de glicocorticoide (RG), há evidência de retroalimentação de alça rápida, que pode responder por até 50% do efeito de retroalimentação negativa. Relata-se que os GC apresentam efeito negativo no bloqueio de neurônios do núcleo periventricular (PVN), no hipotálamo, ocasionado por um efeito bloqueado por um antagonista de receptor de glicocorticoide. No entanto, os GC também causam supressão aguda de correntes de voltagem induzidas por K+ ativado, de neurônios do PVN, e inibem correntes pós-sinápticas excitatórias glutamatérgicas por neurônios PVN, dentro de minutos. Esse efeito parece ser decorrente da liberação de endocanabinoides, que suprimem, de modo retrógrado, a liberação pré-sináptica de glutamato e ácido gama-aminobutírico (GABA). Além disso, os GC induzem rápido efeito facilitador na liberação de GABA por esses neurônios hipotalâmicos. Há alguma evidência de que os RG ligados à membrana que atuam como mediadores desses efeitos rápidos envolvam,

direta ou indiretamente, a via de sinalização proteinoquinase A (PKA)-proteína Gs-adenilato ciclase. A ação combinada de supressão do estímulo sináptico excitatório e da facilitação da inibição de neurônios PVN resulta em rápida inibição do estímulo dos PVN que controlam o eixo hipotálamo-hipófise-adrenal (HPAA) (Di *et al.*, 2003; Tasker *et al.*, 2006).

Importância terapêutica. O padrão de apresentação do glicocorticoide influencia a regulação gênica e as respostas teciduais: a pulsabilidade é um importante fator na regulação do HPAA e das respostas teciduais aos GC (Russel e Lightman, 2014). Em humanos, a administração de doses diárias únicas de GC exógenos é mais comumente recomendada no período da manhã, a fim de mimetizar o padrão de secreção da glândula adrenal (Tyrrel *et al.*, 1994). Embora relatos mais antigos aleguem a ocorrência de variação diurna na concentração de cortisol em cães e gatos, com teor plasmático máximo do corticosteroide no período da manhã, em cães, e, ao anoitecer, em gatos, estudos cuidadosamente elaborados não confirmaram essas observações (Kemppainem, 1986). Em condições basais (sem influência de fatores estressantes), na maioria das espécies a glândula adrenal produz cortisol (hidrocortisona), na taxa diária de, aproximadamente, 1 mg/kg de peso corporal.

Ligação no plasma, metabolização e excreção

No plasma, mais de 90% do cortisol encontra-se ligado a proteínas. Os 10% restantes de hormônio livre correspondem à parte ativa, de acordo com a hipótese do hormônio livre. Em condições normais, a globulina ligada a corticosteroide (CBG), uma α_2-globulina sintetizada no fígado, se liga à maioria dos hormônios circulantes. O restante dos hormônios encontra-se na forma livre ou ligado fracamente à albumina, estando disponíveis para atuar nas células-alvo. O cortisol é removido da circulação pelo fígado, onde sofre redução e conjugação e se transforma em sulfatos e glicuronídeos hidrossolúveis, que são excretados na urina (Aron e Tyrrell, 1994; Grote *et al.*, 1993; Hammond, 1990; Tyrrell *et al.*, 1994).

Mecanismos de ação moleculares

Os GC apresentam quatro mecanismos de ação celulares: (i) o mecanismo de ação genômico clássico que envolve o receptor de glicocorticoide citosólico (RGc); (ii) efeitos não genômicos secundários, também iniciados pelo RGc; (iii) efeitos não genômicos mediados pelo receptor de glicocorticoide ligado à membrana (mRG); e (iv) efeitos não genômicos inespecíficos causados por interações com membranas celulares (Figura 29.3; Loewenberg *et al.*, 2007). Parece que cada um desses efeitos depende do tecido e da dose de GC (Tabela 29.2). (Stahn *et al.*, 2007; Buttgereit, 2004).

Mecanismos de ação genômicos

Os mecanismos de ação que atuam como mediadores da maioria dos efeitos são associados com eventual síntese proteica, como os efeitos imunomoduladores e anti-inflamatórios e a terapia de reposição fisiológica com baixa dose; no entanto, atualmente sabe-se que alguns efeitos, principalmente os mais rápidos, constatados com altas doses de GC, não podem ser explicados com base nesse mecanismo (ver seção *Efeitos não genômicos dos glicocorticoides*). Os mecanismos de ação dos GC genômicos são mediados por cRG, por meio do receptor de glicocorticoide citoplasmático. O cRG não ligante é uma proteína de peso molecular 94 kDa presente no citoplasma como

Tabela 29.2 Conhecimentos atuais sobre a relação entre dose clínica e efeitos celulares dos glicocorticoides. Fonte: Adaptada de Buttgereit *et al.*, 2004. Reproduzida, com autorização, de John Wiley & Sons.

Dose diária de prednisolona (mg/kg)	Aplicação terapêutica	Efeitos genômicos (% de saturação do receptor)	Não genômicos inespecíficos	Não genômicos mediados por cRG
Baixa (≤ 0,2)	Reposição ou baixa dose de manutenção Anti-inflamatório	+ (< 50%)	−	?
Intermediária (0,2 a 0,5)	Inicial Anti-inflamatório (doença crônica)	++ (50 a 100%)	(+)	(+)
Alta (0,5 a 1)	Inicial Anti-inflamatório (doença subaguda) ou imunossupressor (doença crônica)	+++ (quase 100%)	+	+
Muito alta (1 a 3)	Anti-inflamatório (na doença aguda) ou imunossupressor (em caso de risco à vida)	+++ (quase 100%)	+++	++
Terapia em pulso ou de choque (≥ 3)	Doença muito grave ou com risco à vida Imunossupressor ou linfocitolítico inicial	++++ (100%)	++++	+++

cRG: receptor de glicocorticoide citosólico; ?: desconhecido; −: não relevante; (+): às vezes relevante, mas de menor importância; +: relevante; ++: relevante a muito relevante; +++: muito relevante; ++++: o mais relevante.

um complexo multiproteico que contém proteínas de choque térmico (Hsp; do inglês, *heat-shock proteins*), como Hsp90, Hsp70, Hsp56 e Hsp40. Também, há interação com imunofilinas (chaperonas, como p23 e Src) e diversas quinases, no sistema de sinalização mitógeno-proteinoquinase ativada (MAPK). O próprio receptor de glicocorticoide consiste em três domínios: um domínio N-terminal, que possui funções de transativação; um domínio ligado ao DNA, com uma parte de "dedo de zinco"; e um domínio ligado ao glicocorticoide. Por fim, a ligação ao cRG causa indução (também conhecida como *transativação*) ou inibição (também conhecida como *transrepressão*) da síntese de proteínas reguladoras. Em geral, não se constatam efeitos genômicos antes de 30 min, em razão do tempo necessário para ativação/translocação, transcrição e translação do cRG. Estima-se que os GC influenciem a transcrição de cerca de 1% de todo o genoma, pela interação direta ou indireta com fatores de transcrição e coativadores (Stahn *et al.*, 2007).

Efeitos genômicos via receptor de glicocorticoide citosólico (cRG). A estrutura semelhante à do colesterol e o baixo peso molecular (cerca de 300 dáltons) possibilitam aos GC uma fácil passagem através da membrana celular e ligação ao cRG inativo. Alterações na conformação do complexo GC/cRG resultam em dissociação das proteínas de choque térmico (HSP) HSP70 e HSP 90, seguida de migração ao núcleo, dentro de 20 min. A ligação ocorre como um homodímero ao elemento da resposta glicocorticoide (ERG), juntamente com a proteína ativadora-1 (PA-1), que consiste em *c-fos* e *c-jun*. A ligação do complexo GC/RG ao ERG positivo (pERG) resulta, por exemplo, na indução da síntese de proteínas anti-inflamatórias (p. ex., lipocortina 1, $I_\kappa B$, anexina 1, fosfatase MAP quinase 1 e IL-10), bem como de proteínas metabólicas (p. ex., aquelas fundamentais à gliconeo-gênese) quase sempre associadas com a ocorrência comum de efeitos colaterais. A transcrição de genes pode ser inibida por GC, mediante interação direta de RG e ERG (nERG), como aqueles relacionados com secreção e expressão hipofisária de pró-opiomelanorcotina, precursor de ACTH, que constitui o sistema de retroalimentação negativa da hipófise (ver Figuras 29.2 e 29.3) (Loewenberg *et al.*, 2007).

Os GC também suprimem a expressão de genes inflamatórios, inclusive os genes das interleucinas 1 e 2 (IL-1 e IL-2), pelo mesmo mecanismo (Loewenberg *et al.*, 2007; Stahn *et al.*, 2007). O efeito repressivo do RG na regulação do fator nuclear κB (NF-κB) é equilibrado pelo controle negativo do NF-κB de transcrição α-mediada do RG, embora ainda não se conheça o mecanismo primário desse antagonismo (Duma *et al.*, 2006). Os fatores de transcrição também podem ser inativados pelo ERG, por meio de interação direta do fator com o RG. Além disso, pode-se obter modulação da transcrição mediada pelo RG, mediante a interação direta proteína-proteína com fatores de transcrição pró-inflamatórios, como a proteína-1 ativadora (AP-1), NF-κB, ou transdutores de sinais e ativador da transcrição, inibindo a expressão do gene-alvo (van der Velden, 1998; Loewenberg *et al.*, 2007).

Agonistas (SEGRA) e moduladores do receptor de glicocorticoide seletivos (SEGM). Em geral, os efeitos indesejáveis do tratamento com GC são atribuídos à transativação mediada por dímero, enquanto os efeitos anti-inflamatórios benéficos se devem à transrepressão do RG mediada por monômero. No entanto, agora sabe-se que a transativação mediada por dímero é fundamental para a atividade anti-inflamatória (Vandevyver *et al.*, 2013). Os agonistas ligantes do RG dissociado (DIGRA), cuja denominação atual preferida é modulares agonistas do receptor de glicocorticoide seletivos (SEGRAM, SEGRA ou SEGRM), são fármacos experimentais em desenvolvimento destinados a induzir os efeitos desejáveis dos GC, com poucos efeitos colaterais (Schäcke *et al.*, 2007). Os autores não têm conhecimento do uso desses fármacos em medicina veterinária.

Mecanismo de ação (Figura 29.4). A regulação negativa pelos RG está relacionada à inibição da atividade de fatores de transcrição (quase sempre pró-inflamatórios), por meio da ligação a esses fatores. A ligação de homodímero de RG ao ERG provoca acetilação de histona, resultando em remodelagem da cromatina e a associação de RNA polimerase II mediante o recrutamento de cofatores proteicos com atividade acetil-transferase, resultando em transativação (p. ex., proteína de ligação do elemento de resposta do AMP cíclico). Todavia, quando o homodímero do RG se liga ao ERG negativo, por meio de desalojamento de cofatores ou de recrutamento de correpressores ou de histonas desacetilase (HDAC), a estrutura da cromatina se consolida e a transcrição é inibida (Schäcke *et al.*, 2007). Constatou-se que o gene do zíper de leucina induzido pelo GC atua como mediador *downstream* dos efeitos imunossupressores e anti-inflamatórios do GC e, eventualmente, pode ser um alvo farmacológico (Ayroldi *et al.*, 2014). Ademais, verificou-se que alguns desses compostos reduziram a tendência de antagonismo à insulina e, portanto, os efeitos colaterais metabólicos (Brandish *et al.*, 2014).

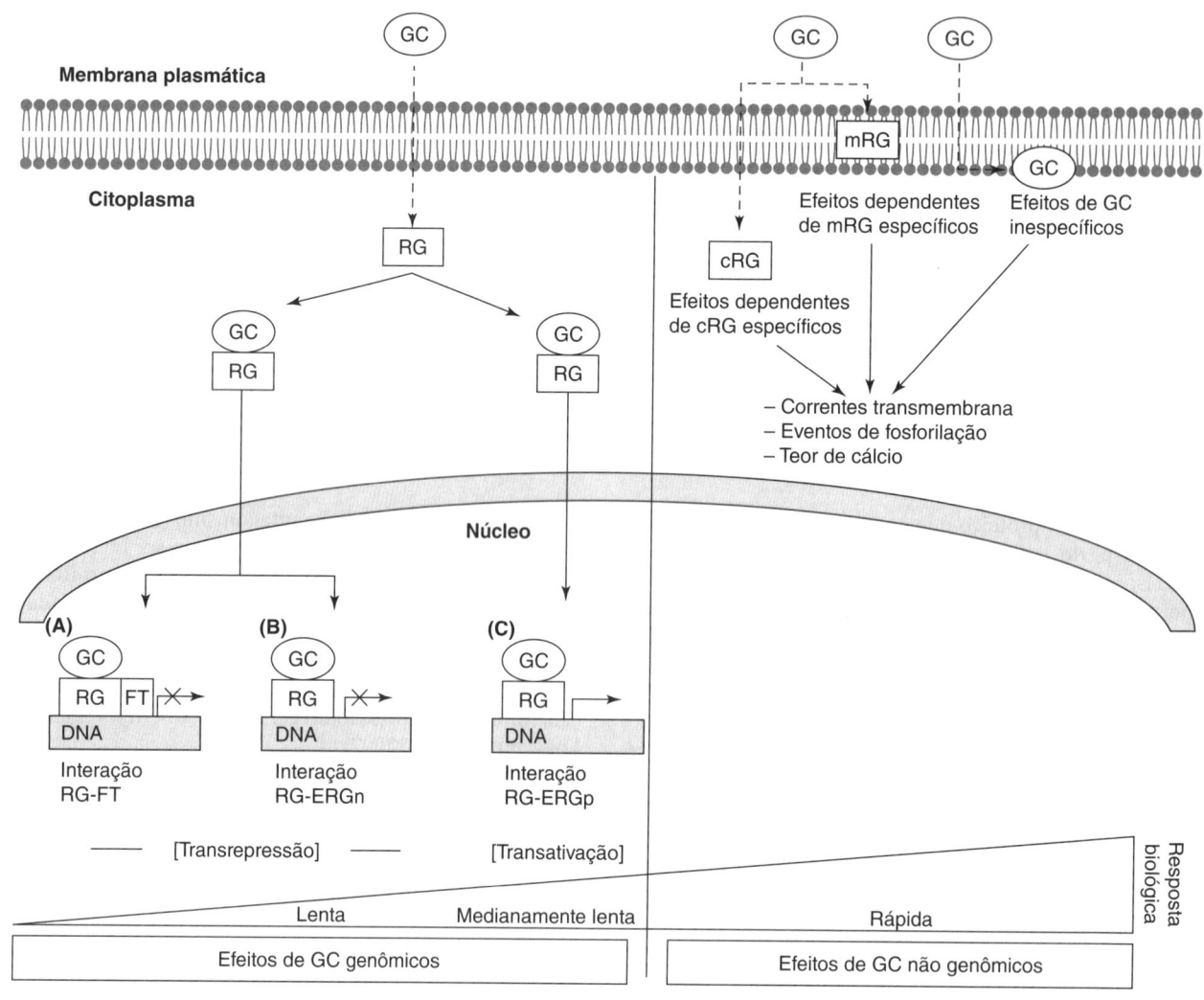

Figura 29.3 Mecanismos celulares genômicos e não genômicos da ação dos glicocorticoides (GC). Os GC difundem-se para o interior das células e ligam-se ao RG citoplasmático; depois disso, ocorre translocação do complexo GC-RG para o núcleo.

Lado esquerdo da figura: **A.** O RG ligado inibe diretamente os fatores de transcrição pró-inflamatórios, como AP-1, NF-κB e STAT. **B.** O RG ligado suprime ativamente a transcrição (transrepressão) de genes inflamatórios (como os genes de IL-1 e IL-2) por meio de ligação aos ERG negativos (nERG). A transrepressão induzida por GC é lenta porque é necessário um tempo para a redução total dos níveis de proteína e do RNA dos genes-alvo. **C.** O RG ativado induz transcrição (transativação) de genes imunossupressores (p. ex., gene da lipocortina), via ERG positivos (pERG). A transativação de genes que codificam proteínas reguladoras é menos lenta (medianamente lenta), comparativamente à transrepressão.

Lado direito da figura: Os GC induzem efeitos rápidos (dentro de minutos) nas correntes transmembrana, na transdução de sinais (como nas vias de sinalização MAPK), nas cascatas de segundo mensageiro, ou na mobilização de Ca++ intracelular. Os efeitos do GC não genômicos são mediados por RG citosólico, bem como por RG ligado à membrana, ou por interações inespecíficas com membranas celulares.

Nesse esquema simplificado não estão incluídas proteínas chaperonas ligadas ao RG.

cRG: receptor de glicocorticoide citosólico; GC: glicocorticoide; ERG: elemento de resposta ao receptor glicocorticoide; MAPK: proteinoquinase ativada por mitógenos; mRG: receptor de glicocorticoide ligado à membrana; RCT: receptor de célula T; FT: fator de transcrição. Fonte: Loewenberg *et al.*, 2007. Reproduzida, com autorização, de Elsevier.

Indução de lipocortina e inibição de fosfolipase A₂. Um importante mecanismo envolvido nos efeitos anti-inflamatórios e imunossupressores dos GC é a inibição de fosfolipase A$_2$ (PLA$_2$), enzima responsável pela liberação de ácido araquidônico das membranas, antes de sua subsequente metabolização pelas vias ciclo-oxigenase (COX) e lipo-oxigenase (LOX) (Figura 29.5). Os GC exacerbam a produção de uma proteína denominada *lipocortina*, que inibe a enzima fosfolipase A$_2$ na membrana celular e, assim, inibe a formação de prostaglandinas, leucotrienos e fator ativador de plaquetas (PAF) (Figura 29.5). Os GC podem inibir, também, outras fosfolipases, como a fosfolipase C (Barragry, 1994; Goldfien, 1992; Sorenson *et al.*, 1988). A lipocortina-1, um membro da superfamília de proteínas anexinas de peso molecular 37 kDa, tem importante função reguladora nos diversos sistemas orgânicos, incluindo diferenciação e regulação do crescimento celular, migração de neutrófilos, respostas do SNC às citocinas, secreção neuroendócrina e neurodegeneração (Flower e Rothwell, 1994).

Isoformas do receptor de esteroide. Os receptores de GC e de mineralocorticoides (RG e RM, respectivamente) constituem uma

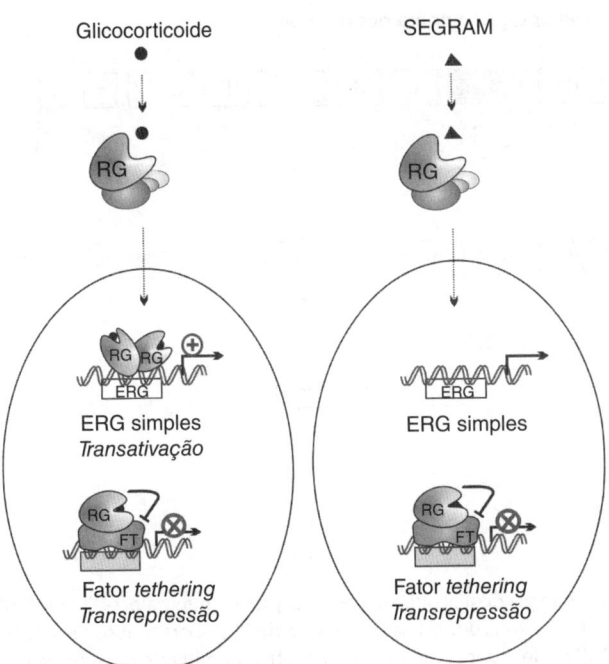

Figura 29.4 Mecanismo de transrepressão por glicocorticoides e moduladores/agonistas de receptor de glicocorticoide seletivos (SE-GRAM). Figura simplificada do mecanismo de ação de um glicocorticoide clássico e do mecanismo de ação de um SEGRAM. RG, receptor de glicocorticoide; ERG, elemento de resposta do receptor de glicocorticoide; FT, fator de transcrição. Fonte: https://en.wikipedia.org/wiki/File:SEGRAM_basicmechanism.tif. Usado com autorização de CC BY-SA 3.0 http://creativecommons.org/licenses/bysa/3.0/.

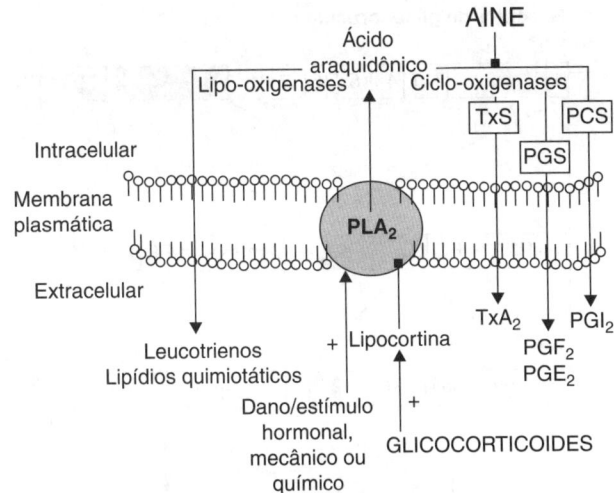

Figura 29.5 Comparação entre os efeitos de GC e de anti-inflamatórios não esteroides (AINE) em mediadores de inflamação derivados do ácido araquidônico. Os GC estimulam a produção de lipocortina, que inibe a atividade plasmática de fosfolipase A_2 (PLA_2) e, assim, inibe a liberação de ácido araquidônico e, indiretamente, a produção de mediadores inflamatórios recém-formados na via ciclo-oxigenase, bem como na via lipo-oxigenase. O resultado final é a redução na produção de leucotrienos e de compostos quimiotáticos, além de menor formação de tromboxano A_2 (TxA_2) pela enzima tromboxano sintase (TxS), de prostaglandinas E_2 e $F_{2\alpha}$ pela prostaglandina sintase (PGS), e de prostaciclina (PGI_2) pela prostaciclina sintase (PCS).

classe de proteínas da superfamília de receptores nucleares, incluindo aqueles de GC, mineralocorticoides, estrógenos, progesterona, andrógenos, vitamina D e ácido retinoide. Eles são amplamente conservados em todas as espécies. Os receptores de GC são fundamentais para o desenvolvimento e diferenciação normais e essenciais para a vida (Duma *et al.*, 2006). No caso de RG de humanos há uma isoforma de 777 aminoácidos ligada a esteroide, denominada isoforma α, e uma não ligada a esteroide que possui 742 aminoácidos, conhecida como isoforma β, que é idêntica à isoforma α nos 727 primeiros aminoácidos (Figura 29.6). A maioria dos efeitos se deve ao RGα; para RG há múltiplas isoformas de translação e cada uma delas pode passar por diferentes tipos e graus de modificação pós-translação. Inicialmente, acreditava-se que a isoforma RGβ não fosse fisiologicamente importante, mas atualmente sabe-se que ela se expressa de modo constitutivo no núcleo e antagoniza a atividade do RGα (Ayroldi *et al.*, 2014). O RGα é considerado o RG clássico, responsável pela maioria dos efeitos genômicos, enquanto a isoforma β foi incriminada na transferência de resistência aos GC e, possivelmente, na manifestação de doenças inflamatórias e autoimunes. Sugeriu-se que o RGβ inibe a atividade de transcrição do RGα por interferir na formação do complexo coativador.

Muitos mecanismos ainda precisam ser esclarecidos, mas sugere-se que a expressão exagerada do RGβ possa ser neutra, ou possa induzir uma condição anti-inflamatória ou pró-inflamatória. Há relevância farmacológica da expressão exagerada do RGβ como um anti-inflamatório ou um supressor dos efeitos colaterais metabólicos dos GC. Até o momento, a maioria dos estudos relata maior expressão de RGβ em doenças autoimunes ou inflamatórias, ou em condições resistentes aos glicocorticoides. Normalmente, os neutrófilos apresentam uma alta proporção RGβ:RGα, e isso pode ser a causa de sua relativa resistência aos glicocorticoides. Entretanto, ainda não há estudo sobre avaliação do efeito da administração aguda ou de longa duração de GC na expressão de RGβ. Contudo, as citocinas pró-inflamatórias induzem uma expressão exagerada de RGβ e pressupõe-se que a expressão dessa isoforma de RG seja um possível fator preditivo de falha do tratamento com glicocorticoide (Duma *et al.*, 2006).

Modificações pós-translação. As funções dos RG podem ser subsequentemente alteradas por modificações pós-translação, como fosforilação, ubiquitinação e SUMOilação. Por fim, essas modificações podem alterar a distribuição subcelular, a atividade de transcrição e as interações proteína-proteína. Acredita-se que a ubiquitinação seja o principal mecanismo de controle da taxa de degradação dos RG, tendo como alvo a degradação do proteassomo. Nos animais eucariotos, esse é um mecanismo altamente preservado. A adição de um pequeno modificador-1 relacionado à ubiquitina (SUMO-1) é denominada *SUMOilação*, podendo também interferir em localização e estabilidade de proteínas. Por exemplo, a condição de fosforilação do RG, importante na terapia imunossupressora ou anticancerígena, pode interferir na sensibilidade do glicocorticoide durante o ciclo celular. O tratamento com glicocorticoide aumenta a fosforilação durante a fase S, mas não durante a fase G2 ou M. Como consequência, as células sincronizadas na fase S são responsivas aos GC, o que não acontece com aquelas sincronizadas na fase G2/M (Duma *et al.*, 2006).

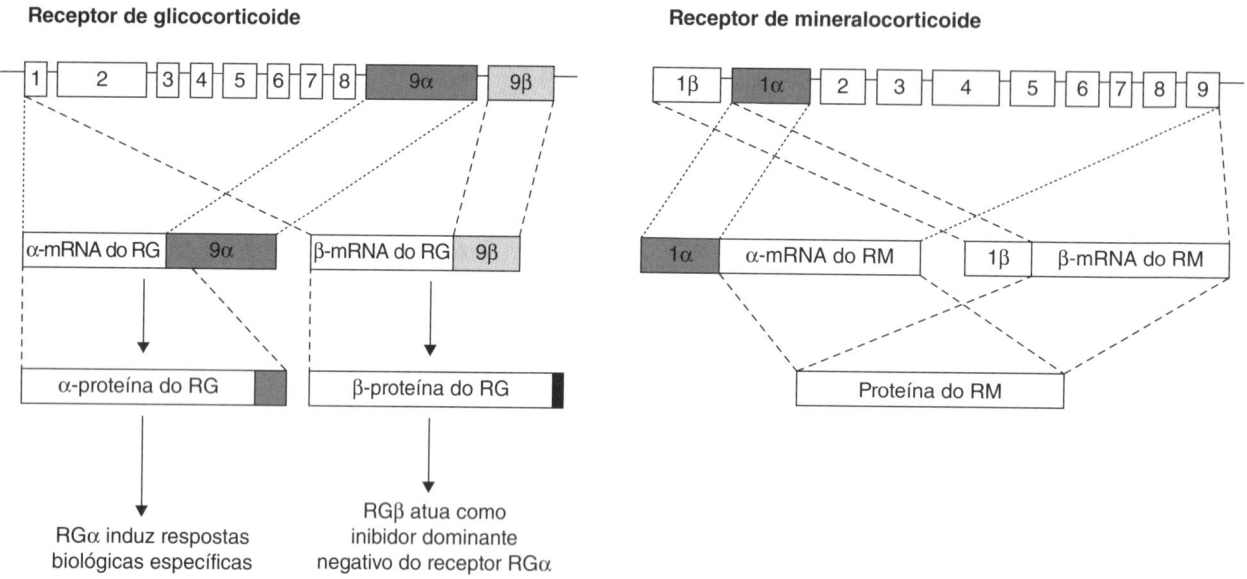

Figura 29.6 Estrutura esquemática dos genes humanos que codificam o receptor de glicocorticoide (RG) e o receptor de mineralocorticoide (RM). Foram descritas variantes de *splicing* (um processo que remove os íntrons e junta os éxons depois da transcrição do RNA) para ambos os receptores; no caso do receptor de glicocorticoide, há evidência de que a isoforma RGβ pode atuar como inibidor negativo dominante da ação de RGα. mRNA, ácido ribonucleico. Fonte: Stewart, 2003. Reproduzida, com autorização, de Elsevier.

Efeitos não genômicos dos glicocorticoides

Na terapia imunossupressora de choque ou em pulsos são administradas doses muito altas de GC. Nessas doses, acredita-se que ocorra saturação dos cRG (Tabela 29.2) e que é improvável que os efeitos se limitem ao fenômeno mediado por receptor. Em altas concentrações de GC podem ocorrer efeitos inespecíficos devido à interação direta com o lipídio da membrana celular (Figura 29.3). Esses efeitos são muito rápidos para serem regulados pela transcrição, sendo denominados *efeitos não genômicos*, mas representam diversos possíveis mecanismos. Os efeitos rápidos dos GC podem ser decorrentes da interação dos GC com receptores de membrana específicos. Por exemplo, constatou-se uma forma de RG de membrana plasmática em linfócitos B e em células mononucleares do sangue periférico. Os GC também podem atuar na membrana plasmática mediante mecanismos físico-químicos inespecíficos, principalmente quando em altas concentrações. Por meio desses mecanismos os GC podem inibir o transporte de Na^+ e Ca^{++} na membrana plasmática ou aumentar o extravasamento de H^+ da mitocôndria. O primeiro mecanismo, em linfócitos, foi incriminado, em parte, na rápida imunossupressão induzida pelos GC. Os efeitos dos GC nos fluxos iônicos e na permeabilidade vascular são independentes da síntese proteica (Muller e Rankawitz, 1991; Reul *et al.*, 1990). Na verdade, mostrou-se que o rápido efeito dos GC na inibição de condições alérgicas é causado pela redução do cálcio intracelular (Zhou *et al.*, 2008). Também foram descritos efeitos não genômicos dos GC em diferentes processos celulares, como polimerização da actina, condutância na membrana dos neurônios, e outros mecanismos de transdução de sinais. Por exemplo, o tratamento de curta duração com glicocorticoide reduziu a fosforilação induzida por antígeno da proteinoquinase ativada por mitógeno (MAP) regulada por sinal extracelular (ERK, MEK), bem como diminuiu a atividade de fosfolipase A2 (PLA2) (Song e Buttgereit, 2006).

Receptores de GC associados à membrana específicos podem estar envolvidos nos rápidos efeitos desses fármacos, em condições de choque (Gametchu *et al.*, 1991; Grote *et al.*, 1993; Liposits e Bohn, 1993). Os GC, como compostos semelhantes ao colesterol, podem alterar a fluidez da membrana e, por meio disso, controlar os conteúdos de GABA_A, EGF, fator de crescimento-1 semelhante à insulina (IGF-1) e receptores de dopamina na membrana plasmática. Também, pode ocorrer a inserção de hormônios esteroides no DNA, mediada por receptor; tais esteroides podem atuar como fatores de transcrição. Esses diversos modos de ação propiciam efeitos prolongados e/ou rápidos integrados, a fim de suprir as necessidades do indivíduo (Brann *et al.*, 1995).

Os GC podem induzir rápida fosforilação e translocação de anexina-1, uma importante proteína anti-inflamatória, na membrana. Também, relata-se que os GC ativam a enzima óxido nítrico sintase endotelial (eNOS), pela ação na fosfatidilinositol 3-quinase e proteinoquinase B, resultando em vasodilatação associada com efeitos cardioprotetores dos GC. A neuroproteção verificada após alta dose de glicocorticoide também pode estar associada a um efeito não genômico, de novo, possivelmente pela ativação de eNOS e aumento do fluxo sanguíneo cerebral (Song e Buttgereit, 2006).

Há relatos de receptores de mineralocorticoide e de glicocorticoide citosólicos ligados à membrana. Receptores de aldosterona na membrana plasmática de linfócitos e de células de músculo liso parecem estimular alterações nos conteúdos de Ca^{++}, IP3, cAMP e proteinoquinase C. Sustentando a relevância clínica, a quantidade de RG ligados à membrana plasmática está relacionada à capacidade dos GC em induzir a morte de linfócitos. Há necessidade de estudos adicionais para esclarecer a participação funcional e os mecanismos celulares associados com o RG ligado à membrana. O conhecimento atual é que existe apenas um RG citosólico, que pode ser não ligante e associado à membrana, ou pode ser ligante e atuar como um fator de transcrição nuclear "clássico". Em futuras preparações farmacêuticas, os GC com preferência por RG ligados à membrana podem exacerbar a atividade imunossupressora, com poucos efeitos colaterais (Buttgereit *et al.*, 2004; Song e Buttgereit, 2006; Loewenberg *et al.*, 2007).

Efeitos fisiológicos dos glicocorticoides

Uma importante função dos GC é manter a homeostase dos líquidos por meio da regulação do volume e da composição dos líquidos corporais, possibilitando o metabolismo celular essencial. Sem GC, um animal não consegue sobreviver a um incidente estressante. Os GC apresentam amplos efeitos porque influenciam as funções da maioria das células do corpo. Em concentração fisiológica, os GC são fundamentais para a diluição do filtrado renal, em uma faixa de hipostenúria. Outras ações fisiológicas dos GC são: aumento da gliconeogênese, redução da síntese proteica e aumento da lipólise, com liberação de glicerol e ácidos graxos livres (um efeito antagonista à insulina). Embora muitos dos efeitos sejam relacionados à dose, os GC também podem atuar de modo permissivo, a fim de otimizar algumas reações celulares, como a gliconeogênese estimulada por glucagon e catecolaminas. Os efeitos fisiológicos dos GC na condição nutricional não são muito relevantes; no entanto, durante o jejum os GC contribuem para a manutenção da concentração de glicose por estimularem a liberação de glicose pelo fígado e aumentarem a gliconeogênese e a deposição de glicogênio pelo estímulo da enzima glicogênio sintase. O efeito no músculo é catabólico porque a absorção de glicose diminui e a liberação de aminoácido (gliconeogênese) aumenta.

Os GC estimulam a diferenciação de adipócitos, promovendo adipogênese, por meio da ativação de genes da diferenciação de adipócitos fundamentais, como aqueles que codificam a lipoproteína lipase, a glicerol-3-fosfato desidrogenase e a leptina. Os GC também são permissivos para a atividade da lipase hormônio-sensível (HSL), responsável pela mobilização de ácidos graxos livres da reserva adiposa. Portanto, a lipólise é estimulada quando há carência de insulina ou quando esse hormônio sofre intenso antagonismo; pode resultar em cetogênese (Aron e Tyrrell, 1994; Ferguson, 1985a; Goldfien, 1992; Haynes, 1990; Melby, 1974; Wilcke e Davis, 1982).

Os GC também mantêm a microcirculação, a permeabilidade vascular normal e a estabilidade das membranas dos lisossomos, além de suprimirem as reações inflamatórias, embora essas funções estejam mais comumente associadas aos efeitos farmacológicos dos GC (Aron e Tyrrell, 1994; Tyrrell *et al.*, 1994).

Efeitos farmacológicos

Crescimento e desenvolvimento

Fisiologicamente, os GC participam da produção de surfactante pulmonar em fetos próximo ao nascimento, possibilitando a adaptação ao ar inspirado. Os GC estimulam a maturação pulmonar por meio da síntese de proteínas surfactantes. Camundongos carentes em RG não sobrevivem em razão da atelectasia pulmonar. Em potros, suspeita-se que a prematuridade com retardo do desenvolvimento do eixo adrenal seja uma causa de síndrome da angústia respiratória neonatal. Embora em concentração apropriada os GC estimulem a transcrição do gene do hormônio do crescimento (GH), o excesso de GC inibe o crescimento esquelético linear, devido aos efeitos catabólicos nos tecidos conjuntivos e nos músculos, e à inibição dos efeitos

de IFG-1. Os GC também estimulam a enzima medular adrenal a transformar norepinefrina em epinefrina (Aron e Tyrrell, 1994; Tyrrell *et al.*, 1994; Stewart, 2003).

Metabolismo energético

Os GC apresentam um efeito antagônico àquele da insulina, induzindo maior produção de glicose a partir de aminoácidos (gliconeogênese) e menor taxa de inclusão de aminoácidos às proteínas. Como mencionado anteriormente, os GC exacerbam a lipólise; contudo, o excesso de GC (concentração farmacológica) ou o hiperadrenocorticismo espontâneo pode resultar em redistribuição de gordura porque os GC estimulam o apetite, que, em consequência, estimula hiperinsulinemia, que resulta em lipogênese. Como resultado, pode-se instalar diabetes melito após uso prolongado de altas doses de glicocorticoide em animais com capacidade de secreção de insulina diminuída (pré-diabéticos). Em caso de excesso de glicocorticoide, não é incomum notar definhamento e fraqueza muscular; embora os GC estimulem a síntese de proteínas e RNA no fígado, eles ocasionam efeitos catabólicos nos tecidos conjuntivo e linfoide, músculo, gordura e pele. Ainda que não detectada em geral como um problema clínico em animais domésticos, humanos com síndrome de Cushing ou submetidos a tratamento de longa duração com GC podem manifestar osteoporose. Provavelmente, o problema é mais relevante em locais de cicatrização óssea; os GC inibem diretamente a formação de osso por inibirem a proliferação de osteoblastos e a síntese de matriz óssea, enquanto estimulam a atividade dos osteoclastos. Além disso, GC potencializam a ação do paratormônio (PTH) e de 1,24-di-hidroxicolecalciferol ($1,25(OH)_2$-D_3) e inibem a absorção intestinal de cálcio, um efeito que pode ser benéfico em casos de hipercalcemia. Entretanto, em animais jovens, os efeitos catabólicos de conteúdo excessivo de GC reduzem o crescimento. Em crianças, essa redução do crescimento não é impedida pelo hormônio do crescimento (Aron e Tyrrell, 1994; Tyrrell *et al.*, 1994). Em cães adultos constatou-se que a administração de 2 mg de prednisona/kg, durante 30 dias, reduziu a densidade mineral óssea em 14%, valor obtido em tomografia computadorizada helicoidal (Costa *et al.*, 2010).

Equilíbrio hidreletrolítico

O uso de GC, invariavelmente, causa poliúria e polidipsia, devido à inibição de liberação e ação do ADH, bem como à alteração da psiquê, resultando em maior consumo de água. Nenhum tratamento com altas doses de glicocorticoide é completamente isento de atividade mineralocorticoide (retenção de sal e perda de K⁺); portanto, o uso excessivo pode induzir ou exacerbar hipertensão ou causar hipopotassemia. Em parte devido ao aumento do volume de líquido extracelular, os GC aumentam a taxa de filtração glomerular e, em quantidade fisiológica, são necessários para a máxima diluição da urina (Ferguson, 1985a; Melby, 1974; Nakamoto *et al.*, 1992; Smets *et al.*, 2012).

Efeitos hematológicos e imunológicos

Quase sempre, o resultado desejado da aplicação terapêutica de GC, os efeitos anti-inflamatórios, são verificados principalmente em doses farmacológicas. Os GC causam alterações em quantidade, distribuição e função dos leucócitos do sangue periférico e na inibição da atividade da fosfolipase A_2 nas membranas plasmáticas dessas células. Os GC atuam, indiretamente, por induzirem a síntese de lipocortina que, por sua vez, inibe a liberação de ácido araquidônico de sua reserva na membrana plasmática, além de induzir a expressão do fator de crescimento transformador β (TGF-β) que, subsequentemente, bloqueia a síntese de citocina e a ativação de linfócito T. Além de contribuírem para a manutenção da microcirculação e integridade da membrana celular, os GC interferem na dissolução progressiva e dano de tecido conjuntivo e células, possivelmente por estabilizarem as membranas dos lisossomos (Aron e Tyrrell, 1994; Aucoin, 1982; Barrragry, 1994). Embora haja relato experimental de estabilização de lisossomos pelos GC, é difícil saber qual o benefício desses efeitos em situações clínicas. Os GC também reduzem a produção de histamina induzida (histamina produzida por células locais, no local da lesão), cuja ação não é efetivamente inibida por doses-padrão de anti-histamínicos. Além disso, eles antagonizam os efeitos de toxinas e quininas, reduzindo a inflamação resultante. No entanto, é importante ressaltar que a maioria de seus efeitos é *inespecífica*, ou seja, eles induzem efeitos metabólicos marcantes, indiferentemente da lesão inicial.

Os GC são utilizados por terem a vantagem de suprimir ambos, a quantidade de células e as ações do sistema imune. Os efeitos supressores na imunidade mediada por células predominam em relação àqueles da imunidade humoral. Em geral, não há comprometimento da produção de anticorpos quando se utilizam doses moderadas de GC; essa produção é inibida apenas em altas doses de GC, administradas por longo tempo. Eles causam linfopenia e eosinopenia, um efeito secundário a redistribuição e/ou lise celular, bem como estimulam a migração de neutrófilos do compartimento vascular marginal para o tecido linfoide. Os GC inibem a síntese de interferona induzida por vírus e diminuem a capacidade funcional dos monócitos, macrófagos e eosinófilos mediante a inibição da produção de interleucinas (IL), como IL-1 (macrófagos), IL-2 (linfócitos), IL-3 e IL-6, além de outros fatores quimiotáticos. Os GC podem induzir apoptose em células linfoides normais e têm participação fundamental na fisiologia da seleção tímica. Eles inibem a diferenciação de monócitos em macrófagos e a fagocitose por macrófagos, além da atividade citotóxica (Barragry, 1994; Ehrich *et al.*, 1992; McDonald e Langston, 1994; Melby, 1974; Tyrrell *et al.*, 1994; Buttgereit *et al.*, 2004).

Recentemente, obteve-se maior conhecimento dos mecanismos de inibição da imunidade celular pelos GC; identificou-se o gene do zíper de leucina induzido por GC (GILZ), como um mediador crítico. Em resposta aos GC, o GILZ causa suprarregulação e inibe linfócitos T por meio da inibição da ativação induzida por anti-CD3 e apoptose. O GILZ também interage com o fator nuclear kappa B (NF-κB) e o inibe. Foram identificados outros alvos do GILZ, incluindo AP-1, Raf-1 e Ras, todos envolvidos nos efeitos dos GC. O GILZ silencioso, ou amorfo, diminui a atividade antiproliferativa da dexametasona e reduz a inibição da expressão de COX-2 induzida por citocina (Ayroldi e Riccardi, 2009; Ayroldi *et al.*, 2014). Além dos efeitos mediados pelo GILZ, parece que os GC causam suprarregulação de citocinas de fase de reparação (cicatrização), como o fator de transformação do crescimento β (TGF-β) e o fator de crescimento derivado da plaqueta (PDGF), possível explicação para o efeito supressor em cicatrização e fibrose (Pallardy e Biola, 1998; Buttgereit *et al.*, 2004).

No cenário clínico, os GC são utilizados em razão de sua capacidade em induzir apoptose de células linfoides malignas. Em linhas gerais, os mecanismos de apoptose induzidos por GC são agrupados em duas categorias, dependendo do tipo de linfócitos: indução de "genes mortos", como IκB e *c-jun*,

ou repressão de fatores de sobrevivência, como AP-1 e *c-myc*. Mediante a inibição da produção de citocinas Th1, os GC podem exacerbar a atividade de célula Th2 e gerar um estado de tolerância duradouro.

Efeitos cardiorrespiratórios

Além dos efeitos indiretos no metabolismo de eletrólitos, os GC apresentam ações inotrópicas e cronotrópicas positivas diretas no coração. Eles parecem impedir o aumento de permeabilidade de capilares, induzido pela inflamação aguda, reduzindo o transporte de proteínas aos locais lesionados e mantendo a microcirculação. Como os GC são necessários para sensibilidade máxima de catecolaminas, eles contribuem na manutenção do tônus vascular (Ferguson *et al.*, 1978; Nakamoto *et al.*, 1992). No choque, a produção de compostos vasoativos oriundos da lipoperoxidação (cascata do ácido araquidônico), como o vasoconstritor tromboxano A_2, pode ser minimizada pelos GC, porém apenas no estágio inicial da lesão celular. Quando injetados diretamente nos vasos sanguíneos, os GC provocam vasoconstrição. Eles reduzem a permeabilidade capilar por inibir as atividades de quininas e endotoxinas bacterianas e por diminuir a quantidade de histamina liberada por basófilos.

Os GC podem induzir hipertensão em animais e humanos por meio dos seguintes mecanismos: (i) ativação do sistema renina-angiotensina, devido ao aumento do conteúdo do substrato de renina no plasma; (ii) menor atividade do sistema calicreína-quinina hipotensivo, das prostaglandinas (PG) e do fator de relaxamento derivado do endotélio, o óxido nítrico (NO); e (iii) aumento das respostas pressoras à angiotensina II e norepinefrina. Além disso, os GC aumentam significativamente a quantidade de receptores tipo 1 da angiotensina II nas células do músculo liso vascular (Saruta, 1996).

Os GC aumentam a quantidade e a afinidade de receptores beta-adrenérgicos. Os GC impedem a infrarregulação do receptor e, assim, a taquifilaxia, resultando na potencialização das ações dos agonistas beta-adrenérgicos no músculo liso dos brônquios, um importante efeito em pacientes asmáticos (Sprung *et al.*, 1984; Tyrrell *et al.*, 1994; Wilcke e Davis, 1982).

Efeitos no sistema nervoso central

Embora raramente descrito em animais domésticos, os GC (ou sua carência) têm efeitos marcantes na psiquê, resultando em uma forma de dependência mental, assim como de dependência física (Ferguson, 1985a; Metz *et al.*, 1982). Sabe-se que o pré-tratamento de ratos neonatos com dexametasona propicia proteção contra lesão cerebral hipóxico-isquêmica. É provável que esse efeito seja mediado por receptores de GC, pois o antagonista de receptor de GC RU38486 reverte tal efeito. Parece que a neuroproteção também está associada a alterações no metabolismo cerebral. A utilização de glicose diminui antes da instalação de hipoxia-isquemia, sendo melhor mantida após a administração de dexametasona. A concentração cerebral de fosfatos com alto conteúdo energético é maior em animais tratados com dexametasona. Portanto, os GC podem propiciar proteção contra lesão hipóxico-isquêmica por diminuírem a necessidade basal de energia metabólica e/ou por aumentarem a disponibilidade ou a eficiência do uso de substratos energéticos (Tuor, 1997).

Efeitos endócrinos

Os GC, além de serem diabetogênicos, também influenciam sobremaneira as funções do hipotálamo e da hipófise (ou pituitária). Eles suprimem a síntese e a secreção de ACTH, hormônio foliculoestimulante (FSH) e hormônio do crescimento (GH); contudo, a concentração de beta-endorfina não é influenciada. Mesmo em doses "fisiológicas" (0,22 mg de prednisolona/kg VO, 1 vez/dia, em cães), os GC causam supressão do HPAA, indicada pela redução no aumento da concentração de cortisol estimulada pelo ACTH e pela redução na proporção entre zona fasciculada e zona reticular e a zona glomerular da glândula adrenal. Doses anti-inflamatórias de prednisolona (0,5 mg/kg/12 h VO) resultaram em supressão da adrenal no período de 2 semanas de tratamento (Chastain e Graham, 1979). Em outro estudo em cães, a administração oral da mesma dose de prednisolona, durante 1 mês, resultou em supressão marcante da concentração plasmática de cortisol e ACTH endógenos, liberação de ACTH estimulada por CRH e liberação de cortisol estimulada por ACTH. No entanto, após a descontinuação da prednisolona, o HPAA retornou ao normal dentro de 2 semanas (Moore e Hoenig, 1992). Em gatos, verificou-se a mesma capacidade de recuperação dos efeitos de GC exógenos. A administração oral de 2 mg de metilprednisolona/kg/12 h, durante 7 dias, resultou em supressão do cortisol estimulado por ACTH e do ACTH estimulado por CRH, mas ocorreu reversão completa dessas alterações 7 dias após a descontinuação do glicocorticoide exógeno (Crager et al., 1994). Doses maiores e preparações de ação prolongada (dexametasona, triancinolona e produtos de liberação lenta) podem ocasionar supressão mais expressiva do HPAA (Kemppainen e Sartin, 1984; Kemppainen, 1986; Kemppainen et al., 1982). Mesmo a dose de 10 mg de hidrocortisona/kg, 2 vezes/dia, durante 4 meses, mostrou evidente atrofia da adrenal no exame ultrassonográfico, cuja reversão ocorreu 1 mês após sua descontinuação (Pey et al., 2012).

Depois da administração oral de dose anti-inflamatória de prednisona durante 28 dias, constatou-se que o efeito dos GC na metabolização da glicose, em função do tempo e da dose; nas concentrações de insulina e glicose; ou na tolerância à glicose não ocasionou alteração significativa nesses parâmetros (Moore e Hoenig, 1993). Contudo, a administração diária de altas doses de dexametasona e hormônio do crescimento é um modelo confiável de indução de diabetes melito em gatos (Hoenig et al., 2000). Também, em cães há relatos de indução de diabetes melito após a administração de corticosteroides e metilprednisolona, na forma de pulsoterapia (Jeffers et al., 1991).

Em geral, doses farmacológicas de GC reduzem a concentração sérica de hormônios tireoidianos, possivelmente devido à supressão de TSH hipofisário. Esse efeito foi bem documentado em cães; em gatos não é relevante e não foi bem avaliado em outras espécies de animais domésticos (Ferguson e Peterson, 1992; Kaptein et al., 1992; Moore et al., 1993). Em cães, não se sabe qual a consequência metabólica dessa diminuição da concentração de hormônios tireoidianos; no entanto, acredita-se que não ocorra hipotireoidismo (Jennings e Ferguson, 1984).

Efeitos gastrintestinais

A resposta glicocorticoide fisiológica contribui para a manutenção da integridade da mucosa após estímulos ulcerogênicos. A ação gastroprotetora dos GC é especialmente importante quando há deficiência de prostaglandina ou de óxido nítrico, ou dessensibilização de neurônios intestinais sensitivos (CSN). Em ratos com teor de corticosteroide normal esses insultos não resultam em comprometimento da mucosa gástrica, mas isso ocorre em ratos submetidos à adrenalectomia (Filaretova et al.,

2007). Esses achados podem explicar a ocorrência de diarreia sanguinolenta em cães com deficiência de GC e/ou doença de Addison.

No entanto, doses farmacológicas de GC estimulam a produção excessiva de ácido e pepsina no estômago, e pode causar úlcera péptica. Em um modelo experimental de secreção de ácido gástrico no saco fúndico, em cães, avaliou-se o efeito da prednisolona (2 mg/kg/dia, administrada por via parenteral em três doses, 2 semanas ou 12 semanas) na permeabilidade da mucosa gástrica ao H^+. A administração aguda (< 2 semanas) não induziu efeito. A administração por longo tempo (12 semanas) elevou discretamente a taxa de secreção basal de H^+ e aumentou a permeabilidade da mucosa em 50%, quando administrada simultaneamente ao ácido acetilsalicílico (Chung et al., 1978). De modo semelhante, a injeção subcutânea de 0,25 mg/kg/12 h, durante 3 dias, causou lesões gástricas evidentes no exame endoscópico, em cães (Boston et al., 2003). As lesões provocadas por GC são exacerbadas pela administração simultânea de anti-inflamatórios não esteroides (AINE) (Dow et al., 1990; Narita et al., 2007). Em ratos, a ulceração induzida por dexametasona ocasiona alterações no perfil de ácidos graxos de fosfolipídios (aumento do conteúdo de ácido linoleico e diminuição de outros ácidos graxos poli-insaturados [PUFA; do inglês, *polyunsaturated fatty acids*]). O fornecimento de PUFA suplementar ou a administração de antagonista do receptor de H_2 reduz a ulceração e praticamente normaliza as alterações no perfil dos ácidos graxos de fosfolipídios (Manjari e Das, 2000).

A avaliação de prednisolona e dexametasona em cultura de células de cólon de cães mostrou que elas não comprometem a função de barreira da junção íntima da célula intestinal, porém não impedem o aumento da permeabilidade induzido por TNF-α. Especificamente, os GC, atuando em receptores nucleares, inibiram o aumento da expressão da proteína miosinoquinase de cadeia leve induzido por TNF-α que, relata-se, atua como mediador do aumento da permeabilidade da junção íntima intestinal (Boivin et al., 2007).

Os GC facilitam a absorção de gordura e parece que antagonizam o efeito da vitamina D na absorção de cálcio. Portanto, os GC são utilizados nos casos de hipercalcemia crônica, na tentativa de inibir a absorção gastrintestinal de cálcio (Aron e Tyrrell, 1994; Tyrrell et al., 1994). Em cães, o tratamento com GC pode causar calcinose cutânea; todavia, não se definiu a dose específica, tampouco foram identificados os fatores que provocam tal efeito (Doerr et al., 2013).

Química

Origem

Embora seja possível obter corticosteroides naturais das glândulas adrenais dos animais, geralmente eles são sintetizados a partir do ácido cólico ou de sapogeninas presentes em vegetais das famílias Liliaceae e Dioscoreaceae. Modificações posteriores desses esteroides propiciaram a comercialização de um grande grupo de esteroides sintéticos, com características especiais importantes, em termos de farmacologia e terapêutica (Tabela 29.3 e Figuras 29.7 e 29.8).

Relação estrutura-atividade

As ações dos esteroides sintéticos são similares àquelas do cortisol (ver seção *Efeitos farmacológicos*). Eles se ligam a proteínas receptoras intracelulares específicas e induzem os mesmos efeitos, mas possuem diferentes proporções de potência glicocorticoide:mineralocorticoide (ver Tabela 29.3).

Tabela 29.3 Características de vários glicocorticoides-base.

Fármaco	Potência			É possível tratamento em dias alternados?
	Glicocorticoide[a]	Mineralocorticoide	Supressão do HPAA	
Ação curta (duração da ação: < 24 h)				
Hidrocortisona	1	++	+	Não (ação muito breve)
Cortisona	0,8	++	+	Sim (não ideal)
Prednisona	4	+	+	Sim
Prednisolona	4	+	+	Sim
Metilprednisolona	5	+	+	Sim
Ação intermediária (duração da ação: 24 a 48 h)				
Triancinolona	5	0	++	Não
Ação prolongada (duração da ação: < 48 h)				
Flumetasona	15	0	+++	Não
Dexametasona	30	0	+++	Não
Betametasona	30	0	+++	Não

Na maioria dos casos, o tempo de ação anti-inflamatória é igual ao tempo de supressão do HPAA. No entanto, o sucesso terapêutico e a menor ocorrência de efeitos colaterais com a terapia em dias alternados sustentam o fato de que algumas preparações apresentam ação anti-inflamatória ou imunossupressora um pouco maior do que o seu tempo de supressão do HPAA.
[a]Comparada (mg com mg) à hidrocortisona.
HPAA. Eixo hipotálamo-hipófise-adrenal.

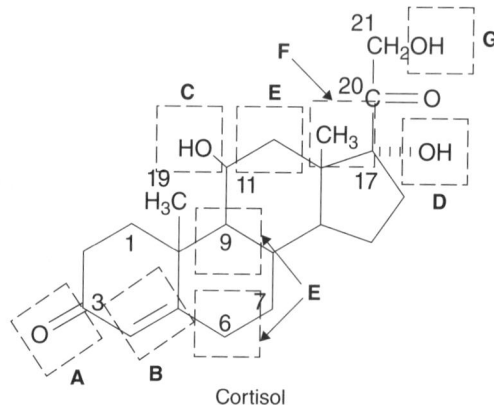

Cortisol

Figura 29.7 Relações estrutura-atividade dos glicocorticoides. Na estrutura do composto cortisol são mostrados importantes sítios estruturais que determinam a atividade de glicocorticoide-base. *A*: grupo 3-ceto, essencial para a atividade glicocorticoide; *B*: dupla ligação 4,5, fundamental para a atividade glicocorticoide; *C*: 11-hidroxila, essencial para a ótima atividade glicocorticoide; *D*: 17α-hidroxila, importante para a atividade glicocorticoide; *E*: 16-metilação ou fluorinação, que reduz consideravelmente a atividade mineralocorticoide e aumenta a atividade glicocorticoide; *F*: grupo 20-ceto, importante para a atividade glicocorticoide; *G*: 21-hidroxila, essencial para a atividade mineralocorticoide; é o sítio de esterificação.

Esteroide-base

As Figuras 29.7 e 29.8 mostram o esteroide-base, ou esqueleto de carbono, dos GC. A estrutura da base determina a *potência anti-inflamatória* (*glicocorticoide*), a *potência mineralocorticoide* e a *duração da ação* no sítio de ação.

Alterações na estrutura do esteroide-base influenciam sua afinidade aos receptores GC e mineralocorticoides, bem como sua atividade de ligação às proteínas, estabilidade da cadeia lateral, taxa de redução e produtos metabólicos. Algumas estruturas do esteroide-base são essenciais para a atividade glicocorticoide (Figuras 29.7 e 29.8). Um 11-cetol é essencial para a atividade glicocorticoide; um composto como cortisona e prednisona inicialmente

deve sofrer redução no fígado, no carbono 11 da cetona, originando cetol, antes de obter atividade total. A dupla ligação 1,2 propicia um aumento de quatro vezes na atividade glicocorticoide. Os grupos cetona C-3 e C-20 também são essenciais para a atividade glicocorticoide. A adição do grupo 16α-metil 9α-fluoro resulta em compostos com maior atividade anti-inflamatória. A substituição adicional na posição 17-éster origina um novo grupo de esteroides extremamente potentes (p. ex., beclometasona e betametasona), efetivos quando administrados topicamente em doenças cutâneas e por meio de inalação no tratamento de asma. Modificações na estrutura molecular do glicocorticoide também alteram a tendência de ligação da molécula com CBG, no plasma. O aumento da taxa de ligação à CBG resulta em menor tendência de metabolização do hormônio. Halogenação na posição 9, não saturação da ligação 1,2 e metilação na posição 2 ou 16 prolongam a meia-vida do fármaco em mais de 50 a 70%. O grupo 11-hidroxila também parece inibir a metabolização de corticosteroide, uma vez que a meia-vida do 11-desoxicortisol é metade daquela do cortisol. Em alguns casos, o medicamento administrado é um profármaco; a prednisona é rapidamente reduzida e origina prednisolona, enquanto a cortisona é rapidamente transformada em cortisol no fígado. Os corticosteroides sintéticos de uso oral são, na maioria dos casos, rápida e totalmente absorvidos quando administrados por essa via.

Éster

A esterificação do álcool na posição C-21 destina-se a inúmeras finalidades potenciais. A porção éster ocasiona aumento significativo na proporção de solubilidade água:lipídio, bem como influencia a duração da ação da liberação do componente-base no local de aplicação subcutânea ou intramuscular. Esterases teciduais fazem a clivagem do éster, resultando em composto-base livre que, então, é distribuído aos sítios de ação teciduais por meio da circulação sanguínea. As vias de administração e a duração da liberação foram definidas para os seguintes ésteres:

1. Fosfato e hemissuccinato: IV ou IM, metabolização e ação rápidas
2. Acetato, diacetato, tebutato: subcutânea ou IM de liberação lenta, 2 a 14 dias

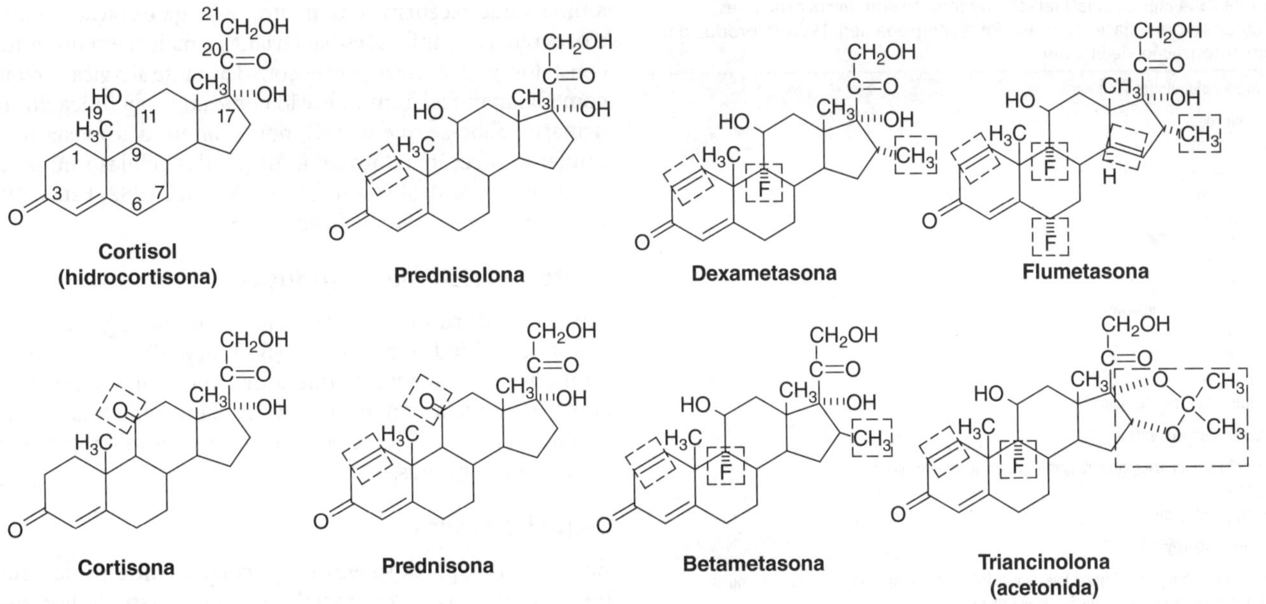

Figura 29.8 Estruturas dos glicocorticoides comumente utilizados em medicina veterinária. Os elementos-chave das estruturas que os diferenciam do cortisol são mostrados em áreas destacadas.

3. Acetonida: subcutânea ou IM de liberação lenta, baixa hidrossolubilidade
4. Pivalato: subcutânea ou IM de liberação lenta, semanas a meses.

A capacidade de uma formulação suprimir o HPAA é determinada por *dosagem*, *potência da base* e *duração da ação da formulação* (componente-base + éster).

Toxicidade

Os principais fatores que limitam o uso de GC são os efeitos tóxicos gerais desses compostos. Na Tabela 29.4 há uma lista com a maioria dos efeitos colaterais relatados, com ênfase em cães, espécie na qual os GC são mais amplamente utilizados. Sem dúvida, há variabilidade entre as espécies. A discussão a seguir destaca os mecanismos de ocorrência básicos desses efeitos.

Efeitos metabólicos/endócrinos

As manifestações endócrinas induzidas pelo tratamento com GC podem ser graves. A síndrome de Cushing iatrogênica pode ser decorrente de insuficiência adrenal ou da descontinuação do tratamento. Os efeitos glicogênicos podem expor ou exacerbar o diabetes e condições associadas a poliúria e polidipsia, bem como induzir hipertensão.

Efeitos no sistema nervoso central

Em animais, é difícil avaliar os efeitos no estado mental, ou compará-los com aqueles verificados em humanos; todavia, os GC provavelmente induzem um estado de bem-estar. Neurologicamente, também há evidência de que eles possam diminuir o limiar para convulsões. Em cães e gatos, às vezes constatam-se letargia e respiração ofegante. A descontinuação súbita do tratamento com glicocorticoide pode ocasionar depressão e irritabilidade (Ferguson, 1985a, 1985b; McDonald e Langston, 1994).

Estudos com o intuito de conhecer os efeitos protetores potenciais de altas doses de GC na lesão do sistema nervoso central mostraram que esse corticosteroide protege os neurônios contra apoptose, por um mecanismo que envolve o inibidor de quinase p21$_{\text{Waf1/cip1}}$ dependente de ciclina; esse efeito é revertido por antagonistas de receptor, bem como pelos inibidores PI3-quinase e Akt-quinase (Harms *et al.*, 2007).

Efeitos no trato gastrintestinal e no fígado

Os efeitos gastrintestinais e hepáticos dos GC estão entre os mais limitantes ao uso prolongado desses medicamentos. Sabidamente, os GC induzem uma forma de cirrose micronodular e estimulam a isoenzima esteroide-específica da fosfatase alcalina. Além de hepatopatia e hepatomegalia, o excesso de glicocorticoide pode resultar em aumento de ácido gástrico e ulceração gástrica; contudo, mais comumente, altas doses de GC potentes causam perfuração do cólon em cães. Naturalmente, os GC podem estimular o apetite, um efeito às vezes benéfico em algumas situações terapêuticas. Raramente, o animal responde com anorexia. Aventa-se a possibilidade de os GC também causarem pancreatite.

Efeitos no sistema musculoesquelético

A administração prolongada de glicocorticoide induz catabolismo excessivo e atrofia muscular. Os animais podem manifestar sinais de fraqueza e ser incapazes de realizar exercício pleno. O uso prolongado de GC pode inibir o crescimento ósseo, e o antagonismo da atividade de vitamina D pode resultar em osteoporose.

Efeitos no sistema tegumentar (dermatológicos)

Os GC reduzem a síntese de colágeno e, assim, retardam a cicatrização de ferimentos. A pele torna-se delgada e mais facilmente distendida e lesionada, devido a maior fragilidade capilar. Cães que recebem altas doses de GC quase sempre desenvolvem um quadro de alopecia bilateral simétrica, conhecido como aparência cushingoide. Os gatos tendem a ser menos suscetíveis a esses efeitos. Ocasionalmente, a administração de

Tabela 29.4 Efeitos colaterais do tratamento com glicocorticoides relatados (com ênfase em cães). Fonte: Kemppainen, 1986. Reproduzida, com autorização, de Elsevier.

Sangue e bioquímica sanguínea

Aumento de:
  Neutrófilos
  Hemácias (ou eritrócitos)
  Monócitos
  Plaquetas
  Fosfatase alcalina[a]
  Colesterol
  Glicose
  Alanina aminotransferase
Diminuição de:
  Eosinófilos[a]
  Linfócitos
  Nitrogênio ureico sanguíneo

Sistema nervoso central

Alteração de humor e comportamento (depressão, irritabilidade)
Letargia
Respiração ofegante

Sistema endócrino

Doença de Cushing iatrogênica, supressão[a] do HPAA, insuficiência adrenocortical secundária
Baixas concentrações de hormônios tireoidianos (T_4 e T_3)
Baixas concentrações de gonadotropinas e esteroides sexuais
Anestro, atrofia testicular, diminuição da libido
Alta concentração de insulina, intolerância a carboidrato
Baixa concentração de vitamina D
Alta concentração de paratormônio

Sistema gastrintestinal

Polifagia
Anorexia (rara)
Diarreia (pode ser sanguinolenta)
Aumento da secreção de ácido gástrico
Hepatomegalia
Hepatopatia
Pancreatite
Perfuração do cólon

Sistema renal

Poliúria com polidipsia secundária[a]
Aumento da excreção de cálcio na urina

Sistema musculoesquelético

Atrofia muscular
Fraqueza, intolerância a exercício
Miotonia (rara)
Osteoporose

Sistema tegumentar (pele)

Calcinose cutânea
Adelgaçamento da pele
Alopecia (perda de pelos) bilateral
Maior frequência de lesões cutâneas

Outros efeitos

Maior risco de infecção
Disseminação exacerbada de infecção
Cicatrização lenta de ferimento
Redistribuição de gordura corporal
Baixa taxa de crescimento

[a]Achado relativamente comum em cães.
HPAA: eixo hipotálamo-hipófise-adrenal; T_3: tri-iodotironina; T_4: tiroxina.

glicocorticoide exógeno induz à deposição de cálcio na epiderme distrófica; no entanto, a incidência em cães parece ser menor do que a de hiperadrenocorticismo espontâneo (Scott, 1982).

Efeitos no sistema imune

Embora a supressão imune seja quase sempre o efeito terapêutico desejado dos GC, esses medicamentos são notórios na exacerbação de doenças infecciosas latentes ou clínicas. Em animais que recebem tratamento de longa duração com GC, a ocorrência de infecções bacterianas é maior; em um estudo, constatou-se que 75% dos cães com dermatite alérgica e tratados com GC manifestaram infecção clínica ou subclínica do trato urinário. Sabe-se que os GC, por inibirem a resposta imune celular à infecção, retardam a função das células imunes que auxiliam no controle da infecção (Aucoin, 1982; Fauci, 1976; Ferguson, 1985a, 1985b; Siegel, 1985).

Efeitos no sistema reprodutivo

Em fêmeas de ruminantes e em éguas em fim de gestação, altas doses de GC induzem o parto (Barragry, 1994). Atualmente, também há evidência de que a dexametasona possa causar aborto em cadelas. Em geral, os GC atuam como teratogênicos no início da gestação e, se possível, seu uso deve ser evitado em fêmeas reprodutoras.

Sequelas graves

Em cães, a superdosagem de glicocorticoide pode causar intoxicação grave e potencialmente fatal, associada à sepse resultante do dano ao trato gastrintestinal e da supressão imune (Bellah *et al.*, 1989). Embora a disfunção da parte intermediária da hipófise e a hipercortisolemia tenham sido associadas à maior incidência de laminite em equinos, uma revisão do tema sugeriu que a laminite induzida por glicocorticoide seja relativamente rara (Cornelisse e Robinson, 2013). Parece que os GC potencializam a ação de catecolaminas no dígito de equinos. Como essa vasoconstrição é mais evidente nos leitos venosos do que nos leitos arteriais, com frequência as consequências finais são congestão e edema (Barragry, 1994). Ocasionalmente, nota-se elevação da atividade da enzima 11β-hidroxiesteroide desidrogenase tipo 1 (11β-HSD1) nos tecidos lamelares, em condições associadas a excesso de glicocorticoide, resultando em maior tendência à presença de GC metabolicamente ativos. Tem-se aventado a hipótese de que os GC reduzam a perfusão sanguínea no dígito por uma ação direta no músculo liso, bem como pela indução de resistência à insulina. A lesão endotelial associada ao aumento de glicose ocasiona elevação na produção de endotelina-1 e redução na produção de óxido nítrico (NO), com tendência à vasoconstrição (Johnson *et al.*, 2004).

Princípios do tratamento racional com glicocorticoide

Em razão de sua ampla variação e efeitos inespecíficos, os relatos do uso clínico de GC são repletos de recomendações pragmáticas a respeito da dosagem, da duração do tratamento e da gravidade dos efeitos colaterais. Muitas informações foram obtidas do uso clínico em humanos, e há muito mais conhecimento da utilidade da terapia glicocorticoide em cães e gatos do que em outras espécies. Na discussão a seguir, a maior parte dos comentários específicos se aplica ao uso de GC em cães; no entanto, quando disponíveis, são mencionadas informações relativas a outras espécies. É importante reconhecer que os GC raramente curam doenças. Com a possível exceção de deficiência de glicocorticoide espontânea, eles são utilizados na tentativa de suprimir os sinais clínicos por tempo suficiente para que a doença siga seu curso natural (Fauci, 1976; Ferguson, 1985a, 1985b; Melby, 1974; Wilcke e Davis, 1982).

Em 1966, um endocrinologista bastante conhecido, chamado Thorn, propôs que os médicos fizessem a eles mesmos as perguntas listadas a seguir, *antes* do uso da terapia glicocorticoide (Hench, 1952). Uma abordagem semelhante é proposta para uso em animais:

1. Qual a gravidade da doença primária?
2. Qual o tempo de tratamento necessário?
3. Há predisposição do paciente a alguma complicação da terapia glicocorticoide?
4. Qual a dose de glicocorticoide prevista?
5. Qual preparação de glicocorticoide deve ser utilizada?
6. Há outros tipos de tratamento utilizados para reduzir a dose e minimizar os efeitos colaterais dos GC?
7. É indicado um protocolo terapêutico com administração do glicocorticoide em dias alternados?

Essas questões podem auxiliar na elaboração de diretrizes gerais para uma terapia glicocorticoide prática e racional.

Qual a gravidade da doença primária? Qual o tempo de tratamento necessário?

Ao se definir pelo tratamento com glicocorticoide devem-se considerar os seguintes princípios gerais:

Se possível, inicialmente faça o diagnóstico da doença. Em geral, os GC são medicamentos apenas paliativos e não propiciam uma cura verdadeira de qualquer doença. Além disso, se usados antes da finalização de todos os testes diagnósticos razoáveis, eles podem mascarar a doença primária e complicar tratamento e diagnóstico específicos. Embora nem sempre seja possível um diagnóstico definitivo, deve-se propor um diagnóstico presumível (Ferguson, 1985a, 1985b).

Classificar a doença em uma das seguintes categorias de terapia glicocorticoide, de acordo com o diagnóstico definitivo ou presumível: reposição fisiológica, intensiva de curta duração, anti-inflamatória e antialérgica, imunossupressora e paliativa crônica. Cada uma dessas classificações de uso será discutida com mais detalhes. Com base nessas classificações, o clínico define claramente o objetivo do tratamento e pode escolher a dose e a formulação inicial apropriadas para a doença.

Uso de glicocorticoide para atingir objetivos específicos. Antes de iniciar o tratamento é importante decidir uma data para o fim da terapia, a fim de avaliar, objetivamente, a eficácia e definir a menor dose efetiva. Por exemplo, no tratamento de um cão com anemia hemolítica autoimune, o objetivo inicial da terapia glicocorticoide pode ser aumentar o volume globular (ou hematócrito) de 10% para 25%. Em um equino com doença pulmonar obstrutiva crônica ("doença asmática de equinos"), o objetivo pode ser suprimir a reação alérgica por 1 a 2 semanas, a fim de possibilitar aos proprietários tempo para substituir o alimento fornecido, de modo a eliminar o alergênio envolvido. Definido o objetivo terapêutico, o clínico pode, então, avaliar a eficácia do protocolo terapêutico e decidir quando a dose do glicocorticoide deve ser alterada ou se há indicação de um tratamento alternativo.

Também, deve-se prever a duração do tratamento. Por exemplo, a terapia imunossupressora quase sempre requer o uso de GC durante vários meses. Assim sendo, deve-se estabelecer um plano terapêutico que envolva, na etapa final, a redução gradativa da dose inicial. Em tal caso, o tratamento intermitente ou em dias alternados não é apropriado, devendo-se optar por um glicocorticoide de ação intermediária ou de ação prolongada.

Há predisposição do paciente a alguma complicação da terapia glicocorticoide?

Como muitos dos efeitos terapêuticos dos GC são inespecíficos, o clínico deve prever o impacto das complicações do uso desses medicamentos, já mencionados, no paciente. Assim, deve-se considerar a taxa risco/benefício do uso desses corticosteroides potentes.

Qual a dose de glicocorticoide prevista? Qual preparação de glicocorticoide deve ser utilizada?

É importante saber qual a potência relativa e, talvez, mais importante, qual a *duração da ação* relativa de uma preparação glicocorticoide, pois a duração dos efeitos anti-inflamatórios geralmente assemelha-se à duração dos efeitos no HPAA. O sucesso do tratamento em dias alternados, mais comumente aplicado à clínica de pequenos animais, depende da seleção de uma preparação glicocorticoide que possua ação anti-inflamatória ou imunossupressora (benéfica) um pouco mais duradoura do que os efeitos supressores do HPAA. *As dosagens de GC baseiam-se no método de tentativa e erro e devem ser constantemente reavaliadas.* Em razão dos riscos anteriormente mencionados relativos ao uso diário de glicocorticoide, por longo tempo, quando é necessário o uso prolongado prefere-se o tratamento em dias alternados. Como mostrado na Tabela 29.3, as formulações de ação intermediária e de curta duração, geralmente administradas por via oral, são mais apropriadas e seguras para terapia prolongada ou em dias alternados. O objetivo do tratamento racional é manter uma doença em remissão com o uso da menor dose efetiva de glicocorticoide (Fauci, 1976; Feldman e Nelson, 2004; Ferguson, 1985a, 1985b; Wilcke e Davis, 1982).

Classes de glicocorticoides utilizadas

Terapia de reposição fisiológica

A terapia de reposição envolve o uso de GC em quantidade semelhante àquela de GC de ocorrência natural (cortisol, em praticamente todas as espécies de animais domésticos) sintetizado na glândula adrenal. A terapia de reposição ideal deve mimetizar a produção de hormônios da adrenal, em condições basais, com aumento da dose quando o animal é submetido a estresse causado por doença ou cirurgia. Na prática, não se consegue essa terapia ideal; contudo, os protocolos descritos a seguir foram utilizados com sucesso em cães e gatos submetidos à adrenalectomia e naqueles com doença de Addison. Como regra geral, os animais produzem cerca de 1 mg de cortisol (hidrocortisona)/kg/dia. Em animais com deficiência de glicocorticoide não é racional utilizar terapia de reposição de glicocorticoide intermitente ou em dias alternados, pois o bem-estar metabólico do animal depende da presença de GC *todos os dias*. Portanto, o objetivo da terapia de reposição fisiológica é propiciar uma pequena quantidade diária de glicocorticoide. Esse procedimento terapêutico é raramente indicado ou utilizado em grandes animais. Em pequenos animais, recomenda-se 0,2 a 1 mg de hidrocortisona ou cortisol/kg/dia ou, mais comumente, dose equipotente de 0,1 a 0,2 mg de prednisolona ou prednisona/kg/dia VO, 1 vez/dia. Diferentemente do que acontece em humanos, parece que as concentrações de cortisol de cães e gatos não apresentam variação diurna (Kemppainen, 1986). Portanto, o momento da administração da dose única diária parece não ser crítico, desde que seja fornecida ao redor do mesmo horário todos os dias. Como o estresse induz maior produção de GC pela adrenal, esse padrão deve ser mimetizado; em geral, em condição de estresse moderado administra-se o correspondente a 2 a 5 vezes a dose fisiológica, e no estresse grave (p. ex., cirurgia) administram-se 5 a 20 vezes essa dose, até cessar o estímulo estressante (Ferguson, 1985a, 1985b).

Terapia de choque e tratamento intensivo de curta duração

Em todas as formas de choque, os efeitos dos GC ainda são controversos; no entanto, algumas evidências sugerem que o tratamento precoce (provavelmente ao redor de 4 h após a indução, em cães) pode aumentar a taxa de sobrevivência principalmente no choque hemorrágico e no choque séptico. O tipo de formulação (em particular, o éster) pode influenciar a rapidez da entrada celular do glicocorticoide durante o choque; contudo, há relatos de outras conclusões (Ferguson, 1985a, 1985b; Ferguson *et al.*, 1978; Sprung *et al.*, 1984; Wilcke e Davis, 1982; Wilson, 1979).

Em modelos experimentais de choque endotóxico e hemorrágico, constatou-se que, em cães, os GC melhoram a hemodinâmica e aumentam a taxa de sobrevivência. Entretanto, o tratamento de choque deve incluir, também, administração de líquidos (fluidoterapia) agressiva. O choque séptico (endotóxico) é o tipo que melhor responde à terapia glicocorticoide; no entanto, embora estudos em humanos tenham mostrado aumento da sobrevida de curta duração, a maioria dos pacientes sucumbem à subsequente sepse crônica (Sprung *et al.*, 1984). Na suspeita de choque endotóxico deve-se instituir fluidoterapia e administrar antimicrobiano de amplo espectro, com ou sem GC. Em babuínos, notou-se ação sinérgica com o uso de GC e antibióticos, quando administrados dentro de 2 h após a indução de choque séptico.

Os efeitos deletérios potenciais de altas doses de GC sempre devem ser considerados. Contudo, os clínicos que utilizam GC no tratamento de choque relatam que a terapia glicocorticoide de curta duração (cerca de 48 h) ocasiona poucos efeitos prejudiciais e que os efeitos benéficos superam os riscos. A maioria dos pacientes humanos com sepse sobrevive ao estágio agudo da endotoxemia, mas posteriormente sucumbem à sepse crônica (Sprung *et al.*, 1984). Certamente, os efeitos imunossupressores dos GC tornam o seu uso contraindicado na sepse crônica, e os clínicos que indicam o uso de glicocorticoide no tratamento de choque séptico geralmente não recomendam o seu uso, exceto durante a hipotensão aguda inicial. Em geral, os clínicos contrários ao uso de GC não estão convencidos de que estudos experimentais em animais anestesiados reproduzem apropriadamente as situações clínicas e não acreditam que mesmo o tratamento de curta duração seja inócuo, em razão dos efeitos imunossupressores (Wilcke e Davis, 1982).

Terapia anti-inflamatória e antialérgica

Na clínica veterinária, grande parte do uso de GC se destina ao tratamento de doenças inflamatórias ou alérgicas. Infelizmente, é difícil obter o diagnóstico definitivo de muitas dessas doenças. Portanto, nessas categorias de doenças, o mau uso de GC não é incomum. Exemplos de uso de GC como anti-inflamatórios e antialérgicos incluem o tratamento sintomático de dermatose pruriginosa, doença pulmonar alérgica e gastrenterite alérgica. As diretrizes gerais para as doses anti-inflamatórias e antialérgicas variam em função da espécie. Em pequenos animais, a prednisolona, ou prednisona, é mais comumente utilizada na

dose de 0,55 mg/kg/12 h VO, como dose de indução, seguida de 0,55 a 2,2 mg/kg, em dias alternados, como dose de manutenção. Embora a dose deva ser ajustada de acordo com o efeito obtido, uma constatação geral, porém não documentada, é que os gatos requerem, aproximadamente, o dobro da dose de GC indicada para os cães, para o tratamento de uma doença. Também, o acetato de metilprednisolona pode ser administrado por via subcutânea ou intramuscular, na dose de 1,1 mg/kg, a cada 1 a 3 semanas; todavia, o uso de produtos de liberação lenta tem a desvantagem de que a administração desses medicamentos não pode ser descontinuada ou reduzida. Outros produtos injetáveis de ação prolongada, e os respectivos tempos de ação, incluem: acetato de prednisolona, 1 a 2 dias; dexametasona em propilenoglicol, 1 a 7 dias; triancinolona acetonida, 3 a 7 dias; e valerato de betametasona, 7 a 60 dias. Por motivos práticos de custo e potência do medicamento, a dexametasona é o glicocorticoide mais comumente utilizado em grandes animais.

Terapia imunossupressora

Em casos de imunossupressão, quase sempre é necessária a administração de glicocorticoide por longo tempo. Portanto, recomenda-se o uso de glicocorticoide com eficácia e efeitos colaterais bem documentados. É importante administrar a maior dose recomendada até a melhora dos sinais clínicos. Depois disso, a dose pode ser diminuída gradativamente. Em geral, em pequenos animais a dose pode ser diminuída até o equivalente da dose de 1,1 mg de prednisolona/kg, administrada em dias alternados (Aucoin, 1982; Ferguson, 1985a, 1985b). Os efeitos colaterais crônicos induzidos pela terapia em dias alternados são poucos e raramente há necessidade de redução da dose, posteriormente. O tratamento não deve ser descontinuado antes de 2 ou 3 meses após a remissão da doença autoimune; caso contrário, é provável que ocorra recidiva dos sintomas (Aucoin, 1982; Fauci, 1978; Ferguson 1985a, 1985b).

Os GC propiciam benefícios protetores inespecíficos: "O hormônio parece não extinguir o fogo ou atuar como carpinteiro para reparar o dano causado pelo fogo. Em vez disso, parece que 'reduzem o fogo', ou atuam como se fosse uma barreira de amianto, atrás da qual o paciente, como acontecera com os personagens bíblicos Sadraque, Mesaque e Abede-Nego, protege os seus tecidos do fogo. Se essa proteção for removida prematuramente, antes que o fogo apague, o paciente e seus tecidos reagem novamente à queimadura. Porém, se a proteção for mantida até a cessação natural do fogo, o paciente permanece praticamente livre dos sintomas e aparentemente 'bem'" (Hench, 1952). Diferentemente de outros imunossupressores, os GC não inibem de modo significativo a produção de anticorpos pelos linfócitos B, possivelmente, antes da administração de doses muito altas. Se os GC propiciam remissão incompleta de uma doença imunomediada podem ser adicionados outros medicamentos imunossupressores, como o agente alquilante ciclofosfamida, para complementar os efeitos dos GC. Ademais, se os efeitos colaterais dos GC forem muito deletérios, outros imunossupressores podem ser adicionados ao protocolo. Caso não se obtenha resposta clínica apenas com a terapia glicocorticoide, é menos provável que o uso de outros imunossupressores seja efetivo. Trombocitopenia imunomediada e anemia hemolítica autoimune são exemplos de doenças tratadas com doses imunossupresoras de GC.

Em pequenos animais, geralmente obtém-se imunossupressão com a administração de 2,2 a 6,6 mg de prednisolona/kg, ou com dose equipotente de 0,33 a 1,1 mg de dexametasona/

kg/12 h, como dose inicial, e 1,0 a 2,2 mg de prednisolona/kg, em dias alternados, como dose de manutenção. Ressalta-se que, como a ação da dexametasona dura mais de 24 h, ela é aceitável no início do tratamento, mas não na terapia de manutenção em dias alternados (Ferguson, 1985a, 1985b).

Os efeitos adversos do uso prolongado de doses imunossupressoras de GC podem ser graves. Portanto, eventualmente os clínicos devem tentar manter uma resposta terapêutica satisfatória utilizando a menor dose possível de GC em dias alternados, de preferência. Quando necessário, podem ser utilizados fármacos imunossupressores não esteroides (p. ex., ciclosporina ou micofenolato, em dose para imunossupressão) como terapia alternativa ou adjuvante.

Tratamento paliativo de longa duração

Historicamente, antes da disponibilidade de uma ampla gama de anti-inflamatórios não esteroides, no início dos anos 1990, os GC eram comumente utilizados quando o tratamento com anti-inflamatório não esteroide não era efetivo no tratamento de doenças crônicas, como a artrite, na maioria das espécies, ou a displasia coxofemoral, em cães. Quando os analgésicos não esteroides não são efetivos, pode-se utilizar glicocorticoide como tratamento intermitente ou em dias alternados. É importante não fazer uso errático dos GC, pois sua descontinuação abrupta pode induzir sinais de claudicação ou rigidez ("pseudorreumatismo") (Fauci, 1976, 1978; Ferguson, 1985a, 1985b).

Tratamento em dias alternados

Os efeitos colaterais do uso de glicocorticoide (GC) de ação prolongada podem ser minimizados sobremaneira pela terapia em dias alternados. A possibilidade de recuperação do HPAA em dias "livres de GC" propicia maior segurança, quando o tratamento precisa ser descontinuado abruptamente. O uso efetivo da terapia em dias alternados requer que os efeitos terapêuticos durem mais do que os efeitos supressores ao HPAA. Em consequência, esse procedimento não é efetivo para todas as doenças. Também, uma real terapia em dias alternados raramente é utilizada em grandes animais, pois nessas espécies a administração de GC de baixa potência ou de potência intermediária, como a prednisolona, é menos prática. A descontinuação do uso de corticosteroides mais potentes, como a dexametasona, quase sempre é bem-sucedida com o aumento do intervalo entre as doses, tão longo quanto 3 a 4 dias, em grandes animais; no entanto, tecnicamente esse procedimento não é considerado terapia em dias alternados porque ele não possibilita a recuperação total do HPAA, com a administração do GC em dias alternados (Barragry, 1994; Ferguson 1984a, 1985b).

Deve-se evitar os vários imprevistos comuns na terapia em dias alternados. Essa terapia raramente é efetiva como tratamento primário. Geralmente, no início é necessário o tratamento diário para obter o efeito clínico desejado. A terapia em dias alternados com uso de GC de ação prolongada não é racional. O ideal é que a alteração para a administração de glicocorticoide em dias alternados seja gradativa, principalmente após um tratamento prolongado com altas doses de GC. A modificação súbita para o uso em dias alternados pode resultar na síndrome da descontinuação de glicocorticoide. Por fim, a terapia glicocorticoide em dias alternados pode não ser efetiva quando utilizada exclusivamente; deve-se considerar o uso suplementar de tratamento alternativo, principalmente nos dias "livres de GC" (Fauci, 1978; Ferguson, 1985a, 1985b).

Na artropatia inflamatória causada por infecção ou doença imunomediada, quase sempre é necessário tratamento precoce agressivo, a fim de limitar a ocorrência subsequente de disfunção articular. Naturalmente, o tratamento primário de artrite imunomediada, que implica imunossupressão, pode colocar em risco a saúde do paciente com artropatia infecciosa. Assim, antes de iniciar a terapia imunossupressora deve-se elaborar um plano diagnóstico completo, a fim de excluir a possibilidade de etiologia infecciosa (Michels e Carr, 1997).

Alteração para terapia em dias alternados

Em cães, a administração de glicocorticoide por mais de 2 semanas geralmente resulta em perda significativa da reserva funcional da adrenal; para evitar isso, deve-se realizar tratamento prolongado com mais de 0,5 mg de prednisolona/kg/dia ou com dose equipotente de um glicocorticoide mais potente, por um período superior a 2 semanas (Chastain e Grahan, 1979). No entanto, quando se utilizou 0,5 mg/kg/12 h (uma dose anti-inflamatória), em cães, durante 35 dias, seguida de descontinuação abrupta, a recuperação total do HPAA demorou menos de 2 semanas (Moore e Hoenig, 1992). Isso é muito diferente daquilo verificado em estudos em humanos, nos quais a normalização da secreção de cortisol e da função da hipófise pode demorar de 6 a 9 meses (Fauci, 1976, 1978). Não foram realizados estudos semelhantes em grandes animais.

Não há um modo "preciso" de redução da dose de glicocorticoide em animais. Sugerem-se as recomendações a seguir. Se a dose de glicocorticoide for alta (> 1 mg de prednisolona/kg/dia, ou um equivalente) ou a duração do tratamento for longa (> 2 semanas), indicam-se alguns meios de redução gradativa da dose do esteroide (ou seja, a descontinuação). Um procedimento bastante conservador é duplicar a dose de glicocorticoide nos dias "da administração de GC" e reduzir a dose nos dias "livres de GC" em 25% por ciclo (um ciclo pode variar de 1 dia a várias semanas). Outro método conservador consiste em aumentar a dose nos dias "da administração de GC" na mesma quantidade em que diminui a dose administrada nos dias "livres de GC". Na prática, a experiência indica que em vários pacientes caninos a redução abrupta da dose ocasiona poucos efeitos colaterais, a menos que o animal seja submetido à condição de estresse grave. Os efeitos adversos discretos podem passar despercebidos, a menos que os proprietários e os clínicos sejam vigilantes. A tolerância do paciente define o sucesso de qualquer mudança de terapia. Caso o tratamento dure menos que 2 semanas, provavelmente é seguro reduzir abruptamente a dose, sem tratamento nos dias "livres de GC". Se nesses dias constatarem-se sinais clínicos, faz-se a suplementação com dose de reposição de glicocorticoide em tais dias, ou adiciona-se ao tratamento um fármaco não esteroide. Se a terapia em dias alternados não for efetiva, a administração de uma única dose todas as manhãs (para mimetizar a variação diurna) também pode minimizar os efeitos adversos.

Descontinuação do uso de glicocorticoides

Pode ser difícil detectar sinais clínicos de deficiência de glicocorticoide. Os animais não podem se queixar de dores ou sofrimentos menores e ou da oscilação de humor, como acontece em humanos por ocasião da descontinuação do uso de glicocorticoide. A síndrome da descontinuação de glicocorticoide pode incluir apatia, depressão, baixa tolerância ao exercício, incoordenação, definhamento e perda de peso, fezes amolecidas e alterações de comportamento. Em cães, ocorre supressão adrenocortical significativa dentro de 2 semanas após o início do tratamento diário com glicocorticoide. Portanto, é razoável supor que os cães e os gatos podem necessitar de glicocorticoide suplementar durante os episódios de estresse, como doença ou cirurgia, especialmente se houver sinais de descontinuação de glicocorticoide. Deve-se enfatizar que o uso de curta duração de glicocorticoide em quantidade fisiológica apresenta poucos riscos, apesar da evidência de que esta quantidade "fisiológica" suprime significativamente o HPAA, resultando em atrofia da adrenal (Byyny, 1976; Chastain e Graham, 1979).

Teste da reserva adrenal

Em geral, não há necessidade de testes laboratoriais para o diagnóstico da maioria dos casos de insuficiência adrenal iatrogênica; quase sempre, um bom histórico clínico indica a causa do problema. Ocasionalmente, na ausência de um histórico minucioso ou quando se recomenda cirurgia para um cão com suspeita de insuficiência adrenal, realiza-se o teste de estimulação com ACTH para avaliar a reserva funcional da glândula adrenal.

Protocolo do teste de estimulação com ACTH. Obtém-se uma amostra de sangue venoso em tubo de heparina, que é centrifugada dentro de 15 min; o plasma obtido é imediatamente congelado para posterior mensuração da concentração plasmática de cortisol. Administra-se, por via intravenosa ou intramuscular, 0,25 mg (25 unidades ou um frasco inteiro, ainda que menos efetivo, independentemente do tamanho do animal) de ACTH sintético. Em cães ou equinos, obtém-se uma amostra de sangue venoso após a injeção, do mesmo modo que se obteve a amostra antes da injeção, 1 h após a injeção IV de ACTH sintético. Caso o custo do procedimento seja um problema, pode-se obter informação valiosa sobre a reserva da secreção adrenal mediante a administração de ACTH e coleta de uma amostra de sangue após a injeção, apenas no momento apropriado. As amostras de sangue são examinadas em laboratório de patologia clínica, mensurando-se a concentração plasmática de cortisol. Em gatos, o pico da concentração de cortisol deve ser mensurado 30 min após a administração intravenosa de ACTH.

Interpretação dos resultados do teste. Animais sadios, não estressados, apresentam concentração plasmática basal de cortisol em uma faixa de variação que aumenta 50 a 100% após a estimulação com ACTH. Após o tratamento prolongado com glicocorticoide (GC), alguns cães podem apresentar concentração basal de cortisol normal e que aumenta menos que 50% após a administração de ACTH. Esses cães se apresentam bem; todavia, se estressados, necessitam de glicocorticoide suplementar (ver seção *Suplementação de glicocorticoide durante o estresse*). Outros cães podem apresentar baixa concentração basal de cortisol e baixa concentração de cortisol após a injeção de ACTH, indicando a necessidade de continuar a suplementação regular de glicocorticoide, bem como administração adicional de GC durante períodos de estresse (Ferguson 1985a, 1985b).

Suplementação de glicocorticoide durante o estresse

Os animais com função adrenal marginalmente apropriada ou deficiente requerem glicocorticoide suplementar durante períodos de estresse. Nas situações de estresse mínimo, como cirurgia de menor porte, anestesia geral, doença discreta ou mesmo visita ao veterinário, pode-se fornecer glicocorticoide

para evitar colapso e outras complicações. Por exemplo, pode-se administrar 2 a 5 mg de hidrocortisona ou cortisona/kg ou 0,4 a 1,0 mg de prednisolona ou prednisona/kg. Em situações de estresse grave, como em doenças graves ou cirurgias de grande porte, podem ser necessárias doses maiores. Na preparação de um animal para cirurgia de grande porte (inclusive adrenalectomia), pode-se administrar de 0,4 a 2 mg de acetato de prednisolona/kg, IM, na noite anterior e na manhã da cirurgia. Como alternativa ou como procedimento adicional, pode-se administrar de 100 a 300 mg de hidrocortisona, IV, na forma de gotejamento. Essas altas doses devem ser reduzidas gradativamente dentro de 3 a 5 dias para uma dose de manutenção, a menos que haja complicações (Ferguson 1985a, 1985b).

Considerações sobre o uso combinado ou sequencial de glicocorticoides e anti-inflamatórios não esteroides

Alguns clínicos recomendam um intervalo entre o uso de dois anti-inflamatórios não esteroides (AINE) ou entre o uso de um corticosteroide e um AINE. Embora haja forte evidência de que a administração simultânea de AINE e corticosteroide exacerba as lesões gastrintestinais (Dow *et al.*, 1990; Boston *et al.*, 2003), não há evidência sólida que comprove a lógica de se adotar um intervalo quando se faz a substituição de AINE por outro ou quando ocorre substituição de AINE por glicocorticoide (GC). Entretanto, devem ser consideradas algumas normas racionais. Sem dúvida, se após a administração de um glicocorticoide ou de um fármaco que iniba a enzima ciclo-oxigenase-2 (COX-2) for constatada uma lesão gastrintestinal sabidamente causada por AINE ou glicocorticoide, pode haver maior risco de retardo da cicatrização e de lesão adicional ocasionadas pelo uso de AINE e GC. No entanto, a administração de ácido acetilsalicílico ou de outros medicamentos não seletivos para COX pode ter um risco particular porque eles estimulam a síntese de 15(R)-epi-lipoxina A4 dependente de COX-2, também conhecida como lipoxina estimulada pelo ácido acetilsalicílico (ATL), uma substância que minimiza a lesão gástrica causada pela redução do efeito protetor da prostaglandina E1. A inibição simultânea ou subsequente da atividade de COX-2 por um inibidor seletivo dessa enzima ou por anti-inflamatório não esteroide (AINE) convencional impede a formação de ATL pelo ácido acetilsalicílico. Na ausência dos efeitos protetores da ATL, aumenta a extensão da lesão gástrica. Portanto, a administração simultânea de ácido acetilsalicílico e de um inibidor seletivo da ciclo-oxigenase resulta em lesão gástrica maior do que aquela induzida pela administração de um dos medicamentos isoladamente (Wallace e Fiorucci, 2003). Há evidência indireta de que os cães produzem ATL; estudos anteriores mostraram que após o uso de ácido acetilsalicílico por 1 a 2 semanas as lesões gastrintestinais (GI) regrediram, mesmo com administração continuada. Altas doses de ácido acetilsalicílico podem superar o processo de adaptação (Sennello e Leib, 2006). Por fim, não se esqueça de considerar os efeitos endócrinos dos GC ao descontinuar o tratamento; não cesse a medicação subitamente. Quando houver necessidade de controle de dor intensa entre as doses de AINE, utilize outros analgésicos como, por exemplo, gabapentina, fentanila, codeína ou tramadol.

Miscelânea ou usos especiais

Uso tópico e intralesional. Ocasionalmente, faz-se o uso tópico ou intralesional de GC no tratamento de lesões cutâneas localizadas (ver Capítulo 47). Mesmo com o uso dessas vias de administração, deve-se esperar efeitos sistêmicos, inclusive supressão do HPAA. Geralmente, as doenças inflamatórias agudas, como dermatite piotraumática e urticária, são tratadas com preparações de GC não aquecidas e não oclusivas. No entanto, as doenças crônicas são mais comumente tratadas com cremes e unguentos à base de GC absorvíveis. As bases fluorinatadas potentes, como betametasona, dexametasona, triancinolona e fluocinolona, são as mais comumente utilizadas. A administração de compostos de uso tópico, intralesional ou intra-articular (p. ex., prednisona, cortisona), que necessitam ativação hepática, tem valor questionável (Coppoc, 1984; Glaze *et al.*, 1988; Kemppainen, 1986; McDonald e Langston, 1994; Scott, 1982; Scott e Greene, 1974; Wilcke e Davis, 1982).

Injeção intra-articular. A injeção intra-articular de glicocorticoide é utilizada no tratamento de doenças ortopédicas decorrentes de artrite traumática, miosite, bursite e tendinite. Utilizada principalmente na clínica de equinos, para tratamento de inflamação e dor articular, a injeção intra-articular de glicocorticoide é controversa e de alto risco. Os GC tendem a reduzir a dor no animal de lida (de trabalho); todavia, também diminuem a produção de colágeno pelos condrócitos e de líquido sinovial. Os benefícios relatados para esse procedimento são: redução de enzimas proteolíticas no líquido articular e redução do inchaço articular e do desconforto. Os riscos incluem estímulo à lesão mecânica adicional, perda de proteoglicano articular, desenvolvimento de artrite séptica e inibição das atividades de condrócitos e osteoblastos, resultando em dano articular ou ósseo. A administração intra-articular de GC é acompanhada de absorção sistêmica do medicamento e supressão do HPAA (Barragry, 1994).

Considerações especiais sobre injeção intra-articular de glicocorticoide em equinos. As razões para a injeção intra-articular de glicocorticoide (GC) em equinos são: (i) o tamanho do animal, que requer administração de uma alta dose sistêmica do medicamento, (ii) a maior incidência de artrite aguda nesses animais e (iii) os efeitos adversos sistêmicos dos corticosteroides. Essa via de administração é efetiva no tratamento de sinovite e capsulite; no entanto, exames de imagem confirmam que nessas anormalidades não há lesão estrutural prévia, sendo necessária assepsia rigorosa para tal procedimento. A resposta das artropatias degenerativas crônicas ao tratamento tende a ser menos efetiva do que a verificada nas artropatias agudas. A realização de cirurgia após terapia glicocorticoide pode ser um problema, pois os corticosteroides retardam a cicatrização, como mencionado anteriormente. Exercício forçado adicional pode exacerbar a lesão articular; portanto, deve-se aguardar o retorno ao exercício, pelo menos 3 meses, para ocorrer a cicatrização da cartilagem e do osso subcondral lesionados (Gabel, 1977). Em alguns casos, após o tratamento intra-articular com glicocorticoide relata-se dano total à articulação acometida durante a corrida (Tobin, 1979; Upson, 1978). Sugere-se que o uso racional de corticosteroide seja efetivo para prolongar a carreira de pacientes equinos cuidadosamente selecionados, principalmente daqueles nos quais a intervenção cirúrgica e/ou repouso não tiverem sido benéficos (McKay e Milne, 1976). Além disso, como discutido anteriormente, a administração de GC é um baixo fator de risco para laminite. Em resumo, a injeção intra-articular de GC deve ser feita de modo criterioso (Barragry, 1994). As propriedades bioquímicas e biomecânicas do tecido de aloenxerto osteocondral de bovinos e cães jovens podem ser melhoradas pela adição de dexametasona ao meio de cultura tecidual. Esses achados podem propiciar um prazo de validade mais longo do tecido preservado utilizado no

aloenxerto osteocondral e aumentar a disponibilidade clínica de transplantes (Bian *et al.*, 2010). Nos explantes de cartilagem em equinos, os GC não interferem de modo significante na expressão de genes estudados. Embora haja relato de que o acetato de metilprednisolona e a triancinolona causem diferentes efeitos no metabolismo de condrócitos, acredita-se que estes se devam a mecanismos pós-translação e não a mecanismos genômicos (Caron *et al.*, 2013).

Uso oftálmico. Os GC são utilizados no tratamento de inflamações oculares, incluindo retinite, coroidite, neurite óptica e celulite orbital (ver Capítulo 49), em aplicação tópica ou subconjuntival. Esses medicamentos estabilizam as barreiras sangue-humor aquoso e sangue-retina, reduzindo o extravasamento de proteína ao humor aquoso, que ocorre em caso de edema e inflamação. O uso oftálmico tópico de GC também é utilizado para minimizar a neovascularização e inibir pigmentação e cicatrização da córnea e formação de sinequia, devido à inibição da atividade dos fibroblastos.

Os GC de uso tópico estão disponíveis nas formas de solução, pomada e suspensão. Portanto, a absorção desses produtos é determinada por dois fatores: as composições químicas do fármaco-base e do veículo. Exceto para o acetato de prednisolona, as formas alcoólicas de cortisona, hidrocortisona e prednisona penetram a córnea mais rapidamente do que a forma éster acetato.

A injeção subconjuntival de glicocorticoide é utilizada no tratamento de conjuntivite, ceratite, esclerite e uveíte anterior. No entanto, não é a via de escolha para doenças do segmento ocular posterior. Pode-se obter alta concentração de glicocorticoide após injeção subconjuntival porque a esclera é muito permeável aos esteroides.

Os GC são contraindicados no tratamento de úlcera de córnea porque retardam a reepitelização corneal. Além disso, os GC exacerbam a atividade da colagenase, produzida por bactérias, como *Pseudomonas*, e por leucócitos, e podem contribuir para o desenvolvimento de ceratomalacia (ou úlcera em *melting*) (Brightman, 1982; Glaze *et al.*, 1988; McDonald e Langston, 1994). Há relato de síndrome de Cushing iatrogênica decorrente do uso tópico de preparações oftálmicas (Murphy *et al.*, 1990).

Uso neurológico. A terapia glicocorticoide tem diversas aplicações no sistema neurológico. Com frequência, é necessária ação anti-inflamatória potente no tratamento de traumatismo agudo de medula ou do SNC, dor lombar ou cervical aguda, doença vestibular, algumas neuropatias periféricas crônicas e traumáticas agudas, polimiosite e neoplasia de SNC (Ferguson 1985a, 1985b; McDonald e Langston, 1994; Metz *et al.*, 1982; Wilck e Davis, 1982; Meintjes *et al.*, 1996).

Medicamentos recentes

Agonistas de receptor glicocorticoide seletivos. Devido à existência de isoformas de cGR anteriormente discutidas, é provável que o desenvolvimento de futuros medicamentos inclua, qualitativamente, novos fármacos, como os agonistas de receptor glicocorticoide seletivos (SEGRAM), mas nenhum está disponível para uso clínico no momento. Vários desses compostos estão em desenvolvimento e têm mostrado resultados promissores. A vantagem seria possibilitar benefícios anti-inflamatórios terapêuticos seletivos associados à síntese de mediadores inflamatórios estimulada pela transrepressão de AP-1 e NF-κB, enquanto os efeitos adversos seriam associados à transativação de genes envolvidos nos processos metabólicos (Buttgereit, 2004; Stahn *et al.*, 2007).

21-Aminoesteroides (lazaroides). Os efeitos neuroprotetores de altas doses de GC não dependem da interação com o seu receptor (RG). Os 21-aminoesteroides foram desenvolvidos como fármacos altamente lipofílicos, que retêm efeitos neuroprotetores (antilipidioperoxidase), em parte devido à redução da fluidez das membranas. Também, parecem inativar radicais hidroxila e reduzir o mediador eicosanoide e o fator de necrose tumoral, sem efeitos metabólicos como alteração em componentes hematológicos e na concentração de glicose, ACTH ou cortisol. Embora ainda praticamente em desenvolvimento como produtos farmacêuticos de uso humano, pretende-se utilizá-los no tratamento de traumatismo agudo no sistema nervoso central, bem como protetores de membranas nos principais tipos de choque e nas doenças neurodegenerativas crônicas (Buttgereit *et al.*, 2004).

Nitroesteroides. Essa classe de GC libera baixa concentração de óxido nítrico (NO); acredita-se que a modificação pós-translação do RG pela nitratação da tirosina seja responsável por sua potente atividade anti-inflamatória e baixa ocorrência de efeitos colaterais. São necessários estudos clínicos adicionais no ambiente clínico; até o momento não foi realizado estudo algum em animais domésticos (Buttgereit *et al.*, 2004).

Esteroides "suaves". Budesonida, ciclesonida e etabonato de loteprednol são exemplos de esteroides "suaves", elaborados para liberação próximo ao sítio de ação para manifestar seu efeito e, então, serem metabolizados em subprodutos inativos. A produção desse fármaco retrometabólico visa reduzir os efeitos colaterais sistêmicos. A budesonida é administrada por via oral aos cães e gatos, principalmente no tratamento de doença intestinal inflamatória (Pietra *et al.*, 2013) e de asma felina (Chang *et al.*, 2011). É absorvida no intestino, sofre metabolização de primeira passagem e origina metabólitos inativos. Também é cerca de 15 vezes mais potente do que a prednisolona; ainda tem mostrado efeitos colaterais sistêmicos dos GC. Também, foi avaliada como tratamento dermatológico tópico (Ahlstrom *et al.*, 2013; Olivry e Bizikova, 2013). A ciclesonida é um corticosteroide inalante de última geração; é hidrolisada por esterases nos tratos respiratórios superior e inferior, originando seu metabólito farmacologicamente ativo, a desisobutiril-ciclesonida. Em pacientes humanos, é usada no tratamento de asma e rinite alérgica. Em cães, estudos limitados mostraram efeitos antialérgicos (antiasmáticos) duradouros, sem interferir no eixo hipotálamo-hipofisário. O loteprednol é um metabólito inativo de esteroide "suave", utilizado em medicina humana como medicamento inalante ou de uso oftálmico (Belvisi e Hele, 2003; Bodor e Buchwald, 2006).

MINERALOCORTICOIDES

Histórico

Em 1855, Thomas Addison relatou pela primeira vez as manifestações clínicas da insuficiência adrenal primária (Addison, 1855); no entanto, foi somente em 1929 que se utilizou extrato cru do córtex adrenal em testes terapêuticos clínicos em pacientes com doença de Addison (deficiência de glicocorticoide e mineralocorticoide) (Rogoff e Stewart, 1969). Em 1937, finalmente foi produzido o esteroide adrenocortical 11-desoxicorticosterona e disponibilizado para o tratamento da doença de Addison (Thorn *et al.*, 1942). Ele era capaz de evitar a perda de sódio na urina e foi considerado o principal medicamento para o tratamento da síndrome de Addison durante vários anos. Isso ocorreu até o início dos anos de 1950, quando foi descoberta a aldosterona e verificado que esse hormônio estava envolvido no equilíbrio hidreletrolítico (Luetscher, 1956; Simpson *et al.*, 1954). A aldosterona foi isolada e sintetizada na metade dos anos de 1950 (Ham *et al.*, 1955; Simpson *et al.*, 1954). Há muito é considerada o mais potente corticosteroide de ocorrência natural relacionado ao equilíbrio hidreletrolítico.

Secreção e mecanismo de ação

Embora todos os corticosteroides sintéticos e os de ocorrência natural apresentem ambas as atividades, mineralocorticoide e glicocorticoide, geralmente eles são denominados com base em sua atividade predominante, ou seja, mineralocorticoide ou glicocorticoide. Os hormônios mineralocorticoides são secretados na zona glomerular e na zona fasciculada do córtex adrenal. A zona glomerular produz aldosterona e 18-hidroxicorticosterona, sob o controle principal da angiotensina II, enquanto a zona fasciculada produz, principalmente, desoxicorticosterona, 18-hidroxidesoxicorticosterona e corticosterona, sob o controle do ACTH (Mantero *et al.*, 1990). A maior parte do conhecimento sobre a ação dos mineralocorticoides é oriunda de estudos nos órgãos-alvo clássicos de ação dos mineralocorticoides, os rins. Os mineralocorticoides se ligam a um receptor específico, o receptor mineralocorticoide (RM). O RM é um membro da superfamília esteroide/tireoide/retinoide/xenobiótico de receptores órfãos intracelulares, os quais são fatores de transcrição que dependem de ligantes. Na ausência de hormônio, o RM está presente predominantemente no citoplasma (Fejes-Tóth *et al.*, 1998), complexado com proteínas do choque térmico (HSP) (Couette *et al.*, 1998). Assim que o RM se liga ao hormônio ocorre modificação na conformação da estrutura do receptor, com dissociação das HSP, e o receptor migra para o núcleo, onde se liga à região promotora de genes-alvo e regula a transcrição desses genes (Rogerson e Fuller, 2000). O RM de humanos foi clonado em 1987, por Arriza (Arriza *et al.*, 1987), e seu mRNA foi detectado em vários órgãos, como rins, hipocampo, hipófise, coração e baço. Os ligantes de RM de ocorrência natural são, predominantemente, aldosterona e desoxicorticosterona, embora outros esteroides, como a progesterona, apresentem alta afinidade pela ligação ao RM. A aldosterona é o hormônio regulador da excreção de eletrólitos mais potente, sendo essencial para a vida (Sutanto e deKloet, 1991). Acredita-se que existam no mínimo cinco isoformas, com diferentes atividades biológicas. A desoxicorticosterona também é um mineralocorticoide de ocorrência natural com padrão de ligação ao RM semelhante ao da aldosterona.

Os mineralocorticoides atuam em tecidos-alvo por meio da interação com o receptor RM. O complexo hormônio-receptor se liga à cromatina e induz a transcrição de mRNH que, subsequentemente, sofre translação para gerar proteínas. Todas as ações fisiológicas dos mineralocorticoides dependem da ativação do gene e síntese de novas proteínas (Johnson, 1992). Propôs-se um modelo de ação dos mineralocorticoides de duas etapas. Nos rins, as alterações no transporte de eletrólitos na membrana ocorrem rapidamente (dentro de minutos) e envolvem estimulação de Na^+,K^+-ATPase e ativação da permuta N^+/H^+, o que ocasiona influxo de Na^+ para o interior da célula, à custa de H^+ e K^+, enquanto a síntese de Na^+,K^+-ATPase é uma resposta tardia (dentro de horas ou dias). A aldosterona também interfere no canal de Na^+ epitelial, bem como induz rápida transcrição de gene(s) que codifica(m) proteína(s) reguladora(s) que aumenta(m) a atividade do canal de Na^+ nos ductos coletores renais e no cólon distal (Snyder, 2002; Pearce e Kleyman, 2007).

Portanto, o efeito final da ação dos mineralocorticoides é retenção de Na$^+$, excreção de próton e excreção de K$^+$ (Wehling *et al.*, 1991; Wehling *et al.*, 1992). Tipicamente, o paciente com doença de Addison manifesta hiponatremia, hiperpotassemia e acidose metabólica.

Preparações e propriedades

Atualmente, há disponibilidade das seguintes preparações para o tratamento de deficiência de mineralocorticoide:

1. Pivalato de desoxicorcosterona (DOCP), um éster do acetato de desoxicorticosterona (DOCA) de ação prolongada, está disponível na forma de suspensão estéril para injeção intramuscular. Foi aprovado para uso em cães
2. O acetato de fludrocortisona está disponível para uso oral, apenas como medicamento genérico. É produzido na forma de comprimidos contendo 0,1 mg do corticosteroide; também, é preparado em farmácias de manipulação, em dose sob encomenda para o paciente. Em humanos, a sua meia-vida é de, aproximadamente, 8 h. Ademais, a fludrocortisona apresenta importante atividade glicocorticoide.

Nota: A aldosterona está disponível apenas para pesquisa, não para uso terapêutico. As estruturas dos compostos mineralocorticoides são mostradas na Figura 29.9.

Uso terapêutico

Historicamente, o DOCA foi o tratamento de escolha para deficiência de mineralocorticoide constatada na insuficiência adrenal primária aguda, mas há muitos anos o uso desse medicamento foi descontinuado. Para o tratamento de manutenção ou de uma crise aguda pode-se utilizar DOCP ou acetato de fludrocortisona. Em cães, recomenda-se, como dose inicial de DOCP, a administração de 2,2 mg/kg do peso corporal, em intervalos de 25 dias (Lynn *et al.*, 1993). Em gatos, a dose recomendada é 12,5 mg, em intervalos de 3 a 4 semanas (Greco e Peterson, 1989). Essas doses e os intervalos entre as injeções podem ser ajustados dependendo da resposta ao tratamento, com base nas mensurações das concentrações séricas de Na$^+$ e K$^+$.

No tratamento de hipoadrenocorticismo, o acetato de fludrocortisona deve ser administrado diariamente. Em cães, a dose oral é 0,1 a 0,5 mg, 2 vezes/dia, ou 0,01 mg/kg fracionada a cada 12 h VO. Em gatos, a dose é 0,1 a 0,2 mg fracionada a cada 12 h VO. Pode ser necessário o ajuste da dose, com base em mensurações semanais das concentrações de eletrólitos. Uma vez obtida a estabilização do animal, deve-se reavaliar o paciente, inclusive com mensurações das concentrações séricas de Na$^+$ e K$^+$, mensalmente. Os cães metabolizam esse medicamento rapidamente e podem ser necessárias altas doses, mesmo

para a obtenção de resultado abaixo do desejado (Hoenig e Ferguson 1991b).

Efeitos colaterais

Efeitos adversos relativos à terapia de reposição de mineralocorticoides são raros, mas podem ocorrer hipopotassemia, hipernatremia, fraqueza muscular e hipertensão, principalmente em pacientes com doença renal limítrofe (Hoenig e Ferguson, 1991b). Como a fludrocortisona também apresenta atividade glicocorticoide, os animais que recebem altas doses podem manifestar sinais de excesso de glicocorticoide (Lynn *et al.*, 1993). É importante que se faça a correção de qualquer déficit de líquido antes do tratamento com mineralocorticoides.

MEDICAMENTOS ADRENOLÍTICOS E INIBIDORES DA SÍNTESE DE ESTEROIDE

Tratamento de hiperadrenocorticismo

O hiperadrenocorticismo espontâneo é caracterizado pela secreção excessiva do glicocorticoide cortisol. Em 85 a 90% dos casos em cães e na maioria dos casos em equinos, as principais espécies acometidas por essa doença, a causa é a produção excessiva de ACTH pela hipófise. O termo "doença de Cushing" é utilizado quando há hipertrofia bilateral das glândulas adrenais e produção excessiva de cortisol em resposta à superprodução de ACTH pelos corticotrofos hipofisários. Em equinos, a causa mais comum é um tumor no lobo intermediário da hipófise. Tanto em cães quanto em equinos tentou-se reduzir a produção de ACTH com o uso de compostos dopaminérgicos (como mesilato de bromocriptina ou mesilato de pergolida) ou com o fármaco antisserotoninérgico cipro-heptadina. Em cães, a experiência com o uso desses medicamentos tem sido amplamente insatisfatória devido à toxicidade e à carência de eficácia. Em equinos, a pergolida parece ser um tratamento mais efetivo do que a cipro-heptadina ou a bromocriptina (Schott, 2002).

Em cães com hiperadrenocorticismo hipofisário-dependente, nota-se baixa concentração de dopamina hipotalâmica. Assim, tem-se proposto que a deficiência de dopamina é uma das causas primárias dessa doença. A selegilina, um inibidor da enzima monoaminoxidase que inibe a metabolização da dopamina, foi aprovada para o tratamento de hiperadrenocorticismo hipofisário-dependente não complicado, em cães (Figura 29.10).

Em cães, o tratamento medicamentoso de hiperadrenocorticismo tem como objetivo principal reduzir a produção de glicocorticoide pelo córtex da adrenal. Os dois medicamentos mais frequentemente utilizados são mitotano e trilostano (Hoenig e Ferguson 1991a; Neiger *et al.*, 2002). Ambos são utilizados no

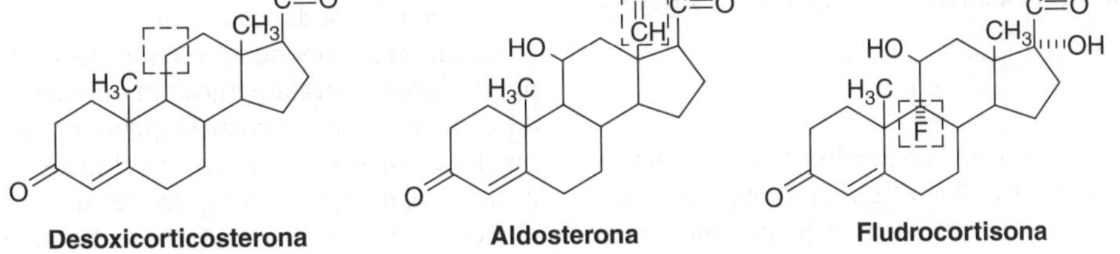

Desoxicorticosterona   **Aldosterona**   **Fludrocortisona**

Figura 29.9 Estruturas de medicamentos mineralocorticoides comumente utilizados em medicina veterinária. Os elementos-chave que diferenciam a estrutura daquela do cortisol são identificados por áreas destacadas.

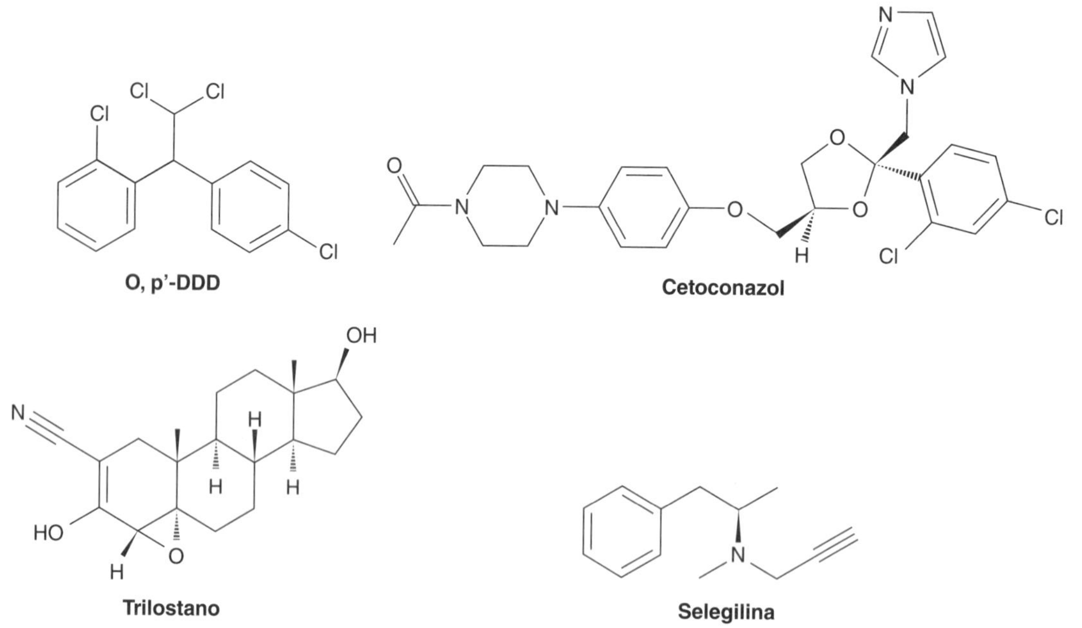

Figura 29.10 Estruturas de medicamentos antiadrenais.

tratamento de hiperadrenocorticismo, independentemente da etiologia. Um estudo mostrou que a sobrevida de cães tratados com mitotano ou trilostano não foi significativamente diferente (Arenas *et al.*, 2014). O trilostano também foi utilizado em equinos (McGowan e Meiger, 2003). Raramente ocorre hiperadrenocorticismo em gatos, e a resposta ao tratamento medicamentoso tem-se mostrado muito inconsistente. No entanto, um estudo mostrou que o trilostano foi bem tolerado e amenizou os sintomas de hiperadrenocorticismo em um pequeno número de gatos (Mellett-Keith *et al.*, 2013).

Mitotano

Propriedades químicas e mecanismos de ação

O mitotano (1-(*o*-clorofenil)-1-(*p*-clorofenil)-2,2- dicloretano; *o,p'*/4-DDD) (Figura 29.10) é um composto quimicamente semelhante aos inseticidas DDD e DDT, que ocasiona destruição relativamente seletiva da zona fasciculada e da zona reticular do córtex adrenal por um mecanismo desconhecido.

Metabolização

Estudos clínicos em pacientes humanos indicam que aproximadamente 40% da dose de mitotano administrada por via oral são absorvidos; o restante é excretado nas fezes. Não há disponibilidade de estudos semelhantes em cães ou gatos.

Preparações e propriedades

O mitotano está disponível na forma de comprimidos sulcados de 500 mg.

Uso terapêutico

O efeito citotóxico do mitotano ao córtex adrenal do cão foi primeiramente relatado em 1959 (Villar e Tullner, 1959); no entanto, até 1973 o mitotano não era utilizado terapeuticamente em medicina veterinária (Lorenz *et al.*, 1973; Schechter *et al.*, 1973) e se tornou a forma de tratamento de hiperadrenocorticismo

hipofisário-dependente mais comumente utilizada (Peterson, 1983). Também, mostrou-se efetivo nos casos de neoplasia de adrenal (Kintzer e Peterson, 1989; Feldman *et al.*, 1992; Helm *et al.*, 2011). Em geral, administra-se a dose de 25 a 50 mg/kg/dia ou fracionada em duas doses diárias, durante 7 a 10 dias. Em geral, utiliza-se a menor dose em cães com doença concomitante, como diabetes (ver a seguir, nesta seção). O objetivo desse procedimento, também conhecido como período de carregamento, é reduzir a capacidade funcional do córtex adrenal, de modo que a secreção de cortisol torne-se mínima e o animal não seja capaz de aumentar a secreção de cortisol em resposta ao ACTH exógeno. Se após o período de carregamento o teste de estimulação com ACTH indicar pequena ou nenhuma resposta das glândulas adrenais ao ACTH e a concentração de cortisol permanecer baixa, mantém-se o cão com a mesma dose de mitotano, com a dose de manutenção administrada 1 vez/semana. Para reduzir os efeitos colaterais, recomendam-se fracionamento da dose e administração ao longo de vários dias. Se o teste de estimulação com ACTH indicar uma resposta normal ou exagerada, mantém-se o tratamento com mitotano e o cão é novamente testado depois de 5 a 10 dias, até que seja obtida a resposta desejada. Em alguns casos, é preciso aumentar a dose de mitotano para 75 mg/kg ou 100 mg/kg, para obter a resposta desejada. Geralmente, em cães com neoplasia de adrenal há necessidade de doses de carregamento maiores para diminuir a concentração de cortisol, seguida, também, da administração de doses de manutenção maiores. Os tumores que secretam cortisol parecem mais resistentes e, às vezes, não respondem à ação adrenolítica do mitotano.

Os animais diabéticos precisam ser monitorados cuidadosamente durante o tratamento com mitotano porque a diminuição da concentração de cortisol torna o animal mais sensível à insulina. Por essa razão, alguns clínicos preferem administrar 25 a 35 mg de mitotano/kg, em vez de 50 mg/kg, em pacientes diabéticos. Os cães submetidos ao tratamento de manutenção precisam ser reavaliados regularmente. O teste de estimulação com ACTH é o procedimento mais confiável de avaliação da reserva funcional da adrenal. Se o teste de ACTH indicar resposta de cortisol normal ou exagerada, o animal deve receber, novamente, doses de "carregamento" durante vários dias, com aumento da dose de manutenção. Gatos com síndrome de Cushing manifestam resposta inconsistente ao tratamento com mitotano (Hoenig e Ferguson, 1991a; Kintzer e Peterson, 1989; Schechter *et al.*, 1973; Valentin *et al.*, 2014).

Efeitos colaterais

Os efeitos colaterais de doses terapêuticas de rotina do mitotano geralmente são discretos e podem consistir em distúrbios gastrintestinais, como vômito e anorexia, hipoglicemia discreta, depressão do SNC e lesão hepática branda acompanhada de elevação da atividade de fosfatase alcalina. No entanto, em alguns casos, a brusca redução na concentração de cortisol pode ocasionar fraqueza, diarreia e letargia. Em raros casos, a zona glomerular é comprometida pelo uso de mitotano, constatando-se anormalidades eletrolíticas compatíveis com doença de Addison (Kintzer e Peterson, 1989; Schechter *et al.*, 1973)

Trilostano

Propriedades químicas e mecanismo de ação

O trilostano (4α,5α-epóxi-17β-hidroxi-3-oxoandrostano-2α-carbonitrilo) causa supressão do córtex adrenal por meio da conversão enzimática inibidora reversível de esteroides pela 3β-hidroxiesteroide desidrogenase/δ5,4-cetosteroide isomerase e, assim, impede a síntese de esteroides adrenais, inclusive cortisol e aldosterona. O efeito na aldosterona é menor do que no cortisol (Wenger *et al.*, 2004).

Metabolização

Em humanos, o trilostano é metabolizado no fígado. Até o momento não há relato sobre a metabolização do medicamento em cães, gatos ou equinos.

Preparação e propriedades

O trilostano está disponível na forma de cápsulas de 30 mg, 60 mg e 120 mg. Deve ser armazenado em temperatura ambiente, em recipiente hermeticamente fechado e ao abrigo da luz. Mulheres gestantes devem calçar luvas quando manusearem o medicamento (relata-se que o trilostano provoca aborto em macacas prenhes; todos os usuários devem lavar as mãos após o manuseio das cápsulas).

Uso terapêutico

O trilostano foi utilizado no tratamento de hiperadrenocorticismo (hipofisário-dependente e adrenal-dependente), em cães (Neiger *et al.*, 2002; Ruckstuhl *et al.*, 2002; Wenger *et al.*, 2004; Arenas *et al.*, 2014), em gatos (Neiger *et al.*, 2004; Valentin *et al.*, 2014) e em equinos (McGowan and Neiger, 2003). Em cães, o trilostano é efetivo na redução de polidipsia/poliúria em mais de 90% dos casos e polifagia em mais de 80%. O trilostano ocasiona redução significativa nas concentrações de cortisol antes e após a administração de ACTH. Além disso, provoca diminuição significativa nas atividades de alanina aminotransferase e fosfatase alcalina. Ocorre aumento na concentração de potássio, mas geralmente não ao ponto de necessitar intervenção médica. Do mesmo modo, em equinos o trilostano reduz a poliúria/polidipsia, bem como o acometimento por laminite crônica ou recorrente.

Em cães, o trilostano é administrado 1 vez/dia, na dose de 2 a 10 mg/kg. Devido à dificuldade de obter uma dose confiável em cápsulas, geralmente os cães miniaturas (< 5 kg) recebem 30 mg; os cães pequenos (< 20 kg), 60 mg; os cães de porte médio (< 40 kg), 120 mg; e os cães de grande porte recebem 240 mg. Essa dose precisa ser ajustada de acordo com os sinais clínicos e a concentração de cortisol. O objetivo do tratamento é reduzir a concentração de cortisol pós-ACTH, 4 a 6 h depois da administração de trilostano, para 27 a 55 nmol/ℓ (1 a 2 μg/dℓ). Alguns cães podem necessitar administração 2 vezes/dia, para o controle do cortisol (Belle *et al.*, 2006).

Os gatos foram tratados efetivamente com dose oral de 0,5 a 12 mg/kg, em intervalos de 12 ou 24 h, notando-se ampla variação na eficácia individual do medicamento (Valentin *et al.*, 2014). Outros clínicos sugerem uma dose inicial média de trilostano de 4,3 mg/kg, se administrada 1 vez/dia, e 3,3 mg/kg, se fornecida 2 vezes/dia (Mellett Keith *et al.*, 2013). Em equinos, a dose é 0,4 a 1,0 mg/kg, 1 vez/dia.

Efeitos colaterais

Em geral, o trilostano parece bem tolerado. Há relato de diarreia, vômito e letargia, geralmente discretos e autolimitantes. Todavia, em pequeno número de animais relata-se, também, morte súbita (Neiger *et al.*, 2002); constatou-se necrose do córtex adrenal (Chapman *et al.*, 2004; Reusch *et al.*, 2007). Fato interessante é que, no exame ultrassonográfico de cães tratados com trilostano, nota-se aumento de tamanho das glândulas adrenais (Mantis *et al.*, 2003). Isso pode ser causado pela ação trófica da alta concentração de ACTH, que se deve à menor taxa de retroalimentação (*feedback*) negativa. Em 2008, a FDA aprovou o uso do trilostano em cães.

Cetoconazol

Propriedades químicas e mecanismo de ação

O cetoconazol (*cis*-1-acetil-4-[4-[2-(2,44-diclorofenil)-2-(1H-imidazol-1-ilmetil)-1,3-dioxolan-4-il]metoxil]fenil]piperazina) (Figura 29.10) é um derivado imidazólico cuja ação principal é inibir a síntese de esterol em fungos (Schechter *et al.*, 1973). Nas células de mamíferos ele inibe a conversão do lanosterol em colesterol por meio da inibição de sistemas enzimáticos dependentes do citocromo P450 (Loose *et al.*, 1983). O cetoconazol também inibe a síntese de hormônios derivados do colesterol, como cortisol, estradiol e testosterona (Pont *et al.*, 1940, 1982; Willard *et al.*, 1986). Em cães-machos induz grande aumento da concentração sérica de progesterona (Willard, 1989). O cetoconazol é um medicamento antifúngico amplamente utilizado em medicina veterinária; há discussão detalhada no Capítulo 38.

Preparação e propriedades

O cetoconazol está disponível na forma de comprimidos contendo 200 mg de cetoconazol-base, para administração oral. É solúvel em ambiente ácido.

Metabolização

O cetoconazol requer um ambiente ácido para dissolução. Portanto, sua biodisponibilidade é menor em pacientes tratados com antiácidos. Após administração oral de cetoconazol, verifica-se concentração sanguínea máxima cerca de 1 a 2 h após. Em cães há considerável variação na biodisponibilidade desse antifúngico (Baxter *et al.*, 1986). Cerca de 50% do cetoconazol são excretados na forma inalterada nas fezes e o restante é metabolizado, predominantemente, no fígado. Os metabólitos inativos são excretados principalmente nas fezes; uma pequena quantidade é excretada na urina.

Uso terapêutico

O cetoconazol é utilizado para reduzir a concentração de cortisol em cães com hiperadrenocorticismo hipofisário-dependente e neoplasia de adrenal secretora de cortisol. O medicamento é caro, mas no passado, antes da disponibilização do trilostano, era uma alternativa valiosa nos casos em que o mitotano não era efetivo. Também, era utilizado como tratamento inicial antes da adrenalectomia, a fim de controlar o hiperadrenocorticismo e reduzir o risco durante anestesia e cirurgia. No entanto, cerca de 25% dos cães não respondem a esse tratamento. A dose recomendada é 15 mg/kg, 2 vezes/dia. Como o cetoconazol inibe a síntese de cortisol apenas de modo reversível, ele pode ser administrado diariamente.

Não se constatou efeito terapêutico consistente do cetoconazol em gatos com síndrome de Cushing. Nessa espécie, a dose é 10 mg/kg, 2 vezes/dia.

Efeitos colaterais

Os principais efeitos colaterais são vômito e anorexia. Pode ocorrer aumento transitório das atividades de enzimas hepáticas. Em raros casos nota-se hepatopatia com icterícia reversível (Willard, 1989). Há relato de ginecomastia e azoospermia em pacientes humanos (DeFelice *et al.*, 1981). O cetoconazol é teratogênico e não deve ser utilizado em fêmeas prenhes.

Selegilina

Propriedades químicas e mecanismos de ação

O cloridrato de selegilina (cloridrato de L-deprenil) é uma fenilisopropil-*N*-metilpropinilamina (Figura 29.10) que atua como inibidor irreversível da monoaminoxidase B. Acredita-se que a selegilina reduza a metabolização da dopamina e de outras catecolaminas para inibir a reabsorção de dopamina e aumentar a sua síntese. Considera-se, hipoteticamente, que o aumento da concentração de dopamina diminua a secreção de ACTH pela hipófise e, assim, a secreção de cortisol pela glândula adrenal. Entretanto, em estudo realizado por Milgran *et al.* (1995) constatou-se que a concentração de dopamina no cérebro não foi influenciada quando os cães foram tratados com diferentes doses de selegilina, durante 3 semanas. Os autores concluíram que, embora não tenha ocorrido aumento no teor de dopamina, a selegilina pode, também, interferir na transmissão dopaminérgica pela ação de um de seus metabólitos, a feniletilamina, cuja concentração se eleva em cães tratados com esse medicamento.

Preparações e propriedades

A selegilina está disponível na forma de comprimidos convexos brancos contendo 2 mg, 5 mg, 10 mg, 15 mg ou 30 mg, para administração oral.

Metabolização

Em cães, a metabolização da selegilina é desconhecida. Em humanos, ela é metabolizado em anfetamina e metanfetamina; a concentração de anfetamina também aumenta em cães tratados

com selegilina (Reynolds *et al.*, 1978). Em quatro cães, a avaliação farmacocinética indicou que o medicamento apresenta meia-vida curta, fato atribuído à alta taxa de excreção e ao grande volume de distribuição do fármaco. Após administração oral, a biodisponibilidade do medicamento é inferior a 10% (Mahmood *et al.*, 1994).

Uso terapêutico

A selegilina é raramente utilizada no tratamento de doença de Cushing não complicada; sua principal indicação é para o tratamento de disfunção cognitiva. Em 125 casos de hiperadrenocorticismo hipofisário-dependente de ocorrência natural, notou-se que a selegilina foi efetiva no controle dos sinais clínicos associados com a doença, como respiração ofegante, poliúria, polidipsia, obesidade, reduzida atividade física, distensão abdominal, dentre outros. A dose inicial é 1 mg/kg de peso corporal, 1 vez/dia. Essa dose pode ser aumentada caso não se obtenha resposta após 4 semanas. A dose máxima é 2 mg/kg de peso corporal/dia. Recomenda-se que o medicamento seja administrado por um período de 2 a 3 meses, possibilitando tempo suficiente para avaliar a sua eficácia clínica. Caso ocorra piora da condição clínica do cão durante esse período, ou se o cão manifestar complicações devido à alta concentração de cortisol, o uso de selegilina deve ser descontinuado e o tratamento com mitotano deve ter início. Um estudo com um pequeno grupo de cães sugeriu que apenas cerca de 20% deles manifestaram melhora dos sinais clínicos associados à doença, embora alegue-se que 80% dos cães com hiperadrenocorticismo respondam favoravelmente ao tratamento com selegilina (Reusch *et al.*, 1999). Afirma-se que apenas cães com síndrome de Cushing portadores de tumores na parte intermediária da hipófise podem responder a esse tratamento. Tumores na parte intermediária da hipófise respondem por, aproximadamente, 30% dos tumores hipofisários em cães com doença de Cushing (Peterson, 1999).

Efeitos colaterais

A selegilina é um medicamento muito seguro. Os raros efeitos adversos mencionados a seguir são possíveis em cães submetidos a tratamento de longa duração: vômito, diarreia, hiperatividade, anorexia, redução da audição, perda de peso, anemia, polidipsia e fraqueza.

REFERÊNCIAS BIBLIOGRÁFICAS E LEITURA COMPLEMENTAR

Abraham G, Allersmeier M, Gottschalk J, Schusser GF Hoppen HO, Ungemach FR. (2009). Effects of dermal dexamethasone application on ACTH and both basal and ACTH-stimulated cortisol concentration in normal horses. *J Vet Pharmacol Therap*. **32**, 379–387.

Addison T. (1855). *On the Constitutional and Local Effects of Disease of the Suprarenal Capsules*. London, Highley.

Ahlstrom LA1, Cross SE, Mills PC. (2013). The effects of formulation on the penetration and retention of budesonide in canine skin in vitro. *Vet J*. **196**, 456–460.

Almawi WY, Beyhum HN, Rahme AA, Rieder MJ. (1996). Regulation of cytokine and cytokine receptor expression by glucocorticoids. *J Leukocyte Biol*. **60**, 563–572.

Almawi WY, Beyhum HN, Rahme AA, Rieder MJ. (1998). Regulation of cytokine and cytokine receptor expression by glucocorticoids. *Cell Transpl*. **7**, 511–523.

Arenas C, Melián C, Pérez-Alenza MD. (2014). Dogs with adrenal-dependent hyperadrenocorticism: A comparison between mitotane and twice daily trilostane treatment. *J Vet Int Med*. **28**, 473–480.

Aron DC, Tyrrell JB. (1994). Glucocorticoids and adrenal androgens. In Greenspan FS, Baxter JD (eds), *Basic and Clinical Endocrinology*. Norwalk, Appleton & Lange. 307–346.

Arriza JL, Weinberger C, Cerelli G, Glaser TM, Handelin BL, Housman DE, Evans RM. (1987). Cloning of human mineralocorticoid receptor complementary DNA: structural and functional kinship with the glucocorticoid receptor. *Science*. 237, 268–275.

Atanasov AG, Odermatt A. (2007). Readjusting the glucocorticoid balance: An opportunity for modulators of 11 beta-hydroxysteroid dehydrogenase type 1 activity? *Endocrine Metabolic Immune Disorders-Drug Targets*. 7, 125–140.

Aucoin DP. (1982). Treatment of immune-mediated disease. *Vet Clin North Am*. 12, 61–66.

Ayroldi E, Macchiarulo A, Riccardi C. (2014). Targeting glucocorticoid side effects: selective glucocorticoid receptor modulator or glucocorticoid-induced leucine zipper? A perspective. *FASEB J*. 28, 5055–5070.

Ayroldi E, Riccardi C. (2009). Glucocorticoid-induced leucine zipper (GILZ): a new important mediator of glucocorticoid action. *FASEB J*. 23, 3649–3658.

Bailey SR, Elliott J. (2007). The corticosteroid laminitis story: 2. Science of if, when and how. *Equine Vet J*. 39, 7–11.

Barnes PJ. (2010). Mechanisms and resistance in glucocorticoid control of inflammation. *J Steroid Biochem Mol Biol*. 120, 76–85.

Barragry TB. (1994). *Veterinary Drug Therapy*. Philadelphia, Lea & Febiger. 530–545.

Baxter JG, Brass C, Schentag JJ, Slaughter RL. (1986). Pharmacokinetics of ketoconazole administered intravenously to dogs and orally as tablet and solution to humans and dogs. *J Pharm Sci*. 75, 443–447.

Bell R, Neiger R, McGrotty Y, Ramsey IK. (2006). Study of the effects of once daily doses of trilostane on cortisol concentrations and responsiveness to adrenocorticotrophic hormone in hyperadrenocorticoid dogs. *Vet Rec*. 26, 277–281.

Bellah JR, Lothrop CD, Helman RG. (1989). Fatal iatrogenic Cushing's syndrome in a dog. *J Am Anim Hosp Assoc*. 25, 673–676.

Belvisi MG, Hele DJ. (2003). Soft steroids: a new approach to the treatment of inflammatory airways diseases. *Pulm Pharmacol Ther*. 16, 321–325.

Bian L, Stoker AM, Marberry KM, Ateshian GA, Cook JL, Hung CT. (2010). Effects of dexamethasone on the functional properties of cartilage explants during long-term culture. *Am J Sports Med*. 38, 78–85.

Bodor N, Buchwald P. (2006). Corticosteroid design for the treatment of asthma: structural insights and the therapeutic potential of soft corticosteroids. *Curr Pharm Des*. 12, 3241–3260.

Boivin MA, Ye D, Kennedy JC, Al-Sadi R, Shepela C, Ma TY. (2007). Mechanism of glucocorticoid regulation of the intestinal tight junction barrier. *Am J Physiol Gastrointest Liver Physiol*. 292, G590–G598.

Bonneau S, Skowronski V, Sanquer A, Maynard L, Eun HM. (2009). Therapeutic efficacy of topical hydrocortisone aceponate in experimental flea-allergy dermatitis in dogs. *Aust Vet J*. 87, 287–291.

Boston SE, Moens NM, Kruth SA, Southorn EP. (2003). Endoscopic evaluation of the gastroduodenal mucosa to determine the safety of short-term concurrent administration of meloxicam and dexamethasone in healthy dogs. *Am J Vet Res*. 64, 1369–1375.

Brandish PE, Anderson K, Baltus GA, Bai C, Bungard CJ, Bunting P, Byford A, Chiu CS, Cicmil M, Corcoran H, Euler D, Fisher JE, Gambone C, Hasbun-Manning M, Kuklin N, Landis E, Lifsted TQ, McElwee-Witmer S, McIntosh IS, Meissner RS, Miao J, Mitchell HJ, Musselman A, Schmidt A, Shin J, Szczerba P, Thompson CD, Tribouley C, Vogel RL, Warrier S, Hershey JC. (2014). The preclinical efficacy, selectivity and pharmacologic profile of MK-5932, an insulin-sparing selective glucocorticoid receptor modulator. *Eur J Pharmacol*. 724, 102–111.

Brann DW, Hendry LB, Mahesh VB. (1995). Emerging diversities in the mechanism of action of steroid hormones. *J Steroid Biochem Mol Biol*. 52, 113–133.

Brattsand R, Linden M. (1996). Cytokine modulation by glucocorticoids: mechanisms and actions in cellular studies. *Aliment Pharmacol Ther*. 10 (Suppl. 2), 81–90.

Brightman AH. (1982). Ophthalmic use of glucocorticoids. *Vet Clin North Am*. 12, 33–40.

Buttgereit F, Straub RH, Wehling M, Burmester GR. (2004). Glucocorticoids in the treatment of rheumatic diseases: an update on the mechanisms of action. *Arthritis Rheum*. 50, 3408–3417.

Byyny RL. (1976). Withdrawal from glucocorticoid therapy. *N Engl J Med*. 295, 30–32.

Caron JP, Gandy JC, Schmidt M, Hauptman JG, Sordillo LM. (2013). Influence of corticosteroids on Interleukin-1 beta-stimulated equine chondrocyte gene expression. *Vet Surg*. 42, 231–237.

Chang CH, Lee-Fowler TM, Declue AE, Cohn LA, Robinson KL, Reinero CR. (2011). The impact of oral versus inhaled glucocorticoids on allergen specific IgE testing in experimentally asthmatic cats. *Vet Immunol Imunopath*. 144, 437–441.

Chapman K, Holmes M, Seckl J. (2013). 11 beta-hydroxysteroid dehydrogenases: intracellular gate-keepers of tissue glucocorticoid action. *Physiol Rev*. 93, 1139–1206.

Chapman PS, Kelly DF, Archer J, Brockman DJ, Neiger R. (2004). Adrenal necrosis in a dog receiving trilostane for the treatment of hyperadrenocorticism. *J Small Anim Pract*. 45, 307–310.

Chastain CB, Graham CL. (1979). Adrenocortical suppression in dogs on daily and alternate-day prednisone administration. *Am J Vet Res*. 40, 936–941.

Chastain CB, Graham CL, Nichols CE. (1981). Adrenocortical suppression in cats given megestrol acetate. *Am J Vet Res*. 42, 2029–2035.

Chung RS, Field M, Silen W. (1978). Effects of methylprednisolone on hydrogen ion absorption in the canine stomach. *J Clin Invest*. 62, 262–270.

Cohn LA, DeClue AE, Reinero CR. (2008). Endocrine and immunologic effects of inhaled fluticasone propionate in healthy dogs. *J Vet Intern Med*. 22, 37–43.

Coppoc GL. (1984). Relationship of dosage form of a corticosteroid to its therapeutic efficacy. *J Am Vet Med Assoc*. 186, 1098–1101.

Cornelisse CJ, Robinson NE. (2013). Glucocorticoid therapy and the risk of equine laminitis. *Equine Vet Educ*. 25, 39–46.

Costa LA, Lopes BF, Lanis AB, De Oliveira DC, Giannotti JG, Costa FS. (2010). Bone demineralization in the lumbar spine of dogs submitted to prednisone therapy. *J Vet Pharmacol Therap*. 33, 583–586.

Couette B, Jalaguier S, Hellal-Levy C, Lupo B, Fagart J, Auzou G, Rafestin-Oblin ME. (1998). Folding requirements of the ligand-binding domain of the human mineralocorticoid receptor. *Mol Endocrinol*. 12, 855–863.

Crager CS, Dillon AR, Kemppainen RJ, Brewer WG Jr, Angarano DW. (1994). Adrenocorticotropic hormone and cortisol concentrations after corticotropin-releasing hormone stimulation testing in cats administered methylprednisolone. *Am J Vet Res*. 55, 704–709.

Dallman MF. (2005). Fast glucocorticoid actions on brain: Back to the future. *Front Neuroendocrinol*. 26, 103–108.

DeFelice R, Johnson DG, Galgiani JN. (1981). Gynecomastia with ketoconazole. *Antimicrob Agents Chemother*. 19, 1073–1074. de Kloet ER. (2014). From receptor balance to rational glucocorticoid therapy. *Endocrinology*. 155, 2754–2769.

Di S, Malcher-Lopes R, Halmos KC, Tasker JG. (2003). Nongenomic glucocorticoid inhibition via endocannabinoid release in the hypothalamus: a fast feedback mechanism. *J Neurosci*. 23, 4850–4857.

Divari S, Cannizzo FT, Uslenghi F, Pregel P, Mulasso C, Spada F, De Maria R, Biolatti B. (2011). Corticosteroid hormone receptors and prereceptors as new biomarkers of the illegal use of glucocorticoids in meat production. *J Agr Food Chemis*. 59, 2120–2125.

Doerr KA, Outerbridge CA, White SD, Kass PH, Shiraki R, Lam AT, Affolter VK. (2013). Calcinosis cutis in dogs: histopathological and clinical analysis of 46 cases. *Vet Derm*. 24, 355–61, e78–9.

Dow SW, Rosychuk RA, McChesney AE. (1990). Endoscopic evaluation of the gastroduodenal mucosa to determine the safety of short-term concurrent administration of meloxicam and dexamethasone in healthy dogs. *Am J Vet Res.* **51**, 1131–1138.

Duma D, Jewell CM, Cidlowski JA. (2006). Multiple glucocorticoid receptor isoforms and mechanisms of post-translational modification. *J Ster Biochem Molec Biol.* **102**, 11–21.

Ehrich E, Lambert ER, McGuire JL. (1992). Rheumatic disorders. In Melmon KL, Morrelli HF, Hoffman BB, Nierenberg DW (eds), *Clinical Pharmacology: Basic Principles in Therapeutics*, 3rd edn. New York, McGraw-Hill. 469–485.

Eyre P, Elmes PJ. (1980). Corticosteroid-induced laminitis? Further observations on the isolated, perfused hoof. *Vet Res Commun.* **4**, 139–143.

Fauci AS. (1976). Glucocorticosteroid therapy: mechanisms of action and clinical considerations. *Ann Intern Med.* **84**, 304–315.

Fauci AS. (1978). Alternate-day corticosteroid therapy. *Am J Med.* **64**, 729–731.

Fejes-Tóth G, Pearce D, Náray-Fejes-Tóth A. (1998). Subcellular localization of mineralocorticoid receptors in living cells: Effects of receptor agonists and antagonists. *Proc Nat Acad Sci USA.* **95**, 2973–2978.

Feldman EC, Nelson RW. (2004). Glucocorticoid therapy. In Feldman EC, Nelson RW. (eds), *Canine and Feline Endocrinology and Reproduction.* 3rd edn. St. Louis, Saunders Elsevier.

Ferguson DC. (1985a). Rational steroid therapy. 1. Principles. *Mod Vet Prac.* **66**,101–105.

Ferguson DC. (1985b). Rational steroid therapy. 2. Therapeutic protocols. *Mod Vet Prac.* **66**, 175–179.

Ferguson DC, Hoenig M, Cornelius L. (1991). Endocrinologic disorders. In Lorenz MD, Cornelius LM, Ferguson DC. (eds), *Small Animal Medical Therapeutics.* Philadelphia, JB Lippincott. 85–157.

Ferguson DC, Peterson ME. (1992). Serum free and total iodothyronine concentrations in dogs with spontaneous hyperadrenocorticism. *Am J Vet Res.* **53**, 1636–1640.

Ferguson JL, Roesel OF, Bottoms GD. (1978). Dexamethasone treatment during hemorrhagic shock: blood pressure, tissue perfusion, and plasma enzymes. *Am J Vet Res.* **39**, 817–824.

Filaretova L, Bobryshev P, Bagaeva T, Podvigina T, Takeuchi K. (2007). Compensatory gastroprotective role of glucocorticoid hormones during inhibition of prostaglandin and nitric oxide production and desensitization of capsaicin-sensitive sensory neurons. *Inflammopharmacology.* **15**, 146–153.

Flammer JR, Rogatsky I. (2011). Minireview: glucocorticoids in autoimmunity: unexpected targets and mechanisms. *Mol Endocrinol.* **25**, 1075–1086.

Flower RJ, Rothwell NJ. (1994). Lipocortin-1: cellular mechanisms and clinical relevance. *Trends Pharmacol Sci.* **15**, 71–76.

Fugazzola M, Barton AK, Niedorf F, Kietzmann M, Ohnesorge B. (2012). Non-genomic action of beclomethasone dipropionate on bronchoconstriction caused by leukotriene C4 in precision cut lung slices in the horse. *BMC Vet Res.* **8**, 160.

Gabel AA. (1977). Corticosteroids-side effects and toxicity. *Proc Am Assoc Equine Pract.* **23**, 393.

Gametchu B, Watson CS, Shih CC, Dashew B. (1991). Studies on the arrangement of glucocorticoid receptors in the plasma membrane of S-49 lymphoma cells. *Steroids.* **56**, 411–419.

Ginel PJ, Garrido C, Lucena R. (2007). Effects of otic betamethasone on intradermal testing in normal dogs. *Vet Dermatol.* **18**, 205–210.

Glaze MB, Crawford MA, Nachreiner RF, Casey HW, Nafe LA, Kearney MT. (1988). Ophthalmic corticosteroid therapy: systemic effects in the dog. *J Am Vet Med Assoc.* **192**, 73–75.

Goecke A, Guerrero J. (2006). Glucocorticoid receptor β in acute and chronic inflammatory conditions: Clinical implications. *Immunobiology.* **211**, 85–96.

Goldfien A. (1992). Adrenocorticosteroids and adrenocortical antagonists. In Katzung BG (ed.), *Basic and Clinical Pharmacology*, 5th edn. Norwalk, Appleton & Lange. 543–558.

Greco DS, Peterson ME. (1989). Feline hypoadrenocorticism. In Kirk RW. (ed.), *Current Veterinary Therapy X.* Philadelphia, Saunders WB. 1042–1045.

Grote H, Ioannou I, Voigt J, Sekeris CE. (1993). Localization of the glucocorticoid receptor in rat liver cells: evidence for plasma membrane bound receptor. *Int J Biochem.* **25**, 1593–1599.

Haller J, Mikics E, Makara GB. (2008). The effects of non-genomic glucocorticoid mechanisms on bodily functions and the central neural system. A critical evaluation of findings. *Front Neuroendocrinol.* **29**, 273–291.

Ham EA, Harman RE, Brink NG, Sarett LH. (1955). Studies on the chemistry of aldosterone. *J Am Chem Soc.* **77**, 1637–1640.

Hammond GL. (1990). Molecular properties of corticosteroid binding globulin and the sex-steroid binding proteins. *Endocr Rev.* **11**, 65–79.

Harms C, Albrecht K, Harms U, Seidel K, Hauck L, Baldinger T, Hübner D, Kronenberg G, An J, Ruscher K, Meisel A, Dirnagl U, von Harsdorf R, Endres M,

Hörtnagl H. (2007). Phosphatidylinositol 3-Akt-kinase-dependent phosphorylation of p21$_{Waf1/cip1}$ as a novel mechanism of neuroprotection by glucocorticoids. *J Neurosci.* **27**, 4562–4571.

Hasselgren PO, Alamdari N, Aversa Z, Gonnella P, Smith IJ, Tizio S. (2010). Corticosteroids and muscle wasting: role of transcription factors, nuclear cofactors, and hyperacetylation. *Curr Opin Clin Nutr Metabolic Care.* **13**, 423–428.

Haynes RC. (1990). Adrenocorticotropic hormone; adrenocortical steroids and their synthetic analogs; inhibitors of the synthesis and actions of adrenocortical hormones. In Gilman AG, Rall TW, Nies AS, Taylor P (eds), *The Pharmacological Basis of Therapeutics.* New York, Pergamon Press. 1431–1462.

Helm JR, McLauchlan G, Boden LA, Frowde PE, Collings AJ, Tebb AJ, Elwood CM, Herrtage ME, Parkin TDH, Ramsey IK. (2011). A comparison of factors that influence survival in dogs with adrenal-dependent hyperadrenocorticism treated with mitotane or trilostane. *J Vet Intern Med.* **25**, 251–260.

Hench PS. (1952). Quoted in Krantz JC and Carr CJ, *Pharmacological Principles of Medical Practice*, 5th edn. Baltimore, Williams & Wilkins, 1961. 1287

Hicks CW, Sweeney DA, Danner RL, Eichacker PQ, Suffredini AF, Feng J, Sun J, Behrend EN, Solomon SB, Natanson C. (2012). Efficacy of selective mineralocorticoid and glucocorticoid agonists in canine septic shock. *Crit Care Med.* **40**, 199–207.

Hoenig M, Ferguson DC. (1991a). Hyperadrenocorticism. In Allen DG. (ed.), *Small Animal Medicine.* Philadelphia, Lippincott JB. 807–820.

Hoenig M, Ferguson DC. (1991b). Hypoadrenocorticism. In Allen DG. (ed.), *Small Animal Medicine.* Philadelphia, Lippincott JB. 821–830.

Hoenig M, Hall G, Ferguson D, Jordan K, Henson M, Johnson K, O'Brien T. (2000). A feline model of experimentally induced islet amyloidosis. *Am J Pathology.* **157**, 2143–2150.

Jeffers JG, Shanley KJ, Schick RO. (1991). Iatrogenic Cushing's syndrome in a dog caused by topical ophthalmic medications. *J Am Vet Med Assoc.* **199**, 77–80.

Jennings AS, Ferguson DC. (1984). Effect of clexamethasone on triiodothyronine production in perfused rat liver and kidney. *Endocrinology.* **114**, 3136.

Johnson JP. (1992). Cellular mechanisms of action of mineralocorticoid hormones. *Pharm Ther.* **53**, 1–29.

Johnson PJ, Messer NT, Slight SH, Wiedmeyer C, Buff P, Ganjam V K. (2004). Endocrinopathic laminitis in the horse. *Clin Tech Equine Pract.* **3**, 45–56.

Kaptein EM, Moore GE, Ferguson DC, Hoenig M. (1992). Effects of prednisone on thyroxine and 3,5,3′-triiodothyronine metabolism in normal dogs. *Endocrinology.* **130**, 1669–1679.

Keller-Wood M. (1990). Fast feedback control of canine corticotropin by cortisol. *Endocrinology*. **126**, 1959–1966.

Kemppainen RJ. (1986). Principles of glucocorticoid therapy in nonendocrine disease. In Kirk RW. (ed.), *Current Veterinary Therapy IX*. Philadelphia, Saunders WB. 954–962.

Kemppainen RJ, Lorenz MD, Thompson FN. (1982). Adrenocortical suppression in the dog given a single intramuscular dose of prednisone or triamcinolone acetonide. *Am J Vet Res*. **42**, 204–206.

Kemppainen RJ, Sartin JL. (1984). Effects of single intravenous doses of dexamethasone on base-line plasma cortisol concentrations and responses to synthetic ACTH in healthy dogs. *Am J Vet Res*. **45**, 742–746.

Kfir-Erenfeld S, Yefenof E. (2014). Non-genomic events determining the sensitivity of hemopoietic malignancies to glucocorticoid-induced apoptosis. *Cancer Immunol Immunother*. **63**, 37–43.

Kintzer PP, Peterson ME. (1989). Mitotane (*o,p'*-DDD) treatment of cortisol-secreting adrenocortical neoplasia. In Kirk RW. (ed.), *Current Veterinary Therapy X*. Philadelphia, Saunders WB. 1034–1037.

Kovalik M, Thoday KL, Evans H, Berry J, van den Broek AH, Mellanby RJ. (2012). Short-term prednisolone therapy has minimal impact on calcium metabolism in dogs with atopic dermatitis. *Vet J*. **193**, 439–442.

Kuhlenschmidt MS, Hoffmann WE, Rippy MK. (1991). Glucocorticoid hepatopathy: effect on receptor mediated endocytosis of asialoglycoproteins. *Biochem Med Metab Biol*. **46**, 152–168.

Levine JM, Levine GJ, Boozer L, Schatzberg SJ, Platt SR, Kent M, Kerwin SC, Fosgate GT. (2008). Adverse effects and outcome associated with dexamethasone administration in dogs with acute thoracolumbar intervertebral disk herniation: 161 cases (2000–2006). *J Am Vet Med Assoc*. **232**, 411–417.

Levine JM, Levine GJ, Johnson SI, Kerwin SC, Hettlich BF, Fosgate GT. (2007). Evaluation of the success of medical management for presumptive cervical intervertebral disk herniation in dogs. *Vet Surg*. **36**, 492–499.

Liposits Z, Bohn MC. (1993). Association of glucocorticoid receptor immunoreactivity with cell membrane and transport vesicles in hippocampal and hypothalamic neurons of the rat. *J Neurosci Res*. **35**, 14–19.

Loewenberg M, Verhaar AP, van den Brink GR, Hommes DW. (2007). Glucocorticoid signaling: a nongenomic mechanism for T-cell immunosuppression. *Trends Molec Med*. **13**, 158–163.

Loose DS, Kan PB, Hirst MA, Marcus RA, Feldman D. (1983). Ketoconazole blocks adrenal steroidogenesis by inhibiting cytochrome P450-dependent enzymes. *J Clin Invest*. **7**, 1495–1499.

Lorenz MD, Scott DW, Pulley LT. (1973). Medical treatment of canine hyperadrenocorticoidism with *o,p'*-DDD. *Cornell Vet*. **63**, 646–665.

Lowe AD, Campbell KL, Barger A, Schaeffer DJ, Borst L. (2008). Clinical, clinicopathological and histological changes observed in 14 cats treated with glucocorticoids. *Vet Rec*. **162**, 777–783.

Löwenberg M, Stahn C, Hommes DW, Buttgereit F. (2008). Novel insights into mechanisms of glucocorticoid action and the development of new glucocorticoid receptor ligands. *Steroids*. **73**, 1025–1029.

Luetscher JA. (1956). Studies of aldosterone in relation to water and electrolyte balance in man. *Recent Prog Horm Res*. **12**, 175–184.

Lynn RC, Feldman EC, Nelson RW. (1993). Efficacy of microcrystalline desoxycorticosterone pivalate for treatment of hypoadrenocorticism in dogs. *J Am Vet Med Assoc*. **202**, 392–396.

Mahmood I, Peters DK, Mason WD. (1994). The pharmacokinetics and absolute bioavailability of selegiline in the dog. *Biopharm Drug Disp*. **15**, 653–664.

Mangal D, Uboh CE, Soma LR, Liu Y. (2014). Inhibitory effect of triamcinolone acetonide on synthesis of inflammatory mediators in the equine. *Eur J Pharmacol*. **736**, 1–9.

Manjari V, Das UN. (2000). Effect of polyunsaturated fatty acids on dexamethasone–induced gastric mucosal damage. *Prostaglandins Leukot Essent Fatty Acids*. **62**, 85–96.

Mantero F, Armanini D, Biason A, Boscaro M, Carpene G, Fallo F, Cipocher G, Rocco S, Scarom C, Sonino N. (1990). New aspects of mineralocorticoid hypertension. *Horm Res*. **34**, 175–180.

Mantis P, Lamb CR, Witt AL, Neiger R. (2003). Changes in ultrasonic appearance of adrenal glands in dogs with pituitary-dependent hyperadrenocorticism treated with trilostane. *Vet Radiol Ulstrasound*. **44**, 682–685.

Matsuda A, Tanaka A, Amagai Y, Ohmori K, Nishikawa S, Xia Y, Karasawa K, Okamoto N, Oida K, Jang H, Matsuda H. (2011). Glucocorticoid sensitivity depends on expression levels of glucocorticoid receptors in canine neoplastic mast cells. *Vet Immunology and Immunopathol*. **144**, 321–328.

McDonald RK, Langston VC. (1994). Use of corticosteroids and nonsteroidal antiinflammatory agents. In Ettingers, Feldman EC. (eds), *Textbook of Veterinary Internal Medicine*, Philadelphia, Saunders WB. 284–293.

McGowan C, Neiger R. (2003). Efficacy of trilostane for the management of equine Cushing's syndrome. *Equine Vet J*. **35**, 414–418.

McKay AG, Milne FJ. (1976). Observations of the intra-articular use of corticosteroids in the racing Thoroughbred. *Am J Vet Res*. **168**, 1039–1041.

Meintjes E, Hosgood G, Daniloff J. (1996). Pharmaceutic treatment of acute spinal cord trauma. *Compend Contin Educ Pract Vet*. **18**, 625–635.

Melby JC. (1974). Systemic corticosteroid therapy: pharmacology and endocrinology considerations. *Ann Intern Med*. **81**, 505–512.

Melcangi RC, Panzica G. (2009). Neuroactive steroids: an update of their roles in central and peripheral nervous system. *Psychoneuroendocrinology*. **34**, S1–8.

Mellett-Keith AM, Bruyette D, Stanley S. (2013). Trilostane therapy for treatment of spontaneous hyperadrenocorticism in cats: 15 cases (2004–2012). *J Vet Intern Med*. **27**, 1471–1477.

Metz SR, Taylor SR, Kay WJ. (1982). The use of glucocorticoids for neurological disease. *Vet Clin North Am*. **12**, 41–60.

Michels GM, Carr AP. (1997). Treating immune-mediated arthritis in dogs and cats. *Vet Med*. **92**, 811–814.

Milgram NW, Ivy GO, Murphy MP, Head E, Wu PH, Ruehl WW, Yu PH, Durden DA, Davis BA, Boulton AA. (1995). Effects of chronic oral administration of l-deprenyl in the dog. *Pharm Biochem Behav*. **51**, 421–428.

Moore GE, Ferguson DC, Hoenig M. (1993). Effects of oral administration of anti-inflammatory doses of prednisone on thyroid hormone response to thyrotropin-releasing hormone and thyrotropin in clinically normal dogs. *Am J Vet Res*. **54**, 130–135.

Moore GE, Hoenig M. (1992). Duration of ACTH and adrenocortical suppression following long-term anti-inflammatory doses of prednisone in the dog. *Am J Vet Res*. **53**, 716–720.

Moore GE, Hoenig M. (1993). Effects of orally administered prednisone on glucose tolerance and insulin secretion in clinically normal dogs. *Am J Vet Res*. **54**, 126–129.

Moore GE, Mahaffey EA, Hoenig M. (1992). Hematologic and biochemical effects of long-term anti-inflammatory doses of prednisone in the dog. *Am J Vet Res*. **53**, 1033–1037.

Muller M, Rankawitz R. (1991). The glucocorticoid receptor. *Biochem Biophys Acta*. **1088**, 171–182.

Murphy CJ, Feldman E, Bellhorn R. (1990). Iatrogenic Cushing's syndrome in a dog caused by topical ophthalmic medications. *J Am Anim Hosp Assoc*. **26**, 640–642.

Nakamoto H, Suzuki H, Kageyama Y, Murakami M, Ohishi A, Naitoh M, Ichihara A, Saruta T. (1992). Depressor systems contribute to hypertension induced by glucocorticoid excess in dogs. *J Hypertension*. **10**, 561–569.

Narita T, Sato R, Motoishi K, Tani K, Naito Y, Hara S. (2007). The interaction between orally administered non-steroidal anti-inflammatory drugs and prednisolone in healthy dogs. *J Vet Med Sci*, **69**, 353–363.

Neiger R, Ramsey I, O'Connor J, Hurley KJ, Mooney CT. (2002). Trilostane treatment of 78 dogs with pituitary-dependent hyperadrenocorticism. *Vet Rec*. **150**, 799–804.

Neiger R, Witt AI, Noble A, German AJ. (2004). Trilostane therapy for treatment of pituitary-dependent hyperadrenocorticism in 5 cats. *J Vet Intern Med.* **18**, 160–164.

Nixon M, Upreti R, Andrew R. (2012). 5 alpha-Reduced glucocorticoids: a story of natural selection. *J Endocrinol.* **212**, 111–127.

Olivry T, Baumer W. (2015). Atopic itch in dogs: pharmacology and modeling. *Handb Exp Pharmacol.* **226**, 357–369.

Olivry T, Bizikova P. (2013). A systematic review of randomized controlled trials for prevention or treatment of atopic dermatitis in dogs: 2008–2011 update. *Vet Derm.* **24**, 97–117.

Pallardy M, Biola A. (1998). Induction de l'apoptose par les glucocorticoides dans les lymphocytes: entre physiologie et pharmacologie. *CR Seances Soc Biol.* **192**, 1051–1063.

Patel R, Williams-Dautovich J, Cummins CL. (2014). Minireview: New Molecular Mediators of Glucocorticoid Receptor Activity in Metabolic Tissues. *Mol Endocrinol.* **28**, 999–1011.

Pearce D, Kleyman TR. (2007). Salt, sodium channels, and SGK1. *J Clin Invest.* **117**, 592–595.

Peterson ME. (1983). o,p'-DDD (Mitotane) treatment of canine pituitary dependent hyperadrenocorticism. *J Am Vet Med Assoc.* **182**, 527–528.

Peterson ME. (1999). Medical treatment of pituitary-dependent hyperadrenocorticism in dogs: should l-deprenyl (Anipryl) ever be used? *J Vet Intern Med.* **13**, 289–290.

Peterson ME, Ferguson DC, Kintzer PP, Drucker WD. (1984). Effects of spontaneous hyperadrenocorticism on serum thyroid hormone concentrations in the dog. *Am J Vet Res.* **45**, 2034–2038.

Pey P, Daminet S, Smets PM, Duchateau L, Travetti O, Saunders JH. (2012). Effect of glucocorticoid administration on adrenal gland size and sonographic appearance in beagle dogs. *Vet Radiol Ultrasound.* **53**, 204–209.

Pietra M, Fracassi F, Diana A, Gazzotti T, Bettini G, Peli A, Morini M, Pagliuca G, Roncada P. (2013). Plasma concentrations and therapeutic effects of budesonide in dogs with inflammatory bowel disease. *Am J Vet Res.* **74**, 78–83.

Piper JM, Ray WA, Daugherty JR, Griffin MR. (1991). Corticosteroid use and peptic ulcer disease: role of nonsteroidal anti-inflammatory drugs. *Ann Inter Med.* **114**, 735–740.

Plumb DC. (2005). *Veterinary Drug Handbook,* 5th edn. Ames, Blackwell Publishing.

Pont A, Williams PL, Azhar S, Reitz RE, Bochra C, Smith ER, Stevens DA. (1940). Ketoconazole blocks testosterone synthesis. *Arch Intern Med.* **142**, 2137–2140.

Pont A, Williams PL, Loose DS, Feldman D, Reitz RE, Bochra C, Stevens DA. (1982). Ketoconazole blocks adrenal steroid synthesis. *Ann Intern Med.* **97**, 370–372.

Reeder CJ, Griffin CE, Polissar NL, Neradilek B, Armstrong RD. (2008). Comparative adrenocortical suppression in dogs with otitis externa following topical otic administration of four different glucocorticoid-containing medications. *Vet Therap Res Appl Vet Med.* **9**, 111–121.

Restrepo A, Stevens DA, Utz JP, (1980). First international symposium on ketoconazole. *Rev Infect Dis.* **2**, 519–699. Reul JM, de Kloet ER, van Sluijs FJ, Rijnberk A, Rothuizen J. (1990). Binding characteristics of mineralocorticoid and glucocorticoid receptors in dog brain and pituitary. *Endocrinology.* **127**, 907–915.

Reusch CE, Sieber-Ruckstuhl N, Wenger M, Lutz H, Perren A, Pospischil A. (2007). Histological evaluation of the adrenal glands of seven dogs with hyperadrenocorticism treated with trilostane. *Vet Rec.* **17**, 219–224.

Reusch CE, Steffen T, Hoerauf A. (1999). The efficacy of l-deprenyl in dogs with pituitary-dependent hyperadrenocorticism. *J Vet Int Med.* **13**, 291–301.

Reynolds GP, Elsworth JD, Blau K, Sandler M, Lees AJ, Stern GM. (1978). Deprenyl is metabolized to metamphetamine and amphetamine in man. *Br J Clin Pharm.* **6**, 542–544.

Rogerson FM, Fuller PJ. (2000). Mineralocorticoid action. *Steroids.* **65**, 61–73.

Rogoff JM, Stewart GN. (1969). Suprarenal cortical extracts in suprarenal insufficiency (Addison's disease). *J Am Med Assoc.* **92**, 1569–1571.

Roos AB, Nord M. (2012). The emerging role of C/EBPs in glucocorticoid signaling: lessons from the lung. *J Endocrinol.* **212**, 291–305.

Ruckstuhl NS, Nett CS, Reusch CE. (2002). Results of clinical examinations, laboratory tests, and ultrasonography in dogs with pituitary-dependent hyperadrenocorticism treated with trilostane. *Am J Vet Res.* **63**, 506–512.

Russell GM, Lightman SL. (2014). Can side effects of steroid treatments be minimized by the temporal aspects of delivery method? *Exp Opin Drug Safety.* **13**, 1501–1513.

Saruta T. (1996). Mechanism of glucocorticoid-induced hypertension. *Hypertens Res.* **19**, 1–8.

Schäcke H, Berger M, Rehwinkel H, Asadullah K. (2007). Selective glucocorticoid receptor agonists (SEGRAs): Novel ligands with an improved therapeutic index. *Mol Cell Endocrinol.* **275**, 109–117.

Schechter RD, Stabenfeldt GH, Gribble DH, Ling GV. (1973). Treatment of Cushing's syndrome in the dog with an adrenocorticolytic agent, o,p'DDD. *J Am Vet Med Assoc.* **162**, 629–639.

Schott HC. (2002). Pituitary pars intermedia dysfunction: equine Cushing's disease. *Vet Clin North Am Pract.* **18**, 237–270.

Schwartzman RA, Cidlowski JA. (1994). Glucocorticoid-induced apoptosis of lymphoid cells. *Int Arch Allergy Immunol.* **105**, 347–354.

Scott DW. (1982). Dermatologic use of glucocorticoids: systemic and topical. *Vet Clin North Am.* **12**, 19–32.

Scott DW, Greene CE. (1974). Iatrogenic secondary adrenocortical insufficiency in dogs. *J Am Anim Hosp Assoc.* **10**, 555–564.

Seifi HA, LeBlanc SJ, Vernooy E, Leslie KE, Duffield TF. (2007). Effect of isoflupredone acetate with or without insulin on energy metabolism, reproduction, milk production, and health in dairy cows in early lactation. *J Dairy Sci.* **90**, 4181–4191.

Sennello KA, Leib MS. (2006). Effects of deracoxib or buffered aspirine on the gastric mucosa of healthy dogs. *J Vet Int Med.* **20**, 1291–1296.

Siegel SC. (1985). Corticosteroid agents: overview of corticosteroid therapy. *J Allergy Clin Immunol.* **76**, 312–320.

Simpson SA, Tait JF, Bush IE. (1952). Secretion of a salt-retaining hormone by the mammalian adrenal gland. *Lancet.* **263**, 226–227.

Simpson SA, Tait JF, Wettstein A, Neher R, von Euw J, Schindler O, Reichstein T. (1954). Constitution of aldosterone, a new mineralocorticoid. *Experientia.* **10**, 132–133.

Smets PMY, Lefebvre HP, Aresu L, Croubel SS, Harers H, Piron K, Meyer E, Daminet S. (2012). Renal function and morphology in aged Beagle dogs before and after hydrocortisone administration. *PloS One.* **7**, e31702.

Snyder PM. (2002). The epithelial Na+ channel: cell surface insertion and retrieval in Na+ homeostasis and hypertension. *Endocr Rev.* **23**, 258–275.

Solter PF, Hoffmann WE, Hungerford LL, Peterson ME, Dorner JL. (1993). Assessment of corticosteroid-induced alkaline phosphatase isoenzyme as a screening test for hyperadrenocorticism in dogs. *J Am Vet Med Assoc.* **203**, 534–538.

Soma LR, Uboh CE, Liu Y, Li X, Robinson MA, Boston RC, Colahan PT. (2013). Pharmacokinetics of dexamethasone following intra-articular, intravenous, intramuscular, and oral administration in horses and its effects on endogenous hydrocortisone. *J Vet Pharmacol Therap.* **36**, 181–191.

Song IH, Buttgereit F. (2006). Non-genomic glucocorticoid effects to provide the basis for new drug developments. *Mol Cell Endocrinol.* **246**, 142–146.

Sorenson DK, Kelly TM, Murray DK, Nelson DH. (1988). Corticosteroids stimulate an increase in phospholipase A_2 inhibitor in human serum. *J Steroid Biochem.* **2**, 271–273.

Sprung CL, Caralis PV, Marcial EH, Pierce M, Gelbard MA, Long WM, Duncan RC, Tendler MD, Karpf M. (1984). The effects of high-dose corticosteroids in patients with septic shock. *N Engl J Med.* **311**, 1137–1143.

Stahn C, Lo¨wenberg M, Hommes DW, Buttgereit F. (2007). Molecular mechanisms of glucocorticoid action and selective glucocorticoid receptor agonists. *Mol Cell Endocrinol.* **275**, 71–78.

Stewart PM. (2003). The adrenal cortex, In Larsen PR, Kronenberg HM, Melmed S, Polonsky KS. (eds), *Williams Textbook of Endocrinology*, 10th edn. St. Louis, Saunders Elsevier. 491–550.

Streeten DHP. (1975). Corticosteroid therapy. 1. Pharmacological properties and principles of corticosteroid use. *J Am Med Assoc.* **232**, 1046–1049.

Strehl C, Buttgereit F. (2013). Optimized glucocorticoid therapy: Teaching old drugs new tricks. *Mol Cell Endocrinol.* **380**, 32–40.

Sutanto W, deKloet ER. (1991). Mineralocorticoid receptor ligands: biochemical, pharmacological, and clinical aspects. *Med Res Rev.* **11**, 617–639.

Tasker JG, Di S, Malcher-Lopes R. (2006). Minireview: Rapid glucocorticoid signaling via membrane-associated receptors. *Endocrinology.* **147**, 5549–5556.

Thorn GW, Dorrance SS, Day E. (1942). Addison's disease: evaluation of synthetic desoxycorticosterone acetate therapy in 158 patients. *Ann Intern Med.* **16**, 1053–1096.

Tobin T. (1979). Pharmacology review, the corticosteroids. *J Equine Med Surg.* **3**, 10.

Tuor UI. (1997). Glucocorticoids and the prevention of hypoxic-ischemic brain damage. *Neurosci Biobehav Rev.* **21**, 175–179.

Tyrrell JB, Aron DC, Forsham PH. (1994). Glucocorticoids and adrenal androgens. In Greenspan FS, Baxter JD. (eds), *Basic and Clinical Endocrinology*. Norwalk, Appleton & Lange. 307–346.

Upson DW. (1978). Clinical pharmacology of corticosteroids. Equine pharmacology. In Powers JD, Powers TE. (eds), *Proceedings 2nd Equine Pharmacology Symposium. American Association of Equine Practice.* 233.

Valentin SY, Cortright CC, Nelson RW, Pressler BM, Rosenberg D, Moore GE, Scott-Moncrieff JC. (2014). Clinical findings, diagnostic test results, and treatment outcome in cats with spontaneous hyperadrenocorticism: 30 cases. *J Vet Intern Med.* **28**, 481–487.

van der Velden VH. (1998). Glucocorticoids: mechanisms of action and anti-inflammatory potential in asthma. *Mediators Inflamm.* **7**, 229–237.

Vandevyver S, Dejager L, Tuckermann J, Libert C. (2013). New insights into the anti-inflammatory mechanisms of glucocorticoids: an emerging role for glucocorticoid-receptor-mediated transactivation. *Endocrinology.* **154**, 993–1007.

Villar O, Tullner WW. (1959). Effects of *o,p'*-DDD on the histology and 17-hydroxy corticosteroid output in the dog adrenal cortex. *Endocrinology.* **65**, 80–86.

Wallace JL, Fiorucci S. (2003). A magic bullet for mucosal protection…and aspirin is the trigger! *Trends Pharmacol Sci.* **24**, 323–326.

Wang A, Smith JR, Creevy KE. (2013). Treatment of canine idiopathic immune-mediated haemolytic anaemia with mycophenolate mofetil and glucocorticoids: 30 cases (2007 to 2011). *J Small Anim Pract.* **54**, 399–404.

Ward DA, Ferguson DC, Ward SL, Green K, Kaswan RL. (1992). Comparison of the blood-aqueous barrier stabilizing effects of steroidal and non-steroidal anti-inflammatory agents in the dog. *Prog in Vet and Comp Ophthalmol.* **2**, 117–124.

Wehling M, Eisen C, Christ M. (1992). Aldosterone-specific membrane receptors and rapid non-genomic actions of mineralocorticoids. *Mol Cell Endocrinol.* **90**, C5–C9.

Wehling M, Kaesmayr J, Theisen K. (1991). Rapid effects of mineralocorticoids on sodium-proton exchanger: genomic or non-genomic pathway? *Am J Physiol.* **260**, E719–E726.

Wenger M, Sieber-Ruckstuhl NS, Mu¨ller C, Reusch CE. (2004). Effect of trilostane on serum concentrations of aldosterone, cortisol, and potassium in dogs with pituitary-dependent hyperadrenocorticism. *Am J Vet Res.* **265**, 1245–1250.

Wilcke JR, Davis LE. (1982). Review of glucocorticoid pharmacology. *Vet Clin North Am.* **12**, 3–18.

Willard MD. (1989). Treatment of fungal and endocrine disorders with imidazole derivatives. In Kirk RW. (ed.), *Current Veterinary Therapy X.* Philadelphia, W. B. Saunders. 82–84.

Willard MD, Nachreiner R, Roudebush P. (1986). Hormonal and clinical pathologic changes with long-term ketoconazole therapy in the dog and cat. *ACVIM Scientific Proceedings.* Washington, DC.

Wilson JW. (1979). Cellular localization of ^{3}H-labeled corticosteroids by electron microscopic autoradiography after hemorrhagic shock. *Upjohn Proceedings Symposium on Steroids and Shock.* 275–299.

Zhou J, Liu DF, Liu C, Kang ZM, Shen XH, Chen YZ, Xu T, Jiang CL. (2008). Glucocorticoids inhibit degranulation of mast cells in allergic asthma via nongenomic mechanism. *Allergy.* **63**, 1177–1185.

CAPÍTULO 30

Medicamentos que Influenciam o Metabolismo da Glicose

Margarethe Hoenig

INSULINA

Histórico

Há séculos, o diabetes melito é considerado uma doença debilitante caracterizada por glicosúria (melitúria), polidipsia e perda tecidual, bem como cetoacidose, coma hiperosmolar e morte. O envolvimento do pâncreas no desenvolvimento de diabetes foi reconhecido pela primeira vez em 1886, quando Minkowski e von Mering induziram diabetes em cão pós-pancreatectomia. Em 1921, Banting e Best extraíram o composto ativo do pâncreas e mostraram que ele era capaz de controlar hiperglicemia em pessoas e cães diabéticos. A insulina foi preparada pela primeira vez, em sua forma cristalina, em 1926, por Abel; a identificação de sua sequência de aminoácidos, por Sanger, demorou mais 34 anos. Por fim, em 1963, a insulina foi sintetizada por Meyenhofer *et al.* e, em 1964, por Katsoyannis *et al.* Em 1967, Steiner constatou que a insulina era sintetizada com um precursor maior, a proinsulina. Em 1976, Chain *et al.* identificaram uma molécula ainda maior como precursora da proinsulina, a pré-proinsulina (para mais detalhes, consultar o artigo de Bliss, 1983). Os resultados dessas pesquisas culminaram na biossíntese da insulina humana por meio de técnicas de DNA recombinante, possibilitando a produção em larga escala do hormônio em 1983 (Frank e Chance, 1983; Johnson, 1983).

Há relatos de diabetes espontâneo em várias espécies animais. O diabetes é um importante problema de saúde, representando uma das causas de morte, em pessoas. Já em animais, a ocorrência da doença é mais comum em cães e gatos, com taxa de incidência de, aproximadamente, 0,5 a 1%. A manifestação evidente de diabetes é rara em equinos, bovinos e ovinos, embora equinos obesos possam desenvolver síndrome metabólica, passível de ser acompanhada de anormalidade na concentração de glicose. Há relatos de casos isolados de diabetes em mulas, furões, suínos, salamandras, búfalos, macacos e peixes (Stogdale, 1986). Diabetes também foi relatado em várias espécies de pássaros (Stogdale, 1986). Em humanos, o diabetes é classificado em duas categorias principais, também de interesse em medicina veterinária: diabetes tipo 1, antigamente denominado diabetes melito insulina-dependente ou diabetes de início em idade jovem, e diabetes tipo 2, antigamente denominado diabetes melito não dependente de insulina ou de diabetes de início em idade adulta. Com base no teste de tolerância à glicose (Kaneko *et al.*, 1977; O'Brien *et al.*, 1985), constatou-se que a maioria dos cães e gatos apresentava deficiência de insulina.

Propriedades químicas e biossíntese

A insulina é produzida nas células beta das ilhotas de Langerhans, no pâncreas endócrino. Essas ilhotas também apresentam células alfa secretoras de glucagon, células delta que secretam somatostatina e células PP ou células F, que secretam polipeptídio pancreático. As células beta representam cerca de 60 a 80% das ilhotas. As células endócrinas são distribuídas de modo não aleatório; em alguns animais e em humanos, as células beta formam um núcleo central circundado por um revestimento constituído pelos outros três tipos de células (Bonner-Weir e Orci, 1982). Em gatos, as células beta se situam na periferia (O'Brien *et al.*, 1986), enquanto em equinos as células alfa formam um núcleo central (Helmstaedter *et al.*, 1976) circundado por células beta.

Inicialmente, a insulina encontra-se na forma de pré-proinsulina, a qual sofre clivagem no retículo endoplasmático e origina a proinsulina. A proinsulina é um grande polipeptídio constituído por cadeias A e B e um peptídio de conexão (Figura 30.1). Por meio de clivagem proteolítica, são removidos quatro aminoácidos básicos e o peptídio de conexão, e a proinsulina se transforma em insulina (Steiner *et al.*, 1969). Isso reduz o peso molecular de 9.000 dáltons (Da) para 6.000 Da (insulina) e 3.000 Da (peptídio C). Essa conversão ocorre logo depois que a proinsulina é transportada ao complexo de Golgi, onde é armazenada em grânulos secretores. Portanto, esses grânulos contêm uma quantidade equimolar de insulina e peptídio C. Nos grânulos secretores, a insulina forma um complexo com o zinco e, então, é armazenada.

A sequência de aminoácidos da insulina apresenta uma pequena variação entre as espécies. A insulina humana se diferencia da insulina de suínos e de coelhos em um único aminoácido, enquanto a insulina de cães é idêntica à insulina suína. A insulina de bovinos difere da insulina humana em três aminoácidos e da insulina de gatos em um aminoácido (Neubauer e Schoene, 1978; Porte e Halter, 1981; Hoenig *et al.*, 2006a). Em geral, ocorre reação cruzada entre o anticorpo sérico contra a insulina de uma espécie com a insulina de outras espécies. Ainda, geralmente nota-se reação cruzada entre o anticorpo anti-insulina e a proinsulina heteróloga, enquanto o peptídio C não apresenta imunorreatividade contra o anticorpo contra a insulina. No entanto, a atividade biológica da proinsulina é muito menor que a da insulina. Foram feitas clonagem e expressão da proinsulina de gatos (Hoenig *et al.*, 2006a).

Secreção

A secreção da insulina pelas células beta envolve um mecanismo de exocitose, no qual o grânulo secretor se funde com a membrana plasmática. A secreção de insulina é rigorosamente controlada, sobretudo pela glicose, mas também por outros compostos (hormônios) e neurotransmissores (Porte e Halter, 1981). Em nível celular, acredita-se que a liberação de insulina estimulada pela glicose e outros compostos se inicia pelo fechamento de canais de K^+ dependentes do ATP (adenosina trifosfato), condição que ocasiona despolarização da célula beta e influxo de Ca ao citosol por meio de canais de Ca^{2+} regulados por voltagem (Arkhammar *et al.*, 1987; Cook *et al.*, 1988). O aumento da concentração de cálcio livre no citosol estimula a secreção em pulsos da insulina. Além disso, ocorre aumento dessa resposta por ambas as vias de ação da glicose – via

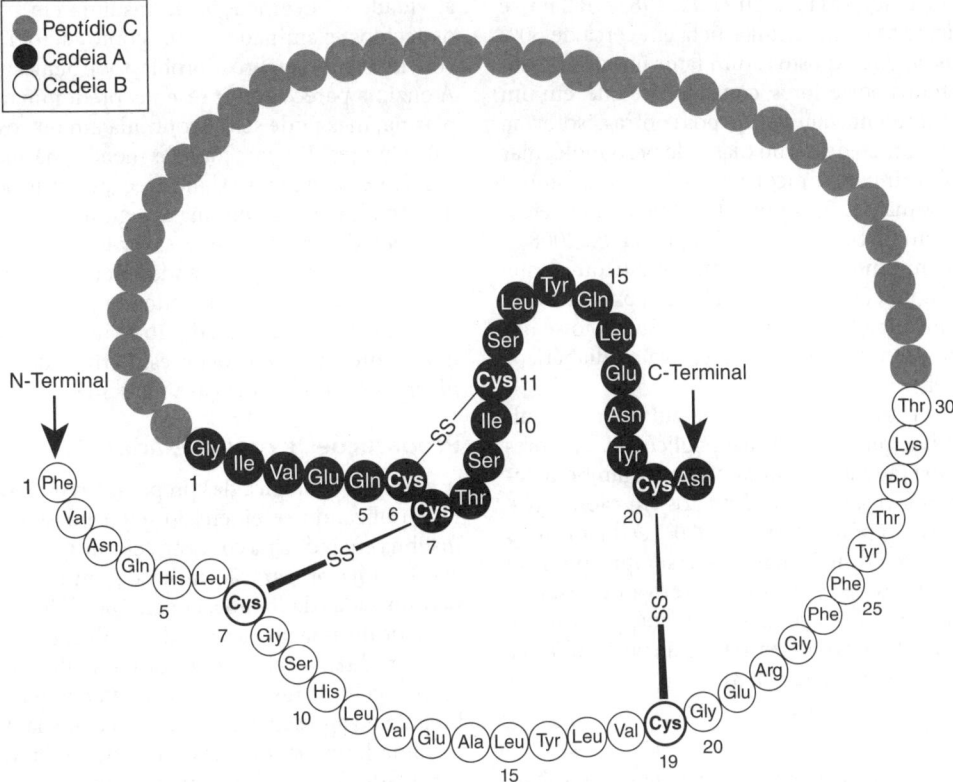

Figura 30.1 Proinsulina.

dependente de Ca^{2+} independente de canais de K^+-ATP, e via independente de Ca^{2+} independente de canais de K^+-ATP (Henquin, 2011). A via dependente de Ca^{2+}, porém independente de canais de K^+-ATP, é denominada via de amplificação. Seu mecanismo exato é desconhecido (para revisão do assunto, consultar o artigo de Straub e Sharp, 2002). A insulina é liberada da célula beta na forma de pulsos. Acredita-se que essas rápidas oscilações sejam promovidas por mecanismos intrailhotas, pois elas podem ser notadas mesmo em células beta e ilhotas isoladas (Berman *et al.*, 1993). A secreção em pulsos torna-se anormal no diabetes; contudo, esse modo de secreção pode ser restabelecido pelo restante de células beta (Laedtke *et al.*, 2000).

Em ambos os tipos de diabetes, tipos 1 e 2, a função das ilhotas e a secreção de insulina são anormais. Agora sabe-se que nos dois tipos pode ocorrer perda da massa de células beta e que a diferença fundamental entre ambos depende da causa da disfunção das células beta e de sua gravidade, e não da sua presença ou ausência (Porte, 1991). Há dúvida quanto à principal condição envolvida na patogênese do diabetes tipo 2: se é a redução na massa de células beta ou a redução na função dessas células (para revisão do assunto, consultar o artigo de Meier e Bonadonna, 2013). Parece que ambas as condições ocorrem simultaneamente e estão estreitamente relacionadas. A resistência à insulina, quase sempre verificada em pessoas e gatos obesos (Kahn *et al.*, 2006; Hoenig *et al.*, 2006b), constitui um importante fator concomitante no diabetes tipo 2 e representa estresse adicional às células beta. No entanto, a resistência à insulina notada em pacientes obesos, isoladamente, não é suficiente para causar diabetes. Isso é comprovado pelo fato de que mais de 80% das pessoas obesas não são diabéticas; porém, não se realizou avaliação semelhante em gatos. Não se sabe quantos gatos obesos tornam-se, verdadeiramente, diabéticos.

Ainda que a obesidade aumente o risco de diabetes, a maioria dos gatos obesos apresenta controle glicêmico normal porque a resistência à insulina é atenuada pela menor produção hepática de glicose endógena (Kley *et al.*, 2009; Hoenig *et al.*, 2011, 2012, 2013). Fato interessante é que, embora a prevalência de obesidade em pessoas e gatos seja praticamente igual, cerca de 8% dos pacientes humanos desenvolvem diabetes tipo 2, enquanto a prevalência de diabetes em gatos é < 1%. A razão para essa discrepância não é conhecida.

Evidências sugerem que a secreção desordenada de insulina pode contribuir para o desenvolvimento de resistência à insulina e, assim, ser um fator de iniciação da progressão para diabetes tipo 2 (Schofield e Sutherland, 2012). Um indicador precoce de disfunção de célula beta consiste na perda da característica pulsátil da secreção de insulina. Isso promove resistência à insulina hepática e aumento da concentração de proinsulina não clivada (para revisão do assunto, consultar o artigo de Wahren *et al.*, 2012). Outro indicador precoce é a alteração na proporção de secreção proinsulina:insulina (Haffner *et al.*, 1997). Em gatos e humanos, entre outras poucas espécies, o aumento na liberação de insulina por uma massa reduzida de células beta, no diabetes tipo 2, está associado à liberação e à deposição de polipeptídio amiloide nas ilhotas, provocando perda adicional de células beta (Porte e Kahn, 1989; Hoenig *et al.*, 2000a). Acredita-se que a maioria dos cães apresenta uma forma de diabetes semelhante ao diabetes tipo 1 de humanos, na qual há envolvimento de um componente genético, influenciado por estímulo ambiental. Sugeriu-se a possibilidade de uma base genética no desenvolvimento de diabetes em cães em razão da ocorrência da doença em famílias de cães, além da presença de haplotipos que parecem fatores de risco de diabetes. No diabetes tipo 1, em pessoas, a perda de células beta é causada principalmente por destruição imunomediada (MacLaren *et al.*, 1989). Relata-se a presença de anticorpos contra células beta em cerca de 50% dos cães diabéticos jamais expostos a um fator indutor desses anticorpos. Em estudos posteriores, constatou-se que, em um grupo de 30 cães, 4 apresentavam anticorpos contra a isoforma da enzima ácido glutâmico descarboxilase, de peso molecular 65 kDa, e 3 também tinham anticorpos contra o antígeno-2 associado ao insulinoma (IA-2), ambos frequentemente detectados em pessoas com diabetes tipo 1 (Davison *et al.*, 2008a). Em outro estudo com um grupo de 40 cães, verificou-se que 5 recentemente diagnosticados com diabetes apresentavam anticorpos contra insulina (Davison *et al.*, 2008b). Não se detectaram anticorpos contra células beta em gatos diabéticos (Hoenig *et al.*, 2000b).

Ainda, pode haver secreção de insulina autônoma, resultando em hiperinsulinemia associada à hipoglicemia. Tumores que secretam insulina (adenomas ou carcinomas; também denominados insulinomas) são raros; há relatos em cães, gatos, furões, bovinos e em um pônei (Capen, 1990). O diagnóstico de insulinoma pode ser difícil, mas quase sempre possível com base na constatação de concentração sérica de insulina inapropriadamente alta. Em pacientes humanos, geralmente baseia-se na obtenção de altas concentrações de proinsulina e/ou de peptídio C (Chammas *et al.*, 2003).

Mecanismo de ação

A insulina é o composto anabólico fisiológico mais potente. Nos tecidos que respondem à ação da insulina, ela facilita a absorção celular e a metabolização da glicose. Ainda, favorece a síntese de glicogênio, proteínas e gordura, e está envolvida na absorção de íons, como K^+, pelas células. A ação da insulina envolve sua ligação com receptores específicos da membrana plasmática das células. O receptor da insulina é uma estrutura tetramérica que contém duas subunidades: alfa e beta. Duas de cada uma dessas subunidades encontram-se unidas por ligação dissulfeto. Ambas as subunidades são glicosiladas e expostas ao ambiente extracelular, mas apenas a subunidade beta é exposta ao ambiente intracelular. O receptor de insulina apresenta atividade tirosinoquinase. A ligação da insulina ocasiona autofosforilação do receptor e os resíduos Tyr fosforilados atuam como ancoradouros de efetores *downstream* (Le Roith e Zick, 2001; Schinner *et al.*, 2005). Uma vez ativado o receptor de insulina quinase, não há necessidade de insulina para continuar sua atividade. O receptor é inativado por desfosforilação.

Apesar do conhecimento existente sobre a interação insulina-receptor, há pouco entendimento a respeito dos eventos moleculares que associam essa interação à regulação do metabolismo celular. Algumas, mas não todas, das ações resultam da fosforilação ou da desfosforilação de proteínas-alvo nos resíduos serina e treonina. A mediação das respostas mitogênicas envolve a via quinase da proteína ativada por mitógeno (MAP), enquanto as respostas metabólicas da insulina, como o transporte de glicose, envolvem a fosfatidil-inositol-3 (PI3)-quinase. Ainda, o diabetes está associado a alterações do retículo endoplasmático (Kaneto *et al.*, 2005) e da mitocôndria (Lowell e Shulman, 2005).

Metabolismo

Vários pesquisadores relatam a existência de uma enzima de degradação da insulina (IDE, insulinase, protease insulina-específica) relativamente específica (para revisão do assunto, consultar o artigo de Duckworth, 1990). Constatou-se atividade de degradação da insulina em praticamente todos os tecidos examinados, bem como alta atividade em fígado, rim, músculo, cérebro, fibroblastos e hemácias (ou eritrócitos). A enzima parece estar presente, predominantemente, no citoplasma, mas pode ser encontrada em outros compartimentos subcelulares. Preparações de membrana plasmática também contêm essa enzima. Alguns receptores ligados à insulina são degradados na membrana e algumas moléculas de insulina são liberadas intactas do receptor, enquanto outras são internalizadas com o receptor, quando, então, dá-se início à degradação – rápida – da insulina nos endossomos. Outras enzimas podem estar envolvidas na degradação da insulina, e a sua participação e os fatores que controlam essa atividade de degradação nos diversos tecidos e doenças precisam ser estudados.

Preparações e propriedades

A atividade biológica das preparações de insulina é documentada utilizando-se bioensaio que se baseia na capacidade da insulina em reduzir a concentração de glicose no sangue. Todas, exceto uma preparação utilizada em medicina humana, são padronizadas de modo a conter 100 UI/mℓ; ainda há disponibilidade de uma preparação de insulina regular, U 500 (500 UI/mℓ), produzida pelo Laboratório Eli Lilly. Pelo fato de todas as preparações de insulina de uso humano terem origem recombinante ou apresentarem a exata sequência de aminoácidos da insulina humana, ou suas mutações, tem-se propiciado uma variedade de novas preparações de insulina com diferentes tempos de ação. Insulina humana regular, lispro, glulisina e asparte podem ser administradas por via intravenosa (IV). Há duas preparações de insulina aprovadas para uso veterinário: ProZinc®, uma insulina zinco-protamina recombinante humana, e Vetsulin®, uma insulina-zinco de origem suína, sendo atualmente a única insulina de origem animal ainda disponível no mercado, nos EUA. Ambas são aprovadas para uso em gatos, e a Vetsulin é aprovada para uso em cães. As duas preparações contêm 40 UI/mℓ e são administradas por via subcutânea (SC). Para obter uma dose correta, as preparações de insulina devem ser injetadas com seringas calibradas com padronização apropriada (p. ex., seringa de 100 UI, seringa de 40 UI). Nos EUA, todas as preparações de insulina disponíveis no mercado não contêm mais que 25 partes por milhão (ppm) de proinsulina. As preparações de insulina atualmente disponíveis estão listadas na Tabela 30.1.

Com base nos perfis de ação, as preparações de insulina são classificadas em insulina de ação curta, de ação intermediária e de ação prolongada. Geralmente, as preparações de lispro e asparte, bem como de insulina regular, apresentam rápido início de ação (15 a 30 min) e curto período de ação, enquanto as de protamina neutra de Hagedorn (NPH), glargina, detemir, protamina-zinco e insulina-zinco de origem suína têm início e duração da ação mais demorados. No entanto, há uma considerável variação individual e entre as espécies no perfil de ação das insulinas. É importante que o clínico saiba que o tempo de ação de qualquer preparação de insulina pode variar significativamente entre os indivíduos e até mesmo no mesmo paciente, de 1 dia para o outro (Hoenig e Ferguson, 1991; Church, 1981). Ainda, é fundamental lembrar que ocorrem alterações farmacocinéticas em razão das diferentes doses. Os períodos de ação indicados pelos laboratórios fabricantes devem ser considerados apenas diretrizes gerais iniciais. A resposta individual à insulina e o "ajuste fino" do tratamento com insulina precisam ser avaliados pela mensuração da concentração

Tabela 30.1 Preparações de insulina.

Nome comercial	Nome comum	Concentração	Administração	Laboratório
Humalog®	Lispro	100 UI	Bomba externa, Intravenosa, subcutânea	Eli Lilly
Novolog®	Asparte	100 UI	Bomba externa, intravenosa, intra-muscular, subcutânea	Novo Nordisk
Apidra®	Glulisina	100 UI		Sanofi-Aventis
Humulina® R	Insulina humana regular, oriunda de DNA recombinante	100 UI	Subcutânea	Eli Lilly
Humulina® R		500 UI		
Humulina® N	Insulina humana NPH, oriunda de DNA recombinante	100 UI		Eli Lilly
Prozinc®	Insulina protamina-zinco humana, oriunda de DNA recombinante	40 UI		Boehringer-Ingelheim
Vetsulin®	Insulina-zinco suína	40 UI		Merck Animal Health
Lantus® (Glargine)	Análogo de insulina humana, oriunda de DNA recombinante	100 UI		Sanofi-Aventis
Levemir® (Detemir)	Análogo de insulina humana, oriunda de DNA recombinante	100 UI		Novo Nordisk
Tresiba® (Insulina Degludec)	Análogo de insulina humana, oriunda de DNA recombinante	200 UI		

sanguínea de glicose em intervalos frequentes, obtendo-se a curva glicêmica. A fim de minimizar os efeitos do estresse, o monitoramento da glicemia também pode ser realizado mediante a mensuração da concentração intersticial de glicose, utilizando um sistema de monitoramento de glicose contínuo (p. ex., Guardian Real-Time; Medtronic). Entre as preparações de insulina de curta ação mais recentes, a lispro mostrou-se efetiva no tratamento de cães com cetoacidose (Sears *et al.*, 2012). Até o momento, não há relato de uso clínico da insulina asparte em animais de companhia. As propriedades farmacocinéticas da insulina asparte são semelhantes àquelas da insulina regular, quando administrada por via intravenosa, em humanos. A meia-vida plasmática é de 11 min para a insulina asparte e de 12 min para a insulina regular. Quando administradas via SC, também há uma ligeira diferença entre ambas. Todavia, as duas apresentam amplas variações individuais em suas concentrações plasmáticas (Plum *et al.*, 2000).

Glargine e detemir foram amplamente utilizados no tratamento de diabetes em gatos (Weaver *et al.*, 2006; Roomp e Rand, 2009; Roomp e Rand, 2012) e em cães (Sako *et al.*, 2011; Fracassi *et al.*, 2012; Hess e Drobatz, 2013). Embora na bula conste como insulina de "longa ação", quase sempre é necessária a administração 2 vezes/dia para um ótimo controle da glicose. Geralmente, a dose de detemir é menor que aquela de outras preparações de insulina.

Por ora, para o tratamento efetivo de diabetes a insulina precisa ser injetável. As preparações de insulina de ação curta podem ser aplicadas via IV, intramuscular (IM) ou SC; aquelas de ação intermediária e de longa ação são administradas via SC. Para essa injeção, o local de preferido é o flanco. Algumas preparações de insulina de ação intermediária e de longa ação, exceto detemir e glargine, são suspensões e precisam ser suavemente agitadas antes da aplicação. Recomenda-se agitar vigorosamente a insulina-zinco suína antes do primeiro uso. O prazo de validade da maioria das preparações de insulina é de 28 dias, quando armazenada em temperatura ambiente. Se refrigerados, os frascos abertos podem ser utilizados até a data de validade indicada no frasco.

Há estudos em andamento tentando produzir insulinas que não necessitam de administração injetável. Exubera®, outrora produzida pelos laboratórios Pfizer, Sanofi-Aventis e Nektar Therapeutics, era um tipo de insulina de ação rápida, na forma de pó seco, liberada nos pulmões por meio de um dispositivo de inalação especial, em formato de cachimbo, e aprovada pela Food and Drug Administration (FDA) em 2006. Em 2007, foi retirada do mercado em razão da baixa venda. A Oral-lyn®, produzida pelo laboratório Generex, é uma nova preparação de insulina na forma de *spray*, para administração oral (bucal) pelo sistema de liberação de medicamento RapidMist patenteado pelo laboratório. Concluiu a terceira fase de ensaio clínico na Índia, em 2013, e aguarda aprovação pelas autoridades deste país. Não se sabe se essa preparação poderá ser utilizada em animais de companhia.

Uso terapêutico

Tratamento de diabetes melito em cães e gatos

A deficiência de insulina se caracteriza por aumento do catabolismo. A metabolização do glicogênio, o aumento da produção de glicose endógena e a diminuição do uso de glicose nos tecidos periféricos, especialmente músculo e tecido adiposo, causam hiperglicemia. A metabolização de proteínas sustenta a gliconeogênese e a metabolização de gordura promove aumento da concentração sanguínea de ácidos graxos e sua transferência, principalmente, ao fígado, onde são utilizados como fontes de energia e produção de corpos cetônicos ou de lipoproteína de densidade muito baixa (VLDL). Ainda, podem ser novamente esterificados, causando lipidose hepática (fígado gorduroso).

O tratamento de diabetes deve se basear nas manifestações clínicas do animal. Em geral, podem ser diferenciadas duas formas principais: diabetes melito não complicado e diabetes melito complicado. Para fins práticos, o diabetes complicado é aquele em que não se pode fornecer alimento por via oral, como acontece no paciente com cetoacidose que apresenta vômito ou no paciente em coma hiperosmolar (Hoenig e Ferguson, 1991).

O objetivo do tratamento de um cão diabético consiste em manter a concentração sanguínea de glicose no valor do limite superior da faixa de normalidade a ligeiramente hiperglicêmico na maior parte do dia, para minimizar os efeitos bioquímicos e os sinais clínicos de déficit de insulina e evitar hipoglicemia. Em gatos, há controvérsia quanto aos protocolos de tratamento. Alguns clínicos recomendam manter a concentração sanguínea de glicose normal ou em ligeira condição de hiperglicemia, à semelhança do recomendado para cães diabéticos, ou seja, uma concentração sanguínea de glicose de 5 a 15 mmol/ℓ

(90 a 270 mg/dℓ) na maior parte do dia (Reusch, 2010), com valor mínimo de 90 a 160 mg/dℓ, evitando o risco de hipoglicemia em paciente que não pode suportar sinais de baixa concentração sanguínea de glicose mais discretos. Outros clínicos propõem um protocolo de tratamento com insulina até mesmo mais rigoroso que o desejável para humanos (Romp e Rand, 2012) e recomendam, em gatos diabéticos, uma concentração de glicose de 2,8 a 5,5 mmol/ℓ (50 a 100 mg/dℓ), a faixa de variação em que os gatos podem manifestar hipoglicemia bioquímica e hipoglicemia clínica. O objetivo desse protocolo terapêutico é aumentar a taxa de remissão. Embora esses pesquisadores tenham relatado taxas de remissão superiores à de outros, não é possível comparar a eficácia de um protocolo terapêutico particular sem que se façam estudos cegos e se disponibilizem informações detalhadas sobre o estado de saúde dos pacientes que participam desses estudos e dos protocolos dietéticos. Além disso, não se pode ignorar os riscos de hipoglicemia e o fato de que é capaz de comprometer a qualidade de vida tanto dos proprietários quanto de seus animais de companhia.

As preparações de insulina de ação rápida são utilizadas em pacientes com diabetes complicado. Esses animais podem ser tratados com baixa dose de insulina, administrada em taxa de infusão IV contínua (ver protocolo de tratamento na Tabela 30.2) ou injeção intramuscular de insulina regular ou insulina lispro, na dose de 0,1 unidade/kg, quando necessário, para manter a concentração sanguínea de glicose em, aproximadamente, 200 mg/dℓ. A glargina, uma preparação de insulina de longa ação, também foi utilizada no tratamento de cetoacidose em gatos, via IM ou SC (Marshall *et al.*, 2013). No entanto, em virtude da longa ação da glargina, tal protocolo impede uma intervenção rápida.

No paciente diabético capaz de se alimentar e ingerir líquidos, sem vomitar, utilizam-se preparações de insulina de ação intermediária e de ação longa. Como mencionado anteriormente, é importante entender que cada animal reage de modo diferente a determinada preparação de insulina, o que torna o controle da glicemia um desafio ao veterinário. No entanto, a maioria dos animais necessita receber insulina 2 vezes/dia para um bom controle, independentemente do fato de que tenha utilizado uma preparação de insulina de ação intermediária ou de ação longa. É prudente manter o protocolo de tratamento por vários dias, antes da tentativa de ajustar o momento e a dose de insulina ou o momento da refeição, a menos que a insulina cause hipoglicemia. Pode demorar várias semanas antes que o animal apresente resposta consistente à determinada preparação. Episódios hipoglicêmicos dificultam o controle do diabetes em razão dos efeitos antagônicos à insulina dos hormônios contrarreguladores, secretados em resposta à baixa concentração sanguínea de glicose (condição conhecida como efeito de Somogyi ou hiperglicemia de rebote).

Tratamento de cetose em vacas

A insulina é um potente anticetogênico utilizado como medicamento auxiliar no tratamento de cetose, ou acetonemia. Sugeriu-se que a terapia com insulina é particularmente benéfica nos casos de cetose que ocorrem na 1ª semana de lactação e que não respondem ao tratamento, exclusivamente, com glicose ou glicocorticoides (Herdt e Emery, 1992). Administrou-se uma dose de 200 a 300 UI de insulina protamina-zinco por animal, repetida quando necessário em intervalos de 24 a 48 h.

Efeitos adversos

A dose excessiva de insulina pode resultar em hipoglicemia aguda, sobretudo quando há consumo inadequado de alimento. O cérebro é particularmente sensível à deficiência de glicose, que causa disfunção do sistema nervoso. Inicialmente, pode-se notar confusão mental, irritabilidade, tremores ou hiperexcitabilidade, progredindo para convulsões caso não se trate a hipoglicemia. Pode-se fornecer por via oral xarope Karo® ou outras soluções que contêm glicose; no entanto, pode ser necessária a administração por via intravenosa de solução de dextrose para aliviar os sintomas da hipoglicemia. Ainda, pode-se utilizar glucagon, via IM ou na forma de infusão contínua (ver seção sobre o glucagon; Fischer *et al.*, 2000).

O organismo, por si só, controla a hipoglicemia por meio da liberação de hormônios antagonistas da insulina, principalmente catecolaminas, glucagon, glicocorticoides e hormônio do crescimento. Com frequência, isso ocasiona hiperglicemia induzida pela hipoglicemia, condição conhecida como efeito Somogyi ou hiperglicemia de rebote, mencionada na seção *Tratamento de diabetes melito em cães e gatos* (Cryer e Gerich,1990).

A produção de anticorpos contra insulina foi documentada em cães diabéticos (Davison *et al.*, 2003) e em gatos diabéticos (Hoenig *et al.*, 2000b). Embora isso não tenha sido avaliado em cães, nos gatos verificou-se que a dose de insulina não foi diferente na presença ou ausência de anticorpos e, portanto, a relevância clínica parece ser mínima.

MEDICAMENTOS HIPOGLICÊMICOS DE USO ORAL

Sulfonilureia

Histórico

Durante a Segunda Guerra Mundial, Janbon *et al.*, em 1942, notaram que alguns derivados de sulfonamida utilizados no tratamento de febre tifoide causavam hipoglicemia. Após o

---

Tabela 30.2 Protocolo para taxa de infusão IV contínua de baixa dose de insulina no tratamento de cetoacidose diabética. Fonte: modificada de Macintire, 1993 e Sears *et al.*, 2012.

1. Introduza um cateter intravenoso
2. Inicie a terapia com líquido (solução de NaCl 0,9% ou Normosol R; considere a necessidade de reposição e a manutenção da hidratação, bem como a suplementação com K e/ou P, se necessário). Reidrate o animal
3. [Introduza um cateter urinário e conecte-o a um sistema de monitoramento fechado]
4. Adicione insulina regular ou insulina lispro (2,2 unidades/kg/dia) em 250 mℓ de solução salina. Utilize aparato de infusão de uso pediátrico ou bomba de infusão para uma administração correta. Empregue o protocolo mostrado a seguir
5. Monitore a concentração sanguínea de glicose em intervalos de 1 h
6. Monitore a produção de urina
7. Monitore as concentrações de eletrólitos a cada 8 h. Ajuste a dose, se necessário
8. Substitua a solução salina por dextrose 2,5% em solução salina 0,45%, quando a glicemia atinge valor de, aproximadamente, 250 mg/dℓ (13,8 mmol/ℓ). Continue a administração de insulina. Faça suplementação de K e/ou P, se necessário. Ajuste a taxa de infusão da solução e o conteúdo de glicose na solução, como segue:

Glicose sanguínea (mg/dℓ)	Soluções IV	Taxa de infusão de insulina (mℓ/h)
> 250	Solução salina 0,9%	10
200 a 250	Solução salina 0,9% e dextrose 2,5%	7
150 a 200	Solução salina 0,9% e dextrose 2,5%	5
100 a 150	Solução salina 0,9% e dextrose 5%	5
< 100	Solução salina 0,9% e dextrose 5%	Interrompa

9. Mantenha os animais nesse protocolo até que consigam se alimentar sem vomitar
10. Interrompa a infusão de insulina ao anoitecer. Inicie o tratamento do paciente com diabetes não complicado na manhã seguinte.

fim da guerra, deu-se início ao uso de derivados desses anti-microbianos no tratamento de pacientes diabéticos. Estudos de Loubatieres mostraram que as sulfonilureias não interferem na concentração sanguínea de glicose de cães submetidos à pan-createctomia e daqueles com diabetes juvenil (ou seja, diabetes tipo 1), sugerindo que as sulfonilureias estimulavam a secreção de insulina pelo pâncreas (Loubatieres, 1946). De fato, até recentemente, as sulfonilureias eram os principais medicamentos utilizados no tratamento de diabetes tipo 2, em humanos. Nesse tipo de diabetes, ainda há secreção de insulina, pelo menos no início da doença, porém em quantidade insuficiente para controlar a concentração sanguínea de glicose. Na maioria dos cães e gatos diabéticos, há perda da capacidade de secreção de insulina pelas células beta, exigindo tratamento com insulina.

Propriedades químicas

A estrutura química da sulfonilureia mais comumente utilizada em medicina veterinária, a glipizida, é mostrada na Figura 30.2. Na Tabela 30.3, há uma lista de sulfonilureias de uso oral disponíveis nos EUA. Há variação na potência, no tempo de ação, na metabolização e nos efeitos colaterais das sulfonilureias.

Mecanismo de ação

Nas células beta do pâncreas, as sulfonilureias inibem os canais de potássio (K^+) dependentes de ATP, na membrana plasmática, o que resulta em despolarização e liberação de insulina (Antomarchi *et al.*, 1987). Como outros tecidos também contêm canais de K^+ sensíveis à ATP, as sulfonilureias induzem respostas teciduais específicas por meio da ativação desses canais. Os efeitos extrapancreáticos das sulfonilureias foram descritos, em detalhes, por Gerich (1989). O tratamento com sulfonilureia aumenta a capacidade da insulina de inibir a síntese hepática de glicose e estimular a utilização de glicose. Não se sabe se esses efeitos são induzidos diretamente pelo medicamento ou se são secundários à redução da hiperglicemia provocada pela maior secreção de insulina.

Metabolização

Em humanos, as sulfonilureias são rapidamente absorvidas no trato gastrintestinal e se ligam facilmente à proteína. A meia-vida plasmática da glipizida é de, aproximadamente, 2 a 4 h, mas seus efeitos hipoglicêmicos podem persistir por até 24 h. É

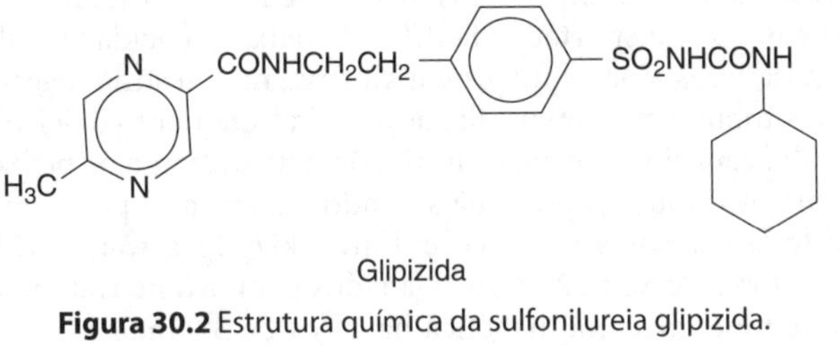

metabolizada no fígado e seus metabólitos inativos são excretados na urina (Gerich, 1989). As sulfonilureias não devem ser administradas aos pacientes com insuficiência renal ou hepática. A glipizida interage com outros medicamentos e sua eficácia pode ser aumentada (p. ex., por antagonistas de H_2, anticoagulantes, sulfonamidas, salicilatos) ou diminuída (p. ex., medicamentos para tireoide, fenotiazinas, corticosteroides, betabloqueadores).

Não há estudos sobre a farmacocinética da glipizida em gatos e cães. Pesquisas em gatos sadios mostraram que ocorre liberação imediata de insulina após a administração oral desse medicamento. A concentração de insulina atinge valor máximo 15 min após a administração de glipizida, com retorno ao valor basal depois de 60 min (Miller *et al.*, 1992). Em nosso estudo, verificou-se que a concentração de insulina atingiu valor máximo 30 min após a administração de glipizida e não retornou ao valor basal anterior várias horas depois (Hoenig, não publicado). Geralmente, a glipizida é administrada por via oral. Um estudo avaliou a administração transdérmica de glipizida. A absorção foi baixa e inconsistente e concluiu-se que, nesse momento, a preparação transdérmica não pode ser recomendada (Bennett *et al.*, 2005).

Preparações e propriedades

A preparação mais frequentemente utilizada em medicina veterinária é a glipizida (Glucotrol®; Pfizer), comercializada em comprimidos de 5 mg e 10 mg.

Uso terapêutico

Tem-se recomendado a glipizida como um agente antidiabético para gatos (Miller *et al.*, 1992). O medicamento pareceu ser efetivo em alguns gatos que receberam a dose de 2,5 a 5 mg, 2 vezes/dia.

Para que a glipizida seja efetiva, as células beta devem conseguir liberar insulina. Portanto, em teoria, essa medicação precisa ser administrada somente nos casos em que, comprovadamente, há secreção de insulina (em teste de estimulação de glicose/glucagon etc.). No entanto, mostrou-se que a glipizida acelera a deposição de amiloide nas ilhotas pancreáticas de gatos (Hoenig *et al.*, 2000a), fato que confirma a evidência, em ratos, de que esses medicamentos podem, realmente, ser prejudiciais (Kahn *et al.*, 1993). Portanto, é prudente tratar todos os gatos diabéticos com insulina nesse momento (ou seja, o paciente com deficiência de insulina, cujas células beta já não secretam insulina e o paciente que ainda secreta insulina, mas a taxa de secreção é insuficiente para controlar a concentração sanguínea de glicose), até que outros medicamentos anti-hipoglicêmicos sejam avaliados e se mostrem efetivos.

Efeitos adversos

Hipoglicemia é o efeito colateral das sulfonilureias mais frequentemente observado em humanos; contudo, são raras as reações hipoglicêmicas graves, com riscos à vida do paciente. As reações hipoglicêmicas podem ser potencializadas por medicamentos que se ligam facilmente a proteínas. Em gatos, relatam-se vômito, hipoglicemia, icterícia e aumento da atividade de alanina aminotransferase (ALT) (Feldman *et al.*, 1997). Houve reversão de todos esses efeitos assim que o medicamento foi descontinuado ou a dose diminuída. Outros efeitos colaterais notados em humanos incluem maior taxa de mortalidade causada por doença cardiovascular, distúrbios gastrintestinais, reações cutâneas alérgicas e alterações hematológicas (Gerich, 1989).

Glipizida

Figura 30.2 Estrutura química da sulfonilureia glipizida.

Tabela 30.3 Sulfonilureias de uso oral disponíveis nos EUA.

Tolbutamida: Orinase® (Upjohn) e genéricos
Tolazamida: Tolinase® (Upjohn) e genéricos
Clorpropamida: Diabinese® (Pfizer) e genéricos
Aceto-hexamida: Dymelor® (Lilly) e genéricos
Gliburida: Micronase® (Pfizer) e DiaBeta® (Sanofi-Aventis)
Glipizida: Glucotrol® (Pfizer)
Glimepirida: Amaryl® (Sanofi Aventis) e genéricos

Metformina

A metformina (*N,N*-dimetilbiguanida; Glucophage®, Bristol-Myers Squibb; e genéricos) é um agente anti-hiperglicêmico de uso oral utilizado, principalmente, no tratamento de diabetes tipo 2, em humanos. Reduz a concentração sanguínea de glicose em virtude, principalmente, da redução da síntese hepática de glicose e do aumento da sensibilidade periférica à insulina, sem interferir na secreção desse hormônio. Não causa hipoglicemia, em doses terapêuticas. Embora o perfil farmacocinético da metformina tenha sido definido em gatos (Michels *et al.*, 1999) e seja semelhante ao de humanos, são raros os dados sobre a eficácia do medicamento em casos clínicos de diabetes. Quando a metformina foi utilizada em 5 gatos diabéticos (Nelson *et al.*, 2004), apenas em 1 animal notou-se resposta benéfica após 8 semanas de tratamento; em 3 gatos, não se observou resposta e um gato morreu inesperadamente. Em gatos, o medicamento é eliminado principalmente por meio de depuração (*clearance*) renal (Michels *et al.*, 1999) e não deve ser utilizado em gatos com disfunção renal relevante.

Tiazolidinedionas

As tiazolidinedionas (TZD, ou "glitazonas") são sensibilizadores da insulina administradas por via oral, comercializadas para uso humano, no tratamento de diabetes tipo 2. TZD são agonistas do receptor ativado por proliferador de peroxissomo gama (PPAR-gama) (Tontonoz e Spiegelman, 2008), um fator de transcrição que pertence à superfamília de receptores hormonais nucleares. PPAR-gama tem função reguladora fundamental no metabolismo, na diferenciação celular e no crescimento celular, tornando-se crucial para o desenvolvimento de adipócitos, o transporte e a estocagem de lipídios e homeostase da glicose em todo o corpo (Menendez-Gutierrez *et al.*, 2012). Para TZD, possivelmente o tecido adiposo compreenda um importante sítio de ação, pela ativação direta de PPAR-gama. Nos adipócitos maduros, há quantidade abundante de PPAR-gama e muito mais genes são diferencialmente expressos no tecido adiposo após o tratamento com TZD que em outros tecidos, como músculos e fígado (Way *et al.*, 2001; Rasouli *et al.*, 2012). As proteínas que sabidamente sofrem suprarregulação nos adipócitos, pelo tratamento com TZD, incluem transportadores de glicose e ácidos graxos, ligadores de ácidos graxos e sequestradores de proteínas, enzimas metabólicas e várias outras (Lefterova *et al.*, 2010; Tontonoz e Spiegelman, 2008).

Além de seus efeitos benéficos no controle da glicemia, as TZD melhoram a função de células beta em pessoas diabéticas (Gastaldelli *et al.*, 2007). Clinicamente, as consequências da melhora funcional das células beta e de sua preservação pelas TZD são: controle glicêmico duradouro (DeFronzo, 2010) e redução do risco de diabetes em populações suscetíveis (DeFronzo *et al.*, 2011). Em um grande grupo de pessoas com tolerância à glicose comprometida ("pré-diabéticas"), constatou-se que a pioglitazona reduziu o risco de progressão para diabetes em 72% dos indivíduos (DeFronzo *et al.*, 2011).

Entre os compostos tiazolidinedionas, a troglitazona (Rezulin®, Parke Davis) foi a primeira a se tornar amplamente disponível (Nolan *et al.*, 1994). Seus graves efeitos hepáticos colaterais forçaram a sua descontinuação. Pioglitazona (Actos®, Takeda) e rosiglitazona (Avandia®, GlaxoSmitKline) foram aprovados pela FDA, em 1999, para o tratamento de diabetes tipo 2. Em razão da alta incidência de eventos cardiovasculares adversos, a rosiglitazona foi retirada do mercado, nos EUA,

e incluída na lista de medicamentos de prescrição restrita. Atualmente, a pioglitazona é o único TZD disponível para prescrição livre. A partir da avaliação da farmacocinética da pioglitazona em gatos (Clark *et al.*, 2012), constatou-se que ela foi rapidamente absorvida após administração oral, com biodisponibilidade média de 55%. O volume de distribuição do medicamento após administração por via intravenosa foi semelhante ao verificado em outras espécies; a taxa de depuração aumentou e a meia-vida diminuiu, comparativamente às de humanos. Em um estudo aleatório controlado com placebo, verificou-se que a dose de 3 mg de pioglitazona/kg, administrada durante 7 semanas, aumentou significativamente a sensibilidade da insulina e diminuiu as concentrações séricas de triglicerídeos e colesterol, em gatos obesos. Nenhum efeito adverso atribuível ao pioglitazona foi evidente em gatos obesos sadios, nessa dose e com essa duração do tratamento (Clark *et al.*, 2014). Não há relato sobre a eficácia desse medicamento em gatos diabéticos ou naqueles com anormalidades lipídicas.

Acarbose

Acarbose (Precose®, Bayer) é um inibidor da alfaglicosidase, um termo aplicado aos inibidores de alfa-amilase, que metaboliza amido, bem como oligossacarídeos e dissacarídeos das células da borda em escova, a qual realiza clivagem sem glicose. A acarbose retarda e reduz a hiperglicemia pós-prandial após uma refeição à base de carboidrato. Tem sido utilizada em pacientes humanos diabéticos, em combinação com insulina e anti-hiperglicêmicos de uso oral, mas também como monoterapia. Anormalidades gastrintestinais, como diarreia, flatulência e dor abdominal, representam os principais efeitos colaterais (Scheen e Lefebvre, 1998). A farmacocinética da acarbose foi definida em cães (Ahr *et al.*, 1989); e um pequeno número de cães diabéticos necessitou de doses menores de insulina quando tratados com acarbose (Robertson *et al.*, 1998). Ainda, tem sido utilizada em gatos diabéticos, em combinação com dieta com baixo teor de carboidrato (Mazzaferro *et al.*, 2003).

Inibidores do cotransportador de sódio-glicose 2

Cotransportadores de sódio-glicose (SGLT) constituem uma grande família de proteínas de membrana que transportam glicose, entre outras substâncias, pela borda em escova da membrana do epitélio intestinal e dos túbulos renais proximais (Ghezzi e Wright, 2012). Dois SGLT são mais importantes porque influenciam o transporte de glicose no intestino e no rim. O transportador SGLT1, de baixa capacidade e alta afinidade, está presente principalmente no intestino delgado e nos túbulos proximais distais dos rins, enquanto o SGLT2, de alta capacidade e baixa afinidade, está presente principalmente nos túbulos proximais, sendo responsável pela maior parte da reabsorção da glicose (Kurosaki e Ogasawara, 2013). Inibidores de SGLT2 foram avaliados para uso no tratamento de hiperglicemia diabética há cerca de 30 anos. Naquele momento, mostrou-se que a florizina, um inibidor de SGLT não seletivo, poderia corrigir a hiperglicemia e a resistência à insulina em ratos diabéticos (Rossetti *et al.*, 1987). Atualmente, vários inibidores de SGLT2 (canagliflozina, empagliflozina e dapagliflozina) são comercializados para uso humano, podendo ser utilizados sozinhos, embora também sejam fabricados em combinação com metformina ou com inibidor da enzima dipeptidil peptidase 4 (DPP-4) (ver seção *Inibidores da dipeptidil peptidase 4 e de peptídio semelhante a glucagon 1*).

Atualmente, estão aprovados para o tratamento de diabetes tipo 2, em pessoas, resultando em maior quantidade de glicose excretada na urina. Reduzem a hemoglobina glicada (HbA1 c) sem aumentar o risco de hipoglicemia e contribuem para reduzir o peso corporal e a pressão sanguínea (Mudaliar *et al.*, 2015). Em humanos, os efeitos colaterais incluem infecções urogenitais e cetoacidose, embora a última parece ser rara. Hoje, não há relatos publicados a respeito do seu uso em animais de companhia com diabetes.

GLUCAGON

Histórico

Embora se tenha aventado a possibilidade da existência de um hormônio hiperglicêmico pancreático em 1923, por Kimball e Murlin (1923), apenas em 1955, Staub *et al.* conseguiram purificar, com êxito, o glucagon (Staub *et al.*, 1955). Em 1957, Bromer *et al.* identificaram sua sequência de aminoácidos (Bromer *et al.*, 1957).

Propriedades químicas e biossíntese

Glucagon é um hormônio polipeptídico que contém 29 aminoácidos, cuja estrutura é altamente preservada nas diferentes espécies, diferenciando-se apenas em 1 ou 2 aminoácidos. O glucagon é sintetizado nas células alfa das ilhotas de Langerhans como um pró-hormônio de massa molecular de 18 quilodáltons. O mecanismo exato da secreção de glucagon no sangue ainda é controverso (Walker *et al.*, 2011). O glucagon, que sustenta notável semelhança estrutural com a secretina, peptídio inibidor gástrico e peptídio vasoativo intestinal, é liberado concomitantemente com dois importantes fragmentos de pró-glucagon. Peptídios imunorreativos semelhantes a glucagon também são sintetizados no trato gastrintestinal.

Secreção

Como o glucagon é um hormônio hiperglicêmico, antagoniza a ação da insulina. O arranjo especial de células beta e alfa nas ilhotas pancreáticas possibilita uma estreita interação entre os dois hormônios, ambos os quais apresentam função reguladora importante no metabolismo (para revisão, ver Walker *et al.*, 2011). Parece que, para muitos efeitos metabólicos, a proporção insulina:glucagon é importante para o controle de respostas celulares (Smith, 1989). Em geral, a secreção de glucagon é estimulada pela baixa concentração de glicose, pela ingestão de proteínas e pela baixa concentração de ácidos graxos. A secreção de glucagon também é controlada por hormônios intestinais e neurotransmissores (Unger e Orci, 1989).

Mecanismo de ação

Glucagon é um importante antagonista da insulina, que estimula a glicogenólise, a gliconeogênese e a lipólise, cuja administração induz rápido aumento da concentração intracelular de monofosfato de adenosina cíclico (cAMP), acompanhado de ativação da proteinoquinase dependente de cAMP e subsequente fosforilação do substrato (Smith, 1989).

Metabolização

O glucagon é degradado no fígado, nos rins, no plasma e em seus receptores na membrana plasmática. Sua meia-vida plasmática é de, aproximadamente, 3 a 6 min (Unger e Orci, 1989).

Preparações e doses

No passado, o glucagon era extraído do pâncreas de bovinos de corte e de suínos, mas atualmente há disponibilidade de uma forma recombinante. A solução injetável de glucagon (Eli Lilly) contém cloridrato de glucagon, comercializada em frascos contendo 1 mg do hormônio. É acompanhado de diluente à base de glicerina, água destilada estéril e ácido hidroclórico. Em geral, administra-se 1 mg em cães que apresentam hipoglicemia induzida por insulina.

Uso terapêutico

O glucagon pode ser utilizado no tratamento de hipoglicemia induzida por insulina quando não há disponibilidade de dextrose. É apenas útil como agente hiperglicêmico naqueles pacientes que apresentam teor de glicogênio hepático suficiente. Não se deve utilizar glucagon no caso de hipoglicemia causada por insulinoma ou em pacientes com feocromocitoma porque pode induzir a liberação de hormônio pelos tumores. Em humanos, também é utilizado em exames radiográficos e endoscópicos do trato gastrintestinal, pois atua como relaxante de músculo liso. O glucagon foi utilizado em pequenos animais durante gastroscopia de duplo contraste (Evans e Biery, 1983); no entanto, seu efeito benéfico em exame endoscópico em cães não pode ser confirmado (Matz *et al.*, 1991).

Efeitos adversos

O glucagon é relativamente livre de efeitos adversos. Há relatos de reações alérgicas generalizadas em pacientes humanos após a sua administração, além de informações individuais subjetivas sobre a ocorrência de vômitos em alguns cães e gatos.

INIBIDORES DA DIPEPTIDIL PEPTIDASE 4 E DO PEPTÍDIO SEMELHANTE A GLUCAGON 1

O peptídio semelhante a glucagon 1 (GLP-1) é uma incretina que aumenta a secreção de insulina após a ingestão de alimento, além de inibir a liberação de glucagon e o esvaziamento gástrico. Por sua baixa estabilidade, não pode ser utilizado para fins terapêuticos. No entanto, constatou-se que a exendina-4 (Exenatide; Byetta®, Eli Lily/Amylin), uma forma sintética de um peptídio isolado da saliva do monstro de gila, se liga e ativa o receptor GLP-1 de humanos e agora é utilizada como medicamento no tratamento de diabetes tipo 2. Nas pessoas, é injetada via SC, 2 vezes/dia, 60 min antes da refeição da manhã e da refeição do anoitecer. Uma preparação de exenatida de liberação prolongada (Bydureon®) foi aprovada em 2012, para o tratamento de diabetes tipo 2, em doses semanais. Em um estudo não cego, o efeito do tratamento de exenatida combinada com a insulina glargina em gatos diabéticos não foi significativamente maior que o notado em gatos tratados com placebo de glargina (Riederer *et al.*, 2016). Em razão da meia-vida muito curta do GLP-1, uma nova classe de fármacos foi desenvolvida: os inibidores da enzima dipeptidil peptidase 4 (DPP4). Acredita-se que seu mecanismo de ação resulte em aumento das concentrações de incretina (GLP-1 e polipeptídio insulinotrópico dependente de glicose, GIP), causando aumento da concentração de insulina (Valk, 2007). A sitagliptina (Januvia®, Merck) foi inicialmente aprovada para uso humano, no tratamento de diabetes tipo 2; atualmente, há disponibilidade de vários outros inibidores. Sugere-se que o tratamento à base de GLP-1, inclusive com inibidores de DPP-4, provoca pancreatite e transformação celular maligna, resultando em maior risco de câncer de pâncreas e de tireoide (Elashoff *et al.*, 2011). Não há relato de seu uso em animais de companhia com diabetes.

SOMATOSTATINA

Histórico

A somatostatina foi isolada do hipotálamo de ovinos em 1973, por Brazeau *et al.* (Brazeau *et al.*, 1973). Logo se constatou que a somatostatina não estava presente apenas no hipotálamo, mas também em outros tecidos, inclusive no pâncreas (Hokfeldt *et al.*, 1975; Arimura *et al.*, 1975). Tornou-se evidente que as células delta das ilhotas pancreáticas, inicialmente relatado por Bloom (1931), secretavam esse hormônio, que inibia as secreções de insulina e glucagon (Koerker *et al.*, 1974).

Propriedades químicas e biossíntese

A somatostatina é sintetizada como um precursor de alto peso molecular, diferentemente processada de modo tecido-específico. No pâncreas e no hipotálamo, sofre clivagem, principalmente no resíduo do peptídio 14, que contém uma ponte dissulfeto interna; no trato gastrintestinal, a forma predominante é um resíduo do peptídeo 28. Muito pouco se sabe a respeito da regulação de sua biossíntese.

Secreção

Ainda há necessidade de muito estudo a respeito da regulação da secreção de somatostatina. No pâncreas, essa substância pode atuar como composto parácrino ou endócrino, após liberação pelas células delta (Hauge-Evans *et al.*, 2009).

Mecanismo de ação

O mecanismo de ação pelo qual a somatostatina inibe a liberação de insulina e glucagon pelas células das ilhotas pancreáticas não foi bem esclarecido. Há evidência de que a somatostatina inibe a liberação de insulina por reduzir o influxo de Ca^{++} por meio de canais de cálcio controlado por voltagem, uma ação mediada por uma proteína G (Hsu *et al.*, 1991). No entanto, mostrou-se que a somatostatina inibe a expressão do gene da insulina por meio de um mecanismo pós-translação, em concentração bem acima daquela verificada no sangue periférico. A liberação de somatostatina é estimulada pela maioria dos nutrientes, inclusive glicose, aminoácidos e refeição à base de gordura e proteína. A somatostatina também inibe a liberação de hormônio do crescimento e diversos hormônios gastrintestinais (para revisão, consultar o artigo de Long, 1987).

Metabolização

Somatostatina é metabolizada no fígado (Ruggere e Patel, 1985). Aparentemente, a sua meia-vida é de 3 a 5 min (Harris, 1994).

Preparações e doses

A única preparação disponível com ação farmacológica semelhante à da somatostatina é a medicação sintética acetato de octreotídio (L-cisteinamida; Sandostatin® Injection, Sandoz Pharmaceuticals), um octapeptídio cíclico preparado como uma solução de acetato de octreotídio clara, em solução salina tamponada, para injeção SC. Em humanos, nota-se concentração máxima dentro de 0,4 h após a injeção; a meia-vida é de, aproximadamente, 1,5 h em humanos e de, aproximadamente,

75 min em cães (para revisão, consultar o artigo de Long, 1987). A duração da ação do octreotídio é variável, mas pode chegar a 12 h.

Uso terapêutico

Em humanos, o acetato de octreotídio é mais frequentemente utilizado em pacientes com vipoma [tumor que secreta polipeptídio intestinal vasoativo (VIP)] e carcinoide. Em cães, tem-se utilizado octreotídio no tratamento de alguns insulinomas e de gastrinomas. Nem todos os tumores tratados respondem ao octreotídio, possivelmente pela ausência de receptores específicos. Não há comprovação da utilidade do octreotídio no tratamento de acromegalia. A dose para o tratamento de insulinoma é 10 a 20 µg (2 vezes/dia) ou 3 vezes/dia (3 vezes/dia); no tratamento de gastrinoma, recomenda-se a dose de 20 a 60 µg 3 vezes/dia (Lothrop, 1991). O octreotídio também foi utilizado em furões e gatos com insulinoma, notando-se resultados variáveis.

Efeitos adversos

Em humanos, após a administração de octreotídio os problemas mais frequentemente constatados são gastrintestinais. Não há relato de efeito colateral em cães.

MISCELÂNEA

Diazoxida (Proglycem®; Merck) é um 7-cloro-3-metil-$2H$-1, 2,4-benzotiadiazina 1,1-dioxida. Trata-se de um pó branco praticamente insolúvel em água. Essa benzotiazina não diurética inibe a liberação de insulina pelas células beta do pâncreas por aumentar a permeabilidade ao potássio e, assim, causa hiperpolarização da membrana celular (Trube *et al.*, 1986). Ainda, apresenta ações extrapancreáticas, induz glicogenólise hepática e reduz a absorção hepática de glicose (Altzuler *et al.*, 1977). É utilizada no tratamento de tumores que secretam insulina. A dose inicial de diazoxida é 10 mg/kg de peso corporal, fracionada em duas doses diárias e a qual pode ser aumentada gradativamente, mas sem exceder 40 mg/kg/dia. A diazoxida está disponível na forma de cápsula de 50 mg ou como suspensão contendo 50 mg de diazoxida/mℓ.

O *fosfato de toceranib* (Palladia®, Zoetis), (Z)-5-[(5-Fluoro-2-oxo-1,2-diidro-3H-indol-3-ilideno)metol]-2,4-dimetil-N-(2-pirrolidina-1-iletil)-1H-pirrol-3-carboxamida fosfato é um inibidor da tirosinoquinase. Foi aprovado para o tratamento de tumor de mastócito em cães, mas também há informação individual subjetiva quanto ao seu uso no tratamento de insulinoma. Não há estudo científico sobre a eficácia desse medicamento em cães com insulinoma.

REFERÊNCIAS BIBLIOGRÁFICAS

Ahr HJ, Boberg M, Krause HP, Maul W, Muller FO, Ploschke HJ, Weber H, Wunsche C. (1989). Pharmacokinetics of acarbose. Part I: Absorption, concentration in plasma, metabolism and excretion after single administration of [14C]acarbose to rats, dogs and man. *Arzneimittelforschung.* **39**, 1254–1260.

Altzuler N, Hampshire J, Moraru E. (1977). On the mechanism of diazoxide-induced hyperglycemia. *Diabetes.* **26**, 931–935.

Antomarchi SH, Weille JD, Fosset M, Lazdunski M. (1987). The receptor for antidiabetic sulfonylureas controls the activity of the ATP-modulated K channel in insulin-secreting cells. *J Biol Chem.* **262**, 15840–15844.

Arimura A, Sata H, Dupont A. (1975). Abundance of immunoreactive hormone in rat stomach and pancreas. *Science.* **189**, 1007–1009.

Arkhammar P, Nilsson T, Rorsman P, Berggren PO. (1987). Inhibition of ATP-regulated K channels precedes depolarization-induced increase in cytoplasmic free Ca concentration in pancreatic beta cells. *J Biol Chem.* **262**, 5448–5454.

Bennett N, Papich MG, Hoenig M, Fettman MJ, Lappin MR. (2005). Evaluation of transdermal application of glipizide in a pluronic lecithin gel to healthy cats. *Am J Vet Res.* **66**, 581–588.

Berman N, Chou HF, Berman A, Ipp E. (1993). A mathematical model of oscillatory insulin secretion. *Am J Physiol.* **264**, R839–R851.

Bliss M. (1983). *The Discovery of Insulin.* Chicago, University of Chicago Press.

Bloom W. (1931). A new type of granular cell in the islets of Langerhans of man. *Anat Rec.* **49**, 363.

Bonner-Weir S, Orci L. (1982). New perspectives on the microvasculature of the islets of Langerhans in the rat. *Diabetes.* **31**, 883–889.

Brazeau P, Vale W, Burgus R, Ling N, Butcher M, Rivier J, Guillemin R. (1973). Hypothalamic peptide that inhibits the secretion of immunoreactive pituitary growth hormone. *Science.* **179**, 77–79.

Bromer WW, Sinn LG, Behrens OK. (1957). Amino acid sequence of glucagon. V. Location of amide groups, acid-degradation studies, and summary of sequential evidence. *J Am Chem Soc.* **79**, 2807–2810.

Capen CC. (1990). Tumors of the pancreatic islets. In Moulton JE (ed.), *Tumors in Domestic Animals.* Berkeley, University of California Press. 616–622.

Chammas NK, Teale JD, Quin JD. (2003). Insulinoma: how reliable is the biochemical evidence? *Ann Clin Biochem.* **40**, 689–693.

Church DB. (1981). The blood glucose response to three prolonged duration insulins in canine diabetes mellitus. *J Small Anim Pract.* **22**, 301–310.

Clark M, Hoenig M, Ferguson DC, Dirikolu L. (2012). Pharmacokinetics of pioglitazone in lean and obese cats. *J Vet Pharmacol Therap.* **35**, 428–436.

Clark M, Thomaseth K, Dirikolu L, Ferguson DC, Hoenig M. (2014). Effects of pioglitazone on insulin sensitivity and serum lipids in obese cats. *J Vet Int Med.* **28**, 166–174.

Cook DL, Satin LS, Ashford MLJ, Hales CN. (1988). ATP-sensitive K channels in pancreatic beta cells: spare channel hypothesis. *Diabetes.* **37**, 495–498.

Cryer PE, Gerich JE. (1990). Hypoglycemia in insulin dependent diabetes mellitus: insulin excess and defective glucose counterregulation. In Rifkin H, Porte D (eds), *Ellenberg and Rifkin's Diabetes Mellitus: Theory and Practice,* 4th edn. New York, Elsevier. 526–546.

Davison LJ, Ristic JM, Herrtage ME, Ramsey IK, Catchpole B. (2003). Anti-insulin antibodies in dogs with naturally occurring diabetes mellitus. *Vet Immunol Immunopathol.* **91**, 53–60

Davison LJ, Weenink SM, Christie MR, Herrtage ME, Catchpole B. (2008a). Autoantibodies to GAD65 and IA-2 in canine diabetes mellitus. *Vet Immunol Immunopathol.* **126**, 83–90.

Davison LJ, Walding B, Herrtage ME, Catchpole B. (2008b). Anti-insulin antibodies in diabetic dogs before and after treatment with different insulin preparations. *J Vet Intern Med.* **22**, 1317–1325.

DeFronzo RA. (2010). Overview of newer agents: where treatment is going. *Am J Med.* **123**, S38–S48.

DeFronzo RA, Tripathy D, Schwenke DC, Banerji M, Bray GA, Buchanan TA, Clement SC, Henry RR, Hodis HN, Kitabchi AE, Mack WJ, Mudaliar S, Ratner RE, Williams K, Stentz FB, Musi N, Reaven PD. (2011). Pioglitazone for diabetes prevention in impaired glucose tolerance. *N Engl J Med.* **364**, 1104–1115.

Duckworth WC. (1990). Insulin-degrading enzyme. In Cuatrecasas P, JacobsS (eds), *Insulin.* New York, Springer Verlag. 143–165.

Elashoff M, Matveyenko AV, Gier B, Elashoff R, Butler PC. (2011). Pancreatitis, pancreatic, and thyroid cancer with glucagon-like peptide-1–based therapies. *Gastroenterology.* **141**, 150–156.

Evans SM, Biery DN. (1983). Double contrast gastroscopy in the cat. *Vet Rad.* **4**, 3–5.

Feldman EC, Nelson RW, Feldman MS. (1997). Intensive 50-week evaluation of glipizide administration in 50 cats with previously untreated diabetes mellitus. *J Am Vet Med Assoc.* **210**, 772–777.

Fischer JR, Smith SA, Harkin KR. (2000). Glucagon constant-rate infusion: a novel strategy for the management of hyperinsulinemic-hypoglycemic crisis in the dog. *J Am Anim Hosp Assoc.* **36**, 27–32.

Fracassi F, Boretti FS, Sieber-Ruckstuhl NS, Reusch CE. (2012). Use of insulin glargine in dogs with diabetes mellitus. *Vet Rec.* **170**, 52.

Frank BH, Chance RE. (1983). Two routes for producing human insulin utilizing recombinant DNA technology. *Mü̈nch Med Wochenschr.* **125** (Suppl. 1), 14–20.

Gastaldelli A, Ferrannini E, Miyazaki Y, Matsuda M, Mari A, DeFronzo RA. (2007). Thiazolidinediones improve ß-cell function in type 2 diabetic patients. *Am J Physiol Endocrinol Metab.* **292**, E871–E883.

Gerich J. (1989). Oral hypoglycemic agents. *N Engl J Med.* **321**, 1231–1245.

Ghezzi C, Wright EM. (2012). Regulation of the human Na+-dependent glucose cotransporter hSGLT2. *Am J Cell Physiol.* **303**, C348–C354.

Haffner SM, Gonzalez C, Mykkänen L, Stern M. (1997). Total immunoreactive proinsulin, immunoreactive insulin and specific insulin in relation to conversion to NIDDM: the Mexico City Diabetes Study. *Diabetologia.* **40**, 830–837.

Harris AG. (1994). Somatostatin and somatostatin analogues: pharmacokinteics and pharmacodynamic effects. *Gut.* **3**, S1–S4.

Hauge-Evans AC, King AJ, Carmignac D, Richardson CC, Robinson ICAF, Low MJ, Christie MR, Persaud SJ, Jonas PM. (2009). Somatostatin secreted by islet δ-cells fulfills multiple roles as a paracrine regulator of islet function. *Diabetes.* **58**, 403–411.

Helmstaedter V, Feurle GE, Forssmann WG. (1976). Insulin-glucagon- and somatostatin-immunoreactive endocrine cells in the equine pancreas. *Cell Tiss Res.* **172**, 447–454.

Henquin JC. (2011). The dual control of insulin secretion by glucose involves triggering and amplifying pathways in b-cells. *Diabetes Res Clin Pract.* **93** (Suppl. 1), S27–S31.

Herdt TH, Emery RS. (1992). Therapy of diseases of ruminant intermediary metabolism. *Vet Clin North Am Food Anim Pract.* **8**, 91–106.

Hess R, Drobatz KJ. (2013). Glargine insulin for treatment of naturally occurring diabetes mellitus in dogs. *J Am Vet Med Assoc.* **243**, 1154–1161.

Hoenig M, Caffall ZF, McGraw RA, Ferguson DC. (2006a). Cloning, expression and purification of feline proinsulin. *Domest Anim Endocrinol.* **30**, 28–37.

Hoenig M, Dawe DL. (1992). A qualitative assay for beta cell antibodies: preliminary results in dogs with diabetes mellitus. *Vet Immunol Immunopathol.* **32**, 195–203.

Hoenig M, Ferguson DC. (1991). Diabetes mellitus. In Allen DG (ed.), *Small Animal Medicine.* Philadelphia, Lippincott. 795–805.

Hoenig M, Hall G, Ferguson D, Jordan J, Henson M, Johnson K, O'Brien TD. (2000a). A feline model of experimentally induced islet amyloidosis. *Am J Pathol.* **157**, 2143–2150.

Hoenig M, Jordan ET, Glushka J, Kley S, Patil A, Waldron M, Prestegard JH, Ferguson DC, Wu S, Olson DE. (2011). Effect of macronutrients, age, and obesity on 6 and 24-hour post-prandial glucose metabolism in cats. *Am J Physiol Regul Integr Comp Physiol.* **301**, R1798–1807.

Hoenig M, Pach N, Thomaseth K, de Vries F, Ferguson DC. (2012). Evaluation of long-term glucose homeostasis in lean and obese cats using continuous glucose monitoring. *Am J Vet Res.* **73**, 1100–1106.

Hoenig M, Reusch C, Peterson ME. (2000b). Beta cell and insulin antibodies in treated and untreated diabetic cats. *Vet Immunol Immunopathol.* **77**, 93–102.

Hoenig M, Thomaseth K, Brandao J, Waldron M, Ferguson DC. (2006b). Assessment and mathematical modeling of glucose turnover and insulin sensitivity in lean and obese cats. *Dom Anim Endocrinol.* **31**, 573–589.

Hoenig M, Traas A, Schaeffer D. (2013). Evaluation of routine blood profiles, fructosamine, thyroxine, insulin, and proinsulin concentrations in client-owned lean, overweight, obese, and diabetic cats. *J Am Vet Med Assoc.* **243**, 1302–1309.

Hökfeldt T, Efendic S, Hellerström C. (1975). Cellular localization of somatostatin in endocrine-like cells and neurons of the rat with special reference to the A1-cells of the pancreatic islets and to the hypothalamus. *Acta Endocrinol Suppl (Copenh).* **200**, 5–41.

Hsu WH, Xiang H, Rajan AS, Kunze DL, Boyd AE. (1991). Somatostatin inhibits insulin secretion by a G-protein-mediated decrease in Ca^{2+} entry through voltage-dependent Ca channels in the beta cell. *J Biol Chem.* **266**, 837–842.

Johnson IS. (1983). Human insulin from recombinant DNA technology. *Science.* **219**, 632–637.

Kahn SE, Hull RL, Utzschneider KM. (2006). Mechanisms linking obesity to insulin resistance and type 2 diabetes. *Nature.* **14**, 840–846.

Kahn SE, Verchere CB, D'Alessio DA, Cook DL, Fujimoto WY. (1993). Evidence for selective release of rodent islet amyloid polypeptide through the constitutive secretory pathway. *Diabetologia.* **36**, 570–573.

Kaneko JJ, Mattheeuws D, Rottiers RP, Vermeulen A. (1977). Glucose tolerance and insulin response in diabetes mellitus of dogs. *J Sm Anim Pract.* **18**, 85–94.

Kaneto H, Nakatani Y, Kawamori D. (2005). Role of oxidative stress, endoplasmic reticulum stress, and c-Jun N-terminal kinase in pancreatic beta-cell dysfunction and insulin resistance. *Int J Biochem Cell Biol.* **37**, 1595–1608.

Kimball CB, Murlin JR. (1923). Aqueous extracts of pancreas: some precipitation reactions of insulin. *J Biol Chem.* **58**, 337.

Kley S, Hoenig M, Glushka J, Jin ES, Burgess SC, Waldron M, Jordan ET, Prestegard JH, Ferguson DC, Wu S, Olson DE. (2009). The impact of obesity, sex, and diet on hepatic glucose production in cats. *Am J Physiol Regul Integr Comp Physiol.* **296**, R936–R943.

Koerker DJ, Ruch W, Chideckel E, Palmer J, Goodner CJM Ensinck J, Gale CC. (1974). Somatostatin: hypothalamic inhibitor of the endocrine pancreas. *Science.* **184**, 482–484.

Kurosaki E, Ogasawara H. (2013). Ipragliflozin and other sodium-glucose cotransporter-2 (SGLT2) inhibitors in the treatment of type 2 diabetes: Preclinical and clinical data. *Pharmacol Therap.* **139**, 51–59.

Laedtke T, Kjems L, Pørksen N, Schmitz O, Veldhuis J, Kao PC, Butler PC. (2000). Overnight inhibition of insulin secretion restores pulsatility and proinsulin/insulin ratio in type 2 diabetes. *Am J Physiol Endocrinol Metab.* **279**, E520–E528.

Lefterova MI, Steger DJ, Zhuo D, Qatanani M, Mullican SE, Tuteja G, Manduchi E, Grant GR, Lazar MA. (2010). Cell-specific determinants of peroxisome proliferator-activated receptor γ function in adipocytes and macrophages. *Mol Cell Biol.* **30**, 2078–2089.

Le Roith D, Zick Y. (2001). Recent advances in our understanding of insulin action and insulin resistance. *Diabetes Care.* **24**, 588–597.

Long RG. (1987). Review: long-acting somatostatin analogues. *Aliment Pharmacol Therap.* **1**, 191–200.

Lothrop CD. (1991). Octreotide treatment in canine and feline endocrine tumors. *Proceedings 9th ACVIM Forum.* 755–757.

Loubatieres A. (1946). Etude physiologique et pharmacodynamique de certains derives sulfamides hypoglycemiants. *Arch Int Physiol.* **54**, 174–177.

Lowell BB, Shulman GI. (2005). Mitochondrial dysfunction and type 2 diabetes. *Science.* **307**, 384–387.

Macintire DK. (1993). Treatment of diabetic ketoacidosis in dogs by continuous low-dose intravenous infusion of insulin. *J Am Vet Med Assoc.* **202**, 1266–1272.

MacLaren N, Schatz D, Drash A, Grave G. (1989). Initial pathogenic events in IDDM. *Diabetes.* **38**, 534–538.

Marshall RD, Rand JS, Gunew MN, Menrath VH. (2013). Intramuscular glargine with or without concurrent subcutaneous administration for treatment of feline diabetic ketoacidosis. *J Vet Emerg Crit.* **23**, 286–290.

Matz ME, Leib MS, Monroe WE, Davenport DJ, Nelson LP, Kenny JE. (1991). Evaluation of atropine, glucagon, and metoclopramide for facilitation of endoscopic intubation of the duodenum in dogs. *Amer J Vet Res.* **52**, 1948–1950.

Mazzaferro EM, Greco DS, Turner AS, Fettman MJ. (2003). Treatment of feline diabetes mellitus using an alpha-glucosidase inhibitor and a low-carbohydrate diet. *J Feline Med Surg.* **5**, 183–189.

Meier JJ, Bonadonna RC. (2013). Role of reduced β-cell mass versus impaired β-cell function in the pathogenesis of type 2 diabetes. *Diabetes Care.* **36** (Suppl. 2), S113–S119.

Menendez-Gutierrez MP, Roszer T, Ricote M. (2012). Biology and therapeutic applications of peroxisome proliferator-activated receptors. *Curr Top Med Chem.* **12**, 548–584.

Michels GM, Boudinot FD, Ferguson DC, Hoenig M. (1999). Pharmacokinetics of the antihyperglycemic agent, metformin, in cats. *Am J Vet Res.* **60**, 738–742.

Miller AB, Nelson RW, Kirk CA, Neal L, Feldman EC. (1992). Effect of glipizide on serum insulin and glucose concentrations in healthy cats. *Res Vet Sci.* **52**, 177–181.

Mudaliar S, Polidori D, Zambrowicz B, Henry RR. (2015). Sodium-glucose cotransporter inhibitors: Effects on renal and intestinal glucose transport: From bench to bedside. *Diabetes Care.* **38**, 2344–2353.

Nelson R, Spann D, Elliott D, Brondos A, Vulliet R. (2004). Evaluation of the oral antihyperglycemic drug metformin in normal and diabetic cats. *J Vet Intern Med.* **18**, 18–24.

Neubauer HP, Schoene HH. (1978). The immunogenicity of different insulins in several animal species. *Diabetes.* **27**, 8–15.

Nolan JJ, Ludvik B, Beerdsen P, Joyce M, Olefsky J. (1994). Improvement in glucose tolerance and insulin resistance in obese subjects treated with troglitazone. *N EnglJ Med.* **331**, 1188–1193.

O'Brien TD, Hayden DW, Johnson KH, Fletcher TF. (1986). Immunohistochemical morphometry of pancreatic endocrine cells in diabetic, normoglycaemic glucose-intolerant and normal cats. *J Comp Path.* **96**, 357–369.

O'Brien TD, Hayden DW, Johnson KH, Stevens JB. (1985). High-dose intravenous glucose-tolerance test and serum insulin and glucagon levels in diabetic and non-diabetic cats: relationship to insular amyloidosis. *Vet Path.* **22**, 250–261.

Plum A, Agerso A, Andersen L. (2000). Pharmacokinetics of the rapid-acting insulin analog, insulin aspart, in rats, dogs, and pigs, and pharmacodynamics of insulin aspart in pigs. *Drug Metab Dispos.* **28**, 155–160.

Porte D Jr. (1991). Beta cells in type 2 diabetes mellitus. *Diabetes.* **40**, 1660–1680.

Porte D Jr, Halter JB. (1981). The endocrine pancreas and diabetes mellitus. In Williams RH (ed.), *Textbook of Endocrinology*, 6th edn. Philadelphia, W. B. Saunders, 716.

Porte D Jr, Kahn SE. (1989). Hyperproinsulinemia and amyloid in NIDDM: clues to etiology of islet beta cell dysfunction? *Diabetes.* **38**, 1333–1336.

Rasouli N, Kern PA, Elbein SC, Sharma NK, Das SK. (2012). Improved insulin sensitivity after treatment with PPARγ and PPARα ligands is mediated by genetically modulated transcripts. *Pharmacogenet Genom.* **22**, 484–497.

Riederer A, Zini E, Salesov E, Fracassi F, Padrutt I, Macha K, Sto¨ckle TM, Lutz TA, Reusch CE. (2016). Effect of the glucagon-like peptide-1 analogue exenatide extended release in cats with newly diagnosed diabetes mellitus. *J Vet Int Med.* **30**, 92–100.

Robertson J, Nelson R, Feldman E, Neal L. (1998). Effect of the alpha-glucosidase inhibitor acarbose in healthy and diabetic dogs. *Proceedings 16th ACVIM Forum.* **A54**.

Roomp K, Rand J. (2009). Intensive blood glucose control is safe and effective in diabetic cats using home monitoring and treatment with glargine. *J Feline Med Surg.* **11**, 668–682.

Roomp K, Rand J. (2012). Evaluation of detemir in diabetic cats managed with a protocol for intensive blood glucose control. *J Feline Med Surg.* **14**, 566–572.

Rossetti L, Smith D, Shulman GI, Papachristou D, DeFronzo RA. (1987). Correction of hyperglycemia with phlorizin normalizes tissue sensitivity to insulin in diabetic rats. *J Clin Invest.* **79**, 1510–1515.

Ruggere MD, Patel YC. (1985). Hepatic metabolism of somatostatin-14 and somatostatin-28: immunochemical characterization of the metabolic fragments and composition of cleavage sites. *Endocrinology.* **117**, 88–96.

Sako T, Mori A, Lee P, Oda H, Saeki K, Miki Y, Kurishima M, Mimura K, Nozawa S, Mizutani H, Makino Y, Ishioka, K, Arai T. (2011). Time-action profiles of insulin detemir in normal and diabetic dogs. *Res Vet Sci.* **90**, 396–403.

Scheen AJ, Lefebvre PJ. (1998). Oral antidiabetic agents: a guide to selection. *Drugs.* **55**, P225–236.

Schinner S, Scherbaum WA, Bornstein SR, Barthel A. (2005). Molecular mechanisms of insulin resistance. *Diabet Med.* **22**, 674–682.

Schofield CJ, Sutherland C. (2012). Disordered insulin secretion in the development of insulin resistance and Type 2 diabetes. *Diabet Med.* **29**, 972–979.

Sears KW, Drobatz KJ, Hess RS. (2012). Use of lispro insulin for treatment of diabetic ketoacidosis in dogs. *J Vet Emerg Crit Care.* **22**, 211–218.

Smith RJ. (1989). Biological actions and interactions of insulin and glucagon. In DeGroot LJ (ed.), *Endocrinology* Vol 2. Philadelphia, W. B. Saunders. 1333–1345.

Staub A, Sinn L, Behrens OK. (1955). Purification and crystallization of glucagon. *J Biol Chem.* **214**, 619–632.

Steiner DF, Clark JL, Nolan D, Rubenstein AH, Margoliash E, Aten B, Oyer PE. (1969). Proinsulin and the biosynthesis of insulin. *Recent Prog Horm Res.* **25**, 207–282.

Stogdale L. (1986). Definition of diabetes. *Cornell Vet.* **76**, 156–174.

Straub SG, Sharp GW. (2002). Glucose-stimulated signaling pathways in biphasic insulin secretion. *Diabetes Metab Res Rev.* **18**, 451–463.

Tontonoz P, Spiegelman BM. (2008). Fat and beyond: the diverse biology of PPARγ. *Ann Rev Biochem.* **77**, 289–312.

Trube G, Rorsman P, Ohno-Sahosaku, T. (1986). Opposite effects of tolbutamide and diazoxide on the ATP-dependent K-channel in mouse pancreatic beta cells. *Pflügers Arch.* **407**, 493–499.

Unger RH, Orci L. (1989). Glucagon secretion and metabolism in man. In DeGroot LJ (ed.), *Endocrinology*, Vol 2. Philadelphia, W. B. Saunders. 1318–1332.

Valk HW. (2007). DPP-4 Inhibitors and combined treatment in type 2 diabetes: Re-evaluation of clinical success and safety. *Rev Diabet Stud.* **4**, 126–133.

Wahren J, Kallas A, Sima AA. (2012). The clinical potential of C-peptide replacement in type 1 diabetes. *Diabetes.* **61**, 761–772.

Walker JN, Ramracheya R, Zhang, Q, Johnson PR, Braun M, Rorsman P. (2011). Regulation of glucagon secretion by glucose: paracrine, intrinsic or both? *Diabetes Obes Metab.* **13** (Suppl. 1), 95–105.

Way JM, Harrington WW, Brown KK, Gottschalk WK, Sundseth SS, Mansfield TA, Ramachandran RK, Willson TM, Kliewer SA. (2001). Comprehensive messenger ribonucleic acid profiling reveals that peroxisome proliferator-activated receptor γ activation has coordinate effects on gene expression in multiple insulin-sensitive tissues *Endocrinology.* **142**, 1269–1277.

Weaver EA, Rozanski OM, Mahony OM, Chan DL, Freeman LM. (2006). Use of glargine and lente insulins in cats with diabetes mellitus. *J Vet Intern Med.* **20**, 234–238.

PARTE 9
Quimioterapia das Doenças Microbianas

CAPÍTULO 31

Antissépticos e Desinfetantes

Megan E. Jacob

INTRODUÇÃO

Soluções de limpeza, antissépticos e desinfetantes têm papel crítico na prevenção da transmissão de doenças infecciosas na medicina veterinária. Desde o uso como limpeza pré-cirúrgica à desinfecção após um surto, os médicos-veterinários lançam mão desses produtos para atividade germicida segura e efetiva. Os efeitos benéficos das práticas de limpeza ou desinfecção são conhecidos há muitos anos – a eficácia da lavagem das mãos, por exemplo, foi demonstrada no início dos anos 1840 por Ignaz Semmelweis, um obstetra húngaro. Após a identificação dos agentes infecciosos como causa de doença por Pasteur, Joseph Lister sugeriu o uso de antissépticos no campo cirúrgico. O tratamento das mãos com loção 1:20 de ácido carbólico e seu método inicial de esterilização química de curativos, bandagens, instrumentos cirúrgicos e para antissepsia de feridas deu início à cirurgia asséptica.

Soluções de limpeza, antissépticos e desinfetantes são diferenciados pela intenção de uso e pelas propriedades características, e não por sua composição química. Uma solução de limpeza auxilia na remoção física de material estranho, mas não é necessariamente germicida. Um antisséptico é um biocida aplicado em tecido vivo, enquanto um desinfetante compreende um biocida aplicado em objetos inanimados. Uma vez que determinados antissépticos podem ser inativados em superfícies inanimadas e que determinados desinfetantes são prejudiciais aos tecidos vivos, os dois não devem ser utilizados de forma intercambiável; entretanto, esses produtos ainda podem apresentar composição química muito similar. Mesmo produtos com composição química ativa idêntica podem ser formulados de tal maneira (p. ex., tempo de exposição, concentração) a impossibilitar seu uso intercambiável. Produtos formulados como desinfetantes (e sanitizantes ou esterilizantes) para emprego em superfícies inanimadas, objetos ou instrumentos são regulamentados pela Environmental Protection Agency (EPA). Já os antissépticos para uso em tecidos vivos devem ser registrados na Food and Drug Administration (FDA) com alguns produtos químicos usados em dispositivos críticos e semicríticos.

Existem protocolos diferentes para limpeza, antissepsia e desinfecção para muitas clínicas, fazendas, procedimentos e usos em medicina veterinária – nenhum composto é aplicável, adequado ou efetivo para todos os usos.

Soluções de limpeza

Contêm surfactantes ou detergentes que removem sujeira e microrganismos contaminantes por solubilização e meios físicos. Com frequência, sua aplicação representa uma etapa crítica para a desinfecção adequada ou antissepsia, uma vez que a remoção da contaminação grosseira de uma área antes da desinfecção ou do tratamento de antissepsia maximiza sua eficácia. Conforme a aplicação e o uso, a limpeza pode ser suficiente.

Soluções de limpeza podem ser classificadas em três tipos com base na presença e carga da porção hidrofílica da molécula: aniônica, catiônica e não iônica. Sabões são surfactantes aniônicos de estrutura geral R-COO-Na$^+$. A dissociação em água para R-COO$^-$ libera uma molécula com porção tanto hidrofílica quanto hidrofóbica que pode emulsificar e solubilizar a sujeira hidrofóbica, gordura e membranas protoplasmáticas. Uma vez solubilizada, essa contaminação pode ser enxaguada com água. A capacidade de solubilizar membranas torna os sabões antibacterianos contra bactérias gram-positivas e bactérias acidorresistentes. A natureza aniônica dos sabões, entretanto, faz com que sejam inativos na presença de determinados íons positivos, como Ca$^+$ livre em água dura, e de detergentes catiônicos. A mistura de sabões e compostos de amônia quaternária forma um precipitado que interrompe a atividade de ambos os compostos. A inclusão de compostos antissépticos nas preparações de sabão confere a elas um espectro antibacteriano mais amplo.

Os compostos de amônia quaternária (CAQ) são exemplos de surfactantes catiônicos com atividade germicida, tendo sido amplamente utilizados como desinfetantes (ver seção *Exemplos de desinfetantes usados em medicina veterinária*). Surfactantes catiônicos se combinam imediatamente com proteínas, gorduras e fosfatos e, portanto, têm valor limitado na presença de soro, sangue e outros restos teciduais (Huber, 1988). Ademais, o uso em materiais como gaze e bolas de algodão os torna menos germicidas em razão da absorção dos ingredientes ativos.

Antissépticos

Um antisséptico é um agente químico que reduz a população microbiana na pele e em outros tecidos vivos. Uma vez que, na maioria dos casos, seus mecanismos de ação envolvem a ruptura não específica de membranas celulares ou enzimas, deve-se ter cuidado para não lesionar o tecido do hospedeiro. Um antisséptico ideal apresentaria amplo espectro de atividade, baixa toxicidade e alta penetrabilidade, conseguiria manter a atividade na presença de pus e tecido necrótico, e causaria pouca irritação na pele ou interferência no processo cicatricial normal.

O uso de antissépticos foi sugerido em situações que requerem redução máxima da contaminação bacteriana (Larson, 1987), tal como quando mecanismos de defesa são comprometidos após cirurgia, durante cateterização ou inserção de um implante invasivo e estados de imunocomprometimento em razão de defeitos imunes, tratamento com fármacos citotóxicos, idade extremamente avançada ou jovem, ou lesão extensa de pele (queimaduras e feridas).

Desinfetantes

A desinfecção constitui um processo que elimina a maioria, senão todos, os microrganismos patogênicos – exceto esporos – de um objeto inanimado. Algumas vezes, a desinfecção é confundida de maneira incorreta com a esterilização, um processo que elimina completamente todas as formas microbianas por meios físicos ou químicos. A verdadeira esterilização química requer o uso de um agente registrado na APE capaz de matar todos os microrganismos infectantes, incluindo fungos e esporos bacterianos, normalmente em 10 h. Entretanto, algumas vezes, esterilizantes químicos podem ser considerados desinfetantes quando períodos de exposição mais curtos são usados. O tratamento de objetos grandes demais para submergir em desinfetantes, como armários, mesas de exame, cadeiras, luzes e gaiolas, é considerado desinfecção de superfície. A desinfecção por imersão refere-se à imersão de objetos menores em desinfetante por tempo suficiente para matar a maioria dos microrganismos patogênicos contaminantes.

As características ideais de um desinfetante abrangem amplo espectro, ação rápida e atividade na presença de matéria orgânica (incluindo sangue, secreções e fezes), compatibilidade com detergentes, toxicidade baixa, custo baixo, facilidade de uso e atividade residual na superfície. Eles não devem corroer instrumentos ou superfícies metálicas ou desintegrar borracha, plástico ou outros materiais, e precisam ser inodoros e econômicos (Molinari *et al.*, 1982).

A capacidade de matar classes diferentes de microrganismos classifica ainda os desinfetantes em níveis alto, intermediário e baixo. A desinfecção de nível alto destrói todos os microrganismos, exceto altas concentrações de esporos bacterianos. A desinfecção de nível intermediário inativa microrganismos ácido rápidos, incluindo *Mycobacterium tuberculosis*, a maioria dos vírus e fungos, mas não necessariamente esporos bacterianos. A desinfecção de nível baixo mata a maioria das bactérias, alguns vírus e fungos, mas não bacilos de tuberculose ou esporos bacterianos. Ademais, a desinfecção de nível baixo normalmente ocorre em menos de 10 min.

Um segundo sistema de classificação tem por objetivo dividir os instrumentos e itens de cuidados do paciente em três categorias com base no risco de infecção envolvido em seu uso (Spaulding, 1968). Nesse sistema, os itens são classificados como:

- Críticos: entram ou penetram na pele ou nas membranas mucosas (p. ex., agulhas, escalpes), normalmente em local estéril
- Semicríticos: que têm contato com membranas mucosas (p. ex., equipamentos de anestesia, endoscópios)
- Não críticos: não tocam membranas mucosas, mas podem ter contato com pele intacta (p. ex., estetoscópios, gaiolas, mesas, potes de comida).

Em geral, itens classificados como críticos devem ser esterilizados, itens classificados como semicríticos requerem desinfecção de nível alto e os não críticos exigem desinfecção de níveis baixo a intermediário.

ANTISSÉPTICOS E AGENTES DESINFETANTES POPULARES

Álcool

Alcoóis são alguns dos produtos antissépticos e desinfetantes mais populares, usados diariamente em clínicas veterinárias e laboratórios. Embora muitos alcoóis sejam germicidas, os dois mais comumente usados como agentes desinfetantes são o álcool etílico e o isopropílico, compostos tanto solventes de lipídios quanto desnaturantes de proteínas. Eles matam microrganismos por meio da solubilização dos lipídios da membrana e por desnaturação de proteínas da membrana celular. Alcoóis são mais efetivos quando diluídos em água até a concentração final de 70% para o álcool etílico e 50% para o álcool isopropílico por peso. Acredita-se que, em concentrações maiores, a

desidratação inicial de proteínas celulares as torna resistentes ao efeito desnaturante (Molinari e Runnel, 1991). Alcoóis apresentam excelente atividade antibacteriana contra a maioria dos microrganismos vegetativos, gram-positivos, gram-negativos e bacilos de tuberculose, mas não inativam esporos bacterianos. Eles são ativos contra muitos fungos e vírus, principalmente vírus envelopados em razão da ação lipossolubilizante do álcool.

Os alcoóis não são recomendados para desinfecção de nível alto ou esterilização química em razão da sua inatividade contra esporos bacterianos e menor eficácia na presença de proteínas ou outros compostos biológicos. Proteínas sanguíneas são desnaturadas pelo álcool e aderirão aos instrumentos sendo desinfetados. Infecções fatais por *Clostridium* spp. ocorreram na fase pós-operatória que resultaram de instrumentos cirúrgicos contaminados que haviam sido desinfetados com álcool contendo esporos bacterianos (Nye e Mallory, 1923). Após uso repetido e prolongado, o álcool pode lesionar o verniz de instrumentos com lentes, inchar ou endurecer borracha e alguns tipos de tubo plástico (Rutala, 1990), e ser corrosivo para superfícies metálicas. Como os alcoóis são inflamáveis, deve-se ter cuidado quanto ao seu armazenamento e quando usados antes de eletrocautério ou cirurgia a *laser*. Ao decidir entre álcool etílico e isopropílico, é importante considerar a inatividade do álcool isopropílico contra vírus hidrofílicos, sua natureza menos corrosiva e o potencial para abuso do álcool etílico (álcool de grãos).

Tanto o álcool isopropílico quanto o etílico também são antissépticos efetivos usados comumente, apenas com uma diferença sutil na sua ação. Uma vez que sua efetividade é drasticamente reduzida por matéria orgânica (p. ex., fezes, muco e sangue), são mais efetivos em pele "limpa". Eles produzem redução rápida nas contagens bacterianas (Lowbury *et al.*, 1974) com o tempo de contato de 1 a 3 min, resultando em eliminação de quase 80% dos microrganismos. A evaporação rápida limita o tempo de contato; entretanto, observa-se diminuição residual nas contagens bacterianas após o álcool ter evaporado da pele. Embora os alcoóis estejam entre os antissépticos mais seguros, reações tóxicas foram relatadas em crianças. O álcool pode ressecar a pele e causar irritação local. Em esforços para minimizar esse efeito de ressecamento, emolientes como glicerina foram adicionados com bons resultados (Larson *et al.*, 1986).

Halogênios

Iodo e cloro apresentam atividade antimicrobiana e são usados como antissépticos ou desinfetantes. O iodo elementar tem atividade germicida contra bactérias gram-positivas, esporos bacterianos, fungos e a maioria dos vírus, exercendo esses efeitos letais por difusão para dentro das células e interferência com reações metabólicas, e pela ruptura da estrutura e da síntese de proteínas e ácidos nucleicos. O iodo apresenta odor característico e é corrosivo para metais. Ainda, é insolúvel em água e, portanto, preparado em álcool (tintura) ou com surfactantes solubilizantes (iodo "domado"). A tintura de iodo, usada já em 1839 na Guerra Civil francesa, é formulada de maneira mais efetiva como solução de iodo a 1 a 2% em álcool etílico 70%. Nessa forma, a maior parte (aproximadamente 90%) das bactérias é morta em 3 min após a aplicação. A atividade antibacteriana dessa combinação é maior que aquela para o álcool sozinho. Entretanto, a tintura de iodo é irritante e alergênica, corrói metais e mancha a pele e tecidos, além de dolorosa quando aplicada em feridas abertas e prejudicial aos tecidos do hospedeiro – portanto, pode retardar a cicatrização e aumentar a chance de infecção. Por essas razões, essa preparação passou a não ser tão usada como antisséptico e desinfetante. Tinturas fortes de iodo são usadas como agentes revulsivos na indústria equina.

Esforços para reduzir os aspectos indesejáveis da tintura de iodo como retendo o poder microbicida do iodo levaram à introdução dos iodos domados, conhecidos como iodóforos. Nessa preparação, o iodo é solubilizado por surfactantes que possibilitam que permaneça em forma dissociável. A aplicação desse produto permite que a liberação lenta e contínua de iodo livre exerça seus efeitos germicidas. Os iodóforos têm espectro de atividade similar ao da solução aquosa, são menos irritantes, alergênicos, corrosivos e causam menos manchas, além de apresentarem atividade prolongada após aplicação (4 a 6 h). Carreadores solubilizantes comuns incluem polivinil pirrolidona (chamada PVP-iodo ou iodopovidina – PI), bem como outros surfactantes não iônicos, o que torna os iodóforos excelentes agentes de limpeza, bem como antissépticos e desinfetantes. Soluções de iodóforos retêm sua atividade na presença de matéria orgânica em pH < 4 (Huber, 1988). Postulou-se que os carreadores hidrossolúveis interagem com superfícies epiteliais para aumentar a permeabilidade tecidual, incrementando, assim, a eficácia da morte promovida pelo iodo.

A diluição adequada a iodo 1% é necessária para efeito máximo e toxicidade mínima. Em geral, soluções mais concentradas são menos eficazes, presumivelmente em razão da complexação mais forte que evita a liberação de iodo livre. É necessário um tempo de contato de aproximadamente 2 min para liberação de iodo livre (Lavelle *et al.*, 1975). Relatos de literatura indicam que iodóforos são rapidamente bactericidas, viricidas e micobactericidas, mas podem exigir um tempo de contato prolongado para matar determinados fungos e esporos bacterianos. Iodóforos formulados como antissépticos não são adequados como desinfetantes de superfícies duras, em razão da concentração insuficiente de iodo.

Deve-se considerar a capacidade do iodo em ser absorvido sistemicamente pela pele e pelas membranas mucosas. A extensão de absorção está relacionada com a concentração utilizada, a frequência de aplicação e o estado da função renal (a principal via de excreção) (Swaim e Lee, 1987). Complicações da absorção de iodóforos abrangem aumento da atividade de enzimas séricas, insuficiência renal, acidose metabólica (Pretsch e Meakins, 1976) e aumento da concentração sérica de iodo livre. Se a função renal estiver normal, as concentrações séricas de iodo retornam rapidamente ao normal. Hipertireoidismo clínico e hiperplasia de tireoide foram relatados após tratamento com PI (Schneider *et al.*, 1976; Altemeier, 1976).

Soluções que contêm cloro foram introduzidas inicialmente por Dakin no início dos anos 1900 na forma química de hipoclorito de sódio. Eles são agentes bactericidas, fungicidas, viricidas e protozoaricidas efetivos. A forma química mais comumente usada hoje inclui hipocloritos (de sódio e de cálcio) e cloro orgânico (cloramina-T). Em ambas as formas, a atividade germicida decorre da liberação de cloreto livre e da formação de ácido hipocloroso ($HOCl$) a partir da água. Os mecanismos de ação desses compostos incluem inibição de reações enzimáticas celulares, desnaturação de proteínas e inativação de ácidos nucleicos (Dychdala, 1983). A dissociação de $HOCl$ para o íon hipoclorito menos microbicida (OCl^-) aumenta conforme o pH aumenta, e, portanto, a solução pode ser considerada inefetiva em pH acima de 8 (Weber, 1950). A

mistura de $NaOCl$ com ácido libera gás cloro tóxico, e $NaOCl$ se decompõe quando exposto à luz.

Baixas concentrações de cloreto livre são ativos contra *M. tuberculosis* (50 ppm) e bactérias vegetativas (< 1 ppm) em segundos. Concentrações de 100 ppm destroem muitos fungos em menos de 1 h, e muitos vírus são inativados em 10 min a 200 ppm. Água sanitária de uso doméstico está a 5,25% (52.500 ppm); portanto, diluições de 1:100 ou 1:250 devem resultar em concentrações germicidas efetivas, embora soluções mais concentradas com frequência sejam recomendadas (1:10 a 1:100).

O uso de hipocloritos como desinfetantes é limitado por várias características. Soluções de cloro são corrosivas a metais e destroem muitos tecidos. Uma vez que as soluções de cloro são instáveis em luz, devem ser preparadas frescas diariamente. Hipocloritos são inativados pela presença de sangue mais que os cloros orgânicos (Bloomfield e Miller, 1989). Eles têm odor forte e não são adequados para uso em espaços fechados. Adicionalmente, hipocloritos podem levar à irritação de membranas mucosas e formar bioprodutos tóxicos quando interagem com outros produtos químicos. Apesar desses inconvenientes, as soluções de cloro são comumente utilizadas como desinfetantes de nível baixo em equipamentos de ordenha, alojamentos de animais, piso de hospitais e outros itens não críticos. Das 12 soluções desinfetantes avaliadas por sua capacidade de matar o dermatófito *Microsporum canis*, aquelas que contêm hipoclorito foram as mais efetivas. Verificou-se também a efetividade do cloreto de benzalcônio e dos produtos à base de glutaraldeído; detergentes fenólicos e aniônicos foram considerados inadequados (Rycroft e McLay, 1991). Os hipocloritos não são recomendados para uso rotineiro como antissépticos, pois são muito irritantes para a pele e outros tecidos e causam retardo na cicatrização. Existem, no entanto, pesquisas que sugerem que a água sanitária de uso doméstico diluída pode ser aplicada para controlar pioderma superficial em cães.

Foram desenvolvidos muitos compostos da classe chamados *N*-halaminas (oxazolidinonas ou imidazolidinonas), que são sólidos hidrossolúveis que apresentaram atividade bactericida, fungicida, viricida e protozoaricida na desinfecção de água em concentrações baixas de halógenos totais (1 a 10 mg/ℓ). Eles não são corrosivos e são insípidos e inodoros em água, além de extremamente estáveis em água, mesmo na presença de matéria orgânica. Seu uso potencial foi avaliado no processamento de frango para controlar *Salmonella* (Smith *et al.*, 1990).

Biguanidas

Clorexidina (Chx) é um composto antisséptico catiônico sintético popular (1-1'-hexametilenobis[5-(pclorofenil)biguanida]) com melhor atividade contra microrganismos gram-positivos que contra gram-negativos. O composto não apresenta atividade contra esporos. A Chx mata bactérias pela ruptura da membrana celular e pela precipitação do conteúdo celular. Sugeriu-se também que as adenosinas trifosfato ligadas à membrana, especificamente a inibição da F1 ATPase, pode ser o alvo principal do Chx (Gale *et al.*, 1981). É ativa contra fungos, ligeiramente ativa contra *M. tuberculosis*, mas pouco contra vírus. A atividade antibacteriana de Chx não é tão rápida quanto dos alcoóis; entretanto, como solução aquosa a 0,1%, ação significativa de morte dos microrganismos é evidente após apenas 15 s. Além disso, soluções de Chx têm atividade residual mais longa, permanecendo ativas quimicamente por 5 a 6 h e retendo sua atividade na presença de sangue e outros materiais orgânicos.

Sendo catiônico, é inativado por água dura, surfactantes não iônicos, aniônicos inorgânicos e sabões. A diluição com salina causa precipitação, e sua atividade depende do pH. Ele apresenta toxicidade extremamente baixa, mesmo quando usado em pele intacta de neonatos (O'Neill *et al.*, 1982). A Chx está disponível em base detergente como solução a 4% ou como espuma líquida a 2%. Tradicionalmente, tem sido amplamente utilizada como antisséptico pré-cirúrgico, para lavagem de feridas e pré-*dipping*. As formulações de Chx e álcool também foram descritas e parecem melhorar a eficácia. Seu uso como desinfetante não é bem descrito.

Polihexametileno biguanida (PHMB) é uma biguanida polimérica com atividade contra bactérias gram-positivas e gram-negativas, incluindo *Staphylococcus aureus* resistente à meticilina, *Pseudomonas aeruginosa* e *Streptococcus equi*. PHMB mata bactérias rapidamente pela ruptura da membrana citoplasmática, resultando em extravasamento e precipitação do conteúdo celular (Broxton *et al.*, 1983). PHMB tem sido usado para tratar infecções nos olhos, boca e vagina, formulado para uso em soluções de limpeza de lentes de contato e enxágues bucais. Mostrou-se atóxico como componente de um enxaguante otológico para cães (Mills *et al.*, 2005) e, quando impregnado em compressas para curativos, reduziu o crescimento subjacente de bactérias gram-positivas e gram-negativas *in vitro* (Lee *et al.*, 2004).

Aldeídos

Dois desinfetantes aldeídos relacionados são o formaldeído e o glutaraldeído (GLT). Formaldeído tem atividade antimicrobiana, tanto na forma de gás quanto em líquido; o formol, sua forma aquosa, corresponde a formaldeído a 37% por peso. Ele inativa os microrganismos por alquilação dos grupos amino e sulfidrila das proteínas e do anel de átomos de nitrogênio das bases purina (Favero, 1983). Ainda, é um bactericida, viricida e fungicida efetivo lento, requerendo 6 a 12 h de tempo de contato. Ele é efetivo contra *M. tuberculosis*, esporos bacterianos e a maioria dos vírus animais, incluindo vírus da febre aftosa. Sua ação não é afetada por matéria orgânica, além de relativamente não corrosivo a metais, tintas e tecidos. Formaldeído sozinho é considerado um desinfetante de nível alto e, em combinação com álcool, pode ser usado como esterilizante químico para instrumentos cirúrgicos. Entretanto, em razão dos vapores irritantes e do odor pungente em concentrações baixas (aproximadamente 1 ppm), e uma vez que o National Institute for Occupational Safety and Health exige que seja manuseado como carcinógeno potencial, limitando, assim, o tempo de exposição do trabalhador, o uso do formaldeído como desinfetante foi limitado.

GLT, um dialdeído saturado, é similar ao formaldeído, mas sem algumas das suas desvantagens. Ele apresenta melhor atividade bactericida, virucida e esporicida do que o formaldeído. E sua atividade biocida está relacionada com a habilidade de alquilar sulfidrila, hidroxila, carboxila e grupos amino, afetando o RNA, o DNA e a síntese de proteínas (Scott e Gorman, 1983). Como as soluções acídicas de GLT não são esporicidas, devem ser "ativadas" por agentes alcalinizantes a um pH entre 7,5 e 8,5. Uma vez ativadas, essas soluções têm tempo de prateleira limitado (14 dias) em razão da polimerização das moléculas de GLT (Rutala, 1990). Formulações mais novas (GLT alcalina estabilizada, GLT potencializada ácida, GLT-fenato) têm tempo de prateleira mais longo (28 a 30 dias) e atividade germicida excelente (Pepper, 1980). GLT ganhou ampla aceitação em desinfecção de nível alto e esterilização química em razão de muitas propriedades favoráveis, incluindo amplo espectro de atividade. A tensão de superfície baixa possibilita que o GLT penetre sangue e exsudato sem coagular proteínas. Ele retém sua atividade biocida na presença de matéria orgânica. Não é corrosivo a metal, borracha e plástico e não deteriora instrumentos com lentes. Soluções de GLT devem ser usadas em áreas bem ventiladas, uma vez que a concentração de 0,2 ppm no ar é irritante para os olhos e as vias nasais (CDC, 1987). Usando uma solução aquosa alcalina de GLT a 2%, o tempo de contato foi de menos de 2 min para bactérias vegetativas, 10 min para fungos e 3 h para esporos de bactérias nos lugares necessários (Stonehill *et al.*, 1963). Verificou-se que a atividade contra bacilo da tuberculose é variável – foram necessários ao menos 20 min em temperatura ambiente para matar de forma confiável esses microrganismos com GLT 2%. Quando usado como desinfetante de nível alto, GLT deve ser usado a, no mínimo, 1%. Formulações de GLT-fenato devem ser usadas com cautela, uma vez que se mostrou que elas reduzem a contagem bacteriana de alguns instrumentos médicos de maneira menos efetiva que outras soluções de aldeído (Ayliffe *et al.*, 1986). Verificou-se que desinfetantes GLT foram mais efetivos para reduzir a infectividade do vírus da hepatite B em patos quando continham aditivos como álcool, derivado de cloreto de amônio e um surfactante (Murray *et al.*, 1991). A natureza cáustica tanto do formaldeído quanto do GLT os torna inadequados como antissépticos, e, de fato, deve-se usar luvas de proteção quando do emprego de desinfetantes à base de aldeído.

Foram formuladas e amplamente comercializadas combinações de glutaraldeído e CAQ (p. ex., Synergize®, Preserve International, Reno, NV) como solução de limpeza e desinfetante para uso em instalações de criação de animais (p. ex., suínos e frangos).

Compostos oxidantes

Relatos conflitantes sobre a eficácia do peróxido de hidrogênio como germicida dificultam a avaliação da sua utilidade na desinfecção e antissepsia. Embora tenha sido relatado como portando atividades bactericida (Schaeffer *et al.*, 1980), viricida (Mentel e Schmidt, 1973) e fungicida (Turner, 1983), a atividade do peróxido de hidrogênio não é penetrante e tem duração curta. Por isso, o uso do antisséptico peróxido de hidrogênio é mais valioso na fase inicial do tratamento de feridas contaminadas recentemente. Uma vez que foi mostrado que o peróxido de hidrogênio 3% causa lesão a tecidos, incluindo fibroblastos (Lineweaver *et al.*, 1982), ele não é considerado adequado para tratamento de rotina de feridas. No entanto, é considerado um desinfetante estável e efetivo e usado na desinfecção de lentes de contato gelatinosas. Mais recentemente, produtos à base de peróxido de hidrogênio acelerado foram formulados e também contêm um surfactante e estabilizante que melhora a atividade antimicrobiana. Esses produtos estão sendo implementados para uso como desinfetantes em muitas clínicas veterinárias.

Outros agentes oxidantes usados para a desinfecção incluem peroxi-monossulfato de potássio (PPMS), um agente oxidante usado em sistemas de desinfecção de piscinas e banheiras aquecidas. Mais recentemente, foi formulado com cloreto de potássio e ácidos e sais orgânicos (*i. e.*, ácido sulfâmico, ácido málico, hexametafosfato de sódio e sulfonato de dodecilbenzeno sódico) resultando em um desinfetante efetivo contra mais de 580 agentes infecciosos, incluindo vírus, bactérias gram-positivas e gram-negativas, fungos (filamentosos e leveduras) e micoplasma (EPA Master Label). Ele é comercializado como pó, pois é estável em solução por aproximadamente 1 semana. Não é inativado por desafio orgânico, e verificou-se ser benéfico tanto para humanos quanto para animais. Ele é amplamente usado como desinfetante de nível alto para superfícies em laboratórios, consultórios odontológicos e hospitais, para descontaminação de roupas, para desinfecção do ar e no processamento e transporte de alimentos. O uso de ácido peracético, perborato de sódio, peróxido de benzoíla e permanganato de potássio também foi relatado na literatura humana e veterinária.

Fenóis

Ácido carbólico, um fenol, é o exemplo mais antigo de um composto antisséptico. Entretanto, em razão da toxicidade grave, não é mais adequado para o uso como antisséptico. Esses agentes atuam como venenos citoplasmáticos por meio da penetração e ruptura da parede das células microbianas. A maioria dos produtos fenólicos disponíveis comercialmente contém dois ou mais compostos que atuam sinergicamente, resultando em um espectro mais amplo de atividade, incluindo contra *M. tuberculosis*. O-fenilfenol sódico é efetivo contra *Staphylococcus*, *Pseudomonas*, micobactérias, fungos e vírus lipofílicos e contra ascarídeos, estrongilídeos e tricurídeos. Cresóis são substitutos fenólicos mais bactericidas e menos tóxicos e cáusticos que os fenóis. Compostos fenólicos não são recomendados para desinfecção de nada além de itens não críticos, pois seu poder desinfetante residual em materiais porosos causa irritação tecidual, mesmo quando o item foi intensamente enxaguado, em razão do odor forte e da absorção no alimento.

Triclosana (Igarsan DP 300; 2,4,4' tricloro-2'-hidroxidifenil éter) é um éter de fenil clorado ou bisfenol com alta atividade antibacteriana, particularmente contra muitos microrganismos gram-positivos (p. ex., *Bacillus subtilis*, *Mycobacterium smegmatis*, *Staphylococcus aureus*) e bactérias gram-negativas (*Escherichia coli*, *Salmonella enterica* sorotipo Typhimurium, *Shigella flexneri*), bem como fungos e leveduras (Stewart *et al.*, 1999). Esse fármaco vem sendo usado há mais de 30 anos e foi o primeiro introduzido na indústria de saúde em um enxágue cirúrgico em 1972. Entretanto, recentemente tem havido aumento rápido no uso de produtos que contêm triclosana, incluindo sabões e desinfetantes, desodorante, xampus e suprimentos médicos. Ainda, pode ser incorporado a plásticos (p. ex., brinquedos de crianças) e fibras para retardar a decomposição.

O mecanismo de ação do triclosana foi debatido, mas provavelmente é concentração-dependente. Em concentração baixa, o triclosana atua como inibidor competitivo do carreador enoil-acil proteína redutase bacteriano, que está envolvido no ciclo de alongamento de ácidos graxos bacterianos. Em concentrações maiores, em razão da sua lipofilicidade, mostrou-se que o triclosana é incorporado a membranas bacterianas para alterar as propriedades físico-químicas da bicamada lipídica, incluindo perturbação do empacotamento e interação entre fosfolipídios de membrana (Guillen *et al.*, 2004). A resistência em razão de mutações específicas (Heath *et al.*, 1999) da proteína carreadora bacteriana foi demonstrada em *S. aureus* e *E. coli* (Fan *et al.*, 2002). A relevância clínica dessa menor sensibilidade permanece questionável, uma vez que as concentrações atingidas durante o uso de triclosana provavelmente são altas o suficiente para que prevaleça a atividade bactericida generalizada. Diminuição na sensibilidade foi demonstrada em bactérias que superexpressam a bomba de efluxo AcrAB (Wang *et al.*, 2001). A possibilidade e os dados que sugerem que esses mecanismos de resistência são capazes não apenas de conferir resistência ao triclosana, mas também a outros antibióticos, levaram a preocupações quanto ao emprego geral desse composto em detergentes, pastas de dente e outros itens de uso doméstico.

Gases

Foram descritas tecnologias que usam óxido de etileno ou plasma de gás peróxido de hidrogênio para esterilização. Por sua possibilidade de toxicidade, esses produtos não são adequados para antissepsia, embora possam ser úteis no tratamento de instrumentos ou equipamentos médicos sensíveis à temperatura. O óxido de etileno (C_2H_4O) é um gás hidrossolúvel inflamável. A mistura de óxido de etileno com dióxido de carbono ou fluorocarbonos reduz sua inflamabilidade. O óxido de etileno mata bactérias, fungos, leveduras, vírus e esporos. Esporos bacterianos são apenas 2 a 10 vezes mais resistentes à atividade "cida" que as células vegetativas. Mostrou-se que a umidade relativa do microambiente é crítica para a suscetibilidade microbiana ao óxido de etileno. A atividade é reduzida quando há matéria orgânica em razão da interação com proteínas e ácidos nucleicos. Deve-se ter cuidado para conter o gás em virtude de seu efeito irritante sobre a pele e os olhos, além de poder causar dores de cabeça e náuseas. Peróxido de hidrogênio também foi relatado como apresentando eficácia contra uma ampla variedade de microrganismos, incluindo esporos bacterianos.

O gás formaldeído inativa vírus, fungos, bactérias e esporos bacterianos. Sua atividade depende da umidade relativa e acredita-se que haja pico em umidade relativa menor que 50%. O formaldeído foi usado para desinfecção em trajes hospitalares e para desinfecção terminal em determinadas indústrias de produção de alimentos (ver seção *Salmonella*). Propriolactona, metilbrometo e óxido de propileno também foram empregados como desinfetantes em gás.

FATORES QUE AFETAM A EFICÁCIA DE ANTISSÉPTICOS E DESINFETANTES

Conforme indicado anteriormente, muitos fatores podem influenciar a eficácia de antissépticos e desinfetantes, e, com frequência, mais de um deles contribuirá para a eficácia de um produto antisséptico ou desinfetante em um contexto clínico.

Concentração

Em geral, o tempo necessário para matar o microrganismo é inversamente dependente da concentração de antimicrobiano; entretanto, para determinados compostos, uma pequena redução na concentração pode resultar em um grande aumento necessário para matar, enquanto outros compostos são menos sensíveis às alterações na concentração. Alcoóis e fenóis são muito dependentes da concentração, enquanto CAQ, aldeídos e Chx são menos sensíveis.

Tempo de exposição

É necessário um tempo de contato mínimo para a eficácia da maioria dos antissépticos e desinfetantes. Todos os produtos desinfetantes registrados na EPA são rotulados com tempo de contato adequado. A redução do tempo de exposição abaixo do tempo recomendado poderia levar à atividade germicida incompleta.

Temperatura

O aumento das temperaturas resulta em aumento da atividade antimicrobiana. Essa relação pode ser descrita por $Q_{(T2-T1)} =$ (tempo para matar em T_1)/(tempo para matar em T_2), em que T_2 e T_1 são duas temperaturas diferentes em graus centígrados. Essa equação, normalmente conhecida como coeficiente Q_{10}, descreve a alteração na atividade causada por um aumento de 10°C na temperatura. A Tabela 31.1 lista os coeficientes Q_{10} para determinados compostos desinfetantes.

pH

O pH no sítio de ação pode afetar a atividade de um composto por dois mecanismos: influenciando o composto ou a atividade de células microbianas. Moléculas como fenóis e alguns ácidos, incluindo ácido hipocloroso (água sanitária), são efetivas apenas na forma não ionizada, portanto, conforme o pH aumenta, tornam-se menos eficazes. Glutaraldeído é mais potente em pH alcalino, embora mais estável em pH ácido. O aumento do pH resulta em um número maior de cargas negativas na superfície das células com as quais moléculas carregadas positivamente, como CAQ e Chx, podem interagir, aumentando, assim, a sua atividade. Por último, em um processo similar ao da absorção por meio de qualquer membrana celular, o pH pode ter efeito na partição entre uma solução em contato e o interior da célula.

Contaminação

O passo mais importante para maximizar a eficácia antisséptica ou desinfetante se dá por meio da limpeza e da lavagem do local ou área antes da aplicação. Acredita-se que matéria orgânica, como sangue, pus, fezes, solo, alimento e leite, reduza diretamente a atividade de compostos antimicrobianos via reação química que resulta em menor quantidade do composto disponível para matar microrganismos ou por não reação espacial (a incapacidade da molécula desinfetante em chegar ao microrganismo). Determinados compostos (hipocloritos e iodos) são mais suscetíveis a esse tipo de interferência que outros. O glutaraldeído é menos afetado por contaminação orgânica que outros compostos, sendo, portanto, útil para instrumentos cuja superfície ou desenho impossibilitam a limpeza completa. Em um contexto veterinário, a contaminação pode dificultar a desinfecção de instalações para grandes animais, exigindo a remoção de camadas superficiais de solo ou cama para tratamento completo. A presença de íons inorgânicos Ca^{2+}, Mg^{2+}, Na^+ e Cl^- pode ser incompatível fisicamente com determinados antissépticos/desinfetantes; assim, a diluição com água dura ou soluções salinas torna essas formulações inefetivas.

Tipo de microrganismo

A sensibilidade de tipos diferentes de microrganismos (bactérias, vírus, fungos e esporos) foi discutida previamente para níveis e tipos de agentes desinfetantes. Dentro de um tipo de microrganismo, também existem diferenças entre gêneros e espécies, que podem levar a um processo específico de desinfecção sendo inefetivo contra determinado microrganismo já efetivo contra outros. Bactérias gram-positivas, em geral, são menos resistentes a compostos antissépticos que microrganismos gram-negativos, em razão de uma parede da célula menos

Tabela 31.1 Coeficientes Q_{10} para compostos desinfetantes/antissépticos selecionados.

Composto	Coeficiente Q_{10}
Formaldeído	1,5
Betapropiolactona	2 a 3
Óxido de etileno	2,7
Fenol e cresol	3 a 5
Alcoóis alifáticos	30 a 40

complexa e menos rica em lipídios. *Staphylococcus* são menos suscetíveis a alcoóis, glicóis e óxido de etileno do que outros cocos. Das bactérias gram-negativas, *Pseudomonas aeruginosa* foi identificada como a mais resistente a agentes antimicrobianos, especialmente CAQ, em comparação a outras espécies. Micobactérias, em razão da natureza incomum e hidrofóbica da sua parede celular, são altamente resistentes a muitos compostos. Esporicidas bacterianos incluem aldeídos, peróxido de hidrogênio, hipocloritos, iodo, alcoóis ácidos e óxido de etileno. Por meio da inibição da germinação ou do crescimento excessivo de esporos, fenóis, CAQ, biguanida e alcoóis são esporostáticos. A eficácia da maioria dos germicidas contra esporos bacterianos aumenta com a temperatura; entretanto, o método mais efetivo contra esporos bacterianos é o calor úmido (autoclavagem a 115°C). Fungos são sensíveis ao cloro, aos fenóis, aos compostos de iodo, ao óxido de etileno e aos aldeídos, enquanto CAQ são fungistáticos. Esporos fúngicos são resistentes à maioria dos desinfetantes. A sensibilidade dos vírus aos compostos desinfetantes se relaciona com a composição do envelope viral. Os vírus com envelope lipídico são imediatamente inativados por agentes lipofílicos, como éter, clorofórmio, fenóis, CAQ e mesmo detergentes. Os vírus não envelopados são resistentes a esses agentes, mas sensíveis ao cloro e aos aldeídos. Formaldeído e betapropiolactona são usados para inativar vírus e na produção de vacinas virais utilizadas na medicina veterinária.

Formação de biofilmes

Bactérias presentes em metais ou outras superfícies podem formar biofilme (Mafu *et al.*, 1990), uma camada pegajosa aderente que consiste em uma matriz de polímero orgânico na qual os microrganismos estão banhados. Ainda, a matriz intracelular contém produtos do metabolismo celular, incluindo íons, nutrientes e enzimas, como polissacarases, proteases e betalactamases. Densidades celulares diferentes e concentrações extracelulares de fatores resultam em fenótipos celulares diversos com relação à taxa de crescimento, à privação de nutrientes etc. As bactérias no biofilme são menos sensíveis à inativação por desinfetantes que aquelas que crescem em caldo de cultura (i. e., planctônicas). Razões propostas para esse aumento na resistência incluem diminuição da difusão da solução desinfetante pela matriz do polímero, evitando que células localizadas centralmente sejam expostas a concentrações letais do composto. Modificações químicas ou enzimáticas por componentes extracelulares ou diminuição da suscetibilidade inerente aos micróbios em razão da taxa de crescimento lenta ou respostas de inanição também podem contribuir para o aumento na sobrevivência de bactérias em biofilme (Gilbert *et al.*, 2002).

RESISTÊNCIA A ANTISSÉPTICOS E DESINFETANTES

Similarmente à resistência contra antibióticos tradicionais, bactérias podem adquirir genes que estão associados à resistência aos antissépticos e compostos desinfetantes. Em geral, a aquisição de um elemento genético (p. ex., plasmídeo, transpóson) ou uma mutação cromossômica resulta em bactérias com menor suscetibilidade ou maior tolerância; entretanto, resistência adquirida pode não significar falha na ação antisséptica ou desinfetante. Concentrações de desinfetantes, na prática, geralmente são muito maiores que a concentração "cida" necessária para matar bactérias *in vitro*.

Staphylococcus aureus tem mostrado ser resistente ao triclosana, compostos de amônia quaternária e Chx (Heath e Rock, 2000; Suller e Russell, 1999, 2000). Também existem relatos de baixo nível de resistência a CAQ e Chx em espécies de *Pseudomonas* (Mechin *et al.*, 1999; Bamber e Neal, 1999; Tattawasart *et al.*, 1999). Entretanto, essa resistência tem sido considerada instável e não significativa clinicamente (Russell, 2000). A possibilidade de que os mecanismos de resistência desenvolvidos contra um desinfetante ou antisséptico confiram resistência a um antibiótico, entretanto, é bastante considerada e potencialmente desastrosa do ponto de vista clínico. Ainda, os genes de resistência associados aos agentes desinfetantes ou antissépticos podem estar localizados no mesmo elemento genético que aqueles que codificam para a resistência antibiótica.

Os mecanismos de ação de antibióticos são bem conhecidos e, na maioria dos casos, têm a vantagem de apresentar um único alvo específico (p. ex., inibidores de peptideoglicanos, proteínas e síntese de ácido nucleico, inibidores de RNA polimerase, DNA girase) na sua habilidade de matar ou suprimir o crescimento de bactérias, isto é, em contraste ao mecanismo de ação de desinfetantes e antissépticos, que não são tão bem compreendidos e, com frequência, envolvem alvos celulares múltiplos e mais gerais (Denyer e Stewart, 1998). Estes incluem interações com a parede celular ou o envelope, ruptura da integridade da membrana, interrupção da força próton-motiva e inibição de enzimas da membrana, ou como alquilantes, ligações cruzadas e agentes intercalantes. De modo similar, mecanismos de resistência a antibióticos foram mais bem caracterizados que aqueles de biocidas. Mudanças no alvo do fármaco (p. ex., metilação do ribossomo, alterações na proteína ligadora de penicilina), impermeabilidade ao fármaco (p. ex., resistência intrínseca gram-negativa, formação de biofilme), modificação ou destruição enzimática do fármaco (p. ex., betalactamases) e aumento do efluxo do fármaco podem conferir resistência aos antibióticos.

Conforme mencionado, há evidências de resistência aos desinfetantes em desenvolvimento ou sendo mensurada *in vitro*; entretanto, em razão da redundância no número de alvos para atividade e habilidade em alcançar concentrações muito altas de químicos biocidas no local de contaminação, acredita-se que a resistência *in vivo* ou clínica a esses compostos não seja prevalente. Entretanto, uma vez que muitos desses mecanismos permitem que essa resistência seja comum àqueles que fornecem resistência aos antibióticos (efluxo, impermeabilidade, modificação de sítios-alvo), a possibilidade para a diminuição da eficácia aos antibióticos torna-se real.

A resistência a betalactâmicos em associação à resistência a compostos de amônia quaternária tem sido demonstrada em *S. aureus* (Akimitsu *et al.*, 1999). Micobactérias resistentes ao triclosana também foram resistentes à isoniazida (McMurry *et al.*, 1999), havendo muitos relatos de resistência cruzada entre biocidas e antibióticos em bactérias gram-negativas. Por exemplo, *E. coli* resistentes ao triclosana (McMurry *et al.*, 1998) ou óleo de pinho (Moken *et al.*, 1997) mostraram apresentar fenótipo de resistência a múltiplos antibióticos (RMA). Em geral, acredita-se que o fenótipo RMA de *E. coli* seja atribuído ao aumento do efluxo em razão do estímulo à bomba de efluxo (p. ex., AcrAB-ToIC) (Okusu *et al.*, 1996), que pode causar resistência a betalactâmicos, cloranfenicol, fluoroquinolonas e tetraciclinas.

A descoberta de *E. coli* resistente à ciprofloxacino em propriedades sem relato anterior de exposição às quinolonas sugere que um desinfetante causou resistência aos antibióticos (Randall *et al.*, 2005). Com base em investigações laboratoriais delineadas para induzir resistência aos antibióticos por exposição repetida a três desinfetantes diferentes, esses autores concluíram que, embora as bactérias tenham se tornado menos sensíveis às fluoroquinolonas, esse mecanismo não pôde produzir estirpes clinicamente resistentes a partir daquelas totalmente suscetíveis. Ainda, constataram que o risco de que a exposição aos desinfetantes leve ao aumento de bactérias resistentes a múltiplos antibióticos é superado pelo valor da limpeza promovida por esses compostos.

EXEMPLOS DE USO DE ANTISSÉPTICOS EM MEDICINA VETERINÁRIA

Muitas fontes de referência, incluindo o Centers for Disease Control and Prevention (CDC) e a Organização Mundial da Saúde (OMS), determinam o papel de antissépticos e desinfetantes em situações de cuidados com a saúde humana, cujos princípios poderiam ser aplicados a hospitais veterinários. Discussões e pesquisas quanto a práticas de desinfecção e antissepsia em ambientes de cuidados médico veterinários estão em desenvolvimento e espera-se que as recomendações se tornem mais refinadas. A seguir, serão apresentados muitos exemplos específicos do papel de antissépticos e desinfetantes na medicina veterinária.

Produtos para limpeza pré-cirúrgica

Produtos para limpeza da pele são importantes na antissepsia pré-cirúrgica, tanto do cirurgião quanto do paciente. Historicamente, as recomendações para antissepsia pré-cirúrgica do cirurgião incluem duas alternativas: a primeira envolve a limpeza inicial com água e sabão, seguida por uma solução alcoólica massageando-se por, no mínimo, 5 min; e a segunda, mais tradicional, que consiste em uma escova de degermação contendo solução de Chx ou iodóforo que deve ser friccionada nas mãos por 5 min. Soluções alcoólicas para massagear as mãos são efetivas em eliminar imediatamente bactérias patogênicas na superfície da pele das mãos e apresenta período de ação prolongado superior aos antissépticos tradicionais. Técnicas com Chx têm a vantagem de que os agentes ativos apresentam atividade bactericida residual sob as luvas cirúrgicas; entretanto, mostrou-se que têm efeitos negativos sobre a saúde da pele dos trabalhadores da área da saúde, resultando em lesão tecidual, eliminação da microflora benéfica mais profunda e predisposição à colonização por bactérias patogênicas. Por isso, a OMS agora recomenda a massagem com soluções à base de álcool como o padrão-ouro (WHO, 2009). Matéria orgânica e sujidades podem reduzir a efetividade da maioria dos antissépticos; portanto, a remoção da contaminação macroscópica deve preceder qualquer limpeza com antisséptico. Ainda, um reservatório importante de sujidades e bactérias que precisa ser abordado especificamente é o espaço subungueal (McHinley *et al.*, 1988).

Embora a preparação pré-operatória do paciente veterinário varie conforme o ambiente cirúrgico, tentativas de alcançar limpeza antisséptica ótima podem auxiliar na limitação de infecções pós-cirúrgicas. Contrariamente à cirurgia em pessoas, a remoção de pelos do sítio operatório é quase sempre necessária em animais. A tosa é superior à tricotomia, uma vez que causa menos lesões e menos condições favoráveis para a colonização bacteriana da pele do sítio cirúrgico (Alexander *et al.*, 1983).

A remoção da contaminação macroscópica e de sujidades deve preceder o uso de antissépticos pelos motivos já mencionados. O uso de soluções antissépticas suaves em escovas de degermação deve começar no sítio de incisão e se mover para fora sobre toda a área cirúrgica. É preciso considerar o tempo de contato antisséptico apropriado. Com frequência, o *spray* antisséptico final é aplicado e deixado secar sobre o sítio cirúrgico. Apesar de uma preparação cirúrgica ainda mais cuidadosa, até 20% das bactérias residentes na pele podem não ser afetadas por soluções de limpeza antissépticas (Smeak e Olmstead, 1984). Características de um antisséptico de pele ideal incluem amplo espectro, morte rápida, efeito letal persistente, efeito de limpeza, ausência de irritação da pele, não inibição da cicatrização e atividade quando da ocorrência de matéria orgânica.

Em um estudo, foram avaliadas três combinações antissépticas para preparação cirúrgica de coxins caninos (Swaim *et al.*, 1991) – combinações de escova de degermação com PI 7,5%/solução 10% PI, combinação de escova de degermação com acetato de Chx 2%/solução de diacetato de Chx 2% e combinação de escova de degermação com tintura de sabão-verde/álcool isopropílico 70% –, que mostraram reduzir efetivamente a contagem de colônias bacterianas. As duas primeiras combinações também foram efetivas na eliminação residual, quando aplicadas sob uma bandagem estéril por 24 h. Contudo, não se mostrou nenhuma vantagem significativa da aplicação de antissépticos 24 h antes da cirurgia. Isso contrasta com resultados em pacientes humanos, nos quais a limpeza antisséptica na noite anterior à cirurgia resultou em menos infecções da ferida (Garibaldi *et al.*, 1988). Uma técnica similar que envolve a limpeza antisséptica profilática e o membro durante a noite mostrou reduzir a contaminação em locais de cirurgias ortopédicas equinas (Stewart, 1984). Para cirurgias do casco, a redução adicional da carga bacteriana foi obtida por meio da remoção da camada superficial de casco; entretanto, as contagens permaneceram acima do nível capaz de predispor o sítio cirúrgico à infecção (Hennig *et al.*, 2001). Agentes antibacterianos encontrados em xampus mostraram evitar infecções causadas por *S. intermedius* em um modelo de infecção de pele em Beagle. Xampus contendo peróxido de benzoíla a 3% foram mais efetivos, seguidos por xampus contendo acetato de Chx 0,5% e iodo (iodo polialquilenoglicol 1%) (Kwochka e Kowalski, 1991).

Outro estudo comparou a eficácia pré-cirúrgica de Chx a um composto glutaraldeído estabilizado. O glutaraldeído é mais comumente associado a desinfecção de objetos inanimados; entretanto, na sua forma estabilizada, foi não corrosivo, não volátil, atóxico, biodegradável, estável e altamente microbicida em pH neutro. Glutaraldeído estabilizado, com e sem álcool, e Chx com álcool têm habilidade similar e significativa em reduzir e manter níveis de bactérias na superfície; portanto, foram recomendados como antissepsia profilática pré-cirúrgica em procedimentos eletivos (não contaminados) (Lambrechts *et al.*, 2004).

Tratamento de feridas abertas

Trata-se de um procedimento importante em medicina veterinária. O processo envolvido na cicatrização de feridas e cuidado adequado de feridas foi revisado (Swaim e Wihalf, 1985; Berk *et al.*, 1992). Problemas envolvidos na decisão de como tratar adequadamente uma ferida incluem idade do paciente e estado de saúde geral, sua idade, causa, tamanho e extensão da contaminação da ferida. Opções de tratamento incluem fechamento cirúrgico, bandagem (de diferentes tipos de irrigação) ou aplicação de um grupo variado de agentes tópicos, incluindo solução salina, antissépticos, antibióticos e anestésicos locais. É importante reconhecer que cada ferida tem características diferentes e, portanto, o tratamento deve ser individualizado. Entretanto, para todas as feridas, um princípio básico que todos os tratadores devem aderir é "acima de tudo, não piorar"; o que significa que qualquer agente escolhido não deve impedir o processo cicatricial. Ao tratar uma ferida por via tópica, a orientação geral seria não aplicar nenhum produto que não seria aplicado no saco conjuntival do paciente (Peacock, 1984).

A literatura divide-se com relação à utilidade de antissépticos nos cuidados de rotina com a ferida. Alguns autores afirmam que essa prática reduz a incidência de infecções como complicação (Zukin e Simon, 1987), enquanto outros acreditam que qualquer benefício é superado pelo potencial desses agentes em causar lesão tecidual (Oberg e Lindsay, 1987). Uma vez iniciado o processo cicatricial, entretanto, o uso de agentes mais benignos pode ser indicado. Solução salina mostrou ser um meio efetivo de eliminação de restos teciduais e de redução da contagem bacteriana (Stevenson *et al.*, 1976). Solução salina hipertônica foi proposta como solução para irrigação de feridas (Lowthian e Oke, 1993). Archer *et al.* (1990) relataram que a colonização da superfície de feridas não impede a cicatrização, recomendando, portanto, a não utilização de antissépticos potencialmente danosos.

Muitos relatos na literatura discutem o potencial tóxico e os efeitos lesivos de antissépticos em tecidos frágeis em cicatrização, tornando seu uso controverso. Uma solução PI 5% inibiu a migração local de leucócitos, atividade fibroblástica e celularidade da ferida (Viljanto, 1980). *In vitro*, a migração de neutrófilos foi inibida em concentrações maiores que 0,05% (Tvedten e Till, 1985), enquanto PI 1% matou o fibroblasto e resultou em menor força tênsil da ferida (Lineweaver *et al.*, 1985). Verificou-se que escovas degermantes com detergente contendo PI e outros surfactantes lesionam o tecido da ferida e, portanto, não são recomendados para os cuidados da ferida (Rodheaver *et al.*, 1982). Uma solução de PI de, no máximo, 1% foi recomendada como a diluição mais efetiva e menos tóxica ao tecido para irrigação da ferida (Swaim e Lee, 1987). Uma vez que a atividade antibacteriana dura 4 a 6 h, o tratamento repetido é necessário para resultados ótimos.

A atividade residual de Chx (possivelmente por ligação às proteínas do estrato córneo) e sua atividade contra muitos microrganismos a tornam útil para o tratamento de feridas. Em um modelo de infecção experimental, feridas irrigadas com solução de diacetato de Chx 0,05 a 1% apresentaram menos infecções que aquelas tratadas com PI 0,1 a 0,5%. Concentrações de gliconato de Chx 0,5% ou maiores eram efetivas contra *S. aureus in vitro*; contudo, concentrações acima de 0,05% foram letais para fibroblastos equinos (Redding e Booth, 1991) e em um modelo de feridas em suínos. Infelizmente, também retardaram a cicatrização em maior extensão que outras soluções testadas, incluindo PI (Archer *et al.*, 1990).

Soluções de cloro, como hipoclorito, foram usadas como lavagem efetiva de feridas na Primeira Guerra Mundial. Solução de Dakin forte (NaOCl 0,5%) mata bactérias e fibroblastos, bem como retarda a epitelização *in vivo* em ratos (Lineweaver *et al.*, 1985). Estudos mostraram concentrações baixas (0,025 a 0,0025%) como tóxicas para neutrófilos, fibroblastos e células endoteliais, levando um autor a recomendar o abandono do uso de NaOCl como irrigante (Kozol *et al.*, 1988). Em contrapartida, NaOCl na concentração de 0,025% mostrou ser bactericida, embora não apresentasse toxicidade tecidual *in vivo* ou *in vitro*, o que sugere que a solução de Dakin modificada pode ser um líquido seguro e efetivo para curativos (Heggers *et al.*, 1991). Mostrou-se que cloramina-T (clorazeno) reduz o crescimento *in vitro* de *Pseudomonas aeruginosa* e a habilidade de colonização de bactérias em feridas criadas experimentalmente em cobaias. Adicionalmente, verificou-se que clorazeno retarda a cicatrização dessas feridas em concentrações de 0,03% (Henderson *et al.*, 1989). Portanto, concluiu-se que não deve ter efeito sobre a cicatrização de feridas quando usada para higienização de unidades de hidroterapia. Mais recentemente, soluções de hipoclorito de sódio foram propostas e avaliadas para tratamento de dermatite atópica e pioderma recidivante em cães, uma vez que são altamente efetivas contra espécies de *Staphylococcus in vitro*. O uso desse e de outros produtos antissépticos tópicos vem sendo cada vez mais investigado, uma vez que médicos-veterinários continuam a ter problemas com microrganismos associados a infecções de pele resistentes a antibióticos (incluindo *Staphylococcus* spp. resistente à meticilina).

EXEMPLOS DE DESINFETANTES USADOS EM MEDICINA VETERINÁRIA

Desinfetantes são amplamente utilizados em medicina veterinária em pisos, mesas, paredes, equipamentos cirúrgicos e outros instrumentos antes do armazenamento, além da desinfecção de instalações nas quais ficam os animais. Para atividade germicida efetiva, as recomendações do fabricante quanto ao tempo de contato, à diluição e à vida útil de uma solução desinfetante devem ser seguidas. Os melhores desinfetantes para uma situação específica dependerão do formato da superfície, da estrutura, da reatividade química e do uso, bem como do tipo de microrganismo previsto. Além disso, em quase todas as circunstâncias, desinfetantes são efetivos após a remoção e a limpeza de restos orgânicos.

Embora descrições detalhadas de orientações quanto ao uso de desinfetantes em todas as circunstâncias estejam além do escopo deste capítulo, justificam-se os exemplos de seu uso em situações que envolvem microrganismos que causam preocupação significativa de saúde ou que podem ser facilmente transmitidos.

Salmonella

Espécies de *Salmonella* são bem conhecidas por médicos-veterinários, e o controle da transmissão dos microrganismos é importante em muitos contextos clínicos. Existem muitos sorotipos de *Salmonella*, alguns dos quais podendo ser associados ao aumento da preocupação de transmissão. Por se tratar de um patógeno de origem alimentar importante, o controle de *Salmonella* em instalações de animais de produção, mesmo quando os animais estão excretando o microrganismo nas fezes de maneira assintomática, é importante para a saúde pública e a confiança do consumidor. Foi relatada transmissão zoonótica em clínicas veterinárias de um gato para a equipe técnica (Cherry *et al.*, 2004). Em outras situações, pacientes sintomáticos com infecção por *Salmonella* e esforços para evitar a transmissão a outros pacientes, particularmente em hospitais ou instalações de embarque, são aspectos críticos. Muitos surtos de *Salmonella* publicados causaram interrupção em serviços em hospitais-escola veterinários, levando à busca por métodos efetivos de detecção, prevenção e desinfecção. A contaminação ambiental (Patterson *et al.*, 2005) ou indivíduos afetados (Schott *et al.*, 2001) podem ter sido o evento inicial; entretanto,

a internação de pacientes doentes e imunocomprometidos e a desinfecção incompleta, provavelmente, contribuem para o desenvolvimento da excreção rotineira em epidemias. Sítios e métodos de amostragem para monitoramento da contaminação por *Salmonella* foram propostos, tendo-se relatado uma frequência alta de resultados positivos (cerca de 50%). Entretanto, porcentagem alta pode refletir amostragem e método de detecção, e não necessariamente o risco de doença. A habilidade em descontaminar um hospital veterinário rapidamente, de modo eficiente e efetivo, é essencial para evitar perdas econômicas e a confiança pública e assegurar um tratamento de alta qualidade na população veterinária. Após um surto (em 1996, no Colorado State Veterinary Teaching Hospital), a instalação foi pelo menos parcialmente fechada por 3 meses para possibilitar a descontaminação/desinfecção manual.

Pedilúvios desinfetantes foram usados como barreira higiênica para evitar a disseminação de microrganismos no ambiente do hospital veterinário. Mostrou-se que a eficácia do pedilúvio depende do desinfetante usado e da orientação quanto ao seu emprego. Em um estudo, verificou-se que compostos de peroxigênio são mais efetivos que CAQ, embora se tenha observado redução máxima na contaminação de apenas 75% (Morley *et al.*, 2005). Esses resultados sugerem que a higiene de calçados pode ser melhorada pelo uso adequado de pedilúvios desinfetantes, mas este não deve ser o único método de controle da disseminação de agentes infecciosos. A aplicação de névoas de compostos de peroximonossulfato 4% se mostrou um método efetivo da eliminação de contaminação induzida artificialmente em uma instalação de estabulação de animais (Patterson *et al.*, 2005).

Verificou-se que glutaraldeído era o composto mais efetivo na redução de carga bacteriana de *Salmonella enteritidis* e *Salmonella senftenberg* em um estudo delineado para mimetizar condições de pior cenário na desinfecção de galpões de frangos (Gradel *et al.*, 2004). Quatro tipos de materiais (p. ex., concreto, madeira) foram contaminados com bactérias misturadas a muitos tipos de matéria orgânica (p. ex., alimentos, gema de ovo) e a desinfecção foi tentada em temperaturas altas e baixas. Formaldeído foi considerado efetivo mesmo em baixas temperaturas, apesar de relatos de que temperaturas mínimas de 16°C são necessárias para a atividade, enquanto o composto peroxigênio foi o menos efetivo, exceto para uma combinação de material de superfície/matéria orgânica. Essa falta de eficácia foi atribuída à inativação de compostos de peroxigênio na presença de matéria orgânica.

Em um estudo similar que investigou a desinfecção de caixas de transporte de frango, condições reais foram criadas para testar cinco compostos contra o crescimento de bactérias isoladas e em biofilme. Embora compostos halogênios e CAQ tenham sido efetivos em superfícies contaminadas artificialmente, apenas hipoclorito de sódio e desinfetantes contendo iodo conseguiram alcançar 100% de redução após a maturação do biofilme. No teste final de atividade desinfetante diante da presença de matéria orgânica, carbonato de sódio, amônia e hidróxido de sódio reduziram a carga de patógenos de origem alimentar em esterco bovino (Park e Diez-Gonzalez, 2003).

Influenza aviária

A disseminação de influenza aviária (incluindo influenza aviária altamente patogênica – IAAP) entre populações de frangos é muito preocupante e problemática. Como vírus envelopado, os ortomixoviridae, incluindo o vírus da influenza, são muito sensíveis à maioria dos detergentes e desinfetantes, além de inativados imediatamente por pH, aquecimento e dessecação. A US Environmental Protection Agency atualmente relata aproximadamente 200 produtos registrados para uso em desinfecção contra influenza aviária, em geral usados por produtores de frangos para desinfetar suas instalações após um surto. Classes de desinfetantes considerados efetivos em destruir o vírus da influenza aviária incluem alcoóis e fenóis, agentes oxidantes e ácidos diluídos. Entretanto, os vírus da gripe são bem protegidos da inativação por matéria orgânica, e vírus infectantes podem ser recuperados do esterco por até 105 dias. Sugere-se, portanto, a remoção completa de toda a matéria orgânica como parte efetiva de qualquer procedimento de desinfecção. Dejetos e esterco contaminados devem ser alocados em composteiras ou enterrados para assegurar que não disseminem vírus infeccioso.

REFERÊNCIAS BIBLIOGRÁFICAS E LEITURA COMPLEMENTAR

Akimitsu N, Hamamoto H, Inoue R, Shoji M, Akamine A, Takemori K, Hamasaki N, Sekimizu K. (1999). Increase in resistance of methicillin-resistant *Staphylococcus aureus* to b-lactams caused by mutations conferring resistance to benzalkonium chloride, a disinfectant widely used in hospitals. *Antimicrob Agents Chemother.* **43**, 3042–3043.

Alexander JW, Fisher J, Boyajiani M, Palmquist J, Morris MJ. (1983). The influence of hair removal methods on wound infections. *Arch Surg.* **118**, 347–349.

Alinovi CA, Ward MP, Couetil LL, Wu CC. (2003). Detection of *Salmonella* organisms and assessment of a protocol for removal of contamination in horse stalls at a veterinary teaching hospital. *J Am Vet Med Assoc.* **223**, 1640–1644.

Altemeier WA. (ed.). (1976). *Manual on Control of Infection in Surgical Patients.* Philadelphia, JP Lippincott. 212.

Amber EI, Henderson RA, Swaim SF, Gray BW. (1983). A comparison of antimicrobial efficacy and tissue reaction of four antiseptics on canine wounds. *Vet Surg.* **12**, 63–68.

Archer HG, Barrett S, Irving S, Middleton KR, Seal DV. (1990). A controlled model of moist wound healing: comparison between semipermeable film, antiseptics and sugar paste. *J Exp Path.* **71**, 155–170.

Ayliffe GAJ, Babb JR, Bradley CR. (1986). Disinfection of endoscopes. *J Hosp Infect.* **7**, 296–299.

Baldry MGC. (1983). The bactericidal, fungicidal, sporicidal properties of hydrogen peroxide and peracetic acid. *J Appl Bacteriol.* **54**, 417–423.

Bamber A, Neal TJ. (1999). An assessment of triclosan susceptibility in methicillin-resistant and methicillin-sensitive *Staphylococcus aureus.* *J Hosp Infect.* **41**, 107–109.

Berk WA, Welch RD, Brooks BF. (1992). Controversial issues in clinical management of the simple wound. *Annal Emerg Med.* **21**, 72–80.

Bilbrey SA, Dulisch JL, Stallings B. (1989). Chemical burns caused by benzalkonium chloride in eight surgical cases. *J Am Anim Hosp Assoc.* **25**, 31–34.

Bloomfield SF, Miller EA. (1989). A comparison of hypochlorite and phenolic disinfectants for disinfection of clean and soiled surfaces and blood spillages. *J Hosp Infect.* **13**, 231–239.

Broxton P, Woodcock PM, Gilbert P. (1983). A study of the antibacterial activity of some polyhexamethylene biguanides towards Escherichia coli ATCC 8739. *J Appl Bacteriol.* **54**, 345–353.

Center for Disease Control (CDC). (1987). Symptoms of irritation associated with exposure to glutaraldehyde. *Colorado MMWR.* **36**, 190–191.

Cherry B, Burns A, Johnson GS, Pfeiffer H, Dumas N, Barrett D McDonough PL, Eidson M. (2004). *Salmonella typhimurium* outbreak associated with veterinary clinic. *Emerg Infect Dis.* **10**, 2249–2251.

Denyer SP, Stewart GSAB. (1998). Mechanisms of action of disinfectants. *Int Biodet Bideg.* **41**, 261–268

Dychdala GR. (1983). Chlorine and chlorine compounds. In Block SS. (ed.) *Disinfection, Sterilization, and Preservation,* 3rd edn. Philadelphia, Lea & Febiger. 157–182.

Fan F, Yan K, Wallis NG, Reed S, Moore TD, Rittenhouse SF, DeWolf WE Jr, Huang J, McDevitt D, Miller WH, Seefeld MA, Newlander KA, Jakas DR, Head MS, Payne DJ. (2002). Defining and combating the mechanisms of triclosan resistance in clinical isolates of *Staphylococcus aureus. Antimicrob Agents Chemother.* **46**, 3343–3347.

Favero MS. (1983). Chemical disinfection of medical and surgical materials. In Block SS. (ed.) *Disinfection, Sterilization, and Preservation,* 3rd edn. Philadelphia, Lea & Febiger. 469–492.

Gale EF, Cundliffe E, Reynolds PE, Richmond MH, Waring MJ. (1981). *Molecular Basis of Antibiotic Action.* London, John Wiley & Sons, Ltd.

Galton DM, Petersson LG, Merril WG. (1986). Effects of premilking udder preparation practices on bacterial counts in milk and on teats. *J Dairy Sci.* **69**, 260–266.

Garibaldi RA, Skolnick D, Lerer T. (1988). The impact of preoperative skin disinfection on preventing intra-operative wound contamination. *Infect Control Hosp Epidemiol.* **9**, 109–113.

Gilbert P, Allison DB, McBain AJ. (2002). Biofilms in vitro and in vivo: do singular mechanisms imply cross-resistance? *J Appl Mic Sym Suppl.* **92**, 98S–110S.

Gradel KO, Sayers AR, Davies RH. (2004). Surface disinfection tests with Salmonella and a putative indicator bacterium, mimicking worst case scenarios in poultry houses. *Poultry Sci.* **83**, 1636–1643.

Grindal RJ, Priest DJ. (1989). Automatic application of teat ough the milking machine cluster. *J Dairy Res.* **56**, 579–585.

Guillen J, Bernabeu A, Schapir S, Villalain J. (2004). Location and orientation of triclosan in phospholipid model membranes. *Eur Biophys J.* **33**, 448–453.

Heath RJ, Rock CO. (2000). A triclosan-resistant bacterial enzyme. *Nature.* **406**, 145–146.

Heath RJ, Rubin JR, Holland DR, Zhang E, Snow ME, Rock CO. (1999). Mechanism of triclosan inhibition of bacterial fatty acid synthesis. *J Bio Chem.* **274**, 11110–11114.

Heggers JP, Sazy JA, Stenberg BD, Strock LL, McCauley RL, Herndon DN, Robson MC. (1991). Bactericidal and wound healing properties of sodium hypochlorite solutions: the 1991 Lindberg Award. *J Burn Care Rehab.* **12**, 420–424.

Henderson JD, Leming JT, Melon-Niksa DB. (1989). Chloramine-T solutions: effect on wound healing in guinea pigs. *Arch Phys Med Rehabil.* **70**, 628–631.

Hennig GE, Kraus BH, Fister R, King VL, Steckel RR, Kirker-Head CA. (2001). Comparison of two methods for presurgical disinfection of the equine hoof. *Vet Surg.* **320**, 336–373.

Huber WG. (1988). Antiseptics and disinfectants. In Booth NH, McDonald LE. (eds), *Veterinary Pharmacology and Therapeutics,* 6th edn. Ames, Iowa State University Press. 765–784.

Ingawa KH, Adkinson RW, Hough RH. (1992). Evaluation of a gel teat cleaning and sanitizing compound for premilking hygiene. *J Dairy Sci.* **75**, 1224–1232.

Johnson FC, Schlett CD, Crawford K, Lanier JB, Merrell DS, Ellis MW. (2015). Recurrent methicillin-resistant *Staphylococcus aureus* cutaneous abscesses and selection of reduced chlorhexidine susceptibility during chlorhexidine use. *J Clin Microbiol.* **53**, 3677–3682.

Kozol RA, Gillies C, Elgebaly SA. (1988). Effects of sodium hypochlorite (Dakin's solution) on cells of the wound module. *Arch Surg.* **123**, 420–423.

Kwochka KW, Kowalski JJ. (1991). Prophylactic efficacy of four antibacterial shampoos against *Staphylococcus intermedius* in dogs. *Am J Vet Res.* **52**, 115–118.

Lambrechts NE, Hurter K, Picard JA, Goldin JP, Thompson PN. (2004). A prospective comparison between stabilized glutaraldehyde and chlorhexidine gluconate for preoperative skin antisepsis in dogs. *Vet Surg.* **33**, 636–643.

Larocque L, Malik SS, Landry DA, Presseault S, Sved S, Matula T. (1992). In vitro germicidal activity of teat dips against *Nocardia asteroides* and other udder pathogens. *J Dairy Sci.* **75**, 1233–1240.

Larson E. (1987). Draft guidelines for the use of topical antimicrobial agents. *Am J Infec Control.* **15**, 25–30.

Larson EL, Eke PI, Laughon BE. (1986). Efficacy of alcohol based hand rinses under frequent use conditions. *Antimicrob Agents Chemother.* **30**, 542–544.

Lavelle KJ, Doedus DJ, Kleit SA, Forney RB. (1975). Iodine absorption in burn patients treated topically with povidone iodine. *Clin Pharmacol Ther.* **17**, 355–356.

Lee WR, Tobias KM, Bemis DA, Rohrbach BW. (2004). In vitro efficacy of a polyhexamethylene biguanide-impregnated gauze dressing against bacteria found in veterinary patients. *Vet Surg.* **33**, 404–411.

Lineweaver W, Howard R, Soucy D, McMorris S, Freeman J, Crain C, Robertson J, Rumley T. (1985). Topical antimicrobial toxicity. *Arch Surg.* **120**, 267–270.

Lineweaver W, McMorris S, Howard R. (1982). Effects of topical disinfectants and antibiotics on human fibroblasts. *Surg Forum.* **33**, 37–39.

Lowbury EJL, Lilly HA, Ayliffe GAJ. (1974). Preoperative disinfection of surgeon's hands: use of alcoholic solutions and effects of gloves on skin flora. *Br Med J.* **4**, 369–372.

Lowthian P, Oke S. (1993). Hypertonic saline solution as a disinfectant. *Lancet.* **341**, 182.

Lu H, Castro AE, Pennick K, Liu J, Yang Q, Dunn P, Weinstock D, Henzler D. (2003). Survival of avian influenza virus H7N2 in SPF chickens and their environments. *Av Dis.* **47**, 1015–1021.

Mafu AA, Roy D, Goulet J, Magney P. (1990). Attachment of Listeria monocytogenes to stainless steel, glass, polypropylene, and rubber surfaces after short contact times. *J Food Protect.* **53**, 742–746.

McHinley KJ, Larson EL, Leyden JJ. (1988). Composition and density of microflora in the subungual space of the hand. *J Clin Microbiol.* **26**, 950–953.

McMurry LM, McDermott PF, Levy SB. (1999). Genetic evidence that InhA of *Mycobacterium smegmatis* is a target for triclosan. *Antimicrob Agents Chemother.* **43**, 711–713.

McMurry LM, Oethinger M, Levy SB. (1998). Overexpression of marA, soxS, or acrAB produces resistance to triclosan in laboratory and clinical strains of *Escherichia coli.* *FEMS Microbiol Lett.* **166**, 305–309.

Mechin L, Dubois-Brissonnet F, Heyd B, Leveau JY. (1999). Adaptation *Pseudomonas aeruginosa* ATCC 15442 to didecyldimethylammonium bromide induces changes in membrane fatty acid composition and in resistance of cells. *J Appl Microbiol.* **86**, 859–866.

Mentel R, Schmidt J. (1973). Investigations on rhinovirus inactivation by hydrogen peroxide. *Acta Virol.* **17**, 351–354.

Mills PC, Ahlstrom L, Wilson WJ. (2005). Ototoxicity and tolerance assessment of a TrisEDTA and polyhexamethylene biguanide ear flush formulation in dogs. *J Vet Pharmacol Ther.* **28**, 391–397.

Moken MC, McMurry LM, Levy SB. (1997). Selection of multipleantibiotic-resistant (mar) mutants of *Escherichia coli* by using the disinfectant pine oil: roles of the mar and acrAB loci. *Antimicrob Agents Chemother.* **41**, 2770–2772.

Molinari JA, Campbell MD, York JJ. (1982). Minimizing potential infections in dental practice. *Mich Dent Assoc.* **64**, 411–416.

Molinari JA, Runnel RR. (1991). Role of disinfectants in infection control. *Dental Clin North Am.* **35**, 323–337.

Morley PS, Morris SN, Hyatt DR, Van Metre DC. (2005). Evaluation of the efficacy of disinfectant footbaths as used in veterinary hospitals. *J Am Vet Med Assoc.* **226**, 2053–2058.

Murayama N, Nagata M, Terada Y, Okuaki M, Takemura N, Nakaminami H, Noguchi N. (2013). *In vitro* antiseptic susceptibilities for *Staphylococcus pseudintermedius* isolated from canine superficial pyoderma in Japan. *Vet Derm.* **24**, 126–129

Murray SM, Freiman JS, Vickery K, Lim D, Cossart TE, Whiteley RK. (1991). Duck hepatitis B virus: a model to assess efficacy of disinfectants against hepadnavirus infectivity. *Epidemiol Infect.* **106**, 434–443.

Nye RN, Mallory TB. (1923). A note on the fallacy of using alcohol for the sterilization of surgical instruments. *Boston Med Surg J.* **189**, 561–563.

Oberg MS, Lindsey D. (1987). Do not put hydrogen peroxide or povidone-iodine into wounds. *Am J Dis Child.* **141**, 27–28.

Okusu H, Ma D, Nikaido H. (1996). AcrAB efflux pump plays a major role in the antibiotic resistance phenotype of *Escherichia coli* multiple-antibiotic-resistance (Mar) mutants. *J Bacteriol.* **178**, 306–308.

Oliver SP, King SH, Lewis MJ, Torre PM, Matthews KR, Dowlen HH. (1990). Efficacy of chlorhexidine as a postmilking teat disinfectant for the prevention of bovine mastitis during lactation. *J Dairy Sci.* **73**, 2230–2235.

Oliver SP, Lewis MJ, Ingle TL, Gillespie BE, Matthews KR. (1993). Prevention of bovine mastitis by a premilking teat disinfectant containing chlorous acid and chlorine dioxide. *J Dairy Sci.* **76**, 287–292.

O'Neill J, Hosmer M, Challup RM, Driscoll J, Speck W, Sprunt K. (1982). Percutaneous absorption potential of chlorhexidine in neonates. *Curr Ther Res.* **31**, 485–487.

Pankey JW, Eberhart RJ, Cuming AL, Dagget RD, Farnsworth RJ, McDuff CK. (1984). Update on postmilking antisepsis. *J Dairy Sci.* **67**, 1336–1353.

Park GW, Diez-Gonzalez F. (2003). Utilization of carbonate and ammonia-based treatments to eliminate *Esherichia coli* O157:H7 and *Salmonella typhimurium* DT104 from cattle manure. *J Appl Microbiol.* **94**, 675–685.

Patterson G, Morley PS, Blehm KD, Lee DE, Dunowska M. (2005). Efficacy of directed misting application of a peroxygen disinfectant for environmental decontamination of a veterinary hospital. *J Am Vet Med Assoc.* **227**, 597–602.

Peacock EE Jr. (1984). *Wound Repair*, 3rd edn. Philadelphia, WB Saunders Co. 141–186.

Pepper RE. (1980). Comparison of the activities and stabilities of alkaline glutaraldehyde sterilizing solutions. *Infect Contr.* **1**, 90–92.

Piddock LVJ. (2006). Clinically relevant chromosomally encoded multidrug resistance efflux pumps in bacteria. *Clin Microbiol Rev.* **19**, 382–402.

Pretsch J, Meakins JL. (1976). Complications of povidone-iodine absorption in topically treated burn patients. *Lancet.* **1**, 280–282.

Randall LP, Clouting CS, Gradel KO, Clifton-Hadley FA, Davies RD, Woodward MJ. (2005). Farm disinfectants select for cyclohaxane resistance, a marker of multiple antibiotic resistance, in *Escherichia coli.* *J Appl Microbiol.* **98**, 556–563.

Redding WR, Booth LC. (1991). Effects of chlorhexidine gluconate and chlorous acid-chlorine dioxide on equine fibroblasts and *Staphylococcus aureus.* *Vet Surg.* **20**, 306–310.

Reybrouk G. (1985). The bactericidal activity of aqueous disinfectants applied on living tissues. *Pharm Weekbl (Sci).* **7**, 100–103.

Rodheaver G, Bellamy W, Kody M, Spatafora G, Fitton L, Leyden K, Edlich R. (1982). Bacterial activity and toxicity of iodine-containing solutions in wounds. *Arch Surg.* **117**, 181–186.

Russell AD. (1986). Chlorhexidine: antibacterial action and bacterial resistance. *Infection.* **14**, 212–215.

Russell AD. (2000). Do biocides select for antibiotic resistance? *J Pharm Pharmacol.* **52**, 227–233.

Rutala WA. (1990). APIC guideline for selection and use of disinfectants. *Am J Infect Control.* **18**, 99–117.

Rycroft AN, McLay C. (1991). Disinfectants in the control of small animal ringworm due to *Microsporum canis.* *Vet Rec.* **129**, 239–241.

Schaeffer AJ, Jones JM, Amundsen SK. (1980). Bactericidal effect of hydrogen peroxide on urinary tract pathogens. *Appl Environ Microbiol.* **40**, 337–340.

Scheider W, Ahuja S, Klebe I. (1976). Clinical and bacteriological studies of the polyvinylpyrrolidone- iodine complex. In *World Congress on Antisepsis*, New York, PH Publishing Co. 79–81.

Schott HC 2nd, Ewart SL, Walker RD, Dwyer RM, Dietrich S, Eberhart SW, Kusey J, Stick JA, Derksen FJ. (2001). An outbreak of salmonellosis among horses at a veterinary teaching hospital. *J Am Vet Med Assoc.* **218**, 1152–1159.

Scott EM, Gorman SP. (1983). Sterilization with glutaraldehyde. In Block SS. (ed.), *Disinfection, Sterilization, and Preservation*, 3rd edn. Philadelphia, Lea & Febiger. 65–68.

Smeak DO, Olmstead ML. (1984). Infections in clean wounds: the roles of the surgeon, environment, and the host. *Comp Contin Educ Pract Vet.* **6**, 629–634.

Smith MS, Williams DE, Worley SD. (1990). Potential uses of combined halogen disinfectants in poultry processing. *Poultry Sci.* **69**, 1590–1594.

Spaulding EH. (1968). Chemical disinfection of medical and surgical materials. In Lawrence CA, Block SS. (eds), *Disinfection, Sterilization, and Preservation*. Philadelphia, Lea & Febiger. 517–531.

Stevenson TR, Thacker JG, Rodheaver GT. (1976). Cleansing the traumatic wound by high pressure irrigation. *J Am Col Emer Phys.* **141**, 357–362.

Stewart K. (1984). Equine intensive care: preoperative, intraoperative, and postoperative procedures. *Vet Tech.* **5**, 177–180.

Stewart MJ, Parikh S, Xiao G, Tonge PJ, Kisker C. (1999). Structural bases and mechanism of enoyl reductase inhibition by triclosan. *J Mol Biol.* **290**, 859–865.

Stonehill AA, Krop S, Borick PM. (1963). Buffered glutaraldehyde: a new chemical sterilizing solution. *Am J Hosp Pharm.* **20**, 458–465.

Suller MT, Russell AD. (1999). Antibiotic and biocide resistance in methicillin-resistant *Staphylococcus aureus* and vancomycin-resistant enterococcus. *J Hosp Infect.* **43**, 281–291.

Suller MT, Russell AD. (2000). Triclosan and antibiotic resistance in Staphylococcus aureus. *J Antimicrob Chemother.* **46**, 11–18.

Swaim SF, Lee AH. (1987). Topical wound medications: a review. *J Am Vet Med Assoc.* **190**, 1588–1592.

Swaim SF, Riddell KP, Geiger MS, Hathcock TL, McHuire JA. (1991). Evaluation of surgical scrub and antiseptic solutions for surgical preparation of canine paws. *J Am Vet Med Assoc.* **198**, 1941–1945.

Swaim SF, Wihalf D. (1985). The physics, physiology, and chemistry of bandaging open wounds. *Comp Cont Educ Pract Vet.* **7**, 146–156.

Tattawasart U, Maillard J-Y, Furr JR, Russell AD. (1999). Development of resistance to chlorhexidine diacetate and cetylpyridinium chloride in *Pseudomonas stutzeri* and changes in antibiotic susceptibility. *J Hosp Infect.* **42**, 219–229.

Turner FJ. (1983). Hydrogen peroxide and other oxidant disinfectants. In Block SS. (ed.), *Disinfection, Sterilization, and Preservation*, 3rd edn. Philadelphia, Lea & Febiger. 240–250.

Tvedten HW, Till GO. (1985). Effect of povidone, povidone-iodine and iodide on locomotion (in vitro) of neutrophils from people, rats, dogs and rabbits. *Am J Vet Res.* **46**, 1797–1800.

Viljanto J. (1980). Disinfection of surgical wounds without inhibition of normal healing. *Arch Surg.* **115**, 253–256. Wang H, Dzink-Fox JL, Chen M, Levy SB. (2001). Genetic characterization of high-level fluoroquinolone resistant clinical *Escherichia coli* strains from China: role for acrR mutations. *Antimicrob Agents Chemother.* **45**, 515–521.

Weber GR. (1950). Effect of concentration and reaction (pH) on germicidal activity of chloramine T. *Public Health Rep.* **65**, 503–512.

World Health Organization (WHO) (2009). *Guidelines on Hand Hygiene in Health Care*. WHO.

Zukin DD, Simon RR. (1987). *Emergency Wound Care: Principles and Practice*. Rockville, Aspen Publishers. 30–31.

CAPÍTULO 32

Sulfonamidas e Sulfonamidas Potencializadas

Mark G. Papich

As sulfonamidas constituem um dos grupos mais antigos de compostos antimicrobianos ainda usados atualmente. A sulfanilamida, uma amida do ácido sulfanílico, derivada do corante azo Prontosil, foi a primeira sulfonamida usada clinicamente. Outras sulfonamidas compartilham a mesma estrutura, e a estrutura "sulfonamida" é prevalente entre outras classes de fármacos, incluindo fármacos anti-inflamatórios não esteroidais (AINE), anticonvulsivantes e diuréticos. Antimicrobianos sulfonamida foram usados clinicamente por 50 anos, mas há resistência em geral quando de sua utilização isolada (sem adição de trimetoprima ou ormetoprima). Edições anteriores deste livro-texto devem ser consultadas para revisão desses extensos dados históricos. O uso clínico de sulfonamidas em cães, gatos, equinos e alguns animais exóticos e de zoológico normalmente se baseia na adição de trimetoprima (trimetoprima-sulfonamida) ou ormetoprima (p. ex., ormetoprima-sulfadimetoxina) para ampliar o espectro e aumentar a atividade antibacteriana contra bactérias resistentes a ambos os fármacos utilizados isoladamente. Do ponto de vista técnico, o trimetoprima e o ormetoprima são quimicamente chamados de *diaminopirimidinas*, porém serão denominados por seus respectivos nomes neste capítulo. Em animais de companhia, combinações de trimetoprima-sulfonamida foram todas substituídas por regimes de tratamento únicos ou em combinação com sulfonamida (sulfas triplas). A administração de sulfonamidas é restrita em animais de produção, particularmente vacas-leiteiras, em razão da preocupação com resíduos de fármacos.

FARMACOLOGIA DAS SULFONAMIDAS

Todas as sulfonamidas são derivadas da sulfanilamida (similar estruturalmente ao ácido para-aminobenzoico), que foi, nos anos 1940, a primeira sulfonamida descoberta como apresentando atividade antimicrobiana. Nota-se que, em alguns países e em determinados formulários fora dos EUA, foram usadas diferentes formas de escrita para sulfonamidas (p. ex., *sulphamethoxazole* para sulfametoxazol, *sulphadiazine* para sulfadiazina, *sulphadimetoxine* para sulfadimetoxina, e assim sucessivamente). Este texto usa como nomes oficiais os termos adotados nos EUA (*United States Adopted Names* – USAN) e a United States Pharmacopeia (USP).

Muitos derivados estruturais da sulfanilamida com farmacocinética e espectros antimicrobianos diferentes foram usados em medicina veterinária para tratar infecções microbianas dos tratos respiratório, urinário, gastrintestinal e do sistema nervoso central (SNC) (Figura 32.1). Microrganismos suscetíveis incluem muitas bactérias, coccídeos, clamídia e protozoários, como *Toxoplasma* spp. O tratamento de infecções por protozoários é discutido em mais detalhes no Capítulo 42.

Sulfonamidas compreendem um pó cristalino branco e são ácidos orgânicos fracos com solubilidade em água que varia entre fármacos específicos (de ligeiramente solúvel a praticamente insolúvel), além de apresentarem ampla variação de valores de pK$_a$, conforme mostrado na Tabela 32.1. Os valores de pK$_a$ desses compostos e sua ionização são importantes, uma vez que, entre outras propriedades, atividade antibacteriana, solubilidade e ligação a proteínas foram associadas ao valor de pK$_a$ (Mengelers *et al.*, 1997). Fármacos com pK$_a$ alto são menos solúveis e apresentam baixa capacidade de ligação a proteínas; já aqueles com pK$_a$ baixo tendem a apresentar maior ligação a proteínas. Todas as sulfonamidas compartilham estrutura similar, que contém um grupo -SO$_2$ ligado a um anel benzeno e um grupo para-NH$_2$ em N-4. Um anel pirimidina ligado pode conter zero, um ou dois grupos metil (sulfametazina, sulfamerazina e sulfadiazina, respectivamente), que podem passar por hidroxilação durante o metabolismo. Os outros sítios principais de metabolismo são acetilação para-NH$_2$, que pode variar entre espécies (p. ex., cães não acetilam, o que será discutido na seção *Metabolismo*). As formas acetiladas do fármaco tendem a ser menos solúveis.

As sulfonamidas apresentam ampla variação na extensão com a qual se ligam às proteínas plasmáticas. Em geral, a ligação às proteínas plasmáticas é maior que em outros antimicrobianos (> 70% em muitos animais), e varia de 90% (sulfadimetoxina em algumas espécies) a tão baixa quanto 50% (sulfametazina em algumas espécies). Em equinos, a ligação do trimetoprima às proteínas foi de 20 a 30% e, para sulfadiazina, de 18 a 30% (Winther *et al.*, 2011). Uma vez que são ácidos fracos, as sulfonamidas são mais solúveis em pH alcalino que em pH neutro ou ácido; a hidrossolubilidade aumenta quando as sulfonamidas são formuladas como sais sódicos ou quando em solução em ambientes mais alcalinos. Algumas soluções de sulfonamida têm pH entre 9 e 10, o que impede seu uso extravascular seguro. Uma vez que a solubilidade é reduzida em pH ácido, elas podem se tornar particularmente insolúveis e cristalizar nos túbulos renais quando de pH urinário baixo, sobretudo quando doses altas são administradas, ou os animais estão desidratados ou acidêmicos. Para minimizar a cristalúria, mas ainda assim permitir a administração de doses altas, elas foram formuladas em combinação com outras sulfonamidas. Cada sulfonamida em uma mistura de sulfonamidas apresenta sua própria solubilidade em solução (lei de solubilidade independente), ou seja, as sulfonamidas não afetam de maneira significativa a solubilidade uma da outra, mas seu efeito antimicrobiano é aditivo; portanto, o uso de sulfas triplas (três sulfonamidas juntas em uma mesma formulação) possibilita aumentar a eficácia sem risco significativamente elevado de reações adversas (Bevill, 1988).

Mecanismos de ação

A ação das sulfonamidas se baseia na necessidade de microrganismos suscetíveis de sintetizar ácido fólico como precursor de outras moléculas importantes na célula. As sulfonamidas atuam como substrato falso na síntese de ácido fólico. Trimetoprima e ormetoprima (diaminopiridinas, discutidas na seção *Sulfonamidas potencializadas*) produzem efeito sinérgico quando usados juntos pela inibição da enzima di-hidrofolato redutase.

Nome	Nome químico (fórmula empírica) [peso molecular]	Estrutura química
Sulfadiazina	4-amino-N-2-pirimidinilbenzenosulfonamida ($C_{10}H_{10}N_4O_2S$) [250,28]	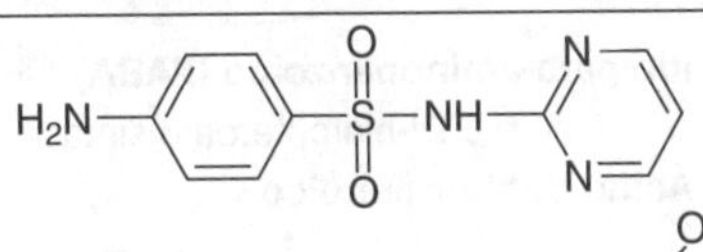
Sulfadimetoxina	4-amino-N-(2,6-dimetoxi-4-pirimidinil)-benzenosulfonamida ($C_{12}H_{14}N_4O_4S$) [310,33]	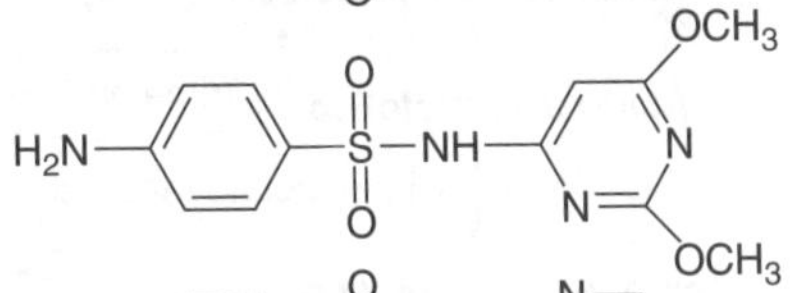
Sulfadoxina	4-amino-N-(5,6-dimetoxi-4-pirimidinil)-benzenosulfonamida ($C_{12}H_{14}N_4O_4S$) [310,34]	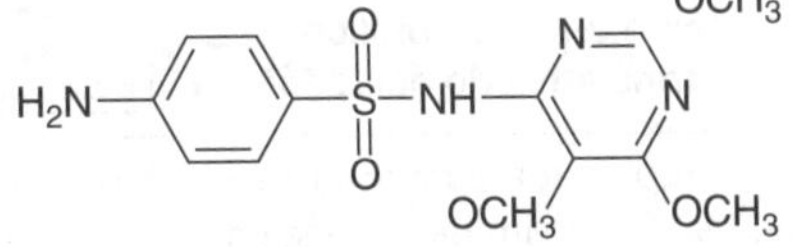
Sulfaguanidina	4-amino-N-(aminoiminometil)-benzenosulfonamida ($C_7H_{10}N_4O_2S$) [214,24]	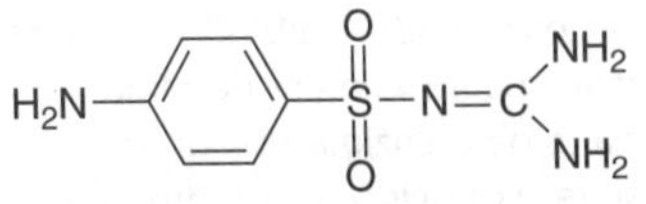
Sulfametazina	4-amino-N-(4,6-dimetoxi-2-pirimidinil)-benzenosulfonamida ($C_{12}H_{14}N_4O_2S$) [278,32]	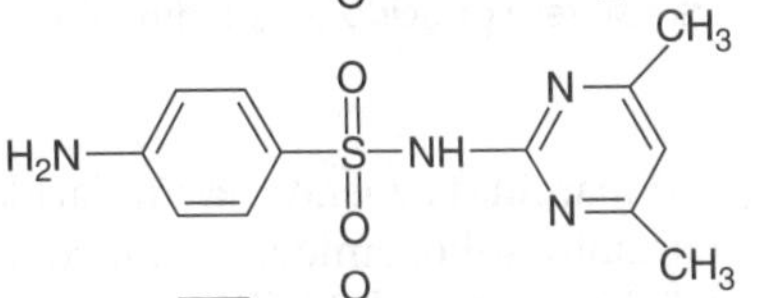
Sulfametoxazol	4-amino-N-(5-metil-3-isoxazolil)-benzenosulfonamida ($C_{12}H_{14}N_4O_2S$) [253,31]	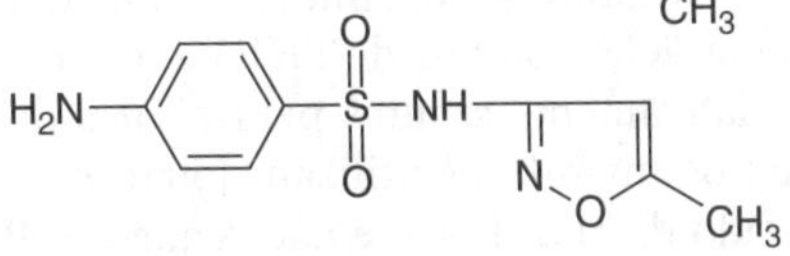
Sulfaquinoxalina	4-amino-N-2-quinoxalinil-benzenosulfonamida ($C_{12}H_{14}N_4O_2S$) [300,33]	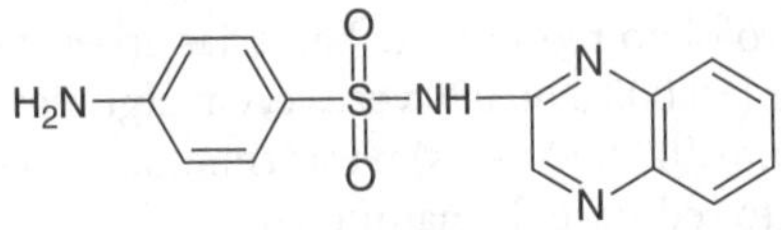
Sulfanitrana	4'-[(p-nitrofenil)sulfamoil]acetanilida ($C_{12}H_{14}N_4O_2S$) [300,33]	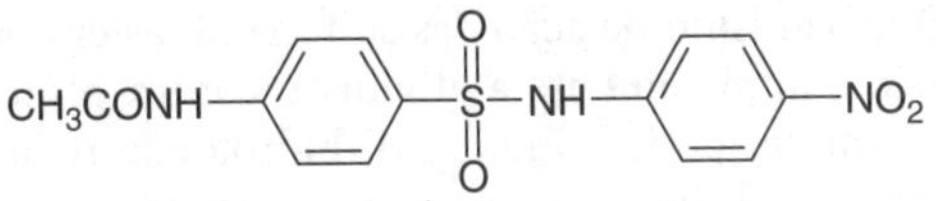

Figura 32.1 Sulfonamidas e sua estrutura.

O metabolismo de ácido fólico é apresentado na Figura 32.2. O ácido para-aminobenzoico (PABA), as pteridinas, o ácido glutâmico e a enzima di-hidropterato sintase interagem para formar o ácido di-hidropteroico, o precursor imediato do ácido di-hidrofólico. O ácido di-hidropteroico é convertido enzimaticamente em ácido di-hidrofólico pela di-hidrofolato sintase, seguida por outra conversão enzimática do ácido hidrofólico em ácido tetra-hidrofólico (THFA) via di-hidrofolato redutase (DHFR). A combinação de sulfonamidas e trimetoprima inibe a formação do ácido tetra-hidrofólico a duas etapas. Essa ação é sinérgica e aumenta a atividade contra microrganismos que, de outra maneira, seriam resistentes. Tetra-hidrofolato é uma coenzima em muitas reações enzimáticas complexas e, também, na síntese do ácido timidílico (um nucleotídio), que é um bloco constitutivo do DNA. Trimetoprima e sulfonamidas são bacteriostáticos por si sós e, juntos, podem ser bactericidas. As bactérias são mais suscetíveis a essa combinação que a ambos os fármacos quando testados individualmente (White *et al.*, 1981).

Trimetoprima-sulfonamidas são formulados em uma razão 1:5 (trimetoprima:sulfonamida). No animal, normalmente cita-se que a razão ótima para produzir atividade antibacteriana é de 1:20 (Bushby *et al.*, 1980; van Duijkeren *et al.*, 1994b). Os testes de suscetibilidade usando métodos CLSI aprovados (CLSI, 2015) usam uma razão de 1:20 trimetoprima:sulfonamida, embora esta razão, com frequência, seja muito menor em animais, uma vez que o componente trimetoprima é excretado mais rapidamente que a sulfonamida e a razão ótima pode de fato ser muito maior que o valor de 1:20 citado em referências da medicina humana, bem como tão baixa quanto 1:40.

Tabela 32.1 Propriedades físico-químicas das sulfonamidas, do trimetoprima e do ormetoprima.

Fármaco	pK_a	Log P
Sulfanilamida	10,1	–0,072
Sulfadimidina	7,7	0,691
Sulfamerazina	7	0,812
Sulfadiazina	6,4; 6,5; 6,6	0,631
Sulfadimetoxina	6,3; 6,2	1,648
Sulfaclorpiridazina	6,1; 6	1,305
Sulfametoxazol	5,7; 5,9; 6	1,396
Sulfisoxazol	5; 4,9	2,259
Sulfadoxina	6,1; 6,3	1,271
Sulfaquinoxalina	5,5	1,68
Trimetoprima	7,12; 7,6	0,91
Ormetoprima	Na	1,23

O pK_a representa a taxa da constante de dissociação. Para alguns fármacos, mais que um valor de pK_a foi informado em razão das variações entre as fontes. Para valores de pK_a, todas as sulfonamidas são ácidos fracos; trimetoprima e ormetoprima são bases fracas. Log P é o logaritmo do coeficiente de partição entre um solvente orgânico (óleo) e água. Quanto maior o Log P, mais lipofílico é o fármaco. Alguns valores são de Mengelers *et al.* (1997) e van Duijkeren *et al.* (1994a).

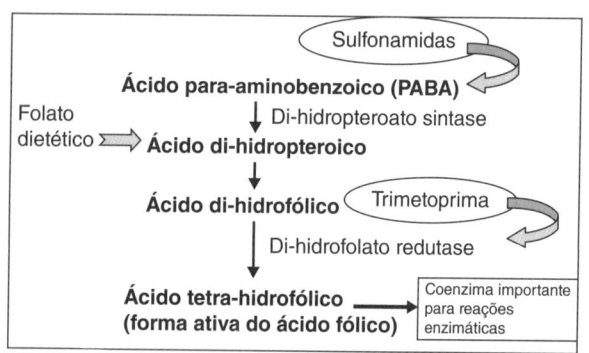

Figura 32.2 Via simplificada para ação de combinações de trimetoprima-sulfonamida. Sulfonamidas fornecem um substrato falso para o ácido para-aminobenzoico (PABA), inibindo a síntese de ácido di-hidropteroico, um precursor para a síntese de ácido di-hidro e tetra-hidrofólico. Trimetoprima inibe a enzima di-hidrofolato redutase, uma enzima crítica para a síntese de ácido tetra-hidrofólico.

A ação das sulfonamidas depende da similaridade química com o PABA. Portanto, sulfonamidas atuam como substratos falsos nessa reação, e a síntese de THFA é inibida. As sulfonamidas são relativamente seguras para células de mamíferos, uma vez que os mamíferos utilizam folato dietético para a síntese de ácido di-hidrofólico e não requerem PABA. A enzima di-hidrofolato redutase de bactérias apresenta afinidade muito maior (50.000 a 60.000 vezes e, em algumas referências, tão alta quanto 100.000 vezes) para trimetoprima do que para di-hidrofolato redutase de mamíferos.

O mecanismo de ação das sulfonamidas em bactérias não explica completamente a atividade contra protozoários. As sulfonamidas podem inibir a di-hidrofolato redutase de protozoários. A di-hidrofolato redutase de protozoários também é suscetível à ação do trimetoprima, o que pode explicar alguns dos efeitos que fundamentam o uso desses fármacos para infecções por protozoários (o tratamento de infecções por protozoários é discutido no Capítulo 42).

Usos clínicos e suscetibilidade microbiana

O espectro de atividade para sulfonamidas é amplo, afetando microrganismos gram-positivos, gram-negativos e muitos protozoários. As sulfonamidas foram usadas clinicamente por cerca de 50 anos, e muitos microrganismos, uma vez suscetíveis às sulfonamidas, agora são resistentes. Para aumentar a atividade, a maioria das sulfonamidas é usada na prática clínica em combinação com trimetoprima ou ormetoprima (diaminopirimidinas). Essas combinações (chamadas aqui de *trimetoprima-sulfonamidas*, mas também nomeadas na prática clínica de *trimetoprima-sulfa* ou, simplesmente, a abreviatura TMP-SU) apresentam maior atividade.

A administração de uma única sulfonamida, ou da combinação de sulfonamidas, continua a ser usada em alguns animais de produção. Nos EUA, não existem formulações de trimetoprima-sulfonamidas aprovadas para animais de produção, mas trimetoprima-sulfadoxina está disponível em alguns países.

A suscetibilidade/padrões de resistência de sulfonamidas e a combinação sulfametoxazol-trimetoprima contra a maioria dos patógenos comumente encontrados na medicina veterinária foram relatadas (van Duijkeren *et al.*, 1994a, 1995; Bade *et al.*, 2009; Winther *et al.*, 2011). A atividade desses agentes permitiu o tratamento de infecções respiratórias comuns, infecções do trato urinário e de tecidos moles e infecções intestinais (protozoários intestinais). Microrganismos incluem *Arcanobacterium*, *Bacillus* spp., *E. rhusiopathiae*, *L. monocytogenes*, *Streptococcus* spp. (*Streptococcus equi* subesp. *zooepidemicus* de equinos) e protozoários (coccídeos e *Pneumocystis carinii*).

Normalmente, as estirpes selvagens dos seguintes microrganismos são suscetíveis à combinação de trimetoprima-sulfonamida ou ormetoprima-sulfonamida): *Pasteurella* spp., *Proteus* spp., *Salmonella* spp., *Histophilus* (anteriormente *Haemophilus*) e protozoários *Toxoplasma* e coccídeos. Outras bactérias que podem ser suscetíveis, mas para as quais é possível desenvolver resistência incluem *Staphylococcus* spp., *Corynebacterium*, *Nocardia asteroides*, *Stenotrophomonas maltophila* e bactérias Enterobacteriaceae (*Klebsiella*, *Proteus*, *Enterobacter* e *Escherichia coli*).

Os microrganismos consistentemente resistentes às combinações de trimetoprima-sulfonamida incluem: *Pseudomonas* spp., *Chlamydia* spp. e *Bacteroides*. Deve-se interpretar de maneira cautelosa a suscetibilidade de *Enterococcus* spp. a trimetoprima-sulfonamida. Embora *Enterococcus* possa parecer suscetível a trimetoprima-sulfonamidas usando testes *in vitro*, ele escapa da atividade antifolato do fármaco *in vivo* por sua capacidade única de incorporar folatos exógenos pré-formados (Wisell *et al.*, 2008). Sulfonamidas sozinhas não são ativas contra *Enterococcus* spp. São relatadas falhas clínicas apesar da suscetibilidade *in vitro*, e os laboratórios de microbiologia não devem relatar a suscetibilidade de *Enterococcus* a trimetoprima-sulfonamidas.

A atividade de trimetoprima-sulfonamidas contra bactérias anaeróbicas pode ser variável. Quando mensurados *in vitro*, trimetoprima-sulfonamidas têm boa atividade contra bactérias anaeróbicas (Indiveri e Hirsh, 1986), mas os resultados clínicos não são tão bons (Dow, 1988), uma vez que timidina e PABA (inibidores da atividade de trimetoprima-sulfonamidas) podem estar presentes em infecções anaeróbicas.

Trimetoprima-sulfonamidas foram usadas para tratar infecções causadas por protozoários (incluindo *Toxoplasma gondii*) e coccídeos intestinais. Combinações de trimetoprima-sulfonamidas também foram usadas para tratar mieloencefalite protozoária equina (MEP) causada por *Sarcocystis neurona*. (O uso de pirimetamina para o tratamento de MEP e o tratamento de infecções por protozoários são discutidos no Capítulo 42.)

Interações que afetam a atividade antimicrobiana

Componentes encontrados em alguns ambientes teciduais podem inibir a atividade de trimetoprima-sulfonamida. Por exemplo, timidina e PABA presentes em tecido infectado podem interferir com a atividade. Isso foi demonstrado em gaiolas teciduais em equinos. Ensink *et al.* (2005) mostrara, incapacidade de eliminar a infecção de um ambiente infectado, apesar da sensibilidade *in vitro*. Os autores citaram inibidores, como PABA e timidina, presentes em abscessos e tecidos infectados capazes de inibir os efeitos desses fármacos. Em outros estudos nos quais trimetoprima-sulfadoxina foram administrados a bovinos com gaiolas de tecido infectado (Greko *et al.*, 2002), mostrou-se que concentrações altas de timidina no líquido da gaiola tecidual inibiam o trimetoprima e comprometiam a sua habilidade de erradicar a infecção.

Teste de suscetibilidade

Para o teste de suscetibilidade, sulfametoxazol-trimetoprima (razão de 1:20 de trimetoprima:sulfametoxazol) devem ser usados, mesmo quando trimetoprima-sulfadiazina são empreados para tratamento (CLSI, 2013, 2015). Não existem intervalos de controle de qualidade (CQ) desenvolvidos para trimetoprima-sulfadiazina, e espera-se que testes usando sulfametoxazol-trimetoprima levem a resultados equivalentes. Winther *et al.* (2011) mostraram que não existem diferenças significativas observadas entre a concentração inibitória mínima (CIM) de sulfadiazina e sulfametoxazol para estirpes bacterianas individuais, confirmando que o sulfametoxazol é um substituto efetivo para o teste de suscetibilidade de sulfadiazina. Os padrões de teste de suscetibilidade CLSI afirmam que o ágar Mueller-Hinton, que contém quantidade excessiva de timidina ou timina, pode reverter o efeito inibitório de sulfonamidas e de trimetoprima, capazes de resultar em relatos de falsa resistência (CLSI, 2013). Deve-se utilizar ágar tão livre de timidina quanto seja possível para o teste de suscetibilidade. As categorias atuais de interpretação de CLSI (CLSI, 2015) não fornecem interpretações específicas para veterinários; portanto, o ponto de corte de humanos é usado por laboratórios para prever a suscetibilidade. Para *Staphylococcus* spp. e as Enterobacteriaceae, o ponto de corte de suscetibilidade é ≤ 2/38 (trimetoprima/sulfonamida), e, para *Streptococcus* spp., de ≤ 0,5/9,5 (trimetoprima/sulfonamida).

Resistência a fármacos

A resistência de muitas bactérias e protozoários se tornou disseminada em razão do uso extensivo das sulfonamidas no decorrer de muitos anos (Huovinen, 2001). A resistência se dá por meio de bombas de efluxo, falha em penetrar no microrganismo e alterações nas enzimas-alvo. Ainda, a resistência pode ser transferida. A resistência cromossômica tende a ocorrer lentamente e confere resistência por meio do prejuízo à penetração do fármaco na célula microbiana, produzindo uma enzima di-hidropteroato insensível e aumento da produção de PABA. A resistência mediada por plasmídeos, encontrada mais comumente na forma de resistência a sulfonamidas, ocorre rapidamente e se manifesta por meio do prejuízo ao mecanismo de penetração do fármaco, além de produzir enzimas di-hidropteroato sintase resistentes a sulfonamidas. Se um microrganismo se torna resistente a uma sulfonamida, em geral, ele é resistente a todas as outras sulfonamidas. A resistência ao trimetoprima ocorre por meio da superprodução da enzima di-hidrofolato redutase ou síntese de uma enzima que resiste à ligação do fármaco.

FARMACOCINÉTICA DAS SULFONAMIDAS

A farmacocinética das sulfonamidas, do trimetoprima e dos fármacos relacionados usados em medicina veterinária está listada nas Tabelas 32.2 a 32.6.

Absorção oral

Em cães, a absorção é excelente e não é afetada pela ingestão de alimentos (Sigel *et al.*, 1981). Tem havido um interesse considerável na absorção oral de combinações de trimetoprima-sulfonamida em equinos e nos efeitos da ingestão de alimentos. Quando trimetoprima-sulfonamidas são administrados a equinos em jejum, ocorre absorção rápida, mas não tão completa quanto em cães e humanos. Ainda assim, a administração oral é suficiente em equinos para produzir resultados efetivos. A absorção fracionada de trimetoprima foi relatada como de 67% e para sulfadiazina de 58%, mas, para os dois componentes, a variabilidade foi alta (van Duijkeren *et al.*, 1994c). A absorção oral em outro estudo em equinos foi de

90,2% para administração intragástrica e de 74,45% para pasta oral (Winther *et al.*, 2011). Para trimetoprima no mesmo estudo, foi de 71,5% de absorção para administração intragástrica e de 46% para pasta oral (Winther *et al.*, 2011). Naquele estudo, a absorção de trimetoprima-sulfadiazina provavelmente foi reduzida pela ingestão de alimentos. Quando da administração de trimetoprima-sulfadiazina a equinos como suspensão oral e em comparação à pasta para equinos, a absorção da suspensão foi maior para ambos os fármacos em relação à pasta, que foi de 136% e 118% da concentração da ASC para a pasta de sulfadiazina e trimetoprima, respectivamente (McClure *et al.*, 2015). Em outro estudo (van Duijkeren *et al.*, 1994c), a pasta oral foi comparada a duas formulações compostas (misturadas com xarope e água ou gel de carboximetilcelulose). Nessa comparação, todas as três formulações foram julgadas equivalentes. Quando administrada a equinos que foram alimentados ou quando adicionada ao concentrado fornecido aos equinos, observa-se absorção retardada e bifásica (van Duijkeren *et al.*, 2002; 1995). Quando do emprego de trimetoprima-sulfacloropiridazina a equinos, a absorção oral foi retardada, com surgimento do primeiro pico 1 h após a administração e o segundo, 8 a 10 h depois da administração. Picos duplos de absorção não foram encontrados após administração nasogástrica (van Duijkeren *et al.*, 1995). A melhor explicação para esse fenômeno é que existe um pico inicial de absorção no intestino delgado, no qual sabidamente ocorre grande parte da absorção do fármaco. Entretanto, o fármaco ligado a alimentos (adsorção) não está disponível para absorção até que ele chegue ao ceco e, após a digestão dos carboidratos, o fármaco seja liberado, produzindo um pico retardado e bifásico na absorção. De 60 a 90% do trimetoprima-sulfacloropiridazina pode se ligar ao conteúdo cecal equino, o que dá suporte à teoria de "pico duplo". A ingestão de alimentos também reduz a disponibilidade sistêmica de 70% quando em jejum para 45% quando alimentado (van Duijkernen *et al.*, 1996).

Em ruminantes, idade e dieta podem afetar acentuadamente a distribuição de trimetoprima e sulfadiazina oral em bezerros (Guard *et al.*, 1986; Shoaf *et al.*, 1987). A sulfadiazina administrada por via oral (30 mg/kg) foi absorvida muito lentamente naqueles bezerros que receberam dietas de leite, com absorção ligeiramente maior em bezerros que já ruminavam. Trimetoprima foi absorvido em bezerros pré-ruminantes, mas não em ruminantes mais velhos após a administração oral (Shoaf *et al.*, 1987), provavelmente em razão da inativação no rúmen.

Sulfassalazina não é usada por suas propriedades antibacterianas, mas para tratar doença inflamatória no intestino grosso em pequenos animais (discutido em mais detalhes no Capítulo 46). Ela não é absorvida como uma molécula inteira, mas é clivada em dois compostos mais ativos pelas bactérias nativas residentes no cólon.

Distribuição

Sulfonamidas se distribuem para a maioria dos líquidos corporais, mas não são tão extensivamente distribuídas para tecidos quanto o trimetoprima. Geralmente, as concentrações teciduais de sulfonamidas são mais baixas que as concentrações plasmáticas (cerca de 20 a 30% da concentração tecidual correspondente), mas, com frequência, a distribuição para os líquidos extracelulares é alta o suficiente para produzir concentrações efetivas contra patógenos suscetíveis. A alta ligação às proteínas afeta a distribuição e aumenta acentuadamente a meia-vida das sulfonamidas.

Tabela 32.2 Alguns parâmetros farmacocinéticos da sulfametazina (sulfadimidina) em animais.

Espécie	Dose (mg/kg)	Via	Vd (ℓ/kg)	T½ (h)	Depuração (mℓ/h/kg)	Referência
Bovina	107	IV	0,346	NR	NR	Bevill *et al.*, 1977a
Bovina (machos)	200	IV	0,37	5,82	45	Witcamp *et al.*, 1992
Bovina (fêmeas)	200	IV	0,24	3,64	54	Witcamp *et al.*, 1992
Bezerros (62 a 70 dias de vida)	10	IV	NR	5,2	NR	Nouws *et al.*, 1988c
Bezerros (68 a 76 dias de vida)	100	IV	NR	5,7	NR	Nouws *et al.*, 1988c
Vacas (4 a 5 anos de idade)	10	IV	NR	4	NR	Nouws *et al.*, 1988c
Vacas (3 a 5 anos de idade)	100	IV	NR	5,9	NR	Nouws *et al.*, 1988c
Vacas (5 a 6 anos de idade)	200	IV	NR	5,5	NR	Nouws *et al.*, 1988c
Suína (9 semanas de vida)	50	IV	0,51	16	21	Sweeney *et al.*, 1993
Suína (10 semanas de vida)	20	IV	0,604	10	42	Nouws *et al.*, 1989a
Suína (10 semanas de vida, recebendo *drench*)	20	PO	NR	11,9	NR	Nouws *et al.*, 1989a
Suína (10 semanas de vida, alimento medicado)	20	PO	NR	16,6	NR	Nouws *et al.*, 1989a
Suína (machos, 18 a 32 kg)	20	IV	0,55	12,4	25	Nouws *et al.*, 1989a
Marrãs (12 a 13 semanas de vida)	107,5	IA	0,493	15,61	NR	Duffee *et al.*, 1984
Fêmeas vazias (12 a 13 semanas de vida)	107,5	IA	0,614	17,7	NR	Duffee *et al.*, 1984
Cachaços (12 a 13 semanas de vida)	107,5	IA	0,542	16,63	NR	Duffee *et al.*, 1984
Suína (machos castrados normais e fêmeas intactas)	50	IV	0,50	15	23	Yuan *et al.*, 1997
Suína (machos castrados e fêmeas intactas infectados com *S. suum*)	50	IV	0,52	20	17	Yuan *et al.*, 1997
Caprina	100	IV	0,316	2,77	81	Elsheikh *et al.*, 1991
Caprina (adultas alimentadas)	100	IV	0,9	4,75	135,6	Abdullah e Baggot, 1988
Caprina (adultas e em jejum)	100	IV	0,897	7,03	69,6	Abdullah e Baggot, 1988
Caprina (machos adultos)	20	IV	0,28	8,7	20	Witcamp *et al.*, 1992
Caprina (fêmeas adultas)	20	IV	0,18	2,13	70	Witcamp *et al.*, 1992
Caprina (12 semanas de vida)	100	IV	0,43	1,97	134	Nouws *et al.*, 1989b
Caprina (18 semanas de vida)	100	IV	0,507	2,56	106	Nouws *et al.*, 1989b
Ovina	100	IV	0,297	4,72	44,6	Elsheikh *et al.*, 1991
Ovina (machos)	100	IV	0,4	4,5	90	Srivastava e Rampal, 1990
Ovelhas	100	IV	0,474	9,51	35,07	Youssef *et al.*, 1981
Ovina (tratadas nos meses de verão)	100	IV	0,37	3,64	63	Nawaz e Nawaz, 1983
Ovina (tratadas nos meses de inverno)	100	IV	0,49	3,92	85	Nawaz e Nawaz, 1983
Ovina (ovelhas e carneiros)	100	IV	0,41	10,8	41	Bulgin *et al.*, 1991
Ovina (ovelhas e carneiros)	100	VO	NR	4,3	NR	Bulgin *et al.*, 1991
Ovina (ovelhas e carneiros)	391	VO	NR	14,3	NR	Bulgin *et al.*, 1991
Ovina (ovelhas e carneiros)	100	IV	0,37	3,64	NR	Bulgin *et al.*, 1991
Ovina (ovelhas e carneiros)	107,5	IV	0,293	5,87	NR	Bulgin *et al.*, 1991
Ovina (ovelhas e carneiros)	107,5	IV	0,327	7,09	NR	Bulgin *et al.*, 1991
Pôneis (raça desconhecida)	160	IV	0,63	11,4	42,1	Wilson *et al.*, 1989
Pôneis (Shetland)	20	IV	0,33	5,4	55,2	Nouws *et al.*, 1987
Éguas (2 anos de idade)	20	IV	0,47	5	65	Nouws *et al.*, 1985a
Éguas (2 anos de idade)	200	IV	0,56	6	67	Nouws *et al.*, 1985a
Éguas (22 anos de idade)	20	IV	0,38	9,5	28	Nouws *et al.*, 1985a
Éguas (22 anos de idade)	200	IV	0,36	14,6	27	Nouws *et al.*, 1985a
Garanhões (1,5 ano de idade)	20	IV	0,44	9,5	32	Nouws *et al.*, 1985a
Garanhões (1,5 ano de idade)	200	IV	0,65	11	41	Nouws *et al.*, 1985a
Equina	20	IV	0,33	5,4	54	Nouws *et al.*, 1987
Equina	160	IV	0,63	11,4	48	Wilson *et al.*, 1989
Equina	60	IV	0,74	9,8	NR	
Canina (normais)	100	IV	0,628	16,2	22,4	Riffat *et al.*, 1982
Canina (febris)	100	IV	0,495	16,7	20,2	Riffat *et al.*, 1982
Coelhos (machos)	35	IV	0,42	0,4	73,6	Witcamp *et al.*, 1992
Coelhos (fêmeas)	35	IV	0,23	0,39	40,8	Witcamp *et al.*, 1992
Carpas (10°C)	100	IV	1,15	50,3	16,14	van Ginneken *et al.*, 1991
Carpas (20°C)	100	IV	0,9	25,6	24,66	van Ginneken *et al.*, 1991
Truta-arco-íris (10°C)	100	IV	1,2	20,6	41,1	Van Ginneken *et al.*, 1991
Truta-arco-íris (20°C)	100	IV	0,83	14,7	39,9	van Ginneken *et al.*, 1991
Camelo	50	IV	0,73	13,2	40	Younan *et al.*, 1989
Camelo	100	IV	0,394	7,36	40,9	Elsheikh *et al.*, 1991
Bubalina (fêmea)	200	IV	1,23	12,36	193,2	Singh *et al.*, 1988

NR: não relatado; IV: via intravenosa; IA: via intra-arterial; VO: via oral; Vd: volume de distribuição; t½: meia-vida.

Tabela 32.3 Alguns parâmetros farmacocinéticos da sulfadiazina em animais.

Espécie	Dose (mg/kg)	Via	Vd (ℓ/kg)	T½ (h)	Depuração (mℓ/h/kg)	Referência
Suína	25/5[a]	PO	NR	3,1 a 4,31	NR	Soli et al., 1990
Suína	20	IV	0,54	4[b]	140	Nielsen e Gyrd-Hansen, 1994
Suína (alimentados)	40	VO	NR	11,5[b]	NR	Nielsen e Gyrd-Hansen, 1994
Suína (em jejum)	40	VO	NR	8,1[b]	NR	Nielsen e Gyrd-Hansen, 1994
Carpas (10°C)	100/20[a]	IV	0,53	47,1	7,9	Nouws et al., 1993
Carpas (20°C)	100/20[a]	IV	0,60	33	12,2	Nouws et al., 1993
Ovina	100	IV	0,39	37,15	38,75	Youssef et al., 1981
Canina	100/20[a]	VO	NR	9,84	NR	Sigel et al., 1981
Bezerros (dieta láctea, 7 semanas)	25/5[a]	SC	NR	3,4	NR	Shoaf et al., 1987
Bezerros (dieta láctea, 13 semanas)	25/5[a]	SC	SC	3,4	NR	Shoaf et al., 1987
Bezerros (dieta de grãos, 7 semanas)	25/5[a]	SC	NR	4,4	NR	Shoaf et al., 1987
Bezerros (dieta de grãos, 13 semanas)	25/5[a]	SC	NR	3,6	NR	Shoaf et al., 1987
Bezerros (8 a 20 dias)	20	IV	NR	6,2	NR	Nouws et al., 1988c
Bezerros (0,5 ano)	100	IV	NR	7	NR	Nouws et al., 1988c
Bovinos (5 anos)	10	IV	NR	4,1	NR	Nouws et al., 1988c
Bezerros (machos, 1 dia)	25/5[a]	IV	0,72	5,78	5,8	Shoaf et al., 1989
Bezerros (machos, 7 dias)	25/5[a]	IV	0,67	4,4	102	Shoaf et al., 1989
Bezerros (machos, 42 dias)	25/5[a]	IV	0,59	3,6	112,8	Shoaf et al., 1989
Bezerros (7 dias, com sinovite)	25/5[a]	IV	28,7	24,44	102	Shoaf et al., 1986
Equina (adultos)	20/4[a]	VO	NR	7,8	NR	FOI summary (FDA)
Equina	12,5	IV	0,52	2,7	NR	Brown et al., 1983
Equina	20	IV	0,4	3,8	138	Nouws et al., 1987
Equina	25	VO	NR	7,4	NR	Sigel et al., 1981
Equina (adultos)	25	IV	0,58	5,37	100	Winther et al., 2011
Equina (adultos)	25	VO (pasta, alimentado)	NR	14,03	NR	Winther et al., 2011
Equina (adultos)	25	VO (intragástrico, alimentado)	NR	12,3	NR	Winther et al., 2011
Pôneis	25	VO	NR	12,08	NR	Van Duijkeren et al., 2002
Equina (adultos)	12.5	IV	0,50	4,6	90	Gustafsson et al., 1999
Equina (adultos)	25	VO (alimentado)	NR	8,2	NR	Gustafsson et al., 1999
Equina (adultos)	25	VO (jejum)	NR	8,15	NR	Van Duijkeren et al., 1994c
Equina (adultos)	25	IV	0,58	4,65	115,2	Van Duijkeren et al., 1994c

NR: não relatado; IV: via intravenosa; VO: via oral; SC: via subcutânea; Vd: volume de distribuição; t½: meia-vida.
[a]Dose de sulfadiazina-trimetoprima.
[b]Relatada como tempo de residência médio (TRM).

Tabela 32.4 Alguns parâmetros farmacocinéticos do sulfametoxazol em animais.

Espécie	Dose (mg/kg)	Via	Vd (ℓ/kg)	T½ (h)	Depuração (mℓ/h/kg)	Referência
Equina	2,5	IV	0,301	3,9[a]	90	Peck et al., 2002
Equina	12,5	IV	0,33	3,53	78,2	Brown et al., 1988
Asinina	2,5	IV	0,335	2,7[a]	132	Peck et al., 2002
Muar	2,5	IV	0,337	5,9[a]	60	Peck et al., 2002

NR: não relatado; IV: via intravenosa; SC: via subcutânea; VO: via oral; Vd: volume de distribuição; t½: meia-vida.
[a]Relatada como tempo de residência médio (TRM).

As sulfonamidas são ácidos fracos e o trimetoprima é uma base fraca (Tabela 32.1). A ionização afeta a distribuição, que favorece a distribuição e o encarceramento de íons de trimetoprima nos tecidos (em geral, o ambiente intracelular é mais negativo que o plasma). Portanto, trimetoprima tem volume de distribuição maior que o das sulfonamidas. Ainda, uma vez que as sulfonamidas são ácidos fracos, a hipótese de partição do pH mostra que esses fármacos não atingem concentrações terapêuticas no leite; entretanto, ocorre difusão passiva suficiente para limitar o seu uso em vacas-leiteiras.

A próstata constitui outro exemplo no qual se sabe que ocorre distribuição dependente do pH (Robb et al., 1971). A sulfadiazina, sendo um ácido fraco, penetra na próstata a aproximadamente 11% da concentração plasmática média. Uma vez que trimetoprima é uma base fraca (pK$_a$ de 7,3), as concentrações na próstata são maiores em razão do aprisionamento iônico. A concentração no líquido prostático foi mensurada como 380% maior que a concentração plasmática. Consequentemente, combinações de trimetoprima-sulfonamida representam uma escolha aceitável para tratar infecções da próstata.

Estudos foram conduzidos em equinos para examinar concentrações teciduais na urina, no líquido peritoneal, no endométrio e no líquido sinovial (Brown et al., 1983; 1988; 1989) de combinações de trimetoprima ou ormetoprima-sulfonamida. Em cada tecido, interações do fármaco foram adequadas para tratar infecções nesses locais. Concentrações urinárias – conforme esperado em razão da via de eliminação – foram muito maiores que as plasmáticas; em contrapartida, as curvas das

Tabela 32.5 Alguns parâmetros farmacocinéticos do trimetoprima em animais.

Espécie	Dose[a] (mg/kg)	Via	Vd (ℓ/kg)	T½ (h)	Depuração (mℓ/h/kg)	Referência
Vacas	8/40	IV	NR	1,18	NR	Davitiyananda e Rasmussen, 1974
Suína	4	IV	1.8	3,3[b]	0.55	Nielsen e Gyrd-Hansen, 1994
Suína (alimentadas)	8	VO	NR	10,6[b]	NR	Nielsen e Gyrd-Hansen, 1994
Suína (jejum)	8	VO	NR	6,5[b]	NR	Nielsen e Gyrd-Hansen, 1994
Bezerros (machos, 1 dia de vida)	5/25	IV	1,67	8,4	2,8	Shoaf et al., 1989
Bezerros (machos, 7 dias de vida)	5/25	IV	2,23	2,11	2,0	Shoaf et al., 1989
Bezerros (machos, 42 dias de vida)	5/25	IV	2,36	0,9	28,9	Shoaf et al., 1989
Bezerros (7 semanas de vida, dieta láctea)	5/25	SC	NR	3,4	126	Shoaf et al., 1987
Bezerros (13 semanas de vida, dieta láctea)	5/25	SC	NR	3,4	124,8	Shoaf et al., 1987
Bezerros (7 semanas de vida, dieta de grãos)	5/25	SC	SC	4,4	105,6	Shoaf et al., 1987
Bezerros (13 semanas de vida, dieta de grãos)	5/25	SC	NR	3,6	112,2	Shoaf et al., 1987
Bezerros (7 dias de vida)	5/25	IV	28,72	4,44	102	Shoaf et al., 1986
Carpas (10°C)	20/100	IV	3,1	40,7	47	Nouws et al., 1993
Carpas (20°C)	20/100	IV	4	20	141	Nouws et al., 1993
Frangos	4/2[c]	VO	NR	0,63	NR	Dagorn et al., 1991
Codornas (Coturnix japonica; machos e fêmeas)	10	VO	NR	2,98	NR	Lashev e Mihailov, 1994
Codornas (Coturnix japonica; machos e fêmeas)	4	IV	2,99	2,38	1,129	Lashev e Mihailov, 1994
Suína	5/25 (Tribissen 12%)	VO	NR	3,35	NR	Soli et al., 1990
Suína	5/25 (Trimazin 12%)	VO	NR	4,86	4,86	Soli et al., 1990
Suína	5/25 (Trimazin Forte 24%)	VO	NR	5,92	NR	Soli et al., 1990
Equina (adultos)	4/20[a]	VO	NR	3	NR	FOI summary (FDA)
Equina	2,5 a 8	IV	2	3	720	Van Duijkeren et al., 1994b (valores médios do resumo de 7 estudos)
Equina (adultos)	5	IV	2,22	2,43	650	Winther et al., 2011
Equina (adultos)	5	VO (pasta, alimentação)	NR	3,33	NR	Winther et al., 2011
Equina (adultos)	5	VO (intragástrico, alimentado)	NR	3,2	NR	Winther et al., 2011
Equina (adultos)	2,5	IV	1,82	1,5[b]	1.224	Peck et al., 2002
Asinina	2,5	IV	1,43	1[b]	1.680	Peck et al., 2002
Muar	2,5	IV	1,35	1,4[b]	942	Peck et al., 2002
Equina (adultos)	2,5	IV	1,96	2,8	530	Gustafsson et al., 1999
Equina (adultos)	5	VO (alimento)	NR	5,1	NR	Gustafsson et al., 1999
Equina (adultos)	5	IV	1,68	2,74	509,4	Van Duijkeren et al., 1994c
Equina (adultos)	5	VO (jejum)	NR	2,58	NR	Van Duijkeren et al., 1994c
Equina (adultos)	5	IV	1,51	2,57	463,8	Van Duijkeren et al., 1995
Equina (adultos)	25	VO (jejum)	NR	3,11	NR	Van Duijkeren et al., 1995
Equina (adultos)	25	VO (misturado com concentrado)	NR	6,46	NR	Van Duijkeren et al., 1995

NR: não relatado; IV: via intravenosa; SC: via subcutânea; VO: via oral; Vd: volume de distribuição; t½: meia-vida.
[a]Primeira dose é de trimetoprima; a segunda dose é de sulfadiazina (exceto por Davitiyananda e Rasmussen, 1974, no qual a sulfonamida é a sulfadoxina).
[b]Relatada como tempo de residência médio (TRM).
[c]Dose relatada em mg/kg/24 h.

concentrações plasmáticas e teciduais foram paralelas. O único tecido no qual concentrações do fármaco foram baixas foi o SNC (Brown et al., 1988). Embora trimetoprima-sulfonamidas possam ser usados para tratar infecções do SNC, doses maiores podem ser necessárias para atingir concentrações efetivas (Brown et al., 1988). Administração de dimetilsulfóxido (DMSO) concomitantemente não aumenta a penetração através da barreira hematencefálica (Green et al., 1990).

Metabolismo

O metabolismo e a eliminação foram avaliados em muitas espécies veterinárias. Um fenômeno aparente a partir desses estudos reside no fato de que herbívoros metabolizam sulfonamidas e trimetoprima em taxa mais rápida e extensiva que carnívoros ou onívoros. Isso pode ser causado por uma maior capacidade metabólica entre herbívoros – em razão da natureza da sua dieta e dos compostos aos quais eles são expostos – quando comparados

a carnívoros. Vias metabólicas são discutidas em mais detalhes por Nouws et al. (1988c, 1987). A acetilação do grupo NH_2 em N-4 constitui o principal mecanismo desse metabolismo. Além da carboxilação, ocorre hidroxilação do grupo metil no anel pirimidina. A extensão com a qual esses metabólitos são produzidos depende do fármaco e da espécie. A acetilação e a hidroxilação aumentam a polaridade das sulfonamidas, o que eleva a excreção (Nouws et al., 1988c). A acetilação (que ocorre principalmente no fígado e nos pulmões) representa a via principal pela qual as sulfonamidas são metabolizadas na maioria das espécies. Os metabólitos acetilados são os principais metabólitos urinários em bovinos, ovinos e suínos. Os canídeos (cães e outras espécies) não têm habilidade de acetilar aminas aromáticas, dependendo de vias metabólicas alternativas para converter sulfonamidas em formas menos ativas. Metabólitos acetilados são menos solúveis do que os compostos parentais e aumentam o risco de lesão tubular renal causada pela precipitação e formação de cristais. A conjugação da

Tabela 32.6 Alguns parâmetros farmacocinéticos do aditoprima, ormetoprima, tetroxoprima e metioprima em animais.

Espécie	Dose (mg/kg)	Via	Vd (ℓ/kg)	T½ (h)	Depuração (mℓ/h/kg)	Referência
Aditoprima						
Bezerros (80 kg, alimentação láctea)	5	IV	10,44	13	11,03	Sutter et al., 1993
Bezerros (80 kg, alimentação convencional)	5	IV	9,72	14,8	8,20	Sutter et al., 1993
Bezerros (160 kg, alimentação láctea)	5	IV	9,64	10,7	12,17	Sutter et al., 1993
Bezerros (160 kg, alimentação convencional)	5	IV	6,29	8,8	10,29	Sutter et al., 1993
Bezerros (210 kg, alimentação convencional)	5	IV	7,16	7,2	13,75	Sutter et al., 1993
Bezerros (80 kg, alimentação láctea)	5	VO	NR	11,6	NR	Sutter et al., 1993
Bezerros (80 kg, alimentação convencional)	5	VO	NR	11,60	NR	Sutter et al., 1993
Bezerros (160 kg, alimentação láctea)	5	VO	NR	10,2	NR	Sutter et al., 1993
Bezerros (160 kg, alimentação convencional)	5	VO	NR	NR	NR	Sutter et al., 1993
Bezerros (210 kg, alimentação convencional)	10	VO	NR	16,6	NR	Sutter et al., 1993
Vacas-leiteiras (3 a 7 anos de idade)	5	IV	6,28	7,26	820	Lohuis et al., 1992
Vacas-leiteiras (3 a 7 anos de idade, endotoxina mamária)	5	IV	12,25	Aproximadamente 7 h	1.000	Lohuis et al., 1992
Equinos	5	IV	7,8	12	300	Fellenberg et al., 1990
Ormetoprima						
Bezerros (6 a 8 meses de idade)	5,5/27,5[a]	IV	1,450	1,37	13,71	Wilson et al., 1987
Éguas[b]	9,2/45,8[a]	IV	1,66	1,19	671	Brown et al., 1989
Tetroxoprima						
Cães	5	IV	NR	5,45	NR	Vergin et al., 1984
Metioprima						
Cães	5	IV	NR	3,07	NR	Vergin et al., 1984

NR: não relatado; IV: via intravenosa; VO: via oral; Vd: volume de distribuição); t½: meia-vida.
[a]Primeira dose é de trimetoprima; a segunda é de sulfadimetoxina.
[b]Uma égua estudada.

glucuronida e a hidroxilação aromática são duas vias metabólicas adicionais pelas quais as sulfonamidas são metabolizadas em animais. Metabólitos da glucuronida são hidrossolúveis e excretados na urina, o que reduz o risco de precipitação nos túbulos renais. Desacetilação, oxidação, desaminação, conjugação com sulfato e quebra dos anéis heterocíclicos das moléculas de sulfonamidas também foram relatados (Bevill, 1988). Independentemente da via metabólica tomada, os metabólitos apresentam atividade terapêutica reduzida (metabólito hidróxi) ou são inativos terapeuticamente (metabólito N_4-acetil).

Excreção

As sulfonamidas capazes de atingir concentrações sanguíneas terapêuticas são excretadas pelos rins, seja como compostos parentais, seja como metabólitos, por meio da filtração glomerular (fração não ligada às proteínas plasmáticas). Por consequência, concentrações urinárias são consistentemente maiores que a concentração plasmática do fármaco correspondente (cerca de 10 vezes maior para trimetoprima e 30 vezes maior para sulfonamidas), que auxiliam no tratamento de infecções do trato urinário inferior. Existem também alguma excreção ativa tubular proximal mediada por carreadores e absorção passiva de fármacos não ionizados a partir do líquido tubular distal. Pequenas concentrações de sulfonamidas também são excretadas em lágrimas, fezes, bile, leite e suor. O pH urinário baixo favorece a reabsorção tubular e, portanto, meias-vidas mais longas das sulfonamidas, enquanto a alcalinização da urina aumenta a excreção urinária por meio da redução da reabsorção passiva dependente do pH nos túbulos. A reabsorção tubular é responsável pela meia-vida longa observada para algumas sulfonamidas. Sulfonamidas não absorvidas cujo objetivo é atividade intestinal são eliminadas principalmente pelas fezes, com pouco do fármaco ativo ou metabolizado absorvido sistemicamente para ser excretado por mecanismos renais.

REAÇÕES ADVERSAS CAUSADAS POR SULFONAMIDAS

As sulfonamidas podem produzir muitos efeitos adversos em animais. Da mesma forma, quando combinações de trimetoprima ou ormetoprima-sulfonamida são administradas, as reações adversas são atribuídas principalmente ao componente sulfonamida.

Cristalúria

Cristalúria, hematúria e bloqueio tubular renal podem surgir pela precipitação de sulfonamidas no filtrado glomerular dos rins. Subsequentemente, cristais de sulfonamidas podem se formar nos túbulos renais. Esse problema não é tão importante quanto no passado, pois é causado sobretudo por preparações insolúveis mais antigas. Sulfadiazina é a menos solúvel e pode se precipitar nos túbulos renais em pH ácido. Embora as complicações sejam raras com o uso atual das sulfonamidas, deve-se assegurar que os pacientes estejam bem hidratados ao receberem sulfonamidas, uma vez que insuficiência renal causada por cristais de sulfonamidas foi relatada em pacientes humanos que estavam desidratados. O bloqueio tubular foi relatado de maneira anedótica em animais, mas com formulações atuais ele não é considerado um problema clínico importante. É notável que esse problema seja mais provável com metabólitos acetilados das sulfonamidas, formados em cães.

Ceratoconjuntivite seca

Também conhecida como "olho seco", trata-se da ausência de produção adequada de lágrimas, resultando em inflamação ocular, irritação e suscetibilidade à infecção. Muitos casos de ceratoconjuntivite seca (CCS) induzida por sulfonamidas foram relatados em cães tratados com sulfassalazina, sulfadiazina e sulfametoxazol (Morgan e Bachrach, 1982; Slatter e Blogg,

1978; Collins *et al.*, 1986). A reação é vista com maior frequência após tratamento crônico, mas foram relatados casos que receberam apenas administração a curto prazo. Berger *et al.* (1995) observaram 33 cães de várias raças para ocorrência de CCS após tratamento com trimetoprima-sulfadiazina, conforme caracterizado por alterações nos valores do teste lacrimal de Schirmer. Houve discordância se essa reação foi causada pelo efeito intrínseco relacionado com a dose, ou se ele é idiossincrático. O prognóstico parece depender da idade do animal e da duração da exposição (Morgan e Bachrach, 1982). Cães tratados com sulfonamidas devem ter a produção lacrimal testada periodicamente.

A reação aparentemente é causada por um efeito lacrimotóxico do componente da sulfonamida (tóxico para as células acinares lacrimais). O efeito lacrimo-tóxico pode ser causado por um anel piridina que contém nitrogênio nas células acinares lacrimais (Collins *et al.*, 1986; Slatter e Blogg, 1978). A reversão da CCS pode ou não ocorrer quando da interrupção do tratamento com sulfonamida.

Hipersensibilidade

Uma reação de hipersensibilidade retardada foi descrita principalmente em cães (Trepanier, 1999; Trepanier *et al.*, 2003), a qual pode se dar por sulfadiazina, sulfadimetoxina ou sulfametoxazol. Doberman Pinschers podem ser mais suscetíveis que outras raças (Giger *et al.*, 1985; Cribb, 1989; Cribb e Spielberg, 1990). Isso pode decorrer de uma reação do tipo doença do soro (hipersensibilidade tipo III) ou envolver outro mecanismo de citotoxicidade e hipersensibilidade, ou, ainda, ser idiossincrático (Trepanier, 2004). As lesões incluem, mas não são limitadas a glomerulopatia, polimiosite, poliartrite, lesões de pele, erupções cutâneas, febre, hepatotoxicidade, trombocitopenia, neutropenia e anemia (Giger *et al.*, 1985; Cribb, 1989; Rowland *et al.*, 1992). É mais provável que a reação seja causada pelo componente sulfonamida que pelo trimetoprima (Giger *et al.*, 1985). Em cães afetados, os sinais clínicos se resolvem rapidamente após a interrupção do uso de sulfonamidas. Entretanto, problemas como hepatopatia não se resolvem em cães após a lesão inicial induzida pelo fármaco (Trepanier *et al.*, 2003). Existe alguma evidência de que se trata de uma reação a um metabólito da sulfonamida, e não uma reação imunológica ao fármaco parental (ver seção *Efeito do estado acetilador nas reações adversas*).

Necrose hepática

Um componente da reação de hipersensibilidade é a necrose hepática. As combinações trimetoprima-sulfadiazina e sulfametoxazol-trimetoprima em cães resultaram nessa condição (Twedt *et al.*, 1997; Dodds, 1997). Hepatotoxicidade pode ser causada pela reação de hipersensibilidade ou como resultado de uma via metabólica anormal, o que permite a produção ou acúmulo de metabólitos hepatotóxicos.

Distúrbios de coagulação sanguínea

Hipoprotrombinemia foi relatada em cães (Neer e Savant, 1992; Patterson e Grenn, 1975), em filhotes de coiote (Brown *et al.*, 1982) e em galinhas Leghorn (Daft *et al.*, 1989) que recebem sulfaquinoxalina. Sulfaquinoxalina é única entre as sulfonamidas, pois pode induzir hipoprotrombinemia em animais 24 h após a administração pelo prolongamento do tempo de protrombina. Acredita-se que essa reação adversa não seja relacionada com a sulfonamida individual ou a porção quinoxalina da molécula de sulfaquinoxalina, mas ocorra quando as duas entidades são combinadas em uma única molécula. A sulfaquinoxalina não é um anticoagulante *in vitro*, nem destrói nem inativa a protrombina. Ainda assim, sulfaquinoxalina pode ser um inibidor de vitamina K epóxido redutase, e é mais provável que essa inibição ocasione a reação hipoprotrombinêmica observada nos casos relatados de intoxicação por sulfaquinoxalina. O tratamento se dá pela administração de vitamina K_1 por 4 a 7 dias, e a recuperação normalmente ocorre sem percalços.

Discrasias sanguíneas

Anemia e trombocitopenia foram associadas à administração de sulfonamidas (Weiss e Adams, 1987; Weiss e Klauser, 1990; Stockner, 1993). Mamíferos derivam o seu ácido fólico pré-formado a partir da dieta ou de bactérias que produzem a vitamina no trato intestinal. A anemia induzida pelas combinações de trimetoprima-sulfonamida pode ser causada pela redução da concentração sérica de folato, presumivelmente pela inibição da produção de folato por bactérias intestinais ou pelo bloqueio da sua redução a tetra ou di-hidrofolato, resultando em menor concentração sérica de folato no soro do animal, o que eventualmente induz anemia. A anemia por deficiência de folato é rara, mas deve ser monitorada com uso a longo prazo. Alguns médicos-veterinários administram ácido fólico ou ácido folínico (suplementos de vitamina B) a pacientes que recebem trimetoprima-sulfonamidas. Porém, ainda é uma conduta controversa e não se provou se é necessária rotineiramente ou mesmo efetiva.

Trombocitopenia foi relatada em animais e em humanos (Sullivan *et al.*, 1992; Dodds, 1993). A trombocitopenia em animais, como em humanos, provavelmente é associada à reação imunomediada ou de hipersensibilidade. A trombocitopenia normalmente se resolve após a suspensão da administração do fármaco.

Distúrbios de metabolismo da tireoide

Tanto o sulfametoxazol quanto a sulfadiazina foram associados a hipotireoidismo em cães, um efeito provavelmente causado pela habilidade das sulfonamidas em inibir a atividade da tireoide peroxidase. Estudos demonstraram que a administração de sulfametoxazol-trimetoprima na dose de 30 mg/kg, q 12 h por 6 semanas, ou 15 mg/kg, q 12 h por períodos curtos como 3 semanas reduziu a concentração de tiroxina (T_4) em cães e a resposta ao hormônio estimulante da tireoide (TSH) (Frank *et al.*, 2005; Hall *et al.*, 1993; Williamson *et al.*, 2002). O hipotireoidismo é reversível, podendo retornar ao normal em tão pouco tempo quanto 1 semana, ou na maioria dos cães em 3 semanas, após a interrupção da administração do fármaco (Hall *et al.*, 1993; Williamson *et al.*, 2002). Um estudo (Panciera e Post, 1992) produziu evidências contraditórias nas quais a administração de trimetoprima-sulfadiazina na dose de 15 mg/kg, q 12 h por 4 semanas não teve efeito nos testes de T_4 total, T_4 livre ou TSH. Sulfadimetoxina também foi implicada como goitrogênica para fetos suínos no final da gestação (Blackwell *et al.*, 1989).

Reações cutâneas

Sulfonamidas estão entre os fármacos implicados com maior frequência em erupções cutâneas em pessoas, especialmente a síndrome Stevens-Johnson induzida por fármacos e necrólise epidérmica tóxica (Roujeau *et al.*, 1995). Em cães, reações cutâneas (erupções pelo fármaco) também são possíveis (Medleau *et al.*, 1990). Acredita-se que as reações cutâneas em cães representem a manifestação de uma reação de hipersensibilidade descrita na seção *Hipersensibilidade* (Trepanier, 1999).

Efeito do estado acetilador sobre as reações adversas

Reações adversas em pessoas foram associadas ao estado acetilador. Em acetiladores lentos, uma proporção maior do fármaco pode ser direcionada para conversão em um metabólito mais tóxico, compostos sulfonamida-hidroxilamina ou compostos nitrosos, que são mais tóxicos para as células. Normalmente, esses metabólitos são detoxificados por conjugação com a glutationa, mas alguns pacientes podem não ter essa habilidade. Cães não têm a habilidade de acetilar fármacos; portanto, podem ser mais suscetíveis a reações adversas que outros animais. Existe evidência de que alguns cães são mais suscetíveis aos efeitos adversos do metabólito hidroxilamina-sulfonamida que cães mestiços em razão da menor habilidade em metabolizar o metabólito, o que pode explicar a maior incidência de reações adversas relatadas em Dobermans (Cribb e Spielberg, 1990). (Outros fármacos acetilados em pessoas incluem dapsona e isoniazida, os quais também apresentam maior risco de toxicidade em cães.)

Diarreia

Embora tenha sido associada ao tratamento com trimetoprima-sulfonamida em equinos, esse efeito pode não ser mais comum por trimetoprima-sulfonamidas que para qualquer outro antimicrobiano administrado por via oral em equinos. Quando equinos saudáveis receberam doses de 25 a 100 mg de sulfadiazina em combinação com 5 a 20 mg/kg de trimetoprima, não houve evidência de aumento da ocorrência de colite associada a *Clostridium perfringens* (White e Prior, 1982). Em outro estudo, Gustafsson *et al.* (1999) administraram trimetoprima-sulfadiazina 2 vezes/dia durante 5 dias em equinos e mensuraram os efeitos na microbiota intestinal. Houve declínio inicial no número de bactérias, mas esses valores aumentaram novamente e os autores concluíram que esse tratamento não produziu o distúrbio da flora bacteriana intestinal.

Carcinogênese

Demonstrou-se que a sulfametazina induz hiperplasia de tireoide em ratos (Astwood *et al.*, 1943; MacKenzie e MacKenzie, 1943; Swarm *et al.*, 1973) e tipos específicos de câncer de tireoide tanto em camundongos quanto em ratos. Fullerton *et al.* (1987) verificaram que machos e fêmeas de ratos Fischer 344 que recebiam dietas contendo 1.200 ou 2.400 ppm de sulfametazina apresentavam peso da tireoide significativamente maior que os controles, provavelmente em decorrência da hiperplasia de tireoide relacionada com o aumento das concentrações do hormônio estimulante da tireoide. Littlefield *et al.* (1989) forneceram sulfametazina na alimentação de camundongos e induziram adenomas de células foliculares da glândula tireoide após 24 meses de fornecimento contínuo da dose de 4.800 ppm com hiperplasia focal de células foliculares e aberrações em outros órgãos sendo percebidas em algumas das doses mais baixas de sulfametazina. Em um estudo similar, houve aumento significativo da incidência de adenocarcinoma de células foliculares em ratos sacrificados após 24 meses de fornecimento

contínuo de sulfametazina na alimentação, com outras lesões não neoplásicas da tireoide, sendo também relatadas em outros grupos de tratamento. Não existem relatos de associação da administração de sulfonamidas ao câncer em animais domésticos.

Regulação do potássio

Trimetoprima foi associado a hiperpotassemia em pessoas e animais de laboratório, mas, exceto por relatos anedóticos, isso não foi bem documentado em espécies veterinárias. O mecanismo da hiperpotassemia parece ser causado pela inibição da Na^+-K^+-ATPase diante da atividade intacta de H^+-K^+-ATPase. Os efeitos do trimetoprima podem mimetizar amilorida, um diurético poupador de potássio. Esses efeitos podem ser potencializados pela coadministração de inibidores da enzima conversora de angiotensina (inibidores de ECA), como enalapril ou benazepril, ou administração de um bloqueador de receptor de angiotensina.

SULFONAMIDAS NA MEDICINA VETERINÁRIA

Sulfadimetoxina

Sulfadimetoxina (Figura 32.1) constitui uma sulfonamida de longa ação que foi usada sozinha ou em combinação com ormetoprima (ormetoprima-sulfadimetoxina) para tratamento de infecções por microrganismos suscetíveis em bovinos, suínos, equinos, frangos, peixes e cães, além de outros animais vertebrados e invertebrados. A combinação é discutida na seção *Sulfadimetoxina-ormetoprima*.

A farmacocinética da sulfadimetoxina foi relatada para muitas espécies. Em cães, a absorção oral é de 49%, com meia-vida de 13,1 h (Baggot *et al.*, 1976). O pico da concentração sérica em cães, na dose oral de 55 mg/kg, foi de 67 µg/mℓ (média). A depuração sistêmica se dá via renal em cães.

A farmacocinética da sulfadimetoxina em bovinos foi descrita por muitos pesquisadores. Bourne *et al.* (1981) administraram em bovinos adultos 107 mg/kg por via intravenosa (IV) ou VO. No estudo IV, a concentração plasmática de sulfadimetoxina apresentou pico às 0,5 h após administração e declinou lentamente no decorrer do tempo, com o composto parental, acetilsulfadimetoxina, e um metabólito "polar" sendo encontrado na urina por pelo menos 48 h após administração por via intravenosa. O volume de distribuição (Vd) foi de 0,315 ℓ/kg naqueles bovinos. No estudo com administração por via oral, contrações plasmáticas de sulfadimetoxina começaram tão baixas quanto 0,5 h, gradualmente foram para o pico às 10 h após a administração e, então, começaram a decair, com concentrações detectáveis do composto parental e de todos os metabólitos sendo encontrados na urina por pelo menos 84 h após a administração. A biodisponibilidade da sulfadimetoxina foi calculada como 59,1%. Boxenbaum *et al.* (1977) administraram 55 mg/kg IV de sulfadimetoxina (solução a 40%) ou 55 mg/kg VO a bovinos, seguido por 27,5 mg/kg de sulfadimetoxina administrada por via oral às 24, 48 e 72 h após a dose de ataque inicial. Depois da injeção IV, a meia-vida de sulfadimetoxina foi determinada como de 12,5 h, com volume de distribuição de 0,31 ℓ/kg. Esse estudo também confirmou que concentrações plasmáticas adequadas (> 50 µg/mℓ) foram mantidas ao longo do estudo de administração por via oral, e esse método poderia ser usado quando a administração por via intravenosa não era mais possível. Por comparação, um estudo de Wilson *et al.* (1987) demonstrou que sulfadimetoxina (27,5 mg/kg) em combinação com ormetoprima (5,5 mg/kg) administrado via

IV a bovinos tem meia-vida mais curta (7,91 h) e volume de distribuição de 0,185 ℓ/kg. Quando recebendo a mesma dose VO, a biodisponibilidade da sulfadimetoxina foi de 56,6%.

Estudos realizados por Righter *et al.* (1979) avaliaram a farmacocinética da sulfadimetoxina em suínos adultos, em crescimento e lactentes. Suínos adultos receberam doses de 20, 50 ou 100 mg/kg de sulfadimetoxina IV e tiveram valores de volume de distribuição de 0,178, 0,258 e 0,331 ℓ/kg e depuração corporal total de 4,21, 5,54 e 7,37 mℓ/kg/h, respectivamente. Os parâmetros farmacocinéticos de 55 mg/kg de sulfadimetoxina administrada via IV a suínos em crescimento e lactentes também foram relatados. Suínos lactentes (1 a 2 semanas de vida) tiveram meia-vida de sulfadimetoxina de 16,16 h, volume de distribuição de 0,483 ℓ/kg e depuração corporal total de 20,9 mℓ/kg/h. Em contrapartida, suínos em crescimento (11 a 12 semanas de vida) apresentaram meia-vida de 9,35 h, volume de distribuição de 0,347 ℓ/kg e depuração corporal total de 26,1 mℓ/kg/h, indicando um efeito da farmacocinética da sulfadimetoxina em suínos jovens relacionado com a idade. Suínos desmamados que consumiram água medicada com 0,05 g de sulfadimetoxina/100 mℓ apresentaram concentrações plasmáticas médias de 80 ppm 12 h após a introdução da água medicada, com concentrações plasmáticas declinando a aproximadamente 50 ppm depois. O consumo total de água não foi afetado, o que indicou que a sulfadimetoxina pode ser de uso terapêutico em suínos, dado que o consumo de água seja mantido durante o período de tratamento. Mengelers *et al.* (1995) administraram 25 mg/kg de sulfadimetoxina e 5 mg/kg de trimetoprima via IV em suínos com 34 a 40 kg saudáveis e febris (inoculados via endobronquial com toxinas de *Actinobacillus pleuropneumoniae*). A meia-vida plasmática de sulfadimetoxina tanto para suínos saudáveis quanto pneumônicos não foi significativamente diferente (aproximadamente 13 h). A meia-vida de trimetoprima não foi significativamente diferente entre suínos saudáveis e pneumônicos (aproximadamente 2,7 h); entretanto, a meia-vida foi significativamente mais curta que a da sulfadimetoxina. Além disso, os valores do volume de distribuição de suínos saudáveis e pneumônicos que receberam sulfadimetoxina não foram significativamente diferentes (aproximadamente 0,25 ℓ/kg), mas o trimetoprima mostrou diferenças significativas entre suínos saudáveis (1,21 ℓ/kg) e pneumônicos (1,49 ℓ/kg). A média da área sob a curva (ASC) de trimetoprima foi reduzida, e a depuração corporal total aumentou nos suínos febris, mas sem alterações significativas nesses parâmetros farmacocinéticos da sulfadimetoxina.

A sulfadimetoxina está disponível em uma solução concentrada (p. ex., Albon 12,5%) para bovinos e frangos, suspensão oral (p. ex., Albon suspensão 5%), comprimidos e *bolus* para cães, gatos e bovinos, comprimidos de liberação prolongada (Albon SR), injeção a 40% usada em cães, gatos e bovinos, e pó solúvel que pode ser adicionado à água de beber para bovinos e frangos. O uso clínico aprovado para essa formulação reside no tratamento de coccidiose intestinal, enterite bacteriana, cólera aviária, pneumonia bacteriana, pododermatite em bovinos, infecções de pele e tecidos moles em cães e gatos e cistite bacteriana em cães. Na bula dos produtos para tratamento de infecções bacterianas, consta a frase "para tratamento de bactérias suscetíveis que causam essas infecções". Uma vez que a resistência pode ser comum, algumas das condições listadas anteriormente podem não responder de forma adequada ao tratamento e estar desatualizadas.

O uso clínico de sulfadimetoxina foi descrito em perus (Epstein e Ashworth, 1989), cães (Yagi *et al.*, 1981; Fish *et al.*, 1965; Dunbar e Foreyt, 1985; Imamura *et al.*, 1986, 1989), primatas (Adamson *et al.*, 1970; Bridges *et al.*, 1968), lagostas (James e Barron, 1988), bagres-do-canal (Squibb *et al.*, 1988) e trutas-arco-íris (Kleinow e Lech, 1988). A detecção de valores que violam os limites estabelecidos para resíduos de sulfadimetoxina em bagres-do-canal também foi relatada (Walker e Barker, 1994).

Sulfametazina (sulfadimidina)

Sulfametazina (sulfadimidina) (Figura 32.1), assim como muitas sulfonamidas, tem sido utilizada há décadas na medicina veterinária; portanto, a literatura veterinária contém muitos relatos do seu uso em muitas espécies de animais, incluindo bovinos, equinos, suínos, frangos, pequenos ruminantes e coelhos etc. Na Tabela 32.2, estão resumidos alguns dos parâmetros farmacocinéticos da sulfametazina em animais.

Esse fármaco tem sido administrado a bovinos e suínos, e é formulado para uso na água de beber (Church *et al.*, 1979), como aditivo alimentar, *bolus* de liberação prolongada e preparação IV. A sulfametazina tem sido comercializada como tratamento único ou em combinação com outros antimicrobianos, como outras sulfonamidas, tilosina, clortetraciclina e penicilina G procaína.

As indicações da bula dos produtos de sulfametazina incluem o uso para tratamento de coccidiose intestinal, enterites bacterianas, pneumonia e pododermatite em bovinos. A sulfametazina está disponível como solução oral para bezerros, frangos, suínos e bovinos. Está disponível como solução a 12,5% para ser adicionada na água de beber, e, também, como pó para ser adicionado à água de beber dessas espécies. Comprimidos (Sulmet® comprimidos de 2,5 e 5 g) também estão disponíveis para animais de grande porte, assim como comprimidos de liberação prolongada (p. ex., Sulfa-Max®) em uma variedade de tamanhos para bezerros e bovinos adultos. Produtos de sulfa tripla contendo sulfametazina (sulfametazina-sulfanilamida e sulfatiazol), assim como a combinação sulfametazina-sulfatiazol em pó oral, não estão mais disponíveis nos EUA, mas ainda podem estar em outros países.

Os parâmetros farmacocinéticos básicos da sulfametazina em bovinos foram relatados por Bevill *et al.* (1977a) e Nouws *et al.* (1988c), entre muitos outros. As formulações orais produzidas na forma de liberação prolongada de sulfametazina são de interesse particular para bovinos. Muitos relatos quanto à eficácia e aos usos clínicos das formulações de liberação prolongada de sulfametazina estão disponíveis em bovinos (Clark *et al.*, 1966; Ellison *et al.*, 1967; Miller *et al.*, 1969; Carlson *et al.*, 1976). Relatou-se que essas formulações de liberação prolongada atingiam concentrações sanguíneas suficientes para bactérias suscetíveis dentro de 6 a 12 h após administração oral e para manter ou exceder a concentração por 2 a 5 dias depois da administração oral. A formulação de liberação prolongada de sulfametazina foi relatada como efetiva para tratar doença respiratória bovina, difteria e pneumonia em bovinos (Carlson *et al.*, 1976; Clark *et al.*, 1966). A depuração de sulfametazina e de seus metabólitos em bovinos depende da idade do animal e da dose (Nouws *et al.*, 1986a; 1985b, 1983; Lapka *et al.*, 1980). Muitos metabólitos da sulfametazina foram identificados e descritos tanto em bovinos adultos quanto em bezerros (Nouws *et al.*, 1988c).

A farmacocinética da sulfametazina e dos seus metabólitos é de interesse particular em suínos. A sulfametazina e seus metabólitos com frequência são associados a concentrações acima dos níveis permitidos em produtos cárneos suínos, uma vez que a sulfametazina é amplamente utilizada como aditivo da alimentação de suínos. A sulfametazina tem sido amplamente utilizada para tratar infecções microbianas suscetíveis em suínos, incluindo *Salmonella typhisuis* (Fenwick e Olander, 1987) e *Bordetella bronchiseptica* (Kobland *et al.*, 1984). Sulfonamidas já figuraram entre as causas mais comuns de violações em resíduos de alimentos relatados pelo US Food Safety Inspection Service, em que os suínos foram a espécie produtora de alimentos com maior número de violações em resíduos (Sweeney *et al.*, 1993).

Parâmetros farmacocinéticos para suínos foram descritos por Sweeney *et al.* (1993) e outros autores (ver Tabela 32.2), incluindo a farmacocinética de metabólitos (Nouws *et al.*, 1989a, 1986b). Estudos usaram sulfametazina radiomarcada (Mitchell *et al.*, 1986; Mitchell e Paulson, 1986) e não radiomarcada (Biehl *et al.*, 1981; Ashworth *et al.*, 1986) para determinar os padrões de eliminação da sulfametazina e seus metabólitos a partir dos tecidos em suínos. Outros estudos mostraram que os principais metabólitos produzidos a partir do metabolismo da sulfametazina em suínos são N_4-acetilsulfametazina, N_4-glicose conjugado com sulfametazina e desaminosulfametazina (Mitchell *et al.*, 1986). Análises usando suínos alimentados com 110 ppm de C^{14}-sulfametazina no alimento por 3 a 7 dias, eutanasiados e seus tecidos examinados para radioatividade total e concentração do metabólito verificaram maior concentração de radioatividade no intestino (alimento não digerido). Sangue, rins, urina e fígado apresentavam altas concentrações de radioatividade (*i. e.*, composto parental e metabólito). O tecido adiposo continha a menor quantidade de radioatividade de todos os tecidos avaliados (Mitchell *et al.*, 1986). Metabólitos específicos encontrados nesses e em outros tecidos de suínos que receberam sulfametazina marcada com C^{14} no alimento foram relatados por Mitchell e Paulson (1986).

Outros estudos relataram resíduos de sulfametazina em suínos (Ashworth *et al.*, 1986; Biehl *et al.*, 1981). Além disso, sulfametazina e seus metabólitos foram descritos em suínos empregando-se modelos farmacocinéticos baseados na fisiologia (PBPK) (Burr *et al.*, 2005; 2006; Mason *et al.*, 2008). Esses estudos demonstraram quantidade significativa de variabilidade na distribuição e no metabolismo, o que sugeriu potencial para violação de resíduos nos tecidos com diferenças menores na dose, na contaminação ambiental ou na ocorrência de doença.

Bovinos e suínos são as duas principais espécies nas quais sulfametazina é aprovada para uso, com menos relatos em outras espécies. Parâmetros farmacocinéticos e/ou cinéticos da depleção tecidual de sulfametazina e seus metabólitos foram estabelecidos em pôneis (Wilson *et al.*, 1989; Nouws *et al.*, 1987) e equinos (Nouws *et al.*, 1985a). Também foram publicados estudos farmacocinéticos da sulfametazina em cabras (Abdullah e Baggot, 1988; Witcamp *et al.*, 1992; Nouws *et al.*, 1988b, 1989b, Elsheikh *et al.*, 1991; Youssef *et al.*, 1981; van Gogh *et al.*, 1984; Witcamp *et al.*, 1993), ovinos (Srivastava e Rampal, 1990; Bourne *et al.*, 1977; Bevill *et al.*, 1977c; Bulgin *et al.*, 1991; Nawaz e Nawaz, 1983), cães (Riffat *et al.*, 1982), galinhas (Righter *et al.*, 1971; Nouws *et al.*, 1988a; Goren *et al.*, 1987), coelhos (Yuan e Fung, 1990), camundongos (Littlefield *et al.*, 1989), búfalos (Singh *et al.*, 1988), camelos (Younan *et al.*, 1989) e carpas e trutas-arco-íris (van Ginneken *et al.*, 1991).

Lashev *et al.* (1985) descreveram a alteração da farmacocinética em galos tratados com dose única de 50 mg/kg IV de sulfadimidina apenas ou sulfadimidina IV após 2 semanas de quatro doses de 3,5 mg/kg por via subcutânea (SC) de testosterona. Galos normais e castrados não apresentaram diferenças significativas nos valores de meia-vida, que variaram de 7,62 h (castrados) a 9,38 h (intactos). Galos pré-tratados e que receberam sulfadimidina apresentaram meia-vida de 23,85 h, assim como diminuição significativa da depuração e volume de distribuição. Galinhas metabolizam sulfametazina em partes relativamente iguais por meio de hidroxilação e acetilação. Nesse estudo, chegou-se à hipótese de que a via de acetilação do metabolismo da sulfametazina foi retardada pelos tratamentos com testosterona e resultou em prolongamento da meia-vida.

Sulfaquinoxalina

Sulfaquinoxalina (Figura 32.1) foi usada principalmente para o controle de coccídeos e de algumas doenças bacterianas suscetíveis em frangos. A literatura veterinária também contém alguns relatos do uso de sulfaquinoxalina em coelhos (Eppel e Thiessen, 1984; Joyner *et al.*, 1983) e cães (Brown *et al.*, 1982; Patterson e Grenn, 1975), mas o uso clínico nessas espécies é raro atualmente.

Esse fármaco está disponível como solução oral em muitas concentrações (20 a 32%), que devem ser usadas misturadas à água de beber. Em alguns países (mas não nos EUA), existem combinações de soluções de pirimetamina e sulfaquinoxalina para administração na água de beber.

Sulfaquinoxalina tem sido administrada em frangos para controlar coccidiose. Mathis e McDougald (1984) descreveram a efetividade terapêutica da sulfaquinoxalina e da sulfaquinoxalina-pirimetamina contra muitas espécies de coccídeos do gênero Eimeria. Determinou-se a partir desse estudo que tanto sulfaquinoxalina quanto sulfaquinoxalina-pirimetamina eram altamente efetivas contra *E. acervulina*, mas menos contra *E. tenella*. Ainda, verificou-se que a mistura potencializada foi mais efetiva contra *E. tenella* que apenas a sulfaquinoxalina, embora nenhuma delas tenha sido particularmente efetiva contra qualquer coccídeo cecal. Amprólio foi eficaz contra formas cecais de coccídeos, embora tenha sido combinado com sulfaquinoxalina ou sulfaquinoxalina-pirimetamina para aumentar o espectro de atividade. A inefetividade de sulfaquinoxalina-pirimetamina contra *E. tenella* também foi documentada em outro estudo (Chapman, 1989), ressaltando a importância da identificação correta de coccídeos antes da instituição de um tratamento anticoccídeo com sulfaquinoxalina ou qualquer outra sulfonamida.

Banerjee *et al.* (1974) relataram o estado das concentrações sanguíneas após administração de sulfaquinoxalina, que estava dentro da faixa terapêutica: verificaram-se altas concentrações no fígado, nos rins e no ceco, e menores no saco vitelínico e no cérebro. Uma única dose oral de sulfaquinoxalina marcada com S^{35} em pintinhos de 1 semana de vida mostrou captação rápida a partir do trato gastrintestinal e distribuição ampla pelo corpo, incluindo a travessia da barreira hematencefálica. Em 30 min após a administração, autorradiografia mostrou que todos os tecidos (cérebro, pulmões, fígado, rins, gordura e músculos), exceto a lente do olho, apresentavam concentrações mensuráveis de sulfaquinoxalina. Achados similares resultaram da administração por via intravenosa de sulfaquinoxalina marcada com S^{35}, e também verificou-se que provavelmente ocorre a excreção de sulfaquinoxalina pela bile e secreção pela mucosa cecal, pelo papo e pela moela. A absorção oral foi maior (3,5 vezes) em aves infectadas com *E. acervulina* e *E. tenella* em comparação a aves não infectadas (Williams *et al.*, 1995). Um estudo de Li *et al.* (1995) verificou que, em frangos machos e fêmeas com 7 a 8 semanas de vida que receberam dose única de 200 mg/kg de sulfaquinoxalina VO, os tempos do pico de concentração no plasma e fígado foram similares (4 h), mas mais longos no coração, no rim e nos músculos (6 h). A meia-vida da sulfaquinoxalina foi mais curta no músculo (4,5 h), com meia-vida significativamente mais longa no coração (10 h), no plasma (11 h), no fígado (13 h) e nos rins (18 h).

A segurança e a eficácia da sulfaquinoxalina sozinha ou em combinação com trimetoprima (trimetoprima:sulfaquinoxalina na razão de 1:3) foram relatadas em frangos (White e Williams, 1983; Piercy *et al.*, 1984; Sainsbury, 1988). A dose total de 30 mg/kg/dia VO, controlou de maneira satisfatória a colesepticemia e a pasteurelose induzidas, além de cinco espécies de coccídeos (White e Williams, 1983). Uma margem de segurança ampla foi mostrada para a combinação de trimetoprima:sulfaquinoxalina na razão de 1:3 em frangos, embora diminuição do apetite e consumo de água e menor produção de ovos, peso dos ovos e eclodibilidade tenham sido notados quando da incorporação desses antimicrobianos ao alimento ou à água em concentrações mais altas que o recomendado (Piercy *et al.*, 1984).

A intoxicação pelo uso de sulfaquinoxalina em animais é rara. A toxicidade da sulfaquinoxalina se deu em galinhas Leghorn (Daft *et al.*, 1989), nas quais a mortalidade foi de 47% com relato em um lote comercial que recebeu a concentração de 0,05% de sulfaquinoxalina na ração. As lesões incluíram fígado ligeiramente aumentado, fígado aumentado e pálido, hemorragias em epicárdio, rins, oviduto, intestino delgado e ceco, medula óssea pálida, dermatite gangrenosa e algum grau de envolvimento pulmonar. Paterson e Grenn (1975) relataram que 12 cães adultos da raça Poodle miniatura que receberam 3,16 g/ℓ de sulfaquinoxalina na água de beber como tratamento para coccidiose apresentaram lesões similares às descritas em frangos, além de diminuição da temperatura corporal, membranas mucosas pálidas, hemorragias microscópicas no jejuno e no íleo e tempo de protrombina prolongado. Embora o mecanismo exato não tenha sido relatado, sulfaquinoxalina tem a habilidade de produzir hipotrombinemia acentuada (ver seção *Reações adversas causadas por sulfonamidas*), mesmo em animais que receberam dietas equilibradas que continham quantidades adequadas de vitamina K. Esses animais também responderam ao tratamento com vitamina K. Acredita-se que essa reação adversa não está relacionada com a porção individual sulfonamida ou quinoxalina da molécula de sulfaquinoxalina, mas ocorre apenas quando as duas entidades são combinadas. Uma intoxicação similar foi relatada em filhotes de coiote tratados com sulfaquinoxalina (Brown *et al.*, 1982).

Sulfamerazina

Sulfamerazina (ver Figura 32.1) foi utilizada principalmente em ovinos adultos e cordeiros para tratar infecções microbianas por microrganismos suscetíveis. Nesses ruminantes, foi usada sozinha ou em combinação com outros antibióticos (tilosina) e outras sulfonamidas (sulfametazina e sulfadiazina).

A farmacocinética da sulfamerazina foi descrita em ovelhas e cordeiros. Hayashi *et al.* (1979) a descreveram em ovelhas tanto após administração por via intravenosa quanto oral de 107 mg/kg. Após administração oral, a biodisponibilidade sistêmica foi de 81 ± 19%. Concentrações urinárias do composto parental e metabólitos também foram relatadas tanto para administração por via intravenosa quanto VO; ambas as vias produziram concentrações apreciáveis de sulfamerazina e três metabólitos na urina (descritos como o metabólito polar acetilsulfamerazina). A sulfamerazina administrada via IV produziu mais compostos parentais e menos metabólitos foram encontrados na urina, o que se atribuiu à ausência de metabolismo ruminal, enquanto mais metabólitos que compostos parentais foram encontrados no estudo VO em razão da conversão pelo metabolismo ruminal.

A farmacocinética da sulfadiazina também foi relatada em cordeiros neonatos e jovens (Debacker *et al.*, 1982). Cordeiros do nascimento às 16 semanas de vida receberam a dose de 100 mg/kg de sulfamerazina via IV ou VO. No estudo IV, verificou-se que a meia-vida da sulfamerazina foi mais longa na 1ª semana de vida (9 a 14 h) e diminuiu para 4 a 7 h às 9 a 16 semanas de vida. O volume de distribuição foi maior durante a 1ª semana de vida e diminuiu gradativamente com a idade, enquanto a depuração da sulfamerazina foi menor na 1ª semana de vida (20 a 40 mℓ/kg/h) e diminuiu gradativamente com a idade até 9 a 16 semanas de vida (50 a 80 mℓ/kg/h).

Sulfatiazol

Seu uso na medicina veterinária tem declinado. Ele foi formulado em combinação com cloridrato de clortetraciclina e penicilina G procaína, mas relatos do seu emprego são raros e edições anteriores deste texto devem ser consultadas para mais detalhes.

A farmacocinética do sulfatiazol em ovinos foi determinada por Koritz *et al.* (1977), tendo sido descritos resíduos teciduais de sulfatiazol em ovinos por Bevill *et al.* (1977b). Quando 36 ou 72 mg/kg de solução aquosa de sulfatiazol sódico 5% IV foram administrados em cordeiros fêmeas, o fármaco foi depurado rapidamente do plasma com baixo volume de distribuição de 0,34 e 0,59 ℓ/kg e meias-vidas 1,2 e 1,4 h, respectivamente. Ovelhas que receberam 214 mg/kg VO de uma solução aquosa de sulfatiazol sódico a 12,5% apresentaram biodisponibilidade sistêmica de aproximadamente 73% com meia-vida de cerca de 18 h. Tanto a via oral quanto a IV produziram acetilsulfatiazol, um terceiro metabólito "polar" na urina dessas ovelhas. Resíduos de sulfatiazol em ovinos foram maiores nos rins (308 ppm), seguidos por fígado (40 ppm), coração (34 ppm), musculatura do ombro (23 ppm), perna e lombo (22 ppm), gordura corporal (11 ppm) e gordura do omento (6,7 ppm). A concentração dos resíduos diminuiu rapidamente para concentrações muito baixas (< 0,13 ppm) ou indetectáveis em todos os tecidos testados 24 h após a administração.

Parâmetros farmacocinéticos também foram relatados em suínos: aqueles que receberam 72 mg/kg de sulfatiazol sódico IV apresentaram eliminação plasmática rápida do fármaco, com Vd médio de 0,54 ℓ/kg e meia-vida biológica de 1,39 h, similar àquela em ovelhas. Após administração da dose de 214 mg/kg VO, sulfatiazol teve Vd de 0,32 ℓ/kg e biodisponibilidade sistêmica de 73%, idêntica à de ovinos.

Sulfassalazina (salicilazosulfapiridina)

Sulfassalazina (Figura 32.3) foi desenvolvida originalmente como tratamento possível de artrite reumatoide em humanos. Entretanto, verificou-se ser mais efetiva no tratamento de doença intestinal inflamatória. O uso mais frequente se dá no tratamento de diversas formas de colite (Aronson e Kirk, 1983). O emprego gastrintestinal é discutido em mais detalhes

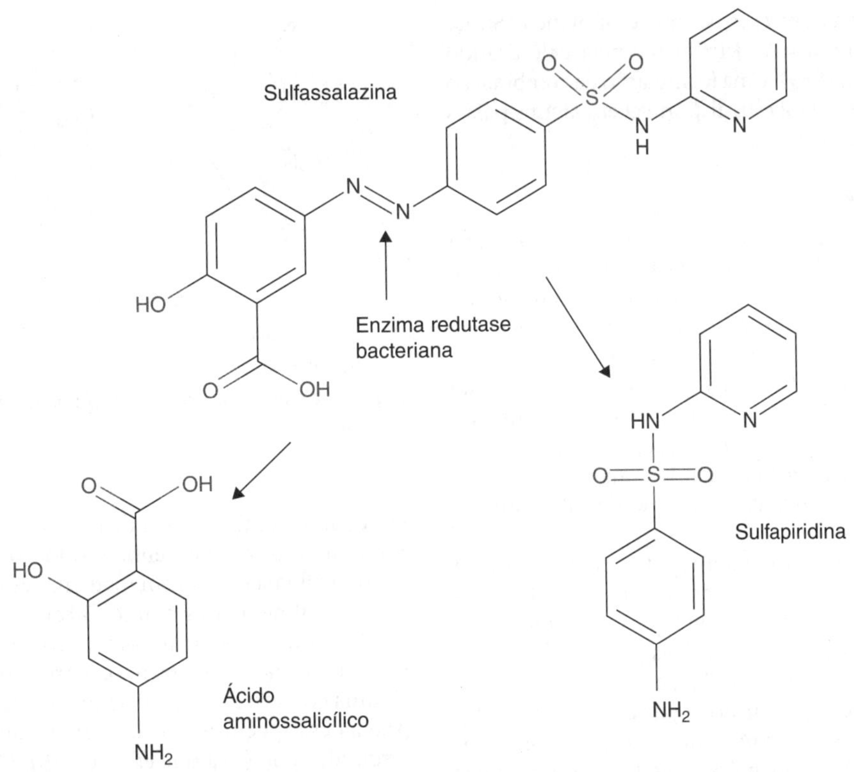

Figura 32.3 Estrutura da sulfassalazina, mostrando a redução por enzimas bacterianas no cólon (quebrando a ligação azo) para formar o ácido 5-aminossalicílico e sulfapiridina. A sulfapiridina pode ser absorvida via sistêmica, mas não apresenta efeitos terapêuticos significativos; o ácido aminossalicílico apresenta efeitos anti-inflamatórios locais no intestino.

no Capítulo 46. Doenças intestinais inflamatórias (mais comumente colite ulcerativa e doença de Crohn) foram tratadas com sulfassalazina em humanos.

A sulfassalazina consiste em dois componentes – ácido 5-aminossalicílico e sulfapiridina –, ligados por um anel azo. Essa ligação é quebrada pelas enzimas bacterianas no cólon (Figura 32.3). Após administração oral, o componente sulfonamida é absorvido sistemicamente, mas o componente ácido 5-aminossalicílico produz efeito anti-inflamatório local no cólon. Ácido 5-aminossalicílico também é conhecido como *mesalamina*, e hoje existem outras formas de mesalamina (p. ex., ou olsalazina) ou comprimidos com revestimento entérico (sensíveis ao pH) que liberam mesalamina no cólon, enquanto evitam os efeitos sistêmicos do componente sulfonamida.

Os efeitos anti-inflamatórios intestinais podem decorrer da inibição de prostaglandinas (Hoult e Moore, 1978), inibição de leucotrienos, redução da produção de radicais livres de oxigênio no intestino (Del Soldato *et al.*, 1985) ou sulfidrilas (Garg *et al.*, 1991).

Sulfadiazina

A formulação mais comumente usada que contém sulfadiazina consiste na combinação trimetoprima-sulfadiazina (p. ex., Tribissen® e outros), a qual será discutida em mais detalhes na seção *Trimetoprima-sulfadiazina*, uma vez que o seu uso é comum. A sulfadiazina (Figura 32.1) usada isoladamente foi relatada em alguns estudos. A farmacocinética está listada na Tabela 32.3. A sulfadiazina tem sido usada para controlar placa e gengivite em cães (Howell *et al.*, 1989) e atingiu concentrações no líquido cerebrospinal (quando administrada via IV) acima do relatado para valores de CIM para muitos componentes da família Enterobacteriaceae (Vergin *et al.*, 1984). Em suínos, a administração de sulfadiazina foi relatada a partir de vários estudos (Soli *et al.*, 1990; Guise *et al.*, 1986).

Sulfabromometazina

Derivado bromado da sulfametazina, é considerada uma sulfonamida de longa ação que, atualmente, raramente é usada. A sulfabromometazina tem solubilidade menor que a sulfametazina, tendo sido usadas doses orais únicas do fármaco para tratar difteria em bezerros e pneumonia, metrite, podridão dos cascos e mastite séptica em bovinos, tornando-se, algumas vezes, necessária a administração de doses repetidas 48 h depois. O uso da sulfabromometazina deve ser evitado durante os últimos 3 meses de gestação (Bevill, 1988).

Sulfaetoxipiridazina

Também raramente utilizada atualmente, é absorvida rapidamente após administração oral a suínos, ovinos e bovinos e extensivamente ligada às proteínas plasmáticas. O composto parental e o metabólito N_4-acetilado e outro conjugado à glucuronida não identificado parecem ser os principais produtos de excreção urinária (Bevill, 1988). Sulfaetoxipiridazina pode induzir catarata em algumas doses quando fornecida a cães e ratos no decorrer de períodos de 27 e 118 semanas, respectivamente (Ribelin *et al.*, 1967).

Sulfisoxazol

De uso limitado atualmente, já foi empregado no tratamento de infecções do trato urinário em cães e gatos causadas por bactérias suscetíveis (Bevill, 1988). A farmacocinética dos sulfisoxazol foi estudada em cães, suínos e humanos (Suber *et al.*, 1981), bem como a sua distribuição pela pele usando iontoforese (Inada *et al.*, 1989). Uma formulação da combinação de trimetoprima-sulfisoxazol está disponível em alguns países na forma injetável para bovinos.

Sulfaclorpiridazina

Quando usada sozinha, a sulfaclorpiridazina é administrada com maior frequência em bezerros e suínos. Sulfaclorpiridazina em pó, para ser misturada em soluções orais (Vetisulid® pó) ou comprimidos (Vetisulid® comprimidos de 2 g), foi administrada a bezerros e suínos para tratamento de enterite na dose de 33 a 49,5 mg/kg para bezerros e 44 a 77 mg/kg/dia para suínos. Existe também uma solução injetável disponível (Vetisulid® injetável 200 mg/mℓ) para uso intravenoso em bezerros. Sulfaclorpiridazina também foi usada em combinação com trimetoprima, relação discutida em mais detalhes na seção de sulfonamidas potencializadas.

A sulfaclorpiridazina é eliminada rapidamente do plasma após administração por via intravenosa. Injeções intramusculares em suínos resultam em concentrações sanguíneas máximas em 30 min após a injeção, mantidas por até 3 h (Bevill, 1988). Uma única dose IV de 50 mg/kg de sulfaclorpiridazina demonstrou volume de distribuição significativamente diferente em galos (0,34 ℓ/kg) *versus* galinhas (0,36 ℓ/kg), com a sulfonamida excretada de maneira mais lenta em galinhas (Lashev *et al.*, 1995).

A farmacocinética da sulfaclorpiridazina após administração oral e intracardíaca também foi descrita em bagres-do-canal (*Ictalurus punctatus*), e o fármaco apresentou uso potencial na aquicultura (Alavi *et al.*, 1993).

Outras sulfonamidas

Este capítulo tem discutido as principais sulfonamidas em uso na medicina veterinária atualmente e, de maneira resumida, algumas sulfonamidas menos importantes, ainda que seu uso tenha declinado significativamente. Entretanto, existem outras sulfonamidas que não são mais utilizadas hoje nos mercados dos EUA. Outras sulfonamidas que podem ser de interesse, historicamente ou em razão do seu uso em outros países, incluem sulfadimetoxipirimidina (Walker e Williams, 1972), sulfasomidina e sulfametomidina (Bridges *et al.*, 1969), sulfametoxipiridazina (Garg e Uppal, 1997), sulfametoxidiazina (Weijkamp *et al.*, 1994) e sulfametilfenazol (Austin e Kelly, 1966). O uso da combinação de sulfadimetoxina-sulfametoxazol em suínos sadios e pneumônicos (Mengelers *et al.*, 1995) também foi relatado.

Edições anteriores deste livro-texto ou referências individuais listadas aqui devem ser consultadas para informações mais aprofundadas quanto às sulfonamidas mais antigas ou menos utilizadas que não foram discutidas neste capítulo.

SULFONAMIDAS POTENCIALIZADAS

A combinação de sulfonamidas com trimetoprima ou ormetoprima (Figura 32.4) produziu maior atividade antibacteriana que qualquer um desses fármacos utilizados isoladamente. Por consequência, em seres humanos, cães, gatos, equinos e, ocasionalmente, em outros animais, essas formulações são mais comumente utilizadas do que as sulfonamidas isoladamente.

Combinações de sulfonamidas e trimetoprima foram extensivamente revisadas por Bushby (1980) e van Miert (1994). Uma ampla revisão das combinações de trimetoprima-sulfonamida

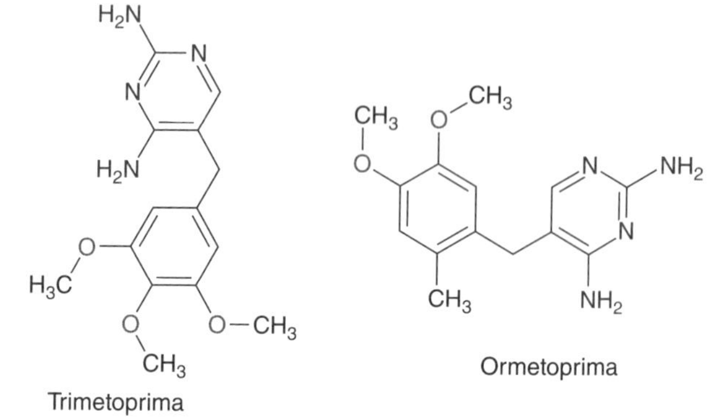

Figura 32.4 Estrutura do trimetoprima (esquerda) e do ormetoprima (direita).

em equinos também está disponível (van Duijkeren, 1994b). Embora essas revisões tenham sido realizadas há muitos anos, a farmacologia e o uso em medicina veterinária não mudaram substancialmente nos últimos 30 anos.

Os parâmetros farmacocinéticos das diaminopirimidinas (trimetoprima, ormetoprima e outros) foram estabelecidos para algumas espécies e estão listados nas Tabelas 32.5 e 32.6. Propriedades específicas das diaminopirimidinas também foram discutidas por Ascalone *et al.* (1986); Mengelers *et al.* (1990); Lohuis *et al.* (1992); Sutter *et al.* (1993); Wilson *et al.* (1987); Brown *et al.* (1989); Iversen *et al.* (1984); Vergin *et al.* (1984) e Aschhoff (1979).

A relação completa das combinações possíveis inclui uma sulfonamida com trimetoprima (2,4-diamino-5-(3,4,5-trimetoxibenzil) pirimidina), aditoprima (2,4-diamino-5-[4-(dimetilamino)-3,5-dimetoxibenzil] pirimidina), ormetoprima (2,4-diamino-5-[4,5-dimetoxi-2-metilbenzil] pirimidina) ou tetroxoprima (2,4-diamino-5-[3,5-dimetoxi-4(2-metoxi etoxi) benzila] pirimidina). Normalmente, são chamados de *sulfonamidas potencializadas*.

Trimetoprima-sulfadiazina

Sulfadiazina é administrada com frequência em combinação com trimetoprima (p. ex., Tribissen® e outros produtos veterinários). Essa combinação tem sido usada para infecções dos tratos respiratório e urinário, infecções urogenitais, infecções por protozoários, infecções ósseas e articulares e infecções de pele e tecidos moles. Ela está disponível como pasta oral (400 mg/g, por exemplo, Tribissen®) e suspensão oral (Equilsul-SDZ®, 400 mg/mℓ), e também como pó (p. ex., Tucoprim®, Uniprim®) para ser adicionado à alimentação de equinos. A ingestão de alimentos não afeta a absorção da sulfadiazina em equinos, mas pode retardar a absorção do componente trimetoprima. Comprimidos de sulfadiazina e trimetoprima (razão de 5:1) têm estado disponíveis para algumas espécies de pequenos animais, mas a disponibilidade de produtos para animais de pequeno porte tem diminuído nos últimos anos. Formulações injetáveis vêm se tornando menos disponíveis, mas injeções a 24 e 48% (p. ex., Tribissen®) têm sido usadas em muitas espécies.

A combinação trimetoprima-sulfadiazina em razão 1:5 tem estado entre os antimicrobianos populares para cães, gatos e equinos como antimicrobiano geral de "primeira linha" que pode ser útil para tratar muitos patógenos, particularmente *Staphylococcus* spp., *Streptococcus* spp. e alguns microrganismos gram-negativos, como *Proteus mirabilis*, *Pasteurella* spp. e *Klebsiella* spp. Entretanto, resistência entre bacilos gram-negativos *Enterobacteriaceae* pode ser comum.

Regime terapêutico recomendado

É difícil correlacionar concentrações plasmáticas do fármaco (e taxas de eliminação plasmática) com a eficácia clínica e o intervalo entre doses, uma vez que o trimetoprima é excretado mais rapidamente (meia-vida mais curta) que o componente sulfadiazina; entretanto, trimetoprima persiste por mais tempo em alguns tecidos que no plasma e, possivelmente, a concentração tecidual é mantida mais elevada que a concentração plasmática do fármaco. Entre as muitas espécies, as doses variam de 15 mg/kg 2 vezes/dia a 30 mg/kg 2 vezes/dia (ver recomendações específicas para as espécies). Em geral, as doses são listadas como a dose do produto combinado, ou seja, 30 mg/kg é equivalente a 5 mg/kg de trimetoprima + 25 mg/kg de sulfonamida.

A segurança com frequência é aceitável para uso em cães, exceto pela preocupação geral discutida para sulfonamidas neste capítulo. Estudos toxicológicos específicos foram conduzidos tanto em cães quanto em gatos (Craig e White, 1976). No estudo de Craig e White, cães receberam até 300 mg/kg/dia VO (10 vezes a dose recomendada) de trimetoprima-sulfadiazina por cerca de 20 dias sem sinais clínicos anormais ou anormalidades hematológicas ou bioquímica e séricas relatados. Gatos são mais sensíveis às reações adversas. Quando gatos receberam 30 a 300 mg/kg/dia VO, por 10 a 30 dias, a dose alta (300 mg/kg) produziu sinais de letargia, anorexia, anemia, leucopenia e alteração da concentração de nitrogênio ureico sanguíneo (NUS).

Uso em equinos

O uso de trimetoprima-sulfadiazina em equinos é comum, tendo sido relatada a farmacocinética nesses animais (ver Tabelas 32.3 e 32.5), assim como estabelecidos protocolos de administração (McClure *et al.*, 2015; White e Prior, 1982; Divers *et al.*, 1981; Bertone *et al.*, 1988). Um uso frequente em equinos inclui o tratamento de *Streptococcus equi* subesp. *zooepidemicus* e *Streptococcus equi* e subsp. *equi* de equinos (McCandlish e Thompson, 1979; McClure *et al.*, 2015; van Duijkeren *et al.*, 1994c). Entretanto, em gaiolas teciduais em equinos, a combinação trimetoprima-sulfadiazina não eliminou a infecção por *Streptococcus zooepidemicus* (Ensink *et al.*, 2005). A incapacidade de eliminar a infecção em um ambiente infectado pode ser causada por inibidores (p. ex., PABA e timidina), contidos em tecidos abscedados e infectados capazes de inibir os efeitos desses fármacos.

Para equinos, o regime terapêutico adequado foi revisado por van Duijkeren *et al.* (1994c) e as concentrações do fármaco relatadas por Winther *et al.* (2011) e McClure *et al.* (2015). As concentrações do fármaco na pasta oral não são tão altas quanto para a administração intragástrica ou a suspensão líquida oral, mas altas o suficiente para o tratamento. A conclusão da maioria dos estudos em equinos reside no fato de que a administração 2 vezes/dia é necessária em razão da eliminação rápida nesses animais – particularmente do componente trimetoprima – e da exigência de manter concentrações acima da CIM por todo ou grande parte do intervalo de administração. Isso foi confirmado em estudos realizados por Winther *et al.* (2011) e McClure *et al.* (2015) para infecções respiratórias. Em equinos com infecções articulares, a dose ótima foi de 30 mg/kg q 12 h (Bertone *et al.*, 1988). van Duijkeren *et al.* (2002) também concluíram, a partir

da análise de concentrações plasmáticas, que a administração da dose de 30 mg/kg (25 de sulfadiazina; 5 trimetoprima) 2 vezes/dia é necessária para equinos.

Uso em pequenos animais

A combinação trimetoprima-sulfadiazina foi efetiva para o tratamento de infecções do trato urinário causadas por *Staphylococcus intermedius* (agora chamado *S. pseudointermedius*) (Turnwald *et al.*, 1986), bem como de patógenos mais comuns, como *E. coli*, *Proteus mirabilis*, *Klebsiella pneumoniae*, *Streptococcus* spp. (Ling e Ruby, 1979; Ling *et al.*, 1984). Cães da raça Beagle tratados com trimetoprima-sulfadiazina (240 mg no total de uma combinação 1:5) 1 vez/dia, ou a mesma dose diária dividida em 2 vezes/dia, apresentaram concentrações maiores tanto de sulfadiazina quanto de trimetoprima na urina, o que excedeu grandemente os valores de CIM para a maioria dos microrganismos suscetíveis (Sigel *et al.*, 1981). A efetividade do tratamento de infecções do trato urinário causadas por *Enterococcus* spp. é duvidosa, com base na análise de Wisell *et al.* (2008).

Uma taxa geral de sucesso de 85% foi relatada em cães e gatos tratados com uma combinação de trimetoprima-sulfadiazina para doenças microbianas que envolvem os sistemas alimentar, respiratório, urogenital, pele e outros sistemas (Craig, 1972). Comumente, é usada no tratamento de infecções bacterianas da pele. Taxas de sucesso de 90% (doenças da pele curadas ou melhoradas) em infecções bacterianas de pele, infecções podais, abscessos interdigitais, abscessos anais e infecções de olhos, orelha e boca em cães foram relatadas. Uma taxa de sucesso similar foi observada em gatos (89%) com infecções causadas por feridas por mordidas e outras infecções. Embora boa atividade seja esperada contra estirpes do tipo selvagem de *Staphylococcus pseudointermedius* isolado de cães, estirpes resistentes à meticilina normalmente são resistentes.

Estudos farmacocinéticos em cães relataram que a administração de 30 mg/kg (25 sulfadiazina + 5 trimetoprima) 1 vez/dia deve ser adequada para a maioria das infecções causadas por microrganismos suscetíveis (Sigel *et al.*, 1981). Em um estudo específico no qual a resposta para tratamento de infecções de pele foi avaliada (Messinger e Beale, 1993), não houve diferença na resposta entre a administração 1 ou 2 vezes/dia. Entretanto, os autores reconheceram que o tamanho da amostragem pode ter sido pequeno demais para detectar diferenças significativas. Reforçando a recomendação do esquema de administração 1 vez/dia, um estudo em cães com infecções de pele mostrou que a dose de 30 mg/kg, 1 vez/dia, é adequada (Pohlenz-Zertuche *et al.*, 1992). Esses autores relataram que 30 mg/kg de trimetoprima sulfadiazina VO a intervalos de 12 ou 24 h atingiram concentrações úteis terapeuticamente na pele tanto do trimetoprima quanto da sulfadiazina (Pohlenz-Zertuche *et al.*, 1992).

Em cães, também foi usada para infecções por *Bordetella bronchiseptica* (Powers *et al.*, 1980), infecções oculares (Sigel *et al.*, 1981) e infecções prostáticas. A distribuição na próstata é discutida na seção *Distribuição*. Já o emprego para tratamento de infecções por protozoários é discutido em mais detalhes no Capítulo 42.

Uso em bovinos

Trimetoprima-sulfadiazina foi usada para tratar infecções em bovinos (Slaughter, 1972), mas, uma vez que não existem mais formulações aprovadas de trimetoprima-sulfadiazina para bovinos, seu emprego tem diminuído. Ainda assim, sua farmacocinética foi descrita em bezerros com valores relatados para líquidos teciduais (Shoaf *et al.*, 1986). A farmacocinética da sulfadiazina e do trimetoprima foi relatada para bezerros e em bovinos na Tabelas 32.3 e 32.5. Bezerros que recebem sulfadiazina via SC (30 mg/kg) apresentam absorção rápida do fármaco; idade e dieta não têm efeitos na distribuição da sulfadiazina ou trimetoprima nesses animais (Shoaf *et al.*, 1987). Em outro estudo, realizado por Guard *et al.* (1986), bezerros com 1 dia de vida apresentaram maiores concentrações séricas e no líquido sinovial de trimetoprima e sulfadiazina que bezerros de 1 semana ou 6 semanas de vida. Concentrações de trimetoprima-sulfadiazina também foram documentados no líquido cerebrospinal de neonatos (Shoaf *et al.*, 1986). Embora raramente administrado por via oral a bovinos, conforme indicado na seção *Absorção oral*, o trimetoprima é absorvido em bezerros pré-ruminantes, mas não em ruminantes adultos após administração oral (Shoaf *et al.*, 1987).

Uso em suínos

Trimetoprima (8 mg/kg)-sulfadiazina (40 mg/kg) foi administrada por via oral em suínos para determinar a biodisponibilidade e outros parâmetros farmacocinéticos (Tabelas 32.3 e 32.5). A biodisponibilidade da sulfadiazina foi de 89 e 85% em suínos em jejum e alimentados, respectivamente, enquanto trimetoprima resultou em valores de biodisponibilidade de 90 e 92%. Após administração por via intravenosa de trimetoprima (4 mg/kg)-sulfadiazina (20 mg/kg), sulfadiazina foi detectável no plasma por até 30 h depois, enquanto o trimetoprima foi encontrado no plasma apenas durante as primeiras 12 h após a administração (Nielsen e Gyrd-Hansen, 1994). Outras espécies nas quais a associação trimetoprima-sulfadiazina foi investigada incluem carpas (Nouws *et al.*, 1993) e ovelhas (Youssef *et al.*, 1981).

Sulfametoxazol-trimetoprima

A formulação humana mais comum é sulfametoxazol-trimetoprima (Bactrim® e Septra®), algumas vezes chamado de *cotrimoxazol*. Embora não existam formulações veterinárias registradas, a formulação humana genérica tem custo baixo e comumente é usada em cães e equinos para administração oral.

Formulações humanas de sulfametoxazol-trimetoprima estão disponíveis como suspensões líquidas (48 mg/mℓ) ou comprimidos orais (480 ou 960 mg). A formulação injetável é de 96 mg/mℓ (80 mg de sulfametoxazol + 16 mg de trimetoprima). A forma injetável deve ser administrada lentamente via IV e tem sido usada na dose de 43,5 mg/kg (fármacos combinados) para tratar infecções do SNC em potros.

Em razão da disponibilidade de formulações humanas genéricas de sulfametoxazol-trimetoprima, ela é usada com frequência em equinos, cães e outras espécies para administração oral. Muitos médicos-veterinários consideram sulfametoxazol-trimetoprima intercambiável com trimetoprima-sulfadiazina. E, embora não haja comparações lado a lado em estudos clínicos, não existem razões para duvidar desse pressuposto. Para testes de suscetibilidade, a combinação sulfametoxazol-trimetoprima precisa ser usada como substituto para testar a suscetibilidade a trimetoprima-sulfadiazina. A farmacocinética foi avaliada em equinos (Brown *et al.*, 1988; Peck *et al.*, 2002) (Tabela 32.4), sendo favorável ao uso clínico e a regimes terapêuticos que essencialmente espelham aquele do uso de trimetoprima-sulfadiazina.

Trimetoprima-sulfaclorpiridazina

Ainda que esse produto seja raramente utilizado, os estudos de trimetoprima-sulfaclorpiridina foram realizados principalmente em equinos. Equinos que receberam 5 mg/kg de trimetoprima e 25 mg/kg de sulfaclorpiridazina via IV revelaram meia-vida de eliminação de 2,57 h (trimetoprima) e 3,78 h (sulfaclorpiridazina) e volume de distribuição de 1,51 ℓ/kg e 0,26 ℓ/kg (sulfaclorpiridazina) (van Duijkeren *et al.*, 1995). A biodisponibilidade da mesma dose de sulfaclorpiridazina em formulação em pó administrada no alimento foi de aproximadamente 46%. A dose de trimetoprima-sulfaclorpiridazina de 30 mg/kg (fármaco combinado), 2 vezes/dia, é recomendada para a maioria das indicações em equinos (Van Duijkeren *et al.*, 1995).

Sulfadimetoxina-ormetoprima

Sulfadimetoxina foi formulada com ormetoprima para aumentar o espectro de atividade antimicrobiana de modo similar ao incremento que trimetoprima exerce na atividade de outras sulfonamidas. Preparações comerciais de ormetoprima-sulfadimetoxina estão disponíveis para cães (comprimidos Primor®), frangos (Rofenaid® premix para ração) e peixes (Romet®), as quais oferecem as mesmas vantagens que a combinação trimetoprima-sulfonamida, uma vez que o componente ormetoprima produz o mesmo efeito sinérgico que o trimetoprima. Parâmetros farmacocinéticos de ormetoprima são apresentados na Tabela 32.6.

Sulfadimetoxina-ormetoprima está disponível como premix para ração medicada (Rofenaid®). Assim, essa combinação é usada para prevenção de coccidiose em frangos e perus causada por espécies de *Eimeria* suscetíveis e para prevenção de cólera aviária. Uma formulação similar (Romet®) também está disponível para tratamento de furunculose em salmões e trutas. Sulfadimetoxina-ormetoprima comprimidos orais para cães (Primor®) foi usado para tratamento de infecções da pele e de tecidos moles, do trato urinário e infecções por coccídeos intestinais, situações em que foi administrado 1 vez/dia.

Não existem formulações disponíveis comercialmente de sulfadimetoxina-ormetoprima para bovinos nos EUA. Entretanto, essa combinação mostrou ser altamente efetiva no tratamento de bezerros com pneumonia induzida experimentalmente por *Mannheimia haemolytica*. Wilson *et al.* (1987) investigaram a eficácia potencial da combinação sulfadimetoxina-ormetoprima administrada por via oral e IV para tratar infecções por *Moraxella bovis* em bovinos. Em bovinos, sulfadimetoxina-ormetoprima administrada via IV foi efetiva para manter concentrações suficientemente altas de ambos os fármacos nas lágrimas para exceder as CIM conhecidas de 13 isolados de *Moraxella bovis* e manter aquelas concentrações por aproximadamente 6 h. Entretanto, quando a mesma concentração de sulfadimetoxina-ormetoprima foi administrada por via oral, sulfadimetoxina apareceu em baixa concentração e ormetoprima em concentrações muito baixas ou traços nas lágrimas, indicando que essa combinação de fármacos, quando administrada por via oral, não é adequada para o tratamento de infecções por *Moraxella bovis* em bovinos.

Em equinos, a farmacocinética foi descrita por Brown *et al.* (1989), em um estudo em que se administrou sulfadimetoxina-ormetoprima (45,8 mg/kg:9,2 mg/kg) VO, seguida por dose oral menor (22,9 mg/kg:4,6 mg/kg) em intervalos de 24 h para éguas adultas saudáveis. Sulfadimetoxina produziu pico de concentração plasmática 8 h depois da dose inicial, e concentrações plasmáticas acima de 50 μg/mℓ foram mantidas durante todo o período de tratamento. Concentrações significativas também foram encontradas no líquido sinovial, no líquido peritoneal, no endométrio e na urina com pequena quantidade (2,1 mg/mℓ) surgindo no líquido cerebrospinal 100 h após a dose inicial.

Os parâmetros farmacocinéticos da sulfadimetoxina-ormetoprima foram determinados em potros de 1 a 3 dias de vida que receberam a dose de sulfadimetoxina-ormetoprima (17,5 mg/kg:3,5 mg/kg) VO (Brown *et al.*, 1993). Em potros, o pico da concentração de sulfadimetoxina ocorreu 8 h após a dose oral (55 μg/mℓ) e declinou para 37,6 μg/mℓ 24 h após a dose.

RESÍDUOS EM ANIMAIS DE PRODUÇÃO

Resíduos teciduais decorrentes do uso de sulfonamidas em animais de produção representam uma preocupação tanto das agências governamentais dos EUA quanto dos consumidores finais (Bevill, 1989). O Food Animal Residue Avoidance Databank (FARAD), um banco de dados computadorizado de dados científicos e regulatórios, tem informações específicas quanto ao período de carência para o uso extrabula de sulfonamidas (<www.farad.org>) em animais de produção (Riviere *et al.*, 1986). No Capítulo 61, são abordadas as questões de resíduos em animais de produção. Os métodos de detecção para sulfonamidas e metabólitos também são descritos (Sharma *et al.*, 1976; Agarwal, 1992).

Resíduos de sulfonamidas compreenderam um problema nos EUA por pelo menos 30 anos, tendo produzido mais violações por resíduos de fármacos que qualquer outro medicamento, com maior incidência em carne de porco, seguido por vitelo e frango. Resíduos em tecidos animais consumidos por humanos são considerados um risco potencial à saúde humana. Reações tóxicas ou alérgicas à classe dos antimicrobianos sulfonamidas foram relatadas em pessoas que receberam doses terapêuticas de sulfonamidas. Entretanto, há ciência de que não existem relatos na literatura aberta quanto à toxicidade ou a outras reações adversas em humanos que consomem produtos de origem animal que contêm quantidades traços de sulfonamidas ou de seus metabólitos. Evidências que indicam que as sulfonamidas (principalmente sulfametazina) podem ser carcinogênicas em humanos que consomem pequena quantidade no decorrer de longos períodos (com base em dados *in vivo* em ratos e camundongos) elevaram a preocupação do Food Safety Inspection Services (FSIS) para controle de resíduos de sulfonamida em animais de produção (USDA, 1988).

Historicamente, a maior taxa de violação de resíduos de sulfonamidas se deu em suínos. Sulfametazina e sulfatiazol são as sulfonamidas mais comumente utilizadas em rações de suínos atualmente. Entretanto, a sulfametazina foi responsável pela maior parte das violações nos resíduos por sulfonamidas (97%), uma vez que era comumente adicionada a rações de suínos, além de sua meia-vida ser mais longa quando comparada a do sulfatiazol (12,7 *versus* 1,2 h). O motivo principal para essa ocorrência de concentrações que violam os limites de resíduos para sulfonamida em carne de porco foram as falhas em observar o tempo de carência do fármaco, a mistura inadequada da ração e a limpeza inadequada do equipamento de mistura de ração, causando contaminação cruzada da ração (Bevill, 1984, 1989). Durante o final dos anos 1970, 13% dos fígados suínos continham concentrações teciduais de sulfonamidas que violavam os limites federais. Naquela época,

a quantidade máxima de sulfonamida (composto parental) permitida em tecidos animais era de 0,1 ppm, com período de carência de 7 dias. Fabricantes de fármacos daquele momento aumentaram o período de carência para sulfonamidas usadas em rações para animais de 7 para 15 dias, em 1980, e a taxa de violação no tecido hepático caiu para 4%. Em 1987, a taxa foi relatada como 3,8% (Augsburg, 1989), com a taxa diminuindo significativamente no fim dos anos 1990. Parte da persistência mesmo desses níveis baixos também pode estar relacionada com a facilidade de contaminação cruzada vista após a medicação da água (Mason *et al.*, 2008).

Em vitelos levados para abate, foram relatados problemas similares com resíduos de sulfametazina. A taxa de prevalência de violações com sulfametazina em vitelos foi de 1,9% em 1979 e 2,9% em 1981. Razões para violação nessas espécies incluem a administração do fármaco a bezerros por indivíduos que não conhecem o período de carência e que comercializam bezerros tratados com sulfonamidas sem terem seguido as recomendações da bula ou procurado orientação profissional quanto ao uso de fármacos, e que falharam em manter o registro do uso de medicamentos (Bevill, 1989).

O controle legal de fármacos veterinários é discutido no Capítulo 55, e mais informações a respeito de resíduos em animais de produção são apresentadas no Capítulo 61 (bem como em edições prévias). Muitas referências também estão disponíveis sobre o assunto (Kaneene e Miller, 1992; Bevill, 1984; Dalvi, 1988; Rosenberg, 1985).

REFERÊNCIAS BIBLIOGRÁFICAS E LEITURA COMPLEMENTAR

Abdullah AS, Baggot JD. (1988). The effect of food deprivation on the rate of sulfamethazine elimination in goats. *Vet Res Commun.* **12**, 441–446.

Adamson RH, Bridges JW, Kibby MR, Walker SR, Williams RT. (1970). The fate of sulfphdimethoxine in primates compared with other species. *Biochem. J* **118**, 41–45.

Agarwal VK. (1992). High-performance liquid chromatographic methods for the determination of sulfonamides in tissue, milk, and eggs. *J Chromatography.* **624**, 411–423.

Alavi FK, Rolf LL, Clarke CR. (1993). The pharmacokinetics of sulfachlorpyridazine in channel catfish, *Icthlurus punctatus. J Vet Pharmacol Ther.* **16**, 232–236.

Ames TR, Casagranda CL, Werdin RE, Hanson LJ. (1987). Effect of sulfadimethoxine-ormetoprim in the treatment of calves with induced Pasteurella pneumonia. *Am J Vet Res.* **48**, 17–20.

Aronson AL, Kirk RW. (1983). Antimicrobial drugs. In Ettinger SJ. (ed.), *Textbook of Veterinary Internal Medicine: Diseases of the Dog and Cat.* Philadelphia, WB Saunders Co. 338–366.

Ascalone V, Jordan JC, Ludwig BM. (1986). Determination of aditoprim, a new dihydrofolate reductase inhibitor, in the plasma of cows and pigs. *J Chromatography.* **383**, 111–118.

Aschhoff HS. (1979). Tetroxoprim: A new inhibitor of bacterial dihydrofolate reductase. *J Antimicrob Chemother.* **5** (Suppl. B), 19–25.

Ashworth RB, Epstein RL, Thomas MH, Frobish LT. (1986). Sulfamethazine blood/tissue correlation study in swine. *Am J Vet Res.* **47**, 2596–2603.

Astwood EB, Sullivan J, Bissell A, Tyslowitz R. (1943). Action of certain sulfonamides and thiourea upon the thyroid gland of the rat. *Endocrinology.* **32**, 210–225.

Augsburg JK. (1989). Sulfa residues in pork: an update. *J Anim Sci.* **67**, 2817–2821.

Austin FH, Kelly WR. (1966). Sulphamethylphenazole: A new long-acting sulphonamide. II. Some pharmacodynamic aspects in dogs, pigs and horses. *Vet Rec.* **78**, 192–195.

Azad Kahn AK, Guthrie G, Johnston HH, Truelove SC, Williamson DH. (1983). Tissue and bacterial splitting of sulphasalazine. *Clin Sci.* **64**, 349–354.

Bade DJ, Sibert GJ, Hallberg J, Portis ES, Boucher J, Bryson L. (2009). Ceftiofur susceptibility of *Streptococcus equi* subsp *zooepidemicus* isolated from horses in North America between 1989 and 2008. *Vet Ther.* **10**, E1–E7.

Baggot JD, Ludden TM, Powers TE. (1976). The bioavailability, disposition kinetics and dosage of sulfadimethoxine in dogs. *Can J Comp Med.* **40**, 310–317.

Banerjee NC, Yadava KP, Jha HN. (1974). Distribution of sulphaquinoxaline in tissues of poultry. *IndJ Physiol Pharmacol.* **18**, 361–363.

Berger SL, Scagliotti RH, Lund EM. (1995). A quantitative study of the effects of tribrissen on canine tear production. *J Am Anim Hosp Assoc.* **31**, 236–241.

Bertone AL, Jones RL, McIlwraith CW. (1988). Serum and synovial fluid steady-state concentrations of trimethoprim and sulfadiazine in horses with experimentally induced infectious arthritis. *Am J Vet Res.* **49**, 1681–1687.

Bevill RF. (1984). Factors influencing the occurrence of drug residues in animal tissues after the use of antimicrobial agents in animal feeds. *J Am Vet Med Assoc.* **185**, 1124–1126.

Bevill RF. (1988). *Sulfonamides.* In Booth NH, McDonald LE. (eds), *Veterinary Pharmacology and Therapeutics*, 6th edn. Ames, Iowa State University Press. 785–795.

Bevill R. (1989). Sulfonamide residues in domestic animals. *J Vet Pharmacol Ther.* **12**, 241–252.

Bevill RF, Dittert LW, Bourne DWA. (1977a). Disposition of sulfonamides in food-producing animals IV: Pharmacokinetics of sulfamethazine in cattle following administration of an intravenous dose and three oral dosage forms. *J Pharm Sci.* **66**, 619–623.

Bevill RF, Koritz GD, Dittert LW, Bourne WA. (1977b). Disposition of sulfonamides in food-producing animals. V. Disposition of sulfathiazole in tissue, urine, and plasma of sheep following intravenous administration. *J Pharm Sci.* **66**, 1297–1300.

Bevill RF, Sharma RM, Meachum SH, Wozniak SC, Bourne DWA, Dittert LW. (1977c). Disposition of sulfonamides in food-producing animals: Concentrations of sulfamethazine and its metabolites in plasma, urine, and tissues of lambs following intravenous administration. *Am J Vet Res.* **38**, 973–977.

Biehl LG, Bevill RF, Limpoka, Koritz GD. (1981). Sulfamethazine residues in swine. *J Vet Pharmacol Ther.* **4**, 285–290.

Blackwell TE, Werdin RE, Eisenmenger MC, FitzSimmons MA. (1989). Goitrogenic effects in offspring of swine fed sulfadimethoxine and ormetoprim in late gestation. *J Am Vet Med Assoc.* **194**, 519–523.

Bourne DWA, Bevill RF, Sharma RM, Gural RP, Dittert LW. (1977). Disposition of sulfonamides in food-producing animals: pharmacokinetics of sulfamethazine in lambs. *Am J Vet Res.* **38**, 967–972.

Bourne DWA, Bialer M, Kittert LW, Hayashi M, Rudawsky G, Koritz GD, Bevill RF. (1981). Disposition of sulfadimethoxine in cattle: inclusion of protein binding factors in a pharmacokinetic model. *J Pharm Sci.* **70**, 1068–1074.

Boxenbaum HG, Fellig J, Hanson LJ, Snyder WE, Kaplan SA. (1977). Pharmacokinetics of sulphadimethoxine in cattle. *Res Vet Sci.* **23**, 24–28.

Bridges JW, Kibby MR, Walker SR, Williams RT. (1968). Species differences in the metabolism of sulfadimethoxine. *Biochem J.* **109**, 851–856.

Bridges JW, Walker SR, Williams RT. (1969). Species differences in the metabolism and excretion of sulphasomidine and sulphamethomidine. *Biochem J.* **111**, 173–179.

Brown MJ, Wojcik B, Burgess ED, Smith GJ. (1982). Adverse reactions to sulfaquinoxaline in coyote pups. *J Am Vet Med Assoc.* **181**, 1419–1420. Brown MP, Gronwall R, Castro L. (1988). Pharmacokinetics and body fluid and endometrial concentrations of trimethoprim-sulfamethoxazole in mares. *Am J Vet Res.* **49**, 918–922.

Brown MP, Gronwall RR, Cook LK, Houston AE. (1993). Serum concentrations of ormetoprim/sulfadimethoxine in 1–3-day-old foals after a single dose of oral paste combination. *Eq Vet J.* **25**, 73–74.

Brown MP, Gronwall RR, Houston AE. (1989). Pharmacokinetics and body fluid and endometrial concentrations of ormetoprim-sulfadimethoxine in mares. *Can J Vet Res.* **53**, 12–16.

Brown P, Kelly RH, Stover SM, Gronwall R. (1983). Trimethoprim-sulfadiazine in the horse: serum, synovial, peritoneal, and urine concentrations after single-dose administration. *Am J Vet Res.* **44**, 540–543.

Bulgin MS, Lane VM, Archer TE, Baggot, Craigmill AL. (1991). Pharmacokinetics, safety and tissue residues of sustained-release sulfamethazine in sheep. *J Vet Pharmacol Ther.* **14**, 36–45.

Bushby SRM. (1980). Sulfonamide and trimethoprim combinations. *J Am Vet Med Assoc.* **176**, 1049–1053.

Buur JL, Baynes RE, Craigmill AL, Riviere JE. (2005). Development of a physiologic-based pharmacokinetic model for estimating sulfamethazine concentrations in swine and application to prediction of violative residues in edible tissues. *Am J Vet Res.* **66**, 1686–1693

Buur J, Baynes R, Smith G, Riviere J. (2006). Use of probabilistic modeling within a physiologically based pharmacokinetic model to predict sulfamethazine residue withdrawal times in edible tissues in swine. *Antimicrob Agents Chemother.* **50**, 2344–2351.

Campbell KL. (1999). Sulphonamides: updates on use in veterinary medicine. *Vet Derm.* **10**, 205–215.

Cannon RW. (1976). Clinical evaluation of tribrissen: New antibacterial agent for dogs and cats. *Vet Med Small Anim Clin.* **71**, 1090–1091.

Carlson A, Rupe BD, Buss D, Homman C, Leaton J. (1976). Evaluation of a new prolonged-release sulfamethazine bolus for use in cattle. *Vet Med Small Anim Clin.* **71**, 693–696.

Chapman HD. (1989). Chemotherapy of caecal coccidiosis: efficacy of toltrazuril, sulphaquinoxalin/pyrimethamine and amprolium/ethopabate, given in drinking water, against field isolated *Eimeria tenella*. *Res Vet Sci.* **46**, 419–420.

Church TL, Janzen ED, Sisodia CS, Radostits OM. (1979). Blood levels of sulfamethazine achieved in beef calves on medicated drinking water. *Can Vet J.* **20**, 41–44.

Clark JG, Mackey DR, Scheel EH. (1966). Evaluation of sustained-release sulfamethazine in infectious diseases of cattle. *Vet Med Small Anim Clin.* **11**, 1103–1104.

Clarke CR, Short CR, Corstvet RE, Nobles D. (1989). Effect of *Pasteurella haemolytica* infection on the distribution of sulfadiazine and trimethoprim into tissue chambers implanted subcutaneously in cattle. *Am J Vet Res.* **50**, 1551–1556.

Clinical and Laboratory Standards Institute (CLSI). (2007). *Performance Standards for Antimicrobial Disk and Dilution Susceptibility Tests for Bacteria Isolated From Animals; Approved Standard — Third Edition.* CLSI document VET01-S3. Wayne, PA, CLSI.

Clinical and Laboratory Standards Institute (CLSI). (2013a). *Performance Standards for Antimicrobial Disk and Dilution Susceptibility Tests for Bacteria Isolated From Animals; Approved Standard — Fourth Edition.* CLSI document VET01-A4. Wayne, PA, CLSI.

Clinical and Laboratory Standards Institute (CLSI). (2013b). *Performance Standards for Antimicrobial Disk and Dilution Susceptibility Tests for Bacteria Isolated From Animals; Approved Standard — Fourth Edition.* CLSI document VET01-S3. Wayne, PA, CLSI.

Clinical and Laboratory Standards Institute (CLSI). (2015). *Performance Standards for Antimicrobial Disk and Dilution Susceptibility Tests for Bacteria Isolated From Animals; Third Informational Supplement.* CLSI document VET01-A4. Wayne, PA, CLSI.

Collins BK, Moore CP, Hagee JH. (1986). Sulfonamide- associated keratoconjunctivitis sicca and corneal ulceration in a dysuric dog. *J Am Vet Med Assoc.* **189**, 924–926.

Cordle MK. (1989). Sulfonamide residues in pork: past, present, and future. *J Anim Sci.* **67**, 2810–2816.

Craig GR. (1972). The place for potentiated trimethoprim in the therapy of diseases of the skin in dogs and cats. *J Small Anim Pract.* **13**, 65–70.

Craig GR, White G. (1976). Studies in dogs and cats dosed with trimethoprim and sulphadiazine. *Vet Rec.* **98**, 82–86.

Cribb AE. (1989). Idiosyncratic reactions to sulfonamides in dogs. *J Am Vet Med Assoc.* **195**, 1612–1614.

Cribb AE, Spielberg SP. (1990). An in vitro investigation of predisposition to sulphonamide idiosyncratic toxicity in dogs. *Vet Res Comm.* **14**, 241–252.

Daft BM, Bickford AA, Hammarlund MA. (1989). Experimental and field sulfaquinoxaline toxicosis in Leghorn chickens. *Avian Dis.* **33**, 30–34.

Dagorn M, Moulin G, Laurentie M, Delmas JM. (1991). Plasma and lung pharmacokinetics of trimethoprim and sulphadiazine combinations administered to broilers. *Acta Vet Scand.* **87**, 273–277.

Dalvi RF. (1988). Comparative in vitro and in vivo drug metabolism in major and minor food-producing species. *Vet Human Toxicol.* **30** (Suppl. 1), 22–25.

Das KM, Chowdhury JR, Zapp B, Fara JW. (1979). Small bowel absorption of sulfasalazine and its hepatic metabolism in human beings, cats, and rats. *Gastroenterology.* **77**, 280–284.

Das KM, Dubin R. (1976). Clinical pharmacokinetics of sulphasalazine. *Clin Pharmacokinet.* **1**, 406–425.

Davis RE, Jackson JM. (1973). Trimethoprim/ sulphmethoxazole and folate metabolism. *Pathology.* **5**, 23–29.

Davitiyananda D, Rasmussen F. (1974). Half-lives of sulfadoxine and trimethoprim after a single intravenous infusion in cows. *Acta Vet Scand.* **15**, 356–365.

Debacker P, Belpaire FM, Bogaert MG, Debackere M. (1982). Pharmacokinetics of sulfamerazine and antipyrine in neonatal and young lambs. *Am J Vet Res.* **43**, 1744–1751.

Del Soldato P, Campieri M, Brignola C, Bazzocchi G, Gionchetti P, Lanfranchi GA, Tamba M. (1985). A possible mechanism of action of sulfasalazine and 5-aminosalicylic acid in inflammatory bowel disease: interaction with oxygen free radicals. *Gastroenterology.* **89**, 1215–1216.

Divers J, Byars TD, Murch O, Sigel CW. (1981). Experimental induction of *Proteus mirabilis* cystitis in the pony and evaluation of therapy with trimethoprim- sulfadiazine. *Am J Vet Res.* **42**, 1203–1205.

Dodds WJ. (1993). Hemorrhagic complications attributable to certain drugs. *J Am Vet Med Assoc.* **202**, 702–703.

Dodds WJ. (1997). Recent report of 4 cases of hepatic necrosis associated with trimethoprim-sulfonamide administration. *J Vet Intern Med.* **11**, 267–268.

Dow SW. (1988). Management of anaerobic infections. *Vet Clin North Am Small Anim Pract.* **18**, 1167–1182.

Duffee E, Bevill RF, Thurmon JC, Luther HG, Nelson DE, Hacker FE. (1984). Pharmacokinetics of sulfamethazine in male, female, and castrated male swine. *J Vet Pharmacol Ther.* **7**, 203–211.

Dunbar R, Foreyt WJ. (1985). Prevention of coccidiosis in domestic dogs and captive coyotes (*Canis latrans*) with sulfadimethoxine-ormetoprim combination. *Am J Vet Res.* **46**, 1899–1902.

Dürr A, Frutiger C, Lior, D et al. (1980) Die Bedeutung der Pharmacokinetik für die Dosierung in der Chemotherapie. *Schweizer Archiv fr Tierheilkunde,* **122**, 307–322.

Eastwood MA. (1980). Pharmacokinetic patterns of sulfasalazine. *Ther Drug Monit.* **2**, 149–152.

Ellison T, Scheidy SF, Tucker S, Scott GC, Bucy CB. (1967). Blood concentration studies in cattle of a sustained- release form of sulfamethazine. *J Am Vet Med Assoc.* **150**, 629–633.

Elsheikh HA, Ali BH, Homeida AM, Hassan T, Hapke HJ. (1991). Pharmacokinetics of antipyrine and sulphadimidine (sulfamethazine) in camels, sheep, and goats. *J Vet Pharmacol Ther.* **14**, 269–275.

Ensink JM, Bosch G, van Duikjeren E. (2005). Clinical efficacy of prophylactic administration of trimethoprim-sulfadiazine in a *Streptococcus equi subsp. zooepidemicus* infection model in ponies. *J Vet Pharmacol Ther.* **28**, 45–49.

Eppel JG, Thiessen JJ. (1984). Liquid chromatographic analysis of sulfaquinoxaline and its application to pharmacokinetic studies in rabbits. *J Pharm Sci.* **73**, 1635–1638.

Epstein RL, Ashworth RB. (1989). Tissue sulfonamide concentration and correlation in turkeys. *Am J Vet Res.* **50**, 926–928.

Fellenberg RL, Jordan JC, Ludwig B, Rehm WF. (1990). Plasma disposition and tolerance of aditoprim in horses after single intravenous injection. *Transboundary and Emerging Diseases* **37**, 253–258.

Fenwick BW, Olander HJ. (1987). Experimental infection of weanling pigs with *Salmonella typhisuis:* effect of feeding low concentrations of chlortetracycline, penicillin, and sulfamethazine.*Am J Vet Res.* **48**, 1568–1573.

Fish JG, Morgan DW, Horton CR. (1965). Clinical experiences with sulfadimethoxine in small animal practice. *Vet Med Small Anim Clin.* **60**, 1201–1203.

Frank LA, Hnilica KA, May ER, Sargent SJ, Davis JA. (2005). Effects of sulfamethoxazole-trimethoprim on thyroid function in dogs. *Am J Vet Res.* **66**, 256–259.

Fullerton FR, Kushmaul RJ, Suber RL, Littlefield NA. (1987). Influence of oral administration of sulfamethazine on thyroid hormone levels in Fischer 344 rats. *J Toxicol Environ Health.* **22**, 175–185.

Garg GP, Cho CH, Ogle CW. (1991). The role of the gastric mucosal sulphydryls in the ulcer-protecting effects of sulfasalazine. *J Pharm Pharmacol.* **43**, 733–734.

Garg SK, Uppal RP. (1997). Bioavailability of sulfamethoxypyridazine following intramuscular or subcutaneous administration in goats. *Vet Res.* **28**, 101–104.

Giger U, Werner LL, Millichamp NJ, Gorman NT. (1985). Sulfadiazine-induced allergy in six Doberman Pinschers. *J Am Vet Med Assoc.* **186**, 479–484.

Giwercman A, Skakkebaek NE. (1986). The effect of salicylazosulphapyridine (sulfasalazine) on male fertility. A review. *Inter J Androl.* **9**, 38–52.

Gomez-Bautista M, Rojo-Vazauez FA. (1986). Chemotherapy and chemoprophylaxis of hepatic coccidiosis with sulphadimethoxine and pyrimethamine. *Res Vet Sci.* **41**, 28–32.

Goren E, de Jong WA, Doornenbal P. (1987). Additional studies on the therapeutic efficacy of sulphadimidine sodium in experimental *Escherichia coli* infection of broilers. *Vet Quart.* **9**, 86–87.

Green SL, Mahew IG, Brown MP, Gronwall RR, Montieth G. (1990). Concentrations of trimethoprim and sulfamethoxazole in cerebrospinal fluid and serum in mares with and without a dimethyl sulfoxide pretreatment. *Can J Vet Res.* **54**, 215–222.

Greko C, Bengtsson B, Franklin A, Jacobsson SO, Wiese B, Luthman J. (2002). Efficacy of trimethoprim-sulfadoxine against *Escherichia coli* in a tissue cage model in calves. *J Vet Pharmacol Ther.* **25**, 413–423.

Guard CL, Schwark WS, Friedman DS, Blackshear P, Haluska M. (1986). Age-related alterations in trimethoprim-sulfadiazine disposition following oral or parenteral administration in calves. *Can J Vet Res.* **50**, 342–346.

Guise HJ, Penny HC, Petherick DJ. (1986). Streptococcal meningitis in pigs: field trial to study the prophylactic effect of trimethoprim/sulphadiazine medication in feed. *Vet Rec.* **119**, 395–400.

Gustafsson A, Båverud V, Franklin A, Gunnarsson A, Ögren G, Ingvast-Larsson C. (1999). Repeated administration of trimethoprim-sulfadiazine in the horse—pharmacokinetics, plasma protein binding, and influence on the intestinal flora. *J Vet Pharmacol Ther.* **22**, 20–26.

Hall IA, Campbell KL, Chambers MD, Davis CN. (1993). Effect of trimethoprim/ sulfamethoxazole on thyroid function in dogs with pyoderma. *J Am Vet Med Assoc.* **202**, 1959–1962.

Hayashi M, Bourne DWA, Bevill RF, Koritz GD. (1979). Disposition of sulfonamides in food-producing animals: pharmacokinetics of sulfamerazine in ewe lambs. *Am J Vet Res.* **49**, 1578–1582.

Hoult JRS, Moore PK. (1978). Sulphasalazine is a potent inhibitor of prostaglandin 15-hydroxydehydrogenase: possible basis for therapeutic action in ulcerative colitis. *Br J Pharmacol.* **64**, 6–8.

Howell TH, Reddy MS, Weber HP, Li KL, Alfano MC, Vogel R, Tanner ACR, Williams RC. (1989). Sulfadiazines prevent plaque formation and gingivitis in beagles. *J Periodont Res.* **25**, 197–200.

Huovinen P. (2001). Resistance to trimethoprim- sulfamethoxazole. *Clin Infectious Dis.* **32**, 1608–1614.

Imamura Y, Nakamura H, Otagiri M. (1986). Effect of phenylbutazone on serum protein binding of sulfadimethoxine in different animal species. *J Pharmacobiodyn.* **9**, 694–696.

Imamura Y, Nakamura H, Otagiri M. (1989). Effect of phenylbutazone on serum protein binding and pharmacokinetic behavior of sulfadimethoxine in rabbits, dogs and rats. *J Pharmacobiodyn.* **12**, 208– 215.

Inada H, Endoh M, Katayama K, Kakemi M, Koizumi T. (1989). Factors affecting sulfisoxizole transport through excised rat skin during iontophoresis. *Chem Pharm Bull.* **37**, 1870–1873.

Indiveri MC, Hirsh DC. (1986). Susceptibility of obligate anaerobes to trimethoprim-sulfamethoxazole. *J Am Vet Med Assoc.* **188**, 46–48.

Indiveri MC, Hirsh DC. (1992). Tissues and exudates contain sufficient thymidine for growth of anaerobic bacteria in the presence of inhibitory levels of trimethoprim-sulfamethoxazole. *Vet Microbiol.* **31**, 235–242.

Iversen P, Vergin H, Madsen PO. (1984). Renal handling and lymph concentration of tetroxoprim and metioprim: An experimental study in dogs. *J Urology.* **132**, 362–362.

James MO, Barron MG. (1988). Disposition of sulfadimethoxine in the lobster (*Homarus americanus*). *Vet Human Toxicol*. **30** (Suppl. 1), 36–40.

Joyner LP, Catchpole J, Berrett S. (1983). *Eimeria stiedai* in rabbits: The demonstration of responses to chemotherapy. *Res Vet Sci*. **34**, 64–67.

Kajinuma H, Kuzuya T, Ide T. (1974). Effects of hypoglycemic sulfonamides on glucagon and insulin secretion in ducks and dogs. *Diabetes*. **23**, 412–417.

Kaneene JB, Miller R. (1992). Description and evaluation of the influence of veterinary presence on the use of antibiotics and sulfonamides in dairy herds. *J Am Vet Med Assoc*. **201**, 68–76.

Khan AKA, Guthrie G, Johnston HH, Truelove SC, Williamson DH. (1983). Tissue and bacterial splitting of sulphasalazine. *Clin Sci*. **64**, 349–354.

Kleinow KM, Lech JJ. (1988). A review of the pharmacokinetics and metabolism of sulfadimethoxine in the rainbow trout. *Vet Human Toxicol*. **30** (Suppl. 1), 26–30.

Kobland JD, Gale GO, Maddock HM, Garces TR, Simkins KL. (1984). Comparative efficacy of sulfamethazine and sulfathiazole in feed for control of *Bordetella bronchiseptica* infection in swine. *Am J Vet Res*. **45**, 720–723.

Koritz GD, Bevill RF, Bourne DWA, Dittert LW. (1978). Disposition of sulfonamides in food-producing animals: pharmacokinetics of sulfathiazole in swine. *Am J Vet Res*. **39**, 481–484.

Koritz GD, Bourne DWA, Dittert LW, Bevill RF. (1977). Disposition of sulfonamides in food-producing animals: pharmacokinetics of sulfathiazole in sheep. *Am J Vet Res*. **38**, 979–982.

Lapka R, Urbanova Z, Raskova H, Cerny J, Sykora Z, Vanecek J, Ploak L, Kubicek A. (1980). Acetylation of sulphadimidine in calves. *Gen Pharmacol*. **11**, 147–148.

Lashev LD, Bochukov AK, Penchev G. (1995). Effect of testosterone on the pharmacokinetics of sulphadimidine and sulphachloropyrazine in roosters: a preliminary report. *Br Vet J*. **151**, 331–336.

Lashev LD, Mihailov R. (1994). Pharmacokinetics of sulphamethoxazole and trimethoprim administered intravenously and orally to Japanese quails. *J Vet Pharmacol Ther*. **17**, 327–330.

Li T, Qiao GL, Hu GZ, Meng FD, Qiu US, Zhang XY, Guo WX, Yie HL, Li SF, Li SY. (1995). Comparative plasma and tissue pharmacokinetics and drug residue profiles of different chemotherapeutants in fowls and rabbits. *J Vet Pharmacol Ther*. **18**, 260–273.

Ling GV, Rohrich PJ, Ruby AL, Johnson DL, Jang SS. (1984). Canine urinary tract infections: a comparison of in vitro antimicrobial susceptibility test results and response to oral therapy with ampicillin or with trimethoprim-sulfa. *J Am Vet Med Assoc*. **185**, 277–281.

Ling GV, Ruby AL. (1979). Trimethoprim in combination with a sulfonamide for oral treatment of canine urinary tract infections. *J Am Vet Med Assoc*. **174**, 1003–1005.

Littlefield NA, Gaylor DW, Blackwell BN, Allen RR. (1989). Chronic toxicity/carcinogenicity studies of sulphamethazine in B6C3F1 mice. *Food Chem Toxicol*. **27**, 455–463.

Littlefield NA, Sheldon WG, Allen R, Gaylor DW. (1990). Chronic toxicity/carcinogenicity studies of sulphamethazine in Fischer 344/N rats: Two-generation exposure. *Food Chem Toxicol*. **28**, 157–167.

Lohuis JACM, Sutter HM, Graser T, Ludwig B, van Miert ASJPAM, Rehm WF, Rohde E, Schneider B, Wanner M, van Werven T. (1992). Effects of endotoxin-induced mastitis on the pharmacokinetic properties of aditoprim in dairy cows. *Am J Vet Res*. **53**, 2311–2314.

MacKenzie CG, MacKenzie JB. (1943). Effect of sulfonamides and thiourea on thyroid gland and basal metabolism. *Endocrinology*, **32**, 185–209.

Mason SE, Baynes RE, Buur JL, Riviere JE, Almond GW. (2008). Sulfamethazine water medication pharmacokinetics and contamination in a commercial pig production unit. *J Food Prot*. **71**, 584–589.

Mathis GF, McDougald LR. (1984). Effectiveness of therapeutic anticoccidial drugs against recently isolated coccidia. *Poultry Sci*. **63**, 1149–1153.

McCaig J. (1970). A clinical trial using trimethoprim-sulphadiazine in dogs and cats. *Vet Rec*. **87**, 265–266.

McCandlish IAP, Thompson H. (1979). Canine bordetellosis: chemotherapy using a sulphadiazine-trimethoprim combination. *Vet Rec*. **105**, 51–54.

McClure SR, Koenig R, Hawkins PA (2015). A randomized controlled field trial of a novel trimethoprim-sulfadiazine oral suspension for treatment of Streptococcus equi subsp zooepidemicus infection of the lower respiratory tract in horses. *J Am Vet Med Assoc*. **246**, 1345–1353.

Medleau L, Shanley KJ, Rakich PM, Goldschmidt MH. (1990). Trimethoprim-sulfonamide-associated drug eruptions in dogs. *J Am Anim Hosp Assoc*. **26**, 305–311.

Mengelers MJB, Hougee PE, Janssen, LHM, van Miert ASJPAM. (1997). Structure activity relationships between antibacterial activities and physiochemical properties of sulfonamides. *J Vet Pharmacol Ther*. **20**, 276–283.

Mengelers MJB, van Klingeren B, van Miert ASJPAM. (1990). In vitro susceptibility of some porcine respiratory tract pathogens to aditoprim, trimethoprim, sulfadimethoxine, sulfamethoxazole, and combinations of these agents. *Am J Vet Res*. **51**, 1860–1864.

Mengelers MJB, van Gogh ER, Kuiper HA, Pijpers A, Verheijden JHM, van Miert ASJPAM. (1995). Pharmacokinetics of sulfadimethoxine and sulfamethoxazole in combination with trimethoprim after intravenous administration to healthy and pneumonic pigs. *J Vet Pharmacol Ther*. **18**, 243–253.

Messinger LM, Beale KM. (1993). A blinded comparison of the efficacy of daily and twice daily trimethoprim-sulfadiazine and daily sulfadimethoxine-ormetoprim therapy in the treatment of canine pyoderma. *Vet Derm*. **4**, 13–18.

Miller GE, Stowe CM, Jegers A, Bucy CB. (1969). Blood concentration studies of a sustained release form of sulfamethazine in cattle. *J Am Vet Med Assoc*. **154**, 733–779.

Mitchell AD, Paulson GD. (1986). Depletion kinetics of 14C-sulfamethazine {4-amino-N-(4,6-dimethyl-2-pyr}midinyl)benzene[U-14C]sulfonamide metabolism in swine. *Drug Metab Dispos*. **14**, 161–165.

Mitchell AD, Paulson GD, Zaylskie RG. (1986). Steady state kinetics of 14C-sulfamethazine {4-amino-N-(4,6-dimethyl-2-pyr}midinyl)benzene[U-14C]sulfonamide metabolism in swine. *Drug Metab Dispos*. **14**, 155–160.

Morgan RV, Bachrach A. (1982). Keratoconjunctivitis sicca associated with sulfonamide therapy in dogs. *J Am Vet Med Assoc*. **180**, 432–434.

Nawaz M, Nawaz R. (1983). Pharmacokinetics and urinary excretion of sulphadimidine in sheep during summer and winter. *Vet Rec*. **112**, 379–381.

Neer TM, Savant RL. (1992). Hypoprothrombinemia secondary to administration of sulfaquinoxaline to dogs in a kennel setting. *J Am Vet Med Assoc*. **200**, 1344–1345.

Nielsen P, Gyrd-Hansen N. (1994). Oral bioavailability of sulphadiazine and trimethoprim in fed and fasted pigs. *Res Vet Sci*. **56**, 48–52.

Noli C, Koeman JP, Willemse T. (1995). A retrospective evaluation of adverse reactions to trimethoprim-sulphonamide combinations in dogs and cats. *Vet Quart*. **17**, 123–128.

Nouws JFM, Firth EC, Vree TB, Baakman M. (1987). Pharmacokinetics and renal clearance of sulfamethazine, sulfamerazine, and sulfadiazine and their N4-acetyl and hydroxy metabolites in horses. *Am J Vet Res*. **48**, 392–402.

Nouws JFM, Geertsma MF, Grondel JL, Aerts MML, Vree TB, Kan CA. (1988a). Plasma disposition and renal clearance of sulphadimidine and its metabolites in laying hens. *Res Vet Sci*. **44**, 202–207.

Nouws JFM, Meesen BPW, van Gogh H, Korstanje C, van Miert ASJPAM, Vree TB, Degen M. (1988b). The effect of testosterone and rutting on the metabolism and pharmacokinetics of sulphadimidine in goats. *J Vet Pharmacol Ther*. **11**, 145–154.

Nouws JFM, Mevius D, Vree TB, Baakman M, Degen M. (1988c). Pharmacokinetics, metabolism, and renal clearance of sulfadiazine, sulfamerazine, and sulfamethazine and of their N4-acetyl and hydroxy metabolites in calves and cows. *Am J Vet Res*. **49**, 1059–1065.

Nouws JFM, Mevius D, Vree TB, Degen M. (1989a). Pharmacokinetics and renal clearance of sulphadimidine, sulphamerazine, and sulphadiazine and their N4-acetyl and hydroxy metabolites in pigs. *Vet Quart*. **11**, 78–86.

Nouws JFM, van Ginneken JT, Grondel JL, Degen M. (1993). Pharmacokinetics of sulphadiazine and trimethoprim in carp (*Cyprinus carpio* L.) acclimated at two different temperatures. *J Vet Pharmacol Ther*. **16**, 110–113.

Nouws JFM, Vree TB, Baakman M, Driessens F, Breukink HJ, Mevius D. (1986a). Age and dosage dependency in the plasma disposition and the renal clearance of sulfamethazine and its N4-acetyl and hydroxy metabolites in calves and cows. *Am J Vet Res.* **47**, 642–649.

Nouws JFM, Vree TB, Baakman M, Driessens F, Smulders A, Holtkamp J. (1985a). Disposition of sulfadimidine and its N4-acetyl and hydroxy metabolites in horse plasma. *J Vet Pharmacol Ther.* **8**, 303–311.

Nouws JFM, Vree TB, Baakman M, Driessens F, Vellenga L, Mevius DJ. (1986b). Pharmacokinetics, renal clearance, tissue distribution, and residue aspects of sulphadimidine and its N4-acetyl metabolite in pigs. *Vet Quart.* **8**, 123–135.

Nouws JFM, Vree TB, Baakman M, Tijhuis M. (1983). Effect of age on the acetylation and deacetylation reactions of sulphadimidine and N4-acetylsulphadimidine in calves. *J Vet Pharmacol Ther.* **6**, 13–22.

Nouws JFM, Vree TB, Breukink HJ, Baakman M, Driessens F, Smulders A. (1985b). Dose dependent disposition of sulphadimidine and of its N4-acetyl and hydroxy metabolites in plasma and milk of dairy cows. *Vet Quart.* **7**, 177–186.

Nouws JFM, Watson ADJ, van Miert ASJPAM, Degen M, van Gogh H, Vree TB. (1989b). Pharmacokinetics and metabolism of sulphadimidine in kids at 12 and 18 weeks of age. *J Vet Pharmacol Ther.* **12**, 19–24.

Panciera DL, Post K. (1992). Effect of oral administration of sulfadiazine and trimethoprim in combination on thyroid function in dogs. *Can J Vet Res.* **56**, 349–352.

Patterson JM, Grenn HH. (1975). Hemorrhage and death in dogs following the administration of sulfaquinoxaline. *Can Vet J.* **16**, 265–268.

Peck KE, Matthews NS, Taylor TS, Mealey KL. (2002). Pharmacokinetics of sulfamethoxazole and trimethoprim in donkeys, mules, and horses. *Am J Vet Res.* **63**, 349–353.

Piercy DWT, Williams RB, White G. (1984). Evaluation of a mixture of trimethoprim and sulphaquinoxaline for the treatment of poultry: safety and palatability studies. *Vet Rec.* **114**, 60–62.

Pohlenz-Zertuche HO, Brown MP, Gronwall R, Kunkle GA, Merritt K. (1992). Serum and skin concentrations after multiple-dose oral administration of trimethoprim-sulfadiazine in dogs. *Am J Vet Res.* **53**, 1273–1276.

Powers TE, Powers JD, Garg RC, Scialli VT, Hajian GH. (1980). Trimethoprim and sulfadiazine: Experimental infection of beagles. *Am J Vet Res.* **41**, 1117–1122.

Prescott JF, Baggot JD. (1993). Sulfonamides, trimethoprim, ormetoprim, and their combinations. In Prescott JF, Baggot JD. (eds), *Antimicrobial Therapy in Veterinary Medicine*, 2nd edn. Ames, Iowa State University Press. 229–251.

Ribelin WE, Owen G, Rubin LF, Levinskas GJ, Agersborg HPK. (1967). Development of cataracts in dogs and rats from prolonged feeding of sulfaethoxypyridazine. *Toxicol Appl Pharmacol.* **10**, 557–564.

Riffat S, Nawaz M, Rehman ZU. (1982). Pharmacokinetics of suphadimidine in normal and febrile dogs. *J Vet Pharmacol Ther.* **5**, 131–135.

Righter HF, Showalter DH, Teske RH. (1979). Pharmacokinetic study of sulfadimethoxine depletion in suckling and growing pigs. *Am J Vet Res.* **49**, 713–715.

Righter HF, Worthington JM, Mercer HD. (1971). Tissue-residue depletion of sulfamethazine in calves and chickens. *Am J Vet Res.* **32**, 1003–1006.

Riviere JE, Craigmill AL, Sundlof SF. (1986). Food animal residue avoidance databank (FARAD): an automated pharmacologic databank for drug and chemical residue avoidance. *J Food Protect.* **49**, 826–830.

Robb CA, Carroll PT, Tippett LO, Langston JB. (1971). The diffusion of selected sulfonamides, trimethoprim, and diaveridine into prostatic fluid of dogs. *Invest Urology.* **8**, 679–685.

Rosenberg MC. (1985). Update on the sulfonamide residue problem. *J Am Vet Med Assoc.* **187**, 704–705.

Roujeau JC, Kelly JP, Naldi L, Rzany B, Stern RS, Anderson T, Auquier A, Bastuji-Garin S, Correia O, Locati F, Mockenhaupt M, Paoletti C, Shapiro S, Shear N, Scho¨pf E, Kaufman DW. (1995). Medication use and the risk of Stevens-Johnson syndrome or toxic epidermal necrolysis. *N EnglJ Med.* **333**, 1600–1607.

Rowland PH, Center SA, Dougherty SA. (1992). Presumptive trimethoprim-sulfadiazine-related hepatotoxicosis in a dog. *J Am Vet Med Assoc.* **200**, 348–350.

Sainsbury DWB. (1988). Potentiated sulphaquinoxaline used as "strategic medication" for broiler poultry. *Vet Rec.* **122**, 395.

Scheidy SF, Bucy CB. (1967). Evaluation of a prolonged-acting oral dose form of sulfamethazine in cattle. *Vet Med Small Anim Clin.* **62**, 1161–1164.

Shafii A, Chowdhury JR, Das KM. (1982). Absorption, enterohepatic circulation, and excretion of 5-aminosalicylic acid in rats. *Am J Gastroenterol.* **77**, 297–299.

Sharma JP, Perkins EG, Bevill RF. (1976). High-pressure liquid chromatographic separation, identification, and determination of sulfa drugs and their metabolites in urine. *J Pharm Sci.* **65**, 1606–1608.

Shimoda M, Kokue E, Itani M, Hayama T, Vree TB. (1989). Nonlinear pharmacokinetics of intravenous sulphadimethoxine and its dosage regimen in pigs. *Vet Quart.* **11**, 242–250.

Shoaf SE, Schwark WS, Guard CL. (1987). The effect of age and diet on sulfadiazine/ trimethoprim disposition following oral and subcutaneous administration to calves. *J Vet Pharmacol Ther.* **10**, 331–345.

Shoaf SE, Schwark WS, Guard CL. (1989). Pharmacokinetics of sulfadiazine/trimethoprim in neonatal male calves: effect of age and penetration into cerebrospinal fluid. *Am J Vet Res.* **50**, 396–403.

Shoaf SE, Schwark WS, Guard CL, Schwartsman RV. (1986). Pharmacokinetics of trimethoprim/sulfadiazine in neonatal calves: influence of synovitis. *J Vet Pharmacol Ther.* **9**, 446–454.

Sigel CW, Ling GV, Bushby RM, Woolley JL, DeAngelis D, Eure S. (1981). Pharmacokinetics of trimethoprim and sulfadiazine in the dog: urine concentrations after oral administration. *Am J Vet Res.* **42**, 996–1001.

Sigel CW, Macklin AW, Grace ME, Tracy CH. (1981). Trimethoprim and sulfadiazine concentrations in aqueous and vitreous humors of the dog. *Vet Med Small Anim Clin.* **76**, 991–993.

Singh MK, Jayachandran C, Roy GP, Banerjee NC. (1988). Pharmacokinetics and distribution of sulphadimidine in plasma, milk and uterine fluid of female buffaloes. *Vet Res Commun.* **12**, 41–46.

Slatter DH, Blogg JR. (1978). Keratoconjunctivitis sicca in dogs associated with sulphonamide administration. *Aust Vet J.* **54**, 444–446.

Slaughter RE. (1972). Potentiated trimethoprim for the therapy of calf scours. *NZ Vet J.* **20**, 221–225.

Slavik D, Oehme FW, Schoneweis DA. (1980). Plasma levels of sulfadimethoxine in swine given the medication in their water. *Vet Med Small Anim Clin.* **75**, 1035–1038.

Soli NE, Framstad T, Skjerve E, Sohlberg S, Odegaard SA. (1990). A comparison of some of the pharmacokinetic parameters of three commercial sulfphadiazine/ trimethoprim combined preparations given orally to pigs. *Vet Res Commun* **14**, 403–410.

Squibb KS, Michel CMF, Zelikoff JT, O'Conner JM. (1988). Sulfadimethoxine pharmacokinetics and metabolism in the channel catfish (*Ictalurus punctatus*). *Vet Human Toxicol.* **30** (Suppl. 1), 31–35.

Srivastava AK, Rampal S. (1990). Disposition kinetics and dosage regimen of sulphamethazine in sheep (*Ovis aries*). *Br Vet J.* **146**, 239–242.

Stampa S. (1986). A field trial comparing the efficacy of sulphamonomethoxine, penicillin, and tarantula poison in the treatment of pododermatitis circumspecta of cattle. *J S Afr Vet Assoc.* **57**, 91–93.

Stockner PK. (1993). More on hemorrhagic complications attributable to certain drugs. *J Am Vet Med Assoc.* **202**, 1547.

Suber RL, Lee C, Torosian G, Edds GT. (1981). Pharmacokinetics of sulfisoxazole compared to humans and two monogastric species. *J Pharm Sci.* **70**, 981–984.

Sullivan PS, Arrington K, West R, McDonald TP. (1992). Thrombocytopenia associated with administration of trimethoprim/sulfadiazine in a dog. *J Am Vet Med Assoc.* **201**, 1741–1744.

Sutter HM, Riond JL, Wanner M. (1993). Comparative pharmacokinetics of aditoprim in milk-fed and conventionally fed calves of different ages. *Res Vet Sci.* **54**, 86–93.

Swarm RL, Robers GKS, Levy AC, Hines LR. (1973). Observations on the thyroid gland in rats following the administration of sulfamethoxazole and trimethoprim. *Toxicol Appl Pharmacol.* **24**, 351–363.

Sweeney RW, Bardalaye PC, Smith CM, Soma LR, Uboh CE. (1993). Pharmacokinetic model for predicting sulfamethazine disposition in pigs. *Am J Vet Res.* **54**, 750–754.

Trepanier LA. (1999). Delayed hypersensitivity reactions to sulphonamides: syndromes, pathogenesis, and management. *Vet Derm.* **10**, 241–248.

Trepanier LA. (2004). Idiosyncratic toxicity associated with potentiated sulfonamides in the dog. *J Vet Pharmacol Ther.* **27**, 129–38.

Trepanier LA, Danhof R, Toll J, Watrous D. (2003). Clinical findings in 40 dogs with hypersensitivity associated with administration of potentiated sulfonamides. *J Vet Intern Med.* **17**, 647–652.

Turnwald GH, Gossett KA, Cox HU, Kearney MT, Roy AF, Thomas DE, Troy GC. (1986). Comparison of single-dose and conventional trimethoprim-sulfadiazine therapy in experimental *Staphylococcus intermedius* cystitis in the female dog. *Am J Vet Res.* **47**, 2621–2623.

Twedt DC, Kiehl KJ, Lappin MR, Getzy DM. (1997). Association of hepatic necrosis with trimethoprim sulfonamide administration in 4 dogs. *J Vet Intern Med.* **11**, 20–23.

Ueda M, Tsurui Y, Koizumi T. (1972). Studies on metabolism of drugs. XII. Quantitative separation of metabolites in human and rabbit urine after oral administration of sulfamonomethoxine and sulfamethomidine. *Chem Pharm Bull.* **20**, 2042–2046.

Uno T, Kushima T, Hiraoka T. (1967). Studies on the metabolism of sulfadimethoxine. II. Determinations of metabolites in human and rabbit urine after oral administration of sulfadimethoxine. *Chem Pharm Bull.* **15**, 1272–1276.

USDA Food Safety Inspection Service, Residue Evaluation and Planning Division. (1988). *Program Report: Sulfamethazine (SMZ) Control Program*, Part 1: Mar 7–June 13.

USP DI. (1998). Potentiated Sulfonamides. In *USP DI Vols. I and II Update*, Rockville, MD, US Pharmacopeial Convention. 1503–1518.

van Duijkeren E, Ensink JM, Meijer LA. (2002). Distribution of orally administered trimethoprim and sulfadiazine into non-infected subcutaneous tissue chambers in adult ponies. *J Vet Pharmacol Ther.* **25**, 273–277.

van Duijkeren E, Kessels BGF, Sloet van Oldruitenborgh- Oosterbaan MM, Breukink JH, Vulto AG, van Miert ASJPAM. (1996). In vitro and in vivo binding of trimethoprim and sulfachlorpyridazine to equine food and digesta and their stability in caecal contents. *J Vet Pharmacol Ther.* **19**, 281–287.

van Duijkeren E, van Klingeren B, Vulto AG, Sloet van Oldruitenborgh-Oosterbann MM, Breukink HJ, van Miert ASJPAM. (1994a). In vitro susceptibility of equine *Salmonella* strains to trimethoprim and sulfonamide alone or in combination. *Am J Vet Res.* **55**, 1386–1390.

van Duijkeren E, Vulto AG, van Miert ASJPAM. (1994b). Trimethoprim/sulfonamide combination in the horse: a review. *J Vet Pharmacol Ther.* **17**, 64–73.

van Duijkeren E, Vulto AG, Sloet van Oldruitenborgh- Oosterbaan MM, Mevius DJ, Kessels BGF, Breukink JH, van Miert ASJPAM. (1994c). A comparative study of the pharmacokinetics of intravenous and oral trimethoprim—sulfadiazine formulations in the horse. *J Vet Pharmacol Ther.* **17**, 440–446.

van Duijkeren E, Vulto AG, Sloet van Oldruitenborgh- Oosterbann MM, Kessels BGF, van Miert ASJPAM, Breukink HJ (1995). Pharmacokinetics of trimethoprim/sulphachlorpyridazine in horses after oral, nasogastric and intravenous administration. *J Vet Pharmacol Ther.* **18**, 47–53.

van Ginneken VJT, Nouws JFM, Grondel JL, Driessens F, Degen M. (1991). Pharmacokinetics of sulphadimidine in carp (*Cyprinus carpio* L.) and rainbow trout (*Salmo gairdneri Richardson*) acclimated at two different temperature levels. *Vet Quart.* **13**, 88–96.

van Gogh R, van Deurzen EJM, van Duin CTM, van Miert ASJPAM. (1984). Effect of staphylococcal enterotoxin B–induced diarrhoea on the pharmacokinetics of sulphadimidine in the goat. *J Vet Pharmacol Ther.* **7**, 303–305.

van Miert ASJPAM. (1994). The sulfonamide- diaminopyrimidine story. *J Vet Pharmacol Ther.* **17**, 309–316.

van Miert ASJPAM, Peters RHM, Basudde CDK, Nijmeijer SN, van Duin CTM, van Gogh H, Korstanje C. (1988). Effect of trenbolone and testosterone on the plasma elimination rates of SMZ, trimethoprim, and antipyrine in female dwarf goats. *Am J Vet Res.* **49**, 2060–2064.

Vergin H, Bishop-Freudling GB, Foing N, Szelenyi I, Armengaud H, van Tho T. (1984). Diffusion of metioprim, tetroxoprim and sulphadiazine in the cerebrospinal fluid of dogs with healthy meninges and dogs with experimental meningitis. *Chemother.* **30**, 297–304.

Walker CC, Barker SA. (1994). Extraction and enzyme immunoassay of sulfadimethoxine residues in channel catfish (*Ictalurus punctatus*) muscle. *J AOAC Int.* **77**, 908–916.

Walker SR, Williams RT. (1972). The metabolism of sulphadimethoxypyrimidine. *Xenobiotica* **2**, 69–75.

Weijkamp K, Faghihi SM, Nijmeijer SM, Witkamp RF, van Miert ASJPAM. (1994). Oral bioavailability of sulphamethoxydiazine, sulphathiazole and sulphamoxazole in dwarf goats. *Vet Quart.* **16**, 33–37.

Weiss DJ, Adams LG. (1987). Aplastic anemia associated with trimethoprim-sulfadiazine and fenbendazole administration in a dog. *J Am Vet Med Assoc.* **191**, 1119–1120.

Weiss DJ, Klausner JS. (1990). Drug-associated aplastic anemia in dogs: Eight cases. 1984–1988. *J Am Vet Med Assoc.* **196**, 472–475.

White G, Piercy DW, Gibbs HA. (1981). Use of a calf salmonellosis model to evaluate the therapeutic properties of trimethoprim and sulphadiazine and their mutual potentiation in vivo. *Res Vet Sci.* **31**, 27–31.

White G, Prior SD. (1982). Comparative effects of oral administration of trimethoprim/ sulphadiazine or oxytetracycline on the faecal flora of horses. *Vet Rec.* **111**, 316–318.

White G, Williams RB. (1983). Evaluation of a mixture of trimethoprim and sulphaquinoxaline for the treatment of bacterial and coccidial diseases of poultry. *Vet Rec.* **113**, 608–612.

Williams RB, Farebrother DA, Latter VS. (1995). Coccidiosis: a radiological study of sulphaquinoxaline distribution in infected and uninfected chickens. *J Vet Pharmacol Ther.* **18**, 172–179.

Williamson NL, Frank LA, Hnilica KA. (2002). Effects of short-term trimethoprim-sulfamethoxazole administration on thyroid function in dogs. *J Am Vet Med Assoc.* **221**, 802–806.

Wilson RC, Hammond LS, Clark CH, Ravis WR. (1989). Bioavailability and pharmacokinetics of sulfamethazine in the pony. *J Vet Pharmacol Ther.* **12**, 99–102.

Wilson WD, George LW, Baggot JD, Adamson PJW, Hietala SK, Mihalyi JE. (1987). Ormethoprim- sulfadimethoxine in cattle: pharmacokinetics, bioavailability, distribution to the tears, and in vitro activity against *Moraxella bovis*. *Am J Vet Res.* **48**, 407–414.

Winther L, Guardabassi L, Baptiste KE, Friis C. (2011). Antimicrobial disposition in pulmonary epithelial lining fluid of horses. Part I. Sulfadiazine and trimethoprim. *J Vet Pharmacol Ther.* **34**, 277–284.

Wisell KT, Kahlmeter G, Giske CG. (2008). Trimethoprim and enterococci in urinary tract infections: new perspectives on an old issue. *J Antimicrob Chemother.* **62**, 35–40.

Witcamp RF, van't Klooster GAE, Nijmeijer SM, Kolker HJ, Noordhoek J, van Miert ASJPAM. (1993). Hormonal regulation of oxidative drug metabolism in the dwarf goat: the effect of sex hormonal treatment on plasma disposition and metabolite formation of sulphadimidine. *J Vet Pharmacol Ther.* **16**, 55–62.

Witcamp RF, Yun HI, van't Klooster GAE, van Mosel JF, van Mosel M, Ensink JM, Noordhoek J, van Miert ASJPAM. (1992). Comparative aspects and sex differentiation of plasma sulfamethazine elimination and metabolite formation in rats, rabbits, dwarf goats, and cattle. *Am J Vet Res.* **53**, 1830–1835.

Yagi N, Agata I, Kawamura T, Tanaka Y, Sakamoto M, Itoh M, Sekikawa H, Takada M. (1981). Fundamental pharmacokinetic behavior of sulfadimethoxine, sulfamethazole and their biotransformed products in dogs. *Chem Pharm Bull.* **29**, 3741–3747.

Younan W, Nouws JFM, Homeid AM, Vree TB, Degen M. (1989). Pharmacokinetics and metabolism of suphadimidine in the camel. *J Vet Pharmacol Ther.* **12**, 327–329.

Youssef SAH, el-Gendi AYI, el-Sayed MGA, Atef M, Abdel SA. (1981). Some pharmacokinetic and biochemical aspects of sulphadiazine and sulphadimidine in ewes. *J Vet Pharmacol Ther.* **4**, 173–182.

Yuan ZH, Fung KF. (1990). Pharmacokinetics of sulfadimidine and its N4-acetyl metabolite in healthy and diseased rabbits infected with *Pasteurella multocida*. *J Vet Pharmacol Ther.* **13**, 192–197.

Yuan ZH, Miao XQ, Yin YH. (1997). Pharmacokinetics of ampicillin and sulfadimidine in pigs infected experimentally with *Streptococcus suum*. *J Vet Pharmacol Ther.* **20**, 318–322.

CAPÍTULO 33

Antibióticos Betalactâmicos: Penicilinas, Cefalosporinas e Fármacos Relacionados

Mark G. Papich

Em 1928, Alexander Fleming observou que um fungo *Penicillium* que contaminou uma placa de Petri com cultura de colônias de *Staphylococcus* foi cercado por uma zona livre de crescimento. Fleming cultivou o fungo contaminante em um meio especial e demonstrou que o caldo da cultura continha uma substância antibacteriana potente que foi relativamente atóxica para animais, mas ativa contra muitos microrganismos gram-positivos – a essa substância ele deu o nome de *penicilina*. Em 1940, a penicilina foi isolada na forma de um pó acastanhado impuro e foi o agente quimioterápico mais poderoso conhecido naquele momento. Desde então, mais de 40 penicilinas foram identificadas, algumas naturalmente e outras biossintetizadas (penicilinas semissintéticas).

Em 1945, *Cephalosporium acremonium* foi isolado de esgoto doméstico puro. A primeira cefalosporina – cefalosporina C – foi derivada desse fungo. Todas as outras cefalosporinas são antibióticos semissintéticos derivados da cefalosporina C. A primeira cefalosporina estava disponível para uso clínico em 1964. E, desde então, as cefalosporinas se desenvolveram pela primeira, segunda, terceira e quarta gerações, todas utilizadas na medicina veterinária. Hoje, existe uma *quinta* geração disponível comercialmente utilizada em humanos. O leitor pode perceber diferenças na grafia: as cefalosporinas mais antigas, derivadas de fungos são chamadas *ceph*, enquanto os derivados semissintéticos mais novos denominam-se *cef*.

Embora penicilinas, derivados de penicilina e cefalosporinas ainda sejam os antibióticos betalactâmicos mais frequentemente utilizados, houve muito progresso no desenvolvimento de novos betalactâmicos nos últimos anos. Os mais notáveis incluem os inibidores de betalactamases (p. ex., ácido clavulânico), as novas cefalosporinas, os carbapenems também conhecidos como *penems* (p. ex., imipeném, meropeném, ertapeném e doripeném) e os monobactâmicos (p. ex., aztreonam) (Abraham, 1987).

MECANISMO DE AÇÃO DOS ANTIBIÓTICOS BETALACTÂMICOS

Os antibióticos betalactâmicos exercem seus efeitos por meio da prevenção da síntese da parede celular bacteriana e da ruptura da integridade da parede celular bacteriana. Esses fármacos são considerados *bactericidas* de forma tempo-dependente, matando bactérias por meio da inibição ou do enfraquecimento da parede celular. A parede celular de bactérias consiste em unidades alternadas de *N-acetilglucosamina* e *ácido N-acetilmurâmico*, que têm ligações cruzadas com peptídios de cadeia curta. A reação de transpeptidação é responsável pela ligação cruzada das cadeias para formar uma estrutura forte, semelhante a uma rede. A inibição dessa reação de transpeptidação pela acetilação da enzima é um dos sítios de ação dos antibióticos betalactâmicos. A interferência com a transpeptidação resulta em uma parede celular fraca e ruptura da bactéria.

Os sítios de ligação para antibióticos betalactâmicos são as chamadas proteínas de ligação à penicilina (PLP), as enzimas que formam a parede bacteriana. Elas podem estar em qualquer lugar de dois a oito PLP distintos na bactéria, que são numerados de acordo com o seu peso molecular. A maioria dos PLP afetados por betalactâmicos é PLP-1, PLP-2 ou PLP-3. Parte da variação no espectro de ação e ação bactericida dos antibióticos betalactâmicos pode ser relacionada com sua afinidade relativa por PLP diferentes. Por exemplo, a inibição de PLP-1a e PLP-1b geralmente causa lise, PLP-2 resulta em células arredondadas chamadas *esferoblastos* e PLP-3 produz formas longas filamentosa. Esses fármacos que causam lise rápida (p. ex., carbapenems) são os mais bactericidas e têm maior afinidade por PLP-1.

Em contrapartida, mutações na enzima produzidas pelo gene de resistência *mecA* produzem PLP-2a, uma proteína de ligação à penicilina que resiste à ligação a outros fármacos betalactâmicos e torna bactérias com esse gene resistentes. O alvo PLP-2a representa a base para a resistência à meticilina e à oxacilina, conhecida como *Staphylococcus resistentes à meticilina (MRS)* (Weese, 2005).

Para chegarem ao sítio de ação, esses fármacos inicialmente precisão penetrar a camada externa da bactéria, o que é feito por meio de um poro (uma proteína porina) que está normalmente presente em bactérias para permitir a entrada de nutrientes na célula. Geralmente, é mais fácil alcançar o sítio-alvo em bactérias gram-positivas, com frequência mais suscetíveis aos efeitos dos antibióticos betalactâmicos que as bactérias gram-negativas. Bactérias gram-negativas podem apresentar camada externa da membrana espessa e têm poros mais difíceis de penetrar. Os fármacos mais efetivos contra bactérias gram-negativas são aqueles capazes de penetrar rapidamente na membrana externa da parede celular.

Propriedades farmacocinéticas-farmacodinâmicas (PK-PD)

Os antibióticos betalactâmicos apresentam atividade tempo-dependente (Turnidge, 1998), são bactericidas lentos em razão da taxa lenta de acetilação de PLP e seu tempo de concentração acima da concentração inibitória mínima (CIM) (T > CIM) é importante para o sucesso clínico (Drusano, 2004). Em situações de baixa exposição de betalactâmicos, nem todos os PLP disponíveis são acetilados, havendo estase bacteriana (efeito bacteriostático). Conforme o número máximo de PLP se torna acetilado, ocorre a atividade bactericida. Uma vez que se dá a acetilação das enzimas, a taxa de morte não aumenta mais, o que explica o efeito tempo-dependente dos betalactâmicos, e não o efeito concentração-dependente. Em alguns casos, as concentrações do fármaco podem cair abaixo da CIM para tratamento de infecções por estafilococos e, ainda, alcançar a cura em razão de um efeito pós-antibiótico (EPA), mas o

EPA não ocorre contra bacilos gram-negativos (Zhanel et al., 1991). Adicionalmente, uma vez que as CIM são menores para bactérias gram-positivas, intervalos mais longos entre doses são possíveis para infecções causadas por bactérias gram-positivas, quando comparadas às gram-negativas, uma vez que é mais fácil manter a concentração plasmática acima da CIM.

A duração ótima da concentração plasmática acima da CIM variou entre os estudos, mas, em geral, aceita-se que a concentração do fármaco deve ser acima da CIM para 50% – e talvez menos – do intervalo entre doses (Turnidge, 1998; Drusano, 2004). Isso pode variar de acordo com a competência imune do animal e a classe específica do fármaco. O grupo carbapenem de fármacos (p. ex., imipeném e meropeném) é usado com popularidade crescente na prática de pequenos animais. Esses fármacos são mais bactericidas que as penicilinas e as cefalosporinas, e o T > CIM para tratamento bem-sucedido pode ser menor para esses fármacos que para outros betalactâmicos (p. ex., 30% do intervalo entre doses). Quando a competência imune é uma questão – para qualquer dos betalactâmicos –, aconselha-se aumentar o tempo acima da CIM.

Os regimes terapêuticos para antibióticos betalactâmicos devem considerar essas relações farmacodinâmicas. Portanto, para o tratamento de infecções de gram-negativas, especialmente as infecções graves, é necessário administrar muitos dos derivados de penicilina e cefalosporinas 2 a 4 vezes/dia se eles tiverem meia-vida curta. Algumas das cefalosporinas de terceira geração apresentam meias-vidas mais longas, tendo sido usados regimes de administração menos frequentes para alguns desses fármacos (p. ex., ceftiofur – Naxcel, cefovecina – Convenia, e cefpodoxima proxetila – Simplicef). Para infecções gram-positivas altamente suscetíveis, a administração menos frequente pode ser aceitável. Nota-se que as indicações nos rótulos aprovados pela Food and Drug Administration (FDA) para betalactâmicos podem ter como alvo esses patógenos gram-positivos altamente suscetíveis e não ser adequados para bactérias gram-negativas com valores de CIM mais altos. Neste capítulo, serão descritos exemplos específicos para ilustrar esse ponto.

RESISTÊNCIA MICROBIANA A ANTIBIÓTICOS BETALACTÂMICOS

Três fatores independentes determinam a suscetibilidade bacteriana a antibióticos betalactâmicos: (i) produção de betalactamases; (ii) diminuição da penetração por meio da membrana celular externa para ter acesso às enzimas da parede celular (que incluem mecanismos de bombas de efluxo); e (iii) a resistência do alvo (PLP) à ligação por agentes betalactâmicos (Gold e Moellering, 1996; Frere et al., 1991). Um exemplo de alteração de alvo (PLP) é aquele encontrado em isolados resistentes à meticilina, mencionados na seção *Mecanismos de ação de antibióticos betalactâmicos*.

Enzimas betalactamases

A elaboração de betalactamases, enzimas que inativam o fármaco por meio da hidrólise do anel betalactâmico, compreende o principal mecanismo de resistência ao fármaco (Jacoby e Munoz-Price, 2005). Bactérias produzem betalactamases, que têm uma ampla gama de propriedades físicas, químicas e funcionais. Algumas betalactamases são específicas para penicilinas (penicilinases), outras para cefalosporinas (cefalosporinases) e outras, ainda, têm afinidade por ambos os grupos.

Os genes que codificam betalactamases podem ocorrer por meio de mutações em cromossomos ou ser transferidos por elementos genéticos. Os elementos genéticos que carreiam esses genes – que podem ser transferidos entre bactérias –, incluem plasmídeos, que podem ser organizados em íntegrons ou carreados em transpósons. Um transpóson consegue se mover (transpor) do DNA para os plasmídeos, e vice-versa. Os íntegrons também podem conter genes que codificam para resistência a outros fármacos, produzindo, assim, resistência a múltiplos fármacos.

Existem muitas enzimas betalactamases capazes de hidrolisar a ligação amida cíclica da estrutura de betalactâmicos e inativar o fármaco. Investigadores descreveram mais de 190 proteínas betalactamases únicas com essa habilidade. Esquemas de classificação podem variar, e enzimas betalactamases foram classificadas de acordo com a estrutura molecular e o substrato, o tipo bacteriano (gram-negativa *versus* gram-positiva), a transmissão (codificado pelo plasmídeo *versus* codificado pelo cromossomo), bem como se eram induzidas ou constitutivas. A classe Ambler (classes A, B, C e D), que emprega sequenciamento de aminoácidos, hoje é amplamente aceita (Rice e Bonomo, 2000; Jaboby e Munoz-Price, 2005). Enzimas de classe A são as mais importantes em medicina veterinária, incluindo as descritas a seguir.

Betalactamases estafilocócicas

Produzidas por *Staphylococcus* sp. coagulase-positivos e algumas estirpes coagulase-negativas, sua síntese é determinada por genes de resistência específicos, e as enzimas são exocelulares. Em geral, essas enzimas não inativam cefalosporinas e penicilinas antiestafilocócicas (p. ex., penicilinas isoxazolil como oxacilina e dicloxacilina). Essas betalactamases podem ser inativadas por inibidores de betalactamases (p. ex., ácido clavulânico, tazobactam e sulbactam).

Betalactamases gram-negativas

Trata-se de um grupo muito diverso que pode surgir por meio da mutação ou por elementos genéticos transferíveis. Essas enzimas apresentam espectro mais amplo e podem hidrolisar penicilinas (penicilinases), cefalosporinas (cefalosporinases) ou ambos. Betalactamases produzidas por Enterobacteriaceae como *E. coli* pertencem às famílias TEM, SHV e CTX-M, bem como a outros grupos menos comuns. Algumas, mas não todas essas enzimas, são inibidas por inibidores de betalactamases (p. ex., clavulanato, sulbactam). Bactérias gram-negativas secretam quantidades pequenas de betalactamases em seu espaço periplasmático, permitindo a alocação ótima da enzima para degradar os betalactâmicos durante sua entrada no microrganismo. A vantagem de fármacos mais novos, como cefalosporinas de terceira geração (também chamadas *oximino-betalactâmicos*) e carbapenems, reside na sua habilidade de permanecer estáveis às betalactamases gram-negativas.

Entre as mais sérias das betalactamases gram-negativas, estão as BLEEs – betalactamases de espectro estendido –, que causarão resistência mesmo às cefalosporinas mais ativas (de espectro estendido). Geralmente, essas enzimas são adquiridas por meio de transmissão horizontal de genes (plasmídeos ou transpóson), mas clones resistentes também podem disseminar no ambiente local ou hospitalar. Independentemente do mecanismo, ele representa um desafio ao clínico. Bactérias positivas para ESBL podem ser difíceis de tratar em razão das opções limitadas de fármacos, e muitas são resistentes a outras classes de antibióticos. Uma resistência à betalactamase mais recente é a produção de carbapenemase, enzima que inativará a classe valiosa de fármacos carbapenems. Essas bactérias foram identificadas como *Enterobacteriaceae resistentes aos carbapenems* (ERC), incluindo a carbapenemase de *Klebsiella pneumoniae* (KPC). Bactérias que carreiam essa resistência são muito difíceis de tratar, uma vez que existem poucas opções de tratamento disponíveis. Felizmente, essa forma de resistência ainda não se tornou um problema clínico na medicina veterinária, mas existem preocupações quanto à sua ocorrência em animais (Abraham *et al.*, 2014).

Resistência causada pela redução do acesso aos sítios de ligação

Bactérias gram-negativas podem produzir uma parede celular com membrana externa modificada não mais permeável aos antibióticos betalactâmicos. Essas proteínas porinas impenetráveis podem resistir à entrada de fármacos betalactâmicos. A redução da permeabilidade da membrana externa limita a entrada do antibiótico na bactéria por inibição das proteínas porinas, ou por substituição da porina por um canal que resiste à entrada do fármaco. Essas porinas também podem retardar ou reduzir a velocidade de entrada, tornando, assim, os fármacos mais suscetíveis ao ataque das enzimas betalactamases. Portanto, esse mecanismo pode aumentar a resistência produzida pela elaboração de betalactamases.

Outro mecanismo que inibe o acesso aos sítios-alvo é o efluxo de betalactâmicos para fora da bactéria, que transporta de forma ativa o antibiótico para fora da célula. Quando essas bombas são expressas, elas são capazes de produzir um alto nível de resistência e afetar várias classes de fármacos – conferindo, assim, a resistência a múltiplos fármacos (RMF). As bombas de efluxo da RMF podem ser carreadas em cromossomos ou transferidas por plasmídeos.

PENICILINAS

Farmacologia geral

A penicilina G é importante historicamente, uma vez que ela foi o primeiro antibiótico introduzido na medicina. Alexander Fleming descobriu a penicilina em 1928, mas ela não foi usada clinicamente até o início dos anos 1940. Muito do suprimento inicial foi designado para uso militar durante a Segunda Guerra Mundial. Ela permanece um antibiótico popular e ainda é o fármaco de eleição para tratamento inicial de muitas infecções em equinos e bovinos. Ainda, tem pouca utilidade em pequenos animais em razão da alta incidência de resistência.

Unidades

A penicilina é um dos poucos antibióticos ainda mensurados em termos de unidade, e não de peso em mg ou µg. Uma unidade de penicilina representa a atividade específica em 0,6 µg de penicilina sódica com base nas unidades internacionais (UI) para penicilina. Assim, 1 mg de penicilina sódica representa 1.667 unidades de penicilina. Doses de outros betalactâmicos são expressas em peso (mg), e não em unidades.

Estrutura

A penicilina contém um sistema de anéis fusionados, o betalactâmico tiazolidina (Figura 33.1). Suas propriedades físicas e químicas, especialmente a solubilidade, são determinadas pela cadeia lateral acil e os cátions usados para formar os sais.

A hidrólise é a principal causa de degradação da penicilina, que ocorre pela ação de enzimas bacterianas (betalactamases) ou pela interação de fármacos (p. ex., na seringa quando a penicilina é misturada a outro fármaco). Algumas penicilinas são pobremente absorvidas por via oral (VO), uma vez que são instáveis no estômago e hidrolisadas pelo ácido gástrico. A penicilina é incompatível com íons de metais pesados, agentes oxidantes e concentrações fortes de álcool.

As penicilinas são listadas em categorias com base em sua síntese e espectro de ação, incluindo as penicilinas naturais (p. ex., penicilina G), aminopenicilinas (p. ex., ampicilina, amoxicilina), penicilinas antiestafilocócicas (p. ex., oxacilina) e as penicilinas de espectro estendido (p. ex., piperacilina), as quais serão discutidas em mais detalhes nas seções específicas deste capítulo.

Atividade antimicrobiana

As penicilinas naturais são ativas contra muitos *Streptococcus* spp. e *Staphylococcus* spp. não produtores de penicilinase, bem como contra algumas bactérias gram-positivas, mas apenas contra poucas bactérias gram-negativas, que incluem *Trueperella* (anteriormente, *Arcanobacterium* ou, ainda, *Actinomyces*), *Listeria monocytogenes* e *Pasteurella multocida*. Portanto, esses medicamentos são fármacos de espectro estreito ativos contra bactérias gram-positivas não produtoras de betalactamases, mas contra poucas bactérias gram-negativas. Muitas bactérias anaeróbicas são suscetíveis, incluindo *Fusobacterium*, *Peptococcus*, *Peptostreptococcus* e algumas estirpes de *Bacterioides* (exceto o grupo *Bacteroides fragilis*) e *Clostridium*. Esses fármacos também são ativos contra a maioria das espiroquetas, incluindo *Leptospira* e *Borrelia burgdorferi*. Penicilinas naturais

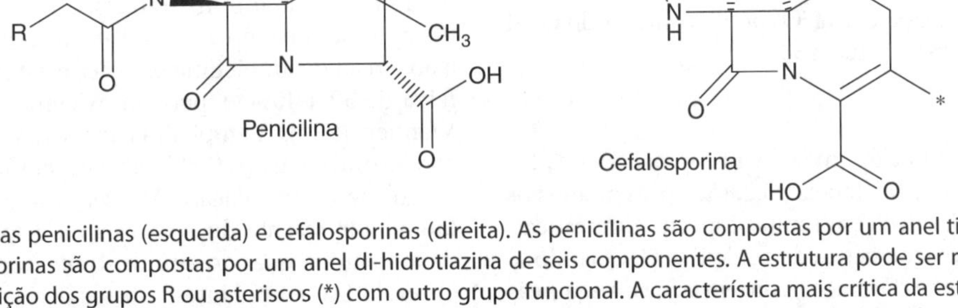

Figura 33.1 Estrutura das penicilinas (esquerda) e cefalosporinas (direita). As penicilinas são compostas por um anel tiazolidina de cinco componentes – as cefalosporinas são compostas por um anel di-hidrotiazina de seis componentes. A estrutura pode ser modificada em fármacos diferentes pela substituição dos grupos R ou asteriscos (*) com outro grupo funcional. A característica mais crítica da estrutura para exercer essa ação antibacteriana é o anel betalactâmico. Se o anel betalactâmico for quebrado (hidrolisado), o fármaco é inativado.

são consistentemente inativas contra *Pseudomonas*, a maioria das Enterobacteriaceae e *Staphylococcus* spp. produtores de penicilinase.

Aminopenicilinas são ativas contra as bactérias suscetíveis à penicilina G, podendo penetrar através da membrana externa de bacilos gram-negativos melhor que a penicilina, o que aumenta o espectro para incluir algumas Enterobacteriaceae, como estirpes de *E. coli*, *Proteus mirabilis* e *Salmonella*; entretanto, a maioria é resistente. Aminopenicilinas são inativas contra *Pseudomonas*, *Bacterioides fragilis* e *Staphylococcus* spp. produtores de penicilinase. Existem apenas diferenças sutis na atividade antimicrobiana entre amoxicilina e ampicilina, e, para propósitos de teste de suscetibilidade, elas são consideradas equivalentes (CLSI, 2015).

As penicilinas antiestafilocócicas incluem meticilina e nafcilina, bem como isoxazolilpenicilinas (oxacilina, cloxacilina e dicloxacilina). As últimas são consideradas um grupo em razão da sua similaridade estrutural. Essas penicilinas semissintéticas são ativas contra muitos *Staphylococcus* spp. produtores de penicilinase que normalmente seriam resistentes à penicilina G e às aminopenicilinas. Elas também apresentam alguma atividade contra outras bactérias gram-positivas e gram-negativas e espiroquetas. Seu emprego clínico é raro, exceto para produtos intramamários que contêm cloxacilina.

As penicilinas de espectro estendido têm a melhor atividade contra bactérias gram-negativas aeróbicas e anaeróbicas de todos os agentes do grupo das penicilinas. Os fármacos são ativos contra muitas estirpes de Enterobacteriaceae e algumas estirpes de *Pseudomonas*. Carbenicilina e ticarcilina são ativas contra algumas estirpes de *E. coli*, *Morganella morganii*, *Proteus* spp., e *Salmonella*. Além desses microrganismos, mezlocilina e piperacilina são ativas contra algumas estirpes de *Enterobacter*, *Citrobacter*, *Klebsiella* e *Serratia*. Essas penicilinas de espectro estendido têm alguma atividade contra bactérias gram-positivas aeróbicas e bactérias anaeróbicas, mas nenhuma vantagem contra esses microrganismos quando comparadas à penicilina G e às aminopenicilinas. Penicilinas de espectro estendido geralmente são mais ativas contra *Bacterioides fragilis* que outras penicilinas disponíveis. Desse grupo, poucas estão disponíveis e são usadas clinicamente. Ticarcilina e ticarcilina-clavulanato, uma vez populares para o uso injetável, não estão mais disponíveis. Carbenicilina não está mais disponível. Piperacilina-tazobactam é o mais popular e amplamente disponível desse grupo.

Teste de suscetibilidade

O Clinical and Laboratory Standards Institute (CLSI) aprovou pontos críticos para animais para a maioria das penicilinas e derivados (CLSI 2013, 2015), os quais com frequência refletem o uso clínico aceito do fármaco, e não necessariamente a indicação aprovada na bula. Por exemplo, o ponto crítico para penicilina G procaína foi estabelecido usando a dose de 22.000 UI/kg IM, consistente com uma boa prática clínica, e não com a dose aprovada pela FDA de 7.500 UI/kg. Os pontos críticos do CLSI aprovados estão listados na Tabela 33.1.

Farmacocinética

A ampicilina e a amoxicilina foram os fármacos mais estudados do grupo das penicilinas. Na Tabela 33.2, são apresentados os parâmetros farmacocinéticos em muitas espécies domésticas, e, na Tabela 33.3, a farmacocinética da penicilina G. Quando se injetam sais de sódio desses fármacos, concentrações sanguíneas máximas ocorrem normalmente em 1 h.

Absorção

Para formulações de penicilina G, observam-se padrões de absorção distintos, dependendo da maneira como foi administrada, da formulação e do local de injeção. As formulações de longa ação (penicilina procaína ou benzatina) são administradas vias intramuscular (IM) ou subcutânea (SC), e nunca intravenosa (IV). Absorção lenta a partir do local de injeção prolonga a concentração plasmática. Injeções IM de penicilina G em equinos produziram concentrações plasmáticas prolongadas, mesmo quando o sal de penicilina sódica foi administrado (Uboh *et al.*, 2000). A meia-vida foi mais longa com a formulação procaína, mas, às 24 h, as concentrações eram similares em equinos, independentemente se a formulação de penicilina G procaína ou potássica foi administrada. Formulações benzatina produzem concentrações menores, mas muito mais longas, em razão da insolubilidade e da absorção extremamente lenta a partir dos locais de administração (Papich *et al.*, 1994).

Para todas as penicilinas, conforme esperado, a concentração plasmática máxima será menor, e o tempo para atingir concentração máxima será retardado, a partir de uma via IM *versus* uma via IV. Absorção mais rápida ocorre a partir da administração por via intramuscular em comparação à SC. Ainda, existem diferenças dependendo da localização em grandes animais, com a injeção no músculo do pescoço sendo absorvida mais rapidamente que a injeção nos músculos glúteos (Papich *et al.*, 1993). Esse padrão de absorção foi mostrado para outras penicilinas em bovinos e equinos (Firth, 1986), nos quais injeções no músculo do pescoço são absorvidas mais rapidamente e de forma mais completa que aquelas na parte posterior do membro pélvico.

Ampicilina e amoxicilina podem ser administradas via IM ou IV como sais sódicos, ou formuladas na forma tri-hidratada, mais estável em soluções aquosas, podendo ser administradas via SC ou IM para produzir uma fase de absorção mais prolongada e maior tempo de duração de atividade (Traver e Riviere, 1982). Sais sódicos de outros derivados de penicilina não estão mais disponíveis comercialmente para administração por via intramuscular ou IV (p. ex., ticarcilina sódica, piperacilina sódica etc.).

Como a penicilina é facilmente inativada no pH ácido do estômago (um pH de 6 a 6,5 é ótimo para estabilidade química), não é absorvida VO (exceto a penicilina V, uma penicilina estável em ácido, que será discutida no tópico de formulações específicas adiante). Uma vez que a absorção oral da penicilina G não é suficiente para ter valor terapêutico, essa via não é utilizada em animais.

Com frequência, a amoxicilina e a ampicilina são administradas a pequenos animais. A amoxicilina se diferencia da ampicilina apenas pela adição de um grupo hidroxila (Figura 33.2), que diminui a lipofilicidade da amoxicilina, mas aumenta a absorção oral, por meio da qual a disponibilidade sistêmica da amoxicilina administrada por via oral é maior que uma dose similar de ampicilina (Watson *et al.*, 1986). Por exemplo, a absorção de ampicilina em cães e gatos foi relatada em uma faixa de 30 a 40%, e, para amoxicilina, de 64 a 68% (Küng e Wanner, 1994). A ampicilina apresenta ampla variação de absorção oral em gatos (18% para suspensão; 42% para cápsulas), conforme a formulação (Mercer *et al.*, 1977). A amoxicilina também apresenta duas vezes a biodisponibilidade sistêmica da ampicilina quando administrada por via oral em suínos e bezerros pré-ruminantes. Outros derivados da penicilina podem apresentar baixa absorção oral, o que limita a sua utilidade

Tabela 33.1 Suscetibilidade e pontos críticos para penicilina e seus derivados (conforme aprovado pela CLSI, 2013, 2015).

Espécies	Sítios corporais	Agente antimicrobiano	CIM critérios de interpretação (µg/mℓ) S	I	R	Comentários
Cães	Pele, tecidos moles (*E. coli*)	Ampicilina	≤ 0,25	0,5	≥ 1,0	Ampicilina pode ser usada para testes de amoxicilina. Ponto crítico sistêmico derivado de dados microbiológicos, e de PK-PD. Para cães, a dose de amoxicilina foi 22 mg/kg a cada 12 h VO
Cães	Pele, tecidos moles (cocos gram-positivos)	Ampicilina	≤ 0,25	–	≥ 0,5	Ampicilina é usada para testes de suscetibilidade à amoxicilina e à hetacilina. Ponto crítico sistêmico derivado de dados microbiológicos, e dados PK-PD. Para cães, a dose de amoxicilina foi 22 mg/kg a cada 12 h VO
Cães	ITU	Ampicilina	≤ 8	–	–	Um ponto crítico ≤ 8 pode ser usado para ITU não complicada para chegar a concentração alta na urina
Cães	Pele, tecidos moles	Amoxicilina-clavulanato	≤ 0,25/0,12	0,5/0,25	≥ 1/0,5	Pontos críticos de amoxicilina-clavulanato foram determinados pela avaliação da distribuição da CIM dos isolados, dados de eficácia e análise PK-PD de amoxicilina em cães. O regime de doses de amoxicilina foi de 11 mg/kg administrados a cada 12 h VO
Cães	ITU	Amoxicilina-clavulanato	≤ 8/4			Um ponto crítico ≤ 8,4 pode ser usado para ITU não complicada para contabilizar a alta concentração na urina
Cães	Pele e tecidos moles, ITU	Piperacilina-tazobactam	≤ 8/4	≤ 16/4	≤ 32/4	O ponto crítico foi derivado por um exame de dados de distribuição da CIM, e análise de PK-PD de piperacilina em cães na dose de 350 mg/kg a cada 6 h IV, ou 3,2 mg/kg/h em taxa de infusão constante IV
Gatos	Pele, tecidos moles, ITU	Amoxicilina-clavulanato	≤ 0,25/0,12	0,5/0,25	≥ 1/0,5	Pontos críticos de amoxicilina ácido clavulânico foram determinados pelo exame da distribuição de CIM dos isolados, dados de eficácia e análise de PK-PD de amoxicilina em gatos na dose de 12,5 mg/kg (amoxicilina) administrada a cada 12 h VO
Equinos	Respiratório, tecidos moles	Penicilina G	≤ 0,5	1	≥ 2	Pontos críticos derivados de dados microbiológicos, dados PK (usando doses clínicas aceitas, mas fora da bula). A dose de penicilina G procaína com modelo de 22.000 UI/kg, IM, a cada 24 h
Equinos	Doença respiratória	Ampicilina	≤ 0,25	–	–	Para estirpes que têm resultados sugestivos de categoria "não suscetível", a identificação do microrganismo e o teste de suscetibilidade antimicrobiana devem ser confirmados
Suínos	Pulmões (DRS)	Ampicilina	≤ 0,5	1	≥ 2	Pontos críticos derivados de dados microbiológicos usando ampicilina, dados PK da dose de 15 mg/kg IM de amoxicilina 1 vez/dia, e dados PD
Suínos	Pulmões (DRS)	Penicilina G	≤ 0,25	0,5	≥ 1	Pontos críticos derivados de dados microbiológicos, dados farmacocinéticos (usando doses clínicas aceitas, mas extrabula) e dados farmacodinâmicos. A dose de penicilina G procaína do modelo foi a dose de 33.000 UI/kg IM no pescoço, a cada 24 h
Bovinos	Pulmões (DRB)	Penicilina G	≤ 0,25	0,5	≥ 1	Pontos críticos derivados de dados microbiológicos, dados PK (usando doses clínicas aceitas, mas extrabula) e dados PD. A dose de penicilina G procaína do modelo foi a dose de 22.000 UI/kg, IM, a cada 24 h
Bovinos	Mastite	Penicilina-novobiocina	≤ 1/2	2/4	≥ 4/8	Uso apenas em mastite

DRB: doença respiratória bovina; DRS: doença respiratória suína; PK: farmacocinética; PD: farmacodinâmica; R: resistente; I: intermediário; S: suscetível; ITU: infecção do trato urinário.

clínica. Cloxacilina apresenta baixa absorção em cães (Watson *et al.*, 1986; Dimitrova *et al.*, 1998), e, pela meia-vida curta, não é adequada para o tratamento dessa espécie.

Tem-se discutido o efeito da alimentação na absorção oral desses fármacos, cujos resultados vêm variando, dependendo das condições do estudo. O estudo mais completo a respeito desse tema foi relatado por Watson *et al.* (1986), que verificaram que alimentar cães inibe a absorção oral de amoxicilina, ampicilina, penicilina V e cloxacilina. O efeito para ampicilina e amoxicilina foi modesto (o fornecimento de alimentos diminuiu a absorção de comprimidos de ampicilina em 38%, mas em apenas 20 a 25% para amoxicilina). A alimentação tem grande efeito sobre a cloxacilina, reduzindo a absorção oral em 74%.

Aminopenicilinas são pouco absorvidas em equinos e ruminantes após administração oral. Elas podem ser absorvidas em bezerros pré-ruminantes, mas não em bezerros ruminantes (6 semanas de vida) (Sobak *et al.*, 1987a). A absorção oral da

ampicilina em equinos adultos foi relatada como de apenas 2 a 3,5% (Ensink *et al.*, 1996; Sarasola e MacKellar, 1994). A disponibilidade sistêmica de amoxicilina oral é maior que a de ampicilina em equinos adultos, mas de apenas 2 a 10% (Wilson *et al.*, 1988; Ensink *et al.*, 1992, 1996; Baggot, 1988; Sarasola e McKellar, 1994); ainda assim, baixa demais para ser usada na prática. Em potros, a absorção oral da amoxicilina foi maior – 36,2 a 42,7% (Baggot *et al.*, 1988) –, mas raramente essa via de administração é utilizada.

Eliminação

A meia-vida de eliminação da penicilina IV é curta (0,5 a 1,2 h), e formulações de liberação lenta são desenhadas para estendê-la. Por exemplo, em razão da liberação lenta a partir do local de administração, a penicilina procaína pode produzir meia-vida terminal de 20 h ou mais e manter concentrações contra bactérias suscetíveis por 24 h após uma única injeção. A meia-vida

Tabela 33.2 Farmacocinética de ampicilina e amoxicilina (valores médios).

Espécie	Dose (mg/kg)	$T\frac{1}{2}$ (h)	Vd (ℓ/kg)	CL (mℓ/kg/hora)	$C_{máx}$ (µg/mℓ)	$T_{máx}$ (h)	F (%)	Referência
Ampicilina tri-hidratada administração por via intramuscular								
Bezerros	11				2,62			Martinez et al., 2001
Suínos	6,6				3,25			Martinez et al., 2001
Equinos	11				1,48	1		Beech et al., 1979
Equinos	22				2,9	6		Beech et al., 1979
Equinos	20				2,49	6		Brown et al., 1982
Bovinos	17	6,66	4,49	467,8				Gehring et al., 2005
Ampicilina sódica IV								
Equinos		0,62	0,18	210	6,7 a 9,7			Sarasola e McKellar, 1993
Equinos	10	0,725	0,303	268	59,9			Sarasola e McKellar, 1992
Equinos		1,55						Durr, 1976
Equinos		1,41	0,17					Bowman et al., 1986
Equinos		0,75	0,21					Horspool et al., 1992
Equinos	15	1,72	0,705	285				Ensink et al., 1992
Equinos	10	0,7	0,2628	365,4				Sarasola e McKellar, 1995
Gatos		1,22						Mercer et al., 1977
Suínos		0,55						Galtier e Charpenteau, 1979
Cães	15	1,35	0,679	387				ten Voorde et al., 1990
Ovinos	10	0,78	0,156	372,6				Oukessou e Toutain, 1992
Ampicilina sódica IM								
Vacas	10	2,3			6,18	1,5		Nelis et al., 1992
Equinos	15	2,3	0,71	209,8	31,1	0,32		Van Den Hoven et al., 2003
Equinos	11				10	0,5		Beech et al., 1979
Equinos	22	2			12,88	0,5		Traver e Riviere, 1982
Cães	15	5,2 a 5,5				0,92 a 1,03		ten Voorde et al., 1990
Ampicilina oral								
Cães	14,5	0,9			4,6			Nelis et al., 1992
Cães	10	0,96			3,9	1,6		Watson et al., 1986
Potros	20				5	1		Brown et al., 1984
Gatos							42	Mercer et al., 1977
Equinos	15				0,84	0,69	2	Ensink et al., 1996
Amoxicilina								
Potros (30 dias) IM	22	0,991	0,986	691	23,21			Carter et al., 1986
Potros (6 a 7 dias) IV	20	0,74	0,369	343,2				Baggot et al., 1988
Potros (6 a 7 dias) oral	20	1,09			6,23	2	36,2	Baggot et al., 1988
Equinos IV	10	0,657	0,325	340,8				Wilson et al., 1988
Equinos IM					3,9 a 11,9			Evans et al., 1971
Equinos oral	20	0,85			11,05	0,3	10,4	Wilson et al., 1988
Equinos oral	20	0,75			2,03		5	Ensink et al., 1992
Equinos IV	10	1,43	0,556	273				Ensink et al., 1992
Cães IV	20	1,3	0,312	204				Küng e Wanner, 1994
Cães IV	15	1,18	0,449	270				ten Voorde et al., 1990
Cães IM	15	6,98 a 9,02			7,64 a 8,13	1,61 a 1,89		ten Voorde et al., 1990
Suínos IV	8,6	1,8	0,55; 0,63	370; 520				Agersø e Friis, 1998
Suínos IM	14,7	15,5			5,1	2	83	Agersø e Friis, 1998
Ovinos IV	10	0,77	0,22	606				Craigmill et al., 1992
Ovinos IV	20	1,43	0,18	90				Carceles et al., 1995
Caprinos IV	10	1,15	0,47	684,6				Craigmill et al., 1992
Caprinos IV	20	1,13	0,18	110				Carceles et al., 1995
Cães oral		1,06	0,284	182				Marier et al., 2001
Cães oral	16,9	1,52	0,71	460	11,4	1,38		Vree et al., 2003
Cães oral	21	1,5			18 a 21	1,4 a 2	64 a 77	Küng e Wanner, 1994
Cães oral	10	1,4		8,1	1,6			Watson et al., 1986
Suínos oral	10	9; 9,9	2,25		0,8; 1,6	1,9; 3,6	28, 33	Agersø et al., 1998
Suínos oral	20	4,2			7,5	1,5		Jensen et al., 2004

Vd: volume de distribuição; CL: depuração sistêmica; $T_{\frac{1}{2}}$: tempo de meia-vida; $C_{máx}$: concentração de pico; $T_{máx}$: tempo de concentração de pico após absorção; F: fração da dose absorvida.

Tabela 33.3 Parâmetros farmacocinéticos para penicilina em animais.

Espécie	Forma	Dose (unidades/kg)	Via/local	$C_{máx}$ (µg/mℓ)	$T_{máx}$ (h)	T½ (h)	Referência
Bezerros (6 a 9 meses)	Potássica	10.000	IM/pescoço	4,71 ± 3,86	1 a 1,5		Bengtsson et al., 1989
Bezerros (6 a 9 meses)	Procaína	30.000	IM/pescoço	1,55 ± 0,33	1,5 a 6		Bengtsson et al., 1989
Bovinos	Procaína	66.000	IM/pescoço	4,24 ± 1,08	6,00 ± 0,00	8,9	Papich et al., 1993
Bovinos	Procaína	66.000	SC/pescoço	1,85 ± 0,27	5,33 ± 0,67	17	Papich et al., 1993
Bovinos após administração por 5 dias	Procaína	24.000	IM/glúteo	0,99 ± 0,04	5,33 ± 0,67	17	Papich et al., 1993
Bovinos	Procaína	66.000	IM/glúteo	2,63 ± 0,27	6,00 ± 0,00	17	Papich et al., 1993
Bovinos	Procaína					9,37 ± 3,4	Craigmill et al., 2004[a]
Equinos	Sódica	10.000	IV/jugular				Love et al., 1983
Equinos		20.000	IV/jugular				
Equinos		40.000	IV/jugular				
Equinos	Procaína	10.000	IM/glúteo				Sullins et al., 1984
Equinos		20.000	IM/glúteo				
Equinos		40.000	IM/glúteo				
Equinos	Procaína	22.000	IM/glúteo	1,42 ± 0,22	3		Stover et al., 1981
Equinos	Procaína	22.000	IM/pescoço	1,8	3,5	24,7	Uboh et al., 2000
Equinos	Potássica	22.000	IM/pescoço	5,8	1	12,9	Uboh et al., 2000
Equinos	Procaína	20.000	IM	1,57 ± 0,44	4,77 ± 0,26	16,4 ± 8,0	Média de 3 estudos[b]
Potros (0 a 7 dias)	Procaína	22.000	IM semimembranoso	2,17 ± 0,27	2		Brown et al., 1984
Suínos	Procaína	15.000	IM pescoço	1,47	1,20	7,78	Papich (não publicado)
Suínos	Procaína	66.000	IM pescoço	5,4	1	14,13	Papich (não publicado)

IM: intramuscular; IV: intravenoso; SC: subcutâneo; $C_{máx}$: pico de concentração; $T_{máx}$: tempo para o pico de concentração após absorção.
[a] Craigmill et al., (2004). A análise de Craigmill usou 18 artigos publicados, 28 conjuntos de dados e 288 pontos de dados. Eles também relataram volume de distribuição/F de 13 ℓ/kg (± 7,46).
[b] Valores médios (± desvio-padrão) estão disponíveis para mais de um estudo.

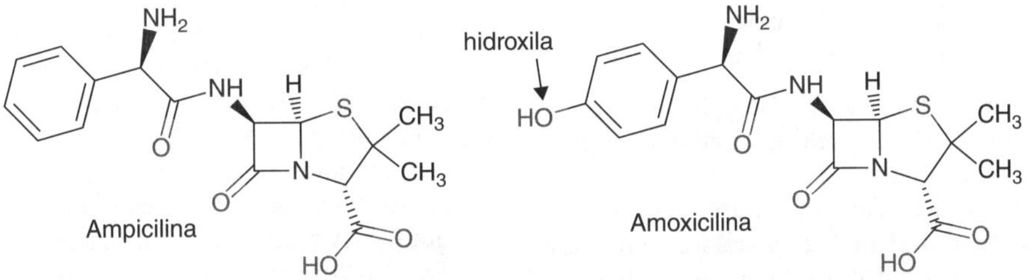

Figura 33.2 Estrutura da ampicilina (esquerda) e amoxicilina (direita).

terminal prolongada é causada pela absorção lenta (ver seção *Absorção*), e não pela eliminação lenta, chamada de efeito *flip-flop*, determinando o perfil plasmático. Todas as penicilinas apresentam eliminação renal (principalmente secreção tubular) para chegarem a concentrações altas do fármaco na urina.

Distribuição

As penicilinas se difundem para o líquido extracelular facilmente, a não ser que a ligação às proteínas seja alta. A ligação às proteínas é baixa a moderada na maioria das espécies, variando de aproximadamente 30 a 60%. A penicilina é um ácido fraco com pK_a de 2,7, portanto é principalmente ionizada no plasma, e o volume de distribuição é moderado. Por exemplo, o volume de distribuição (Vd) listado em alguns estudos é 0,2 a 0,3 ℓ/kg. Entretanto, em alguns estudos e espécies, ele pode ser tão alto quanto 0,6 a 0,7 ℓ/kg. Esses valores representam a distribuição

para o líquido extracelular, possivelmente alcançando concentrações intracelulares moderadas. Concentrações suficientes são atingidas para bactérias suscetíveis em rins, líquido sinovial, fígado, pulmões, pele e tecidos moles (Stover et al., 1981; Brown et al., 1982; Beech et al., 1979). As penicilinas não penetram na barreira hematencefálica para atingirem concentrações no sistema nervoso central (SNC) em grande extensão, mas foram usadas para tratar infecções do SNC quando administradas em doses altas.

Metabolismo

Penicilina G, penicilina V, nafcilina, ticarcilina e as aminopenicilinas são metabolizadas em alguma extensão por hidrólise do anel betalactâmico. Os metabólitos são inativos microbiologicamente. As penicilinas e seus metabólitos são excretados na urina por secreção tubular. A maior parte do fármaco é excretado na urina em 1 h após a injeção IM de penicilina sódica ou potássica em solução aquosa. A probenecida inibe competitivamente a secreção tubular renal das penicilinas e pode prolongar a meia-vida da penicilina. Entretanto, a probenecida raramente é usada para esse propósito em situações clínicas.

Resumo das penicilinas e de seus derivados

Penicilinas naturais

As únicas penicilinas naturais ainda em uso são as penicilinas G e V. A penicilina V apresenta um grupo fenoximetil que fornece maior estabilidade ácida no estômago, permitindo a administração oral. Ela foi usada VO em humanos, mas é de valor limitado em animais. Apresentou absorção oral baixa e espectro limitado em bezerros (Soback *et al.*, 1987b). Em cães, a administração oral de comprimidos de penicilina V produziu concentrações plasmáticas máximas de 3,5 a 4,8 µg/mℓ, mas as concentrações declinaram rapidamente e ficaram acima de 0,5 µg/mℓ apenas por aproximadamente 3 h (Watson *et al.*, 1987a, 1987b).

Formulações de penicilina. Existem três formulações injetáveis, cuja farmacocinética é apresentada na Tabela 33.3:

1) *Sais Na⁺ e K⁺ de penicilina, também chamadas de penicilinas cristalinas:* são soluções hidrossolúveis e podem ser injetadas vias IV, IM ou subcutânea SC. Elas atingem concentrações plasmáticas rapidamente, mas têm curta duração
2) *Penicilina G procaína (Crysticillin, Pen-Aqueous):* esse composto é um sal pobremente solúvel em uma suspensão em veículo aquoso absorvido lentamente após injeção IM ou subcutânea SC. *Não administrar via IV*
3) *Penicilina G benzatina (Benza-pen, Durapen, Flocilina):* preparação chamada de "penicilina de longa ação", é absorvida mais lentamente que o sal procaína em razão da sua insolubilidade. Ela produz concentrações plasmáticas persistentes, mas baixas. A maioria das formulações de penicilina de longa ação contém 50% de penicilina G procaína e 50% de penicilina G benzatina. *Não administrar via IV.*

Formulações adicionais e vias de administração correspondem às formulações de penicilina G administradas via intramamária para tratar mastite bovina.

As doses de penicilina G variam amplamente de acordo com a formulação, a espécie de animal e a doença tratada. É melhor consultar referências relacionadas com a doença específica em tratamento. Em geral, penicilina G Na⁺ ou K⁺ são administradas via IM ou IV nas doses de 20.000 a 50.000 UI/kg, a cada 4 a 6 h. Penicilina G procaína é administrada via IM ou SC nas doses de 22.000 a 70.000 UI/kg, a cada 12 a 24 h. O tratamento de infecções por *Streptococcus* pode usar uma dose mais baixa, mas, para algumas infecções, como naquela causada por *Trueperella* (antes chamada de *Arcanobacterium* ou, ainda, *Actinomyces*), doses tão altas quanto 100.000 UI/kg foram recomendadas.

A dose de bula aprovada pela FDA nos EUA para bovinos é de 7.500 UI/kg, mas o tempo de carência aprovado para animais de produção, de 10 dias, é aplicado apenas para a dose recomendada para animais de produção. Uma vez que a dose empregada em animais de produção está fora das indicações da bula, deve-se estender o tempo de carência. Resíduos em animais de produção e tempos de carência são discutidos no Capítulo 61.

Aminopenicilinas

Ampicilina e amoxicilina foram usadas no tratamento de muitas doenças em animais domésticos. A meia-vida de todas as aminopenicilinas é curta (Tabela 33.2), o que exige administração frequente para algumas infecções, sobretudo para patógenos gram-negativos, que podem apresentar altos valores de CIM.

Aminopenicilinas são populares porque apresentam espectro de atividade mais amplo quando comparadas à penicilina G, podem ser administradas por via oral e são relativamente baratas e seguras. Ainda, diferenciam-se da penicilina pela adição de um grupo amino, e a amoxicilina apresenta um grupo para-hidroxi que a ampicilina não tem. Em comparação à penicilina G, esses compostos apresentam dois pontos de ionização (pK$_a$ 2,7 e 7,3). A ampicilina é mais solúvel que a amoxicilina, além de mais lipofílica (Log P da ampicilina 1,35; Log P da amoxicilina 0,87), embora a amoxicilina seja mais bem absorvida pelo fator de aproximadamente dois na maioria dos animais.

Comparadas à penicilina G, as aminopenicilinas podem penetrar a camada externa de bactérias gram-negativas melhor que a penicilina G; portanto, apresentam um espectro de atividade que inclui aquele listado para penicilina, embora seja estendido para incluir algumas bactérias gram-negativas (p. ex., Enterobacteriaceae suscetíveis). Entretanto, a resistência adquirida pode ser comum, e esse grupo ainda é bastante suscetível a betalactamases. Para superar a resistência aos inibidores de betalactamases, ácido clavulânico e sulbactam foram adicionados à amoxicilina (Clavamox®) e ampicilina (Unasyn®), respectivamente, a fim de aumentar o espectro. Esses fármacos serão discutidos na seção *Inibidores de betalactamases.*

Formulações de aminopenicilinas. As formulações de aminopenicilinas usadas em medicina veterinária (exemplos de nomes comerciais entre parênteses) disponíveis incluem:

1) *Ampicilina sódica:* formulação usada para injeção IM, IV, SC (Omnipen®)
2) *Ampicilina tri-hidratada* (Polyflex®): suspensão aquosa de liberação lenta pobremente solúvel. A absorção dessa formulação é errática e produz concentrações sanguíneas prolongadas, mas baixas
3) *Amoxicilina tri-hidratada* (Amoxi-inject®)
4) *Ampicilina:* produtos orais, como comprimidos, cápsulas e suspensões líquidas (p. ex., Omnipen®)
5) *Amoxicilina:* são produtos orais, como comprimidos e líquidos (Amoxi-Tabs®, Amoxi-Drops® e outros)
6) *Preparações intramamárias:* incluem o Amoxi-Mast®, usado para o tratamento de mastite.

A eliminação das aminopenicilinas é ligeiramente mais longa que o relatado para os sais sódicos de penicilina, mas essa diferença não parece estar relacionada com uma diferença na eficácia clínica. Doses comuns são listadas na Tabela 33.4, e, para pontos críticos, na Tabela 33.1. Uma formulação comum usada em animais é a ampicilina tri-hidratada (Polyflex®), uma preparação pobremente solúvel. Após injeção IM, a meia-vida é de 6,7 h em bovinos, o que é adequado para administração 1 vez/dia (Gehring *et al.*, 2005). A via de administração por via intramuscular em equinos também prolonga as concentrações plasmáticas (Tabela 33.2).

Uma diferença importante entre as aminopenicilinas e a penicilina G reside no fato de que as primeiras não são inativadas pelo ácido gástrico e podem ser administradas por via oral. Parece haver um mecanismo de transporte saturável para absorção de aminopenicilinas no intestino. A absorção oral das penicilinas em muitas espécies e o efeito da alimentação e da idade são discutidos na seção *Absorção.*

Tabela 33.4 Doses comuns para ampicilina e amoxicilina.

Fármaco	Dose e espécie
Amoxicilina oral	Cães e gatos: 6,6 a 20 mg/kg; q 8 a 12 h
Ampicilina tri-hidratada injetável	Bovinos 6,6 a 22 mg/kg, q 8, 12 ou 24 h; (24 h é o mais comum); a dose recomendada na bula em bovinos é de 4,4 a 11 mg/kg, IM, q 24 h
	Cães e gatos: 10 a 20 mg/kg, q 12 a 24 h, IM, SC
Ampicilina sódica	Equinos IV 10 a 20 mg/kg q 6 a 8 h
Ampicilina sódica	Equinos IM 10 a 22 mg/kg q 12 h
Ampicilina sódica	Cães e gatos: 10 a 20 mg/kg, q 8 h, IV, IM ou SC

Além das formulações listadas, existem derivados ésteres da ampicilina, embora estes não estejam disponíveis atualmente. A vantagem desses ésteres é que eles são estáveis no trato gastrintestinal e absorvidos intactos, ainda que esterases liberem o fármaco ativo após absorção pela mucosa intestinal. Ainda, são mais bem absorvidos que o fármaco parenteral. São exemplos desses fármacos a *pivampicilina* e a *bacampicilina* (Sarasola e McKellar, 1994; Ensink *et al.*, 1996).

Penicilinas antiestafilocócicas

Também chamadas de penicilinas estáveis às betalactamases, esse grupo de antibióticos inclui isoxazolilpenicilinas (p. ex., oxacilina, cloxacilina e dicloxacilina) e derivados sintéticos das penicilinas (p. ex., meticilina e naficilina). Esses fármacos, raramente usados clinicamente em medicina veterinária (exceto para formulações intramamárias), apresentam a desvantagem de absorção oral pobre ou inconsistente em animais e meia-vida curta. Mais detalhes sobre eles são fornecidos nas edições anteriores deste livro. Ainda, são resistentes às betalactamases de *Staphylococcus* spp. e têm atividade mínima contra bactérias gram-negativas, uma vez que não apresentam boa penetração na camada externa dessas bactérias.

Um dos fármacos nesse grupo é a meticilina. Se *Staphylococcus* apresenta resistência fenotípica à meticilina, isso é um marcador de resistência mediada pelo gene *mecA*, que codifica a proteína PLP resistente. Quando isso ocorre em *S. aureus*, esse tipo de resistência é chamado de *Staphylococcus aureus resistente à meticilina* – MRSA (methicillin-resistant *Staphylococcus aureus*). Se o microrganismo for *Staphylococcus pseudointermedius*, leva o nome de MRSP. Atualmente, a oxacilina é usada para testar essa resistência, embora estirpes resistentes ainda sejam chamadas de "resistentes à meticilina" (CLSI, 2013).

Preparações disponíveis. O único fármaco desse grupo usado clinicamente é a cloxacilina, empregada para tratar mastite estafilocócica e estreptocócica. Ela também está disponível como infusão intramamária para vacas secas (cloxacilina benzatina).

Penicilinas de amplo espectro

As penicilinas de espectro estendido também são chamadas de *penicilinas antipseudomonas*, uma vez que elas estão entre os poucos fármacos ativos contra *Pseudomonas*. Esse grupo inclui as carboxipenicilinas – carbenicilina e ticarcilina – em razão da substituição do grupo carboxila pelo grupo amino na ampicilina, e as ureidopenicilinas, que abrangem piperacilina e azlocilina. O grupo carboxi reduziu a atividade contra *Streptococcus*, mas melhorou a penetração pela membrana celular externa de bactérias gram-negativas. A substituição do grupo carboxi pelo grupo ureído produziu as ureidopenicilinas, que

mantiveram a atividade da ampicilina contra *Streptococcus* e também produziram boa penetração pela membrana externa de bactérias gram-negativas.

O valor desse grupo de penicilinas, particularmente das ureidopenicilinas, reside no seu espectro amplo de atividade e no fato de que elas conseguem penetrar a camada celular externa de *Pseudomonas* e de algumas outras bactérias gram-negativas (p. ex., *Proteus*, *Providencia* e *Enterobacter*) melhor que outras penicilinas. Assim como outras penicilinas, elas são suscetíveis à inativação por betalactamases, mas a adição de tazobactam à piperacilina reduz essa inativação (discutida adiante na sessão sobre inibidores de betalactamase). Esse grupo apresenta boa atividade sinérgica quando administrado com aminoglicosídeos (p. ex., gentamicina, amicacina). As ureidopenicilinas também apresentam boa atividade contra bactérias anaeróbicas, e a piperacilina pode ter alguma atividade contra *Enterococcus*.

Características farmacocinéticas. Apesar das vantagens listadas, a desvantagem desse grupo de penicilinas é a meia-vida curta, que requer administração frequente. A meia-vida desses fármacos é de aproximadamente 1 h ou menos na maioria dos animais (VanCamp *et al.*, 2000; Garg *et al.*, 1987; Tilmant *et al.*, 1985). O volume aparente de distribuição está entre 0,2 e 0,4 ℓ/kg para a maioria dos fármacos nessa classe, semelhantemente a outras penicilinas.

Uso clínico. Ticarcilina e ticarcilina-clavulanato (Timentin®) já foram antibióticos injetáveis populares na medicina veterinária, e havia formulações usadas em equinos para lavagem intrauterina diluída em solução salina (VanCamp *et al.*, 2000). Entretanto, a ticarcilina e a combinação com clavulanato não estão mais disponíveis comercialmente. Da mesma forma, não existem mais formulações de carbenicilina disponíveis. Mais detalhes a respeito de ambos os fármacos podem ser encontrados nas edições anteriores deste livro.

Um fármaco desse grupo que ainda permanece disponível comercialmente é a piperacilina-tazobactam (piperacilina como agente único não está disponível). Piperacilina-tazobactam é discutida em mais detalhes com inibidores da betalactamase.

Reações adversas

Penicilinas são fármacos muito seguros, com relativamente poucas reações adversas relatadas. Assim como a maioria dos betalactâmicos, reações adversas são raras. As mais comuns e, com frequência as mais graves, são atribuídas a alergia – reações imunomediadas ou reações alérgicas. Estas são comuns em pessoas com o uso de penicilinas (aproximadamente 15% da população humana) e vistas em espécies veterinárias. O tratamento pode requerer a administração de medicações para atenuar a resposta alérgica e evitar o uso futuro. Anemia hemolítica positiva para o teste de Coombs foi relatada em equinos após administração de penicilina (Blue *et al.*, 1987; Step *et al.*, 1991).

Após administração oral, pode haver disbiose intestinal. O crescimento excessivo de bactérias *Clostridium* intestinais após administração oral representa um risco em cobaias, *hamsters*, gerbilos e coelhos.

Reações do SNC podem ser produzidas por penicilinas (e outros antibióticos betalactâmicos). Em concentrações altas, esses fármacos podem inibir o GABA (neurotransmissor inibitório) e causar excitação e convulsões. A procaína, presente em algumas preparações, também pode causar excitação em alguns animais (equinos) (Neilsen *et al.*, 1988). Pode haver procaína livre em algumas formulações de penicilina G procaína aquosa. Quando injetada via IM (ou inadvertidamente via IV), pode levar a uma resposta excitatória. Uma vez que a procaína consegue mascarar a dor e produzir excitação em equinos, o uso é regulado em cavalos de corrida (ver o Capítulo 57 quanto ao controle de fármacos em animais de corrida para informações adicionais). Injeções de penicilina procaína em equinos podem causar reação positiva ao teste da procaína em pistas de corrida por aproximadamente 2 semanas. A administração oral de ampicilina, amoxicilina e formulações similares pode causar vômito em doses altas.

Considerações Especiais Quanto à Espécie

As penicilinas são excretadas de maneira similar em todos os animais mamíferos. Em geral, os intervalos são similares entre mamíferos, exceto em espécies de grande porte, nas quais os intervalos entre doses podem ser mais longos em razão da depuração renal menor. A depuração renal pode ser mensurada alometricamente para mostrar que o maior peso corporal está associado à depuração renal mais lenta.

Em espécies de répteis, a depuração de todos os fármacos penicilinas é lenta. A meia-vida em répteis é muito mais longa, o que permite que o intervalo entre doses seja infrequente, de uma vez a cada 3 a 5 dias. Em pássaros, a depuração renal e a taxa metabólica são altas. Essa diferença resulta em doses altas e intervalos frequentes. Em razão da necessidade de administração frequente, e uma vez que os fármacos injetáveis desse grupo podem causar dor intramuscular, seu emprego pode se tornar impraticável na maioria das situações clínicas que envolvem aves.

Inibidores de betalactamase

Trata-se de uma classe específica de fármaco com poucos efeitos antibacterianos por si sós, mas que atuam para inibir a enzima betalactamase. Têm estruturas que se assemelham aos antibióticos betalactâmicos com estrutura do anel betalactâmico intacta (Figura 33.3). Eles sempre são combinados com outro fármaco ativo da classe betalactâmicos. Essas combinações, particularmente amoxicilina-clavulanato, são populares na medicina veterinária (Mealey, 2001). Os fármacos principais desse grupo são ácido clavulânico (também chamado *clavulanato de potássio*), combinado com amoxicilina, sulbactam (combinado com ampicilina) e tazobactam (combinado com piperacilina).

Mecanismo de ação

Os inibidores de betalactamases produzem efeitos antibacterianos apenas em concentrações altas (Díez-Aguillar *et al.*, 2015). Eles se ligam à enzima betalactamase, produzida por bactérias gram-positivas. Essa ligação normalmente é não competitiva e irreversível. O clavulanato é considerado um inibidor suicida

irreversível. Uma ampla gama de betalactamases é inibida pelo clavulanato, incluindo as betalactamases de classe B, enzimas TEM e SHV encontradas em Enterobacteriaceae, muitas das betalactamases de espectro estendido e várias enzimas mediadas cromossomicamente (Finlay *et al.*, 2003). Betalactamases AMP-C normalmente não são inativadas por esses genes.

Quando um complexo enzimático inativo é formado a partir desses inibidores, antibiótico coadministrado (p. ex., amoxicilina ou ampicilina) pode exercer seu efeito antibacteriano. Todos os inibidores de betalactamases não são iguais quanto à sua potência e habilidade em se ligar às enzimas betalactamases. Por exemplo, em comparação ao clavulanato, o sulbactam é menos ativo contra betalactamases de *Staphylococcus*, *Bacterioides* e algumas *E. coli*. Entretanto, não se sabe se essas diferenças são importantes clinicamente.

Farmacocinética

A farmacocinética do clavulanato em animais foi estudada mais que a de outros inibidores (Brywater *et al.*, 1985; Vree *et al.*, 2003). O clavulanato é notoriamente instável e deve ser protegido da umidade. Comprimidos são embalados em embalagens de alumínio protetoras. Embora o clavulanato seja absorvido VO (o único dos inibidores de betalactamase absorvidos VO), a absorção é variável e pode se alterar amplamente entre animais que receberam doses similares (Vree *et al.*, 2003). Existem evidências de que doses altas de amoxicilina inibem absorção do clavulanato em cães e pessoas (Vree *et al.*, 2003). O clavulanato é suscetível à degradação enzimática e é excretado por filtração glomerular, enquanto a amoxicilina é eliminada por excreção tubular renal.

Exemplos e uso clínico

Amoxicilina-ácido clavulânico (Clavamox®, Synulox®). Trata-se de um dos antibióticos orais mais populares usados em pequenos animais. Amoxicilina-clavulanato, algumas vezes chamado de amoxicilina potencializada e coamoxiclav, aumenta o espectro da amoxicilina para incluir muitas das bactérias produtoras de betalactamases. Existe um fármaco equivalente usado em pessoas – Augmentin –, um dos medicamentos mais populares na medicina humana. O fármaco humano não é inteiramente equivalente, uma vez que a proporção da amoxicilina:clavulanato pode ser diferente. Clavamox tem razão 4:1, enquanto augmentina está em razão 4:1 ou 7:1, dependendo do tamanho do comprimido. A dose administrada em animais é fixada na razão 4:1 (amoxicilina:clavulanato), mas, em razão da menor absorção do clavulanato e da excreção mais rápida, a razão no corpo pode ser altamente variável e tão baixa quanto 20:1. Para teste de suscetibilidade, CLSI (CLSI, 2015) usa uma razão fixa de 2:1 (amoxicilina:clavulanato) (Tabela 33.1).

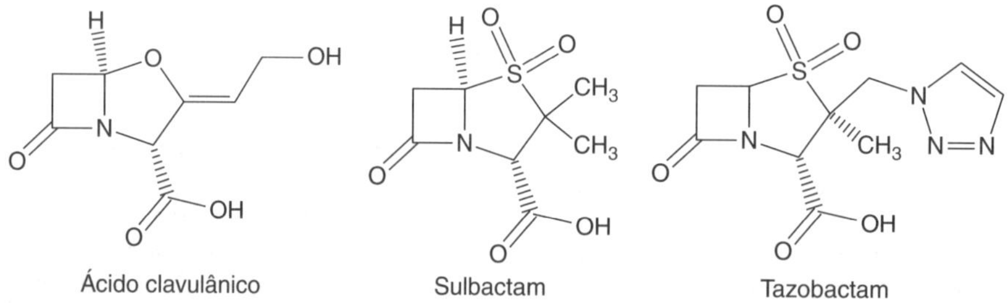

Figura 33.3 Inibidores de betalactamases: estrutura do ácido clavulânico (esquerda), sulbactam (centro) e tazobactam (direita).

Em pequenos animais, Clavamox® foi usado para tratar infecções em quase todos os tecidos (exceto SNC), sendo bem-sucedido em infecções do trato urinário (Bywater *et al.*, 1985; Senior *et al.*, 1985; Weese *et al.*, 2011; Hillier *et al.*, 2014). Ele é particularmente útil para tratar infecções causadas por estafilococos produtores de betalactamase. Amoxicilina-clavulanato também é útil para tratamento de infecções anaeróbicas em cães e gatos, como as da cavidade oral (Indiveri e Hirsh, 1985).

Em grandes animais, amoxicilina-clavulanato não é um fármaco importante. Conforme relatado anteriormente, a absorção oral da amoxicilina em equinos é pequena, e é improvável que alcance concentrações terapêuticas. A administração oral também foi avaliada em bezerros (Sobak *et al.*, 1987a). Existe absorção suficiente de amoxicilina-clavulanato em bezerros pré-ruminantes, mas administração 3 vezes/dia foi recomendada (Sobak *et al.*, 1987a), o que não é prático. A absorção oral não foi alta o suficiente em bezerros ruminantes – em razão da degradação no rúmen – para produzir concentrações terapêuticas.

Sulbactam-ampicilina (Unasyn®). Embora seja um fármaco humano, existem preparações veterinárias em outros países. Foi administrado pelas vias IM, IV e SC a cães, gatos, equinos e bovinos. (O sulbactam não é absorvido VO.) Em alguns países (p. ex., no Canadá), essa combinação é usada como um fármaco intramuscular (ampicilina tri-hidratada + sulbactam, Synergistin) em bovinos para o tratamento de doenças como pasteurelose pneumônica (Risk e Bentley, 1987; Risk e Cummins, 1987; Girard *et al.*, 1987).

Ticarcilina-ácido clavulânico (Timetin®). Esse produto não está mais disponível. Informações a respeito dessa preparação podem ser encontradas em edições anteriores deste livro.

Piperacilina-tazobactam (Zosyn® ou "Pip-Taz"). Trata-se de um dos antibióticos IV mais populares para uso hospitalar em pessoas. Piperacilina é uma penicilina de amplo espectro, e tazobactam tem essencialmente a mesma atividade do clavulanato. Os usos incluem septicemia, infecções do trato urinário, pele, tecidos moles, infecções respiratórias, infecções intra-abdominais e infecções ginecológicas. Microrganismos-alvo incluem bactérias Enterobacteriaceae (*Escherichia coli*, *Klebsiella pneumoniae*), como algumas estirpes produtoras de ESBL e *Pseudomonas aeruginosa*. Ela também apresenta atividade contra *Streptococcus* spp. e *Staphylococcus* spp. Em geral, as formulações são na razão 8:1 de piperacilina:tazobactam disponível em frascos injetáveis reconstituídas com água estéril, solução salina 0,9% ou dextrose em água a 5%, e diluídas posteriormente para o volume desejado para administração intravenosa.

A farmacocinética foi estudada em cães. A análise combinada de sete estudos diferentes mostrou que sua meia-vida é de apenas 0,55 (+ 0,11) h e o volume de distribuição de 0,276 (± 0,05) ℓ/kg. A meia-vida curta requer administração frequente (a cada 6 h) ou taxa de infusão constante (TIC). Em animais imunocompetentes, pode ser administrada na dose de 50 mg/kg a cada 6 h via IV (doses maiores são necessárias em animais imunossuprimidos), ou como TIC de 3,2 mg/kg/h após dose de ataque de 2,25 mg/kg. Os pontos críticos são listados na Tabela 33.1.

Novas combinações de inibidores de betalactamase. Existem novas combinações de inibidores de betalactamases, mas não há relato do seu uso na medicina veterinária. Ceftazidima-avibactam (Avycaz®) e ceftolozane-tazobactam (Zerbaxa®) são aprovados para tratamento IV de infecções em pessoas. Eles correspondem à combinação de cefalosporinas de terceira geração/inibidores de betalactamases (discutidos na seção *Cefalosporinas*) com espectro que inclui muitas bactérias produtoras de ESBL e *Pseudomonas aeruginosa*. Ceftazidima-avibactam também tem atividade contra algumas *Klebsiella pneumoniae* produtoras de carbapenemase. Esses fármacos são usados em humanos, principalmente para infecções complicadas do trato urinário e infecções intra-abdominais causadas por bactérias resistentes a outros fármacos.

CEFALOSPORINAS

As cefalosporinas indicadas para uso veterinário, bem como fármacos aprovados para uso em humanos (p. ex., ceftazidima, cefotaxima, cefazolina), foram comumente usadas em medicina veterinária para muitas infecções, incluindo pioderma, infecção do trato urinário, pneumonia, infecção de tecidos moles, osteomielite e uso pré e pós-cirúrgico. Com frequência, são consideradas tratamentos de primeira linha, empregadas empiricamente para tratamento domiciliar e hospitalar. Uma das vantagens do uso de formulações genéricas humanas é o custo baixo. Para infecções mais resistentes causadas por *Pseudomonas aeruginosa* ou Enterobacteriaceae, como *E. coli*, fármacos de espectro estendido da terceira ou quarta gerações foram usados.

Farmacologia geral

O espectro inclui a maioria das bactérias suscetíveis à amoxicilina e à ampicilina, mas também algumas bactérias produtoras de betalactamase, dependendo da geração específica da cefalosporina. Muitas nessa classe têm atividade maior contra bactérias gram-negativas do que amoxicilina ou ampicilina (em geral, exceções são apontadas na seção *Classificação*) – as cefalosporinas devem a utilidade da sua atividade contra *Staphylococcus* betalactamase positivos, mas não estirpes resistentes à meticilina, estreptococos (mas não *Enterococcus*) e bactérias gram-negativas, exceto *Pseudomonas* (exceções são indicadas na seção *Classificação*). Embora antibióticos cefalosporinas apresentem atividade contra algumas bactérias anaeróbicas, normalmente *não* são considerados um fármaco de escolha para gram-negativos anaeróbicos. As cefamicinas (uma subclasse de cefalosporinas), entretanto, têm boa atividade anaeróbica.

As cefalosporinas contêm um núcleo ácido 7-aminocefalosporânico, composto por um anel betalactâmico fusionado com anel di-hidrotizina de 6 componentes (ver Figura 33.1). A adição de vários grupos (mostrados pelo asterisco na Figura 33.1) forma derivados com diferenças na atividade antimicrobiana, estabilidade contra betalactamases, ligação às proteínas, absorção intestinal, metabolismo e toxicidade.

Os antibióticos cefalosporinas são extremamente importantes na medicina veterinária. Inicialmente, eles foram produzidos por um fungo isolado de esgoto puro de um mar na Sardenha. Embora o antibiótico tenha sido isolado inicialmente de *Cephalosporium acremonium* em 1948, ele não estava disponível comercialmente até 1962. Existem agora mais de 30 antibióticos e cefalosporinas no mercado (a maioria no mercado farmacêutico humano), mas os mais novos foram introduzidos na medicina veterinária. Ainda que as cefalosporinas sejam amplamente utilizadas em muitas espécies animais, doses extrabula desses fármacos em animais de produção não são permitidas nos EUA. O controle regulatório de antibióticos nos EUA é discutido nos Capítulos 52 e 55 deste livro-texto.

Classificação

As cefalosporinas são classificadas de forma ampla em cefalosporinas de primeira, segunda, terceira e quarta gerações. Existe também um grupo novo, ativo contra *Staphylococcus* resistentes à meticilina, que foi chamado *quinta* geração (ceftobiprol e ceftarolina), mas não existe relato do seu uso na medicina veterinária. Esse sistema de classificação é arbitrário, dependendo do momento em que foram sintetizadas. Essa classificação é amplamente baseada na atividade contra bactérias gram-negativas e suscetibilidade a betalactamase. Várias outras classificações de cefalosporinas foram propostas (Williams *et al.*, 2001). Para este capítulo, será mantida a classificação em categorias listadas no CLSI (CLSI, 2015), conforme apresentado na Tabela 33.5.

Primeira geração

Fármacos de primeira geração são efetivos contra quase todas as bactérias gram-positivas, exceto *Enterococcus*, e sua atividade inclui *Staphylococcus* betalactamase positivos. Ainda, apresentam maior atividade contra membros de Enterobacteriaceae que a penicilina G. Em comparação a outros nesse grupo, a cefazolina apresenta maior atividade contra gram-negativos (Petersen e Rosin, 1995), tendo sido agrupada com fármacos de segunda geração em algumas referências baseadas nessa atividade (Williams *et al.*, 2001). Bactérias gram-negativas podem desenvolver resistência por meio da inibição da penetração e pela produção de enzimas betalactamases.

Segunda geração

Em geral, esses fármacos apresentam maior atividade contra muitas bactérias gram-negativas e são resistentes aos fármacos de primeira geração (p. ex., *E. coli*, *Klebsiella*, *Proteus*, *Enterobacter* resistentes), mas não são mais ativos contra bactérias gram-positivas. A melhora da atividade contra bactérias gram-negativas em comparação aos fármacos de primeira geração é atribuída ao aumento da resistência a betalactamases. Cefoxitina e cefotetana pertencem ao grupo cefamicina e foram usados clinicamente em razão da boa atividade contra bactérias anaeróbicas (p. ex., *Bacterioides fragilis* e o grupo *Bacterioides fragilis*). Cefotetana não está mais disponível nos EUA, mas cefoxitina ainda é usada em pacientes de veterinários. Cefaclor

(Ceclor®), cefprozila (Cefzil®) e cefuroxima (Cefetin®) podem ser administrados por via oral, mas seu uso não foi relatado para pequenos animais.

Terceira geração

Esse grupo de antibióticos tem mais atividade contra bactérias gram-negativas que as gerações anteriores de cefalosporinas. Apenas ceftazidima e cefoperazone têm boa atividade contra *Pseudomonas aeruginosa*, com ceftazidima apresentando maior atividade. Por isso, a ceftazidima é um fármaco importante para algumas infecções em pequenos animais.

Os fármacos de terceira geração, em geral, são menos ativos contra cocos gram-positivos, mas existe variabilidade considerável na atividade contra *Staphylococcus* e *Streptococcus* entre esse grupo. Por exemplo, cefotaxima tem maior atividade contra *Streptococcus*, outros apresentam menor atividade. Alguns dos agentes de terceira geração são mais ativos contra *Staphylococcus* spp. que a cefalexina. Existem apenas três que podem ser administrados por via oral, dos quais dois são usados em medicina veterinária, cefixima (Suprax®) (Lavy *et al.*, 1995) e cefpodoxima proxetila (Simplicef® formulação veterinária e Vantin® formulação humana). Cefixima não está mais disponível nos EUA.

Os fármacos injetáveis de terceira geração indicados para uso humano foram usados em medicina veterinária quando resistência foi mostrada a outros fármacos. Uma exceção é o ceftiofur (Naxcel®), que tem sido usado extensivamente em bovinos, suínos e equinos, e também é aprovado para uso em cães. A atividade do seu principal metabólito, desfuroilceftiofur, é similar à cefotaxima, que é considerada uma cefalosporina de terceira geração típica. Cefovecina (Convenia®) é uma formulação injetável que tem meia-vida extremamente longa em cães e gatos, quando comparada a outras cefalosporinas. Agentes específicos serão discutidos em mais detalhes na seção *Características clínicas e fármacos específicos usados em medicina veterinária*.

Quarta geração

A quarta geração de cefalosporinas inclui o fármaco humano cefepima (Maxipime®), e o fármaco veterinário cefquinoma (Cobactan®). O uso de cefepima não foi relatado na medicina veterinária, exceto por alguns estudos experimentais. Cefquinoma é aprovada em outros países, mas não nos EUA. Esses

Tabela 33.5 Classificação das cefalosporinas.

Primeira geração		Segunda geração		Terceira geração	
Nome do fármaco	Nome comercial	Nome do fármaco	Nome comercial	Nome do fármaco	Nome comercial
Cefalexina	Genérico, Keflex[a]	Cefamandol	Mandol	Cefoperazone	Cefobid
Cefalotina	Keflin	Cefmetazol	Zefazone	Cefotaxima	Claforan
Cefadroxila	Cefa-Tabs[a]	Cefonicida	Monocid	Ceftazidima	Fortaz
Cefapirina	Cefadyl	Cefprozila	Cefzil[a]	Ceftizoxima	Cefizox
Cefazolina	Kefzol	Cefotetana	Cefotan	Ceftriaxona	Rochephin
Cefaradina	Velosef[a]	Cefoxitina	Mefoxin	Moxalactam	Moxam
cefaparina	Cefa-Lak e Cefa-Dri	Cefuroxima	Kerufox	Cefixima	Suprax[a]
		Cefuroxima axetil	Ceftin[a]	Cefdinir	Omnicef[a]
		Cefaclor	Ceclor[a]	Ceftiofur	Naxcel
				Cefpodoxima proxetila	Vantin[a] Simplicef[a]
				Cefovecina	Convenia

[a] Fármacos orais.

Fármacos de quarta geração não listadas incluem cefquinoma (Cobactan®) (fármaco veterinário) e cefepima (Maxipime®).

fármacos são discutidos em mais detalhes na seção *Características clínicas e fármacos específicos usados em medicina veterinária.*

Mecanismos de ação

Similarmente a outros antibióticos betalactâmicos, as cefalosporinas se ligam a PLP e rompem a parede celular. Normalmente, são bactericidas e, com maior frequência, se ligam a PLP-2 e PLP-3.

Farmacocinética

As características farmacocinéticas de medicamentos específicos são descritas na Tabela 33.6.

Farmacocinética-Farmacodinâmica

Relações farmacocinéticas-farmacodinâmicas (PK-PD) para cefalosporinas são as mesmas para outros antibióticos betalactâmicos discutidos neste capítulo. Assim como outros antibióticos betalactâmicos, considera-se que as cefalosporinas apresentam ação bactericida – elas matam bactérias se a concentração do fármaco for mantida acima da CIM por um período crítico durante o intervalo entre doses (Turnidge, 1998). Portanto, tem-se como parâmetro importante o tempo acima da CIM (T > CIM). E é a duração da exposição, e não a magnitude da concentração acima da CIM o que determina a eficácia das cefalosporinas. Regimes terapêuticos para cefalosporinas

foram formulados para considerar essas relações PK-PD (Craig, 1995, 2001; Mac-Gowan, 2001; Turnidge, 1998). Entre os betalactâmicos, as penicilinas não são tão bactericidas quanto os carbapenems, e as cefalosporinas não são tão bactericidas quanto as penicilinas. Portanto, entre os betalactâmicos, as cefalosporinas devem ser mantidas acima da CIM por mais tempo que outras nessa classe. Embora o tempo ótimo acima da CIM não tenha sido determinado para a maioria das cefalosporinas usadas em animais de companhia, em humanos e em animais de laboratório, o tempo ótimo acima da CIM é considerado, aproximadamente, 50% do intervalo entre doses. Entretanto, para o tratamento de infecções por gram-negativas, o efeito bactericida máximo ocorre a 60 a 70% do intervalo entre doses, e, conforme a duração da T > MIC aumenta, um melhor desfecho clínico é possível. Em alguns estudos experimentais, o T > MIC pode ser menor que 50%. Por exemplo, quando quatro cefalosporinas foram avaliadas para determinar o T > MIC necessário para o regime terapêutico ótimo, o T > MIC foi 30 a 40% do intervalo entre doses para Enterobacteriaceae e *Streptococcus*, mas menos de 30% para *Staphylococcus*.

Uma vez que as meias-vidas para a maioria das cefalosporinas em mamíferos são curtas, para muitos regimes de administração de cefalosporinas é necessária a administração com uma frequência de 3 a 4 vezes/dia. De forma alternativa, algumas das cefalosporinas de terceira geração têm meia-vida mais longa, e regimes menos frequentes foram usados para alguns desses fármacos (p. ex., cefpodoxima, cefovecina, cefotaxima

Tabela 33.6 Parâmetros farmacocinéticos de cefalosporinas selecionadas em espécies domésticas.

Fármaco	Espécie	Vd[a] (ℓ/kg)	Depuração (mℓ/kg/min)	Meia-vida (h)	Referência
Cefapirina	Potros[b]	1,06	18,4	0,7	Brown *et al.*, 1987
	Equinos	0,17	10		Brown *et al.*, 1986a
	Vacas[c]		12,7		Prades *et al.*, 1988
	Cães	0,32	8,9	0,42	Cabana *et al.*, 1976
Cefalotina	Equinos	0,15	13,6	0,25	Ruoff e Sams, 1985
Cefadroxila	Equinos	0,46	7,0	0,77	Wilson *et al.*, 1985
Cefazolina	Potros	0,45	0,4	1,37	Duffee *et al.*, 1989
	Equinos	0,27 (0,03)	5,07 (1,23)	0,62 (0,07)	Vários estudos[f]
	Bezerros	0,17	5,8	0,62	Soback *et al.*, 1987c
	Cães	0,27 (0,13)	2,89 (0,92)	1,04 (0,46)	Vários estudos[e]
Cefalexina	Bezerros	0,32	1,9	2	Garg *et al.*, 1992
	Vacas	0,39	10,5	0,58	Soback *et al.*, 1988
	Ovinos	0,17	5,0	1,2	Villa *et al.*, 1991
	Cães	0,92 (Vd/F) (0,48)	3,14 (CL/F) (0,87)	2,74 (1,6)	Vários estudos[d]
	Equinos[g]	9,92 (Vd/F)	86,4 (CL/F)	1,64	Davis *et al.*, 2005
Cefoxitina	Bezerros			1,12	Sobak, 1988
	Equinos	0,12	4,3	0,82	Brown *et al.*, 1986b
Ceftriaxona	Cães			0,85	Matsui *et al.*, 1984
	Ovinos	0,3	3,7		Guerrini *et al.*, 1985
	Bezerros			1,4	Sobak e Ziv, 1988
Ceftazidima	Cães			0,82	Matsui *et al.*, 1984
	Ovinos	0,36		1,6	Rule *et al.*, 1991
Cefoperazona	Bezerros			0,89	Carli *et al.*, 1986
	Ovinos	0,16	2,7		Guerrini *et al.*, 1985
Moxalactam	Bezerros			2,4	Sobak, 1989

[a]Vd: volume de distribuição. [b]Neonatal. [c]Em lactação. [d]Análise de 8 estudos com dose oral e 52 observações – média (desvio-padrão) mostrada. [e]Análise de 4 estudos e 35 observações – média (desvio-padrão) mostrada. [f]Análise de 3 estudos e 17 observações – média (desvio-padrão) mostrada. [g]Absorção oral foi de apenas 5% no estudo sobre cefalexina em equinos.

e ceftiofur). Entretanto, a meia-vida longa para ceftriaxona em pessoas não se dá em animais em razão de diferenças na ligação entre fármaco e proteínas (Popick *et al.*, 1987).

O regime terapêutico que produz maior T > MIC é a TIC, com eficácia superior relatada a partir de regimes de TIC do que a administração intermitente (Zeisler *et al.*, 1992). A taxa de infusão intravenosa constante também foi calculada para algumas cefalosporinas de terceira geração em cães (Moore *et al.*, 2000).

Microrganismos gram-positivos são mais suscetíveis aos efeitos bactericidas das cefalosporinas que bactérias gram-negativas. Adicionalmente, uma vez que as CIM são mais baixas para bactérias gram-positivas e efeitos antibacterianos ocorrem em concentrações inferiores às de CIM para *Staphylococcus* (efeito pós-antibiótico – EPA), intervalos mais longos entre doses são possíveis para infecções causadas por microrganismos gram-positivos quando comparados a bactérias gram-negativas. Por exemplo, cefalexina ou cefadroxila foram usados de maneira bem-sucedida para tratar infecções por *Staphylococcus* quando administradas 2 vezes/dia (discutido adiante na seção *Características clínicas de fármacos específicos usados em medicina veterinária*). Alguns estudos relataram eficácia para cefalexina no tratamento de piodermite por *Staphylococcus* em cães com administração apenas 1 vez/dia (embora a administração 2 vezes/dia seja recomendada para obtenção de resposta máxima).

Teste de suscetibilidade

Pontos críticos de suscetibilidade foram aprovados pela CLSI para testar muitas das cefalosporinas usadas em medicina veterinária. Esses pontos críticos se baseiam em análises PK-PD, distribuição da CIM e eficácia clínica (Tabela 33.7).

Concentrações teciduais e ligação às proteínas

Cefalosporinas são antibióticos relativamente polares, minimamente lipossolúveis e apresentam baixa penetração intracelular.

O volume de distribuição geralmente varia de 0,2 a 0,3 ℓ/kg e raramente excede 0,5 ℓ/kg. Entretanto, elas apresentam boa distribuição para o líquido extracelular da maioria dos tecidos, exceto próstata e SNC. Elas não atingem concentrações intracelulares efetivas. Sua habilidade de penetrar o líquido do revestimento epitelial do trato respiratório varia entre fármacos e entre espécies. Características específicas de cada fármaco serão discutidas em mais detalhes posteriormente neste capítulo.

Regimes terapêuticos baseados em farmacocinética-farmacodinâmica usam a concentração plasmática do fármaco não ligado como marcador básico para determinar a dose ótima e o intervalo entre doses. Apenas o fármaco não ligado às proteínas é ativo microbiologicamente. A ligação às proteínas varia entre espécies e entre fármacos. Algumas cefalosporinas estão altamente ligadas às proteínas; para outras, essa ligação é baixa. Existem diferenças entre animais e humanos que afetam o seu uso. Por exemplo, ceftriaxona tem alta ligação às proteínas (de 90 a 95%) em pessoas, o que restringe a depuração e resulta em meia-vida longa (Popick *et al.*, 1987). Mas o mesmo fármaco em cães apresenta a ligação às proteínas de apenas 25% em concentrações baixas a 2% em concentrações altas. Cefazolina apresenta alta ligação às proteínas em pessoas (85%), mas ligação baixa às proteínas em cães (19%), o que favorece a distribuição rápida do plasma para o líquido intersticial. As cefalosporinas mais altamente ligadas às proteínas em animais são a cefovecina, que é mais de 99% ligada em cães e gatos, mas muito menos em outras espécies animais. Essa propriedade, além de outros fatores, prolonga a concentração plasmática em cães e gatos.

O efeito da ligação às proteínas na distribuição do fármaco foi mostrado para cefalexina e cefpodoxima, duas cefalosporinas administradas por via oral usadas em cães (Papich *et al.*, 2007). A ligação às proteínas é maior para cefpodoxima em cães (> 80%), o que prolonga a meia-vida quando comparada à cefalexina. A concentração do fármaco livre para cefpodoxima

Tabela 33.7 Pontos críticos de suscetibilidade para cefalosporinas (conforme aprovado pela CLSI 2013, 2015).

Teste/Relato grupo	Sítio corporal	Agente antimicrobiano	CIM critérios interpretativos (µg/mℓ) S	I	R	Comentários
Cães	Pele, tecidos moles	Cefalexina	≤ 2	4	≥ 8	Pontos críticos para cefalexina foram determinados por avaliação da distribuição da CIM dos isolados, dados de eficácia e análise PK-PD da cefalexina. O regime terapêutico usado para análise PK-PD da cefalexina foi 25 mg/kg administrados a cada 12 h VO
Cães	Pele, tecidos moles, ITU, respiratório	Cefazolina	≤ 2	4	≥ 8	Pontos críticos da cefazolina foram determinados pela avaliação da distribuição da CIM de isolados e a análise PK-PD da cefazolina. O regime terapêutico usado para análise PK-PD de cefazolina foi de 25 mg/kg administrados a cada 6 h IV, em equinos e cães
Cães	Feridas, abscessos	Cefpodoxima	≤ 2	4	≥ 8	Aprovado para cães na dose de 5 a 10 mg/kg 1 vez/dia VO
Equinos	Respiratório, trato genital	Cefazolina	≤ 2	4	≥ 8	Pontos críticos da cefazolina foram determinados a partir do exame da distribuição da CIM de isolados e análise PK-PD da cefazolina. O regime terapêutico usado para análise PK/PD de cefazolina foi 25 mg/kg administrado a cada 6 h IV, em equinos
Equinos	Doença respiratória	Ceftiofur	≤ 0,25	–	–	A única categoria suscetível é usada para populações de microrganismos (normalmente uma espécie) para a qual a análise de regressão (disco *vs.* CIM) não pode ser realizada. O ponto crítico possibilitará a detecção de estirpes com diminuição da suscetibilidade quando comparada à população original
Suínos	Pulmões (DRS)	Ceftiofur	≤ 2	4	≥ 8	Aprovado para tratamento de doença respiratória suína
Bovinos	Pulmões (DRS)	Ceftiofur	≤ 2	4	≥ 8	Aprovado para o tratamento de doença respiratória bovina
Bovinos	Mastite bovina	Ceftiofur	≤ 2	4	≥ 8	Tratamento apenas de mastite

DRB: doença respiratória bovina; DRS: doença respiratória suína; PK: farmacocinética; PD: farmacodinâmica; R: resistente; I: intermediário; S: suscetível; ITU: infecção do trato urinário. Nota-se que alguns laboratórios usaram cefalotina como teste de cefalosporinas de primeira geração (p. ex., cefalexina).

no líquido tecidual representa a fração de fármaco não ligado no plasma, o que reflete o efeito da ligação às proteínas para restringir a difusão do fármaco a partir dos capilares para os tecidos. Esse fenômeno também foi observado em humanos (Liu *et al.*, 2002).

Absorção oral

Muitas das cefalosporinas são absorvidas VO. Cefadroxila e cefalexina são do grupo de primeira geração e bem absorvidos em pequenos animais, mas não em grandes animais. A absorção oral da formulação em éster (cefpodoxima proxetila) é maior, característica esta que será discutida em mais detalhes para fármacos individuais na seção *Características clínicas e fármacos específicos usados em medicina veterinária*. Para cefadroxila, mas não para cefalexina, a absorção aumentou pela ingestão de alimentos (Campbell e Rosin, 1998).

A absorção oral das cefalosporinas geralmente é baixa demais para ser efetiva em equinos e ruminantes. Entretanto, cefadroxila é mais bem absorvido em potros que em equinos adultos (Wilson *et al.*, 1985; Duffee *et al.*, 1989). A absorção oral da cefalexina é baixa em equinos (5%) (Davis *et al.*, 2005), mas, na dose de 30 mg/kg VO, q 8 h, as concentrações podem ser mantidas acima da CIM de bactérias altamente suscetíveis.

Metabolismo

Cefalosporinas são metabolizadas minimamente pelo fígado, mas o grau de metabolismo pode variar amplamente entre os vários fármacos. O ceftiofur é transformado quase completamente no metabólito desfuroilceftiofur, que é responsável por sua eficácia antibacteriana. A maioria das cefalosporinas apresenta eliminação renal.

Eliminação

As cefalosporinas são eliminadas rapidamente após administração sistêmica. A via de eliminação é principalmente renal, e as concentrações na urina em geral são altas. Essa característica torna as cefalosporinas boas escolhas para o tratamento de infecções do trato urinário.

Em geral, as cefalosporinas apresentam meia-vida de 1 a 2 h, embora algumas (principalmente, cefalosporinas de terceira geração) possam ter meias-vidas mais longas, o que pode levar a uma administração infrequente. Por exemplo, o ceftiofur é metabolizado a um metabólito ativo e apresenta meia-vida de 3 a 6 h em bovinos, 4 h em cães e 2,5 h em equinos.

Características clínicas de fármacos específicos usados em medicina veterinária

Os fármacos no grupo de primeira geração apresentam espectro de atividade que inclui *Staphylococcus* e *Streptococcus*. A resistência entre bactérias gram-negativas se desenvolve facilmente, sobretudo pela síntese de enzimas betalactamases capazes de hidrolisar esse fármaco. A resistência foi demonstrada em estudos clínicos nos quais se coletaram amostras de cães e gatos (Thungrat *et al.*, 2015; Oluoch *et al.*, 2001; Walker *et al.*, 2000; Cooke *et al.*, 2002). Alguns estudos mais antigos podem ter subestimado a resistência, uma vez que pontos críticos mais antigos eram mais altos que os valores atuais (Tabela 33.7). A maioria dos isolados entéricos gram-negativos é resistente às cefalosporinas de primeira geração, uma vez que a maior parte das bactérias do tipo selvagem das Enterobacteriaceae apresenta valores de CIM acima de pontos críticos de suscetibilidade à

cefalexina. A segunda, a terceira e a quarta gerações têm maior atividade contra patógenos gram-negativos. A situação em medicina veterinária na qual cefalosporinas de amplo espectro são usadas com maior frequência se dá no tratamento de infecções bacterianas resistentes a outros fármacos. As bactérias identificadas com frequência nesses problemas de resistência são *Escherichia coli*, *Klebsiella pneumoniae*, espécies de *Enterobacter*, espécies de *Proteus* (especialmente indol-positivas) e *Pseudomonas aeruginosa*.

Cefalosporinas de primeira geração

Médicos-veterinários estão familiarizados com cefalosporinas normalmente chamadas de *cefalosporinas de primeira geração*, representadas pelos fármacos orais cefalexina (Keflex®, Rilexine® e formas genéricas) e cefadroxila (Cefa-Tabs®, Cefa-Drops®), e o fármaco injetável cefazolina (genérico).

Cefadroxila e cefalexina foram as cefalosporinas de primeira geração orais mais extensivamente utilizadas em cães. (Fármacos mais antigos, como a cefradina, não estão mais disponíveis.) Cefadroxila é mais lipofílico que a cefalexina e tem a vantagem de ser mais bem absorvido VO. As diferenças entre cefalexina e cefadroxila foram ilustradas no estudo realizado por Campbell e Rosin (1998), no qual foram avaliadas a absorção oral de cada fármaco e a influência da ingestão de alimentos em cães após doses de 30 mg/kg a cada 12 h. Sendo mais lipofílico, cefadroxila foi mais bem absorvido quando administrado com alimento, tendo atingido concentrações plasmáticas maiores. A cefalexina foi menos influenciada pela presença de alimento. A administração a cada 12 h é adequada para manter concentrações acima da CIM (Campbell e Rosin, 1998; Papich *et al.*, 2007).

Cefadroxila. Está disponível como suspensão oral (50 mg/mℓ) e comprimidos orais (embora a disponibilidade de algumas formulações tenha diminuído nos últimos anos). Em gatos, a farmacocinética do cefadroxila é similar àquela em cães (Chatfield *et al.*, 1984) e apresenta meia-vida de 2,5 a 2,7 h. Ensaios clínicos em gatos mostraram que cefadroxila foi efetivo para infecções dérmicas com taxas de cura de 88% na dose de 10 a 20 mg/kg e taxa de cura de 100% a 20 mg/kg, 2 vezes/dia. Cefadroxila também foi usado para infecções do trato urinário em gatos na dose de 20 mg/kg, 1 vez/dia.

Em cães, cefadroxila foi efetivo para o tratamento de infecções do trato urinário, infecções de pele e infecções respiratórias (Chatfield *et al.*, 1984; Angarano e MacDonald, 1989, Barsanti *et al.*, 1985). A dose para a qual a eficácia foi demonstrada em pioderma foi de 22 mg/kg, a cada 12 h VO, por 21 a 30 dias, embora também se tenha relatado eficácia da dose de 20 mg/kg, 1 vez/dia (Scarampella *et al.*, 2000). Cefadroxila na dose de 22 mg/kg, a cada 12 h, por 21 dias foi efetivo em um modelo experimental de cistite canina (Barsanti *et al.*, 1985), sendo aprovado para cães para o tratamento de infecções do trato urinário.

Cefalexina. Talvez seja a cefalosporina oral mais comumente administrada a cães. Existe uma apresentação mastigável para cães (Rilexine®) e formulações disponíveis aprovadas em outros países. Formulações genéricas humanas também são administradas a animais. Sua farmacocinética é descrita na Tabela 33.6, que resume os resultados de muitos estudos. Sua absorção oral varia de 57 a 73 a 79% (Lavy *et al.*, 1997; Carli *et al.*, 1999). Outro estudo (Wackowiez *et al.*, 1997) relatou absorção oral de 91% em cães. A maioria dos *Staphylococcus* spp. e *Streptococcus* spp. é suscetível, e a cefalexina é adequada para essas infecções em cães e gatos. Um dos usos mais comuns reside no pioderma estafilocócico em cães, para o qual a eficácia foi estabelecida na dose de 22 a 25 mg/kg, q 12 h VO. Entretanto, conforme já notado, a maioria dos microrganismos selvagens de Enterobacteriaceae (p. ex., *E. coli* e *Klebsiella* spp.) é resistente. Todas as *Pseudomonas aeruginosa* são resistentes.

A absorção oral de cefalexina em gatos é de aproximadamente 56%, com meia-vida de 2,25 h (Wackowiez *et al.*,1997). Em doses recomendadas habituais, isso manterá as concentrações para patógenos que causam infecções dérmicas ou do trato urinário em gatos com intervalo entre doses de 12 h. Absorção oral de cefalexina em equinos é de apenas 5% (Davis *et al.*, 2005), mas pode ser administrada a 30 mg/kg, q 8 h VO, para atingir concentrações plasmáticas efetivas acima de 0,5 μg/mℓ.

Cefazolina. Trata-se de uma cefalosporina injetável administrada com frequência a animais de companhia, de baixo custo, com amplo espectro de atividade e que é estável por 1 semana após reconstituição se for refrigerada (Bornstein *et al.*, 1974), tendo sido administrada vias IV, IM e SC a cães. Existem muitos artigos que avaliaram sua atividade e farmacocinética em animais (Petersen e Rosin, 1995; Rosin *et al.*, 1989, 1993; Dickinson *et al.*, 1987; Marcellin-Little *et al.*, 1996). Sua farmacocinética é apresentada na Tabela 33.6. Ela é mais ativa contra *E. coli* que a cefalotina ou cefalexina, e, após doses-padrão de 20 a 22 mg/kg via IV, as concentrações podem ser mantidas durante procedimentos cirúrgicos. A cefazolina apresenta baixa ligação às proteínas plasmáticas (19% em cães, muito mais baixa que em humanos) e se difunde para líquidos teciduais para atingir concentrações paralelas àquela no plasma (Rosin *et al.*, 1989, 1993). A cefazolina também penetra tanto no osso normal quanto no osso com osteomielite em concentrações similares às plasmáticas (Daly *et al.*, 1982). A distribuição não foi prejudicada no osso osteomielítico. Essa vantagem da boa penetração possibilitou que fosse usada para prevenção e tratamento de infecções ósseas (Daly *et al.*, 1982) e como antibiótico comum para uso profilático antes de cirurgias ortopédicas (Rosin *et al.*, 1993). Richardson *et al.* (1992) mostraram que, na dose de 22 mg/kg IV, a cada hora, as concentrações de cefazolina no osso foram acima da CIM$_{90}$ para patógenos que causam infecções pós-operatórias comuns. Concentrações no osso de cães foram paralelas às concentrações plasmáticas, e a dose ótima para cirurgia ortopédica foi determinada por Marcellin-Little *et al.* (1996). Para manter as concentrações de cefazolina acima de 20 μg/mℓ (10 × a CIM$_{90}$ de microrganismos suscetíveis na dose de 22 mg/kg, administrada via IV a cada 2 h ou 8 mg/kg administrados via IV a cada hora foi determinado). Durante a cirurgia, a ocorrência de doença, anestesia e perdas sanguíneas pode afetar a distribuição e a depuração de alguns fármacos. Entretanto, quando a cefazolina foi administrada a cães em choque hemorrágico, a depuração foi mais lenta, embora isso tenha sido compensado pelo aumento no volume de distribuição (Dickson *et al.*, 1987). Consequentemente, as concentrações plasmáticas não foram diferentes em cães quando comparadas antes e após o choque. Algumas cefalosporinas afetam a coagulação sanguínea e a função plaquetária em animais e podem ser arriscadas para uso antes da cirurgia. Entretanto, quando a cefazolina foi comparada a cefalotina e cefmetazol em cães, os pesquisadores mostraram que a cefalotina reduziu a agregação plaquetária e o cefmetazol prolongou o tempo de sangramento (Wilkens *et al.*, 1994), mas a cefazolina não causou reações adversas na agregação plaquetária, tempo de sangramento, contagem de plaquetas, tamanho das plaquetas ou tempo de coagulação.

A cefazolina é utilizada ocasionalmente em equinos como fármaco injetável no período pré-operatório ou pós-operatório. As doses atuais derivam de dados de farmacocinética e suscetibilidade (Tabelas 33.6 e 33.7). A cefazolina apresentou meia-vida terminal mais lenta na administração via IM que pela via IV. Acredita-se que a injeção IM apresente meia-vida mais longa em razão da absorção mais lenta a partir do músculo (causada pelo efeito *flip-flop*). Doses subsequentes de 10 a 20 mg/kg podem ser administradas q 8 h IM ou q 6 h IV.

Cefapirina. Ainda que não seja usada com frequência por via sistêmica em animais, existem apresentações de cefapirina para infusão intramamária para vacas secas e em lactação (Cefa-Dri®, Cefa-Lak®, respectivamente). A cefapirina é usada para o tratamento de mastite causada por *Streptococcus* ou *Staphylococcus*. A cefapirina benzatina é usada para tratamento de vacas secas a 300 mg/10 mℓ, administrado em cada quarto no momento da secagem. Cefapirina sódica 200 mg/10 mℓ é infundida a 200 mg em cada quarto afetado a cada 12 h.

Cefalosporinas de segunda geração

Das cefalosporinas de segunda geração, a utilizada com maior frequência em medicina veterinária é a cefoxitina (Petersen e Rosin, 1993). Cefotetana já foi empregado, mas não está mais disponível comercialmente. O uso foi valioso para o tratamento de microrganismos resistentes às cefalosporinas de primeira geração ou em casos nos quais existem bactérias anaeróbias. Bactérias anaeróbicas, como aquelas do grupo *Bacterioides fragilis*, podem se tornar resistentes por meio da síntese da enzima cefalosporinase, mas cefoxitina e cefotetana, que são do grupo cefamicina, são resistentes a essa enzima. Portanto, esse grupo foi valioso para alguns casos, como peritonite séptica, que pode apresentar uma população mista de bactérias anaeróbicas e bacilos gram-negativos.

Não existem relatos de uso clínico de cefalosporinas de segunda geração VO em pequenos animais, mas as doses foram extrapoladas a partir de estudos em humanos. Cefaclor mostrou apresentar biodisponibilidade oral de 75% em cães, havendo relatos anedóticos do seu uso (Waterman e Scharfenberger, 1978). As concentrações intersticiais do fármaco foram menores que no soro, mas concentrações urinárias foram altas 4 h após a administração.

Cefalosporinas de terceira geração

São as mais ativas contra bactérias gram-negativas, especialmente microrganismos entéricos resistentes a outras cefalosporinas. Os fármacos injetáveis são administrados vias IV, SC ou IM, embora a via SC seja usada com frequência pela conveniência (Moore *et al.*, 2000; Guerrini *et al.*, 1986). Médicos-veterinários observaram que a administração por via intramuscular ou SC de alguns desses fármacos pode ser irritante e dolorosa. Cefotaxima (Claforan® e genéricos) é um dos membros típicos desse grupo com o qual outras cefalosporinas são comparadas. Ela apresenta atividade contra a maioria das bactérias entéricas gram-negativas e alguns *Streptococcus*. Exceto por alguns estudos farmacocinéticos (Guerrini *et al.*, 1986; McElroy *et al.*, 1986), não existem estudos publicados nos quais cefotaxima tenha sido avaliada em pacientes veterinários. Entretanto, a farmacocinética entre cães e humanos é similar o suficiente para que doses, bem como os usos clínicos, sejam extrapolados a partir da medicina humana. Em geral, a cefotaxima é administrada via IV, IM ou SC para cães e gatos na dose de 30 mg/kg, a cada 8 h. A absorção foi alta quando administrada via SC em cães e via IM em gatos (McElroy *et al.*, 1986; Guerrini *et al.*, 1986).

Ceftiofur. O ceftiofur (Naxcel®, Excenel®, Excede®), aprovado para uso veterinário há muitos anos, é um composto único, já que não é usado na medicina humana. Esse fármaco está disponível em três formas: (i) ceftiofur sódico (Naxcel®), (ii) cloridrato de ceftiofur suspensão (Excenel®) e (iii) ácido livre cristalino de ceftiofur (Excede®). Após a administração injetável, é convertido no metabólito ativo, o desfuroilceftiofur. As diferenças em atividade entre o ceftiofur e seus metabólitos foram relatadas por Salmon *et al.* (1996). O ceftiofur apresenta maior atividade que o metabólito desfuroil contra *Staphylococcus* spp. (4 a 8 vezes de diferença), além de ligeiramente maior que a atividade contra *Streptococcus* spp. Tanto o composto parental quanto os metabólitos são altamente ativos contra bactérias gram-negativas que causam doença respiratória bovina e suína, mas menos contra bactérias gram-negativas da família Enterobacteriaceae (CIM 0,5 a 1 μg/mℓ). O ponto crítico do CLSI (CLSI, 2015) para o uso do ceftiofur em bovinos e suínos é ≤ 2 μg/mℓ (Tabela 33.7), mas é mais baixa para uso em equinos. As doses estão listadas na Tabela 33.8.

Para cães, o ceftiofur sódico é aprovado apenas para o tratamento de infecções do trato urinário causadas por bacilos gram-negativos Enterobacteriaceae na dose de 2,2 mg/kg SC, 1 vez/dia. Bactérias com valores de CIM mais altos podem requerer doses grandes ou a administração mais frequente (Brown *et al.*, 1995). O uso de ceftiofur para tratamento de infecções sistêmicas em pequenos animais não foi relatado; mas, com base no perfil farmacocinético das concentrações plasmáticas (Brown *et al.*, 1995), parece que a frequência de administração deve ser maior que 1 vez/dia para manter as concentrações do fármaco acima da CIM por tempo suficiente. Em cães, anemia e trombocitopenia são possíveis se ceftiofur for administrado em doses 3 a 5 vezes maiores que a dose de 2,2 mg/kg.

O ceftiofur é a cefalosporina utilizada com maior frequência em equinos, tendo sido aprovado para uso nesses animais para tratamento de infecções do trato respiratório causadas por *Streptococcus equi* subesp. *zooepidemicus* na dose de 2,2 a 4,4 mg/kg, q 24 h, IM. Doses maiores ou intervalos mais frequentes foram recomendados para tratamento de microrganismos gram-negativos (p. ex., *Klebsiella*, *Enterobacter*, *Salmonella*). Uma vez que esses microrganismos são mais resistentes de forma inerente, concentrações plasmáticas tornam-se necessárias para sua eficácia. Estudos em potros indicaram que a dose de 2,2 a 6,6 mg/kg deve ser administrada a potros por via IM ou IV, q 12 h para tratamento de sepse neonatal. Com base em estudos farmacocinéticos (Jaglan *et al.*, 1994), a dose de 4,4 mg/kg administrada q 12 h produzirá concentrações plasmáticas acima da CIM para atingir os critérios de terapia eficaz. Estudos de toxicidade mostraram que equinos toleram doses de ceftiofur de até 11 mg/kg/dia, IM, com dor no local da injeção e diminuição do consumo de alimento como reações adversas mais comuns à dose mais alta.

Um uso importante do ceftiofur se dá para infecções respiratórias e outras infecções em bovinos e suínos. Uma de suas vantagens reside no fato de que as concentrações caem rapidamente abaixo do valor de tolerância e o tempo de carência para abate e leite são curtos, em comparação a outros antibióticos. O uso desse fármaco em animais de produção é discutido no Capítulo 52. Ele foi empregado para o tratamento de doença respiratória bovina (DRB) em bovinos e doença respiratória suína (DRS) em suínos, e, ainda, apresenta atividade contra patógenos respiratórios bovinos e suínos, como *Actinobacillus pleuropneumoniae*, *Mannheimia haemolytica*, *Histophilus somni*, *Salmonella cholerasuis*, *Haemophilus* e *Streptococcus*. Essa formulação também é aprovada para o tratamento de podridão dos cascos em bovinos (necrobacilose interdigital) causada por *Fusobacterium necrophorum*, *Porphyromonas levii* e *Bacterioides melaninogenicus*. Ele é aprovado para tratamento de metrite aguda em vacas-leiteiras no regime de duas doses. A forma ácido livre cristalino (Excede®) é um fármaco de liberação lenta injetado na base da orelha em bovinos e no pescoço em suínos. Cloridrato de ceftiofur e ácido cristalino livre foram administrados via intramamária em vacas-leiteiras (Spectramast®).

Ceftazidima. Comparada a outras cefalosporinas, a ceftazidima é a mais ativa contra *Pseudomonas aeruginosa*, contra a qual todas as outras cefalosporinas – exceto cefoperazona – apresentam pouca ou nenhuma atividade. Ceftazidima foi estudada em cães

Tabela 33.8 Dose, formulações e indicações para ceftiofur em animais.

Espécie	Formulação	Dose
Bovinos	Ácido livre cristalino de ceftiofur (Excede®)	6,6 mg/kg, com dose única SC no terço médio do aspecto posterior da orelha
Equinos e potros	Ácido livre cristalino de ceftiofur (Excede®)	6,6 mg/kg IM na musculatura cervical (15 mℓ para 453,6 kg). Administrar uma segunda dose em 4 dias. Não administrar mais que 20 mℓ em um mesmo ponto de aplicação
Suínos	Ácido livre cristalino de ceftiofur (Excede®)	5 mg/kg, injeção IM na região pós-auricular do pescoço
Bovinos	Cloridrato de ceftiofur (Excenel®)	1,1 a 2,2 mg/kg a cada 24 h por 3 dias IM ou SC. Intrauterino (retenção de membranas fetais): 1 g de ceftiofur diluído em 20 mℓ de água estéril infundida no útero, uma vez a cada 14 a 20 dias após o parto. Tratamento de metrite pós-parto: 2,2 mg/kg, 1 vez/dia durante 5 dias SC ou IM
Suínos	Cloridrato de ceftiofur (Excenel®)	3 a 5 mg/kg, q 24 h por 3 dias, IM
Bovinos	Ceftiofur sódico (Naxcel®)	Doença respiratória bovina (DRB): 1,1 a 2,2 mg/kg (1 a 2 mg/kg), q 24 h por 3 dias, IM. Doses adicionais podem ser administradas nos dias 4 e 5, se necessário. Em bovinos, essas doses também podem ser administradas via SC, que é bioequivalente
Equinos	Ceftiofur sódico (Naxcel®)	2,2 a 4,4 mg/kg, q 24 h IM ou 2,2 mg/kg q 12 h IM por até 10 dias. O tratamento de algumas infecções gram-negativas pode requerer doses no limite superior e até 11 mg/kg/dia, IM, foram administrados em equinos. Potros: 5 mg/kg, q 12 h IV ou TIC de 1 mg/kg/h IV
Suínos	Ceftiofur sódico (Naxcel®)	Infecções respiratórias: 3 a 5 mg/kg (2,72 a 4,54 mg/kg) q 24 h por 3 dias, IM
Ovinos, caprinos	Ceftiofur sódico (Naxcel®)	1,1 a 2,2 mg/kg (1 a 2 mg/kg), q 24 h por 3 dias IM SC. Doses adicionais podem ser administradas nos dias 4 e 5, se necessário
Cães	Ceftiofur sódico (Naxcel®)	Infecções do trato urinário: 2,2 a 4,4 mg/kg, q 24 h SC. Não há dose estabelecida para gatos, mas foi extrapolada de doses usadas em cães

(Moore *et al.*, 2000; Matsui *et al.*, 1984; Acred, 1983) e apresenta meia-vida curta (menos de 1 h) e volume de distribuição similar ao apresentado em humanos. As doses variaram de 20 a 30 mg/kg, a cada 12 h para Enterobacteriaceae, a 30 mg/kg administrados a cada 4 h para *Pseudomonas aeruginosa* (Moore *et al.*, 2000).

A atividade *in vitro* de ceftazidima é boa contra a maioria dos bacilos gram-negativos (Martin Barrasa *et al.*, 2000). Isolados de *Pseudomonas aeruginosa* de otite média mostraram que 97% eram suscetíveis à ceftazidima (Colombini *et al.*, 2000). Em um estudo que isolou o *Pseudomonas aeruginosa* da pele e das orelhas de cães, foi relatado um padrão similar de suscetibilidade (Petersen *et al.*, 2002). Em um estudo que avaliou 183 isolados de *Pseudomonas aeruginosa* de vários locais em cães (1993-2002; Seol *et al.*, 2002), 77% foram suscetíveis à ceftazidima.

Em razão da boa atividade contra Enterobacteriaceae e *Pseudomonas aeruginosa*, a ceftazidima foi usada em animais exóticos e de zoológico. Em uma orca, a meia-vida foi maior que 6 h após administração por via intramuscular, e concentrações terapêuticas foram mantidas após doses de 20 mg/kg, a cada 24 h IM (observações não publicadas pelo autor, MGP). Em répteis, as cefalosporinas são excretadas lentamente. A farmacocinética da ceftazidima em tartarugas marinhas determinou que a meia-vida de 20 h possibilitou a administração de 20 mg/kg em intervalos tão infrequentes quanto a cada 72 h (Stamper *et al.*, 1999). Em tartarugas de caixa orientais, a meia-vida foi de 42 h, o que possibilitou que doses de 20 mg/kg, IM, a cada 5 dias mantivessem concentrações acima da faixa terapêutica (dados do autor; ainda não publicados).

Cefovecina. Em dezembro de 2006, a cefovecina (Convenia®) foi introduzida na medicina de pequenos animais na Europa. Os mesmos fármaco e formulação estavam disponíveis no Canadá em outubro de 2007 e nos EUA em 2008. Estudos farmacocinéticos mostraram as diferenças únicas entre cefovecina e outras cefalosporinas em cães e gatos (Stegemann *et al.*, 2006b, 2006c). Estudos de eficácia e estudos clínicos de campo mostraram sua eficácia (Stegemann *et al.*, 2007a, 2007b; Passmore *et al.*, 2007). Em estudos clínicos, a cefovecina foi comparada a outros antimicrobianos ativos (cefadroxila, cefalexina ou amoxicilina-clavulanato), e verificou-se que ela não foi inferior a esses outros fármacos.

Em cães e gatos, a cefovecina foi aprovada para tratamento de pele e infecções em tecidos moles. Em alguns países, ela também foi registrada para infecções do trato urinário. A dose de bula aprovada para uso no EUA permite a administração repetida com 7 dias na dose de 8 mg/kg SC. Entretanto, as concentrações são mantidas contra algumas bactérias por 14 dias, e o rótulo aprovado no Canadá e na Europa lista um intervalo entre doses de 14 dias. Os estudos publicados mostram a eficácia com intervalos de administração de 14 dias. A injeção pode ser repetida por mais de 14 dias, caso seja necessário para a cura (p. ex., pioderma canino).

A duração longa da cefovecina é atribuída à meia-vida longa em cães e gatos. A cefovecina é > 99% ligada às proteínas em gatos e > 98% em cães. Com uma fração tão pequena (fu) não ligada, existe pouco fármaco disponível para excreção e alguma reabsorção tubular também pode ocorrer. Subsequentemente, a meia-vida terminal é de aproximadamente 7 dias em gatos e 5 dias em cães. Concentrações efetivas podem ser mantidas nos líquidos teciduais por um intervalo de 14 dias ou mais (Stegemann *et al.*, 2006b, 2006c). A cefovecina é classificada como uma cefalosporina de terceira geração, apresentando

baixos valores de CIM para muitas bactérias. Contra patógenos da Europa e dos EUA (Stegmann *et al.*, 2006a), os valores de MIC_{90} de cefovecina foram de 0,25 µg/mℓ para *Staphylococcus pseudintermedius* comparado a 2 µg/mℓ para cefalexina e cefadroxila. Ele apresenta maior atividade contra bactérias gram-negativas que as cefalosporinas de primeira geração, como foi demonstrado pelos valores de CIM_{90} de 1 µg/mℓ em comparação a 16 µg/mℓ para cefalexina e cefadroxila. Muitas outras comparações entre CIM são apresentadas nas tabelas no artigo de Stegemann *et al.* (2006a). Porém, em comparação a outras cefalosporinas de terceira geração, como a cefotaxima, ela não é tão ativa contra bactérias Enterobacteriaceae gram-negativas.

Cefalosporinas orais de terceira geração

Uma vez que os fármacos mencionados anteriormente são todos injetáveis, houve a necessidade de uma cefalosporina oral de amplo espectro. Cefixima (Suprax®) já foi usada em pequenos animais, mas não está mais disponível (Lavy *et al.*, 1995; Bialer *et al.*, 1987).

Cefpodoxima proxetila. Cefalosporina oral de terceira geração usada com maior frequência na medicina veterinária, trata-se de um éster profármaco (Borin, 1991) desenhado para permanecer estável no estômago, embora o profármaco seja convertido em cefpodoxima ativa por meio de enzimas da borda em escova intestinal. Como um éster lipofílico, acredita-se que a absorção será melhorada se o fármaco for administrado com alimentos, o que se confirmou em pessoas, mas não foi relatado especificamente para cães. Cefpodoxima apresenta atividade contra gram-negativos *in vitro* similar à cefixima, mas tem maior atividade contra *Staphylococcus*.

Em cães, a farmacocinética foi estudada e mostrou boa absorção oral e meia-vida mais longa (4,7 a 5,6 h) quando comparada a outras cefalosporinas que tornam possível a administração 1 vez/dia em doses de 5 a 10 mg/kg (Brown *et al.*, 2007; Klesel *et al.*, 1992; Papich *et al.*, 2007). Cherni *et al.* (2006) relataram que cefpodoxima proxetila administrada 1 vez/dia (5 mg/kg) a cães com pioderma foi tão efetiva quanto a de cefalexina 2 vezes/dia (26 mg/kg) (Cherni *et al.*, 2006). Em equinos, a absorção oral de cefpodoxima proxetila foi boa o suficiente, de modo que a dose de 10 mg/kg, q 6 a 12 h, produziu concentrações plasmáticas que potencialmente tratariam infecções em equinos (Carillo *et al.*, 2005), mas o uso clínico em equinos não foi relatado.

Cefalosporinas de quarta geração

A única cefalosporina de quarta geração disponível nos EUA no momento é cefepima (Maxipime®), aprovada para pessoas e ocasionalmente usada em animais. Ela é única em virtude do seu espectro amplo de atividade que inclui cocos gram-positivos, bacilos entéricos gram-negativos e *Pseudomonas aeruginosa*. Ela apresenta vantagem de atividade contra algumas estirpes de *Klebsiella* e *E. coli* produtoras de betalactamases de espectro estendido (BLEE) que se tornaram resistentes a outros fármacos betalactâmicos e fluoroquinolonas. Exceto pela investigação em cães, equinos adultos e potros, o uso de cefepima foi limitado na medicina veterinária (Gardner e Papich, 2001). No estudo em cães, houve meia-vida curta de 1 h, e, para manter as concentrações do fármaco acima do valor de CIM de 8 µg/mℓ por 67% do intervalo entre doses, a dose de 40 mg/kg IV, a cada 6 h seria necessária. Entretanto, essa dose poderia manter a concentração acima da CIM de 2 µg/mℓ por 100% do intervalo entre doses e as bactérias com valores menores de CIM (CIM < 2 µg/mℓ) poderiam ser tratadas com intervalos entre doses maiores. Em potros e éguas, esse fármaco poderia ser usado para infecções resistentes a outros fármacos. A dose de cefepima para potros é de 11 mg/kg IV, q 8 h (Gardner e Papich, 2001) e, para adultos, a dose de 2,2 mg/kg IV, q 8 h (Gardner e Papich, 2001; Guglick *et al.*, 1998) é recomendada. Quando cefepima foi administrada a equinos VO, observaram-se sinais de cólica (Guglick *et al.*, 1998).

Cefquinoma (Cobactan®) foi licenciada para uso em bovinos e equinos na Europa desde 1994, mas não é aprovada para uso nos EUA. Ela é aprovada para o tratamento de infecções em equinos e bovinos causada por *Streptococcus equi* sub. *zooepidemicus*, septicemia causada por *Escherichia coli* e doenças respiratórias causadas por *Pasteurella multocida* e *Mannheimia haemolytica*, dermatite digital, necrose bulbar infecciosa e necrobacilose interdigital aguda. Ainda, é aprovada como produto intramamário para o tratamento de mastite.

Reações adversas

Cefalosporinas apresentam alto índice terapêutico e são administradas a pequenos animais de maneira segura. Algumas das reações adversas são listadas a seguir.

Reações de hipersensibilidade

Reações alérgicas de hipersensibilidade (tipos I, II ou III) foram observadas em pequenos animais após administração, mas são relatadas de forma infrequente. Aparentemente, existe algum grau de reação cruzada com penicilinas, mas a incidência não foi relatada. Não se deve assumir que, se os animais são sensíveis à penicilina, eles apresentarão reações adversas às cefalosporinas. A sensibilidade à penicilina pode aumentar o risco de sensibilidade às cefalosporinas por um fator de 4 (Kelkar e Li, 2001), mas muitos pacientes sensíveis às penicilinas podem receber cefalosporinas de modo seguro. A cefalexina apresenta uma cadeia lateral idêntica à da amoxicilina, de maneira que animais com sensibilidade à ampicilina devem receber cefalexina de forma cautelosa. Da mesma forma, cefadroxila apresenta a mesma cadeia lateral, idêntica à da amoxicilina.

Gastrintestinal

Alguns cães vomitam após receberem cefalosporinas orais (p. ex., cefadroxila e cefalexina), particularmente em doses altas. Cães também podem vomitar após injeções rápidas de cefalosporinas intravenosas (Petersen e Rosin, 1993). Em estudos clínicos com cefalosporinas orais, vômitos e diarreia representam as reações adversas mais comuns (Frank e Kunkle, 1993). Cefalexina e cefadroxila foram o terceiro e o quinto fármacos administrados por via oral que causaram reações adversas em cães com maior frequência, de acordo com um levantamento (Kunkle *et al.*, 1995). Nesse levantamento, as reações adversas mais comuns associadas ao uso de cefalosporinas orais foram gastrintestinais (vômitos, diarreia, perda de apetite). Acredita-se que essa reação seja causada por irritação da mucosa gástrica, porém o mecanismo exato não foi investigado.

Distúrbios Sanguíneos

Hemólise induzida por cefalosporinas foi relatada em pessoas (Ehmann, 1992). Tal distúrbio não foi relatado pelo uso de cefalosporinas em pequenos animais. Uma reação positiva no teste de Coombs pode ocorrer em pacientes que recebem cefalosporinas, mas não é associado à anemia hemolítica. Doses altas de ceftiofur em cães podem causar anemia e trombocitopenia.

Distúrbios Hemorrágicos

Foram relatados com algumas cefalosporinas em humanos, uma vez que estas podem produzir prolongamento do tempo de protrombina. Ainda que esses efeitos possam ser demonstrados em cães experimentais, não houve relato de problemas clínicos na medicina veterinária, provavelmente em razão da sua associação com apenas algumas das cefalosporinas raramente usadas em animais. Mostrou-se que a cefalotina prolonga o tempo de sangramento de mucosa e agregação plaquetária induzida por adenosina difosfato (ADP) em cães, mas não afetou o número de plaquetas ou a agregação plaquetária do colágeno (Schermerhorn *et al.*, 1994). Esse é um ponto importante para cefalotina, uma vez que ela não é mais utilizada clinicamente em cães. Com frequência, a cefazolina é administrada a cães, gatos e equinos. Quando ela foi comparada à cefalotina e ao cefmetazol em cães, os investigadores mostraram que a cefalotina reduziu a agregação plaquetária e o cefmetazol prolongou o tempo de sangramento (Wilkens *et al.*, 1994). Entretanto, a cefazolina não causou reações adversas na agregação plaquetária, tempo de sangramento, contagem de plaquetas, tamanho de plaquetas ou tempo de sangramento.

Em pessoas, apenas as cefalosporinas com cadeias laterais NMTT (*N*-metiltiotetrazol) são passíveis de causar problemas de sangramento. (*Os fármacos NMTT incluem cefoperazona, cefotetana e cefamandol.*) Problemas de sangramento parecem estar relacionados com o antagonismo da vitamina K e/ou disfunção plaquetária.

Glicosúria

Cefalosporinas podem causar teste falso-positivo de glicose em amostras de urina, mas isso ocorre apenas se o teste empregar a prova de redução do cobre. Outros testes, como o enzimático de glicose, não são afetados. Esse aspecto tem pouca relevância clínica.

Considerações especiais quanto às espécies

Em populações de ungulados de zoológico, ceftiofur e outras cefalosporinas são fármacos injetáveis importantes. A farmacocinética é similar àquela de outros animais de grande porte, e as doses para cefalosporinas são similares entre as grandes espécies de zoológico. Fármacos como ácido livre cristalino de ceftiofur são importantes nesses animais, uma vez que podem ser tratados sem a necessidade de injeções frequentes.

Em répteis, as cefalosporinas são excretadas lentamente. A farmacocinética da ceftazidima em tartarugas marinhas é determinada como apresentando meia-vida de 20 h, o que torna possível a administração de 20 mg/kg de modo tão infrequente quanto 72 h (Stamper *et al.*, 1999). O regime para cefalosporinas em outros répteis foi publicado e também permite intervalos entre doses longos (Jacobson, 1999).

Em aves, a eliminação rápida e baixa absorção oral representam um problema, exigindo doses altas e administração frequente de cefalosporinas (Flammer, 1998). As doses de cefalexina e cefotaxima em aves foram listadas como tão altas quanto 100 mg/kg, q 8 h.

CARBAPENEMS (PENEMS)

Os carbapenems (também chamados *penems*), que incluem imipeném, doripeném, ertapeném e meropeném, têm ação antibacteriana mais ampla em comparação a outros betalactâmicos, superando inclusive cefalosporinas de terceira geração. Os carbapenems se tornaram antibióticos valiosos em razão do amplo espectro que inclui muitas bactérias resistentes a outros fármacos (Edwards e Betts, 2000). Carbapenems não são ativos contra estafilococos resistentes à meticilina ou estirpes resistentes de *Enterococus faecium*. A alta atividade do grupo carbapenem de betalactâmicos é atribuída à sua estabilidade contra a maioria das betalactamases (incluindo ESBL) e habilidade de penetrar canais de porina que normalmente excluem outros fármacos (Livermore, 2001). A resistência aos carbapenems é extremamente rara na medicina veterinária, mas, conforme já discutido, bactérias produtoras de carbapenemases foram identificadas em animais (Abraham *et al.*, 2014).

Os carbapenems são usados principalmente para infecções graves e resistentes que, de outra forma, requerem múltiplos fármacos, incluindo aminoglicosídeos. São mais bactericidas que outros antibióticos betalactâmicos contra bactérias gram-negativas que afetam PLP-1 e PLP-2 e produzem efeito pós-antibiótico (EPA), não observado com outros betalactâmicos. É menos provável que a atividade bactericida rápida induza a liberação de endotoxina em pacientes com sepse gram-negativa durante o tratamento. A atividade bactericida pode ser mantida por um tempo mais curto acima da CIM que outros antibióticos betalactâmicos (Turnidge, 1998). Na medicina veterinária, seu uso foi limitado a infecções graves causadas por bactérias resistentes a outros antibióticos. Imipeném e meropeném são os mais comumente usados nesse grupo. Os pontos críticos de teste de suscetibilidade não foram estabelecidos para animais. Para humanos, o ponto crítico é ≤ 1 μg/mℓ para Enterococaceae (≤ 0,5 μg/mℓ para ertapeném) e ≤ 2 μg/mℓ para *Pseudomonas aeruginosa*.

Imipeném (Primaxin®)

Usado ocasionalmente para tratar infecções graves em medicina veterinária, é normalmente metabolizado de maneira extensiva pelos túbulos renais (por enzimas da borda em escova) a um composto potencialmente tóxico. O fármaco cilastatina inibe as enzimas renais e o imipeném é combinado com cilastatina no produto Primaxin® para evitar toxicidade renal e alcançar concentrações urinárias altas do fármaco ativo.

Algumas desvantagens do imipeném residem na inconveniência de administração, na meia-vida de prateleira curta após reconstituição e custo alto. Ele deve ser diluído em fluidos antes da administração. Uma dose comum para pequenos animais é 10 mg/kg, q 8 h, ou 5 mg/kg, q 6 h. Essa dose deve ser administrada por taxa de infusão constante no decorrer de 30 a 60 min, mas já foi administrada via SC. Uma das reações adversas causadas pelo tratamento com imipeném são convulsões. Outro problema é o risco de lesão renal, que deve ser minimizado pela adição de cilastatina (Barker *et al.*, 2003).

Meropeném (Merrem®)

Meropeném é um carbapenem de geração mais recente, que apresenta a atividade antibacteriana aproximadamente igual a ou maior que a do imipeném. Sua vantagem sobre o imipeném reside no fato de ser mais solúvel e poder ser administrado em volume menor de fluido e mais rapidamente. Por exemplo, volumes pequenos podem ser administrados via SC com absorção quase completa. Existe também menor incidência de reações adversas no SNC, como convulsões (Edwards e Betts, 2000). Com base em experimentos farmacocinéticos (Bidgood e Papich, 2002), a dose recomendada em cães para Enterobacteriaceae e outros microrganismos suscetíveis é de 8,5 mg/kg SC, a cada 12 h, ou 24 mg/kg IV, a cada 12 h. Para infecções causadas por *Pseudomonas aeruginosa* ou outros microrganismos similares que podem apresentar valores de CIM tão altos quanto 1 μg/mℓ, a dose é de 12 mg/kg, q 8 h, SC, ou 25 mg/kg, q 8 h, IV. Para microrganismos suscetíveis no trato urinário, 8 mg/kg SC, a cada 12 h podem ser usados. Na experiência do autor, essas doses são bem toleradas, exceto por ligeira perda de pelo sobre algumas áreas de administração por via subcutânea. A dose para gatos, com base em estudos farmacocinéticos, é de 10 mg/kg, 2 vezes/dia, SC, IM ou IV.

Ertapeném (Invanz®)

Ertapeném é um dos carbapenems mais recentes e apresenta boa atividade contra a maioria dos microrganismos gram-negativos, exceto por *Pseudomonas aeruginosa*. Ele apresenta meia-vida mais longa em pessoas, possibilitando a administração 1 vez/dia. Entretanto, em cães, a ligação às proteínas foi de apenas 46% e a meia-vida não foi tão prolongada quanto em pessoas. A meia-vida após injeção SC de 20 mg/kg foi de 1,3 h, com depuração sistêmica alta. A dose de 30 mg/kg a cada 12 h via SC em cães manterá concentrações na faixa terapêutica para essa espécie. A dose deve ser aumentada a cada 8 h em animais imunocomprometidos.

REFERÊNCIAS BIBLIOGRÁFICAS E LEITURA COMPLEMENTAR

Abraham EP. (1987). *Cephalosporins, 1945–1986. Drugs*. **34**, 1–14.

Abraham S, San Wong H, Turnidge J, Johnson JR, Trott DJ. (2014). Carbapenemase-producing bacteria in companion animals: a public health concern on the horizon. *J Antimicrob Chemother*. **69**, 1155–1157.

Acred P. (1983). Therapeutic and kinetic properties of ceftazidime in animals. *Infection*. **11** (Suppl. 1), S44–S48.

Agersø H, Friis, C. (1998). Bioavailability of amoxycillin in pigs. *J Vet Pharmacol Ther*. **21**, 41–46.

Agersø H, Friis C, Haugegaard J. (1998). Water medication of a swine herd with amoxicillin. *J Vet Pharmacol Ther*. **21**, 199–202.

Ambrose PG, Owens RC, Garvey MJ, Jones RN. (2002). Pharmacodynamic considerations in the treatment of moderate to severe pseudomonal infections with cefepime. *J Antimicrob Chemo*. **49**, 445–453.

American Society of Health-System Pharmacists (AHFS). a). *AHFS Drug Information. Cephalosporins*. 95–101.

American Society of Health-System Pharmacists (AHFS). (1994b). *AHFS Drug Information. Penicillins*. 213–308.

Andes D, Craig WA. (2002). Animal model pharmacokinetics and pharmacodynamics: a critical review. *Inter J Antimicrob Agents*. **19**, 261–268.

Angarano DW, MacDonald JM. (1989). Efficacy of cefadroxil in the treatment of bacterial dermatitis in dogs. *J Am Vet Med Assoc*. **194**, 57–59.

Baggot JD, Love DN, Stewart J, Raus J. (1988). Bioavailability and disposition kinetics of amoxicillin in neonatal foals. *Equine Vet J*. **20**, 125–127.

Baggot JD, Love D, Love RJ, Raus J, Rose RJ. (1990). Oral dosage of penicillin V in adult horses and foals. *Equine Vet J*. **22**, 290–291.

Barker CW, Zhang W, Sanchez S, Budsberg SC, Boudinot FD, McCrackin Stevenson MA. (2003). Pharmacokinetics of imipenem in dogs. *Am J Vet Res*. **64**, 694–699.

Barsanti JA, Chatfield RC, Shotts EB, Crowell WA, Hardin JA. (1985). Efficacy of cefadroxil in experimental canine cystitis. *J Am Anim Hosp Assoc*. **21**, 89–93.

Beech J, Leitch M, Kohn CW, Weinstein A, Gallagher M. (1979). Serum and synovial fluid levels of sodium ampicillin and ampicillin trihydrate in horses. *J Equine Med Surg.* **3**, 350–354.

Bengtsson B, Franklin A, Luthman J, Jacobsson SO. (1989). Concentrations of sulphadimidine, oxytetracycline and penicillin G in serum, synovial fluid and tissue cage fluid after parenteral administration to calves. *J Vet Pharmacol Ther.* **12**, 37–45.

Bennett K. (1993). *Polyflex. In Compendium of Veterinary Products*, 3rd edn. Hensall, ON, North American Compendiums Inc. **47**.

Bialer M, Wu WH, Look AM, Silber BM, Yacobi A. (1987). Pharmacokinetics of cefixime after oral and intravenous doses in dogs: Bioavailability assessment for a drug showing nonlinear serum protein binding. *Res Commun Chem Pathol Pharmacol.* **56**, 21–32.

Bidgood T, Papich MG. (2002). Plasma pharmacokinetics and tissue fluid concentrations of meropenem after intravenous and subcutaneous administration in dogs. *Am J Vet Res.* **63**, 1622–1628.

Blue JT, Dinsmore RP, Anderson KL. (1987). Immune- mediated hemolytic anemia induced by penicillin in horses. *Cornell Vet.* **77**, 263–276.

Borin MT. (1991). A review of the pharmacokinetics of cefpodoxime proxetil. *Drugs.* **42** (Suppl. 3), 13–21.

Bornstein M, Thomas PN, Coleman DL, Boylan JC. (1974). Stability of parenteral solutions of cefazolin sodium. *Am J Hosp Pharm.* **31**, 296–298.

Bowman KF, Dix LP, Riond JL, Riviere JE. (1986). Prediction of pharmacokinetic profiles of ampicillin sodium, gentamicin sulfate, and combination ampicillin sodium-gentamicin sulfate in serum and synovia of healthy horses. *Am J Vet Res.* **47**, 1590–1596.

Brown MP, Bronwall R, Kroll WR, Beal C. (1984). Ampicillin trihydrate in foals: serum concentrations and clearance after a single oral dose. *Equine Vet J.* **16**, 371–373.

Brown MP, Gronwall RR, Gossman TB, Houston AE. (1987). Pharmacokinetics and serum concentrations of cephapirin in neonatal foals. *Am J Vet Res.* **48**, 805–806.

Brown MP, Gronwall RR, Houston AE. (1986a). Pharmacokinetics and body fluid and endometrial concentrations of cephapirin in mares. *Am J Vet Res.* **47**, 784–788.

Brown MP, Gronwall RR, Houston AE. (1986b). Pharmacokinetics and body fluid and endometrial concentrations of cefoxitin in mares. *Am J Vet Res.* **47**, 1734–1738.

Brown MP, Stover SM, Kelly RH, Farver TB. (1982). Body fluid concentrations of ampicillin trihydrate in 6 hours after a single intramuscular dose. *Equine Vet J.* **14**, 83–85.

Brown SA, Arnold TS, Hamlow PJ, Speedy AK, Deleeuw NL, Hubbard VL, Callahan JK, Folz SD, Janose RL, Flook TF, Cox TD. (1995). Plasma and urine disposition and dose proportionality of ceftiofur and metabolites in dogs after subcutaneous administration of ceftiofur sodium. *J Vet Pharmacol Ther.* **18**, 363–369.

Brown SA, Boucher JF, Hubbard VL, Prough MJ, Flook TF. (2007). The comparative plasma pharmacokinetics of intravenous cefpodoxime sodium and oral cefpodoxime proxetil in beagle dogs. *J Vet Pharmacol Ther.* **30**, 320–326.

Bywater RJ, Palmer GH, Buswell JF, Stanton A. (1985). Clavulanate-potentiated amoxicillin: activity in vitro and bioavailability in the dog. *Vet Rec.* **116**, 33–36.

Cabana BC, VanHarken DR, Hottendorf GH. (1976). Comparative pharmacokinetics and metabolism of cephapirin in laboratory animals and humans. *Antimicrob Agents Chemother.* **10**, 307–317.

Campbell BG, Rosin E. (1998). Effect of food on absorption of cefadroxil and cephalexin in dogs. *J Vet Pharmacol Ther.* **21**, 418–420.

Caprile KA. (1988). The cephalosporin antimicrobial agents: a comprehensive review. *J Vet Pharmacol Ther.* **11**, 1–32.

Carceles CM, Escudero E, Baggot JD. (1995). Comparative pharmacokinetics of amoxicillin/clavulanic acid combination after intravenous administration in sheep and goats. *J Vet Pharmacol Ther.* **18**, 132–136.

Carli S, Anfossi P, Villa R, Castellani G, Mengozzi G, Montesissa C. (1999). Absorption kinetics and bioavailability of cephalexin in the dog after oral and intramuscular administration. *J Vet Pharmacol Ther.* **22**, 308–313.

Carli S, Montesissa C, Sonzogni O, Madonna M. (1986). Pharmacokinetics of sodium cefoperazone in calves. *Pharmacol Res Commun.* **18**, 481–490.

Carrillo NA, Giguère S, Gronwall RR, Brown MP, Merritt KA, O'Kelley JJ. (2005). Disposition of orally administered cefpodoxime proxetil in foals and adult horses and minimum inhibitory concentration of the drug against common bacterial pathogens of horses. *Am J Vet Res.* **66**, 30–35.

Carter GK, Martens RJ, Brown SA, Martin MT. (1986). Pharmacokinetics of sodium amoxicillin in foals after intramuscular administration. *Am J Vet Res.* **47**, 2126–2128.

Chatfield RC, Gingerich DA, Rourke JE, Strom PW. (1984). Cefadroxil: a new orally effective cephalosporin antibiotic. *Vet Med.* **79**, 339–346.

Cherni JA, Boucher JF, Skogerboe TL, Tarnacki S, Gajewski KD, Lindeman CJ. (2006). Comparison of the efficacy of cefpodoxime proxetil and cephalexin in treating bacterial pyoderma in dogs. *Inter J Appl Res Vet Med.* **4**, 85–93.

Clinical and Laboratory Standards Institute (CLSI). (2015). *Performance Standards for Antimicrobial Disk and Dilution Susceptibility Tests for Bacteria Isolated From Animals; Third Informational Supplement*. CLSI document VET01-A4. Wayne, PA.

Clinical and Laboratory Standards Institute (CLSI). (2013). *Performance Standards for Antimicrobial Disk and Dilution Susceptibility Tests for Bacteria Isolated From Animals; Approved Standard–Fourth Edition*. CLSI document VET01-S3. Wayne, PA.

Cole LK, Kwochka KW, Kowalaski JJ, Hillier A. (1998). Microbial flora and antimicrobial susceptibility patterns of isolated pathogens from the horizontal ear canal and middle ear in dogs with otitis media. *J Am Vet Med Assoc.* **212**, 534–538.

Colombini S, Merchant RS, Hosgood G. (2000). Microbial flora and antimicrobial susceptibility patterns from dogs with otitis media. *Vet Dermatol.* **11**, 235–239.

Cooke CL, Singer RS, Jang SS, Hirsh DC. (2002). Enrofloxacin resistance in *Escherichia coli* isolated from dogs with urinary tract infections. *J Am Vet Med Assoc.* **220**, 190–192.

Craig WA. (1995). Interrelationship between pharmacokinetics and pharmacodynamics in determining dosage regimens for broad-spectrum cephalosporins. *Diagn Microbiol Infect Dis.* **22**, 89–96.

Craig WA. (2001). Does the dose matter? *Clin Infect Dis.* **33** (Suppl. 3), S233–237.

Craigmill AL, Pass MA, Wetzlich S. (1992). Comparative pharmacokinetics of amoxicillin administered intravenously to sheep and goats. *J Vet Pharmacol Ther.* **15**, 72–77.

Craigmill AL, Miller GR, Gehring R, Pierce AN, Riviere JE. (2004). Meta-analysis of pharmacokinetic data of veterinary drugs using the Food Animal Residue Avoidance Databank: oxytetracycline and procaine penicillin G. *J Vet Pharmacol Ther.* **27**, 343–353.

Crosse R, Burt DG. (1984). Antibiotic concentrations in the serum of dogs and cats following a single dose of cephalexin. *Vet Rec.* **115**, 106–107.

Daly RC, Fitzgerald RH, Washington JA. (1982). Penetration of cefazolin into normal and osteomyletic canine cortical bone. *Antimicrob Agents Chemother.* **22**, 461–469.

Davis JL, Salmon JH, Papich MG. (2005). Pharmacokinetics and tissue fluid distribution of cephalexin in the horse after oral and i.v. administration. *J Vet Pharmacol Ther.* **28**, 425–431.

Dickson PL, DiPiro JT, Michael KA, Cheung RP, Hall EM. (1987). Effect of hemorrhagic shock on cefazolin and gentamicin pharmacokinetics in dogs. *Antimicrob Agents Chemother.* **31**, 389–392.

Díez-Aguilar M, Morosini MI, López-Cerero L, Pascual Á , Calvo J, Martínez-Martínez L, Marco F, Vila J, Ortega A, Oteo J, Canto´n R. (2015). Performance of EUCAST and CLSI approaches for co-amoxiclav susceptibility testing conditions for clinical categorization of a collection of Escherichia coli isolates with characterized resistance phenotypes. *J Antimicrob Chemother.* **70**, 2306–2310.

Dimitrova DJ. (1996). Pharmacokinetics of dicloxacillin sodium following intravenous and intramuscular administration to domestic cats. *J Vet Pharmacol Ther.* **19**, 405–407.

Dimitrova DJ, Pashov DA, Dimitrov DS. (1998). Dicloxacillin pharmacokinetics in dogs after intravenous, intramuscular and oral administration. *J Vet Pharmacol Ther.* **21**, 414–417.

Donecker JM, Sams RA, Ashcraft SM. (1986). Pharmacokinetics of probenecid and the effect of oral probenecid administration on the pharmacokinetics of cefazolin in mares. *Am J Vet Res.* **47**, 89–95.

Dorrestein GM, van Gogh H, Rinzema JD. (1984). Pharmacokinetic aspects of penicillins, aminoglycosides and chloramphenicol in birds compared to mammals: a review. *Vet Quart.* **6**, 216–224.

Drusano G L. (2004). Antimicrobial pharmacodynamics: critical interactions of 'bug and drug'. *Nat Rev Microbiol.* **2**, 289–300.

Duffee NE, Christensen JM, Craig AM. (1989). The pharmacokinetics of cefadroxil in the foal. *J Vet Pharmacol Ther.* **12**, 322–326.

Durr A. (1976). Comparison of the pharmacokinetics of penicillin G and ampicillin in the horse. *Res Vet Sci.* **20**, 24–9.

Edwards JR, Betts MJ. (2000). Carbapenems: the pinnacle of the Beta-lactam antibiotics or room for improvement? *J Antimicrob Chemother.* **45**, 1–4.

Ehmann WC. (1992). Cephalosporin-induced hemolysis: a case report and review of the literature. *Am J Hematol.* **40**, 121–125.

Ensink JM, Klein WR, Mevius DJ, Klarenbeek A, Vulto AG. (1992). Bioavailability of oral penicillins in the horse: a comparison of pivampicillin and amoxicillin. *J Vet Pharmacol Ther.* **15**, 221–230.

Ensink JM, Vulto AG, van Miert AS, Tukker JJ, Winkel MB, Fluitman MA. (1996). Oral bioavailability and in vitro stability of pivampicillin, bacampicillin, talampicillin, and ampicillin in horses. *Am J Vet Res.* **57**, 1021–1024.

Finlay J, Miller L, Poupard JA. (2003). A review of the antimicrobial activity of clavulanate. *J Antimicrob Chemother.* **52**, 18–23.

Firth EC, Klein WR, Nouws JF, Wensing T. (1988). Effect of induced synovial inflammation on pharmacokinetics and synovial concentration of sodium ampicillin and kanamycin sulfate after systemic administration in ponies. *J Vet Pharmacol Ther.* **11**, 56–62.

Firth EC, Nouws JF, Driessens F, Schmaetz P, Peperkamp K, Klein WR. (1986). Effect of the injection site on the pharmacokinetics of procaine penicillin G in horses. *Am J Vet Res.* **47**, 2380–2384.

Flammer K. (1998). Common bacterial infections and antibiotic use in companion birds. *Compendium on Continuing Education for the Practicing Veterinarian* **20** (Suppl. 3A), 34–48.

Francis ME, Marshall AB, Turner WT. (1978). Amoxicillin: clinical trials in dogs and cats. *Vet Rec.* **102**, 377–380.

Frank LA, Kunkle GA. (1993). Comparison of the efficacy of cefadroxil and generic and proprietary cephalexin in the treatment of pyoderma in dogs. *J Am Vet Med Assoc.* **203**, 530–533.

Frere JM, Joris B, Granier B, Matagne A, Jacob F, Bourguignon-Bellefroid C. (1991). Diversity of the mechanisms of resistance to beta-lactam antibiotics. *Res Microbiol.* **142**, 705–710.

Galtier P, Charpenteau JL. (1979). Pharmacokinetics of ampicillin in pigs. *J Vet Pharmacol Ther.* **2**, 173–180.

Gardner SY, Papich MG. (2001). Comparison of cefepime pharmacokinetics in neonatal foals and adult dogs. *J Vet Pharmacol Ther.* **24**, 187–192.

Garg RC, Keefe TJ, Vig MM. (1987). Serum levels and pharmacokinetics of ticarcillin and clavulanic acid in dog following parenteral administration of Timentin. *J Vet Pharmacol Ther.* **10**, 324–330.

Garg SK, Chaudhary RK, Srivastava AK. (1992). Disposition kinetics and dosage of cephalexin in cow calves following intramuscular administration. *Ann Rech Vet.* **23**, 399–402.

Gehring R, van der Merwe D, Pierce AN, Baynes RE, Craigmill AL, Riviere JE. (2005). Multivariate meta-analysis of pharmacokinetic studies of ampicillin trihydrate in cattle. *Am J Vet Res.* **66**, 108–112.

Girard AE, Schelkly WU, Murphy KT, Sawyer PS. (1987). Activity of beta-lactamase inhibitor subactam plus ampicillin against animal isolates of *Pasterurella, Haemophilus,* and *Staphylococcus. Am J Vet Res.* **48**, 1678–1683.

Gold HS, Moellering RC Jr. (1996). Antimicrobial resistance mechanisms. *N Eng J Med.* **335**, 1445–1453.

Goldberg DM. (1987). The cephalosporins. *Med Clin North Am.* **71**, 1113–1133.

Gortel K, Campbell KL, Kakoma I, Whittem T, Schaeffer DJ, Weisiger RM. (1999). Methicillin resistance among staphylococci isolated from dogs. *Am J Vet Res.* **60**, 1526–1530.

Graham JM, Oshiro BT, Blanco JD. (1992). Limited-spectrum (first-generation) cephalosporins. *Obstet Gynecol Clin North Am.* **19**, 449–459.

Guaguère E, Maynard L, Salomon C. (1996). Cephalexin in the treatment of canine pyoderma: comparison of two dose rates. In *Proceedings of 3rd World Congress of Veterinary Dermatology*, Edinburgh, UK. 82.

Guaguère E, Salomon C, Cadot P, Jasmin P. (2000). Comparison of two protocols of administration of cephalexin in the treatment of deep pyoderma in dogs. *Vet Dermatol.* **11** (Suppl. 1), 14–40.

Guerrini VH, English PB, Filippich LJ, Schneider J, Bourne DWA. (1986). Pharmacokinetic evaluation of a slow-release cefotaxime suspension in the dog and in sheep. *Am J Vet Res.* **47**, 2057–2061.

Guerrini VH, Filippich LJ, Cao GR, English, PB, Bourne DW. (1985). Pharmacokinetics of cefaronide, ceftriaxone, and cefoperazone in sheep. *J Vet Pharmacol Ther.* **8**, 120–127.

Guglick MA, MacAllister CG, Clarke CR, Pollet R, Hague C, Clarke JM. (1998). Pharmacokinetics of cefepime and comparison with those of ceftiofur in horses. *Am J Vet Res.* **59**, 458–463.

Hillier A, Lloyd DH, Weese JS, Blondeau JM, Boothe D, Breitschwerdt E, Guardabassi L, Papich MG, Rankin S, Turnidge JD, Sykes JE. (2014). Guidelines for the diagnosis and antimicrobial therapy of canine superficial bacterial folliculitis (Antimicrobial Guidelines Working Group of the International Society for Companion Animal Infectious Diseases). *Vet Dermatol.* **25**, 163–175.

Holmgren N, Haggmar B, Tolling S. (1985). A field trial evaluating the use of cefoperazone in the treatment of bovine clinical mastitis. *Nord Vet Med.* **37**, 228–233.

Horspool LJ, Sarasola P, McKellar QA. (1992). Disposition of ampicillin sodium in horses, ponies and donkeys after intravenous administration. *Equine Vet J.* **11** (Suppl.), 59–61.

Huber WG. (1988). Penicillins. In McDonald LE, Booth NH. (eds), *Veterinary Pharmacology and Therapeutics*, 6th edn. Ames, Iowa State University Press. 796–812.

Hyatt JM, McKinnon PS, Zimmer GS, Schentag JJ. (1995). The importance of pharmacokinetic/pharmacodynamic surrogate markers to outcome. *Clin Pharmacokinet.* **28**, 143–160.

Indiveri MC, Hirsh DC. (1985). Clavulanic acid potentiated activity of amoxicillin against *Bacteriodes fragilis. Am J Vet Res.* **46**, 2207–2209.

Jacobson ER. (1999). Antimicrobial therapy in reptiles. *Compendium on Continuing Education for the Practicing Veterinarian.* **21** (Suppl. 3E), 33–48.

Jacoby GA, Archer GL. (1991). New mechanisms of bacterial resistance to antimicrobial agents. *N Eng J Med.* **324**, 601–612.

Jacoby GA, Munoz-Price LS. (2005). The new beta-lactamases. *N Eng J Med.* **352**, 380–391.

Jaglan PS, Roof RD, Yein FS, Arnold TS, Brown SA, Gilbertson TJ. (1994). Concentration of ceftiofur metabolites in the plasma and lungs of horses following intramuscular treatment. *J Vet Pharmacol Ther.* **17**, 24–30.

Jayachandran C, Singh MK, Banerjee NC. (1990). Pharmacokinetics and distribution of ampicillin in plasma, milk and uterine fluid of female buffaloes. *Vet Res Commun.* **14**, 47–51.

Jensen GM, Kykkesfeldt J, Frydendahl K, Møller K, Svendsen O. (2004). Pharmacokinetics of amoxicillin after oral administration in recently weaned piglets with experimentally induced *Escherichia coli* subtype 0149:F4 diarrhea. *Am J Vet Res.* **65**, 992–995.

Kelkar PS, Li JT-C. (2001). Cephalosporin allergy. *N Eng J Med.* **345**, 804–809.

Klesel N, Adam F, Isert D, Limbert M, Markus A, Schrinner E, Seibert G. (1992). RU 29 246, the active compound of the cephalosporin prodrug-ester HR 916. III. Pharmacokinetic properties and antibacterial activity in vivo. *J Antibiot.* **45**, 922–931.

Koch H, Peters S. (1996). Antimicrobial treatment in German Shepherd dog pyoderma (GSP). *Vet Dermatol.* **7**, 171–181.

Konig C, Simmen HP, Blaser J. (1998). Bacterial concentrations in pus and infected peritoneal fluid – implication of bactericidal activity of antibiotics. *J Antimicrob Chemother.* **42**, 227–232.

Kruse H, Hofshagen M, Thoresen SI, Bredal WP, Vollset I, Søli NE. (1996). The antimicrobial susceptibility of *Staphylococcus* species isolated from canine dermatitis. *Vet Res Commun.* **20**, 205–14.

Küng K, Wanner M. (1994). Bioavailability of different forms of amoxicillin administered orally to dogs. *Vet Rec.* **135**, 552–554.

Kunkle GA, Sundlof S, Keisling K. (1995). Adverse side effects of oral antibacterial therapy in dogs and cats: an epidemiologic study of pet owners' observations. *J Am Anim Hosp Assoc.* **31**, 46–55.

Lavy E, Shem-Tov M, Or-Bach A, Ziv G, Glickman A, Saran A. (1997). Oral availability and bioequivalence studies in *J Vet Pharmacol Ther.* **20** (Suppl. 1), 63–64.

Lavy E, Ziv G, Aroch I, Glickman A. (1995). Clinical pharmacologic aspects of cefixime in dogs. *Am J Vet Res.* **56**, 633–638.

Lee FH, Pfeffer M, VanHarken DR, Smyth RD, Hottendorf GH. (1980). Comparative pharmacokinetics of ceforanide (BL-S786R) and cefazolin in laboratory animals and humans. *Antimicrob Agents Chemother.* **17**, 188–192.

Ling GV, Conzelman GM, Franti CE, Ruby AL. (1980). Urine concentrations of five penicillins following oral administration to normal adult dogs. *Am J Vet Res.* **41**, 1123–1125.

Liu P, Müller M, Derendorf H. (2002). Rational dosing of antibiotics: the use of plasma concentrations versus tissue concentrations. *Inter J Antimicrob Agents.* **19**, 285–290.

Livermore DM. (2001). Of *Pseudomonas*, porins, pumps, and carbapenems. *J Antimicrob Chemother.* **47**, 247–250.

Lloyd DH, Lamport AI, Feeney C. (1996). Sensitivity to antibiotics amongst cutaneous and mucosal isolates of canine pathogenic staphylococci in the UK, 1980–96. *Vet Dermatol.* **7**, 171–175.

Lloyd DH, Noble WC. (1999). Use and abuse of antibiotics in veterinary dermatology. *Vet Dermatol.* **10**, 161.

Love DN, Rose RJ, Martin IC, Bailey M. (1983). Serum concentrations of penicillin in the horse after administration of a variety of penicillin preparations. *Equine Vet J.* **15**, 43–48.

MacGowan AP. (2001). Role of pharmacokinetics and pharmacodynamics: Does the dose matter? *Clin Infect Dis.* **33** (Suppl. 3), S238–S239.

Marcellin-Little DJ, Papich MG, Richardson DC, DeYoung DJ. (1996). Pharmacokinetic model for cefazolin distribution during total hip arthroplasty in dogs. *Am J Vet Res.* **57**, 720–723.

Marier J-F, Beaudry F, Ducharme MP, Fortin D, Moreau J-P, Masse R, Vachon P. (2001). Pharmacokinetic study of amoxicillin in febrile beagle dogs following repeated administrations of endotoxin. *J Vet Pharmacol Ther.* **24**, 379–383.

Martin Barrasa JL, Lupiola Gomez P, Gonzalez Lama Z, Tejedor Junco MT. (2000). Antibacterial susceptibility patterns of *Pseudomonas* strains isolated from chronic canine otitis externa. *J Vet Med B Infect Dis Vet Pub Health.* **47**, 191–196.

Martinez MN, Pedersoli WM, Ravis WR, Jackson JD, Cullison R. (2001). Feasibility of interspecies extrapolation in determining the bioequivalence of animal products intended for intramuscular administration. *J Vet Pharmacol Ther.* **24**, 125–135.

Matsui H, Komiya M, Ikeda C, Tachibana A. (1984). Comparative pharmacokinetics of YM-13115, ceftriaxone, and ceftazidime in rats, dogs, and rhesus monkeys. *Antimicrob Agents Chemother.* **26**, 204–207.

McElroy D, Ravis WR, Clark CH. (1986). Pharmacokinetics of cefotaxime in the domestic cat. *Am J Vet Res.* **47**, 86–88.

McKellar QA, Sanchez Bruni SF, Jones DG. (2004). Pharmacokinetic/ pharmacodynamic relationships of antimicrobial drugs used in veterinary medicine. *J Vet Pharmacol Ther.* **27**, 503–514.

Mealey KL. (2001). Penicillins and beta-lactamase inhibitor combinations. *J Am Vet Med Assoc.* **218**, 1893–1896.

Medleau L, Long RE, Brown J, Miller WH. (1986). Frequency and antimicrobial susceptibility of *Staphylococcus* species isolated from canine pyoderma. *Am J Vet Res.* **47**, 229–231.

Mercer HD, Garg RC, Powers JD, Powers TE. (1977). Bioavailability and pharmacokinetics of several dosage forms of ampicillin in the cat. *Am J Vet Res.* **38**, 1353–1359.

Montesissa C, Carli S, Sonzogni O, Garlappi R. (1988). Pharmacokinetics of sodium amoxicillin in horses. *Res Vet Sci.* **44**, 233–236.

Moore KW, Trepanier LA, Lautzenhiser SJ, Fialkowski JP, Rosin E. (2000). Pharmacokinetics of ceftazidime in dogs following subcutaneous administration and continuous infusion and the association with in vitro susceptibility of *Pseudomonas aeruginosa*. *Am J Vet Res.* **61**, 1204–1208.

Nawaz M, Kahn H. (1991). Bioavailability, elimination kinetics, renal clearance and excretion of ampicillin following intravenous and oral administration in sheep and goats. *Acta Vet Scand.* **8**, 131–132.

Nawaz M, Tabassum R, Iqbal T, Perveen Z. (1990). Disposition kinetics, renal clearance and excretion of ampicillin after oral administration in goats. *Zentralbl Veterinarmed A.* **37**, 247–252.

Neilsen IL, Jacobs KA, Huntington PJ, Chapman CB, Lloyd KC. (1988). Adverse reaction to procaine penicillin G in horses. *Aust Vet J.* **65**, 181–185.

Nelis HJ, Vandenbranden J, Verhaeghe B, De Kruif A, Mattheeuws D, De Leenheer AP. (1992). Liquid chromatographic determination of ampicillin in bovine and dog plasma by using a tandem solid-phase extraction method. *Antimicrob Agents Chemother.* **36**, 1606–1610.

Nicolau DP, Quintiliani R, Nightingale CH. (1995). Antibiotic kinetics and dynamics for the clinician. *Med Clin North Am.* **79**, 477–495.

Nishida M, Murakawa T, Kaminura T. (1978). Bactericidal activity of cephalosporins in an in vitro model of simulating serum levels. *Antimicrob Agents Chemother.* **14**, 6–12.

Nix DE, Goodwin SD, Peloquin CA, Rotella DL, Schentag JJ. (1991). Antibiotic tissue penetration and its relevance: Impact of tissue penetration on infection response. *Antimicrob Agents Chemother.* **35**, 1953–1959.

Noble WC, Kent LE. (1992). Antibiotic resistance in *Staphylococcus intermedius* isolated from cases of pyoderma in the dog. *Vet Dermatol.* **3**, 71–74.

Normand EH, Gibson NR, Taylor DJ, Carmichael S, Reid SW. (2000). Trends of antimicrobial resistance in bacterial isolates from a small animal referral hospital. *Vet Rec.* **146**, 151–155.

Oluoch AO, Kim CH, Weisiger RM, Koo HY, Siegel AM, Campbell KL, Burke TJ, McKiernan BC, Kakoma I. (2001). Nonenteric *Escherichia coli* isolates from dogs: 674 cases (1990–1998). *J Am Vet Med Assoc.* **218**, 381–384. (Erratum in: *J Am Vet Med Assoc.* 2001, **218**, 732.)

Oukessou M, Benlamlih S, Toutain PL. (1990a). Benzylpenicillin kinetics in the ewe: influence of pregnancy and lactation. *Res Vet Sci.* **49**, 190–193.

Oukessou M, Hossaini J, Zine-Filali R, Toutain PL. (1990b). Comparative benzylpenicillin pharmacokinetics in the dromedary *Camelus dromedarius* and in sheep. *J Vet Pharmacol Ther.* **13**, 298–303.

Oukessou M, Toutain PL. (1992). Effect of water deprivation on absorption (oral, intramuscular) and disposition of ampicillin in sheep. *J Vet Pharmacol Ther.* **15**, 421–432.

Palmer GH, Bywater RJ, Stanton A. (1983). Absorption in calves of amoxicillin, ampicillin, and oxytetracycline given in milk replacer, water or an oral rehydration formulation. *Am J Vet Res.* **44**, 68–71.

Papich MG, Davis JL, Floerchinger AM. (2007). Cefpodoxime and cephalexin plasma pharmacokinetics, protein binding, and tissue distribution after oral administration to dogs. [abstract # 161] *American College of Veterinary Internal Medicine Annual Forum*, Seattle, Washington.

Papich MG, Korsrud GO, Boison J, Yates WD, MacNeil JD, Janzen ED, Cohen RD, Landry DA. (1993). A study of the dis-position of procaine penicillin G in feedlot steers following intramuscular and subcutaneous injection. *J Vet Pharmacol Ther.* **16**, 317–327.

Papich MG, Korsrud GO, Boison JO, Yates WD, MacNeil JD, Janzen ED, McKinnon JJ, Landry DA. (1994). Disposition of penicillin G after administration of benzathine penicillin G, or a combination of benzathine G and procaine penicillin G in cattle. *Am J Vet Res.* **55**, 825–830.

Passmore CA, Sherington J, Stegemann MR. (2007). Efficacy and safety of cefovecin (Convenia) for the treatment of urinary tract infections in dogs. *J Small Anim Pract.* **48**, 139–144.

Pellerin JL, Bourdeau P, Sebbag H, Person JM. (1998). Epidemiosurveillance of antimicrobial compound resistance of *Staphylococcus intermedius* clinical isolates from canine pyodermas. *Comp Immunol Microbiol Infect Dis.* **21**, 115–133.

Periti P, Mazzei T. (1999). New criteria for selecting the proper antimicrobial chemotherapy for severe sepsis and septic shock. *Int J Antimicrob Agents.* **12**, 97–105.

Petersen AD, Walker RD, Bowman MM, Schott HC, Rosser EJ. (2002). Frequency of isolation and antimicrobial susceptibility patterns of *Staphylococcus intermedius* and *Pseudomonas aeruginosa* isolates from canine skin and ear samples over a 6 year period (1992-1997). *J Am Anim Hosp Assoc.* **38**, 407-413.

Petersen SW, Rosin E. (1993). In vitro antibacterial activity of cefoxitin and cefotetan and pharmacokinetics in dogs. *Am J Vet Res.* **54**, 1496-1499.

Petersen SW, Rosin E. (1995). Cephalothin and cefazolin in vitro antibacterial activity and pharmacokinetics in dogs. *Vet Surg.* **24**, 347-351.

Popick AC, Crouthamel WG, Bekersky I. (1987). Plasma protein binding of ceftriaxone. *Xenobiotica.* **17**, 1139-1145.

Prades M, Brown MP, Gronwall R, Miles NS. (1988). Pharmacokinetics of sodium cephapirin in lactating dairy cows. *Am J Vet Res.* **49**, 1888-1890.

Prescott JF, Hanna WJB, Reid-Smith R, Drost K. (2002). Antimicrobial drug use and resistance in dogs. *Can Vet J.* **43**, 107-116.

Rice LB, Bonomo RA. (2000). Beta-lactamases: which ones are clinically important? *Drug Resist Updat.* **3**, 178-189. Richardson DC, Aucoin DP, DeYoung DJ, Tyczkowska KL, DeYoung BA. (1992). Pharmacokinetic disposition of cefazolin in serum and tissue during canine total hip replacement. *Vet Surg.* **21**, 1-4.

Risk JE, Bentley OE. (1987). Efficacy of sulbactam, a beta-lactamase inhibitor, combined with ampicillin in the therapy of ampicillin-resistant pneumonic pasteurellosis in veal calves. *Can Vet J.* **28**, 595-599.

Risk JE, Cummins JM. (1987). Efficacy of sulbactam, a beta-lactamase inhibitor, combined with ampicillin in the therapy of ampicillin-resistant pneumonic pasteurellosis in feedlot calves. *Can Vet J.* **28**, 591-594.

Rolinson GN. (1991). Evolution of beta-lactamase inhibitors. *Surg Gyn Obstet.* **172**, 11-16.

Rosin E, Ebert S, Uphoff TS, Evans MH, Schultz-Darken NJ. (1989). Penetration of antibiotics into the surgical wound in a canine model. *Antimicrob Agents Chemother.* **33**, 700-704.

Rosin E, Uphoff TS, Schultz-Darken NJ, Collins MT. (1993). Cefazolin antibacterial activity and concentrations in serum and the surgical wound in dogs. *Am J Vet Res.* **54**, 1317-1321.

Rule R, Rubio M, Perelli MC. (1991). Pharmacokinetics of ceftazidime in sheep and its penetration into tissue and peritoneal fluids. *Res Vet Sci.* **51**, 233-238.

Ruoff WW, Sams RA. (1985). Pharmacokinetics and bioavailability of cephalothin in horse mares. *Am J Vet Res.* **46**, 2085-2090.

Salmon SA, Watts JL, Yancey RJ Jr. (1996). In vitro activity of ceftiofur and its primary metabolite, desfuroylceftiofur, against organisms of veterinary importance. *J Vet Diagn Invest.* **8**, 332-336.

Sams RA, Ruoff WW. (1985). Pharmacokinetics and bioavailability of cefazolin in horses. *Am J Vet Res.* **46**, 348-352.

Sanders WE, Sanders CC. (1988). Inducible beta-lactamases: clinical and epidemiologic implications for use of newer cephalosporins. *Rev Infect Dis.* **10**, 830-838.

Sarasola P, McKellar QA. (1992). Effect of probenecid on disposition kinetics of ampicillin in horses. *Vet Rec.* **131**, 173-175.

Sarasola P, McKellar QA. (1993). Pharmacokinetics and applications of ampicillin sodium as an intravenous infusion in the horse. *J Vet Pharmacol Ther.* **16**, 63-69.

Sarasola P, McKellar QA. (1994). Ampicillin and its congener prodrugs in the horse. *Br Vet J.* **150**, 173-87.

Sarasola P, McKellar QA. (1995). Pharmacokinetics of bacampicillin in equids. *Am J Vet Res.* **56**, 1486-1492.

Saxon A. (1989). Aztreonam in the management of gram-negative infections in penicillin-allergic patients: a review. *Pediatr Infect Dis J.* **8**, S124-S127.

Scarampella F, Noli C, Horspool LJI. (2000). Cefadroxil in the treatment of canine pyoderma. *Vet Dermatol.* **11** (Suppl. 1), 19.

Schermerhorn T, Barr SC, Stoffregen DA, Koren-Roth Y, Erb HN. (1994). Whole-blood platelet aggregation, buccal mucosa bleeding time, and serum cephalothin concentration in dogs receiving a presurgical antibiotic protocol. *Am J Vet Res.* **55**, 1602-1607.

Senior DF, Gaskin JM, Buergelt CD, Franks PP Keefe TJ. (1985). Amoxycillin and clavulanic acid combination in the treatment of experimentally induced bacterial cystitis in cats. *Res Vet Sci.* **39**, 42-46.

Seol B, Naglić T, Madić J, Bedeković M. (2002). In vitro antimicrobial susceptibility of 183 *Pseudomonas aeruginosa* strains isolated from dogs to selected antipseudomonal agents. *J Vet Med B.* **49**, 188-192.

Shaheen BW, Boothe DM, Oyarzabal OA, Smaha T. (2010). Antimicrobial resistance profiles and clonal relatedness of canine and feline Escherichia coli pathogens expressing multidrug resistance in the United States. *J Vet Intern Med.* **24**, 323-330.

Soback S. (1988). Pharmacokinetics of single doses of cefoxitin given by the intravenous and intramuscular routes to unweaned calves. *J Vet Pharmacol Ther.* **11**, 155-162.

Soback S. (1989). Pharmacokinetics of single-dose administration of moxalactam in unweaned calves. *Am J Vet Res.* **50**, 498-501.

Soback S, Bor A, Kurtz B, Paz R, Ziv G. (1987a). Clavulanate-potentiated amoxycillin: in vitro antibacterial activity and oral bioavailability in calves. *J Vet Pharmacol Ther.* **10**, 105-113.

Soback S, Kurtz B, Ziv G. (1987b). Pharmacokinetics of phenoxymethyl penicillin (penicillin V) in calves. *J Vet Pharmacol Ther.* **10**, 17-22.

Soback S, Bor A, Ziv G. (1987c). Clinical pharmacology of cefazolin in calves. *J Vet Med Assoc.* **34**, 25-32.

Soback S, Ziv G. (1988). Pharmacokinetics and bioavailability of ceftriaxone administered intravenously and intramuscularly to calves. *Am J Vet Res.* **49**, 535-538.

Soback S, Ziv G, Bor A, Shapira M. (1988). Pharmacokinetics of cephalexin glycinate in lactating cows and ewes. *J Vet Med Assoc.* **35**, 755-760.

Stamper MA, Papich, MG, Lewbart GA, May SB, Plummer D, Stoskopf MK. (1999). Pharmacokinetics of ceftazidime in loggerhead sea turtles (*Caretta caretta*) after single intravenous and intramuscular injections. *J Zoo Wildlife Med.* **30**, 32-35.

Stegemann MR, Coati N, Passmore CA, Sherington J. (2007a). Clinical efficacy and safety of cefovecin in the treatment of canine pyoderma and wound infections. *J Small Anim Pract.* **48**, 378-386.

Stegemann MR, Passmore CA, Sherington J, Lindeman CJ, Papp G, Weigel DJ, Skogerboe TL. (2006a). Antimicrobial activity and spectrum of cefovecin, a new extended- spectrum cephalosporin, against pathogens collected from dogs and cats in Europe and North America. *Antimicrob Agents Chemother.* **50**, 2286-92.

Stegemann MR, Sherington J, Blanchflower S. (2006b). Pharmacokinetics and pharmacodynamics of cefovecin in dogs. *J Vet Pharmacol Ther.* **29**, 501-511.

Stegemann MR, Sherington J, Coati N, Brown SA, Blanchflower S. (2006c). Pharmacokinetics of cefovecin in cats. *J Vet Pharmacol Ther.* **29**, 513-524.

Stegemann MR, Sherington J, Passmore C. (2007b). The efficacy and safety of cefovecin in the treatment of feline abscesses and infected wounds. *J Small Anim Pract.* **48**, 683-689.

Step DL, Blue FT, Dill SG. (1991). Penicillin-induced hemolytic anemia and acute hepatic failure following treatment of tetanus in a horse. *Cornell Vet.* **81**, 13-18.

Stover SM, Brown MP, Kelly RH, Farver TB, Knight HD. (1981). Aqueous procaine penicllin G in the horse: serum, synovial, peritoneal, and urine concentrations after single-dose intramuscular administration. *Am J Vet Res.* **42**, 629-631.

Sullins KE, Messer NT, Nelson L. (1984). Serum concentration of penicillin in the horse after repeated intramuscular injections of procaine penicillin G alone or in combination with benzathine penicillin and/or phenylbutazone. *Am J Vet Res.* **45**, 1003-1007.

ten Voorde G, Broeze J, Hartmen EG, van Gogh H. (1990). The influence of the injection site on the bioavailability of ampicillin and amoxicillin in beagles. *Vet Quart.* **12**, 73-79.

Thompson RL. (1987). Cephalosporin, carbapenem, and monobactam antibiotics. *Mayo Clin Proc.* **62**, 821-834.

Thungrat K, Price SB, Carpenter DM, Boothe DM. (2015). Antimicrobial susceptibility patterns of clinical Escherichia coli isolates from dogs and cats in the United States: January 2008 through January 2013. *Vet Microbiol,* **179**, 287-295.

Tilmant L, Brown MP, Gronwall RR. (1985). Pharmacokinetics of ticarcillin in the dog. *Am J Vet Res.* **46**, 479-481.

Tomlin J, Pead MJ, Lloyd DH, Howell S, Hartmann F Jackson HA Muir P. (1999). Methicillin-resistant *Staphylococcus aureus* infections in 11 dogs. *Vet Rec.* **144**, 60–64.

Tonelli AP, Bialer M, Yacobi A. (1985). Relationship between protein binding and renal clearance of a new oral cephalosporin in the dog. *J Pharm Sci.* **74**, 1242–1244.

Traver DS, Riviere JE. (1982). Ampicillin in mares: a comparison of intramuscular sodium ampicillin or sodium ampicillin-ampicillin trihydrate injection. *Am J Vet Res.* **43**, 402–404.

Traver DS, Riviere JE. (1981). Penicillin and ampicillin therapy in horses. *J Am Vet Med Assoc.* **178**, 1186–1189.

Turnidge JD. (1998). The pharmacodynamics of β-lactams. *Clin Infect Dis.* **27**, 10–22.

Uboh CE, Soma LR, Luo Y, McNamara E, Fennel MA, May L, Teleis DC, Rudy JA, Watson AO. (2000). Pharmacokinetics of penicillin G procaine versus penicillin G potassium and procaine hydrochloride in horses. *Am J Vet Res.* **61**, 811–815.

USP (2003). USP veterinary pharmaceutical information monographs – antibiotics. *Aminopenicillins. J Vet Pharmacol Ther.* **26** (Suppl. s2), 36–45.

VanCamp SD, Papich MG, Whitacre MD. (2000). Administration of ticarcillin in combination with clavulanic acid intravenously and intrauterinely to clinically normal oestrous mares. *J Vet Pharmacol Ther.* **23**, 373–378.

Van Den Hoven R, Hierweck B, Bobretsberger M, Ensink JM, Meijer LA. (2003). Intramuscular dosing strategy for ampicillin sodium in horses, based on distribution into tissue chambers before and after induction of inflammation. *J Vet Pharmacol Ther.* **26**, 405–411.

Villa R, Carli S, Montesissa C, Sonzogni U. (1991). Influence of probenecid on cephalexin pharmacokinetics in sheep. *Acta Vet Scand.* **8**, 124–126.

Vree TB, Dammers E, Van Duuren E. (2003). Variable absorption of clavulanic acid after an oral dose of 25 mg/kg of Clavubactin® and Synulox® in healthy dogs. *J Vet Pharmacol Ther.* **26**, 165–171.

Wackowiez G, Richard JJ, Fabreguettes G. (1997). Pharmacokinetics of cephalexin in plasma and urine after single intravenous and oral (tablets) administration in dogs. *J Vet Pharmacol Ther.* **20** (Suppl. s1), 63–64.

Walker AL, Jang S, Hirsh DC. (2000). Bacteria associated with pyothorax of dogs and cats: 98 cases (1989–1998). *J Am Vet Med Assoc.* **216**, 359–363.

Waterman NG, Scharfenberger LF. (1978). Concentration relationships of cefaclor in serum, interstitial fluid, bile and urine of dogs. *Antimicrob Agents Chemother.* **14**, 614–616.

Watson AD, Emslie DR, Martin IC. (1987a). Systemic availability of penicillin V from six oral preparations in dogs. *J Vet Pharmacol Ther.* **10**, 180–183.

Watson AD, Emslie DR, Martin IC. (1987b). Effect of different intervals between dosing and feeding on systemic availability of penicillin V in dogs. *J Vet Pharmacol Ther.* **10**, 90–95.

Watson AD, Emslie DR, Martin IC, Egerton JR. (1986). Effect of ingesta on systemic availability of penicillins administered orally in dogs. *J Vet Pharmacol Ther.* **9**, 140–149.

Weese JS. (2005). Methicillin-resistant *Staphylococcus aureus*: An emerging pathogen in small animals. *J Am Anim Hosp Assoc.* **41**, 150–157.

Weese JS, Blondeau JM, Boothe D, Breitschwerdt EB, Guardabassi L, Hillier A, Lloyd DH, Papich MG, Rankin SC, Turnidge JD, Sykes JE. (2011). Antimicrobial use guidelines for treatment of urinary tract disease in dogs and cats: antimicrobial guidelines working group of the international society for companion animal infectious diseases. *Vet Med Int.* **2011**, 263768.

Wilkens BE, Sullivan PS, McDonald TP, Krahwinkel DJ. (1994). Effects of cephalothin, cefazolin and cefmetazole on the hemostatic mechanism in normal dogs: *Implications for the surgical patient.* ACVS Symposium, October 16–19, Washington DC.

Williams JD, Naber KG, Bryskier A, Høiby N, Gouild IM, Periti P, Giamarellou H, Rouveix B. (2001). Classification of oral cephalosporins. A matter of debate. *Int J Antimicrob Agents.* **17**, 443–450.

Wilson WD, Baggot JD, Adamson PJ, Hirsh DC, Hietala SK. (1985). Cefadroxil in the horse: pharmacokinetics and in vitro antibacterial activity. *J Vet Pharmacol Ther.* **8**, 246–253.

Wilson WD, Spensley MS, Baggot JD, Hietala SK. (1988). Pharmacokinetics and estimated bioavailability of amoxicillin in mares, after intravenous, intramuscular, and oral administration. *Am J Vet Res.* **49**, 1688–1693.

Yeoman GH. (1997). Microbiology and bioavailability of amoxicillin. *Vet Med Sm Anim Clin.* **4** (Suppl.), 720–738.

Zeisler JA, McCarthy JD, Richelieu WA, Nichol MB. (1992). Cefuroxime by continuous infusion: a new standard of care? *Infect Med.* **9**, 54–60.

Zhanel GG. (1990). Cephalosporin-induced nephrotoxicity: does it exist? *DICP.* **24**, 262–265.

Zhanel GG, Hoban DJ, Harding GK. (1991). The postantibiotic effect: a review of in vitro and in vivo data. *DICP.* **25**, 153–163.

Ziv G, Horsey J. (1979). Elevation and prolongation of serum ampicillin and amoxycillin concentrations in tration of probenecid.

CAPÍTULO 34

Antibióticos Tetraciclinas

Mark G. Papich e Jim E. Riviere

FARMACOLOGIA GERAL DAS TETRACICLINAS

Os antibióticos tetraciclinas foram descobertos inicialmente em 1944, sendo o primeiro a clortetraciclina. Estes foram isolados de espécies de *Streptomyces* (*S. rimosus* e *S. aureofaciens*) e, posteriormente, expandidos para incluir muitos produtos semissintéticos, como tetraciclinas, doxiciclina e minociclina. A oxitetraciclina foi descoberta em 1948, a tetraciclina em 1953, a doxiciclina em 1967 e a minociclina em 1972. Os compostos mais novos nessa classe são as glicilciclinas, derivadas da minociclina. Tigeciclina é o único representante desse grupo disponível que tem atividade antimicrobiana melhor que a dos fármacos mais antigos (Agwuh e MacGowan, 2006). O uso de tigeciclina na medicina veterinária não foi relatado.

As tetraciclinas são um grupo de compostos anfotéricos com quatro anéis (Figura 34.1) que se diferenciam por substituições químicas específicas em pontos diferentes nos anéis. Como um grupo, as tetraciclinas são ácidas, compostos higroscópicos em solução aquosa que formam sais facilmente com ácidos e bases, com os quais são normalmente formuladas. O sal mais comum é a formulação cloridrato, como no caso da oxitetraciclina. Entretanto, algumas tetraciclinas, especialmente oxitetraciclina, são formuladas com veículos (excipientes) para prolongar a absorção a partir do local de injeção. Algumas das propriedades químicas e físicas das tetraciclinas usadas em medicina veterinária atualmente estão listadas na Tabela 34.1.

As tetraciclinas têm atividade tanto contra bactérias gram-positivas quanto gram-negativas, mas com frequência ocorre resistência. Ainda, apresentam atividade contra patógenos atípicos (p. ex., *Mycoplasma*), patógenos sanguíneos (hemoplasma), microrganismos (p. ex., *Rickettsia* transmitida por carrapatos e outros parasitas). Indicações aceitas clinicamente incluem abscessos, enterite, leptospirose, pneumonia, doença respiratória bovina e suína, pododermatite, tratamento de patógenos transmitidos por carrapato, infecções de pele e tecidos moles, doença do verme do coração canino e infecções uterinas.

Muitas formulações foram administradas em água medicada e alimentação para fins de produção (promotores de crescimento). A Food and Drug Administration (FDA) anunciou que o emprego desses antibióticos para produção seria voluntariamente suspenso em animais de produção em 2017, ordem que atingiu principalmente o grupo das tetraciclinas. A FDA acredita que os usos de produção e indicações como "maior taxa de ganho de peso" ou "melhoria da eficiência alimentar" não são mais adequados para as condições aprovadas para uso para fármacos antimicrobianos importantes clinicamente. Essas alterações regulatórias são apresentadas nos documentos de Orientação para Indústria (*Guidance for Industry*) #209 e #213, que podem ser obtidos na FDA. Essas medicações normalmente adicionadas ao alimento e água de animais de produção não serão consideradas neste capítulo em razão do

seu estado futuro, e as concentrações administradas são tidas como subterapêuticas. Ademais, a farmacocinética dessas formulações nas espécies-alvo é incompleta.

Mecanismos de ação

As tetraciclinas apresentam atividade antimicrobiana por meio da ligação da subunidade ribossômica 30S aos microrganismos suscetíveis. Após a ligação ao ribossomo, as tetraciclinas interferem na ligação do aminoacil-tRNA à molécula de RNA mensageiro/complexo ribossômico, intervindo, assim, na síntese de proteína bacteriana em microrganismos em crescimento ou multiplicação (Gale e Folkes, 1953; Suzuka *et al.*, 1966). As tetraciclinas exigem um processo dependente de energia para entrarem na bactéria. Uma das motivações para sua seletividade contra microrganismos reside no fato de que as células de mamíferos não apresentam esse mecanismo de transporte. As tetraciclinas também apresentam menor afinidade pelos ribossomos de mamíferos do que para os ribossomos bacterianos. Uma vez que a ligação ao ribossomo-alvo ocorre por um processo reversível, as concentrações do fármaco devem ser mantidas por meio do intervalo entre doses, e esses fármacos geralmente são considerados bacteriostáticos. Mais detalhes são descritos na seção *Propriedades farmacocinéticas-farmacodinâmicas*.

Resistência

Uma vez que as tetraciclinas foram usadas por muitos anos na medicina humana e veterinária, a resistência é comum, ocorrendo em todos os grupos de bactérias. O mecanismo de resistência adquirido inclui: (i) efluxo dependente de energia do antibiótico (proteínas de efluxo na membrana), ou (ii) alteração do alvo pelo qual o ribossomo é protegido da ligação às tetraciclinas (Chopra *et al.*, 1992). É possível a ocorrência de um terceiro mecanismo, no qual o fármaco é atacado por enzimas liberadas pelas bactérias. Os genes que medeiam a resistência podem ser carreados em plasmídeos ou transpósons. A resistência a uma tetraciclina geralmente produzirá resistência cruzada às outras no grupo. Uma das exceções se dá para *Staphylococcus* spp., conforme discutido na seção *Espectro antimicrobiano e usos clínicos*. A tetraciclina mais nova, tigeciclina, é ativa contra muitos microrganismos (p. ex., estafilococos resistentes à meticilina) resistentes às tetraciclinas mais antigas (Agwuh e MacGowan, 2006).

Teste de suscetibilidade

Nesse caso, a tetraciclina pode ser usada para testar todas as outras na classe (CLSI, 2013; CLSI, 2015). Pontos críticos também estão disponíveis para minociclina e doxiciclina em cães e doxiciclina em equinos (Tabela 34.2). Para isolados veterinários, o ponto crítico de suscetibilidade varia entre espécies e é menor que os pontos críticos, o que deve ser considerado quando da interpretação de testes de suscetibilidade. O ponto crítico para microrganismos suscetíveis em humanos é $\leq 4\,\mu g/m\ell$ para todos os microrganismos, exceto *Streptococcus*, para o qual é $\leq 2\,\mu g/m\ell$.

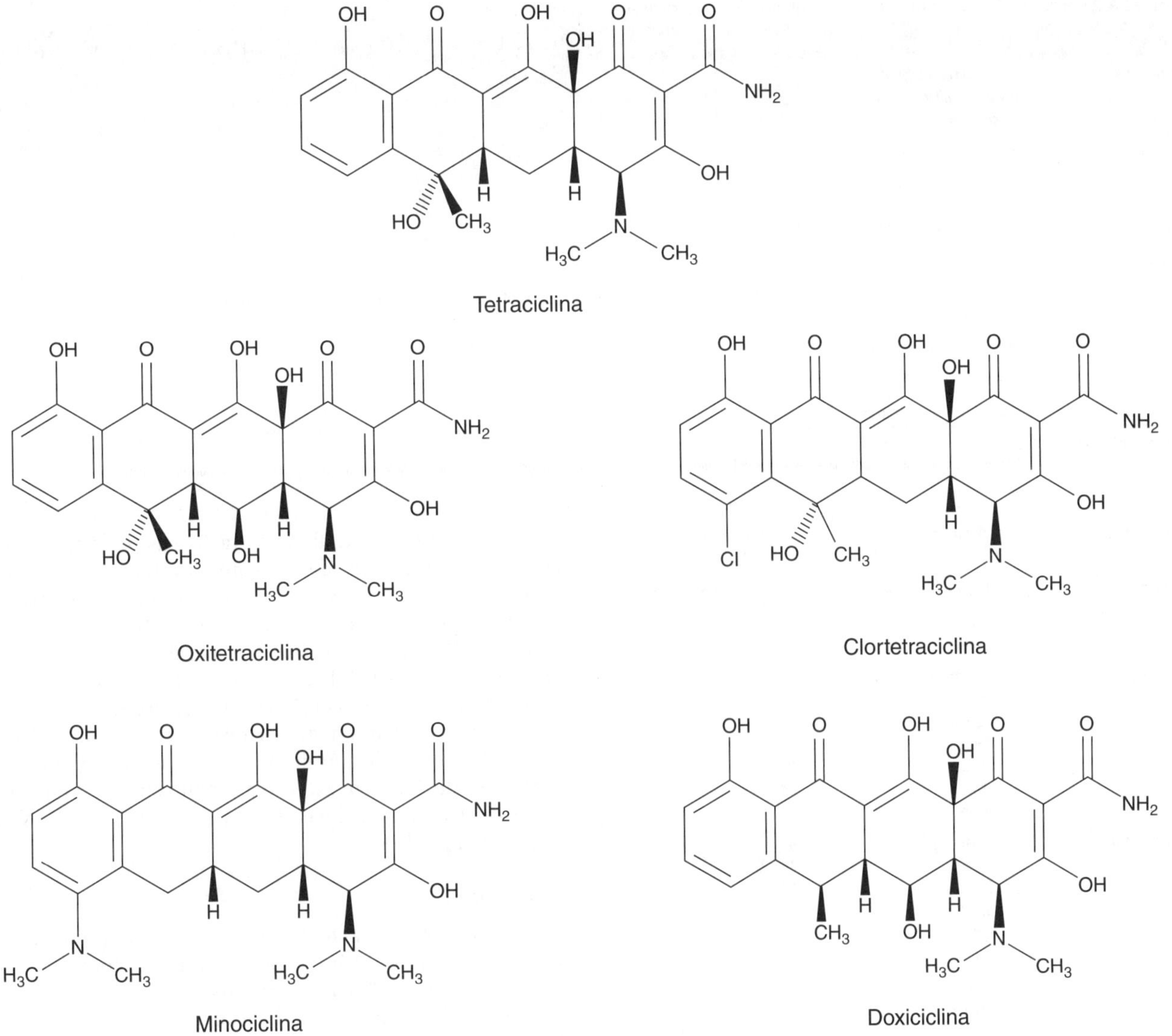

Tetraciclina

Oxitetraciclina

Clortetraciclina

Minociclina

Doxiciclina

Figura 34.1 Tetraciclinas e outras estruturas de tetraciclinas.

Tabela 34.1 Propriedades químicas e físicas das tetraciclinas.

Fármaco	Peso Molecular	pK_a
Clortetraciclina	478,88	3,3; 7,4; 9,3
Doxiciclina	462,46	7,75
Minociclina	457,48	8,25
Oxitetraciclina	460,44	7,75
Tetraciclina	444,43	8,3; 10,2

Propriedades farmacocinéticas-farmacodinâmicas

Com base na avaliação de propriedades farmacocinéticas-farmacodinâmicas (PK-PD) de tetraciclinas, a efetividade é mais bem expressa como a razão da área sob a curva para intervalos de 24 h da concentração inibitória mínima (ASC_{24}/CIM) (Agwuh e MacGowan, 2006). Uma razão ótima de ASC/CIM está na faixa de 25 a 40, sendo o valor de 25 sugerido por Andes e Craig (2007). Em estudos veterinários, isso foi explorado de maneira insuficiente. Prats *et al.* (2005), ao avaliarem parâmetros PK-PD após administração de doxiciclina a suínos, na água de beber, a 10 mg/kg, relataram altas razões ASC/CIM variando

de 60 para *Pasteurella*, 155 para *Mycoplasma* e 585 para *Bordetella*. Para *Actinobacillus*, que apresenta uma CIM maior, a ASC/CIM foi de apenas 13. Entretanto, essas razões não consideraram a ligação às proteínas, que é de pelo menos 90% (Tabela 34.3). Usar o valor de fração não ligada (*fu*) de 0,1 reduz essas razões substancialmente. Razões de ASC/CIM ideais a partir do seu estudo seriam obtidas apenas para *Bordetella bronchiseptica*.

Para isolados de *Staphylococcus* de cães, uma análise PK-PD substancial foi realizada para doxiciclina e minociclina (Maaland *et al.*, 2013, 2014; Hnot *et al.*, 2015a). Concluiu-se que a ASC/CIM foi o parâmetro que deveria ser usado para análise, e a razão ASC/CIM de 25 dessa *fração não ligada* foi ótima para prever a suscetibilidade e derivar as doses administradas.

Absorção

As tetraciclinas podem ser administradas por via intravenosa (IV; em sua maioria) ou via intramuscular (IM; oxitetraciclina), ainda que a via oral também tenha sido usada (Tabela 34.4). Embora algumas formulações (p. ex., clortetraciclina e tetraciclina) venham sendo administradas no alimento e na água para suínos, bovinos e frangos, os efeitos sistêmicos dessa via de

Tabela 34.2 Pontos críticos para testes de suscetibilidade de tetraciclina. Fonte: CLSI, 2015.

Fármaco	Bactéria	Animal	S (µg/mℓ)	I (µg/mℓ)	R (µg/mℓ)
Tetraciclina[a]	*Mannheimia haemolytica* *Pasteurella multocida* *Histophilus somni*	Bovinos	≤ 2	4	≥ 8
Tetraciclina[a]	*Actinobacillus pleuropneumoniae* *Pasteurella multocida* *Streptococcus suis*	Suínos	≤ 0,5	1	≥ 2
Tetraciclina	*Staphylococcus pseudointermedius*	Cães	≤ 0,25	0,5	≥ 1
Doxiciclina	*Staphylococcus pseudointermedius*	Cães	≤ 0,12	0,25	≥ 0,5
Doxiciclina	*Staphylococcus aureus, Streptococcus equi* ssp. *zooepidemicus, Streptococcus equi* ssp. *equi, Escherichia coli*	Equinos	≤ 0,12	0,25	≥ 0,5
Minociclina	*Staphylococcus pseudointermedius*	Cães	≤ 0,5	1	≥ 2
Tetraciclina	*Enterobacteriaceae*	Humanos	≤ 4	8	≥ 16
Tetraciclina	*Staphylococcus, Streptococcus*	Humanos	≤ 2	4	≥ 8

S: suscetível; I: intermediário; R: resistente.
[a]Os resultados de testes de suscetibilidade de tetraciclina são usados para prever a suscetibilidade para clortetraciclina e oxitetraciclina. Isolados suscetíveis às tetraciclinas são suscetíveis à minociclina e à doxiciclina.

Tabela 34.3 Ligação às proteínas das tetraciclinas em várias espécies (referência fornecida no texto).

Fármaco	Espécie	% Ligação às proteínas
Clortetraciclina	Vacas	47 a 51
	Ovelhas	46 a 50
Doxiciclina	Bezerros	92
	Gatos	98
	Equinos	82
	Cães	91 a 92
	Suínos	93
	Ovinos	84 a 90
	Perus	70 a 85
Oxitetraciclina	Búfalos	42
	Vacas	18 a 22
	Equinos	50
	Suínos	75,5
	Ovinos	21 a 25
	Trutas	55
Tetraciclina	Vacas	31 a 41
	Ovelhas	28 a 32
Minociclina	Cães	65,8
	Ovinos	80

administração podem ser muito inferiores ao que se acreditava. Em um estudo no qual oxitetraciclina foi fornecida a suínos (Hall *et al.*, 1989), os autores concluíram que o fornecimento dessa medicação na taxa de 0,55 g/kg de alimento resultou em concentrações plasmáticas tão baixas que apenas as bactérias altamente suscetíveis seriam inibidas, com concentrações plasmáticas chegando a apenas um décimo da CIM para a maioria dos patógenos. Muitos estudos avaliaram o uso de tetraciclinas adicionadas em concentrações subterapêuticas em alimentos (especificamente clortetraciclina) (Zinn, 1993; Jones *et al.*, 1983; Dawson *et al.*, 1983; Williams *et al.*, 1978; Quarles *et al.*, 1977; Richey *et al.*, 1977; Nivas *et al.*, 1976). A explicação para a absorção oral baixa não foi esclarecida, mas pode ser multifatorial. Tetraciclinas são zwitterions e ionizadas em valores de pH fisiológicos (ver Tabela 35.1). Embora as tetraciclinas compreendam fármacos relativamente lipofílicos, são ionizadas no trato gastrintestinal e podem não atravessar as membranas facilmente. A absorção oral das tetraciclinas pode ser reduzida na presença de alimentos (Nielsen e Gyrd-Hansen, 1996; Hnot *et al.*, 2015b). As tetraciclinas podem se quelar facilmente a cátions polivalentes, o que reduz em muitas vezes a sua absorção.

Portanto, a absorção oral das tetraciclinas pode ser reduzida com a coadministração de alimentos, produtos lácteos, cátions polivalentes (i. e., Ca^{2+}, Mg^{2+}, Fe^{2+}, Al^{3+}), preparações de caulim/pectina, suplementos que contêm ferro e antiácidos (Weinberg, 1957; Waisbren e Hueckel, 1950; Harcourt e Hamburger, 1957; Neuvonen *et al.*, 1970; Hägermark e Hoglund, 1974; Gothoni *et al.*, 1972; KuKanich *et al.*, 2014; KuKanich e KuKanich, 2015). Quando a doxiciclina ou minociclina foram administradas com sucralfato (contendo alumínio), a absorção oral foi significativamente reduzida, com exceção da administração do sucralfato 2 h depois das tetraciclinas (KuKanich *et al.*, 2014; KuKanich e KuKanich, 2015).

Distribuição

Uma vez absorvidas, as tetraciclinas se ligam às proteínas plasmáticas em graus variáveis em cada espécie, com doxiciclina sendo maior que 80% na maioria dos animais (Riond e Riviere, 1989b) (Tabela 34.3). A alta ligação às proteínas para alguns fármacos pode limitar a fração ativa microbiologicamente no plasma. Para os agentes não restritos pela ligação às proteínas, as tetraciclinas são amplamente distribuídas pelos tecidos do corpo, incluindo sítios intracelulares. Nas Tabelas 34.5 a 34.9, são mostradas as variáveis farmacocinéticas para alguns desses fármacos. A alta ligação às proteínas pode limitar a distribuição tecidual. Bidgood e Papich (2003) mostraram que a ligação às proteínas plasmáticas para doxiciclina foi alta (91,75%), o que limitou drasticamente a distribuição para os líquidos teciduais. A mesma propriedade foi mostrada com a doxiciclina em equinos (Davis *et al.*, 2006). A ligação às proteínas plasmáticas de 82% em equinos reduziu a distribuição para os líquidos teciduais. Maaland *et al.* (2014) mostraram que a ligação da minociclina às proteínas plasmáticas limitou a distribuição a aproximadamente 50% da dose administrada. A ligação às proteínas tem efeito menor na distribuição para os sítios intracelulares e líquido articular (ver adiante). As tetraciclinas são moderadamente lipofílicas (de acordo com o pH) em comparação a algumas outras classes de antibióticos (p. ex., betalactâmicos e aminoglicosídeos); portanto, para a fração não restrita pela ligação às proteínas, elas conseguem atravessar a membrana lipídica em pH fisiológico. Algumas tetraciclinas penetram tecidos melhor que outras.

Por exemplo, minociclina e doxiciclina, por serem mais lipofílicas (Barza *et al.*, 1975), penetram no cérebro, no tecido

Tabela 34.4 Comparação da absorção oral de tetraciclinas em animais (valores médios de estudos relatados; referências listadas no texto).

Fármaco	Espécie	Absorção sistêmica (F%)
Clortetraciclina	Galinhas	1
	Perus	6
	Suínos	6, 11, 19 (dependendo do estudo e das condições de jejum)
Oxitetraciclina	Suínos	3 a 5
	Peixes	6
	Perus	9 a 48
Tetraciclina	Suínos	5, 8, 18, 23 (dependendo do estudo e das
	Cães	condições de jejum)
	Gatos	40
		50
Doxiciclina	Suínos	21,2
	Galinhas	41,3
	Perus	25, 37, 41, 63,5 (dependendo da idade)
	Equinos	17,3 (intragástrico); 6 colocado sobre o alimento;
	Cães	maior em potros
	Cães	53 (hiclato), 33,5 (mono-hidratado)
	Bezerros	61,85 (resumo de 4 estudos)
		70
Minociclina	Cães	50,3
	Gatos	62

ocular, no líquido espinal e na próstata melhor que outras tetraciclinas, como oxitetraciclina ou clortetraciclina. As tetraciclinas são comumente relatadas como concentradas no ambiente intracelular, e a doxiciclina apresenta maior afinidade para acúmulo intracelular que outras tetraciclinas (Gabler, 1991; Forsgren e Ballahsene, 1985; Davis *et al.*, 2006). Análise *in vitro* da penetração de doxiciclina radiomarcada no leucócito polimorfonuclear humano isolado revelou a razão de concentração intracelular-paraextracelular de 13 (Forsgren e Ballahsene, 1985). Em equinos, a razão foi de 17 no pico de concentração (Davis *et al.*, 2006). Essa alta concentração em leucócitos pode contribuir para os efeitos anti-inflamatórios

relatados. Verificou-se que a minociclina é encontrada em altas concentrações nas secreções bronquiais (Kelly e Kanegis, 1967a; MacCulloch *et al.*, 1974), na próstata (Fair, 1974), no cérebro (Barza *et al.*, 1975), na tireoide, na saliva e nas lágrimas (Hoeprich e Warshauer, 1974). A distribuição da doxiciclina é alta para o líquido epitelial das vias respiratórias, com penetração de 87% após uma dose intragástrica. A distribuição para o líquido articular de equinos foi mostrada, o que tem implicações tanto para o tratamento de articulações quanto para o controle da inflamação articular (Schnabel *et al.*, 2010; 2012; Maher *et al.*, 2014). A distribuição de doxiciclina e minociclina para o líquido articular equino foi 4,6 e 2 vezes maior que a concentração plasmática para doxiciclina e minociclina, respectivamente.

Metabolismo, excreção e eliminação

As taxas de eliminação e meia-vida são apresentadas nas tabelas farmacocinéticas para cada fármaco e muitas espécies (Tabelas 34.5 a 34.9). Embora varie consideravelmente de espécie para espécie, a meia-vida é longa o suficiente para uma ou duas administrações por dia para a maioria dos animais. A administração por via intramuscular de formulações que contêm excipientes de viscosidade (p. ex., 2-pirrolidona) (Tabela 34.10) pode prolongar a meia-vida terminal em razão do efeito *flip-flop*, assunto discutido em mais detalhes na seção *Oxitetraciclina*.

Uma alta porcentagem da dose administrada é eliminada na urina pela filtração glomerular, com o restante eliminado nas fezes. As altas concentrações na urina podem ser efetivas para o tratamento de infecções do trato urinário causadas por bactérias suscetíveis.

Uma avaliação das Tabelas 34.5 a 34.9 indica que a depuração sistêmica é similar ou maior que a TFG. Tetraciclinas também são excretadas na bile, com até 20 vezes a concentração plasmática de tetraciclinas estando presentes na bile (Kunin e Finland, 1961; Schach von Wittenau e Twomey, 1971).

Tabela 34.5 Parâmetros farmacocinéticos da clortetraciclina em algumas espécies de animais de produção.

Espécie	Dose (mg/kg)	Via	Vd (ℓ/kg)	t½ (h)	Depuração (mℓ/min/kg)	Referência
Perus	0,9	IV	0,2284	0,877	3,77	Dyer, 1989
Suínos	11	IV	1,3883	NR	0,3071	Kilroy *et al.*, 1990
Suínos	10	IV	0,7	3,6 (TRM)	3,33	Nielsen e Gyrd-Hansen, 1996
Suínos	39,9	Oral	–	8,7 (TRM)	–	Nielsen e Gyrd-Hansen, 1996
Bezerros (lactentes)	11	IV	3,34	8,89	260,52 ℓ/h/kg	Bradley *et al.*, 1982
Bezerros (alimentação convencional)	11	IV	1,93	8,25	162,12 ℓ/h/kg	Bradley *et al.*, 1982

NR: informação não relatada; IV: via intravenosa; TRM: tempo de residência médio.

Tabela 34.6 Parâmetros farmacocinéticos da tetraciclina em algumas espécies.

Espécie	Dose (mg/kg)	Via	Vd (ℓ/kg)	t½ (h)	Depuração (mℓ/min/kg)	Referência
Marrãs	11	IA	1,06	NR	0,4	Kniffen *et al.*, 1989
Galinhas	65	IV	0,174	2,772	1,632	Anadon *et al.*, 1985
Coelhos (machos e fêmeas)	10	IV	1,047	2	6,1	Percy e Black, 1988
Bagres-americanos (*Ictalurus punctatus*) (27°C)	4	IV	0,513	16,5	0,365	Plakas *et al.*, 1988
Suínos	11	IV	4,5	16	3,1	Kniffen *et al.*, 1989
Suínos	9,6	IV	1,2	5,6 (TRM)	3,5	Nielsen e Gyrd-Hansen, 1996
Suínos	46,4	Oral	–	9 (TRM)	–	Nielsen e Gyrd-Hansen, 1996

NR: informação não relatada; IV: intravenosa; IA: intra-arterial; TRM: tempo de residência médio.

Tabela 34.7 Parâmetros farmacocinéticos da oxitetraciclina em algumas espécies.

Espécie	Dose (mg/kg)	Via	Vd (ℓ/kg)	t½ (h)	Depuração (mℓ/min/kg)	Referência
Equinos	10	IV	0,6728	12,953	0,6583	Horspool e McKellar, 1990
Pôneis	10	IV	1,0482	14,949	1,013	Horspool e McKellar, 1990
Jumentos	10	IV	0,7765	6,464	1,523	Horspool e McKellar, 1990
Equinos (adultos)	2,5	IV	1,35	10,5	NR	Pilloud, 1973
Suínos	10	IV	1,49	5,99	2,88	Pijpers et al., 1991
Suínos (normal)	50	VO	1,44	5,92		Pijpers et al., 1991
Suínos (pneumonia)	50	VO	1,9	14,1		Pijpers et al., 1991
Suínos	20	IV	5,18	3,68	4,15	Mevius et al., 1986b
Vacas (adultas)	2,5	IV	1,04	9,12	NR	Pilloud, 1973
Vacas-leiteiras	5	IV	0,917	2,63	1,24	Nouws et al., 1985a, 1985b
Vacas-leiteiras[a]	5,23	IV	1,01	2,58	1,45	Nouws et al., 1985a, 1985b
Vitelos	40	IV	18,144	7,34	2,246	Meijer et al., 1993a
Vitelos	20	IV	18,541		2,167	Meijer et al., 1993a
Bezerros (3 semanas de idade)	7,54	IV	2,48	13,5		Nouws et al., 1983
Bezerros (12 semanas de idade)	6,88	IV	1,52	8,8		Nouws et al., 1983
Bezerros (14 semanas de idade)	17	IV	1,83	10,8		Nouws et al., 1983
Bezerros de búfalo	22	IV	0,32	3,6	1,02	Varma e Paul, 1983
Cães	5	IV	2,096	6,02	4,23	Baggot et al., 1977
Coelhos	10	IV	0,668	1,32	14,6	McElroy et al., 1987
Perus	1	IV	3,622	0,7298	3,6579	Dyer, 1989
Truta-arco-íris	5	IV	2,988	81,5	0,423	Black et al., 1991
Bagre-africano	60	IV	1,33	80,3	0,19	Grondel et al., 1989
Macropus rufogriseus	40	IV	2,041	11,4	NR	Kirkwood et al., 1988
Potros	59	IV	1,95 a 2,2	6,7 a 7,3	3,3	Papich et al., 1995
Bovinos	20	IM	3,34	21,6	–	Craigmill et al., 2004 (metanálise)
Bovinos (jovens)	20	IV	0,94	5,67	–	Toutain e Raynaud, 1983
Bezerros	40	IM	–	23,9	–	TerHune e Upson, 1989
Bezerros (sadios)	11	IV	2,32	11,8	3,35	Ames et al., 1983
Bezerros (doentes)	11	IV	3,6	14,8	4,01	Ames et al., 1983
Suínos	9,5	IV	1,4	6,5 (TRM)	3,67	Nielsen e Gyrd-Hansen, 1996
Suínos	45,5	Oral	–	10,3 (TRM)	–	Nielsen e Gyrd-Hansen, 1996
Tartarugas marinhas	25	IV	18,4	66,1	4,8	Harms et al., 2004
Tartarugas marinhas	25	IM	28,5 (Vd/F)	61,9	5,3 (CL/F)	Harms et al., 2004
Jacarés	10	IV	0,77	74,1	0,12	Helmick et al., 2004

NR ou espaço em branco: informação não relatada; IV: via intravenosa; VO: via oral; TRM: tempo de residência médio.

Todas as formulações foram relatadas assumindo-se como cloridrato, a não ser que indicado.

Vd: volume de distribuição aparente (Vd/F para as formas de administração não IV); T½: meia-vida de eliminação, ou meia-vida terminal de eliminação (para modelos de múltiplos compartimentos); Depuração, depuração sistêmica (CL/F para formas não IV).

[a]Formulação de oxitetraciclina di-hidratada foi testada.

Espectro antimicrobiano e usos clínicos

O uso e as doses de agentes específicos nesse grupo são discutidos neste capítulo para cada fármaco. O valor das tetraciclinas reside na sua atividade contra bactérias gram-positivas e gram-negativas suscetíveis, bem como outros patógenos atípicos transmitidos por carrapatos e outros parasitas e patógenos sanguíneos.

Em geral, as tetraciclinas apresentam atividade boa ou moderada contra os patógenos respiratórios listados na Tabela 34.1, mas pode haver resistência. Tetraciclinas normalmente são ativas contra *Bacillus* spp., *Corynebacterium* spp., *Erysipelothrix rhusiopathiae*, *Listeria monocytogenes*, *Streptococcus* spp., *Actinobacillus* spp., *Leptospira* spp., *Actinomyces* spp. e alguns anaeróbicos. A família Rickettsiaceae inclui *Rickettsia* e *Ehrlichia*,

infecções para as quais as tetraciclinas, particularmente a doxiciclina, são consideradas os fármacos de primeira escolha.

Em aves, a doxiciclina é o fármaco de escolha para tratamento de *Chlamydophila psittaci* (anteriormente chamada *Chlamydia psittaci*). Tetraciclinas também são úteis contra microrganismos que não apresentam parede celular, os quais com frequência seriam resistentes aos antibióticos betalactâmicos, por exemplo *Mycoplasma*, bem como outros microrganismos, como *Mycoplasma haemofelis* (anteriormente chamado *Haemobartonella felis*).

A resistência é comum entre espécies de *Enterococcus* e membros da família Enterobacteriaceae (*Enterobacter* spp., *E. coli*, *Klebsiella* spp., *Proteus* spp., *Salmonella* spp.), e o tratamento não deve ser considerado sem o teste de suscetibilidade. Anaeróbicos (como *Bacterioides* spp. e *Clostridium* spp.)

Tabela 34.8 Alguns parâmetros farmacocinéticos da doxiciclina em algumas espécies.

Espécie	Dose (mg/kg)	Via	$C_{máx}$ (µg/mℓ)	Vd (ℓ/kg)	t½ (h)	Depuração (mℓ/min/kg)	Referência
Suínos (9 semanas de idade)	20	IV		0,53	4,04	1,67	Riond e Riviere, 1989
Suínos	12	Oral		–	7,2	–	Prats et al., 2005
Suínos	10,5	IV		0,89	4,2	2,8	Baert et al., 2000
Suínos	10,5	Oral		0,97	2,9	2,9	Baert et al., 2000
Equinos	20	Oral	0,91	–	11,8	–	Davis et al., 2006
Equinos	10	Oral	2,54	–	8,5	–	Womble et al., 2007
Equinos	20	Oral	2,89	–	11,9	–	Womble et al., 2007
Equinos	10	Oral	0,48	–	13,8	–	Winther et al., 2011
Equinos	5	Oral	0,37	–	15,08	–	Schnabel et al., 2010
Bezerros	5	IV		–	9,5	1,2 (mg/ℓ)	Meijer et al., 1993b
Bezerros (rúmen funcional)	20	IV		1,31	14,9	1,07	Riond et al., 1989
Bezerros (rúmen não funcional)	20	IV		1,81	9,9	2,2	Riond et al., 1989
Gatos	5	IV		0,34	4,56	1,09	Riond et al., 1990
Cães	5	IV		0,93	6,99	1,72	Riond et al., 1990
Cães	5	IV		1,468	10,36	1,68	Wilson et al., 1988
Cães	0,1 TIC mg/kg/h	IV		0,65	4,56	1,66	Bidgood e Papich, 2003
Cães	5 a 10	Oral	4,53	1,67	12,6	1,68	(resumo de 3 estudos)
Caprinos (em lactação)	5	IV		9,78	16,63	6,91	Jha et al., 1989

TIC: taxa de infusão constante; IV: via intravenosa; NR: informação não relatada; $C_{máx}$: pico de concentração; Vd: volume aparente de distribuição (Vd/F para administração oral); T½: meia-vida (meia-vida terminal para modelos de múltiplos compartimentos). Depuração: depuração sistêmica (Cl/F) para formas de administração não IV. Todos os valores listados são médias de um estudo. Células em branco indicam que a informação não estava disponível.

Tabela 34.9 Alguns parâmetros farmacocinéticos de HCl de minociclina em algumas espécies.

Espécie	Dose (mg/kg)	Via	$C_{máx}$ (µg/mℓ)	Vd (ℓ/kg)	t½ (h)	Depuração (mℓ/min/kg)	Referência
Cães (modelo de 2 compartimentos)	5	IV	NA	1,95	6,93	3,347	Wilson et al., 1985
Cães (modelo de 3 compartimentos)	5	IV	NA	2,0	7,24	3,424	Wilson et al., 1985
Ovinos (normais)	2,2	IV	NA	1,32	2,58	5,94	Wilson e Green, 1986
Ovinos (hipoproteinêmicos)	2,2	IV	NA	1,67	2,91	5,60	Wilson e Green, 1986
Gatos	14,50 mg/gato	Oral	4,77	2,52	6,3	4,61	Tynan et al., 2015
Gatos	5	IV	–	1,54	6,66	2,87	Tynan et al., 2015
Cães	10	Oral	3,44	2,52	4,14	5,4	Maaland et al., 2014
Cães	5	IV	–	1,46	6,02	2,85	Maaland et al., 2014
Cães	6	Oral	3,44	2,17	5,8	4,27	Hnot et al., 2015a
Equinos	4	Oral	0,67	14,95	11,5	12,03	Schnabel et al., 2012

IV: via intravenosa; NR: informação não relatada; $C_{máx}$: pico de concentração; Vd: volume aparente de distribuição (Vd/F para administração oral); T½: meia-vida (meia-vida terminal para modelos de múltiplos compartimentos).

Tabela 34.10 Formulações de tetraciclina usadas em animais.

Formulações aprovadas pela FDA dos EUA para animais

Cloridrato de oxitetraciclina pó solúvel; adicionado à água de beber para frangos, bovinos e suínos

Oxitetraciclina para alimentos medicados; adicionada à ração de bovinos, frangos, peixes e suínos

Oxitetraciclina comprimidos: tratamento oral para bezerros

Oxitetraciclina injetável: IM para bovinos e suínos. Esses produtos ocasionalmente são usados em equinos e outras espécies. Existe tanto a formulação convencional quanto a de longa ação. A formulação de longa ação contém excipiente de viscosidade usado para prolongar a absorção a partir do local de aplicação

Tetraciclina bolus: tratamento oral para bovinos

Cloridrato de tetraciclina pó solúvel: adicionado à água de beber para bovinos, suínos e frangos

Tetraciclina suspensão oral: tratamento oral para gatos e cães

Cloridrato de clortetraciclina pó solúvel: adicionado à água de beber para frangos, bezerros e suínos

Clortetraciclina para alimentos medicados: premix adicionado a alimentos para suínos, bovinos e frangos

Formulação aprovada para humanos, mas usada off-label em animais

Cápsulas e comprimidos de doxiciclina: usados em cães, gatos, aves, equinos e alguns animais exóticos

Minociclina cápsulas, comprimidos e solução injetável usada em cães, gatos e equinos

mostraram suscetibilidade variável. As infecções comumente resistentes às tetraciclinas são *Mycobacterium* spp., *Proteus vulgaris*, *Pseudomonas aeruginosa* e *Serratia* spp. A maioria dos *Streptococcus* spp. é suscetível, assim como muitos *Staphylococcus* spp.; entretanto, pode ocorrer resistência, aconselhando-se realizar o teste de suscetibilidade antes de administrar uma tetraciclina (p. ex., doxiciclina, minociclina) para tratamento de infecções estafilocócicas em animais. A atividade da minociclina foi mostrada contra *Staphylococcus* resistentes à meticilina. Os estafilococos desenvolvem resistência por meio de bomba de efluxo mediada pelo gene *tetK*. Essa bactéria será resistente a outras tetraciclinas, incluindo doxiciclina, mas não minociclina, que ainda pode ser usada para tratar algumas dessas infecções resistentes (Hnot *et al.*, 2015a; Weese *et al.*, 2013; Maaland *et al.*, 2014).

Um dos usos clínicos que se tornaram comuns consiste na administração de doxiciclina em combinação com outros agentes para tratamento de doença causada pelo verme do coração canino. As tetraciclinas, particularmente a doxiciclina, são consideradas o fármaco de primeira escolha para essas infecções. O microrganismo semelhante à *Rickettsia* encontrado em vermes do coração – *Wolbachia* – é suscetível às tetraciclinas, que foram usadas como tratamento adjunto para doença do verme do coração. Muitos nematódeos filarídeos, como o verme do coração, apresentam uma relação simbiótica com bactérias intracelulares obrigatórias que pertencem ao gênero *Wolbachia* (*Rickettsiales*). O tratamento com doxiciclina reduz o número de *Wolbachia* em todos os estágios dos vermes do coração, melhora o desfecho e diminui a microfilaremia em cães tratados para doença do verme do coração. A American Heartworm Society recomenda o tratamento com doxiciclina em cães diagnosticados com doença do verme do coração, preferencialmente administrada antes do tratamento com um adulticida (melarsomina) na dose de 10 mg/kg, 2 vezes/dia durante 4 semanas. Se a doxiciclina não estiver disponível, a minociclina pode ser usada como um substituto. Em um ensaio, a minociclina apresentou melhor atividade contra *Wolbachia* que a doxiciclina ou a rifampicina (Townson *et al.*, 2006).

Reações adversas e interações

Interações

Produtos que contêm cálcio ou outros cátions divalentes ou trivalentes (Mg^{2+}, Fe^{2+}, Al^{3+}) quelarão com tetraciclinas e interferirão na absorção oral. A doxiciclina é menos suscetível à interação, uma vez que a quelação com cálcio é 19% para este fármaco, mas de 40 e 36% para tetraciclina e oxitetraciclina, respectivamente (Barza *et al.*, 1975). Interações que afetam a absorção oral foram discutidas anteriormente na seção *Absorção*.

Alterações na microflora gastrintestinal

Em equinos, a administração oral de oxitetraciclina foi associada à proliferação de *Clostridium perfringens* ou *Salmonella* no cólon, o que levou à enterite – essa síndrome foi chamada *colite-X*. Uma discussão mais detalhada dos efeitos das tetraciclinas em equinos foi revisada por Papich (2003a, 2003b).

Lesões esofágicas

Um comprimido quebrado ou uma cápsula de doxiciclina dissolvida de forma incompleta que ficam presos no esôfago podem causar lesão esofágica e estenose, já que podem se alojar no esôfago, a não ser que a administração seja seguida de ingestão de água. Portanto, é necessário ter cuidado ao administrar doxiciclina VO a gatos. Esse problema foi associado inicialmente a hiclato de doxiciclina (a forma mais comum nos EUA) em comparação à doxiciclina mono-hidratada.

Problemas em animais jovens

Tetraciclinas se ligam aos ossos e dentes, podendo produzir pigmentação dentária e inibir o crescimento de ossos longos em animais ou nos descendentes de animais prenhes tratados com tetraciclinas. A incidência verdadeira desse problema não é conhecida em medicina veterinária, mas, na medicina humana, o uso de tetraciclinas é evitado em crianças com menos de 7 anos de idade (antes da erupção dentária). As manchas dentárias são determinadas pela duração do tratamento, e não pela dose. A pigmentação é relacionada com a quelação de tetraciclinas aos depósitos de cálcio na dentina do dente em desenvolvimento (onde é mais visível) e, em menor extensão, ao esmalte

(Hamp, 1967; Hennon, 1965; Finerman e Milch, 1963; Moffitt *et al.*, 1974). A exposição à luz solar é mais importante para essa reação. Embora a ocorrência em animais não tenha sido bem documentada, é prudente evitar tetraciclinas em animais em período de desenvolvimento dentário. Os efeitos nos ossos provavelmente são importantes apenas em doses altas.

Necrose tubular renal

Lesão renal aguda foi associada à dose alta e à administração prolongada de oxitetraciclina a ruminantes (Riond e Riviere, 1989a) e cães (Stevenson, 1980). Suspeitou-se que veículos do fármaco (p. ex., propilenoglicol) tenham contribuído para os efeitos renais quando da administração de doses altas.

Uso de formulações antigas

Com frequência, afirma-se em publicações que lesões renais podem ocorrer quando tetraciclinas antigas são administradas. Verificou-se que os produtos de degradação das tetraciclinas são nefrotóxicos e formados quando há calor, pH baixo e umidade (Cleveland *et al.*, 1965; Teuscher *et al.*, 1982; Lowe e Tapp, 1966; Riond e Riviere, 1989a). Embora não se recomende aqui a administração de produtos antigos, esse problema não ocorre com as formulações disponíveis atualmente, uma vez que o excipiente ácido cítrico não é mais utilizado.

Doença hepática

É possível o desenvolvimento de hepatite tóxica idiossincrática (Böcker *et al.*, 1982; Hopf *et al.*, 1985). Hepatite induzida por fármacos foi descrita em pessoas, e gestantes parecem estar sob maior risco. A relevância das reações hepáticas em medicina veterinária não é conhecida, mas pode ser importante em doses altas.

Alergia

Foram relatadas hipersensibilidade e febre causadas pelo fármaco. Gatos parecem ser mais suscetíveis à febre causada por tetraciclinas que outras espécies de animais.

Fotossensibilização

Trata-se de um efeito tóxico direto que lesiona membranas cutâneas quando expostas à luz, sendo raro em animais, mas relativamente comum em pessoas. A incidência parece ser maior com doxiciclina e demeclociclina.

Riscos da administração intravenosa

A administração rápida de tetraciclinas via IV pode causar hipotensão e colapso (McPherson *et al.*, 1974; Wivagg *et al.*, 1976; Gyrd-Hansen *et al.*, 1981). Em um estudo, a administração por via intravenosa rápida (60 s ou menos) a bovinos causou o colapso em 50% dos animais. Animais acometidos apresentavam baixa pressão sanguínea, bradicardia e anormalidades eletrocardiográficas. Colapso após injeção IV foi evitado quando os bovinos foram pré-medicados com borogliconato de cálcio, indicando que a tetraciclina pode reduzir a quantidade de cálcio disponível para o coração para seu papel na contração a ponto de ocasionar o colapso do animal.

O veículo (solvente) usado para administrar tetraciclinas pode ser responsável por reações adversas. Gross *et al.* (1981), ao estudarem os efeitos cardiovasculares tanto da oxitetraciclina quanto de veículos diferentes usados para injeção (propilenoglicol, salina, polivinilpirrolidona) em bezerros, determinaram que as reações adversas cardiovasculares foram causadas pelo veículo usado, e não pela oxitetraciclina. O veículo propilenoglicol estudado resultou em aumento da pressão arterial pulmonar e diminuição do débito cardíaco e volume de ejeção. A pressão aórtica e a frequência cardíaca também foram deprimidas em associação ao veículo. Os autores concluíram que os efeitos cardiovasculares observados foram causados pela liberação endógena de histamina após injeção de propilenoglicol, a qual não foi dependente do fato de o animal ter sido sensibilizado antes da exposição. Nenhum efeito cardiovascular detectável foi observado após injeção da combinação oxitetraciclina-salina, enquanto a preparação com polivinilpirrolidona como veículo resultou em maior pressão aórtica, frequência cardíaca e resistência sistêmica geral.

Relatou-se que tetraciclinas induzem choque anafilático em cães após injeção IV (Ward *et al.*, 1982), bem como possivelmente aumentam a atividade de alanina transaminase em gatos (Kaufman e Greene, 1993). Embora haja alertas quanto à administração de minociclina via IV em humanos, ela foi administrada a cães e gatos no decorrer de um intervalo de 5 min sem complicações (Tynan *et al.*, 2015; Maaland *et al.*, 2014).

A preocupação mais grave reside na injeção IV de doxiciclina em equinos, que pode ser fatal (Riond *et al.*, 1989a, 1992). A administração por via intravenosa de doxiciclina a equinos causou morte súbita, provavelmente ocasionada por arritmia cardíaca. Já a administração oral desse medicamento a equinos não produziu esse problema (Davis *et al.*, 2006).

TETRACICLINAS USADAS COMUMENTE

Clortetraciclina

Primeira tetraciclina descoberta, foi introduzida inicialmente para uso clínico em 1948 (Figura 34.1). O uso de clortetraciclina foi restrito principalmente à administração em alimentos e água para animais de produção. Ela apresenta absorção oral baixa e os efeitos provavelmente são causados por efeitos locais no intestino para ganho de peso. Conforme mencionado anteriormente, o emprego de tetraciclina em animais de produção visando ao ganho de peso e à melhora da conversão alimentar foi extinto pela FDA a partir de 2017. A clortetraciclina não é

utilizada em qualquer grau significativo na medicina equina ou de pequenos animais. Doses para outros animais foram listadas na Tabela 34.11. Uma vez que seu uso terapêutico declinou, o valor da clortetraciclina diminuiu. O leitor deve consultar edições anteriores deste livro para informações mais detalhadas quanto ao uso desse fármaco no passado.

Clortetraciclina foi usada em suínos como aditivo alimentar para o tratamento de *Salmonella typhimurium* (Jones *et al.*, 1983; Williams *et al.*, 1978), coccidiose (Onawunmi e Todd, 1976) e muitas outras doenças de suínos. Infecções similares foram tratadas com clortetraciclina em frangos (Fageberg *et al.*, 1978; Nivas *et al.*, 1976; Quarles *et al.*, 1977; Landgraf *et al.*, 1981; Dawson *et al.*, 1983). A clortetraciclina foi relatada como reduzindo a taxa de reprodução em porcas, embora tenha aumentado a taxa de concepção e de partos. O peso ao nascimento, peso geral da ninhada de leitões nascidos vivos, e o peso dos suínos ao desmame também foram significativamente maiores que nos animais-controle não medicados (Soma e Speer, 1975).

Tetraciclina

O uso de tetraciclinas (Figura 34.1) é mais limitado atualmente, uma vez que outras formas são usadas em animais de produção (p. ex., oxitetraciclina) ou em equinos e pequenos animais (minociclina, doxiciclina). Relativamente, há poucos dados publicados nos últimos anos quanto às tetraciclinas, e edições anteriores deste livro podem ser consultadas para informações mais antigas. Algumas informações farmacocinéticas das tetraciclinas estão disponíveis na Tabela 34.6.

Ainda existem formulações aprovadas de tetraciclinas para pequenos animais, ocasionalmente usadas para tratar muitas doenças, como *Rickettsia rickettsii* (febre maculosa), quando a doxiciclina não está disponível. Um estudo conduzido por Breitschwerdt *et al.* (1991) determinou que tetraciclina, cloranfenicol e enrofloxacino eram igualmente efetivos no tratamento dessa doença em cães infectados experimentalmente. Verificou-se também que a tetraciclina foi eficaz no tratamento da erliquiose canina (*E. canis*) (Amyx *et al.*, 1971; Davidson *et al.*, 1978). Entretanto, foi menos efetiva na remoção da erliquiose em cães, em comparação a dipropionato de imidocarb (Price e Dolan, 1980).

Tabela 34.11 Doses clínicas usadas para tetraciclinas em animais – com maior frequência, citadas em bulas de produtos, tabelas de suscetibilidade CLSI (CLSI, 2015) ou em referências confiáveis com base em consenso na literatura sobre estudos farmacocinéticos.

Fármaco	Espécie	Dose
Doxiciclina	Cães e gatos	5 mg/kg, q 12 h, oral
Doxiciclina	Equinos	10 a 20 mg/kg, q 12 h, oral (nunca administrar via IV). A dose maior de 20 mg/kg alcançará a dose terapêutica-alvo de forma mais consistente
Oxitetraciclina	Bezerros, bovinos e suínos	22 mg/kg, q 24 h, adicionada à água de beber ou ao alimento
Oxitetraciclina	Bezerros, bovinos	6,6 a 11 mg/kg, q 24 h, IM
Oxitetraciclina	Bezerros, bovinos	20 mg/kg, q 24 h, IM ou SC; doses fora das indicações da bula foram tão altas quanto 40 mg/kg
Oxitetraciclina	Suínos	6,6 a 11 mg/kg, q 24 h, IM; doses tão altas quanto 20 mg/kg, IM, q 24 h, também são usadas
Oxitetraciclina	Equinos	10 mg/kg, q 24 h, IM ou IV (lento) (injeções IM podem causar dor)
Oxitetraciclina	Cães, gatos	20 mg/kg, q 12 h, oral
Oxitetraciclina	Tartarugas marinhas	40 mg/kg, IM, seguido por 20 mg/kg, q 72 h, IM
Tetraciclina HCl	Bezerros	11 mg/kg, q 12 h, PO
Minociclina	Equinos	4 mg/kg, q 12 h, PO
Minociclina	Cães	5 mg/kg, oral, q 12 h (10 mg/kg pode ser considerado para alguns microrganismos, mas é mais provável que produza vômito)
Minociclina	Gatos	8,8 mg/kg, oral, 1 vez/dia (ou 50 mg por gato, 1 vez/dia)

Oxitetraciclina

A tetraciclina usada mais comumente em animais de produção é a oxitetraciclina (Figura 34.1). A análise farmacocinética mais completa foi realizada pela Food Animal Residue Avoidance Databank (Craigmill *et al.*, 2004) para oxitetraciclina em bovinos, derivada de 41 conjuntos de dados e 25 artigos publicados (489 pontos de dados). Uma metanálise desses dados a partir da dose de 20 mg/kg, IM, de tetraciclina de longa ação levou aos seguintes dados populacionais: meia-vida de 21,6 h, pico de concentração ($C_{máx}$) de 5,61 µg/mℓ, depuração de 0,115 ℓ/kg/h e volume de distribuição por fração absorvida (Vd/F) de 3,34 ℓ/kg. Outros valores farmacocinéticos foram mostrados na Tabela 34.7, e as doses são listadas na Tabela 34.11.

A utilidade clínica da oxitetraciclina foi documentada na maioria das espécies de animais domésticos, recomendando-se a consulta a edições anteriores deste livro-texto para trabalhos históricos quanto a esse medicamento. A administração de oxitetraciclina tem sido o tratamento comum para infecções pulmonares associadas à doença respiratória bovina (DRB). Embora a suscetibilidade *in vitro* possa não ser sempre favorável (Tabela 34.2), a oxitetraciclina é capaz de se acumular preferencialmente no pulmão pneumônico em comparação ao pulmão normal, e o maior volume de distribuição foi mostrado em animais doentes, o que melhora o desfecho do tratamento (Ames *et al.*, 1983, 1985; Baxter e McKellar, 1990). Níveis teciduais são mantidos por 24 h após a administração. Outros usos para bovinos incluíram tratamento de casos de infecções por *Moraxella bovis*/ceratoconjuntivite infecciosa bovina em bezerros (Smith e George, 1985; George e Smith, 1985; George *et al.*, 1985, 1988), mastite e anaplasmose. Ainda que a oxitetraciclina tenha sido usada como infusão intrauterina para vacas com retenção de membranas fetais, tem-se desencorajado essa prática (Dinsmore *et al.*, 1996). O uso intrauterino não melhorou o desempenho reprodutivo em vacas com retenção de membranas fetais e pode causar resíduos ilegais no leite de vacas-leiteiras (Dinsmore *et al.*, 1996; Stevens *et al.*, 1995).

A oxitetraciclina foi usada para tratar erliquiose em cães (Adawa *et al.*, 1992) como uma alternativa à doxiciclina. Entretanto, em pequenos animais seu uso é limitado em razão da ausência de formulações convenientes para a administração e o emprego mais amplo de doxiciclina e minociclina.

Em equinos, a oxitetraciclina algumas vezes é administrada para tratamento da febre do cavalo de Potomac (*Neorickettsia risticii*) (Palmer *et al.*, 1992). Larson e Stowe (1981) relataram concentração sérica alta obtida em equinos clinicamente normais que receberam 10 mg/kg de oxitetraciclina via IV, pico de concentração sérica de 30 min após a injeção (16,85 µg/mℓ) e altas concentrações persistindo por pelo menos 240 min (4,67 µg/mℓ). Oxitetraciclina penetrou bem em tecido pulmonar e renal, bem como no líquido bronquial. Em outro estudo com esse fármaco em equinos, Brown *et al.* (1981) usaram a dose de 5 mg/kg via IV e verificaram pico de concentração de oxitetraciclina no soro 0,5 h após a administração, com declínio constante nas concentrações séricas no decorrer de 36 h. Concentrações similares no líquido *versus* perfil de tempo também foram demonstradas para oxitetraciclina detectada no líquido sinovial, no líquido peritoneal e na urina após injeção intravenosa, sugerindo que esse medicamento atravessa essas membranas facilmente e que as concentrações obtidas seriam adequadas para combater infecções como *Corynebacterium equi*, *Streptococcus zooepidemicus* e *Actinobacillus* spp., mas com eficácia limitada no tratamento de *Staphylococcus aureus*,

Escherichia coli e *Salmonella* spp., e nenhuma no tratamento contra o patógeno *Pseudomonas aeruginosa*.

As características farmacocinéticas da oxitetraciclina para algumas espécies são mostradas na Tabela 34.7. Dados relacionados com a farmacocinética da oxitetraciclina estão disponíveis para cães (Baggot *et al.*, 1977; Cooke *et al.*, 1981), bezerros (Burrows *et al.*, 1987; Banting *et al.*, 1985; Banting e Baggot, 1996; Schifferli *et al.*, 1982; Meijer *et al.*, 1993a, 1993c; TerHune e Upson, 1989; Toutain e Raynaud, 1983), pôneis e jumentos (Horspool e McKellar, 1990), equinos (Larson e Stowe, 1981; Brown *et al.*, 1981; Teske *et al.*, 1973), potros (Papich *et al.*, 1995), galinhas (Black *et al.*, 1977), suínos (Nielsen e Gyrd-Hansen, 1996; Hall *et al.*, 1989; Pijpers *et al.*, 1990; Mevius *et al.*, 1986b), ovinos (Immelman e Dreyer, 1986), elefantes (Bush *et al.*, 2000), peixes (Black *et al.*, 1991; Grondel *et al.*, 1989) e outras espécies (Teare *et al.*, 1985; Martinsen *et al.*, 1992; McElroy *et al.*, 1987; Kirkwood *et al.*, 1988). A oxitetraciclina apresenta comportamento relativamente bom da perspectiva farmacocinética, o que possibilita uma fácil extrapolação entre espécies. O desenvolvimento do modelo farmacocinético baseado na fisiologia permitiu a extrapolação da oxitetraciclina de cães para humanos após administração intravenosa ou oral (Lin *et al.*, 2015).

Oxitetraciclina é a tetraciclina mais comum injetável para uso em répteis. Sua eliminação nessa espécie é lenta, o que permite a administração a intervalos infrequentes. Harms *et al.* (2004) mostraram que a meia-vida em tartarugas marinhas foi superior a 60 h, o que permitiria um intervalo longo entre doses (41 mg/kg, uma vez IM, seguido por 21 mg/kg a cada 72 h, IM). Em outro estudo, Helmich *et al.* (2004) mostraram que, em jacarés, a meia-vida da oxitetraciclina era de 74 h, o que possibilitaria intervalos longos entre doses (p. ex., a cada 5 dias).

A solução de oxitetraciclina em propilenoglicol é de 50 a 100 mg/mℓ (Oxy-Mycin®, Terramycin, Oxi-Tet®), estando disponível como solução em povidona (apenas uso IM). Uma preparação de "longa ação" está disponível com a viscosidade do excipiente 2-pirrolidona (200 mg/mℓ) na formulação como Liquamycin® LA-200. A absorção de oxitetraciclina é conhecida por variar de acordo com o local de administração em bezerros. Um relato de Nouws e Vree (1983) verificou que a biodisponibilidade local a local após injeção IM variou amplamente às 52 h após a administração, com biodisponibilidade de 79% na garupa, 86% no pescoço e 98% na espádua.

A administração da formulação de longa ação, principalmente em animais de produção, tem a intenção de prolongar as concentrações séricas e teciduais por longos períodos – normalmente a cada 48 h, embora possa ser de até 3 a 5 dias para alguns patógenos. Muitos estudos descreveram o padrão farmacocinético das formulações convencionais e de longa ação em cães, ovinos, bovinos e suínos. Toutain e Raynaud (1983) avaliaram parâmetros farmacocinéticos da oxitetraciclina com carreador 2-pirrolidona (formulação de longa ação) injetada via IM em bovinos de corte jovens. Essa formulação resultou em desenvolvimento rápido de concentrações séricas de 4 µg/mℓ dentro de 60 a 90 min, seguido por persistência dessas concentrações por aproximadamente 12 h. A meia-vida sérica foi calculada como 21,8 h, e a biodisponibilidade foi de 51,5%. Verificou-se que a concentração sérica excedia 0,5 µg/mℓ por aproximadamente 87 h, em comparação a 52 h para formulação convencional em outro estudo realizado em bovinos (Mevius *et al.*, 1986a). Davey *et al.* (1985), ao administrarem em bovinos cloridrato de oxitetraciclina convencional ou a formulação de longa ação, ambas na dose-padrão de 20 mg/kg, verificaram que, embora a formulação de longa ação tivesse apresentado menor concentração sérica quando comparada à convencional, teve maior meia-vida sérica (36,9 h) que a formulação convencional (11,1 h). Ademais, o tempo necessário para que a concentração sérica diminuísse abaixo de 0,5 μg/mℓ foi de 86,8 h para a formulação de longa ação e 51,5 h para a convencional. Achados similares foram relatados para vacas-leiteiras (Nouws *et al.*, 1985b), bezerros (Nouws e Vree, 1983), suínos (Nouws *et al.*, 1990; Xia *et al.*, 1983; Nouws, 1984; Banting e Baggot, 1996), cães (Immelman e Dreyer, 1981) e ovinos (Nouws *et al.*, 1990).

Apesar das vantagens da formulação de oxitetraciclina de longa ação citadas anteriormente, existem estudos que lançaram dúvidas sobre o valor da formulação de longa ação, nos quais a oxitetraciclina de longa ação (em 2-pirrolidona) foi comparada à formulação convencional em suínos na dose de 20 mg/kg de cada formulação (Hall *et al.*, 1989). Não houve diferença na área sob a curva (ASC) ou taxa constante de desaparecimento de ambas as formulações. Os autores concluíram que a formulação de longa ação não ofereceu vantagem para suínos.

Doxiciclina

O fármaco mais popular nessa classe para pequenos animais e aves é a doxiciclina (Figura 34.1), que está disponível em duas formas: hiclato de doxiciclina e doxiciclina mono-hidratada. O hiclato de doxiciclina (um dímero de duas moléculas) é usado com maior frequência, mas a forma mono-hidratada também está disponível. Hiclato de doxiciclina (Vibra-Tabs® e Vibramycin®) está disponível em comprimidos e cápsulas, mas existem também uma suspensão de doxiciclina cálcica flavorizada e suspensão para pessoas. Comprimidos de hiclato de doxiciclina (Ronaxan®) são aprovados para uso em cães e gatos em alguns países, e doxiciclina mono-hidratada (VibraVet®) é aprovada em outros. Não existem diferenças relatadas entre essas duas formulações com relação à absorção oral, mas a forma hiclato é associada a mais lesões esofágicas (ver seção *Reações adversas e interações*). Hiclato de doxiciclina (Vibramycin® IV) também pode ser administrado via IV em pacientes (exceto equinos) que não toleram medicação oral. A formulação IV é reconstituída antes do uso e é estável por apenas 12 h após reconstituição (72 h em refrigerador, 8 semanas no *freezer*).

Doxiciclina e minociclina (discutidas na seção *Minociclina*) se diferenciam da tetraciclina, da oxitetraciclina e da clortetraciclina, pois são mais lipofílicas (aumento de 5 a 10 vezes) resultando em maior penetração tecidual, maior penetração intracelular, maiores volumes de distribuição e melhores propriedades antimicrobianas gerais (Barza *et al.*, 1975).

A farmacocinética da doxiciclina foi estudada em cães e gatos (Wilson *et al.*, 1988; Riond *et al.*, 1990; Bidgood e Papich, 2003), suínos (Riond e Riviere, 1990a, 1990b; Prats *et al.*, 2005), bezerros (Meijer *et al.*, 1993b, Riond *et al.*, 1989b), cabras (Jha *et al.*, 1989), macacos-*rhesus* (Kelly *et al.*, 1992), equinos e potros (Davis *et al.*, 2006; Papich *et al.*, 1995; Winther *et al.*, 2011) e pássaros (Flammer *et al.*, 2001, 2003; Powers *et al.*, 2000; Prus *et al.*, 1992, Greth *et al.*, 1993). Alguns dos dados farmacocinéticos da doxiciclina para espécies de animais comumente encontradas estão listados na Tabela 34.8. Absorção oral foi relatada para várias espécies (Tabela 34.4) e mostrou ser mais alta que para as outras tetraciclinas. As doses estão listadas na Tabela 34.11.

Concentrações intracelulares altas do fármaco produzem boa atividade contra patógenos intracelulares. Doxiciclina é o fármaco de primeira escolha para tratamento de infecções transmitidas por carrapato causadas por *Ehrlichia canis* e *Rickettsia*, bem como *Mycoplasma haemofelis* (antes chamado *Haemobartonella felis*). A eficácia da doxiciclina para doenças causadas por riquétsias em animais foi demonstrada por Breitschwerdt *et al.* (1997, 1999). A dose mais comum para cães e gatos é 5 mg/kg, q 12 h, VO (25 mg/gato, q 12 h). Também foi considerada um dos tratamentos de eleição, em associação à azitromicina, para tratar infecções causadas por *Bartonella* (Kordick *et al.*, 1997; Brunt *et al.*, 2006), embora o fármaco mais adequado para *Bartonella* ainda não seja conhecido (Brunt *et al.*, 2006). O papel da doxiciclina para tratamento de doença causada pelo verme do coração em cães foi discutido na seção *Espectro antimicrobiano e usos clínicos*. A efetividade é atribuída à atividade contra o simbionte *Wolbachia*.

A doxiciclina foi usada para infecções em outras espécies, incluindo doença do trato respiratório e colibacilose sistêmica em frangos (Migaki e Babcock, 1977; George *et al.*, 1977) e anaplasmose em bezerros esplenectomizados (Kutter e Simpson, 1978).

A doxiciclina é um fármaco importante para aves, tornando-se o tratamento de eleição para psitacose causada por *Chlamydophila psittaci* (anteriormente chamada *Chlamydia psittaci*) em aves em razão da sua boa absorção oral, tolerância e eficácia (Flammer *et al.*, 2001, 2003; Powers *et al.*, 2000). A via oral é preferida para doxiciclina, uma vez que injeções IM causam dor e irritação tecidual e não mantêm concentrações terapêuticas. A doxiciclina oral pode ser administrada em aves domésticas simplesmente adicionando hiclato de doxiciclina à água de beber. Quando o hiclato de doxiciclina é adicionado à água de beber em concentrações de 0,28 mg/mℓ e 0,83 mg/mℓ (280 e 830 mg/ℓ), concentrações plasmáticas em aves tratadas foram mantidas altas o suficiente para microrganismos suscetíveis durante um tratamento de 45 dias (Powers *et al.*, 2000). Outro estudo confirmou que, quando adicionada à água de beber na concentração de 0,8 mg/mℓ (800 mg/ℓ), produziu concentrações efetivas em psitacídeos para duração de tratamento de 42 dias (Flammer *et al.*, 2001). Menores concentrações de 400 mg/ℓ em água também podem produzir concentrações efetivas em algumas aves.

Minociclina

A administração de minociclina (Figura 34.1) é considerada quando a doxiciclina não está disponível, ou uma alternativa é necessária. Assim como a doxiciclina, ela é mais lipofílica que as outras tetraciclinas (Barza *et al.*, 1975), geralmente apresentando boa absorção oral. A farmacocinética foi estudada em cães, gatos e equinos (Tabela 34.9). E suas doses estão listadas na Tabela 34.11.

A minociclina foi bem tolerada, mas, conforme a dose é aumentada de 5 mg/kg a 10 mg/kg em cães, espera-se maior incidência de vômitos. A administração por via intravenosa foi tolerada em gatos e cães se administrada lentamente no decorrer de 5 min (Tynan *et al.*, 2015; Maaland *et al.*, 2014). Um estudo toxicológico realizado por Noble *et al.* (1967) avaliou o uso da minociclina em Beagle administrada em dose diária de 5, 10, 20 ou 40 mg/kg, IV, por 1 mês. Reações adversas ocorreram apenas no grupo que recebeu as doses maiores. A minociclina produziu eritema da pele e das membranas mucosas, caracterizada por pápulas ao redor dos olhos e no focinho, nas orelhas e no abdome, cuja intensidade foi diretamente proporcional à dose administrada. A diminuição de volume globular, concentração de hemoglobina e contagem de eritrócitos foi notada em cães que receberam 10 mg/kg ou mais da minociclina via IV. Reações adversas similares foram observadas por Wilson *et al.* (1985). Outros estudos toxicológicos com minociclina foram realizados em cães, ratos, camundongos e macacos (Benitz *et al.*, 1967).

Estudos de distribuição tecidual em cães foram relatados por Maaland *et al.* (2014). Após administração oral, a distribuição para os líquidos teciduais é de aproximadamente 50% da concentração plasmática do fármaco. Em cavalos, após uma dose de 4 mg/kg VO houve boa penetração na articulação de equinos (Schnabel *et al.*, 2012). A minociclina parece ser minimamente metabolizada (Wilson e Green, 1986), mas dados relacionados com o metabolismo não estão disponíveis para todas as espécies. Valores de depuração sistêmica em cães e gatos sugerem que a filtração glomerular tem papel importante na eliminação (Tynan *et al.*, 2015; Maaland *et al.*, 2014).

OUTROS USOS NÃO ANTIMICROBIANOS DAS TETRACICLINAS

As tetraciclinas também foram usadas como fármacos imunomoduladores e anti-inflamatórios, com enfoque no tratamento de osteoartrite, vasculite e dermatite.

Dermatologia

Uma revisão está disponível do uso das tetraciclinas em dermatologia por Tsankov *et al.* (2003). Sua ação parece se dar por meio da inibição de infiltração de células inflamatórias. As tetraciclinas também podem afetar a síntese de prostaglandina (PGE_2) mediada pela ciclo-oxigenase (COX-2) durante a inflamação. E atividade anti-inflamatória foi revisada por Suomalainen *et al.* (1992). A combinação de tetraciclina e niacinamida foi usada em cães para o tratamento de lúpus eritematoso discoide, pênfigo foliáceo, dermatose ulcerativa dos Collies e cães Pastores de Shetland (lúpus eritematoso vesicular cutâneo), onicodistrofia lupoide e piogranuloma estéril (incluindo paniculite nodular estéril) (Auxilia *et al.*, 2001; Rothstein *et al.*, 1997; White *et al.*, 1992). O mecanismo exato para explicar a eficácia dessa combinação é incerto, embora mecanismos inflamatórios provavelmente sejam importantes. Entretanto, essa combinação não apresenta um desempenho impressionante como tratamento antipruriginoso (Benigno *et al.*, 1999).

Isoladamente, as tetraciclinas foram usadas para condições nas quais o mecanismo anti-inflamatório pode ter papel importante (Suomalainen *et al.*, 1992). A doxiciclina foi usada em um estudo de pododermatite plasmocítica em gatos (Bettenay *et al.*, 2001). Sinais de remissão ocorreram em 26% dos gatos.

Deformidades flexurais angulares dos membros

Outro uso da oxitetraciclina consistiu na administração de doses altas em potros neonatos para correção de deformidades angulares dos membros (Madison *et al.*, 1994; Kasper *et al.*, 1995). As doses foram tão altas quanto 50 a 70 mg/kg, q 48 h. A explicação para esse efeito da oxitetraciclina em equinos é o relaxamento dos tendões. Em ratos, a oxitetraciclina é conhecida por reduzir as propriedades viscoelásticas dos tendões da cauda em animais jovens (Wintz *et al.*, 2012). A farmacocinética em potros nessa dose e as reações adversas foram exploradas por Papich *et al.* (1995), não tendo sido relatada nenhuma reação adversa.

Artrite

Tanto estudos *in vivo* quanto *in vitro* documentaram efeitos anti-inflamatórios, condroprotetores e antiartríticos das tetraciclinas, particularmente doxiciclina e minociclina, os quais foram resumidos (Schnabel *et al.*, 2010, 2012; Maher *et al.*, 2014; Haerdi-Landerer *et al.*, 2007). Os efeitos na artrite podem ser causados por diminuição de mediadores inflamatórios, prostaglandinas e redução da atividade das metaloproteinases de matriz (MMP). Em bezerros, o efeito predominante foi a menor atividade de MMP. Em equinos, esses efeitos podem ser possíveis mesmo após a administração de dose baixa que produz concentrações abaixo da CIM de bactérias (Maher *et al.*, 2014).

Yu *et al.* (1992) indicaram que a administração profilática de doxiciclina reduziu acentuadamente a gravidade da osteoartrite em cães com transecções induzidas cirurgicamente do ligamento cruzado anterior. A inibição de lesões clássicas no modelo foi atribuída à capacidade da doxiciclina em inibir (quelar) as metaloproteases (colagenase, gelatinase, estromelisina) na cartilagem em degeneração do joelho canino.

REFERÊNCIAS BIBLIOGRÁFICAS

Adawa DA, Hassan AZ, Abdullah SU, Ogunkoya AB Adeyanju JB, Okoro JE. (1992). Clinical trial of long-acting oxytetracycline and piroxicam in the treatment of canine ehrlichiosis. *Vet Quartely*. **14**, 118–120.

Agwuh KN, MacGowan A. (2006). Pharmacokinetics and pharmacodynamics of the tetracyclines including glycylcyclines. *J Antimicrob Chemother*. **58**, 256–265.

Ames TR, Larson VL, Stowe CM. (1983). Oxytetracycline concentrations in healthy and diseased calves. *Am J Vet Res*. **44**, 1354–1357.

Ames TR, Patterson EB. (1985). Oxytetracycline concentrations in plasma and lung of healthy and pneumonic calves, using two oxytetracycline preparations. *Am J Vet Res*. **46**, 2471–2473.

Amyx HL, Huxsoll DL, Zeiler DC, Hildebrandt PK. (1971). Therapeutic and prophylactic value of tetracycline in dogs infected with the agent of tropical canine pancytopenia. *J Am Vet Med Assoc*. **159**, 1428– 1432.

Anadon A, Martinez-Larranaga MR, Diaz MJ. (1985). Pharmacokinetics of tetracycline in chickens after intravenous administration. *Poultry Sci*. **64**, 2273–2279.

Andes D, Craig WA. (2007). Pharmacokinetics and pharmacodynamics of tetracyclines. In Nightingale CH, Ambrose PG, Drusano GL, Murakawa T. *Antimicrobial Pharmacodynamics Theory and Clinical Practice*, 2nd edn. CRC Press. 267–277.

Auxilia ST, Hill PB, Thoday KL. (2001). Canine symmetrical lupoid onychodystrophy: a retrospective study with particular reference to management. *J Small Anim Pract*. **42**, 82–87.

Baert K, Croubels S, Gasthuys F, De Busser J, De Backer P. (2000). Pharmacokinetics and oral bioavailability of a doxycycline formulation (Doxycycline 75%) in nonfasted young pigs. *J Vet Pharmacol Ther*. **23**, 45–48.

Baggot JD, Powers TE, Powers JD, Kowalski JJ, Kerr KM. inetics and dosage of oxytetracycline in dogs. *Res Vet Sci*. **24**, 77–81.

Banting AD, Duval M, Gregoire S. (1985). A comparative study of serum kinetics of oxytetracycline in pigs and calves following intramuscular administration. *J Vet Pharmacol Ther*. **8**, 418–420.

Banting AL, Baggot JD. (1996). Comparison of the pharmacokinetics and local tolerance of three injectable oxytetracycline formulations in pigs. *J Vet Pharmacol Ther*. **19**, 50–55.

Barza M, Brown RB, Shanks C, Gamble C, Weinstein L. (1975). Relation between lipophilicity and pharmacological behavior of minocycline, doxycycline, tetracycline, and oxytetracycline in dogs. *Antimicirob Agents Chemother*. **8**, 713–720.

Baxter P, McKellar QA. (1990). Distribution of oxytetracycline in normal and diseased ovine lung tissue. *J Vet Pharmacol Ther*. **13**, 428–431.

Beningo KE, Scott DW, Miller WH Jr, Rothstein E. (1999). Observations on the use of tetracycline and niacinamide as antipruritic agents in atopic dogs. *Can Vet J*. **40**, 268–270.

Benitz KF, Roberts GK, Yusa A. (1967). Morphologic effects of minocycline in laboratory animals. *Toxicol Appl Pharmacol.* **11**, 150–170.

Bettenay SV, Mueller RS, Dow K, Friend S. (2001). Feline plasmacytic pododermatitis – a prospective study of a novel treatment using systemic doxycycline. *Proceedings of 16th Annual AAVD and ACVD Meeting.*

Bidgood TL, Papich MG. (2003). Comparison of plasma and interstitial fluid concentrations of doxycycline and meropenem following constant rate intravenous infusion in dogs. *Am J Vet Res.* **64**, 1040–1046.

Black WD. (1977). A study of the pharmacokinetics of oxytetracycline in the chicken. *Poultry Sci.* **56**, 1430–1434.

Black WD, Ferguson HW, Byrne P, Claxton MJ. (1991). Pharmacokinetic and tissue distribution study of oxytetracycline in rainbow trout following bolus intravenous administration. *J Vet Pharmacol Ther.* **14**, 351–358.

Böcker R, Estler CJ, Müller S, Pfandzelter C, Spachmüller B. (1982). Comparative evaluation of the effects of tetracycline, rolitetracycline and doxycycline on some blood parameters related to liver function. *Arzneim Forsch.* **32**, 237–241.

Breitschwerdt EB, Davidson MG, Aucoin DP, Levy MG, Szabados NS, Hegarty BC, Kuehne AL, James RL. (1991). Efficacy of chloramphenicol, enrofloxacin, tetracycline for treatment of experimental rocky mountain spotted fever in dogs. *Antimicirob Agents Chemother.* **35**, 2375–2381.

Breitschwerdt EB, Davidson MG, Hegarty BC, Papich MG, Grindem CB. (1997). Prednisolone at anti-inflammatory or immunosuppressive dosages in conjunction with doxycycline does not potentiate the severity of *Rickettsia rickettsii* infection in dogs. *Antimicirob Agents Chemother.* **41**, 141–147.

Breitschwerdt EB, Papich MG, Hegarty BC, Gilger B, Hancock SI, Davidson MG. (1999). Efficacy of doxycycline, azithromycin, or trovafloxacin for treatment of experimental Rocky Mountain Spotted Fever in dogs. *Antimicirob Agents Chemother.* **43**, 813–821.

Brown MP, Stover SM, Kelly RH, Farver TB, Knight HD. (1981). Oxytetracycline hydrochloride in the horse: serum, synovial, peritoneal and urine concentrations after single dose intravenous administration. *J Vet Pharmacol Ther.* **4**, 7–10.

Brunt J, Guptill L, Kordick DL, Kudrak S, Lappin MR. (2006). American Association of Feline Practitioners 2006 Panel report on diagnosis, treatment, and prevention of *Bartonella spp.* infections. *J Feline Med Surg.* **8**, 213–226.

Burrows GE, Barto PB, Martin B. (1987). Comparative pharmacokinetics of gentamicin, neomycin and oxytetracycline in newborn calves. *J Vet Pharmacol Ther.* **10**, 54–63.

Bush M, Stoskopf MK, Raath JP, Papich MG. (2000). Serum oxytetracycline concentrations in African elephant (*Loxodonta africana*) calves after long-acting formulation injection. *J Zoo Wildlife Med.* **31**, 41–46.

Chopra I, Hawkey PM, Hinton M. (1992). Tetracyclines, molecular and clinical aspects. *J Antimicrob Chemother.* **29**, 245–277.

Cleveland WW, Adams WC, Mann JB. (1965). Acquired fanconi syndrome following degraded tetracycline. *J Pediatr.* **66**, 333–342.

Clinical and Laboratory Standards Institute (CLSI). (2013). *Performance Standards for Antimicrobial Disk and Dilution Susceptibility Tests for Bacteria Isolated From Animals; Approved Standard—Fourth Edition.* CLSI document VET01-A4. Wayne, PA, Clinical and Laboratory Standards Institute.

Clinical and Laboratory Standards Institute (CLSI). (2015). *Performance Standards for Antimicrobial Disk and Dilution Susceptibility Tests for Bacteria Isolated From Animals; Third Informational Supplement.* CLSI document VET01-S3. Wayne, PA, Clinical and Laboratory Standards Institute.

Cooke RG, Knifton A, Murdoch DB, Yacoub IS. (1981). Bioavailability of oxytetracycline dihydrate tables in dogs. *J Vet Pharmacol Ther.* **4**, 11–13.

Craigmill AL, Miller GR, Gehring R, Pierce AN, Riviere JE. (2004). Meta-analysis of pharmacokinetic data of veterinary drugs using the Food Animal Residue Avoidance Databank: oxytetracycline and procaine penicillin G. *J Vet Pharmacol Ther.* **27**, 343–353.

Davey LA, Ferber MT, Kaye B. (1985). Comparison of the serum pharmacokinetics of a long acting and a conventional oxytetracycline injection. *Vet Rec.* **117**, 426–429.

Davidson DE Jr, Dill GS Jr, Tingpalapong M, Premabutra S, Nguen PL, Stephenson EH, Ristic M. (1978). Prophylactic and therapeutic use of tetracycline during an epizootic of ehrlichiosis among military dogs. *J Am Vet Med Assoc.* **172**, 697–700.

Davis JL, Salmon JH, Papich MG. (2006). Pharmacokinetics and tissue distribution of doxycycline after oral administration of single and multiple doses in horses. *Am J Vet Res.* **67**, 310–316.

Dawson KA, Langlois BE, Stahly TS, Cromwell GL. (1983). Multiple antibiotic resistance in fecal, cecal and colonic coliforms from pigs fed therapeutic and subtherapeutic concentrations of chlortetracycline. *J Anim Sci.* **57**, 1225–1234.

Dinsmore RP, Stevens RD, Cattell MB, Salman MD, Sundlof SF. (1996). Oxytetracycline residues in milk after intrauterine treatment of cows with retained fetal membranes. *J Am Vet Med Assoc.* **209**, 1753–1755.

Dyer DC. (1989). Pharmacokinetics of oxytetracycline in the turkey: evaluation of biliary and urinary excretion. *Am J Vet Res.* **50**, 522–524.

Fagerberg DJ, Quarles CL, George BA, Fenton JM, Rollins LD, Williams LP, Hancock CB. (1978). Effect of low level chlortetracycline feeding on subsequent therapy of *Escherichia coli* infection in chickens. *J Anim Sci.* **46**, 1397–1412.

Fair WR. (1974). Diffusion of minocycline into prostatic secretions in dogs. *Urology.* **3**, 339–344.

Finerman GAM, Milch RA. (1963). In vitro binding of tetracyclines to calcium. *Nature.* **198**, 486–487.

Flammer K, Trogdon MM, Papich M. (2003). Assessment of plasma concentrations of doxycycline in budgerigars fed medicated seed or water. *J Am Vet Med Assoc.* **223**, 993–998.

Flammer K, Whitt-Smith D, Papich MG. (2001). Plasma concentrations of doxycycline in selected Psittacine birds when administered in water for potential treatment of Chlamydophila psittaci Infection. *J Avian Med Surg.* **15**, 276–282.

Forsgren A, Bellahse`ne A. (1985). Antibiotic accumulation in human polymorphonuclear leucocytes and lymphocytes. *Scand J Infect Dis.* **44** (Suppl.), 16–23.

Gabler WL. (1991). Fluxes and accumulation of tetracyclines by human blood cells. *Res Commun Chem Pathol Pharmacol.* **72**, 39–51.

Gale EF, Folkes JP. (1953). The assimilation of amino acids by bacteria: actions of antibiotics on nucleic acid and protein synthesis in *Staphylococcus aureus*. *Biochem J.* **53**, 493–498.

George BA, Fagerberg DJ, Quarles CL, Fenton JM. (1977). Comparison of therapeutic efficacy of doxycycline, chlortetracycline and lincomycin-spectinomycin on *E. coli* infection of young chickens. *Poultry Sci.* **56**, 452–458.

George L, Mihalyi J, Edmondson A, Daigneault J, Kagonyera G, Willits N, Lucas M. (1988). Topically applied furazolidone or parenterally administered oxytetracycline for the treatment of infectious bovine keratoconjunctivitis. *J Am Vet Med Assoc.* **192**, 1415–1422.

George LW, Smith JA. (1985). Treatment of Moraxella bovis infections in calves using a long-term oxytetracycline formulation. J Vet Pharmacol Ther. 8, 55–61.

George LW, Smith JA, Kaswan R. (1985). Distribution of oxytetracycline into ocular tissues and tears of calves. *J Vet Pharmacol Ther.* **8**, 47–54.

Gothoni G, Neuvonen PJ, Mattila M, Hackman R. (1972). Iron-tetracycline interaction: effect of time interval between the drugs. *Acta Med Scand.* **191**, 409–411.

Greth A, Gerlach H, Gerbermann H, Vassart M, Richez P. (1993). Pharmacokinetics of doxycycline after parenteral administration in the Houbara Bustard (*Chlamydotis undulata*). *Avian Dis.* **37**, 31–36.

Grondel JL, Nouws JF, Schutte AR, Driessens F. (1989). Comparative pharmacokinetics of oxytetracycline in rainbow trout (*Salmo gairdneri*) and African catfish (*Clarias gariepinus*). *J Vet Pharmacol Ther.* **12**, 157–162.

Gross DR, Dodd KT, Williams JD, Adams HR. (1981). Adverse cardiovascular effects of oxytetracycline preparations and vehicles in intact awake calves. *Am J Vet Res.* **42**, 1371–1377.

Gyrd-Hansen N, Rasmussen F, Smith M. (1981). Cardiovascular effects of intravenous administration of tetracycline in cattle. *J Vet Pharmacol Ther.* **4**, 15–25.

Haerdi-Landerer MC, Suter MM, Steiner A. (2007). Intra-articular administration of doxycycline in calves. *Am J Vet Res.* **68**, 1324–1331.

Hägermark O, Höglund S. (1974). Iron metabolism in tetracycline-treated acne patients. *Acta Derm Venereol.* **54**, 45–48.

Hall WF, Kniffen TS, Bane DP, Bevill RF, Koritz GD. (1989). Plasma concentrations of oxytetracycline in swine after administration of the drug intramuscularly and orally in feed. *J Am Vet Med Assoc.* **194**, 1265– 1268.

Hamp SE. (1967). The tetracyclines and their effect on teeth: a clinical study. *Odontologisk Tidskrift.* **75**, 33–49.

Harcourt RS, Hamburger M. (1957). The effect of magnesium sulfate in lowering tetracycline blood levels. *J Lab Clin Med.* **50**, 464–468.

Harms CA, Papich MG, Stamper MA, Ross PM, Rodriguez MX, Hohn AA. (2004). Pharmacokinetics of oxytetracycline in loggerhead sea turtles (*Caretta caretta*) after single intravenous and intramuscular injections. *J Zoo Wildlife Med.* **35**, 477–488.

Helmick KE, Papich MG, Vliet KA, Bennett RA, Jacobson ER. (2004). Pharmacokinetic disposition of a long-acting oxytetracycline formulation after single-dose oral and intravenous administrations in the American alligator (*Alligator mississippiensis*). *J Zoo Wildlife Med.* **35**, 341–346.

Hennon DK. (1965). Dental aspects of tetracycline therapy: literature review and results of a prevalence survey. *J Indiana Dent Assoc.* **44**, 484–492.

Hnot ML, Cole LK, Lorch G, Papich MG, Rajala-Schultz PJ, Daniels JB. (2015a). Evaluation of canine-specific minocycline and doxycycline susceptibility breakpoints for meticillin-resistant *Staphylococcus pseudintermedius* isolates from dogs. *Vet Derm.* **26**, 334–338, e70–e71.

Hnot ML, Cole LK, Lorch G, Rajala-Schultz PJ, Papich MG. (2015b). Effect of feeding on the pharmacokinetics of oral minocycline in healthy research dogs. *Vet Derm.* **26**, 399–405, e92–e93.

Hoeprich PD, Warshauer DM. (1974). Entry of four tetracyclines into saliva and tears. *Antimicrob Agents Chemother.* **5**, 330–336.

Hopf G, Böcker R, Estler CJ. (1985). Comparative effects of tetracycline and doxycycline on liver function of young adult and old mice mice. *Arch Int Pharmacodyn.* **278**, 157–168.

Horspool LJ, McKellar QA. (1990). Disposition of oxytetracycline in horses, ponies and donkeys after intravenous administration. *Equine Vet J.* **22**, 284– 285.

Immelman A, Dreyer G. (1981). Oxytetracycline plasma levels in dogs after intramuscular administration of two formulations. *J S African Vet Assoc.* **52**, 191–193.

Immelman A, Dreyer G. (1986). Oxytetracycline concentration in plasma and semen of rams. *J S African Vet Assoc.* **57**, 103–104.

Jha VK, Jayachandran C, Singh MK, Singh SD. (1989). Pharmacokinetic data on doxycycline and its distribution in different biological fluids in female goats. *Vet Res Commun.* **13**, 11–16.

Jonas M, Cunha BA. (1982). *Minocycline. Ther Drug Monit.* **4**, 137–145.

Jones FT, Langlois BE, Cromwell GL, Hays VW. (1983). Effect of feeding chlortetracycline or virginiamycin on shedding of salmonellae from experimentally infected swine. *J Anim Sci.* **57**, 279–285.

Kasper CA, Clayton HM, Wright AK, Skuba EV, Petrie L. (1995). Effects of high doses of oxytetracycline on metacarpophalangeal joint kinematics in neonatal foals. *J Am Vet Med Assoc.* **207**, 71–73.

Kaufman AC, Greene CE. (1993). Increased alanine transaminase activity associated with tetracycline administration in a cat. *J Am Vet Med Assoc.* **202**, 628–630.

Kelly DJ, Chulay JD, Mikesell P, Friedlander AM. (1992). Serum concentrations of penicillin, doxycycline, and ciprofloxacin during prolonged therapy in rhesus monkeys. *J Infect Dis.* **166**, 1184–1187.

Kelly RG, Kanegis LA. (1967a). Metabolism and tissue distribution of radioisotopically labeled minocycline. *Toxicol Appl Pharmacol.* **11**, 171–183.

Kelly RG, Kanegis LA. (1967b). Tissue distribution of tetracycline and chlortetracycline in the dog. *Toxicol Appl Pharmacol.* **11**, 114–120.

Kilroy CR, Hall WF, Bane DP, Bevill RF, Koritz GD. (1990). Chlortetracycline in swine: bioavailability and pharmacokinetics in fasted and fed pigs. *J Vet Pharmacol Ther.* **13**, 49–58.

Kirkwood JK, Gulland FM, Needham JR, Vogler MG. (1988). Pharmacokinetics of oxytetracycline in clinical cases in the red-necked wallaby (*Macropus rufogriseus*). *Res Vet Sci.* **44**, 335–337.

Kniffen TS, Bane DP, Hall WF, Koritz GD, Bevill RF. (1989). Bioavailability, pharmacokinetics, and plasma concentration of tetracycline hydrochloride fed to swine. *Am J Vet Res.* **50**, 518–521.

Kordick DL, Papich MG, Breitschwerdt EB. (1997). Efficacy of enrofloxacin or doxycycline for treatment of *Bartonella henselae* or *Bartonella clarridgeiae* infection in cats. *Antimicrob Agents Chemother.* **41**, 2448–2455.

KuKanich K, KuKanich B. (2015). The effect of sucralfate tablets vs. suspension on oral doxycycline absorption in dogs. *J Vet Pharmacol Therap.* **38**, 169–173.

KuKanich K, KuKanich B, Harris A, Heinrich E. (2014). Effect of sucralfate on oral minocycline absorption in healthy dogs. *J Vet Pharmacol Ther.* **37**, 451–456.

Kunin CM, Finland M. (1961). Clinical pharmacology of the tetracycline antibiotics. *Clin Pharmacol Ther.* **2**, 51–69.

Kutter KL, Simpson JE. (1978). Relative efficacy of two oxytetracycline formulations and doxycycline in the treatment of acute anaplasmosis in splenectomized calves. *Am J Vet Res.* **39**, 347–349.

Landgraf WW, Ross PF, Cassidy DR, Clubb SL. (1981). Concentration of chlortetracycline in the blood of yellow-crowned Amazon parrots fed medicated pelleted feeds. *Avian Dis.* **26**, 14–17.

Larson VL, Stowe CM. (1981). Plasma and tissue concentrations of oxytetracycline in the horse after intravenous administration. *Am J Vet Res.* **42**, 2165–2166.

Lin Z, Li M, Gehring R, Riviere JE. (2015). Development and application of a multi-route physiological based pharmacokinetic model for oxytetracycline in dogs and humans. *J Pharm Sci.* **104**, 233–243.

Lowe MB, Tapp E. (1966). Renal damage caused by anhydro-4-epitetracycline. *Arch Pathol.* **81**, 362–364.

Maaland MG, Guardabassi L, Papich MG. (2014). Minocycline pharmacokinetics and pharmacodynamics in dogs: dosage recommendations for treatment of meticillin-resistant *Staphylococcus pseudintermedius* infections. *Vet Derm.* **25**, 182–190.

Maaland MG, Papich MG, Turnidge J, Guardabassi L. (2013). Pharmacodynamics of doxycycline and tetracycline against *Staphylococcus pseudintermedius*: proposal of canine-specific breakpoints for doxycycline. *J Clin Microbiol.* **51**, 3547–3554.

MacCulloch D, Richardson RA, Allwood GK. (1974). The penetration of doxycycline, oxytetracycline and minocycline into sputum. *NZ Med J.* **80**, 300–302.

Madison JB, Garber JL, Rice B, Stumf AJ, Zimmer AE, Ott EA. (1994). Effect of oxytetracycline on metacarpophalangeal and distal interphalangeal joint angles in newborn foals. *J Am Vet Med Assoc.* **204**, 246–249.

Maher MC, Schnabel LV, Cross JA, Papich MG, Divers TJ, Fortier LA. (2014). Plasma and synovial fluid concentration of doxycycline following low-dose, low-frequency administration, and resultant inhibition of matrix metalloproteinase-13 from interleukin-stimulated equine synoviocytes. *Equine Vet J.* **46**, 198–202.

Martinsen B, Oppegaard H, Wichstrøm R, Myhr E. (1992). Temperature-dependent in vitro antimicrobial activity of four 4-quinolones and oxytetracycline against bacteria pathogenic to fish. *Antimicrob Agents Chemother.* **36**, 1738–1743.

McElroy DE, Ravis WR, Clark CH. (1987). Pharmacokinetics of oxytetracycline hydrochloride in rabbits. *Am J Vet Res.* **48**, 1261–1263.

McPherson JC Jr, Ellison RG, Davis HN, Hawkridge FM Jr, Ellison LT, Hall WK. (1974). The metabolic acidosis resulting from intravenous tetracycline administration (37829). *Proc Soc Exp Biol Med.* **145**, 450–455.

Meijer LA, Ceyssens KG, de Jong WT, de Grève BI. (1993a). Correlation between tissue and plasma concentrations of oxytetracycline in veal calves. *J Toxicol Environ Health.* **40**, 35–45.

Meijer LA, Ceyssens KG, de Grève BI, de Bruijn W. (1993b). Pharmacokinetics and bioavailability of doxycycline hyclate after oral administration in calves. *Vet Quarterly.* **15**, 1–5.

Meijer LA, Ceyssens KG, de Jong WT, de Gre`ve BI. (1993c). Three phase elimination of oxytetracycline in veal calves: the presence of an extended terminal elimination phase. *J Vet Pharmacol Ther.* **16**, 214– 222.

Mevius DJ, Nouws JF, Breukink HJ, Vree TB, Driessens F, Verkaik R. (1986a). Comparative pharmacokinetics, bioavailability and renal clearance of five parenteral oxytetracycline-20% formulations in dairy cows. *Vet Quartely.* **8**, 285–294.

Mevius DJ, Vellenga L, Breukink HJ, Nouws JF, Vree TB, Driessens F. (1986b). Pharmacokinetics and renal clearance of oxytetracycline in piglets following intravenous and oral administration. *Vet Quartely.* **8**, 274–284.

Migaki TT, Babcock WE. (1977). Efficacy of doxycycline against experimental complicated chronic respiratory disease compared with commercially available water medicants in broilers. *Poultry Sci.* **56**, 1739.

Moffitt JM, Cooley RO, Olsen NH, Hefferren JJ. (1974). Prediction of tetracycline-induced tooth discoloration. *J Am Dental Assoc.* **88**, 547– 552.

Neuvonen PJ, Gothoni G, Hackman R, Bjo¨rksten K. (1970). Interference of iron with the absorption of tetracyclines in man. *Br Med J.* **4**, 532–534.

Nielsen P, Gyrd-Hansen N. (1996). Bioavailability of oxytetracycline, tetracycline and chlortetracycline after oral administration to fed and fasted pigs. *J Vet Pharmacol Ther.* **19**, 305–311.

Nivas SC, York MD, Pomeroy BS. (1976). Effects of different levels of chlortetracycline in the diet of turkey poults artificially infected with *Salmonella typhimurium. Poultry Sci.* **55**, 2176–2189.

Noble JF, Kanegis LA, Hallesy DW. (1967). Short-term toxicity and observations on certain aspects of the pharmacology of a unique tetracycline – minocycline. *Toxicol Appl Pharmacol.* **11**, 128–149.

Nouws JFM. (1984). Irritation, bioavailability, and residue aspects of ten oxytetracycline formulations administered intramuscularly to pigs. *Vet Quartely.* **6**, 80–84.

Nouws JF, Breukink HJ, Binkhorst GJ, Lohuis J, van Lith P, Mevius DJ, Vree TB. (1985a). Comparative pharmacokinetics and bioavailability of eight parenteral oxytetracycline-10% formulations in dairy cows. *Vet Quartely.* **7**, 306–314.

Nouws JF, Smulders A, Rappalini M. (1990). A comparative study on irritation and residue aspects of five oxytetracycline formulations administered intramuscularly to calves, pigs and sheep. *Vet Quartely.* **12**, 129–138.

Nouws JFM, van Ginneken CAM, Ziv G. (1983). Age-dependent pharmacokinetics of oxytetracycline in ruminants. *J Vet Pharmacol Ther.* **6**, 59–66.

Nouws JF, Vree TB. (1983). Effect of injection site on the bioavailability of an oxytetracycline formulation in ruminant calves. *Vet Quarterly.* **5**, 165–170.

Nouws JF, Vree TB, Termond E, Lohuis J, van Lith P, Binkhorst GJ, Breukink HJ. (1985b). Pharmacokinetics and renal clearance of oxytetracycline after intravenous and intramuscular administration to dairy cows. *Vet Quartely.* **7**, 296–305.

Onawunmi OA, Todd AC. (1976). Suppression and control of experimentally induced porcine coccidiosis with chlortetracycline combination, buquinolate, and lincomycin hydrochloride. *Am J Vet Res.* **37**, 657–660.

Palmer JE, Benson CE, Whitlock RH. (1992). Effect of treatment with oxytetracycline during the acute stages of experimentally induced equine ehrlichial colitis in ponies. *Am J Vet Res.* **53**, 2300–2304.

Papich MG. (2003a). Antimicrobial therapy for horses. In Robinson NE. (ed.), *Current Theory in Equine Medicine*, 5th edn. 6–10.

Papich MG. (2003b). Antimicrobial therapy for gastrointestinal diseases. *Vet Clin North Am Equine Pract.* **19**, 645–663.

Papich MG, Wright AK, Petrie L, Korsrud GO. (1995). Pharmacokinetics of oxytetracycline administered intravenously to 4- to 5-day-old foals. *J Vet Pharmacol Ther.* **18**, 375–378.

Percy DH, Black WD. (1988). Pharmacokinetics of tetracycline in the domestic rabbit following intravenous or oral administration. *Can J Vet Res.* **52**, 5–11.

Pijpers A, Schoevers EJ, van Gogh H, van Leengoed LA, Visser IJ, van Miert AS, Verheijden JH. (1990). The pharmacokinetics of oxytetracycline following intravenous administration in healthy and diseased pigs. *J Vet Pharmacol Ther.* **13**, 320–326.

Pijpers A, Schoevers EJ, van Gogh H, van Leengoed LA, Visser IJ, van Miert AS, Verheijden JH. (1991). The influence of disease on feed and water consumption and on pharmacokinetics of orally administered oxytetracycline in pigs. *J Anim Sci.* **69**, 2947–2954.

Pilloud M. (1973). Pharmacokinetics, plasma protein binding and dosage of oxytetracycline in cattle and horses. *Res Vet Sci.* **15**, 224–230.

Plakas SM, McPhearson RM, Guarino AM. (1988). Disposition and bioavailability of 3H-tetracycline in the channel catfish (*Ictalurus punctatus*). *Xenobiotica.* **18**, 83–93.

Powers LV, Flammer K, Papich M. (2000). Preliminary investigation of doxycycline plasma concentrations in cockatiels (*Nymphicus hollandicus*) after administration by injection or in water or feed. *J Avian Med Surg.* **14**, 23–30.

Prats C, El Korchi G, Giralt M, Cristòfol C, Peña J, Zorrilla I, Saborit J, Pérez B. (2005). PK and PK/PD of doxycycline in drinking water after therapeutic use in pigs. *J Vet Pharmacol Ther.* **28**, 525–530.

Price JE, Dolan TT. (1980). A comparison of the efficacy of imidocarb dipropionate and tetracycline hydrochloride in the treatment of canine ehrlichiosis. *Vet Rec.* **107**, 275–277.

Prus SE, Clubb SL, Flammer K. (1992. Doxycycline plasma concentrations in macaws fed a medicated corn diet. *Avian Dis.* **36**, 480–483.

Quarles CL, Fagerberg DJ, Greathouse GA. (1977). Effect of low level feeding chlortetracycline on subsequent therapy of chicks infected with *Salmonella typhimurium. Poultry Sci.* **56**, 1674–1675.

Richey EJ, Brock WE, Kliewer IO, Jones EW. (1977). Low levels of chlortetracycline for anaplasmosis. *Am J Vet Res.* **38**, 171–172.

Riond JL, Duckett WM, Riviere JE, Jernigan AD, Spurlock SL. (1989a). Concerned about intravenous use of doxycycline in horses. *J Am Vet Med Assoc.* **195**, 846–847.

Riond JL, Riviere JE. (1989a). Effects of tetracyclines on the kidney in cattle and dogs. *J Am Vet Med Assoc.* **195**, 995–997.

Riond JL, Riviere JE. (1989b). Doxycycline binding to plasma albumin of several species. *J Vet Pharmacol Ther.* **12**, 253–260.

Riond JL, Riviere JE. (1990a). Pharmacokinetics and metabolic inertness of doxycycline in young pigs. *Am J Vet Res.* **51**, 1271–1275.

Riond JL, Riviere JE. (1990b). Allometric analysis of doxycycline pharmacokinetic parameters. *J Vet Pharmacol Ther.* **13**, 404–407.

Riond JL, Riviere JE, Duckett WM, Atkins CE, Jernigan AD, Rikihisa Y, Spurlock SL. (1992). Cardiovascular effects and fatalities associated with intravenous administration of doxycycline to horses and ponies. *Equine Vet J.* **24**, 41–45.

Riond JL, Tyczkowska K, Riviere JE. (1989b). Pharmacokinetics and metabolic inertness of doxycycline in calves with mature or immature rumen function. *Am J Vet Res.* **50**, 1329–1333.

Riond, JL, Vaden SL, Riviere JE. (1990). Comparative pharmacokinetics of doxycycline in cats and dogs. *J Vet Pharmacol Ther.* **13**, 415–424.

Rothstein E, Scott DW, Riis RC. (1997). Tetracycline and niacinamide for the treatment of sterile pyogranuloma/granuloma syndrome in a dog. *J Am Anim Hosp Assoc.* **33**, 540–543.

Schach von Wittenau M, Twomey TM. (1971). The disposition of doxycycline by man and dog. *Chemotherapy.* **16**, 217–228.

Schachter J, Bankowski RA, Sung ML, Miers L, Strassburger M. (1984). Measurement of tetracycline levels in parakeets. *Avian Dis.* **28**, 295–302.

Schifferli D, Galeazzi RL, Nicolet J, Wanner M. (1982). Pharmacokinetics of oxytetracycline and therapeutic implications in veal calves. *J Vet Pharmacol Ther.* **5**, 247–257.

Schnabel LV, Papich MG, Divers TJ, Altier C, Aprea MS, McCarrel TM, Fortier LA. (2012). Pharmacokinetics and distribution of minocycline in mature horses after oral administration of multiple doses and comparison with minimum inhibitory concentrations. *Equine Vet J.* **44**, 453–458.

Schnabel LV, Papich MG, Watts AE, Fortier LA. (2010). Orally administered doxycycline accumulates in synovial fluid compared to plasma. *Equine Vet J.* **42**, 208–212.

Smith JA, George LW. (1985). Treatment of acute ocular *Moraxella bovis* infections in calves with a parenterally administered long-acting oxytetracycline formulation. *Am J Vet Res.* **46**, 804–807.

Soma JA, Speer VC. (1975). Effects of pregnant mare serum and chlortetracycline on the reproductive efficiency of sows. *J Anim Sci.* **41**, 100–105.

Stevens RD, Dinsmore RP, Cattell MB. (1995). Evaluation of the use of intrauterine infusions of oxytetracycline, subcutaneous injections of fenprostalene, or a combination of both, for the treatment of retained fetal membranes in dairy cows. *J Am Vet Med Assoc.* **207**, 1612–1615.

Stevenson S. (1980). Oxytetracycline nephrotoxicosis in two dogs. *J Am Vet Med Assoc.* **176**, 530–531.

Suomalainen K, Sorsa T, Golub LM, Ramamurthy N, Lee HM, Uitto VJ, Saari H, Konttinen YT. (1992). Specificity of the anticollagenase action of tetracycline: relevance to the anti-inflammatory potential. *Antimicirob Agents Chemother.* **36**, 227–229.

Suzuka I, Kaji H, Kaji A. (1966). Binding of specific sRNA to 30S ribosomal subunits: effect of 50S ribosomal subunits. *Proc Natl Acad Sci.* **55**, 1483–1486.

Teare JA, Schwark WS, Shin SJ, Graham DL. (1985). Pharmacokinetics of a long-acting oxytetracycline preparation in ring-necked pheasants, great horned owls, and Amazon parrots. *Am J Vet Res.* **46**, 2639–2643.

TerHune TN, Upson DW. (1989). Oxytetracycline pharmacokinetics, tissue depletion, and toxicity after administration of a long-acting preparation at double the label dosage. *J Am Vet Med Assoc.* **194**, 911–916.

Teske RH, Rollins LD, Condon RJ, Carter GG (1973). Serum oxytetracycline concentrations after intravenous and intramuscular administration in horses. *J Am Vet Med Assoc.* **162**, 119–120.

Teuscher E, Lamothe P, Tellier P, Lavalle´e JC (1982). A toxic nephrosis in calves treated with a medication containing tetracycline degradation products. *Can Vet J.* **23**, 327–331.

Townson S, Tagboto S, McGarry HF, Egerton GL, Taylor MJ. (2006). Onchocerca parasites and *Wolbachia* endosymbionts: evaluation of a spectrum of antibiotic types for activity against *Onchocerca gutturosa* in vitro. *Filaria J.* **5**, 4.

Toutain PL, Raynaud JP. (1983). Pharmacokinetics of oxytetracycline in young cattle: comparison of conventional vs. long-acting formulations. *Am J Vet Res.* **44**, 1203–1209.

Tsankov N, Broshtilova V, Kazandjieva J. (2003). Tetracyclines in dermatology. *Clin Dermatol.* **21**, 33–39.

Tynan BE, Papich MG, Kerl ME, Cohn LA. (2015). Pharmacokinetics of minocycline in domestic cats. *J Feline Med Surg.* **18**, 257–263.

Varma KJ, Paul BS. (1983). Pharmacokinetics and plasma protein binding (in vitro) of oxytetracycline in buffalo (*Bubalus bubalis*). *Am J Vet Res.* **44**, 497–499.

Waisbren BA, Hueckel JS. (1950). Reduced absorption of Aureomycin caused by aluminum hydroxide gel (Amphojel). *Proc Soc Exp Biol Med.* **73**, 73–74.

Ward GS, Guiry CC, Alexander LL. (1982). Tetracycline-induced anaphylactic shock in a dog. *J Am Vet Med Assoc.* **180**, 770–771.

Weese JS, Sweetman K, Edson H, Rousseau J. (2013). Evaluation of minocycline susceptibility of methicillin-resistant *Staphylococcus pseudintermedius*. *Vet Microbiol.* **162**, 968–971.

Weinberg ED. (1957). The mutual effects of antimicrobial compounds and metallic cations. *Bacteriol Rev.* **21**, 4–68.

White SD, Rosychuk RA, Reinke SI, Paradis M. (1992). Use of tetracycline and niacinamide for treatment of autoimmune skin disease in 31 dogs. *J Am Vet Med Assoc.* **200**, 1497–1500.

Williams RD, Rollins LD, Pocurull DW, Selwyn M, Mercer HD. (1978). Effect of feeding chlortetracycline on the reservoir of *Salmonella typhimurium* in experimentally infected swine. *Antimicirob Agents Chemother.* **14**, 710–719.

Wilson RC, Green NK. (1986). Pharmacokinetics of minocycline hydrochloride in clinically normal and hypoproteinemic sheep. *Am J Vet Res.* **47**, 650–652.

Wilson RC, Kemp DT, Kitzman JV, Goetsch DD. (1988). Pharmacokinetics of doxycycline in dogs. *Can J Vet Res.* **52**, 12–14.

Wilson RC, Kitzman JV, Kemp DT, Goetsch DD. (1985). Compartmental and noncompartmental pharmacokinetic analyses of minocycline hydrochloride in the dog. *Am J Vet Res.* **46**, 1316–1318.

Winther L, Hansen SH, Baptiste KE, Friis C. (2011). Antimicrobial disposition in pulmonary epithelial lining fluid of horses, part II. *Doxycycline.* *J Vet Pharmacol Therap.* **34**, 285–289.

Wintz LR, Lavagnino M, Gardner KL, Sedlak AM, Arnoczky SP. (2012). Age-dependent effects of systemic administration of oxytetracycline on the viscoelastic properties of rat tail tendons as a mechanistic basis for pharmacological treatment of flexural limb deformities in foals. *Am J Vet Res.* **73**, 1951–1956.

Wivagg RT, Jaffe JM, Colaizzi JL. (1976). Influence of pH and route of injection on acute toxicity of tetracycline in mice. *J Pharm Sci.* **65**, 916–918.

Womble A, Giguere S, Lee EA. (2007). Pharmacokinetics of oral doxycycline and concentrations in body fluids and bronchoalveolar cells of foals. *J Vet Pharmacol Therap.* **30**, 187–193.

Xia W, Gyrd-Hanson N, Nielsen P. (1983). Comparison of pharmacokinetic parameters for two oxytetracycline preparations in pigs. *J Vet Pharmacol Ther.* **6**, 113–120.

Yu LP Jr, Smith GN Jr, Brandt KD, Myers SL, O'Connor BL, Brandt DA. (1992). Reduction of the severity of canine osteoarthritis by prophylactic treatment with oral doxycycline. *Arthritis Rheum.* **35**, 1150–1159.

Zinn RA. (1993). Influence of oral antibiotics on digestive function in Holstein steers fed a 71% concentrate diet. *J Anim Sci.* **71**, 213–217.

CAPÍTULO 35

Antibióticos Aminoglicosídeos

Mark G. Papich e Jim E. Riviere

Antibióticos aminoglicosídeos são usados em medicina veterinária e medicina humana há muitos anos, e mantiveram sua importância para o tratamento de infecções graves e rotineiras. Eles são particularmente valiosos para o tratamento de infecções causadas por bacilos gram-negativos, incluindo bactérias que podem ser resistentes a outros agentes. Sua importância terapêutica deriva dos efeitos bactericidas rápidos, estudos farmacocinéticos realizados em uma ampla variedade de espécies animais e taxas de resistência relativamente baixas. Essas vantagens podem ser avaliadas em comparação a sua toxicidade potencial, necessidade de administração por injeção ou uso sistêmico e alto potencial para produzir resíduos químicos em produtos de origem animal.

FARMACOLOGIA DOS AMINOGLICOSÍDEOS

Propriedades gerais

Os aminoglicosídeos incluem os fármacos gentamicina, amicacina, canamicina e tobramicina. Eles também incluem fármacos menos familiares, como neomicina, di-hidroestreptomicina e paromomicina. Espectinomicina foi incluída como aminoglicosídeo em alguns livros-texto, porém nós a incluímos nos antibióticos mistos no Capítulo 36. Os aminoglicosídeos são uma classe de compostos antimicrobianos produzidos a partir de estirpes de *Streptomyces* spp. ou fungos *Micromonospora* spp. Em inglês, aqueles produzidos por *Streptomyces* são escritos com *mycin* e aqueles produzidos por *Micromonospora* são chamados *micina*. Quimicamente são aminociclitóis: ciclo-hexanos com a substituição da hidroxila e do grupo amino ou guanidina por açúcares unidos por ligações glicosídicas a um ou mais dos grupos hidroxila. Essas moléculas apresentam excelente solubilidade em água, mas baixa solubilidade lipídica; e são termodinamicamente estáveis em uma ampla variedade de valores de pH e temperaturas (Lancini e Parenti, 1982; Leitner e Price, 1982; Nagabhusan *et al.*, 1982; Pechere e Dugal, 1979). São moléculas grandes com pesos moleculares que variam de 450 a 585. Os aminoglicosídeos são policátions básicos com valores de pK_a que variam de 7,2 a 8,8 (Ziv e Sulman, 1974; Katzung, 1984; Prescott e Baggot, 1988).

A estrutura química da gentamicina é mostrada na Figura 35.1. Uma busca pela gentamicina revela a identificação de muitos produtos (p. ex., gentamicina C_1, C_2, C_{1A}, A_2 e A_3). A forma disponível comercialmente contém um complexo de gentamicina C_1, C_2 e C_{1A} como sais de sulfato em mistura. A proporção de cada composto no complexo gentamicina pode variar entre produtos comerciais. Os outros aminoglicosídeos utilizados comumente são mostrados na Figura 35.2. A amicacina é uma forma semissintética produzida a partir da canamicina para aumentar a atividade antimicrobiana. Os muitos mecanismos de nefrotoxicidade (ligação às vesículas da borda em escova dos túbulos proximais e fosfolipídios, inibição da função mitocondrial etc.) podem ser associados ao número de grupos amino livres na molécula dos aminoglicosídeos. Em geral, os aminoglicosídeos mais ionizados (p. ex., neomicina – com seis grupos) são mais tóxicos e apresentam maior afinidade de ligação do que os aminoglicosídeos menos ionizados da classe (p. ex., estreptomicina – com três grupos) (Bendirdjian *et al.*, 1982; Cronin, 1979; Feldman *et al.*, 1981; Humes *et al.*, 1982; Just e Habermann, 1977; Kunin, 1970; Lipsky e Lietman, 1982; Luft e Evan, 1980a, 1980b; Weineberg *et al.*, 1980). Outras características estruturais podem contribuir para diferenças na toxicidade dentro dos grupos de fármacos com potenciais de ionização total similares (*i. e.*, netilmicina, tobramicina, amicacina e gentamicina, todas com cinco grupos ionizáveis).

Mecanismos de ação

Os aminoglicosídeos exercem sua ação antibacteriana pela ligação irreversível a uma ou mais proteínas receptoras na subunidade 30S do ribossomo bacteriano e, portanto, interferem em vários mecanismos no processo de translação do mRNA. Esses incluem a ruptura e o complexo de iniciação entre mRNA e a subunidade 30S, bloqueando outra translação e, portanto, causando cadeia de terminação prematura ou causando incorporação de um aminoácido incorreto na proteína produto. Embora a maioria dos antimicrobianos que interferem na síntese proteica ribossômica seja bacteriostática, os aminoglicosídeos são bactericidas. Em razão da ligação irreversível, podem ser observados efeitos pós-antibióticos significativos.

O mecanismo de penetração bacteriana dos aminoglicosídeos através da membrana celular é bifásico. Os aminoglicosídeos se difundem através da membrana externa de bactérias gram-negativas de canais aquosos formados pelas proteínas porinas. Uma vez no espaço periplasmático, um processo que requer oxigênio transporta o fármaco para dentro da célula, onde ele interage com o ribossomo. Bactérias anaeróbicas, portanto, são resistentes aos efeitos antibacterianos dos aminoglicosídeos. O transporte dependente de oxigênio é ligado a um sistema de transporte de elétrons, o que faz com que o citoplasma bacteriano seja carregado negativamente com relação ao periplasma e ao ambiente externo.

Um mecanismo adicional é independente da ligação ribossômica. Esses agentes são positivamente carregados em razão dos seus grupos amino (Figuras 35.1 e 35.2). Esses agentes rompem o biofilme da superfície celular, particularmente em bactérias gram-negativas, para produzirem ruptura, perda da integridade da parede celular e efeito bactericida rápido. Magnésio e cálcio são importantes para a ligação cruzada de moléculas de lipopolissacarídeos adjacentes. Os aminoglicosídeos deslocam competitivamente Ca^{++} e Mg^{++} e desestabilizam a membrana externa bacteriana. Portanto, a morte rápida de bactérias pode ser causada por um efeito de superfície celular, e não pela inibição do ribossomo. Isso ajuda a explicar o efeito concentração-dependente e a ação bactericida rápida que são característicos dos aminoglicosídeos. Essa propriedade não é tão proeminente para bactérias gram-positivas, a não ser que administrado com agentes que causam ruptura de parede celular, tais como vancomicina ou antibióticos betalactâmicos.

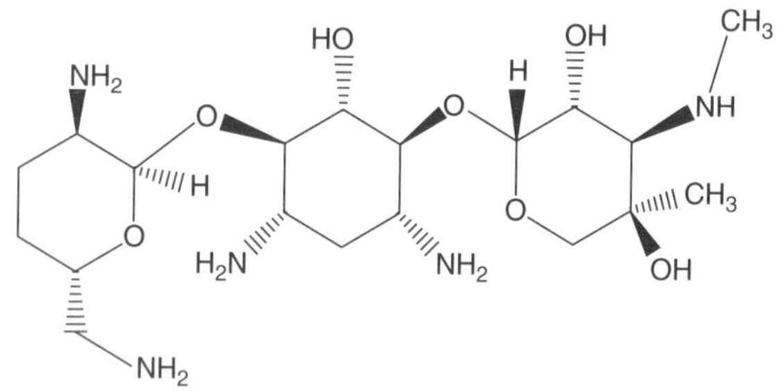

Gentamicina C_{1A}

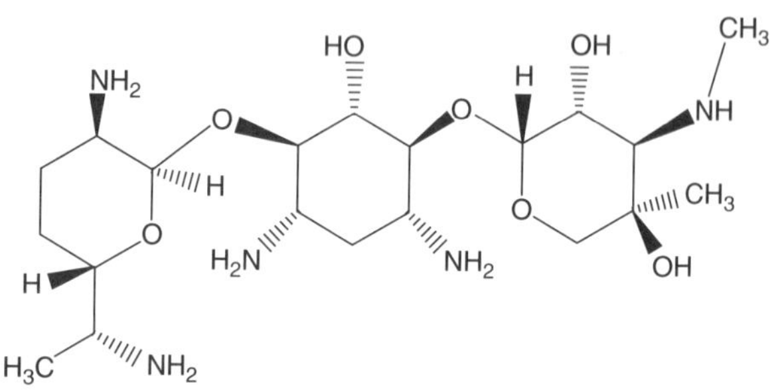

Gentamicina C_2

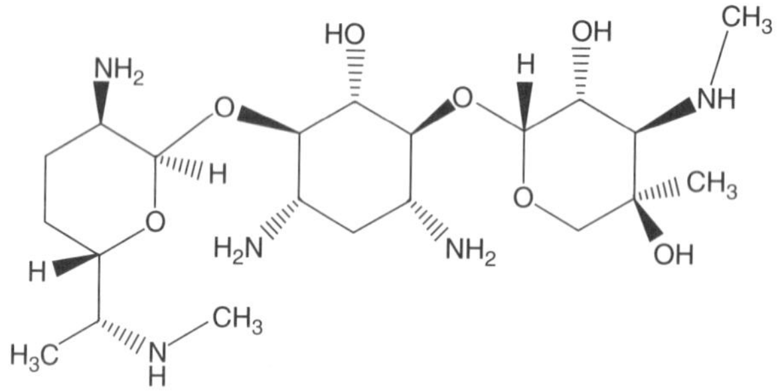

Gentamicina C_1

Figura 35.1 Estruturas da gentamicina.

Os aminoglicosídeos carregados positivamente também afetam o acúmulo na bactéria. Em razão da sua carga positiva, eles são atraídos eletrostaticamente para dentro do citoplasma bacteriano. Alguns cátions divalentes (tais como Ca^{++} e Mg^{++}) são inibidores competitivos desse sistema de transporte. Essa força promovida por prótons também funciona nos lisossomos e mitocôndria nos quais os aminoglicosídeos se acumulam e também podem ser um fator para o acúmulo intralisossomal de aminoglicosídeos.

Uma característica da atividade dos aminoglicosídeos é que a morte de bactérias é concentração-dependente, e um efeito pós-antibiótico (EPA) é evidente. O EPA é a supressão persistente do crescimento bacteriano após a remoção do agente antimicrobiano. A ação bactericida persiste após as concentrações séricas caírem abaixo da concentração inibitória mínima (CIM). Isso representa ramificações para o desenho dos regimes terapêuticos.

Espectro de atividade

Os aminoglicosídeos são efetivos contra a maioria das bactérias gram-negativas, incluindo bactérias gram-negativas Enterobacteriaceae e *Pseudomonas aeruginosa*. Elas são efetivas contra estafilococos, embora resistência possa ocorrer se utilizados como monoterapia. A atividade contra *Streptococcus* e *Enterococcus* é limitada, a não ser que eles sejam combinados com antibióticos betalactâmicos. Eles apresentam baixa atividade contra *Pasteurella multocida*. Bactérias anaeróbicas são resistentes, uma vez que o transporte do fármaco para a bactéria é dependente de oxigênio. Os pontos críticos no teste de suscetibilidade foram estabelecidos pelo Instituto de Padrões Clínico-Laboratoriais (*Clinical Laboratory Standards Institute*, CLSI, 2015) e são mostrados na Tabela 35.1.

Comparação entre fármacos

Comparados a outros fármacos nesse grupo, a amicacina normalmente possui maior atividade contra bactérias gram-negativas, e ela resiste à degradação por enzimas bacterianas. Essa diferença é observada com *E. coli* e principalmente *Pseudomonas aeruginosa*. É comum que isolados obtidos de cães, gatos e equinos que sejam resistentes a gentamicina ainda assim sejam suscetíveis à amicacina. A gentamicina é aproximadamente igual à tobramicina em atividade, mas a tobramicina pode ser mais ativa contra algumas estirpes de *E. coli* e *Pseudomonas aeruginosa*. Canamicina é menos ativa quando comparada a outras nessa classe, exceto pela estreptomicina.

Tabela 35.1 Doses 1 vez/dia de aminoglicosídeos selecionados.

Espécie	Dose (na maioria dos casos, a dose pode ser administrada IV, IM ou SC)
Gentamicina	
Cão	9 a 14 mg/kg, q 24 h
Gato	5 a 8 mg/kg, q 24 h
Equinos	Adultos: 4 a 6,8 mg/kg, q 24 h Potros (< 2 semanas): 12 a 14 mg/kg, q 24 h
Bovinos	Adultos: 5 a 6 mg/kg, q 24 h Bezerros (< 2 semanas): 12 a 15 mg/kg, q 24 h
Ovinos	O mesmo que bovinos
Amicacina	
Cães	15 a 30 mg/kg, q 24 h
Gatos	10 a 15 mg/kg, q 24 h
Equinos	Adultos: 10 mg/kg, q 24 h IV, IM Potros (< semanas): 20 a 25 mg/kg, q 24 h, IV

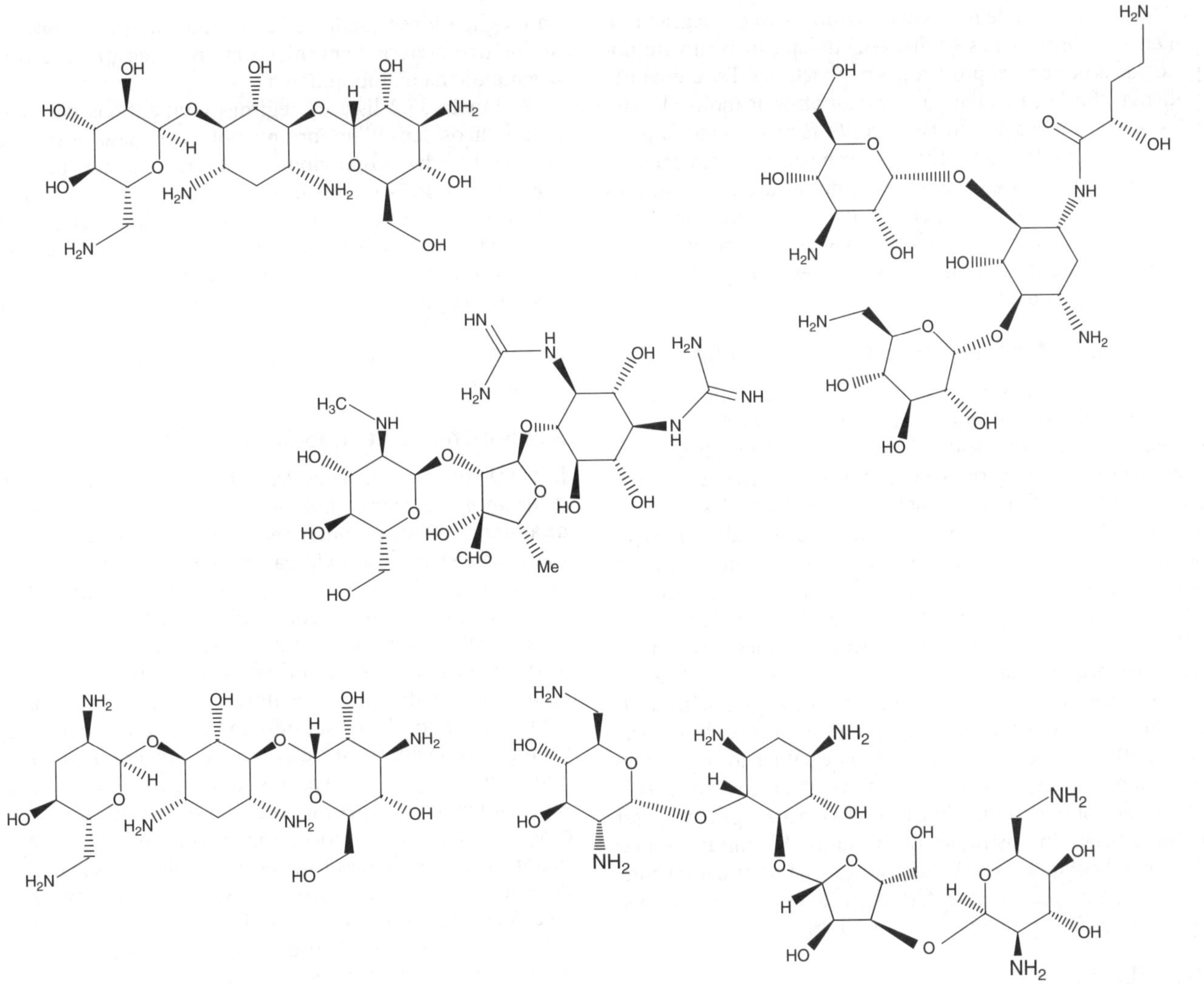

Figura 35.2 Estruturas de canamicina, estreptomicina, tobramicina, neomicina e amicacina.

Efeitos do ambiente tecidual e de outros fármacos sobre a atividade

Efeito do pH. A ação de aminoglicosídeos é dependente do pH. A atividade é menor em pH mais baixo, uma vez que a alta concentração de cátions inibe a atividade. O pH ótimo para atividade antibacteriana é entre 6 e 8. Por exemplo, a gentamicina é 30 a 100 vezes menos ativa em ambiente ácido (pH 5,5 a 6,0) do que em pH 7,4. Consequentemente, em alguns tecidos e fluidos (p. ex., urina e abscessos), a atividade desse fármaco pode ser menor em razão do pH mais baixo.

Restos celulares. Os aminoglicosídeos são ligados a, e inativados por restos celulares e material de ácido nucleico que é liberado pela degeneração de leucócitos. Portanto, a atividade em um abscesso é ruim (1 mℓ de material purulento pode inativar 700 µg de gentamicina).

Tensão de oxigênio. Baixa tensão de oxigênio, como é encontrada em tecido anaeróbico ou tecido em decomposição, reduz a atividade de aminoglicosídeos.

Cátions. Uma vez que a captação para dentro da bactéria depende da carga positiva do fármaco, cátions divalentes (p. ex., Ca^{++} e Mg^{++}) podem interferir na captação de aminoglicosídeos para dentro das bactérias. Os cátions monovalentes também podem apresentar algum efeito inibitório inespecífico. Os efeitos dos cátions sobre a atividade são discutidos no item *Toxicidade dos aminoglicosídeos*.

Outros fármacos. Os aminoglicosídeos são inativados se combinados *in vitro* (p. ex., em um frasco ou seringa) com outros fármacos, especialmente penicilinas. Essa inativação não ocorre *in vivo*, uma vez que a concentração sérica não é alta o suficiente para interagir quando os dois fármacos são administrados concomitantemente em doses usuais recomendadas. Os aminoglicosídeos têm efeito sinérgico com betalactâmicos contra algumas bactérias *in vitro*, mas isso pode não se traduzir em melhora da eficácia clínica quando os fármacos são administrados simultaneamente.

Mecanismos de resistência

Bactérias anaeróbicas são intrinsecamente resistentes, pois oxigênio é necessário para que os aminoglicosídeos entrem nas bactérias. A resistência pode ocorrer por meio de vários efeitos. Algumas bactérias apresentam alteração do receptor de superfície celular, que é necessário para transportar o fármaco para dentro da bactéria. As bactérias podem apresentar uma mutação no alvo (ribossomo) que resiste à ligação, mas isso é incomum.

Um mecanismo de resistência significativo é a degradação por enzimas bacterianas. Muitas enzimas que inativam aminoglicosídeos podem ser produzidas por bactérias. Essas enzimas podem fosforilar, adenilar ou acetilar grupos na molécula para ocasionar a inativação do fármaco. O fármaco inativo pode competir com o fármaco ativo pelo transporte. A maioria dos fármacos nessa classe é suscetível a muitas das enzimas, mas amicacina é suscetível a apenas uma das enzimas acetilase, que pode levar ao aumento da atividade de amicacina contra algumas estirpes bacterianas resistentes em comparação com outros aminoglicosídeos.

Propriedades farmacocinéticas e farmacodinâmicas

Os aminoglicosídeos são agentes bactericidas concentração-dependentes; portanto, quanto maior a concentração do fármaco, maior o efeito bactericida. Um efeito bactericida ótimo ocorre com pico da concentração do fármaco de 8 a 10 vezes a CIM, com pouco benefício adicional para concentrações 10 vezes acima da CIM. Esse alvo pode ser alcançado pela administração de uma única dose 1 vez/dia. Esse regime foi o menos efetivo e, portanto, menos nefrotóxico, do que doses mais baixas administradas com maior frequência (Freeman *et al.*, 1997; Maglio *et al.*, 2002; Drusano *et al.*, 2007). Atualmente, regimes terapêuticos aceitos em pequenos animais e equinos empregam essa estratégia. Um benefício adicional pode ser a diminuição da resistência. De acordo com Freeman *et al.* (1997), "a razão pico/CIM de pelo menos 10/1 pode evitar o surgimento de patógenos resistentes aos aminoglicosídeos". A dose 1 vez/dia normalmente é calculada a partir do volume de distribuição do fármaco. O pico pode ser atingido pela administração intravenosa (IV), intramuscular (IM) ou subcutânea (SC). A concentração plasmática total pode ser usada, uma vez que esses fármacos são essencialmente não ligados (ligação a proteínas inferior a 10%).

Usos clínicos

Os fármacos usados com maior frequência em qualquer extensão em medicina veterinária são amicacina, gentamicina, canamicina e neomicina (a neomicina é usada apenas por via tópica). Netilmicina, sisomicina e dibecacina são compostos mais novos, mas não existem relatos do seu uso em medicina veterinária. Muitos produtos à base de estreptomicina foram removidos do mercado humano ou são usados apenas para determinadas infecções (p. ex., tuberculose em humanos). Combinações de penicilina-di-hidroestreptomicina não são mais produzidas nos EUA para uso em animais.

Os aminoglicosídeos ainda são considerados fármacos de eleição importantes para o tratamento de infecções gram-negativas graves em medicina veterinária, embora antimicrobianos mais novos e menos tóxicos (p. ex., cefalosporinas de terceira geração e fluoroquinolonas) tenham substituído o uso de aminoglicosídeos para algumas infecções bacterianas.

Neomicina é muito tóxica para ser usada por via sistêmica, mas ainda é usada por via tópica ou oral (VO) para tratamento de diarreia. A canamicina foi introduzida inicialmente no fim dos anos 1950, mas muitos microrganismos atualmente são resistentes a esse aminoglicosídeo e, subsequentemente, seu uso declinou. A gentamicina, introduzida nos anos 1960, apresenta espectro mais amplo e é associada com menor resistência do que a canamicina. A amicacina é um derivado semissintético da canamicina, foi introduzida clinicamente nos anos 1970, apresenta o espectro de atividade mais amplo de todos os antibióticos

aminoglicosídeos usados clinicamente até o momento, e é o antibiótico preferido em infecções gram-negativas resistentes a gentamicina ou tobramicina.

A Tabela 35.2 lista os regimes terapêuticos para alguns aminoglicosídeos. É importante notar que essas doses podem ser modificadas proporcionalmente para corrigir pela idade, doença ou processo clínico ou subclínico, insuficiência renal ou qualquer outro fator que possa predispor o paciente à intoxicação por aminoglicosídeos (ver item *Toxicidade dos aminoglicosídeos*). Alterações na dose podem ser mais bem determinadas pelo monitoramento das concentrações séricas de creatinina ou de forma ótima pelo monitoramento da concentração sérica de aminoglicosídeos em momentos predeterminados após a administração.

Administração de uma única dose diária

Em razão das propriedades PK-PD discutidas no item *Propriedades farmacocinéticas e farmacodinâmicas*, doses únicas diárias de aminoglicosídeos podem ser tão eficazes quanto a administração da mesma dose dividida no decorrer de 24 h. O conceito de dose única diária de aminoglicosídeos tem sido utilizado, e geralmente é aceito na comunidade médica humana (Bass *et al.*, 1998; Christensen *et al.*, 1997; Freeman *et al.*, 1997; Karachalios *et al.*, 1998; Rodvold *et al.*, 1997). A eficácia da administração de uma única dose é atribuída à ação bactericida rápida e ao EPA, discutido no item *Mecanismos de ação*. Os regimes de administração 1 vez/dia de aminoglicosídeos que produzem pico alto e baixas concentrações também apresentaram menor propensão a induzir toxicidade renal do que o regime de múltiplas doses, menor pico, mas concentração maior. As doses clínicas listadas na Tabela 35.2 são derivadas de estudos nessas espécies que mostram que a administração 1 vez/dia pode alcançar o valor alvo PK-PD (Albarellos *et al.*, 2004; Godber *et al.*, 1995; Tudor *et al.*, 1999; Martin *et al.*, 1998; Magdesian *et al.*, 1998; Bauquier *et al.*, 2015; Tudor *et al.*, 1999).

Administração local

Administração intra-articular de aminoglicosídeos atinge concentrações maiores no líquido sinovial comparada ao tratamento sistêmico. Essa forma de administração pode não ser prática em todos os casos, e é usada com maior frequência em equinos quando comparados a outros animais. Em estudos realizados em equinos com artrite séptica experimental,

Tabela 35.2 Orientações para teste de suscetibilidade para aminoglicosídeos.

Fármaco	Espécie	Categoria de interpretação da CIM (µg/mℓ)			Comentários
		S	I	R	
Gentamicina	Cães	≤ 2	4	≥ 8	Dose 1 vez/dia de 10 mg/kg
	Equinos	≤ 2	4	≥ 8	Dose 1 vez/dia de 6,6 mg/kg
	Cães	≤ 4	8	≥ 16	Dose 1 vez/dia de 15 mg/kg
Amicacina	Equinos adultos	≤ 4	8	≥ 16	Dose 1 vez/dia de 10 mg/kg
	Potros	≤ 2	4	≥ 8	Para potros com menos de 11 dias de idade, 20 mg/kg, q 24 h IV
Espectinomicina	Bovinos	≤ 32	64	≥ 128	Patógenos respiratórios

S: suscetível; I: intermediário; R: resistente.
Fonte: Dados do CLSI (2015). *Performance Standards for Antimicrobial Disk and Dilution Susceptibility Tests for Bacteria Isolated from Animals; Third Informational Supplement.* CLSI document VET01-S3. Wayne, PA: Clinical and Laboratory Standards Institute.

a administração intra-articular de gentamicina (150 mg por articulação) produziu concentração muito maior no líquido sinovial do que a administração IV. Vinte e quatro horas após, equinos que receberam gentamicina intra-articular também apresentaram menos bactérias no líquido sinovial. Amicacina e outros fármacos também foram administrados por essa via.

Os aminoglicosídeos podem ser implantados diretamente usando polimetilmetacrilato impregnado com antibiótico (AIPMMA) no local de infecção. Esse material é um tipo de cimento ósseo que endurece no local uma vez misturado e preparado. Antibióticos impregnados nessa matriz resultam em altas concentrações locais que são liberadas por um longo período – algumas vezes tanto quanto 80 dias. Essa técnica evita altas concentrações sistêmicas do fármaco, reduz o custo com o fármaco e a necessidade de administração sistêmica frequente. Aminoglicosídeos (tobramicina, amicacina e gentamicina) com frequência são usados para essa técnica (Streppa *et al.*, 2001).

Perfusão regional de antibióticos envolve administração IV ou IM de antibióticos no membro de um animal, enquanto um torniquete é aplicado proximal ao sítio de administração do fármaco. Essa técnica foi revisada por Rubio-Martinez e Cruz (2006). Ela foi realizada em equinos, bovinos e grandes animais de zoológico (p. ex., elefantes), e produz altas concentrações de antibióticos no membro distal (líquido sinovial e osso) do animal (Murphey *et al.*, 1999). Altas concentrações bactericidas são atingidas durante o intervalo, quando o torniquete é aplicado. Então, as concentrações se dissipam rapidamente após a liberação do torniquete. As altas concentrações penetram tecidos adjacentes pela perfusão e podem penetrar em tecidos isquêmicos por gradiente de difusão. Essa técnica reduz a quantidade total de fármaco usado e mantém altas concentrações nos ossos e líquido articular distais ao torniquete. A vantagem da perfusão regional do membro é que ela confina o fármaco à região distal do membro, evitando exposição sistêmica, e evita a necessidade de doses sistêmicas altas (Anderson *et al.*, 1995). Fármacos usados nessa técnica foram amicacina, gentamicina ou tobramicina. Por exemplo, gentamicina foi usada para tratar infecções em equinos usando perfusão regional de membro, particularmente para região distal de membros e infecções articulares (Whitehair *et al.*, 1992a, 1992b).

Teste de suscetibilidade

Pontos críticos clínicos foram estabelecidos pelo Instituto de Padrões Clínicos e Laboratoriais (*Clinical and Laboratory Standards Institute – CLSI*) por meio de uma análise da farmacocinética, critérios PK-PD e distribuição de CIM. Esses pontos críticos são listados na Tabela 35.1.

Status regulatório

Embora eles não tenham sido banidos pela FDA dos EUA, grande parte do uso em animais de produção é considerado *extralabel*, exceto por alguns produtos orais usados para tratar diarreia. Sob o ato de esclarecimento do uso clínico de fármacos em animais (Animal Medical Drug Use Clarification Act – AMDUCA) de 1994, o uso *extralabel* não é permitido se houver qualquer produto efetivo para a condição sendo tratada no animal. Mais informações estão disponíveis nos Capítulos 52 e 61 deste livro. Esses fármacos apresentam período de carência muito longo para o abate. São sugeridos períodos tão longos quanto 18 meses em bovinos pelo Banco de Dados para Evitar

Resíduos em Animais de Produção (Food Animal Residue Avoidance Data Bank – FARAD). A Associação Americana de Clínicos de Bovinos (American Association of Bovine Practitioners – AABP) e a Academia de Clínicos Veterinários (Academy of Veterinary Consultants – AVC) recomendaram que, até que mais informações científicas se tornem disponíveis, os aminoglicosídeos não devem ser usados em bovinos.

FARMACOCINÉTICA DOS AMINOGLICOSÍDEOS

Geral

Uma revisão ampla da farmacocinética dos aminoglicosídeos foi relatada por Brown e Riviere (1991) e é encontrada em edições anteriores deste livro. A farmacocinética dos aminoglicosídeos é similar entre linhagens de espécies, mas a variabilidade em cada população de animais é grande, o que indica uma quantidade significativa de heterogeneidade na distribuição dos aminoglicosídeos tanto em animais doentes quanto em animais normais (Sojka e Brown, 1986; Frazier *et al.*, 1988). Embora exista variabilidade nos parâmetros farmacocinéticos dos aminoglicosídeos, a amplitude terapêutica para todos os aminoglicosídeos é relativamente estreita, e o potencial para intoxicação é maior do que para a maioria das outras classes de antimicrobianos. Estados fisiológicos e patológicos alterados tais como gestação (Lelievre-Pegorier *et al.*, 1985), obesidade (Sketris *et al.*, 1981), peso corporal subnormal (Tointon *et al.*, 1987), doença renal (Frazier e Riviere, 1987; Martin *et al.*, 1998; Martin-Jimenez e Riviere, 2001), desidratação (LeCompte *et al.*, 1981; Brown *et al.*, 1985a), imaturidade (Sojka e Brown, 1986), sepse (Mann *et al.*, 1987), teor de proteína dietética (Grauer *et al.*, 1994; Behrend *et al.*, 1994), endotoxemia (Wilson *et al.*, 1984; Jernigan *et al.*, 1988c) e variabilidade entre indivíduos (Mann *et al.*, 1987), entre muitas outras, podem alterar distribuição, depuração e meia-vida dos aminoglicosídeos quase mil vezes entre indivíduos em um único estudo (Zaske *et al.*, 1982).

Absorção

Os aminoglicosídeos não são substancialmente absorvidos a partir do trato gastrintestinal, pois são altamente polares e de natureza catiônica. Entretanto, se houver ruptura significativa da mucosa intestinal por enterite (Gemer *et al.*, 1983; Miranda *et al.*, 1984; Gookin *et al.*, 1999), alguma absorção pode ocorrer. Por exemplo, neomicina administrada por VO a bezerros com enterite pode aumentar o risco de resíduos no abate. Os aminoglicosídeos não são inativados no intestino e são eliminados nas fezes inalterados após administração oral a animais normais. Essa ausência de absorção significativa através do trato gastrintestinal requer que todos os aminoglicosídeos sejam administrados por via parenteral se as concentrações plasmáticas terapêuticas forem desejáveis. A absorção de aminoglicosídeos é praticamente completa após injeção IM ou SC. O pico de concentração sérica após injeção extravascular ocorre 14 a 120 min após a administração (Blaser *et al.*, 1983; Ristuccia *et al.*, 1984). A absorção é extremamente rápida e completa se os aminoglicosídeos forem instilados em cavidades corporais que contenham superfícies serosas; a administração por essa via mimetiza a administração parenteral (Jawetz, 1984; Sande e Mandell, 1985). A absorção pela administração tópica em feridas abertas também é possível, e pode aumentar o risco de nefrotoxicidade se doses altas forem utilizadas (Mealey e Boothe, 1994).

Distribuição

Os antibióticos aminoglicosídeos são altamente hidrofílicos e se distribuem rapidamente nos líquidos corporais extracelulares. Em razão da sua natureza policatiônica, a penetração dos aminoglicosídeos através de barreiras de membranas por difusão simples é limitada; dessa forma, concentrações baixas de aminoglicosídeos são encontradas no líquido cefalorraquidiano ou secreções respiratórias (Riviere e Coppoc, 1981b; Strasbaugh e Brinker, 1983). Administração em aerossol ou intratraqueal de aminoglicosídeos produz concentrações séricas insignificantes em animais, e têm sido usadas para tratamento hospitalar de bronquite. Por intermédio dessa via, concentrações substanciais bronquiais e pulmonares podem ser alcançadas (Riviere *et al.*, 1981b; Wilson *et al.*, 1981). Foi empregada distribuição por dispositivos que nebulizam esses agentes como gentamicina, amicacina e tobramicina para distribuição para as vias respiratórias em pacientes hospitalizados.

A ligação às proteínas plasmáticas é insignificante para todos os fármacos nesse grupo. Esses fármacos passam facilmente a partir dos capilares e por meio de fenestrações nos capilares para atingirem concentrações no líquido intersticial que são equivalentes à concentração plasmática do fármaco. O volume de distribuição é aproximadamente igual ao volume de líquido extracelular (tipicamente varia de 20 a 25% para a maioria dos animais adultos).

Alterações fisiológicas podem alterar a distribuição. A diminuição da água corporal (desidratação) pode reduzir o volume de distribuição e aumentar a concentração plasmática do fármaco. Aumentos na água corporal causados por gestação, acúmulo de líquido no terceiro compartimento (p. ex., ascite) e idade jovem (neonato) irão aumentar o volume de distribuição e reduzir a concentração plasmática do fármaco. Em estudos realizados em bezerros, potros e filhotes de cão, a alta água corporal – particularmente a água extracelular – produz um alto volume de distribuição para os aminoglicosídeos. Uma vez que a concentração plasmática é proporcional ao volume de distribuição, quanto maior o volume de distribuição, maior a dose necessária para atingir o pico de concentração plasmática alvo ($C_{MÁX}$). Por exemplo, o volume de distribuição para gentamicina ou amicacina em potros é mais do que o dobro do valor para equinos adultos. Subsequentemente, a dose necessária para manter a mesma concentração sanguínea deve ser aumentada em, pelo menos, duas vezes.

Metabolismo e excreção

Muitos estudos em animais (Black *et al.*, 1963; Chiu *et al.*, 1976; Chung *et al.*, 1980; Gyselynck *et al.*, 1971; Schentag e Jusko, 1977; Silverman e Mahon, 1979) mostraram claramente que os aminoglicosídeos são eliminados não metabolizados do corpo em todos os animais, principalmente por filtração glomerular renal. Algum grau de reabsorção tubular proximal ocorre, e resulta em sequestro intracelular e armazenamento nas células tubulares sem fluxo transepitelial significativo a partir do espaço intraluminal para o espaço peritubular. A secreção de aminoglicosídeos ao longo dos segmentos dos néfrons mais distais também pode ocorrer. Absorção luminal tubular proximal de aminoglicosídeos parece ser quantitativamente o principal mecanismo de captação intracelular; entretanto, ocorre reabsorção basolateral ou peritubular seletiva – evidente em estudos de cortes teciduais isolados – e pode ser significativa em termos de relevância toxicológica em situações específicas.

A reabsorção requer energia metabólica e ocorre ao longo das porções média contornada e reta dos túbulos proximais (Barza *et al.*, 1980; Bennett *et al.*, 1982; Hsu *et al.*, 1977; Kaloyanides e Pastoriza-Munoz, 1980; Kluwe e Hook, 1978a, 1978b; Kuhar *et al.*, 1979; Pastoriza-Munoz *et al.*, 1979; Senckjian *et al.*, 1981; Silverblatt, 1982; Silverblatt e Kuehn, 1979; Silverman e Mahon, 1979; Tulkens e Trouet, 1978; Vanderwalle *et al.*, 1981; Williams *et al.*, 1981a, 1981b, Zaske, 1980). A captação cortical renal dos aminoglicosídeos é dose-dependente até um limiar de concentração; então o acúmulo cortical aumenta em uma taxa progressivamente mais lenta conforme a dose aumenta. A captação cumulativa dos aminoglicosídeos em tecidos indica que o rim é o principal local de sequestro desses fármacos.

Um perfil típico plasma *versus* tempo para administração IV de um antibiótico aminoglicosídeo a animais mostra três fases. A fase α (distribuição) ocorre na primeira hora após a administração IV, a fase β (eliminação) ocorre entre 1 e 24 h após administração IV (e provavelmente a mais útil na determinação de ajustes de dose em situações clínicas) e a fase γ ocorre 24 h após administração e é a parte mais importante da curva de eliminação de aminoglicosídeos quando se consideram resíduos de fármaco em animais de produção. Os valores das fases beta e gama são mostrados na Tabela 35.4 para a gentamicina. A principal diferença na farmacocinética entre espécies é relacionada à taxa de filtração glomerular (TFG). A TFG é menor para animais maiores em razão da escala alométrica; portanto, grandes animais tendem a apresentar depuração mais lenta e meia-vida mais longa (Riviere, 1985; Riviere *et al.*, 1997). Répteis apresentam menor TFG e menor depuração renal de aminoglicosídeos. Isso produz meias-vidas mais longas em espécies de répteis.

A fase de eliminação terminal prolongada dos aminoglicosídeos apresenta grandes implicações para a terapêutica veterinária em animais de produção. Conforme discutido no item *Metabolismo e excreção*, os aminoglicosídeos se acumulam no córtex renal por períodos prolongados, resultando em resíduos teciduais mesmo após períodos curtos de administração. Em alguns casos, aminoglicosídeos tais como a gentamicina podem ser detectados por 1 ano após a administração parenteral. O período de carência de 18 meses para bovinos tratados com gentamicina foi recomendado pelo FARAD (ver Capítulo 61), mas é melhor simplesmente evitar o uso nessas espécies. Leitões podem ser tratados até os 3 dias de idade com produtos orais, mas, mesmo nesse caso, o período de carência é de 40 dias.

Farmacocinética em não mamíferos

Médicos-veterinários envolvidos na clínica de não mamíferos devem estar cientes das variações na eliminação em alguns animais. Em aves, a meia-vida de eliminação normalmente é de 2 a 3 h, e o intervalo entre doses é similar ao que tem sido usado em mamíferos. Em anfíbios e répteis, entretanto, as taxas de eliminação são muito mais lentas. A meia-vida varia de 38 a 72 h em jacarés, e o intervalo entre doses de 72 a 96 h foi utilizado. Em serpentes, a meia-vida pode ser tão longa quanto 80 a 121 h. Em tartarugas e jabutis, a meia-vida de aminoglicosídeos variou de 20 a 70 h, com intervalos entre doses geralmente a cada 48 h para cada 96 h. Lesão renal pode ser maior em razão da eliminação mais lenta em répteis. Portanto, use esses fármacos de forma cautelosa em animais com depuração lenta.

TOXICIDADE DOS AMINOGLICOSÍDEOS

A toxicidade dos aminoglicosídeos em animais domésticos e de laboratório foi revisada extensivamente por Riviere (1985). Os fatores de risco possíveis que podem predispor um paciente à toxicidade dos aminoglicosídeos são mostrados na Tabela 35.3.

Os aminoglicosídeos podem induzir ototoxicidade e nefrotoxicidade, uma vez que ambos os órgãos apresentam concentrações maiores do que o normal de fosfolipídios (particularmente fosfatidilinositol) (Sastrasinh *et al.*, 1982a, 1982b) nas suas matrizes celulares. Aminoglicosídeos catiônicos são atraídos quimicamente para membranas fosfolipídicas aniônicas. Os tecidos nos quais a gentamicina se acumula de forma preferencial (córtex renal e tecido coclear) apresentam quantidade desproporcionalmente alta de fosfatidilinositol nas suas membranas quando comparados a outros tecidos do corpo (Hauser e Eichberg, 1973). A membrana basolateral do epitélio tubular proximal renal também apresenta maior capacidade de ligação aos aminoglicosídeos do que a membrana com borda em escova, em razão da sua maior quantidade de fosfatidilinositol (Josepovitz *et al.*, 1985).

Estudos sobre ototoxicidade em muitas espécies mostraram lesões por aminoglicosídeos que podem afetar tanto a função auditiva quanto vestibular em razão da destruição das células sensoriais da cóclea e do labirinto vestibular. O mecanismo de ototoxicidade foi descrito em uma revisão (Lanvers-Kaminsky *et al.*, 2017). Inicialmente as células pilosas externas da cóclea são afetadas, o que prejudica a audição em frequências maiores. Com a exposição contínua, as células pilosas internas são lesionadas, o que causa prejuízo adicional da audição e surdez. A lesão pode ser causada pelo estresse oxidativo e inibição da síntese proteica mitocondrial. Os aminoglicosídeos penetram na orelha interna por mecanismos de transporte ativo. Uma vez na orelha, eles são removidos lentamente, com meia-vida de 10 a 13 dias após uma única dose, mas de até 30 dias após múltiplas doses. A ototoxicidade pode ser irreversível em alguns casos (Johnson e Hardin, 1992). No que concerne à medicina veterinária, cães tendem a apresentar toxicidade auditiva, e gatos tendem a apresentar toxicidade vestibular, embora ambas, em geral, ocorram após o início da nefrotoxicidade.

A interação dos aminoglicosídeos catiônicos com os fosfolipídios aniônicos dos rins parece ser eletrostática e proporcional à carga catiônica do fármaco. Essa interação é saturável, e é inibida competitivamente por cátions divalentes (magnésio e cálcio), espermina, poli-L-lisina e outros aminoglicosídeos.

Tabela 35.3 Fatores de risco que predispõem à toxicidade dos aminoglicosídeos.

Idade
Contração do volume (choque)
Acidose
Depleção de sódio e potássio
Sepse
Transplante renal
Insuficiência renal prévia
Exposição prévia a aminoglicosídeos
Dose cumulativa de aminoglicosídeos
Concentrações séricas de pico e estáveis
Doença hepática
Administração da dose total
Duração do tratamento
Administração concomitante com diuréticos de alça
Anestesia com metoxiflurano
Antibióticos cefalosporínicos
Fármacos nefrotóxicos

Por exemplo, dietas com alta concentração de cálcio ou suplementação de cálcio podem reduzir o risco de nefrotoxicidade por aminoglicosídeos (Schumacher *et al.*, 1991; Brashier *et al.*, 1998). Após a ligação, os aminoglicosídeos são internalizados nas células por pinocitose (Bennett *et al.*, 1982; Elliott *et al.*, 1982; Feldman *et al.*, 1981; Humes *et al.*, 1982; Lipsky *et al.*, 1980; Lipsky e Lietman, 1982; Pastoriza-Munoz *et al.*, 1979; Schacht, 1978), nas quais as concentrações dos aminoglicosídeos podem chegar a quase 50 vezes a concentração atingida no soro ou plasma. A captação de aminoglicosídeos para dentro dos lisossomos é competitiva e depende, em parte, da densidade de carga da molécula de aminoglicosídeo, que é uma função do número de grupos amino. Por exemplo, neomicina (valência +4,37 em pH 7,40) se acumula no córtex renal mais do que a gentamicina (valência +3,46 em pH 7,40), em razão da maior carga catiônica.

Existem muitos mecanismos que podem explicar o mecanismo através do qual os aminoglicosídeos lesionam inicialmente as células tubulares proximais renais (Swann *et al.*, 1990; Schumacher *et al.*, 1991; Beauchamp *et al.*, 1992). A função lisossomal é um componente da fase inicial da lesão renal (Carbon *et al.*, 1978; Feldman *et al.*, 1982; Hull *et al.*, 1981; Kaloyanides e Pastoriza-Munoz, 1980; Laurent *et al.*, 1982; Lipsky e Lietman, 1982; Mazze, 1981; Meisner, 1981; Morin *et al.*, 1980, 1981; Tulkens e Trouet, 1978). Essa visão é consistente com a ideia de que lisossomos são o local principal de sequestro dos aminoglicosídeos nas células dos túbulos proximais. Os lisossomos também são a primeira organela a demonstrar alterações morfológicas (corpúsculos mieloides ou formação de citossegressoma) após exposição ao fármaco (Riviere *et al.*, 1981a). A diminuição da função lisossomal também pode resultar em diminuição da habilidade de degradar proteínas intracelulares endógenas e proteínas de baixo peso molecular exógenas reabsorvidas a partir do filtrado tubular, eventos que perturbariam a função dos néfrons (Cojocel *et al.*, 1983; Cojocel e Hook, 1983). O aumento na permeabilidade lisossomal pode resultar em disfunção das células tubulares proximais, embora esse evento provavelmente seja uma mudança tardia na neuropatia tóxica induzida por aminoglicosídeos que ocorre após a necrose celular ter sido iniciada por outro fator (Humes *et al.*, 1982). O surgimento de enzimas lisossomais (p. ex., gamaglutamiltransferase urinária – GGT) na urina em pacientes com nefropatia tóxica induzida por aminoglicosídeos é secundário à necrose de células tubulares proximais, à lesão de membrana plasmática apical ou à exocitose lisossomal.

A mitocôndria é o segundo alvo possível dos aminoglicosídeos, uma vez que tanto *in vivo* quanto *in vitro*, os aminoglicosídeos reduzem a respiração mitocondrial, prejudicando, assim, o perfil bioenergético das células tubulares (Appel e Neu, 1977; Cuppage *et al.*, 1977; Kaloyanides e Pastoriza-Munoz, 1980; Kluwe e Hook, 1978a; Sastrasinh *et al.*, 1982b; Simmons *et al.*, 1980; Weinberg *et al.*, 1980, 1990; Weinberg e Humes, 1980). Isso poderia produzir disfunção tubular seletivamente, o que de início seria detectável bioquimicamente, mas não morfologicamente. O mecanismo dessa toxicidade pode ser secundário à interação direta de aminoglicosídeos com a membrana fosfolipídica mitocondrial, para uma interação competitiva com cátions divalentes magnésio ou cálcio, ou para uma alteração no ambiente intracelular que indiretamente afetaria a função mitocondrial. A magnitude dos efeitos dos aminoglicosídeos na respiração mitocondrial é associada com a carga positiva do fármaco específico.

O terceiro local possível de acúmulo inicial de aminoglicosídeo intracelular é uma interação com os fosfolipídios de membrana plasmática e enzimas das células tubulares proximais (Feldman *et al.*, 1981; Humes *et al.*, 1982; Knauss *et al.*, 1983; Lullmann e Vollmer, 1982; Sastrasinh *et al.*, 1982a, 1982b; Schacht, 1979; Silverman e Mahon, 1979; Williams *et al.*, 1981a, 1981b). A ligação dos aminoglicosídeos às polifosfoinositidas de membrana poderia interferir na regulação da permeabilidade de membrana, promovendo, assim, a disfunção celular. As interações enzimáticas na membrana basolateral podem resultar em disfunção celular significativa pela alteração do equilíbrio eletrolítico intracelular e osmolalidade.

Um local adicional de interação de aminoglicosídeos com o néfron é no nível dos glomérulos, nos quais a gentamicina demonstrou reduzir o coeficiente de ultrafiltração glomerular e reduzir o número e o tamanho de fenestrações endoteliais glomerulares (Avasthi *et al.*, 1981; Huang *et al.*, 1979; Luft e Evan, 1980a, 1980b; Luft *et al.*, 1978). Esses efeitos podem ser mediados pela interação de cargas entre aminoglicosídeos catiônicos e a superfície aniônica das células endoteliais ou poderia ser uma resposta de *feedback* a uma lesão tubular primária (conhecida como *feedback* tubuloglomerular).

As contribuições relativas dos mecanismos lisossomal, mitocondrial e de membrana tubular e de lesão glomerular para a nefropatia tóxica induzida por aminoglicosídeos não são conhecidas. É possível que a disfunção celular seja resultado de uma combinação dos processos anteriores.

Cães

A lesão renal induzida por aminoglicosídeos em cães segue uma progressão que consiste em uma fase subclínica inicial (subazotêmica) marcada por defeito na concentração de urina, seguida por uma fase clínica (azotêmica). Ela também serve como base para um monitoramento clínico não invasivo simples (p. ex., monitoramento da densidade urinária e proteinúria) para intoxicação, uma vez que alterações urinárias precedem alterações sistêmicas mais irreversíveis. Se identificada precocemente, a lesão renal induzida por aminoglicosídeos pode ser passível de recuperação.

As razões GGT (gamaglutamiltransferase):creatinina e NAG (*N*-acetil-beta-D-glicosaminidase):creatinina urinária e excreção urinária em 24 h foram usadas como marcadores de lesão renal induzida por aminoglicosídeos. O aumento da razão GGT:creatinina precede elevações clinicamente significativas na creatinina sérica, densidade urinária e razão proteína:creatinina urinária.

Foram identificados fatores de risco em cães (Brown *et al.*, 1985a) que contribuíram para nefrotoxicidade em 10 cães. Fatores de risco incluíram desidratação, febre, idade avançada e doença renal preexistente. Ademais, baixo teor de proteína e anormalidades eletrolíticas foram documentados nesses cães. Outros fatores de risco são mostrados na Tabela 35.3.

A ototoxicidade em cães, manifestada por efeitos vestibulotóxicos e/ou ototóxicos, pode ocorrer após tratamento sistêmico com aminoglicosídeos, mas a toxicidade após uso tópico de aminoglicosídeos aparentemente é rara (Strain *et al.*, 1995). Embora algumas vezes os dermatologistas recomendem evitar o uso tópico de gentamicina em animais com ruptura de tímpano, isso aparentemente não é um risco. Em um estudo desenhado para detectar ototoxicidade em cães tratados com gentamicina administrada por via tópica usando potencial evocado auditivo do tronco encefálico (BAEP), cães foram submetidos a miringotomia unilateral, seguida pela instilação de 7 gotas de solução aquosa de gentamicina tamponada a 3 mg/mℓ instilada em uma orelha, 2 vezes/dia durante 3 semanas. Não houve evidência de que qualquer cão tratado apresentasse alterações detectáveis induzidas pelo fármaco na função coclear ou vestibular.

Gatos

Gatos apresentam urina relativamente mais concentrada e retêm a habilidade de produzir urina concentrada mesmo quando a TFG está significativamente reduzida (Ross e Finco, 1981), tornando o monitoramento da urina menos bem-sucedido do que em cães. Consistente com estudos citados em cães, estudos em gatos mostraram que doses altas, administração prolongada ou ambos podem produzir lesão renal, com alterações histológicas e aumento na concentração de nitrogênio ureico sanguíneo e creatinina (Welles *et al.*, 1973; Waitz *et al.*, 1971).

Nefrotoxicidade associada ao uso tópico de gentamicina foi relatada em gatos (Mealey e Boothe, 1994). Um gato recebeu 10 mℓ de solução injetável de gentamicina (50 mg/mℓ) não diluída para lavagem de uma ferida aberta duas vezes. O gato eventualmente progrediu para um estado azotêmico e foi eutanasiado. Histologicamente, os rins apresentaram necrose tubular aguda proximal grave, compatível com intoxicação por aminoglicosídeos. Concentrações séricas elevadas de gentamicina foram notadas tão tardiamente quanto 96 h após a administração. Embora muitos fatores possam ter contribuído para a morte desse gato, é provável que a administração tópica de quantidade tão grande de gentamicina tenha sido o principal determinante.

Equinos

Como em outros animais, lesão renal e ótica induzida por aminoglicosídeos foi documentada em equinos (Nostrandt *et al.*, 1991). Clinicamente, a nefropatia tóxica induzida por aminoglicosídeos é mais comum em animais jovens, com toxicidade raramente relatada em adultos (Riviere *et al.*, 1982; Tobin, 1979). Como em outros animais, a lesão é marcada por elevações na concentração sérica de creatinina e nitrogênio ureico sanguíneo (Tobin, 1979; Riviere, 1982). A mudança no regime terapêutico de administração de múltiplas doses por dia para 1 vez/dia aparentemente reduziu o risco de lesão renal induzida por aminoglicosídeos nos últimos anos, e atualmente é o protocolo aceito e usado clinicamente (Tudor *et al.*, 1999; Geor e Papich, 2003; Godber *et al.*, 1995).

EXEMPLOS DE FÁRMACOS

Gentamicina

A gentamicina está disponível em solução de 5, 50 e 100 mg/mℓ, bem como solução oral para suínos (4,35 ou 5 mg/mℓ) e pó para solução oral (66,7 ou 333,3 mg por grama de pó). Na medicina veterinária, a gentamicina é o fármaco mais comumente administrado nessa classe. A abordagem clínica comum se baseia na gentamicina para administração IV, IM ou SC quando o uso rotineiro de um aminoglicosídeo é indicado. Em algumas circunstâncias (p. ex., para ampliar o espectro), ela pode ser administrada com antibiótico betalactâmico (p. ex., penicilina, ampicilina, cefalosporina). Exemplos de doses de gentamicina são listados na Tabela 35.2. Dados farmacocinéticos representativos para gentamicina em animais são mostrados na Tabela 35.4.

Tabela 35.4 Farmacocinética sérica ou plasmática de dose única intravenosa de gentamicina em várias espécies.

Espécie	Dose (mg/kg)	Volume de distribuição (ℓ/kg)	Depuração (mℓ/min/kg)	Meia-vida (β) (h)	Meia-vida (γ) (h)	Referência
Cães (jovens)	10	0,354 (0,036)	4,08 (0,62)	1,01 (0,12)	N/A	Riviere e Coppoc, 1981a
Cães	10	0,38 (0,029)	4,20 (0,70)	1,05 (0,13)	N/A	Riviere *et al.*, 1981a; Riviere *et al.*, 1981b
Cães	10	0,30 (0,06)	3,44 (0,38)	1,01 (0,08)	N/A	Riviere *et al.*, 1981a; Riviere *et al.*, 1981b
Cães	10	0,335 (0,094)	2,94 (0,67)	1,36 (0,09)	N/A	Baggot, 1977
Cães	4,4	0,227 (0,076)	2,27 (0,41)	1,09[a]	N/A	Brown *et al.*, 1991
Cães	4	0,255	3,33	1,06	N/A	Batra *et al.*, 1983
Cães	3	NR	2,29 (0,48)	0,91 (0,25)	N/A	Wilson *et al.*, 1989
Gatos	4,4	0,190	1,61	1,36	N/A	Short *et al.*, 1986
Gatos	5	ND	1,38 (0,35)	1,25 (0,30)	86[a]	Jernigan *et al.*, 1988e
Vacas	5	0,19 (0,04)	1,32 (0,17)	1,83 (0,18)	N/A	Haddad *et al.*, 1986
Bovinos (1 dia de vida)	4,4	0,393 (0,040)	1,92 (0,43)	2,49 (0,73)	N/A	Clarke *et al.*, 1985
Bovinos (5 dias de vida)	4,4	0,413 (0,050)	2,44 (0,34)	1,99 (0,33)	N/A	Clarke *et al.*, 1985
Bovinos (10 dias de vida)	4,4	0,341 (0,021)	2,02 (0,27)	1,97 (0,21)	N/A	Clarke *et al.*, 1985
Bovinos (15 dias de vida)	4,4	0,334 (0,039)	2,10 (0,32)	1,85 (0,13)	N/A	Clarke *et al.*, 1985
Bovinos (4 a 5 semanas de vida)	3	1,95 (1,24)	4,9 (1,9)	3,96 (1,67)	N/A	Ziv *et al.*, 1982
Bovinos (adultos)	4,4	0,140 (0,020)	1,29 (0,26)	1,26 (0,19)	N/A	Clarke *et al.*, 1985
Equinos (éguas)	6,6	0,21	1,1	2,2	ND	Santschi e Papich, 2000
Equinos (clínico)	4,4	0,17	1,2	1,61	ND	Tudor *et al.*, 1999
Equinos (clínico)	6,6	0,17	1,3	1,47	ND	Tudor *et al.*, 1999
Equinos	2,2	0,46	ND	0,83	ND	Godber *et al.*, 1995
Equinos	6,6	0,115	ND	0,78	ND	Godber *et al.*, 1995
Equinos (potros)	4,0	0,32 a 0,38	1,7 a 3,7	1 a 2,1	ND	Cummings *et al.*, 1990
Equinos (adultos)	4,0	0,17	1,7	1,1	ND	Cummings *et al.*, 1990
Equinos	2,2	0,18	1,1	1,82 a 1,96	ND	Jones *et al.*, 1998
Equinos	2,2	0,48	1,2	4,4	ND	Whittem *et al.*, 1996
Equinos	6,6	0,19	0,95	2,3	ND	Magdesian *et al.*, 1998
Equinos	5	0,254 (0,031)	2,54 (0,33)	2,54 (0,33)	N/A	Pedersoli *et al.*, 1980
Equinos (2 a 3 meses de idade)	4,5	ND	1,65 (0,79)	3,23 (0,62)	N/A	Riviere *et al.*, 1983
Equinos	2,2	ND	0,87 (0,05)	3,85 (0,40)	N/A	Bowman *et al.*, 1986
Equinos	2,2	ND	0,68 (0,17)	3,51 (0,59)	142 (31)	Bowman *et al.*, 1986
Equinos	3	0,202 (0,028)	1,41 (0,19)	1,66 (0,06)	N/A	Wilson *et al.*, 1983
Pôneis	5	0,20 (0,01)	1,27 (0,18)	1,82 (0,22)	N/A	Haddad *et al.*, 1985b
Burros	2,2	0,12 (0,025)	1,22 (0,18)	2,07	ND	Miller *et al.*, 1994
Ovinos	2,2	0,194 (0,059)	1,56 (0,40)	1,44 (0,085)	N/A	Wilson *et al.*, 1981
Ovinos	3	ND	0,660 (0,256)	1,33[a]	41,9 (18,5)	Brown *et al.*, 1986b
Ovinos	10	ND	1,03 (0,015)	2,4 (0,5)	30,4 (18,9)	Brown *et al.*, 1986b
Ovinos	10	ND	0,805 (0,317)	1,72[a]	88,9 (19,8)	Brown *et al.*, 1986b
Ovinos	20	ND	0,882 (0,342)	1,77[a]	167,2 (42,7)	Brown *et al.*, 1986b
Ovinos (deserto)	3	0,27	0,07	4,20	ND	Elsheikh *et al.*, 1997
Caprinos	3	0,22	0,08	1,041	ND	Elsheikh *et al.*, 1997
Suínos	2	0,32 (0,032)	1,66 (0,12)	1,9 (1,47 a 4,89)	20,2 (13,9 a 34,6)	Riond e Riviere, 1988
Suínos (neonatos)	5	ND	ND	5,19	ND	Giroux *et al.*, 1995
Suínos (42 dias)	5	ND	ND	3,50	ND	Giroux *et al.*, 1995
Coelhos	20	ND	2,90 a 4,0	0,98 a 1,15	11,4 a 15,1	Huang *et al.*, 1979
Coelhos	3,5	ND	2,82 (0,97)	0,74	ND	Ogden *et al.*, 1995
Falcões	10	0,24 (0,03)	2,09 (0,16)	1,35 (0,18)	N/A	Bird *et al.*, 1983
Corujas	10	0,23 (0,02)	1,41 (0,10)	1,93 (0,24)	N/A	Bird *et al.*, 1983
Águias	10	0,21 (0,01)	1,01 (0,06)	2,46 (0,32)	N/A	Bird *et al.*, 1983
Bagre	1	0,156	0,126	12,2	N/A	Setzer, 1985
Bagre	10	0,176	0,215	11,87	N/A	Rolf *et al.*, 1986
Porquinhos-da-índia	40	ND	3,4	1,01	1,01	Chung *et al.*, 1982
Bezerros de búfalo	5	0,43	54,61	5,69	ND	Garg *et al.*, 1991a, 1991b
Perus	5	0,190	49,8	2,570	ND	Pedersoli *et al.*, 1989
Galos	5	0,228 (0,019)	0,775 (0,132)	3,38 (0,62)	N/A	Pedersoli *et al.*, 1990
Tartarugas	3	ND	ND	40 a 44	ND	Beck *et al.*, 1995

Valores relatados como média aritmética seguida por DP ou MEP (média do erro padrão) em parênteses. N/A: não aplicável (termo inadequado para o modelo usado); ND: não determinado; NR: não relatado.
[a]Média harmônica; dados são para dados IV e IM juntos.
Adaptada de Brown e Riviere, 1991.

A injeção IM é uma via confiável de distribuição, uma vez que a absorção (biodisponibilidade, F) de gentamicina a partir de sítios IM é alta, normalmente se aproximando de 90% ou mais na maioria das espécies (Jernigan *et al.*, 1988e; Haddad *et al.*, 1985b, 1986; Wilson *et al.*, 1989; Pedersoli *et al.*, 1989, 1990; Bird *et al.*, 1983), e a biodisponibilidade de sítios SC é similar à biodisponibilidade IM (Gilman *et al.*, 1987; Jernigan *et al.*, 1988e; Wilson *et al.*, 1989). A administração SC é aceitável, mas a concentração máxima após essa administração normalmente é mais baixa e ocorre posteriormente à injeção, quando comparada a uma dose equivalente por via IM (Jernigan *et al.*, 1988a; Wilson *et al.*, 1989), o que é mais provável em razão do menor fluxo sanguíneo nos sítios de administração SC do que nos sítios de administração IM, resultando em taxa de absorção mais lenta, mas não alterando a extensão de absorção. A disponibilidade sistêmica a partir da administração intrauterina (IU) é de 30% em vacas normais, com concentração plasmática máxima de 3,7 µg/mℓ e 17,5 µg, observada 30 min após doses IU de 2 e 4 mg/kg, respectivamente (al-Guedawy *et al.*, 1983).

Efeito da idade sobre a distribuição da gentamicina

Conforme discutido no item anterior sobre distribuição, animais neonatos apresentam maior proporção de líquido extracelular em relação ao seu peso corporal; portanto, o volume de distribuição da gentamicina (Vd) é maior em animais imaturos do que em adultos. A diferença normalmente é duas vezes mais alta em animais jovens, quando comparados aos adultos (Riviere e Coppoc, 1981a; Sojka e Brown, 1986; Riviere *et al.*, 1983; Cummings *et al.*, 1990; Clarke *et al.*, 1992).

Uma vez que a depuração sistêmica de gentamicina se baseia na função renal, ela também é afetada pela idade e é tipicamente mais baixa em neonatos (Sojka e Brown, 1986; Sweeney *et al.*, 1992; Martin *et al.*, 1998; Frazier *et al.*, 1988; Riond *et al.*, 1986). A depuração é correlacionada com a concentração plasmática de creatinina (Sweeney *et al.*, 1992; Martin *et al.*, 1998).

Efeitos da condição corporal e doença na distribuição da gentamicina

Uma vez que a gentamicina e outros fármacos dessa classe são hidrossolúveis, a desidratação reduz o volume aparente de distribuição (Hunter *et al.*, 1991; LeCompte *et al.*, 1981). Da mesma forma, a gentamicina não se distribui para gordura, e animais obesos apresentaram menor volume de distribuição aparente do que animais magros (Wright *et al.*, 1991). Ajustes da dose devem ser considerados quando a administração de gentamicina é realizada em animais obesos, extremamente magros e animais com retenção de líquido (p. ex., ascite).

Em animais endotoxêmicos, houve diminuição da concentração plasmática de gentamicina em cães e gatos em aproximadamente 20 a 30% (Pennington *et al.*, 1975; Jernigan *et al.*, 1988c). Entretanto, diferenças entre cabras saudáveis e febris não foram significativas (Ahmad *et al.*, 1994). Em um modelo farmacocinético de populações entre espécies, a covariável febre pareceu influenciar o volume de distribuição da gentamicina (Martin-Jimenez e Riviere, 2001). Outras condições que mostraram alterar a distribuição da gentamicina incluíram endocrinopatias, gestação e a administração concomitante de outros fármacos.

Amicacina

A amicacina é aprovada para animais como solução injetável a 50 mg/mℓ, bem como infusão intrauterina (solução intrauterina a 250 mg/mℓ) para equinos. As Tabelas 35.5, 35.6 e 35.7 listam alguns parâmetros farmacocinéticos selecionados para amicacina em muitas espécies de animais. É comum se basear inicialmente na gentamicina para tratamento rotineiro com aminoglicosídeos, mas quando há suspeita ou é observada resistência, a amicacina deve ser considerada, uma vez que a resistência é incomum para amicacina. A amicacina é particularmente importante para o tratamento de infecções causadas por *E. coli* e *Klebsiella pneumoniae*, que apresentam resistência adquirida a múltiplos fármacos pela betalactamase de espectro estendido (BLEE). A amicacina com frequência é um dos poucos agentes – fora o carbapeném – que é ativo contra essas bactérias.

A amicacina apresenta atividade *in vitro* contra *Staphylococcus* spp., embora não seja um agente comum para tratamento de infecções por estafilococos. Muitas orientações recomendam adição de antibiótico betalactâmico para o tratamento de infecções causadas por *Staphylococcus* spp. A amicacina é considerada para o tratamento de infecções da pele e tecidos moles por *Staphylococcus pseudintermedius* meticilino-resistente. Entretanto, pode haver associação entre resistência à amicacina e resistência à meticilina nesses isolados (Gold *et al.*, 2014).

Assim como a gentamicina, a amicacina é hidrofílica e é rapidamente absorvida após administração IM ou SC, com biodisponibilidade de aproximadamente 90% ou mais (Gronwall *et al.*, 1989; Bloomfield *et al.*, 1997; Jernigan *et al.*, 1988d; Cabana e Taggart, 1973; Ziv, 1977; Baggot *et al.*, 1985; Carli *et al.*, 1990).

A amicacina também é usada em répteis (cobras, tartarugas) e apresenta absorção rápida, mas depuração renal lenta. Nesses animais, a depuração da amicacina (como muitos outros fármacos em animais de sangue frio) depende da temperatura.

Tabela 35.5 Dados farmacocinéticos para amicacina em equinos, potros e cães.

		Meia-vida (h)	Volume de distribuição (ℓ/kg)	Depuração (mℓ/kg/min)	Tempo de residência médio (h)
Compilação de 10 conjuntos de dados de 44 equinos adultos; dose média de 8,3 mg/kg	Média	1,83	0,214	1,45	2,50
	Desvio-padrão	0,75	0,076	0,45	0,565
Compilação de 6 conjuntos de dados de 37 potros de 1 a 11 dias de idade; dose média de 20 mg/kg	Média	4,43	0,68	1,83	5,4
	Desvio-padrão	1,09	0,19	0,40	0,22
Compilação de 9 conjuntos de dados de 42 cães; dose média de 13,6 mg/kg	Média	1,0	0,22	2,40	1,50
	Desvio-padrão	0,24	0,11	0,77	0,92

Fonte: Pinto *et al.*, *Equine Vet. J.* 43, 112–116, 2011; Orsini *et al.*, *Can. Vet. J.* 37, 157–160, 1996; Brown *et al.*, *Am. J. Vet. Res.* 45: 1610–1613, 1984; Horspool *et al.*, *J. Vet. Pharmacol. Therap.* 17: 291–298, 1994; Orsini *et al.*, *J. Vet. Pharmacol. Therap.* 8: 194–201, 1985; Magdesian *et al.*, *Am. J. Vet. Res.* 65: 473–479; 2004; Golenz *et al.*, *Equine Vet. J.* 26: 367–373, 1994; Bucki *et al.*, *J. Vet. Intern. Med.* 18: 728–733, 2004; KuKanch e Coetzee, *J. Vet. Pharmacol. Therap.* 31:102–107, 2008; Cabana e Taggart, *Antim. Agent Chemo.* 3: 478–483, 1973; Baggot *et al.*, *Am. J. Vet. Res.* 46: 1793–1796, 1985.

Tabela 35.6 Farmacocinética de dose única intravenosa de amicacina em muitas espécies (equinos e cães, ver Tabela 35.5).

Espécie	Dose (mg/kg)	Volume de distribuição (ℓ/kg)	Depuração (mℓ/min/kg)	Meia-vida (h)	Referência
Gatos	5	0,134 (0,008)	110 (15)	NR	Shille et al., 1985
Gatos	10	0,14 (0,008)	121 (22)	NR	Shille et al., 1985
Gatos	20	0,18 (0,022)	138 (2,6)	NR	Shille et al., 1985
Gatos	5	NR	1,46 (0,26)	79[a] (19)	Jernigan et al., 1988c
Bezerros	7,5	350	1,5	150,5	Carli et al., 1990
Ovinos	7,5	200	0,7	115,5	Carli et al., 1990
Papagaio-cinzento	5	289	188	1,06	Gronwall et al., 1989
Papagaio-cinzento	10	184	142	0,90	Gronwall et al., 1989
Papagaio-cinzento	20	444	229	1,34	Gronwall et al., 1989

NR: não relatado; [a]Média harmônica (± DP).
Adaptada de Brown e Riviere, 1991.

Tabela 35.7 Valores de distribuição não intravenosos para amicacina em várias espécies (médias com desvios padrões entre parênteses).

Espécie	Dose (mg/kg)	Via	Meia-vida (h)	F (%)	Referência
Equinos	4,4	IM	NR	100	Orsini et al., 1985
Equinos	6,6	IM	NR	100	Orsini et al., 1985
Equinos	11	IM	NR	100	Orsini et al., 1985
Gatos	5	IM	NR	NR	Shille et al., 1985
Gatos	10	IM	NR	NR	Shille et al., 1985
Gatos	20	IM	NR	NR	Shille et al., 1985
Gatos	5	SC	NR	NR	Shille et al., 1985
Gatos	10	SC	NR	NR	Shille et al., 1985
Gatos	20	SC	NR	NR	Shille et al., 1985
Gatos	5	IM	119	90 (36)	Jernigan et al., 1988d
Gatos	5	SC	118	100 (19)	Jernigan et al., 1988d
Ovinos	7,5	IM	1,96	87	Carli et al., 1990
Bezerros	7,5	IM	1,94	99	Carli et al., 1990
Papagaio-cinzento	5	IM	1,08	98	Gronwall et al., 1989
Papagaio-cinzento	10	IM	1,04	61	Gronwall et al., 1989
Papagaio-cinzento	15	IM	0,97	106	Gronwall et al., 1989
Serpente (gopher snake[†]) (25°C)	5	IM	1,2 (0,17)	ND	Mader et al., 1985
Serpente (gopher snake) (37°C)	5	IM	1,25 (0,5)	ND	Mader et al., 1985

ND: não determinado; NR: não relatado.
Adaptada de Brown e Riviere, 1991.

A farmacocinética foi estudada em equinos adultos e potros. Dados farmacocinéticos de vários estudos são resumidos na Tabela 35.5. Assim como para gentamicina, o volume de distribuição em potros neonatos é muito maior do que em adultos, requerendo doses clínicas maiores (de pelo menos duas vezes), quando comparados aos adultos.

Canamicina

Canamicina está entre os aminoglicosídeos menos ativos em comparação à gentamicina e à amicacina. Subsequentemente, o uso clínico da canamicina tornou-se pouco popular na medicina veterinária nos últimos anos. Por exemplo, contra isolados clínicos de *Pseudomonas aeruginosa*, a maior taxa de resistência foi para canamicina (90% de resistência) quando comparada à gentamicina (7%) e à amicacina (3%) (Rubin *et al.*, 2008).

Uma vez que a canamicina apresenta propriedades químicas que são similares às de outros aminoglicosídeos (a amicacina é sintetizada a partir da canamicina), as propriedades farmacocinéticas são também similares. A absorção a partir de injeções IM ou SC é completa e rápida, o volume de distribuição se assemelha ao volume de líquido extracelular, e a excreção a partir dos rins é próxima à taxa de filtração glomerular para a espécie.

Apramicina

Apramicina, um aminoglicosídeo derivado de *Streptomyces tenebrarius* (Ryden e Moore, 1977), está disponível para uso veterinário, mas apresenta uso limitado. Nos EUA, a única formulação aprovada para esse fármaco atualmente é o pó a ser adicionado no alimento (alimento medicado tipo A) a 150 g por tonelada de ração, e o pó solúvel a ser adicionado na água (100 mg por litro) para fornecer 12,5 mg/kg por 12 dias de tratamento em água medicada. Para ambas as formulações, a indicação é tratar colibacilose suína (diarreia suína) causada por *Escherichia coli*. Mais detalhes da apramicina em espécies selecionadas são apresentados na Tabela 35.8.

Tobramicina

A tobramicina é produzida por *Streptomyces tenebrarius* e é estruturalmente similar à canamicina. A tobramicina não é usada extensivamente em medicina veterinária, embora seja usada ocasionalmente em cães e gatos em razão da sua boa atividade contra a maioria dos microrganismos *Pseudomonas aeruginosa*. Tipicamente, a amicacina é usada com maior frequência quando for necessário tratar infecções resistentes. Entretanto, ocasionalmente a amicacina tem estado indisponível em razão da diminuição da produção, e a tobramicina tem sido usada como substituto.

As propriedades farmacocinéticas (características de absorção, volume de distribuição, depuração e meia-vida) são similares às de outros aminoglicosídeos. Em gatos, a depuração sistêmica da tobramicina foi de 2,21 ± 0,59 e 1,69 ± 0,36 mℓ/min/kg após doses de 5 mg/kg e 3 mg/kg IV, respectivamente, e um Vd(ss) de 0,19 ± 0,03 e 0,18 ± 0,03 ℓ/kg, respectivamente (Jernigan *et al.*, 1988b). A biodisponibilidade de tobramicina em gatos após a administração IM e SC foi rápida e completa (Jernigan *et al.*, 1988d). A concentração urinária de tobramicina após 2,2 mg/kg 3 vezes/dia foi de 66 ± 39 µg/mℓ, quando a urina foi obtida 6 h após a administração em cães (Ling *et al.*, 1981). Em equinos (Newman *et al.*, 2013), após uma dose de 4 mg/kg, ela apresentou volume de distribuição de 0,18 ℓ/kg, meia-vida de eliminação de 4,6 h, com depuração de 1,2 mℓ/kg/min. Mais de 80% da tobramicina foram absorvidos a partir da administração IM.

Após administração IV em camelos (Hadi *et al.*, 1994), a meia-vida de eliminação da tobramicina (1,3 mg/kg) foi de 189 min. O Vd aparente (método da área) foi de 245 mℓ/kg e o Vd (ss) foi de 228 mℓ/kg. A depuração foi mensurada em 0,9

Tabela 35.8 Parâmetros farmacocinéticos selecionados de apramicina.

Espécie	Volume de distribuição (ℓ/kg)	Depuração (ℓ/kg/h)	Meia-vida (h)	Referência
Ovelhas	0,167	0,078	90,96	Lashev et al., 1992
Vaca (em lactação)	1,263	12,164[a]	2,10	Ziv et al., 1995
Ovelha (em lactação)	1,446	14,142[a]	1,85	Ziv et al., 1995
Cabra (em lactação)	1,357	11,68[a]	2,14	Ziv et al., 1995
Coelhos	0,284	0,258	48,06	Lashev et al., 1992
Galinhas adultas	0,182	0,078	100,54	Lashev et al., 1992
Pintos de 18 dias de vida	0,254	0,218	48,0	Lashev et al., 1992
Codorna japonesa	0,133[b]	0,186	0,50	Lashev e Mihailov, 1994
Pombos	0,077	0,210	15,24	Lashev et al., 1992

[a]Valor em mℓ/kg/min; [b]V_{α} é a área, e não o estado constante.

mℓ/min/kg. Após uma dose de 1,0 mg/kg IM de tobramicina, a biodisponibilidade foi de quase 91%, com meia-vida de eliminação de 201 min.

Neomicina

A maior parte da neomicina é usada por via tópica ou administrada por VO (p. ex., para enterite causada por *Escherichia coli*) para atingir um efeito local no intestino. Formulações aprovadas são pós para adição no alimento a 715 g por quilo de ração ou neomicina solução oral (200 mg/mℓ) a ser adicionada na água de beber, e tanto a solução oral quanto o aditivo da ração são projetados para fornecer 22 mg/kg por até 14 dias. A solução oral também pode ser administrada diretamente aos animais individuais.

Informações farmacocinéticas quanto ao uso da neomicina em medicina veterinária e humana são limitadas, uma vez que o uso sistêmico praticamente não existe, mas alguns detalhes estão disponíveis em edições anteriores deste livro.

Di-hidroestreptomicina e estreptomicina

O uso clínico de di-hidroestreptomicina e estreptomicina declinou substancialmente na medicina veterinária. Uma formulação antiga de penicilina-di-hidroestreptomicina saiu do mercado na América do Norte. Ainda existe uma formulação que contém sulfato de di-hidroestreptomicina (500 mg/mℓ) registrada para o tratamento de *Leptospira* em cães, equinos, suínos e ruminantes. Embora a di-hidroestreptomicina tenha sido usada para tratamento de vacas infectadas por *Leptospira interrogans* sorovar *hardjo* subtipo *hardjobovis* (Gerritsen et al., 1994), esse uso não é comum e o produto não é comercializado.[1]

Existe uma formulação oral de estreptomicina (250 mg/mℓ) ainda registrada para o tratamento oral de enterite bacteriana em suínos, bovinos e frangos. Ela foi administrada diretamente ou adicionada à água de beber. Uma vez que o uso desses produtos é incomum, edições anteriores deste livro devem ser consultadas para informações mais detalhadas quanto ao seu uso.

Após doses IM de 5,5 mg/kg de di-hidroestreptomicina, concentrações máximas variaram de 5,1 a 17,0 μg/mℓ, com pico de concentração ocorrendo mais precocemente e de forma mais variável em casos de administração da preparação comercial

contendo penicilina G procaína, di-hidroestreptomicina, dexametasona e clorfeniramina do que com o produto comercial contendo apenas di-hidroestreptomicina e penicilina G procaína (Rollins et al., 1972). Meias-vidas variam de 2,35 a 4,50 h. Uma vez que estreptomicina e di-hidroestreptomicina são muito similares quimicamente, suas distribuições também podem ser quase idênticas.

Paromomicina

Paromomicina é um antibiótico aminoglicosídeo de amplo espectro produzido por *Streptomyces rimosus* var. *paromomycinus* e, diferentemente de outros nessa classe, apresenta tanto atividade gram-positiva quanto gram-negativa. A paromomicina é pobremente absorvida a partir do trato gastrintestinal, o que é claramente uma vantagem se utilizada para tratar determinadas infecções gastrintestinais por bactérias ou protozoários. A farmacocinética da paromomicina em cães foi descrita por Belloli et al., (1996); veja a Tabela 35.9.

Giardia, Leishmania, Entamoeba histolytica e *Balantidium coli* são suscetíveis à paromomicina (Barr et al., 1994; Belloli et al., 1996). A paromomicina foi usada para tratar criptosporidiose em um gato (Barr et al., 1994) e leishmaniose (*Leishmania infantum*) em cães (Poli et al., 1997). Entretanto, um estudo de caso retrospectivo em gatos tratados com dose oral alta de paromomicina (165 mg/kg) sugeriu que 4 de 31 indivíduos desenvolveram nefrotoxicidade aguda, surdez e/ou possível formação de catarata (Gookin et al., 1999), sugerindo que aconteceu absorção oral suficiente desse aminoglicosídeo grande e altamente carregado para exercer reação adversa. Portanto, o uso desse fármaco nessas doses altas deve ser realizado com cautela até que mais dados estejam disponíveis.

Tabela 35.9 Parâmetros farmacocinéticos de paromomicina em cães.

Parâmetro	IV	IM	SC
Meia-vida (h)	91,03	114,22	120,86
VD (ℓ/kg)	0,51	ND	ND
VD$_{SS}$ (ℓ/kg)	0,33	ND	ND
Depuração (ℓ/min/kg)	0,0037	ND	ND
C$_{MAX}$ (μg/mℓ)	ND	32,1	36,3
F	ND	> 0,99	> 0,99
TRM (min)	98,7	204,8	203,8
K$_{el}$ (min^{-1})	0,0186	0,0061	0,0057

ND: não determinado.
Fonte: Belloli et al., 1996.

REFERÊNCIAS BIBLIOGRÁFICAS E LEITURA COMPLEMENTAR

Adelman RD, Spangler WL, Beasom F, Ishizaki G, Conzelman G. (1979). Furosemide enhancement of experimental gentamicin nephrotoxicity, comparison of functional-morphological changes with activities of urinary enzymes. *J Infect Dis.* **140**, 342–352.

Adland-Davenport P, Brown MP, Robinson JD, Derendorf HC. (1990). Pharmacokinetics of amikacin in critically ill neonatal foals treated for presumed or confirmed sepsis. *Equine Vet J.* **22**, 18–22.

Ahmad AH, Bahga HS, Sharma LD. (1994). Pharmacokinetics of gentamicin following single dose intravenous administration in normal and febrile goats. *J Vet Pharmacol Therap.* **17**, 369–373.

Albarellos G, Montoya L, Ambros L, Kreil V, Hallu R, Rebuelto M. (2004). Multiple once-daily dose pharmacokinetics and renal safety of gentamicin in dogs. *J Vet Pharmacol Therap.* **27**, 21–25.

---

[1]N.T.: no Brasil existem produtos à base de estreptomicina e di-hidroestreptomicina associada a betalactâmicos para uso veterinário.

al-Guedawy SS, Neff-Davis CA, Davis LE, Whitmore HL, Gustafusson BK. (1983). Disposition of gentamicin in the genital tract of cows. *J Vet Pharmacol Therap.* **6**, 85–92.

Ali BH, Abdel Gayoum AA, Bashir AA. (1992). Gentamicin nephrotoxicity in rats: some biochemical correlates. *Pharmacol Toxicol.* **70**, 419–423.

Anderson BH, Firth EC, Whittem T. (1995). The disposition of gentamicin in equine plasma, synovial fluid and lymph. *J Vet Pharmacol Therap.* **18**, 124–131.

Andreini G, Pignatelli P. (1972). Kanamycin blood levels and residues in domestic animals. *Veterinaria.* **21**, 51–72.

Appel GB. (1982). Aminoglycoside nephrotoxicity: of nephron damage. In Whelton A, Neu HC. (eds), *The Aminoglycosides: Microbiology, Clinical Use and Toxicology.* New York, Marcel Dekker. 269–382.

Appel GB, Neu HC. (1977). The nephrotoxicity of antimicrobial agents. *N EnglJ Med.* **296**, 722–728.

Aronoff GR, Pottratz ST, Brier ME, Walker NE, Fineberg NS, Glant MD, Luft FC. (1983). Aminoglycoside accumulation kinetics in rat renal parenchyma. *Antimicrob Agents Chemother.* **23**, 74–78.

Avasthi PS, Evan AP, Huser JW, Luft FC. (1981). Effect of gentamicin on glomerular ultrastructure. *J Lab Clin Med.* **98**, 444–454.

Baggot JD. (1977). *Principles of Drug Disposition in Domestic Animals.* Philadelphia, W.B. Saunders.

Baggot JD. (1978). Pharmacokinetics of kanamycin in dogs. *J Vet Pharmacol Therap.* **1**, 163–170.

Baggot JD, Ling GV, Chatfield RC, Raus J. (1985). Clinical pharmacokinetics of amikacin in dogs. *Am J Vet Res.* **46**, 1793–1796.

Baggot JD, Love DN, Rose RJ, Raus J. (1981). The pharmacokinetics of some aminoglycoside antibiotics in the horse. *J Vet Pharmacol Therap.* **4**, 277–284.

Bauquier JR, Boston RC, Sweeney RW, Wilkins PA, Nolen-Walston RD. (2015). Plasma Peak and Trough Gentamicin Concentrations in Hospitalized Horses Receiving Intravenously Administered Gentamicin. *J Vet Intern Med.* **29**, 1660–1666.

Barr SC, Jamrosz GF, Hornbuckle WE, Bowman DD, Fayer R. (1994). Use of paromomycin for treatment of cryptosporidiosis in a cat. *J Am Vet Med Assoc.* **205**, 1742–1743.

Barza M, Murray T, Hamburger RJ. (1980). Uptake of gentamicin by separated, viable renal tubules from rabbits. *J Infect Dis.* **141**, 510–517.

Bass KD, Larkin SE, Paap C, Haase GM. (1998). Pharmacokinetics of once-daily gentamicin dosing in pediatric patients. *J Ped Surg.* **33**, 1104–1107.

Batra VK, Morrison JA, Hoffman TR. (1983). Pharmacokinetics of piperacillin and gentamicin following intravenous administration to dogs. *J Pharmaceut Sci.* **72**, 894–898.

Beauchamp D, Gourde P, Theriault G, Bergeron MG. (1992). Age-dependent gentamicin experimental nephrotoxicity. *J Pharmacol Exp Therap.* **260**, 444–449.

Beck K, Loomis M, Lewbart G, Spellman L, Papich MG. (1995). Preliminary comparison of plasma concentrations of gentamicin injected into the cranial and caudal limb musculature of the eastern box turtle (*Terrapene carolina carolina*). *J Zoo Wildl Med.* **26**, 265–268.

Behrend EN, Grauer GF, Greco DS, Fettman MJ, Allen TA. (1994). Effects of dietary protein conditioning on gentamicin pharmacokinetics. *J Vet Pharmacol Therap.* **17**, 259–264.

Belloli C, Crescenzo G, Carli S, Villa R, Sonzogni O, Carelli G, Ormas P. (1996). Pharmacokinetics and dosing regimen of aminosidine in the dog. *Vet Res Commun.* **20**, 533–541.

Bendirdjian JP, Fillastre JP, Foucher B. (1982). Mitochondria modifications with the aminoglycosides. In Whelton A, Neu HC. (eds), *The Aminoglycosides: Microbiology, Clinical Use and Toxicology.* New York, Marcel Dekker. 325–354.

Bennett WM, Plamp CE, Elliott WC, Parker RA, Porter GA. (1982). Effect of basic amino acids and aminoglycosides on 3H gentamicin uptake in cortical slices of rat and human kidney. *J Lab Clin Med.* **99**, 156–162.

Bergeron MG, Bastille A, Lessard C, Gagnon PM. (1982). Significance of intrarenal concentrations of gentamicin for the out-come of experimental pyelonephritis in rats. *J Infect Dis.* **146**, 91–96.

Bergeron MG, Bergeron Y. (1986). Influence of endotoxin on the intrarenal distribution of gentamicin, netilmicin, tobramycin, amikacin, and cephalothin. *Antimicrob Agents Chemother.* **29**, 7–12.

Bird JE, Miller KW, Larson AA, Duke GE. (1983). Pharmacokinetics of gentamicin in birds of prey. *Am J Vet Res.* **44**, 1245–1247.

Black J, Calesnick B, Williams D, Weinstein M. (1963). Pharmacology of gentamicin, a new broad spectrum antibiotic. *Antimicrob Agents Chemother.* **3**, 138–147.

Black WD, Holt JD, Gentry RD. (1983). Pharmacokinetic study of neomycin in calves following intravenous and intramuscular administration. *Canad J Comparative Med.* **47**, 433–435.

Blantz RC. (1980). The glomerulus, passive filter or regulatory organ? *Klin Wochenschr.* **58**, 957–964.

Blaser J, Rieder H, Niederer P, Lu¨thy R. (1983). Biological variability of multiple dose pharmacokinetics of netilmicin in man. *Eur J Clin Pharmacol.* **24**, 359–406.

Blaser J, Simmon HP, Gonzenbach HR, Sonnabend W, Lüthy R. (1985). Aminoglycoside monitoring: timing of peak levels is critical. *Therap Drug Monitor.* **7**, 303–307.

Bloomfield RB, Brooks D, Vulliet R. (1997). The pharmacokinetics of a single intramuscular dose of amikacin in red-tailed hawks (*Buteo jamaicensis*). *J Zoo Wildl Med.* **28**, 55–61.

Bowman KF, Dix LP, Riond J-L, Riviere JE. (1986). Prediction of pharmacokinetic profiles of ampicillin sodium, gentamicin sulfate, and combination ampicillin sodium-gentamicin sulfate in serum and synovia of healthy horses. *Am J Vet Res.* **47**, 1590–1596.

Brashier MK, Geor RJ, Ames TR, O'Leary TP. (1998). Effect of intravenous calcium administration on gentamicin-induced nephrotoxicosis in ponies. *Am J Vet Res.* **59**, 1055–1062.

Brown MP, Stover SM, Kelly RH, Farver TB. (1981). Kanamycin sulfate in the horse: serum, synovial fluid, peritoneal fluid, and urine concentrations after single-dose intramuscular administration. *Am J Vet Res.* **42**, 1823–1825.

Brown SA, Barsanti JA, Crowell WA. (1985a). Gentamicin- associated acute renal failure in the dog. *J Am Vet Med Assoc.* **186**, 686–690.

Brown SA, Coppoc GL, Riviere JE. (1986a). Effects of dose and duration of therapy on gentamicin tissue residues in sheep. *Am J Vet Res.* **47**, 2373–2379.

Brown SA, Coppoc GL, Riviere JE, Anderson VL. (1986b). Dose-dependent pharmacokinetics of gentamicin in sheep. *Am J Vet Res.* **47**, 789–794.

Brown SA, Garry FB. (1988). Comparison of serum and renal gentamicin concentrations and fractional urinary excretion tests as indicators of nephrotoxicity. *J Vet Pharmacol Therap.* **11**, 330–337.

Brown SA, Nelson RW, Scott-Moncrieff C. (1991). Pharmacokinetics of gentamicin in diabetic dogs. *J Vet Pharmacol Therap.* **14**, 90–95.

Brown SA, Riviere JE. (1991). Comparative pharmacokinetics of aminoglycoside antibiotics. *J Vet Pharmacol Therap.* **14**, 1–35.

Brown SA, Riviere JE, Coppoc GL, Hinsman EJ, Carlton WW, Steckel RR. (1985b). Single intravenous and multiple intramuscular dose pharmacokinetics and tissue residue profile of gentamicin in sheep. *Am J Vet Res.* **47**, 69–74.

Burrows GE. (1979). *Gentamicin. J Am Vet Med Assoc.* **175**, 301–302.

Bush M, Locke D, Neal LA, Carpenter JW. (1981). Gentamicin tissue concentrations in various avian species following recommended dosage therapy. *Am J Vet Res.* **46**, 2114–2116.

Busse HJ, Wostmann C, Bakker EP. (1992). The bacterial action of streptomycin: Membrane permeabilization caused by the insertion of mistranslated proteins into the cytoplasmic membrane of *Escherichia coli* and subsequent caging of the antibiotic inside the cells due to degradation of these proteins. *J Gen Microbiol.* **138**, 551–561.

Cabana BE, Taggart JG. (1973). Comparative pharmacokinetics of BB-K8 and kanamycin in dogs and humans. *Antimicrob Agents Chemother.* **3**, 478–483.

Caligiuri R, Kollias GV, Jacobson E, McNab B, Clark CH, Wilson RC. (1990). The effects of ambient temperature on amikacin pharmacokinetics in gopher tortoises. *J Vet Pharmacol Therap.* **13**, 287–291.

Campbell BG, Bartholow S, Rosin E. (1996). Bacterial killing by use of once daily gentamicin dosage in guinea pigs with *Escherichia coli* infection. *Am J Vet Res.* **57**, 1627–1630.

Campbell BG, Rosin E. (1992). Optimal gentamicin dosage regimen in dogs (Abstr). *Vet Surg.* **21**, 385.

Carbon C, Contrepois A, Lamotte-Barrillon S. (1978). Comparative distribution of gentamicin, tobramycin, sisomicin, netilmicin, and amikacin in interstitial fluid in rabbits. *Antimicrob Agents Chemother.* **13**, 368–372.

Carli S, Montesissa C, Sonzogni O, Madonna M, Said-Faqi A. (1990). Comparative pharmacokinetics of amikacin sulphate in calves and sheep. *Res Vet Sci.* **48**, 231–234.

Chahwala SB, Harpur ES. (1982). An investigation of the effects of aminoglycoside antibiotics on Na-K ATPase as a possible mechanism of toxicity. *Res Commun Chem Pathol Pharmacol.* **35**, 63–78.

Chisholm GD, Calnan JS, Waterworth PM, Reis ND. (1968). Distribution of gentamicin in body fluids. *Br Med J.* **2**, 22–24.

Chiu PTS, Brown A, Miller G, Long JF. (1976). Renal extraction gentamicin in anesthetized dogs. *Antimicrob Agents Chemother.* **10**, 227–282.

Chiu PTS, Miller GH, Long JF, Waitz JA. (1979). Renal uptake and nephrotoxicity of gentamicin during urinary alkalinization in rats. *Clin Experim Pharmacol Physiol.* **6**, 317–326.

Christensen S, Ladefoged K, Frimodt-Moller N. (1997). Experience with once daily dosing of gentamicin: considerations regarding dosing and monitoring. *Chemotherapy.* **43**, 442–450.

Chung M, Costello R, Symchowicz S. (1980). Comparison of netilmicin and gentamicin pharmacokinetics in humans. *Antimicrob Agents Chemother.* **17**, 184–187.

Chung M, Parravicini L, Assael BM, Cavanna G, Radwanski E, Symchowicz S. (1982). Comparative pharmacokinetics of aminoglycoside antibiotics in guinea pigs. *Antimicrob Agents Chemother.* **10**, 1017–1021.

Clarke CR, Lochner FK, Bellamy J. (1992). Pharmacokinetics of gentamicin and antipyrine in the horse-effect of advancing age. *J Vet Pharmacol Therap.* **15**, 309–313.

Clarke CR, Short CR, Hsu R-C, Baggot JD. (1985). Pharmacokinetics of gentamicin in the calf: developmental changes. *Am J Vet Res.* **46**, 2461– 2466.

Clinical and Laboratory Standards Institute (CLSI). (2013). *Performance Standards for Antimicrobial Disk and Dilution Susceptibility Tests for Bacteria Isolated From Animals; Third Informational Supplement.* CLSI document VET01-S3. Wayne, PA, CLSI.

Clinical and Laboratory Standards Institute (CLSI). (2015). *Performance Standards for Antimicrobial Disk and Dilution Susceptibility Tests for Bacteria Isolated From Animals; Approved Standard Fourth Edition.* CLSI document VET01-A4. Wayne, PA, CLSI.

Cojocel C, Dociu N, Malta K, Sleight SD, Hook JB. (1983). Effects of aminoglycosides on glomerular permeability, tubular reabsorption, and intracellular catabolism of the cationic low-molecular weight protein lysozyme. *Toxicol Appl Pharmacol.* **68**, 96–109.

Cojocel C, Hook JB. (1983). Aminoglycoside nephrotoxicity. *Trends Pharmacol Sci.* **4**, 174–179.

Collier VU, Lictman PS, Mitch WE. (1979). Evidence for luminal uptake of gentamicin in the perfused rat kidney. *J Pharmacol Exp Ther.* **210**, 247–251.

Conzelman GM. (1980). Pharmacotherapeutics of aminoglycoside antibiotics. *J Am Vet Med Assoc.* **176**, 1078–1084.

Cowan RH, Jukkola AF, Arant BS. (1980). Pathophysiologic evidence of gentamicin nephrotoxicity in neonatal puppies. *Pediatric Res.* **14**, 1204–1211.

Cronin RE. (1979). Aminoglycoside nephrotoxicity, pathogenesis and nephotoxicity. *Clin Nephrol.* **11**, 251–256.

Cronin RE, Bulger RE, Southeru P, Henrich WL. (1980). Natural history of aminoglycoside nephotoxicity in the dog. *J Lab Clin Med.* **95**, 463–474.

Cronin R, Nix K, Ferguson E. (1982). Renal cortex ion composition and Na-K ATPase activity in early gentamicin nephrotoxicity. *Am J Physiol.* **242**, F477–F483.

Crowell NA, Divers TJ, Byars TD, Marshall AE, Nusbaum KE, Larsen L. (1981). Neomycin toxicosis in calves. *Am J Vet Res.* **42**, 29–34.

Cummings LE, Guthrie AJ, Harkins JD, Short CR. (1990). Pharmacokinetics of gentamicin in newborn to 30 day-old foals. *Am J Vet Res.* **51**, 1988–1992.

Cuppage FE, Setter K, Sullivan LP, Reitzes EJ, Meinykovych AD. (1977). Gentamicin nephrotoxicity 11: Physiological, biochemical and morphological effects of prolonged administration to rats. *Virchows Arch B.* **24**, 121–138.

Desrochers CS, Schacht J. (1982). Neomycin concentrations in inner ear tissues and other organs of the guinea pig after chronic drug administration. *Acta Otalarnygologica.* **93**, 233–236.

Drury AR. (1952). Evaluation of neomycin sulfate in treatment of bovine mastitis. *Vet Med.* **47**, 407–411.

Drusano GL, Ambrose PG, Bhavnani SM, Bertino JS, Nafzinger AN, Louie A. (2007). Back to the future: Using aminoglycosides again and how to use them optimally. *Clin Infect Dis.* **45**, 753–760.

Easter JL, Hague BA, Brumbaugh GW, Nguyen J, Chaffin MK, Honnas CM, Kemper DL. (1997). Effects of postoperative peritoneal lavage on pharmacokinetics of gentamicin in horses after celiotomy. *Am J Vet Res.* **58**, 1166–1170.

Elliott WC, Gilbert DN, DeFehr J, Bennett WM, McCarron DA. (1982). Protection from experimental gentamicin toxicity by dietary calcium loading. *Kidney Int.* **21**, 216.

Elsheikh HA, Osman LA, Ali BH. (1997). Comparative pharmacokinetics of ampicillin trihydrate, gentamicin sulphate and oxytetracycline hydrochloride in Nubian goats and desert sheep. *J Vet Pharmacol Therap.* **20**, 262–266.

Errecalde JO, Marino EL. (1990). A discriminatory study of pharmacokinetic models for intramuscular gentamicin in sheep. *Vet Res Commun.* **14**, 53–58.

Erskine J, Wilson RC, Riddell MG, Tyler W, Spears HJ. (1992). Intramammary administration of gentamicin as treatment for experimentally induced *Escherichia coli* mastitis in cows. *Am J Vet Res.* **53**, 375–381.

Eschbach JW, Adamson JW, Dennis MB. (1980). Physiologic studies in normal and uremic sheep 1: the experimental model. *Kidney Int.* **18**, 725–731.

Fabre J, Rudhardt M, Blanchard P, Regamey C. (1976). Persistence of sisomicin and gentamicin in renal cortex and medulla compared with other organs and serum of rats. *Kidney Int.* **10**, 444–449.

Feldman S, Josepovitz C, Scott M, Pastoriza E, Kaloyanides GJ. (1981). Inhibition of gentamicin uptake in rat kidney by polycations. *Kidney Int.* **19**, 222.

Feldman S, Wang MY, Kaloyanides GJ. (1982). Aminoglycosides induce a phosphaolipidosis in the renal cortex of the rat: an early manifestation of nephrotoxicity. *J Pharmacol Exp Ther.* **220**, 514–520.

Firth EC, Whittem T, Nouws JFM. (1993). Kanamycin concentrations in synovial fluid after intramuscular administration in the horse. *Aust Vet J.* **70**, 324–325.

Forsyth SF, Ilkiw JE, Hildebrand SV. (1990). Effect of gentamicin administration on the neuromuscular blockade induced by atracurium in cats. *Am J Vet Res.* **51**, 1675–1678.

Frazier DL, Aucoin DP, Riviere JE. (1988). Gentamicin pharmacokinetics and nephrotoxicity in naturally acquired and experimentally induced disease in dogs. *J Am Vet Med Assoc.* **192**, 57–63.

Frazier DL, Riviere JE. (1987). Gentamicin dosing strategies for dogs with subclinical renal dysfunction. *Antimicrob Agents Chemother.* **31**, 1929–1934.

Freeman CD, Nicolau DP, Belliveau PP, Nightingale CH. (1997). Once-daily dosing of aminoglycosides: review and recommendation for clinical practice. *J Antimicrob Chemother.* **39**, 677–686.

Fuentes VO, Gonzalez H, Sanchez V, Fuentes P, Rosiles R. (1997). The effect of neomycin on the kidney function of the horse. *J Vet Med.* **44**, 201–205.

Garg SK, Garg BD. (1989). Disposition kinetics and urinary excretion of gentamicin in buffalo bulls (*Bubalus bubalis*). *Vet Res Commun.* **13**, 331–337.

Garg SK, Verma SP, Garg BD. (1991a). Disposition kinetics of gentamicin in buffalo calves (*Bubalus bubalis*) following single intravenous administration. *J Vet Pharmacol Therap.* **14**, 335–340.

Garg SK, Verma SP, Garg BD. (1991b). Pharmacokinetics and urinary excretion of gentamicin in *Bubalus bubalis* calves following intramuscular administration. *Res Vet Sci.* **50**, 102–105.

Garg SK, Verma SP, Uppal RP. (1995). Pharmacokinetics of gentamicin following single-dose parenteral administration to goats. *Br Vet J.* **151**, 453–458.

Garry F, Chew DJ, Hoffsis GF. (1990a). Urinary indices of renal function in sheep with induced aminoglycoside nephrotoxicosis. *Am J Vet Res.* **51**, 420–427.

Garry F, Chew DJ, Hoffsis GF. (1990b). Enzymuria as an index of renal damage in sheep with induced aminoglycoside nephrotoxicosis. *Am J Vet Res.* **51**, 428–432.

Gemer O, Zaltztein E, Gorodischer R. (1983). Absorption of orally administered gentamicin in infants with diarrhea. *Pediatric Pharmacol.* **3**, 119–123.

Geor RJ, Papich MG. (2003). Once-daily aminoglycoside dosing regimens. In Robinson NE. (ed.), *Current Therapy in Equine Medicine*, 5th edn. Elsevier. 850–853.

Gerber AU, Craig WA, Brugger H-P, Feller C, Vastola AP, Brandel J. (1983). Impact of dosing intervals on activity of gentamicin and ticarcillin against *Pseudomonas aeruginosa* in granulocytopenic mice. *J Infect Dis.* **147**, 910–917.

Gerritsen MJ, Koopmans MJ, Dekker TCEM, De Jong MCM, Moerman A, Olyboek T. (1994). Effective treatment with dihydrostreptomycin of naturally infected cows shedding *Leptospira interrogans* serovar hardjo subtype hardjobovis. *Am J Vet Res.* **55**, 339– 343.

Gilman JM, Davis LE, Neff-Davis CA, Koritz GD, Baker GJ. (1987). Plasma concentrations of gentamicin after intramuscular or subcutaneous administration to horses. *J Vet Pharmacol Therap.* **10**, 101–103.

Giroux D, Sirois G, Martineau GP. (1995). Gentamicin pharmacokinetics in newborn and 42-day-old male piglets. *J Vet Pharmacol Therap.* **18**, 407–412.

Godber LM, Walker RD, Stein GE, Hauptman JG, Derksen FJ. (1995). Pharmacokinetics, nephrotoxicosis, and in vitro antibacterial activity associated with single versus multiple (three times) daily gentamicin treatments in horses. *Am J Vet Res.* **56**, 613–220.

Gold RM, Cohen ND, Lawhon SD. (2014). Amikacin resistance in *Staphylococcus pseudintermedius* isolated from dogs. *J Clin Micro.* **52**, 3641–3646.

Golenz MR, Wilson WD, Carlson GP, Craychee TJ, Mihaly JE, Knox L. (1994). Effect of route of administration and age on the pharmacokinetics of amikacin administered by the intravenous and intraosseous routes to 3- and 5-day-old foals. *Equine Vet J.* **26**, 367–373.

Gookin JL, Riviere JE, Gilger BC, Papich MG. (1999). Acute renal failure in four cats treated with paromomycin. *J Am Vet Med Assoc.* **215**, 1821–1823.

Grauer GF, Greco DS, Behrend EN, Mani I, Fettman MJ, Allen TA. (1995). Estimation of quantitative enzymuria in dogs with gentamicin-induced nephrotoxicosis using urine enzyme/creatinine ratios from spot urine samples. *J Vet Intern Med.* **9**, 324–327.

Grauer GF, Green DS, Behrend EN, Fettman MJ, Jaenke RS, Allen TA. (1994). Effects of dietary protein conditioning on gentamicin-induced nephrotoxicosis in healthy male dogs. *Am J Vet Res.* **55**, 90–97.

Green SL, Conlon PD, Mama K, Baird JD. (1992). Effects of hypoxia and azotaemia on the pharmacokinetics of amikacin in neonatal foals. *Equine Vet J.* **24**, 475–479.

Gronwall R, Brown MP, Clubb S. (1989). Pharmacokinetics of amikacin in African grey parrots. *Am J Vet Res.* **50**, 250–252.

Gyselynck AM, Forrey A, Cutler R. (1971). Pharmacokinetics of gentamicin distribution and plasma and renal clearance. *J Infect Dis.* **124S**, 70–76.

Haddad NS, Pedersoli WM, Ravis WR, Fazeli MH, Carson RL Jr. (1985a). Pharmacokinetics of gentamicin at steady-state in ponies: serum, urine, and endometrial concentrations. *Am J Vet Res.* **46**, 1268–1271.

Haddad NS, Pedersoli WM, Ravis WR, Fazeli MH, Carson RL Jr. (1985b). Combined pharmacokinetics of gentamicin in pony mares after a single intravenous and intramuscular administration. *Am J Vet Res.* **46**, 2004–2007.

Haddad NS, Ravis WR, Pedersoli WM, Carson RL Jr. (1986). Pharmacokinetics of single doses of gentamicin given by intravenous and intramuscular routes to lactating cows. *Am J Vet Res.* **47**, 808–813.

Haddad NS, Ravis WR, Pedersoli WM, Carson RL Jr. (1987). Pharmacokinetics and residues of gentamicin in lactating cows after multiple intramuscular doses are administered. *Am J Vet Res.* **48**, 21–27.

Hadi AA, Wasfi IA, Gadir FA, Amir MH, Bashir AK, Baggot JD. (1994). Pharmacokinetics of tobramycin in the camel. *J Vet Pharmacol Therap.* **17**, 48–51.

Hammond PB. (1953). Dihydrostreptomycin dose-serum level relationships in cattle. *J Am Vet Med Assoc.* **122**, 203–206.

Hauser G, Eichberg J. (1973). Improved conditions for the preservation and extraction of polyphosphoinositides. *Biochem Biophys Acta.* **326**, 201–209.

Holohan PD, Elliot WC, Grace E, Ross CR. (1987). Effect of parathyroid hormone on gentamicin plasma membrane binding and tissue accumulation. *J Pharmacol Exp Therap.* **243**, 893–986.

Horspool LJI, Taylor DJ, Mckellar QA. (1994). Plasma disposition of amikacin and interactions with gastrointestinal microflora in Equidae following intravenous and oral administration. *J Vet Pharmacol Therap.* **17**, 291–298.

Hottendorf GH, Gordon LL. (1980). Comparative low-dose nephrotoxicities of gentamicin, tobramycin, and amikacin. *Antimicrob Agents Chemother.* **18**, 176–181.

Hsu CH, Kurtz TW, Weller JM. (1977). In vitro uptake of gentamicin by rat renal cortical tissue. *Antimicrob Agents Chemother.* **19**, 192–194.

Huang SM, Huang YC, Chiou WL. (1979). Triexponential disposition pharmacokinetics of gentamicin in rabbits. *Res Commun Chem Pathol Pharmacol.* **26**, 115–127.

Huber WG. (1982). Aminoglycosides, macrolides, lincosamides, polymyxins, chloramphenicol, and antibacterial drugs. In Booth NH, McDonald LE. (eds), *Veterinary Pharmacology and Therapeutics*, 5th edn. Ames, Iowa State University Press. 748–756.

Hull JH, Hak LJ, Koch GG, Wargin WA, Chi SL, Mattocks AM. (1981). Influence of range of renal function and liver disease on the predictability of creatinine clearance. *Clin Pharmacol Ther.* **29**, 516–521.

Humes HD, Weinberg JM. (1980). Importance of membrane bound calcium on the hydroosmotic water flow response of ADH in toad urinary bladder. *Clin Res.* **28**, 449.

Humes HD, Weinberg JM, Knauss TC. (1982). Clinical and pathophysiologic aspects of aminoglycoside nephrotoxicity. *Am J Kidney Dis.* **2**, 5–29.

Hunter RP, Brown SA, Rollins JK, Nelligan DF. (1991). The effects of experimentally induced bronchopneumonia on the pharmacokinetics and tissue depletion of gentamicin in healthy and pneumonic calves. *J Vet Pharmacol Therap.* **14**, 276–292.

Itoh N, Okada H. (1993). Pharmacokinetics and potential use of gentamicin in budgerigars (*Melopsittacus undulatus*). *J Vet Med.* **40**, 194–199.

Jawetz E. (1984). Aminoglycosides and polymyxins. In Katzung BG. (ed.), *Basic and Clinical Pharmacology*, 2nd edn. Los Altos, CA, Lange Medical Publications. 538–545.

Jernigan AD, Hatch RC, Brown J, Crowell WA. (1988a). Pharmacokinetic and pathological evaluation of gentamicin in cats given a small intravenous dose repeatedly for 5 days. *Can J Vet Res.* **52**, 177–180.

Jernigan AD, Hatch RC, Wilson RC. (1988b). Pharmacokinetics of tobramycin in cats. *Am J Vet Res.* **49**, 608–612.

Jernigan AD, Hatch RC, Wilson RC, Brown J, Tulelr SM. (1988c). Pharmacokinetics of gentamicin in cats given *Escherichia coli* endotoxin. *Am J Vet Res.* **49**, 603–607.

Jernigan AD, Wilson RC, Hatch RC. (1988d). Pharmacokinetics of amikacin in cats. *Am J Vet Res.* **49**, 355–358.

Jernigan AD, Wilson RC, Hatch RC, Kemp DT. (1988e). Pharmacokinetics of gentamicin after intravenous, intramuscular, and subcutaneous administration in cats. *Am J Vet Res.* **49**, 32–35.

Johnson JG, Hardin TC. (1992). Aminoglycosides, imipenem, and aztreonam. *Clin Podiat Med Surg.* **9**, 443–464.

Johnson JH, Wolf AM, Johnson TL, Jensen J. (1993). Gentamicin toxicosis in a North American cougar. *J Am Vet Med Assoc.* **203**, 854–856.

Jones GF, Ward GE. (1990). Evaluation of systemic administration of gentamicin for treatment of coliform mastitis in cows. *J Am Vet Med Assoc.* **197**, 731–735.

Jones SL, Wilson WD, Milhalyi JE. (1998). Pharmacokinetics of gentamicin in healthy adult horses during intravenous fluid administration. *J Vet Pharmacol Therap.* **21**, 247–249.

Josepovitz C, Levine R, Farraggulla T, Lane B, Kaloyanides GJ. (1985). [3H]netilmicin binding constants and phospholipid composition of renal plasma membranes of normal and diabetic rats. *J Pharmacol Exp Therap.* **233**, 298–303.

Josepovitz C, Pastoriza-Munoz E, Timmerman D, Scott M, Feldman S, Kaloyanides GJ. (1982). Inhibition of gentamicin uptake in rat renal cortex in vivo by aminoglycosides and organic polycations. *J Pharmacol Exp Therap.* **223**, 314–321.

Just M, Habermann E. (1977). The renal handling of polybasic drugs II: in vitro studies with brush border and lysosomal preparations. *Naunyn Schmiedebergs Arch Pharmacol.* **300**, 67–76.

Kaloyanides GJ, Pastoriza-Munoz E. (1980). Aminoglycoside nephrotoxicity. *Kidney Int.* **18**, 571–582.

Karachalios GN, Houpas P, Tziviskou E, Papalimneou V, Georgiou A, Karachaliou I, Halkiadake D. (1998). Prospective randomized study of once-daily versus twice-daily amikacin regimens in patients with systemic infections. *Internat J Clin Pharmacol Therap.* **36**, 561–564.

Katzung BG. (1984). Introduction. In Katzung BG. (ed.), *Basic and Clinical Pharmacology*, 2nd edn. Los Altos, CA, Lange Medical Publications. 2.

Kluwe WM, Hook JB. (1978a). Analysis of gentamicin uptake by rat renal cortical slices. *Toxicol Appl Pharmacol.* **45**, 531–539.

Kluwe WM, Hook JB. (1978b). Functional nephrotoxicity of gentamicin in the rat. *Toxicol Appl Pharmacol.* **45**, 163–175.

Knauss TC, Weinberg JM, Humes UD. (1983). Alterations in renal cortical phospholipid content induced by gentamicin, time course, specificity, and subcellular localization. *Am J Physiol.* **244F**, 535–536.

Kuhar MJ, Mak LI, Lietman PS. (1979). Autoradiographic localization of 3H gentamicin in the proximal renal tubules of mice. *Antimicrob Agents Chemother.* **15**, 131–133.

Kunin CM. (1970). Binding of antibiotics to tissue homogenates. *J Infect Dis.* **121**, 55–64.

Lancini G, Parenti F (eds). (1982). *Antibiotics: An Integrated View.* New York, Marcel Dekker. 169–196.

Lanvers-Kaminsky C, Zehnhoff-Dinnesen AA, Parfitt R, Ciarimboli G. (2017). Drug-induced ototoxicity: mechanisms, pharmacogenetics, and protective strategies. *Clin Pharm Therap.* **101**, 491–500.

Lashev LD, Mihailov R. (1994). Pharmacokinetics of apramycin in Japanese quails. *J Vet Pharmacol Therap.* **17**, 394–395.

Lashev LD, Pashov DA, Marinkov TN. (1992). Interspecies differences in the pharmacokinetics of kanamycin and apramycin. *Vet Res Commun.* **16**, 293–300.

Laurent G, Carlier MB, Rollman B, Van Hoof F, Tulkens P. (1982). Mechanisms of aminoglycoside-induced lysosomal phospholipidosis, in vitro and in vivo studies with gentamicin and amikacin. *Biochem Pharmacol.* **31**, 3861–3870.

LeCompte J, Dumont L, DuSouich P, LeLorier J. (1981). Effect of water deprivation and rehydration on gentamicin disposition in the rat. *J Pharmacol Exp Therap.* **218**, 231–236.

Lee MG, Chen M-L, Huang S-M, Chiou WL. (1981). Pharmacokinetics of drugs in blood I: unusual distribution of gentamicin. *Biopharm Drug Dispos.* **2**, 89–97.

Leitner F, Price KE. (1982). Aminoglycosides under development. In Whelton A, Neu HC. (eds), *The Aminoglycosides: Microbiology, Clinical Use and Toxicology.* New York, Marcel Dekker. 29–64.

Lelievre-Pegorier M, Sagly R, Meulemans A, Merlet-Benichou C. (1985). Kinetics of gentamicin in plasma of nonpregnant, pregnant, and fetal guinea pigs and its distribution in fetal tissues. *Antimicrob Agents Chemother.* **28**, 565–569.

Ling GV, Conzelman GM, Franti CE, Ruby AL. (1981). Urine concentrations of gentamicin, tobramycin, amikacin, and kanamycin after subcutaneous administration to healthy dogs. *Am J Vet Res.* **42**, 1792–1974.

Ling GV, Ruby AL. (1979). Gentamicin for treatment of resistant urinary tract infections in dogs. *J Am Vet Med Assoc.* **175**, 480–481.

Lipsky JJ, Cheng L, Sacktor B, Lietman PS. (1980). Gentamicin uptake by renal tubule brush border membrane vesicles. *J Pharmacol Exp Ther.* **215**, 390–393.

Lipsky JJ, Lietman PS. (1980). Neomycin inhibition of adenosine triphosphatase, evidence for a neomycin-phospholipid interaction. *Antimicrob Agents Chemother.* **18**, 532–535.

Lipsky JJ, Lietman PS. (1982). Aminoglycoside inhibition of a renal phosphatidylinositol phospholipase C. *J Pharmacol Exp Ther.* **220**, 287–292.

Luft FC, Bloch R, Sloan RS, Yum MN, Costello R, Maxwell DR. (1978). Comparative nephrotoxicity of aminoglycoside antibiotics in rats. *J Infect Dis.* **138**, 541–545.

Luft FC, Evan AP. (1980a). Comparative effects of tobramycin and gentamicin on glomerular ultrastructure. *J Infect Dis.* **142**, 910–914.

Luft FC, Evan AP. (1980b). Glomerular filtration barrier in aminoglycoside induced nephrotoxic acute renal failure. *Renal Physiol.* **3**, 265–271.

Luft FC, Kleit SA. (1974). Renal parenchymal accumulation of aminoglycoside antibiotics in rats. *J Infect Dis.* **130**, 656–659.

Luft FC, Patel V, Yum MN, Patel B, Kleit SA. (1975). Experimental aminoglycoside nephrotoxicity. *J Lab Clin Med.* **86**, 213–220.

Lullmann H, Vollmer B. (1982). An interaction of aminoglycoside antibiotics with Ca binding to lipid monolayers and to biomembranes. *Biochem Pharmacol.* **31**, 3769–3773.

Mader DR, Conzelman GM Jr, Baggot JD. (1985). Effects of ambient temperature on the half-life and dosage regimen of amikacin in the gopher snake. *J Am Vet Med Assoc.* **187**, 1134–1136.

Magdesian KG, Hogan PM, Cohen ND, Brumbaugh GW, Bernard WV. (1998). Pharmacokinetics of a high dose of gentamicin administered intravenously or intramuscularly to horses. *J Am Vet Med Assoc.* **213**, 1007–1011.

Maglio D, Nightingale CH, Nicolau DP. (2002). Extended interval aminoglycoside dosing: from concept to clinic. *Int J Antimicrobial Agents.* **19**, 341–348.

Mann HJ, Fuhs DW, Awang R, Ndemo FA, Cerra FB. (1987). Altered aminoglycoside pharmacokinetics in critically ill patients with sepsis. *Clin Pharmacol.* **6**, 148–153.

Martin T, Papich M, Riviere JE. (1998). Population pharmacokinetics of gentamicin in horses. *Am J Vet Res.* **59**, 1589–1598.

Martin-Jimenez T, Riviere JE. (2001). Mixed effects modeling of the disposition of gentamicin across domestic animal species. *J Vet Pharmacol Therap.* **24**, 321–332.

Martin T, Riviere JE. (1998). Population pharmacokinetics in veterinary medicine: potential uses for therapeutic drug monitoring and prediction of tissue residues. *J Vet Pharmacol Therap.* **21**, 167–189.

Mazze RI. (1981). Methoxyflurane nephropathy. In Hook JB. (ed.), *Toxicology of the Kidney.* New York, Raven Press. 135–149.

McNeil JS, Jackson B, Nelson L, Butkas DE. (1983). The role of prostaglandins in gentamicin induced nephrotoxicity in the dog. *Nephron.* **33**, 202–207.

Mealey KL, Boothe DM. (1994). Nephrotoxicosis associated with topical administration of gentamicin in a cat. *J Am Vet Med Assoc.* **204**, 1919–1921.

Meisner H. (1981). Effect of gentamicin on the subcellular distribution of renal beta-N-acetylglucosaminidase activity. *Biochem Pharmacol.* **30**, 2949–2952.

Mercer HD, Rollins KD, Garth MA, Carter GC. (1971). A residue study and comparison of penicillin and dihydrostreptomycin concentration in cattle. *J Am Vet Med Assoc.* **158**, 776–779.

Miller SM, Matthews NS, Mealey KL, Taylor TS, Brumbaugh GW. (1994). Pharmacokinetics of gentamicin in mammoth asses. *J Vet Pharmacol Therap.* **17**, 403–406.

Miranda JC, Schimmel MS, Mimms GM, Spinelli W, Driscoll JM, James LS, Rosen TS. (1984). Gentamicin absorption during prophylactic use for necrotizing enterocolitis. *Dev Pharmacol Therap.* **7**, 303–306.

Mitchell CJ, Bullock S, Ross BD. (1977). Renal handling of gentamicin and other antibiotics by the isolated perfused rat kidney, mechanisms of nephrotoxicity. *J Antimicrob Chemother.* **3**, 593–600.

Morin JP, Viotte G, Vandewalle A, Van Hoof F, Tulkens P, Fillastre JP. (1980). Gentamicin-induced nephrotoxicity, a cell biology approach. *Kidney Int.* **18**, 583–590.

Morin JP, Viotte G, Van Hoof F, Tulkens P, Godin M, Fillastre JP. (1981). Functional, biochemical and morphological events related to gentamicin therapy in rats. *Drugs Exp Clin Res.* **7**, 345–348.

Murphey ED, Santschi EM, Papich MG. (1999). Regional intravenous perfusion of the distal limb of horses with amikacin sulfate. *J Vet Pharmacol Therap.* **22**, 68–71.

Nagabhusban TL, Miller GH, Weinstein MJ. (1982). Structure-activity relationships in aminoglycoside-aminocyclitol antibiotics. In Whelton A, Neu HC. (eds), *The Aminoglycosides: Microbiology, Clinical Use and Toxicology.* New York, Marcel Dekker. 3–27

Newman JC, Prange T, Jennings S, Barlow BM, Davis JL. (2013). Pharmacokinetics of tobramycin following intravenous, intramuscular, and intra-articular administration in healthy horses. *J Vet Pharmacol Therap.* **36**, 532–541.

Nostrandt AC, Pedersoli WM, Marshall AE, Ravis WR, Robertson BT. (1991). Ototoxic potential of gentamicin in ponies. *Am J Vet Res.* **52**, 494–498.

Nouws JFM, Ziv G. (1978). Tissue distribution and residues of benzylpenicillin and aminoglycoside antibiotics in emergency-slaughtered ruminants. *Tijdschr Diergeneeskd.* **102**, 140–151.

Ogden L, Wilson RC, Clark CH, Colby ED. (1995). Pharmacokinetics of gentamicin in rabbits. *J Vet Pharmacol Therap.* **18**, 156–159.

Orsini JA, Park MI, Spencer PA. (1996). Tissue and serum concentrations of amikacin after intramuscular and intrauterine administration to mares in estrus. *Can Vet J.* **37**, 157–160.

Orsini JA, Soma LR, Rourke JE, Park M. (1985). Pharmacokinetics of amikacin in the horse following intravenous and intramuscular administration. *J Vet Pharmacol Therap.* **8**, 194–201.

Oukessou M, Toutain PL. (1992). Effect of dietary nitrogen intake on gentamicin disposition in sheep. *J Vet Pharmacol Therap.* **15**, 416–420.

Pastoriza-Munoz E, Bowman RL, Kaloyanides GJ. (1979). Renal tubular transport of gentamicin in the rat. *Kidney Int.* **16**, 440–450.

Pastoriza-Munoz E, Josepovitz C, Ramsammy L, Kaloyanides GJ. (1987). Renal handling of netilmicin in the rat with streptozotocin-induced diabetes mellitus. *J Pharmacol Exp Therap.* **241**, 166–173.

Pattyn VM, Verpooten GA, Guiliano RA, Aheng F, DeBroe ME. (1988). Effect of hyperfiltration, proteinuria and diabetes mellitus on the uptake kinetics of gentamicin in the kidney cortex of rats. *J Pharmacol Exp Therap.* **244**, 694–698.

Pechere JC, Dugal RD. (1979). Clinical pharmacokinetics of aminoglycoside antibiotics. *Clin Pharmacokinet.* **4**, 170–199.

Pedersoli WM, Belmonte AA, Purohit RC, Ravis WR. (1980). Pharmacokinetics of gentamicin in the horse. *Am J Vet Res.* **41**, 351–354.

Pedersoli WM, Fazeli MH, Haddad NS, Ravis WR, Carson RL, Jr. (1985). Endometrial and serum gentamicin concentrations in pony mares given repeated intrauterine infusions. *Am J Vet Res.* **46**, 1025–1028.

Pedersoli WM, Jackson J, Frobish RA. (1995). Depletion of gentamicin in the milk of Holstein cows after single and repeated intramammary and parenteral treatments. *J Vet Pharmacol Therap.* **18**, 457–463.

Pedersoli WM, Ravis WR, Askins DR. (1990). Pharmacokinetics of single-dose intravenous and intramuscular administration of gentamicin in roosters. *Am J Vet Res.* **51**, 286–289.

Pedersoli WM, Ravis WR, Askins DR, Krista LM, Spano JS, Whitesides JF, Tolbert DS. (1989). Pharmacokinetics of single doses of gentamicin given intravenously and intramuscularly to turkeys. *J Vet Pharmacol Therap.* **12**, 124–132.

Pedersoli WM, Ravis WR, Jackson J, Shaikh B. (1994). Disposition and bioavailability of neomycin in Holstein calves. *J Vet Pharmacol Therap.* **17**, 5–11.

Pennington JE, Dale DC, Reynolds HY, MacLowry JD. (1975). Gentamicin sulfate pharmacokinetics: lower levels of gentamicin in blood during fever. *J Infect Dis.* **132**, 270–275.

Pickerell JA, Oehme FW, Cash WC. (1993). Ototoxicity in dogs and cats. *Sem Vet Med Surg Small Anim.* **8**, 42–49.

Poli A, Sozzi S, Guidi G, Bandinelli Mancianti F. (1997). Comparison of aminosidine (paromomycin) and sodium stibogluconate for treatment of canine leishmaniasis. *Vet Parasitol.* **71**, 263–271.

Powell S, Thompson WL, Luthe MA, Stern RC, Grossniklaus DA, Bloxham DD, Groden DL, Jacobs MR, DiScenna AO, Cash HA, Klinger JD. (1983). Once-daily vs. continuous aminoglycoside dosing, efficacy, and toxicity in animal and clinical studies of gentamicin, netilmicin and tobramycin. *J Infect Dis.* **147**, 918–932.

Prescott JF, Baggot JD. (1988). *Antimicrobial Therapy in Veterinary Medicine.* Boston, Blackwell Scientific Publications.

Ramsammy LS, Josepovitz C, Jones D, Ling K.-Y, Lane BP, Kaloyanides GJ. (1987). Induction of nephrotoxicity by high doses of gentamicin in diabetic rats. *Proc Soc Exper Biol Med.* **186**, 306–312.

Ramsay EC, Vulliet R. (1993). Pharmacokinetic properties of gentamicin and amikacin in the cockatiel. *Avian Dis.* **37**, 628–634.

Riond J-L, Dix LP, Riviere JE. (1986). Influence of thyroid function on the pharmacokinetics of gentamicin in pigs. *Am J Vet Res.* **47**, 2142–2146.

Riond J-L, Riviere JE. (1988). Multiple intravenous dose pharmacokinetics and residue depletion profile of gentamicin in pigs. *J Vet Pharmacol Therap.* **11**, 210–214.

Ristuccia AM. (1984). *Aminoglycosides.* In Ristuccia AM, Cunha BA. (eds), *Antimicrobial Therapy.* New York, Raven Press. 305–328.

Rivers BJ, Walter PA, O'Brien TD, King VL, Polzin DJ. (1996). Evaluation of urine gamma-glutamyl transpeptidase-to-creatinine ratio as a diagnostic tool in an experimental model of aminoglycoside-induced acute renal failure in the dog. *J Am Animal Hosp Assoc.* **32**, 323–336.

Riviere JE. (1982). The aminoglycosides. In Johnston DE. (ed.), *The Bristol Veterinary Handbook of Antimicrobial Therapy.* Syracuse, Veterinary Learning Systems. 186–189.

Riviere JE. (1985). Aminoglycoside-induced toxic nephropathy. In Ash SR, Thornhill SA. (eds), *CRC Handbook of Animal Models of Renal Failure.* Boca Raton, FL, CRC Press. 145–182.

Riviere JE, Carver MP. (1984). Effects of familial hypothyroidism and subtotal nephrectomy on gentamicin pharmacokinetics in Beagle dogs. *Chemotherapy.* **30**, 216–220.

Riviere JE, Coppoc GL. (1981a). Pharmacokinetics of gentamicin in the juvenile dog. *Am J Vet Res.* **42**, 1621–1623.

Riviere JE, Coppoc GL. (1981b). Determination of cerebrospinal fluid gentamicin in the Beagle using an indwelling cerebral ventricular cannula. *Chemotherapy.* **27**, 309–312.

Riviere JE, Coppoc GL, Hinsman EJ, Carlton WW, Traver DS. (1983). Species-dependent gentamicin pharmacokinetics and nephrotoxicity in the young horse. *Fund Appl Toxicol.* **3**, 448–457.

Riviere JE, Craigmill AL, Sundlof SF. (1990). *Handbook of Comparative Pharmacokinetics and Tissue Residues of Veterinary Antimicrobial Drugs.* Boca Raton, FL, CRC Press.

Riviere JE, Hinsman EJ, Coppoc GL, Carlton WW. (1981a). Single dose gentamicin nephrotoxicity in the dog: Early functional and ultrastructural changes. *Res Commun Chem Pathol Pharmacol.* **33**, 403–418.

Riviere JE, Martin T, Sundlof S, Craigmill AL. (1997). Interspecies allometric analysis of the comparative pharmacokinetics of 44 drugs across veterinary and laboratory species. *J Vet Pharmacol Therap.* **20**, 453–463.

Riviere JE, Silver GR, Coppoc GL, Richardson RC. (1981b). Gentamicin aerosol therapy in 18 dogs: failure to induce detectable serum concentrations of the drug. *J Am Vet Med Assoc.* **179**, 166–168.

Riviere JE, Traver DS, Coppoc GL. (1982). Gentamicin toxic nephropathy in horses with disseminated bacterial infection. *J Am Vet Med Assoc.* **180**, 648–651.

Rodvold KA, Danziger LH, Quinn JP. (1997). Single daily doses of aminoglycosides. *Lancet.* **350**, 1412.

Rolf LL, Setzer MD, Walker JL. (1986). Pharmacokinetics and tissue residues in channel catfish, *Ictalurus pluctatus*, given intracardiac and intramuscular injections of gentamicin sulfate. *Vet Human Toxicol.* **28** (Suppl. 1), 25–30.

Rollins LD, Teske RH, Condon RJ, Carter GG. (1972). Serum penicillin and dihydrostreptomycin concentrations in horses after intramuscular administration of selected preparations containing those antibiotics. *J Am Vet Med Assoc.* **161**, 490–493.

Ross LA, Finco DR. (1981). Relationship of selected clinical renal function tests to glomerular filtration rate and renal blood flow in cats. *Am J Vet Res.* **42**, 1704–1710.

Ross M, Parker RA, Elliot WC. (1980). Gentamicin induced resistance to ADH stimulated water flow in the toad bladder explained by drug induced pH changes. *Clin Res.* **28**, 46–64.

Rossier Y, Divers TJ, Sweeney RWW. (1995). Variations in urinary gamma glutamyl transferase/urinary creatinine ratio in horses with or without pleuropneumonia treated with gentamicin. *Equine Vet J.* **27**, 217–220.

Rubin J, Walker RD, Blickenstaff K, Bodeis-Jones S, Zhao S. (2008). Antimicrobial resistance and genetic characterization of fluoroquinolone resistance of *Pseudomonas aeruginosa* isolated from canine infections. *Vet Microbiol.* **131**, 164–172.

Rubio-Martinez LM, Cruz AM. (2006). Antimicrobial regional limb perfusion in horses. *J Am Vet Med Assoc.* **228**, 706–712.

Ryden R, Moore BJ. (1977). The in vitro activity of apramycin, a new aminocyclitol antibiotic. *J Antimicrob Chemother.* **3**, 609–613.

Salazar DE, Schentag JJ, Corcoran GB. (1992). Obesity as a risk factor in drug-induced organ injury: toxicokinetics of gentamicin in the obese overfed rat. *Drug Metabol Dispos.* **20**, 402–406.

Sande MA, Mandell GL. (1985). Antimicrobial agents: the aminoglycosides. In Gilman AG, Goodman LS, Rall TW, Murad F. (eds), *The Pharmacological Basis of Therapeutics*, 7th edn. New York, Macmillan. 1157–1169.

Santschi EM, Papich MG. (2000). Pharmacokinetics of gentamicin in mares in late pregnancy and early lactation. *J Vet Pharmacol Therap.* **23**, 359–363.

Sastrasinh M, Knauss TC, Weinberg JM, Humes HD. (1982a). Identification of the aminoglycoside binding site in rat renal brush border membranes. *J Pharmacol Exp Therap.* **222**, 350–355.

Sastrasinh M, Weinberg JM, Humes HD. (1982b). Effect of gentamicin on calcium uptake by renal mitochondria. *Life Sci.* **26**, 2309–2315.

Schacht J. (1978). Purification of polyphosphoinositides by chromatography on immobilized neomycin. *J Lipid Res.* **19**, 1063–1067.

Schacht J. (1979). Isolation of an aminoglycoside receptor from guinea pig inner ear tissues and kidney. *Arch Otorhinolaryngol.* **224**, 129–134.

Schentag JJ, Jusko WJ. (1977). Renal clearance and tissue accumulation of gentamicin. *Clin Pharmacol Therap.* **22**, 364–370.

Schentag JJ, Jusko WJ, Plaut ME, Cumbo TJ, Vance JW, Abrutyn E. (1977a). Tissue persistence of gentamicin in man. *J Am Vet Med Assoc.* **238**, 327–329.

Schentag JJ, Jusko WJ, Vance JW, Cumbo TJ, Abrutyn E, DeLattre M, Gerbracht LM. (1977b). Gentamicin disposition and tissue accumulation on multiple dosing. *J Pharmacokin Biopharm.* **5**, 559–579.

Schentag JJ, Lasezkay G, Cumbo TJ, Plaut ME, Jusko WJ. (1978). Accumulation pharmacokinetics of tobramycin. *Antimicrob Agents Chemother.* **13**, 649–656.

Schumacher J, Wilson RC, Spano JS, Hammond LS, McGuire J, Duran SH, Kemppainene RJ, Hughes FE. (1991). Effect of diet on gentamicin-induced nephrotoxicosis in horses. *Am J Vet Res.* **52**, 1274–1278.

Senckjian HO, Knight TF, Weinman EJ. (1981). Micropuncture study of the handling of gentamicin by the rat kidney. *Kidney Int.* **19**, 416–423.

Setzer MD. (1985). Pharmacokinetics of gentamicin in channel fish (*Ictalurus punctatus*). *Am J Vet Res.* **46**, 2558–2561.

Sheth AV, Senckjian HO, Babino H, Knight TF, Weinman EJ. (1981). Renal handling of gentamicin by the Munich-Wistar rat. *Am J Physiol.* **241F**, 645–648.

Shille VM, Brown MP, Gronwall R, Hock H. (1985). Amikacin sulfate in the cat: serum, urine, and uterine tissue concentrations. *Theriogenology.* **23**, 829–839.

Short CR, Hardy ML, Clarke CR, Taylor W, Baggot JD. (1986). The nephrotoxic potential of gentamicin in the cat: a pharmacokinetic and histopathologic investigation. *J Vet Pharmacol Therap.* **9**, 325–329.

Siddique IH, Loken KI, Hoyt HH. (1965). Concentrations of neomycin, dihydrostreptomycin and polymyxin in milk after intramuscular or intramammary administration. *J Am Vet Med Assoc.* **146**, 594–599.

Silverblatt FJ. (1982). Autoradiographic studies of intracellular aminoglycoside disposition in the kidney. In Whelton A, Neu HC. (eds), *The Aminoglycosides: Microbiology, Clinical Use, and Toxicology.* New York, Marcel Dekker. 223–233.

Silverblatt FJ, Kuehn C. (1979). Autoradiography of gentamicin uptake by the rat proximal tubule cell. *Kidney Int.* **15**, 335–345.

Silverman M, Mahon W. (1979). Gentamicin interaction in vivo with luminal and antiluminal nephron surfaces of dog kidney. *Am Soc Nephrol.* **12**, 89A.

Simmons CF Jr, Bogusky RT, Humes HD. (1980). Inhibitory effects of gentamicin on renal mitochondria oxidative phosphorylation. *J Pharmacol Exp Ther.* **214**, 709–715.

Sketris I, Lesar T, Zaske DE, Cipolle RJ. (1981). Effect of obesity on gentamicin pharmacokinetics. *J Clin Pharmacol.* **21**, 288–293.

Smeltzer BD, Schwartzman MS, Bertino JS Jr. (1988). Amikacin pharmacokinetics during continuous peritoneal dialysis. *Antimicrob Agents Chemother.* **32**, 236–240.

Sojka JE, Brown SA. (1986). Pharmacokinetic adjustment of gentamicin dosing in horses with sepsis. *J Am Vet Med Assoc.* **189**, 784–789.

Souliere CR, Goodman DBP, Appel GB. (1978). Gentamicin selectively inhibits antidiuretic hormone induced water flow in the toad urinary bladder. *Kidney Int.* **14**, 733.

Strain GM, Merchant SR, Neer TM, Tedford BL. (1995). Ototoxicity assessment of a gentamicin sulfate otic preparation in dogs. *Am J Vet Res.* **56**, 532–538.

Strausbaugh LJ, Brinker GS. (1983). Effect of osmotic blood-brain disruption on gentamicin penetration into the cerebrospinal fluid and brain of normal rats. *Antimicrob Agents Chemother.* **24**, 147–150.

Streppa HK, Singer MJ, Budsberg SC. (2001). Applications of local antimicrobial delivery systems in veterinary medicine. *J Am Vet Med Assoc.* **219**, 40–48.

Swann JD, Ulrich R, Acosta D. (1990). Lack of changes in cytosolic ionized calcium in primary cultures of rat kidney cortical cells exposed to cytotoxic concentrations of gentamicin. *Toxicol Appl Pharmacol.* **106**, 38–47.

Sweeney RW, Divers TJ, Rossier Y. (1992). Disposition of gentamicin administered intravenously to horses with sepsis. *J Am Vet Med Assoc.* **200**, 503–506.

Takahashi Y, Kido Y, Naoi M, Kokue E.-I. (1985). The serial biopsy technique for estimation of drug residue in calf kidney using gentamicin as a model drug. *Japn J Vet Sci.* **47**, 179–183.

Teixeira RB, Kelley J, Alpert H, Pardo V, Vaamonde CA. (1982). Complete protection from gentamicin-induced acute renal failure in the diabetes mellitus rat. *Kidney Int.* **21**, 600–612.

Tobin T. (1979). Pharmacology review: streptomycin, gentamicin and the aminoglycoside antibiotics. *J Equine Med Surg.* **4**, 206–212.

Tointon MM, Job ML, Pletier TT, Murphy JE, Ward ES. (1987). Alterations in aminoglycoside volume of distribution in patients below ideal body weight. *Clin Pharmacy.* **6**, 160–162.

Trnovec T, Bezek S, Kállay Z, Durisová M, Navarová J. (1984). Non-linear accumulation of gentamicin in guinea-pig kidney. *J Antimicrob Ther.* **14**, 543–548.

Tudor RA, Papich MG, Redding WR. (1999). Gentamicin disposition and dosage determination of once daily administration of gentamicin sulfate in horses after abdominal surgery. *J Am Vet Med Assoc.* **215**, 503–506.

Tulkens P, Trouet A. (1978). The uptake and intracellular accumulation of aminoglycoside antibiotics in lysosomes of cultured rat fibroblasts. *Biochem Pharmacol.* **27**, 415–424.

Vaamonde CA, Bier RT, Guovea W, Alpert H, Kelley J, Pardo V. (1984). Effect of duration of diabetes on the protection observed in the diabetic rat against gentamicin-induced acute renal failure. *Mineral Electrolyte Metab.* **10**, 209–216.

Vandewalle A, Farman N, Morin JP, Fillastre JP, Liatt PY, Bonvalet JP. (1981). Gentamicin incorporation along the nephron, autoradiographic study on isolated tubules. *Kidney Int.* **19**, 529–539.

Waitz JA, Moss EL, Weinstein MJ. (1971). Aspects of the chronic toxicity of gentamicin sulfate in cats. *J Infect Dis.* **124S**, 125–129.

Weinberg JM, Harding PG, Humes HD. (1980). Mechanisms of gentamicin induced dysfunction of renal cortical mitochrondria II: effects on mitochondrial monovalent cation transport. *Arch Biochem Biophys.* **205**, 232–239.

Weinberg JM, Humes BD. (1980). Mechanisms of gentamicin induced dysfunction of renal cortical mitochondria I: effects on mitochondrial respiration. *Arch Biochem Biophys.* **205**, 222–231.

Weinberg JM, Simmons CF Jr, Humes HD. (1990). Alterations of mitochondrial respiration induced by aminoglycoside antibiotics. *Res Commun Chem Pathol Pharmacol.* **27**, 521–531.

Weisman D, Herrig J, McWeeny O. (1982). Tissue distribution of gentamicin in lambs: effect of postnatal age and acute hypoxemia. *Devel Pharmacol Therap.* **5**, 194–206.

Welles JS, Emmerson JL, Gibson WR, Nickander R, Owen NV, Anderson RC. (1973). Preclinical toxicology studies with tobramycin. *Toxicol Appl Pharmacol.* **25**, 398–409.

Whitehair KJ, Blevins TL, Fessler JF, Van Sickle DC, White MR, Bill RP. (1992a). Regional perfusion of the equine carpus for antibiotic delivery. *Vet Surg.* **21**, 279–285.

Whitehair KJ, Bowersock TL, Blevins WE, Fessler JF, White MR, Van Sickle DC. (1992b). Regional limb perfusion for antibiotic treatment of experimentally induced septic arthritis. *Vet Surg.* **21**, 367–373.

Whittem T, Firth EC, Hodge H, Turner K. (1996). Pharmacokinetic interactions between repeated dose phenylbutazone and gentamicin in the horse. *J Vet Pharmacol Therap.* **19**, 454–459.

Wichtel MG, Breuhaus BA, Aucoin D. (1992). Relation between pharmacokinetics of amikacin sulfate and sepsis score in clinically normal and hospitalized neonatal foals. *J Am Vet Med Assoc.* **200**, 1339–1343.

Williams PD, Holohan PD, Ross CR. (1981a). Gentamicin nephrotoxicity I: acute biochemical correlates in rats. *Toxicol Appl Pharmacol.* **61**, 234–242.

Williams PD, Holohan PD, Ross CR. (1981b). Gentamicin nephrotoxicity II: plasma membrane changes. *Toxicol Appl Pharmacol.* **61**, 243–251.

Williams PD, Hottendorf GH. (1985). Inhibition of renal membrane binding and nephrotoxicity of gentamicin by polysaparagine and polyaspartic acid in the rat. *Res Commun Chem Pathol Pharmacol.* **47**, 317–320.

Williams PD, Hottendorf GH. (1986). [3H]Gentamicin uptake in brush border and basolateral membrane vesicles from rat kidney cortex. *Biochem Pharmacol.* **35**, 2253–2256.

Wilson RC, Duran SH, Horton CR Jr, Wright LC. (1989). Bioavailability of gentamicin in dogs after intramuscular or subcutaneous injections. *Am J Vet Res.* **50**, 1748–1750.

Wilson RC, Goetsch DD, Huber TL. (1984). Influence of endotoxin-induced fever on the pharmacokinetics of gentamicin in ewes. *Am J Vet Res.* **45**, 2495–2497.

Wilson RC, Moore JN, Eakle N. (1983). Gentamicin pharmacokinetics in horses given small doses of *Escherichia coli* endotoxin. *Am J Vet Res.* **44**, 1746–1749.

Wilson RC, Whelan SC, Coulter DB, Mahaffey EA, Mahaffey MB, Huber TL. (1981). Kinetics of gentamicin after intravenous, intramuscular, and intratracheal administration in sheep. *Am J Vet Res.* **42**, 1901–1904.

Wright LC, Horton CR, Jernigan AD, Wilson RC, Clark CH. (1991). Pharmacokinetics of gentamicin after intravenous and subcutaneous injection in obese cats. *J Vet Pharmacol Therap.* **14**, 96–100.

Yates RA, Mitchard M, Wise R. (1978). Disposition studies with amikacin after rapid intravenous and intramuscular administration to human volunteers. *J Antimicrob Chemother.* **4**, 335–341.

Zaske DE. (1980). Aminoglycosides. In Evans WE, Schentag JJ, Jusko WJ. (eds), *Applied Pharmacokinetics and Therapeutics.* San Francisco, Applied Therapeutics Inc. 210–239.

Zaske DE, Cipolle RJ, Rotschafer JC, Solem LD, Mosier NR, Strate RG. (1982). Gentamicin pharmacokinetics in 1,640 patients: method for control of serum concentrations. *Antimicrob Agents Chemother.* **21**, 407–411.

Ziv G. (1977). Comparative clinical pharmacology of amikacin and kanamycin in dairy calves. *Am J Vet Res.* **38**, 337–340.

Ziv G, Bor A, Soback S, Elad D, Nouws JFM. (1985). Clinical pharmacology of apramycin in calves. *J Vet Pharmacol Therap.* **8**, 95–104.

Ziv G, Kurtz B, Risenberg R, Glickman A. (1995). Serum and milk concentrations of apramycin in lactating cows, ewes and goats. *J Vet Pharmacol Therap.* **18**, 346–351.

Ziv G, Nouws JFM, Van Ginneken CAM. (1982). The pharmacokinetics and tissue levels of polymyxin B, colistin, and gentamicin in calves. *J Vet Pharmacol Therap.* **5**, 45–58.

Ziv G, Sulman FG. (1974). Distribution of aminoglycoside antibiotics in blood and milk. *Res Vet Sci.* **17**, 68–71.

CAPÍTULO 36

Cloranfenicol e Derivados, Macrolídios, Lincosamidas e Antimicrobianos Diversos

Mark G. Papich

Os fármacos listados neste capítulo não requerem um capítulo separado e são incluídos em conjunto, uma vez que apresentam uso estrito em medicina veterinária. Eles apresentam algumas características em comum – por exemplo, inibem a síntese de proteínas em bactérias (com macrolídios, lincosamidas e cloranfenicol atuando em sítios similares) e apresentam algumas características farmacocinéticas similares.

Alguns desses fármacos não são mais tão comuns nem estão tão disponíveis quanto em anos anteriores. Os fármacos mais antigos deram lugar a novos derivados, e sua discussão foi abreviada nesta edição do livro. Edições mais antigas podem ser consultadas para informações históricas mais detalhadas.

CLORANFENICOL

Características químicas

O cloranfenicol quimicamente é D-(-)treo-1-p-nitrol-fenil-2-dicloroacetamido 1,3-propanediol (Figura 36.1), tem pK$_a$ de 5,5 e foi isolado inicialmente do microrganismo do solo *Streptomyces venezuelae* em 1947. O cloranfenicol usado atualmente é fabricado de modo sintético. Esse fármaco é ligeiramente solúvel em água e é livremente solúvel em propilenoglicol e solventes orgânicos. O cloranfenicol é um antibiótico de amplo espectro, que inibe microrganismos gram-positivos e gram-negativos, bactérias aeróbias e anaeróbias, e muitos microrganismos intracelulares. Ele apresenta três grupos funcionais que determinam amplamente sua atividade biológica: o grupo *p*-nitrofenol, o grupo dicloroacetil e o grupo alcoólico no terceiro carbono da cadeia propanediol (Yunis, 1988). A substituição do grupo *p*-NO$_2$ por um substituto metilsulfonil (HC$_3$-SO$_2$) produz tianfenicol e uma alteração substancial na atividade biológica, enquanto a modificação do grupo propanediol pela adição de um átomo de flúor produz o florfenicol. Ambos são discutidos em mais detalhes nos itens "Tianfenicol" e "Florfenicol". A perda associada do grupo dicloroacetil resulta na perda da atividade biológica (Yunis, 1988; Hird e Knifton, 1986).

Após a descoberta do cloranfenicol em 1947, ele foi de uso popular durante algumas décadas, mas foi substituído gradualmente por alternativas mais seguras. A formulação para pequenos animais é aprovada pela FDA, mas não é comercializada ativamente. O uso do cloranfenicol diminuiu nos anos 1970 e 1980, uma vez que outros fármacos ativos mais seguros se tornaram disponíveis. Atualmente, o cloranfenicol tem ressurgido na medicina de animais de companhia. Bactérias resistentes a múltiplos fármacos, particularmente *Staphylococcus* spp. resistentes à meticilina, normalmente são suscetíveis ao cloranfenicol, e esse é um dos fármacos selecionados com maior frequência para uso por veterinários de pequenos animais (Papich, 2012; Bryan *et al.*, 2012; Frank e Loeffler, 2012). *Enterococcus* spp. resistentes a antibióticos com frequência também são suscetíveis. O cloranfenicol tem

a desvantagem de margem de segurança estreita em cães e gatos, e da necessidade de administração frequente em cães para manter concentrações adequadas (administração oral 3 ou 4 vezes/dia). Essas desvantagens ainda existem, mas a atividade do cloranfenicol contra bactérias (p. ex., estafilococos) que são resistentes a outros fármacos orais levou ao aumento no uso do cloranfenicol nos últimos anos.

Formulações do fármaco

Muitas formulações foram removidas do mercado comercial, uma vez que o cloranfenicol não é mais amplamente utilizado em humanos. O cloranfenicol tem aprovação pela FDA para uso em cães, e está disponível em comprimidos de 100, 250 e 500 mg. A suspensão oral de palmitato de cloranfenicol raramente está disponível. O cloranfenicol não é solúvel, e formulações injetáveis incluem ésteres tais como succinato, palmitato, glicinato ou undecilenato. Existe também uma formulação com propilenoglicol. Nenhuma das formulações injetáveis é usada atualmente. Embora o cloranfenicol seja pobremente solúvel (< 5 mg/mℓ), a baixa solubilidade não interfere na absorção oral. O cloranfenicol é absorvido por via oral (VO) com ou sem alimentos (exceto por algumas formulações em gatos). Comprimidos e cápsulas apresentam absorção oral similar em cães. Formulações tópicas de cloranfenicol eram empregadas para uso ótico e oftálmico, mas as formulações para uso ótico foram substituídas por formas mais recentes que contêm florfenicol.

Mecanismo de ação

O cloranfenicol inibe a síntese de proteínas. Sua atividade biológica é decorrente da interferência com a atividade da peptidiltransferase na subunidade ribossômica 50S, que é próxima ao local de ação dos antibióticos macrolídios e pelos quais pode haver competição (Yunis, 1988). Em razão da interação com a peptidiltransferase, não ocorre a ligação ao substrato aminoácido, e a formação da ligação peptídica é inibida. O cloranfenicol afeta a síntese de proteínas pelos mamíferos em algum grau, especialmente a síntese proteica mitocondrial. Os ribossomos mitocondriais de mamíferos apresentam forte semelhança com os ribossomos bacterianos (ambos são 70S), com a mitocôndria da medula óssea sendo especialmente suscetível. A administração prolongada a animais foi associada à supressão da medula óssea dose-dependente, especialmente em gatos (Watson, 1980).

A ação do cloranfenicol (e do florfenicol) é considerada bacteriostática, e não bactericida (Maaland *et al.*, 2015). Existem exemplos isolados nos quais foram observados efeitos bactericidas, mas o cloranfenicol e fármacos similares normalmente se comportam como agentes bacteriostáticos, e a concentração do fármaco em animais deve ser mantida acima da CIM por tanto tempo quanto possível durante o intervalo entre doses.

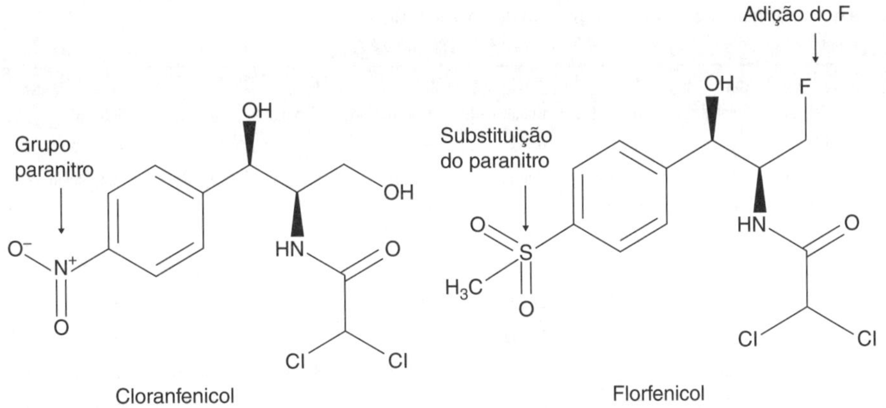

Figura 36.1 A estrutura química do cloranfenicol e as modificações para formar o florfenicol.

Espectro de atividade

O cloranfenicol apresenta amplo espectro de atividade. Ele é ativo contra *Staphylococcus pseudintermedius, S. aureus*, estreptococos e algumas bactérias gram-negativas, tais como *Pasteurella multocida, Mannheimia haemolytica* e *Histophilus somni. Escherichia coli, Proteus* spp. e *Salmonella* spp. podem ser suscetíveis, mas a resistência pode ocorrer em muitas bactérias gram-negativas, especialmente Enterobacteriaceae. Uma razão para o aumento do uso do cloranfenicol – especialmente em cães – é que ele mantém a atividade contra *Staphylococcus pseudintermedius*, incluindo estirpes resistentes à meticilina (Perreten *et al.*, 2010). Entretanto, a resistência por estafilococos pode ocorrer em razão da administração repetida. Bactérias anaeróbias, *Mycoplasma* spp. e muitas Rickettsiae também são suscetíveis. O Clinical Laboratory Standards Institute (CLSI, 2015) aprovou o ponto crítico de suscetibilidade ≤ 4 μg/mℓ para estreptococos e ≤ 8 μg/mℓ para outros microrganismos (Watts *et al.*, 1999).

Resistência bacteriana

Foram descritos quatro mecanismos de resistência ao cloranfenicol (Yunis, 1988; Schwarz *et al.*, 2004). O mais importante é mediado por plasmídeos em razão da presença da enzima cloranfenicol acetiltransferase, que catalisa a reação que causa inativação enzimática pela acetilação do fármaco. Isso pode ocorrer através de tipos diferentes de cloranfenicol acetiltransferases (Schwarz *et al.*, 2004). É menos provável que as acetiltransferases que causam resistência ao cloranfenicol afetem o florfenicol, tornando o florfenicol mais ativo contra alguns patógenos (discutidos no item *Florfenicol*). Outros mecanismos de resistência incluem sistemas de efluxo, inativação por fosfotransferases, redução da permeabilidade da parede celular bacteriana, alteração da capacidade de ligação da subunidade ribossômica 50S e inativação por nitrorredutases.

Farmacocinética

Absorção e distribuição

Os parâmetros farmacocinéticos do cloranfenicol foram estudados em muitas espécies animais e são resumidas nas Tabelas 36.1 e 36.2. O cloranfenicol é bem absorvido em animais, tanto por via oral quanto parenteral, com poucas exceções notáveis entre espécies. As meias-vidas plasmáticas variam, de 0,9 h em pôneis a 5,1 h em gatos (Davis *et al.*, 1972). Gatos em

jejum apresentaram diferenças na absorção entre comprimidos de cloranfenicol e a suspensão de palmitato de cloranfenicol (Watson, 1992). A formulação líquida apresentou menor disponibilidade sistêmica do fármaco, indicando que é necessária a hidrólise da forma palmitato, e que existe risco maior de falha do fármaco quando a suspensão de palmitato é usada para tratar gatos doentes que também não estão se alimentando. Em ruminantes, a microflora presente nos pré-estômagos tende a metabolizar o cloranfenicol mais rápido do que ele pode ser absorvido, tornando o cloranfenicol administrado por VO pouco útil em ruminantes. Esse ponto é relevante, uma vez que a administração de cloranfenicol em animais de produção nos EUA atualmente é ilegal (assunto discutido em mais detalhes no Capítulo 55). Na maioria dos animais, 30 a 46% do cloranfenicol se liga às proteínas plasmáticas, deixando grande parte do fármaco na forma livre ativa. O cloranfenicol é amplamente distribuído para muitos tecidos do corpo em razão do seu estado não ionizado e da alta lipofilicidade, permitindo que ele atravesse bicamadas lipídicas facilmente. O volume de distribuição (Vd) é tipicamente maior que 1,0 ℓ/kg, e foi mensurado em 1 a 2,5 ℓ/kg (Tabelas 36.1 e 36.2). O cloranfenicol alcança concentrações suficientes na maioria dos tecidos do corpo, incluindo os olhos, sistema nervoso central (SNC), coração, pulmões, próstata, saliva, fígado, baço, entre outros (Ambrose, 1984; Hird e Knifton, 1986). As concentrações de cloranfenicol no líquido cefalorraquidiano (LCE) são aproximadamente 50% da concentração plasmática correspondente. O cloranfenicol também pode atravessar a barreira placentária em animais gestantes, e pode se difundir para o leite de animais lactantes.

Metabolismo e excreção

O cloranfenicol é metabolizado pelo fígado após absorção para a circulação sistêmica. Um dos maiores inconvenientes da administração de cloranfenicol é a depuração metabólica rápida, produzindo meias-vidas curtas em muitas espécies e a necessidade de administração frequente. Conforme mostrado na Tabela 36.1 para cães, a meia-vida curta se traduz na necessidade de administração 3 vezes/dia. Em equinos, em razão da taxa de eliminação rápida, concentrações em líquidos teciduais persistem por apenas 3 h após administração por via intravenosa (IV) de succinato sódico de cloranfenicol (Brown *et al.*, 1984). A glicuronidação de fase II é a principal via de biotransformação hepática do cloranfenicol, com o metabólito principal sendo o cloranfenicol glicuronida. Poucos produtos de hidrólise

Tabela 36.1 Farmacocinética do cloranfenicol em cães (compilação de nove estudos).

		Conjunto de dados									Média	DP
		1	2	3	4	5	6	7	8	9		
Raça		Mestiça	Beagle	Ghound	Grande porte	Pequeno porte	Ghound	Ghound	Ghound	Ghound		
n		4	6	6	6	6	4	5	4	6		
Formulação (50 mg/kg)		cápsula	cápsula	cápsula	cápsula	cápsula	cápsula	cápsula	comprimido	cápsula		
Taxa de eliminação	1/h	0,42	0,52	0,40	0,18	0,54	0,14	0,23	0,22	0,40	0,34	0,15
Meia-vida	h	1,64	1,35	1,75	3,85	1,29	4,82	2,99	3,19	1,75	2,51	1,25
$T_{MÁX}$	h	4,00	2,00	3,00	3,00	1,50	2,00	3,00	1,50	3,00	2,56	0,85
$C_{MÁX}$	µg/mℓ	16,70	19,65	18,60	27,50	20,00	16,50	18,50	23,80	18,60	19,98	3,54
ASC	h*µg/mℓ	97,79	69,85	109,91	191,15	82,44	89,52	114,95	110,62	109,91	108,46	34,51
V/F	mℓ/kg	1.212,94	1.389,17	1.149,22	1.454,03	1.124,29	3.884,62	1.874,17	2.081,52	1.149,22	1.702,13	886,07
Cl/F	mℓ/h/kg	511,33	715,87	454,90	261,57	606,47	558,53	434,95	451,99	454,90	494,50	126,82
TMR	h	4,63	3,00	4,28	5,94	3,42	5,73	5,75	5,43	4,28	4,72	1,07

Ghound: Greyhound; $T_{MÁX}$: tempo para o pico de concentração; $C_{MÁX}$: pico de concentração; ASC: área sob a curva; V/F: volume de distribuição por fração absorvida por via oral; Cl/F: depuração por fração absorvida; TMR: tempo de residência médio; DP: desvio-padrão.
Conjunto de dados: (1) Eads, 1952; (2) Mercer, 1971; (3, 4, 5) Watson, 1974; (6) Watson, 1972a; (7) Watson, 1972b; (8) Watson e McDonald, 1976; (9) Watson, 1973.

também foram identificados. Gatos excretam o cloranfenicol mais lentamente do que outros animais, talvez em razão da deficiência de algumas enzimas glicuronidase nessa espécie. Um relato em gatos indica que 25% da dose total de cloranfenicol é excretada na urina na forma ativa, quando comparado a 6% em cães (Hird e Knifton, 1986). A maior parte do cloranfenicol absorvido (aproximadamente 80%) é excretada na urina como metabólitos inativos por secreção tubular.

O efeito da idade sobre a depuração do cloranfenicol é inconsistente. Bezerros apresentaram diferenças quando comparados a bovinos mais velhos, mas isso provavelmente é irrelevante, uma vez que o cloranfenicol não deve ser usado em animais de produção (Burrows *et al.*, 1984). Brumbaugh *et al.* (1983) verificaram que a eliminação e o Vd não diferiram entre equinos neonatos e adultos. A biodisponibilidade em potros foi de 83%, com meia-vida oral de 2,54 h.

Reações adversas e precauções

Supressão de medula óssea foi a reação adversa mais importante associada à administração de cloranfenicol em humanos. Lesões de medula óssea pela ingestão de cloranfenicol apresenta duas formas (Yunis, 1988). O primeiro tipo é o mais comum, e envolve supressão relacionada à dose da série precursora eritroide da medula óssea. Essa intoxicação é reversível. Evidências sugerem que essa supressão de medula óssea é o resultado da supressão da síntese de proteína mitocondrial nas células da medula óssea. Nas células da medula óssea ocorre vacuolização das células precursoras das séries mieloide e eritroide e inibição das unidades formadoras de colônia eritroide e granulocítica (IARC, 1976, 1990). Tanto em cães quanto em gatos, a ocorrência da supressão dose-dependente da medula óssea é possível. Entretanto, os sinais de toxicidade são revertidos quando o tratamento com cloranfenicol é interrompido.

O segundo tipo de intoxicação da medula óssea, a anemia aplásica, foi descrita em humanos, mas não em animais. Em humanos, esse evento é raro e independe da dose e da duração do tratamento. Essa toxicidade resulta em aplasia da medula óssea, caracterizada principalmente por pancitopenia profunda e persistente. A anemia aplásica ocorre em aproximadamente 1:10 mil a 1:45 mil humanos que recebem cloranfenicol. Parece que o grupo paranitro da molécula de cloranfenicol é responsável por essa forma mais grave de toxicidade da medula

óssea (Figura 36.1). O grupo paranitro passa por nitrorredução, levando à produção de nitrosocloranfenicol e outros intermediários tóxicos, o que deflagra a lesão de células-tronco em humanos (IARC, 1976, 1990; Yunis, 1988). A modificação da molécula para eliminar o grupo paranitro e produzir tianfenicol ou florfenicol reduz o risco de anemia aplásica associada ao cloranfenicol (Figura 36.1).

A anemia aplásica induzida pelo cloranfenicol em humanos é importante do ponto de vista dos resíduos em produtos de origem animal. Se o cloranfenicol for usado para tratar infecções em animais de produção, é possível que baixas concentrações de cloranfenicol no leite, carne e outros tecidos comestíveis de animais sejam consumidos por humanos e causem anemia aplásica em indivíduos suscetíveis. Os resíduos de cloranfenicol são conhecidos por persistirem por períodos longos em animais de produção (Korsrud *et al.*, 1987). Ainda que a quantidade consumida seja pequena, reações que podem ocorrer em humanos não dependem da dose. Portanto, existe risco de saúde pública em indivíduos que consomem esses produtos. Por essas e outras razões, o uso de cloranfenicol em animais de produção foi banido nos EUA. Os riscos do uso do cloranfenicol em animais de produção também foram revisados por outros autores (Settepani, 1984; Lacey, 1984).

Foram observadas outras reações adversas causadas pelo cloranfenicol em animais, uma vez que, nos últimos anos, o fármaco tem sido mais usado para tratar bactérias resistentes aos fármacos. Animais jovens e gatos são sensíveis à intoxicação em razão do prejuízo às vias de glicuronidação. Gatos que receberam 60 e 120 mg/kg/dia, PO, a cada 8 h por 21 e 14 dias (respectivamente) apresentaram sinais clínicos de depressão, desidratação, diminuição da ingestão de líquidos, perda de peso, êmese e diarreia. Hipoplasia da medula óssea também foi documentada associada à pancitopenia (Watson, 1980). Outros pesquisadores (Penny *et al.*, 1967, 1970) administraram 50 mg/kg/dia intramuscular (IM) em gatos, e os animais apresentaram depressão acentuada e inapetência no sétimo dia de administração, alterações graves na medula óssea no dia 14 e se tornaram extremamente doentes no dia 21.

Distúrbios gastrintestinais estão entre os mais comuns em cães (Short *et al.*, 2014; Bryan *et al.*, 2012). Cães podem apresentar eventos como vômito, diarreia, anorexia, sialorreia, engasgos ou qualquer combinação desses sinais clínicos. Esses tendem a

Tabela 36.2 Parâmetros farmacocinéticos selecionados de cloranfenicol em animais.

Espécie	Dose (mg/kg)	Via	Formulação	Meia-vida (h)	Volume de distribuição (ℓ/kg)	Comentários	Referências
Gatos	22	IV	Base	5,1	2,36	Dissolvido em solução aquosa a 50% de N,N,di-metilacetamida	Davis et al., 1972
Ovinos	30	IV	Base	1,702	0,691		Dagorn et al., 1990
	30	SC	Base	17,93	NA		Dagorn et al., 1990
	30	IM	Base	2,71	NA		Dagorn et al., 1990
Suínos adultos	22	IV	Base	1,3	1,05	Dissolvido em solução aquosa a 50% de N,N,di-metilacetamida	Davis et al., 1972
Leitões	25	IV	Base	12,7	0,9411	Leitões normais	Martin e Wiese, 1988
	25	IV	Base	17,2	0,9549	Leitões privados de colostro	Martin e Wiese, 1988
Caprinos	25	IV	Succinato	1,22	1,683	Animais afebris	Kume e Garg, 1986
	25	IV	Succinato	1,29	1,962	Animais febris	Kume e Garg, 1986
	25	IM	Succinato	1,46	3,019	Animais afebris	Kume e Garg, 1986
	25	IM	Succinato	1,45	2,769	Animais febris	Kume e Garg, 1986
	22	IV	Base	2,0	1,33	Dissolvido em solução aquosa a 50% de N,N,di-metilacetamida	Davis et al., 1972
	10	IV	Succinato	1,47	0,312	Animais normais	Abdullah e Baggot, 1986
Caprinos	10	IV	Succinato	3,97	0,287	Animais em jejum	Abdullah e Baggot, 1986
	22	IV	Base	2,0	1,33	Dissolvido em solução aquosa a 50% de N,N,di-metilacetamida	Davis et al., 1972
	10	IV	Succinato	1,47	0,312	Animais normais	Abdullah e Baggot, 1986
	10	IV	Succinato	3,97	0,287	Animais em jejum	Abdullah e Baggot, 1986
Bovinos	40	IV	Base	2,81	0,351		Sanders et al., 1988
	90	IM	Base	1,345	NA	2 doses com 48 h de intervalo	Sanders et al., 1988
	90	SC	Base	1,153	NA	2 doses com 48 h de intervalo	Sanders et al., 1988
Bezerros	30	IV	Base	3,98	1,208	Idade não relatada; peso médio de 73 kg	Guillot e Sanders, 1991
Bezerros de 1 dia de vida	25	IV	Base em veículo PG	7,56	1,031		Burrows et al., 1983
Bezerros de 7 dias de idade	25	IV	Base em veículo PG	5,96	0,808		Burrows et al., 1983
Bezerros de 14 dias de idade	25	IV	Base em veículo PG	4,0	0,903		Burrows et al., 1983
Bezerros de 28 dias de idade	25	IV	Base em veículo PG	3,69	0,69		Burrows et al., 1983
Bezerros de 9 meses de idade	25	IV	Base em veículo PG	2,47	1,38		Burrows et al., 1983
Equinos	22	IV	Base em veículo PG	0,51 a 0,78	0,86 a 1,26		Varma et al., 1987
Pôneis	22	IV	Base	0,9	1,02	Dissolvido em solução aquosa a 50% de N,N,di-metilacetamida	Davis et al., 1972
Potros							
1 dia de idade	25	IV	Succinato	5,29	1,1		Adamson et al., 1991
3 dias de idade	25	IV	Succinato	1,35	0,759		Adamson et al., 1991
7 dias de idade	25	IV	Succinato	0,61	0,491		Adamson et al., 1991
14 dias de idade	25	IV	Succinato	0,51	0,426		Adamson et al., 1991
42 dias de idade	25	IV	Succinato	0,34	0,362		Adamson et al., 1991
1 a 9 dias de idade	50	IV	Succinato	0,95	1,6	Após suspensão oral administrada por via oral, disponibilidade foi de 83% e meia-vida de 2,54 h	Brumbaugh et al., 1983
Coelhos	100	IV	Succinato	1,1575	NA		Mayers et al., 1991
Galinhas	20	IV	Succinato	8,32	0,24	Animais normais	Atef et al., 1991a
	20	IV	Succinato	26,21	0,3	Animais infectados por E. coli	Atef et al., 1991a
	20	IM	Succinato	7,84	0,44		Atef et al., 1991a
	20	PO	Succinato	8,26	0,41		Atef et al., 1991a

NA: dados não disponíveis; PG: propilenoglicol.

se resolver quando a administração do fármaco é interrompida. Esses efeitos podem ser relacionados à lesão do trato gastrintestinal, uma vez que a administração oral resultou em lesão da mucosa intestinal e diarreia em bezerros e reduziu a absorção de glicose (Rollin *et al.*, 1986). Outra questão que surgiu uma vez que o cloranfenicol começou a ser usado com maior frequência foi a neuropatia periférica. Em um relato, essa reação adversa foi quase tão comum quanto os problemas gastrintestinais (Short *et al.*, 2014). Sinais que podem ser observados são ataxia, fraqueza de membros pélvicos, problemas para se manter em posição quadrupedal e/ou saltar ou tremores dos membros pélvicos. Acredita-se que isso seja causado por neuropatia periférica, mas o mecanismo celular não é conhecido. Um estudo microscópico em três cães (Kuroda *et al.*, 1974) identificou alterações degenerativas em nervos periféricos. Indicações de relatos anedóticos apontam que cães de raças de grande porte podem estar sob maior risco de neuropatia. A maioria dos cães se recuperou quando a administração do fármaco foi interrompida.

Interações medicamentosas

O cloranfenicol é um inibidor das enzimas de metabolização de fármacos citocromo P450 (CYP). A especificidade da enzima não foi completamente caracterizada, mas existem evidências de que uma das enzimas inibidas é a CYP2B11 canina (Martinez *et al.*, 2013). Entre os substratos de fármaco que podem ser afetados pela inibição causada pelo cloranfenicol estão anticonvulsivantes (p. ex., fenobarbital), propofol, benzodiazepínicos e outros anestésicos. Por exemplo, cloranfenicol afeta de forma significativa o metabolismo da metadona em cães (KuKanich e KuKanich, 2015).

Uso clínico

A dose aprovada pela FDA para cães é de 55,5 mg/kg VO, a cada 6 h. Essa dose provavelmente irá aumentar o risco de reações adversas, e a dose clínica mais comum baseada em estudos farmacocinéticos e evidências de eficácia é de 50 mg/kg, a cada 8 h VO. O cloranfenicol tem sido usado para tratamento de uma ampla gama de infecções microbianas suscetíveis, excluindo aquelas causadas por salmonelas, bactérias intra e extracelulares, riquétsias e micoplasmas, infecções oftálmicas e infecções do SNC, além de infecções decorrentes de microrganismos anaeróbios (IARC, 1976, 1990). Uma das razões para essa popularidade é a alta lipofilicidade. O cloranfenicol penetra imediatamente nas células, sendo ativo contra bactérias intracelulares. Ele pode penetrar em tecidos que em outras circunstâncias são difíceis de tratar, tais como SNC, que será discutido adiante. Um estudo mostrou que o cloranfenicol foi tão efetivo para o tratamento da febre das Montanhas Rochosas (doença do carrapato) em cães quanto enrofloxacino e tetraciclinas (Breitschwerdt *et al.*, 1990). O cloranfenicol foi usado para tratar infecções causadas por *Staphylococcus* spp., estreptococos, *Brucella* spp., *Pasteurella* spp., *E. coli*, *Proteus* spp., *Salmonella* spp., *Bacillus anthracis*, *Arcanobacterium* (*Trueperella*) *pyogenes*, *Erysipelothrix rhusiopathiae* e *Klebsiella pneumoniae*. Ele é consistentemente ativo contra bactérias anaeróbias.

Esse fármaco foi sugerido para o tratamento de infecções do SNC (encefalite, meningite), pois é capaz de atravessar a barreira hematencefálica inflamada ou não inflamada e atingir concentrações terapêuticas no LCE e no cérebro. Apesar das razões para o seu uso, alguns especialistas sugeriram que, uma vez que o cloranfenicol é meramente bacteriostático contra patógenos gram-negativos e, em situações normais, não há fagócitos ou imunoglobulinas no LCE, o cloranfenicol não é adequado ao tratamento de infecções graves do SNC (Rahal e Simberkoff, 1979).

O cloranfenicol alcança concentrações altas no olho quando administrado sistemicamente ou após aplicação tópica na córnea, e é útil para o tratamento de conjuntivite bacteriana suscetível, panoftalmite, endoftalmite e doenças bacterianas da córnea (Conner e Gupta, 1973). Formulações tópicas não estão imediatamente disponíveis em razão do risco de anemia aplásica (discutida no item *Reações adversas e precauções*), que pode ser causada por exposição tópica.

O cloranfenicol tem sido usado para tratar infecções bacterianas do trato respiratório em razão da melhor penetração da barreira hematobrônquica para as secreções respiratórias e líquido respiratório do que antibióticos mais polares ou menos lipofílicos. As infecções respiratórias em equinos, cães, gatos e animais exóticos estão entre os usos do cloranfenicol oral.

O cloranfenicol está entre os poucos fármacos que podem ser administrados com segurança por VO a equinos. Ele apresenta absorção sistêmica moderada de 21 a 40% (Gronwall *et al.*, 1986) e não apresenta reações adversas graves do trato digestório equino. Para tratamento em equinos, comprimidos ou cápsulas são misturados a veículos tais como melado ou xarope de milho para facilitar a administração oral. O cloranfenicol foi administrado a equinos para tratamento de infecções respiratórias, pleurite, infecção do SNC e infecção articular. Uma vez que existem outros fármacos disponíveis, ele é considerado com maior frequência como uma opção quando as bactérias são resistentes a outros antibióticos. As doses recomendadas são baseadas em estudos farmacocinéticos específicos em adultos e potros (Gronwall *et al.*, 1986; Brumbaugh *et al.*, 1983).

O cloranfenicol foi administrado a animais exóticos – especialmente répteis e anfíbios – para tratar muitos tipos de infecção (Clark *et al.*, 1985); embora o florfenicol (ver o item *Florfenicol*) tenha substituído alguns desses usos. Avaliou-se a administração de cloranfenicol em 15 espécies de aves, e os investigadores concluíram que, após injeções IM de 50 mg/kg, o cloranfenicol produziria concentrações adequadas para tratar bactérias suscetíveis por 8 a 12 h, exceto em pombos, araras e agapórnis, uma vez que concentrações efetivas não poderiam ser alcançadas nessas aves (Clark *et al.*, 1982). Entretanto, a absorção oral foi baixa, e essa via de administração foi desencorajada em todas as aves.

DERIVADOS DO CLORANFENICOL

O banimento do uso de cloranfenicol em animais de produção em meados dos anos 1980 deixou uma lacuna no arsenal veterinário de fármacos antimicrobianos efetivos. Uma vez que a anemia aplásica idiossincrática é associada à presença do grupo paranitro na molécula de cloranfenicol, foram feitas tentativas de modificar a estrutura do cloranfenicol para manter seu amplo espectro de atividade antimicrobiana e, simultaneamente, eliminar a indução de anemia aplásica em humanos. Os compostos sintetizados na tentativa de atingir esses objetivos foram tianfenicol e florfenicol. O tianfenicol não é aprovado nos EUA e será discutido aqui apenas de forma breve. Entretanto, o florfenicol foi aprovado para uso em suínos, bovinos e peixes (em alguns países) e foi efetivo para o tratamento de várias infecções, especialmente doença respiratória bovina em bovinos e doença respiratória suína em suínos criados para consumo humano.

Tianfenicol

O tianfenicol é um análogo estrutural semissintético do cloranfenicol. Ele não está disponível na América do Norte, portanto, toda a experiência foi aprendida a partir de estudos de pesquisa ou uso em outros países. A principal diferença estrutural entre o cloranfenicol e o tianfenicol é que o grupo paranitrofenol foi substituído pela estrutura metil sulfonil (Figura 36.1). Os mecanismos de ação e espectro são similares aos do cloranfenicol. Entretanto, suas diferenças estruturais resultam em diferentes propriedades farmacocinéticas e potência menor. O tianfenicol é mais hidrossolúvel e menos lipossolúvel e, portanto, se difunde de forma mais lenta através das membranas lipídicas. Ele não é metabolizado a uma extensão significativa no fígado (Ferrari *et al.*, 1974), e grande parte da dose é excretada na urina como um composto ativo inalterado (Yunis, 1988; Lavy *et al.*, 1991a; Gamez *et al.*, 1992). A resistência ao tianfenicol também é similar à do cloranfenicol – com acetilação bacteriana da molécula do tianfenicol – mas a uma taxa aproximadamente 50% menor do que a do cloranfenicol.

Poucos estudos farmacocinéticos foram realizados em animais de produção, mas a farmacocinética do tianfenicol foi estudada em vitelos (Gamez *et al.*, 1992) e em cabras em lactação (Lavy *et al.*, 1991a). Ambos os estudos verificaram que o tianfenicol apresenta grande volume de distribuição e é rapidamente eliminado na urina. Em cães, o tianfenicol apresenta meia-vida de 1,7 h e volume de distribuição de 0,66 ℓ/kg (Castells *et al.*, 1998). Em cães, a injeção de tianfenicol foi bem absorvida, com disponibilidade de 97%, mas a meia-vida terminal foi mais longa (5,6 h), sugerindo liberação lenta a partir do local de injeção.

O tianfenicol é considerado menos tóxico do que o cloranfenicol; ainda assim, a supressão reversível da medula óssea foi relatada em humanos. Entretanto, milhões de pessoas foram tratadas com tianfenicol em países nos quais ele é aprovado, sem relatos que relacionem seu uso à anemia aplásica (Adams *et al.*, 1987). Em um estudo da toxicidade do tianfenicol em coelhos (Kaltwasser *et al.*, 1974), nenhuma alteração atribuída ao tianfenicol foi notada em eritrócitos, reticulócitos ou parâmetros relacionados ao ferro plasmático após tratamento de longo prazo de até 90 mg/kg/dia.

Florfenicol

O florfenicol é relacionado estruturalmente ao tianfenicol; entretanto, o florfenicol contém um flúor na posição do carbono 3' (Figura 36.1). A substituição pela molécula de flúor nessa posição também reduz o número de sítios disponíveis para a ocorrência de reações de acetilação bacteriana, possivelmente tornando os antibióticos mais resistentes à inativação bacteriana. O florfenicol é tão potente quanto – ou mais potente – do que o cloranfenicol ou tianfenicol contra muitos microrganismos *in vitro*. O estudo realizado por Maaland *et al.* (2015) usando isolados de *Staphylococcus pseudintermedius* e *E. coli*, mostrou que havia menos isolados que não eram do tipo selvagem para o florfenicol do que para o cloranfenicol. Não houve isolados que não eram do tipo selvagem para *Staphylococcus pseudintermedius* para florfenicol. Esses resultados estão de acordo com os estudos anteriores que mostraram que os mecanismos de resistência são menos prováveis para florfenicol, quando comparado ao cloranfenicol (Schwarz *et al.*, 2004).

A lista de bactérias suscetíveis para o florfenicol é a mesma listada anteriormente para o cloranfenicol. Entretanto, conforme descrito anteriormente, algumas bactérias resistentes ao cloranfenicol em decorrência da inativação por acetilação podem ser suscetíveis ao florfenicol. O intervalo de controle do CLSI (CLSI, 2015) para a CIM de florfenicol é de 2 a 8 µg/mℓ (Marshall *et al.*, 1996). *Mannheimia haemolytica*, *Pasteurella multocida* e *Histophillus somni* são muitas vezes mais suscetíveis *in vitro* do que bactérias Enterobacteriaceae, com a CIM_{90} para *Pasteurella* e *Histophilus somni* no intervalo 0,5 a 1,0 µg/mℓ. Os pontos críticos do CLSI são ≤ 2 µg/mℓ (suscetível), 4 µg/mℓ (intermediário) e ≥ 8 µg/mℓ (resistente) para isolados de doença respiratória bovina e suína (CLSI, 2015). Comparativamente, o ponto crítico de suscetibilidade para cloranfenicol é ≤ 8 µg/mℓ para microrganismos, exceto *Streptococcus*, e ≤ 4 µg/mℓ para *Streptococcus* spp. Os pontos críticos de florfenicol para outros animais e outras bactérias não foram determinados.

A vantagem do florfenicol para administração em animais de produção é que ele não apresenta o grupo paranitro (Figura 36.1), que poderia contribuir para indução de anemia aplásica associada ao uso de cloranfenicol em humanos. Portanto, se ocorressem resíduos em animais tratados com florfenicol, o risco à saúde pública estaria presente. Entretanto, é possível que o florfenicol ainda possa produzir uma forma de supressão reversível da medula óssea relacionada à dose com o uso prolongado ou em dose alta. Tais reações não foram relatadas com o uso rotineiro de florfenicol em animais, provavelmente porque o seu uso de longo prazo é raro. Todavia, em um relato clínico em um animal de zoológico, doses altas induziram supressão da medula óssea (Tuttle *et al.*, 2006).

Farmacocinética

A farmacocinética do florfenicol é resumida na Tabela 36.3.

Absorção. Estudos em bezerros e outras espécies listadas na Tabela 36.3 mostram que a absorção a partir de todas as vias após injeção IM ou subcutânea (SC) geralmente é alta. A absorção oral em equinos e cães também foi alta. Após injeção IM ou SC, a absorção é lenta e, com frequência, prolongada em animais em razão do veículo na solução. Portanto, a injeção IM ou SC produz um efeito *flip-flop*, no qual a meia-vida terminal é determinada pela absorção lenta. Isso pode ser visto na Tabela 36.3, na qual a meia-vida IM e SC geralmente é muito mais longa do que a meia-vida IV. Esse efeito prolonga a duração de concentrações efetivas.

Distribuição. Assim como o cloranfenicol, o florfenicol tem ampla distribuição na maioria dos tecidos corporais (Adams *et al.*, 1987), com volume de distribuição se aproximando a 1 ℓ/kg (0,7 a 0,9 ℓ/kg na maioria dos estudos em bovinos) (Tabela 36.3). A ligação às proteínas é baixa em bovinos, com valores relatados de 13 a 19% (Bretzlaff *et al.*, 1987; Lobell *et al.*, 1994), mas em outros estudos foi de 5% em concentrações altas e insignificante em concentrações baixas no plasma de bovinos (Foster *et al.*, 2016). A ligação às proteínas não foi relatada para outros animais. Concentrações altas são detectadas nos rins, urina, bile e intestino delgado, mas a penetração no LCE, cérebro e humor aquoso do olho é menor do que a alcançada com o cloranfenicol. Concentrações no cérebro e LCE são de um quarto e metade da concentração correspondente no plasma, respectivamente. Embora em um estudo a distribuição no LCE tenha sido de apenas 46% em relação ao plasma, esses níveis foram altos o suficiente para produzir concentrações no LCE de bovinos para inibir *Histophillus somni* por mais de 20 h (De Craene *et al.*, 1997). O florfenicol alcançou altas concentrações no líquido sinovial de bovinos após perfusão regional do membro (Gilliam

Tabela 36.3 Parâmetros farmacocinéticos de florfenicol em animais.

Espécie	Dose mg/kg	Meia-vida (h)	Absorção (%)	Volume de distribuição (ℓ/kg)	C$_{MAX}$ (µg/mℓ)	Referência
Gatos	22 (todas as vias)	4 (IV)	–	0,61	57 (IV)	Papich, 1999
		7,8 (oral)	> 100 (oral)	–	28 (oral)	
		5,6 (IM)	> 100 (IM)	–	20 (IM)	
Cães	20 mg (todas as vias)	2 (IV)	28 (SC)	1,2	44 (IV)	
		18 (SC)	16 (IM)	–	0,93 (SC)	
		9 (IM)	–	–	1,64 (IM)	
		3 (oral)	> 100 (oral)	–	17 (oral)	
	20 (IV)	1,11	–	1,45	–	Park et al., 2008
	20 (oral)	1,24	95,43	–	6,18	Park et al., 2008
Tartarugas marinhas	20 (IM, IV)	2 a 7,8 h (IM)	67 (IM)	10 a 60	0,5 a 0,8 (IM)	Stamper et al., 2003
Tubarões	40 (IM)	269	ND	2,9	10,5	Zimmerman et al., 2006
Peixes (pacu-vermelho)	10 (IM)	4,25	ND	5,69	1,09	Lewbart et al., 2005
Equinos	22 (IV)	1,83	81 (IM)	0,72	4 (IM)	McKellar e Varma, 1996
	22 (oral)	ND	83 (oral)	ND	13 (oral)	
Bovinos	50 (IV)	3,2	ND	0,67	157,7	Bretzlaff et al., 1987
Bezerros desmamados	20 (IV)	2,65	ND	0,88	73	Lobell et al., 1994
	20 (IM)	18,3	78,5	ND	3,07	Lobell et al., 1994
Vitelos	22 (oral)	ND	88	ND	11,3	Varma et al., 1986
	22 (IV)	2,87	ND	0,78	66	Varma et al., 1986
	11 (IV)	3,71	ND	0,91	26,35	Adams et al., 1987
	11 (oral)	3,7	89	ND	5,7	Adams et al., 1987
Bezerros Angus	40 (SC)	27,5	ND	ND	6,04	Sidhu et al., 2014
Bezerros leiteiros	40 (SC)	28,44	ND	ND	3,42	Foster et al., 2016
Vacas em lactação	20 (IV)	2,9	–	0,35	12,4	Soback et al., 1995
	20 (IM)	12	38	ND	3,6	
Alpaca	20 (IM)	17,59	ND	11,07 (Vd/F)	4,31	Holmes et al., 2012
	40 (SC)	99,67	ND	55,74 (Vd/F)	1,95	
Lhama	20 (IV)	2,2	63	0,96	–	Pentecost et al., 2013
	20 (IM)	11,6	–	–	3,2	
Camelos	20 (IV)	1,49	69,2	0,89	–	Ali et al., 2003
	20 (IM)	2,52	–	–	0,84	
Ovinos	20 (IV)	1,31	65,8	0,69	–	
	20 (IM)	2,28	–	–	1,04	
Caprinos	20 (IV)	1,19	60,9	0,57	–	
	20 (IM)	2,12	–	–	1,21	

A via de administração usada é listada com a dose. C$_{MAX}$ é a concentração máxima após a administração. ND: não determinado. Células vazias indicam que o parâmetro não é relevante para a via de administração.

et al., 2008). O florfenicol também penetrou bem no leite de cabras lactantes após administração por via IV e IM; portanto, ele poderia ser usado para tratar infecções microbianas no úbere de animais em lactação (Lavy et al., 1991b) se o tempo de carência adequado do leite estiver disponível. A penetração no líquido intersticial foi de quase 98%, um reflexo da baixa ligação às proteínas. No mesmo estudo, a penetração no líquido epitelial pulmonar de bezerros foi superior a 200% e produziu altas concentrações para tratar infecções respiratórias (Foster et al., 2016).

Metabolismo e eliminação. A meia-vida de eliminação em muitas espécies e para vias de administração diferentes é mostrada na Tabela 36.3. A maior parte da dose administrada em bovinos é excretada como fármaco original (64%) na urina, com o restante excretado como metabólitos na urina. Amina de florfenicol é o metabólito que persiste por mais tempo nos tecidos de bovinos, e é usada como resíduo marcador para determinação do tempo de carência.

Estudos farmacocinéticos em outras espécies. Como visto na Tabela 36.3, foram realizados estudos farmacocinéticos em pequenos animais e alguns animais exóticos e de zoológico. Assim como em bovinos, ele apresenta depuração rápida quando administrado por via IV, mas meia-vida terminal mais prolongada se administrado por outras vias.

Propriedades farmacocinéticas-farmacodinâmicas. As propriedades farmacocinéticas farmacodinâmicas (PK-PD) do florfenicol podem ser dependentes do microrganismo estudado. Existem evidências de efeito bactericida contra algumas bactérias, mas não contra outras (Maaland et al., 2015; Sidhu et al., 2014). O florfenicol pode ser bactericida contra isolados de Staphylococcus pseudintermedius, mas não contra E. coli (Maaland et al., 2015). Contra isolados bovinos de Mannheimia haemolytica e Pasteurella multocida, o florfenicol parece apresentar atividade bactericida. Não foi estabelecido se o parâmetro para previsão da eficácia é o tempo acima da CIM (T > CIM) ou a área sob a curva (ASC)/CIM. É provável que, assim como a maioria dos outros agentes inibidores da síntese de proteínas com pouco ou nenhum efeito pós-antibiótico, a ASC/CIM seria o melhor parâmetro para prever a eficácia clínica. Em um estudo em bezerros (Sidhu *et al.*, 2014), a razão da ASC/CIM de aproximadamente 18 a 27 foi identificada em modelos experimentais.

Uso clínico

O florfenicol está disponível em três soluções injetáveis: solução injetável a 300 mg/mℓ e uma solução combinada com flunixino meglumina, florfenicol 300 mg/mℓ mais 16,5 mg/mℓ de flunixino). Existe também uma solução a ser adicionada à água de beber para suínos (23 mg/mℓ, a ser adicionada como 400 mg por galão) e alimento medicado tipo A. Para peixes, existe também um premix a 500 g por quilograma.

Bovinos e suínos. Muitos estudos em bovinos foram conduzidos para dar suporte ao uso de florfenicol para tratamento de doença respiratória bovina causada por *Mannheimia haemolytica*, *Pasteurella multocida* e *Histophilus somni*. O florfenicol penetra bem no líquido do revestimento epitelial das vias respiratórias de bovinos (Foster *et al.*, 2016), e foi efetivo para o tratamento de doença respiratória indiferenciada bovina (Hoar *et al.*, 1998; Jim *et al.*, 1999). Existem duas doses aprovadas para bovinos: 20 mg/kg SC ou IM, administradas a cada 48 h e injetadas no pescoço, ou uma dose única para bovinos de 40 mg/kg SC no pescoço. O florfenicol também é aprovado para o tratamento de fleimão interdigital bovino (podridão dos cascos, *foot rot*, necrobacilose interdigital aguda, pododermatite infecciosa) associados a *Fusobacterium necrophorum* e *Bacteroides melaninogenicus*.

O florfenicol é efetivo em bezerros para tratamento de infecções induzidas experimentalmente e infecções de ocorrência natural de ceratoconjuntivite infecciosa bovina (Dueger *et al.*, 1999; Angelos *et al.*, 2000). Em casos de ocorrência natural, o florfenicol foi administrado em uma dose SC a 40 mg/kg ou IM em duas doses com 48 h de intervalo a 20 mg/kg. As concentrações persistem no LCE por um período longo o suficiente após a administração de 20 mg/kg em bovinos, de forma que concentrações estão acima da CIM de patógenos suscetíveis por pelo menos 20 h.

A dose em suínos é de 15 mg/kg IM no pescoço, a cada 48 h. Para suínos, o florfenicol também pode ser adicionado à ração (182 g por tonelada de ração), ou água de beber (400 mg por galão) por 5 dias para controlar a doença respiratória suína associada com *Actinobacillus pleuropneumoniae*, *Pasteurella multocida*, *Streptococcus suis* e *Bordetella bronchiseptica*.

Pequenos animais. Embora alguns estudos farmacocinéticos tenham sido conduzidos em pequenos animais e animais exóticos, não existem relatos da eficácia. Estudos farmacocinéticos em répteis e cães sugerem que a administração frequente com doses altas seria necessária para manter concentrações plasmáticas acima da CIM para microrganismos suscetíveis por todo o intervalo entre doses. Em contrapartida, a solução de florfenicol em gatos foi bem absorvida por ambas as vias, com pico de concentração de 20 µg/mℓ e 27 µg/mℓ após administração IM e VO, respectivamente. A absorção foi alta por ambas as vias (maior do que 100% pelas vias IM e oral). A meia-vida foi de 5,6 h e 7,8 h para doses IM e oral, respectivamente. Em gatos, o florfenicol produziu concentrações inibitórias por 12 h. Esses estudos indicaram que a dose de 22 mg/kg administrada a cada 12 h por VO ou parenteral seria adequada para produzir

concentração plasmática constante para o tratamento de bactérias suscetíveis. A segurança dessas doses para pequenos animais não foi estabelecida.

Forma tópica. Duas formulações tópicas foram aprovadas pela FDA em 2014 e 2015. O produto Osurnia® contém 10 mg de florfenicol, 10 mg de terbinafina e 1 mg de acetato de betametasona por mℓ em gel para administração tópica. O produto Claro® contém florfenicol 15 mg/mℓ, terbinafina 13,3 mg/mℓ e mometasona 2 mg/mℓ. A indicação desses produtos é para tratamento de otite externa em cães associada com estirpes de bactérias suscetíveis (*Staphylococcus pseudintermedius*) e leveduras (*Malassezia pachydermatis*).

Uso em peixes. O florfenicol foi administrado por VO para tratamento de infecções de peixes criados em cativeiro, e é aprovado em alguns países para esse uso. Florfenicol é efetivo para tratamento de infecções bacterianas em peixes, tais como truta e salmão (Fukui *et al.*, 1987). Florfenicol premix é aprovado em alguns países para tratamento de furunculose em salmões causada por *Aeromonas salmonicida*. Esse fármaco foi administrado por VO para tratamento de furunculose causada por estirpes suscetíveis de *Aeromonas salmonicida* em peixes em cativeiro e é aprovada em outros países. O premix é aprovado para uso em bagres e salmonídeos na dose de 10 mg/kg, por 10 dias, para tratar patógenos suscetíveis de peixes.

A dose típica para peixes é 10 mg/kg. Nessa dose, a meia-vida é de 12 a 16 h na maioria dos peixes, com pico de concentração ($C_{MÁX}$) de, aproximadamente, 3 a 10 µg/mℓ (Pinault *et al.*, 1997; Martinsen *et al.*, 1993; Horsberg *et al.*, 1994). O pacu-vermelho apresentou meia-vida mais curta e $C_{MÁX}$ mais baixa após dose de 10 mg/kg IM (Lewbart *et al.*, 2005). Em tubarões, na dose de 40 mg/kg IM, o florfenicol produziu concentrações efetivas por 120 h (Zimmerman *et al.*, 2006). A administração em tubarões a cada 3 a 5 dias irá produzir concentração no intervalo terapêutico.

Outras espécies. Estudos farmacocinéticos em equinos mostraram que o florfenicol apresenta meia-vida mais longa do que o cloranfenicol, boa distribuição e boa absorção. Entretanto, equinos de experimento apresentaram fezes amolecidas e elevação dos teores de bilirrubina de forma consistente (McKellar e Varma, 1996). Até que estudos adicionais estejam disponíveis para estabelecer doses seguras, o florfenicol não pode ser recomendado para equinos. Reações adversas foram observadas em alpacas em doses repetidas de 40 mg/kg SC, mas não em lhamas que receberam dose única de 20 mg/kg (Holmes *et al.*, 2012; Pentecost *et al.*, 2013). Para lhamas, os autores recomendaram a dose de 20 mg/kg IM, 1 vez/dia. Após uma única injeção de 20 mg/kg (IM e IV) não houve reação adversa identificada clinicamente ou em teste sanguíneo em camelos, ovinos ou caprinos (Ali *et al.*, 2003). Entretanto, as baixas concentrações que foram alcançadas e a meia-vida curta no estudo de Ali *et al.* levantaram questões quanto a essa dose ser ou não efetiva clinicamente.

Em serpentes (jiboias), a meia-vida foi de 28 h após administração IM. Estimou-se que 50 mg/kg 1 vez/dia para jiboias é a melhor dose para produzir concentrações plasmáticas terapêuticas, embora estudos de eficácia não estejam disponíveis. Em tartarugas marinhas, a depuração foi rápida (60 a 100 mℓ/kg/h) e a meia-vida foi curta (Stamper *et al.*, 2003). Concluiu-se que o florfenicol não foi um fármaco prático para o tratamento de infecções em tartarugas marinhas.

Reações adversas

Os efeitos do florfenicol sobre a gestação, reprodução e lactação em bovinos não foram determinados. Diarreia branda e aumento do teor de bilirrubina foram relatados quando administrados em equinos (McKellar e Varma *et al.*, 1996). É possível que ocorra supressão dose-dependente da medula óssea, mas esse evento não foi relatado, exceto em uma reação em um animal de zoológico que foi mencionada previamente (Tuttle *et al.*, 2006). Em bovinos, foram observadas diarreia e diminuição transitória do consumo de alimentos. É possível que ocorra reação tecidual local a partir de injeção IM ou SC. Quando sobredoses tóxicas foram administradas em bezerros (200 mg/kg), houve anorexia acentuada, perda de peso corporal, cetose e aumento da atividade de enzimas hepáticas. Em cães que receberam doses altas por períodos prolongados, houve vacuolização do SNC, toxicidade hematopoética e dilatação tubular renal. Reações adversas foram detectadas em alpacas após a dose de 40 mg/kg SC, que podem estar relacionadas às concentrações prolongadas nessa dose (Tabela 36.3) (Holmes *et al.*, 2012). Esses efeitos incluíram anormalidades hematológicas significativas e diminuição do teor de proteínas. Deve-se ter cuidado ao administrar doses repetidas nesses animais.

Informações regulatórias

A tolerância para florfenicol é de 3,7 ppm para florfenicol amina (o resíduo marcador) no fígado e 0,3 ppm no músculo. O tempo de carência para uso em salmões é de 12 dias. O tempo de carência para administração oral na ração para suínos é de 13 dias, e para administração na água é de 16 dias. Após injeção em bovinos, o tempo de carência para o abate é de 28 dias se injetado na dose de 20 mg/kg IM (36 dias no Canadá). Se injetado na dose de 40 mg/kg SC, o período de carência para abate é de 38 dias. A formulação com excipientes diferentes apresenta período de carência de 44 dias em bovinos, quando administrados 40 mg/kg SC, uma vez. Não devem ser administrados mais de 10 mℓ em cada ponto de aplicação para evitar reações teciduais, e a injeção deve ser realizada no pescoço (tanto SC quanto IM). Não administrar em vacas-leiteiras com mais de 20 meses de idade, para bezerros com menos de 1 mês de idade ou para bezerros em dieta láctea exclusiva.

ANTIBIÓTICOS MACROLÍDIOS

Fonte e química

Os antibióticos macrolídios são um grupo de compostos similares estruturalmente, cuja maioria deriva de várias espécies de bactérias *Streptomyces* do solo. Quimicamente, todos os fármacos nesse grupo são classificados como lactonas macrocíclicas, com membros contendo 12 a 20 átomos de carbono na estrutura do anel lactona (Tabela 36.4). Várias combinações de açúcares deoxi estão ligadas ao anel lactona por ligações glicosídicas. Desde a descoberta da eritromicina no início dos anos 1950 a partir do microrganismo *Streptomyces erythreus* do solo, vários outros macrolídios foram isolados ou sintetizados a partir da molécula original eritromicina, incluindo tilosina, roxitromicina, eritromicilamina, tilmicosina, diritromicina, azitromicina, tulatromicina, claritromicina, espiramicina e fluritromicina (Kirst e Sides, 1989). Os agentes mais comuns usados clinicamente em medicina veterinária são listados na Tabela 36.4.

Eritromicina e tilosina (Figura 36.2) são macrolídios tradicionais. Os fármacos mais recentes (Tabela 36.4 e Figura 36.3)

Tabela 36.4 Macrolídios usados em animais.

Fármaco	Estrutura	Nome comercial
Eritromicina	Anel de 14 membros	Gallimycin® (e genérico)
Tilmicosina	Anel de 16 membros	Micotil®, Pulmotil®
Azitromicina	Anel de 15 membros	Zithromax® (fármaco humano)
Gamitromicina	Anel de 15 membros	Zactran®
Tilosina	Anel de 16 membros	Tylan®
Tildipirosina	Anel de 16 membros	Zuprevo®
Tulatromicina	Anel de 15 membros	Draxxin®

ou foram desenvolvidos para uso em humanos (azitromicina), ou especificamente para uso em bovinos e/ou suínos. Esses fármacos mais recentes diferem da eritromicina, pois possuem ação prolongada e podem ser administrados de forma intermitente ou como dose única injetável. Outros macrolídios, tais como oleandomicina e carbomicina, foram usados como aditivos na ração para promoção do crescimento em animais de produção e não serão discutidos em detalhes aqui.

Os macrolídios são compostos por um anel macrolactona de 12, 14, 15 ou 16 átomos de carbono, substituídos por ligações com açúcares. A eritromicina – o protótipo dessa classe – consiste em um anel de 14 átomos poli-hidroxilactona eritronolida e dois açúcares, clandinose e desosamina. De forma similar, a tilosina é composta de um anel lactona de 16 átomos (uma tilonolida) na qual três açúcares – micinose, micaminose e micarose – estão ligados (Wilson, 1984; Kirst *et al.*, 1982). A azitromicina é o primeiro fármaco no grupo das azalidas – que são derivados semissintéticos da eritromicina (Lode *et al.*, 1996). A azitromicina possui estrutura de anel com 15 membros. A tulatromicina se assemelha à azitromicina (Figura 36.3) e também é uma estrutura com anel de 15 membros. A estrutura dos agentes mais recentes inclui grupos nitrogênio básicos. Todos os macrolídios são bases fracas, com pK$_a$ que varia de 6 a 9. Eles podem apresentar dois (dibásico) ou três (tribásico) grupos nitrogênio. Por exemplo, a tulatromicina apresenta três (tribásico) e é chamada de "trimilida". A tildipirosina também apresenta três grupos básicos. Os grupos nitrogênio básicos desses três agentes mais recentes (Figura 36.3) produzem uma carga positiva no ambiente ácido abaixo do seu pK$_a$. A carga positiva aumenta a afinidade para sítios intracelulares causada pelo aprisionamento iônico. Essa propriedade confere a esses agentes distribuição intracelular ampla e alto volume de distribuição.

Efeitos e atividade antibacteriana. A natureza básica dos macrolídios também influencia a atividade antibacteriana. A atividade antibacteriana *in vitro* de macrolídios varia de acordo com o pH do meio de cultura e o pH no sítio de infecção. Subsequentemente, a atividade antibacteriana diminui em pH ácido e aumenta em condições alcalinas. Uma alteração no pH de apenas 0,2 unidade é conhecida por alterar a CIM em uma etapa de diluição Log-2. Essas alterações se tornam importantes quando CO$_2$ é usado durante a incubação do meio de cultura, pois ele reduz o pH do meio.

Mecanismo de ação

A atividade antibacteriana dos macrolídios é produzida pela inibição da síntese proteica pela ligação à subunidade ribossômica 50S no sítio de RNAr 23S dos microrganismos procariotas. O sítio de ligação no ribossomo é próximo – mas não idêntico – ao do cloranfenicol, e é possível efeito antagônico se os macrolídios

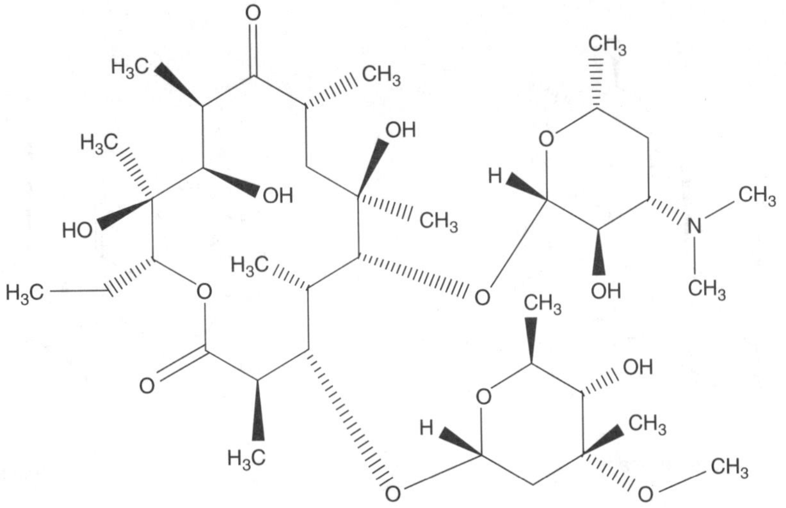

Eritromicina

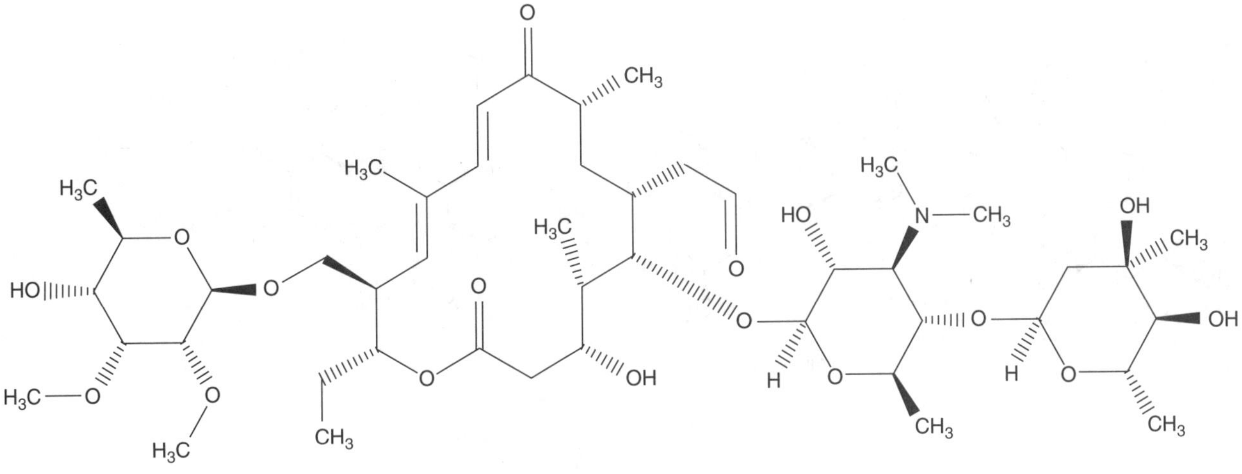

Tilosina

Figura 36.2 Estruturas químicas da eritromicina e da tilosina.

forem administrados com cloranfenicol. Os macrolídios causam dissociação do peptil-RNAt do ribossomo durante a fase de alongamento pela ligação ao sítio 50S ribossômico, o que rompe a adição de novas ligações peptídicas e, portanto, evita a síntese de proteínas novas. Embora os macrolídios possam se ligar aos ribossomos mitocondriais, eles são incapazes de atravessar a membrana mitocondrial (diferentemente do cloranfenicol) e não produzem supressão da medula óssea em mamíferos. Os macrolídios não se ligam aos ribossomos de mamíferos, tornando-os um grupo de fármacos relativamente seguro para uso veterinário.

Embora a maioria dos autores tenha listado macrolídios como bacteriostáticos em concentrações terapêuticas (Wilson, 1984), esse efeito pode ser dependente tanto da espécie bacteriana quanto da concentração e do fármaco utilizados. Por exemplo, os agentes desenvolvidos para suínos e bovinos (Tabela 36.4) podem apresentar atividade bactericida contra patógenos respiratórios bovinos e suínos, incluindo *Mannheimia haemolytica*, *Pasteurella multocida*, *Histophilus somni* e *Actinobacillus pleuropneumoniae*. Conforme discutido anteriormente, a ação antimicrobiana dos macrolídios é incrementada

pelo pH alto (Sabath *et al.*, 1968), com efeito antibacteriano ótimo em pH 8. Portanto, em ambiente ácido tal como em um abscesso, tecido necrótico ou urina, a atividade antibacteriana é suprimida.

Mecanismos de resistência

A resistência aos macrolídios normalmente é mediada por plasmídeos, mas as modificações dos ribossomos podem ocorrer por meio de mutação cromossômica. A resistência pode ocorrer por: (1) diminuição da entrada na bactéria (mais comum com microrganismos gram-negativos), e também mediada por genes de *mef*-efluxo, (ii) síntese de enzimas bacterianas que hidrolisam o fármaco e (iii) modificação do alvo (nesse caso o ribossomo) pela metilação do RNA ou alterações na sequência de RNA por mutação. A atenuação ribossômica (mecanismo mais comum) envolve a metilação do sítio receptor 50S do fármaco. Essa resistência é codificada pelos genes *erm* (p. ex., *erm*A, *erm*B, *erm*C), e também pode levar a resistência cruzada com outros antibióticos que se liguem preferencialmente a esses sítios, tais como outros macrolídios e lincosamidas (Wilson, 1984). Em animais, a

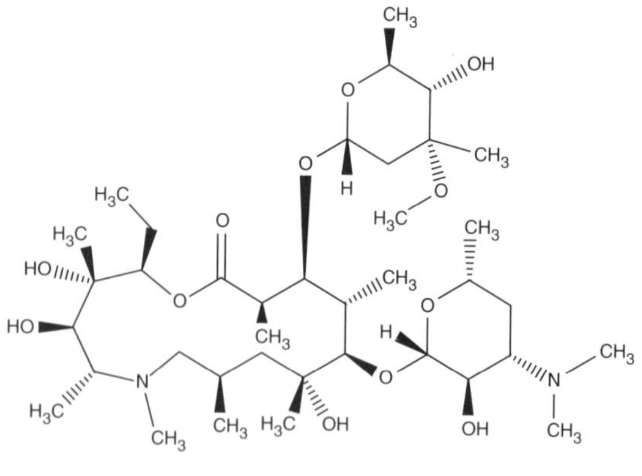

Azitromicina

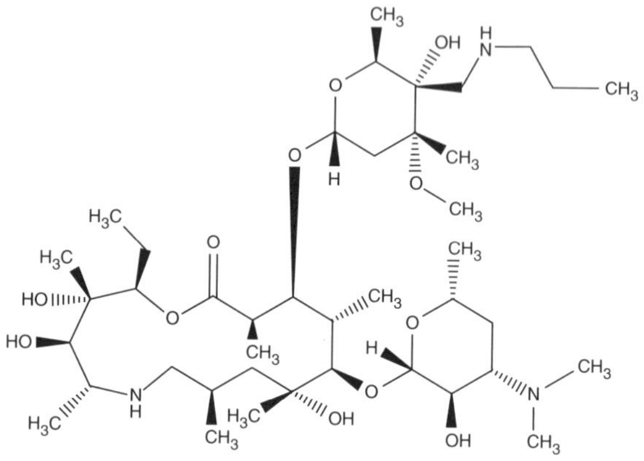

Tulatromicina

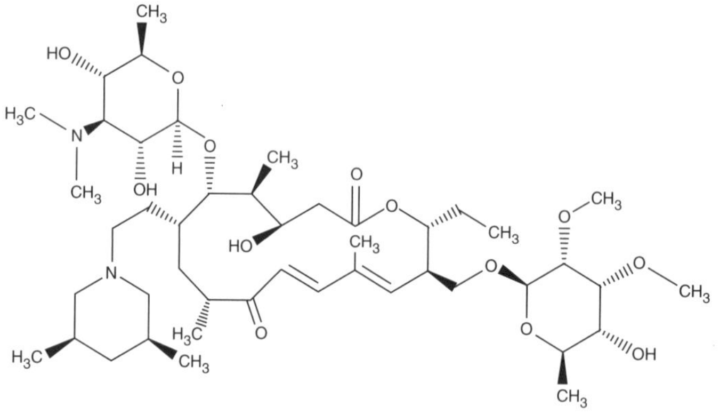

Tilmicosina

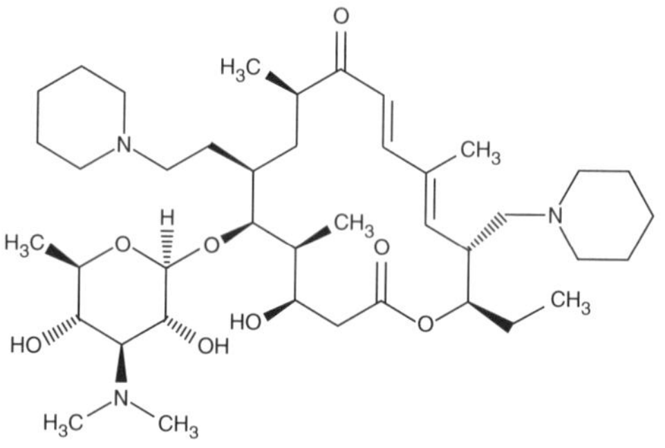

Tildipirosina

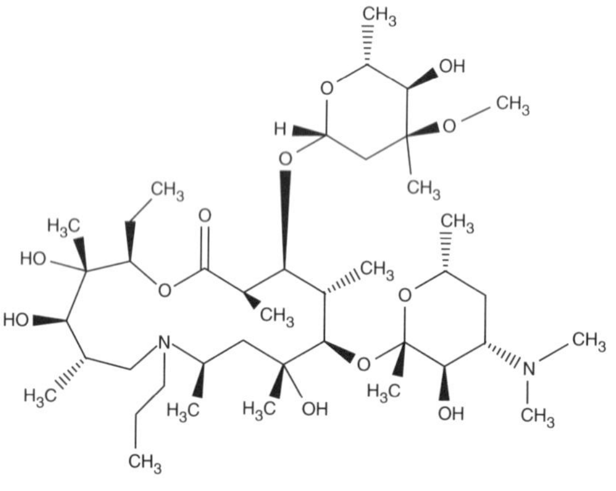

Gamitromicina

Figura 36.3 Estruturas químicas de novos derivados de macrolídios: azitromicina, tulatromicina, tildipirosina, tilmicosina e gamitromicina. A azitromicina é um fármaco humano e os demais são aprovados para uso em bovinos e/ou suínos.

resistência de muitos microrganismos à eritromicina foi discutida em mais detalhes em outro local (Maguire *et al.*, 1989; Dutta e Devriese, 1981, 1982a, 1982b; Leclercq e Courvalin, 1991; Devriese e Dutta, 1984). Em pequenos animais com infecções estafilocócicas, a resistência é mais provável se os antibióticos tiverem sido prescritos anteriormente, especialmente em casos de pioderma recorrente (Lloyd *et al.*, 1996; Medleau *et al.*, 1986; Noble e Kent, 1992). Entre 7 e 22% dos isolados de *Staphylococcus* spp. dos animais de pequeno porte

podem apresentar resistência (dependendo da região e uso), e em alguns países isso permaneceu relativamente estável em aproximadamente 22 a 24%.

Espectro de atividade

A eritromicina é efetiva principalmente contra microrganismos como estreptococos, estafilococos, incluindo estafilococos que podem ser resistentes a betalactâmicos em razão da síntese de betalactamases ou modificação da proteína-alvo ligadora de penicilina. Outros microrganismos que apresentam suscetibilidade *in vitro* aos macrolídios incluem *Mycoplasma*, *Arcanobacterium* (*Trueperella*), *Erysipelothrix*, *Bordetella* e *Bartonella*. Embora o espectro favoreça o grupo gram-positivo, poucas bactérias gram-negativas são suscetíveis, especialmente *Pasteurella* spp. A atividade contra bactérias anaeróbias é apenas moderada. A maioria das outras bactérias gram-negativas, tais como Enterobacteriaceae ou *Pseudomonas* spp., é resistente. A azitromicina é uma exceção entre os macrolídios, e pode apresentar maior atividade contra bactérias gram-negativas. Além da melhor atividade contra Enterobacteriaceae, ela também apresenta atividade contra outros patógenos entéricos, tais como *Campylobacter* spp. (Gordillo *et al.*, 1993).

A atividade de derivados mais novos (Tabela 36.4 e Figura 36.3) é similar à da eritromicina, mas esses agentes apresentam atividade melhor contra patógenos respiratórios, incluindo *Pasteurella*, *Mannheimia haemolytica* e *Histophilus somni*, o que corresponde ao seu uso para tratamento de infecções do trato respiratório em suínos e bovinos. Esses macrolídios também apresentam atividade contra *Mycoplasma* spp. A atividade dos macrolídios contra *Rhodococcus equi* é importante para tratar infecções pulmonares causadas por esse microrganismo em equinos, especialmente potros (Jacks *et al.*, 2003). Os valores da CIM para 32 antimicrobianos contra *Rhodococcus equi* foram comparados por Riesenberg *et al.*, (2014). Em ordem decrescente de atividade, a CIM$_{90}$ de claritromicina, eritromicina, azitromicina, tilmicosina, tilosina, tulatromicina foi 0,06; 0,5; 1; 32; 32; e 64 µg/mℓ, respectivamente. Em um estudo à parte, a gamitromicina apresentou CIM$_{90}$ de 1 µg/mℓ (Berghaus *et al.*, 2012). Portanto, os macrolídios não são todos semelhantes quanto à sua atividade contra esse patógeno equino.

Os padrões do CLSI (CLSI, 2015) e categorias de interpretação são mostrados na Tabela 36.5 para teste de suscetibilidade. Conforme mostrado nessa tabela, as classes variam em sua potência e atividade contra muitos patógenos. Em razão do objetivo do seu uso, a maior parte desses dados foi gerada para patógenos respiratórios (Watts, 1999).

Propriedades farmacocinéticas e farmacodinâmicas

As propriedades farmacocinéticas e farmacodinâmicas (PK/PD) dos macrolídios foram mais difíceis de definir quando comparadas às de outros antimicrobianos. Concentrações plasmáticas, especialmente para agentes mais novos e de longa ação (Tabela 36.6), com frequência estão abaixo da CIM de patógenos por grande parte ou todo o intervalo entre doses. Portanto, parâmetros tais como pico acima da CIM (C$_{MÁX}$/CM) ou tempo acima da CIM (T > CIM) não podem ser usados para predizer a eficácia. A eficácia provavelmente é mais bem atribuída à concentração no sítio de infecção – o líquido de revestimento do epitélio pulmonar (LREP). Embora concentrações no LREP tenham sido relatadas em muitos estudos em animais de pesquisa (Giguère e Tessman, 2011; Villarino *et al.*, 2013), esse líquido é difícil de amostrar em casos clínicos de rotina. Portanto, a concentração plasmática do fármaco foi avaliada como um marcador substituto para eficácia da administração de macrolídios e seus derivados. O parâmetro mais adequado para prever a eficácia é razão da ASC da concentração plasmática do fármaco para a CIM (ASC/CIM) (Drusano, 2005; Toutain *et al.*, 2017). Sugeriu-se que a alta concentração em células inflamatórias resulta em altas concentrações nos sítios de infecção, e esse efeito é responsável pela eficácia nos tecidos infectados. Entretanto, conforme resumido na revisão de Villarino *et al.* (2013), estudos citados por seu laboratório e outros, as concentrações contidas nessas células provavelmente não são altas o suficiente para contribuir de maneira significativa para as propriedades PK/PD dos macrolídios. Essa visão foi apoiada pela análise realizada por Toutain *et al.* (2017).

A magnitude da ASC/CIM-alvo teve origem em estudos em animais de laboratório e na análise de resultados clínicos. A ASC/CIM da azitromicina sérica livre para uma razão de intervalo de 24 h (ASC$_{24}$) > 25 foi sugerida a partir de um modelo de infecção na coxa de camundongos relatado por Craig *et al.* (2002). Entretanto, essa razão provavelmente é mais

Tabela 36.5 Critérios interpretativos para macrolídios e lincosamidas usados em animais.

Fármaco	Espécie	Categoria de interpretação do CLSI (µg/mℓ)			Comentários/patógenos
		S	**I**	**R**	
Eritromicina	Humana	≤ 0,5	1 a 4	≥ 8	*Staphylococcus* humano. Não há critérios disponíveis para animais
	Humana	≤ 0,25	0,5	≥ 1	*Streptococcus* humano. Não há critérios disponíveis para animais
Azitromicina	Humana	≤ 0,5	1	≥ 2	Apenas humanos. Não há critérios disponíveis para animais
Tilmicosina	Bovina	≤ 8	16	≥ 32	Patógenos respiratórios bovinos
	Suína	≤ 16	–	≥ 32	Patógenos respiratórios suínos
Tulatromicina	Bovina	≤ 16	32	≥ 64	Patógenos respiratórios bovinos (*Mannheimia*, *Pasteurella*, *Histophilus*)
	Suína	≤ 16	32	≥ 64	*Pasteurella multocida*, *Bordetella bronchiseptica*
		≤ 64	–	–	*Actinobacillus pleuropneumoniae*
Tildipirosina	Bovina	≤ 8	16	≥ 32	Patógenos respiratórios bovinos (*Histophillus*, *Pasteurella*)
		≤ 4	8	≥ 16	Patógenos respiratórios bovinos (*Mannheimia*)
	Suína	≤ 8	–	–	*Bordetella bronchiseptica*
		≤ 4	–	–	*Pasteurella multocida*
		≤ 16	–	–	*Actinobacillus pleuropneumoniae*
Gamitromicina	Bovina	≤ 4	8	≥ 16	Patógenos respiratórios bovinos (*Mannheimia*, *Pasteurella*, *Histophilus*)
Clindamicina	Canina	≤ 0,5	1 a 2	≥ 4	*Staphylococcus* spp., *Streptococcus* spp.

S: suscetível; R: resistente; I: intermediária.
Fonte: CLSI, 2015.

baixa em animais não neutropênicos, e Rodvold *et al.* (2003) sugeriram razões de ASC_{24}/CIM plasmáticas de pelo menos 10 em hospedeiros não neutropênicos com pneumonia, e razões maiores de ASC_{24}/CIM de 25 a 30 para os "piores cenários possíveis" com neutropenia experimental. O estudo realizado por Sevillano *et al.* (2006) mostrou que a razão de ASC_{24}/CIM de aproximadamente 27 para azitromicina sérica foi adequada para manutenção da atividade bactericida contra estirpes suscetíveis. A análise realizada por Toutain e colaboradores citada anteriormente deu suporte ao valor de ASC_{24}/CIM de aproximadamente 24 para o tratamento com tulatromicina em bezerros com pneumonia (Toutain *et al.*, 2017).

Uma vez que a maioria dos macrolídios mais recentes tem meia-vida longa e produz concentrações por muito mais de 24 h, alguns pesquisadores consideraram os valores de ASC para duração do tratamento, e não limitado a 24 h. No estudo

Tabela 36.6 Farmacocinética de derivados macrolídios, incluindo azalidas, em animais.

Fármaco	Espécie	Dose (mg/kg)	Meia-vida (h)[a]	Volume de distribuição (Vd) (ℓ/kg)[b]	Pico de concentração ($C_{MÁX}$) (μg/mℓ)	Referência
Azitromicina	Potros	10 IV	20,3	18,6	–	Jacks *et al.*, 2003
	Potros	10 oral	44 (TRM)	–	0,57	
	Potros	5 IV	16	12,4	–	Davis *et al.*, 2002
	Potros	10 oral	18,32	–	0,72	
	Cães	20 oral	35	–	4,2	Shepard e Falkner, 1990
	Cães	20 IV	29	12	–	
	Gatos	5 IV	35	23	–	Hunter *et al.*, 1995
	Gatos	10 oral	30 (TRM)	–	0,97	
Claritromicina	Potros	10 oral	4,81	–	0,92	Jacks *et al.*, 2002
	Potros	7,5 IV	5,4	10,4	–	Womble *et al.*, 2006
	Potros	7,5 oral	7,1 (TRM)	–	0,52	
	Potros[c]	7,5 oral	6,11	–	0,614	Peters *et al.*, 2011
	Potros[c]	7,5 oral	7,17	–	0,61	Peters *et al.*, 2012
	Potros[c]	7,5 oral	5,62	–	0,27	Berlin *et al.*, 2016
	Potros[c]	7,5 IV	5,91	–	1,71	Berlin *et al.*, 2016
	Cães	10 IV	3,9	1,4	–	Vilmányi *et al.*, 1996
	Cães	10 (comprimido oral)	4,6 a 5,9	–	3,3 a 3,5	
Gamitromicina	Bezerros	6 SC	62	–	0,43	Giguére *et al.*, 2011
	Bezerros	6 SC	50,8	24,9	0,75	Huang *et al.*, 2010
	Bezerros desmamados	6 SC	52,8 (TRM)	97,4 (V/F)	0,13	DeDonder *et al.*, 2016
	Potros	6 IM	39,1	–	0,33	Berghaus *et al.*, 2012
	Ovinos	6 SC	34,5	35,5 (V/F)	0,573	Kellermann *et al.*, 2014
Tildipirosina	Bezerros	4 SC	210	–	0,71	Menge *et al.*, 2012
	Bezerros	6 IV	204	49,4	0,64	
	Suínos	4 IM	106	–	0,895	Rose *et al.*, 2013
Tulatromicina	Bezerros	2,5 SC	81,24	–	1,82	Foster *et al.*, 2016
	Bezerros	2,5	79,5	11	0,39	Villarino *et al.*, 2013[d]
	Suínos	2,5	73,95	28,9	0,75	
	Equinos	2,5	122	–	0,57	
	Caprinos	2,5	76,7	29,3	0,94	
	Caprinos	2,5 SC	45,7	7,0 (V/F)	1,0	Romanet *et al.*, 2012
	Ovinos	2,5 SC	118,4	–	3,6	Washburn *et al.*, 2014
Tilmicosina	Bezerros	20 SC	33,34	5,5 (V/F)	3,48	Foster *et al.*, 2016
	Vacas-leiteiras	10 *bolus* IV	0,76	2,14	–	Ziv *et al.*, 1995
	Vacas-leiteiras	10 SC	4,18	–	0,13	
	Bovinos de corte	10 IV	28	28,2	1,56	Lombardi *et al.*, 2011
	Bovinos de corte, leves	10 SC	31,15	–	0,71	
	Bovinos de corte, leves	20 SC	31,13	–	1,06	
	Bovinos de corte, pesados	10 SC	30,83	–	0,55	
	Bovinos de corte, pesados	20 SC	30,98	–	1,07	
	Suínos	20 oral	25,3	–	1,19	Shen *et al.*, 2005
	Suínos	40 oral	20,7	–	2,03	

[a]Para alguns estudos, a meia-vida não foi relatada e o tempo médio de residência (TMR) é listado na tabela.
[b]Para alguns estudos, o volume de distribuição foi por uma via não intravenosa e é listado como Vd/F.
[c]Dados listados para claritromicina por Peters *et al.* (2011, 2012) e Berlin *et al.* (2016) são sem coadministração de rifampicina. A administração de rifampicina com claritromicina reduz a concentração de 70% para mais de 90%. Esses valores são fornecidos em detalhes nos artigos.
[d]Dados referenciados por Villarino *et al.* (2013) são a média de vários estudos relatados nesse artigo.

realizado por Muto *et al.* (2011) usando essa abordagem, a razão ASC/CIM > 5 para azitromicina foi associada a desfecho clínico bem-sucedido. Se a farmacocinética for avaliada a partir de estudos com os macrolídios de longa ação listados na Tabela 36.6, a razão ASC/CIM de 5 a 10 para gamitromicina, azitromicina e tildipirosina será associada ao sucesso clínico. Tildipirosina, que apresenta meia-vida mais longa, produz uma razão de aproximadamente 24. O estudo de DeDonder *et al.* (2016) mostrou que na administração de gamitromicina para bovinos confinados com doença respiratória bovina associada com *Mannheimia haemolytica* ou *Pasteurella multocida*, a razão ASC infinita/CIM associada com o sucesso clínico nesses casos foi de 3,49 (*Mannheimia haemolytica*) e 3,21 (*Pasteurella multocida*).

Efeitos imunomodulatórios

As propriedades de virulência de algumas bactérias podem ser inibidas por macrolídios em concentrações que são menores do que a CIM necessária para inibição ou morte das bactérias. Essa propriedade, juntamente com os efeitos na imunomodulação descritos em mais detalhes a seguir, pode explicar muitos dos benefícios dos macrolídios para o tratamento da pneumonia (Kovaleva *et al.*, 2012).

Os macrolídios, particularmente aqueles que se concentram em células imunes (Figura 36.3), apresentam múltiplos efeitos imunomodulatórios que provavelmente contribuem para a resposta terapêutica em infecções respiratórias, e talvez outras doenças. Os efeitos benéficos podem ser produzidos pelo aumento da degranulação e apoptose de neutrófilos e inibição da produção de citocinas inflamatórias. O incremento nas funções dos macrófagos também pode ajudar a eliminar as infecções de forma mais rápida. Essas propriedades foram estudadas para azitromicina (Parnham *et al.*, 2014) e para os fármacos veterinários tilmicosina e tulatromicina (Chin *et al.*, 2000; Duquette *et al.*, 2015). Como essas revisões e estudos apontaram, provavelmente existem efeitos imunomoduladores desses agentes que contribuem para os benefícios terapêuticos que são independentes do efeito direto sobre as bactérias. Esses fármacos são conhecidos por produzirem efeitos terapêuticos benéficos em pacientes, mesmo quando as bactérias apresentam valores de CIM na faixa que é considerada resistente, e acima de concentrações alcançáveis no plasma ou no líquido de revestimento epitelial do trato respiratório. Os autores desses estudos são cuidadosos ao apontar que os efeitos dos macrolídios devem ser considerados *imunomodulatórios*, e não imunossupressores, o que implica que eles podem modificar ou regular funções do sistema imune sem prejudicar respostas normais para combater infecções bacterianas (Kanoh e Rubin, 2010). De acordo com Kanoh e Rubin (2010), os macrolídios de 14 e 15 membros exercem esses efeitos imunomodulatórios, mas não os macrolídios de 16 membros. Entretanto, a tilmicosina, um macrolídio com anel de 16 membros (Figura 36.3, Tabela 36.4), também apresenta algumas dessas propriedades (Chin *et al.*, 2000).

Conforme revisado por outros autores (Parnham *et al.*, 2014; Kanoh e Rubin, 2010; Giamarellos-Bourboulis, 2008), antibióticos macrolídios mostraram inibição em modelos de inflamação. Esses mecanismos incluem inibição de células inflamatórias, incremento da função epitelial e atenuação da expressão de mediadores inflamatórios. Essas propriedades levaram à recomendação do uso de macrolídios para tratar algumas doenças inflamatórias em humanos (Giamarellos-Bourboulis, 2008; Kanoh e Rubin, 2010). Uma vez que os macrolídios alcançam altas concentrações em leucócitos e permanecem por um longo período, principalmente nos lisossomos, pode haver uma resposta bifásica na qual inicialmente os macrolídios ativam neutrófilos para produzir uma explosão inicial que aumenta a atividade antibacteriana, seguida pela supressão de mediadores inflamatórios e aumento da apoptose de neutrófilos.

Farmacocinética

Absorção e distribuição

A farmacocinética da eritromicina foi estudada na maioria dos animais e em humanos; alguns desses parâmetros são mostrados na Tabela 36.7. A farmacocinética da tilosina em alguns animais é mostrada na Tabela 36.8. A eritromicina oral é discutida em mais detalhes a seguir no item *Eritromicina*, e é resumida na Tabela 36.7. A tilosina apresenta boa absorção a partir do trato gastrintestinal, e não é necessário revestimento entérico para manter a estabilidade do composto no estômago. Ela é amplamente distribuída para basicamente os mesmos tecidos descritos para eritromicina, metabolizada pelo fígado e excretada pela bile e fezes.

A absorção oral da maioria dos macrolídios mais novos (Tabela 36.4) não é um problema, uma vez que eles são injetáveis. Para os outros, a absorção oral é moderada, mas depende da espécie. A absorção da azitromicina foi de 56% (Jacks *et al.*, 2003) ou 39% (Davis *et al.*, 2002) em potros. Em gatos, a absorção foi de 52% (Hunter *et al.*, 1995) e em cães foi de 97% (Shepard e Falkner, 1990). A claritromicina apresentou 57% de absorção em potros (Womble *et al.*, 2006) e 71%, também em potros (Vilmànyi *et al.*, 1996).

Injeções SC ou IM de eritromicina podem ser dolorosas e irritantes; portanto, a via PO é preferível sempre que possível. As únicas formulações que podem ser administradas por via IV são o glucoptato e o lactobionato, uma vez que são as únicas formas solúveis em solução aquosa.

A farmacocinética dos macrolídios mais novos é mostrada na Tabela 36.6. As propriedades foram extensivamente estudadas em muitos animais domésticos. Elas também foram avaliadas em muitas espécies exóticas e de animais de zoológico (não mostrados na tabela). Esses macrolídios são caracterizados por meias-vidas terminais muito mais longas quando comparadas à eritromicina. Essas meias-vidas longas permitem a administração intermitente (p. ex., em dias alternados em potros), e uma única administração para gamitromicina, tildipirosina, tilmicosina e tulatromicina em suínos e bovinos. Esses volumes de distribuição são muito grandes, com frequência superiores a 10 ℓ/kg, e tão altos quanto 49 ℓ/kg. O alto volume de distribuição é atribuído à distribuição extensa para sítios intracelulares nos tecidos. Muitos dos estudos referenciados na Tabela 36.6 também relataram concentrações teciduais.

Os macrolídios tendem a se concentrar em algumas células, uma vez que o fármaco básico é aprisionado nas células que apresentam maior acidez que o plasma. Concentrações teciduais para macrolídios, especialmente azalidas mais novas (Figura 36.3) são maiores do que as concentrações séricas. Concentrações altas foram documentadas no trato respiratório, no qual o LREP, líquido broncoalveolar (LBA), leucócitos e macrófagos alveolares são muitas vezes maiores do que a concentração plasmática do fármaco, com frequência excedendo 100 vezes a concentração plasmática. É provável que as altas concentrações no líquido de revestimento epitelial das vias respiratórias contribuam significativamente para eficácia clínica para prevenção e tratamento de pneumonia.

Tabela 36.7 Parâmetros farmacocinéticos selecionados para eritromicina em animais.

Espécie	Dose (mg/kg)	Via	Formulação	Meia-vida (h)	Volume de distribuição (ℓ/kg)	Referência
Vacas	12,5	IV	Base	3,16	0,789	Baggot e Gingerich, 1976
Bezerros	15	IV	Base em veículo PG	2,91	0,835	Burrows et al., 1989
	15	IM	Base em veículo PG	5,81	NA	Burrows et al., 1989
	15	SC	Base em veículo PG	26,87	NA	Burrows et al., 1989
	30	IV	Base em veículo PG	4,09	1,596	Burrows et al., 1989
	30	IM	Base em veículo PG	11,85	NA	Burrows et al., 1989
	30	SC	Base em veículo PG	18,3	NA	Burrows et al., 1989
Camundongos	10	IV	Base	0,65	3,6	Duthu, 1985
Ratos	25	IV	Base	1,27	9,3	Duthu, 1985
Coelhos	10	IV	Base	1,4	6,8	Duthu, 1985
Cães	10	IV	Base	1,72	2,7	Duthu, 1985
Cães	25	Oral	Estolato	2,92	ND	Albarellos et al., 2008
Cães	10	IV	Lactobionato	1,35	4,8	Albarellos et al., 2008
Suínos (1 dia)	10	IV	Base	3,0	0,68	Kinoshita et al., 1995
Suínos (3 dias)	10	IV	Base	1,43	3,28	Kinoshita et al., 1995
Potros	25	Oral	Etilsuccinato	1,52	ND	Lakritz et al., 2002
	25	Oral	Base	1,8; 1,3	ND	Lakritz et al., 2000a
	25	Oral	Estolato	0,52	ND	Lakritz et al., 2000b
	25	Oral	Fosfato	0,81	ND	Lakritz et al., 2000b
	10	IV	Lactobionato	1,18	0,91	Lakritz et al., 2000a
	10	IV	Lactobionato	0,97	3,52	Lakritz et al., 1999
	25	Oral	Base	17,6 (TRM)	ND	Lakritz et al., 1999
	5	IV	Gluceptato	1,0	3,7	Prescott et al., 1983
	20	IV	Gluceptato	1,1	7,2	Prescott et al., 1983
Equinos (éguas)	5	IV	Gluceptato	1,0	2,3	Prescott et al., 1983
Equinos	25	Oral	Estolato	2,42	ND	Ewing et al., 1994
	37,5	Oral	Estolato	6,2	ND	Ewing et al., 1994
	25	Oral	Fosfato	2,49	ND	Ewing et al., 1994
	37,5	Oral	Fosfato	1,68	ND	Ewing et al., 1994
	25	Oral	Esterato	1,84	ND	Ewing et al., 1994
	25	Oral	Etilsuccinato	4,76	ND	Ewing et al., 1994
Gatos	15	PO	Etilsuccinato	Não houve concentrações detectáveis		Albarellos et al., 2011
Gatos	4	IV	Lactobionato	0,75	2,34	Albarellos et al., 2011

NA: dados não disponíveis; PG propilenoglicol; TRM: tempo de residência médio.

Tabela 36.8 Parâmetros farmacocinéticos selecionados de tilosina em animais.

Espécie	Dose (mg/kg)	Via	Meia-vida ($t_{1/2\beta}$) (h)	Vd (ℓ/kg)	Referência
Cães (Beagle)	10	IV	0,9	1,7	Weisel et al., 1977
Ovelhas	20	IV	2,05	NA	Ziv e Sulman, 1973b
Cabras	15	IV	3,04	1,7	Atef et al., 1991b
Vacas	12,5	IV	1,62	1,1	Gingerich et al., 1977
Vacas	20	IV	2,14	NA	Gingerich et al., 1977
Bezerros					
2 dias de idade	10	IV	2,32	7	Burrows et al., 1983
1 semana de idade	10	IV	1,26	7,2	Burrows et al., 1983
2 semanas de idade	10	IV	0,95	11,1	Burrows et al., 1983
4 semanas de idade	10	IV	1,53	9	Burrows et al., 1983
> 6 semanas de idade	10	IV	1,07	11,1	Burrows et al., 1983
Aves (emus)	15	IV	4,7	NA	Locke et al., 1982
Aves (codornas, pombos, grous)	15	IM	1,2	NA	Locke et al., 1982

NA: dados não disponíveis.

A ligação dos macrolídios às proteínas é baixa a moderada, com valores de 18 a 30% para a maioria das espécies. A ligação às proteínas em algumas espécies pode ser predominantemente à α-1-glicoproteína ácida, e não à albumina (Kinoshita et al., 1995).

Metabolismo e excreção

O metabolismo da eritromicina ocorre por enzimas microssomais hepáticas. A via metabólica não foi tão bem caracterizada para outros fármacos. Em humanos, a maior parte da azitromicina é excretada nas fezes. Esperam-se concentrações urinárias baixas e não é esperado que a disfunção renal produza efeito apreciável sobre a meia-vida. Em razão da baixa concentração urinária, atividade em pH ácido e espectro de atividade que não favorece Enterobacteriaceae, esses agentes não são uma boa escolha para o tratamento de infecções do trato urinário (Sabath et al., 1968).

Reações adversas e precauções

Quando humanos são tratados com eritromicina, são relatadas muitas reações adversas, que incluem náuseas e vômito (formulação oral), febre, erupções cutâneas, hepatite colestática, aumento da atividade de aspartato aminotransferase, dor epigástrica e prejuízo auditivo transitório, entre muitas outras reações adversas. A hepatite colestática é associada com o éster estolato, com os sintomas tendo início 10 a 20 dias após o início do tratamento e terminando poucos dias após o término do tratamento. A colestase associada ao uso de eritromicina em humanos é considerada uma reação de hipersensibilidade (Sande e Mandell, 1990a). Em animais, esses efeitos são menos comuns. Entretanto, regurgitação e vômito foram comumente relatados em pequenos animais, especialmente cães e gatos após administração oral de eritromicina. Em um relato, a eritromicina foi o fármaco que causou reações adversas com maior frequência após administração oral em cães (Kunkle *et al.*, 1995). A estimulação da motilidade gastrintestinal pode ter papel no vômito em pequenos animais (discutido no item *Uso clínico da eritromicina para modificar a motilidade gastrintestinal*). A eritromicina foi associada à ocorrência de diarreia em equinos (Papich, 2003). Embora essas reações em equinos possam limitar seu uso em alguns pacientes, ela ainda é usada com frequência para tratar infecções em equinos, especialmente em potros. Hipertermia (síndrome febril) foi observada em potros e associada ao tratamento com eritromicina (Stratton-Phelps *et al.*, 2000), que foi acompanhada em alguns potros por diarreia e distúrbio respiratório. Outras reações adversas são discutidas para agentes específicos em cada seção.

Interações medicamentosas

A eritromicina é um inibidor bem conhecido de enzimas microssomais hepáticas, e é tanto substrato quanto inibidor de enzimas do sistema citocromo P450 – o sistema enzimático envolvido com maior frequência no metabolismo de fármacos. Como inibidora das enzimas citocromo P450, ela pode inibir o metabolismo de fármacos tais como teofilina, ciclosporina, digoxina e varfarina. As concentrações desses fármacos podem aumentar quando os animais recebem eritromicina, resultando em potencialização dos efeitos farmacológicos ou toxicidade.

Os efeitos de outros macrolídios sobre o metabolismo de fármacos em animais não foram investigados em tantos detalhes. A azitromicina também pode ser um inibidor enzimático em humanos, mas com menor frequência do que a eritromicina. Ainda assim, o uso concomitante de qualquer fármaco nessa classe com outros fármacos que apresentam baixo índice terapêutico deve ser monitorado.

Eritromicina

A eritromicina é inativada no estômago em razão da acidez gástrica, que é a razão para que outras formulações, tais como estolato ou esterato de eritromicina ou formas revestidas entéricas sejam usadas. Essas formas modificadas apresentam melhor biodisponibilidade em razão da menor destruição da eritromicina no ambiente ácido do estômago. Comprimidos com revestimento entérico esmagados são substancialmente degradados no estômago ou são metabolizados na parede intestinal, e não são recomendados para administração oral em animais. A presença de alimento no estômago também tende a reduzir a absorção de eritromicina na maioria das espécies, incluindo cães (Wilson, 1984; Eriksson *et al.*, 1990).

Sais de eritromicina (estearato de eritromicina e fosfato de eritromicina) são dissociados no intestino e são absorvidos como fármaco ativo. Ésteres de eritromicina (etilsuccinato de eritromicina e estolato de eritromicina) são absorvidos como ésteres e hidrolisados no corpo para liberar o fármaco ativo. Não há comprovação em relação a essas formulações sobre qual é mais favorável na maioria dos animais. Entretanto, em equinos, mostrou-se que as formas de sal (fosfato de eritromicina ou estearato de eritromicina) são preferíveis para administração oral (Ewing *et al.*, 1994), pois elas resultam em concentração sanguínea mais favorável. Uma série de estudos realizada por Lakritz *et al.* (1999, 2000a, 2000b, 2002) avaliou a absorção de várias formulações orais em potros. A forma etilsuccinato foi pobremente absorvida, mas as formas fosfato, estolato e formas microencapsuladas foram mais bem absorvidas (16%, 14,7% e 26%, respectivamente). A absorção foi melhor em potros, quando o alimento não foi fornecido.

Existem também formulações orais que devem ser adicionadas à ração ou água de beber para tratar infecções em frangos. Exemplos dessas preparações são tiocianato de eritromicina premix e fosfato de eritromicina em pó. Formulações veterinárias de eritromicina injetável são formulações a 100 mg/mℓ com objetivo de administração exclusivamente por via intramuscular; elas não devem ser administradas pelas vias SC ou IV. Doses de eritromicina são listadas na Tabela 36.7. A eritromicina e outros antibióticos macrolídios algumas vezes são usados como alternativas à penicilina, quando as penicilinas falharam ou quando há alergia às penicilinas. Infecções tratadas com eritromicina incluem aquelas causadas por *Staphylococcus* spp., *Streptococcus* spp., *Arcanobacterium* spp. (*Trueperella* spp.), *Clostridium* spp., *Listeria* spp., *Bacillus* spp., *Erysipelothrix* spp., *Histophilus* spp., *Fusobacterium* spp., *Pasteurella* spp., *Borrelia* spp. e *Mycoplasma* spp. Eritromicina também foi usada como tratamento para doença respiratória bovina indiferenciada, para infecções em suínos causadas por *Erysipelothrix* e para infecções respiratórias suínas causadas por *Streptococcus* e *Pasteurella*. Em aves de produção, a eritromicina é usada para tratamento de infecções respiratórias causadas por *Mycoplasma*. Em potros, a eritromicina é usada em combinação com rifampicina para tratamento de pneumonia causada por *Rhodococcus equi*. Entretanto, existem algumas evidências de que a eritromicina administrada isoladamente pode ser igualmente eficaz. Para esse uso em equinos, a azitromicina ou a claritromicina tornaram-se mais comuns (ver seções "Azitromicina" e "Claritromicina").

Em pequenos animais, a eritromicina foi usada para tratar pioderma causado por estafilococos (Noli e Boothe, 1999), infecções respiratórias causadas por *Mycoplasma* e diarreia causada pelo microrganismo *Campylobacter*. Entretanto, como resultado de estudos farmacocinéticos em cães e gatos, a absorção oral inadequada e a necessidade de administração IV frequente limitam seu uso prático. Ao tratar *Campylobacter*, a eritromicina interrompeu a excreção, mas não eliminou o microrganismo. Infecções respiratórias algumas vezes foram tratadas com eritromicina, mas outros fármacos (p. ex., azitromicina) se tornaram mais comuns em razão do espectro mais amplo, meia-vida mais longa e menos reações adversas gastrintestinais. Experiências em gatos foram muito limitadas. Com base em estudos farmacocinéticos (Albarellos *et al.*, 2011), a administração IV em gatos mostrou meia-vida muito curta e concentrações efetivas se mantiveram por apenas 1,5 h. Injeções IM em gatos produziram dor no sítio de administração e não seria uma via prática para administrações repetidas. Eritromicina na forma etilsuccinato como comprimido ou suspensão oral não produziu concentrações séricas mensuráveis (15 mg/kg) após administração oral em gatos (Albarellos *et al.*, 2011). Em cães, as formulações orais etilsuccinato e estolato foram pobremente absorvidas (Albarellos *et al.*, 2008). A meia-vida também foi curta e a administração frequente seria necessária. Esse achado levanta dúvidas quanto à viabilidade do uso oral dessas formulações para tratamento em cães ou gatos.

Uso clínico da eritromicina para modificar a motilidade gastrintestinal

Embora seja possível a ocorrência de náuseas pela administração oral de eritromicina, a maior parte do seu efeito parece estar relacionada ao aumento da motilidade gastrintestinal induzida pelo fármaco. Esse mecanismo parece estar relacionado ao aumento da atividade de receptores de motilina, por meio da liberação de motilina endógena, ou via mecanismos colinérgicos no trato gastrintestinal superior (Hall e Washabau, 1997; Lester *et al.*, 1998). Em doses baixas (1 mg/kg), a eritromicina foi considerada para uso como fármaco estimulante da motilidade em animais. Em bezerros, a administração de eritromicina, tilosina ou tilmicosina aumentou a taxa de esvaziamento abomasal, com a eritromicina (8,8 mg/kg, IM) produzindo o efeito mais significativo (Nouri e Constable, 2007; Nouri *et al.*, 2008; Wittek e Constable, 2005). Em bezerros, esses fármacos aumentaram a taxa de esvaziamento abomasal, e a eritromicina (10 mg/kg, IM) foi usada para melhorar a taxa de esvaziamento abomasal pós-operatória em vacas-leiteiras submetidas a cirurgia de correção de deslocamento do abomaso à esquerda (Wittek *et al.*, 2008). Essas propriedades da eritromicina são discutidas em mais detalhes no Capítulo 46. Embora macrolídios de 14 membros pareçam apresentar efeitos mais profundos no trato gastrintestinal (Tabela 36.4), existe também um efeito de macrolídios de 16 membros, tais como tilosina e tilmicosina (Nouri e Constable, 2007).

Considerações regulatórias

A eritromicina possui período de carência de 6 dias quando usada de acordo com as recomendações da bula em bovinos nos EUA. A eritromicina adicionada à ração ou água de beber para frangos tem período de carência de 1 a 2 dias; a indicação específica da bula do produto deve ser consultada para o tempo de carência exato. Nos EUA, a eritromicina não deve ser administrada a vacas-leiteiras em lactação, uma vez que os macrolídios se concentram no leite por um longo período após o tratamento. Entretanto, bulas canadenses listam o período de carência do leite em 72 h após a administração de doses de 2,2 a 4,4 mg/kg.

Tilosina

Dados farmacocinéticos para tilosina são listados na Tabela 36.8. A tilosina é usada terapeuticamente para tratar ceratoconjuntivite (*pinkeye*) (*Moraxella bovis*) em bovinos; infecções do trato respiratório; disenteria suína; pleuropneumonia decorrente de *Haemophilus parahemolyticus;* e outras infecções em gatos, galinhas (Ose e Tonkinson, 1985), codornas (Jones *et al.*, 1976) e perus (Wilson, 1984). A tilosina foi usada de forma mais frequente como aditivo alimentar em animais de produção, tais como suínos, bovinos e frangos, entre outros

(Wilson, 1984). O premix de fosfato de tilosina foi adicionado à ração de bovinos, suínos ou frangos, e o tartarato de tilosina para água de beber em frangos.

Resíduos da tilosina foram discutidos em outros artigos (Knothe, 1977a, 1977b, Anderson *et al.*, 1966). Após administração em animais de produção, houve período de carência de 21 e 14 dias para abate de bovinos e suínos, respectivamente. A tilosina se concentra no leite por um longo período após administração, e não deve ser administrada em vacas-leiteiras em lactação. Quando a tilosina é administrada na ração ou água de suínos ou frangos, informações específicas dos produtos devem ser consultadas para períodos de carência, uma vez que o período de carência pode variar de 0 a 5 dias, dependendo do seu uso.

A tilosina também foi usada para tratar diarreia em cães, o que é discutido no Capítulo 46 em mais detalhes. Esse tipo de diarreia foi caracterizado como "diarreia crônica responsiva à tilosina em cães" (Westermarck *et al.*, 2005). Nesses animais, a tilosina foi efetiva na melhora dos sinais clínicos que ocorrem com ou sem identificação dos microrganismos.

Tilmicosina

Tilmicosina 300 mg/mℓ é usada para administração SC (10 a 20 mg/kg) em bovinos e ovinos (10 mg/kg). O fosfato de tilmicosina foi efetivo para o tratamento de doença respiratória bovina (Musser *et al.*, 1996; Hoar *et al.*, 1998; Jim *et al.*, 1999). Um estudo (Ose e Tonkinson, 1988) relatou que 90% dos isolados de *Mannheimia haemolytica* e *Pasteurella multocida* testados eram suscetíveis a tilmicosina em concentrações ≤ 6,25 µg/mℓ, e o fármaco também foi ativo contra *Mycoplasma*, incluindo isolados bovinos. Outros microrganismos com suscetibilidade *in vitro* à tilmicosina incluem estafilococos e estreptococos. A maioria dos microrganismos gram-negativos que não aqueles que causam doença respiratória bovina é resistente.

Bezerros com pneumonia tratados com tilmicosina responderam melhor quando tratados com 10 mg/kg de tilmicosina SC do que com 20 mg/kg IM de oxitetraciclina (Laven e Andrews, 1991). Assim como outros macrolídios, a tilmicosina alcança concentrações altas no tecido pulmonar, e isso pode favorecer sua eficácia no tratamento de pneumonia bovina (Gourlay *et al.*, 1989). Foi identificada resistência entre patógenos respiratórios bovinos (Musser *et al.*, 1996), mas a resposta ao tratamento em bovinos com doença respiratória bovina não foi associada à CIM do patógeno, e houve sucesso do tratamento mesmo quando as bactérias isoladas tiveram valores de CIM no espectro resistente (McClary *et al.*, 2011).

A tilmicosina também foi usada como antibiótico profilático (metafilaxia) para administração em bezerros entrando em confinamento. Esse fármaco reduziu a incidência de pneumonia em bezerros suscetíveis quando administrada profilaticamente como dose única de 10 mg/kg SC (Morck *et al.*, 1993; Schumann *et al.*, 1990). A tilmicosina usada como tratamento metafilático em bezerros recém-chegados aos confinamentos reduziu a prevalência de doença respiratória bovina e melhorou o crescimento dos bezerros (Vogel *et al.*, 1998).

O ponto crítico do CLSI (Tabela 36.5) para suscetibilidade à tilmicosina é ≤ 8 µg/mℓ para patógenos respiratórios bovinos (*Mannheimia haemolytica*) e ≤ 16 µg/mℓ para patógenos da doença respiratória suína. A dose aprovada atualmente é de 10 a 20 mg/kg SC, como tratamento único em bovinos, e 10 mg/kg em ovinos. Após tratamento com fosfato de tilmicosina em bovinos, há um período de carência de 28 dias. A tilmicosina não deve ser administrada em vacas-leiteiras em lactação, uma vez que os resíduos podem persistir no leite por mais de 30 dias.

O fosfato de tilmicosina é aprovado para o tratamento de doença respiratória suína causada por *Actinobacillus pleuropneumoniae* e *Pasteurella multocida*. Essa forma é administrada como aditivo na ração e mostrou ser efetiva para o controle de pneumonia em suínos (Moore *et al.*, 1996). O período de carência é de 7 dias para abate quando administrada em suínos.

A tilmicosina também foi usada para tratamento de pasteurelose em coelhos (McKay *et al.*, 1996). Doses únicas de 25 mg/kg SC, foram efetivas para o tratamento de pasteurelose em coelhos.

Reações adversas à tilmicosina

Injeções de tilmicosina em equinos, caprinos, suínos e primatas não humanos podem ser fatais. O coração é o alvo de toxicidade em animais, talvez mediada pela depleção de cálcio intracelular cardíaco, resultando em efeito inotrópico negativo (Main *et al.*, 1996). A epinefrina piora a toxicidade cardíaca em suínos, mas a dobutamina aliviou a depressão cardíaca em cães (Main *et al.*, 1996). Os efeitos da toxicidade são maiores na frequência cardíaca, arritmia e depressão da contratilidade. Doses de 20 e 30 mg/kg em suínos causaram morte, mas a tilmicosina oral em suínos não produziu efeitos tóxicos. Em bovinos, doses de 50 mg/kg administradas por via subcutânea causaram toxicidade miocárdica; 150 mg/kg foram letais. Doses tão baixas quanto 10 mg/kg por via IV causaram também toxicidade cardíaca (Ziv *et al.*, 1995).

O risco de toxicidade cardíaca é particularmente importante em humanos. Existem alertas na bula de tilmicosina de que a injeção acidental em humanos causa morte. Relatos publicados (Veenhuizen *et al.*, 2006) indicam que muitas pessoas morreram como resultado da administração de tilmicosina.

Tulatromicina

A formulação injetável de tulatromicina é de 100 mg/mℓ para uso como injeção única por via subcutânea, a 2,5 mg/kg. A tulatromicina é uma azalida derivada da eritromicina com três grupos nitrogênio carregados; portanto, ela foi chamada *triamilida* (Evans, 2005). Esses grupos carregados podem ser importantes para aumentar as concentrações intracelulares quando comparados a outros macrolídios. Ela é aprovada para uso em bovinos e suínos, e ocasionalmente foi usada em outras espécies. Em bovinos e suínos, ela foi usada para o tratamento de infecções respiratórias (doença respiratória bovina e doença respiratória suína) para as quais os patógenos foram discutidos anteriormente neste capítulo e os pontos críticos do CLSI foram listados na Tabela 36.5. Além desses patógenos, a bula inclui *Mycoplasma bovis* nas indicações desse fármaco. Ele é administrado uma vez (p. ex., 2,5 mg/kg SC em bovinos e IM em suínos) e produz concentrações estáveis do fármaco no tecido pulmonar por muitos dias. Ela também é usada para prevenir doença respiratória bovina quando administrada em bovinos (metafilaxia) que estão sob risco de desenvolvimento de doença respiratória (Booker *et al.*, 2007). O período de carência é de 18 dias para bovinos e 5 dias para suínos. Ela também foi administrada em outras espécies na dose de 2,5 mg/kg como dose única injetável, e foi usada em outras espécies de animais de produção domésticos e em ungulados de zoológico.

Existem poucas evidências de que a tulatromicina possa ser útil no tratamento de infecções pulmonares em potros (Venner *et al.*, 2007; Rutenberg *et al.*, 2017). A 2,5 mg/kg, IM, 1 vez/semana, ela resolveu lesões pulmonares e, exceto por diarreia em alguns potros, foi bem tolerada. Em um estudo com 240 potros com infecções endêmicas causadas por *Rhodococcus equi* tratados com 2,5 mg/kg, IM, 1 vez/semana, ela foi efetiva, mas não foi tão efetiva quanto a combinação de azitromicina-rifampicina (Rutenberg *et al.*, 2017). Entretanto, ela é menos ativa do que outros agentes contra *Rhodococcus equi*, e não é recomendada (Giguère *et al.*, 2011).

Claritromicina

A claritromicina é um derivado semissintético da eritromicina. Ela é usada principalmente em humanos, uma vez que é mais bem tolerada do que a eritromicina, tem espectro mais amplo e se concentra em leucócitos. A claritromicina em combinação com ranitidina e bismuto também é usada para tratar infecções por *Helicobacter pylori* em humanos. Em cães, a claritromicina não apresenta características farmacocinéticas que sejam tão favoráveis quanto a azitromicina (a meia-vida não é tão longa), e o uso é raro.

A maior parte das experiências veterinárias foi em potros, nos quais a claritromicina foi investigada como tratamento potencial de infecções respiratórias. Ela possui maior atividade contra isolados de *Rhodococcus equi* de potros do que outros macrolídios (Jacks *et al.*, 2003; Riesenberg *et al.*, 2014; Berghaus *et al.*, 2013). Em potros, a claritromicina é absorvida por VO e apresenta meia-vida de 4 a 6 h, dependendo do estudo (Tabela 36.6). O efeito da coadministração de rifampicina sobre a concentração de claritromicina em potros não foi mostrado na Tabela 36.6. Em razão da indução de enzimas e transportadores, a coadministração com rifampicina reduz as concentrações plasmáticas do fármaco em mais de 90%, o que é discutido em mais detalhes na seção *Rifampicina*.

As concentrações no LRE respiratório, células epiteliais bronquiais/alveolares e células LBA de potros é muitas vezes maior do que a concentração plasmática do fármaco – atingindo concentrações que estão mais do que 30 a 40 vezes mais altas do que a LRE e mais de 300 a 1.800 vezes maior do que as células LBA (Peters *et al.*, 2011, 2012). Entretanto, as concentrações não persistem nos tecidos tanto quanto a azitromicina (Suarez-Mier *et al.*, 2007). A absorção oral em potros foi de 57% (Womble *et al.*, 2006) e de 41,5% (Berlin *et al.*, 2016), quando comparada a 70 a 75% em cães. Em potros, a claritromicina oral na dose de 7,5 mg/kg a cada 12 h produz concentrações suficientes para o tratamento de infecções por *Rhodococcus equi* (Jacks *et al.*, 2002; Giguère *et al.*, 2011). Ela foi mais bem-sucedida nessa dose do que a azitromicina (Giguère *et al.*, 2004). Ela também é metabolizada em equinos a 14-hidroxiclaritromicina, que é microbiologicamente ativa e contribui para a atividade (Peters *et al.*, 2011, 2012; Berlin *et al.*, 2016).

Gamitromicina

Gamitromicina é um anel de 15 membros (assim como a azitromicina e a tulatromicina). O mecanismo de ação é o mesmo que de outros macrolídios. A gamitromicina tem espectro de atividade que é limitado a bactérias gram-positivas e algumas bactérias gram-negativas que causam doença respiratória em bovinos (p. ex., *Mannheimia haemolytica*, *Mycoplasma* e *Pasteurella multocida*). Informações de suscetibilidade e farmacocinética são listadas nas Tabelas 36.5 e 36.6. Assim como outros macrolídios de longa ação, a meia-vida é longa (Giguère *et al.*, 2011, Tabela 36.6), com persistência longa nos pulmões, o que prolonga a concentração do fármaco no sítio de infecção.

Em bovinos, muitos estudos estabeleceram a eficácia da gamitromicina para o tratamento de doença respiratória bovina causada por *Mannheimia haemolytica*, *Pasteurella multocida*, *Histophilus somni* e *Mycoplasma bovis* (Torres *et al.*, 2013a, 2013b; Lechtenberg *et al.*, 2011a, 2011b, 2011c, 2011d). Em dois estudos, ela apresentou taxa de morbidade e taxa de retratamento mais altas do que tulatromicina em bovinos (Torres *et al.*, 2013a, 2013b), mas em outros aspectos foi equivalente. Ela também foi efetiva para o tratamento de infecções causadas por *Mycoplasma bovis*. Além disso, pode ser usada para o controle de doença respiratória em bovinos de corte e em vacas-leiteiras não lactantes sob risco de desenvolvimento de doença respiratória bovina (metafilaxia) associada a *Mannheimia haemolytica* e *Pasteurella multocida*.

Os valores de CIM para *Rhodococcus equi* foram baixos, e a dose de 6 mg/kg, IM, foi investigada para o tratamento de equinos (Berghaus *et al.*, 2012; Hildebrand *et al.*, 2015). Ainda que ela tenha sido efetiva em potros com broncopneumonia, apresentou maior incidência de reações adversas em potros que incluíram cólica e claudicação de membros pélvicos. Quase 60% dos potros tratados apresentaram reações à administração de gamitromicina.

Tildipirosina

Tildipirosina é um antimicrobiano macrolídio com anel de 16 membros (assim como a tilmicosina) com três átomos de nitrogênio carregados (como a tulatromicina), que atualmente é limitada ao tratamento e controle/prevenção de doença respiratória bovina e no tratamento de doença respiratória suína, embora também tenha sido usada para controle/prevenção de doença respiratória suína. O mecanismo de ação é o mesmo que para outros macrolídios. A farmacocinética e outras propriedades foram relatadas por Menge *et al.* (2012) e Rose *et al.* (2013). A tildipirosina tem um espectro de atividade que é limitado a bactérias gram-positivas e algumas bactérias gram-negativas que causam doenças respiratórias em bovinos e suínos (p. ex., *Mannheimia haemolytica*, *Mycoplasma*, *Pasteurella multocida*, *Actinobacillus pleuropneumoniae*, *Bordetella bronchiseptica* e *Haemophilus parasuis*). *Escherichia coli* e *Pseudomonas aeruginosa* são resistentes. Algumas *Staphylococcus* spp. e *Streptococcus* spp. podem ser suscetíveis. Existe evidência de atividade bactericida contra *Mannheimia haemolytica*, *Pasteurella multocida* bovina, *Histophilus somni*, *Hemophilus parasuis* e *Actinobacillus pleuropneumoniae*, mas atividade bacteriostática contra *Bordetella bronchiseptica*.

A farmacocinética em bovinos (Tabela 36.6) mostra que a meia-vida e a biodisponibilidade a partir do local de administração em bovinos é de 79%. O volume de distribuição é maior do que para outros antibióticos macrolídios, com o volume de distribuição em bovinos de 49 ℓ/kg. As concentrações pulmonares em bovinos são de mais de 150 vezes a concentração plasmática do fármaco, com meia-vida de 10 dias. As concentrações no líquido bronquial são aproximadamente 40 vezes a concentração plasmática do fármaco, com meia-vida de 11 dias.

Em suínos, a meia-vida plasmática é de 106 h (4,4 dias), com pico de concentração de 0,9 μg/mℓ após injeção IM de 4 mg/kg. As concentrações pulmonares em suínos foram aproximadamente 80 vezes maiores do que a concentração plasmática, com meia-vida de 6,8 dias. As concentrações no líquido bronquial foram 680 vezes maiores do que a concentração plasmática do fármaco em 5 dias após a injeção. A tildipirosina, como outros macrolídios, exerce benefícios terapêuticos explicados não apenas pela atividade antibacteriana, e pode apresentar efeitos imunomodulatórios.

A tildipirosina foi aprovada para tratamento e controle/prevenção de doença respiratória bovina associada a *Mannheimia haemolytica*, *Pasteurella multocida* e *Histophilus somni* em alguns países europeus para o tratamento de doença respiratória suína associada a *Actinobacillus pleuropneumoniae*, *Pasteurella multocida*, *Bordetella bronchiseptica* e *Haemophilus parasuis*.

Azitromicina

Azitromicina é o primeiro fármaco na classe das azalidas aprovado para uso em humanos, mas também é administrada frequentemente em pequenos animais, espécies exóticas e equinos. A azitromicina apresenta melhor absorção oral, é mais bem tolerada, apresenta meia-vida muito mais longa (especialmente em tecidos) e tem espectro de atividade mais amplo do que a eritromicina.

A azitromicina é ativa contra bactérias aeróbias gram-positivas (estafilococos e estreptococos) e anaeróbios. Entretanto, a atividade contra estafilococos não é tão boa quanto a da eritromicina. Ela tem alguma atividade contra bactérias gram-negativas, tais como *Haemophilus*, mas tem atividade limitada contra bactérias entéricas gram-negativas, e é inefetiva contra *Pseudomonas aeruginosa*. Ela tem atividade contra muitos microrganismos intracelulares, incluindo *Chlamydophila* (anteriormente chamada *Chlamydia*) e *Toxoplasma*. Ela também é ativa contra micobactérias e *Mycoplasma* (Lode *et al.*, 1996).

A diferença farmacocinética principal entre a azitromicina e a eritromicina é a meia-vida longa e alta concentração nos tecidos. As propriedades farmacocinéticas são mostradas na Tabela 36.6. A azitromicina alcança concentrações altas nos tecidos, principalmente leucócitos, macrófagos e fibroblastos. As concentrações teciduais podem ser tão altas quanto 100 vezes a concentração sérica, e concentrações em leucócitos podem ser de pelo menos 200 a 300 vezes as concentrações séricas (Panteix *et al.*, 1993). Em gatos, a meia-vida sérica é de 35 h, meias-vidas teciduais variam de 13 a 72 h, e o volume de distribuição é de 23 ℓ/kg (Hunter *et al.*, 1995). Em cães, também apresenta captação rápida e concentrações persistentes nos tecidos; o volume de distribuição é de 12 ℓ/kg, e as meias-vidas plasmática e tecidual são de 29 e 90 h, respectivamente (Shepard e Falkner, 1990). A absorção oral é alta, com valores de biodisponibilidade de 58% em gatos (Hunter *et al.*, 1995) e 97% em cães (Shepard e Falkner, 1990). Em humanos, a azitromicina é muito mais bem absorvida a partir do estômago vazio (Lode *et al.*, 1996), mas o efeito da alimentação sobre absorção oral não foi explorado em gatos ou cães.

Também existe interesse na administração de azitromicina em equinos (Davis *et al.*, 2002; Jacks *et al.*, 2002, 2003; Suarez-Mier *et al.*, 2007). Davis *et al.* (2002) mostraram que a absorção oral foi de 39% e a meia-vida plasmática de 18 h em potros. Mais importante, o fármaco persistiu em leucócitos e macrófagos alveolares por pelo menos 120 h após dose única em concentrações maiores que 5,0 μg/mℓ, com meia-vida em leucócitos de mais de 49 h. Como em outras espécies, as concentrações nos PMN foram mais de 200 vezes a concentração plasmática. Ela apresentava volume de distribuição em equinos de 12 ℓ/kg, o que provavelmente contribuía para a longa persistência em células inflamatórias.

Como outros antibióticos macrolídios de longa ação, a azitromicina produz altas concentrações em tecidos e leucócitos, mesmo após concentrações plasmáticas terem declinado abaixo de teores detectáveis (Girard *et al.*, 1990). Depósitos intracelulares de azitromicina em leucócitos também podem atuar como forma de distribuição da azitromicina em tecidos infectados, especialmente abscessos iniciais, uma vez que os leucócitos são atraídos para esses locais por quimiotaxia (Girard *et al.*, 1993). Os efeitos imunomodulatórios da azitromicina foram extensivamente estudados e discutidos previamente neste capítulo (Parnham *et al.*, 2014). Os efeitos benéficos da azitromicina são atribuídos, em parte, a esses efeitos nas células inflamatórias e função imune.

Uso clínico da azitromicina

A azitromicina se tornou popular para o tratamento de infecções em cães, gatos, animais exóticos e aves. Os resultados do tratamento de infecções intracelulares causadas por *Toxoplasma* spp. e *Mycobacterium* spp. foram conflitantes em humanos, e ainda não foram relatados para animais. Em razão da meia-vida longa e da persistência do fármaco nos tecidos, o regime empregado em humanos é administrar a dose 1 vez/dia durante 3 a 5 dias. Dessa forma, concentrações efetivas do fármaco são esperadas em tecidos por até 10 dias. Em cães, foram sugeridas doses de 5 a 10 mg/kg, 1 vez/dia VO, por 1 a 5 dias. Em gatos foram usadas doses de 5 a 10 mg/kg, 1 vez/dia ou em dias alternados, ou uma dose 2 a 3 vezes/semana VO.

Apesar da popularidade da azitromicina para tratamento de infecções em cães e gatos, existe pouca evidência clínica publicada para demonstrar os benefícios com relação a outros fármacos. Em gatos de abrigo com infecções do trato respiratório superior, ela foi melhor do que o tratamento com amoxicilina (Ruch-Gallie *et al.*, 2008). Em gatos com clamidofilose (*Chlamydophila felis*) ela foi inefetiva para eliminar a infecção. Em cães, ela foi efetiva para algumas infecções de pele com base em relatos limitados, mas não foi tão efetiva quanto outros agentes para o tratamento de febre das Montanhas Rochosas (*Rickettsia rickettsii*) (Breitschwerdt *et al.*, 1999).

Existem muitos relatos do uso clínico de azitromicina em potros com infecções pulmonares, tais como aquelas causadas por *Rhodococcus equi*. Em razão da farmacocinética favorável citada anteriormente, as concentrações plasmática, leucocitária e nos macrófagos alveolares persistem por tempo suficiente para permitir a administração em dias alternados. Com base nesse

trabalho, a dose para potros é de 10 mg/kg a cada 24 h inicialmente, seguida por tratamento a cada 48 h por VO. Quando a azitromicina foi administrada por VO a potros (10 mg/kg a cada 48 h), ela reduziu efetivamente a pneumonia atribuída a *Rhodococcus equi* (Chaffin *et al.*, 2008). O uso de azitromicina e outros macrolídios para o tratamento de infecções por *Rhodococcus equi* em potros foi resumido pela declaração de consenso ACVIM (*ACVIM Consensus Statement* – Giguère *et al.*, 2011).

Segurança da azitromicina

A azitromicina, em geral, é bem tolerada. Em humanos, os distúrbios gastrintestinais são as reações adversas mais comuns (náuseas, vômito, diarreia, dor abdominal). Em cães, doses altas podem causar vômito. A partir de relatos clínicos, ela parece ser bem tolerada em potros, mas pode ocorrer diarreia transitória. Equinos adultos podem ser mais suscetíveis ao desenvolvimento de diarreia e é necessário cuidado maior com o uso clínico nesses animais.

A eritromicina é bem conhecida por reduzir a atividade de enzimas metabolizadoras de fármacos no fígado. Isso pode aumentar a toxicidade de alguns fármacos administrados concomitantemente. Embora a azitromicina seja relatada como apresentando menos efeitos sobre as enzimas hepáticas, é necessário cuidado ao combinar a azitromicina com outros fármacos.

ANTIBIÓTICOS LINCOSAMIDAS

Lincosamidas são um grupo de antibióticos monoglicosídeos que contêm uma cadeia lateral semelhante a um aminoácido. Existem dois antibióticos dentro desse grupo: lincomicina e clindamicina. A lincomicina e a clindamicina são similares estruturalmente. A lincomicina tem parte hidroxila na posição 7 da molécula e a clindamicina contém um cloro nessa posição (Figura 36.4), tornando a clindamicina uma molécula mais ativa contra bactérias do que seu fármaco original, a lincomicina, e é mais bem absorvida por VO. As lincosamidas, assim como os macrolídios, são usadas principalmente para tratar infecções por bactérias gram-positivas em casos nos quais ocorre resistência ou intolerância às penicilinas. A clindamicina também é um fármaco comum para o tratamento de infecções anaeróbias. Infecções comuns tratadas com lincomicina incluem infecções envolvendo *Staphylococcus* spp. e *Streptococcus* spp. (Burrows, 1980).

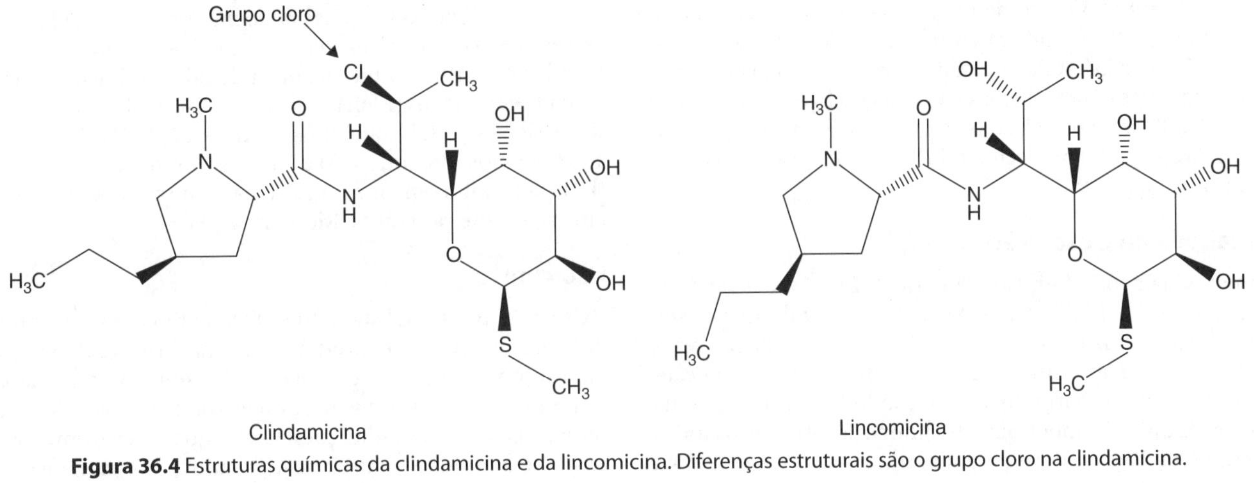

Clindamicina

Lincomicina

Figura 36.4 Estruturas químicas da clindamicina e da lincomicina. Diferenças estruturais são o grupo cloro na clindamicina.

Lincomicina

Fonte e química

A lincomicina é um antibiótico produzido por *Streptococcus lincolnensis* var. *lincolnensis*, descoberto nos anos 1950; seu nome tem origem de culturas de solo que se originaram em Lincoln, Nebraska. Formulações veterinárias foram desenvolvidas inicialmente nos anos 1960. A lincomicina é uma base fraca com pK_a de 7,6 (Riviere *et al.*, 1991).

Formulações

A lincomicina está disponível como um premix oral para suínos e frangos e um pó solúvel para água de beber. Cloridrato de lincomicina xarope oral e comprimidos foram usados em cães e gatos, bem como cloridrato de lincomicina injetável, mas o uso em pequenos animais não é tão comum quanto já foi. Ruminantes e equinos não devem ser expostos à ração suplementada com lincomicina. A toxicidade é descrita no item *Reações adversas e precauções*. Existiam combinações de produtos de lincomicina e espectinomicina disponíveis no passado, mas esses produtos não são mais produzidos em muitos países. Médicos-veterinários devem consultar a disponibilidade local em cada país de uso.

Mecanismo de ação e espectro

A lincomicina inibe a síntese de proteínas nas células microbianas por meio da ligação à subunidade ribossômica 50S de forma muito semelhante ao descrito para os macrolídios. Outros antibióticos, tais como eritromicina e clindamicina, funcionam de forma similar pela ligação a sítios diferentes na mesma subunidade ribossômica. O espectro de atividade é similar para macrolídios e lincosamidas, com exceções listadas para fármacos individuais neste capítulo. Bactérias com resistência a macrolídios normalmente apresentam resistência cruzada às lincosamidas. Macrolídios e lincosamidas não devem ser usados em conjunto, pois podem produzir diminuição da eficácia geral contra o microrganismo em razão da ligação do antibiótico, que pode encobrir fisicamente o sítio de ligação do outro composto (Burrows, 1980).

Absorção e distribuição

A lincomicina é absorvida de forma rápida, mas incompleta quando administrada por VO em animais, com um relato afirmando que a absorção oral de lincomicina em suínos que receberam 10 mg/kg foi de aproximadamente 20 a 50% (Hornish *et al.*, 1987). O pico de concentração sérica na maioria dos animais é alcançado em 60 min após dose oral e em 2 a 4 h após injeção IM. A lincomicina é bem distribuída no corpo, com as maiores concentrações teciduais no fígado e rins, com concentrações muito baixas obtidas no LCE (Burrows, 1980; Ford e Aronson, 1985; Klechner, 1984). O Vd em animais varia de 1 a 1,3 ℓ/kg.

Metabolismo e excreção

A meia-vida após administração oral, IM ou IV, é de aproximadamente 2 a 4 h. A maior parte da dose oral, mensurada como lincomicina marcada com ^{14}C, foi recuperada nas fezes e 14% na urina após uma única administração oral em cães (Klechner, 1984); portanto, a secreção biliar da lincomicina parece ser uma via importante de eliminação. Após uma única injeção IM, 38% da dose foi encontrada nas fezes e 49% na urina de cães. A excreção urinária do fármaco radiomarcado foi completada em 24 h, e a excreção fecal se completou em 48 h para ambas as vias de administração. Não se sabe se essa radioatividade foi associada a lincomicina não alterada/não metabolizada ou a metabólitos desse composto. Um relato não publicado citado por Hornish *et al.* (1987) afirmou que o fármaco original foi a principal forma presente na urina de cães e humanos.

Em razão do potencial para resíduos na carne, o metabolismo e excreção da lincomicina foram estudados de forma mais intensiva em suínos e frangos (Hornish *et al.*, 1987). As concentrações de lincomicina foram mais altas no fígado e rins, com concentrações baixas, embora detectáveis, no músculo e pele. A lincomicina pode passar inalterada pelo corpo via bile e fezes ou urina, ou pode ser metabolizada em glicuronida, *N*-dimetil lincomicina ou na forma sulfóxido de lincomicina pelo fígado. Suínos que receberam doses orais de lincomicina apresentaram 11 a 21% excretados na urina: 50% de lincomicina inalterada, concentrações traço de *N*-dimetil lincomicina, nenhuma na forma sulfóxido ou glicuronida de lincomicina, e o restante marcado como "substâncias não identificadas". As fezes continham o restante da lincomicina excretada: 17% de lincomicina inalterada, possivelmente quantidades de traço de sulfóxido de lincomicina e 83% de metabólitos não caracterizados (Hornish *et al.*, 1987). Estudos conduzidos de forma similar em frangos tratados por VO por 7 dias com lincomicina mostraram que a excreta continha aproximadamente 80% de lincomicina, ≤ 10% de sulfóxido de lincomicina, ≤ 5% de *N*-dimetil lincomicina.

Reações adversas e precauções

Cães e gatos apresentam poucas reações adversas à lincomicina. Fezes amolecidas em cães e vômito em gatos foram as principais reações adversas relatadas (Klechner, 1984). Suínos podem ocasionalmente desenvolver diarreia e/ou edema do ânus nos primeiros 2 dias de tratamento, e irão se autocorrigir em 1 semana após a suspensão do antibiótico.

A reação adversa mais grave relatada em humanos que receberam lincomicina é a colite pseudomembranosa. Essa é uma doença grave em humanos causada por supercrescimento e produção de toxina por *Clostridium difficile*, que pode ser fatal. Em animais com trato gastrintestinal fermentativo (equinos, ruminantes, coelhos, *hamsters*, chinchilas e porquinhos-da-índia) também existe um alto risco de supercrescimento de bactérias gastrintestinais, como *Clostridium* spp., após tratamento com lincomicina. Enterite grave e enterocolite podem levar a diarreia e morte. Outras bactérias também foram implicadas nessa reação, tais como *Salmonella* spp. ou *E. coli* (Burrows, 1980; Plenderleith, 1988). Enterocolite induzida por lincomicina foi relatada em coelhos (Maiers e Mason, 1984; Thilsted *et al.*, 1981; Rehg e Pakes, 1982), equinos (Raisbeck *et al.*, 1981; Plenderleith, 1988), ovinos (Bulgin, 1988) e grandes ruminantes (Plenderleith, 1988). A lincomicina foi relatada como produzindo cetose em vacas-leiteiras (Rice e McMurray, 1983).

Uso clínico

Existem 85 produtos listados pela FDA como fármacos aprovados para animais. Esses produtos estão na forma oral e injetável para suínos, cães, gatos e frangos. A lincomicina é usada para tratar infecções gram-positivas e anaeróbias em pacientes para muitas das mesmas indicações para as quais a eritromicina ou outros macrolídios poderiam ser usados. Em cães e gatos, a lincomicina foi usada para tratar estirpes de *Staphylococcus* spp. e *Streptococcus* spp. resistentes ou suspeitas de resistência à penicilina encontradas em ossos, trato respiratório superior e pele. Embora ela tenha sido usada para infecções de pele, não é mais tão popular quanto já foi (Noli e Boothe, 1999). Doses orais em cães e gatos geralmente são de 22 mg/kg a cada 12 h VO. O uso da lincomicina para tratar infecções bacterianas em cães e gatos tem sido amplamente substituído pelo tratamento com clindamicina (ver item *Clindamicina*).

A lincomicina tem sido utilizada para tratar artrite bacteriana em suínos causada por *Staphylococcus* spp., *Streptococcus* spp., *Erysipelothrix* spp. e *Mycoplasma* spp., e pneumonia causada por *Mycoplasma* spp. A lincomicina foi adicionada à ração e à água para controlar disenteria suína e infecções por *Mycoplasma* spp. (Rainier *et al.*, 1980; Hamdy, 1978; Hamdy e Kratser, 1981). Injeções foram administradas em suínos para infecções por *Mycoplasma* (11 mg/kg a cada 24 h, IM). Em bovinos e ovinos, a lincomicina tem sido administrada por via intramuscular para tratamento de artrite séptica e mastite e para controle de infecções por *Mycoplasma*. Ela nunca deve ser administrada por VO a esses animais em razão do risco de indução de enterite.

Em frangos de corte, a lincomicina tem sido usada como aditivo na ração para aumentar a taxa de ganho de peso e melhorar a eficiência alimentar (esse uso tem sido abandonado nos EUA), além de tratar enterite necrótica nessa espécie. A adição de 2 g/ton de lincomicina na ração de frangos de corte resultou em diminuição significativa da incidência de enterite necrótica (Maxey e Page, 1977). A lincomicina também tem sido usada com sucesso em psitacídeos (Mandel, 1977). O uso de lincomicina no olho de coelhos também foi relatado (Kleinberg *et al.*, 1979). A administração tópica corneal de lincomicina a 1% em água para coelhos mostrou que níveis terapêuticos locais poderiam ser mantidos por 30 a 45 min a 2 h após a dose na córnea, humor aquoso e corpo ciliar da íris, e que a de-epitelização do epitélio corneal atuou para aumentar a absorção ocular tópica desse antibiótico.

Ovinos, caprinos e bezerros foram tratados com a combinação de antibióticos lincomicina-espectinomicina parenteral para infecções do trato respiratório por combinações de gram-positivos e gram-negativos. A combinação lincomicina-espectinomicina, 50 mg de lincomicina com 100 mg de espectinomicina por mℓ) na dose de 1 mℓ/10 kg de peso corporal, IM, foi usada para tratar podridão de casco em ovinos causada por *Bacteroides nodosus* com melhor taxa de sucesso do que o tratamento com penicilina-estreptomicina sistêmica (Venning *et al.*, 1990). Entretanto, em muitos países, a combinação de produtos de lincomicina-espectinomicina não é mais produzida (ver item *Espectinomicina*).

Considerações regulatórias

Quando adicionada à ração para frangos e suínos, o tempo de carência para abate varia de 0 a 6 dias, dependendo da preparação e da dose. Quando injetada em suínos, o tempo de carência para abate é de 2 dias. Em razão do grande número de produtos listados na lista de produtos aprovados pela FDA, deve-se consultar a bula para recomendações específicas.

Clindamicina

Fonte e química

Quimicamente a clindamicina é uma 7-clorolincomicina, um derivado da lincomicina e um antibiótico produzido por *Streptococcus lincolnensis* var. *lincolnesis*. A substituição do grupo hidroxila na posição C7 da molécula de lincomicina pelo cloro resulta em efeito antibacteriano mais ativo quando comparado à lincomicina. A estrutura química da clindamicina é mostrada na Figura 36.4. Ele é uma base fraca com pK_a de 7,6. Tanto o cloridrato clindamicina (HCl) quanto o palmitato de clindamicina são para administração oral. O cloridrato de clindamicina é diretamente ativo, enquanto a forma palmitato deve ser convertida a clindamicina no intestino delgado. O palmitato de clindamicina é mais palatável que o cloridrato de clindamicina. O fosfato de clindamicina é o fármaco original da clindamicina, e deve passar por hidrólise no plasma para se tornar ativo.

Mecanismo de ação e resistência

A clindamicina exerce sua atividade antibiótica por meio da inibição da síntese de proteínas na subunidade ribossômica 50S (Hedstrom, 1984) de forma idêntica ao descrito para a lincomicina. A resistência à clindamicina é causada com maior frequência pela metilação do RNAr 23S, que é o mesmo mecanismo que é mais comum para antibióticos macrolídios. Esse mecanismo de resistência é mediado pelos genes *erm*. Bactérias que carreiam esses genes podem ser resistentes tanto aos macrolídios quanto à clindamicina. Os outros mecanismos de resistência para macrolídios são a bomba de efluxo mediada pelo gene *mef*. A clindamicina não é afetada por esse gene. Embora a modificação do ribossomo 23S seja um mecanismo de resistência mais comum, se as bactérias forem resistentes aos macrolídios em razão do mecanismo de bomba de efluxo, eles ainda podem ser suscetíveis à clindamicina. O terceiro mecanismo de resistência, de enzimas direcionadas para esse fármaco, é incomum. Bactérias resistentes à lincomicina também são resistentes à clindamicina.

Espectro de atividade

A substituição do cloro (Figura 36.4) produz maior atividade contra algumas bactérias do que a lincomicina. A clindamicina foi relatada como mais de 20 vezes mais potente do que a lincomicina no tratamento de infecções por *Staphylococcus* e *Streptococcus* em humanos (Harvey, 1985). A clindamicina é ativa contra espécies aeróbias de microrganismos, incluindo *Staphylococcus*, *Streptococcus*, *Actinomyces*, *Nocardia*, *Mycoplasma* e *Toxoplasma*. Uma vez que o efluxo de macrolídios é o mecanismo predominante de resistência para *Streptococcus* spp., a clindamicina permanece ativa contra a maioria dos estreptococos, pois ela não é afetada por esse mecanismo. O espectro de atividade contra bactérias anaeróbias inclui *Bacteroides fragilis*, *Fusobacterium* spp., *Peptostreptococcus* e *Clostridium perfringens* (Harari e Lincoln, 1989). A clindamicina não é ativa contra aeróbios, e bacilos anaeróbios facultativos gram-negativos, tais como Enterobacteriaceae ou *Pseudomonas* spp. e *Pasteurella* spp. (aeróbio gram-negativo) isolados de feridas por mordedura de pequenos animais normalmente são resistentes à clindamicina.

Embora a maioria dos *Staphylococcus* seja suscetível à clindamicina, aproximadamente 25 a 36% dos *Staphylococcus* spp. podem ser resistentes à clindamicina, dependendo do estudo e região da qual a bactéria foi isolada. A maioria dos *Staphylococcus pseudintermedius* resistentes à meticilina (MRSP) isolados de cães é resistente a clindamicina. Em contrapartida, muitos *Staphylococcus aureus* resistentes à meticilina adquiridos da comunidade podem ser suscetíveis à clindamicina.

Em pequenos animais, infecções anaeróbias são uma das principais indicações de uso da clindamicina. Um relato (Jang *et al.*, 1997) indicou que 83% dos *Bacteroides* de pequenos animais eram suscetíveis à clindamicina e 80% dos *Clostridium*. A resistência à clindamicina entre *Bacteroides* é mediada pelo gene *erm* e o aumento das taxas de resistência entre anaeróbios pode refletir a prevalência desse gene. A maioria dos *Fusobacterium* spp. também é suscetível à clindamicina. Um microrganismo adicional para o qual há atividade é o *Toxoplasma*, mas o uso clínico da clindamicina para o tratamento de toxoplasmose em gatos é controverso (descrito em mais detalhes no item *Uso clínico*).

O ponto crítico do CLSI para teste de suscetibilidade é ≤ 0,5 µg/mℓ, 1 a 2 µg/mℓ e ≥ 4 µg/mℓ para as categorias suscetível, intermediário e resistente, respectivamente (CLSI, 2015). A clindamicina pode ser usada para testar a suscetibilidade à lincomicina, embora a clindamicina possa ser mais ativa contra alguns estafilococos do que a lincomicina.

Farmacocinética-farmacodinâmica

A clindamicina exerce efeito bacteriostático, e não bactericida, sobre bactérias; portanto, é importante manter a concentração plasmática do fármaco acima da CIM por todo o intervalo entre doses. A razão entre a área sob a curva (ASC) e CIM (ASC/CIM) para a concentração de fármaco livre é o melhor parâmetro de previsão da eficácia da clindamicina. O alvo ASC/CIM para efeito bacteriostático é de aproximadamente 25. A ligação às proteínas é de 92 a 95% em cães e 91,5 a 94,5% em gatos (a ligação às proteínas tende a ser mais baixa em concentrações altas, variando de 0,5 µg/mℓ a 5 µg/mℓ). Portanto, cálculos PK/PD devem usar a fração de fármaco livre (fração não ligada).

Absorção e distribuição. A clindamicina é mais bem absorvida do trato gastrintestinal do que a lincomicina, levando a maiores concentrações plasmáticas (Nichols e Keys, 1984). Diferentemente da lincomicina, a presença de alimentos não parece afetar a absorção oral da clindamicina. A absorção oral foi de 73% em cães após administração em cápsulas e absorção maior a partir da injeção IM (87%). Quando administrada por via SC, a absorção é lenta, produzindo efeito *flip-flop* e meia-vida mais longa. Outros parâmetros farmacocinéticos são mostrados na Tabela 36.9. Na dose administrada em gatos (Brown *et al.*, 1989, 1990), doses orais de 5,5 e 11,0 mg/kg mantiveram uma CIM sérica acima do necessário para a maior parte das infecções por *Staphylococcus aureus*, e doses de 11,0 e 22,0 mg/kg levaram a

concentrações séricas acima da CIM para muitos anaeróbios suscetíveis. Gatos podem relutar em aceitar a forma líquida oral da clindamicina em razão da baixa palatabilidade.

Em um estudo, relatou-se que a clindamicina é muito dolorosa para administração IM (Budsberg *et al.*, 1992), mas em outro estudo, a administração IM de uma solução tamponada mais concentrada a 20% foi mais bem tolerada. A administração SC pode ser mais bem tolerada do que a injeção IM (Lavy *et al.*, 1999).

Pouco se sabe sobre a maioria das espécies exóticas ou de zoológico, mas em tartarugas marinhas, a clindamicina apresentou depuração extremamente rápida e meia-vida curta. Houve pouquíssima absorção oral. Esses resultados em tartarugas marinhas sugerem que a utilização nesses animais seria impraticável (Harms *et al.*, 2011).

Em cães e gatos, o volume de distribuição é superior a 1 ℓ/kg e ocorre boa penetração nas secreções respiratórias, líquido pleural, próstata, ossos e articulações, mas com concentração baixa no LCE. As concentrações de clindamicina em fagócitos são 10 a 20 vezes (e tanto quanto 40 vezes) a concentração plasmática (Harari e Lincoln, 1989). Apesar das altas concentrações intracelulares de clindamicina em fagócitos, a eliminação intracelular de microrganismos é baixa (Yancy *et al.*, 1991), talvez porque o fármaco seja sequestrado em sítios subcelulares. Macrófagos captam a clindamicina por mecanismos de transporte ativo e concentram a clindamicina até 50 vezes a concentração extracelular (Dhawan e Thadepalli, 1982). Uma vez que os fagócitos são as células com maior probabilidade de entrarem em tecidos infectados – tais como abscessos – é possível que a clindamicina seja transportada para um abscesso para produzir concentrações altas nesses sítios (Yancy *et al.*, 1991). A clindamicina também atravessa a barreira placentária, mas sua segurança durante a gestação não foi determinada em animais.

Metabolismo e excreção

O cloridrato de clindamicina, uma vez administrado por VO, não requer metabolismo para ser ativo. O fosfato de clindamicina requer que a hidrólise ocorra no plasma para se tornar ativo; de forma similar, o palmitato de clindamicina requer a remoção da parte palmitato no intestino delgado para se tornar ativo. A forma comercial para pequenos animais é o cloridrato de clindamicina; outras formulações estão disponíveis para humanos. Meias-vidas de eliminação são mostradas na Tabela 36.9. Para cães e gatos, a meia-vida varia entre estudos, doses e formulações. Geralmente, a meia-vida é longa o suficiente

Tabela 36.9 Farmacocinética da clindamicina em animais.

Espécie	Dose (mg/kg)	Meia-vida (h)	Volume de distribuição (Vd) (ℓ/kg)[b]	ASC (µg h/mℓ)	Pico de concentração (C_{MAX}) (µg/mℓ)	Referência
Gatos	11 a 33 oral	9,02	3,75	31 a 42 em 11 mg/kg	6,6 a 7,4 em 11 mg/kg	Boothe *et al.*, 1996; Brown *et al.*, 1989[a]
	5,5 oral	4,25	–	6,7	1,9	Saridomichelakis *et al.*, 2011
	11 oral	9,92	–	18,35	3,3	Saridomichelakis *et al.*, 2011
	11 IV	3,24	1,5	34,99	–	Budsberg *et al.*, 1992
	11 IM	3,91	–	35,7	5,3	Budsberg *et al.*, 1992
	10 IV	2,1	1,23	24,28	–	Lavy *et al.*, 1999
	10 IM	7,1	–	30,1	4,4	Lavy *et al.*, 1999
Cães	10 SC	5,2	–	87,63	20,8	Lavy *et al.*, 1999
	11 IV	4,37	3,08	22,5	–	Batzias *et al.*, 2005
	11 oral	4,37	2,84	16,2	3,25	Batzias *et al.*, 2005

[a]Dados representam a média dos valores publicados.
[b]Valores de Vd representam Vd/F para doses orais.

após a administração da formulação oral, de maneira que a administração 1 a 2 vezes/dia é suficiente.

Metabólitos da clindamicina são semelhantes àqueles descritos para a lincomicina. Em cães, 36% da dose administrada de clindamicina é excretada inalterada pela bile e urina. O equilíbrio da dose parece ser de metabólitos ativos ou inativos, 28% excretados pelo fígado na forma glicuronida (sem atividade antimicrobiana), 28% como sulfóxido de clindamicina (25% da atividade antimicrobiana do fármaco original) e 9% como N-dimetil clindamicina, que apresenta quatro a oito vezes a atividade antimicrobiana do fármaco original (Dhawan e Thadepalli, 1982). A bile é a principal via de excreção. A presença no cólon de humanos que receberam clindamicina suprimiu a atividade microbiana por até 2 semanas após a interrupção do tratamento.

Reações adversas e precauções

Assim como para lincomicina, a reação adversa mais grave em humanos é a colite pseudomembranosa, decorrente do supercrescimento de *Clostridium difficile*. Esse não foi um problema relatado em animais. Em cães e gatos, vômito e diarreia são possíveis, mas transitórios, e não são graves. Entretanto, problemas gastrintestinais tais como aqueles discutidos para lincomicina em ruminantes, equinos, coelhos e roedores são possíveis, e as mesmas precauções discutidas para lincomicina se aplicam. Embora colite pseudomembranosa por *Clostridium difficile* não tenha sido descrita em animais, o crescimento bacteriano e a diarreia ainda são possíveis com a administração oral de clindamicina a cães e gatos.

Greene *et al.* (1992) relataram que a administração de 25 e 50 mg/kg de cloridrato de clindamicina em gatos, divididos em duas doses, produziu diarreia e vomito como sinais clínicos mais comuns associados ao tratamento oral. A maior frequência para ambos os sinais clínicos ocorreu no grupo de tratamento a 50 mg/kg, e acredita-se que seja relacionado ao efeito irritante direto no trato gastrintestinal ou algum efeito na absorção de água intestinal. Conforme relatado para outros fármacos orais em gatos (p. ex., hiclato de doxiciclina), a administração oral de cloridrato de clindamicina foi associada à lesão esofágica (Beatty *et al.*, 2006).

Um estudo foi realizado em gatos para assegurar o efeito do tratamento prolongado com clindamicina sobre o tempo de coagulação sanguínea dependente da vitamina K (Jacobs *et al.*, 1989). O estudo mostrou que os teores do fator VII não se alteraram significativamente em gatos tratados com dose total diária de 25 mg/kg VO, 1 vez/dia durante 6 semanas, quando comparados aos controles.

Uso clínico

A clindamicina possui espectro antimicrobiano similar ao da lincomicina, mas é muito mais utilizada clinicamente do que a lincomicina em razão da maior atividade contra anaeróbios, maior potência e absorção oral mais completa. A clindamicina foi usada para tratar feridas, abscessos, osteomielite e doença periodontal causada por microrganismo em cães e gatos. Verificou-se concentração alta na próstata, tornando-a um tratamento aceitável de prostatite bacteriana quando causada por microrganismo gram-positivos.

O uso da clindamicina para tratamento de toxoplasmose é controverso. Lappin *et al.* (1989) realizaram um estudo retrospectivo de gatos diagnosticados com infecção por *Toxoplasma*

gondii e verificaram que nos gatos tratados com clindamicina houve resolução de todos os sinais clínicos da doença, exceto naqueles com lesões que envolviam os olhos. A clindamicina sozinha ou em combinação com corticosteroides ajudou a resolver retinocoroidite ativa e uveíte anterior associadas à doença. Ainda que a clindamicina possa ajudar nos sinais clínicos associados à toxoplasmose, ela pode não contribuir para eliminar os microrganismos do SNC ou dos olhos. Em gatos infectados experimentalmente, houve efeito paradoxal em gatos com toxoplasmose tratados com clindamicina, que apresentaram piora dos sinais clínicos. Conforme discutido em maiores detalhes por Davidson *et al.* (1996), esse efeito paradoxal pode decorrer da inibição da morte intracelular de microrganismos pela clindamicina.

A clindamicina foi efetiva em cães com osteomielite pós-traumática experimental causada por *Staphylococcus* spp. (Braden *et al.*, 1987, 1988). Uma dose oral de 11 mg/kg 2 vezes/dia durante 28 dias foi eficaz no tratamento desses cães infectados, resultando em taxa de recuperação de 94% nos cães tratados com clindamicina. A clindamicina também mostrou ser efetiva para tratamento de pioderma superficial e profundo em cães, e é uma escolha comum como alternativa aos antibióticos betalactâmicos (Harvey *et al.*, 1993; Noli e Boothe, 1999; Scott *et al.*, 1998). Embora 11 mg/kg a cada 24 h tenham sido usados para tratar infecções estafilocócicas em cães (pioderma), a administração de 11 mg/kg a cada 12 h é usada por muitos veterinários para tratar a maioria das infecções por *Staphylococcus* spp. A dose de 11 mg/kg 1 vez/dia pode ser suficiente para bactérias com valores de CIM ≤ 0,5 µg/mℓ; a administração 2 vezes/dia deve ser usada se a bactéria apresenta valores de CIM no intervalo intermediário de 1 a 2 µg/mℓ.

ANTIBIÓTICOS MISTOS

Bacitracina

A bacitracina é um polipeptídeo complexo, lábil, que consiste em cinco a dez componentes químicos separados, isolados inicialmente de uma ferida contaminada por *Bacillus subtillus* em 1943 (Teske, 1984). A bacitracina A ($C_{66}H_{103}N_{17}O_{16}S$) é o principal componente dessa mistura, e compõe a maior parte das atividades antibióticas. A bacitracina inibe a síntese de peptidoglicanos em bactérias por meio do bloqueio inespecífico de reações de fosforilação, algumas das quais ocorrem durante a síntese da parede celular (Lancini e Parenti, 1982). O desenvolvimento de resistência à bacitracina é raro.

A bacitracina não é absorvida do trato gastrintestinal quando administrada por VO. A administração sistêmica resultou em alta incidência de lesão renal (albuminúria, cilindrúria, azotemia), além de dor, endurecimento e petéquias no local de administração. Em contrapartida, a bacitracina não é irritante e raramente induz reações alérgicas quando usada por via tópica. A bacitracina (bacitracina, metilenodissalicilato de bacitracina, bacitracina manganês, bacitracina zíncica) foi usada como aditivo à ração em animais de produção, mas seu uso mais comum atualmente é em aplicações tópicas para tratar infecções suscetíveis de pele, orelhas e olhos. A bacitracina inibe muitos microrganismos encontrados na pele, tais como *Streptococcus* spp. Hemolíticos e não hemolíticos, *Staphylococcus* spp. Coagulase positivos e alguns *Clostridium* spp., e com frequência é combinada a outros antibióticos que fornecem espectro de atividade gram-negativa (polimixina B e neomicina). A bacitracina zíncica administrada por via tópica pode aumentar a atividade da bacitracina em razão das propriedades adstringentes do zinco, que diminuem a inflamação (Harvey, 1985).

Novobiocina

A novobiocina é um ácido dibásico (pK_a = 4,3 e 9,1) derivado da cumarina, e é utilizada clinicamente nas formas de sal mono (Na$^+$) ou dibásico (Ca^{++}). A novobiocina possui a atividade tanto contra bactérias gram-positivas quanto gram-negativas, mas é mais ativa contra bactérias gram-positivas, particularmente espécies de *Staphylococcus*. Outros microrganismos suscetíveis incluem *Neisseria* spp., *Haemophilus* spp., *Brucella* spp. E algumas estirpes de *Proteus* spp. Ela pode ser usada como uma alternativa às penicilinas em casos que envolvem *Staphylococcus* spp. Resistentes à penicilina, embora outros substitutos da penicilina (cefalosporinas, macrolídios, clindamicina) sejam melhores escolhas clínicas.

A novobiocina apresenta muitos efeitos tóxicos sobre as bactérias, mas seu mecanismo exato e sítio de ação não são conhecidos. A novobiocina mostrou causar inibição inespecífica da síntese da parede celular por meio da inibição da formação do ácido *N*-acetilmurâmico pentapeptídio e resíduos *N*-acetilglicosamina alternados; ela também inibe o ácido teichurônico em algumas espécies de bactérias. As concentrações necessárias para inibir esses componentes da parede celular são maiores do que as concentrações mínimas necessárias para inibir o crescimento, o que sugere que esses efeitos sobre as bactérias são efeitos secundários. A síntese de DNA e RNA, síntese de proteínas (β-galactosidase), respiração e fosforilação oxidativa também são inibidos em algumas espécies de bactérias e em homogeneizado de fígado de rato (Morris e Russel, 1971), sem que nenhum deles se assemelhe ao efeito antibiótico primário. A novobiocina também é conhecida por induzir uma deficiência intracelular de magnésio, mas não existem evidências convincentes diretas de que esse mecanismo seja responsável pela atividade antimicrobiana da novobiocina.

A novobiocina inicialmente é ativa contra infecções por *Staphylococcus* spp., mas a resistência a esse antibiótico se desenvolve rapidamente (Morris e Russell, 1971; Harvey, 1985). A novobiocina foi combinada a tetraciclinas para produzir atividade sinérgica, ampliar o espectro de atividade e reduzir a resistência à novobiocina, mas essas combinações mais antigas são usadas de forma infrequente nos dias de hoje. A novobiocina e tetraciclina foram relatadas como eficazes em casos de doenças respiratórias superiores caninas, tais como "tosse dos canis" e tonsilite (Maxey, 1980), mas o uso de antibióticos para esse problema em cães declinou substancialmente. Foram relatados efeitos adversos tóxicos em animais e humanos que receberam novobiocina por via sistêmica, e incluem lesões cutâneas, leucopenia, pancitopenia, anemia, agranulocitose, trombocitopenia, náuseas, vômito e diarreia. Poucas reações adversas foram relatadas para esse antibiótico usado por via tópica em animais domésticos.

Tiostreptona

A tiostreptona é um antibiótico polipeptídico produzido por *Streptomyces aureus* e apresenta espectro predominantemente gram-positivo, embora alguns microrganismos gram-negativos também sejam afetados. Tiostreptona não é absorvida pelo trato gastrintestinal, e é usada principalmente para tratamento local tópico, principalmente combinada com outros antibióticos e/ou glicocorticoides para tratamento dermatológico.

Rifampicina

A rifampicina é um antibiótico disponível há muitos anos, que foi usado em humanos para tratar tuberculose. Clínicos de equinos estão familiarizados com a rifampicina há muitos anos em razão do tratamento de infecções pulmonares causadas por *Rhodococcus equi*. Médicos-veterinários de pequenos animais estão se tornando familiarizados com esse antibiótico, uma vez que ele surgiu em relatos de suscetibilidade como ativo contra *Staphylococcus* spp. Resistentes à meticilina.

Esse antibiótico foi descoberto originalmente em florestas de pinheiros na França nos anos de 1950, e foi introduzido na clínica médica nos anos de 1960. Trata-se de um antibiótico sintético macrocíclico complexo, com alto peso molecular, derivado da rifamicina B, produzida por *Nocardia mediterranea*. A rifamicina B é modificada quimicamente para produzir rifampicina. Rifampina é o nome oficial na Farmacopeia dos EUA (*United States Pharmacopeia* – USP) e rifampicina é o nome não proprietário internacional (*International Non-Proprietary Name* – INN) e nome aprovado na Grã-Bretanha (*British Approved Name* – BAN); ambos os nomes são sinônimos. Rifamicina e rifabutina são antibióticos similares estruturalmente – todos no grupo das rifamicinas –, mas não são idênticos.

Mecanismos de ação e espectro

A rifampicina é um antibiótico bactericida que atua por meio da inibição da RNA polimerase bacteriana. A rifampicina entra na célula microbiana e forma complexos estáveis com a subunidade β da RNA polimerase dependente de DNA dos microrganismos. Essa ligação resulta em enzimas inativas e inibição da síntese de RNA por meio da prevenção da cadeia de iniciação. Essa inibição também pode ocorrer em células de mamíferos, mas são necessárias concentrações muito mais altas. CIM para microrganismos geralmente ocorrem a 0,1 μg/mℓ, enquanto bactérias gram-negativas possuem valores de CIM que variam de 8 a 32 μg/mℓ. Essa grande disparidade nos valores de CIM é atribuída à capacidade da rifampicina em atravessar de forma mais fácil a parede celular de microrganismos gram-positivos do que a diferenças na RNA polimerase bacteriana. O parâmetro PK/PD que melhor prevê a eficácia da rifampicina é a razão ASC/CIM.

A rifampicina é altamente lipofílica e a penetração intracelular tornou esse fármaco valioso para tratamento de bactérias intracelulares em humanos e animais, incluindo *Mycobacterium* (tuberculose), *Staphylococcus* spp. e *Rhodococcus equi*. A rifampicina apresenta atividade contra bactérias gram-positivas (*Staphylococcus* spp.), *Mycobacterium* spp., *Haemophillus* spp., *Neisseria* spp. e *Chlamydia* spp., mas atividade mais limitada contra bactérias gram-negativas. A rifampicina é ativa contra a maioria das estirpes de *Staphylococcus pseudointermedius* resistentes à meticilina (Perreten *et al.*, 2010), embora tenha sido identificada resistência entre isolados caninos (Kadlec *et al.*, 2011).

Uma única mutação da sequência de aminoácidos na subunidade β da enzima RNA polimerase dependente de DNA produz resistência. Mutações resultam na rifampicina apresentando menor atividade para a enzima RNA polimerase. Após o surgimento da mutação, pode ocorrer disseminação clonal da estirpe resistente.

Para algumas infecções, a resistência pode ser minimizada se outros antibióticos que irão eliminar a estirpe mutante de bactérias forem utilizados concomitantemente à rifampicina. O estudo de Berghaus *et al.* (2013) mostrou que a concentração de prevenção de mutantes (CPM) é menor quando a rifampicina é combinada a antibióticos macrolídios contra *Rhodococcus equi*. Para reduzir a taxa de mutação, foi recomendada terapia de combinação com outros agentes em orientações para humanos (Liu *et al.*, 2011) e foi a mesma recomendação de um estudo veterinário para tratamento de infecções por *Staphylococcus* em cães (Kadlec *et al.*, 2011). Para outras infecções bacterianas, a combinação de rifampicina com outros antibióticos pode não produzir efeito sinérgico (Forrest e Tamura, 2010). No item *Uso clínico* há discussão em mais detalhes quanto à terapia de combinação ser ou não necessária para uso veterinário. Existem evidências de efeito sinérgico entre anfotericina B e rifampicina contra alguns fungos, principalmente *Saccharomyces cerevisiae*, *Histoplasma capsulatum*, muitas espécies de *Aspergillus* e *Blastomyces dermatitidis* (Medoff, 1983). Entretanto, a rifampicina raramente é considerada para o tratamento de infecções fúngicas, uma vez que outros fármacos antifúngicos efetivos surgiram (ver Capítulo 38).

Farmacocinética

Características farmacocinéticas da rifampicina em várias espécies são apresentadas na Tabela 36.10. A rifampicina é lipofílica, com grande volume de distribuição e boa absorção em praticamente todas as espécies animais e estudadas. A absorção oral é moderada a alta, variando de 38 a 48% em potros a 70% em equinos adultos (Tabela 36.10). Em ovinos, a absorção oral é de 16 a 37%. Ela foi absorvida pela administração oral e retal em elefantes (Eglund *et al.*, 2015). A absorção da rifampicina é mais alta em ambiente ácido, embora a alimentação tenha reduzido a absorção oral em potros e ruminantes. A rifampicina é aproximadamente 80 a 85% ligada as proteínas plasmáticas em humanos e 94% em potros. Apesar da ligação às proteínas, ela é amplamente distribuída em todos os tecidos corporais, com concentrações particularmente altas do fármaco sendo verificadas nos pulmões, líquido de revestimento epitelial pulmonar, fígado, bile e urina. Após absorção oral ou administração parenteral, a rifampicina é metabolizada principalmente ao metabólito bioativo 25-desacetil rifampicina (25-O-desacetil-rifampicina), que é ativo microbiologicamente. Alguns produtos menores da glicuronidação são formados no fígado. Tanto o fármaco original quanto metabólitos são excretados na bile. Ambas as formas são filtradas passivamente através dos rins, com depuração renal de aproximadamente 12% da taxa de filtração glomerular total.

Múltiplas doses de rifampicina com frequência resultam em diminuição – e não em aumento – do pico de concentração sérica. Esse fenômeno decorre da autoindução das enzimas hepáticas, e também é conhecido em humanos, suínos, cães, bezerros, equinos e roedores (Frank, 1990; Berlin *et al.*, 2017). A indução de enzimas hepáticas e indução de mecanismos de efluxo pela rifampicina também altera a distribuição de outros fármacos (discutido em mais detalhes no item *Interações*).

A meia-vida varia de 11 a 14 h em potros, e o pico de concentração varia amplamente (Tabela 36.10). A taxa de excreção em potros é menor do que em equinos adultos, principalmente em razão de os mecanismos de excreção biliar serem menos desenvolvidos no potro. Em cães, a meia-vida é de aproximadamente 8 h, com pico de concentração de 40 µg/mℓ.

Interações

A rifampicina é um ativador potente do fator de transcrição que aumenta as concentrações de muitas proteínas que metabolizam fármacos, incluindo glicoproteína-P (gp-P) e enzimas citocromo P-450 CYP3A e CYP2C. A ativação ocorre por meio da estimulação da expressão do gene de enzima citocromo P450 intestinal e hepática e transportadores por meio da via do receptor nuclear pregname X (PXR) (Reitman *et al.*, 2011). A lista de fármacos identificados em humanos que são afetados pela rifampicina é longa, e está resumida em outros artigos (Frank, 1990; Barriere *et al.*, 1989; Lee *et al.*, 1993; Reitman *et al.*,

Tabela 36.10 Farmacocinética da rifampicina em animais.[a]

Espécie	Dose (mg/kg)	Meia-vida (h)	Volume de distribuição (Vd) (ℓ/kg)[b]	ASC (µg h/mℓ)	Pico de concentração (C$_{MÁX}$) (µg/mℓ)	Referência
Cães	10 oral	8	–	–	35	–
	10 oral	5,84	–	42,3	7,4	Burrows *et al.*, 1985[c]
	10 IV	6,05	0,635	120,2	2,9	Burrows *et al.*, 1985[c]
	10 IV	7,27	0,932	118,57	–	Wilson *et al.*, 1988[c]
Equinos	20 oral	11,5	–	246,19	13,35	Wilson *et al.*, 1988[c]
Potros	10 oral	14,7	–	160 (0 a 12 h)	18,1	Peters *et al.*, 2012
	10 oral	6,79	–	72,3	5,50	Berlin *et al.*, 2017[d]
	20 oral	7,61	–	161	12,3	Berlin *et al.*, 2017[d]
	10 IV	11,0	0,85	193	16,8	Berlin *et al.*, 2017
	10 oral	11,5	–	77,0	8,2	Berlin *et al.*, 2016
	10 IV	8,1	0,782	127,33	–	Kohn *et al.*, 1993
	10 oral	–	–	67,65	3,86	Kohn *et al.*, 1993
Bezerros[c]	10 oral	11,4	–	310,9	11,7 a 24,6	Sweeney *et al.*, 1988
Bezerros[c]	10 IV					Sweeney *et al.*, 1988
Ovinos[c]	10 oral	4,3	–	11,7	0,6 a 2,4	Sweeney *et al.*, 1988
Ovinos[c]	10 IV	2,9	1,32	32	–	Sweeney *et al.*, 1988
Ovinos	20 oral	6,42	–		3,27	Jernigan *et al.*, 1986
Ovinos	20 IV	4,56	0,46	–	–	Jernigan *et al.*, 1986

[a]Dados representam a média dos valores publicados.
[b]Valores para Vd representam Vd/F para doses orais.
[c]Concentrações mensuradas usando ensaio microbiológico, que pode superestimar a concentração, uma vez que o metabólito é ativo.
[d]Dados de Berlin *et al.*, 2017; dose oral em potros foi avaliada após administrações repetidas por 10 dias.

2011; Forrest e Tamura, 2010). A consequência da indução é a redução do efeito do fármaco coadministrado, e pode requerer doses maiores ou administrações mais frequentes. Quando a claritromicina e a rifampicina são administradas juntas em potros, esta reduz a concentração plasmática da claritromicina em mais de 90% (Peters *et al.*, 2011; Berlin *et al.*, 2016). Mas, no mesmo estudo, a concentração de rifampicina não foi afetada pela administração de claritromicina. Em humanos, são necessárias 4 semanas para a recuperação completa do efeito da rifampicina após interrupção do tratamento (Reitman *et al.*, 2011). A rifamina pode apresentar efeito duplo, no qual ela pode ser um inibidor do transporte intestinal, bem como um indutor de outras proteínas.

Reações adversas

Reações adversas foram associadas a doses altas e incluem lesão hepática e distúrbios gastrintestinais. Em um estudo com 344 cães (Bajwa *et al.*, 2013), reações adversas ocorreram em 16% dos cães tratados. Reações adversas incluíram vômito, anorexia, letargia e perda de peso. Os efeitos gastrintestinais foram os mais comuns. Vinte e sete por cento dos cães apresentaram aumento de atividade de enzimas hepáticas, e isso ocorreu entre os dias 19 e 27 após o início do tratamento. A lesão hepática decorrente da rifampicina é mais comum em cães do que em humanos ou em equinos. Estimou-se que 20% ou mais dos cães que receberam 5 a 10 mg/kg podem desenvolver aumento da atividade de enzimas hepáticas, e alguns podem desenvolver hepatite. É aconselhável monitorar as enzimas hepáticas durante o tratamento em cães, e não exceder a dose de 10 mg/kg/dia. No estudo de Bajwa (Bajwa *et al.*, 2013) citado anteriormente, a diminuição na dose resolveu as reações adversas em muitos cães. A rifampicina não é palatável. Ela também pode produzir coloração reversível (cor laranja-avermelhada) da urina, lágrimas e esclera. Os proprietários de pequenos animais devem ser alertados quanto a essa possibilidade. A rifampicina é teratogênica em animais de laboratório, de maneira que se deve restringir seu uso em fêmeas prenhes.

Uso clínico

Microrganismos suscetíveis de interesse para médicos-veterinários incluem espécies de *Staphylococcus* (incluindo estirpes resistentes à meticilina), *Streptococcus* spp., incluindo *Streptococcus zooepidemicus*, *Rhodococcus equi*, *Corynebacterium pseudotuberculosis* e a maior parte das estirpes de *Bacteroides* spp., *Clostridium* spp., *Neisseria* spp. e *Listeria* spp. Microrganismos conhecidos por serem resistentes à rifampicina são *Pseudomonas aeruginosa*, *Escherichia coli*, *Enterobacter* spp., *Klebsiella pneumoniae*, *Proteus* spp. e *Salmonella* spp. Alguns microrganismos gram-negativos podem ser suscetíveis, mas podem requerer concentrações altas. Pontos críticos para testes de suscetibilidade de isolados de animais não foram estabelecidos, e os pontos críticos para humanos de ≤ 1, 2 e ≥ 4 μg/mℓ para suscetível, intermediário e resistente, respectivamente, podem ser usados até que valores de corte veterinários sejam estabelecidos pelo CLSI.

A rifampicina foi usada para tratamento de infecções por cocos gram-positivos em cães (e ocasionalmente em gatos), principalmente *Staphylococcus* resistentes à meticilina, que são resistentes a outros fármacos. A rifampicina foi efetiva para tratamento de piodermite canina causada por *Staphylococcus pseudointermedius* na dose de 5 mg/kg, 1 vez/dia, por 10 dias (Sentürk *et al.*, 2005).

Cirurgiões veterinários recomendaram a adição de rifampicina ao tratamento quando há suspeita de biofilmes que ocorrem a partir de implantes cirúrgicos ou infecções crônicas. A rifampicina alcança concentrações altas dentro de neutrófilos, células endoteliais, macrófagos e biofilmes e, em humanos, apresenta atividade melhor em combinação com outro antibiótico, comparado à atividade se usada isoladamente (Forrest e Tamura, 2010). Nenhum estudo com infecções por biofilmes foi relatado em medicina veterinária.

Existe um longo histórico do uso de rifampicina em equinos. A rifampicina é um dos tratamentos de primeira escolha de infecções em potros *Rhodococcus equi* (Giguère *et al.*, 2011). A dose para potros tipicamente é de 5 mg/kg VO, a cada 12 h, mas 10 mg/kg 1 vez/dia também mostrou alcançar concentrações efetivas (Berlin *et al.*, 2017). Ela é administrada rotineiramente com um antibiótico macrolídio – eritromicina, azitromicina ou claritromicina (esses fármacos são discutidos no item *Antibióticos macrolídios*). Em um estudo retrospectivo não controlado (Giguére *et al.*, 2004) a combinação rifampicina-claritromicina foi mais efetiva do que as combinações rifampicina-azitromicina ou rifampicina-eritromicina. Em outro estudo, a rifampicina-azitromicina foi mais efetiva em potros do que tulatromicina injetável (Rutenberg *et al.*, 2017). Ainda assim, azitromicina com frequência é usada no lugar de claritromicina, pois seu regime terapêutico é mais conveniente.

Embora não seja usada com frequência em ruminantes, a farmacocinética foi estudada (Tabela 36.10) e a dose recomendada foi de 20 mg/kg VO, 1 vez/dia. O uso mais comum em ruminantes é para tratamento de *Mycobacterium paratuberculosis* em bovinos e ovinos. Ela pode causar remissão da infecção, mas não erradica o microrganismo. Ela também foi usada para tratar *Mycobacterium tuberculosis* em elefantes (10 mg/kg/dia) (Egelund *et al.*, 2015).

Monoterapia ou terapia combinada? A rifampicina foi combinada a outros antimicrobianos para o tratamento de infecções por *Staphylococcus* em cães, e para tratamento de infecções por *Rhodococcus equi* em potros em alguns protocolos. A razão para o tratamento combinado para infecções por *Staphylococcus* em cães é reduzir de forma ostensiva o surgimento de resistência. Entretanto, não existem estudos clínicos em medicina veterinária que tenham demonstrado maior emergência de resistência pela monoterapia com rifampicina, quando comparada à terapia de combinação em cães. O estudo realizado por Sentürk *et al.* (2005) mostrou que a monoterapia para tratamento de *Staphylococcus* em cães foi bem-sucedida. Em infecções experimentais, a monoterapia com rifampicina foi bem-sucedida na erradicação de estafilococos do pus *in vitro* e de abscessos em infecções experimentais (Lobo e Mandell, 1972).

O estudo de Kadlec *et al.* (Kadlec *et al.*, 2011; Perreten *et al.*, 2010) mostrou que a resistência à rifampicina entre estafilococos é infrequente. Ao tratar infecções por estafilococos em humanos (Falagas *et al.*, 2007), a adição de um segundo antibiótico não conferiu efetividade adicional quando comparada a monoterapia com rifampicina para erradicação de estafilococos resistentes à meticilina. O estudo realizado por Achermann *et al.* (2013) identificou fatores de risco que contribuíram para a resistência em infecções articulares por estafilococos. A monoterapia com rifampicina não foi estatisticamente um fator de risco para o desenvolvimento de resistência. Isso sugere que a resistência à rifampicina é possível com ou sem a terapia combinada.

A recomendação do uso de rifampicina em combinação com outros antimicrobianos para reduzir o surgimento de resistência foi validada principalmente em situações clínicas nas quais o tratamento de longo prazo com rifampicina foi necessário (p. ex., tuberculose), e pode não ser o mesmo para o tratamento de curto prazo contra *Staphylococcus*. Forrest e Tamura (2010) forneceram uma revisão extensa do uso de rifampicina em infecções que não foram causadas por micobactérias. Eles concluíram que a combinação de outros fármacos com rifampicina resultou em indiferença ou antagonismo, e houve poucos exemplos que mostraram sinergismo. Por exemplo, no tratamento de infecções por estafilococos, essa análise indicou que "com o período de revisão cobrindo várias décadas, os dados *in vitro* para terapia combinada de rifampicina contra estafilococos parecem apresentar com frequência antagonismo ou indiferença, com sinergismo sendo encontrado de forma inconsistente". Isso questiona o benefício de adicionar outros antibióticos à terapia de rifampicina para infecções que não são causadas por micobactérias.

Para tratamento de potros com infecção por *Rhodococcus equi*, a rifampicina foi combinada com antibióticos macrolídios – eritromicina, azitromicina ou claritromicina com maior frequência. A recomendação de tratamento combinado para potros surgiu no *Consensus Statement* de especialistas (Giguère *et al.*, 2011) e de estudos farmacocinéticos (Berlin *et al.*, 2017). Em estudos farmacocinéticos, as concentrações no líquido de revestimento epitelial pulmonar de potros e células do líquido broncoalveolar produziram concentrações ligeiramente menores do que as concentrações plasmáticas, mas acima da CIM_{90} para *Rhodococcus equi* (Berlin *et al.*, 2017). É possível que o tratamento com o único agente também seja efetivo, mas isso não foi comparado em estudos randomizados controlados. Não há evidências de que o tratamento combinado é sinérgico usando métodos cinéticos em tempo real em concentrações séricas alcançáveis (Nordmann e Ronco, 1992), embora a combinação com rifampicina tenha reduzido a concentração de prevenção de mutantes (CPM) *in vitro* para alguns macrolídios (Berghaus *et al.*, 2012). Os efeitos da rifampicina na farmacocinética de outros antibióticos foram discutidos anteriormente no item *Interações*.

Nitrofuranos

Os nitrofuranos incluem vários compostos sintéticos derivados do 5-nitrofurano e possuem atividade antimicrobiana, sendo o grupo 5-nitro necessário para essas atividades. Mais de 3.500 nitrofuranos foram sintetizados até o momento, com apenas alguns sendo úteis na quimioterapia de animais. O uso de nitrofuranos e furazolidona foi banido em animais de produção.

A nitrofurantoína é o principal fármaco nesse grupo administrado por VO. O mecanismo de ação não é bem compreendido. Após penetrar na bactéria, as nitrorredutases intracelulares convertem esse fármaco à forma ativa por meio da redução do grupo nitro. Essa ação produz metabólitos intermediários que se ligam ao ribossomo bacteriano e inibem as enzimas bacterianas responsáveis pela síntese de DNA e RNA.

O espectro inclui *E. coli*, *Staphylococcus* spp. e *Enterococcus* spp. A resistência entre bactérias é pouco comum, embora *Proteus* e *Pseudomonas aeruginosa* sejam resistentes inatos. Nitrofuranos podem ser administrados por via oral ou tópica. A absorção oral é de 80% em humanos, mas desconhecida em animais. A absorção é aumentada quando administrado com alimentos. Concentrações séricas são quase indetectáveis ou muito baixas, e as concentrações ativas terapeuticamente são alcançadas apenas na urina. Concentrações efetivas não podem ser alcançadas na próstata ou rins para tratamento de infecção do trato urinário superior. Um ambiente ácido é necessário para que os nitrofuranos se difundam através de membranas celulares. A acidificação da urina promove reabsorção tubular, que diminui a concentração geral do fármaco na urina.

Reações adversas

A toxicologia da furazolidona (*N*-5-nitro-2-furfurilideno amino-2-oxazolidinona) foi investigada extensivamente em animais de laboratório, de produção e de companhia, bem como em humanos, e foi revisada por Ali (1989). Os efeitos da alimentação sobre a furazolidona em aves de produção foram relatados (Ali, 1989; Mustafa *et al.*, 1975; Czarnecki *et al.*, 1974a, 1974b, Jankus *et al.*, 1972).

A furazolidona mostrou-se carcinogênica quando usada na concentração de 0,15% p/p na ração por 1 ano, induzindo tumores mamários de forma dose-relacionada. Camundongos que receberam concentração de 0,03% p/p na ração por toda a vida desenvolveram adenocarcinomas bronquiais em ambos os sexos (Ali, 1983). O DNA é o alvo principal da furazolidona em algumas células *in vivo*, causando cortes e mutações no DNA e na ligação ao DNA, bloqueando, assim, a replicação e o processo de transcrição. Em geral, a mutagênese por nitrofuranos também ocorre, e foi extensivamente revisada por McCalla (1983), que verificou muitas vias metabólicas possíveis pelas quais os nitrofuranos podem causar mutagênese em células de mamíferos. Esse potencial para mutagênese e carcinogênese causou o banimento do seu uso em animais de produção.

A principal desvantagem dos nitrofuranos para tratar infecções sistêmicas é que a concentração necessária para alcançar a CIM também induz toxicidade sistêmica. Existem relatos iniciais na literatura veterinária de toxicidade induzida quando os nitrofuranos são usados sistemicamente (Ali, 1983). A reação adversa da nitrofurantoína oral inclui náuseas, vômito e diarreia. Ela torna a urina amarelo-ferrugem, com coloração acastanhada. Em humanos, problemas respiratórios (pneumonite) e neuropatia periférica foram relatados. As polineuropatias em humanos são causadas pela desmielinização, e são mais comuns pelo uso de longo prazo ou em pacientes com comprometimento renal. Os problemas respiratórios não foram relatados em animais, mas neuropatia foi observada em cães; o risco pode ser maior se houver insuficiência renal.

Uso clínico

Exceto pelo uso tópico, o uso mais frequente da nitrofurantoína na medicina veterinária é para tratamento e prevenção de infecções do trato urinário em cães e gatos que são resistentes a outros antimicrobianos. As formas orais foram administradas em cães para infecções do trato urinário quando as outras opções eram limitadas. Embora o uso tenha sido incorporado em alguns protocolos de tratamento de infecções do trato urinário para cães e gatos, a eficácia não foi determinada. Doses típicas são de 10 mg/kg/dia, divididas em quatro tratamentos diários, e então reduzidas a 1 mg/kg/dia. Ela não alcança concentrações altas o suficiente para outras infecções. Embora a absorção oral não tenha sido estudada em cães, em humanos a forma macrocristalina é absorvida de forma lenta e é menos provável que cause distúrbio gástrico. A forma microcristalina é absorvida rapidamente no intestino.

Embora a eficácia não tenha sido avaliada em animais, a metanálise de estudos em humanos mostrou eficácia para tratamento de curto prazo de infecções não complicadas do trato urinário (Huttner *et al.*, 2015). Sua análise incluiu a revisão de ensaios clínicos de 1946 a 2014. Eles concluíram que há equivalência geral entre nitrofurantoína quando administrada por 5 ou 7 dias e sulfametoxazol-trimetoprima, fluoroquinolonas e amoxicilina. Reações adversas em humanos são incomuns se a duração do tratamento for curta. Reações adversas mais graves de fibrose pulmonar e lesão hepática são resultado da administração por muitos meses ou anos.

Virginiamicina

Virginiamicina é uma combinação de dois produtos químicos de *Streptomyces virginiae* isolados de amostras de solo na Bélgica no início dos anos de 1960. A virginiamicina é classificada como um antibiótico peptolídio composto predominantemente pela fração M ($C_{28}H_{35}N_3O_7$) e, em menor proporção, pela fração S ($C_{43}H_{49}NO_{10}$) (Crawford, 1984). Razão ótima de M:S é 4:1 (Gottschall *et al.*, 1988). Administradas separadamente, tanto a fração M quanto a fração S apresentam atividade bacteriostática reversível em populações bacterianas suscetíveis; usadas em conjunto, sua atividade é sinérgica, bactericida e aproximadamente 100 vezes aquela encontrada quando usados separadamente. A virginiamicina não é bem conhecida por ser sinérgica com outras classes de antibióticos. Ela é ativa principalmente contra microrganismos gram-positivos, *Haemophilus* spp. e *Neisseria* spp. e apresenta atividade branda contra o protozoário *Toxoplasma* spp. Ela atua por inibição da síntese proteica na subunidade ribossômica 23S, bloqueando a translação, mas não a transcrição em bactérias suscetíveis. A virginiamicina é absorvida rapidamente quando administrada por VO, é excretada pela bile sem circulação êntero-hepática e apresenta afinidade para tecidos dérmicos (Crawford, 1984). Gottschall *et al.* (1988) relataram que ^{14}C-virginiamicina, especificamente a fração M, foi extensivamente metabolizada no rúmen. A fração S passou sem metabolismo detectável no rúmen, e os metabólitos da fração M apresentaram atividade antimicrobiana consideravelmente menor do que o fármaco original.

Todos os antibióticos semelhantes à virginiamicina são classificados em um de dois grupos. O grupo A consiste em peptídios poli-insaturados cíclicos que apresentam peso molecular de aproximadamente 500 e que contêm ácido aminodecanoico substituído e um sistema oxazol. O grupo B consiste em hexadepsipeptídios cíclicos com peso molecular aproximado de 800, e a maioria dos membros contém uma molécula de ácido pipecólico ou seus derivados. Ambos os grupos apresentam baixa solubilidade em solventes aquosos e são mais solúveis em solventes orgânicos. Todos absorvem fortemente radiação ultravioleta e, portanto, são degradados na sua presença. Antibióticos semelhantes à virginiamicina tendem a afetar bactérias gram-positivas mais do que bactérias gram-negativas, com *Mycobacteria* spp. sendo relativamente resistente e *Haemophilus* spp. e *Neisseria* spp. sendo muito sensíveis. Diferenças na sensibilidade bacteriana a diferentes antibióticos semelhantes à virginiamicina são causadas pela habilidade particular de cada antibiótico em penetrar a barreira celular bacteriana para ganhar acesso aos ribossomos (Cocito, 1979).

A virginiamicina e antibióticos semelhantes à virginiamicina não são comumente usados para tratar doença bacteriana clínica em animais domésticos, apesar do seu espectro relativamente amplo de atividade. Eles foram usados para tratar disenteria suína (*Treponema hyodysenteriae*) (Olsen e Rodabaugh, 1977),

mas outros antibióticos provaram ser mais eficazes. Seu uso principal é como aditivo de ração para promoção do crescimento em animais de produção como o suínos (Ravindran e Kornegay, 1984; Moser *et al.*, 1985), sendo aprovados para esse uso desde 1975, mas o uso de antibióticos para a promoção do crescimento está sendo progressivamente eliminado na maioria dos países. A virginiamicina foi estudada em perus (Salmon e Stevens, 1990), frangos de corte (Miles *et al.*, 1984) e galinhas poedeiras (Miles *et al.*, 1985) como promotor de crescimento, tendo todos experimentado tanto aumento de ganho de peso quanto aumento na produção de ovos. A regulamentação e uso de antibióticos usados em ração para animais de produção são discutidos mais profundamente em outros capítulos (Capítulos 52 e 59).

Carbadox

Carbadox (metil 3-(2-quinoxalinametileno) carbazato N_1,N_4 dióxido) é um agente antibacteriano sintético ativo principalmente contra bactérias gram-positivas, embora algumas bactérias gram-negativas também sejam afetadas. O carbadox é um antibiótico usado em suínos (suínos imaturos e maduros) com intuito de produção (p. ex., aumento da taxa de ganho de peso e aumento da eficiência alimentar) e propósitos terapêuticos (p. ex., controlar a disenteria suína e enterite suína bacteriana). Embora o carbadox seja um antimicrobiano, ele não apresenta as mesmas questões relacionadas à resistência que outros antimicrobianos, e não é considerado importante para a medicina humana.

Disponível em 1973, o carbadox foi comercializado como promotor de crescimento em suínos e também para o controle de disenteria suína (*Treponema hyodysenteriae*), enterite bacteriana (principalmente *Salmonella cholerasuis*) e infecções nasais por *Bordetella bronchiseptica* em suínos (Farrington e Shively, 1979). O carbadox mostrou ser melhor do que a lincomicina para o tratamento de disenteria suína (Anônimo, 1980; Rainier *et al.*, 1980). A resistência ao carbadox foi relatada em *E. coli* via plasmídeo-R (Ohmae *et al.*, 1981). Existem três protocolos de Aplicações de Novos Fármacos para Animais (*New Animal Drug Applications* – NADA) para produtos de origem animal que contêm carbadox: premix apenas com carbadox, carbadox associado a tartarato de pirantel e carbadox associado a oxitetraciclina.

O fornecimento diário de carbadox em rações em concentrações de mais de 100 ppm para promoção de crescimento em suínos resultou em toxicidade em alguns suínos desmamados, que incluíram retardo no crescimento, fezes ressecadas, depauperamento, desidratação, ingestão de urina e forte interesse em produtos que continham sal (van der Molen *et al.*, 1989a). Atualmente, sabe-se que o carbadox inibe a produção de aldosterona, levando ao hipoaldosteronismo, o que leva então à diminuição da concentração plasmática de sódio e aumento das concentrações plasmáticas de potássio. Essas alterações iônicas decorrem da estimulação do sistema renina-angiotensina, com alterações morfológicas subsequentes na zona glomerulosa do córtex da adrenal (van der Molen *et al.*, 1989a, 1989b, 1989c).

Ações regulatórias. O Center for Veterinary Medicine (CVM) nos EUA tem questões a respeito da segurança do carbadox. Em 8 de abril de 2016, a FDA anunciou a proposta de suspender a aprovação da submissão de fármacos para produtos que contivessem carbadox. Ademais, agentes antimicrobianos para promoção de crescimento em animais de produção passaram a ser progressivamente eliminados na maioria dos países. A regulamentação de antibióticos para animais de produção é discutida em mais detalhes em outros capítulos (Capítulos 52 e 59).

Glicopeptídios (vancomicina)

Dos glicopeptídios, a vancomicina é a única utilizada em medicina veterinária. A teicoplanina foi usada na Europa, mas não está disponível nos EUA. O uso da vancomicina em medicina veterinária é limitado, mas tem sido necessário em alguns casos de infecções por enterococos ou estafilococos resistentes. Em 20 de agosto de 1997, a Food and Drug Administration (FDA) dos EUA proibiu o uso de glicopeptídios fora das indicações da bula em animais de produção. A razão para essa ação decorre do receio de que bactérias resistentes aos glicopeptídios sejam transmitidas a humanos a partir de animais tratados (Bates *et al.*, 1994). Essa ação surgiu da associação entre enterococos resistentes e o uso de glicopeptídios, tais como avoparcina e ardacina, em ração animal na Europa (Bates *et al.*, 1994). O uso desses glicopeptídios em ração animal foi interrompido.

Mais de 80 *n*-alquil vancomicinas foram sintetizadas pela alquilação redutiva da vancomicina, com algumas formas sendo cinco vezes mais ativas do que a vancomicina, e com algumas apresentando meia-vida de eliminação mais longas (Nagarajan *et al.*, 1989). Existem novos fármacos relacionados à vancomicina que foram adicionados ao tratamento de humanos, mas seu uso não foi relatado em animais. Esses fármacos incluem dalbavancina, oritavancina e telavancina. A telavancina é um lipoglicopeptídio, para administração 1 vez/dia. Dalbavancina é um lipoglicopeptídio IV de longa ação, similar a telavancina. A meia-vida em humanos é de 14 dias, o que permite o tratamento único ou 1 vez/semana. Oritavancina é um lipoglicopeptídio IV de longa ação, também similar à telavancina. A meia-vida é de aproximadamente 14 dias, o que permite o tratamento único.

A vancomicina foi descoberta nos anos 1950. Nos anos 1960 e 1970 ela não foi muito usada, uma vez que penicilinas e cefalosporinas eram ativas contra a maioria das bactérias gram-positivas. Porém, nos últimos 10 a 15 anos, infecções por enterococos e estafilococos resistentes a fármacos geraram maior confiança no uso da vancomicina na medicina humana. A vancomicina é um glicopeptídio tricíclico que apresenta peso molecular de aproximadamente 1.500. Ela é produzida pelo actinomiceto do solo *Streptomyces orientalis*. É livremente solúvel em água, inodora e de sabor ligeiramente amargo. A vancomicina inibe as etapas de transpeptidase e transglicosilase na síntese da parede celular bacteriana de bactérias gram-positivas por meio da ligação ao tronco pentapeptídico de D-alanil-D-alanina (precursor da parede celular) do peptidoglicano em formação. A vancomicina é bactericida para a maioria dos microrganismos e bacteriostática para enterococos. A ação bactericida ocorre pela ativação de autolisinas da parede celular bacteriana. Essa ação ocorre lentamente e há perda gradual da integridade da parede celular, que pode não apresentar efeito completo até 24 h após a administração. A ação é tempo-dependente, mas o melhor preditivo PK-PD dos resultados clínicos é a razão entre área sob a curva (ASC) e CIM (ASC:CIM), com alvo > 400 sendo considerado ideal (Vandercasteele *et al.*, 2013).

A vancomicina é altamente ativa contra cocos gram-positivos (principalmente *Staphylococcus* spp. e *Streptococcus* spp.), enterococos (*Enterococcus faecium* e *E. faecalis*), bem como *Neisseria* spp. Uma vez que ela apresenta atividade contra espécies de estafilococos resistentes à meticilina, incluindo *Staphylococcus aureus* (MRSA) e *Staphylococcus pseudintermedius* (MRSP) e espécies de *Enterococcus* resistentes aos betalactâmicos, ela é valiosa para o tratamento dessas infecções. Ela também é ativa contra cocos anaeróbios gram-positivos (mas não contra bactérias anaeróbias gram-negativas) e foi administrada em humanos com diarreia causada por *Clostridium* spp.

Reações adversas

Estudos de toxicidade da vancomicina foram realizados em muitas espécies de animais de laboratório (Wold e Turnipseed, 1981). A LD_{50} para cães foi de 292 mg/kg, mas a morte não ocorreu até vários dias após a administração. Os cães morreram em decorrência de lesão renal, com morte decorrente de falência renal por nefrotoxicidade aguda.

Se a vancomicina for administrada de acordo com os regimes terapêuticos recomendados, as reações adversas descritas anteriormente serão incomuns. Infusão lenta é recomendada para minimizar a liberação de histamina. Para evitar outras reações tóxicas, recomendações de doses são desenhadas para evitar altas concentrações plasmáticas. Em humanos, o monitoramento terapêutico do fármaco é realizado com frequência para assegurar que o pico de concentração esteja abaixo de 50 µg/mℓ. As recomendações atuais são para concentrações séricas de vancomicina de 15 a 20 µg/mℓ para administração intermitente e concentração sérica de platô de 20 a 25 µg/mℓ para infusão contínua. Se os animais apresentarem doença renal ou alterações fisiológicas únicas (p. ex., gestação ou animal neonato), a distribuição do fármaco pode alterar, e as concentrações de pico e mínima devem ser monitoradas para ajustar a dose de maneira adequada.

Formulações iniciais de vancomicina foram associadas com alta incidência de reações adversas. A maior parte desses efeitos foi associada à administração IV rápida, que induziu avermelhamento da pele, prurido, taquicardia e outros sinais atribuídos à liberação de histamina. Ototoxicidade também foi relatada. O risco de lesão renal é maior com doses altas e exposição prolongada. A toxicidade da vancomicina atua como um estresse oxidativo no túbulo proximal renal e pode produzir nefrite intersticial. A incidência de nefrotoxicidade e ototoxicidade pode ser causada parcialmente pela prática comum de administrar vancomicina de forma simultânea com aminoglicosídeos. Formulações de vancomicina mais recentes e de maior qualidade evitaram alguns dos eventos adversos mais graves, mas a liberação de histamina ainda é possível após administração IV.

Uso clínico e orientações para administração

O uso clínico da vancomicina foi limitado na medicina veterinária e a maior parte das nossas recomendações clínicas para uso derivou de estudos farmacocinéticos realizados em cães e equinos e de recomendações de concentrações sanguíneas efetivas em humanos. A vancomicina deve ser administrada por infusão IV, embora em circunstâncias raras a administração intraperitoneal tenha sido utilizada. A vancomicina é pobremente absorvida por VO, e essa via não é usada, exceto para o tratamento de infecções intestinais. A administração IM é dolorosa e irritante.

Em cães a meia-vida é mais curta, e o volume de distribuição menor do que em humanos (Zaghlol e Brown, 1988). Em humanos, a concentração mínima sugerida é de 15 a 20 µg/mℓ, mas é difícil manter essas concentrações em cães em razão da meia-vida curta. As doses de 15 mg/kg, q 6 a 8 h IV, produzem picos e concentrações mínimas de aproximadamente 40 e 5 µg/mℓ, respectivamente, mas essa é a dose mais conveniente que pode ser usada em razão da meia-vida curta em cães. Essa dose deve ser infundida lentamente, no decorrer de 30 a 60 min, ou na taxa de aproximadamente 10 mg/min. A dose total a ser administrada pode ser diluída em solução salina 0,9% ou solução de dextrose 5%, mas não em soluções alcalinizantes. A vancomicina está disponível em frascos de 500 mg a 5 g. Se a vancomicina for usada para tratar infecções por enterococos, é fortemente recomendado coadministrar um aminoglicosídeo (p. ex., amicacina ou gentamicina), uma vez que, quando usada sozinha, a vancomicina não é bactericida.

A vancomicina é usada de forma infrequente em equinos, mas ocasionalmente é necessária para tratamento de infecções por *Staphylococcus* spp. resistentes à meticilina e infecções causadas por *Enterococcus* resistentes a fármacos. As orientações para tratamento foram desenvolvidas por Orsini *et al.* (2005) a partir dos seus estudos farmacocinéticos. A dose de 7,5 mg/kg é infundida no decorrer de, pelo menos, 30 min a cada 8 h em equinos. Reações adversas com esse protocolo foram mínimas. Para tratar infecções distais no membro de equinos, foram usadas perfusão regional ou infusão regional intraóssea de acordo com o protocolo desenvolvido por Rubio-Martinez *et al.* (2005, 2006), no qual a dose total de 300 mg foi diluída em 60 mℓ de solução salina e infundida no membro distal.

Metenamina

Metenamina (hexametilenetetramina) é um antisséptico urinário usado com maior frequência para tratar infecções do trato urinário em pequenos animais. Ela pode ser usada em conjunto com antibióticos ou, ocasionalmente, sozinha em alguns casos de infecção bacteriana do trato urinário que se tornou refratária ao tratamento com antibióticos convencionais. A metenamina é ativada por reação de hidrólise para formar formaldeído e amônia na urina ácida. Ela pode ser efetiva contra uma ampla variedade de microrganismos gram-positivos e gram-negativos, e pode apresentar tanto atividade bacteriostática quanto bactericida, dependendo do pH da urina (Harvey, 1985).

A metenamina é rapidamente absorvida quando administrada por VO, mas a absorção não é completa, pois parte dela é hidrolisada no estômago. Ela é excretada por via urinária e é associada a baixa toxicidade sistêmica.

A urina deve estar em pH ácido para liberar formaldeído livre, portanto, a metenamina é mais efetiva quando o pH urinário é 6 ou menor. Uma das formas usadas da metenamina é o hipurato de metenamina, que está disponível em comprimidos humanos e é administrado em cães na dose extrapolada a partir da dose para humanos de 500 mg por cão, VO, a cada 12 h. Outra forma – o mandelato de metenamina – não está mais disponível comercialmente. A metenamina também foi administrada com acidificantes urinários para reduzir o pH da urina. O uso concomitante com outros acidificantes urinários, tais como ácido ascórbico, cloridrato de arginina, metionina, suco de *cranberry* e cloreto de amônio pode aumentar a ação antibacteriana da metenamina, uma vez que o pH ácido também exerce alguma atividade antibacteriana independente fraca. As sulfonamidas não devem ser administradas com metenamina em razão da formação de precipitados insolúveis de formaldeído-sulfonamida. Uma vez que a metenamina é amplamente eliminada por via renal, seu uso deve ser restrito ou monitorado de perto em casos de insuficiência renal (Harvey, 1985). A metenamina é menos efetiva para o tratamento

de infecções causadas por microrganismos ureolíticos, o que aumenta o pH urinário (p. ex., *Proteus mirabilis*).

Mandelato de metenamina foi usado experimentalmente para o tratamento de feridas por queimadura em ratos. A dose tópica de 5% e 10% foi altamente eficaz contra queimaduras induzidas experimentalmente infectadas com uma estirpe virulenta de *Pseudomonas* spp. (Taylor *et al.*, 1970).

Polimixinas

As polimixinas são um grupo de decapeptídios *N*-monoacetilados descobertos em 1947, e são produzidas pelo *Bacillus polymyxa*. Elas contêm sete aminoácidos em configuração cíclica e apresentam peso molecular de aproximadamente 1 mil. Muitas polimixinas foram isoladas e foram denominadas A, B, C, D, E e M. Desses seis antibióticos, B e na sua forma de sal sulfato são os únicos usados clinicamente. Polimixina B1 tem pK$_a$ que varia de 8 a 9. O principal uso de polimixina foi em preparações de pomadas tópicas. O sulfato de polimixina B é uma mistura de polimixina B1 ($C_{56}H_{98}N_{16}O_3$) e polimixina B2 ($C_{55}H_{96}N_{16}O_{13}$); polimixina E é mais comumente conhecida como colistina (Harvey, 1985). A colistina testemunhou o ressurgimento do tratamento de Enterobacteriaceae resistente ao carbapeném (CRE) em humanos para as quais existem poucas opções de tratamento. Esse uso não foi avaliado na medicina veterinária.

As polimixinas são detergentes catiônicos básicos ativos na superfície que interagem com os fosfolipídios dentro da membrana celular, penetram essa membrana e então rompem sua estrutura. Essa ação induz subsequentemente alterações de permeabilidade dentro da célula, que resultam em morte celular, dando às polimixinas propriedades bactericidas.

As polimixinas não são absorvidas em qualquer extensão a partir do trato gastrintestinal quando administradas por VO. A administração por via injetável, normalmente, é por via IV. Após administração, aproximadamente 70 a 90% da polimixina B é ligada às proteínas plasmáticas e é distribuída para o coração, pulmões, fígado, rins e músculo esquelético, com excreção principalmente por via urinária (Sande e Mandell, 1990a). A farmacocinética de algumas polimixinas em bezerros, ovelhas, coelhos e cães é revisada em mais detalhes em outras publicações (Ziv e Sulman, 1973a; Ziv *et al.*, 1982; Craig e Kunin, 1973; al-Khayat e Aronson, 1973a, 1973b). Ziv e Sulman (1973a) relataram que a administração de 5 mg/kg IV de polimixina B em ovelhas resultou em meia-vida sérica de 2,7 a 4,3 h e Vd de 1,29 ℓ/kg.

As polimixinas apresentam espectro antibacteriano gram-negativo que inclui espécies de *Aerobacter, Escherichia, Histophilus, Klebsiella, Pasteurella, Pseudomonas, Salmonella* e *Shigella. Proteus* spp. e a maioria das estirpes de *Serratia* spp. não são afetados pelas polimixinas, e todas as bactérias gram-positivas são resistentes. Se as bactérias forem sensíveis às polimixinas, elas raramente adquirem resistência.

Uma vez que as polimixinas não são absorvidas pelo corpo quando administradas por VO, a polimixina B foi usada para "esterilização intestinal" antes de cirurgias abdominais e em soluções de irrigação para lavar a cavidade peritoneal durante esses procedimentos. As polimixinas costumavam ser os principais fármacos usados para tratamento de infecções por *Pseudomonas* em humanos, mas desde o advento de penicilinas, aminoglicosídeos e cefalosporinas melhores, seu uso declinou ao longo do tempo. Nefrotoxicidade ocorre em razão de lesão do epitélio tubular e glomérulo. Ademais, paralisia respiratória (normalmente causada por injeção IV rápida, excesso de lavagem peritoneal ou condição renal preexistente) e disfunção do SNC, incluindo depressão, pirexia e anorexia.

As polimixinas são usadas principalmente por via tópica na pele, membranas, mucosas, olhos e ouvidos. Um dos antibióticos de primeiros socorros mais comuns é o *antibiótico triplo*, que contém bacitracina zíncica, sulfato de neomicina e sulfato de polimixina B. Tipicamente, 1 g de pomada contém 400 unidades de bacitracina zíncica, 3,5 mg de neomicina e 5 mil unidades de sulfato de polimixina B. Nenhuma reação adversa sistêmica foi relatada quando elas foram aplicadas à superfície da pele intacta ou desnudada. Atividade antimicrobiana da polimixina é acentuadamente reduzida na presença de pus, em tecidos que contenham fosfolipídios ácidos, cátions divalentes, ácidos graxos insaturados, restos teciduais, exsudato purulento, compostos de amônia quaternária e na presença de detergentes aniônicos ou outros produtos químicos que antagonizam os detergentes catiônicos (Harvey, 1985).

Além das propriedades antimicrobianas de espectro estreito, a polimixina B demonstrou efeito protetor contra reações adversas de endotoxinas produzidas por bactérias gram-negativas. A polimixina é capaz de atuar como agente quelante para se ligar à porção lipídica A da endotoxina na razão de 1:1 para neutralizar lipopolissacarídeos. Esse efeito torna a endotoxina inativa, evitando assim a maioria dos efeitos adversos das endotoxinas gram-negativas. Essa propriedade foi mais estudada em equinos do que em outras espécies, e faz parte do protocolo antiendotoxina na medicina equina (Morresey e Mackay, 2006). Infusões que variam de 1 mil a 10 mil unidades/kg (uma dose comum tem 6 mil unidades/kg, equivalente a 1 mg/kg) administrada a cada 8 h mostrou ser segura e efetiva para o tratamento de endotoxemia em equinos.

A polimixina B está disponível em frascos contendo 500 mil unidades de polimixina B. Em alguns protocolos terapêuticos, a dose é listada em miligramas, e não em unidades. Um miligrama de polimixina B base equivale a 10 mil unidades de polimixina B, e cada micrograma de polimixina B base pura equivale a 10 unidades de polimixina B.

Espectinomicina

Espectinomicina se assemelha aos aminoglicosídeos em algumas propriedades. Ela é altamente hidrossolúvel e é facilmente misturada em soluções aquosas. Comparada aos aminoglicosídeos, ela não contém açúcares amino ou ligações glicosídicas, mas apresenta um núcleo aminociclitol, assim como os aminoglicosídeos. Uma diferença importante entre espectinomicina e os aminoglicosídeos está nas reações adversas e espectro de atividade. A espectinomicina não apresenta efeitos tóxicos dos antibióticos aminoglicosídeos, e pode ser usada sem preocupações quanto à lesão renal. A maioria das formulações de espectinomicina foi removida do mercado comercial. A combinação de produtos para animais de produção (p. ex., lincomicina-espectinomicina) não está mais disponível em alguns países.

Atividade antimicrobiana

A espectinomicina, assim como os aminoglicosídeos, inibe a síntese de proteínas via alvo ribossômico 30S. Ela é um fármaco de amplo espectro com atividade contra bactérias gram-positivas e algumas gram-negativas, mas pouca atividade contra anaeróbios. Ela também possui boa atividade contra *Mycoplasma*. Ela é usada em bovinos, uma vez que apresenta atividade contra *Mannheimia haemolytica*, *Pasteurella multocida* e *Histophilus somni* (anteriormente chamado *Haemophilus sommus*).

Farmacocinética

Assim como os aminoglicosídeos, a espectinomicina apresenta pequeno volume de distribuição. Ela é pobremente absorvida após administração oral (10% ou menos), mas alguns níveis sistêmicos são alcançados após administração oral em animais monogástricos. A maior parte da dose oral é eliminada nas fezes, mas após uma injeção, a principal via de eliminação são os rins. A administração oral foi usada para efeito local no tratamento para diarreia.

A meia-vida da espectinomicina é de aproximadamente 2 h em bovinos na dose de 10 mg/kg IM ou IV, e 1,2 h após a dose de 20 mg/kg IV. Após administração oral em cães de 100 ou 500 mg/kg, a concentração plasmática (pico) foi de 22 e 80 μg/mℓ, respectivamente. A meia-vida em cães é de 2,72 h na dose de 100 mg/kg. Após administração IM em cães, a meia-vida foi de 1,1 h. Em suínos, a meia-vida foi de 1 h após a administração IM.

Uso clínico

Formulações mais antigas que contêm tanto lincomicina quanto espectinomicina foram usadas. As formulações que contêm apenas espectinomicina incluem solução oral de espectinomicina, espectinomicina para água de beber e cloridrato de espectinomicina injetável para frangos. O sulfato de espectinomicina foi usado para injeção em bovinos, que é mais altamente absorvido do que o sal cloridrato. Comprimidos de espectinomicina para cães são uma formulação antiga que não é mais utilizada atualmente (o fabricante anunciou a interrupção da produção desse fármaco). Não existem formulações para pequenos animais disponíveis atualmente, mas as formulações antigas para pequenos animais eram cloridrato de espectinomicina penta-hidratado administrado como comprimidos (22 mg/kg, 2 vezes/dia) ou injetável (5 a 10 mg/kg) para tratamento de infecções inespecíficas.

O uso clínico é confinado principalmente a animais de produção. A administração em equinos não foi relatada. Em suínos, a espectinomicina foi usada por VO como solução oral de cloridrato de espectinomicina. Ela apresenta atividade *in vitro* contra algumas bactérias gram-negativas e foi usada como aditivo da ração para suínos em razão da sua atividade contra *Mycoplasma*. Ela também foi administrada por VO em suínos para o tratamento de enterite bacteriana causada por *E. coli* (50 a 100 mg/animal, oral) e como injeção para o tratamento de infecções respiratórias. Em frangos, a espectinomicina foi usada como injeção e adicionada à água de beber para prevenção e tratamento de doença respiratória e outras infecções.

Em bovinos, a espectinomicina foi usada como injeção IM para tratamento de infecções respiratórias (10 a 15 mg/kg SC, no pescoço, q 24 h × 3 a 5 dias). A formulação para frangos foi usada em bovinos fora das recomendações da bula antes da aprovação do sulfato de espectinomicina, quando era uma prática antiga misturar pó hidrossolúvel para uso na água de beber e usá-lo como solução IV para administração em bovinos. Esse uso é desencorajado, pois pode resultar em edema pulmonar grave e morte.

Oxazolidinonas

As oxazolidinonas são de uso infrequente na medicina veterinária. A mais comumente usada nesta classe é a linezolida, que foi a primeira introduzida na medicina humana. Ela é valiosa para uso em humanos no tratamento de infecções gram-positivas resistentes causadas por enterococos e *Staphylococcus* spp. resistentes à meticilina. Uma vez que existem tão poucos fármacos ativos contra *Staphylococcus* resistentes à meticilina (MRSA), ele é o único fármaco que é consistentemente efetivo para essa infecção em humanos, e também é usado para *Enterococcus* resistentes a fármacos. Em razão do aumento da incidência de *Staphylococcus* resistentes à meticilina em cães e gatos (*Staphylococcus pseudintermedius* resistentes à meticilina – MRSP), o uso da linezolida tem aumentado nesses animais. O fármaco comercial tem custo quase proibitivo, mas as formas genéricas mais recentes têm um décimo do custo ou menos, o que aumentou o seu uso. Existe uma nova oxazolidinona disponível para humanos, tedizolida, que está disponível em comprimidos (200 mg) e IV. Ela apresenta propriedades similares à linezolida e usos clínicos similares em humanos.

A linezolida inibe a síntese proteica por meio da ligação ao ribossomo bacteriano. Ela é bacteriostática pela ligação ao sítio no RNA ribossômico 23S bacteriano da subunidade 50S. Isso evita a formação da subunidade ribossômica 70S e, portanto, inibe a síntese proteica. Ela apresenta atividade principalmente contra bactérias gram-positivas, principalmente estafilococos e enterococos. A linezolida apresenta boa penetração nas células e líquido extracelular. As concentrações urinárias são altas o suficiente para inibir patógenos do trato urinário. Em cães, a farmacocinética é similar à de humanos. A absorção oral é de quase 100%, com ou sem alimento, e a meia-vida é ligeiramente mais rápida do que em humanos. A linezolida não passa por metabolismo hepático P450, e um terço da depuração total depende dos rins.

Reações adversas

Reações adversas não foram relatados após uso em cães e gatos, mas o uso clínico é raro suficiente para que não seja detectado. Em humanos, podem ocorrer náuseas e diarreia. O uso de longo prazo pode causar supressão de medula óssea (p. ex., trombocitopenia) em humanos, mas isso não foi relatado em cães e gatos. Raramente foram observadas anemia e leucopenia em humanos. O risco de supressão da medula óssea é mais evidente após 2 semanas de tratamento. O curso longo do tratamento em animais deve ser acompanhado por mensurações periódicas do hemograma até que o risco de supressão da medula óssea seja mais bem compreendido nesses animais.

Interações medicamentosas

Linezolida é um inibidor da monoamina oxidase tipo A (IMAO). Interações possíveis ocorrem com inibidores da recaptação de serotonina, tais como fluoxetina e selegilina, para produzir síndrome serotonínica. Interações também são possíveis se administrada com fármacos adrenérgicos tais como fenilpropanolamina. Entretanto, esse efeito não foi relatado para animais. Não é esperado que a linezolida afete o metabolismo de outros fármacos. A rifampicina pode reduzir concentrações plasmáticas. Formulações IV são incompatíveis fisicamente com outros fármacos no equipo IV. Se administradas com outros fármacos IV, lave o equipo primeiro.

Uso clínico

O uso da linezolida deve ser selecionado com base no monitoramento da suscetibilidade, e ela não é recomendada para uso rotineiro em animais, a não ser que outras opções não estejam disponíveis em razão da resistência aos fármacos. O CLSI lista os pontos críticos para suscetibilidade como menor do que ou igual a 4,0 μg/mℓ para *Staphylococcus* spp. e menor do que ou igual a 2,0 μg/mℓ para *Enterococcus*. A linezolida está disponível em comprimidos de 400 e 600 mg, pó para suspensão oral a 20 mg/mℓ e injeção a 2 mg/mℓ. Os comprimidos são caros, mas a introdução recente de formas genéricas reduziu o seu custo. Uma dose típica para cães e gatos é 10 mg/kg, q 12 h, VO ou IV.

REFERÊNCIAS BIBLIOGRÁFICAS E LEITURA COMPLEMENTAR

Abdullah AS, Baggot JD. (1986). Effect of short term starvation on disposition kinetics of chloramphenicol in goats. *Res Vet Sci.* **40**, 382–385.

Achermann Y, Eigenmann K, Ledergerber B, Derksen L, Rafeiner P, Clauss M, Nüesch R, Zellweger C, Vogt M, Zimmerli W. (2013). Factors associated with rifampin resistance in staphylococcal periprosthetic joint infections (PJI): a matched case–control study. *Infection.* **41**, 431–437.

Adams PE, Varma KJ, Powers TE, Lamendola JF. (1987). Tissue concentrations and pharmacokinetics of ale veal calves given repeated doses. *Am J Vet Res.* **48**, 1715–1732.

Adamson PJ, Wilson WD, Baggot JD, Hietala SK, Mihalyi JE. (1991). Influence of age on the disposition kinetics of chloramphenicol in equine neonates. *Am J Vet Res.* **52**, 426–431.

Albarellos GA, Montoya L, Landoni MF. (2011). Pharmacokinetics of erythromycin after intravenous, intramuscular and oral administration to cats. *Vet J.* **187**, 129–132.

Albarellos GA, Kreil VE, Ambros LA, Waxman S, Montoya L, Tarragona L, Quaine PC, Hallu RE, Rebuelto M. (2008). Pharmacokinetics of erythromycin after the administration of intravenous and various oral dosage forms to dogs. *J Vet Pharmacol Therap.* **31**, 496–500.

Ali BH. (1983). Some pharmacologic and toxicologic properties of furazolidone. *Vet Res Commun.* **6**, 1–11.

Ali BH. (1989). Pharmacology and toxicity of furazolidone in man and animals: some recent research. *Gen Pharmac.* **5**, 557–563.

Ali BH, Al-Qarawi AA, Hashaad M. (2003). Comparative plasma pharmacokinetics and tolerance of florfenicol following intramuscular and intravenous administration to camels, sheep and goats. *Vet Res Commun.* **27**, 475–483.

Ali BH, Hassan T, Wasfi IA, Mustafa AI. (1984). Toxicity of furazolidone to Nubian goats. *Vet Hum Toxicol.* **26**, 197–200.

al-Khayyat AA, Aronson AL. (1973a). Pharmacologic and toxicologic studies with the polymyxins. II. Comparative pharmacologic studies of the sulfate and methanesulfonate salts of polymyxin B and colistin in dogs. *Chemotherapy.* **19**, 82–97.

al-Khayyat AA, Aronson AL. (1973b). Pharmacologic and toxicologic studies with the polymyxins. III. Considerations regarding clinical use in dogs. *Chemotherapy.* **19**, 98–107.

Ambrose PJ. (1984). Clinical pharmacokinetics of chloramphenicol and chloramphenicol succinate. *Clin Pharmacokin.* **9**, 222–238.

Anderson RC, Worth HM, Small RM, Harris PN. (1966). Toxicologic studies on tylosin: its safety as a food additive. *Fd Cosmet Toxicol.* **4**, 1–15.

Angelos JA, Dueger EL, George LW, Carrier TK, Mihalyi JE, Cosgrove SB, Johnson JC. (2000). Efficacy of florfenicol for treatment of naturally occurring infectious bovine keratoconjunctivitis. *J Am Vet Med Assoc.* **216**, 62–64.

Anonymous. (1980). Carbadox vs. lincomycin in swine dysentery control. *Mod Vet Pract.* **61**, 152–153.

Atef M, Atta H, Amer AM. (1991a). Pharmacokinetics of chloramphenicol in normal and *Escherichia coli* infected chickens. *Br Poultry Sci.* **32**, 589–596.

Atef M, Youssef H, Atta AH, el-Maaz AA. (1991b). Disposition of tylosin in goats. *Br Vet J.* **147**, 207–215.

Baggot JD, Gingerich DA. (1976). Pharmacokinetic interpretation of erythromycin and tylosin activity in serum after intravenous administration of a single dose to cows. *Res Vet Sci.* **21**, 318–323.

Bajwa J, Charach M, Duclos D. (2013). Adverse effects of rifampicin in dogs and serum alanine aminotransferase monitoring recommendations based on a retrospective study of 344 dogs. *Vet Dermatol.* **24**, **570**, e136.

Barriere SL, Kaatz GW, Seo SM. (1989). Enhanced elimination of ciprofloxacin after multiple-dose administration of rifampin to rabbits. *Antimicrob Agents Chemother.* **33**, 589–590.

Bates J, Jordens JZ, Griffiths DT. (1994). Farm animals as a putative reservoir for vancomycin-resistant enterococcal infection in man. *J Antimicrob Chemother.* **34**, 507–516.

Batzias GC, Delis GA, Athanasiou LV. (2005). Clindamycin bioavailability and pharmacokinetics following oral administration of clindamycin hydrochloride capsules in dogs. *Vet J.* **170**, 339–345.

Beatty JA, Swift N, Foster DJ, Barrs VRD. (2006). Suspected clindamycin-associated oesophageal injury in cats: five cases. *J Feline Med Surg.* **8**, 412–419.

Berghaus LJ, Giguere S, Sturgill TL, Bade D, Malinski TJ, Huang R. (2012). Plasma pharmacokinetics, pulmonary distribution, and in vitro activity of gamithromycin in foals. *J Vet Pharmacol Therap.* **35**, 59–66.

Berghaus LJ, Giguère S, Guldbech K. (2013). Mutant prevention concentration and mutant selection window for 10 antimicrobial agents against *Rhodococcus equi.* *Vet Micro.* **166**, 670–675.

Berlin S, Spieckermann L, Oswald S, Keiser M, Lumpe S, Ullrich A, Grube M, Hasan M, Venner M, Siegmund W. (2016). Pharmacokinetics and pulmonary distribution of clarithromycin and rifampicin after concomitant and consecutive administration in foals. *Mol Pharm.* **13**, 1089–1099.

Berlin S, Kirschbaum A, Spieckermann L, Oswald S, Keiser M, Grube M, Venner M, Siegmund W. (2017). Pharmacological indices and pulmonary distribution of rifampicin after repeated oral administration in healthy foals. *Equine Vet J.* (in press).

Booker CW, Abutarbush SM, Schunicht OC, Jim GK, Perrett T, Wildman BK, Guichon PT, Pittman TJ, Jones C, Pollock CM. (2007). Evaluation of the efficacy of tulathromycin as a metaphylactic antimicrobial in feedlot calves. *Vet Therap.* **8**, 183–200.

Boothe DM, Brown SA, Fate GD, Pierce PA, Hanson BJ, Al-Adhami M, Boothe HW, Howe LB, Nguyen J. (1996) Plasma disposition of clindamycin microbiological activity in cats after single oral doses of clindamycin hydrochloride as either capsules or aqueous solution. *J Vet Pharmacol Therap.* **19**, 491–494.

Braden TD, Johnson CA, Gabel CL, Lott GA, Caywood DD. (1987). Posologic evaluation of clindamycin, using a canine model of posttraumatic osteomyelitis. *Am J Vet Res.* **48**, 1101–1105.

Braden TD, Johnson CA, Wakenell P, Tvedten HW, Mostosky UV. (1988). Efficacy of clindamycin in the treatment of *Staphylococcus aureus* osteomyelitis in dogs. *J Am Vet Med Assoc.* **192**, 1721–1725.

Breitschwerdt EB, Davidson MG, Aucoin DP, Levy MG, Szabados NS, Hegarty BC, Kuehne AL, James RL. (1990). Efficacy of chloramphenicol, enrofloxacin, and tetracycline, for treatment of experimental Rocky Mountain spotted fever in dogs. *Antimicrob Agents Chemother.* **35**, 2375–2381.

Breitschwerdt EB, Papich MG, Hegarty BC, Gilger B, Hancock SI, Davidson MG. (1999). Efficacy of doxycycline, azithromycin, or trovafloxacin for treatment of experimental Rocky Mountain spotted fever in dogs. *Antimicrob Agents Chemother.* **43**, 813–821.

Bretzlaff KN, Neff-Davis CA, Ott RS, Koritz GD, Gustafsson BK, Davis LE. (1987). Florfenicol in non-lactating dairy cows: pharmacokinetics, binding to plasma proteins, and effects on phagocytosis by blood neutrophils. *J Vet Pharmacol Therap.* **10**, 233–240.

Brown MP, Kelly RH, Gronwall RR, Stover SM. (1984). Chloramphenicol sodium succinate in the horse: serum, synovial, peritoneal, and urine concentrations after single-dose intravenous administration. *Am J Vet Res.* **45**, 578–580.

Brown SA, Dieringer TM, Hunter RP, Zaya MJ. (1989). Oral clindamycin disposition after single and multiple doses in normal cats. *J Vet Pharmacol Therap.* **12**, 209–216.

Brown SA, Zaya MJ, Dieringer TM, Hunter RP, Nappier JL, Hoffman GA, Hornish RE, Yein FS. (1990). Tissue concentrations of clindamycin after multiple oral doses in normal cats. *J Vet Pharmacol Therap.* **13**, 270–277.

Brumbaugh GW, Martens RJ, Knight HD, Martin MT. (1983). Pharmacokinetics of chloramphenicol in the neonatal horse. *J Vet Pharmacol Ther.* **6**, 219–227.

Bryan J, Frank LA, Rohrbach BW, Burgette LJ, Cain CL, Bemis DA. (2012) Treatment outcome of dogs with meticillin-resistant and meticillin-susceptible Staphylococcus pseudintermedius pyoderma. *Vet Dermatol.* **23**, 361–368

Budsberg SC, Kemp DT, Wolski N. (1992). Pharmacokinetics of clindamycin phosphate in dogs after single intravenous and intramuscular administrations. *Am J Vet Res.* **53**, 2333–2336.

Bulgin MS. (1988). Losses related to the ingestion of lincomycin-medicated feed in a range sheep flock. *J Am Vet Med Assoc.* **192**, 1083–1086.

Burrows GE. (1980). Pharmacotherapeutics of macrolides, lincomycins, and spectinomycin. *J Am Vet Med Assoc.* **176**, 1072–1077.

Burrows GE, Barto PB, Martin B, Tripp ML. (1983). Comparative pharmacokinetics of antibiotics in newborn calves: chloramphenical, lincomycin, and tylosin. *Am J Vet Res.* **44**, 1053–1057.

Burrows GE, Griffin DD, Pippin A, Harris K. (1989). A comparison of the various routes of administration of erythromycin in cattle. *J Vet Pharmacol Therap.* **12**, 289–296.

Burrows GE, MacAllister CG, Beckstrom DA, Nick JT. (1985). Rifampin in the horse: comparison of intravenous, intramuscular, and oral administrations. *Am J Vet Res.* **46**, 442–446.

Burrows GE, Tyler RD, Craigmill AL, Barto PB. (1984). Chloramphenicol and the neonatal calf. *Am J Vet Res.* **45**, 1586–1591.

Castells G, Intorre L, Franquelo C, Cristòfol C, Pérez B, Martí G, Arboix M. (1998). Pharmacokinetics of thiamfenicol in dogs. *Am J Vet Res.* **59**, 1473–1475.

Chaffin MK, Cohen ND, Martens RJ. (2008). Chemoprophylactic effects of azithromycin against Rhodococcus equi–induced pneumonia among foals at equine breeding farms with endemic infections. *J Am Vet Med Assoc.* **232**, 1035–1047.

Chin AC, Lee WD, Murrin KA, Morck DW, Merrill JK, Dick P, Buret AG. (2000). Tilmicosin induces apoptosis in bovine peripheral neutrophils in the presence or in the absence of Pasteurella haemolytica and promotes neutrophil phagocytosis by macrophages. *Antimicrob Agents Chemother.* **44**, 2465–2470.

Clark CH, Rogers ED, Milton JL. (1985). Plasma concentrations of chloramphenicol in snakes. *Am J Vet Res.* **46**, 2654–2657.

Clark CH, Thomas JE, Milton JL, Goolsby WD. (1982). Plasma concentrations of chloramphenicol in birds. *Am J Vet Res.* **43**, 1249–1253.

Clinical and Laboratory Standards Institute (CLSI). (2013). *Performance Standards for Antimicrobial Disk and Dilution Susceptibility Tests for Bacteria Isolated From Animals; Approved Standard – Fourth Edition.* CLSI document VET01-A4. Wayne, PA, CLSI.

Clinical and Laboratory Standards Institute (CLSI). (2015). *Performance Standards for Antimicrobial Disk and Dilution Susceptibility Tests for Bacteria Isolated From Animals; Third Informational Supplement.* CLSI document VET01-S3. Wayne, PA, CLSI.

Cocito C. (1979). Antibiotics of the virginiamycin family, inhibitors which contain synergistic components. *Microbiologic Rev.* **43**, 145–198.

Conner GH, Gupta BN. (1973). Bone marrow, blood and assay levels following medication of cats with chloramphenicol ophthalmic ointment. *Vet Med Sm Anim Clin.* **68**, 895–899.

Craig WA, Kiem S, Andes DR. (2002). Free drug 24-hr AUC/MIC is the PK/PD target that correlates with in vivo efficacy of macrolides, azalides, ketolides and clindamycin. *42nd Interscience Conference on Antimicrobial Agents and Chemotherapy,* abstract A-1264.

Craig WA, Kunin CM. (1973). Dynamics of binding and release of the polymyxin antibiotics by tissues. *J Pharmacol Exper Therap.* **184**, 757–765.

Crawford LM. (1984). *Virginiamycin.* In Steele JH, Beran GW. (eds), *Handbook Series in Zoonoses, Section D: Antibiotics, Sulfonamides, and Public Health,* Vol. **1**. FL, CRC Press. 345–349.

Czarnecki CM, Jankus EF, Hultgren BD. (1974a). Effects of furazolidone on the development of cardiomyopathies in turkey poults. *Avian Dis.* **18**, 125–133.

Czarnecki CM, Reneau JK, Jankus EF. (1974b). Effect of furazolidone on glycogen deposition in the left ventricle of turkey hearts. *Avian Dis.* **18**, 551–558.

Dagorn M, Guillot P, Sanders P. (1990). Pharmacokinetics of chloramphenicol in sheep after intravenous, intramuscular and subcutaneous administration. *Vet Quart.* **12**, 166–174.

Davidson MG, Lappin MR, Rottman JR, Tompkins MB, English RV, Bruce AT, Jayawickrama J. (1996). Paradoxical effect of clindamycin in experimental, acute toxoplasmosis in cats. *Antimicrob Agents Chemother.* **40**, 1352–1359.

Davis JL, Gardner SY, Jones SL, Schwabenton BA, Papich MG. (2002). Pharmacokinetics of azithromycin in foals after i.v. and oral dose and disposition into phagocytes. *J Vet Pharmacol Ther.* **25**, 99–104.

Davis LE, Neff CA, Baggot JD, Powers TE. (1972). Pharmacokinetics of chloramphenicol in domesticated animals. *Am J Vet Res.* **33**, 2259–2266.

De Craene BA, Deprez P, D'haese E, Nelis HJ, Van den Bossche W, De Leenheer P. (1997). Pharmacokinetics of florfenicol in cerebrospinal fluid and plasma of calves. *Antimicrob Agents Chemother.* **41**, 1991–1995.

DeDonder KD, Apley MD, Gehring R, Harhay DM, Lubbers BU, White BJ, Capik SF, KuKanich B, Riviere JE, Tessman RK. (2016). Pharmacokinetics and pharmacodynamics of gamithromycin in pulmonary epithelial lining fluid in naturally occurring bovine respiratory disease in multi-source commingled feedlot cattle. *J Vet Pharmacol Therap.* **39**, 157–166.

Devriese LA, Dutta GN. (1984). Effects of erythromycin-inactivating *Lactobacillus* crop flora on blood levels of erythromycin given orally to chicks. *J Vet Pharmacol Therap.* **7**, 49–53.

Dhawan VK, Thadepalli H. 1982. Clindamycin: a review of fifteen years of experience. *Rev Infect Dis.* **4**, 1133–1153.

Drusano GL. (2005). Infection site concentrations: their therapeutic importance and the macrolide and macrolide-like class of antibiotics. *Pharmacotherapy.* **25**, 150S–158S.

Dueger EL, Angelos JA, Cosgrove S, Johnson J, George LW. (1999). Efficacy of florfenicol in the treatment of experimentally induced infectious bovine keratoconjunctivitis. *Am J Vet Res.* **60**, 960–964.

Duquette SC, Fischer CD, Williams AC, Sajedy S, Feener TD, Bhargava A, Reti KL, Muench GP, Morck DW, Allison J, Lucas MJ. (2015). Immunomodulatory effects of tulathromycin on apoptosis, efferocytosis, and proinflammatory leukotriene B4 production in leukocytes from Actinobacillus pleuropneumoniae–or zymosan-challenged pigs. *Am J Vet Res.* **76**, 507–519.

Duthu DS. (1985). Interspecies correlation of the pharmacokinetics of erythromycin, oleandomycin, and tylosin. *J Pharm Sci.* **74**, 943–946.

Dutta GN, Devriese LA. (1981). Macrolide-lincosamide-streptogramin resistance patterns in *Clostridium perfringens* from animals. *Antimicrob Agents Chemother.* **19**, 274–278.

Dutta GN, Devriese LA. (1982a). Resistance to macrolide-lincosamide-streptogramin antibiotics in enterococci from the intestine of animals. *Res Vet Sci.* **33**, 70–72.

Dutta GN, Devriese LA. (1982b). Resistance to macrolide, lincosamide and streptogramin antibiotics and degradation of lincosamide antibiotics in streptococci from bovine mastitis. *J Antimicrob Chemother.* **10**, 403–408.

Eads FE. (1952). Blood level studies in dogs following the administration of chloromycetin. *Am J Vet Res.* **47**, 204–206.

Egelund EF, Isaza R, Brock AP, Alsultan A, An G, Peloquin CA. (2015). Population pharmacokinetics of rifampin in the treatment of *Mycobacterium tuberculosis* in Asian elephants. *J Vet Pharmacol Therap.* **38**, 137–143.

Eriksson A, Rauramaa V, Happonen I, Mero M. (1990). Feeding reduced the absorption of erythromycin in the dog. *Acta Vet Scand.* **31**, 497–499.

Europe and North America: an international multicentre study. *J Antimicrob Chemother.* **65**, 1145–1154.

Evans NA. (2005). Tulathromycin: an overview of a new triamilide antimicrobial for livestock respiratory disease. *Vet Therap.* **6**, 83–95.

Ewing PJ, Burrows G, MacAllister C, Clarke C. (1994). Comparison of oral erythromycin formulations in the horse using pharmacokinetic profiles. *J Vet Pharmacol Therap.* **17**, 17–23.

Falagas ME, Bliziotis IA, Fragoulis KN. (2007). Oral rifampin for eradication of Staphylococcus aureus carriage from healthy and sick populations: a systematic review of the evidence from comparative trials. *Am J Infection Contr.* **35**, 106–114.

Farrington DO, Shively JE. (1979). Effect of carbadox on growth, feed utilization, and development of nasal turbinate lesions in swine infected with *Bordetella bronchiseptica*. *J Am Vet Med Assoc.* **174**, 597–600.

Ferrari V, Dettli L, Krishna G, Della Bella D. (1974). Comparison of chloramphenicol and thiamphenicol metabolism. *Postgrad Med J.* **50**, 17–22.

Fisher AA. (1983). Adverse reactions to topical clindamycin, erythromycin and tetracycline. *Cutis.* **32**, 415–428.

Ford RB, Aronson AL. (1985). Antimicrobial drugs and infectious diseases. In Davis L. (ed.), *Handbook of Small Animal Therapeutics*. New York, Churchill Livingstone. 45–88.

Forrest GN, Tamura K. (2010) Rifampin combination therapy for nonmycobacterial infections. *Clin Microbiol Rev.* **23**, 14–34.

Foster DM, Martin LG, Papich MG. (2016). Comparison of active drug concentrations in the pulmonary epithelial lining fluid and interstitial fluid of calves injected with enrofloxacin, florfenicol, ceftiofur, or tulathromycin. *PloS One.* **11**, e0149100.

Frank LA. (1990). Clinical pharmacology of rifampin. *J Am Vet Med Assoc.* **197**, 114–117.

Frank LA, Loeffler A. (2012). Meticillin-resistant Staphylococcus pseudintermedius: clinical challenge and treatment options. *Vet Dermatol.* **23, 283**, e56.

Fukui H, Fujihara Y, Kano T. (1987). In vitro and in vivo antibacterial activities of florfenicol, a new fluorinated analog of thiamfenicol, against fish pathogens. *Fish Pathol.* **22**, 201–207.

Gamez A, Perez Y, Marti G, Cristofol C, Arboix M. (1992). Pharmacokinetics of thiamphenicol in veal calves. *Br Vet J.* **148**, 535–539.

Giamarellos-Bourboulis EJ. (2008). Macrolides beyond the conventional antimicrobials: a class of potent immunomodulators. *Int J Antimicrob Agents.* **31**, 12–20.

Giguère S, Jacks S, Roberts GD, Hernandez J, Long MT, Ellis C. (2004). Retrospective comparison of azithromycin, clarithromycin, and erythromycin for the treatment of foals with *Rhodococcus equi* pneumonia. *J Vet Intern Med.* **18**, 568–573.

Giguère S, Cohen ND, Keith Chaffin M, Slovis NM, Hondalus MK, Hines SA, Prescott JF. (2011). Diagnosis, treatment, control, and prevention of infections caused by *Rhodococcus equi* in foals. *J Vet Intern Med.* **25**, 1209–1220.

Giguère S, Tessman RK. (2011). Rational dosing of antimicrobial agents for bovine respiratory disease: the use of plasma versus tissue concentrations in predicting efficacy. *Int Jf Appl Res Vet Med.* **9**, 342–355.

Gilliam JN, Streeter RN, Papich MG, Washburn KE, Payton ME. (2008). Pharmacokinetics of florfenicol in serum and synovial fluid after regional intravenous perfusion in the distal portion of the hind limb of adult cows. *Am J Vet Res.* **69**, 997–1004.

Gingerich DA, Baggot JD, Kowalski JJ. (1977). Tylosin antimicrobial activity and pharmacokinetics in cows. *Can Vet J.* **18**, 96–100.

Girard AE, Girard D, Retsema JA. (1990). Correlation of the extravascular pharmacokinetics of azithromycin with in-vivo efficacy in models of localized infection. *J Antimicrob Chemother.* **25**, 61–71.

Girard D, Bergeron JM, Milisen WB, Retsema JA. (1993). Comparison of azithromycin, roxithromycin, and cephalexin penetration kinetics in early and mature abscesses. *J Antimicrob Chemother.* **31**, 17–28.

Gordillo ME, Singh KV, Murray BE. (1993). In vitro activity of azithromycin against bacterial enteric pathogens. *Antimicrob Agents Chemother.* **37**, 1203–1205.

Gottschall DW, Wang R, Kingston DG. 1988. Virginiamycin metabolism in cattle rumen fluid. *Drug Metab Dispos.* **16**, 804–812.

Gourlay RN, Thomas LH, Wyld SG, Smith CJ. (1989). Effect of a new macrolide antibiotic (tilmicosin) on pneumonia experimentally induced in calves by Mycoplasma bovis and Pasteurella haemolytica. *Res Vet Sci.* **47**, 84–89.

Greene CE, Lappin MR, Marks A. (1992). Effect of clindamycin on clinical, hematological, and biochemical parameters in clinically healthy cats. *J Am Anim Health Assoc.* **29**, 323–326.

Gronwall R, Brown MP, Merritt AM, Stone HW. (1986). Body fluid concentrations and pharmacokinetics of chloramphenicol given to mares intravenously or by repeated gavage. *Am J Vet Res.* **47**, 2591–2595.

Guillot P, Sanders P. (1991). Pharmacokinetics of chloramphenicol and oxytetracycline in calves after intravenous and intramuscular administrations. *Acta Vet Scandin.* **87**, 136–138.

Hall JA, Washabau RJ. (1997). Gastrointestinal prokinetic therapy: motilin-like drugs. *Compend Cont Educ Pract.* **19**, 281–288.

Hamdy AH. (1978). Therapeutic effects of various concentrations of lincomycin in drinking water on experimentally transmitted swine dysentery. *Am J Vet Res.* **39**, 1175–1180.

Hamdy AH, Kratzer DD. (1981). Therapeutic effects of parenteral administration of lincomycin on experimentally transmitted swine dysentery. *Am J Vet Res.* **42**, 178–182.

Harari J, Lincoln J. (1989). Pharmacologic features of clindamycin in dogs and cats. *J Am Vet Med Assoc.* **195**, 124–125.

Harms CA, Cranston EA, Papich MG, Rodriguez MX, Higgins BM, Flanagan JP. (2011). Pharmacokinetics of clindamycin in loggerhead sea turtles (*Caretta caretta*) after a single intravenous, intramuscular, or oral dose. *J Herpetolog Med Surg.* **21**, 113–119.

Harvey RG, Noble WC, Ferguson EA. (1993). A comparison of lincomycin hydrochloride and clindamycin hydrochloride in the treatment of superficial pyoderma in dogs. *Vet Rec.* **132**, 351–353.

Harvey S. (1985). Antimicrobial drugs. In Gennaro AR (ed.), *Remington's Pharmaceutical Sciences*, 17th edn. Easton, PA, Mack Publishing Co. 1158–1233.

Hedstrom SA. (1984). Clindamycin as an anti-staphylococcal agent: indications and limitations. *Scand J Infect Dis Suppl.* **43**, 62–66.

Hildebrand F, Venner M, Giguere S. (2015) Efficacy of gamithromycin for the treatment of foals with mild to moderate bronchopneumonia. *J Vet Intern Med.* **29**, 333–338.

Hird JFR, Knifton A. (1986). Chloramphenicol in veterinary practice. *Vet Rec.* **119**, 248–250.

Hoar BR, Jelinski MD, Ribble CS, Janzen ED, Johnson JC. (1998). A comparison of the clinical field efficacy and safety of florfenicol and tilmicosin for the treatment of undifferentiated bovine respiratory disease in cattle in western Canada. *Can Vet J.* **39**, 161–166.

Holmes K, Bedenice D, Papich MG. (2012). Florfenicol pharmacokinetics in healthy adult alpacas after subcutaneous and intramuscular injection. *J Vet Pharmacol Therap.* **35**, 382–388.

Hornish RE, Gosline RE, Nappier JM. (1987). Comparative metabolism of lincomycin in the swine, chicken and rat. *Drug Metab Rev.* **18**, 177–214.

Horsberg TE, Martinsen B, Varma KJ. (1994). The disposition of 14C-florfenicol in Atlantic salmon (*Salmo salar*). *Aquaculture.* **122**, 97–106.

Huang RA, Letendre LT, Banav N, Fischer J, Somerville B. (2010). Pharmacokinetics of gamithromycin in cattle with comparison of plasma and lung tissue concentrations and plasma antibacterial activity. *J Vet Pharmacol Therap.* **33**, 227–237.

Hunter RP, Lynch MJ, Ericson JF, Millas WJ, Fletcher AM, Ryan NI, Olson JA. (1995). Pharmacokinetics, oral bioavailability and tissue distribution of azithromycin in cats. *J Vet Pharmacol Therap.* **18**, 38–46.

Huttner A, Verhaegh E, Harbarth S, Muller A, Theuretzbacher U, Mouton J. (2015). Nitrofurantoin revisited: a systematic review and meta-analysis of controlled trials. *J Antimicrobl Chemother.* **70**, 2456–2464.

International Agency for Research on Cancer (IARC). (1976). Chloramphenicol. *IARC Monogr Eval Carcinog Risks Hum.* **10**, 85–98.

International Agency for Research on Cancer (IARC). (1990). Chloramphenicol. *IARC Monogr Eval Carcinog Risks Hum.* **50**, 169–193.

Jacks S, Giguère S, Gronwall RR, Brown MP, Merritt KA. (2002). Disposition of oral clarithromycin in foals. *J Vet Pharmacol Therap.* **25**, 359–362.

Jacks SS, Giguère S, Nguyen A. (2003). In vitro susceptibilities of *Rhodococcus equi* and other common equine pathogens to azithromycin, clarithromycin, and 20 other antimicrobials. *Antimicrob Agents Chemother.* **47**, 1742–1745.

Jacobs GJ, Lappin M, Marks A, Greene CE. (1989). Effect of clindamycin on factor-VII activity in healthy cats. *Am J Vet Res* **50**, 393–395.

Jang SS, Breher JE, Dabaco LA, Hirsh DC. (1997). Organisms isolated from dogs and cats with anaerobic infections and susceptibility to selected antimicrobial agents. *J Am Vet Med Assoc.* **210**, 1610–1614.

Jankus EF, Noren GR, Staley NA. (1972). Furazolidone-induced cardiac dilatation in turkeys. *Avian Dis.* **16**, 958–961.

Jernigan AD, St Jean GD, Rings DM, Sams RA. (1986). Pharmacokinetics of rifampin in adult sheep. *Am J Vet Res.* **52**, 1626–1629.

Jim GK, Booker CW, Guichon PT, Schunicht OC, Wildman BK, Johnson JC, Lockwood PW. (1999). A comparison of florfenicol and tilmicosin for the treatment of undifferentiated fever in feedlot calves in western Canada. *Can Vet J.* **40**, 179–184.

Jones JE, Hughes BL, Mulliken WE. (1976). Use of tylosin to prevent early mortality in bobwhite quail. *Poultry Sci.* **55**, 1122–1123.

Kadlec K, van Duijkeren EN, Wagenaar JA, Schwarz S. (2011). Molecular basis of rifampicin resistance in methicillin-resistant *Staphylococcus pseudintermedius* isolates from dogs. *J Antimicrob Chemother.* **66**, 1236–1242.

Kaltwasser JP, Werner E, Simon B, Bellenberg U, Becker HJ. (1974). The effect of thiamphenicol on normal and activated erythropoiesis in the rabbit. *Postgrad Med J.* **50**, 118–122.

Kanoh S, Rubin BK. (2010). Mechanisms of action and clinical application of macrolides as immunomodulatory medications. *Clin Microbiol Rev.* **23**, 590–615.

Kellermann M, Huang RA, Forbes AB, Rehbein S. (2014). Gamithromycin plasma and skin pharmacokinetics in sheep. *Res Vet Sci.* **97**, 199–203.

Kinoshita T, Son DS, Shimoda M, Kokue E. (1995). Impact of age-related alteration of plasma alpha-1-acid glycoprotein concentration on erythromycin pharmacokinetics in pigs. *Am J Vet Res.* **56**, 362–365.

Kirst HA, Sides GD. (1989). New directions for macrolide antibiotics: structural modifications and in vitro activity. *Antimicrob Agents Chemother.* **33**, 1413–1418.

Kirst HA, Wild GM, Baltz RH, Hamill RL, Ott JL, Counter FT, Ose EE. (1982). Structure-activity studies among 16-membered macrolide antibiotics related to tylosin. *J Antibiotics.* **35**, 1675–1682.

Kleckner MD. (1984). Lincomycin. In Steele JH, Beran GW. (eds), *Handbook Series in Zoonoses, Section D: Antibiotics, Sulfonamides, and Public Health*. Boca Rotan, FL, CRC Press. 337–345.

Kleinberg J, Dea FJ, Anderson JA, Leopold IH. (1979). Intraocular penetration of topically applied lincomycin hydrochloride in rabbits. *Arch Ophthamol.* **97**, 933–936.

Knothe H. (1977a). Medical implications of macrolide resistance and its relationship to the use of tylosin in animal feeds. *Infection.* **5**, 137–139.

Knothe H. (1977b). A review of the medical considerations of the use of tylosin and other macrolide antibiotics as additives in animal feeds. *Infection.* **5**, 183–187.

Kohn CW, Sams R, Kowalski JJ, Powers J, Wallace S. (1993). Pharmacokinetics of single intravenous and single and multiple dose oral administration of rifampin in mares. *J Vet Pharmacol Therap.* **16**, 119–131.

Korsrud GO, Naylor JM, MacNeil JD, Yates WDG. (1987). Persistence of chloramphenicol residues in calf tissues. *Can J Vet Res.* **51**, 316–318.

Kovaleva A, Remmelts HH, Rijkers GT, Hoepelman AI, Biesma DH, Oosterheert JJ. (2012) Immunomodulatory effects of macrolides during community-acquired pneumonia: a literature review. *J Antimicrob Chemother.* **67**, 530–540.

KuKanich B, KuKanich K. (2015). Chloramphenicol significantly affects the pharmacokinetics of oral methadone in Greyhound dogs. *Vet Anaes Analg.* **42**, 597–607.

Kume BB, Garg RC. (1986). Pharmacokinetics and bioavailability of chloramphenicol in normal and febrile goats. *J Vet Pharmacol Therap.* **9**, 254–263.

Kunkle GA, Sundlof S, Keisling K. (1995). Adverse side effects of oral antibacterial therapy in dogs and cats: an epidemiologic study of pet owners' observations. *J Am Anim Health Assoc.* **31**, 46–55.

Kuroda S, Tateishi J, Otsuki S. (1974). Neurotoxicity with chloramphenicol – an electron microscopic study. *Folia Psychiatrica et Neurologica Japonica.* **29**, 39–46.

Lacey RW. (1984). Does the use of chloramphenicol in animals jeopardise the treatment of human infections? *Vet Rec.* **7**, 6–8.

Lakritz J, Wilson WD, Marsh AE, Mihalyi JE. (2000a). Effects of prior feeding on pharmacokinetics and estimated bioavailability after oral administration of a single dose of microencapsulated erythromycin base in healthy foals. *Am J Vet Res.* **61**, 1011–1015.

Lakritz J, Wilson WD, Marsh AE, Mihalyi JE. (2000b). Pharmacokinetics of erythromycin estolate and erythromycin phosphate after intragastric administration to healthy foals. *Am J Vet Res.* **61**, 914–919.

Lakritz J, Wilson WD, Marsh AE, Mihalyi JE. (2002). Pharmacokinetics of erythromycin ethylsuccinate after intragastric administration to healthy foals. *Vet Therap.* **3**, 189–195.

Lakritz J, Wilson WD, Mihalyi JE. (1999). Comparison of microbiologic and high-performance liquid chromatography assays to determine plasma concentrations, pharmacokinetics, and bioavailability of erythromycin base in plasma of foals after intravenous or intragastric administration. *Am J Vet Res.* **60**, 414–419.

Lancini G, Parenti F. (1982). *Antibiotics: An Integrated View.* New York, Springer-Verlag.

Lappin MR, Greene CE, Winston S, Toll SL, Epstein ME. (1989). Clinical feline toxoplasmosis: serologic diagnosis and therapeutic management of 15 cases. *J Vet Int Med.* **3**, 139–143.

Laven R, Andrews AH. (1991). Long-acting antibiotic formulations in the treatment of calf pneumonia: a comparative study of tilmicosin and oxytetracycline. *Vet Rec.* **129**, 109–111.

Lavy E, Ziv G, Lkikman A, Ben-Zvi Z. (1991a). Single-dose pharmacokinetics of thiamphenicol in lactating goats. *Acta Veterinaria Scandinavica Suppl.* **87**, 99–102.

Lavy E, Ziv G, Shem-Tov M, Glickman A, Dey A. (1999). Pharmacokinetics of clindamycin HCl administered intravenously, intramuscularly, and subcutaneously to dogs. *J Vet Pharmacol Therap.* **22**, 261–265.

Lavy E, Ziv G, Soback S, Glickman A, Winkler M. (1991b). Clinical pharmacology of florfenicol in lactating goats. *Acta Vet Scandin Suppl.* **87**, 133–136.

Leclercq R, Courvalin P. (1991). Intrinsic and unusual resistance to macrolide, lincosamide, and streptogramin antibiotics in bacteria. *Antimicrob Agents Chemother.* **35**, 1273–1276.

Lechtenberg K, Tessman RK, Theodore Chester S. (2011a). Efficacy of gamithromycin injectable solution for the treatment of Mycoplasma bovis induced pneumonia in cattle. *Intern J Appl Res Vet Med.* **9**, 233–240.

Lechtenberg K, Tessman RK, Romano D. (2011b). Efficacy of gamithromycin injectable solution for control of pneumonia in cattle challenged with Histophilus somni after treatment. *Intern J Appl Res Vet Med.* **9**, 241–248.

Lechtenberg K, Daniels CS, Royer GC, Bechtol DT, Chester ST, Blair J, Tessman RK. (2011c). Field efficacy study of gamithromycin for the control of bovine respiratory disease in cattle at high risk of developing the disease. *International J Appl Res Vet Med.* **9**, 184–192.

Lechtenberg KF, Daniels CS, Schieber T, Bechtol DT, Drag M, Kunkle BN, Chester ST, Tessman RK. (2011d). Field efficacy study of gamithromycin for the treatment of bovine respiratory disease associated with *Mycoplasma bovis* in beef and non-lactating dairy cattle. *Intern J Appl Res in Vet Med.* **9**, 225–232.

Lee KH, Shin JG, Chong WS, Kim S, Lee JS, Jang IJ, Shin SG. (1993). Time course of the changes in prednisolone pharmacokinetics after co-administration or discontinuation of rifampin. *Eur J Clin Pharmacol.* **45**, 287–289.

Lester GD, Merritt AM, Neuwirth L. (1998). Effect of erythromycin lactobionate on myoelectric activity of ileum, and cecal emptying of radiolabeled markers in clinically normal ponies. *Am J Vet Res.* **59**, 328–334.

Lewbart GA, Papich MG, Whitt-Smith D. (2005). Pharmacokinetics of florfenicol in the red pacu (*Piaractus brachypomus*) after single dose intramuscular administration. *J Vet Pharmacol Therap.* **28**, 317–319.

Liu C, Bayer A, Cosgrove SE, Daum RS, Fridkin SK, Gorwitz RJ, Kaplan SL, Karchmer AW, Levine DP, Murray BE, J Rybak M, Talan DA, Chambers HF. (2011). Clinical practice guidelines by the infectious diseases society of america for the treatment of methicillin-resistant *Staphylococcus aureus* infections in adults and children: executive summary. *Clin Infect Dis.* **52**, 285–292.

Lloyd DH, Lamport AI, Feeney C. (1996). Sensitivity of antibiotics amongst cutaneous and mucosal isolates of canine pathogenic staphylococci in the UK, 1980–96. *Vet Dermatol.* **7**, 171–175.

Lobell RD, Varma KJ, Johnson JC, Sams RA, Gerken DF, Ashcraft SM. (1994). Pharmacokinetics of florfenicol following intravenous and intramuscular doses to cattle. *J Vet Pharmacol Therap.* **17**, 253–258.

Lobo MC, Mandell GL. (1972). Treatment of experimental staphylococcal infection with rifampin. *Antimicrob Agents Chemother.* **2**, 195–200.

Locke D, Bush M, Carpenter JW. (1982). Pharmacokinetics and tissue concentrations of tylosin in selected avian species. *Am J Vet Res.* **43**, 1807–1810.

Lode H, Borner K, Koeppe P, Schaberg T. (1996). Azithromycin: review of key chemical, pharmacokinetic, and microbiological features. *J Antimicrob Chemother.* **37**, 1–8.

Lombardi KR, Portillo T, Hassfurther R, Hunter RP. (2011). Pharmacokinetics of tilmicosin in beef cattle following intravenous and subcutaneous administration. *J Vet Pharmacol Therap.* **34**, 583–587.

Maaland MG, Mo SS, Schwarz S, Guardabassi L. (2015). In vitro assessment of chloramphenicol and florfenicol as second-line antimicrobial agents in dogs. *J Vet Pharmacol Therap.* **38**, 443–450.

Maguire BA, Deaves JK, Wild DG. (1989). Some properties of 2 erythromycin-dependent strains of *Escherichia coli. J Gen Micro.* **135**, 575–581.

Maiers JD, Mason SJ. (1984). Lincomycin-associated enterocolitis in rabbits. *J Am Vet Med Assoc.* **185**, 670–671.

Main BW, Means JR, Rinkema LE. (1996). Cardiovascular effects of the macrolide antibiotic tilmicosin, administered alone or in combination with popranolol or dobutamine, in conscious unrestrained dogs. *J Vet Pharmacol Therap.* **19**, 225–232.

Mandel M. (1977). Lincomycin in treatment of out-patient psittacines. *Vet Med Sm Anim Clin.* **72**, 473–474.

Marshall SA, Jones RN, Wanger A, Washington JA, Doern GV, Leber AL, Haugen TH. (1996). Proposed MIC quality control guidelines for National Committee for Clinical Laboratory Standards susceptibility tests using seven veterinary antimicrobial agents: ceftiofur, enrofloxacin, florfenicol, penicillin G–Novobiocin, pirlimycin, premafloxacin, and spectinomycin. *J Clin Microbiol.* **34**, 2027–2029.

Martin K, Wiese B. (1988). The disposition of chloramphenicol in colostrum-fed and colostrum-deprived newborn pigs. *Pharmacol Toxicol,* **63**, 16–19.

Martinez MN, Antonovic L, Court M, Dacasto M, Fink-Gremmels J, Kukanich B, Locuson C, Mealey K, Myers MJ, Trepanier L. (2013). Challenges in exploring the cytochrome P450 system as a source of variation in canine drug pharmacokinetics. *Drug Metab Rev.* **45**, 218–230.

Martinsen B, Horsberg TE, Varma KJ, Sams R. (1993). Single dose pharmacokinetic study of florfenicol in Atlantic salmon (*Salmo salar*) in seawater at 11°C. *Aquaculture.* **12**, 1–11.

Maxey BW. (1980). Efficacy of tetracycline/novobiocin combination against canine upper respiratory infections. *Vet Med Sm Anim Clin.* **75**, 89–92.

Maxey BW, Page RK. (1977). Efficacy of lincomycin feed medication for the control of necrotic enteritis in broiler-type chickens. *Poultry Sci.* **56**, 1909–1913.

Mayers M, Rush D, Madu A, Motyl M, Miller MH. (1991). Pharmacokinetics of amikacin and chloramphenicol in the aqueous humor of rabbits. *Antimicrob Agents Chemother.* **35**, 1791–1798.

McCalla DR. (1983). Mutagenicity of nitrofuran derivative: review. *Environmental Mutagenesis.* **5**, 745–765.

McClary DG, Loneragan GH, Shryock TR, Carter BL, Guthrie CA, Corbin MJ, Mechor GD. (2011). Relationship of in vitro minimum inhibitory concentrations of tilmicosin against Mannheimia haemolytica and Pasteurella multocida and in vivo tilmicosin treatment outcome among calves with signs of bovine respiratory disease. *J Am Vet Med Assoc.* **239**, 129–135.

McKay SG, Morck DW, Merrill JK, Olson ME, Chan SC, Pap KM. (1996). Use of tilmicosin for treatment of pasteurellosis in rabbits. *Am J Vet Res.* **57**, 1180–1184.

McKellar QA, Varma KJ. (1996). Pharmacokinetics and tolerance of florfenicol in Equidae. *Equine Vet J.* **28**, 209–213.

Medleau L, Long RE, Brown J, Miller WH. (1986). Frequency and antimicrobial susceptibility of staphylococcus species isolated from canine pyoderma. *Am J Vet Res.* **47**, 229–231.

Medoff G. (1983). Antifungal action of rifampin. *Rev Infect Dis.* **5**, S614–S619.

Menge M, Rose M, Bohland C, Zschiesche E, Kilp S, Metz W, Allan M, Röpke R, Nürnberger M. (2012). Pharmacokinetics of tildipirosin in bovine plasma, lung tissue, and bronchial fluid (from live, nonanesthetized cattle). *J Vet Pharmacol Therap.* **35**, 550–559.

Mercer HD, Geleta JN, Kramer J, Carter G. (1971). Chloramphenicol blood concentration studies in dogs. *J Am Vet Med Assoc.* **158**, 47–52.

Miles RD, Janky DM, Harms RH. (1984). Virginiamycin and broiler performance. *Poultry Sci.* **63**, 1218–1221.

Miles RD, Janky DM, Harms RH. (1985). Virginiamycin and laying hen performance. *Poultry Sci.* **64**, 139–143.

Moore GM, Mowrey DH, Tonkinson LV, Lechtenberg KF, Schneider JH. (1996). Efficacy dose determination study of tilmicosin phosphate in feed for control of pneumonia caused by *Actinobacillus pleuropneumoniae* in swine. *Am J Vet Res.* **57**, 220–223.

Morck DW, Merrill JK, Thorlakson BE, Olson ME, Tonkinson LV, Costerton JW. (1993). Prophylactic efficacy of tilmicosin for bovine respiratory tract disease. *J Am Vet Med Assoc.* **202**, 273–277.

Morresey PR, Mackay RJ. (2006). Endotoxin-neutralizing activity of polymyxin B in blood after IV administration in horses. *Am J Vet Res.* **67**, 642–647.

Morris A, Russell AD. (1971). The mode of action of novobiocin. *Progress Med Chem.* **8**, 39–59.

Moser RL, Cornelius SG, Pettigrew JE Jr, Hanke HE, Hagen CD. (1985). Response of growing-finishing pigs to decreasing floor space allowance and(or) virginiamycin in diet. *J Anim Sci.* **61**, 337–342.

Musser J, Mechor GD, Gro¨hn YT, Dubovi EJ, Shin S. (1996). Comparison of tilmicosin with long-acting oxytetracycline for treatment of respiratory tract disease in calves. *J Am Vet Med Assoc.* **208**, 102–106.

Mustafa AI, Idris SO, Ali BH, Mahdi BM, Abu Elgasim AI. (1975). Furazolidone poisoning associated with cardiomyopathy in chickens. *Avian Dis.* **19**, 596.

Muto C, Liu P, Chiba K, Suwa T. (2011) Pharmacokinetic-pharmacodynamic analysis of azithromycin extended release in Japanese patients with common respiratory tract infectious disease. *J Antimicrob Therapy.* **66**, 165–174.

Nagarajan R, Schabel AA, Occolowitz JL, Counter FT, Ott JT, Felty-Duckworth AM. (1989). Synthesis and antibacterial evaluation of N-alkyl vancomycins. *J Antibiotics.* **42**, 63–72.

Nichols DR, Keys TF. (1984). An historical overview of antibiotics and sulfonamides in society. In Steele JH, Beran GW (eds), *Handbook Series in Zoonoses, Section D: Antibiotics, Sulfonamides, and Public Health.* Boca Rotan, FL, CRC Press. 35–43.

Noble WC, Kent LE. (1992). Antibiotic resistance in *Staphylococcus intermedius* isolated from cases of pyoderma in the dog. *Vet Dermatol.* **3**, 71–74.

Noli C, Boothe DM. (1999). Macrolides and lincosamides. *Vet Dermatol.* **10**, 217–223.

Nordmann P, Ronco E. (1992). In-vitro antimicrobial susceptibility of *Rhodococcus equi*. *J Antimicrob Chemother.* **29**, 383–393.

Nouri M, Constable PD. (2007). Effect of parenteral administration of erythromycin, tilmicosin, and tylosin on abomasal emptying rate in suckling calves. *Am J Vet Res.* **68**, 1392–8.

Nouri M, Hajikolaee MR, Constable PD, Omidi A. (2008). Effect of erythromycin and gentamicin on abomasal emptying rate in suckling calves. *J Vet Intern Med.* **22**, 196–201.

Ohmae K, Yonezaw S, Terakadok N. (1981). R plasmid with carbadox resistance from *Escherichia coli* of porcine origin. *Antimicrob Agents Chemother.* **19**, 86–90.

Olsen D, Rodabaugh DE. (1977). Evaluation of virginiamycin in feed for treatment and retreatment of swine dysentery. *Am J Vet Res.* **38**, 1485–1490.

Orsini JA, Snooks-Parsons C, Stine L, Haddock M, Ramberg CF, Benson CE, Nunamaker DM. (2005). Vancomycin for the treatment of methicillin-resistant staphylococcal and enterococcal infections in 15 horses. *Can J Vet Res.* **69**, 278–286.

Ose EE, Tonkinson LV. (1985). Comparison of the antimycoplasma activity of two commercially available tylosin premixes. *Poultry Sci.* **64**, 287–293.

Ose EE, Tonkinson LV. (1988). Single-dose treatment of neonatal calf pneumonia with the new macrolide antibiotic tilmicosin. *Vet Rec.* **123**, 367–369.

Panteix G, Guillaumond B, Harf R, Desbos A, Sapin V, Leclercq M, Perrin-Fayolle M. (1993). In-vitro concentration of azithromycin in human phagocytic cells. *J Antimicrob Chemother.* **31**, 1–4.

Papich MG. (1999). Florfenicol pharmacokinetics in dogs and cats. *Proceedings 1999 ACVIM Annual Forum.*

Papich MG. (2003). Antimicrobial therapy for gastrointestinal diseases. *Vet Clin North Am Equine Pract.* **19**, 645–663.

Papich MG. (2012). Selection of antibiotics for meticillin-resistant Staphylococcus pseudintermedius: time to revisit some old drugs?. *Vet Dermatol.* **23**, 352–e64.

Park BK, Lim JH, Kim MS, Hwang YH, Yun HI. (2008). Pharmacokinetics of florfenicol and its metabolite, florfenicol amine, in dogs. *Res Vet Sci.* **84**, 85–89.

Parnham MJ, Haber VE, Giamarellos-Bourboulis EJ, Perletti G, Verleden GM, Vos R. (2014). Azithromycin: mechanisms of action and their relevance for clinical applications. *Pharmacol Therap.* **143**, 225–245.

Penny RHC, Carlisle CH, Prescott CW, Davidson HA. (1967). Effects of chloramphenicol on the haemopoietic system of the cat. *Br Vet J.* **123**, 145–153.

Penny RHC, Carlisle CH, Prescott CW, Davidson HA. (1970). Further observations on the effect of chloramphenicol on the haemopoietic system of the cat. *Br Vet J.* **126**, 453–457.

Pentecost RL, Niehaus AJ, Werle NA, Lakritz J. (2013). Pharmacokinetics of florfenicol after intravenous and intramuscular dosing in llamas. *Res Vet Sc.* **95**, 594–599.

Perreten V, Kadlec K, Schwarz S, Grönlund Andersson U, Finn M, Greko C, Moodley A, Kania SA, Frank LA, Bemis DA, Franco A, Iurescia M, Battisti A, Duim B, Wagenaar JA, van Duijkeren E, Weese JS, Fitzgerald JR, Rossano A, Guardabassi L. (2010). Clonal spread of methicillin-resistant Staphylococcus pseudintermedius in Peters J, Block W, Oswald S, Freyer J, Grube M, Kroemer HK, Lämmer M, Lütjohann D, Venner M, Siegmund W. (2011). Oral absorption of clarithromycin is nearly abolished by chronic comedication of rifampicin in foals. *Drug Metab Disp.* **39**, 1643–1649.

Peters J, Eggers K, Oswald S, Block W, Lütjohann D, Lämmer M, Venner M, Siegmund W. (2012). Clarithromycin is absorbed by an intestinal uptake mechanism that is sensitive to major inhibition by rifampicin: results of a short-term drug interaction study in foals. *Drug Metab Disp.* **40**, 522–528.

Pinault LP, Millot LK, Sanders PJ. (1997). Absolute oral bioavailability and residues of florfenicol in the rainbow trout (*Onchorynchus mykiss*). *J Vet Pharmacol Therap.* **20**, 297–298.

Plenderleith R. (1988). Treatment of cattle, sheep and horses with lincomycin: case studies. *Vet Rec.* **122**, 112–113.

Prescott JF, Hoover DJ, Dohoo JR. (1983). Pharmacokinetics of erythromycin in foals and in adult horses. *J Vet Pharmacol Therap.* **6**, 67–74.

Rahal JJ, Simberkoff MS. (1979). Bactericidal and bacteriostatic action of chloramphenicol against meningeal pathogens. *Antimicrob Agents Chemother.* **16**, 13–18.

Rainier RH, Harris DL, Glock RD, Kinyon JM, Brauer MA. (1980). Carbadox and lincomycin in the treatment and carrier state of swine dysentery. *Am J Vet Res.* **41**, 1349–1356.

Raisbeck MF, Holt GR, Osweiler GD. (1981). Lincomycin-associated colitis in horses. *J Am Vet Med Assoc.* **179**, 362–363.

Ravindran V, Kornegay ET. (1984). Effects of fiber and virginiamycin on nutrient absorption, nutrient retention and rate of passage in growing swine. *J Anim Sci.* **59**, 400–408.

Rehg JE, Pakes SP. (1982). Implication of *Clostridium difficile* and *Clostridium perfringens* iota toxins in experimental lincomycin-associated colitis in rabbits. *Lab Anim Sci*. **32**, 253–256.

Reitman ML, Chu X, Cai X, Yabut J, Venkatasubramanian R, Zajic S, Stone JA, Ding Y, Witter R, Gibson C, Roupe K. (2011). Rifampin's acute inhibitory and chronic inductive drug interactions: experimental and model-based approaches to drug-drug interaction trial design. *Clin Pharmacol Therap*. **89**, 234–242.

Rice DA, McMurray CH. (1983). Ketosis in dairy cows caused by low levels of lincomycin in concentrate feed. *Vet Rec*. **113**, 495–496.

Riesenberg A, Feßler AT, Erol E, Prenger-Berninghoff E, Stamm I, Böse R, Heusinger A, Klarmann D, Werckenthin C, Schwarz S. (2014). MICs of 32 antimicrobial agents for Rhodococcus equi isolates of animal origin. *J Antimicrob Chemother*. **69**, 1045– 1049.

Riviere JE, Craigmill AL, Sundlof SF. (1991). *Handbook of Comparative Pharmacokinetics and Residues of Veterinary Antimicrobials*. Boca Raton, FL, CRC Press.

Rodvold KA, Danziger LH, Gotfried MH. (2003). Steady-state plasma and bronchopulmonary concentrations of intravenous levofloxacin and azithromycin in healthy adults. *J Antimicrob Agents Chemother*, **47**, 2450–2457.

Rollin RE, Mero KN, Kozisek PB, Phillips RW. (1986). Diarrhea and malabsorption in calves associated with therapeutic doses of antibiotics: absorptive and clinical changes. *Am J Vet Res*. **47**, 987–991.

Romanet J, Smith GW, Leavens TL, Baynes RE, Wetzlich SE, Riviere JE, Tell LA. (2012). Pharmacokinetics and tissue elimination of tulathromycin following subcutaneous administration in meat goats. *Am J Vet Res*. **73**, 1634–1640.

Rose M, Menge M, Bohland C, Zschiesche E, Wilhelm C, Kilp S, Metz W, Allan M, Röpke R, Nürnberger M. (2013). Pharmacokinetics of tildipirosin in porcine plasma, lung tissue, and bronchial fluid and effects of test conditions on in vitro activity against reference strains and field isolates of *Actinobacillus pleuropneumoniae*. *J Vet Pharmacol Therap*. **36**, 140–153.

Rubio-Martinez LM, López-Sanromán J, Cruz AM, Santos M, Andrés MS, Román FS. (2005). Evaluation of safety and pharmacokinetics of vancomycin after intravenous regional limb perfusion in horses. *Am J Vet Res*. **66**, 2107–2113.

Rubio-Martinez LM, López-Sanromán J, Cruz AM, Tendillo F, Rioja E, San Román F. (2006). Evaluation of safety and pharmacokinetics of vancomycin after intraosseous regional limb perfusion and comparison of results with those obtained after intravenous regional limb perfusion in horses. *Am J Vet Res*. **67**, 1701–1707.

Ruch-Gallie RA, Veir JK, Spindel ME, Lappin MR. (2008). Efficacy of amoxycillin and azithromycin for the empirical treatment of shelter cats with suspected bacterial upper respiratory infections. *J Feline Med Surg*. **10**, 542–550.

Rutenberg D, Venner M, Giguère S. (2017). Efficacy of tulathromycin for the treatment of foals with mild to moderate bronchopneumonia. *J Vet Intern Med*. (in press).

Sabath LD, Gerstein DA, Loder PB, Finland M. (1968). Excretion of erythromycin and its enhanced activity in urine against gram-negative bacilli with alkalinization. *J Lab Clin Med*. **72**, 916–923.

Salmon RE, Stevens VI. (1990). Response of large white turkeys to virginiamycin from day-old to slaughter. *Poultry Sci*. **69**, 1383–1387.

Sande MA, Mandell GL. (1990a). Antimicrobial agents: tetracyclines, chloramphenicol, erythromycin, and miscellaneous antibacterial agents. In Goodman AG, Rall TW, Nies AS, Taylor P. (eds), *Goodman and Gilman's The Pharmacologic Basis of Therapeutics*, 8th edn. New York, Pergamon Press. 1117–1145.

Sanders P, Guillot P, Mourot D. (1988). Pharmacokinetics of a long-acting chloramphenicol formulation administered by intramuscular and subcutaneous routes in cattle. *J Vet Pharmacol Therap*. **11**, 183–190.

Saridomichelakis MN, Athanasiou LV, Salame M, Chatzis MK, Katsoudas V, Pappas IS. (2011). Serum pharmacokinetics of clindamycin hydrochloride in normal dogs when administered at two dosage regimens. *Vet Dermatol*. **22**, 429–435.

Schumann FJ, Janzen ED, McKinnon JJ. (1990). Prophylactic tilmicosin medication of feedlot calves at arrival. *Can Vet J*. **31**, 285–288.

Schwarz S, Kehrenberg C, Doublet B, Cloeckaert A. (2004). Molecular basis of bacterial resistance to chloramphenicol and florfenicol. *FEMS Microbiol Rev*. **28**, 519–542.

Scott DW, Beningo KE, Miller WH, Rothstein E. (1998). Efficacy of clindamycin hydrochloride capsules for the treatment of deep pyoderma due to *Staphylococcus intermedius* infection in dogs. *Can Vet J*. **39**, 753–756.

Sentürk S, Özel E, Sen A. (2005). Clinical efficacy of rifampicin for treatment of canine pyoderma. *Acta Vet Brno*. **74**, 117–122.

Settepani JA. (1984). The hazard of using chloramphenicol in food animals. *J Am Vet Med Assoc*. **184**, 930–931.

Sevillano D, Alou L, Aguilar L, Echevarría O, Giménez MJ, Prieto J. (2006). Azithromycin iv pharmacodynamic parameters predicting Streptococcus pneumoniae killing in epithelial lining fluid versus serum: an in vitro pharmacodynamic simulation. *J Antimicrob Chemother*. **57**, 1128–1133.

Shen J, Li C, Jiang H, Zhang S, Guo P, Ding S, Li X. (2005). Pharmacokinetics of tilmicosin after oral administration in swine. *Am J Vet Res*. **66**, 1071–1074.

Shepard RM, Falkner FC. (1990). Pharmacokinetics of azithromycin in rats and dogs. *J Antimicrob Chemother*. **25**, 49–60.

Short J, Zabel S, Cook C, Schmeitzel L. (2014) Adverse events associated with chloramphenicol use in dogs: a retrospective study (2007–2013). *Vet Rec*. **29**, 175.

Sidhu P, Rassouli A, Illambas J, Potter T, Pelligand L, Rycroft A, Lees P. (2014). Pharmacokinetic– pharmacodynamic integration and modelling of florfenicol in calves. *J Vet Pharmacol Therap*. **37**, 231–242.

Soback S, Paape MJ, Filep R, Varma KJ. (1995). Florfenicol pharmacokinetics in lactating cows after intravenous, intramuscular and intramammary administration. *J Vet Pharmacol Therap*. **18**, 413–417.

Stamper MA, Papich MG, Lewbart GA, May SB, Plummer DD, Stoskopf M K. (2003). Pharmacokinetics of florfenicol in loggerhead sea turtles (*Caretta caretta*) after single intravenous and intramuscular injections. *J Zoo Wildl Med*. **34**, 3–8.

Stratton-Phelps M, Wilson WD, Gardner IA. (2000). Risk of adverse effects in pneumonic foals treated with erythromycin versus other antibiotics: 143 cases (1986–1996). *J Am Vet Med Assoc*. **217**, 68–73.

Suarez-Mier G, Giguère S, Lee EA. (2007). Pulmonary disposition of erythromycin, azithromycin, and clarithromycin in foals. *J Vet Pharmacol Ther*. **30**, 109–115.

Sweeney RW, Divers TJ, Benson C, Collatos C. (1988). Pharmacokinetics of rifampin in calves and adult sheep. *J Vet Pharmacol Ther*. **11**, 413–416.

Taylor PH, Gulupo P, Naille R, Heydinger DK, Bowers JD. (1970). Experimental use of methanamine mandelate in treatment of burn wounds in rats. *J Trauma*. **10**, 331–333.

Teske RH. (1984). The polypeptide antibiotics. In Steele JH, Beran GW. (eds), *Handbook Series in Zoonoses, Section D: Antibiotics, Sulfonamides, and Public Health*, Vol. I. Boca Raton, FL, CRC Press. 333–335.

Thilsted JP, Newton WM Crandel RA, Bevill RF. (1981). Fatal diarrhea in rabbits resulting from the feeding of antibiotic-contaminated feed. *J Am Vet Med Assoc*. **179**, 360–361.

Torres S, Thomson DU, Bello NM, Nosky BJ, Reinhardt CD. (2013a). Field study of the comparative efficacy of gamithromycin and tulathromycin for the control of undifferentiated bovine respiratory disease complex in beef feedlot calves at high risk of developing respiratory tract disease. *Am J Vet Res*. **74**, 839–846.

Torres S, Thomson DU, Bello NM, Nosky BJ, Reinhardt CD. (2013b). Field study of the comparative efficacy of gamithromycin and tulathromycin for the treatment of undifferentiated bovine respiratory disease complex in beef feedlot calves. *Am J Vet Res*. **74**, 847–853.

Toutain PL, Potter T, Pelligand L, Lacroix M, Illambas J, Lees P. (2017). Standard PK/PD concepts can be applied to determine a dosage regimen for a macrolide: the case of tulathromycin in the calf. *J Vet Pharmacol Therap*. **40**, 16–27.

Tuttle AD, Papich MG, Wolfe BA. (2006). Bone marrow hypoplasia secondary to florfenicol toxicity in a Thomson's gazelle (*Gazella thomsonii*). *J Vet Pharmacol Therap.* **29**, 317–319.

Vandecasteele SJ, De Vriese AS, Tacconelli E. (2013). The pharmacokinetics and pharmacodynamics of vancomycin in clinical practice: evidence and uncertainties. *J Antimicrob Chemother.* **68**, 743–748.

van der Molen EJ, Baars AJ, deGraaf GJ, Jager LP. (1989a). Comparative study of the effect of carbadox, olaquindox and cyadox on aldosterone, sodium and potassium plasma levels in weaned pigs. *Res Vet Sci.* **47**, 11–16.

van der Molen EJ, deGraaf GJ, Baars AJ. (1989b). Persistence of carbadox-induced adrenal lesions in pigs following drug withdrawal and recovery of aldosterone plasma concentrations. *J Comp Path.* **100**, 295–304.

van der Molen EJ, van Lieshout JHLM, Nabuurs MJA, Derkx F, Michelakis A. (1989c). Changes in plasma renin activity and renal immunohistochemically demonstrated renin in carbadox treated pigs. *Res Vet Sci.* **46**, 401–405.

Varma KJ, Adams PE, Powers TE, Powers JD, Lamendola JF. (1986). Pharmacokinetics of florfenicol in veal calves. *J Vet Pharmacol Therap.* **9**, 412–425.

Varma KJ, Powers TE, Powers JD. (1987). Single and repeat-dose pharmacokinetic studies of chloramphenicol in horses: values and limitations of pharmacokinetic studies in predicting dosage regimens. *Am J Vet Res.* **48**, 403–406.

Veenhuizen MF, Wright TJ, McManus RF, Owens JG. (2006). Analysis of reports of human exposure to Micotil 300 (tilmicosin injection). *J Am Vet Med Assoc.* **229**, 1737–1742.

Venner M, Kerth R, Klug E. (2007). Evaluation of tulathromycin in the treatment of pulmonary abscesses in foals. *Vet J.* **174**, 418–421.

Venning CM, Curtis MA, Egerton JR. (1990). Treatment of virulent footrot with lincomycin and spectinomycin. *Aust Vet J.* **67**, 258–260.

Villarino N, Brown SA, Martín-Jiménez T. (2013). The role of the macrolide tulathromycin in veterinary medicine. *Vet J.* **198**, 352–357.

Villarino N, Brown SA, Martín-Jiménez T. (2014). Understanding the pharmacokinetics of tulathromycin: a pulmonary perspective. *J Vet Pharmacol Therap.* **37**, 211–221.

Vogel GJ, Laudert SB, Zimmermann A, Guthrie CA, Mechor GD, Moore GM. (1998). Effects of tilmicosin on acute undifferentiated respiratory tract disease in newly arrived feedlot cattle. *J Am Vet Med Assoc.* **212**, 1919–1924.

Washburn K, Fajt VR, Coetzee JF, Rice S, Wulf LW, Washburn S. (2014). Pharmacokinetics of tulathromycin in nonpregnant adult ewes. *J Vet Pharmacol Therap.* **38**, 414–416.

Watson ADJ. (1972a). Chloramphenicol plasma levels in the dog: a comparison of oral, subcutaneous and intramuscular administration. *J Small Anim Pract.* **13**, 147–151.

Watson ADJ. (1972b). Chloramphenicol plasma levels in the dog: multiple oral and intramuscular administration. *J Small Anim Pract.* **13**, 153–157.

Watson AD. (1973). Plasma chloramphenicol levels in dogs after the administration of four different oral preparations of chloramphenicol. *Aust Vet J.* **49**, 460–462.

Watson ADJ. (1974). Chloramphenicol in the dog: observations of plasma levels following oral administration. *Res Vet Sci.* **16**. 147–151.

Watson ADJ. (1980). Further observations on chloramphenicol toxicosis in cats. *Am J Vet Res.* **41**, 293–294.

Watson ADJ. (1992). Bioavailability and bioinequivalence of drug formulations in small animals. *J Vet Pharmacol Therap.* **15**, 151–159.

Watson AD, McDonald PJ. (1976). Distribution of chloramphenicol in some tissues and extravascular fluids of dogs afteroral administration. *Am J Vet Res.* **37**, 557–559.

Watts JL. (1999). Performance standards for antimicrobial disk and dilution susceptibility tests for bacteria isolated from animals: approved standard (M31-A). *National Committee on Clinical Laboratory Standards.* **19**, no. 11.

Weisel MK, Powers JD, Powers TE, Baggot JD. (1977). A pharmacokinetic analysis of tylosin in the normal dog. *Am J Vet Res.* **38**, 273–275.

Westermarck E, Skrzypczak T, Harmoinen J, Steiner JM, Ruaux CG, Williams DA, Eerola E, Sundbäck P, Rinkinen M. (2005). Tylosin-responsive chronic diarrhea in dogs. *J Vet Intern Med.* **19**, 177–186.

Wilson DJ, Sears PM, Gonzalez RN, Smith BS, Schulte HF 3rd, Bennett GJ, Das HH, Johnson CK. (1996). Efficacy of florfenicol for treatment of clinical and subclinical bovine mastitis. *Am J Vet Res.* **57**, 526–528.

Wilson RC. (1984). The Macrolides. In Steele JH (ed), *Handbook Series in Zoonoses, Section D: Antibiotics, Sulfonamides, and Public Health*, Vol. I. Boca Raton, FL, CRC Press.

Wilson WD, Spensley MS, Baggot JD, Hietala SK. (1988). Pharmacokinetics, bioavailability, and in vitro antibacterial activity of rifampin in the horse. *Am J Vet Res.* **49**, 2041–2046.

Wittek T, Constable PD. (2005). Assessment of the effects of erythromycin, neostigmine, and metoclopramide on abomasal motility and emptying rate in calves. *Am J Vet Res.* **66**, 545–552.

Wittek T, Tischer K, Gieseler T, Fürll M, Constable PD. (2008). Effect of preoperative administration of erythromycin or flunixin meglumine on postoperative abomasal emptying rate in dairy cows undergoing surgical correction of left displacement of the abomasum. *J Am Vet Med Assoc.* **232**, 418–423.

Wold JS, Turnipseed SA. (1981). Toxicology of vancomycin in laboratory animals. *Rev Infect Dis.* **3**, S224–229.

Womble AY, Giguère S, Lee EA, Vickroy TW. (2006). Pharmacokinetics of clarithromycin and concentrations in body fluids and bronchoalveolar cells of foals. *Am J Vet Res.* **67**, 1681–1686.

Yancy RJ, Sanchez MS, Ford CW. (1991). Activity of antibiotics against *Staphylococcus aureus* within polymorphonuclear neutrophils. *Eur J Clin Microbiol Infect Dis.* **10**, 107–113.

Yunis AA. (1988). Chloramphenicol: relation of structure to activity and toxicity. *Ann Rev Pharmacol Toxicol.* **28**, 83–100.

Zaghlol HA, Brown SA. (1988). Single- and multiple-dose pharmacokinetics of intravenously administered vancomycin in dogs. *Am J Vet Res.* **49**, 1637–1640.

Zimmerman DM, Armstrong DL, Curro TG, Dankoff SM, Vires KW, Cook KK, Jaros ND, Papich MG. (2006). Pharmacokinetics of florfenicol after a single intramuscular dose in white-spotted bamboo sharks (*Chiloscyllium plagiosum*). *J Zoo Wildl Med.* **37**, 165–173.

Ziv G, Nouws JFM, Ginneken CAM. (1982). The pharmacokinetic and tissue levels of polymyxin B, colistin and gentamicin in calves. *J Vet Pharmacol Therap.* **5**, 45–58.

Ziv G, Shem-Tov M, Glickman A, Winkler M, Saran A. (1995). Tilmicosin antibacterial activity and pharmacokinetics in cows. *J Vet Pharmacol Therap.* **18**, 340–345.

Ziv G, Sulman FG. (1973a). Passage of polymyxins from serum into milk in ewes. *Am J Vet Res.* **34**, 317–322.

Ziv G, Sulman FG. (1973b). Serum and milk concentrations of spectinomycin and tylosin in cows and ewes. *Am J Vet Res.* **34**, 329–333.

CAPÍTULO 37

Fármacos Antimicrobianos Fluoroquinolonas

Mark G. Papich

Os agentes antibacterianos fluoroquinolonas estão entre os antimicrobianos mais importantes usados em medicina veterinária. Eles são usados em praticamente todas as espécies, e apresentam amplo espectro de atividade que inclui a maioria dos patógenos bacterianos importantes na medicina veterinária. Desde seu primeiro uso no final dos anos de 1980 (discutido em edições anteriores deste livro), o uso das fluoroquinolonas aumentou bastante.

As fluoroquinolonas são agentes antibacterianos sintéticos introduzidos na medicina veterinária primeiro como enrofloxacino. Então, houve muita pesquisa quanto a essa classe de fármacos para melhor compreensão do seu mecanismo de ação, espectro antimicrobiano, farmacocinética em uma ampla variedade de espécies animais e usos clínicos. Ademais, as companhias farmacêuticas desenvolveram novos agentes nessa classe para aumentar o número de fármacos disponíveis para escolha por veterinários. As vantagens das fluoroquinolonas são as propriedades de seremrapidamente bactericidas contra uma ampla variedade de microrganismos bacterianos clinicamente importantes, potentes e bem toleradas por animais, e administradas por muitas vias (via oral [VO] por comprimidos e água de beber, via subcutânea [SC], via intravenosa, via intramuscular [IM] e via tópica).

As fluoroquinolonas aprovadas para uso em medicina veterinária para pequenos animais são mostradas na Tabela 37.1. Dentre os fármacos que são aprovados para humanos e são de interesse potencial para medicina veterinária está o ciprofloxacino. As fluoroquinolonas de nova geração com maior atividade contra cocos gram-positivos e bactérias anaeróbias incluem levofloxacino, moxifloxacino, gatifloxacino e o fármaco veterinário pradofloxacino.

CARACTERÍSTICAS QUÍMICAS

As fluoroquinolonas disponíveis atualmente apresentam a mesma estrutura quinolona (Figura 37.1). A adição do grupo flúor na posição 6 confere essa característica às fluoroquinolonas, e muitos outros substitutos químicos e grupos laterais são responsáveis pelas diferentes características físicas de cada fármaco. O enrofloxacino tem substituição de um átomo de flúor; o difloxacino tem duas substituições de átomos de flúor; e o orbifloxacino tem três substituições de átomos de flúor, mas a presença de mais de um átomo de flúor não aumenta o efeito antibacteriano (Asuquo e Piddock, 1993). Quando a lipossolubilidade é expressa como coeficiente de partição octanol:água, o enrofloxacino apresenta maior lipofilicidade. Comparativamente, o ciprofloxacino tem coeficiente de partição que é aproximadamente 100 vezes menor do que o do enrofloxacino; os coeficientes de partição correspondentes do orbifloxacino e marbofloxacino são ligeiramente maiores do que do ciprofloxacino (Asuquo e Piddock, 1993; Takács-Novák *et al.*, 1992). Mas não existem estudos disponíveis que mostrem que essas características químicas diferentes entre os fármacos possam ser responsáveis pelas diferenças na resposta clínica. Entretanto, essas diferenças químicas podem levar a alguma variação na absorção e distribuição. Por exemplo, a absorção oral de ciprofloxacino é aproximadamente metade do enrofloxacino em cães; a absorção de ciprofloxacino em equinos é menor que 10% quando comparada a 60% para enrofloxacino. As fluoroquinolonas menos lipossolúveis (marbofloxacino, orbifloxacino) apresentam menor volume de distribuição (Vd) do que aquelas com maior lipossolubilidade (enrofloxacino) (Tabela 37.2). Uma explicação para essa observação é que os fármacos mais lipossolúveis apresentam maiores concentrações intracelulares, mas maiores ligações teciduais, que também podem explicar as diferenças no volume de distribuição.

A diferença estrutural mais importante nos últimos anos é a adição de uma substituição na posição 8. Essas normalmente são chamadas de fluoroquinolonas de *terceira geração* para distingui-las das de *segunda geração*, tais como ciprofloxacino e enrofloxacino. Para alguns fármacos humanos, a adição é de

Tabela 37.1 Exemplos de fluoroquinolonas usadas em medicina veterinária.

Fármaco	Nome(s) comercial(is)	Espécies aprovadas
Enrofloxacino	Baytril e genéricos	Cães, gatos, bovinos, suínos
Danofloxacino	Advocin	Bovinos
Orbifloxacino	Orbax	Cães, gatos
Pradofloxacino	Veraflox	Gatos (também cães em alguns países)
Marbofloxacino	Zeniquin, Marbocyl	Cães, gatos (outras espécies fora dos EUA)
Ciprofloxacino	Cipro e genéricos	Não aprovado para uso em animais; fármaco humano
Ibafloxacino	Ibaflin	Não está mais disponível (anteriormente cães, gatos)
Difloxacino	Dicural	Não é mais comercializado (anteriormente cães e, em alguns países, bovinos e frangos)

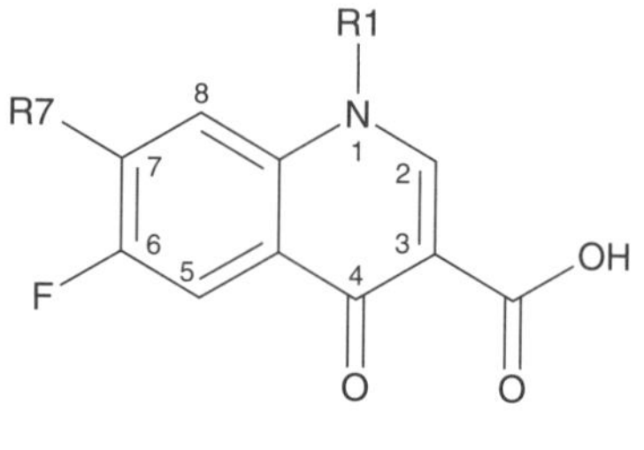

Figura 37.1 Estrutura das fluoroquinolonas. Características necessárias para a atividade antibacteriana são o flúor na posição 6, cetona na posição 4 e carboxila na posição 3 (Figura 37.2 mostra outras adições). A adição de ciclopropil, etil ou fluorofenil na posição 1 e de piperazina na posição 7 aumenta o espectro de atividade antibacteriana. Substituições na posição 8 aumentam o espectro de atividade.

Tabela 37.2 Categorias de interpretação para pontos críticos de suscetibilidade (CLSI, 2015).

Fármaco	Espécie	Suscetível (µg/mℓ)	Intermediário (µg/mℓ)	Resistente (µg/mℓ)
Enrofloxacino	Cães, gatos	≤ 0,5	1 a 2	≥ 4
Orbifloxacino	Cães, gatos	≤ 1,0	2 a 4	≥ 8
Ciprofloxacino*	Humanos	≤ 1,0	2	≥ 4
Marbofloxacino	Cães, gatos	≤ 1,0	2	≥ 4
Enrofloxacino	Suínos (gram-negativos)	≤ 0,25	0,5	≥ 1
Enrofloxacino	Suínos (gram-positivos)	≤ 0,5	1	≥ 2
Enrofloxacino	Equinos	≤ 0,25	0,5	≥ 0,5
Enrofloxacino	Bovinos (DRB)	≤ 0,25	0,5 a 1	≥ 2
Pradofloxacino	Cães, gatos	≤ 0,25	0,5 a 1	≥ 2
Danofloxacino	Bovinos (DRB)	≤ 0,25	0,5	≥ 1

*O ponto crítico listado para ciprofloxacino baseia-se no uso humano, e não veterinário. DRB: doença respiratória bovina.

um grupo metoxi (moxifloxacino), e para um dos fármacos veterinários, é um grupo ciano na posição 8 que confere maior espectro de atividade.

As quinolonas são moléculas anfotéricas que podem ser protonadas nas porções carboxil e na amina terciária da molécula (Martinez *et al.*, 2006). O pK$_a$ varia ligeiramente entre os fármacos, mas geralmente o pK$_a$ para o grupo carboxila é 6,0 a 6,4 (5,5 a 6,3 em algumas referências) e o pK$_a$ para o nitrogênio do grupo piperazina é 7,5 a 8 (Nikaido e Thanassi, 1993) (tão alto quanto 7,6 a 9,3 em algumas referências). Para dois fármacos comuns – enrofloxacino e ciprofloxacino – o pK$_a$ para o grupo carboxila é 6,0 e 6,1, respectivamente, e 8,8 e 8,7 para o grupo amina, respectivamente (Martinez *et al.*, 2006). O ponto isoelétrico é a meio caminho entre o pK$_a$ de cada grupo ionizável.

Portanto, em pH fisiológico, as fluoroquinolonas existem como zwitteríons, nos quais ambos os respectivos grupos aniônicos e catiônicos são carregados. É no ponto isoelétrico (próximo ao pH fisiológico) que as fluoroquinolonas são mais lipofílicas e capazes de se difundir através de membranas lipídicas (Takács-Novák *et al.*, 1992; Martinez *et al.*, 2006).

Relações estrutura-atividade

A Figura 37.1 mostra a estrutura básica das quinolonas. O grupo carboxila na posição 3 e a cetona na posição 4 são necessárias para a atividade antibacteriana. O átomo de flúor na posição 6 diferencia as quinolonas das fluoroquinolonas e é responsável pela melhor atividade contra bactérias gram-negativas e gram-positivas quando comparadas às quinolonas não fluoradas, maior potência e maior entrada na bactéria. Na posição 1, a adição de um ciclopropil (como para enrofloxacino e ciprofloxacino na Figura 37.2), um etil ou um fluorofenil melhoram o espectro de atividade contra bactérias gram-positivas e gram-negativas. A adição de piperazina na posição 7, conforme demonstrado para ciprofloxacino, marbofloxacino e enrofloxacino (Figura 37.2), melhora o espectro de atividade para incluir pseudomonas e outras bactérias gram-negativas. A alteração de um nitrogênio (ácido nalidíxico) para um carbono na posição 8 diminui algumas das reações adversas do sistema nervoso central e aumenta a atividade contra estafilococos.

As fluoroquinolonas de *terceira geração* apresentam substituição bicíclica na posição 7, no lugar da piperazina. Isso aumentou a atividade para incluir o espectro maior de bactérias. Ademais, a substituição na posição 8 do anel aumenta os efeitos bactericidas e melhora o espectro de atividade para incluir mais bactérias gram-positivas e anaeróbias. Por exemplo, a substituição 8-metoxi produz o fármaco moxifloxacino, uma quinolona humana com melhor atividade contra bactérias gram-positivas (Behra-Miellet *et al.*, 2002; Aktaç *et al.*, 2002;

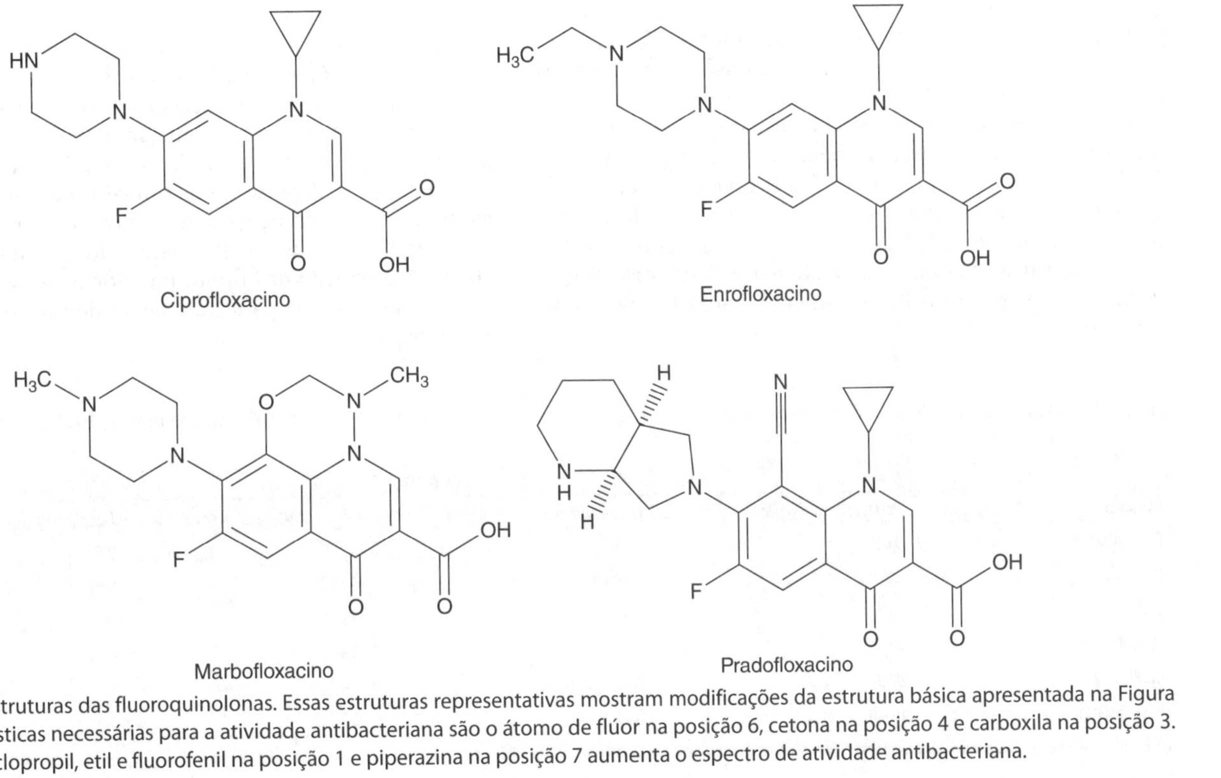

Ciprofloxacino

Enrofloxacino

Marbofloxacino

Pradofloxacino

Figura 37.2 Estruturas das fluoroquinolonas. Essas estruturas representativas mostram modificações da estrutura básica apresentada na Figura 37.1. Características necessárias para a atividade antibacteriana são o átomo de flúor na posição 6, cetona na posição 4 e carboxila na posição 3. A adição de ciclopropil, etil e fluorofenil na posição 1 e piperazina na posição 7 aumenta o espectro de atividade antibacteriana.

Pestova *et al.*, 2000). Pradofloxacino, uma quinolona veterinária com atividade similar, apresenta substituição ciano na posição 8, o que melhora a atividade contra bactérias gram-positivas anaeróbias, quando comparado a enrofloxacino e ciprofloxacino (Silley *et al.*, 2007). Esse fármaco é discutido em mais detalhes no item *Uso do pradofloxacino em cães e gatos*. Uma comparação de atividades das fluoroquinolonas veterinárias contra bactérias gram-positivas e gram-negativas é ilustrada na Figura 37.3 (usando dados de Wetzstein, 2005).

MECANISMOS DE AÇÃO

As quinolonas são bactericidas por inibição da replicação e transcrição do DNA bacteriano. O DNA de fita dupla está firmemente enovelado na célula e deve ser separado para transcrição e translação. Para facilitar o enovelamento, enrolamento e desenrolamento, a enzima DNA girase permite que as fitas sejam cortadas e reconectadas. Isso permite o enovelamento, uma vez que superenovelamentos negativos podem ser introduzidos. A DNA girase, uma topoisomerase, consiste em subunidades A e B. O alvo mais comum para quinolonas é a subunidade A da DNA girase codificada pelo gene *gyrA*. Os mamíferos são resistentes aos efeitos dos antimicrobianos quinolonas, uma vez que a topoisomerase II nas células de mamíferos não é inibida até que a concentração do fármaco alcance 100 a 1 mil µg/mℓ. As bactérias são inibidas por concentrações de 0,1 a 10 µg/mℓ ou menos. As concentrações alcançadas em animais e humanos são muito menores, conforme indicado pelos pontos críticos do Instituto de Padrões de Laboratório Clínico (*Clinical Laboratory Standards Institute* – CLSI, 2015) (Tabela 37.2). Outro alvo é a enzima topoisomerase IV, composta pelas subunidades *parC* e *parE*. Esse sítio de ação é menos importante para bactérias gram-negativas, pois é alvo das fluoroquinolonas em algumas bactérias gram-positivas tais como estreptococos e estafilococos (Ferrero *et al.*, 1995). Entre as fluoroquinolonas de gerações mais recentes – por exemplo, o fármaco veterinário pradofloxacino e os fármacos humanos moxifloxacino e gatifloxacino –, o alvo principal para bactérias gram-positivas pode ser a DNA girase, e não a topoisomerase IV, ou esses fármacos também podem ser inibidores duplos contra ambos os alvos (Intorre *et al.*, 2007). Portanto, as fluoroquinolonas mais antigas apresentam alta atividade contra DNA-girase em bactérias gram-negativas, mas menor contra a topoisomerase IV de bactérias gram-positivas. Mas a atividade mais ampla das fluoroquinolonas mais recentes pode ser atribuída à maior afinidade, tanto pela DNA-girase em bactérias gram-negativas e gram-positivas, quanto como a atividade da topoisomerase IV de bactérias gram-positivas (Drlica e Zhao, 1997; Blondeau *et al.*, 2004).

ESPECTRO ANTIMICROBIANO

As fluoroquinolonas geralmente apresentam boa atividade contra a maioria das bactérias gram-negativas, especialmente aquelas da família Enterobacteriaceae. Valores de concentração inibitória mínima (CIM) representativos são mostrados na Tabela 37.3. *Escherichia coli*, *Klebsiella* spp., *Proteus* spp., *Salmonella* spp. e *Enterobacter* spp. normalmente são suscetíveis. *Pseudomonas aeruginosa* apresenta suscetibilidade variável, e quando é suscetível normalmente apresenta CIM mais alta do que os demais microrganismos suscetíveis. O ciprofloxacino é o mais ativo contra *P. aeruginosa* (Rubin *et al.*, 2008). Outras bactérias suscetíveis às fluoroquinolonas incluem microrganismos intracelulares (*Rickettsia* spp., *Chlamydia* e *Mycobacterium* spp.) e *Mycoplasma* spp.

Bactérias gram-positivas apresentam suscetibilidade variável. *Staphylococcus aureus*, *Staphylococcus pseudintermedius* e outras espécies de *Staphylococcus* normalmente são suscetíveis. Entretanto, os valores de CIM para *Staphylococcus* geralmente são mais altos do que para bactérias gram-negativas, e a resistência de *Staphylococcus* às fluoroquinolonas pode ser comum.

Em geral, o ciprofloxacino é mais ativo do que o enrofloxacino contra bacilos gram-negativos, e o enrofloxacino é mais ativo contra espécies de *Staphylococcus* (Grobbel *et al.*, 2007; Blondeau *et al.*, 2012). A atividade do marbofloxacino normalmente está entre o enrofloxacino e o ciprofloxacino. As fluoroquinolonas mais recentes, tais como moxifloxacino, gatifloxacino e o fármaco veterinário pradofloxacino, apresentam maior atividade contra cocos gram-positivos e bactérias anaeróbias (Behra-Miellet *et al.*, 2002; Aktaç *et al.*, 2002; Pestova *et al.*, 2000; Silley, 2007) (Figura 37.3).

Fatores que podem afetar a atividade são cátions no sítio da infecção e pH baixo. Cátions tais como Al^{+3}, Mg^{+3}, Fe^{+2} e Ca^{+2} podem se ligar ao grupo carboxila no fármaco e diminuir significativamente a atividade. O pH baixo no sítio de ação também pode afetar a CIM (Ross e Riley, 1994), especialmente para fármacos que apresentam uma piperazina na posição 7 (Figuras 37.1 e 37.2). Por exemplo, na urina, a CIM para fluoroquinolonas pode aumentar em razão da presença de cátions na urina e pH baixo (Fernandes, 1988). Essa atividade na urina pode aumentar a CIM de 4 a 64 vezes. A atividade de fluoroquinolonas em um abscesso não é reduzida, apesar da observação de que no pus existe material celular que pode se ligar ao fármaco, pH baixo e bactérias de crescimento lento (Bryant e Mazza, 1989). A presença de um corpo estranho, albumina, globulina, pus, condições anaeróbias e bactérias mortas não afetaram a atividade das fluoroquinolonas (Rubinstein *et al.*, 2000). A atividade das fluoroquinolonas nesse aspecto pode explicar sua eficácia para tratamento de infecções associadas a supuração.

Tabela 37.3 Dados microbiológicos comparativos para patógenos comuns. Fontes: Pirro *et al.*, 1997, 1999; Asuquo e Piddock, 1993; Stegemann *et al.*, 1996; Spreng *et al.*, 1995; resumo FOI para pradofloxacino e dados do fabricante.

Fármaco	CIM da bactéria (µg/mℓ)			
	Pasteurella multocida	*Escherichia coli*	*Staphylococcus pseudintermedius*	*Pseudomonas aeruginosa*
Ciprofloxacino	0,015	0,03	0,25	0,5
Difloxacino	< 0,05	0,11 a 0,23	0,25 a 0,91	0,92
Enrofloxacino	0,03	0,03 a 0,06	0,125	2,0
Marbofloxacino	0,04	0,125 a 0,25	0,23 a 0,25	0,94
Orbifloxacino	0,05	0,125 a 0,39	0,25 a 0,39	6,25 a 12,5
Pradofloxacino	0,008	0,03	0,06	

Valores de CIM listados são CIM_{90} e representam a média de literatura publicada disponível ou informações técnicas do fabricante.

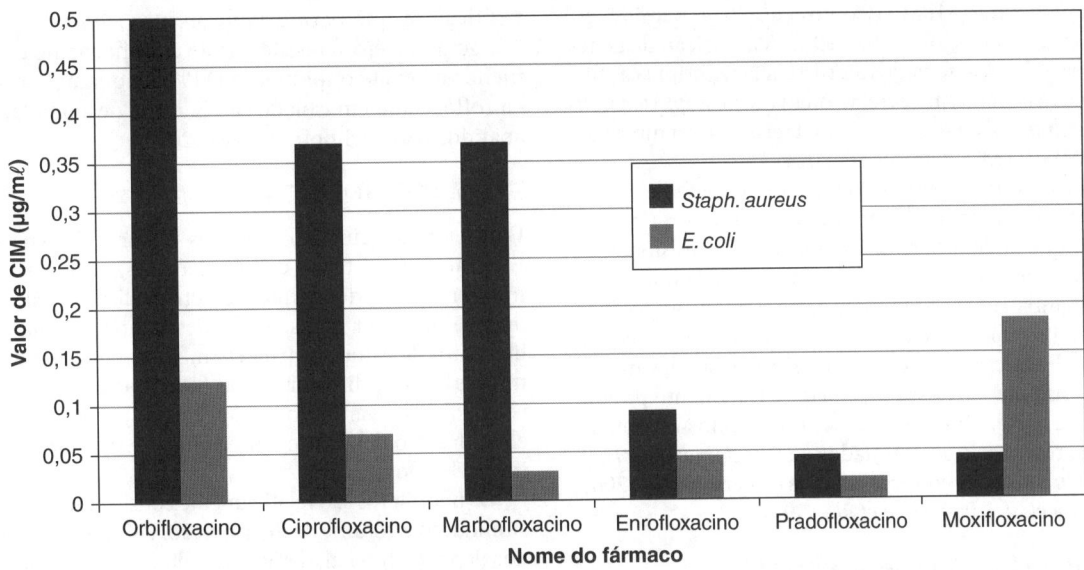

Figura 37.3 Comparação dos valores da CIM das fluoroquinolonas para fármacos veterinários, e comparados aos dois fármacos humanos, moxifloxacino e ciprofloxacino. Fonte: dados de Wetzstein, 2005.

Teste de suscetibilidade

O teste de suscetibilidade é realizado ou pelo método de difusão em disco em gel de ágar (DDA) ou por diluições em caldo (teste da CIM). O CLSI (CLSI, 2015) publicou categorias de interpretação de pontos críticos para a maioria das fluoroquinolonas (Tabela 37.2). Para isolados na faixa "intermediária", essa é uma categoria que implica que uma infecção decorrente desse isolado pode ser tratada adequadamente no sítio corporal onde o fármaco se concentra fisiologicamente, ou quando uma alta dose do fármaco pode ser usada. Portanto, a dose pode ser aumentada nessas circunstâncias, ou o tratamento bem-sucedido pode ser possível se o fármaco for aplicado por via tópica ou para tratamento de infecção do trato urinário. As faixas de controle de qualidade da CIM para microrganismos do tipo selvagem também estão disponíveis no CLSI.

RESISTÊNCIA

Existem múltiplos mecanismos de resistência que foram identificados para fluoroquinolonas. Esses incluem: redução da permeabilidade do fármaco, aumento do efluxo do fármaco (bombas de efluxo), enzimas protetoras da girase, alteração das enzimas-alvo e resistência mediada por plasmídeos. De todos os mecanismos listados, a resistência se desenvolve com maior frequência pela mutação da *gyr*A, que codifica para a subunidade A da enzima DNA girase. A mutação no resíduo serina-83 foi um dos mais comuns, mas foram identificadas pelo menos dez mutações adicionais do gene *gyr*A que conferem resistência (Ferrero *et al.*, 1995). A mutação no gene *par*C que codifica para a enzima topoisomerase IV também é importante (mutação *grl*A em estafilococos). Uma mutação em *par*C que codifica para topoisomerase IV resistente causa resistência quando detectada com mutações de *gyr*A, portanto, a presença de ambas as mutações normalmente produz resistência de alto nível. O mecanismo de efluxo da membrana que leva à resistência a múltiplos fármacos reduz o acúmulo de antibióticos na bactéria. Esses mecanismos de efluxo são conhecidos por produzir resistência de alto nível às fluoroquinolonas quando eles estão presentes com outros sítios de mutação do alvo (Zhanel

et al., 2004). Uma vez que as bombas de efluxo da membrana podem afetar outros fármacos, isso pode produzir resistência cruzada a outros antimicrobianos. Em geral, ocorre resistência cruzada entre as fluoroquinolonas. Ou seja, embora os valores de CIM entre estirpes suscetíveis possam variar por algumas diluições, uma estirpe completamente resistente em geral será resistente a todas as fluoroquinolonas.

A resistência pode ocorrer por meio de um processo de múltiplas etapas (Everett *et al.*, 1996). Uma única mutação pode aumentar ligeiramente a CIM (talvez uma diluição) e cada mutação subsequente produz um nível progressivamente maior de resistência gradual. Diferentemente da resistência bacteriana mediada por plasmídeos, na qual a resistência pode desaparecer após a pressão seletiva por antibióticos ser removida, a resistência cromossômica (mutacional) apresentada por bactérias resistentes às fluoroquinolonas pode ser mantida após a administração de fármacos ser interrompida. A resistência mediada por plasmídeos foi verificada em microrganismos *E. coli* e *Klebsiella*, mas não foi identificada a relevância clínica da resistência mediada por plasmídeos (Martinez-Martinez *et al.*, 1998).

Problemas de resistência clínica

A resistência às fluoroquinolonas tornou-se um problema na medicina humana, e alguns pesquisadores atribuíram isso ao excesso de prescrição desses fármacos. A resistência às fluoroquinolonas por *E. coli*, *Staphylococcus aureus* e *Streptococcus pneumoniae* foi bem documentada (Chen *et al.*, 1999; Murphy *et al.*, 1997; Sanders *et al.*, 1995; Neu *et al.*, 1992; Peña *et al.*, 1995; Perea *et al.*, 1999; Everett *et al.*, 1996). A resistência clínica em hospitais humanos entre estafilococos apareceu relativamente rápido após a introdução do ciprofloxacino (Neu, 1992; Sanders *et al.*, 1995; Hedin e Hambreus, 1991).

Bactérias resistentes também foram identificadas em praticamente todas as espécies animais. A resistência em pequenos animais foi documentada para *E. coli*, *P. aeruginosa*, *Enterobacter*, *Proteus* e outras bactérias gram-negativas. A resistência entre *Staphylococcus* isolados de pequenos animais também foi documentada, especialmente com *Staphylococcus pseudintermedius* resistentes a meticilina (MRSP) (Couto *et al.*, 2014; Bemis *et al.*, 2009; Jones *et al.*, 2007; Cole *et al.*, 1998). A aquisição de genes específicos *gyr*A/*grl*A associados a resistência fenotípica às fluoroquinolonas é fortemente correlacionada com *Staphylococcus pseudintermedius* resistentes a meticilina resistentes a múltiplos fármacos (MRSP) (McCarthy *et al.*, 2015).

Microrganismos *Pseudomonas* foram particularmente problemáticos, uma vez que mutações em um passo são comuns para essa bactéria, que pode progredir facilmente para resistência de alto nível. Esse é um problema importante na medicina de animais de companhia, uma vez que, exceto para fluoroquinolonas, não existem outros fármacos orais com os quais tratar infecções causadas por *Pseudomonas aeruginosa*. Fatores que levam a *P. aeruginosa* resistente são dose inadequada e tratamento prolongado com dose baixa. Muitos estudos confirmaram aumento na frequência de resistência entre isolados de *Pseudomonas aeruginosa* isolada de infecções crônicas em cães (Petersen *et al.*, 2002; Martin Barrasa *et al.*, 2000; Cole *et al.*, 1998).

Riscos à saúde humana pelas bactérias resistentes aos fármacos

Especialistas em doenças infecciosas alertaram que a administração de fluoroquinolonas a animais pode ser uma preocupação em saúde pública. Sugeriu-se que a transferência da resistência às fluoroquinolonas de animais para humanos ocorre em espécies de *Campylobacter* (Endtz *et al.*, 1991) e *Salmonella typhimurium* tipo DT-104 (Threlfall *et al.*, 1995, 1997; Griggs *et al.*, 1994). Um aumento na incidência de resistência de *Campylobacter jejuni* infectando humanos foi relacionado ao consumo de frango contaminado por *Campylobacter*. O aumento da resistência ocorreu principalmente após 1995, o que coincide com o momento em que as fluoroquinolonas foram aprovadas para uso em frangos como aditivo na água de beber (Smith *et al.*, 1999). Investigadores também associaram a resistência em salmonelas ao uso veterinário das fluoroquinolonas em animais de produção (Piddock *et al.*, 1998). Entretanto, as estirpes resistentes de *Salmonella typhimurium* podem ter ocorrido de forma espontânea, uma vez que parte das salmonelas resistentes tem origem em propriedades nas quais as fluoroquinolonas não foram administradas aos animais (Griggs *et al.*, 1994). Ainda assim, alguns cientistas alertaram que o uso das fluoroquinolonas em animais de produção é um risco à saúde pública, pois pode levar a mutantes resistentes de salmonela sendo transmitidos a humanos por meio da cadeia alimentar. Em razão dessas preocupações com o uso de fluoroquinolonas para animais de produção, as aprovações têm sido limitadas e o uso de fluoroquinolonas fora das recomendações da bula é proibido em animais de produção nos EUA. Em razão do risco de resistência de *Campylobacter*, todas as formulações de fluoroquinolonas para frangos foram removidas do mercado nos EUA.

Para fornecer monitoramento contínuo das bactérias resistentes às fluoroquinolonas por animais de produção, o Sistema Nacional de Monitoramento de Resistência Antimicrobiana (National Antimicrobial Resistance Monitoring System – NARMS) realiza vigilância rotineira de dados de resistência aos antibióticos a partir de amostras clínicas em humanos, amostras de abatedouro e amostras comerciais de carne. No seu relato mais recente (disponível em http://www.cdc.gov/narms/), o NARMS concluiu que "No geral, a resistência ao ciprofloxacino foi consistentemente baixa entre isolados de *Salmonella* de todas as fontes. De forma similar, a resistência ao ciprofloxacino em *E. coli* foi ausente ou muito baixa (0 a 1,7%) em isolados comerciais de carnes, frangos e amostras de ceco". Eles também verificaram que para *Campylobacter jejuni* em amostras de frango do varejo, a resistência ao ciprofloxacino estava em seu menor nível até o momento (11%), enquanto a resistência ao ciprofloxacino em isolados de *C. jejuni* de amostras de frangos abatidos não declinou (22% em 2013).

FARMACOCINÉTICA

Dados farmacocinéticos extensos são fornecidos na Tabela 37.4. Eles são apresentados como exemplos, uma vez que existem muito mais estudos farmacocinéticos disponíveis na literatura do que pode ser apresentado nessa tabela. Uma pesquisa de literatura de estudos farmacocinéticos em animais irá revelar muitos estudos disponíveis em todo tipo de espécie tratada por veterinários – variando de espécies de grandes animais, como elefantes e baleias, a camundongos e espécies de pequenos invertebrados.

Os mamíferos são relativamente consistentes na meia-vida de eliminação e volume de distribuição. Os répteis apresentam menor depuração renal, demonstrando em geral meias-vidas mais longas – tão longas quanto 55 e 36 h para enrofloxacino em jacarés e lagartos-monitores, respectivamente (Papich, 1999). Pode haver uma relação alométrica nos parâmetros farmacocinéticos entre mamíferos, variando em tamanho desde camundongos a bovinos (Bregante *et al.*, 1999; Cox *et al.*, 2004). A relação alométrica melhorou consideravelmente quando os parâmetros farmacocinéticos foram corrigidos pela porcentagem de enrofloxacino não ligada às proteínas no plasma (Tabela 37.5).

Uma vez que a maioria dos fármacos é administrada 1 vez/dia ou como dose única, essas meias-vidas de eliminação mostradas na Tabela 37.4 podem ter pouco efeito no desfecho clínico. Por exemplo, não parece que diferenças na meia-vida possam ser responsáveis por resultados clínicos diferentes para o tratamento de infecções de pele em cães, uma vez que o enrofloxacino, que apresenta a meia-vida mais curta, e marbofloxacino, que apresenta a meia-vida mais longa, ambos foram relatados como efetivos quando administrados 1 vez/dia (Paradis *et al.*, 1990; Carlotti *et al.*, 1995; Carlotti, 1996; Gruet *et al.*, 1997; Koch e Peters, 1996; Ihrke, 1996, 1998; Cester *et al.*, 1996). Em bovinos e suínos, o enrofloxacino é aprovado ou para dose única de 7,5 a 12,5 mg/kg, ou 2,5 a 5 mg/kg, 1 vez/dia durante 3 a 5 tratamentos. Com cada regime terapêutico, o desfecho é o mesmo. Da mesma forma, o danofloxacino é aprovado para uso em bovinos na dose de 6 mg/kg administrada 2 vezes, ou como dose única de 8 mg/kg com desfechos similares.

Embora o volume de distribuição varie entre animais (e entre estudos), essas diferenças não foram traduzidas em diferenças na eficácia clínica. Marbofloxacino e orbifloxacino, que apresentam volume de distribuição na faixa de 1 a 2 ℓ/kg, alcançam concentrações efetivas na pele e aparecem como fármacos clinicamente efetivos, tais como enrofloxacino com volume de distribuição de 2,5 a 5 ℓ/kg. Heinem (2002) demonstrou que, embora doses aprovadas possam variar entre enrofloxacino, marbofloxacino e orbifloxacino em cães, todos eles são capazes de alcançar alvos farmacocinético-farmacodinâmicos (PK-PD) (esses alvos são discutidos na seção *Farmacocinética/farmacodinâmica*). Os dados publicados (Bidgood e Papich, 2005; Walker *et al.*, 1990, 1992; Messenger *et al.*, 2012; Davis *et al.*, 2007) ou disponíveis a partir de informações técnicas do fabricante mostram que as fluoroquinolonas, independentemente do seu volume de distribuição e lipofilicidade, alcançaram concentrações efetivas nos tecidos. Algumas exceções são tecidos que não são facilmente penetrados, tais como sistema nervoso central e olhos.

Tabela 37.4 Comparação farmacocinética de fluoroquinolonas.

Fármaco	Dose estudada (mg/kg)	Dose diária recomendada (mg/kg)	Meia-vida[a] (h)	Volume de distribuição[a] (ℓ/kg)	Pico de concentração (C$_{max}$)[a] (μg/mℓ)	ASC[a] (μg × h/mℓ)	%F	Ensaio[b]	Referência
Cães									
Enrofloxacino	5	5	4,61	Nd	1,75	11,65	Nd	HPLC	Frazier et al., 2000
Enrofloxacino	5	5	2,23	3,64	1,24	4,46	63,22	HPLC	Bidgood e Papich, 2005
Enrofloxacino	5,0 (IV)	5,0	2,7 a 3	5,0 a 5,6	–	4,05 a 4,34	–	HPLC	Intorre et al., 1995
Enrofloxacino	5,0	5,0	2,52	2,5	1,12 (VO)	7,27	72,3	HPLC	Cester et al., 1996
Enrofloxacino	5,8	5,0	4,4 (IV) 2,7 (VO)	4,5	1,44 (VO)	8,2	83,0	HPLC	Monlouis et al., 1997
Enrofloxacino	5,5	2,75 a 11,0	4,0 (VO)	Nd	2,45 (VO)	16,32	Nd	Bioensaio	Walker et al., 1992
Enrofloxacino	5,0	5,0	2,4	4,5	1,16 (VO)	3,9	100	HPLC	Küng et al., 1993a
Enrofloxacino	5,0	5,0 a 20,0[c]	4,8	4,2	1,6	8,15	–	HPLC	Stegemann et al., 1996
Ciprofloxacino	5,0	Nd	3,17	2,23	0,35	4,18	43,0	HPLC	Cester et al., 1996
Ciprofloxacino	5,8[f]	Nd	5,2	Nd	0,34	7,2	Nd	HPLC	Monlouis et al., 1997
Ciprofloxacino	10,0	10,0 a 20,0	2,4	3,0	–	12,93	–	HPLC	Abadia et al., 1994
Ciprofloxacino	10,0	10,0 a 20,0	7,5	–	1,18 (VO)[d]	9,58 (VO)[d]	46[e]	Bioensaio	Walker et al., 1990
Ciprofloxacino	25 (VO)	25 a 30, 1 vez/dia	2,59	Na	4,44	22,5	58,36	HPLC	Papich, 2012
Ciprofloxacino	10 (IV)	15 (IV), 1 vez/dia	3,72	2,39	Na	16,67	Na	HPLC	Papich, 2012
Difloxacino	5,0	5,0 a 10,0[c]	9,3	4,63	1,8 (VO)	12,93	96,0	nd	Dados do fabricante
Orbifloxacino	2,5	2,5 a 7,5[c]	5,6	1,5	2,33 (VO)	14,3	97 a 100	HPLC	Dados do fabricante
Marbofloxacino	5	5	7,63	1,54	3,63	42,08	104,6	HPLC	Bidgood e Papich, 2005
Marbofloxacino	2 (SC)	2 (SC)	13	Na	1,52	19,76	98,7	HPLC	Schneider et al., 1996
Marbofloxacino	4 (SC)	4 S(SC)	13,4	Na	3,04	41,54		HPLC	Schneider et al., 1996
Marbofloxacino	4 (VO)	4 (VO)	12,5	Na	2,93	45,60	107	HPLC	Schneider et al., 1996
Marbofloxacino (2 estudos)	2(IV)	2(IV)	12,4, 13,9	1,90, 2,25	Na	20,95, 18,60	Na	HPLC	Schneider et al., 1996
Marbofloxacino	2 (VO)	2 (VO)	14,0	Na	1,38	22,01	105	HPLC	Schneider et al., 1996
Marbofloxacino	2,0	2,0	9,8	1,4	1,35 (VO)	23,31	99,8	HPLC	Cester et al., 1996
Marbofloxacino	5,55 e 2,8 mg/kg	2,75 a 5,55[c] 11 (VO)	9,5 (IV)	1,27	2,0 a 2,8 mg/kg 4,2 a 5,55 mg/kg (VO)	59,0	94,0	HPLC	Dados do fabricante
Marbofloxacino	5	5	4,07	Nd	1,41	8,74	Nd	Bioensaio	Heinen, 2002
Marbofloxacino	2	2	9,07	Nd	1,47	13,07	Nd	Bioensaio	Heinen, 2002
Marbofloxacino	2,75	2,75	10,9	Nd	2,53	35,44	Nd	HPLC	Frazier et al., 2000
Orbifloxacino	2,5	2,5	2,42	Nd	137	12,72	Nd	Bioensaio	Heinen, 2002
Difloxacino	5	5	6,9	Nd	1,1	9,34	Nd	Bioensaio	Heinen, 2002
Pradofloxacino	3	3 a 5	7,2 a 8	2,22	1,6	13,7	100	HPLC	Dados do fabricante
Gatos									
Levofloxacino	10	10	8,37	1,57	4,38	57,5	71,2	Bioensaio	Albarellos et al., 2004
Enrofloxacino	5	5	6,7	2,5	1,0	20,3	107	HPLC	Seguin et al., 2004
Enrofloxacino (filhotes)	5	5	3,7 a 6,3	1,8 a 3,9	0,5 a 1,1	5 a 12,7	33,7 a 72,8	HPLC	Seguin et al., 2004

Fármaco	Dose estudada (mg/kg)	Dose diária recomendada (mg/kg)	Meia-vida[a] (h)	Volume de distribuição[a] (ℓ/kg)	Pico de concentração (Cmax) (µg/mℓ)	ASC[a] (µg × h/mℓ)	%F	Ensaio[b]	Referência
Enrofloxacino	4,7	5[c]	6,7	6,3	1,66 (VO)	7,2	100	HPLC	Richez et al., 1997b
Orbifloxacino	2,5	2,5 a 7,5[c]	5,5	1,4	2,06	10,82	100	HPLC	Dados do fabricante
Ciprofloxacino	10 (VO)	10 mg/kg/12 h (VO)	2,37	12,52	0,73	3,17	33	Bioensaio	Albarellos et al., 2004
Ciprofloxacino	10 (IV)	10 mg/kg/12 h	4,53	3,85	Na	17,20	Na	Bioensaio	Albarellos et al., 2004
Pradofloxacino	5;7,5 (VO)	5,0 a 7,5	7,3	4,45	2,1 a 5 mg/kg, 2,9 a 7,5 mg/kg	9,4 a 5 mg/kg; 13,3 a 7,5 mg/kg	69 comprimidos, suspensão a 58%	HPLC	Dados do fabricante
Equinos									
Moxifloxacino	5,8	Nr	34	5,3	3,12	50,9	Nd	HPLC	Gardner et al., 2004
Ciprofloxacino	5	Nr	5,8	4,9 (Vdss)	0,6 (VO)	8,1	10,5	HPLC	Yamarik et al., 2010
Enrofloxacino	7,5	7,5 (VO)	5,9 (IV)	4,2	2,22	14,37	65,6	HPLC	Boeckh et al., 2001
Enrofloxacino	7,5	7,5 (VO)	5,3 (IV)	2,9	1,85	21,0	78,3	Bioensaio	Haines et al., 2000
Enrofloxacino	5	5 (IV)	6,7	1,9	12,4 (IV)	25,3	Nd	HPLC	Papich et al., 2002
Enrofloxacino	2,5 e 5,0	5,0 (IV, IM) 5,0 a 7,5 VO	5,9 a 6,1	0,78 (5 mg/kg)	5,44	58,3	62,5	Bioensaio	Giguère et al., 1996
Enrofloxacino (potros)	5,0	2,5 a 5,0	16,5	2,31	2,12 (10 mg/kg VO)	48,54	42,0	HPLC	Bermingham et al., 2000
Enrofloxacino	5	Nd	6,15 (IV)	2,32 (Vdss)	1,0 (aprox.)	13,8	55	HPLC	Peyrou et al., 2006
Marbofloxacino	2	Nd	7,42 (IV)	1,6 (Vdss)	0,8 (aprox.)	7,36	59	HPLC	Peyrou et al., 2006
Marbofloxacino	2	2	4,74 (IV)	1,17 (Vdss)	1,42 (IM)	11,27	87,9 (IM)	HPLC	Carretero et al., 2002
Marbofloxacino	2	2	7,56 (IV)	2,83	0,89 (VO)	8,26	62 (VO), 98 (IM)	HPLC	Bousquet-Melou et al., 2002
Ciprofloxacino	3,0	Não recomendado	4,9 (IV) 10,7 (IM)	0,147	0,77 (IM)	6,97	96,0 (IM)	HPLC	Yun et al., 1994
Ciprofloxacino	5,0	Não recomendado	2,6 (IV)	3,88	Na	4,83	6,8	Bioensaio	Dowling et al., 199
Ciprofloxacino	5IV	Não recomendado	5,80	4,93	Na	8,13	Na	HPLC	Yamarik et al., 2010
Ciprofloxacino	20VO	Não recomendado	3,63	38,075	0,63	3,30	10,47	HPLC	Yamarik et al., 2010
Orbifloxacino	2,5	2,5 a 5,0 (VO)	5,1	2,4	1,25 (VO)	9,06	68,3 (VO)	HPLC	Davis et al., 2006
Bovinos									
Enrofloxacino	12,5	12,5	6,79	Nd	0,96	14,95	Nd	HPLC	Davis et al., 2007
Enrofloxacino	7,5	7,5	9,23	–	0,89	17,79	Nd	HPLC	Foster et al., 2016b
Enrofloxacino	7,5	7,5	4,53	–	1,07	13,22	Nd	HPLC	Foster et al., 2016b
Enrofloxacino	12,5	12,5	6,79	–	1,82	31,13	Nd	HPLC	Foster et al., 2017
Enrofloxacino	8	8	7,28	NS	0,81	7,51	Nd	HPLC	TerHune et al., 2005
Enrofloxacino (bezerros de 1 dia de vida)	2,5	2,5 a 5 por dia ou 7,5 a 12,5 (SC) 1 vez	6,61	1,70	Nd	13,94	Nd	HPLC	Kaartinen et al., 1997
Enrofloxacino (bezerros de 1 semana de vida)	2,5	2,5 a 5 por dia ou 7,5 a 12,5 (SC) 1 vez	4,87	2,61	Nd	6,73	Nd	HPLC	Kaartinen et al., 1997
Enrofloxacino (vacas em lactação)	Nd	Nd	1,68 (IV) 5,9 (IM); 5,55 (SC)	1,63	0,73 (IM) 0,98 (SC)	7,42	82,0 (IM) 137,0 (SC)	HPLC	Kaartinen et al., 1995
Enrofloxacino (vacas)	2,5	Nd	2,82	2,98	Nd	5,28	Nd	HPLC	Bregante et al., 1999

(continua)

Tabela 37.4 Comparação farmacocinética de fluoroquinolonas (continuação).

Fármaco	Dose estudada (mg/kg)	Dose diária recomendada (mg/kg)	Meia-vida[a] (h)	Volume de distribuição[a] (ℓ/kg)	Pico de concentração (C_{max}) (μg/mℓ)	ASC[a] (μg × h/mℓ)	%F	Ensaio[b]	Referência
Enrofloxacino (bovinos adultos)	5,0	2,5 a 5,0 por dia ou 7,5 a 12,5 (SC) 1 vez[c]	2,3	1,65	0,73 (SC)	10,08	88,0 (SC)	HPLC	Richez et al., 1997a
Enrofloxacino (bezerros)	5,0	2,5 a 5,0 por dia ou 7,5 a 12,5 (SC) 1 vez[c]	2,2	1,98	0,87 (SC)	7,99	97,0 (SC)	HPLC	Richez et al., 1997a
Enrofloxacino (bovinos de corte)	5 (IV)	Na	5,15	1,59	Na	7,18	Na	HPLC	Idowu et al., 2010
Enrofloxacino (vacas leiteiras)	5 (IV)	Na	3,69	1,56	Na	3,62	Na	HPLC	Idowu et al., 2010
Ciprofloxacino (bezerros)	2,8	Nd	2,4	2,5	0,27	Nd	53,0 (VO)	HPLC	Nouws et al., 1988
Danofloxacino	6	6	4,21	Nd	1,7	9,72	Nd	HPLC	TerHune et al., 2005
Danofloxacino	1,25	Nd	2,25	2,04	0,28	132,85	289	Bioensaio	Shem-Tov et al., 1998
Danofloxacino	5	Nd	2,9	Nd	0,82	4,7	78 (IM)	HPLC	Mann e Frame, 1992
Danofloxacino	1,25	Nd	6,26	4,0	0,18	2,9	91	HPLC	Apley e Upson, 1993
Marbofloxacino	10 (IM)	10 (IM) 1 vez	17,5	Nd	7,92	52,66	Na	HPLC	Vallé et al., 2012
Marbofloxacino (bezerros de búfala)	4 (SC)	4 (SC) × 3 dias	7,37	Nd	1,63	14,17	Na	HPLC	Baroni et al., 2014
Caprinos									
Danofloxacino	1,25	Nd	4,67	3,8	0,33	2,29	110 (SC)	HPLC	Alibadi e Lees, 2001
Enrofloxacino	5	5	1,1	1,3	6,7	6,7	Nd	HPLC	Rao et al., 2000
Marbofloxacino	2	2	7,2	1,3 (Vdss)	1,9	8,44	100,7 (IM)	HPLC	Waxman et al., 2001
Ovinos									
Enrofloxacino	5	10	4,8	1,15	2,69	57,5	98,07	HPLC	Bermingham e Papich, 2002
Enrofloxacino	2,5	5,0 mg/kg/dia (SC)	3,73	2,18	0,78 (IM)	5,47	85,0 (IM)	HPLC	Menegozzi et al., 1996
Enrofloxacino	2,5	5,0 mg/kg/dia (SC)	3,8	1,3	0,6 (VO)	10,4	60,6 (VO)	Bioensaio	Pozzin et al., 1997
Enrofloxacino	2,5	Nd	2,5	1,53	Nd	8,98	Nd	HPLC	Bregante et al., 1999
Alpacas									
Enrofloxacino	5 e 10	5 a 10	13,0	1,6	7,8 (SC); 15,3 (VO)	58,4	90 (SC), 29 (VO)	HPLC	Gandolf et al., 2005
Elefantes									
Enrofloxacino	2,5 (VO)	2,5 (VO)	18,4	Nd	1,31	34,93	Nd	HPLC	Sanchez et al., 2005
Camundongos									
Enrofloxacino	10,0	Nd	1,48	10,5	Nd	2,45	Na	HPLC	Bregante et al., 1999
Ratos									
Enrofloxacino	7,5	Nd	1,8	4,78	Nd	5,65	Nc	HPLC	Bregante et al., 1999
Coelhos									
Enrofloxacino	7,5	Nd	2,2	4,94	Nd	5,52	Nd	HPLC	Bregante et al., 1999
Enrofloxacino	7,5 (IV)	Nd	1,87	3,97	Na	5,38	Na	HPLC	Aramayona et al., 1996
Enrofloxacino	5,0 (IV)	5,0	2,18 (IV)	4,4	Na	3,89	Na	HPLC	Cabanes et al., 1992
Enrofloxacino	5,0 (IM)	5,0	1,8	Na	3,04	3,84	92,0	HPLC	Cabanes et al., 1992
Enrofloxacino	5,0 (IV)	5,0	2,5	2,12	Na	8,6	Na	HPLC	Broome et al., 1991
Enrofloxacino	5,0 (VO)	5,0	2,4	Na	0,45	5,4	61,0	HPLC	Broome et al., 1991

Fármaco	Dose estudada (mg/kg)	Dose diária recomendada (mg/kg)	Meia-vida[a] (h)	Volume de distribuição[a] (ℓ/kg)	Pico de concentração (C_{max}) (µg/mℓ)	ASC[a] (µg × h/mℓ)	%F	Ensaio[b]	Referência
Moxifloxacino	5	Nd	1,84	2,12	1,3 (VO)	6,28	75,5 (VO)	HPLC	Fernández-Varón et al., 2005
Marbofloxacino	2 (IM)	2	4,33	1,65	1,8	12,44	100	HPLC	Abo-El-Sooud e Goudah, 2010
Marbofloxacino	5 (VO)	5 (VO)	8	Na	1,73	10,5	Na	LC-MS	Carpenter et al., 2009
Frangos									
Ciprofloxacino	5,0	5,0 a 15,0 (IM, SC, VO)	9,01	2,02	4,67	78,04	70,0	Bioensaio	Atta e Sharif, 1997
Enrofloxacino	10,0	10,0	5,6 (IV)	5,0	1,88 (VO)	16,17	89,2	HPLC	Knoll et al., 1999
Ciprofloxacino	5,0	5,0	9,0	2,0	4,67	78,04	70,0 (VO)	Bioensaio	Atta e Sharif, 1997
Enrofloxacino	10,0	10,0	10,3 (IV)	4,3	2,44 (VO)	34,51	64,0	HPLC	Anadón et al., 1995
Enrofloxacino	10 (VO)	Nr	14	Nd	1,5	35	Nd	HPLC	Da Silva et al., 2006
Camelos									
Enrofloxacino	2,5	2,5 (IM, SC)	3,58	1,4	1,44 (IM)	18,95	85,0 (IM)	Bioensaio	Gavrielli et al., 1995
Foca comum									
Marbofloxacino	5	5	4,96	1,29	3,44	30,91	Nd	HPLC	KuKanich et al., 2007
Invertebrados									
Enrofloxacino									
Sépia	10	10	1,0	Nd	10,95	26,71	Nd	HPLC	Gore et al., 2005
Ouriço-do-mar	10 injetável	10 injetável ou 10 mg/ℓ de água de banho	38,8	0,45	90,92	1.200	Na	HPLC	Phillips et al., 2016
Estrela-do-mar	5 injetável	5 injetável ou 5 mg/ℓ na água de banho	42,76	0,713	18,9	345,85	Na	HPLC	Rosenberg et al., 2016
Suínos									
Enrofloxacino	2,5		345	3,34	1,17	5,97	150	HPLC	Zeng e Fung, 1997
Enrofloxacino	2,5 (IM)	2,5 (IM)	12,06	1,85	1,17	19,18	74,53	HPLC	Anadón et al., 1999
Enrofloxacino	2,5 (IV)	Nd	9,64	1,41	Na	25,69	Na	HPLC	Anadón et al., 1999
Enrofloxacino	2,5 (IM)	2,5 (IM)	9,3	3,22	0,695	8,903	Na	HPLC	Bimazubute et al., 2010
Enrofloxacino	2,5		7,73	3,5	0,61 (IM)	9,94	95,0 (IM)	HPLC	Richez et al., 1997a
Enrofloxacino	2,5		5,5	3,95	0,75 (IM)	5,03	101 (IM)	Bioensaio	Pijpers et al., 1997
Enrofloxacino	10,0 (VO)		Nd	Nd	Nd	27,0	73,0 a 80,0	HPLC	Gyrd-Hansen e Nielsen, 1994
Enrofloxacino	7,5 (SC)	7,5 (SC)	26,6	6,4	1,10	47,86	Na	HPLC	Messenger et al., 2012
Ciprofloxacino	3,06	Nd	2,57	3,83	0,17	2,88	37,0	HPLC	Nouws et al., 1988
Danofloxacino	5	Nd	8,0	Nd	0,8	6,0	76 (IM)	HPLC	Mann e Frame, 1992
Marbofloxacino (12 semanas)	8 (IV)	8 (IM ou IV)	13,5	Nd	Nd	88,6	Na	HPLC	Schneider et al., 2014
Marbofloxacino (12 semanas)	8 (IM)	8 (IM ou IV)	13,2	1,58	5,55	79,9	89,6	HPLC	Schneider et al., 2014
Marbofloxacino (16 semanas)	8 (IV)	8 (IM ou IV)	18	Nd	Nd	102	Na	HPLC	Schneider et al., 2014
Marbofloxacino (16 semanas)	8 (IM)	8 (IM ou IV)	16,7	1,75	5,86	106	105	HPLC	Schneider et al., 2014
Marbofloxacino (27 semanas)	8 (IV)	8 (IM ou IV)	18,4	1,58	Nd	127	Nd	HPLC	Schneider et al., 2014

(continua)

Tabela 37.4 Comparação farmacocinética de fluoroquinolonas (*continuação*).

Fármaco	Dose estudada (mg/kg)	Dose diária recomendada (mg/kg)	Meia-vida[a] (h)	Volume de distribuição[a] (ℓ/kg)	Pico de concentração[a] ($C_{máx}$) (µg/mℓ)	ASC[a] (µg × h/mℓ)	%F	Ensaio[b]	Referência
Marbofloxacino (27 semanas)	4 (IM)	8 (IM ou IV)	15,4	Nd	3,38	56,9	90,0	HPLC	Schneider *et al.*, 2014
Marbofloxacino (27 semanas)	8 (IM)	8 (IM ou IV)	15,1	Nd	6,3	115	91,5	HPLC	Schneider *et al.*, 2014
Marbofloxacino (27 semanas)	16 (IM)	8 (IM ou IV)	15,2	Nd	15,5	228	90,1	HPLC	Schneider *et al.*, 2014
Peixe									
Enrofloxacino (truta)	5 e 10	5 mg/kg/24 h	24,0 e 30,0	3,22 e 2,56	0,945 e 1,28	109,2 e 171,3	42 e 49	Bioensaio	Bowser *et al.*, 1992
Enrofloxacino (pacu-vermelho)	5,0	5,0 mg/kg/48 h (IM)	29,0	Nd	1,64 (IM); 0,8 (VO)	46,3 (IM)	57,0 (relativo)	HPLC	Lewbart *et al.*, 1997
Enrofloxacino (salmão-do-atlântico)	10,0	5,0 mg/kg/24 h (IM)	131,0	22,4	0,29 (VO); 0,54 (VO)	84,3; 1,3 (IP)	89,0 (IP) 46 (VO) 66 (IM)	Bioensaio	Stoffregen *et al.*, 1997
Enrofloxacino (bagre-coreano)	10 (IV)	10	17,4	3,93	Na	60,34	Na	LC/MS	Kim *et al.*, 2006
Enrofloxacino (bagre-coreano)	10 (VO)	10 (VO)	34,13	Na	1,02	38,43	64,6	LC/MS	Kim *et al.*, 2006
Quelônios									
Enrofloxacino (cágado-da-barriga-amarela)	5 (IM)	5 (IM)	17,6	Na	6,28	75	Na	HPLC	James *et al.*, 2003
Enrofloxacino (cágado-da-barriga-amarela)	10 (VO)	10 (VO)	32,8	Na	3,44	53,2	93,6	HPLC	James *et al.*, 2003
Enrofloxacino (cágado-da-orelha-vermelha)	10 (IP)	10 (IP)	47,6	2,5	10,36	308,8	Na	HPLC	Giorgi *et al.*, 2013
Enrofloxacino (tartaruga comum)	10 (VO)	Na	37,8	2,17	4,1	261	Na	Bioensaio	Jacobson *et al.*, 2005
Enrofloxacino (tartaruga comum)	20 (VO)	20 (1 vez/semana)	54,4	0,93	21,3	1.799	Na	Bioensaio	Jacobson *et al.*, 2005
Sapos									
Enrofloxacino (rã-de-unhas-africana)	10 (IM)	10 (IM)	5,32	0,84	10,85	57,59	Na	HPLC	Howard *et al.*, 2010
Enrofloxacino (rã-de-unhas-africana)	10 (SC)	10 (SC)	4,08	0,92	9,79	47,42	Na	HPLC	Howard *et al.*, 2010

Na: dados não disponíveis ou não aplicável; Nd: não determinado; $t_{1/2Z}$: meia-vida da porção terminal da curva concentração plasmática *versus* tempo; ASC: área sob a curva; $C_{máx}$: concentração plasmática máxima após administração oral ou dose IM; Vdss: volume de distribuição em estado estável.

%F: porcentagem absorvida da dose administrada por via oral ou intramuscular (determinada pela comparação com a dose IV).

[a]Meia-vida, volume de distribuição e ASC são de uma dose IV, a não ser que seja indicado. O volume de distribuição geralmente é feito pelo método da área. Onde a dose foi administrada por via não intravenosa, o Vd relatado é Vd/F.

[b]Tipo de ensaio = ensaio usando HPLC é capaz de distinguir entre enrofloxacino e ciprofloxacino. Ensaios realizados por bioensaio representam o composto original e os metabólitos ativos. Bioensaios podem incluir concentrações de ciprofloxacino.

[c]Dose registrada na FDA nos EUA. Em alguns países europeus, as doses podem variar ou podem não incluir um intervalo flexível. Na maioria dos casos, ao tratar infecções que não por *Pseudomonas*, a menor dose no intervalo é utilizada.

[d]Após múltiplas doses com ciprofloxacino, a $C_{máx}$ foi de 1,18 mg/mℓ e a ASC de 12 h foi 9,58 mg/h/mℓ.

[e]Absorção oral de ciprofloxacino estimada a partir de comparações de estudos independentes orais e IV.

[f]Esses parâmetros foram determinados após administração de 5,8 mg/kg de enrofloxacino.

Nota-se que nos estudos de enrofloxacino, o ciprofloxacino também foi detectado em concentrações variáveis (dependendo da espécie e do estudo). A farmacocinética do ciprofloxacino foi mensurada naqueles estudos, mas ela não foi relatada nesta tabela. Os dados do ciprofloxacino podem ser encontrados nos estudos citados.

Tabela 37.5 Ligação às proteínas plasmáticas/séricas em animais (% ligação).

Animal	Enrofloxacino	Ciprofloxacino	Marbofloxacino	Orbifloxacino	Pradofloxacino
Camelo	17 a 24				
Bovinos	56; 36 a 45; 60; 46	31; 70; 19; 49,6; 33,8			
Ovinos	69				
Equinos	22	37		21 (a 1 μg/mℓ)	
Suínos	27	23,6; 35			
Cães	15 a 25; 27; 35; 72	44; 18,5	9,1; 22	13,24 (a 1 μg/mℓ)	30 a 35 28,8 a 31
Coelhos	53; 50; 35; 6,0	33; 28			
Frangos	21	30			
Camundongo	42				
Rato	50				

Fontes: Villa *et al.*, 1997; Gavrielli *et al.*, 1995; Nouws *et al.*, 1988; Aramayona *et al.*, 1994; Idowu *et al.*, 2010; Davis *et al.*, 2007; Bidgood e Papich, 2005, e dados não publicados do autor Papich. Quando dois ou mais valores são listados, eles representam resultados de estudos independentes.

Absorção oral

A administração das fluoroquinolonas com ou sem alimentos tem pouca interferência sobre a absorção oral. A alimentação pode retardar o tempo para o pico de concentração ($T_{máx}$), mas isso tem pouco efeito sobre o desfecho clínico em razão da extensão da absorção, determinada pela ASC total (área sob a curva de concentração plasmática *versus* curva de tempo), que não é afetada significativamente. A administração com alimentos prolongou a meia-vida terminal quando o enrofloxacino foi administrado por VO a répteis (Papich, 1999), ovinos, suínos (Gyr-Hansen e Nielsen, 1994) e frangos (Anadón *et al.*, 1995). Isso pode ser causado pelo efeito farmacocinético *flip-flop*, introduzido no Capítulo 3 e discutido adiante neste item.

Em situações clínicas que envolvam animais difíceis de se administrar o medicamento, as fluoroquinolonas podem ser adicionadas ao alimento do paciente para fornecer uma forma de administração mais conveniente. Por exemplo, comprimidos de enrofloxacino foram colocados em peixes inteiros, que foram fornecidos a golfinhos para produzir boa absorção (Linnehan *et al.*, 1999), e o enrofloxacino foi administrado a camundongos e fornecido a lagartos monitores, produzindo também boa absorção (Hungerford *et al.*, 1997). Comprimidos mastigáveis de enrofloxacino não afetam a absorção oral (dados do fabricante).

Em cães, gatos e suínos, a absorção oral de fluoroquinolonas é próxima a 100% (Tabela 37.4), mas em grandes animais, a extensão de absorção é menor. A absorção oral das fluoroquinolonas é variável em equinos. O ciprofloxacino apresentou absorção oral de apenas 6,8% em pôneis (Dowling *et al.*, 1995) e apenas 10% (média) em adultos (Yamarik *et al.*, 2010). Mas a absorção do enrofloxacino é de 63% (Giguère *et al.*, 1996) em equinos adultos e 42% em potros (Bermingham *et al.*, 2000). Os valores relatados para cavalos adultos provavelmente são artificialmente altos, uma vez que os estudos empregaram um bioensaio que superestimou a concentração do enrofloxacino no plasma. Com exceção do ciprofloxacino, outros estudos listados na Tabela 37.4 indicam absorção oral relativamente boa desses fármacos em equinos. Estudos em ruminantes produziram resultados contraditórios sobre absorção oral. Em ovinos, a absorção oral foi relatada como 61% (Pozzin *et al.*, 1997), mas a absorção em bezerros ruminantes foi indicada como inferior a 10% (Vancutsem *et al.*, 1990). Em ovinos, a absorção a partir da

administração oral foi alta (Bermingham *et al.*, 2002). Ademais, esse estudo em ovinos mostrou que quando o enrofloxacino foi misturado com ração e administrado por VO, a absorção foi alta e a meia-vida mais longa do que após a administração da dose intravenosa. A meia-vida oral longa foi resultado da liberação lenta a partir da ração (possível adsorção) ou esvaziamento lento do rúmen (efeito *flip-flop*). A absorção também é boa em ruminantes não domésticos, tais como ungulados mantidos em parques zoológicos (Gandolf *et al.*, 2003; Gandolf, 2006). Em camelos (embora não sejam ruminantes verdadeiros), a absorção oral foi relatada como insignificante em um estudo (Gavrielli *et al.*, 1995), mas em outro estudo absorção foi de 29% (média) em alpacas e foi capaz de produzir concentrações altas o suficiente para tratar patógenos gram-negativos suscetíveis com a dose de 10 mg/kg (Gandolf *et al.*, 2005).

Em aves, a absorção oral do enrofloxacino é boa, com concentrações efetivas sendo alcançadas pela adição do fármaco na água de beber das aves. Esse método de administração foi empregado para tratar aves domésticas doentes (Flammer, 1998) e frangos (Knoll *et al.*, 1999). Entretanto, conforme mencionado previamente, a administração a frangos de corte atualmente é proibida nos EUA. Após medicação contínua na água de beber, a concentração plasmática do estado constante do enrofloxacino é 0,53 μg/mℓ (Knoll *et al.*, 1999). Em peixes, a absorção do enrofloxacino foi estimada em 40 a 50% (Lewbart, 1998).

Injeção intramuscular e subcutânea

A absorção torna-se praticamente completa a partir de injeção IM e SC. Entretanto, em alguns animais houve retardo na absorção a partir da administração por via IM ou SC, o que produziu meias-vidas mais longas a partir dessas vias, quando comparadas à administração por via intravenosa (isso é conhecido como cinética de absorção *flip-flop*). O retardo na absorção a partir de locais de injeção possivelmente decorre da liberação lenta a partir do sítio de administração causada pela ligação tecidual ou lesão tecidual que interrompe o fluxo sanguíneo. A formulação de enrofloxacino para animais de grande porte é bastante alcalina e pode causar irritação no local de aplicação, o que pode levar a retardo na absorção.

Em bovinos, por exemplo (Kaartinen *et al.*, 1995), a meia-vida do enrofloxacino foi de 1,68 h pela via intravenosa (5 mg/kg), mas 5,9 e 5,55 h após administração por via IM e

SC, respectivamente, embora a extensão de absorção tenha sido alta. No estudo realizado por Davis *et al.* (2007), a meia-vida do enrofloxacino após injeção SC a bezerros a 12,5 mg/kg foi de 6,79 h (média), e 7,25 h para o metabólito ciprofloxacino. Para o danofloxacino, a meia-vida intravenosa em bovinos foi de 0,9 h e a meia-vida IM foi de 2,26 h.

Metabolização

O metabolismo do enrofloxacino para ciprofloxacino ocorre por meio da desetilação do grupo etil no anel piperazina. A atividade contra muitas bactérias é similar, mas o ciprofloxacino é mais ativo do que o enrofloxacino contra bacilos gram-negativos, e o enrofloxacino é mais ativo contra espécies de *Staphylococcus* (Riddle *et al.*, 2000; Blondeau *et al.*, 2012; Wetzstein, 2005; Grobbel *et al.*, 2007). Juntos, eles produzem o efeito aditivo e podem ampliar o espectro quando comparados a cada fármaco isoladamente. Outros metabólitos são produzidos a partir de metabolismo adicional do ciprofloxacino, mas esses são menos importantes e não contribuem para os efeitos antibacterianos. Existem também metabólitos insignificantes de alguns dos outros fármacos.

A avaliação da extensão de metabolismo do enrofloxacino o ciprofloxacino em cães e gatos foi relatada em muitos estudos (Küng *et al.*, 1993a; Monlouis *et al.*, 1997; Cester *et al.*, 1996; Richez *et al.*, 1997b; Kordick *et al.*, 1997; Heinen, 1999; Seguin *et al.*, 2004), nos quais a cromatografia líquida de alta pressão (HPLC) foi usada para determinar as concentrações específicas do enrofloxacino e ciprofloxacino após administração de enrofloxacino. O pico de concentração ($C_{máx}$) do ciprofloxacino foi de aproximadamente 20% em cães e gatos. Bovinos produzem mais ciprofloxacino a partir do enrofloxacino do que a maioria das outras espécies estudadas. A proporção de ciprofloxacino no plasma pela administração de enrofloxacino a bovinos foi mensurada como 25% (Richez *et al.*, 1994), 31% (Foster *et al.*, 2016a, 2016b), 37 a 39% (Idowu *et al.*, 2010) e foi tão alta quanto 41% (Davis *et al.*, 2007). A quantidade de ciprofloxacino produzida em garrotes de corte foi ligeiramente maior do que em vacas-leiteiras (razão 64% e 59%, respectivamente) (Idowu *et al.*, 2010). Os estudos realizados por Davis *et al.* (2007), Foster *et al.* (2016a, 2016b) e Anadón *et al.* (1995) mostram que a razão da concentração ciprofloxacino:enrofloxacino nos tecidos pode aumentar para mais de 1,0 após administração de enrofloxacino, apesar da baixa concentração plasmática de ciprofloxacino.

Foram verificados apenas pequenos traços de ciprofloxacino metabolizado a partir do enrofloxacino em suínos e potros (Zeng e Fung, 1997; Bermingham *et al.*, 2000; Richez *et al.*, 1997a; Messenger *et al.*, 2012). Suínos mais velhos podem apresentar maior metabolismo para ciprofloxacino (Anadón *et al.*, 1999).

Em espécies não mamíferas, a quantidade de ciprofloxacino produzida a partir da administração de enrofloxacino varia bastante. Estudos em peixes mostram que após a administração de enrofloxacino, apenas 2% do total da concentração da fluoroquinolona é composta por ciprofloxacino (Lewbart *et al.*, 1997). Répteis e invertebrados tendem a produzir quantidade tão pequena de ciprofloxacino que ela pode não contribuir para o perfil plasmático ou ASC (Gore *et al.*, 2005; Helmick *et al.*, 1997; Howard *et al.*, 2010; Hungerford *et al.*, 1997; Papich, 1999; Raphael *et al.*, 1994; Phillips *et al.*, 2016; Rosenberg *et al.*, 2016; Giorgi *et al.*, 2013; James *et al.*, 2003). Em galinhas, a concentração de ciprofloxacino no plasma e tecidos após a administração de enrofloxacino é mínima (Knoll *et al.*, 1999; Anadón *et al.*, 1995).

Se houver a produção de metabólitos ativos, tal como ciprofloxacino a partir de enrofloxacino, isso pode causar erros na interpretação do ensaio do fármaco quando um bioensaio (ensaio microbiológico) é usado, uma vez que o bioensaio não distingue o fármaco original dos metabólitos ativos. Estudos farmacocinéticos realizados usando técnicas de bioensaio comparadas com estudos usando o método HPLC demonstraram que o bioensaio pode superestimar as concentrações combinadas de enrofloxacino e ciprofloxacino em animais tanto quanto 70% para ASC e 29% para pico de concentração (Cester *et al.*, 1996). Esse achado está de acordo com outro estudo em cães: um ensaio microbiológico superestimou a ASC total de enrofloxacino mais ciprofloxacino determinada por HPLC em cerca de 30 a 70% (Küng *et al.*, 1993b).

Excreção

As fluoroquinolonas são excretadas principalmente pelos rins por filtração glomerular e excreção tubular (Bregante *et al.*, 1999). O papel da excreção tubular foi demonstrado por meio da indicação de que a probenecida pode reduzir a depuração de algumas fluoroquinolonas. Para a maioria dos fármacos, a maior porção do fármaco original ou metabólito pode ser recuperada da urina, com quantidade menor recuperada nas fezes. Uma exceção é o difloxacino (não é mais comercializado para animais), para o qual 80% da dose foram recuperados nas fezes e a depuração renal foi responsável por menos de 5% da depuração sistêmica total.

Ligação às proteínas

A ligação às proteínas é moderada para a maioria das fluoroquinolonas (Tabela 37.5). A extensão de ligação às proteínas não limitou a distribuição para os tecidos e não produziu interação de ligação às proteínas, quando deslocada por outro fármaco. Embora a ligação às proteínas geralmente seja baixa, conforme mostrado na Tabela 37.5, houve falta de consistência entre estudos, o que provavelmente é relacionado a diferenças na técnica usada para mensurar a ligação às proteínas. A ligação às proteínas pode produzir redução na atividade antibacteriana (Zeitlinger *et al.*, 2008), mas não prejudica a distribuição para os tecidos. Quando técnicas de ultrafiltração *in vivo* foram usadas em animais, a concentração do fármaco livre (não ligado a proteína) nos líquidos teciduais excedeu a fração não ligada no plasma (Davis *et al.*, 2007; Bidgood e Papich, 2005; Foster *et al.*, 2016a, 2016b; Messenger *et al.*, 2012; Hauschild *et al.*, 2013).

Distribuição tecidual

A distribuição para a maioria dos tecidos é listada para cada fármaco na bula do fabricante ou no resumo Liberdade de Informação (*Freedom of Information* – FOI). Estudos específicos para enrofloxacino foram conduzidos para mostrar que ele se distribui para os ossos (Duval e Budsberg, 1995), próstata (Dorfman *et al.*, 1995) e pele (DeManuelle *et al.*, 1998). Estudos específicos usando técnicas de ultrafiltração *in vivo* mostram que a distribuição do fármaco não ligado (concentração ativa microbiologicamente) geralmente excede o valor previsto para a concentração não ligada no plasma (Davis *et al.*, 2007; Bidgood e Papich, 2005; Foster *et al.*, 2016a, 2016b; Messenger *et al.*, 2012; Hauschild *et al.*, 2013). Portanto, a concentração da fluoroquinolona não ligada no tecido extracelular geralmente estará em equilíbrio, ou excederá a concentração plasmática do fármaco.

São relatadas altas concentrações teciduais em tecidos nos quais as fluoroquinolonas se acumulam no ambiente intracelular, uma vez que a mensuração da concentração tecidual geralmente é realizada por meio de homogeneizados do tecido, os quais rompem a célula e liberam a concentração intracelular. Concentrações teciduais mensuradas dessa forma representam tanto a concentração intracelular quanto extracelular, e podem superestimar as concentrações do fármaco ativo. Alguns tecidos, como fígado e rins, podem apresentar concentrações de fluoroquinolonas muitas vezes mais altas do que a concentração plasmática correspondente.

As fluoroquinolonas alcançam concentrações intracelulares moderadamente altas nos macrófagos e neutrófilos. A razão celular:extracelular (C:E) com frequência é maior do que 4, mas normalmente é menor do que 10, quando comparada às concentrações plasmáticas (Pascual *et al.*, 1990; Tulkens, 1990; Easmon e Crane, 1985; Drusano *et al.*, 1998). A razão para concentração intracelular não foi esclarecida (Drusano *et al.*, 1998; Van Bambeke *et al.*, 2006). As fluoroquinolonas são moderadamente lipofílicas, e também apresentam efluxo mais lento a partir dessas células. Em humanos, o ciprofloxacino apresenta meia-vida intracelular de 6,7 h em neutrófilos *versus* 3,7 h no soro (Easmon *et al.*, 1986).

As concentrações na urina podem ser muitas vezes maiores do que a concentração plasmática. As concentrações de enrofloxacino, marbofloxacino e orbifloxacino na urina de cães são listadas pelo fabricante como 43, 40 e 84,5 µg/mℓ, respectivamente. Uma exceção à alta excreção urinária é o difloxacino (não é mais comercializado) para o qual menos de 5% da dose é depurado na urina. As fluoroquinolonas estão entre os poucos fármacos que penetraram adequadamente na glândula prostática em concentração suficiente para tratar prostatite causada por infecção. A concentração de enrofloxacino (determinada por bioensaio) no líquido prostático e tecido prostático excede a concentração sérica a todo momento após administração (Dorfman *et al.*, 1995). Não houve diferença na concentração tecidual quando a próstata infectada foi comparada ao tecido saudável. As concentrações de outras fluoroquinolonas no tecido prostático foram relatadas pelo fabricante como sendo 3,36, 5,6 e 1,35 µg/g para difloxacino, marbofloxacino e orbifloxacino, respectivamente.

FARMACOCINÉTICA/FARMACODINÂMICA

O valor de concentração inibitória mínima para bactérias está listado na Tabela 37.3 e os pontos críticos para teste de suscetibilidade, listados na Tabela 37.2. Ainda que existam diferenças na potência entre as fluoroquinolonas disponíveis atualmente, um padrão é aparente: *Pasteurella*, tal como a estirpe encontrada em feridas de pele e como causa de infecções respiratórias em animais de produção, são as mais suscetíveis; estirpes selvagens de bacilos entéricos gram-negativos (p. ex., *E. coli* e *Klebsiella*) também apresentam valores de CIM baixos. Os cocos gram-positivos, tais como *Staphylococcus aureus* e o patógeno de pele comum de cães, *Staphylococcus pseudintermedius*, apresentam valores de CIM que estão no limite superior, e *P. aeruginosa* apresenta valores de CIM que estão entre os mais altos para bactérias suscetíveis. Embora não listados na Tabela 37.3, estreptococos, enterococos e bactérias anaeróbias geralmente apresentam valores de CIM altas o suficiente para serem incluídas na categoria resistente. As fluoroquinolonas de terceira geração, tais como o pradofloxacino (Figura 37.3), apresentam valores de CIM mais baixos para bactérias gram-positivas do que os fármacos de segunda geração.

As fluoroquinolonas são bactericidas, e elas atuam de forma concentração-dependente, e não tempo-dependente. A exposição às bactérias foi mensurada pela utilização do pico de concentração máxima ($C_{máx}$) em relação à CIM para bactéria e é expressa como razão $C_{máx}$:CIM. Uma razão $C_{máx}$:CIM de pelo menos 8 a 10 vezes (*i. e.*, o pico de concentração que é 8 a 10 vezes a CIM) é desejável. Uma razão $C_{máx}$:CIM alta é ótima para reduzir o surgimento de resistência (Drusano *et al.*, 1998; Blaser *et al.*, 1987), mas a razão área sob a curva (ASC) para CIM (ASC:CIM) pode ser usada para prever a eficácia. Quando razões $C_{máx}$:CIM baixas foram alcançadas, a estirpe mutante que pode ocorrer espontaneamente não foi suprimida, e surgiu resistência, uma vez que essa estirpe mutante apresentava valores de CIM que são pelo menos quatro a oito vezes aquela da estirpe parental (tipo selvagem) (Drusano *et al.*, 1993).

A área sob a curva (ASC) para intervalo entre doses de 24 h em relação à CIM é expressa como a razão ASC_{24}:CIM. Compreende-se que a ASC representa a concentração não ligada à proteína. Uma razão ASC:CIM de 125 a 250 foi associada com efeito antibacteriano ótimo (Lode *et al.*, 1998; Hyatt *et al.*, 1995; Dudley, 1991; Nicolau *et al.*, 1995; Wright *et al.*, 2000). De acordo com o USCAST (2015, http://www.uscast.org/), os alvos de ASC:CIM de fármaco livre para redução 2-log_{10} (99% de redução) são 140, 65, 187 e 34 para Enterobacteriaceae, *Pseudomonas aeruginosa, Staphylococcus aureus* e *Streptococcus*, respectivamente, com base em condições experimentais.

Essas razões-alvo $C_{máx}$:CIM e ASC:CIM foram baseadas em estudos *in vitro* ou *in vivo* realizados com animais de laboratório imunossuprimidos ou em estudos clínicos que envolveram humanos com doenças graves (Forrest *et al.*, 1993; Blaser *et al.*, 1987; Sullivan *et al.*, 1993).

Conforme revisado por Wright *et al.* (2000), existem evidências de que para algumas situações clínicas, razões ASC:CIM tão baixas quanto 30 a 55 são necessárias para cura clínica, desde o estudo no qual 125 foi citado envolvendo pacientes humanos criticamente doentes. A avaliação do USCAST citada anteriormente (2015, http://www.uscast.org/) lista os alvos ASC:CIM acima de 70 para Enterobacteriaceae e *Pseudomonas aeruginosa*, e 34 para *Streptococcus*. Uma razão ASC:CIM mais baixa para *Streptococcus* do que para bactérias gram-negativas também foi apresentada por Ambrose e Grasela (2000), na qual eles mostraram dados e revisaram as publicações relevantes.

Alguns estudos veterinários mostraram que as razões necessárias para resultados clínicos podem não ser tão altas quanto relatado a partir de estudos em roedores de laboratório ou humanos (Lees e Aliabadi, 2002). Muitos pacientes veterinários tratados com fluoroquinolonas não são tão imunossuprimidos quanto animais de laboratório, nem tão doentes quanto humanos que participaram de alguns estudos clínicos. Portanto, as razões-alvo podem ser menores em pacientes veterinários do que foi anteriormente citado. Por exemplo, se uma pessoa compara a ASC na Tabela 37.3 aos valores representativos de CIM da Tabela 37.4, razões ASC:CIM menores parecem adequadas para alguns pacientes.

ORIENTAÇÕES PARA AS DOSES

Usos clínicos específicos são discutidos neste capítulo para as principais espécies. Doses listadas nas Tabelas 37.4 e 37.6 cobrem uma ampla faixa de CIM entre bactérias suscetíveis, de tão baixo quanto 0,03 µg/mℓ a tão alto quanto 1,0 µg/mℓ. O limite superior da dose é limitado pela segurança (tal como efeitos gastrintestinais ou no sistema nervoso central); a dose

Tabela 37.6 Recomendações de doses de enrofloxacino em animais exóticos.

Animal	Dose	Via	Intervalo	Referência
Jacaré	5 mg/kg	IV, oral	A cada 96 h	Helmick *et al.*, 1997
Lagarto-monitor-da-savana	5 mg/kg (10 mg/kg para *Pseudomonas* spp.)	IM, oral	A cada 96 h	Hungerford *et al.*, 1997
Píton-burmesa	5 mg/kg (doses maiores para *Pseudomonas* spp.)	IM	A cada 48 h	Young *et al.*, 1997
Jabuti-estrelado-indiano	5 mg/kg	IM	A cada 24 h	Raphael *et al.*, 1994
Cágado-da-orelha-vermelha	5 mg/kg	Oral, IM	A cada 72 h (oral), a cada 48 h (IM)	James *et al.* (dados não publicados)
Tartaruga-geômis	5 mg/kg	IM	A cada 24 a 48 h	Prezant *et al.*, 1994
Golfinho-nariz-de-garrafa	5 mg/kg	VO	A cada 24 h	Linnehan *et al.*, 1999
Papagaio e cacatua	7,5 a 15 mg/kg	VO	A cada 12 h	Flammer, 1998
Peixes (ornamentais)	5 mg/kg	IM, VO ou IP	A cada 48 h	Lewbart, 1998

Essas recomendações se baseiam na análise de dados farmacocinéticos e experiência clínica limitada. Não houve estudos de eficácia bem controlados ou estudos de segurança nesses animais.

mais baixa é determinada pela eficácia. Não existe vantagem na administração frequente (múltiplas doses/dia), contanto que $C_{máx}$:CIM ou mesmo ASC:CIM suficientemente altas sejam alcançadas; portanto, as doses discutidas para mamíferos e listadas na Tabela 37.4 são indicadas para administração 1 vez/dia, ou para alguns usos em bovinos e suínos, e a dose única alta pode ser usada para infecções respiratórias (Tabela 37.7). O regime de dose única alta não foi testado para animais que não suínos e bovinos.

USO CLÍNICO

Cães e gatos

A administração de fluoroquinolonas a cães e gatos constitui uma das maiores aplicações desse fármaco na medicina veterinária. Elas foram usadas por mais de 25 anos para infecções de pele, tecidos moles, cavidade oral, trato urinário, próstata, orelha, feridas, trato respiratório e ossos (Paradis *et al.*, 1990; Ihrke e DeManuelle, 1999; Ihrke, 1996; Ihrke *et al.*, 1999; Carlotti *et al.*, 1999; Griffin, 1993; Hawkins *et al.*, 1998; Dorfman *et al.*, 1995; Cotard *et al.*, 1995). A primeira quinolona veterinária foi o enrofloxacino, e os médicos-veterinários atualmente têm experiência com marbofloxacino, orbifloxacino e pradofloxacino (e ocasionalmente outras em diferentes países) (Tabela 37.1). A eficácia das fluoroquinolonas foi estabelecida para indicações listadas nas bulas de fármacos pela Food and Drug Administration (FDA) dos EUA, autoridades europeias e licenciada em outros países.

Nas doses aprovadas, o orbifloxacino, o enrofloxacino e o marbofloxacino alcançam alvos terapêuticos em cães contra bactérias suscetíveis, ainda que as doses e a farmacocinética variem entre fármacos (Heinen, 2002). A eficácia do enrofloxacino e do marbofloxacino foi demonstrada especificamente para pioderma canino, incluindo pioderma profundo, por meio de relatos publicados (Ihrke e DeManuelle, 1999; Ihrke, 1996; Paradis *et al.*, 1990; Carlotti *et al.*, 1999; Ihrke *et al.*, 1999; Koch e Peters, 1996). Embora a eficácia tenha sido demonstrada para o tratamento de pioderma em animais, orientações para o tratamento recomendam que eles não sejam usados como agentes

Tabela 37.7 Dose única alta de fluoroquinolonas em medicina veterinária.

Fármaco	Nome(s) comercial(is)	Espécie	Dose
Enrofloxacino	Baytril e genérico	Bovina	7,5 a 12,5 mg/kg SC
Enrofloxacino	Baytril e genérico	Suína	7,5 mg/kg SC
Danofloxacino	Advocin	Bovina	8 mg/kg SC

de primeira escolha (designados como antibióticos de "segundo escalão" ou "segunda linha") (Beco *et al.*, 2013; Hillier *et al.*, 2014). Outro uso comum das fluoroquinolonas em pequenos animais é para o tratamento de infecções do trato urinário (Weese *et al.*, 2011). Em alguns pacientes, o curso de 3 dias de tratamento é suficiente para cura clínica (Westropp *et al.*, 2012).

Além do tratamento de infecções nesses locais comuns, as fluoroquinolonas foram usadas para tratar infecções por *Rickettsia* (Breitschwerdt *et al.*, 1990, 1999) e infecções por *Bartonella* em gatos (Kordick *et al.*, 1997). Contra *Rickettsia rickettsii*, o enrofloxacino foi igualmente efetivo quando comparado a doxiciclina ou cloranfenicol (Breitschwerdt *et al.*, 1990), mas o sucesso para eliminação de *Bartonella* em gatos foi ambíguo (Kordick *et al.*, 1997). O enrofloxacino foi usado de forma bem-sucedida para tratar ehrlichiose aguda em cães causada por *E. canis* e *E. platys* na dose de 5 mg/kg, 1 vez/dia, por 15 dias (Kontos e Athanasiou, 1998). Entretanto, o sucesso no tratamento de ehrlichiose crônica não foi demonstrado. As fluoroquinolonas também foram usadas para tratar infecções causadas por *Mycoplasma* e *Mycobacteria*. Embora a atividade contra *Mycoplasma* possa ser variável (Hannan *et al.*, 1997), ela foi efetiva para algumas infecções por micobactérias oportunistas em gatos (Studdert e Hughes, 1992).

Uso do ciprofloxacino em cães e gatos

Apesar da disponibilidade de fluoroquinolonas veterinárias seguras e efetivas (enrofloxacino, marbofloxacino, orbifloxacino), comprimidos orais de ciprofloxacino – disponíveis em formulação genérica para humanos – são cada vez mais usados para tratamento em cães. Médicos-veterinários nos EUA podem prescrever legalmente fármacos humanos não aprovados para animais que não são de produção, de acordo com o Ato de Esclarecimento do Uso de Fármacos Medicinais em Animais (*Animal Medicinal Drug Use Clarification Act* – AMDUCA) de 1994. A absorção oral em cães, de acordo com estudos publicados, é variável, inconsistente e menor do que em humanos. Estimativas de alguns estudos (Abadia *et al.*, 1994, 1995; Walker *et al.*, 1990) indicam que a absorção oral pode alcançar 74 a 97%, mas tem sido baixa, por volta de 42%. Em um estudo mais recente (Papich, 2012), a média da absorção oral foi de 58,4%, mas com alta variabilidade (coeficiente de variação, CV 45,4%). O intervalo na absorção oral foi de aproximadamente 30 a 98%. A absorção oral variável aparentemente foi causada pela dissolução incompleta e inconsistente do comprimido oral genérico humano. Um estudo farmacocinético com uma população maior (Papich, 2017) mostrou absorção baixa e variável com $C_{máx}$ de 1,19 µg/mℓ, ASC de 13,8 µg h/mℓ e meia-vida de 4,35 h. Simulações usando a dose de 25 mg/kg VO, 1 vez/dia, alcançariam alvos terapêuticos apenas para bactérias com valores de CIM de 0,06 µg/mℓ ou menos, o que é muito menos do que o ponto crítico humano para bactérias suscetíveis (Tabela 37.2).

Estudos com ciprofloxacino em gatos (Albarellos *et al.*, 2004) mostraram baixa absorção oral a 10 mg/kg (33%). Os autores concluíram que a dose de 10 mg/kg a cada 12 h pode ser suficiente para bactérias gram-negativas, com valores de CIM baixos, mas essa dose provavelmente não alcançaria alvos terapêuticos contra outras bactérias.

Uso do pradofloxacino em cães e gatos

Pradofloxacino é uma das fluoroquinolonas mais novas (algumas vezes chamadas de fluoroquinolonas de terceira geração; ver item *Relações estrutura-atividade* para diferenças). Outros fármacos que se enquadram nessa definição são os fármacos humanos grepafloxacino, gatifloxacino, gemifloxacino e moxifloxacino. Uma vez que as fluoroquinolonas mais antigas, de segunda geração (p. ex., enrofloxacino, marbofloxacino, orbifloxacino), apresentam menor atividade contra cocos gram-positivos e bactérias anaeróbias (Figura 37.3), o pradofloxacino melhorou a atividade contra alguns microrganismos em medicina veterinária (Blondeau *et al.*, 2004; Lees, 2013). Os valores de CIM_{90} para pradofloxacino são 0,06 a 0,125 µg/mℓ para *Staphylococcus* spp., 0,06 µg/mℓ para *E. coli* e 0,015 µg/mℓ para *Pasteurella multocida*. O pradofloxacino foi avaliado em cães e gatos para infecções de pele, tecidos moles, cavidade oral e trato urinário (deJong *et al.*, 2004; Spindel *et al.*, 2008; Hartmann *et al.*, 2008b; Litster *et al.*, 2007; Mueller e Stephan, 2007). Estudos farmacocinéticos também estão disponíveis (Hartmann *et al.*, 2008a; Hauschild *et al.*, 2013). Dados de suscetibilidade indicam que ele é mais ativo do que outras fluoroquinolonas contra isolados de bactérias de cães e gatos (deJong *et al.*, 2004; Silley *et al.*, 2007; Stephan *et al.*, 2007b) (Figura 37.3). Uma vez que ele é ativo contra dois alvos de fluoroquinolonas (topoisomerase IV e DNA girase), o desenvolvimento de mutantes resistentes é menos provável (Wetzstein, 2005; Stephan *et al.*, 2007a).

Na dose de 3 mg/kg VO, ele foi efetivo para o tratamento de infecções do trato urinário em cães, e a de 5 mg/kg foi efetiva para pioderma canino (Mueller e Stephan, 2007). Na dose de 5 mg/kg em suspensão oral a 2,5%, foi efetivo para infecções do trato urinário em gatos (Litster *et al.*, 2007).

O pradofloxacino é aprovado nos EUA apenas para gatos, e em outros países, tanto para cães quanto gatos. O pradofloxacino é seguro em gatos com relação a lesões oculares (Messias, 2008). As bulas europeias e americanas são ligeiramente diferentes. Na Europa, o pradofloxacino é indicado para o tratamento de cães e gatos para infecções causadas por *Staphylococcus pseudintermedius*, pioderma superficial e profundo causados por estirpes suscetíveis de *S. pseudintermedius*, infecções agudas do trato urinário causadas por estirpes suscetíveis de *E. coli* e *S. pseudintermedius*, e tratamento adjunto à terapia mecânica e cirúrgica periodontal no tratamento de infecções da gengiva e tecido periodontal causadas por estirpes suscetíveis de microrganismos anaeróbios (*Porphyromonas* spp. e *Prevotella* spp.). A dose registrada é de 3 mg/kg, 1 vez/dia durante 7 a 35 dias, dependendo da indicação. Para gatos, a suspensão oral de pradofloxacino a 25 mg/mℓ é indicada para o tratamento de infecções agudas do trato respiratório superior causadas por *P. multocida*, *E. coli* e *S. pseudintermedius*, e para o tratamento de infecções de feridas e abscessos causados por *P. multocida* e *S. pseudintermedius* em gatos. A bula americana é mais limitada, e se aplica apenas para o tratamento de infecções de pele (feridas e abscessos) em gatos causadas por estirpes suscetíveis de *P. multocida*, *Streptococcus canis*, *Staphylococcus aureus*, *Staphylococcus felis* e *S. pseudintermedius*. A dose em gatos, de acordo com a bula dos EUA, é de 7,5 mg/kg/dia e 5 mg/kg, 1 vez/dia em bulas europeias. Pontos críticos são estabelecidos para o teste de patógenos de cães e gatos (Tabela 37.2).

Pequenos mamíferos

O enrofloxacino e outros antibióticos fluoroquinolonas são usados com frequência em pequenos mamíferos, como coelhos, camundongos, ratos e espécies exóticas, em infecções cutâneas e viscerais (Göbel, 1999; Cabanes *et al.*, 1992; Broome e Brooks, 1991). As fluoroquinolonas são populares para o tratamento em pequenos mamíferos em razão da atividade potente contra patógenos gram-negativos que acometem esses animais, e por apresentarem boa absorção oral. Comprimidos orais de fluoroquinolonas foram administrados diretamente ou esmagados para compor uma suspensão que pode ser administrada por VO de forma conveniente para os pequenos mamíferos, misturados com água, fruta ou algum outro aromatizante palatável. Quando misturado com esses veículos em uma formulação manipulada, o enrofloxacino foi estável por 56 dias (Petritz *et al.*, 2013). Outro estudo mostrou que os comprimidos de marbofloxacino podem ser esmagados e misturado com veículos flavorizados para coelhos, e foram estáveis por 14 dias (Carpenter *et al.*, 2009).

Pequenos mamíferos, tais como roedores e coelhos, são propensos a distúrbios gastrintestinais e enterite causado por supercrescimento de bactérias, especialmente microrganismos *Clostridium* após a administração de betalactâmicos e antibióticos macrolídeos. Uma vez que as fluoroquinolonas não são ativas contra as bactérias anaeróbias que competem com microrganismos *Clostridium*, o supercrescimento de bactérias patogênicas oportunistas não tem sido um problema, diferente do que ocorre com outros fármacos, como as penicilinas ou os macrolídeos.

Dos fármacos disponíveis, o enrofloxacino tem sido o mais amplamente estudado. As doses listadas nos livros e artigos de revisão para camundongos, gerbos, *hamsters*, ratos e porquinhos-da-índia são de 2,5 a 5,0 mg/kg até 10 a 20 mg/kg IM, SC, ou administrado 2 vezes/dia VO. A farmacocinética foi relatada (Tabela 37.4), e há alguma experiência com a eficácia do fármaco. Em coelhos, o enrofloxacino oral foi efetivo para a melhora clínica dos sinais associados à pasteurelose. A dose recomendada de enrofloxacino para coelhos é 5 mg/kg IM, SC ou VO. Embora não erradique completamente as bactérias na pasteurelose em coelhos, é considerado o fármaco de eleição (Göbel, 1999; Broome e Brooks, 1991). O marbofloxacino e o moxifloxacino também foram estudados em coelhos, e a farmacocinética foi favorável (Abo-El-Sooud e Goudah, 2010; Fernández-Varón *et al.*, 2005; Carpenter *et al.*, 2009). A dose recomendada de marbofloxacino para coelhos é 5 mg/kg VO, 1 vez a cada 24 h (Carpenter *et al.*, 2009).

Répteis

O uso de fluoroquinolonas em répteis tornou-se popular em razão de sua atividade, segurança e conveniência na administração (Papich, 1999; Jacobson, 1999; Rosenthal, 1999). O enrofloxacino foi mais estudado do que qualquer outro fármaco dessa classe em répteis. Ele é ativo contra microrganismos gram-negativos frequentemente implicados em infecções graves em répteis, incluindo *Salmonella* spp., *Aeromonas hydrophilia, Klebsiella* spp. e *P. aeruginosa*, e sua farmacocinética foi resumida em uma revisão (Papich, 1999). Ela apresenta diferenças marcantes entre os répteis, mas geralmente a eliminação é muito mais longa do que em mamíferos ou aves, o que permite intervalos entre doses longos – tão longos quanto a cada 96 h em algumas espécies (Tabela 37.4). A taxa de eliminação de fármacos em répteis varia com a temperatura corporal do animal, uma vez que a temperatura corporal afeta a taxa metabólica. Quando o enrofloxacino é administrado, ocorre metabolismo variável para o metabólito ativo ciprofloxacino entre os répteis. A meia-vida de eliminação variou de 55 h em jacarés a 5,1 h em jabutis (Young *et al.*, 1997; Raphael *et al.*, 1994; Helmick *et al.*, 1997; Hungerford *et al.*, 1997; Prezant *et al.*, 1994). Lagartos-monitores e pítons apresentaram meia-vida de 36 e 17,6 h, respectivamente. As tartarugas apresentam meia-vida longa, variando de 18 h a mais de 50 h, e que permite a administração infrequente, de 1 vez/dia a 1 vez/semana (Tabela 37.4). A análise de dados farmacocinéticos e a avaliação da experiência clínica (Jacobson, 1999; Papich, 1999) sugerem um intervalo de doses (Tabela 37.6), mas estudos de segurança não foram realizados.

Estudos farmacocinéticos mostraram boa absorção de enrofloxacino após administração por via IM, e essa via pode prolongar a meia-vida, provavelmente em razão do retardo na absorção a partir do local da administração. Apesar de alguns autores sugerirem que a administração oral deve ser evitada em répteis em razão da absorção não confiável, a absorção foi boa após a administração oral a jacarés, lagartos e tartarugas (Helmick *et al.*, 1997; Hungerford *et al.*, 1997; James *et al.*, 2003). Em decorrência do tempo de trânsito gastrintestinal lento, a absorção oral pode prolongar a meia-vida (efeito *flip-flop*).

Aves

As fluoroquinolonas são um grupo importante de antibióticos para aves de estimação e exóticas mantidas em coleções de zoológicos, mas são proibidas em aves de produção nos EUA. A administração é via água de beber, gavagem (alimentação forçada) oral ou por via injetável. As fluoroquinolonas têm a vantagem de boa atividade contra patógenos bacterianos importantes para as aves, incluindo *E. coli, Klebsiella* spp., *Pseudomonas* spp., *Staphylococcus* spp., e para o tratamento de *Chlamydophila psittaci* (anteriormente chamada de *Chlamydia psittaci*). No entanto, é possível que ocorra resistência para *E. coli* e *Pseudomonas* spp., e a atividade contra cocos gram-positivos (p. ex., estreptococos e enterococos) é baixa. Embora haja suscetibilidade *in vitro* de *Chlamydophila* para fluoroquinolonas, a experiência sugere que o enrofloxacino pode reduzir os sinais clínicos, mas não eliminar as infecções (Flammer, 1998). Portanto, as fluoroquinolonas não são recomendadas para medicação em massa de aves de estimação, e a doxiciclina ainda é o fármaco de eleição para essa indicação (discutida no Capítulo 34).

Para aves de estimação, a dose é maior do que para mamíferos, uma vez que a depuração é mais rápida e a taxa metabólica é maior. Uma comparação de enrofloxacino, danofloxacino e marbofloxacino em codornas (Haritova *et al.*, 2013) mostrou meias-vidas de 2 a 4 h e absorção oral variável entre os medicamentos (dados não mostrados na Tabela 37.4). O enrofloxacino apresentou absorção oral muito menor nessas aves do que os outros fármacos estudados. O artigo de Haritova também incluiu tabelas de parâmetros farmacocinéticos para outras aves.

Estudos farmacocinéticos de enrofloxacino em aves indicaram dose de 15 mg/kg IM ou VO a cada 12 h (Flammer, 1998; Flammer *et al.*, 1991). O enrofloxacino foi administrado a patos na dose de 10 mg/kg a cada 24 h IM ou VO. O enrofloxacino adicionado à água de beber a uma concentração de 0,3 a 0,5 mg/mℓ foi usada para tratar bactérias suscetíveis (Flammer *et al.*, 1990). Esse fármaco foi bem absorvido por essa via, e concentrações plasmáticas efetivas podem ser obtidas, contanto que as aves estejam ingerindo água. Uma preocupação com a injeção IM é que ela pode produzir irritação no local de administração, o que é problemático, uma vez que as aves apresentam massa muscular limitada na qual é possível administrar os fármacos.

Peixes

As fluoroquinolonas foram consideradas para o tratamento de infecções em peixes ornamentais e para uso na aquicultura. Esses fármacos são ativos contra patógenos bacterianos gram-negativos importantes de peixes, e parecem ser bem tolerados. O enrofloxacino foi administrado por VO para trutas-arco-íris mantidas em água entre 10 e 15°C. Embora a absorção oral seja menor do que em mamíferos, ela foi suficiente para produzir concentrações plasmáticas efetivas (Bowser *et al.*, 1992). Valores de CIM para patógenos infecciosos de peixes variam de 0,0064 a 0,032 µg/mℓ para os microrganismos mais sensíveis, a 0,25 a 0,45 µg/mℓ para *Streptococcus* spp. Assim, a dose de 5 mg/kg deve produzir concentrações plasmáticas efetivas para os patógenos mais suscetíveis (Bowser *et al.*, 1992). No salmão-do-atlântico, o enrofloxacino administrado em dose de 10 mg/kg por via intraperitoneal (IP), IM e oral foi bem absorvido por essas vias, sem vantagem de uma via sobre a outra, mas produziu uma ampla gama de meias-vidas e Vd. A absorção oral em salmões foi de 46%, mas os autores concluíram que em dose de 5 mg/kg por essa via seria adequada para o tratamento (Stoffregen *et al.*, 1997). As concentrações teciduais foram altas, detectadas em 120 h após a administração.

O enrofloxacino também foi estudado no pacu-vermelho como um modelo para outros peixes ornamentais (Lewbart *et al.*, 1997). Para o tratamento de infecções bacterianas em peixes ornamentais, Lewbart (1998) recomenda enrofloxacino na dose de 5 mg/kg, que pode ser administrada via IM, IP ou oral, com recomendação de intervalo a cada 48 h, mas a via IM produz as concentrações plasmáticas mais previsíveis. A dose oral pode ser preparada como uma mistura de 0,1% em ração para peixes (10 mg por 10 g de ração). O enrofloxacino também foi adicionado à água e usado como banho para peixes nos quais o fármaco é absorvido pela área de superfície das brânquias para produzir concentrações sistêmicas. Nesse tratamento, 2,5 a 5,0 mg de enrofloxacino por litro são usados como um banho de tratamento por 5 h, repetido a cada 24 h (Lewbart *et al.*, 1997). O pico de concentração plasmática resultante após esse tratamento foi de 0,17 µg/mℓ. Estudos da estabilidade do enrofloxacino em água em vários graus de salinidade e pH mostraram que o enrofloxacino é estável quando adicionado a um banho de água (resultados não publicados do laboratório do autor, MGP). Contudo, o efeito do fármaco sobre as bactérias nitrificantes na água deve ser considerado.

As espécies de invertebrados marinhos também foram examinadas. Estudos em lulas mostraram que a depuração foi surpreendentemente rápida, e doses de 5 mg/kg a cada 12 h seriam necessárias para manter concentrações efetivas (Gore *et al.*, 2005). Entretanto, o mesmo estudo indicou que foi possível a absorção sistêmica por imersão de lulas em água de banho medicada com enrofloxacino. Em ouriços-do-mar e estrelas-do-mar, métodos farmacocinéticos populacionais foram usados para avaliar tratamentos injetáveis e em água de banho (Phillips *et al.*, 2016; Rosenberg *et al.*, 2016). Nos ouriços-do-mar e nas estrelas-do-mar, a meia-vida era longa (39 h e 43 h, respectivamente), e as concentrações foram mantidas acima do nível necessário para tratar bactérias suscetíveis. Esse tratamento de banho medicado produziu concentrações menores, mas ainda pode ser adequado para o tratamento de algumas bactérias suscetíveis.

Equinos

Não há fluoroquinolonas aprovadas para uso em equinos nos EUA, mas esses fármacos, especialmente o enrofloxacino, são usados com frequência em cavalos para tratar infecções que podem ser resistentes a outros antimicrobianos comuns para equinos. Muitos estudos farmacocinéticos geraram dados para esses fármacos em equinos para orientar os protocolos de administração. Esses dados, bem como a experiência clínica, mostraram que essa classe de medicamentos pode ser valiosa para o tratamento de infecções em equinos. Suas propriedades valiosas incluem: (i) possibilidade de administração por via oral, intravenosa e IM, embora apenas o enrofloxacino esteja disponível em formulação injetável nos EUA; (ii) espectro de atividade, que inclui estafilococos e bacilos gram-negativos, tais como *Klebsiella pneumoniae*, *E. coli* e *Proteus* spp.; (iii) espectro de atividade, que *não* inclui bactérias anaeróbias, apresentando, portanto, menos risco de levar à disbiose intestinal do que outros antimicrobianos orais; e (iv) bom perfil de segurança em equinos adultos. Apesar dessas vantagens, a absorção oral é menor e mais variável do que em outros animais. Portanto, a análise dos pontos críticos do teste de suscetibilidade resultou em valores mais baixos para isolados equinos quando comparados a outros animais (Tabela 37.2). Esses pontos críticos são baseados em uma dose oral de enrofloxacino de 7,5 mg/kg, 1 vez/dia.

A absorção oral de enrofloxacino em equinos, em geral, varia de 50 a 70% (Tabela 37.4). A maioria das bactérias que infecta equinos é suscetível, mas espera-se resistência para estreptococos e anaeróbios. Estirpes de *Pseudomonas aeruginosa* podem ser resistentes ou apenas moderadamente suscetíveis. *Rhodococcus equi* pode ser resistente, e o sucesso no tratamento de infecções causadas por *Rhodococcus* em cavalos com enrofloxacino não tem sido encorajador (ver o Capítulo 36 para recomendações quanto ao tratamento de *Rhodococcus* em equinos). Com base nos estudos citados neste item, bem como a experiência clínica até o momento, uma dose injetável de enrofloxacino de 2,5 a 5 mg/kg, 1 vez/dia, ou uma dose oral de 7,5 a 10 mg/kg 1 vez/dia é recomendada (Giguère *et al.*, 1996). A dose oral mais alta é usada para acomodar a diminuição da disponibilidade sistêmica de uma dose oral. Para orbifloxacino, recomenda-se uma dose oral de 5 mg/kg, 1 vez/dia (Davis *et al.*, 2006). Essas doses atendem aos critérios PK-PD para bactérias suscetíveis discutidas anteriormente neste capítulo. Para marbofloxacino, doses intravenosas de 2 mg/kg a cada 24 h podem ser adequadas para o tratamento da maioria das infecções gram-negativas causadas por Enterobacteriaceae (Bousquet-Mélou *et al.*, 2002; Peyrou *et al.*, 2004; Carretero *et al.*, 2002). Contudo, essa dose não seria adequada para muitas bactérias gram-positivas, tais como *Staphylococcus* spp. com valores de CIM de 0,25 µg/mℓ ou maiores. A formulação injetável não está disponível nos EUA; portanto, seriam necessários comprimidos orais de marbofloxacino para a administração. Marbofloxacino apresenta biodisponibilidade sistêmica de aproximadamente 62% em equinos (Bousquet-Mélou *et al.*, 2002). Dose oral de 2 mg/kg pode ser adequada para Enterobacteriaceae suscetíveis, com valores de CIM inferiores a 0,2 µg/mℓ, mas não para outras bactérias. Doses superiores a 2 mg/kg não foram estudadas em equinos. O ciprofloxacino não é recomendado, uma vez que a absorção oral foi pobre em pôneis e equinos adultos (Dowling *et al.*, 1995; Yamarik *et al.*, 2010). Enterite pode ocorrer em equinos que recebem ciprofloxacino em razão da baixa absorção e disbiose das bactérias intestinais (Yamarik *et al.*, 2010).

Os métodos de administração para equinos são: (i) esmagar comprimidos usados em pequenos animais; (ii) administrar solução injetável (2,27% ou 10%) IM (músculo do pescoço) ou intravenosa; ou (iii) administrar a solução concentrada a 10% VO (formulação para bovinos). Todos esses métodos parecem produzir concentrações plasmáticas adequadas, exceto a administração da solução concentrada a 10% VO. Essa solução produziu absorção inconsistente e incompleta em equinos, possivelmente em razão da sua insolubilidade na solução de pH baixo (Haines *et al.*, 2000). Em outros estudos, a absorção dessa solução era melhor quando os equinos eram alimentados (Boeckh *et al.*, 2001). Essa solução também foi associada a lesões da mucosa oral em cavalos. Alguns clínicos produziram absorção oral mais consistente e redução da irritação da mucosa quando a solução de 100 mg/mℓ foi manipulada a um gel (Epstein *et al.*, 2004).

Moxifloxacino é um medicamento humano desse grupo e tem sido usada de forma limitada para tratamento de infecções em cães e gatos causadas por bactérias que têm sido refratárias a outros fármacos. Quando administrado a equinos, o moxifloxacino apresentou farmacocinética favorável que poderia torná-lo adequado para uso oral em equinos (Gardner *et al.*, 2004). No entanto, a administração oral também produziu diarreia nos cavalos experimentais estudados, e um desses equinos testou positivo para toxinas A e B de *Clostridium difficile*. O espectro de atividade desse fármaco pode ser amplo o suficiente para levar à disbiose intestinal.

Ruminantes

Em bovinos e ovinos, a farmacocinética do enrofloxacino e do danofloxacino foi relatada (Tabela 37.4) e as doses foram derivadas desses estudos clínicos, ou das aprovações em muitos países. O enrofloxacino e o danofloxacino são aprovados para uso em bovinos nos EUA e em alguns países europeus. Essas fluoroquinolonas têm sido altamente ativas contra patógenos importantes que causam doença respiratória bovina (DRB) nessa espécie. Os valores CIM$_{90}$ listados para *Histophilus somni*, *Mannheimia haemolytica* e *P. multocida* são 0,03, 0,06 e 0,03 µg/mℓ, respectivamente. O uso fora das recomendações da bula não é permitido em animais de produção (ver os Capítulos 52 e 55). Para enrofloxacino, a dose varia de dose única de 7,5 a 12,5 mg/kg, ou o tratamento por 3 dias a 2,5 a 5,0 mg/kg, 1 vez/dia, por via SC. O tempo de carência é de 28 dias. Comparações da farmacocinética do enrofloxacino entre vacas-leiteiras e garrotes de corte não mostraram diferenças significativas nos parâmetros entre os grupos (Idowu *et al.*, 2010). O uso não é aprovado para vacas em lactação ou bezerros leiteiros, mas a eliminação no leite de vacas em lactação foi estudada. O enrofloxacino é altamente excretado no leite (ver item *Administração em animais lactantes, gestantes ou jovens*).

O danofloxacino também é aprovado para o tratamento de DRB em bovinos. Ele contém 25 mg/mℓ ou 80 mg/mℓ de danofloxacino como o sal mesilato, dependendo do país em que seja aprovado. Ele apresenta amplo espectro de atividade, semelhante ao enrofloxacino, incluindo isolados bovinos de *Pasteurella*, *Mannheimia haemolytica*, *Haemophilus somnus* e *Mycobacterium bovis*. Os pontos críticos são listados na Tabela 37.2. A dose recomendada aprovada nos EUA permite uma dose de 6 mg/kg 2 vezes, com 48 h de intervalo, ou uma dose única de 8 mg/kg SC. A formulação europeia de 2,5% também permite as vias IM ou intravenosa na dose de 1,25 mg/kg. Nessa dose, três tratamentos devem ser administrados a intervalos de 24 h. Entretanto, prefere-se a dose mais alta, pois é mais provável que atinja os alvos PK-PD. (Propriedades PK-PD são discutidas no item *Farmacocinética/farmacodinâmica*.)

O fabricante do danofloxacino relatou meia-vida de 4,35, e volume de distribuição de 3,6 ℓ/kg, e a dose recomendada é de 6 mg/kg. Alguns trabalhos anteriores em doses mais baixas (Giles *et al.*, 1991) relataram resultados similares (meia-vida de 4 h e volume de distribuição de 2,76 ℓ/kg). As concentrações no tecido pulmonar foram maiores do que as concentrações séricas correspondentes, e persistem acima da CIM por 12 a 24 h após a administração (Giles *et al.*, 1991; Apley e Upson, 1993). Em uma comparação entre enrofloxacino e danofloxacino (TerHune *et al.*, 2005), o danofloxacino produziu concentração plasmática que era 56 vezes a CIM de 0,03 µg/mℓ, que é a CIM relatada para DRB causada por isolados norte-americanos. Embora o uso *extralabel* de fluoroquinolonas não seja legalizado nos EUA, os estudos também mostraram que o danofloxacino é eficaz para enterite bacteriana em bezerros, e está registrado para esse uso em outros países.

O marbofloxacino em solução a 160 mg/mℓ é aprovado em alguns países para uso em bovinos, e também foi testado em bezerros bubalinos (Baroni *et al.*, 2014). A dose estudada em bovinos foi de 2 mg/kg/dia durante 3 a 5 dias, ou dose única injetável de 10 mg/kg, administrada por via IM no músculo do pescoço. Vallé *et al.* (2012) concluíram que uma única dose alta foi tão efetiva quanto, e pode reduzir a resistência, quando comparada às doses mais baixas.

Suínos

O enrofloxacino é aprovado nos EUA para uso em suínos para o tratamento e controle de doença respiratória suína (DRS) associada a *Actinobacillus pleuropneumoniae*, *Pasteurella multocida*, *Haemophilus parasuis* e *Streptococcus suis*. Dados microbiológicos e de eficácia (distribuição da CIM) foram relatados para esses patógenos em suínos (Grobbel *et al.*, 2007). A farmacocinética de fluoroquinolonas em suínos é mostrada na Tabela 37.4 e os pontos críticos para o teste são mostrados na Tabela 37.2. A maioria dos estudos farmacocinéticos em suínos (Nielsen e Gyrd-Hansen, 1997; Anadón *et al.*, 1999; Wiuff *et al.*, 2002; Bimazumute *et al.*, 2009) mostrou que a meia-vida do enrofloxacino variou de 9 a 12 h. Esses estudos foram realizados em dose baixa. Na dose usada clinicamente com maior frequência – dose única de 7,5 mg/kg por via SC –, a farmacocinética e a distribuição nos tecidos foram relatados por Messenger *et al.* (2012). O estudo de Messenger mostrou que na dose de 7,5 mg/kg, as concentrações de fármaco livre no tecido excederam a concentração de fármaco não ligado, e alcançaram os valores-alvo para patógenos respiratórios suínos. Em todos os estudos, exceto por um, as concentrações de ciprofloxacino

eram baixas e difíceis de quantificar, respondendo por menos de 10% da concentração correspondente de enrofloxacino, ou estavam abaixo do limite de detecção do ensaio (LDQ). Um estudo (Anadón *et al.*, 1999) que usou suínos mais velhos não seguiu o padrão encontrado em outros estudos, e relatou concentrações de ciprofloxacino que eram 51,5% das concentrações correspondentes de enrofloxacino.

Marbofloxacino solução a 16%, 10% ou 2% para injeção intravenosa ou IM é aprovado em alguns países (não nos EUA) para o tratamento de doença respiratória suína e síndrome metrite-mastite-agalactia em porcas. A dose em suínos é de 2 mg/kg, 1 vez/dia, por 3 a 5 dias, ou 8 mg/kg administrado 1 vez, IM. A absorção a partir da injeção IM em suínos não é afetada pela dose ou concentração da formulação (Schneider *et al.*, 2014).

Administração em animais lactantes, gestantes ou jovens

Animais lactantes

A distribuição também foi avaliada no leite em coelhos e bovinos. O enrofloxacino é excretado rapidamente no leite após a administração. Em bovinos, após administração de enrofloxacino a 5 mg/kg, as concentrações de enrofloxacino no leite foram paralelas às concentrações no soro, com $C_{máx}$ de 1,3 a 2,5 µg/mℓ, mas a concentração do metabólito ciprofloxacino excedeu a do enrofloxacino (Kaartinen *et al.*, 1995; Tyczkowska *et al.*, 1994; Rantala *et al.*, 2002). Em outro estudo, as concentrações de ciprofloxacino no leite de vacas-leiteiras excederam a concentração plasmática em 45 vezes (Chiesa *et al.*, 2013). A distribuição do danofloxacino no leite de vacas também excedeu as concentrações séricas (Shem-Tov *et al.*, 1998). Em coelhos, as razões leite-plasma foram 3,6 e 2,6 para enrofloxacino e ciprofloxacino, respectivamente, após a administração de 7,5 mg/kg intravenosa (Aramayona *et al.*, 1996).

A alta distribuição de fluoroquinolonas no leite aparentemente é causada pelo transporte ativo por proteínas no úbere. Um dos transportadores responsáveis é a proteína de resistência ao câncer de mama (PRCM; *breast cancer resistance protein* – BCRP), um transportador de cassete de ligação de ATP (Real *et al.*, 2011). A ligação a proteínas é alta no leite, o que também pode reter o enrofloxacino e o ciprofloxacino (Aramayona *et al.*, 1996). Apesar dessas concentrações de fluoroquinolonas no leite, a atividade de enrofloxacino no leite mastítico é menor, possivelmente em razão de pH mais baixo, quelação com cátions ou outros fatores no leite que inibam a atividade da fluoroquinolona (Kaartinen *et al.*, 1995). Embora um estudo experimental tenha mostrado resultados promissores para o tratamento da mastite causada por *E. coli* (Rantala *et al.*, 2002), os resultados clínicos foram decepcionantes (Suojala *et al.*, 2010). Nos EUA, isso seria considerado uso *extralabel* e é proibido.

Ao administrar fluoroquinolonas a animais lactantes, a quantidade no leite deve ser considerada, uma vez que as fluoroquinolonas podem causar artropatia em algumas espécies de animais jovens (discutidos adiante no item *Segurança*). A distribuição para o leite foi estudada em duas éguas após administração, e mostrou-se que, embora tanto o ciprofloxacino quanto o enrofloxacino estivessem presentes no leite em níveis que eram tão altos quanto ou mais altos do que as concentrações plasmáticas das éguas, as doses totais administradas aos potros por meio de amamentação eram pequenas, e as concentrações plasmáticas nos potros eram insignificantes (observações do autor). Da mesma forma, quando o ciprofloxacino foi administrado a vacas, a concentração no leite foi alta, o que resultou em uma dose oral de 0,5 mg/kg para os bezerros lactentes (Chiesa *et al.*, 2013). No entanto, o fármaco não se acumulou em bezerros, e as concentrações nos bezerros foram de um décimo a um quinto da concentração na vaca. Animais jovens lactentes podem apresentar diminuição da absorção oral causada pela interferência do cálcio no leite (ver a informação quanto a filhotes de gato no item *Animais jovens*).

Animais gestantes

Ao administrar fluoroquinolonas a animais gestantes, haverá alguma transferência do fármaco através da placenta, uma vez que esses fármacos são lipofílicos, têm baixa ligação às proteínas e a transferência do fármaco não é limitada pela barreira tecidual. A transferência placentária foi avaliada especificamente em coelhos, nos quais foi demonstrado que o fármaco mais lipofílico – o enrofloxacino – atravessou a placenta em maior grau (80%) do que o ciprofloxacino (5% de transferência placentária), que é menos lipofílico (Aramayona *et al.*, 1994). Apesar da transferência bastante elevada de enrofloxacino através da placenta, não houve relatos de reações adversas quando as fluoroquinolonas foram administradas a animais prenhes. Os estudos do fabricante não mostraram qualquer efeito adverso sobre a gestação ou reprodução.

Animais jovens

Existe o risco de que as fluoroquinolonas possam causar lesões à cartilagem em desenvolvimento de animais jovens. Isso é discutido com maiores detalhes no item *Segurança*. Algumas comparações farmacocinéticas foram feitas em animais jovens *versus* animais mais velhos, mas os estudos disponíveis demonstram que animais jovens foram expostos a quantidade maior de fármaco do que adultos em razão da depuração mais lenta. Após a administração de enrofloxacino, bezerros de 1 dia de idade apresentaram menor volume de distribuição, meia-vida mais longa e diminuição da depuração quando comparados aos animais de 1 semana de idade (Kaartinen *et al.*, 1997). Verificou-se que também havia diminuição do metabolismo do enrofloxacino em ciprofloxacino em bezerros de 1 semana de idade, quando comparados aos bezerros mais velhos. Filhotes de coelho apresentaram menor depuração e meia-vida mais longa para enrofloxacino do que coelhos adultos (Aramayona *et al.*, 1996). Esse padrão também foi verificado em equinos: potros com 1 a 2 semanas de idade apresentaram baixo metabolismo do enrofloxacino em ciprofloxacino após administração de doses intravenosas e orais. Potros também apresentaram depuração mais lenta e meia-vida mais longa do que os adultos (Bermingham *et al.*, 2000).

Em filhotes de gato, o enrofloxacino foi administrado a 5 mg/kg por diversas vias (oral, intravenosa, SC) (Seguin *et al.*, 2004). Não houve evidência de efeitos adversos ou prejuízo à excreção de enrofloxacino em filhotes de gato. A meia-vida em gatos jovens (2, 6 e 8 semanas de idade) foi mais curta e a depuração foi mais rápida do que em gatos adultos. O volume de distribuição em gatos de 6 a 8 semanas era maior e, combinado com meia-vida mais curta, produziu concentrações plasmáticas mais baixas do que em adultos. A administração oral em filhotes de gato produziu concentrações plasmáticas baixas e levantou-se a hipótese de que a interferência com o leite em gatos lactentes possa diminuir a absorção oral (consultar item *Interações medicamentosas*).

SEGURANÇA

As fluoroquinolonas apresentam bom histórico de segurança. Para enrofloxacino, a LD_{50} em ratos de laboratório é 5 mil mg/kg. Quando doses altas foram administradas aos animais durante os testes de segurança, os problemas mais comuns foram distúrbios gastrintestinais (náuseas, vômitos, diarreia), mas que, em geral, eram produzidos por doses altas e não eram graves. Uma vez que a maioria dos fármacos usados em animais não altera a flora anaeróbia do trato gastrintestinal, normalmente há interferência mínima sobre a população bacteriana intestinal, mesmo quando esses fármacos são administrados por VO a roedores. Na literatura veterinária, não houve relatos de reações cutâneas aos medicamentos como resultado da administração de fluoroquinolonas, mas alguns dos resumos de Liberdade de Informação (FOI) de fabricantes relatam avermelhamento ocasional da pele de cães quando doses altas foram administradas.

Não houve relatos de reações adversas na reprodução ou gestação pela administração de fluoroquinolonas. Embora o uso em animais prenhes tenha sido desencorajado em razão da toxicidade para a cartilagem em desenvolvimento, não houve relatos clínicos nos quais esse efeito tenha sido descrito em filhotes de fêmeas tratadas.

Foram observadas reações adversas do sistema nervoso central (SNC) após a administração de doses altas. O mecanismo responsável pelos efeitos do SNC provavelmente se dá por meio do antagonismo do neurotransmissor inibitório GABA. As fluoroquinolonas injetadas rapidamente por via intravenosa ou administradas em doses altas podem induzir excitação do SNC. Fluoroquinolonas podem precipitar convulsões em alguns animais, e esses agentes devem ser administrados com cautela em animais que estão sujeitos a convulsões.

Problemas de segurança surgiram em humanos, e foram ressaltados em um aviso da FDA. Em 12 de maio de 2016, a FDA emitiu um alerta aos médicos informando que reações adversas graves foram associadas a fármacos antibacterianos fluoroquinolonas que, em geral, superam os benefícios para os pacientes com sinusite, bronquite e infecções não complicadas do trato urinário que têm outras opções de tratamento. Para pacientes com essas condições, as fluoroquinolonas devem ser reservadas para aqueles que não apresentam opções de tratamento alternativo. Durante a revisão da FDA, eles revelaram que as fluoroquinolonas, quando usadas por via sistêmica (ou seja, comprimidos, cápsulas e injetáveis), foram associadas à incapacitação e reações adversas graves potencialmente permanentes. Essas reações adversas podem envolver tendões, músculos, articulações, nervos e o sistema nervoso central. Alguns sinais e sintomas de reações adversas graves incluem dores nos tendões, articulações e músculos, sensação de formigamento ou picada de "alfinetes e agulhas", confusão e alucinações. Subsequentemente, a FDA começou a exigir que os fabricantes atualizem os seus rótulos de medicamentos para todos os fármacos fluoroquinolonas antibacterianos. Os efeitos conjuntos em cães e equinos jovens serão discutidos no item *Problemas em animais jovens*, mas, até o momento, as lesões nos tendões e as outras preocupações citadas pela FDA para humanos não foram relatadas com o uso das fluoroquinolonas em animais.

Cegueira em gatos

Doses altas de fluoroquinolonas causaram problemas oculares em gatos em razão de mudanças induzidas pelo fármaco na retina (Corrado *et al.*, 1987). Essa preocupação foi deflagrada por um relato de Gelatt *et al.* (2001), no qual a degeneração da retina foi associada à administração de enrofloxacino. Isso foi seguido por estudos do fabricante em que a intoxicação pelo enrofloxacino foi descrita, e um novo rótulo e indicação de dose foram anunciados. A anormalidade oftalmológica mais comum era midríase, ausência da resposta de ameaça e déficit no reflexo pupilar à luz. Pode ocorrer cegueira aguda, e foram observadas lesões retinianas – que incluem refletividade tapetal aumentada e atenuação dos vasos sanguíneos da retina. Em uma revisão de estudos de segurança (Corrado *et al.*, 1987), o ácido nalidíxico (uma das primeiras quinolonas) a 100 mg/kg/dia, mas não o norfloxacino a 200 mg/kg/dia, produziu alterações tanto elétricas quanto histopatológicas na retina de felinos. Em outra revisão (Schluter, 1987), o autor afirmou que a retina de felinos é particularmente sensível às fluoroquinolonas. Quando os gatos receberam 100 mg/kg de ácido nalidíxico, houve supressão de ondas eletrorretinográficas e mudanças histológicas nos cones e bastonetes, mas o tratamento com ciprofloxacino na mesma dose para gatos não teve efeito sobre os achados eletrorretinográficos ou sobre o fundo de olho.

Em estudos realizados pelo fabricante, o enrofloxacino foi administrado em gatos nas doses de 0, 5, 20 e 50 mg/kg por 21 dias (oito gatos por grupo). Não houve reações adversas observadas em gatos tratado com 5 mg/kg/dia de enrofloxacino. Contudo, a administração de enrofloxacino a 20 mg/kg ou mais causou salivação, vômito e depressão. Em doses de 20 mg/kg ou mais, foram verificadas lesões fúndicas leves a graves no exame oftalmológico, incluindo alterações no fundo e degeneração retiniana. Foram também verificados eletrorretinogramas anormais, incluindo cegueira. Alterações oculares foram observadas no dia 3 do estudo Ford *et al.* (2007), em que 24 gatos receberam 3, 5 ou 7 dias de enrofloxacino em dose alta de 50 mg/kg (10 vezes a dose indicada na bula). Nessa dose, e enrofloxacino causou degeneração retiniana e efeitos tóxicos sistêmicos. Uma vez que a cegueira foi associada a doses altas, o fabricante limitou a dose a 5 mg/kg/dia para gatos.

As outras fluoroquinolonas aprovadas para uso em gatos são orbifloxacino, pradofloxacino e marbofloxacino. A dose aprovada atual de orbifloxacino para gatos é de 2,5 a 7,5 mg/kg/dia. Em um resumo publicado (Kay-Mugford *et al.*, 2001), o orbifloxacino em apresentação de líquido oral foi administrado a gatos a 0, 15, 45 e 75 mg/kg por pelo menos 30 dias (oito gatos/grupo). Isso representa 6, 18 e 30 vezes a dose mais baixa indicada na bula. Nenhuma lesão ocular foi observada em qualquer gato tratado com 15 mg/kg. Nas doses mais altas (18 e 30 vezes a dose) houve hiper-refletividade tapetal na área central e degeneração mínima de fotorreceptores. Quando o marbofloxacino foi administrado em gatos a 5,55; 16,7 e 28 mg/kg – representando 2, 6 e 10 vezes a menor dose indicada na bula, por 6 semanas, não foram verificadas lesões oculares em gatos (dados do fabricante). A 55,5 mg/kg (10 vezes a menor dose da bula) por 14 dias também não foram verificadas lesões pelo marbofloxacino. Conforme discutido anteriormente no item *Uso de pradofloxacino em cães e gatos*, esse fármaco tem sido administrado com segurança em gatos, sem produzir lesões oculares.

Problemas em animais jovens

Fluoroquinolonas podem produzir artropatia em animais jovens de crescimento rápido (Gough *et al.*, 1992; Burkhardt *et al.*, 1997). As espécies mais suscetíveis ao desenvolvimento de artropatia são ratos e cães. Cães entre as idades de 4 e 28 semanas são os mais suscetíveis. Os cães afetados podem apresentar sinais de claudicação e inchaço nas articulações, mas quando a administração do fármaco foi interrompida, as lesões foram revertidas. Filhotes de gato, bezerros e leitões são mais resistentes a esse efeito. Por exemplo, bezerros de recria e bezerros de 23 dias de idade receberam 25 mg/kg por 15 dias, sem evidência de lesões da cartilagem articular. Potros jovens são suscetíveis à artropatia por enrofloxacino a 10 mg/kg VO (Bermingham *et al.*, 2000). Entretanto, estudos em equinos adultos tratados com enrofloxacino não demonstraram toxicidade articular (Bertone *et al.*, 2000; Giguère *et al.*, 1999).

O risco aumenta com doses mais altas e, na maioria dos casos, tem sido mais óbvio clinicamente apenas quando a dose máxima foi excedida (p. ex., a 25 mg/kg de enrofloxacino); entretanto, mesmo nas doses de enrofloxacino de 10 mg/kg/dia, houve danos à cartilagem em cães jovens. As lesões podem ocorrer em até 2 dias após o início do tratamento (Yabe *et al.*, 2001). O uso de fluoroquinolonas tem sido desencorajado em crianças, mas milhares de crianças foram tratadas com esses medicamentos sob um protocolo experimental, sem relatos de artropatia.

A artropatia é causada pela toxicidade aos condrócitos, que leva à formação de vesículas na superfície articular. O mecanismo de lesão à cartilagem é por meio da quelação de magnésio pelo fármaco (Egerbacher *et al.*, 2001). O magnésio é necessário para o desenvolvimento adequado da matriz cartilaginosa, especialmente em animais jovens em crescimento. A quelação do magnésio resulta em deficiência local de magnésio, levando à perda de proteoglicanos na cartilagem articular. Estudos nos quais o magnésio foi suplementado para diminuir a lesão à cartilagem apresentaram resultados ambíguos. (A adição de magnésio à dieta juntamente à administração de fármacos orais causaria a quelação e reduziria significativamente a absorção oral.)

Doenças ou condições

Existem ainda poucos estudos sobre a distribuição das fluoroquinolonas em animais que apresentam outras condições. Na maioria das situações, não houve mudanças na farmacocinética do fármaco que requeiram alteração na dose. Uma vez que as fluoroquinolonas dependem de ambos – rins e fígado – para depuração, a insuficiência em um órgão pode resultar em compensação pela outra via de depuração. Por exemplo, a insuficiência renal pode resultar em maior dependência de depuração hepática. Em cães com insuficiência renal, a depuração do marbofloxacino foi apenas ligeiramente diminuída e não houve efeito significativo no volume de distribuição ou tempo médio de residência (Lefebvre *et al.*, 1998). Em camelos privados de água por 14 dias e com perda de 12,5% do peso corporal, houve pouco efeito na distribuição, depuração ou meia-vida do enrofloxacino. No entanto, a privação de água resultou em absorção mais lenta e menos completa a partir da administração por via SC, quando comparado a camelos normais ou camelos que receberam a medicação por via intramuscular (Gavrielli *et al.*, 1995).

INTERAÇÕES MEDICAMENTOSAS

Combinações com outros antibióticos não antagonizam nem melhoram os efeitos microbiológicos das fluoroquinolonas. As fluoroquinolonas irão matar as bactérias, estejam elas se dividindo ou não (Lode *et al.*, 1998). Portanto, o uso de um agente bacteriostático não deve interferir na ação de uma fluoroquinolona. Embora não haja evidências de que outros antibióticos produzam efeito sinérgico quando administrados com fluoroquinolonas, eles podem ampliar o espectro de atividade.

As fluoroquinolonas estão envolvidas em algumas interações medicamentosas, mas poucas delas são graves. Fármacos que contenham cátions divalentes e trivalentes (p. ex., Ca^{2+}, Mg^{2+}, Al^{+3}, Fe^{+3}), tais como antiácidos, sucralfato e suplementos nutricionais, podem inibir a absorção oral (Simon *et al.*, 2010; Nix *et al.*, 1989). O efeito na absorção oral é causado pela quelação dos cátions divalentes e trivalentes à quinolona, o que inibe a permeabilidade através do intestino, e também pode afetar a solubilidade do fármaco no intestino, que é necessária para a absorção (Simon *et al.*, 2010). Apesar de esses efeitos serem bem documentados em humanos, especialmente para ciprofloxacino, os resultados têm sido inconsistentes em animais. O sucralfato (contendo Al^{+3}) não diminuiu a absorção oral de enrofloxacino em cães, e a absorção de ciprofloxacino foi tão inconsistente que não foi possível detectar interação significativa estatisticamente (KuKanich *et al.*, 2016).

Cátions misturados às fluoroquinolonas em preparações de manipulação extemporânea podem quelar o fármaco e reduzir a absorção oral. A quelação ocorre no grupo carboxila na posição de carbono 3 (Figura 37.1). As fluoroquinolonas podem inibir o metabolismo de alguns fármacos por meio da interação com o metabolismo hepático. Um exemplo é a inibição do metabolismo da teofilina pelo enrofloxacino (Intorre *et al.*, 1995), no qual o enrofloxacino aumentou significativamente o pico de concentração e diminuiu a depuração sistêmica de teofilina em cães. Essa interação ocorre, pois o enrofloxacino inibe a enzima CYP1A2 do sistema citocromo P450 (Martinez *et al.*, 2013). Há outros substratos para essa enzima, mas não há relatos de estudos para avaliar se outras interações são possíveis nesses animais.

Foram observadas interações entre as fluoroquinolonas e a farmacocinética de alguns fármacos anti-inflamatórios não esteroidais (AINEs) em animais (Ogino *et al.*, 2005; Sidhu *et al.*, 2005). No entanto, a interação é inconsistente. O enrofloxacino inibiu a depuração do flunixino e vice-versa (Ogino *et al.*, 2005), mas o marbofloxacino aumentou a depuração do ácido tolfenâmico e diminuiu sua concentração (Sidhu *et al.*, 2005). A possível reação com um AINE provavelmente decorre da competição por secreção tubular.

FORMULAÇÕES DISPONÍVEIS

As fluoroquinolonas aprovadas para uso em pequenos animais estão disponíveis como preparações orais como comprimidos ou comprimidos mastigáveis. Não há preparações líquidas orais disponíveis atualmente nos EUA, mas as soluções orais estão disponíveis em outros países (5 e 25 mg/mℓ). Quando formulações líquidas orais não estão disponíveis, os veterinários têm usado farmácias de manipulação para criar formulações líquidas orais de comprimidos dissolvidos em um veículo aquoso (Petritz *et al.*, 2013; Carpenter *et al.*, 2009). Existem duas formulações de enrofloxacino, uma preparação injetável IM para cães (solução 2,27%; 22,7 mg/mℓ) e uma injetável para bovinos (100 mg/mℓ). As soluções não são aprovadas para administração por via IV, mas veterinários ocasionalmente têm administrado essa preparação por via intravenosa. A administração por via intravenosa não produziu problemas graves, mas deve-se evitar a injeção intravenosa rápida; caso

contrário, reações adversas do SNC são possíveis. Ademais, a mistura de uma solução com algumas soluções intravenosas pode causar quelação e precipitação na linha IV. Fluidos que são especialmente preocupantes são aqueles que contêm cálcio ou magnésio. A formulação aprovada para injeção SC em bovinos nos EUA é de 100 mg/mℓ em uma base de ʟ-arginina. Essa preparação pode causar irritação ao tecido, se administrada em pequenos animais. Ela é muito alcalina e produziu lesões da mucosa oral quando usada para a administração oral em equinos (Boeckh *et al.*, 2001).

Existe uma preparação ótica disponível que contém 5 mg/mℓ de enrofloxacino e 10 mg/mℓ de sulfadiazina de prata. Alguns veterinários também usaram administração tópica de enrofloxacino para otite externa causada por pseudômonas (Griffin, 1993, 1999; Rosychuk, 1994). Outras preparações óticas foram misturadas de forma extemporânea por veterinários, embora ainda não sejam aprovadas ou avaliadas quanto à eficácia. Por exemplo, os veterinários têm misturado a solução injetável a 2,27% de enrofloxacino com solução salina, água ou outras soluções tópicas para o ouvido em razões de 1:1 a 4:1 (p. ex., quatro partes de solução salina, 1 parte de enrofloxacino). Estudos de estabilidade do autor (MGP) com análise de HPLC confirmaram que essas soluções são estáveis por 2 semanas em temperatura ambiente.

Mesilato de danofloxacino, disponível como solução a 180 mg/mℓ (e 25 mg/mℓ em alguns países), é usado para administração em bovinos, por via SC na região do pescoço. Ele apresenta veículo 2-pirrolidona e álcool polivinílico. O marbofloxacino está disponível em comprimidos para cães e gatos. Existe uma formulação injetável disponível em alguns países para pequenos animais, bovinos, suínos e equinos, mas não nos EUA. O orbifloxacino está disponível em comprimidos para cães e gatos. Existem muitas outras formulações disponíveis em todo o mundo que não estão listadas aqui. Por exemplo, o *site* da European Medicines Agency (http://www.ema.europa.eu/ema/) lista 120 páginas de formulações de fluoroquinolonas aprovadas para animais em muitos países. Não existe espaço suficiente neste capítulo para listar todas essas formulações, mas pode-se visitar o *site* da EMA e o *site* dos fármacos aprovados pela FDA (http://www.accessdata.fda.gov/scripts/animaldrugsatfds/).

REFERÊNCIAS BIBLIOGRÁFICAS E LEITURA COMPLEMENTAR

Abadia AR, Aramayona JJ, Munoz MJ, Delfina JP, Saez MP, Bregante MA. (1994). Disposition of ciprofloxacin following intravenous administration in dogs. *J Vet Pharmacol Therap*. **17**, 384–388.

Abadia AR, Aramayona JJ, Munóz MJ, Delfina JM, Bregante MA. (1995). Ciprofloxacin pharmacokinetics in dogs following oral administration. *J Vet Med Assoc*. **42**, 505–511.

Abo-el-Sooud K, Goudah A. (2010). Influence of *Pasteurella multocida* infection on the pharmacokinetic behavior of marbofloxacin after intravenous and intramuscular administrations in rabbits. *J Vet Pharmacol Therap*. **33**, 63–68.

Aktac̦ Z, Gönüllü N, Salcioğlu M, Bal C, Anğ O. (2002). Moxifloxacin activity against clinical isolates compared with the activity of ciprofloxacin. *Int J Antimicrob Ag*. **20**, 196–200.

Albarellos GA, Kreil VE, Landoni MF. (2004). Pharmacokinetics of ciprofloxacin after single intravenous and repeat oral administration to cats. *J Vet Pharmacol Therap*. **27**, 155–162.

Aliabadi FS, Lees P. (2001). Pharmacokinetics and pharmacodynamics of danofloxacin in serum and tissue fluids of goats following intravenous and intramuscular administration. *Am J Vet Res*. **62**, 1979–1989.

Ambrose PG, Grasela DM. (2000). The use of Monte Carlo simulation to examine pharmacodynamic variance of drugs: fluoroquinolone pharmacodynamics against *Streptococcus pneumoniae*. *Diag Microbiol Infect Dis.* **38**, 151–157.

Anadón A, Martinez-Larranaga MR, Diaz MJ, Bringas P, Martinez MA, Fernandez-Cruz ML, Fernandez MC, Fernandez R. (1995). Pharmacokinetics and residues of enrofloxacin in chickens. *Am J Vet Res.* **56**, 501–506.

Anadón A, Martinez-Larraaga MR, Diaz MJ, Fernandez-Cruz ML, Martinez MA, Frejo MT, Martinez M, Iturbe J, Tafur M. (1999). Pharmacokinetic variables and tissue residues of enrofloxacin and ciprofloxacin in healthy pigs. *Am J Vet Res.* **60**, 1377–1382.

Apley MD, Upson DW. (1993). Lung tissue concentrations and plasma pharmacokinetics of danofloxacin in calves with acute pneumonia. *Am J Vet Res.* **54**, 1122–1127.

Aramayona JJ, Garcia MA, Fraile L, Abadia AR, Bregante MA. (1994). Placental transfer of enrofloxacin and ciprofloxacin in rabbits. *Am J Vet Res.* **55**, 1313–1318.

Aramayona JJ, Mora J, Fraile LJ, García MA, Abadía AR, Bregante MA. (1996). Penetration of enrofloxacin and ciprofloxacin into breast milk, and pharmacokinetics of the drugs in lactating rabbits and neonatal offspring. *Am J Vet Res.* **57**, 547–553.

Asuquo AE, Piddock LJV. (1993). Accumulation and killing kinetics of fifteen quinolones for *Escherichia coli, Staphylococcus aureus,* and *Pseudomonas aeruginosa. J Antimicrob Chemother.* **31**, 865–880.

Atta AH, Sharif L. (1997). Pharmacokinetics of ciprofloxacin following intravenous and oral administration in broiler chickens. *J Vet Pharmacol Therap.* **20**, 326–329.

Baroni EE, Rubio S, De Lucas JJ, San Andrés MD, San Andrés MI. (2014). Comparison of pharmacokinetics of marbofloxacin after subcutaneous administration of various multiple-dose regimens to water buffalo calves (*Bubalus bubalis*). *Am J Vet Res.* **75**, 1049–1055.

Beco L, Guaguere E, Méndez CL, Noli C, Nuttall T, Vroom M. (2013). Suggested guidelines for using systemic antimicrobials in bacterial skin infections: part 2—antimicrobial choice, treatment regimens and compliance. *Vet Rec.* **172**, 156–160.

Behra-Miellet J, Dubreuil L, Jumas-Bilak E. (2002). Antianaerobic activity of moxifloxacin compared with that of ofloxacin, ciprofloxacin, clindamycin, metronidazole and beta-lactams. *Int J Antimicrob Ag.* **20**, 366–374.

Bemis DA, Jones RD, Frank LA, Kania SA. (2009). Evaluation of susceptibility test breakpoints used to predict meca-mediated resistance in *Staphylococcus pseudintevmedius* isolated from dogs. *J Vet Diag Invest.* **21**, 53–58.

Bermingham EC, Papich MG. (2002). Pharmacokinetics after intravenous and oral administration of enrofloxacin in sheep. *Am J Vet Res.* **63**, 1012–1017.

Bermingham EC, Papich MG, Vivrette S. (2000). Pharmacokinetics of enrofloxacin after oral and IV administration to foals. *Am J Vet Res.* **61**, 706–709. Bertone AL, Tremaine WH, Macoris DG, Simmons EJ, Ewert KM, Herr LG, Weisbrode SE. (2000). Effect of long-term administration of an injectable enrofloxacin solution on physical and musculoskeletal variables in adult horses. *J Am Vet Med Assoc.* **217**, 1514–1521.

Bidgood TL, Papich MG. (2005). Plasma and interstitial fluid pharmacokinetics of enrofloxacin, its metabolite ciprofloxacin, and marbofloxacin after oral t rate intravenous infusion in dogs. *J Vet Pharmacol Therap.* **28**, 329–341.

Bimazubute M, Cambier C, Baert K, Vanbelle S, Chiap P, Albert A, Delporte JP, Gustin P. (2010). Penetration of enrofloxacin into the nasal secretions and relationship between nasal secretions and plasma enrofloxacin concentrations after intramuscular administration in healthy pigs. *J Vet Pharmacol Therap.* **33**, 183–188.

Blaser J, Stone BJ, Groner MC, Zinner SH. (1987). Comparative study with enoxacin and netilmicin in a pharmacodynamic model to determine importance of ratio of antibiotic peak concentration to MIC for bactericidal activity and emergence of resistance. *Antimicrob Ag Chemother.* **31**, 1054–1060.

Blondeau JM, Borsos S, Blondeau LD, Blondeau BJ. (2012). In vitro killing of *Escherichia coli, Staphylococcus pseudintermedius* and *Pseudomonas aeruginosa* by enrofloxacin in combination with its active metabolite ciprofloxacin using clinically relevant drug concentrations in the dog and cat. *Vet Microb.* **155**, 284–290.

Blondeau JM, Hansen G, Metzler K, Hedlin P. (2004). The role of PK/PD parameters to avoid selection and increase of resistance: mutant prevention concentration. *J Chemother.* **16**, 1–19.

Boeckh S, Buchanan C, Boeckh A, Wilkie S, Davis C, Buchanan T, Boothe D. (2001). Pharmacokinetics of the bovine formulation of enrofloxacin (Baytril 100) in horses. *Vet Therap.* **2**, 129–134.

Bousquet-Mélou A, Bernard S, Schneider M, Toutain PL. (2002). Pharmacokinetics of marbofloxacin in horses. *Equine Vet J.* **34**, 366–372.

Bowser PR, Wooster GA, St. Leger J, Babish JG. (1992). Pharmacokinetics of enrofloxacin in fingerling rainbow trout (*Oncorhynchus mykiss*). *J Vet Pharmacol Therap.* **15**, 62–71.

Bregante MA, Saez P, Aramayona JJ, Fraile L, Garcia MA, Solans C. (1999). Comparative pharmacokinetics of enrofloxacin in mice, rats, rabbits, sheep, and cows. *Am J Vet Res.* **60**, 1111–1116.

Breitschwerdt EB, Davidson MG, Aucoin DP, Levy MG, Szabados NS, Hegarty BC, Kuehne AL, James RL. (1990). Efficacy of chloramphenicol, enrofloxacin, and tetracycline, for treatment of experimental Rocky Mountain Spotted Fever in dogs. *Antimicrob Ag Chemother.* **35**, 2375–2381.

Breitschwerdt EB, Papich MG, Hegarty BC, Gilger B, Hancock SI, Davidson MG. (1999). Efficacy of doxycycline, azithromycin, or trovafloxacin for treatment of experimental Rocky Mountain Spotted Fever in dogs. *Antimicrob Ag Chemother.* **43**, 813–821.

Broome RL, Brooks DL. (1991). Efficacy of enrofloxacin in the treatment of respiratory pasteurellosis in rabbits. *Lab Anim Sci.* **41**, 572–576.

Broome RL, Brooks DL, Babish JG, Copeland DD, Conzelman GM. (1991). Pharmacokinetic properties of enrofloxacin in rabbits. *Am J Vet Res.* **52**, 1835–1841.

Bryant EE, Mazza JA. (1989). Effect of the abscess environment on the antimicrobial activity of ciprofloxacin. *Am J Med.* **87**, 23S–27S.

Burkhardt JE, Walterspiel JN, Schaad UB. (1997). Quinolone arthropathy in animals versus children. *Clin Infect Dis.* **25**, 1196–1204.

Cabanes A, Arboix M, Anton J MA, Reig F. (1992). Pharmacokinetics of enrofloxacin after intravenous and intramuscular injection in rabbits. *Am J Vet Res.* **53**, 2090–2093.

Carlotti DN. (1996). New trends in systemic antibiotic therapy of bacterial skin disease in dogs. *Comp Contin Educ Pract Vet.* **18**, 40–47.

Carlotti DN, Guaguere E, Pin D, Carlotti DN1, Guaguere E, Pin D, Jasmin P, Thomas E, Guiral V. (1999). Therapy of difficult cases of canine pyoderma with marbofloxacin: a report of 39 cases. *J Small Anim Pract.* **40**, 265–270.

Carlotti DN, Jasmin P, Guaguère E, Thomas E. (1995). Utilisation de la marbofloxacine dans le traitement des pyodermites du chien. *Pratique Medicale et Chirurgicale de l'Animal de Compagnie.* **30**, 281–293.

Carpenter JW, Pollock CG, Koch DE, Hunter RP. (2009). Single-and multiple-dose pharmacokinetics of marbofloxacin after oral administration to rabbits. *Am J Vet Res.* **70**, 522–526.

Carretero M, Rodríguez C, San Andrés MI, Forés P, de Lucas JJ, Nieto J, Waxman S, San Andrés MD, González F. (2002). Pharmacokinetics of marbofloxacin in mature horses after single intravenous and intramuscular administration. *Equ Vet J.* **34**, 360–365.

Cester CC, Schneider M, Toutain PL. (1996). Comparative kinetics of two orally administered fluoroquinolones in dog: enrofloxacin versus marbofloxacin. *Revue Med Vet.* **147**, 703–716.

Chen DK, McGeer A, de Azavedo JC, Low DE. (1999). Decreased susceptibility of *Streptococcus pneumoniae* to fluoroquinolones in Canada. *N Engl J Med.* **341**, 233–239.

Chiesa OA, Idowu OR, Heller D, Smith M, Nochetto C, Chamberlain PL, Gehring R, Bredow J. (2013). A holstein cow–calf model for the transfer of ciprofloxacin through milk after a long-term intravenous infusion. *J Vet Pharmacol Therap.* **36**, 425–433.

Clinical and Laboratory Standards Institute (CLSI). (2013). *Performance Standards for Antimicrobial Disk and Dilution Susceptibility Tests for Bacteria Isolated From Animals; Approved Standard – Fourth Edition.* CLSI document VET01-A4. Wayne, PA: CLSI.

Clinical and Laboratory Standards Institute (CLSI). (2015). *Performance Standards for Antimicrobial Disk and Dilution Susceptibility Tests for Bacteria Isolated From Animals; Third Informational Supplement.* CLSI document VET01-S3. Wayne, PA: CLSI.

Cole LK, Kwochka KW, Kowalski JJ, Hillier A. (1998). Microbial flora and antimicrobial susceptibility patterns of isolated pathogens from the horizontal ear canal and middle ear in dogs with otitis media. *J Am Vet Med Assoc.* **212**, 534–538.

Corrado ML, Struble WE, Peter C, Hoagland V, Sabbaj J. (1987). Norfloxacin: review of safety studies. *Am J Med.* **82**, 22–26.

Cotard JP, Gruet P, Pechereau D, Moreau P, Pages JP, Thomas E, Deleforge J. (1995). Comparative study of marbofloxacin and amoxicillin-clavulanic acid in the treatment of urinary tract infections in dogs. *J Small Anim Pract.* **36**, 349–353.

Couto N, Belas A, Couto I, Perreten V, Pomba C. (2014). Genetic relatedness, antimicrobial and biocide susceptibility comparative analysis of methicillin-resistant and -susceptible Staphylococcus pseudintermedius from Portugal. *Microb Drug Res.* **20**, 364–371.

Cox SK, Cottrell MB, Smith L, Papich MG, Frazier DL, Bartges J. (2004). Allometric analysis of ciprofloxacin and enrofloxacin pharmacokinetics across species. *J Vet Pharmacol Therap.* **27**, 139–146.

da Silva RG, Reyes FG, Sartori JR, Rath S. (2006). Enrofloxacin assay validation and pharmacokinetics following a single oral dose in chickens. *J Vet Pharmacol Therap.* **29**, 365–372.

Davis JL, Foster DM, Papich MG. (2007). Pharmacokinetics and tissue distribution of enrofloxacin and its active metabolite ciprofloxacin in calves. *J Vet Pharmacol Therap.* **30**, 564–571.

Davis JL, Papich MG, Weingarten A. (2006). The pharmacokinetics of orbifloxacin in the horse following oral and intravenous administration, *J Vet Pharmacol Therap.* **29**, 191–197.

deJong A, Stephan B, Friederichs S. (2004). Antibacterial activity of pradofloxacin against canine and feline pathogens isolated from clinical cases. Poster. *Second International Conference on Antimicrobial Agents in Veterinary Medicine* (AAVM), Ottawa, Canada.

DeManuelle TC, Ihrke PJ, Brandt CM, Kass PH, Vuilliet PR. (1998). Determination of skin concentrations of enrofloxacin in dogs with pyoderma. *Am J Vet Res.* **59**, 1599–1604.

Dorfman M, Barsanti J, Budsberg SC. (1995). Enrofloxacin concentrations in dogs with normal prostate and dogs with chronic bacterial prostatitis. *Am J Vet Res.* **56**, 386–390.

Dowling PM, Wilson RC, Tyler JW, Duran SH. (1995). Pharmacokinetics of ciprofloxacin in ponies. *J Vet Pharmacol Therap.* **18**, 7–12.

Drlica K, Zhao X. (1997). DNA gyrase, topoisomerase IV, and the 4-quinolones. *Microb Mol Biol Rev.* **61**, 377–392.

Drusano GL, Johnson DE, Rosen M, Stadiford HC. (1993). Pharmacodynamics of a fluoroquinolone antimicrobial agent in a neutropenic rat model of *Pseudomonas* sepsis. *Antimicrob Ag Chemother.* **37**, 483–490.

Drusano G, Labro MT, Cars O, Mendes P, Shah P, So¨rgel F, Weber W. (1998). Pharmacokinetics and pharmacodynamics of fluoroquinolones. *Clin Microb Infection.* **4**, 2S27–41.

Dudley MN. (1991). Pharmacodynamics and pharmacokinetics of antibiotics with special reference to the fluoroquinolones. *Am J Med.* **91**, 45S–50S.

Duval JM, Budsberg SC. (1995). Cortical bone concentrations of enrofloxacin in dogs. *Am J Vet Res.* **56**, 188–192.

Easmon CSF, Crane JP. (1985). Uptake of ciprofloxacin by macrophages. *J Clin Pathol.* **38**, 442–444.

Easmon CS, Crane JP, Blowers A. (1986). Effect of ciprofloxacin on intracellular organisms: in-vitro and in-vivo studies. *J Antimicrob Chemother.* **18** (Suppl. D), 43–48.

Egerbacher M, Wolfesberger B, Gabler C. (2001). In vitro evidence for effects of magnesium supplementation on quinolone-treated horse and dog chondrocytes. *Vet Pathol.* **38**, 143–148.

Endtz HP, Ruijs GJ, van Klingeren B, Jansen WH, van der Reyden T, Mouton RP. (1991). Quinolone resistance in *Campylobacter* isolated from man and poultry following the introduction of fluoroquinolones in veterinary medicine. *J Antimicrob Chemother.* **27**, 199–208.

Epstein K, Cohen N, Boothe D, Nieuwoudt C, Chandler J. (2004). Pharmacokinetics, stability, and retrospective analysis of use of an oral gel formulation of the bovine injectable enrofloxacin in horses. *Vet Therap.* **5**, 155–167.

Everett MJ, Jin YF, Ricci V, Piddock LJV. (1996). Contributions of individual mechanisms to fluoroquinolone resistance in 36 *Escherichia coli* strains isolated from humans and animals. *Antimicrob Ag Chemother.* **40**, 2380–2386.

Fernandes PB. (1988). Mode of action and in vitro and in vivo activities of the fluoroquinolones. *J Clin Pharmacol.* **28**, 156–168.

Fernández-Varón E, Bovaira MJ, Espuny A, Escudero E, Vancraeynest D, Cárceles CM. (2005). Pharmacokinetic-pharmacodynamic integration of moxifloxacin in rabbits after intravenous, intramuscular and oral administration. *J Vet Pharmacol Therap.* **28**, 343–348.

Ferrero L, Cameron B, Crouzet J. (1995). Analysis of gyrA and grlA mutations in stepwise-selected ciprofloxacin-resistant mutants of *Staphylococcus aureus*. *Antimicrob Ag Chemother.* **39**, 1554–1558.

Flammer K. (1998). Common bacterial infections and antibiotic use in companion birds. *Comp Cont Educ Pract Vet.* **20**, 34–48.

Flammer K, Aucoin DP, Whitt DA. (1991). Intramuscular and oral disposition of enrofloxacin in African grey parrots following single and multiple doses. *J Vet Pharmacol Therap.* **14**, 359–366.

Flammer K, Aucoin DP, Whitt DA, Prus SA. (1990). Plasma concentrations of enrofloxacin in African grey parrots treated with medicated water. *Avian Dis.* **34**, 1017–1022.

Ford MM, Dubielzig RR, Giuliano EA, Moore CP, Narfström KL. (2007). Ocular and systemic manifestations after oral administration of a high dose of enrofloxacin in cats. *Am J Vet Res.* **68**, 190–202.

Forrest A, Nix DE, Ballow CH, Goss TF, Birmingham MC, Schentag JJ. (1993). Pharmacodynamics of intravenous ciprofloxacin in seriously ill patients. *Antimicrob Ag Chemother.* **37**, 1073–1081.

Foster DM, Martin LG, Papich MG. (2016a). Comparison of active drug concentrations in the pulmonary epithelial lining fluid and interstitial fluid of calves injected with enrofloxacin, florfenicol, ceftiofur, or tulathromycin. *PloS One.* **11**, e0149100.

Foster DM, Jacob ME, Warren CD, Papich MG. (2016b). Pharmacokinetics of enrofloxacin and ceftiofur in plasma, interstitial fluid, and gastrointestinal tract of calves after subcutaneous injection, and bactericidal impacts on representative enteric bacteria. *J Vet Pharmacol Therap.* **39**, 62–71.

Foster DM, Sylvester HJ, Papich MG. (2017). Comparison of direct sampling and brochoalveolar lavage for determining active drug concentrations in the pulmonary epithelial lining fluid of calves injected with enrofloxacin or tilmicosin. *J Vet Pharmacol Therap.* In press.

Frazier DL, Thompson L, Trettien A, Evans EI. (2000). Comparison of fluoroquinolone pharmacokinetic parameters after treatment with marbofloxacin, enrofloxacin, and difloxacin in dogs. *J Vet Pharmacol Therap.* **23**, 293–302.

Gandolf AR. (2006). Single-dose intravenous and oral pharmacokinetics of enrofloxacin in goral (*Nemorrhaedus goral arnouxianus*). *J Zoo Wildlife Med.* **37**, 145–150.

Gandolf AR, Atkinson MW, Papich MG, Shurter SS. (2003). Oral enrofloxacin as a promising antibiotic therapy for non-domestic ruminants. *American Association of Zoo Veterinarians Annual Meeting, Proceedings.*

Gandolf AR, Papich MG, Bringardner AB, Atkinson MW. (2005). Pharmacokinetics after intravenous, subcutaneous, and oral administration of enrofloxacin to alpacas. *Am J Vet Res.* **66**, 767–771. (Erratum in: *Am J Vet Res.* **66**, 1291.)

Gardner SY, Davis JL, Jones SL, LaFevers DH, Hoskins MS, McArver EM, Papich MG. (2004). Moxifloxacin pharmacokinetics in horses and disposition into phagocytes after oral dosing. *J Vet Pharmacol Therap.* **27**, 57–60.

Garaffo R, Jambou D, Chichmanian RM, Ravoire S, Lapalus P. (1991). In vitro and in vivo ciprofloxacin pharmacokinetics in human neutrophils. *Antimicrob Ag Chemother.* **35**, 2215–2218.

Gavrielli R, Yagil R, Ziv G, Creveld CV, Glickman A. (1995). Effect of water deprivation on the disposition kinetics of enrofloxacin in camels. *J Vet Pharmacol Therap.* **18**, 333–339.

Gelatt KN, van der Woerdt A, Ketring KL, Gelatt KN, Van Der Woerdt A, Ketring KL, Andrew SE, Brooks DE, Biros DJ, Denis HM, Cutler

TJ. (2001). Enrofloxacin-associated retinal degeneration in cats. *Vet Ophth.* **4**, 99–106.

Giguère S, Sweeney RW, Belanger M. (1996). Pharmacokinetics of enrofloxacin in adult horses and concentration of the drug in serum, body fluids, and endometrial tissues after repeated intragastrically administered doses. *Am J Vet Res.* **57**, 1025–1030.

Giguère S, Sweeney RW, Habecker PL, Lucas J, Richardson DW. (1999). Tolerability of orally administered enrofloxacin in adult horses: a pilot study. *J Vet Pharmacol Therap.* **22**, 343–347.

Giles CJ, Magonigle RA, Grimshaw WT, Tanner AC, Risk JE, Lynch MJ, Rice JR. (1991). Clinical pharmacokinetics of parenterally administered danofloxacin in cattle. *J Vet Pharmacol Therap.* **14**, 400–410.

Giorgi M, Rota S, Giorgi T, Capasso M, Briganti A. (2013). Blood concentrations of enrofloxacin and the metabolite ciprofloxacin in yellow-bellied slider turtles (*Trachemys scripta scripta*) after a single intracoelomic injection of enrofloxacin. *J Exotic Pet Med.* **22**, 192–199.

Göbel T. (1999). Bacterial diseases and antimicrobial therapy in small mammals. *Comp Cont Educ Prect Vet.* **21**, 5–20.

Gore SR, Harms CA, Kukanich B, Forsythe J, Lewbart GA, Papich MG. (2005). Enrofloxacin pharmacokinetics in the European cuttlefish, *Sepia officinalis*, after a single i.v. injection and bath administration. *J Vet Pharmacol Therap.* **28**, 433–439.

Gough AW, Kasali OB, Sigler RE, Baragi V. (1992). Quinolone arthropathy: acute toxicity to immature articular cartilage. *Toxicol Pathol.* **20**, 436–447.

Griffin CE. (1993). Otitis externa and otitis media. In Griffin CE, Kwochka KW, MacDonald JM. (eds.), *Current Veterinary Dermatology: The Science and Art of Therapeutics*. Philadelphia, W. B. Saunders. 245–262.

Griffin CE. (1999). Pseudomonas otitis therapy. In Bonagura JD (ed.), *Current Veterinary Therapy XIII*. Philadelphia, W.B. Saunders.

Griggs DJ, Hall MC, Jin YF, Piddock JV. (1994). Quinolone resistance in veterinary isolates of *Salmonella*. *J Antimicrob Chemother.* **33**, 1173–1189.

Grobbel M, Lübke-Becker A, Wieler LH, Froyman R, Friederichs S, Filios S. (2007). Comparative quantification of the in vitro activity of veterinary fluoroquinolones. *Vet Microb.* **124**, 73–81.

Gruet P, Richard P, Thomas E, Autefage A. (1997). Prevention of surgical infections in dogs with a single intravenous injection of marbofloxacin: an experimental model. *Vet Rec.* **140**, 199–202.

Gyrd-Hansen N, Nielsen P. (1994). The influence of feed on the oral bioavailability of enrofloxacin, oxytetracycline, penicillin V, and spiramycin in pigs. *Proceedings of the 6th EAVPT Congress*, 242–243.

Haines GR, Brown MP, Gronwall RR, Merritt KA. (2000). Serum concentrations and pharmacokinetics of enrofloxacin after intravenous and intragastric administration to mares. *Can J Vet Res.* **64**, 171–177.

Hannan PCT, Windsor GD, De Jong A, Schmeer N, Stegemann M. (1997). Comparative susceptibilities of various animal-pathogenic mycoplasmas to fluoroquinolones. *Antimicrob Ag Chemother.* **41**, 2037–2040.

Haritova A, Dimitrova D, Dinev T, Moutafchieva R, Lashev L. (2013). Comparative pharmacokinetics of enrofloxacin, danofloxacin, and marbofloxacin after intravenous and oral administration in Japanese quail (*Coturnix coturnix japonica*). *J Avian Med Surg.* **27**, 23–31.

Hartmann A, Krebber R, Daube G, Hartmann K. (2008a). Pharmacokinetics of pradofloxacin and doxycycline in serum, saliva, and tear fluid of cats after oral administration. *J Vet Pharmacol Therap.* **31**, 87–94.

Hartmann AD, Helps CR, Lappin MR, Werckenthin C, Hartmann K. (2008b). Efficacy of pradofloxacin in cats with feline upper respiratory tract disease due to *Chlamydophila felis* or *Mycoplasma* infections. *J Vet Intern Med.* **22**, 44–52.

Hauschild G, Rohn K, Engelhardt E, Sager M, Hardes J, Gosheger G. (2013). Pharmacokinetic study on pradofloxacin in the dog – comparison of serum analysis, ultrafiltration and tissue sampling after oral administration. *BMC Vet Res.* **9**, 32.

Hawkins EC, Boothe DM, Guinn A, Aucoin DP, Ngyuen J. (1998). Concentration of enrofloxacin and its active metabolite in alveolar macrophages and pulmonary epithelial lining fluid of dogs. *J Vet Pharmacol Therap.* **21**, 8–23.

Hedin G, Hambreus A. (1991). Multiply antibiotic-resistant *Staphylococcus epidermidis* in patients, staff, and environment – a one-week survey in a bone marrow transplant unit. *J Hosp Infec.* **17**, 95–106.

Heinen E. (1999). Comparative pharmacokinetics of enrofloxacin and difloxacin as well as their main metabolites in dogs. *Comp Contin Educ Pract Vet.* **21**, 12–18.

Heinen E. (2002). Comparative serum pharmacokinetics of the fluoroquinolones enrofloxacin, difloxacin, marbofloxacin, and orbifloxacin in dogs after single oral administration. *J Vet Pharmacol Therap.* **25**, 1–5.

Helmick KE, Papich MG, Vliet KA, Bennett RA, Brown MR, Jacobson ER. (1997). Preliminary kinetics of single dose intravenously administered enrofloxacin and oxytetracycline in the American alligator (*Alligator mississippiensis*). *Proc Am Assoc Zoo Vet.* 27–28.

Hillier A, Lloyd DH, Weese JS, Blondeau JM, Boothe D, Breitschwerdt E, Guardabassi L, Papich MG, Rankin S, Turnidge JD, Sykes JE. (2014). Guidelines for the diagnosis and antimicrobial therapy of canine superficial bacterial folliculitis (Antimicrobial Guidelines Working Group of the International Society for Companion Animal Infectious Diseases). *Vet Dermatol.* **25**, **163**, e43.

Howard AM, Papich MG, Felt SA, Long CT, McKeon GP, Bond ES, Torreilles SL, Luong RH, Green SL. (2010). The pharmacokinetics of enrofloxacin in adult African clawed frogs (*Xenopus laevis*). *J Am Assoc Lab Anim Sci.* **49**, 800–804.

Hungerford C, Spelman L, Papich MG. (1997). Pharmacokinetics of enrofloxacin after oral and intramuscular administration in Savanna monitors (*Varanus exanthematicus*). *Proc Am Assoc Zoo Vet.* 89–92.

Hyatt JM, McKinnon PS, Zimmer GS, Schentag JJ. (1995). The importance of pharmacokinetic/pharmacodynamic surrogate markers to outcome. *Clin Pharmacokin.* **28**, 143–160.

Idowu OR, Peggins JO, Cullison R, Von Bredow J. (2010). omparative pharmacokinetics of enrofloxacin and ciprofloxacin in lactating dairy cows and beef steers following intravenous administration of enrofloxacin. *Res Vet Sci.* **89**, 230–235.

Ihrke PJ. (1996). Experiences with enrofloxacin in small animal dermatology. *Comp Contin Educ Pract Vet.* **18**, 35–39.

Ihrke PJ. (1998). Bacterial infections of the skin. In Greene CE. (ed.), *Infectious Diseases of the Dog and Cat*, 2nd edn., Philadelphia, W. B. Saunders. 541–547.

Ihrke PJ, DeManuelle TC. (1999). German Shepherd dog pyoderma: an overview and antimicrobial management. *Comp Contin Educ Pract Vet.* **21**, 44–49.

Ihrke PJ, Papich MG, DeManuelle TC. (1999). The use of fluoroquinolones in veterinary dermatology. *Vet Dermatol.* **10**, 193–204.

Intorre L, Mengozzi G, Maccheroni M, Bertini S, Soldani F. (1995). Enrofloxacin-theophylline interaction: influence of enrofloxacin on theophylline steady-state pharmacokinetics in the Beagle dog. *J Vet Pharmacol Therap.* **18**, 352–356.

Intorre L, Vanni M, Di Bello D, Pretti C, Meucci V, Tognetti R, Soldani G, Cardini G, Jousson O. (2007). Antimicrobial susceptibility and mechanism of resistance to fluoroquinolones in *Staphylococcus intermedius* and *Staphylococcus schleiferi*. *J Vet Pharmacol Therap.* **30**, 464–469.

Jacobson ER. (1999). Antimicrobial therapy in reptiles. *Comp Cont Educ Prect Vet.* **21**, 33–48.

Jacobson E, Gronwall R, Maxwell L, Merrit K, Harman G. (2005). Plasma concentrations of enrofloxacin after single-dose oral administration in loggerhead sea turtles (*Caretta caretta*). *J Zoo Wildlife Med.* **36**, 628–634.

Jalal S, Wretlind B. (1998). Mechanisms of quinolone resistance in clinical strains of *Pseudomonas aeruginosa*. *Microb Drug Resist.* **4**, 257–261.

James SB, Calle PP, Raphael BL, Papich M, Breheny J, Cook RA. (2003). Comparison of injectable versus oral enrofloxacin pharmacokinetics in red-eared slider turtles, *Trachemys scripta elegans*. *J Herpetol Med Surg.* **13**, 5–10.

Jones RD, Kania SA, Rohrbach BW, Frank LA, Bemis DA. (2007). Prevalence of oxacillin and multidrug-resistant staphylococci in clinical samples from dogs: 1,772 samples (2001–2005). *J Am Vet Med Assoc.* **230**, 221–227.

Kaartinen L, Pyörälä S, Moilanen M, Räisänen S. (1997). Pharmacokinetics of enrofloxacin in newborn and one-week-old calves. *J Vet Pharmacol Therap.* **20**, 479–482.

Kaartinen L, Salonen M, Älli L, Pyörälä S. (1995). Pharmacokinetics of enrofloxacin after single intravenous, intramuscular, and subcutaneous injections in cows. *J Vet Pharmacol Therap.* **18**, 357–362.

Kay-Mugford PA, Ramsey DT, Dubielzig RR, Tuomari DL, Turck PA. (2001). Ocular effects of orally administered orbifloxacin in cats. *American College of Veterinary Ophthalmologists 32nd Annual Meeting, (abstract)*, October 9–13.

Kim MS, Lim JH, Park BK, Hwang YH, Yun HI. (2006). Pharmacokinetics of enrofloxacin in Korean catfish (*Silurus asotus*). *J Vet Pharmacol Therap.* **29**, 397–402.

Knoll U, Glunder G, Kietzmann M. (1999). Comparative study of the plasma pharmacokinetics and tissue concentrations of danofloxacin and enrofloxacin in broiler chickens. *J Vet Pharmacol Therap.* **22**, 239–246.

Koch H-J, Peters S. (1996). Antimicrobial therapy in German Shepherd dog pyoderma (GSP). An open clinical study. *Veterinary Dermatology.* **7**, 177–181.

Kontos VI, Athanasiou LV. (1998). Use of enrofloxacin in the treatment of acute ehrlichiosis. *Canine Practice.* **23**, 10–14.

Kordick D, Papich MG, Breitschwerdt EB. (1997). Efficacy of enrofloxacin or doxycycline for treatment of *Bartonella henselae* or *Bartonella clarridgeiae* infection in cats. *Antimicrob Ag Chemother.* **41**, 2448–2455.

Kukanich B, Huff D, Riviere JE, Japich MG. (2007). Naive averaged, naive pooled, and population pharmacokinetics of orally administered marbofloxacin in juvenile harbor seals. *J Am Vet Med Assoc.* **230**, 390–395.

KuKanich K, KuKanich B, Guess S, Heinrich E. (2016). Effect of sucralfate on the relative bioavailability of enrofloxacin and ciprofloxacin in healthy fed dogs. *J Vet Intern Med.* In Press.

Küng K, Riond J-L, Wanner M. (1993a). Pharmacokinetics of enrofloxacin and its metabolite ciprofloxacin after intravenous and oral administration of enrofloxacin in dogs. *J Vet Pharmacol Therap.* **16**, 462–468.

Küng K, Riond J-L, Wolfram S, Wanner M. (1993b). Comparison of an HPLC and bioassay method to determine antimicrobial concentrations after intravenous and oral administration of enrofloxacin in four dogs. *Res Vet Sci.* **54**, 247–248.

Lees P. (2013). Pharmacokinetics, pharmacodynamics and therapeutics of pradofloxacin in the dog and cat. *J Vet Pharmacol Therap.* **36**, 209–221.

Lees P, Aliabadi FS. (2002). Rational dosing of antimicrobial drugs: animal versus humans. *Int J Antimicrob Ag.* **19**, 269–284.

Lefebvre HP, Schneider M, Dupouy V, Laroute V, Costes G, Delesalle L, Toutain PL. (1998). Effect of experimental renal impairment on disposition of marbofloxacin and its metabolites in the dog. *J Vet Pharmacol Therap.* **21**, 453–461.

Lewbart GA. (1998). Koi medicine and management. *Comp Cont Educ Prect Vet.* **20**, 5–12.

Lewbart G, Vaden S, Deen J, Manaugh C, Whitt D, Smith T, Flammer K. (1997). Pharmacokinetics of enrofloxacin in the red pacu (*Colossoma brachypomum*) after intramuscular, oral and bath administration. *J Vet Pharmacol Therap.* **20**, 124–128.

Linnehan RM, Ulrich RW, Ridgway S. (1999). Enrofloxacin serum bioactivity in bottlenose dolphins, *Tursiops truncatus*, following oral administration of 5 mg/kg in whole fish. *J Vet Pharmacol Therap.* **22**, 170–173.

Litster A, Moss S, Honnery M, Rees B, Edingloh M, Trott D. (2007). Clinical efficacy and palatability of pradofloxacin 2.5% oral suspension for the treatment of bacterial lower urinary tract infections in cats. *J Vet Intern Med.* **21**, 990–995.

Lode H, Borner K, Koeppe P. (1998). Pharmacodynamics of fluoroquinolones. *Clinical Infect Dis.* **27**, 33–39.

Mann DD, Frame GM. (1992). Pharmacokinetic study of danofloxacin in cattle and swine. *Am J Vet Res.* **53**, 1022–1026.

Martin Barrasa JL, Lupiola Gomez P, Gonzalez Lama Z, Tejedor Junco MT. (2000). Antibacterial susceptibility patterns of Pseudomonas strains isolated from chronic canine otitis externa. *J Vet Med B.* **47**, 191–196.

Martinez MN, Antonovic L, Court M, Dacasto M, Fink-Gremmels J, Kukanich B, Locuson C, Mealey K, Myers MJ, Trepanier L. (2013). Challenges in exploring the cytochrome P450 system as a source of variation in canine drug pharmacokinetics. *Drug Metab Rev.* **45**, 218–230.

Martinez M, McDermott P, Walker R. (2006). Pharmacology of the fluoroquinolones: a perspective for the use in domestic animals. *Vet J.* **172**, 10–28.

Martinez-Martinez L, Pascual A, Jacoby G A. (1998). Quinolone resistance from a transferable plasmid. *Lancet.* **351**, 797–799.

McCarthy AJ, Harrison EM, Stanczak-Mrozek K, Leggett B, Waller A, Holmes MA, Lloyd DH, Lindsay JA, Loeffler A. (2015). Genomic insights into the rapid emergence and evolution of MDR in *Staphylococcus pseudintermedius*. *J Antimicrob Chemother.* **70**, 997–1007.

Mengozzi G, Intorre L, Bertini S, Soldani G. (1996). Pharmacokinetics of enrofloxacin and its metabolite ciprofloxacin after intravenous and intramuscular administration in sheep. *Am J Vet Res.* **57**, 1040–1043.

Messenger KM, Papich MG, Blikslager AT. (2012). Distribution of enrofloxacin and its active metabolite, using an in vivo ultrafiltration sampling technique after the injection of enrofloxacin to pigs. *J Vet Pharmacol Therap.* **35**, 452–459.

Messias A, Gekeler F, Wegener A, Dietz K, Kohler K, Zrenner E. (2008). Retinal safety of a new fluoroquinolone, pradofloxacin, in cats: assessment with electroretinography. *Doc Ophthalmol.* **116**, 177–191.

Monlouis J-D, DeJong A, Limet A, Richez P. (1997). Plasma pharmacokinetics and urine concentrations after oral administration of enrofloxacin to dogs. *J Vet Pharmacol Therap.* **20**, 61–63.

Mueller RS, Stephan B. (2007). Pradofloxacin in the treatment of canine deep pyoderma: a multicentered, blinded, randomized parallel trial. *Vet Dermatol.* **18**, 144–151.

Murphy O M, Marshall C, Stewart D, Freeman R. (1997). Ciprofloxacin-resistant Enterobacteriaceae. *Lancet.* **349**, 1028–1029.

Neu HC. (1992). The crisis in antibiotic resistance. *Science.* **257**, 1064–1073.

Nicolau DP, Quintiliani R, Nightingale CH. (1995). Antibiotic kinetics and dynamics for the clinician. *Med Clin North Am.* **79**, 477–495.

Nielsen P, Gyrd-Hansen N. (1997) Bioavailability of enrofloxacin after oral administration to fed and fasted pigs. *Pharmacol Toxicol.* **80**, 246–250.

Nikaido H, Thanassi DG. (1993). Penetration of lipophilic agents with multiple protonation sites into bacterial cells: tetracyclines and fluoroquinolones as examples. *Antimicrob Ag Chemother.* **37**, 1393–1399.

Nix DE, Watson WA, Lener ME, Frost RW, Krol G, Goldstein H, Lettieri J, Schentag JJ. (1989). Effects of aluminum and magnesium antacids and ranitidine on the absorption of ciprofloxacin. *Clin Pharmacol Therap.* **46**, 700–705.

Nouws JFM, Mevius DJ, Vree TB, Baars AM, Laurensen J. (1988). Pharmacokinetics, renal clearance, and metabolism of ciprofloxacin following intravenous and oral administration to calves and pigs. *Vet Quart.* **10**, 156–163.

Ogino T, Mizuno Y, Ogata T, Takahashi Y. (2005). Pharmacokinetic interactions of flunixin meglumine and enrofloxacin in dogs. *Am J Vet Res.* **66**, 1209–1213.

Papich MG. (1999). Pharmacokinetics of enrofloxacin in reptiles. *Compend Cont Educ Pract Vet.* **21** (Suppl.10).

Papich MG. (2012). Ciprofloxacin pharmacokinetics and oral absorption of generic ciprofloxacin tablets in dogs. *Am J Vet Res.* **73**, 1085–1091.

Papich MG. (2017). Ciprofloxacin pharmacokinetics in clinical canine patients. *J Vet Intern Med.* In press.

Papich MG, VanCamp SD, Cole J, Whitacre MD. (2002). Pharmacokinetics and endometrial tissue concentrations of enrofloxacin and the metabolite ciprofloxacin after IV administration of enrofloxacin to mares. *J Vet Pharmacol Therap.* **25**, 343–350.

Paradis M, Lemay S, Scott DW, Miller WH, Wellington J, Panich R. (1990). Efficacy of enrofloxacin in the treatment of canine bacterial pyoderma. *Vet Dermatol.* **1**, 123–127.

Pascual A, Garcia I, Perea EJ. (1990). Uptake and intracellular activity of an optically active ofloxacin isomer in human neutrophils and tissue culture cells. *Antimicrob Ag Chemother.* **34**, 277–280.

Peña C, Albareda JM, Pallares R, Pujol M, Tubau F, Ariza J. (1995). Relationship between quinolone use and emergence of ciprofloxacin-resistant *Escherichia coli* in bloodstream infections. *Antimicrob Ag Chemother.* **39**, 520–524.

Perea S, Hidalgo M, Arcediano A, Ramos MJ, Gomez C, Hornedo J, Lumbreras C, Folgueira D, Cortes-Funes H, Rodriguez-Noriega A. (1999).

Incidence and clinical impact of fluoroquinolone-resistant *Escherichia coli* in the faecal flora of cancer patients treated with high dose chemotherapy and ciprofloxacin prophylaxis. *J Antimicrob Chemother.* **44**, 117–120.

Pestova E, Millichap JJ, Noskin GA, Peterson LR. (2000). Intracellular targets of moxifloxacin: a comparison with other fluoroquinolones. *J Antimicrob Chemother.* **45**, 583–590.

Petersen AD, Walker RD, Bowman MM, Schott HC, Rosser EJ. (2002). Frequency of isolation and antimicrobial susceptibility patterns of *Staphylococcus intermedius* and *Pseudomonas aeruginosa* isolates from canine skin and ear samples over a 6 year period (1992–1997). *J Am Anim Hospl Assoc.* **38**, 407–413.

Petritz OA, Guzman DS, Wiebe VJ, Papich MG. (2013). Stability of three commonly compounded extemporaneous enrofloxacin suspensions for oral administration to exotic animals. *J Am Vet Med Assoc.* **243**, 85–90.

Peyrou M, Bousquet-Melou A, Laroute V, Vrins A, Doucet MY. (2006). Enrofloxacin and marbofloxacin in horses: comparison of pharmacokinetic parameters, use of urinary and metabolite data to estimate first-pass effect and absorbed fraction. *J Vet Pharmacol Therap.* **29**, 337–344.

Peyrou M, Doucet MY, Vrins A, Concordet D, Schneider M, Bousquet-mélou A. (2004). Population pharmacokinetics of marbofloxacin in horses: preliminary analysis. *J Vet Pharmacol Therap.* **27**, 283–288.

Phillips BE, Harms CA, Lewbart GA, Lahner LL, Haulena M, Rosenberg JF, Papich MG. (2016). Population pharmacokinetics of enrofloxacin and its metabolite ciprofloxacin in the green sea urchin (*Strongylocentrotus droebachiensis*) following intracoelomic and immersion administration. *J Zoo Wildlife Med.* **47**, 175–186.

Piddock LJV, Ricci V, McLaren I, Griggs DJ. (1998). Role of mutation in the *gyrA* and *parC* genes of nalidixic-acid-resistant salmonella serotypes isolated from animals in the United Kingdom. *J Antimicrob Chemother.* **41**, 635–641.

Pijpers A, Heinen E, DeJong A, Verheijden JHM. (1997). Enrofloxacin pharmacokinetics after intravenous and intramuscular administration in pigs. *J Vet Pharmacol Therap.* **20**, 42–43.

Pirro F, Edingloh M, Schmeer N. (1999). Bactericidal and inhibitory activity of enrofloxacin and other fluoroquinolones in small animal pathogens. *Compend Cont Educ Prect Vet.* **21**, 19–25.

Pirro F, Scheer M, de Jong A. (1997). Additive in vitro activity of enrofloxacin and its main metabolite ciprofloxacin. *Proc 14th Annual Congress European Society for Veterinary Dermatology.*

Pozzin O, Harron DWG, Nation G, Tinson AH, Sheen R, Dhanasekharan S. (1997). Pharmacokinetics of enrofloxacin following intravenous/intramuscular/oral administration in Nedji sheep. *J Vet Pharmacol Therap.* **20**, 60.

Prezant RM, Isaza R, Jacobson ER. (1994). Plasma concentrations and disposition kinetics of enrofloxacin in gopher tortoises (*Gopherus polyphemus*). *J Zoo Wildlife Med.* **25**, 82–87.

Rantala M, Kaartinen L, Välimäki E, Stryrman M, Hiekkaranta M, Niemi A, Saari L, Pyörälä S. (2002). Efficacy and pharmacokinetics of enrofloxacin and flunixin meglumine for treatment of cows with experimentally induced Escherichia coli mastitis. *J Vet Pharmacol Therap.* **24**, 251–258.

Rao GS, Ramesh S, Ahmad AH, Tripathi HC, Sharma LD, Malik JK. (2000). Effects of endotoxin-induced fever and probenecid on disposition of enrofloxacin and its metabolite ciprofloxacin after intravascular administration of enrofloxacin in goats. *J Vet Pharmacol Therap.* **23**, 365–372.

Rao GS, Ramesh S, Ahmad AH, Tripathi HC, Sharma LD, Malik JK. (2002). Disposition kinetics of enrofloxacin and ciprofloxacin following intravenous administration of enrofloxacin in goats. *Small Ruminant Research.* **44**, 9–15.

Raphael BL, Papich MG, Cook RA. (1994). Pharmacokinetics of enrofloxacin after a single intramuscular injection in Indian star tortoises (*Geochelone elegans*). *J Zoo Wildlife Med.* **25**, 88–94.

Real R, Egido E, Perez M, Gonzalez-Lobato L, Barrera B, Prieto JG, Alvarez AI, Merino G. (2011). Involvement of breast cancer resistance protein (BCRP/ABCG2) in the secretion of danofloxacin into milk: interaction with ivermectin. *J Vet Pharmacol Therap.* **34**, 313–321.

Richez P, Dellac B, Froyman R, DeJong A. (1994).Pharmacokinetics of enrofloxacin in calves and adult cattle after single and repeated subcutaneous injections. *Proceedings of European Association for Veterinary Pharmacology and Toxicology, Proceedings of the 6th International Congress*, Edinburgh, UK, 232–233.

Richez P, Pedersen Morner A, DeJong A, Monlouis JD. (1997a). Plasma pharmacokinetics of parenterally administered danofloxacin and enrofloxacin in pigs. *J Vet Pharmacol Therap.* **20**, 41–42.

Richez P, Monlouis JD, Dellac B, Daube B. (1997b). Validation of a therapeutic regimen for enrofloxacin in cats on the basis of pharmacokinetic data. *J Vet Pharmacol Therap.* **20**, 152–153.

Riddle C, Lemons C, Papich MG, Altier C. (2000). Evaluation of ciprofloxacin as a representative of veterinary fluoroquinolones in susceptibility testing. *J Clin Microbiol.* **38**, 1636–1637.

Rosenberg JF, Haulena M, Phillips BE, Harms CA, Lewbart GA, Lahner LL, Papich MG. (2016). Population pharmacokinetics of enrofloxacin in purple sea stars (Pisaster ochraceus) following an intracoelomic injection or extended immersion. *Am J Vet Res.* **77**, 1266–1275.

Rosenthal KL. (1999). Avian bacterial infections and their treatment. *Compend Cont Educ Pract Vet.* **21**, 21–32.

Ross DL, Riley CM. (1994). Dissociation and complexation of the fluoroquinolone antimicrobials—an update. *J Pharm Biomed Analysis.* **12**, 1325–1331.

Rosychuk RAW. (1994). Management of otitis externa., *Vet Clin North Am Small Anim Pract.* **24**, 921–952.

Rubin J, Walker RD, Blickenstaff K, Bodeis-Jones S, Zhao S. (2008). Antimicrobial resistance and genetic characterization of fluoroquinolone resistance of *Pseudomonas aeruginosa* isolated from canine infections. *Vet Microb.* **131**, 164–172.

Rubinstein E, Diamantstein L, Yoseph G, Gruzman G, Rubinovitch B, Barzilai A, Keller N. (2000). The effect of albumin, globulin, pus and dead bacteria in aerobic and anaerobic conditions on the antibacterial activity of moxifloxacin, trovafloxacin and ciprofloxacin against *Streptococcus pneumoniae, Staphylococcus aureus* and *Escherichia coli.* *Clin Microb Infect.* **6**, 678–681.

Sanchez CR, Murray SZ, Isaza R, Papich MG. (2005). Pharmacokinetics of a single dose of enrofloxacin administered orally to captive Asian elephants (*Elephas maximus*). *Am J Vet Res.* **66**, 1948–1953.

Sanders CC, Sanders WE, Thomson KS. (1995). Fluoroquinolone resistance in staphylococci: new challenges. *Eur J Clin Microbiol Infect Dis.* **14**, S6–S11.

Schluter G. (1987). Ciprofloxacin: Review of potential toxicologic effects. *Am J Med.* **82**, 91–93.

Schneider M, Paulin A, Dron F, Woehrle F. (2014). Pharmacokinetics of marbofloxacin in pigs after intravenous and intramuscular administration of a single dose of 8 mg/kg: dose proportionality, influence of the age of the animals and urinary elimination. *J Vet Pharmacol Therap.* **37**, 523–530.

Schneider M, Thomas V, Boisrame B, Deleforge J. (1996). Pharmacokinetics of marbofloxacin in dogs after oral and parenteral administration. *J Vet Pharmacol Therap.* **19**, 56–61.

Seguin MA, Papich MG, Sigle KJ, Gibson NM, Levy JK. (2004). Pharmacokinetics of enrofloxacin in neonatal kittens. *Am J Vet Res.* **65**, 350–356.

Shem-Tov M, Rav-Hon O, Ziv G, Lavi E, Glickman A, Saran A. (1998). Pharmacokinetics and penetration of danofloxacin from the blood into the milk of cows. *J Vet Pharmacol Therap.* **2**, 209–213.

Sidhu PK, Landoni MF, Lees P. (2005). Influence of marbofloxacin on the pharmacokinetics and pharmacodynamics of tolfenamic acid in calves. *J Vet Pharmacol Therap.* **28**, 109–119.

Silley P, Stephan B, Greife, HA, Pridmore A. (2007). Comparative activity of pradofloxacin against anaerobic bacteria isolated from dogs and cats. *J Antimicrob Chemother.* **60**, 999–1003.

Simon Ž, Katja B, Darko U, Marjan V, Albin K. (2010). Metal cation–fluoroquinolone complexes do not permeate through the intestinal absorption barrier. *J Pharm Biomed Analysis.* **53**, 655–659.

Smith KE, Besser JM, Hedberg CW, Leano FT, Bender JB, Wicklund JH, Johnson BP, Moore KA, Osterholm MT. (1999). Quinolone-resistant *Campylobacter jejuni* infections in Minnesota, 1992–1998. *N EnglJ Med.* **340**, 1525–1532.

Spindel ME, Veir JK, Radecki SV, Lappin MR. (2008). Evaluation of pradofloxacin for the treatment of feline rhinitis. *J Feline Med Surg.* **10**, 472–479.

Spreng M, Deleforge J, Thomas V, Boisrame B, Drugeon H. (1995). Antibacterial activity of marbofloxacin: a new fluoroquinolone for veterinary use against canine and feline isolates. *J Vet Pharmacol Therap.* **1**, 284–289.

Stegemann M, Heukamp U, Scheer M, Krebber R. (1996). Kinetics of antibacterial activity after administration of enrofloxacin in dog serum and skin: in vitro susceptibility of field isolates. *Compend Cont Educ Pract Vet.* **18**, 30–34.

Stegemann M, Wollen TS, Ewert KM, Terhune TN, Copeland DD. (1997). Plasma pharmacokinetics of enrofloxacin administered to cattle at a dose of 7.5 mg/kg. *J Vet Pharmacol Therap.* **20**, 22.

Stephan B, Greife HA, Pridmore A, Silley P. (2007a). Mutant prevention concentration of pradofloxacin against *Porphyromonas gingivalis. Vet Microbiol.* **121**, 194–195.

Stephan B, Greife HA, Pridmore A, Silley P. (2007b). Activity of pradofloxacin against *Porphyromonas* and *Prevotella* spp. Implicated in periodontal disease in dogs: susceptibility test data from a European multicenter study. *Antimicrob Ag Chemother.* **52**, 2149–2155.

Stoffregen DA, Wooster GA, Bustos PS, Bowser PR, Babish JG. (1997). Multiple route and dose pharmacokinetics of enrofloxacin in juvenile Atlantic salmon. *J Vet Pharmacol Therap.* **20**,111–123.

Studdert VP, Hughes KL. (1992). Treatment of opportunistic mycobacterial infections with enrofloxacin in cats. *J Am Vet Med Assoc.* **201**,1388–1390.

Sullivan MC, Cooper BW, Nightingale CH, Quintiliani R, Lawlor MT. (1993). Evaluation of the efficacy of ciprofloxacin against *Streptococcus pneumoniae* by using a mouse protection model. *Antimicrob Ag Chemother.* **37**, 234–239.

Suojala L, Simojoki H, Mustonen K, Kaartinen L, Pyörälä S. (2010). Efficacy of enrofloxacin in the treatment of naturally occurring acute clinical Escherichia coli mastitis. *J Dairy Sci.* **93**, 1960–1969.

Takács-Novák K, Jozan M, Hermecz I, Szasz G. (1992). Lipophilicity of antibacterial fluoroquinolones. *Int J Pharm.* **79**, 89–96.

TerHune TN, Skogerboe TL, Shostrom VK, Weigel DJ. (2005). Comparison of pharmacokinetics of danofloxacin and enrofloxacin in calves challenged with Mannheimia haemolytica. *Am J Vet Res.* **66**, 342–349.

Threlfall EJ, Cheasty T, Graham A, Rowe B. (1997). High-level resistance to ciprofloxacin in *Escherichia coli. Lancet.* **349**, 403.

Threlfall EJ, Frost JA, Ward LR, Rowe R. (1995). Epidemic in cattle of *S. typhimurium* DT 104 with chromosomally integrated multiple drug resistance. *Vet Rec.* **134**, 577.

Tulkens PM. (1990). Accumulation and subcellular distribution of antibiotics in macrophages in relation to activity against intracellular bacteria. In Fass RJ. (ed.), *Ciprofloxacin in Pulmonology.* Bern, W. Zuckschwerdt Verlag Munchen. 12–20.

Tyczkowska KL, Voyksner RD, Anderson KL, Papich MG. (1994). Simultaneous determination of enrofloxacin and its primary metabolite ciprofloxacin in bovine milk and plasma by ion-pairing liquid chromatography. *J Chromat B.* **658**, 341–348.

Vallé M, Schneider M, Galland D, Giboin H, Woehrle F. (2012). Pharmacokinetic and pharmacodynamic testing of marbofloxacin administered as a single injection for the treatment of bovine respiratory disease. *J Vet Pharmacol Therap.* **35**, 519–528.

Van Bambeke F, Barcia-Macay M, Lemaire S, Tulkens PM. (2006). Cellular pharmacodynamics and pharmacokinetics of antibiotics: current views and perspectives. *Curr Opin Drug Discovery Develop.* **9**, 218.

Vancutsem PM, Babish JG, Schwark WS. (1990). The fluoroquinolone antimicrobials: structure, antimicrobial activity, pharmacokinetics, clinical use in domestic animals, and toxicity. *Cornell Vet.* **80**, 173–186.

Villa R, Prandini E, Caloni F, Carli S. (1997). Serum protein binding of some sulfonamides, quinolones, and fluoroquinolones in farm animals and domestic animals. *J Vet Pharmacol Therap.* **60**, 34–35.

Walker RD, Stein GE, Hauptman JG, MacDonald KH. (1992). Pharmacokinetics evaluation of enrofloxacin administered orally to healthy dogs. *Am J Vet Res.* **53**, 2315–2319.

Walker RD, Stein GE, Hauptman JG, MacDonald KH, Budsberg SC, Rosser EJ Jr. (1990). Serum and tissue cage fluid concentrations of ciprofloxacin after oral administration of the drug to healthy dogs. *Am J Vet Res.* **51**, 896–900.

Waxman S, Rodríguez C, González F, De Vicente ML, San Andrés MI, San Andrés MD. (2001). Pharmacokinetic behavior of marbofloxacin after intravenous and intramuscular administrations in adult goats. *J Vet Pharmacol Ther.* **6**, 375–378.

Weese JS, Blondeau JM, Boothe D, Breitschwerdt EB, Guardabassi L, Hillier A, Lloyd DH, Papich MG, Rankin SC, Turnidge JD, Sykes JE. (2011). Antimicrobial use guidelines for treatment of urinary tract disease in dogs and cats: antimicrobial guidelines working group of the international society for companion animal infectious diseases. *Vet Med Int.* Jun 27.

Westropp JL, Sykes JE, Irom S, Daniels JB, Smith A, Keil D, Settje T, Wang Y, Chew DJ. (2012). Evaluation of the efficacy and safety of high dose short duration enrofloxacin treatment regimen for uncomplicated urinary tract infections in dogs. *J Vet Intern Med.* **26**, 506–512.

Wetzstein HG. (2005). Comparative mutant prevention concentrations of pradofloxacin and other veterinary fluoroquinolones indicate differing potentials in preventing selection of resistance. *Antimicrob Ag Chemother.* **49**, 4166–4173.

Wiuff C, Lykkesfeldt J, Aarestrup FM, Svendsen O. (2002). Distribution of enrofloxacin in intestinal tissue and contents of healthy pigs after oral and intramuscular administrations. *J Vet Pharmacol Therap.* **25**, 335–342.

Wright DH, Brown GH, Peterson ML, Rotschafer JC. (2000). Application of fluoroquinolone pharmacodynamics. *J Antimicrob Chemother.* **46**, 669–683.

Yabe K, Murakami Y, Nishida S, Sekiguchi M, Furuham K, Goryo M, Okada K. (2001). *J Vet Med Sci.* **63**, 867–872.

Yamarik TA, Wilson WD, Wiebe VJ, Pusterla N, Edman J, Papich MG. (2010). Pharmacokinetics and toxicity of ciprofloxacin in adult horses. *J Vet Pharmacol Therap.* **33**, 587–594.

Young LA, Schumacher J, Papich MG, Jacobson ER. (1997). Disposition of enrofloxacin and its metabolite ciprofloxacin after intramuscular injection in juvenile Burmese pythons (*Python molurus bivittatus*). *J Zoolog Wildl Med.* **28**, 71–79.

Yun HI, Park SC, Jun MH, Hur W, Oh TK. (1994). Ciprofloxacin in horses: antimicrobial activity, protein binding, and pharmacokinetics. *Proceedings 6th EAVPT Congress.* 28–29.

Zeitlinger M, Sauermann R, Fille M, Hausdorfer J, Leitner I, Müller M. (2008). Plasma protein binding of fluoroquinolones affects antimicrobial activity. *J Antimicrob Chemother.* **61**, 561–567.

Zeng Z, Fung K. (1997). Effects of experimentally induced *Escherichia coli* infection on the pharmacokinetics of enrofloxacin in pigs. *J Vet Pharmacol Therap.* **20**, 39–40.

Zhanel GG, Hoban DJ, Schurek K, Karlowsky JA. (2004). Role of efflux mechanisms on fluoroquinolone resistance in *Streptococcus pneumoniae* and *Pseudomonas aeruginosa. Int J Antimicrob Ag.* **24**, 529–535.

CAPÍTULO 38

Fármacos Antifúngicos e Antivirais

Jennifer L. Davis e Lara Maxwell

FÁRMACOS ANTIFÚNGICOS

A necessidade de medicamentos antifúngicos seguros e eficazes tornou-se importante, especialmente na clínica de pequenos animais, com o reconhecimento de infecções fúngicas sistêmicas graves, bem como pela necessidade de medicamentos eficazes para tratar infecções cutâneas causadas por dermatófitos e leveduras. Alguns animais correm maior risco de infecções fúngicas, pois apresentam outras enfermidades ou receberam medicamentos que podem produzir imunossupressão, incluindo hiperadrenocorticismo, quimioterapia contra câncer, radioterapia ou cursos prolongados de tratamento com corticosteroides. Felizmente, houve muitos avanços no desenvolvimento de fármacos antifúngicos nos últimos 20 anos. Medicamentos orais efetivos são mais amplamente utilizados, e há formulações injetáveis mais novas e seguras. A Figura 38.1 ilustra os sítios de ação para fármacos antifúngicos usados em medicina veterinária. Infelizmente, existem apenas alguns medicamentos antifúngicos que são aprovados para espécies veterinárias (exceções são produtos tópicos). Portanto, os médicos-veterinários com frequência administram fármacos humanos fora das recomendações da bula a animais.

Griseofulvina

A griseofulvina é um antibiótico fungistáticos produzido por *Penicillium griseofulvin dierckx*. É incolor, ligeiramente amarga e praticamente insolúvel em água. Existem dois tipos de preparações, a micronizada e a ultramicronizada. Em razão do aumento da área de superfície, as formulações ultramicronizadas têm quase 100% de biodisponibilidade, enquanto a absorção oral de formulações micronizadas é menor e mais variável (25 a 70%). As preparações ultramicronizadas não são usadas com frequência na medicina veterinária em razão do custo mais alto. Se a forma ultramicronizada for usada, a dose deve ser reduzida levando em consideração diferenças na absorção.

Mecanismo de ação

A toxicidade seletiva da griseofulvina é baseada em uma absorção dependente de energia em fungos suscetíveis, e que ocorre preferencialmente em células fúngicas, mas não em células de mamíferos. Uma vez dentro da célula, a griseofulvina rompe o fuso mitótico por meio da interação com microtúbulos polimerizados, causando parada mitótica na metáfase. A forma mais evidente desse processo é o surgimento de hifas fúngicas encurtadas e que têm menos pontos de ramificação. Esse fenômeno é conhecido como *enrolamento*. A griseofulvina também pode interferir na formação de túbulos no citoplasma, inibindo assim o tráfego celular normal.

Espectro de atividade

A atividade da griseofulvina é limitada aos microrganismos que causam dermatofitose: *Microsporum* spp., *Trichophyton* spp. e *Epidermophyton*. Até recentemente, a resistência fúngica à griseofulvina, causada pela diminuição da absorção dependente de energia na célula fúngica, não foi relatada como um problema clinicamente importante na medicina veterinária. Um estudo da dermatofitose felina e canina realizado em 2013 mostrou que o tratamento com griseofulvina falhou em alcançar tanto a cura micológica quanto clínica em 16 cães (39%) e quatro gatos (40%), com alguns isolados de *M. gypseum* desses animais, alcançando valores de CIM > 150 µg/mℓ (Nardoni *et al.*, 2013).

Farmacocinética

As propriedades farmacocinéticas foram revisadas por Hill *et al.* (1995). A griseofulvina é distribuída para a queratina da pele, cabelo e unhas, e pode ser detectada no estrato córneo poucas horas após a administração. Em razão da baixa solubilidade em água, a absorção de griseofulvina é incrementada quando ela é administrada com uma refeição com alto teor de gordura. Apenas uma pequena fração da dose está presente em outros líquidos corporais ou tecidos. A absorção é não linear, e o aumento na dose pode levar à diminuição da fração absorvida, uma vez que a etapa limitante na velocidade de absorção passa da dissolução para a solubilização (Tanaka *et al.*, 2013). A meia-vida plasmática no cão é de 47 min (Harris e Riegelman, 1969); entretanto, a meia-vida no sítio de ação, o estrato córneo, é prolongada, uma vez que o fármaco está ligado firmemente aos queratinócitos e permanece na pele até que essas células sejam eliminadas. Assim, os novos cabelos ou unhas em crescimento são os primeiros a se livrarem da doença conforme a queratina infectada por fungos é substituída por novas células.

A griseofulvina é metabolizada principalmente pelo fígado em dimetilgriseofulvina e glicuronida. Ela é metabolizada aproximadamente 6 vezes mais rápido em animais do que em humanos, e essa é a razão pela qual as doses em animais são maiores do que as doses em humanos (a meia-vida em cães é inferior a 1 h, quando comparada a 20 h em humanos) (Shah *et al.*, 1972).

Uso clínico

Pequenos animais. A griseofulvina ainda é usada para tratar dermatofitose, mas está sendo gradualmente substituída por fármacos azólicos (discutidos no item *Fármacos antifúngicos azólicos*). As doses recomendadas variam, dependendo do autor. A dose indicada em cães e gatos para griseofulvina em comprimidos é de 11 a 22 mg/kg/dia, mas recomendações de especialistas em dermatologia variam de 44 mg/kg/dia a 110 a 132 mg/kg/dia em tratamento divididos (Scott, 1980). Uma revisão sugeriu a dose de 50 mg/kg, 1 vez/dia, para a formulação micronizada (Hill *et al.*, 1995), e outra revisão indicou 25 mg/kg a cada 12 h (deJaham *et al.*, 2000), mas a dose pode ser dobrada para casos refratários. A dose mais comum é de 50 mg/kg/dia, o que foi confirmado em um relato no qual essa dose foi usada em gatos e foi tão eficaz quanto o itraconazol para o tratamento de dermatofitose (Moriello e DeBoer, 1995).

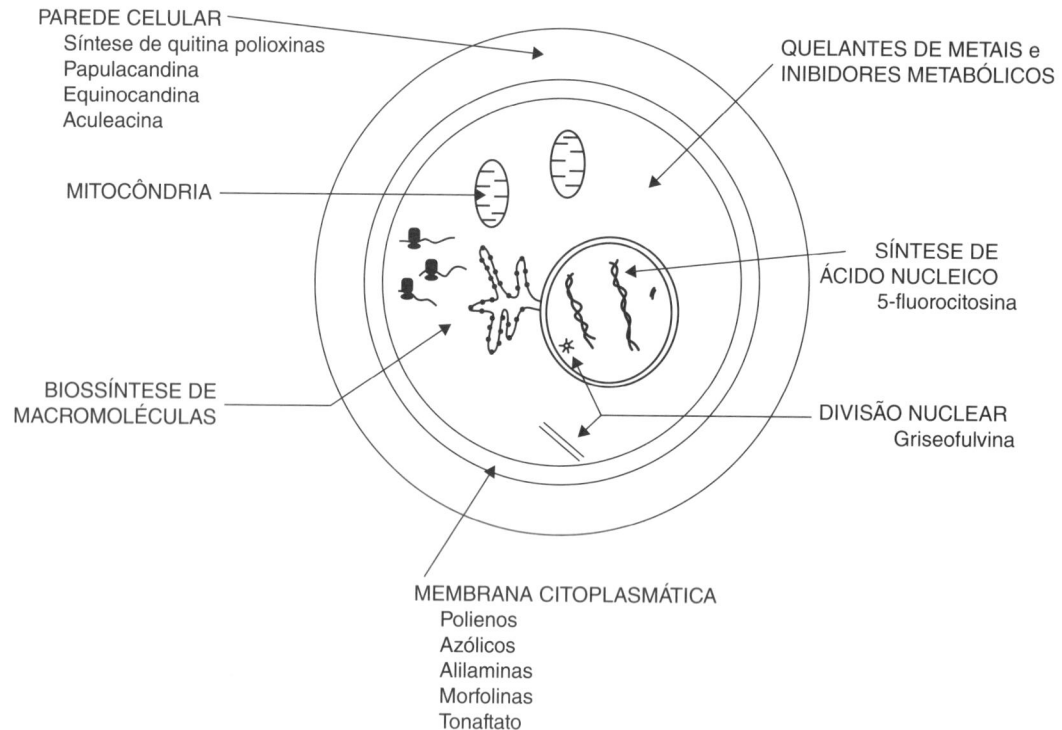

Figura 38.1 Anatomia esquemática de uma célula fúngica e sítios potenciais nos quais os fármacos antifúngicos atuam.

A griseofulvina está disponível em cápsulas de 125 e 250 mg; comprimidos de 125, 250 e 500 mg e xarope oral de 125 mg/mℓ. Com frequência, são necessárias pelo menos 4 semanas para um tratamento bem-sucedido, e alguns pacientes requerem 3 meses (ou mais) de terapia contínua. Períodos tão longos quanto 4 meses podem ser necessários para tratar infecções do leito ungueal (onicomicose).

Grandes animais. A griseofulvina é aprovada na dose de 2,5 g/dia via oral (VO) em equinos adultos por um mínimo de 10 dias. Isso se traduz em um pacote da formulação em pó ou um *bolus* por dia, administrado na ração. A dose para potros é meio pacote ou meio *bolus* por potro. Seu uso é limitado aos casos de dermatofitose. Atualmente não existem produtos aprovados à base de griseofulvina para uso em animais de produção nos EUA. No entanto, quando usada fora das recomendações da bula, a griseofulvina tem sido eficaz na prevenção e tratamento de dermatófitos em bovinos (Reuss, 1978). As doses usadas são de, aproximadamente, 7,5 a 10 mg/kg por 7 a 35 dias. Em doses de 7,5 mg/kg VO, 1 vez/dia durante 7 dias, os metabólitos do fármaco ainda eram detectáveis no fígado de bovinos tratados 10 dias após a última administração (Tarbin e Fussell, 2013). Uma dose de 1 g/100 kg foi recomendada para suínos durante 30 a 40 dias (Kielstein e Gottschalk, 1970). Uma vez que seu uso não é aprovado, o período de carência adequado desse fármaco para animais de produção deve ser determinado pelo veterinário antes da administração.

Reações adversas

Os efeitos adversos mais graves associados à griseofulvina ocorrem em gatos, e incluem leucopenia, anemia, aumento da atividade das enzimas hepáticas e neurotoxicose (Helton *et al.*, 1986). Foram relatadas ataxia em um filhote de gato (Levy, 1991) e hipoplasia da medula óssea em um gato de 8 anos (Rottman *et al.*, 1991). O tratamento prolongado de oito gatos com griseofulvina no limite superior do intervalo de doses não resultou em nenhum desfecho clínico, hematológico ou em reações adversas hepáticas desfavoráveis, o que sugere que a toxicidade da griseofulvina pode ser idiossincrática (Kunkle e Meyer, 1987). Gatos com o vírus da imunodeficiência felina (FIV) parecem apresentar maior risco de neutropenia associada à griseofulvina (Shelton *et al.*, 1990); no entanto, a toxicidade também foi relatada em gatos FIV-negativos (Rottman *et al.*, 1991). O mecanismo desse maior risco de desenvolvimento da condição é desconhecido, mas pode envolver o aumento da ligação de complexos imunes às células granulocíticas pela griseofulvina em gatos infectados (Shelton *et al.*, 1991). A griseofulvina nunca deve ser administrada em gatas prenhes. Sua teratogenicidade foi bem documentada (Scott *et al.*, 1975; Gruffydd-Jones e Wright, 1977). Os efeitos teratogênicos incluem malformações cranianas e esqueléticas, bem como problemas oculares, intestinais e cardíacos (Scott *et al.*, 1975). Esse fármaco foi administrado a éguas prenhes sem efeito prejudicial aparente (Hiddleston, 1970); no entanto, isso pode depender do estágio da gestação no qual o medicamento foi administrado. Um relato documentou microftalmia bilateral, braquignatia superior e palatoqueilosquise quando o fármaco foi administrado a uma égua no segundo mês de gestação (Schutte e Van den Ingh, 1997). Os produtos rotulados para equinos ressaltam a contraindicação de uso em animais com comprometimento da função hepática.

Anfotericina B

A anfotericina B é um antibiótico poliênico com um grande anel macrolídio, um conjugado hidrofóbico com ligação dupla e uma cadeia de carbonos hidrofílica hidroxilada e açúcar ligado (Figura 38.2) (Mechlinsk *et al.*, 1970). É um pó amarelado, insolúvel em água e ligeiramente instável (Bennett, 1990).

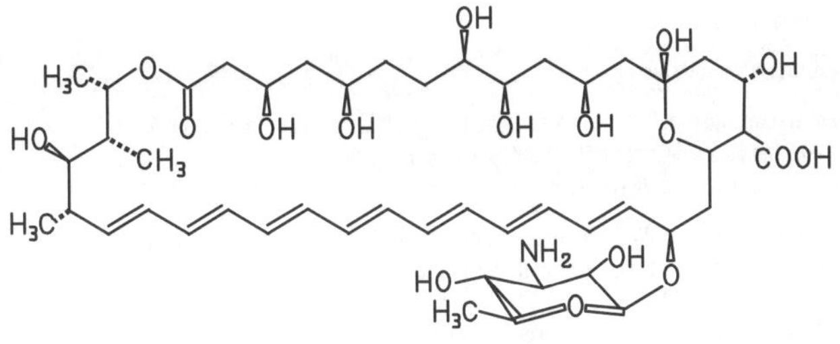

Figura 38.2 Anfotericina B.

Existem várias formulações de anfotericina B disponíveis, incluindo a formulação convencional, que é um complexo micelar com o desoxicolato de sal biliar, e formulações mais recentes que são complexos à base de lipídios. Esses últimos são menos tóxicos, mas também mais caros (revisado por Plotnick, 2000).

O complexo lipídico de anfotericina B é uma suspensão de anfotericina B complexada com dois fosfolipídios. O complexo anfotericina B colesteril sulfato é uma dispersão coloidal de anfotericina B. O complexo lipossomal da anfotericina B é uma formulação lipossomal unilamelar que, quando reconstituído, produz pequenas vesículas de anfotericina B encapsulada. Alguns pesquisadores têm tentado determinar os benefícios das formulações de lipídios sem o custo adicional pela mistura do sal desoxicolato em solução lipídica a 10 ou 20%. Essa formulação é estável por até 3 semanas após a mistura (Walker *et al.*, 1998); entretanto, os relatos do benefício dessa emulsão *versus* a formulação convencional são inconsistentes.

Em comparação com a formulação convencional de anfotericina B, formulações lipídicas podem ser administradas em doses mais altas para produzir maior eficácia com menor toxicidade (Hiemenz e Walsh, 1996). A menor toxicidade é atribuída à transferência seletiva do composto lipídico da anfotericina B, liberando o fármaco diretamente para a membrana da célula fúngica, e poupando a membrana da célula de mamíferos. As menores concentrações de fármaco nos rins e diminuição da liberação de citocinas inflamatórias a partir do complexo lipídico de anfotericina, quando comparado à formulação convencional, também podem evitar a ocorrência de reações adversas.

Mecanismo de ação

A principal ação da anfotericina B é a ligação ao ergosterol na membrana plasmática da célula fúngica, tornando a membrana mais permeável e resultando em extravasamento de eletrólitos celulares e morte celular (Brajtburg *et al.*, 1990). Acredita-se que a anfotericina B, em altas concentrações, cause lesão oxidativa à célula fúngica (Warnock, 1991) ou interrupção de enzimas celulares fúngicas. A toxicidade seletiva da anfotericina B é baseada em sua menor ligação aos esteróis principais da membrana celular de mamíferos (colesterol) em comparação com as células fúngicas (ergosterol).

A anfotericina B apresenta atividade fungicida concentração-dependente. Há também um efeito pós-fúngico pelo qual o efeito antifúngico persiste após as concentrações do fármaco diminuírem. Essa propriedade permite o tratamento intermitente (p. ex., em dias alternados em cães).

Espectro de atividade

O crescimento de estirpes da maioria dos patógenos fúngicos veterinários é inibido *in vitro* pela anfotericina B em concentrações entre 0,05 e 1,0 µg/mℓ, e há boa correlação entre os valores da CIM e a resposta clínica (O'Day *et al.*, 1987). Em razão da morte dose-dependente, as concentrações de pico ($C_{máx}$) devem estar 2 a 4 vezes acima da CIM (razão $C_{máx}$/CIM de 2-4:1) (Goodwin e Drew, 2008).

Fungos suscetíveis incluem *Histoplasma capsulatum, Cryptococcus neoformans, Coccidioides immitis, Blastomyces dermatitidis, Candida* spp. e muitas espécies de *Aspergillus*. A anfotericina B foi indicada para tratamento de mucormicose, esporotricose e ficomicose (Drouhet e Dupont, 1987). A maioria das estirpes de *Pseudallescheria boydii*, bem como alguns agentes causadores de cromoblastomicose e feo-hifomicose, são resistentes à anfotericina. A resistência clínica dos fungos à anfotericina B, seja ela primária ou adquirida, não parece ocorrer comumente, embora estirpes resistentes ocorram *in vitro*. Na maioria dos casos, essas estirpes resistentes contêm menores teores de ergosterol de membrana (Pierce *et al.*, 1978), e concentrações maiores de catalase podem permitir que esses fungos sejam resistentes à lesão oxidativa (Sokol-Anderson *et al.*, 1988). As CIM aumentaram em algumas populações de pacientes humanos, como em pacientes neutropênicos (Dick *et al.*, 1980), transplantados (Powderly *et al.*, 1988) e submetidos a terapia citotóxica.

O espectro de atividade também inclui os protozoários *Leishmania*, e esse fármaco é frequentemente incluído em protocolos de tratamento de leishmaniose humana e canina. O tratamento de protozoários é discutido no Capítulo 42.

Farmacocinética

Apesar de sua longa história de uso, ainda não se sabe muito a respeito da farmacocinética da anfotericina B, principalmente na medicina veterinária. Ela é pobremente absorvida a partir do trato gastrintestinal (GI) e, portanto, deve ser administrada por via intravenosa (IV), local ou intratecal. A anfotericina B se liga amplamente ($\simeq$ 95%) às proteínas séricas, principalmente β-lipoproteína (Bennett, 1977). Acredita-se que grande parte do fármaco deixe o espaço vascular para se ligar às membranas que contenham colesterol. As maiores concentrações são encontradas no fígado, baço, rim e pulmões, com pouco acúmulo no músculo ou tecido adiposo. As concentrações de anfotericina B em líquidos da pleura inflamada, peritônio, sinóvia e humor aquoso são aproximadamente dois terços daquelas do soro. A anfotericina B atravessa facilmente a placenta humana. Ocorre baixa penetração nas meninges normais ou inflamadas, humor vítreo e líquido amniótico normal. Essa distribuição diferencial pode explicar falhas no tratamento de infecções em alguns tecidos. Embora a anfotericina B se ligue a ergosterol com maior afinidade do que o colesterol, sugeriu-se que isso ocorra, pois uma vez que há mais locais de ligação para o colesterol no corpo do que para o ergosterol, a anfotericina B pode ser sequestrada de seu sítio de ação (Bennett, 1977).

Uso clínico

A anfotericina B é usada para tratar muitas doenças fúngicas causadas por fungos suscetíveis, conforme listado anteriormente. Muitos protocolos terapêuticos para anfotericina B foram descritos na literatura veterinária. Eles são resumidos na Tabela 38.1. Um dos protocolos para pequenos animais foi publicado por Rubin (1986), e ainda é usado hoje. Durante a infusão, a

Tabela 38.1 Protocolos de dose selecionados para anfotericina B em animais de companhia.

Espécie	Formulação	Doença tratada	Protocolo de administração	Referência
Canina	Fungizone®	Não especificada	Pré-tratamento com 0,9% de cloreto de sódio seguido de infusão de 0,5 mg/kg em dextrose a 5% (D5W) por 4 a 6 h/48 h IV; uma dose teste de 0,25 mg/kg às vezes é recomendada.	Rubin, 1986
Canina	Abelcet®	Blastomicose	Pré-tratamento com SRL 2,5 vezes a manutenção por 30 min, seguido por limpeza do equipo com D5W e infusão de 1 mg/kg de anfotericina em D5W durante 2,5 h IV, seguido por SRL em 2,5 vezes o volume de manutenção por 2 h adicionais após o tratamento. Repita a cada 48 h para uma dose cumulativa total de 8 a 12 mg/kg.	Krawiec *et al.*, 1996
Canina	Abelcet®	Não especificada	2 a 3 mg/kg IV, 3 vezes/semana diluídos em dextrose a 5% para uma concentração de 1 mg/mℓ por um total de 9 a 12 tratamentos (dose cumulativa de 24 a 27 mg/kg)	Grooters e Taboada, 2003
Canina	AmBisome®	Leishmaniose	3 a 3,3 mg/kg IV	Oliva *et al.*, 1995
Canina	Fungizone® 40 mℓ de água estéril e 10 mℓ de intralipídio 10%	Leishmaniose	Pré-tratamento com 50 mℓ/kg de cloreto de sódio 0,9%, seguidos por 10 mℓ/kg de manitol a 20%. Mistura do medicamento infundida por 30 a 60 min em incrementos, aumentando a dose de 1 a 2,5 mg/kg IV, 2 vezes/semana durante um mínimo de 8 injeções	Lamothe, 2001
Canina/felina	Fungizone® em salina 0,45% com dextrose 2,5%	Criptococose	0,5 a 0,8 mg/kg SC, em 400 mℓ para gatos ou 500 mℓ em cães, administrado 2 vezes/semana para uma dose cumulativa de 8 a 26 mg/kg	Malik *et al.*, 1996
Felina	Abelcet®	Não especificada	1 mg/kg IV, 3 vezes/semana diluído em dextrose 5% a uma concentração de 1 mg/mℓ por um total de 12 tratamentos (dose cumulativa de 12 mg/kg)	Grooters e Taboada, 2003
Equina	Fungizone®	Ficomicose	0,38 aumentando gradualmente até 1,47 mg/kg IV, em 1 ℓ de dextrose 5% 1 vez/dia	McMullan *et al.*, 1977
Equina	Fungizone®	Histoplasmose pulmonar	0,3 a 0,6 mg/kg IV, em 1 ℓ de dextrose 5%, 1 vez/dia ou em dias alternados	Cornick, 1990
Equina	Fungizone®	Candidíase sistêmica	0,1 a 0,5 mg/kg IV, em 1 ℓ de dextrose 5% infundida durante 4 a 6 h, 1 vez/dia	Reilly e Palmer, 1994
Equina	Fungizone®	Artrite por *Candida*	0,33 a 0,89 mg/kg IV em 1 ℓ de dextrose 5%, 1 vez/dia ou em dias alternados	Madison *et al.*, 1995
Equina	Fungizone®	Pneumonia criptocócica	0,5 mg/kg IV, em 1 ℓ de dextrose a 5% como infusão por 1 h, 1 vez/dia	Begg *et al.*, 2004
Aves	Fungizone®	Aspergilose	1,5 mg/kg/8 a 12 h reconstituído em água estéril e então diluído 1:50 com dextrose 5% por 3 a 7 dias.	Tully, 2000

SRL: solução de Ringer com lactato; D5W: solução de dextrose 5% em água.

anfotericina B deve ser misturada com solução de dextrose 5%, uma vez que ocorrerá precipitação se ela for adicionada a uma solução que contenha eletrólitos (p. ex., solução de Ringer com lactato). Uma solução de anfotericina B em solução salina 0,45% e dextrose 2,5% foi usada com sucesso por via subcutânea (SC) sem qualquer precipitação visível (Malik *et al.*, 1996).

A anfotericina B é usada apenas esporadicamente como antifúngico sistêmico na medicina equina, e não há dados farmacocinéticos disponíveis sobre anfotericina em equinos. Ela é usada com maior frequência como tratamento local nos olhos, membros e vias respiratórias superiores. Em casos de doença fúngica ocular que não responde à terapia típica, a anfotericina B (0,2 mℓ de uma solução de 5 mg/mℓ) injetada por via subconjuntival, a cada 48 h por até três tratamentos, pode ser usada. Isso deve resultar em concentração maior do fármaco nos olhos; no entanto, pode produzir efeitos tóxicos localizados, incluindo conjuntivite e necrose conjuntival. A perfusão regional IV no membro (PRIM) também foi relatada com sucesso para o tratamento de pitiose em região distal de membros na dose de 50 mg por um a dois tratamentos (Dória *et al.*, 2012). Reações adversas incluem edema de membro com dor à palpação e inflamação do local da injeção;

no entanto, esses sinais são considerados tratáveis e se resolvem após 14 dias. A terapia intralesional tópica com anfotericina B também foi relatada como um tratamento bem-sucedido para conidiobolomicose nasal em equinos (French *et al.*, 1985; Zamos *et al.*, 1996). Não há relatos de uso desse fármaco em animais de produção, e não há formulações aprovadas para uso nessas espécies.

A terapia de combinação usando anfotericina B e flucitosina mostrou ser sinérgica contra infecções criptocócicas (ver item *Flucitosina*). Combinações de anfotericina B e antifúngicos azólicos foram menos bem-sucedidas. A depleção do ergosterol da membrana das células fúngicas induzida por fármacos azólicos resulta em menos locais de ligação em sítios nos quais os antifúngicos poliênicos podem exercer seu efeito. O antagonismo e sinergismo entre essas duas classes de agentes antifúngicos foram relatados experimentalmente (Polak *et al.*, 1982; Dupont e Drouhet, 1979). Em decorrência do início de ação mais lento dos antifúngicos azólicos, muitos clínicos recomendam o tratamento inicial de infecções fúngicas sistêmicas graves com anfotericina B, seguido por tratamento mais longo com protocolo terapêutico azólico.

Reações adversas

A toxicose clínica mais importante associada ao tratamento com anfotericina B é a nefrotoxicidade. Esse efeito renal é a razão mais comum para interrupção do tratamento com anfotericina B. Trata-se de um efeito tóxico previsível, relacionado à dose, e que ocorre em quase todo animal tratado com a formulação convencional. A lesão tubular direta ocorre, uma vez que a anfotericina B se liga ao colesterol nas células tubulares, o que resulta no extravasamento de eletrólitos das células (principalmente perda de K^+) e acidose tubular renal (Bennett, 1990). A vasoconstrição renal induzida e o prejuízo à excreção de ácido também podem contribuir para a toxicidade renal da anfotericina B (Greene, 1990). A vasoconstrição renal pode ser causada por aumento na síntese de eicosanoides nos vasos sanguíneos renais. A lesão tubular, associada à vasoconstrição, leva à toxicose renal tanto aguda quanto cumulativa crônica. Clinicamente, os sinais de lesão renal são vistos como aumentos nos teores de creatinina e nitrogênio ureico sanguíneo (NUS). A carga de eletrólitos, diurese por fluidos e infusão lenta de anfotericina B demonstraram diminuir a gravidade e a taxa de desenvolvimento de toxicidade renal. Portanto, protocolos comuns para a administração de anfotericina B em animais incluem pré-tratamento com solução de cloreto de sódio IV (Rubin, 1986), com ou sem manitol (Legendre *et al.*, 1984), e infusão lenta. Tempos de infusão mais lentos estão associados a menos lesão renal (Rubin, 1986). Se a dose administrada durante uma única infusão exceder 1 mg/kg, é provável que ocorra lesão renal aguda (Butler e Hill, 1964).

O monitoramento clínico cuidadoso ajudará a diminuir o risco de lesão renal permanente. A avaliação do sedimento urinário foi sugerida para a detecção mais precoce de lesão renal, quando comparada às alterações bioquímicas séricas (Greene, 1990). Portanto, a urina deve ser avaliada quanto à ocorrência de proteinúria, cilindrúria e hematúria, bem como densidade. Ademais, as concentrações de NUS, creatinina e eletrólitos devem ser monitoradas. A terapia deve ser interrompida temporariamente quando sedimento urinário ativo é detectado ou quando a concentração sérica de creatinina aumenta. Após interromper o tratamento, os pacientes podem ser submetidos à diurese por fluidoterapia para diminuir a azotemia. Se o NUS e a concentração da creatinina retornarem ao valor de referência ou a valores quase normais, o tratamento pode ser retomado. Se a azotemia não melhorar, deve-se considerar um tratamento alternativo.

Outras reações adversas da anfotericina que são observados com frequência em animais incluem flebite, febre, náuseas e vomito. Medidas para prevenir a náuseas e vômitos incluem a administração de fármacos antieméticos, como clorpromazina, maropitanto ou metoclopramida antes da infusão (ver Capítulo 46). Hipopotassemia, broncospasmo e anemia/hemólise têm sido relatados com frequência em humanos e, portanto, devem ser monitorados em pacientes veterinários.

Fármacos antifúngicos azólicos

Os antifúngicos azólicos têm um perfil de segurança alta, amplo espectro de atividade e estão disponíveis em formulações tópica, oral e IV. Existem duas categorias principais de fármacos antifúngicos azólicos, os imidazóis (clotrimazol, miconazol, cetoconazol) e os triazóis (fluconazol, itraconazol, voriconazol) (Figura 38.3). O clotrimazol e o miconazol serão discutidos no item sobre terapia tópica. As diferenças físico-químicas importantes entre os antifúngicos azólicos estão resumidas na Tabela 38.2.

Mecanismo de ação

Todos os azólicos exercem seu efeito antifúngico na membrana celular dos fungos por meio da inibição da síntese do esterol principal da membrana celular fúngica, o ergosterol. A inibição da enzima lanosterol C_{14}-demetilase dependente do P450 resulta em depleção de ergosterol e acúmulo de C_{14}-metil esteróis na membrana citoplasmática de leveduras e fungos filamentosos. Essa enzima também é conhecida como CYP51A ou Erg11 p e é codificada pelo gene *ERG11*. A inibição dessa enzima do citocromo P450 ocorre através da ligação do nitrogênio (N_3 de imidazóis e N_4 de triazóis) para o átomo do ferro heme do citocromo férrico P450. Isso evita a formação do complexo superóxido Fe^{+3} ($Fe^{+3} O^-$), necessário para a hidroxilação de metil esteróis. O resultado é a incapacidade de desmetilar C_{14}-metil esteróis e a redução da síntese de ergosterol. Os esteróis com configuração menos plana são então incorporados à parede da célula fúngica, o que altera a fluidez da membrana, interfere na função de barreira da membrana e nas enzimas ligadas à membrana.

Os fármacos azólicos, em geral, são fungistáticos em concentrações obtidas clinicamente, embora haja exceções para algumas espécies de fungos e para alguns fármacos. O parâmetro que está mais bem associado à cura clínica para fármacos

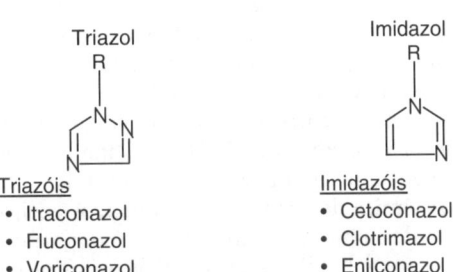

Figura 38.3 Fármacos antifúngicos azólicos.

Tabela 38.2 Comparação das propriedades físico-químicas e atividade *in vitro* dos fármacos antifúngicos azólicos comumente utilizados.

Fármaco	Solubilidade	pH dependente	LogP	Ligação às proteínas	Atividade		
					Leveduras	*Aspergillus*	*Fusarium*
Cetoconazol	pi	Sim	3,78	> 90%	+	±	−
Fluconazol	ss	Não	0,54	10 a 12%	+	−	−
Itraconazol	pi	Sim	5,66	> 98%	+	±	−
Voriconazol	vss	Não	1,81	32 a 58%	+	+	±

pi: praticamente insolúvel (< 0,01 mg/mℓ); ss: ligeiramente solúvel (1 a 10 mg/mℓ); vss: muito ligeiramente solúvel (0 a 1 mg/mℓ).

azólicos é a exposição total, conforme mensurado pela área sob a curva em relação à CIM (razão ASC/CIM) (Goodwin e Drew, 2008).

A potência de cada fármaco azólico está relacionada à sua afinidade para a ligação da enzima P450. A toxicidade seletiva de cada composto é diretamente dependente de sua especificidade para a ligação do P450 fúngico mais prontamente do que o P450 de mamíferos. Os imidazóis são menos específicos do que os triazóis, e produzem reações adversas em animais atribuídas à inibição das enzimas P450, que são responsáveis pela síntese de cortisol e hormônios esteroides reprodutivos. Os compostos azólicos podem diminuir os teores de colesterol, cortisol e andrógenos e a biossíntese de testosterona, e podem interferir em enzimas hepáticas CYP450 que são importantes para o metabolismo do fármaco e agentes carcinogênicos (Polak, 1990). Esses fármacos também podem inibir o transportador de membrana conhecido como glicoproteína-P (gp-P).

Interações com o metabolismo de fármacos

A inibição das enzimas P450 de mamíferos também é responsável por interações medicamentosas que foram observadas com os antifúngicos azólicos. Quando os compostos azólicos são administrados concomitantemente com outros fármacos que são metabolizados por essas enzimas, eles podem aumentar significativamente a concentração plasmática desses medicamentos. De forma alternativa, quando os fármacos azólicos são administrados simultaneamente com fármacos que induzem as enzimas P450, a concentração dos compostos azólicos pode ser significativamente reduzida. As interações medicamentosas importantes para o veterinário estão resumidas na Tabela 38.3. A habilidade de inibir as enzimas P450 de mamíferos e, portanto, a probabilidade de interações medicamentosas, é maior com cetoconazol (Aidasani *et al.*, 2008) seguido de itraconazol, voriconazol e fluconazol.

Outro método pelo qual os antifúngicos azólicos podem interferir na absorção e farmacocinética dos medicamentos administrados simultaneamente é por meio da inibição de bombas de efluxo da gp-P. Essas bombas de efluxo podem ser encontradas no intestino, onde limitam a absorção de alguns substratos, bem como no fígado, rim, olho e SNC. Em nível intestinal, há uma relação entre a bomba de efluxo da gp-P e o metabolismo pelas enzimas CYP450 intestinais (Benet, 2009). A inibição de ambos pode ter efeitos profundos sobre a concentração sistêmica de fármacos. Antifúngicos azólicos têm a capacidade de inibir as bombas da gp-P e, portanto, aumentar a absorção oral e distribuição de fármacos nos tecidos do corpo, particularmente em locais protegidos, como na barreira hematencefálica e na barreira hematorretiniana. A capacidade de inibir a gp-P é maior com itraconazol, seguido por cetoconazol e voriconazol (Wang *et al.*, 2002). O fluconazol tem pouca interação com gp-P, o que pode explicar por que ocorrem menos interações medicamentosas significativas em comparação com o outro antifúngicos azólicos (Yasuda *et al.*, 2002; Wang *et al.*, 2002).

Cetoconazol

O cetoconazol, um dos imidazóis, tornou-se disponível em 1979. Os resultados do uso bem-sucedido em medicina veterinária foram publicados logo em seguida (Legendre *et al.*, 1982; Medleau *et al.*, 1985). O cetoconazol está disponível em comprimidos de 200 mg, e fórmulas genéricas têm custo baixo e estão imediatamente disponíveis.

Espectro de atividade

O cetoconazol é mais eficaz contra leveduras e fungos dimórficos, como *Candida*, *Malassezia pachydermatis*, *C. immitis*, *H. capsulatum* e *B. dermatitidis*, bem como a maioria dos dermatófitos com valores de CIM inferiores a 0,5 µg/mℓ. Ele é menos eficaz contra *C. neoformans*, *S. schenckii* e *Aspergillus* spp., com valores de CIM variando de 6 a > 100 µg/mℓ (Hume e Kerkering, 1983).

Farmacocinética

O cetoconazol é relativamente insolúvel, exceto em ambiente ácido. Não é bem absorvido por VO, a menos que haja secreção de ácido, como após uma refeição. O cetoconazol é altamente ligado às proteínas (> 98%) e, portanto, não penetra no líquido cerebroespinal, seminal ou ocular em grau significativo; embora esteja presente no leite. Ele se distribui por toda a pele e tecido subcutâneo, tornando-o eficaz para o tratamento de infecções fúngicas sistêmicas da pele. O fármaco apresenta absorção e cinética de eliminação não lineares, muito provavelmente em razão da saturação da solubilidade ou de enzimas de metabolização. É biotransformado no fígado via O-desalquilação e hidroxilação aromática, e excretado principalmente na bile. A meia-vida de eliminação é de aproximadamente 2 h em cães.

Uma vez que o cetoconazol é solúvel apenas em ambiente aquoso ácido, (pH < 3), agentes alcalinizantes gástricos (p. ex., antiácidos, bloqueadores H$_2$ e inibidores de bomba de prótons das células parietais) ou doenças que resultam em acloridria irão reduzir a sua dissolução e absorção oral. Em razão da falta de acidez gástrica consistente, o cetoconazol é mal absorvido em equinos. Quando o cetoconazol foi administrado a 30 mg/kg em xarope de milho a cavalos, o fármaco não foi detectado no soro; no entanto, quando foi administrado com ácido clorídrico 0,2 N por via intragástrica, a absorção oral aumentou, mas a biodisponibilidade sistêmica foi de apenas 23%, com picos de concentração sérica de 3,76 µg/mℓ (Prades *et al.*, 1989).

Uso clínico

Em humanos, o tratamento com cetoconazol foi substituído por fármacos antifúngicos triazóis mais seguros, e ele não é mais comercializado em alguns países. Contudo, na medicina veterinária, em razão de eficácia, segurança, custo e facilidade de administração do cetoconazol, ele ainda é um agente antifúngico popular. Para dermatofitose em gatos, tem-se usado 10 mg/kg/dia (Medleau e Chalmers, 1992). Para candidíase, recomenda-se 10 mg/kg/dia durante 6 a 8 semanas. Para blastomicose canina, histoplasmose, criptococose e coccidioidomicose, a dose é de 10 a 20 mg/kg, a cada 12 h. O cetoconazol também pode ser eficaz no tratamento de criptococose nasal em cães na dose de 10 mg/kg/dia (Noxon *et al.*, 1986). Para dermatite por *Malassezia* em cães, foram recomendadas doses de 5 a 10 mg/kg/dia (Hill *et al.*, 1995). A duração do tratamento é altamente variável. Quatro a 6 semanas é o mínimo para a maioria das enfermidades; muitos pacientes com blastomicose são tratados por um período mínimo de 2 meses até 6 meses. Se houver envolvimento do SNC, principalmente em casos de criptococose, doses maiores (40 mg/kg) podem ser necessárias para melhorar a penetração no SNC. Gatos foram tratados de forma bem-sucedida para criptococose com uma dose de 10 a 15 mg/kg/dia (Pentlarge e Martin, 1986; Legendre *et al.*, 1982; Medleau *et al.*, 1985). Uma vez que a erradicação completa do microrganismo fúngico é difícil, recidivas são comuns. Em

Tabela 38.3 Interações fármaco-fármaco antifúngico de relevância em medicina veterinária.*

	Classe fármaco/fármaco	Resultado
Griseofulvina	Anticoagulantes/cumarina ou derivados de inandiona	Griseofulvina é um indutor de enzimas hepáticas que pode aumentar o metabolismo desses fármacos, resultando em diminuição do efeito anticoagulante
	Barbitúricos	Prejuízo da absorção e, portanto, efetividade provavelmente prejudicada da griseofulvina
Anfotericina B	Depressores da medula óssea	Aumento do risco de anemia ou outras discrasias sanguíneas
	Corticosteroides	Exacerbação da hipopotassemia, particularmente com aqueles medicamentos que apresentam atividade mineralocorticoide.
	Digoxina	Hipopotassemia causada pela anfotericina B aumenta o potencial de intoxicação por digitálicos
	Agentes bloqueadores neuromusculares	A hipopotassemia causada pela anfotericina B aumenta o bloqueio de agentes não despolarizantes
	Diuréticos	Diuréticos depletores de potássio irão exacerbar a hipopotassemia
	Flucitosina	O sinergismo de anfotericina B com flucitosina pode reduzir a dose de anfotericina B necessária, reduzindo, assim, a nefrotoxicidade; no entanto, disfunção renal induzida por anfotericina B pode aumentar as concentrações de 5-FC, aumentando, assim, o potencial para discrasias sanguíneas
Antifúngicos azólicos	Fármacos que reduzem o pH gástrico	Diminui a absorção desses fármacos com solubilidade dependente do pH (apenas cetoconazol e itraconazol)
	Digoxina	Concentrações plasmáticas aumentadas de digoxina resultantes da inibição de P450 podem levar ao aumento da toxicidade por digitálicos
	Benzodiazepínicos	Concentrações plasmáticas aumentadas de benzodiazepínicos, particularmente midazolam, resultante da inibição de P450 pode resultar na potencialização dos efeitos sedativos desses fármacos
	Glipizida	Concentrações plasmáticas aumentadas de glipizida resultantes da inibição de P450 podem causar hipoglicemia
	Anti-histamínicos de segunda geração	Embora identificado em humanos, e não em animais, pode haver aumento das concentrações plasmáticas de anti-histamínicos resultantes da inibição de P450, que podem resultar em arritmias cardíacas, incluindo taquicardia ventricular e *torsade de pointes*; não observado com fluconazol, exceto em doses muito altas
	Varfarina	Concentrações plasmáticas aumentadas de varfarina resultantes da inibição de P450 podem causar aumento dos efeitos anticoagulantes e sangramento
	Cisaprida	Embora identificado em humanos, e não em animais, pode haver aumento das concentrações de cisaprida resultante da inibição de P450, que pode ocasionar arritmias ventriculares, incluindo *torsade de pointes*
	Ciclosporina	Concentrações plasmáticas aumentadas de ciclosporina resultantes de inibição de P450/glicoproteína P (gp-P) podem exigir ajuste das doses de ciclosporina; tem sido usada clinicamente para diminuir o custo do tratamento com ciclosporina
	Quinidina	Concentrações plasmáticas aumentadas de quinidina resultantes da inibição de P450/gp-P podem levar ao aumento da toxicidade da quinidina
	Nifedipino	Aumento das concentrações plasmáticas do nifedipino resultando da inibição P450/gp-P
	Hidroclorotiazida	A hidroclorotiazida diminui a eliminação renal do fluconazol, resultando em aumento das concentrações plasmáticas de fluconazol
	Carbamazepina	A indução das enzimas P450 pela carbamazepina pode diminuir as concentrações plasmáticas de antifúngicos
	Rifampicina	A indução das enzimas P450 pela rifampicina pode diminuir as concentrações plasmáticas de fármacos antifúngicos
	Fenitoína	A indução das enzimas P450 pela fenitoína pode diminuir as concentrações plasmáticas de fármacos antifúngicos
	Fenobarbital	A indução de enzimas P450 pelo fenobarbital pode diminuir a concentração plasmática de antifúngicos
	Prednisolona	A regulação negativa da gp-P intestinal resulta em um aumento subsequente da ASC da prednisolona administrada por via oral
	Metadona	A inibição das enzimas P450 resulta em aumento significativo da ASC e concentração plasmática de metadona após administração oral a cães Galgos saudáveis
	Colchicina	Aumento do risco de toxicidade quando a colchicina é coadministrada com antifúngicos azólicos
	Outros antifúngicos azólicos	O cetoconazol inibe sua própria eliminação, resultando em possível aumento das concentrações plasmáticas ao longo do tempo
Flucitosina	Depressores de medula óssea	Podem exacerbar a toxicidade de medula óssea
	Fármacos nefrotóxicos	Pode diminuir a depuração da flucitosina, aumentando o potencial para toxicidade de medula óssea
Terbinafina	*Não existem interações fármaco-fármaco relatadas para terbinafina*	

*Nem todas essas interações foram documentadas em medicina veterinária, mas estão presentes na medicina humana e devem ser monitoradas em pacientes veterinários.

razão disso, as infecções devem continuar sendo tratadas, mesmo após a remissão dos sinais clínicos. O cetoconazol não é bem absorvido por VO em equinos e seu uso não é recomendado nessa espécie. Não existem formulações aprovadas para uso em animais de produção.

O uso de cetoconazol não se limita ao tratamento de infecções fúngicas. Em razão do seu efeito inibitório sobre P450 e gp-P, a coadministração de cetoconazol com ciclosporina para o tratamento de doenças imunológicas tem sido usada para reduzir a dose de ciclosporina em até 75% e reduzir o custo do tratamento com a ciclosporina em 58% (Dahlinger et al., 1998). Um estudo que avaliou as concentrações sanguíneas e

cutâneas de ciclosporina com a coadministração de cetoconazol a 2,5 mg/kg mostrou que esse regime pode ser tão eficaz quanto a ciclosporina sozinha a 5,0 mg/kg para tratamento de dermatite atópica canina (Gray et al., 2013). Embora essa possa ser a interação mais comum manipulada para uso clínico, outras interações medicamentosas foram relatadas. Cetoconazol (100 mg/dia) administrado a cães da raça Beagle saudáveis resultou em regulação negativa da gp-P intestinal e aumento subsequente na ASC de prednisolona administrada por VO (Van der Heyden et al., 2012). A administração simultânea de cetoconazol e metadona aumentou significativamente a ASC e as concentrações plasmáticas de metadona após administração oral para cães Galgos saudáveis (Kukanich *et al.*, 2011). Outros estudos mostraram que o cetoconazol inibe sua própria eliminação, bem como a do midazolam em animais da raça Galgo saudáveis, sem qualquer efeito significativo sobre a fentanila ou a eliminação de morfina (Kukanich e Hubin, 2010; Kukanich e Borum, 2008). A toxicidade da colchicina também foi relatada como precipitada por cetoconazol em um cão, e a coadministração desses fármacos não é recomendada (McAlister *et al.*, 2014).

O cetoconazol inibe a síntese de hormônios esteroides (via inibição das enzimas do citocromo P450), principalmente cortisol e testosterona. Embora essa possa ser uma reação adversa ao tratamento, ela foi explorada para tratamento temporário de hiperadrenocorticismo em cães (Bruyette e Feldman, 1988; Feldman *et al.*, 1990) e como tratamento antiandrogênico. A inibição da síntese de esteroides é um efeito temporário que persiste apenas durante a administração de cetoconazol (p. ex., por até a 8 h). Embora os efeitos sejam temporários, eles são eficazes. Um estudo retrospectivo recente mostrou que a administração de cetoconazol melhorou os sinais clínicos de hiperadrenocorticismo em 90% dos cães tratados, e 69% dos cães apresentaram concentrações de cortisol dentro do intervalo considerado normal após estimulação com o hormônio adrenocorticotrófico (ACTH) (Lien e Huang, 2008). Os cães nesse estudo foram tratados pelo resto das suas vidas, com um tempo médio de sobrevivência após o diagnóstico de 25 meses. O cetoconazol não produz hipoadrenocorticismo permanente.

Reações adversas

Náuseas, anorexia e vômito são as reações adversas mais comuns, e podem requerer interrupção do tratamento, principalmente em gatos (Medleau e Chalmers, 1992). Em geral, eles estão relacionados à dose, e podem diminuir com a redução da dose e administração com alimentos. Com terapia crônica podem ocorrer prurido, alopecia, clareamento e ressecamento dos pelos e perda de peso (Greene, 1990). São esperados aumentos brandos a moderados da atividade de enzimas hepáticas induzíveis, que podem não ser acompanhados por lesão hepática. Entretanto, grandes aumentos da atividade de enzimas hepáticas, acompanhado de outros parâmetros (hiperbilirrubinemia e sinais clínicos consistentes com doença hepática), podem indicar hepatotoxicidade. Hepatite idiossincrática foi relatada em animais e humanos (Janssen e Symoens, 1983).

Interações medicamentosas

O cetoconazol é um inibidor muito potente do P450 fúngico, mas também inibe o P450 de mamíferos em concentrações relativamente baixas (Aidasani *et al.*, 2008); portanto, podem ocorrer reações adversas e interações medicamentosas. A inibição de P450(17α) catalisou a conversão de progestógenos em andrógenos durante o tratamento. A inibição dose-relacionada da testosterona resultou em ginecomastia, impotência sexual e azoospermia. Os gatos parecem ser mais sensíveis à toxicidade hepática do cetoconazol do que os cães, mas eles são menos sensíveis às reações adversas de supressão hormonal (Willard *et al.*, 1986a, 1986b).

O cetoconazol mostrou ser teratogênico em ratos e resultou em fetos mumificados e natimortos em cães. Portanto, não é recomendado para uso em animais prenhes ou lactantes. Catarata foi relatada após tratamento a longo prazo com cetoconazol em cães (de Costa *et al.*, 1996). A duração média do tratamento

em cães acometidos foi de 15 meses, e as doses variaram de 6 a 31 mg/kg/dia. Esses cães não eram diabéticos. O mecanismo dessa reação não é conhecido.

Fluconazol

Fluconazol substituiu o cetoconazol em pequenos animais e aves para muitas indicações. Os grupos de triazóis resultam em aumento da resistência ao ataque metabólico, potência *in vivo* 100 vezes maior do que a do cetoconazol, e solubilidade aquosa significativamente maior (8 mg/mℓ) (Richardson *et al.*, 1990). Em razão dessas propriedades, esse composto tem boa eficácia em modelos animais e propriedades farmacocinéticas que são melhores do que as de outros fármacos antifúngicos azólicos, como cetoconazol ou itraconazol. Ele está disponível em comprimidos de 50 a 200 mg, pó para suspensão oral e formulação parenteral a 2 mg/mℓ. As formulações manipuladas apresentam boa biodisponibilidade oral e podem ser usadas com uma expectativa razoável de desempenho.

Espectro de atividade

O fluconazol mostrou ser eficaz para infecções em animais causadas por *Blastomyces*, *Candida*, *Coccidioides*, *Cryptococcus* e *Histoplasma*. Não é particularmente ativo contra *Aspergillus*. Estirpes de *Aspergillus* resistentes têm aumentado na medicina humana com CIM frequentemente > 256 µg/mℓ. Por esse motivo, o fluconazol não deve ser usado como primeira escolha para o tratamento da aspergilose, a menos que a suscetibilidade tenha sido determinada. Em humanos, verificou-se que a eficácia do fluconazol foi associada à razão ASC/CIM, sendo esse parâmetro considerado o que melhor prevê a cura. Uma proporção acima de 25 é considerada desejável para o melhor resultado (Goodwin e Drew, 2008).

Farmacocinética

O fluconazol apresenta características de solubilidade diferentes do cetoconazol e do itraconazol, e é bem absorvido, independentemente das circunstâncias. A forma de administração ou a formulação (líquido *versus* comprimido) não afetam a absorção. O fluconazol apresenta cinética de absorção linear, com biodisponibilidade superior a 90% na maioria das espécies (Brammer *et al.*, 1990); portanto, a administração oral e IV é idêntica. As concentrações máximas de fluconazol são alcançadas 1 a 4 h após a administração oral. Diferentemente de outro antifúngicos azólicos, o fluconazol não se liga fortemente às proteínas. Humphrey *et al.* (1985) verificaram que a ligação às proteínas plasmáticas está entre 10 e 12% nas concentrações de 0,1 e 1 µg/mℓ em camundongos, ratos, cães e humanos. Ligação semelhante às proteínas também foi documentada em equinos (12,3%) em concentração de 5 µg/mℓ. O baixo peso molecular do fluconazol, hidrossolubilidade e alta fração não ligada permitem que ele seja prontamente distribuído por todo o corpo, incluindo espaços privilegiados que normalmente excluem muitos fármacos. Verificou-se que as concentrações do fármaco na saliva, esputo, pele, unhas, fluido de bolhas, tecido vaginal e secreções foram semelhantes às concentrações plasmáticas. As vantagens do fluconazol residem em sua capacidade de produzir concentrações de cetoconazol ou itraconazol maiores no LCR; portanto, ele pode ser útil para o tratamento de meningite micótica (Kowalsky e Dixon, 1991). As concentrações de fluconazol no LCE/plasma ou LCE/soro variam de 0,49 em equinos (Latimer *et al.*, 2001) a 0,88 em gatos (Vaden *et al.*,

1997). O fármaco também penetra bem no humor aquoso com razão humor aquoso:plasma de 0,37 e 0,79 em equinos e gatos, respectivamente.

O fluconazol é eliminado principalmente pelos rins. Uma característica única do fluconazol é que esse fármaco é apenas um dos compostos azólicos que é solúvel em água e excretado na urina de forma ativa; portanto, pode ser um dos poucos fármacos úteis para o tratamento de cistite fúngica. Como pode ser esperado com um fármaco excretado por via renal, a disfunção renal afeta a eliminação do fluconazol, de tal forma que ajustes de dose são necessários. Quando os pacientes com função renal normal foram comparados com aqueles com insuficiência renal grave, a meia-vida de eliminação do fluconazol quase triplicou (de 30,1 h para 84,5 h) (Dudley, 1990). Dosagens reduzidas, bem como intervalo entre doses prolongado têm sido recomendados para pacientes com doença renal crônica. A discrepância entre a depuração renal do fluconazol e a depuração da creatinina sugerem que a reabsorção tubular é responsável pela meia-vida prolongada. A meia-vida foi mensurada em aproximadamente 14 h em cães, 13 a 25 h em gatos (Vaden *et al.*, 1997; Craig *et al.*, 1994) e 38 h em equinos (Latimer *et al.*, 2001). As concentrações no estado constante são alcançadas em 5 a 7 dias; dessa forma, o fabricante sugere uma dose de ataque 2 vezes maior durante as primeiras 12 a 24 h (Dudley, 1990). A ausência de metabolismo hepático significativo permite uma cinética de eliminação linear; isto é, a meia-vida é independente da dose.

Uso clínico

Animais de pequeno porte. O fluconazol é usado com maior frequência para tratamento de dermatófitos. Embora não seja tão ativo contra *Aspergillus* ou *Penicillium* como outros compostos azólicos, também foi usado para tratar a aspergilose nasal canina e peniciliose. Dez cães acometidos foram tratados com 2,5 a 5 mg/kg/dia de fluconazol VO por 8 semanas. Seis cães ficaram livres da doença 2 a 4 semanas após a interrupção do tratamento e permaneceram livres da doença por pelo menos 6 meses. As atividades séricas de fosfatase alcalina e alanina transaminase permaneceram dentro dos intervalos de referência no decorrer do período de tratamento, e não foram observadas reações adversas (Sharp, 1991). Doses tão altas quanto 10 a 12 mg/kg/dia também foram recomendadas em cães. O fluconazol também é pelo menos tão eficaz quanto o cetoconazol para o tratamento de cães com dermatite por *Malassezia* (Sickafoose *et al.*, 2010). O fluconazol é associado com sobrevivência até a remissão clínica em 75% dos cães com blastomicose, o que não diferiu estatisticamente da sobrevivência de 90% com itraconazol (Mazepa *et al.*, 2011). O custo do tratamento com fluconazol nesse estudo foi de aproximadamente um terço do itraconazol, e ambos os fármacos causaram incidência semelhante de hepatotoxicose (aumento da atividade de alanina aminotransferase, ALT). Para gatos com criptococose sistêmica, os estudos clínicos mostraram o benefício de uma dose de 100 mg/gato/dia dividido em uma ou duas doses. Uma dose prática é a de um comprimido de 50 mg por gato 1 vez/dia, ou 2 vezes/dia para casos refratários. Outras doses relatadas estão no intervalo entre 2,5 a 5 mg/kg, 1 vez/dia (Hill *et al.*, 1995). Estudos farmacocinéticos dão suporte à dose de 50 mg/gato por dia para criptococose nasal ou dérmica (Vaden *et al.*, 1997).

Animais exóticos. As doses para animais exóticos estão listadas na Tabela 38.4. A meia-vida pode ser prolongada em répteis em razão da dependência da eliminação renal. Portanto, a meia-vida

foi de 138 h em tartarugas quando administrado por via SC, o que permite o tratamento 1 vez a cada 5 dias (Mallo *et al.*, 2002).

Animais de grande porte. Há relatos de que a absorção oral em equinos é superior a 100% (Latimer *et al.*, 2001). A partir desse estudo citado, um regime terapêutico de uma dose de ataque de 14 mg/kg VO, seguido por 5 mg/kg/24 h foi delineado para equinos para a produção de concentrações suficientes no plasma e nos tecidos. Essa dose foi bem-sucedida no tratamento de meningite criptocócica e neurite óptica (Hart *et al.*, 2008), e lesões de conidiobolomicose nasal em equinos adultos (Taintor *et al.*, 2004), bem como candidíase em potros (Reilly e Palmer, 1994).

Reações adversas

O fluconazol geralmente é bem tolerado, com reações adversas brandas sendo relatadas em 5 a 30% dos casos. O trato gastrintestinal foi o mais frequentemente envolvido, seguido pelo SNC e pele. Foram verificadas elevações na atividade de enzimas hepáticas em pequenos animais e equinos, e algumas vezes foi necessário interromper o tratamento. Anormalidades hematológicas incluindo anemia, leucopenia, neutropenia e trombocitopenia foram relatadas em humanos. Em estudos de toxicidade aguda em cães, a dose mais alta testada (30 mg/kg) causou ligeiro aumento no peso do fígado, gordura hepática e atividade de transaminase plasmática. Embora não haja nenhuma evidência de atividade mutagênica ou carcinogênica, seu uso em pacientes prenhes não é recomendado. Entretanto, ele tem sido usado com sucesso, sem reações adversas verificadas em fetos de equinos nos sétimo e décimo meses de gestação (Taintor *et al.*, 2004).

Interações medicamentosas

Interações medicamentosas são relatadas com menor frequência com o fluconazol, quando comparado a outros antifúngicos azólicos, no entanto, elas ocorrem. O fluconazol mostrou aumentar significativamente as concentrações de ciclosporina, tanto em cães normais quanto em cães submetidos a transplante renal (Katayama *et al.*, 2008, 2010a). O tratamento com fluconazol prolongou de forma significativa o tempo de anestesia em equinos após regimes de indução que incluem midazolam (Kerin *et al.*, 2014). Comparado ao cetoconazol, há poucas evidências de inibição de biossíntese de testosterona ou outros esteroides (Shaw *et al.*, 1987) em pacientes humanos ou animais (VanCauteren *et al.*, 1987b).

Itraconazol

O itraconazol foi aprovado para uso nos EUA em 1992. Dos muitos compostos triazóis avaliados, o itraconazol, sintetizado pela primeira vez em 1980, foi selecionado para desenvolvimento clínico posterior com base em muitos critérios: (i) potência 5 a 100 vezes melhor *in vitro* e *in vivo*, quando comparado ao cetoconazol, (ii) boa atividade contra *Aspergillus* spp., (iii) atividade contra criptococose meníngea em modelos animais, (iv) menos reações adversas, quando comparado ao cetoconazol, e (v) farmacocinética favorável (Cauwenbergh *et al.*, 1987).

O itraconazol é uma base fraca (pK$_a$ = 3,7), é altamente lipofílico (logP = 5,66), e é praticamente insolúvel em água. Existem muitas formulações diferentes disponíveis. A formulação IV raramente é usada em medicina veterinária em razão do custo, bem como da instabilidade, uma vez reconstituído. Existem três formulações orais disponíveis. As cápsulas orais

Tabela 38.4 Fármacos antifúngicos sistêmicos selecionados usados em animais de espécies exóticas.

Espécie	Fármaco	Doença tratada	Protocolo terapêutico	Referência
Passarinhos	Fluconazol	Candidíase	2 a 5 mg/kg/24 h, VO, por 7 a 10 dias	Dorrestein, 2000
	Griseofulvina	Dermatofitose	20 mg/kg/24 h, VO, por 4 a 6 semanas	
	Itraconazol	Aspergilose	5 a 10 mg/kg/12 a 24 h, VO, em suco de laranja ou HCl 0,1 N por 14 dias	
	Cetoconazol	Dermatofitose	20 a 30 mg/kg/12 h, VO, por 14 a 30 dias	
	Miconazol	Candidíase ou criptococose	10 a 20 mg/kg/8 a 24 h IM ou IV	
	Nistatina	Candidíase intestinal	100.000 UI/ℓ de água de beber ou 200.000 UI/kg de alimento macio por 3 a 6 semanas	
Psitacídeos	Fluconazol	Candidíase	2 a 5 mg/kg/24 h, VO, por 7 a 10 dias	Tully et al., 2000
	Flucitosina	Aspergilose	60 a 150 mg/kg/12 h, VO, em adultos; 100 a 250 mg/kg/12 h, VO, em neonatos Normalmente administrado em combinação com anfotericina B	
	Itraconazol	Aspergilose	5 a 10 mg/kg a cada 12 h por 4 a 5 semanas; 5 mg/kg,/24 h, em papagaio-cinzento africano	
	Cetoconazol	Candidíase	20 a 30 mg/kg/12 h, em suco de laranja ou abacaxi, lactulose ou metilcelulose por 14 a 30 dias	
	Voriconazol	Aspergilose	12 a 18 mg/kg/12 h, oral	Flammer et al., 2008
	Miconazol	Candidíase ou criptococose	20 mg/kg/8 h IV	
	Nistatina	Candidíase intestinal	100.000 a 300.000 UI/kg/8 a 12 h	
Aves de rapina	Fluconazol	Candidíase micelial, micose sistêmica	5 a 15 mg/kg/12 h, VO, por 14 a 60 dias	Huckabee, 2000
		Candidíase gastrintestinal e sistêmica	2 a 5 mg/kg/24 h, VO, por 7 a 10 dias	
	Flucitosina	Aspergilose	120 mg/kg/6 h, VO; 20 a 30 mg/kg/6 h, VO, por 60 a 90 dias; 50 a 75 mg/kg/8 h, VO, em combinação com anfotericina B	
		Candidíase	250 mg/kg/12 h, VO	
	Itraconazol	Aspergilose	15 mg/kg/12 h, VO, por 4 a 6 semanas	
	Cetoconazol	Candidíase	15 mg/kg/12 h, VO	
		Aspergilose	30 a 60 mg/kg/12 h, VO, por 14 a 30 dias	
	Nistatina	Candidíase intestinal	100.000 a 300.000 UI/kg/8 a 12 h, VO	
Peixes de estimação	Itraconazol	Micoses sistêmicas	1 a 5 mg/kg/24 h, na alimentação por 1 a 7 dias	Mashima e Lewbart, 2000
	Cetoconazol	Micoses sistêmicas	2,5 a 10 mg/kg VO, IM ou ICe	
Furões	Anfotericina B	Micoses sistêmicas	0,4 a 0,8 mg/kg IV, 1 vez/semana até a dose total de 7 a 25 mg	Williams, 2000
	Griseofulvina	Dermatofitose	25 mg/kg, VO a cada 24 h, por 3 a 4 semanas	
	Cetoconazol	Micoses sistêmicas	10 a 30 mg/kg/12 a 24 h, VO	
Ouriços	Griseofulvina	Dermatofitose	25 a 50 mg/kg/24 h, VO	Lightfoot, 2000
	Itraconazol	Micoses sistêmicas	5 a 10 mg/kg/12 a 24 h, VO	
	Cetoconazol	Infecções por leveduras/ fúngicas sistêmicas	10 mg/kg/24 h, VO	
	Nistatina	Infecções por leveduras	30.000 UI/kg/8 a 24 h, VO	
Marsupiais	Griseofulvina	Dermatofitose	20 mg/kg/24 h, VO, por 30 a 60 dias	Johnson-Delaney, 2000
	Nistatina	Candidíase	5.000 UI/kg a cada 8 h por 3 dias	
Coelhos	Anfotericina B	Micose sistêmica	1 mg/kg/24 h IV	Ivey e Morrisey, 2000
	Fluconazol	Micose sistêmica	25 a 43 mg/kg/12 h IV lento	
	Griseofulvina	Dermatofitose	12,5 a 25 mg/kg/12 a 24 h, VO, por 10 a 42 dias	
	Cetoconazol	Dermatofitose	10 a 40 mg/kg/24 h, VO, por 14 dias	Adamcak e Otten, 2000
Roedores	Anfotericina B	Candidíase	0,43 mg/kg, VO, ou 0,11 mg/kg SC em camundongos	
	Griseofulvina	Dermatofitose	25 mg/kg/24 h, VO, por 14 a 28 dias em gerbos, porquinhos-da-índia, hamsters e ratos; 14 dias em camundongos; 28 a 40 dias em chinchilas	
	Itraconazol	Micoses sistêmicas	5 mg/kg/24 h, VO, em porquinhos-da-índia; 50 a 150 mg/kg em camundongos; 2,5 a 10 mg/kg/24 h, VO, em ratos	
	Cetoconazol	Micoses sistêmicas/candidíase	10 a 40 mg/kg, VO, q 24 h por 14 dias em todas as espécies	
Anfíbios	Anfotericina B	Micoses sistêmicas	1 mg/kg/24 h, ICe, por 14 a 28 tratamentos	Walker e Whitaker, 2000
	Fluconazol	Micoses sistêmicas	60 mg/kg/24 h, VO, por 7 dias	
	Itraconazol	Micoses superficiais e sistêmicas	2 a 10 mg/kg/24 h, VO, por 14 a 28 dias	
	Cetoconazol	Micoses sistêmicas	10 a 20 mg/kg/24 h, VO, por 14 a 28 dias	

(continua)

Tabela 38.4 Fármacos antifúngicos sistêmicos selecionados usados em animais de espécies exóticas (*continuação*).

Espécie	Fármaco	Doença tratada	Protocolo terapêutico	Referência
Quelônios	Anfotericina B	Aspergilose	1 mg/kg/24 h, ICe, por 2 a 4 semanas	Bonner, 2000
	Griseofulvina	Dermatofitose	20 a 40 mg/kg/72 h, VO, por 5 tratamentos	
	Itraconazol	*Sceloporus* sp.	20 a 30 mg/kg/6 a 8 h, VO, no lagarto-espinhoso	
	Cetoconazol	Micoses sistêmicas	25 mg/kg/24 h, VO, por 2 a 4 semanas em tartarugas; 15 mg/kg/24 h, VO (27°C) no jabuti-gopher	
	Nistatina	Infecções entéricas fúngicas	100.000 UI/kg/24 h, VO, por 10 dias em tartarugas	
Répteis	Anfotericina B	Micoses sistêmicas	1 mg/kg/24 h, IT, por 14 a 28 dias	Funk, 2000
	Fluconazol	Micoses sistêmicas	2 a 5 mg/kg/24 h, VO, por 5 a 21 dias em lagartos e cobras, pode-se também misturar 100 mg com 20 m*ℓ* de nistatina e administrar VO, a 0,5 a 0,6 m*ℓ*/kg	
	Fluconazol	Micoses sistêmicas	Para tartarugas marinhas, dose de ataque de 21 mg/kg, seguida por 10 mg/kg a cada 5 dias, injetado SC (Mallo *et al.*, 2002)	
	Griseofulvina	Dermatofitose	20 a 40 mg/kg/72 h, VO, por 5 tratamentos em serpentes	
	Cetoconazol	Micoses sistêmicas e superficiais	25 mg/kg/24 h, VO, por 3 semanas em serpentes	
	Nistatina	Infecções entéricas fúngicas	100.000 UI/kg/24 h, VO	

ICe: via intracelomática; IM: via intramuscular; IT: via intratraqueal; IV: via intravenosa; SC: via subcutânea; VO: via oral.

foram a primeira formulação comercializada, e elas ainda são comumente usadas. Elas estão disponíveis na concentração de 100 mg, e consistem em medicamentos revestidos em pequenas esferas de açúcar. As cápsulas requerem um ambiente ácido para dissolução e, portanto, com frequência a absorção é altamente variável. Também existe uma solução oral aprovada para uso em humanos que contém 10 mg/m*ℓ* de itraconazol complexado com hidroxipropil-β-ciclodextrina para aumentar a solubilidade. Esse produto mostrou ter absorção maior e menos variável em humanos, gatos e equinos (Willems *et al.*, 2001; Boothe *et al.*, 1997; Davis *et al.*, 2005; Mawby *et al.*, 2016), mas é bioequivalente às cápsulas em cães (Hasbach *et al.*, 2017). Em gatos, a solução oral foi absorvida 5 vezes mais do que a cápsula oral (Mawby, dados não publicados de Whittemore e Papich). Uma terceira formulação oral é licenciada para uso em gatos nos EUA. Essa formulação também é uma solução oral (10 mg/m*ℓ* de itraconazol) com agentes de solubilização e excipientes semelhantes aos da formulação humana.

Espectro de atividade

O itraconazol foi testado *in vitro* e *in vivo* contra uma grande variedade de fungos (para revisão, ver Perfect *et al.*, 1986; VanCutsem *et al.*, 1987; VanCutsem, 1990; Cauwenbergh e DeDonker, 1987). Verificou-se que ele é efetivo contra praticamente todos os fungos de importância clínica, incluindo *Microsporum*, *Trichophyton*, *Candida*, *Malassezia*, *Sporothrix*, *Pythium*, *Histoplasma*, *Aspergillus*, *Blastomyces*, *Coccidioides* e *Cryptococcus*. Ele apresenta pouca atividade contra *Fusarium* sp.

Assim como outros fármacos antifúngicos azólicos, a ASC/CIM é o melhor marcador para prever a eficácia. No entanto, as concentrações relatadas com maior frequência a partir de estudos em humanos foram as concentrações plasmáticas mensuradas no ponto mais baixo (vale, ou $C_{mín}$) durante regime de múltiplas doses. Nesses estudos (Goodwin e Drew, 2008), concentrações mínimas superiores a 0,5 a 1,0 µg/m*ℓ* têm sido associadas ao sucesso clínico.

Farmacocinética

A absorção é aumentada em ambiente ácido e quando o fármaco é ingerido com as refeições, e é menos variável do que a absorção do cetoconazol. A biodisponibilidade aumenta de 40% após o jejum para 99,8% quando administrado com uma refeição (VanCauteren *et al.*, 1987a), exceto em equinos. Em razão da baixa solubilidade do itraconazol, formulações disponíveis comercialmente incluem intensificadores de solubilidade. Sem essas formulações especializadas, a absorção é insignificante. A comparação entre a absorção oral de cápsulas dos medicamentos de referência, genérico e cápsulas manipuladas de itraconazol revelou que, em cães, as formulações não são bioequivalentes (Mawby *et al.*, 2014). Embora as concentrações terapêuticas sejam alcançadas com as formulações genéricas, a biodisponibilidade relativa das cápsulas manipuladas é de apenas aproximadamente 5%. A suspensão e as cápsulas manipuladas apresentavam absorção oral insignificante em gatos (Mawby *et al.*, 2016). Essa característica do itraconazol também foi demonstrada em outras espécies, incluindo aves e equinos. Portanto, o uso de formulações manipuladas de itraconazol não é recomendado.

O itraconazol é altamente (99,8%) ligado às proteínas (95% para albumina e 5% para eritrócitos) (Heykants *et al.*, 1987); no entanto, em razão da sua lipofilicidade e afinidade ainda maior para proteínas teciduais, ele é amplamente distribuído por todo o corpo. As razões de concentração de tecido para plasma variam de 1:1 no cérebro a 8:1 na queratina e 25:1 nas reservas de gordura. As concentrações teciduais mais elevadas são verificadas no fígado e no córtex adrenal (Heykants *et al.*, 1987). A alta ligação aos tecidos também resulta em um grande volume de distribuição (Troke *et al.*, 1990; Heykants *et al.*, 1990) e baixas concentrações plasmáticas. Embora não alcance altas concentrações no LCE quando comparado ao fluconazol, verificou-se que o itraconazol é eficaz no tratamento da criptococose meníngea em modelos de camundongo e porquinhos-da-índia (Perfect *et al.*, 1986).

O itraconazol é extensivamente metabolizado, com menos de 1% do fármaco ativo e aproximadamente 35% do fármaco inativo (como mais de 10 metabólitos) sendo excretado na urina. O principal metabólito, hidroxitraconazol, tem atividade antifúngica similar ao composto original, e é frequentemente encontrado em concentrações 2 a 3 vezes maiores do que o itraconazol no plasma em humanos (Willems *et al.*, 2001). A razão entre metabólito e fármaco original é relatada como semelhante em cães (Yoo *et al.*, 2002); no entanto, esse metabólito não foi encontrado em gatos (bula) nem em equinos (Davis *et al.*, 2005). A via de eliminação predominante do itraconazol é a bile. Em razão do aumento da estabilidade metabólica do anel triazol *versus* o anel imidazol (Richardson *et al.*, 1990), o itraconazol tem meia-vida mais longa (17 a 25 h) do que o cetoconazol (8 h) em humanos. Não há concordância quanto à taxa de eliminação, uma vez que a meia-vida terminal em cães foi relatada como de 8 a 12 h (VanCauteren *et al.*, 1987a) e 44 a 58 h (Heykants *et al.*, 1987). Diferenças nos métodos de estudo, sensibilidade do ensaio e a análise farmacocinética podem ser responsáveis por essa discrepância. Mais importante do que a meia-vida plasmática, concentrações ativas terapeuticamente são mantidas por muito mais tempo nos tecidos do que no plasma. Por exemplo, itraconazol pode ser detectado por 4 dias no epitélio vaginal e por 4 semanas na pele e unhas após o término do tratamento. Essas concentrações teciduais de longa duração são responsáveis pela capacidade de administrar esse medicamento de forma intermitente para algumas infecções fúngicas, como será discutido a seguir, no item *Uso clínico*. Itraconazol, assim como cetoconazol, apresenta farmacocinética não linear; concentrações em estado constante foram consideradas 3 vezes maiores após 14 dias de tratamento do que aquelas previstas para uma dose única, e a meia-vida aumentou de 24 para 36 h (Heykants *et al.*, 1990).

A capacidade do itraconazol em inibir as enzimas metabolizadoras de fármacos é inerente à farmacocinética. O itraconazol e seus metabólitos são inibidores do citocromo P450 (Templeton *et al.*, 2008). As enzimas de metabolização podem ser saturadas, produzindo eliminação não linear. Além disso, a administração repetida pode produzir redução tempo-dependente da depuração, resultando em acúmulo (Templeton *et al.*, 2008). Portanto, com a administração repetida, a depuração pode reduzir e a meia-vida aumentar. A coadministração de itraconazol e ciclosporina mostrou resultar em aumento da concentração de ciclosporina em gatos (Katayama *et al.*, 2010b).

Uso clínico

Animais de pequeno porte. O itraconazol é um dos agentes antifúngicos orais mais comumente administrados em pequenos animais. Ele não apresenta efeitos endócrinos quando comparado ao cetoconazol, e é mais bem tolerado. O itraconazol é altamente ligado no plasma, e há forte ligação com a queratina, o que resulta em concentração do fármaco na pele que persiste por 2 a 4 semanas após a interrupção do tratamento. Ele pode ser excretado no sebo, aumentando as concentrações na pele. Isso permite a administração intermitente para algumas doenças. *Histoplasma*, *Cryptococcus* e *Blastomyces* são altamente suscetíveis, *Candida*, *Aspergillus* e *Penicillium* são menos sensíveis. O itraconazol também tem sido usado para tratar leishmaniose cutânea, uma vez que o microrganismo *Leishmania* apresenta parede celular com alta concentração de ergosterol.

Gatos. O itraconazol provavelmente é mais bem tolerado em gatos do que o cetoconazol. Entretanto, ainda são possíveis reações adversas. Uma vez que a maioria das reações adversas está relacionada à dose, é aconselhável reduzir a dose em animais nos quais as reações adversas são observadas. Um relatório indicou que havia efeitos gastrintestinais relacionados à dose, como anorexia e vômito em gatos, decorrentes da administração de itraconazol (Mancianti *et al.*, 1998).

Os regimes de administração para gatos foram revisados por Moriello (2004). As doses em gatos variam de 5 a 10 mg/kg, 1 vez/dia VO por pelo menos 56 dias, a 10 mg/kg, 1 vez/dia, por 28 dias, seguido por tratamentos alternados semana sim/semana não. Doses mais baixas de 1,5 a 3 mg/kg, 1 vez/dia, por ciclos de 15 dias de cada vez também são usados. O regime mais recente a ser estudado foi a cápsula de 100 mg por gato, em dias alternados, por até 8 semanas. Esse regime resultou em concentração plasmática mínima média (> 0,5 µg/mℓ) em 3 semanas, no entanto, dois dos dez gatos no estudo desenvolveram reações adversas reversíveis (Middleton *et al.*, 2016).

A disponibilidade de uma forma comercial para gatos ajudou a definir o uso nessa espécie. Como mencionado anteriormente, o itraconazol 10 mg/mℓ em solução oral está registrado para uso em gatos para tratar dermatofitose (não registrado nos EUA). O esquema de tratamento consiste em doses de 5 mg/kg, 1 vez/dia durante três ciclos de 1 semana. Cada semana de tratamento deve ser seguida por 1 semana sem tratamento (esquema semana sim/semana não). Esse cronograma foi avaliado em gatos e mantém as concentrações do fármaco nos pelos durante a fase em que o medicamento não é administrado (Vlaminck e Engelen, 2004).

O itraconazol foi comparado ao cetoconazol, com cada fármaco administrado em doses de 10 mg/kg/dia para o tratamento de criptococose felina disseminada induzida experimentalmente (Medleau *et al.*, 1990). Após 3 meses de tratamento, a infecção foi eliminada por ambos os fármacos, conforme determinado por títulos de antígeno criptocócico e cultura do LCE. Três meses após o tratamento, todos os animais permaneceram clinicamente normais, e títulos e culturas de LCE permaneceram negativos. Embora ambos os antifúngicos tenham resultado em resolução da doença, todos os gatos que receberam cetoconazol tornaram-se anoréxicos e perderam peso, exigindo ajustes de dose. Isso não foi visto com itraconazol e, de fato, os animais que receberam esse fármaco ganharam peso durante o estudo. O itraconazol também tem sido usado em casos de infecção por criptococos de ocorrência natural (Medleau, 1990), nos quais o aumento na falha do tratamento foi observado em gatos que eram soropositivos para FIV ou vírus da leucemia felina (FeLV).

Cães. Em cães, o estudo mais extenso foi para tratamento da blastomicose (Legendre *et al.*, 1996). Em um estudo com 112 cães, 5 mg/kg/dia foram tão eficazes quanto 10 mg/kg/dia. Com um curso de tratamento de 60 dias, 54% dos cães foram curados. O itraconazol tem sido usado para tratar blastomicose ocular e sistêmica em cães. Quando o itraconazol é administrado a 5 mg/kg, 2 vezes/dia durante 60 dias, 76% dos olhos com doença do segmento posterior que não seja neurite óptica e 18% e 13% dos olhos com uveíte anterior ou endoftalmite, respectivamente, se recuperaram (Brooks *et al.*, 1992). A administração pulsada também foi avaliada em cães. Doses de itraconazol de 5 mg/kg/24 h, VO, por 2 dias consecutivos por semana durante 3 semanas, foram consideradas tão eficazes quanto a dose de 5 mg/kg/24 h, VO, por 21 dias consecutivos no tratamento da dermatite e otite por *Malassezia* (Pinchbeck *et al.*, 2002).

O itraconazol foi usado com sucesso tanto na prevenção quanto no tratamento da aspergilose em aves em cativeiro. Uma dose de 20 mg/kg/dia durante pelo menos 30 dias foi usada para tratar com sucesso cinco dos 12 casos presumíveis de infecções por *Aspergillu* em pinguins. Esse mesmo autor sugeriu seu uso profilático em pintos de pinguim (Shannon, 1992). Um protocolo de tratamento diferente foi recomendado para aspergilose em aves de rapina. As aves são tratadas com 10 mg/kg, 2 vezes/dia, em combinação com nebulização com anfotericina B, 3 vezes/dia, durante 20 min. O tratamento para alguns casos durou até

6 semanas. Esses autores também recomendaram o uso profilático de itraconazol sempre que o clínico tiver a expectativa de maior risco de doença (Forbes *et al.*, 1992). Outros regimes terapêuticos com antifúngicos em aves e outras espécies de animais exóticos estão listados na Tabela 38.4.

Animais de grande porte. Foi relatado que o itraconazol é eficaz em equinos para o tratamento de rinite micótica, osteomielite e micose de bolsa gutural (Korenek *et al.*, 1994; Foley e Legendre, 1992; Davis e Legendre, 1994). Um estudo farmacocinético mostrou que a solução oral na dose de 5 mg/kg a cada 24 h produz concentrações adequadas no sangue e tecidos para o tratamento bem-sucedido (Davis *et al.*, 2005). No entanto, o uso do líquido oral exige grandes volumes, provavelmente requerendo administração intragástrica em equinos – e o fármaco é muito caro. As cápsulas orais apresentam menor biodisponibilidade, e doses maiores ou intervalo entre doses menor são recomendados. Não há relatos de uso desse fármaco em animais de produção, e não há formulações aprovadas para essas espécies.

Reações adversas

O itraconazol é até 125 vezes mais seletivo para o sistema P450 de fungos do que as enzimas hepáticas de mamíferos em determinadas preparações *in vitro* (Vanden Bossche, 1987). Ele também não inibe os sistemas P450 no testículo, adrenal ou fígado *in vivo* (Vanden Bossche *et al.*, 1990). Em estudos clínicos, 100 mg de itraconazol administrados a humanos diariamente por 30 dias não tiveram efeito sobre o teor sérico de testosterona ou concentrações de cortisol (DeCoster *et al.*, 1987). Da mesma forma, não houve alterações na concentração de testosterona e cortisol em ratos e cães que receberam itraconazol diariamente por pelo menos 1 mês.

Acredita-se que a base bioquímica para a especificidade da itraconazol pela P450 fúngica decorre da porção hidrofóbica não ligada da molécula e sua afinidade pela porção apoproteína da molécula de citocromo (Vanden Bossche *et al.*, 1990). A ausência de inibição significativa das enzimas microssomais hepáticas resulta na incapacidade do itraconazol em afetar o metabolismo de outros fármacos. Embora a relevância clínica ainda não seja conhecida, os fármacos que podem inibir ou estimular enzimas degradativas do fígado são capazes de alterar a farmacocinética do itraconazol. Ainda que o itraconazol seja depurado principalmente por metabolismo hepático, parece não haver necessidade de ajustes na dose em pacientes com doença hepática (Heykants *et al.*, 1987). Assim como acontece com o cetoconazol, a absorção oral do itraconazol é dependente do pH; portanto, ajustes na dose podem ser necessários quando há aumento do pH gástrico.

Uma vez que o itraconazol é mais bem tolerado que o cetoconazol, ele é usado como fármaco de eleição para tratamento a longo prazo. Cães, gatos e animais exóticos e de zoológico receberam esse fármaco por semanas sem reações adversas. As cápsulas foram administradas por até 6 meses em equinos, sem reações adversas relatadas. Ainda assim, reações adversas ainda são possíveis. Uma vez que a maior parte das reações adversas está relacionada à dose, é aconselhável diminuir a dose em animais nos quais são observadas reações adversas. Segundo Legendre (1995), aproximadamente 10% dos cães que recebem as doses recomendadas desenvolvem toxicose hepática. Pode haver aumento da atividade das enzimas hepáticas em 10 a 15% dos cães. O itraconazol foi bem tolerado por gatos clinicamente doentes, embora um caso de hepatite fatal

induzida pelo fármaco tenha sido relatado (Medleau, 1990). Anorexia pode ocorrer como complicação do tratamento, especialmente com doses altas e concentrações séricas altas. Em geral, ela se desenvolve no segundo mês de tratamento em cães. Em gatos, parece haver efeitos gastrintestinais de anorexia e vômito relacionados à dose (Mancianti *et al.*, 1998). Vasculite cutânea relacionada ao fármaco também foi relatada como uma complicação da terapia com itraconazol em cães (Nichols *et al.*, 2001).

Cães cronicamente tratados com itraconazol (2,5; 10 ou 40 mg/kg/dia durante 3 meses) não apresentaram alterações significativas na taxa de mortalidade, comportamento, aparência, consumo de alimentos, peso corporal, valores hematológicos, bioquímica sérica e urinálise ou lesões patológicas macroscópicas (VanCauteren *et al.*, 1987b). Estudos de toxicidade subaguda em ratos revelaram aumento do peso da glândula adrenal e o acúmulo de material proteináceo no sistema fagocitário mononuclear em doses de 40 e 160 mg/kg. Uma vez que o sistema fagocitário mononuclear é responsável por livrar o hospedeiro da infecção fúngica, a importância clínica desse efeito tóxico é indeterminada. Embora não seja teratogênico a 10 mg/kg, toxicidade materna, toxicidade embrionária e teratogenicidade foram observadas a 40 e 160 mg/kg em ratos (Van-Cauteren *et al.*, 1987b); portanto, seu uso em animais prenhes não é recomendado.

O monitoramento pós-comercialização de medicamentos em humanos mostrou que o itraconazol pode causar ou exacerbar doenças cardíacas subjacentes. Há efeito inotrópico negativo relacionado à dose verificado em voluntários saudáveis e em cães anestesiados. Os proprietários devem, portanto, ser aconselhados a monitorar os pacientes quanto a sinais de insuficiência cardíaca e para interromper o tratamento se os sinais clínicos forem observados.

Doença renal branda a moderada não foi relatada como causa de alteração na depuração farmacocinética do itraconazol em humanos. Entretanto, se a formulação IV ou a solução oral de itraconazol forem usadas, a insuficiência renal pode reduzir a eliminação da molécula transportadora hidroxipropil-β-ciclodextrina. Portanto, o uso de cápsulas orais é recomendado nesses pacientes.

Voriconazol

O mais novo triazol a ser investigado em animais é o voriconazol. O voriconazol tem estrutura semelhante à do fluconazol (Figura 38.4); no entanto, a substituição de um anel de fluoropirimidina por um dos triazóis e a adição de um grupo metil ao esqueleto propanol aumenta o espectro de atividade e a potência, bem como a atividade fungicida contra algumas espécies de fungos, incluindo *Aspergillus* e *Fusarium* spp. Em um levantamento de patógenos fúngicos, o voriconazol inibiu mais de 95% de *Aspergillus* com uma concentração menor que ou igual a 1 µg/mℓ (Diekma *et al.*, 2003). Ele é mais lipofílico do que o fluconazol, mais solúvel em água do que o itraconazol ou cetoconazol, com ligação intermediária às proteínas. Essas propriedades permitem excelente biodisponibilidade oral e distribuição tecidual. Em humanos, as concentrações plasmáticas eram altamente variáveis entre os indivíduos, o que é causado por variações no metabolismo hepático, outros medicamentos coadministrados e eliminação não linear. Os parâmetros farmacodinâmicos associados à cura clínica foram ASC/CIM plasmáticas de 20 a 25, ou concentração plasmática acima de 2 µg/mℓ.

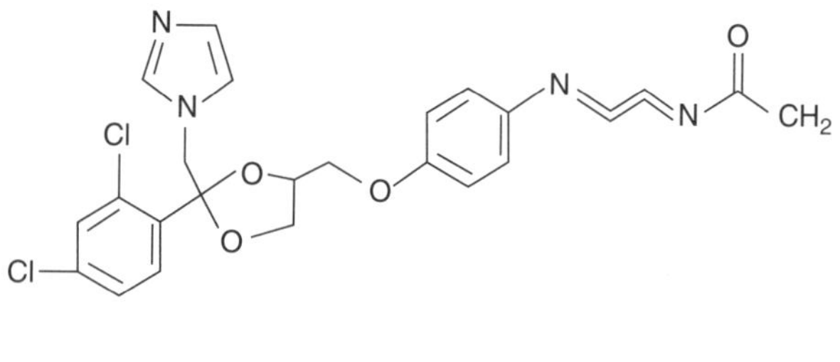

Figura 38.4 Estruturas químicas de fármacos antifúngicos azólicos sistêmicos usados com frequência.

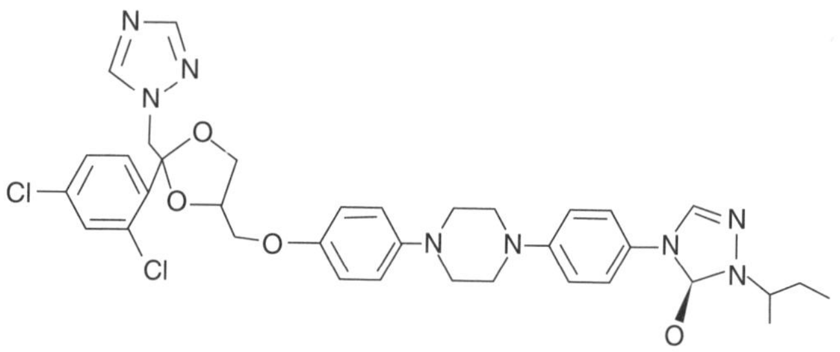

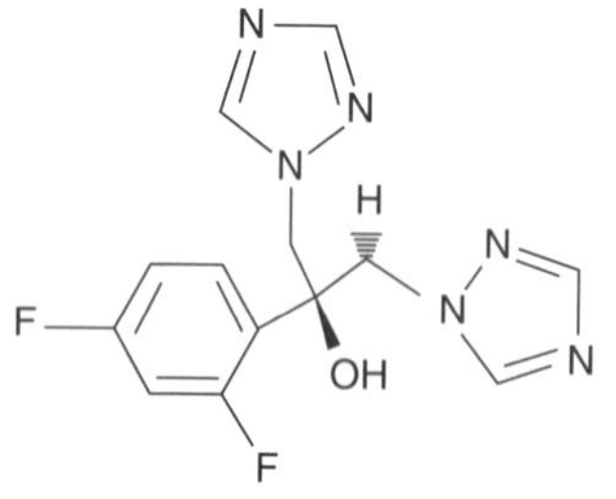

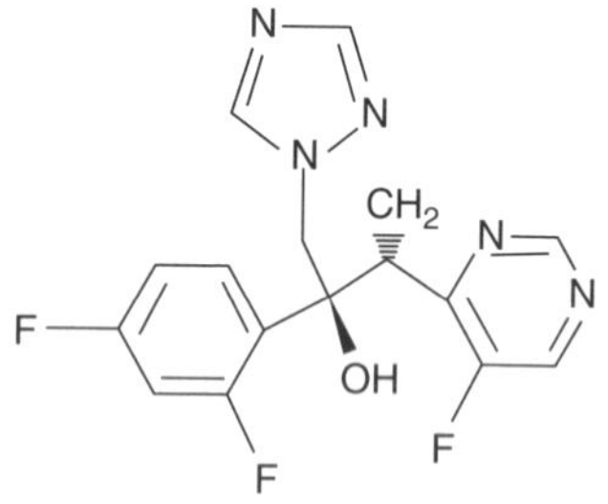

Farmacocinética

A farmacocinética do voriconazol foi investigada em cães, equinos e espécies aviárias, com dados preliminares disponíveis para lhamas e gatos. A farmacocinética varia amplamente entre as espécies. Estudos experimentais em cães mostraram absorção rápida e completa do fármaco após administração oral (Roffey *et al.*, 2003). A meia-vida é curta (aproximadamente 3 h), e na dose de 6 mg/kg/dia VO, as concentrações plasmáticas permaneceram acima da CIM alvo de 1 μg/mℓ por apenas 15 h, e a razão ASC:CIM alvo de 20 a 25 para a concentração de fármaco livre não foi alcançada (Lemetayer *et al.*, 2015).

Embora os autores desse estudo afirmem que a administração 2 vezes/dia pode ser necessária, uma dose efetiva não pode ser extrapolada a partir de dados atuais, uma vez que o voriconazol apresenta farmacocinética não linear nessa espécie, com aumento de 9 vezes na concentração plasmática observada após aumento de 4 vezes na dose (Lemetayer *et al.*, 2015; Roffey *et al.*, 2003). Curiosamente, mostrou-se que a autoindução do metabolismo do fármaco ocorre em cães, complicando ainda mais as recomendações de regime terapêutico, pois pode ser necessário o aumento na dose com várias administrações. Embora o fármaco tenha sido detectado em fluidos corporais, incluindo LCE, humor aquoso e líquido sinovial, ele foi detectado em porcentagens menores do que em outras espécies relatadas (Lemetayer *et al.*, 2015).

Embora o metabolismo pareça aumentar com doses repetidas em cães, levando a concentrações mais baixas após múltiplas doses, o fenômeno oposto ocorre em gatos. Nos estudos de Vishkautsan *et al.* (2016), a meia-vida era muito mais longa em gatos do que em cães. A meia-vida IV foi de 12,4 h, mas após administração oral de 4 a 6 mg/kg, a meia-vida foi de 43 h (± 9,02), produzindo absorção oral aumentada em 264%. Ademais, no estudo de múltiplas doses em gatos com dose de ataque de 25 mg, seguida por 12,5 mg por gato a cada 48 h, o acúmulo foi observado de forma constante por 14 dias e o estado constante não foi alcançado.

A farmacocinética do voriconazol foi estudada após a administração de dose única e múltipla em equinos (Davis *et al.*, 2006; Colitz *et al.*, 2007). Nesses estudos citados em equinos, o voriconazol teve absorção oral excelente (95% e 100%) e meia-vida moderada (8 a 13 h) após a administração oral. A dose oral usada no estudo de Davis *et al.* (2005) foi de 4 mg/kg, e produziu concentrações plasmáticas mais altas do que o necessário para o tratamento da maioria dos patógenos veterinários comuns, com exceção de *Fusarium* sp. O estudo de Colitz *et al.* (2007) usou 3 mg/kg VO, 2 vezes/dia, e produziu concentrações acima do nível mínimo necessário para o sucesso do tratamento. Quando administrado a 4 mg/kg VO, 1 vez/dia, por 2 semanas em equinos que não estavam em jejum, não houve diferença estatisticamente significativa entre as concentrações de voriconazol no plasma e nos líquidos corporais ao comparar os dias 7 e 14, o que sugere que a indução de enzimas pode não ser proeminente nessa espécie (Passler *et al.*, 2010). Em equinos, o voriconazol apresenta boa distribuição para o humor aquoso, LCE, líquido peritoneal, líquido de revestimento do epitélio pulmonar, líquido sinovial, urina e filme lacrimal periocular. As concentrações no plasma, tecidos e outros fluidos excedem as concentrações mínimas recomendadas para terapia bem-sucedida (Goodwin e Drew, 2008).

Após a administração oral de doses únicas variando de 6 a 18 mg/kg em papagaios-cinzentos africanos, um estudo de acompanhamento avaliou doses múltiplas na dose mais alta (18 mg/kg a cada 12 h por 9 dias). Comparados aos mamíferos, a meia-vida de eliminação foi curta, de 1,1 a 1,6 h (Flammer *et al.*, 2008). Um estudo similar avaliou a dose de 18 mg/kg/8 h, por 11 dias em papagaios-de-hispaniola da Amazônia, com resultados similares (Sanchez-Migallon Guzman *et al.*, 2010). A cinética mudou com doses múltiplas, o que sugere a indução do metabolismo hepático, como mencionado anteriormente para cães, exigindo ajuste de dose para tratamento a longo prazo. Foi observada poliúria nas aves tratadas, mas nenhuma outra reação adversa foi relatada.

Foi publicado um estudo farmacocinético de dose única de voriconazol em alpacas (Chan *et al.*, 2009). A absorção oral é baixa nessa espécie, e doses diárias altas provavelmente serão necessárias para o sucesso do tratamento.

Uso clínico

Atualmente, a experiência clínica com esse fármaco é limitada em razão das potenciais reações adversas, bem como do custo alto. Relatos de tratamento bem-sucedido de infecções fúngicas diversas estão disponíveis, incluindo granuloma feo-hifomicótico intracraniano e infecção por *Exophilia dermatitidis* em cães, e aspergilose pulmonar em um potro (Bentley *et al.*, 2011; Murphy *et al.*, 2011; Hilton *et al.*, 2009). Nessas espécies, o uso clínico mais comum de voriconazol é como tratamento local tópico ou ocular local. A administração tópica da solução de voriconazol IV disponível comercialmente diluída a 1% tem boa penetração ocular através da córnea intacta, com pouca ou nenhuma irritação local (Clode *et al.*, 2006). A administração intracorneana de solução de voriconazol a 5% também foi relatada, resultando em resolução da doença clínica, especificamente abscesso fúngico estromal e uveíte secundária (Smith *et al.*, 2014). Nesse momento, o uso de voriconazol em gatos não pode ser recomendado.

Aves. A experiência com voriconazol em aves foi relatada por Flammer *et al.* (2008). Com base nesse estudo, os autores concluíram que 12 a 18 mg/kg VO, 2 vezes/dia seriam suficientes para o tratamento de algumas infecções por *Aspergillus*; doses mais altas podem ser necessárias para algumas infecções e para manter as concentrações durante o tratamento a longo prazo.

Reações adversas

O voriconazol parece ser seguro para uso em equinos após múltiplas doses. A única reação adversa relatada nessa espécie foi em um único equino que desenvolveu prurido após a administração do fármaco; entretanto, esse sinal foi controlado pela administração de um anti-histamínico 2 h antes da administração do fármaco (Passler *et al.*, 2010). Exceto por poliúria observada em aves, o fármaco também parece ser seguro nas espécies aviárias estudadas. Em estudos em cães usando doses múltiplas, muitos cães apresentaram distúrbios gastrintestinais leves a moderados (perda de apetite e diarreia), e um cão apresentou aumento leve na atividade de enzimas hepáticas (Lemetayer *et al.*, 2015). Injeção IV de 10 mg/kg em cães resulta em toxicidade aguda grave.

Gatos parecem ser os mais suscetíveis às reações adversas causadas pela administração do voriconazol. Foram relatadas reações adversas em gatos que envolveram o trato gastrintestinal, olhos e função neurológica (Quimby *et al.*, 2010; Smith e Hoffman, 2010; Vishkautsan *et al.*, 2016). Inapetência, letargia e perda de peso são comuns. Ataxia e paresia dos membros pélvicos que se resolveram após a suspensão da administração do fármaco foram notadas em muitos gatos. Um mecanismo proposto para a neurotoxicidade associada aos antifúngicos azólicos é por meio da inibição dos canais de cálcio dependentes de voltagem em células neuronais (Heusinkveld *et al.*, 2013). Anormalidades visuais observadas incluem midríase, respostas pupilar à luz diminuída a ausente e diminuição da resposta à ameaça. Em contrapartida, no estudo de Vishkautsan *et al.* (2016), a miose ocorreu por um mecanismo desconhecido. Ademais, verificou-se também nesse estudo o excesso de salivação da administração após administração da suspensão oral, mas não do comprimido oral. Azotemia também foi notada, embora

possa ser atribuível à desidratação secundária aos distúrbios gastrintestinais ou administração concomitante de AINE, e não ao efeito nefrotóxico direto do voriconazol. Foi descrita também reação cutânea ao fármaco em um gato. Nos relatos de caso envolvendo gatos, eles receberam doses recomendadas que eram semelhantes à dose usada em cães, ou uma dose extrapolada de humanos (ou seja, até 13 mg/kg/dia). Conforme o estudo de Vishkautsan *et al.* (2016) mostrou, essas doses provavelmente eram altas demais em razão da depuração lenta de voriconazol em gatos, quando comparados a outras espécies de animais. Intervalos QT prolongados e arritmias foram relatadas tanto em cães quanto em gatos. Em razão das reações adversas em humanos, recomendou-se que em humanos as doses fossem ajustadas para produzir concentrações mínimas não superiores a 4 a 6 µg/mℓ para evitar toxicidade (Ashbee *et al.*, 2014).

Posaconazol

Posaconazol é um dos antifúngicos azólicos introduzidos mais recentemente. É aprovado para uso em humanos, mas seu uso em animais foi limitado a apenas alguns relatos de casos e estudos farmacocinéticos. A estrutura do posaconazol é semelhante à do itraconazol. Ele é usado para infecções fúngicas invasivas, incluindo aquelas causadas por *Aspergillus* e *Candida*. Ele também é ativo contra dermatófitos, *Histoplasma capsulatum*, *Blastomyces dermatitidis*, *Coccidioides immitis* e *Cryptococcus neoformans*. Sua vantagem sobre outros fármacos azólicos é a atividade contra *Fusarium* e *Mucorales* (anteriormente chamados de zigomicetos), tais como *Mucor* e *Rhizopus*. Ele tem algumas propriedades químicas que são semelhantes às do itraconazol, e é um substrato para enzimas CYP450 e gp-P. Como com outros fármacos azólicos, o parâmetro farmacocinético/farmacodinâmico que melhor se correlaciona com o sucesso clínico é a concentração plasmática ASC/CIM. Para tratar *Aspergillus* essa razão estava acima de 200; para o tratamento de *Candida*, a proporção foi de apenas 15. Se as razões ASC/CIM não puderem ser monitoradas, sugere-se manter as concentrações plasmáticas acima ($C_{máx}$) de 1,48 µg/mℓ ou uma concentração média de pelo menos 1,25 µg/mℓ (Goodwin e Drew, 2008). Informações adicionais indicaram que a eficácia profilática para infecções fúngicas invasivas são ótimas quando a concentração plasmática de posaconazol excede 0,7 µg/mℓ em 3 a 5 h após o regime terapêutico de múltiplas doses. Ele está disponível como suspensão oral contendo 40 mg/mℓ de posaconazol e comprimidos de liberação prolongada de 100 mg. A dose em humanos é de 400 mg, 2 vezes/dia, com uma refeição. Caso não seja administrado com uma refeição, a dose de 200 mg, 4 vezes/dia é recomendada. Posaconazol também é um dos ingredientes em um medicamento otológico aprovado para cães (Tabela 38.5). Esse produto contém orbifloxacina, mometasona (glicocorticoide), e posaconazol 0,1% em suspensão ótica para o tratamento de otite externa em cães associada a *Malassezia pachydermatis* e bactérias.

Nenhum intervalo entre doses foi estabelecido para animais, mas em dois relatos de caso sobre seu uso em gatos com tratamento bem-sucedido, foi utilizada a dose de 5 mg/kg VO, a cada 24 h sem reações adversas (Wray *et al.*, 2008). Embora eliminado via UDP-glicuronidação, que pode ser deficiente em gatos, a farmacocinética do posaconazol em gatos se assemelha à farmacocinética em cães, com absorção oral e meia-vida que são semelhantes àquelas de cães (Mawby *et al.*, 2016b) Com base em estudos farmacocinéticos preliminares, a dose recomendada

Tabela 38.5 Produtos antifúngicos tópicos para cães e gatos.

Agentes antifúngicos	Produtos	Indicação	Outros ingredientes
Clotrimazol	Otomax	*Malassezia pachydermatis*	Betametasona, gentamicina
Cetoconazol	Keto-Tris Flush	*Malassezia pachydermatis*	Trometamina (Tris) EDTA
Miconazol	Surolan e genéricos	Otite externa	Polimixina
Nistatina	Dermalone	*Malassezia pachydermatis* (atividade fraca)	Neomicina
Posaconazol	Posatex	*Malassezia pachydermatis* (com atividade contra outros fungos)	Mometasona, orbifloxacino
Tiabendazol	Tresaderm	*Malassezia pachydermatis*	Dexametasona, gentamicina

para administração oral da suspensão em gatos é 12 a 15 mg/kg, 1 vez/dia. Em cães, a absorção oral da suspensão é de aproximadamente 26%, e a meia-vida é de 24 h. Em cães, há um efeito do alimento sobre a absorção, com biodisponibilidade sistêmica oral de 11% e 27% em cães em jejum e alimentados, respectivamente. Os comprimidos de liberação retardada também oferecem uma boa opção de tratamento para cães. A biodisponibilidade é aumentada e a meia-vida é prolongada (42 h) (Kendall e Papich, 2015). A posologia sugerida para os comprimidos de liberação retardada é 5 mg/kg VO em dias alternados. É altamente ligada às proteínas, com ligação superior a 97% em cães. Em estudos de toxicidade, os cães toleraram 30 mg/kg/dia durante 1 ano sem quaisquer sinais clínicos. No entanto, histologicamente, alguma vacuolização neuronal foi observada nessa dose. Esse fármaco não deve ser usado durante a gestação, em razão da inibição da esteroidogênese.

Outros agentes antifúngicos

Terbinafina

A terbinafina é um agente altamente fungicida. Trata-se de um fármaco sintético da classe das alilaminas. Um fármaco intimamente relacionado da mesma classe é a naftifina, que é utilizado como um creme tópico para infecções por dermatófitos em humanos. A terbinafina inibe a esqualeno epoxidase para reduzir a síntese de ergosterol. A morte de células fúngicas resulta da ruptura da membrana celular (Balfour e Faulds, 1992).

Espectro de atividade. A terbinafina é ativa contra leveduras e uma ampla gama de dermatófitos. É fungicida contra *Trichophyton* spp., *Microsporum* spp. e alguns *Aspergillus* spp. (frequentemente excluindo *A. fumigatus*). Ela também é ativa contra *Blastomyces dermatitidis*, *Cryptococcus neoformans*, *Sporothrix schenckii*, *Histoplasma capsulatum*, *Candida* e *Malassezia*. Em humanos, ela é mais efetiva que a griseofulvina para o tratamento de dermatófitos, com menos recidivas. Também pode apresentar alguma atividade contra protozoários (p. ex., *Toxoplasma*).

Farmacocinética. A biodisponibilidade oral na maioria das espécies é moderada a alta, variando de 31% em gatos (Wang *et al.*, 2012) a > 46% em cães a > 85% em camundongos (Jensen, 1989). A biodisponibilidade absoluta em equinos não é conhecida; entretanto, a biodisponibilidade relativa da terbinafina em equinos foi de apenas 16%, quando comparado a Galgos (Williams *et al.*, 2011). Meias-vidas relatadas após administração oral de 20 a 30 mg/kg para gatos, cães e equinos foram de, aproximadamente, 8 h. Concentrações máximas em gatos e cães (3 a 4 µg/mℓ) são muito maiores do que aquelas alcançadas em equinos (0,31 µg/mℓ) (Wang *et al.*, 2012; Williams *et al.*, 2011). A absorção oral da terbinafina também foi estudada em papagaios-de-hispaniola da Amazônia, com uma

dose de 60 mg/kg via gavagem intragástrica, resultando em pico concentração plasmática de 0,11 a 0,67 µg/ℓ (Evans *et al.*, 2013). Em pinguins, a dose de 15 mg/kg de terbinafina a cada 24 h é sugerida como uma opção potencial de tratamento para aspergilose (Bechert *et al.*, 2010).

A natureza lipofílica da terbinafina resulta em concentrações altas em tecidos, como estrato córneo, folículos capilares, pele rica em sebo e unhas. Em humanos, após 12 dias de tratamento, as concentrações no estrato córneo excederam aquelas no plasma por um fator de 75. Concentrações na pele pode ser detectada em humanos em 24 h após a administração oral, mas as concentrações máximas são alcançadas em 7 dias. Concentrações de fungicida nas unhas podem requerer 3 semanas de tratamento. Concentrações de terbinafina no pelo de gatos em tratamento para dermatofitose alcançam aproximadamente 3,62 µg/g após 120 dias de tratamento com a dose de 30 a 40 mg/kg. Assim como o itraconazol, a terbinafina é altamente ligada às proteínas, com valores alcançando > 99% em cães e coelhos (Jensen, 1989).

Uso clínico. A terbinafina apresenta alguma eficácia para o tratamento de dermatofitose em cães e gatos, bem como dermatite por *Malassezia* em cães. No entanto, os resultados clínicos têm sido conflitantes. Para dermatófitos, as doses mais comuns são 30 a 35 mg/kg, 1 vez/dia, em cães; e para gatos, aproximadamente 30 mg/kg/dia, ou um quarto de comprimido para gatos pequenos (62,5 mg), meio comprimido para gatos de porte médio (125 mg) e um comprimido para gatos de porte grande (250 mg), todos administrados 1 vez/dia. O tratamento deve ser administrado por pelo menos 14 dias, mas pode ser estendido para 60 dias (Moriello, 2004). Os resultados sugerem que esse fármaco é efetivo para o tratamento da dermatite por *Malassezia* em cães quando administrado a 30 mg/kg, VO ou 30 mg/kg, 2 vezes/semana, por pelo menos 3 semanas (Berger *et al.*, 2012). Entretanto, os resultados também mostraram que esse tratamento produziu resolução insuficiente e apenas remissão parcial, embora tenha havido melhora clínica em ambos os grupos. Em outros estudos, a terbinafina foi tão eficaz quanto o itraconazol para o tratamento de gatos de abrigo com dermatofitose por *Microsporum canis* quando administrada em doses de aproximadamente 20 a 40 mg/kg/dia (Moriello *et al.*, 2013). Para tratamento de dermatite de *Malassezia*, a terbinafina (30 mg/kg) foi tão eficaz quanto o cetoconazol na redução da contagem de leveduras na pele (Rosales *et al.*, 2005). Estudos farmacocinéticos de 30 a 35 mg/kg/dia em cães (Williams *et al.*, 2011; Sakai *et al.*, 2011) mostraram que concentrações suficientes podem ser mantidas durante a maior parte do intervalo entre doses para fungos suscetíveis, são necessários estudos clínicos para confirmar a eficácia. Comparativamente, as doses em humanos são muito mais baixas, com 125 mg 2 vezes/dia (aproximadamente 1,8 mg/kg a cada 12 h), com doses pediátricas de aproximadamente 4 a 8 mg/kg, 1 vez/dia (Jones, 1995).

Quando combinada com a excisão cirúrgica, a terbinafina foi relatada como um tratamento adjunto bem-sucedido para pitiose intestinal e *Cryptococcus neoformans* em cães (Schmiedt *et al.*, 2012; Olsen *et al.*, 2012). Ela tem sido usada com segurança em combinação com outros fármacos, incluindo itraconazol e mefenoxam (Hummel *et al.*, 2011) e foi mostrado efeito sinérgico contra *Pythium* sp. quando combinado com itraconazol (Argenta *et al.*, 2008). Em ambos os ensaios experimentais e clínicos, o período de tratamento médio foi de aproximadamente 60 dias. A maioria dos tratamentos em gatos é de pelo menos 14 dias, mas podem se estender até 60 dias. Atualmente, não há relatos publicados do uso de terbinafina em equinos, embora tenha sido usada clinicamente em doses de 20 a 30 mg/kg VO, 1 vez/dia com algum sucesso contra massas fúngicas nasais e de bolsa gutural.

A terbinafina está disponível como um creme tópico a 1% (disponível para compra sem receita médica) e comprimidos de 125 e 250 mg. Também foi manipulada como solução de 0,2% para uso oftálmico; entretanto, a administração não resultou em concentrações detectáveis no humor aquoso (HA) ou plasma após a administração em olhos normais de equinos, sugerindo que seu uso pode ser limitado a infecções superficiais (Clode *et al.*, 2011).

Reações adversas. Em cães tratados com 30 mg/kg, a atividade sérica de ALT (alanina aminotransferase) foi de leve a moderadamente elevada em 4 de 10 cães, e a atividade de ALP (fosfatase alcalina) aumentou em 2 de 10 cães. As reações adversas relatadas pelos proprietários incluíram distúrbios gastrintestinais e respiração ofegante excessiva (Berger *et al.*, 2012). Problemas gastrintestinais, incluindo vômito, podem ser comuns em gatos, e dermatite facial e prurido também foram relatados. Essa reação é um problema, uma vez que pode ser confundida com infecção contínua por dermatófito. Cavar o chão, curvar os lábios, balançar de cabeça, ansiedade, e andar em círculos foram observados em um equino após administração oral, mas esses sinais se resolveram espontaneamente em 30 min (Williams *et al.*, 2011). Em humanos, há incidência rara de insuficiência hepática grave e morte. A terbinafina não se liga às enzimas P450 assim como outros fármacos antifúngicos; portanto, não causa interações medicamentosas ou inibição da síntese de esteroides em animais. Em humanos, não foi notado nenhum efeito teratogênico.

Lufenurona

Lufenurona é um inibidor de síntese de quitina ativo por VO, que é comumente usado em cães e gatos para o controle de infestações por pulgas (ver Capítulo 43 deste livro para tratamento de ectoparasitas). Foi avaliado como agente antifúngico, uma vez que os fungos também possuem quitina em sua parede celular externa. Embora haja relatos de tratamento bem-sucedido da dermatofitose em cães e gatos, o sucesso desse tratamento tem sido controverso. Se usado para tratamento de dermatófitos, as doses antifúngicas de lufenurona são superiores às recomendadas para controle de pulgas, e variaram de 50 mg/kg a mais de 250 mg/kg. A dose recomendada por um grupo de investigadores é de 80 a 100 mg/kg VO, 1 vez a cada 2 semanas até a cura micológica (Ben-Ziony e Arzi, 2000). No entanto, o endosso desse uso diminuiu, e os dermatologistas contestaram a eficácia em razão da alta incidência de recidiva. Esse fármaco não apresenta nenhum efeito *in vitro* contra *Aspergillus fumigatus* ou *Coccidioides immitis*.

Levantou-se a hipótese de que a lufenurona possa ter um efeito positivo sobre doenças dermatológicas não causadas por fungos, e efeito imunomodulatório (Zur e Elad, 2006). Isso foi confirmado em um estudo de Mancianti *et al.* (2009), em que o pré-tratamento com lufenurona seguido por tratamento com griseofulvina ou enilconazol tópico resultou em curas clínica e micológica em taxa mais elevada do que o esperado com qualquer tratamento isoladamente.

O uso tópico ou local de lufenurona pode ser mais eficaz. Tem sido usado com sucesso como lavagem uterina para tratar endometrite fúngica causada por *Candida* ou *Aspergillus* spp. em éguas (Hess *et al.*, 2002). Contudo, essa abordagem também é controversa, uma vez que a lufenurona não apresentava atividade antifúngica *in vitro* contra *Aspergillus* e *Fusarium* sp., patógenos importantes para equinos (Scotty *et al.*, 2005). Se administrado por VO, a absorção em equinos é baixa e essa via de administração não pode ser recomendada. A lufenurona também pode ser usada em água de banho para o tratamento de espécies aquáticas e anfíbios (Wolfe *et al.*, 2001).

Flucitosina

Flucitosina (5-fluorocitosina, 5-FC) é um agente antifúngico sintético disponível como preparação oral. A flucitosina deve entrar na célula fúngica permeando pela citosina, e depois é convertida à forma ativa, 5-fluoruracila (5-FU), por uma enzima citosina desaminase fúngica. A 5-FU é incorporada ao RNA, interrompendo a síntese de proteínas, ou é convertida a um composto relacionado que inibe a síntese de DNA. As células de mamíferos não têm citosina desaminase, o que resulta em toxicidade seletiva desse composto; entretanto, a conversão a 5-FU pode ocorrer por microrganismos no trato gastrintestinal, resultando em 5-FU sendo absorvida por células de mamíferos, levando a anemia, leucopenia e trombocitopenia (Bennett, 1990).

Mutações fúngicas que levam a alterações na atividade das enzimas permease ou desaminase levaram ao desenvolvimento de resistência à flucitosina, tanto *in vitro* quanto durante o tratamento. Para diminuir o surgimento de resistência, o uso de flucitosina é limitado à terapia adjuvante com anfotericina B em infecções sistêmicas causadas por *Candida* ou *Cryptococcus neoformans*. A sinergia entre esses dois fármacos foi demonstrada, com redução de até 4 vezes na CIM, e a terapia de combinação tem sido bem-sucedida, principalmente no tratamento de meningite criptocócica (Medoff *et al.*, 1971; Utz *et al.*, 1975; Bennett *et al.*, 1979). Uma explicação desse sinergismo envolve os efeitos de permeabilização da membrana causados pela anfotericina B, o que facilita a entrada da flucitosina no citoplasma das células (Medoff *et al.*, 1972). Essa combinação de fármacos antifúngicos é mais eficaz do que a anfotericina B sozinha no tratamento da meningite criptocócica (Bennet *et al.*, 1979; Utz *et al.*, 1975). Vantagens dessa combinação incluem a redução na dose de anfotericina B, limitando assim a nefrotoxicidade, bem como a prevenção de mutantes para flucitosina (Drouhet e Dupont, 1987). A combinação foi administrada para tratar criptococose em gatos na dose de 250 mg por gato a cada 8 h (25 a 50 mg/kg a cada 6 a 8 h também foi usado). Essa combinação também foi sugerida para tratamento de candidíase hematogênica disseminada (Horn *et al.*, 1985). Embora a flucitosina seja sinérgica com a anfotericina B, não há evidência de sinergismo para os fármacos antifúngicos azólicos, e essa combinação não deve ser usada.

Reações adversas. Em um relato, a combinação de flucitosina e cetoconazol foi administrada em dois gatos, e ocorreu lesão hepática em um gato (Pukay e Dion, 1984). Mielossupressão também é uma preocupação em gatos. Erupções cutâneas e mucocutâneas foram observadas com o uso de flucitosina em cães, e, por essa razão, seu uso não é recomendado em cães.

Iodeto de sódio ou potássio

Os compostos de iodeto foram um dos primeiros fármacos antifúngicos usados e, ainda hoje, são usados na medicina veterinária. Eles têm custo baixo e podem ser administrados por VO, o que os torna úteis para o tratamento a longo prazo. O mecanismo de ação dos compostos de iodeto contra microrganismos fúngicos é amplamente desconhecido, mas pode envolver o estímulo à resposta imune do hospedeiro ou o aumento da eliminação dos fungos da pele ou dos pelos. Compostos de iodeto têm sido usados para tratar a esporotricose em cães, gatos e jumentos, bem como granulomas fúngicos nasais causados por *Basidiobolus*, *Conidiobolus* e *Pseudallescheria* spp. em equinos (Koehne *et al.*, 1971; Gonzalez Cabo *et al.*, 1989; Irizarry-Rovira *et al.*, 2000; Owens *et al.*, 1985; Zamos *et al.*, 1996; Davis *et al.*, 2000). Etileno-di-hidroioideto de diamina (EDDI) é usado como uma fonte nutricional de iodo em bovinos, mas também tem sido usado para tratar doença granulomatosa fúngica e infecções associadas a zigomicetos. O tratamento antifúngico foi questionado, uma vez que a eficácia não foi estabelecida.

Os compostos de iodeto raramente são usados como tratamento único, mas são usados como um complemento para excisão cirúrgica, injeção intralesional de outros antifúngicos ou tratamento antifúngico sistêmico. A ocorrência de efeitos tóxicos é possível (iodismo), os quais podem ocorrer secundariamente aos teores excessivos de iodeto. Os sinais clínicos atribuíveis ao excesso de iodo incluem lacrimejamento, salivação, tosse, anorexia, descamação seca da pele e taquicardia. Aborto e infertilidade também podem ser observados; portanto, deve-se ter cuidado ao administrar esse medicamento a animais reprodutores. As doses recomendadas de solução de iodeto de sódio a 20% para cães são de 44 mg/kg/24 h, VO, para gatos são de 22 mg/kg/24 h, VO e para equinos são 125 mℓ/24 h IV, por 3 dias, seguidos por 30 g/24 h, VO. Recomenda-se que o tratamento se estenda por 30 dias além da resolução dos sinais clínicos. A formulação intravenosa de iodeto de sódio/potássio é indicada para uso em bovinos para o tratamento de actinomicose e actinobacilose a 66 mg/kg IV, 1 vez 1 semana. O uso desse produto para infecções fúngicas é considerado fora das recomendações da bula.

Agentes antifúngicos tópicos

Enilconazol

Enilconazol também é chamado de *imazalil* em alguns países. É um antifúngico azólico com excelente atividade contra dermatófitos e fungos filamentosos, e tem efeito residual após a aplicação. Tem sido usado em alguns países para o tratamento tópico de infecção por dermatófito em cães e equinos. Para esse tratamento, uma solução a 10% é diluída 50:1 para formar uma emulsão. Ele pode ser aplicado sobre a pele do animal a cada 3 ou 4 dias por quatro tratamentos. Pode ser aplicado às instalações, bem como para prevenir infecções recorrentes. Em uma avaliação de terapias tópicas para o tratamento de infecções por dermatófito em cães e gatos (White-Weithers e Medleau, 1995), o enilconazol foi mais eficaz do que clorexidina, iodopovidona,

cetoconazol, hipoclorito de sódio e fungicida Captan. A segurança do enilconazol foi demonstrada em cães, mesmo em doses altas. Um estudo também mostrou que o enilconazol é seguro para o tratamento de dermatófitos em gatos da raça Persa (deJaham, 1998). O enilconazol também tem sido usado para tratar a aspergilose nasal em cães. Ele tem efeito único de vapor e, se instilado na cavidade nasal de cães, irá controlar o crescimento de fungos (Sharp *et al.*, 1991; Sharp e Sullivan, 1992). Uma dose de 10 mg/kg em um volume de 5 a 10 mℓ é infundido 2 vezes/dia durante 7 a 14 dias. Em um estudo usando esse protocolo (Sharp *et al.*, 1993), 26 de 29 cães acometidos tornaram-se assintomáticos. Um protocolo semelhante tem sido usado para o tratamento clínico bem-sucedido de micose de bolsa gutural causada por *Aspergillus* spp. em equinos (Davis e Legendre, 1994).

Nos EUA, o enilconazol está disponível como Clinafarm®-SG ou Clinafarm®-EC. Ambos são aprovados para uso em incubadoras de aves para controlar os microrganismos *Aspergillus* em instalações e equipamentos. Clinafarm®-SG vem em um vasilhame usado para geração de fumaça. Clinafarm®-EC está disponível em um frasco de 750 mℓ contendo 13,8% (138 mg/mℓ) de enilconazol. Os outros ingredientes listados na bula são álcool benzílico e dioctil sulfossuccinato de sódio. Ele também contém óleo de rícino etoxilado. A formulação canadense Imaverol® contém polissorbato 20 e monolaurato de sorbitana como ingredientes inertes, com enilconazol a 10% como fármaco ativo. A formulação Clinafarm®-CE é registrada para controlar microrganismos *Aspergillus* em instalações avícolas e equipamentos por pulverização ou nebulização da área a ser tratada com solução a 1:100. Embora não tenham sido encontrados estudos toxicológicos publicados para essa solução específica em animais, ela tem sido utilizada em uma diluição de 50:1, aplicada por via tópica a cães e gatos, sem reações adversas. Um estudo aplicou 100 mℓ de uma formulação de 2 mg/mℓ de Clinafarm®-EC para gatos e foi considerada segura (Hnilica *et al.*, 2000). No entanto, esses autores recomendaram o monitoramento da atividade de enzimas hepáticas.

Clotrimazol

O clotrimazol é um antifúngico imidazol. Ele é limitado ao uso tópico, uma vez que, após administração oral, o metabolismo produz concentrações indetectáveis do fármaco no plasma, mesmo após administrações repetidas. Na medicina veterinária, ele tem sido usado para o tratamento de aspergilose nasal em cães após infusão de solução a 1% durante 1 h por meio de um cateter nasal (Matthews *et al.*, 1998). Ele também foi infundido na bexiga de cães e gatos com candidúria fúngica (Toll *et al.*, 2003; Forward *et al.*, 2002). O clotrimazol pode ser encontrado em combinação com sulfato de gentamicina e valerato de betametasona em formulações indicadas para o tratamento de otite externa causada por *Malassezia pachydermatis* ou bactérias suscetíveis em cães (ver Tabela 38.5).

Miconazol

Miconazol (creme) é um antifúngico imidazol eficaz contra alguns fungos refratários à anfotericina B. Em razão da depuração rápida e má absorção oral, requer infusões IV frequentes durante a hospitalização. Ademais, o agente solubilizante na forma parenteral induz reações adversas tóxicas relacionadas à histamina, tornando seu uso perigoso. A formulação IV não é mais comercializada nos EUA. O miconazol apresenta um amplo espectro de atividade contra leveduras e fungos filamentosos, embora evidências recentes tenham sugerido que a resistência em isolados de leveduras tenham aumentado nos últimos anos (Beltaire *et al.*, 2012). Na medicina veterinária, o miconazol é usado como creme a 2%, *spray* ou loção a 1% para o tratamento da dermatofitose em cães e gatos. Ele também é comumente manipulado a uma solução de 1% para tratamento tópico de ceratomicose. As formulações em cremes e loções disponíveis comercialmente não devem ser usadas nos olhos, pois podem causar irritação significativa. O miconazol também pode ser encontrado em combinação com clorexidina como um xampu para o tratamento adjunto de dermatofitose em animais. A atividade antibacteriana do miconazol também foi demonstrada, e esse fármaco é um tratamento potencial para pioderma superficial causado por *S. aureus* resistentes à meticilina (Clark *et al.*, 2015) e otite externa causada por *E. coli* e *P. aeruginosa* (Pietschmann *et al.*, 2013). O sinergismo nesses casos pode ser alcançado combinando o miconazol com clorexidina para MRSA e polimixina B para otite externa. Outros produtos que contêm fármacos antifúngicos estão listados na Tabela 38.5.

Mefenoxam

Mefenoxam é um fungicida agrícola que atua por meio do bloqueio da síntese do ácido ribonucleico (RNA) via inibição de RNA polimerases ribossômicos. Ele é usado para controlar oomicetos fitopatogênicos. *In vitro*, o mefenoxam tem uma CIM_{90} de 1 μg/ℓ contra *Pythium insidiosum* (Brown *et al.*, 2008). Resultados de estudos de administração aguda e crônica em cães realizados para a certificação EPA revelaram nível sem efeito (*no-effect level* – NOEL) de 8 mg/kg/dia quando administrado por 6 meses. Embora dados farmacocinéticos para cães não estejam disponíveis, estudos em roedores mostraram que o mefenoxam administrado por VO a ratos a 2 mg/kg produziu concentrações sanguíneas máximas de 0,48 μg/mℓ em machos e 0,93 μg/mℓ em fêmeas. A extrapolação desses dados levou à administração de doses de 8 mg/kg/dia a cães, dividido em dois tratamentos por VO para a tratamento de pitiose intestinal, com algum sucesso no tratamento quando combinado com itraconazol e terbinafina (Hummel *et al.*, 2011). O fármaco foi bem tolerado em cães, e nenhuma anormalidade clínica, hematológica ou bioquímica persistente foi detectada durante até 18 meses após a administração. O fármaco também tem sido usado por via sistêmica e tópica em terapia de combinação para o tratamento de pitiose cutânea canina e lagenidiose, bem como por via tópica para o tratamento da pitiose equina.

Natamicina

Natamicina é um antifúngico poliênico com mecanismo de ação similar à anfotericina B. É aprovado para uso em humanos como suspensão para uso oftálmico a 5%. A natamicina tem excelente atividade contra leveduras e fungos filamentosos, e é considerada o tratamento de eleição para ceratomicose por *Fusarium* em equinos. Ela é mais comumente usada em medicina veterinária para tratamento de ceratomicose em cavalos, embora também tenha sido relatada como tratamento tópico para aspergilose nasal, bem como micose bolsa gutural e dermatofitose nessa espécie (Brooks *et al.*, 1998; Greet, 1981, 1987; Oldenkamp, 1979). Seu uso sistêmico é proibido, tanto pelo custo alto quanto pela toxicidade.

Nistatina

A nistatina também é um antifúngico poliênico que é limitado ao uso tópico em razão da toxicidade sistêmica. A nistatina não é bem absorvida pelo trato gastrintestinal; portanto, pode ser administrada por VO como um tratamento "tópico" para candidíase oral e intestinal, principalmente em casos em espécies de animais exóticos (ver Tabela 38.4). Na medicina veterinária, é mais comumente usada em combinação com antibióticos (neomicina, tiostreptona) e anti-inflamatórios (triancinolona) medicamentos em pomadas, bem como preparações óticas (Tabela 38.5).

TERAPIA ANTIVIRAL

Em comparação com outras classes de medicamentos antimicrobianos, o uso de medicamentos antivirais em medicina veterinária tem sido limitado, com todos os agentes antivirais específicos usados fora das recomendações da bula. Na medicina humana, o uso desses fármacos é muito mais proeminente em razão do sucesso de protocolos de múltiplos agentes para controlar o vírus da imunodeficiência humana (HIV) e AIDS associada, bem como terapias de agente único bem-sucedidas para o tratamento de infecções por herpes-vírus, gripe, hepatite C e outras enfermidades. Na medicina veterinária, o uso bem-sucedido de agentes antivirais foi principalmente associado ao tratamento de infecções por herpes-vírus, com sucesso contra retrovírus. Muitos medicamentos antivirais são administrados sistemicamente, enquanto outros são usados apenas por via tópica para o tratamento de lesões oculares. Consequentemente, em comparação com nossos homólogos da medicina humana, a consideração desses agentes neste livro é limitada. Os leitores são encorajados a consultar um livro didático de farmacologia humana para uma discussão mais aprofundada do mecanismo de ação e espectro antiviral desses agentes.

Existem diferenças fundamentais entre os princípios de terapia antiviral em comparação com a terapia antibacteriana. Uma vez que os vírus usam o maquinário celular hospedeiro para replicação, é difícil conseguir uma ação seletiva contra replicação viral. Dessa forma, muitos dos fármacos antivirais mais bem-sucedidos agem de forma mais semelhante aos fármacos tóxicos anticâncer, tendo como alvo a replicação do DNA. Como consequência, os índices terapêuticos de antivirais e fármacos anticâncer podem ser igualmente estreitos. Para análogos de nucleosídios, que são usados principalmente na terapia contra vírus de DNA, tende a haver uma relação inversa entre a seletividade para replicação viral e a toxicidade às células hospedeiras. Outra diferença entre agentes antivirais e fármacos antibacterianos é que o teste *in vitro* dos fármacos antivirais deve utilizar um sistema de cultura de células para permitir a replicação. A concentração do fármaco que inibe o crescimento viral em 50% é denominada IC_{50}, mas esse parâmetro depende de vários fatores, e não é associado de forma tão robusta à eficácia como é a CIM de fármacos antibacterianos (Hussein *et al.*, 2008a). Os medicamentos antivirais tendem a apresentar espectro estreito, com pouca atividade cruzada contra múltiplos vírus. Outra característica dos agentes antivirais que difere dos fármacos antibacterianos é que apenas os agentes antissépticos e desinfetantes podem ser classificados como "virucidas" (antissépticos e desinfetantes são discutidos no Capítulo 31 deste livro), portanto, os fármacos antivirais só podem ter ação virustática, limitando a replicação até o sistema imune do hospedeiro eliminar a infecção viral. Por essa razão, os fármacos antivirais serão inativos contra qualquer vírus que não esteja em replicação ou partículas virais latentes. Essa atividade dos fármacos antivirais apenas contra o vírus em replicação também sugere por que o tempo é crítico para a terapia antiviral bem-sucedida, com o tratamento precoce resultando em eficácia ótima (Sawtell *et al.*, 2001).

Agentes anti-herpes-vírus | Análogos de nucleosídios

Aciclovir e valaciclovir

Aciclovir é o nucleosídio prototípico análogo da purina, a deoxiguanosina. Na medicina veterinária, o uso de aciclovir é restrito ao tratamento de herpes-vírus. O aciclovir exemplifica a atividade seletiva contra herpes-vírus com pouco efeito direto sobre as células hospedeiras em concentrações terapêuticas. Essa seletividade surge da fosforilação seletiva do aciclovir em sua forma ativa, o trifosfato de aciclovir, em células infectadas. O aciclovir é monofosforilado pela timidina quinase viral com eficiência 200 vezes maior do que a enzima de mamíferos, o que contribui para sua seletividade favorável e alto índice terapêutico. A fosforilação sequencial por enzimas celulares e virais leva então à forma trifosfato, que inibe seletivamente a DNA polimerase viral por meio da competição com trifosfato de desoxiguanosina. Aciclo-GTP que é incorporado em fitas de DNA viral causa terminação do alongamento. Células infectadas por vírus são 40 a 100 vezes mais eficientes na conversão de aciclo-GMP a aciclo-GTP do que as células não infectadas. Penciclovir e ganciclovir (discutido nas seções "Penciclovir e fanciclovir" e "Cidofovir, ganciclovir e valganciclovir") têm mecanismos de ação similares contra o herpes-vírus. Valaciclovir é um profármaco que é ele mesmo inativo, mas é rapidamente metabolizado à sua forma ativa – aciclovir – após absorção oral. A presença de valina permite o transporte ativo de valaciclovir para os enterócitos, com metabolismo a aciclovir pelas esterases plasmáticas e hepáticas.

Espectro de atividade. Considerando que os herpes-vírus simples (HSV) de humanos são extremamente sensíveis ao aciclovir, poucos herpes-vírus de importância veterinária compartilham essa sensibilidade. O herpes-vírus felino tipo 1 (FHV-1) é apenas fracamente suscetível ao aciclovir, com uma IC_{50} de 58 μg/mℓ, mais de 100 vezes maior do que o HSV-1 (Maggs e Clarke, 2004; Gaskell *et al.*, 2007). Em contrapartida, herpes-vírus equino tipo I (EHV-1) compartilha sensibilidade ao aciclovir, que é semelhante ao HSV, com uma IC_{50} de 0,3 a 3 μg/mℓ (Wilkins, 2004; Garré *et al.*, 2007b).

Farmacocinética. Dados farmacocinéticos para o aciclovir estão disponíveis para equinos, cães e gatos, bem como periquitos Quaker, faisões e outras espécies (de Miranda *et al.*, 1982, 1981). A biodisponibilidade oral do fármaco é alta em cães (> 80%), moderada em humanos (10 a 30%), mas baixa e variável em equinos (< 5%). Em cães, a absorção oral de aciclovir diminui com o aumento das doses (Krasny *et al.*, 1981). Em equinos, a biodisponibilidade oral foi indetectável em um estudo (Wilkins *et al.*, 2005), e de apenas 2,8 a 4% em outros estudos (Garré *et al.*, 2007a; Bentz *et al.*, 2006). No entanto, a meia-vida de eliminação do aciclovir administrado por IV a equinos foi relatada como 5 a 53 h. A alta variabilidade é atribuída ao tempo de aplicação e às condições do estudo (Garré *et al.*, 2007a; Maxwell *et al.*, 2008a). Essa meia-vida de eliminação equina foi muito mais longa do que em outras

espécies (≃ 2 h em cães e gatos) e sugeriu a presença de um "compartimento profundo" em equinos. A meia-vida de eliminação do aciclovir administrado por VO a faisões foi semelhante à meia-vida em cães (3 h), mas foi prolongada (15 h) em tartarugas-caixa após administração oral de valaciclovir (Rush *et al.*, 2005; Allender *et al.*, 2013). Na espécie em que os mecanismos de depuração foram avaliados, o aciclovir foi eliminado principalmente por secreção glomerular (de Miranda *et al.*, 1981, 1982; Krasny *et al.*, 1981). Uma infusão IV de 10 mg/kg por 1 h produziu concentrações efetivas em equinos por 8 h, e pode ser administrada 2 vezes/dia para EHV-1 (Wilkins *et al.*, 2005). Contudo, a via de administração IV raramente é usada em medicina veterinária (ver item *Reações adversas*). Uma vez que a biodisponibilidade oral do aciclovir é pobre na maioria das espécies, um éster de valina muito mais bem absorvido, o valaciclovir, é o preferido. Em gatos e equinos, o valaciclovir administrado apresenta biodisponibilidade oral muito maior (mais de 2 vezes maior em gatos; 6 a 15 vezes maior em equinos) do que o aciclovir (Garré *et al.*, 2007a; Owens *et al.*, 1996; Maxwell *et al.*, 2008a).

Uso clínico em gatos. Sinais clínicos de infecção por herpes-vírus em gatos (herpes-vírus felino tipo 1, FHV-1) consistem em doenças do trato respiratório superior e lesões oculares (Thomasy *et al.*, 2007; e em revisão por Gaskell *et al.*, 2007). Uma vez que as lesões oculares podem progredir de conjuntivite a ceratite, a forma ocular da doença, em geral, justifica a terapia anti-herpética. Uma vez que o aciclovir é pouco absorvido, e o FHV-1 é relativamente insensível ao aciclovir, doses altas de valaciclovir foram testadas em gatos em um modelo experimental de FHV-1. Em uma dose de 240 mg/kg/dia de valaciclovir – quase 6 vezes a dose máxima indicada em humanos – a administração de valaciclovir em gatos não suprimiu a replicação do FHV-1, mas produziu sinais de toxicidade (Nasisse *et al.*, 1997).

Uso clínico em equinos. As infecções por herpes-vírus também são importantes em equinos, nos quais EHV-1 está associado a infecções neonatais, doenças respiratórias, aborto e mieloencefalopatia, dependendo da faixa etária do cavalo. O aciclovir oral tem sido usado como tratamento para doença neonatal e para mieloencefalopatia por herpes-vírus equino (EHM) (Murray *et al.*, 1998; Friday *et al.*, 2000). O aciclovir também foi administrado a cavalos com fibrose pulmonar multinodular (FPML) atribuída a EHV-5, embora a sensibilidade de EHV-5 a análogos de nucleosídios não tenha sido determinada (Wong *et al.*, 2008). Embora seja possível que o aciclovir oral possa se acumular com doses múltiplas e resultar em concentrações terapêuticas para isolados altamente sensíveis associados a uma doença lentamente progressiva, como FPML, o aciclovir oral é muito baixo em equinos para justificar seu uso em infecções por herpes-vírus rapidamente progressivas, como EHM (Wong *et al.*, 2010). O aciclovir pode ser mais útil como tratamento de infecção neonatal por herpes-vírus. Em um surto por EHV-1 em um grupo de potros, dois dos três potros tratados com aciclovir sobreviveram, enquanto os dois potros não tratados morreram (Murray *et al.*, 1998). Uma vez que essa doença é quase universalmente fatal em potros, o aciclovir mostra-se promissor como agente terapêutico.

Para o tratamento de EHV-1, estudos terapêuticos têm testado a segurança e eficácia do valaciclovir, que tem se tornado uma opção mais viável economicamente em equinos com a disponibilidade de comprimidos genéricos. Resultados de ensaios experimentais do uso de valaciclovir contra a infecção por

EHV-1 têm sido contraditórios. Pôneis desmamados inoculado com EHV-1 não mostraram sinais de EHM nem redução da viremia quando o valaciclovir foi administrado a 40 mg/kg, a cada 8 h por 5 a 7 dias (Garré *et al.*, 2009). Entretanto, éguas idosas pareciam ter cargas virais mais baixas e estarem protegidas de EHM pela administração de valaciclovir no início do curso da doença, com uma dose de ataque inicial de 36 mg/kg, VO, a cada 8 h por 2 dias, seguida por uma dose de manutenção de 12 mg/kg a cada 12 h por 7 a 14 dias (Maxwell *et al.*, 2008b, 2011).

Uso clínico em psitacídeos. Em aves, as infecções por herpes-vírus podem ser causa importante de morbidade. O aciclovir mostrou diminuir a mortalidade em psitacídeos com infecções por herpes-vírus se o fármaco for administrado antes do início dos sinais clínicos (Smith, 1987). O aciclovir administrado por VO a 80 mg/kg a cada 24 h após a infecção por herpes-vírus em periquitos Quaker mostrou ser mais eficaz na prevenção da morte do que doses intramusculares baixa ou alta (40 ou 250 mg/kg). Na dose mais alta testada, acredita-se que a toxicidade pelo aciclovir – verificada pela necrose muscular local – tenha contribuído para a mortalidade de aves (Norton *et al.*, 1991). Em faisões, a dose de 120 mg/kg de aciclovir VO, a cada 12 h, foi necessária para manter as concentrações acima de 1,0 µg/mℓ, embora a segurança dessa dose não tenha sido testada (Rush *et al.*, 2005).

Reações adversas. As reações adversas do aciclovir e fármacos relacionados não foram bem documentadas em animais em razão do seu uso infrequente. A administração IV de aciclovir raramente é usada na medicina veterinária em razão do custo e do aumento do risco de reações adversas, que requerem infusão IV durante 1 h para diminuir o risco de efeitos presumidos no SNC (Bentz *et al.*, 2006). Sinais clínicos de toxicidade em gatos que receberam doses altas de valaciclovir incluíram nefrotoxicidade, bem como a supressão de medula óssea, que pode ter sido uma extensão dos efeitos farmacológicos, uma vez que os análogos de nucleosídios podem inibir a replicação do DNA viral em concentrações altas o suficiente (Nasisse *et al.*, 1997). No entanto, a necrose tubular renal relatada é uma reação adversa conhecida associada às concentrações plasmáticas altas de aciclovir, e é atribuída à cristalúria (Sawyer *et al.*, 1988).

Penciclovir e fanciclovir

Penciclovir é administrado por via tópica como um creme a 1% para o tratamento do herpes labial em humanos. Ao considerar o papel dos análogos de nucleosídios em infecções veterinárias por herpes-vírus, é importante notar que a administração tópica eficaz de penciclovir em humanos ocorreu com terapia precoce, começando em 1 h após o surgimento da lesão, e com aplicação a cada 2 h durante o ciclo de vigília. Mesmo assim, o principal efeito da administração do penciclovir é a diminuição da duração dos sinais, e não abolição dos sinais. O penciclovir compartilha um mecanismo de ação semelhante ao aciclovir, mas a meia-vida intracelular em células infectadas por vírus é 10 a 20 vezes maior (Gill e Wood, 1996). Esse acúmulo intracelular produz uma ligação indireta entre as concentrações plasmáticas de penciclovir e seu efeito antiviral, e também pode representar uma vantagem terapêutica do penciclovir, quando comparado ao aciclovir. A maioria dos isolados de HSV apresenta sensibilidade similar a penciclovir e aciclovir, refletindo seus mecanismos de ação semelhantes.

Espectro de atividade. Tal como acontece com o aciclovir, o HSV é bastante sensível ao penciclovir, enquanto o FHV-1 é menos sensível. Contudo, o FHV-1 é mais sensível ao penciclovir do que ao aciclovir, com uma IC_{50} de 3,2 a 10 µg/mℓ (Maggs e Clarke, 2004; Hussein *et al.*, 2008b). Com uma IC_{50} relatada de 1,6 µg/mℓ, EHV-1 também pode ser mais sensível a penciclovir do que aciclovir, embora a atividade de penciclovir tenha sido testada em apenas um único isolado (de la Fuente *et al.*, 1992).

Farmacocinética. Em roedores e humanos, a absorção oral do penciclovir é ainda menor do que a do aciclovir. Portanto, desenvolveu-se um profármaco éster diacetato oral, o fanciclovir. Ele é mais lipofílico que a forma ativa – o penciclovir – e apresenta uma biodisponibilidade oral muito maior (Gudmundsson e Antman, 2007). Depois da administração oral de fanciclovir a humanos e roedores, há extenso metabolismo por esterases intestinais e aldeído oxidase hepática para produzir o fármaco ativo, penciclovir (Gudmundsson e Antman, 2007). Quando 62,5 mg de fanciclovir ($\simeq$ 15 mg/kg) foram administrados por VO a gatos, as concentrações plasmáticas de penciclovir aumentaram mais lentamente do que em outras espécies e foram variáveis, o que sugere absorção saturável (Thomasy *et al.*, 2007). Após a absorção oral, a meia-vida de eliminação do penciclovir em gatos (3 a 4 h) foi semelhante à de outras espécies. Estudos de acompanhamento confirmaram a absorção variável e saturável, uma vez que a biodisponibilidade caiu de 12,5% a 40 mg/kg para 7% a 90 mg/kg (Thomasy *et al.*, 2012b). Consequentemente, doses superiores a 40 mg/kg podem não produzir aumentos proporcionais nas concentrações plasmáticas de penciclovir. Ainda assim, a concentração máxima de penciclovir de 1,3 µg/mℓ no plasma e de 1,0 µg/mℓ na lágrima mostrou a viabilidade de administração de fanciclovir em gatos com sinais oculares de infecção por FHV-1 (Thomasy *et al.*, 2012a). A distribuição do penciclovir após a administração oral de 20 mg/kg de fanciclovir para equinos revelou concentração plasmática máxima de penciclovir de 2,9 µg/mℓ, que era maior do que em gatos (Tsujimura *et al.*, 2010). Curiosamente, a meia-vida de eliminação do penciclovir após administração de fanciclovir a equinos foi prolongada (34 h) em comparação com outras espécies, mas foi semelhante à meia-vida de eliminação prolongada do aciclovir após administração de valaciclovir a cavalos (Maxwell *et al.*, 2008a; Tsujimura *et al.*, 2010). Apesar das vantagens teóricas do penciclovir quando comparado ao uso de aciclovir em equinos, estudos sobre a eficácia de penciclovir ou fanciclovir na proteção de cavalos de sinais de infecção por EHV-1 ou EHV-5 não estão disponíveis atualmente.

Uso clínico. Atualmente, o fanciclovir é o único agente antiviral administrado sistemicamente que é rotineiramente usado em gatos com sinais oculares ou respiratórios superiores de infecção por FHV-1. Sua eficácia foi estudada usando a dose oral de 90 mg/kg, a cada 8 h, em gatos experimentalmente inoculados com FHV-1 (Thomasy *et al.*, 2011). Dentro desse modelo, os escores de doença, conjuntivite e eliminação de FHV-1 foram todos menores nos gatos tratados com fanciclovir, dando suporte à sua utilidade clínica. No entanto, uma dose menor é mais comumente usada na prática clínica (Malik *et al.*, 2009). Esse fármaco está disponível em comprimidos de 125, 250, 500 mg, sendo a dose de um quarto a um comprimido de 125 mg administrado a cada 8 a 12 h a posologia mais frequentemente selecionada por clínicos. Dado que os perfis de absorção do fanciclovir não são proporcionais à dose, não se sabe se essas doses mais baixas são tão eficazes quanto foi relatado experimentalmente para as doses altas.

Reações adversas. Enquanto uma série inicial de casos de uso de fanciclovir em gatos relatou anorexia e polidipsia (Thomasy e Maggs, 2008), um estudo de acompanhamento em que 90 mg/kg foram administrados a cada 8 h não relatou reações adversas (Thomasy *et al.*, 2011).

Cidofovir, ganciclovir e valganciclovir

Cidofovir foi o primeiro análogo de nucleosídio aprovado para uso clínico, e ainda hoje é usado como formulação injetável ou de implante oftalmológico para tratar infecções por citomegalovírus em humanos imunocomprometidos. Cidofovir é mais amplamente ativo contra uma variedade de vírus de DNA, quando comparado a outros análogos de nucleosídios, pois pode ser fosforilado por enzimas celulares no lugar das enzimas virais. Uma vez que o cidofovir se acumula no ambiente intracelular, com meia-vida de eliminação prolongada, o cidofovir pode ser administrado com frequência menor do que os outros análogos de nucleosídios. Também é improvável que ocorra resistência cruzada entre cidofovir e outros análogos de nucleosídios, uma vez que a ativação por enzimas virais é desnecessária para a atividade de cidofovir. O ganciclovir também é um análogo de nucleosídio, mas é mais potente do que o aciclovir contra os herpes-vírus, incluindo FHV-1, EHV-1 e citomegalovírus humano (Maggs e Clarke, 2004). Ganciclovir é administrado por via sistêmica como uma formulação injetável por via IV ou como comprimido oral. Semelhante ao aciclovir e penciclovir, o ganciclovir é pouco absorvido após administração oral, por isso também foi formulado como um profármaco éster valina para aumentar a absorção oral. Embora o valganciclovir seja moderadamente bem absorvido após administração oral em equinos, o alto custo desse profármaco impediu mais testes nessa espécie (Carmichael *et al.*, 2013). Tal como acontece com os outros análogos de nucleosídios que têm sido estudados em equinos, a fase de eliminação do ganciclovir é prolongada em comparação com a de outras espécies.

Uso clínico. Uma formulação tópica composta de 0,5% de cidofovir é usada em gatos com ceratite herpética (Davidson, 2006). Cidofovir solução oftálmica administrada a cada 12 h reduziu a carga viral ocular de FHV-1 em gatos inoculados experimentalmente, dando suporte a esse intervalo entre doses menos frequente (Fontenelle *et al.*, 2008). Ganciclovir é um agente terapêutico de primeira linha para infecções por citomegalovírus em humanos, uma vez que o aciclovir e o penciclovir são menos potentes e menos eficazes contra esses vírus. O ganciclovir apresenta potência similar quando testado *in vitro* contra vários herpes-vírus de importância veterinária, incluindo o vírus B zoonótico do macaco e o vírus endêmico de macacos (Brush *et al.*, 2014). O ganciclovir também foi administrado por via IV a equinos em fases posteriores da infecção por EHV-1, quando a administração de valaciclovir pode ser ineficaz (Maxwell *et al.*, 2011).

Reações adversas. A nefrotoxicidade é a reação adversa que limita a dose associada à administração de cidofovir parenteral, requerendo a coadministração com probenecida para poupar os rins. Portanto, o cidofovir parenteral não é empregado clinicamente em espécies veterinárias. No entanto, a administração oftálmica de cidofovir a 0,5% de parece ser bem tolerada em gatos (Fontenelle *et al.*, 2008). Apesar de o ganciclovir ser mais potente que o outros anti-herpéticos análogos da guanina, ele também apresenta um índice terapêutico mais estreito. A supressão reversível da medula óssea, com neutropenia, trombocitopenia e anemia, pode ocorrer em humanos que requerem doses IV de ganciclovir, enquanto o comprometimento temporário ou permanente da fertilidade, bem como teratogênese ocorrem em animais de laboratório tratados com ganciclovir por um período prolongado. Reações adversas não foram observadas quando administrado a éguas em uma dose de manutenção de 2,5 mg/kg, a cada 12 h, por 1 semana (Maxwell *et al.*, 2011).

Idoxuridina e trifluridina

Idoxuridina (5-iodo-2′-desoxiuridina) e trifluridina (5-trifluorometil-2′-desoxiuridina) são análogos da timidina que são ativos apenas contra vírus de DNA, principalmente herpes-vírus e poxvírus. Como outros análogos de nucleosídios, os compostos são fosforilados dentro da célula hospedeira e são então incorporados às fitas de DNA em crescimento de mamíferos e vírus. Apenas a trifluridina está disponível comercialmente como uma preparação oftálmica tópica para o tratamento de ceratite herpética. A formulação comercial para idoxuridina foi retirada do mercado e agora está disponível apenas como uma solução manipulada (0,1%) ou pomada (0,5%). Acredita-se que a trifluridina (também conhecida como trifluorotimidina) apresente maior afinidade para o DNA viral do que de mamíferos, e por isso é mais potente; no entanto, também causa a maior irritação conjuntival *in vivo* (Nasisse *et al.*, 1989). Uma vez que a idoxuridina é mais bem tolerada por gatos com ceratite herpética, ela é a escolha mais popular (Stiles, 1995). Como com a maioria dos outros fármacos anti-herpéticos, os efeitos antivirais não persistem uma vez que o fármaco é eliminado do olho, de maneira que as preparações oftálmicas devem ser aplicadas múltiplas vezes por dia. Nenhum dos fármacos é administrado sistemicamente em razão da sua propensão aos efeitos tóxicos.

Citarabina e vidarabina

Citarabina (também conhecida como citosina arabinosídeo) e vidarabina são análogos de nucleosídios da citosina e adenina, respectivamente. Eles têm atividade *in vitro* contra determinados vírus de DNA, incluindo herpes-vírus, poxvírus, vacínia, raiva, citomegalovírus e provavelmente vírus da hepatite B. Enzimas celulares convertem esses compostos para a forma trifosfato, que então atuam como inibidores competitivos da DNA polimerase. Assim como acontece com outros fármacos anti-herpéticos que são ativados por enzimas celulares, e não por enzimas virais, a citarabina e vidarabina não são muito seletivas em sua atividade. Como resultado, as reações adversas desses fármacos limitaram a utilidade clínica da administração parenteral tanto em pacientes humanos quanto em espécies veterinárias. A citarabina é usada como um agente antineoplásico em cães e gatos para o tratamento de leucemia e linfoma. Seu uso como fármaco anticâncer é discutido em mais detalhes no Capítulo 44. A citarabina também é usada para tratar meningoencefalomielite em cães, e é administrada por via SC ou IV (Crook *et al.*, 2013).

A vidarabina não é mais fabricada comercialmente nos EUA, mas ocasionalmente é usada por via tópica como uma pomada manipulada a 3% para o tratamento da ceratite herpética, embora seja menos potente contra herpes-vírus felinos do que a idoxuridina ou trifluridina (Nasisse *et al.*, 1989). A vantagem principal da vidarabina sobre os outros agentes anti-herpéticos discutidos é que os isolados virais podem não apresentar resistência cruzada para idoxuridina e vidarabina (Eriksson e Oberg, 1979).

Ribavirina

Ribavirina é um análogo da guanosina que inibe a replicação de uma ampla gama vírus de RNA e DNA *in vitro* (Te *et al.*, 2007). Na medicina humana, a ribavirina é usada principalmente na terapia de vírus de RNA, incluindo hepatite C, vírus sincicial respiratório, vírus da febre de Lassa e influenza A e B. Acredita-se que a ribavirina apresente vários locais de ação. Após ser monofosforilada em ribavirina 5'-monofosfato pela adenosina quinase, a fosforilação posterior em ribavirina 5'-trifosfato predomina no sítio intracelular, e inibe competitivamente a RNA polimerase e a replicação. A maioria dos estudos que investigam a utilidade de ribavirina contra doenças veterinárias tem sido decepcionante. A ribavirina oral piorou o estado dos gatos infectados experimentalmente com calicivírus. Foram verificados supressão de medula óssea, perda de peso, aumento da atividade de enzimas hepáticas e icterícia (Povey, 1978). Essas reações adversas também foram observadas em gatos saudáveis que receberam o fármaco (Weiss *et al.*, 1993a); no entanto, elas não foram vistas em cães quando receberam 60 mg/kg por 2 semanas (Canonico, 1985). Demonstrou-se que a ribavirina apresentava atividade antiviral *in vitro* contra o vírus da peritonite infecciosa felina (PIF) em concentrações de 150 µg/mℓ (Barlough e Scott, 1989). No entanto, filhotes de gatos infectados experimentalmente com o vírus da PIF não tiveram diferença no resultado, quando comparados com aqueles tratados com placebo (Weiss *et al.*, 1993b). De fato, da mesma forma que os gatos infectados com calicivírus, aqueles filhotes de gatos com PIF tratados com ribavirina apresentaram piora dos sinais clínicos. A atividade *in vitro* contra muitos patógenos virais, incluindo rinotraqueíte infecciosa bovina e diarreia viral bovina, também foi demonstrada, mas não há relatos do uso desse composto em animais infectados (Glotov *et al.*, 2004). Como no caso do tratamento de infecções por hepatite C em humanos, a eficácia da ribavirina pode ser aumentada quando interferonas são coadministradas (Carvalho *et al.*, 2014).

Zidovudina, PMEA e lamivudina

Zidovudina é um análogo da timidina que foi a chave para o sucesso antiviral inicial contra o vírus da imunodeficiência humana (HIV). Como tal, o AZT é um análogo de nucleotídio que inibe seletivamente a transcriptase reversa viral (transcriptase reversa de nucleosídio inibidor, NRTI), impedindo que o RNA viral faça uma cópia de DNA de si mesmo. Como os análogos de nucleosídio anteriormente discutidos, o AZT é fosforilado por enzimas celulares para a forma trifosfato ativa. O AZT inibe a enzima viral com maior afinidade ($\simeq$ 100 vezes) do que as DNA polimerases de mamíferos, resultando em atividade seletiva e baixa toxicidade em mamíferos. Adefovir (PMEA) é um análogo de nucleosídio de purina acíclico que é usado em tratamentos de hepatite e herpes-vírus em humanos, mas foi investigado como medicamento antirretroviral em gatos. A lamivudina também é um NTRI mais antigo, que tem sido investigada de forma semelhante em gatos.

O AZT pode ser administrado por via oral ou IV em humanos. Sua biodisponibilidade oral é de 60 a 65%, e o pico de concentração é alcançado em aproximadamente 1 h. O AZT é metabolizado rapidamente ao 5'-glicuronídeo, e tanto o metabólito quanto o composto original são eliminados na urina com meia-vida de aproximadamente 1 h. A farmacocinética do AZT na dose de 25 mg/kg foi estudada em gatos após administração por via IV, oral ou intragástrica (IG) por meio de tubo de gastrostomia (Zhang *et al.*, 2004a). A absorção após administração VO (95%) foi maior do que a administração IG (70%), mas as concentrações plasmáticas eficazes, conforme determinado pela EC$_{50}$ *in vitro*, foram mantidas por pelo menos 12 h após a administração por todas as três vias. Como em humanos, a meia-vida de eliminação foi curta (1,4 h). Nenhuma reação adversa, exceto hemólise após injeção IV, foi observada nesse estudo, entretanto, apenas doses únicas foram administradas. Esses mesmos pesquisadores também estudaram a farmacocinética da lamivudina em gatos (Zhang *et al.*, 2004b). A farmacocinética foi semelhante àquela do AZT em gatos, mas com alta biodisponibilidade, meia-vida curta e concentrações plasmáticas mantidas acima do EC$_{50}$ prevista por 12 h após administração por via IV, oral ou intragástrica de 25 mg/kg.

Uso clínico. O uso de AZT foi investigado em gatos tanto no tratamento clínico como experimental, usando FIV como um modelo animal de infecção pelo HIV. Mostrou-se que a transcriptase reversa dos vírus da FIV e HIV-1 apresentam sensibilidade quase idêntica a muitos agentes antivirais, incluindo AZT. Além disso, concentrações semelhantes de AZT foram necessárias para inibir a replicação desses vírus (North *et al.*, 1989). O vírus da leucemia bovina também foi sugerido como um possível modelo animal para investigação de infecção retroviral. A inibição da trascriptase reversa do vírus da leucemia bovina pelo AZT foi semelhante àquela de FIV-RT (Reimer *et al.*, 1989).

Em infecções experimentais por FeLV, quando os animais foram tratados com doses altas (20 mg/kg a cada 8 h) de AZT dentro de 1 semana após a infecção com o vírus, os filhotes de gatos foram protegidos contra a infecção da medula óssea e viremia. A administração de AZT não eliminou a viremia em filhotes de gatos quando o tratamento foi atrasado para 1 e 3 semanas após a inoculação do FeLV; entretanto, a carga de antígeno no sangue foi reduzida (Tavares *et al.*, 1987). O AZT sozinho ou em combinação com interferona ou interleucina mostrou evitar a infecção em gatos desafiados por FeLV virulento por um período de 6 semanas (Zeidner *et al.*, 1989). No entanto, em gatos experimentalmente inoculado com FIV, mesmo o uso profilático de doses altas de AZT não protegeu adequadamente os gatos da infecção (Smyth *et al.*, 1994). PMEA foi estudado no tratamento de infecções por FeLV e FIV em gatos. Verificou-se que o PMEA inibiu a replicação de FeLV *in vitro* e evitou o desenvolvimento de antigenemia persistente e a indução da doença de imunodeficiência em gatos inoculados com o vírus (Hoover *et al.*, 1991).

O AZT mostrou reduzir os sinais clínicos quando administrado a dois gatos FIV-positivos na dose de 10 mg/kg, 2 vezes/dia SC por um período de 3 semanas (Egberink *et al.*, 1991). Embora não tenha erradicado a infecção, os autores sugerem que é um benefício clínico. Atualmente, o AZT é usado principalmente para melhorar os sinais clínicos, tais como estomatite, de gatos com FIV e FeLV (Hartmann *et al.*, 1992). A fim de reduzir os efeitos colaterais limitantes da dose, a dose de 5 mg/kg, VO, a cada 12 h foi usada em gatos sintomáticos, embora a eficácia em gatos naturalmente infectados por FeLV não tenha sido documentada (Stuetzer *et al.*, 2013). Gatos soropositivos com sintomas de infecção oportunista mostraram melhorar os sinais clínicos durante o tratamento com PMEA a 5 mg/kg/dia (Egberink *et al.*, 1990). Um estudo comparativo sobre os efeitos da PMEA e AZT sobre gatos positivos para FIV e FeLV mostrou que PMEA foi superior a AZT na redução dos sinais clínicos de doença (Hartmann *et al.*, 1992).

Em geral, a utilidade clínica de NRTI no tratamento de infecções retrovirais em gatos tem sido decepcionante, com apenas supressão moderada das cargas virais de FeLV e FIV, quando a terapia é iniciada após a infecção ter se estabelecido. Embora as reações adversas que limitam a dose possam explicar parcialmente esse controle subótimo de replicação retroviral, existem também diferenças-chave importantes entre os tratamentos de HIV bem-sucedidos em humanos e a terapia de doenças retrovirais em gatos. Em humanos, o AZT é sempre combinado com outros fármacos de uma lista de 25 medicamentos antirretrovirais de seis classes mecanísticas, resultando em terapia antirretroviral altamente eficaz (HAART) e protocolos que são desenhados para as necessidades de respostas dos pacientes individuais (Panel on Antiretroviral Guidelines for Adults and Adolescents, 2015). Protocolos de múltiplos fármacos são sempre usados para prevenir o desenvolvimento de resistência a uma única classe mecanística. A monoterapia em gatos com AZT ou AZT em combinação com um imunomodulador, combinado com as reações adversas que limitam a dose em gatos, pode limitar a capacidade da terapia antirretroviral em resolver de forma bem-sucedida FeLV e FIV. A combinação segura e eficaz do tratamento antirretroviral não foi estabelecida em gatos. *In vitro*, a lamivudina é sinérgica em combinação com AZT contra FIV, mas em gatos infectados cronicamente, a combinação não reduziu a carga de FIV e foram verificadas reações adversas graves (Arai *et al.*, 2002).

Reações adversas. As principais toxicidades do AZT incluem anemia e granulocitopenia, que ocorrem em até 45% de pacientes humanos tratados (Richman, 1987). Estudos de escala de dose demonstraram anemia progressiva dose-dependente e neutropenia em gatos que receberam cronicamente > 30 mg/kg/dia, VO, dividido em três doses por 32 a 34 dias. Hipercelularidade marcante da medula óssea e hematopoese extramedular foram observadas no exame *post mortem* (Haschek *et al.*, 1990). Em pacientes felinos, a anemia com corpúsculos de Heinz é a principal reação adversa observada com a administração de AZT a longo prazo (Hart e Nolte, 1993). Quando o AZT e a lamivudina foram coadministrados a gatos em doses altas, alguns gatos apresentaram reações adversas hematológicas e febre (Arai *et al.*, 2002). Embora PMEA parecesse mais eficaz do que o AZT em pacientes felinos, as reações adversas (principalmente hematológicas) foram mais graves com PMEA, limitando seu uso (Hartmann *et al.*, 1992).

Oseltamivir

Fosfato de oseltamivir é um éster profármaco que é convertido por esterases hepáticas em seu metabólito ativo, carboxilato de oseltamivir. Em humanos, apenas uma pequena porcentagem de fosfato de oseltamivir alcança a circulação sistêmica, enquanto aproximadamente 75% da dose oral aparece na circulação sistêmica como o metabólito ativo. Ao contrário dos fármacos anti-herpéticos e antirretrovirais anteriormente discutidos, o oseltamivir não atua por inibição direta da replicação viral. Em vez disso, o oseltamivir é um inibidor competitivo das enzimas neuraminidases, que os vírus da gripe usam como parte do processo de liberação das partículas virais replicadas a partir das células infectadas. A eficácia *in vitro* do oseltamivir foi testada contra doze estirpes do vírus da influenza A equina (EIV), e a maioria dos isolados foi bastante sensível nas concentrações de IC_{50} de 4,3 a 27,5 ng/mℓ (Yamanaka *et al.*, 2006a). Contudo, um isolado exibiu uma IC_{50} muito maior que 3.785 ng/mℓ, mostrando a variabilidade na suscetibilidade antiviral entre as estirpes de influenza. Embora a biodisponibilidade não fosse determinada, quando 2 mg/kg de fosfato de oseltamivir foram administrados por VO a equinos, as concentrações plasmáticas resultantes de carboxilato de oseltamivir foram semelhantes às concentrações plasmáticas associadas a uma dose similar em humanos (Yamanaka *et al.*, 2007). Como em humanos, o carboxilato de oseltamivir é eliminado rapidamente em equinos, com meia-vida média da fase de eliminação de 2,5 h. Dada a taxa de eliminação rápida, pode ser necessário que o intervalo entre a administração das doses de oseltamivir em equinos seja inferior a 10 h.

Uso clínico

A eficácia do oseltamivir administrado a dose de 5 mg/kg, 2 vezes/dia, por 5 dias foi investigada em um pequeno grupo de equinos inoculados experimentalmente com EIV (Yamanaka *et al.*, 2006b). Embora o porte pequeno do estudo tenha impedido a avaliação definitiva da eficácia do medicamento, a administração de oseltamivir pareceu diminuir a secreção, febre e pneumonia bacteriana secundária. Embora haja interesse no uso do oseltamivir nos surtos recentes de cães infectados com o vírus da influenza canina (CIV), que está aparentemente relacionado ao EIV, evidências de sua eficácia contra o CIV são principalmente anedóticas. Como a maioria dos fármacos antivirais, o momento da administração do oseltamivir é fundamental para o resultado terapêutico em humanos e, em geral, deve ser iniciado 48 h após o início da doença (Rodriguez *et al.*, 2011). Esse início precoce do tratamento é improvável em um ambiente clínico veterinário. Uma vez que o oseltamivir é um componente importante no arsenal contra infecções pelo vírus da gripe em humanos, a resistência a esse e a outros medicamentos ativos contra a gripe pode se desenvolver rapidamente, portanto, reservar o oseltamivir para uso humano pode ser a abordagem mais prudente (Cheng *et al.*, 2010). De fato, em razão da preocupação em relação ao vírus pandêmico da influenza aviária tornar-se resistente ao oseltamivir (Lee *et al.*, 2011), inibidores da neuraminidase são proibidos pela FDA para uso *extralabel* em aves. Embora o oseltamivir não seja amplamente utilizado na terapia de CIV ou EIV, ele tem sido usado com alguma regularidade nos EUA para a tratamento de infecções por parvovírus em cães. Uma vez que o parvovírus não usa neuraminidase, a justificativa proposta para o tratamento focou principalmente na inibição de infecções bacterianas subsequentes a infecções por parvovírus.

Um ensaio clínico foi realizado para testar se a adição de oseltamivir a uma dose de 2 mg/kg, VO, a cada 12 h para um protocolo-padrão melhorou os resultados em 19 cães com parvovírus em comparação com 16 cães no grupo de controle (Savigny e Macintire, 2010). A adição de oseltamivir à terapia-padrão não afetou o escore de doença, o tempo de hospitalização ou mortalidade, mas os cães tratados perderam menos peso do que cães-controle e tiveram diminuição menos acentuada na contagem de leucócitos circulantes. Dado que o mecanismo de ação do oseltamivir não dá suporte à eficácia contra o parvovírus, apenas uma pequena diferença no desfecho foi associada ao tratamento com oseltamivir, e em razão de preocupações de saúde pública sobre a propagação de influenza resistente a medicamentos de cães para humanos, o uso de oseltamivir nessa configuração é difícil de justificar.

Reações adversas

Em humanos, a irritação gastrintestinal é a reação adversa mais comum associada à administração de oseltamivir. Náuseas e vômito também foram observados em cães durante a administração de oseltamivir, embora esses efeitos possam ser minimizados pela diluição do oseltamivir em suspensão (Savigny e Macintire, 2010). Não foram relatadas reações adversas quando uma dose semelhante de oseltamivir foi administrada a equinos (Yamanaka *et al.*, 2006b).

Amantadina e rimantadina

Cloridrato de amantadina (1-adamantanamina cloridrato) e rimantadina são aminas cíclicas solúveis em água com atividade antiviral contra uma estreita faixa de vírus de RNA, incluindo mixovírus, paramixovírus, togavírus e a maioria das cepas do vírus influenza A. Rimantadina apresenta atividade *in vitro* aproximadamente 3 a 4 vezes maior contra influenza A do que amantadina (Betts, 1991). O mecanismo desses dois compostos relacionados tem sido debatido. Eles já foram pensados para evitar a penetração e o desnudamento do vírus, o que foi refutado posteriormente (Couch e Six, 1986). Atualmente se acredita que sua atividade antiviral decorra da inibição da montagem final do vírus.

Pintinhos infectados experimentalmente que receberam amantadina via água de beber apresentavam metade da probabilidade de morrer, quando comparados com os controles não tratados (Obrosova-Serova *et al.*, 1976). Entretanto, acredita-se que o uso de amantadina em aves seja responsável pelas cepas de influenza resistentes à amantadina identificadas na pandemia chinesa em 2005 (Ilyushina *et al.*, 2005). Portanto, a FDA agora proíbe o uso de fármacos amantadina e rimantadina fora das recomendações da bula em aves. Esses dois compostos foram investigados para o tratamento da gripe em equinos. Os testes *in vitro* sugerem que a amantadina suprime a replicação viral em concentrações de 300 ng/mℓ, enquanto a rimantadina é mais potente e tem atividade em concentrações tão baixas quanto 30 ng/mℓ (Rees *et al.*, 1997, 1999). A amantadina causou reações adversas graves, incluindo convulsões fatais em equinos, em doses de 10 a 15 mg/kg IV. A absorção do fármaco após administração oral foi altamente variável entre equinos individuais; portanto, uma dose não poderia ser recomendada (Rees *et al.*, 1997). A rimantadina apresenta-se mais promissora como fármaco antiviral em equinos. Um estudo de múltiplas doses que avaliou os efeitos da rimantadina oral em uma dose de 30 mg/kg a cada 12 h mostrou absorção adequada do fármaco em concentrações plasmáticas mantidas acima da concentração efetiva estimada (30 ng/mℓ) ao longo do intervalo entre doses. Não foram relatadas reações adversas. Em estudos de desafio usando o vírus da gripe A2, a administração profilática de rimantadina causou diminuição significativa da temperatura retal e dos sons pulmonares (Rees *et al.*, 1999). Entretanto, tanto a amantadina quanto a rimantadina deixaram de ser usadas para o tratamento da gripe em humanos. Embora a amantadina e a rimantadina sejam originalmente introduzidas como agentes antivirais, sua eficácia fraca em pacientes com influenza humana e a probabilidade de reações adversas, como irritação gastrintestinal e efeitos no sistema nervoso central, resultaram em recomendações contra seu uso para o vírus influenza (Jefferson *et al.*, 2006).

Tratamento da dor

Um uso adicional de amantadina é para o tratamento de síndromes de dor em animais. O mecanismo de ação proposto para a amantadina é por meio da inibição do neurotransmissor *N*-metil-D-aspartato (NMDA) (Pozzi *et al.*, 2006). O NMDA produz sensibilização central e dor em animais. O bloqueio do receptor central NMDA pela amantadina foi associado ao alívio da síndrome dolorosa. A amantadina é bem absorvida por VO em praticamente todos os animais, mas a duração precisa da ação e os regimes terapêuticos não foram totalmente investigados em animais. Em um estudo, a amantadina foi administrada por 21 dias em combinação com meloxicam para o alívio de dor decorrente de osteoartrite refratária em cães (Lascelles *et al.*, 2008). Na dose de 3 a 5 mg/kg VO, 1 vez/dia, com meloxicam, os cães responderam melhor do que quando receberam apenas o meloxicam sozinho. Outras doses que foram citadas para a dor são 2 a 10 mg/kg VO, a cada 8 a 12 h em cães e 2 mg/kg VO, a cada 24 h em gatos (Pozzi *et al.*, 2006).

Interferona

Uma discussão completa da bioquímica, fisiologia e função imunológica da alfainterferona 2a, 2b está além do escopo deste capítulo. As interferonas são moléculas polipeptídicas produzidas por determinadas células de mamíferos em resposta a infecções virais, bem como a outros estímulos. Elas são citocinas potentes que possuem propriedades antivirais, imunomoduladoras e antineoplásicas (Pestka *et al.*, 1987). As interferonas são divididas em três tipos: tipo I, que inclui IFN-α, IFN-β e IFN-ω, tipo II, composto apenas de IFN-γ, e tipo III, que são as IFN-λs (Hoffmann *et al.*, 2015). As atividades antivirais das interferonas são indiretas. Elas induzem muitos mecanismos antivirais por meio do aprimoramento de genes promotores responsivos à IFN dentro das células hospedeiras.

Uma propriedade interessante das IFN é que, uma vez que induzem um estado antiviral em uma célula, essa célula pode então transferir essa atividade antiviral para outras células através de contato célula a célula sem a necessidade de IFN adicional. Isso tem sido demonstrado *in vivo* usando linfócitos estimulados por IFN-α. Isso resulta em amplificação do efeito antiviral, o que pode explicar por que as IFN são eficazes, apesar dos teores plasmáticos baixos a indetectáveis (Stanton *et al.*, 1989). Algumas interferonas são altamente conservadas entre as espécies e, portanto, suas ações não são espécie-específicas. Em humanos, várias interferonas têm sido usadas para o tratamento de HIV e doenças associadas ao câncer.

As interferonas foram administradas por via parenteral, intranasal e oral. As administrações parenteral e intranasal levaram ao aumento do risco de reações adversas, incluindo a formação de anticorpos neutralizantes para IFN, bem como sinais clínicos de hipertermia, anorexia e indisposição (Roney *et al.*, 1985). Sendo peptídios, as interferonas são inativadas pelas enzimas digestivas no trato gastrintestinal, embora tenha sido mostrado que a IFN administrada por VO foi um tratamento eficaz para doenças virais em muitas espécies (Cummins *et al.*, 1999). O mecanismo provável para isso é a absorção de IFN pelo tecido linfoide associado à orofaringe, que sensibilizou os linfócitos nesses órgãos. Os linfócitos são então liberados na circulação, onde podem conferir atividade antiviral às células no local da infecção (Bocci, 1991).

Alfainterferona

Estudos *in vitro* mostraram que o FHV-1 é suscetível à interferona felina (IFN-ω) ou à IFN-α humana (Siebeck *et al.*, 2006). Interferonas e fármacos antivirais, como o aciclovir, podem atuar sinergicamente para inibir a replicação (Weiss, 1989).

A formulação humana de IFN-α está disponível como uma formulação injetável, mas tem sido administrada *extralabel* por VO e por vias parenterais para espécies veterinárias. Surpreendentemente, uma dose tão baixa quanto 0,5 UI administrada por VO a gatos perece exercer atividade antiviral (Cummins *et al.*, 1988). Entretanto, a administração oral de IFN-α a equinos em doses de 0,22 a 2,2 UI/kg imediatamente antes e após a inoculação com EHV-1 falhou em produzir resposta protetora (Seahorn *et al.*, 1990). A maior parte do uso de IFN-α tem sido em animais infectados experimentalmente ou anedóticos, com poucos ensaios clínicos para demonstrar eficácia do tratamento de infecções por FHV-1 (Gaskell *et al.*, 2007).

Ômega-interferona

As ômega-interferonas são licenciadas para uso no tratamento da doença viral de cães e gatos na Europa, Japão, Austrália, Nova Zelândia e México. A ômega-interferona de origem felina, produzida por engenharia genética, é uma interferona tipo 1 intimamente relacionada à alfainterferona (Yang *et al.*, 2007). Essa IFN-ω se liga aos mesmos receptores que IFN-α e IFN-β. IFN-ω recombinante é produzida por bichos-da-seda previamente inoculados com baculovírus recombinante de interferona, resultando na síntese de interferona pura.

Após a injeção, a IFN-ω tem meia-vida de 1,4 h em cães e 1,7 h em gatos. A IFN-ω é eliminada rapidamente pelos rins e não é amplamente distribuída. Em vez disso, é ligada a receptores em células infectadas por vírus. Interferona tem sido usada para estimular células imunes em cães com parvovírus e em gatos com retrovírus felino (FeLV e FIV), que são as indicações rotuladas para a apresentação comercial de IFN-ω.

As doses e indicações para animais têm sido principalmente com base na extrapolação de recomendações humanas, estudos em animais experimentais, ou estudos específicos em gatos e cães com infecções virais. A formulação usada em medicina veterinária está disponível em 5 e 10 milhões unidades/frasco, que é reconstituído antes do uso. A dose sugerida em cães é de 2,5 milhões de unidades (MU)/kg IV, 1 vez/dia durante 3 dias consecutivos. A dose em gatos é de 1,0 MU/kg SC, por 5 dias consecutivos. Três tratamentos separados com 5 dias de duração devem ser realizados nos dias 0, dia 14 e 60. Um resumo de alguns dos relatórios de uso de interferona em doenças virais naturais e experimentais de diferentes espécies é apresentado na Tabela 38.6.

Tabela 38.6 Usos clínicos e experimentais da interferona em espécies veterinárias.

Espécie	Doença tratada	Subtipo de IFN	Dose e via de administração	Resultados	Referência
Felina	FeLV	IFN-α humana	$1,6 \times 10^4$ a $1,6 \times 10^6$ UI/kg com ou sem AZT a 10 mg/kg/8 h	A administração da IFN reduziu o antígeno p27, mas gatos se tornaram refratários em 3 a 7 semanas, enquanto AZT não teve efeito	Zeidner *et al.*, 1990
	PIF (coronavírus)	IFN-γ recombinante felina	1 milhão UI/kg SC EOD até remissão, seguido por injeções semanais da mesma dose	Produz remissão completa (> 2 anos) em 4/12 gatos, e remissão parcial (2 a 5 meses) em 4/12 gatos; apenas gatos com a forma efusiva de PIF responderam	Ishida *et al.*, 2004
	FeLV ou coinfecção com FeLV/FIV	IFN-ω recombinante felina	1 milhão U/kg/24 h SC por 5 dias consecutivos em 3 séries (dias 0, 14 e 60)	Estudo controlado com placebo; gatos tratados apresentaram escores clínicos significativamente menores nos primeiros 4 meses e taxas de mortalidade significativamente menores em 9 e 12 meses	De Mari *et al.*, 2004
	FeLV	IFN-α humana com ou sem proteína A de *Staphylococcus* (SPA)	30 UI/gato, VO, 1 vez/dia nas semanas 1, 3, 5, 7 e 9	Estudo controlado com placebo; nenhuma melhora significativa vista em animais tratados com IFN comparados aos controles; melhora pequena notada com base na percepção do proprietário em gatos tratados apenas com SPA	McCaw *et al.*, 2001
	FIV	IFN-α natural humana	10 UI/kg/24 h, VO em semanas alternadas por 6 meses	Gatos tratados apresentaram melhora significativa nos sinais clínicos e tempo de sobrevivência mais longo do que os controles; não foi notada correlação com viremia plasmática ou carga viral em leucócitos	Pedretti *et al.*, 2005
	FeLV, FIV	IFN-ω recombinante felina	1 milhão UI/kg/24 h SC por 5 dias consecutivos em 3 séries (dias 0, 14 e 60)	Gatos tratados com IFN apresentaram melhora nos escores clínicos comparados aos gatos-controle, mas a carga pré-viral e a viremia não foram afetadas	Domenech *et al.*, 2011
	FeLV	IFN-α humana	1×10^5 UI/kg com ou sem AZT a 5 mg/kg/12 h	Nenhuma diferença significativa entre o placebo e controle e os grupos tratados com o fármaco em antígeno p27	Stuetzer *et al.*, 2013
Canina	Parvovírus (CPV-2)	IFN-ω recombinante felina	1 milhão U/kg/24 h IV por 3 dias consecutivos começando no dia 4 após a inoculação viral	Estudo controlado com placebo; tratamento reduziu significativamente a gravidade da enterite em 12 h após a administração da primeira dose; todos os cães receberam tratamento suporte padrão	Ishiwata *et al.*, 1998
	Parvovírus	IFN-ω recombinante felina	2,5 milhões U/kg/24 h IV por 3 dias consecutivos	Estudo controlado multicêntrico, duplo-cego, com placebo; cães tratados apresentaram melhora significativa nos sinais clínicos; taxa de mortalidade foi de 7% em cães tratados e 29% em controles; todos os cães receberam terapia suporte padrão	De Mari *et al.*, 2003
Bovina	Vacínia (varíola)	IFN-α_2 humana natural	10 milhões U/kg/24 h IM começando 24 h antes da inoculação viral	Estudo controlado com placebo; proteção completa foi obtida com essa dose	Werenne *et al.*, 1985
	IBR	IFN-α humana recombinante	0,05 a 5 UI/kg/24 h VO por 4 dias começando 48 h antes da inoculação viral intranasal	Estudo controlado com placebo; os grupos de 0,05 e 0,5 UI/kg apresentaram melhora significativa na temperatura retal média e duração do tratamento antibiótico; o grupo de 0,05 UI/kg também apresentou ganho de peso significativamente melhor	Cummings *et al.*, 1993
	IBR	IFN-α_1 bovina recombinante	10 mg/animal por via intranasal 48 h antes da inoculação viral	Redução significativa na morbidade e mortalidade em animais tratados foi notada, embora o tratamento não tenha evitado sinais clínicos ou afetado a excreção viral	Babiuk *et al.*, 1987

(continua)

Tabela 38.6 Usos clínicos e experimentais da interferona em espécies veterinárias (*continuação*).

Espécie	Doença tratada	Subtipo de IFN	Dose e via de administração	Resultados	Referência
	BLV	IFN-τ bovina recombinante	10^5 a 10^6 UI/kg SC 3 vezes/semana por 3 a 4 semanas	Títulos reduzidos de BLV em bovinos tratados com IFN	Basu *et al.*, 2006
	BVDV	IFN-τ bovina recombinante	10^5 a 10^6 UI/kg SC 5 vezes/semana por 2 semanas	Títulos séricos para BVDV diminuíram ligeiramente no grupo de dose alta, mas apenas durante o período de administração	Kohara *et al.*, 2012
Suína	FA	Adenovírus expressando IFN-α ou IFN-γ suína, sozinha ou em combinação	Doses altas e baixas de cada citocina	Suínos com a combinação de dois IFN foram completamente protegidos da infecção por desafio, ao contrário dos animais-controle	Moraes *et al.*, 2007
Equina	EHV-1	IFN-α,a humana recombinante	0,22 ou 2,2 UI/kg VO 48 e 24 h antes da inoculação viral e 24 h após inoculação	Não foi notado nenhum efeito significativo na doença clínica ou duração da excreção viral	Seahorn *et al.*, 1990
	Doença inflamatória das vias respiratórias	IFN-α humana recombinante e natural	90 UI/cavalo (recombinante) ou 50 UI/cavalo (natural) VO a cada 24 h por 5 dias	Estudo controlado por placebo; todos os equinos apresentaram diminuição significativada tosse e secreção nasal; dos equinos tratados com qualquer dos produtos IFN, significativamente menos apresentaram recidiva após 4 semanas; a etiologia viral na doença não foi provada	Moore *et al.*, 2004
	Febre dos transportes	IFN-α	1,25 g/cabeça/24 h VO por 4 dias	Estudo controlado por placebo; aumento nos leucócitos sanguíneos, fibrinogênio, amiloide A sérico foram parcialmente mitigados pela administração de IFN	Akai *et al.*, 2008

BLV: vírus da leucemia bovina; BVDV: vírus da diarreia viral bovina; CPV: parvovírus canino; EHV: herpes-vírus equino; FeLV: vírus da leucemia felina; PIF: peritonite infecciosa felina; FA: febre aftosa; IFN: interferona; IBR: rinotraqueíte infecciosa bovina.

Reações adversas. Em humanos, as injeções de IFN-α foi associada a sintomas semelhantes aos da gripe. Outros efeitos também foram relatados em humanos, como supressão de medula óssea. Em animais, a interferona geralmente foi bem tolerada, mas pode induzir vômito e náuseas. Em alguns animais, pode induzir hipertermia 3 a 6 h após a injeção. Em gatos, pode produzir fezes moles a diarreia leve. Foi observada uma ligeira diminuição nos glóbulos brancos, plaquetas e glóbulos vermelhos e aumento da atividade de alanina aminotransferase. Esses parâmetros geralmente voltam ao normal na semana seguinte após a última injeção. Em gatos, pode induzir fadiga transitória durante o tratamento. Não se deve vacinar cães ou gatos que estão recebendo interferona.

L-Lisina

L-lisina é um aminoácido essencial que bloqueia a disponibilidade da arginina, que é necessária para a replicação de herpes-vírus. Os testes *in vitro* demonstraram efeito inibitório da L-lisina na replicação do FHV-1 na presença de arginina (Maggs *et al.*, 2000). Além disso, uma dose de 400 mg/dia, administrada na comida, reduziu a excreção do vírus após o estresse de mudanças no alojamento e criação (Maggs *et al.*, 2003). Esse efeito benéfico foi bloqueado quando os gatos receberam metilprednisolona para induzir a disseminação viral. Quando administrado profilaticamente em uma dose de 500 mg, 6 h antes do teste com o vírus, e em seguida, continuou a 500 mg/12 h, VO, diminuiu a gravidade das lesões oculares em comparação com os controles; entretanto, não houve nenhum efeito no isolamento do vírus (Stiles *et al.*, 2002). Apesar dos resultados promissores anteriormente citados, os resultados clínicos foram decepcionantes. Um estudo clínico em uma população de gatos de abrigo não mostrou benefício do tratamento (Rees e Lubinski, 2008). Quando 144 gatos de abrigo tratados foram comparados a 147 controles, não houve diferença na prevenção de infecção respiratória superior ou conjuntivite quando os gatos foram suplementados com 250 ou 500 mg/dia VO L-lisina. Na verdade, houve aumento na gravidade de algumas infecções. Por essas razões, o uso de L-lisina para tratar FHV-1 em gatos de abrigo não é recomendado até que a reavaliação esteja disponível.

REFERÊNCIAS BIBLIOGRÁFICAS E LEITURA COMPLEMENTAR

Adamcak A, Otten B. (2000). Rodent therapeutics. *Vet Clin North Am Exot Anim Pract.* **3**, 221–237, viii.

Aidasani D, Zaya MJ, Malpas PB, Locuson CW. (2008). In vitro drug-drug interaction screens for canine veterinary medicines: evaluation of cytochrome P450 reversible inhibition. *Drug Metab Dispos.* **36**, 1512–1518.

Akai M, Hobo S, Wada S. (2008). Effect of low-dose human interferon-alpha on shipping fever of thoroughbred racehorses. *J Equine Sci.* **19**, 91–95.

Allender MC, Mitchell MA, Yarborough J, Cox S. (2013). Pharmacokinetics of a single oral dose of acyclovir and valacyclovir in North American box turtles (*Terrapene* sp.). *J Vet Pharmacol Ther.* **36**, 205–208.

Arai M, Earl DD, Yamamoto JK. (2002). Is AZT/3TC therapy effective against FIV infection or immunopathogenesis? *Vet Immunol Immunopathol.* **85**, 189–204.

Argenta JS, Santurio JM, Alves SH, Pereira DI, Cavalheiro AS, Spanamberg A, Ferreiro L. (2008). In vitro activities of voriconazole, itraconazole, and terbinafine alone or in sidiosum isolates from Brazil. *Antimicrob Agents Chemother.* **52**, 767–769.

Ashbee HR, Barnes RA, Johnson EM, Richardson MD, Gorton R, Hope WW. (2014). Therapeutic drug monitoring (TDM) of antifungal agents: guidelines from the British Society for Medical Mycology. *J Antimicrob Chemother.* **69**, 1162–1176.

Babiuk LA, Lawman MJ, Gifford GA. (1987). Use of recombinant bovine alpha 1 interferon in reducing respiratory disease induced by bovine herpesvirus type 1. *Antimicrob Agents Chemother.* **31**, 752–757.

Balfour JA, Faulds D. (1992). Terbinafine: a review of its pharmacodynamic and pharmacokinetic properties and therapeutic potential in superficial mycoses. *Drugs.* **43**, 258–284.

Barlough JE, Scott FW. (1989). Effectiveness of three antiviral agents against FIP virus in vitro. *Vet Rec.* **126**, 556–558.

Basu M, Maitra RK, Xiang Y, Meng X, Banerjee AK, Bose S. (2006). Inhibition of vesicular stomatitis virus infection in epithelial cells by alpha interferon-induced soluble secreted proteins. *J Gen Virol.* **87**, 2653–2662.

Bechert U, Christensen JM, Poppenga R, Le H, Wyatt J, Schmitt T. (2010). Pharmacokinetics of orally administered terbinafine in African penguins (*Spheniscus demersus*) for potential treatment of aspergillosis. *J Zoo Wildl Med.* **41**, 263–274.

Begg LM, Hughes KJ, Kessell A, Krockenberger MB, Wigney DI, Malik R. (2004). Successful treatment of cryptococcal pneumonia in a pony mare. *Aust Vet J.* **82**, 686–692.

Beltaire KA, Cheong SH, Coutinho da Silva MA. (2012). Retrospective study on equine uterine fungal isolates and antifungal susceptibility patterns (1999–2011). *Equine Vet J.* **43** (Suppl.), 84–87.

Benet LZ. (2009). The drug transporter—metabolism alliance: uncovering and defining the interplay. *Mol Pharm.* **6**, 1631–1643.

Bennett JE. (1977). Amphotericin B binding to serum β-lipoprotein. In Iwala K. (ed.), *Recent Advances in Medical and Veterinary Mycology.* Baltimore, Proceedings 6th ISHAM University Park Press, 107–109.

Bennett JE. (1990). Antimicrobial agents (continued): antifungal agents. In Gilman AG, Rall TW, Nies AS, Taylor P. (eds), *The Pharmacological Basis of Therapeutics.* New York, Pergamon Press. 1165–1181.

Bennett JE, Dismukes WE, Duma RF, Medoff G, Sande MA, Gallis, H, Leonard J, Fields BT, Bradshaw M, Haywood H, McGee ZA, Cate TR, Cobbs CG, Warner JF, Alling DW. (1979). A comparison of amphotericin B alone and combined with flucytosine in the treatment of cryptococcal meningitis. *N Engl J Med.* **301**, 126–131.

Bentley RT, Faissler D, Sutherland-Smith J. (2011). Successful management of an intracranial phaeohyphomycotic fungal granuloma in a dog. *J Am Vet Med Assoc.* **239**, 480–485.

Bentz BG, Maxwell LK, Erkert RS, Royer CM, Davis MS, MacAllister CG, Clarke CR. (2006). Pharmacokinetics of acyclovir after single intravenous and oral administration to adult horses. *J Vet Intern Med.* **20**, 589–594.

Ben-Ziony Y, Arzi B. (2000). Use of lufenuron for treating fungal infections of dogs and cats: 297 cases (1997–1999). *J Am Vet Med Assoc.* **217**, 1510–1513.

Berger DJ, Lewis TP, Schick AE, Stone RT. (2012). Comparison of once-daily versus twice-weekly terbinafine administration for the treatment of canine Malassezia dermatitis – a pilot study. *Vet Dermatol.* **23**, 418–425.

Betts RF. (1991). Antiviral agents in respiratory infections. *Sem Resp Infect.* **6**, 146–157.

Bocci V. (1991). Absorption of cytokines via oropharyngeal-associated lymphoid tissues. Does an unorthodox route improve the therapeutic index of interferon? *Clin Pharmacokinet.* **21**, 411–417.

Bonner BB. (2000). Chelonian therapeutics. *Vet Clin North Am Exot Anim Pract.* **3**, 257–332, viii.

Boothe DM, Herring I, Calvin J, Way N, Dvorak J. (1997). Itraconazole disposition after single oral and intravenous and multiple oral dosing in healthy dogs. *Am J Vet Res.* **58**, 872–877.

Brajtburg J, Powderly WG, Kobayashi GS, Medoff G. (1990). Amphotericin B: current understanding of mechanisms of action. *Antimicrob Agents Chemother.* **34**, 183–188.

Brammer KW, Farrow PR, Faulkner JK. (1990). Pharmacokinetics and tissue penetration of fluconazole in humans. *Rev Infect Dis.* **12**, 318–326.

Brooks DE, Andrew SE, Dillavou CL, Ellis G, Kubilis PS. (1998). Antimicrobial susceptibility patterns of fungi isolated from horses with ulcerative keratomycosis. *Am J Vet Res.* **59**, 138–142.

Brooks DE, Legendre AM, Gum GG, Laratta LJ, Abrams KL, Morgan RV. (1992). The treatment of canine ocular blastomycosis with systemically administered itraconazole. *Prog Vet Comp Ophth.* **4**, 263–268.

Brown TA, Grooters AM, Hosgood GL. (2008). In vitro susceptibility of Pythium insidiosum and a Lagenidium sp to itraconazole, posaconazole, voriconazole, terbinafine, caspofungin, and mefenoxam. *Am J Vet Res.* **69**, 1463–1468.

Brush LA, Black DH, McCormack KA, Maxwell LK, Wright G, Ritchey, JW, Payton ME, Eberle R. (2014). Papiine herpesvirus 2 as a predictive model for drug sensitivity of Macacine herpesvirus 1 (monkey B virus). *Comp Med.* **64**, 386–393.

Bruyette DS, Feldman EC. (1988). Ketoconazole and its use in the management of canine Cushing's disease. *Compen Contin Educ Pract Vet.* **10**, 379–1386.

Butler WT, Hill GJ. (1964). Intravenous administration of amphotericin B in the dog. *J Am Vet Med Assoc.* **144**, 399–402.

Canonico PG. (1985). Efficacy, toxicity and clinical application of ribavirin against virulent RNA viral infections. *Antiviral Res.* **1** (Suppl.), 75–81.

Carmichael RJ, Whitfield C, Maxwell LK. (2013). Pharmacokinetics of ganciclovir and valganciclovir in the adult horse. *J Vet Pharmacol Ther.* **36**, 441–449.

Carvalho OV, Saraiva GL, Ferreira CG, Felix DM, Fietto JL, Bressan GC, Almeida MR, Silva Junior A. (2014). In vitro antiviral efficacy of ribavirin and interferon-alpha against canine distemper virus. *Can J Vet Res.* **78**, 283–289.

Cauwenbergh G, DeDoncker P. (1987). The clinical use of itraconazole in superficial and deep mycoses. In Fromtling RA. (ed.), *Recent Trends in the Discovery, Development and Evaluation of Antifungal Agents.* Barcelona, JR Prous Publishers. 273–284.

Cauwenbergh G, Doncker PD, Stoops K, DeDier AM, Goyvaerts H, Schuermans V. (1987). Itraconazole in the treatment of human mycoses: Review of three years of clinical experience. *Rev Infect Dis.* **9**, 146–152.

Chan HM, Duran SH, Walz PH, Ravis WR. (2009). Pharmacokinetics of voriconazole after single dose intravenous and oral administration to alpacas. *J Vet Pharmacol Ther.* **32**, 235–240.

Cheng PK, To AP, Leung TW, Leung PC, Lee CW, Lim WW. (2010). Oseltamivir- and amantadine-resistant influenza virus A (H1N1). *Emerg Infect Dis.* **16**, 155–156.

Clark SM, Loeffler A, Bond R. (2015). Susceptibility in vitro of canine methicillin-resistant and -susceptible staphylococcal isolates to fusidic acid, chlorhexidine and miconazole: opportunities for topical therapy of canine superficial pyoderma. *J Antimicrob Chemother.* **70**, 2048–2052.

Clode A, Davis J, Davidson G, Salmon J, Lafevers H, Gilger B. (2011). Aqueous humor and plasma concentrations of a compounded 0.2% solution of terbinafine following topical ocular administration to normal equine eyes. *Vet Ophthalmol.* **14**, 41–47.

Clode AB, Davis JL, Salmon J, Michau TM, Gilger BC. (2006). Evaluation of concentration of voriconazole in aqueous humor after topical and oral administration in horses. *Am J Vet Res.* **67**, 296–301.

Colitz CMH, Latimer FG, Cheng H, Chan KK, Reed SM, Pennick GJ. (2007). Pharmacokinetics of voriconazole following intravenous and oral administration and body fluid concentrations of voriconazole following repeated oral administration in horses. *Am J Vet Res.* **68**, 1115–1121.

Cornick JL. (1990). Diagnosis and treatment of pulmonary histoplasmosis in a horse. *Cornell Vet.* **80**, 97–103.

Couch RB, Six HR. (1986). The antiviral spectrum and mechanism of action of amantadine and rimantadine. In Mills J, Corey L. (eds), *Antiviral Chemotherapy: New Directions for Clinical Applications and Research.* New York, Elsevier. 50–57.

Craig A, Malik R, Ramzan I. (1994). Pharmacokinetics of fluconazole in cats after intravenous and oral administration. *Res Vet Sci.* **57**, 372–376.

Crook KI, Early PJ, Messenger KM, Muñana KR, Gallagher R, Papich MG. (2013). The pharmacokinetics of cytarabine in dogs when administered via subcutaneous and continuous intravenous infusion routes. *J Vet Pharmacol Ther.* **36**, 408–411.

Cummins JM, Beilharz MW, Krakowka S. (1999). Oral use of interferons and cytokines. *J Interferon Cytokine Res.* **19**, 853–857.

Cummins JM, Hutcheson DP, Cummins MJ, Georgiades JA, Richards AB. (1993). Oral therapy with human interferon alpha in calves experimentally injected with infectious bovine rhinotracheitis virus. *Arch Immunol Ther Exp (Warsz).* **41**, 193–197.

Cummins JM, Tompkins MB, Olsen RG, Tompkins WA, Lewis MG. (1988). Oral Use of Human Alpha-Interferon in Cats. *J Biol Response Mod.* **7**, 513–523.

Dahlinger J, Gregory C, Bea J. (1998). Effect of ketoconazole on cyclosporine dose in healthy dogs. *Vet Surg.* **27**, 64–68.

Davidson GS. (2006). Compounding for feline herpetic keratitis. *Int J Pharm Compd.* **10**, 411–414.

Davis EW, Legendre AM. (1994). Successful treatment of guttural pouch mycosis with itraconazole and topical enilconazole in a horse. *J Vet Intern Med.* **8**, 304–305.

Davis JL, Salmon JH, Papich MG. (2005). Pharmacokinetics and tissue distribution of itraconazole after oral and intravenous administration to horses. *Am J Vet Res.* **66**, 1694–1701.

Davis JL, Salmon JH, Papich MG. (2006). Pharmacokinetics of voriconazole after oral and intravenous administration to horses. *Am J Vet Res.* **67**, 1070–1075.

Davis PR, Meyer GA, Hanson RR, Stringfellow JS. (2000). *Pseudallescheria boydii* infection of the nasal cavity of a horse. *J Am Vet Med Assoc.* **217**, 707–709, 674.

De Costa PD, Merideth RE, Sigler RL. (1996). Cataracts in dogs after long–term ketoconazole therapy. *Vet Comp Ophthalmol.* **6**, 176–180.

deCoster R, Beerens D, Haelterman C, Doolaege R. (1987). Effects of itraconazole on the pituitary-testicular-adrenal axis: an overview of preclinical and clinical studies. In Fromtling RA. (ed.), *Recent Trends in the Discovery, Development and Evaluation of Antifungal Agents.* Barcelona, JR Prous Publishers. 251–261.

DeJaham C. (1998). Eniloconazole emulsion in the treatment of dermatophytosis in Persian cats; tolerance and suitability. In: Kwochka KW, Willemse T, Von Tscharner C. (eds). *Advances in Veterinary Dermatology*, Vol. 3. Oxford, Butterworth Heinemann. 299–307.

deJaham C, Paradis M, Papich MG. (2000). Antifungal therapy in small animal dermatology. *Comp Cont Educ Pract Vet.* **22**, 461–469.

de la Fuente R, Awan AR, Field HJ. (1992). The acyclic nucleoside analogue penciclovir is a potent inhibitor of equine herpesvirus type 1 (EHV-1) in tissue culture and in a murine model. *Antiviral Res.* **18**, 77–89.

de Mari K, Maynard L, Eun HM, Lebreux B. (2003). Treatment of canine parvoviral enteritis with interferon-omega in a placebo-controlled field trial. *Vet Rec.* **152**, 105–108.

de Mari K, Maynard L, Sanquer A, Lebreux B, Eun HM. (2004). Therapeutic effects of recombinant feline interferon-omega on feline leukemia virus (FeLV)-infected and FeLV/feline immunodeficiency virus (FIV)-coinfected symptomatic cats. *J Vet Intern Med.* **18**, 477–482.

de Miranda P, Krasny HC, Page DA, Elion GB. (1981). The disposition of acyclovir in different species. *J Pharmacol Exp Ther.* **219**, 309–315.

de Miranda P, Krasny HC, Page DA, Elion GB. (1982). Species differences in the disposition of acyclovir. *Am J Med.* **73**, 31–35.

Dick JD, Merz WG, Saral R. (1980). Incidence of polyene-resistant yeasts recovered from clinical specimens. *Antimicrob Agents Chemother.* **18**, 158–163.

Diekma DJ, Messer SA, Hollis RJ, Jones RN, Pfaller MA. (2003). Activities of caspofungin, itraconazole, posaconazole, ravuconazole, voriconazole, and amphotericin B against 448 recent clinical isolates of filamentous fungi. *J Clin Microbiol.* **41**, 3623–3626.

Domenech A, Miro G, Collado VM, Ballesteros N, Sanjose L, Escolar E, Martin S, Gomez-Lucia E. (2011). Use of recombinant interferon omega in feline retrovirosis: from theory to practice. *Vet Immunol Immunopathol.* **143**, 301–306.

Dória RG, Freitas SH, Linardi RL, Mendonça F de S, Arruda LP, Boabaid FM, Valadão CA. (2012). Treatment of pythiosis in equine limbs using intravenous regional perfusion of amphotericin B. *Vet Surg.* **41**, 759–765.

Dorrestein GM. (2000). Passerine and softbill therapeutics. *Vet Clin North Am Exot Anim Pract.* **3**, 35–57, v, vi.

Drouhet E, Dupont B. (1987). Evolution of antifungal agents: past, present and future. *Rev Infect Dis.* **9**, 4–13.

Dudley MN. (1990). Clinical pharmacology of fluconazole. *Pharmacotherapy.* **6**, 141–145.

Dupont B, Drouhet E. (1979). In vitro synergy and antagonism of antifungal agents against yeast-like fungi. *Postgrad Med J.* **55**, 683–686.

Egberink H, Borst M, Niphuis H, Balzarini J, Neu H, Schellekens H, DeClerq E, Horzinek M, Koolen M. (1990). Suppression of feline immunodeficiency virus infection in vitro by 9-(2- phosphonomethoxyethyl) adenine. *Proc Natl Acad Sci USA.* **87**, 3087–3091.

Egberink HF, Hartman D, Horzinek MC. (1991). Chemotherapy of feline immunodeficiency virus infection. *J Am Vet Med Assoc.* **199**, 1485–1487.

Eriksson B, Oberg B. (1979). Characteristics of herpesvirus mutants resistant to phosphonoformate and phosphonoacetate. *Antimicrob Agents Chemother.* **15**, 758–762.

Evans EE, Emery LC, Cox SK, Souza MJ. (2013). Pharmacokinetics of terbinafine after oral administration of a single dose to Hispaniolan Amazon parrots (*Amazona ventralis*). *Am J Vet Res.* **74**, 835–838.

Feldman EC, Bruyette DS, Nelson RW, Farver TB. (1990). Plasma cortisol response to ketoconazole administration in dogs with hyperadrenocorticism. *J Am Vet Med Assoc.* **197**, 71–78.

Flammer K, Nettifee Osborne JA, Webb DJ, Foster LE, Dillard SL, Davis JL. (2008). Pharmacokinetics of voriconazole after oral administration of single and multiple doses in African grey parrots (Psittacus erithacus timneh). *Am J Vet Res.* **69**, 114–121.

Foley JP, Legendre AM. (1992). Treatment of coccidioidomycosis osteomyelitis with itraconazole in a horse. A brief report. *J Vet Intern Med.* **6**, 333–334.

Fontenelle JP, Powell CC, Veir JK, Radecki SV, Lappin MR. (2008). Effect of topical ophthalmic application of cidofovir on experimentally induced primary ocular feline herpesvirus-1 infection in cats. *Am J Vet Res.* **69**, 289–293.

Forbes NA, Simpson GN, Goudswaard MF. (1992). Diagnosis of avian aspergillosis and treatment with itraconazole. *Vet Rec.* **130**, 519–520.

Forward ZA, Legendre AM, Khalsa HD. (2002). Use of intermittent bladder infusion with clotrimazole for treatment of candiduria in a dog. *J Am Vet Med Assoc.* **220**, 1496–1498.

French DD, Haynes PF, Miller RI. (1985). Surgical and medical management of rhinophycomycosis (conidiobolomycosis) in a horse. *J Am Vet Med Assoc.* **186**, 1105–1107.

Friday PA, Scarratt WK, Elvinger F, Timoney PJ, Bonda A. (2000). Ataxia and paresis with equine herpesvirus type 1 infection in a herd of riding school horses. *J Vet Intern Med.* **14**, 197–201.

Funk RS. (2000). A formulary for lizards, snakes, and crocodilians. *Vet Clin North Am Exot Anim Pract.* **3**, 333–358, viii.

Garré B, Gryspeerdt A, Croubels S, Backer PD, Nauwynck H. (2009). Evaluation of orally administered valacyclovir in experimentally EHV1–infected ponies. *Vet Microbiol.* **135**, 214–221.

Garré B, Shebany K, Gryspeerdt A, Baert K, van der Meulen K, Nauwynck H, Deprez P, DeBacker P, Croubels S. (2007a). Pharmacokinetics of acyclovir after intravenous infusion of acyclovir and after oral administration of acyclovir and its prodrug valacyclovir in healthy adult horses. *Antimicrob Agents Chemother.* **51**, 4308–4314.

Garré B, van der Meulen K, Nugent J, Neyts J, Croubels S, De Backer P, Nauwynck H. (2007b). In vitro susceptibility of six isolates of equine herpesvirus 1 to acyclovir, ganciclovir, cidofovir, adefovir, PMEDAP and foscarnet. *Vet Microbiol.* **122**, 43–51.

Gaskell R, Dawson S, Radford A, Thiry E. (2007). Feline herpesvirus. *Vet Res.* **38**, 337–354.

Gill KS, Wood MJ. (1996). The clinical pharmacokinetics of famciclovir. *Clin Pharmacokin.* **31**, 1–8.

Glotov AG, Glotova TI, Sergeev AA, Sergeev AN. (2004). Study of antiviral activity of different drugs against bovine herpes virus and pestivirus. *Antibiot Khimioter.* **49**, 6–9.

Gonzalez Cabo JF, de las Heras Guillamon M, Latre Cequiel MV, Garcia de Jalon Ciercoles JA. (1989). Feline sporotrichosis: a case report. *Mycopathologia.* **108**, 149–154.

Goodwin ML, Drew RH. (2008). Antifungal serum concentration monitoring: an update. *J Antimicrob Chemother.* **61**, 17–25.

Gray LL, Hillier A, Cole LK, Rajala-Schultz PJ. (2013). The effect of ketoconazole on whole blood and skin ciclosporin concentrations in dogs. *Vet Dematol.* **24**, 118–125.

Greene CE. (1990). Antifungal chemotherapy. In Greene CE. (ed.), *Infectious Diseases of the Dog and Cat.* Philadelphia, W.B. Saunders.

Greet TR. (1981). Nasal aspergillosis in three horses. *Vet Rec.* **109**, 487–489.

Greet TR. (1987). Outcome of treatment in 35 cases of guttural pouch mycosis. *Equine Vet J.* **19**, 483–487.

Grooters AM, Taboada J. (2003). Update on antifungal therapy. *Vet Clin North Am Small Anim Pract.* **33**, 749–758, vi.

Gruffydd–Jones TJ, Wright AI. (1977). Deformed kittens [letter]. *Vet Rec.* **100**, 206.

Gudmundsson O, Antman M. (2007). Case Study: Famciclovir: A Prodrug of Penciclovir. In Stella V, Borchardt R, Hageman M, Oliyai R, Maag H, Tilley J. (eds), *Prodrugs, Challenges and Rewards Part 1 and Part 2.* New York, Springer. 1231–1239.

Harris PA, Riegelman S. (1969). Metabolism of griseofulvin in dogs. *J Pharm Sci.* **58**, 93–96.

Hart KA, Flaminio MJ, LeRoy BE, Williams CO, Dietrich UM, Barton MH. (2008). Successful resolution of cryptococcal meningitis and optic neuritis in an adult horse with oral fluconazole. *J Vet Intern Med.* **22**, 1436–1440.

Hart S, Nolte I. (1993). Results of longtime treatment of FIV seropositive cats with chronic diseases with zidovudine (Azidothymidine, Azt). *Monatshefte fuer Veterinaermedizin.* **48**, 223–224.

Hartmann K, Donath A, Beer B, Egberink HF, Horzinek MC, Lutz H, Hoffmannfezer G, Thum I, Thefeld S. (1992). Use of 2 virustatica (AZT, PMEA) in the treatment of FIV and of FELV seropositive cats with clinical symptoms. *Vet Immunol Immunopathol.* **35**, 167–175.

Hasbach AE, Langlois DK, Rosser EJ, Papich MG. (2017). Pharmacokinetics and relative bioavailability of orally administered innovator-formulated itraconazole capsules and solution in healthy dogs. *J Vet Int Med.* Epub Jun 19.

Haschek WM, Weigel RM, Scherba G, DeVera MC, Feinmehl R, Solter P, Tompkins MB, Tompkins WA. (1990). Zidovudine toxicity to cats infected with feline leukemia virus. *Fund Appl Toxicol.* **14**, 764–775.

Helton KA, Nesbitt GH, Caciolo PL. (1986). Griseofulvin toxicity in cats: literature review and report of seven cases. *J Am Anim Hosp Assoc.* **22**, 453–458.

Hess MB, Parker NA, Purswell BJ, Dascanio JD. (2002). Use of lufenuron as a treatment for fungal endometritis in four mares. *J Am Vet Med Assoc.* **221**, 266–267, 240.

Heusinkveld HJ, Molendijk J, van den Berg M, Westerink RH. (2013). Azole fungicides disturb intracellular Ca^{2+} in an additive manner in dopaminergic PC12 cells. *Toxicol Sci.* **134**, 374–381.

Heykants J, Michiels M, Meuldermans W, Monbaliu J, Lavrijsen K, VanPeer A, Levron JC, Woestenborghs R, Cauwenbergh G. (1987). The pharmacokinetics of itraconazole in animals and man: an overview. In Fromtling RA. (ed.), *Recent Trends in the Discovery, Development and Evaluation of Antifungal Agents.* Barcelona, JR Prous Publishers.

Heykants J, Peer AV, Lavrijsen K, Meuldermans W, Woestenborghs R, Cauwenbergh G. (1990). Pharmacokinetics of oral antifungals and their clinical implications. *Br J Clin Pract Sump.* **71**, 50–56.

Hiddleston WA. (1970). The use of griseofulvin mycelium in equine animals [letter]. *Vet Rec.* **87**, 119.

Hiemenz JW, Walsh TJ. (1996). Lipid formulations of amphotericin B: recent progress and future directions. *Clin Infect Dis.* **22**, S133–S144.

Hill PB, Moriello KA, Shaw SE. (1995). A review of systemic antifungal agents. *Vet Dermatol.* **6**, 59–66.

Hilton H, Galuppo L, Puchalski SM, Johnson L, Robinson K, Mohr FC, Maher O, Pusterla N. (2009). Successful treatment of invasive pulmonary aspergillosis in a neonatal foal. *J Vet Intern Med.* **23**, 375–378.

Hnilica KA, Medleau L, Cornelius L. (2000). Evaluation of toxicity of topical enilconazole in cats. *Vet Dermatol.* **11** (Suppl. 1), 42.

Hoffmann HH, Schneider WM, Rice CM. (2015). Interferons and viruses: an evolutionary arms race of molecular interactions. *Trends Immunol.* **36**, 124–138.

Hoover EA, Ebner JP, Zeidner NS, Mullins JI. (1991). Early therapy of feline leukemia virus infection (FeLV-FAIDS) with 9-2(phosphonylmethoxyethyl)-adenine (PMEA). *Antiviral Res.* **16**, 77–92.

Horn R, Wong B, Kiehn TE, Armstrong D. (1985). Fungemia in a cancer hospital: changing frequency, earlier onset, and results of therapy. *Rev Infect Dis.* **7**, 646–655.

Huckabee JR. (2000). Raptor therapeutics. *Vet Clin North Am Exot Anim Pract.* **3**, 91–116, vi.

Hume AL, Kerkering TM. (1983). *Ketoconazole. Drug Intell Clin Pharm.* **17**, 169–174.

Hummel J, Grooters A, Davidson G, Jennings S, Nicklas J, Birkenheuer A. (2011). Successful management of gastrointestinal pythiosis in a dog using itraconazole, terbinafine, and mefenoxam. *Med Mycol.* **49**, 539–542.

Humphrey MJ, Jevons S, Tarbit MH. (1985). Pharmacokinetic evaluation of UK-49858, a metabolically stable trazole antifungal drug, in animals and humans. *Antimicrob Agents Chemother.* **28**, 648–653.

Hussein IT, Miguel RN, Tiley LS, Field HJ. (2008a). Substrate specificity and molecular modelling of the feline herpesvirus-1 thymidine kinase. *Arch Virol.* **153**, 495–505.

Hussein ITM, Menashy RV, Field HJ. (2008b). Penciclovir is a potent inhibitor of feline herpesvirus-1 with susceptibility determined at the level of virus-encoded thymidine kinase. *Antiviral Res.* **78**, 268–274.

Ilyushina NA, Govorkova EA, Webster RG. (2005). Detection of amantadine-resistant variants among avian influenza viruses isolated in North America and Asia. *Virology.* **341**, 102–106.

Irizarry-Rovira AR, Kaufman L, Christian JA, Reberg SR, Adams SB, DeNicola DB, Rivers W, Hawkins JF. (2000). Diagnosis of sporotrichosis in a donkey using direct fluorescein-labeled antibody testing. *J Vet Diagn Invest.* **12**, 180–183.

Ishida T, Shibanai A, Tanaka S, Uchida K, Mochizuki M. (2004). Use of recombinant feline interferon and glucocorticoid in the treatment of feline infectious peritonitis. *J Feline Med Surg.* **6**, 107–109.

Ishiwata K, Minagawa T, Kajimoto T. (1998). Clinical effects of the recombinant feline interferon-omega on experimental parvovirus infection in beagle dogs. *J Vet Med Sci.* **60**, 911–917.

Ivey ES, Morrisey JK. (2000). Therapeutics for rabbits. *Vet Clin North Am Exot Anim Pract.* **3**, 183–220, vii.

Janssen PAJ, Symoens JE. (1983). Hepatic reactions during ketoconazole treatment. *Am J Med.* **74**, 80–85.

Jefferson T, Demicheli V, Di Pietrantonj C, Rivetti D. (2006). Amantadine and rimantadine for influenza A in adults. *Cochrane Database Syst Rev.* (**2**), CD001169.

Jensen JC. (1989). Clinical pharmacokinetics of terbinafine (Lamisil). *Clin Exp Dermatol.* **14**, 110–113.

Johnson–Delaney CA. (2000). Therapeutics of companion exotic marsupials. *Vet Clin North Am Exot Anim Pract.* **3**, 173–181, vii.

Jones TC. (1995). Overview of the use of terbinafine (Lamisil) in children. *Br J Dermatol.* **132**, 683–689.

Katayama M, Igarashi H, Fukai K, Tani K, Momota Y, Kamishina H, Tagawa M. (2010a). Fluconazole decreases cyclosporine dosage in renal transplanted dogs. *Res Vet Sci.* **89**, 124–125.

Katayama M, Igarashi H, Tani K, Nezu Y, Harada Y, Yogo T, Hara Y, Aoki S, Tagawa M. (2008). Effect of multiple oral dosing of fluconazole on the pharmacokinetics of cyclosporine in healthy beagles. *J Vet Med Sci.* **70**, 85–88.

Katayama M, Katayama R, Kamishina H. (2010b). Effects of multiple oral dosing of itraconazole on the pharmacokinetics of cyclosporine in cats. *J Feline Med Surg.* **12**, 512–514.

Kendall J, Papich MG. (2015). Posaconazole pharmacokinetics after administration of an intravenous solution, oral suspension, and delayed-release tablet to dogs. *Am J Vet Res.* **76**, 454–459.

Kielstein P, Gottschalk C. (1970). Trichophyton metagrophytes infection in a breeding-swine herd. *Monatshefte Vet Med.* **25**, 127–130.

Koehne G, Powell HS, Hail RI. (1971). Sporotrichosis in a dog. *J Am Vet Med Assoc.* **159**, 892–894.

Kohara J, Nishikura Y, Konnai S, Tajima M, Onuma M. (2012). Effects of interferon-tau on cattle persistently infected with bovine viral diarrhea virus. *Jpn J Vet Res.* **60**, 63–70.

Korenek NL, Legendre AM, Andrews FM, Blackford JT, Wan PY, Breider MA, Rinaldi MG. (1994). Treatment of mycotic rhinitis with itraconazole in three horses. *J Vet Intern Med.* **8**, 224–227.

Kowalsky SF, Dixon DM. (1991). Fluconazole: A new antifungal agent. *Clin Pharmacy.* **10**, 179–194.

Krasny HC, de Miranda P, Blum MR, Elion GB. (1981). Pharmacokinetics and bioavailability of acyclovir in the dog. *J Pharmacol Exp Ther.* **216**, 281–288.

Krawiec DR, McKiernan BC, Twardock AR, Swenson CE, Itkin RJ, Johnson LR, Kurowsky LK, Marks CA. (1996). Use of an amphotericin B lipid complex for treatment of blastomycosis in dogs. *J Am Vet Med Assoc.* **209**, 2073–2075.

Krein SR, Lindsey JC, Blaze CA, Wetmore LA. (2014). Evaluation of risk factors, including fluconazole administration, for prolonged anesthetic recovery times in horses undergoing general anesthesia for ocular surgery: 81 cases (2006–2013). *J Am Vet Med Assoc.* **244**, 577–581.

Kukanich B, Borum SL. (2008). Effects of ketoconazole on the pharmacokinetics and pharmacodynamics of morphine in healthy Greyhounds. *Am J Vet Res.* **69**, 664–669.

KuKanich B, Hubin M. (2010). The pharmacokinetics of ketoconazole and its effects on the pharmacokinetics of midazolam and fentanyl in dogs. *J Vet Pharmacol Ther.* **33**, 42–49.

Kukanich B, Kukanich KS, Rodriguez JR. (2011). The effects of concurrent administration of cytochrome P-450 inhibitors on the pharmacokinetics of oral methadone in healthy dogs. *Vet Anaesth Analg.* **38**, 224–230.

Kunkle GA, Meyer DF. (1987). Toxicity of high doses of griseofulvin in cats. *J Am Vet Med Assoc.* **191**, 322–323.

Lamothe J. (2001). Activity of amphotericin B in lipid emulsion in the initial treatment of canine leishmaniasis. *J Small Anim Pract.* **42**, 170–175.

Lascelles BD, Gaynor JS, Smith ES, Roe SC, Marcellin-Little DJ, Davidson G, Boland E, Carr J. (2008). Amantadine in a multimodal analgesic regimen for alleviation of refractory osteoarthritis pain in dogs. *J Vet Intern Med.* **22**, 53–59.

Latimer FG, Colitz CMH, Campbell NB, Papivh MG. (2001). Pharmacokinetics of fluconazole following intravenous and oral administration and body fluid concentrations of fluconazole following repeated oral dosing in horses. *Am J Vet Res.* **62**, 1606–1611.

Lee DH, Lee YN, Park JK, Yuk SS, Lee JW, Kim JI, Han JS, Lee JB, Park SY, Choi IS, Song CS. (2011). Antiviral efficacy of oseltamivir against avian influenza virus in avian species. *Avian Dis.* **55**, 677–679.

Legendre AM. (1995). Antimycotic drug therapy. In Bonagura JD. (ed.), *Current Veterinary Therapy XII.* Philadelphia, W.B. Saunders. 327–331.

Legendre AM, Gompf R, Bone D. (1982). Treatment of feline cryptococcosis with ketoconazole. *J Am Vet Med Assoc.* **181**, 1541–1542.

Legendre AM, Rohrbach BW, Toal RL, Rinaldi MG, Grace LL, Jones JB. (1996). Treatment of blastomycosis with itraconazole in 112 dogs. *J Vet Intern Med.* **10**, 365–371.

Legendre AM, Selcer BA, Edwards DF, Stevens R. (1984). Treatment of canine blastomycosis with amphotericin B and ketoconazole. *J Am Vet Med Assoc.* **184**, 1249–1254.

Lemetayer JD, Dowling PM, Taylor SM, Papich MG. (2015). Pharmacokinetics and distribution of voriconazole in body fluids of dogs after repeated oral dosing. *J Vet Pharmacol Ther.* **38**, 451–456.

Levy JK. (1991). Ataxia in a kitten treated with griseofulvin. **198**, 105.

Lien YH, Huang HP. (2008). Use of ketoconazole to treat dogs with pituitary-dependent hyperadrenocorticism: 48 cases (1994–2007). *J Am Vet Med Assoc.* **233**, 1896–1901.

Lightfoot TL. (2000). Therapeutics of African pygmy hedgehogs and prairie dogs. *Vet Clin North Am Exot Anim Pract.* **3**, 155–172, vii.

Madison JB, Reid BV, Raskin RE. (1995). Amphotericin B treatment of Candida arthritis in two horses. *J Am Vet Med Assoc.* **206**, 338–341.

Maggs DJ, Clarke HE. (2004). In vitro efficacy of ganciclovir, cidofovir, penciclovir, foscarnet, idoxuridine, and acyclovir against feline herpesvirus type-1. *Am J Vet Res.* **65**, 399–403.

Maggs DJ, Collins BK, Thorne JG, Nasisse MP. (2000). Effects of L-lysine and L-arginine on in vitro replication of feline herpesvirus type-1. *Am J Vet Res.* **61**, 1474–1478.

Maggs DJ, Nasisse MP, Kass PH. (2003). Efficacy of oral supplementation with L-lysine in cats latently infected with feline herpesvirus. *Am J Vet Res.* **64**, 37–42.

Malik R, Craig AJ, Wigney DI, Martin P, Love DN. (1996). Combination chemotherapy of canine and feline cryptococcosis using subcutaneously administered amphotericin B. *Aust Vet J.* **73**, 124–128.

Malik R, Lessels NS, Webb S, Meek M, Graham PG, Vitale C, Norris JM, Power H. (2009). Treatment of feline herpesvirus-1 associated disease in cats with famciclovir and related drugs. *J Feline Med Surg.* **11**, 40–48.

Mallo KM., Harms CA, Lewbart GA, Papich MG. (2002). Pharmacokinetics of fluconazole in loggerhead sea turtles (*Caretta caretta*) after single intravenous and subcutaneous injections, and multiple subcutaneous injections. *J Zoo Wildlife Med.* **33**, 29–35.

Mancianti F, Dabizzi S, Nardoni S. (2009). A lufenuron pre-treatment may enhance the effects of enilconazole or griseofulvin in feline dermatophytosis? *J Feline Med Surg.* **11**, 91–95.

Mancianti F, Pedonese F, Zullino C. (1998). Efficacy of oral administration of itraconazole to cats with dermatophytosis caused by *Microsporum canis*. *J Am Vet Med Assoc.* **213**, 993–995.

Mashima TY, Lewbart GA. (2000). Pet fish formulary. *Vet Clin North Am Exot Anim Pract.* **3**, 117–130, vi.

Matthews KG, Davidson AP, Koblik PD, Richardson EF, Komtebedde J, Pappagianis D, Hector RF, Kass PH. (1998). Comparison of topical administration of clotrimazole through surgically placed versus non-surgically placed catheters for treatment of nasal Aspergillosis in dogs: 60 cases (1990–1996). *J Am Vet Med Assoc.* **213**, 501–506.

Mawby D, Fowler L, Papich M, Whittemore J. (2016a). Itraconazole absorption from proprietary and compounded formulations in healthy cats. *J Vet Int Med.* **30**, 1494–1495.

Mawby DI, Whittemore JC, Fowler LE, Papich MG. (2016b). Pharmacokinetics of oral and intravenous posaconazole in cats. *J Vet Intern Med.* **30**, 1703–1707.

Mawby DI, Whittemore JC, Genger S, Papich MG. (2014). Bioequivalence of orally administered generic, compounded, and innovator-formulated itraconazole in healthy dogs. *J Vet Intern Med.* **28**, 72–77.

Maxwell LK, Bentz BG, Bourne DW, Erkert RS. (2008a). Pharmacokinetics of valacyclovir in the adult horse. *J Vet Pharmacol Ther.* **31**, 312–320.

Maxwell L, Bentz B, Gilliam LL, Ritchey JW, Eberle RW, Holbrook T, McFarlane D, Rezabek GB, MacAllister CG, Goad CL, Allen GP. (2008b). Efficacy of valacyclovir against clinical disease following EHV-1 challenge in aged mares. In Werner HW. (ed.), *Proc 54th Annual Convention of the American Association of Equine Practitioners.* San Diego, CA, USA. Lexington, American Association of Equine Practitioners (AAEP). 198–199.

Maxwell L, Gilliam L, Pusterla N, Carmichael R, Eberle R, Ritchey J, Holbrook T, Gull T, Rezabek G, McFarlane D, MacAllister C. (2011). Efficacy of delayed antiviral therapy against EHV–1 challenge. *J Vet Intern Med.* **25**, 750.

Mazepa AS, Trepanier LA, Foy DS. (2011). Retrospective comparison of the efficacy of fluconazole or itraconazole for the treatment of systemic blastomycosis in dogs. *J Vet Intern Med.* **25**, 440–445.

McAlister A, Center SA, Bender H, McDonough SP. (2014). Adverse interaction between colchicine and ketoconazole in a Chinese shar pei. *J Am Anim Hosp Assoc.* **50**, 417–423.

McCaw DL, Boon GD, Jergens AE, Kern MR, Bowles MH, Johnson JC. (2001). Immunomodulation therapy for feline leukemia virus infection. *J Am Anim Hosp Assoc.* **37**, 356–363.

McMullan WC, Joyce JR, Hanselka DV, Heitmann JM. (1977). Amphotericin B for the treatment of localized subcutaneous phycomycosis in the horse. *J Am Vet Med Assoc.* **170**, 1293–1298.

Mechlinsk W, Schaffner CP, Ganis P, Avitabile G. (1970). Structure and absolute configuration of the polyene macrolide amphotericin B. *Tetrahedron Lett.* **44**, 3873–3876.

Medleau L. (1990). Recently described feline dermatoses. *Vet Clinic North Am Small Anim Pract.* **20**, 1615–1632.

Medleau L, Chalmers SA. (1992). Ketoconazole for treatment of dermatophytosis in cats. *J Am Vet Med Assoc.* **200**, 77–78.

Medleau L, Greene CE, Rakich PM. (1990). Evaluation of ketoconazole and itraconazole for treatment of disseminated cryptococcosis in cats. *Am J Vet Res.* **51**, 1454–1458.

Medleau L, Hall EJ, Goldschmidt MH, Irby N. (1985). Cutaneous cryptococcosis in three cats. *J Am Vet Med Assoc.* **187**, 169–170.

Medoff G, Comfort M, Kobayashi GS. (1971). Synergistic action of amphotericin B and 5-fluorocytosin against yeast-like organisms. *Proc Soc Exp Bio Med.* **138**, 571–574.

Medoff G, Kobayashi GS, Kwan CN, Schlessinger D, Venkov P. (1972). Potentiation of rifampicin and 5-fluorocytosine as antifungal antibiotics by amphotericin B. *Proc Nat Acad Sci USA.* **69**, 196–199.

Middleton SM, Kubier A, Dirikolu L, Papich MG, Mitchell MA, Rubin SI. (2016). Alternate-day dosing of itraconazole in healthy adult cats. *J Vet Pharmacol Ther.* **39**, 27–31.

Moore I, Horney B, Day K, Lofstedt J, Cribb AE. (2004). Treatment of inflammatory airway disease in young standardbreds with interferon alpha. *Can Vet J.* **45**, 594–601.

Moraes MP, de Los Santos T, Koster M, Turecek T, Wang H, Andreyev VG, Grubman MJ. (2007). Enhanced antiviral activity against foot-and-mouth disease virus by a combination of type I and II porcine interferons. *J Virol.* **81**, 7124–7135.

Moriello KA. (2004). Treatment of dermatophytosis in dogs and cats: review of published studies. *Vet Dermatol.* **15**, 99–107.

Moriello K, Coyner K, Trimmer A, Newbury S, Kunder D. (2013). Treatment of shelter cats with oral terbinafine and concurrent lime sulphur rinses. *Vet Dermatol.* **24**, 618–620.

Moriello KA, DeBoer DJ. (1995). Efficacy of griseofulvin and itraconazole in the treatment of experimentally induced dermatophytosis in cats. *J Am Vet Med Assoc.* **207**, 439–444.

Murphy KF, Malik R, Barnes A, Hotston-Moore A, Pearson GR, Barr FJ. (2011). Successful treatment of intra-abdominal Exophiala dermatitidis infection in a dog. *Vet Rec.* **168**, 217.

Murray MJ, del Piero F, Jeffrey SC, Davis MS, Furr MO, Dubovi EJ, Mayo JA. (1998). Neonatal equine herpesvirus type 1 infection on a thoroughbred breeding farm. *J Vet Intern Med.* **12**, 36–41.

Nardoni S, Mugnaini L, Papini R, Fiaschi M, Mancianti F. (2013). Canine and feline dermatophytosis due to Microsporum gypseum: a retrospective study of clinical data and therapy outcome with griseofulvin. *J Mycol Med.* **23**, 164–167.

Nasisse MP, Dorman DC, Jamison KC, Weigler BJ, Hawkins EC, Stevens JB. (1997). Effects of valacyclovir in cats infected with feline herpesvirus 1. *Am J Vet Res.* **58**, 1141–1144.

Nasisse MP, Guy JS, Davidson MG, Sussman W, De Clercq E. (1989). In vitro susceptibility of feline herpesvirus-1 to vidarabine, idoxuridine, trifluridine, acyclovir, or bromovinyldeoxyuridine. *Am J Vet Res.* **50**, 158–160.

Nichols PR, Morris DO, Beale KM. (2001). A retrospective study of canine and feline cutaneous vasculitis. *Vet Dermatol.* **12**, 255–264.

North TW, North GLT, Pedersen NC. (1989). Feline immunodeficiency virus, a model for reverse transcriptase–targeted chemotherapy for acquired immune deficiency syndrome. *Antimicrob Agent Chemother.* **33**, 915–919.

Norton TM, Gaskin J, Kollias GV, Homer B, Clark CH, Wilson R. (1991). Efficacy of acyclovir against herpesvirus infection in Quaker parakeets. *Am J Vet Res.* **52**, 2007–2009.

Noxon JO, Monroe WE, Chinn DR. (1986). Ketoconazole therapy in canine and feline cryptococcosis. *J Am Anim Hosp Assoc.* **22**,179–183.

Obrosova-Serova NP, Kupryasjina LM, Isachenko VA, Vorontsova RM, Utkin VG. (1976). Experience with prevention of chicken influenza with amantadine. *Veterinariia.* **11**, 62–63.

O'Day DM, Ray WA, Robinson RD, Head WS, Savage A. (1987). The influence of yeast growth phase in vivo on the efficacy of topical polyenes. *Curr Eye Res.* **6**, 363–368.

Oldenkamp EP. (1979). Treatment of ringworm in horses with natamycin. *Equine Vet J.* **11**, 36–38.

Oliva G, Gradoni L, Ciaramella P, De Luna R, Cortese L, Orsini S, Davidson RN, Persechino A. (1995). Activity of liposomal amphotericin B (AmBisome) in dogs naturally infected with *Leishmania infantum.* *J Antimicrob Chemother.* **36**, 1013–1019.

Olsen GL, Deitz KL, Flaherty HA, Lockhart SR, Hurst SF, Haynes JS. (2012). Use of terbinafine in the treatment protocol of intestinal Cryptococcus neoformans in a dog. *J Am Anim Hosp Assoc.* **48**, 216–220.

Owens JG, Nasisse MP, Tadepalli SM, Dorman DC. (1996). Pharmacokinetics of acyclovir in the cat. *J Vet Pharmacol Ther.* **19**, 488–490.

Owens WR, Miller RI, Haynes PF, Snider TG 3rd. (1985). Phycomycosis caused by *Basidiobolus haptosporus* in two horses. *J Am Vet Med Assoc.* **186**, 703–705.

Panel on Antiretroviral Guidelines for Adults and Adolescents. (2015). *Guidelines for the Use of Antiretroviral Agents in HIV-1–Infected Adults and Adolescents.* Department of Health and Human Services. Available at: http://www.aidsinfo.nih.gov/ContentFiles/ AdultandAdolescentGL. pdf (accessed March 2017).

Passler NH, Chan HM, Stewart AJ, Duran SH, Welles EG, Lin HC, Ravis WR. (2010). Distribution of voriconazole in seven body fluids of adult horses after repeated oral dosing. *J Vet Pharmacol Ther.* **33**, 35–41.

Pedretti E, Passeri B, Amadori M, Isola P, Pede PD, Telera A, Vescovini R, Quintavalla F, Pistello M. (2005). Low-dose interferon-alpha treatment for feline immunodeficiency virus infection. *Vet Immunol Immunopathol.* **109**, 245–254.

Pentlarge VW, Martin RA. (1986). Treatment of cryptococcosis in three cats, using ketoconazole. *J Am Vet Med Assoc.* **188**, 536–538.

Perfect JR, Savani DV, Durack DT. (1986). Comparison of itraconazole and fluconazole in treatment of cryptococcal meningitis and candida pyelonephritis in rabbits. *Antimicrob Agents Chemother.* **29**, 579–583.

Pestka S, Langer JA, Zoon KC, Samuel SA. (1987). Interferons and their actions. *Ann Rev Biochem.* **56**, 727–777.

Pierce AM, Pierce HD, Unrau AM, Oehlschlger AC. (1978). Lipid composition and polyene antibiotic resistance of *Candida albicans* mutants. *Can J Biochem.* **56**, 135–142.

Pietschmann S, Meyer M, Voget M, Cieslicki M. (2013). The joint in vitro action of polymyxin B and miconazole against pathogens associated with canine otitis externa from three European countries. *Vet Dermatol.* **24**, 439–445.

Pinchbeck LR, Hillier A, Kowalski JJ, Kwochka KW. (2002). Comparison of pulse administration versus once daily administration of itraconazole for the treatment of *Malassezia pachydermatis* dermatitis and otitis in dogs. *J Am Vet Med Assoc.* **220**, 1807–1812.

Plotnick AN. (2000). Lipid-based formulations of amphotericin B. *J Am Vet Med Assoc.* **216**, 838–841.

Polak A. (1990). Mode of action studies. In Ryley JF. (ed.), *Handbook of Experimental Pharmacology: Chemotherapy of Fungal Diseases.* Berlin, Springer-Verlag. 153–182.

Polak A, Scholer HJ, Wall M. (1982). Combination therapy of experimental candidiasis, cryptococcosis and aspergillosis in mice. *Chemotherapy.* **28**, 461–479.

Povey RC. (1978). Effect of orally administered ribavirin on experimental feline calicivirus infection in cats. *Am J Vet Res.* **39**, 1337–1341.

Powderly WG, Kobayashi GS, Herzig GP, Medoff G. (1988). Amphotericin B-resistant yeast infection in severely immunocompromised patients. *Am J Med.* **84**, 826– 832.

Pozzi A, Muir WW, Traverso F. (2006). Prevention of central sensitization and pain by N-methyl-D-aspartate receptor antagonists. *J Am Vet Med Assoc.* **228**, 53–60.

Prades M, Brown MP, Gronwall R, Houston AE. (1989). Body fluid and endometrial concentrations of ketoconazole in mares after intravenous injection or repeated gavage. *Equine Vet J.* **21**, 211–214.

Pukay BP, Dion WM. (1984). Feline phaeohyphomycosis: treatment with ketoconazole and 5-fluorocytosine. *Can Vet J.* **25**, 130–134.

Quimby JM, Hoffman SB, Duke J, Lappin MR. (2010). Adverse neurologic events associated with voriconazole use in 3 cats. *J Vet Intern Med.* **24**, 647–649.

Rees TM, Lubinski JL. (2008). Oral supplementation with L-lysine did not prevent upper respiratory infection in a shelter population of cats. *J Feline Med Surg.* **10**, 510–513.

Rees WA, Harkins JD, Lu M, Holland RE Jr, Lehner AF, Tobin T, Chambers TM. (1999). Pharmacokinetics and therapeutic efficacy of rimantadine in horses experimentally infected with influenza virus A2. *Am J Vet Res.* **60**, 888–894.

Rees WA, Harkins JD, Woods WE, Blouin RA, Lu M, Fenger C, Holland RE, Chambers TM, Tobin T. (1997). Amantadine and equine influenza: pharmacology, pharmacokinetics and neurological effects in the horse. *Equine Vet J.* **29**, 104–110.

Reilly LK, Palmer JE. (1994). Systemic candidiasis in four foals. *J Am Vet Med Assoc.* **205**, 464–466.

Reimer K, Matthes E, Scholz D, Rosenthal HA. (1989). Effects of suramin, HPA-23 and 3´-azidothymidine triphosphate on the reverse transcriptase of bovine leukaemia virus. *Acta Virologica.* **33**, 43–49.

Reuss U. (1978). Treatment of cattle trichophytosis with griseofulvin. *Tieraerztl Umschau.* **33**, 85–90.

Richardson K, Cooper K, Marriott MS, Tarbit MH, Troke PF, Whittle PJ. (1990). Discovery of fluconazole, a novel antifungal agent. *Rev Infect Dis.* **12**, 267–271.

Richman DD. (1987). The toxicity of azidothymidine (AZT) in the treatment of patients with AIDS and AIDS-related complex. *N EnglJ Med.* **317**,192–197.

Rodriguez A, Diaz E, Martin-Loeches I, Sandiumenge A, Canadell L, Diaz JJ, Figueira JC, Marques A, Alvarez-Lerma F, Valles J, Baladin

B, Garcia-Lopez F, Suberviola B, Zaragoza R, Trefler S, Bonastre J, Blanquer J, Rello J, Group HNSW. (2011). Impact of early oseltamivir treatment on outcome in critically ill patients with 2009 pandemic influenza A. *J Antimicrob Chemother.* **66**, 1140–1149.

Roffey SJ, Cole S, Comby P, Gibson D, Jezequel SG, Nedderman AN, Smith DA, Walker DK, Wood N. (2003). The disposition of voriconazole in mouse, rat, rabbit, guinea pig, dog, and human. *Drug Metab Dispos.* **31**, 731–741.

Roney CS, Rossi CR, Smith PC, Lauerman LC, Spano JS, Hanrahan LA, William JC. (1985). Effect of human leukocyte A interferon on prevention of infectious bovine rhinotracheitis virus infection of cattle. *Am J Vet Res.* **46**, 1251–1255.

Rosales MS, Marsella R, Kunkle G, Harris BL, Nicklin CF, Lopez, J. (2005). Comparison of the clinical efficacy of oral terbinafine and ketoconazole combined with cephalexin in the treatment of *Malassezia* dermatitis in dogs-a pilot study. *Vet Dermatol.* **16**, 171–176.

Rottman JB, English RV, Breitschwerdt EB, Duncan DE. (1991). Bone marrow hypoplasia in a cat treated with griseofulvin. *J Am Vet Med Assoc.* **198**, 429–431.

Rubin SI. (1986). Nephrotoxicity of amphotericin B. In Kirk RW. (ed.), *Current Veterinary Therapy IX.* Philadelphia, W.B. Saunders. 1142–1145.

Rush EM, Hunter RP, Papich M, Raphael BL, Calle PP, Clippinger TL, Cook RA. (2005). Pharmacokinetics and safety of acyclovir in tragopans (Tragopan species). *J Avian Med Surg.* **19**, 271–276.

Sakai MR, May ER, Imerman PM, Felz C, Day TA, Carlson SA, Noxon JO. (2011). Terbinafine pharmacokinetics after single dose oral administration in the dog. *Vet Dermatol.* **22**, 528–534.

Sanchez-Migallon Guzman D, Flammer K, Papich MG, Grooters AM, Shaw S, Applegate J, Tully TN. (2010). Pharmacokinetics of voriconazole after oral administration of single and multiple doses in Hispaniolan Amazon parrots (Amazona ventralis). *Am J Vet Res.* **71**, 460–467.

Savigny MR, Macintire DK. (2010). Use of oseltamivir in the treatment of canine parvoviral enteritis. *J Vet Emerg Crit Care (San Antonio).* **20**, 132–142.

Sawtell NM, Thompson RL, Stanberry LR, Bernstein DI. (2001). Early intervention with high-dose acyclovir treatment during primary herpes simplex virus infection reduces latency and subsequent reactivation in the nervous system in vivo. *J Infect Dis.* **184**, 964–971.

Sawyer MH, Webb DE, Balow JE, Straus SE. (1988). Acyclovir-induced renal failure. Clinical course and histology. *Am J Med.* **84**, 1067–1071.

Schmiedt CW, Stratton-Phelps M, Torres BT, Bell D, Uhl EW, Zimmerman S, Epstein J, Cornell KK. (2012). Treatment of intestinal pythiosis in a dog with a combination of marginal excision, chemotherapy, and immunotherapy. *J Am Vet Med Assoc.* **241**, 358–363.

Schutte JG, van den Ingh TS. (1997). Microphthalmia, brachygnathia superior, and palatocheiloschisis in a foal associated with griseofulvin administration to the mare during early pregnancy. *Vet Q.* **19**, 58–60.

Scott DW. (1980). Fungal disorders: Feline dermatology 1900–1978. A monograph. *J Am Anim Hosp Assoc.* **16**, 349–356.

Scott FW, deLahunta A, Schultz RD, Bistner SI, Riis RC. (1975). Teratogenesis in cats associated with griseofulvin therapy. *Teratology.* **11**, 79–86.

Scotty NC, Evans TJ, Giuliano E, Johnson PJ, Rottinghaus GE, Fothergill AW, Cutler TJ. (2005).In vitro efficacy of lufenuron against filamentous fungi and blood concentrations after PO administration in horses. *J Vet Intern Med.* **19**, 878–882.

Seahorn TL, Carter GK, Martens JG, Crandell RA, Martin MT, Scrutchfield WL, Cummins JM, Martens RJ. (1990). Effects of human alpha interferon on experimentally induced equine herpesvirus-1 infection in horses. *Am J Vet Res.* **51**, 2006–2010.

Shah VP, Riegelman S, Epstein WL. (1972). Determination of griseofulvin in skin, plasma, and sweat. *J Pharm Sci.* **61**, 634–636.

Shannon D. (1992). Treatment with itraconazole of penguins suffering from aspergillosis. *Vet Rec.* **130**, 479.

Sharp NJH. (1991). Treatment of canine nasal aspergillosis/penicilliosis with fluconazole (UK-49,858). *J Small Anim Pract.* **32**, 513–516.

Sharp NJH, Harvey CE., Sullivan, M. (1991). Canine nasal aspergillosis and penicilliosis. *Compen Contin Educ Pract Vet.* **13**, 41–49.

Sharp NJH, Sullivan M. (1992). Treatment of nasal aspergillosis. *In Pract.* **14**, 26–31.

Sharp NJH, Sullivan M, Harvey CE, Webb T. (1993). Treatment of nasal aspergillosis with enilconazole. *J Vet Intern Med.* **7**, 40–43.

Shaw JTB, Tarbit MH., Troke PF. (1987). Cytochrome P-450 mediated sterol synthesis and metabolism: differences in sensitivity to fluconazole and other azoles. In Fromtling RA. (ed.), *Recent Trends in the Discovery, Development and Evaluation of Antifungal Agents.* Barcelona, JR Prous Publishers. 125–139.

Shelton GH, Grant CK, Linenberger ML, Abkowitz JL. (1990). Severe neutropenia associated with griseofulvin therapy in cats with feline immunodeficiency virus infection. *J Vet Intern Med.* **4**, 317–319.

Shelton GH, Linenberger ML, Abkowitz JL. (1991). Hematologic abnormalities in cats seropositive for feline immunodeficiency virus. *J Am Vet Med Assoc.* **199**, 1353–1357.

Sickafoose L, Hosgood G, Snook T, Westermeyer R, Merchant S. (2010). A noninferiority clinical trial comparing fluconazole and ketoconazole in combination with cephalexin for the treatment of dogs with Malassezia dermatitis. *Vet Ther.* **11**, E1–E13.

Siebeck N, Hurley DJ, Garcia M, Greene CE, Kostlin RG, Moore PA, Dietrich UM. (2006). Effects of human recombinant alpha–2b interferon and feline recombinant omega interferon on in vitro replication of feline herpesvirus-1. *Am J Vet Res.* **67**, 1406–1411.

Smith CG. (1987). Use of acyclovir in an outbreak of Pacheco's parrot disease. *Assoc Avian Vet Today.* **1**, 55–57.

Smith KM, Pucket JD, Gilmour MA. (2014). Treatment of six cases of equine corneal stromal abscessation with intracorneal injection of 5% voriconazole solution. *Vet Ophthalmol.* **17** (Suppl. 1),179–185.

Smith LN, Hoffman SB. (2010). A case series of unilateral orbital aspergillosis in three cats and treatment with voriconazole. *Vet Ophthalmol.* **13**, 190–203.

Smyth NR, Bennett M, Gaskell RM, McCracken CM, Hart CA, Howe JL. (1994). Effect of 3′azido-2′,3′-deoxythymidine (AZT) on experimental feline immunodeficiency virus infection in domestic cats. *Res Vet Sci.* **57**, 220–224.

Sokol-Anderson M, Sligh JE, Elberg S, Brajtburg J, Kobayashi GS, Medoff G. (1988). Role of cell defense against oxidative damage in the resistance of *Candida albicans* to the killing effect of amphotericin B. *Am J Med.* **84**, 826–832.

Stanton GJ, Lloyd RE, Sarzotti M, Blalock JE. (1989). Protection of mice from *Semliki Forest* virus infection by lymphocytes treated with low levels of interferon. *Mol Biother.* **1**, 305–310.

Stiles J. (1995). Treatment of cats with ocular disease attributable to herpesvirus infection: 17 cases (1983–1993). *J Am Vet Med Assoc.* **207**, 599–603.

Stiles J, Townsend WM, Rogers QR, Krohne SG. (2002). Effect of oral administration of L-lysine on conjunctivitis caused by feline herpesvirus in cats. *Am J Vet Res.* **63**, 99–103.

Stuetzer B, Brunner K, Lutz H, Hartmann K. (2013). A trial with 3′-azido-2′,3′-dideoxythymidine and human interferon-alpha in cats naturally infected with feline leukaemia virus. *J Feline Med Surg.* **15**, 667–671.

Taintor J, Crowe C, Hancock S, Schumacher J, Livesey L. (2004). Treatment of conidiobolomycosis with fluconazole in two pregnant mares. *J Vet Intern Med.* **18**, 363–364.

Tanaka Y, Waki R, Nagata S. (2013). Species differences in the dissolution and absorption of griseofulvin and albendazole, biopharmaceutics classification system class II drugs, in the gastrointestinal tract. *Drug Metab Pharmacokinet.* **28**, 485–490.

Tarbin JA, Fussell RJ. (2013). Metabolite profiling using liquid chromatography/quadrupole time-of-flight mass spectrometry for the identification of a suitable marker and target matrix of griseofulvin use in bovines. *Rapid Commun Mass Spectrom.* **27**, 1287–1293.

Tavares L, Roneker C, Johnston K, Lehrman SN, deNoronha F. (1987). 3′-azido-3-deoxythymidine in feline leukemia virus-infected cats: a model for therapy and prophylaxis of AIDS. *Cancer Res.* **47**, 3190–3194.

Te HS, Randall G, Jensen DM. (2007). Mechanism of action of ribavirin in the treatment of chronic hepatitis C. *Gastroenterol Hepatol (NY).* **3**, 218–225.

Templeton IE, Thummel KE, Kharasch ED, Kunze KL, Hoffer C, Nelson WL, Isoherranen N. (2008). Contribution of itraconazole metabolites to inhibition of CYP3A4 in vivo. *Clin Pharmacol Therapeut*. **83**, 77–85.

Thomasy SM, Covert JC, Stanley SD, Maggs DJ. (2012a). Pharmacokinetics of famciclovir and penciclovir in tears following oral administration of famciclovir to cats: a pilot study. *Vet Ophthalmol*. **15**, 299–306.

Thomasy SM, Lim CC, Reilly CM, Kass PH, Lappin MR, Maggs DJ. (2011). Evaluation of orally administered famciclovir in cats experimentally infected with feline herpesvirus type-1. *Am J Vet Res*. **72**, 85–95.

Thomasy S, Maggs D. (2008). Treatment of ocular, nasal, and dermatologic disease attributable to feline herpesvirus 1 with oral famciclovir: 23 cases. *Vet Ophthalmol*. **11**, 413–429.

Thomasy SM, Maggs DJ, Moulin NK, Stanley, SD. (2007). Pharmacokinetics and safety of penciclovir following oral administration of famciclovir to cats. *Am J Vet Res*. **68**, 1252–1258.

Thomasy SM, Whittem T, Bales JL, Ferrone M, Stanley SD, Maggs DJ. (2012b). Pharmacokinetics of penciclovir in healthy cats following oral administration of famciclovir or intravenous infusion of penciclovir. *Am J Vet Res*. **73**, 1092–1099.

Toll J, Ashe CM, Trepanier LA. (2003). Intravesicular administration of clotrimazole for treatment of candiduria in a cat with diabetes mellitus. *J Am Vet Med Assoc*. **223**, 1156–1158, 1129.

Troke PF, Andrews RJ, Pye GW. (1990). Fluconazole and other azoles: translation of in vitro activity to in vivo clinical efficacy. 1990. *Rev Infect Dis*. **12**, 276–280.

Tsujimura K, Yamada M, Nagata S, Yamanaka T, Nemoto M, Kondo T, Kurosawa M, Matsumura T. (2010). Pharmacokinetics of penciclovir after oral administration of its prodrug famciclovir to horses. *J Vet Med Sci*. **72**, 357–361.

Tully TN Jr. (2000). Psittacine therapeutics. *Vet Clin North Am Exot Anim Pract*. **3**, 59–90, vi.

Utz JP, Garriques IL, Sande MA, Warner JF, Mandell GL, McGehee RF, Duma RJ, Shadomy S. (1975). Therapy of cryptococcosis with a combination of flucytosine and amphotericin B. *J Infect Dis*. **132**, 368–373.

Vaden SL, Heit MC, Hawkins EC, Manaugh C, Riviere JE. (1997). Fluconazole in cats: pharmacokinetics following intravenous and oral administration and penetration into cerebrospinal fluid, aqueous humour and pulmonary epithelial lining fluid. *J Vet Pharmacol Therap*. **20**, 181–186.

VanCauteren H, Coussement W, Vandenberghe J, Herin V, Vanparys P, Marsboom R. (1987b). The toxicological properties of itraconazole. In Fromtling RA. (ed.), *Recent Trends in the Discovery, Development and Evaluation of Antifungal Agents*. Barcelona, JR Prous Publishers. 263–271.

VanCauteren H, Heykants J, DeCoster R, Cauwenbergh G. (1987a). Itraconazole: pharmacologic studies in animals and humans. *Rev Infect Dis*. **9**, 43–46.

VanCutsem J. (1990). Oral and parenteral treatment with itraconazole in various superficial and systemic experimental fungal infections. Comparisons with other antifungals and combination therapy. *Br J Clin Pract Sump*. **71**(Suppl), 32–40.

VanCutsem J, VanGerven F, Janssen PAJ. (1987). Activity of orally, topically, and parenterally administered itraconazole in the treatment of superficial and deep mycoses: animal models. *Rev Infect Dis*. **9**(S1), 15–32.

Vanden Bossche H. (1987). Itraconazole: A selective inhibitor of the cytochrome P-450 dependent ergosterol biosynthesis. In Fromtling RA. (ed.), *Recent Trends in the Discovery, Development and Evaluation of Antifungal Agents*. Barcelona, JR Prous Publishers. 207–221.

Vanden Bossche H, Marichal P, Gorrens J, Coene MC. (1990). Biochemical basis for the activity and selectivity of oral antifungal drugs. *Br J Clin Pract*. **71** (Suppl), 41–46.

Van der Heyden S, Croubels S, Gadeyne C, Ducatelle R, Daminet S, Murua Escobar H, Sterenczak K, Polis I, Schauvliege S, Hesta M, Chiers K. (2012). Influence of P-glycoprotein modulation on plasma concentrations and pharmacokinetics of orally administered prednisolone in dogs. *Am J Vet Res*. **73**, 900–907.

Vishkautsan P, Papich MG, Thompson G, Sykes JE. (2016). Pharmacokinetics of voriconazole after intravenous and oral administration to healthy cats. *Am J Vet Res*. **77**, 931–939.

Vlaminck KMJA, Engelen MACM. (2004). Itraconazole: a treatment with pharmacokinetic foundations. *Vet Dermatol*. **15**, 8.

Walker ID, Whitaker BR. (2000). Amphibian therapeutics. *Vet Clin North Am Exot Anim Pract*. **3**, 239–255, viii.

Walker S, Tailor SA, Lee M, Louie L, Louie M, Simor AE. (1998). Amphotericin B in lipid emulsion: stability, compatibility, and in vitro antifungal activity. *Antimicrob Agents Chemother*. **42**, 762–766.

Wang A, Ding H, Liu Y, Gao Y, Zeng Z. (2012). Single dose pharmacokinetics of terbinafine in cats. *J Feline Med Surg*. **14**, 540–544.

Wang EJ, Lew K, Casciano CN, Clement RP, Johnson WW. (2002). Interaction of common azole antifungals with P glycoprotein. *Antimicrob Agents Chemother*. **46**, 160–165.

Warnock DW. (1991). Amphotericin B: an introduction. *J Antimicrob Chemother*. **28** (Suppl. B), 27–38.

Weiss RC. (1989). Synergistic antiviral activities of acyclovir and recombinant human leukocyte (alpha) interferon on feline herpesvirus replication. *Am J Vet Res*. **50**, 1672–1677.

Weiss RC, Cox NR, Boudreaux MK. (1993a). Toxicologic effects of ribavirin in cats. 1993. *J Vet Pharmacol Ther*. **16**, 301–316.

Weiss RC, Cox NR, Martinez ML. (1993b). Evaluation of free or liposome-encapsulated ribavirin for antiviral therapy of experimentally induced feline infectious peritonitis. *Res Vet Sci*. **55**, 162–172.

Werenne J, Vanden Broecke C, Schwers A, Goossens A, Bugyaki L, Maenhoudt M, Pastoret PP. (1985). Antiviral effect of bacterially produced human interferon (Hu-IFN alpha 2) against experimental vaccinia infection in calves. *J Interferon Res*. **5**, 129–136.

White-Weithers N, Medleau L. (1995). Evaluation of topical therapies for the treatment of dermatophyte-infected hairs from dogs and cats. *J Am Anim Hosp Assoc*. **31**, 250–252.

Wilkins P. (2004). Acyclovir in the treatment of EHV-1 myeloencephalopathy. *Proc Annu Meet Am Coll Vet Intern Med*. **22**, 170–172.

Wilkins PA, Papich M, Sweeney RW. (2005). Pharmacokinetics of acyclovir in adult horses. *J Vet Emerg Crit Care*. **15**, 174–178.

Willard MD, Nachreiner R, McDonald R, Roudebush P. (1986a). Ketoconazole-induced changes in selected canine hormone concentrations. *Am J Vet Res*. **47**, 2504–2509.

Willard MD, Nachreiner RF, Howard VC, Fooshee SK. (1986b). Effect of long-term administration of ketoconazole in cats. *Am J Vet Res*. **47**, 2510–2513.

Willems L, van der Geest R, de Beule K. (2001). Itraconazole oral solution and intravenous formulations: a review of pharmacokinetics and pharmacodynamics. *J Clin Pharm Ther*. **26**, 159–169.

Williams BH. (2000). Therapeutics in ferrets. *Vet Clin North Am Exot Anim Pract*. **3**, 131–53, vi.

Williams MM, Davis EG, KuKanich B. (2011). Pharmacokinetics of oral terbinafine in horses and Greyhound dogs. *J Vet Pharmacol Ther*. **34**, 232–237.

Wolfe BA, Harms CA, Groves JD, Loomis MR. (2001). Treatment of Argulus sp. infestation of river frogs. *Contemp Top Lab Anim Sci*. **40**, 35–36.

Wong DM, Belgrave RL, Williams KJ, Del Piero F, Alcot, CJ, Bolin SR, Marr CM, Nolen-Walston R, Myers RK, Wilkins PA. (2008). Multinodular pulmonary fibrosis in five horses. *J Am Vet Med Assoc*. **232**, 898–905.

Wong DM, Maxwell LK, Wilkins PA. (2010). Use of antiviral medications against equine herpes virus associated disorders. *Equine Vet Educ*. **22**, 244–252.

Wray JD, Sparkes AH, Johnson EM. (2008). Infection of the subcutis of the nose in a cat caused by Mucor species: successful treatment using posaconazole. *J Feline Med Surg*. **10**, 523–527.

Yamanaka T, Tsujimura K, Kondo T, Hobo S, Matsumura T. (2006a). Efficacy of oseltamivir phosphate to horses inoculated with equine influenza A virus. *J Vet Med Sci*. **68**, 923–928.

Yamanaka T, Tsujimura K, Kondo T, Matsumura T. (2006b). In vitro efficacies of oseltamivir and zanamivir against equine influenza A viruses. *J Vet Med Sci*. **68**, 405–408.

Yamanaka T, Yamada M, Tsujimura K, Kondo T, Nagata S, Hobo, S, Kurosawa M, Matsumura T. (2007). Clinical pharmacokinetics of oseltamivir and its active metabolite oseltamivir carboxylate after oral administration in horses. *J Vet Med Sci*. **69**, 293–296.

Yang LM, Xue QH, Sun L, Zhu YP, Liu WJ. (2007). Cloning and characterization of a novel feline IFN-omega. *J Interferon Cytokine Res.* **27**, 119–127.

Yasuda K, Lan LB, Sanglard D, Furuya K, Schuetz JD, Schuetz EG. (2002). Interaction of cytochrome P450 3A inhibitors with P-glycoprotein. *J Pharmacol Exp Ther.* **303**, 323–332.

Yoo SD, Kang E, Shin BS, Jun H, Lee SH, Lee KC, Lee KH. (2002). Interspecies comparison of the oral absorption of itraconazole in laboratory animals. *Arch Pharm Res.* **25**, 387–391.

Zamos DT, Schumacher J, Loy JK. (1996). Nasopharyngeal conidiobolomycosis in a horse. *J Am Vet Med Assoc.* **208**, 100–101.

Zeidner NS, Mathiason-Dubard CK, Rose LM, Myles MH, Hill DL, Mullins JI, Hoover EA. (1989). Zidovudine in combination with alpha interferon, interleukin-2, and activated immune lymphocytes as therapy for FeLV-induced immunodeficiency syndrome (FeLV-FAIDS).

Proceedings XIVth International Symposium on Comparative Research on Leukemia and Related Diseases. 94.

Zeidner NS, Myles MH, Mathiasondubard CK, Dreitz MJ, Mullins JI, Hoover EA. (1990). Alpha–Interferon (2b) in Combination with Zidovudine for the Treatment of Presymptomatic Feline Leukemia Virus-Induced Immunodeficiency Syndrome. *Antimicrob Agents Chemother.* **34**, 1749–1756.

Zhang W, Mauldin JK, Schmiedt CW, Brockus CW, Boudinot FD, McCrackin SM, Stevenson MA. (2004a). Pharmacokinetics of zidovudine in cats. *Am J Vet Res.* **65**, 835–840.

Zhang W, Mauldin JK, Schmiedt CW, Brockus CW, Boudinot FD, McCrackin SM. (2004b). Pharmacokinetics of lamivudine in cats. *Am J Vet Res.* **65**, 841–846.

Zur G, Elad D. (2006). In vitro and in vivo effects of lufenuron on dermatophytes isolated from cases of canine and feline dermatophytoses. *J Vet MedB Infect Dis Vet Public Health.* **53**, 122–125.

PARTE 10
Quimioterapia de Doenças Parasitárias

CAPÍTULO 39

Fármacos Antinematódeos

Carlos E. Lanusse, Juan M. Sallovitz, Sergio F. Sanchez Bruni e Luis I. Alvarez

Há muito tempo a importância econômica das infecções por helmintos em animais de produção é reconhecida e, provavelmente, é por esse motivo que os avanços mais importantes na quimioterapia das helmintíases tiveram origem na área de sanidade animal (Horton, 1990). Os anti-helmínticos são usados em todas as espécies animais e no ser humano. O investimento em medidas de controle representa parte relevante do impacto econômico do parasitismo sobre a produção animal. Embora métodos alternativos tenham sido desenvolvidos, os tratamentos com base química são a ferramenta mais importante para controlar o parasitismo. Uma compreensão mais completa quanto às propriedades farmacológicas dos fármacos antiparasitários existentes deve auxiliar no controle mais eficiente de parasitas tanto em bovinos quanto em animais domésticos. Entretanto, o investimento em medidas de controle nem sempre resulta no sucesso terapêutico esperado. Entre os fatores responsáveis pela falha terapêutica estão: (i) integração inadequada entre estratégias de manejo e quimioterapia; (ii) uso incorreto de fármacos anti-helmínticos em razão do conhecimento insuficiente de suas características farmacológicas; e (iii) compreensão insuficiente da relação entre propriedades farmacológicas e muitos fatores relacionados ao hospedeiro que podem levar à modificação do comportamento farmacocinético e à diminuição da eficácia antiparasitária do fármaco escolhido. Ademais, a disponibilidade de muitos compostos com o mesmo modo de ação e o uso indiscriminado desses fármacos têm sido responsáveis pelo desenvolvimento generalizado de resistência aos fármacos, principalmente em parasitas de ovinos e caprinos, mas também em parasitas de suínos, equinos e bovinos. Este capítulo aborda as informações disponíveis para as diferentes famílias de fármacos antinematódeos usadas na terapêutica veterinária. No entanto, é dada consideração especial à descrição do grande corpo de conhecimento farmacológico gerado para os compostos de benzimidazóis – o grupo químico de fármacos anti-helmínticos mais intensamente estudado – assim como os endectocidas lactonas macrocíclicas (ver o Capítulo 41).

BENZIMIDAZÓIS E PRÓ-BENZIMIDAZÓIS

Os anti-helmínticos benzimidazóis (BZD) e pró-benzimidazóis (pró-BZD) são amplamente usados em medicina veterinária e medicina humana. Os pró-BZD são profármacos inativos metabolicamente, convertidos em moléculas BZD anti-helmínticas ativas no hospedeiro. A notável segurança geral de compostos BZD tem sido um fator importante em seu uso mundial bem-sucedido no decorrer de quatro décadas. Os BZD foram introduzidos no mercado de saúde animal principalmente para o controle de nematódeos gastrintestinais, não apenas para uso em animais de produção (bovinos, ovinos, caprinos, suínos e aves), mas também para equinos, cães e gatos. O uso de compostos BZD rapidamente se tornou disseminado, uma vez que eles ofereciam grandes vantagens quanto ao espectro, eficácia contra os estágios imaturos e segurança para o animal hospedeiro, quando comparados aos fármacos disponíveis anteriormente.

Química

Desde a descoberta do tiabendazol em 1961 (Brown *et al.*, 1964), muitos milhares de moléculas de BZD foram sintetizadas e avaliadas quanto à sua atividade anti-helmíntica. Entretanto, não mais do que 20 delas foram desenvolvidas especialmente para uso em animais domésticos e no ser humano, tanto como BZD quanto como pró-BZD. A estrutura BZD é um sistema de anel bicíclico no qual o benzeno foi fundido nas posições 4 e 5 do anel heterocíclico (imidazol) (Figura 39.1). Em sua maioria, os BZD são pós-cristalinos brancos, com ponto de fusão bastante alto e insolúveis ou ligeiramente solúveis em água. Sua solubilidade aquosa é acentuadamente maior em valores de pH ácido baixos, com o estômago/abomaso sendo os locais apropriados para a dissolução das partículas dos fármacos BZD após administração por via oral (VO). Os compostos BZD podem ser agrupados como:

1. BZD tiazolil: tiabendazol, cambendazol.
2. BZD metilcarbamatos: parbendazol, mebendazol, flubendazol, oxibendazol, luxabendazol, albendazol, sulfóxido de albendazol, também conhecido como ricobendazol, fembendazol, oxfendazol.
3. Tióis halogenados BZD: triclabendazol.
4. Pró-BZD: tiofanato, febantel, netobimina.

Diferentes modificações nas posições 2 e 5 do sistema do anel BZD (ver Figura 39.1) forneceram os fármacos mais ativos contra helmintos, especialmente com a descoberta de derivados metilcarbamato que contêm enxofre, tais como albendazol e fembendazol, que apresentam alta eficácia contra vermes pulmonares e inibem os estágios larvais da maioria dos nematódeos gastrintestinais. O BZD metilcarbamato são os compostos BZD mais usados. Albendazol, fembendazol e seus derivados sulfóxidos (sulfóxido de albendazol e oxfendazol, respectivamente) (ruminantes), fembendazol e oxfendazol (equinos), febantel, fembendazol e mebendazol (animais domésticos), fembendazol e flubendazol (aves e suínos) atualmente estão entre os anti-helmínticos BZD metilcarbamatos mais amplamente utilizados em medicina veterinária.

Farmacodinâmica | Modo de ação

Microtúbulos são organelas tubulares ocas que existem em equilíbrio dinâmico com a tubulina, a subunidade do microtúbulo. A tubulina é uma proteína dimérica composta por subunidades α e β. A farmacologia dos BZD e pró-BZD baseia-se na atividade de ligação à beta-tubulina do parasita, que produz o rompimento subsequente do equilíbrio dinâmico tubulina-microtúbulos (ver Lacey, 1990 para informações detalhadas). Experimentos de ligação competitiva usando tubulina de mamíferos, invertebrados ou células fúngicas indicam que os compostos BZD se ligam ao domínio de ligação da colchicina (um inibidor bem conhecido de microtúbulos) na tubulina. Dessa forma, todas as funções atribuídas aos microtúbulos em nível celular

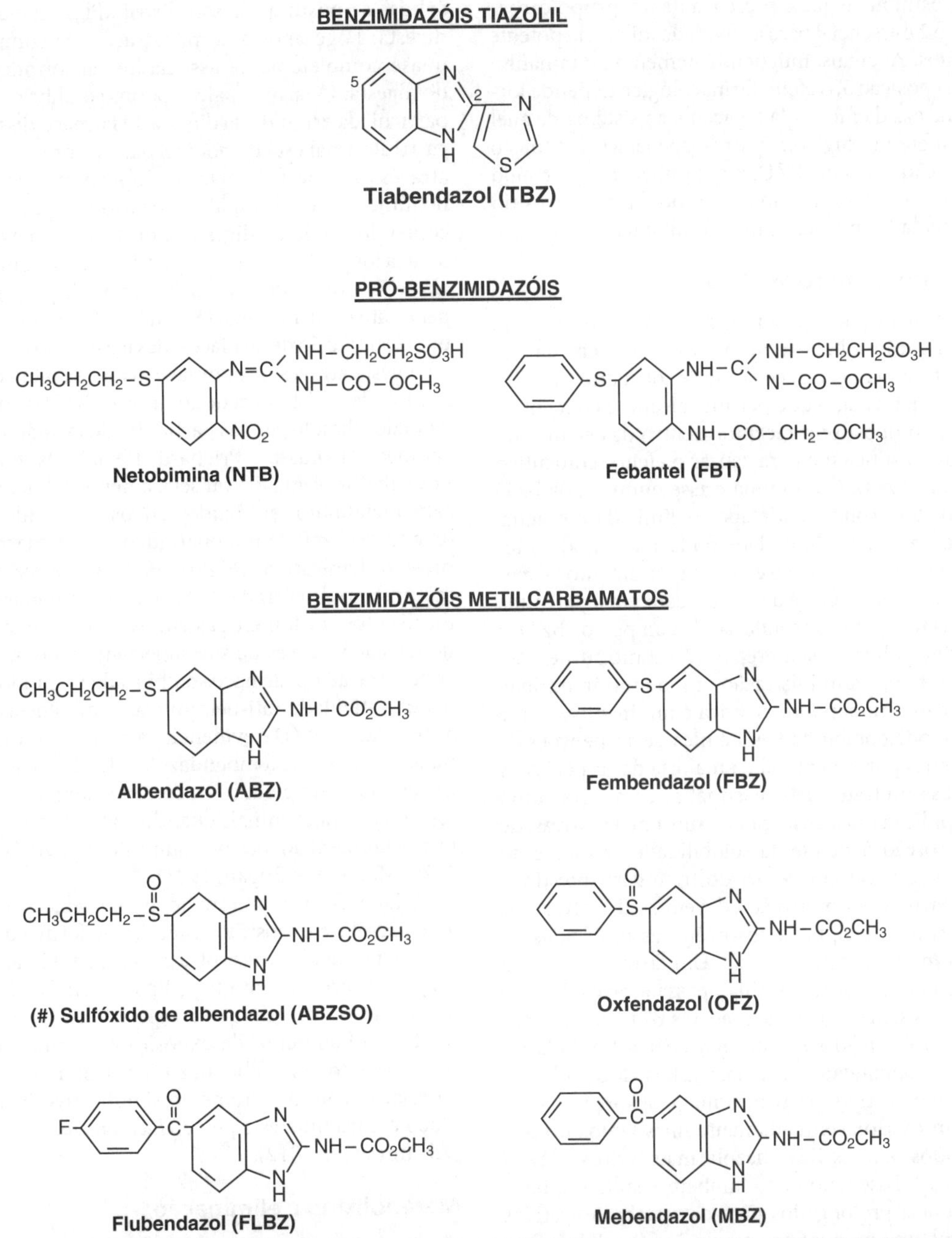

BENZIMIDAZÓIS TIAZOLIL

Tiabendazol (TBZ)

PRÓ-BENZIMIDAZÓIS

Netobimina (NTB)

Febantel (FBT)

BENZIMIDAZÓIS METILCARBAMATOS

Albendazol (ABZ)

Fembendazol (FBZ)

(#) Sulfóxido de albendazol (ABZSO)

Oxfendazol (OFZ)

Flubendazol (FLBZ)

Mebendazol (MBZ)

Figura 39.1 Estruturas químicas dos principais anti-helmínticos benzimidazóis (BZD) usados em medicina veterinária. As posições 2 e 5 (sítios de substituição principais) são mostradas na estrutura do tiabendazol. (#) ABZSO também é conhecido como ricobendazol (RBZ). O triclabendazol (um BZD fasciolicida halogenado) não está incluído aqui (ver Capítulo 40).

são alteradas (divisão celular, manutenção da forma celular, motilidade celular, secreção, absorção de nutrientes e transporte) (Lacey, 1988). Microtúbulos são encontrados em animais, plantas e células fúngicas. No entanto, a taxa da constante de dissociação dos BZD para a tubulina do parasita é muito menor do que a taxa da constante de dissociação para a de tubulina de mamíferos. Essas diferenças nas taxas de dissociação entre BZD e tubulina no hospedeiro e parasitas podem explicar a toxicidade seletiva de compostos BZD para parasitas, e sua ampla margem de segurança no hospedeiro mamífero. A perda de microtúbulos observada em níveis tegumentar e intestinal em cestódios e nematódeos após o tratamento com BZD é seguida por perda do transporte de vesículas secretórias e diminuição da captação de glicose. O armazenamento prolongado de material secretório dentro das células é seguido por desintegração celular. A autólise celular requer um período de 15 a 24 h após o tratamento. Além disso, a inibição da secreção de acetilcolinesterase nos nematódeos e a inibição de algumas atividades enzimáticas (tais como fumarato redutase, malato desidrogenase, fosfoenol piruvato redutase e succinato desidrogenase) foram associadas à ação anti-helmíntica dos BZD. Contudo, todos esses efeitos podem estar relacionados ao mecanismo BZD subjacente primário: à ruptura do equilíbrio dinâmico tubulina-microtúbulos. Os efeitos das modificações estruturais para moléculas semelhantes aos BZD na atividade inibitória de microtúbulos foram intensamente investigados (revisado por

Lacey, 1988). Postulou-se que a presença de um grupo carbamato na posição 2 é essencial para a atividade inibitória potente dos microtúbulos. Ademais, independentemente do tamanho do substituto na posição 5, o efeito farmacológico depende fortemente da natureza da molécula adjacente ao sistema de anel BZD. Estudos diferentes sugerem que não apenas a substituição química na posição 5 do anel BZD, mas também a seu arranjo conformacional são relevantes no acesso do fármaco ao sítio de ação e na atividade anti-helmíntica resultante.

Comportamento farmacocinético

A atividade anti-helmíntica de compostos BZD não depende apenas da sua ligação à beta-tubulina, mas também da sua capacidade de atingir concentrações altas e constantes no sítio de localização do parasita, o que permite alcançar concentrações efetivas do composto no receptor dentro das células do parasita, em tempo suficiente para causar o efeito terapêutico (Thompson *et al.*, 1993). Como uma classe química, os BZD metilcarbamatos têm solubilidade apenas limitada em água, e pequenas diferenças na solubilidade do fármaco podem ter grande influência em sua absorção e no comportamento farmacocinético resultante. A ausência de solubilidade em água é uma limitação importante para a formulação de compostos BZD, o que permite principalmente sua preparação como suspensão, pasta ou grânulo para a administração oral ou intrarruminal. A absorção gastrintestinal pobre/errática é um inconveniente comum para a biodisponibilidade sistêmica de suspensões de BZD administradas por via enteral na maioria das espécies. A superfície mucosa no trato gastrintestinal se comporta como uma barreira lipídica para a absorção de substâncias ativas, de modo que a absorção depende da solubilidade lipídica e do grau de ionização em valores de pH do trato gastrintestinal. Entretanto, as partículas do fármaco devem se dissolver nos fluidos entéricos para facilitar a absorção das moléculas de BZD através da mucosa gastrintestinal. Um fármaco que não se dissolve no conteúdo gastrintestinal, passa através dele e é excretado nas fezes sem exercer sua ação. Os BZD metilcarbamatos apresentam absorção gastrintestinal apenas limitada em razão da sua baixa solubilidade em água. Sua taxa de dissolução, passagem ao longo do trato gastrintestinal e absorção para a circulação sistêmica são acentuadamente mais lentos do que aqueles observados para os BZD tiazolil mais hidrossolúveis (TBZ, tiabendazol). Esse fenômeno também resulta em tempos de permanência prolongados para os metabólitos ativos do BZD metilcarbamatos, quando comparados aos TBZ. Esse comportamento farmacocinético diferencial é responsável, em parte, pela maior potência anti-helmíntica do fembendazol e do albendazol, quando comparados ao tiabendazol.

Farmacocinética e metabolismo em espécies ruminantes

Absorção

A complexidade do trato digestivo dos ruminantes em comparação àquele dos animais monogástricos cria problemas e oportunidades únicos relacionados à absorção de fármacos administrados por VO. O rúmen pode influenciar substancialmente o padrão de absorção e as atividades farmacocinética e antiparasitária resultantes da administração enteral de anti-helmínticos BZD. O rúmen é responsável por aproximadamente 20% do volume do animal e nunca esvazia. Quando uma suspensão de BZD é depositada no rúmen, as partículas

sólidas se misturam e são distribuídas através do volume da digesta. Logo após a administração, os compostos BZD são quase completamente associados (adsorvidos) às partículas de digesta. O fármaco alcança um equilíbrio entre as porções particulada e líquida da digesta. O fármaco dissolvido no fluido gastrintestinal está disponível para absorção e/ou para difusão através da superfície externa do helminto parasita localizado no lúmen gastrintestinal. A adsorção de partículas de BZD ao conteúdo sólido de digesta, a mistura lenta e o tempo de residência longo da digesta e o grande volume ruminal auxiliam na absorção por meio do retardo na taxa de passagem do fármaco pelo trato gastrintestinal (Hennessy, 1993). O rúmen atua como um reservatório de fármacos, desacelerando o tempo de trânsito da digesta através do abomaso, o que resulta em maior biodisponibilidade sistêmica de compostos BZD como consequência da maior dissolução das partículas do fármaco no pH ácido do abomaso (Lanusse e Prichard, 1993a). Os teores plasmáticos dos sulfetos originais (ou seja, albendazol, fembendazol) e/ou seus metabólitos sulfóxidos ativos (sulfóxido de albendazol, oxfendazol) refletem a quantidade de fármaco dissolvida em nível gastrintestinal (Figura 39.2). Uma vez que o principal mecanismo de entrada de fármacos em nematódeos parasitas localizados no lúmen gastrintestinal é por meio de difusão do fármaco através de sua superfície externa, quanto maior a concentração do fármaco solubilizado no fluido gastrintestinal, maior a atividade anti-helmíntica. A influência do rúmen sobre a absorção de BZD é evidenciada pela concentração mais alta e mais constante de fembendazol, oxfendazol, albendazol e seus metabólitos recuperados na corrente sanguínea após tratamentos orais/intrarruminais quando comparados à administração intra-abomasal do mesmo composto em ovinos (Prichard *et al.*, 1978; Marriner e Bogan, 1981).

A falta de proporcionalidade na relação entre a dose de albendazol e a exposição sistêmica ao fármaco foi descrita em ovinos, nos quais a área sob a curva (ASC) e valores de concentração de pico máximo ($C_{máx}$) para o sulfóxido de albendazol aumentaram mais do que o esperado em relação ao aumento da dose. O aumento da exposição sistêmica alcançado após o tratamento com albendazol na dose mais alta apresentou correlação com o incremento significativo na eficácia do fármaco contra uma estirpe de *Haemonchus contortus* resistente (Alvarez *et al.*, 2012).

Metabolismo e eliminação

Os anti-helmínticos BZD e pró-BZD são extensivamente metabolizados em todas as espécies de mamíferos estudadas. Como um padrão comum entre os diferentes compostos BZD, o composto original tem meia-vida curta e produtos metabólicos predominam no plasma e em todos os tecidos e excretas do hospedeiro, bem como em parasitas recuperados de animais tratados com BZD (Fetterer e Rew, 1984; Alvarez *et al.*, 1999, 2000). Em geral, os metabólitos principais são produtos de processos oxidativos e hidrolíticos, e são todos mais polares e solúveis em água do que o fármaco original. Ademais, reações de conjugação de fase II são altamente importantes na destoxificação de produtos derivados de BZD. Os metabólitos oxidados e hidrolisados são conjugados à glicuronida e/ou sulfato para aumentar sua polaridade, o que facilita a excreção urinária ou biliar. Uma vez que os anti-helmínticos BZD são administrados principalmente por VO, o metabolismo de "primeira passagem" é relevante para o comportamento cinético desses compostos. Os metabolismos intestinal, hepático e pulmonar têm sido

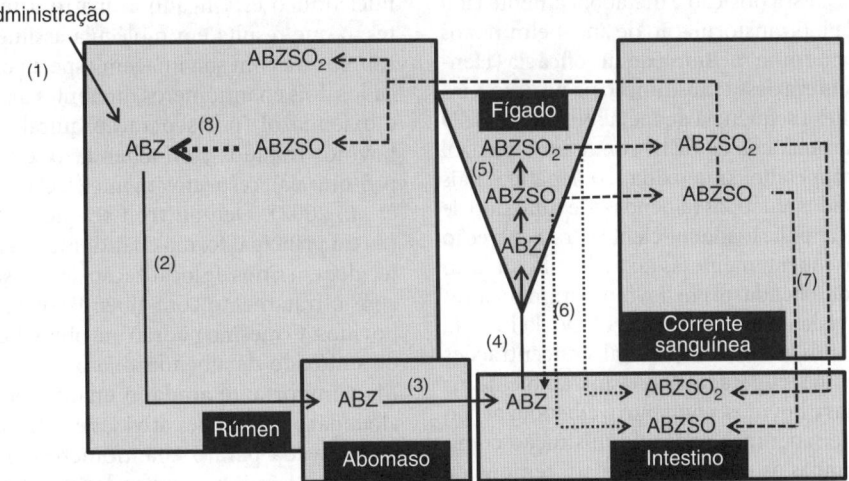

Figura 39.2 Representação esquemática das principais características farmacocinéticas que ocorrem após a administração oral/intrarruminal de benzimidazóis anti-helmínticos em ruminantes. Ver texto para explicações mais detalhadas. O albendazol (ABZ) é usado como medicamento-modelo no esquema.

(1) Via de administração: apenas as vias oral ou intrarruminal podem ser utilizadas para os compostos sulfeto (ABZ, FBZ).

(2) Rúmen: diluição acentuada do fármaco. O efeito de reservatório do rúmen é por meio da adsorção de fármacos às partículas de digesta.

(3) Abomaso: o pH ácido facilita a dissolução das partículas do fármaco e uma forte "captura iônica" do fármaco/metabólito no abomaso.

(4) Intestino delgado: local principal de absorção do fármaco.

(5) Fígado: metabolismo oxidativo de fármacos.

(6) Sistema biliar: excreção de fármacos (metabólitos não conjugados e conjugados), reciclagem êntero-hepática.

(7) Corrente sanguínea: distribuição de metabólitos para diferentes órgãos/tecidos, incluindo secreção ativa para o trato gastrintestinal.

(8) Rúmen: biotransformação sulforredutiva pela microflora ruminal.

ABZ: composto original albendazol; ABZSO: sulfóxido de albendazol; $ABZSO_2$: albendazol sulfona.

implicados nesse fenômeno na maioria das espécies animais. Adicionalmente, o metabolismo gastrintestinal é uma preocupação importante em espécies de ruminantes.

Netobimina (pró-BZD) é um profármaco anti-helmíntico inativo nitrofenilguanidina. A netobimina é nitrorreduzida e ciclada em albendazol por uma reação de redução mediada pela microflora do trato gastrintestinal (Lanusse *et al.*, 1993a). A nitrorredução e a ciclização da netobimina em albendazol no hospedeiro são cruciais para o perfil farmacocinético dos seus metabólitos ativos e atividade anti-helmíntica resultante. Ambas as formulações e vias de administração podem afetar dramaticamente a taxa de conversão da netobimina e a biodisponibilidade e distribuição dos seus principais metabólitos plasmáticos, sulfóxido de albendazol e albendazol sulfona. Ovinos e os líquidos ruminal e ileal de bovinos podem converter a netobimina em albendazol sob condições *in vitro* (Lanusse *et al.*, 1992b). No entanto, a administração subcutânea (SC) da netobimina resultou em concentração plasmática menor de metabólitos ativos em comparação com aqueles mensurados após a administração oral do profármaco em ovinos e bovinos (Lanusse *et al.*, 1990). Concluindo, a administração oral resulta em melhora do perfil farmacocinético dos metabólitos da netobimina, que são responsáveis por alguma eficácia anti-helmíntica vantajosa após a administração oral/intrarruminal, quando comparada ao tratamento com o composto parenteral.

Febantel é um profármaco da fenilguanidina, que é hidrolisado pela remoção de um grupo metoxiacetil e então ciclizado a fembendazol. O fembendazol é então convertido em oxfendazol e fembendazol sulfona, em etapas metabólicas oxidativas subsequentes. Após a administração de febantel, tanto em ovinos quanto em bovinos, o fármaco original não é encontrado no plasma, ou é detectado em concentração baixa apenas por um curto período. Em contraste com o metabolismo gastrintestinal extenso descrito para netobimina, apenas uma baixa proporção de febantel é bioconvertida pelo líquido ruminal de ovinos e bovinos (Beretta *et al.*, 1987). O metabolismo hepático parece ser o principal local de conversão do febantel em fembendazol, após sua administração oral a diferentes espécies animais. A molécula ativa do tiofanato pró-BZD é um metabólito carbamato de etil BZD conhecido como lobendazol (Delatour *et al.*, 1988), formado no fígado em taxas de conversão de 34% (ovinos), 52% (caprinos) e 57% (bovinos). O tiofanato atualmente é usado como um agente antifúngico (metiltiofanato) para plantas.

Metabolismo oxidativo hepático e extra-hepático. O metabolismo de BZD depende fortemente do substituto presente na posição 5 do sistema de anéis BZD, e envolve muitas reações. As reações de fase I têm sido observadas na posição 5. Hidroxilações de tiabendazol, albendazol e fembendazol foram demonstradas em diferentes espécies animais. A sulfoxidação do albendazol e do fembendazol no átomo de enxofre do grupo substituto no carbono 5 do núcleo BZD tem sido amplamente investigada. As oxidações do albendazol para sulfóxido de albendazol e fembendazol a oxfendazol demonstraram ser catalisadas pelas oxidases de função mista microssomais hepáticas em espécies diferentes (Galtier *et al.*, 1986a; Souhaili El Amri *et al.*, 1987; Montesissa *et al.*, 1989; Lanusse *et al.*, 1993b; Virkel *et al.*, 2004). Ademais, os anti-helmínticos derivados de sulfóxido ativos passam por uma segunda etapa oxidativa irreversível, mais lenta e formando metabólitos sulfona inativos (albendazol sulfona e fembendazol sulfona), que também são encontrados na corrente sanguínea e tecidos após a administração de seus respectivos sulfetos originais.

A substituição do anel BZD na posição 5 tem sido importante, principalmente na determinação do destino metabólico de metilcarbamato BZD. Essa posição é metabolicamente lábil e permitiu o retardo da biotransformação de anti-helmínticos BZD 5-substituídos, bem como melhoria de sua eficácia (Hennessy *et al.*, 1989). A natureza dessa substituição na posição 5 influencia acentuadamente a sequência de metabolismo de BZD do fígado. Derivados aromáticos de BZD, como fembendazol e oxfendazol, requerem metabolismo oxidativo hepático mais extenso do que os derivados alifáticos (albendazol e sulfóxido de albendazol) para alcançar polaridade suficiente para a excreção (Hennessy, 1993). Consequentemente, as taxas de sulfoxidação microssomal hepática de albendazol em bovinos foram maiores do que aquelas observadas para fembendazol (Virkel *et al.*, 2004). Por essa razão, após administração oral, concentrações baixas de fembendazol são recuperadas no plasma/ambiente intrarruminal para ovelhas e bovinos, enquanto o albendazol não é detectado na corrente sanguínea após administração como fármaco original em ambas as espécies. Ademais, tempos de residência média maiores no plasma e meia-vida de eliminação para fembendazol e seus metabólitos, em comparação com os dos metabólitos do albendazol, foram observados em ovinos e bovinos (Lanusse *et al.*, 1995) (Figura 39.3).

O envolvimento do citocromo P450 (CYP) e sistemas de flavina mono-oxigenase (FMO) na sulfoxidação hepática do albendazol foi demonstrado em diferentes espécies animais, incluindo ovinos (Galtier *et al.*, 1986a) e bovinos (Lanusse *et al.*, 1993b). Demonstrou-se que a sulfoxidação mediada por FMO foi responsável por até 60% da produção de sulfóxido de albendazol a partir de albendazol, enquanto a CYP contribuiu com 40%, tanto no microssoma hepático de ovinos quanto de bovinos (Virkel *et al.*, 2004) (Figura 39.4). Da mesma forma, o FMO foi estimado como o principal sistema enzimático envolvido na sulfoxidação hepática de fembendazol ($\simeq$ 80%) em ambas as espécies (Virkel *et al.*, 2004). A inibição por piperonila butóxido da sulfoxidação mediada pela CYP mostrou a participação desse sistema enzimático no metabolismo hepático do fembendazol em equinos (McKellar *et al.*, 2002).

Ambos os metabólitos de sulfóxido (sulfóxido de albendazol e oxfendazol) apresentam um centro assimétrico no átomo de enxofre de suas cadeias laterais. Esse átomo de enxofre

nucleofílico está ligado a quatro grupos funcionais diferentes, o que resulta em molécula assimétrica que não pode ser sobreposta com sua imagem especular. Assim, foram identificados dois enantiômeros diferentes de sulfóxido de albendazol e oxfendazol (por separação quiral) no plasma de ovinos e bovinos tratados com albendazol e fembendazol (moléculas pró-quirais), respectivamente (Delatour *et al.*, 1990a; Sánchez *et al.*, 2002). Demonstrou-se que o sulfóxido de albendazol (+) é a principal forma enantiomérica recuperada no plasma e tecidos em sítios de localização de parasitas (Alvarez *et al.*, 2000) após o tratamento com albendazol em ovinos (Figura 39.5) e bovinos. O mesmo padrão era observado após a administração de sulfóxido de albendazol a bovinos (Cristofol *et al.*, 2001). Mais importante ainda, o enantiômero (+) de sulfóxido de albendazol parece ter atividade anti-helmíntica maior do que a observada para o enantiômero (−) (Paredes *et al.*, 2013). De forma similar, o oxfendazol (+) prevalece na circulação sistêmica após administrações de fembendazol e oxfendazol a

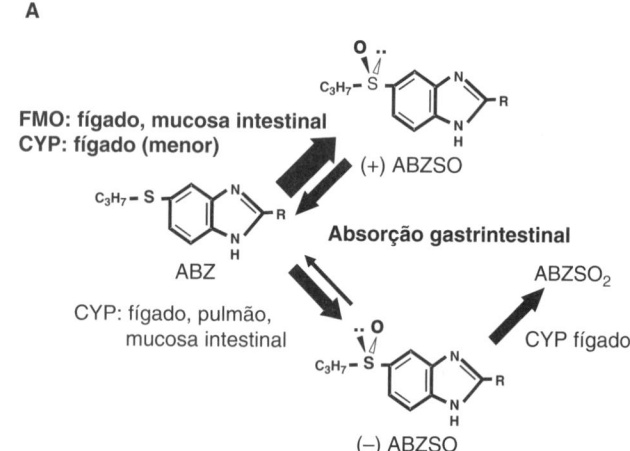

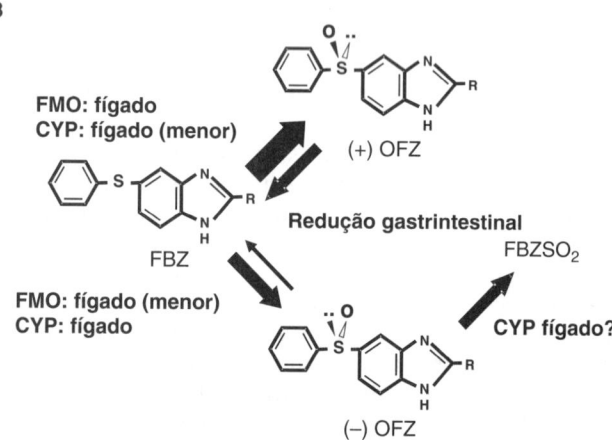

Figura 39.4 Vias metabólicas propostas para a sulfoxidação enantiosseletiva e a sulfonação de (**A**) albendazol (ABZ) e (**B**) fembendazol (FBZ). A sulforredução gastrintestinal de ambos os enantiômeros de sulfóxido (ruminantes) para formar os tioéteres originais (ABZ, FBZ) também é mostrada. A largura das setas representa a magnitude de cada via metabólica (ver texto). FMO: flavina mono-oxigenase; CYP: citocromo P-450; ABZSO: sulfóxido de ABZ; OFZ: oxfendazol, sulfóxido de FBZ; ABZSO$_2$: ABZ sulfona; FBZSO$_2$, FBZ sulfona. Fonte: Delatour *et al.*, 1991; Benoit *et al.*, 1992; Redondo *et al.*, 1999; Virkel *et al.*, 2002, 2004.

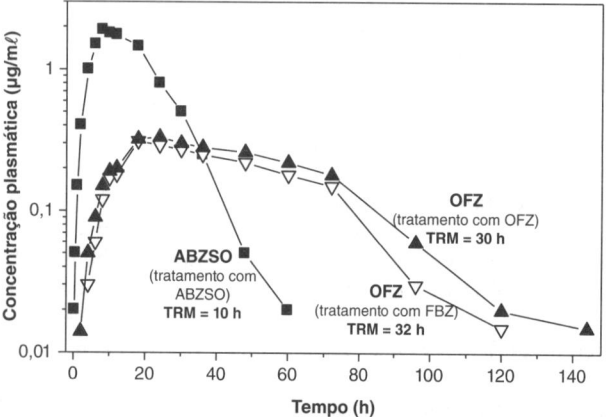

Figura 39.3 Comparativo das concentrações plasmáticas médias (n = 5) dos metabólitos de sulfóxido de benzimidazol, sulfóxido de albendazol (ABZSO) e oxfendazol (OFZ), obtidas após administração oral de albendazol (ABZ), fembendazol (FBZ) e OFZ (5 mg/kg) em ovinos adultos (ver texto para mais explicações). TRM: tempo de residência médio no plasma (h) para cada molécula. Adaptada de Lanusse *et al.*, 1995. Reproduzida, com autorização, de John Wiley & Sons.

ovinos (Delatour *et al.*, 1990a; Sánchez *et al.*, 2002) e bovinos. As diferenças observadas na disponibilidade plasma/tecidos das formas enantioméricas (+) e (–) foram atribuídas à contribuição relativa do FMO e das oxigenases dependentes de CYP para a sulfoxidação hepática de albendazol e fembendazol. FMO e CYP são conhecidas por serem opostamente enantiosseletivas (Cashman, 1998). A atividade de FMO representou 94% (bovinos) e 81% (ovinos) da produção de sulfóxido de albendazol (+) em microssomas hepáticos (Virkel *et al.*, 2004). Em ambas as espécies, a enantiosseletividade do sistema FMO hepático para a produção de sulfóxido albendazol (+) foi próxima a 100%. Ademais, mostrou-se que o sulfóxido de albendazol (–), e não seu antípodo (+), é o substrato principal para a formação do metabólito sulfona inativo mediado por CYP (Delatour *et al.*, 1991; Benoit *et al.*, 1992). Em contrapartida, a sulfoxidação de fembendazol mediada por FMO gerou enantiômeros tanto (+) quanto (–) de oxfendazol. A oxidação do fembendazol foi enantiosseletiva para a produção de oxfendazol (+) em ovinos (65%) e bovinos (79%). Em conclusão, o metabólito sulfóxido recuperado no plasma e tecidos-alvo após a administração albendazol ou fembendazol existe como duas entidades químicas diferentes: as formas enantioméricas (+) e (–) (Figura 39.4).

A biotransformação ocorre predominantemente no fígado, embora a atividade metabólica seja aparente em tecidos extra-hepáticos, como parênquima pulmonar e mucosa do intestino delgado. Grandes quantidades de fármaco original albendazol foram recuperadas de tecidos em sítios de parasitas em ovinos e bovinos. Da mesma forma, o fembendazol foi recuperado de tecidos em sítios de parasitas após administração

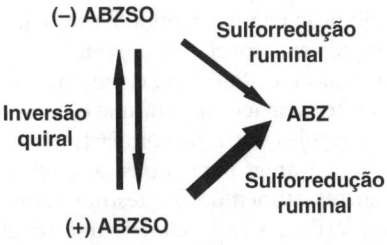

Metabolismo enantiosseletivo ruminal de sulfóxido de albendazol

Enantiômero sulfóxido (+)

• **Persistência mais longa na corrente sanguínea**

• **Concentrações maiores nos tecidos/fluidos dos parasitos**

• **Concentração maior entre os parasitos-alvo**

• **Maior atividade nematocida**

Figura 39.5 Representação esquemática da biotransformação ruminal de enantiômeros de sulfóxido de albendazol (ABZSO). A largura das setas indica a magnitude das reações metabólicas. As principais características farmacológicas do enantiômero sulfóxido (+) em comparação com a isoforma (–) estão listadas no boxe inferior. A sulforredução ruminal enantiosseletiva da isoforma (+) é a reação metabólica mais relevante para a formação do tioéter original (ABZ). O mesmo padrão é aplicável à sulforredução de enantiômeros de oxfendazol (OFZ) em fembendazol (FBZ) (ver texto para uma explicação detalhada). Adaptada de Virkel *et al.*, 2004. Reproduzida, com autorização, de American Society of Pharmacology and Experimental Therapeutics.

oral de oxfendazol em bovinos. Em conjunto, essas descobertas respaldam a necessidade de estudar a biotransformação de anti-helmínticos BZD em tecidos extra-hepáticos, como parênquima pulmonar e mucosa do intestino delgado. A sulfoxidação de albendazol e fembendazol pelos microssomas do intestino delgado (bovinos) e pulmão (ovinos e bovinos) mostraram ser enantiosseletivas (Virkel *et al.*, 2004). Embora o fígado seja o principal local de biotransformação do albendazol e do fembendazol, a sulfoxidação na mucosa intestinal e tecido pulmonar pode contribuir para o metabolismo pré-sistêmico de ambos os fármacos anti-helmínticos, e não deve ser subestimada.

A administração de tiabendazol resulta em rápida conversão de um composto original em metabólito 5-hidroxitiabendazol, formado pela hidroxilação do anel aromático. Embora esse metabólito seja suficientemente polar para uma excreção urinária rápida, tanto sua forma não conjugada quanto o sulfato ou a forma conjugada a glicuronida foram encontrados na urina de animais tratados com TBZ (Tocco *et al.*, 1965; Gottschall *et al.*, 1990).

Após a administração de mebendazol a ovinos, o fármaco original é absorvido e metabolizado rapidamente a dois metabólitos principais, que são identificados no plasma de ovinos após o tratamento com mebendazol (Behm *et al.*, 1983). O principal metabólito de mebendazol resulta da redução do carbonil ao álcool secundário, que também foi identificado como seus conjugados glicuronida ou sulfato. Embora o sistema enzimático específico responsável pela redução do mebendazol seja desconhecido, muitas cetonas redutases citosólicas estão envolvidas na formação de metabólitos hidrossolúveis a partir de moléculas que contêm carbonil. Em contrapartida, a combinação da redução do carbonil e da hidrólise de carbamato produz o metabólito hidrolisado do mebendazol. A hidrólise do grupo carbamato elimina tanto a atividade anti-helmíntica do composto quanto sua toxicidade. O mebendazol, e não seus metabólitos, parecem ser a molécula anti-helmíntica mais ativa. Metabólitos de mebendazol são excretados principalmente na bile.

Diferentemente dos metilcarbamatos aromáticos, os substituídos no 5-alifático, como albendazol e parbendazol, quando oxidados, são suficientemente polares para serem amplamente excretados na urina, em vez de sofrer mais conjugação e secreção na bile (Hennessy *et al.*, 1989). Por exemplo, após o tratamento com albendazol em ovinos, apenas 8% da dose total foi recuperada na bile como metabólitos sulfóxido de albendazol não conjugado e sulfóxido de hidroxialbendazol, e 6,3% como ésteres glicuronídeo e sulfato conjugados principalmente de sulfóxido de 2-hidroxialbendazol e 2-hidroxialbendazol sulfona (Hennessy *et al.*, 1989); 59% da dose foi recuperada na urina de bovinos tratados com albendazol (Gyurik *et al.*, 1981). Em contrapartida, a porcentagem da dose de fembendazol recuperada na urina em bovinos (2,5%) foi acentuadamente menor do que a recuperada de fezes (42%), sendo esse último principalmente o composto pa original rental inalterado fembendazol (Short *et al.*, 1987).

O composto original flubendazol e seus metabólitos reduzidos e hidrolisados foram identificados nos tecidos de suínos, aves de produção e ovinos tratados. Após administração intravenosa (IV) de flubendazol a ovinos, o composto original desapareceu rapidamente da corrente sanguínea (Moreno *et al.*, 2004), sendo detectável até 36 h após tratamento. Os metabólitos reduzidos (metabólito principal) e metabólitos hidrolisados foram rapidamente detectados na corrente sanguínea, o que indicou biotransformação rápida de flubendazol para formar ambos os produtos metabólicos. Incubações *in vitro* com microssomas hepáticos de ovinos indicaram que o flubendazol é convertido em flubendazol reduzido pelo sistema oxidase de função mista (Moreno *et al.*, 2004).

Metabolismo de redução no trato gastrintestinal

Em comparação com o fígado, onde o metabolismo oxidativo predomina, a microflora gastrintestinal é muito ativa em reações de redução de compostos estranhos, principalmente daqueles que contêm grupos nitro e sulfóxido (Renwick *et al.*, 1986; Rowland, 1986). O metabolismo gastrintestinal do fármaco pode ser modificado pelo tipo de dieta e muitos outros fatores que afetam a capacidade redutora das bactérias gastrintestinais. Compostos administrados por VO que são pouco absorvidos a partir do trato gastrintestinal apresentam maior chance de sofrer metabolismo pela microflora, embora um grande número de fármacos/metabólitos entre no intestino via secreção biliar ou troca de distribuição entre plasma-trato gastrintestinal (Figura 39.2) e também será exposto à atividade microbiana. Os processos metabólicos de fármacos que ocorrem no rúmen são particularmente importantes na terapêutica de ruminantes.

Mostrou-se que a sulforredução metabólica dos metabólitos sulfóxido de BZD (sulfóxido de albendazol e oxfendazol) para formar os tioéteres originais (albendazol e fembendazol, respectivamente) ocorre no líquido ruminal e intestinal de ovinos e bovinos (Lanusse *et al.*, 1992b). O gradiente de pH plasma-trato gastrintestinal (Lanusse *et al.*, 1993a) e/ou processo de secreção gástrica ativa (Ali e Hennessy, 1995) explicam a distribuição de metabólitos BZD do plasma para o lúmen do trato digestivo. Portanto, sulfóxido de albendazol e oxfendazol podem ser reduzidos de volta aos seus tioéteres, respectivamente, pela microflora ruminal e intestinal, e podem atuar como fonte de albendazol e fembendazol, respectivamente, no trato gastrintestinal. Essa redução metabólica gastrintestinal pode apresentar grande importância para a eficácia antiparasitária dos tioéteres BZD. Uma vez que os tioéteres têm maior afinidade pela tubulina do parasita do que os sulfóxidos (Lacey, 1990; Lubega e Prichard, 1991), essa redução mediada por bactérias pode ter importância significativa para a eficácia contra parasitas gastrintestinais. Assim, a alta eficácia de sulfóxido de albendazol e oxfendazol contra parasitas gastrintestinais pode depender dessa redução bacteriana do sulfóxido aos tioéteres, que são farmacologicamente mais ativos.

A sulforredução ruminal de ambos o sulfóxido de albendazol e o oxfendazol é enantiosseletiva, sendo o antípodo (+) o substrato principal para formar mais sulfeto original ativo no rúmen (Virkel *et al.*, 2002) (Figura 39.5). A inversão quiral é o processo metabólico pelo qual um enantiômero é transformado em seu antípodo. As inversões quirais de formas enantioméricas (+) em (−), mas também de (−) em (+), foram observadas quando ambos os enantiômeros foram incubados separadamente (como substratos puros) com líquido ruminal obtido de ovinos e bovinos (Virkel *et al.*, 2002) (Figura 39.5). Assim, os dados relatados sugerem que a inversão quiral de sulfóxido de albendazol e enantiômeros de oxfendazol provavelmente é bidirecional e pode depender da transformação metabólica de um enantiômero em seu antípodo, ou por meio da formação do tioéter original (albendazol ou fembendazol) como um produto metabólico intermediário. No geral, o trabalho publicado por Virkel *et al.* (2002) mostra que a sulforredução ruminal de ambos (sulfóxido de albendazol e oxfendazol) é enantiosseletiva, o antípodo (+) sendo o substrato principal para formar o sulfeto original, mais ativo no rúmen.

Distribuição para o tecido no qual o parasita está localizado

A liberação a partir de forma de apresentação e a absorção precedem a entrada de qualquer molécula anti-helmíntica na corrente sanguínea, que atua como o tecido no qual o fármaco e moléculas de metabólitos são conduzidos para várias partes do corpo. Dentro da corrente sanguínea, uma fração da maioria dos fármacos se liga reversivelmente às proteínas plasmáticas, e o restante passa por distribuição, metabolismo e excreção simultâneos. O acesso de moléculas BZD a sítios intracelulares depende de sua capacidade de penetrar no endotélio capilar e atravessar a membrana celular. A maioria dos anti-helmínticos são ácidos ou bases orgânicas fracas e existem em solução, em pH fisiológico, tanto na forma não ionizada quanto na forma ionizada; enquanto a baixa lipofilicidade das moléculas ionizadas as exclui da difusão passiva, porções não ionizadas solúveis em lipídios difundem-se passivamente através de membranas biológicas até que o equilíbrio seja estabelecido. Uma vez que a molécula BZD foi absorvida do trato gastrintestinal, ela é rapidamente distribuída para todo o corpo pelo sistema circulatório. Durante esse tempo, têm início os processos metabólicos necessários para facilitar sua eliminação. Foi relatada distribuição tecidual extensiva do albendazol e seus metabólitos nos tecidos de ovinos (Alvarez *et al.*, 1999) e bovinos (Sánchez *et al.*, 1997). Contudo, pode-se esperar padrões de distribuição diferencial entre metabólitos sulfetos de BZD (albendazol, fembendazol), sulfóxidos (sulfóxido de albendazol, oxfendazol) e sulfonas (albendazol sulfona, fembendazol sulfona), com base em sua lipofilicidade diferencial. A taxa de distribuição, que é indicada pelo volume aparente de distribuição, depende do peso molecular, lipossolubilidade e ligação às proteínas plasmáticas de cada fármaco/metabólito. A maioria dos compostos BZD mostra ligação de menos de 50% às proteínas plasmáticas, volume de distribuição relativamente alto e taxa de eliminação relativamente rápida em espécies ruminantes.

A taxa de absorção, metabolismo e excreção de anti-helmínticos BZD varia de fármaco para fármaco, com absorção e reciclagem prolongadas entre os compartimentos enteral e parenteral sendo relevantes para aumentar a eficácia. Os parasitas presos ao revestimento do intestino podem ser mais expostos a esses fármacos reciclados do que àqueles efetivamente passando pelo trato gastrintestinal em alimentos que estão sendo digeridos. Fembendazol, oxfendazol e albendazol são menos solúveis em água do que os membros anteriores do grupo e, portanto, sua taxa de dissolução, passagem ao longo do trato gastrintestinal e absorção para a circulação sistêmica são acentuadamente mais lentas em comparação com o tiabendazol. Esses compostos BZD metilcarbamatos substituídos mais lipofílicos permanecem na corrente sanguínea por mais tempo e, uma vez que se presume que existe equilíbrio entre plasma e trato gastrintestinal, o período de exposição dos nematódeos gastrintestinais a concentrações eficazes de fármacos/ metabólitos é mais longo. Em bovinos tratados com NTB, as concentrações máximas de sulfóxido de albendazol e albendazol sulfona são alcançadas em 7 a 10 h (sulfóxido de albendazol) e 15 a 22 h (albendazol sulfona) após o tratamento, seguido por um declínio bem definido na concentração no plasma e nos compartimentos gastrintestinais. Contudo, enquanto as concentrações plasmáticas caíram para níveis indetectáveis (30 a 36 h após o tratamento), o perfil desses metabólitos no rúmen, abomaso e íleo mostrou uma fase de eliminação excessivamente lenta que se estendeu por 72 h após o tratamento (Figura 39.6). Esse comportamento farmacocinético é claro principalmente para o sulfóxido de albendazol e metabólitos cuja meia-vida de eliminação, tanto no abomaso quanto no íleo, foi significativamente mais longa, quando comparada ao plasma. Esse processo de distribuição de metabólitos, também descrito para metabólitos de fembendazol em bovinos, pode ser conduzido pelo gradiente de pH entre trato gastrintestinal/plasma. A proporção de formas não ionizadas-ionizadas depende do pKa do fármaco e o pH do líquido no qual o fármaco está dissolvido, e o gradiente de pH entre plasma e tecidos diferentes dita as concentrações de fármaco/metabólito em ambos os lados das membranas que separam as células; em equilíbrio, haverá uma concentração total maior do fármaco no lado da membrana em que o grau de ionização é maior. Por exemplo, o sulfóxido de albendazol é um composto anfotérico que pode atuar como ácido ou base. Seus valores de pKa são 3,45 e 9,8 para grupos ácidos e básicos, respectivamente. No pH do plasma, haverá uma proporção importante dessa molécula sob a forma não iônica, o que facilitará sua difusão passiva do plasma para os tecidos nos quais o parasita está localizado. Um gradiente de pH plasma/abomaso maior em comparação com o do rúmen e do íleo produziriam um forte efeito de armadilha iônica (Figura 39.6), o que explicaria as concentrações significativamente mais altas de metabólitos de albendazol encontradas no abomaso em comparação com plasma e outros compartimentos gastrintestinais. Além disso, embora o albendazol (a molécula anti-helmíntica mais potente) não seja detectado na corrente sanguínea, ele foi recuperado em compartimentos gastrintestinais diferentes, com perfis de concentração particularmente altos recuperados na mucosa abomasal e também a partir de *Haemonchus contortus* recuperados de ovinos tratados (Figura 39.7). A ampla distribuição de BZD metilcarbamatos a partir da corrente sanguínea para o trato gastrintestinal e outros tecidos pode contribuir para a eficácia anti-helmíntica contra parasitas localizados nos tecidos do corpo, incluindo mucosa

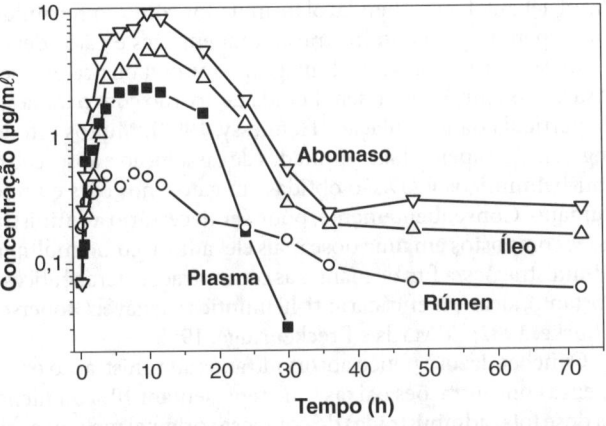

Figura 39.6 Comparação dos perfis de concentração de sulfóxido de albendazol (ABZSO) mensurados na corrente sanguínea e em diferentes compartimentos gastrintestinais após a administração oral do pró-fármaco netobimina (20 mg/kg) a bovinos. Os resultados mostraram fase de eliminação lenta observada nos compartimentos do aparelho digestivo (em comparação com o plasma), o que é fundamental para a eficácia contra nematódeos gastrintestinais (ver texto para mais explicações). Os valores de meia-vida de eliminação do ABZSO foram: 2,29 h (plasma), 16 h (rúmen), 34 h (abomaso) e 67 h (íleo). Adaptada de Lanusse *et al.*, 1993a. Reproduzida, com autorização, de John Wiley & Sons.

gastrintestinal, lúmen gastrintestinal e pulmões (Alvarez *et al.*, 1999, 2000). A recuperação dos compostos originais, tanto albendazol quanto fembendazol, a partir da mucosa gastrintestinal e tecidos pulmonares após administração IV de seu derivado sulfóxido para bovinos (conforme descrito na seção *Metabolismo de redução no trato gastrintestinal*), é evidência ainda maior das relações complexas entre a distribuição, metabolismo e eficácia dos fármacos anti-helmínticos BZD em ruminantes.

Estudos comparativos revelaram diferenças consideráveis entre as espécies de ruminantes em relação à farmacocinética de medicamentos anti-helmínticos. Tempos de permanência mais longos para o sulfóxido de albendazol em ovinos do que em bovinos, e maiores razões de ASC plasmática para albendazol sulfona/sulfóxido de albendazol em bovinos, têm sido relatados de forma consistente. Uma vez que microssomas hepáticos de ovinos têm maior atividade de albendazol sulfoxidase em comparação com a de bovinos, a maior capacidade dos líquidos gastrintestinais de ovinos em reduzir o sulfóxido de albendazol a albendazol pode explicar as diferenças farmacocinéticas relacionadas à espécie observada. Em contrapartida, a ASC do oxfendazol após a administração de oxfendazol a cabras foi 39% menor, quando comparado ao observado em ovinos (Hennessy *et al.*, 1993a). Sugere-se que os caprinos apresentam metabolismo hepático mais rápido do que ovinos, resultando em eliminação mais rápida de oxfendazol. Essa biodisponibilidade menor pode justificar a eficácia baixa relatada para oxfendazol administrado a caprinos na dose recomendada para ovinos. Essas observações sugerem que os dados extrapolados podem causar confusão ao prever doses e períodos de carência adequados.

Farmacocinética em espécies não ruminantes

A administração oral de compostos BZD (fembendazol, oxfendazol) em equinos mostrou reduzir a biodisponibilidade, e tempos de residência mais curtos são obtidos em comparação com os observados em ruminantes. Após administração oral de fembendazol ou oxfendazol (10 mg/kg) em equinos, o metabólito fembendazol sulfona é o analito predominante mensurado no plasma, com razões de ASC de oxfendazol/fembendazol/fembendazol sulfona de aproximadamente 3/1/9 (tratamento com oxfendazol) e 1/4/7 (tratamento com fembendazol) (McKellar *et al.*, 2002). Em ambos os casos, o tempo para alcançar o pico de concentração plasmática do metabólito ativo do oxfendazol foi de aproximadamente 9 h, o que é mais precoce, quando comparado ao observado em ruminantes (21 a 29 h) e concorda com a disponibilidade sistêmica reduzida observada em equinos. Após a administração oral de oxibendazol a equinos (10 mg/kg), o oxibendazol original só pode ser detectado no plasma até 1 h após o tratamento; um metabólito não identificado foi recuperado na corrente sanguínea entre 0,5 e 72 h (Gokbulut *et al.*, 2002). A conversão de oxibendazol *in vitro* em seu metabólito foi inibida significativamente por coincubação com o inibidor do citocromo P450, butóxido de piperonila. Esses achados indicam que o metabolismo de primeira passagem pode reduzir a biodisponibilidade sistêmica do oxibendazol em equinos.

Conforme descrito para espécies de ruminantes, o albendazol não é detectado no plasma após administração oral a suínos (Alvarez *et al.*, 1995). O sulfóxido de albendazol e albendazol sulfona são os principais metabólitos recuperados do plasma até 48 h após o tratamento. O padrão dos metabólitos

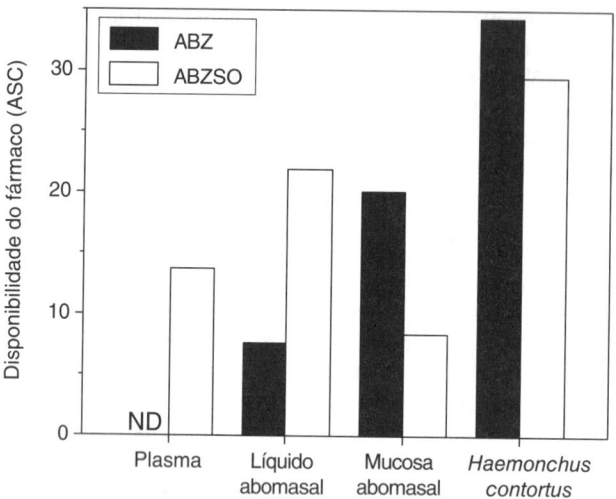

- ABZSO foi a principal molécula ativa mensurada no plasma após tratamento com ABZ em ovinos
- Concentrações altas de ABZ e ABZSO foram recuperadas de H. contortus
- Disponibilidade total de ABZ foi maior em H. contortus comparado a tecidos/líquido abomasal

Figura 39.7 Disponibilidades comparativas de albendazol (ABZ) e sulfóxido de albendazol (ABZSO) (expressas como área sob a curva de concentração *versus* tempo, ASC), obtidas em plasma, líquido abomasal, mucosa abomasal e *Haemonchus contortus* recuperado de infecção em ovinos tratados com ABZ (intrarruminal a 7,5 mg/kg) (ver texto para mais explicações). ND: não detectado. Os valores de ASC são expressos em µg.h/g. Fonte: Alvarez *et al.*, 2000.

plasmáticos é semelhante ao relatado após a administração a espécies de ruminantes, e parece não haver grandes diferenças entre os padrões metabólicos de albendazol observados em suínos e ovinos. Contudo, foram descritas diferenças marcantes no metabolismo do albendazol entre bovinos e suínos, com predominância do metabólito sulfóxido sobre o albendazol sulfona no plasma de suínos, enquanto o inverso é observado em bovinos após tratamento com albendazol. Semelhante às observações em ruminantes, o tempo de residência da suspensão de albendazol no pH ácido do estômago em suínos afeta sua taxa de dissolução e a absorção subsequente do fármaco a partir do intestino. Qualquer fator que influencie a taxa de esvaziamento gástrico pode ter efeito profundo na taxa e extensão da absorção de BZD em animais monogástricos. Após a administração oral de fembendazol em suínos, o oxfendazol (o principal metabólito recuperado) e o fembendazol sulfona são rapidamente detectados no plasma até 48 h após o tratamento. Oxfendazol alcança um valor $C_{máx}$ (0,7 µg/mℓ) em 12,5 h após o tratamento (Petersen e Friis, 2000). A biodisponibilidade do fembendazol em suínos após administração oral foi estimada em aproximadamente 30%. Esse valor baixo é consequência da baixa solubilidade em água do fembendazol, e sua baixa absorção gastrintestinal, além de efeito de primeira passagem significativo do fármaco no fígado. Curiosamente, o fembendazol foi mensurado na corrente sanguínea de suínos tratados com oxfendazol. Sua presença poderia ser explicada por redução de oxfendazol, que provavelmente ocorre no intestino grosso do suíno, em que a atividade microbiana importante está presente, uma vez que esse é o local principal de degradação nessa espécie.

O tempo de trânsito intestinal influencia a dissolução e absorção de fármacos pouco solúveis em água, tais como os anti-helmínticos BZD. Os fármacos que não se dissolvem em conteúdo gastrintestinal passam pelo intestino e são excretados

nas fezes sem exercer sua ação. A fisiologia gastrintestinal e o tempo de trânsito da digesta são acentuadamente diferentes entre espécies monogástricas e ruminantes. Isso é relevante para cães e gatos, cujos tempos de trânsito gastrintestinal são significativamente mais curtos quando comparados às espécies de ruminantes; isso tem efeito acentuado sobre a absorção, comportamento cinético e eficácia de anti-helmínticos BZD em animais domésticos. Albendazol, sulfóxido de albendazol, fembendazol, febantel ou mebendazol formulados como comprimidos ou suspensão para administração oral em cães e gatos devem dissolver em pH baixo (estômago), e foi demonstrado que a taxa de dissolução pode ser alterada de acordo com o tamanho da partícula da formulação (Hennessy, 1993). Muitos estudos sugerem que apenas taxas limitadas de dissolução e absorção de anti-helmínticos BZD são obtidas em gatos, nos cães e no ser humano. Consequentemente, pode ser necessário administrar esses compostos em uma dose mais elevada ou como múltiplas administrações, a fim de manter as concentrações terapêuticas e, portanto, alcançar eficácia anti-helmíntica aceitável (Roberson e Burke, 1982; Edwards e Breckenridge, 1988).

O mebendazol é pouco absorvido após administração oral, e apenas concentrações baixas (que representam 10% ou menos da dose total administrada) do composto original mebendazol e seu metabólito inativo, hidroximebendazol, foram recuperados do plasma de humanos e cães após tratamento oral (Witassek *et al.*, 1981; Edwards e Breckenridge, 1988). Essa observação poderia explicar a falta de eficácia do mebendazol contra parasitas pulmonares em humanos e cães e a necessidade de tratamento com doses múltiplas. A farmacocinética do medicamento original fembendazol e seus metabólitos em cães foi caracterizada (McKellar *et al.*, 1990). O fármaco original fembendazol e seus metabólitos sulfóxido ativo (oxfendazol) e sulfona inativa (fembendazol sulfona) foram recuperados no plasma por 48 h após a administração de uma dose oral única de 20 mg/kg. Curiosamente, as concentrações plasmáticas para ambas as moléculas ativas (fembendazol e oxfendazol) são exauridas em paralelo do corpo, levando a uma razão ASC (fembendazol:oxfendazol) de aproximadamente 0,82. Isso pode resultar na exposição de parasitas-alvo à fração fembendazol (que tem maior potência do que o oxfendazol), responsável por alguma atividade vantajosa contra as larvas presas aos tecidos e outros estágios imaturos dos parasitas (McKellar *et al.*, 1990). Quando o albendazol foi administrado como dose única em forma de comprimido, o sulfóxido de albendazol e o albendazol sulfona foram os metabólitos principais detectados no plasma por até 16 h após o tratamento (Sánchez *et al.*, 2000a). Comparado a ruminantes, nos quais o rúmen atua como reservatório do fármaco, o tratamento efetivo em monogástricos requer regimes de doses múltiplas, mais prolongados de pelo menos 3 a 5 dias, dependendo da dose usada. Existem resultados farmacocinéticos conclusivos para apoiar o conceito de que uma eficácia maior poderia ser esperada em cães e gatos por meio do aumento do número de tratamentos, e não do aumento da dose. Na verdade, a ASC do fembendazol em cães foi similar após uma única administração de fembendazol em diferentes níveis de dose em um intervalo entre 2,5 e 100 mg/kg (McKellar *et al.*, 1993). Concentrações plasmáticas mais baixas de fembendazol foram alcançadas em cães quando o fembendazol foi administrado em um estômago vazio, em comparação à administração na comida. No entanto, o teor de gordura na dieta não afetou a absorção de fembendazol após administração oral a cães (McKellar *et al.*, 1993).

Após a administração oral de fembendazol em frangos, os compostos originais, oxfendazol e fembendazol sulfona, foram detectados no plasma, sendo o fembendazol sulfona o metabólito principal recuperado até 96 h após o tratamento (Taylor *et al.*, 1993).

Uma nova formulação de sulfóxido de albendazol base (ricobendazol) foi comercializada para uso em cães na América Latina. Curiosamente, essa formulação mostrou aumento de aproximadamente 500% nos valores de ASC e $C_{máx}$, quando comparada à formulação convencional de albendazol em comprimido (Dib *et al.*, 2011). Isso aumentou a exposição sistêmica correlacionada à maior eficácia contra a maioria dos helmintos parasitas gastrintestinais, dos quais essa formulação é recomendada como tratamento em dose única. A melhor eficácia obtida com dose única (20 mg/kg) pode ser baseada na alta solubilidade de sulfóxido de albendazol nos diferentes pH do trato digestivo em comparação com o fármaco original albendazol.

O fármaco original albendazol é absorvido lentamente e detectado entre 1 e 6 h após o tratamento em frangos, sendo o sulfóxido de albendazol o principal metabólito detectado, com pico de concentração de 0,83 µg/mℓ obtido 1 h após o tratamento (Csiko *et al.*, 1996) e baixas concentrações de albendazol sulfona mensuradas entre 2,5 e 30 h após a administração de albendazol. É interessante notar que, enquanto em outras espécies animais, como suínos, cães e ruminantes, o albendazol não é detectado no plasma após administração oral, o fármaco original foi mensurado em galinhas. Esse achado foi associado a um processo de absorção rápida e/ou uma taxa metabólica lenta em galinhas, quando comparadas a outras espécies (Bistoletti *et al.*, 2013). Além disso, embora o fármaco absorvido no proventrículo, moela ou intestino, alcance o fígado drenado pelo sistema venoso porta, o albendazol absorvido no papo chega à circulação sistêmica através da veia jugular, evitando

o efeito de "primeira passagem" do fígado. Dados fornecidos para frangos indicam que o albendazol e o fembendazol são metabolizados em espécies aviárias pela mesma via metabólica utilizada em mamíferos (McKellar e Scott, 1990). Como pode ser esperado para cães, gatos e seres humanos, o metabolismo redutor gastrintestinal do sulfóxido de BZD em sulfetos originais é acentuadamente menos relevante em aves, quando comparadas às espécies de ruminantes. O flubendazol é amplamente usado como um anti-helmíntico em aves de produção, e os seus principais metabólitos, o flubendazol hidrolisado e o flubendazol reduzido, foram identificados nos tecidos de perus tratados com flubendazol.

Mecanismos de transferência do fármaco para parasitas-alvo

A compreensão do papel da estrutura cuticular/tegumentar no processo de captação de fármacos por helmintos parasitas é uma área de grande interesse científico. Mostrou-se, a partir de estudos *in vivo* e *ex vivo*, que a difusão transcuticular é a via predominante para a entrada de fármacos anti-helmínticos em nematódeos (Cross *et al.*, 1998; Alvarez *et al.*, 2001). Embora existam diferenças estruturais relevantes entre a superfície externa de nematódeos (cutícula) e cestódios/trematódeos (tegumento), o mecanismo de entrada do fármaco para ambos os tipos de helmintos parece ser igualmente dependente da lipofilicidade, como um determinante físico-químico importante da capacidade do fármaco em alcançar concentrações terapêuticas dentro do parasita-alvo. Foi evidenciada alta correlação entre o coeficiente de partição octanol-água para diferentes anti-helmínticos BZD e sua capacidade de difusão através do tegumento de *Moniezia expansa* (Mottier *et al.*, 2003). Os compostos BZD mais lipofílicos (fembendazol, albendazol, mebendazol) (coeficientes de partição > 3,7) foram mensurados em concentrações mais altas dentro de tênias, quando comparados ao menor valor de partição lipídio-água (oxfendazol, sulfóxido de albendazol, tiabendazol etc.). Mostrou-se difusão mais baixa de albendazol e sulfóxido de albendazol em *Ascaris suum* em comparação com *Moniezia* spp. e *Fasciola hepatica* (Alvarez *et al.*, 2001). Os nematódeos mantêm um ambiente fortemente tamponado nos espaços aquosos da estrutura da cutícula, com valor de pH desse compartimento de aproximadamente 5,0 (acúmulo de ácidos orgânicos como produto do metabolismo de carboidratos). A região da cutícula que contém lipídios representa a barreira determinante da taxa para transporte passivo: o peso molecular, a restrição por poros, o coeficiente de partição lipídio-água intrínseco, e a relação pH/pK_a estão entre os fatores determinantes da taxa (Ho *et al.*, 1992). Moléculas BZD existem amplamente em sua forma ionizada no ambiente ácido da superfície do nematódeo, o que pode limitar sua difusão através da cutícula. Este comprometimento da difusão do fármaco mediado pela ionização e a estrutura complexa da cutícula do nematódeo em comparação com o tegumento de cestódios/trematódeos podem explicar as diferenças de penetração do fármaco observadas entre nematódeos e outros helmintos (Alvarez *et al.*, 2001). De fato, esse artigo mostrou que a difusão de moléculas de BZD em *Fasciola hepatica* e *Moniezia* spp. é acentuadamente maior do que o observado no nematódeo *Ascaris suum* mantido sob as mesmas condições *ex vivo* (Figura 39.8).

A identificação da capacidade de helmintos parasitas diferentes para biotransformarem fármacos anti-helmínticos é considerada outra etapa crucial na interpretação da atividade farmacológica desses medicamentos. Mostrou-se que tanto as

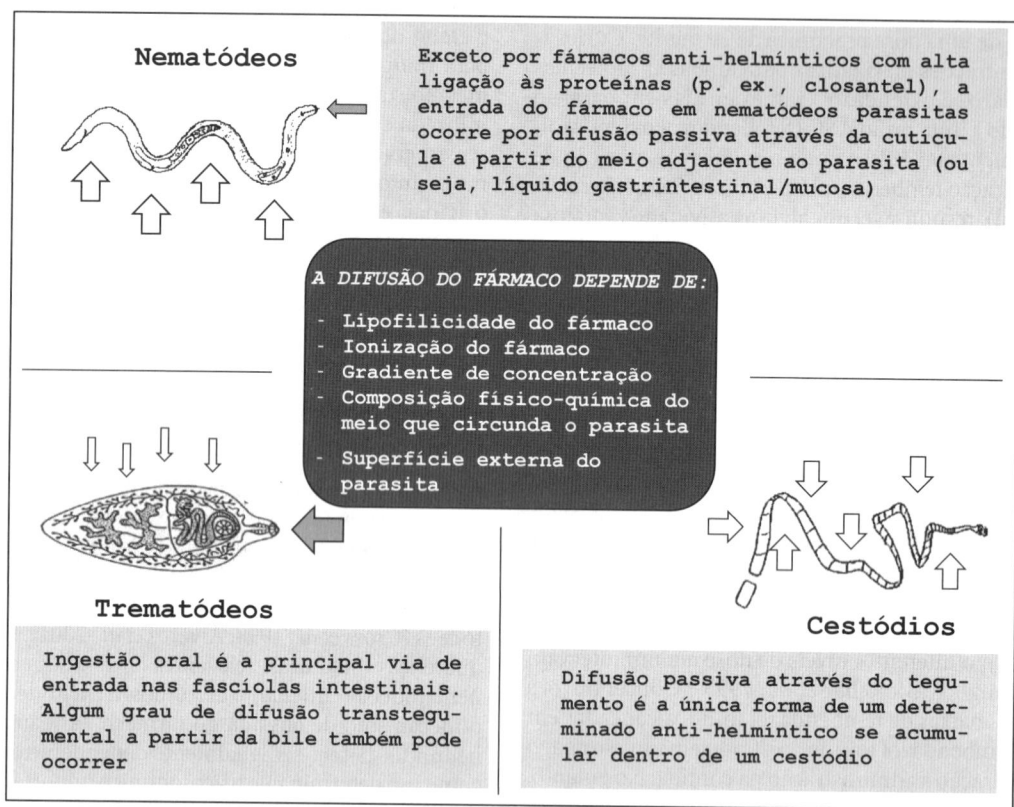

Figura 39.8 Principais vias *in vivo* de entrada de fármacos em diferentes helmintos parasitas.

frações citosólicas quanto microssomais obtidas de diferentes helmintos são capazes de oxidar o albendazol em seu derivado sulfóxido. Embora essa via oxidativa seja predominante em *Fasciola hepatica*, a sulforredução do sulfóxido de albendazol em seu composto de sulfeto original é a principal atividade metabólica identificada em tênias (Solana *et al.*, 2001). Além disso, a biotransformação *ex vivo* de albendazol em diferentes metabólitos de glicosídeo de albendazol foi significativamente maior em *Haemonchus contortus* adultos resistentes ao albendazol, quando comparados aos parasitas suscetíveis (Vokřál *et al.*, 2013). As atividades alteradas de determinadas enzimas destoxificantes podem proteger parcialmente os vermes contra o efeito tóxico dos medicamentos, contribuindo para o mecanismo de resistência aos fármacos. Embora mais pesquisas sejam necessárias para estabelecer a relevância farmacológica da biotransformação de fármacos em parasitas-alvo, particularmente quanto ao seu impacto potencial no desenvolvimento de resistência, esses achados são complementares aos estudos que abordaram a compreensão dos mecanismos de acúmulo de fármacos em helmintos.

Há relatos de concentrações superiores de sulfóxido de albendazol e oxfendazol, quando comparados às concentrações de albendazol e fembendazol em líquidos gastrintestinais de espécies diferentes de ruminantes. No entanto, a alta lipofilicidade dos tioéteres originais (albendazol, fembendazol) assegura a sua penetração através da superfície externa dos parasitas. De fato, concentrações mais elevadas de albendazol foram mensuradas em *Haemonchus contortus* recuperados de ovinos infectados e tratados, quando comparadas àquelas de seu metabólito sulfóxido (sulfóxido de albendazol) (Alvarez *et al.*, 2000). Uma vez que o albendazol não foi recuperado no plasma periférico, apenas o fármaco do *pool* encontrado no

líquido abomasal e na mucosa dos tecidos estava disponível para alcançar o nematódeo-alvo através de sua cutícula externa. Também é provável que *Haemonchus contortus* possa se alimentar de sangue portal. Contudo, as baixas concentrações de albendazol recuperadas no sangue portal não explicariam a grande quantidade de albendazol recuperada desse parasita abomasal. Esses achados podem confirmar a relevância do processo de difusão transcuticular, mesmo em um parasita hematófago como *Haemonchus contortus*. A maior potência anti-helmíntica do albendazol e fembendazol e sua maior capacidade de difusão para dentro do parasita sugerem que o fármaco original possa ser a principal molécula responsável pela atividade contra parasitas gastrintestinais. No entanto, um efeito complementar de metabólitos sulfóxidos pode contribuir para a atividade anti-helmíntica geral desses compostos BZD. Em contrapartida, a transferência transcuticular parecia ser a principal via de passagem de outros compostos anti-helmínticos – tais como ivermectina – para o nematódeo filarial *Onchocerca ochengi* (Cross *et al.*, 1998) e *Haemonchus contortus* (Lloberas *et al.*, 2012).

A concentração do fármaco no sítio de localização do parasita e a lipossolubilidade da molécula anti-helmíntica não são os únicos parâmetros a se considerar quando a cinética do fármaco é avaliada. As características físico-químicas dos tecidos e fluidos em torno do parasita podem desempenhar um papel importante no acúmulo de fármaco. A partição do fármaco/metabólitos ativos entre um fluido gastrintestinal aquoso e o tecido lipoidal do parasita pode facilitar o acúmulo do fármaco dentro do parasita. Esse fenômeno de partição de fármacos pode ser diferente para outros sítios de localização do parasita, como o trato biliar, no qual a formação de micelas induzida por bile pode afetar a difusão do fármaco/

metabólito ativo para dentro do parasita-alvo (*i. e.*, *Fasciola hepatica*). As características físico-químicas do ambiente onde o parasita-alvo está imerso desempenham papel fundamental no processo de acesso aos fármacos, indicando que alguns helmintos podem ser protegidos do efeito deletério de um fármaco anti-helmíntico quando vivem em sua localização preferencial. Esse fenômeno também pode explicar muitas falhas terapêuticas observadas no controle tanto de parasitas em humanos quanto veterinários que, em alguns casos, contribuíram para a exposição de parasitas-alvo a concentrações subterapêuticas dos fármacos.

Espectro anti-helmíntico

BZD e pró-BZD foram introduzidos no mercado de saúde animal principalmente para o controle de nematódeos gastrintestinais, não apenas para uso em animais de produção (bovinos, ovinos, caprinos, suínos e aves), mas também para equinos, cães e gatos. O uso de compostos BZD e pró-BZD rapidamente se disseminou, uma vez que ofereceu grandes vantagens sobre os medicamentos disponíveis anteriormente quanto ao espectro, eficácia contra estágios imaturos e segurança para o animal hospedeiro. Ademais, os anti-helmínticos BZD têm atividade ovicida. Com exceção do BZD tiol halogenado, triclabendazol, que tem apenas atividade fasciolicida contra todos os estágios de *Fasciola hepatica* (ver Capítulo 40), todos os BZD e pró-BZD podem ser classificados como anti-helmínticos de amplo espectro. No entanto, os BZD metilcarbamatos substituídos contendo enxofre (albendazol, fembendazol etc.) e pró-BZD (febantel, netobimina) apresentam amplo espectro de atividade, quando comparados aos BZD tiazolil anteriores (*i. e.*, tiabendazol). Mostrou-se que a maior potência e o espectro de atividade dos BZD mais recentes são, em grande parte, uma função de seu comportamento farmacocinético, uma vez que é inteiramente decorrente das suas diferenças intrínsecas de atividade. No geral, os BZD metilcarbamatos são anti-helmínticos de amplo espectro ativos contra muitos nematódeos gastrintestinais e pulmonares, tênias e trematódeos (derivados de albendazol). Como consequência de seu comportamento farmacocinético em espécies monogástricas (principalmente em cães e gatos), os BZD são mais efetivos quando são administrados por muitos dias, quando comparados aos tratamentos em dose única. As formulações comerciais disponíveis e indicações de uso (via de administração, dose e espécies animais-alvo) podem variar entre países diferentes. Leitores interessados em qualquer questão específica quanto ao espectro de atividade para compostos BZD devem consultar edições anteriores deste livro (ver Reinemeyer e Courtney, 2001). Algumas considerações gerais sobre o espectro de atividade para os BZD e pró-BZD mais amplamente usados estão resumidas a seguir.

Tiabendazol

O tiabendazol é indicado para o tratamento e controle de ascarídeos gastrintestinais em equinos, bovinos, ovinos e caprinos, e o controle de vermes pulmonares em ovinos. Ele é administrado por VO na dose de 66 a 110 mg/kg, e também é usado como fungicida para proteção de cultivos. Em equinos, o tiabendazol é usado como dose oral única administrada como *drench* ou por sonda nasogástrica, ou como pasta oral. Ele geralmente é associado à piperazina para aumentar a eficácia contra ascarídeos e *Oxyuris* spp. imaturos. O tiabendazol é ineficaz contra cestódios ou trematódeos. Em bovinos, nas doses recomendadas, é efetivo contra estágios adultos e em desenvolvimento de

Ostertagi ostertagi, mas não contra o estágio EL$_4$. Portanto, o tiabendazol não é útil para prevenir a ostertagiose tipo II. Em suínos, o tiabendazol apresenta pouca eficácia contra *Ascaris suum* e *Trichuris suis*.

Netobimina

O pró-BZD netobimina é formulado como suspensão para administração oral em bovinos e ovinos. É indicado (7,5 mg/kg) para a remoção e controle de tênias (cabeças e segmentos) (*Moniezia expansa, M. benedeni*), adultos e fases larvais de vermes abomasais (*Haemonchus contortus, H. placei, Trichostrongylus axei, Ostertagia ostertagi, Teladorsagia circumcincta, Marshallagia marwilli*), vermes intestinais (*Trichostrongylus colubriformis, Chabertia ovina, Nematodirus spathiger, N. filicollis, N. helvetianus, Cooperia oncophora, C. punctata, Bunostomum phlebotomum, Oesophagostomum radiatum*) e vermes pulmonares (*Dictyocaulus filaria, D. viviparus*). Doses superiores (20 mg/kg) são necessárias para o controle de fascíolas hepáticas adultas (> 14 semanas de idade) (*Fasciola hepatica, Fascioloides magna*), *Thysanosoma actinioides* e ostertagiose tipo II (bovinos).

Albendazol

O albendazol é formulado como suspensão para administração oral (como *drench*) em bovinos e ovinos na dose recomendada de 7,5 e 5 mg/kg, respectivamente. É indicado para a remoção e controle de um amplo espectro de helmintos parasitas, incluindo: tênias (cabeças e segmentos), nematódeos abomasais e intestinais (adultos e larvas de quarto estágio) e vermes pulmonares (adultos e fases larvais). Além disso, a 10 mg/kg (bovinos) e 7,5 mg/kg (ovinos), o albendazol é ativo contra vermes hepáticos adultos (> 14 semanas de idade). A atividade ovicida também foi demonstrada 8 h após o tratamento. O albendazol pareceu ser efetivo na supressão de excreções de cistos por bezerros infectados com *Giardia*, na dose oral de 20 mg/kg, 1 vez/dia durante 3 dias; é, portanto, um fármaco antigiárdia potencial para uso em animais de fazenda (Xiao *et al.*, 1996). Resultados semelhantes foram observados em cães infectados com *Giardia* após administração oral (25 mg/kg), 2 vezes/dia durante 2 dias (Barr *et al.*, 1993).

Ricobendazol

Ricobendazol é o metabólito sulfóxido do albendazol e também está disponível como suspensão para administração oral em bovinos (10 mg/kg) e ovinos (7,5 mg/kg). O espectro de atividade é equivalente ao descrito para o albendazol, incluindo o efeito ovicida. Uma nova solução injetável de ricobendazol (15%) para administração SC em bovinos está disponível em alguns países. Foi usado de forma bem-sucedida para controlar nematódeos abomasais e intestinais e vermes pulmonares. A dose de 5 mg/kg é recomendada para controlar o quarto estágio larval de *O. ostertagi*. A formulação não é recomendada para controle de trematódeos e cestódios. Na Europa, o ricobendazol também é aprovado para uso em faisões por administração na ração (17 mg/kg durante 3 dias) e é indicado principalmente para o controle de infecções por ascarídeos e capilarídeos.

Febantel

Febantel, um composto pró-BZD, é usado em ruminantes, equinos, cães, gatos e suínos. É formulado como pasta, suspensão ou comprimidos para administração oral. É usado na dose de 10 mg/kg (ruminantes), 6 mg/kg (equinos), 10 mg/

kg (cães e gatos) e 20 mg/kg (suínos). Cães e gatos requerem um período de tratamento de 3 dias. Uma vez que o FBT não apresenta atividade anti-helmíntica, seu espectro depende de seus metabólitos ativos principais, fembendazol e oxfendazol. Consequentemente, seu espectro é similar ao desses compostos.

Fembendazol

O fembendazol é formulado como uma suspensão para administração oral em bovinos, ovinos e caprinos na dose recomendada de 10 mg/kg (bovinos) e 5 mg/kg (ovinos, caprinos). O fembendazol é indicado para a remoção e controle de tênias (cabeças e segmentos), nematódeos abomasais e intestinais (adultos e larvas de quarto estágio), e vermes pulmonares (adultos e fases larvais). O fembendazol também apresenta atividade ovicida. Ele é efetivo para o tratamento de infecções por *Giardia* em bezerros por VO, na dose de 10 mg/kg, administrada 1 vez, ou 5 mg/kg administrada a cada 24 h por um período de 3 dias (O'Handley *et al.*, 1997). O fembendazol é administrado por VO a equinos a 5 mg/kg para controle de grandes estrôngilos (*Strongylus vulgaris*, *S. edentatus*, *S. equinus*), pequenos estrôngilos (ciatostomíneos) e oxiúros (*Oxyuris equi*). Doses maiores (10 mg/kg) são necessárias para o controle de ascarídeos (*Parascaris equorum*). Na dose de 10 mg/kg por 5 dias consecutivos, o fembendazol é indicado para o controle da arterite causada pelo quarto estágio larval de *S. vulgaris*, larvas de ciatostomíneos encistadas na mucosa, incluindo estágios iniciais (hipobióticos) e finais de larvas de terceiro estágio. Em suínos, o fembendazol é usado como pó (3 mg/kg/dia durante 3 dias consecutivos), e é 99% efetivo contra larvas de *Ascaris suum* que migram através do fígado e pulmões, e contra a maioria dos nematódeos gastrintestinais (maduros e imaturos) (*Metastrongylus apri*, *Oesophagostomum dentatum*, *O. quadrispinulatum*, *Hyostrongylus rubidus*, *Trichuris suis*, *Stephanurus dentatus*). O fembendazol é usado a 50 mg/kg/dia durante 3 dias consecutivos em cães para remoção de ancilóstomos (*Ancylostoma caninum*), ascarídeos (*Toxocara canis*, *Toxascaris leonina*), tricurídeos (*Trichuris vulpis*) e tênias (*Taenia*). No entanto, não é recomendado para o controle do cestódio *Echinoccocus granulosus* ou *Echinococcus multilocularis*. Uma dose de 50 mg/kg por 3 dias alcança um bom efeito terapêutico contra *Giardia* em cães (Barr *et al.*, 1993). O uso de fembendazol (grânulos) em animais de zoológico e de vida selvagem foi aprovado pela Food and Drug Administration (EUA). É usado a 10 mg/kg durante 3 dias, administrado por VO com comida, e é indicado para o controle de nematódeos (ascarídeos, ancilóstomos e tênias) de Felinae (leão, tigre, puma, chita, leopardo) e Ursidae (urso-preto, urso-polar).

Oxfendazol

O oxfendazol é administrado por VO a bovinos (4,5 mg/kg), ovinos (5 mg/kg) e equinos (10 mg/kg). Também tem sido usado em caprinos, cães e suínos. Em todas as espécies, é recomendado para o controle dos mesmos parasitas que seu composto original sulfeto (fembendazol). Para evitar o *bypass* ruminal, uma suspensão de oxfendazol foi aprovada para administração intrarruminal em bovinos. Conforme descrito para albendazol e fembendazol, o oxfendazol pode ser usado para prevenção e controle de ostertagiose dos tipos I e II em bovinos. No entanto, foi relatada eficácia variável contra estágio EL_4. Uma explicação provável para a variabilidade observada na eficácia é a atividade metabólica associada à fase larval, em que maior eficácia pode ser esperada durante a indução da inibição e emergência de

larvas inibidas, e menor eficácia durante o período quiescente. Em equinos, o oxfendazol tem eficácia similar à do fembendazol original contra nematódeos gastrintestinais. Mostrou-se que o oxfendazol apresenta atividade contra cisticercos de *Taenia solium* em suínos após uma única administração oral de 30 mg/kg (Gonzales *et al.*, 1996), que foi proposta como ferramenta para interromper o ciclo de transmissão desse parasita e proteger os humanos da neurocisticercose. Além disso, em testes de eficácia controlados em suínos naturalmente infectados, esse regime terapêutico mostrou ser eficaz contra fascíolas hepáticas adultas (Ortiz *et al.*, 2014) e estágios adultos de *Ascaris suum*, *Oesophagostomum* spp., *T. suis* e *Metastrongylus* spp. (Alvarez *et al.*, 2013).

Oxibendazol

O oxibendazol é utilizado no tratamento de estágios larvais e adultos nematódeos gastrintestinais de suínos, bovinos, ovinos e equinos. É usado VO em suspensão ou pasta na dose de 10 mg/kg (ovinos e bovinos) ou 15 mg/kg (equinos). Uma dose de 10 mg/kg em equinos é suficiente para a remoção e controle de grandes estrôngilos, pequenos estrôngilos, nematódeos grandes e oxiúros.

Mebendazol

O mebendazol é administrado por VO a equinos (8,8 mg/kg), ovinos e caprinos (15 mg/kg). Ele também é usado em aves de caça, suínos, cervos, cães e aves domésticas como diferentes tipos de formulações: pré-*mix* para ração medicada, pasta, comprimido, grânulo e *drench*, todos para administração oral. É indicado para o controle de grandes estrôngilos, pequenos estrôngilos, grandes ascarídeos e estágios larvais maduros e imaturos de oxiúros em equinos. Doses de 22 mg/kg por 3 dias consecutivos são recomendadas para uso em cães para o tratamento de ascarídeos, ancilóstomos, tricurídeos e tênias.

Flubendazol

O flubendazol está disponível na forma de comprimido, pasta, *pellet* e pré-mix para administração oral em suínos, galinhas, perus e aves de caça. É usado a 5 mg/kg (administração oral única) e 30 mg/kg na ração por 10 dias em suínos, e é ativo contra vermes pulmonares, nematódeos, vermes nodulares e tricurídeos. Um período de fornecimento de 10 dias é necessário para o controle de infecções intensas por *Trichuris suis*. Recomenda-se o tratamento oral com 22 mg/kg, por 3 dias consecutivos para remoção de parasitas e tênias gastrintestinais comuns em cães e gatos. O flubendazol é usado em aves a 60 mg/kg na ração por 7 dias (equivalente a 5 mg/kg/dia para frangos e 3,6 mg/kg/dia para poedeiras). O flubendazol tem atividade ovicida, e um trabalho realizado em ovinos mostrou que o flubendazol tem volume de distribuição maior do que aquele relatado para albendazol e oxfendazol (Moreno *et al.*, 2004), o que pode oferecer uma nova alternativa atraente para o uso de fármaco contra parasitas teciduais em ovinos, nos quais a presença de alta concentração de fármacos por um período prolongado geralmente é crucial para alcançar eficácia clínica ótima.

Vias de administração e formulações dos fármacos

Conforme discutido no item *Comportamento farmacocinético*, compostos anti-helmínticos BZD são praticamente insolúveis em água, o que limita a maioria das formulações a suspensão, pasta, grânulo, comprimido, bloco, pó e *pellet* para administração oral ou intrarruminal, ou para administração na ração. As formulações em *drench* são usadas com maior frequência em espécies ruminantes, as pastas são frequentemente preferidas para equinos, comprimidos para cães e gatos e a administração na ração (pó) para suínos e aves. BZD geralmente são administrados a ruminantes na forma de dose única oral. Esse tratamento em dose única tem sido tradicionalmente feito por *drench* oral ou por administração intrarruminal; essa segunda abordagem é baseada em uma seringa especial (injetor intrarruminal) que ejeta o fármaco diretamente na cavidade ruminal. Esse dispositivo está disponível comercialmente para administração de uma suspensão concentrada de oxfendazol para bovinos e foi projetado principalmente para superar os eventuais problemas do fechamento do sulco esofágico após o tratamento oral (ver item *Fatores que afetam a cinética de distribuição e a eficácia de benzimidazóis anti-helmínticos*). Para reduzir o custo associado ao tratamento de grande número de animais, e com evidências crescentes de que a divisão das doses anti-helmínticas e a administração prolongada aumentam a eficácia anti-helmíntica, muitos métodos para administração de fármacos foram usados no passado. A incorporação de fármacos em blocos de alimentação, para ingestão de pequenas quantidades durante um período de pastejo prolongado, e a inclusão de fármacos na água potável têm tem sido usadas para fins terapêuticos e profiláticos de controle de parasitas. Conveniência e economia de trabalho são óbvias com esses sistemas de medicação em grupo, mas, ao mesmo tempo, não é possível controlar de forma direta a taxa de ingestão de fármacos em animais individuais.

A tecnologia mais versátil em fármacos anti-helmínticos tem sido o desenvolvimento de dispositivos ruminais que, quando administrados a animais individuais, podem entregar fármacos por um período prolongado. Esses dispositivos de liberação controlada ou *bolus* fornecem condições mais imediatas para maior eficácia anti-helmíntica, como exposição prolongada de parasitas a concentrações constantes de fármacos originais ativos ou seus metabólitos. No entanto, em razão da alta pressão de seleção, essa exposição sustentada pode facilitar o desenvolvimento de populações resistentes aos fármacos. Após administração oral, os *bolus* permanecem no rúmen-retículo e liberam o fármaco no decorrer de um período prolongado, seja ele de forma sustentada ou pulsada. Foram desenvolvidos diferentes sistemas de liberação controlada para a entrega de anti-helmínticos BZD. O *bolus* de liberação de oxfendazol em pulso (Rowlands *et al.*, 1988) é baseado no princípio de liberação de uma série de doses terapêuticas de oxfendazol em intervalos (20 a 21 dias), que coincidem aproximadamente com o período pré-patente dos principais nematódeos parasitas de bovinos, por aproximadamente 4 meses. Isso é alcançado pela corrosão galvânica contínua de uma barra de liga de magnésio que expõe periodicamente um comprimido anular de oxfendazol ao líquido ruminal (Campbell, 1990). Foi projetada uma cápsula intrarruminal de liberação lenta que entrega uma dose diária baixa de albendazol por aproximadamente 3 meses no rúmen de ovinos e bovinos. O dispositivo é um cilindro oco de plástico não biodegradável que contém comprimidos de 3,85 g (ovinos) e 18,46 g (bovinos) de albendazol, e duas "asas" externas. Após a administração, essas asas se abrem enquanto o líquido ruminal começa a dissolver o primeiro comprimido, que libera o fármaco lentamente no rúmen; uma mola de metal empurra os seis comprimidos em direção à extremidade aberta

da cápsula. Após a administração desse dispositivo, metabólitos de albendazol foram encontrados no plasma por 90 dias (bovinos) e 105 dias (ovinos) após administração de cápsulas (Delatour *et al.*, 1990b). O albendazol também está disponível em cápsulas de liberação controlada, que contêm 2,1 e 3,85 g de albendazol/cápsula para uso em ovinos desmamados e adultos, respectivamente, mostrando uma ação anti-helmíntica estável por 90 a 100 dias após a administração. Além disso, foi desenvolvida uma cápsula de ivermectina/albendazol para garantir proteção contra parasitas gastrintestinais suscetíveis a qualquer um dos compostos (Castells *et al.*, 2011).

Fatores que afetam a cinética de distribuição e a eficácia de benzimidazóis anti-helmínticos

Muitos fatores relacionados ao hospedeiro podem afetar o comportamento cinético e a eficácia clínica resultante de compostos BZD. Dissolução, absorção e biotransformação são três dos processos mais importantes afetados por uma série de fatores relacionados ao hospedeiro. Deve-se consultar o Capítulo 4 para informações quanto ao contexto desses fenômenos. A manipulação dos padrões farmacocinéticos e metabólicos e a compreensão de diferentes fatores que os modulam parecem ser alternativas excelentes para melhorar o uso de BZD em ruminantes.

Efeito do fechamento da goteira esofágica em ruminantes. O rúmen-retículo, em geral, é o primeiro compartimento gástrico encontrado por um fármaco administrado por via oral. Contudo, líquidos ingeridos podem contornar (*bypass*) parcialmente o rúmen-retículo para entrarem no abomaso através do omaso após o fechamento do sulco reticular, um reflexo desenvolvido especialmente nos ruminantes lactentes, mas ativo de forma inconsistente no adulto. Assim, porções variáveis de uma solução ou suspensão de fármaco administrado por via oral podem ser divididas entre o rúmen-retículo e o abomaso, o que resulta em um processo de absorção complexo, que pode então contribuir para a eficácia imprevisível do fármaco. Ocasionalmente, a redução da disponibilidade sistêmica e da eficácia de BZD metilcarbamatos tem sido encontrada após administração oral, quando comparada à administração intrarruminal (Hennessy e Prichard, 1981). Uma parte do anti-helmíntico administrado por via oral pode passar diretamente pelo rúmen (*bypass*) e entrar rapidamente no abomaso como resultado do fechamento do sulco esofágico. Como consequência, a baixa absorção, em razão do tempo insuficiente para dissolução de partículas de BZD em suspensão, resulta em biodisponibilidade plasmática reduzida de metabólitos ativos de BZD. Tal ação pode indicar que os chamados efeitos de "reservatório" e de "liberação lenta" do rúmen seriam perdidos; embora o intervalo entre o tratamento e a detecção de metabólitos ativos no plasma possa ser consequência desses fatores, se mais curto, a biodisponibilidade geral de metabólitos ativos de BZD e sua eficácia resultante são reduzidas significativamente. Apesar dos resultados conflitantes e dificuldades em avaliar suas implicações práticas, é evidente que após o fechamento espontâneo do sulco esofágico, a porção de uma dose de *drench* oral pode passar diretamente pelo rúmen, o que afeta, consequentemente, o comportamento cinético e a eficácia clínica. É provável que esse fenômeno seja mais relevante para: (i) compostos que são ativados no rúmen, tais como profármaco netobimina, ou (ii) aqueles anti-helmínticos BZD com baixa solubilidade no líquido abomasal, como fembendazol ou albendazol.

Assim, uma proporção importante da dose de fembendazol administrada por via oral alcançaria diretamente o abomaso, no qual a insolubilidade do fembendazol e o curto tempo de residência da digesta nesse órgão poderiam ser responsáveis pela absorção ineficiente e/ou errática e pela passagem de uma proporção significativa da dose para o restante do trato gastrintestinal para ser eliminada nas fezes.

Efeito da redução do tempo de trânsito gastrintestinal. A modificação do manejo alimentar foi recomendada para restaurar a ação anti-helmíntica dos compostos BZD cuja potência foi comprometida pela resistência (Alí e Hennessy, 1995). Maior disponibilidade plasmática de oxfendazol, induzida por restrição temporária de alimentação em ovinos, foi responsável pelo aumento da eficácia do fármaco contra cepas de nematódeos resistentes aos BZD (Alí e Hennessy, 1995). O jejum dos animais antes do tratamento intrarruminal resultou em modificações acentuadas da absorção e cinética de distribuição de metabólitos de albendazol em bovinos; ou seja, o fármaco administrado parecia ser absorvido em maior extensão do que em animais alimentados (Sánchez *et al.*, 2000b). O jejum diminui as taxas de fluxo da digesta. O retardo no tempo de trânsito gastrintestinal que diminuiu a taxa de passagem do fármaco anti-helmíntico no trato gastrintestinal pode ter sido responsável pela absorção aumentada observada em jejum em comparação com animais alimentados (Figura 39.9). As mudanças induzidas pelo jejum no comportamento cinético e distribuição quantitativa de BZD metilcarbamatos no tecido podem ter relevância principalmente para projetar estratégias para aumentar a atividade contra parasitas suscetíveis. Os perfis de concentração aumentados de fármacos ativos (tanto o albendazol original quanto seu metabólito sulfóxido) mensurados em tecidos nos quais os parasitas-alvo estão localizados (ou seja, mucosa gastrintestinal, tecido pulmonar etc.) são um forte argumento científico para recomendar a "abordagem do jejum" para melhorar o controle de parasitas em ruminantes, o que atualmente é recomendado em todo o mundo. No entanto, a melhora induzida pelo jejum na dissolução/absorção de BZD pode não ser útil quando um alto nível de resistência aos fármacos já está estabelecido na população de nematódeos tratada (Alvarez *et al.*, 2010).

Efeito do tipo de dieta. O tipo de dieta também influencia a taxa de passagem da digesta e de fármacos BZD administrados por via oral em ruminantes e suínos, o que pode, por sua vez, afetar a absorção do fármaco. A ligação de diferentes compostos BZD às fibras dietéticas modifica substancialmente a duração do chamado efeito de "reservatório ruminal" (Hennessy, 1993), alterando a biodisponibilidade geral de BZD e seus metabólitos na corrente sanguínea. Muitos dos relatos usando tipos amplamente diferentes de dietas, de acordo com as condições locais de alimentação, mostraram o impacto da alimentação sobre a disponibilidade sistêmica de albendazol, fembendazol e oxfendazol em diferentes espécies de ruminantes e suínos. O tempo de trânsito gastrintestinal retardado e o pH abomasal mais baixo em bezerros alimentados com dieta à base de concentrado, quando comparado àqueles que pastejam, facilitou a dissolução e a absorção de albendazol administrado por via intrarruminal como suspensão de fármacos em bovinos (Sánchez *et al.*, 1999). Como consequência, valores de $C_{máx}$ e ASC significativamente maiores foram obtidos em bezerros alimentados com dieta concentrada, quando comparados àqueles alimentados por pasto. Além disso, teores aumentados de albendazol e sulfóxido de albendazol no fluido abomasal foram observados em bezerros alimentados com concentrado. Ademais, mostrou-se que

tipos diferentes de dietas afetam o pH ruminal e modificam a sulforredução metabólica de derivados de BZD mediada pela microflora (Virkel *et al.*, 1997), o que tem impacto ainda maior na cinética de distribuição desses compostos em ruminantes.

Efeito do estado nutricional e infecção por parasitas. Em razão de sua posição central na biotransformação e nas atividades metabólicas do animal, o fígado é vulnerável não apenas a lesões por vários produtos químicos estranhos, microrganismos e parasitas, mas também a distúrbios metabólicos induzidos por alimentos que podem acarretar mudanças importantes no comportamento farmacocinético, reações adversas e eficácia esperada do anti-helmíntico escolhido para o tratamento. Os resultados relatados por Sánchez *et al.* (1996) mostraram que o mau estado nutricional de animais submetidos a restrição alimentar induziu modificações acentuadas no padrão de biotransformação do albendazol e na sua cinética de distribuição resultante em bovinos, o que provavelmente foi produzido pela interferência das alterações bioquímicas induzidas nutricionalmente na biotransformação hepática do albendazol. No decorrer tanto do jejum quanto da subalimentação em bovinos, mostrou-se que as concentrações hepáticas de NADPH e ATP foram reduzidas a cerca de 60 e 40%, respectivamente, de seus valores normais em animais alimentados *ad libitum*. É provável que tanto a diminuição da produção de energia (ATP) quanto a disponibilidade reduzida de NADPH na célula hepática possam ter contribuído para a diminuição da taxa de biotransformação e eliminação retardada de albendazol e de seus metabólitos observadas em bezerros submetidos a subnutrição.

A presença do próprio parasita pode induzir mudanças importantes na farmacocinética, reações adversas e eficácia esperada do anti-helmíntico BZD escolhido para o tratamento. Doença hepática e lesão hepática mediada por parasitas com alteração do padrão de enzimas hepáticas podem afetar a biotransformação e a biodisponibilidade resultante de metabólitos ativos de anti-helmínticos BZD. Uma atividade enzimática reduzida de diferentes oxidases microssomais hepáticas foi relatada em ovinos infectadas com *Fasciola hepatica* (Galtier *et al.*, 1986b), o que poderia levar a padrões alterados de metabolismo e depuração de fármacos/xenobióticos. A diminuição significativa na taxa de sulfonação do albendazol e eliminação de albendazol sulfona foi mostrada em ovinos infectados com *Fasciola hepatica* (Galtier *et al.*, 1991). Esses achados se correlacionaram com uma redução de 58% na taxa de sulfonação de albendazol por preparações microssomais hepáticas obtidas a partir de ovinos de 8 semanas infectados; esses autores postularam que a diminuição na atividade da mono-oxigenase dependente do citocromo P-450 microssomal no fígado, induzida pela presença dos parasitas hepáticos imaturos no parênquima dos hepatócitos, provavelmente poderia ser a causa de tal alteração metabólica.

Reações inflamatórias mediadas por parasitas, com mudanças na permeabilidade da mucosa e nos pH abomasal/intestinal, poderiam ter impacto sobre a absorção e a distribuição mediadas por armadilha iônica de diferentes moléculas de BZD. Mostrou-se elevação do pH abomasal e aumento da permeabilidade da mucosa às macromoléculas durante o parasitismo abomasal. As mudanças fisiopatológicas que ocorrem durante o parasitismo gastrintestinal podem afetar a absorção de compostos BZD em razão das modificações no tempo de trânsito gastrintestinal e da atrofia das vilosidades intestinais. Alguns estudos relataram a influência do parasitismo gastrintestinal na cinética plasmática de fármacos anti-helmínticos

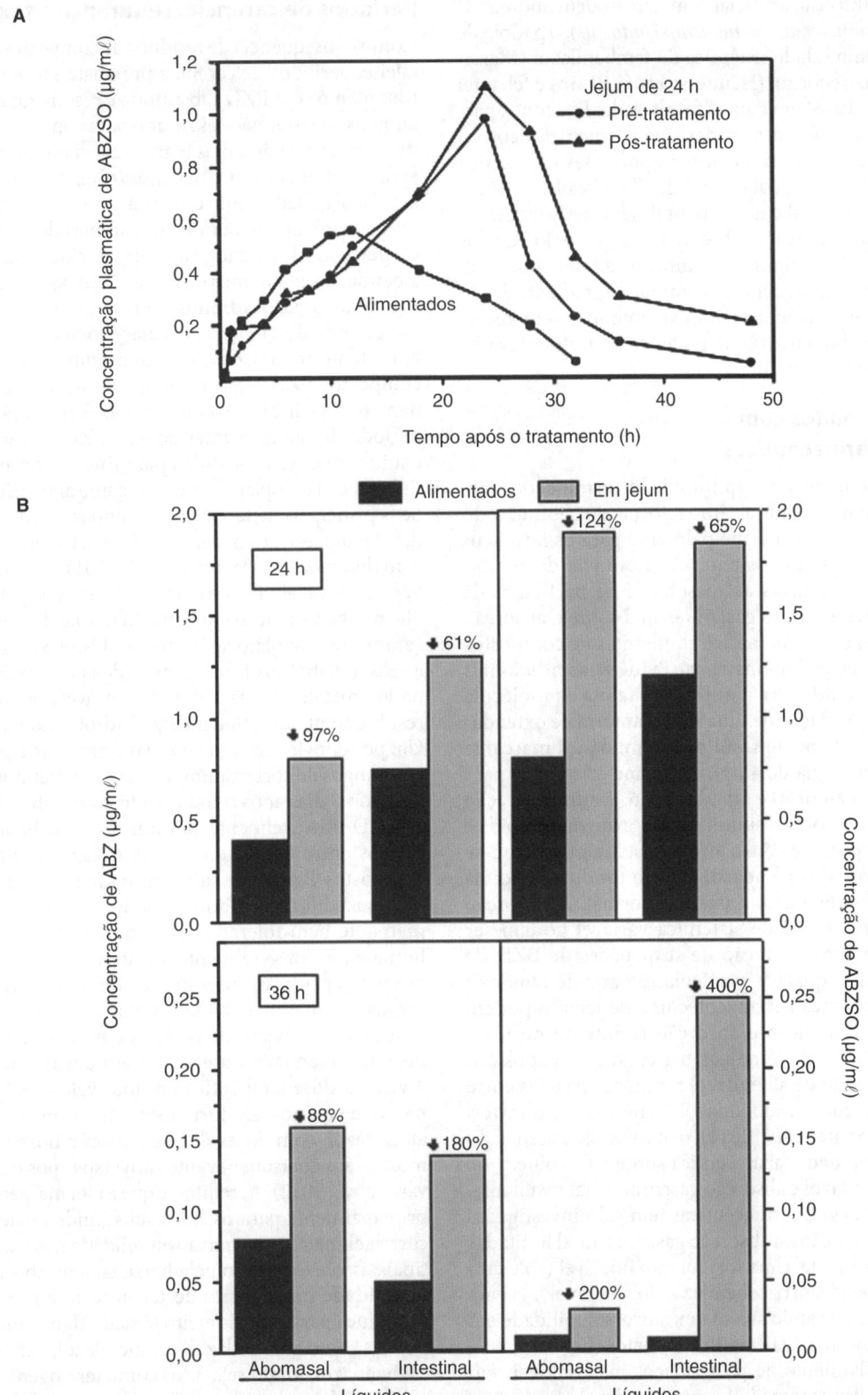

Figura 39.9 Influência do jejum sobre a cinética do albendazol em bovinos. **A.** Concentrações plasmáticas médias de sulfóxido de albendazol (ABZSO) após administração intrarruminal de albendazol (ABZ) (10 mg/kg) em bezerros alimentados *ad libitum* (controle) ou em jejum durante 24 h antes ou após o tratamento. A disponibilidade sistêmica de ABZSO aumentou entre 96% (pré-tratamento em jejum) e 118% (jejum pós-tratamento) em animais em jejum, quando comparados aos bezerros alimentados *ad libitum*. **B.** Concentrações médias de ABZ (painel esquerdo) e ABZSO (painel direito) obtidas nos fluidos abomasal e intestinal 24 e 36 h após a administração intrarruminal de ABZ (10 mg/kg) em bezerros alimentados *ad libitum* ou em jejum por 24 h pré-tratamento. Os números no topo de cada barra representam o aumento (porcentagem) nas concentrações de fármacos nos diferentes fluidos digestivos observados em animais em jejum, quando comparados aos animais alimentados *ad libitum*. Fonte: **A.** Adaptada de Sánchez *et al.*, 2000a. Reproduzida, com autorização, de Elsevier. **B.** Sánchez *et al.*, 2000b. Reproduzida, com autorização, de John Wiley & Sons.

diferentes. Após infecção artificial com nematódeos abomasais (*Teladorsagia circumcincta*, *Haemonchus contortus*), o padrão de absorção e disponibilidade sistêmica do fembendazol (Marriner *et al.*, 1985), oxfendazol (Hennessy *et al.*, 1993b) e febantel (Debackere *et al.*, 1993) em ovinos foi alterado. Em contrapartida, a presença de infecções moderadas por nematódeos foi suficiente para identificar mudanças importantes na cinética de distribuição plasmática e abomasal de albendazol em ovinos infectados, tanto artificial quanto naturalmente (Alvarez *et al.*, 1997). A principal modificação observada em ovinos infectados foi a elevação do pH abomasal. O aumento do pH abomasal, induzido pela presença do parasita, diminuiu o gradiente de pH plasma/abomaso e reduziu o aprisionamento iônico de moléculas de BZD no abomaso, o que pode ter impacto relevante sobre a eficácia anti-helmíntica.

Fatores relacionados com as formulações farmacêuticas

Conforme apresentado no Capítulo 5, as formulações farmacêuticas podem ter grande impacto na distribuição do fármaco. Isso é verdadeiro principalmente para os fármacos antiparasitários apresentados aqui. A relevância da solubilidade em água e das taxas de dissolução de partículas de fármacos no lúmen do trato gastrintestinal sobre a absorção e comportamento farmacocinético resultantes de compostos BZD foi amplamente demonstrada. Evidências adicionais foram obtidas alterando-se a natureza cristalina da molécula de oxfendazol. A produção de uma forma amorfa de oxfendazol para o tratamento ácido resultou em mudança marcante na solubilidade em água de 4 μg/mℓ (forma cristalina) para 11,3 μg/mℓ (forma amorfa) a um pH de 7,6. A administração oral de oxfendazol amorfo resultou em absorção mais rápida e completa em comparação com a forma cristalina. Mostrou-se que metade da dose de oxfendazol amorfo produziu eficácia equivalente à do oxfendazol cristalino normal. A absorção irregular e a disponibilidade sistêmica variável podem ser esperadas após a administração de suspensões de BZD de baixa qualidade, nas quais as partículas de grande tamanho do fármaco e elaboração farmacotécnica deficiente podem afetar a taxa de dissolução e absorção resultante no trato gastrintestinal. De fato, diferenças marcantes na exposição sistêmica ao sulfóxido de albendazol foram observadas entre diferentes formulações de albendazol "genérico" disponíveis comercialmente (Suarez *et al.*, 2011), o que tem sido associado ao impacto da qualidade farmacêutica sobre a dissolução de partículas de albendazol e absorção gastrintestinal resultante.

Diferentes estratégias farmacêuticas têm sido investigadas para superar a dissolução e a absorção gastrintestinal limitadas de anti-helmínticos BZD. Uma formulação injetável (solução) de sulfóxido de albendazol (ricobendazol) foi desenvolvida para uso em bovinos, explorando sua maior hidrossolubilidade em comparação com outros BZD metilcarbamatos (Lanusse *et al.*, 1998). O desenvolvimento de profármacos mais solúveis em água, nanopartículas carregadas com albendazol (Rodrigues *et al.*, 1995), formulação aquosa de albendazol com ciclodextrinas (Evrard *et al.*, 2002) e suspensões de albendazol à base de surfactante (Virkel *et al.*, 2003) estão entre outras estratégias utilizadas para melhorar a absorção gastrintestinal de compostos BZD. Melhoria acentuada na biodisponibilidade sistêmica de metabólitos de albendazol foi relatada após a administração de uma suspensão de albendazol preparada com lauril sulfato de sódio em bovinos (Virkel *et al.*, 2003).

Períodos de carência, segurança e toxicidade

Como consequência de resíduos de compostos BZD em tecidos e leite, períodos de carência pré-abate são necessários após o tratamento com BZD substituído e recomenda-se que o leite de animais tratados não seja usado para consumo humano. Períodos de carência de 3 dias (carne) e 4 dias (leite) são necessários após o tratamento com tiabendazol em bovinos. Quando o tiabendazol é usado como dose oral única em ovinos ou caprinos, é recomendado um período de carência de 30 dias para o abate. Os períodos de carência são obrigatórios após tratamento com albendazol em bovinos de corte (27 dias) e ovinos (7 a 10 dias). Para fembendazol administrado como suspensão, é necessário um período de carência de 8 dias (bovinos) e 6 dias (caprinos). No entanto, uma vez que muitos produtos comerciais contendo compostos BZD estão disponíveis em todo o mundo, é fundamental verificar o rótulo de cada formulação em relação ao período de carência antes do uso. BZD não são indicados em equinos que serão abatidos para fins de consumo humano. O flubendazol é amplamente usado como anti-helmíntico em aves. Seus principais metabólitos, flubendazol hidrolisado e flubendazol reduzido foram identificados em tecidos de perus tratados com flubendazol (De Ruyck *et al.*, 2001). Concentrações de flubendazol/metabólitos em ovos coletados de galinhas poedeiras que receberam ração com 10 e 30 mg/kg de flubendazol alcançaram nível de platô após 10 dias. Os resíduos de flubendazol e seus metabólitos foram detectados principalmente na gema, onde o metabólito principal, responsável por quase 60 a 65% do resíduo total, foi o flubendazol hidrolisado (Kan *et al.*, 1998). Um período de carência de 7 dias é necessário para flubendazol em frangos de corte. Suínos podem ser abatidos para consumo humano 7 dias após o tratamento com flubendazol.

BZD provavelmente são um dos anti-helmínticos menos tóxicos entre os disponíveis. A notável segurança geral dos compostos BZD tem sido um fator importante em seu uso bem-sucedido em todo o mundo. Todos os BZD são extremamente bem tolerados por animais domésticos e pelo ser humano, e eles geralmente são livres de reações adversas em doses terapêuticas, mesmo quando administrados a animais jovens, doentes ou debilitados. Por exemplo, o oxfendazol não causa efeitos tóxicos detectáveis em doses 10 vezes acima da dose recomendada ou em oito administrações sucessivas de 3 vezes a dose terapêutica em intervalos de 4 dias em ruminantes e equinos. De forma similar, os animais tratados com albendazol, com doses de 5 a 9 vezes a dose terapêutica, não mostraram quaisquer eventos adversos após o tratamento (Alvarez *et al.*, 2012). Acredita-se que a alta margem de segurança, principalmente para os BZD substituídos mais potentes, seja correlacionada à sua baixa solubilidade nos fluidos gastrintestinais; isso é explicado pela baixa taxa de absorção e por uma quantidade insuficiente de fármaco que alcança a corrente sanguínea para induzir efeito tóxico. Alguns membros do grupo, tais como parbendazol, cambendazol, oxfendazol, febantel e albendazol, foram relatados como teratogênicos em doses de aproximadamente 4 vezes as doses recomendadas; isso limita seu uso nos primeiros estágios da gestação, e ovinos parecem ser particularmente sensíveis, quando comparados às outras espécies animais (McKellar e Scott, 1990). A administração de oxfendazol ou albendazol em vacas prenhes não causou aumento na incidência de anomalias congênitas na prole. Resultados similares foram relatados em suínos e equinos. Os efeitos teratogênicos podem ocorrer em doses muito mais baixas do que aquelas associadas à toxicidade aguda em espécies-alvo. As diferenças entre as espécies observadas quanto à sensibilidade e a atividade teratogênica podem estar relacionadas às diferenças na farmacocinética e no metabolismo de BZD entre espécies. As principais malformações observadas após o tratamento no dia 20 de gestação foram deformidades dos membros e hiperflexão das articulações do carpo. Em ovelhas tratadas com NTB no dia 17 de gestação, foram observados malformações congênitas (esqueléticas e renais) e abortos (Navarro *et al.*, 1998). Os tipos de malformação induzida por flubendazol em ratos após administração por via oral (160 mg/kg/dia durante 7 dias consecutivos entre o dia 8 e 15 de gestação) são semelhantes àqueles descritos para parbendazol e cambendazol, e incluem encefalocele, meningocele, hidrocefalia, cauda curta, cauda ausente, fusão ou agenesia de vértebras, e fusão de costelas. O mecanismo de teratogenicidade dos BZD parece estar relacionado aos seus efeitos de ruptura da dinâmica de equilíbrio tubulina-microtúbulos em células de mamíferos e subsequente alteração da divisão celular. Uma vez que os principais efeitos tóxicos são teratogênicos, algumas moléculas de BZD substituídos são contraindicadas para uso no início da gestação. O albendazol não é indicado para uso durante o início da gestação em vacas (45 dias) e ovelhas (30 dias). A administração de febantel em comprimidos em cães e gatos não é recomendada em fêmeas gestantes. No entanto, febantel e mebendazol não parecem exercer efeito teratogênico em ovelhas quando administrado no início da gestação.

Grandes doses de tiabendazol (um composto BZD mais solúvel) administradas por um longo período foram associadas a anemia em cães. Em aves de produção que recebem ração tratada com flubendazol, não há interferência sobre a produção de ovos, fertilidade e eclodibilidade. Apesar do efeito antimicrotubular das moléculas BZD, diferentes experimentos que envolveram fembendazol, albendazol ou oxfendazol em touros, carneiros ou garanhões não mostraram efeitos adversos sobre a função reprodutiva, incluindo espermatogênese, peso testicular e produção de testosterona (McKellar e Scott, 1990).

IMIDAZOTIAZÓIS

Química

O primeiro anti-helmíntico imidazotiazol introduzido no mercado veterinário (1967) foi o tetramisol. Ele é a mistura racêmica de dois isômeros ópticos em quantidades iguais: S(−)tetramisol (L-tetramisol ou levamisol) e R(+)tetramisol (D-tetramisol). Após aprovação e comercialização da mistura racêmica, pesquisadores farmacêuticos foram capazes de separar D L-tetramisol em seus dois isômeros. Outros estudos descobriram que a atividade da mistura racêmica do anti-helmíntico é atribuída quase apenas ao isômero L. Assim, usando o isômero L sozinho, a dose pode ser reduzida pela metade. Isso também aumentou a margem de segurança, uma vez que ambos os componentes do tetramisol são igualmente tóxicos, mas diferem na eficácia anti-helmíntica. Atualmente, o levamisol é o composto imidazotiazol disponível para uso mundial em medicina veterinária. No entanto, em alguns países, as formulações de tetramisol ainda estão disponíveis. As informações descritas a seguir são com base nas propriedades farmacológicas do levamisol, o fármaco mais amplamente utilizado nessa classe química.

O levamisol é o isômero L do tetramisol. O nome químico do levamisol é (−)-2,3,5,6-tetra-hidro-6-fenilimidazo [2,1-*b*] tiazol (Figura 39.10). O levamisol é um fármaco antinematódeo com uma ampla gama de atividades em muitas espécies de hospedeiros. Ele é aprovado mundialmente e comercializado para uso em bovinos, ovinos, suínos, aves e cães. O levamisol é um composto nematocida efetivo contra nematódeos pulmonares e do trato gastrintestinal, mas não contra parasitas cestódios e trematódeos. Uma grande vantagem é sua flexibilidade de formulação, renderizando opções de vias de administração (oral, parenteral, tópica). Dependendo da formulação, o fármaco é comercializado como cloridrato de levamisol ou sais fosfato (*drenches* orais, pré-*mix* para ração e preparações injetáveis) e como levamisol-base (*pour-on*). O cloridrato de levamisol, um pó branco a creme claro, cristalino, é altamente solúvel em água (1 g em 2 mℓ de água). Essa solubilidade facilita a formulação de uma solução injetável e um *drench* estável.

Modo de ação

O levamisol é um agonista do receptor colinérgico e ocasiona paralisia muscular espástica em razão da ativação prolongada dos receptores nicotínicos excitatórios de acetilcolina (nAChR) no músculo da parede corporal do nematódeo. O modo de ação exato do levamisol foi cuidadosamente estudado em canal único na preparação muscular da parede corporal de *Ascaris suum* (Martin *et al.*, 2004, 2005). A análise farmacológica forneceu evidências para subtipos de nAChR (Qian *et al.*, 2006): um tipo N (ativado preferencialmente por nicotina e oxantel), um tipo B (ativado preferencialmente por befênio), e um tipo L (ativado preferencialmente por levamisol e associado à resistência ao levamisol). O levamisol e compostos relacionados também causam paralisia espástica e postura de ovos em *Caenorhabditis elegans*. De fato, registros do músculo da parede corporal de *Caenorhabditis elegans* usando levamisol e nicotina como agonistas forneceram mais evidências de que há subtipos musculares de nAChR; esses subtipos parecem ter diferentes composições de subunidades nAChR. Pelo menos quatro subunidades contribuem para o receptor levamisol (Culetto *et al.*, 2004; para obter mais informações sobre a família de receptores de subunidade nACh, ver Rand, 2007). Sua captação em helmintos parasitas é considerada principalmente por mecanismo transcuticular.

Farmacocinética

A taxa de absorção do levamisol difere de acordo com a via de administração. O fármaco é absorvido mais rapidamente após administração intramuscular (IM) ou SC em bovinos, e as maiores concentrações plasmáticas (> 1 µg/mℓ) são alcançadas em 0,5 a 2 h. Muitas formulações orais levaram a taxas de absorção similares ($T_{máx}$ = 3 h), e uma absorção mais lenta foi observada após a aplicação dérmica (Bogan *et al.*, 1982). A biodisponibilidade difere, dependendo da via de administração. Em ovinos, a maior concentração plasmática média foi alcançada após administração SC (3,1 µg/mℓ), quando comparada à administração oral (0,7 µg/mℓ) e intrarruminal (0,8 µg/mℓ) a uma dose de 7,5 mg/kg (Bogan *et al.*, 1982). Após a administração por *pour-on* em bovinos, as concentrações plasmáticas e gastrintestinais de levamisol foram mais baixas do que aquelas mensuradas após tratamentos parenteral e oral (Forsyth *et al.*, 1983), o que está de acordo com a eficácia anti-helmíntica limitada relatada para o uso tópico. Mostrou-se biodisponibilidade oral de 49% em cães, que aumentou para 64% quando os animais ficaram em jejum por um período total de 24 h (Watson *et al.*, 1988). Em pequenos ruminantes, a biodisponibilidade sistêmica do levamisol mostrou ser 25 a 33% maior após administração parenteral,

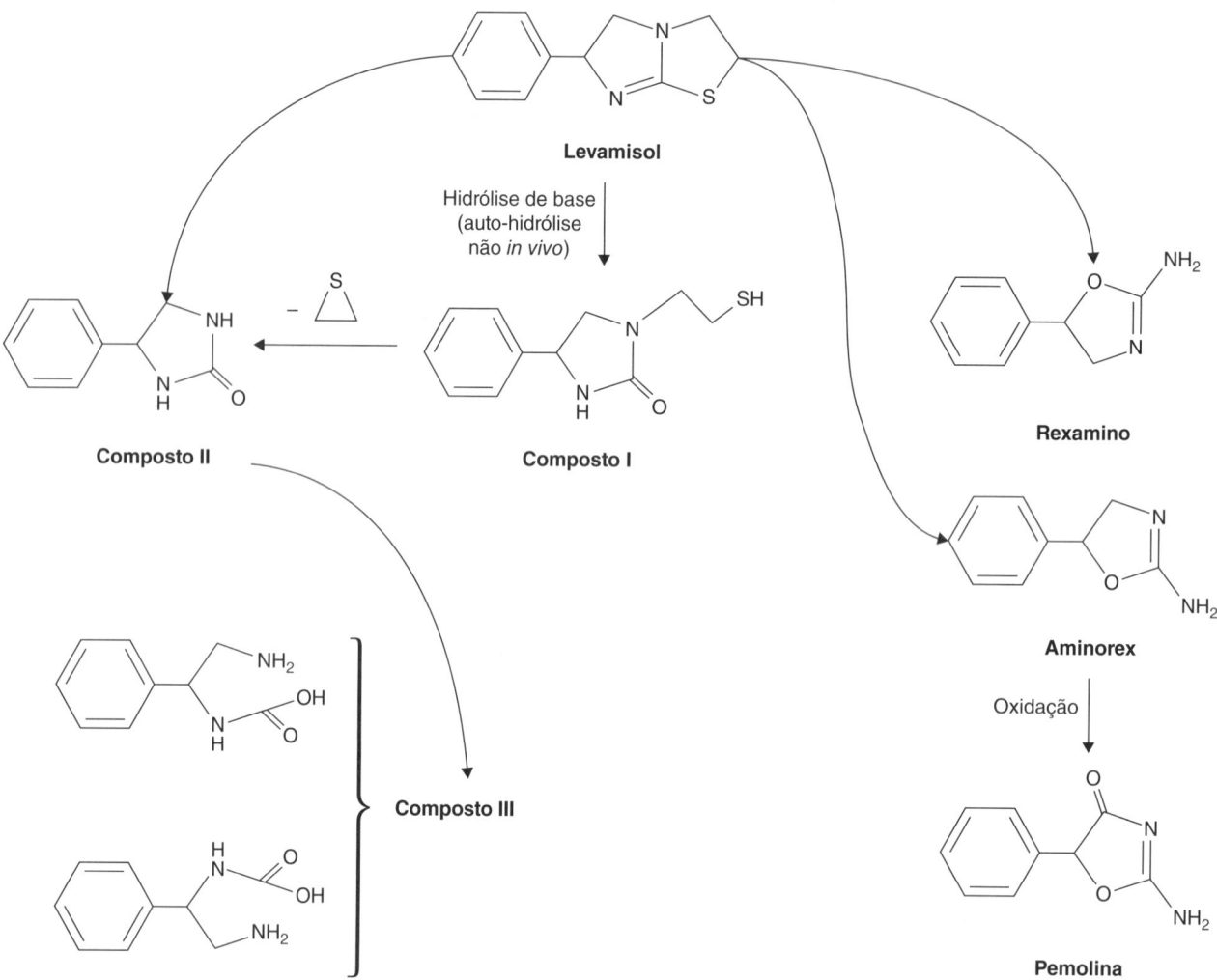

Figura 39.10 Vias metabólicas propostas para levamisol. O composto I é gerado *in vitro* por uma hidrólise de base que ocorre espontaneamente. Composto II, aminorex e rexamino são formados a partir de levamisol, enquanto o composto III e pemolina são metabólitos secundários formados a partir do composto II e aminorex, respectivamente.

quando comparada à via oral (Fernández *et al.*, 1998; Sahagun *et al.*, 2000; 2001). Há relatos (El-Kholy *et al.*, 2006) de que a biodisponibilidade do levamisol em galinhas poedeiras é maior no pico de produção de ovos (88%), quando comparado a galinhas na fase pré-postura (61%). Além disso, foram observados valores maiores de volume de distribuição no estado constante (Vd_{ss}) (8 a 13 ℓ/kg) e de depuração corporal total (Cl_B) (2,5 a 3 ℓ/kg/h) (El-Kholy *et al.*, 2006). Garcia *et al.* (1994) relataram que a absorção foi mais rápida após administração SC ($T_{máx}$ = 17 min), quando comparada à via de administração oral (1,12 h) de levamisol em coelhos. A biodisponibilidade foi quase completa após administração SC, enquanto um valor inferior (60%) foi observado após a administração oral, semelhante ao relatado para cães (Garcia *et al.*, 1994). A absorção e a biodisponibilidade sistêmica são importantes, uma vez que dado o modo da ação anti-helmíntica do levamisol, a concentração é mais importante do que o tempo de exposição do parasita ao fármaco (Lanusse e Prichard, 1993a).

Uma vez disponível sistematicamente, o levamisol é amplamente distribuído no organismo (Vd_{ss} de 3,8; 2,75 e 2,13 ℓ/kg em coelhos, caprinos e ovinos, respectivamente), e é recuperado em tecidos como músculo, gordura, rim e principalmente

fígado, 2 h após a administração de uma dose oral ou SC. Em bovinos, as maiores concentrações no leite são alcançadas 1 h após a administração. As concentrações plasmáticas de levamisol diminuem em um período de 6 a 8 h, com 90% da dose total sendo excretada em 24 h. O levamisol é metabolizado de forma rápida e extensiva a um grande número de metabólitos no fígado. As vias de metabolização principais parecem ser oxidação, hidrólise e hidroxilação. A oxidação do anel imidazotiazol é seguida por oxidação a carbonil e hidrólise a ácido tio-hidantoico. A excreção tanto do levamisol quanto dos seus metabólitos (glicuronil ou conjugados de S-cisteinil-glicina) é principalmente na urina (aproximadamente 60%) e nas fezes (aproximadamente 30%). Levamisol inalterado compõe aproximadamente 5 a 10% da dose na urina e nas fezes em bovinos, ovinos e suínos (Nielsen e Rasmussen, 1982; IPCS, 2003). Nos equinos, o metabolismo do levamisol foi bem caracterizado, uma vez que sua administração a cavalos de corrida levou à identificação de vestígios de substâncias proibidas na urina (Barker, 2009; Gutierrez *et al.*, 2010). Depois de administração oral e SC a equinos, o levamisol é metabolizado pelo fígado em quatro metabólitos principais (Figura 39.10): composto II, aminorex, rexamino (isômero do aminorex) e pemolina (forma oxidada do aminorex) (Ho *et al.*, 2009; Gutierrez *et al.*, 2010). O composto II é posteriormente metabolizado no composto isomérico III (Ho *et al.*, 2009). A persistência no plasma é mais longa para aminorex (36 h), rexamino e composto II (72 h) em comparação com levamisol (12 h) (Ho *et al.*, 2009). Esses metabólitos são excretados principalmente pela urina, onde formas de sulfato ou glicuronídeo livres e conjugados de levamisol inalterado e hidroxilado são também encontradas. Além disso, quatro metabólitos de hidroxila de aminorex foram descritos (Hess *et al.*, 2013). Aminorex é um agente semelhante à anfetamina. Uma vez que foi verificado que o aminorex causa vasoconstrição acentuada na vasculatura pulmonar, ele foi retirado do mercado em razão de casos de acidentes fatais e com risco de vida por hipertensão pulmonar (Fishman, 1999). A pemolina é um estimulante do sistema nervoso central (Gutierrez *et al.*, 2010).

Os valores de meia-vida de eliminação relatados são: 4 a 6 h (bovinos), 1,8 a 4 h (cães), 3,5 a 6,8 h (suínos), 2 h (equinos) e 0,96 h (coelhos). O levamisol é rapidamente depurado do corpo do animal, e resíduos do fármaco nos tecidos não são apreciáveis. Aproximadamente 0,9% da dose inicial é encontrada nos tecidos (fígado e rim) em 12 a 24 h após a administração. Por 7 dias após a administração, o levamisol não é detectável no músculo, fígado, rim, gordura, sangue ou urina de ratos ou outros animais testados. Levamisol inalterado representa apenas 3% do total de resíduos de tecido mensurado durante um período de 14 dias.

Espectro anti-helmíntico

O composto tem amplo espectro de atividade contra estágios maduros dos principais nematódeos gastrintestinais e contra estágios maduros e larvais de vermes pulmonares. Entretanto, o levamisol apresenta pouca ação contra estágios larvais latentes. Dependendo do produto licenciado, o levamisol é indicado para nematódeos em bovinos, ovinos, caprinos, suínos, aves, cães e gatos. Em ruminantes, o levamisol tem atividade relativamente boa contra nematódeos abomasais, nematódeos do intestino delgado (não é particularmente bom contra *Strongyloides* spp.), nematódeos do intestino grosso (não contra *Trichuris* spp.) e vermes pulmonares. Estágios adultos dos nematódeos que geralmente são cobertos por levamisol incluem: *Haemonchus* spp., *Ostertagia* spp., *Cooperia* spp., *Nematodirus* spp., *Bunostomum* spp., *Oesophagostomum* spp., *Chabertia* spp. e *Dictyocaulus vivaparus*. O levamisol é menos eficaz contra as formas imaturas desses parasitas, e geralmente é ineficaz em bovinos contra formas larvais latentes. Em suínos, o levamisol é indicado para o tratamento de *Ascaris suum*, *Oesophagostomum* spp., *Strongyloides ransomi*, *Stephanurus dentatus* e *Metastrongylus* spp. O levamisol tem sido usado em cães contra nematódeos gastrintestinais e como microfilaricida para tratar a infecção por *Dirofilaria immitis* com a dose de 5,5 mg/kg, 2 vezes/dia (intervalo de 12 h) por 6 dias (ou até 15 dias para microfilaremias persistentes). Em razão da sua margem de segurança estreita e eficácia limitada contra muitos parasitas equinos, o levamisol geralmente não é usado em equinos.

Formulações, doses e vias de administração

O levamisol é administrado na forma de comprimido, solução oral, *drench*, aditivo alimentar, solução injetável SC ou aplicação tópica *pour-on*. Em bovinos, ovinos, caprinos e suínos, é recomendada a dose única de 8 mg/kg de levamisol, por via oral ou administração SC e 10 mg/kg como *pour-on* para bovinos. A biodisponibilidade do levamisol em ovinos foi significativamente menor após administração oral (42%) e intrarruminal (45%), quando comparada ao tratamento injetável (Bogan *et al.*, 1982). A administração de levamisol na água de beber é usada rotineiramente apenas para suínos e aves. Para aves, a água de beber medicada é preparada calculando-se a quantidade de fármaco necessária para fornecer uma dose de 40 mg/kg. Como o pico de concentração, e não a duração da exposição, é importante para o efeito anti-helmíntico do levamisol, o alimento medicado deve ser consumido rapidamente, caso contrário, a eficácia pode ser reduzida.

O levamisol injetável é preferível para uso em bovinos. A solução aquosa original de cloridrato de levamisol foi administrada por via IM ou SC. O cloridrato, no entanto, provou ser irritante aos tecidos, e a injeção IM resultou em reações moderadas a graves no local de administração. O sal de ácido fosfórico monobásico de levamisol foi considerado menos irritante para os tecidos. A formulação para *pour-on* para bovinos contém 10 a 20% de levamisol como base, que é absorvido pela pele após a aplicação na linha média do dorso.

O levamisol é aprovado para uso em cães e gatos em alguns países. Comprimidos e soluções orais são usados em cães e gatos em doses entre 5 e 10 mg/kg. O tratamento oral com 10 mg de tetramisol/kg/dia durante 2 dias eliminou mais de 95% dos ascarídeos (*Toxocara*, *Toxascaris*) e ancilóstomos (*Ancylostoma*, *Uncinaria*). Levamisol não é eficaz contra tricurídeos caninos (*Trichuris vulpis*). No geral, o levamisol continua sendo um medicamento nematocida útil como resultado de margem de segurança aceitável e espectro de atividade aliado a baixíssimo custo.

Efeitos imunomodulatórios

Além de sua atividade anti-helmíntica, o levamisol também pode aumentar a resposta imunológica. Essa característica causou empolgação considerável tanto em médicos-veterinários quanto na medicina humana. O levamisol provou atuar como imunomodulador em modelos experimentais e em algumas imunodeficiências humanas e animais selecionadas relacionadas a enfermidades. Essas propriedades foram amplamente revisadas (Koller, 1982; Blecha, 1988). Os estudos sobre sua aplicação na prática veterinária, principalmente na prática bovina, também foram revisados (Desplenter, 1983). O levamisol modula a função imunológica na dose de 2 a 3 mg/kg de peso corporal, em comparação com as doses anti-helmínticas maiores. Quando administrado em doses mais altas, o levamisol pode até suprimir a função imunológica. O tratamento intermitente é mais eficiente do que o tratamento contínuo na restauração da resposta imunológica. O levamisol é capaz de restaurar ao normal as funções principais das células efetoras da resposta imunológica mediada por células, tanto *in vitro* quanto *in vivo*. Essa restauração é mais pronunciada e consistente em hospedeiros imunocomprometidos cujos linfócitos T ou as funções dos fagócitos estão abaixo do normal. Em geral, a resposta imune adequada não é aumentada. A atividade dos linfócitos B não é estimulada diretamente; não há aumento da resposta proliferativa aos mitógenos, e não há efeito direto na produção de anticorpos. Contudo, deve-se ter em mente que as respostas ao levamisol nem sempre são previsíveis, mesmo se for usado em condições adequadas. Os resultados variam entre altamente favorável e sem efeito. Em bovinos, por exemplo, efeitos protetores foram obtidos na prevenção ou na redução de complicações associadas à febre dos transportes (Desplenter, 1983).

Segurança e toxicidade

As ações farmacodinâmicas do levamisol (ou do tetramisol) no hospedeiro sugerem que o fármaco exerce ambos os efeitos muscarínicos e nicotínicos. Sinais de intoxicação por levamisol (salivação, defecação e angústia respiratória pela contração da musculatura lisa) são como aqueles observados durante o envenenamento por organofosforados. De fato, as evidências sugerem que parte da toxicidade desse fármaco pode estar relacionada à inibição da colinesterase, ocasionando as manifestações da ação muscarínica da acetilcolina (ACh) (ou seja, constrição das pupilas e dos bronquíolos respiratórios, aceleração da motilidade gastrintestinal, desaceleração da frequência cardíaca e outras ações autonômicas).

O próprio tetramisol tem margem de segurança estimada em 2 a 6 vezes a dose terapêutica de 15 mg/kg. O tetramisol é letal para ovinos na dose de 90 mg/kg. Ocorrem sinais de toxicidade na dose de 45 mg/kg. Reações adversas ou morte são mais prováveis quando o tetramisol é administrado por via parenteral. O fator de segurança do levamisol é cerca de 2 vezes maior que do composto tetramisol original. O levamisol é considerado mais perigoso quando administrado por via parenteral do que em tratamentos por via oral ou tópica. A administração IV é particularmente perigosa, e nunca é recomendada. Os bovinos parecem ser um pouco mais tolerantes à administração parenteral do que os ovinos. Uma sobredose de 2 vezes a dose injetável de fosfato de levamisol pode fazer com que aproximadamente dois terços dos bovinos tratados lambam seus lábios e desenvolvam espuma temporária no focinho. A formulação *pour-on* foi testada em muitos milhares de bovinos com apenas irritação ocasional de pele. Quando administrado a suínos em 3 vezes a dose recomendada, o levamisol causa apenas vômitos ocasionais. Nesses casos, a reação é decorrente da expulsão dos parasitas, e deve terminar em algumas horas. A DL_{50} do levamisol injetável por via SC em suínos é 40 mg/kg. A administração simultânea de tartarato de pirantel (um fármaco semelhante à nicotina) aumenta a toxicidade e diminui o valor da DL_{50} do levamisol para 27,5 mg/kg.

Galinhas toleram muito bem tanto o tetramisol quanto o levamisol. A DL_{50} para frangos é bastante alta (2,75 g tetramisol/kg), e os teores tóxicos mínimos do fármaco em galinhas excedem 640 mg/kg. Em gansos, no entanto, a dose de 300 mg/kg é conhecida por ser tóxica. Em galinhas, doses terapêuticas de levamisol (36 a 40 mg/kg) não causam reações adversas indesejáveis, e a produção de ovos, fertilidade e eclodibilidade não são afetadas de forma adversa. Cães e gatos são muito mais tolerantes à administração oral do que à administração parenteral de tetramisol. Quando administradas por via oral a cães, doses de 20 mg/kg são bem toleradas, e mesmo 40 e 80 mg/kg não são fatais, embora ocorra vômito. Tetramisol SC a 40 mg/kg é fatal para cães em 10 a 15 min; mesmo a 20 mg/kg, o fármaco causa reações graves em cães, embora eles persistam por apenas aproximadamente 20 min. Com base nesses achados, a via oral de administração é recomendada para cães e gatos. Compostos de imidazotiazol têm margem de segurança estreita em equinos, e eles não são aprovados para uso nessa espécie.

O levamisol deve ser administrado dentro de períodos específicos antes do abate de suínos, bovinos ou ovinos. Um tempo de liberação para o abate de 2 a 11 dias é obrigatório, dependendo da formulação utilizada e da espécie animal. Os metabólitos de levamisol identificados são muito menos tóxicos do que o composto original, portanto, o medicamento original é pesquisado na análise de amostras de tecido. Uma vez que períodos de carência não foram estabelecidos para vacas leiteiras, esse fármaco não deve ser administrado a vacas leiteiras que produzem leite para consumo humano. Não há nenhuma contraindicação específica para a administração de levamisol com outros fármacos. No entanto, outros fármacos semelhantes à nicotina (p. ex., pirantel, morantel) ou fármacos inibidores da colinesterase (p. ex., organofosforado, neostigmina) poderiam, teoricamente, aumentar os efeitos tóxicos do levamisol.

TETRA-HIDROPIRIMIDINAS

O pirantel, introduzido em 1966, foi o primeiro composto dentro da família das tetra-hidropirimidinas. Inicialmente foi usado como anti-helmíntico de amplo espectro contra nematódeos gastrintestinais em ovinos, e posteriormente foi desenvolvido para uso em bovinos, suínos, equinos, cães e gatos. Posteriormente, seu análogo de metil éster, morantel, também foi introduzido como um composto nematocida no mercado veterinário (Figura 39.11). O fármaco mais recente dessa família química é o oxantel, um m-oxifenol derivado de pirantel. Contudo, em razão do seu custo, é pouco usado na medicina veterinária.

Química

O pirantel é E-1,4,5,6-tetra-hidro-1-metil-2[2-(2-tienil)vinil]-pirimidina (Figura 39.11). É formulado como sais tartarato, citrato ou pamoato (também conhecido como embonato). O pamoato de pirantel é praticamente insolúvel em água e álcool, enquanto o sal tartarato é mais solúvel em água. Cada grama de pamoato de pirantel é aproximadamente equivalente a 347 mg (34,7%) da base. Citrato de pirantel é equivalente a 410 mg (41%) da base. Sais de pirantel são relativamente estáveis na fase sólida. Soluções aquosas são sujeitas à fotoisomerização após exposição à luz, com perda de potência. Morantel (1,4,5,6-tetra-hidro-1-metil-2-[2-(3 metil-2-tienil) etenil]pirimidina) é formulado principalmente como sal tartarato (Figura 39.11). Cada grama de sal tartarato equivale a 59,5% de atividade base. Oxantel é (1-metil-2-(3-hidroxifenil-etilenil)1,4,5,6-tetra-hidropirimidina.

Modo de ação

Compostos de tetra-hidropirimidina atuam seletivamente como agonistas em receptores sinápticos e extrassinápticos nicotínicos de acetilcolina (nAChR) em células musculares de nematódeos e promovem contração e paralisia espástica. Como explicado anteriormente, existem três tipos diferentes de nAChR: tipos L, N e B. O pirantel, como o levamisol, é um agonista do receptor do tipo L, enquanto o oxantel é um agonista do receptor do tipo N (Martin *et al.*, 2004, 2005; Qian *et al.*, 2006). Pirantel e morantel são 100 vezes mais potentes que a acetilcolina, embora mais lentos para o início da contração. Os efeitos farmacológicos de pirantel, oxantel e morantel no hospedeiro são semelhantes aos efeitos do levamisol. Esses anti-helmínticos compartilham propriedades biológicas com a acetilcolina e agem essencialmente mimetizando os efeitos paralíticos de quantidades excessivas desse neurotransmissor natural. Pirantel, oxantel, morantel, levamisol e dietilcarbamazina mimetizam essa ação paralítica, que é semelhante ao efeito paralítico causado pela nicotina; portanto, a ação desses anti-helmínticos é conhecida como efeito semelhante à nicotina. Embora as estruturas químicas de oxantel e pirantel sejam semelhantes, o oxantel oferece algumas vantagens quanto à

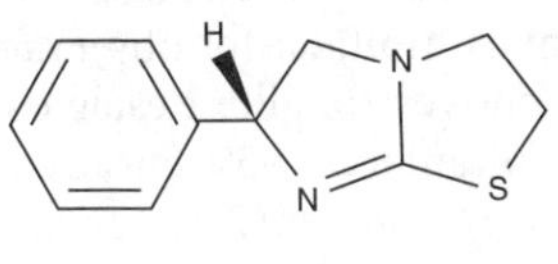

	MODO DE AÇÃO	
Agonista do receptor nicotínico		Agonista do receptor nicotínico
Nematódeos pulmonares e gastrintestinais (principalmente os estágios adultos)	ESPECTRO ANTI-HELMÍNTICO	Nematódeos gastrintestinais (estreito, estágios adultos)
Resistência colateral com pirantel e morantel	RESISTÊNCIA ANTI-HELMÍNTICA	Resistência colateral com levamisol
Absorção rápida (injetável) Absorção limitada (oral, tópica) Eliminação rápida	FARMACOCINÉTICA	Baixa absorção gastrintestinal (ruminantes) Boa absorção gastrintestinal (cães, suínos)
Subcutânea, oral, tópica	VIAS DE ADMINISTRAÇÃO	Oral (todas as espécies) *Bolus* de liberação lenta (bovinos)
Cloridrato, fosfato	FORMULAÇÕES	Pamoato, tartarato
Margem de segurança estreita (cuidado em equinos)	TOXICIDADE	Boa margem de segurança

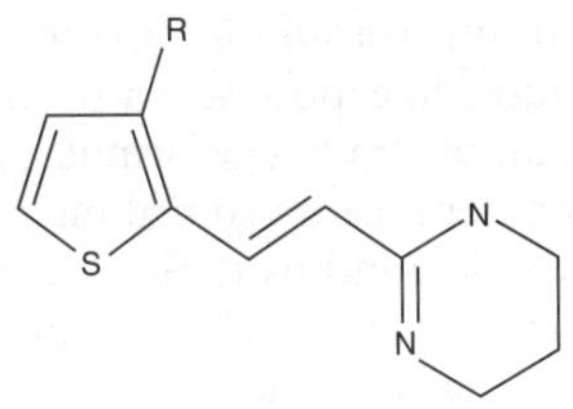

Figura 39.11 Estruturas químicas e algumas propriedades farmacológicas comparativas dos compostos anti-helmínticos imidazotiazóis (levamisol) e tetra-hidropirimidinas (pirantel, morantel).

eficácia contra *Trichuris* spp., que decorre das diferenças na seletividade nAChR entre as moléculas, bem como à diferença no subtipo de receptor colinérgico dominante presente nesses parasitas em comparação a outros nematódeos (Martin *et al.*, 2004; Kopp *et al.*, 2009; Holden-Dye *et al.*, 2013).

Farmacocinética

O sal pamoato de pirantel é pouco absorvido pelo trato gastrintestinal, e altas concentrações do fármaco não absorvido alcançam o trato digestivo inferior em cães, gatos e equinos. O tartarato de pirantel é absorvido mais facilmente do que o sal pamoato. O sal tartarato é mais bem absorvido em suínos e cães, em comparação com ruminantes, com pico de concentração plasmática ocorrendo 3 a 6 h após a administração oral. Os teores plasmáticos de pico ocorrem em concentrações altamente variáveis em ruminantes. O fármaco absorvido é rapidamente metabolizado e excretado nas fezes. Pirantel é extensivamente metabolizado em cães, ratos, ovinos e bovinos por oxidação do anel tiofeno, oxidação do anel tetrapirimidina e conjugação do ácido mercaptúrico. A partir de estudos de radiomarcação *in vivo*, mostrou-se que o anel tiofeno sofreu degradação extensa, levando a metabólitos ácidos que são altamente polares, sendo eliminados principalmente pela urina. Aproximadamente 40% da dose de pirantel no cão e 34% em suínos são excretados por via urinária, dos quais cerca de 80% são excretados como metabólitos. O cão é a única espécie que excreta uma proporção maior de fármaco/metabólito na urina em comparação com

as fezes. Em ruminantes, a excreção urinária é responsável por cerca de 25% da dose original, grande parte do restante sendo excretada de forma inalterada nas fezes. Em ratos, a excreção urinária do fármaco é mínima; a bile é a principal via de excreção de metabólitos do fármaco absorvido.

A absorção de morantel é insignificante em ruminantes. O fármaco é indetectável na corrente sanguínea em bovinos após o tratamento oral. Morantel é amplamente excretado como o composto original não metabolizado nas fezes. Em um estudo farmacocinético e de distribuição compartimental gastrintestinal em bezerros tratados com um *bolus* de liberação lenta de tartarato de morantel (Lanusse *et al.*, 1992a), mostrou-se que o pico de concentração do morantel é alcançado 24 h após a administração em todos os compartimentos gastrintestinais e nas fezes. Um estado de concentração constante é alcançado em 7 a 10 dias após o tratamento e é mantido por 84 a 91 dias nas fezes e no líquido ruminal, e por mais de 98 dias no líquido abomasal e ileal. Essas concentrações de morantel no trato gastrintestinal de bovinos podem ser responsáveis pela remoção de vermes estabelecidos com a alta concentração de pico inicial, e a prevenção do estabelecimento de larvas novas pode decorrer de um platô de estado de concentração constante, que é desejável para minimizar a seleção para resistência ao fármaco.

Formulações, doses e vias de administração

Ambos os sais tartarato e pamoato de pirantel são usados para controle de parasitas em equinos. O tartarato de pirantel é formulado para administração diária contínua ao longo de períodos prolongados de exposição ao parasita. Pamoato de pirantel pode ser administrado em formulações de suspensão ou pasta, bem como por mistura com alimentos. Independentemente do método de administração, a dose de 6,6 mg de pirantel base/kg deve ser usada. Uma formulação premix em pó contendo 10,6% de tartarato de pirantel está disponível para tratamento de infecções parasitárias em suínos por meio de ração medicamentosa. O jejum durante a noite é recomendado. Água deve estar disponível *ad libitum* durante os períodos de jejum e tratamento.

As formulações de pamoato de pirantel para cães incluem suspensões e comprimidos. Pamoato de pirantel também é combinado com febantel e praziquantel em forma de comprimido para cães. Cada uma dessas formulações é administrada a cães em dose única. Uma dose mais alta de pamoato de pirantel (20 mg/kg) é combinada com praziquantel (5 mg/kg) para gatos. A administração com alimentos retarda a passagem no trato digestivo, prolonga o tempo de contato do fármaco com os parasitas e, portanto, aumenta a eficácia. Mackenstedt *et al.* (1993) provaram que os estágios pré-adultos de *Toxocara canis* absorveram continuamente o fármaco por toda a superfície do corpo, e que a duração da exposição ao pirantel é mais importante para a eficácia do que as variações na dose. Outra formulação para cães é uma forma mastigável à base de carne que combina ivermectina (6 a 12 μg/kg) para controle de verme do coração e pamoato de pirantel (5 a 10 mg/kg) para controle de ancilostomídeos e ascarídeos. Essa formulação é administrada uma vez ao mês.

Um *bolus* de liberação prolongada de tartarato de morantel tanto para bovinos leiteiros quanto de corte é amplamente utilizado na Europa, e foi aprovado em muitos países da América. O fármaco (11,8 g de morantel base) é embalado em um cartucho trilaminado cilíndrico, que é administrado por via oral por dispositivo especial, e é retido no rúmen/retículo. Esse dispositivo é conhecido como MSRT (*bolus* trilaminado de liberação lenta de morantel – *morantel slow release trilaminate bolus*). A parede permeável permite a liberação contínua de tartarato de morantel (aproximadamente 150 mg/dia) no líquido ruminal/reticular por pelo menos 90 dias (Lanusse *et al.*, 1992a). A administração do *bolus* MSRT é recomendada como preventiva para larvas que estão se estabelecendo, bem como para controlar cargas de nematódeos adultos existentes em bovinos. O efeito final é a redução acentuada da contaminação do pasto por um período prolongado, por exemplo, 90 dias de liberação do fármaco e benefícios que se estendem por mais 90 dias. Larvas de *Ostertagia* inibidas não são mortas por esse método de tratamento, mas a redução da contaminação da pastagem ajuda a prevenir o desenvolvimento de ostertagiose tipo II.

As doses para o tartarato de pirantel são: dose terapêutica única de 12,5 mg/kg (equinos), 22 mg/kg (suínos) ou 25 mg/kg (ovinos, bovinos, caprinos). Doses para pamoato de pirantel são: 6,6 mg base/kg (equinos), suspensão e forma mastigável a 5 mg base/kg (cães); comprimidos a 5 mg/kg para cães com mais de 2,2 kg, mas 10 a 15 mg/kg para cães com menos de 2,2 kg de peso corporal. O tartarato de morantel é recomendado para o tratamento oral a 8,8 a 9,6 mg/kg (bovinos) e a 10 mg/kg (ovinos).

Espectro anti-helmíntico

Em geral, a atividade do pirantel em helmintos gastrintestinais de equinos não depende do método de administração ou do sal, seja tartarato ou pamoato. A atividade de cada um dos dois sais é caracterizada por eficácias consistentemente altas. Uma eficácia mais limitada foi observada contra *Strongylus edentatus*, pequenos estrôngilos e estágios maduros e imaturos *Oxyuris equi*. O pirantel é > 95% eficaz contra a tênia ileocecal (*Anoplocephala perfoliata*) em 2 vezes a dose terapêutica regular (ou seja, 13,2 mg/kg) (Reinemeyer *et al.*, 2006).

O pirantel é indicado para a remoção ou prevenção de grandes ascarídeos (*Ascaris suum*) e *Oesophagostomum* spp. em suínos. Ele também tem atividade contra o verme do estômago de suínos (*Hyostrongylus rubidus*). O sal citrato de pirantel tem eficácia semelhante à do tartarato de pirantel em suínos. O pirantel é usado para controlar os seguintes parasitas em cães: ascarídeos (*Toxocara canis, Toxascaris leonina*), ancilóstomos (*Ancylostoma caninum, Uncinaria stenocephala*) e verme do estômago (*Physalopter*). Ele é útil para parasitas semelhantes em gatos, e é considerado seguro para uso, mesmo em filhotes de gato.

O tartarato de pirantel é um nematocida efetivo em ruminantes. É eficaz em ovinos, bovinos e caprinos contra nematódeos gastrintestinais, como *Ostertagia* spp., *Haemonchus* spp., *Trichostrongylus* spp., *Nematodirus* spp., *Chabertia* spp., *Cooperia* spp. e *Oesophagostomum* spp. O fármaco é altamente eficaz contra vermes maduros e quaisquer estágios imaturos que residam no lúmen. O morantel é um fármaco nematocida efetivo para uso em ovinos e bovinos. Os sais de morantel têm maior atividade anti-helmíntica do que o composto original, pirantel. A eficácia do tartarato de morantel é muito alta contra estágios adultos e imaturos de *Haemonchus* spp., *Ostertagia* spp., *Trichostrongylus* spp., *Cooperia* spp. e *Nematodirus* spp. O MSRT (*bolus* de morantel) foi projetado para a remoção de nematódeos já estabelecidos (pico de concentração inicial) e a prevenção do estabelecimento de larvas que estão penetrando (platô em estado de concentração constante).

Segurança e toxicidade

Os sais de pirantel são isentos de efeitos tóxicos em todos os animais hospedeiros em doses de até aproximadamente 7 vezes a dose terapêutica. A DL_{50} oral do tartarato de pirantel é de 175 mg/kg em camundongos e 170 mg/kg em ratos. Em cães, a DL_{50} oral aguda para pamoato de pirantel é maior que 690 mg/kg (138 vezes a dose terapêutica). Em estudos de toxicidade crônica, cães mostraram efeitos nocivos quando receberam tartarato de pirantel na dose de 50 ou mais mg/kg/dia durante 3 meses, mas sem reações adversas quando a dose foi reduzida para 20 mg/kg/dia no mesmo período. O pirantel é seguro para equinos e pôneis de todas as idades, incluindo lactentes, desmamados, éguas prenhes e garanhões. Em 20 vezes a dose recomendada em equinos, pôneis e potros, o pamoato de pirantel não apresentou efeitos clínicos adversos ou mudanças nos valores das células sanguíneas ou parâmetros bioquímicos séricos. O tartarato de pirantel é ligeiramente menos tolerado em equinos do que o sal pamoato. O sal tartarato (100 mg/kg) produziu a morte em um de três equinos. Sinais de toxicidade que precederam a morte incluíram o aumento acentuado na frequência respiratória, sudorese profusa e incoordenação. Nenhum sinal de toxicose ocorreu após a administração de 75 mg/kg. Ataxia foi observada em alguns bovinos tratados com dose elevada de tartarato de pirantel (200 mg/kg). A dose tóxica do fármaco em suínos não é conhecida. O uso do pirantel não é recomendado em animais gravemente debilitados, presumivelmente em razão da sua ação farmacológica (colinérgica), que pode ser mais acentuada nesses hospedeiros.

Foram determinados períodos de carência para o abate de suínos e ruminantes. Em razão da ausência de metabolismo em equinos, o fármaco não deve ser usado em cavalos destinados ao consumo humano. Apesar de suas propriedades colinérgicas, não há evidência clínica de que o uso simultâneo de organofosforados aumente a toxicidade. Dessa forma, a rotulagem de produtos de pirantel indica a segurança para uso simultâneo com inseticidas, tranquilizantes, relaxantes musculares e depressores do sistema nervoso central. Recomenda-se que o pirantel não seja usado simultaneamente com outros anti-helmínticos agonistas colinérgicos (morantel ou levamisol). A piperazina e pirantel/morantel têm mecanismos de ação antagônicos, portanto, seu uso em combinação deve ser evitado.

O tartarato de morantel é um fármaco mais seguro do que o tartarato de pirantel. A DL_{50} oral de pirantel para camundongos é de apenas 170 mg/kg, enquanto a do morantel é de 5 g/kg. Estudos de toxicidade crônica indicam que doses até 4 vezes a dose terapêutica para ovinos por 60 dias e 2,5 vezes maior para bovinos por 20 dias não produzem sinais de toxicidade. Após uma única dose terapêutica (10 mg/kg) via ração medicada, o fármaco dificilmente é detectável (< 0,05 mg/mℓ) no plasma ou leite de bovinos e caprinos em lactação. A presença de valores insignificantes de tartarato de morantel no plasma e no leite após uma única dose ou administração prolongada permite seu uso em animais leiteiros sem período de carência para leite.

COMPOSTOS ORGANOFOSFORADOS

Compostos organofosforados tiveram sua origem como pesticidas e apenas posteriormente começaram a ser usados como anti-helmínticos de espectro estreito. Entre os organofosforados usados como anti-helmínticos em animais domésticos estão diclorvós, triclorfona, haloxona, naftalofós, coumafós, naftalofós e crufomato. Os dois primeiros foram usados principalmente em equinos, e os últimos cinco em ruminantes. Em geral, compostos organofosforados removem os principais parasitas de equinos, suínos e cães, mas são um tanto deficientes em sua atividade contra nematódeos de ruminantes. O diclorvós continua útil para controle de nematódeos parasitas em monogástricos, e suas especificações incluem moscas (*Gasterophilus* spp.) em equinos. Em geral, os organofosforados têm eficácia satisfatória contra nematódeos parasitas do abomaso (especialmente *Haemonchus*) e intestino delgado, mas não apresentam eficácia satisfatória para nematódeos no intestino grosso (*Oesophagostomum*, *Chabertia*). Outros fármacos antiparasitários mais eficazes e seguros os substituíram nos últimos 30 a 35 anos. No entanto, o atual desenvolvimento generalizado de resistência às famílias de anti-helmínticos mais modernas tem motivado o uso de alguns compostos organofosforados como a única alternativa para controlar *Haemonchus contortus* multirresistente. Informações adicionais quanto às propriedades farmacológicas dos compostos organofosforados podem ser obtidas nos Capítulos 8 e 43.

COMPOSTOS HETEROCÍCLICOS

Fenotiazina

A fenotiazina talvez tenha sido o primeiro anti-helmíntico a mostrar uma gama bastante ampla de atividades contra nematódeos gastrintestinais. A fenotiazina foi amplamente utilizada para controle de nematódeos em ovinos, bovinos, caprinos, equinos e galinhas desde 1938. A toxicidade limitou seu uso em suínos e impediu seu uso em cães, gatos e humanos. Como declarado por Reinemeyer e Courtney (2001), o surgimento de cepas de nematódeos de ruminantes e equinos resistentes à fenotizina na década de 1960 e a competição de outros fármacos de amplo espectro reduziram significativamente a utilidade desse composto nos anos subsequentes e, atualmente, ela não é mais usada como composto anti-helmíntico. No entanto, leitores interessados em informações específicas sobre fenotiazina podem consultar as edições anteriores deste livro, incluindo a 8ª edição (Reinemeyer e Courtney, 2001).

Piperazina (dietilenodiamina)

Descoberta por volta de 1900, a piperazina foi reconhecida como molécula anti-helmíntica em 1954. Ela apresenta bom perfil de eficácia contra infecções por ascarídeos e vermes nodulares de todas as espécies de animais domésticos, eficácia moderada para infecções por oxiúros e eficácia zero a variável para outros helmintos de interesse veterinário. Seu custo baixo e ampla margem de segurança em todos os animais domésticos levaram à utilização extensa mundialmente no tratamento antiparasitário. A piperazina (PM 86,14 kDa) tem uma estrutura química relativamente simples (Figura 39.12). É uma base forte, solúvel em água (1:18), glicerol e glicóis, mas apenas moderadamente solúvel em álcool e totalmente insolúvel em éter (Pharmaceutical Society of Great Britain, 1979). A piperazina é relativamente instável como a base livre, e para melhorar sua estabilidade, ela geralmente é formulada como diferentes sais, como adipato, citrato, fosfato, hexa-hidrato e sulfato. A atividade anti-helmíntica está diretamente relacionada à proporção de base livre, e isso varia de acordo com a forma de sal (p. ex., adipato, 37% de base livre; cloreto, 48%; citrato, 35%; di-hidrocloro, 50 a 53%; hexa-hidrato, 44%; fosfato, 42%; sulfato, 46%) (Courtney e Roberson, 1995). A maior parte dos sais de piperazina são pós cristalinos brancos que são prontamente solúveis em água. As exceções são o adipato, que só se dissolve em concentração máxima de 5% em água e o fosfato, que é insolúvel.

A piperazina é classificada como um fármaco antinematódeo de espectro estreito, uma vez que sua eficácia tem sido mostrada apenas contra alguns nematódeos específicos em equinos, suínos, cães, gatos e galinhas. Em ruminantes, essa molécula raramente é usada em razão da baixa eficácia contra os parasitas abomasais de ovinos (*Teladorsagia circumcinta*) e outros parasitas localizados no intestino delgado de pequenos ruminantes. Inicialmente, acreditava-se que o modo de ação da piperazina envolvia o antagonismo de receptores colinérgicos localizados na membrana neuromuscular. Entretanto, agora está claro que a piperazina bloqueia a transmissão por hiperpolarização das membranas nervosas na junção neuromuscular, levando a imobilização do parasita por paralisia flácida e consequente remoção do local de predileção e morte. Os estudos mais recentes (Martin, 1997; Harder, 2000) demonstraram que a piperazina é um agonista seletivo de receptores de ácido γ-aminobutírico (GABA), resultando na abertura de canais de cloreto e hiperpolarização da membrana das células musculares dos nematódeos parasitas. Os vermes maduros são mais suscetíveis à ação da piperazina do que estágios mais jovens. Adultos imaturos e larvas que habitam o lúmen são suficientemente suscetíveis para serem pelo menos parcialmente eliminados. Estágios larvais em tecidos do hospedeiro, no entanto, são relativamente insuscetíveis. Em razão do desenvolvimento subsequente das larvas, tratamentos repetidos geralmente são indicados dentro de 2 semanas para carnívoros e dentro de 4 semanas para suínos e equinos.

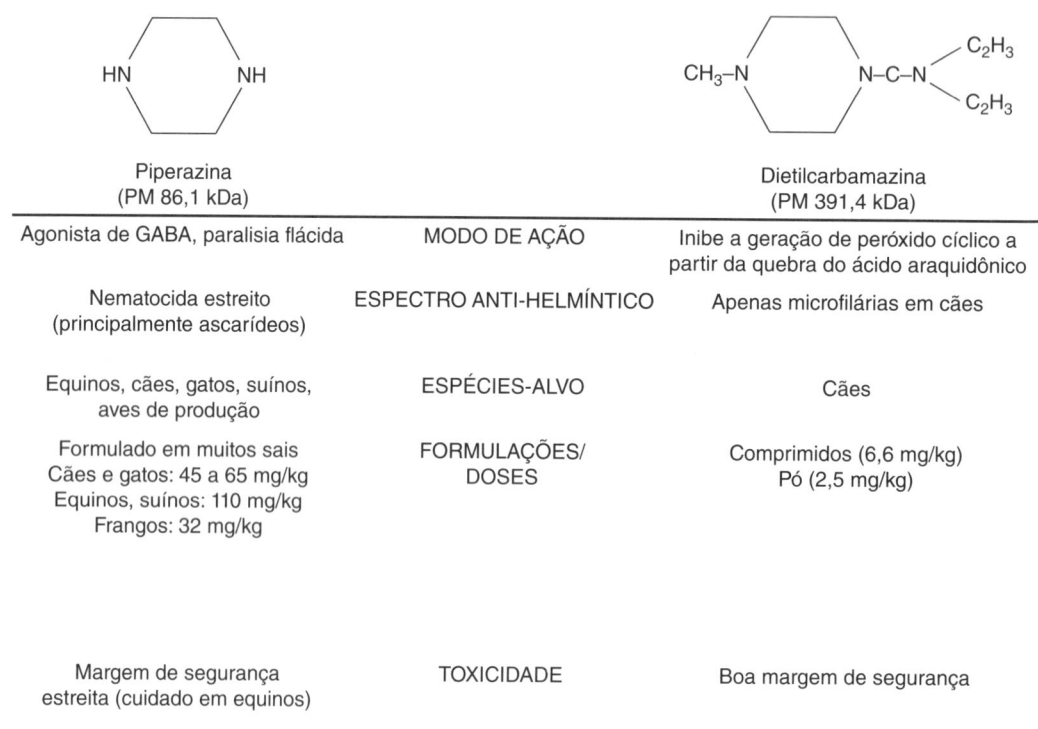

Piperazina (PM 86,1 kDa)		Dietilcarbamazina (PM 391,4 kDa)
Agonista de GABA, paralisia flácida	MODO DE AÇÃO	Inibe a geração de peróxido cíclico a partir da quebra do ácido araquidônico
Nematocida estreito (principalmente ascarídeos)	ESPECTRO ANTI-HELMÍNTICO	Apenas microfilárias em cães
Equinos, cães, gatos, suínos, aves de produção	ESPÉCIES-ALVO	Cães
Formulado em muitos sais Cães e gatos: 45 a 65 mg/kg Equinos, suínos: 110 mg/kg Frangos: 32 mg/kg	FORMULAÇÕES/ DOSES	Comprimidos (6,6 mg/kg) Pó (2,5 mg/kg)
Margem de segurança estreita (cuidado em equinos)	TOXICIDADE	Boa margem de segurança

Figura 39.12 Estruturas químicas e algumas propriedades farmacológicas comparativas de piperazina e dietilcarbamazina.

A piperazina é prontamente absorvida através do trato gastrintestinal e, em seguida, é extensivamente metabolizada (60 a 70%). O restante da molécula original é eliminado na urina ao longo de um período de 24 h após a administração. A piperazina base é detectável na urina 30 min após a administração do fármaco. A dose terapêutica recomendada para cães e gatos é 45 a 65 mg/kg de base livre de piperazina, administrada como dose única oral. A eficácia foi comprovada contra *Toxocara* e *Toxoascaris*, embora a piperazina seja ineficaz contra *Trichuris vulpis* (Jacobs, 1987). O tratamento de filhotes lactentes com piperazina em 2, 4, 6 e 8 semanas de idade é altamente efetivo (mais de 90%) na remoção de infecções por *Toxocara canis* adquiridas no período pré-natal.

A dose recomendada para equinos, suínos e ruminantes é de 110 mg/kg. Em equinos, diferentes sais de piperazina são altamente efetivos contra ascarídeos, ciatostomíneos e *Oxyuris equi* maduros. Em potros, o tratamento a intervalos de 8 semanas é recomendado para prevenção de populações patentes de parasitas *Parascaris equorum*. Um novo tratamento dentro de 3 a 4 semanas é recomendado em infecções por *Oxyuris equi*, uma vez que a piperazina não mostrou eficácia contra estágios imaturos. Doses únicas de piperazina também são eficazes (aproximadamente 100%) contra ascarídeos e vermes nodulares de suínos. Um novo tratamento 1 a 2 meses depois pode ser colocado em prática para otimizar a eficácia contra larvas que migram dos tecidos após o primeiro tratamento. O fármaco também é recomendado (duas doses de 32 mg/kg a cada 24 h) em duas administrações sucessivas (adipato de citrato) ou água potável (hexa-hidrato) como um tratamento altamente eficaz contra *Ascaridia galli* em aves. Contudo, esse tratamento aparentemente não é efetivo contra *Heterakis gallinarum*.

A experiência no decorrer de muitos anos confirmou a segurança da piperazina; ela é quase atóxica sob circunstâncias normais e apresenta grande margem de segurança. No entanto, grandes doses orais de piperazina produzem vômito, diarreia, incoordenação e pressão de cabeça em cães e gatos. Em gatos, a piperazina foi o anti-helmíntico para o qual a toxicidade (confirmada ou suspeita) foi mais frequentemente registrada pelo Illinois Animal Poison Information Center (IAPIC) entre janeiro de 1986 e agosto de 1988 (Lovell, 1990), embora isso possa refletir seu uso generalizado, tanto quanto seu potencial tóxico. Sintomas de neurotoxicidade em cães e gatos se manifestam como tremores musculares, ataxia e alterações do comportamento do paciente dentro de 24 h após uma dose de 100 mg/kg. Nenhum efeito tóxico foi relatado em potros e equinos depois de terem recebido 6 ou 7 vezes a dose terapêutica. No entanto, 4 vezes mais que a dose terapêutica podem provocar desconfortos digestivos como diarreia transitória e acúmulo excessivo de gás ruminal em bovinos. O índice terapêutico da piperazina foi estabelecido como 3 (em gatos) a 6 (em equinos) (EMEA, 2001). No geral, a piperazina permanece útil como resultado de seu custo baixo, segurança e alta eficácia contra ascarídeos em diferentes espécies de animais.

Citrato de dietilcarbamazina

Dietilcarbamazina (PM 391,4) (Figura 39.12) é um derivado da piperazina altamente solúvel em água, álcool e clorofórmio, mas insolúvel em solventes orgânicos (Pharmaceutical Society of Great Britain, 1979); é estável no ambiente. Em medicina veterinária, a dietilcarbamazina é formulada como comprimidos ou comprimidos mastigáveis que são vendidos como tratamento preventivo para dirofilariose (*Dirofilaria immitis*) em cães. A dietilcarbamazina deve ser administrada diariamente durante a estação dos mosquitos vetores e continuada por 2 meses após. Ela também é usada em formulações comerciais combinadas que contêm oxibendazol, ivermectina ou milbemicina oxima. A dietilcarbamazina também foi usada anteriormente para o tratamento de infecção por vermes pulmonares em ruminantes.

A dietilcarbamazina parece ter um modo diferente de ação em comparação com outras moléculas antiparasitárias, uma vez que sua atividade microfilarial é ausente *in vitro*, mas extensa *in vivo*. Mostrou-se que a dietilcarbamazina inibe a geração de peróxido cíclico a partir da degradação do ácido araquidônico (AA), especificamente por meio de seus efeitos sobre as enzimas leucotrieno A_4 sintetase (LTA_4), prostaciclina 2 sintetase (PGI_2) e prostaglandina sintetase (PGE_2). No entanto, a dietilcarbamazina não tem efeito inibitório aparente sobre a tromboxano sintetase e, portanto, não pode ser classificada como inibidora de ciclo-oxigenase (Martin, 1997). A microfilária produz PGI_2 e PGE_2 dentro das células endoteliais dos vasos sanguíneos de pacientes infestados. Uma vez que a dietilcarbamazina pode alterar o metabolismo de AA tanto no parasita quanto no hospedeiro, é possível que vasoconstrição combinada com adesão endotelial amplificada seja responsável pela imobilização da microfilária com ação citotóxica complementar fornecida por plaquetas e granulócitos do hospedeiro (Martin, 1997).

Após a administração oral, a dietilcarbamazina é absorvida rapidamente pelo trato gastrintestinal, alcançando a concentração plasmática máxima ($C_{máx}$) em 3 h após a administração, com período de detecção plasmático subsequente de aproximadamente 48 h. O fármaco é amplamente distribuído nos tecidos e é metabolizado no fígado por N-desalquilação e N-oxidação em quatro metabólitos. A dietilcarbamazina é excretada na urina inalterada ou como um metabólito N-óxido. A excreção urinária e, consequentemente, a meia-vida plasmática dependem do pH urinário (Martindale, 1993). Estudos com carvão ativado mostraram que ele diminui significativamente a absorção e a eliminação de dietilcarbamazina por adsorção no trato gastrintestinal (Orisakwe *et al.*, 2000). Mostrou-se que a dietilcarbamazina geralmente apresenta baixa toxicidade na dose terapêutica de 6,6 mg/kg, administrada como comprimidos orais ou 2,5 mg/kg administrados por via oral na forma de pó, 1 vez por mês, embora, em alguns cães, irritação gástrica tenha sido observada como reação adversa. Dietilcarbamazina é contraindicada em cães parasitados com filarias adultas, pois uma reação do tipo choque hipovolêmico pode ocorrer em uma pequena porcentagem (0,3 a 5%) de animais após administração de dietilcarbamazina, que pode levar à morte em poucas horas (Courtney e Roberson, 1995).

ADULTICIDAS DE VERMES DO CORAÇÃO | ARSENICAIS ORGÂNICOS

Tiacetarsamida sódica

Esse composto é um sal dissódico de ácido *S,S*-diéster de *p*-carbamoiditiobenearsonoso com ácido mercaptoacético. Recomenda-se avaliar as funções hepática e renal antes da administração, uma vez que esse composto de arsênico mostrou ser tóxico. A farmacocinética plasmática da acetarsamida foi relatada em cães após administração IV injetável (2,2 mg/kg), apresentando curva de modelo aberto de dois compartimentos. Uma ampla gama de valores cinéticos foi obtida para meia-vida de eliminação (20,5 a 83,5 min) e taxa de depuração (80,0 a 350 mℓ/kg/min). O modo de ação ainda não está claro, mas provavelmente se deve à ação do arsênico na glicólise celular. Seu principal uso terapêutico é para o tratamento de dirofilariose (*Dirofilaria immitis*), embora o uso potencial na síndrome de fadiga crônica associada com bacteriemia por *Staphylococcus* spp. tenha sido descrito (Tarello, 2001). O composto não tem eficácia contra microfilárias circulantes. Vermes adultos morrem em 1 semana após o tratamento. Uma dose de 3,7 mg/kg/dia durante 3 dias produziu reações adversas graves em um terço dos cães testados. As reações adversas na dose-padrão aumentam com a gravidade clínica da dirofilariose. A toxicidade é revelada por vômito, icterícia e urina alaranjada. Dimercaprol (8,8 mg/kg/dia em quatro doses divididas) é o antídoto recomendado quando há manifestação dos sinais de toxicidade. Gatos mostraram sensibilidade à tiacetarsamida e seu uso não é recomendado nessa espécie.

Melarsomina

A melarsomina é um arsênico trivalente da família do melanonil tioarsenita com atividade contra vermes do coração adultos e larvas de quarto estágio em cães. A melarsomina está disponível como pó para misturar com água estéril antes do uso. A FDA aprovou essa molécula para uso em cães em ambientes hospitalares. Seu modo de ação é desconhecido. Ela é rapidamente absorvida após injeção IM (2,5 mg/kg) em cães, atingindo a $C_{máx}$ em apenas 8 min após a injeção. Também foi relatado que a melarsomina e seus metabólitos são livres no plasma, ao contrário da tiacetarsamida, que se liga aos glóbulos vermelhos. As concentrações plasmáticas de arsênio são mais altas e mensuradas por mais tempo após o tratamento com melarsomina em comparação com aquelas alcançadas após a administração de acetarsamida.

A melarsomina é ativa contra estágios imaturos (> 4 meses de idade) e vermes adultos em cães. A dirofilariose é evitável usando medicações preventivas diariamente ou mensalmente. É preferível ao uso da tiacetarsamida, pois pode ser usada de forma mais segura em cães com dirofilariose grave. As reações adversas provocadas após a injeção foram descritas como dor, inchaço e sensibilidade no local da injeção. Tosse, engasgo, depressão, letargia, falta de apetite, febre, congestão pulmonar e vômito também podem aparecer como reações adversas. Melarsomina tem margem de segurança baixa e recomenda-se ter o peso preciso do paciente antes de tratar. Dimercaprol pode ser usado como um possível antídoto para reverter a toxicidade dentro de 3 h.

Lactonas macrocíclicas

Ivermectina, moxidectina e milbemicina oxima são compostos de lactonas macrocíclicas usados para matar os estágios larvais teciduais de *Dirofilaria immitis* em cães e gatos. A farmacologia desses compostos excepcionalmente potentes e altamente seguros é amplamente discutida no Capítulo 41.

RESISTÊNCIA AOS COMPOSTOS ANTI-HELMÍNTICOS | BASE MOLECULAR

Talvez sejam a simplicidade para o tratamento de infecções com fármacos muito efetivos de rotina e os ganhos econômicos na produtividade a curto prazo comprovados que tenham levado ao predomínio da quimioterapia (Zajac *et al.*, 2000). Consequentemente, a resistência aos fármacos anti-helmínticos tornou-se um grande problema na medicina veterinária, e ameaça tanto a renda decorrente da criação de bovinos quanto o bem-estar animal.

A resistência está presente quando há uma frequência maior de indivíduos dentro de uma população capazes de tolerar doses maiores de um composto do que uma população normal suscetível da mesma espécie. A característica mais importante dessa resistência anti-helmíntica é que ela é herdada. A seleção contribui para a produção de populações resistentes. Para cada classe química de anti-helmínticos, a resistência a um membro normalmente confere resistência aos outros membros. Modificações genéticas que conferem resistência são traduzidas em diferentes modificações bioquímicas que determinam a diminuição do efeito do fármaco em uma célula resistente. Essas mudanças moleculares representam a base farmacológica dos fenômenos de resistência. Parasitas apresentam muitas estratégias para se tornarem resistentes, incluindo: (i) mudanças moleculares que afetam a capacidade do fármaco de se acumular em um sítio de ação intracelular (captação reduzida, aumento do efluxo ativo e metabolismo); (ii) atividade modificada de sistemas enzimáticos de parasitas; (iii) mudanças no número, estrutura e/ou afinidade de receptores celulares de fármacos; e (iv) amplificação de genes-alvo para superar o efeito do fármaco anti-helmíntico (Tabela 39.1).

O mecanismo de ação determina o tempo de surgimento do efeito antiparasitário e o risco para o desenvolvimento de resistência a uma determinada classe química de fármacos. O surgimento de resistência a todas as principais famílias de anti-helmínticos de amplo espectro, ou seja, benzimidazóis, imidazotiazóis (levamisol)/tetra-hidropirimidinas (pirantel, morantel) e lactonas macrocíclicas (avermectinas, milbemicinas), tem motivado fortemente o desenvolvimento de estudos farmacodinâmicos a fim de compreender os mecanismos de ação de fármacos e sua resistência. A Tabela 39.1 resume os principais mecanismos de resistência descritos para as famílias químicas mais importantes de anti-helmínticos.

Conforme descrito neste capítulo, a ação nematocida do anti-helmíntico benzimidazol (BZD) é baseada em sua ligação seletiva à beta-tubulina, que produz interrupção subsequente do equilíbrio dinâmico tubulina-microtúbulo. A resistência da maioria das espécies de nematódeos tricostrongilídeos aos BZD tem sido associada à perda de receptores de ligação de alta afinidade e à alteração do padrão de isoforma da beta-tubulina (Lubega e Prichard, 1991), com base em

mutação bem conservada (polimorfismo de nucleotídio único – SNP) no aminoácido 200 (fenilalanina para tirosina) no isótipo 1 do gene beta-tubulina do parasita (Kwa et al., 1994; Prichard, 2001). Outros SNP associados à resistência aos BZD foram relatados nos códons 167 (Silvestre e Cabaret, 2002) e 198 (Ghisi et al., 2007). Além disso, a modulação da atividade de bombas de efluxo transmembrana, como glicoproteína-P (gp-P), poderia também contribuir para a resistência a BZD em tricostrôngilos (Kerboeuf et al., 2003).

O levamisol atua seletivamente como um agonista de receptores nicotínicos de acetilcolina (nACh), um canal de íons transmembrana (Na^+ e Ca^{++}), composto por cinco subunidades. Mais de 30 subunidades diferentes do receptor nACh foram descritas em parasitas (Laing et al., 2013), permitindo a formação de diferentes estruturas pentaméricas. Combinações diferentes de receptores de subunidades dão origem a receptores que têm diferentes propriedades farmacológicas. Por exemplo, alguns receptores podem ser sensíveis ao levamisol, mas menos sensíveis ao pirantel e vice-versa. Uma expressão reduzida de vários genes nAChR foi associada a uma sensibilidade diminuída ao pirantel por Ancylostoma caninum (Kopp et al., 2009). A resistência aos agonistas colinérgicos em nematódeos parasitas é poligênica e envolve mudanças na expressão das subunidades nAChR, subunidades do receptor truncadas e mutações nas subunidades do receptor, bem como uma possível contribuição de gp-P (Kotze et al., 2014). Como exemplo, Sarai et al. (2014) avaliaram subpopulações inseridas dentro de um isolado heterogêneo de Haemonchus contortus e verificaram que a expressão de sete genes gp-P foi maior em larvas que apresentavam um baixo nível de resistência ao levamisol. Ademais, nas larvas mais resistentes dentro da população, a expressão de alguns genes de subunidades de receptores foi reduzida (Sarai et al., 2014), o que pode indicar múltiplos mecanismos de resistência dentro da mesma população.

É importante notar que os nematódeos resistentes ao levamisol também são resistentes aos compostos tetra-hidropirimidinas

Tabela 39.1 Resumo dos principais mecanismos de resistência anti-helmíntica descritos em helmintos parasitas para as famílias de produtos químicos mais importantes: lactonas macrocíclicas (ivermectina, moxidectina etc.), benzimidazóis (albendazol, fembendazol etc.) e imidazotiazóis (levamisol).

	Lactonas macrocíclicas	Benzimidazóis	Imidazotiazóis
Mecanismos baseados na farmacodinâmica	Mutações em genes de receptores GluCl[a] Mutações em genes de receptores GABA[b] Diminuição da expressão de genes de receptores GluCl[c]	Mutações nos genes de beta-tubulina isótipo 1[f]	Mutações nos genes de subunidades de receptores nACh[i] Combinações diferentes de subunidades de receptores[j] Redução/aumento da expressão de genes de subunidades de receptores nACh[k] Isoformas abreviadas de genes de subunidades de receptores nACh[l]
Mecanismos baseados na farmacocinética	Superexpressão de gp-P[d] Diminuição da captação do fármaco[e]	Superexpressão de gp-P[g] Destoxificação[h] (aumento da oxidação e efluxo do fármaco)	Superexpressão degp-P[m]

GluCl: receptor do canal iônico de cloreto controlado por glutamato; GABA: receptor do ácido γ-aminobutírico; nACh: receptor nicotínico de acetilcolina; gp-P: glicoproteína-P.
[a]Mutações no gene da subunidade *GluClα3* em *Cooperia oncophora* resistente (Njue et al., 2004).
[b]Mutações nos genes do receptor GABA em um isolado de *Haemonchus contortus* (Feng et al., 2002).
[c]Níveis de expressão reduzidos dos genes do receptor de GluCl em *H. contortus* (Williamson et al., 2011), *C. oncophora* e *Ostertagia ostertagi* (El-Abdellati et al., 2011). No entanto, as alterações do gene do receptor parecem não estar envolvidas principalmente na maioria dos casos de resistência de campo às lactonas macrocíclicas (Kotze et al., 2014).
[d]Aumento do efluxo de fármacos mediado pela superexpressão de gp-P (Williamson et al., 2011; Dicker et al., 2011; Janssen et al., 2013; De Graef et al., 2013).
[e]Mudanças na anatomia e/ou função das terminações sensoriais anfídeas associadas à ingestão reduzida de fármacos (Dent et al., 2000).
[f]Polimorfismos de nucleotídio único (SNPs) na posição 200 (Kwa et al., 1994), 167 (Silvestre e Cabaret, 2002) e 198 (Ghisi et al., 2007) no gene da beta-tubulina do isótipo 1; SNP na posição 200 parece ser o mais importante em relação ao fenótipo de resistência a BZD.
[g]Aumento do efluxo de fármacos mediado pela superexpressão de gp-P em *H. contortus* (Blackhall et al., 2008) e *Fasciola hepatica* (Alvarez et al., 2005).
[h]Aumento da destoxificação de triclabendazol em *F. hepatica* resistente a triclabendazol (Robinson et al., 2004; Alvarez et al., 2005).
[i]Mutação no gene da subunidade do receptor nACh observadas em *Caenorhabditis elegans* (Fleming et al., 1997).
[j]Diferentes combinações de subunidades de receptor dão origem a receptores com diferentes propriedades farmacológicas (Kotze et al., 2014).
[k]Expressão reduzida/aumentada de vários genes de subunidades do receptor nACh (Kopp et al., 2009; Sarai et al., 2013; Sarai et al., 2014; Romine et al., 2014).
[l]Isoforma abreviada de subunidades do receptor nACh (unc-63) em *H. contortus*, *Teladorsagia circumcincta* e *Trichostrongylus colubriformis* (Neveu et al., 2010).
[m]Aumento da expressão de vários genes gp-P em larvas de *H. contortus* resistentes ao levamisol (Sarai et al., 2014).

(morantel, pirantel). Embora quimicamente diferentes, o morantel e o pirantel compartilham o mesmo modo de ação com levamisol (ver Figura 39.11) e, portanto, evidenciou-se resistência lateral entre eles em outro lugar.

A resistência às lactonas macrocíclicas avermectinas e milbemicinas foi relacionada à seleção de genes relacionados com a expressão de algumas subunidades dos canais de cloreto dependentes de glutamato (GluCl) e para o transporte de fármacos gp-P (ver Capítulo 41 para informações detalhadas). Além disso, genes relacionados a uma subunidade de canal de cloreto ativado por GABA e beta-tubulina parecem ser também associados à resistência aos compostos lactonas macrocíclicas (Eng e Prichard, 2005). Apesar do envolvimento de genes diferentes na resistência a essas moléculas, nem todas podem contribuir na mesma extensão em diferentes cepas de nematódeos resistentes. Por exemplo, não há evidências de que o polimorfismo de receptores GluCl ou GABA possa explicar a resistência observada aos compostos de lactonas macrocíclicas na maioria dos isolados de campo de diferentes parasitas gastrintestinais (Kotze et al., 2014).

A gp-P é um membro do cassete de ligação de ATP (ABC), um grupo de transportadores que funcionam como mecanismo de efluxo dependentes de ATP, permitindo que os fármacos sejam expelidos das células. A superexpressão de gp-P é um padrão comum no fenótipo multirresistente (MDR) em diferentes células cancerígenas. A superexpressão de gp-P também foi implicada na resistência de nematódeos à ivermectina e moxidectina (Pouliot et al., 1997), closantel e BZD, embora a natureza exata de seu papel ainda não tenha sido estabelecida. Genes gp-P foram identificados em Caenorhabditis elegans (pelo menos 14 genes) (Lincke et al., 1992), em Haemonchus contortus (sete genes) (Sangster et al., 1999) e Onchocerca volvulus (dois genes) (Kwa et al., 1998). Em trematódeos, genes que codificam as proteínas ABC foram identificados em Schistosoma mansoni (Bosch et al., 1994) e Fasciola hepatica (Reed et al., 1998). As lactonas macrocíclicas interagem com gp-P e ivermectina tem sido usada como um agente de reversão de MDR. Tem-se mostrado que Haemonchus contortus resistente a ivermectina apresenta maior nível de expressão de gp-P (Xu et al., 1998) e que a coadministração com verapamil (um agente de reversão de MDR) aumentou a eficácia de ivermectina e moxidectina contra Haemonchus contortus resistentes (Molento e Prichard, 1999). Foram descritas evidências fenotípicas e genotípicas de resistência às lactonas macrocíclicas associadas aos sítios polimórficos de nucleotídio único gp-P em Dirofilaria immitis (Bourguinat et al., 2011). O nematoide filarial resistente era isolado de um cão que permaneceu microfilariêmico apesar de tratamentos adulticidas de sucesso e de tratamentos repetidos com doses altas de lactonas macrocíclicas. O polimorfismo genético (GG-GG), que foi associado anteriormente a insensibilidade às lactonas macrocíclicas in vitro, estava presente com uma frequência de 45,3% nas microfilárias que sobreviveram a tratamentos repetidos com doses altas de ivermectina. O leitor interessado deve consultar o Capítulo 50 para um histórico geral sobre farmacogenômica aplicada a uma ampla variedade de fármacos.

Nematódeos apresentam neurônios sensoriais (neurônios anfidiais) em sua extremidade cefálica. Eles estão localizados em um par de canais (os anfídeos) em cada lado da faringe (Freeman et al., 2003). O preenchimento do corante anfídeo com gene defeituoso (Dyf), osm-1 e outros genes Dyf, pode atuar adicionalmente para regular a captação de ivermectina

em Caenorhabditis elegans (Dent et al., 2000). Ademais, mutações Dyf conferem baixo nível de resistência à ivermectina. É interessante notar que a estrutura dos anfídeos é alterada em Haemonchus contortus resistentes à ivermectina (Dent et al., 2000), o que sugere que uma diminuição da entrada de ivermectina no nematódeo pode ser outro mecanismo envolvido na resistência ao fármaco.

A resistência anti-helmíntica é um problema mundial, que envolve principalmente nematódeos parasitas de ovinos, caprinos e equinos. No entanto, já existem nematódeos resistentes a várias classes anti-helmínticas na Nova Zelândia e América do Sul (Fiel et al., 2000; Mejía et al., 2003; Loveridge et al., 2003; Gasbarre, 2014) e isso provavelmente vai se tornar mais difundido. A taxa com a qual a resistência anti-helmíntica se desenvolve e se espalha dentro de uma população é determinada pela quantidade de parasitas que sobrevivem ao tratamento anti-helmíntico e contribuem com seus genes de resistência para as próximas gerações. Essa contribuição é influenciada principalmente por fatores genéticos do parasita, fecundidade de parasitas adultos (tempo de geração, prole por geração, padrões de reprodução), parasitas em refúgios, características do fármaco (frequência e horário dos tratamentos, persistência do fármaco no hospedeiro, dose e eficácia do medicamento), taxa de larvas consumidas, estratégia de manejo de pastejo e condições climáticas. Refugiados são subpopulações de parasitas que não são selecionados por tratamento medicamentoso. Os organismos no ambiente (larvas em pastagens), que não ficam expostos aos fármacos, estão em refúgio. Eles são importantes, pois quanto maior a proporção da população em refúgio, mais lenta a seleção para resistência (Sangster, 2001).

Em razão do grande esforço envolvido no desenvolvimento de novas moléculas anti-helmínticas, é crucial otimizar o uso das moléculas existentes. O aumento da biodisponibilidade de fármacos é a ferramenta farmacológica que coopera com a otimização do tratamento, retardando assim o desenvolvimento de resistência anti-helmíntica. Qualquer ferramenta farmacológica que permite incrementar a biodisponibilidade sistêmica do fármaco irá facilitar a obtenção de maiores concentrações de fármacos para atingir os locais de localização do parasita por um período suficiente para alcançar o efeito antiparasitário, especialmente para aqueles que carreiam os genes resistentes. Isso é aplicável apenas a esses mecanismos de resistência que dependem da concentração do fármaco. Uma série de estratégias para otimizar o uso de anti-helmínticos e para retardar o desenvolvimento de resistência estão sob investigação e incluem: (i) uso de abordagens diferentes farmacotécnicas para melhorar a absorção do fármaco; (ii) aumento da disponibilidade sistêmica de fármacos pelo manejo da alimentação (jejum antes/depois do tratamento); (iii) modificação farmacológica para diminuir o efluxo de fármaco de parasitas resistentes; e (iv) modificação do metabolismo/eliminação de fármacos.

O uso de uma classe de fármacos que se mostrou eficaz, ou uma combinação de fármacos com diferentes modos de ação, combinada com rotação entre grupos químicos, e o uso de tão poucos tratamentos medicamentosos quanto possível, são as recomendações mais práticas e viáveis no momento para retardar o desenvolvimento de resistência. Um grande desafio é definir estratégias para preservar a suscetibilidade. O monitoramento de populações de parasitas e o tratamento dos animais quando atingem um limite são opções práticas sugeridas para desacelerar a disseminação da resistência (Sangster, 2001). A detecção precoce de resistência e fornecimento de informações aos agricultores e seus conselheiros são características essenciais das estratégias de controle de parasitas destinadas a preservar a eficácia do fármaco. Em conclusão, a pesquisa farmacoparasitológica integrada é necessária para minimizar o impacto da resistência e para obter uma compreensão completa da biologia dos parasitas e as estratégias que eles desenvolvem para se tornarem resistentes. Tal abordagem pode ajudar a identificar soluções para retardar o desenvolvimento de resistência aos anti-helmínticos disponíveis atualmente.

COMBINAÇÕES DE FÁRMACOS NEMATOCIDAS

A combinação de fármacos tem sido usada como uma ferramenta útil para aumentar o espectro anti-helmíntico (ou seja, combinação ivermectina + clorsulona, que expande o espectro da ivermectina para vermes hepáticos adultos). Ademais, uma vez que a resistência a múltiplos fármacos tem se tornado um problema generalizado em animais de produção, o uso de combinações de fármacos pode ser uma abordagem prática para retardar o desenvolvimento de resistência. Misturas de fármacos de famílias químicas diferentes foram propostas como uma estratégia válida para retardar o desenvolvimento de resistência anti-helmíntica (Anderson *et al.*, 1988). Atualmente, está disponível um grande número de *drenches* de anti-helmínticos combinados no mercado farmacêutico veterinário de importantes países na produção de ovinos, como Austrália, Nova Zelândia e Uruguai. Algumas combinações de antiparasitários de amplo espectro que contêm albendazol, ivermectina e levamisol ou oxfendazol, abamectina e levamisol foram introduzidos inicialmente nos mercados australiano e/ou neozelandês. Um *drench* de multicombinação para ovinos, que combina albendazol, levamisol, closantel e abamectina é aprovado para uso em ovinos na Austrália.

A razão por trás do uso de combinações de fármacos se baseia no fato de que vermes individuais podem ter menor grau de resistência a um componente da formulação múltipla (cada produto químico com um modo diferente de ação/resistência) em comparação com o observado, quando uma única molécula anti-helmíntica é usada. O uso dessas formulações é baseado em menor resistência de parasitas individuais a uma preparação com vários componentes (cada um com um mecanismo de ação diferente) em comparação ao tratamento com uma formulação que tem um único composto ativo. Em uma situação ideal, se um tratamento anti-helmíntico alcança 100% de eficácia, a seleção de resistência anti-helmíntica nunca ocorrerá. Alcançar a maior eficácia em animais tratados enquanto poucos parasitas sobreviventes são diluídos em uma população de nematódeos não tratada suscetível é um princípio fundamental para retardar o surgimento de resistência anti-helmíntica em situação de campo real (Dobson *et al.*, 2001). Consequentemente, em fazendas onde muitas populações de nematódeos resistentes estão presentes, o uso de combinações de fármacos pode ser uma alternativa para melhorar o controle químico. Combinações anti-helmínticas podem ser usadas para retardar a resistência anti-helmíntica, para direcionamento de espécies limitadas pela dose e para o manejo da resistência existente (Geary *et al.*, 2012; Bartram *et al.*, 2012). Foi relatado que após o uso de uma combinação tripla (levamisol + albendazol + ivermectina), tratamento combinado ou apenas ivermectina, observou-se um controle de nematódeos semelhante (Suarez *et al.*, 2014). Assim, o uso de combinações de fármacos para controlar a resistência anti-helmíntica nem sempre é uma alternativa para melhorar o controle químico. Claramente, em uma série de situações de campo, o uso de combinações anti-helmínticas na produção ovina (onde a resistência anti-helmíntica seja comum) pode ter sustentabilidade limitada. No entanto, nos sistemas de pecuária em que substâncias individuais ainda mantêm sua maior eficácia, o uso combinado de anti-helmínticos pode ser uma ferramenta importante para atrasar a resistência.

A ocorrência de possíveis interações medicamentosas entre os componentes do fármaco destaca a necessidade de pesquisas mais profundas com base farmacológica para identificar as vantagens/desvantagens do uso de preparações de combinados de fármacos para o controle anti-helmíntico em animais de produção. Uma potencial interação medicamentosa refere-se à possibilidade de que um fármaco possa alterar a intensidade dos efeitos farmacológicos de outro fármaco administrado de forma concomitante. O efeito modificado pode resultar de mudança na concentração de um ou ambos os fármacos no organismo (interação farmacocinética) ou de uma alteração na relação entre a concentração do fármaco e a resposta do organismo ao fármaco (interação farmacodinâmica) (Figura 39.13). Existem quatro tipos possíveis de interações farmacodinâmicas que resultam em efeitos aditivo, potencializador (sinérgico ou supra-aditivo), antagonista (infra-aditivo) ou efeitos indiferentes. O efeito aditivo surge quando os efeitos combinados de dois fármacos são iguais à soma de suas atividades independentes mensuradas separadamente. Em contrapartida, um efeito potencializador é alcançado quando os efeitos combinados dos fármacos são significativamente maiores do que a soma dos efeitos independentes. Um efeito potencializador obtido após a coadministração de dois fármacos com modo de ação diferente seria uma estratégia ideal para combater parasitas resistentes, principalmente em casos de resistência múltipla, caracterizada pela presença de um ou mais gêneros de parasitas resistentes a todas as moléculas incluídas na combinação. Uma vez que levamisol, albendazol e ivermectina diferem em seu modo de ação anti-helmíntico intrínseco, sua coadministração pode potencialmente induzir um efeito sinérgico. Foi descrita evidência de ação sinérgica entre o composto BZD fembendazol e levamisol (Miller e Craig, 1996). Além disso, uma interação sinérgica entre o novo anti-helmíntico derquantel e abamectina parece ocorrer em condições de laboratório *in vitro* (Puttachary *et al.*, 2013). No entanto, a maioria dos casos de interações farmacodinâmicas de fármacos nematocidas parece ser limitada ao efeito aditivo. Quando a resistência múltipla se refere à presença de diferentes gêneros de parasitas, cada um resistente a uma família química de anti-helmínticos diferente, maior eficácia anti-helmíntica poderia ser obtida usando-se uma combinação, quando comparada àquela alcançada pelo uso de cada componente sozinho, uma vez que os vermes que sobrevivem a determinada molécula podem ser eliminados pela outra. Nessa situação, um efeito aditivo aparentemente está envolvido no aumento da eficácia observada para a combinação de sulfóxido de albendazol e levamisol contra nematódeos resistentes aos BZD (Anderson *et al.*, 1991). Contudo, o trabalho de campo realizado no Uruguai (Suarez *et al.*, 2014) mostrou eficácia equivalente contra *Haemonchus contortus* com resistência múltipla após o uso de um tratamento triplo combinado (levamisol + albendazol + ivermectina) ou apenas ivermectina, indicando que não há efeito vantajoso da preparação combinada tripla. O uso de combinação de fármacos requer diagnóstico prévio do *status* de resistência, e deve ser evitado, uma vez que a resistência a todas as moléculas combinadas

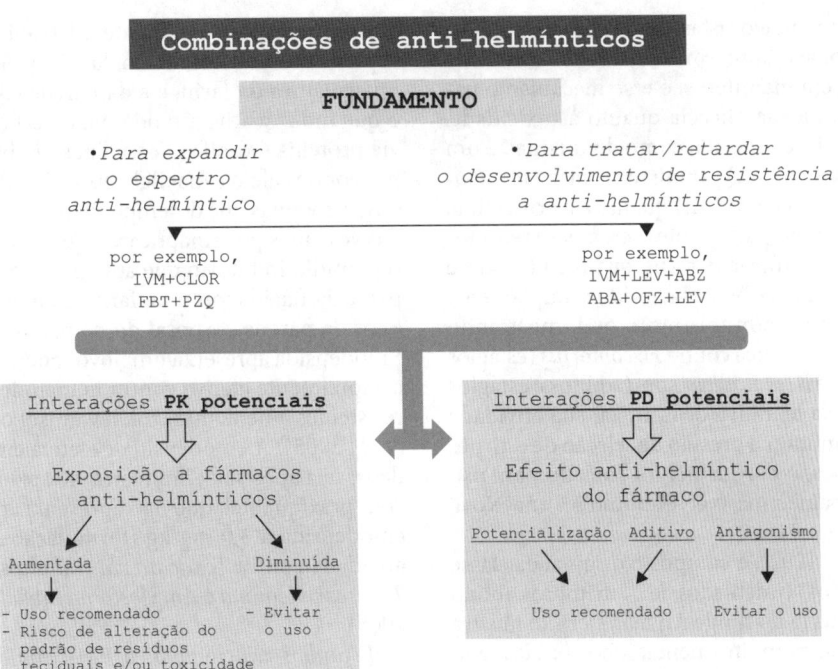

Figura 39.13 Uso combinado de fármacos anti-helmínticos. Justificativa e possíveis interações farmacocinéticas (PK) e farmacodinâmicas (PD), fármaco a fármaco. IVM: ivermectina, CLOR: clorsulona, FBT: febantel, PZQ: praziquantel, LEV: levamisol, ABZ: albendazol, ABA: abamectina, OFZ: oxfendazol.

esteja presente, já que pode ter sucesso limitado na reversão do *status* resistente.

Uma interação farmacocinética ocorre quando um composto modifica a absorção, distribuição, biotransformação e/ou eliminação de outro medicamento. Como consequência, pode haver aumento ou diminuição da concentração do fármaco na biofase (local de ação). Uma vez que quanto maior a concentração alcançada no tecido em que o parasita está localizado, maior será a quantidade de fármaco que alcança os receptores do parasita-alvo, as interações farmacocinéticas podem determinar a eficácia anti-helmíntica modificada. Como característica comum, uma interação farmacocinética fármaco a fármaco pode ser observada após a coadministração de dois ou mais anti-helmínticos, como foi descrito na administração combinada de albendazol mais ivermectina (Alvarez *et al.*, 2008), rafoxanida mais ivermectina (El-Banna *et al.*, 2008) e levamisol mais albendazol mais ivermectina (Suarez *et al.*, 2014). No entanto, existem alguns relatos de ausência de interações farmacocinéticas entre anti-helmínticos usados como combinação. Por exemplo, não foi observada diferença nos parâmetros farmacocinéticos plasmáticos para ivermectina e closantel, administrados por injeção SC, individualmente ou como uma formulação combinada para bovinos (Cromie *et al.*, 2006). A avaliação do impacto positivo ou negativo (adverso) de interações farmacocinéticas que ocorrem entre as moléculas anti-helmínticas combinadas precisa ser elucidada antes que essas misturas de fármacos sejam introduzidas no mercado.

NOVOS FÁRMACOS ANTI-HELMÍNTICOS

O desenvolvimento de resistência aos produtos químicos existentes nas classes de anti-helmínticos de amplo espectro é o principal desafio para descobrir novos fármacos que assegurem a viabilidade a longo prazo da indústria de saúde animal

(Hennessy, 1997). Essa situação ressalta a necessidade de desenvolver novos compostos antiparasitários com modos de ação exclusivos.

A nitazoxanida é um derivado salicilanilida de nitrotiazol. A nitazoxanida é eficaz contra um amplo espectro de parasitas e vírus que infectam animais e humanos, incluindo nematódeos, cestódios, trematódeos, coccídeos, protozoários ciliados e flagelados. Sua atividade antiparasitária em animais domésticos foi relatada há muito tempo (Euzeby *et al.*, 1980), mas o padrão de eficácia é muito baixo para ser atrativo comercialmente na medicina veterinária. O modo de ação para matar vermes, protozoários e alguns vírus não é conhecido, mas sua compreensão pode oferecer uma oportunidade para a descoberta de análogos com potência e eficácia melhores (Geary *et al.*, 1999a).

O custo para desenvolver uma nova classe de anti-helmínticos de amplo espectro para uso em animais de produção está se tornando proibitivo rapidamente (Hennessy, 1997). Entretanto, nas últimas duas décadas, muitos estudos têm sido realizados para gerar novas moléculas promissoras com propriedades farmacológicas potentes e atividades únicas. As dicetopiperazinas (*marcfortina* e *para-herquamida A*), octadepsipeptídios cíclicos (*PF1022, emodepsida*), neuropeptídios *(FaRP)* e os derivados aminoacetonitrila (AAD) estão entre as novidades antiparasitárias mais importantes. Embora haja algumas informações sobre o local específico de ação para a maioria dessas novas moléculas, o mecanismo de ação exato para algumas delas ainda não foi totalmente compreendido.

A para-herquamida apresenta excelente atividade contra quase todos os principais parasitas de ovinos (Shoop *et al.*, 1990). Além disso, alcaloides oxindólicos na família para-herquamida/marcfortina apresentam amplo espectro atividade anti-helmíntica, incluindo nematódeos resistentes a fármacos (Zinser *et al.*, 2002). Para-herquamida e anti-helmínticos relacionados agem como antagonistas de receptores colinérgicos nicotínicos neuronais tanto em nematódeos (paralisia flácida *in vitro*) quanto em mamíferos, e esse mecanismo parece ser subjacente tanto à sua eficácia quanto à toxicidade. 2-desoxopara-herquamida, conhecida como derquantel, é um ativo derivado semissintético PHQ promissor contra *Haemonchus contortus* resistentes tanto aos BZD quanto à ivermectina, e que apresenta afinidade acentuadamente menor para receptores de mamíferos do que a própria para-herquamida (Geary e Thompson, 2003). Derquantel é bem absorvido e amplamente distribuído nos tecidos após administração oral, mostrando excelente atividade anti-helmíntica contra *H. contortus* (estágios adultos), *T. colubriformis* e *Nematodirus* spp. (adultos e estágios L4) (Little *et al.*, 2011). Na tentativa de otimizar sua atividade anti-helmíntica e para diminuir a pressão de seleção de estirpes de nematódeos resistentes, o derquantel foi lançado para uso em combinação com abamectina (ver Capítulo 41) na Nova Zelândia, Austrália, Uruguai etc.

PF1022A (Sasaki *et al.*, 1992), o composto original da classe do ciclo-octadepsipeptídios N-metilados de 24 membros obtido como metabólito secundário do fungo *Mycelia sterilia*, mostra atividade excepcional contra muitos nematódeos *in vitro* e *in vivo* (Conder *et al.*, 1995; von Samson-Himmelstjerna *et al.*, 2000). Foi relatado que PF1022A paralisa os vermes, atuando como agonista GABA (Chen *et al.*, 1996) e antagonista colinérgico simultaneamente (Harder *et al.*, 2005). No entanto, foram relatadas dificuldades quanto à sua distribuição em animais ruminantes. Emodepsida é um derivado semissintético de PF1022A que contém uma molécula de morfolina ligada na posição *para* em cada ácido D-fenilático (Figura 39.14). Essa nova molécula anti-helmíntica é eficaz contra muitos nematódeos gastrintestinais. Emodepsida atua pré-sinapticamente

em um receptor semelhante à latrofilina (depsifilina, um receptor reputado como acoplado à proteína G), localizado na musculatura da faringe e da parede corporal de nematódeos, o que induz a ativação de uma cascata de transdução de sinal via proteína Gq-alfa e fospolipase-C-beta, causando aumento no teor de cálcio e diacilglicerol (DAG) intracelulares. O DAG ativa proteínas que desempenham papel importante na função das vesículas pré-sinápticas, o que leva à liberação de um neuropeptídio inibitório que atua pós-sinapticamente, induzindo paralisia flácida tanto na faringe quanto nos músculos somáticos da parede corporal do nematódeo (Harder *et al.*, 2005). Emodepsida apresenta um novo modo de ação anti-helmíntico e é totalmente efetiva contra nematódeos de ovinos e bovinos resistentes a benzimidazol, levamisol ou ivermectina (Harder *et al.*, 2005). A emodepsida é efetiva em gatos contra nematódeos, seja após sua administração sozinha ou em combinação com praziquantel, que não apresenta atividade nematocida. A emodepsida a 3,0 mg/kg (formulação *spot-on*) tem excelente atividade contra *Toxacara cati* (adultos maduros e imaturos), *Toxascaris leonina* e *Ancylostoma tubaeforme* (Altreuther *et al.*, 2005).

Peptídios relacionados a FMRFamida (FaRPs) são neuropeptídios com atividade modulatória motora tanto em artrópodes quanto em helmintos. O progresso na caracterização de receptores de neuropeptídios de invertebrados mostrou que a sinalização por neuropeptídios pode ser uma abordagem sólida para identificar novas moléculas endectocidas (Mousley *et al.*, 2004a). FaRP desempenham papel fundamental na coordenação motora, o que foi demonstrado no sistema nervoso de artrópodes, platelmintos e nematódeos (Geary *et al.*, 1999b). FaRP são os peptídios mais potentes, apoiando sua seleção como candidatos mais fortes para intervenção quimioterápica

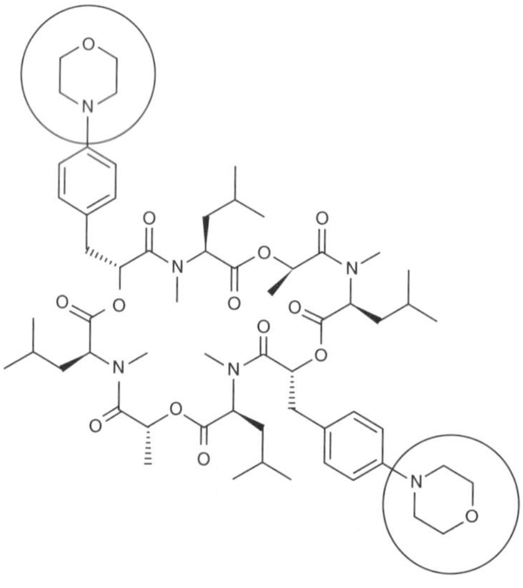

– Nova classe anti-helmíntica: ciclo-octadepsídeos N-metilados de 24 membros
– Derivado semissintético de PF1022A (as áreas circuladas mostram a porção morfolina em paraposição do composto original)
– Novo modo de ação
– Amplo espectro nematocida (estágios larval e adulto)
– Ativo contra nematódeos resistentes a benzimidazóis, levamisol e ivermectina

Figura 39.14 Estrutura química e principais propriedades farmacológicas da emodepsida, uma nova molécula anti-helmíntica. Emodepsida em combinação com o cestodicida praziquantel está disponível comercialmente para uso em gatos (*spot-on*) e cães (comprimidos).

(Mousley *et al.*, 2004b). Em associação com sua diversidade estrutural acentuada, FaRP dentro de cada filo apresentam tanto efeitos mioexcitatórios (platelmintos) quanto uma variedade de efeitos miomodulatórios (artrópodes e nematódeos) que são dependentes da estrutura do peptídio (Mousley *et al.*, 2004a). Receptores FaRP (receptores acoplados à proteína G) podem apresentar um alvo adequado para novos anti-helmínticos (Geary *et al.*, 1999b). Em artrópodes, platelmintos e nematódeos, os receptores FaRP (ou os tecidos que os expressam) são promíscuos em relação ao peptídio interativo ligante. Na verdade, um peptídio individual de um nematódeo ou artrópode pode ativar receptores envolvidos na função motora dentro dos três filos. Os dados de atividade interfilo reforçam o conceito de um único fármaco ser capaz de interferir na sinalização FaRP através dos filos que englobam os parasitas metazoários importantes (Mousley *et al.*, 2004a).

As moléculas descritas aqui representam classes encorajadoras de novos antiparasitários em razão do seu mecanismo de ação particular. Eles podem constituir uma solução para controlar parasitas resistentes aos fármacos disponíveis. Entretanto, uma série de dificuldades (toxicidade, formulação etc.) deve ser superada antes que a maioria deles possa alcançar o desenvolvimento comercial. Por exemplo, a emodepsida foi introduzida em combinação com praziquantel como um anti-helmíntico de amplo espectro para gatos (*spot-on*) e cães (oral), mas seu desenvolvimento para uso em outras espécies animais requer mais trabalho.

A descoberta dos derivados de aminoacetonitrila (AAD) como uma nova classe química de anti-helmínticos sintéticos e o desenvolvimento de monepantel (Figura 39.15) são passos relevantes em direção à pesquisa para aumentar as opções terapêuticas disponíveis para controle de nematódeos gastrintestinais (Kaminsky *et al.*, 2008). Um número significativo de compostos AAD (aproximadamente 700) foi avaliado (Kaminsky *et al.*, 2008) e, por fim, o monepantel foi introduzido no mercado farmacêutico veterinário. Monepantel foi registrado na Austrália, Nova Zelândia e em alguns países sul-americanos. O monepantel é ativo contra os estágios larval e adulto de nematódeos gastrintestinais de ovinos e bovinos. Ele é altamente eficaz contra nematódeos resistentes a todas as outras famílias de anti-helmínticos disponíveis. A eficácia do monepantel é baseada em um novo mecanismo de ação que envolve um clado único de receptores nicotínicos de acetilcolina, específico de nematódeos, que permite superar a resistência aos anti-helmínticos disponíveis atualmente. Estudos genéticos conduzidos no nematódeos de vida livre *Caenorhabditis elegans* e em *Haemonchus contortus* mostraram que o monepantel atua como um agonista no receptor nicotínico de acetilcolina, produzindo paralisia e morte do parasita (Kaminsky *et al.*, 2008; Rufener *et al.*, 2010). Após administração IV e oral a ovinos, o monepantel é rapidamente convertido em um metabólito sulfona de monepantel (Karadzovska *et al.*, 2009). Sugeriu-se que o monepantel sulfona pode ter a mesma atividade anti-helmíntica *in vitro* que o fármaco original monepantel (Karadzovska *et al.*, 2009). Por isso, o grande acúmulo de ambos os componentes principais do monepantel e seu metabólito sulfona em diferentes seções do trato digestório de ovinos (Lifschitz *et al.*, 2014) pode ser relevante para a eficácia contra diferentes nematódeos gastrintestinais. A atividade contra isolados multirresistentes com base em um novo modo de ação, sua boa tolerabilidade e baixa toxicidade para mamíferos são elementos altamente favoráveis para o futuro do monepantel para controle de nematódeos. No

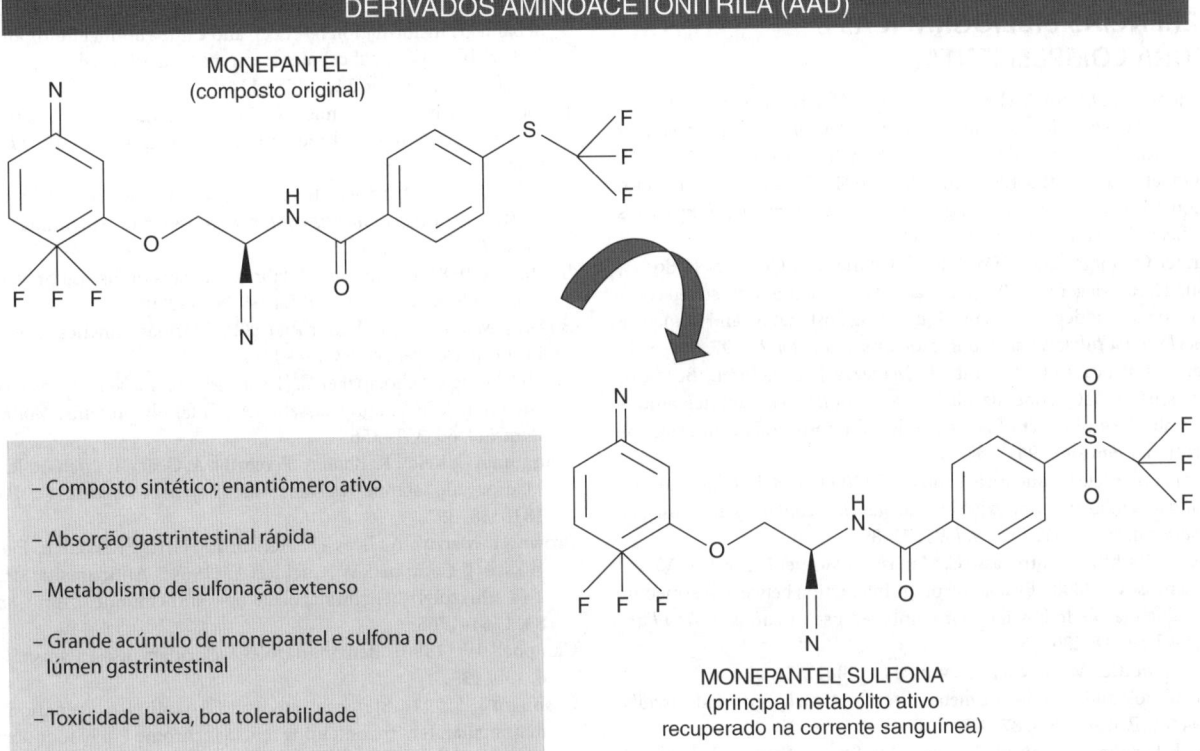

DERIVADOS AMINOACETONITRILA (AAD)

MONEPANTEL
(composto original)

- Composto sintético; enantiômero ativo

- Absorção gastrintestinal rápida

- Metabolismo de sulfonação extenso

- Grande acúmulo de monepantel e sulfona no lúmen gastrintestinal

- Toxicidade baixa, boa tolerabilidade

MONEPANTEL SULFONA
(principal metabólito ativo recuperado na corrente sanguínea)

Figura 39.15 Estruturas químicas e principais características farmacológicas do novo composto nematocida monepantel e seu metabólito sulfona. Fonte: Kaminsky *et al.*, 2008; Karadzovska *et al.*, 2009; Lifschitz *et al.*, 2014.

entanto, alguns conhecimentos específicos sobre seu comportamento farmacológico, além de um uso altamente responsável, serão necessários para garantir sua vida útil máxima. O surgimento de novos compostos antiparasitários no mercado farmacêutico veterinário torna necessário ter uma compreensão profunda das suas propriedades farmacológicas, a fim de evitar seu uso indevido e, assim, atrasar o aparecimento de resistência.

CONSIDERAÇÕES FINAIS

Para maximizar a eficácia dos compostos anti-helmínticos contra parasitas que são difíceis de controlar na medicina e na medicina veterinária, enquanto se preserva margem de segurança adequada, é necessário o entendimento completo de seus padrões farmacocinéticos e metabólicos no hospedeiro. As conexões complexas entre as vias de administração, formulação, propriedades físico-químicas e comportamento cinético resultante precisam ser entendidas para otimizar a eficácia dos anti-helmínticos existentes. Ademais, o conhecimento acerca dos diferentes comportamentos farmacológicos de medicamentos entre espécies animais, e a identificação de diferentes fatores que afetam a atividade do fármaco são relevantes para alcançar o controle ideal do parasita, evitando a seleção para resistência aos medicamentos.

As informações técnicas resumidas neste capítulo ilustram a complexidade da farmacologia de compostos antinematódeos nas diferentes espécies animais. Considerando a preocupação crescente com o desenvolvimento de resistência, o uso de informações baseadas em farmacologia é fundamental para projetar estratégias bem-sucedidas para o futuro do controle de parasitas. É necessária a avaliação integrada do conhecimento disponível sobre características farmacológicas para otimizar a atividade e alcançar a lógica do uso de fármacos nematocidas existentes e novos.

REFERÊNCIAS BIBLIOGRÁFICAS E LEITURA COMPLEMENTAR

Alí D, Hennessy D. (1995). The effect of reduced feed intake on the efficacy of oxfendazole against benzimidazole resistant *Haemonchus contortus* and *Trichostrongylus colubriformis* in sheep. *Int J Parasitol.* **25**, 71–74.

Alka Gopal RM, Sandhu KS, Sidhu PK. (2004). Efficacy of abamectin against ivermectin-resistant strain of *Trichostrongylus colubriformis* in sheep. *Vet Parasitol.* **121**, 277–283.

Altreuther G, Borgsteede FHM, Buch J, Charles SD, Cruthers L, Epe C, Young DR, Krieger KJ. (2005). Efficacy of a topically administered combination of emodepside and praziquantel against mature and immature *Ancylostoma tubaeforme* in domestic cats. *Parasitol Res.* **97**, S51–S57.

Alvarez L, Entrocasso C, Lifschitz A, Manazza J, Ceballos L, Borda B, Lanusse C. (2010). Albendazole failure to control resistant nematodes in lambs: lack of effect of fasting-induced improvement on drug absorption. *J Parasitol.* **96**, 1204–1210.

Alvarez L, Imperiale F, Sánchez S, Lanusse C. (2000). Uptake of albendazole and albendazole sulphoxide by *Haemonchus contortus* and *Fasciola hepatica* in sheep. *Vet Parasitol.* **94**, 75–89.

Alvarez L, Lifschitz A, Entrocasso C, Manazza J, Mottier L, Borda B, Virkel G, Lanusse C. (2008). Evaluation of the interaction between ivermectin and albendazole following their combined use in lambs. *J Vet Pharmacol Ther.* **31**, 230–239.

Alvarez L, Mottier M, Sánchez S, Lanusse C. (2001). *Ex vivo* diffusion of albendazole and its sulfoxide metabolite into *Ascaris suum* and *Fasciola hepatica*. *Parasitol Res.* **87**, 929–934.

Alvarez L, Sánchez S, Lanusse C. (1997). Modified plasma and abomasal disposition of albendazole in nematode infected-sheep. *Vet Parasitol.* **69**, 241–253.

Alvarez L, Sánchez S, Lanusse C. (1999). In vivo and ex vivo uptake of albendazole and its sulphoxide metabolite by cestode parasites: relationship with their kinetic behaviour in sheep. *J Vet Pharmacol Ther.* **22**, 77–86.

Alvarez L, Saumell C, Fusé L, Moreno L, Ceballos L, Domingue G, Donadeu M, Dungu B, Lanusse C. (2013). Efficacy of a single high oxfendazole dose against gastrointestinal nematodes in naturally infected pigs. *Vet Parasitol.* **194**, 70–74.

Alvarez L, Saumell C, Sánchez S, Lanusse C. (1995). Plasma disposition kinetics of albendazole metabolites in pigs fed different diets. *Res Vet Sci.* **60**, 152–156.

Alvarez L, Solana H, Mottier M, Virkel G, Fairweather I, Lanusse C. (2005). Altered drug influx/efflux and enhanced metabolic activity in triclabendazole-resistant liver flukes. *Parasitol.* **131**, 501–510.

Alvarez L, Suarez G, Ceballos L, Moreno L, Lanusse C. (2012). Dose-dependent systemic exposure of albendazole metabolites in lambs. *J Vet Pharmacol Ther.* **35**, 365–372.

Anderson N, Martin PJ, Jarrett RG. (1988). Mixtures of anthelmintics: a strategy against resistance. *Aust Vet J.* **65**, 62–64.

Anderson N, Martin PJ, Jarret RG. (1991). The efficacy of mixtures of albendazole sulphoxide and levamisole against sheep nematodes resistant to benzimidazole and levamisole. *Aust Vet J.* **68**, 127–132.

Barker SA. (2009). The formation of aminorex in racehorses following levamisole administration. A quantitative and chiral analysis following synthetic aminorex or levamisole administration vs. aminorex-positive samples from the field: a preliminary report. *J Vet Pharmacol Ther.* **32**, 160–166.

Barr S, Bowman D, Heller R, Erb H. (1993). Efficacy of albendazole against giardiasis in dogs. *Am J Vet Res.* **54**, 926–928.

Bartram DJ, Leathwick DM, Taylor MA, Geurden T, Maeder SJ. (2012). The role of combination anthelmintic formulations in the sustainable control of sheep nematodes. *Vet Parasitol.* **186**, 151–158.

Behm C, Cornish R, Bryant C. (1983). Mebendazole concentrations in sheep plasma. *Res Vet Sci.* **34**, 37–41.

Benoit E, Besse S, Delatour P. (1992). Effect of repeated doses of albendazole on enantiomerism of its sulfoxide metabolite in goats. *Am J Vet Res.* **53**, 1663–1665.

Beretta C, Fadini L, Malvisi Stracciari J, Montesissa C. (1987). In vitro febantel transformation by sheep and cattle ruminal fluids and metabolism by hepatic subcellular fractions from different animal species. *Biochem Pharmacol.* **36**, 3107–3114.

Bistoletti M, Alvarez L, Lanusse C, Moreno L. (2013). Disposition kinetics of albendazole and metabolites in laying hens. *J Vet Pharmacol Ther.* **36**, 161–168.

Blackhall WJ, Prichard RK, Beech RN. (2008). P-glycoprotein selection in strains of *Haemonchus contortus* resistant to benzimidazoles. *Vet Parasitol.* **152**, 101–107.

Blecha F. (1988). Immunomodulation: a means of disease prevention in stressed livestock. *J Animal Sci.* **66**, 2084–2090.

Bogan J, Marriner S, Delatour P. (1982). Pharmacokinetics of levamisole in sheep. *Res Vet Sci.* **32**, 124–126.

Bosch I, Wang L, Schoemaker C. (1994). Two *Schistosoma mansoni* cDNAs encoding ATP-binding cassette (ABC) family proteins. *Mol Biochem Parasitol.* **65**, 351–356.

Bourguinat C, Keller K, Bhan A, Peregrine A, Geary T, Prichard R. (2011). Macrocyclic lactone resistance in *Dirofilaria immitis*. *Vet Parasitol.* **181**, 388–392.

Brown H, Matzuk A, Ilves I, Peterson L, Harris S, Sarett L, Egerton J, Yakstis J, Campbell W, Cuckler A. (1964). Antiparasitic drugs IV. 2-(4'-thiazolyl)-benzimidazole, a new anthelmintic. *J Am Chem Soc.* **83**, 1764–1765.

Campbell W. (1990). Benzimidazoles: veterinary uses. *Parasitol Today.* **6**, 130–133.

Cashman J. (1998). Stereoselectivity in S- and N-oxygenation by the mammalian flavin-containing and cytochrome P-450 monooxygenases. *Drug Metab Rev.* **30**, 675–707.

Castells D, Suarez G, Alvarez L, Fagiolino P, Lanusse C. (2011). Combined administration of abamectin and albendazole as a controlled-release capsule in lambs: Pharmaco-therapeutic evaluation. *23rd International Conference of the World Association for the Advancement of Veterinary Parasitology*. Buenos Aires, Argentina.

Chen W, Terada M, Cheng J. (1996). Characterization of subtypes of gamma-aminobutyric acid receptors in an *Ascaris* muscle preparation by binding assays and binding of PF1022A, a new anthelmintic, on the receptors. *Parasitol Res.* **82**, 97–101.

Conder G, Johnson S, Nowakowski D, Blake T, Dutton F, Nelson S, Thomas E, Davis J, Thompson D. (1995). Anthelmintic profile of the cyclodepsipeptide PF1022A in vitro and in vivo models. *J Antibiot (Tokyo).* **48**, 820–823.

Courtney C, Roberson E. (1995). Antinematodal drugs. In Adams HR. (ed.), *Veterinary Pharmacology and Therapeutics*, 7th edn. Ames, Iowa State University Press. 885–1004.

Cristofol C, Virkel G, Alvarez L, Sánchez S, Arboix M, Lanusse C. (2001). Albendazole sulphoxide enantiomeric ratios in plasma and target tissues after intravenous administration of ricobendazole to cattle. *J Vet Pharmacol Ther.* **24**, 117–124.

Cromie L, Ferry M, Couper A, Fields C, Taylor SM. (2006). Pharmacokinetics of a novel closantel/ivermectin injection in cattle. *J Vet Pharmacol Ther.* **29**, 205–211.

Cross H, Renz A, Trees A. (1998). In-vitro uptake of ivermectin by adult male *Onchocerca ochengi. Ann Trop Med Parasitol.* **92**, 711–720.

Csiko G, Banhidi B, Semjen G, Laczay P, Vanyine Sandor G, Lehel J, Fekete J. (1996). Metabolism and pharmacokinetics of albendazole after oral administration to chickens. *J Vet Pharmacol Ther.* **19**, 322–325.

Culetto E, Baylis HA, Richmond JE, Jones AK, Fleming JT, Squire MD, Lewis JA, Sattelle DB. (2004). The *Caenorhabditis elegans unc-63* gene encodes a levamisole-sensitive nicotinic acetylcholine receptor alpha subunit. *J Biol Chem.* **279**, 42476–42483.

Debackere M, Landuyt J, Vercruysse J, McKellar Q. (1993). The influence of *Ostertagia circumcincta* and *Trichostrongylus colubriformis* infections on the pharmacokinetics of febantel in lambs. *J Vet Pharmacol Ther.* **16**, 261–274.

De Graef J, Demeler J, Skuce P, Mitreva M, Von Samson-Himmelstjerna G, Vercruysse J, Claerebout E, Geldhof P. (2013). Gene expression analysis of ABC transporters in a resistant *Cooperia oncophora* isolate following in vivo and in vitro exposure to macrocyclic lactones. *Parasitol.* **140**, 499–508.

Delatour P, Benoit E, Garnier F, Besse S. (1990a). Chirality of the sulphoxide metabolites of fenbendazole and albendazole in sheep. *J Vet Pharmacol Ther.* **13**, 361–366.

Delatour P, Benoit E, Lachenet J, Besse S. (1990b). Pharmacokinetics in sheep and cattle of albendazole administered by an intraruminal slow release capsule. *Res Vet Sci.* **48**, 271–275.

Delatour P, Besse S, Romdane M. (1988). Pharmacokinetics and anti-Dicrocoelium activity of thiophanate and its major metabolite in ruminants. *Ann Rech Vet.* **19**, 119–222.

Delatour P, Garnier F, Benoit E, Caude I. (1991). Chiral behaviour of the metabolite albendazole sulphoxide in sheep, goats and cattle. *Res Vet Sci.* **50**, 134–138.

Dent JA, Smith MM, Vassilatis DK, Avery L. (2000). The genetics of ivermectin resistance in *Caenorhabditis elegans. Proc Natl Acad Sci USA.* **97**, 2674–2679.

De Ruyck H, Daeseleire E, Grijspeerdt K, De Ridder H, Van Renterghem R, Huyghebaert G. (2001). Determination of flubendazole and its metabolites in eggs and poultry muscle with liquid chromatography-tandem mass spectrometry. *J Agric Food Chem.* **49**, 610–617.

Desplenter L. (1983). Levamisole as an immunomodulator in the prevention of neonatal disease. In McDonald LE. (ed.), *Veterinary Pharmacology and Toxicology*. Lancaster, England, MTP Press Limited. 99–103.

Dib A, Palma S, Suarez G, Farías C, Cabrera P, Castro S, Allemandi D, Moreno L, Lanusse C, Sánchez Bruni SF. (2011). Albendazole sulphoxide kinetic disposition after treatment with different formulations in dogs. *J Vet Pharmacol Ther.* **34**, 136–141.

Dicker AJ, Nisbet A, Skuce PJ. (2011). Gene expression changes in a P-glycoprotein (Tci-pgp-9) putatively associated with ivermectin resistance in *Teladorsagia circumcincta. Int J Parasitol.* **41**, 935–942.

Dobson RJ, Besier RB, Barnes EH, Love SCJ, Vizard A, Bell K, Le Jambre LF. (2001). Principles of use of macrocyclic lactones to minimise selection for resistance. *Aust Vet J.* **79**, 756–761.

Edwards G, Breckenridge A. (1988). Clinical pharmacokinetics of anthelmintic drugs. *Clin Pharmacokinet.* **15**, 67–93.

El-Abdellati A, De Graef J, Van Zeveren A, Donnan A, Skuce P, Walsh T, Wolstenholme A, Tait A, Vercruysse J, Claerebout E, Geldhof P. (2011). Altered avr-14B gene transcription patterns in ivermectin-resistant isolates of the cattle parasites, *Cooperia oncophora* and *Ostertagia ostertagi. Int Int J Parasitol.* **41**, 951–957.

El-Banna H, Goudah A, El-Zorba H, Abd-El-Rahman S. (2008). Comparative pharmacokinetics of ivermectin alone and a novel formulation of ivermectin and rafoxanide in calves and sheep. *Parasitol Res.* **102**, 1337–1342.

El-Kholy H, Kemppainen B, Ravis W, Hoerr F. (2006). Pharmacokinetics of levamisole in broiler breeder chickens. *J Vet Pharmacol Ther.* **29**, 49–53.

Eng J, Prichard R. (2005). Comparison of genetic polymorphism in populations of *Onchocerca volvulus* from untreated- and ivermectin-treated patients. *Mol Biochem Parasitol.* **142**, 193–202.

European Agency for the Evaluation of Medicines (EMEA). (2001). Committee for Veterinary Medical Products. *Piperazine.* EMEA/MRL/807/01 Available at: http://www.ema.europa.eu/docs/en_GB/document_library/Maximum_Residue_Limits_-_Report/2009/11/WC500015676.pdf

Euzeby J, Promtep S, Rossignol J. (1980). Experimentation des properties antihelminthiques de la nitazoxamide chez le chien, le chat et les ovines. *Rec Med Vet Ec Alfort.* **131**, 687–696.

Evrard B, Chiap P, DeTullio P, Ghalmi F, Piel G, Van Hees T, Crommen J, Losson B, Delattre L. (2002). Oral bioavailability in sheep of albendazole from a suspension and from a solution containing hydroxypropyl-beta-cyclodextrin. *J Control Release.* **85**, 45–50.

Feng XP, Hayashi J, Beech RN, Prichard RK. (2002). Study of the nematode putative GABA type-A receptor subunits: evidence for modulation by ivermectin. *J Neurochem.* **83**, 870–878.

Fernández M, García JJ, Sierra M, Diez MJ, Terán MT. (1998). Bioavailability of levamisole after intramuscular and oral administration in sheep. *NZ Vet J.* **46**, 173–176.

Fetterer R, Rew R. (1984). Interaction of *Fasciola hepatica* with albendazole and its metabolites. *J Vet Pharmacol Ther.* **7**, 113–117.

Fiel C, Saumell C, Steffan P, Rodriguez E, Salaverry G. (2000). Resistencia de los nematodes Trichostrongylideos -Cooperia y Trichostrongylus- a Tratamientos con Avermectinas en bovinos de la pampa húmeda –Argentina-. *Revista Med Vet.* **81**, 310–315.

Fishman AeP. (1999). Aminorex to fen/phen: an epidemic foretold. *Circulation.* **99**, 156–161.

Fleming JT, Squire MD, Barnes TM, Tornoe C, Matsuda K, Ahnn J, Fire A, Sulston JE, Barnard EA, Sattelle DB, Lewis JA. (1997). *Caenorhabditis elegans* levamisole resistance genes lev-1, unc-29, and unc-38 encode functional nicotinic acetylcholine receptor subunits. *J Neurosci.* **17**, 5843–5857.

Forsyth B, Gibbon A, Prior D. (1983). Seasonal variations in anthelmintic response by cattle to dermally applied levamisole. *Aust Vet J.* **60**, 140–141.

Freeman AS, Nghiem C, Li J, Ashton FT, Guerrero J, Shoop WL, Schad GA. (2003). Amphidial structure of ivermectin-resistant and susceptible laboratory and field strains of *Haemonchus contortus. Vet Parasitol.* **110**, 217–226.

Galtier P, Alvinerie M, Delatour P. (1986a). In vitro sulphoxidation of albendazole by ovine liver microsomes: assay and frequency of various xenobiotics. *Am J Vet Res.* **47**, 447–450.

Galtier P, Alvinerie M, Plusquellec Y, Tufenkji A, Houin G. (1991). Decrease in albendazole sulphonation during experimental fascioliasis in sheep. *Xenobiotica.* **21**, 917–924.

Galtier P, Larrieu G, Tufenkji A, Franc M. (1986b). Incidence of experimental fascioliasis on the activity of drug-metabolizing enzymes in lamb liver. *Drug Metab Dispos.* **14**, 137–141.

Garcia JJ, Diez MJ, Sierra M, Teran MT. (1994). Bioavailability of levamisole administered by subcutaneous and oral routes in rabbits. *J Vet Pharmacol Ther.* **17**, 135–140.

Gasbarre LC. (2014). Anthelmintic resistance in cattle nematodes in the US. *Vet Parasitol.* **204**, 3–11.

Geary TG, Hosking BC, Skuce PJ, von Samson-Himmelstjerna G, Maeder S, Holdsworth P, Pomroy W, Vercruysse J. (2012). World Association for the Advancement of Veterinary Parasitology (W.A.A.V.P.) Guideline: Anthelmintic combination products targeting nematode infections of ruminants and horses. *Vet Parasitol.* **190**, 306–316.

Geary T, Marks N, Maule A, Bowman J, Alexander-Bowman S, Day T, Larsen M, Davis J, Thompson D. (1999b). Pharmacology of FMRFamide-related peptides in helminths. *Ann N Y Acad Sci.* **897**, 212–227.

Geary T, Sangster N, Thompson D. (1999a). Frontiers in anthelmintic pharmacology. *Vet Parasitol.* **84**, 275–295.

Geary T, Thompson D. (2003). Development of antiparasitic drugs in the 21st century. *Vet Parasitol.* **115**, 167–184.

Ghisi M, Kaminsky R, Maser P. (2007). Phenotyping and genotyping of *Haemonchus contortus* isolates reveals a new putative candidate mutation for benzimidazole resistance in nematodes. *Vet Parasitol.* **144**, 313–320.

Gokbulut C, Nolan AM, McKellar QA. (2002). Plasma disposition, faecal excretion and in vitro metabolism of oxibendazole following oral administration in horses. *Res Vet Sci.* **72**, 11–15.

Gonzales A, Garcia H, Gilman RH, Gavidia CM, Tsang VC, Bernal T, Falcon N, Romero M, Lopez-Urbina MT. (1996). Effective, single-dose treatment or porcine cysticercosis with oxfendazole. *Am J Trop Med Hyg.* **54**, 391–394.

Gopal RM, West DM, Pomroy WE. (2001). The difference in efficacy of ivermectin oral, moxidectin oral and moxidectin injectable formulations against an ivermectin-resistant strain of *Trichostrongylus colubriformis* in sheep. *NZ Vet J.* **49**, 133–137.

Gottschall D, Theodorides V, Wang R. (1990). The metabolism of benzimidazole anthelmintics. *Parasitol Today.* **6**, 115–124.

Gutierrez J, Eisenberg RL, Koval NJ, Armstrong ER, Tharappel J, Hughes CG, Tobin T. (2010). Pemoline and tetramisole 'positives' in English racehorses following levamisole administration. *Irish Vet J.* **63**, 498–500.

Gyurik R, Chow A, Zaber B, Brunner E, Miller J, Villani A, Petka L, Parish R. (1981). Metabolism of albendazole in cattle, sheep, rats and mice. *Drug Metab Dispos.* **9**, 503–508.

Harder A. (2000). Chemotherapeutic approaches to nematodes: current knowledge and outlook. *Parasitol Res.* **88**, 272–277.

Harder A, Holden-Dye L, Walker R, Wunderlich F. (2005). Mechanisms of action of emodepside. *Parasitol Res.* **97**, 1–10.

Hennessy D. (1993). Pharmacokinetic disposition of benzimidazole drugs in the ruminant gastrointestinal tract. *Parasitol Today.* **9**, 329–333.

Hennessy D. (1997). Modifying the formulation or delivery mechamism to increase the activity of anthelmintic compounds. *Vet Parasitol.* **72**, 367–390.

Hennessy D, Prichard R. (1981). The role of absorbed drug in the efficacy of oxfendazole against gastrointestinal nematodes. *Vet Res Commun.* **5**, 45–49.

Hennessy D, Sangster N, Steel J, Collins G. (1993a). Comparative pharmacokinetic behaviour of albendazole in sheep and goats. *Int J Parasitol.* **23**, 321–325.

Hennessy D, Sangster N, Steel J, Collins G. (1993b). Comparative kinetic disposition of oxfendazole in sheep and goats before and during infection with *Haemonchus contortus* and *Trichostrongylus colubriformis*. *J Vet Pharmacol Ther.* **16**, 245–253.

Hennessy D, Steel J, Lacey E, Eagleson G, Prichard R. (1989). The disposition of albendazole in sheep. *J Vet Pharmacol Ther.* **12**, 421–429.

Hess C, Ritke N, Broecker S, Madea B, Musshoff F. (2013). Metabolism of levamisole and kinetics of levamisole and aminorex in urine by means of LC–QTOF–HRMS and LC–QTOF–MS. *Anal Bioanal Chem.* **405**, 4077–4088.

Ho ENM, Leung DKK, Leung GNW, Wan TSM, Wong ASY, Wong CHF, Soma LR, Rudy JA, Uboh C, Sams R. (2009). Aminorex and rexamino as metabolites of levamisole in the horse. *Anal Chim Acta.* **638**, 58–68.

Ho N, Geary T, Barshun C, Sims S, Thompson D. (1992). Mechanistic studies in the transcuticular delivery of antiparasitic drugs. II: Ex vivo/ in vitro correlation of solute transport by Ascaris suum. *Mol Biochem Parasitol.* **52**, 1–14.

Holden-Dye L, Joyner M, O'Connor V, Walker RJ. (2013). Nicotinic acetylcholine receptors: a comparison of the nAChRs of Caenorhabditis elegans and parasitic nematodes. *Parasitol Int.* **62**, 606–615.

Horton R. (1990). Benzimidazoles in a wormy world. *Parasitol Today.* **6**, 106.

International Program on Chemical Safety (IPCS). (2003). *Levamisole.* INCHEM. Available at: http://www.inchem.org/documents/jecfa/jecmono/ v33je02.htm (acessed March 2017).

Jackson F, Coop R. (2000). The development of anthelmintic resistance in sheep nematodes. *Parasitol.* **120**, 95–107.

Jacobs D. (1987). Anthelmintics for dogs and cats. *Int J Parasitol.* **17**, 511–518.

Janssen IJ, Krücken J, Demeler J, Basiaga M, Kornas S, von Samson-Himmelstjerna G. (2013). Genetic variants and increased expression of *Parascaris equorum* P-glycoprotein-11 in populations with decreased ivermectin susceptibility. *PLoS One* **8**, e61635.

Kaminsky R, Ducray P, Jung M, Clover R, Rufener L, Bouvier J, Weber SS, Wenger A, Wieland-Berghausen S, Goebel T, Gauvry N, Pautrat F, Skripsky T, Froelich O, Komoin-Oka C, Westlund B, Sluder A, Maˆser P. (2008). A new class of anthelmintics effective against drug-resistant nematodes. *Nature.* **452**, 176–180.

Kan C, Keukens H, Tomassen M. (1998). Flubendazole residues in eggs after oral administration to laying hens: determination with reversed phase liquid chromatography. *Analyst.* **123**, 2525–2527.

Karadzovska D, Seewald W, Browning A, Smal M, Bouvier J, Giraudel J. (2009). Pharmacokinetics of monepantel and its sulfone metabolite, monepantel sulfone, after intravenous and oral administration in sheep. *J Vet Pharmacol Ther.* **32**, 359–367.

Kerboeuf D, Blackhall W, Kaminsky R, von Samson-Himmelstjerna G. (2003). P-glycoprotein in helminths: function and perspectives for anthelmintic treatment and reversal of resistance. *Int J Antimicrob Agents.* **22**, 332–346.

Koller LD. (1982). Chemical-induced immunomodulation. *J Am Vet Med Assoc.* **181**, 1102–1106.

Kopp SR, Coleman GT, Traub RJ, McCarthy JS, Kotze AC. (2009). Acetylcholine receptor subunit genes from *Ancylostoma caninum*: altered transcription patterns associated with pyrantel resistance. *Int J Parasitol.* **39**, 435–441.

Kotze A, Hunt P, Skuce P, von Samson-Himmelstjerna G, Martin R, Sager H, Krücken J, Hodgkinson J, Lespine A, Jex A, Gilleard J, Beech R, Wolstenholme A, Demeler J, Robertson A, Charvet C, Neveu C, Kaminsky R, Rufener L, Alberich M, Menez C, Prichard R. (2014). Recent advances in candidate-gene and whole-genome approaches to the discovery of anthelmintic resistance markers and the description of drug/ receptor interactions. *Int J Parasitol Drugs Drug Resistance.* **4**, 164–184.

Kwa M, Okoli M, Schulz-Key H, Okongkwo P, Roos M. (1998). Use pf P-glycoprotein gene probes in investigate anthelmintic resistance in *Haemonchus contortus* and comparison with *Onchocerca volvulus*. *Int J Parasitol.* **28**, 1235–1490.

Kwa M, Veenstra J, Roos M. (1994). Benzimidazole resistance in Haemonchus contortus is correlated with a conserved mutation at amino acid 200 in β-tubulin isotype 1. *Mol Biochem Parasitol.* **63**, 299–303.

Lacey E. (1988). The role of the cytoskeletal protein, tubulin, in the mode of action and mechanism of drug resistance to benzimidazoles. *Int J Parasitol.* **18**, 885–936.

Lacey E. (1990). Mode of action of benzimidazoles. *Parasitol Today.* **6**, 112–115.

Laing R, Kikuchi T, Martinelli A, Tsai IJ, Beech RN, Redman E, Holroyd N, Bartley DJ, Beasley H, Britton C, Curran D, Devaney E, Gilabert A, Hunt M, Jackson F, Johnston SL, Kryukov I, Li K, Morrison AA, Reid AJ, Sargison N, Saunders GI, Wasmuth JD, Wolstenholme A, Berriman M, Gilleard JS, Cotton JA. (2013). The genome and transcriptome of *Haemonchus contortus*, a key model parasite for drug and vaccine discovery. *Genome Biol.* **14**, R88.

Lanusse C, Gascon L, Prichard R. (1993a). Gastrointestinal distribution of albendazole metabolites following netobimin administration to cattle: relationship with plasma disposition kinetics. *J Vet Pharmacol Ther.* **16**, 38–47.

Lanusse C, Gascon L, Prichard R. (1995). Comparative plasma disposition kinetics of albendazole, fenbendazole, oxfendazole and their metabolites in adult sheep. *J Vet Pharmacol Ther.* **18**, 196–203.

Lanusse CE, Gascon LH, Ranjan S, Prichard RK. (1992a). Morantel tartrate release from a long-acting intraruminal device in cattle: pharmacokinetics and gastrointestinal distribution. *J Vet Pharmacol Ther.* **15**, 117–123.

Lanusse C, Nare B, Gascon L, Prichard R. (1992b). Metabolism of albendazole and albendazole sulphoxide by ruminal and intestinal fluids of sheep and cattle. *Xenobiotica.* **22**, 419–426.

Lanusse C, Nare B, Prichard R. (1993b). Comparative sulphoxidation of albendazole by sheep and cattle liver microsomes and the inhibitory effect of methimazole. *Xenobiotica.* **23**, 285–295.

Lanusse CE, Prichard RK. (1993a). Relationship between pharmacological properties and clinical efficacy of ruminant anthelmintics. *Vet Parasitol.* **49**, 123–158.

Lanusse C, Prichard R. (1993b). Clinical pharmacokinetics and metabolism of benzimidazole anthelmintics in ruminants. *Drug Met Rev.* **25**, 235–279.

Lanusse C, Ranjan S, Prichard R. (1990). Comparison of pharmacokinetic variables for two injectable formulation of netobimin administred to calves. *Am J Vet Res.* **51**, 1459–1453.

Lanusse C, Virkel G, Sánchez S, Alvarez L, Lifschitz A, Imperiale F, Monfrinotti A. (1998). Ricobendazole kinetics and availability following subcutaneous administration of a novel injectable formulation to calves. *Res Vet Sci.* **65**, 5–10.

Lifschitz A, Ballent M, Virkel G, Sallovitz J, Viviani P, Lanusse C. (2014). Accumulation of monepantel and its sulphone derivative in tissues of nematode location in sheep: pharmacokinetic support to its excellent nematodicidal activity. *Vet Parasitol.* **203**, 120–126.

Lincke C, The I, van Groenigen M, Borst P. (1992). The P-glycoprotein gene family of *Caenorhabditis elegans.* Cloning and characterization of genomic and complementary DNA sequences. *J Mol Biol.* **228**, 701–711.

Little PR, Hodge A, Maeder SJ, Wirtherle NC, Nicholas DR, Cox GG, Conder GA. (2011). Efficacy of a combined oral formulation of derquantel-abamectin against the adult and larval stages of nematodes in sheep, including anthelmintic-resistant strains. *Vet Parasitol.* **181**, 180–193.

Lloberas M, Alvarez L, Entrocasso C, Virkel G, Lanusse C, Lifschitz A. (2012). Measurement of ivermectin concentrations in target worms and host gastrointestinal tissues: influence of the route of administration on the activity against resistant Haemonchus contortus in lambs. *Exp Parasitol.* **131**, 304–309.

Lovell RA. (1990). Ivermectin and piperazine toxicoses in dogs and cats. *Vet Clin North Am Small Anim Pract.* **20**, 453–468.

Loveridge B, McArthur M, McKenna PB, Mariadass B. (2003). Probable multigeneric resistance to macrocyclic lactone anthelmintics in cattle in New Zealand. *NZ Vet J.* **51**, 139–141.

Lubega G, Prichard R. (1991). Specific interaction of benzimidazole anthelmintics with tubulin from developing stages of thiabendazole-susceptible and – resistant *Haemonchus contortus. Biochem Pharmacol.* **41**, 93–101.

Mackenstedt U, Schmidt S, Mehlhorn H, Stoye M, Traeder W. (1993). Effects of pyrantel pamoate on adult and preadult Toxocara canis worms: an electron microscope and autoradiography study. *Parasitol Res.* **79**, 567–578.

Marriner S. (1986). Anthelmintic drugs. *Vet Rec.* **118**, 181–184.

Marriner S, Bogan J. (1981). Pharmacokinetics of oxfendazole in sheep. *Am J Vet Res.* **42**, 1146–1150.

Marriner S, Evans E, Bogan J. (1985). Effect of parasitism with *Ostertagia circumcincta* on pharmacokinetics of fenbendazole in sheep. *Vet Parasitol.* **17**, 239–249.

Martin R. (1997). Modes of action of anthelmintic drugs. *Vet J.* **154**, 11–34.

Martin R, Clark C, Trailovic S, Robertson A. (2004). Oxantel is an N-type (methyridine and nicotine) agonist not an L-type (levamisole and pyrantel) agonist: classification of cholinergic anthelmintics in *Ascaris. Int J Parasitol.* **34**, 1083–1090.

Martin R, Robertson A. (2000). Electrophysiological investigation of antihelmintic resistance. *Parasitology.* **120**, 87–94.

Martin RJ, Verma S, Levandoski M, Clark CL, Qian H, Stewart M, Robertson AP. (2005). Drug resistance and neurotransmitter receptors of nematodes: recent studies on the mode of action of levamisole. *Parasitol.* **131**, S71–S84.

Martindale W. (1993). *The Extra Pharmacopoeia,* 30th edn. London, Pharmaceutical Press.

McKellar Q, Galbraith E, Baxter P. (1993). Oral absorption and bioavailability of fenbendazole in the dog and the effect of concurrent ingestion of food. *J Vet Pharmacol Ther.* **16**, 189–198.

McKellar Q, Gokbulut C, Muzandu K, Benchaoui H. (2002). Fenbendazole pharmacokinetics, metabolism, and potentiation in horses. *Drug Metab Dispos.* **30**, 1230–1239.

McKellar Q, Harrison P, Galbraith E, Inglis H. (1990). Pharmacokinetics of fenbendazole in dogs. *J Vet Pharmacol Ther.* **13**, 386–392.

McKellar Q, Scott E. (1990). The benzimidazole anthelmintic agents- a review. *J Vet Pharmacol Ther.* **13**, 223–247.

Mejía M, Fernández Igartua B, Schmidt E, Cabaret J. (2003). Multispecies and multiple anthelmintic resistance on cattle nematodes in a farm in Argentina: the beginning of high resistance. *Vet Res.* **34**, 461–467.

Miller DK, Craig TM. (1996). Use of anthelmintic combinations against multiple resistant *Haemonchus contortus* in Angora goats. *Small Rumi Res.* **19**, 281–283.

Molento M, Prichard R. (1999). Effects of the multidrug-resistance-reversing agents verapamil and CL 347,099 on the efficacy of ivermectin or moxidectin against unselected and drug-selected strains of *Haemonchus contortus* in birds. *Parasitol Res.* **85**, 1007–1011.

Montesissa C, Malvisi Stracciari J, Fadini L, Beretta C. (1989). Comparative microsomal oxidation of febantel and its metabolite fenbendazole in various animal species. *Xenobiotica.* **19**, 97–100.

Moreno L, Alvarez L, Mottier L, Virkel G, Sanchez Bruni S, Lanusse C. (2004). Integrated pharmacological assessment of flubendazole potential for use in sheep: disposition kinetics, liver metabolism and parasite diffusion ability. *J Vet Pharmacol Ther.* **27**, 299–308.

Moreno L, Ceballos L, Fairweather I, Lanusse C, Alvarez L. (2014). Time-course and accumulation of triclabendazole and its metabolites in bile, liver tissues and flukes collected from treated sheep. *Exp Parasitol.* **136**, 14–19.

Moreno-Guzmán M, Coles G, Jiménez-González A, Criado-Fornelio A, Ros-Moreno R, Rodríguez-Caabeiro F. (1998). Levamisole binding sites in *Haemonchus contortus. Int J Parasitol.* **28**, 413–418.

Mottier L, Alvarez L, Pis A, Lanusse C. (2003). Transtegumental diffusion of benzimidazole anthelmintics into *Moniezia benedeni*: correlation with their octanol-water partition coefficients. *Exp Parasitol.* **103**, 1–7.

Mousley A, Marks N, Halton D, Geary T, Thompson D, Maule A. (2004b). Arthropod FMRFamide-related peptides modulate muscle activity in helminths. *Int J Parasitol.* **34**, 755–768.

Mousley A, Marks N, Maule A. (2004a). Neuropeptide signalling: a repository of targets for novel endectocides? *Trends Parasitol.* **20**, 482–487.

Navarro M, Cristofol C, Carretero A, Arboix M, Ruberte, J. (1998). Anthelmintic induced congenital malformations in sheep embryos using netobimin. *Vet Rec.* **142**, 86–90.

Neveu C, Charvet C, Fauvin A, Cortet J, Beech R, Cabaret J. (2010). Genetic diversity of levamisole receptor subunits in parasitic nematode species and abbreviated transcripts associated with resistance. *Pharmacogenet Genomics.* **20**, 414–425.

Nielsen P, Rasmussen F. (1982). The pharmacokinetics of levamisole in goats and pigs. *Colloques de l'INRA (France).* **8**, 431–432.

Njue AI, Hayashi J, Kinne L, Feng XP, Prichard RK. (2004). Mutations in the extracellular domains of glutamate-gated chloride channel alpha3 and beta subunits from ivermectin-resistant *Cooperia oncophora* affect agonist sensitivity. *J Neurochem.* **89**, 1137–1147.

O'Handley R, Olson M, McAllister T, Morck D, Jelinski M, Royan G, Cheng K. (1997). Efficacy of fenbendazole for treatment of giardiasis in calves. *Am J Vet Res.* **58**, 384–388.

Orisakwe OE, Ilondu NA, Afonne OJ, Ofoefule SI, Orish CN. (2000). Acceleration of body clearance of diethylcarbamazine by oral activated charcoal. *Pharm Res.* **42**, 167–170.

Ortiz P, Terrones S, Hoban C, Ceballos L, Moreno L, Canton C, Donadeu M, Lanusse C, Alvarez L. (2014). Oxfendazole flukicidal activity in pigs. *Acta Trop.* **136**, 10–13.

Petersen M, Friis C. (2000). Pharmacokinetics of fenbendazole following intravenous and oral administration to pigs. *Am J Vet Res.* **61**, 573–576.

Paredes A, Campos Lourenc¸o T, Marzal M, Rivera A, Dorny P, Mahanty S, Guerra-Giraldez C, García H, Nash T, Cass K. (2013). In vitro analysis of albendazole sulfoxide enantiomers shows that (+)-(R)-albendazole sulfoxide is the active enantiomer against *Taenia solium. Antimicrob Agents Chemother.* **57**, 944–949.

Pharmaceutical Society of Great Britain. (1979). *Pharmaceutical Codex,* 11th edn. Pharmaceutical Society of Great Britain.

Pouliot J, L'Heureux F, Liu Z, Prichard R, Georges E. (1997). Reversal of P-glycoprotein-associated multidrug resistance by ivermectin. *Biochem Pharmacol.* **53**, 17–25.

Prichard R. (2001). Genetic variability following selection of *Haemonchus contortus* with anthelmintics. *Trends Parasitol.* **17**, 445–453.

Prichard R, Hennessy D. (1981). Effects of oesophageal groove closure on the pharmacokinetic behaviour and efficacy of oxfendazole in sheep. *Res Vet Sci.* **30**, 22–27.

Prichard R, Hennessy D, Steel J. (1978). Prolonged administration: a new concept for increasing the spectrum and effectiveness of anthelmintics. *Vet Parasitol.* **44**, 309–315.

Puttachary S, Trailovic SM, Robertson AP, Thompson DP, Woods DJ, Martin RJ. (2013). Derquantel and abamectin: Effects and interactions on isolated tissues of *Ascaris suum. Mol Biochem Parasitol.* **188**, 79–86.

Qian H, Martin RJ, Robertson AP. (2006). Pharmacology of N-, L-, and B-subtypes of nematode nAChR resolved at the single-channel level in *Ascaris suum. FASEB J.* **20**, 2606–2608.

Rand JB. (2007). Acetylcholine. In WormBook. (ed.), *The Caenorhabditis elegans Research Community. WormBook*, Available at: http://www.wormbook.org (accessed Aug. 2014).

Redondo P, Alvarez A, García J, Larrode O, Merino G, Prieto J. (1999). Presystemic metabolism of albendazole: experimental evidence of an efflux process of albendazole sulfoxide to intestinal lumen. *Drug Metabolism and Disposition.* **27**, 736–740.

Reed M, Panaccio M, Strugnell R, Spithill T. (1998). Developmental expression of a *Fasciola hepatica* sequence homologous to ABC transporters. *Int J Parasitol.* **28**, 1375–1381.

Reinemeyer C, Courtney C. (2001). Antinematodal drugs. In Adams HR. (ed.), *Veterinary Pharmacology and Therapeutics*, 8th edn. Ames, Iowa State University Press. 947–979.

Reinemeyer C, Hutchens D, Eckblad W, Marchiondo A, Shugart J. (2006). Dose-confirmation studies of the cestocidal activity of pyrantel pamoate paste in horses. *Vet Parasitol.* **38**, 169–390.

Renwick A, Strong H, George C. (1986). The role of the gut flora in the reduction of sulphoxide containing drugs. *Biochem Pharmacol.* **35**, 64–70.

Roberson E, Burke T. (1982). Evaluation of granulated fenbendazole as a treatment for helminth infections in dogs. *J Am Vet Med Assoc.* **180**, 53–55.

Robertson A, Bjorn H, Martin RJ. (1999). Resistance to levamisole resolved at the single-channel level. *FASEB J.* **13**, 749–760.

Robertson SJ, Martin RJ. (1993). Levamisole-activated single-channel currents from muscle of the nematode parasite *Ascaris suum. Br J Pharmacol.* **108**, 70–178.

Robinson MW, Lawson J, Trudgett A, Hoey EM, Fairweather I. (2004). The comparative metabolism of triclabendazole sulphoxide by triclabendazole-susceptible and triclabendazole-resistant *Fasciola hepatica. Parasitol Res.* **92**, 205–210.

Rodrigues J, Bories C, Emery I, Fessi H, Devissaguet J, Liance M. (1995). Development of an injectable formulation of albendazole and in vivo evaluation of its efficacy against *Echinococcus multilocularis* metacestode. *Int J Parasitol.* **25**, 1437–1441.

Romine NM, Martin RJ, Beetham JK. (2014). Transcriptomic evaluation of the nicotinic acetylcholine receptor pathway in levamisole-resistant and -sensitive *Oesophagostomum dentatum. Mol Biochem Parasitol.* **193**, 66–70.

Rowland I. (1986). Reduction by the gut microflora of animals and man. *Bioch Pharmacol.* **35**, 27–32.

Rowlands D, Shepherd M, Collins K. (1988). The oxfendazole pulse release bolus. *J Vet Pharmacol Ther.* **11**, 405–408.

Rufener L, Keiser J, Kaminsky R, Maser P, Nilsson D. (2010). Phylogenomics of ligand-gated ion channels predicts monepantel effect. *PLoS Pathogens.* **6**, e1001091.

Sahagun AM, García JJ, Sierra M, Fernandez N, Diez MJ, Teran MT. 2000. Subcutaneous bioavailability of levamisole in goats. *J Vet Pharmacol Ther.* **23**, 189–192.

Sahagun AM, Teran MT, García JJ, Fernandez N, Sierra M, Diez MJ. (2001). Oral bioavailability of levamisole in goats. *J Vet Pharmacol Ther.* **24**, 439–442.

Sánchez S, Alvarez L, Lanusse C. (1996). Nutritional condition affects the disposition kinetics of albendazole in cattle. *Xenobiotica.* **26**, 307–320.

Sánchez S, Alvarez L, Lanusse C. (1997). Fasting induced changes on the pharmacokinetic behaviour of albendazole and its metabolites in cattle. *J Vet Pharmacol Ther.* **20**, 38–47.

Sánchez S, Alvarez L, Pis A, Quiroga M, Lanusse C. (1999). Differences in plasma and abomasal kinetics of albendazole and its metabolites in calves grazed on pasture or fed a grain-based diet. *Res Vet Sci.* **66**, 223–230.

Sánchez S, Alvarez L, Sallovitz J, Lanusse C. (2000b). Enhanced plasma and target tissue availabilities of albendazole and albendazole sulphoxide in fasted calves: evaluation of different fasting intervals. *J Vet Pharmacol Ther.* **23**, 193–201.

Sánchez S, Sallovitz J, Savio E, McKellar Q, Lanusse C. (2000a). Comparative availability of two oral dosage forms of albendazole in dogs. *Vet J.* **160**, 153–156.

Sánchez S, Small J, Jones D, McKellar Q. (2002). Plasma achiral and chiral pharmacokinetic behaviour of intravenous oxfendazole co-administered with piperonyl butoxide in sheep. *J Vet Pharmacol Ther.* **25**, 7–13.

Sangster N. (2001). Managing parasiticide resistance. *Vet Parasitol.* **98**, 89–109.

Sangster N, Bannan S, Weiss A, Nulf S, Klein R, Geary T. (1999). *Haemonchus contortus*: Sequence heterogeneity of internucleotide binding domains from P-glycoproteins and an association with avermectin/milbemycin resistance. *Exp Parasitol.* **91**, 250–257.

Sangster N, Dobson R. (2002). Anthelmintic resistance. In Lee DL. (ed.), *The Biology of Nematodes.* London, Taylor Francis. 531–567.

Sangster N, Gill J. (1999). Pharmacology of anthelmintic resistance. *Parasitol Today.* **15**, 141–146.

Sangster N, Riley F, Collins G. (1988). Investigation of the mechanism of levamisole resistance in trichostrongylid nematodes of sheep. *Int J Parasitol.* **18**, 813–818.

Sarai R, Kopp S, Coleman G, Kotze AC. (2013). Acetylcholine receptor subunit and P-glycoprotein transcription patterns in levamisole-susceptible and resistant *Haemonchus contortus. Int J Parasitol Drugs Drug Resist.* **3**, 51–58.

Sarai R, Kopp S, Coleman G, Kotze AC. (2014). Drug-efflux and target-site gene expression patterns in *Haemonchus contortus* larvae able to survive increasing concentrations of levamisole in vitro. *Int J Parasitol Drugs Drug Resist.* **4**, 77–84.

Sasaki T, Takagi M, Yaguchi T, Miyadoh S, Okada T, Koyama M. (1992). A new anthelmintic cyclodepsipeptide, PF1022A. *J Antibiot (Tokyo).* **45**, 692–697.

Shoop W, Egerton J, Eary C, Suhayda D. (1990). Anthelmintic activity of paraherquamide in sheep. *J Parasitol.* **76**, 349–351.

Short C, Barker S, Hsieh L, Su-Pin O, McDowell T, Davis L, Neff-Davis C, Koritz G, Bevill R, Munsiff I. (1987). Disposition of fenbendazole in cattle. *Am J Vet Res.* **48**, 958–961.

Silvestre A, Cabaret J. (2002). Mutation in position 167 of isotype 1 beta-tubulin gene of *Trichostrongylid* nematodes: role in benzimidazole resistance? *Mol Biochem Parasitol.* **120**, 297–300.

Solana H, Rodriguez J, Lanusse C. (2001). Comparative metabolism of albendazole and albendazole sulphoxide by different helminth parasites. *Parasitol Res.* **87**, 275–280.

Souhaili El Amri H, Fargetton X, Delatour P, Batt A. (1987). Sulphoxidation of albendazole by the FAD-containing and cytochrome P450 dependent mono-oxygenases from pig liver microsomes. *Xenobiotica.* **17**, 1159–1168.

Suarez G, Alvarez L, Castells D, Correa O, Fagiolino P, Lanusse C. (2011). Comparative drug systemic exposure and clinical efficacy against resistant nematodes in lambs treated with different albendazole formulations. *J Vet Pharmacol Ther.* **34**, 557–564.

Suarez G, Alvarez L, Castells D, Moreno L, Fagiolino P, Lanusse C. (2014). Evaluation of pharmacological interactions after administration of a levamisole, albendazole and ivermectin triple combination in lambs. *Vet Parasitol.* **201**, 110–119.

Tarello W. (2001). Chronic fatigue syndrome (CFS) in 15 dogs and cats with specific biochemical and microbiological anomalies. *Comp Immunol Microbiol Infect Dis.* **24**, 165–185.

Taylor S, Kenny J, Houston A, Smyth W, Kennedy D, Hewitt S. (1993). Plasma concentrations of fenbendazole and its metabolites in poultry after a single oral administration. *J Vet Pharmacol Ther.* **16**, 377–379.

Thompson D, Ho N, Sims S, Geary T. (1993). Mechanistic approaches to quantitate anthelmintic absorption by gastrointestinal nematodes. *Parasitol Today.* **9**, 31–35.

Tocco D, Egerton J, Bowers W, Christensen V, Rosenblum C. (1965). Absorption, metabolism and elimination of thiabendazole in farm animals and a method for its estimation in biological materials. *J Vet Pharmacol Ther.* **149**, 263–265.

Virkel G, Imperiale F, Lifschitz A, Pis A, Alvarez A, Merino G, Prieto J, Lanusse C. (2003). Effect of amphiphilic surfactant agents on the gastrointestinal absorption of albendazole in cattle. *Biopharm Drug Dispos.* **24**, 95–103.

Virkel G, Lifschitz A, Pis A, Lanusse C. (2002). In vitro ruminal biotransformation of benzimidazole sulphoxide anthelmintics: enantioselective sulphoreduction in sheep and cattle. *J Vet Pharmacol Ther.* **25**, 15–23.

Virkel G, Lifschitz A, Pis A, Sallovitz J, Lanusse C. (1997). Diet affects the ruminal biotransformation of netobimin and albendazole sulphoxide. *J Vet Pharmacol Ther.* **20**, 100–101.

Virkel G, Lifschitz A, Sallovitz J, Pis A, Lanusse C. (2004). Comparative hepatic and extrahepatic enantioselective sulfoxidation of albendazole and fenbendazole in sheep and cattle. *Drug Metab Dispos.* **32**, 536–544.

Vokřál I, Jirásko R, Stuchlíková L, Bártíková H, Szotáková B, Lamka J, Várady M, Skálová L. (2013). Biotransformation of albendazole and activities of selected detoxification enzymes in *Haemonchus contortus* strains susceptible and resistant to anthelmintics. *Vet Parasitol.* **96**, 373–381.

von Samson-Himmelstjerna G, Harder A, Schnieder T, Kalbe J, Mencke N. (2000). In vivo activities of the new anthelmintic depsipeptide PF 1022A. *Parasitol Res.* **86**, 194–199.

Watson AD, Sangster NC, Church DB, Van Gogh H. (1988). Levamisole pharmacokinetics and bioavailability in dogs. *Res Vet Sci.* **45**, 411–413.

Williamson SM, Storey B, Howell S, Harper KM, Kaplan RM, Wolstenholme AJ. (2011). Candidate anthelmintic resistance-associated gene expression and sequence polymorphisms in a triple-resistant field isolate of *Haemonchus contortus. Mol Biochem Parasitol.* **180**, 99–105.

Witassek F, Burkhardt B, Eckert J, Bircher J. (1981). Chemotherapy of alveolar echinococcosis. Comparison of plasma mebendazole concentrations in animals and man. *Eur J Clin Pharmacol.* **20**, 427–433.

Wolstenholme A, Fairweather I, Prichard R, von Samson-Himmelstjerna G, Sangster N. (2004). Drug resistance in veterinary parasites. *Trends Parasitol.* **20**, 469–476.

Xiao L, Saeed R, Herd R. (1996). Efficacy of albendazole and fenbendazole against *Giardia* infection in cattle. *Vet Parasitol.* **61**, 165–170.

Xu M, Molento M, Blackhall W, Ribeiro P, Beech P, Prichard R. (1998). Ivermectin resistance in nematodes may be caused by alteration of P-glycoprotein homolog. *Mol Biochem Parasitol.* **91**, 327–335.

Zajac A, Sangster N, Geary T. (2000). Why veterinarians should care more about parasitology? *Trends Parasitol.* **16**, 504–506.

Zinser E, Wolf M, Alexander-Bowman S, Thomas E, Davis J, Groppi V, Thompson D, Geary, T. (2002). Anthelmintic paraherquamides are cholinergic antagonists in gastrointestinal nematodes and mammals. *J Vet Pharmacol Ther.* **25**, 241–250.

CAPÍTULO 40

Fármacos Anticestódios e Antitrematódeos

Carlos E. Lanusse, Luis I. Alvarez e Guillermo L. Virkel

FÁRMACOS ANTICESTÓDIOS

Introdução

Fármacos anticestódios usados para tratar infecções por tênias podem atuar como tenífugos ou tenicidas. Os primeiros compostos facilitam a expulsão da tênia do hospedeiro, enquanto os últimos causam a morte da tênia *in situ*. Uma vez que o escólex do cestódio é capaz de regenerar todo o organismo, os fármacos que apenas removem as proglotes ou todo o corpo da tênia, mas deixam o escólex intacto são insatisfatórios. A difusão insuficiente do fármaco para o escólex e dois ou três proglotes consecutivas, em razão da reação inflamatória da mucosa intestinal, podem ser responsáveis por essa atividade cestodicida limitada. O intervalo normal da desestrobilização à patência é de aproximadamente 3 semanas, de maneira que o intervalo recomendado para avaliação do tratamento contra tênias é cerca de 3 semanas após o tratamento medicamentoso inicial.

A infecção por tênias em animais de fazenda pode ser um problema menor e, em geral, não requer tratamento com um fármaco cestodicida específico. Alguns dos compostos benzimidazóis de amplo espectro usados para controlar infecções por nematódeos (ver o Capítulo 39) também são eficazes contra tênias. Entretanto, atenção especial é dada ao tratamento de infecções por *Anoplocephala perfoliata*, o cestódio parasita mais comum em equinos. Evidências crescentes estão disponíveis, sugerindo uma associação entre a presença do cestódio e erosões ao redor da válvula ileocecal, intussuscepções, compactações ileais e outras condições que levam a episódios recorrentes de cólica intestinal (Gasser *et al.*, 2005). Mostrou-se que a administração oral de uma pasta de pamoato de pirantel (ver o Capítulo 39) a 13,2 mg/kg resultou em controle eficaz (96%) dessa tênia em equinos infectados naturalmente (Reinemeyer *et al.*, 2006).

O tratamento de infecções por tênias também é necessário em animais domésticos. É clinicamente significativo que cães e gatos sejam os hospedeiros definitivos de tênias cujos estágios larvais causam zoonoses. Por exemplo, o tratamento efetivo de *Echinococcus granulosus* em cães é extremamente importante, uma vez que o estágio larval dessa tênia pode causar hidatidose nos hospedeiros intermediários, principalmente ovinos e humanos. O controle ambiental de hospedeiros intermediários também é essencial para prevenir a reinfecção após o tratamento. O controle de pulgas e piolhos, que são os vetores de *Dipylidium caninum*, e a restrição do acesso de carnívoros a hospedeiros intermediários mamíferos para impedir as infecções por *Taenia* são essenciais (Reinemeyer e Courtney, 2001).

Compostos tenífugos interferem na capacidade de tênias em manter seu sítio de localização no intestino. Eles paralisam as tênias, pelo menos temporariamente, mas caso as tênias se recuperem antes da expulsão, a reconexão com o intestino pode ocorrer. Portanto, o tratamento com tenífugos tem sido rotineiramente acompanhado por purgação.

Arecolina, um agonista muscarínico, induz paralisia espástica do parasita e aumenta a motilidade intestinal do hospedeiro, o que facilita a expulsão da tênia. A busca por melhor eficácia motivou o desenvolvimento de fármacos tenicidas sintéticos que agora são amplamente usados. Muitos dos fármacos anticestódios mais antigos são compostos orgânicos naturais (tenífugos). Leitores interessados em informações específicas sobre os fármacos anticestódios mais antigos devem consultar edições anteriores deste livro (Roberson e Courtney, 1995).

Bunamidina

Bunamidina (*N,N*-dibutil-4-(hexiloxi)-1-naftamidina) (Figura 40.1) é um fármaco tenicida que rompe o tegumento da tênia e reduz a captação de glicose. Como consequência, os tecidos subtegumentais são expostos e destruídos pelas enzimas digestivas do hospedeiro. Ela é formulada como comprimidos (sal cloridrato) ou suspensões (sal hidroxinaftoato) para administração oral em animais domésticos e ruminantes, respectivamente. O sal cloridrato é amplamente utilizado para o tratamento de infecções por cestódios em cães e gatos. O cloridrato de bunamidina apresenta > 90% de eficácia contra *Taenia* spp., *Dipylidium* spp., *Mesocestoides* spp. e *Diphyllobothrium* spp. (tratamento oral a 25 a 50 mg/kg). No entanto, a eficácia contra *D. caninum* pode ser irregular. Foi relatada efetividade que varia de 85,9 a 98,8% (estágios imaturos) e 100% (estágios maduros) de *E. granulosus* (Andersen *et al.*, 1975). A bunamidina preparada como um sal de hidroxinaftoato é eficaz contra infecções por *Moniezia* spp. em pequenos ruminantes.

A dissolução de comprimidos em animais em jejum é melhor e, portanto, há aumento do contato subsequente do fármaco com o parasita no intestino, resultando em eficácia mais vantajosa. O fármaco é seguro, uma vez que não é extensivamente absorvido no duodeno e quantidades pequenas de compostos absorvidos são inativados no fígado. A administração de comprimidos dissolvidos aumenta a absorção do fármaco e, consequentemente, o risco de reações sistêmicas adversas como lesões hepáticas e fibrilação ventricular. As mortes como consequência de insuficiência cardíaca foram relatadas esporadicamente, 24 h após o tratamento. Êmese e diarreia são as reações adversas mais frequentes após administração de bunamidina. Fármacos cestodicidas mais eficazes substituíram a bunamidina, que não está mais disponível no mercado estadunidense.

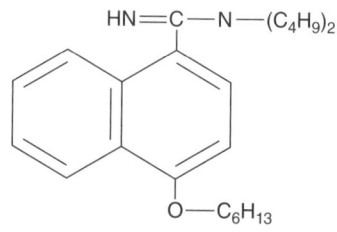

Figura 40.1 Estrutura química da bunamidina.

Niclosamida

Esse composto de salicilanilida (5-cloro-*N*-(2-cloro-4-nitrofenil)-2-hidroxibenzamida (Figura 40.2) foi amplamente utilizado para o tratamento de infecções por cestódios em cães e gatos nas décadas de 1960 a 1980. A niclosamida é altamente eficaz contra a maioria das espécies de tênias de animais domésticos. No entanto, tem pouca eficácia contra *Dipylidium* spp. e *E. granulosus*. Esse fármaco também é eficaz para o tratamento de vermes comuns em ruminantes como *Moniezia* spp. e *Thysanosoma* spp. Em equinos, pode ser usada para o tratamento de *Anoplocephala* spp. A atividade tenicida da niclosamida envolve a interferência com a absorção de glicose, inibição da fosforilação oxidativa e estimulação da atividade da adenosina trifosfatase em nível mitocondrial. Todos esses mecanismos levam à morte do parasita e sua digestão subsequente no intestino (Al-Hadiya, 2005). Pode ser administrada como suspensão por via oral (VO) ou intrarruminal em ruminantes ou na forma de comprimidos para tratamento oral em animais domésticos. A administração de niclosamida em animais em jejum aumenta sua eficácia. Sua administração oral em doses de 100 a 157 mg/kg produziu apenas concentrações plasmáticas baixas, que se correlacionam com baixa absorção gastrintestinal e a segurança bem conhecida do fármaco. O medicamento absorvido é rapidamente inativado no fígado em aminoniclosamida. De forma similar à bunamidina, a niclosamida foi substituída na clínica de pequenos animais por cestodicidas modernos. Leitores interessados devem consultar edições anteriores deste livro (Roberson e Courtney, 1995) para uma discussão aprofundada das propriedades terapêuticas da niclosamida em espécies animais de interesse veterinário. Curiosamente, a niclosamida foi identificada como um agente potencial anticâncer em razão dos seus efeitos inibitórios em múltiplas vias de sinalização intracelular. As moléculas de sinalização nessas vias podem ser superexpressadas, constitutivamente ativas ou mutadas em diferentes células cancerosas (Li *et al.*, 2014). Consequentemente, uma série de estudos *in vitro* e *in vivo* relataram a eficácia anticâncer da niclosamida, usada sozinha ou em combinação com outros agentes antineoplásicos.

Praziquantel

O praziquantel é um derivado de isoquinolinapirazina sintético ativo: 2-(ciclo-hexicarbonil)-1,2,3,6,7, 11b-hexa-hidro-4*H*-pirazino[2,1-a]isoquinolina-4-ona (Figura 40.3). O praziquantel é altamente eficaz contra uma variedade de cestódios e trematódeos parasitas e é amplamente utilizado tanto na medicina veterinária quanto humana. Ele apresenta atividade extremamente alta contra estágios adultos de todas as espécies de tênias em animais de produção e domésticos (Thomas e Gonnert, 1978). Ele também tem boa atividade contra as formas larvais de cestódios. A administração de praziquantel a 5 mg/kg em gatos e cães é completamente eficaz

contra todos os estágios de *Taenia hydatigena, T. pisiformis, T. ovis, T. taeniaeformis, D. caninum, Mesocestoides corti, E. multilocularis* e *E. granulosus* (Thomas e Gonnert, 1978). Essa dose geralmente é recomendada para eliminação das espécies comuns de cestódios de cães e gatos, exceto *Spirometra mansonoides* e *Diphyllobothrium erinacea*, que requerem dose de 25 mg/kg em 2 dias consecutivos. Uma dose de 10 mg/kg é necessária para alcançar boa eficácia contra as formas juvenis desses parasitas. O fármaco assegura 100% de eliminação de *E. granulosus* em cães e é o único medicamento recomendado para o tratamento dessa tênia. A administração oral de uma pasta que contém praziquantel (a 50 mg/kg) foi eficaz para o controle de *Dicrocoelium dendriticum* em lhamas (Dadak *et al.*, 2013). Uma formulação combinada de febantel e praziquantel está disponível no mercado veterinário para uso no tratamento de nematódeos e cestódios gastrintestinais. Essa formulação deve ser administrada em 3 dias consecutivos, em doses de 10 a 15 mg/kg (febantel) e 1 a 1,5 mg/kg (praziquantel) para cães adultos e jovens. Uma combinação tripla de praziquantel, pirantel e oxantel também é comercializada como vermífugo de amplo espectro para cães e gatos. Outras combinações comerciais usadas em animais domésticos incluem praziquantel mais oxibendazol, mebendazol ou fembendazol. Combinações de praziquantel com qualquer ivermectina (pasta) ou moxidectina (formulação de gel) estão comumente disponíveis como formulações de antiparasitários de amplo espectro para uso no tratamento de nematódeos gastrintestinais e infecções por cestódios em equinos (Holm-Martin *et al.*, 2005; Rehbein *et al.*, 2007). Uma preparação *spot-on* combinada de praziquantel e o novo composto emodepsida (ver o Capítulo 39) foi introduzida no mercado como um anti-helmíntico de amplo espectro para gatos. Essa formulação anti-helmíntica provou ser eficaz para o tratamento do verme pulmonar felino *Aelurostrongylus abstrusus* (Traversa *et al.*, 2009).

O praziquantel também é altamente eficaz contra cestódios de ruminantes. Todas as espécies de *Moniezia, Stilesia* e *Avitellina* de ovinos e/ou caprinos são eliminadas por uma dose única de 10 a 15 mg/kg. O praziquantel foi aprovado para o tratamento de tênia em equinos em diferentes países. Tem sido usado de forma bem-sucedida para o tratamento do cestódio *A. perfoliata* nessa espécie (Lyons *et al.*, 1998). Formulações

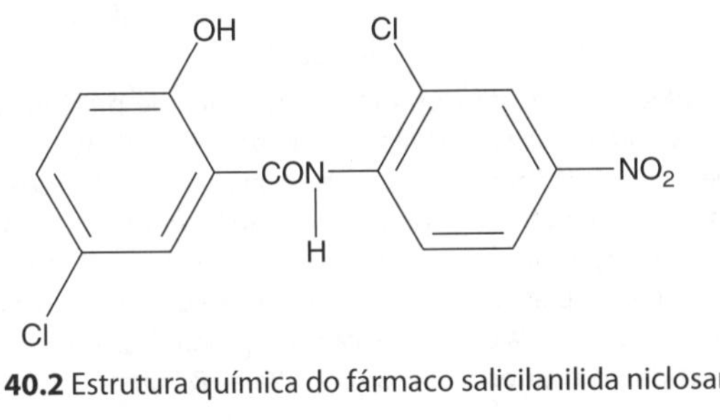

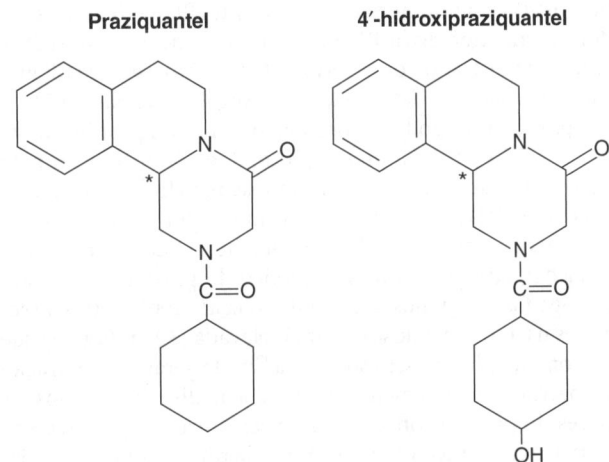

Figura 40.3 Estruturas químicas do praziquantel e seu metabólito ativo (4′-hidroxipraziquantel). O asterisco (*) indica o centro assimétrico (quiral) em ambas as moléculas.

Figura 40.2 Estrutura química do fármaco salicilanilida niclosamida.

combinadas (gel, pasta) que contêm ivermectina mais praziquantel são comercializadas para uso no tratamento de infecções por nematódeos e cestódios gastrintestinais em equinos. A maioria dos estudos sobre o modo de ação do praziquantel tem sido realizada com base no trematódeo humano *Schistosoma mansoni* como parasita-modelo (Day *et al.*, 1992). O praziquantel induz paralisia rápida, contração muscular sustentada do parasita e ruptura do tegumento. A contração da musculatura do parasita é o efeito primário, que é seguido pela vacuolização rápida do tegumento sincicial. Contração muscular e ruptura do tegumento são seguidas pela exposição de antígenos do parasita, ligação e penetração de células do sistema imune do hospedeiro no parasita (Martin, 1997). Mudanças metabólicas incluem diminuição na captação de glicose, armazenamento de glicogênio, concentração de ATP e liberação de lactato. Todos esses efeitos são atribuídos direta ou indiretamente a uma alteração na homeostase do Ca^{2+} intracelular. Os efeitos do praziquantel são pensados para serem mediados pela liberação de Ca^{2+} intracelular armazenado, além do aumento do influxo de Ca^{2+} através do tegumento esquistossômico (Day *et al.*, 1992). A exposição e liberação de antígenos do parasita, bem como mudanças metabólicas são atribuíveis ao efeito primário no tegumento. O alvo molecular exato, bem como sua localização dentro dos tecidos do parasita ainda precisam ser completamente elucidados. Muitas investigações foram focadas na subunidade beta de canais de Ca^{2+} dependentes de voltagem como alvos propostos para a ação do praziquantel (Greenberg, 2005; Jeziorski e Greenberg, 2006). Esses canais são locais críticos de influxo extracelular de Ca^{2+} e também desempenham papel importante na regulação da homeostase do Ca^{2+} intracelular. Uma variante da subunidade beta de canais de Ca^{2+} controlados por voltagem também foi encontrada em platelmintos como *Taenia solium* (Jeziorski e Greenberg, 2006). Ademais, mostrou-se que o praziquantel é um inibidor da captação de adenosina, e levantou-se a hipótese de uma relação entre esse efeito e os efeitos mediados pelo praziquantel no influxo de Ca^{2+} (Angelucci *et al.*, 2007). Considerando que os platelmintos não apresentam a via bioquímica para a biossíntese de purinas, esse mecanismo pode estar envolvido na atividade antiparasitária de praziquantel. A natureza quiral do praziquantel é outra característica relacionada aos seus efeitos farmacológicos no parasita. O fármaco tem um centro assimétrico na posição 11b (ver Figura 40.3) e, consequentemente, duas formas enantioméricas: praziquantel R(–) e S(+). Apenas a forma enantiomérica R(–) possui atividade antiparasitária, conforme mostrado por experimentos *in vitro* e *in vivo* (Staudt *et al.*, 1992; Cioli e Mattoccia, 2003; Angelucci *et al.*, 2007).

O praziquantel pode ser formulado como comprimido, pasta ou suspensão para administração oral, e como solução para injeções subcutânea (SC) ou intramuscular (IM). As formulações comerciais são compostos racêmicos por partes iguais de ambos os enantiômeros do praziquantel. O comportamento farmacocinético e destino metabólico do praziquantel foram investigados em ovinos e cães (Giorgi *et al.*, 2001, 2003). Esses autores usaram uma dose oral mais elevada (30 mg/kg) do que as recomendadas nessas espécies, a fim de gerar concentração plasmática suficientemente alta para a análise. Em ovinos, os valores do pico de concentração plasmática ($C_{máx}$) e área sob a curva concentração-tempo (ASC) de praziquantel administrado por via IM a 15 mg/kg foram 6 vezes maiores quando comparados aos valores observados após o tratamento oral com 30 mg/kg (Figura 40.4). A farmacocinética de praziquantel após

administração oral e IM foi estudada em búfalos-asiáticos, os principais reservatórios para o trematódeo *Schistosoma mansoni* para o ser humano na Ásia (Sun e Bu, 2012); em comparação com a administração enteral, sua biodisponibilidade relativa após o tratamento IM foi aproximadamente 3,5 vezes maior. Mostrou-se que o praziquantel é completamente absorvido no trato gastrintestinal em quase todas as espécies estudadas. Portanto, sua baixa biodisponibilidade oral em ovinos e búfalos-asiáticos não é atribuída à má absorção gastrintestinal. Um efeito de primeira passagem hepática extenso é responsável pela menor disponibilidade sistêmica de praziquantel. O metabolismo oxidativo hepático do praziquantel em ovinos resultou em produção de um metabólito hidroxilado, que pode ser ou 11b-hidroxi- ou 1-hidroxipraziquantel (Giorgi *et al.*, 2001). Verificou-se que uma isoenzima citocromo P450 3A está envolvida na hidroxilação do praziquantel no fígado de ovinos. Em contrapartida, o metabólito formado após a administração de praziquantel a cães é 4′-hidroxipraziquantel (Giorgi *et al.*, 2003). Isso é consistente com estudos anteriores em outras espécies, como ratos, macacos e humanos, nos quais o 4′-hidroxipraziquantel foi o metabólito principal (Masimirembwa e Hasler, 1994). O praziquantel e seu metabólito 4′-hidroxilado apresentaram depleção em paralelo no plasma de cães, o que é confirmado por uma razão ASC praziquantel/4′-hidroxipraziquantel igual a 1,3 (Figura 40.5). Concentrações maiores de fármaco original e seu metabólito foram observadas após a administração de suco de toranja líquido ou seco, combinado com praziquantel em cães. Mostrou-se que o suco de toranja pode ser um inibidor da proteína de transporte glicoproteína-P (gp-P) e do metabolismo oxidativo do fármaco mediado pelo citocromo P450. O suco de toranja pode interferir no efluxo mediado pela gp-P ou com a oxidação de praziquantel mediada pelo citocromo P450. É interessante notar que o 4′-hidroxipraziquantel mostrou apresentar atividade farmacológica

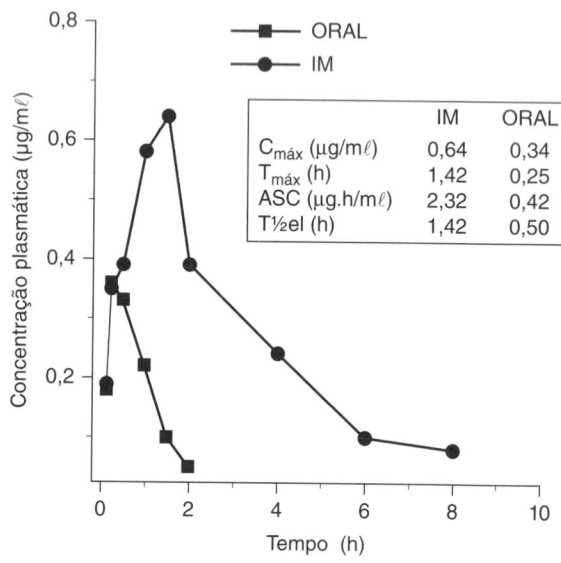

Figura 40.4 Perfis de concentração plasmática de praziquantel (μg/mℓ) mensurada após sua administração por via oral (30 mg/kg) e intramuscular (IM) (15 mg/kg) a ovinos. A tabela inserida mostra parâmetros farmacocinéticos médios obtidos após ambos os tratamentos. $C_{máx}$: concentração plasmática máxima; $T_{máx}$: tempo para atingir o pico de concentração plasmática; ASC: área sob a curva de concentração-tempo; $T_{1/2el}$: meia-vida de eliminação. Adaptada de Giorgi *et al.*, 2001. Reproduzida, com autorização, de John Wiley & Sons.

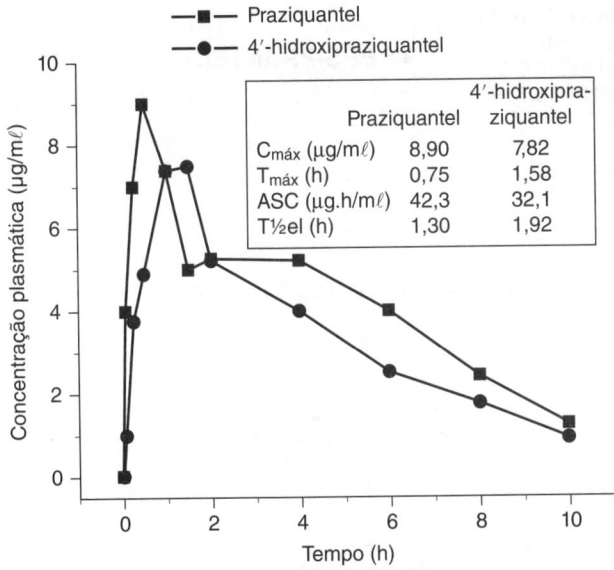

Figura 40.5 Perfis de concentração plasmática do fármaco original praziquantel e seu principal metabólito hidroxilado (4'-hidroxipraziquantel) após administração de praziquantel a cães (VO, 30 mg/kg). A tabela inserida mostra o comparativo dos parâmetros cinéticos para ambas as moléculas. $C_{máx}$: pico de concentração plasmática; $T_{máx}$: tempo para alcançar a concentração plasmática máxima; ASC: área sob a curva concentração-tempo; $T_{1/2el}$: meia-vida de eliminação. Adaptada de Giorgi *et al.*, 2003. Reproduzida, com autorização, de Elsevier.

aproximadamente semelhante em comparação ao composto original (Staudt *et al.*, 1992). O metabolismo do praziquantel também é estereosseletivo para os dois enantiômeros. Portanto, dois isômeros 4'-hidroxipraziquantel foram identificados no plasma de voluntários humanos (Westhoff e Blaschke, 1992). Mostrou-se que o (–)4'-hidroxipraziquantel é muito mais abundante no plasma humano do que seu respectivo isômero (+). Esse achado é altamente relevante, uma vez que, *in vitro*, não há diferença significativa no efeito farmacológico de (–)praziquantel e seu respectivo isômero hidroxilado ativo 4' contra *S. mansoni* (Staudt *et al.*, 1992). Sugeriu-se que a eficácia do praziquantel em humanos é decorrente principalmente da atividade farmacológica do seu metabólito (–)4'-hidroxilado, e não do próprio (–)praziquantel. A excreção renal é a principal via de eliminação de praziquantel e dos seus metabólitos.

Estudos de toxicidade aguda e crônica indicam uma ampla margem de segurança para o praziquantel. A DL_{50} oral aguda não foi estabelecida em cães, uma vez que eles vomitam quando as doses excedem 200 mg/kg. A dose única terapêutica é 3,8 a 12,5 mg/kg em cães e 4,2 a 12,7 mg/kg em gatos. Sobredoses de até 5 vezes são toleradas sem reações adversas. Estudos em ratas e coelhas prenhes não detectaram efeitos embriotóxicos ou teratogênicos. Testes similares reforçam a ausência de restrições ao uso de praziquantel em animais reprodutores e fêmeas prenhes.

Epsiprantel

Esse composto cestodicida (2-(ciclo-hexilcarbonil)-oxo-1,2, 3,4,6,7,8,12b-octa-hidropirazino [2,1-a] [2] benzazepina) (Figura 40.6) está quimicamente relacionado ao praziquantel. O epsiprantel é usado especificamente para o tratamento das tênias comuns de cães (*D. caninum*, *T. pisiformis*) e gatos (*D. caninum*, *T. taeniaeformis*). As doses recomendadas são praticamente 100% eficazes contra os cestódios parasitas.

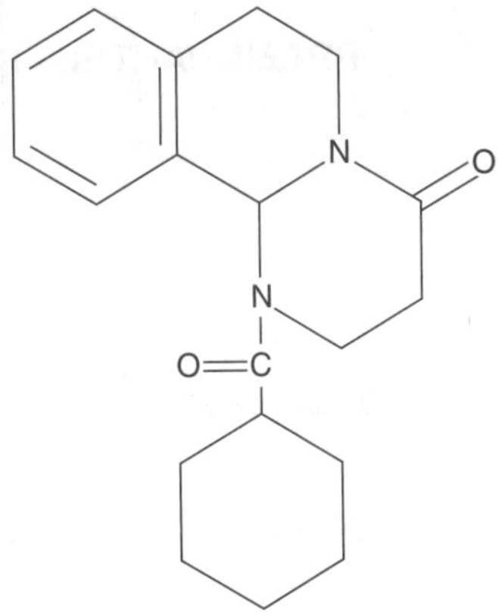

Figura 40.6 Estrutura química do epsiprantel.

Epsiprantel causa lesão tegumentar em estágios larval e adulto de *E. granulosus*. Em uma dose de 5 mg/kg em cães, o fármaco é 94% eficaz contra parasitas imaturos (7 dias de idade) e mais de 99% eficaz contra estágios maduros (Thompson *et al.*, 1991). Em doses de 5,5 mg/kg em cães e 2,5 mg/kg em gatos, o fármaco foi > 99% eficaz contra *E. multilocularis*, embora parasitas residuais possam persistir em alguns animais (Eckert *et al.*, 2001). A dose recomendada de 5,5 mg/kg também é 100% eficaz contra *Taenia* spp. e 99,8% contra *Dipylidium* (Corwin *et al.*, 1989).

Similar ao praziquantel, o epsiprantel afeta a homeostase de Ca^{2+} dentro do parasita. O fármaco lesiona tegumento, tornando-o vulnerável à lise e digestão dentro do intestino do hospedeiro. O epsiprantel é formulado apenas para administração oral em cães e gatos. É mal absorvido no trato gastrintestinal e, portanto, disponível para agir contra cestódios intestinais, sendo eliminado nas fezes. Não existem metabólitos, e apenas 0,1% do fármaco administrado é eliminado pela urina. A comparação das propriedades farmacológicas de praziquantel e epsiprantel está resumida na Figura 40.7.

Em razão da sua baixa absorção gastrintestinal, o epsiprantel é um fármaco seguro. Por exemplo, os gatos toleram 5 vezes a dose terapêutica desse cestodicida, 1 vez/dia durante 3 dias consecutivos. Êmese foi relatada em gatos que receberam 40 vezes a dose terapêutica diária durante 4 dias. Filhotes de Beagle (7 a 10 semanas de idade) que receberam 100 mg/kg, 1 vez (18 vezes a dose recomendada) não apresentaram sinais de toxicidade. Cães adultos tratados 1 vez com sobredose de 36 vezes não foram afetados de forma adversa. Êmese é a reação adversa mais comumente observada do epsiprantel, e pode ocorrer em tratamentos prolongados.

FÁRMACOS ANTITREMATÓDEOS

Introdução

Fasciolose, causada pelo parasita hepático cosmopolita *Fasciola hepatica*, é a doença mais comum e de maior importância econômica causada por parasitas trematódeos em animais domésticos em todo o mundo. A fasciolose é uma doença zoonótica importante, particularmente em países subdesenvolvidos (Mas-Coma, 2004). A quimioterapia, com base no uso de compostos fasciolicidas, é a principal ferramenta para controlar esses parasitas hepáticos. A maioria dos fármacos antitrematódeos discutidos aqui são compostos usados para o tratamento da fasciolose.

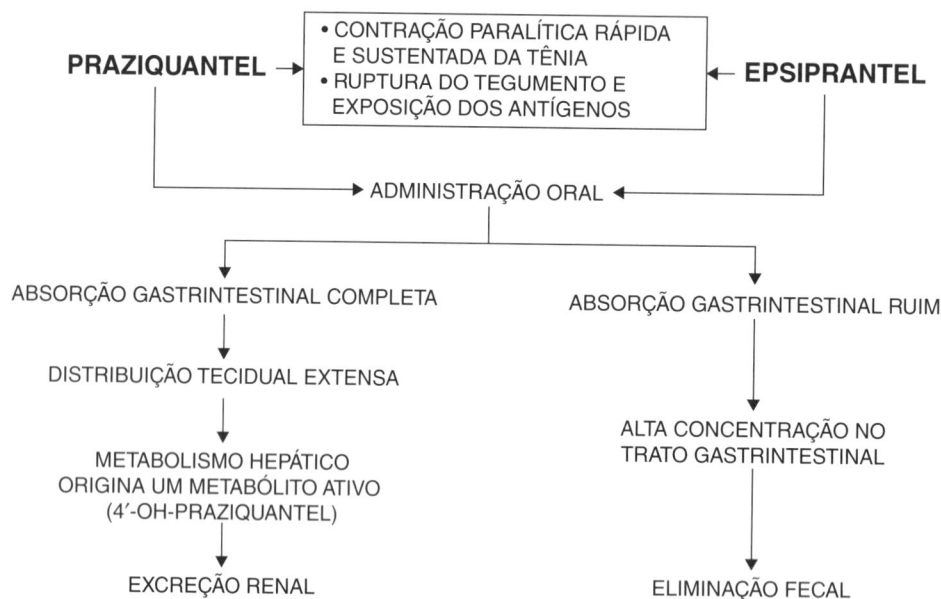

Figura 40.7 Comparação das propriedades farmacodinâmicas e farmacocinéticas dos medicamentos anticestódios quimicamente relacionados: praziquantel e epsiprantel.

A contraparte tropical de *F. hepatica* é a *F. gigantica*, e todos os fármacos ativos contra uma das espécies são igualmente eficazes contra a outra (Boray, 1986). Infecções por fascíolas ruminais (*Paramphistomum* spp.) são comuns em bovinos e ovinos em todo o mundo. Os vermes adultos se ligam à parede ruminal e são de pouca importância para a saúde do animal. Um grande número de estágios imaturos, no entanto, pode ser gravemente patogênico à medida que migra dentro do lúmen intestinal do duodeno para o rúmen. A paranfistomose intestinal geralmente responde bem ao tratamento com fármacos eficazes contra parasitas hepáticos e/ou infecções por cestódios em ruminantes. Leitores interessados em questões específicas relacionadas ao tratamento de infecções causada por vermes do rúmen (*Paramphistomum* spp.) em ovinos e bovinos ou vermes pulmonares (*Paragonimus* spp.) em cães e gatos devem consultar a edição anterior deste livro (ver Reinemeyer e Courtney, 2001).

O ciclo evolutivo do parasita hepático tem muitas características que devem ser consideradas para uma melhor compreensão das propriedades farmacológicas dos fármacos antitrematódeos. Tanto os vermes imaturos quanto os maduros lesionam o fígado do hospedeiro. Depois que as metacercárias infecciosas são ingeridas por ovinos ou bovinos em pasto, o verme imaturo emerge de seu cisto, penetra na parede do intestino delgado, atravessa a cavidade peritoneal e penetra na cápsula do fígado, 4 dias após a infecção. Nas semanas subsequentes, os vermes imaturos cavam túneis através dos tecidos do fígado, alimentando-se e aumentando de tamanho rapidamente. A fasciolose aguda e a subaguda são mais comuns em ovinos. Ambas são caracterizadas pela migração de um grande número de vermes imaturos através do parênquima hepático causando hemorragia hepática grave, icterícia e anemia. Esses estágios com frequência são fatais. Os sinais clínicos de fasciolose aguda e subaguda surgem entre 6 e 8 semanas após a infecção.

Fármacos antitrematódeos usados contra formas imaturas devem alcançar teores eficazes no tecido hepático. A gravidade das infecções por *F. hepatica* em ovinos pode ser reforçada pelo possível papel das fascíolas na disseminação de bactérias entéricas (*Clostridium novyi*) no fígado durante a migração (Reinemeyer e Courtney, 2001). No decorrer da oitava semana de infecção, os parasitas começam a penetrar as vias biliares principais, onde atingem a maturidade sexual em aproximadamente 10 a 12 semanas após a infecção. Os vermes adultos são parasitas hematófagos e penetram nos ductos biliares, causando hiperplasia biliar e oclusão progressiva. As áreas infectadas podem estar rodeadas por tecido conjuntivo, que se calcifica progressivamente. Esse tipo de reação tecidual é mais comum em bovinos, nos quais a fasciolose geralmente é de natureza mais crônica e subclínica. Embora parasitas adultos sejam mais suscetíveis (ou talvez mais acessíveis) aos fármacos fasciolicidas nessa fase, as áreas afetadas do tecido hepático tornam-se progressivamente menos penetráveis por agentes terapêuticos e, consequentemente, mais difíceis de tratar (Reinemeyer e Courtney, 2001).

O metabolismo de carboidratos e energia em helmintos parasitas difere daquele do hospedeiro mamífero. Também, os parasitas apresentam uma ampla variação em suas vias de quebra de carboidratos durante seu ciclo evolutivo (Kita *et al.*, 1997). O metabolismo do parasita usa uma transição aeróbia-anaeróbia. Em geral, os estágios larvais de vida livre obtêm sua energia de processos aeróbios, enquanto as formas adultas a obtêm principalmente de um metabolismo anaeróbio. Observou-se uma transição nas vias do metabolismo energético tanto no citosol quanto nas mitocôndrias de *F. hepatica* (Tielens *et al.*, 1987; Tielens, 1994). Em geral, o metabolismo energético na fase adulta é quase completamente decorrente de processos anaeróbios, e os processos aeróbios permanecem apenas no tegumento do parasita, que também é uma das principais superfícies de absorção para captação de fármacos pela fascíola, e podem ser o alvo principal para a ação anti-helmíntica. Estudos em *F. hepatica* mostraram que o mecanismo de transferência transtegumental é fundamental para alcançar concentração de fármaco suficiente no local de ação para exercer sua ação fasciolicida (Mottier *et al.*, 2006). Portanto, as formas adultas nos ductos biliares são expostas aos anti-helmínticos ou seus produtos metabólicos eliminados pela excreção biliar. Embora o tegumento represente apenas 1%

do volume total do parasita adulto, a integridade da membrana plasmática de superfície e o sincício tegumental são essenciais para a viabilidade do parasita. A ruptura do tegumento por diferentes mecanismos (incluindo aqueles envolvidos na geração de energia) pode ter consequências graves para o parasita, uma vez que o fármaco penetraria mais profundamente e interferiria também nos tecidos subtegumentais. A lesão superficial será exacerbada pela ação surfactante da bile. Além disso, os estágios adultos hematófagos podem absorver o fármaco anti-helmíntico por meio do tubo digestivo. De fato, a maior parte dos fármacos fasciolicidas têm alta eficácia contra parasitas adultos em razão da sua permanência estendida na circulação sistêmica como consequência de sua forte ligação às proteínas plasmáticas (cerca de 98 a 99%).

Desde a introdução do tetracloreto de carbono para tratamento de infecções por helmintos em animais na década de 1920, a sua eficácia de muitos outros compostos foi investigada contra *F. hepatica*. O tetracloreto de carbono e outros hidrocarbonetos halogenados apresentam índice terapêutico estreito, e suas reações adversas (principalmente hepatotoxicidade) restringem seu uso para o tratamento da fasciolose. Com base em sua estrutura química, os fármacos fasciolicidas podem ser classificados em vários grupos:

1. *Hidrocarbonetos halogenados* (tetracloreto de carbono, hexacloroetano, tetraclorodifluoroetano, hexacloroparaxileno).
2. *Compostos bisfenólicos* (hexaclorofeno, bitionol etc.).
3. *Compostos nitrofenólicos* (nitroxinila, disofenol, niclofolana).
4. *Salicilanilidas* (closantel, rafoxanida, oxiclozanida) e *salicilanilidas bromadas* (bromosalanos).
5. *Bencenossulfonamidas* (clorsulona).
6. *Benzimidazol* (albendazol, netobimina, luxabendazol) e *benzimidazol halogenado* (triclabendazol).
7. *Fenoxialcanos* (dianfenetida).

A maioria dos hidrocarbonetos halogenados, compostos bisfenólicos, nitrofenólicos disofenol e niclofolana, assim como os bromosalanos, são fármacos antigos e não são amplamente usados hoje, e foram extensivamente revisados em edições anteriores deste livro (ver Roberson e Courtney, 1995). Este capítulo atual é focado na descrição das propriedades farmacológicas dos medicamentos antitrematódeos mais recentes. Uma representação esquemática da eficácia de diferentes fármacos fasciolicidas contra estágios imaturos de *F. hepatica* é mostrada na Tabela 40.1.

Compostos nitrofenólicos

Nitroxinila

A nitroxinila (3-iodo-4-hidroxi-5-nitrobenzonitrila) (Figura 40.8) foi desenvolvido no final dos anos 1960 como um fasciolicida injetável para ovinos e bovinos. É um composto trematodicida altamente eficaz contra *F. hepatica*, que também mantém atividade contra o nematódeo abomasal *Haemonchus contortus*. A nitroxinila é altamente eficaz contra estágios adultos de *F. hepatica* (a partir de 8 semanas após a infecção) e *F. gigantica*. A atividade em relação aos estágios anteriores é bastante errática, e não é eficaz para o tratamento de parasitas com menos de 6 semanas. Ademais, esse anti-helmíntico é usado para o controle de *H. contortus* resistentes a ivermectina e benzimidazol em ovinos. Também é comercializado para o controle de *Oesophagostomum* spp. e *Bunostomum* spp. em ovinos e bovinos, e demonstra boa atividade contra infecções por *Parafilaria bovicola* em bovinos. Em contrapartida, a nitroxinila não é eficaz para o tratamento de paranfístomos em ruminantes.

Em razão da semelhança estrutural entre nitrofenóis e 2,4-dinitrofenol, um conhecido desacoplador da fosforilação oxidativa, assumiu-se que a nitroxinila e compostos relacionados agem de forma semelhante na fascíola. Contudo, há pouca evidência direta mostrando tal mecanismo de ação para esses fasciolicidas. Mostrou-se que a nitroxinila produziu paralisia espástica rápida (dentro de 3 h) do parasita *in vitro* em concentrações semelhantes àquelas encontradas na circulação sistêmica *in vivo* (Fairweather *et al.*, 1984). Acredita-se que essa ação não seja consequência de um efeito de desacoplamento da fosforilação oxidativa (Fairweather e Boray, 1999). Mais recentemente, mostrou-se que a nitroxinila causa ruptura grave do tegumento de *F. hepatica*, tanto *in vitro* quanto *in vivo* (McKinstry *et al.*, 2003). Fascíolas hepáticas recuperadas de ratos 24 h após o tratamento com nitroxinila mostraram extenso

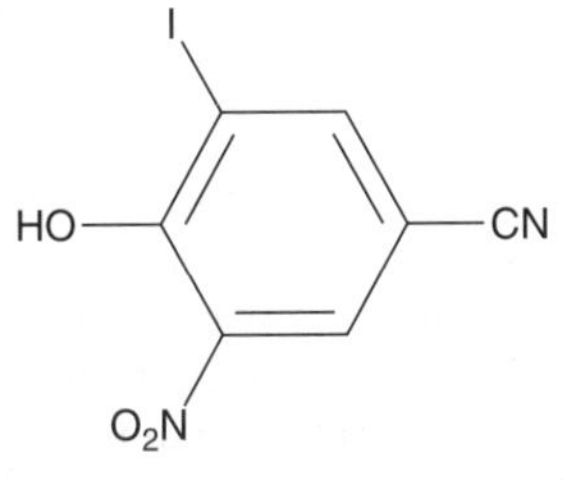

Figura 40.8 Estrutura química do composto nitrofenólico nitroxinila.

Tabela 40.1 Eficácias comparativas dos compostos antitrematódeos mais amplamente usados contra diferentes estágios do trematódeo hepático *Fasciola hepatica*.

Fármaco fasciolicida	Idade da fascíola (em semanas)											
	1	2	3	4	5	6	7	8	9	10	11	12
Dianfenetida	90 a 100%						50 a 80%					
Triclabendazol		90 a 99%		99 a 100%								
Rafoxanida				50 a 90%			91 a 99%					
Closantel								50 a 90%			91 a 99%	
Nitroxinila								50 a 90%			91 a 99%	
Clorsulona (oral)									90 a 99%			
Clorsulona (SC)											70 a 99%	
Albendazol											70 a 99%	
Oxiclozanida											70 a 99%	

Fonte: Fairweather, 1999. Reproduzida, com autorização, de Elsevier.

inchaço e bolhas no tegumento em ambas as superfícies dorsal e ventral. Essas mudanças se tornaram mais graves 48 e 72 h após a administração de nitroxinila, e as amostras recuperadas após esses intervalos de tratamento mostraram perda mais extensa do tegumento. Embora o mecanismo intrínseco de ação da nitroxinila sobre o parasita não tenha sido estabelecido, mostrou-se que o tegumento é um alvo importante para esse fármaco fasciolicida.

Embora a nitroxinila possa ser administrado por via oral ou intrarruminal (IR), é mais eficaz quando administrado por via parenteral (SC, IM). A nitrorredução ruminal mediada pela microflora pode ser responsável por sua baixa eficácia após tratamento oral ou IR. Soluções (25% ou 34%) de nitroxinila-*N*-alquilglucamina estão disponíveis no mercado para serem usadas a 10 mg/kg. A administração SC e IM apresenta eficácia semelhante contra fascíolas hepáticas, mas a via SC tornou-se o método de escolha na prática. A tolerância local no sítio de administração é satisfatória, embora inchaços inflamatórios transitórios sejam observados ocasionalmente em bovinos. Formulações que contêm nitroxinila mais ivermectina ou nitroxinila em combinação com ivermectina e clorsulona são comercializados para administração por via SC em ruminantes. A nitroxinila é bem absorvido e de forma rápida após administração por via SC, e se liga fortemente às proteínas plasmáticas (em torno de 98%), principalmente à albumina (Alvinerie *et al.*, 1991). As concentrações plasmáticas em ovinos permanecem altas até 3 dias após o tratamento, e podem ser detectadas na corrente sanguínea por 60 dias. Diferenças no comportamento farmacocinético da nitroxinila relacionadas à idade e/ou peso corporal foram mostradas em ovinos (Moreno *et al.*, 2010). Esses autores observaram menor ASC da nitroxinila e tempos de residência médios (TRM) em cordeiros (6 a 8 meses de idade) em comparação com ovinos mais velhos (18 a 20 meses). Em razão da sua alta afinidade por proteínas plasmáticas, a nitroxinila tem baixa distribuição tecidual e, consequentemente, a quantidade de fármaco que alcança o parênquima hepático parece ser insuficiente para o tratamento de parasitas imaturos na dose recomendada.

Mostrou-se que a nitroxinila é metabolizado por hidrólise do grupo ciano para produzir 3-iodo-4-hidroxi-5-nitrobenzamida e ácido 3-iodo-4-hidroxi-5-nitrobenzoico no fígado de ratos. A(s) enzima(s) responsável(is) por essas reações hidrolíticas estão localizadas principalmente no citosol (Markus e Kwon, 1994). Verificou-se também que a nitroxinila passa por nitrorredução no fígado de ratos a 3-iodo-4-hidroxi-5-aminobenzonitrila (Maffei Facino *et al.*, 1982). Mostrou-se também metilação adicional desse metabólito em 3-iodo-4-metoxi-5-aminobenzonitrila. Contudo, os metabólitos inativos não foram detectados na urina nem no plasma de ovinos tratados com nitroxinila. De fato, o fármaco inalterado provavelmente é a única fonte responsável pela ação da nitroxinila. Em razão da sua alta ligação às proteínas plasmáticas, sugeriu-se que o sangue é a fonte principal de absorção de fármacos através do sistema digestivo da fascíola. Ademais, as concentrações de nitroxinila na bile são muito menores do que aquelas observadas no plasma e, portanto, a captação desse anti-helmíntico através do tegumento seria limitada (McKinstry *et al.*, 2003). A urina é a via principal de eliminação de nitroxinila, embora o fármaco também seja excretado nas fezes e no leite (não é aprovado para uso em animais produtores de leite).

Os animais podem ser abatidos para consumo humano 60 dias após o tratamento com nitroxinila. A nitroxinila também

mancha a lã ou pelos de amarelo; assim, deve-se ter cuidado para evitar que seja derramado sobre o pelame do animal. O fármaco é bem tolerado em bovinos e ovinos em dose terapêutica de 10 mg/kg. As reações adversas da nitroxinila nessas espécies incluem hipertermia e hiperpneia, que foram associadas ao desacoplamento da fosforilação oxidativa na espécie-alvo e observadas em concentrações mais altas. Doses acima de 40 mg/kg podem ser letais.

Outros compostos fasciolicidas nitrofenólicos, como disofenol e niclofolana, foram substituídos por nitroxinila e muitos outros fármacos fasciolicidas mais novos e mais seguros.

Salicilanilidas

Essa família inclui fármacos fasciolicidas de estrutura química semelhante e que compartilham o mesmo modo de ação. A maioria das salicilanilidas amplamente utilizadas (closantel, rafoxanida e oxiclozanida) é descrita aqui. Para informações quanto à atividade fasciolicida das salicilanilidas bromadas (bromosdalanas), os leitores devem ser encaminhados para uma edição anterior deste livro (Roberson e Courtney, 1995).

Closantel

O closantel (*N*-[5-cloro-4-[(4-clorofenil) cianomotil]-2-metilfenil]-2-hidroxi-3,5-di-iodobenzamida) (Figura 40.9) é altamente efetivo para o tratamento de fascíolas adultas e mostra boa atividade contra espécimes imaturos com idade entre 6 e 8 semanas (Tabela 40.1). Não é eficaz contra estágios mais jovens (Boray, 1986). Em dose oral de 10 mg/kg, sua eficácia é de mais de 92% contra *F. hepatica* com 8 semanas de idade e adultas. É menos ativo contra estágios mais jovens desse parasita, ou seja,

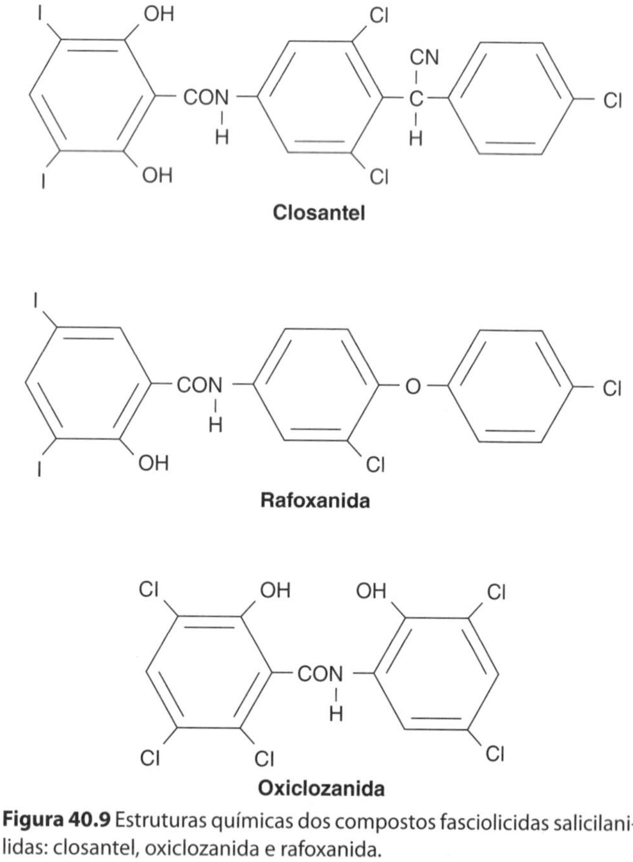

Figura 40.9 Estruturas químicas dos compostos fasciolicidas salicilanilidas: closantel, oxiclozanida e rafoxanida.

70 a 77% de eficácia para fascíolas de 6 semanas de idade que estão migrando no fígado. Esse fármaco também é efetivo (94,6 a 97,7%) contra *Fascioloides magna* de 8 semanas de idade em ovinos em doses orais de 15 mg/kg ou doses IM de 7,5 mg/kg. No entanto, o closantel não é eficaz contra paranfístomos.

O closantel também é altamente eficaz contra *H. contortus* em ovinos e é usado como um fármaco alternativo para o tratamento de estirpes desse nematódeo resistentes a ivermectina, benzimidazol, levamisol e morantel. Além disso, é efetivo para o tratamento de muitos outros nematódeos adultos, como *Oesophagostomum* spp., *Bunostomum* spp. e *Ostertagia* spp. em ovinos e bovinos. Adicionalmente, o closantel é eficaz contra alguns ectoparasitas, como piolhos hematófagos, carrapatos, ácaros e algumas miíases de ruminantes. Ele também é usado para o tratamento da miíase nasal de ovinos por *Oestrus ovis*. O fármaco pode ser usado contra o estágio adulto de *Ancylostoma caninum*, mas não é efetivo contra as larvas somáticas desse ancilóstomo. O closantel também tem sido usado em equinos para prevenir ou reduzir infecções de *Strongylus vulgaris* e *Gasterophilus* spp.

O closantel e outras salicilanilidas são desacopladores da fosforilação oxidativa na fascíola hepática. Há evidências mais fortes que apoiam esse mecanismo de ação para esse composto do que para fasciolicidas nitrofenólicos (Martin, 1997). A produção de ATP na mitocôndria é acoplada a um gradiente de prótons (H^+) através da membrana mitocondrial interna. Durante a fosforilação oxidativa, os elétrons que saem de NADH ou FADH são transportados através de uma série de complexos de proteínas na membrana mitocondrial interna. Durante esse processo, prótons (H^+) são bombeados para fora da matriz mitocondrial, no espaço entre as membranas mitocondriais interna e externa, estabelecendo um gradiente de prótons através da membrana interna. Essa força motriz de prótons decorre do gradiente de pH e potencial elétrico transmembrana, sendo crítico para a síntese de ATP. As salicilanilidas possuem um próton destacável (H^+) que poderia ser transportado através da membrana mitocondrial interna, removendo o gradiente de prótons (H^+) e desacoplando a fosforilação oxidativa. As alterações metabólicas resultantes desse mecanismo incluem: aumento da captação de glicose, diminuição no teor de glicogênio, mudanças nos intermediários respiratórios e diminuição na síntese de ATP (Fairweather e Boray, 1999).

Além disso, um mecanismo de ação alternativo de closantel foi investigado. Uma diminuição significativa no pH do tegumento (6,8 para 6,5) foi observada após a sua incubação *in vitro* com espécimes de *Schistosoma mansoni* e *F. hepatica* (Pax e Bennett, 1989). De fato, essa queda ocorreu em 10 min após a adição de closantel e antes de qualquer mudança na produção de ATP pelo parasita. Esse efeito também foi observado em uma concentração mais baixa do que a necessária para produzir qualquer redução na síntese de ATP. Concluiu-se que a ação do closantel é mais complexa do que um desacoplador convencional de fosforilação oxidativa. De fato, esse anti-helmíntico é uma molécula ativa na membrana capaz de afetar muitos processos bioquímicos e fisiológicos dentro do parasita. O closantel também pode transportar prótons (H^+) através da membrana tegumental, levando a uma ruptura dos mecanismos responsáveis por manter a homeostase do pH, provavelmente presentes no tegumento e sistema excretório (Fairweather e Boray, 1999). O closantel também induz paralisia espástica em *F. hepatica* em concentrações comparáveis aos teores sanguíneos máximos atingidos *in vivo*. Esse efeito foi atribuído ao aumento nos íons cálcio nas células musculares. Sugeriu-se que essa ação neuromuscular do closantel pode ocorrer antes de qualquer perturbação do metabolismo energético. Consequências da paralisia são a interrupção da alimentação e fome; a fascíola tem que usar suas reservas de energia para sobreviver e essa pode ser, pelo menos em parte, por algumas alterações bioquímicas observadas.

O closantel é uma molécula fracamente ácida (pKa = 4,28) de alto peso molecular (663 kDa) e extremamente lipofílico. É formulado para administração em ruminantes por via oral, IR ou parenteral (SC ou IM). O closantel é comercializado como suspensões ou soluções orais de 3,75 ou 5% ou solução para *drench* oral ou administração IR (soluções também podem ser usadas para administração parenteral). Uma formulação injetável (SC) de closantel e ivermectina foi licenciada para uso em bovinos. O comportamento farmacocinético de ambos os anti-helmínticos administrados como produto combinado foi estudado nessa espécie (Cromie *et al.*, 2006). A disponibilidade plasmática de ambos os fármacos ativos na combinação não foi afetada pela presença do outro. Perfis plasmáticos de closantel no produto combinado foram semelhantes àqueles observados após a administração de um produto de referência. Contrariamente, a ivermectina foi absorvida e eliminada mais rapidamente após administração da formulação combinada, quando comparada a um produto de referência que continha apenas ivermectina.

O closantel é bem absorvido tanto após administração enteral quanto parenteral em ovinos e bovinos. A dose enteral recomendada nessas espécies é de 10 mg/kg, enquanto a mesma eficácia pode ser alcançada após seu uso SC ou IM a 5 mg/kg. Consequentemente, a biodisponibilidade oral do closantel administrado a 10 mg/kg foi semelhante à observada após sua administração parenteral a 5 mg/kg (Michiels *et al.*, 1987). Mostrou-se que a biodisponibilidade do closantel administrado por via oral foi 50% menor em comparação com a observada após administração parenteral. Foi mostrado que o closantel não está sujeito a qualquer biodegradação significativa pelo líquido ruminal; no entanto, mais de 80% do fármaco mostrou estar associado com a fase particulada do conteúdo abomasal (Hennessy e Ali, 1997). A forte associação de closantel com a digesta particulada e o tempo limitado disponível para a troca do fármaco entre o material particulado e o líquido gastrintestinal antes da absorção pode explicar sua baixa biodisponibilidade enteral (Hennessy e Ali, 1997). Ademais, uma vez que o closantel é um ácido fraco, quase 99,5% do fármaco total presente no lúmen intestinal pode estar na forma ionizada no local de absorção no intestino. Em conjunto, essas observações podem ajudar a explicar a absorção gastrintestinal incompleta do closantel após administração oral em ruminantes. Uma redução na ingestão de alimentos retarda o fluxo de digesta e aumenta o tempo de residência do fármaco dentro do lúmen gastrintestinal, o que ocasiona o aumento da disponibilidade plasmática do closantel no plasma e trato gastrintestinal em ovinos (Hennessy e Ali, 1997).

O closantel liga-se extensivamente às proteínas plasmáticas (> 99%), principalmente albumina, e apresenta meia-vida terminal longa de 14,3 a 14,5 dias em ovinos (Ali e Bogan, 1987; Hennessy, 1993). Ele se liga especificamente ao local I na albumina sérica ovina, o sítio de ligação varfarina/fenilbutazona na albumina, e também para hemocianina dos invertebrados e hemolinfa (Rothwell *et al.*, 2000). Como consequência da sua alta ligação às proteínas, a duração das concentrações terapêuticas de closantel no plasma é prolongada. Assim, uma dose única de closantel protege ovinos contra reinfecção por *H. contortus* suscetíveis por até 28 dias (Hall *et al.*, 1981). Um pequeno volume aparente de distribuição (Vd) (< 0,15 ℓ/kg) indica que a distribuição de closantel aos tecidos (incluindo o fígado) é limitada em espécies de ruminantes (Michiels *et al.*, 1987; Swan *et al.*, 1999). Em geral, a albumina plasmática constitui um reservatório a partir do qual o anti-helmíntico está diretamente disponível para os helmintos hematófagos, tais como *F. hepatica* e *H. contortus*. De fato, o sangue é a fonte principal para a absorção de closantel via sistema digestivo dos parasitas.

A desalogenação no fígado leva à formação de dois metabólitos inativos de monoiodo (3- e 5-monoiodoclosantel), embora o metabolismo do closantel seja baixo. Aproximadamente 80 a 90% do fármaco administrado é eliminado por excreção biliar/fecal sem alterações metabólicas. Apenas 10% do fármaco administrado foi eliminado como metabólitos monoiodo em ovinos. Outras vias secundárias de eliminação de closantel são urina (menos de 0,5% da dose administrada) e leite. Em bovinos leiteiros, aproximadamente 1% da dose administrada foi excretada com o leite por dia. Concentrações teciduais residuais são extremamente baixas em ovinos: 7 a 21 vezes mais baixas do que as concentrações plasmáticas correspondentes. Os animais podem ser abatidos para consumo humano 28 dias após o tratamento com closantel. Em bovinos, a concentração de closantel no plasma foi maior do que a observada no leite. Da mesma forma, os valores médios de $C_{máx}$ e ASC plasmática resultaram em valores aproximadamente 44 e 66 vezes maiores, respectivamente, quando comparados àqueles observados no leite após a administração oral de closantel (10 mg/kg) para cabras leiteiras (Iezzi *et al.*, 2014) (Figura 40.10). A quantidade total de closantel recuperada no leite foi igual a 1,7% da dose administrada. Nessa espécie, o período de carência calculado para o closantel no leite foi entre 39 e 43 dias após a administração. Além disso, as concentrações residuais de closantel nos subprodutos do leite, como queijo e ricota, foram maiores do

que aquelas mensuradas no leite usado para sua produção. Por essas razões, o uso desses anti-helmínticos em animais de produção de leite é proibido.

A toxicidade aguda resultante da dose única de closantel em ratos é caracterizada por hipotonia, ataxia, diarreia e dispneia. Sinais clínicos de toxicidade aguda em ruminantes são anorexia, respiração difícil, fraqueza generalizada e diminuição da visão (ou cegueira), que surgem aproximadamente 1 semana após a administração. Na dose letal (DL_{50} em ovinos ≥ 40 mg/kg oral/IM; DL_5 em bovinos ≥ 40 mg/kg oral e > 20 mg/kg IM), anorexia, hipotonia e tetraplegia precederam a morte. A curto prazo, estudos toxicológicos conduzidos em ratos, gônadas masculinas e fígado eram os órgãos-alvo da toxicidade. Algum depósito de gordura foi verificado no tecido hepático de machos, mas não de fêmeas. Estudos reprodutivos extensos em carneiros, ovelhas e touros indicaram que o closantel não apresentava risco para os parâmetros reprodutivos quantitativos.

Rafoxanida

Esse anti-helmíntico é uma salicilanilida halogenada. Sua fórmula química é 3′-cloro-4′-(p-clorofenoxi)-3,5-di-iodossalicilanilida (Figura 40.9). É um pó cristalino esbranquiçado que é formulado comercialmente para uso como *bolus* ou como suspensão para *drench*, que também pode ser usada para administração IR. A rafoxanida foi desenvolvida em 1969 e, posteriormente, passou a ser amplamente utilizada em todo o mundo contra fasciolose e hemoncose em ovinos e bovinos. Seu uso principal é como adulticida para *F. hepatica* e *F. gigantica*. A dose única terapêutica (7,5 mg/kg) em ovinos é quase 100% efetiva para *F. hepatica* com 12 semanas de idade, 86 a 99% para vermes de 6 semanas de idade e 50 a 98% para espécimes desse parasita com 4 semanas de idade. Em doses elevadas (10 a 15 mg/kg), a rafoxanida mostra alta atividade contra parasitas de 4 semanas (Boray, 1986). As mesmas doses alcançam eficácias semelhantes contra *F. hepatica* em bovinos. A eficácia confiável desse fármaco contra parasitas de 4 e 6 semanas de idade confere à rafoxanida uma vantagem sobre os fármacos estritamente adulticidas no tratamento da fasciolose aguda. Nesse caso, a administração pode ser repetida após 3 semanas para eliminar vermes em maturação que podem ter escapado do tratamento anterior. Ademais, esse anti-helmíntico também é indicado para o tratamento de hemoncose, bunostomose e miíases nasais de ovinos (*Oestrus ovis*). O modo de ação da rafoxanida é semelhante ao descrito para o produto químico salicilanilida relacionado, o closantel.

Após administração oral, a rafoxanida é absorvida pelo intestino delgado na corrente sanguínea. Concentrações plasmáticas máximas ocorrem entre 24 e 48 h. Sua biodisponibilidade, mensurada como ASC e $C_{máx}$, foi 2,5 a 3 vezes maior em cordeiros lactentes de 5 a 8 semanas de idade, quando comparados a cordeiros desmamados com idade entre 21 e 22 semanas (Swan e Mülders, 1993). A rafoxanida é extensivamente ligada (> 99%) às proteínas plasmáticas e tem meia-vida terminal longa (16,6 dias). O sangue é a fonte primária para a absorção de rafoxanida via aparelho digestório dos helmintos hematófagos. Também, a eficácia da rafoxanida contra vermes hepáticos imaturos decorre da sua persistência prolongada no plasma, com efeitos subsequentes na maturação de vermes à medida que alcançam os ductos biliares. Além disso, a infecção por vermes do fígado não alterou a distribuição plasmática de rafoxanida em ovinos (Benchaoui e McKellar, 1993). Uma solução injetável de ivermectina (1%) mais rafoxanida (12,5%)

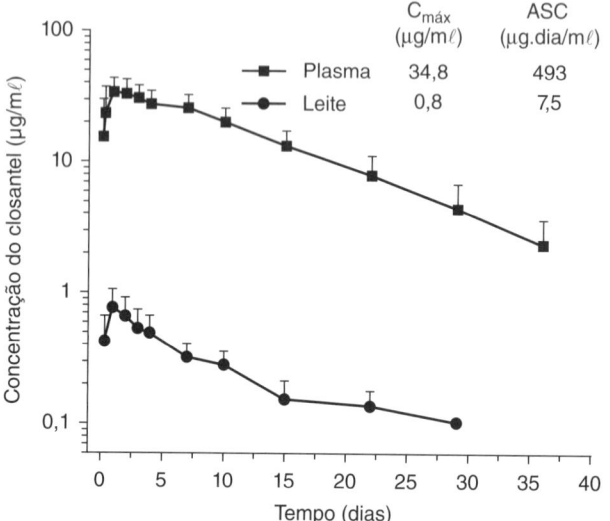

Figura 40.10 Perfis comparados de concentração de closantel no plasma e no leite, mensurada após sua administração oral (10 mg/kg) em cabras leiteiras. A inserção mostra os valores médios de $C_{máx}$ e ASC de closantel, tanto no plasma quanto no leite. $C_{máx}$: concentração plasmática máxima; ASC: área sob a curva de concentração-tempo. Adaptada de Iezzi *et al.*, 2014. Reproduzida, com autorização, de John Wiley & Sons.

foi licenciada para o tratamento de endo e ectoparasitas em bovinos, búfalos, camelos, ovinos e caprinos (El-Banna *et al.*, 2008). Essa formulação combinada está disponível para injeção SC a 2,5 mg/kg de rafoxanida e 200 µg/kg de ivermectina. As ASC de ivermectina aprimorada e meia-vida prolongada foram observadas após administração desse produto combinado tanto para carneiros adultos quanto bezerros. Ainda é necessário elucidar se a rafoxanida inibe ou não a eliminação de ivermectina mediada pela gp-P.

A rafoxanida não é metabolizada em nenhum grau detectável pelo fígado de bovinos ou ovinos. Após dose única oral de 15 mg/kg em bovinos, nenhum resíduo do composto foi detectável em tecidos comestíveis 28 dias após o tratamento. Curiosamente, observou-se perda de aproximadamente 20% por resíduos de rafoxanida em carne bovina frita e assada (Cooper *et al.*, 2011). A rafoxanida não é permitida para o tratamento de animais cujo leite é destinado ao consumo humano. Nem pasteurização nem processos de fabricação de leite em pó desnatado afetaram a estabilidade dos resíduos de rafoxanida (Power *et al.*, 2013). Ademais, os resíduos de rafoxanida foram entre 10 e 14 vezes maiores no leite em pó desnatado, manteiga e queijo do que no leite inicial.

Oxiclozanida

A oxiclozanida (3′,5,5′,6-pentacloro-2′-hidroxissalicilanilida) (Figura 40.9) foi introduzida há mais de 40 anos para uso contra infecções por vermes adultos em ruminantes. Ela também foi usada contra tênias (*Moniezia* spp.) em ovinos e bovinos. Esse anti-helmíntico é comercializado como um fármaco oral para *drench* (suspensão aquosa) contendo apenas oxiclozanida ou em combinação com cloridrato de levamisol ou oxfendazol. Também é formulada como um pó para ser incorporado na ração. As doses recomendadas são de 10 a 15 mg/kg para bovinos e 15 mg/kg para ovinos e caprinos. O mecanismo de ação da oxiclozanida é semelhante àquele descrito para o closantel. Após administração oral para ovinos, o fármaco é extensivamente (mais de 99%) ligado às proteínas plasmáticas e a curva de concentração plasmática/tempo poderia ser mais bem descrita por uma equação triexponencial. Sua meia-vida terminal (6,4 dias) é mais curta em comparação com closantel e rafoxanida (14,5 e 16,6 dias, respectivamente) (Ali e Bogan, 1987). O fármaco é excretado na bile como um metabólito glicuronídeo. A Figura 40.11 mostra os perfis plasmáticos comparativos e alguns parâmetros cinéticos para o closantel, rafoxanida e oxiclozanida após suas respectivas administrações orais a ovinos.

Benzenossulfonamidas

Clorsulona

Esse anti-helmíntico é uma benzenossulfonamida com fórmula química 4-amino-6-tricloroetenil-1,3-benzenodissulfonamida (Figura 40.12). A clorsulona é altamente eficaz contra vermes hepáticos adultos em ovinos e bovinos. No entanto, é mais eficaz em bovinos do que em ovinos e caprinos. A dose recomendada é de 2 mg/kg de peso corporal, administrado por injeção SC. Boa eficácia contra vermes de 8 semanas de idade é alcançada após administração por via SC de 4 a 8 mg/kg. A administração oral a 3,75 mg/kg é eficaz para o tratamento de fascíolas adultas com idade entre 14 e 16 semanas em ovinos e bovinos. A dose oral recomendada é de 7 mg/kg, que é 100% eficaz para o tratamento de parasitas de 8 semanas de idade. A mesma dose é

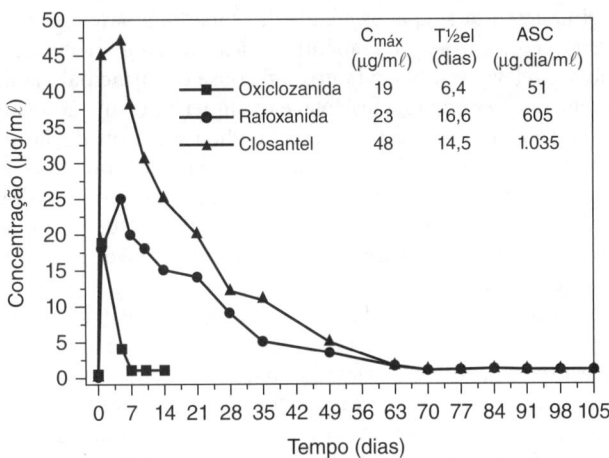

Figura 40.11 Perfis plasmáticos comparativos de closantel (7,5 mg/kg), rafoxanida (7,5 mg/kg) e oxiclozanida (15 mg/kg) mensurados após administração oral a ovinos. $C_{máx}$: pico de concentração plasmática; $T_{1/2e}$: meia-vida de eliminação; ASC: área sob a curva concentração tempo. Adaptada de Ali e Bogan, 1987. Reproduzida, com autorização, de John Wiley & Sons.

99% eficaz para o tratamento de espécimes adultos (14 semanas pós-infecção) em caprinos. A eficácia da clorsulona foi testada contra infecções por muitas outras espécies de vermes em ruminantes. Ela foi efetiva (> 92%) contra *Fascioloides magna* imaturos (8 semanas de idade) em bovinos e ovinos na dose de 21 mg/kg VO. A dose diária de 7 mg/kg por 5 dias consecutivos foi 100% eficaz contra adultos e 92% eficaz contra formas imaturas de *Fasciola gigantica* em bovinos. A clorsulona apresenta pouca eficácia contra *Paramphistomum* spp.

A combinação de clorsulona com ivermectina em uma formulação injetável SC foi projetada para o tratamento de infecções por *F. hepatica* e nematódeos de bovinos. A formulação oral de clorsulona também pode ser usada simultaneamente com outros anti-helmínticos (p. ex., ivermectina, fembendazol) sem redução na eficácia dos produtos individuais. Uma formulação injetável combinada de um fasciolicida e um nematocida contendo nitroxinila, clorsulona e ivermectina mostrou-se altamente eficaz contra fascíolas imaturas de 2 e 4 semanas de idade (Hutchinson *et al.*, 2009).

Quimicamente, a clorsulona é similar a 1,3-difosfoglicerato, um produto intermediário da glicólise. Consequentemente, esse anti-helmíntico mostrou inibir competitivamente as enzimas fosfoglicerato quinase e fosfogliceromutase (Schulman e Valentino, 1982). Entretanto, tal interrupção da glicólise foi observada *in vitro* com concentrações de clorsulona muitas vezes maiores do que os teores sanguíneos alcançados *in vivo*.

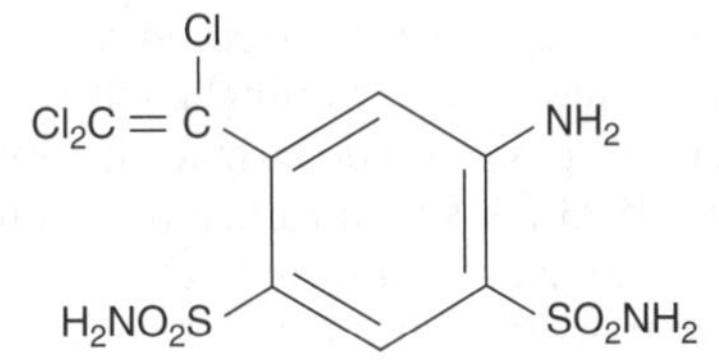

Figura 40.12 Estrutura química da clorsulona, um composto fasciolicida benzenossulfonamida.

Assim, acredita-se que os efeitos da clorsulona na via glicolí-tica em concentrações terapêuticas alcançadas *in vivo* podem não ser relevantes. No entanto, a glicólise é a principal via de obtenção de energia na fascíola, e qualquer interrupção nesse processo diminuiria a utilização de glicose e a produção de produtos metabólicos finais (acetato e propionato) com redução significativa nas concentrações de ATP dentro do parasita. Alterações morfológicas em espécimes de fascíolas recuperados de ratos tratados com clorsulona incluem necrose grave das células gastrodérmicas e tegumentares, lesões restritas às regiões do cone e do meio do corpo da fascíola (Fairweather e Boray, 1999; Meaney *et al.*, 2003, 2004). Mostrou-se também que o intestino estava mais gravemente afetado do que o tegumento, o que é consistente com a observação de que a ingestão oral é uma das principais vias de entrada do clorsulona na fascíola (Meaney *et al.*, 2005). Assim, as alterações no intestino representam as consequências diretas da ação do fármaco, enquanto as observadas no tegumento representam o efeito direto da captação do clorsulona a partir da bile ou de um efeito indireto derivado da ruptura do intestino. O clorsulona em combinação com o triclabendazol causou perturbação maior no tegumento da fascíola em comparação com os fármacos individuais (Meaney *et al.*, 2005). Esse efeito foi observado *in vitro* e *in vivo* quando a combinação foi usada contra uma estirpe de *Fasciola hepatica* resistente ao triclabendazol.

A clorsulona é comercializada como um *drench* oral para ovinos e bovinos, e como uma formulação injetável (em combinação com ivermectina) para administração por via SC a bovinos. A dose recomendada de clorsulona para bovinos e ovinos é de 7 mg/kg por *drench* oral. Em combinação comercial com ivermectina, a clorsulona é administrada por via SC a bovinos em uma dose de 2 mg/kg e a ivermectina a 0,2 mg/kg. O *drench* oral é uma suspensão aquosa que contém 8,5 mg/mℓ de clorsulona dissolvidos em propilenoglicol/água (1/10). O comportamento farmacocinético da clorsulona foi estudado em ovinos e caprinos após a administração de uma dose única intravenosa (IV) e após uma dose oral única de 7 mg/kg (Sundlof e Whitlock, 1992). Esses autores relataram que a biodisponibilidade de clorsulona administrada por via oral foi de aproximadamente 55% em caprinos e 60% em ovinos. O pico de concentração plasmática ocorreu em 14 h e 15 h após administração oral em caprinos e ovinos, respectivamente. A absorção a partir do trato gastrintestinal prolongou efetivamente a eliminação de clorsulona, aumentando a meia-vida de eliminação plasmática (em aproximadamente 2 vezes) e TRM (aproximadamente 3 a 4 vezes) em ovinos e caprinos. Mostrou-se que o rúmen pode influenciar substancialmente o padrão de absorção e o comportamento farmacocinético resultante e a atividade antiparasitária de fármacos anti-helmínticos administrados por via enteral. Esse fato foi exaustivamente estudado para os fármacos anti-helmínticos benzimidazóis. Da mesma forma, quando uma suspensão de clorsulona é depositada no rúmen, a adsorção de suas partículas pelo conteúdo sólido da digesta, a mistura lenta e o tempo de residência longo da digesta, e o grande volume ruminal auxiliam na absorção, retardando a taxa de passagem do fármaco no trato gastrintestinal (Hennessy, 1993). Assim, o rúmen pode atuar como um reservatório e prolongar a duração da absorção e/ou o fluxo do fármaco pelo trato gastrintestinal. Na verdade, o padrão de absorção de clorsulona no trato gastrintestinal influencia seu comportamento farmacocinético e, consequentemente, sua eliminação é retardada a partir do plasma. Em ratos, mostrou-se

que a clorsulona se liga predominantemente aos eritrócitos em doses abaixo de 4 mg/kg. Na verdade, o fármaco está ligado à anidrase carbônica dos eritrócitos (Schulman *et al.*, 1982). Como explicado anteriormente nessa seção, essa é a principal via de entrada de clorsulona na fascíola, e a captação do fármaco por *F. hepatica* aumenta em proporção direta à concentração sanguínea.

A excreção renal do fármaco original é considerada a principal via de eliminação de clorsulona, compondo aproximadamente 50% da dose IV em 48 h em ovinos e caprinos. Em contrapartida, até 30% e 41% da dose administrada por via oral foi recuperada na urina de ovinos e caprinos, respectivamente (Sundlof e Whitlock, 1992). A taxa de eliminação constante (k_{el}) em caprinos era quase 2 vezes maior que o valor determinado em ovinos, e a ASC após a administração IV em caprinos foi de apenas 63% do valor observado em ovinos, indicando que os caprinos são mais eficazes em sua capacidade de eliminar clorsulona do que os ovinos. Essas diferenças na distribuição do fármaco entre ovinos e caprinos pode ser responsável pela menor eficácia da clorsulona relatada em caprinos.

A clorsulona é um fármaco seguro com alto índice terapêutico. A toxicidade aguda desse antiparasitário foi avaliada em camundongos, ratos, ovelhas e bovinos. A DL_{50} em camundongos é uma dose intraperitoneal (IP) de 761 mg/kg e mais do que 10 mil mg/kg VO. A segunda dose não causa toxicidade aparente em ratos. Ovinos infectados com parasitas receberam doses repetidas de 5 mg/kg/dia durante 28 dias, ou doses únicas de 100 mg/kg sem efeito aparente. Ovinos não infectados toleraram 200 ou 400 mg/kg sem reações adversas. A dose tóxica não foi identificada em bovinos. Doses orais de 7 mg (recomendadas) e 21 mg/kg em 3 dias consecutivos e doses orais únicas de 7, 70 e 175 mg/kg (ou seja, até 25 vezes a dose da bula) não afetaram de forma adversa o ganho de peso, consumo de ração ou parâmetros histopatológicos. Em caprinos não infectados, doses experimentais de até 35 mg/kg administradas em dias alternados por três doses não causaram reações adversas. A clorsulona também é considerada segura para uso em reprodutores e fêmeas prenhes. Estudos de resíduos indicam meia-vida curta da clorsulona nos tecidos e no leite. Leite ordenhado de animais tratados dentro de 72 h (seis ordenhas) após o tratamento não deve ser usado para consumo humano, e animais de corte não devem ser abatidos dentro de 8 dias de tratamento.

Benzimidazóis

A farmacologia dos compostos anti-helmínticos benzimidazóis (BZD) de amplo espectro foi totalmente descrita no Capítulo 39. O albendazol (usado a 7,5 mg/kg em ovinos e a 10 mg/kg em bovinos) e a pró-BZD netobimina (20 mg/kg) são ativos contra parasitas do fígado com mais de 12 semanas. O fembendazol não é eficaz contra *F. hepatica*, mas um único tratamento a 5 mg/kg reduziu a infecção por *F. gigantica* em ovinos em até 95%. Luxabendazol também é um fasciolicida BZD eficaz que não chegou ao mercado. No entanto, o tiol BZD halogenado denominado triclabendazol, que não possui atividade nematocida, é o fármaco fasciolicida mais amplamente usado e potente contra estágios imaturos e maduros de *F. hepatica*. Suas características farmacológicas são descritas na seção *Triclabendazol*.

Triclabendazol

Diferentemente de outros compostos BZD, o derivado halogenado triclabendazol ativo (5-cloro-6 (2-3 diclorofenoxi)-2-metiltio-1H-benzimidazol) (TCBZ) (Figura 40.13) apresenta eficácia

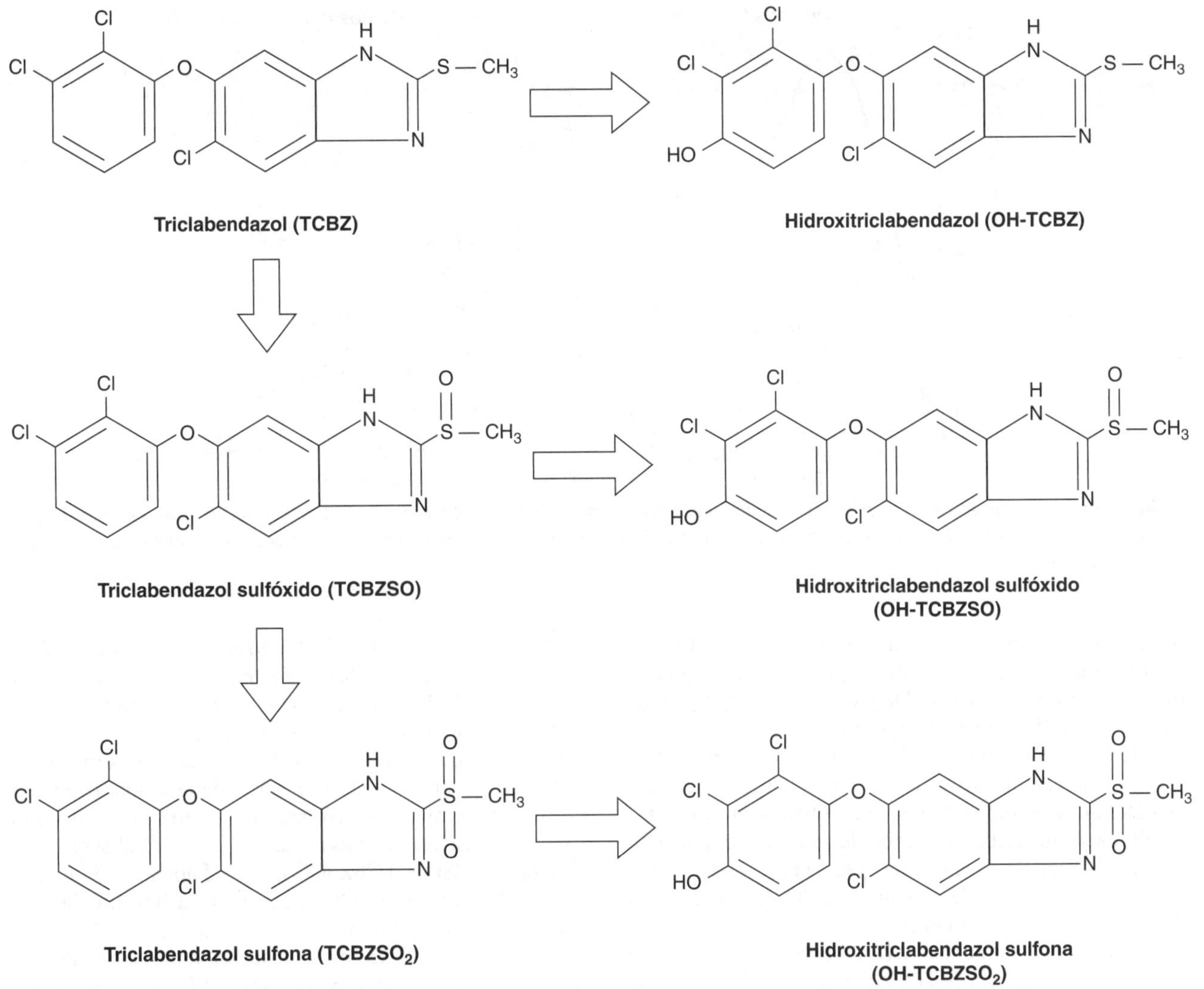

Figura 40.13 Triclabendazol (TCBZ) e seus principais metabólitos: estruturas químicas e vias metabólicas.

excelente contra os estágios adulto e juvenil de *F. hepatica* (vermes de até 1 semana), que é diferente de outros fármacos fasciolicidas disponíveis (Boray *et al.*, 1983). A alta atividade de TCBZ contra fascíolas imaturas é significativa, uma vez que representam o estágio migratório do parasita, que pode produzir lesões graves aos tecidos do hospedeiro. No entanto, a atividade de TCBZ parece estar restrita a *F. hepatica, F. gigantica, Fascioloides magna* e fascíola pulmonar *Paragonimus* spp. (Calvopiña *et al.*, 1988), uma vez que o fármaco não apresenta eficácia clínica contra nematódeos, cestódios e outros tremastódeos parasitas (*Dicrocoelium dendriticum, Paramphistomum* spp. e *Schistosoma mansoni*).

O modo de ação exato do TCBZ ainda não foi estabelecido. A atividade nematocida de BZD é baseada na sua ligação à beta-tubulina do parasita (Lacey, 1988), que inibe a polimerização em microtúbulos. Assim, todas as funções atribuídas aos microtúbulos em nível celular são alteradas (divisão celular, manutenção da forma celular, motilidade celular, secreção celular, absorção de nutrientes e transporte intracelular). Moléculas de BZD metilcarbamatos como albendazol ou fembendazol atuam sobre microtúbulos de nematódeos no sítio de ligação tubulina colchicina (Lacey, 1988). É provável que um sítio de ação

diferente esteja envolvido na atividade fasciolicida de TCBZ, o que também poderia explicar sua falta de eficácia contra outros helmintos parasitas. No entanto, existem dados morfológicos que dão suporte a uma possível ligação do TCBZ à tubulina da fascíola. O metabólito sulfóxido TCBZ (TCBZSO) bloqueia o transporte de corpos secretórios da superfície corporal para a superfície tegumental, que culmina na perda total do tegumento (Stitt e Fairweather, 1994). TCBZSO também inibe a divisão mitótica das células espermatogênicas e as células do tronco vitelínico, todas alterações relacionadas à inibição dos microtúbulos. É provável que TCBZ/metabólitos possam ter como alvo um sítio de ligação alternativo na molécula de tubulina (Fairweather, 2005).

A farmacocinética de TCBZ foi caracterizada em ovinos (Hennessy *et al.*, 1987), caprinos (Kinabo e Bogan, 1988) e bovinos (Sanyal, 1995). O composto original TCBZ não é detectável no plasma após administração oral para ovinos e bovinos, sendo TCBZSO e TCBZ sulfona (TCBZSO$_2$) os metabólitos recuperados da corrente sanguínea dos animais tratados (Figura 40.14). Em ovinos, esses metabólitos alcançam pico de concentração plasmática 18 e 36 h após o tratamento, respectivamente. Além disso, concentrações extremamente baixas

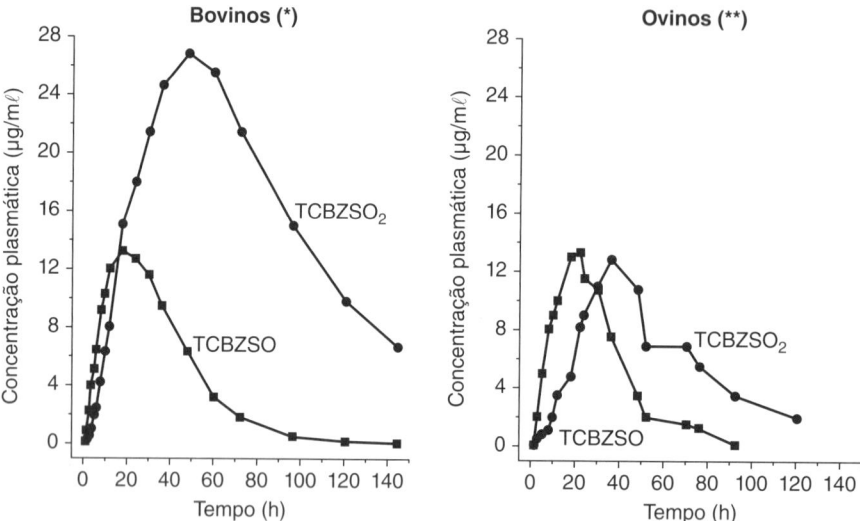

Figura 40.14 Perfis de concentração plasmática de sulfóxido de triclabendazol (TCBZSO) e sulfona (TCBZSO$_2$) obtidos após a administração de triclabendazol a bovinos (VO, 12 mg/kg) e ovinos (intrarruminal, 10 mg/kg). *Dados de Lanusse *et al.*, observações não publicadas. **Adaptada de Hennessy *et al.*, 1987.

de TCBZ foram recuperadas na bile, TCBZSO, TCBZSO$_2$ e os derivados de hidroxi-TCBZ sendo os principais metabólitos biliares encontrados em ovinos (Hennessy *et al.*, 1987) (ver Figura 40.13). O destino metabólico do TCBZ e seus metabólitos foi caracterizado em ovinos (Virkel *et al.*, 2006). Verificou-se que tanto a flavina mono-oxigenase (FMO) quanto os sistemas enzimáticos do citocromo P450 estão envolvidos na sulfoxidação e sulfonação de TCBZ em fígado de ovinos. Além disso, a microflora ruminal dos ovinos foi capaz de reduzir derivados de sulfóxido de TCBZ, TCBZSO e hidroxi-TCBZSO em TCBZ e hidroxi-TCBZ, respectivamente.

Quanto a outros sulfóxidos BZD nematocidas, acredita-se que o metabólito sulfóxido de TCBZ tenha atividade fasciolicida. De fato, o tegumento de *F. hepatica* é altamente suscetível a TCBZSO, uma vez que o composto causa lesões graves à superfície após um tempo de exposição relativamente curto (Stitt e Fairweather, 1994). Os metabólitos TCBZ se ligam fortemente (> 99%) às proteínas plasmáticas, especificamente à albumina. A persistência longa dos metabólitos de TCBZ na corrente sanguínea (mais de 120 h pós-tratamento) e sua alta concentração plasmática em comparação com outros compostos BZD, correlacionam-se com sua alta ligação às proteínas plasmáticas. Isso pode contribuir para sua alta atividade fasciolicida, com base em uma exposição elevada e prolongada dos parasitas hematófagos adultos ao fármaco. Em contrapartida, a conversão metabólica de TCBZSO em TCBZ no rúmen pode dar origem a uma fonte do metabólito ativo principal no fígado (Virkel *et al.*, 2006). Assim, a sulforredução de hidroxi-TCBZSO em hidroxi-TCBZ pode também ser relevante, embora o modo de ação e/ou a atividade anti-helmíntica (se houver) desses metabólitos não tenha sido estabelecida. Aproximadamente 45% da dose administrada é eliminada pela bile, e apenas 6,5% são excretados na urina, principalmente como TCBZSO e TCBZSO$_2$ (Hennessy *et al.*, 1987).

Os fármacos fasciolicidas podem alcançar sítios-alvo dentro de *F. hepatica* por ingestão oral de sangue ou por difusão transtegumental. Uma grande área de absorção do tegumento da fascíola pode ter um papel importante na difusão do fármaco no meio circundante. Estudos sobre difusão de fármacos *ex vivo*

em *F. hepatica* suscetível a TCBZ mostrou que TCBZ, TCBZSO e TCBZSO$_2$ têm capacidade de penetrar no tegumento da fascíola (Alvarez *et al.*, 2004; Mottier *et al.*, 2004). Diferentemente do padrão de captação observado previamente para o albendazol (Alvarez *et al.*, 2001), o TCBZ original e seus metabólitos sulfóxido e sulfona mostraram capacidade similar de penetrar no trematódeo parasita. No entanto, a difusão dos derivados hidroxi na fascíola foi mais baixa do que aquela observada para TCBZ, TCBZSO e TCBZSO$_2$. Esses achados estão de acordo com a alta correlação observada entre a lipofilicidade e as concentrações de fármacos mensuradas dentro do parasita. Aqueles estudos mostraram que quanto maior a lipofilicidade, maior a capacidade das moléculas de BZD de atravessarem a superfície externa dos helmintos. Esses estudos também mostraram que a composição e as características físico-químicas do meio de incubação afetaram drasticamente a difusão dos anti-helmínticos BZD em *F. hepatica*. O tempo de curso e o padrão de acúmulo de TCBZ e seus metabólitos *in vivo* na bile, tecido hepático e espécimes de *F. hepatica* foram estudados em ovinos tratados com TCBZ (10 mg/kg) por via intrarruminal (Moreno *et al.*, 2014). Tanto TCBZSO quanto TCBZSO$_2$, os únicos metabólitos detectados na corrente sanguínea, eram os principais produtos metabólicos acumulados dentro dos vermes adultos (ver Figura 40.15). Esse achado confirma que a ingestão é a principal via de entrada de metabólitos TCBZ *in vivo*. O fármaco administrado (TCBZ) foi o principal composto acumulado no tecido hepático, enquanto baixas concentrações desse composto original foram recuperados de parasitas coletados. A presença de TCBZ em espécimes de fascíola adultos (apesar de estar ausente na corrente sanguínea) pode indicar algum grau de difusão transtegumental a partir da bile/fígado de animais tratados.

Uma vez que TCBZ é o fasciolicida mais amplamente utilizado em razão da sua atividade excelente contra os estágios maduros e imaturos de *F. hepatica*, a seleção de populações resistente ao TCBZ é agora um problema emergente em muitas regiões do mundo (Fairweather, 2005). A resistência de *H. contortus* aos BZD foi associada à perda de ligação de alta afinidade (Lubega e Prichard, 1991) e uma alteração do padrão

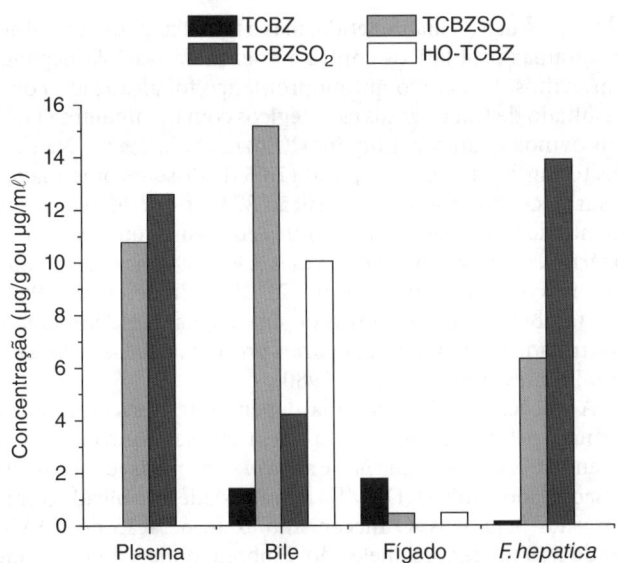

Figura 40.15 Concentrações de triclabendazol (TCBZ), sulfóxido de triclabendazol (TCBZSO), sulfona de triclabendazol (TCBZSO₂) e hidroxitriclabendazol (HO-TCBZ) (μg/g ou μg/mℓ) mensurados em plasma, bile, *Fasciola hepatica* adulta e tecido hepático 24 h após a administração de TCBZ (intrarruminal a 10 mg/kg) a ovinos. Adaptada de Moreno *et al.*, 2014. Reproduzida, com autorização, de Elsevier.

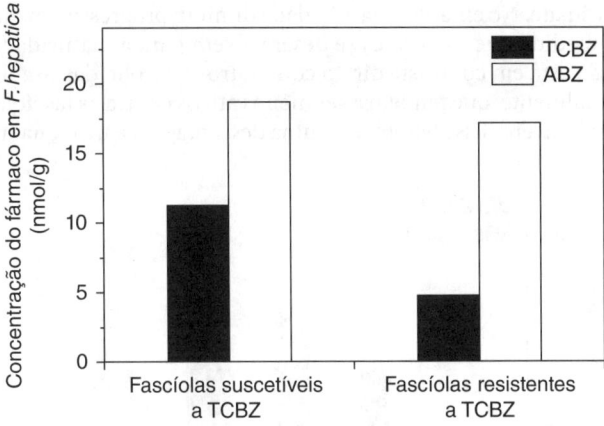

Figura 40.16 Difusão comparativa de triclabendazol (TCBZ) e albendazol (ABZ) em espécimes adultos suscetíveis a TCBZ e em *F. hepatica* resistente a TCBZ. Adaptada de Mottier *et al.*, 2006. Reproduzida, com autorização, de Elsevier.

de isoforma da beta-tubulina. Embora a atividade fasciolicida de TCBZ ainda precise ser completamente elucidada, há dados para apoiar uma ação baseada em microtúbulos desse composto (Stitt e Fairweather, 1994). Entretanto, mostrou-se que o fenótipo de *F. hepatica* resistente a TCBZ não está associado a mudanças nos resíduos e na sequência primária de aminoácidos na beta-tubulina (Robinson *et al.*, 2002). Isso sugere que pode haver um mecanismo alternativo de resistência aos TCBZ. De fato, a quantidade de TCBZ recuperada de vermes resistentes foi significativamente inferior ($\simeq$ 50%) do que a mensurada em parasitas suscetíveis. O aumento do metabolismo oxidativo de TCBZ pela fascíola e o aumento do efluxo do fármaco mediado por transportadores transmembrana dependentes de ATP podem ser responsáveis pela diminuição do acúmulo do fármaco observado em fascíolas resistentes (Alvarez *et al.*, 2005; Mottier *et al.*, 2006), e foram propostos como mecanismos potenciais de resistência aos TCBZ em *F. hepatica*. A esse respeito, estudos *in vitro* mostraram maior perturbação tegumentar, vitelogênica e nas células espermatogênicas, quando os espécimes de *Fasciola hepatica* resistentes ao TCBZ foram expostos a uma combinação de TCBZSO e o conhecido inibidor da gp-P, verapamil (Savage *et al.*, 2013, 2014). Em contrapartida, o acúmulo de albendazol foi semelhante em ambos os parasitas suscetíveis e resistentes, que se correlacionaram com a alta eficácia observada desse fármaco contra fascíolas resistentes ao TCBZ no campo (Coles e Stafford, 2001) (Figura 40.16).

O TCBZ é administrado por via oral a bovinos (12 mg/kg), ovinos (10 mg/kg) e caprinos (15 mg/kg), e é indicado para o tratamento e controle de todas as fases de *F. hepatica* suscetíveis a TCBZ, desde formas imaturas com 2 dias de idade até formas maduras de fascíolas; portanto, é indicado tanto contra fasciolose aguda quanto crônica. Formulações combinadas que contêm TCBZ e diferentes fármacos antinematódeos (levamisol, abamectina, ivermectina) estão disponíveis em países diferentes. As propriedades farmacocinéticas de TCBZ e ivermectina coadministradas em ovinos foram avaliadas (Lifschitz *et al.*, 2009). A eliminação de ivermectina foi retardada, e sua disponibilidade plasmática foi 3 vezes maior quando administrada em combinação com TCBZ. Da mesma forma, as concentrações plasmáticas de TCBZ e seus metabólitos foram influenciadas por sua coadministração com ivermectina. O pico de concentração plasmática mais alto de metabólitos de TCBZ foi observado após a coadministração de TCBZ e ivermectina, quando comparado com aqueles obtidos após o tratamento com TCBZ sozinho. Sugeriu-se que TCBZ pode modular a eliminação de ivermectina biliar e/ou intestinal mediada pela gp-P. O mesmo raciocínio foi aplicado para as modificações observadas na exposição sistêmica de TCBZ e seu metabólito ativo TCBZSO, uma vez que ambas as moléculas mostraram interagir com gp-P (Dupuy *et al.*, 2010).

O TCBZ pode ser administrado em qualquer estágio da gestação. O período de carência de 56 dias (carne) foi estabelecido para TCBZ em ovinos e bovinos. TCBZ não é indicado para ser usado em animais lactantes produtores de leite para consumo humano, ou em fêmeas prenhes que se destinam à produção de leite para consumo humano dentro de 2 meses antes da data esperada do parto. TCBZSO e TCBZSO₂ foram detectados no leite de bovinos leiteiros em lactação (a 36 e 144 h, respectivamente), quando o TCBZ foi administrado a 12 mg/kg VO (Imperiale *et al.*, 2011). A concentração residual média total em queijo fresco foi 13 vezes maior do que a obtida em leite utilizado para sua elaboração (ver Figura 40.17). Esses resultados reafirmam porque o TCBZ é proibido para uso em animais em lactação.

Fenoxialcanos

Dianfenetida

Essa molécula fasciolicida é um fenoxialcano (*N,N'*-[oxibis (2,1-etanodi-iloxi-4,1-fenileno)] bisacetamida) (Figura 40.18). A dianfenetida é excepcionalmente eficaz contra vermes imaturos a partir de 1 dia a 6 semanas de idade. Consequentemente, é usada para o tratamento de fasciolose aguda resultante da migração de formas imaturas de *F. hepatica* através do parênquima hepático de ovinos. Uma dose de 100 mg/kg é quase 100% eficaz contra parasitas de 1 a 63 dias de idade. No entanto, sua atividade diminui progressivamente à medida que os vermes se desenvolvem para a maturidade. Isso está em contraste direto com outros fasciolicidas usados atualmente, que tendem a ser menos ativos contra as fascíolas mais jovens. Esse fenômeno é uma desvantagem para o quadro

Leite
Queijo
Concentração (μg/mℓ ou μg/g)
0
5
10
15
20
12
24
36
48
60
120
Tempo após o tratamento (h)

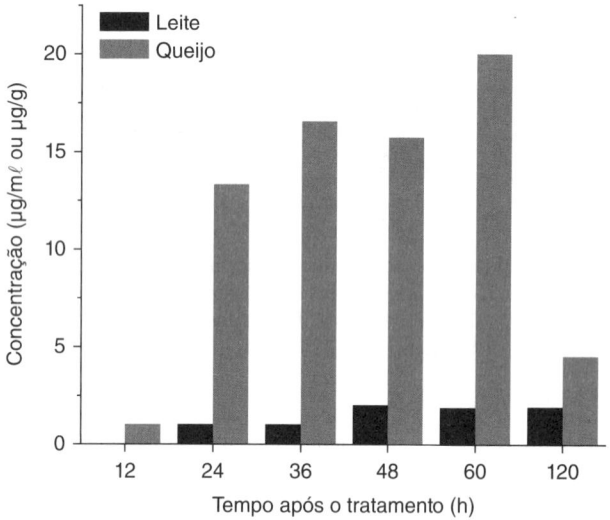

Figura 40.17 Comparação dos teores de resíduos totais (soma das concentrações de sulfóxido de triclabendazol e sulfona de triclabendazol) mensurados em leite e queijo elaborados com leite coletado de vacas tratadas em cada intervalo de tempo. Adaptada de Imperiale *et al.*, 2011. Reproduzida, com autorização, de Taylor & Francis. Food Aditives and Contaminants, 28(4): 438-445.

clínico do uso de dianfenetida, mas o fármaco pode ser útil em programas profiláticos contra a doença da fascíola hepática em ovinos. Um efeito quimioprofilático foi alcançado como resultado de tratamentos estratégicos com dianfenetida tanto em ovinos quanto em bovinos (Enzie *et al.*, 1980). Na dose de 10 mg/kg de peso corporal (10% da dose recomendada), o fármaco resultou em prevenção 87% eficaz do estabelecimento de infecções por *F. hepatica* em ovinos que receberam o fármaco diariamente por 14 dias, e foi 96% eficaz em ovinos que receberam o fármaco por 21 dias (Enzie *et al.*, 1980). Foi também proposto o uso de um dispositivo de liberação controlada de dianfenetida para a profilaxia de fasciolose em ruminantes (Rew e Knight, 1980).

A eficácia da dianfenetida depende da desacetilação do fármaco pelas enzimas hepáticas (desacetilases) a um metabólito de amina. A dianfenetida não é ativa *in vitro*, mas seu metabólito desacetilado (amina) (DAMD) tem atividade fasciolicida contra parasitas hepáticos. O mecanismo exato de ação de DAMD ainda não foi bem estabelecido. Embora tenha sido mostrado que o DAMD causou graves lesões morfológicas a *F. hepatica in vitro*, o metabolismo energético não é o principal alvo para esse metabólito (Fairweather e Boray, 1999). A ruptura do sistema tegumentar e da osmorregulação induzida por DAMD foi completamente descrita usando-se microscopia eletrônica de transmissão (Anderson e Fairweather, 1995). Mudanças morfológicas incluem inchaço das dobras da membrana plasmática basal levando à inundação do sincício e eventual descamação do tegumento. Mais informações sobre o modo de ação do DAMD podem ser obtidas em Fairweather e Boray (1999).

CH3CO — NH
O(CH2)2 — O — (CH2)2 — O
NH — COCH3
DIANFENETIDA
desacetilação (fígado)
NH
O(CH2)2 — O — (CH2)2 — O
NH — COCH3
MAMD
desacetilação (fígado)
NH
O(CH2)2 — O — (CH2)2 — O
NH
DAMD

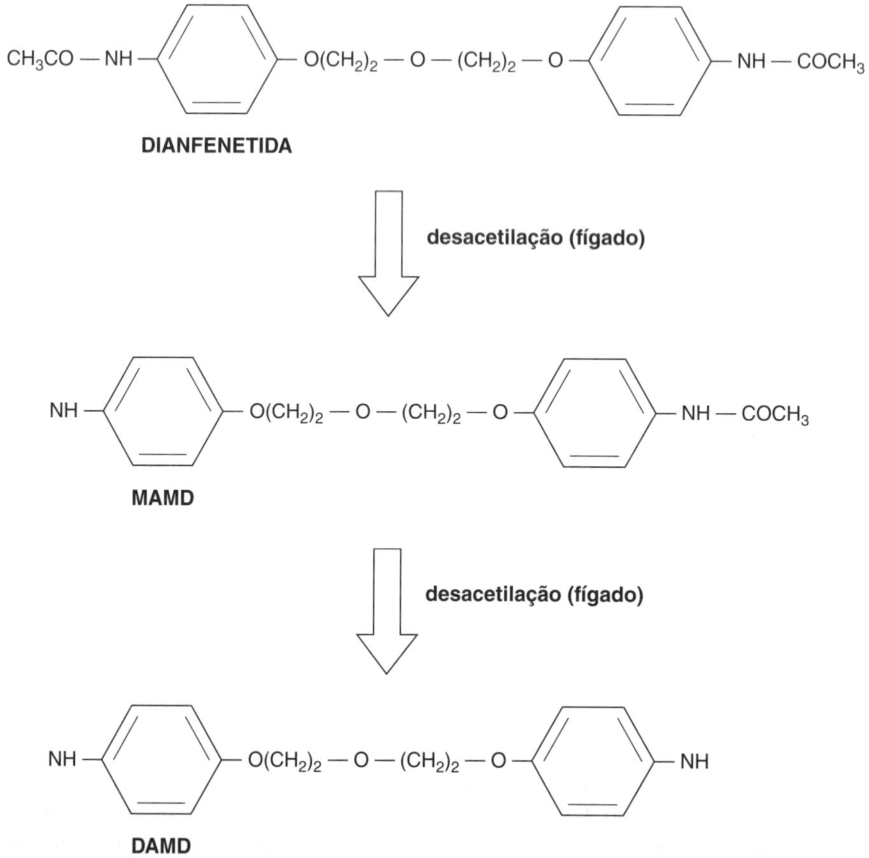

Figura 40.18 Dianfenetida: estrutura química e destino metabólico. A desacetilação hepática do fármaco original leva à formação de dois metabólitos diamino ativos: monoaminodianfenetida (MAMD) e diaminodianfenetida (DAMD).

A dianfenetida é administrada como uma suspensão oral em concentração de 100 mg/kg em ovinos e caprinos. Esse fármaco é absorvido para o sangue após o tratamento oral e metabolizado imediatamente no fígado. Altas concentrações de dois metabólitos desacetilados ativos, monoamino- (MAMD) e diamino-dianfenetida (DAMD), são produzidas no parênquima hepático, onde os parasitas imaturos são encontrados até pelo menos 7 semanas após a infecção. Metabólitos alcançam concentrações altas no parênquima hepático, mas acredita-se que sejam rapidamente biotransformados e eliminados na bile. Apenas pequenas quantidades de MAMD e DAMD podem escapar da corrente sanguínea, mas se diluem. Esse é o motivo pelo qual a quantidade de metabólitos ativos que alcançam o parasita hematófago adulto por ingestão oral ou difusão tegumental é pequena. Portanto, a eficácia contra estágios adultos localizados nas vias biliares é reduzida.

A segurança da dianfenetida para o hospedeiro pode ser explicada com base na destruição dos metabólitos pelo fígado e diluição no sangue, de modo que apenas pequenas quantidades alcancem outros tecidos. Suas maiores concentrações são mensuradas no fígado e conteúdo da vesícula biliar (3 dias após o tratamento). Deve-se notar que os parasitas adultos residem em associação íntima com o sistema biliar. Aos 7 dias após a administração, as concentrações de dianfenetida nesses locais são reduzidas em aproximadamente 10 vezes, para uma faixa de apenas 0,1 a 0,5 ppm, enquanto as concentrações na musculatura são de aproximadamente 0,02 ppm. No Reino Unido, é permitido que animais destinados ao consumo humano sejam abatidos 7 dias após o tratamento. A dose oral usual (100 mg/kg) em ovinos aparentemente é segura. Uma única dose oral 4 vezes a dose terapêutica (400 mg/kg) não produz sinais tóxicos. Em doses mais altas, os efeitos tóxicos incluem deficiência temporária da visão e perda de lã. Ovinos em pasto são menos sujeitos aos efeitos tóxicos do que ovinos confinados. Parece não haver nenhuma contraindicação significativa para o uso do fármaco dianfenetida. Ovelhas prenhes que receberam 200 mg/kg, 1 vez/semana, em 2, 3 ou 4 ocasiões consecutivas durante o período de gestação de 21 semanas, não apresentaram reações adversas na fertilidade ou efeitos teratogênicos na sua prole.

REFERÊNCIAS BIBLIOGRÁFICAS E LEITURA COMPLEMENTAR

Al-Hadiya B. (2005). Niclosamide: comprehensive profile. *Profiles Drug Subst Excip Relat Methodol.* **32**, 67–96.

Ali N, Bogan J. (1987). The pharmacodynamics of the flukicidal salicylanilides, rafoxanide, closantel and oxyclosanide. *J Vet Pharmacol Ther.* **10**, 127–133.

Alvarez L, Mottier L, Lanusse C. (2004). Comparative assessment of the access of albendazole, fenbendazole and triclabendazole to *Fasciola hepatica*: effect of bile in the incubation medium. *Parasitology.* **128**, 73–81.

Alvarez L, Mottier L, Sa´nchez S, Lanusse C. (2001). *Ex vivo* diffusion of albendazole and its sulphoxide metabolite into *Ascaris suum* and *Fasciola hepatica*. *Parasitol Res.* **87**, 929–934.

Alvarez L, Solana H, Mottier L, Virkel G, Fairweather I, Lanusse, C. (2005). Altered drug influx/efflux and enhanced metabolic activity in triclabendazole-resistant liver flukes. *Parasitology.* **131**, 501–510.

Alvinerie M, Floc'h R, Galtier P. (1991). Plasma protein binding of nitroxynil in several species. *J Vet Pharmacol Ther.* **14**, 170–173.

Andersen FL, Loveless RM, Jensen LA. (1975). Efficacy of bunamidine hydrochloride against immature and mature stages of *Echinococcus granulosus. Am J Vet Res.* **36**, 673–675.

Anderson HR, Fairweather I. (1995). Fasciola hepatica: ultrastructural changes to the tegument of juvenile flukes following incubation in vitro with the deacetylated (amine) metabolite of diamphenethide. *Int J Parasitoly.* **25**, 319–333.

Angelucci F, Basso A, Bellelli A, Brunori M, Pica Mattoccia L, Valle C. (2007). The anti-schistosomal drug praziquantel is an adenosine antagonist. *Parasitology.* **134**, 1215–1221.

Benchaoui HA, McKellar QA. (1993). Determination of rafoxanide and closantel in ovine plasma by high performance liquid chromatography. *Biomed Chrom.* **7**, 181–183.

Boray J. (1986). Trematode infections of domestic animals. In Campbell W, Rew R. (eds), *Chemoterapy of Parasitic Diseases.* New York, Plenum Press. 401–426.

Boray JC, Crowfoot PD, Strong MB, Allison JR, Schellenbaum M, Von Orelli M, Sarasin G. (1983). Treatment of immature and mature *Fasciola hepatica* infections in sheep with triclabendazole. *Vet Rec.* **113**, 315–317.

Calvopiña M, Guderian RH, Paredes W, Chico M, Cooper PJ. (1988). Treatment of human pulmonary paragonimiasis with triclabendazole: clinical tolerance and drug efficacy. *Trans Royal Soc Trop Med Hyg.* **92**, 566–569.

Cioli D, Mattoccia L. (2003). Praziquantel. *Parasitol Res.* **90**, 83–89.

Coles G, Stafford K. (2001). Activity of oxyclozanide, nitroxynil, clorsulon and albendazole against adult triclabendazole-resistant Fasciola hepatica. *Vet Rec.* **148**, 723–724.

Cooper KM, Whelan M, Danaher M, Kennedy DG. (2011). Stability during cooking of anthelmintic veterinary drug residues in beef. *Food Addit Contam Part A.* **28**, 155–165.

Corwin RM, Green SP, Keefe TJ. (1989). Dose titration and confirmation tests for determination of cestodicidal efficacy of epsiprantel in dogs. *Am J Vet Res.* **50**, 1076–1077.

Cromie L, Ferry M, Couper A, Fields C, Taylor SM. (2006). Pharmacokinetics of a novel closantel/ivermectin injection in cattle. *J Vet Pharmacol Ther.* **29**, 205–211.

Dadak AM, Wieser C, Joachim A, Franz S. (2013). Efficacy and safety of oral praziquantel against *Dicrocoelium dendriticum* in llamas. *Vet Parasitol.* **197**, 122–125.

Day T, Bennett J, Pax R. (1992). Praziquantel: The enigmatic antiparasitic. *Parasitol Today.* **10**, 342–344.

Dupuy J, Alvinerie M, Ménez C, Lespine A. (2010). Interaction of anthelmintic drugs with P-glycoprotein in recombinant LLC-PK1-mdr1a cells. *Chem-Biol Interact.* **186**, 280–286.

El-Banna HA, Goudah A, El-Zorba H, Abd-El-Rahman S. (2008). Comparative pharmacokinetics of ivermectin alone and a novel formulation of ivermectin and rafoxanide in calves and sheep. *Parasitol Res.* **102**, 1337–1342.

Eckert J, Thompson RC, Bucklar H, Bilger B, Deplazes P. (2001). Efficacy evaluation of epsiprantel (Cestex) against *Echinococcus mutilocularis* in dogs and cats. *Berliner und Munchener Tierarztliche Wochenschrift.* **114**, 121–126.

Enzie FD, Rew RS, Colglazier ML. (1980). Chemoprophylaxis with diamfenetide against experimental infections of Fasciola hepatica in ruminants. *Am J Vet Res.* **41**, 179–182.

Fairweather I. (2005). Triclabendazole: new skills to unravel and old(ish) enigma. *J Helminthology.* **79**, 227–234.

Fairweather I, Boray JC. (1999). Fasciolicides: Efficacy, actions, resistance and its management. *Vet J.* **158**, 81–112.

Fairweather I, Holmes SD, Threadgold LT. (1984). Fasciola hepatica: motility response to fasciolicides *in vitro. Exp Parasitol.* **57**, 209–224.

Gasser RB, Williamson RM, Beveridge I. (2005). Anoplocephala perfoliata of horses–significant scope for further research, improved diagnosis and control. *Parasitology.* **131**, 1–13.

Giorgi M, Meucci V, Vaccaro E, Mengozzi G, Giusiani M, Soldani G. (2003). Effects of liquid and freeze dried grape fruit juice on the pharmacokinetics of praziquantel and its metabolite 4′-hydroxy praziquantel in beagle dogs. *Pharmacol Res.* **47**, 87–92.

Giorgi M, Salvatori AP, Soldani G, Giusiani M, Longo V, Gervasi PG, Mengozzi G. (2001). Pharmacokinetics and microsomal oxidation of praziquantel and its effects on the P450 system in three-month-old lambs infested by *Fasciola hepatica. J Vet Pharmacol Therap.* **24**, 251–259.

Greenberg R. (2005). Are Ca2+ channels targets of praziquantel action? *Int J Parasitol.* **35**, 1–9.

Hall CA, Kelly JD, Whitlock HV, Ritchie L. (1981). Prolonged anthelmintic effect of closantel and disophenol against a thiabendazole selected resistant strain of Haemonchus contortus in sheep. *Res Vet Sci.* **31**, 104–106.

Hennessy D. (1993). Pharmacokinetic disposition of benzimidazole drugs in the ruminant gastrointestinal tract. *Parasitol Today.* **9**, 329–333.

Hennessy D, Ali D. (1997). The effect of feed intake level on the pharmacokinetic disposition of closantel in sheep. *Int J Parasitol.* **27**, 1081–1086.

Hennessy D, Lacey E, Steel J, Prichard R. (1987). The kinetics of triclabendazole disposition in sheep. *J Vet Pharmacol Ther.* **10**, 64–72.

Holm-Martin M, Levot G, Dawson K. (2005). Control of endoparasites in horses with with a gel containing moxidectin and praziquantel. *Vet Rec.* **156**, 835–838.

Hutchinson GW, Dawson K, Fitzgibbon CC, Martin PJ. (2009). Efficacy of an injectable combination anthelmintic (nitroxynil + clorsulon + ivermectin) against early immature *Fasciola hepatica* compared to triclabendazole combination flukicides given orally or topically to cattle. *Vet Parasitol.* **162**, 278–284.

Iezzi S, Lifschitz A, Sallovitz J, Nejamkin P, Lloberas M, Manazza J, Lanusse C, Imperiale F. (2014). Closantel plasma and milk disposition in dairy goats: assessment of drug residues in cheese and ricotta. *J Vet Pharmacol Ther.* **37**, 589–594.

Imperiale F, Ortiz P, Cabrera M, Farias C, Sallovitz JM, Iezzi S, Pérez J, Alvarez L, Lanusse C. (2011). Residual concentrations of the flukicidal compound triclabendazole in dairy cows' milk and cheese. *Food Addit Contam Part A Chem Anal Control Expo Risk Assess.* **28**, 438–445.

Jeziorski MC, Greenberg RM. (2006). Voltage-gated calcium channel subunits from platyhelminths: Potential role in praziquantel action. *Int J Parasitol.* **36**, 625–632.

Kinabo L, Bogan J. (1988). Pharmacokinetics and efficacy of triclabendazole in goats with induced fascioliasis. *J Vet Pharmacol Ther.* **11**, 254–259.

Kita K, Hirawake H, Takamiya S. (1997). Cytochromes in the respiratory chain of helminth mitochondria. *Int J Parasitol.* **27**, 617–630.

Lacey E. (1988). The role of the cytoskeletal protein, tubulin, in the mode of action and mechanism of drug resistance to benzimidazoles. *Int J Parasitol.* **18**, 885–936.

Li Y, Li PK, Roberts MJ, Arend RC, Samant RS, Buchsbaum DJ. (2014). Multi-targeted therapy of cancer by niclosamide: A new application for an old drug. *Cancer Lett.* **349**, 8–14.

Lifschitz A, Virkel G, Ballent M, Sallovitz J, Lanusse C. (2009). Combined use of ivermectin and triclabendazole in sheep: *in vitro* and *in vivo* characterisation of their pharmacological interaction. *Vet J.* **182**, 261–268.

Lubega GW, Prichard RK. (1991). Specific interaction of benzimidazole anthelmintics with tubulin from developing stages of thiabendazole-susceptible and –resistant *Haemonchus contortus*. *Biochem Pharmacol.* **41**, 93–101.

Lyons ET, Tolliver SC, Ennis LE. (1998). Efficacy of praziquantel (0.25 mg/kg) on the cecal tapeworm (*Anoplocephala perfoliata*) in horses. *Vet Parasitol.* **78**, 287–289.

Maffei Facino R, Pitrè D, Carini M. (1982). The reductive metabolism of the nitroaromatic flukicidal agent nitroxinil by liver microsomal cytochrome P-450. *Il Farmaco; Edizione Scientifica.* **37**, 463–474.

Markus B, Kwon C. (1994). In vitro metabolism of aromatic nitriles. *J Pharm Sci.* **83**, 1729–1734.

Martin R. (1997). Modes of action of anthelmintic drugs. *Vet J.* **154**, 11–34.

Mas-Coma S. (2004). Human fascioliasis. In Cotruvo JA, Dufour A, Rees G, Bartram J, Carr R, Cliver DO, Craun R, Fayer R, Gannon VPJ. (eds), *Waterborne Zoonoses: Identification, Causes and Control.* London, World Health Organization, IWA. 305–322.

Masimirembwa C, Hasler J. (1994). Characterization of praziquantel metabolism by rat liver microsomes using cytochrome P450 inhibitors. *Biochem Pharmacol.* **48**, 1779–1783.

McKinstry B, Fairweather I, Brennan G, Forbes A. (2003). Fasciola hepatica: tegumental surface alterations following treatment in vivo and in vitro with nitroxynil (Trodax). *Parasitol Res.* **91**, 251–263.

Meaney M, Allister J, McKinstry B, McLaughlin K, Brennan GP, Forbes AB, Fairweather I. (2009). *Fasciola hepatica*: ultrastructural effects of a combination of triclabendazole and clorsulon against mature fluke. *Parasitol Res.* **100**, 1091–1104.

Meaney M, Fairweather I, Brennan GP, McDowell LS, Forbes AB. (2003). Fasciola hepatica: effects of the fasciolicide clorsulon in vitro and in vivo on the tegumental surface, and a comparison of the effects on young- and old-mature flukes. *Parasitol Res.* **91**, 238–250.

Meaney M, Fairweather I, Brennan GP, Forbes AB. (2004). Transmission electron microscope study of the ultrastructural changes induced in the tegument and gut of Fasciola hepatica following in vivo drug treatment with clorsulon. *Parasitol Res.* **92**, 232–241.

Meaney M, Haughey S, Brennan GP, Fairweather I. (2005). A scanning electron microscope study on the route of entry of clorsulon into the liver fluke, Fasciola hepatica. *Parasitol Res.* **96**, 189–198.

Michiels M, Meuldermans W, Heykants J. (1987). The metabolism and fate of closantel (Flukiver) in sheep and cattle. *Drug Metabol Rev.* **18**, 235–251.

Moreno L, Ceballos L, Fairweather I, Lanusse C, Alvarez L. (2014). Timecourse and accumulation of triclabendazole and its metabolites in bile, liver tissues and flukes collected from treated sheep. *Exp Parasitol.* **136**, 14–19.

Moreno L, Ceballos L, Lifschitz A, Bistoletti M, Alvarez L, Lanusse C. (2010). Combined subcutaneous administration of ivermectin and nitroxynil in sheep: age/body weight related changes to the kinetic disposition of both compounds. *Res Vet Sci.* **88**, 315–320.

Mottier L, Alvarez L, Ceballos L, Lanusse C. (2006). Drug transport mechanisms in helminth parasites: passive diffusion of benzimidazole anthelmintics. *Exp Parasitol.* **113**, 49–57.

Mottier L, Virkel G, Solana H, Alvarez L, Salles J, Lanusse C. (2004). Triclabendazole biotransformation and comparative diffusion of the parent drug and its oxidized metabolites into *Fasciola hepatica*. *Xenobiotica.* **34**, 1043–1057.

Pax R, Bennett J. (1989). Effect of closantel on intrategumental pH in Schistosoma mansoni and Fasciola hepatica. *J Parasitol.* **75**, 169–171.

Power C, Danaher M, Sayers R, O'Brien B, Whelan M, Furey A, Jordan K. (2013). Investigation of the persistence of rafoxanide residues in bovine milk and fate during processing. *Food Addit Contam Part A.* **30**, 1087–1095.

Rehbein S, Visser M, Yoon S, Marley SE. (2007). Efficacy of a combination ivermectin/praziquantel paste against nematodes, cestodes and bots in naturally infected ponies. *Vet Rec.* **161**, 722–724.

Reinemeyer C, Courtney C. (2001). Anticestodal and Antitrematodal Drugs. In Adams HR. (ed.), *Veterinary Pharmacology and Therapeutics*, 8th edn. Ames, Iowa State University Press. 980–991.

Reinemeyer CR, Hutchens DE, Eckblad WP, Marchiondo AA, Shugart JI. (2006). Dose-confirmation studies of the cestocidal activity of pyrantel pamoate paste in horses. *Vet Parasitol.* **138**, 234–239.

Rew RS, Knight RA. (1980). Efficacy of albendazole for prevention of fascioliasis in sheep. *J Am Vet Med Assoc.* **176**, 1353–1354.

Roberson E, Courtney C. (1995). Anticestodal and antitrematodal drugs. In Adams HR. (ed.), *Veterinary Pharmacology and Therapeutics*, 7th edn. Ames, Iowa State University Press. 933–954.

Robinson MW, Trudgett A, Hoey EM, Fairweather I. (2002). Triclabendazole-resistant *Fasciola hepatica*: β-tubulin and response to *in vitro* treatment with triclabendazole. *Parasitology.* **124**, 325–338.

Rothwell JT, Lacey E, Sangster NC. (2000). The binding of closantel to ovine serum albumin and homogenate fractions of Haemonchus contortus. *Int J Parasitol.* **30**, 769–775.

Sanyal P. (1995). Kinetic disposition of triclabendazole in buffalo compared to cattle. *J Vet Pharmacol Ther.* **18**, 370–374.

Savage J, Meaney M, Brennan GP, Hoey E, Trudgett A, Fairweather I. (2013). Increased action of triclabendazole in vitro against a triclabendazole- resistant isolate of *Fasciola hepatica* following its co-incubation with the P-glycoprotein inhibitor R(+)-verapamil. *Exp Parasitol.* **135**, 642–653.

Savage J, Meaney M, Brennan GP, Hoey E, Trudgett A, Fairweather I. (2014). Disruption of vitellogenesis and spermatogenesis by triclabendazole in a triclabendazole-resistant isolate of Fasciola hepatica following incubation in vitro with a P-glycoprotein inhibitor. *Parasitology.* **141**, 1064–1079.

Schulman MD, Valentino D. (1982). Purification, characterization and inhibition by MK-401 of Fasciola hepatica phosphoglyceromutase. *Mol Biochem Parasitol.* **5**, 321–332.

Schulman MD, Valentino D, Cifelli S, Ostlind DA. (1982). Dose-dependent pharmacokinetics and efficacy of MK-401 against old, and young-mature infections of Fasciola hepatica in the rat. *J Parasitol.* **68**, 603–608.

Staudt U, Schmahl G, Blaschke G, Mehlhorn H. (1992). Light scanning electron microscopy study on the effects of the enantiomers of praziquantel and its main metabolite on *Schistosoma mansoni in vitro. Parasitol Res.* **78**, 392–397.

Stitt AW, Fairweather I. (1994). The effect of the sulphoxide metabolite of triclabendazole ('Fasinex') on the tegument of mature and immature stages of the liver fluke, *Fasciola hepatica. Parasitology.* **108**, 555–567.

Sun Y, Bu SJ. (2012). Pharmacokinetics and relative bioavailability of praziquantel in healthy water buffalo after oral and intramuscular administration. *J Vet Pharmacol Ther.* **35**, 618–622.

Sundlof SF, Whitlock TW. (1992). Clorsulon pharmacokinetics in sheep and goats following oral and intravenous administration. *J Vet Pharmacol Ther.* **15**, 282–291.

Swan GE, Koeleman HA, Steyn HS, Mülders MS. (1999). Intravascular plasma disposition and salivary secretion of closantel and rafoxanide in sheep. *J South Afr Vet Assoc.* **70**, 75–79.

Swan GE, Mülders MS. (1993). Pharmacokinetics of rafoxanide in suckling and weaned lambs following oral administration. *J South Afr Vet Assoc.* **64**, 67–70.

Thomas H, Gönnert R. (1978). The efficacy of praziquantel against cestodes in cats, dogs, and sheep. *Res Vet Sci.* **24**, 20–25.

Thompson RC, Reynoldson JA, Manger BR. (1991). *In vitro* and *in vivo* efficacy of epsiprantel against *Echinococcus granulosus. Res Vet Sci.* **51**, 332–334.

Tielens A. (1994). Energy generation in parasitic helminths. *Parasitol Today.* **10**, 346–352.

Tielens AG, van den Heuvel JM, van den Bergh SG. (1987). Differences in intermediary energy metabolism between juvenile and adult Fasciola hepatica. *Mol Biochem Parasitol.* **24**, 273–281.

Traversa D, Milillo P, Di Cesare A, Lohr B, Iorio R, Pampurini F, Schaper R, Bartolini R, Heine J. (2009). Efficacy and safety of emodepside 2.1%/praziquantel 8.6% spot-on formulation in the treatment of feline aelurostrongylosis. *Parasitol Res.* **105**, 83–89.

Virkel G, Lifschitz A, Sallovitz J, Pis A, Lanusse C. (2006). Assessment of the main metabolism pathways for the flukicidal compound triclabendazole in sheep. *J Vet Pharmacol Ther.* **29**, 213–223.

Westhoff F, Blaschke, G. (1992). High-performance liquid chromatographic determination of the stereoselective biotransformation of the chiral drug praziquantel. *J Chrom.* **578**, 265–271.

CAPÍTULO 41

Lactonas Macrocíclicas: Compostos Endectocidas

Carlos E. Lanusse, Fernanda A. Imperiale e Adrian L. Lifschitz

FARMACOLOGIA GERAL | AVERMECTINAS E MILBEMICINAS

A integração de informações disponíveis na relação ambiente hospedeiro-parasita com uma compreensão mais completa das propriedades farmacológicas de medicamentos antiparasitários existentes deve resultar no controle mais eficiente de parasitas em animais domésticos. O tempo de exposição do parasita às concentrações de fármaco ativo determina a eficácia e/ou a persistência da atividade da maioria dos fármacos anti-helmínticos usados na medicina veterinária. A caracterização de perfis de concentração de fármacos em tecidos dos sítios de localização do parasita e dentro dos parasitas-alvo fornece uma base para a compreensão das diferenças na eficácia terapêutica e preventiva observadas para as diferentes famílias químicas de fármacos anti-helmínticos.

As avermectinas e milbemicinas são lactonas macrocíclicas (LM) de 16 membros intimamente relacionadas, produzidas por meio da fermentação por actinomicetos residentes no solo (*Streptomyces*). Foi a combinação única de morte de endoparasitas e ectoparasitas que deu origem à palavra *endectocida*, nome marcante pelo qual as LM são conhecidas (Shoop *et al.*, 1995a). Informações quanto às propriedades antiparasitárias dos diferentes compostos de LM em todas as espécies animais foram completamente revisadas por outros autores (Campbell, 1985; Shoop *et al.*, 1995a; McKellar e Benchaoui, 1996). Aos leitores interessados em qualquer outra questão detalhada dentro desse tópico, recomenda-se literatura específica dedicada às LM (Vercruysse e Rew, 2002; Gonzalez-Canga, 2012). Um enorme progresso na compreensão da relação entre a cinética de distribuição, distribuição tecidual e os padrões de persistência antiparasitária para as moléculas de LM foi alcançado, particularmente nas espécies de ruminantes. O objetivo deste capítulo é fornecer uma visão geral atualizada e integrada das principais características farmacológicas básicas dos compostos de LM, que são responsáveis por sua atividade antiparasitária de amplo espectro e de longa duração. As LM agora são consideradas os fármacos antiparasitários de amplo espectro mais amplamente usados em medicina veterinária. O Capítulo 43 descreve o uso das LM como ectoparasiticidas.

As avermectinas são produzidas como mistura de componentes diferentes da fermentação de *Streptomyces avermitilis*. Esses produtos naturais são chamados de A (aqueles que contêm um grupo metoxi na posição 5) e B (com um grupo hidroxi na posição 5). A maior potência anti-helmíntica é mantida pelos homólogos B1. A família de avermectinas inclui uma série de substâncias naturais e moléculas semissintéticas, como *abamectina, ivermectina, doramectina, eprinomectina* e *selamectina*. A abamectina é uma avermectina de ocorrência natural aprovada para uso em animais e o material de partida para a produção de ivermectina. De fato, a ivermectina, a primeira molécula endectocida comercializada, é

um derivado semissintético da família avermectina. A ivermectina é o nome genérico dado à mistura de duas avermectinas quimicamente modificadas que contêm, pelo menos, 80% de 22-23-di-hidroavermectina B_{1a} e menos de 20% de 22-23-di-hidroavermectina B_{1b} (Fisher e Mrozik, 1989). A doramectina foi obtida por biossíntese mutacional, na qual o precursor (ácido ciclo-hexanocarboxílico) foi fornecido a uma estirpe mutante de *Streptomyces avermitilis* (Goudie *et al.*, 1993). A eprinomectina é um composto de avermectina semissintético, desenvolvido para uso tópico em bovinos (Shoop *et al.*, 1996). A selamectina é um monossacarídeo oxima semissintético derivado da doramectina, introduzida mais recentemente no mercado de controle de parasitas em cães e gatos (Bishop *et al.*, 2000). As principais diferenças químicas entre os compostos do tipo avermectina são mostradas na Figura 41.1. Mostrou-se que pequenas mudanças químicas podem ter impacto profundo na atividade dos análogos das avermectina. Por exemplo, a substituição do C-5 hidroxi por um substituto *oxo* nos monossacarídeos de ivermectina ou doramectina pode reduzir drasticamente a atividade contra larvas de *Haemonchus contortus*.

Nemadectina, moxidectina e *milbemicina oxima* pertencem à família milbemicina. A milbemicina oxima consiste em dois derivados de oxima (componentes A_4 e A_3) da 5-didesidromilbemicina em uma proporção de 80:20. A moxidectina é um composto de milbemicina produzido por uma combinação de fermentação e síntese química. A moxidectina é obtida por modificação química de nemadectina, o composto natural produzido quando *Streptomyces cyaneogriseus* é cultivado sob controle das condições de cultura (Takiguchi *et al.*, 1980). As estruturas moleculares das duas famílias de endectocidas são sobrepostas (Shoop *et al.*, 1995a); no entanto, as milbemicinas não têm o substituto dissacarídeo C_{13} no anel macrolídio (Figura 41.2). Além disso, a moxidectina difere da ivermectina na posição 23, onde ela possui uma porção metoxima. A moxidectina também tem uma cadeia lateral olefínica substituída diferenciada na posição 25. Apesar dessas diferenças químicas, ambas as famílias compartilham algumas propriedades estruturais e físico-químicas, e sua atividade antiparasitária de amplo espectro contra nematódeos e artrópodes em doses extremamente baixas (Figura 41.2).

Muitos compostos de ambas as famílias são usados em animais de produção, animais de companhia, espécies selvagens e humanos (ivermectina). Abamectina, ivermectina, doramectina e moxidectina, atualmente comercializadas como formulações injetáveis, *pour-on* (bovinos) e orais (ovinos, caprinos), são as LM mais comumente utilizadas em todo o mundo para controlar endoparasitas e ectoparasitas em animais de produção. Potência excepcional, alta lipofilicidade e a persistência prolongada da sua atividade de amplo espectro são características distintivas entre esses fármacos antiparasitários.

Abamectina
Avermectina B₁

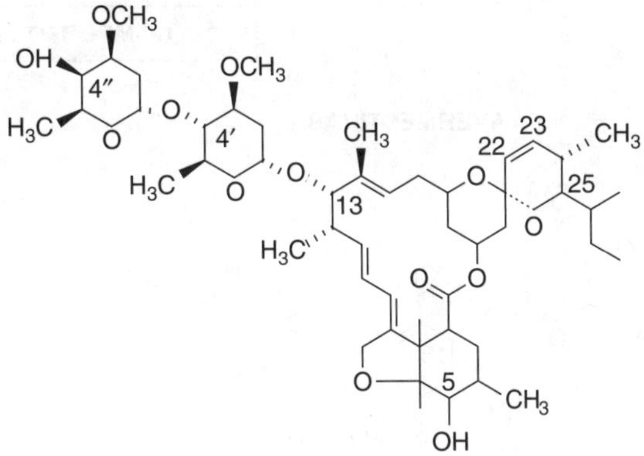

Ivermectina
22,23-di-hidro-avermectina B₁
C_{22}-C_{23}

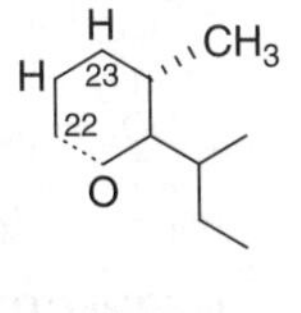

Eprinomectina
4'-epi-acetilamino-4"-desoxiavermectina B₁
$C_{4"}$

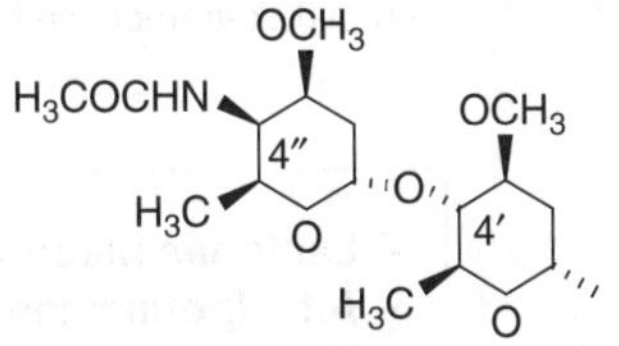

Doramectina
25-ciclo-hexil-5-O-desmetil-25-de (1-metilpropil) avermectina A₁ₐ
C_{25}

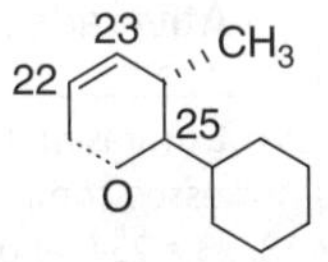

Selamectina
25-ciclo-hexil-25-de(1-metilpropil)-5-desoxi-22,23-di-hidro-5-(hidroxi-imino)-avermectina B₁ₐ
C_{22}-C_{23}, C_{25}

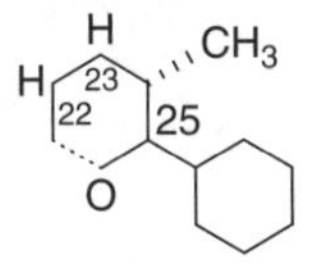

C_5

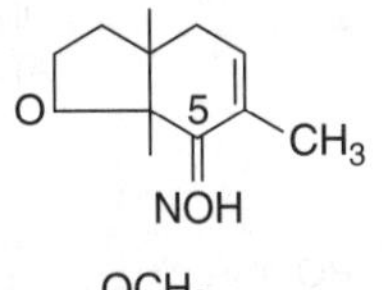

C_{13}

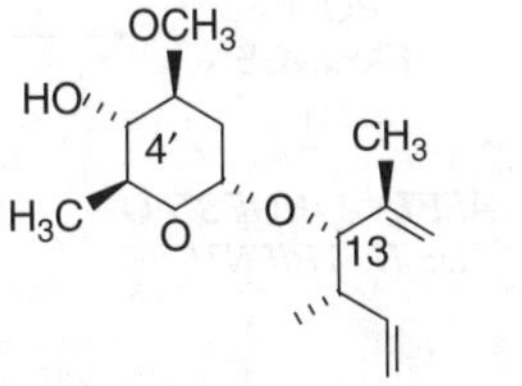

Figura 41.1 Estruturas químicas dos principais compostos de avermectinas usados na medicina veterinária. As principais diferenças químicas entre abamectina (o produto natural da fermentação) e outras moléculas do tipo avermectina são mostradas. As preparações disponíveis comercialmente de abamectina e ivermectina contêm pelo menos 80% da avermectina B_{1a} (o componente *a* tem uma cadeia lateral de butil secundária na posição 25), e não mais do que 20% de avermectina B_{1b} (o componente *b* tem um substituto isopropil na posição 25). A eprinomectina contém pelo menos 90% do componente B_{1a}, e não mais que 10% do componente B_{1b}.

MECANISMO DE AÇÃO | ATIVIDADES ENDOPARASITICIDA E ECTOPARASITICIDA

As atividades endoparasiticida e ectoparasiticida de amplo espectro das LM de ambas as famílias incluem efeitos tóxicos seletivos sobre insetos, ácaros e nematódeos. No entanto, eles não possuem eficácia contra parasitas cestódios e trematódeos. As LM induzem redução da atividade motora e paralisia tanto em artrópodes quanto em nematódeos. Os efeitos paralíticos são mediados por GABA e/ou canais de cloreto acionados pelo glutamato (GluCl), conhecidos coletivamente como canais de cloreto bloqueados pelo ligante. LM podem atuar em ambos

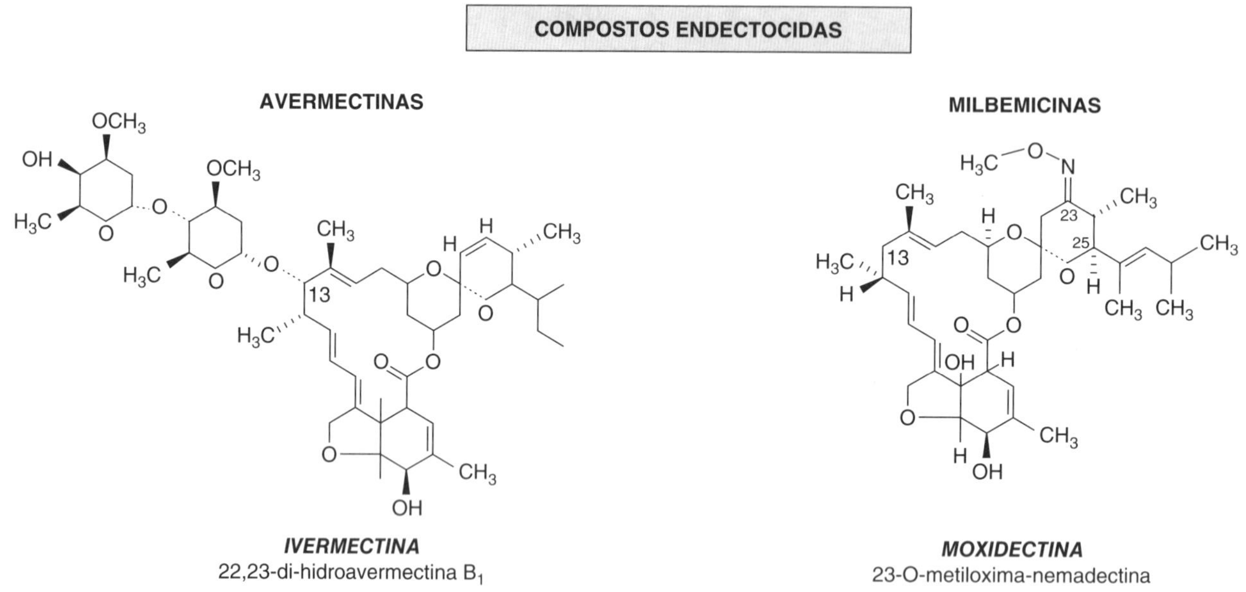

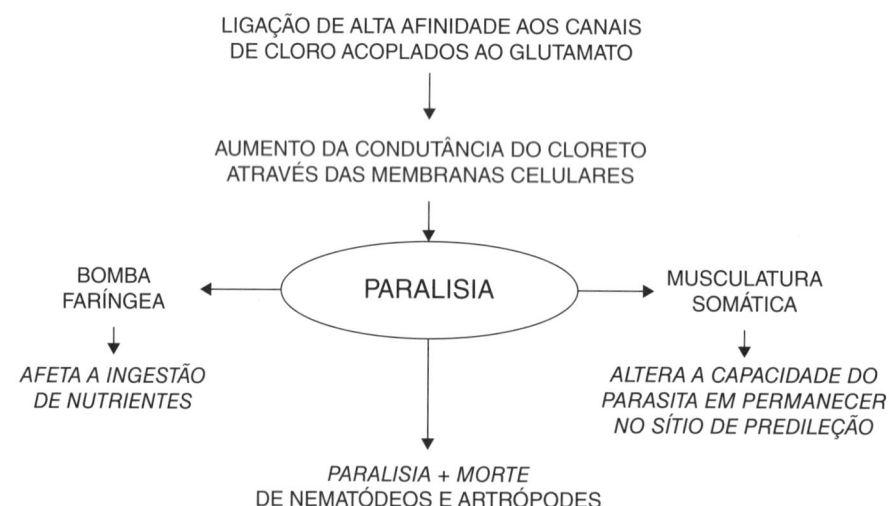

COMPOSTOS ENDECTOCIDAS

AVERMECTINAS

IVERMECTINA
22,23-di-hidroavermectina B₁

MILBEMICINAS

MOXIDECTINA
23-O-metiloxima-nemadectina

- **Lactonas macrocíclicas de 16 membros**
- **Alta lipofilicidade**
- **Modo de ação comum**
- **Potente amplo espectro**
- **Atividades endoparasiticida e ectoparasiticida**

Figura 41.2 Comparação entre as estruturas moleculares de avermectina (ivermectina) e milbemicina (moxidectina). As principais características farmacológicas compartilhadas por esses compostos em ambas as famílias são listadas. As principais diferenças químicas entre ivermectina e moxidectina estão nas posições 13, 23 e 25 (ver o texto para mais explicações).

LIGAÇÃO DE ALTA AFINIDADE AOS CANAIS
DE CLORO ACOPLADOS AO GLUTAMATO

AUMENTO DA CONDUTÂNCIA DO CLORETO
ATRAVÉS DAS MEMBRANAS CELULARES

BOMBA
FARÍNGEA

PARALISIA

MUSCULATURA
SOMÁTICA

*AFETA A INGESTÃO
DE NUTRIENTES*

*ALTERA A CAPACIDADE DO
PARASITA EM PERMANECER
NO SÍTIO DE PREDILEÇÃO*

PARALISIA + MORTE
DE NEMATÓDEOS E ARTRÓPODES

Figura 41.3 Representação esquemática do modo de ação proposto para os endectocidas lactonas macrocíclicas.

os receptores, e uma suposta subunidade do receptor GABA foi localizada ao longo do cordão nervoso ventral e em muitos neurônios na cabeça de *H. contortus* (Blackhall *et al.*, 2003). Contudo, concentrações consideravelmente mais altas de LM são necessárias para os efeitos mediados por GABA do que para aqueles sobre os canais de GluCl. Na verdade, uma ligação de alta afinidade aos canais GluCl, que produz um aumento lento e irreversível de condutância da membrana de cloreto

(Forrester *et al.*, 2003), hiperpolarização e paralisia flácida dos músculos somáticos do invertebrado, atualmente é proposta como o modo de ação principal (Martin *et al.*, 2002; Geary, 2005). Os endectocidas LM causam paralisia e morte tanto de artrópodes quanto de parasitas nematódeos em razão dos seus efeitos paralíticos sobre a bomba faríngea (Geary *et al.*, 1999), que afeta ingestão de nutrientes, e sobre o músculo somático do parasita, limitando sua capacidade de permanecer no local da predileção no hospedeiro. Ademais, os efeitos inibitórios das LM sobre o sistema reprodutor feminino podem explicar a redução observada na produção de ovos do parasita (Fellowes *et al.*, 2000). Em *H. contortus*, a faringe parece ser o músculo mais sensível afetado (Sheriff *et al.*, 2005). Uma representação esquemática do modo de ação principal proposto para os endectocidas LM é mostrada na Figura 41.3.

Os canais de GluCl são membros da superfamília de canais iônicos acoplados ao ligante encontrada exclusivamente em invertebrados. Algumas subunidades de canal agora foram clonadas de diferentes parasitas nematódeos, incluindo os de vida livre, nematódeo *Caenorhabditis elegans*, *H. contortus* e *Cooperia* spp. (Forrester *et al.*, 2003; Njue e Prichard, 2004), o que facilitou enormemente o progresso na compreensão do modo de ação e mecanismos de resistência das LM. Observou-se uma boa correlação entre a presença de GluCl em neurônios e células musculares e os efeitos eletrofisiológicos induzidos por LM (Martin *et al.*, 2002). Embora muitas subunidades de canais GluCl tenham sido identificadas, a sensibilidade a esses fármacos parece estar associada à subunidade alfa do receptor (Arena *et al.*, 1992; Cully *et al.*, 1994; Njue e Prichard, 2004), que é codificada por diferentes genes, indicando que a resistência de nematódeos a esses compostos pode ser poligênica.

Os diferentes compostos de LM apresentam espectro de atividade similar contra artrópodes e parasitas nematódeos, mas não idêntico, e também apresentam diferenças na persistência de sua atividade antiparasitária. Ainda que compostos em ambas as famílias de avermectinas e milbemicinas pareçam ter o mesmo modo de ação, atualmente existem evidências de algumas diferenças farmacodinâmicas sutis entre famílias, o que parece ser responsável por maior potência farmacológica da moxidectina, quando comparada à ivermectina, evidente principalmente contra nematódeos parasitas. Essas diferenças farmacodinâmicas foram observadas no canal GluCl, no qual a moxidectina é 2,5 vezes mais potente do que a ivermectina em termos de EC_{50} necessário para ativar esse receptor expresso em oócitos de *Xenopus* (revisado por Prichard *et al.*, 2003). Mais recentemente, Hibbs e Gouaux (2011) propuseram um modelo para as interações de ligação da ivermectina com os aminoácidos no canal GluCl de *C. elegans*. Considerando as diferenças estruturais entre moxidectina e ivermectina, é provável que a interação da moxidectina com o receptor do parasita-alvo possa ser diferente daquela das avermectinas (Prichard *et al.*, 2012).

Em contrapartida aos mamíferos, os nematódeos têm múltiplos genes que codificam proteínas transportadoras, que podem ser essenciais para protegê-los de um amplo espectro de toxinas (Prichard e Roulet, 2007). Os transportadores de cassete de ligação de ATP (ABC) são uma família que inclui proteínas diferentes como glicoproteína-P (gp-P), proteínas de resistência a múltiplos fármacos (PRM) e proteínas de resistência ao câncer de mama (BCRP; do inglês, *breast cancer resistance protein*). A gp-P atua como uma bomba de efluxo para compostos LM, reduzindo a concentração local do fármaco alcançada no local de ação do receptor GluCl. Enquanto 14 genes de codificação de gp-P foram identificados no genoma de *C. elegans*, sequências de nove gp-P foram descritas em *H. contortus* (Williamson e Wolstenholme, 2012). Diferentes gp-P foram descritas em outros nematódeos, como *O. volvulus* e ciatostomíneos. Como mostrado em transportadores de mamíferos (ver o Capítulo 50 para discussão adicional), eles aparentemente desempenham papel similar na modulação da captação e excreção de LM em nematódeos, o que pode modular as concentrações de LM que alcançam o

sítio-alvo. Muitos estudos têm mostrado o papel das proteínas transportadoras como mecanismo potencial de resistência aos fármacos em diferentes espécies de helmintos, como revisado em detalhes por Lespine *et al.* (2011). Estudos *in vitro* e *ex vivo* forneceram evidências claras de que a moxidectina tem uma afinidade menor para gp-P em comparação aos compostos tipo avermectina (Lespine *et al.*, 2007; Ballent *et al.*, 2014). Esse incremento no efluxo de ivermectina pode ser responsável por concentrações ativas mais baixas alcançadas no sítio do receptor em comparação com a moxidectina. Dados mostram diferenças farmacodinâmicas mínimas entre ivermectina e moxidectina, o que poderia explicar as diferenças no espectro e potência, e o padrão vantajoso de eficácia da moxidectina contra nematódeos resistentes à ivermectina em ovinos, caprinos e bovinos.

FARMACOCINÉTICA

Troca entre a corrente sanguínea e os tecidos-alvo

A eficácia clínica das LM está intimamente relacionada ao seu comportamento farmacocinético, ou seja, ao tempo de exposição do parasita a concentrações de fármaco ativo, o que é necessário para obter uma atividade antiparasitária ótima e persistente. Seu espectro antiparasitário e padrão de eficácia são similares; contudo, cada composto tem sua própria limitação de dose nas espécies. Diferenças nas propriedades físico-químicas podem ser responsáveis por diferenças na flexibilidade da formulação, comportamento cinético e na potência/persistência de sua atividade endectocida. Assim, mesmo uma pequena modificação na cinética de distribuição ou para o padrão de troca plasma/tecido pode afetar acentuadamente a persistência do seu efeito antiparasitário.

Um enorme esforço foi dedicado à caracterização da cinética das diferentes LM em diferentes espécies. O trabalho sobre distribuição comparativa no plasma (Lanusse *et al.*, 1997; Toutain *et al.*, 1997) e em tecidos-alvo (Lifschitz *et al.*, 1999a, 2000; Sallovitz *et al.*, 2003) de ivermectina, doramectina e moxidectina em bovinos, de doramectina (Hennessy *et al.*, 2000; Carceles *et al.*, 2001) e moxidectina (Alvinerie *et al.*, 1998a) em ovinos e caprinos, incluindo evidências sobre sua estabilidade metabólica no trato digestório (Lifschitz *et al.*, 2005) e envolvimento do transporte linfático na absorção intestinal (Lespine *et al.*, 2006a), contribuíram muito para a compreensão das propriedades farmacocinéticas gerais das LM. Além disso, a caracterização dos perfis de plasma/leite da eprinomectina em bovinos e caprinos (Shoop *et al.*, 1996; Alvinerie *et al.*, 1999a), os estudos sobre os padrões de excreção comparativa no leite entre diferentes LM em ovelhas leiteiras e seu impacto nos perfis de resíduos de fármacos em produtos lácteos (Imperiale *et al.*, 2004a) contribuíram ainda mais para o conhecimento do comportamento cinético das LM. As principais características farmacocinéticas responsáveis pela atividade antiparasitária persistente de amplo espectro de endectocidas em ruminantes estão resumidas na Figura 41.4.

Os perfis de concentração plasmática podem ajudar a prever a persistência da atividade antiparasitária, particularmente após administração parenteral. No entanto, a mensuração de perfis de concentração de fármacos no sítio de localização do parasita e, portanto, da atividade antiparasitária (a chamada biofase nos modelos farmacodinâmicos do Capítulo 4) permite uma interpretação mais direta e fornece uma base para compreensão das diferenças em termos de eficácia terapêutica e preventiva observadas para LM. A caracterização da concentração do fármaco nos sítios de infecção do parasita por moxidectina, ivermectina e doramectina em bovinos, e a caracterização da cinética de distribuição da doramectina na digesta fluida e particulada em todo o trato gastrintestinal em ovinos representam uma contribuição considerável para a compreensão da atividade persistente comparativa entre esses compostos em ruminantes. As LM altamente lipofílicas são distribuídas de maneira ampla a partir da corrente sanguínea para diferentes tecidos. Sua distribuição tecidual extensa está de acordo com a alta disponibilidade desses fármacos em diferentes tecidos de localização do parasita, tais como os tecidos da mucosa gastrintestinal, pulmões e pele em bovinos (Figura 41.5), nos quais as concentrações acentuadamente maiores do que aquelas

observadas no plasma foram mensuradas durante 50 a 60 dias após o tratamento. Uma forte correlação entre os perfis de concentração plasmática e tecidual foi observada após a administração subcutânea de compostos de LM. Os altos coeficientes de correlação obtidos mostraram o grau de associação entre concentrações de LM na corrente sanguínea e as mensuradas nos tecidos da localização dos parasitas. Apesar da alta correlação observada entre as concentrações no plasma e em tecidos/fluidos, as concentrações de ivermectina, doramectina e moxidectina foram maiores em todos os tecidos-alvo, quando comparados ao plasma.

LM são extremamente eficazes contra estágios adultos e larvais da maioria dos nematódeos gastrintestinais e *Dictyocaulus*

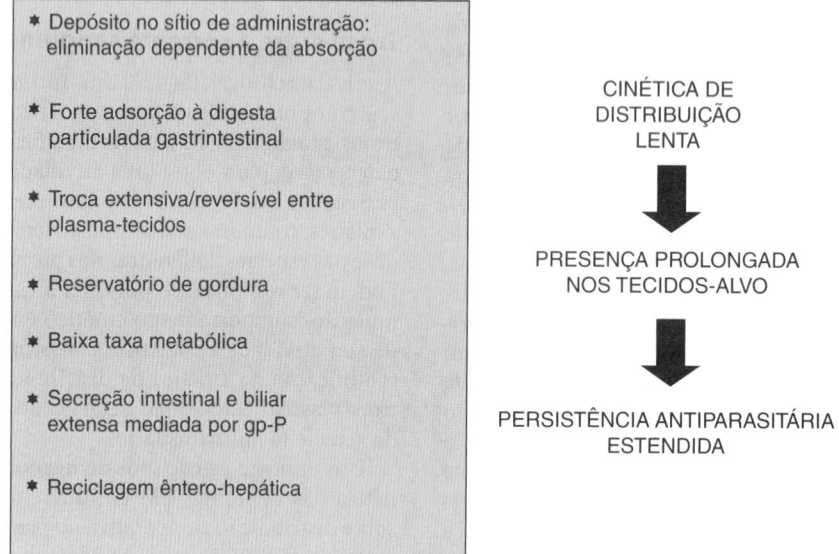

Figura 41.4 Resumo das principais características farmacocinéticas responsáveis pela persistência prolongada do amplo espectro antiparasitário dos compostos lactonas macrocíclicas em ruminantes. gp-P: glicoproteína-P. Adaptada de Lifachitz *et al.*, 2000.

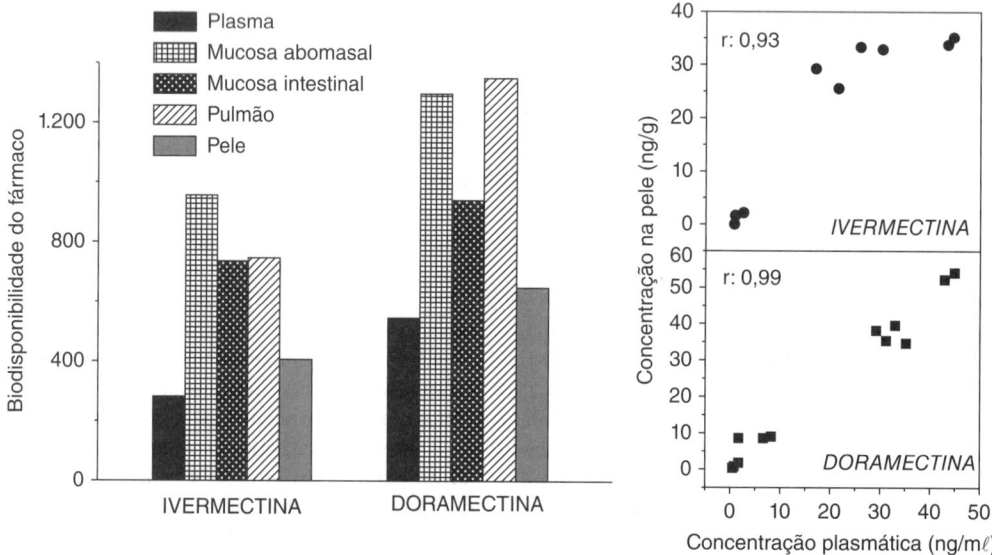

Figura 41.5 Padrão de distribuição de ivermectina e doramectina aos tecidos que são sítios de localização do parasita em bezerros tratados por via subcutânea (0,2 mg/kg). A biodisponibilidade do fármaco é expressa como a área sob a curva de concentração *versus* tempo (ASC) em ng.dia/mℓ (plasma) e ng.dia/g (tecidos-alvo). As correlações entre as concentrações de fármaco mensuradas no plasma e em um tecido-alvo (pele) são mostradas no painel direito. r: coeficiente de correlação. Fonte: Lifachitz *et al.*, 2000.

viviparus no pulmão de bovinos, exercendo um efeito protetor prolongado. A alta biodisponibilidade do fármaco no tecido pulmonar pode explicar sua excelente atividade contra vermes pulmonares. O trato pulmonar foi o tecido-alvo no qual as maiores concentrações de doramectina foram recuperadas em bovinos tratados por via parenteral (Lifschitz *et al.*, 2000). A persistência da atividade anti-helmíntica de amplo espectro das LM contra parasitas gastrintestinais adultos e imaturos é facilitada por seu padrão vantajoso de distribuição e residência prolongada no tecido da mucosa digestiva. Diferenças nos perfis farmacocinéticos plasmáticos entre doramectina e ivermectina foram relatadas em bovinos. Após a administração intravenosa de uma formulação de micela aquosa para determinar as características cinéticas dos compostos, foram relatadas concentrações plasmáticas superiores e eliminação retardada de doramectina em comparação com ivermectina (Goudie *et al.*, 1993). Após a administração subcutânea das formulações disponíveis comercialmente para bovinos, concentrações plasmáticas superiores e residência plasmática prolongada foram observadas para doramectina, quando comparada à ivermectina. As variáveis cinéticas obtidas para ivermectina e doramectina nos tecidos que são sítios de localização dos parasitas são consistentes com os dados de cinética plasmática descritos. Foram observados aumento da biodisponibilidade e tempo prolongado de residência nos tecidos-alvo para doramectina em comparação com a ivermectina. A formulação oleosa de doramectina, potencialmente acoplada a uma taxa metabólica reduzida com base na presença do grupo ciclo-hexil em C_{25} (Goudie *et al.*, 1993), pode contribuir para a maior biodisponibilidade no plasma e nos tecidos-alvo do fármaco doramectina, quando comparado à ivermectina.

A moxidectina é o agente endectocida mais lipofílico; sua lipofilicidade alta resulta em ampla distribuição tecidual (volume de distribuição = 13,6 ℓ/kg) e residência prolongada no plasma, que é claramente refletido nos resultados farmacocinéticos teciduais obtidos em bovinos. A distribuição do fármaco no tecido adiposo é responsável pela distribuição mais ampla desse composto, quando comparada a outros fármacos antiparasitários. A concentração de moxidectina na gordura após 28 dias de tratamento em bovinos mostrou ser 90 vezes maior do que a detectada no plasma (Zulalian *et al.*, 1994). A grande distribuição tecidual de moxidectina em bovinos é coerente com a alta disponibilidade de moxidectina nos tecidos da mucosa gastrintestinal, pulmões e pele, com concentrações variando entre 1 e 2 ng/g em 28 dias pós-tratamento, e com a detecção prolongada de concentrações de moxidectina > 0,1 ng/g até 58 dias após o tratamento naqueles tecidos. Os valores altos de $C_{máx}$ e a biodisponibilidade total de fármacos obtidos em tecidos nos quais o parasita-alvo está localizado está de acordo com a distribuição tecidual extensa da moxidectina e, portanto, pode ser relevante em termos de atividade antiparasitária contra parasitas internos e externos. Tempos de residência longos de moxidectina (entre 6,8 e 11,3 dias) foram obtidos nos diferentes sítios de localização do parasita, o que está de acordo com a residência prolongada de moxidectina na gordura e na corrente sanguínea (Alvinerie e Galtier, 1997; Lanusse *et al.*, 1997). As meias-vidas de depleção de moxidectina no tecido-alvo variaram de 7,73 dias (pele) a 11,8 dias (mucosa intestinal) (Lifschitz *et al.*, 1999a), que foram significativamente mais longas do que aquelas determinadas para ivermectina e doramectina nos mesmos tecidos. O depósito de moxidectina no tecido adiposo pode atuar como um reservatório de fármacos que contribui para a

persistência longa dessa molécula na corrente sanguínea e em diferentes tecidos que são sítios de localização de parasitas. As meias-vidas de eliminação plasmática estimadas para diferentes compostos LM em bovinos são mostradas na Figura 41.6. Também são mostrados valores de meia-vida de eliminação de fármacos para os principais tecidos do hospedeiro nos quais endoparasitas e ectoparasitas-alvo estão localizados.

Uma excreção considerável de ivermectina, moxidectina e doramectina ocorre via glândula mamária, que invalida seu uso em animais leiteiros.

Contudo, as formulações tópicas de moxidectina atualmente são aprovadas para uso em bovinos leiteiros em alguns países sem período de carência para o leite. Embora o comportamento de lambedura possa aumentar drasticamente os resíduos de moxidectina administrada por via tópica no leite, as concentrações residuais relatadas não excederam as concentrações residuais permitidas em qualquer momento pós-tratamento (Imperiale *et al.*, 2009). A aplicação tópica é totalmente discutida no Capítulo 43.

Em um esforço para identificar uma molécula de LM que poderia ser usada em bovinos leiteiros, um derivado da avermectina denominado eprinomectina, foi desenvolvido para administração tópica em bovinos. Enquanto a partição leite/plasma para a eprinomectina em bovinos tratados por via tópica cai entre 0,1 e 0,2 (Shoop *et al.*, 1996; Alvinerie *et al.*, 1999a), a relação leite/plasma para ivermectina está entre 1 (caprinos e bovinos) (Alvinerie *et al.*, 1993; Alvinerie *et al.*, 1996) e 2 (ovinos) (Imperiale *et al.*, 2004b). O alto teor de lipídios do leite pode explicar a maior taxa de transferência de ivermectina para o leite de ovinos. A partição da moxidectina no leite de ovelhas é maior do que a ivermectina, com relações de concentração leite/plasma entre 10,0 e 18,0 (Imperiale *et al.*, 2004a, 2004b). Isso é consistente com a maior lipofilicidade da moxidectina, quando comparada à ivermectina.

A eprinomectina, além de sua potência antiparasitária e amplo espectro, apresenta distribuição substancialmente reduzida para o leite, quando comparada às demais LM, o que

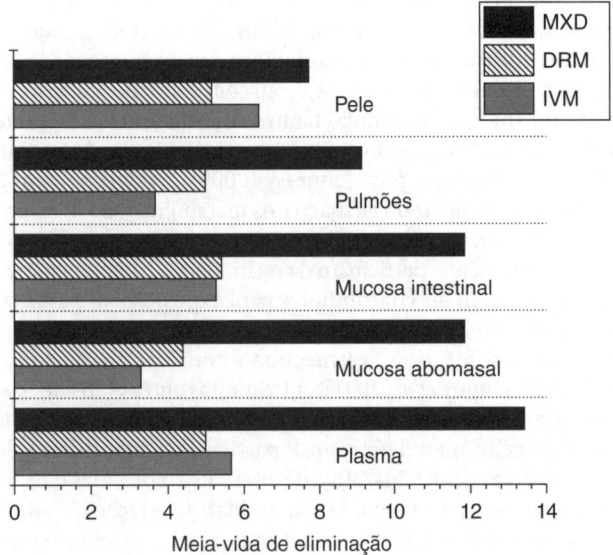

Figura 41.6 Meias-vidas de eliminação médias comparativas para ivermectina, doramectina e moxidectina no plasma e tecidos sítios de localização de parasitas após administração subcutânea a bovinos (0,2 mg/kg). Fonte: Lifschitz *et al.*, 1999a, 2000.

provavelmente é baseado em algumas pequenas alterações introduzidas em sua estrutura química. Na verdade, as alterações no coeficiente de partição do leite em vacas-leiteiras em lactação foram alcançadas por meio da manipulação da molécula de avermectina. Os análogos C4"-epi-amino insaturados em C_{22-23} apresentando a distribuição mais baixa no leite foram eprinomectina, 4"-epi-acetilamino-"-desoxiavermectina B_1 (ver Figura 41.1), e esse foi o composto de melhor desempenho em termos de atividade antiparasitária de amplo espectro.

Metabolismo hepático | Excreção intestinal e biliar

Embora alguns produtos metabólicos tenham sido recuperados no plasma após a administração de LM diferentes a bovinos, essas moléculas são minimamente metabolizadas em ovinos e bovinos, com bile e fezes como as principais vias de excreção de fármacos originais inalterados. O principal metabólito hepático da ivermectina em bovinos é um 24-hidroximetil-di-hidroavermectina B_{1a} (Chiu et al., 1987), idêntico ao produzido por microssomas de bovinos e de ratos in vitro (Miwa et al., 1982). Da mesma forma, o metabólito da doramectina, que compõe 5,75% do total do fármaco original recuperado, foi detectado no plasma entre 8 h e 45 dias após a administração de doramectina. Mostrou-se que o metabolismo da moxidectina produz os derivados C_{29-30} e C_{14} mono-hidroximetil como os principais produtos metabólicos. Esses e outros metabólitos hidroxilados foram recuperados de diferentes tecidos de bovinos tratados com moxidectina (Zulalian et al., 1994). A biotransformação mais extensa de moxidectina, quando comparada à ivermectina e à doramectina, estaria de acordo com a maior razão entre metabólitos/fármaco original recuperada no plasma de animais tratados com moxidectina. O interessante é que, embora 90% do resíduo na gordura aos 21 dias pós-tratamento seja de composto original moxidectina, o composto original ivermectina representa apenas 18% do resíduo na gordura total no mesmo momento pós-tratamento em bovinos.

As avermectinas são excretadas em alta concentração na bile e fezes de bovinos tratados. Após administração intrarruminal da dose de doramectina em ovinos, 25% são secretados na bile, com 20% dos metabólitos biliares apresentando recirculação êntero-hepática (Hennessy et al., 2000). Concentrações altas de moxidectina inalterada são excretadas consistentemente pela bile e fezes (Zulalian et al., 1994), com concentrações superiores a 2 ng/mℓ (ng/g), recuperadas tanto na bile quanto nas fezes até 48 dias após o tratamento em bovinos (Lifschitz et al., 1999a). Conforme apontado por Hennessy (2000), a extensão com a qual a secreção biliar do fármaco e os metabólitos são apresentados ao lúmen intestinal, reabsorvidos como composto livre e, subsequentemente, participam da recirculação êntero-hepática é um dos principais contribuintes para exposição ao parasita. Ver o Capítulo 2 para uma introdução a esse processo.

As LM abamectina, ivermectina e moxidectina (Pouliot et al., 1997; Dupuy et al., 2001), entre muitas outras substâncias, mostraram ser substratos para a proteína de transporte gp-P. No hospedeiro mamífero, a gp-P participa do mecanismo de secreção biliar e intestinal ativa de diferentes moléculas da corrente sanguínea para o trato gastrintestinal. A secreção intestinal transepitelial desempenha papel importante na eliminação de ivermectina em ratos (Laffont et al., 2002). A depuração da ivermectina do intestino delgado foi responsável por 27% da depuração total do fármaco, enquanto a secreção na bile representou apenas 5% da depuração total em ratos.

RELAÇÃO FARMACOCINÉTICA-FARMACODINÂMICA

As LM induzem um efeito paralítico na faringe e musculatura somática de nematódeos. Ensaios in vitro diferentes têm sido usados para avaliar os efeitos das LM sobre os nematódeos. O ensaio de inibição de migração de larvas (EIML) pode ser usado para detectar efeitos nos músculos somáticos e em sítios neuromusculares relacionados. Em contrapartida, o ensaio de desenvolvimento de larvas (EDL) não é específico para um determinado órgão e pode envolver músculos faríngeos e/ou somáticos (Demeler et al., 2013a). Uma potência diferente entre LM foi mostrada com o LDA. Abamectina e moxidectina foram os compostos mais potentes contra estirpes de H. contortus e H. placei suscetíveis e resistentes (Kotze et al., 2014). Concentrações de ivermectina de 1 nM paralisam a faringe de H. contortus (Geary et al., 1993) e inibem o desenvolvimento larval de nematódeos tricostrongilídeos (Gill e Lacey, 1998), embora concentrações de ivermectina muito mais altas sejam necessárias para obter um efeito inibitório sobre a motilidade larval (Gill et al., 1991). Considerando que 1 nM de ivermectina é igual a 0,87 ng/g, pode ser possível estabelecer uma correlação entre as concentrações usadas nesses ensaios in vitro com aqueles obtidos em tecidos-alvo após tratamento in vivo. Portanto, pode-se supor que o período durante o qual as concentrações do fármaco estão acima de 1 ng/g nos tecidos-alvo seria indicativo do período durante o qual ocorre o efeito paralítico na bomba faríngea do nematódeo. As concentrações de LM necessárias no sítio de localização do parasita para inibir o estabelecimento ou desenvolvimento do parasita não foram determinadas. Contudo, tem-se assumido que, em tese, o período durante o qual as concentrações do fármaco estão acima de 1 ng/g (a concentração de ivermectina equivalente ao necessário para paralisar a faringe de H. contortus em ensaios farmacodinâmicos diferentes) em tecidos-alvo seria indicativo do período durante o qual a atividade anti-helmíntica in vivo poderia persistir. Embora as concentrações de ivermectina sejam > 1 ng/g no tecido da mucosa gastrintestinal e tecido pulmonar por 18 dias após o tratamento, perfis de doramectina e moxidectina permaneceram acima desse nível por 38 dias após a administração (Lifschitz et al., 2000). A comparação entre esses períodos e aqueles obtidos em diferentes ensaios de eficácia da persistência são interessantes. Os aumentos nas contagens de ovos nas fezes após administração de ivermectina e doramectina em bovinos indicam que a reinfecção começa 2 a 3 semanas e 3 a 4 semanas após cada tratamento, respectivamente (Ranjan et al., 1997). A caracterização da concentração do fármaco nos tecidos-alvo é útil para estimar o período de tempo após o tratamento em que os teores do endectocidas no sítio de localização do parasita permanecem eficazes.

Os compostos de LM têm amplo espectro de atividade contra formas larvais e adultas de muitos nematódeos gastrintestinais em bovinos. No entanto, esse padrão de eficácia varia entre diferentes parasitas nematódeos, e Cooperia spp. aparentemente são os nematódeos parasitas limitados pela dose para esses compostos. Embora a razão para essa suscetibilidade diferencial entre os diferentes nematódeos permaneça desconhecida, a avaliação das concentrações de LM em diferentes seções do trato gastrintestinal fornece algumas informações úteis. Altas concentrações de LM foram detectadas em tecidos da mucosa abomasal e do intestino delgado até 48 a 58 dias após o tratamento subcutâneo em bovinos, que representou os valores altos de ASC observados em ambos os sítios de destino. Esse perfil de concentração obtido nos tecidos da mucosa foi maior do que aquele obtido nos fluidos abomasal e intestinal. Apenas baixas concentrações de LM (abaixo de 1 ng/ℓ) foram encontradas no fluido abomasal após sua administração subcutânea em bovinos, o que está de acordo com os dados relatados anteriormente para ivermectina (Bogan e McKellar, 1988), nos quais o fármaco não foi detectado no fluido abomasal, mesmo quando administrado em 10 vezes a dose terapêutica em ovinos. As maiores concentrações de LM observadas no fluido do intestino delgado coletado distal ao ducto biliar, quando comparado ao fluido abomasal, podem ser associadas à excreção biliar do fármaco. A maior composição lipídica da mucosa gastrintestinal, em comparação com os fluidos – considerados como um meio mais polar – pode ser responsável pela maior biodisponibilidade de moxidectina verificada nos tecidos da mucosa. A alta biodisponibilidade e tempo de residência prolongado das LM nos tecidos da mucosa abomasal e intestinal estão de acordo com a persistência relatada dos efeitos anti-helmínticos para o fármaco contra nematódeos diferentes.

Após a administração oral de LM a ovinos, foi mensurada uma concentração alta do fármaco nos tecidos que são sítios de localização gastrintestinal de parasitas (abomaso e intestino delgado) durante 3 a 4 dias após o tratamento. Esses perfis de concentração foram significativamente maiores do que aqueles mensurados na corrente sanguínea. Os teores mais altos de fármacos foram mensurados no conteúdo abomasal e intestinal. Essas altas concentrações no conteúdo gastrintestinal são significativamente maiores do que aquelas obtidas quando as LM foram administradas por via subcutânea para bovinos (Lifschitz *et al.*, 1999a, 2000). As concentrações do fármaco mensuradas no conteúdo abomasal para as LM refletem a quantidade de fármaco acumulada nos *H. contortus* adultos. Após administração de LM por via enteral (oral, intrarruminal), o acesso do fármaco ao *H. contortus* foi substancialmente maior do que o obtido após administração subcutânea. Esse achado pode confirmar que um padrão de captação transcuticular do fármaco pode ocorrer para nematódeos localizados no trato gastrintestinal, quando compostos lipofílicos formulados como fármaco em solução são administrados por via oral, alcançando alta disponibilidade de fármacos solúveis no lúmen gastrintestinal (Lloberas *et al.*, 2012, 2013). A comparação dos perfis de concentração de ivermectina e moxidectina alcançados no plasma, tecidos-alvo gastrintestinais e *H. contortus* coletados de animais infectados (tratamentos orais) é mostrada na Figura 41.7.

Embora as diferenças nos mecanismos de alimentação e localização no trato digestório entre nematódeos diferentes devam ser consideradas para entender a ação geral dos endectocidas LM, a persistência da atividade dos fármacos anti-helmínticos de amplo espectro contra parasitas gastrintestinais adultos e imaturos é facilitada por seu padrão de distribuição e residência prolongada no trato gastrintestinal. As diferenças farmacocinéticas descritas entre moxidectina e ivermectina combinadas a algumas diferenças sutis de mecanismos farmacodinâmicos (ver item *Mecanismo de ação | Atividades endoparasiticida e ectoparasiticida*) provavelmente são responsáveis por diferenças observadas na potência, espectro e expressão de resistência observadas entre ambas as moléculas que pertencem a famílias diferentes de LM. A comparação geral das propriedades farmacológicas da moxidectina e da ivermectina são mostradas na Figura 41.8.

Os endectocidas LM são altamente eficazes na eliminação de espécies de ácaros e de piolhos-sugadores após administração

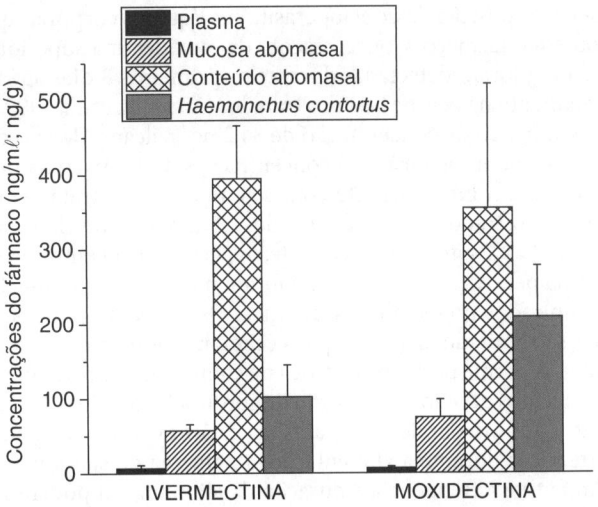

Figura 41.7 Concentrações de ivermectina e moxidectina no plasma, tecidos-alvo gastrintestinais e *Haemonchus contortus* mensurados 1 dia após sua administração intrarruminal (0,2 mg/kg) para ovinos infectados. Fonte: Lifschitz *et al.*, 2013.

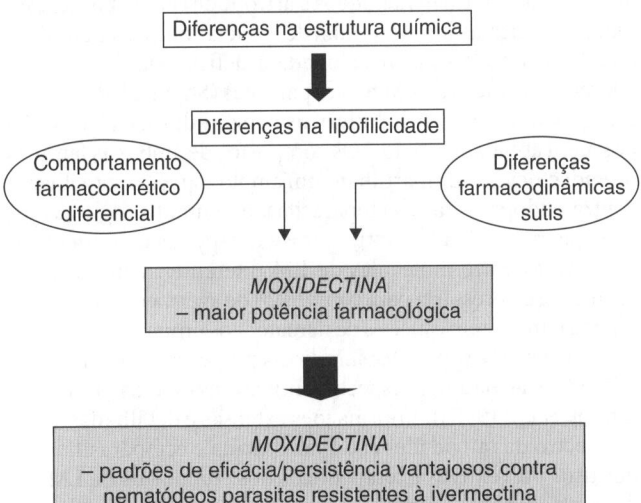

Figura 41.8 Comparativo das propriedades farmacológicas de moxidectina e ivermectina.

subcutânea e tópica. O padrão de distribuição de ivermectina e de doramectina no tecido da pele mostrou que concentrações altas de ambas as moléculas (> 27 ng/g) são alcançadas durante os primeiros 8 dias após o tratamento (Lifschitz *et al.*, 2000). A presença sustentada de altas concentrações de ivermectina e doramectina na pele foram refletidas em tempos de residência médios longos (6,8 e 9,3 dias, respectivamente), o que também pode ser responsável pela eficácia desses fármacos contra carrapatos de um único hospedeiro. A duração de concentrações efetivas de compostos endectocidas no plasma pode ser importante para o tratamento de infestações por carrapatos, uma vez que esse parasita pode acumular concentrações letais de fármacos por meio de sua atividade alimentar durante um período de muitos dias. A absorção de fármacos e a eficácia contra artrópodes ectoparasitas pode ser acentuadamente influenciada pelos hábitos alimentares do parasita. Dessa forma, a menor eficácia das LM contra os piolhos-mastigadores pode ser atribuída à menor exposição desse ectoparasita aos líquidos corporais que contêm o fármaco. Concentrações de moxidectina superiores a 9 ng/g foram detectadas durante os primeiros 8 dias após o tratamento na pele de bovinos tratados (Lifschitz et al., 1999a), com um pico de concentração de 84,2 ng/g alcançados no dia 1 após a administração. As concentrações do fármaco na pele diminuíram gradualmente com o tempo após o tratamento, como mostrado para outros tecidos, sendo detectável por até 58 dias (> 0,2 ng/g). Curiosamente, os perfis de concentração de LM na pele (derme e epiderme) foram maiores do que aqueles encontrados no tecido hipodérmico. Os vasos sanguíneos da pele são limitados à derme, que recebe o maior suprimento vascular. A derme participa na troca de compostos entre o sangue e os tecidos e como reservatório de gordura (Monteiro-Riviere, 1991). Os artrópodes ectoparasitas estão expostos a agentes sistêmicos durante a alimentação; a natureza de sua fonte de alimento e a frequência e duração da alimentação podem ter influência acentuada na captação de fármacos e sua eficácia (Jackson, 1989).

USOS TERAPÊUTICOS | CONSIDERAÇÕES ESPECÍFICAS PARA ESPÉCIES ANIMAIS

Os compostos LM têm potência excepcional e amplo espectro de atividade contra nematódeos e artrópodes parasitas de diferentes espécies animais. Sua falta de eficácia contra trematódeos e cestódios pode estar relacionada à deficiência de sítios de ligação específicos de LM nesses parasitas (Shoop et al., 1995b). Em oposição aos anti-helmínticos benzimidazóis, as LM não possuem atividade ovicida. Os compostos de ambas as famílias de endectocidas compartilham um amplo espectro semelhante contra endoparasitas e ectoparasitas; no entanto, algumas diferenças na atividade contra parasitas específicos podem ser observadas entre moléculas de LM diferentes. Uma dose de 0,2 mg/kg é necessária para compostos de avermectina e milbemicina eliminarem espécies de nematódeos limitados pela dose, como Cooperia spp. e Nematodirus spp., e para alcançar sua reivindicação de amplo espectro antiparasitário em ruminantes (Shoop et al., 1995a). Informações extensas e detalhadas sobre o espectro das atividades endoparasiticida e ectoparasiticida e dos usos preventivos e terapêuticos dos compostos de LM em diferentes espécies animais foram completamente revisadas por outros autores (Armor et al., 1980; Campbell, 1989; McKellar e Benchaoui, 1996; Vercruysse e Rew, 2002). Para informações adicionais específicas sobre o espectro de atividade antiparasitária de LM, os leitores também podem se encaminhar para a oitava edição deste livro (Reinemeyer e Courtney, 2001). Contudo, alguns conceitos gerais sobre o uso recomendado de LM em diferentes espécies animais estão resumidas a seguir.

Ruminantes

Compostos de lactonas macrocíclicas estão disponíveis para serem administrados em ruminantes por via subcutânea (bovinos, ovinos), oral (ovinos e caprinos) (0,2 mg/kg) e formulações tópica (bovinos) (0,5 mg/kg). LM são altamente eficazes contra estágios imaturos e adultos de diferentes espécies de nematódeos gastrintestinais de ruminantes, como Ostertagia spp. (incluindo EL$_4$ inibido em bovinos) Haemonchus spp., Cooperia spp., Nematodirus spp., Trichostrongylus spp., Strongyloides spp., Bunostomum spp., Trichuris spp., Oesophagostomum spp. e Chabertia ovina. LM também apresentam alta eficácia contra vermes pulmonares (Dictyocaulus spp.) em ovinos e bovinos. As

LM são ativas contra a maioria dos parasitas nematódeos que afetam caprinos. No entanto, a baixa biodisponibilidade sistêmica de alguns compostos de LM obtida em cabras (Scott et al., 1990; Alvinerie et al., 1999b) restringiu seu uso a prescrições fora das indicações da bula, que são administradas em doses mais altas (0,3 a 0,4 mg/kg) de preparações orais e parenterais.

Artrópodes parasitas controlados por LM incluem ácaros (Sarcoptes bovis, Psoroptes ovis), larvas de oestridae (Hypoderma bovis, H. lineatum, Oestrus ovis) e piolhos-sugadores (Linognathus vituli, L. pedalis e Haematopinus eurysternus). Ivermectina, abamectina e doramectina são altamente eficazes contra infestações por Dermatobia hominis. Embora ivermectina e abamectina ajudem no controle de miíases por Cochliomyia hominivorax, a doramectina mostrou proteção distinta de 100% por 21 dias após a infecção em bezerros (Moya-Borja et al., 1997). A distribuição específica das LM nas diferentes camadas de pele e sua residência prolongada estão de acordo com seu padrão de atividade ectoparasiticida. A menor eficácia das LM administradas por via subcutânea contra piolhos-mastigadores (Damalinia spp.) em comparação com piolhos-sugadores pode estar associada com a alimentação superficial desses parasitas, principalmente em células epidérmicas descamadas, que podem conter baixas concentrações do fármaco. As formulações pour-on são altamente eficazes para controlar tanto os piolhos-sugadores quanto mastigadores. As LM são ligeiramente menos eficazes no controle de melófagos ovinos (Melophagus ovinus). LM são altamente eficazes contra carrapatos de bovinos (Rhipicephalus microplus). Carrapatos estão expostos a agentes sistêmicos como endectocidas durante a alimentação; portanto, a frequência e a duração da alimentação podem ter influência marcante na absorção e eficácia do fármaco. As LM induzem mortalidade de carrapatos, menor ingurgitamento ou menos ovos viáveis. A preparação injetável de ivermectina (1%) mostra atividade contra carrapatos durante 7 dias após o tratamento. Moxidectina e doramectina fornecem controle eficaz contra carrapatos por 28 dias após o tratamento, que é estendido por até 75 dias no caso de formulações de ivermectina de longa ação a 3,15%. Os endectocidas LM contribuem para o controle de Haematobia irritans (mosca-dos-chifres) em bovinos. Esses compostos matam as moscas adultas e inibem o desenvolvimento larval em esterco bovino. O desenvolvimento da mosca H. irritans pode ser reduzido em 4 semanas após o tratamento com alguns compostos LM em bovinos.

O conceito de persistência antiparasitária adquiriu grande relevância clínica após a descoberta e desenvolvimento comercial dos compostos endectocidas de LM. As propriedades intrínsecas das LM e/ou suas preparações farmacotécnicas permitem uma persistência sustentável do fármaco ativo no corpo do animal e, portanto, evitar o estabelecimento de novas cargas de nematódeos por muitos dias após o tratamento. Grandes variações na duração da persistência da atividade antiparasitária das LM foram relatadas, particularmente em bovinos. A alta variabilidade se baseia nos gêneros de parasitas envolvidos, o tipo de formulação usada, diferentes fatores relacionados ao hospedeiro e o delineamento dos ensaios experimentais. Por exemplo, as formulações clássicas de ivermectina e abamectina a 1% administradas por via subcutânea em bovinos mostraram atividade persistente contra Cooperia spp., Ostertagia spp. e Dictyocaulus spp. durante 7, 14 e 28 dias após o tratamento. Períodos de proteção mais longos contra os mesmos nematódeos parasitas foram relatados para moxidectina e doramectina. De fato, a doramectina evidenciou período de proteção entre 21 e

35 dias contra *O. ostertagi* e 14 a 28 dias contra *Cooperia* spp. (Vercruysse *et al.*, 2000). A moxidectina fornece proteção contra *Ostertagia* spp. e *Dictyocaulus* spp. durante 35 e 42 dias, respectivamente (Vercruysse *et al.*, 1997). As formulações *pour-on* de LM protegem contra a reinfecção por nematódeos durante o mesmo período que o obtido após o tratamento subcutâneo em bovinos. A ivermectina disponível como *bolus* de liberação prolongada e as formulações altamente concentradas de longa ação mais recentemente introduzidas (ivermectina e moxidectina), recomendadas para uso em doses mais altas (entre 0,63 e 1 mg/kg, respectivamente), aumentaram dramaticamente os períodos de proteção (entre 60 e até 150 dias) contra endoparasitas de bovinos.

Suínos

As LM são licenciadas para uso em suínos por via subcutânea (ivermectina, moxidectina), administração intramuscular (doramectina) de 0,3 mg/kg e formulação de rações (ivermectina) a 0,1 mg/kg ao longo de 7 dias para controlar endoparasitas e ectoparasitas. Esses compostos são ativos contra os estágios imaturos e adultos de *Ascaris suum*, *Hyostrongylus rubidus*, *Strongyloides ransomi*, *Oesophagostomum* spp., *Metastrongylus* spp., *Stephanurus dentatus* e os estágios intestinais (mas não musculares) de *Trichinella spiralis*. A eficácia da ivermectina contra *Trichuris suis* é altamente variável (entre 60 e 95%). As LM apresentam alta atividade contra os ectoparasitas mais comuns que afetam rebanhos suínos: piolhos-sugadores (*H. suis*) e ácaros da sarna (*S. scabiei* var. *suis*).

Equinos

Ivermectina (0,2 mg/kg) e moxidectina (0,4 mg/kg) são as únicas LM disponíveis para uso em equinos por pastas orais ou formulações em gel. Ambos os compostos são altamente eficazes contra *Parascaris equorum*, *Oxyuris equi*, vermes estomacais (*Draschia megastoma*, *Habronema* spp., *Trichostrongylus axei*), *Strongyloides westeri* e vermes pulmonares (*D. arnfieldi*). Ambos os compostos são efetivos para controlar os estágios adultos e larvais de grandes estrôngilos (*Strongylus vulgaris*, *S. equinus*, *S. edentatus)*, pequenos estrôngilos adultos (ciatostomíneos), *Gasterophilus nasalis* e microfilárias de *Onchocerca* spp. A moxidectina apresenta um período extenso de proteção contra a maioria dos parasitas-alvo em equinos, em comparação com ivermectina (Demeulenaere *et al.*, 1997), o que é consistente com o maior tempo de residência observado na corrente sanguínea e tecidos (Perez *et al.*, 1999). As diferenças mais importantes na eficácia comparativa de ivermectina e moxidectina em equinos têm sido observadas contra larvas de ciatostomíneos e larvas de *Gasterophilus*. A ivermectina tem menor eficácia do que a moxidectina contra ciatostomíneos encistados (Xiao *et al.*, 1994; Monahan *et al.*, 1996). No entanto, embora a ivermectina seja altamente ativa (> 99%) contra todos os instares de *Gasterophilus intestinalis*, a moxidectina apresenta atividade variável, entre 20 e 99% de eficácia quando administrada nas doses recomendadas.

Cães e gatos

A eficácia e a segurança gerais das LM indicadas para outras espécies não devem ser assumidas para cães. Atualmente é bem conhecido que os cães da raça Collie e cães de outras raças são particularmente sensíveis à ivermectina (consultar o item *Segurança e toxicidade*). Assim, a ivermectina é licenciada para utilizações terapêuticas específicas em cães e gatos. As formulações disponíveis são formulações mastigáveis que contêm ivermectina a ser administrada em doses baixas de 0,006 mg/kg (cães) ou 0,024 mg/kg (gatos) como preventivo contra dirofilariose. A ivermectina é eficaz contra o terceiro e o quarto estágios de *Dirofilaria immitis* (Campbell, 1989). As formulações aprovadas de ivermectina e moxidectina têm espectro de atividade limitada contra nematódeos gastrintestinais em cães e gatos. No entanto, a ivermectina administrada por via oral em doses mais altas (entre 0,05 mg/kg e 0,2 mg/kg) pode alcançar boa eficácia contra muitos nematódeos parasitas (*Ancylostoma caninum*, *Trichuris vulpis*, *Toxocara canis* e *Capillaria aerophila*). Estudos diferentes têm mostrado que duas doses subcutâneas de ivermectina (0,2 mg/kg) são suficientes para curar infestações por sarna otodécica, sarcóptica e notoédrica (Campbell, 1989). A ivermectina também é usada no controle de infestações por sarna demodécica em cães com doses mais altas e regimes prolongados. Contudo, os usos terapêuticos da ivermectina em cães e gatos, além da prevenção de *D. immitis*, devem ser considerados como uso *extralabel*.

Milbemicina oxima administrada a 0,5 mg/kg é eficaz contra estágios de desenvolvimento de *D. immitis*, *T. canis*, *T. leonina*, *A. caninum* e *T. vulpis*. A moxidectina foi introduzida como comprimido (0,003 mg/kg) e formulação injetável de liberação prolongada de longa ação (0,17 mg/kg) para prevenir infecção por *D. immitis*. Essa fórmula injetável também é útil para controlar *A. caninum*. Selamectina, um novo composto de avermectina (ver Figura 41.1) introduzido como uma formulação tópica para cães e gatos, é ativa contra diferentes endoparasitas e ectoparasitas a 6 mg/kg. Maior disponibilidade sistêmica de selamectina foi observada em gatos, em comparação com os valores obtidos em cães (Sarasola *et al.*, 2002). Ela é altamente eficaz contra estágios infecciosos de *D. immitis*, *T. canis*, *T. leonina*, *A. tubaeforme* e *T. cati*. A selamectina também é eficaz contra ectoparasitas, como pulgas (*Ctenocephalides cati*), ácaros (*Otodectes cynotis*, *S. scabiei*) e carrapatos (*R. sanguineous* e *Dermacentor variabilis*).

RESISTÊNCIA

As estratégias antiparasitárias baseadas quase exclusivamente em controle químico foram ameaçadas pela emergência de nematódeos parasitas resistentes às várias classes químicas anti-helmínticas, incluindo agora os compostos LM. A pressão de seleção crescente sobre os nematódeos gastrintestinais em razão da alta frequência de tratamentos com LM foram relevantes para o desenvolvimento de resistência a esses compostos. Mudanças nos canais de cloreto acoplados ao glutamato e um aumento na expressão de diferentes proteínas envolvidas no efluxo de fármacos (gp-P) foram postulados como o principal mecanismo de resistência às LM em nematódeos (ver item *Mecanismo de ação | Atividades endoparasiticida e ectoparasiticida*). Tem-se mostrado que o *H. contortus* resistente à ivermectina apresenta maior nível de expressão de gp-P, e que a coaplicação de verapamil (um agente de reversão à resistência a múltiplos fármacos [MDR]) aumentou a eficácia da ivermectina e da moxidectina contra estirpes resistentes de *H. contortus* (revisado por Prichard, 2002). A estimulação de gp-P em *H. contortus* recuperado 1 dia após a administração de ivermectina foi relatada anteriormente; isso também ocorre em menor grau após a administração de moxidectina (Prichard e Roulet, 2007). Mostrou-se também que o tratamento com ivermectina aumentou significativamente a expressão de gp-P2 em *H. contortus* resistente recuperado de cordeiros tratados 0,5 e 1 dia após o tratamento, quando comparado com parasitas recuperados de animais não tratados. A estimulação da gp-P coincide com as maiores concentrações de ivermectina mensuradas em *H. contortus* (Lloberas *et al.*, 2013). Resultados similares foram obtidos em parasitas de bovinos, como *C. oncophora*, nos quais a gp-P 11 foi estimulada após a exposição às LM (De Graef *et al.*, 2013).

Inicialmente, a resistência às LM (principalmente à ivermectina) foi observada em nematódeos de ovinos e caprinos, principalmente em *H. contortus*. No entanto, o fenômeno tem sido amplamente difundido, e outras espécies de nematódeos de pequenos ruminantes desenvolveram resistência aos compostos LM. Cepas de campo de *Teladorsagia circumcincta* e *T. colubriformis* resistentes à ivermectina foram identificadas em todo o mundo. Além disso, o uso intensivo global dos diferentes compostos de LM nos últimos 25 anos (desde a introdução da ivermectina no início dos anos 1980), resultou no surgimento de resistência às LM em nematódeos de bovinos. Diferentes estirpes de campo de *Cooperia* spp., o parasita limitador de dose para LM, *Trichostrongylus* spp. e *Ostertagia* spp. foram identificados como resistentes aos compostos LM (Vermunt *et al.*, 1995; Coles *et al.*, 1998; Fiel *et al.*, 2001; Demeler *et al.*, 2009; Gasbarre *et al.*, 2009; Bartley *et al.*, 2012a). Deve-se notar que a moxidectina conserva atividade contra alguns isolados resistentes à ivermectina, o que provavelmente se deve ao seu comportamento cinético e dinâmico diferencial, quando comparado à ivermectina (ver Figura 41.8).

A diminuição na pressão de seleção, reduzindo o número de tratamentos por ano, juntamente a estratégias de controle antiparasitário integrado, é necessária com urgência para prolongar a utilidade do controle parasitário de amplo espectro das LM em animais de produção. Informações detalhadas sobre a resistência de parasitas contra os compostos LM em espécies de ruminantes foram revisadas por Prichard (2002), Wolstenholme *et al.* (2004) e Wolstenholme e Kaplan (2012).

Apesar da resistência generalizada de diferentes parasitas de equinos a diferentes anti-helmínticos, e levando-se em consideração que a ivermectina tem sido usada em equinos por 20 anos, ainda não há relatos de resistência de ciatostomíneos (Kaplan, 2002). A resistência às LM foi descrita em *Oxyuris equi* (Wolf *et al.*, 2014) e *Parascaris equorum* (Bishop *et al.*, 2014). Considerando que a ivermectina é o principal anti-helmíntico mais comumente utilizado em equinos, aparentemente o surgimento de resistência seria inevitável. Não há relatos de parasitas resistentes, apesar de as LM terem sido amplamente usadas mensalmente para prevenir infecções em cães.

Foram publicados muitos relatos quanto à resistência de ectoparasitas à ivermectina. Populações resistentes do carrapato *Rhipicephalus* (*Boophilus*) *microplus* foram identificadas no Brasil e no México (Martins e Furlong, 2001; Klafke *et al.*, 2006; Perez-Cogollo *et al.*, 2010). Parece que alguns transportadores ABC, como gp-P, podem participar como um mecanismo de resistência à ivermectina em carrapatos (Pohl *et al.*, 2011).

INTERAÇÃO FARMACOLÓGICA COM TRANSPORTADORES ABC | IMPLICAÇÕES PRÁTICAS

Diferentes métodos *in vitro* e *ex vivo* foram relatados para caracterizar as interações entre LM e transportadores ABC. É interessante notar que a moxidectina parece apresentar potencial de efluxo de gp-P diferente, com metade do efeito inibitório

máximo (IC_{50}) aproximadamente 10 vezes maior do que o relatado para ivermectina (Griffin *et al.*, 2005; Lespine *et al.*, 2007). A gp-P pode estar envolvida no efluxo de ivermectina em baixa concentração do fármaco, enquanto na faixa de concentração micromolar mais alta (que pode saturar a função da gp-P), proteínas de efluxo MRP1 e, em menor proporção, MRP2 e MRP3, poderiam participar do transporte de ivermectina através de barreiras fisiológicas (Lespine *et al.*, 2006b). A interação de LM com BCRP foi descrita (Muenster *et al.*, 2008). Parece que a ivermectina é um inibidor de gp-P relativamente potente e inibidora de BCRP bastante fraca. A moxidectina foi identificada como substrato de BCRP, e a secreção de moxidectina no leite mediada por BCRP foi demonstrada usando-se ensaios de transporte celular e estudos farmacocinéticos em camundongos *BCRP1* (−/−) e camundongos do tipo selvagem (Pérez *et al.*, 2009). O envolvimento dos transportadores ABC na secreção de LM no leite pode desempenhar um papel relevante no uso clínico desses compostos em animais lactantes em razão da presença de resíduos no leite e produtos derivados.

Mudanças importantes na distribuição plasmática de LM foram observadas quando esses compostos foram coadministrados com moduladores de gp-P. A coadministração oral de verapamil com ivermectina induziu o aumento significativo na absorção de ivermectina em ovinos (Molento *et al.*, 2004). Em cordeiros, a coadministração da quercetina – um derivado flavonoide presente em vegetais – com a moxidectina produziu aumento significativo nas concentrações plasmáticas de moxidectina (Dupuy *et al.*, 2003). Um incremento significativo na disponibilidade sistêmica de ivermectina foi obtido após sua administração juntamente aos medicamentos antifúngicos itraconazol (Ballent *et al.*, 2007) e cetoconazol em ovinos (Alvinerie *et al.*, 2008) e cães (Hugnet *et al.*, 2007). A influência de loperamida (LPM) na distribuição plasmática e na excreção fecal de moxidectina após administração intravenosa e subcutânea foi avaliada em bovinos (Lifschitz *et al.*, 2002b). A modulação da atividade de gp-P foi testada como uma estratégia baseada em farmacologia, não apenas para aumentar a disponibilidade sistêmica das LM no animal hospedeiro, mas também para melhorar a sua eficácia clínica. A modulação de gp-P com verapamil, cetoconazol e plurônico 85 aumentou a atividade *in vitro* da ivermectina contra larvas de *T. circumcincta* e *H. contortus* sensíveis e resistentes à ivermectina (Bartley *et al.*, 2009). Confirmações científicas adicionais foram obtidas mostrando que o verapamil aumentou a atividade *in vitro* da ivermectina contra isolados suscetíveis e resistentes de *Cooperia* spp. (Demeler *et al.*, 2013b). Embora a modificação na atividade das LM após a modulação gp-P tenha sido confirmada *in vitro*, ensaios *in vivo* realizados em condições de campo são necessários para avaliar o impacto clínico da inibição da gp-P. A maior sensibilidade obtida das larvas resistentes à ivermectina após sua coincubação com plurônico 85 não se correlacionou *in vivo* com a sua coadministração em ovinos. No ensaio *in vivo*, a presença de plurônico 85 não melhorou a eficácia contra *H. contortus* resistentes (Bartley *et al.*, 2012b). A eficácia de ambos, ivermectina e moxidectina, contra *Cooperia* spp. resistentes em um teste de campo de bovinos tendeu a aumentar após sua coadministração com loperamida, um modulador gp-P (Lifschitz *et al.*, 2010a). Isso foi ainda mais corroborado como um aumento significativo na eficácia de IVM contra nematódeos resistentes em ovinos, juntamente a um aumento da biodisponibilidade sistêmica do composto antiparasitário na presença do inibidor de gp-P (Lifschitz *et al.*, 2010b). Assim, há evidências de que a interação entre fármacos mediada pela gp-P aumenta a exposição sistêmica à ivermectina no hospedeiro e também pode diminuir o transporte de efluxo mediado por gp-P superexpresso em nematódeos-alvo resistentes. A Tabela 41.1 resume os diferentes ensaios *in vitro/in vivo* realizados para avaliar a modulação da atividade antiparasitária de LM por inibidores de gp-P. As implicações práticas dessa interação medicamentosa devem ser investigadas cuidadosamente em relação às reações adversas potenciais induzidas pelos agentes moduladores de gp-P (ver o Capítulo 50 para discussão mais detalhada). No entanto, a modulação de gp-P ou de outras proteínas envolvidas no transporte de fármacos pode ser uma abordagem farmacológica válida para melhorar a atividade e estender a vida útil das LM na medicina veterinária.

PREPARAÇÕES FARMACÊUTICAS DISPONÍVEIS

Sistemas de distribuição diferentes foram desenvolvidos para administrar compostos de LM em diferentes espécies animais. As preparações disponíveis incluem soluções injetáveis, *drenches* orais, comprimidos, pastas, pré-*mix* para rações, formulações *pour-on* e *bolus* de liberação prolongada (ivermectina). Uma pasta oral contendo 1,87% de ivermectina está disponível para equinos. A formulação de ivermectina na ração para suínos é recomendada durante 7 dias consecutivos a 0,1 mg/kg/dia. A ivermectina também é formulada em uma solução micelar para uso em *drenches* orais em ovinos e caprinos, e como comprimidos e preparações mastigáveis para administração oral a cães e gatos. A formulação pioneira e de distribuição mundial ivermectina 1% injetável para administração subcutânea (0,2 mg/kg) em ovinos e bovinos é formulada em propilenoglicol (60%) e glicerol formal (40%). Uma formulação tópica de ivermectina também é comercializada a 0,5 mg/kg para uso contra todo o espectro de ectoparasitas e endoparasitas de bovinos.

A tecnologia farmacêutica foi aplicada para desenvolver diferentes formulações de medicamentos e sistemas de administração para otimizar a potência farmacológica de ivermectina e outros endectocidas LM disponíveis atualmente. Confirmou-se que os tempos de residência prolongados de ivermectina no plasma e tecidos-alvo e a persistência prolongada de sua atividade anti-helmíntica são obtidos após a administração de uma formulação alternativa à base de óleo para bovinos, em comparação com a preparação-padrão (Lifschitz *et al.*, 1999b). Formulações injetáveis de longa ação desenvolvidas recentemente para bovinos são essencialmente preparações à base de óleo ou tixotrópico (3,15%), que são responsáveis por um processo de absorção lento a partir do espaço subcutâneo e uma persistência longa das concentrações de ivermectina ativas na corrente sanguínea e tecidos-alvo (Lifschitz *et al.*, 1999b, 2007). Essa formulação de ivermectina 3,15% administrada em doses mais altas (0,63 mg/kg) apresenta eficácia sistêmica contra nematódeos gastrintestinais e pulmonares de bovinos por até 77 dias, e contra carrapatos por até 75 dias. Seguindo o mesmo conceito da persistência antiparasitária estendida, outras preparações de ivermectina similares (genéricas) altamente concentradas (3,15 e 3,50%) foram introduzidas recentemente no mercado para uso em bovinos em alguns países. Outra tecnologia desenvolvida recentemente incorpora eprinomectina em uma preparação de longa ação com base no copolímero de ácido poli (láctico-coglicólico), que estende sua atividade persistente contra nematódeos para mais de 120 dias (Marley e Tejwani, 2005). O desenvolvimento de tecnologia de *bolus* de liberação prolongada para a administração de medicamentos antiparasitários foi considerada um avanço importante para o controle de parasitas. O dispositivo de liberação prolongada de ivermectina é um dispositivo de *bolus* osmótico de 12,7 mg de ivermectina por dia ao longo de 135 dias após a administração a bovinos. O excelente desempenho de liberação do *bolus* de liberação prolongada de ivermectina foi confirmado por meio da mensuração dos perfis de concentração plasmática e fecal até 160 dias após a administração em bovinos; 90% da dose total liberada do *bolus* foi excretada nas fezes (Alvinerie *et al.*, 1998b).

Cápsulas de liberação controlada que fornecem 1,6 mg de ivermectina por dia ao longo de 100 dias foram comercializadas para uso em ovinos. Mais recentemente, uma nova tecnologia de administração foi aplicada para desenvolver uma formulação de liberação sequencial para uso em ovinos, que entrega ivermectina e albendazol alternadamente (Gogolewsky *et al.*, 2005). Essa liberação sequencial de ivermectina/albendazol (10 dias de ivermectina seguidos por 20 dias de albendazol, com

Tabela 41.1 Influência da modulação da glicoproteína-P (gp-P) na atividade/eficácia de diferentes lactonas macrocíclicas (LM) contra cepas de nematódeos suscetíveis e resistentes à ivermectina. Adaptada de Lifschitz *et al.*, 2012.

Composto de LM/modulador gp-P	Parasita/espécie animal	Modificação da atividade	Referência
IVM + verapamil MXD + verapamil	*H. contortus* em gerbos	Aumento da eficácia (de 1,71 a 2,69 vezes)	Molento e Prichard, 1999
IVM + cetoconazol IVM + PSC833 IVM + verapamil IVM + plurônico 85	Larvas de *T. circumcincta* sensíveis e resistentes à IVM e *H. contortus*	Incremento da atividade *in vitro* da IVM (teste de inibição da alimentação de larvas) de 10 até 77 vezes	Bartley *et al.*, 2009
IVM + verapamil	Larvas de *Cooperia* spp. sensíveis e resistentes à IVM	Aumento da atividade de IVM *in vitro* (testes de desenvolvimento e migração larval) entre 10 e 100 vezes	Demeler *et al.*, 2009
IVM + plurônico 85	*H. contortus* resistente em ovinos	Nenhuma alteração na eficácia comparada ao tratamento com IVM sozinha	Bartley *et al.*, 2012b
IVM + loperamida	*Cooperia* spp. resistente em bovinos	Aumento da eficácia (FECRT) de 23 a 50% (IVM) e de 69 a 87% (MXD)	Lifschitz *et al.*, 2010a
MXD + loperamida	*H. contortus* e *T. colubriformis* resistentes em ovinos	Aumento da eficácia da IVM (contagem de nematódeos adultos) de 0 a 72,5% (*H. contortus*) e de 77,9 a 96,3% (*T. colubriformis*)	Lifschitz *et al.*, 2010b
IVM + verapamil IVM + vincristina IVM + vimblastina	Estirpes de *Caenorhabditis elegans* tipos selvagem e resistente à IVM	Alterações significativas na motilidade e bombeamento faríngeo na estirpe resistente à IVM	Ardelli e Prichard, 2013

IVM: ivermectina; MXD: moxidectina; FECRT: teste de redução da contagem de ovos nas fezes.

o mesmo ciclo de liberação alternado para cobrir 100 dias após o tratamento) foi projetada para garantir a exposição das larvas do parasita que chegam a dois agentes químicos com modos de ação diferentes, o que pode retardar o desenvolvimento de resistência a cada um dos agentes anti-helmínticos.

A doramectina está disponível em uma formulação à base de óleo que contém óleo de gergelim/oleato de etila (90:10) para ser administrada pelas vias subcutânea e intramuscular em bovinos. Uma preparação *pour-on* de doramectina é licenciada para uso em bovinos na dose de 0,5 mg/kg. Recentemente, uma formulação de longa ação concentrada de doramectina (3,5%) foi lançada para uso em bovinos a 700 µg/kg. Essa formulação fornece persistência prolongada de ação antiparasitária contra nematódeos e os principais ectoparasitas que acometem bovinos.

A moxidectina está disponível para ser administrada como formulação injetável, *pour-on* (bovinos) e oral (ovinos e equinos). Uma formulação de moxidectina não aquosa a 1% está atualmente disponível para injeção subcutânea em bovinos, ovinos (0,2 mg/kg) e suínos (0,3 mg/kg). Preparações novas de moxidectina de ação prolongada para uso em ovinos (2%) e bovinos (10%) estão disponíveis atualmente para uso em doses (1 mg/kg) a fim de conferir períodos de proteção antiparasitária prolongados (entre 60 e 150 dias). Atualmente está disponível uma formulação injetável de liberação prolongada e de ação prolongada para cães (0,17 mg/kg) desenvolvida para prevenir a infecção por *D. immitis*. Um gel de moxidectina para ser administrado por via oral a 0,4 mg/kg para equinos também está disponível no mercado farmacêutico veterinário.

A eprinomectina é aprovada como uma formulação tópica para uso em bovinos de corte e leite. As formulações *pour-on* tanto a eprinomectina quanto de moxidectina atualmente são indicadas em vacas em lactação com período de carência zero para o leite em alguns países. A selamectina é formulada como uma solução (6 e 12%) em um veículo de álcool isopropílico/dipropileno glicol metil-éter para ser usado em cães e gatos na dose de 6 a 12 mg/kg (Bishop *et al.*, 2000).

FATORES RELACIONADOS AO FÁRMACO E AO HOSPEDEIRO QUE AFETAM A FARMACOCINÉTICA E A EFICÁCIA EM RUMINANTES

Conforme descrito neste capítulo, as LM são substâncias altamente lipofílicas que se dissolvem na maioria dos solventes orgânicos. Elas são moléculas grandes e, apesar de possuírem dois anéis de açúcares e dois grupos hidroxila (avermectinas), são relativamente insolúveis em água. A solubilidade da moxidectina em água é maior do que a da ivermectina e da doramectina. Essas e outras diferenças físico-químicas entre as moléculas de LM podem ser responsáveis por diferenças na flexibilidade das formulações e no seu comportamento cinético resultante. O veículo em que os compostos endectocidas são formulados pode desempenhar um papel limitador da cinética da taxa de absorção e da biodisponibilidade plasmática resultante. Os perfis plasmáticos de ivermectina (Lo *et al.*, 1985) e doramectina (Wicks *et al.*, 1993) em bovinos mostraram ser substancialmente afetados pela composição da formulação administrada. Após a administração parenteral, a baixa solubilidade de ivermectina e doramectina em água e sua deposição no tecido subcutâneo favorecem a absorção lenta a partir do local de injeção e fornecem duração prolongada na corrente sanguínea. Lanusse *et al.* (1997) caracterizaram a cinética de

distribuição plasmática comparativa de ivermectina, moxidectina e doramectina após administração subcutânea das formulações disponíveis comercialmente para administração a bovinos. Enquanto a ivermectina foi administrada como a preparação não aquosa (60% propilenoglicol/40% glicerol formal), uma formulação à base de óleo de doramectina que continha óleo de gergelim/oleato de etila (90:10) foi administrada em animais experimentais. A absorção de moxidectina, administrada como uma solução de base aquosa, a partir do local de administração subcutânea, foi significativamente mais rápida do que aquela de ivermectina e doramectina. A baixa solubilidade e a deposição das preparações não aquosas de ivermectina e doramectina nos tecidos subcutâneos favorecem uma absorção lenta no local da injeção, que pode ser responsável por sua residência prolongada na corrente sanguínea em bovinos.

Muitas formulações genéricas de ivermectina foram introduzidas no mercado farmacêutico em regiões diferentes do mundo após a expiração da patente original da primeira formulação de ivermectina aprovada (inovadora). A maioria das preparações genéricas disponíveis de ivermectina (algumas delas são agora muito bem estabelecidas no mercado farmacêutico) contém basicamente a mesma composição de veículo usada na formulação inovadora de ivermectina, mas as informações a respeito do comportamento cinético comparativo de preparações genéricas em ensaios farmacocinéticos padronizados são escassas. Lifschitz *et al.* (2004) encontraram diferenças marcantes na cinética de absorção da ivermectina administrada por injeção subcutânea em bovinos como quatro formulações genéricas diferentes (1%). A composição e a qualidade dos veículos e/ou excipientes usados na elaboração farmacotécnica das formulações de LM podem ser relevantes para seu comportamento farmacocinético. As diferenças observadas na biodisponibilidade sistêmica e cinética de distribuição de fármacos entre as formulações genéricas podem ser refletidas na eficácia e persistência de sua atividade antiparasitária. Uma vez que a relação direta entre o tempo de persistência das concentrações do fármaco e a eficácia estendida contra endoparasitas e ectoparasitas foi mostrada, pequenas diferenças na formulação são responsáveis por mudanças na cinética plasmática e exposição dos parasitas-alvo para concentrações de fármaco ativo. Esse estudo foi útil para construir uma "consciência" sobre a relevância que a troca entre formulações de LM genéricas pode ter no controle de parasitas. Considerando os cuidados necessários a serem adotados para evitar/retardar o desenvolvimento de resistência às LM em nematódeos parasitas de bovinos, o controle de qualidade padronizado de formulações genéricas pode contribuir muito para o uso otimizado de fármacos.

Foi identificada uma série de fatores que afetam a cinética do fármaco e a persistência da eficácia antiparasitária das LM. Entre eles estão a espécie/raça do animal, nível de ingestão de ração, *status* nutricional/composição corporal, influência do parasitismo, apresentação da formulação, via de administração etc. (revisado por Lanusse e Prichard, 1993; McKellar e Benchaoui, 1996; Hennessy e Alvinerie, 2002) (Tabela 41.2). Foi relatada uma série de estudos relevantes que compararam os perfis plasmáticos de LM em diferentes espécies (Alvinerie e Galtier, 1997). Dessas comparações, a biodisponibilidade sistêmica consistentemente mais baixa de moxidectina (tratamento oral) e ivermectina (tratamento subcutâneo) observada em caprinos em comparação com ovinos, surge como um achado relevante. A influência da via de administração sobre a biodisponibilidade plasmática das LM foi extensivamente estudada

Tabela 41.2 Fármacos e fatores relacionados ao hospedeiro que afetam a cinética e a eficácia das lactonas macrocíclicas em ruminantes.

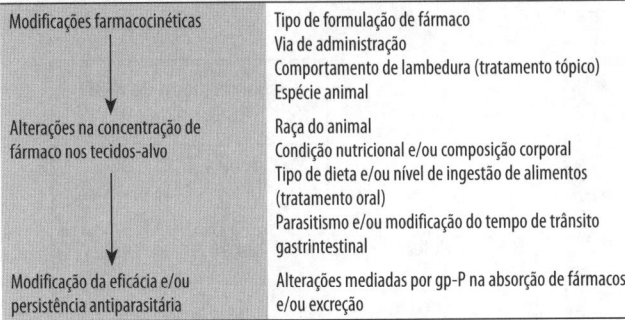

Modificações farmacocinéticas	Tipo de formulação de fármaco Via de administração Comportamento de lambedura (tratamento tópico) Espécie animal
Alterações na concentração de fármaco nos tecidos-alvo	Raça do animal Condição nutricional e/ou composição corporal Tipo de dieta e/ou nível de ingestão de alimentos (tratamento oral) Parasitismo e/ou modificação do tempo de trânsito gastrintestinal
Modificação da eficácia e/ou persistência antiparasitária	Alterações mediadas por gp-P na absorção de fármacos e/ou excreção

O fármaco e os fatores relacionados ao hospedeiro listados à direita podem induzir modificações farmacocinéticas que resultam em eficácia/persistência modificada do fármaco. Ver o texto para mais explicações.

em espécies de ruminantes. Por exemplo, tanto a ivermectina quanto a moxidectina são acentuadamente menos absorvidas após administração oral em ovinos, em comparação com a administração subcutânea. Sua biodisponibilidade sistêmica reduzida observada após o tratamento oral foi responsável pela menor excreção de resíduos no leite em ovelhas tratadas por via oral, quando comparadas a ovelhas tratadas por via injetável (Imperiale *et al.*, 2004b), o que pode ser considerado vantajoso para o período de carência estendido.

No passado, logo após a introdução da ivermectina no mercado, a suscetibilidade dos nematódeos à ivermectina foi alta e padrões de eficácia equivalentes foram observados contra parasitas abomasais após sua administração parenteral e oral. No entanto, após a administração oral de LM para cordeiros infectados com parasitas resistentes, a eficácia foi maior, quando comparada àquela obtida após o tratamento subcutâneo (Gopal *et al.*, 2001; Alka *et al.*, 2004; Lloberas *et al.*, 2012). Resultados semelhantes foram obtidos em bovinos, nos quais a administração oral de moxidectina alcançou maior eficácia contra nematódeos resistentes em comparação ao tratamento

subcutâneo (Leathwick e Miller, 2013). O incremento das concentrações de fármacos mensuradas no conteúdo abomasal após a administração oral de LM foi responsável pela maior quantidade de fármaco recuperado de nematódeos como *H. contortus* (Figura 41.9). Essas altas concentrações de fármacos recuperadas do trato gastrintestinal durante os primeiros 2 a 3 dias após o tratamento oral pode ter um efeito relevante contra parasitas resistentes, uma vez que é de grande importância induzir a ação farmacológica no sítio-alvo. O incremento na exposição ao fármaco obtido após o tratamento oral (em comparação com a administração parenteral) pode ser útil para matar parasitas resistentes heterozigotos presentes nas primeiras fases do desenvolvimento de resistência.

As LM têm sido tradicionalmente administradas por injeção subcutânea em bovinos. No entanto, as formulações para administração tópica (*pour-on*) atualmente são comercializadas em todo o mundo. Algumas vantagens práticas da via tópica, quando comparada às demais vias de administração, foram responsáveis por sua grande aceitação para o controle de parasitas em bovinos. Algumas informações estão disponíveis quanto ao comportamento cinético plasmático de avermectinas administradas por via tópica a bovinos (Gayrard *et al.*, 1999). A cinética de distribuição plasmática e tecidual de moxidectina e doramectina (Sallovitz *et al.*, 2003, 2005) administradas como *pour-on* para bovinos foi caracterizada. Concentrações plasmáticas mais baixas de moxidectina e doramectina foram mensuradas após tratamento tópico, quando comparado à injeção subcutânea de ambos os compostos em bovinos, apesar do uso de uma dose 2,5 vezes maior para a administração *pour-on* (Figura 41.10). A taxa de absorção de moxidectina administrada por via tópica e sua biodisponibilidade plasmática foram significativamente maiores em bezerros da raça Holandesa, quando comparados aos da raça Aberdeen Angus (Sallovitz *et al.*, 2002), o que pode ter implicações práticas consideráveis em termos de atividade/persistência do fármaco. A moxidectina administrada por via tópica é amplamente distribuída para diferentes tecidos-alvo,

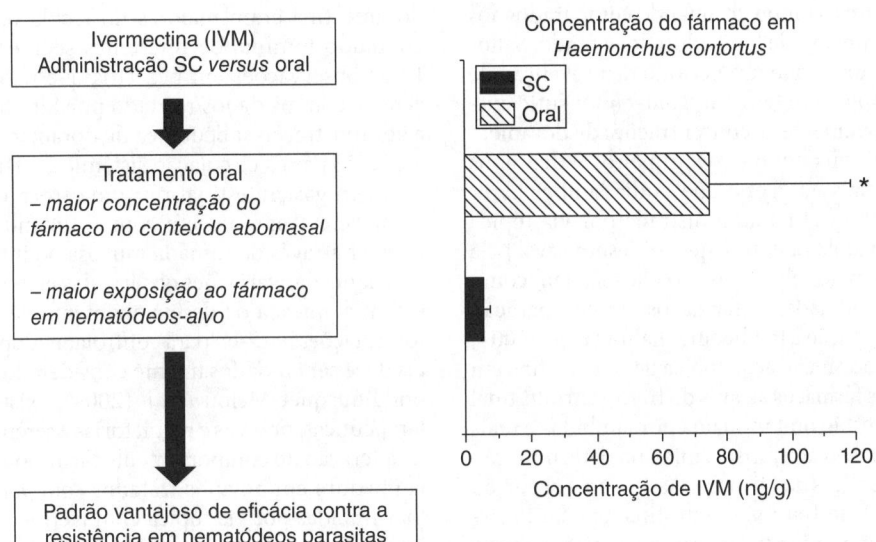

IMPACTO DA VIA DE ADMINISTRAÇÃO NA EXPOSIÇÃO DE NEMATÓDEOS-ALVO À IVERMECTINA

Figura 41.9 Influência da via de administração na exposição à ivermectina visando aos nematódeos parasitas. Fonte: Lloberas *et al.*, 2012. O gráfico à direita mostra as concentrações de ivermectina no terceiro dia após o tratamento.

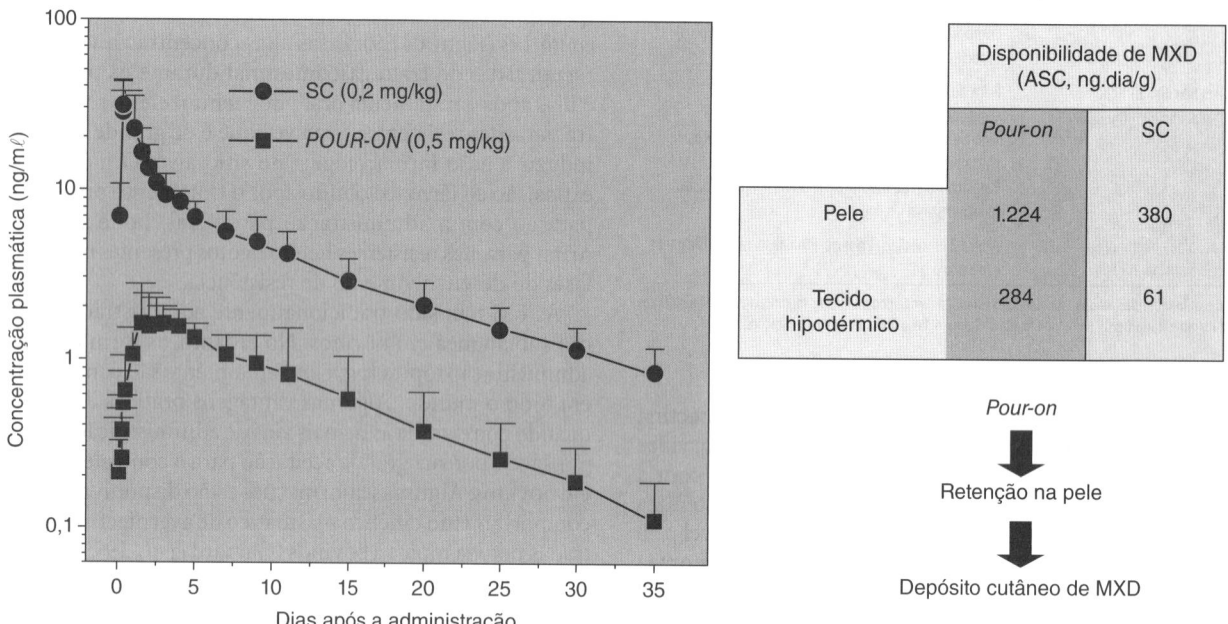

Figura 41.10 Perfis comparativos de concentração plasmática e fármaco total (expresso como valores de ASC) recuperados na pele e tecido hipodérmico após administrações subcutânea (SC) e *pour-on* de moxidectina (MXD) em doses recomendadas para bovinos. Os dados ilustram o depósito cutâneo de MXD após o tratamento tópico. Fonte: Lifschitz *et al.*, 1999a; Sallovitz *et al.*, 2003.

incluindo mucosas gastrintestinais, pulmões e diferentes camadas dérmicas. Um depósito cutâneo de fármaco administrado por via tópica foi responsável pela absorção lenta e prolongada, e está de acordo com a concentração alta de moxidectina e doramectina mensuradas na epiderme e derme da pele de regiões anatômicas diferentes.

Mostrou-se que a distribuição plasmática e fecal (Laffont *et al.*, 2001) de ivermectina administrada por via tópica em bovinos é acentuadamente influenciada pelo comportamento natural de lambedura dos animais tratados. A biodisponibilidade sistêmica maior e mais variável de ivermectina foi observada em bovinos que lambiam o composto, quando comparados aos animais cujo comportamento de lambedura foi evitado. Sallovitz *et al.* (2005) mostraram que um período de prevenção de lambedura de 2 dias após o tratamento *pour-on* foi suficiente para reduzir significativamente as concentrações de doramectina mensuradas no plasma durante os primeiros 9 dias após o tratamento. Os animais no grupo que podia lamber livremente ingeriram a doramectina administrada por via tópica por autolambedura ou alolambedura, que foi responsável pela concentração máxima maior observada no plasma, bem como pela maior biodisponibilidade de fármacos em comparação com os animais com restrição à lambedura. Laffont *et al.* (2003) mostraram que após a administração tópica de ivermectina em bovinos, a absorção dos fármacos através do trato gastrintestinal em decorrência da ingestão oral induzida por lambidas é mais importante do que a absorção transdérmica na determinação das concentrações sistêmicas do fármaco. Assim, uma absorção mais completa das LM no trato gastrintestinal após a ingestão oral de formulações administradas por via tópica, quando comparadas à permeação cutânea – considerada como o único processo de absorção em animais que não lambem –, poderia

explicar os perfis plasmáticos melhorados mensurados em bezerros que puderam lamber o composto livremente. O ato de evitar a lambedura durante 10 dias após o tratamento permitiu a identificação de mudanças marcantes no perfil de concentração de doramectina, sistemicamente e, muito mais importante, no trato gastrintestinal. Concentrações de doramectina no conteúdo luminal do intestino foram acentuadamente mais altas em bovinos que lamberam livremente (Figura 41.11). As concentrações de doramectina foram maiores no conteúdo líquido do que na mucosa do grupo que lambeu. Em contrapartida, em bezerros com restrição à lambedura, as concentrações de doramectina eram maiores no tecido da mucosa do que no conteúdo luminal de diferentes segmentos gastrintestinais. Essas observações em bezerros que não lamberam estão de acordo com os dados relatado por Lifschitz *et al.* (2000) após a administração subcutânea de doramectina nos quais, após a absorção para a circulação sistêmica, o fármaco pode alcançar o lúmen gastrintestinal por uma troca de distribuição entre a corrente sanguínea e o compartimento digestivo, que deve ocorrer através da camada mucosa do intestino.

Diante das variações observadas na resposta antiparasitária e com a ameaça de desenvolvimento de resistência, o uso de formulações *pour-on* para controlar endoparasitas e ectoparasitas deve ser cuidadosamente considerado. Conforme sugerido por Bousquet-Mélou *et al.* (2004), existem muitas questões terapêuticas, práticas e regulatórias a serem discutidas com base na alteração do comportamento farmacocinético induzido pela lambedura em bovinos tratados com *pour-on*. Quando novilhas tratadas por via tópica com ivermectina foram colocadas juntas após o tratamento, o comportamento de lambedura induziu eficácia parcial em animais não tratados. Portanto, o uso de formulações *pour-on* para desenvolver a estratégia de

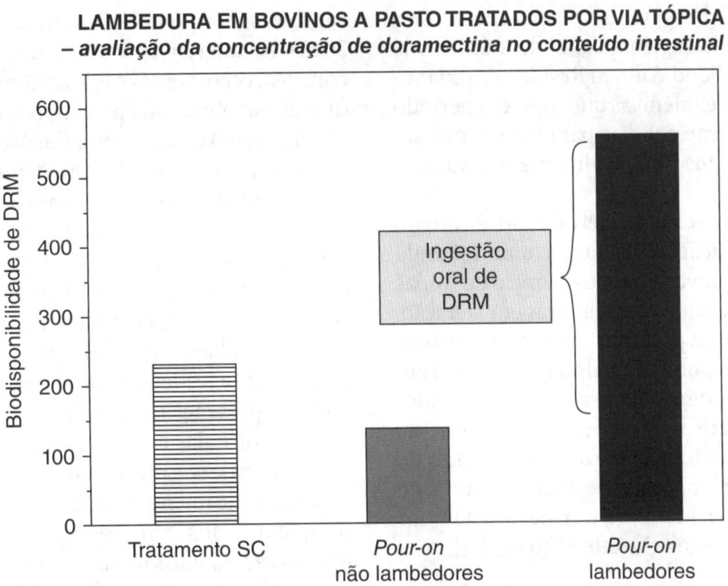

LAMBEDURA EM BOVINOS A PASTO TRATADOS POR VIA TÓPICA
– avaliação da concentração de doramectina no conteúdo intestinal –

Figura 41.11 A influência do comportamento de lambedura do animal na biodisponibilidade intestinal de doramectina (DRM) administrada por via tópica em bovinos a pasto. Os dados mostram os valores de ASC obtidos para DRM no conteúdo duodenal após administração tópica (0,5 mg/kg) em ambos os grupos não lambedores (lambedura restrita por mais de 10 dias após o tratamento) e bezerros de lambedura livre. A comparação com os valores obtidos para o tratamento subcutâneo (0,2 mg/kg) está incluída. A biodisponibilidade intestinal de DRM foi significativamente maior em bezerros lambedores em razão da ingestão oral induzida por lambedura da formulação tópica. Ver o texto para maiores explicações. Os valores de ASC são expressos em ng.dia/mℓ. Fonte: Sallovitz *et al.*, 2005.

tratamento seletivo deve ser cuidadosamente avaliado, uma vez que animais não tratados podem ser subexpostos ao fármaco transferido a partir de animais tratados (Bousquet-Mélou *et al.*, 2011). Sugeriu-se que a variabilidade interanimal e intra-animal associada ao comportamento de lamber deve ser considerada um fator biológico influenciado por fatores sociais, nutricionais, físicos, ecológicos, patológicos, ambientais e de gestão de fatores. Como consequência, é recomendado que a avaliação farmacoparasitológica de produtos *pour-on* em bovinos seja realizada quando não há impedimento à autolambedura e à alolambedura (Toutain *et al.*, 2012).

RESÍDUOS DE TECIDOS E PERÍODO DE CARÊNCIA

Com base em estudos de teratogenicidade em camundongos e de estudos de multigerações em ratos, o nível sem efeito (*no-effect level* – NOEL) de 0,2 mg/kg/dia foi estabelecido. Usando esse NOEL para determinar as tolerâncias de resíduos em tecidos comestíveis a partir de estudos farmacocinéticos (ver o Capítulo 61 para uma discussão completa sobre como esses valores são determinados), foram estabelecidos os períodos de carência para ovinos e bovinos. No entanto, em razão da sua alta potência e eliminação pelo leite, as formulações clássicas de LM injetáveis são contraindicadas para uso em animais que produzem leite para consumo humano. As LM são substâncias altamente lipofílicas, amplamente distribuídas para tecidos diferentes. As maiores concentrações de resíduos de tecidos de animais produtores de alimentos são recuperadas do fígado e gordura. Agências regulatórias (US Food and Drug Administration [FDA] e European Medicine Agency [EMA] para avaliação de produtos médicos) estabeleceram os teores máximos de resíduos (TMR) em tecidos-alvo (fígado e gordura) para alguns dos compostos LM em ovinos e bovinos de corte. Estabeleceu-se um valor de

TMR de 100 µg/kg para ivermectina no fígado e tecido adiposo. Os valores de TMR estabelecidos para doramectina são 100 µg/kg (gordura) e 150 µg/kg (fígado). Valores de TMR mais altos foram propostos para moxidectina na gordura (500 µg/kg) e eprinomectina na gordura (250 µg/kg) e no fígado (1.500 µg/kg).

Os períodos de carência após o tratamento foram estabelecidos para as formulações comercializadas para as diferentes espécies de animais de produção. Embora os períodos de carência estabelecidos possam variar de acordo com as políticas aplicadas pelas agências regulatórias em diferentes países, as formulações injetáveis clássicas de abamectina, ivermectina, doramectina e moxidectina a 1% para bovinos exigem períodos de carência que variam de 35 a 50 dias. É necessário um período de 120 dias para consumir tecidos de bovinos tratados com a formulação de ivermectina de ação prolongada a 3,15%. É necessário um período após o tratamento de 84 dias para esgotar a moxidectina abaixo dos limites de tolerância estabelecidos para diferentes tecidos após administração de uma preparação de ação prolongada (10%) em bovinos, administrada por via subcutânea na base da orelha. Períodos de carência entre 0 e 15 dias são necessários para consumir carne de ovinos tratados com solução oral de ivermectina como *drench*. Nos EUA, o período de carência de 45 dias (35 dias na Europa) é necessário para bovinos de corte tratados com doramectina disponível como preparação tópica. Atualmente, períodos de carência de carne suína exigidos para doramectina no tratamento por via parenteral são os seguintes: 24 dias (EUA), 28 a 50 dias (América Latina) e 28 a 77 dias (países europeus) após o tratamento. Informações detalhadas sobre os períodos de carência após o tratamento com formulações diferentes de LM aprovadas para uso em animais de produção nos EUA podem ser encontradas no site da United States Pharmacopeia (www.usp.org). Não existem períodos de carência estabelecidos para caprinos, uma vez que as LM não são aprovadas para uso nessa espécie. Se a ivermectina for administrada em caprinos como dose única oral *extralabel*, a 0,2 a 0,4 mg/kg, o Food Animal Residue Avoidance Databank (FARAD) compilou evidências que sugerem período de carência de 14 dias para carne e 9 dias para leite, o que seria suficiente para evitar resíduos potencialmente prejudiciais (Baynes *et al.*, 2000).

O uso de todas as formulações injetáveis de LM é restrito em animais leiteiros em lactação. Entretanto, uma fórmula *pour-on* de eprinomectina é aprovada para uso tópico em todas as categorias de bovinos, incluindo vacas-leiteiras em lactação, sem qualquer período de carência para o leite. Uma formulação *pour-on* de moxidectina está disponível atualmente para uso em bovinos leiteiros com período de carência zero no leite. Ademais, preparações tópicas genéricas de ivermectina atualmente são aprovadas para uso em bovinos leiteiros sem período de carência para o leite em alguns países específicos. Valores de TMR para o leite foram estabelecidos para ivermectina (10 µg/kg), eprinomectina (20 µg/kg) e moxidectina (40 µg/kg).

SEGURANÇA E TOXICIDADE

Os compostos de LM administrados em doses terapêuticas recomendadas são altamente seguros na maioria das espécies de animais-alvo. Essas grandes margens de segurança baseiam-se na seletividade de sua ação farmacodinâmica. Uma ação mediada por GABA no sistema nervoso central de mamíferos pode ser responsável pela neurotoxicidade observada quando grandes doses tóxicas de diferentes LM são administradas (Lankas e Gordon, 1989). Em geral, as avermectinas têm pelo menos margem de segurança de 10 vezes em ruminantes, equinos, suínos e na maioria das raças de cães, exceto Collies e alguns Pastores-australianos. Os sinais de toxicidade aguda incluem depressão, ataxia, tremores, salivação, midríase e, em casos graves, coma e morte. Nenhum efeito sobre o desempenho reprodutivo, qualidade do sêmen ou prenhez foi observado quando touros ou vacas foram tratados com ivermectina a 0,4 mg/kg (Campbell e Benz, 1984). As avermectinas são seguras para uso em vacas durante todos os estágios da gestação. Um aumento de 2 vezes a dose e o uso de múltiplas doses não afetaram adversamente a espermatogênese, concepção, longevidade da gestação ou desenvolvimento fetal. A abamectina é ligeiramente mais tóxica do que a ivermectina, com uma LD_{50} oral em camundongos (14 a 24 mg/kg) inferior à da ivermectina (25 a 40 mg/kg). Foram observados sinais de intoxicação em bovinos tratados por via subcutânea com abamectina em doses de 2 a 8 mg/kg. A abamectina não é recomendada para uso em bezerros com menos de 4 meses de idade (Pulliam e Preston, 1989). Nenhuma reação adversa foi observada em estudos de tolerância diferentes usando até 25 vezes a dose terapêutica de doramectina injetável em bovinos. Muitos ensaios de campo corroboram que a eprinomectina é segura para uso em bovinos de todas as raças e idades. Quanto às avermectinas, os compostos de milbemicina têm uma ampla margem terapêutica. Nenhuma reação adversa foi observada em bovinos tratados por via subcutânea com moxidectina até 10 vezes a dose recomendada (2 mg/kg). A moxidectina é segura em animais reprodutores. Não foi observada nenhuma reação adversa a 3 vezes a dose recomendada (0,6 mg/kg) sobre o desempenho reprodutivo de touros e vacas prenhes. Um grau diferente de neurotoxicose foi observado para moxidectina e ivermectina. A moxidectina apresenta potencial neurotóxico 2,7 vezes menor quando comparada à ivermectina (Janko e Geyer, 2013). A moxidectina teve uma razão de concentração cérebro-plasma menor, e a entrada no cérebro também

causou menor potencialização da ação do GABA (Ménez *et al.*, 2012). As diferenças na acumulação no cérebro e na interação com os receptores GABA podem explicar a neurotoxicidade diferencial observada para ambos os fármacos.

Conforme descrito no item *Mecanismo de ação | Atividades endoparasiticida e ectoparasiticida*, gp-P é uma proteína de transporte que atua como uma bomba de efluxo de múltiplos fármacos, reduzindo a concentração intracelular de diferentes fármacos, incluindo as LM. A atividade dessa proteína transmembrana, localizada em células endoteliais capilares cerebrais, células epiteliais intestinais, células dos canalículos biliares, células epiteliais tubulares proximais renais, bem como células da placenta e testiculares está relacionada com a toxicidade das LM. Sua presença na barreira hematencefálica limita a entrada dessas moléculas antiparasitárias no sistema nervoso central. O acúmulo de ivermectina no cérebro de camundongos modificados geneticamente deficientes em gp-P foi 87 vezes maior em comparação aos camundongos normais (Schinkel *et al.*, 1994). Alguns cães Collie são mais sensíveis a doses altas de ivermectina do que outros cães, e desenvolvem sinais de toxicidade com doses únicas tão baixas quanto 0,1 mg/kg (Fassler *et al.*, 1991). As concentrações cerebrais maiores de ivermectina relatadas em Collies sensíveis às avermectinas *versus* cães não sensíveis podem estar relacionadas a uma expressão limitada de gp-P (Mealey *et al.*, 2001; Roulet *et al.*, 2003). Uma deleção de quatro pares de base no *MDR1* (resistência a múltiplos fármacos) em cães Collie sensíveis parece explicar a síntese alterada de gp-P. Cães homozigotos para um alelo mutante de *MDR1* têm uma gp-P não funcional (Mealey *et al.*, 2001). Um estudo de amostra populacional de 40 cães Collie no noroeste dos EUA verificou que 35% eram homozigotos para a mutação e 42% eram portadores heterozigotos do alelo mutante (Mealey *et al.*, 2002). Um estudo genético de subpopulações mostrou que a mutação do gene *MDR1* pode ser encontrada em membros de outras raças que não cães Collie (Pastores-australianos, Pastores-ingleses, cães Pastores-de-shetland etc.), em geral em frequência muito menor (Hadrick *et al.*, 1995). A farmacogenômica é discutida com mais detalhes no Capítulo 50.

Um animal deficiente na expressão de gp-P no intestino também pode absorver mais fármaco após o tratamento oral, o que pode resultar em concentrações sanguíneas mais elevadas e aumento potencial da neurotoxicidade (Shoop e Soll, 2002). Adicionalmente, a expressão limitada de gp-P no trato hepatobiliar pode resultar em diminuição da excreção biliar dos compostos LM. A selamectina foi avaliada em cães e gatos a concentrações de 10 vezes a dose recomendada e nenhuma reação adversa foi observada (Novotny *et al.*, 2000; Krautmann *et al.*, 2000). O uso de selamectina também é seguro em cães Collie sensíveis à ivermectina. Nenhuma anormalidade foi observada em Collies sensíveis tratados por via tópica com selamectina a 40 mg/kg. A milbemicina oxima é bem tolerada em cães, incluindo Collies. Os sinais clínicos são vistos apenas após a administração de uma sobredose de 10 vezes. Em geral, conforme sugerido por Shoop e Soll (2002), a ampla margem de segurança baseia-se nas baixas doses terapêuticas e no fato de que os mamíferos não têm canais de cloro acoplados ao glutamato (o local de ação específico para as LM em parasitas-alvo). Além disso, esses fármacos não atravessam a barreira hematencefálica. A presença de gp-P na barreira hematencefálica, bem como em outros tecidos, atua como uma importante barreira de proteção biológica a quaisquer reações adversas das LM.

IMPACTO ECOTOXICOLÓGICO

A avaliação do padrão de eliminação fecal de compostos de LM diferentes administrados por diferentes vias em bovinos tem recebido atenção especial, em razão do impacto ambiental potencialmente negativo causado pelo efeito dos fármacos contra insetos degradadores de esterco, que foi avaliada em diferentes condições, inicialmente para ivermectina (Lumaret et al., 1993; Herd, 1995) e, em seguida, para outras LM (Suarez et al., 2003). A presença prolongada dessas moléculas nas fezes dos bovinos tratados produz reação adversa contra organismos invertebrados que têm papel relevante na degradação de esterco e reciclagem de nutrientes para o solo (Strong, 1993). Os resíduos de ivermectina e abamectina nas fezes não afetam apenas o desenvolvimento e reprodução dos *Coleoptera* adultos, mas também são tóxicos contra os estágios larvais entre 2 e 4 semanas após o tratamento injetável (Strong e Wall, 1994; Herd, 1995). As consequências dessa toxicidade sobre o ecossistema não são totalmente compreendidas. A moxidectina foi considerada um composto menos prejudicial em comparação aos compostos do tipo avermectina após tratamentos injetáveis padrão. As concentrações fecais mais baixas mensuradas após o tratamento com moxidectina em bovinos comparadas àquelas obtidas após administração de ivermectina e doramectina (Lifschitz et al., 1999a), com uma possível taxa mais alta de degradação ambiental da moxidectina, podem determinar sua menor toxicidade contra a fauna de esterco. Mais pesquisas são necessárias para avaliar o impacto ambiental adverso potencial dos compostos LM sob uma variedade de condições. Investigações a longo prazo sobre diferentes sistemas de produção de campo são particularmente necessárias.

CONSIDERAÇÕES FINAIS

A descoberta das avermectinas e o lançamento comercial da ivermectina como um agente endoparasiticida e ectoparasiticida no início dos anos 1980 foram grandes avanços na terapêutica veterinária, que foi seguida com sucesso pelo desenvolvimento de outros compostos avermectinas e milbemicinas. As LM de ambas as famílias químicas combinam excelente espectro com segurança, potência e persistência. Elas são agentes antiparasitários altamente eficazes para uso em muitas espécies de animais de produção e animais de companhia. As observações destacadas neste capítulo sobre a relação farmacocinética/farmacodinâmica para LM forneceram o conhecimento farmacológico necessário para melhorar seu uso terapêutico. Evitar o uso indevido das LM é fundamental para retardar o desenvolvimento de resistência. A avaliação integrada da cinética de distribuição de fármacos no hospedeiro, os processos de difusão do fármaco em parasitas-alvo diferentes e o uso de tecnologia farmacêutica para melhorar a distribuição do fármaco para o sítio de infecção são áreas de pesquisa essenciais dentro da farmacologia dos fármacos antiparasitários.

REFERÊNCIAS BIBLIOGRÁFICAS

Alka, Gopal R, Sandhu K, Sidhu P. (2004). Efficacy o abamectin against ivermectin-resistant strain of Trichostrongyluscolubriformis in sheep. Vet Parasitol. **121**, 277–283.

Alvinerie M, Dupuy J, Kiki-Mvouaka S, Sutra J, Lespine A. (2008). Ketoconazole increases the plasma levels of ivermectin in sheep. Vet Parasitol. **157**, 117–122.

Alvinerie M, Escudero E, Eeckhoutte C, Galtier P. (1998a). The pharmacokinetics of moxidectin after oral and subcutaneous administration to sheep. Vet Res. **29**, 113–118.

Alvinerie M, Galtier P. (1997). Comparative pharmacokinetic properties of moxidectin and ivermectin in different animal species. J Vet Pharmacol Ther. **20** (Suppl. 1), 74.

Alvinerie M, Lacoste E, Sutra J, Chartier C. (1999b). Some pharmacokinetic parameters of eprinomectin in goats following pour-on administration. Vet Res Commun. **23**, 449–455.

Alvinerie M, Sutra JF, Galtier P. (1993). Ivermectin in goat plasma and milk after subcutaneous injection. Vet Res. **24**, 417–421.

Alvinerie M, Sutra J, Galtier P, Lifschitz A, Virkel G, Sallovitz J, Lanusse C. (1998b). Persistence of ivermectin in plasma and faeces following administration of a sustained-release bolus to cattle. Res Vet Sci. **66**, 57–61.

Alvinerie M, Sutra J, Galtier P, Mage C. (1999a). Pharmacokinetics of eprinomectin in plasma and milk following topical administration to lactating dairy cattle. Res Vet Sci. **67**, 229–232.

Alvinerie M, Sutra JF, Lanusse C, Galtier P. (1996). Plasma profile study of moxidectin in a cow and its suckling calf. Vet Res. **27**, 545–549.

Ardelli B, Prichard R. (2013). Inhibition of P-glycoprotein enhances sensitivity of Caenorhabditis elegans to ivermectin. Vet Parasitol. **191**, 264–275.

Arena J, Liu K, Paress P, Schaeffer J, Cully D. (1992). Expression of a glutamate-activated chloride current in Xenopus oocytesinjected with Caenorhabditis elegans RNA: evidence for modulation by avermectin. Brain Res Mol Brain Res. **15**, 339–348.

Armour J, Bairden K, Preston J. (1980). Anthelmintic efficiency of ivermectin against naturally acquired bovine gastrointestinal nematode. Vet Rec. **107**, 226–227.

Ballent M, Lifschitz A, Virkel G, Sallovitz J, Lanusse C. (2007). Involvement of P-glycoprotein on ivermectin kinetic behaviour in sheep: itraconazole-mediated changes on gastrointestinal disposition. J Vet Pharmacol Ther. **30**, 242–248.

Ballent M, Maté L, Virkel G, Sallovitz J, Viviani P, Lanusse C, Lifschitz A. (2014). Intestinal drug transport: ex vivo evaluation of the interactions between ABC transporters and anthelmintic molecules. J Vet Pharmacol Ther. **37**, 332–337.

Bartley D, McAllister H, Bartley Y, Dupuy J, Ménez C, Alvinerie M, Jackson F, Lespine A. (2009). P-glycoprotein interfering agents potentiate ivermectin susceptibility in ivermectin sensitive and resistant isolates of Teladorsagia circumcincta and Haemonchus contortus. Parasitology. **136**, 1081–1088.

Bartley D, McArthur C, Devin L, Sutra J, Morrison A, Lespine A, Matthews J. (2012a). Characterisation of macrocyclic lactone resistance in two field-derived isolates of Cooperia oncophora. Vet Parasitol. **190**, 454–460.

Bartley D, Morrison A, Dupuy J, Bartley Y, Sutra J, Menez C, Alvinerie M, Jackson F, Devin L, Lespine A. (2012b). Influence of Pluronic 85 and ketoconazole on disposition and efficacy of ivermectin in sheep infected with a multiple resistant Haemonchus contortus isolate. Vet Parasitol. **187**, 464–472.

Baynes R, Payne M, Martin-Jimenez T. (2000). Extralabel use of ivermectin and moxidectin in food animals. J Am Vet Med Assoc. **217**, 668–671.

Bishop B, Bruce C, Evans N, Goudie A, Gration K, Gibson S, Pacey M, Perry D, Walshe N, Witty M. (2000). Selamectin: a novel broad-spectrum endectocide for dogs and cats. Vet Parasitol. **91**, 163–176.

Bishop R, Scott I, Gee E, Rogers C, Pomroy W, Mayhew I. (2014). Sub-optimal efficacy of ivermectin against Parascaris equorum in foals on three Thoroughbred stud farms in the Manawatu region of New Zealand. NZ Vet J. **62**, 91–95.

Blackhall W, Prichard R, Beech R. (2003). Selection at a gamma-aminobutyric acid receptor gene in Haemonchus contortus resistant to avermectins/milbemycins. Mol Biochem Parasitol. **131**, 137–145.

Bogan J, McKellar Q. (1988). The pharmacodynamics of ivermectin in sheep and cattle. J Vet Pharmacol Ther. **11**, 260–268.

Bousquet-Mélou A, Jacquiet P, Hoste H, Cle´ment J, Bergeaud J, Alvinerie M, Toutain P. (2011). Lickingbehaviour induces partial anthelmintic efficacy of ivermectin pour-on formulation in untreated cattle. Int J Parasitol. **41**, 563–569.

Bousquet-Mélou A, Mercadier S, Alvinerie A, Toutain P. (2004). Endectocide exchanges between grazing cattle after pour-on administration of doramectin, ivermectin and moxidectin. Int J Parasitol. **34**, 1299–1307.

Campbell W. (1985). Ivermectin: an update. *Parasitol Today.* **1**, 10–16.

Campbell W. (1989). Use of ivermectin in dogs and cats. In Campbell W. (eds), *Ivermectin and Abamectin*. New York, USA, Springer-Verlag. 245–259.

Campbell W, Benz G. (1984). Ivermectin, a review of efficacy and safety. *J Vet Pharmacol Ther.* **7**, 1–16. Carceles C, Diaz M, Vicente M, Sutra J, Alvinerie M, Escudero E. (2001). Milk kinetics of moxidectin and doramectin in goats. *Res Vet Sci.* **70**, 227–231.

Chiu S, Taub R, Sestokas E, Lu A, Jacob T. (1987). Comparative in vivo and in vitro metabolism of ivermectin in steers, sheep, swine, and rat. *Drug Metab Rev.* **18**, 289–302.

Coles G, Hillyer M, Taylor F, Parker L. (1998). Activity of moxidectin against bots and lungworm in equids. *Vet Rec.* **143**, 169–170.

Cully D, Vassilatis D, Liu K, Paress P, Van der Ploeg L, Schaeffer J, Arena J. (1994). Cloning of an avermectin-sensitive glutamate-gate chloride channel from *Caenorhabditis elegans. Nature.* **371**, 707–711.

De Graef J, Demeler J, Skuce P, Mitreva M, Von Samson-Himmelstjerna G, Vercruysse J, Claerebout E, Geldhof P. (2013). Gene expression analysis of ABC transporters in a resistant Cooperia oncophora isolate following in vivo and in vitro exposure to macrocyclic lactones. *Parasitology.* **140**, 499–508.

Demeler J, Gill J, von Samson-Himmelstjerna G, Sangster N. (2013a). The in vitro assay profile of macrocyclic lactone resistance in three species of sheep trichostrongyloids. *Int J Parasitol Drugs Drug Resist.* **3**, 109–118.

Demeler J, Krücken J, AlGusbi S, Ramünke S, De Graef J, Kerboeuf D, Geldhof P, Pomroy W, von Samson-Himmelstjerna G. (2013b). Potential contribution of P-glycoproteins to macrocyclic lactone resistance in the cattle parasitic nematode Cooperia oncophora. *Mol Biochem Parasitol.* **188**, 10–19.

Demeler J, Van Zeveren A, Kleinschmidt N, Vercruysse J, Höglund J, Koopmann R, Cabaret J, Claerebout E, Areskog M, von Samson-Himmelstjerna G. (2009). Monitoring the efficacy of ivermectin and albendazole against gastro intestinal nematodes of cattle in Northern Europe. *Vet Parasitol.* **160**, 109–115.

Demeulenaere D, Vercruysse J, Dorny P, Claerebout E. (1997). Comparative studies of ivermectin and moxidectin in the control of naturally acquired cyathostome infections in horses. *Vet Rec.* **141**, 383–386.

Dupuy J, Larrieu G, Sutra J, Eeckhoutte C, Alvinerie M. (2001). Influence of verapamil on the efflux and metabolism of 14C moxidectin in cultured rat hepatocytes. *J Vet Pharmacol Therap.* **24**, 171–177.

Dupuy J, Larrieu G, Sutra J, Lespine A, Alvinerie M. (2003). Enhancement of moxidectin bioavailability in lamb by a natural flavonoid: quercetin. *Vet Parasitol.* **112**, 337–347.

Fassler P, Tranquilli W, Paul A, Soll M, DiPietro J, Todd K. (1991). Evaluation of the safety of ivermectin administered in a beef-based formulation to ivermectin-sensitive Collies. *J Am Vet Med Assoc.* **199**, 457–460.

Fellowes R, Maule A, Martin R, Geary T, Thompson D, Kimber M, Marks N, Halton D. (2000). Classical neurotransmitters in the ovijector of *Ascaris suum*: localization and modulation of muscle activity. *Parasoitology* **121**, 325–336.

Fiel C, Saumell C, Steffan P, Rodriguez E. (2001). Resistance of Cooperia to ivermectin treatments in grazing cattle of the Humid Pampa, Argentina. *Vet Parasitol.* **97**, 211–217.

Fisher M, Mrozik H. (1989). Chemistry. In Campbell W. (ed.), *Ivermectin and Abamectin*. New York, NY, Springer-Verlag. 1–23.

Forrester S, Prichard R, Dent J, Beech R. (2003). *Haemonchus contortus*: HcGluCla expressed in Xenopus oocytes forms a glutamate-gated ion channel that is activated by ibotenate and the antiparasitic drug ivermectin. *Mol Biochem Parasitol.* **129**, 115–121.

Gasbarre L, Smith L, Lichtenfels J, Pilitt P. (2009). The identification of cattle nematode parasites resistant to multiple classes of anthelmintics in a commercial cattle population in the US. *Vet Parasitol.* **166**, 281–285.

Gayrard V, Alvinerie M, Toutain P. (1999). Comparison of pharmacokinetic profiles of doramectin and ivermectin pour-on formulations in cattle. *Vet Parasitol.* **81**, 47–55.

Geary T. (2005). Ivermectin 20 years on: maturation of a wonder drug. *Trends Parasitol.* **21**, 530–532.

Geary T, Sangster N, Thompson D. (1999). Frontiers in anthelmintic pharmacology. *Vet Parasitol.* **84**, 275–295.

Geary T, Sims S, Thomas E, Vanover L, Davis J, Winterrowd C, Klein R, Thompson D. (1993). *Haemonchus contortus*: ivermectin-induced paralysis of the pharynx. *Exp Parasitol.* **77**, 88–96.

Gill J, Lacey E. (1998). Avermectin/milbemycin resistance in trichostrongyloid nematodes. *Int J Parasitol.* **28**, 863–877.

Gill J, Redwin J, van Wyk J, Lacey E. (1991). Detection of resistance to ivermectin in *Haemonchus contortus. Int J Parasitol.* **21**, 771–776.

Gogolewsky R, Shiraishi A, Venning M, Chandler D, Hurst J. (2005). *Proceedings of the 20th International Conference of the World Association for the Advancement of Veterinary Parasitology*, Christchurch, New Zealand.

Gonzalez-Canga A. (2012). Macrocyclic lactones in antiparasitic therapy. *Curr Pharm Biotechnol.* **13**, 851–1119.

Gopal R, West D, Pomroy W. (2001). The difference in efficacy of ivermectin oral, moxidectin oral and moxidectin injectable formulations against an ivermectin-resistant strain of Trichostrongylus colubriformis in sheep. *NZ Vet J.* **49**, 133–137.

Goudie A, Evans N, Gration K, Bishop B, Gibson S, Holdom K, Kaye B, Wicks S, Lewis D. (1993). Doramectin a potent novel endectocide. *Vet Parasitol.* **49**, 5–15.

Griffin J, Fletcher N, Clemence R, Blanchflower S, Brayden D. (2005). Selamectin is a potent substrate and inhibitor of human and canine P-glycoprotein. *J Vet Pharmacol Ther.* **28**, 257–265.

Hadrick M, Bunch S, Kornegay J. (1995). Ivermectin toxicosis in two Australian Shepherds. *J Am Vet Med Assoc.* **206**, 1147–1152.

Hennessy D. (2000). WAAVP/Pfizer award for excellence in veterinary parasitology research. My involvement in, and some thoughts for livestock parasitological research in Australia. *Vet Parasitol.* **88**, 107–116.

Hennessy D, Alvinerie M. (2002). Pharmacokinetics of the macrocyclic lactones: conventional wisdom and new paradigms. In Vercruysse J, Rew R. (eds), *Macrocyclic Lactones In Antiparasitic Therapy*. Wallingford, UK, CAB International. 97–124.

Hennessy D, Page S, Gottschall D. (2000). The behaviour of doramectin in the gastrointestinal tract, its secretion in bile and pharmacokinetic disposition in the peripheral circulation after oral and intravenous administration to sheep. *J Vet Pharmacol Ther.* **23**, 203–213.

Herd R. (1995). Endectocidal drugs: ecological risks and counter-measures. *Int J Parasitol.* **25**, 875–885.

Hibbs R, Gouaux E. (2011). Principles of activation and permeation in an anion-selective Cys-loop receptor. *Nature.* **474**, 54–60.

Hugnet C, Lespine A, Alvinerie M. (2007). Multiple oral dosing of ketoconazole increases dog exposure to ivermectin. *J Pharm Pharm Sci.* **10**, 311–318.

Imperiale F, Busetti M, Suárez V, Lanusse C. (2004a). Milk excretion of ivermectin and moxidectin in dairy sheep: Assessment of drug residues during cheese elaboration and ripening period. *J Agric Food Chem.* **52**, 6205–6211.

Imperiale F, Lifschitz A, Sallovitz J, Virkel G, Lanusse C. (2004b). Comparative depletion of ivermectin and moxidectin milk residues in dairy sheep after oral and subcutaneous administration. *J Dairy Res.* **71**, 427–433.

Imperiale F, Sallovitz J, Farias C, Lifschitz A, Lanusse C. (2009). Licking induced changes to the pattern of moxidectin milk elimination after topical treatment in dairy cows. *J Vet Pharmacol Ther.* **32**, 534–540.

Jackson H. (1989). Ivermectin as a systemic insecticide. *Parasitol Today.* **5**, 146–156.

Janko C, Geyer J. (2013). Moxidectin has a lower neurotoxic potential but comparable brain penetration in P-glycoprotein-deficient CF-1 mice compared to ivermectin. *J Vet Pharmacol Ther.* **36**, 275–284.

Kaplan R. (2002). Anthelmintic resistance in nematodes of horses. *Vet Res.* **33**, 491–507.

Klafke G, Sabatini G, de Albuquerque T, Martins J, Kemp D, Miller R, Schumaker T. (2006). Larval immersion tests with ivermectin in populations of the cattle tick Rhipicephalus (Boophilus) microplus (Acari: Ixodidae) from State of Sao Paulo, Brazil. *Vet Parasitol.* **142**, 386–390.

Kotze A, Ruffell A, Knox M, Kelly G. (2014). Relative potency of macrocyclic lactones in in vitro assays with larvae of susceptible and drug-resistant Australian isolates of *Haemonchus contortus* and *H. placei*. *Vet Parasitol.* 203, 294–302.

Krautmann M, Novotny M, De Keulenaer K, Godin C, Evans E, McCall J, Wang C, Rowan T, Jernigan A. (2000). Safety of selamectin in cats. *Vet Parasitol.* 91, 393–403.

Laffont C, Alvinerie M, Bousquet-Melou A, Toutain P. (2001). Licking behaviour and environmental contamination arising from pour-on ivermectin for cattle. *Int J Parasitol.* 31, 1687–1692.

Laffont C, Bousquet-Mélou A, Bralet D, Alvinerie M, Fink-Gremmels J, Toutain P. (2003). A pharmacokinetic model to document the actual disposition of topical ivermectin in cattle. *Vet Res.* 34, 445–460.

Laffont C, Toutain P, Alvinerie M, Bousquet-Melou A. (2002). Intestinal secretion is a major route for parent ivermectin elimination in the rat. *Drug Metab Dispos.* 30, 626–630.

Lankas G, Gordon R. (1989). Toxicology. In Campbell W. (ed.), *Ivermectin and Abamectin*. New York, NY, Springer-Verlag. 89–112.

Lanusse C, Prichard R. (1993). Relationship between pharmacological properties and clinical efficacy of ruminant anthelmintics. *Vet Parasitol.* 49, 123–158.

Lanusse C, Lifschitz A, Sanchez S, Sutra J, Galtier P, Alvinerie M. (1997). Comparative plasma disposition kinetics of ivermectin, moxidectin and doramectin in cattle. *J Vet Pharmacol Ther.* 20, 91–99.

Leathwick D, Miller C. (2013). Efficacy of oral, injectable and pour-on formulations of moxidectin against gastrointestinal nematodes in cattle in New Zealand. *Vet Parasitol.* 191, 293–300.

Lespine A, Chanoit G, Bousquet-Melou A, Lallemand E, Bassissi F, Alvinerie M, Toutain P. (2006a). Contribution of lymphatic transport to the systemic exposure of orally administered moxidectin in conscious lymph duct-cannulated dogs. *Eur J Pharm Sci.* 27, 37–43.

Lespine A, Dupuy J, Orlowski S, Nagy T, Glavinas H, Krajcsi P, Alvinerie M. (2006b). Interaction of ivermectin with multidrug resistance proteins (MRP1, 2 and 3). *Chem Biol Interact.* 159, 169–179.

Lespine A, Martin S, Dupuy J, Roulet A, Pineau T, Orlowski S, Alvinerie M. (2007). Interaction of macrocyclic lactones with P-glycoprotein: structure-affinity relationship. *Eur J Pharm Sci.* 30, 84–94.

Lespine A, Ménez C, Bourguinat C, Prichard R. (2011). P-glycoproteins and other multidrug resistance transporters in the pharmacology of anthelmintics: Prospects for reversing transport-dependent anthelmintic resistance. *Int J Parasitol Drugs Drug Resist.* 2, 58–75.

Lifschitz A, Ballent M, Lanusse C. (2012). Macrocyclic lactones and cellular transport-related drug interactions: a perspective from *in vitro* assays to nematode control in the field. *Curr Pharm Biotechnol.* 13, 912–923.

Lifschitz A, Entrocasso C, Alvarez L, Lloberas M, Ballent M, Manazza G, Virkel G, Borda B, Lanusse C. (2010b). Interference with P-glycoprotein improves ivermectin activity against adult resistant nematodes in sheep. *Vet Parasitol.* 172, 291–298.

Lifschitz A, Lloberas M, Alvarez L, Entrocasso C, Ballent M, Virkel G, Luque S, Lanusse C. (2013). Moxidectin remains efficacious against ivermectin-resistant *Haemonchus contortus*: Comparative pharmacological assessment of single and double dose-responses. *Proceedings of the 24th International Conference of the World Association for the Advancement of Veterinary Parasitology*. Perth, Australia.

Lifschitz A, Sallovitz J, Imperiale F, Pis A, Jauregui Lorda J, Lanusse C. (2004). Pharmacokinetic evaluation of four ivermectin generic formulations in calves. *Vet Parasitol.* 119, 247–257.

Lifschitz A, Suarez VH, Sallovitz J, Cristel SL, Imperiale F, Ahoussou S, Schiavi C, Lanusse C. (2010a). Cattle nematodes resistant to macrocyclic lactones: comparative effects of P-glycoprotein modulation on the efficacy and disposition kinetics of ivermectin and moxidectin. *Exp Parasitol.* 125, 172–178.

Lifschitz A, Virkel G, Ballent M, Pis A, Sallovitz J, Lanusse C. (2005). Moxidectin and ivermectin metabolic stability in sheep ruminal and abomasal contents. *J Vet Pharmacol Ther.* 28, 411–418.

Lifschitz A, Virkel G, Ballent M, Sallovitz J, Imperiale F, Pis A, Lanusse C. (2007). Ivermectin (3.15%) long-acting formulations in cattle: absorption pattern and pharmacokinetic considerations. *Vet Parasitol.* 147, 303–310.

Lifschitz A, Virkel G, Imperiale F, Galtier P, Lanusse C, Alvinerie M. (1999a). Moxidectin in cattle: correlation between plasma and target tissues disposition kinetics. *J Vet Pharmacol Ther.* 22, 266–273.

Lifschitz A, Virkel G, Imperiale F, Pis A, Lanusse C. (2002a). Fármacos endectocidas: avermectinas y milbemicinas. In Botana López L, Landoni MF, Martín-Jiménez T. (eds), *Farmacología y Terapéutica Veterinaria*. Madrid, McGraw-Hill Interamericana. 545–558.

Lifschitz A, Virkel G, Pis A, Imperiale F, Alvarez L, Kujanek R, Lanusse C. (1999b). Ivermectin disposition kinetics after subcutaneous and intramuscular administration of an oil-based formulation to cattle. *Vet Parasitol.* 86, 203–215.

Lifschitz A, Virkel G, Sallovitz J, Imperiale F, Pis A, Lanusse C. (2002b). Loperamide-induced enhancement of moxidectin availability in cattle. *J Vet Pharmacol Ther.* 25, 111–120.

Lifschitz A, Virkel G, Sutra J, Galtier P, Alvinerie M, Lanusse C. (2000). Comparative distribution of ivermectin and doramectin to parasite location tissues in cattle. *Vet Parasitol.* 87, 327–338.

Lloberas M, Alvarez L, Entrocasso C, Virkel G, Lanusse C, Lifschitz A. (2012). Measurement of ivermectin concentrations in target worms and host gastrointestinal tissues: Influence of the route of administration on the activity against resistant *Haemonchus contortus* in lambs. *Exp Parasitol.* 131, 304–309.

Lloberas M, Alvarez L, Entrocasso C, Virkel G, Ballent M, Mate L, Lanusse C, Lifschitz A. (2013). Comparative tissue pharmacokinetics and efficacy of moxidectin, abamectin and ivermectin in lambs infected with resistant nematodes: Impact of drug treatments on parasite P-glycoprotein expression. *Int J Parasitol Drugs Drug Resist.* 3, 20–27.

Lo P, Fink DW, Williams JB, Blodinger J. (1985). Pharmacokinetic studies of ivermectin: effects of formulation. *Vet Res Commun.* 9, 251–268.

Lumaret J, Galante E, Lumbreras C, Mena J, Bertrand M, Bernal J, Cooper J, Kadiri N, Crowe D. (1993). Field effects of ivermectin residues on dung beetles. *J Appl Ecol.* 30, 428–436.

Marley S, Tejwani M. (2005). *Proceedings of the 20th International Conference of the World Association for the Advancement of Veterinary Parasitology*. Christchurch, New Zealand.

Martins J, Furlong J. (2001). Avermectin resistance of the cattle tick Boophilus microplus in Brazil. *Vet Rec.* 149, 64.

Martin J, Robertson A, Wolstenholme A. (2002). Mode of action of macrocyclic lactones. In Vercruysse J, Rew R. (eds), *Macrocyclic Lactones in Antiparasitic Therapy*. Wallingford, UK, CAB International. 125–140.

Ménez C, Sutra J, Prichard R, Lespine A. (2012). Relative neurotoxicity of ivermectin and moxidectin in Mdr1ab (-/-) mice and effects on mammalian GABA(A) channel activity. *PLoS Negl Trop Dis.* 6, e1883.

McKellar Q, Benchaoui H. (1996). Avermectins and milbemycins. *J Vet Pharmacol Ther.* 19, 331–351.

Mealey K, Bentjen S, Gay J, Cantor G. (2001). Ivermectin sensitivity in collies is associated with a deletion mutation of the mdr1 gene. *Pharmacogenetics.* 11, 727–733.

Mealey K, Bentjen S, Waiting D. (2002). Frequency of the mutant MDR1 allele associated with ivermectin sensitivity in a sample population of Collies from the northwestern United States. *Am J Vet Res.* 63, 479–81.

Miwa G, Walsh J, VandenHeuvel W, Arison B, Sestokas E, Buhs R, Rosegay A, Avermitilis S, Lu A, Walsh M, Walker R, Taub R, Jacob T. (1982). The metabolism of avermectins B1a, H2B1a, and H2B1b by liver microsomes. *Drug Metab Dispos.* 10, 268–274.

Molento M, Lifschitz A, Sallovitz J, Lanusse C, Prichard R. (2004). Influence of verapamil on the pharmacokinetics of the antiparasitic drugs ivermectin and moxidectin in sheep. *Parasitol Res.* 92, 121–127.

Molento M, Prichard R. (1999). Effects of the multidrug-resistance-reversing agents verapamil and CL 347,099 on the efficacy of ivermectin or moxidectin against unselected and drug-selected strains of *Haemonchus contortus* in jirds (*Meriones unguiculatus*). *Parasitol Res.* 85, 1007–1011.

Monahan C, Chapman M, Taylor H, French D, Klei T. (1996). Comparison of moxidectin oral gel and ivermectin oral paste against a spectrum of internal parasites of ponies with special attention to encysted cyathostome larvae. *Vet Parasitol.* 63, 225–235.

Monteiro-Riviere N. (1991). Comparative anatomy, physiology, and biochemistry of mammalian skin. In Hobson D. (ed.), *Dermal and Ocular Toxicology*. Boca Raton, CRC Press. 3–71.

Moya-Borja G, Muniz R, Umehara O, Goncalves L, Silva D, McKenzie M. (1997). Protective efficacy of doramectin and ivermectin against *Cochliomyia hominivorax*. *Vet Parasitol.* 72, 101–109.

Muenster U, Grieshop B, Ickenroth K, Gnoth M. (2008). Characterization of substrates and inhibitors for the *in vitro* assessment of Bcrp mediated drug-drug interactions. *Pharm Res.* **25**, 2320–2326.

Njue A, Prichard R. (2004). Genetic variability of glutamate-gated chloride channel genes in ivermectin-susceptible and -resistant strains of *Cooperia oncophora*. *Parasitology.* **129**, 741–751.

Novotny M, Krautmann M, Ehrhart J, Godin C, Evans E, McCall J, Sun F, Rowan T, Jernigan A. (2000). Safety of selamectin in dogs. *Vet Parasitol.* **91**, 377–391.

Pérez M, Blazquez A, Real R, Mendoza G, Prieto J, Merino G, Alvarez A. (2009). In vitro and in vivo interaction of moxidectin with BCRP/ABCG2. *Chem Biol Interact.* **180**, 106–112.

Perez R, Cabezas I, Garcia M, Rubilar L, Sutra JF, Galtier P, Alvinerie M. (1999). Comparison of the pharmacokinetics of moxidectin (Equest) and ivermectin (Eqvalan) in horses. *J Vet Pharmacol Ther.* **22**, 174–180.

Perez-Cogollo L, Rodriguez-Vivas R, Ramirez-Cruz G, Miller R. (2010). First report of the cattle tick Rhipicephalus microplus resistant to ivermectin in Mexico. *Vet Parasitol.* **168**, 165–169.

Pohl P, Klafke G, Carvalho D, Martins J, Daffre S, da Silva Vaz I Jr, Masuda A. (2011). ABC transporter efflux pumps: a defense mechanism against ivermectin in Rhipicephalus (Boophilus) microplus. *Int J Parasitol.* **41**, 1323–1333.

Pouliot F, L'Hereux F, Liu Z, Prichard R, Georges E. (1997). Reversal of P-glycoprotein-associated multidrug resistance by ivermectin. *Biochem Pharmacol.* **53**, 17–25.

Prichard R. (2002). Resistance against macrocyclic lactones. In Vercruysse R, Rew R. (eds), *Macrocyclic Lactones in Antiparasitic Therapy.* Wallingford, UK, CABI Publishing. 163–182.

Prichard R, Forrester A, Njue A, Feng G, Liu J, Beech R. (2003). Receptor mechanism of antiparasitics. *J Vet Pharmacol Ther.* **26** (Suppl. 1), 29–31.

Prichard R, Menez C, Lespine A. (2012). Moxidectin and the avermectins: Consanguinity but not identity. *Int J Parasitol Drugs Drug Resist.* **2**, 134–153.

Prichard R, Roulet A. (2007). ABC transporters and ß-tubulin in macrocyclic lactones resistance: prospects for marker development. *Parasitology.* **134**, 1123–1132.

Pulliam J, Preston J. (1989). Safety of ivermectin in target animals. In Campbell W. (ed.), *Ivermectin and Abamectin.* New York, NY, Springer-Verlag. 149–161.

Ranjan S, Trudeau C, Prichard R, Daigneault J, Rew R. (1997). Nematode reinfection following treatment of cattle with doramectin and ivermectin. *Vet Parasitol.* **72**, 25–31.

Reinemeyer C, Courtney C. (2001). Antinematodal Drugs. In Adams HR. (ed.), *Veterinary Pharmacology and Therapeutics*, 8th edn. Ames, Iowa State University Press. 947–979.

Roulet A, Puel O, Gesta S, Lepage J, Drag M, Soll M, Alvinerie M, Pineau T. (2003). MDR1-deficient genotype in Collie dogs hypersensitive to the P-glycoprotein substrate ivermectin. *Eur J Pharmacol.* **460**, 85–91.

Sallovitz J, Lifschitz A, Imperiale F, Pis A, Virkel G, Lanusse C. (2002). Breed differences on the plasma availability of moxidectin administered pour-on to calves. *Vet J.* **164**, 47–53.

Sallovitz J, Lifschitz A, Imperiale F, Virkel G, Lanusse C. (2003). A detailed assessment of the pattern of moxidectin tissue distribution after pour-on treatment in calves. *J Vet Pharmacol Ther.* **26**, 397–404.

Sallovitz J, Lifschitz A, Imperiale F, Virkel G, Larghi J, Lanusse C. (2005). Doramectin concentration profiles in the gastrointestinal tract of topically-treated calves: influence of animal licking restriction. *Vet Parasitol.* **133**, 61–70.

Sarasola P, Jernigan A, Walker D, Castledine J, Smith D, Rowan T. (2002). Pharmacokinetics of selamectin following intravenous, oral and topical administration in cats and dogs. *J Vet Pharmacol Ther.* **25**, 265–272.

Schinkel A, Smit J, van Tellingen O, Beijnen J, Wagenaar E, van Deemter L, Mol C, van der Valk M, Robanus- Maandag E, te Riele H, Berns A, Borst P. (1994). Disruption of the mouse mdr1a P-glycoprotein gene leads to a deficiency in the blood-brain barrier and to increased sensitivity to drugs. *Cell.* **77**, 491–502.

Scott E, Kinabo L, McKellar Q. (1990). Pharmacokinetics of ivermectin after oral or percutaneous administration to adult milking goats. *J Vet Pharmacol Ther.* **13**, 432–435.

Sheriff J, Kotze A, Sangster N, Hennessy D. (2005). Effect of ivermectin on feeding by *Haemonchus contortus in vivo. Vet Parasitol.* **128**, 341–346.

Shoop W, Egerton J, Eary C, Haines H, Michael B, Mrozik H, Eskola P, Fisher M, Slayton L, Ostlind D, Skelly B, Fulton R, Barth D, Costa S, Gregory L, Campbell W, Seward R, Turner M. (1996). Eprinomectin: a novel avermectin for use as a topical endectocide for cattle. *Int J Parasitol.* **26**, 1237–1242.

Shoop W, Mrozik H, Fisher M. (1995a). Structure and activity of avermectins and milbemycins in animal health. *Vet Parasitol.* **59**, 139–156.

Shoop W, Ostlind D, Rohrer S, Mickle C, Haines H, Michael B, Mrozik H, Fisher M. (1995b). Avermectins and Milbemycins against *Fasciola hepatica*: in vivo drug efficacy and *in vitro* receptor binding. *Int J Parasitol.* **25**, 923–927.

Shoop W, Soll M. (2002). Chemistry, pharmacology and safety of the macrocyclic lactones: ivermectin, abamectin and eprinomectin. In Vercruysse R, Rew R. (eds), *Macrocyclic Lactones in Antiparasitic Therapy.* Wallingford, UK, CABI. 1–29.

Strong L. (1993). Overview: the impact of avermectins on pastureland ecology. *Vet Parasitol.* **48**, 3–17.

Strong L, Wall R. (1994). Effects of ivermectin and moxidectin on the insects of cattle dung. *Bull Entomol Res.* **84**, 403–409.

Suarez V, Lifschitz A, Sallovitz J, Lanusse C. (2003). Effects of ivermectin and doramectin faecal residues on the invertebrate colonization of cattle dung. *J Appl Entomol.* **127**, 481–488.

Takiguchi Y, Mishima H, Okuda M, Terao M, Aoki A, Fukuda R. (1980). Milbemycins, a new family of macrolide antibiotics: fermentation, isolation and physico-chemical properties. *J Antibiot (Tokyo).* **33**, 1120–1127.

Toutain P, Modric S, Bousquet-Mélou A, Sallovitz J, Lanusse C. (2012). Should licking behavior be considered in the bioavailability evaluation of transdermal products? *J Vet Pharmacol Ther.* **35** (Suppl. 1), 39–43.

Toutain P, Upson D, Terhune T, McKenzie M. (1997). Comparative pharmacokinetics of doramectin and ivermectin in cattle. *Vet Parasitol.* **72**, 3–8.

Vercruysse J, Claerebout E, Dorny P, Demeulenaere D, Deroover E. (1997). Persistence of the efficacy of pour-on and injectable moxidectin against *Ostertagia ostertagi* and *Dictyocaulus viviparus* in experimentally infected cattle. *Vet Rec.* **140**, 64–66.

Vercruysse J, Dorny P, Claerebout E, Demeulenaere D, Smets K, Agneessens J. (2000). Evaluation of the persistent efficacy of doramectin and ivermectin injectable against *Ostertagia ostertagi* and *Cooperia oncophora* in cattle. *Vet Parasitol.* **89**, 63–69.

Vercruysse J, Rew R. (2002). *Macrocyclic Lactones in Antiparasitic Therapy.* Wallingford, Oxon, UK, CAB International.

Vermunt J, West D, Pomroy W. (1995). Multiple resistance to ivermectin and oxfendazole in *Cooperia* species of cattle in New Zealand. *Vet Rec.* **137**, 43–45.

Wicks S, Kaye B, Weatherley A, Lewis D, Davinson E, Gibson S, Smith D. (1993). Effect of formulation on the pharmacokinetics and efficacy of doramectin. *Vet Parasitol.* **49**, 17–26.

Williamson S, Wolstenholme A. (2012). P-glycoproteins of Haemonchus contortus: development of real-time PCR assays for gene expression studies. *J Helminthol.* **86**, 202–208.

Wolf D, Hermosilla C, Taubert A. (2014). Oxyuris equi: lack of efficacy in treatment with macrocyclic lactones. *Vet Parasitol.* **201**, 163–168.

Wolstenholme A, Fairweather I, Prichard R, von Samson-Himmelstjerna G, Sangster N. (2004). Drug resistance in veterinary helminths. *Trends Parasitol.* **20**, 469–476.

Wolstenholme A, Kaplan R. (2012). Resistanceto macrocyclic lactones. *Curr Pharm Biotechnol.* **13**, 873–887.

Xiao L, Herd R, Majewski G. (1994). Comparative efficacy of moxidectin and ivermectin against hypobiotic and encysted cyathostomes and other equine parasites. *Vet Parasitol.* **53**, 83–90.

Zulalian J, Stout S, daCunha A, Garces T, Miller P. (1994). Absorption, tissue distribution, metabolism, and excretion of moxidectin in cattle. *J Agric Food Chem.* **42**, 381–387.

CAPÍTULO 42

Fármacos Antiprotozoários

Jennifer L. Davis e Jody L. Gookin

Vários fármacos quimioterápicos são conhecidos por apresentarem ação contra parasitas protozoários (Tabelas 42.1 e 42.2). Embora a ação antiprotozoário seja característica de muitos diferentes grupos químicos, a maioria deles apresenta espectro de ação bastante limitado. Esse espectro de ação é diferente daquele de fármacos antibacterianos, os quais são efetivos contra uma ampla variedade de microrganismos. Este capítulo aborda os medicamentos antiprotozoários clinicamente relevantes, utilizados no tratamento das principais doenças de animais domésticos causadas por protozoários.

NITROIMIDAZÓIS

Espectro de ação. *Giardia lamblia, Balantidium coli, Entamoeba histolytica, Tritrichomonas foetus, Pentatrichomonas hominis, Trichomonas gallinae, Histomonas maleagridis, Trypanosoma* spp.

Fármacos incluídos. Metronidazol, tinidazol, ronidazol, dimetridazol, ornidazol, carnidazol, benznidazol, ipronidazol e secnidazol (Figura 42.1).

Muitos desses importantes fármacos são utilizados no tratamento de aves domésticas infectadas por protozoários flagelados; e todos, exceto o metronidazol e o tinidazol, foram retirados do mercado, nos EUA. Suspeita-se que os nitroimidazóis sejam mutagênicos e carcinogênicos; portanto, o seu uso em animais destinados à produção de alimentos para consumo humano (ou animais de produção) é rigorosamente proibido pela FDA. (O controle legal de medicamentos de uso veterinário é discutido com mais detalhes no Capítulo 55.) Em animais domésticos, exóticos e de zoológico, o metronidazol é o fármaco antiprotozoário mais comumente utilizado e mais estudado.

É importante saber que o modo de ação dos nitroimidazóis consiste em quatro etapas sucessivas (Finegold e Mathisen, 1990). A primeira envolve a entrada do fármaco na célula do protozoário, a segunda é a redução da ativação, a terceira é o efeito tóxico de metabólitos intermediários que sofreram redução, e o quarto é a liberação de metabólitos finais inativos. A toxicidade aos protozoários se deve aos metabólitos intermediários de meia-vida curta ou aos radicais livres, que causam danos devido à interação com o DNA e, possivelmente, com outras moléculas. Os metabólitos intermediários citotóxicos são metabolizados e originam produtos atóxicos e inativos.

Metronidazol

O metronidazol é uma base fraca, com lipofilia moderada. Possui baixo peso molecular (PM = 171), em comparação com outros fármacos antiprotozoários, o que facilita sua penetração através de membranas. Na maioria dos animais, a absorção oral é quase total, alcançando alta concentração nos tecidos; portanto, é efetivo tanto contra os protozoários presentes no lúmen quanto aqueles presentes no compartimento extraluminal (Finch e Snyder, 1986). Na maioria das espécies, o metronidazol possui boa biodisponibilidade. Nos equinos, a taxa de biodisponibilidade varia de 75 a 116% e não é influenciada por alimentos (Britzi *et al.*, 2010; Steinman *et al.*, 2000; Sweeney *et al.*, 1986). Do mesmo modo, a biodisponibilidade é total em potros; no entanto, a farmacocinética é influenciada pela idade, notando-se menor taxa de depuração do medicamento em animais mais jovens (Swain *et al.*, 2015). Em cães, relata-se taxa de 60 a 100% (Neff-Davis *et al.*, 1981). Apresenta meia-vida de, aproximadamente, 6 a 8 h; a taxa de ligação às proteínas plasmáticas é inferior a 20%. O metronidazol é metabolizado no fígado, mediante oxidação e formação de glicuronídeo; é excretado principalmente pelos rins. Pequenas quantidades podem ser detectadas na saliva e no leite materno (Finch e Snyder, 1986).

Em geral, o metronidazol é bem tolerado; todavia, possíveis reações adversas incluem glossite, estomatite e náuseas. Os principais efeitos adversos são vômito, neurotoxicose e neurotoxicidade (Longhofer, 1988). Essas reações parecem ser causadas pela inibição do neurotransmissor ácido γ-aminobutírico (GABA). Nos cães, relata-se que em alta dose (67 a 129 mg/kg/dia) o metronidazol causa ataxia, letargia, déficit proprioceptivo, nistagmo e sinais semelhantes a convulsões. Em cães, tais reações cessam com a descontinuação do uso do medicamento, mas pode demorar 1 a 2 semanas (Dow, 1988; Dow *et al.*, 1989). Contudo, notou-se que o tratamento com diazepam ocasiona recuperação muito mais rápida (Evans *et al.*, 2003). Em gatos tratados com alta dose constatou-se, também, neurotoxicose. Nessa espécie animal, relata-se que o metronidazol danifica o DNA de células mononucleares do sangue da circulação periférica, tanto *in vitro* quanto *in vivo*, o mais cedo possível após 7 dias de tratamento. Esse dano ao DNA parece reversível, não sendo mais notado 7 dias após a descontinuação do uso do fármaco (Sekis *et al.*, 2009). Em equinos tratados com dose de 30 mg/kg/12 h via oral (VO), constatou-se evidência histológica de neurotoxicidade periférica e hepatotoxicidade, após tratamento de longa duração (30 dias) (White *et al.*, 1996).

O metronidazol é notoriamente não palatável. Isso pode dificultar sua administração em animais domésticos que não aceitam facilmente a medicação (gatos). Em equinos a sua administração pode ser um desafio; depois que eles sentem o paladar do fármaco, podem manifestar perda de apetite.

Benzoato de metronidazol

Na tentativa de propiciar um produto mais palatável, as farmácias de manipulação disponibilizam o metronidazol na forma de um éster do ácido benzoico-benzoato de metronidazol, também conhecido como benzoilmetronidazol. Essa formulação, embora não aprovada pela FDA, está disponível em farmácias de manipulação, sendo comum o seu uso em gatos. A taxa de absorção oral é de 65% e a meia-vida em gatos é de, aproximadamente, 5 h (Sekis *et al.*, 2009). A base metronidazol é solúvel (10 mg/mℓ) e apresenta lipofilia moderada (logP −0,02 e log D −0,27, em pH 5 ou maior). Diferentemente, a forma benzoato, que é um éster, é muito menos solúvel, porém mais lipofílica (log P = 2,19; log

Tabela 42.1 Resumo de fármacos utilizados no tratamento de animais com doenças causadas por protozoários selecionadas.

Doença causada por protozoário	Protozoário	Espécie	Classe do fármaco	Fármaco e protocolo de administração
Giardíase	*Giardia duodenalis, G. intestinalis, G. lambia*	Cães	Nitroimidazóis	Metronidazol: 12 a 15 mg/kg/12 h VO, durante 8 dias Tinidazol: 15 mg/kg/12 h VO
			Benzimidazóis	Albendazol: 25 mg/kg/12 h, por 2 dias Fembendazol: 50 mg/kg/24 h, por 3 dias Febantel, pirantel e praziquantel: febantel (26,8 a 35,2 mg/kg), pirantel (26,8 a 35,2 mg/kg) e praziquantel (5,4 a 7 mg/kg), a cada 24 h VO, durante 1 a 3 dias
		Gatos	Nitroimidazóis	Metronidazol: 22 a 25 mg/kg/12 h VO, durante 5 a 7 dias Tinidazol: 15 mg/kg/24 h VO Secnidazol: 30 mg/kg/24 h VO
			Benzimidazóis	Fembendazol: 50 mg/kg/24 h, durante 5 dias Febantel, pirantel e praziquantel: febantel (56,5 mg/kg), pirantel (11,3 mg/kg) e praziquantel (37,8 mg/kg), a cada 24 h VO, durante 5 dias
		Equinos	Nitroimidazóis	Metronidazol: 5 mg/kg/8 h VO, durante 10 dias
		Bovinos	Benzimidazóis	Albendazol: 20 mg/kg/24 h VO, durante 3 dias Fembendazol: 5 a 20 mg/kg/24 h VO, durante 3 dias
			Aminoglicosídeos	Paromomicina: 75 mg/kg/24 h VO, durante 5 dias
Tricomoníase	*Tritrichomonas foetus, Pentatrichomonas hominis, Trichomonas gallinae*	Gatos	Nitroimidazóis	Tinidazol: 30 mg/kg/24 h VO, durante 14 dias Ronidazol: 30 mg/kg/24 h VO, durante 14 dias
		Bovinos	Nitroimidazóis	Metronidazol: 75 mg/kg/12 h IV, 3 doses[a]
		Pombos	Nitroimidazóis	Metronidazol: 40 a 60 mg/kg VO, 1 vez/dia, durante 5 dias Ronidazol: 5 mg/kg VO, 1 vez/dia, durante 14 dias Carnidazol: dose única de 20 mg/kg VO
Tripanossomíase	*Trypanosoma cruzi*	Cães	Nitroimidazóis	Benznidazol: 5 a 7 mg/kg/24 h VO, durante 2 meses
			Nitrofuranos	Nifurtimox: 2 a 7 mg/kg/6 h VO, durante 3 a 5 meses
		Bovinos	Derivados do diamideno	Diaceturato de diminazeno: 3,5 a 7 mg/kg IM
Babesiose	*Babesia divergens, B. equi, B. caballi, B. bigemini, B. canis*	Cães	Tetraciclinas	Doxiciclina: 10 mg/kg/12 h VO, durante 11 dias (*B. canis*) Doxiciclina (7 a 10 mg/kg/12 h) em combinação com enrofloxacino (2 a 2,5 mg/kg/12 h) e metronidazol (5 a 15 mg/kg/12 h), durante 6 semanas (*B. gibsoni*)
			Hidroxiquinolonas e naftoquinonas	Atovaquona: 13,3 mg/kg/8 h VO, em combinação com 10 mg de azitromicina/kg/24 h VO, durante 10 dias consecutivos (*B. gibsoni*)
			Derivados do diamideno	Diaceturato de diminazeno: 3,5 a 5 mg/kg de peso corporal (PC) IM (*B. canis*); duas doses de 3,5 mg/kg/12 h (*B. gibsoni*) Isetionato de pentamidina: 16,5 mg/kg, IM, em 2 dias consecutivos Isetionato de fenamidina: 15 a 20 mg/kg/24 h SC, por 2 dias (*B. gibsoni*); dose única de 8 a 13 mg/kg SC (*B. canis*) Dipropionato de imidocarbe: 7,5 mg/kg SC (*B. canis*); 3,5 mg de diminazeno/kg, seguido de 6 mg de imidocarbe/kg no dia seguinte (*B. canis*)
		Equinos	Tetraciclinas	Clortetraciclina: 0,5 a 2,6 mg/kg/24 h IV, durante 6 dias (*B. equi*)
			Derivados do diamideno	Diaceturato de diminazeno: duas doses de 3 a 5 mg/kg/12 h IM (*B. caballi*); 6 a 12 mg/kg IM (*B. equi*); 0,5 mg/kg IM (*B. bigemina*) Isetionato de fenamidina: duas doses de 8,8 mg/kg/12 h IM Amicarbalida: duas doses de 8,8 mg/kg/12 h IM (*B. caballi*) Dipropionato de imidocarbe: duas doses de 1 a 2 mg/kg/12 h, IM (*B. caballi*); quatro doses de 4 mg/kg/72 h IM (*B. equi*)
		Bovinos	Tetraciclinas	Oxitetraciclina: 20 mg/kg, IM, a cada 4 dias, durante 3 semanas (*B. divergens*)
			Derivados do diamideno	Diaceturato de diminazeno: 3 a 5 mg/kg IM (*B. bigemina* e *B. bovis*) Isetionato de pentamidina: 0,5 a 2 mg/kg SC Isetionato de fenamidina: duas doses de 8 a 13 mg/kg/12 h, IM Amicarbalida: 5 a 10 mg/kg, IM Dipropionato de imidocarbe: 1 a 3 mg/kg IM ou SC
Criptosporidiose	*Cryptosporidium parvum*	Gatos	Aminoglicosídeos	Paromomicina: 165 mg/kg/12 h VO, durante 5 dias[b]
			Derivados do nitrotiazol	Nitazoxanida: dose única de 75 mg/kg VO
		Bovinos	Aminoglicosídeos	Paromomicina: 12,5 a 50 mg/kg/24 h VO, durante 12 dias
			Azalídeos	Azitromicina: 1.500 a 2.000 mg/bezerro/dia VO, durante 7 dias
			Derivados do nitrotiazol	Nitazoxanida: 1,5 g suspensa em água e administrada por VO, a cada 12 h
			Alcaloides	Halofuginona: 100 μg/kg/24 h PC VO, durante 7 dias
		Caprinos	Aminoglicosídeos	Paromomicina: 50 mg/kg/12 h VO, durante 10 dias
Leishmaniose	*Leishmania donovani, L. infantum, L. chagasi*	Cães	Antimoniais pentavalentes	Estibogliconato de sódio: 30 a 50 mg de antimônio pentavalente/kg/24 h IV ou SC, durante 3 a 4 semanas Antimoniato de meglumina: 100 mg/kg/24 h IV ou SC, durante 3 a 6 semanas ou 75 mg/kg/12 h SC, em combinação com 15 mg de alopurinol/kg/12 h VO Antimoniato de meglumina lipossomal: 9,8 mg/kg/24 h IM ou SC

(continua)

Tabela 42.1 (*Continuação*) Resumo esumo de fármacos utilizados no tratamento de animais com doenças causadas por protozoários selecionadas.

Doença causada por protozoário	Protozoário	Espécie	Classe do fármaco	Fármaco e protocolo de administração
Hepatozoonose	*Hepatozoon americanum*	Cães	Aminoglicosídeos	Paromomicina: 20 a 40 mg/kg/24 h, IM, durante 15 a 30 dias
			Hidroxiquinolonas e naftoquinonas	Decoquinato: aditivo alimentar (27,2 g/453 g ou 59,8 g/kg de premix), adicionado em ração de cão úmida, na quantidade de 0,5 a 1,0 colher de sopa/10 kg PC, 2 vezes/dia
			Derivados do triazeno	Toltrazurila: 5 a 10 mg/kg/12 h VO, durante 5 a 10 dias
			Inibidores de DHFR/TSc	Trimetoprima-sulfadiazina: 15 mg/kg/12 h VO, em combinação com 10 mg de clindamicina/kg/8 h VO, e 0,25 mg de pirimetamina/kg/12 h VO, durante 14 dias[d]
			Derivados do diamideno	Dipropionato de imidocarbe: 5 a 6 mg/kg PC SC ou IM, a cada 2 semanas, até a ausência de gametócitos em esfregaços sanguíneos
Citauxzoonose	*Cytauxzoon felis*	Gatos	Derivados do diamideno	Dipropionato de imidocarbe: uma dose de 3,5 mg/kg PC, IM, repetida 7 dias depois
			Hidroxiquinolonas e naftoquinonas	Atovaquona: 15 mg/kg/8 h VO, em combinação com 10 mg de azitromicina/kg/24 h VO, durante 10 dias consecutivos
Teileriose	*Theileria parva*	Bovinos	Hidroxiquinolonas e naftoquinonas	Parvaquona: dose única de 20 mg/kg IM Buparvaquona: 1 a 2 doses de 2,5 mg/kg, IM
			Alcaloides	Halofuginona: dose única de 1 a 2 mg/kg VO
Mielite protozoária equina	*Sarcocystis neurona*	Equinos	Derivados do triazeno	Diclazurila: 0,5 a 1 mg/kg/24 h VO, durante 28 dias, ou 0,5 mg/kg VO, a cada 3 a 4 dias Toltrazurila: 5 mg/kg/24 h VO, durante 28 dias Ponazurila: dose de carregamento de 15 mg/kg VO; 5 mg/kg/24 h VO, durante 28 dias
			Inibidores de DHFR/TS	Pirimetamina: 1 mg/kg/24 h VO, em combinação com 20 a 30 mg de sulfadiazina/kg/12 h VO, durante 30 dias após a estabilização dos sinais clínicos
			Derivados do nitrotiazol	Nitazoxanida: 25 mg/kg/24 h VO, nos primeiros 5 dias, seguido de 50 mg/kg/24 h VO, durante 23 dias
			Hidroxiquinolonas e naftoquinonas	Decoquinato: 0,5 mg/kg/24 h VO, em combinação com 1 mg de levamisol/kg/24 h VO, durante 10 dias
Neosporose	*Neospora caninum*	Cães	Inibidores de DHFR/TS	Pirimetamina: 0,25 a 0,5 mg/kg/12 h VO, em combinação com 30 mg de sulfadiazina/kg/12 h VO, por 2 a 4 semanas
			Lincosamidas	Clindamicina: 12,5 a 18,5 mg/kg/12 h VO, por 2 a 4 semanas
		Bovinos	Derivados do triazeno	Ponazurila: 20 mg/kg/24 h VO, durante 6 dias
Toxoplasmose	*Toxoplasma gondii*	Cães	Inibidores de DHFR/TS	Pirimetamina: 0,25 a 0,5 mg/kg/12 h VO, em combinação com 30 mg de sulfadiazina/kg/12 h VO, por 2 a 4 semanas
			Lincosamidas	Clindamicina: 3 a 13 mg/kg/8 h VO ou IM, por 2 semanas, ou 10 a 20 mg/kg/12 h VO ou IM, por 2 semanas
		Gatos	Inibidores de DHFR/TS	Pirimetamina: 0,25 a 0,5 mg/kg/12 h VO, em combinação com 30 mg de sulfadiazina/kg/12 h VO, por 2 a 4 semanas
			Lincosamidas	Clindamicina: 10 a 12 mg/kg/12 h VO, por 4 semanas ou 12,5 a 25 mg/kg/12 h, IM, durante 4 semanas
Sarcocistose	*Sarcocystis* spp.	Cães	Hidroxiquinolonas e natoquinonas	Decoquinato: 10 a 20 mg/kg/12 h VO
Coccidiose	*Eimeria* sp., *Isospora* sp.	Cães	Inibidores de DHFR/TS	Ormetoprima/sulfadimetoxina: 11 mg de ormetoprima/kg, em combinação com 55 mg de sulfadimetoxina/kg VO, por até 23 dias Trimetoprima/sulfadiazina: 5 a 10 mg de trimetoprima/kg, em combinação com 25 a 50 mg de sulfadiazina/kg/24 h VO, durante 6 dias, para cães com peso acima de 4 kg; em cães com menos de 4 kg administra-se metade da dose, por 6 dias
			Derivados da tiamidina	Amprólio: dose total de 100 a 200 mg/24 h VO, durante 7 a 12 dias; na água do bebedouro (fonte única): 30 mℓ (solução 9,6%)/galão (3,8 ℓ) por até 10 dias; no alimento: 250 a 300 mg (pó 20%)/24 h, durante 7 a 10 dias
			Sulfonamidas	Sulfadimetoxina: 55 mg/kg/24 h VO, por 1 dia, seguido de 27,5 mg/kg/24 h VO, durante 14 a 20 dias
			Derivados da triazina	Toltrazurila: dose única de 9 mg/kg PC VO Ponazurila: 50 mg/kg PC/24 h VO, por 3 dias
		Gatos	Sulfonamidas	Sulfadimetoxina: 55 mg/kg/24 h VO, por 1 dia, seguido de 27,5 mg/kg/24 h VO, durante 14 a 20 dias
			Inibidores de DHFR/TS	Trimetoprima/sulfadiazina: 5 a 10 mg de trimetoprima/kg, em combinação com 25 a 50 mg sulfadiazina/kg VO, a cada 24 h, durante 6 dias, em gatos com peso acima de 4 kg; em gatos com menos de 4 kg administra-se metade dessa dose, por 6 dias
			Derivados da tiamidina	Amprólio: 110 a 220 mg/kg/24 h VO, por 7 a 12 dias; na água do bebedouro (fonte única): 1,5 colher de sopa (solução 9,6%)/galão (3,8 ℓ), por até 10 dias; 150 mg/kg VO, em combinação com 25 mg de sulfadimetoxina/kg VO, a cada 24 h, por 14 dias
			Derivados da triazina	Toltrazurila: dose única de 18 mg/kg PC VO Ponazurila: 50 mg/kg PC/24 h VO, por 3 dias

[a]O uso de nitroimidazóis em animais destinados à produção de alimento para consumo humano é rigorosamente proibido pela Food and Drug Administration (FDA). Os bovinos tratados com metronidazol jamais devem entrar na cadeia alimentar de humanos.
[b]Consultar o texto no qual se discute a toxicidade.
[c]Inibidores de di-hidrofolato redutase/tiamidina sintase.
[d]O protocolo deve ser seguido por tratamento com decoquinato.

Tabela 42.2 Fármacos aprovados para o tratamento de coccidiose em animais destinados à produção de alimentos para consumo humano (ou animais de produção).

Espécie	Fármaco	Nome comercial	Informação regulatória
Aves domésticas	Roxarsona	Ren-O-Sal® – medicamento tipo A contendo 10% de roxarsona; combinação de produtos disponível	Não recomendado para galinhas poedeiras; período de carência de 5 dias para o abate, para produtos não combinados
	Decoquinato	Deccox® – medicamento tipo A, combinação de produtos disponível	Não recomendado para galinhas poedeiras; não é necessário período de carência para produtos não combinados
	Clopidol	Cloyden 25®, combinação de produtos disponível	Não recomendado para galinhas poedeiras; período de carência de 5 dias para o abate, para produtos não combinados
	Robenidina	Robenz®, combinação de produtos disponível	Não recomendado para galinhas poedeiras; período de carência de 5 dias para o abate, para produtos não combinados
	Amprólio	Amprol® 25%, Corid® 25% – medicamento tipo A contendo 25% de amprólio, combinação de produtos disponível	Não é necessário período de carência para produtos não combinados
	Dinitolmida	Zoamix®	Não recomendado para galinhas poedeiras; não é necessário período de carência
	Nicarbazina	Nicarbazina, combinação de produtos disponível	Não recomendado para galinhas poedeiras; período de carência de 4 dias para abate, para produtos não combinados
	Halofuginona	Stenerol®, combinação de produtos disponível	Não recomendado para galinhas poedeiras; período de carência de 4 dias para abate, para produtos não combinados
	Lasalocida	Avatec®, combinação de produtos disponível	Não recomendado para galinhas poedeiras; não é necessário período de carência para produtos não combinados
	Maduramicina	Cygro®	Não recomendado para galinhas poedeiras; período de carência de 5 dias para abate, para produtos não combinados
	Monensina	Coban®, combinação de produtos disponível	Não recomendado para galinhas poedeiras; não é necessário período de carência
	Narasina	Monteban®, combinação de produtos disponível	Não recomendado para galinhas poedeiras; não é necessário período de carência
	Senduramicina	Aviax®, combinação de produtos disponível	Não recomendado para galinhas poedeiras; não é necessário período de carência
	Salinomicina	Bio-Cox®, Sacox®	Não recomendado para galinhas poedeiras; não é necessário período de carência
	Diclazurila	Clinacox®, combinação de produtos disponível	Não recomendado para galinhas poedeiras; não é necessário período de carência para produtos combinados
	Ormetoprima/sulfadimetoxina	Rofenaid®, combinação de produtos disponível	Não recomendado para galinhas poedeiras; período de carência de 5 dias para abate, para produtos não combinados
	Sulfadimidina	Sulmet® – solução para água de bebedouro	Não recomendado para galinhas poedeiras; período de carência de 10 dias para abate, para produtos não combinados
Perus	Roxarsona	Ren-O-Sal® – medicamento tipo A contendo 10% de roxarsona, combinação de produtos disponível	Não recomendado para fêmeas poedeiras; período de carência de 5 dias para abate, para a maioria dos produtos; não é mais comercializada
	Clopidol	Cloyden 25®, combinação de produtos disponível	Não recomendado para fêmeas poedeiras; período de carência de 5 dias para abate, para produtos não combinados
	Amprólio	Amprol® 25%, Corid® 25% – medicamento tipo A contendo 25% de amprólio, combinação de produtos disponível	Não é necessário período de carência para produtos não combinados
	Dinitolmida	Zoamix®	Não recomendado para fêmeas poedeiras; não é necessário período de carência
	Halofuginona	Stenerol®, combinação de produtos disponível	Não recomendado para fêmeas poedeiras; período de carência de 7 dias para abate, para produtos não combinados
	Lasalocida	Avatec®, combinação de produtos disponível	Não recomendado para fêmeas poedeiras; não é necessário período de carência para produtos não combinados
	Monensina	Coban®, combinação de produtos disponível	Não recomendado para fêmeas poedeiras; não é necessário período de carência para produtos não combinados
	Diclazurila	Clinacox®, combinação de produtos disponível	Não recomendado para fêmeas poedeiras; não é necessário período de carência
	Ormetoprima/sulfadimetoxina	Rofenaid®, combinação de produtos disponível	Não recomendado para fêmeas poedeiras; período de carência de 5 dias para abate, para produtos não combinados
	Sulfadimidina	Sulmet® – solução para água de bebedouro	Não recomendado para fêmeas poedeiras; período de carência de 10 dias para produtos não combinados
Bovinos	Decoquinato	Deccox® – medicamento tipo A, combinação de produtos disponível	Não recomendado para vacas-leiteiras lactantes; aprovado para bezerros pré-ruminantes; não é necessário período de carência para produtos não combinados
	Amprólio	Amprol® 25%, Corid® 25% – medicamento tipo A contendo 25% de amprólio, combinação de produtos disponível	Não recomendado para bezerros pré-ruminantes; período de carência de 1 dia para o abate
	Sulfadimidina	Sulmet® Oblets, *bolus* de sulfadimidina de liberação prolongada	Não recomendado para vacas-leiteiras lactantes; período de carência de 8 a 10 dias para o abate, para produtos individuais
	Sulfaquinoxalina	Sulfa-nox® – líquido	Não recomendado para vacas-leiteiras lactantes; período de carência de 10 dias para o abate, para produtos não combinados
Ovinos	Decoquinato	Deccox® – medicamento tipo A, combinação de produtos disponível	Não recomendado para ovelhas lactantes; não é necessário período de carência para produtos não combinados
	Lasalocida	Bovatec®, vários outros e combinação de produtos disponível	Não recomendado para animais reprodutores; não é necessário período de carência para produtos não combinados

(continua)

Tabela 42.2 (*Continuação*) Fármacos aprovados para o tratamento de coccidiose em animais destinados à produção de alimentos para consumo humano (ou animais de produção).

Espécie	Fármaco	Nome comercial	Informação regulatória
Caprinos	Decoquinato	Deccox® – medicamento tipo A, combinação de produtos disponível	Não recomendado para cabras lactantes; não é necessário período de carência para produtos não combinados
	Monensina	Rumensin®	Não recomendado para cabras lactantes; não é necessário período de carência
Suínos	Toltrazurila	Baycox®	Uso não recomendado na bula (uso *extralabel*); consultar agências reguladoras para verificar o período de carência
Coelhos	Diclazurila	Clinicox®	Uso *extralabel*; consultar agências reguladoras para verificar o período de carência
	Lasalocida	Avatec/Bovatec®, vários outros e combinação de produtos disponível	Não é necessário período de carência para produtos não combinados
	Sulfaquinoxalina	SQ 40%, em alimento medicado	Período de carência de 10 dias
Faisões	Amprólio	Amprol® 25%, Corid® 25%, medicamento tipo A contendo 25% de amprólio, vários outros e combinação de produtos disponível	Não é necessário período de carência para produtos não combinados
Perdiz-chucar	Lasalocida	Avatec/Bovatec®	Não é necessário período de carência até 8 semanas de idade
	Ormetoprima/sulfadimetoxina	Rofenaid®	Não soltar na natureza antes de 18 semanas e pode ser usado apenas até 8 semanas de idade
Codorniz-da-virgínia	Monensina	Coban®, combinação de produtos disponível	Não recomendado para fêmeas poedeiras; não é necessário período de carência
	Salinomicina	Bio-Cox®, Sacox®	Não é necessário período de carência
Patos	Ormetoprima/sulfadimetoxina	Rofenaid®	Não recomendado para animais reprodutores ou animais produtores de ovos para consumo humano; período de carência de 5 dias para abate

Por favor, consulte o texto para explicação adicional sobre dose e toxicidades. A informação regulatória é aplicável aos fármacos usados nos EUA; atualmente, apenas conforme mencionado neste capítulo. Por favor, consultar as indicações contidas na bula, para todos os produtos, antes da administração, porque o uso de aditivos alimentares para condições não indicadas na bula (uso *extralabel*) é proibido pela FDA.

Nome	Nome químico (Fórmula empírica) [Peso molecular]	Estrutura química
Dimetridazol	1,2-dimetil-5-nitro-1H-imidazol ($C_5H_7N_3O_2$) [141,13]	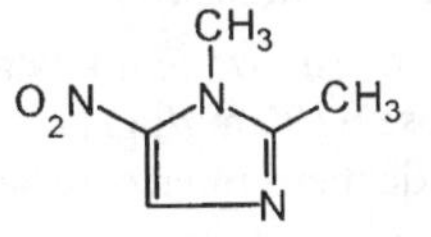
Ipronidazol	1-metil-2-(1-metiletil)-5-nitro-1H-imidazol ($C_7H_{11}N_3O_2$) [169,18]	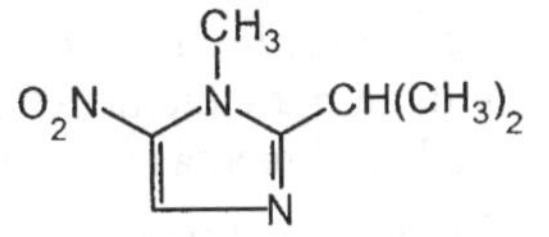
Metronidazol	1-(2-hidroxietil)-2-metil-5-nitroimidazol ($C_6H_9N_3O_3$) [171,16]	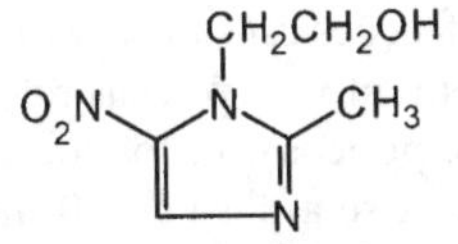
Ronidazol	1-metil-2-[(carbamoiloxi)metil]-5-nitroimidazol ($C_6H_8N_4O_4$) [200,16]	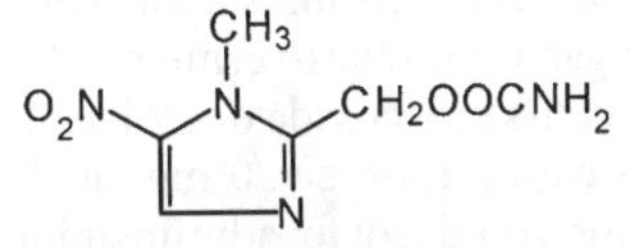
Tinidazol	1-[2-(etilsufonil)etil]-2-metil-5-nitro-1H-imidazol ($C_8H_{13}N_3O_4S$) [247,26]	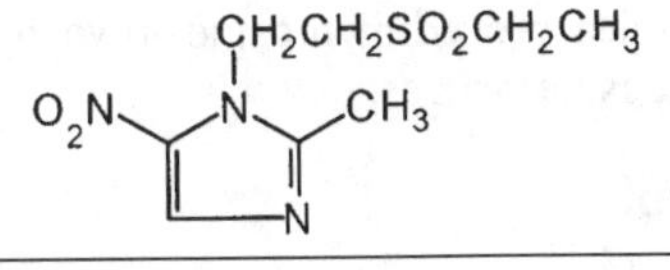

Figura 42.1 Nitroimidazóis.

D = 2,19, em pH 5 ou maior). A menor solubilidade resulta em menor quantidade de fármaco dissolvido na saliva de gatos e, portanto, o seu paladar é menos desagradável, comparativamente ao fármaco-base. Após administração oral, a lipofilia possibilita boa absorção no trato gastrintestinal. Em gatos tratados com a dose oral de 20 mg de benzoato de metronidazol/kg (o equivalente a 12,4 mg de metronidazol/kg), constatou-se concentração superior à concentração inibitória mínima $(CIM)_{90}$ para a maioria das bactérias anaeróbias, durante, no mínimo, 12 h e acima de 1 μg/mℓ (para microrganismos mais sensíveis) por, no mínimo, 24 h (Sekis *et al.*, 2009). Embora os gatos sejam sensíveis à intoxicação por ácido benzoico, é improvável que a administração dessa dose de benzoato de metronidazol exceda a concentração necessária para causar intoxicação em gatos.

Uso clínico

O metronidazol não foi aprovado para uso em animais, mas a sua forma de base está disponível em cápsulas (375 mg), comprimidos (250 e 500 mg) e como solução injetável de cloridrato de metronidazol, em frascos contendo 500 mg. Além de seu uso como antiprotozoário, aqui mencionado, o principal uso de metronidazol em animais é no tratamento de infecções causadas por bactérias anaeróbias. O metronidazol tem uma ação única em bactérias anaeróbias porque é capaz de induzir reação de redução que origina metabólitos citotóxicos, o que não acontece em bactérias aeróbias. No Capítulo 36 há discussão sobre o uso de metronidazol como antibacteriano.

Gatos. Relata-se que a dose de 25 mg de metronidazol/kg VO, 2 vezes/dia, durante 7 dias, faz cessar completamente a excreção de cistos de *Giardia* em gatos que sabidamente excretam, de modo crônico, um isolado humano de *Giardia lamblia* (Scorza e Lappin, 2004). O metronidazol também foi efetivo na cessação de excreção de cistos, bem como de diarreia causada pela infecção natural por *Giardia*, na dose de 22 mg/kg VO, 2 vezes/dia, durante 5 dias (Zimmer, 1987).

Cães. O metronidazol, na dose de 12 a 15 mg/kg VO, 2 vezes/dia, durante 8 dias, é comumente utilizado no tratamento de infecções causadas por *Giardia lamblia*, *Balantidium coli*, *Entamoeba* spp. e *P. hominis*.

Equinos. Há raros relatos de infecção por *Giardia* que causam doença clínica; contudo, obtém-se tratamento efetivo com a dose de 5 mg de metronidazol/kg VO, 3 vezes/dia, durante 10 dias (Kirkpatrick e Skand, 1985).

Bovinos. O metronidazol é utilizado no tratamento de tricomoníase em touros, na dose de 75 mg/kg/12 h intravenosa (IV), em até três doses. O uso de metronidazol (e fármacos relacionados) é rigorosamente proibido em animais destinados à produção de alimentos para consumo humano. Em razão dos problemas legais regulatórios, os animais tratados com esse fármaco nunca devem entrar na cadeia alimentar de humanos, nos EUA.

Répteis. O metronidazol é comumente utilizado em répteis para o tratamento de infecções causadas por bactérias anaeróbias e protozoários. No entanto, há poucas referências sobre protocolos de dosagem e poucos estudos sobre sua eficácia clínica. Em geral, administra-se a dose de 20 mg/kg. Na publicação de Innis *et al.* (2007) há um sumário dos estudos disponíveis. Em tartarugas-de-orelhas-vermelhas (*Trachemys scripta elegans*) verificou-se meia-vida de 27 h e obteve-se concentração terapêutica com a dose de 20 mg/kg (Innis *et al.*, 2007). No entanto, o metronidazol foi administrado por meio de injeção intracelômica, procedimento que provocou efeitos adversos em algumas das tartarugas.

Tinidazol

O tinidazol é um 5-nitroimidazol de segunda geração aprovado pela FDA para uso no tratamento de infecções causadas por *T. vaginalis*, *Giardia* spp. e *Entamoeba histolytica*, em humanos. Em equinos, gatos e cães, o tinidazol é totalmente absorvido após administração oral (Pyörälä *et al.*, 1990; Sarkiala *et al.*, 1991); verificou-se que o fármaco tem boa penetração em diversos tecidos, nos quais se notou que sua concentração foi semelhante àquela do plasma (Wood *et al.*, 1973). A aparente depuração plasmática total do medicamento é cerca de 2 vezes maior em cães do que em gatos, resultando em meia-vida de eliminação 2 vezes mais longa em gatos (8,4 h) do que em cães

(4,4 h) (Sarkiala *et al.*, 1991). Em equinos, relata-se meia-vida de eliminação de 5,2 h (Pyörälä *et al.*, 1990). O medicamento é metabolizado no fígado por meio de hidroxilação e conjugação de glicuronídeo, sendo excretado na urina e nas fezes. O tinidazol é administrado aos cães, em dose de até 150 mg/kg de peso corporal (PC), durante 24 semanas, sem reações tóxicas ou efeitos adversos. Em cães, a dose de 450 mg/kg PC pode resultar em elevação nas atividades de enzimas hepáticas. Não há relato de toxicidade em gatos.

Uso clínico

Cães e gatos. Relata-se que o tinidazol, na dose de 30 mg/kg VO, 1 vez/dia, durante 14 dias, suprime a excreção de *T. foetus* em gatos com infecção experimental (Gookin *et al.*, 2007). Com base em estudos realizados em humanos, provavelmente o tinidazol também é efetivo no tratamento da maioria das infecções sensíveis ao metronidazol, inclusive infecções causadas por *Giardia*, em cães e gatos. Estudos farmacocinéticos sugerem que a dose de 15 mg/kg VO, 2 vezes/dia, para cães, ou 1 vez/dia, para gatos, propicia concentração que, acredita-se, seja terapeuticamente efetiva.

Equinos. Não há relato de uso clínico de tinidazol em equinos. Estudos farmacocinéticos sugerem a dose de 10 a 15 mg/kg VO, 2 vezes/dia (Pyörälä *et al.*, 1990).

Ronidazol

Nos EUA, o ronidazol não é aprovado para uso em humanos ou animais e não está disponível como produto comercial; no entanto, considera-se que o fármaco seja efetivo no tratamento de infecções causadas por *T. gallinae*, *Histomonas meleagridis*, *Giardia* e *T. foetus*. A sua ação terapêutica *in vivo* contra tricomoníase é 10 vezes maior do que a do metronidazol (Miwa *et al.*, 1986). A sensibilidade de *Tritrichomonas foetus* foi relatada em dois estudos (Kather *et al.*, 2007; Gookin *et al.*, 2006). No estudo de Gookin *et al.* (2006) constatou-se que o ronidazol foi o composto mais efetivo *in vitro*, dentre os fármacos testados.

Uso clínico

Gatos. Relata-se que o ronidazol, na dose de 30 mg/kg VO, 2 vezes/dia, durante 14 dias, cessa a excreção de *T. foetus* em gatos com infecção experimental (Gookin *et al.*, 2006). A farmacocinética do ronidazol foi avaliada em gatos, após administração IV e oral (LeVine *et al.*, 2011). Em gatos, foi rapidamente absorvido após administração oral, com meia-vida terminal longa. Embora haja relato de neurotoxicidade após sua administração nessa espécie (Rosado *et al.*, 2007), essa reação foi associada ao uso de alta dose. Relatos indicam descontinuação do uso de ronidazol, em razão da ocorrência de sinais de toxicidade em cerca de 5% dos gatos tratados (Xenoulis *et al.*, 2013). Com base nos estudos farmacocinéticos anteriormente mencionados, a recomendação atual é não exceder a dose de 30 mg/kg, 1 vez/dia, em gatos. Em um estudo farmacocinético no qual se administrou ronidazol IV (preparado a partir de uma formulação aquosa) e VO, não se constatou reação adversa em gatos sadios. A resistência de *T. foetus* ao tratamento com ronidazol, *in vivo* e *in vitro*, é cada vez mais reconhecida (Gookin *et al.*, 2010).

Cães. Relata-se que a administração de ronidazol, na dose de 30 a 50 mg/kg VO, 2 vezes/dia, durante 7 dias, simultânea à desinfecção do ambiente, foi efetiva na cessação da excreção de antígenos e cistos de *Giardia* em um grupo de cães criados em canil e que apresentavam giardíase crônica (Fiechter *et al.*, 2012).

Pombos. Em pombos, a infecção causada por *T. gallinae* (tricomoníase) geralmente é tratada com ronidazol (5 mg/kg VO, 1 vez/dia, durante 14 dias), carnidazol (dose única de 20 mg/kg VO) ou metronidazol (40 a 60 mg/kg VO, 1 vez/dia, durante 5 dias).

Benznidazol

Relata-se que o benznidazol é efetivo no tratamento de tripanossomíase aguda em cães, com menos efeitos colaterais do que o nifurtimox. Após a infecção experimental por *Trypanosoma cruzi*, inicialmente o benznidazol induz uma potente supressão da parasitemia nos animais tratados. No entanto, 12 meses após o tratamento, a detecção de parasita foi semelhante entre os grupos infectados, tratados e não tratados (Santos *et al.*, 2012).

Uso clínico

Cães. Os cães são tratados com 5 a 7 mg de benznidazol/kg PC VO, em intervalos de 12 ou 24 h, durante 2 meses (Barr, 2006; Santos *et al.*, 2012).

Secnidazol

Relata-se que o secnidazol é efetivo na cessação de excreção de cistos do protozoário em gatos com infecção experimental por *Giardia*, utilizando uma única dose de 30 mg/kg PC VO. No entanto, nessa dose os gatos manifestam apatia e inapetência por 48 h após a administração do medicamento; em um único gato notou-se aumento das atividades de enzimas hepáticas (Da Silva *et al.*, 2011).

ANTIMONIAIS PENTAVALENTES

Espectro de ação. *Leishmania* spp.

Fármacos incluídos. Estibogliconato de sódio, antimoniato de meglumina (Figura 42.2).

Relata-se que os antimoniais pentavalentes inibem a topoisomerase, *in vitro* (Lucumi *et al.*, 1998) e, portanto, interfere na replicação do parasita. Eles também inibem a ação de enzimas envolvidas na síntese de nucleotídios, bem como as fosfofrutoquinases, enzimas necessárias para a oxidação glicolítica e de ácidos graxos (Baneth e Shaw, 2002). Ainda não foi esclarecido o modo de ação *in vivo* dos antimoniais pentavalentes. A farmacodinâmica desses medicamentos ainda é controversa e não se sabe se a melhora na resposta clínica se deve ao maior pico de concentração plasmática ou à persistência por maior tempo da concentração inibitória mínima para eliminação do protozoário (Valladares *et al.*, 1998). Nos anos recentes tem-se constatado aumento da resistência aos compostos de antimônio pentavalentes; também, a sua eficácia parece estar diminuindo. Em geral, é mais difícil tratar leishmaniose visceral canina

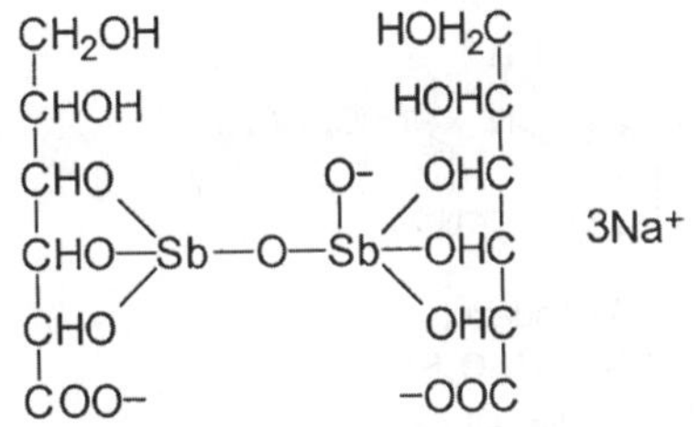

Figura 42.2 Estibogliconato de sódio.

do que a forma humana da doença. O uso de antimoniais pentavalentes é contraindicado em pacientes com miocardite, hepatite ou nefrite. A dose de ambos, estibogliconato de sódio e antimoniato de meglumina, baseia-se no seu conteúdo de antimônio. A paromomicina pode aumentar a concentração de compostos antimoniais e, portanto, a sua toxicidade e, portanto, deve-se ter cautela quando se faz administração concomitante desses fármacos (Belloli *et al.*, 1995).

Estibogliconato de sódio

O estibogliconato de sódio (Figura 42.2) foi disponibilizado nos EUA pelo Centers for Disease Control, em 1968, para o tratamento de leishmaniose humana. É uma solução aquosa que contém 330 mg do medicamento/mℓ, o que equivale a 100 mg de antimônio pentavalente/mℓ. As formulações clínicas consistem em múltiplas formas moleculares não caracterizadas, algumas das quais apresentam pesos moleculares maiores do que o composto ativo. Em seres humanos, a maior parte de uma dose única de estibogliconato de sódio é excretada pelos rins, na urina, dentro de 24 h, independentemente se administrada IV ou intramuscular (IM). Em cães, os compostos antimoniais são excretados mais rapidamente quando administrados IM do que subcutânea (SC) ou IV, sendo importante manter a concentração sérica do composto durante o tratamento de leishmaniose. Os antimoniais pentavalentes são relativamente bem tolerados. As reações adversas incluem dor no local da injeção, sintomas gastrintestinais, dor muscular tardia e rigidez articular.

Uso clínico

Cães. A leishmaniose canina é tratada com estibogliconato de sódio, de modo a liberar 30 a 50 mg de antimônio pentavalente/kg PC, IV ou SC, diariamente, durante 3 a 4 semanas (Slappendel e Teske, 1997). Pode ocorrer recidiva da doença alguns meses a anos após o tratamento e deve-se realizar novamente o tratamento com antimônio pentavalente.

Antimoniato de meglumina

É menos provável que o antimoniato de meglumina cause efeitos adversos, comparativamente ao estibogliconato de sódio. Os efeitos adversos observados incluem letargia, sintomas gastrintestinais e reação no local da injeção, inclusive fibrose muscular e formação de abscesso, após injeção IM (Noli e Auxilia, 2005). Está disponível na forma de solução contendo 300 mg de antimônio/mℓ. Após administração por via IM ou SC, a taxa de biodisponibilidade é de aproximadamente 92%; e 80% do medicamento é excretado na urina nas primeiras 9 h (Valladares *et al.*, 1997).

Em cães, também foram avaliadas formulações de antimoniato de meglumina encapsulado em lipossomos (LMA). Elas propiciam maior concentração plasmática, apresentam menor taxa de depuração e maior volume de distribuição do que as formulações regulares (Valladares *et al.*, 1997). Ademais, alcançam boa concentração na medula óssea de cães infectados. Em comparação com formulações convencionais, constatou-se um efeito positivo nas concentrações plasmáticas de proteína total e gamaglobulina após o uso da formulação LMA, sem ocorrência de recidiva no período de 12 meses depois do tratamento. Embora haja relato de bons resultados com o uso dessa formulação, é improvável que ocorra erradicação total do parasita; além disso, a relação custo:benefício do produto pode não ser favorável, comparativamente às formulações convencionais.

Uso clínico

Cães. A leishmaniose canina foi tratada com antimoniato de meglumina, IV ou SC, na dose de 100 mg/kg PC, 1 vez/dia, durante 3 a 6 semanas (Slappendel e Teske, 1997). Não há vantagem adicional quando administrada por via IV. Pode ocorrer recidiva em pacientes que sobrevivem por longo tempo, o que requer a repetição do tratamento. Como alternativa, pode-se utilizar um protocolo de dosagem de 75 mg/kg SC, 2 vezes/dia, com obtenção de concentração máxima e manutenção de concentração plasmática detectável durante todo o intervalo entre as doses (Valladares *et al.*, 1998). A dose de antimoniato de meglumina encapsulado em lipossomo recomendada é de 9,8 mg/kg/24 h (Valladares *et al.*, 2001). Considera-se a combinação de antimoniato de meglumina com alopurinol o tratamento mais efetivo para leishmaniose canina (Manna *et al.*, 2015). Essa combinação é administrada durante 4 a 8 semanas, seguida de tratamento exclusivamente com alopurinol, na dose de 15 mg/kg VO, 2 vezes/dia, durante, no mínimo, 6 a 12 meses (Paradies *et al.*, 2012). Em um surto de leishmaniose cutânea em cães, na América do Sul, constatou-se que o tratamento empírico com 14 a 16 mg de antimoniato de meglumina/kg PC, IM, diariamente, por até 30 dias, resultou em boa taxa de cura clínica em todos os cães (n = 72), porém ocorreu recidiva 1 a 2 meses após o final do tratamento (Velez *et al.*, 2012).

ARSENICAIS

Espectro de ação. Histomoníase, coccidiose.

Fármacos incluídos. Ácido arsanílico, carbarsona, nitarsona e roxarsona.

O exato mecanismo de ação antiprotozoário dos arsenicais não é conhecido; no entanto, esses fármacos se ligam de modo inespecífico à porção dissulfeto das proteínas e, assim, inibem diversos sistemas enzimáticos que utilizam ligantes biológicos que contêm grupo sulfidril disponível (Blum e Burri, 2002). Acredita-se que esse mecanismo também esteja relacionado à ocorrência de efeitos tóxicos causados pelos compostos arsenicais, no hospedeiro. Esses medicamentos ainda são utilizados no tratamento de tripanossomose africana em pacientes humanos. Em aves domésticas, esses compostos são utilizados na prevenção e tratamento de histomoníase e de coccidiose em perus.

As formulações de uso veterinário disponíveis se limitam a produtos arsenicais orgânicos, pois o arsênico inorgânico é considerado carcinogênico. Relata-se que o arsênico orgânico pode se transformar em arsênico inorgânico *in vivo*, resultando em concentração detectável no fígado de aves (Conklin *et al.*, 2012). Embora haja baixa concentração tecidual de arsênico inorgânico, sendo improvável que cause problemas à cadeia alimentar humana, essa informação ocasionou a retirada sistemática de produtos arsenicais do mercado, nos EUA.

Uso clínico

Frangos e perus. A nitarsona é utilizada como aditivo alimentar para prevenir a ocorrência de histomoníase em perus e frangos. Não é efetiva quando as aves já estão infectadas há mais de 4 dias. O período de carência após o uso de nitarsona é de 5 dias. Em aves, dose excessiva ou volume de água inferior àquele apropriado pode resultar em fraqueza e paralisia de membros. A nitarsona é tóxica aos patos, gansos e cães. A roxarsona está disponível como promotor de crescimento e para a prevenção de coccidiose. O período de carência para roxarsona também é de 5 dias. À semelhança do que ocorre com a nitarsona, uma dose excessiva de roxarsona ou volume de água disponível inferior àquele apropriado pode resultar em fraqueza e paralisia de membros, em aves.

BENZIMIDAZÓIS

Espectro de ação. Giardíase.

Fármacos incluídos. Albendazol, fembendazol, febantel (Figura 42.3).

Os benzimidazóis compreendem um grupo de fármacos amplamente utilizados no tratamento de parasitoses causadas por helmintos, em animais pequenos e grandes. (Anti-helmínticos são discutidos em detalhes nos Capítulos 39 a 41.) Alguns fármacos desse grupo possuem excelente ação contra *Giardia* spp. Esse grupo de medicamentos carece de, ou tem baixa ação, antibacteriana e, diferentemente de outros fármacos antigiardíase, é improvável que interfira na microflora intestinal durante o tratamento. Sabe-se que os benzimidazóis se liga às subunidades beta-tubulina de microtúbulos e interferem na polimerização desses microtúbulos (Gardner e Hill, 2001). Isso causa alterações estruturais em trofozoítos de *Giardia* compatível com dano ao disco adesivo do microtúbulo e ao citoesqueleto interno desse microtúbulo, mas não ao flagelo interno.

Albendazol

O albendazol está disponível em forma de líquido e de pasta. É efetivo contra *Giardia* sp., em humanos, camundongos e cães. O albendazol é pouco absorvido no trato intestinal. Ele é potencialmente tóxico; causa mielossupressão dose-dependente e idiossincrática em cães e gatos, respectivamente (Stokol *et al.*, 1997). É potencialmente teratogênico e, assim, não deve ser administrado às fêmeas prenhes. O seu uso não é recomendado aos gatos.

Uso clínico

Cães. Relata-se que uma única dose oral de 25 mg/kg PC não foi efetiva na cessação da excreção de cistos do protozoário nas fezes de cães; contudo, os cães tratados com 25 mg de albendazol/kg PC/12 h VO, durante 2 dias, deixaram de excretar cistos de *Giardia* nas fezes (Barr *et al.*, 1993). Nenhum dos 32 cães com

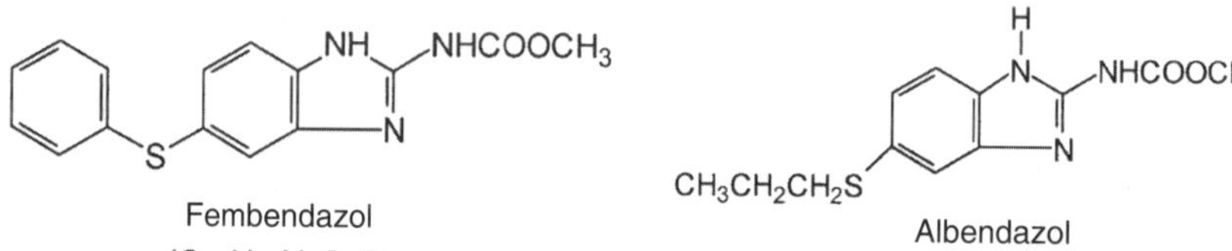

Fembendazol
(C$_{15}$H$_{13}$N$_3$O$_2$S)
[299,35]

Albendazol
(C$_{12}$H$_{15}$N$_3$O$_2$S)
[265,33]

Figura 42.3 Benzimidazóis.

giardíase tratados com albendazol manifestou reações adversas (Barr *et al.*, 1993).

Bovinos. A administração oral de 20 mg de albendazol/kg PC, durante 3 dias, reduziu a produção de cistos de *Giardia* em > 90%, em bezerros com infecção natural (Xiao *et al.*, 1996).

Fembendazol

O fembendazol está disponível em diversas formas, como pasta, suspensão ou grânulos. Esse fármaco causa raros efeitos colaterais; no entanto, em pequenos animais pode provocar vômito e diarreia. Há relato de pancitopenia em um cão após a administração de fembendazol (Gary *et al.*, 2004). Ocorreu reversão dessas alterações após a descontinuação do tratamento.

Uso clínico

Cães. Em cães, o fembendazol é efetivo contra o protozário *Giardia*, quando administrado na dose de 50 mg/kg PC/24 h durante 3 dias (Zajac *et al.*, 1998). A administração oral, em intervalos de 8 h, da dose mais frequentemente utilizada, de 50 mg/kg PC, foi tão efetiva quanto a administração em intervalos de 24 h, e não se constatou efeito adverso (Barr *et al.*, 1994a).

Gatos. A dose de 50 mg de fembendazol/kg PC/24 h, durante 5 dias, foi efetiva na cessação da excreção de cistos de *Giardia* em 4 de 8 gatos com infecção concomitante por *Cryptosporidium* (Keith *et al.*, 2003).

Bovinos. Em bezerros, o fembendazol também é efetivo no tratamento de infecção causada por *Giardia*, quando administrado VO na dose de 5 a 20 mg/kg PC/24 h, durante 3 dias (O'Handley *et al.*, 1997; Xiao *et al.*, 1996).

Febantel

O febantel é um benzimidazol disponível em combinação com pamoato de pirantel ou embonato de pirantel e praziquantel; é utilizado no tratamento de infecção intestinal causada por nematódeos e cestódios, em cães e gatos. O febantel é metabolizado no fígado e origina os metabólitos fembendazol e oxfendazol.

Uso clínico

Cães. Essa combinação medicamentosa mostrou-se efetiva no tratamento de giardíase canina, quando administrada por VO, 1 vez/dia, durante 1 a 3 dias, de modo a propiciar 5,4 a 7 mg de praziquantel/kg, 26,8 a 35,2 mg de pamoato de pirantel/kg e 26,8 a 35,2 mg de febantel/kg (Barr *et al.*, 1998; Giangaspero *et al.*, 2002). É fundamental a adoção de rigorosas medidas higiênicas para prevenir reinfecção, de modo a maximizar a eficácia do tratamento (Payne *et al.*, 2002). Em estudos de cães com infecção natural por *Giardia* verificou-se que o tratamento com comprimido contendo 150 mg de febantel, 144 mg de embonato de pirantel e 50 mg de praziquantel, na dose de um comprimido/10 kg PC foi efetivo na erradicação a curto prazo da excreção de cistos (Bowman *et al.*, 2009); além disso, não se constatou diferença na eficácia quando administrado 1 vez/dia VO, durante 3 dias, comparativamente ao período de 5 dias (Montoya *et al.*, 2008).

Gatos. Em filhotes de gatos com infecção natural por *Giardia* notou-se que um produto que continha a combinação febantel, pirantel e praziquantel foi efetivo na redução da excreção de cistos do protozoário, nas doses de 56,5 mg/kg, 11,3 mg/kg

e 37,8 mg/kg, respectivamente, VO, 1 vez/dia, durante 5 dias (Scorza *et al.*, 2006). Além disso, em filhotes tratados com essas doses não se constatou aumento da excreção de oocistos após a administração de metilprednisolona.

AMINOGLICOSÍDEOS

Espectro. *Giardia lamblia*, *Leishmania* spp., *Entamoeba* spp., *Cryptosporidium* spp.

Fármacos incluídos. Paromomicina (Figura 42.4).

Paromomicina

A paromomicina é um antibiótico aminoglicosídeo produzido por *Streptomyces rimosus*. Ela interfere na síntese proteica bacteriana por se ligar ao RNA ribossômico 16S (ou 16S rRNA) no sítio de ligação amino-acil-tRNA, o que altera sua conformação e subsequentemente o erro de leitura do mRNA e a inibição da translocação (Fourmy *et al.*, 1998). Seu modo de ação contra *Leishmania* é desconhecido, mas sugere-se que o fármaco interfere na atividade mitocondrial do parasita (Maarouf *et al.*, 1997).

A paromomicina é utilizada no tratamento de amebíase luminal, leishmaniose e criptosporidiose. Também, é utilizada em humanos para tratar giardíase resistente a outros fármacos antiprotozoários. É pouco absorvida após administração oral, o que propicia alta concentração do medicamento no lúmen intestinal. A paromomicina tem pouca ação contra as bactérias intestinais. Os efeitos adversos incluem náuseas, vômito, cólica abdominal e diarreia. Embora pequena quantidade do fármaco seja absorvida no trato intestinal, ela é excreta pelos rins e, desse modo, o seu uso é contraindicado aos pacientes com doença renal. É possível que em animais com doença intestinal ocorra dano à barreira mucosa, possibilitando maior absorção sistêmica e risco de presença de resíduos ilegais em alimentos oriundos de animais de produção, bem como de intoxicação sistêmica. Isso pode ter contribuído para a intoxicação de quatro gatos verificada em um estudo clínico (Gookin *et al.*, 1999). A infecção simultânea à intoxicação por várias micotoxinas, inclusive fumonisina B1 e zearalenona, também pode resultar em aumento da permeabilidade vascular à paromomicina (Goossens *et al.*, 2012). Também, quando administrada por via parenteral, pode causar toxicidade renal, coclear e vestibular, reversível ou não. Em cães tratados com uma dose de 15 mg de paromomicina/kg PC, constatou-se concentração plasmática máxima, de

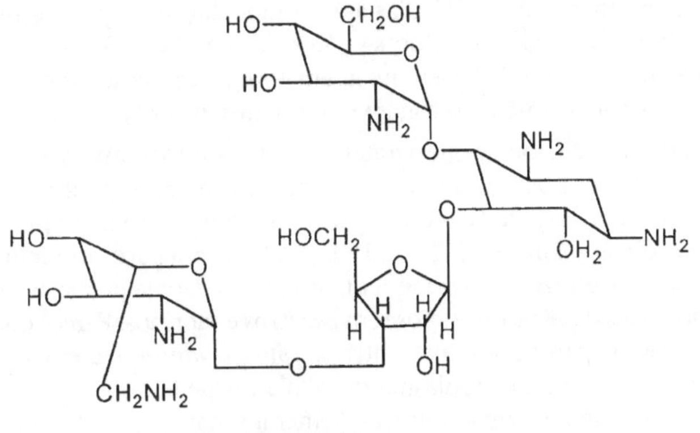

Paromomicina
$(C_{23}H_{45}N_5O_{14})$
[615,65]

Figura 42.4 Paromomicina.

30 µg/mℓ, cerca de 60 min após a administração por IM ou SC do medicamento (Belloli *et al.*, 1996). À semelhança de outros aminoglicosídeos, a paromomicina apresenta baixa taxa de ligação às proteínas do soro sanguíneo – cerca de 4%.

Uso clínico

Cães. A administração IM diária de 20 mg de paromomicina/kg PC, durante 15 dias, melhora sobremaneira os sinais clínicos de leishmaniose visceral, em cães (Vexenat *et al.*, 1998). Pode ocorrer recidiva dentro de 50 a 100 dias. A administração de 15 mg/kg PC, 1 vez/dia, durante 21 dias consecutivos, resultou em remissão parcial dos sinais clínicos e amenizou as anormalidades clinicopatológicas; no entanto, não se obteve cura parasitológica (Athanasiou *et al.*, 2013). Em cães, relata-se que o tratamento com 40 mg/kg, IM, 1 vez/dia, durante 30 dias, pode aumentar a taxa de cura (Vexenat *et al.*, 1998). Quando a paromomicina é administrada por via SC, juntamente ao antimônio, não ocorre interferência na farmacocinética da paromomicina, mas verifica-se influência marcante na farmacocinética do antimônio (Belloli *et al.*, 1995). A concentração sérica de antimônio permanece mais elevada e a dose deve ser ajustada, a fim de evitar os efeitos tóxicos desse metal nos componentes sanguíneos.

Gatos. Relata-se que um gato com infecção natural por criptosporídeo, com diarreia, recuperou-se após administração oral de 165 mg de paromomicina/kg PC/12 h, durante 5 dias (Barr *et al.*, 1994b). Como mencionado anteriormente, essa dose pode ser tóxica aos gatos, quando ocorre absorção sistêmica, devido ao comprometimento da barreira da mucosa intestinal. Isso resultou em doença renal aguda, surdez e formação de catarata hipermadura, quando o fármaco foi administrado por VO a quatro gatos com infecção causada por *T. foetus*, em dose tão baixa quanto 70 mg/kg PC/12 h, durante 4 dias (Gookin *et al.*, 1999).

Bovinos. Em bezerros com criptosporidiose, quando se utilizou a dose de 12,5 a 25 mg/kg VO, constatou-se retardo no início da excreção e redução na quantidade de oocistos excretados; a dose de 50 mg/kg fez cessar a excreção de oocistos. Notou-se que o tratamento oral de bezerros com paromomicina, na dose de 50, 25 ou 12,5 mg/kg PC, 2 vezes/dia, foi efetiva na inibição da produção de oocistos (dose de 50 mg/kg) ou no retardo do início da produção de oocistos e em redução marcante da quantidade de oocistos excretados (doses de 12,5 e 25 mg/kg PC), quando se iniciou o tratamento 1 dia antes da inoculação, e continuou durante 10 dias após a inoculação (Fayer e Ellis, 1993). Na giardíase, notou-se que a dose oral de 75 mg/kg, 1 vez/dia, durante 5 dias, reduziu em 100% a excreção de cistos 9 dias após o início do tratamento (Geurden *et al.*, 2006).

Caprinos. Verificou-se que o tratamento de cabritos com 2 a 4 dias de vida com paromomicina, VO, na dose de 50 mg/kg PC, 2 vezes/dia, durante 10 dias, foi efetivo na prevenção de criptosporidiose (Mancassola *et al.*, 1995). Ademais, a paromomicina pode ser utilizada no tratamento ou prevenção da propagação de surtos de criptosporidiose em bezerros e caprinos. Parece que a ação da paromomicina contra *Cryptosporidium* não envolve sua passagem ao citoplasma da célula hospedeira, mas sim a penetração do fármaco através de membranas apicais alteradas que circundam os parasitas em desenvolvimento (Griffiths *et al.*, 1998). A paromomicina não atua em estágios extracelulares de *C. parvum* (Griffiths *et al.*, 1998). Não há produto à base de paromomicina aprovado para uso em animais destinados à produção de alimento para consumo humano, nos EUA; portanto, o uso desse fármaco para tal finalidade (não indicada na bula) é considerado uso *extralabel*.

NITROFURANOS

Espectro de ação. *Trypanosoma cruzi*.

Fármacos incluídos. Nifurtimox (Figura 42.5).

Nifurtimox

Nifurtimox é o derivado de nitrofurano mais amplamente utilizado no tratamento de infecções humanas causadas por *Trypanosoma cruzi* (Van Reken e Pearson, 1990); em cães, é efetivo no tratamento tanto de infecção natural quanto experimental (Barr, 2006). É comercializado na forma de comprimido de 100 mg, mas nos EUA deve ser obtido no Centers for Disease Control. Relata-se que esses compostos são mutagênicos e carcinogênicos para animais de laboratórios; portanto, o seu uso em animais destinados à produção de alimentos para consumo humano, inclusive produtos de uso tópico, é rigorosamente proibido pela FDA. (O controle legal de medicamentos de uso veterinário é discutido no Capítulo 55.)

Seu provável modo de ação está relacionado à produção de oxigênio ativado. O fármaco sofre redução, originando ânion radical nitro na presença do nucleotídio piridina. Em seguida, o ânion reage com o oxigênio e produz superóxido e regeneração do nifurtimox (Finch e Snyder, 1986). Esse ciclo continua e as moléculas de oxigênio ativadas atuam como produtos tóxicos aos parasitas. Acredita-se que o ciclo é iniciado pela ação da enzima tripanotiona redutase. O medicamento atua nos estágios amastigota e tripomastigota.

Em humanos, o nifurtimox é bem absorvido após administração oral, porém apenas uma pequena concentração do composto original é detectada no plasma, e um baixo conteúdo nos tecidos ou na urina (Webster, 1990). O fármaco é excretado na urina, na forma de metabólitos. Notam-se efeitos colaterais adversos em até 50% de humanos tratados, associados a sintomas relativos ao trato gastrintestinal e ao sistema nervoso central.

Uso clínico

Cães. Em cães, as infecções causadas por *T. cruzi* são tratadas com 2 a 7 mg de nifurtimox/kg PC/6 h VO, durante 3 a 5 meses (Barr, 2006). Essa dose é efetiva na prevenção de morte causada por infecção aguda e no prolongamento da vida, mas a maioria dos cães ainda desenvolve doença cardíaca crônica, geralmente fatal (Barr, 2006). Relata-se maior taxa de sobrevivência em cães tratados simultaneamente com dose anti-inflamatória de glicocorticoide (Andrade *et al.*, 1980).

TETRACICLINAS

Espectro de ação. Ameba, protozoários flagelados, piroplasmas, microrganismos ciliados.

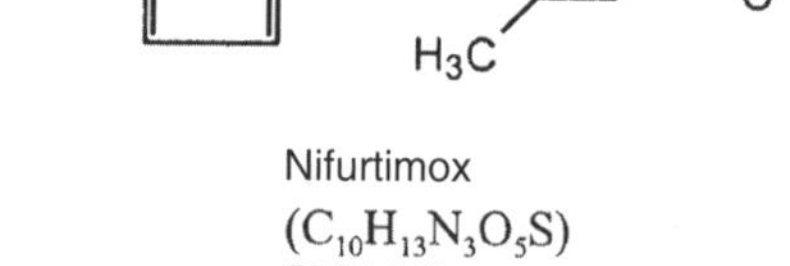

Nifurtimox
$(C_{10}H_{13}N_3O_5S)$
[287,29]
Figura 42.5 Nifurtimox.

Fármacos incluídos. Oxitetraciclina, clortetraciclina, doxiciclina, minociclina.

As tetraciclinas representam um amplo grupo de fármacos antiprotozoários, alguns dos quais efetivos contra ameba, protozoários flagelados de mucosa, piroplasmas e microrganismos ciliados. (No Capítulo 34 há uma descrição mais detalhada sobre a farmacologia das tetraciclinas.)

Uso clínico

Bovinos. Uma formulação de oxitetraciclina de ação prolongada (LA/200) é útil na profilaxia da infecção de bovinos causada por *Babesia divergens*, quando administrada na dose de 20 mg/kg PC, IM, a cada 4 dias, durante 3 semanas, após a exposição; a dose de 10 a 15 mg/kg PC, IM, a cada 4 dias, atenua os sinais clínicos (Kuttler, 1988). As tetraciclinas também podem ser utilizadas em bovinos para tratar infecções causadas por *Theileria*, porém são menos efetivas e devem ser administradas em alta dose no início da infecção, bem como durante um período mais longo. A bula do produto alimentar ao qual se adicionou clortetraciclina inclui como uma das indicações o controle de infecção ativa, se causada por *Anaplasma marginale*. Em bovinos, a oxitetraciclina é utilizada no tratamento da infecção por *Anaplasma marginale*. No entanto, a eficácia é questionável. Em um estudo comparou-se a eficácia do uso de enrofloxacino (5 mg/kg/24 h IV, durante 5 dias), imidocarbe (duas doses de 5 mg/kg IM, com intervalo de 7 dias) e oxitetraciclina (22 mg/kg/24 h IV, durante 5 dias) na eliminação de infecção persistente por *Anaplasma marginale* em bovinos. Constatou-se que nenhum dos tratamentos avaliados eliminou as infecções persistentes causadas por *A. marginale* em todos os bovinos (Coetzee *et al.*, 2006).

Equinos. A clortetraciclina pode ser efetiva no tratamento da infecção causada por *Babesia equi* em equinos, desde que administrada a dose de 0,5 a 2,6 mg/kg PC IV, diariamente, durante 6 dias, no início da infecção (Kuttler, 1988). Relata-se que a oxitetraciclina, quando administrada na dose de 5 a 6 mg/kg IV, 1 vez/dia, durante 7 dias, foi efetiva no tratamento de infecção causada por *Theileria equi*, mas não por *Babesia caballi* (Zobba *et al.*, 2008). O imidocarbe (discutido no item *Dipropionato de imidocarbe*) é considerado o tratamento mais efetivo para piroplasmose equina (Wise *et al.*, 2013).

Cães. A doxiciclina é efetiva na prevenção de manifestações clínicas causadas por infecção por *Babesia canis*, se administrada na dose de 10 mg/kg PC, 2 vezes/dia, durante 11 dias (Vercammen *et al.*, 1996). No entanto, o uso de atovaquona em combinação com azitromicina é considerado o tratamento preferido para infecção causada por *Babesia canis*, em cães (Birkenheuer, 2014). O tratamento de cães infectados com *Babesia gibsoni* com a combinação de doxiciclina (7 a 10 mg/kg/12 h), enrofloxacino (2 a 2,5 mg/kg/12 h) e metronidazol (5 a 15 mg/kg/12 h) VO, durante 6 semanas, com e sem duas injeções IM de diaceturato de diminazeno (3 mg/kg, com intervalo de 7 dias), resultou em taxas de eficácia total de 85,7% e 83,3%, respectivamente, com tempo médio de recuperação de 24,2 e 23,5 dias, respectivamente (Lin *et al.*, 2010). Também são utilizadas combinações de clindamicina-doxiciclina e metronidazol (Birkenheuer, 2014).

HIDROXIQUINOLONAS E NAFTOQUINONAS

Espectro de ação. *Coccidia*, *Babesia* sp., *Hepatozoon americanum*, *Theileria* sp., *Cytauxzoon* sp., *T. gondii*, *Eimeria* sp., malária, *Pneumocystis carnii*.

Fármacos incluídos. Decoquinato, atovaquona, parvaquona, buparvaquona (Figura 42.6).

Os anticoccidianos quinolonas inibem a respiração de coccídios por interferir no transporte de elétron mediado pelo citocromo, na mitocôndria dos parasitas. O local de ação dos anticoccidianos quinolonas provavelmente é o complexo bc1, onde os elétrons são transferidos da ubiquinona para o citocromo c. Esses compostos são coccidiostáticos e possibilitam a penetração de esporozoítos, mas não o seu desenvolvimento. Esses esporozoítos inibidos são capazes de retomar o desenvolvimento após a descontinuação do uso desses fármacos. As aves que recebem esses medicamentos desenvolvem discreta imunidade contra os coccídios.

Decoquinato

O decoquinato é um dos anticoccidianos do grupo quinolona (4-hidroxiquinolonas). É pouco absorvido no trato intestinal e a parte absorvida sofre rápida depuração no sangue e tecidos, sendo apenas minimamente excretado no leite (Quintero de Leonardo *et al.*, 2008). Há evidência de que o decoquinato pode ter ação anticoccidiana em esquizontes de *E. tenella* de primeira geração, interferir negativamente na esporulação e permitir o desenvolvimento de imunidade, se fornecido em concentração menor do que a concentração coccidiostática (Williams, 1997). Essa ação anticoccidiana também melhora a eficiência alimentar e a produção de leite. Ademais, há relato de ação contra *Toxoplasma* e *Cryptosporidium*, em bovinos e ovinos.

O decoquinato é aprovado e comercializado em várias partes do mundo, incluindo EUA, América Latina, Europa e Oriente Médio (Taylor e Bartram, 2012). Há alguma variação entre os países quanto às indicações de uso e as espécies-alvo. Nos EUA as formulações do fármaco são aprovadas para uso em aves domésticas, bezerros, bovinos de corte e vacas-leiteiras não lactantes, ou como monoterapia ou em combinação com outros medicamentos, inclusive clortetraciclina, lincomicina, tilosina e monensina. Como a FDA proíbe o uso *extralabel* de aditivos alimentares, nos EUA o uso desses produtos em outras espécies, para tal finalidade, não é permitido.

Uso clínico

Aves domésticas. O decoquinato é utilizado na prevenção de coccidiose causada por *Eimeria* sp., em frangos de corte. Deve ser fornecido durante, no mínimo, 28 dias, quando se prevê a ocorrência de coccidiose. Não é recomendado para galinhas poedeiras. Não é necessário período de carência.

Bovinos. Em bovinos, o decoquinato é utilizado na prevenção de coccidiose causada por *Eimeria* sp., quando fornecido por, no mínimo, 28 dias. Em bovinos de corte não há necessidade de período de carência. Verificou-se que no tratamento de criptosporidiose, a dose de 2 mg/kg não foi efetiva para reduzir a excreção de oocistos, tampouco para amenizar os sinais clínicos, em bezerros submetidos a desafio experimental (Moore *et al.*, 2003). No entanto, o tratamento de vacas prenhes com dose de 1,25 mg/kg/dia, adicionada ao alimento, durante 30 dias antes da parição até 8 dias após o parto, preveniu sinais clínicos de coccidiose nos bezerros.

Ovinos. Em ovinos, o decoquinato é fornecido junto ao alimento, de modo a propiciar 0,5 mg/kg PC, durante no mínimo 28 dias, para prevenção de coccidiose. Também, é efetivo como adjuvante na prevenção de aborto e de morte perinatal devido à

Nome	Nome químico (Fórmula empírica) [Peso molecular]	Estrutura química
Buquinolato	4-hidroxi-6,7-di-isobutoxi-3-etil éster de ácido quinolinocarboxílico $(C_{20}H_{27}NO_5)$ [361,42]	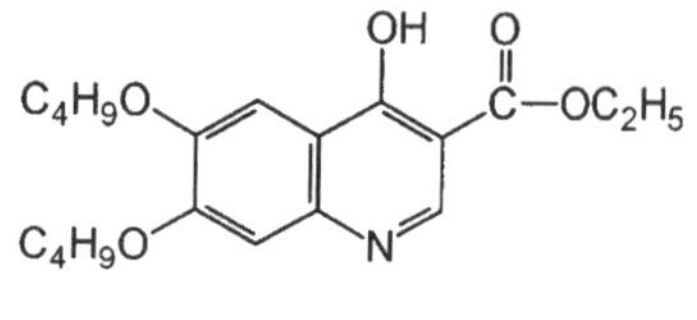
Decoquinato	6-declioxi-etoxi-4-hidroxi-3-etil éster de ácido quinolinocarboxílico $(C_{24}H_{35}NO_5)$ [417,53]	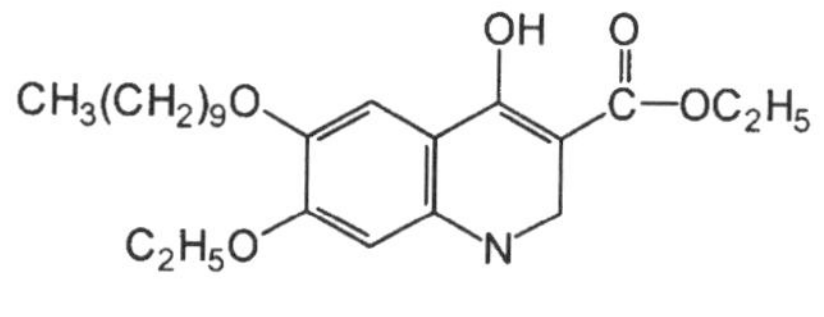
Nequinato	7-(benziloxi)-6-*n*-butil-1,4-di-hidro-4-oxo-3- metil éster de ácido quinolinocarboxílico $(C_{22}H_{23}NO_4)$ [365,43]	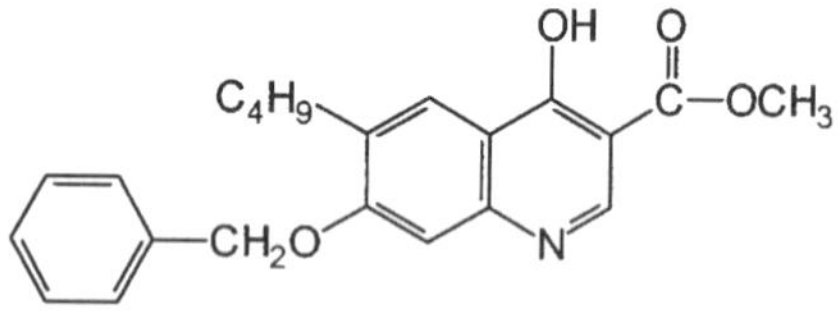
Buparvaquona	2-*trans*(4-*t*-butilcicloexil)metil-3-hidroxi-1,4- naftoquinona $(C_{21}H_{26}O_3)$ [326,44]	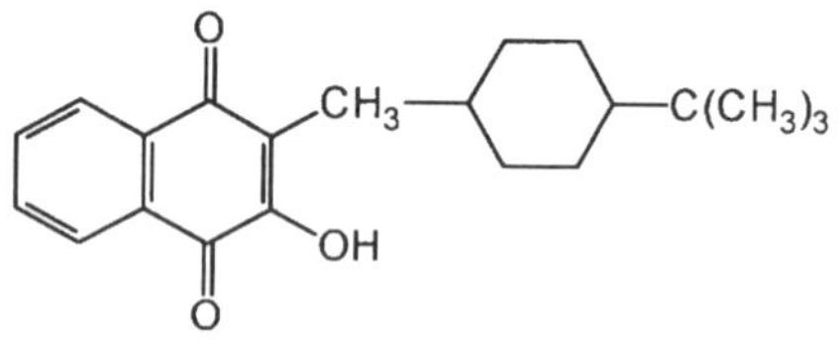
Parvaquona	2-ciclo-hexil-3-hidroxi-1,4-naftoquinona $(C_{16}H_{16}O_3)$ [256,30]	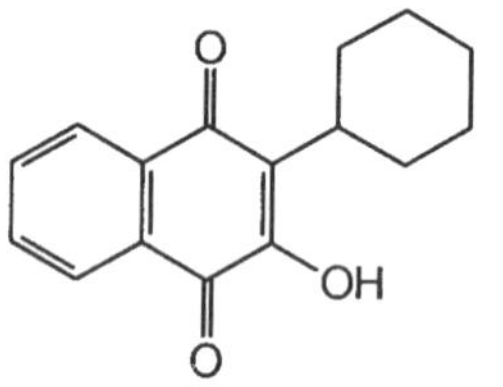
Atovaquona	2-[*trans*-4-(4-clorofenil)ciclo-hexil]-3-hidroxi-1,4-naftoquinona $(C_{22}H_{19}ClO_3)$ [366,69]	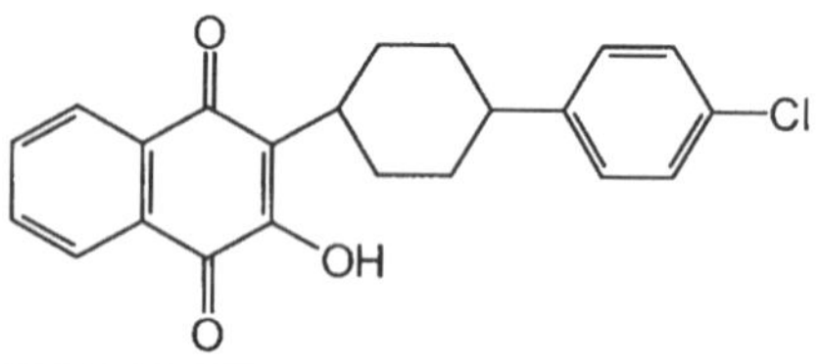

Figura 42.6 Hidroxiquinolonas e naftoquinonas.

toxoplasmose, quando administrado na dose de 2 mg/kg PC, diariamente, iniciando 14 semanas antes da data prevista para o parto.

Caprinos. Em caprinos, o decoquinato é fornecido junto ao alimento, de modo a propiciar 0,5 mg/kg PC durante, no mínimo, 28 dias, para prevenção de coccidiose. Também, em cabritos que recebem substituto de leite medicado, ele abranda a criptosporidiose clínica.

Cães. Para prevenção de recidiva clínica da infecção causada por *Hepatozoon americanum*, pode-se adicionar o aditivo alimentar que contém decoquinato (27,2 g de decoquinato para 453 g de pré-*mix*) à ração úmida fornecida aos cães, na dose de 0,5 a 1,0 colher de sopa/10 kg PC, 2 vezes/dia (Macintire *et al.*, 2001). O decoquinato mostrou-se efetivo na resolução dos sinais clínicos de um cão diagnosticado com miosite grave causada por *Sarcocystis* sp., quando utilizada dose de 10 a 20 mg de decoquinato/kg PC VO, 2 vezes/dia (Sykes *et al.*, 2011).

Equinos. O decoquinato é utilizado no tratamento de mielo-encefalite protozoária equina (MPE) causada por *Sarcocystis neurona*, na dose de 0,5 mg/kg VO, 1 vez/dia, em combinação com levamisol (1 mg/kg), durante 10 dias. Com o uso dessa combinação de medicamentos constatou-se melhora dos sinais clínicos (Ellison e Lindsay, 2012) e testes *in vitro* indicaram que o decoquinato apresenta uma ação letal em esquizontes de *S. neurona* em desenvolvimento, quando na concentração de 240 nM (Lindsay *et al.*, 2013). Não há disponibilidade de produto comercial aprovado com essa combinação; em estudos, utilizam-se medicamentos preparados em farmácia de manipulação. Antes da recomendação desse tratamento são necessárias informações adicionais.

Atovaquona

A atovaquona (suspensão) é uma hidroxiquinolona que apresenta ação antiprotozoário de amplo espectro. É uma substância sólida cristalina amarela, praticamente insolúvel em água. A atovaquona é disponibilizada como suspensão amarelo-clara de micropartículas, contendo 150 mg de atovaquona/mℓ. É altamente lipofílica, e quando administrada junto ao alimento, sua absorção aumenta em 2 vezes. Foi originalmente desenvolvida para uso humano, no tratamento de malária e de pneumonia causada por *Pneumocystis carinii* resistente a outros medicamentos. A atovaquona é aqui discutida porque se constatou, também, que ela apresenta excelente ação contra *T. gondii* e *Babesia* sp. Ademais, é efetiva no tratamento de infecção por *Eimeria* spp. Acredita-se que a atovaquona também atue mediante inibição do transporte de elétron no complexo bc1 mitocondrial porque com frequência se constata resistência cruzada entre atovaquona e decoquinato (Pfefferkorn *et al.*, 1993).

Uso clínico

Cães. A atovaquona em combinação com azitromicina é o tratamento de escolha para babesiose canina (Birkenheuer, 2014). Foi administrada (13,3 mg/kg/8 h VO) concomitantemente com azitromicina (10 mg/kg/24 h VO) durante 10 dias consecutivos e verificou-se eliminação total da infecção causada por *Babesia gibsoni*, em 8 dos 10 cães tratados (Birkenheuer *et al.*, 2004). Os cães avaliados tinham sido tratados previamente, sem sucesso, com imidocarbe ou diminazeno. A menor sensibilidade de *B. gibsoni* ao tratamento com atovaquona em alguns cães está associada ao polimorfismo em um único nucleotídio da sequência genética do citocromo mitocondrial b de *B. gibsoni* (Matsuu *et al.*, 2006).

Gatos. Em gatos com infecção causada por *Cytauxzoon felis* notou-se que a administração simultânea de atovaquona (15 mg/kg/8 h VO) e azitromicina (10 mg/kg/24 h VO), durante 10 dias, aumentou significativamente a taxa de sobrevivência, em comparação com gatos tratados com dipropionato de imidocarbe (dose de 3,5 mg/kg, IM, seguida de outra dose após 7 dias) (Cohn *et al.*, 2011).

Parvaquona e buparvaquona

Parvaquona e buparvaquona são naftoquinonas utilizadas no tratamento de teileriose. São efetivas contra macroesquizontes e piroplasmas intraeritrocíticos.

Teileriose é uma doença grave em bovinos criados na África; é causada por *Theileria parva*, um piroplasma. Várias espécies de *Theileria* infectam ruminantes selvagens nos EUA, mas nenhuma causa doença grave.

Uso clínico

Bovinos. A parvaquona é administrada por via IM, na dose de 20 mg/kg PC, como tratamento único de teileriose. Administra-se uma ou duas doses de 2,5 mg de buparvaquona/kg PC, IM. Em bovinos, ambos os fármacos são considerados efetivos na cura de infecções causadas por *Theileria* (Muraguri *et al.*, 1999).

Gatos. A parvaquona e a buparvaquona são utilizadas para tratar infecções causadas por *Cytauxzoon felis* em gatos, embora suas eficácias sejam questionáveis (Kier, 1990).

PIRIDINÓIS

Espectro de ação. Coccidiose, *Leucocytozoon* sp.

Fármaco incluído. Clopidol (Figura 42.7).

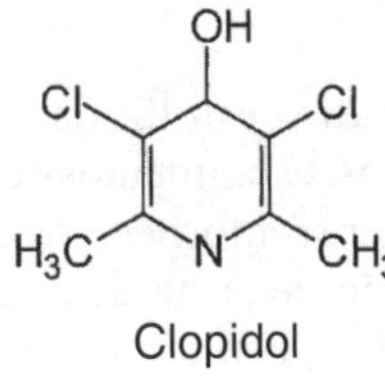

Clopidol
($C_7H_7Cl_2NO$)
[192,06]
Figura 42.7 Clopidol.

Clopidol

O clopidol é o único piridinol utilizado como anticoccidiano. É praticamente insolúvel em água. É efetivo contra o estágio de esporozoíto; ocorre penetração desse esporozoíto na célula, mas não o desenvolvimento do parasita. Também, atua em esquizogentes de segunda geração e nas fases de gametogonia e esporulação. Os esporozoítos retomam o desenvolvimento após a descontinuação do medicamento. Em aves domésticas, após a administração desse medicamento, nota-se indução de discreta imunidade. Long (1993) sugeriu que o modo de ação do clopidol é semelhante àquele dos anticoccidianos quinolonas devido às semelhanças de estrutura e ação biológica entre eles. No entanto, não se constatou resistência cruzada entre o clopidol e a quinolona aos anticoccidianos (Long, 1993).

Uso clínico

Galinhas e perus. O clopidol é fornecido na taxa de 0,0125 a 0,025%, para prevenção de coccidiose. Há necessidade de um período de carência de 5 dias, quando se administra na taxa de 0,025%. Essa taxa pode ser reduzida para 0,0125%, 5 dias antes do período de carência. O clopidol é transferido aos ovos de galinhas alimentadas com ração que contém esse fármaco (Long, 1971). O clopidol também está aprovado para uso na prevenção de infecção causada por *Leucocytozoon smithi* em perus, quando fornecido em sua concentração anticoccidiana.

DERIVADOS DA GUANIDINA

Espectro de ação. Coccidiose.

Fármaco incluído. Robenidina (Figura 42.8).

Robenidina

A robenidina é um derivado anticoccidiano sintético da guanidina. É efetivo contra esquizontes de primeira geração de *E. tenella* por impedir a formação de merozoítos. Alimentos que contêm robenidina não devem ser fornecidos a galinhas poedeiras, pois estudos mostraram que esse fármaco é transferido aos ovos (Long *et al.*, 1981) e esses ovos apresentam sabor desagradável, ainda que, aparentemente, a capacidade de seres humanos em sentir o sabor da robenidina seja geneticamente controlada. Não se constatou outro efeito adverso na produção e qualidade dos ovos.

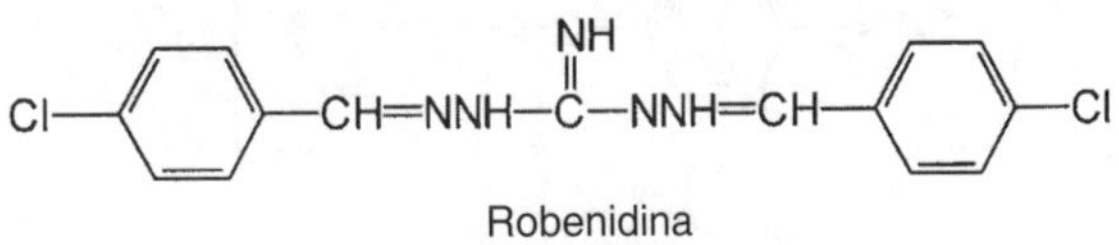

Robenidina
($C_{15}H_{13}Cl_2N_5$)
[334,21]
Figura 42.8 Robenidina.

Uso clínico

Aves domésticas. A robenidina é utilizada na prevenção de coccidiose em aves domésticas. Os alimentos destinados a frangos em fase de terminação devem ser fornecidos dentro de 50 dias após sua fabricação. A adição de pasta de bentonita aos alimentos pode reduzir a ação da robenidina. É necessário período de carência de 5 dias. Se não respeitar o período de carência de 5 dias antes do abate, para robenidina, o sabor da carne de aves medicadas é desagradável.

Coelhos. A robenidina pode ser utilizada na prevenção de coccidiose provocada por *Eimeria* sp. em coelhos, quando fornecida na dose de 0,75 a 1,00 kg por tonelada de ração completa, de modo a fornecer 50 a 66 ppm de cloridrato de robenidina. O uso dessa concentração na ração requer um período de carência de 5 dias.

ANÁLOGOS DA TIAMINA

Espectro de ação. Coccidiose.

Fármaco incluído. Amprólio (Figura 42.9).

Amprólio

Nos EUA, o amprólio é aprovado para uso na prevenção e tratamento de infecções causadas por *Eimeria* em frangos, perus, faisões e bezerros. É um dos fármacos anticoccidianos mais comumente utilizados em medicina veterinária. Apresenta relação estrutural com a vitamina B$_1$ (tiamina) e acredita-se que a ação antiprotozoário do medicamento esteja relacionada à inibição competitiva do transporte ativo de tiamina no parasita. Há uma sensibilidade 50 vezes maior do sistema do parasita, em comparação com o sistema do hospedeiro. No entanto, a administração prolongada ou de alta dose de amprólio pode ocasionar deficiência clínica de tiamina nos animais tratados, resultando em necrose cerebrocortical (polioencefalomalacia).

O amprólio é livremente solúvel em água. Como o amprólio carece da função hidroxietil da tiamina, ele não sofre fosforilação, que origina um análogo de pirofosfato (Looker *et al.*, 1986). O amprólio é efetivo contra esquizontes de primeira geração, impedindo a produção de merozoítos; ademais, possui alguma ação contra os estágios sexuados e de esporulação do oocisto. Em frangos e perus há prevalência de cepas de *Eimeria* spp. resistentes ao amprólio; assim, esse fármaco frequentemente é utilizado em combinação com outros medicamentos, a fim de aumentar a sua ação antiprotozoário.

Uso clínico

Frangos e perus. O amprólio é utilizado na prevenção de coccidiose em frangos, na forma de aditivo alimentar ou na água de bebedouro. Não há necessidade de período de carência. Em perus, o amprólio é efetivo no tratamento de coccidiose, desde que fornecido continuamente.

Faisões. O amprólio é aprovado para uso na prevenção de coccidiose em faisões; é fornecido continuamente. Não deve ser adicionado a ração que contenha bentonita.

Bovinos. O amprólio é fornecido a bezerros juntamente ao alimento e à água, ou por VO, na dose de 5 mg/kg PC, durante 21 dias, para prevenir coccidiose, ou na dose de 10 mg/kg PC durante 5 dias, como adjuvante no tratamento de coccidiose.

Caprinos. Em caprinos, o amprólio é utilizado no tratamento de infecção por cepas patogênicas de *Eimeria* sp. A ocorrência de resistência é comum e crescentemente observada; portanto, recomenda-se o uso de doses maiores. Constatou-se que dose de 50 mg/kg VO, 1 vez/dia, durante 5 dias, reduziu efetivamente a excreção de oocistos, o que não aconteceu quando administrada a dose de 10 mg/kg (Young *et al.*, 2011).

Cães. Em cães, o amprólio pode ser utilizado no tratamento de coccidiose, na dose total de 100 a 200 mg (na forma de pó 20%) VO, 1 vez/dia, durante 7 a 12 dias. O amprólio também pode ser fornecido na água de bebedouro (como fonte única), na dose de 30 mℓ (solução 9,6%)/galão (3,8 ℓ), por até 10 dias, ou no alimento, na dose de 250 a 300 mg (na forma de pó 20%), 1 vez/dia, durante 7 a 12 dias.

Gatos. O amprólio pode ser utilizado no tratamento de coccidiose, na dose de 110 a 220 mg/kg VO, 1 vez/dia, durante 7 a 12 dias. O amprólio também é fornecido na água de bebedouro (como fonte única), na dose de 1,5 colher de chá (7,5 mℓ) (solução 9,6%)/galão (3,8 ℓ), por até 10 dias. A combinação de amprólio e sulfadimetoxina pode ser utilizada no tratamento de coccidiose, nas doses de 150 mg de amprólio/kg PC e de 25 mg de sulfadimetoxina/kg PC, 1 vez/dia, durante 14 dias.

NITROBENZAMIDAS

Espectro de ação. Coccidiose.

Fármacos incluídos. Aclomida, dinitolmida (Figura 42.10).

Aclomida e dinitolmida

Aclomida e dinitolmida são fármacos anticoccidianos nitrobenzamidas. São efetivos principalmente em esquizontes de primeira geração; a dinitolmida inibe a esporulação de oocistos (Mathis e McDougald, 1981). A dinitolmida tem ação coccidiostática, quando administrada durante 6 dias, mas tem efeito coccidicida quando administrada por períodos mais

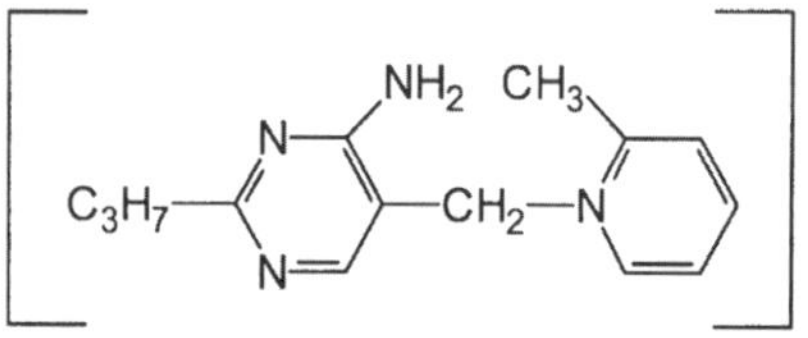

Figura 42.9 Amprólio.

Nome	Nome químico (Fórmula empírica) [Peso molecular]	Estrutura química
Aclomida	2-cloro-4-nitrobenzamida (C$_7$H$_5$ClN$_2$O$_3$) [200,60]	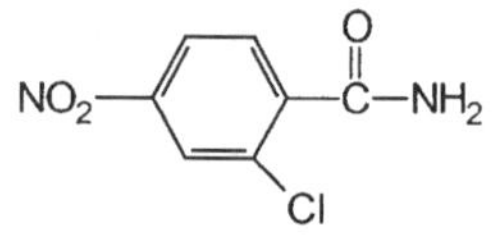
Dinitolmida	2-metil-3,5-dinitrobenzamida (C$_8$H$_7$N$_3$O$_5$) [225,16]	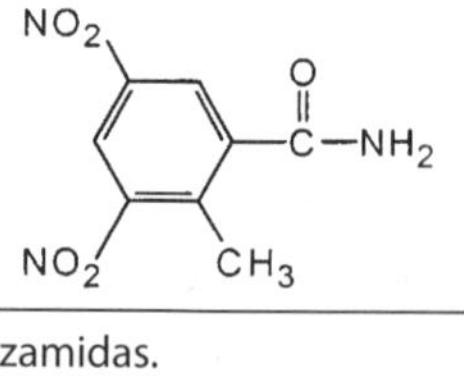

Figura 42.10 Nitrobenzamidas.

longos (Long, 1993). É comum verificar cepas de coccídios resistentes à nitrobenzamida. O modo de ação anticoccidiana das nitrobenzamidas é desconhecido.

Atualmente, a aclomida não é comercializada como um fármaco individual, tampouco em combinação com outros fármacos anticoccidianos, nos EUA.

Uso clínico

Frangos e perus. A dinitolmida é fornecida como fármaco individual para prevenir a ocorrência de coccidiose em frangos. Não é recomendada para pássaros ou galinhas poedeiras com mais de 14 semanas de idade. A dinitolmida também é aprovada para uso em peruas não poedeiras com até 14 a 16 semanas de idade, adicionada à ração. Também, há disponibilidade de combinação de produtos.

NICARBAZINA

Espectro de ação. Coccidiose.

A nicarbazina é um complexo equimolecular de 4,4′-dinitrocarbanilida e 2-hidroxi-4,6-dimetilpirimidina (Figura 42.11). Os fármacos são absorvidos separadamente no trato digestório e ambos são necessários para induzir ação anticoccidiana. Os cristais secos são altamente eletrostáticos e apresentam alguns problemas em mistura seca. Não se conhece o modo de ação exato da nicarbazina. Ela reduz a produção e o peso do ovo, bem como a espessura de sua casca e a ocorrência de mancha na gema do ovo, quando fornecida a galinhas poedeiras da raça White Leghorn, na dose de 125 ppm (Jones *et al.*, 1990). Também, causa redução da eclodibilidade e despigmentação de ovos de casca amarronzada. Em geral, o uso de nicarbazina se restringe ao período inicial da vida, em razão dos potenciais efeitos supressores do crescimento e aos meses mais frios do ano, pois exacerba os efeitos do estresse calórico (McDougald, 1993).

Uso clínico

Aves domésticas. A nicarbazina é fornecida na prevenção, mas não no tratamento, de coccidiose. Não é recomendada para galinhas poedeiras. Há disponibilidade de uma combinação de narasina e nicarbazina, para prevenção de coccidiose em frangos jovens. O seu uso é recomendado apenas para essa categoria de frangos e não deve ser fornecida a outros tipos de aves domésticas. O uso dessa combinação está associado com aumento da taxa de mortalidade de frangos jovens em épocas de calor, ou seja, de estresse calórico. Os alimentos que contêm essa combinação podem provocar morte em equinos que os ingerem e não devem ser fornecidos a perus adultos.

ALCALOIDES

Espectro de ação. Coccidiose, teileriose.

Fármaco incluído. Halofuginona (Figura 42.12).

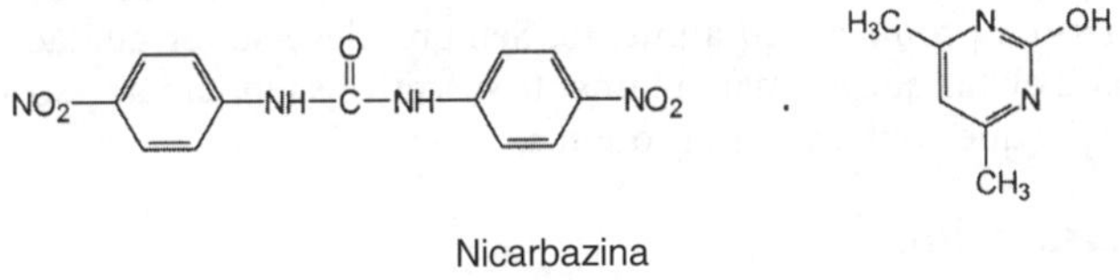

Nicarbazina
$(C_{19}H_{18}N_6O_6)$
[426,38]

Figura 42.11 Nicarbazina.

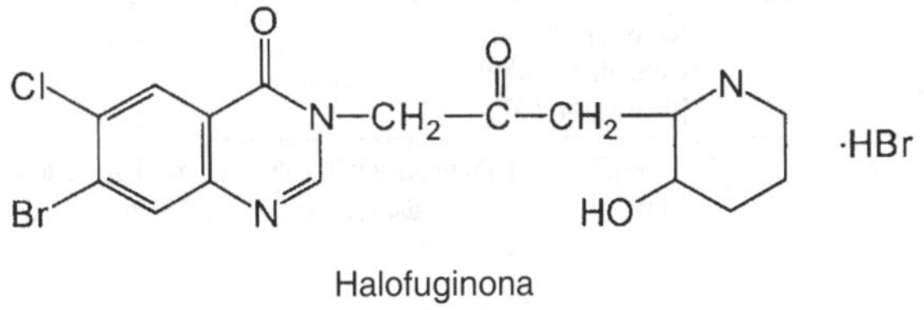

Halofuginona
$(C_{16}H_{18}Br_2ClN_3O_3)$
[495,50]

Figura 42.12 Halofuginona.

Halofuginona

A halofuginona é um alcaloide originalmente isolado da planta *Dichroa febrifuga*. A halofuginona é efetiva contra os estágios assexuados de coccídios. Seu modo de ação anticoccidiano é desconhecido. A halofuginona é transferida aos ovos, em galinhas tratadas com ela durante 1 semana (Long *et al.*, 1981), porém não causa efeitos adversos na produção e qualidade do ovo (Jones *et al.*, 1990). Em aves domésticas, o uso de halofuginona está associado à ocorrência de lacerações cutâneas; ademais, inibe a síntese de colágeno tipo I em células de aves e mamíferos (Granot *et al.*, 1993). A halofuginona é tóxica aos peixes e a outros animais de vida aquática e não deve ser fornecida a aves aquáticas. A halofuginona causa irritação de pele e olhos e o seu uso requer cuidados apropriados (como uso de vestimenta apropriada) durante o manuseio do fármaco.

Uso clínico

Frangos e perus. A halofuginona é utilizada na prevenção de coccidiose em aves domésticas, quando fornecida junto à ração. Não é recomendada para galinhas poedeiras. A halofuginona também é aprovada para prevenir a ocorrência de coccidiose em perus em fase de crescimento.

Bovinos. Em bovinos, a halofuginona é administrada por VO, na dose de 1 a 2 mg/kg PC, como tratamento único; é efetiva na cura de infecções causadas por *Theileria*. Na dose de 2 mg/kg PC pode causar diarreia transitória. Também, administra-se halofuginona VO, na dose de 100 µg/kg PC, 1 vez/dia, durante 7 dias, no tratamento ou prevenção de infecções causadas por *Cryptosporidium* spp. Embora alguns estudos indiquem menor produção de oocistos e redução na gravidade da diarreia em bezerros tratados, outros não constataram benefício clínico (Trotz-Williams *et al.*, 2011; Klein, 2008). É possível que a eficácia da halofuginona seja influenciada por múltiplos fatores. Ela é mais efetiva na redução de casos de doença clínica e na diminuição da excreção de *Cryptosporidium* em bezerros, quando mantidos em bezerreiros individuais (De Waele *et al.*, 2010) e quando não há outra infecção concomitante (Meganck *et al.*, 2015).

IONÓFOROS POLIÉTERES

Espectro de ação. Coccidiose.

Fármacos incluídos. Lasalocida, maduramicina, monensina, narasina, senduramicina, salinomicina (Figura 42.13).

Os antibióticos ionóforos poliéteres foram descobertos no início dos anos 1950 e sua ação anticoccidiana foi reconhecida no final dos anos 1960. Os ionóforos tornaram-se amplamente utilizados na indústria aviária logo após a sua introdução, em razão de seu amplo espectro de ação e do surgimento de resistência a outros fármacos. Os ionóforos poliéteres pertencem

Nome	Nome químico (Fórmula empírica) [Peso molecular]	Estrutura química
Lasalocida	6-[7R-[5S-Etil-5-(5R-etiltetraidro-5-hidroxi-6 S-metil-2H-piran-2R-il) tetraidro-3S-metil-2S-furanil]-4S-hidroxi-3R,5S-dimetil-6-oxonon-il]-2-hidroxi-3-ácido metilbenzoico (C$_{34}$H$_{54}$O$_8$) [590,80]	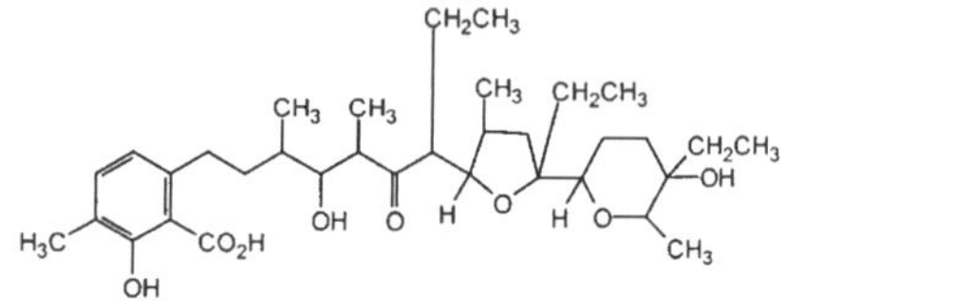
Maduramicina	(3R,4S,5S,6R,7S,22S)-23,27-Didemetoxi-2,6,22-tridemetil-11-O-dimetil-22-[(2,6-dideoxi-3,4-diO-metil-β-Larabino-hexopiranosil)oxi]-6-metiloxilonomicina A sal monoamônio (C$_{47}$H$_{83}$NO$_{17}$) [934,17]	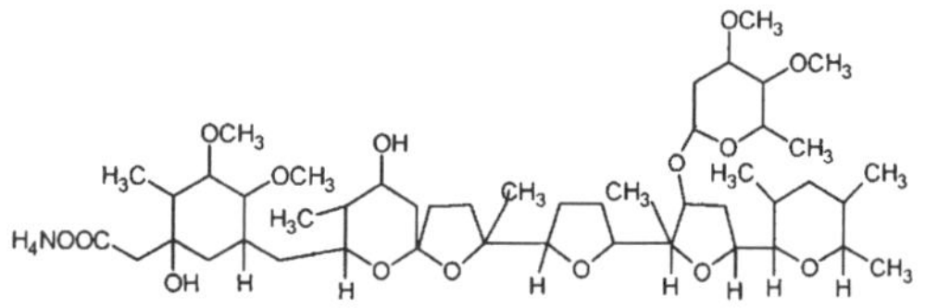
Monensina	2-[5-Etiltetraidro-5-[tetraidro-3-metil-5-[tetraidro-6-hidroxi-6-(hidrometil)-3,5-dimetil-2H-pirano-2-il]-2-furil]-2-furil]-9-hidroxi-β-metoxi-α, γ, 2,8-tetrametil-1,6-dioxaspiro [4.5] decano-7-ácido butírico (C$_{36}$H$_{62}$O$_{11}$) [670,90]	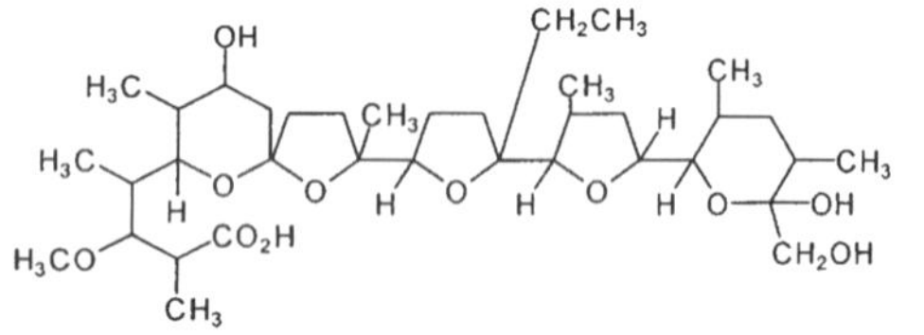
Narasina	(αβ,2β,3α,5α,6α)-α-etil-6-[5-[5-(5α-etiltetraidro-5βhidroxi-6α-metil-2H-pirano-2β-il)-3″α,4,4″,5,5″α,6″-hexaidro-3′ β-hidroxi-3″β,5α,5″β-trimetilspiro] furano-2(3H),2′-[2H]pirano-6′(3′H),2″-[2H]pirano]6″α-il]2α-hidroxi-1α,3β-dimetil-4-oxo-heptil]-tetraidro-3,5-dimetil-2H-pirano-2-ácido acético (C$_{43}$H$_{72}$O$_{11}$) [765,05]	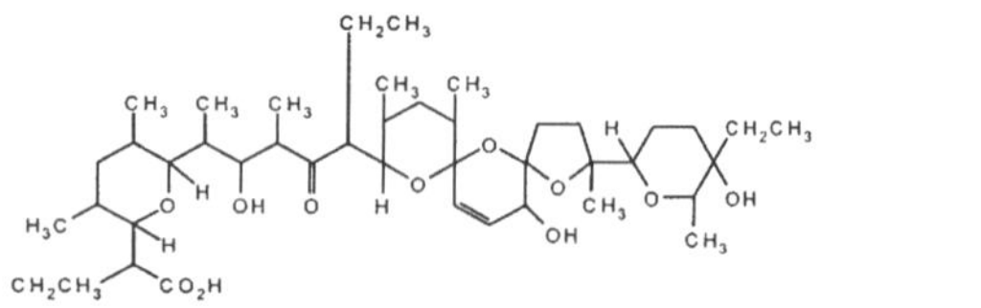
Senduramicina	(2R,3S,4S,5R,6S)-tetraidro-2,4-di-hidroxi-6-[(1R)-1-[(2S,5R,7S,8R,9S)-9-hidroxi-2,8-dimetil-2-[(2R,6S)-tetraidro-5-metil-5-[(2R,3S,5R)-tetraidro-5[(2S,3S,5R,6S)-tetraidro-6-hidroxi-3,5,6-trimetil2H-pirano-2-il]-3-[[(2S,5S,6R)-tetraidro-5-metoxi-6-metil-2H-pirano-2-il]oxi]-2-furil]-2-furil]-1,6-dioxaspirol [4.5]dec-7-il]etil]-5-metoxi-3-metil-2H-pirano-2-ácido acético (C$_{44}$H$_{77}$O$_{16}$) [748,47]	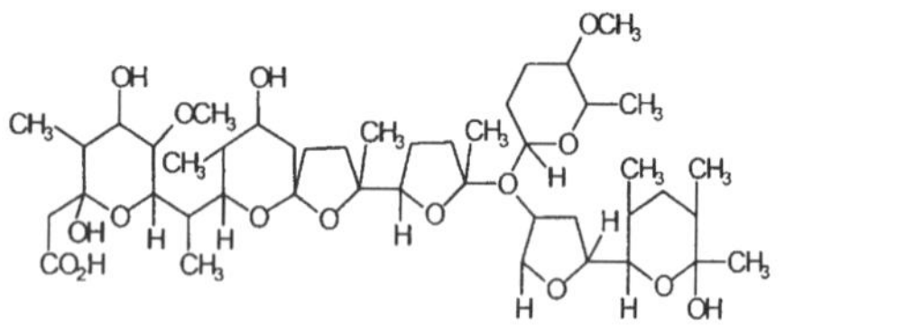

Figura 42.13 Antibióticos ionóforos.

a cinco classes: monovalentes, glicosídeos monovalentes, divalentes, glicosídeos divalentes ou éteres pirróis divalentes. O modo de ação dos ionóforos está relacionado à sua capacidade em formar complexos lipofílicos com cátions de metais álcalis e em transportar esses cátions através de membranas biológicas. Diferentes ionóforos podem ter distintas afinidades a diferentes cátions. Acredita-se que os ionóforos com ação anticoccidiana são efetivos contra esporozoítos e merozoítos extracelulares. Os estágios extracelulares formam vesículas na membrana, que indicam alterações na integridade dessa membrana e na osmolalidade interna. Como os coccídios não apresentam organelas osmorreguladoras, essa alteração na condição osmótica interna danifica os parasitas.

Em condições experimentais, é difícil induzir resistência de coccídios aos ionóforos devido ao seu modo de ação particular e à demora em ocorrer resistência após o uso clínico no campo. Da metade ao final dos anos 1980, foram detectadas cepas de *Eimeria* spp. isoladas de aves domésticas resistentes aos ionóforos, nos EUA; atualmente, a resistência aos ionóforos é um achado comum. Também, é comum a ocorrência de resistência cruzada entre os ionóforos, embora se tenham demonstrado diferenças entre as cepas quanto à resposta de coccídios a ionóforos específicos. Em geral, a resistência aos ionóforos poliéteres monovalentes induz algum grau de reação cruzada com outros ionóforos poliéteres monovalentes; contudo, a sensibilidade aos monoglicosídeos monovalentes e aos ionóforos poliéteres divalentes pode persistir.

Os ionóforos são potencialmente tóxicos às espécies animais altamente suscetíveis. Equinos parecem ser a espécie mais suscetível; a DL$_{50}$ da monensina é 1,4 mg/kg, a de caprinos é 26,4 mg/kg, e a de aves domésticas é 214 mg/kg (Deljou *et al.*, 2014). Os sinais clínicos são decorrentes da degeneração muscular e miocárdica aguda. Também, ocorrem sudorese, cólica e ataxia com paresia/paralisia de membro pélvico. Em termos patológicos, pode-se notar cardiomiopatia degenerativa focal, necrose de músculo esquelético e insuficiência cardíaca congestiva. A intoxicação por ionóforo pode ser exacerbada pela administração simultânea de tiamulina, cloranfenicol, macrolídios, sulfonamidas e glicosídeos cardíacos (Novilla, 1992; Mitema *et al.*, 1988). A exposição de equinos aos ionóforos geralmente é acidental ou resultante de acesso dos animais à ração com adição de medicamento, principalmente devido a erro na produção do alimento. Sempre, deve-se ter cuidado para evitar que animais altamente suscetíveis tenham acesso à ração que contém esses produtos.

Lasalocida

A lasalocida é um ionóforo poliéter divalente, produto da fermentação de *Streptomyces lasaliensis*; foi o segundo ionóforo comercializado nos EUA. A lasalocida é bem tolerada quando fornecida junto à tiamulina (Meingasser *et al.*, 1979). Ela é transferida aos ovos de galinhas que receberam esse fármaco, durante 1 semana.

Uso clínico

Frangos e perus. A lasalocida é utilizada para prevenir coccidiose em frangos. Também, é aprovada para a prevenção de coccidiose em perus em fase de crescimento.

Perdiz-chucar. A lasalocida é aprovada na prevenção de coccidiose em perdiz-chucar; é fornecida às aves até completarem 8 semanas de idade.

Bovinos. Em bovinos, a lasalocida é utilizada para prevenir coccidiose, na dose de 1 mg/kg PC, com dose máxima de 360 mg/animal/dia. Não é recomendada para animais reprodutores.

Ovinos. A lasalocida é fornecida aos ovinos junto à ração, de modo a propiciar 15 a 70 mg/animal/dia; é utilizada na prevenção de coccidiose. Não é recomendada para animais reprodutores.

Coelhos. A lasalocida é aprovada para uso na prevenção de coccidiose hepática em coelhos; é fornecida até que os coelhos completem 6,5 semanas de idade.

Maduramicina

Maduramicina é um ionóforo poliéter monoglicosídeo monovalente, produto da fermentação de *Actinomadura yumaense*. A maduramicina não influencia negativamente a produção ou a qualidade dos ovos (Jones *et al.*, 1990). A maduramicina é bem tolerada quando fornecida junto à tiamulina (Meingasser *et al.*, 1979). Em altas doses (≥ 6 ppm), pode provocar efeitos adversos relativos à taxa de crescimento e à emplumação.

Uso clínico

Frangos. A maduramicina é utilizada na prevenção de coccidiose em frangos jovens; é fornecida na dose de 5 ppm. É recomendada apenas para frangos jovens; não deve ser fornecida a outras categorias de frangos.

Monensina

A monensina é um ionóforo poliéter monovalente, produto da fermentação de *Streptomyces cinnamonensis*. Em frangos, a tiamulina pode interferir na metabolização da monensina e causar supressão do peso (Meingasser *et al.*, 1979). Aparentemente, a monensina não é transferida aos ovos de galinhas que recebem monensina por 1 semana, tampouco influencia negativamente a produção ou a qualidade dos ovos. Perus adultos e galinha-d'angola não devem receber ração que contenha monensina. Ela provoca morte em equinos e em galinhas-d'angola que ingerem alimentos que a contêm.

Uso clínico

Frangos e perus. A monensina é utilizada na prevenção de coccidiose em frangos jovens. Não forneça a galinhas ou poedeiras com mais de 16 semanas de idade. A monesina é utilizada na prevenção de coccidiose em perus. Não é recomendada aos perus com mais de 10 semanas de idade.

Codorniz-da-virgínia. A monensina é aprovada para prevenção de coccidiose em codorniz-da-virgínia; é fornecida na dose de 73 g/ton, desde o 1º dia de vida até 10 semanas de idade.

Bovinos. Em bovinos, a monensina é utilizada na prevenção de coccidiose; é fornecida de modo a propiciar 100 a 360 mg/animal/dia. Recentemente, também foi aprovado para uso em bovinos leiteiros, sem necessidade de período de carência para o consumo de carne e de leite.

Caprinos. A monensina é fornecida na dose de 20 g/ton, na prevenção de coccidiose em caprinos criados em confinamento. Não é recomenda às cabras que produzem leite para o consumo humano.

Narasina

A narasina é um ionóforo poliéter monovalente, produto da fermentação de *Streptomyces aureofaciens*. É estruturalmente semelhante à salinomicina, diferindo apenas na presença de um grupo metil na narasina, o qual não está presente na salinomicina. Não influencia negativamente a produção ou a qualidade dos ovos. A narasina pode provocar morte em equinos que a ingerem; além disso, não deve ser fornecida a perus adultos. Em frangos, a tiamulina pode interferir na metabolização da narasina e causar supressão do ganho de peso (Meingasser *et al.*, 1979).

Uso clínico

Frangos. A narasina é um aditivo alimentar utilizado na prevenção de coccidiose em frangos jovens. É recomendada apenas aos frangos jovens; não é recomendada para outras categorias de frangos.

Senduramicina

A senduramicina é um ionóforo poliéter monoglicosídeo monovalente, produto da fermentação de um mutante de *Actinomadura roseorufa* (Ricketts *et al.*, 1992). O composto original produziu uma forma de diglicosídeo de senduramicina que foi modificado para uma forma semissintética. Ambas as formas de monoglicosídeo apresentam ações semelhantes. É bem tolerado quando administrado simultaneamente à tiamulina (Ricketts *et al.*, 1992).

Uso clínico

Frangos. A senduramicina é utilizada como aditivo alimentar, na prevenção de coccidiose em frangos jovens.

Salinomicina

A salinomicina é um ionóforo poliéter monovalente, produto da fermentação de *Streptomyces albus*; foi o terceiro ionóforo comercializado nos EUA. Em frangos, a salinomicina é ativa contra esporozoítos e estágios assexuados iniciais e posteriores de coccídios (Conway *et al.*, 1993). A salinomicina não influencia negativamente a produção ou a qualidade dos ovos. Em frangos, a tiamulina pode interferir na metabolização da salinomicina e provocar supressão do peso (Meingasser *et al.*, 1979). Não se recomenda o uso com ligantes de alimentos peletizados, como a argila de bentonita. A salinomiciba provoca morte em equinos e perus adultos que ingerem alimentos que a contêm. Em equinos e gatos, a intoxicação por salinomicina é acompanhada, predominantemente, de sintomas neurológicos, embora, com frequência, note-se elevação das enzimas musculares (Aleman *et al.*, 2007; Pakozdy *et al.*, 2010).

Uso clínico

Frangos. A salinomicina é utilizada na prevenção de coccidiose em frangos jovens. Não é recomendada para galinhas poedeiras.

Codorniz-da-virgínia. A salinomicina, fornecida junto à ração, é aprovada para a prevenção de coccidiose em codorniz-da-virgínia.

DERIVADOS DA TRIAZINA

Espectro de ação. *Sarcocystis neurona*, coccidiose, toxoplasmose, *Neospora caninum*, *Neospora hughesii*.

Fármacos incluídos. Diclazurila, toltrazurila, ponazurila (Figuras 42.14 e 42.15). O fármaco antiprotozoário triazina atua no apicoplasto, um plastídeo obtido por meio de endossimbiose presente em parasitas Apicomplexa, porém não presente no hospedeiro vertebrado. A função exata do apicoplasto não é conhecida; no entanto, pode ser fundamental na biossíntese de aminoácidos e ácidos graxos, na assimilação de nitrato e sulfato e no armazenamento de amidos, como demonstrado em outros tipos de organela plastídea (Kühler *et al.*, 1997; Fichera e Roos, 1997).

Diclazurila

Diclazurila é uma benzenoacetonitrila com ação anticoccidiana quando fornecida em baixa concentração, no alimento. O mecanismo de ação anticoccidiana contra *Sarcocystis neurona* está relacionado à inibição da produção de merozoítos.

Uso clínico

Equinos. A diclazurila é utilizado no tratamento de mieloencefalite protozoária equina (MPE). A dose de 5 mg/kg (equivalente a 500 g da apresentação comercial a 0,5%, para um equino de 450 kg) causou melhora dos sinais clínicos de MPE, após curto período de tratamento (30 dias), comparativamente ao tratamento com uma combinação de sulfonamida e pirimetamina,

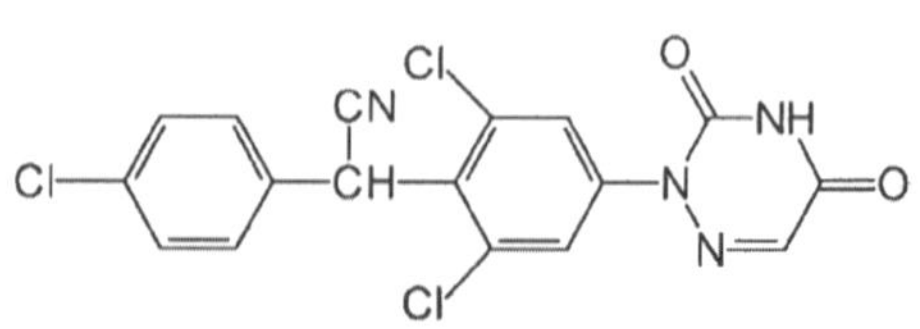

Diclazurila
($C_{17}H_9Cl_3N_4O_2$)

[407,64]

Figura 42.14 Diclazurila.

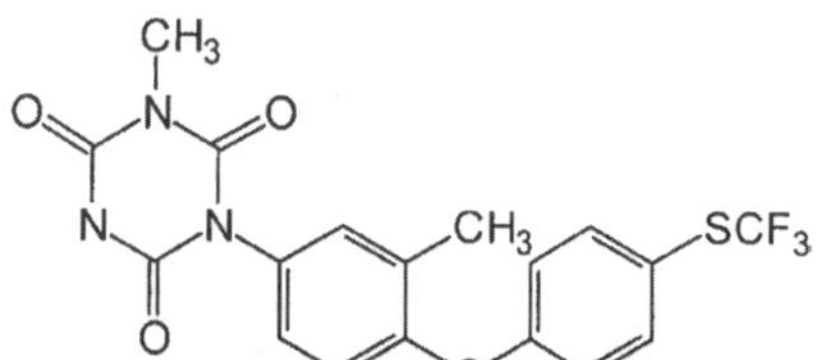

Toltrazurila
($C_{18}H_{14}F_3N_3O_4S$)

[425,38]

Figura 42.15 Toltrazurila.

durante 90 a 120 dias. No entanto, devido à necessidade de grande volume do medicamento, em alguns equinos o fármaco é administrado por meio de tubo nasogástrico, o que torna o tratamento inconveniente e difícil. Em equinos, a aprovação de uma formulação peletizada à base de alfafa (1,56%) tornou o tratamento com diclazurila muito mais prático, pois pode ser adicionada aos alimentos, na forma de cobertura, em repetidas doses. A farmacocinética está bem definida em equinos (Dirikolu *et al.*, 1999; Hunyadi *et al.*, 2015; Hunyadi L, Papich MG, Pusterla N, dados não publicados). Em estudo realizado por Dirikolu *et al.* (1999), notou-se que após uma dose de 2,5 g para cada 450 kg PC, a meia-vida foi de aproximadamente 43 h e a concentração foi mantida em 7 a 9 µg/mℓ, com doses diárias, durante 21 dias. A concentração no líquido cefalorraquidiano (LCR) correspondeu a cerca de 15% da concentração plasmática. Acredita-se que a concentração necessária para inibir *Sarcocystis neurona* é de 1 ng/mℓ. Em estudos mais recentes (Hunyadi *et al.*, 2015; Hunyadi L, Papich MG, Pusterla N, dados não publicados) utilizou-se uma formulação peletizada destinada ao uso como cobertura de alimentos fornecidos aos equinos (1,56%), na dose aprovada de 1 mg/kg e em uma dose menor de 0,5 mg/kg. As meias-vidas foram de, aproximadamente, 87 e 55 h, para as doses menor e maior, respectivamente. Após múltiplas doses diárias, até obter equilíbrio constante, a meia-vida foi de 72 h e 54 h, para doses menor e maior, respectivamente; não se constatou diferença na concentração plasmática do fármaco quando se utilizou dose menor ou maior. Em animais que receberam a dose menor, a concentração do medicamento no LCR correspondeu a 5,7% da concentração do plasma. Devido à meia-vida longa e à ausência de diferença entre as doses de 0,5 mg/kg e 1,0 mg/kg, realizou-se um estudo de acompanhamento em equinos, no qual se constatou que o protocolo de administração de 0,5 mg de diclazurila/kg de formulação peletizada, a cada 3 ou 4 dias, mantém a concentração acima do limiar desejado para inibir o desenvolvimento de *Sarcocystis* (Hunyadi L, Papich MG, Pusterla N, dados não publicados).

Frangos. A diclazurila é aprovado para uso em frangos jovens, para prevenir a ocorrência de coccidiose. Também, há várias outras combinações de produtos disponíveis. Os períodos de carência podem variar, dependendo do produto. Esse fármaco não foi aprovado para uso em galinhas poedeiras.

Perus. A diclazurila é aprovada para uso na prevenção de coccidiose em perus. Também, está disponível em combinação com a bacitracina. Esses produtos não são recomendados para peruas poedeiras e perus reprodutores.

Coelhos. Quando fornecida na dose de 1 a 2 ppm, continuamente, no alimento peletizado, a diclazurila foi efetiva no controle de sinais clínicos de coccidiose intestinal em coelhos infectados experimentalmente (Vanparijs *et al.*, 1989).

Toltrazurila

Toltrazurila é um fármaco derivado da triazina, de amplo espectro anticoccidiano e antiprotozoário. Não está disponível no mercado dos EUA, mas sim em outros países. É efetivo contra estágios assexuados e sexuados de coccídios por inibir a divisão nuclear de esquizontes e microgamontes e a formação de parede em macrogamontes. Também, pode ser útil no tratamento de coccidiose neonatal suína, MPE e hepatozoonose canina.

Uso clínico

Suínos. A toltrazurila mostrou-se capaz de abrandar os sinais clínicos de coccidiose de ocorrência natural em leitões lactentes, quando leitões com 3 a 6 dias de idade foram tratados com uma única dose oral de 20 a 30 mg de toltrazurila/kg PC (Driesen et al., 1995). Em leitões lactentes, a taxa de sinais clínicos diminuiu de 71% para 22%; também, notou-se redução da diarreia e da excreção de oocistos após uma única dose oral do fármaco. No Reino Unido, o uso de produtos aprovados requer um período de carência de 77 dias.

Bezerros e cordeiros. A toltrazurila é utilizado para prevenir sinais clínicos de coccidiose e reduzir a excreção de coccídios em bezerros e cordeiros, utilizando-se dose única do medicamento. No Reino Unido, os períodos de carência são de 63 dias e 42 dias, para bezerros e cordeiros, respectivamente.

Cães. Na hepatozoonose, a administração oral de 5 mg de toltrazurila/kg PC/12 h, durante 5 dias, ou a administração oral de 10 mg/kg PC/12 h, durante 10 dias, propiciou remissão dos sinais clínicos em cães com infecção natural, dentro de 2 a 3 dias (Macintire et al., 2001). Infelizmente, a maioria dos cães tratados apresenta recidiva e, eventualmente, morre em decorrência da hepatozoonose. Em filhotes infectados por *Isospora* sp., o tratamento com 0,45 mg de emodepsida, em combinação com 9 mg de toltrazurila/kg PC, reduz a quantidade de oocistos nas fezes em 91,5 a 100%. Não se constatou diferença na duração da diarreia quando se iniciou o tratamento após o surgimento dos sintomas, durante a infecção patente (Altreuther et al., 2011).

Gatos. Em filhotes com infecção experimental por *Isospora* spp., o tratamento com uma única dose oral de 0,9 mg de emodepsida, em combinação com 18 mg de toltrazurila/kg PC, reduz a excreção de oocistos em 96,7 a 100%, quando administrada durante o período pré-patente da infecção (Petry et al., 2011).

Equinos. A toltrazurila também é utilizado no tratamento de MPE. Esse fármaco é seguro, mesmo em alta dose. A dose atual recomendada é de 5 a 10 mg/kg VO, durante 28 dias. Apesar da boa eficácia do toltrazurila, em equinos o seu uso tem diminuído devido à maior disponibilidade de outros fármacos efetivos.

Ponazurila

A ponazurila, também conhecida como toltrazurila sulfona, é um metabólito ativo da toltrazurila; portanto, seu mecanismo de ação é semelhante àquele da toltrazurila. Está disponível na forma de pasta, para uso em equinos. É efetivo no tratamento de infecções causadas por *Sarcocystis neurona*, *Toxoplasma gondii*, *Isospora suis* e *Neospora caninum*.

Uso clínico

Equinos. A ponazurila é aprovado para uso em equinos, no tratamento de MPE, na dose de 5 mg/kg VO, durante 28 dias. Caso não se constate melhora clínica, o tratamento pode ser estendido por mais 28 dias. Para a infecção causada por *S. neurona* recomenda-se dose de carregamento de 15 mg/kg VO, a fim de obter concentrações terapêuticas no plasma e no LCR, após uma única dose. Também, relata-se que a ponazurila é efetivo no tratamento de MPE causada por *N. hughesii* (Finno et al., 2007). Não se verificou efeito adverso. A administração oral intermitente de 20 mg de ponazurila/kg, 1 vez/semana, foi recomendada na prevenção de MPE, pois constatou-se que

diminui significativamente a resposta de anticorpos contra *S. neurona* intratecal em equinos inoculados com esporocistos de *S. neurona* (MacKay et al., 2008).

Bovinos. Em bezerros com infecção experimental por *Neospora caninum* a ponazurila mostrou-se efetivo na dose de 20 mg/kg VO, 1 vez/dia, durante 6 dias.

Suínos. Não há produtos à base de ponazurila aprovado para uso em suínos; no entanto, a formulação elaborada para equinos tem boa biodisponibilidade quando administrada por VO em suínos, sendo utilizada de modo *extralabel* para tratamento de coccidiose causada por *Isospora suis*. Diferentemente de outros fármacos do grupo das triazinas, a ponazurila tem ação coccidiocida em todos os estágios de desenvolvimento e intracelulares de *Isospora* e não interfere na imunidade natural (Mehlhorn et al., 1984). Em leitões de 2 a 3 meses de idade, notou-se que uma única dose oral de 5 mg/kg resultou em meia-vida de 5,6 dias e concentração plasmática detectável durante, no mínimo, 33 dias (Zou et al., 2014). Tal fato, juntamente à carência de dados sobre resíduos nos tecidos, indica que todo animal tratado com ponazurila requer um período de carência muito longo.

Cães e gatos. Relata-se que a ponazurila, na dose de 50 mg/kg PC VO, 1 vez/dia, durante 3 dias, reduz a excreção de oocistos de *Cystoisospora* spp. para um limite inferior ao de detecção, em 92,9% e 87,5%, em cães e gatos de abrigo, respectivamente.

Em animais com alta contagem de oocistos nas fezes, notou-se que a probabilidade de permanecerem infectados e necessitarem de um segundo tratamento foi significativamente maior (Litster et al., 2014).

SULFONAMIDAS

Espectro de ação. Coccidiose.

Fármacos incluídos. Sulfaguanidina, sulfadiazina, sulfadimetoxina, sulfadoxina, sulfadimidina, sulfametoxazol, sulfanitrana e sulfaquinoxalina (Figura 42.16).

As sulfonamidas foram os primeiros anticoccidianos efetivos utilizados. Elas podem ser coccidiostáticas ou coccidiocidas. Também, a farmacologia das sulfonamidas é discutida no Capítulo 32. A estrutura das sulfonamidas é semelhante à do para-aminobenzoato (ácido para-aminobenzoico, PABA), necessário para a síntese de folato (ácido fólico) pelas bactérias. As sulfonamidas interferem nas fases iniciais da síntese de folato. As células de mamíferos e aves utilizam folato pré-formado e, portanto, não são influenciadas pelo tratamento com sulfonamidas. As sulfonamidas são frequentemente utilizadas em combinação com inibidores de di-hidrofolato redutase/timidilato sintase (DHFR/TS), como trimetoprima, pirimetamina ou ormetoprima, devido à ação sinérgica em razão da atuação em duas etapas da biossíntese de folato. As sulfonamidas são mais efetivas contra os estágios assexuados e menos efetivas contra os estágios sexuados de coccídios.

Em medicina veterinária, as sulfonamidas utilizadas no tratamento ou prevenção de infecções por coccídios e por parasitas semelhantes a coccídios incluem sulfaguanidina, sulfadiazina, sulfadimetoxina, sulfadoxina, sulfadimidina, sulfametoxazol, sulfanitrana e sulfaquinoxalina. Várias delas são utilizadas em combinação com outros produtos que apresentam propriedades antibacterianas ou que atuam como promotores de crescimento. As combinações com trimetoprima ou ormetoprima são discutidas no item *Inibidores de di-hidrofolato redutase/timidilato sintase*.

Nome	Nome químico (Fórmula empírica) [Peso molecular]	Estrutura química
Sulfadiazina	4-amino-*N*-2-primidinilbenzenossulfonamida $(C_{10}H_{10}N_4O_2S)$ [250,28]	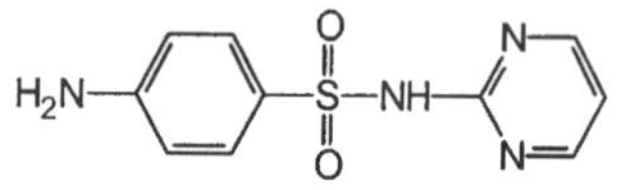
Sulfadimetoxina	4-amino-*N*-(2,6-dimetoxi-4-pirimidinil)-benzenossulfonamida $(C_{12}H_{14}N_4O_4S)$ [310,33]	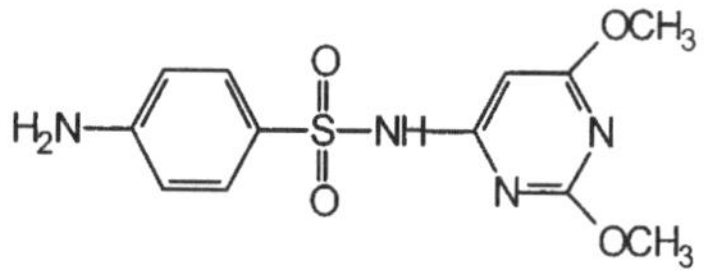
Sulfadoxina	4-amino-*N*-(5,6-dimetoxi-4-pirimidinil)-benzenossulfonamida $(C_{12}H_{14}N_4O_4S)$ [310,34]	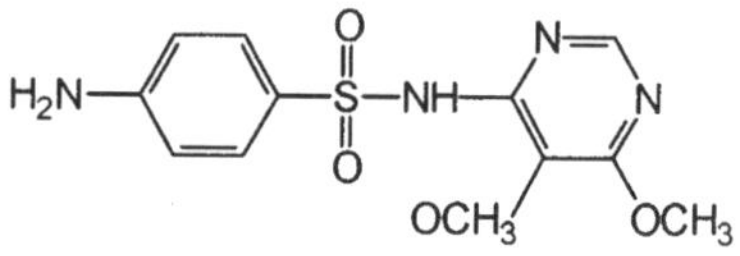
Sulfaguanidina	4-amino-*N*-(aminoiminometil)-benzenossulfonamida $(C_7H_{10}N_4O_2S)$ [214,24]	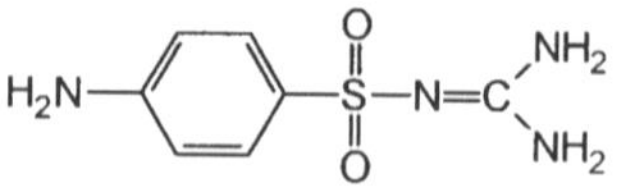
Sulfadimidina	4-amino-*N*-(4,6-dimetil-2-pirimidinil)-benzenossulfonamida $(C_{12}H_{14}N_4O_2S)$ [278,32]	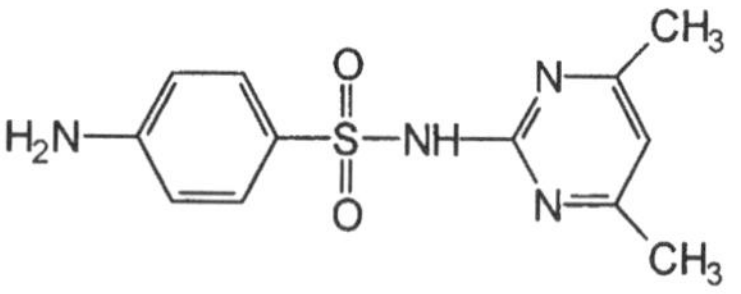
Sulfametoxazol	4-amino-*N*-(5-metil-3-isoxazolil)-benzenossulfonamida $(C_{10}H_{11}N_3O_3S)$ [253,31]	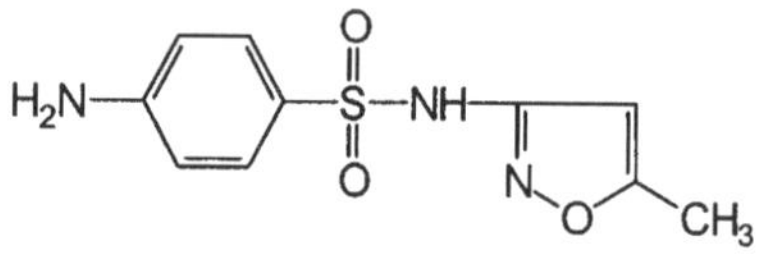
Sulfaquinoxalina	4-amino-*N*-2-quinoxalinil-benzenossulfonamida $(C_{14}H_{12}N_4O_2S)$ [300,33]	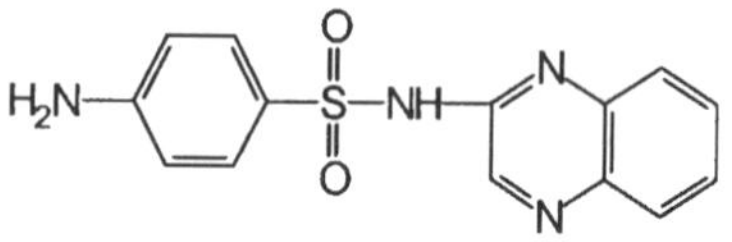
Sulfanitrana	4'-[(*p*-nitrofenil)sulfamoil]acetanilida $(C_{14}H_{13}N_3O_5S)$ [335,34]	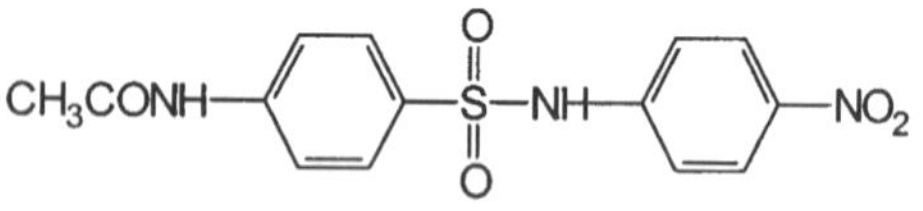

Figura 42.16 Sulfonamidas.

Uso clínico

Frangos e perus. A sulfadimidina, fornecida na água de bebedouro, é aprovada para tratamento de coccidiose em frangos e perus. A sulfadimidina não deve ser fornecida a aves que produzem ovos para o consumo humano.

Bovinos. A sulfadimidina é utilizada para tratar coccidiose em bezerros, em dose oral única de 200 mg/kg PC no primeiro dia e 100 mg/kg PC nos dias seguintes, não excedendo 5 dias. Também, há disponibilidade de outras formulações. Não é indicada para bezerros pré-ruminantes ou vacas-leiteiras em lactação. A sulfaquinoxalina pode ser administrada na água do bebedouro, durante 3 a 5 dias. Os animais tratados devem realmente consumir um volume suficiente de água medicada, de modo a propiciar 12 mg de sulfadimidina/kg PC ao dia. Não é indicada para bezerros abatidos com menos de 1 mês de idade, tampouco para vacas-leiteiras lactantes. O uso *extralabel* de sulfonamidas em bovinos leiteiros adultos é proibido pela FDA.

Cães e gatos. Relata-se o uso de várias sulfonamidas no tratamento de coccidiose intestinal em cães e gatos (Lindsay *et al*., 1997a),

porém somente a sulfadimetoxina é aprovada pela FDA para tal finalidade. Em cães e gatos, a sulfadimetoxina é utilizada no tratamento de coccidiose, na dose de 55 mg/kg PC/dia, seguida de 27,5 mg/kg PC, 1 vez/dia, durante 14 a 20 dias.

Coelhos. A sulfaquinoxalina é fornecida junto à ração de coelhos, durante 30 dias, para o tratamento de coccidiose.

INIBIDORES DE DI-HIDROFOLATO REDUTASE/TIMIDILATO SINTASE

Espectro de ação. Coccidiose, *Toxoplasma* sp., *Neospora* sp., *S. neurona*, *Leucocytozoon*, *Hepatozoon americanum*.

Fármacos incluídos. Trimetoprima, ormetoprima, pirimetamina (Figura 42.17).

Em protozoários, diferentemente de outras células eucarióticas, as enzimas di-hidrofolato redutase e timidilato sintase não são entidades moleculares em separado, mas sim fazem parte de um complexo DHFR/TS bifuncional, tanto com atividade de DHFR quanto de TS (Roos, 1993). Os fármacos desse grupo mais conhecidos e frequentemente utilizados são trimetoprima,

Nome	Nome químico (Fórmula empírica) [Peso molecular]	Estrutura química
Trimetoprima	2,4-diamino-5-(3,4,5-trimetoxibenzil)pirimidina ($C_{14}H_{18}N_4O_3$) [290,32]	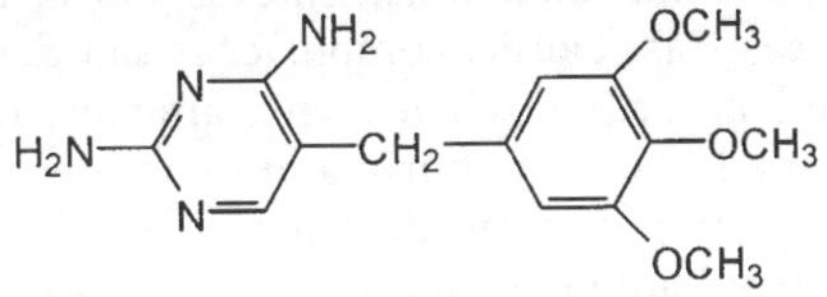
Pirimetamina	2,4-diamino-5-(p-clorofenil)-6-etilpirimidina ($C_{12}H_{13}ClN_4$) [248,71]	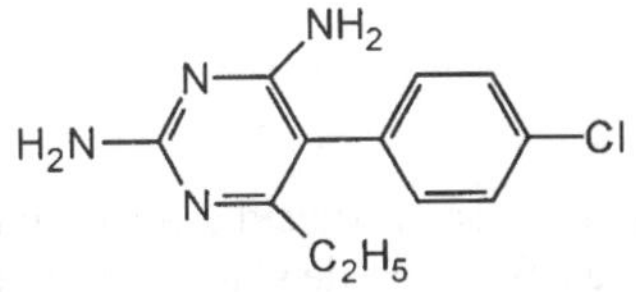
Diaveridina	2,4-diamino-5-veratrilpirimidina ($C_{13}H_{16}N_4O_2$) [260,29]	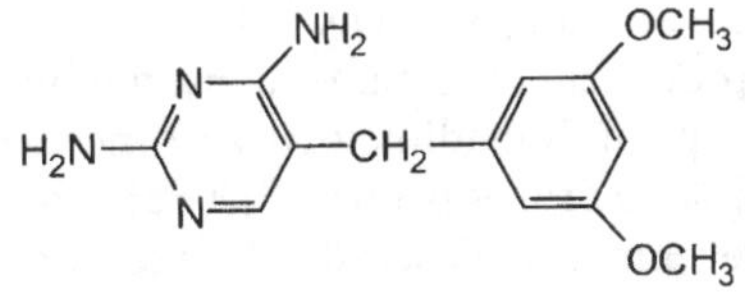
Ormetoprima	2,4-diamino-5-(4,5-dimetoxi-2-metilbenzil)-pirimidina ($C_{13}H_{15}N_4O_2$) [259,17]	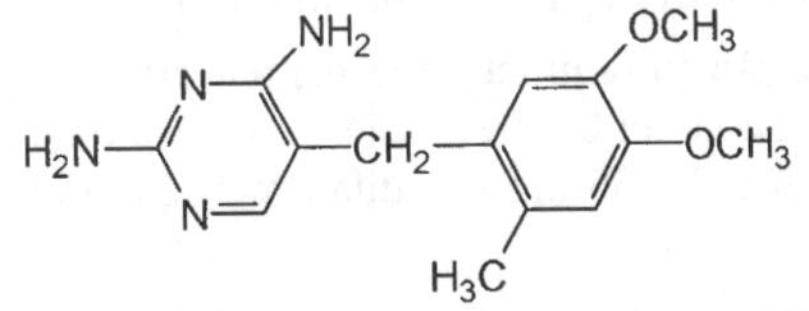

Figura 42.17 Inibidores de di-hidrofolato redutase/timidilato sintase.

ormetoprima e pirimetamina. Eles foram previamente discutidos no Capítulo 32.

Trimetoprima

A trimetoprima está disponível em várias formulações, bem como em suas combinações, para administração oral ou parenteral. Os exemplos incluem as combinações trimetoprima + sulfadiazina e trimetoprima + sulfametoxazol medicamentos de uso humano). A trimetoprima também está disponível na forma de fármaco único. A farmacologia da trimetoprima é discutida em mais detalhes no Capítulo 32.

A trimetoprima é rapidamente absorvida no trato digestório, após administração oral, obtendo-se concentração sérica máxima 1 a 4 h depois. A meia-vida é de 3,8 h em equinos, 3,0 h em cães e 10,6 h em humanos. A administração concomitante de sulfonamida não influencia a taxa de absorção da trimetoprima. A trimetoprima é amplamente distribuída nos tecidos. A concentração de trimetoprima no líquido cefalorraquidiano (LCR) corresponde a cerca de 40% a do soro sanguíneo (Zinner e Mayer, 1990). A trimetoprima é quase totalmente (60 a 80%) excretada pelos rins dentro de 24 h; parte também é excretada na bile. O restante é excretado como metabólitos pelos rins. O uso de trimetoprima e outros inibidores de DHFR/TS está associado com efeitos adversos na medula óssea. Geralmente, a administração de ácido folínico neutraliza estes efeitos adversos.

A trimetoprima está disponível em várias formulações, como comprimido, líquido e pasta, em combinação com sulfametoxazol ou com sulfadiazina (Di-Trim®), geralmente na proporção de 1 parte de trimetoprima para 5 partes de sulfonamida. Além de seu uso antibacteriano (Capítulo 32), esses fármacos são utilizados no tratamento de coccidiose, toxoplasmose, neosporose, MPE e malária. Os efeitos adversos causados por essas combinações de medicamentos são semelhantes àqueles de uso individual do fármaco. Os efeitos adversos das sulfonamidas são mais comuns, mas aqueles da trimetoprima também são possíveis. Essas combinações não devem ser utilizadas em animais com doença hepática, discrasia sanguínea ou com histórico de sensibilidade às sulfonamidas. Em geral, os animais tratados com sulfonamidas devem ser cuidadosamente monitorados. Em cadelas prenhes, a segurança da combinação ormetoprima-sulfadimetoxina não foi definida, mas estudos indicam que o uso de trimetoprima-sulfadiazina é seguro nessa categoria de animais. O uso de trimetoprima-sulfonamida causa anormalidades da tireoide em leitões de porcas tratadas com essa combinação. Em ruminantes, não ocorre absorção de trimetoprima, se administrada por VO.

Uso clínico

Cães. A combinação sulfadiazina-trimetoprima é utilizada no tratamento de coccidiose, na dose de 5 a 10 mg de trimetoprima/kg PC combinada com 25 a 50 mg de sulfadiazina/kg PC, durante 6 dias, para cães com peso corporal acima de 4 kg. Para cães com peso corporal inferior a 4 kg administra-se metade dessa dose durante 6 dias. A remissão dos sintomas de hepatozoonose pode ser obtida pela administração oral da combinação de trimetoprima-sulfadiazina (15 mg/kg PC/12 h), clindamicina (10 mg/kg/8 h) e pirimetamina (0,25 mg/kg/12 h), durante 14 dias (MacIntire et al., 2001). Como o tratamento não é efetivo na eliminação dos estágios teciduais do microrganismo, a resposta clínica é de curta duração. Pode-se prevenir recidivas clínicas com o tratamento subsequente com decoquinato (MacIntire et al., 2001).

Gatos. Os medicamentos e dosagens utilizadas no tratamento de coccidiose canina também são utilizados no tratamento de coccidiose felina.

Ormetoprima

A combinação ormetoprima-sulfadimetoxina é a única combinação DHFR/TS-sulfonamida atualmente disponível nos EUA, para aves domésticas. Outras combinações são destinadas ao uso em humanos, equinos e pequenos animais. Também, há disponibilidade de ormetoprima em combinação com sulfadimetoxina na proporção de 1 parte de ormetoprima para 5 partes de sulfadimetoxina, em comprimidos de várias concentrações.

Uso clínico

Frangos e perus. As combinações são fornecidas a aves, na taxa de 0,0075% de ormetoprima e 0,0125% de sulfadimetoxina, para prevenir coccidiose em frangos jovens. Não devem ser fornecidas às aves que produzem ovos para o consumo humano. A combinação ormetoprima-sulfadimetoxina é fornecida a perus na taxa de 0,00375% de ormetoprima e 0,00625% de sulfadimetoxina, para prevenir coccidiose. Não deve ser fornecida às aves que produzem ovos para o consumo humano.

Cães. A combinação sulfadimetoxina-ormetoprima é utilizada no tratamento de coccidiose em cães, na dose de 11 mg de ormetoprima/kg PC e 55 mg de sulfadimetoxina/kg PC, por até 23 dias.

Pirimetamina

A vantagem da pirimetamina é que ela apresenta afinidade muito maior para a enzima di-hidrofolato redutase de protozoários do que de bactérias (Ferone *et al.*, 1969). A atividade inibidora da enzima di-hidrofolato redutase em protozoários foi 140 vezes maior para a pirimetamina do que para a trimetoprima; contudo, diferentemente, a atividade contra a enzima bacteriana foi 500 vezes menor para pirimetamina, comparativamente à trimetoprima. Também, a ação da pirimetamina em células sanguíneas de mamíferos é maior, aumentando a probabilidade desse fármaco em causar anemia por deficiência de folato, em animais.

A pirimetamina está disponível na forma de comprimido de 25 mg. Ela é bem absorvida após administração oral; é lentamente, porém extensivamente metabolizada. Ocorre excreção urinária de menos de 3% do fármaco, nas primeiras 24 h, e sua meia-vida em humanos é de 4 a 6 dias (Van Reken e Pearson, 1990). A pirimetamina acumula-se nos rins, pulmões, fígado e baço. É excretada na urina, na forma de metabólitos, mas algum resíduo da pirimetamina pode ser detectado no leite. Doses muito altas de pirimetamina são teratogênicas aos animais de laboratório. A pirimetamina está disponível em comprimidos que contêm 25 mg de pirimetamina e 500 mg de sulfadoxina, e em comprimidos contendo 12,5 mg de pirimetamina e 100 mg de dapsona. A formulação para equinos é uma suspensão (ReBalance®) que contém 12,5 mg de pirimetamina/mℓ + 250 mg de sulfadiazina/mℓ.

Uso clínico

Aves. A pirimetamina (1 ppm), em combinação com a sulfadimetoxina (10 ppm) previne, mas não cura, infecções causadas por *Leucocytozoon caulleryi* em pássaros.

Cães e gatos. No caso de toxoplasmose, gatos e cães são tratados, por VO, com 0,25 a 0,5 mg de pirimetamina/kg PC e 30 mg de sulfonamida/kg PC (preferivelmente, a sulfadiazina), em intervalos de 12 h, durante 2 a 4 semanas. A neosporose canina

também responde aos protocolos terapêuticos anteriormente mencionados para inibidores de DHFR/TS e sulfonamidas utilizadas no tratamento de toxoplasmose canina. O uso sinérgico de pirimetamina e sulfonamidas pode causar supressão da medula óssea; isso pode ser corrigido pela adição de ácido folínico (5 mg/dia) ou de levedura (100 mg/kg PC, diariamente) à dieta do animal.

Equinos. As recomendações de tratamento para mielite protozoária equina incluem sulfadiazina, na dose de 20 a 30 mg/kg PC VO, diariamente, em combinação com pirimetamina, por VO, na dose de 1 mg/kg PC, 1 vez/dia, durante 30 dias, após a estabilização dos sinais clínicos. O tempo médio de tratamento é de 12 semanas. Caso não tratados por tempo suficientemente longo, os equinos podem apresentar recidiva e reativação da infecção durante episódios incomuns de estresse. Esse procedimento terapêutico deixou de ser utilizado devido ao tempo de tratamento necessário; no entanto, ele representa uma alternativa de menor custo, em comparação com outros tratamentos. A alimentação pode influenciar negativamente a absorção de inibidores de DHFR/TS; deve-se interromper o fornecimento de alimento 1 a 2 h antes e após o tratamento. Estudos em cultura celular mostraram que a pirimetamina elimina *S. neurona* em desenvolvimento, na concentração de 1,0 µg/mℓ, e a trimetoprima o elimina na concentração de 5,0 µg/mℓ (Lindsay e Dubey, 1999). Provavelmente, não se obtêm essas concentrações de medicamentos em equinos tratados. Sugeriu-se que o tratamento intermitente de MPE com um único fármaco (a cada 2 ou 4 semanas) pode auxiliar na prevenção de recidiva clínica em equinos que se recuperaram de MPE (MacKay *et al.*, 1992). Caso ocorra recidiva, deve-se repetir todo o protocolo terapêutico. Um estudo com 12 equinos com MPE, criado em uma propriedade onde havia surto de MPE, indicou que o tratamento com a combinação trimetoprima-sulfonamida e pirimetamina resultou em febre transitória, anorexia e depressão, em dois animais; agravamento agudo da ataxia em outros dois; anemia discreta em quatro; e aborto em três (Fenger *et al.*, 1997). Sabe-se, há muito tempo, que o uso prolongado de inibidores de DHFR/TS resulta em supressão da medula óssea. Portanto, os equinos devem ser examinados periodicamente (em intervalo de, aproximadamente, 2 semanas), a fim de avaliar a possibilidade de anemia e leucopenia. Se a contagem de neutrófilos diminui para menos de 3 mil células/µℓ, o tratamento deve ser continuado até que essa contagem volte ao normal (MacKay *et al.*, 1992). Deve-se ter cuidado quando se utiliza essa combinação de fármacos no tratamento de éguas prenhes, pois há relatos de defeitos congênitos, inclusive de lesões cutâneas, aplasia de medula óssea e displasia renal nos animais tratados (Toribio *et al.*, 1998). Isso ocorreu mesmo com a suplementação de ácido fólico às éguas durante o tratamento. Para o tratamento de deficiência de folato recomenda-se a administração de ácido folínico, e não de ácido fólico; no entanto, tal procedimento pode reduzir a eficácia do inibidor de DHFR/TS, pois algumas espécies de protozoários utilizam o ácido folínico (Piercy *et al.*, 2002).

LINCOSAMIDAS

Espectro de ação. Toxoplasmose, *Neospora* sp., hepatozoonose.

Fármacos incluídos. Clindamicina, lincomicina (Figura 42.18).

Nome	Nome químico (Fórmula empírica) [Peso molecular]	Estrutura química
Clindamicina	(2S-trans)-metil-7-cloro-6,7,8-trideoxi-6-[[(1-metil-4-propil-2- pirrolidinil)carbonil]-amino]-1-tio-L-treo-α-D-galacto-octopiranosídeo $(C_{18}H_{33}ClN_2O_5S)$ [424,98]	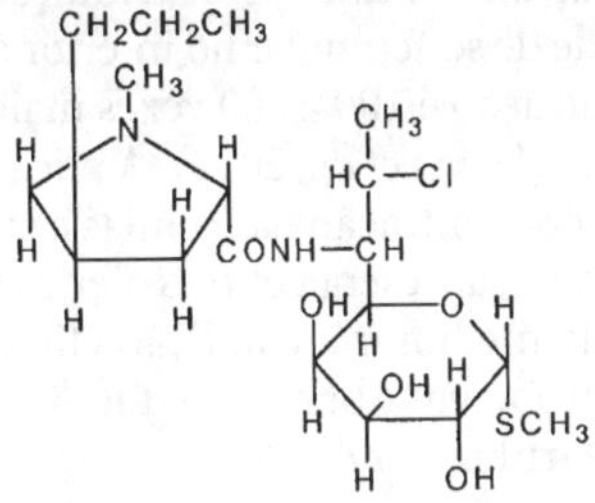
Metil lincomicina	6,8-dideoxi-6-[[(-1-metil-4-propil-2-pirrolidinil) carbonil]amino]-1-tio-D-eritro-α-D-galacto-octopiranosídeo $(C_{18}H_{34}N_2O_6S)$ [406,56]	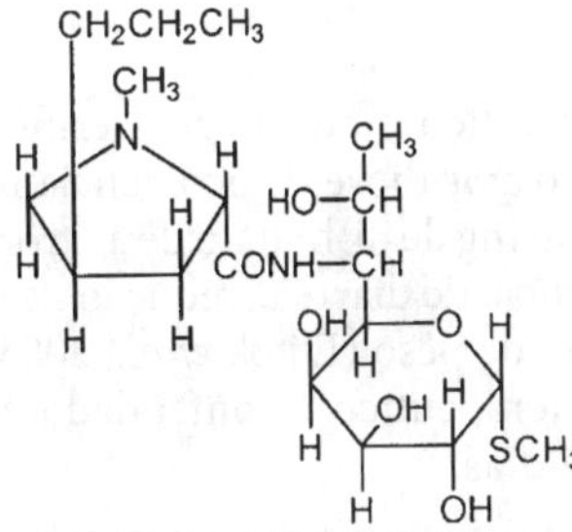

Figura 42.18 Lincosamidas.

Clindamicina

A clindamicina é utilizada no tratamento de toxoplasmose disseminada, em gatos e cães (Lindsay *et al.*, 1997b). A farmacologia das lincosamidas, inclusive da clindamicina, é discutida em mais detalhes no Capítulo 36. É um composto semissintético produzido por alteração da molécula de lincomicina original, produzida por *Streptomyces lincolnensis*. Ela se difere da lincomicina mais por apresentar um grupo clorina no C-7, em vez de um grupo hidroxila. As doses utilizadas no tratamento de infecções causadas por *T. gondii* são maiores do que aquelas empregadas no tratamento de infecções por bactérias aeróbias e anaeróbias, para as quais são aprovadas. A clindamicina é efetiva contra taquizoítos de *Toxoplasma gondii*; inicialmente, tem ação coccidiostática, porém torna-se coccidiocida após poucos dias de tratamento. As formulações oral e parenteral de clindamicina apresentam ação similar. Em cães e gatos, o medicamento é quase totalmente absorvido após a administração oral, com obtenção de concentração sérica máxima dentro de 75 min (Harari e Lincoln, 1989). Após administração oral ou IV, a meia-vida é de aproximadamente 5 h. A clindamicina é amplamente distribuída em vários tecidos e líquidos corporais e atravessa a placenta e a barreira hematencefálica. É metabolizada no fígado e excretada na bile e na urina como fármaco original e seus metabólitos.

Uso clínico

Cães e gatos. No caso de toxoplasmose, os gatos são tratados com 10 a 12 mg de clindamicina/kg PC/12 h VO, durante 4 semanas, ou com 12,5 a 25 mg de clindamicina/kg PC/12 h, por via IM, durante 4 semanas.

Os cães são tratados com 3 a 13 mg/kg PC/8 h VO ou IM, durante 2 semanas, ou com 10 a 20 mg/kg PC/12 h VO ou IM, durante 2 semanas. Também, utiliza-se a combinação de clindamicina com pirimetamina no tratamento de encefalite humana causada por toxoplasma; tais combinações podem ter aplicações em medicina veterinária. Neosporose canina neonatal é tratada

com 12,5 a 18,5 mg de clindamicina/kg PC VO, 2 vezes/dia, durante 2 a 4 semanas (Dubey e Lindsay, 1998). Em filhotes de cães que apresentam envolvimento grave de membro pélvico pode-se evitar a morte do paciente, mas geralmente a função do membro não retorna à normalidade. O grau de melhora clínica depende do grau de paralisia.

A resposta de cães infectados por *H. americanum* ao tratamento com a combinação trimetoprima-sulfadiazina (15 mg/kg PC/12 h), mais clindamicina (10 mg/kg PC/8 h VO) e pirimetamina (0,25 mg/kg PC/dia VO) (conhecido como terapia TCP), durante 14 dias, mostrou que a remissão dos sinais clínicos em cães com infecção natural ocorreu em 2 a 3 dias, mas a maioria dos cães tratados apresentou recidiva e, por fim, morte em decorrência de hepatozoonose (Macintire *et al.*, 2001). Tem-se verificado melhor resultado em cães submetidos à terapia TCP, seguida de um protocolo de tratamento oral diário com 10 a 20 mg de decoquinato/kg PC. O tratamento com decoquinato deve ser continuado porque se interrompido, ocorre recidiva e doença clínica (Macintire *et al.*, 2001). Os cães toleram esse tratamento e sobrevivem por mais de 18 meses.

AZALÍDEOS

Espectro de ação. Criptosporidiose, toxoplasmose, babesiose, citauxzoonose.

Fármaco incluído. Azitromicina.

Os antimicrobianos azalídeos são derivados de macrolídios. A farmacologia dos macrolídios é discutida em mais detalhes no Capítulo 36. Eles são efetivos no tratamento de infecções causadas por bactérias, bem como micoplasma, e esses fármacos têm sido pesquisados no tratamento de criptosporidiose em pacientes humanos contaminados pelo HIV, com algum sucesso (Kadappu *et al.*, 2002). Também, constatou-se ação *in vitro* contra *Toxoplasma gondii*. Os azalídeos manifestam sua ação antibacteriana por meio da inibição da síntese de proteínas, por se ligarem à subunidade ribossômica 50S de bactérias sensíveis. O mecanismo de ação antiprotozoário é desconhecido.

Azitromicina

A azitromicina se difere de outros azalídeos e de macrolídios por apresentar um volume de distribuição muito maior e por sua capacidade de se acumular no interior de células fagocíticas. A sua concentração é 100 a 200 vezes maior em neutrófilos do que no plasma (Davis *et al.*, 2002). A eficácia clínica foi atribuída à sua alta concentração nas células e em alguns tecidos. No entanto, também, apresenta outros efeitos imunomoduladores; ademais, pode melhorar a condição clínica dos pacientes por ações antimicrobianas e benefícios terapêuticos não totalmente explicados (Parnham *et al.*, 2014).

Uso clínico

Bovinos. Em condições de campo, verificou-se que os bezerros com criptosporidiose de ocorrência natural tratados com 1,5 mil ou 2 mil mg de di-hidrato de azitromicina apresentaram menor incidência de diarreia, redução na excreção de oocistos e maior ganho de peso (Elitok *et al.*, 2005; Nasir *et al.*, 2013). O protocolo terapêutico recomendado é 1.500 mg/bezerro/dia, durante 7 dias.

Cães. Constatou-se que a administração de 10 mg de azitromicina/kg/24 h VO, simultaneamente a 13,3 mg de atovaquona/kg/8 h VO, por 10 dias consecutivos, eliminou completamente a infecção causada por *Babesia gibsoni* em 8 de 10 cães tratados (Birkenheuer *et al.*, 2004). Os cães desse estudo anteriormente haviam sido tratados, sem sucesso, com imidocarbe ou diminazeno.

Gatos. Em gatos diagnosticados com infecção por *Cytauxzoon felis*, a administração de 15 mg de atovaquona/kg/8 h VO, concomitantemente a 10 mg de azitromicina/kg/24 h VO, durante 10 dias, levou ao aumento significativo da sobrevida, em comparação com os gatos tratados com a dose de 3,5 mg de dipropionato de imidocarbe/kg, IM, repetida 7 dias depois (Cohn *et al.*, 2011).

4-AMINOQUINOLINAS

Espectro de ação. *Plasmodium* sp.

Fármaco incluído. Cloroquina.

Cloroquina

A cloroquina tem sido utilizada no tratamento de malária aviária. O mecanismo de ação contra microrganismos causadores de malária envolve a concentração do fármaco, que é uma base fraca, no interior de vacúolos de alimento ácido dos parasitas. Uma vez no interior das células, a cloroquina provoca rápida agregação de pigmentos heme por inibir a atividade da enzima hemepolimerase do plasmódio causador de malária (Slater e Cerami, 1992). Assim, os pigmentos heme se acumulam e atingem concentração tóxica, causando a morte celular.

Uso clínico

Pinguins. Em pinguins criados em zoológicos ou em aquários, a malária clínica é causada por *Plasmodium relictum*. É tratada com uma dose oral de carregamento de 10 mg de cloroquina/kg PC, seguida de dose oral de 5 mg/kg PC, administrada 6, 18, e 24 h depois (Clubb, 1986).

DERIVADOS DA DIAMIDINA

Espectro de ação. Piroplasmose, *Hepatozoon canis.*

Fármacos incluídos. *Derivados aromáticos*: diaceturato de diminazeno, isetionato de pentamidina, isetionato de fenamina. *Derivados de carbanilida*: amicarbalida, dipropionato de imidocarbe (Figura 42.19).

Esses derivados da diamidina se ligam ao DNA e interferem na replicação do parasita (Pilch *et al.*, 1995; Patrick *et al.*, 1997). Os medicamentos dessa classe tendem a se acumular nos tecidos; portanto, as suas meias-vidas são muito longas, fato que pode ocasionar problemas com resíduos em animais destinados à produção de alimento para o consumo humano. O imidocarbe ainda é detectável em amostras de fígados bovinos tratados, 224 dias após a administração do fármaco (Coldham *et al.*, 1994). Relata-se que fármacos específicos atravessam a placenta, bem como a barreira hematencefálica. A sua toxicidade pode causar doença renal, doença hepática ou congestão e edema pulmonar, dependendo da dose. O tratamento de babesiose pode causar cura clínica de alguns animais, mas a infecção não é totalmente eliminada, tornando os animais infectados

Nome	Nome químico (Fórmula empírica) [Peso molecular]	Estrutura química
Amicarbalida	3,3'-(cambonildi-imino)*bis*-benzenocarboximidamida ($C_{15}H_{16}N_6O$) [296,34]	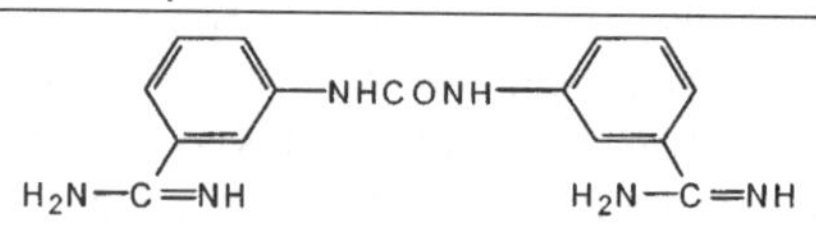
Diminazeno	*N*-acetilglicina composta de 4,4'-(1-triazeno-1,3-di-il) *bis*-(benzenocarboximidamida) ($C_{22}H_{29}N_9O_6$) [515,54]	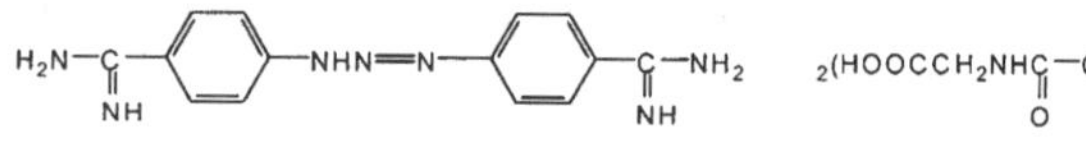
Imidocarbe	3,3'-di-2-imidazolina-2-il-carbanilida ($C_{19}H_{20}N_6O$) [348,41]	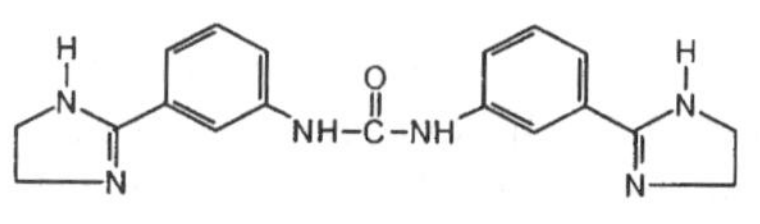
Pentamidina	4,4'-[1,5-pentanedi-il-*bis*(oxi)] *bis*-benzenocarboximidamida ($C_{19}H_{24}N_4O_2$) [340,43]	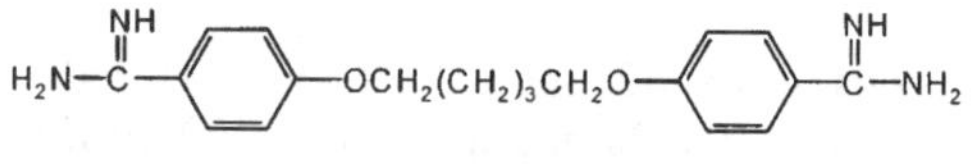
Fenamidina	4,4'-oxi-*bis*-benzenocarboximidamida ($C_{14}H_{14}N_4O$) [254,29]	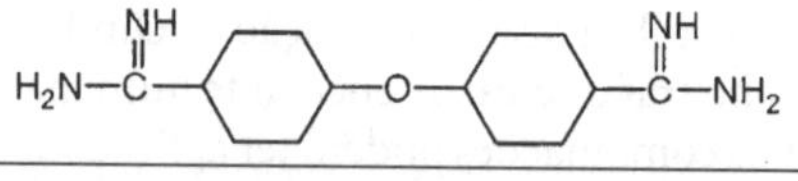

Figura 42.19 Derivados da diamidina.

portadores do microrganismo. Isso depende da sensibilidade do microrganismo em questão.

Diaceturato de diminazeno

O diaceturato de diminazeno apresenta meia-vida muito longa, relatada como sendo de até 29 dias no plasma de bovinos, sendo a maior concentração verificada nos tecidos renais (Mdachi *et al.*, 1995). O diminazeno é excretado no leite, no qual se detectam os seus resíduos por até 6 dias, em ovelhas e cabras (el Banna *et al.*, 1999), e por até 21 dias em vacas (Mdachi *et al.*, 1995). As infecções parasitárias podem alterar a farmacocinética desse fármaco.

Uso clínico

Equinos. Em equinos, as infecções causadas por *Babesia caballi* podem ser tratadas com 3 a 5 mg/kg PC, IM, mas aquelas causadas por *B. equi* requerem dose de 6 a 12 mg/kg PC. Uma dose baixa de 0,5 mg/kg PC pode ser efetiva contra *B. bigemina*. A dose de 5,0 mg de diminazeno/kg PC elimina *B. caballi* de equinos, se administrada 2 vezes, em um período de 24 h (Kuttler, 1988).

Bovinos. A dose de 3 a 5 mg de diminazeno/kg IM é efetiva no tratamento de infecções causadas por *B. bigemina* e *B. bovis* (Vial e Gorenflot, 2006). No tratamento de tripanossomíase tem-se utilizado dose de 3,5 a 7 mg/kg IM.

Cães. Uma única dose de 3,5 a 5 mg de diminazeno/kg PC, IM, é efetiva no tratamento de babesiose canina causada por *Babesia canis*; contudo, para *B. gibsoni* é necessária uma dose de 3,5 mg/kg PC, 2 vezes, ao longo de 24 h. O fármaco pode propiciar sobrevivência do paciente durante crises hemolíticas agudas, bem como melhora clínica, mas não é capaz de eliminar a infecção. Doses cumulativas maiores podem provocar sintomas relativos ao sistema nervoso central.

Gatos. Para tratamento de infecção causada por *Cytauxzoon*, administram-se duas doses de 2 mg/kg PC, IM, com intervalo de 1 semana (Greene *et al.*, 1999). O diminazeno não é efetivo para eliminar a condição de gato carreador de *Cytauxzoon* (Lewis *et al.*, 2014). Ademais, o diminazeno não é efetivo no tratamento de infecção causada por *B. felis*, mas é efetivo naquelas causadas por *B. herpailuri*, em gatos.

Isetionato de pentamidina

O isetionato de pentamidina é util em programas que tentam induzir imunidade em bovinos por meio de abrandamento da infecção.

Uso clínico

Bovinos. Quando a pentamidina é administrada por via SC, durante a fase aguda da infecção, na dose de 0,5 a 2 mg/kg PC, geralmente ocasiona cura clínica, porém uma dose alta de 5 mg/kg PC não erradica totalmente o parasita em bovinos.

Cães. A pentamidina é efetiva no tratamento de babesiose canina quando administrada por via IM, na dose de 16,5 mg/kg PC, em 2 dias consecutivos, porém pode causar reações adversas que incluem dor no local da injeção, hipotensão, taquicardia e vômito. Também, tem sido utilizada no tratamento de leishmaniose, na dose de 4 mg/kg PC IM, 2 vezes/semana, durante 4 semanas. Repete-se esse protocolo terapêutico 3 semanas depois. Relata-se remissão clínica em todos os cães tratados; não se constatou o surgimento de sintomas durante um período de acompanhamento de 6 meses (Noli e Auxilia, 2005). Constatou-se que a administração IM de 4 mg de isetionato de pentamidina/kg PC nos dias 14, 16, 18, 20, 22, 24 e 26 após a infecção experimental tem ação tripanossomicida segura e efetiva no tratamento de cães infectados por *T. brucei brucei* (Akpa *et al.*, 2008).

Isetionato de fenamidina

Em bovinos e equinos, pode-se utilizar dose de 8 a 13 mg de isetionato de fenamidina/kg PC, IM, para tratar infecções causadas por *Babesia*. Em equinos, a dose de 8,8 mg de fenamidina/kg PC elimina *B. caballi*, se administrada 2 vezes, no período de 24 h (Kuttler, 1988).

Cães. A administração SC de 15 a 20 mg de isetionato de fenamidina/kg PC, 1 vez/dia, durante 2 dias, é efetiva no tratamento de babesiose canina causada por *B. gibsoni*; uma única dose de 8 a 13 mg/kg é efetiva contra *Babesia canis*.

Amicarbalida

A amicarbalida é efetiva no tratamento de babesiose bovina, quando administrada por via IM, na dose de 5 a 10 mg/kg PC. Em equinos, a dose de 8,8 mg de amicarbalida/kg PC elimina *B. caballi*, se administrada 2 vezes, no período de 24 h, porém não elimina *B. equi* quando utilizada na dose de 22 mg/kg PC, a qual se aproxima da dose tóxica (Kuttler, 1988).

Dipropionato de imidocarbe

O dipropionato de imidocarbe é um dos fármacos preferidos para o tratamento de infecções causadas por *Babesia* sp. Também, a administração de imidocarbe pode interferir na eficácia de algumas vacinas contra babésia, em algumas espécies animais (Combrink *et al.*, 2002). Em bovinos, relata-se que a meia-vida de eliminação do imidocarbe no fígado é de 48,5 dias; e no músculo é de 120 dias (Coldham *et al.*, 1995). Há relato de toxicidade hepática dose-dependente.

Uso clínico

Bovinos. O imidocarbe é efetivo no tratamento de babesiose bovina, quando administrado na dose de 1 a 3 mg/kg PC, IM ou SC.

Equinos. Em equinos, a administração de 1 a 2 mg de imidocarbe/kg PC elimina *B. caballi*, quando administrado 2 vezes, durante o período de 24 h (Kuttler, 1988). Quando administrado na dose de 4 mg/kg/72 h IM, no total de quatro doses, o imidocarbe provoca aumento significativo na proporção gamaglutamiltransferase (GGT):creatinina, na urina, bem como azotemia discreta, em equinos normais (Meyer *et al.*, 2005). A função hepática não é comprometida. Essa dose não foi efetiva na eliminação do estado de portador de animais infectados por *B. equi* (Kuttler *et al.*, 1987). Em doses maiores (16 e 32 mg/kg PC), verificou-se insuficiência renal, insuficiência hepática e edema pulmonar (Adams, 1981). Quando administrado em éguas prenhes, o imidocarbe foi detectável no sangue fetal em concentração semelhante àquela verificada no sangue da mãe (Lewis *et al.*, 1999). O imidocarbe também é utilizado no tratamento de *Theileria equi*; no entanto, a sensibilidade varia em até 4 vezes, dependendo da cepa do parasita (Hines *et al.*, 2015) e pode explicar a razão pela qual alguns animais falham em eliminar totalmente os microrganismos.

Cães. Em cães, o tratamento com uma única dose de 7,5 mg de imidocarbe/kg PC, SC, elimina completamente as infecções causadas por *Babesia canis* (Penzhorn *et al.*, 1995). Em cães, uma única dose de 3,5 mg de diminazeno/kg PC, SC, e, no dia seguinte, uma única dose de 6 mg de imidocarbe/kg PC, SC, elimina totalmente as infecções causadas por *Babesia canis* (Penzhorn *et al.*, 1995). Para eliminar *Babesia canis*, a dose recomendada quando se utiliza apenas imidocarbe é de 6,6 mg/kg IM ou SC, repetida após 14 dias (Birkenheuer, 2014). Embora, não se considere o imidocarbe o fármaco de primeira escolha no tratamento de infecção causada por *Babesia gibsoni* em cães, ele propicia melhora clínica (Birkenheuer, 2014). As infecções causadas por *Hepatozoon canis* são tratadas com 5 a 6 mg/kg PC, SC ou IM, a cada 2 semanas, até que não haja mais gamontes no esfregaço sanguíneo (Baneth e Weigler, 1997). Frequentemente, com o uso desse protocolo não é possível a eliminação total de *H. canis* (Sasanelli *et al.*, 2010).

Gatos. Para o tratamento de infecção causada por *Cytauxzoon* administram-se duas doses de 3,5 a 5 mg PC, IM, em intervalo de 1 a 2 semanas (Greene *et al.*, 1999; Cohn *et al.*, 2011). Recomenda-se o controle dos efeitos colaterais parassimpáticos por meio do pré-tratamento dos gatos com atropina ou glicopirrolato. A babesiose felina é refratária ao tratamento com imidocarbe.

DERIVADOS DO NITROTIAZOL

Espectro de ação. *Giardia, Coccidia*, criptosporidiose, *S. neurona*.

Fármaco incluído. Nitazoxanida.

Acredita-se que a ação antiprotozoário de derivados do nitrotiazol envolva a interferência na enzima piruvato-ferredoxina oxidorredutase dependente da reação de transferência de elétron, essencial para o metabolismo energético anaeróbio dos parasitas (Parashar e Arya, 2005). A nitazoxanida (NTZ) é específica para parasitas capazes de causar redução intracelular do grupo nitro do fármaco, originando um radical livre tóxico. A NTZ é rapidamente transformada em um metabólito ativo, a deacetilnitazoxanida (também conhecida como tizoxanida), em equinos (bula do produto), bem como em humanos (Parashar e Arya, 2005).

Nitazoxanida

A nitazoxanida estava disponível na forma de pasta com 32% do fármaco, para o tratamento de mieloencefalite protozoária equina (MPE). Em equinos, a dose recomendada provoca vários efeitos adversos que podem ser graves, inclusive enterocolite fatal; assim, o medicamento foi retirado voluntariamente do mercado pelo fabricante. Também, constatou-se eficácia *in vitro* e *in vivo* contra o microrganismo *Cryptosporidium* (Jenkins, 2004). Foi aprovado pela FDA para o tratamento de infecção causada por *Cryptosporidium* em crianças.

Uso clínico

Equinos. Foram realizados testes de campo com NTZ, obtendo-se uma taxa de sucesso, definida com base na melhora dos sintomas neurológicos e/ou na conversão para resultado negativo no teste *Western blot* do LCR, de 57 a 81%. Isso inclui uma taxa de sucesso de 78% para equinos previamente tratados com outros fármacos para MPE. Os equinos são tratados durante 28 dias. Nos primeiros 5 dias, a dose é de 25 mg/kg VO, 1 vez/dia. Em seguida, aumenta-se a dose para 50 mg/kg VO, 1 vez/dia, durante 23 dias. Esse medicamento não deve ser utilizado em equinos com menos de 1 ano de idade e naqueles que apresentam doença concomitante.

Bovinos. Constatou-se que a nitazoxanida reduz o tempo de excreção de oocistos de *Cryptosporidium parvum* nas fezes e a gravidade da diarreia em bezerros com infecção experimental. Para o tratamento de bezerros com criptosporidiose administra-se, VO, 1,5 g de NTZ suspensa em água, 2 vezes/dia (Ollivett *et al.*, 2009).

Gatos. Relatou-se inibição sustentada da excreção de oocistos de *Cryptosporidium* nas fezes de quatro gatos com infecção natural, após uma única dose oral de 75 mg/kg PC. No entanto, ocorreu nova excreção de oocistos logo após a administração de corticosteroide. A NTZ não é bem tolerada pelos gatos e o seu uso resulta em vômito e diarreia com fezes escuras e fétidas (Gookin *et al.*, 2001).

REFERÊNCIAS BIBLIOGRÁFICAS

Adams LG. (1981). Clinicopathological aspects of imidocarb dipropionate toxicity in horses. *Res Vet Sci.* **31**, 54–61.

Akpa PO, Ezeokonkwo RC, Eze CA, Anene BM. (2008). Comparative efficacy assessment of pentamidine isethionate and diminazene aceturate in the chemotherapy of Trypanosoma brucei brucei infection in dogs. *Vet Parasitol.* **151**, 139–149

Aleman M, Magdesian KG, Peterson TS, Galey FD. (2007). Salinomycin toxicosis in horses. *J Am Vet Med Assoc.* **230**, 1822–1826.

Altreuther G, Gasda N, Schroeder I, Joachim A, Settje T, Schimmel A, Hutchens D, Krieger KJ. (2011). Efficacy of emodepside plus toltrazuril suspension (Procox oral suspension for dogs) against prepatent and patent infection with Isospora canis and Isospora ohioensis-complex in dogs. *Parasitol Res.* **109**, 9–20.

Andrade SG, Andrade ZA, Sadigursky M. (1980). Combined treatment with a nitrofuranic and a corticoid in experimental Chagas' disease in the dog. *Am J Trop Med Hyg.* **29**, 766–773.

Athanasiou LV, Saridomichelakis MN, Kontos VI, Spanakos G, Rallis TS. (2013). Treatment of canine leishmaniosis with aminosidine at an optimized dosage regimen: a pilot open clinical trial. *Vet Parasitol.* **192**, 91–97.

Baneth G, Shaw SE. (2002). Chemotherapy of canine leishmaniosis. *Vet Parasitol.* **106**, 315–324.

Baneth G, Weigler B. (1997). Retrospective case-control study of hepatozoonosis in dogs in Israel. *J Vet Intern Med.* **11**, 365–370.

Barr SC. (2006). American trypanosomiasis. In Greene CE. (ed.), *Infectious Diseases of the Dog and Cat*, 3rd edn. Philadelphia, Saunders WB. 676–681.

Barr SC, Bowman DD, Frongillo MF, Joseph SL. (1998). Efficacy of a drug combination of praziquantel, pyrantel pamoate, and febantel against giardiasis in dogs. *Am J Vet Res.* **59**, 1134–1136.

Barr SC, Bowman DD, Heller RL. (1994a). Efficacy of fenbendazole against giardiasis in dogs. *Am J Vet Res.* **55**, 988–990.

Barr SC, Bowman DD, Heller RL, Erb HN. (1993). Efficacy of albendazole against giardiasis in dogs. *Am J Vet Res.* **54**, 926–927.

Barr SC, Jamrosz GF, Hornbuckle WE, Bowman DD, Fayer R. (1994b). Use of paromomycin for treatment of cryptosporidiosis in a cat. *J Am Vet Med Assoc.* **205**, 1742–1743.

Belloli SC, Ceci L, Carli S, Montesissa C, de Natale G, Marcotrigiano G, Ormas P. (1995). Disposition of antimony and aminosidine in dogs after administration separately and together: implications for therapy of leishmaniasis. *Res Vet Sci.* **58**, 123–127.

Belloli SC, Grescenzo G, Carli S, Villa R, Sonzogni O, Carelli G, Ormas P. (1996). Pharmacokinetics and dosing regimen of aminosidine in the dog. *Vet Res Com.* **20**, 533–541.

Birkenheuer AJ. (2014). Treatment of canine babesiosis. In Bonagura JD, Twedt DC. (eds), *Current Veterinary Therapy XV*. Elsevier. 1257–1260.

Birkenheuer AJ, Levy MG, Breitschwerdt EB. (2004). Efficacy of combined atovaquone and azithromycin for therapy of chronic *Babesia gibsoni* (Asian genotype) infections in dogs. *J Vet Intern Med.* **18**, 494–498.

Blum J, Burri C. (2002). Treatment of late stage sleeping sickness caused by *T.b. gambiense*: a new approach to the use of an old drug. *Swiss Med Wkly*. **132**, 51–56.

Bowman DD, Liotta JL, Ulrich M, Charles SD, Heine J, Schaper R. (2009). Treatment of naturally occurring asymptomatic *Giardia* sp. *in dogs with Drontal Plus Flavor tablets. Parasitol Res*. **105**, 125–134.

Britzi M, Gross M, Lavy E, Soback S, Steinman A. (2010). Bioavailability and pharmacokinetics of metronidazole in fed and fasted horses. *J Vet Pharmacol Ther*. **33**, 511–514.

Clubb SL. (1986). Therapeutics. In Harrison GJ, Harrison LR. (eds), *Clinical Avian Medicine and Surgery*. Philadelphia, WB Saunders. 327–355.

Coetzee JF, Apley MD, Kocan KM. (2006). Comparison of the efficacy of enrofloxacin, imidocarb, and oxytetracycline for clearance of persistent *Anaplasma marginale* infections in cattle. *Vet Ther*. **7**, 347–360.

Cohn LA, Birkenheuer AJ, Brunker JD, Ratcliff ER, Craig AW. (2011). Efficacy of atovaquone and azithromycin or imidocarb dipropionate in cats with acute cytauxzoonosis. *J Vet Intern Med*. **25**, 55–60.

Coldham NG, Moore AS, Dave M, Graham PJ, Sivapathasundaram S, Lake BG, Sauer MJ. (1995). Imidocarb residues in edible bovine tissues and in vitro assessment of imidocarb metabolism and cytotoxicity. *Drug Metab Dispos*. **23**, 501–505.

Coldham NG, Moore AS, Sivapathasundaram S, Sauer, MJ. (1994). Imidocarb depletion from cattle liver and mechanism of retention in isolated bovine hepatocytes. *Analyst*. **119**, 2549–2552.

Combrink MP, Troskie PC, De Waal, DT. (2002). Residual effect of anti-babesial drugs on the live redwater blood vaccines. *Ann NY Acad Sci*. **969**, 169–173.

Conklin SD, Shockey N, Kubachka K, Howard KD, Carson MC. (2012). Development of an ion chromatography-inductively coupled plasma-mass spectrometry method to determine inorganic arsenic in liver from chickens treated with roxarsone. *J Agric Food Chem*. **60**, 9394–9404.

Conway DP, Johnson JK, Guyonnet V, Long PL, Smothers CD. (1993). Efficacy of semduramicin and salinomycin against different stages of *Eimeria tenella* and *E. acervulina* in the chicken. *Vet Parasitol*. **45**, 215–229.

Da Silva AS, Castro VSP, Tonin AA, Brendler A, Costa MM, Jaques JA, Bertoletti B, Zanette RA, Raiser AG, Mazzanti CM, Lopes STA, Monteiro SG. (2011). Secnidazole for the treatment of giardiasis in naturally infected cats. *Parasitol Int*. **60**, 429–432.

Davis JL, Gardner SY, Jones SL, Schwabenton BA, Papich MG. (2002). Pharmacokinetics of azithromycin in foals after i.v. and oral dose and disposition into phagocytes. *J Vet Pharmacol Ther*. **25**, 99–104.

Deljou M, Aslani MR, Mohri M, Movassaghi AR, Heidarpour M. (2014). Clinical, laboratory and pathological findings in sub-acute monensin intoxication in goats. *Vet Res Forum*. **5**, 161–167.

De Waele V, Speybroeck N, Berkvens D, Mulcahy G, Murphy TM. (2010). Control of cryptosporidiosis in neonatal calves: use of halofuginone lactate in two different calf rearing systems. *Prev Vet Med*. **96**, 143–151.

Dirikolu L, Lehner F, Nattrass C, Bentz BG, Woods WE, Carter WG, Tobin T. (1999). Diclazuril in the horse: Its identification and detection and preliminary pharmacokinetics. *J Vet Pharmacol Ther*. **22**, 374–379.

Dow SW. (1988). Management of anaerobic infections. *Vet Clin North Am Small Anim Pract*. **18**, 1167–1182.

Dow SW, LeCouteur RA, Poss ML, Beadleston D. (1989). Central nervous system toxicosis associated with metronidazole treatment of dogs: five cases (1984–1987). *J Am Vet Med Assoc*. **195**, 365–368.

Driesen SJ, Fahy VA, Carland PG. (1995). The use of toltrazuril for the prevention of coccidiosis in piglets. *Aust Vet J*. **72**, 139–141.

Dubey JP, Lindsay DS. (1998). Isolation of *Sarcocystis neurona* from opossum (*Didelphis virginiana*) faeces in immunodeficient mice and its differentiation from *Sarcocystis falcatula*. *Int J Parasitol*. **29**, 1823–1828.

el Banna HA, Abo el-Sooud K, Soliman GA. (1999). Comparative pharmacokinetics of diminazene in lactating goats and sheep. *Zentr Vet Med A*. **46**, 49–57.

Elitok B, Elitok OM, Pulat H. (2005). Efficacy of azithromycin dihydrate in treatment of cryptosporidiosis in naturally infected dairy calves. *J Vet Intern Med*. **19**, 590–593.

Ellison SP, Lindsay DS. (2012). Decoquinate combined with levamisole reduce the clinical signs and serum SAG 1, 5, 6 antibodies in horses with suspected equine protozoal myeloencephalitis. *Intern J Appl Res Vet Med*. **10**, 1–7.

Evans J, Levesque D, Knowles K, Longshore R, Plummer S. (2003). Diazepam as a treatment for metronidazole toxicosis in dogs: a retrospective study of 21 cases. *J Vet Intern Med*. **17**, 304–310.

Fayer R, Ellis W. (1993). Paromomycin is effective as prophylaxis for cryptosporidiosis in dairy calves. *J Parasitol*. **79**, 771–774.

Fenger CK, Granstrom DE, Langemeier JL, Stamper S. (1997). Epizootic of equine protozoal myeloencephalitis on a farm. *J Am Vet Med Assoc*. **210**, 923–927.

Ferone R, Burchall JL, Hitchings GH. (1969). *Plasmodium berghei* dihydrofolate reductase isolation, properties, and inhibition by antifolates. *Mol Pharmacol*. **5**, 49–59.

Fichera ME, Roos DS. (1997). A plastid organelle as a drug target in apicomplexan parasites. *Nature*. **390**, 407–409.

Fiechter R, Deplazes P, Schnyder M. (2012). Control of *Giardia* infections with ronidazole and intensive hygiene management in a dog kennel. *Vet Parasitol*. **187**, 93–98.

Finch RG, Snyder IS. (1986). Antiprotozoan drugs. In Craig CR, Stitzel RE. (eds), *Modern Pharmacology*, 2nd edn. Boston, Brown Little. 729–740.

Finegold SM, Mathisen GE. (1990). Metronidazole. In Mandell GL, Douglas RG, Bennett JE. (eds), *Principles and Practice of Infectious Diseases*, 3rd Edn. New York, Churchill Livingstone. 303–308.

Finno CJ, Aleman M, Pusterla N. (2007). Equine protozoal myeloencephalitis associated with neosporosis in 3 horses. *J Vet Intern Med*. **21**, 1405–1418.

Fourmy D, Yoshizawa S, Puglisi JD. (1998). Paromomycin binding induces a local conformational change in the A-site of the 16 srRNA. *J Mol Biol*. **277**, 333–345.

Gardner TB, Hill DR. (2001). Treatment of giardiasis. *Clin Microbiol Rev*. **14**, 114–128.

Gary AT, Kerl ME, Wiedmeyer CE, Turnquist SE, Cohn LA. (2004). Bone marrow hypoplasia associated with fenbendazole administration in a dog. *J Am Anim Hosp Assoc*. **40**, 224–229.

Geurden T, Claerebout E, Dursin L, Deflandre A, Bernay F, Kaltsatos V, Vercruysse J. (2006). The efficacy of an oral treatment with paromomycin against an experimental infection with *Giardia* in calves. *Vet Parasitol*. **135**, 241–247.

Giangaspero A, Traldi G, Paoletti B, Traversa D, Bianciardi P. (2002). Efficacy of pyrantel embonate, febantel and praziquantel against *Giardia* species in naturally infected adult dogs. *Vet Rec*. **150**, 184–186.

Gookin JL, Copple CN, Papich MG, Poore MF, Stauffer SH, Birkenheuer AJ, Twedt DC, Levy MG. (2006). Efficacy of ronidazole for treatment of feline *Tritrichomonas foetus* infection. *J Vet Intern Med*. **20**, 536–543.

Gookin JL, Levy MG, Law JM, Papich MG, Poore MF, Breitschwerdt EB. (2001). Experimental infection of cats with *Tritrichomonas foetus*. *Am J Vet Res*. **62**, 1690–1697.

Gookin JL, Riviere JE, Gilger BC, Papich MG. (1999). Acute renal failure in four cats treated with paromomycin. *J Am Vet Med Assoc*. **215**, 1821–1823.

Gookin JL, Stauffer SH, Coccaro MR, Poore MF, Levy MG, Papich MG. (2007). Efficacy of tinidazole for treatment of cats experimentally infected with *Tritrichomonas foetus*. *Am J Vet Res*. **68**, 1085–1088.

Gookin JL, Stauffer SH, Dybas D, Cannon DH. (2010). Documentation of in vivo and in vitro aerobic resistance of feline *Tritrichomonas foetus* to ronidazole. *J Vet Intern Med*. **24**, 1003–1007.

Goossens J, Pasmans F, Verbrugghe E, Vandenbroucke V, De Baere S, Meyer E, Haesebrouck F, De Backer P, Croubels S. (2012). Porcine intestinal epithelial barrier disruption by the Fusarium mycotoxins deoxynivalenol and T-2 toxin promotes transepithelial passage of doxycycline and paromomycin. *BMC Vet Res*. **8**, 245–254.

Granot I, Halevy O, Hurwitz S, Pines M. (1993). Halofuginone: an inhibitor of collagen type I synthesis. *Biochem Biophys Acta*. **1156**, 107–112.

Greene CE, Latimer K, Hopper E, Shoeffler G, Lower K, Cullens F. (1999). Administration of diminazene aceturate or imidocarb dipropionate for treatment of cytauxzoonosis in cats. *J Am Vet Med Assoc*. **215**, 497–500, 482.

Griffiths JK, Balakrishnan R, Widmer G, Tzipori S. (1998). Paromomycin and genticin inhibit intracellular *Cryptosporidium parvum* without trafficking through the host cell cytoplasm: implications for drug delivery. *Infect Immun.* **66**, 3874–3883.

Harari J, Lincoln J. (1989). Pharmacologic features of clindamycin in dogs and cats. *J Am Vet Med Assoc.* **195**, 124–125.

Hines SA, Ramsay JD, Kappmeyer LS, Lau AO, Ojo KK, Van Voorhis WC, Knowles DP, Mealey RH. (2015). Theileria equi isolates vary in susceptibility to imidocarb dipropionate but demonstrate uniform in vitro susceptibility to a bumped kinase inhibitor. *Parasit Vectors.* **208**, 1–11.

Hunyadi L, Papich MG, Pusterla N. (2015). Pharmacokinetics of a low dose and FDA-labeled dose of diclazuril administered orally as a pelleted topdressing in adult horses. *J Vet Pharmacol Ther.* **38**, 243–248.

Innis C, Papich MG, Young D. (2007). Pharmacokinetics of metronidazole in the red-eared slider turtle (Trachemys scripta elegans) after single intracoelomic injection. *J Vet Pharmacol Therap.* **30**, 168–171.

Jenkins MC. (2004). Present and future control of cryptosporidiosis in humans and animals. *Expert Rev Vaccines.* **3**, 669–671.

Jones JE, Solis J, Hughes BL, Castaldo DJ, Toler JE. (1990). Production and egg-quality responses of white leghorn layers to anticoccidial agents. *Poult Sci.* **69**, 378–387.

Kadappu KK, Nagaraja MV, Rao PV, Shastry BA. (2002). Azithromycin as treatment for cryptosporidiosis in human immunodeficiency virus disease. *J Postgrad Med.* **48**, 179–181.

Kather EJ, Marks SL, Kass PH. 2007. Determination of the in vitro susceptibility of feline *Tritrichomonas foetus* to 5 antimicrobial agents. *J Vet Intern Med.* **21**, 966–970.

Keith CL, Radecki SV, Lappin MR. (2003). Evaluation of fenbendazole for treatment of *Giardia* infection in cats concurrently infected with *Cryptosporidium parvum. Am J Vet Res.* **64**, 1027–1029.

Kier AB. (1990). Cytauxzoonosis. In Greene CE. (ed.), *Infectious Diseases of the Dog and Cat.* Philadelphia, WB Saunders. 792–795.

Kirkpatrick CE, Skand DL. (1985). Giardiasis in a horse. *J Am Vet Med Assoc.* **187**, 163–164.

Klein P. (2008). Preventive and therapeutic efficacy of halofuginone-lactate against Cryptosporidium parvum in spontaneously infected calves: a centralised, randomised, double-blind, placebo-controlled study. *Vet J.* **177**, 429–431.

Kühler S, Delwiche CF, Denny PW, Tilney LG, Webster P, Wilson RMJ, Palmer JD, Roos DS. (1997). A plastid of probable green algal origin in apicomplexan parasites. *Science.* **275**, 485–489.

Kuttler KL. (1988). Chemotherapy of babesiosis. In Ristic M. (ed.), *Babesiosis of Domestic Animals and Man.* Boca Raton, FL, CRC Press. 227–243.

Kuttler KL, Zaugg JL, Gipson CA. (1987). Imidocarb and parvaquone in the treatment of piroplasmosis (*Babesia equi*) in equids. *Am J Vet Res.* **48**, 1613–1616.

LeVine DN, Papich MG, Gookin JL, Davidson GS, Davis JL, Hayes RB. (2011). Ronidazole pharmacokinetics after intravenous and oral immediate-release capsule administration in healthy cats. *J Feline Med Surg.* **13**, 244–250.

Lewis BD, Penzhorn BL, Volkmann DH. (1999). Could treatment of pregnant mares prevent abortions due to equine piroplasmosis? *J So Afr Vet Assoc.* **70**, 90–91.

Lewis KM, Cohn LA, Marr HS, Birkenheuer AJ. (2014). Failure of efficacy and adverse events associated with dose-intense diminazene diaceturate treatment of chronic Cytauxzoon felis infection in five cats. *J Feline Med Surg.* **16**, 157–163.

Lin MY, Huang HP. (2010). Use of a doxycycline-enrofloxacin-metronidazole combination with/without diminazene diaceturate to treat naturally occurring canine babesiosis caused by Babesia gibsoni. *Acta Vet Scand.* **52**, 1–4.

Lindsay DS, Blagburn BL, Dubey JP. (1997b). Feline toxoplasmosis and the importance of the *Toxoplasma gondii* oocyst. *Comp Cont Ed Pract Vet.* **19**, 448–461.

Lindsay DS, Dubey JP. (1999). Determination of the activity of pyrimethamine, trimethoprim and sulfonamides and combinations of pyrimethamine and sulfonamides against *Sarcocystis neurona* in cell cultures. *Vet Parasitol.* **82**, 205–210.

Lindsay DS, Dubey JP, Blagburn BL. (1997a). Biology of *Isospora* spp. from humans, nonhuman primates, and domestic animals. *Clin Microbiol Rev.* **10**, 19–34.

Lindsay DS, Nazir MM, Maqbool A, Ellison SP, Strobl JS. (2013). Efficacy of decoquinate against Sarcocystis neurona in cell cultures. *Vet Parasitol.* **196**, 21–23.

Litster AL, Nichols J, Hall K, Camp J, Mohamed AS. (2014). Use of ponazuril paste to treat coccidiosis in shelter-housed cats and dogs. *Vet Parasitol.* **202**, 319–325.

Long PL. (1971). Maternal transfer of anticoccidial drugs in the chicken. *J Comp Pathol.* **81**, 373–382.

Long PL. (1993). Avian coccidiosis. In Kreier JP. (ed.), *Parasitic Protozoa*, Vol. **4**, 2nd edn. San Diego, Academic Press. 1–88.

Long PL, Sheridan K, McDougald LR. (1981). Maternal transfer of some anticoccidial drugs in the chicken. *Poult Sci.* **60**, 2342–2345.

Longhofer SL. (1988). Chemotherapy of rickettsia, protozoal, and chlamydial diseases. *Vet Clin North Am Small Anim Pract.* **18**, 1183–1196.

Looker DL, Marr JJ, Stotish RL. (1986). Modes of action of antiprotozoal agents. In Campbell WL, Rew RS. (eds). *Chemotherapy of Parasitic Diseases.* New York, Plenum Press. 193–207.

Lucumi A, Robledo S, Gama V, Saravia NG. (1998). Sensitivity of *Leishmania viannia panamensis* to pentavalent antimony is correlated with the formation of cleavable DNA-protein complexes. *Antimicrob Agents Chemother.* **42**, 1990–1995.

Maarouf M, de Kouchkovsky Y, Brown S, Petit PX, Robert-Gero M. (1997). In vivo interference of paromomycin with mitochondrial activity of *Leishmania. Exp Cell Res.* **232**, 339–348.

Macintire DK, Vincent-Johnson NA, Kane CW, Lindsay DS, Blagburn BL, Dillon AR. (2001). Treatment of dogs infected with *Hepatozoon americanum*: 53 cases 1989–1998. *J Am Vet Med Assoc.* **218**, 77–82.

Mackay RJ, Tanhauser ST, Gillis KD, Mayhew IG, Kennedy TJ. (2008). Effect of intermittent oral administration of ponazuril on experimental Sarcocystis neurona infection of horses. *Am J Vet Res.* **69**, 396–402.

MacKay RL, Davis SW, Dubey JP. (1992). Equine protozoal myeloencephalitis. *Comp Cont Ed Pract Vet.* **14**, 1359–1366.

Mancassola R, Reperant JM, Naciri M, Chartier C. (1995). Chemoprophylaxis of *Cryptosporidium parvum* infection with paromomycin in kids and immunological study. *Antimicrob Agents Chemother.* **39**, 75–78.

Manna L, Corso R, Galiero G, Cerrone A, Muzj P, Gravino AE. (2015). Long-term follow-up of dogs with leishmaniosis treated with meglumine antimoniate plus allopurinol versus miltefosine plus allopurinol. *Parasit Vectors.* **28**, 289–298.

Mathis GF, McDougald LR. (1981). Experimental development of resistance to amprolium or dinitolmide in *Eimeria acervulina* and its effect on inhibition of sporulation of oocysts. *J Parasitol.* **67**, 956–957.

Matsuu A, Miyamoto K, Ikadai H, Okano S, Higuchi S. (2006). Short report: cloning of the Babesia gibsoni cytochrome B gene and isolation of three single nucleotide polymorphisms from parasites present after atovaquone treatment. *Am J Trop Med Hyg.* **74**, 593–597.

McDougald LR. (1993). Chemotherapy of coccidiosis. *Proceedings 6th International Coccidiosis Conference.* Guelph, Canada. 45–47.

Mdachi RE, Murilla GA, Omukuba JN, Cagnolati V. (1995). Disposition of diminazene aceturate (Berenil) in trypanosome-infected pregnant and lactating cows. *Vet Parasitol.* **58**, 215–225.

Meganck V, Hoflack G, Piepers S, Opsomer G. (2015). Evaluation of a protocol to reduce the incidence of neonatal calf diarrhoea on dairy herds. *Prev Vet Med.* **118**, 64–70.

Mehlhorn H, Ortmann-Falkenstein G, Haberkorn A. (1984). The effects of sym. Triazinones on developmental stages of Eimeria tenella, E. maxima and E. acervulina: a light and electron microscopical study. *Z Parasitenkd.* **70**, 173–182.

Meingasser JG, Schmook FP, Czok R, Meith H. (1979). Enhancement of the anticoccidial activity of polyether antibiotics in chickens by tiamulin. *Poult Sci.* **58**, 308–313.

Meyer C, Guthrie AJ, Stevens KB. (2005). Clinical and clinicopathological changes in 6 healthy ponies following intramuscular administration of multiple doses of imidocarb dipropionate. *J S Afr Vet Assoc.* **76**, 26–32.

Mitema ES, Sangiah S, Martin T. (1988). Effects of some calcium modulators on monensin toxicity. *Vet Hum Toxicol.* **30**, 409–413.

Miwa GT, Wang R, Alvaro R, Walsh JS, Lu AY. (1986). The metabolic activation of ronidazole [(1-methyl-5-xbrk nitroimidazole-2-yl)-methyl carbamate] to reactive metabolites by mammalian, cecal bacterial and *T. foetus* enzymes. *Biochem Pharmacol.* **35**, 33–36.

Montoya A, Dado D, Mateo M, Espinosa C, Miro G. (2008). Efficacy of Drontal Flavour Plus (50 mg praziquantel, 144 mg pyrantel embonate, 150 mg febantel per tablet) against *Giardia* sp in naturally infected dogs. *Parasitol Res.* **103**, 1141–1144.

Moore DA, Atwill ER, Kirk JH, Brahmbhatt, D, Herrera Alonso L, Hou L, Singer MD, Miller TD. (2003). Prophylactic use of decoquinate for infections with *Cryptosporidium parvum* in experimentally challenged neonatal calves. *J Am Vet Med Assoc.* **223**, 839–845.

Muraguri GR, Kiara HK, McHardy N. (1999). Treatment of East Coast fever: a comparison of parvaquone and buparvaquone. *Vet Parasitol.* **87**, 25–37.

Nasir A, Avais M, Khan MS, Khan JA, Hameed S, Reichel MP. (2013). Treating Cryptosporidium parvum infection in calves. *J Parasitol.* **99**, 715–717.

Neff-Davis CA, Davis LE, Gillette EL. (1981). Metronidazole: a method for its determination in biological fluids and its disposition kinetics in the dog. *J Vet Pharmacol Ther.* **4**, 121–127.

Noli C, Auxilia ST. (2005). Treatment of canine Old World visceral leishmaniasis: a systematic review. *Vet Dermatol.* **16**, 213–232.

Novilla MN. (1992). The veterinary importance of the toxic syndrome induced by ionophores. *Vet Hum Toxicol.* **34**, 66–70.

O'Handley RM, Olsen ME, McAllister TA, Morck DW, Jelinski M, Royan G, Cheng KJ. (1997). Efficacy of fenbendazole for treatment of giardiasis in calves. *Am J Vet Res.* **58**, 384–388.

Ollivett TL, Nydam DV, Bowman DD, Zambriski JA, Bellosa ML, Linden TC, Divers TJ. (2009). Effect of nitazoxanide on cryptosporidiosis in experimentally infected neonatal dairy calves. *J Dairy Sci.* **92**, 1643–1648.

Pakozdy A, Challande-Kathman I, Doherr M, Cizinauskas S, Wheeler SJ, Oevermann A, Jaggy A. (2010). Retrospective study of salinomycin toxicosis in 66 cats. *Vet Med Int.* **2010**, 147142.

Paradies P, Sasanelli M, Amato ME, Greco B, De Palo P, Lubas G. (2012). Monitoring the reverse to normal of clinicopathological findings and the disease free interval time using four different treatment protocols for canine leishmaniosis in an endemic area. *Res Vet Sci.* **93**, 843–847.

Parashar A, Arya R. (2005). Nitazoxanide. *Indian Pediatr.* **42**, 1161–1165.

Parnham MJ, Haber VE, Giamarellos-Bourboulis EJ, Perletti G, Verleden GM, Vos R. (2014). Azithromycin: mechanisms of action and their relevance for clinical applications. *Pharmacol Ther.* **143**, 225–245.

Patrick DA, Boykin DW, Wilson DW, Tanious FA, Spychala J, Bender BC, Hall JE, Dykstra CC, Ohemeng KA, Tidwell RR. (1997). Anti-*Pneumocystis carinii* pneumonia activity of dicationic carbazoles. *Eur J Med Chem.* **32**, 781–783.

Payne PA, Ridley RK, Dryden MW, Bathgate C, Milliken GA, Stewart PW. (2002). Efficacy of a combination febantel-praziquantel-pyrantel product, with or without vaccination with a commercial *Giardia* vaccine, for treatment of dogs with naturally occurring giardiasis. *J Am Vet Med Assoc.* **220**, 330–333.

Penzhorn BL, Lewis BD, de Waal DT, Lopez-Rebollar LM. (1995). Sterilization of *Babesia canis* infections by imidocarb alone or in combination with diminazene. *J So Afr Vet Assoc.* **66**, 157–159.

Petry G, Kruedewagen E, Kampkoetter A, Krieger K. (2011). Efficacy of emodepside/toltrazuril suspension (Procox® oral suspension for dogs) against mixed experimental Isospora felis/Isospora rivolta infection in cats. *Parasitol Res.* **1091**, 29–36.

Pfefferkorn ER, Borotz SE, Nothnagal RF. (1993). Mutants of *Toxoplasma gondii* resistant to atovaquone (566C80) or decoquinate. *J Parasitol.* **79**, 559–564.

Piercy RJ, Hinchcliff KW, Reed SM. (2002). Folate deficiency during treatment with orally administered folic acid, sulphadiazine and pyrimethamine in a horse with suspected equine protozoal myeloencephalitis (EPM). *Equine Vet J.* **34**, 311–316.

Pilch DS, Kirolos MA, Liu X, Plum GE, Breslauer KJ. (1995). Berenil [1,3-Bis(4′-amidinophenyl)triazene] binding to DNA duplexes and to RNA duplex: evidence for both intercalative and minor grove binding properties. *Biochemistry.* **34**, 9962–9976.

Pyörälä S, Kotilainen T, Silvennoinen P, Hänninen U, Mero M, Kaartinen L. (1990). Pharmacokinetics of tinidazole in the horse. *J Vet Pharmacol Ther.* **13**, 76–80.

Quintero de Leonardo J, Rosiles R, Bautista J, González-Monsón N, Sumano H. (2009). Oral pharmacokinetics and milk residues of decoquinate in milking cows. *J Vet Pharmacol Ther.* **32**, 403–406.

Ricketts AP, Glazer EA, Migaki TT, Olson JA. (1992). Anticoccidial efficacy of semduramicin in battery studies with laboratory isolates of coccidia. *Poult Sci.* **71**, 98–103.

Roos DS. (1993). Primary structure of the dihydrofolate reductase-thymidylate synthase gene from *Toxoplasma gondii. J Biol Chem.* **268**, 6269–6280.

Rosado TW, Specht A, Marks SL. (2007). Neurotoxicosis in 4 cats receiving ronidazole. *J Vet Intern Med.* **21**, 328–331.

Santos FM, Lima WG, Gravel AS, Martins TAF, Talvani A, Torres RM, Terezinha Bahia M. (2012). Cardiomyopathy prognosis after benznidazole treatment in chronic canine Chagas' disease. *J Antimicrob Chemother.* **67**, 1987–1995.

Sarkiala E, Jarvinen A, Valttila S, Mero M. (1991). Pharmacokinetics of tinidazole in dogs and cats. *J Vet Pharmacol Ther.* **14**, 257–262.

Sasanelli M, Paradies P, Greco B, Eyal O, Zaza V, Baneth G. (2010). Failure of imidocarb dipropionate to eliminate Hepatozoon canis in naturally infected dogs based on parasitological and molecular evaluation methods. *Vet Parasitol.* **171**, 194–199.

Scorza AV, Lappin MR. (2004). Metronidazole for the treatment of feline giardiasis. *J Feline Med Surg.* **6**, 157–160.

Scorza AV, Radecki SV, Lappin MR. (2006). Efficacy of a combination of febantel, pyrantel, and praziquantel for the treatment of kittens experimentally infected with *Giardia* species. *J Feline Med Surg.* **8**, 7–13.

Sekis I, Ramstead K, Rishniw M, Schwark WS, McDonough SP, Goldstein RE, Papich MG, Simpson KW. (2009). Single-dose pharmacokinetics and genotoxicity of metronidazole in cats. *J Feline Med Surg.* **11**, 60–68.

Slappendel RJ, Teske E. (1997). The effect of intravenous or subcutaneous administration of meglumine antimonate (Glucantime) in dogs with leishmaniasis: a randomized clinical trial. *Vet Quart.* **19**, 10–13.

Slater AF, Cerami A. (1992). Inhibition by chloroquine of a novel haem polymerase enzyme activity in malaria trophozoites. *Nature.* **355**, 167–169.

Steinman A, Gips M, Lavy E, Sinay I, Soback S. (2000). Pharmacokinetics of metronidazole in horses after intravenous, rectal and oral administration. *J Vet Pharmacol Ther.* **23**, 353–357.

Stokol T, Randolph JF, Nachbar S, Rodi C, Barr SC. (1997). Development of bone marrow toxicosis after albendazole administration in a dog and cat. *J Am Vet Med Assoc.* **210**, 1753–1756.

Swain EA, Magdesian KG, Kass PH, Edman JE, Knych HK. (2015). Pharmacokinetics of metronidazole in foals: influence of age within the neonatal period. *J Vet Pharmacol Ther.* **38**, 227–234.

Sweeney RW, Sweeney CR, Soma LR, Woodward CB, Charlton CA. (1986). Pharmacokinetics of metronidazole given to horses by intravenous and oral routes. *Am J Vet Res.* **47**, 1726–1729.

Sykes JE, Dubey JP, Lindsay LL, Prato P, Lappin MR, Guo LT, Mizisin AP, Shelton GD. (2011). Severe myositis associated with Sarcocystis spp. infection in 2 dogs. *J Vet Intern Med.* **25**, 1277–1283.

Taylor MA, Bartram DJ. (2012). The history of decoquinate in the control of coccidial infections in ruminants. *J Vet Pharmacol Ther.* **35**, 417–427.

Toribio RE, Bain FT, Mrad DR, Messer NT 4th, Sellers RS, Hinchcliff KW. (1998). Congenital defects in newborn foals of mares treated for equine protozoal myeloencephalitis during pregnancy. *J Am Vet Med Assoc.* **212**, 697–701.

Trotz-Williams LA, Jarvie BD, Peregrine AS, Duffield TF, Leslie KE. (2011). Efficacy of halofuginone lactate in the prevention of cryptosporidiosis in dairy calves. *Vet Rec.* **168**, 509.

Valladares JE, Freixas J, Alberola J, Franquelo C, Cristofol C, Arboix M. (1997). Pharmacokinetics of liposome- encapsulated meglumine antimonate after intramuscular and subcutaneous administration in dogs. *Am J Trop Med Hyg.* **57**, 403–406.

Valladares JE, Riera C, Alberola J, Gallego M, Portus M, Cristofol C, Franquelo C, Arboix M. (1998). Pharmacokinetics of meglumine antimoniate after administration of a multiple dose in dogs experimentally infected with *Leishmania infantum. Vet Parasitol.* **75**, 33–40.

Valladares JE, Riera C, Gonzalez-Ensenyat P, Diez-Cascon A, Ramos G, Solano-Gallego L, Gallego M, Portus M, Arboix M, Alberola J. (2001). Long term improvement in the treatment of canine leishmaniosis using an antimony liposomal formulation. *Vet Parasitol.* **97**, 15–21.

Vanparijs O, Desplenter L, Marsboom R. (1989). Efficacy of diclazuril in the control of intestinal coccidiosis in rabbits. *Vet Parasitol.* **34**, 185–190.

Van Reken DE, Pearson RD. (1990). Antiparasitic agents. In Mandell GL, Douglas RG, Bennett JE. (eds), *Principles and Practice of Infectious Diseases*, 3rd edn. New York, Churchill Livingstone. 398–427.

Vélez ID, Carrillo LM, López L, Rodríguez E, Robledo SM. (2012). An epidemic outbreak of canine cutaneous leishmaniasis in Colombia caused by Leishmania braziliensis and Leishmania panamensis. *Am J Trop Med Hyg.* **86**, 807–811.

Vercammen F, De Deken R, Maes L. (1996). Prophylactic treatment of experimental canine (*Babesia canis*) with doxycycline. *Vet Parasitol.* **66**, 251–255.

Vexenat JA, Olliaro PL, Castro JAF, Cavalcante R, Campus JHF, Travares JP, Miles MA. (1998). Clinical recovery and limited cure in canine visceral leishmaniasis treated with aminosidine (paromomycin). *Am J Trop Med Hyg.* **58**, 448–453.

Vial HJ, Gorenflot A. (2006). Chemotherapy against babesiosis. *Vet Parasitol.* **138**, 147–160.

Webster LT. (1990). Drugs used in chemotherapy of protozoal infections: leishmaniasis, trypanosomiasis, and other protozoal infections. In Gilman AG, Rall TW, Nies AS, Taylor P. (eds), *The Pharmacological Basis of Therapeutics*, 8th edn. New York, Pergamon Press. 1008–1017

White GW, Hamm D, Turchi P, Jones W, Beasley J. (1996). Toxicity of an orally administered formulation of metronidazole in healthy horses. *Am Assoc Equine Pract Proc.* **42**, 303–305.

Williams RB. (1997). The mode of action of anticoccidial quinolones (6-decyloxy-4-hydroxyquinoline-3-carboxylates) in chickens. *Int J Parasitol.* **27**, 101–111.

Wise LN, Kappmeyer LS, Mealey RH, Knowles DP. (2013). Review of equine piroplasmosis. *J Vet Intern Med.* **27**, 1334–1346.

Wood BA, Rycroft D, Monro AM. (1973). The metabolism of tinidazole in the rat and dog. *Xenobiotica.* **3**, 801–812.

Xiao L, Saeed K, Herd RP. (1996). Efficacy of albendazole and fenbendazole against *Giardia* infection in cattle. *Vet Parasitol.* **61**, 165–170.

Xenoulis PG, Lopinski DJ, Read SA, Suchodolski JS, Steiner JM. (2013). Intestinal Tritrichomonas foetus infection in cats: a retrospective study of 104 cases. *J Feline Med Surg.* **15**, 1098–1103.

Young G, Alley ML, Foster DM, Smith GW. (2011). Efficacy of amprolium for the treatment of pathogenic Eimeria species in Boer goat kids. *Vet Parasitol.* **178**, 346–349.

Zajac AM, LaBranche TP, Donoghue AR, Chu TC. (1998). Efficacy of fenbendazole in the treatment of experimental *Giardia* infection in dogs. *Am J Vet Res.* **59**, 61–63.

Zimmer JF. (1987). Treatment of feline giardiasis with metronidazole. *Cornell Vet.* **77**, 383–388.

Zinner SH, Mayer KH. (1990). Sulfonamides and trimethoprim. In Mandell GL, Douglas RG, Bennett JE. (eds), *Principles and Practice of Infectious Diseases*, 3rd edn. New York, Churchill Livingstone. 325–334.

Zobba R, Ardu M, Niccolini S, Chessa B, Manna L, Cocco R, Parpaglia MLP. (2008). Clinical and laboratory findings in equine piroplasmosis. *J Eq Vet Sci.* **28**, 301–308.

Zou M, Guo G, Zhao Y, Zhang Q. (2014). Detection, quantifications, and pharmacokinetics of ponazuril in healthy swine. *J Vet Pharmacol Ther.* **37**, 598–602.

CAPÍTULO 43

Ectoparasiticidas

Ronald E. Baynes

INTRODUÇÃO

O objetivo deste capítulo é descrever a farmacologia de pesticidas e fármacos de uso veterinário atualmente aprovados para o controle de importantes ectoparasitas que comprometem negativamente a saúde e a produção de animais domésticos. Esses ectoparasitas são principalmente insetos (pulgas, moscas, piolhos) e acarinos (carrapatos e ácaros). O controle efetivo desses ectoparasitas não é só importante aos pacientes veterinários, mas também à saúde pública, pois vários ectoparasitas de animais não apenas transmitem doenças entre os animais, mas também podem transmitir importantes enfermidades aos humanos. Sabidamente, as pulgas são vetores da tênia *Dipylidium caninum*; ademais, humanos podem desenvolver a doença da arranhadura do gato, em que ocorre transmissão de *Bartonella henselae* dos gatos para humanos, pelas pulgas de gatos. A dermatite alérgica à pulga é um importante problema em animais de companhia. Tais condições estão entre as mais importantes razões e explicações para o gasto anual com o controle de pulgas em animais de companhia superior a 2 bilhões de dólares, nos EUA e na Europa Ocidental (Kramer e Mencke, 2001). Os carrapatos podem transmitir doença de Lyme, febre maculosa das Montanhas Rochosas, babesiose em cães e bovinos e cowdriose em ruminantes, para citar apenas algumas. Os mosquitos podem transmitir o vírus do Nilo Ocidental aos humanos, bem como dirofilariose em animais domésticos e malária em aves, roedores e primatas; também atuam como vetores biológicos do vírus da encefalite equina. Moscas não apenas transmitem doenças e provocam lesões ao couro e ao pelame de animais de estimação; o seu incômodo pode resultar em redução do consumo de alimento pelos animais pecuários e, assim, menor ganho de peso, ocasionando prejuízo aos pecuaristas. Moscas da face (*Musca autumnalis*) são conhecidas por transmitir o agente etiológico (*Moraxella bovis*) da ceratoconjuntivite infecciosa bovina, conhecida como doença do olho rosa, em bovinos. O controle de moscas que causam miíase pode ser significativamente melhorado com o uso de ectoparasiticidas efetivos.

Há distintos *comportamentos alimentares* dos ectoparasitas e isso pode ser crítico se o fármaco escolhido for estritamente um produto repelente ou um adulticida. As pulgas adultas ingurgitam com o repasto sanguíneo no hospedeiro, 5 min a 1 h após a infestação do animal; as pulgas fêmeas se alimentam durante cerca de 25 min e os machos durante 11 min (Cadiergues *et al.*, 2000). Para evitar esse comportamento alimentar utiliza-se um ectoparasiticida efetivo, a fim de prevenir a ocorrência de dermatite alérgica à pulga. Estudos comparativos sobre a eficácia na prevenção do primeiro repasto sanguíneo pelas pulgas sugerem que os organofosforados (OF) e/ou piretroides são mais efetivos do que os ectoparasiticidas mais recentes (Franc e Cadiergues, 1998). O repasto sanguíneo total dos carrapatos é mais longo (dias). Nessas condições, patógenos como *Borrelia burgdorferi*, que causa doença de Lyme, são bem adaptados a esse longo período de repasto. No entanto, no caso de outros patógenos transmitidos por carrapatos, como *Ehrlichia* e

Rickettsia, pode ocorrer transmissão nas primeiras horas do repasto sanguíneo. Por essas razões, o uso de combinações de fármacos (inseticidas e repelentes) impede que os carrapatos se fixem no corpo do hospedeiro e se alimentem (Young *et al.*, 2003). Um bom exemplo da eficácia dessas combinações é uma formulação medicamentosa que contém o repelente permetrina e o acaricida imidacloprida.

O ectoparasiticida ideal não deve ser apenas um repelente ou adulticida efetivo; ele também deve permanecer no sangue ou na superfície da pele, em concentração terapêutica, por um tempo significativamente longo, como 1 a 3 meses, de modo a obter a complacência apropriada do proprietário. Outro desafio é que o inseticida deve ser estável à luz solar e à água/xampu. Um excelente exemplo disso é a imidacloprida, que é fotoestável e persiste na superfície cutânea após o banho com xampu; os piretroides de gerações anteriores não são muito estáveis à luz solar. Algumas formulações contêm um adulticida (fipronil) e um inibidor de desenvolvimento de inseto (metopreno) porque no momento em que se detecta a infestação por pulgas em animais de companhia, essas pulgas já depositaram ovos no pelame. Na definição do protocolo terapêutico deve-se incluir tanto o tratamento do animal quanto o *tratamento do ambiente*. Nos últimos 10 anos parece ser um novo paradigma o tratamento do animal de companhia, mas não do ambiente (Rust, 2005).

MEDICAMENTOS DE USO TÓPICO

Vários ectoparasiticidas de uso tópico comerciais utilizados no tratamento de animais domésticos são elaborados para serem liberados a partir de (i) formulações aquosas/líquidos orgânicas e/ou (ii) polímeros sintéticos, como colares e brincos. A taxa de penetração cutânea ou de translocação através da superfície da pele depende de várias propriedades farmacêuticas fundamentais. As formulações líquidas incluem produtos de uso *pour-on*, *spray* de uso tópico e soluções de imersão, os quais contêm um ingrediente ativo e outros componentes (antigamente denominados substâncias inertes) que podem modular a farmacocinética na derme. Esses outros componentes incluem, principalmente, álcool, óleo e produtos que facilitam a difusão do fármaco (Magnusson *et al.*, 2001). Os brincos contêm uma macromolécula polimérica orgânica sólida (p. ex., cloreto de polivinil) e um ingrediente ativo neles impregnados; esses brincos são presos na orelha. Tais aparatos são projetados para liberar lentamente o inseticida ao longo de um tempo preestabelecido (p. ex., o Cutter Gold® é liberado durante 5 meses), à medida que o animal movimenta a cabeça; devem ser removidos no final da estação de moscas ou antes do abate.

LIBERAÇÃO TRANSDÉRMICA

A aplicação tópica é a forma mais comum de administração de ectoparasiticida. O entendimento da farmacocinética da derme desses medicamentos e pesticidas facilita a compreensão relativa à eficácia e segurança do fármaco. Os fundamentos desse tema são discutidos no Capítulo 47. Muitos desses fármacos e pesticidas são altamente lipofílicos e com alto peso molecular e, portanto, não é surpresa que apresentem lenta absorção dérmica e baixa *biodisponibilidade* sistêmica, bem como grande volume de distribuição e longas meias-vidas no plasma e nos tecidos. Todos esses fatores são importantes quando se utilizam repetidas aplicações e estratégias que reduzem o surgimento de parasitas resistentes, no domicílio, no canil/abrigo ou na pastagem e que, também, reduzem o conteúdo de resíduo de medicamento em animais destinados à produção de alimentos para consumo humano (ou seja, animais de produção).

As vantagens da liberação transdérmica incluem: facilidade de aplicação no pelame do animal, prevenção de problemas relativos à metabolização de primeira passagem e degradação gastrintestinal frequentemente associada à administração oral do fármaco. Algumas das principais desvantagens do uso dessa via de administração é que, às vezes, os proprietários de animais de estimação aplicam dose excessiva quando utilizam aspersão tópica ou produto de uso *pour-on*, o que frequentemente resulta em intoxicação em populações sensíveis, como em felinos e animais jovens. A lambedura, que é parte do *grooming* natural e do comportamento social de várias espécies animais, pode resultar em importante absorção oral de medicamentos e, subsequentemente, maior concentração sistêmica em animais tratados e, também, naqueles animais não tratados que fazem parte de um grande rebanho de animais pecuários (Laffont *et al.*, 2003). Em animais de produção, a aplicação de produtos *pour-on* pode resultar em período de carência significativamente mais longo para o consumo de carne e/ou leite, comparativamente à administração oral ou injetável. Isso é mais evidente quando se utilizam produtos de aplicação *pour-on* à base de ivermectina, os quais causam importante retenção de ivermectina nas camadas da pele e, desse modo, liberação prolongada do medicamento. Por exemplo, a administração *pour-on* do fármaco resulta em período de carência de 45 dias; esse período é de 35 dias quando o produto é aplicado por via subcutânea (SC) (KuKanich *et al.*, 2005).

VIAS DE ABSORÇÃO DÉRMICA

Há cinco possíveis vias de difusão de medicamento ou pesticida (Figura 43.1), após partição do fármaco na superfície cutânea, através do extrato córneo e da epiderme viável, antes de alcançar os microcapilares da junção epiderme-derme. Vários, senão todos, ectoparasiticidas se difundem através da matriz intercelular (via intercelular) no estrato córneo e na epiderme viável. Essa matriz pode apresentar diferença bioquímica entre as espécies animais, mas em todas as espécies há proporções variáveis de ácidos graxos, ceramidas e colesterol. O leitor também deve saber que há variação da espessura da epiderme entre as espécies animais, na ordem a seguir mencionada e, assim, diferentes amplitudes da via intercelular para a difusão de pesticidas (Monteiro-Riviere *et al.*, 1990).

Suínos > bovinos > caninos > felinos

(52 μm) (37 μm) (21 μm) (13 μm)

A via intracelular e os poros sudoríparos são vias menos prováveis para esses fármacos lipofílicos, pois apresentam mais propriedades hidrofílicas do que a matriz intercelular.

Ainda que o exame em microscópio óptico da pele sugira que o folículo piloso se estende até a derme e hipoderme, na realidade não é isso que acontece. O folículo piloso é, na verdade, uma invaginação profunda da epiderme e, portanto, se o medicamento segue

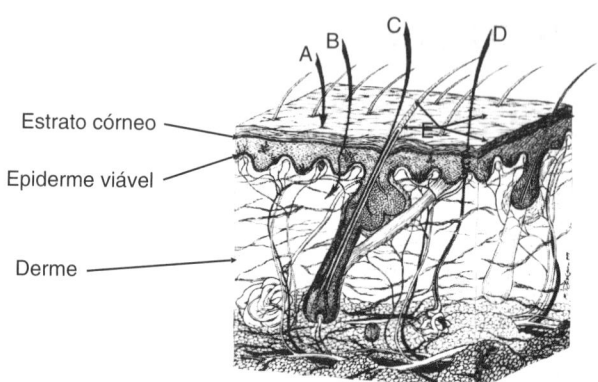

Figura 43.1 Vias de transporte cutâneo de medicamentos e inseticidas em mamíferos. A: transcelular; B: intercelular; C: transfolicular; D: poro sudoríparo; E: difusão lateral.

pelo folículo piloso, ele ainda precisa atravessar a epiderme para alcançar o sistema circulatório. No entanto, a presença de vários folículos pilosos aumenta significativamente a área da superfície epidérmica efetiva e, desse modo, aumenta a absorção, embora a área da superfície aparente possa ser a mesma. Isso explica por que se deve ter cuidado quando se administra ectoparasiticida *pour-on* para condição não indicada na bula (ou seja, uso *extra-label*) para a espécie animal em questão. Em essência, os folículos pilosos são organizados e distribuídos diferentemente entre as espécies animais, e essas diferenças podem ocasionar liberação transdérmica de produtos *pour-on* para a circulação sistêmica, bem como a translocação de produtos de uso tópico através da superfície cutânea. A pelagem pode conter folículos primários e/ou secundários. Os primeiros apresentam grande diâmetro e raiz profunda na derme, além de estarem associados a glândulas sebáceas e sudoríparas. Os folículos secundários apresentam diâmetro menor, estão próximos da superfície e apresentam glândulas sebáceas, mas não pelos eretores de glândulas sudoríparas. Equinos e bovinos apresentam folículos pilosos particulares que se distribuem uniformemente em conjuntos de quatro folículos. Os cães apresentam folículos primários e secundários, com cerca de 15 deles emergindo de uma única abertura da pele. Os caprinos apresentam folículos primários em grupos de três a seis folículos secundários. Em ovinos isso é um pouco mais complexo. Eles apresentam regiões de crescimento de pelos, principalmente com folículos únicos, na face, em extremidades distais dos membros e nas orelhas, além de regiões de crescimento de lã na maior parte do corpo, com maioria de folículos compostos. Um conjunto contém três folículos primários e vários folículos secundários.

MECANISMOS DE AÇÃO

As estruturas de vários compostos discutidos neste capítulo são mostradas na Tabela 43.1. Os ectoparasiticidas podem apresentar mecanismos de ação de amplo espectro, mencionados a seguir, que podem influenciar a biologia dos ectoparasitas. Exemplos mais específicos são resumidos na Tabela 43.2.

- Sistema nervoso do ectoparasita
  - Inibidores da acetilcolinesterase (AChE)
  - Bloqueadores do canal de Na^+
  - Inibidores de receptor da acetilcolina nicotínico (nAChR)
  - Inibidores do canal de Cl^- do receptor de ácido gama-aminobutírico (GABA)/glutamato
- Repelente de ectoparasitas
- Desenvolvimento e crescimento de insetos.

Tabela 43.1 Estruturas químicas e propriedades físico-químicas de ectoparasiticidas comuns.

Nome	Nome químico (fórmula empírica) [peso molecular] Log P	Estrutura química
Permetrina	Éster de 3-(2,2-dicloroetenil)-2,2-dimetil-ácido ciclopropanecarboxílico (3-fenoxifenilmetil) ($C_{21}H_{20}Cl_2O_3$) [391,29] Log P = 6,10	
Fentiona	Éster de ácido fosforotioico 0,0-dimetil 0-[3-metil-4-(metiltio)fenil] ($C_{10}H_{15}O_3PS_2$) [278,34] Log P = 4,84	
Carbaril	1-naftalenol metilcarbamato ($C_{12}H_{11}NO_2$) [201,22] Log P = 1,85	
Ivermectina	22,23-di-hidroavermectina B_1 ($C_{48}H_{74}O_{14}$) [875,10]	
Milbemicina oxima	5-dideidromilbemicina (derivado de oxima) 80% A_4, 20% A_3 ($C_{31}H_{43}NO_7$) A_3 [541,68] ($C_{32}H_{45}NO_7$) A4 [555,71]	

(continua)

Tabela 43.1 (Continuação) Estruturas químicas e propriedades físico-químicas de ectoparasiticidas comuns.

Nome	Nome químico (fórmula empírica) [peso molecular] Log P	Estrutura química
Fipronil	5-amino-1-[2,6-dicloro-4-(trifluoro-metil)fenil]-4-[(trifluorometil)sulfinil]-1H-pirazol-3-carbonitrilo $C_{12}H_4Cl_2F_6N_4OS)$ [437,15] Log P = 4,0	
Imidacloprida	1-[(6-cloro-3-piridinil)metil]-4,5-di-hidro-N-nitro-1H-imidazol-2-amina $(C_9H_{10}ClN_5O_2)$ [255,66] Log P = 0,57	

Tabela 43.2 Mecanismos de ação de ectoparasiticidas contra parasitos e sinais de toxicidade, em mamíferos.

Fármaco	Mecanismo de ação	Sinais de toxicidade
Fipronil	Bloqueio não competitivo da passagem de íons Cl através dos canais iônicos dependentes de glutamato e GABA	Hiperatividade e convulsões relacionadas ao antagonismo de GABA
Imidacloprida	Inibição competitiva de receptores de acetilcolina nicotínicos (nAChR) pós-sinápticos, com influxo de íons Na^+	Efeitos nicotínicos (tremores)
Avermectinas	Atuam em canais de cloro dependentes de glutamato	Depressão do SNC e ataxia Relativos aos canais de íons cloreto dependentes de glicina e GABA
Piretrinas e piretroides	Atuam em canais de íons Na^+ dependentes de voltagem, na membrana do axônio	Síndrome tipo 1 (tremores, hiperexcitabilidade) Síndrome tipo 2 (salivação, fraqueza)
Organofosforados e carbamatos	Inibição da acetilcolinesterase (AChE)	Efeitos muscarínicos e nicotínicos (miose, tremores, depressão)
Amitraz	Inibe a monoamina oxidase	Ativa receptores alfa$_2$-adrenérgicos (depressão do SNC)
Reguladores do desenvolvimento do inseto	Faz com que ocorram falsos sinais para que o inseto permaneça em estágio imaturo Inibição da síntese de quitina	Não há relato de sinais de toxicidade
Fármacos sinérgicos	Inibem o citocromo P450	Podem potencializar os efeitos de fármacos e pesticidas

Um bom ectoparasiticida apresenta alta eficácia contra o ectoparasita e não é tóxico ao hospedeiro. Vários pesticidas organofosforados (OF) e organoclorados são muito efetivos e possuem um amplo espectro de ação. No entanto, em razão de sua toxicidade aos mamíferos (Tabela 43.2), há pesticidas mais seguros disponíveis para uso veterinário e poucos fármacos dessas duas classes são utilizados em medicina veterinária. Por essa razão, neste capítulo não há discussão sobre organoclorados, especialmente porque não são mais aprovados para uso veterinário. Os ectoparasiticidas mais recentes, como os neonicotinoides (p. ex., imidacloprida) são mais seletivos para alguns insetos, como pulgas, e muito pouco para outros. Entretanto, o termo "amplo espectro de ação" pode ser inapropriado. Ressalta-se que a ivermectina, frequentemente considerada um fármaco antiparasitário de amplo espectro, realmente é muito efetivo contra vários nematódeos e ectoparasitas, mas não é efetiva no tratamento de infestação por cestódio e trematódeo.

RESISTÊNCIA AOS ECTOPARASITICIDAS

Relata-se, amplamente, a resistência a vários ectoparasiticidas populares, como avermectinas, piretroides e organofosforados. A resistência também tende a ocorrer quando há uso intensivo de fármacos antiparasitários, mesmo em propriedades com "bom manejo". Há certa preocupação quanto ao uso de inseticidas mais recentes, como os neonicotinoides, pois são mais frequentemente e inapropriadamente utilizados, podendo haver alto risco de surgimento de resistência. No entanto, há pouca ou nenhuma evidência de que as pulgas desenvolvem resistência à imidacloprida, medicamento cada vez mais utilizado e popular (Schroeder et al., 2003). Os mecanismos de resistência podem estar relacionados à menor penetração, maior atividade enzimática de destoxificação e menor sensibilidade do sítio-alvo. Recentemente esses mecanismos foram mais bem esclarecidos a partir de estudos moleculares utilizando genomas de insetos e do conhecimento de que a resistência dos insetos é mediada por sistemas enzimáticos multigenes complexos. A resistência de insetos aos piretroides foi associada a mutações nos genes do canal de sódio, as quais reduzem a capacidade do inseticida em se ligar a esse canal iônico. Embora não se tenha comprovado a resistência de pulgas de gatos à imidacloprida, mutações nos receptores de acetilcolina nicotínicos foram associadas à resistência de alguns insetos presentes em culturas agrícolas a essa nova classe de inseticidas (Liu et al., 2005).

Em classes de inseticidas individuais é muito comum verificar resistência cruzada em um sítio-alvo específico. No entanto, a resistência cruzada em diferentes sítios-alvo é uma consequência mais grave e que limita o controle de insetos. Com frequência, os mecanismos de destoxificação são originados de resistência cruzada entre os inseticidas que apresentam diferentes mecanismos de ação. Essas enzimas de destoxificação incluem carboxilesterases, enzimas do citocromo P450 e glutationa-S-transferase, as quais frequentemente são incriminadas como causas de desenvolvimento de resistência aos piretroides e organofosforados. Em uma publicação mais recente, há relatos de mutações no gene *Rdl* em uma população de pulgas de gatos de campo que apresentavam resistência ao ciclodieno e resistência cruzada com fipronil, que é um dos poucos produtos comercializados (Daborn *et al.*, 2004).

As estratégias que podem prevenir ou retardar a ocorrência de resistência incluem: (i) escolha de inseticidas apropriados, (ii) rodízio e mistura de inseticidas, (iii) interações limitadas com pesticidas agrícolas, e (iv) monitoramento de resistência. Esse último é o fator mais importante quando se faz tratamento de infestação por pulgas, pois não há cepa de pulgas de gatos conhecidas e sabidamente sensíveis (Rust, 2005). No entanto, o uso de diversos procedimentos genéticos, como amplificação de alelo específico utilizando o sistema TaqMan, é uma maneira promissora de teste de grandes populações de insetos quanto à resistência aos produtos químicos mais recentes disponíveis no mercado. Assim sendo, recomenda-se ao leitor consultar artigos de revisão (Ffrench-Constant *et al.*, 2004) relativos aos testes genéticos recentes realizados para verificar a resistência aos inseticidas.

FIPRONIL

O fipronil foi aprovado inicialmente em 1996 para uso em cães e gatos infestados por pulgas e carrapatos. Os nomes comerciais desse fármaco são Frontline® Top Spot e Frontline® Plus, para cães e gatos e para os seus filhotes, e o Frontline® Spray, para cães e gatos. O produto Plus indica que o fipronil contém metopreno, que é um regulador do desenvolvimento de inseto (IGR) (o metopreno é discutido em mais detalhes na seção *Reguladores do desenvolvimento de inseto*). O produto TopSpot contém 9,7% de fipronil; o *spray* contém 0,29%. As formulações mais recentes de fipronil são Frontline® Tritak para cães (9,8% de fipronil, 8,8% de metopreno e 5,2% de cifenotrina) e Frontline® Tritak para gatos (9,8% de fipronil, 11% de metopreno e 15% de etofemprox). A cifenotrina e o etofemprox são piretroides ou substâncias semelhantes a piretroides, discutidos no item *Piretrinas e piretroides sintéticos*.

Propriedades químicas

Esse inseticida é classificado como um fenilpirazol, com fórmula molecular $C_{12}H_4Cl_2F_6N_4OS$. O fipronil apresenta peso molecular de 437,15 e log P (n-octanol/água) 4,0 e solubilidade de 2 mg/ℓ, em água, e > 10 mil mg/ℓ, em óleo de milho (Budavari, 1996). Essa alta afinidade cutânea ao óleo explica, em parte, a limitada absorção dérmica.

Farmacocinética

Acredita-se que a aplicação tópica de fipronil na região situada entre os ossos omoplatas resulta em translocação do fármaco na superfície cutânea de todo o corpo, com deposição significativa do medicamento em tecidos sebáceos, glândulas sebáceas e folículos pilosos. Na verdade, as glândulas sebáceas atuam como reservatórios que, continuamente, liberam fipronil pelos folículos pilosos, formando uma camada de medicamento sobre e no estrato córneo e no pelame do animal. Considera-se que para o controle efetivo de 95% das pulgas há necessidade de 0,7 μg de fipronil/g de pele; tem-se detectado tanto quanto 4,5 μg/g e

1,6 μg/g, em gatos aos 42 dias e em cães aos 56 dias, respectivamente. A absorção dérmica de ^{14}C-fipronil foi inferior a 1% da dose aplicada, para todas as doses testadas (0,88 a 48 mg/rato) e com exposição de até 24 h (Cheng, 1995).

Mecanismo de ação

O fipronil atua no sistema nervoso central, onde parece ser principalmente efetivo no bloqueio não competitivo da passagem de íons cloreto através de canais de cloreto dependentes de glutamato e de GABA, nos ectoparasitas. Esse último mecanismo atua em ectoparasitas, mas não em mamíferos, sugerindo que nos insetos há múltiplos sítios-alvo para esse fármaco. Um estudo mostrou que o fipronil e seu metabólito sulfona de fibronil são potentes inibidores desses sítios (Zhao *et al.*, 2005). Em mamíferos, a ligação do fipronil ao receptor GABA também é menos efetiva, razão de sua ampla margem de segurança. Em receptores GABA de mamíferos, a potência da sulfona de fipronil é maior do que a do fipronil e a exposição simultânea a outros fármacos que exacerbam a produção do metabólito pode ser potencialmente tóxica aos mamíferos nesse cenário. No entanto, as informações obtidas na literatura são conflitantes quanto à possibilidade de a conversão metabólica em derivados da sulfona representar um mecanismo de destoxificação. Por exemplo, o pré-tratamento de camundongos com um inibidor de citocromo P450 oxidase, o butóxico de piperonila, aumentou a toxicidade do fipronil em até 7 vezes (Hainzl e Casida, 1996). Antes de sua aprovação para uso veterinário, o fipronil foi – e ainda é – licenciado para uso em culturas agrícolas; no entanto, a conversão fotoquímica pode resultar em um fotoproduto dessulfinilado 10 vezes mais potente do que o fipronil, em canais de cloreto de mamíferos. Ainda não se sabe se isso é um problema em animais pecuários que se alimentam de pastagens contaminadas com o medicamento.

Eficácia

O fipronil é um produto de uso tópico, para aspersão, efetivo contra pulgas adultas, bem como contra todos os estágios do carrapato-marrom, carrapato-do-cão, carrapato-estrela e carrapato-de-veado. Esse produto foi aprovado para cães e seus filhotes, bem como aos gatos e seus filhotes (> 8 semanas de idade) e pode propiciar proteção por até 30 dias. Os fabricantes alertam que embora o produto Topical Spot On possa ser efetivo contra pulgas por até 3 meses, eles recomendam a sua aplicação mensal. O fipronil (9,8%), contendo 8,8% de S-metopreno (cães) ou 11% de S-metopreno (gatos), um regulador do desenvolvimento do inseto, não é apenas um adulticida efetivo, mas também elimina ovos e larvas de pulgas. Embora haja comprovação de sua excelente eficácia ectoparasiticida contra pulgas, carrapatos e piolhos mastigadores, há certa dúvida quanto a sua ação repelente contra carrapatos e, também, contra carrapatos já fixados na pele do animal (Denny, 2001; Young *et al.*, 2003). Comparativamente a alguns piretroides e organofosforados, o fipronil não é efetivo na prevenção de picadas e alimentação das pulgas na primeira hora de infestação, antes que sejam eliminadas (Franc e Cadiergues, 1998). Em cães, o fipronil é efetivo no tratamento e controle de infestação por piolho-mastigador (*Trichodectes canis*) (Pollmeier *et al.*, 2002, 2004). A bula também informa que esse medicamento pode auxiliar no controle de sarna sarcóptica. Ressalta-se que o Frontline® Tritak para cães é diferente daquele utilizado em gatos, pois contém diferentes piretroides; a pessoa responsável pela aplicação do medicamento deve estar ciente dessa diferença (ver discussão sobre ésteres de piretroides e éteres de piretroides mais adiante, no item *Piretrinas e piretroides sintéticos*).

Segurança/toxicidade

O fipronil parece ter ampla margem de segurança (DL_{50} dérmica em ratos = 2 mil mg/kg) e, assim, é considerado um produto de baixa toxicidade em medicina veterinária. Não se constata efeito adverso quando se utiliza dose 5 vezes maior do que a dose máxima recomendada para cães e gatos. Todavia, pode causar discreta irritação ocular ou cutânea após o contato do medicamento com o olho e a pele, respectivamente (Rhone Merieux, 1997). Em ratos, as DL_{50} oral e dérmica são 100 mg/kg e > 2.000 mg/kg, respectivamente (Budavari, 1996). À semelhança das avermectinas e dos organoclorados, o mecanismo de ação do fipronil envolve antagonismo em receptor GABA. Em doses tóxicas, ele pode causar hiperatividade, hiperexcitabilidade e convulsões, as quais estão relacionadas ao aumento da atividade nervosa espontânea e à geração de descargas de alta frequência prolongadas após o estímulo nervoso. Esses sintomas estão associados ao bloqueio da inibição neuronal ou à hiperpolarização da membrana do neurônio porque esse antagonista impede a absorção de cloreto. Isso resulta em estabilização do canal de cloreto dependente de GABA (Bloomquist, 2003).

Parece que não há interação entre o fipronil e fármacos e ectoparasiticidas aprovados para uso em animais de companhia. Espera-se que os animais acidentalmente expostos a alta dose e absorção oral de fipronil manifestem convulsões; deve-se monitorar as funções neurológicas e hepáticas (Hovda e Hooser, 2002). Em coelhos jovens ou pequenos, o uso *extralabel* desse medicamento pode causar convulsões e morte. Estudos em várias gerações de ratos concluíram que esse fármaco não é mutagênico, tampouco teratogênico.

NEONICOTINOIDES

Imidacloprida

A imidacloprida foi aprovada para uso em culturas agrícolas como inseticida, bem como no tratamento de infestação por pulgas em cães e gatos. Dentre os vários produtos à base de imidacloprida, há disponibilidade de Advantage® (9,1% de imidacloprida), para infestação por pulgas, e Advantage® II (9,1% de imidacloprida e 0,46% de piriproxifeno), para eliminar pulgas adultas e em seus estágios jovens. Também, está disponível em concentração de 8,8% peso (p)/volume (v) em combinação com permetrina (44% p/v), no produto K9 Advantix® II, para tratar infestação por pulgas ou por carrapatos. Esse último fármaco foi aprovado para uso em gatos, mas não em cães, porque os gatos não toleram a permetrina tão bem quanto os cães. Advantage Multi® (10% de imidacloprida e 2,5% de moxidectina para cães [1,0% para gatos]) é uma formulação administrada 1 vez ao mês, aprovada para cães e gatos no tratamento de infestações por pulgas adultas e vermes intestinais e na prevenção de dirofilariose, bem como no tratamento de sarna sarcóptica, em cães, e controle de sarna auricular em gatos.

Propriedades químicas

A imidacloprida pertence a uma classe relativamente nova de inseticidas sintéticos conhecidos como neonicotinoides. A imidacloprida (cloronicotinil nitroguanidina) pertence mais especificamente à classe cloronicotinil que foi inicialmente sintetizada em 1985. Constatou-se que a ação inseticida desse produto químico é de 62 a mais de 3 mil vezes maior do que a de nicotinoides (p. ex., nicotina); sua comercialização iniciou-se em 1991. Essas substâncias químicas são fotoestáveis, propriedade que assegura longo tempo de eficácia residual; são moderadamente solúveis em água (0,51 g/ℓ). O log do coeficiente de partição octanol/água da imidacloprida é 0,57; o seu peso molecular é de 255,7. Diferentemente dos nicotinoides, os neonicotinoides não são ionizados em pH fisiológico. Portanto, os neonicotinoides penetram mais facilmente no SNC de insetos do que os nicotinoides, pois o primeiro é mais hidrofóbico. Essa diferença físico-química em condições fisiológicas explica, em parte, por que os neonicotinoides apresentam maior ação inseticida do que os inseticidas à base de nicotina.

Farmacocinética

A aplicação tópica de imidacloprida na pele não resulta em absorção dérmica significativa do fármaco na corrente sanguínea; preferivelmente, a translocação na superfície cutânea facilitada pelo movimento corporal resulta em cobertura de todo o corpo pelo medicamento. Sua eficácia depende do contato com a pulga na superfície cutânea do animal. Resultados de estudos sobre metabolização e toxicocinética em outros vertebrados sugerem que se esse produto químico alcança a circulação sistêmica e, então, é amplamente distribuído aos órgãos, mas não aos tecidos adiposos ou ao sistema nervoso central (Sheets, 2001).

Mecanismo de ação

Na sinapse colinérgica nicotínica, a acetilcolina (ACh) normalmente é liberada da membrana pré-sináptica e se liga à membrana pós-sináptica, resultando em alteração na conformação da molécula do receptor, o que ocasiona a ativação e abertura do canal iônico e subsequente influxo de Na^+ extracelular e efluxo de K^+. Isso resulta em alteração do potencial de membrana e propagação do estímulo nervoso. A imidacloprida mimetiza os efeitos da ACh por meio de inibição competitiva em receptores de acetilcolina nicotínicos (nAChR) pós-sinápticos e pouco ou nenhuma ação em receptores de acetilcolina muscarínicos (Buckingham *et al.*, 1997; Tomizawa e Casida, 2003). O primeiro é amplamente e predominantemente distribuído nas áreas de neurópilo do SNC dos insetos; a imidacloprida é altamente específica para subtipos particulares de receptores nicotínicos de insetos. No entanto, em vez de despolarização do neurônio pós-sináptico e transmissão do estímulo nervoso, como normalmente acontece com a acetilcolina, a imidacloprida causa uma resposta bifásica. Essa resposta consiste em aumento da frequência de descargas espontâneas seguido de bloqueio na propagação do pulso nervoso ao longo dos neurônios e subsequente morte do inseto (Schroeder e Flattum, 1984). Os receptores muscarínicos e outros tipos de receptores nicotínicos de mamíferos não se ligam efetivamente à imidacloprida, daí sua seletividade por insetos (Kagabu, 1997). Portanto, não é surpresa a ausência de efeitos adversos em cães após a exposição tópica ao fármaco, em dose superior àquela recomendada. Os leitores devem estar cientes de que embora os neonicotinoides sejam seletivos, eles são menos seletivos e, portanto, mais tóxicos aos vertebrados do que os neonicotinoides.

Eficácia

Comparativamente ao fipronil e à selamectina, a imidacloprida parece ser mais rapidamente absorvida pela pulga, via contato físico (Mehlhorn *et al.*, 2001). Esse estudo mostrou que a imidacloprida mata pulgas adultas e larvas dentro de 1 h após a exposição ao produto; eficácia semelhante foi verificada com os outros dois fármacos dentro de 24 h. Ressalta-se que nenhum desses três produtos apresentou atividade repelente contra pulgas. Em cães e gatos, a imidacloprida pode matar 98 a 100% de pulgas adultas durante um período de, no mínimo, 4 semanas. Esse produto químico apresenta ação limitada contra carrapatos. A imidacloprida também faz cessar a mordida de pulgas dentro de 3 a 5 min após sua aplicação, embora as pulgas não morram nesse curto período de tempo. Dentre as causas para indicação do produto Advantage II® inclui-se sua habilidade em matar pulgas dentro de 12 h após a aplicação. Sem dúvida, isso é importante na prevenção de dermatite alérgica à pulga. Estudos anteriores mostraram que o banho com xampu e a exposição à água não reduzem significativamente a eficácia da imidacloprida, por até 28 dias (Cunningham et al., 1997).

No outono de 2002, a Bayer Corp. recebeu aprovação da Environmental Protection Agency (EPA) para o uso tópico do ectoparasiticida K9 Advantix™, um inseticida que contém imidacloprida e permetrina, que atua como repelente e mata mosquitos, carrapatos e pulgas, em cães adultos e seus filhotes com 7 semanas de idade ou mais, por até 4 semanas. A eficácia do produto não é influenciada por natação ou banho. A imidacloprida atua em receptor nicotínico pós-sináptico por "bloqueá-lo" na posição aberta e, então, causar hiperestimulação do neurônio; a permetrina mantém abertos os canais de troca de íons Na^+, causando impulsos nervosos contínuos. Lembre-se de que esses canais normalmente se fechariam após a transmissão de um impulso nervoso. Portanto, há uma interação sinérgica no sistema nervoso associada à supressão do sistema nervoso do parasita, seguida de paralisia súbita e morte desse parasita. Devido a sua fisiologia particular e à incapacidade de metabolizar alguns compostos, como os piretroides (baixa atividade de glicuronização em gatos), esse produto *não deve ser administrado em gatos*.

Segurança/toxicidade

Em geral, os sinais clínicos de toxicidade estão associados aos efeitos nicotínicos (p. ex., tremores) e hepáticos, quando os cães são expostos a alta dose, de 41 mg/kg, na dieta (Hovda e Hooser, 2002). Contudo, exceto em um único caso relatado em gato (Godfrey, 1999), não há publicação que incrimine a imidocloprida como causa de toxicidade sistêmica em animais domésticos, após aplicação dérmica. Parece que o produto químico não causa irritação dérmica, tampouco sensibilização da derme, embora haja relatos casuais muito raros de reações cutâneas adversas. Parece que a imidacloprida não é teratogênica, mutagênica e carcinogênica e que tampouco apresenta toxicidade reprodutiva (Sheets, 2001). Os produtos disponíveis não devem ser administrados em filhotes de cães ou gatos com menos de 4 meses de idade.

Nitempiram

O nitempiram pertence à mesma classe da imidacloprida (ou seja, cloronicotinil); portanto, tem o mesmo mecanismo de ação. Todavia, não é um produto de uso tópico, mas sim um *adulticida de uso oral* utilizado na eliminação de pulgas em cães e gatos.

Propriedades químicas

O nitempiram, à semelhança da imidacloprida, pertence à nova classe de inseticidas sintéticos conhecidos como neonicotinoides. O nitempiram tem peso molecular de 270,72, log do coeficiente de partição octanol/água de –0,64 e hidrossolubilidade de 840 g/ℓ.

Farmacocinética

O nitempiram é rapidamente absorvido (biodisponibilidade = 100%) no trato gastrintestinal; o tempo para atingir a concentração sanguínea máxima ($C_{máx}$) é 1,21 h em cães, e 0,63 h em gatos. Em cães e gatos, a $C_{máx}$ é de aproximadamente 4,3 a 4,8 ppm, significativamente maior do que a concentração sanguínea de 0,5 a 1,0 ppm de nitempiram necessária para matar 100% das pulgas. A meia-vida em cães e gatos é de 2,8 h e 7,7 h, respectivamente; é excretado principalmente na urina.

Eficácia

Ao detectar pulgas no animal, recomenda-se dose oral diária mínima de 1 mg/kg, na forma de comprimido, com ou sem alimento, 1 vez/dia. Há disponibilidade de uma formulação (11 mg) para gatos e cães com até 11 kg e outra (57 mg) para cães com 11 a 57 kg de peso. Esse medicamento também é muito efetivo contra pulgas resistentes ao fripronil (Schenker et al., 2001). Com base na farmacocinética anteriormente mencionada, não é surpresa que as pulgas comecem a se desprender do pelame de cães e gatos dentro de 30 min após a administração desse fármaco (Rust et al., 2003; Rust, 2005). Obtém-se eficácia de 98,6% em cães e de 98,4% em gatos, dentro de 6 h.

Segurança/toxicidade

Em ratos-machos, a DL_{50} oral aguda é de 1.680 mg/kg, sugerindo que esse fármaco é muito seguro. O uso de dose 10 vezes maior do que a dose recomendada parece não causar sinal clínico adverso em gatos com 7 a 8 meses de idade e em cães com 7 meses de idade (Witte e Luempert, 2001). No mesmo estudo constatou-se que a administração de uma dose, 3 ou 5 vezes maior que a dose diária recomendada, durante 6 meses, não causou efeito clínico adverso em cães e gatos que, no início do tratamento, tinham 8 semanas de idade. O fármaco é bem tolerado quando se utiliza dose diária em filhotes de cães e de gatos com > 4 semanas de idade. Não se constatou reação adversa quando administrado simultaneamente à maioria dos outros fármacos ou ectoparasiticidas de uso tópico, como carbarila, fipronil, piretrina ou até mesmo imidacloprida, os quais apresentam mecanismos de ação similares (Witte e Luempert, 2001). Em cães e gatos, um episódio de prurido transitório verificado dentro de 1 a 2 h após o tratamento com esse produto parece não estar associado com irritação química, sendo atribuído à manifestação de maior atividade tremulante das pulgas antes que morram e se desprendam do animal (Mahoney et al., 2001).

Espinosade

Esse neonicotinoide, uma mistura de espinosina A e espinosina B (na proporção 17:3), foi aprovado em 2007 para uso mensal em cães; em 2012 foi aprovado para gatos na formulação de comprimidos mastigáveis. O espinosade, na dose de 30 mg/kg, também formulado em combinação com milbemicina oxima (0,5 mg/kg), com o nome comercial TRIFEXIS®, foi introduzido no mercado em 2011, para uso em cães, apenas para prevenção de dirofilariose, tratamento e controle de pulgas e de ancilóstomos, nematelmintos e nematoides adultos. Em ovinos, esse fármaco tem sido utilizado na forma de *spray*, banhos de imersão e *pour-on*, no controle de piolhos e infestação por moscas-varejeiras, em alguns países. É um inseticida com ação acaricida de uso sistêmico e por contato. Após absorção oral, o espinosade é rapidamente absorvido no sangue. A biodisponibilidade oral é superior a 70%, especialmente quando administrado com alimento, atingindo concentração plasmática máxima 2 a 4 h após a administração. O mecanismo de ação está associado com a ativação de receptores de acetilcolina nicotínicos nas membranas de células nervosas de insetos que apresentam subunidades-alvo diferentes daquelas de outros neonicotinoides conhecidos. Isso limita a ocorrência de resistência cruzada com inseticidas similares relacionados.

Segurança/toxicidade

Em cães e gatos, são raras as reações adversas; pode-se verificar vômito no dia da administração ou no dia seguinte. Em ratos, a DL_{50} oral é de 3,6 mil mg/kg, sugerindo que o espinosade é muito seguro, apesar de relatos casuais de efeitos adversos de uma apresentação comercial em 2014, que não parecem estar relacionados aos ingredientes ativos desse produto, mas sugerem a participação de outros fatores não relacionados. Todavia, deve-se ressaltar que há possibilidade de interação medicamentosa entre o espinosade e a ivermectina, pois o espinosade pode inibir a ação de um transportador de medicamento, a glicoproteína-P (gp-P), que também é um substrato para a ivermectina (Schricky, 2014). Pode haver conflito entre esse achado e os resultados de outro estudo no qual 20 cães adultos da raça Collie, homozigoto ou heterozigoto para a mutação do gene *MDR1*, foram tratados com combinações de espinosade e milbemicina, em dose 5 vezes e 10 vezes maior que a dose indicada na bula, e não se constatou efeito adverso relacionado a esses fármacos, como depressão, ataxia, midríase e salivação excessiva (Sherman *et al.*, 2010). Apesar dessas constatações, o fabricante do medicamento relata na bula que em sua avaliação pós-aprovação, esses efeitos adversos foram associados ao uso *extralabel* concomitante de ivermectina, mas não com o uso da dose de ivermectina indicada na bula.

Dinotefurano

Esse neonicotinoide foi aprovado para uso em cães e gatos; apresenta o mesmo mecanismo de ação contra pulgas, como o mencionado anteriormente para os neonicotinoides. Um produto, que contém 22% de dinotefurano e 3% de piriproxifeno, é recomendado para propiciar controle mensal efetivo de pulgas adultas, bem como de ovos, larvas e pupas de pulgas. O piriproxifeno é um análogo do hormônio juvenil, que controla os estágios imaturos da pulga.

Isoxazolinas

A classe de antiparasitários isoxazolina apresenta ação inseticida e acaricida. O afoxolâner é uma isoxazolina inicialmente introduzida no mercado em 2000 e, em 2013, foi disponibilizado como um produto veterinário, com dose recomendada na bula de 2,5 mg/kg, para o tratamento de infestações por pulgas e carrapatos em cães, na forma de comprimido mastigável. A isoxazolina mais recente, o fluralâner, foi aprovada em 2014 pela Food and Drug Administration (FDA), na forma de comprimido mastigável, na dose indicada na bula de 25 mg/kg, para o controle de infestação por pulgas e carrapatos. Esses dois produtos químicos são altamente lipofílicos. O afoxolâner apresenta peso molecular de 625,87 e log do coeficiente de partição octanol/água de 6,7, enquanto o fluralâner apresenta peso molecular de 556,29 e log de coeficiente de partição octanol/água de 5,35.

Farmacocinética

Após a administração oral de 2,5 mg de afoxolâner/kg, na forma de comprimido mastigável, constatou-se biodisponibilidade absoluta de 74%, com concentração plasmática máxima média ($C_{máx}$) de 1,65 ± 0,33 µg/mℓ, depois de 2 a 6 h ($T_{máx}$) (Letendre *et al.*, 2014). Em outro estudo, o uso de formulação líquida de afoxolâner, administrada na dose de 2,5 mg/kg, resultou em um valor maior da $C_{máx}$, de 0,82 µg/mℓ, e valor menor da $C_{mín}$ de 0,09 µg/mℓ, 30 dias após a administração (Shoop *et al.*, 2014). Estudos *in vitro* e *in vivo* relataram que a concentração de 0,16 µg/mℓ propiciou 100% de controle em 24 h, e Letendre *et al.* (2014) constataram que a EC_{90} (EC = concentração na qual o fármaco produz 90% de seu efeito máximo) para infestação de pulgas (*Ctenocephalides felis*) e carrapatos (*Rhipicephalus sanguineus* e *Dermacentor variabilis*) foi de 0,023 µg/mℓ e > 0,1 µg/mℓ, respectivamente. O afoxolâner parece ser amplamente distribuído (volume de distribuição = 2,68 ± 0,55 ℓ/kg) no corpo dos cães, embora apresente alta taxa de ligação às proteínas plasmáticas (99,9%). Esse fármaco apresenta baixa taxa de depuração sistêmica (4,95 ± 1,20 mℓ/h/kg). Por fim, a meia-vida plasmática terminal em cães é longa (cerca de 2 semanas), embora possa haver diferença entre as raças; a meia-vida do afoxolâner em cães da raça Collie pode ter duração de aproximadamente 47 dias. O fármaco é metabolizado no fígado (baixa taxa de extração), com eliminação de metabólitos e do fármaco original na urina e na bile, sendo a excreção biliar mais importante do que a urinária; há evidência limitada de recirculação êntero-hepática.

Em cães, a farmacocinética do fluralâner foi muito parecida com a do afoxolâner. Estudos com a administração oral e intravenosa (IV) do medicamento relataram baixa taxa de depuração sistêmica (5,83 mℓ/kg/h); grande volume de distribuição (3,2 ℓ/kg), apesar da alta taxa de ligação às proteínas plasmáticas; e meia-vida aparentemente longa, de 12 a 15 dias (Kilp *et al.*, 2014). A biodisponibilidade oral variou de 20 a 34% e a concentração plasmática do fármaco foi > 0,01 µg/mℓ, após administração de alta dose de 50 mg/kg, aos 112 dias após o tratamento. Nenhum dos cães manifestou qualquer sinal de toxicidade após a administração oral da dose de 12,5, 25 ou 50 mg/kg.

Mecanismo de ação

As isoxazolinas inibem os inibidores dos canais de íon cloreto dependente de GABA, com potência nanomolar (Shoop *et al.*, 2014). Também, interferiram nos receptores de canais de íon cloreto dependente de glutamato (Woods *et al.*, 2011). Isso resulta em hiperexcitação irreversível em insetos e carrapatos. Embora os canais de íon cloreto dependente de GABA sejam os alvos de muitos outros ectoparasiticidas comercializados (p. ex., avermectinas, fipronil e ciclodienos), as isoxazolinas se ligam a um sítio diferente e, além disso, as avermectinas mais ativam do que bloqueiam esses canais iônicos. Deve-se ressaltar que as isoxazolinas são mais seletivas para o receptor GABA de insetos e carrapatos do que aqueles de mamíferos.

Eficácia

A dose diária oral mínima de afoxolâner recomendada é de 2,5 mg/kg, na forma de comprimido, 1 vez ao mês. Esse fármaco, como era de se esperar com base em sua farmacocinética, é muito efetivo contra pulgas (*Ctenocephalides felis* e *C. canis*) e carrapatos (*Dermacentor reticulatus*, *Ixodes ricinus* e *Rhipicephalus sanguineus*). As pulgas são expostas ao fármaco depois que se instalam e se alimentam no hospedeiro e a ação do fármaco pode iniciar dentro de 8 h após a fixação do parasita no hospedeiro; os carrapatos morrem dentro de 48 h após a fixação. O fluralâner deve ser administrado por via oral, como dose única, em intervalos de 12 semanas. Ele mata rapidamente pulgas e carrapatos como *Ixodes, Dermacentor* e *Rhipicephalus* dentro de 12 h, além de *Amblyomma americanum* (carrapato-estrela), se o fármaco for administrado em intervalos de 8 semanas, em vez de 12 semanas.

Segurança/toxicidade

Como anteriormente mencionado, esses medicamentos são muito seletivos para o sistema nervoso de pulgas e carrapatos, comparativamente ao sistema nervoso de mamíferos. Não se constatou efeito adverso em cães que receberam dose 5 vezes maior do que a dose recomendada na bula. Em cães, são raras as reações adversas, embora haja relato de vômito, diarreia, letargia e anorexia. Esses produtos não foram avaliados em cadelas prenhes, reprodutoras e lactantes; portanto, deve-se ter cuidado ao administrar esses fármacos a esses animais.

LACTONAS MACROCÍCLICAS

Esses macrolídios consistem em dois grupos principais, avermectinas e milbemicinas, as quais são efetivas contra diversos ectoparasitas, como mostrado na Tabela 43.3. As avermectinas incluem ivermectina, eprinomectina, doramectina e selamectina; e as milbemicinas incluem moxidectina e milbemicina oxima. Esses compostos também são discutidos no Capítulo 41.

Propriedades químicas

Os grupos avermectina e milbemicina consistem em 16 lactonas macrocíclicas. As avermectinas são produtos de *Streptomyces avermitilis*, nas quais ocorre substituição do macrociclo por uma unidade espiroquética na região de C-17 a C-28, um

Tabela 43.3 Ectoparasiticidas aprovados pela FDA.[a]

Classe do fármaco	Espécie com uso aprovado	Ectoparasita com indicação aprovada
Avermectinas/Milbemicinas		
Ivermectina	Gatos	Sarna auricular
	Bovinos de corte	Piolhos, ácaros, carrapatos, moscas-do-berne
	Suínos	Piolhos, ácaros
Doramectina	Bovinos de corte	Piolhos, ácaros, carrapatos, moscas-do-berne
	Suínos	Piolhos, ácaros
Eprinomectina *pour-on*	Bovinos leiteiros e de corte	Piolhos, ácaros, carrapatos, moscas-do-berne
Eprinomectina injetável	Apenas bovinos de corte	Piolhos, ácaros, carrapatos, moscas-do-berne
Selamectina	Cães	Pulgas, ácaros, carrapatos
	Gatos	Pulgas, ácaros
Moxidectina	Bovinos leiteiros e de corte	Piolhos, ácaros, carrapatos, moscas-do-berne
Milbemicina	Gatos	Sarna auricular
Organofosforados		
Fentiona	Bovinos de corte	Moscas-do-berne, piolhos, moscas
Fanfur	Bovinos de corte	Moscas-do-berne, piolhos, moscas, carrapatos
Amitraz	Cães	Ácaros
	Bovinos leiteiros e de corte	Piolhos, ácaros, carrapatos, moscas
	Suínos	Piolhos, ácaros
Nitempiram	Cães e gatos	Pulgas
Lufenurona	Cães e gatos	Pulgas

[a]Aprovado em março de 2015.

hexaidrobenzofurano de C-2 a C-8a e um dissacarídeo bisoleadrosiloxi no C-13. As milbemicinas também são produtos de *Streptomyces* estruturalmente semelhantes às avermectinas, porém *carecem de açúcar no C-13*. Acredita-se que esse último grupo exacerba a ação antiectoparasitária. As nemadectinas são classificadas como milbemicinas, mas diferem das milbemicinas propriamente ditas porque apresentam dupla ligação no C-26. Uma nemadectina importante é a moxidectina (p. ex., Cidectin). A eprinomectina (4''-epi-acetilamino-4''-deoxi-avermectina B1) é uma lactona macrocíclica verdadeira de segunda geração sintetizada a partir da avermectina. A doramectina se difere da ivermectina por apresentar um anel de seis carbonos que substitui uma cadeia de três ou quatro carbonos na posição C-25 da molécula de ivermectina original. Comparativamente à ivermectina, essas diferenças moleculares resultam em uma molécula de doramectina mais lipofílica e de maior meia-vida.

Farmacocinética

A farmacocinética das lactonas macrocíclicas administradas pelas vias oral, IV e SC foi descrita no Capítulo 41 deste livro. O objetivo deste item é comparar as dermatofarmacocinéticas das avermectinas de uso tópico. Inicialmente, ressalta-se que as formulações de eprinomectina e moxidectina de uso *pour-on* contêm > 80% de óleo. Isso favorece maior deposição do fármaco na superfície cutânea e no estrato córneo e, desse modo, *menor biodisponibilidade*, em comparação com os produtos à base de ivermectina e doramectina de uso *pour-on*. O último é formulado com álcool isopropílico, o qual mais provavelmente propicia um fluxo epidérmico. Em razão do alto conteúdo de óleo nas formulações de eprinomectina e moxidectina, há evidências de que é resistente à água e, assim, tolerante à chuva e a outras formas de precipitações climáticas (Gogolewski *et al.*, 1997).

Em bovinos, a biodisponibilidade dérmica da doramectina é cerca de 40% maior do que a da ivermectina (Gayrard *et al.*, 1999). A biodisponibilidade dérmica de doramectina de uso *pour-on* é de aproximadamente 16%, em comparação à forma de administração SC. Após a aplicação tópica de selamectina, ela é lentamente absorvida (cinética *flip-flop*) na corrente sanguínea e redistribuída de modo a formar reservatórios nas glândulas sebáceas, bem como em folículos pilosos e nas células basais da epiderme (Sarasola *et al.*, 2002). Aparentemente, a biodisponibilidade dérmica é significativamente maior em gatos (74%) do que em cães (4,4%), embora isso possa ser atribuído à maior atividade de *grooming* em gatos do que em cães. No entanto, o fluxo de selamectina é 3 vezes maior na pele de gatos (0,1 μg/cm^2/h) do que na pele de cães (0,03 μg/cm^2/h). A meia-vida desse fármaco é maior em gatos (69 h) do que em cães (14 h) e, em geral, a meia-vida da selamectina é maior em gatos e cães após administração dérmica > oral > IV. Isso mostra sua persistência no estrato córneo e na parte superior da epiderme. Como verificado em muitas das avermectinas, o mecanismo de absorção dérmica envolve etapa taxa-limitante, e a maior persistência no organismo após a aplicação dérmica reduz a taxa de reinfestação por ectoparasitas. Também, há evidente conflito quanto às diferenças na distribuição da selamectina entre cães machos e fêmeas (Sarasola *et al.*, 2002; Dupuy *et al.*, 2004).

Mecanismo de ação

Em invertebrados, os principais alvos das avermectinas são os canais de íons dependentes de glutamato, porém eles se encontram fechados nas proximidades dos sítios dependentes de GABA. É possível que esses endectocidas potencializem os sítios dependentes de GABA. O influxo de cloreto reduz a resistência das membranas celulares e causa hiperpolarização do potencial de repouso das células pós-sinápticas. Portanto, impede a transmissão nervosa aos músculos. Assim, causa ataxia, paralisia e morte do ectoparasita. Diferentemente dos antagonistas GABA (p. ex., lindano e fipronil), que provocam convulsões, as avermectinas causam uma síndrome neurológica diferente caracterizada, no início, por tremor grosseiro seguido de ataxia e sedação semelhante ao que ocorre no coma. Deve-se ressaltar que em baixa concentração as avermectinas podem bloquear o GABA, porém em alta concentração ativam ou exacerbam a ação de GABA, de modo irreversível, com sinais clássicos de ataxia e sedação. Em nematoides e artrópodes, esses endectocidas apresentam ampla margem de segurança porque são muito seletivos para canais dependentes de glutamato, o que não acontece em mamíferos. Nos mamíferos, as avermectinas atuam principalmente em canais de cloreto dependentes de GABA e, possivelmente, dependentes de glicina (Bloomquist, 2003). Além disso, nessa espécie animal ocorre neurotransmissão mediada pelo GABA, no SNC, onde a barreira hematencefálica impede a absorção dos endectocidas. Acredita-se que esses endectocidas também interfiram na reprodução do parasita. Deve-se ressaltar que, diferentemente dos antibióticos macrolídios, esses endectocidas não apresentam ações antibacteriana e antifúngica.

Eficácia

Ivermectina

As formulações injetáveis são utilizadas no controle de piolhos (*Haematopinus suis*) e ácaros da sarna (*Sarcoptes scabiei*, var. *suis*), em suínos, e de mosca-do-chifre (*Haematobia irritans*), moscas-do-berne (*Hypoderma bovis*), piolhos-mastigadores e sugadores (*Lignathus vituli, Haemaotopinus eurystemus*) e ácaros (*Sarcoptes scabei*, var. *bovis*), em bovinos. Também, há disponibilidades de formulação de uso oral e *pour-on* para bovinos. Em bovinos, *não causa* morte imediata de carrapatos, mas reduz o potencial reprodutivo desses parasitas. Como esses fármacos são excretados nas fezes, eles eliminam moscas que se reproduzem nas fezes do animal. Nem todos os produtos comerciais à base de ivermectina são aprovados para o tratamento dos tipos mais comuns de sarna bovina causada por ácaro corióptico. Em cães, a administração SC pode ser efetiva contra sarna otodécica, sarcóptica e notoédrica e no controle de sarna demodécica. Em gatos, um produto de uso relativamente recente foi aprovado para o tratamento de sarna auricular (causada por *Otodectis cynotis*) em animais adultos e seus filhotes com 4 semanas de idade ou mais. Há evidências de que as orelhas não necessariamente precisam ser limpas antes do tratamento.

Eprinomectina

Esse fármaco está disponível para uso *pour-on*, na dose de 0,5 mg/kg, para bovinos leiteiros e de corte; também está disponível na forma de injeção SC de liberação prolongada, na dose de 1,0 mg/kg, apenas para bovinos de corte. É difícil estabelecer correlação entre as farmacocinéticas das lactonas macrocíclicas e a duração da ação antiparasitária, mas diversos pesquisadores estimam que uma concentração plasmática mínima do medicamento de 0,5 a 1 ng/mℓ deve ser apropriada para a ação nematocida, enquanto outros

sugerem concentração mínima de 1 a 2 ng/mℓ (Shoop *et al.*, 1996; Lifschitz *et al.*, 1999, 2008). A administração *pour-on* de eprinomectina resultou em concentração plasmática superior a 0,5 ng/mℓ durante, no mínimo, 21 dias (Alvinerie *et al.*, 1999), enquanto a aplicação de injeção de liberação prolongada mantém a concentração plasmática acima desse valor durante, no mínimo, 150 dias.

A formulação *pour-on* propicia controle parasitário por cerca de 20 a 50 dias, dependendo da espécie, enquanto o produto injetável propicia controle de até 100 a 150 dias. A formulação *pour-on* é um produto à base de óleo que, em algum grau, torna o medicamento "à prova d'água". Esse antiparasitário de amplo espectro é efetivo contra piolhos, mosca-do-chifre e ácaros. Em razão de sua via de aplicação e estrutura molecular única, a eprinomectina de uso *pour-on*, na dose indicada na bula, não permite fácil partição do fármaco no leite. A proporção leite:plasma pode variar de 0,07 a 0,17 (Shoop *et al.*, 1996; Alvinerie *et al.*, 1999) e, portanto, é um dos poucos endectocidas de uso *pour-on* que *não requer* período de carência para o consumo de leite. Também, não há período de carência para o consumo da carne depois do uso dessa formulação de uso *pour-on*. No entanto, o uso da eprinomectina injetável, é aprovado apenas para bovinos de corte, e não para bovinos leiteiros, e o período de carência para o consumo de carne é de 48 dias.

Doramectina

A doramectina está disponível como solução injetável para uso em bovinos de corte (0,2 mg/kg SC e IM) e suínos (0,3 mg/kg IM) e como formulação *pour-on* (0,5 mg/kg), apenas para uso em bovinos de corte. Acredita-se que seja mais efetiva do que outros endectocidas, no tratamento de infestação por piolhos-mastigadores ou picadores. Esse fármaco não foi aprovado para uso em bovinos leiteiros porque leva a um significativo teor de resíduo no leite. Em bovinos, o espectro de ação é semelhante ao da ivermectina. Nessa espécie animal, a doramectina é efetiva contra importantes piolhos-sugadores, moscas-do-berne, carrapatos, ácaros e miíase. Essa última condição é um efeito particular entre os endectocidas macrolídios. A aplicação *pour-on* pode evitar a reinfestação por piolhos durante um período de cerca de 16 semanas. Em suínos, o uso de doramectina foi aprovado para o tratamento de infestação de piolhos-sugadores e ácaros da sarna.

Moxidectina

Os produtos à base de moxidectina representam uma nova geração de milbemicinas, com amplo espectro de ação contra parasitas nematoides e artrópodes, em bovinos. Diferentemente dos endectocidas discutidos anteriormente, esse é um composto único e não uma mistura de dois compostos. A dose aprovada para moxidectina *pour-on* é de 0,5 mg/kg, para bovinos; o espectro de ação do fármaco é semelhante ao da ivermectina. Moxidectina *é o único endectocida de uso* pour-on *cuja bula indica o uso para o controle de ácaros comuns de escabiose (*Psoroptes ovis*)*, uma doença de notificação obrigatória que requer quarentena.

Selamectina

A selamectina é um produto de uso tópico mensal aprovado para o tratamento de ácaros de orelha de cães e gatos, bem como de pulgas adultas, e na prevenção do depósito de ovos pelas pulgas. Em cães, é utilizada no tratamento e controle de sarna sarcóptica (*Sarcoptes scabiei*) e no controle de carrapato (*Dermacentor variabilis*). A selamectina é o único produto de uso *spot-on* aprovado para o controle de sarna sarcóptica canina. Há relatos casuais de resposta tardia a esse fármaco e de alguns casos de falhas no tratamento (Curtis, 2004). Assim, devido a isso, alguns dermatologistas veterinários recomendam a reaplicação do medicamento em intervalos de 2 a 3 semanas, com consentimento do proprietário, pois esse procedimento não é indicado na bula do medicamento (ou seja, faz-se uso *extralabel*).

Milbemicina oxima

O uso de milbemicina oxima é bem conhecido na prevenção de dirofilariose, mas também apresenta importante ação ectoparasiticida. O único produto com uso aprovado como ectoparasiticida, uma formulação de aplicação óptica 0,1%, é utilizado no tratamento de infestação por ácaro de orelha (*Otodectes cynotis*) em gatos e seus filhotes com 4 semanas de idade ou mais. A *milbemicina oxima* também pode ser efetiva no tratamento de demodicose resistente ao amitraz, mas por ora o seu uso não foi aprovado.

Segurança/toxicidade

A ivermectina apresenta margem de segurança 10 vezes maior em ruminantes, equinos, suínos e cães, exceto naqueles da raça Collie. Devido a uma mutação no gene *MDR1*, que codifica a proteína de bomba de efluxo que normalmente não possibilita a entrada de ivermectina no sistema nervoso central, os cães da raça Collie não devem ser tratados com ivermectina ou qualquer outra avermectina. Os sinais agudos da intoxicação incluem depressão do SNC, ataxia e risco de morte. Em cães, o princípio da alteração clinicopatológica é a diminuição da concentração sérica de ferro.

Para essa classe de fármacos, os períodos de carência para o consumo de carne e de leite varia dependendo do tipo de avermectina; a Tabela 43.4 mostra claramente tal evidência e por que as recomendações da bula devem ser seguidas rigorosamente. O uso *extralabel* de doramectina ou ivermectina em vacas-leiteiras pode requerer um período de carência para o consumo de leite de quase 60 dias.

PIRETRINAS E PIRETROIDES SINTÉTICOS

As piretrinas são derivadas de plantas do gênero *Chrysanthemum*; nos anos recentes tem sido lentamente substituída por piretroides sintéticos. Esses últimos são mais resistentes à metabolização, fato que resulta em maior atividade residual do que a das piretrinas. Com frequência, nos produtos à base de piretrinas e piretroides são adicionados reguladores do desenvolvimento de insetos, compostos sinérgicos e/ou repelentes, a fim de aumentar a sua eficácia. As formulações de piretroides mais comumente utilizadas em veterinária incluem permetrina, fenvalerato, cipermetrina e fenotrina. Elas podem ser administradas mediante aplicação *pour-on*, *spray-on*, aspersão no celeiro, em coxos de alimentos e na forma de xampu.

Propriedades químicas

As piretrinas naturais consistem em seis compostos: piretrina I, piretrina II, jasmolina I, jasmolina II cinerina I, e cinerina II (Kaneko e Miyamoto, 2001). O peso molecular desses inseticidas varia de 316,4 a 374,5 e o log Ko/w varia de 4,3 a 5,9. Os piretroides sintéticos são estruturalmente similares às piretrinas naturais e muitos daqueles utilizados em medicina veterinária apresentam ampla variação nos pesos moleculares (302,4 a 416,3), log Ko/w (4,6 a 7,4) e DL_{50} (105,8 a 4.240 mg/kg). Dependendo da literatura consultada, os piretroides podem ser classificados de várias maneiras. Alguns autores os agrupam em duas amplas gerações de piretroides; a primeira geração é caracterizada como ésteres do ácido crisantêmico e álcool que apresentam anel furano e parte da cadeia lateral terminal. Esses piretroides são sensíveis à luz e à temperatura e, portanto, são mais efetivos quando utilizados em ambiente fechado. Os piretroides de segunda geração, aqueles atualmente mais utilizados em medicina veterinária, contêm álcool 3-fenoxibenzil na fração álcool da molécula e há substituição da fração fotovolátil por diclorovinil, dibromovinil e anéis aromáticos. Essas modificações possibilitam excelente ação inseticida e estabilidade ambiental para essa classe de piretroides.

Um outro sistema de classificação de grupos de piretroides consiste em quatro gerações, e os de primeira geração possuem as mesmas propriedades da primeira geração mencionadas no esquema de classificação anterior. A primeira geração (p. ex., aletrina) é semelhante à piretrina natural, cinerina I, e, portanto, carece de estabilidade ambiental. Os piretroides de segunda geração (p. ex., resmetrina e tetrametrina) são significativamente mais estáveis do que os de primeira geração; a sua capacidade de eliminação de parasitas é significativamente maior do que a das piretrinas naturais. A terceira geração inclui os já conhecidos piretroides fenvalerato e permetrina, os quais são notáveis por sua fotoestabilidade e potência. A permetrina, em particular, é o piretroide mais comumente contido nos ectoparasiticidas de uso veterinário. A quarta geração consiste em piretroides mais potentes (p. ex., cipermetrina e ciflutrina) e de meia-vida mais longa. Por essa razão, são mais frequentemente utilizados na impregnação de brincos antiparasitas.

Os piretroides também são classificados como piretroides tipo 2 (p. ex., fenvalerato), que possuem uma fração alfaciano na molécula, e os piretroides tipo 1 (p. ex., permetrina), que carecem dessa fração molecular e, assim, são menos tóxicos do que os piretroides do tipo 2. O leitor deve estar ciente de que esses inseticidas piretroides podem se apresentar como isômeros geométricos e quirais, alguns dos quais apresentam diferentes propriedades farmacocinéticas e farmacodinâmicas, comparativamente a outros isômeros do mesmo piretroide. Muitas dessas substâncias químicas são estáveis em água fracamente ácida, mas são muito instáveis em meio alcalino.

Tabela 43.4 Períodos de carência após uso *pour-on* de endectocidas macrolídios.

Fármaco genérico	Nome comercial	Espécie com uso aprovado	Período de carência
Ivermectina	Ivomec®	Bovinos de corte	48 dias para o consumo de carne
Eprinomectina	Eprinex®	Bovinos leiteiros e de corte	Não requer período de carência para consumo de carne ou leite
Doramectina	Dectomax®	Bovinos de corte	45 dias para consumo de carne
Moxidectina	Cydectin®	Bovinos leiteiros e de corte	Não requer período de carência para consumo de carne ou leite

Farmacocinética

Na pele de animais domésticos, animais de laboratório e humanos, a absorção dérmica de piretrinas e piretroides é muito limitada (< 1%) (Baynes e Riviere, 2001). Isso ocorre principalmente porque esses produtos são muito lipofílicos (variação Ko/w de 4,0 a 7,4) e porque eles apresentam alto peso molecular. Portanto, essas substâncias químicas tendem a permanecer na camada mais externa da pele (estrato córneo), com pouca ou nenhuma absorção na circulação sistêmica. Por essa razão, os piretroides foram aprovados pela Environmental Protection Agency (EPA), mas *não* pela FDA. Essas substâncias químicas também são rapidamente destoxificadas em metabólitos ácidos e alcoóis, menos nocivos, e conjugados no fígado e no sangue; sua meia-vida varia de poucos minutos a geralmente algumas horas (Ray, 2005). A taxa de hidrólise dos isômeros *trans* é mais rápida do que a dos isômeros *cis* e a presença de um grupo alfaciano nos piretroides de terceira e quarta gerações também reduzem as taxas de hidrólise e oxidação. Apesar disso, muitos desses piretroides não requerem período de carência significativa para o consumo de carne ou leite, após administração tópica em animais de produção (Riviere e Baynes, 1998). Por exemplo, há vários produtos aprovados para uso *pour-on* em animais de produção que contêm cerca de 1 a 5% de permetrina ou 1% de ciflutrina, mas que não requerem períodos de carência para o consumo de carne ou leite.

Mecanismo de ação

Foram propostos vários mecanismos de ação diferentes para essa classe de inseticidas. Os possíveis alvos nos insetos são os canais de cálcio, cloreto ou sódio dependentes de voltagem, os canais de cloreto dependente de GABA, a ATPase mitocondrial e os receptores nicotínicos, para mencionar alguns dos muitos alvos propostos para os piretroides. No entanto, o principal alvo é a cinética da passagem pelos canais de Na$^+$ dos nervos, a qual resulta em descargas repetitivas ou em despolarização de membranas e, por fim, na morte do ectoparasita. Os piretroides são extremamente seletivos para insetos que parasitam mamíferos, pois os canais de sódio do inseto podem ser até 100 vezes mais sensíveis do que os canais de sódio do cérebro de mamíferos (Warmke *et al.*, 1997). De fato, a proporção de seletividade (toxicidade em mamíferos *versus* toxicidade em insetos) da maioria dos piretroides é superior a 1.000.

É importante lembrar que nos canais de sódio dependentes de voltagem normais é a corrente de sódio interna que origina o potencial de ação; em seguida, fecha-se rapidamente, com potencial de repouso normal. No entanto, a interação do piretroide com o canal de sódio faz com que esse canal permaneça aberto. Isso ocasiona lentidão de ambos os mecanismos, de ativação e de inativação, que faz com que esse canal modificado permaneça em uma condição hiperexcitável estável. A estrutura e a estereoespecificidade do piretroide tem uma participação relevante no seu mecanismo de ação. Por exemplo, os piretroides do tipo 2, como o fenvalerato, mantém aberto o canal de sódio por um período significativamente mais longo (ou seja, ocorre prolongamento da corrente no canal de sódio) do que os piretroides do tipo 1, como a permetrina, fato que, em parte, explica as diferentes toxicidades dessas duas classes de piretroides. Os isômeros *cis* 1R e 1S se ligam de maneira competitiva, enquanto os isômeros *trans* 1R e 1S se ligam de modo não competitivo, a outro sítio. Esses inseticidas, especialmente os piretroides do tipo 2, também podem suprimir o complexo canal-receptor glutamato e o GABA. Os piretroides também são classificados como tipo I (permetrina, resmetrina), porque eles causam rápido início de hiperatividade e repetidos potenciais de ação, ou tipo II (fenvalerato, cipermetrina), porque doses muito baixas causam efeito letal e algumas alterações de comportamento.

Eficácia

As piretrinas e os piretroides estão disponíveis nas formas de xampu, *spray*, colar, solução de imersão, pó e brincos, com a finalidade de repelir ou tratar a maioria dos ectoparasitas sabidamente importantes em animais domésticos. A discussão a seguir tenta fazer uma revisão sobre as aplicações mais comuns dos piretroides utilizados em medicina veterinária. Ressalta-se que são apenas exemplos e que as aplicações podem variar dependendo da indicação (*spot-on versus spray*), e isso está relacionado à concentração do piretroide na formulação. Esses produtos podem conter, ainda, substâncias sinérgicas e/ou reguladores do desenvolvimento do inseto.

Piretroides de primeira geração

A aletrina (*d-trans* aletrina) é mais frequentemente disponibilizada na forma de xampu para cães e gatos, para eliminar pulgas e/ou carrapatos. Um excelente exemplo é o xampu que contém 0,12% de *d-trans* aletrina. O organismo metaboliza rapidamente os piretroides de primeira geração.

Piretroides de segunda geração

A fenotrina (85,7%) é frequentemente utilizada em aplicação *spot-on*, no tratamento de infestação por carrapatos e pulgas, apenas em cães. Esses produtos de uso *spot-on não* são aprovados para uso em gatos desde 2005. Há disponibilidade de xampus e colares antipulgas impregnados com fenotrina, para cães e gatos. O uso de resmetrina (0,5%) é mais frequentemente aprovado para pulverização de estábulos e canis, sendo também disponível na forma de *spray* de uso tópico, para equinos; também, há alguns xampus disponíveis para o controle de pulgas e carrapatos em cães e gatos.

Piretroides de terceira geração

Provavelmente, a permetrina é o piretroide mais amplamente utilizado em medicina veterinária. Embora todos os produtos de uso *spot-on* apresentem alta concentração do fármaco, eles são aprovados apenas para cães, e não para gatos, no controle de infestações por pulgas, carrapatos e ácaros. As formulações em *spray*, xampu e pó apresentam concentrações menores e, então, são aprovadas para ambas as espécies. A permetrina é também amplamente utilizada em animais de produção, nas formas de *spray* e *pour-on*, no tratamento de infestação por ectoparasitas; ela requer curto período de carência, desde que o produto seja corretamente diluído e aplicado em intervalo não superior a 2 semanas. Por exemplo, o *spray* Atroban® requer um período de carência de 5 dias em suínos tratados com permetrina 0,11%, para o controle de ácaros da sarna, mas não requer período de carência em bovinos tratados com permetrina 0,02%. Algumas formulações de muitos produtos podem apresentar atividade residual por até 28 dias.

O fenvalerato (8%) é impregnado em brincos utilizados em bovinos, com o intuito de controlar moscas, piolhos e carrapatos. Esses brincos não foram aprovados para uso em animais domésticos.

Piretroides de quarta geração

A ciflutrina foi aprovada para uso em brincos impregnados com o fármaco, bem como para uso *pour-on* (p. ex., formulações a 1%) em bovinos, sem necessidade de período de carência. Como acontece com outros piretroides, há alguns produtos concentrados aprovados para uso em instalações pecuárias, mas não diretamente nos animais. Esses piretroides apresentam maior resistência à exposição à luz solar. Em geral, a cipermetrina é disponibilizada na forma de *spray*, sendo predominantemente utilizada como repelente de moscas ao redor de equinos; algumas formulações comercializadas são resistentes ao suor.

Piretroides de quinta geração

Betaciflutrina é o isômero mais potente da ciflutrina (DL_{50} oral para ratos = 960 mg/kg). Esse piretroide é disponibilizado na forma de *spray* e brincos impregnados com o fármaco. Os brincos com 8% de betaciflutrina, aprovados para uso em bovinos de corte e vacas-leiteiras lactantes, são efetivos por até 5 meses, no controle de mosca-do-chifre, mosca-da-face, carrapatos-da-costa-do-golfo e carrapatos-de-orelha-espinhosos, especialmente quando se utilizam brincos nas duas orelhas.

Éter de piretroide

Os piretroides anteriormente mencionados são ésteres de piretroides; no entanto, em 1987, foi introduzida uma nova classe de inseticidas relacionados, conhecidos como éteres de piretroide. Em medicina veterinária, um bom exemplo de éter de piretroide é o etofemprox, que não contém grupo ciano e centros de assimetria e, portanto, não possui estereoisomerismo, como verificado nos ésteres de piretroides. Para cães e gatos, esse produto está disponível na forma de *spray* e de uso *spot-on*, com problema mínimo aos gatos, em comparação com as preocupações associadas ao uso de outros piretroides nessa espécie animal. Em ratos, a DL_{50} oral é > 42.889 mg/kg e a DL_{50} dérmica é > 2.140 mg/kg (Harling *et al.*, 1985; Hashimoto *et al.*, 1982). O Frontline TritaK® para gatos (11% de etofemprox) também contém fipronil e metopreno; além de matar pulgas, seus ovos e suas larvas, ele elimina carrapatos em um período tão curto quanto 1 h. Naturalmente, essa combinação química interrompe de modo efetivo o ciclo biológico da pulga. O etofemprox também está disponível em maior concentração (p. ex., 40%) em outros produtos que contêm 40% de etofemprox e 3,6% de metopreno.

Segurança/toxicidade

A proporção de seletividade, que compara a toxicidade em insetos com a de mamíferos, é maior para piretrina e piretroides (> 1.000) do que para organofosforados e carbamatos (< 100). A exposição dérmica às piretrinas e piretroides raramente resulta em absorção sistêmica suficiente para causar sinais relevantes de toxicidade em animais domésticos, porém a atividade de *grooming* pelos gatos com pelame submetido a tratamento pode resultar em ingestão oral de quantidade significativa de piretroide. Os gatos, mais do que os cães, manifestam sinais clínicos de toxicidade, e isso geralmente acontece após a aplicação tópica acidental de um produto destinado a cães, aos gatos adultos ou seus filhotes, ou aos gatos não tratados que entram em contato físico com um cão tratado. Deve-se lembrar que os gatos não são capazes de eliminar produtos químicos por meio de glicuronidação hepática. Isso explica por que os gatos são mais sensíveis

aos piretroides do que os cães. Os produtos *spot-on* para uso apenas em cães, para tratamento de infestações por pulgas e carrapatos, podem conter cerca de 45 a 65% de permetrina, concentração que pode ser prejudicial à maioria dos gatos (Meyer, 1999). Não apenas a toxicidade da permetrina em gatos é um grande problema, pois recentemente se constatou que a toxicidade da fenotrina em gatos também é um problema. A fenotrina, um piretroide tipo 1 similar à permetrina, foi aprovada originalmente como um produto de uso *spot-on* para gatos, que contém 85,7% de fenotrina. Esses produtos foram cancelados pelo fabricante em 2005 devido aos efeitos adversos e à alta taxa de mortalidade nos pacientes felinos.

Os sinais clínicos de toxicidade dos piretroides podem ser confundidos com a intoxicação por organofosforados ou carbamatos; incluem anormalidades nervosas ou musculares e podem ser classificadas como intoxicações do tipo 1 (T) e do tipo 2 (CS). Os sinais de toxicidade podem surgir em alguns minutos e até horas, dependendo da via de exposição; após o tratamento de suporte, os sintomas podem cessar dentro de 24 a 72 h. A síndrome do tipo 1 é semelhante à intoxicação por DDT, consistindo em tremores corporais progressivos, resposta de choque exagerada, hiperexcitabilidade e morte. A intoxicação do tipo 2 está associada à manifestação de salivação, fraqueza e síndrome da escavação. Esses sintomas são verificados em cães, gatos e em animais de grande porte; o prognóstico é reservado a bom, dependendo do grau de exposição. Recomenda-se aos leitores a consulta de outras publicações e referências sobre o tratamento apropriado (Richardson, 2000).

Os animais aquáticos, como peixes e invertebrados, são altamente suscetíveis aos piretroides (Smith e Stratton, 1986); portanto, o seu uso em instalações pecuárias e ao seu redor deve ser cuidadoso, assegurando-se o mínimo impacto ambiental.

INDOXACARBE

O indoxacarbe representa a classe de inseticidas oxadiazina, descoberta nos anos 1990. Esse produto, utilizado em animais domésticos 1 vez ao mês, foi aprovado apenas para tratamento de pulgas adultas, larvas e ovos, porém não para carrapatos, piolhos, ácaros e pernilongos. O medicamento é aprovado somente para uso em gatos e cães. Para ser efetivo, o produto não precisa ser absorvido na pele e alcançar a circulação sistêmica. A eficácia depende do contato com a pulga no pelame do animal.

Mecanismo de ação

Assim que as pulgas entram em contato com o indoxacarbe, o fármaco rapidamente sofre clivagem e origina o seu metabólito descarbometoxilado, que parece ser um potente bloqueador de canais de íons sódio dependentes de voltagem, nas pulgas. Há vários outros inseticidas, como os piretroides e os organoclorados, que atuam nos canais de íons sódio dependentes de voltagem, mas o indoxacarbe possui várias ações distintas de outros inseticidas comerciais que atuam em canais de sódio, bem conhecidos (Lapied *et al.*, 2001). Isso sugere que há alterações limitadas quanto à resistência cruzada entre os piretroides e o indoxacarbe.

Segurança/toxicidade

Caso ocorra exposição sistêmica do animal doméstico ao indoxacarbe, a ativação metabólica é mínima, em comparação com a ativação induzida pelos insetos; ademais, os mamíferos possuem vias metabólicas (clivagem do anel de oxadiazina e indanona) que transformam o indoxacarbe principalmente em metabólitos atóxicos. Além disso, há diferença na sensibilidade de canais de íons sódio de insetos e mamíferos. O produto Activyl® Tick Plus é indicado apenas aos cães, não para gatos, pois ele contém permetrina, o que pode provocar efeitos adversos em gatos expostos ao produto.

ORGANOFOSFORADOS

Os organofosforados apresentam ações inseticida, ascaricida e helminticida e, assim, classificados como ectoparasiticidas de amplo espectro, o que explica por que eles são utilizados em medicina veterinária ao longo de, pelo menos, quatro décadas, desde sua descoberta durante a II Guerra Mundial. Esses produtos químicos estão sendo cada vez menos utilizados em animais domésticos e, no seu entorno, visto que há produtos mais seguros, como ivermectinas, piretroides, neonicotinoides e fipronil. Outra preocupação está relacionada a sua persistência no ambiente, fato que pode influenciar negativamente o ecossistema. Por essas e muitas outras razões, vários dos organofosforados populares que foram aprovados pela FDA ou pela EPA para uso em animais domésticos ou em animais de produção, não são mais comercializados ou disponibilizados para uso veterinário. No entanto, ainda se faz uso veterinário de organofosforados aprovados pela FDA (Tabela 43.3) e com registro da EPA e o leitor deve ter ciência de sua eficácia e ser capaz de reconhecer os sinais de intoxicação de organofosforados (OF) em animais domésticos.

Propriedades químicas

Os organofosforados geralmente são classificados como fosfatos (p. ex., diclorvós), fosforotioatos (p. ex., cumafós) ou fosforoditioatos (p. ex., malationa, fentiona). O termo "tioatos" indica que em alguns OF, a dupla ligação de oxigênio é substituída por uma molécula de enxofre. Eles podem ser classificados com base no início da comercialização desses produtos químicos. Os derivados alifáticos foram os primeiros organofosforados disponibilizados e são caracterizados por sua estrutura semelhante à dos alifáticos (p. ex., diclorvós, malationa). Em seguida, surgiram os derivados de fenil, que contêm um anel fenil com um dos íons hidrogênio do anel substituído por Cl, NO$_2$, CH$_3$, CN ou S (p. ex., fentiona, fanfur) e, depois, os derivados heterocíclicos, nos quais as estruturas do anel consistem em átomos diferentes ou distintos como N ou S (p. ex., diazinona, clorpirifós). O último grupo inclui os organofosforados de ação mais longa, em razão de sua estrutura química. Os pesos moleculares de vários desses produtos utilizados em medicina veterinária variam de 257 (triclorfona) a 384 (etiona). Essas substâncias químicas podem ser altamente lipofílicas, quando o valor do coeficiente de partição octanol/água se situa entre 2 e 6.

Mecanismo de ação

Diferentemente dos compostos fosfatos (P = O), os compostos tioatos (P = S) devem ser primeiramente metabolizados no fígado em compostos oxi, antes que possam inibir irreversivelmente a acetilcolinesterase (AChE), por meio de fosforilação. A inibição da AChE resulta em acúmulo de acetilcolina (ACh) em receptores colinérgicos. É importante lembrar que a ACh é um neurotransmissor normal, liberado nas sinapses, que atua como mediador da transmissão de estímulos nervosos aos órgãos efetores ou aos tecidos esqueléticos, induzindo uma resposta. A AChE normalmente está presente nessas terminações nervosas para rapidamente hidrolisar a ACh, a fim de controlar o nível e a duração da transmissão sináptica. Com a inibição da AChE pelos organofosforados, o acúmulo resultante de ACh ocasiona paralisia e morte do parasita.

Eficácia

A partir de 2006, restaram apenas 10 produtos organofosforados genéricos aprovados para uso veterinário, nos EUA. A biodisponibilidade sistêmica após aplicação tópica é limitada, mas essas substâncias químicas são distribuídas por todo o pelame do animal por meio de difusão lateral, após a aplicação tópica em determinado local. Vários desses organofosforados estão disponíveis nas formas de *spray* e de pó para uso tópico ou para solução de imersão (cumafós e fosmete), enquanto muitos são disponibilizados na forma de brincos impregnados com o OF (pirimifós e diazinona), para bovinos, e de colares antipulgas para cães e gatos (tetraclorvinfós, diclorvós e diazinona). Soluções de imersão à base de clorpirifós e fosmete são os únicos produtos organofosforados ainda aprovados para uso em cães, para tratamento de sarna. Embora o uso de clorpirifós recentemente tenha sido limitado pela EPA, há vários produtos comerciais Happy Jack aprovados para uso em cães, como xampus e soluções de imersão. Esses dois produtos são indicados para eliminar pulgas, carrapatos e ácaros da sarna sarcóptica em cães. Antes da disponibilização das avermectinas para uso veterinário, a fentiona e o fanfur, fármacos ainda aprovados pela FDA, eram amplamente utilizados no controle de moscas-do-berne (*Hypoderma bovis* e *Hypoderma lineatum*), bem como de piolhos em bovinos. Ao tratar berne em bovinos, o leitor deve lembrar que a aplicação desses produtos terapêuticos deve ser feita imediatamente após cessar a atividade do ataque de moscas aos bovinos. Se o berne migra ao esôfago ou ao canal medular espinal, a morte súbita de grande quantidade dessas larvas, após o tratamento, pode causar reações hospedeiro-parasita, como timpanismo, salivação, cambaleio ou paralisia.

Segurança/toxicidade

A inibição da AChE pode resultar em efeitos muscarínicos e nicotínicos. Os efeitos muscarínicos nos órgãos efetores autonômicos incluem miose, lacrimejamento, vômito, diarreia, micção frequente, dispneia, bradicardia e hipertensão. Os efeitos nicotínicos incluem sintomas na junção neuromuscular, como tremores e fasciculações musculares, paresia e, possivelmente, paralisia. Os sinais relativos ao sistema nervoso central podem incluir depressão, hiperatividade e convulsões, mas esses eventos são raros. Em cães e gatos, pode ocorrer neurotoxicidade retardada induzida por organofosforado (OF) (retardo dos sinais clínicos em 7 a 21 dias), após exposição a alguns, porém nem a todos os OF. Os seguintes medicamentos podem potencializar a toxicidade dos OF: tranquilizantes fenotiazínicos, antibióticos aminoglicosídeos e bloqueadores neuromusculares, como levamisol e nicotina. Bovinos das raças Brahman, Charolês e Simental são mais sensíveis aos efeitos dos OF do que os de raças inglesas. Os cães de raças Greyhound e Whippet são mais sensíveis a tais efeitos; os gatos são mais sensíveis do que os cães, e as aves são mais sensíveis do que os mamíferos. Deve-se lembrar que muitos desses OF são altamente lipofílicos, com possibilidade de ocorrência de resíduos em tecidos e no leite. Exceto para a fentiona e o fanfur, muitos dos OF atualmente comercializados e aprovados para uso em animais de produção, a partir de 2006, requerem um período de carência muito curto, ou nenhum, pois é menos provável que ocasionem resíduos na carne ou no leite quando utilizados de acordo com as recomendações da bula. Todos eles são OF aprovados pela EPA; eles incluem cumafós, que não requer período de carência para consumo de carne ou leite, e fosmete, que requer período de carência de 3 dias para o consumo de carne bovina e de 1 dia para carne suína. Fentiona e fanfur requerem período de carência muito longo para o consumo de carne, de 46 dias e 35 dias, respectivamente; eles não são aprovados para uso em vacas-leiteiras lactantes.

CARBAMATOS

Os carbamatos são derivados cíclicos ou alifáticos do ácido carbâmico. Esses inseticidas geralmente são mais seguros do que os OF, mas devem ser utilizados com cautela. O mecanismo de ação dos carbamatos é semelhante àquele dos OF, exceto pelo fato de que a inibição envolve carbamilação e a reação é lentamente reversível e espontânea. O carbamato mais frequentemente utilizado é a carbarila, que pode ser combinado com piretrinas e/ou compostos sinérgicos. Esses produtos são aprovados apenas para uso em gatos e cães, na forma de xampu (0,5% de carbarila) e pó (12,5% de carbarila). Infelizmente, esses produtos precisam ser aplicados mais frequentemente do que os inseticidas de uso veterinário de novas gerações e, comumente, há relato de resistência dos insetos a esses fármacos. O propoxur é outro carbamato, ligeiramente mais potente do que a carbarila; está disponível na forma de colar contra pulgas e carrapatos, para cães e gatos, com a indicação de que propicia proteção contínua contra pulgas por até 5 a 6 meses (p. ex., formulação para cães). A toxicidade associada ao uso desses dois carbamatos pode ser evitada não se expondo os animais domésticos simultaneamente a fármacos anticolinesterase ou pesticidas com mecanismos de ação similares, bem como limitando a exposição de gatos e cães com mais de 12 semanas de idade.

d-LIMONENO E LINALOOL

Esses produtos são extratos de óleos voláteis obtidos da casca de laranja, sendo o seu vapor, e não necessariamente o seu contato direto, que atua nos ectoparasitas. Esse inseticida é disponibilizado na forma de xampu e *spray*. Embora seja um inseticida relativamente seguro, relata-se que o *d*-limoneno causa *intoxicações esporádicas* em gatos (Hooser, 1990; Lee *et al.*, 2002). Os sinais clínicos não são frequentemente verificados, se administrada a dose indicada na bula, mas podem ocorrer em quando se utiliza dose 5 vezes maior à recomendada na bula. Esses sintomas podem incluir salivação excessiva, ataxia e tremores, bem como lesões macroscópicas na região escrotal e perineal.

AMITRAZ

O amitraz é a única formamidina utilizada em medicina veterinária; está disponível em várias formulações para o tratamento de infestações de carrapatos, piolhos e ácaros em cães, suínos e bovinos. Por ora, nenhum desses produtos aprovados é indicado como repelente ou para matar pulgas. Embora o mecanismo de ação do amitraz não esteja esclarecido, sabe-se que esse ascaricida inibe a monoamina oxidase (MAO), que normalmente metaboliza as aminas neurotransmissoras presentes no SNC de carrapatos e ácaros. O amitraz não interfere na ação da colinesterase

Eficácia

O amitraz é utilizado como solução de imersão no tratamento de demodicose generalizada (*Demodex canis*) em cães. Ele pode ser aplicado como solução 0,025% (250 ppm) *sponge-on*, 1 vez/semana (Reino Unido) ou a cada 2 semanas (EUA). No entanto, esse fármaco não foi aprovado para tratamento de demodicose localizada ou de escabiose. Há vários relatos sobre o uso de concentrações mais elevadas (p. ex., 1,25%) ou de aplicações mais frequentes, para tratar escabiose (Hugnet *et al.*, 2001). Em cães, esses protocolos não indicados na bula induzem ao risco de desenvolvimento de sinais graves de intoxicação por amitraz, sendo aconselhável o uso de medicamentos mais seguros para essa doença. Por exemplo, a selamectina é o único fármaco de uso *spot-on* aprovado para tratamento e controle de escabiose em cães (Shanks *et al.*, 2000). Há disponibilidade de um produto popular que contém amitraz, na concentração de 22,1%, em combinação com fipronil (9,8%) e metopreno (8,8%), para cães. Elimina todos os estágios de carrapatos dentro de 6 h após a aplicação. Também, auxilia no controle da infestação por ácaros que causa sarna sarcóptica; a sua aplicação 1 vez ao mês durante, no mínimo, 2 meses, é efetiva na eliminação dos ácaros. Também, há disponibilidade de colar anticarrapato para cães, impregnado com amitraz (9% do ingrediente ativo), que pode eliminar carrapatos por um período de até 3 meses, com início da ação dentro de 24 h após a colocação do colar. O uso desse colar anticarrapato impregnado com amitraz não foi aprovado para gatos. O amitraz (p. ex., 12,5% de ingrediente ativo) foi aprovado para uso em bovinos leiteiros e de corte, nas infestações por carrapatos como *Amblyomma americanum* e *A. maculatum*; ácaros, como *Chorioptes bovis*, *Psoroptes* e *Sarcoptes scabei*; piolho-mastigador (*Damalinia bovis*) e piolhos-sugadores (*Haematopinus eurysternus*, *Lignathus vituli* e *Solenoptes capillatus*). Esse produto também foi aprovado para uso em suínos, no tratamento de ácaros da sarna e de piolhos. O produto com 12,5% de ingrediente ativo não é aprovado para uso em equinos e cães, pois pode causar morte do paciente. Após a preparação da mistura de aspersão, essa solução deve ser aplicada dentro de 6 h; caso contrário, perde sua eficácia.

Segurança/toxicidade

Esse fármaco não é aprovado para uso em gatos, em cães da raça Chihuahua, em cadelas prenhes ou lactantes e em filhotes de cães com menos de 3 meses de idade (Curtis, 2004). Em mamíferos, o amitraz ativa receptores alfa$_2$-adrenérgicos; os efeitos adversos são semelhantes àqueles verificados com o uso de xilazina. Os sinais de intoxicação incluem depressão do SNC, bradicardia, poliúria, hiperglicemia e sedação, e podem persistir até 24 h (Jones, 1990). Cães que recebem dose 5 ou 10 vezes maior do que a dose recomendada na bula geralmente desenvolvem a maioria desses sintomas; portanto, a solução de imersão final deve ser preparada corretamente. Em cães, os efeitos adversos da intoxicação por amitraz podem ser revertidos com baixa dose de atipamezol (50 μg/kg IM), que atua como antagonista de receptores alfa$_2$-adrenérgicos (Hugnet *et al.*, 1996). Relata-se que a ingestão acidental de colar antipulga impregnado com amitraz pelos cães resultou em intoxicação (Grossman, 1993). Os suínos não devem ser tratados mais do que 4 vezes ao ano, tampouco ser tratados nos últimos 3 dias antes do abate. O amitraz representa um risco potencial aos humanos (Avsarogullari *et al.*, 2006), caso não seja utilizada proteção apropriada, como luvas resistentes a produtos químicos, jalecos, óculos de proteção e protetor facial.

REGULADORES DO DESENVOLVIMENTO DE INSETOS

Esses produtos foram inicialmente comercializados nos anos 1980 e 1990 e se tornaram populares porque não eram considerados pesticidas e, portanto, não prejudiciais a animais domésticos, animais pecuários e humanos. Em ratos, a DL$_{50}$ oral para esses produtos químicos varia de 2 a 10 g/kg de peso corporal (PC), indicando segurança extrema desses IGR. Essas substâncias químicas interferem nos estágios de desenvolvimento (ovos, pupas e larvas) de insetos e artrópodes e não atuam no ectoparasita adulto. Por isso, não se obtém o controle efetivo antes de várias semanas após o tratamento; diversos IGR frequentemente são combinados com um dos adulticidas mencionados neste capítulo. Os IGR podem ser agrupados como análogos do hormônio juvenil (JHA) e inibidores do desenvolvimento de insetos (IDI).

Análogos do hormônio juvenil

Os IGR são análogos do hormônio juvenil, os quais sinalizam falsamente aos parasitas, como carrapatos, pulgas e moscas, para *permanecerem em seus estágios imaturos de ovo ou larva* e, assim, não se desenvolvem até o estágio adulto. Em inseto com desenvolvimento normal, geralmente a concentração do hormônio diminui antes que ele atinja o estágio adulto. Portanto, o uso de JHA sinaliza falsamente para que o desenvolvimento do inseto permaneça em seu estágio imaturo. Os JHA aprovados incluem metopreno, piriproxifeno, fenoxicarbe e ciromazina; os dois primeiros são os mais frequentemente utilizados em medicina veterinária. Vários desses JHA estão disponíveis como ingredientes ativos individuais, em várias formulações de uso tópico, mas com frequência são preparados em combinação com adulticidas, como piretrinas e/ou piretroides. O *metopreno* é utilizado principalmente no controle de mosca-do-chifre, em bovinos, mediante sua inclusão em ração concentrada (0,4%) ou blocos de minerais (0,01%). Esse método de fornecimento previne o surgimento de mosca-do-chifre adultas nas fezes de bovinos. O metopreno é formulado em combinação com um adulticida, para o controle de pulgas; também, é combinado com fipronil, fenotrina ou permetrina, para o controle de pulgas e de pernilongos em cães e gatos. Alguns desses produtos de uso *spot-on* podem conter 2 a 3% de metopreno. O *piriproxifeno* quase sempre é utilizado como formulação *spot-on*, sendo efetivo contra ovos de pulgas em gatos, por até 56 dias (Rust, 2005). Esse JHA, quando aplicado em intervalos de 3 meses, em gatos, pode não apenas reduzir significativamente a quantidade de pulgas, mas também 87% dos gatos tratados não apresentam pulgas após 6 meses (Maynard *et al.*, 2001). À semelhança dos produtos à base de metopreno, o piriprofeno geralmente é formulado em combinação com adulticida, como permetrina, dinotefurano e piretrinas, aplicados na forma de aspersão, *spot-on* e/ou de colar, em gatos e cães.

Inibidores do desenvolvimento de insetos

Os IDI, tais como os compostos de benzoilfenil ureia (diflubenzurona, lufenurona) interferem no desenvolvimento do exoesqueleto do inseto por inibir a síntese de quitina ou suas vias de deposição. A quitina é um componente essencial da casca de ovos de pulgas adultas e do exoesqueleto de estágios imaturos de pulgas. Após a ingestão oral de *diflubenzurona*, ele é excretado de forma inalterada nas fezes, onde faz contato com os ovos e larvas de moscas. A *lufenurona* é administrada por via oral, em intervalos mensais, para o controle de pulgas, em gatos e cães. Também está disponível na forma de injeção SC (10 mg/kg) para gatos, sendo efetiva no controle de infestação por pulgas por até 6 meses. Nenhum efeito adverso foi observado em gatos; contudo, a lufenurona injetável não deve ser administrada aos cães, pois provoca reações adversas no local da injeção. Como esse fármaco é lipofílico, sua liberação lenta pelos tecidos adiposos possibilita a manutenção de concentração sanguínea efetiva durante várias semanas após sua administração. Um dos IDI mais populares é a combinação de lufenurona e milbemicina oxima, utilizada no controle de pulgas em cães, bem como na prevenção de dirofilariose.

PRODUTOS SINÉRGICOS E REPELENTES

Compostos sinérgicos, como butóxido de piperonila e *N*-octil biciclo-hepteno dicarboximida (MGK 264), frequentemente são formulados com inseticidas de uso tópico, utilizados para exacerbar o efeito inseticida. Quase todas as formulações de compostos sinérgicos de uso tópico são combinadas com piretroide e piretrina como inseticida principal. Nos insetos, esses compostos sinérgicos inibem a ação de enzimas oxidativas e hidrolíticas responsáveis pela metabolização de inseticidas em metabólitos inertes. Acredita-se que ocorre formação de derivados de carbono, que se ligam à fração heme de enzimas do citocromo P450, tornando-as inativas e incapazes de destoxificar o inseticida. Isso resulta em concentração muito alta de piretrina ou piretroide, que é tóxica e letal ao ectoparasita (Murray e Reidy, 1989). Em uma formulação de uso tópico, as substâncias sinérgicas, por si só, são menos tóxicas do que o ingrediente ativo. Assim, os proprietários de animais e os veterinários devem estar cientes de que quando há exposição dérmica dos gatos aos compostos sinérgicos, como butóxido de piperonila, em concentração superior a 1,5%, pode ocorrer redução, de modo semelhante, da taxa de destoxificação de piretrinas e, portanto, também ocorre exacerbação da toxicidade do inseticida em gatos (MacDonald e Miller, 1986).

Os *repelentes* também são incluídos nas formulações para repelir insetos, embora alguns deles possam atuar, também, como ectoparasiticida, como as permetrinas; a maioria dos repelentes não tem ação ectoparasiticida. A principal vantagem dos repelentes é que eles previnem a ocorrência de doenças transmitidas por vetores, mesmo não sendo esses repelentes considerados ectoparasiticidas. O repelente pode ser efetivo por meio de vários mecanismos, incluindo sua incapacidade de penetrar ou se aderir ao pelame, interferência ou inibição da alimentação do parasita e, também, por causar desorientação do ectoparasita. Quase sempre os repelentes utilizados incluem butoxipolipropilenoglicol (Stabilene), di-n-propil isocincomeronato (MGK 326) e dietil-m-toluamida (DEET).

O DEET é um repelente de insetos aprovado pela EPA para uso em domicílios, no corpo humano e em vestimentas, bem como em gatos, cães, equinos e em locais onde os animais domésticos vivem/dormem (US EPA, 1998). Há mais de 225 produtos à base de DEET registrados para uso, com concentração de DEET variando de 4 a 100%. No entanto, o DEET não foi aprovado para aplicação direta na pele/no pelame de animais domésticos; há relatos de sinais clínicos adversos em gatos expostos ao DEET de uso tópico (Dorman *et al.*, 1990). Com base nas informações de vários estudos de absorção dérmica experimental, relata-se que o DEET pode influenciar a toxicidade de inseticidas por modular a absorção dérmica do inseticida (Baynes *et al.*, 1997). O butoxipolipropilenoglicol geralmente é formulado em combinação com um inseticida piretroide (p. ex., resmetrina, permetrina) e/ou uma substância sinérgica (p. ex., butóxido de piperonila). A maioria dessas formulações é aprovada para uso em equinos, gatos e cães, na forma de *spray*, com concentração variando de 4,8 a 20%. Nenhum efeito adverso em animais domésticos ou animais de laboratório foi atribuído ao uso desse repelente (CA EPA, 2002). Em geral, o MGK 326 é formulado em combinação com piretroides e/ou substâncias sinérgicas, na forma de *spray*, solução de imersão e xampus, para uso em equinos, cães e gatos. Outro produto seguro, que contém 20% de picardina, propicia 12 h de proteção contra moscas, pernilongos e carrapatos, aos equinos e cavalgadores.

APROVAÇÃO E REGISTRO DE ECTOPARASITICIDAS NOS EUA

Diferentemente de outras classes de fármacos discutidas neste livro, a EPA ou a FDA Center for Veterinary Medicine (CVM) está envolvido na aprovação de ectoparasiticidas. A FDA CVM avalia os produtos químicos administrados por via oral ou tópica, mas que atuam apenas depois de sua distribuição sistêmica. Esses produtos químicos são classificados como fármacos, e muitos deles requerem prescrição veterinária. A EPA avalia os produtos químicos de uso tópico, mas que atuam apenas na superfície cutânea ou nas instalações pecuárias e geralmente não requerem prescrição veterinária. Na Tabela 43.5 há um resumo das diferentes funções dessas duas agências federais de extrema importância nos EUA.

Apesar dessas claras diferenças, os proprietários de animais domésticos e mesmo alguns veterinários ainda têm dúvidas quanto aos produtos antipulgas comercializados nos EUA, pois alguns podem ser obtidos sem prescrição veterinária em lojas de ração e de venda de animais domésticos, enquanto outros podem ser obtidos apenas pelo veterinário. Esses últimos frequentemente são referidos como produtos obtidos via veterinário (p. ex., fipronila e imidacloprida). Ainda que os produtos antipulgas não requeiram prescrição, a obtenção desses produtos mediante recomendação do veterinário assegura ao estabelecimento uma estreita relação proprietário-paciente-veterinário, o que reduz a possibilidade de intoxicação por inseticida frequentemente causada pelo uso de produto de venda livre pelos proprietários de animais domésticos. Como discutido em várias seções deste capítulo, esse problema tem ocorrido frequentemente com o uso de piretroides e organofosforados de venda livre, utilizados em cães e gatos.

Outro tema que preocupa as agências de controle federais é o uso *extralabel* de ectoparasiticidas. A aprovação da Animal Medicinal and Drug Use and Clarification Act (AMDUCA), em 1994, possibilita, mas não encoraja, o uso *extralabel* de *medicamentos* aprovados para uso veterinário ou humano, em circunstâncias especiais. Como os pesticidas não são fármacos aprovados, o uso *extralabel* desses produtos não foi incluído na AMDUCA e, então, o uso *extralabel* desses produtos é rigorosamente proibido.

Tabela 43.5 Comparação entre as atuações da FDA/CVM e da EPA relativas aos ectoparasiticidas.

	FDA CVM	EPA
Missão	Aprovação e efeitos de fármacos e alimentos nos animais	Preserva e melhora a qualidade do ambiente e da saúde humana
	A companhia farmacêutica envia o formulário New Animal Drug Application (NADA) à FDA	Registro de pesticidas A companhia farmacêutica envia o formulário Application for Pesticide Registration (APR) à EPA
Escopo	Preocupação com fármacos que atuam sistemicamente no animal	Preocupação com qualquer fato que prejudique a qualidade do ar, da água e do solo
	Isso inclui qualquer via de administração ao animal	Produtos químicos de uso tópico em animais, porém não absorvidos sistemicamente
Estudos de segurança exigidos para aprovação da FDA ou de registro na EPA	As formulações de fármacos devem ser avaliadas na mesma espécie para a qual ele seja destinado	Os ingredientes ativos são testados em animais de laboratório As formulações não precisam ser testadas na espécie para a qual ele seja destinado
Eficácia	Os produtos utilizados no controle de pulgas devem apresentar, no mínimo, 90% de eficácia Há necessidade de estudos clínicos	Não há necessidade de estudos clínicos É necessário avaliar a eficácia prática durante a comercialização
Aquisição do fármaco	Quase sempre há necessidade de prescrição emitida por um médico-veterinário licenciado	Em geral, é de venda livre, em pontos de venda

REFERÊNCIAS BIBLIOGRÁFICAS

Alvinerie M, Sultra JF, Galtier P, Mage C. (1999) Pharmacokinetics of eprinomectin in plasma and milk following topical administration to lactating dairy cattle. *Res Vet Sci.* **67**, 229–232.

Avsarogullari L, Ikizceli I, Sungur M, Sozuer E, Akdur O, Yucei M. (2006). Acute amitraz poisoning in adults: clinical features, laboratory findings, and management. *Clin Toxicol.* **44**, 19–23

Baynes RE, Halling KB, Riviere JE. (1997). The influence of diethyl-m-toluamide (DEET) on the percutaneous absorption of permethrin and carbaryl. *Toxicol Appl Pharmacol.* **144**, 332–339.

Baynes RE, Riviere JE. (2001). Pesticide disposition: dermal absorption. In Krieger R. (ed.), *Handbook of Pesticide Toxicology*, 2nd edn. San Diego, Academic Press. 515–530.

Bloomquist JR. (2003). Chloride channels as tools for developing selective insecticides. *Arch Insect Biochem Physiol.* **54**, 145–156.

Buckingham S, Lapied B, Corronc H, Sattelle F. (1997). Imidacloprid actions on insect neuronal acetylcholine receptors. *J Exp Biol.* **200**, 2685–2692.

Budavari S (ed.). (1996). *The Merck Index. An Encyclopedia of Chemicals, Drugs, and Biologicals*, 12th edn. Whitehouse Station, NJ, Merck & Co.

CA EPA (2002). *Butoxypolypropylene Glycol(Stabilene®)*. California Environmental Protection Agency, Department of Pesticide Regulation, Medical Toxicology Branch, Summary of Toxicology.

Cadiergues MC, Hourcg P, Cantaloube B, Franc M. (2000). First blood-meal of Ctenocephalides felis felis (Siphonaptera: Pulicidae) on cats: time to initiation and duration of feeding. *J Med Entomol.* **37**, 634–636.

Cheng T. (1995). *Dermal Absorption of 14C-Fipronil REGENT 80WDG in Male Rats (Preliminary and Definitive Phases)*. Unpublished report No. HWI 6224-210 from Hazleton Wisconsin, Inc. Submitted to WHO by Rhone-Poulenc, Research Triangle Park, NC.

Cunningham JR, Everett R, Arther RG. (1997). Effects of shampooing or water exposure on the initial and residual efficacy of imidacloprid. *Supp Compend Contin Educ Vet.* **19**, 29–30.

Curtis CF. (2004). Current trends in the treatment of Sarcoptes, Cheyletiella, and Otodectes mite infestations in dogs and cats. *Vet Derm.* **15**, 108–114.

Daborn P, McCart C, Woods D. (2004). Detection of insecticide resistance-associated mutations in the cat flea Rdl by TaqMan-allele specific amplification. *Pest Biochem Physiol.* **79**, 25–30.

Denny DJ. (2001). Efficacy of fipronil against ticks. *Vet Rec.* **148**, 124.

Dorman DC, Buck WB, Trammel HL, Jones RD, Beasley VR. (1990). Fenvalerate/N,N-diethyl-m-toluamide (Deet) toxicosis in two cats. *J Am Vet Med Assoc.* **196**, 100–102.

Dupuy J, Derlon AL, Sutra JF, Cadiergues MC, Franc M, Alvinerie M. (2004). Pharmacokinetics of selamectin in dogs after topical application. *Vet Res Commun.* **28**, 407–413.

ffrench-Constant RH, Daborn PJ, Le Goff G. (2004). The genetics and genomics of insecticide resistance. *Trends Genet.* **20**, 163–170.

Franc M, Cadiergues MC. (1998). Antifeeding effect of several insecticidal formulations against Ctenocephalides felis on cats. *Parasite.* **5**, 83–86.

Gayrard V, Alvinerie M, Toutain PL. (1999). Comparison of pharmacokinetic profiles of doramectin and ivermectin pour-on formulations in cattle. *Vet Parasitol.* **81**, 47–55.

Godfrey DR. (1999). Dermatosis and associated systemic signs in a cat with thymoma and recently treated with an imidacloprid preparation. *J Small Anim Pract.* **40**, 333–337.

Gogolewski RP, Allerton GR, Pitt SR, Thompson DR, Langholff WK, Hair JA, Fulton RK, Eagleson JS. (1997). Effect of simulated rain, coat length and exposure to natural climatic conditions on the efficacy of a topical formulation of eprinomectin against endoparasites of cattle. *Vet Parasitol.* **69**, 95–102.

Grossman MR. (1993). Amitraz toxicosis associated with ingestion of an acaricide collar in a dog. *J Am Vet Med Assoc.* **203**, 55–57.

Hainzl D, Casida JE. (1996). Fipronil insecticide: novel photochemical desulfinylation with retention of neurotoxicity. *Proc Natl Acad Sci USA.* **93**, 12764–12767.

Harling RJ, Burford P, Heywood R. (1985). *Ethofenprox (MTI-500) Acute Limit Test of Toxicity to Dogs Following* ingdon Research Centre Ltd., England; report MTC 101/851185, dated 24 October 1985. Submitted to WHO by Mitsui Toatsu Chemicals, Inc, Tokyo, Japan.

Hashimoto K, Ohtaki T, Yamada S, Watanabe C, Imai K, Azegami J. (1982). *Report on Acute Toxicity Study of MTI-500 (Ethofenprox) in Rats*. Hatano Research Institute, Japan; report A-82-27~34, dated 9 November 1982. Submitted to WHO by Mitsui Toatsu Chemicals, Inc, Tokyo, Japan.

Hooser SB. (1990). Toxicology of selected pesticides, drugs, and chemicals. D-limonene, linalool, and crude citrus oil extracts. *Vet Clin North Am Small Anim Pract.* **20**, 383–385.

Hovda LR, Hooser SB. (2002). Toxicology of newer pesticides for use in dogs and cats. *Vet Clin North Am Small Anim Pract.* **32**, 455–467

Hugnet C, Bruchon-Hugnet C, Royer H, Bourdoiseau G (2001). Efficacy of 1.25% amitraz solution in the treatment of generalized demodicosis (eight cases) and sarcoptic mange (five cases) in dogs. *Vet Dermatol.* **12**, 89–92

Hugnet C, Buronrosse F, Pineau, X, Cadore, JL, Lorgue G, Berny PJ. (1996). Toxicity and kinetics of amitraz in dogs. *Am J Vet Res.* **57**, 1506–1510.

Jones RD. (1990). Xylene/amitraz: a pharmacologic review and profile. *Vet Hum Toxicol.* **32**, 446–448.

Kagabu S. (1997). Chloronicotinyl insecticides-discovery, application, and future perspectives. *Rev Toxicol.* **1**, 75–129.

Kaneko H, Miyamoto J. (2001). Pyrethroid chemistry and metabolism. In Krieger R. (ed.), *Handbook of Pesticide Toxicology*, Vol. **2** *Agents*. San Diego, Academic Press.

Kilp S, Rmirez D, Allan MJ, Roepke RKA, Nuernberger MC. (2014). Pharmacokinetics of fluralaner in dogs following a single oral or intravenous administration. *Parasites Vectors.* **7**, 85–89.

Kramer F, Mencke N. (2001). *Flea Biology and Control*. Berlin, Springer.

KuKanich B, Gehring R, Webb AI, Craigmill AL, Riviere JE. (2005). Effect of formulation and route of administration on tissue residues and withdrawal times. *J Am Vet Med Assoc.* **227**, 1574–1577.

Laffont CM, Bousquet-Melou A, Bralet D, Alvinerie M, Fink-Gremmels J, Toutain PL. (2003). A pharmacokinetic model to document the actual disposition of topical ivermectin in cattle. *Vet Res.* **34**, 445–460.

Lapied B, Grolleau F, Sattelle DB. (2001). Indoxacarb, an oxadiazine insecticide, blocks insect neuronal sodium channels. *Br J Pharmacol.* **132**, 587–595.

Lee JA, Budgin JB, Mauldin EA. (2002). Acute necrotizing dermatitis and septicemia after application of a d-limonene-based insecticidal shampoo in a cat. *J Am Vet Med Assoc.* **221**, 258–262.

Letendre L, Huang R, Kvaternick V, Harriman J, Drag M, Soll M. (2014). The intravenous and oral pharmacokinetics of afoxolaner used as a monthly chewable antiparasitic for dogs. *Vet Parasitol.* **201**, 190–197.

Lifschitz A, Nava S, Guglielmone AA, Imperiale F, Farias C, Mangold AJ, Lanusse C. (2008). Failure of ivermectin and eprinomectin to control Amblyomma parvum in goats: characterization of acaricidal activity and drug pharmacokinetic disposition. *Vet Parasitol.* **156**, 284–292.

Lifschitz A, Virkel G, Pis A, Imperiale F, Sanchez S, Alvarez L, Kujanek R, Lanusse C. (1999). Ivermectin disposition kinetics after subcutaneous and intramuscular administration of an oil-based formulation to cattle. *Vet Parasitol.* **86**, 203–215.

Liu Z, Williamson MS, Lansdell SJ, Denholm I, Han Z, Millar NS. (2005). A nicotinic acetylcholine receptor mutation conferring target-site resistance to imidacloprid in Nilaparvata lugens (brown planthopper). *Proc Natl Acad Sci USA.* **102**, 8420–8425.

MacDonald JM, Miller TA. (1986). Parasiticide therapy in small animal dermatology. In Kirk RW. (ed.), *Current Veterinary Therapy IX, Small Animal Practice*. Philadelphia, WB Saunders. 571–596.

Magnusson BM, Walters KA, Roberts MS. (2001). Veterinary drug delivery: potential for skin penetration enhancement. *Adv Drug Deliv Rev.* **50**, 205–227.

Mahoney R, Tinembart O, Schenker R. (2001). Flea-related itching in cats and dogs after treatment with nitenpyram. *Suppl Comp Contin Educ Pract Vet.* **23**(3A), 20–23.

Maynard L, Houffschmitt P, Lebreux B. (2001).Field efficacy of a 10 per cent pyriproxyfen spot-on for the prevention of flea infestations on cats. *J Sm Anim Pract.* **42**, 491–494.

Mehlhorn H, Hansen O, Mencke N. (2001). Comparative study on the effects of three insecticides (fipronil, imidacloprid, selamectin) on developmental stages of the cat flea (Ctenocephalides felis Bouche 1835): a light and electron microscopic analysis of in vivo and in vitro experiments. *Parasitol Res.* **87**, 198–207

Meyer EK. (1999). Toxicosis in cats erroneously treated with 45 to 65% permethrin products. *J Am Vet Med Assoc.* **215**, 198–203.

Monteiro-Riviere NA, Bristol DG, Manning TO, Rogers RA, Riviere JE. (1990). Interspecies and interregional analysis of the comparative histologic thickness and laser Doppler blood flow measurements at five cutaneous sites in nine species. *J Invest Dermatol.* **95**, 582–586.

Murray M, Reidy GF. (1989). In vitro formation of an inhibitory complex between an isosafrole metabolite and rat hepatic cytochrome P450. *Drug Metab Dispos.* **17**, 449–454.

Pollmeier M, Pengo G, Jeannin P, Soll M. (2002). Evaluation of the efficacy of fipronil formulations in the treatment and control of biting lice, Trichodectes canis (De Geer, 1778) on dogs. *Vet Parasitol.* **107**, 127–136.

Pollmeier M, Pengo G, Longo M, Jeannin P. (2004). Effective treatment and control of biting lice, Felicola subrostratus (Nitzsch in Burmeister, 1838), on cats using fipronil formulations. *Vet Parasitol.* **121**, 157–165.

Ray DE. (2005). Pyrethrins/Pyrethroids. In Wexler P. (ed.), *Encyclopedia of Toxicology*, 2nd edn. San Diego, Academic Press.

Rhone Merieux. (1997). Technical Information Sheet. *Frontline TopSpot, fipronil 9.7% w/w, MSDS*. Athens, GA, Rhone Merieux).

Richardson JA. (2000). Permethrin spot-on toxicoses in cats. *J Vet Emerg Crit Care*. **10**, 103–106.

Riviere JE, Baynes RE. (1998). Dermal absorption and toxicity assessment. In Roberts MS, Walters K. (eds), *Dermal Absorption and Toxicity Assessment*. New York, NY, Marcel Dekker, Inc. 625–645.

Rust MK. (2005). Advances in the control of *Ctenocephalides felis* (cat flea) on cats and dogs. *Trends Parasitol*. **21**, 232–236.

Rust MK, Waggoner MM, Hinkle NC, Stansfield D, Barnett S. (2003). Efficacy and longevity of nitenpyram against adult cat fleas (Siphonaptera: Pulicidae). *J Med Entomol*. **40**, 678–681.

Sarasola P, Jernigan AD, Walker KD, Castledine J, Smith DG, Rowan TG. (2002). Pharmacokinetics of selamectin following intravenous, oral and topical administration in cats and dogs. *J Vet Pharmacol Therap*. **24**, 265–272.

Schenker R, Humbert-Droz E, Moyses EW, Yerly B. (2001). Efficacy of nitenpyram against a flea strain with resistance to fipronil. *Suppl Comp Contin Educ Pract Vet*. **23**, 16–19.

Schricky JA. (2014). Spinosad is a potent inhibitor of canine P-glycoprotein. *Vet J*. **200**, 195–196.

Schroeder I, Blagburn BL, Bledsoe DL, Bond R, Denholm I, Dryden MW, Jacobs DE, Mehlhorn H, Mencke N, Payne P, Rust MK, Vaughn MB. (2003). Progress of the international work of the imidacloprid flea susceptibility monitoring team. *Parasit Res*. **90**, S127–S128

Schroeder ME, Flattum RF. (1984). The mode of action and neurotoxic properties of the nitromethylene heterocycle insecticides. *Pest Biochem Physiol*. **22**, 148–160.

Shanks DJ, McTier TL, Behan S, Pengo G, Genchi C, Bowman DD, Holbert MS, Smith DG, Jernigan AD, Rowan TG. (2000). The efficacy of selamectin in the treatment of naturally acquired infestations of sarcoptes scabiei on dogs. *Vet Parasitol*. **91**, 269–281.

Sheets LP. (2001). Imidacloprid: A neonicotinoid insecticide. In Krieger RI. (ed.), *Handbook of Pesticide Toxicology*, Vol. **2**. New York, NY, Academic Press. 1123–1130.

Sherman JG, Paul AJ, Firkins LD. (2010). Evaluation of the safety of spinosad and milbemycin 5-oxime orally administered to Collies with the MDR1 gene mutation. *Am J Vet Res*. **71**, 115–119.

Shoop WL, Egerton JR, Eary CH, Haines HW, Michael BF, Mrozik H, Eskola P, Fisher MH, Slayton L, Ostlind DA, Skelly BJ, Fulton RK, Barth D, Costa S, Gregory LM, Campbell WC, Seward RL, Turner MJ. (1996). Eprinomectin: a novel avermectin for use as a topical endectocide for cattle. *Int J Parasitol*. **26**, 1237– 1242.

Shoop WL, Hartline EJ, Gould BR, Waddell ME, McDowell RG, Kinney JB, Lahm GP, Long JK, Xu M, Wagerle T, Jones GS, Dietrich RF, Cordova D, Schroeder ME, Rhoades DF, Benner EA, Confalone PN. (2014). Discovery and mode of action of afoxolaner, a new isoxazoline parasiticide for dogs. *Vet Parasitol*. **201**, 179–189.

Smith TM, Stratton GW. (1986). Effects of synthetic pyrethroid insecticides on nontarget organisms. *Residue Rev*. **97**, 93–120.

Tomizawa M, Casida JE. (2003). Selective toxicity of neonicotinoids attributable to specificity of insects andmammalian nicotinic receptors. *Ann Rev Entomol*. **48**, 339–364.

US EPA (1998). *R.E.D. Facts. DEET*. :PA-738-F-95-010.

Warmke JW, Reenan RA, Wang P, Qian S, Arena JP, Wang J, Wunderler D, Liu K, Kaczorowski GJ, Van der Ploeg LH, Ganetzky B, Cohen CJ. (1997). Functional expression of Drosophila para sodium channels. Modulation by the membrane protein TipE and toxin pharmacology. *J Gen Physiol*. **110**, 119– 133.

Witte ST, Luempert LG. (2001). Laboratory safety studies of nitenpyram tablets for the rapid removal of fleas on cats and dogs. *Suppl Comp Contin Educ Pract Vet*. **23**(3A), 7–11.

Woods DJ, Vaillancourt VA, Wendt JA, Meeus PF. (2011). Discovery and development of veterinary antiparasitic drugs: past, present and future. *Future Med Chem*. **3**, 887–896.

Young DR, Arther RG, Davis WL. (2003). Evaluation of K9 Advantix vs. Frontline Plus topical treatments to repel brown dog ticks (Rhipicephalus sanguineus) on dogs. *Parasitol Res*. **90** (Suppl. 3), S116–118.

Zhao X, Yeh JZ, Salgado VL, Narahashi T. (2005). Sulfone metabolite of fipronil blocks gamma-aminobutyric acid- and glutamate-activated chloride channels in mammalian and insect neurons. *J Pharmacol Exp Ther*. **314**, 363–373.

PARTE 11
Áreas Especiais da Farmacologia

CAPÍTULO 44

Quimioterapia de Doenças Neoplásicas

Luke A. Wittenburg e Daniel L. Gustafson

A era atual da quimioterapia como tratamento anticâncer teve início na metade do século XX, ainda que suas origens datem de 50 séculos atrás, com relatos de doenças neoplásicas e do uso de ervas medicinais e botânicas no tratamento dessas enfermidades, por povos da Antiguidade (Papac, 2001; DeVita e Chu, 2008; Morrison, 2010). A mostarda nitrogenada, o primeiro fármaco quimioterápico moderno, foi produzida nos anos 1940 e, logo em seguida, surgiram outros compostos derivados da mostarda nitrogenada (DeVita e Chu, 2008). O primeiro caso relatado de tratamento de câncer em medicina veterinária data de 1946 e envolveu o uso de uretano no tratamento de um cão com linfoma e leucemia linfocítica (Innes *et al.*, 1946). A primeira instalação dedicada exclusivamente ao tratamento de câncer em cães, a Canine Cancer Clinic, foi fundada em 1950; ao longo de 10 anos publicou revisões sobre o tratamento quimioterápico de cães com câncer espontâneo, utilizando vários compostos, desde mostarda nitrogenada até cortisona (McCoy, 1958; Morrison, 2010). No início de 1962, sugeriu-se que o tratamento de pacientes animais com câncer fosse uma obrigação do veterinário, em sua comunidade (Morrison, 2010). Com o advento de modelos de câncer em animais, que foram preditivos da atividade do fármaco antineoplásico, nos anos 1950 surgiram programas de triagem de fármacos que, por fim, resultaram em descoberta e desenvolvimento de muitos quimioterápicos atualmente em uso clínico. Desde essa época, têm-se obtido avanços importantes no conhecimento da biologia do câncer e da resposta de tipos específicos de tumores a vários fármacos. Embora a transferência direta de descobertas em oncologia humana tenha sido dificultada, em parte pelas diferenças farmacocinéticas dos medicamentos entre as espécies, pelo custo do tratamento e pela carência de uma ampla disponibilidade de cuidados de suporte adequados nas clínicas, em geral, tem-se notado melhora significativa na qualidade e, em muitos casos, na quantidade, de vida de animais de companhia com câncer, por meio da melhor educação do proprietário do paciente e de decisões racionais na seleção de pacientes apropriados para o tratamento quimioterápico, ao definir o protocolo terapêutico que satisfaça o objetivo terapêutico.

TERMINOLOGIA E PERSPECTIVAS TERAPÊUTICAS

Quimioterapia é definida como a administração de medicamentos na tentativa de matar ou inibir a multiplicação de vírus ou de células estranhas, como bactérias ou fungos, no organismo. Embora se originem no indivíduo, o organismo identifica as células cancerosas como células "estranhas". Avanços recentes no conhecimento da biologia do câncer e da rede de sinalização celular, importantes para sobrevivência e proliferação da célula cancerosa, propiciaram o desenvolvimento de *terapia-alvo*, geralmente consistindo em pequenas moléculas ou anticorpos direcionados a proteínas ou receptores celulares específicos. Diferentemente desses tratamentos direcionados às células

tumorais, a *imunoterapia* do câncer pode envolver uma ação indireta, mediante a potencialização ou reativação da resposta imune antitumoral, que quase sempre os tumores suprimem como meio de escapar do reconhecimento pelo sistema imune. Independentemente do tipo de tratamento empregado, o protocolo terapêutico escolhido deve ser apropriado ao objetivo terapêutico para um paciente individual. Define-se *cura* como a erradicação total das células tumorais do organismo; na maioria dos casos isso não é possível, e o *tratamento paliativo*, com alívio da dor e melhora funcional, propicia melhor qualidade de vida, na impossibilidade de cura, sendo cada vez mais reconhecido como um objetivo terapêutico aceitável.

A proporção entre dose tóxica e dose terapêutica de um medicamento é denominada *índice terapêutico*. Na quimioterapia anticancerosa, geralmente essa proporção é muito baixa, pois a dose que causa efeito desejável, como a redução do tamanho do tumor, quase sempre ocasiona algum grau de toxicidade. Ademais, a maioria dos medicamentos quimioterápicos é administrada na *dose máxima tolerada* (DMT), definida como a maior dose de um fármaco que pode ser administrada sem que ocorram eventos adversos inaceitáveis ou irreversíveis; geralmente é obtida empiricamente de um pequeno grupo de animais. Em pacientes veterinários, a intoxicação induzida pela administração do medicamento é classificada com base nas diretrizes gerais elaboradas pelo Veterinary Co-operative Oncology Group Common Terminology Criteria for Adverse Events (VCOG-CTCAE) (VCOG, 2011), utilizadas para orientar ajustes de doses em tratamentos subsequentes. Mais recentemente, o advento da terapia-alvo melhorou o conceito de *dose biologicamente efetiva* (DBE), definida como a dose que propicia alguma resposta desejável no alvo proposto ou em um biomarcador alternativo. Em geral, o cálculo de doses dos quimioterápicos, em humanos e animais, baseia-se na área de superfície corporal (mg/m^2), e não no peso do paciente (mg/kg). Originalmente, isso foi instituído como maneira de normatizar a dose máxima tolerada nas diferentes espécies e baseava-se na ideia de que os mecanismos fisiológicos que influenciam a atividade do medicamento no organismo são melhor correlacionados com a área da superfície corporal do que com o peso do paciente. Em medicina veterinária, a exceção do cálculo da dose com base na área da superfície corporal são os pacientes muito pequenos, nos quais esse cálculo resulta em dose relativamente maior e, com frequência, pode-se definir a dose com base no peso corporal em animais com menos de 10 kg. A fórmula para conversão de peso corporal em área da superfície corporal, para cães e gatos é:

$$\text{Área da superfície corporal} = \frac{\text{Peso corporal}^{0,67} \times K}{10^4}$$

em que a área da superfície corporal é expressa em metro quadrado (m^2) e K é uma constante para a espécie, com valores de 10 e 10,1 para gatos e cães, respectivamente. Há várias tabelas para conversão de peso corporal em área da superfície corporal.

A decisão sobre utilizar um medicamento quimioterápico particular ou uma combinação de fármacos, associados ou não a outras modalidades terapêuticas, como cirurgia e radioterapia, bem como a avaliação da resposta, depende do plano terapêutico estabelecido para o paciente, individualmente. As decisões terapêuticas são influenciadas por fatores relacionados ao paciente, como espécie, raça, idade e condição de saúde; fatores relacionados à neoplasia, como tipo histológico, estadiamento e/ou graduação do tumor; fatores relacionados às instalações, como disponibilidade de cuidados de acompanhamento de qualidade e modalidades terapêuticas disponíveis; e fatores relacionados ao proprietário do animal de companhia, como tempo disponível, tolerância aos efeitos adversos e custo do tratamento.

O *tratamento adjuvante*, em que o quimioterápico é utilizado após o tratamento do tumor primário por meio de cirurgia ou radioterapia, tem como objetivo limitar a propagação da doença micrometastática, sendo um procedimento comum nos casos de quimioterapia, em medicina veterinária. A *terapia primária* ou *neoadjuvante* consiste no uso de quimioterápicos antes da cirurgia ou da radioterapia, com o intuito de limitar a disseminação da doença metastática e reduzir o tamanho do tumor primário. Relativamente aos tumores hematopoéticos ou linfoides, *terapia de indução* é um termo que se refere ao uso inicial de medicamentos quimioterápicos para induzir a remissão do tumor. Após a indução da remissão, utiliza-se *terapia de manutenção*, que consiste no uso de quimioterápicos com o objetivo de manter uma remissão estável. Quando o tumor não responde à quimioterapia ou o paciente não mantém a remissão, com frequência emprega-se *tratamento de resgate* ou *salvamento*, a fim de obter uma segunda remissão.

BIOLOGIA DO CÂNCER

É importante ter um conhecimento básico de alguns aspectos do comportamento biológico do câncer para o entendimento dos procedimentos terapêuticos e das limitações destes, em razão da ampla diversidade de doenças neoplásicas. A transformação de células normais em células neoplásicas pode ser considerada um processo de múltiplas etapas pelos quais as células normais adquirem sucessivas capacidades que possibilitam o crescimento tumoral e sua subsequente propagação por todo o corpo. Essas capacidades foram descritas como características típicas (*hallmarks*) de câncer, as quais diferenciam células cancerosas e células normais no corpo, sendo a principal delas a sinalização sustentável que possibilita à célula continuar sua proliferação (Hanahan e Weinberg, 2011). Além da sinalização proliferativa positiva sustentável, as células cancerosas também devem passar por etapas que inibem a proliferação e mantêm a homeostase de várias células e a estrutura tecidual normal, mediante o controle da entrada da célula no ciclo de divisão e crescimento celular (Hanahan e Weinberg, 2011). Embora os mecanismos bioquímicos envolvidos na proliferação celular e na passagem pelo ciclo celular sejam os mesmos, para células cancerosas e células normais, é a taxa e o momento de atuação desses mecanismos que propiciam uma diferença qualitativa e resultam na utilização de fármacos que têm como alvo as células em fase de rápida divisão, como opção terapêutica. Como muitos desses fármacos são mais ativos em células em fase de divisão ativa, e alguns quimioterápicos são mais ativos em fases específicas do ciclo celular, é importante saber quais atividades ocorrem durante cada fase do ciclo celular. Em geral, o ciclo celular consiste em quatro fases: G_1, S, G_2 e M; a fase de células em repouso ou sem divisão ativa é denominada fase G_0. A fase G_1 é um período de crescimento celular, transcrição gênica ativa e síntese proteica; é importante para a produção da "biomassa" necessária à divisão celular. Essa fase é seguida da fase S, um período de replicação do DNA e duplicação cromossômica, em preparação à mitose. Na fase G_2, o tamanho da célula continua a aumentar, e na fase M as células sofrem mitose ativa. Antes do início das fases S e M do ciclo celular há dois importantes mecanismos de controle que as células utilizam para assegurar que estejam preparadas para efetuar a duplicação cromossômica e a mitose, e esses pontos de controle frequentemente são ignorados pelas células cancerosas, possibilitando a multiplicação celular descontrolada. A Figura 44.1 representa a especificidade do ciclo celular das principais classes de substâncias utilizadas em medicina veterinária. Outras características típicas de câncer também têm propiciado alguns potenciais alvos terapêuticos. Embora a sinalização proliferativa positiva sustentável e a sinalização supressiva de crescimento de escape sejam importantes para o câncer, em nível celular, para o seu crescimento em massa tumoral clinicamente relevante ele deve induzir angiogênese, ou seja, a formação de novos vasos sanguíneos, a fim de possibilitar maior demanda para o suporte nutricional (Folkman, 2002). Os vasos sanguíneos do tumor-alvo foram propostos como uma maneira de controle tumoral, por meio do enfraquecimento efetivo dessas neoplasias, de modo a evitar crescimento adicional do tumor (Kerbel e Folkman, 2002). O termo *quimioterapia metronômica* refere-se à administração contínua de baixa dose de medicamentos citotóxicos convencionais, sem interrupção do tratamento; foi utilizada com sucesso em oncologia tanto humana quanto veterinária, com o intuito de retardar a recidiva do tumor ou de reduzir o seu crescimento (Elmslie *et al.*, 2008; Burton *et al.*, 2011; Romiti *et al.*, 2013; Schrempp *et al.*, 2013).

Embora o crescimento celular descontrolado e a passagem por todo o ciclo celular sejam características típicas de células cancerosas, no cenário clínico a taxa de crescimento do tumor não necessariamente está diretamente relacionada com a taxa na qual as células passam pelo ciclo celular. Estudos prévios sobre a cinética da proliferação de tumores induzidos experimentalmente indicaram que a taxa de crescimento tumoral é rápida no início e depois diminui à medida que reduz a fração de células que entram no ciclo celular e aumenta a quantidade de células mortas, potencialmente devido à menor disponibilidade de nutrientes para suprir tumores volumosos; em cada fase de crescimento tumoral avaliado, a duração do ciclo celular se manteve inalterada (Frindel *et al.*, 1967). Em medicina veterinária, faz-se o diagnóstico clínico de vários tumores quando já se encontram em estágio relativamente avançado e, assim, podem conter apenas uma pequena fração de células em divisão celular ativa, condição que influencia a eficácia do tratamento quando se utilizam fármacos cujos efeitos máximos são obtidos durante a divisão celular ativa. Nos anos 1960, estudos em camundongos nos quais foram utilizadas linhagens celulares leucêmicas mostraram que uma única célula foi capaz de gerar um tumor e que a cura poderia ser obtida apenas mediante a erradicação de todas as células tumorais (Skipper *et al.*, 1964). Além disso, constatou-se que qualquer dose efetiva de quimioterápico matava as células em uma taxa logarítmica, o que levou à *hipótese da morte fracionada*. Essa condição sugere que cada dose do quimioterápico mata uma fração constante de células,

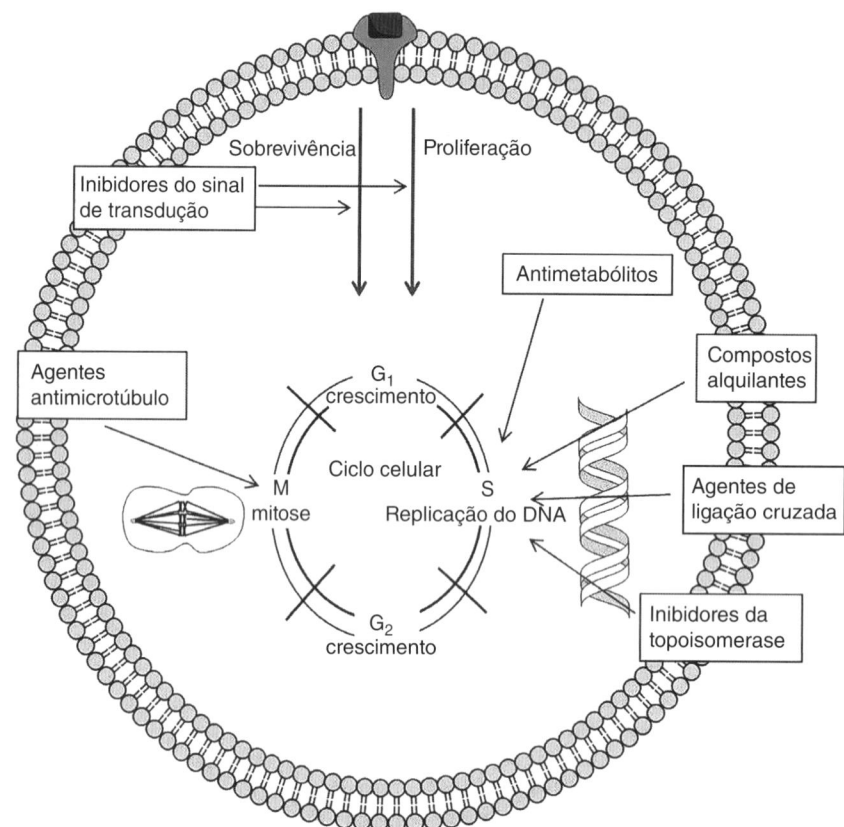

Figura 44.1 Alvos celulares das classes comuns de quimioterápicos utilizados em oncologia veterinária e seus locais de ação.

em vez de um número constante de células, independentemente do tamanho do tumor original, e que, assim, a terapia efetiva depende da quantidade de células presentes no início do tratamento. Desse modo, em teoria, com a aplicação de múltiplas doses do quimioterápico, seria possível manter a cura. Na prática, isso nem sempre é possível, pois a fração de células mortas por muitos dos medicamentos disponíveis é pequena e, com frequência, ocorre resistência ao tratamento; a toxicidade impede administrações sucessivas de fármacos em intervalos curtos. No entanto, esses conceitos ressaltam a importância da detecção precoce para um tratamento efetivo, quando tumores menores provavelmente têm maior fração de células em divisão, e que a hipótese de morte fracionada estabelece que é possível obter a cura mais precocemente no curso do tratamento, em tumores menores, com menor quantidade de células.

Quimioterapia da célula cancerosa

Sensibilidade da célula tumoral

O maior conhecimento sobre a biologia da célula cancerosa propiciou a avaliação de diversos novos alvos de tratamento. Os alvos da quimioterapia citotóxica tradicional são DNA (cujos alvos são bases de nucleotídios, enzimas envolvidas na síntese do DNA e local de reparo do dano ao DNA), microtúbulos e receptores do fator de crescimento. Alvos mais recentemente identificados incluem produtos de oncogenes superexpressos, proteínas antiapoptose, reguladores do ciclo celular, sistema proteassômico, antígenos de superfície celular e enzimas envolvidas na modulação epigenética do DNA. Embora o câncer de pacientes veterinários possa compartilhar muitos dos possíveis alvos verificados no câncer humano, a transferência de terapias-alvo

mais recentes à medicina veterinária está atrasada, em relação ao desenvolvimento da oncologia humana, com algumas notáveis exceções. Este capítulo trata de medicamentos que atualmente são considerados de uso primário em oncologia veterinária.

A sensibilidade celular individual ao medicamento depende de vários fatores, como absorção, distribuição e metabolização, entrada na célula ou afinidade de interação com um alvo da superfície celular, tipo de dano letal ou subletal induzido e resposta celular a esse dano. A alteração na rede de vasos sanguíneos do tumor e diferenças na pressão intratumoral ou na ligação do medicamento pode influenciar a absorção do fármaco, negativa ou positivamente. Alguns quimioterápicos podem penetrar na célula por meio de difusão passiva devido a sua natureza lipofílica, enquanto outros podem utilizar transporte ativo por meio de uma variedade de carreadores, como transportadores de aminoácidos (melfalana), transportadores de nucleosídios (gencitabina) ou transportadores de folato reduzido (metotrexato) (Goldman et al., 1968; Mackey et al., 1998; Yanagida et al., 2001). A importância dos mecanismos de transporte ativo do fármaco para sua entrada na célula é que pode ocorrer menor taxa de entrada e, assim, menor eficácia terapêutica quando se administram outros substratos ou análogos que bloqueiam o transporte do medicamento. Diversas substâncias citotóxicas exibem toxicidade maior na fase de rápida divisão celular e são denominadas *ciclo-específicas*. Há poucos quimioterápicos com efeitos similares nas células proliferativas e não proliferativas, incluindo as nitrosureias (cicloexilcloroetilnitrosureia, CCNU; e biscloroetilnitrosureia, BCNU) (Twentyman e Bleehen, 1975). Como não requerem células em proliferação para seus efeitos letais, esses quimioterápicos são denominados *ciclo-inespecíficos*. Outros fármacos citotóxicos podem apresentar toxicidade letal variável, dependendo da fase do ciclo celular, e são denominados *fármacos de fase específica*. Alcaloides da vinca e taxanos são exemplos de medicamentos que causam danos letais apenas em células em fase de mitose, pois seu alvo é a dinâmica na formação de microtúbulo. No caso de fármacos que apresentam interação muito direta e específica com uma molécula-alvo, o nível celular do alvo pode influenciar a sensibilidade intrínseca da célula. Por exemplo, a doxorrubicina e outras antraciclinas interagem com a topoisomerase II-α (TopoII); detectou-se redução no conteúdo desse alvo em populações de células resistentes à doxorrubicina (Withoff *et al.*, 1996). Além disso, a amplificação do gene que codifica a enzima TopoII, aumentando a expressão do alvo, foi identificada como um marcador potencial de sensibilidade exacerbada e de melhor recuperação de pacientes humanos com câncer de mama submetidos à quimioterapia com antraciclina (Park *et al.*, 2003). No caso de fármacos que atuam diretamente no DNA, a sensibilidade de uma célula cancerosa depende do equilíbrio entre a ocorrência de dano ao DNA e o reparo desse dano. Agentes alquilantes, como a ciclofosfamida, manifestam seu efeito tóxico por induzir dano ao filamento (fita) de DNA após a formação de O'6-metilguanina; a enzima O'6-metilguanina-DNA metiltransferase (MGMT) seja uma proteína protegida capaz de reparar diretamente esse dano; além disso, sugere-se que o teor de MGMT seja preditivo da sensibilidade dos tumores aos agentes alquilantes, em humanos (Hansen *et al.*, 2007; Xu *et al.*, 2014). Com frequência, o efetor final da morte da célula cancerosa, após exposição a medicamentos citotóxicos, é a ativação de apoptose, ou seja, a morte celular programada. A ativação de apoptose em uma célula após um insulto tóxico depende do equilíbrio entre a sinalização pró-apoptose *versus* antiapoptose; alterações que interferem nesse equilíbrio, em direção à sinalização antiapoptose, como acontece no linfoma humano e canino, com elevada concentração da proteína antiapoptose survivina, influenciam negativamente a sensibilidade do quimioterápico (Ambrosini *et al.*, 1997; Rebhun *et al.*, 2008). Assim, a proximidade de uma célula cancerosa ao "limiar de apoptose", determinada pela interação dos sinais de pró-apoptose e antiapoptose, pode ser um determinante fundamental da resposta terapêutica.

Atualmente, há pesquisas para obtenção de sensibilidade quimioterapêutica *in vitro* de grandes painéis de linhagens celulares, como NCI 60, juntamente com dados de expressão gênica dessas células, para iniciar a elaboração de modelos capazes de prever a sensibilidade de outras células e outros tipos de tumores com base nas similaridades nas sinalizações de expressão gênica; a validação desses modelos pode possibilitar o futuro uso, mais individualizado, de fármacos citotóxicos (Scherf *et al.*, 2000; Lee *et al.*, 2007).

Resistência da célula tumoral

A resistência à quimioterapia é o principal mecanismo de falha terapêutica no tratamento medicamentoso do câncer. Muitas das características típicas do câncer e a instabilidade genética de células cancerosas propiciam mecanismos por meio dos quais as células podem tolerar e sustentar o estresse induzido pelos fármacos citotóxicos. A resistência pode ser intrínseca à célula ou adquirida por meio de seleção e subsequente expansão de clones resistentes à medida que as células sensíveis são mortas. Os mecanismos de resistência intrínseca são aqueles que são, constitutivamente, expressos no tecido tumoral a partir do início da terapia, pois geralmente resultam de tecido normal que originou o tumor. Como um componente da função de barreira, os tecidos epiteliais geralmente expressam diversas enzimas de transporte e destoxificação de xenobióticos e, com frequência, os carcinomas que se originam desses tecidos também expressam altas atividades dessas enzimas, induzindo um fenótipo mais resistente. Diferentemente, os tumores oriundos de tecidos normais com baixos níveis de mecanismos de defesa, como tecido hematopoético ou linfoide, apresentam uma sensibilidade relativamente menor aos quimioterápicos do que os tumores epiteliais. Como mencionado na seção anterior, a alteração na absorção do fármaco pode influenciar o grau de sensibilidade ou de resistência de uma célula cancerosa a medicamentos como melfalana, metotrexato ou análogos de nucleosídios, como a gencitabina. Alguns medicamentos citotóxicos são administrados na forma de profármaco e requerem ativação metabólica ou catabólica para originar uma forma ativa, que resulta em morte celular. Foi constatado que a redução da ativação é um potencial mecanismo de resistência adquirida ao grupo de fármacos análogos de nucleosídios, e sugeriu-se que consiste em um mecanismo de resistência aos agentes alquilantes ciclofosfamida e ifosfamida (Spears, 1995; Zhang *et al.*, 2005). Quando administrados como terapia única, ou seja, não como parte de um protocolo terapêutico combinado, a resistência a alguns fármacos se manifesta como alteração direta no alvo do fármaco. Constatou-se que a resistência aos fármacos antimetabólitos, como metotrexato e 5-fluoruracila, envolve alteração direta da enzima-alvo que reduz a afinidade da ligação ou alteração que resulta em baixa concentração do medicamento diretamente no alvo (Gonen e Assaraf, 2012). De modo semelhante, foram verificados mecanismos de resistência envolvendo o alvo, para fármacos que se ligam ao microtúbulo, como taxanos, vincristina e vimblastina. Como esses medicamentos comprometem a dinâmica normal da tubulina por meio de sua interação com β-tubulina, constatou-se que o aumento da expressão de diferentes isoformas de β-tubulina celular com baixa afinidade de ligação é uma alteração no alvo da β-tubulina que, também, resulta baixa afinidade de ligação (Monzo *et al.*, 1999; Rebucci e Michiels, 2013). No grupo de fármacos cujo alvo é a replicação do DNA pela interação com topoisomerase I ou II, detectaram-se mutações no gene que codifica a enzima topoisomerase; células com baixa atividade de topoisomerase II eram resistentes à doxorrubicina (Pilati *et al.*, 2012; Tomicic e Kaina, 2013).

Além das alterações qualitativas e quantitativas induzidas pela interação de fármacos citotóxicos com seus alvos, também pode ocorrer desenvolvimento de resistência por meio do aumento da metabolização ou destoxificação de um fármaco pelas células cancerosas. Muitos dos agentes citotóxicos atualmente utilizados interagem com o DNA por meio de interações eletrofílicas, tornando-os sensíveis à inativação mediada por tiol via conjugação com nucleófilos, como a glutationa (Tew, 1994). A indução da enzima responsável pela conjugação da glutationa aos fármacos citotóxicos, a glutationa S-transferase (GST), foi demonstrada em células leucêmicas que adquiriram resistência aos agentes alquilantes; há evidência de que isso pode, também, ser um mecanismo pelo qual os tumores podem adquirir resistência aos compostos de platina, como a cisplatina (Schisselbauer *et al.*, 1990; Tew, 1994). Além da destoxificação por meio de conjugação, a inativação metabólica de fármacos é, em alguns casos, considerada um mecanismo de resistência. A resistência adquirida aos análogos do nucleosídio 5-fluoruracila pode estar associada à alta concentração celular de di-hidropirimidina desidrogenase (DPD), a principal enzima envolvida na metabolização da fluoruracila em um composto inativo; a atividade de DPD no tecido tumoral foi utilizada como potencial marcador de provável resistência de determinado tumor ao tratamento (Baba *et al.*, 2003; Rebucci e Michiels, 2013).

Como o alvo celular final de muitos agentes citotóxicos é o DNA, as alterações na resposta do DNA danificado determinam o que acontece com a célula exposta a esses fármacos. Nas células normais, a resposta ao dano do DNA está estreitamente relacionada à progressão do ciclo celular, e a detecção do DNA danificado geralmente faz com que o ciclo celular cesse, possibilitando seu reparo; ou, se o dano não puder ser reparado, ocorre apoptose. Pode ocorrer resistência aos quimioterápicos citotóxicos por meio da suprarregulação de mecanismos de reparo do DNA que inibem os efeitos dos agentes que danificam o DNA ou mediante a infrarregulação do reconhecimento do dano; ambos atuam prevenindo a indução de apoptose. Alteração da atividade de mecanismos de reparo específicos de dano ao duplo filamento ou a um filamento do DNA, excisão de nucleotídio único e reparo inapropriado de base têm alguma participação na resistência adquirida a um diverso grupo de quimioterápicos citotóxicos, inclusive antraciclinas, camptotecinas, fármacos alquilantes e compostos de platina (Parker *et al.*, 1991; Fink *et al.*, 1998; Pommier *et al.*, 1999; Martin *et al.*, 2008; Helleday, 2010). Na Tabela 44.1 há uma lista de alguns mecanismos gerais de resistência adquirida aos compostos citotóxicos.

Um mecanismo de resistência adquirida muito interessante resulta em um fenótipo no qual as células cancerosas se tornam resistentes a diversos quimioterápicos estrutural e mecanisticamente diferentes. Embora as alterações nos mecanismos de reparo ou na destoxificação do DNA mediante conjugação via glutationa possam, certamente, induzir resistência a mais de um fármaco, o mecanismo clássico que resulta em fenótipo de resistência a múltiplos fármacos (MDR; do inglês *multiple drug resistance*) envolve maior remoção de fármacos da célula. Isso é mais comumente verificado após a terapia com protocolos que utilizam múltiplos medicamentos, em que a resistência não parece ocorrer simplesmente por uma combinação de alterações controladas pelo alvo, que conferem resistência aos medicamentos individuais do protocolo, mas por uma alteração fenotípica mais global para resistência aos quimioterápicos (Pritchard *et al.*, 2012). O fenótipo MDR geralmente se refere ao aumento da expressão de proteínas de transporte de membrana íntegra dependente de energia, que removem fármacos da célula após a quimioterapia (Tabela 44.2). A principal família de proteínas envolvida é a família dos transportadores ABC (do inglês, *ATP-binding cassete*), que compreende cerca de 48 proteínas, das quais 15 sabidamente têm ação quimioterapêutica

Tabela 44.1 Mecanismos gerais de resistência adquirida que ocasionam falha terapêutica de alguns quimioterápicos citotóxicos.

Mecanismo	Quimioterápicos/classes envolvidas
Baixa absorção	Metotrexato, gencitabina, cisplatina, melfalana
Maior efluxo	Doxorrubicina, alcaloides da vinca, taxanos
Baixa ativação	Antimetabólitos (análogos de nucleosídios)
Aumento ou diminuição do conteúdo de alvos do medicamento	Doxorrubicina, metotrexato
Mutação do alvo/baixa taxa de ligação	Alcaloides da vinca, metotrexato
Inativação/destoxificação do fármaco	Agentes alquilantes, cisplatina
Maior reparo do dano	Agentes alquilantes, cisplatina, doxorrubicina
Redistribuição intracelular do medicamento	Doxorrubicina

Tabela 44.2 Exemplos dos transportadores ABC envolvidos na resistência a múltiplos fármacos (MDR) e medicamentos citotóxicos identificados como substratos.

Transportador	Substratos
MDR1	Doxorrubicina, alcaloides da vinca (vincristina, vimblastina), taxanos, metotrexato, mitomicina C, epipodofilotoxinas
MRP1	Doxorrubicina, alcaloides da vinca, paclitaxel, mitoxantrona
MRP2	Cisplatina, alcaloides da vinca, doxorrubicina, mitoxantrona, metotrexato
PRCM	Mitoxantrona, camptotecina, metotrexato, etoposídeo, doxorrubicina,[a] metotrexato[a]

[a]Identificados como substratos para formas mutantes da proteína, mas não tipo selvagem (Meyer *et al.*, 2011).
ABC: cassete de ligação ao ATP; PRCM: proteína de resistência ao câncer mamário; MDR: resistência a múltiplos fármacos; MRP: proteína associada à resistência a múltiplos fármacos.

como substratos (Fletcher *et al.*, 2010). Dentre essas proteínas, a mais estudada é a glicoproteína P, um produto do gene *MDR1* (*ABCB1*), que está envolvida na resistência a vários fármacos citotóxicos lipofílicos, inclusive alcaloides da vinca, antraciclinas, epipodofilotoxinas, taxanos, actinomicina D, topotecana, metotrexato e mitomicina C (Fletcher *et al.*, 2010). Além de expresso em alguns tecidos tumorais, também ocorre expressão do *ABCB1* nas células normais que revestem os túbulos e ductos, atuando como um componente que possibilita a remoção ou o impedimento da absorção de xenobióticos nessas células. Tecidos como aqueles dos rins e das adrenais, do fígado e do pâncreas, bem como células endoteliais (principalmente aquelas da barreira hematencefálica), intestino delgado, cólon e testículos expressam níveis variáveis de *ABCB1*. As implicações terapêuticas da expressão de *ABCB1* em tecidos não tumorais consistem em baixa absorção de substratos administrados por via oral e que requerem administração intravenosa para obter concentração efetiva e acelerar a excreção renal e hepática de substratos. Importante achado foi a constatação de que a perda dessa função de barreira normal resultou em maior toxicidade dos substratos dos fármacos, tal como verificado em cães da raça Collie e seus mestiços, após a exposição a ivermectina ou loperamida, manifestada como sinais de neurotoxicidade (Mealey *et al.*, 2001; Sartor *et al.*, 2004). Além disso, detectou-se maior toxicidade do substrato do quimioterápico em uma mesma população, ainda que em doses menores (Mealey *et al.*, 2003); modelo farmacocinético sugere que essa população de cães pode não ser capaz de receber, com segurança, substrato de fármacos, como a doxorrubicina, nas doses toleradas e que, ainda, mantenha a eficácia (Gustafson e Thamm, 2010). Uma revisão mais completa das implicações terapêuticas do gene *MDR1* foi publicada anteriormente (Mealey, 2004) e é discutida no Capítulo 50.

Outros transportadores ABC avaliados mais extensivamente quanto à participação na resistência adquirida aos quimioterápicos são as proteínas PRCM (*ABCG2*), MRP1 (*ABCC1*) e MRP2 (*ABCC2*) (Wu *et al.*, 2011). A importância desses transportadores tem sido menos amplamente estudada; sua importância no fenótipo MDR, no tratamento de câncer em animais, está menos definida. Outro transportador que não pertence à família de transportadores ABC clássicos de proteínas de membrana foi incriminado como causa de resistência, por meio de redistribuição do fármaco no interior da célula, resultando em acúmulo do medicamento distante da célula-alvo. Foi constatado que a proteína *vault* principal (MVP) e a proteína relacionada à resistência pulmonar (LRP) causam sequestro de antraciclinas no interior de organelas citoplasmáticas, impedindo sua interação com enzimas topoisomerases (Kickhoeffer *et al.*, 1998). Estudos clínicos relativos à oncologia humana avaliaram a MDR em pacientes com câncer após administração de vários inibidores dos transportadores ABC, principalmente de ABCB1; no entanto, os resultados foram desanimadores e as justificativas para esses resultados foram redundância funcional de alguns transportadores, além do fato de que, frequentemente, ocorre suprarregulação de mais de um deles, bem como exacerbação da toxicidade sistêmica provavelmente devido à alteração na farmacocinética relativa em razão da redução dos mecanismos de depuração (*clearance*) (Fletcher *et al.*, 2010).

Combinação de quimioterápicos

Com frequência, os pacientes veterinários com câncer podem ser tratados com uma combinação de quimioterápicos ou com terapia multimodal, a qual combina quimioterapia com outras modalidades terapêuticas, como cirurgia ou radioterapia. O tratamento combinado propicia, principalmente, um mecanismo pelo qual os tumores são expostos a maior dose do medicamento que, subsequentemente, ocasiona maior taxa de morte celular fracionada. O termo *soma da intensidade da dose* (SDI) é utilizado para expressar a relação entre o número de medicamentos em uma combinação e a dose total. A SDI pode ser aumentada pela adição de mais medicamentos à combinação ou pelo aumento da dose dos medicamentos individuais. Para que um protocolo de quimioterapia combinada propicie benefício terapêutico, a toxicidade às células cancerosas deve ser maior do que qualquer dano aos tecidos normais essenciais. A implementação da combinação terapêutica na prática clínica baseia-se em estudos prévios de modelos de leucemia em camundongos, adaptada para o tratamento de leucemia infantil, e resultou nas primeiras melhoras importantes na taxa e duração da remissão e nas primeiras respostas compatíveis com a cura da doença (Law, 1952). Um dos principais fatores envolvidos no desenvolvimento de terapias combinadas diz respeito à heterogeneidade dos tumores quanto à cinética celular; no tratamento de massa tumoral constituída de ambas as células, em ciclo celular ativo e aquelas em ciclo inativo, utilizaram-se, empiricamente, quimioterápicos específicos para células em ciclo ativo, com o intuito de matar células tumorais mitoticamente ativas, e quimioterápicos não específicos para o ciclo celular, a fim de matar células tumorais em ciclo inativo. Ademais, a redução do tamanho da massa tumoral pelo uso de medicamentos não específicos para o ciclo celular pode, na verdade, aumentar a fração de crescimento de um tumor, por meio de vários mecanismos, e a sensibilidade aos quimioterápicos específicos para células em ciclo ativo (Frei e Antman, 2000). O desenvolvimento de protocolos terapêuticos combinados baseia-se em diversos fatores, como toxicidades independentes ou que não se sobrepõem, possibilitando o uso da dose total de cada medicamento, bem como o fato de que cada componente da combinação deve ter algum grau de eficácia quando utilizado como fármaco individual. Além disso, o uso de medicamentos cujos mecanismos de ação e resistência não se sobreponham pode possibilitar maior benefício terapêutico quando utilizados em combinação. Na terapia combinada deve-se considerar o esquema de administração do medicamento (*i. e.*, a ordem de administração dos fármacos e o intervalo entre essas administrações), pois os efeitos do esquema terapêutico podem ser muito importantes, embora sejam menos compreendidos do que os efeitos da dose. Em oncologia veterinária, o melhor exemplo de superioridade da terapia combinada estudado é o tratamento de linfoma canino, no qual os protocolos de combinação propiciam maior taxa de resposta e maior duração da primeira remissão, comparativamente a vários protocolos que utilizam um único medicamento (Chun, 2009).

Resposta farmacodinâmica

Relativamente aos protocolos quimioterápicos citotóxicos, as considerações farmacodinâmicas estão relacionadas a mensurações padrões da resposta; em medicina veterinária têm-se adotado as diretrizes gerais da Response Evaluation Criteria in Solid Tumors (RECIST), utilizada em oncologia humana (Eisenhauer *et al.*, 2009). Fatores importantes na avaliação clínica do tratamento de câncer envolvem mensurações da diminuição do tumor e da carga tumoral *versus* a progressão da doença:

- *Resposta total (RT):* desaparecimento completo de todas as lesões-alvo e resolução dos sintomas da doença
- *Resposta parcial (RP):* diminuição do volume das lesões-alvo em cerca de 50% ou diminuição do diâmetro máximo em > 30%
- *Doença estável (DE):* não há aumento nem diminuição do tamanho do tumor ou melhora dos sintomas da doença (> 20% de alteração no diâmetro do tumor)
- *Doença progressiva (DP):* aumento do volume do tumor em > 25%, aumento do diâmetro máximo em > 20% ou surgimento de novas lesões
- *Tempo médio da resposta (TMR)/tempo médio da sobrevida (TMS):* valor médio em um grupo de animais submetidos a determinado tratamento, em termos de tempo para obter uma resposta total, parcial ou de tempo de sobrevida após o início do tratamento
- *Intervalo livre de progressão (ILP)/sobrevida livre de progressão (SLP):* período livre de evidência de crescimento tumoral progressivo (ILP) ou sobrevida sem crescimento progressivo do tumor, a partir do início do tratamento (SLP)
- *Intervalo livre de doença/sobrevida livre de doença (ILD/SLD):* período livre de qualquer doença recidivante (ILD) ou tempo de sobrevida do paciente após o início do tratamento (SLD).

Com a introdução de terapias-alvo recentes em medicina veterinária, também é possível avaliar as respostas farmacodinâmicas por meio da detecção da inibição direta do alvo molecular. Estudos do inibidor c-KIT toceranibe mostraram que, quando se utilizam doses clinicamente efetivas, é possível detectar redução na concentração da proteína KIT ativada, e essas alterações são correlacionadas com a concentração plasmática do medicamento (Pryer *et al.*, 2003). A identificação desses tipos de biomarcadores da atividade do fármaco e sua correlação com a concentração plasmática podem ser ainda mais importantes quando não é possível calcular a dose ótima desses tipos de terapia-alvo com base na dose máxima tolerada (DMT), mas sim na dose biologicamente efetiva necessária para inibir um alvo molecular.

Toxicidade do medicamento

Além dos determinantes de sensibilidade e dos mecanismos de resistência descritos anteriormente, a falha do protocolo terapêutico também pode ser atribuída à descontinuação do tratamento devido à toxicidade inaceitável. Foram realizados estudos de fase I específicos para animais de companhia, utilizando-se vários compostos citotóxicos, e a dose máxima tolerada (DMT) definida nesses estudos geralmente corresponde à dose inicial sugerida. No entanto, há importante variação inter e intraindividual quanto a eficácia e toxicidade, após a administração de doses equivalentes nos pacientes. Por exemplo, em pacientes humanos, após o uso de doses padrões de alguns fármacos, essa variação na exposição ao medicamento pode variar de 2 a 10 vezes (Masson e Zamboni, 1997). Os parâmetros farmacocinéticos de vários medicamentos anticancerosos estão associados à recuperação, em termos de resposta e toxicidade, e o alto grau de variabilidade tornam não confiáveis as previsões de respostas baseadas apenas na dose administrada. Uma revisão completa das causas de variações farmacocinéticas em pacientes com câncer está além do objetivo deste capítulo; a variabilidade do paciente quanto à farmacocinética, à fisiologia do paciente e às alterações das condições fisiológicas foram revisadas por outros pesquisadores (Undevia et al., 2005; Martinez e Modric, 2010; Modric e Martinez, 2011).

Com raras exceções fármaco-específicas, geralmente os quimioterápicos citotóxicos causam um conjunto característico de sinais de toxicidade relacionados a vários tecidos que, quase sempre, estão relacionados à taxa de crescimento tecidual; depois de certo tempo, a maioria desses tecidos, se não todos, se recupera. Na verdade, atualmente convenciona-se que a elaboração dos protocolos de combinação é determinada pelo tempo que o tecido demora para se recuperar do dano citotóxico. Ademais, é a melhora dos procedimentos de cuidados de suporte que frequentemente possibilita o uso de protocolos terapêuticos com dose maior. Assim, a vantagem terapêutica seletiva de fármacos citotóxicos gerais ou "sem alvo" é o fato de que quase sempre ocorre reparo do dano mais rapidamente e completo nas células normais do que nas células cancerosas.

As toxicidades que se manifestam após quimioterapia podem ser incluídas em três categorias: (i) toxicidade aguda, que geralmente ocorre durante o tratamento ou imediatamente depois; (ii) toxicidade aguda retardada, quase sempre notada de 2 a 14 dias após o tratamento; e (iii) toxicidade crônica ou cumulativa, que pode ocorrer a qualquer momento, semanas a anos após o tratamento. A toxicidade aguda pode se manifestar como reações de hipersensibilidade durante a infusão e se deve à liberação de histamina induzida pelo fármaco ativo (L-asparaginase, doxorrubicina) ou pela degranulação de mastócitos mediada pelo veículo (paclitaxel e etoposídeo). O tratamento dessa hipersensibilidade quase sempre requer descontinuação do medicamento e tratamento sintomático geral das reações alérgicas e anafilaxia, utilizando-se, por exemplo, anti-histamínicos e/ou esteroides. O pré-tratamento de rotina com anti-histamínicos em pacientes que, sabidamente, manifestam hipersensibilidade a determinado medicamento também pode ser benéfico na prevenção de reações agudas. Também, podem ocorrer reações agudas, como náuseas e vômito, intrínsecas ao medicamento (cisplatina) ou em razão da rápida taxa de infusão (doxorrubicina). O pré-tratamento com fármacos antieméticos e o prolongamento do tempo de infusão podem ser efetivos na prevenção de vômito agudo. Exemplos potenciais de toxicidade cumulativa/crônica incluem cardiomiopatia dilatada em cães, quando a dose cumulativa de doxorrubicina excede 180 a 240 mg/m², disfunção hepática após administração de CCNU e insuficiência renal depois do uso de cisplatina, em cães, ou de doxorrubicina, em gatos. É importante ressaltar que esses sinais de toxicidade podem se manifestar, potencialmente, após uma única dose; portanto, nem sempre surgem apenas após a administração prolongada ou um curso longo de doença.

A avaliação cuidadosa dos parâmetros clínicos e laboratoriais antes do tratamento e o monitoramento cuidadoso durante o tratamento, bem como a escolha sensata do quimioterápico, são fundamentais na prevenção e redução da gravidade desses sinais de toxicidade. Há relatos de lesões malignas secundárias ao uso de alguns medicamentos citotóxicos devido seu potencial mitogênico, após dano do DNA. Isso não é comumente diagnosticado em medicina veterinária, pois o tempo entre a administração do medicamento e o desenvolvimento de uma lesão maligna secundária frequentemente é mais longo do que a sobrevida da maioria dos animais de companhia. Novamente, há diferença na capacidade de causar lesões malignas secundárias, em função do medicamento; os fármacos alquilantes são os mais mutagênicos e os alcaloides da vinca estão no grupo de menos mutagênicos. Efeitos agudos retardados são mais comumente verificados após quimioterapia citotóxica e geralmente espera-se alguma manifestação clínica desses efeitos. Os tecidos que parecem particularmente acometidos após a administração da maioria dos quimioterápicos citotóxicos são medula óssea, mucosa gastrintestinal, gônadas e folículos pilosos (tecidos nos quais as células requerem constante renovação por apresentarem meia-vida curta). Linfócitos e células da medula óssea parecem ser particularmente sensíveis às substâncias citotóxicas; com frequência, a neutropenia é um sinal de toxicidade dose-limitante (TDL). O menor valor da contagem de neutrófilos após quimioterapia é denominado nadir, e geralmente acredita-se que ocorra de 7 a 14 dias após o tratamento com a maioria dos quimioterápicos. Neutropenia grave pode influenciar negativamente o tratamento, pois pode resultar em redução da dose, retardo do tratamento e sepse. O monitoramento rigoroso da contagem de leucócitos é fundamental para o controle apropriado da neutropenia, considerando os cuidados de suporte apropriados e o cálculo de futura dose. Ao escolher os medicamentos utilizados em protocolos de combinação de fármacos deve-se saber a propensão de substâncias específicas causarem neutropenia, pois alguns medicamentos são mais propensos a causar mielossupressão significativa (ciclofosfamida, carboplatina, doxorrubicina, CCNU, vimblastina), enquanto outros podem causar neutropenia mínima (bleomicina, vincristina em cães, L-asparaginase). No caso de mielossupressão grave, a administração de um fator estimulante de colônias de granulócitos recombinante (G-CSF) pode aumentar a quantidade de neutrófilos circulantes por estimula a proliferação e diferenciação da célula progenitora (Fernandez-Varon e Villamayor, 2007).

Além da mielossupressão esperada após quimioterapia citotóxica, são comuns sinais de toxicidade gastrintestinal, como náuseas/vômito e diarreia. Em cães e gatos, a toxicidade gastrintestinal frequentemente não é previsível como é em humanos submetidos a quimioterapia citotóxica; em muitos casos, é autolimitante e pode ser controlada com tratamento de suporte geral. Em cães e gatos particularmente sensíveis à toxicidade GI, os sintomas podem ser graves e necessitar o uso de antieméticos e/ou antimicrobianos, ou resultar em redução da dose. Metronidazol e tilosina são escolhas comuns de medicamentos para o tratamento de diarreia induzida por quimioterapia; no entanto, se os sintomas gastrintestinais forem acompanhados de neutropenia e febre, é necessário um antibiótico apropriado que impeça que as bactérias, possivelmente, ocasionem sepse.

Toxicidades particulares específicas a alguns fármacos são discutidas nas respectivas seções de cada medicamento. Vários compostos citotóxicos comumente utilizados podem causar flebite, com risco de necrose e desprendimento de tecidos, caso ocorra extravasamento durante sua aplicação. Desse modo, é fundamental que a punção venosa e a colocação do cateter sejam realizadas apropriadamente; pode ser necessário retardar a sedação ou o tratamento. Pode ocorrer lesão por extravasamento em até 2 a 4 semanas após o tratamento, podendo persistir por até 4 meses. O tratamento depende do medicamento utilizado; o extravasamento de doxorrubicina, que causa a lesão mais grave, deve ser tratado mediante aspiração de todo líquido presente ao longo do trajeto do cateter ou da agulha, seguida de aplicação de bolsa de gelo 3 ou 4 vezes/dia. O extravasamento de alcaloides da vinca também deve ser tratado mediante aspiração de todo líquido ainda presente no local, seguida de aplicação de bolsa aquecida, 3 ou 4 vezes/dia. No caso de extravasamento de doxorrubicina e alcaloide da vinca, a administração intravenosa de dexrazoxano ou o uso tópico de hialuronidase, respectivamente, pode reduzir os sintomas de toxicidade subcutânea (Schulmeister, 2008). As normas para o tratamento específico das toxicidades comumente induzidas por quimioterapia em oncologia veterinária foram revisadas, mais detalhadamente, por outros pesquisadores (Vail, 2009; Gustafson e Page, 2013).

A perda de pelos não é um efeito colateral comum em todas as raças de cães ou gatos submetidos à quimioterapia, mas pode-se prever a ocorrência de alopecia nas raças de cães que apresentam crescimento contínuo do pelame, como Poodle e seus mestiços, bem como em alguns cães de raças Terrier e Old English Sheepdog. Os gatos podem perder as vibrissas após a quimioterapia. O crescimento de novos pelos pode iniciar-se dentro de 1 a 2 meses após a terapia; no entanto, os proprietários de animais de companhia devem ser informados que o crescimento de novos pelos pode ser acompanhando de pelame com cor ou textura ligeiramente diferente, comparativamente ao pelame original. É muito importante comunicar aos proprietários de animais de companhia os efeitos colaterais potenciais antes de definir o protocolo quimioterápico, a fim de minimizar a angústia desencadeada quando o animal apresenta sintomas de toxicidade.

Além da toxicidade manifestada pelo animal de companhia, deve-se considerar o risco de exposição do radiologista durante a quimioterapia. É preciso ter cuidado especial no armazenamento, preparação, administração e descarte apropriado de medicamentos citotóxicos. A preparação dessas substâncias deve obedecer às normas rigorosas que implicam uso de equipamentos de proteção pessoal adequados, inclusive luvas, máscara e filtro de gases químicos. As diretrizes gerais específicas para o uso de fármacos citotóxicos estão disponíveis em publicação da Occupational Safety and Health Administration (OSHA). O risco de exposição dos proprietários de animais de companhia aos resíduos da quimioterapia, após o tratamento, geralmente envolve exposição a urina ou fezes; concentrações variáveis do medicamento podem estar presentes na urina, dependendo do medicamento utilizado e do tempo decorrido desde sua administração (Knobloch *et al.*, 2010). Os proprietários devem ser informados quanto ao risco potencial e à importância de procedimentos preventivos rigorosos durante a manipulação, a coleta e o descarte de urina e fezes. Crianças, mulheres gestantes e indivíduos com imunossupressão devem ser instruídos a evitar o contato com excrementos de animais de companhia por algum tempo após a quimioterapia.

QUIMIOTERÁPICOS ESPECÍFICOS

Compostos alquilantes

Os compostos alquilantes foram os primeiros fármacos não hormonais utilizados no tratamento de câncer; compreendem um grupo de compostos quimicamente diferentes. O mecanismo de ação dos agentes alquilantes envolve a interferência no acesso aos pares de base do DNA durante a replicação, por meio de ligação covalente do grupo alquil (p. ex., $-CH_2Cl$) a grupos nucleofílicos rico em elétrons, como os fosfatos e hidroxilas. Embora um grande número de macromoléculas contenha grupos nucleofílicos, sítios potenciais de alquilação, é a alquilação das bases do DNA a principal causa de morte celular após o tratamento com fármacos alquilantes. As posições O'6 e N7 da guanina quase sempre são sítios de alquilação e o efeito final pode ser a perda de guanina do filamento do DNA, com resultante dano ao filamento. Devido a sua capacidade de causar dano ao filamento de DNA, parecido com o que ocorre na radiação, os compostos alquilantes frequentemente são denominados compostos radiomiméticos. Esses medicamentos podem conter 1 ou 2 grupos reativos e são classificados como monofuncionais e bifuncionais, respectivamente. As substâncias alquilantes bifuncionais são capazes de produzir ligações cruzadas em DNA interfilamento ou intrafilamento, sendo esse o seu principal mecanismo de citotoxicidade. Como um grupo, esses medicamentos apresentam limitada especificidade ao ciclo celular e a sensibilidade das células está relacionada à área sob a curva de tempo *versus* concentração. Em geral, os agentes alquilantes são mais úteis em tumores de origem linforreticular e são menos comumente utilizados no tratamento de sarcomas ou carcinomas. Após uso prolongado é comum constatar resistência, podendo ser fármaco-específica ou decorrente de reação cruzada na classe dos alquilantes, como um todo. A destoxificação desses fármacos por meio de conjugação com glutationa nucleofílica impede que haja interação com o DNA; ademais, pode-se esperar que o aumento da concentração de glutationa ou de GST resulte em resistência a todos os fármacos dessa classe. De modo semelhante, o maior reparo do dano ao DNA, como acontece quando há alto teor de MGMT, pode reduzir a sensibilidade das células cancerosas a todos os medicamentos alquilantes. Alternativamente, a resistência induzida pela penetração intracelular do fármaco, em sua forma reduzida, pode ser fármaco-específica; por exemplo, a melfalana penetra na célula por meio do sistema de transporte da leucina (Del Amo *et al.*, 2008), enquanto a clormetina depende do transportador de colina (Fry e Jackson, 1986); a alteração do sistema de transporte relacionado a um desses fármacos não necessariamente reduz a eficácia do outro.

Mostardas nitrogenadas

Ciclofosfamida

Em medicina veterinária, a mostarda nitrogenada mais amplamente utilizada é a ciclofosfamida (Figura 44.2). A ciclofosfamida é um profármaco que deve ser convertido em um composto intermediário, a 4-hidrociciclofosfamida, pelo sistema oxidase hepático de função mista (citocromo P450), que sofre degradação espontânea e origina um composto de mostarda fosforamida ativo (Cohen e Jao, 1970). Em razão da necessidade de enzimas do sistema citocromo P450 para a ativação da ciclofosfamida, deve-se considerar a possibilidade de interações fármaco-fármaco potenciais em animais tratados concomitantemente com inibidores e ativadores dessas enzimas. Em cães e gatos, as principais toxicidades dose-limitantes são mielossupressão e neutropenia; a trombocitopenia é de menor grau. A toxicidade GI também pode ser um problema, mas é menos comum em gatos (Fetting *et al.*, 1982). A ciclofosfamida, juntamente com outras mostardas nitrogenadas, pode causar alopecia em animais suscetíveis, bem como perda de vibrissas em gatos. Cistite hemorrágica estéril é um sintoma potencial de toxicidade relativamente raro, sendo mais provável em cães do que em gatos. Acredita-se que um metabólito da ciclofosfamida, a acroleína, seja responsável pela irritação tecidual da bexiga após a administração de CTX. Mostrou-se que a administração intravenosa de furosemida concomitante à ciclofosfamida reduz a ocorrência de cistite hemorrágica estéril em cães (Charney *et al.*, 2003); quando administrada por via oral pelo proprietário do animal, deve ser fornecida de manhã, ressaltando que o consumo de água deve ser alto e que o animal deve ter ampla oportunidade para urinar, o dia todo. A administração de mesna (2-mercaptoetanossulfonato) também foi utilizada como medida profilática, com o intuito de se ligar e destoxificar os metabólitos urotóxicos de ciclofosfamida e ifosfamida (West, 1997). Caso ocorra cistite após a administração de ciclofosfamida, o tratamento deve ser descontinuado e o medicamento substituído por outro agente alquilante (como clorambucila). Embora a concentração plasmática máxima e a exposição total (AUC) à molécula precursora (molécula-mãe) (CTX) seja significativamente menor quando administrada por via oral, comparativamente à IV, a exposição à mostarda fosforamida ativa é equivalente entre as duas vias de administração, em cães (Warry *et al.*, 2011). Assim, as doses para administração oral e para injeção IV são as mesmas.

Uso clínico. A ciclofosfamida é comumente utilizada como parte de protocolos multifármacos no tratamento de linfoma de cães e gatos e como parte de terapia imunossupressora combinada. A ciclofosfamida também pode ser útil no tratamento de tumor mamário maligno de cadelas (Sorenmo, 2003). Em cães, a dose de ciclofosfamida varia de 250 mg/m² IV ou na forma de *bolus* oral, a doses fracionadas de 50 mg/m²/dia, durante 3 dias, em ciclo de 3 semanas (Lori *et al.*, 2010). Baixa dose de ciclofosfamida (10 a 15 mg/m²/dia) também foi pesquisada em tumores sólidos de cães, como parte do protocolo terapêutico metronômico, mostrando alguma eficácia (Elmslie *et al.*, 2008; Burton *et al.*, 2011). A ciclofosfamida está disponível na forma de comprimidos de 25 e 50 mg e de solução injetável contendo 25 mg/ml. Os comprimidos não devem ser esmagados ou partidos antes da administração.

Ifosfamida

Ifosfamida (isofosfamida) (Figura 44.3) é um isômero estrutural da ciclofosfamida que, à semelhança da ciclofosfamida, requer ativação metabólica por enzimas do citocromo P450 para formar um composto alquilante bifuncional tipo mostarda, a isofosfaramida (Creaven *et al.*, 1974). As diferenças estruturais entre ciclofosfamida e isofosfamida resultam em baixa taxa de

metabolização inicial da ifosfamida, que origina sua forma ativa. Além disso, uma via metabólica secundária que gera cloroacetaldeído requer doses maiores de ifosfamida, na comparação com a ciclofosfamida (Wagner, 1994). Em animais, embora a ifosfamida seja indicada principalmente no tratamento de sarcomas, ela possui variedade relativamente ampla de atividade antitumoral e foi avaliada no tratamento de neoplasias de cães e gatos. Em cães, avaliou-se a dose de 350 a 375 mg/m² em vários tipos de tumores e constatou-se neutropenia, como toxicidade dose-limitante (TDL), 7 dias após o tratamento (Rassnick *et al.*, 2000). Em gatos, a dose inicial de ifosfamida recomendada é 900 mg/m²; ela foi avaliada no tratamento de sarcoma vacinal e notou-se uma taxa de resposta total de 41% (Rassnick *et al.*, 2006). A toxicidade dose-limitante em gatos também é neutropenia, e a maioria deles tolera o tratamento com ifosfamida. Nefrotoxicose é um efeito adverso potencial em gatos tratados com esse fármaco. A terapia profilática com diurese salina e mesna parece efetiva na prevenção de cistite hemorrágica estéril secundária ao tratamento com ifosfamida; em gatos, deve-se induzir diurese com o intuito de reduzir o risco de nefrotoxicose. A razão para as diferentes doses toleradas por cães e gatos não foi sistematicamente pesquisada, mas é provável que envolva diferenças de metabolização entre as espécies quanto à exposição a metabólitos ativos e/ou tóxicos. Há evidência de autoindução de metabolização da ifosfamida em humanos tratados com múltiplas doses fracionadas, resultando em aumento da concentração de metabólitos, que pode resultar em maior toxicidade (Kurowski *et al.*, 1991; Kaijser *et al.*, 1994); contudo, isso não foi avaliado em pacientes veterinários. Como acontece com a maioria dos fármacos citotóxicos, é mais provável que a ifosfamida propicie maior benefício quando utilizada como parte de um protocolo de terapia combinada. A ifosfamida está disponível em frascos contendo 1 g e 3 g, para reconstituição e administração intravenosa.

Clormetina

A clormetina, às vezes referida como "mostarda nitrogenada", foi o primeiro composto alquilante utilizado na prática clínica (Figura 44.4). A clormetina é um fármaco alquilante bifuncional, capaz de formar ligações cruzadas interfilamentares no DNA, como um mecanismo de citotoxicidade (Kohn *et al.*, 1966). Diferentemente da ciclofosfamida e da ifosfamida, a clormetina sofre hidrólise espontânea e origina compostos nucleofílicos ativos. Assim, não se espera interação da clormetina com medicamentos que inibam ou induzam metabolização hepática. A entrada intracelular da clormetina parece envolver um mecanismo ativo mediado por transportador; as células resistentes ao fármaco reduzem sua entrada em seu interior (Goldenberg *et al.*, 1970). Análogos estruturais da clormetina, como ciclofosfamida, melfalana e clorambucila, não parecem inibir sua absorção celular. Em medicina veterinária, a clormetina é mais comumente

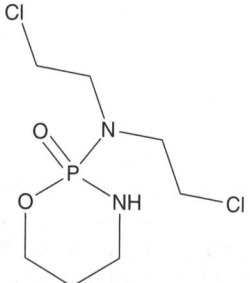

Figura 44.2 Estrutura química da ciclofosfamida, um fármaco alquilante tipo mostarda nitrogenada.

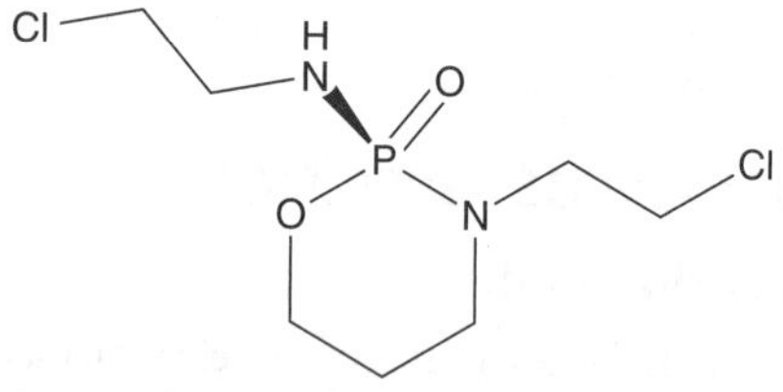

Figura 44.3 Agente alquilante ifosfamida, uma mostarda nitrogenada, isômero estrutural da ciclofosfamida.

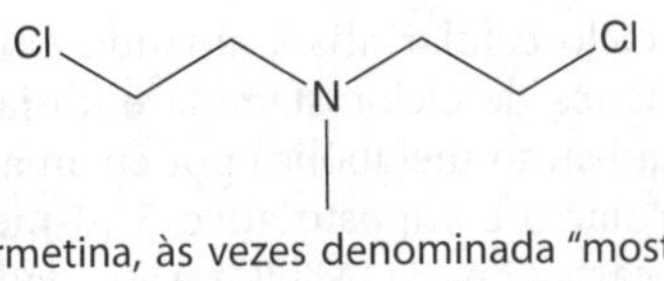

Figura 44.4 Clormetina, às vezes denominada "mostarda nitrogenada", foi o primeiro composto alquilante utilizado na prática clínica.

utilizada no tratamento de linfoma canino multicêntrico recidivante ou resistente, como parte do protocolo MOPP (clormetina, vincristina, procarbazina, prednisona) (Rassnick *et al.*, 2002; Brodsky *et al.*, 2009; Northrup *et al.*, 2009). Mielossupressão e distúrbios gastrintestinais são as toxicidades dose-limitantes relatadas para clormetina utilizada em protocolos de terapia combinada. A dose mais comumente recomendada aos cães, quando utilizada em protocolos de terapia combinada, é 3 mg/m^2 nos dias 0 e 7 de um ciclo de 21 dias. A clormetina está disponível como um pó liofilizado, em frascos contendo 10 mg do medicamento.

Clorambucila

A clorambucila (Figura 44.5) é um fármaco alquilante biodisponível por via oral que, juntamente com um metabólito do tipo mostarda, o ácido fenilacético, possui ação alquilante bifuncional direta (Mitoma *et al.*, 1977; Goodman *et al.*, 1982). A clorambucila é mais frequentemente utilizada no tratamento de neoplasias de crescimento lento, como leucemia linfocítica crônica (LLC), mas também foi utilizada em outros tipos de câncer, como linfoma e tumor de mastócito (Taylor *et al.*, 2009; Campbell *et al.*, 2013). Em gatos, a clorambucila foi utilizada no tratamento de linfoma no trato gastrintestinal (GI), em combinação com glicocorticoides; apresentou eficácia favorável e foi bem tolerada (Stein *et al.*, 2010). Também, há relato do uso de clorambucila em terapia metronômica para diversas neoplasias de cães, o que pode ser uma opção terapêutica em cães com carcinoma de célula de transição da bexiga (Leach *et al.*, 2012; Schrempp *et al.*, 2013). Ademais, a clorambucila tem sido utilizada como alternativa à ciclofosfamida, quando o uso desta última resulta em cistite hemorrágica estéril. Em cães com LLC o tratamento oral de longa duração geralmente se inicia com dose diária de 3 a 6 mg/m^2, durante 1 a 2 semanas, seguida de 3 a 6 mg/m^2 em dias alternados. Estudos sobre terapia metronômica utilizaram dose diária de 4 mg/m^2, em cães; em gatos com linfoma GI avaliou-se um protocolo com dose de 20 mg/m^2, na forma de *bolus*, em intervalos de 2 semanas, e constatou-se boa tolerância ao medicamento. A principal toxicidade dose-limitante da clorambucila é a mielossupressão com neutropenia e, em menor grau, a trombocitopenia. Em humanos, relata-se mioclonia como um efeito colateral raro, após o tratamento tanto com dose alta quanto com dose baixa do fármaco; também, há relato de mioclonia após o tratamento com clorambucila em um gato (Benitah *et al.*, 2003). A clorambucila está disponível na forma de comprimidos de 2 mg, para uso oral. Os comprimidos não devem ser quebrados, e a dose do animal deve ser ajustada para a dose mais próxima de um comprimido inteiro.

Melfalana

Melfalana é um composto alquilante que contém mostarda nitrogenada (mostarda L-fenilalanina) e possui propriedades ações alquilantes diretas no DNA (Figura 44.6).

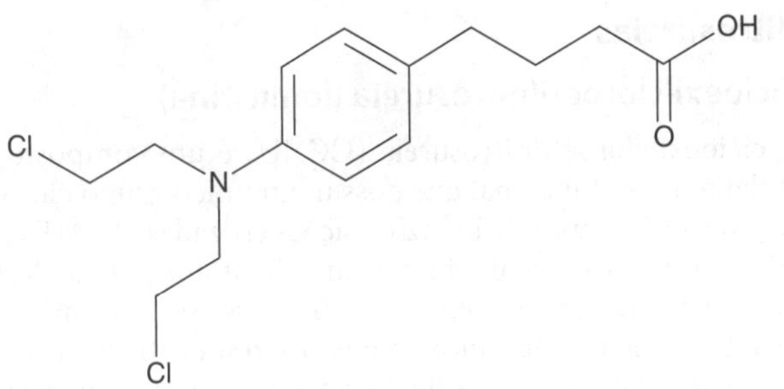

Figura 44.5 Clorambucila, um agente alquilante tipo mostarda nitrogenada, biodisponível por via oral.

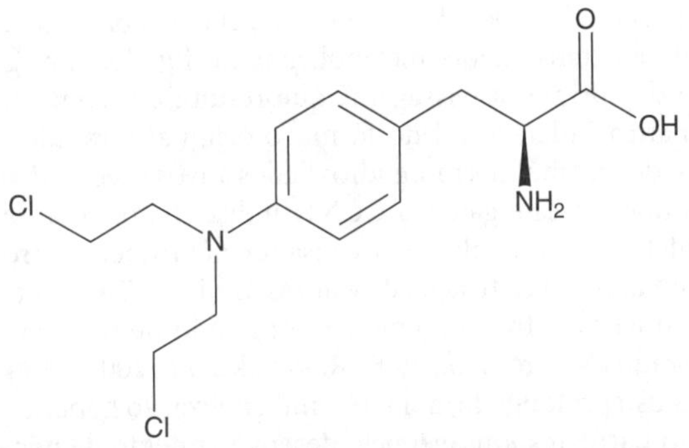

Figura 44.6 Melfalana, estruturalmente semelhante à clorambucila, é um composto com carga elétrica e hidrofílico que requer absorção celular ativa por meio de transportadores de aminoácido.

Estruturalmente, a melfalana é semelhante à clorambucila, ainda que tenha carga elétrica e seja hidrofílica em pH neutro; portanto, requer absorção ativa por meio de transportadores de aminoácidos, os quais podem ser bloqueados pelo aminoácido leucina (Del Amo *et al.*, 2008). Em humanos, a melfalana apresenta biodisponibilidade oral, com porcentagem de eliminação relativamente alta do fármaco, em sua forma inalterada, na urina (Tew *et al.*, 2001). A melfalana é mais comumente utilizada no tratamento de mieloma múltiplo em cães e gatos, quase sempre com respostas iniciais positivas, embora seja improvável a erradicação total das células neoplásicas do mieloma e, assim, prevê-se possível recidiva (Matus *et al.*, 1986). Também, em cães, a melfalana foi utilizada como terapia de resgate em linfoma recidivante (Alvarez *et al.*, 2006; Back *et al.*, 2013). Mielossupressão e, principalmente, trombocitopenia retardada, são as principais toxicidades dose-limitantes da melfalana, devendo-se realizar hemograma completo (Hc), inclusive contagem de plaquetas, em intervalos de 2 semanas, nos dois primeiros meses de tratamento e, a partir daí, mensalmente. A ocorrência de mielossupressão após o tratamento com melfalana parece ser mais comum em gatos do que em cães (Hanna, 2005). A dose inicial de melfalana é de 0,1 a 0,2 mg/kg/dia VO, durante 7 a 10 dias, seguida de redução para 0,05 mg/kg/dia, em uso contínuo. Como alternativa, utilizou-se um protocolo na forma de terapia em pulsos, com dose de 7 mg/m^2/dia VO, durante 5 dias, a cada 3 semanas; constatou-se que foi bem tolerada pelos cães. Em gatos, o tratamento de longa duração consiste em 0,1 mg/kg VO, uma vez a cada 7 dias, em uso contínuo (Vail, 2013). A melfalana está disponível como comprimido de 2 mg, para uso oral, e em frasco contendo 50 mg do medicamento, para injeção intravenosa.

Nitrosureias

Cicloexilcloroetilnitrosureia (lomustina)

A cicloexilcloroetilnitrosureia (CCNU) é um composto alquilante monofuncional que possui um único grupo cloroetil (Figura 44.7), capaz de induzir reações cruzadas DNA-DNA e DNA-proteína, como um mecanismo de citotoxicidade (Kohn, 1977). CCNU é extremamente lipofílica; consegue atravessar a membrana hematencefálica e por isso tem sido utilizada no tratamento de neoplasia do sistema nervoso central. As principais indicações para o uso de CCNU em medicina veterinária são: tumores de cérebro, sarcoma histiocítico, tumor de mastócito e linfomas epiteliotrópicos recidivantes ou refratários (Fulton e Steinberg, 1990; Moore *et al.*, 1999; Rassnick *et al.*, 1999; Williams *et al.*, 2006; Skorupski *et al.*, 2007; Saba *et al.*, 2009). CCNU é extensamente metabolizada no fígado, com grande efeito de "primeira passagem", que resulta em concentração plasmática indetectável do fármaco original e rápido surgimento de metabólitos monoidroxilados ativos (Lee *et al.*, 1985). Em ambos, cães e gatos, a CCNU induz efeitos retardados e cumulativos na medula óssea, causando neutropenia e trombocitopenia, com verificação de valores mínimos 7 a 28 dias após o tratamento e, frequentemente, o período de recuperação é demorado (Moore *et al.*, 1999; Rassnick *et al.*, 2001). Também, com o uso prolongado, a intensa metabolização hepática pode ser, em parte, responsável pelo desenvolvimento de hepatotoxicidade, necessitando redução da dose ou descontinuação do tratamento com lomustina (Henry *et al.*, 1973; Heading *et al.*, 2011). Em quase 90% dos cães tratados com CCNU nota-se aumento das atividades de enzimas hepáticas, mas a frequência e a intensidade da elevação dessas enzimas podem ser minimizadas pela administração concomitante de denamarina, um medicamento que contém *S*-adenosilmetionina e silibinina, os quais foram avaliados em vários tipos de hepatopatia em cães (Skorupski *et al.*, 2011). Os protocolos de dosagem de CCNU mais comuns são: 70 a 80 mg/m² VO, a cada 3 semanas, para cães, e 50 a 60 mg/m² VO, a cada 4 a 6 semanas, para gatos. A lomustina está disponível na forma de comprimidos de 10 mg, 40 mg e 100 mg.

Outros medicamentos alquilantes

Dacarbazina

A dacarbazina (DTIC) é um derivado da imidazol-carboxamida, estruturalmente relacionada às purinas (Figura 44.8); inicialmente foi desenvolvida na tentativa de se obter um antimetabólito capaz de inibir a síntese de purina. No entanto, o princípio do mecanismo de ação desse fármaco é produzir adultos metil no DNA; a lesão causada pela formação de O-6 metilguanina é a principal responsável pelo efeito citotóxico (e mutagênico) da DTIC (Marchesi *et al.*, 2007). DTIC é um fármaco não

específico do ciclo celular ativo, atuando em todas as fases dele. À semelhança de ciclofosfamida e ifosfamida, a dacarbazina requer ativação metabólica por enzimas do citocromo P450, para formar o composto ativo 5-[3-metil-triazeno-1-il]-imidazol-4-carboxamida (MTIC); a atividade relativa como um medicamento antineoplásico efetivo pode depender do nível de atividade do citocromo P450 (Reid *et al.*, 1999). Espera-se que a administração concomitante de medicamentos que interfiram na atividade de P450 resulte em importantes interações medicamentosas, que podem reduzir a atividade terapêutica ou aumentar a toxicidade da dacarbazina. Em gatos, a administração do medicamento não foi avaliada quanto à capacidade de converter o fármaco original em metabólito ativo e, assim, seu uso não é recomendado nessa espécie. A principal toxicidade dose-limitante da DTIC é gastrintestinal e quase sempre se manifesta como vômito e diarreia. Além disso, pode ocorrer mielossupressão retardada depois de 2 ou 3 doses que, em alguns casos, pode ser grave. Também, pode ocorrer trombocitopenia 1 ou 2 semanas após o tratamento, fato que pode retardar o tratamento (Griessmayr *et al.*, 2009). A dacarbazina tem baixa biodisponibilidade oral, sendo administrada por via intravenosa; a secreção tubular renal parece ser a principal via de excreção do medicamento e recomenda-se o ajuste da dose em pacientes com doença renal ou hepática. A DTIC não atravessa efetivamente a barreira hematencefálica e, portanto, não é utilizada no tratamento de tumores intracranianos. Em medicina veterinária, a DTIC é utilizada principalmente no tratamento de linfoma canino recidivante ou resistente aos quimioterápicos (Van Vechten *et al.*, 1990; Flory *et al.*, 2008; Griessmayr *et al.*, 2009) e de hemangiossarcoma em estágio avançado (Dervisis *et al.*, 2011). A dose de dacarbazina varia de 800 a 1.000 mg/m², a cada 2 ou 3 semanas, como fármaco único, a 600 mg/m² IV, quando utilizada em protocolos de terapia combinada. Em geral, a dacarbazina é administrada em solução de dextrose 5% ou solução salina, por meio de infusão intravenosa ao longo de 4 a 5 h; a administração mais rápida pode resultar em flebite grave. A dacarbazina está disponível na forma de pó liofilizado, em frascos com 100 ou 200 mg do medicamento.

Temozolomida

A temozolomida (Figura 44.9) é um fármaco alquilante relacionado à dacarbazina. É um profármaco com atividade metabólica semelhante à da dacarbazina (MTIC); no entanto, há importantes diferenças quanto ao modo de ação e às propriedades farmacocinéticas da temozolomida que a diferenciam da dacarbazina quanto ao seu uso clínico. A temozolomida não requer ativação hepática por enzimas do citocromo P450; sofre hidrólise espontânea em pH fisiológico e origina MTIC (Marchesi *et al.*, 2007). Além disso, a temozolomida é biodisponível

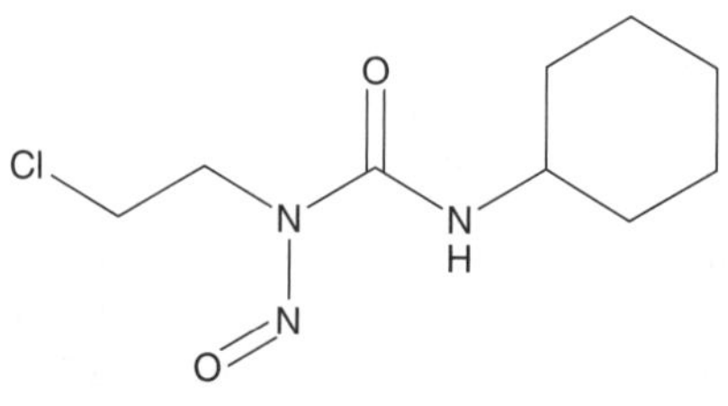

Figura 44.7 Estrutura da lomustina, ou CCNU, um composto alquilante da classe nitrosureia.

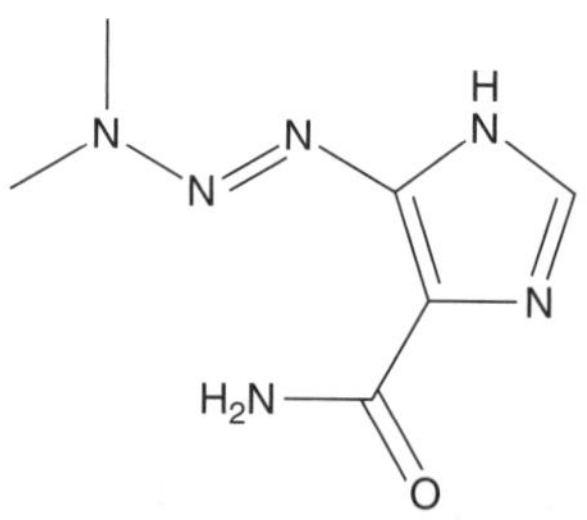

Figura 44.8 Dacarbazina, um agente alquilante derivado da imidazolcarboxamida.

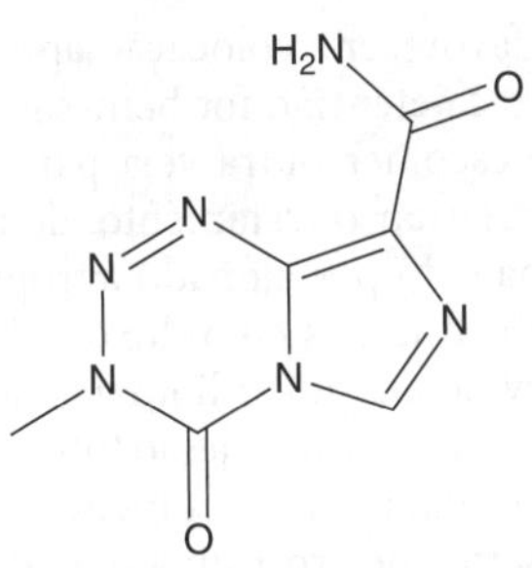

Figura 44.9 A temozolamida é um composto alquilante biodisponível por via oral relacionado à dacarbazina; atravessa mais facilmente a barreira hematencefálica, tornado-a útil no tratamento de neoplasias do SNC.

por via oral; é capaz de atravessar a barreira hematencefálica, como acontece com o fármaco original e, então, pode ser transformada em compostos MTIC ativos no tecido cerebral, fato que torna esse medicamento útil no tratamento de neoplasias do SNC (Marchesi *et al.*, 2007). A temozolomida foi avaliada em testes clínicos de cães com câncer e sua ação foi comparada com a da dacarbazina, no tratamento de linfoma refratário ou recidivante; as respostas foram semelhantes em termos de taxa e duração, mas a temozolomida causou toxicidade hematológica menos intensa, e sua administração foi mais prática (Dervisis *et al.*, 2007). Nesse estudo, a dose de temozolomida avaliada variou de 60 a 100 mg/m²/dia VO, durante 5 dias, em um ciclo de 3 semanas. A temozolomida está disponível na forma de cápsulas com 5 mg, 20 mg, 100 mg, 140 mg, 180 mg e 250 mg.

Procarbazina

A procarbazina (PCB) (Figura 44.10) é outro composto alquilante profármaco que não induz efeitos citotóxicos nas células, sem que haja ativação química ou metabólica (Gale *et al.*, 1967). Além disso, o mecanismo exato da citotoxicidade da procarbazina não foi completamente esclarecido; no entanto, há evidência de que a sensibilidade à procarbazina esteja associada com baixa atividade celular da enzima responsável pelo reparo de adutos O-6 metilguanina, pressupondo a metilação da guanina como um mecanismo de ação desse medicamento (Schold *et al.*, 1989). Após administração oral, a absorção de procarbazina é rápida e total e os metabólitos surgem rapidamente no plasma. Parece que a procarbazina atravessa a barreira hematencefálica de cães; ademais, há evidência de autoindução de metabolização da procarbazina quando há teores crescentes de metabólitos, após múltiplas doses diárias, as quais se correlacionam com o aumento da atividade antitumoral, experimentalmente (Oliverio *et al.*, 1964; Shiba e Weinkam, 1982, 1983). A procarbazina também inibe a monoamina oxidase (MAO) e esperam-se interações medicamentosas quando sua administração é concomitante a fármacos simpatomiméticos, antidepressivos tricíclicos ou fenotiazínicos e a substâncias que inibam enzimas do citocromo P450 hepático, como a cimetidina (Friedman *et al.*, 2001). Em geral, a procarbazina é utilizada como parte de protocolos de terapia combinada no tratamento de linfoma recidivante em cães (Rassnick *et al.*, 2002, 2010; Brodsky *et al.*, 2009; Northrup *et al.*, 2009). A dose recomendada é de 50 mg/m²/dia VO, durante 14 dias, em um ciclo de 28 dias, embora em alguns cães possa ser necessária a administração em dias alternados devido às limitações decorrentes da concentração do medicamento na cápsula. A procarbazina está disponível na forma de cápsulas de 50 mg, para administração oral.

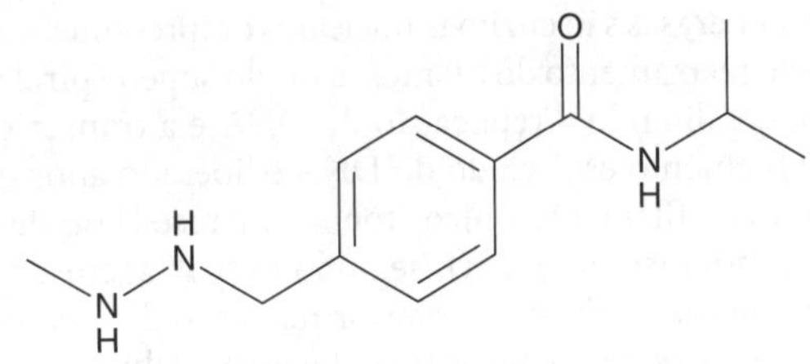

Figura 44.10 Procarbazina.

Antibióticos antitumorais

Doxorrubicina

A doxorrubicina (Figura 44.11) é um antibiótico da classe antraciclina, primeiramente isolado de *Streptomyces peucetius* var. *caesius* (Arcamone *et al.*, 1969). A doxorrubicina possui atividade antitumoral pleiotrópica, com evidência de citotoxidade por causar distorção direta da dupla-hélice do DNA por meio de intercalação (Neidle, 1979), produção de radicais livres devido à atividade redox e sua redução em semiquinona (Davies e Doroshow, 1986), inibição de DNA-polimerase e RNA-polimerase (Zunino *et al.*, 1975), inibição da atividade de DNA topoisomerase II (Tewey *et al.*, 1984), alteração na homeostase do cálcio intracelular (Oakes *et al.*, 1990), lipoperoxidação e alteração nas funções da membrana celular (Tritton, 1991) e inibição de tiorredoxina redutase, resultando menor atividade da ribonucleotídio redutase (Mau e Powis, 1992). Embora cada uma dessas ações prováveis tenha implicação na eficácia e na toxicidade da doxorrubicina, sabe-se que, mesmo havendo controvérsia quanto à contribuição relativa de cada uma das ações, a maior parte da doxorrubicina está presente no núcleo e intercalada na dupla-hélice do DNA. Além disso, parece haver algum grau de especificidade de reconhecimento e sequência da base, para a intercalação da doxorrubicina (Trist e Phillips, 1989). A farmacologia celular da doxorrubicina é caracterizada por grande acúmulo do fármaco no compartimento intracelular, onde se liga ao DNA, associado com membranas; ademais, é armazenada em diversos compartimentos celulares. Classicamente, a doxorrubicina é classificada como inibidor da topoisomerase II e a menor sensibilidade em células submetidas à infrarregulação da topoisomerase II ressalta a importância relativa dessa interação para a atividade antitumoral.

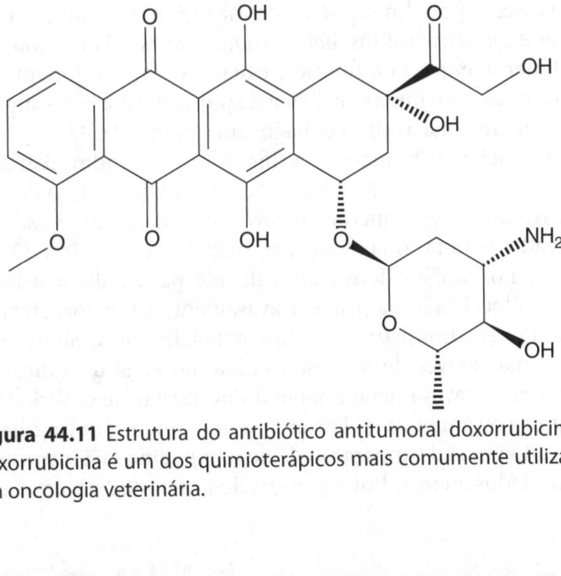

Figura 44.11 Estrutura do antibiótico antitumoral doxorrubicina. A doxorrubicina é um dos quimioterápicos mais comumente utilizados em oncologia veterinária.

As topoisomerases são enzimas nucleares onipresentes, responsáveis pelo relaxamento do filamento duplo superespiralado do DNA, possibilitando a replicação do DNA e a transcrição do RNA. O filamento espiralado do DNA é liberado após quebra e formação de filamento único (topoisomerase I) ou de duplo filamento (topoisomerase II), seguido de passagem do DNA por meio dessas quebras e posterior religação dos filamentos. Os inibidores das topoisomerases se ligam e estabilizam o complexo DNA/topoisomerase, que impede a religação e, por fim, ocasiona quebra letal do duplo filamento. Como discutido na seção *Sensibilidade da célula tumoral*, a resistência à doxorrubicina também pode ser devido ao fenótipo MDR resultante da suprarregulação de MDR1 e outros transportadores ABC.

A doxorrubicina tem baixa biodisponibilidade, sendo administrada por via intravenosa (IV). Após a administração por via intravenosa, em cães, a concentração plasmática de doxorrubicina diminui rapidamente porque o fármaco se distribui amplamente aos tecidos, com distribuição a tecidos específicos, sugerida pelo seu conteúdo no DNA tecidual (Terasaki *et al.*, 1982). Em cães, o uso de um modelo de três compartimentos possibilitou estimar a cinética da doxorrubicina, constatando-se meia-vida nas fases α, β e γ de 0,04 h, 0,44 h e 19,8 h, respectivamente (Gustafson *et al.*, 2002). Em cães, relata-se depuração (*clearance*) de 46,5 ℓ/h e volume de distribuição em estado de equilíbrio constante de, aproximadamente, 500 ℓ (Gustafson *et al.*, 2002). No entanto, em humanos e cães, ocorre variação interpaciente substancial na farmacocinética da doxorrubicina, com efeitos tóxicos variáveis, pois não raramente ocorre redução da dose após o primeiro tratamento. A eliminação da doxorrubicina ocorre por meio de excreção renal e biliar do fármaco original e por sua metabolização em doxorrubicinol, via aldo-cetorredutase, e em 7-hidroxiaglicona, via clivagem redutiva em ambos, tecido hepático e tecido extra-hepático (Ahmed *et al.*, 1981).

As toxicidades dose-limitantes induzidas pela doxorrubicina incluem mielossupressão, toxicidade gastrintestinal e cardiotoxicidade cumulativa já bem estabelecida, as quais definem o limite de exposição dos pacientes ao medicamento. Em cães, esse limite frequentemente é de 150 mg/m², que propicia cerca de cinco ciclos de tratamento. Esse limite pode ser aumentado quando houver necessidade de tratamento adicional, como no caso de linfoma recidivante, após exame cardíaco minucioso. A produção de radicais livres e o acúmulo de ferro nas mitocôndrias cardíacas parece ser a base para o desenvolvimento de insuficiência cardíaca congestiva; a função cardíaca deve ser cuidadosamente avaliada antes do início do tratamento e antes de cada dose, especialmente em raças de cães predispostas, como Boxer e Doberman Pinscher. Durante o curso do tratamento, qualquer alteração na função cardíaca, como surgimento de novos sopros, arritmias ou déficit de pulso, deve ser investigada por meio de uma avaliação diagnóstica completa.

Em pacientes humanos, verificou-se que a administração de dexrazoxano, um quelante de ferro, reduziu o risco de cardiotoxicidade; esse medicamento está sendo cada vez mais utilizado, para tal finalidade, em medicina veterinária. O dexrazoxano também tem sido utilizado para reduzir a lesão tecidual local causada pelo extravasamento de doxorrubicina, durante sua administração. A doxorrubicina causa alguns dos casos mais graves de necrose tecidual no local da aplicação, após seu extravasamento, podendo necessitar de desbridação cirúrgica ou amputação. Portanto, é fundamental que o cateter utilizado para administração de doxorrubicina seja introduzido cuidadosamente. Em alguns pacientes pode ser necessário

sedação, a fim de favorecer a colocação apropriada do cateter. Se a introdução do cateter não for bem-sucedida na primeira tentativa, deve-se escolher outra veia para sua introdução e pode ser preciso retardar o tratamento, de modo a assegurar que o cateter tenha sido posicionado apropriadamente. Com frequência, os gatos tratados com doxorrubicina podem não manifestar sinais evidentes de cardiotoxicidade, como acontece em cães, mas podem desenvolver lesão tubular renal após doses repetidas; durante o tratamento recomenda-se monitoramento da concentração sérica de creatinina e da densidade urinária (O'Keefe *et al.*, 1993). Em gatos, a doxorrubicina causa poiquilocitose (O'Keefe e Schaeffer, 1992). Também, a doxorrubicina pode causar reações anafiláticas agudas durante o tratamento, devido à liberação de histamina; isso quase sempre resulta na interrupção da infusão e em tratamento com anti-histamínicos e/ou corticosteroides. Em algumas situações, um clínico pode optar pela descontinuação da administração de doxorrubicina, enquanto outros mantêm a aplicação, mas em taxa de infusão mais lenta. Taxa de infusão mais lenta está associada à menor incidência de cardiotoxicidade aguda, comparativamente à administração do quimioterápico na forma de *bolus*.

Em cães, a dose padrão de doxorrubicina é 30 mg/m², diluída em 50 a 100 mℓ de solução salina e administrada por via intravenosa, ao longo de 20 a 30 min, a cada 3 semanas; infusão mais lenta resulta em menor risco de reações adversas agudas. Em cães com peso inferior a 15 kg e em todos os gatos, a dose é de 1 mg/kg IV, em intervalos de 3 semanas. Essa diferença de dose se deve ao fato de que o cálculo da dose com base na superfície corporal, em cães de pequeno porte e em gatos, parece ocasionar sobredose relativa e maior risco de toxicidade. A doxorrubicina tem um espectro de ação antitumoral muito amplo, sendo utilizada como quimioterápico único ou como parte de vários protocolos de terapia combinada no tratamento de linfoma canino e felino, de osteossarcoma e da maioria das neoplasias de origem mesenquimal (sarcoma) e epitelial (carcinoma). A doxorrubicina está disponível na forma de solução injetável com 2 mg/mℓ. Outras formulações de doxorrubicina disponíveis, como aquela encapsulada em lipossomo de polietilenoglicol, mostraram-se menos cardiotóxicas (Working *et al.*, 1999) e foram avaliadas em algumas pesquisas em cães (Vail *et al.*, 1997; Sorenmo *et al.*, 2007; Teske *et al.*, 2011).

Mitoxantrona

Mitoxantrona é um fármaco antracenediona (Figura 44.12) desenvolvido na tentativa de obter uma alternativa menos tóxica às antraciclinas estruturalmente relacionadas (doxorrubicina). A mitoxantrona mantém o espectro de mecanismos citotóxicos semelhante ao da doxorrubicina, inclusive intercalação de DNA, inibição de DNA-polimerase e RNA-polimerase e inibição da topoisomerase II (Foye *et al.*, 1982; Crespi *et al.*, 1986). No entanto, o risco de disfunção cardíaca ou necrose tecidual local em decorrência do extravasamento da mitoxantrona é menor. Isso se deve à menor possibilidade de sofrer redução de um elétron e gerar radicais livres, bem como à ausência de lipoperoxidação em miócitos cardíacos (Patterson *et al.*, 1983; Nguyen e Gutierrez, 1990). Em consequência, a mitoxantrona é utilizada, em alguns casos, como substituto da doxorrubicina, embora tenha menor espectro de ação antineoplásica do que a doxorrubicina. Após a administração intravenosa ocorre rápida e extensa distribuição aos tecidos, com volume de distribuição aparente de 26 ℓ/kg e um longo período de resistência do fármaco nos tecidos; cerca de 30% do medicamento é excretado

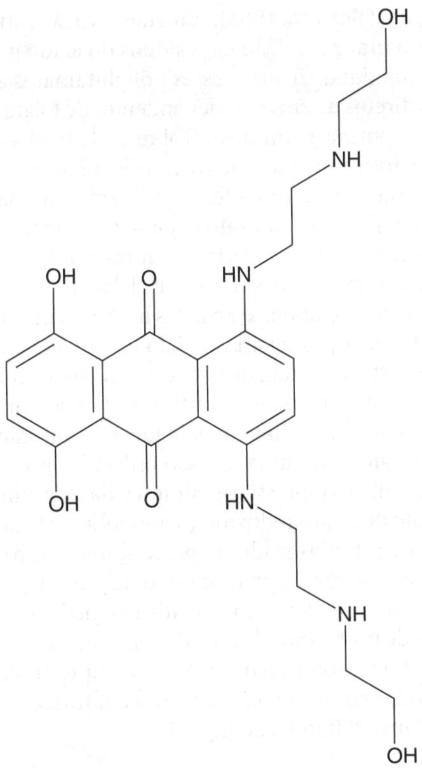

Figura 44.12 Mitoxantrona, um quimioterápico antracenediona, com espectro de ação semelhante ao da doxorrubicina e menor risco de cardiotoxicidade.

na urina e nas fezes, em sua forma inalterada (Lu *et al.*, 1984). As toxicidades dose-limitantes incluem distúrbios gastrintestinais e mielossupressão; não há relato de cardiotoxicidade em cães. A resistência à mitoxantrona pode ser resultado do maior efluxo do medicamento em decorrência da suprarregulação de MDR1, MRP ou PRCM, bem como de alterações na função da topoisomerase II (Hazlehurst *et al.*, 1999).

Em geral, recomenda-se a dose de 5 a 6 mg/m², a cada 3 semanas, na forma de *bolus*, mediante administração intravenosa lenta; as indicações incluem anormalidades linfoproliferativas (linfomas e leucemias) e, potencialmente, carcinoma de célula de transição da bexiga. A mitoxantrona pode ser indicada na terapia de manutenção de cães com linfoma e que receberam dose máxima cumulativa de doxorrubicina, ou em cães em alto risco de cardiotoxicidade causada pela doxorrubicina. A mitoxantrona está disponível como solução injetável com 2 mg/mℓ.

Actinomicina D

A actinomicina D (dactinomicina; DACT) (Figura 44.13) é um antibiótico da classe actinomicina produzido por diversas espécies de *Streptomyces*. DACT interage com filamentos individuais e duplos filamentos do DNA, de maneira sequência-específica (pares de base guanina-citidina) e resulta em potente inibição da transcrição e translação do RNA, impedindo a síntese proteica (Kawamata e Imanishi, 1960). A DACT não é biodisponível por via oral, mas administrada por via intravenosa. Em cães, após administração IV ocorre rápida redução da concentração plasmática do medicamento e acúmulo concomitante do medicamento em tecidos periféricos. Nos tecidos, a DACT se

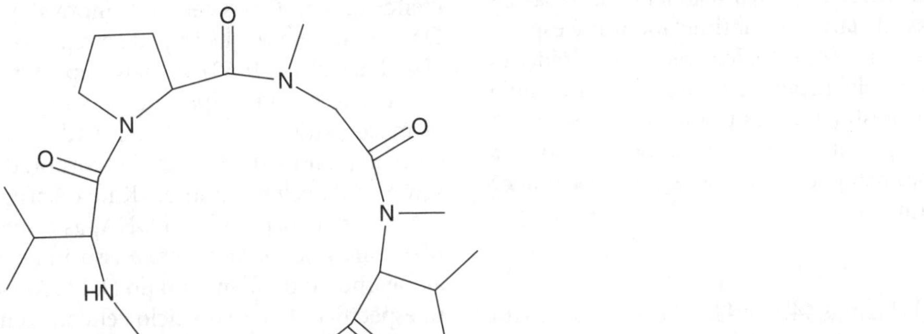

Figura 44.13 Estrutura do antibiótico antitumoral actinomicina D (dactinomicina).

mantém por longo tempo; em cães, a meia-vida tecidual é de 47 h (Galbraith e Mellett, 1975). A DACT é excretada pelas vias biliar e urinária e parece sofrer metabolização mínima (Galbraith e Mellett, 1975). Relata-se resistência cruzada entre as antraciclinas e a mitoxantrona, indicando possíveis influências da suprarregulação do MDR1 e do efluxo do fármaco no mecanismo de resistência à DACT.

As toxicidades dose-limitantes da DACT são mielossupressão e distúrbios gastrintestinais. Ademais, a DACT pode causar necrose tecidual, caso ocorra o extravasamento durante sua administração; portanto, deve-se ter cuidado durante a introdução do cateter. A actinomicina D é um sensibilizador de radiação porque impede o reparo do dano ao DNA induzido por radiação subletal (D'Angio et al., 1959). A administração de DACT também pode resultar em uma condição conhecida como *radiation recall*, na qual os pacientes tratados com DACT manifestam reações inflamatórias em locais previamente irradiados. A administração de corticosteroides pode abrandar esses efeitos.

Com frequência, a actinomicina D é utilizada como parte de um protocolo de terapia combinada no tratamento de linfoma recidivante, em cães, ou como substituto da doxorrubicina em cães com disfunção cardíaca preexistente. A dose padrão é 0,5 a 0,75 mg/m^2 IV, a cada 3 semanas, e está disponível em frascos contendo 0,5 mg do medicamento.

Antimetabólitos

Antimetabólitos são substâncias que interferem nas funções celulares normais, como síntese de DNA, por atuarem como falsos substratos para processos bioquímicos normais envolvidos na síntese de nucleotídios ou na inibição da extensão adicional do novo filamento de DNA, ocasionando inibição da divisão celular. A classe de fármacos antimetabólitos é específica do ciclo celular, e seus efeitos tóxicos refletem atividades em células em fase de proliferação, como aquelas da medula óssea e do trato gastrintestinal. Esses fármacos não se ligam diretamente ao DNA e, portanto, não estão associados com os efeitos tardios de lesões malignas secundárias, como acontece com os compostos alquilantes.

Metotrexato

O metotrexato (MTX) (Figuras 44.14 e 44.15) é um análogo do folato, que inibe a síntese nucleotídica de purinas. O folato, em sua forma reduzida, é necessário para a biossíntese de purinas; a produção de folato reduzido depende da enzima di-hidrofolato redutase (DHFR). O metotrexato se liga competitivamente à DHFR e a inibe, impedindo a produção de folato reduzido; esse é o principal mecanismo de ação antitumoral desse medicamento (Bertino, 1963). A metabolização intracelular de metotrexato induz a adição de resíduos do ácido glutâmico ao fármaco (poliglutamação), e esses poliglutamatos agem como inibidores diretos de enzimas dependentes de folato, que atuam na síntese de purina e timidilato (Fabre et al., 1984; Allegra et al., 1985). O metotrexato que penetra na célula é ativo e depende da função do transportador de folato reduzido. Em baixas doses, a absorção oral do metrotexato é quase total, mas em altas doses a absorção é baixa, sugerindo saturação dos mecanismos de absorção. Também, o MTX sofre ciclagem êntero-hepática e algum grau de metabolização pelas bactérias intestinais (Wan et al., 1974). Essa passagem no ciclo êntero-hepático induz à toxicidade gastrintestinal, que se torna evidente em doses que não causam mielossupressão significativa. Em dose maior, a mielossupressão também é uma toxicidade dose-limitante causada por metotrexato. Em humanos, são utilizados protocolos com alta dose, e a mielossupressão é minimizada pela administração de uma fonte de folato reduzido (ácido folínico). Esse medicamento também foi utilizado na prevenção de intoxicação por metotrexato, em cães, após ingestão acidental (Lewis et al., 2010). O metotrexato tem uso limitado em medicina veterinária, como parte de protocolos de terapia combinada, no tratamento de linfoma. Está disponível na forma de comprimidos de 2,5 mg, para uso oral, e como solução injetável em frascos com 20 mg, 50 mg, 100 mg, 200 mg, 250 mg e 1 g.

Citosina-arabinosídeo (citarabina)

Citosina-arabinosídeo (Ara-C) é um análogo nucleotídico de purina, a desoxicitidina, da qual difere apenas pela presença de um grupo hidroxila no açúcar, de modo que se transforma em arabinose, em vez de dexorribose (Figura 44.16). Os principais efeitos da Ara-C nas células tumorais são: inibição da enzima DNA-polimerase, que impede o reparo e a replicação do DNA (Furth e Cohen, 1968), e, mais importante, a incorporação no DNA, que é o principal mecanismo de citotoxicidade desse fármaco (Kufe et al., 1980). Na verdade, há uma relação linear entre a quantidade de Ara-C incorporada no DNA e a sobrevivência da célula tumoral (Kufe e Spriggs, 1985). Assim que a Ara-C é incorporada ao DNA, as células tumorais parecem não conseguir removê-los, e isso inibe a função padrão e o alongamento do filamento do DNA. Ara-C é um medicamento específico de fase do ciclo celular, com maior atividade em células na fase S do ciclo. Como um análogo de nucleotídio, Ara-C é ativamente transportada às células por um transportador compartilhado com nucleotídios fisiológicos e, em alta concentração, o sistema de transporte pode tornar-se saturado e, posteriormente, a entrada do medicamento à célula envolve um mecanismo de difusão passiva (Jamieson et al., 1990). Uma

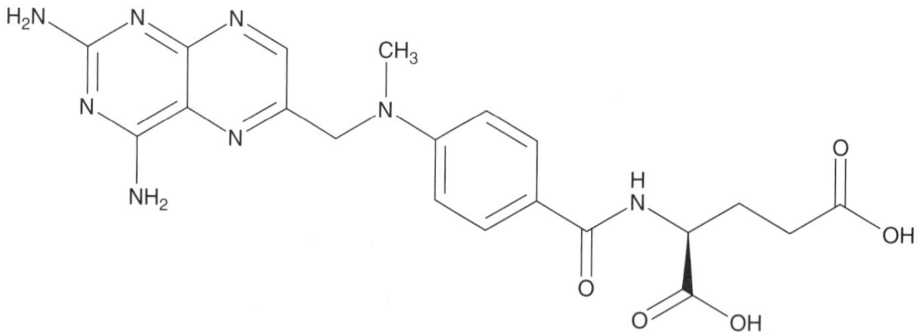

Figura 44.14 Estrutura do metotrexato, um antimetabólito análogo do ácido fólico.

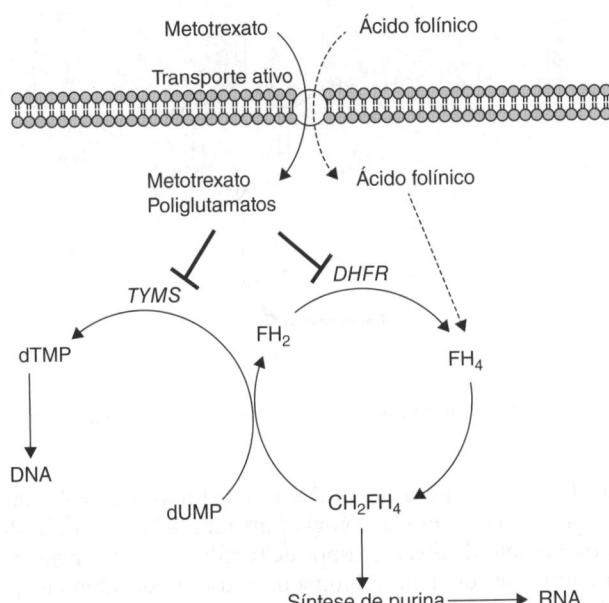

Figura 44.15 Mecanismo de ação do metotrexato. O metotrexato é ativamente transportado à célula pelo transportador do folato reduzido. A produção intracelular de metotrexato-poliglutamatos resulta em maior retenção do medicamento na célula. O metotrexato inibe a atividade da enzima di-hidrofolato redutase (DHFR), impedindo a conversão de di-hidrofolato (FH₂) em tetraidrofolato (FH₄) e, assim, impede a síntese de nucleotídios de purina. Também, o metotrexato impede a conversão de oxiuridina monofosfato (dUMP) em timidina monofosfato (dTMP), uma reação catalisada pela enzima timidilato sintase (TYMS) e que requer folato reduzido. A administração de fontes de folato reduzido exógeno (como ácido folínico) pode reverter a citotoxicidade do metotrexato.

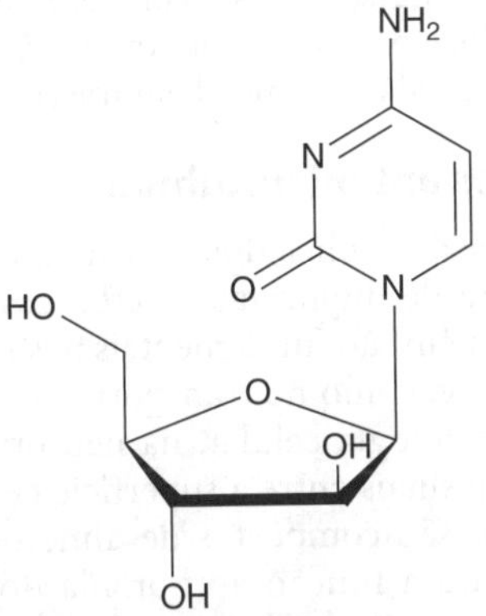

Figura 44.16 A citosina-arabinosídeo (citarabina) é um análogo do nucleotídio de purina desoxicitidina.

vez no interior da célula, uma série de reações de fosforilação transforma Ara-C em uma espécie de trifosfato ativo (Ara-CTP) pelas ações das enzimas desoxicitidina quinase, desoxicitidina monofosfato (dCMP) quinase e nucleosídio difosfato quinase (Garcia-Carbonero *et al.*, 2001).

Ara-C é metabolizada principalmente por meio de desaminação em tecidos hepáticos e extra-hepáticos. As principais toxicidades dose-limitantes de Ara-C são: mielossupressão e, dependendo do protocolo terapêutico utilizado, distúrbios gastrintestinais. Ara-C é um composto hidrossolúvel, mais frequentemente administrado na forma de *bolus* IV, em repetidas

injeções subcutâneas, ou mediante infusão IV. Ara-C é capaz de atravessar a barreira hematencefálica, sendo muito útil no tratamento de linfoma intracraniano; embora a via de administração possa influenciar sua plena eficácia, quando administrado em taxa de infusão contínua (TIC) a concentração plasmática se mantém em estado de equilíbrio constante por maior tempo, propiciando maior exposição do fármaco no SNC do que quando administrado por via subcutânea (Crook *et al.*, 2013). Em cães, avaliou-se a farmacocinética de Ara-C (Crook *et al.*, 2013); após administração por via subcutânea, obteve-se concentração plasmática máxima dentro de 1 h, e a meia-vida de eliminação foi de 1,35 h. Após o início da TIC, obtém-se concentração plasmática máxima depois de 4 h, que se mantém em estado de equilíbrio constante até o fim da TIC. Após a TIC, a meia-vida terminal de Ara-C foi de 1,2 h, semelhante àquela verificada após injeção SC. Ara-C raramente é utilizada em quimioterapia combinada para tratamento de linfomas e leucemias, a menos que haja evidência de envolvimento do SNC; contudo, um pequeno estudo mostrou que pode ocorrer alguma melhora em cães com linfoma em estágio V, quando Ara-C é administrada concomitantemente aos dois primeiros ciclos do protocolo de terapia combinada baseado no protocolo CHOP padrão (ciclofosfamida, doxorrubicina, vincristina, prednisolona) (Marconato *et al.*, 2008a). A administração de Ara-C em taxa de infusão continua (TIC), ao longo de vários dias, como realizado no estudo anteriormente mencionado, pode necessitar de tratamento de suporte para a medula óssea, utilizando-se rhG-CSF e eritropoetina, a fim de evitar mielossupressão grave. Ara-C é mais comumente utilizada no tratamento de meningoencefalite de origem desconhecida, geralmente em combinação com a prednisolona. Citosina-arabinosídeo está diponível como solução injetável para aplicação IV ou SC, em frascos com 100 mg e 500 mg, 1 g e 2 g.

Gencitabina

A gencitabina (2'2'-difluorodesoxicitidina) (Figura 44.17) é um análogo da citosina, estruturalmente semelhante à citosina-arabinosídeo, mas seu espectro de ação inclui diversos tumores sólidos. A entrada da gencitabina na célula depende de transporte mediado por carreador e utiliza transportadores de nucleosídio (Mackey *et al.*, 1998). À semelhança de Ara-C, a gencitabina deve ser metabolizada no interior da célula em derivado trifosfato (dFdCTP) e, então, incorporada ao DNA, cessando o alongamento do filamento (ou fita) do DNA. Embora a gencitabina não seja efetiva na cessação do alongamento da cadeia, como faz a citosina-arabinosídeo, a longa meia-vida intracelular do trifosfato (até 72 h) propicia um perfil farmacocinético favorável quanto à exposição da célula tumoral ao medicamento (Plunkett *et al.*, 1995). Além disso, os metabólitos intermediários da gencitabina exacerbam as propriedades inibidoras de crescimento do fármaco, como inibição da enzima ribonucleotídio redutase e estimulação da enzima responsável pela ativação (desoxicitidina quinase); assim, a gencitabina parece única em suas capacidades de "autopotencialização" (Plunkett *et al.*, 1995).

A gencitabina é administrada por via intravenosa (IV), pois tem baixa biodisponibilidade oral, provavelmente devido ao alto efeito de primeira passagem, com a conversão hepática em metabólito desaminado (dFdU), que também apresenta alguns efeitos citotóxicos (Veltkamp *et al.*, 2008). A gencitabina é administrada mediante infusão IV lenta porque essa via induz concentração intracelular maior do que aquela verificada depois

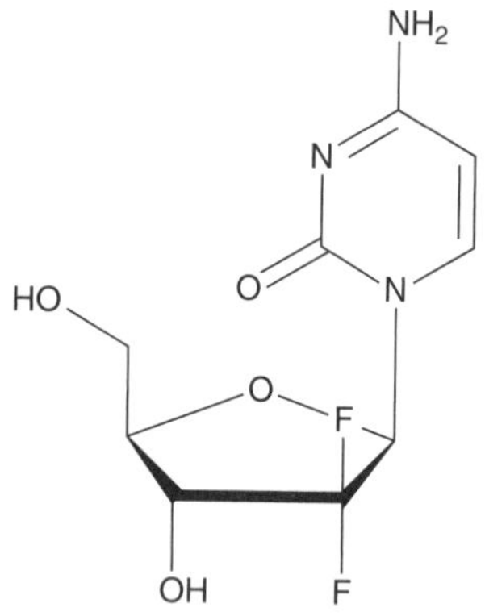

Figura 44.17 Estrutura química da gencitabina.

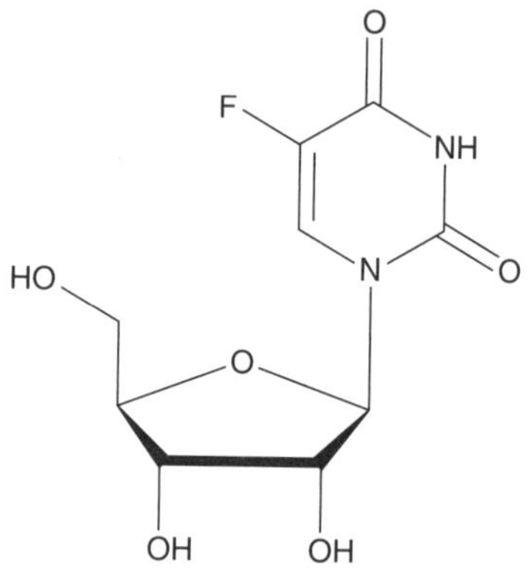

Figura 44.18 A 5-fluoruracila é um análogo halogenado da uracila.

da administração na forma de *bolus*. Em cães, avaliou-se a farmacocinética da gencitabina após sua administração por meio de infusão e de *bolus*, e os resultados mostraram farmacocinética linear ao fármaco original (Freise e Martin-Jimenez, 2006a, 2006b). Após a infusão intravenosa, constatou-se concentração plasmática máxima ($C_{máx}$) duas horas depois; a depuração da gencitabina, o volume de distribuição em estado de equilíbrio constante e a meia-vida foram 0,4 ℓ/h*kg, 0,8 ℓ/kg e 1,5 h, respectivamente (Freise e Martin-Jimenez, 2006b). A gencitabina foi avaliada em diversos tipos de tumores, inclusive osteossarcoma e diversos carcinomas, quase sempre combinada com carboplatina (Marconato *et al.*, 2008b, 2011; Dominguez *et al.*, 2009; Elpiner *et al.*, 2011; McMahon *et al.*, 2011; De Brito Galvao *et al.*, 2012). A gencitabina também foi avaliada em gatos, em combinação com carboplatina (Martinez-Ruzafa *et al.*, 2009) ou como fármaco radiossensibilizante (Jones *et al.*, 2003). A dose de gencitabina varia de acordo com o protocolo terapêutico e em função dos outros medicamentos utilizados concomitantemente; dentre as doses relatadas, incluem-se 350 a 400 mg/m², semanalmente, durante 5 semanas; 800 mg/m², administrada ao longo de 60 min, a cada 7 dias; 625 mg/m², bissemanal; e 2 mg/kg no 1º dia e no 8º dia de um ciclo de 21 dias. Em todos os casos, neutropenia parece ser a toxicidade dose-limitante; geralmente, a toxicidade gastrintestinal é discreta e autolimitante. Atualmente, a ausência de um benefício claro propiciado pelo tratamento com gencitabina em qualquer tipo de tumor específico sugere a necessidade de estudos adicionais para definir esquema de administração e dose apropriados para esse medicamento, em medicina veterinária. A gencitabina está disponível na forma de pó liofilizado, em frascos com 200 e 1.000 mg.

5-fluoruracila

A 5-fluoruracila (5-FU) (Figura 44.18) é um análogo halogenado da uracila, resultado de tentativas iniciais para a produção de agentes-alvo na terapia de câncer, quando se constatou que as células tumorais utilizavam uracila mais avidamente do que as células normais, sendo um modo racional pelo qual a célula neoplásica pode ser atingida (Rutman *et al.*, 1954). 5-FU é ativamente transportada às células por um sistema de compartilhamento que também transporta uracila, adenina e hipoxantina (Wohlhueter *et al.*, 1980). De modo semelhante à Ara-C e à gencitabina, 5-FU sofre ação enzimática e origina nucleotídios ativos no interior da célula. Os mecanismos pelos quais 5-FU resulta em citotoxicidade incluem interferência em síntese e função do RNA; inibição da enzima timidilato sintetase, ocasionando depleção de timidina monofosfato e timidina

trifosfato; e incorporação ao DNA, reduzindo sua estabilidade (Grem, 2001). Em oncologia humana, 5-FU foi utilizada no tratamento de diversos tipos de tumores sólidos, inclusive carcinoma de cólon e carcinoma mamário; frequentemente, é utilizada em combinação com outros quimioterápicos ou com radiação ionizante. 5-FU é administrada por via intravenosa e sofre ampla metabolização hepática e extra-hepática, principalmente pela ação da enzima di-hidropirimidina desidrogenase (DPD) (Kuan *et al.*, 1998). Em cães, as toxicidades mais comumente notadas são mielossupressão e distúrbios gastrintestinais. Tanto em cães quanto em gatos, 5-FU causa neurotoxicidade; em gatos, isso é grave o suficiente para que o uso do fármaco seja contraindicado para a espécie (Harvey *et al.*, 1977; Dorman *et al.*, 1990; Hammer *et al.*, 1994). Em cães, a dose recomendada para tratamento sistêmico é 150 mg/m² IV, semanalmente. Em medicina veterinária, a terapia local ou tópica é a forma mais comum de administração do medicamento na incisão de tumor de célula fusiforme, em cães, e na terapia intralesional de sarcoide, em equinos; relata-se que esses procedimentos apresentam algum efeito biológico benéfico (Stewart *et al.*, 2006; Marconato *et al.*, 2007). 5-FU está disponível em frasco com 50 mg/mℓ.

Medicamentos antimicrotúbulos

Os microtúbulos são conhecidos principalmente por sua função na separação de duplicatas de cromossomos durante a mitose, mas também são fundamentais nas funções celulares durante a interfase, como no transporte intracelular, na manutenção da morfologia celular, na neurotransmissão e na retransmissão de sinais entre a superfície celular e o núcleo. Os microtúbulos são compostos de dímeros de α-tubulina e β-tubulina. Para a função apropriada do microtúbulo é necessário um mecanismo dinâmico de polimerização e despolimerização, e os fármacos utilizados clinicamente para inibir sua função são compostos semissintéticos ou naturais de estruturas complexas, que interferem com a dinâmica normal da formação de microtúbulo.

Alcaloides da vinca: vincristina e vimblastina

Os alcaloides da vinca, vincristina (VCR) e vimblastina (VBL) (Figura 44.19), são alcaloides vegetais de ocorrência natural presentes na vinca (*Catharanthys roseus*). A principal ação desses fármacos é a de se ligar a um sítio distinto na tubulina e evitar a formação de microtúbulos, comprometendo, assim, a ação do aparato mitótico e ocasionando repouso na fase de metáfase e citotoxicidade (Tucker *et al.*, 1977; Wilson *et al.*, 1982). Há correlação entre o acúmulo de figuras mitóticas nas células tratadas, a concentração do medicamento e a duração do tratamento. Alcaloides da vinca penetram na célula por meio de difusão simples e são rapidamente retidos nas células. Esses fármacos se acumulam no interior das células, com concentração intracelular 150 a 500 vezes maior do que a concentração extracelular; o acúmulo intracelular de VCR é maior do que de VBL. O desenvolvimento de resistência aos alcaloides da vinca pode envolver dois mecanismos distintos. Esses alcaloides atuam como substratos para MDR1/P-glicoproteína; ademais, o fenótipo de resistência multifármacos clássico secundário à suprarregulação do transportador resulta em resistência cruzada com antraciclinas (doxorrubicina), antracenedionas (mitoxantrona) e alcaloides da vinca. Além disso, as alterações no sítio de ligação das moléculas de tubulina ou a maior expressão de uma isoforma de tubulina alternativa, com baixa afinidade aos alcaloides da vinca, podem resultar em baixa afinidade para ligação e resistência celular (Houghton *et al.*, 1985; Ranganathan *et al.*, 1998). Em medicina veterinária, não há estudo sobre a importância relativa das alterações na tubulina e na expressão de diferentes isoformas de tubulina quanto à resistência. Os alcaloides da vinca são administrados na forma *bolus* IV; é preciso ter cuidado para evitar extravasamento do medicamento, especialmente da vincristina, que pode causar lesões graves em tecidos moles. Após a administração intravenosa de alcaloides da vinca ocorre rápida redução na concentração plasmática do fármaco, à medida que o fármaco se distribui aos tecidos periféricos e ao compartimento intracelular, seguida de uma fase de eliminação lenta, caracterizada principalmente por metabolização hepática e excreção biliar do fármaco original e dos metabólitos. O espectro da ação antitumoral da vincristina e da vimblastina é um pouco diferente, ainda que as toxicidades principais sejam muito variáveis. Na dose padrão, a vincristina causa mielossupressão mínima, sendo uma opção terapêutica aos pacientes com neutropenia. Em humanos, a principal toxicidade após a administração de VCR é a neurotoxicidade periférica cumulativa, embora seja possível que haja sinais de toxicidade do sistema nervoso central; ademais, há relato que comprova mutação no gene de *MDR1*, em um cão (Krugman *et al.*, 2012). Diferentemente, é menos provável que a vimblastina cause neurotoxicidade; contudo, ela causa mielossupressão, com valor mínimo de neutrófilos entre o 4º e o 7º dia após o tratamento.

A vincristina é mais frequentemente utilizada como um componente de protocolos de multifármacos para tratamento de linfoma; depois de três doses semanais é efetiva na cura de tumor venéreo transmissível (TVT), em cães (Ganguly *et al.*, 2016). A vincristina também foi utilizada com o intuito de aumentar a quantidade de plaquetas no sangue periférico, nos casos de trombocitopenia imunomediada (TIM) primária grave, em cães (Rozanski *et al.*, 2002). Em geral, a dose de vincristina é de 0,5 a 0,75 mg/m^2 IV, semanalmente, ou de acordo com a dose estabelecida no protocolo específico escolhido. Na TIM, a dose de vincristina é 0,02 mg/kg. A vimblastina é mais frequentemente utilizada no tratamento de tumor de mastócito, em cães, como fármaco isolado ou em combinação com outros medicamentos (Rassnick *et al.*, 2008). A dose de vimblastina varia de 2,5 a 3,5 mg/m^2 IV, a cada 2 a 3 semanas (Bailey *et al.*, 2008; Vickery *et al.*, 2008). Ambos os fármacos estão disponíveis como solução injetável contendo 1 mg/mℓ.

Taxanos

Paclitaxel

Paclitaxel (Figura 44.20) é um fármaco antimicrotúbulo originalmente obtido do teixo-do-pacífico (*Taxus brevifolia*), no início dos anos de 1970. Os taxanos, por estabilizarem os microtúbulos e impedirem a despolimerização, comprometem a dinâmica da tubulina normal e, à semelhança dos alcaloides da vinca, impedem a segregação cromossômica normal durante a mitose, ocasionando morte celular. Em oncologia humana, o paclitaxel atua em vários tipos de câncer, inclusive câncer mamário, em que as combinações que continham paclitaxel aumentaram a sobrevida (Simpson e Plosker, 2004). Em razão da baixa solubilidade, o paclitaxel é preparado em um veículo Cremophor® EL, incriminado como responsável pelas reações de hipersensibilidade comumente verificadas após o tratamento. Em cães, a administração de paclitaxel resultou em respostas parciais em tumores como osteossarcoma, carcinoma mamário e histiocitose maligna (Poirier *et al.*, 2004). No entanto, mesmo com a administração de anti-histamínicos e corticosteroides, ainda podem ser notadas reações de hipersensibilidade relevantes em cães, devido ao veículo Cremophor® EL, o que limita sua utilidade clínica. A formulação de paclitaxel preparada sem esse veículo (Paccal® Vet CA-1), na forma micelar hidrossolúvel,

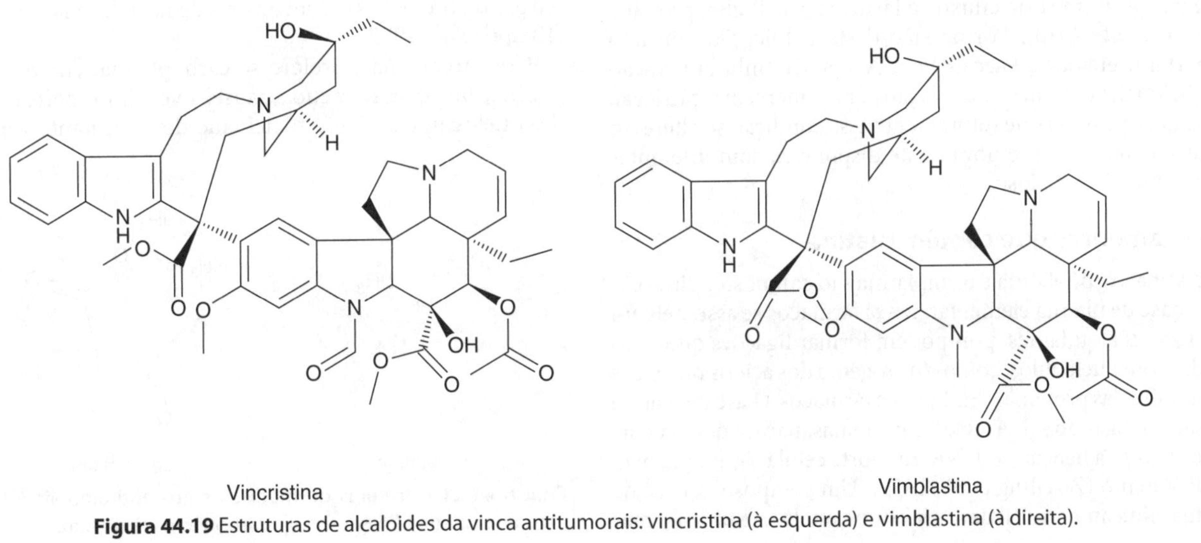

Vincristina

Vimblastina

Figura 44.19 Estruturas de alcaloides da vinca antitumorais: vincristina (à esquerda) e vimblastina (à direita).

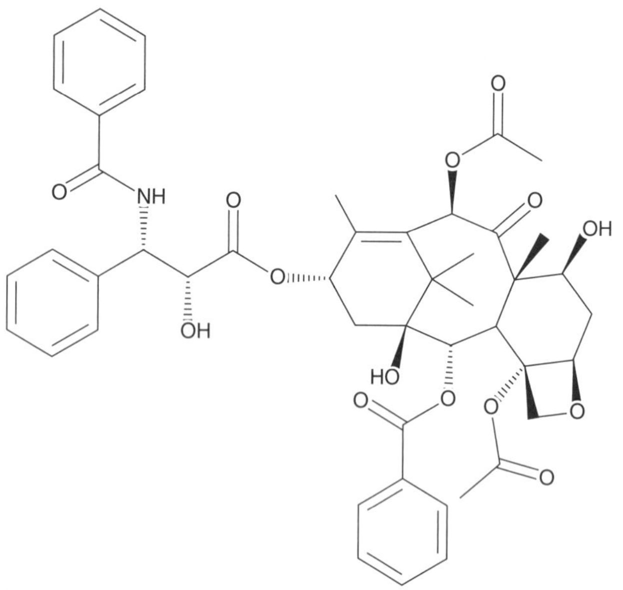

Figura 44.20 Estrutura do paclitaxel, um medicamento antimicrotúbulo originalmente obtido de teixo-do-pacífico (*Taxus brevifolia*).

foi avaliada em cães, associada com incidência muito baixa de reações de hipersensibilidade e mostrou benefícios clínicos promissores (Rivera *et al.*, 2013). A dose inicial sugerida é 150 mg/m² IV, a cada 21 dias. Nessa dose, as toxicidades mais comuns estão relacionadas a distúrbios gastrintestinais e mielossupressão, que geralmente são discretos e controláveis (Von Euler *et al.*, 2013). Um ensaio clínico aleatório em cães mostrou que o Paccal® Vet é bem tolerado e sua eficácia é superior à da lomustina, no tratamento de tumores de mastócito não passíveis de ressecção (Vail *et al.*, 2012).

A farmacocinética do Paccal® Vet foi determinada após uma única dose IV de 100 a 150 mg/m². Um modelo de dois compartimentos foi mais apropriado aos dados; constataram-se um curto período de distribuição e meia-vida de eliminação de, aproximadamente, 3,5 h. Em cães, a taxa de depuração foi amplamente variável, mas relatam-se valores na faixa de variação de paclitaxel em humanos (Von Euler *et al.*, 2013). A excreção de paclitaxel envolve, principalmente, metabolização hepática com a participação de enzimas do citocromo P450; a biodisponibilidade oral é limitada, em razão do efeito de primeira passagem significativo e do efluxo do fármaco pela P-glicoproteína (Jibodh *et al.*, 2013). Por ocasião desta publicação, um fato importante era que o Paccal® Vet CA-1 já não tinha aprovação condicional, tampouco autorização para comercialização legal; contudo, é possível que futuramente essa condição se altere e o medicamento se torne novamente disponível, com diferentes recomendações de dose.

Medicamentos que contêm platina

Cisplatina, carboplatina e oxaliplatina são compostos citotóxicos à base de platina elementar. Esses fármacos se assemelham aos agentes alquilantes, pois podem formar ligações químicas sólidas com nucleófilos, como o nitrogênio dos ácidos nucleicos e o enxofre das proteínas. Embora os fármacos à base de platina possam se ligar ao DNA, RNA e proteínas, parece que há correlação entre a ligação ao DNA e a morte celular induzida pelo medicamento (Zwelling *et al.*, 1979). Um composto à base de platina clinicamente útil deve ser bifuncional e capaz de formar

uma ligação cruzada covalente entre dois átomos de nucleófilos e uma molécula. Em geral, se houver dois sítios de ligação no mesmo filamento de DNA, a lesão é denominada *aduto de DNA*; formam-se *ligações cruzadas de DNA* em sítios de ligação em diferentes filamentos do DNA. Esses danos ao DNA inibem sua replicação e transcrição e, por fim, induzem apoptose. Reações com água, em que grupos cloreto de cisplatina, ou grupos carboxilato de carboplatina, são sequencialmente substituídos por grupos hidroxila, em um processo conhecido como *aquação*, são importantes componentes da farmacologia celular dos medicamentos à base de platina, quanto ao transporte através de membranas celulares e aprisionamento no interior das células. A resistência aos fármacos à base de platina pode envolver a inativação citosólica do fármaco secundária à conjugação com glutationa ou inativação por outros grupos que contêm sulfidrila, como as proteínas. Maior reparo do dano ao DNA induzido por medicamentos à base de platina é um outro mecanismo de resistência; especificamente, maior reparo da excisão de nucleotídio (REN) está associada com alto nível de resistência (Parker *et al.*, 1991; Reed, 2001). Cisplatina e carboplatina (Figura 44.21) são administradas por via intravenosa e ocorre ampla ligação às proteínas plasmáticas e teciduais. Essencialmente, toda excreção de cisplatina e carboplatina se deve à excreção renal do medicamento nas formas ligadas e não ligadas. Em humanos e gatos, há forte relação entre a exposição à carboplatina (AUC) e a taxa de filtração glomerular; foram desenvolvidas estratégias de dosagem que visam à AUC específica baseada na taxa de filtração glomerular do paciente, para ambas as espécies (Calvert *et al.*, 1989; Bailey *et al.*, 2004). A farmacocinética da carboplatina em cães foi relatada previamente (Page *et al.*, 1993).

A cisplatina foi utilizada no tratamento de carcinoma de célula escamosa, osteossarcoma, carcinoma de célula de transição e adenocarcinoma nasal (Knapp *et al.*, 1988; Hahn *et al.*, 1992). A nefrotoxicidade foi associada ao uso de cisplatina; requer diurese agressiva, com administração de líquidos antes e imediatamente após a administração do fármaco. Os protocolos padrões consistem na indução de diurese 4 h antes e diurese adicional de 2 h com solução salina fisiológica após a administração de *bolus* IV de cisplatina. Em razão do significativo tempo gasto na terapia com cisplatina, em vez dela, comumente utiliza-se carboplatina. Ademais, os pacientes tratados com cisplatina quase sempre manifestam êmese e, em geral, necessitam tratamento antiemético. Geralmente a dose de cisplatina é 50 a 70 mg/m² IV, a cada 3 semanas. A cisplatina é contraindicada em gatos porque eles desenvolvem edema pulmonar fulminante (Knapp *et al.*, 1987).

Com frequência, prefere-se carboplatina, em vez de cisplatina, por causar menos náuseas/vômito e nefrotoxicidade. Mielossupressão é a toxicidade dose-limitante verificada

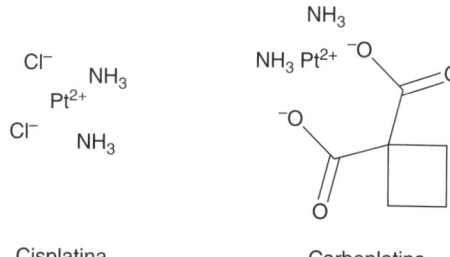

Figura 44.21 Estruturas de medicamentos antitumorais à base de platina: cisplatina (à esquerda) e carboplatina (à direita).

durante o tratamento com carboplatina e, tipicamente, nota-se menor contagem de neutrófilos 14 dias após sua administração. A carboplatina é comumente utilizada, em combinação com doxorrubicina, no tratamento de osteossarcoma apendicular canino, bem como de diversos carcinomas. As doses relatadas para cães e gatos são de 300 e 240 mg/m^2 IV, a cada 3 semanas, respectivamente (Bacon *et al.*, 2008; Kisseberth *et al.*, 2008; Skorupski *et al.*, 2016). Como mencionado anteriormente, em gatos é possível calcular a dose com base na AUC, por meio da mensuração da taxa de filtração glomerular; pode ser um modo racional de tratamento de pacientes com disfunção renal preexistente.

Miscelânea de medicamentos

L-Asparaginase

A multiplicação de todos os tipos de células depende da disponibilidade de nutrientes e de cofatores necessários à síntese proteica. Um objetivo do tratamento do câncer, desejado há algum tempo, é identificar as diferenças entre células normais e células neoplásicas quanto às necessidades nutricionais. A L-asparaginase é um exemplo de terapia que aproveita a vantagem das diferenças qualitativas das necessidades nutricionais de células tumorais. A L-asparagina é um aminoácido não essencial sintetizado no compartimento intracelular pela enzima L-asparagina sintetase; muitas células tumorais, principalmente aquelas oriundas da linhagem linfoide, apresentam deficiência dessa enzima e precisam obter asparagina sequestrando-a da circulação (Haley *et al.*, 1961). A L-asparagina circulante é hidrolisada pela enzima L-asparaginase, originando ácido L-aspártico e amônia como produtos finais; isso ocasiona depleção de L-asparagina nas células tumorais, resultando em indução de apoptose (Story *et al.*, 1993). Na maioria dos tecidos normais, a expressão constitutiva da L-asparagina sintetase é responsável pela modesta toxicidade verificada na depleção de asparagina da circulação.

A L-asparaginase é derivada de *E. coli*; pode ser administrada por via subcutânea, intramuscular ou intraperitoneal. Em humanos, a meia-vida plasmática é de, aproximadamente, 30 dias e a eliminação envolve sua degradação metabólica; não se constatou relato de estudo farmacocinético específico aos cães.

Embora a maioria dos tumores responda com redução marcante do tamanho da neoplasia, ocorre rápido desenvolvimento de resistência à L-asparaginase que, mais provavelmente, se deve ao aumento de populações de células tumorais que apresentam L-aspargina sintetase funcional. Os efeitos colaterais da administração de L-asparaginase não são muito comuns em cães, mas podem ocorrer reações de hipersensibilidade, principalmente no caso de doses repetidas dessa proteína estranha ao organismo; essas reações podem ser tratadas com anti-histamínicos e/ou corticosteroides. Outras toxicidades de ocorrência mais rara estão associadas à baixa síntese proteica a partir da reduzida reserva de asparagina; a baixa síntese proteica no fígado pode resultar em depleção de fatores de coagulação, mas é muito rara a ocorrência de trombose ou hemorragia clinicamente relevante em cães tratados com L-asparaginase. Em cães, há relato de pancreatite após a administração desse medicamento (Schleis *et al.*, 2011), melhor caracterizada em crianças (Raja *et al.*, 2012). Como um dos produtos finais da hidrólise da asparagina é a amônia, pode ocorrer hiperamonemia clinicamente relevante após o tratamento, e principalmente em pacientes com doença hepática preexistente isso pode resultar em uma síndrome semelhante à encefalopatia causada por amônia (Lyles *et al.*, 2011).

A L-asparaginase é utilizada exclusivamente no tratamento de câncer linfoide, em protocolos de terapia combinada, com o intuito de induzir remissão ou de tratar linfoma refratário ou recidivante (Valerius *et al.*, 1997; Saba *et al.*, 2007). Evidências sugerem que a L-asparaginase pode ser melhor utilizada quando houver doença refratária ou recidivante, pois o tempo para a remissão e a duração da primeira remissão após o tratamento de cães tratados pela primeira vez com esse fármaco não foram significativamente diferentes, quando foram comparados protocolos com e sem inclusão de L-asparaginase (MacDonald *et al.*, 2005).

Em geral, a dose de L-asparaginase é de 400 UI/kg IM ou SC ou 10.000 UI/m^2 IM ou SC. Esse medicamento está disponível em frasco com 10.000 UI, para administração parenteral.

Bleomicina

Bleomicina é uma mistura de glicopeptídios, na qual a bleomicina A2 é o fármaco predominante nas formulações de uso clínico. A bleomicina é um medicamento útil em oncologia veterinária devido à eficácia no tratamento de carcinoma de célula escamosa e, praticamente, à ausência de toxicidade à medula óssea, tornando-a útil em protocolos multifármacos. A bleomicina se liga a metais pesados (principalmente cobre e ferro) e parece que o complexo bleomicina-ferro é responsável pela citotoxicidade, por dano direto ao DNA, por induzir dano no filamento único ou no duplo filamento do DNA (Lazo e Chabner, 2001). A absorção celular de bleomicina é lenta e não está associada a nenhum transportador, no caso de transporte ativo; portanto, mantém-se alto gradiente de concentração entre os compartimentos extra e intracelular. A absorção de bleomicina pode ser exacerbada por anormalidade na membrana celular, como ocorre no caso de permeabilização elétrica. O uso de bleomicina foi avaliado em eletroquimioterapia e constatou-se que o fármaco foi efetivo, em medicina veterinária (Spugnini *et al.*, 2006, 2007; Cemazar *et al.*, 2008). Geralmente, a toxicidade dose-limitante induzida pelo uso de bleomicina é fibrose pulmonar, que parece ser cumulativa; uma ocorrência mais comum, porém menos relevante, é a reação tóxica cutânea. Os locais únicos de manifestação de toxicidade da bleomicina parecem ser decorrentes da carência relativa da enzima envolvida em sua metabolização, a bleomicina hidrolase, nos tecidos pulmonares e cutâneos, resultando em maior concentração do medicamento nesses locais. A toxicidade pulmonar é exacerbada por aumento da oxigenação, tal como ocorre durante anestesia, ou em locais do pulmão submetidos à radiação torácica prévia (Lazo e Chabner, 2001). As reações cutâneas tóxicas incluem descamação, hiperpigmentação e eritema pruriginoso. A bleomicina deve ser utilizada com cuidado em pacientes com doença pulmonar ou doença renal.

Ela não apresenta biodisponibilidade oral e pode ser administrada por via intravenosa, subcutânea, intrapleural ou intramuscular. No protocolo eletroquimioterápico, é frequentemente injetada diretamente no tumor ou no leito tumoral. A bleomicina está disponível na forma de pó liofilizado, em frasco com 15 unidades, para reconstituição e administração parenteral.

Inibidores da ciclo-oxigenase

A ciclo-oxigenase-2 (COX-2) foi incriminada como fator carcinogênico em humanos; verificou-se clara relação entre a expressão de COX-2 e o desenvolvimento de câncer de cólon.

Esses fármacos são amplamente discutidos no Capítulo 20. Além disso, o uso de anti-inflamatórios não esteroides mostrou clara capacidade de redução da ocorrência de tumores em humanos. De modo semelhante, há tentativas recentes de uso de inibidores da COX-2 no tratamento de câncer, com base em seu alto grau de expressão em muitos tipos de câncer e em sua correlação com um fenótipo mais agressivo ou de maior grau. Em medicina veterinária, também foi constatada expressão de COX-2 em vários tipos de tumores, inclusive em carcinoma de célula de transição da bexiga, tumor de próstata, osteossarcoma, carcinoma de célula escamosa e carcinoma de ovário (Sorenmo et al., 2004; Borzacchiello et al., 2007; Dore, 2011). O piroxicam tem recebido maior atenção no tratamento de câncer, como parte de protocolos de terapia combinada envolvendo fármacos citotóxicos; também foram avaliados outros inibidores da COX-2, como o carprofeno. O mecanismo de ação não foi totalmente esclarecido, mas pode envolver a inibição da angiogênese tumoral ou a ativação direta da apoptose de células tumorais (Wolfesberger et al., 2006). Em cães, o uso de piroxicam foi extensivamente avaliado no tratamento de carcinoma de célula de transição (CCT), em combinação com outros fármacos citotóxicos (Mohammed et al., 2006; Greene et al., 2007; Robat et al., 2013). A inibição da COX-2 pela administração de piroxicam, combinado com ciclofosfamida metronômica, também foi efetiva no tratamento de cães com sarcomas de tecido mole submetidos à ressecção incompleta (Elmslie et al., 2008). Os efeitos adversos do piroxicam incluem ulceração gastrintestinal e necrose de papilas renais, os quais também ocorrem com o uso de muitos anti-inflamatórios não esteroides. Uma revisão completa sobre mecanismos de ação, farmacocinética e toxicidade dos anti-inflamatórios não esteroides pode ser encontrada em outros capítulos.

Corticosteroides

Vários corticosteroides são utilizados na quimioterapia neoplásica, inclusive prednisolona e dexametasona. No Capítulo 29 há uma discussão detalhada sobre esses medicamentos. Em pacientes com doença terminal, os efeitos anti-inflamatórios dos corticosteroides, principalmente a dexametasona, podem auxiliar no alívio da dor e na redução do edema cerebral decorrentes de neoplasias metastáticas e tumores primários. Além disso, os esteroides podem ter efeito citotóxico direto em linfócitos neoplásicos, condição que parece ser mediada por receptor de glicocorticoide, resultando em apoptose celular (Baxter et al., 1971; Greenstein et al., 2002). No entanto, quando utilizado como medicamento único, ocorre rápido desenvolvimento de resistência, possivelmente devido à presença de populações de células carentes de receptor de glicocorticoide.

Geralmente, a prednisolona é incluída em protocolos de terapia combinada, para tratamento de linfoma, tumor de mastócito e tumor cerebral, e é bem tolerada por cães e gatos. Em cães, a dose inicial usual é 2 mg/kg ou 40 mg/m² VO, diariamente, com redução da dose ao longo de 3 a 4 semanas. Em geral, os gatos toleram o tratamento por tempo maior e pode-se manter a dose de 5 mg VO, em intervalos de 24 a 48 h.

Os corticosteroides também podem ser utilizados no controle de alguns efeitos colaterais de outros medicamentos, como reações de hipersensibilidade, reação inflamatória aguda restrita a locais previamente irradiados (radiation recall) e cistite hemorrágica estéril. No Capítulo 29 há uma revisão mais ampla da farmacocinética e dos efeitos colaterais, principalmente da supressão do eixo hipotálamo-hipofisário.

Inibidores da tirosinoquinase

Nas células normais, a regulação de diferenciação, crescimento, sobrevivência e morte é acompanhada de sinais que se originam na membrana e são transmitidos, através do citoplasma, ao núcleo. Ao longo dos últimos anos, pesquisas sobre alteração na regulação das vias de sinalização celular em pacientes com câncer propiciaram maior entendimento de como essas vias induzem o crescimento celular descontrolado e a tumorigênese. Como muitas das alterações nessas vias de sinalização são semelhantes em muitos tipos de tumores, elas se tornaram alvos promissores para intervenção terapêutica. Um dos componentes das vias de sinalização melhor estudado é o receptor de proteína tirosinoquinase (RTK). Essas proteínas de comunicação de membrana contêm um domínio extracelular, o domínio comunicação de membrana e um domínio quinase celular, cuja função é causar a fosforilação de resíduos de tirosina essenciais, nelas mesmas e em outras proteínas. Na ligação de um fator de crescimento ao domínio extracelular, os receptores formam um dímero ou oligômero, que carrega junto o domínio quinase e possibilita a autofosforilação e ativação. Essa ativação se propaga por meio de "mensageiros secundários" na célula que, por fim, ativam fatores de transcrição que controlam a expressão de genes envolvidos em diferenciação, proliferação e sobrevivência da célula. As alterações oncogênicas nos receptores de tirosinoquinase (RTK) que resultam em uma proteína constitutivamente ativada, mesmo na ausência do ligante do fator de crescimento, e induzem sinalização descontrolada, sabidamente contribuem para a ocorrência de diversos tipos de câncer em humanos; uma pesquisa recente iniciou a caracterização de anormalidades semelhantes nos tipos de câncer de cães e gatos. No tratamento de câncer, os dois procedimentos mais comuns para inibir RTK são: produção de anticorpos monoclonais (AcM) e produção de inibidores de pequenas moléculas, que inibem, competitivamente, a ligação ao ATP e impedem a transferência do grupo fosfato (fosforilação) aos resíduos de tirosina. No momento, dois inibidores de pequenas moléculas de RTK estão sendo avaliados para o uso em medicina veterinária.

Toceranibe

O toceranibe (Palladia) (Figura 44.22) é um inibidor de pequena molécula da subfamília quinase de RTK, que inclui receptor do fator de crescimento do endotélio vascular (VEGFR), receptor do fator de crescimento derivado de plaqueta (PDGFR), receptor do fator de crescimento de célula-tronco/mastócito (c-KIT), tirosinoquinase 3 semelhante a FMS (do inglês, feline McDonough sarcoma) (FLT3) e receptor do fator estimulante de colônia 1 (CSF1R). O toceranibe foi efetivo no tratamento de tumor de mastócito (TM), sendo indicado para tal finalidade terapêutica. A eficácia também foi constatada no tratamento de alguns tipos de sarcoma e carcinoma. Em tumor de mastócito de alto grau ou em tumor de grau intermediário recidivante ou metastático, relata-se taxa de resposta biológica total do toceranibe de, aproximadamente, 60% (isso inclui pacientes com resposta total, resposta parcial e aqueles com doença estável). Fato interessante é que os tumores com ativação de mutação no receptor c-KIT comprovada foram duas vezes mais propensos em responder ao tratamento, comparativamente àqueles que não apresentavam a mutação (London et al., 2009). A combinação de toceranibe e vimblastina (um fármaco citotóxico utilizado no tratamento de tumor de mastócito) também foi avaliada e mostrou-se efetiva, embora tenha sido necessária a redução

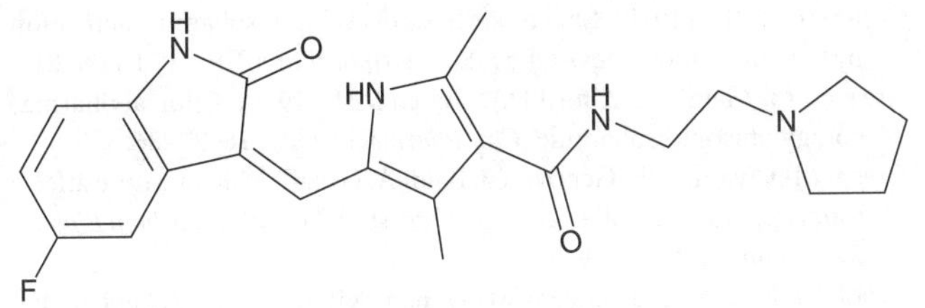

Figura 44.22 Estrutura do toceranibe, o primeiro inibidor da transdução de sinal aprovado para uso em medicina veterinária. O toceranibe apresenta ação citotóxica direta, por coibir a inibição da oncoproteína cKIT nas células tumorais, bem como atividade antiangiogênica, por inibir o receptor do fator de crescimento do endotélio vascular (VEGFR) e o receptor do fator de crescimento derivado de plaqueta (PDGFR) nos vasos sanguíneos tumorais.

da dose de vimblastina (Robat *et al.*, 2012). Além disso, o uso de toceranibe foi avaliado em muitos outros tipos de tumores e mostrou-se clinicamente benéfico (*i. e.*, resposta total, resposta parcial ou doença estável) nos casos de adenocarcinoma de saco anal, osteossarcoma metastático, carcinoma de tireoide, carcinoma de cabeça e pescoço e carcinoma nasal (London *et al.*, 2012). Estudos atuais estão em curso, com objetivo de melhor definir as populações de pacientes e os tipos de tumores que se beneficiariam com o tratamento com toceranibe.

Foram publicados resultados de estudos farmacocinéticos do toceranibe em cães, os quais indicaram taxa de depuração moderada (1,5 ℓ/kg/h); grande volume de distribuição (29 ℓ/kg), sugerindo ampla distribuição tecidual; e meia-vida moderada (30 h), que sustenta o uso doses em dias alternados (Yancey *et al.*, 2010a). A biodisponibilidade oral é de, aproximadamente, 75%, e a maior parte do fármaco e do metabólito N-óxido é excretada na bile; apenas 7% é eliminada na urina (Yancey *et al.*, 2010b). A taxa de ligação às proteínas é cerca de 90% e não depende da concentração plasmática do medicamento (Yancey *et al.*, 2010b).

Toceranibe é metabolizado em metabólito N-óxido pela ação de enzimas do citocromo P450 e, assim, deve-se considerar a ocorrência de interações medicamentosas antes da administração concomitante de inibidores ou indutores da atividade de enzimas do citocromo P450, quanto à possibilidade de maior ou menor exposição ao toceranibe.

As principais toxicidades associadas ao tratamento com toceranibe são distúrbios gastrintestinais (vômito/diarreia); a maioria dos pacientes apresenta apenas neutropenia discreta a moderada. Em cães tratados com toceranibe também há relato de sinais de dor muscular/claudicação e nefropatia com perda de proteína; parece que os efeitos são cumulativos. A dose de toceranibe recomendada é 3,25 mg/kg VO, em dias alternados; o medicamento está disponível na forma de comprimidos de 10 mg, 15 mg e 50 mg, para administração oral.

Masitinibe

O masitinibe é outro inibidor de pequena molécula de c-KIT, PDGFR e receptor do fator de crescimento 3 (FGFR3). Esse fármaco também é indicado no tratamento de tumor de mastócito cutâneo, em cães, e mostrou tempo de progressão (TP) mais longo e controle da doença por mais tempo, na comparação com placebo; sua maior eficácia foi em tumores que apresentavam ativação da mutação no receptor c-KIT (Hahn *et al.*, 2008; Hahn *et al.*, 2010). As toxicidades relatadas com o tratamento com masitinibe incluem sintomas gastrintestinais (vômito/diarreia), renais (azotemia e proteinúria), hepáticos

(aumento de atividade de enzimas hepáticas) e neutropenia discreta a moderada. O masitinibe também é metabolizado por enzimas do citocromo P450 hepático; medicamentos que inibem a atividade dessas enzimas podem aumentar a exposição ao masitinibe. A dose inicial de masitinibe é 12,5 mg/kg/dia VO, administrada com alimento. Fato importante é que, por ocasião desta publicação, o masitinibe, que tinha aprovação condicional prévia, não teve sua aprovação consolidada e, atualmente, não está aprovado para comercialização. No entanto, essa condição pode se alterar e, no futuro, ele pode se tornar novamente disponível aos clínicos veterinários.

Novos medicamentos

Rabacfosadina

A rabacfosadina é um novo profármaco duplo de um análogo de nucleotídio acíclico, a 9-(2-fosfonilmetoxietil) guanina (PMEG). PMEG atua como inibidor competitivo das enzimas DNA-polimerases α, δ e ε, bem como substrato para essas enzimas, incorporando-se no DNA, o que resulta no método de terminação da cadeia (Kramata *et al.*, 1998). Isso induz a parada na fase S do ciclo celular e apoptose. Ocorre acúmulo seletivo de rabacfosadina em células linfoides, onde sofre transformação intracelular por hidrólise enzimática, desaminação e subsequente produção rápida das formas difosfato ativas PMEG e PMEGpp, por meio de fosforilação (Reiser *et al.*, 2008; Vail *et al.*, 2009; Morges *et al.*, 2014). A rabacfosadina é indicada no tratamento de linfoma, em cães. Ela mostrou-se efetiva no tratamento de linfoma de linfócito T cutâneo (Morges *et al.*, 2014), linfoma multicêntrico (Reiser *et al.*, 2008; Vail *et al.*, 2009; Thamm *et al.*, 2017) e mieloma múltiplo (Thamm *et al.*, 2014). Um estudo que avaliou a eficácia da rabacfosadina, em combinação com a doxorrubicina, em cães com linfoma não tratados previamente com o medicamento, mostrou que a alternância de rabacfosadina com doxorrubicina propiciou respostas semelhantes às obtidas em protocolos multifármacos baseados na dose padrão de doxorrubicina; todavia, foram necessárias visitas hospitalares menos frequentes (Thamm *et al.*, 2017). Os efeitos adversos mais comumente relatados após a administração de rabacfosadina são toxicidade hematológica e gastrintestinal autolimitantes transitórias; ademais, 25% dos cães, ou mais, podem manifestar dermatopatias com ampla variação de sintomas, como alopecia, otite externa, ulceração, piodermatite ou escoriações (Morges *et al.*, 2014; Thamm *et al.*, 2014, 2017). Há raros relatos de fibrose pulmonar fatal ou com risco à vida do paciente como um evento adverso; recomenda-se o monitoramento dessa doença. Também, estudos clínicos sobre a rabacfosadina frequentemente excluem cães da raça West Highland White Terrier devido a sua predisposição ao desenvolvimento de fibrose pulmonar idiopática (Heikkila *et al.*, 2011; Heikkila-Laurila e Rajamaki, 2014).

Estudo farmacocinético da rabacfosadina em cães indicou rápida depuração plasmática do fármaco original, com meia-vida de, aproximadamente, 30 min. PMEG citotóxico não foi detectável no plasma, mas sua concentração era alta nas células linfoides; por outro lado, a concentração de PMEGpp ativa é cerca de 1,5 μM e sua meia-vida intracelular foi superior a 65 h (Reiser *et al.*, 2008; Vail *et al.*, 2009). A rabacfosadina está disponível em frasco com 16,4 mg, para reconstituição e diluição em solução salina 0,9%, com administração da dose inicial de 1 mg/kg, por meio de infusão intravenosa, ao longo de 30 min. Atualmente, o uso de rabacfosadina tem aprovação condicional e, como tal, apenas pode ser utilizada de acordo com as recomendações da bula, no tratamento de linfoma, em cães.

REFERÊNCIAS BIBLIOGRÁFICAS

Ahmed NK, Felsted RL, Bachur NR. (1981). Daunorubicin reduction mediated by aldehyde and ketone reductases. *Xenobiotica*. **1**, 131–136.

Allegra CJ, Chabner BA, Drake JC, Lutz R, Rodbard D, Jolivet J. (1985). Enhanced inhibition of thymidylate synthase by methotrexate polyglutamates. *J Biol Chem*. **260**, 9720–9726.

Alvarez FJ, Kisseberth WC, Gallant SL, Couto CG. (2006). Dexamethasone, melphalan, actinomycin D, cytosine arabinoside (DMAC) protocol for dogs with relapsed lymphoma. *J Vet Intern Med*. **20**, 1178–1183.

Ambrosini G, Adida C, Altieri DC. (1997). A novel anti-apoptosis gene, survivin, expressed in cancer and lymphoma. *Nat Med*. **3**, 917–921.

Arcamone F, Cassinelli G, Fantini G, Grein A, Orezzi P, Pol C, Spalla C. (1969). Adriamycin, 14-hydroxydaunomycin, a new antitumor antibiotic from S. peucetius var. caesius. *Biotechnol Bioeng*. **11**, 1101–1110.

Baba H, Teramoto K, Kawamura T, Mori A, Imamura M, Arii S. (2003). Dihydropyrimidine dehydrogenase and thymidylate synthase activities in hepatocellular carcinomas and in diseased livers. *Cancer Chemother Pharmacol*. **52**, 469–476.

Back AR, Schleis SE, Smrkovski OA, Lee J, Smith AN, Phillips JC. (2013). Mechlorethamine, vincristine, melphalan and prednisone (MOMP) for the treatment of relapsed lymphoma in dogs. *Vet Comp Oncol*. **13**, 398–408.

Bacon NJ, Ehrhart NP, Dernell WS, Lafferty M, Withrow SJ. (2008). Use of alternating administration of carboplatin and doxorubicin in dogs with microscopic metastases after amputation for appendicular osteosarcoma: 50 cases (1999-2006). *J Am Vet Med Assoc*. **232**, 1504–1510.

Bailey DB, Rassnick KM, Erb HN, Dykes NL, Hoopes PJ, Page RL. (2004). Effect of glomerular filtration rate on clearance and myelotoxicity of carboplatin in cats with tumors. *Am J Vet Res*. **65**, 1502–1507.

Bailey DB, Rassnick KM, Kristal O, Chretin JD, Balkman CE. (2008). Phase I dose escalation of single-agent vinblastine in dogs. *J Vet Intern Med*. **22**, 1397–1402.

Baxter JD, Harris AW, Tomkins GM, Cohn M. (1971). Glucocorticoid receptors in lymphoma cells in culture: relationship to glucocorticoid killing activity. *Science*. **171**, 189–191.

Benitah N, De Lorimier L P, Gaspar M, Kitchell BE. (2003). Chlorambucil-induced myoclonus in a cat with lymphoma. *J Am Anim Hosp Assoc*. **39**, 283–287.

Bertino JR. (1963). The mechanism of action of the folate antagonists in man. *Cancer Res*. **23**, 1286–306.

Borzacchiello G, Russo V, Russo M. (2007). Immunohistochemical expression of cyclooxygenase-2 in canine ovarian carcinomas. *Vet Med A Physiol Pathol Clin Med*. **54**, 247–249.

Brodsky EM, Maudlin GN, Lachowicz JL, Post GS. (2009). Asparaginase and MOPP treatment of dogs with lymphoma. *J Vet Intern Med*. **23**, 578–584.

Burton JH, Mitchell L, Thamm DH, Dow SW, Biller BJ. (2011). Low-dose cyclophosphamide selectively decreases regulatory T cells and inhibits angiogenesis in dogs with soft tissue sarcoma. *J Vet Intern Med*. **25**, 920–926.

Calvert AH, Newell DR, Gumbrell LA, O'Reilly S, Burnell M, Boxall FE, Siddik ZH, Judson IR, Gore ME, Wiltshaw E. (1989). Carboplatin dosage: prospective evaluation of a simple formula based on renal function. *J Clin Oncol*. **7**, 1748–1756.

Campbell MW, Hess PR, Williams LE. (2013). Chronic lymphocytic leukaemia in the cat: 18 cases (2000-2010). *Vet Comp Oncol*. **11**, 256–264.

Cemazar M, Tamzali Y, Sersa G, Tozon N, Mir LM, Miklavcic D, Lowe R, Teissie J. (2008). Electrochemotherapy in veterinary oncology. *J Vet Intern Med*. **22**, 826–831.

Charney SC, Bergman PJ, Hohenhaus AE, Mcknight JA. (2003). Risk factors for sterile hemorrhagic cystitis in dogs with lymphoma receiving cyclophosphamide with or without concurrent administration of furosemide: 216 cases (1990–1996). *J Am Vet Med Assoc*. **222**, 1388–1393.

Chun R. (2009). Lymphoma: which chemotherapy protocol and why? *Top Companion Anim Med*. **24**, 157–162.

Cohen JL, Jao JY. (1970). Enzymatic basis of cyclophosphamide activation by hepatic microsomes of the rat. *J Pharmacol Exp Ther*. **174**, 206–210.

Creaven PJ, Allen LM, Alford DA, Cohen MH. (1974). Clinical pharmacology of isophosphamide. *Clin Pharmacol Ther*. **16**, 77–86.

Crespi MD, Ivanier SE, Genovese J, Baldi A. (1986). Mitoxantrone affects topoisomerase activities in human breast cancer cells. *Biochem Biophys Res Commun*. **136**, 521–528.

Crook KI, Early PJ, Messenger KM, Munana KR, Gallagher R, Papich MG. (2013). The pharmacokinetics of cytarabine in dogs when administered via subcutaneous and continuous intravenous infusion routes. *J Vet Pharmacol Ther*. **36**, 408–411.

D'Angio GJ, Farber S, Maddock CL. (1959). Potentiation of x-ray effects by actinomycin D. *Radiology*. **73**, 175–177.

Davies KJ and Doroshow JH. (1986). Redox cycling of anthracyclines by cardiac mitochondria. I. Anthracycline radical formation by NADH dehydrogenase. *J Biol Chem*. **261**, 3060–3067.

De Brito Galvao JF, Kisseberth WC, Murahari S, Sutayatram S, Chew DJ, Inpanbutr N. (2012). Effects of gemcitabine and gemcitabine in combination with carboplatin on five canine transitional cell carcinoma cell lines. *Am J Vet Res*. **73**, 1262–1272.

Del Amo EM, Urtti A, Yliperttula M. (2008). Pharmacokinetic role of L-type amino acid transporters LAT1 and LAT2. *Eur J Pharm Sci*. **35**, 161–174.

Dervisis NG, Dominguez PA, Newman RG, Cadile CD, Kitchell BE. (2011). Treatment with DAV for advanced-stage hemangiosarcoma in dogs. *J Am Anim Hosp Assoc*. **47**, 170–178.

Dervisis NG, Dominguez PA, Sarbu L, Newman RG, Cadile CD, Swanson CN, Kitchell BE. (2007). Efficacy of temozolomide or dacarbazine in combination with an anthracycline for rescue chemotherapy in dogs with lymphoma. *J Am Vet Med Assoc*. **231**, 563–569.

Devita VT Jr. and Chu E. (2008). A history of cancer chemotherapy. *Cancer Res*. **68**, 8643–8653.

Dominguez PA, Dervisis NG, Cadile CD, Sarbu L, Kitchell BE. (2009). Combined gemcitabine and carboplatin therapy for carcinomas in dogs. *J Vet Intern Med*. **23**, 130–137.

Dore M. (2011). Cyclooxygenase-2 expression in animal cancers. *Vet Pathol*. **48**, 254–265.

Dorman DC, Coddington KA, Richardson RC. (1990). 5-Fluorouracil toxicosis in the dog. *J Vet Intern Med*. **4**, 254–257.

Eisenhauer EA, Therasse P, Bogaerts J, Schwartz LH, Sargent D, Ford R, Dancey J, Arbuck S, Gwyther S, Mooney M, Rubinstein L, Shankar L, Dodd L, Kaplan R, Lacombe D, Verweij J. (2009). New response evaluation criteria in solid tumours: revised RECIST guideline (version 1.1). *Eur J Cancer*. **45**, 228–247.

Elmslie RE, Glawe P, Dow SW. (2008). Metronomic therapy with cyclophosphamide and piroxicam effectively delays tumor recurrence in dogs with incompletely resected soft tissue sarcomas. *J Vet Intern Med*. **22**, 1373–1379.

Elpiner AK, Brodsky EM, Hazzah TN, Post GS. (2011). Single-agent gemcitabine chemotherapy in dogs with hepatocellular carcinomas. *Vet Comp Oncol*. **9**, 260–268.

Fabre I, Fabre G, Goldman ID. (1984). Polyglutamylation, an important element in methotrexate cytotoxicity and selectivity in tumor versus murine granulocytic progenitor cells in vitro. *Cancer Res*. **44**, 3190–3195.

Fernandez-Varon E, Villamayor L. (2007). Granulocyte and granulocyte macrophage colony-stimulating factors as therapy in human and veterinary medicine. *Vet J*. **174**, 33–41.

Fetting JH, Mccarthy LE, Borison HL, Colvin M. (1982). Vomiting induced by cyclophosphamide and phosphoramide mustard in cats. *Cancer Treat Rep*. **66**, 1625–1629.

Fink D, Aebi S, Howell SB. (1998). The role of DNA mismatch repair in drug resistance. *Clin Cancer Res*. **4**, 1–6.

Fletcher JI, Haber M, Henderson MJ, Norris MD. (2010). ABC transporters in cancer: more than just drug efflux pumps. *Nat Rev Cancer*. **10**, 147–156.

Flory AB, Rassnick KM, Al-Sarraf R, Bailey DB, Balkman CE, Kiselow MA, Autio K. (2008). Combination of CCNU and DTIC chemotherapy for treatment of resistant lymphoma in dogs. *J Vet Intern Med.* **22**, 164–171.

Folkman J. (2002). Role of angiogenesis in tumor growth and metastasis. *Semin Oncol.* **29**, 15–18.

Foye WO, Vajragupta O, Sengupta SK. (1982). DNA-binding specificity and RNA polymerase inhibitory activity of bis(aminoalkyl)anthraquinones and bis(methylthio)vinylquinolinium iodides. *J Pharm Sci.* **71**, 253–257.

Frei E III, Antman KH. (2000). Principles of dose, schedule, and combination chemotherapy. In Bast Jr RC, Kufe DW, Pollock R E. (eds), *Cancer Medicine*, 5th edn. Ontario, Hamilton.

Freise KJ, Martin-Jimenez T. (2006a). Pharmacokinetics of gemcitabine and its primary metabolite in dogs after intravenous bolus dosing and its in vitro pharmacodynamics. *J Vet Pharmacol Ther.* **29**, 137–145.

Freise KJ, Martin-Jimenez T. (2006b). Pharmacokinetics of gemcitabine and its primary metabolite in dogs after intravenous infusion. *J Vet Pharmacol Ther.* **29**, 147–152.

Friedman HS, Averbuch SD, Kurtzberg J. (2001). Nonclassic alkylating agents. In Chabner BA, Longo DL. (eds), *Cancer Chemotherapy and Biotherapy: Principles and Practice*, 3rd edn. Philadelphia, Lippincott Williams and Wilkins.

Frindel E, Malaise EP, Alpen E, Tubiana M. (1967). Kinetics of cell proliferation of an experimental tumor. *Cancer Res.* **27**, 1122–1131.

Fry DW, Jackson RC. (1986). Membrane transport alterations as a mechanism of resistance to anticancer agents. *Cancer Surv.* **5**, 47–79.

Fulton LM, Steinberg HS. (1990). Preliminary study of lomustine in the treatment of intracranial masses in dogs following localization by imaging techniques. *Semin Vet Med Surg Small Anim.* **5**, 241–245.

Furth JJ, Cohen SS. (1968). Inhibition of mammalian DNA polymerase by the 5'-triphosphate of 1-beta-d-arabinofuranosylcytosine and the 5'-triphosphate of 9-beta-d-arabinofuranoxyladenine. *Cancer Res.* **28**, 2061–2067.

Galbraith WM, Mellett LB. (1975). Tissue disposition of 3H-actinomycin D (NSC-3053) in the rat, monkey, and dog. *Cancer Chemother Rep.* **59**, 1601–1609.

Gale GR, Simpson JG, Smith AB. (1967). Studies of the mode of action of N-isopropyl-alpha-(2-methylhydrazino)-p-toluamide. *Cancer Res.* **27**, 1186–1191.

Ganguly B, Das U, Das AK. (2016). Canine transmissible venereal tumour: a review. *Vet Comp Oncol.* **14**, 1–12

Garcia-Carbonero R, Ryan DP, Chabner BA. (2001). Cytidine analogs. In Chabner BA, Longo DL. (eds), *Cancer Chemotherapy and Biotherapy: Principles and Practice*, 3rd edn. Philadelphia, Lippincott Williams and Wilkins.

Goldenberg GJ, Vanstone CL, Israels LG, Iise D, Bihler I. (1970). Evidence for a transport carrier of nitrogen mustard in nitrogen mustard-sensitive and -resistant L5178Y lymphoblasts. *Cancer Res.* **30**, 2285–2291.

Goldman ID, Lichtenstein NS, Oliverio VT. (1968). Carrier-mediated transport of the folic acid analogue, methotrexate, in the L1210 leukemia cell. *J Biol Chem.* **243**, 5007–5017.

Gonen N, Assaraf YG. (2012). Antifolates in cancer therapy: structure, activity and mechanisms of drug resistance. *Drug Resist Updat.* **15**, 183–210.

Goodman GE, Mclean A, Alberts DS, Chang SY. (1982). Inhibition of human tumour clonogenicity by chlorambucil and its metabolites. *Br J Cancer.* **45**, 621–623.

Greene SN, Lucroy MD, Greenberg CB, Bonney PL, Knapp DW. (2007). Evaluation of cisplatin administered with piroxicam in dogs with transitional cell carcinoma of the urinary bladder. *J Am Vet Med Assoc.* **231**, 1056–1060.

Greenstein S, Ghias K, Krett NL, Rosen ST. (2002). Mechanisms of glucocorticoid-mediated apoptosis in hematological malignancies. *Clin Cancer Res.* **8**, 1681–1694.

Grem JL. (2001). 5-Fluoropyrimidines. In Chabner BA, Longo DL. (eds.) *Cancer Chemotherapy and Biotherapy: Principles and Practice*, 3rd edn. St. Louis, Lippincott Williams and Wilkins.

Griessmayr PC, Payne SE, Winter JE, Barber LG, Shofer FS. (2009). Dacarbazine as single-agent therapy for relapsed lymphoma in dogs. *J Vet Intern Med.* **23**, 1227–1231.

Gustafson DL, Page RL. (2013). Cancer Chemotherapy. In Withrow, SJ, Vail DM, Page RL. (eds.) *Withrow and MacEwan's Small Animal Clinical Oncology*, 5th edn. St. Louis, MO, Elsevier Saunders.

Gustafson DL, Rastatter JC, Colombo T, Long ME. (2002). Doxorubicin pharmacokinetics: Macromolecule binding, metabolism, and excretion in the context of a physiologic model. *J Pharm Sci.* **91**, 1488–1501.

Gustafson DL, Thamm DH. (2010). Pharmacokinetic modeling of doxorubicin pharmacokinetics in dogs deficient in ABCB1 drug transporters. *J Vet Intern Med.* **24**, 579–586.

Hahn KA, Knapp DW, Richardson RC, Matlock CL. (1992). Clinical response of nasal adenocarcinoma to cisplatin chemotherapy in 11 dogs. *J Am Vet Med Assoc.* **200**, 355–357.

Hahn KA, Legendre AM, Shaw NG, Phillips B, Ogilvie GK, Prescott DM, Atwater SW, Carreras JK, Lana SE, Ladue T, Rusk A, Kinet JP, Dubreuil P, Moussy A, Hermine O. (2010). Evaluation of 12- and 24-month survival rates after treatment with masitinib in dogs with nonresectable mast cell tumors. *Am J Vet Res.* **71**, 1354–1361.

Hahn KA, Ogilvie G, Rusk T, Devauchelle P, Leblanc A, Legendre A, Powers B, Leventhal PS, Kinet JP, Palmerini F, Dubreuil P, Moussy A, Hermine O. (2008). Masitinib is safe and effective for the treatment of canine mast cell tumors. *J Vet Intern Med.* **22**, 1301–1309.

Haley EE, Fischer GA, Welch AD. (1961). The requirement for L-asparagine of mouse leukemia cells L5178Y in culture. *Cancer Res.* **21**, 532–536.

Hammer AS, Carothers MA, Harris CL, O'Keefe DA, Ayl RD, Peterson JL, Shank KA, Couto CG. (1994). Unexpected neurotoxicity in dogs receiving a cyclophosphamide, dactinomycin, and 5-fluorouracil chemotherapy protocol. *J Vet Intern Med.* **8**, 240–243.

Hanahan D, Weinberg RA. (2011). Hallmarks of cancer: the next generation. *Cell.* **144**, 646–674.

Hanna F. (2005). Multiple myelomas in cats. *J Feline Med Surg.* **7**, 275–287.

Hansen RJ, Ludeman SM, Paikoff SJ, Pegg AE, Dolan ME. (2007). Role of MGMT in protecting against cyclophosphamide-induced toxicity in cells and animals. *DNA Repair (Amst).* **6**, 1145–1154.

Harvey HJ, Macewen EG, Hayes AA. (1977). Neurotoxicosis associated with use of 5-fluorouracil in five dogs and one cat. *J Am Vet Med Assoc.* **171**, 277–278.

Hazlehurst LA, Foley NE, Gleason-Guzman MC, Hacker MP, Cress AE, Greenberger LW, De Jong MC, Dalton WS. (1999). Multiple mechanisms confer drug resistance to mitoxantrone in the human 8226 myeloma cell line. *Cancer Res.* **59**, 1021–1028.

Heading KL, Brockley LK, Bennett PF. (2011). CCNU (lomustine) toxicity in dogs: a retrospective study (2002–07). *Aust Vet J.* **89**, 109–116.

Heikkila HP, Lappalainen AK, Day MJ, Clercx C, Rajamaki MM. (2011). Clinical, bronchoscopic, histopathologic, diagnostic imaging, and arterial oxygenation findings in West Highland White Terriers with idiopathic pulmonary fibrosis. *J Vet Intern Med.* **25**, 433–439.

Heikkila-Laurila HP, Rajamaki MM. (2014). Idiopathic pulmonary fibrosis in West Highland white terriers. *Vet Clin North Am Small Anim Pract.* **44**, 129–142.

Helleday T. (2010). Homologous recombination in cancer development, treatment and development of drug resistance. *Carcinogenesis.* **31**, 955–960.

Henry MC, Davis RD, Schein PS. (1973). Hepatotoxicity of 1-(2-chloroethyl)-3-cyclohexyl-1-nitrosourea. (CCNU) in dogs: the use of serial percutaneous liver biopsies. *Toxicol Appl Pharmacol.* **25**, 410–417.

Houghton JA, Houghton PJ, Hazelton BJ, Douglass EC. (1985). In situ selection of a human rhabdomyosarcoma resistant to vincristine with altered beta-tubulins. *Cancer Res.* **45**, 2706–2712.

Innes JR, Parry HB, Berger J. (1946). Leukaemia in dogs; including a record of a case treated by urethane. *Br Vet J.* **102**, 383–393.

Jamieson GP, Snook MB, Wiley JS. (1990). Saturation of intracellular cytosine arabinoside triphosphate accumulation in human leukemic blast cells. *Leuk Res.* **14**, 475–479.

Jibodh RA, Lagas JS, Nuijen B, Beijnen JH, Schellens JH. (2013). Taxanes: old drugs, new oral formulations. *Eur J Pharmacol.* **717**, 40–46.

Jones PD, De Lorimier LP, Kitchell BE, Losonsky JM. (2003). Gemcitabine as a radiosensitizer for nonresectable feline oral squamous cell carcinoma. *J Am Anim Hosp Assoc.* **39**, 463–467.

Kaijser GP, Beijnen JH, Bult A, Underberg WJ. (1994). Ifosfamide metabolism and pharmacokinetics (review). *Anticancer Res.* **14**, 517–531.

Kawamata J, Imanishi M. (1960). Interaction of actinomycin with deoxyribonucleic acid. *Nature.* **187**, 1112–1113.

Kerbel R, Folkman J. (2002). Clinical translation of angiogenesis inhibitors. *Nat Rev Cancer.* **2**, 727–739.

Kickhoefer VA, Rajavel KS, Scheffer GL, Dalton WS, Scheper RJ, Rome LH. (1998). Vaults are up-regulated in multidrug-resistant cancer cell lines. *J Biol Chem.* **273**, 8971–8974.

Kisseberth WC, Vail DM, Yaissle J, Jeglum KA, Couto CG, Ward H, Khanna C, Obradovich JE. (2008). Phase I clinical evaluation of carboplatin in tumor-bearing cats: a Veterinary Cooperative Oncology Group study. *J Vet Intern Med.* **22**, 83–88.

Knapp DW, Richardson RC, Bonney PL, Hahn K. (1988). Cisplatin therapy in 41 dogs with malignant tumors. *J Vet Intern Med.* **2**, 41–46.

Knapp DW, Richardson RC, Denicola DB, Long GG, Blevins WE. (1987). Cisplatin toxicity in cats. *J Vet Intern Med.* **1**, 29–35.

Knobloch A, Mohring SA, Eberle N, Nolte I, Hamscher G, Simon D. (2010). Cytotoxic drug residues in urine of dogs receiving anticancer chemotherapy. *J Vet Intern Med.* **24**, 384–390.

Kohn KW. (1977). Interstrand cross-linking of DNA by 1,3-bis(2-chloroethyl)-1-nitrosourea and other 1-(2-haloethyl)-1-nitrosoureas. *Cancer Res.* **37**, 1450–1454.

Kohn KW, Spears CL, Doty P. (1966). Inter-strand crosslinking of DNA by nitrogen mustard. *J Mol Biol.* **19**, 266–288.

Kramata P, Downey KM, Paborsky LR. (1998). Incorporation and excision of 9-(2-phosphonylmethoxyethyl)guanine (PMEG) by DNA polymerase delta and epsilon in vitro. *J Biol Chem.* **273**, 21966–21971.

Krugman L, Bryan JN, Mealey KL, Chen A. (2012). Vincristine-induced central neurotoxicity in a collie homozygous for the ABCB1Delta mutation. *J Small Anim Pract.* **53**, 185–187.

Kuan HY, Smith DE, Ensminger WD, Knol JA, Deremer SJ, Yang Z, Stetson PL. (1998). Regional pharmacokinetics of 5-fluorouracil in dogs: role of the liver, gastrointestinal tract, and lungs. *Cancer Res.* **58**, 1688–1694.

Kufe DW, Major PP, Egan EM, Beardsley GP. (1980). Correlation of cytotoxicity with incorporation of ara-C into DNA. *J Biol Chem.* **255**, 8997–8900.

Kufe DW, Spriggs DR. (1985). Biochemical and cellular pharmacology of cytosine arabinoside. *Semin Oncol.* **12**, 34–48.

Kurowski V, Cerny T, Kupfer A, Wagner T. (1991). Metabolism and pharmacokinetics of oral and intravenous ifosfamide. *J Cancer Res Clin Oncol.* **117** (Suppl. 4), S148–S153.

Law LW. (1952). Effects of combinations of antileukemic agents on an acute lymphocytic leukemia of mice. *Cancer Res.* **12**, 871–878.

Lazo JS, Chabner BA. (2001). Bleomycin. In Chabner BA, Longo DL. (eds), *Cancer Chemotherapy and Biotherapy: Principles and Practice*, 3rd edn. St. Louis, Lippincott Williams and Wilkins.

Leach TN, Childress MO, Greene SN, Mohamed AS, Moore GE, Schrempp DR, Lahrman SR, Knapp DW. (2012). Prospective trial of metronomic chlorambucil chemotherapy in dogs with naturally occurring cancer. *Vet Comp Oncol.* **10**, 102–112.

Lee FY, Workman P, Roberts JT, Bleehen NM. (1985). Clinical pharmacokinetics of oral CCNU (lomustine). *Cancer Chemother Pharmacol.* **14**, 125–131.

Lee JK, Havaleshko DM, Cho H, Weinstein JN, Kaldjian EP, Karpovich J, Grimshaw A, Theodorescu D. (2007). A strategy for predicting the chemosensitivity of human cancers and its application to drug discovery. *Proc Natl Acad Sci USA.* **104**, 13086–13091.

Lewis DH, Barfield DM, Humm KR, Goggs RA. (2010). Use of calcium folinate in the management of accidental methotrexate ingestion in two dogs. *J Am Vet Med Assoc.* **237**, 1450–1454.

London C, Mathie T, Stingle N, Clifford C, Haney S, Klein MK, Beaver L, Vickery K, Vail DM, Hershey B, Ettinger S, Vaughan A, Alvarez F, Hillman L, Kiselow M, Thamm D, Higginbotham ML, Gauthier M, Krick E, Phillips B, Ladue T, Jones P, Bryan J, Gill V, Novasad A, Fulton L, Carreras J, Mcneill C, Henry C, Gillings S. (2012). Preliminary evidence for biologic activity of toceranib phosphate (Palladia((R))) in solid tumours. *Vet Comp Oncol.* **10**, 194–205.

London CA, Malpas PB, Wood-Follis SL, Boucher JF, Rusk AW, Rosenberg MP, Henry CJ, Mitchener KL, Klein MK, Hintermeister JG, Bergman PJ, Couto GC, Mauldin GN, Michels GM. (2009). Multi-center, placebo-controlled, double-blind, randomized study of oral toceranib phosphate (SU11654), a receptor tyrosine kinase inhibitor, for the treatment of dogs with recurrent (either local or distant) mast cell tumor following surgical excision. *Clin Cancer Res.* **15**, 3856–3865.

Lori JC, Stein TJ, Thamm DH. (2010). Doxorubicin and cyclophosphamide for the treatment of canine lymphoma: a randomized, placebo-controlled study. *Vet Comp Oncol.* **8**, 188–195.

Lu K, Savaraj N, Loo TL. (1984). Pharmacological disposition of 1,4-dihydroxy-5-8-bis[[2[(2-hydroxyethyl)amino] ethyl]amino]-9,10-anthracenedione dihydrochloride in the dog. *Cancer Chemother Pharmacol.* **13**, 63–66.

Lyles SE, Kow K, Milner RJ, Buckley GJ, Bandt C, Baxter KJ. (2011). Acute hyperammonemia after L-asparaginase administration in a dog. *J Vet Emerg Crit Care (San Antonio).* **21**, 673–678.

MacDonald VS, Thamm DH, Kurzman ID, Turek MM, Vail DM. (2005). Does L-asparaginase influence efficacy or toxicity when added to a standard CHOP protocol for dogs with lymphoma? *J Vet Intern Med.* **19**, 732–736.

Mackey JR, Mani RS, Selner M, Mowles D, Young JD, Belt JA, Crawford CR, Cass CE. (1998). Functional nucleoside transporters are required for gemcitabine influx and manifestation of toxicity in cancer cell lines. *Cancer Res.* **58**, 4349–4357.

Marchesi F, Turriziani M, Tortorelli G, Avvisati G, Torino F, De Vecchis L. (2007). Triazene compounds: mechanism of action and related DNA repair systems. *Pharmacol Res.* **56**, 275–287.

Marconato L, Bonfanti U, Stefanello D, Lorenzo MR, Romanelli G, Comazzi S, Zini E. (2008a). Cytosine arabinoside in addition to VCAA-based protocols for the treatment of canine lymphoma with bone marrow involvement: does it make the difference? *Vet Comp Oncol.* **6**, 80–89.

Marconato L, Comastri S, Lorenzo MR, Abramo F, Bettini G. (2007). Postsurgical intra-incisional 5-fluorouracil in dogs with incompletely resected, extremity malignant spindle cell tumours: a pilot study. *Vet Comp Oncol.* **5**, 239–249.

Marconato L, Lorenzo RM, Abramo F, Ratto A, Zini E. (2008b). Adjuvant gemcitabine after surgical removal of aggressive malignant mammary tumours in dogs. *Vet Comp Oncol.* **6**, 90–101.

Marconato L, Zini E, Lindner D, Suslak-Brown L, Nelson V, Jeglum AK. (2011). Toxic effects and antitumor response of gemcitabine in combination with piroxicam treatment in dogs with transitional cell carcinoma of the urinary bladder. *J Am Vet Med Assoc.* **238**, 1004–1010.

Martin LP, Hamilton TC, Schilder RJ. (2008). Platinum resistance: the role of DNA repair pathways. *Clin Cancer Res.* **14**, 1291–1295.

Martinez M, Modric S. (2010). Patient variation in veterinary medicine: part I. Influence of altered physiological states. *J Vet Pharmacol Ther.* **33**, 213–226.

Martinez-Ruzafa I, Dominguez PA, Dervisis NG, Sarbu L, Newman RG, Cadile CD, Kitchell BE. (2009). Tolerability of gemcitabine and carboplatin doublet therapy in cats with carcinomas. *J Vet Intern Med.* **23**, 570–577.

Masson E, Zamboni WC. (1997). Pharmacokinetic optimisation of cancer chemotherapy. Effect on outcomes. *Clin Pharmacokinet.* **32**, 324–343.

Matus RE, Leifer CE, Macewen EG, Hurvitz AI. (1986). Prognostic factors for multiple myeloma in the dog. *J Am Vet Med Assoc.* **188**, 1288–1292.

Mau BL, Powis G. (1992). Inhibition of cellular thioredoxin reductase by diaziquone and doxorubicin. Relationship to the inhibition of cell proliferation and decreased ribonucleotide reductase activity. *Biochem Pharmacol.* **43**, 1621–1627.

McCoy JR. (1958). Trial of chemotherapeutic agents in spontaneous tumors in dogs. *Ann N Y Acad Sci.* **76**, 850–853; discussion 853–854.

McMahon M, Mathie T, Stingle N, Romansik E, Vail D, London C. (2011). Adjuvant carboplatin and gemcitabine combination chemotherapy postamputation in canine appendicular osteosarcoma. *J Vet Intern Med.* **25**, 511–517.

Mealey KL. (2004). Therapeutic implications of the MDR-1 gene. *J Vet Pharmacol Ther.* **27**, 257–264.

Mealey KL, Bentjen SA, Gay JM, Cantor GH. (2001). Ivermectin sensitivity in collies is associated with a deletion mutation of the mdr1 gene. *Pharmacogenetics.* **11**, 727–733.

Mealey KL, Northrup NC, Bentjen SA. (2003). Increased toxicity of P-glycoprotein-substrate chemotherapeutic agents in a dog with the MDR1 deletion mutation associated with ivermectin sensitivity. *J Am Vet Med Assoc.* **223**, 1453–1455.

Meyer ZU, Schwabedissen HE, Kroemer HK. (2011). In vitro and in vivo evidence for the importance of breast cancer resistance protein transporters (BCRP/MXR/ABCP/ABCG2). *Handb Exp Pharmacol.* **201**, 325–371.

Mitoma C, Onodera T, Takegoshi T, Thomas DW. (1977). Metabolic disposition of chlorambucil in rats. *Xenobiotica.* **7**, 205–220.

Modric S, Martinez M. (2011). Patient variation in veterinary medicine–part II–influence of physiological variables. *J Vet Pharmacol Ther.* **34**, 209–223.

Mohammed SI, Dhawan D, Abraham S, Snyder PW, Waters DJ, Craig BA, Lu M, Wu L, Zheng R, Stewart J, Knapp DW. (2006). Cyclooxygenase inhibitors in urinary bladder cancer: in vitro and in vivo effects. *Mol Cancer Ther.* **5**, 329–336.

Monzo M, Rosell R, Sanchez JJ, Lee JS, O'Brate A, Gonzalez-Larriba JL, Alberola V, Lorenzo JC, Nunez L, Ro JY, Martin C. (1999). Paclitaxel resistance in non-small-cell lung cancer associated with beta-tubulin gene mutations. *J Clin Oncol.* **17**, 1786–1793.

Moore AS, London CA, Wood CA, Williams LE, Cotter SM, L'Heureux DA, Frimberger AE. (1999). Lomustine (CCNU) for the treatment of resistant lymphoma in dogs. *J Vet Intern Med.* **13**, 395–398.

Morges MA, Burton JH, Saba CF, Vail DM, Burgess KE, Thamm DH. (2014). Phase II evaluation of VDC-1101 in canine cutaneous T-cell lymphoma. *J Vet Intern Med.* **28**, 1569–1574.

Morrison WB. (2010). Cancer chemotherapy: an annotated history. *J Vet Intern Med.* **24**, 1249–1262.

Neidle S. (1979). The molecular basis for the action of some DNA-binding drugs. *Prog Med Chem.* **16**, 151–221.

Nguyen B, Gutierrez PL. (1990). Mechanism(s) for the metabolism of mitoxantrone: electron spin resonance and electrochemical studies. *Chem Biol Interact.* **74**, 139–162.

Northrup NC, Gieger TL, Kosarek CE, Saba CF, Leroy BE, Wall TM, Hume KR, Childress MO, Keys DA. (2009). Mechlorethamine, procarbazine and prednisone for the treatment of resistant lymphoma in dogs. *Vet Comp Oncol.* **7**, 38–44.

Oakes SG, Schlager JJ, Santone KS, Abraham RT, Powis G. (1990). Doxorubicin blocks the increase in intracellular Ca++, part of a second messenger system in N1E-115 murine neuroblastoma cells. *J Pharmacol Exp Ther.* **252**, 979–983.

O'Keefe DA, Schaeffer DJ. (1992). Hematologic toxicosis associated with doxorubicin administration in cats. *J Vet Intern Med.* **6**, 276–282.

O'Keefe DA, Sisson DD, Gelberg HB, Schaeffer DJ, Krawiec DR. (1993). Systemic toxicity associated with doxorubicin administration in cats. *J Vet Intern Med.* **7**, 309–317.

Oliverio VT, Denham C, Devita VT, Kelly MG. (1964). Some Pharmacologic Properties of a New Antitumor Agent, N-Isopropyl-Alpha-(2-Methylhydrazino)-P-Toluamide, Hydrochloride (Nsc-77213). *Cancer Chemother Rep.* **42**, 1–7.

Page RL, Mcentee MC, George SL, Williams PL, Heidner GL, Novotney CA, Riviere JE, Dewhirst MW, Thrall DE. (1993). Pharmacokinetic and phase I evaluation of carboplatin in dogs. *J Vet Intern Med.* **7**, 235–240.

Papac RJ. (2001). Origins of cancer therapy. *Yale J Biol Med.* **74**, 391–398.

Park K, Kim J, Lim S, Han S. (2003). Topoisomerase II-α (topoII) and HER2 amplification in breast cancers and response to preoperative doxorubicin chemotherapy. *Eur J Can.* **39**, 631–634.

Parker RJ, Eastman A, Bostick-Bruton F, Reed E. (1991). Acquired cisplatin resistance in human ovarian cancer cells is associated with enhanced repair of cisplatin- DNA lesions and reduced drug accumulation. *J Clin Invest.* **87**, 772–777.

Patterson LH, Gandecha BM, Brown JR. (1983). 1,4-Bis(2-[(2-hydroxyethyl) amino]ethylamino)-9,10- anthracenedione, an anthraquinone antitumour agent that does not cause lipid peroxidation in vivo; comparison with daunorubicin. *Biochem Biophys Res Commun.* **110**, 399–405.

Pilati P, Nitti D, Mocellin S. (2012). Cancer resistance to type II topoisomerase inhibitors. *Curr Med Chem.* **19**, 3900–3906.

Plunkett W, Huang P, Xu YZ, Heinemann V, Grunewald R, Gandhi V. (1995). Gemcitabine: metabolism, mechanisms of action, and self-potentiation. *Semin Oncol.* **22**, 3–10.

Poirier VJ, Hershey AE, Burgess KE, Phillips B, Turek MM, Forrest LJ, Beaver L, Vail DM. (2004). Efficacy and toxicity of paclitaxel (Taxol) for the treatment of canine malignant tumors. *J Vet Intern Med.* **18**, 219–222.

Pommier Y, Pourquier P, Urasaki Y, Wu J, Laco GS. (1999). Topoisomerase I inhibitors: selectivity and cellular resistance. *Drug Resist Updat.* **2**, 307–318.

Pritchard JR, Lauffenburger DA, Hemann MT. (2012). Understanding resistance to combination chemotherapy. *Drug Resist Updat.* **15**, 249–257.

Pryer NK, Lee LB, Zadovaskaya R, Yu X, Sukbuntherng J, Cherrington JM, London CA. (2003). Proof of target for SU11654: inhibition of KIT phosphorylation in canine mast cell tumors. *Clin Cancer Res.* **9**, 5729–5734.

Raja RA, Schmiegelow K, Frandsen TL. (2012). Asparaginase-associated pancreatitis in children. *Br J Haematol.* **159**, 18–27.

Ranganathan S, Dexter DW, Benetatos CA, Hudes GR. (1998). Cloning and sequencing of human betaIII-tubulin cDNA: induction of betaIII isotype in human prostate carcinoma cells by acute exposure to antimicrotubule agents. *Biochim Biophys Acta.* **1395**, 237–245.

Rassnick KM, Bailey DB, Flory AB, Balkman CE, Kiselow MA, Intile JL, Autio K. (2008). Efficacy of vinblastine for treatment of canine mast cell tumors. *J Vet Intern Med.* **22**, 1390–1396.

Rassnick KM, Bailey DB, Malone EK, Intile JL, Kiselow MA, Flory AB, Barlow LL, Balkman CE, Barnard SM, Waite AH. (2010). Comparison between L-CHOP and an L-CHOP protocol with interposed treatments of CCNU and MOPP (L-CHOP-CCNU-MOPP) for lymphoma in dogs. *Vet Comp Oncol.* **8**, 243–253.

Rassnick KM, Frimberger AE, Wood CA, Williams LE, Cotter SM, Moore AS. (2000). Evaluation of ifosfamide for treatment of various canine neoplasms. *J Vet Intern Med.* **14**, 271–276.

Rassnick KM, Gieger TL, Williams LE, Ruslander DM, Northrup NC, Kristal O, Myers NC, Moore AS. (2001). Phase I evaluation of CCNU (lomustine) in tumor-bearing cats. *J Vet Intern Med.* **15**, 196–199.

Rassnick KM, Mauldin GE, Al-Sarraf R, Mauldin GN, Moore AS, Mooney SC. (2002). MOPP chemotherapy for treatment of resistant lymphoma in dogs: a retrospective study of 117 cases (1989-2000). *J Vet Intern Med.* **16**, 576–580.

Rassnick KM, Moore AS, Williams LE, London CA, Kintzer PP, Engler SJ, Cotter SM. (1999). Treatment of canine mast cell tumors with CCNU (lomustine). *J Vet Intern Med.* **13**, 601–605.

Rassnick KM, Rodriguez CO, Khanna C, Rosenberg MP, Kristal O, Chaffin K, Page RL. (2006). Results of a phase II clinical trial on the use of ifosfamide for treatment of cats with vaccine-associated sarcomas. *Am J Vet Res.* **67**, 517–523.

Rebhun RB, Lana SE, Ehrhart EJ, Charles JB, Thamm DH. (2008). Comparative analysis of survivin expression in untreated and relapsed canine lymphoma. *J Vet Intern Med.* **22**, 989–995.

Rebucci M, Michiels C. (2013). Molecular aspects of cancer cell resistance to chemotherapy. *Biochem Pharmacol.* **85**, 1219–1226.

Reed E. (2001). Cisplatin and analogs. In Chabner BA, Longo DL. (eds.), *Cancer Chemotherapy and Biotherapy: Principles and Practice,* 3rd edn. St. Louis, Lippincott Wilkins and Williams.

Reid JM, Kuffel MJ, Miller JK, Rios R, Ames MM. (1999). Metabolic activation of dacarbazine by human cytochromes P450: the role of CYP1A1, CYP1A2, and CYP2E1. *Clin Cancer Res.* **5**, 2192–2197.

Reiser H, Wang J, Chong L, Watkins WJ, Ray AS, Shibata R, Birkus G, Cihlar T, Wu S, Li B, Liu X, Henne IN, Wolfgang GH, Desai M, Rhodes GR, Fridland A, Lee WA, Plunkett W, Vail D, Thamm DH, Jeraj R, Tumas DB. (2008). GS-9219–a novel acyclic nucleotide analogue with potent antineoplastic activity in dogs with spontaneous non-Hodgkin's lymphoma. *Clin Cancer Res.* **14**, 2824–2832.

Rivera P, Akerlund-Denneberg N, Bergvall K, Kessler M, Rowe A, Willmann M, Persson G, Kastengren Froberg G, Westberg S, Von Euler H. (2013). Clinical efficacy and safety of a water-soluble micellar paclitaxel (Paccal Vet) in canine mastocytomas. *J Small Anim Pract.* **54**, 20–27.

Robat C, Burton J, Thamm D, Vail D. (2013). Retrospective evaluation of doxorubicin-piroxicam combination for the treatment of transitional cell carcinoma in dogs. *J Small Anim Pract.* **54**, 67–74.

Robat C, London C, Bunting L, Mccartan L, Stingle N, Selting K, Kurzman I, Vail DM. (2012). Safety evaluation of combination vinblastine and toceranib phosphate (Palladia(R)) in dogs: a phase I dose-finding study. *Vet Comp Oncol.* **10**, 174–183.

Romiti A, Cox MC, Sarcina I, Di Rocco R, D'Antonio C, Barucca V, Marchetti P. (2013). Metronomic chemotherapy for cancer treatment: a decade of clinical studies. *Cancer Chemother Pharmacol.* **72**, 13–33.

Rozanski EA, Callan MB, Hughes D, Sanders N, Giger U. (2002). Comparison of platelet count recovery with use of vincristine and prednisone or prednisone alone for treatment for severe immune-mediated thrombocytopenia in dogs. *J Am Vet Med Assoc.* **220**, 477–481.

Rutman RJ, Cantarow A, Paschkis KE. (1954). Studies in 2-acetylaminofluorene carcinogenesis. III. The utilization of uracil-2-C14 by preneoplastic rat liver and rat hepatoma. *Cancer Res.* **14**, 119–123.

Saba CF, Hafeman SD, Vail DM, Thamm DH. (2009). Combination chemotherapy with continuous L-asparaginase, lomustine, and prednisone for relapsed canine lymphoma. *J Vet Intern Med.* **23**, 1058–1063.

Saba CF, Thamm DH, Vail DM. (2007). Combination chemotherapy with L-asparaginase, lomustine, and prednisone for relapsed or refractory canine lymphoma. *J Vet Intern Med.* **21**, 127–132.

Sartor LL, Bentjen SA, Trepanier L, Mealey KL. (2004). Loperamide toxicity in a collie with the MDR1 mutation associated with ivermectin sensitivity. *J Vet Intern Med.* **18**, 117–118.

Scherf U, Ross DT, Waltham M, Smith LH, Lee JK, Tanabe L, Kohn KW, Reinhold WC, Myers TG, Andrews DT, Scudiero DA, Eisen MB, Sausville EA, Pommier Y, Botstein D, Brown PO, Weinstein JN. (2000). A gene expression database for the molecular pharmacology of cancer. *Nat Genet.* **24**, 236–244.

Schisselbauer JC, Silber R, Papadopoulos E, Abrams K, Lacreta F P, Tew KD. (1990). Characterization of glutathione S-transferase expression in lymphocytes from chronic lymphocytic leukemia patients. *Cancer Res.* **50**, 3562–3568.

Schleis SE, Rizzo SA, Phillips JC, Leblanc AK. (2011). Asparaginase-associated pancreatitis in a dog. *Can Vet J.* **52**, 1009–1012.

Schold SC Jr., Brent TP, Von Hofe E, Friedman HS, Mitra S, Bigner DD, Swenberg JA, Kleihues P. (1989). O6-alkylguanine-DNA alkyltransferase and sensitivity to procarbazine in human brain-tumor xenografts. *J Neurosurg.* **70**, 573–577.

Schrempp DR, Childress MO, Stewart JC, Leach TN, Tan KM, Abbo AH, De Gortari AE, Bonney PL, Knapp DW. (2013). Metronomic administration of chlorambucil for treatment of dogs with urinary bladder transitional cell carcinoma. *J Am Vet Med Assoc.* **242**, 1534–1538.

Schulmeister L. (2008). Managing vesicant extravasations. *Oncologist.* **13**, 284–288.

Shiba DA, Weinkam RJ. (1982). Quantitative analysis of procarbazine, procarbazine metabolites and chemical degradation products with application to pharmacokinetic studies. *J Chromatogr.* **229**, 397–407.

Shiba DA, Weinkam RJ. (1983). The in vivo cytotoxic activity of procarbazine and procarbazine metabolites against L1210 ascites leukemia cells in CDF1 mice and the effects of pretreatment with procarbazine, phenobarbital, diphenylhydantoin, and methylprednisolone upon in vivo procarbazine activity. *Cancer Chemother Pharmacol.* **11**, 124–129.

Simpson D, Plosker GL. (2004). Paclitaxel: as adjuvant or neoadjuvant therapy in early breast cancer. *Drugs.* **64**, 1839–1847.

Skipper HE, Schabel FM Jr., Wilcox WS. (1964). Experimental evaluation of potential anticancer agents. Xiii. On the criteria and kinetics associated with "curability" of experimental leukemia. *Cancer Chemother Rep.* **35**, 1–111.

Skorupski KA, Clifford CA, Paoloni MC, Lara-Garcia A, Barber L, Kent MS, Leblanc AK, Sablok A, Mauldin EA, Shofer FS, Couto CG, Sorenmo KU. (2007). CCNU for the treatment of dogs with histiocytic sarcoma. *J Vet Intern Med.* **21**, 121–126.

Skorupski KA, Hammond GM, Irish AM, Kent MS, Guerrero TA, Rodriguez CO, Griffin DW. (2011). Prospective randomized clinical trial assessing the efficacy of Denamarin for prevention of CCNU-induced hepatopathy in tumor-bearing dogs. *J Vet Intern Med.* **25**, 838–845.

Skorupski KA, Uhl JM, Szivek A, Allstadt Frazier SD, Rebhun RB, Rodriguez CO Jr. (2016). Carboplatin versus alternating carboplatin and doxorubicin for the adjuvant treatment of canine appendicular osteosarcoma: a randomized, phase III trial. *Vet Comp Oncol.* **14**, 81–87

Sorenmo K. (2003). Canine mammary gland tumors. *Vet Clin North Am Small Anim Pract.* **33**, 573–596.

Sorenmo K, Samluk M, Clifford C, Baez J, Barrett JS, Poppenga R, Overley B, Skorupski K, Oberthaler K, Van Winkle T, Seiler G, Shofer F. (2007). Clinical and pharmacokinetic characteristics of intracavitary administration of pegylated liposomal encapsulated doxorubicin in dogs with splenic hemangiosarcoma. *J Vet Intern Med.* **21**, 1347–1354.

Sorenmo KU, Goldschmidt MH, Shofer FS, Goldkamp C, Ferracone J. (2004). Evaluation of cyclooxygenase-1 and cyclooxygenase-2 expression and the effect of cyclooxygenase inhibitors in canine prostatic carcinoma. *Vet Comp Oncol.* **2**, 13–23.

Spears CP. (1995). Clinical resistance to antimetabolites. *Hematol Oncol Clin North Am.* **9**, 397–413.

Spugnini EP, Baldi A, Vincenzi B, Bongiorni F, Bellelli C, Citro G, Porrello A. (2007). Intraoperative versus postoperative electrochemotherapy in high grade soft tissue sarcomas: a preliminary study in a spontaneous feline model. *Cancer Chemother Pharmacol.* **59**, 375–381.

Spugnini EP, Vincenzi B, Baldi F, Citro G, Baldi A. (2006). Adjuvant electrochemotherapy for the treatment of incompletely resected canine mast cell tumors. *Anticancer Res.* **26**, 4585–4589.

Stein TJ, Pellin M, Steinberg H, Chun R. (2010). Treatment of feline gastrointestinal small-cell lymphoma with chlorambucil and glucocorticoids. *J Am Anim Hosp Assoc.* **46**, 413–417.

Stewart AA, Rush B, Davis E. (2006). The efficacy of intratumoural 5-fluorouracil for the treatment of equine sarcoids. *Aust Vet J.* **84**, 101–106.

Story MD, Voehringer DW, Stephens LC, Meyn RE. (1993). L-asparaginase kills lymphoma cells by apoptosis. *Cancer Chemother Pharmacol.* **32**, 129–133. Taylor F, Gear R, Hoather T, Dobson J. (2009). Chlorambucil and prednisolone chemotherapy for dogs with inoperable mast cell tumours: 21 cases. *J Small Anim Pract.* **50**, 284–289.

Terasaki T, Iga T, Sugiyama Y, Hanano M. (1982). Experimental evidence of characteristic tissue distribution of adriamycin. Tissue DNA concentration as a determinant. *J Pharm Pharmacol.* **34**, 597–600.

Teske E, Rutteman GR, Kirpenstein J, Hirschberger J. (2011). A randomized controlled study into the efficacy and toxicity of pegylated liposome encapsulated doxorubicin as an adjuvant therapy in dogs with splenic haemangiosarcoma. *Vet Comp Oncol.* **9**, 283–289.

Tew KD. (1994). Glutathione-associated enzymes in anticancer drug resistance. *Cancer Res.* **54**, 4313–4320.

Tew KD, Colvin M, Chabner BA. (2001). Alkylating agents. In Chabner BA, Longo DL. (eds.), *Cancer Chemotherapy and Biotherapy: Principles and Practice,* 3rd edn. Philadelphia, Lippincott, Williams and Wilkins.

Tewey KM, Rowe TC, Yang L, Halligan BD, Liu LF. (1984). Adriamycin-induced DNA damage mediated by mammalian DNA topoisomerase II. *Science.* **226**, 466–468.

Thamm DH, Vail DM, Kurzman ID, Babusis D, Ray AS, Sousa-Powers N, Tumas DB. (2014). GS-9219/VDC- 1101–a prodrug of the acyclic nucleotide PMEG has antitumor activity in spontaneous canine multiple myeloma. *BMC Vet Res.* **10**, 30.

Thamm DH, Vail DM, Post GS, Fan TM, Phillips BS, Axiak-Bechtel S, Elmslie RS, Klein MK, Ruslander DA. (2017). Alternating rabacfosadine/doxorubicin: efficacy and tolerability in naive canine multicentric lymphoma. *J Vet Intern Med.* In press.

Tomicic MT, Kaina B. (2013). Topoisomerase degradation, DSB repair, p53 and IAPs in cancer cell resistance to camptothecin-like topoisomerase I inhibitors. *Biochim Biophys Acta.* **1835**, 11–27.

Trist H, Phillips DR. (1989). In vitro transcription analysis of the role of flanking sequence on the DNA sequence specificity of adriamycin. *Nucleic Acids Res.* **17**, 3673–3688.

Tritton TR. (1991). Cell surface actions of adriamycin. *Pharmacol Ther.* **49**, 293–309.

Tucker RW, Owellen RJ, Harris SB. (1977). Correlation of cytotoxicity and mitotic spindle dissolution by vinblastine in mammalian cells. *Cancer Res.* **37**, 4346–4351.

Twentyman PR, Bleehen NM. (1975). Changes in sensitivity to cytotoxic agents occurring during the life history of monolayer cultures of a mouse tumour cell line. *Br J Cancer.* **31**, 417–423.

Undevia SD, Gomez-Abuin G, Ratain MJ. (2005). Pharmacokinetic variability of anticancer agents. *Nat Rev Cancer.* **5**, 447–458.

Vail DM. (2009). Supporting the veterinary cancer patient on chemotherapy: neutropenia and gastrointestinal toxicity. *Top Companion Anim Med.* **24**, 122–129.

Vail DM. (2013). Hematopoietic tumors. In Withrow SJ, Vail DM, age RL. (eds), *Small Animal Clinical Oncology*, 5th edn. St. Louis, Elsevier Saunders.

Vail DM, Kravis LD, Cooley AJ, Chun R, Macewen EG. (1997). Preclinical trial of doxorubicin entrapped in sterically stabilized liposomes in dogs with spontaneously arising malignant tumors. *Cancer Chemother Pharmacol.* **39**, 410–416.

Vail DM, Thamm DH, Reiser H, Ray AS, Wolfgang GH, Watkins WJ, Babusis D, Henne IN, Hawkins MJ, Kurzman ID, Jeraj R, Vanderhoek M, Plaza S, Anderson C, Wessel MA, Robat C, Lawrence J, Tumas DB. (2009). Assessment of GS-9219 in a pet dog model of non-Hodgkin's lymphoma. *Clin Cancer Res.* **15**, 3503–3510.

Vail DM, Von Euler H, Rusk AW, Barber L, Clifford C, Elmslie R, Fulton L, Hirschberger J, Klein M, London C, Martano M, Mcniel EA, Morris JS, Northrup N, Phillips B, Polton G, Post G, Rosenberg M, Ruslander D, Sahora A, Siegel S, Thamm D, Westberg S, Winter J, Khanna C. (2012). A randomized trial investigating the efficacy and safety of water soluble micellar paclitaxel (Paccal Vet) for treatment of nonresectable grade 2 or 3 mast cell tumors in dogs. *J Vet Intern Med.* **26**, 598–607.

Valerius KD, Ogilvie GK, Mallinckrodt CH, Getzy DM. (1997). Doxorubicin alone or in combination with asparaginase, followed by cyclophosphamide, vincristine, and prednisone for treatment of multicentric lymphoma in dogs: 121 cases (1987–1995). *J Am Vet Med Assoc.* **210**, 512–516.

Van Vechten M, Helfand SC, Jeglum KA. (1990). Treatment of relapsed canine lymphoma with doxorubicin and dacarbazine. *J Vet Intern Med.* **4**, 187–191.

Veltkamp SA, Pluim D, Van Eijndhoven MA, Bolijn MJ, Ong FH, Govindarajan R, Unadkat JD, Beijnen JH, Schellens JH. (2008). New insights into the pharmacology and cytotoxicity of gemcitabine and 2´,-difluorodeoxyuridine. *Mol Cancer Ther.* **7**, 2415–2425.

Veterinary Cooperative Oncology Group (VCOG). (2011). Veterinary cooperative oncology group - common terminology criteria for adverse events (VCOG-CTCAE) following chemotherapy or biological antineoplastic therapy in dogs and cats v1.1. *Vet Comp Oncol.* DOI: 10.1111/j.1476-5829.2011.00283.x

Vickery KR, Wilson H, Vail DM, Thamm DH. (2008). Dose-escalating vinblastine for the treatment of canine mast cell tumour. *Vet Comp Oncol.* **6**, 111–119.

Von Euler H, Rivera P, Nyman H, Haggstrom J, Borga O. (2013). A dose-finding study with a novel water-soluble formulation of paclitaxel for the treatment of malignant high-grade solid tumours in dogs. *Vet Comp Oncol.* **11**, 243–255.

Wagner T. (1994). Ifosfamide clinical pharmacokinetics. *Clin Pharmacokinet.* **26**, 439–456.

Wan SH, Huffman DH, Azarnoff DL, Stephens R, Hoogstraten B. (1974). Effect of route of administration and effusions on methotrexate pharmacokinetics. *Cancer Res.* **34**, 3487–3491.

Warry E, Hansen RJ, Gustafson DL, Lana SE. (2011). Pharmacokinetics of cyclophosphamide after oral and intravenous administration to dogs with lymphoma. *J Vet Intern Med.* **25**, 903–908.

West NJ. (1997). Prevention and treatment of hemorrhagic cystitis. *Pharmacotherapy.* **17**, 696–706.

Williams LE, Rassnick KM, Power HT, Lana SE, Morrison-Collister KE, Hansen K, Johnson JL. (2006). CCNU in the treatment of canine epitheliotropic lymphoma. *J Vet Intern Med.* **20**, 136–143.

Wilson L, Jordan M A, Morse A, Margolis RL. (1982). Interaction of vinblastine with steady-state microtubules in vitro. *J Mol Biol.* **159**, 125–149.

Withoff S, Keith WN, Knol AJ, Coutts JC, Hoare SF, Mulder NH, De Vries EG. (1996). Selection of a subpopulation with fewer DNA topoisomerase II alpha gene copies in a doxorubicin-resistant cell line panel. *Br J Cancer.* **74**, 502–507.

Wohlhueter RM, Mcivor RS, Plagemann PG. (1980). Facilitated transport of uracil and 5-fluorouracil, and permeation of orotic acid into cultured mammalian cells. *J Cell Physiol.* **104**, 309–319.

Wolfesberger B, Walter I, Hoelzl C, Thalhammer JG, Egerbacher M. (2006). Antineoplastic effect of the cyclooxygenase inhibitor meloxicam on canine osteosarcoma cells. *Res Vet Sci.* **80**, 308–316.

Working PK, Newman MS, Sullivan T, Yarrington J. (1999). Reduction of the cardiotoxicity of doxorubicin in rabbits and dogs by encapsulation in long-circulating, pegylated liposomes. *J Pharmacol Exp Ther.* **289**, 1128–1133.

Wu CP, Hsieh CH, Wu YS. (2011). The emergence of drug transporter-mediated multidrug resistance to cancer chemotherapy. *Mol Pharm.* **8**, 1996–2011.

Xu M, Nekhayeva I, Cross CE, Rondelli CM, Wickliffe JK, Abdel-Rahman SZ. (2014). Influence of promoter/enhancer region haplotypes on MGMT transcriptional regulation: a potential biomarker for human sensitivity to alkylating agents. *Carcinogenesis.* **35**, 564–571.

Yanagida O, Kanai Y, Chairoungdua A, Kim DK, Segawa H, Nii T, Cha SH, Matsuo H, Fukushima J, Fukasawa Y, Tani Y, Taketani Y, Uchino H, Kim JY, Inatomi J, Okayasu I, Miyamoto K, Takeda E, Goya T, Endou H. (2001). Human L-type amino acid transporter 1 (LAT1): characterization of function and expression in tumor cell lines. *Biochim Biophys Acta.* **1514**, 291–302.

Yancey MF, Merritt DA, Lesman SP, Boucher JF, Michels GM. (2010a). Pharmacokinetic properties of toceranib phosphate (Palladia, SU11654), a novel tyrosine kinase inhibitor, in laboratory dogs and dogs with mast cell tumors. *J Vet Pharmacol Ther.* **33**, 162–171.

Yancey MF, Merritt DA, White JA, Marsh SA, Locuson CW. (2010b). Distribution, metabolism, and excretion of toceranib phosphate (Palladia, SU11654), a novel tyrosine kinase inhibitor, in dogs. *J Vet Pharmacol Ther.* **33**, 154–161.

Zhang J, Tian Q, Chan SY, Duan W, Zhou S. (2005). Insights into oxazaphosphorine resistance and possible approaches to its circumvention. *Drug Resist Updat.* **8**, 271–297.

Zunino F, Gambetta R, Di Marco A, Zaccara A, Luoni, G. (1975). A comparison of the effects of daunomycin and adriamycin on various DNA polymerases. *Cancer Res.* **35**, 754–760.

Zwelling LA, Anderson T, Kohn KW. (1979). DNA-protein and DNA interstrand cross-linking by cis- and trans-platinum(II) diamminedichloride in L1210 mouse leukemia cells and relation to cytotoxicity. *Cancer Res.* **39**, 365–369.

CAPÍTULO 45

Medicamentos Imunossupressores

Mark G. Papich

As doenças que necessitam de tratamento com fármacos imunossupressores incluem doenças cutâneas, como pênfigo, penfigoide e síndromes semelhantes ao lúpus. As doenças imunomediadas sistêmicas que requerem tratamento com medicamento imunossupressor incluem anemia hemolítica imunomediada (AHIM), lúpus eritematoso sistêmico (LES) e trombocitopenia imunomediada (TIM). No tratamento de algumas dessas doenças, tem-se utilizado corticosteroides, compostos alquilantes, fármacos citotóxicos, ciclosporina e compostos de ouro (auroterapia ou crisoterapia). Em geral, o uso exclusivo de anti-inflamatórios não esteroides (AINE) não é efetivo. Em medicina veterinária, um dos problemas na avaliação desses medicamentos é que não há informações de boa qualidade suficientes para comparar esses medicamentos ou para entender qual é o melhor para doenças específicas. Por exemplo, em uma revisão sistemática sobre o tratamento de AHIM, uma das mais importantes doenças imunomediadas diagnosticadas por veterinários, os autores concluíram que essa revisão mostra que há poucas evidências de alta qualidade disponíveis para informar aos clínicos sobre o tratamento de AHIM em cães (Swann e Skelly, 2013).

GLICOCORTICOIDES

Em geral, os glicocorticoides são os primeiros medicamentos utilizados no tratamento de doenças imunomediadas. Eles são consistentemente efetivos, mas induzem diversos efeitos colaterais e reações adversas, especialmente quando utilizados por longo tempo. A farmacologia dos glicocorticoides é discutida, com detalhes, no Capítulo 29; recomenda-se aos leitores a consulta desse capítulo. Resumidamente, os glicocorticoides atuam por meio de ligação a receptores intracelulares; eles alcançam o núcleo e se ligam a sítios receptores dos genes responsivos (Rhen e Cidlowski, 2005; Boumpas *et al.*, 1993), onde modulam a transcrição dos genes responsivos aos glicocorticoides (Barnes e Karin, 1997; Barnes, 2001; Hayashi *et al.*, 2004; Rhen e Cidlowski, 2005). Por meio da regulação dos genes responsivos aos glicocorticoides, ocorre alteração da síntese proteica, comprometendo a função celular.

Efeitos celulares

O mecanismo de ação da imunossupressão causada pelos corticosteroides é complexo. No estudo de Ammersbach *et al.* (2006), os autores constataram redução da migração e sobrevivência de neutrófilos, diminuição na concentração de citocinas, menor expressão de adesão e redução da função do linfócito citotóxico, bem como apoptose de linfócito. A dose utilizada nesse estudo, em cães, foi cerca de 2 mg/kg/dia, durante 3 dias.

Os corticosteroides induzem aumento da quantidade de neutrófilos maduros circulantes. Com isso, ocorrem liberação de neutrófilos do compartimento vascular marginal, menor migração e transferência dessas células para os sítios inflamatórios.

Esse efeito é atribuído a menor expressão de moléculas de adesão, menor aderência ao endotélio vascular e redução da diapedese a partir dos vasos sanguíneos. Subsequentemente, ocorre menor transferência de células inflamatórias aos tecidos, em resposta ao estímulo quimiotático.

Os glicocorticoides interferem, também, em várias funções dos macrófagos. Além de causar supressão da função dos macrófagos, também reduzem a resposta inflamatória, a produção de citocinas e a capacidade de processamento de antígenos pelos macrófagos. Ademais, os glicocorticoides inibem a fagocitose pelos macrófagos.

Os glicocorticoides interferem mais no trânsito do que na função celular dos leucócitos. Os corticosteroides reduzem a quantidade de linfócitos na circulação sanguínea periférica, devido à redistribuição de linfócitos circulantes; reduzem a ativação de linfócitos; e diminuem a participação dos linfócitos na resposta inflamatória. Isso influencia mais os linfócitos T (ou células T) do que os linfócitos B (ou células B). Como os linfócitos B são mais resistentes aos efeitos imunossupressores dos glicocorticoides, há influência mínima na síntese de imunoglobulinas. No entanto, altas doses de corticosteroides reduzem a concentração de imunoglobulina, provavelmente devido ao maior catabolismo e aos efeitos secundários que suprimem as células acessórias e a síntese de citocinas. Em dose anti-inflamatória, os glicocorticoides não comprometem a capacidade do animal em induzir uma resposta imune normal (p. ex., após vacinação) (Nara *et al.*, 1979). Outros efeitos dos glicocorticoides são: inibição da liberação de citocinas inflamatórias pelos leucócitos (p. ex., IL-1, TNF-α, prostaglandinas) e redução da expressão de citocinas pelos linfócitos (p. ex., IL-2).

Efeitos imunossupressores

É difícil separar os efeitos anti-inflamatórios dos efeitos imunossupressores dos glicocorticoides. Para uma revisão completa desses efeitos, consulte os artigos de Cohn (1991) e Barnes (2006). No caso de doenças imunomediadas (p. ex., dermatopatia autoimune, AHIM, trombocitopenia, LES, poliartrite imunomediada), os glicocorticoides suprimem a resposta do sistema imune, abrandando os sinais clínicos. Em um estudo sobre avaliação de vários tratamentos para AHIM, constatou-se que o uso exclusivo de corticosteroide foi tão efetivo quanto a combinação de medicamentos (p. ex., azatioprina, ciclofosfamida etc.) (Grundy e Barton, 2001).

Escolha de medicamentos

Para tratamento prolongado, os esteroides de ação intermediária (prednisona, prednisolona) são mais frequentemente utilizados porque é possível sua administração em dias alternados. No entanto, quase sempre são utilizadas injeções de dexametasona no tratamento agudo, de curta duração. Não se comprovaram diferenças nas respostas do tratamento agudo com dexametasona e com prednisona/prednisolona; todavia, ocorrem menos efeitos adversos prolongados com o uso de glicocorticoides de curta duração.

Dose

Para se obterem efeitos imunossupressores, são necessárias doses de corticosteroides maiores do que aquelas utilizadas no tratamento anti-inflamatório (com frequência, 2 vezes mais, no mínimo), embora a relação dose-resposta não tenha sido totalmente estabelecida em medicina veterinária. Em um estudo no qual os autores documentaram a resposta ao tratamento de AHIM, utilizou-se dose inicial de 2 mg de prednisolona/kg/dia, seguida de um esquema de redução da dose (Piek *et al.*, 2008). Em uma revisão sistemática sobre o tratamento de AHIM, os autores verificaram que o uso exclusivo de glicocorticoides resultou em recuperação bem-sucedida em grande número de casos, embora sem consenso quanto à dose do medicamento ou à duração do tratamento (Swann e Skelly, 2013).

Protocolos terapêuticos iniciais (de indução) utilizam doses diárias de 2,2 a 6,6 mg/kg (prednisolona ou prednisona). Doses acima de 6 mg/kg são raramente utilizadas em cães. Em geral, a dose inicial varia de 2 a 4 mg/kg/dia. Um estudo relatou que a dose de indução ideal para doenças cutâneas é de 4,4 mg/kg/dia, para cães, e de 6,6 mg/kg/dia, para gatos. Uma revisão sistemática sobre a resposta terapêutica de cães com AHIM constatou que dose de prednisolona superior a 2 mg/kg/12 h provavelmente resulta em efeitos adversos inaceitáveis, sem melhora aparente na recuperação a curto ou longo prazo. Após o período de indução, se o paciente responder favoravelmente, a dose pode ser reduzida em cerca de 50%. Por fim, deve-se tentar manter o paciente em um esquema de tratamento com essa dose baixa, em dias alternados. Algumas doenças respondem lentamente, e a redução da dose precisa ser gradativa e por longo tempo. Por exemplo, pode ser necessária a redução da dose mediante avaliação a cada 2 a 4 semanas. Por fim, para doença imunomediada, é possível uma dose de manutenção de 1 mg/kg, em dias alternados, mas pode ser necessária uma dose maior ou tratamento suplementar em pacientes individuais.

Efeitos adversos

Os efeitos colaterais associados ao tratamento com glicocorticoides são discutidos no Capítulo 29. Esses efeitos não são, necessariamente, razões para a descontinuação do tratamento; incluem poliúria/polidipsia, aumento do apetite (polifagia) e alterações do comportamento (p. ex., maior inquietação). Os efeitos adversos de doses imunossupressoras de corticosteroides incluem predisposição a doenças infecciosas, supressão adrenal, pancreatite, retardo de cicatrização, efeitos catabólicos nos músculos e tecidos conjuntivos e hepatopatia.

Tratamento racional em dias alternados

Caso se utilize um glicocorticoide cuja ação dure de 12 a 36 h (ação intermediária), há tempo para recuperação funcional do eixo hipotálamo-hipófise-adrenal (HHA) antes da próxima dose. Para o tratamento em dias alternados, é importante optar por um glicocorticoide que não tenha um período de ação longo – por exemplo, é inaceitável o uso de dexametasona porque sua ação dura, no mínimo, de 36 a 48 h. Em cães, após a administração de 1 mg de prednisolona/kg/48 h, ocorreu supressão do hormônio adrenocorticotrófico (ACTH) por um período de 18

a 24 h, retornando ao normal antes da próxima dose estabelecida (Brockus *et al.*, 1999). O tratamento com glicocorticoide em dias alternados minimiza, mas *não previne* atrofia da adrenal e outros efeitos adversos, como aqueles relativos ao sistema imune, além de efeitos no metabolismo.

CICLOSPORINA

A ciclosporina é um polipeptídio cíclico lipossolúvel, com efeito imunossupressor (Figura 45.1). É derivado do fungo telúrico *Tolypocladium inflatum*. De qualquer forma, trata-se de um importante medicamento utilizado em humanos, principalmente para induzir imunossupressão em pacientes submetidos a transplante de órgão. O crescente uso em medicina veterinária se deve à disponibilidade de uma formulação de ciclosporina de uso veterinário (Atopica). Esse produto é aprovado pela Food and Drug Administration (FDA) para uso em cães e gatos. Uma revisão publicada em 2014 (Archer *et al.*, 2014) fornece detalhes de estudos prévios e propriedades farmacocinéticas, além de estudos em cães.

A ciclosporina se liga a um receptor celular específico da calcineurina e inibe a via de transdução de sinal ativada por receptor de célula T, pela supressão do fator nuclear de células T ativadas (NFAT) (Figura 45.2). São particularmente importantes os seus efeitos na supressão de interleucina-2 (IL-2), fator de necrose tumoral alfa (TNF-α) e outras citocinas, bem como no impedimento da proliferação de linfócitos T ativados. A ação da ciclosporina é mais específica às células T do que às células B. Ela exerce pequena ação na imunidade humoral. Uma importante vantagem na comparação com outros medicamentos imunossupressores, principalmente corticosteroides, é que ela não causa mielossupressão significativa, tampouco supressão imune inespecífica.

Uso clínico em cães

Em medicina veterinária, a ciclosporina é utilizada no tratamento de diversas doenças; desde o início de sua utilização em medicina veterinária, há mais de 10 anos, seu uso potencial, principalmente em cães e gatos, aumentou sobremaneira. Muitas dessas doenças são dermatológicas, segundo a revisão de Robson e Burton (2003). Em cães, o medicamento foi usado no tratamento de fístula perianal (Mathews e Sukhiani, 1997; Griffiths *et al.*, 1999) e em um estudo verificou-se taxa de cicatrização de 85%, na dose de 2,5 a 6 mg de ciclosporina/kg/dia (Mathews *et al.*, 1997). Há relato de boa resposta terapêutica em um caso de adenite sebácea (Carothers *et al.*, 1991); também, há relato de excelente resultado em dois casos de paniculite nodular estéril idiopática, os quais foram acompanhados durante 6 meses após a descontinuação do tratamento com ciclosporina (Guaguère, 2000).

Doenças imunomediadas

A ciclosporina foi usada no tratamento de diversas doenças imunomediadas, inclusive AHIM, doença intestinal inflamatória (IBD) (Allenspach *et al.*, 2006), poliartrite imunomediada (Rhoades *et al.*, 2016) e anemia aplásica (AA). Para algumas doenças, há apenas informações individuais subjetivas de boa resposta ao uso de ciclosporina; para outras (p. ex., AHIM), a qualidade das informações é tão ruim que não é possível estabelecer conclusões.

No caso de doenças cutâneas imunomediadas, os resultados obtidos em estudo piloto sobre o tratamento de pênfigo foliáceo

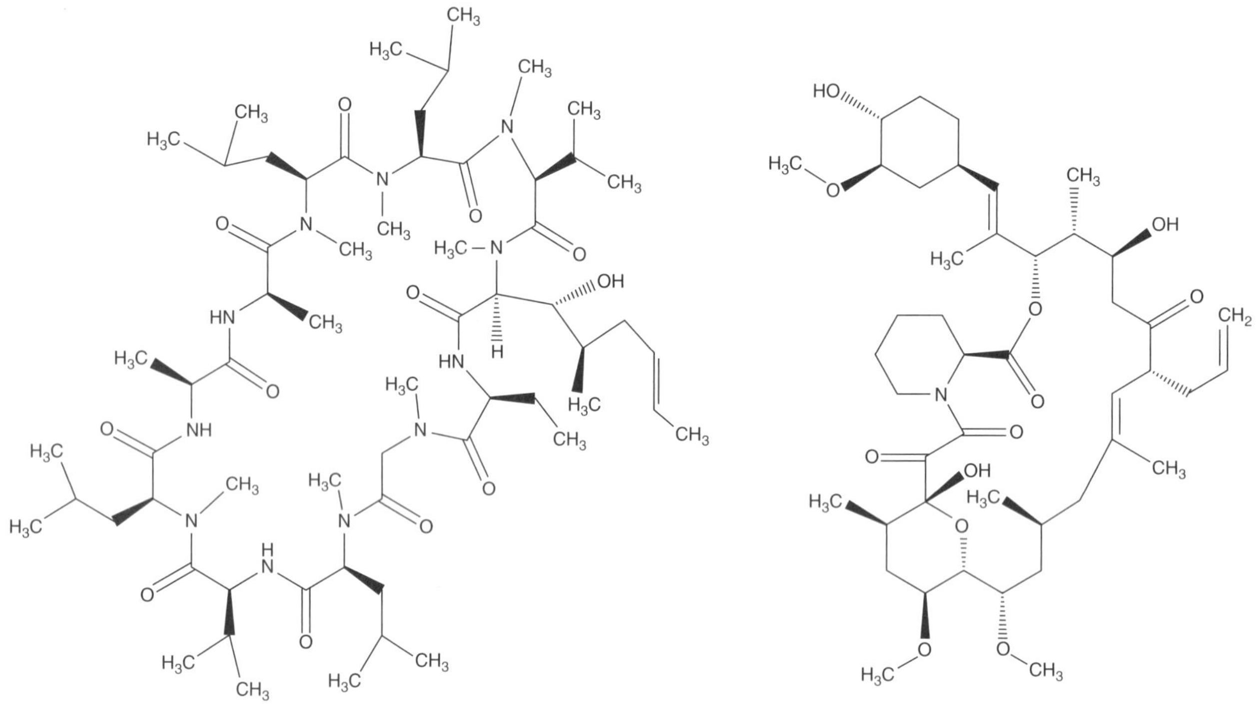

Ciclosporina

Tacrolimo

Figura 45.1 Estruturas da ciclosporina (à esquerda) e do tacrolimo (à direita).

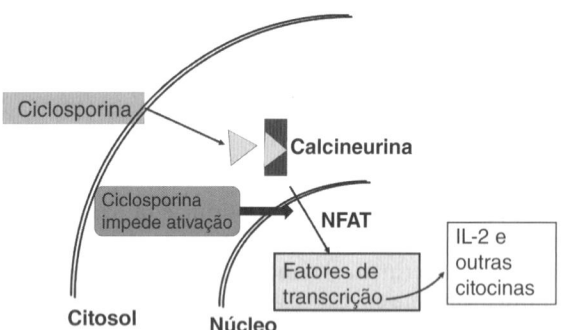

Figura 45.2 Mecanismo de ação da ciclosporina. A ciclosporina alcança o citosol, onde se liga e inibe a calcineurina em um sítio receptor específico. Ao inibir a calcineurina, ela impede a entrada do fator nuclear de células T ativadas (NFAT) no núcleo. Sem a ação do NFAT, ocorre inibição dos fatores de transcrição que produzem citocinas. (Consulte o texto para obter detalhes adicionais.) O tacrolimo também é capaz de inibir a calcineurina, mas em diferente sítio de ligação.

em cães foram desanimadores (Rosenkrantz *et al.*, 1989). Não se constatou melhora em nenhum paciente com micose fungoide. Em um estudo com cinco cães com pênfigo foliáceo tratados com ciclosporina notou-se discreto benefício (Olivry *et al.*, 2003a). Os cães com pênfigo foliáceo inicialmente foram tratados com dose para atopia de 5 mg/kg/dia. Na ausência de resposta, a dose foi aumentada para 10 mg/kg/dia. No fim da pesquisa, concluiu-se que a dose de 5 a 10 mg de ciclosporina/kg/dia não propiciou remissão completa em nenhum dos cães. Em um estudo de casos de poliartrite imunomediada em cães (Clements *et al.*, 2004), os animais foram tratados com prednisolona e diversos outros fármacos modificadores da resposta imune. Não se constatou resposta terapêutica satisfatória em três cães tratados com 5 mg de ciclosporina/kg/dia.

Dermatite atópica

Em humanos, a ciclosporina foi utilizada com sucesso no tratamento de dermatite atópica (Camp *et al.*, 1993). Em razão de sua eficácia, inicialmente avaliou-se o uso de ciclosporina no tratamento de dermatite canina atópica em um estudo piloto com 14 cães (Fontaine e Olivry, 2001); subsequentemente, fez-se avaliação em estudos mais amplos controlados (Olivry *et al.*, 2002a, 2002b). A recomendação de ciclosporina foi indicada por membros de uma força-tarefa (Marsella e Olivry, 2001) e por uma revisão baseada em evidência (Olivry *et al.*, 2003b). Em outro estudo com 30 cães tratados com ciclosporina (5 mg/kg/dia) ou com prednisolona (0,5 mg/kg/dia), verificou-se que a eficácia da ciclosporina não foi estatisticamente diferente daquela da prednisolona (Olivry *et al.*, 2002a). As reduções na taxa média de lesão foram de 60 e 59%, nos grupos de animais tratados com prednisolona ou com ciclosporina, respectivamente. As reduções na taxa média de prurido foram de 81 e 78%, nos grupos de animais tratados com prednisolona e ciclosporina, respectivamente. Em outro estudo publicado pelo mesmo autor (Olivry *et al.*, 2002b), 91 cães com dermatite atópica foram tratados com ciclosporina e comparados com animais que receberam placebo. Foram avaliadas duas doses: 2,5 mg/kg/dia e 5 mg/kg/dia. Notou-se um efeito dose-dependente. Em cães que receberam 5 mg/kg/dia, constatou-se redução estatisticamente significativa na taxa de prurido (45%) e de lesões cutâneas (67%). Não se constatou diferença significativa entre os animais tratados com 2,5 mg/kg/dia aqueles do grupo placebo. Alguns cães podem se beneficiar da administração de menos de uma dose diária, como mostrou outro estudo (Steffan *et al.*, 2003). Nesse estudo, foram comparadas as eficácias dos tratamentos de cães com dermatite atópica com ciclosporina (5 mg/kg) e com metilprednisolona (0,75 mg/kg). Não se constatou diferença nas respostas terapêuticas dos medicamentos, mas, no geral, a avaliação da eficácia foi melhor e notou-se maior ocorrência de distúrbios gastrintestinais em cães tratados com ciclosporina. Nos animais que receberam ciclosporina, a dose inicial foi de 5 mg/kg/dia, durante 4 semanas, mas, por fim, em metade dos cães o procedimento terapêutico foi ajustado para tratamento em dias alternados; além disso, 25% dos animais foram tratados com 5 mg de ciclosporina/kg apenas 2 vezes/semana.

Uso clínico em gatos

Em agosto de 2011, a solução de ciclosporina de uso oral (atopia), foi o primeiro fármaco aprovado pela FDA para o tratamento de dermatite alérgica em gatos. Também, há disponibilidade de cápsulas de 25 mg; em gatos, tem-se utilizado uma dose de 25 mg (1 cápsula)/animal/dia. A dose aprovada pela FDA é de 7 mg/kg/dia, maior do que a dose indicada para os cães. Há necessidade de dose maior porque a absorção em gatos é mais variável, comparativamente aos cães. Outra indicação em gatos é a indução de imunossupressão, no caso de transplante de rim (Mathews e Gregory, 1997), na dose de 3 a 4 mg/kg/12 h. Também, em gatos, é utilizada no tratamento de doenças inflamatórias, inclusive estomatite e complexo granuloma eosinofílico (Guaguère e Prèlaud, 2000; Vercelli *et al.*, 2006). O tratamento de pênfigo foliáceo com ciclosporina foi mais efetivo em gatos do que em cães. Na dose de 5 mg/kg/dia, foi efetiva em alguns gatos, evitando-se o uso de esteroide (Irwin *et al.*, 2012).

Formulações e farmacocinética

A farmacocinética da ciclosporina é complexa devido às diferentes formas de dosagem, à presença de diversos metabólitos, à influência de interações medicamentosas e à variável absorção oral. O medicamento *Sandimmune®* foi utilizado durante muitos anos, mas sua absorção não era consistente e, atualmente, ele não é usado. O medicamento de uso humano comum é a microemulsão *Neoral®*, cuja taxa e volume de absorção são muito mais consistentes e menos influenciados por fatores, como alimentação, comparativamente ao Sandimmune® (Lown *et al.*, 1997). Atualmente, há mais de 20 medicamentos genéricos de uso humano à base de ciclosporina. Não há evidência disponível que comprove que as formulações genéricas de uso humano sejam bioequivalentes ao medicamento de referência original, em cães e gatos. Atopica®, introduzida no fim de 2003, foi o primeiro medicamento veterinário de uso oral à base de ciclosporina nos EUA. A formulação é exatamente a mesma da microemulsão Neoral® (em termos de absorção, cinética e dissolução), exceto o fato de haver maior disponibilidade de cápsulas de diferentes conteúdos de medicamento (10, 25, 50 e 100 mg), para uso veterinário. Formulações manipuladas podem apresentar concentrações variáveis, não sendo recomendadas para uso clínico em cães e gatos.

Avaliou-se a farmacocinética da ciclosporina em animais tratados (Steffan *et al.*, 2004). A ciclosporina é metabolizada no intestino e no fígado. Foram identificados de 25 a 30 metabólitos. Enzimas intestinais pré-hepáticas são responsáveis por uma significativa taxa de metabolização da ciclosporina (Wu *et al.*, 1995); em cães, a taxa de absorção sistêmica é de apenas 20 a 30% (Myre *et al.*, 1991). Em gatos, a taxa de absorção sistêmica é semelhante, de 25 a 29% (Mehl *et al.*, 2003). A metabolização intestinal por enzimas do citocromo P450 (CYP) e o efluxo causado pela glicoproteína P intestinal (P-gp) são responsáveis pela maior parte da perda de disponibilidade

sistêmica, após administração oral. Medicamentos inibidores dessas enzimas podem inibir a metabolização pré-sistêmica e aumentar a disponibilidade da ciclosporina (ver seção sobre *Interações medicamentosas*). Por exemplo, a dose de 5 a 10 mg de cetoconazol/kg, 1 vez/dia, pode reduzir a dose de ciclosporina porque a taxa de depuração (*clearance*) diminui em 85% (Myre *et al.*, 1991).

Administração

Como mencionado em ensaios clínicos citados neste capítulo, a dose efetiva para o tratamento de dermatite, em cães, é de 5 mg/kg/dia. Pode haver um retardo na resposta do tratamento com ciclosporina de até 4 a 6 semanas após o início do tratamento; alguns dermatologistas administram corticosteroide durante as duas primeiras semanas de tratamento. Alguns clínicos reduzem a dose ou as administram em dias alternados e, mesmo assim, mantêm a remissão clínica. Em cerca de metade dos cães tratados, pode-se manter a remissão dos sintomas, mesmo com o aumento do intervalo entre as doses.

Embora estudos clínicos que avaliaram a eficácia do tratamento em doenças imunomediadas, em cães ou gatos, sejam muito limitados, a ciclosporina foi utilizada no tratamento das doenças listadas nas seções *Uso clínico em cães* e *Uso clínico em gatos*. Em geral, para essas condições, considera-se a necessidade de doses maiores, geralmente em torno de 10 mg/kg/12 h VO. Nessas doses, constatou-se que a ciclosporina suprimiu consistentemente a expressão de citocina pelos linfócitos T ativados, em cães, por um período de 12 h (Fellman *et al.*, 2015). Os mesmos autores constataram que, em cães, uma dose inferior a 5 mg/kg, 1 vez/dia, induziu respostas mais variáveis e supressão inconsistente de linfócitos T ativados (Archer *et al.*, 2011).

Monitoramento

Em humanos submetidos a transplante de órgão, utilizam-se doses de 5 a 10 mg/kg/dia, com o intuito de obter a concentração terapêutica desejada de 150 a 400 ng/ml no sangue total. Em humanos, as doses são ajustadas de modo a satisfazer a necessidade do paciente individual, com base na resposta clínica e no monitoramento da concentração plasmática. Em gatos submetidos a transplante de órgão (Mathews e Gregory, 1997), utilizou-se dose de 3 mg/kg/12 h para se obter a concentração sanguínea do medicamento de 300 a 500 ng/ml. Em cães submetidos a transplante de órgão, foi utilizada dose de 10 mg/kg/12 h, para obter concentração sanguínea de 500 a 600 ng/ml (Mathews *et al.*, 2000).

Um relato sobre tratamento de fístula perianal em cães (Mathews e Sukhiani, 1997) indicou que foi necessária dose média de 6 mg/kg/12 h para obter a concentração sanguínea desejada de 400 a 600 ng/ml. No entanto, essa recomendação foi posteriormente modificada para 2,5 a 6 mg/kg/dia. A dose mais comumente utilizada no tratamento de fístula perianal é 3 mg/kg/12 h.

Steffan *et al.* (2004) constataram que, quando se administra dose aprovada para tratamento de cães com dermatite atópica, não é necessário o monitoramento rotineiro da concentração sanguínea de ciclosporina. Quando os animais são tratados com 5 mg/kg/dia, parece não haver forte correlação entre a concentração sanguínea obtida e a resposta clínica. Também, é difícil interpretar os resultados do monitoramento da concentração sanguínea porque não foi estabelecida uma faixa de variação terapêutica para cães e gatos. Todavia, devido à ampla variação farmacocinética individual, às vezes faz-se o monitoramento da concentração sanguínea para determinar se a ausência de resposta terapêutica é causada por absorção oral inapropriada, pela rápida metabolização do fármaco ou pela baixa complacência do proprietário do animal de companhia. Às vezes, o monitoramento pode ser útil para detectar ausência de resposta do paciente. Há relato de tratamento efetivo mesmo quando a concentração sanguínea é baixa. No entanto, de acordo com uma publicação, não se verificou benefício clínico quando a concentração mínima era inferior a 50 ng/mℓ; portanto, o exame de sangue de pacientes que não respondem ao tratamento sugere que a dose não é apropriada (Robson e Burton, 2003).

Ao optar pelo monitoramento da ciclosporina, o clínico deve ter conhecimento do teste que será utilizado. A concentração plasmática deve ser menor do que a concentração no sangue total, pois até 50 a 60% e 10 a 20% da dose se concentram em hemácias e leucócitos, respectivamente. Imunoensaios inespecíficos relatam valores maiores do que aqueles obtidos em testes mais específicos (teste de anticorpo monoclonal ou cromatografia líquida de alta eficiência [HPLC]). Apesar da especificidade hipoteticamente maior do teste monoclonal, relatam-se discrepâncias importantes entre esse teste e a HPLC, um teste mais específico (Steimer, 1999).

Quando se faz o monitoramento de amostras de valores mínimos para detectar a menor concentração do medicamento no intervalo entre doses, essas amostras são obtidas imediatamente antes da próxima dose estabelecida (Figura 45.3). No entanto, a concentração mínima pode ser baixa devido à meia-vida curta e pode não estar relacionada à resposta clínica. Relata-se tratamento efetivo, mesmo quando a concentração sanguínea mínima é baixa. Caso se faça o monitoramento de amostras de valores máximos para detectar a maior concentração do medicamento no sangue, faz-se a coleta de uma amostra em 2 h (C2), cujo resultado se correlaciona melhor com a área sob a curva (AUC) do que o valor da concentração mínima (Figura 45.3). Uma amostra de cão coletada em 2 h possibilitou detectar

melhor o pico de resposta, o qual se correlacionou melhor com os efeitos imunossupressores do que a concentração mínima (Fellman *et al.*, 2015). Essa confirmação em cães é concordante com a evidência, em humanos, de que o valor da concentração na amostra de sangue C2 se correlaciona melhor com os resultados clínicos do que o valor da concentração mínima (Levy *et al.*, 2002; Nashan *et al.*, 2002). Se o monitoramento for realizado com base na amostra de 2 h, pressupõe-se que a concentração do fármaco nessa amostra será cerca duas vezes maior na comparação com o valor da amostra de 12 h. Em cães, a proporção concentração máxima:dose é 179 ± 56. Portanto, na dose de 5 mg/kg, o pico de concentração média é 895 ng/mℓ, com alta variabilidade de 31% no coeficiente de variação (Archer *et al.*, 2014).

Efeitos adversos e precauções

A ciclosporina pode causar vômito, diarreia, anorexia, infecções secundárias e hiperplasia de gengiva (Tabela 45.1). Em cães tratados com ciclosporina, ocasionalmente surgem lesões cutâneas hiperplásicas (Favrot *et al.*, 2005). É possível detectar papilomavírus em algumas delas. Em cães tratados com alta dose, pode-se constatar tremores ou agitação. Esses eventos são raros e geralmente não constituem problemas quando a dose é mantida em limites aceitáveis.

As anormalidades clínicas mais comumente ocasionadas pelo tratamento de cães e gatos com ciclosporina, publicadas (Olivry *et al.*, 2002a, 2002b, 2003b; Steffan *et al.*, 2003; Heinrich *et al.*, 2011) ou detectadas em pesquisas realizadas por fabricantes de medicamentos (Novartis), são distúrbios gastrintestinais. Vômito, anorexia e diarreia são os efeitos adversos consistentes mais comumente relatados; em alguns pacientes, essas condições podem melhorar vários dias após o início do tratamento. Contudo, em outros pacientes, esses eventos podem ocasionar descontinuação da medicação. Quando houver anorexia e vômito, o veterinário deve tentar algumas intervenções, como redução da dose ou administração do medicamento junto de algum alimento. Em cães, a alimentação reduz a absorção do

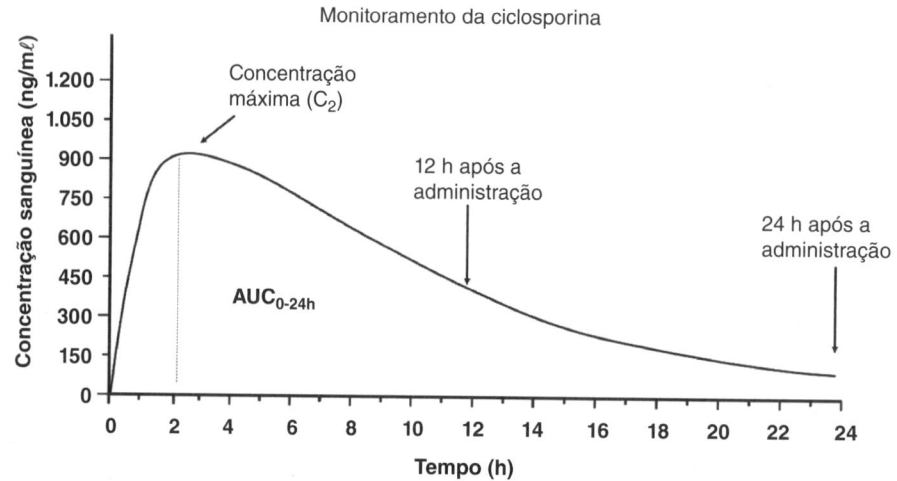

Figura 45.3 Curva da concentração sanguínea hipotética *versus* tempo, relativa à administração de ciclosporina em animais. Tipicamente, na maioria dos animais nota-se pico de concentração (ou concentração máxima) 2 h após a administração, informação que pode ser utilizada para monitorar os picos do efeito. Há correlação entre essa concentração máxima (C_2) e a área sob a curva (AUC) total; está associada com efeitos farmacodinâmicos (consulte o texto). Se o monitoramento for realizado mediante coleta de amostra de sangue em momento de menor concentração, pode haver diferença entre a amostra obtida no momento 12 h (administração de 2 doses ao dia) e a amostra obtida no momento 24 h (administração de uma dose ao dia).

Tabela 45.1 Reações adversas à ciclosporina relatadas em animais.

Gatos: eventos adversos
   Anorexia (mais comum)
   Vômito
   Perda de peso, depressão
Cães: eventos adversos
   Vômito (mais comum)
   Diarreia
   Depressão
   Letargia
   Prurido
   Anorexia
   Aumento de enzimas hepáticas
   Hiperplasia de gengiva

fármaco em 15 a 20%, mas é improvável que essa redução seja grave o suficiente para comprometer a eficácia do medicamento. Lembre-se de que alguns animais podem recusar o alimento se o medicamento for a ele misturado.

Nefrotoxicidade, um problema que ocorria com o uso de formulações antigas, raramente ocorre com as formulações atuais. Sinais de malignidade secundária em decorrência da menor vigilância imune é uma possível complicação do tratamento de longa duração, mas não foram relatados em cães e gatos.

Maior risco de toxoplasmose é uma preocupação quando se administra ciclosporina aos gatos (Lappin *et al.*, 2015). Na dose de 7,5 mg/kg/dia (dose recomendada na bula), para um intervalo estendido (longo), a ciclosporina aumentou a gravidade da infecção causada por *Toxoplasma gondii* em gatos não previamente infectados (soronegativos), mas não em gatos previamente expostos (soropositivos) a *Toxoplasma gondii*; não ativou a excreção de oocistos em gatos previamente expostos. Os gatos soronegativos (*naïve*) podem desenvolver toxoplasmose clínica, quando infectados durante o tratamento com ciclosporina. Outras preocupações com a segurança em gatos foram mencionadas pelo fabricante ou em outros estudos (Roberts *et al.*, 2014). Em gatos, avaliou-se a segurança de altas doses de ciclosporina durante 6 meses e concluiu-se que é um procedimento seguro e bem tolerado.

Em cães, avaliou-se a metabolização da glicose (Kovalik *et al.*, 2011). Em alguns animais a ciclosporina influenciou negativamente a homeostase da glicose. O mecanismo envolvido é a diminuição na secreção de insulina e, possivelmente, a resistência à insulina, mas sua relevância clínica não foi esclarecida. A ciclosporina pode aumentar a hipercoagulabilidade plaquetária, condição que pode ser um problema quando é utilizada para tratar AHIM em cães (essa doença foi associada à ocorrência de tromboembolismo). A administração de ciclosporina eleva a concentração de tromboxano (TXA_2), que pode estimular a agregação plaquetária e a vasoconstrição (Thomason *et al.*, 2012, 2016). Em cães, a administração de ácido acetilsalicílico previne o aumento de TXA_2 induzido por ciclosporina (Thomason *et al.*, 2016).

Interações medicamentosas

Diversos medicamentos podem interagir com a ciclosporina, entre eles cetoconazol, itraconazol, fluconazol, eritromicina e diltiazém. Todos eles podem aumentar potencialmente a concentração de ciclosporina nos animais. Por exemplo, a administração concomitante de cetoconazol para tratar infecções fúngicas secundárias reduz sobremaneira a metabolização da ciclosporina (Myre *et al.*, 1991). Em algumas pesquisas o cetoconazol foi utilizado deliberadamente para reduzir a necessidade

de ciclosporina (Patricelli *et al.*, 2002), cuja dose foi diminuída para 1/3 da dose original, quando administrada em combinação com cetoconazol. Em um estudo sobre o uso de ciclosporina no tratamento de fístula perianal utilizou-se a dose de 1 mg de ciclosporina/kg, combinada com 10 mg de cetoconazol/kg. O autor constatou que, também, pode ser utilizada a dose de 0,5 mg/kg, combinada com 10 mg de cetoconazol/kg (Mouatt, 2002). Em humanos, o suco de toranja (*grapefruit*) aumenta a concentração de ciclosporina por inibir enzimas envolvidas na metabolização do medicamento. No entanto, a dose de toranja necessária para causar efeito semelhante em cães é muito alta (41 cápsulas), não sendo prática no uso clínico (Hanley *et al.*, 2010). A ciclosporina também inibe a glicoproteína P, uma proteína de transporte de membrana. Ademais, ela pode inibir o transporte de ivermectina, aumentando o risco de intoxicação de cães por ivermectina.

Uso oftálmico

Ceratoconjuntivite seca. A ciclosporina oftálmica é aprovada para o tratamento de cães com ceratoconjuntivite seca (CCS), por aumentar a produção de lágrimas. A taxa de sucesso é alta. Também, seu uso tópico é indicado no tratamento de outras doenças oculares imunomediadas. Está disponível na forma de pomada de uso oftálmico 0,2%.

Uveíte anterior. Foram desenvolvidos implantes intraoculares de ciclosporina por um oftalmologista da North Carolina State University (Gilger *et al.*, 2006). Esses implantes são utilizados no tratamento de uveíte anterior equina. Esse procedimento terapêutico induz liberação lenta do medicamento, podendo ter efeito terapêutico sustentado de longa duração.

TACROLIMO, PIMECROLIMO E SIROLIMO (RAPAMICINA)

O tacrolimo (Prograf) é um antibiótico macrolídio produzido por *Streptomyces tsukubaensis* (ver Figura 45.1). É aprovado para uso humano, na forma de cápsulas de 1 e 5 mg e de solução injetável. Esse medicamento induz efeitos imunológicos em linfócitos, semelhantes àqueles da ciclosporina, porém muito mais potentes. À semelhança da ciclosporina, ele se liga a um receptor intracelular que inibe a expressão do gene da IL-2 nos linfócitos T auxiliares (*T-helper*), embora o sítio de ligação seja diferente daquele da ciclosporina. Também, ele pode se ligar a receptores que inibem a expressão de outras citocinas. A maior experiência com tacrolimo é oriunda de estudos experimentais. Em medicina veterinária, não tem sido utilizado sistemicamente; pode causar efeitos adversos inaceitáveis em cães.

Faz-se uso tópico de tacrolimo (Protopic) em cães com alguns tipos de dermatose. A absorção sistêmica é tão baixa que torna seguro o uso tópico em cães. Mais recentemente, tem-se utilizado pimecrolimo em humanos como tratamento tópico de dermatite atópica. O pimecrolimo (Elidel) está disponível na forma de creme 1%. Após a aplicação ocorre absorção sistêmica mínima desse medicamento.

O sirolimo, antigamente conhecido como rapamicina, tem estrutura similar àquela do tacrolimo, mas com diferente ação nas vias reguladoras. É uma lactona macrocíclica produzida pelo fungo *Streptomyces hygroscopicus*. Possui um mecanismo de ação particular e ações distintas daquelas do tacrolimo. O sirolimo inibe a função de uma proteinoquinase específica conhecida como alvo mamífero da rapamicina (mTOR, também denominado alvo mecanístico da rapamicina). Essa via responde aos fatores de crescimento, sendo responsável pela proliferação celular. As propriedades imunossupressoras se devem à inibição de ativação e proliferação de linfócitos T por meio da via da IL-2. O sirolimo pode inibir as vias do fator de crescimento e da citocina; em humanos, é utilizado para evitar rejeição de transplante. Embora o sirolimo seja utilizado para induzir imunossupressão, com intuito de prevenir rejeição de transplantes, mais recentemente ele tem sido avaliado em protocolos de tratamento de câncer.

O fator limitante do uso de sirolimo em cães é sua toxicidade. Quando administrado experimentalmente em cães submetidos a transplante renal, a dose de 2 mg/kg causou intoxicação grave, toxicidade gastrintestinal grave com necrose de mucosa, vasculite submucosa e morte. Ocorreu intoxicação, mesmo em doses inferiores a 0,5 mg/kg. Em doses menores que 0,05 mg/kg IV e 0,1 mg/kg IM não se constatou toxicidade, mas o grau de imunossupressão não foi suficiente. Outros problemas são a irritação tecidual e a formação de abscessos em cães tratados com injeção SC ou IM. Subsequentemente, foram realizados estudos adicionais com sirolimo, em baixa dose, administrada por via oral (Larson *et al.*, 2016). Em um estudo farmacocinético utilizando dose oral de 0,1 mg/kg, constatou-se meia-vida de 38 h, após uma única dose, e de 100 h, após múltiplas doses e farmacocinética muito variável entre os cães (Larson *et al.*, 2016). A depuração do medicamento também foi influenciada pelo uso de múltiplas doses. A concentração do fármaco obtida com essa dose pode ser suficiente para induzir efeitos citostáticos e antiangiogênicos no tratamento de câncer, mas pode não ser suficiente para induzir imunossupressão. Há necessidade de estudos adicionais com esse medicamento, de modo a obter a dose mais efetiva e segura para os animais.

OCLACITINIB (APOQUEL®)

O uso de oclacitinib foi aprovado pela FDA em maio de 2013, para o tratamento de cães com prurido causado por dermatite alérgica e dermatite atópica (Cosgrove *et al.*, 2013a, 2013b). É administrado na forma de comprimido, na dose de 0,5 mg/kg (0,4 a 0,6 mg/kg, com ou sem alimento), inicialmente 2 vezes/dia, nos primeiros 14 dias, seguido da redução para uma dose ao dia. Os comprimidos contêm 3,6 mg, 5,4 mg ou 16 mg do medicamento.

Mecanismo de ação e atividade

O oclacitinib possui um mecanismo de ação particular que inibe citocinas pró-inflamatórias. Ele inibe citocinas dependentes da enzima Janus quinase (JAK) envolvidas na ocorrência de prurido em cães (Gonzales *et al.*, 2014). Preferencialmente, inibe a atividade da enzima JAK1, na comparação com JAK2 ou JAK3, com seletividade 1,8 vez maior que a de JAK2, e 9,9 vezes maior que a de JAK3. Essa atividade preferencial é importante porque JAK2 está envolvida na hematopoese e altas doses de oclacitinib poderiam suprimir a hematopoese. A importância no tratamento de dermatite alérgica e dermatite atópica é que o oclacitinib inibe a ação da IL-31 e reduz o prurido ocasionado por essa citocina em cães. Também, pode inibir a função de outras citocinas pró-inflamatórias, como IL-2, IL-4, IL-6 e IL-13, que podem estar envolvidas na manifestação de alergia.

Uso em cães. Em estudos em cães com dermatite atópica tratados com oclacitinib, a eficácia foi de 66 e 49%, de acordo com a avaliação do proprietário do animal de companhia e do veterinário, respectivamente, e de 67%, em um estudo relativo à dermatite alérgica. Essa taxa foi significativamente maior do que a verificada no grupo placebo; 86% dos cães do grupo

de placebo foram excluídos do estudo. Também, o oclacitinib mostrou eficácia igual àquela da prednisolona, em cães, com início da resposta a ambos os tratamentos em um período tão breve quanto 4 h (Gadeyne *et al.*, 2014). Quando os cães com dermatite atópica foram tratados com ciclosporina ou com oclacitinib, os pacientes tratados com oclacitinib apresentaram início de ação terapêutica mais rápida e menor ocorrência de distúrbios gastrintestinais, comparativamente àqueles tratados com ciclosporina (Little *et al.*, 2015).

Uso em gatos. Até o momento, há apenas informação limitada sobre o uso em gatos. Alguns veterinários utilizaram oclacitinib em gatos e, subjetivamente, relataram resposta benéfica. No entanto, a ação do oclacitinib não é tão potente em gatos quanto é em cães, podendo ser necessária uma dose maior para obter o mesmo grau de inibição da enzima JAK. Em gatos, não foi estabelecida a segurança para doses maiores.

Farmacocinética

O oclacitinib é rapidamente absorvido (89% de biodisponibilidade) e atinge concentração máxima em menos de 1 h, induzindo rápida resposta após sua administração (Collard *et al.*, 2014). O rápido início de ação se distingue de alguns dos produtos atualmente utilizados no tratamento de dermatite atópica. Após absorção, a meia-vida é de, aproximadamente, 3 a 5 h, em cães (Collard *et al.*, 2014). A farmacocinética não foi influenciada pela alimentação ou raça do cão.

Segurança e efeitos adversos

Durante estudo de campo relatado à FDA, para a aprovação do medicamento, constatou-se baixa taxa de reações adversas (diarreia: 2,3 a 4,6%; vômito: 2,3 a 3,9%), não diferente da verificada no grupo placebo, as quais geralmente regrediam depois da dose inicial. Em um estudo publicado (Cosgrove *et al.*, 2013b), relatou-se incidência de 9,2% de vômito e de 6% de diarreia, em 283 cães. Os cães tratados apresentavam menor quantidade de leucócitos e menor concentração sérica de globulina, na comparação com o grupo placebo. Em estudos de campo foram detectados casos de demodicose, piodermatite, pneumonia e tumor de mastócito ou outras neoplasias, mas não se sabe se tais anormalidades estavam relacionadas à medicação.

Dermatologistas utilizam oclacitinib combinado com outros medicamentos, como corticosteroides, ciclosporina e outros fármacos sistêmicos, mas não há disponibilidade de publicação sobre a segurança da administração combinada desses medicamentos. Ademais, não se avaliou a segurança em animais reprodutores ou durante a prenhez.

CICLOFOSFAMIDA (CYTOXAN®)

A ciclofosfamida é um tipo de mostarda nitrogenada; é um dos fármacos imunossupressores mais potentes disponíveis. Veja mais detalhes sobre a farmacologia da ciclofosfamidada no Capítulo 44.

Mecanismo de ação

Os efeitos imunossupressores da mostarda nitrogenada podem ser atribuídos à ação citotóxica nos linfócitos, causada pelo dano ao DNA. A ciclofosfamida é metabolizada, inicialmente, em 4-hidroxifosfamida e, então, nos sítios-alvo, sofre metabolização espontânea (não enzimática), originando os compostos ativos acroleína e mostarda fosforamida. A mostarda fosforamida é responsável pelas bases alquilantes na molécula do DNA. Em razão da ação citotóxica nos linfócitos, pode suprimir diretamente a atividade de linfócitos B e a produção de anticorpos. Os linfócitos B são mais influenciados do que os linfócitos T, pois sua taxa de recuperação frente a um agente alquilante é mais lenta.

Efeitos adversos

A ciclofosfamida é um potente fármaco imunossupressor, com alto risco de mielossupressão. Em cães, o efeito tóxico mais grave é a supressão da medula óssea, que pode predispor a infecções secundárias, trombocitopenia e anemia. Outro efeito adverso é a cistite hemorrágica estéril. Tem-se estimado incidências tão altas quanto 24 e 3,7%, em cães e gatos tratados, respectivamente. A lesão da bexiga se deve aos efeitos tóxicos dos metabólitos no epitélio vesical (especialmente da acroleína), os quais se concentram na urina e daí são excretados. Foram utilizadas várias abordagens para reduzir a lesão ao epitélio da bexiga. Geralmente são administrados corticosteroides em combinação com ciclofosfamida, a fim de induzir poliúria e reduzir o efeito tóxico do fármaco no epitélio vesical. Em humanos e, ocasionalmente, em cães, o fármaco mesna (mercaptoetanossulfonato) foi utilizado para prevenir cistite induzida por medicamento. Mesna propicia grupos tiol ativos livres que se ligam a metabólitos da ciclofosfamida na urina. Outro procedimento utilizado para reduzir a ocorrência de cistite hemorrágica é a administração de furosemida. Em um estudo de 216 casos (Charney *et al.*, 2003), constataram-se menos casos de cistite hemorrágica quando se administrou ciclofosfamida combinada com furosemida, comparativamente com o uso exclusivo de ciclofosfamida. A dose de furosemida utilizada foi 2,2 mg/kg IV, aplicada no momento da administração de ciclofosfamida. Os gatos são mais resistentes à cistite hemorrágica causada pelo uso de ciclofosfamida. Efeitos gastrintestinais, como náuseas, vômito e diarreia, também são possíveis em todas as espécies tratadas.

Em humanos, a terapia de longa duração é desestimulada em virtude do risco de ocorrência de lesão maligna secundária induzida por ciclofosfamida. Não há relato desse tipo de lesão em animais tratados com esse medicamento.

Uso clínico

Na comparação com outros fármacos imunossupressores (azatioprina, ciclosporina, micofenolato, leflunomida), a ciclofosfamida não tem sido utilizada regularmente como um medicamento imunossupressor em animais. Os efeitos adversos em decorrência do uso de altas doses podem ser graves, e sua eficácia não foi comprovada no tratamento de doenças em animais (seu uso tem se baseado em informações pessoais subjetivas). Todavia, às vezes é utilizada como alternativa quando outros fármacos não são efetivos. A dose recomendada para cães é 50 mg/m², que equivale a, aproximadamente, 1,5 mg/kg, para cães de grande porte, e 2,5 mg/kg para cães de pequeno porte. Está disponível na forma de comprimidos de 25 e 50 mg. Essa dose é administrada em dias alternados, bem como os corticosteroides. Também, alguns clínicos administram essa dose de ciclofosfamida na forma de pulso, durante 4 dias consecutivos, a cada semana (medicação durante 4 dias e 3 dias sem medicação). Os gatos recebem dose total de 6,25 a 12,5 mg, 1 vez/dia, 4 dias por semana.

No tratamento de AHIM, a eficácia da ciclofosfamida é questionável (Mason *et al.*, 2003). Em um estudo aleatório de cães tratados com ciclofosfamida e glicocorticoide, ou apenas com glicocorticoide, não se obteve benefício adicional com uso de ciclofosfamida. Nos animais tratados com ciclofosfamida ocorreu supressão da regeneração das hemácias.

CLORAMBUCILA

Clorambucila (Leukeran) também é uma mostarda nitrogenada; às vezes, é utilizada como substituto da ciclofosfamida. Tem ação semelhante à da ciclofosfamida, mas na classe das mostardas nitrogenadas é o fármaco de ação mais lenta. Embora haja escassa publicação sobre o uso clínico de clorambucila, ela pode ser efetiva no tratamento de cães e gatos com doença autoimune. No entanto, não há relato de comparação direta com outros fármacos imunossupressores. Uma de suas aplicações mais frequentes é no tratamento de dermatopatias imunomediadas, em gatos. Em um relato consta que gatos com pênfigo e complexo granuloma eosinofílico (CGE) responderam favoravelmente, com poucos efeitos colaterais (Helton-Rhodes e Shoulberg, 1992). Também foi utilizada no tratamento de pênfigo foliáceo felino, na dose de 0,17 a 0,38 mg/kg, em dias alternados (Irwin *et al.*, 2012).

Efeitos adversos

A clorambucila não induz alguns dos efeitos adversos da ciclofosfamida. Ela tem sido administrada, seguramente, a pacientes humanos ao longo de meses a anos. Os efeitos supressores da medula óssea são apenas moderados, comparativamente àqueles causados por outras mostardas nitrogenadas; ademais, são rapidamente reversíveis. A clorambucila não causa cistite, como acontece com o uso de ciclofosfamida.

Uso clínico

Em gatos, a dose oral usual é de 0,1 a 0,2 mg/kg/24 h. Em cães, a dose usual é de 2 a 6 mg/m²/24 h. Após a remissão dos sintomas, essas doses são administradas em dias alternados. A clorambucila está disponível na forma de comprimido de 2 mg. A dose em dias alternados pode ser administrada juntamente com prednisolona VO, também em dias alternados.

TIOPURINAS (AZATIOPRINA)

As tiopurinas são frequentemente administradas como tratamento de primeira linha, ou como alternativa a fármacos alquilantes do tipo mostarda nitrogenada, no tratamento de doença imunomediada em cães. A tiopurina mais comumente utilizada para tal finalidade é a azatioprina (Imuran).

Mecanismo de ação

Apesar do amplo uso de azatioprina, pouco se sabe a respeito de sua metabolização, do risco de reações adversas e do mecanismo de supressão imune em cães (Rinkardt *et al.*, 1999; Ogilvie *et al.*, 1988). Em humanos, ocorre metabolização espontânea e rápida da azatioprina, originando 6-mercaptopurina (6-MP) que, em seguida, é metabolizada em nucleotídios de 6-metilmercaptopurina (6-MMPN) e de 6-tioguanina (6-TGN) (Figura 45.4). A conversão em metabólitos pode ocorrer nas células-alvo responsáveis pelos efeitos imunes porque a administração de 6-MP não é tão efetiva quanto a administração de azatioprina como profármaco. Os nucleotídios 6-TGN são incorporados ao DNA; são considerados metabólitos citotóxicos

Vias de metabolização da azatioprina

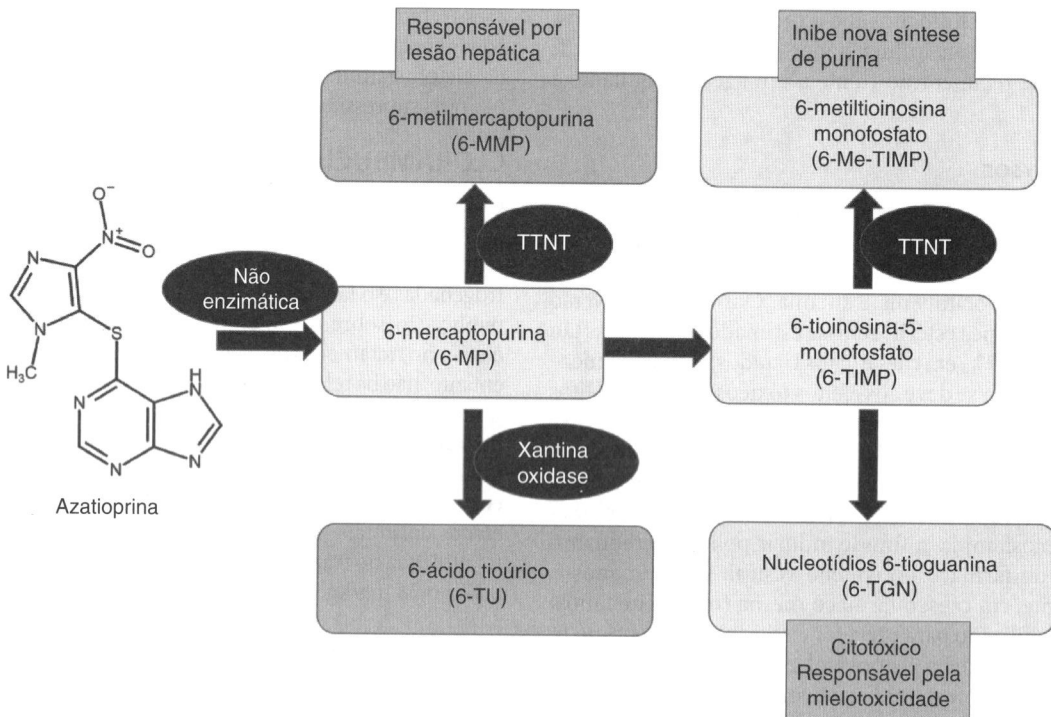

Figura 45.4 Metabolização da azatioprina. A azatioprina é rapidamente metabolizada, inicialmente em 6-mercaptopurina (6-MP), por meio de uma reação não enzimática. Em seguida, a 6-MP pode ser metabolizada e originar metabólitos 6-ácido tiourico (6-TU) inativos, pela ação da xantina oxidase; 6-metilmercaptopurina (6-MMP) pela ação da tiopurina metiltransferase (TPMT); ou em metabólitos ativos via 6-tioinosina-5-monofosfato (6-TIMP). Os medicamentos que inibem a xantina oxidase (p. ex., alopurinol) podem interferir nessa via. Os nucleotídios 6-tioguanina (6-TGN) podem ser incorporados ao DNA e acredita-se que seja esse o principal mecanismo da ação farmacológica, bem como da mielotoxicidade que pode ocorrer em alguns indivíduos. O metabólito 6-metiltioinosina monofosfato (6-Me-TIMP) pode inibir nova síntese de purinas, mas isso pode não ser um efeito clínico relevante. Em humanos e gatos, a deficiência da enzima TPMT causa mielotoxicidade, mas essa relação não foi estabelecida em cães.

ativos. Esses metabólitos são responsáveis por toxicidade da medula óssea, efeitos citotóxicos e imunossupressão de linfócitos (Stefan *et al.*, 2004; Lennard *et al.*, 1989). Diferentemente, 6-MMPN são metabólitos inativos, mas podem causar alguns efeitos adversos, como lesão hepática. Outro metabólito é a metiltioinosina monofosfato (MeTIMP); é capaz de inibir nova biossíntese de purinas *in vitro*, mas sua importância clínica é desconhecida (Meggitt *et al.*, 2011). As consequências da deficiência da enzima tiopurina metiltransferase (TPMT) nos efeitos clínicos e tóxicos serão discutidas a seguir.

Uso clínico

Em medicina veterinária, a azatioprina é um dos medicamentos mais comumente utilizado para suprimir a imunidade em cães submetidos ao tratamento de dermatopatias, AHIM, doença intestinal e outras doenças imunomediadas (Grundy e Barton, 2001; Olivry *et al.*, 2004; Hostutler *et al.*, 2004; Weinkle *et al.*, 2005). Uma revisão sistemática sobre o tratamento de AHIM em cães concluiu que quando houve necessidade de um medicamento de "segunda linha", em adição ao uso de corticosteroide, a azatioprina induziu resultado mais favorável do que outros fármacos (Swann e Skelly, 2013). No entanto, não há disponibilidade de estudos prospectivos de boa qualidade para avaliar o real benefício da adição de azatioprina à terapia corticosteroide, para essas doenças.

A azatioprina está disponível na forma de comprimido de 50 mg. A dose oral é 2 mg/kg/24 h. No tratamento de longa duração administra-se 0,5 a 1,0 mg/kg, em dias alternados, juntamente com prednisolona, também em dias alternados. Em gatos, a dose é muito menor, sendo segura a dose de 0,3 mg/kg (discutida na seção sobre *Problemas em gatos*). Em humanos, há um longo período antes que se verifique a eficácia terapêutica da azatioprina, que pode ser de 2 a 8 meses. Em medicina veterinária, é provável que esse período seja mais curto; os benefícios terapêuticos foram observados somente depois de apenas 3 a 5 semanas, ou menos.

Efeitos adversos

A mielotoxicidade da azatioprina foi bem documentada em cães (Rinkardt e Kruth, 1996; Rodriguez *et al.*, 2004). Leucopenia e trombocitopenia podem ser graves. Em animais tratados com azatioprina deve-se monitorar o hemograma durante o tratamento, a fim de detectar os pacientes em risco de toxicidade e realizar o ajuste da dose de acordo com a necessidade.

Os efeitos gastrintestinais, como náuseas e diarreia, podem ser apenas temporários e cessar após vários dias de tratamento. Em humanos, a elevação da concentração de 6-MMPN está associada à hepatotoxicidade (Stefan *et al.*, 2004). Os cães também podem desenvolver toxicidade hepática 2 a 4 semanas após o início do tratamento com azatioprina. Os sinais de hepatopatia incluem aumento das atividades de enzimas hepáticas e sinais clínicos que podem resultar em descontinuação do tratamento.

Os efeitos a longo prazo relacionados à imunossupressão induzida por azatioprina incluem infecção por *Demodex*, piodermatite recorrente e infecção por dermatófito. Cistite hemorrágica estéril, uma complicação causada pelo uso de ciclofosfamida, não foi verificada após administração de azatioprina. Também há relação (porém, não bem documentada) entre o tratamento com azatioprina combinada com prednisolona e o desenvolvimento de pancreatite aguda em cães. Sugere-se que tal condição se deva ao fato de que a azatioprina reduz a secreção pancreática em animais.

Problemas em gatos

Alguns veterinários administram azatioprina aos gatos, com dose total ao redor de 6,25 mg/gato (1/8 do comprimido), em dias alternados. No entanto, a dose de 2,2 mg/kg, em dias alternados, provocou neutropenia intensa nessa espécie (Beale *et al.*, 1992). Embora se utilize dose de 1,1 mg/kg/dia, ou em dias alternados, no tratamento de gatos com pênfigo (Caciolo *et al.*, 1984), outras publicações desestimulam o uso desse fármaco em gatos, em razão dos efeitos supressores na medula óssea, mesmo nessa dose (Helton-Rhodes, 1995). Diferenças na metabolização do medicamento podem explicar a suscetibilidade dos gatos (discutida na seção sobre *Importância da via metabólica na determinação da toxicidade*). Em razão da preocupação com a toxicidade, quando se utiliza azatioprina a dose recomendada é 0,3 mg/kg, 1 vez/dia ou em dias alternados.

Uso em equinos

Com base em relatos de casos esporádicos, verifica-se que a azatioprina é utilizada em equinos que não respondem a outros tratamentos (Divers, 2010). Relatos clínicos indicam que ela é efetiva no tratamento de doenças imunomediadas nessa espécie; embora dados farmacocinéticos indiquem que não é bem absorvida por via oral, a azatioprina tem sido utilizada no tratamento de trombocitopenia imunomediada, AHIM, polissinovite e enterite granulomatosa. A dose oral utilizada em equinos é 3 mg/kg/24 h.

Importância da via metabólica na determinação da toxicidade

A toxicidade da azatioprina pode envolver um componente genético. Após a conversão de azatioprina em 6-MP, ocorre metabolização adicional do fármaco, originando outros metabólitos (Figura 45.4). Uma das vias metabólicas é a via xantina oxidase, mediante a qual ocorre inativação de metabólitos. O alopurinol reduz a participação dessa via porque ele inibe a enzima xantina oxidase. Outra via metabólica é a via tiopurina metiltransferase (TPMT), que pode converter 6-MP em metabólitos hepatotóxicos. A enzima TPMT também é responsável pela conversão de 6-tioinosina-5-monofosfato (6-TIMP) em outros metabólitos. Em humanos, há polimorfismo genético que determina alta ou baixa atividade de TPMT. Humanos com baixa atividade podem apresentar maior concentração de nucleotídios 6-tioguanina (6-TGN). Elas respondem melhor ao tratamento, mas apresentam alta incidência de toxicidade (mielossupressão); humanos com alta atividade de TPMT são menos sujeitos à toxicidade, porém a eficácia do medicamento é menor (Lennard *et al.*, 1989). A maioria da população humana apresenta alta atividade de TPMT; contudo, cerca de 11%

apresentam baixa atividade e são mais propensos à toxicidade. Humanos com baixa atividade de TPMT devem receber dose menor de azatioprina.

Em cães, a concentração de TPMT também é muito variável. Verificou-se que em um grupo de 177 cães a variação da atividade de TPMT foi de 9 vezes (Kidd *et al.*, 2004). Outro estudo com poucos cães indicou que 90% deles apresentavam atividade de TPMT normal e que em 10% a atividade era baixa (White *et al.*, 1998). A variação parece ser geneticamente determinada, como mencionado em humanos. No entanto, não está claro se a baixa atividade de TPMT em cães representa um risco. Em alguns cães com histórico de mielotoxicidade causada pelo uso de azatioprina, a atividade de TPMT era intermediária ou alta (Rodriguez *et al.*, 2004).

Os gatos, suspeitos em razão de sua suscetibilidade à toxicidade, apresentam baixa atividade de TPMT (Foster *et al.*, 2000). Eles são, portanto, sensíveis à toxicidade induzida por azatioprina. Caso se utilize azatioprina em gatos, a dose deve ser muito menor do que a administrada aos cães.

MICOFENOLATO

O micofenolato de mofetila é um profármaco éster que é metabolizado em um composto ativo, o ácido micofenólico (MPA). Os linfócitos T e B são criticamente dependentes de nova síntese de nucleotídios purina. O ácido micofenólico é um potente inibidor da inosina monofosfato dexidrogenase (IMPDH), uma importante enzima para a síntese de purinas nos linfócitos. Há duas isoformas de IMPDH, tipo I e tipo II. O tipo II é a principal forma nos linfócitos T e B ativados; é mais sensível aos efeitos do micofenolato. Portanto, suprime a proliferação de linfócitos e reduz a síntese de anticorpos pelos linfócitos B. Está disponível na forma de cápsula de 250 mg (CellCept). Em humanos, o micofenolato é usado como substituto da azatioprina; tem sido utilizado principalmente na supressão imune em pacientes submetidos ao transplante de fígado ou rim. Em geral, é utilizado em combinação com glicocorticoide e/ou ciclosporina.

Farmacocinética/farmocodinâmica

Nas doses de 10, 20 e 30 mg/kg, administradas por via oral, utilizadas experimentalmente em cães submetidos ao transplante de célula-tronco hematopoética, constatou-se que a concentração máxima ($C_{MÁX}$) não aumentou na proporção da dose (na dose de 20 mg/kg a $C_{MÁX}$ foi 16 µg/mℓ); os autores verificaram que não havia relação linear entre a dose e a concentração plasmática de micofenolato (Lange *et al.*, 2008). Em dose baixa, a meia-vida foi de 2,9 h, e na dose de 30 mg/kg foi de 4,6 h. Ela foi menor do que a verificada em humanos e cães saudáveis (Langman *et al.*, 1996); consequentemente, a área sob a curva (AUC) é menor do que em doses comparáveis, em humanos. A meia-vida média em cães sadios (Langman *et al.*, 1996) é maior (8 a 9 h), mas com ampla variação. Em humanos, o valor da AUC que corresponde à prevenção de rejeição de transplante é de 30 µg/mℓ × h, mas em cães de um estudo sobre transplantes (Lange *et al.*, 2008), a maior dose (30 mg/kg) induziu uma AUC de apenas 21 µg/mℓ. A concentração necessária para inibir 50% de IMPDH em cães é 200 µg/mℓ, mas ela é maior do que em humanos (Langman *et al.*, 1996). Em estudos com cães, a dose oral de 20 mg/kg não causou elevação da concentração o suficiente para atingir esse alvo. Portanto, essas doses induzem exposições em cães que podem ser menores do que os alvos recomendados para humanos.

Uso clínico

O micofenolato é utilizado no tratamento de doenças imuno-mediadas, inclusive AHIM, anemia aplásica, trombocitopenia imunomediada, glomerulonefrite, miastenia *gravis*, doença neurológica, meningoencefalomielite e dermatopatia imunomediada. Na literatura veterinária, a experiência se limita principalmente a alguns relatos de casos retrospectivos. Uma dose comumente utilizada é 10 a 20 mg/kg, 2 vezes/dia; no entanto, são necessárias mais pesquisas para definir a dose ideal. De acordo com estudos farmacocinéticos do micofenolato em cães, a taxa de eliminação pode requerer doses frequentes para obter boa eficácia em alguns cães (Langman *et al.*, 1996). Para tratamento de pênfigo foliáceo tem-se utilizado a dose de 22 a 39 mg/kg/dia, fracionada em três administrações. O micofenolato é bem tolerado, mas apenas 3 de 8 cães que completaram o estudo manifestaram melhora (Byrne e Morris, 2001). Quando administrado em combinação com corticosteroide, no tratamento de AHIM (10 mg/kg/12 h), foi bem tolerado, mas os benefícios clínicos não foram maiores do que os verificados com o uso de corticosteroide combinado com outros medicamentos (Wang *et al.*, 2013). Miastenia *gravis*, uma doença mediada por linfócito B e dependente de linfócito T, tem sido tratada com micofenolato, mas os resultados obtidos nos estudos em cães foram desestimulantes. Na dose de 10 a 20 mg/kg não se constatou benefício significativo, e os autores concluíram que as evidências não corroboram o uso de micofenolato no tratamento de miastenia *gravis* adquirida, em cães (Dewey *et al.*, 2010). Relata-se que o fármaco, combinado com corticosteroide, induziu resposta parcial ou total em cães submetidos ao tratamento de meningoencefalomielite, mas em 20% dos cães foi preciso descontinuar o tratamento devido aos efeitos gastrintestinais adversos (Barnoon *et al.*, 2016). Relatos de casos com pequeno número de animais indicaram que o fármaco pode ser útil no tratamento de AHIM e de TIM (West e Hart, 2014; Yau e Bianco, 2014). Em um relato de casos, notou-se que o resultado do tratamento de cães portadores de AHIM, com corticosteroide e micofenolato, na dose média de 20 mg/kg/dia, foi semelhante ao verificado em outros protocolos de terapia combinada (glicocorticoide mais azatioprina, ciclosporina ou imunoglobulina) (Wang *et al.*, 2013). Não se constatou diferença entre o grupo tratado com micofenolato e os demais tratamentos, exceto que em alguns momentos da avaliação, na verdade, os animais do grupo que receberam micofenolato apresentaram pior resultado. As experiências com gatos são limitadas, mas há relatos de uso de micofenolato no tratamento de gatos com AHIM.

Efeitos adversos

Os cães podem ser mais propensos a efeitos gastrintestinais adversos do que outros animais. O estudo anteriormente mencionado (Barnoon *et al.*, 2016) relatou incidência de 20% de distúrbios gastrintestinais adversos, que culminaram com a descontinuação do tratamento. Em um relato de casos de cinco cães com AHIM tratados com 10 a 15 mg de micofenolato/kg/8 h, constatou-se que todos os cães manifestaram toxicidade gastrintestinal (West e Hart, 2014). Os autores concluíram que não se justifica o tratamento de AHIM, na dose utilizada nesse estudo. Em cães, os efeitos adversos mais comuns são náuseas, vômito e diarreia, causados pelo efeito direto do medicamento no epitélio intestinal. Parece que esses efeitos são mais evidentes quando se utilizam altas doses ou intervalos entre doses mais frequentes.

LEFLUNOMIDA

A leflunomida é um medicamento isoxazol imunossupressor. Não é ativa como fármaco original, mas é transformada em um metabólito ativo, o A77 1726 (também conhecido como M1 ou teriflunomida), responsável pelos efeitos imunossupressores clínicos. Ele inibe a síntese de pirimidina por inibir a enzima di-hidro-orotato desidrogenase. Essa enzima é importante para nova síntese de pirimidina, fundamental para a função de linfócitos T e B estimulados e ativados. Também, pode ter ação anti-inflamatória.

Após absorção oral de leflunomida, sua concentração plasmática é baixa e irrelevante. Contudo, há concentração suficiente do metabólito M1, responsável pela ação imunossupressora. Em humanos, o metabólito M1 tem meia-vida muito longa (7 a 10 dias), mas ela é muito menor em cães (21 h) (Singer *et al.*, 2011). Em gatos, notaram-se 100% de absorção oral e a meia-vida foi mais longa do que em cães (60 h, na dose oral de 4 mg/kg), mas não tão longa quanto em humanos (Mehl *et al.*, 2012). Em gatos, com essa dose a proliferação de linfócitos diminui cerca de 50%. Em humanos, são necessários vários dias para acumular uma concentração em estado de equilíbrio constante e podem ser necessários vários meses para a completa eliminação do medicamento após a descontinuação do fármaco. Em cães, pode-se obter precocemente uma concentração em estado de equilíbrio constante, mas a eliminação mais rápida nesses animais aumenta a dúvida sobre a possibilidade de extrapolação de protocolos de dose de humanos para os cães. Não se estabeleceu a dose efetiva para gatos.

Indicações e uso

A leflunomida é utilizada em humanos, principalmente, no tratamento de artrite reumatoide. Em cães, é indicada para tratar diversas doenças imunomediadas, como substituto de outros fármacos como azatioprina e micofenolato. Essas doenças incluem miastenia *gravis*, síndrome de Evan, AHIM, trombocitopenia e polimiosite/poliartrite (Gregory *et al.*, 1998; Colopy *et al.*, 2010). No entanto, não foram realizados estudos bem controlados para confirmar a eficácia e o uso em medicina veterinária; os dados disponíveis baseiam-se principalmente em relatos individuais subjetivos. Os efeitos adversos podem limitar o uso clínico em cães (ver seção sobre *Efeitos adversos*). Em gatos, a experiência é ainda mais limitada, exceto por estudos farmacocinéticos e um relato de caso sobre o seu uso no tratamento de artrite reumatoide (Mehl *et al.*, 2012; Hanna, 2005).

Em cães, a leflunomida é utilizada mais frequentemente como medicamento imunossupressor substituto, quando não se obtém resposta efetiva com outros medicamentos ou quando o paciente se torna refratário a outros fármacos. Em cães, é administrada por via oral, geralmente na dose de 2 mg/kg/12 h, seguida de redução para 2 mg/kg, 1 vez/dia. No tratamento de poliartrite, um relato indicou que foi "segura e efetiva" na dose de 3 a 4 mg/kg/dia (Colopy *et al.*, 2010). Em gatos, os resultados de estudos farmacocinéticos sugerem dose inicial de 2 mg/kg por 2 dias, seguida de 2 mg/kg em dias alternados (Mehl *et al.*, 2012). Tanto em cães quanto em gatos, após um período de indução, a dose pode ser reduzida em taxas de 25%, até que o paciente se estabilize ou a doença se resolva.

Efeitos adversos

Em cães, os efeitos adversos mais comuns são redução do apetite e diarreia. Com o uso clínico nota-se, também, anemia discreta e letargia. O relato mais detalhado sobre efeitos adversos consta no estudo de McChesney *et al.* (1994). Os autores utilizaram um modelo de transplante renal canino; administraram leflunomida aos cães, nas doses de 2, 4, 8 e 16 mg/kg/dia. Em doses baixas, até 8 mg/kg, o procedimento foi seguro, mas não induziu imunossupressão suficiente e em todos os cães houve rejeição ao transplante. À medida que a dose foi aumentada os cães manifestaram anorexia progressiva. Em dose alta o suficiente para induzir a imunossupressão desejável (16 mg/kg/dia), ocorreu toxicidade grave e todos os cães morreram, manifestando anemia, anorexia e perda de peso. O cão pode ser sensível aos efeitos adversos porque em alta dose, de 16 mg/kg, a concentração sanguínea do medicamento foi > 50 µg/mℓ, que é um valor bem tolerado em estudo com humanos.

TERAPIA COM OURO (CRISOTERAPIA)

Derivados de sais de ouro, como aurotioglicose (Solganal), foram utilizados para tratar algumas doenças imunomediadas, mas seu uso em medicina veterinária diminuiu consideravelmente. Em humanos, seu uso mais comum era no tratamento de artrite reumatoide, mas medicamentos recentes substituíram amplamente a crisoterapia. Originalmente, foi utilizado nos anos de 1800 para tratar tuberculose. O mecanismo de ação exato é desconhecido, mas pode ser uma ação imunomoduladora por meio de seus efeitos na imunidade mediada por linfócito T ou mediante a inibição de sistemas enzimáticos sulfidrilas (Kean *et al.*, 1997). Também, pode ter efeito anti-inflamatório em macrófagos e neutrófilos. Uma desvantagem da crisoterapia é que o tratamento mais efetivo deve ser administrado IM (geralmente 1 vez/semana) e pode demorar várias semanas para induzir efeitos positivos. Por exemplo, em humanos, a ação da aurotioglicose inicia-se depois de 6 a 8 semanas; em cães esse tempo pode ser tão longo quanto 6 a 12 semanas.

Medicamentos disponíveis

A terapia com ouro, denominada crisoterapia, em alguns livros-texto, consiste em diversas formulações à base de ouro. As preparações mais antigas deixaram de ser comercializadas. As formulações previamente disponíveis são tiomalato sódico de ouro (Miocrisina), na forma de solução injetável com 25 mg/mℓ ou 50 mg/mℓ, em veículo de óleo de sésamo, e aurotioglicose (Solganal), como solução injetável aquosa com 50 mg/mℓ. Atualmente, a única formulação utilizada na terapia com ouro é uma preparação de ouro monomérico de uso oral, a auranofina (Ridaura) (Kean *et al.*, 1997), disponível em cápsulas de 3 mg.

Uso clínico

Em medicina veterinária, não há disponibilidade de resultados de estudos controlados, e os casos relatados de terapia efetiva na literatura veterinária são escassos. O uso mais comum (embora raro) é no tratamento de dermatopatia imunomediada que não responda à terapia exclusivamente com corticosteroide ou nos casos em que se deseje minimizar a dependência do paciente aos corticosteroides. Mais recentemente, foi alvo de renovado interesse em medicina humana, em razão de suas propriedades antiprotozoárias (Madeira *et al.*, 2012). A auranofina de uso oral parece se concentrar nas células intestinais, podendo ser efetiva no tratamento de doenças intestinais causadas por protozoários. Esse uso não foi relatado em medicina veterinária.

Dose

Em geral, a dose injetável é administrada como dose-teste de 1 mg, em cães de pequeno porte, ou de 5 mg, em cães de grande porte. A dose é administrada 1 vez/semana, até a remissão dos sintomas, geralmente seguida de dose de manutenção de 1 a 2 mg/kg, a cada 2 a 4 semanas. Não foi estabelecida a dose oral de auranofina para cães e gatos.

Efeitos adversos

Os efeitos adversos são descritos em humanos, nos quais relata-se taxa de incidência de 10 a 50%; todavia, esses efeitos não foram bem documentados em animais. Os efeitos adversos relatados incluem dermatite (que não deve ser confundida com a doença primária que está sendo tratada), nefrotoxicidade e discrasias sanguíneas. Quando administrada aos animais, recomenda-se o monitoramento periódico do hemograma, com o intuito de detectar anormalidades induzidas pelo medicamento. Há relato de diarreia após o uso de produto oral. Esse medicamento não deve ser utilizado em fêmeas prenhes. Causa aborto e reabsorção fetal ou malformações congênitas em animais de laboratório.

DAPSONA

Dapsona é uma sulfona que compartilha propriedades químicas com as sulfonamidas. É utilizada há mais de 50 anos em medicina humana, mas seu uso diminuiu significativamente ao ser substituída por outros medicamentos. Em humanos, tem sido utilizada em combinação com outros fármacos no tratamento de hanseníase, causada por *Mycobacterium leprae*. Outras aplicações incluem profilaxia de malária e tratamento de infecção causada por *Pneumocystis carinii* em pacientes com AIDS. O uso dermatológico inclui tratamento de dermatite herpetiforme, LES, penfigoide, dermatose pustular subcorneana e outras dermatoses inflamatórias.

Mecanismo de ação

No tratamento de hanseníase, a dapsona atua como antagonista do folato, à semelhança das sulfonamidas. Em outras doenças o mecanismo é desconhecido, mas sua ação parece atribuída à supressão da função dos neutrófilos (Booth *et al.*, 1992). Pode suprimir a explosão (*burst*) respiratória nas células inflamatórias.

Farmacocinética

Espera-se metabolização semelhante à das sulfonamidas. Dados experimentais em cães indicam que ela é amplamente absorvida e apresenta meia-vida de eliminação longa, de 11 a 13 h. A semelhança das vias metabólicas de cães e humanos e de gatos e humanos pode explicar a suscetibilidade à toxicidade (ver seção sobre *Efeitos adversos*). Em humanos, uma via de metabolização envolve acetilação (N-acetilação). Em humanos, o outro metabólito é uma hidroxilamina (N-hidroxilação). O metabólito hidroxilamina é responsável pelos efeitos adversos causados pela dapsona, como metemoglobinemia (Helton-Rhodes e Shoulberg, 1992). Os cães não são capazes de causar acetilação de medicamentos; em cães, identificou-se um padrão de metabolização similar ao das sulfonamidas, indicando que a incapacidade de acetilação pode ser responsável por maior acúmulo de metabólitos tóxicos e maior risco de efeitos colaterais (ver discussão sobre Sulfonamidas, no Capítulo 32). A mesma condição de metabolização pode explicar o risco de efeitos colaterais da dapsona em cães.

Uso clínico em animais

Em animais, a dapsona é utilizada no tratamento de hanseníase felina, embora sua eficácia seja incerta. Em cães, é utilizada no tratamento de dermatopatias caracterizadas por anormalidades vasculares, doença cutânea inflamatória, doença imunomediada e dermatose pustular subcorneana. Como não foram realizados estudos específicos, as doses são extrapoladas da medicina humana ou são empíricas. Nos livros-texto relatam-se dose de 1 mg/kg, até 3 vezes/dia. Está disponível na forma de comprimidos genéricos com 25 e 100 mg.

Efeitos adversos

Os efeitos adversos em animais não estão bem documentados, mas podem ser graves o suficiente para ocasionar descontinuação do tratamento. Em humanos, a dapsona causa agranulocitose, anemia aplásica, metemoglobinemia e discrasias sanguíneas, podendo ocorrer reações cutâneas tóxicas (p. ex., necrólise epidérmica tóxica). Em razão da semelhança com as sulfonamidas, não administre dapsona aos animais sensíveis às sulfas. Como alguns cães podem não ser capazes de destoxificar o metabólito hidroxilamina, essa condição possivelmente predispõe a maior risco de toxicidade. Os gatos são considerados suscetíveis à hepatite e às discrasias sanguíneas. Em humanos, um dos metabólitos responsáveis pela toxicidade é excretado como um metabólito glicuronídeo. Os gatos podem não ser capazes de induzir rápida glicuronização desse metabólito, condição que pode aumentar o risco de intoxicação desses animais, na comparação com outros.

REFERÊNCIAS BIBLIOGRÁFICAS

Allenspach K, Rüfenacht S, Sauter S, Gröne A, Steffan J Strehlau G, Gaschen F. (2006). Pharmacokinetics and clinical efficacy of cyclosporine treatment of dogs with steroid-refractory inflammatory bowel disease. *J Vet Intern Med.* **20**, 239–244.

Ammersbach MAG, Kruth SA, Sears W, Bienzle D. (2006). The effect of glucocorticoids on canine lymphocyte marker expression and apoptosis. *J Vet Intern Med.* **20**, 1166–1171.

Archer TM, Boothe DM, Langston VC, Fellman CL, Lunsford KV, Mackin AJ. (2014). Oral cyclosporine treatment in dogs: a review of the literature. *J Vet Intern Med.* **28**, 1–20.

Archer TM, Fellman CL, Stokes JV, Pinchuk LM, Lunsford KV, Pruett SB, Langston VC, Mackin AJ. (2011). Pharmacodynamic monitoring of canine T-cell cytokine responses to oral cyclosporine. *J Vet Intern Med.* **25**, 1391–1397.

Barnes PJ. (2001). Molecular mechanisms of corticosteroids in allergic diseases. *Allergy* **56**, 928–936.

Barnes PJ. (2006). Corticosteroids: The drugs to beat. *Eur J Pharmacol.* **533**, 2–14.

Barnes PJ, Karin M. (1997). Nuclear factor-kB C a pivotal transcription factor in chronic inflammatory diseases. *N Engl J Med.* **336**, 1066–1071.

Barnoon I, Shamir MH, Aroch I, Bdolah-Abram T, Srugo I, Konstantin L, Chai O. (2016). Retrospective evaluation of combined mycophenolate mofetil and prednisone treatment for meningoencephalomyelitis of unknown etiology in dogs: 25 cases (2005–2011). *J Vet Emerg Crit Care.* **26**, 116–124.

Beale KM, Altman D, Clemmons RR, Bolon B. (1992). Systemic toxicosis associated with azathioprine administration in domestic cats. *Am J Vet Res.* **53**, 1236–1240.

Booth SA, Moody CE, Dahl MV, Herron MJ. (1992). Dapsone suppresses integrin-mediated neutrophil adherence function. *J Invest Dermatol.* **98**, 135–140.

Boumpas DT, Chrousos GP, Wilder RL, Cupps TR, Balow JE. (1993). Glucocorticoid therapy for immune-mediated diseases: Basic and clinical correlates. *Annals Intern Med.* **119**, 1198–1208.

Brockus CW, Dillon AR, Kemppainen RJ. (1999). Effect of alternate-day prednisolone administration on hypophyseal-adrenocortical activity in dogs. *Am J Vet Res.* **60**, 698–702.

Byrne KP, Morris DO. (2001). Study to determine the usefulness of mycophenolate mofetil (MMF) for the treatment of pemphigus foliaceus in the dog. [abstract] *Proceedings of the 16th Annual American Academy of Veterinary Dermatology.*

Caciolo PL, Nesbitt GH, Hurvitz AI. (1984). Pemphigus foliaceus in 8 cats and results of induction therapy using azathioprine. *J Am Anim Hosp Assoc.* **20**, 571–577.

Camp RDR, Reitamo S, Friedmann PS, Ho V, Heule F. (1993). Cyclosporin A in severe, therapy-resistant atopic dermatitis: Report of an international workshop. *Br J Dermatol.* **129**, 217–220.

Carothers MA, Kwochka KW, Rojko JL. (1991). Cyclosporine responsive granulomatous sebaceous adenitis in a dog. *J Am Vet Med Assoc.* **198**, 1645–1648.

Charney SC, Bergman PJ, Hohenhaus AE, McKnight JA. (2003). Risk factors for sterile hemorrhagic cystitis in dogs with lymphoma receiving cyclophosphamide with or without concurrent administration of furosemide: 216 cases (1990–1996). *J Am Vet Med Assoc.* **222**, 1388–1393.

Clements DN, Gear RN, Tattersall J, Carmichael S, Bennett D. (2004). Type I immune-mediated polyarthritis in dogs: 39 cases (1997–2002). *J Am Vet Med Assoc.* **224**, 1323–1327.

Cohn L. (1991). The influence of corticosteroids on host defense mechanisms. *J Vet Intern Med.* **5**, 95–104.

Collard WT, Hummel BD, Fielder AF, King VL, Boucher ann MR. (2014). The pharmacokinetics of oclacitinib maleate, a Janus kinase inhibitor, in the dog. *J Vet Pharmacol Therap.* **37**, 279–285.

Colopy SA, Baker TA, Muir P. (2010). Efficacy of leflunomide for treatment of immune-mediated polyarthritis in dogs: 14 cases (2006–2008). *J Am Vet Med Assoc.* **236**, 312–318.

Cosgrove SB, Wren JA, Cleaver DM, Martin DD, Walsh KF, Harfst JA, Follis SL, King VL, Boucher JF, Stegemann MR. (2013a). Efficacy and safety of oclacitinib for the control of pruritus and associated skin lesions in dogs with canine allergic dermatitis. *Vet Dermatol.* **24**, 479–e114.

Cosgrove SB, Wren JA, Cleaver DM, Walsh KF, Follis SI, King VI, Tena JK, Stegemann MR. (2013b). A blinded, randomized, placebo-controlled trial of the efficacy and safety of the Janus kinase inhibitor oclacitinib (Apoquel®) in client-owned dogs with atopic dermatitis. *Vet Dermatol.* **24**, 587–e142.

Dewey CW, Cerda-Gonzalez S, Fletcher DJ, Harb-Hauser MF, Levine JM, Badgley BL, Olby NJ, Shelton GD. (2010). Mycophenolate mofetil treatment in dogs with serologically diagnosed acquired myasthenia gravis: 27 cases (1999–2008). *J Am Vet Med Assoc.* **236**, 664–668.

Divers TJ. (2010). Azathioprine – a useful treatment for immune-mediated disorders in the horse? *Equine Vet Educ.* **22**, 501–502.

Favrot C, Olivry T, Werner AH, Nespecca G, Utiger A, Grest P, Ackermann M. (2005). Evaluation of papillomaviruses associated with cyclosporine-induced hyperplastic verrucous lesions in dogs. *Am J Vet Res.* **66**, 1764–1769.

Fellman CL, Archer TM, Stokes JV, Wills RW, Lunsford KV, Mackin AJ. (2015). Effects of oral cyclosporine on canine T-cell expression of IL-2 and IFN-gamma across a 12-h dosing interval. *J Vet Pharmacol Therap.* **39**, 237–244.

Fontaine J, Olivry T. (2001). Cyclosporine for the management of atopic dermatitis in dogs: a pilot clinical trial. *Vet Rec.* **148**, 662–663.

Foster AP, Shaw SE, Duley JA, Shobowale-Bakre EM, Harbour DA. (2000). Demonstration of thiopurine methyltransferase activity in the erythrocytes of cats. *J Vet Intern Med.* **14**, 552–554.

Gadeyne C, Little P, King VL, Edwards N, Davis K, Stegemann MR. (2014). Efficacy of oclacitinib (Apoquel®) compared with prednisolone for the control of pruritus and clinical signs associated with allergic dermatitis in client-owned dogs in Australia. *Vet Dermatol.* **25**, 512–e86.

Gilger BC, Salmon JH, Wilkie DA, Cruysberg LP, Kim J, Hayat M, Kim H, Kim S, Yuan P, Lee SS, Harrington SM, Murray PR, Edelhauser HF, Csaky KG, Robinson MR. (2006). A novel bioerodible deep scleral lamellar cyclosporine implant for uveitis. *Invest Ophthalmol Vis Sci.* **47**, 2596–2605.

Gonzales AJ, Bowman JW, Fici GJ, Zhang M, Mann DW, Mitton-Fry M. (2014). Oclacitinib (APOQUEL®) isa novel Janus kinase inhibitor with activity against cytokines involved in allergy. *J Vet Pharmacol Therap*. **37**, 317–324.

Gregory CR, Stewart A, Sturges B, DeManvelle T, Cannon A, Ortega T, Harb M, Morris RE. (1998). Leflunomide effectively treats naturally occurring immune-mediated and inflammatory diseases of dogs that are unresponsive to conventional therapy. *Transplantation Proc*. **30**, 4143–4148.

Griffiths LG, Sullivan M, Borland WW. (1999). Cyclosporine as the sole treatment for anal furnculosis: preliminary results. *J Small Anim Pract*. **40**, 569–572.

Grundy SA, Barton C. (2001). Influence of drug treatment on survival of dogs with immune-mediated hemolytic anemia: 88 cases (1989–1999). *J Am Vet Med Assoc*. **218**, 543–546.

Guague`re E. (2000). Efficacy of cyclosporine in the treatment of idiopathic sterile nodular panniculitis in two dogs. *Vet Dermatol*. **11** (Suppl. 1), 22.

Guaguère E, Prèlaud P. (2000). Efficacy of cyclosporine in the treatment of 12 cases of eosinophilic granuloma complex. *Vet Dermatol*. **11** (Suppl. 1), 31.

Guaguère E, Steffan J, Olivry T. (2004). Cyclospirin A: a new drug in the field of canine dermatology. *Vet Dermatol*. **15**, 61–74.

Hanley MJ, Cerundolo R, Radwanski N, Court MH. (2010). Grapefruit juice, lyophilized grapefruit juice, and powdered whole grapefruit inhibit cytochrome P450-mediated triazolam hydroxylation by beagle dog liver microsomes. *J Vet Pharmacol Therap*. **33**, 189–195.

Hanna FY. (2005). Disease modifying treatment for feline rheumatoid arthritis. *VCOT Archive*. **18**, 94–99.

Hayashi R, Wada H, Ito K, Adcock IM. (2004). Effects of glucocorticoids on gene transcription. *Eur J Pharmacol*. **500**, 51–62.

Heinrich NA, McKeever PJ, Eisenschenk MC. (2011). Adverse events in 50 cats with allergic dermatitis receiving ciclosporin. *Vet Dermatol*. **22**, 511–520.

Helton-Rhodes K. (1995). Feline immunomodulators. In Bonagura JD (ed.), *Current Veterinary Therapy XII*. Philadelphia, WB Saunders. 581–584.

Helton-Rhodes K, Shoulberg N. (1992). Chlorambucil: effective therapeutic options for treatment of feline immune-mediated dermatoses. *Feline Pract*. **20**, 5.

Hostutler RA, Luria BJ, Johnson SE, Weisbrode SE, Sherding RG, Jaeger JQ, Guilford WG. (2004). Antibiotic-responsive histiocytic ulcerative colitis in 9 dogs. *J Vet Intern Med*. **18**, 499–504.

Irwin KE, Beale KM, Fadok VA. (2012). Use of modified ciclosporin in the management of feline pemphigus foliaceus: a retrospective analysis. *Vet Dermatol*. **23**, 403–e76.

Kean WF, Hart L, Buchanan WW. (1997). Auranofin. *Rheumatology*. **36**, 560–572.

Kidd LB, Salavaggione OE, Szumlanski CL, Miller JL, Weinshilboum RM, Trepanier L. (2004). Thiopurine methyltransferase activity in red blood cells of dogs. *J Vet Intern Med*. **18**, 214–218.

Kovalik M, Thoday KL, Handel IG, de C Bronsvoort BM, Evans H, van den Broek AHM, Mellanby RJ. (2011). Ciclosporin A therapy is associated with disturbances in glucose metabolism in dogs with atopic dermatitis. *Vet Dermatol*. **22**, 173–180.

Lange S, Mueller SC, Altmann S, Dahlhaus M, Drewelow B, Freund M, Junghanss C. (2008). Pharmacokinetics of oral mycophenolate mofetil in combination with CsA in dogs after nonmyeloablative allogeneic hematopoietic stem cell transplantation. *Bone Marrow Transplant*. **41**, 667–674.

Langman LJ, Shapiro AJ, Lakey JR, LeGatt DF, Kneteman NM, Yatscoff RW. (1996). Pharmacodynamic assessment of mycophenolic acid-induced immunosuppression by measurement of inosine monophosphate dehydrogenase activity in a canine model. *Transplantation*. **61**, 87–92.

Lappin MR, VanLare KA, Seewald W, Roycroft LM, Scorza AV, King S, Roberts ES. (2015). Effect of oral administration of cyclosporine on Toxoplasma gondii infection status of cats. *Am J Vet Res*. **76**, 351–357.

Larson JC, Allstadt SD, Fan TM, Khanna C, Lunghofer PJ, Hansen RJ, Gustafson DL, Legendre AM, Galyon GD, LeBlanc AK, Martin-Jimenez T. (2016). Pharmacokinetics of orally administered low-dose rapamycin in healthy dogs. *Am J Vet Res*. **77**, 65–71.

Lennard L, Van Loon JA, Weinshilboum RM. (1989). Pharmacogenetics of acute azathioprine toxicity. Relationship to thiopurine methyltransferase genetic polymorphism. *Clin Pharmacol Ther*. **46**, 149–154.

Levy G, Thervet E, Lake J, Uchida K. (2002). Consensus on Neoral C(2): Expert Review in Transplantation (CONCERT) Group. Patient management by Neoral C2 monitoring: an international consensus statement. *Transplantation*. **73** (Suppl.), S12–18.

Little PR, King VL, Davis KR, Cosgrove SB, Stegemann MR. (2015). A blinded, randomized clinical trial comparing the efficacy and safety of oclacitinib and ciclosporin for the control of atopic dermatitis in client-owned dogs. *Vet Dermatol*. **26**, 23–e8.

Lown KS, Mayo RR, Leichtman AB, Hsiao HL, Turgeon DK, Schmiedlin-Ren P, Brown MB, Guo W, Rossi SJ, Benet LZ, Watkins PB. (1997). Role of intestinal P-glycoprotein (mdr-1) in interpatient variation in the oral bioavailability of cyclosporine. *Clin Pharmacol Ther*. **62**, 248–260.

Madeira JM, Gibson DL, Kean WF, Klegeris A. (2012). The biological activity of auranofin: implications for novel treatment of diseases. *Inflammopharmacology*. **20**, 297–306.

Marsella R, Olivry T. (2001). The ACVD task force on canine atopic dermatitis (XXII): nonsteroidal anti-inflammatory pharmacotherapy. *Vet Immunol Immunopath*. **81**, 331–345.

Mason N, Duval D, Shofer FS, Giger U. (2003). Cyclophosphamide exerts no beneficial effect over prednisone alone in the initial treatment of acute immune-mediated hemolytic anemia in dogs: A randomized controlled clinical trial. *Vet Intern Med*. **17**, 206–212.

Mathews KG, Gregory CR. (1997). Renal transplants in cats: 66 cases (1987–1996). *J Am Vet Med Assoc*. **211**, 1432–1436.

Mathews KA, Holmberg DL, Miller CW. (2000). Kidney transplantation in dogs with naturally occurring end-stage renal disease. *J Am Anim Hosp Assoc*. **36**, 294–301.

Mathews KA, Sukhiani HR. (1997). Randomized controlled trial of cyclosporine for treatment of perianal fistulas in dogs. *J Am Vet Med Assoc*. **211**, 1249–1253.

McChesney LP, Xiao F, Sankary HN, Foster PF, Sharma S, Haklin M, Williams JW. (1994). An evaluation of leflunomide in the canine renal transplantation model. *Transplantation*. **57**, 1717–1721.

Meggitt SJ, Anstey AV, Mohd Mustapa MF, Reynolds NJ, Wakelin S. (2011). British Association of Dermatologists' guidelines for the safe and effective prescribing of azathioprine. *Br J Dermatol*. **165**, 711–734.

Mehl ML, Kyles AE, Craigmill AL, Epstein S, Gregory CR. (2003). Disposition of cyclosporine after intravenous and multi-dose oral administration in cats. *J Vet Pharmacol Ther*. **26**, 349–354.

Mehl ML, Tell L, Kyles AE, Chen YJ, Craigmill A, Gregory CR. (2012). Pharmacokinetics and pharmacodynamics of A77 1726 and leflunomide in domestic cats. *J Vet Pharmacol Therap*. **35**, 139–146.

Moore GE, Hoenig M. (1992). Duration of pituitary and adrenocortical suppression after long-term administration of anti-inflammatory doses of prednisone in dogs. *Am J Vet Res*. **53**, 716–720.

Mouatt J. (2002). Cyclosporine and ketoconazole interaction for treatment of perianal fistulas in the dog. *Aust Vet J*. **80**, 207–211.

Myre SA, Schoeder TJ, Grund VR, Wandstrat TL, Nicely PG, Pesce AJ, First MR. (1991). Critical ketoconazole dosage range for ciclosporin clearance inhibition in the dog. *Pharmacology*. **43**, 233–241.

Nara PL, Krakowka S, Powers TE. (1979). Effects of prednisolone on the development of immune response to canine distemper virus in Beagle pups. *Am J Vet Res*. **40**, 1742–1747.

Nashan B, Cole E, Levy G, Thervet E. (2002). Clinical validation studies of Neoral C2 monitoring: a review. *Transplantation*. **73** (Suppl.), S3–11.

Ogilvie GK, Felsburg PJ, Harris CW. (1988). Short-term effect of cyclophosphamide and azathioprine on selected aspects of the canine blastogenic response. *Vet Immunol Immunopath*. **18**, 119–127.

Olivry T, Bergvall KE, Atlee BA. (2004). Prolonged remission after immunosuppressive therapy in six dogs with pemphigus foliaceous. *Vet Dermatol*. **15**, 245–252.

Olivry T, Mueller RS. (2003b). Evidence-based Vet Dermatology: a systemic review of the pharmacotherapy of canine atopic dermatitis. *Vet Dermatol.* **14**, 121–146.

Olivry T, Rivierre C, Jackson HA, Murphy KM, Davidson G, Sousa CA. (2002a). Cyclosporine decreases skin lesions and pruritus in dogs with atopic dermatitis: a blinded randomized prednisolone-controlled trial. *Vet Dermatol.* **13**, 77–87.

Olivry T, Rivierre C, Murphy KM. (2003a). Efficacy of cyclosporine for treatment of induction of canine pemphigus foliaceous. *Vet Rec.* **152**, 53–54.

Olivry T, Steffan J, Fisch RD, Pre`laud P, Guague`re E, Fontaine J, Carlotti DN. (2002b). European Vet Dermatology Cyclosporine Group. Randomized controlled trial of the efficacy of cyclosporine in the treatment of atopic dermatitis in dogs. *J Am Vet Med Assoc.* **221**, 370–377.

Patricelli AJ, Hardie RJ, McAnulty JF. (2002). Cyclosporine and ketoconazole for the treatment of perianal fistulas. *J Am Vet Med Assoc.* **220**, 1009–1016.

Piek CJ, Junius G, Dekker A, Schrauwen E, Slappendel RJ, Teske E. (2008). Idiopathic immune-mediated hemolytic anemia: treatment outcome and prognostic factors in 149 Dogs. *J Vet Intern Med.* **22**, 366–373.

Rhen T, Cidlowski JA. (2005). Antiinflammatory action of glucocorticoids—new mechanisms for old drugs. *N Engl J Med.* **353**, 1711–1723.

Rhoades AC, Vernau W, Kass PH, Herrera MA, Sykes JE. (2016). Comparison of the efficacy of prednisone and cyclosporine for treatment of dogs with primary immune-mediated polyarthritis. *J Am Vet Med Assoc.* **248**, 395–404.

Rinkardt NE, Kruth SA. (1996). Azathioprine-induced bone marrow toxicity in four dogs. *Can Vet J.* **37**, 612–613.

Rinkardt NE, Kruth SA, Kaushik A. (1999). The effects of prednisone and azathioprine on circulating immunoglobulin levels and lymphocyte subpopulations in normal dogs. *Can J Vet Res.* **63**, 18.

Roberts ES, VanLare KA, Strehlau G, Peyrou M, Roycroft LM, King S. (2014). Safety, tolerability, and pharmacokinetics of 6-month daily dosing of an oral formulation of cyclosporine (ATOPICA for cats®) in cats. *J Vet Pharmacol Therap.* **37**, 161–168.

Robson DC, Burton GG. (2003). Cyclosporine: applications in small animal dermatology. *Vet Derm.* **14**, 1–9.

Rodriguez DB, Mackin A, Easley R, Boyle CR, Hou W, Langston C, Walsh AM, Province MA, McLeod HL. (2004). Relationship between red blood cell thioprine methyltransferase activity and myelotoxicity in dogs receiving azathioprine. *J Vet Intern Med.* **18**, 339–345.

Rosenkrantz WS, Griffin CE, Barr RJ. (1989). Clinical evaluation of cyclosporine in animal models with cutaneous immune-mediated disease and epitheliotropic lymphoma. *J Am Anim Hosp Assoc.* **25**, 377–384.

Singer LM, Cohn LA, Reinero CR, Papich MG. (2011). Leflunomide pharmacokinetics after single oral administration to dogs. *J Vet Pharmacol Therap.* **34**, 609–611.

Stefan C, Walsh W, Banka T, Adeli K, Verjee Z. (2004). Improved HPLC methodology for monitoring thiopurine metabolites in patients on thiopurine therapy. *Clin Biochem.* **37**, 764–771.

Steffan J, Alexander D, Brovedani F, Fisch RD. (2003). Comparison of cyclosporine A with methylprednisolone for treatment of canine atopic dermatitis: a parallel, blinded, randomized controlled trial. *Vet Derm.* **14**, 11–22.

Steffan J, Strehlau G, Maurer M, Rohlfs A. (2004). Cyclosporin A pharmacokinetics and efficacy in the treatment of atopic dermatitis in dogs. *J Vet Pharmacol Ther.* **27**, 231–238.

Steimer W. (1999). Performance and specificity of monoclonal immunoassays for cyclosporine monitoring: How specific is specific? *Clin Chem.* **45**, 371–381.

Swann JW, Skelly BJ. (2013). Systematic review of evidence relating to the treatment of immune-mediated hemolytic anemia in dogs. *J Vet Intern Med.* **27**, 1–9.

Thomason J, Archer T, Wills R, Press S, Mackin A. (2016). The effects of cyclosporine and aspirin on platelet function in normal dogs. *J Vet Intern Med.* **30**, 1022–1030.

Thomason J, Lunsford K, Stokes J, Pinchuk L, Wills R, Langston C, Pruett S, Mackin A. (2012). The effects of cyclosporine on platelet function and cyclooxygenase expression in normal dogs. *J Vet Intern Med.* **26**, 1389–1401.

Vercelli A, Raviri G, Cornegliani L. (2006). The use of oral cyclosporine to treat feline dermatoses: a retrospective analysis of 23 cases. *Vet Derm.* **17**, 201–206.

Wang A, Smith JR, Creevy KE. (2013). Treatment of canine idiopathic immune-mediated haemolytic anaemia with mycophenolate mofetil and glucocorticoids: 30 cases (2007 to 2011). *J Small Anim Pract.* **54**, 399–404.

Weinkle TK, Center SA, Randolph JF, Warner KL, Barr SC, Erb HN. (2005). Evaluation of prognostic factors, survival rates, and treatment protocols for immune-mediated hemolytic anemia in dogs: 151 cases (1993–2002). *J Am Vet Med Assoc.* **226**, 1869–1880.

West LD, Hart JR. (2014). Treatment of idiopathic immune-mediated hemolytic anemia with mycophenolate mofetil in five dogs. *J Vet Emerg Crit Care* **24**, 226–231.

White SD, Rosychuk RAW, Scott KV. (1998). Investigation into the role of thiopurine methyltransferase in the use of azathioprine in dogs: Phase one. *Proceedings of the 14th AAVD/ACVD Meeting.* 111–112.

Wu C-Y, Benet LZ, Hebert MF, Gupta SK, Rowland M, Gomez DY, Wacher VJ. (1995). Differentiation of absorption and first-pass gut and hepatic metabolism in humans: studies with cyclosporine. *Clin Pharmacol Ther.* **58**, 492–497.

Yau VK, Bianco D. (2014). Treatment of five haemodynamically stable dogs with immune-mediated thrombocytopenia using mycophenolate mofetil as single agent. *J Small Anim Pract.* **55**, 330–333.

CAPÍTULO 46

Medicamentos para Tratamento de Doenças Gastrintestinais

Mark G. Papich

MEDICAMENTOS ANTIEMÉTICOS

Neurotransmissores envolvidos na ocorrência de vômito

Diversos neurotransmissores são importantes no estímulo ao vômito (Tabela 46.1); o tratamento efetivo envolve o bloqueio de um receptor, ou mais, desses neurotransmissores. Em cães e gatos há diferenças quanto à importância de vários receptores; também, há diferenças entre cães, gatos e humanos. Os cães respondem prontamente à administração de apomorfina, um agonista da dopamina. Os gatos vomitam mais facilmente após estímulo de receptores α_2-adrenérgicos do que os cães e respondem mais consistentemente à administração de agonistas α_2-adrenérgicos, xilazina ou dexmedetomidina. A histamina parece ser um neurotransmissor da zona de estimulação de quimiorreceptor (CRTZ) mais importante em humanos do que em cães ou gatos. Essas diferenças e os efeitos de sobreposição dos neurotransmissores podem ocasionar confusão, mas podem ser consideradas algumas generalidades, como segue.

- Na êmese (vômito) há, de algum modo, participação de histamina (H_1), acetilcolina (receptor muscarínico M_1), serotonina (5-HT_3), dopamina (DA_2) e neuroquinina (NK-1), embora a importância dessas substâncias possa variar entre as espécies
- Na CRTZ, atuam dopamina, serotonina e acetilcolina (receptor muscarínico). Em cães e gatos, a importância da histamina é incerta. Fármacos que bloqueiam a dopamina podem ser antieméticos efetivos por estimular a CRTZ, na maioria dos animais
- No sistema vestibular (cinetose, enjoo causado por movimento, ou *motion sickness*), a acetilcolina (receptor muscarínico) e a histamina (H_1) são importantes. Serotonina e receptores adrenérgicos também podem ter alguma importância. Fármacos anticolinérgicos (p. ex., escopolamina) e anti-histamínicos (p. ex., difenidramina) podem ter ação anticinetose e efeito antiemético em humanos, mas são menos efetivos em cães. Algumas dessas ações podem ser decorrentes de diferenças farmacocinéticas
- Aferentes do sistema gastrintestinal (GI) podem atuar como mediadores do vômito. Medicamentos utilizados no tratamento de câncer (p. ex., cisplatina) lesionam o trato GI e ocasionam liberação de serotonina (5-HT_3). Esses fármacos podem estimular diretamente a CRTZ

Tabela 46.1 Neurotransmissores importantes na ocorrência de vômito.

Dopamina, tipo 2 (DA_2)
Histamina (H_1)
Serotonina tipo 3 (5-HT_3)
Acetilcolina, receptor muscarínico tipo 1 (M_1)
Substância P, neuroquinina (NK-1)

- Neuroquinina (substância P, NK-1) é o neurotransmissor mais recentemente relatado; estimula o vômito de várias origens. Os receptores de NK-1 estão presentes no centro emético (ou centro do vômito) e na CRTZ, porém os mais importantes são os receptores do centro do vômito. Os fármacos descritos como bloqueadores do receptor de NK-1 (p. ex., maropitanto, aprepitanto) bloqueiam o vômito de diferentes origens; todavia, parecem menos efetivos no alívio de náuseas.

Tranquilizantes fenotiazínicos

A dopamina é um dos neurotransmissores presentes no centro emético e na CRTZ; estimula vômito ao se ligar ao receptor da DA_2. Tranquilizantes fenotiazínicos como clorpromazina (Thorazine®, nos EUA; Amplictil®, no Brasil), proclorperazina (Compazine®), prometazina e acepromazina antagonizam o estímulo da dopamina no sistema nervoso central (SNC; Tabela 46.2). Além dos efeitos antidopamina, esses fármacos podem bloquear receptores alfa-adrenérgicos (α_1), no centro do vômito. Algumas fenotiazinas também bloqueiam receptores histamínicos e muscarínicos (M_1). Em razão dessa ampla ação e da capacidade em inibir o vômito induzido por diversos estímulos, esse grupo de fármacos é denominado antieméticos de amplo espectro. Em alguns pacientes, os efeitos colaterais podem limitar o uso clínico. Esses efeitos colaterais incluem sedação, alteração da atividade motora involuntária (sinais extrapiramidais) e bloqueio de receptor alfa-adrenérgico periférico (vasodilatação). A metoclopramida (discutida na seção *Metoclopramida* [Reglan®]) também tem ação antiemética por atuar em receptor de DA_2.

Medicamentos antimuscarínicos

Os fármacos que bloqueiam receptores muscarínicos (receptor muscarínico M_1) incluem atropina, escopolamina, aminopentamida (Centrine®) e isopropamida, que é combinada com proclorperazina, em uma apresentação comercial) (Tabela 46.2). Esses fármacos abrandam a ocorrência de vômito de diversas origens, inclusive aquele induzido por estímulo vestibular (cinetose) e por estímulo da CRTZ. Em humanos, a escopolamina em sistema transdérmico tem se mostrado um dos medicamentos mais efetivos no tratamento de cinetose (TransdermScop®), porém é menos efetiva em cães e gatos. Os efeitos adversos de fármacos anticolinérgicos são: xerostomia, retardo do esvaziamento gástrico, íleo adinâmico, retenção de urina e constipação intestinal. Esses fármacos não são práticos em muitas das causas de vômito verificado em medicina veterinária. Os efeitos adversos, íleo adinâmico, podem ocasionar outras complicações. Esses medicamentos devem ser utilizados com cuidado em pacientes com glaucoma, pois há risco de aumento da pressão intraocular. A escopolamina induz excitação nos animais, principalmente em gatos.

Tabela 46.2 Medicamentos antieméticos e doses.

Anti-histamínicos	
Difenidramina (Benadryl®)	2 a 4 mg/kg IM, VO, a cada 8 a 12 h
Dimenidrinato (Dramamine®)	4 a 8 mg/kg VO, a cada 8 a 12 h
Prometazina (Fenergan®)	0,2 a 0,4 mg/kg/8 h VO, IM
Fenotiazinas	
Clorpromazina (Thorazine®)	0,5 mg/kg IM, VO, a cada 6 a 8 h
Proclorperazina (Compazine®)	0,1 a 0,5 mg/kg, IM, a cada 6 a 8 h
Acepromazina	0,1 mg/kg/12 h IM, VO
Triflupromazina (Vesprin®)	0,1 a 0,3 mg/kg IM, VO, a cada 8 a 12 h
Trifluperazina (Stelazine®)	0,03 mg/kg/12 h, IM
Trietilperazina (Torecan®)	0,13 a 0,2 mg/kg, IM, a cada 8 a 12 h
Metoclopramida (Reglan®)	0,1 a 0,3 mg/kg/12 h IM, VO
Anticolinérgicos	
Atropina	0,02 a 0,04 mg/kg IM, SC, a cada 8 a 12 h
Metilbrometo de escopolamina (Pamine®)	0,3 a 1,0 mg/kg/8 h VO
Isopropamida (Darbid®)	0,2 a 1,0 mg/kg/12 h VO
Fármacos antisserotonina	
Ondansetrona (Zofran®)	0,5 a 1,0 mg/kg IV ou VO, 30 min antes da quimioterapia anticâncer. Para vômito de outras causas: 0,1 a 0,2 mg/kg IV lenta, repetida a cada 6 a 12 h para controlar vômito
Bloqueadores do receptor de NK-1	
Aprepitanto (Emend®, medicamento humano)	1 mg/kg/24 h VO
Maropitanto (Cerenia®)	1 mg/kg/24 h SC ou 2 mg/kg/24 h VO ou 8 mg/kg VO (para prevenção de cinetose ou enjoo por movimento)

Medicamentos anti-histamínicos

Os receptores de histamina H_1 e H_2 estão envolvidos na propagação do vômito. Os anti-histamínicos são discutidos, adicionalmente, no Capítulo 19. A transmissão nervosa histamínica estimula o vômito a partir da CRTZ e do sistema vestibular. Em gatos, essa via não parece importante; é menos importante em cães do que em humanos. Também, os anti-histamínicos podem induzir efeitos antimuscarínicos, à semelhança da atropina. Algumas fenotiazinas também atuam em receptores de histamina e ocorre alguma reação cruzada entre esses grupos de fármacos. Os anti-histamínicos utilizados para controlar vômito são: difenidramina (Benadryl®), dimenidrinato (Dramamine®), prometazina (Fenergan®, uma fenotiazina com ação anti-histamínica) e ciclizina (Marezine®) (Tabela 46.2). Dimenidrinato e difenidramina contêm o mesmo princípio ativo. O dimenidrinato contém 54% de difenidramina e 46% de 8-cloroteofilina. A teofilina é adicionada à formulação de uso humano para minimizar a sonolência induzida pelo componente anti-histamínico. Em cães, notou-se maior absorção oral de difenidramina quando administrada como dimenidrinato, comparativamente à administração exclusiva de difenidramina.

Há poucos dados publicados sobre a farmacocinética de fármacos anti-histamínicos em cães ou gatos. Notou-se que a absorção oral da difenidramina foi de apenas 8%, em cães; além

disso, foi muito variável. A absorção oral foi melhor quando administrada na forma de dimenidrinato (23%); a meia-vida foi de 11,6 h, porém foi muito variável. A meia-vida após injeção de difenidramina é de apenas 2 h, em cães. Para outros anti-histamínicos, a pouca eficácia relatada pode ser decorrente mais da baixa biodisponibilidade oral do que da ausência de efeito no receptor.

Efeitos adversos

Os anti-histamínicos são fármacos relativamente seguros. O efeito colateral mais significativo de seu uso é sedação, mas ela geralmente não é indesejável na maioria dos pacientes tratados para vômito. Ocorre sedação porque o receptor de H_1 regula os ciclos sono-vigília. As etanolaminas (difenidramina e dimenidrinato) apresentam os maiores efeitos sedativos. Paradoxalmente, alguns dos anti-histamínicos provocam excitação em gatos.

Metoclopramida (Reglan®)

A metoclopramida tem ação antiemética por meio de três mecanismos: (i) a metoclopramida, em baixa dose, inibe a transmissão dopaminérgica da (DA_2) no SNC, de modo semelhante às fenotiazinas; (ii) a metoclopramida tem ação periférica no trato GI, que acelera o esvaziamento do estômago e da parte superior do duodeno; (iii) a metoclopramida, em alta dose, inibe os receptores de serotonina $(5\text{-}HT_3)$. A serotonina $(5\text{-}HT_3)$ estimula o vômito em cães e gatos, na CRTZ ou em neurônios aferentes do nervo vago. A metoclopramida é um antiemético de amplo espectro muito utilizado em clínica de pequenos animais, especialmente em animais que apresentem vômito decorrente de terapia medicamentosa (p. ex., quimioterapia, no tratamento de câncer) ou de doença gastrintestinal. No entanto, para o controle do vômito provocado por fármacos utilizados no tratamento de câncer, os resultados, com frequência, são desanimadores (Fukui et al., 1992). Esse medicamento também é discutido à frente, na seção *Medicamentos que atuam como pró-cinéticos gastrintestinais*.

Farmacocinética

Há grande variação na farmacocinética da metoclopramida em cães. A meia-vida nesses animais varia de, aproximadamente, 100 a 190 min; a biodisponibilidade sistêmica de uma dose oral é de, apenas, cerca de 50%. Em cães e gatos, a dose administrada baseia-se mais na extrapolação e no uso empírico do que em estudos farmacocinéticos.

Efeitos adversos

A metoclopramida é antagonista da dopamina e em alta dose pode causar reações adversas semelhantes àquelas induzidas por fenotiazinas. Os efeitos adversos no SNC, decorrentes do uso de metoclopramida, incluem excitação e alteração do comportamento. Para induzir ação antiemética apropriada, pelo bloqueio de receptores de 5-HT, podem ser necessárias altas doses, fato que aumenta o risco de efeitos extrapiramidais no SNC atribuídos ao antagonismo central à dopamina (DA_2).

O aumento da motilidade GI pode causar certo desconforto abdominal. Como a metoclopramida estimula a motilidade do trato GI superior, não deve ser administrada quando houver obstrução gastrintestinal. A metoclopramida provoca alterações endócrinas transitórias, inclusive aumento da concentração de prolactina, mas a importância dessas alterações em cães e gatos não foi definida.

Antagonistas da serotonina

A farmacologia da serotonina e de seus antagonistas é discutida com mais detalhes no Capítulo 19. Os antagonistas da serotonina específicos são: ondansetrona, granisetrona, palonosetrona e dolasetrona. Tropisetrona e azasetrona são novos fármacos em desenvolvimento. Dessas, a ondansetrona é o inibidor da serotonina (5-HT$_3$) específico mais conhecido pelos veterinários.

A ondansetrona é utilizada no tratamento de vômito induzido por quimioterapia para tratamento de câncer, bem como de náuseas e vômito que acompanham gastrenterite, pancreatite e doença intestinal inflamatória. Nos gatos, verificou-se que a taxa de absorção após administração oral foi de 32%; após injeção subcutânea foi de 75%. Em gatos, a meia-vida foi de 1,8 h, após administração por via intravenosa, 1,2 h após a administração oral, e mais prolongada (3,2 h) depois de injeção subcutânea. Em cães, constatou-se que a biodisponibilidade é muito menor (< 10%) após a administração oral e que a meia-vida é mais curta, de 30 min, suscitando dúvida quanto à eficácia clínica de ondansetrona em cães.

A dose de ondansetrona utilizada é 0,5 a 1,0 mg/kg IV ou VO, 30 min antes da quimioterapia para câncer. Em outras doenças, tem-se utilizado dose de 0,1 a 0,2 mg/kg, para cães e gatos, aumentando para 0,5 mg/kg, se necessário, administrada em intervalo tão frequente quanto a cada 12 h. Em cães, em razão da preocupação com a absorção oral para obter o efeito total, o medicamento deve ser administrado por via intravenosa. Outros antagonistas da serotonina utilizados em terapia antiemética são granisetrona, palonosetrona, dolasetrona, azasetrona e tropisetrona.

Como discutido na seção *Metoclopramida* (Reglan®), alta dose de metoclopramida, de 1 a 3 mg/kg, pode atuar como antagonista da serotonina e tem sido utilizada na forma de infusão IV durante a quimioterapia para câncer, a fim de minimizar o vômito; contudo, em alta dose é mais provável a ocorrência de efeitos adversos.

Glicocorticoides

Os glicocorticoides, como dexametasona, têm ação antiemética, possivelmente pela inibição da síntese de prostaglandinas. Às vezes, esses fármacos são utilizados em combinação com outros medicamentos, com intuito de reduzir os episódios de vômito, principalmente aqueles causados por quimioterapia. Os glicocorticoides são discutidos, com mais detalhes, no Capítulo 29.

Canabinoides

Os canabinoides são utilizados por humanos que não respondem a quaisquer medicamentos antieméticos (p. ex., pacientes tratados com fármacos anticâncer). A disponibilidade de *Cannabis* para uso medicinal e as formas de prescrição dos canabinoides têm aumentado o interesse em seu uso, em medicina veterinária. Também, essas substâncias são utilizadas como estimulantes do apetite em pacientes humanos com doença terminal, câncer e AIDS. Exceto pelos relatos individuais subjetivos, não há relato de uso em pacientes veterinários. Ocasionalmente, esses medicamentos são utilizados por alguns veterinários, em gatos, com intuito de estimular o apetite, mas não houve comprovação desse efeito em testes clínicos.

Na planta *Cannabis* há cerca de 100 canabinoides, mas acredita-se que o delta-9 tetraidrocanabinol (Δ9-THC) seja, farmacologicamente, o mais ativo. Há dois importantes receptores de canabinoides: CB1 e CB2. O receptor CB2 está presente, quase que totalmente, na periferia; é responsável pelas ações anti-inflamatórias e antinociceptivas. O receptor CB1 está presente no SNC; é responsável pela ação antináusea, por efeitos psicoativos, pela estimulação do apetite e por outras atividades do SNC (Vemuri e Makriyannis, 2015). Podem ocorrer náuseas e vômito pela ligação ao receptor de canabinoide CB1, no centro do vômito.

O ingrediente ativo em vários produtos canabinoides é o Δ9-THC. O Δ9-THC é agonista parcial de CB1 e CB2. O tetraidrocanabinol (THC) sintético está disponível como medicamento que requer receita para sua aquisição (dronabinol), como fármaco antiemético; é comercializado como Marinol®. Os canabinoides são relativamente bem tolerados por humanos; como efeitos colaterais incluem-se sonolência, vertigem, ataxia e desorientação. Após a cessação abrupta de repetidas doses podem ocorrer sintomas induzidos pela descontinuação do medicamento. A absorção oral do dronabinol é boa, mas a biodisponibilidade é baixa devido ao alto efeito de primeira passagem, durante sua metabolização. O volume de distribuição é muito alto.

Em animais, a dose de dronabinol (Marinol®) sugerida, mas não comprovada em teste clínico, é 5 mg/m², aumentando-a quando necessário em até 15 mg/m², quando utilizado como antiemético antes da quimioterapia. Como estimulante do apetite em animais, a dose inicial é 2,5 mg, antes da refeição. Está disponível na forma de cápsulas de 2,5 mg, 5 mg e 10 mg.

Antagonistas do receptor NK-1

O neurotransmissor neuroquinina-1 (NK-1, também denominado substância P) tem diversas funções, incluindo regulação do tônus e permeabilidade vascular, da produção de muco e tônus bronquial no trato respiratório, da frequência cardíaca e de alguma atividade no SNC. Os efeitos no centro emético levaram ao desenvolvimento de uma nova classe de antieméticos, com intuito de antagonizar esse receptor. O primeiro desses antieméticos aprovado para uso humano, no controle de vômito causado por quimioterapia foi o aprepitanto (Emend®), o primeiro antagonista do receptor da substância P/neuroquinina-1 (NK-1) (Dando e Perry, 2004). Em cães, o uso de antagonistas do receptor NK-1, como o aprepitanto, foi inicialmente experimental, até a aprovação de um fármaco específico para uso veterinário, o citrato de maropitanto (Cerenia®) (Wu *et al.*, 2004; Watson *et al.*, 1995; Huskey *et al.*, 2004; Fukuda *et al.*, 1999; de la Puente-Redondo *et al.*, 2007a; Vail *et al.*, 2007). Esse medicamento foi aprovado para uso em cães em 2007; posteriormente, em 2012, foi aprovado para uso em gatos. Está disponível na forma de solução injetável com 10 mg/mℓ, com administração subcutânea da dose de 1 mg/kg, 1 vez/dia, durante 5 dias; também está disponível na forma de comprimido de 16 mg, 24 mg, 60 mg e 160 mg, com administração oral da dose de 2 mg/kg/dia, por até 5 dias. Os comprimidos também podem ser utilizados na prevenção de vômito causado por cinetose (vestibulite), na dose de 8 mg/kg, por até 2 dias. O intervalo entre doses também pode ser estendido para 14 dias, sem acúmulo significativo, como descrito na seção *Farmacocinética*, a seguir. A aprovação inicial para cães e gatos se limitava à injeção SC de maropitanto. No entanto, alguns pacientes desenvolviam reação dolorida a essa injeção, discutida na seção *Efeitos adversos*. Subsequentemente, o responsável pelo produto obteve aprovação da Food and Drug Administration (FDA) para administração intravenosa, em cães e gatos, para prevenir vômito induzido por anestésico e por procedimentos médicos.

A eficácia do maropitanto é atribuída à sua ação central. Ele bloqueia receptores de neuroquinina-1 (NK-1) na região do cérebro denominada *núcleo do trato solitário* – local conhecido como *centro emético* ou *centro do vômito*. O estímulo ao centro emético pode ser oriundo de diferentes locais: trato GI, centros cerebrais superiores, CRTZ e sistema vestibular (cinetose). Esses estímulos também utilizam diversos neurotransmissores: dopamina, histamina, acetilcolina e serotonina. Tradicionalmente, para prevenir êmese (vômito) causada por esses estímulos pode ser necessário o uso de múltiplos fármacos: anti-histamínicos, medicamento antidopamina (p. ex., metoclopramida), antagonista de dopamina (p. ex., fenotiazina) e antagonista da serotonina (p. ex., ondansetrona). Como os inibidores de NK-1 – como o maropitanto – bloqueiam estímulos de múltiplas origens, independentemente do estímulo, a ação desses inibidores é considerada de amplo espectro.

Farmacocinética

O maropitanto é amplamente metabolizado no fígado e sua taxa de depuração (*clearance*) renal é baixa; portanto, não há necessidade de ajuste de dose em pacientes com comprometimento da função renal. Há duas isoformas caninas principais envolvidas na metabolização: CYP2D15 e CYP3A1 (Benchaoui *et al.*, 2007a). A absorção após injeção SC do fármaco é rápida e total (91% de absorção), mas a absorção oral é limitada pelos efeitos metabólicos de primeira passagem (24%, na dose de 2 mg/kg, e 37%, na dose de 8 mg/kg) (Benchaoui *et al.*, 2007a). A meia-vida é de 7,75 h e 4 a 5,5 h, após administração por via subcutânea e oral, respectivamente. No entanto, os efeitos persistem por, no mínimo, 24 h após a administração, possivelmente devido à ligação do medicamento ao receptor NK-1 do SNC, que mantém o fármaco no sítio de ação. Há relato de passagem do medicamento através da barreira hematencefálica (de la Puente-Redondo, 2007c), condição necessária para sua ação no centro emético.

Constatou-se que, após repetidas doses, por um período de 14 dias, a meia-vida do fármaco foi de 9,22 h (em média) e 22 h, após doses de 2 e 8 mg/kg, respectivamente (Lesman *et al.*, 2013). Nas notificações que constavam anteriormente na bula mencionava-se a preocupação quanto ao acúmulo de maropitanto após doses consecutivas por mais de 5 dias. No entanto, estudos de acompanhamento farmacocinético avaliaram o uso de maropitanto, em cães, nas doses de 2 mg e 8 mg/kg, durante 14 dias consecutivos; obteve-se um estado de equilíbrio constante depois de quatro doses de 2 mg/kg/dia, e depois de oito doses de 8 mg/kg/dia. A explicação para a não ocorrência de acúmulo significativo causada por saturação é que, ainda que ocorra saturação de CYP2D15 nas doses recomendadas na bula, causando farmacocinética não linear, a CYP3A12, quando em maior concentração, torna-se a principal enzima da metabolização e restabelece a farmacocinética linear (Lesman *et al.*, 2013). Portanto, não ocorre acúmulo significativo quando se administra baixa dose de 2 mg/kg ou alta dose de 8 mg/kg, durante 14 dias.

Uso de maropitanto em cães

O maropitanto é um antiemético efetivo sob diversos estímulos, inclusive vômito induzido por cisplatina (quimioterapia), pancreatite, enterite e sulfato de cobre, bem como vômito induzido por apomorfina, cinetose e ipeca. Em testes clínicos e experimentais realizados em cães, o maropitanto mostrou-se efetivo no tratamento e prevenção de vômito induzido por quimioterapia (Vail *et al.*, 2007; de la Puente-Redondo, 2007a; Benchaoui *et al.*, 2007b) e por uma ampla variedade de estímulos, como doença viral, ingestão de alimento e toxina, enteropatia e outras enfermidades (de la Puente-Redondo *et al.*, 2007b). Nessa pesquisa, o maropitanto mostrou-se mais efetivo do que a metoclopramida.

O maropitanto foi efetivo em cães propensos ao vômito induzido por pré-medicação, com opiáceo (Lorenzutti *et al.*, 2016; Kraus, 2013, 2014a; Koh *et al.*, 2014; Claude *et al.*, 2014). Nessas pesquisas, verificou-se que ele inibiu o vômito causado por morfina e hidromorfona. A dose utilizada nesses estudos (1 mg/kg SC ou 2 mg/kg VO) foi mais efetiva quando administrada antes da medicação anestésica (30 a 60 min antes da injeção ou 2 h antes da administração oral). Em alguns estudos em cães (Kraus, 2014b; Lorenzutti *et al.*, 2016; Benchaoui *et al.*, 2007a), o maropitanto foi efetivo na redução de vômito, porém menos efetivo no alívio de náuseas. Essa constatação pode indicar que o maropitanto seja altamente efetivo no centro do vômito, para reduzir êmese, porém menos efetivo na prevenção de náuseas.

Uso de maropitanto em gatos

O maropitanto (Cerenia®) foi aprovado pela FDA para uso em gatos, em 2012. Os efeitos antieméticos foram comprovados tanto em teste clínico quanto em pesquisa (Hickman *et al.*, 2009). Em gatos, a absorção oral é maior do que a de cães (50%) e a meia-vida mais longa em gatos (13 a 17 h) é apropriada para administração de uma dose ao dia. É bem tolerado na dose de 0,5 a 5 mg/kg/dia SC, no total de 15 doses. Para o tratamento de vômito causado por cinetose e outras causas que estimulam o centro do vômito, a dose recomendada, para gatos, é de 1 mg/kg.

Além das aplicações clínicas mencionadas anteriormente, o maropitanto foi efetivo na redução de vômito causado por dexmedetomidina e morfina (Martin-Flores *et al.*, 2016). No entanto, como descrito em estudos anteriores, em cães, ele foi mais efetivo na redução de vômito do que no alívio de náuseas. Em um estudo com gatos portadores de doença renal crônica, notou-se que nesses animais o maropitanto preveniu vômito, mas não melhorou o apetite, tampouco o ganho de peso (Quimby *et al.*, 2015). Portanto, como relatado em alguns estudos em cães, o maropitanto pode ser efetivo na prevenção de vômito, mas pode não prevenir tão bem a sensação de náuseas, em grau semelhante.

Efeitos adversos

Comparativamente a outros fármacos antieméticos, o maropitanto apresenta bom perfil de segurança. Há receptores NK-1, NK-2 e NK-3 por todo o corpo. O maropitanto tem pouca afinidade pela ligação aos receptores NK, exceto NK-1; também, não se liga a outros receptores no SNC, como os receptores: GABA, opiáceos, adrenérgicos e muscarínicos, bem como de serotonina, histamina e dopamina. Embora os receptores NK-1 estejam envolvidos em muitas respostas fisiológicas e comportamentais, na dose utilizada como antiemético, em cães, não se constataram efeitos adversos associados a outras funções.

Um dos efeitos adversos relatados é dor ou ardência, quando injetado por via subcutânea (SC). Isso se deve à ação irritante do fármaco, quando se dissocia em temperatura ambiente (Narishetty *et al.*, 2009). Na preparação farmacêutica, o maropitanto forma um complexo de inclusão molecular com a clodextrina, mas em temperatura de refrigeração o fármaco permanece na forma de complexo no interior da ciclodextrina. Esse complexo propicia ao fármaco maior solubilidade e menos desconforto no local da injeção. O aprisionamento do fármaco nessa ciclodextrina impede seu contato direto com membranas biológicas por limitar a concentração de fármaco livre e, assim, reduzir a irritação local causada pela injeção. Esse fármaco complexo permanece íntegro, sendo menos provável que a injeção cause dor, se refrigerada no intervalo entre as aplicações.

Outras aplicações terapêuticas

Como a NK-1 também está envolvida na propagação de dor, há interesse no uso desses antagonistas em analgesia. Em cães, a administração de maropitanto (1 mg/kg IV, seguida de taxa de infusão IV contínua, TIC) reduziu a necessidade de anestésico em cães submetidos à cirurgia abdominal (Boscan *et al.*, 2011). Em um estudo não controlado, notou-se que o maropitanto reduziu a tosse em cães que apresentavam bronquite crônica. Embora tenha reduzido a gravidade e a frequência da tosse, ele não foi efetivo na redução da inflamação da via respiratória (Grobman e Reinero, 2016). Pressupõe-se que o efeito antitussígeno envolva uma ação central nos receptores de NK-1 do centro da tosse.

Mirtazapina (Remeron)

Mirtazapina é comumente utilizada como estimulante do apetite, especialmente em gatos, mas também possui propriedades antieméticas; é brevemente discutida neste capítulo e, também, no Capítulo 18, juntamente com outros fármacos estimulantes do apetite, em gatos. A mirtazapina é utilizada como medicamento antidepressivo em humanos, além de ser utilizada no tratamento de transtornos de humor. Seu mecanismo de ação é desconhecido, mas a mirtazapina pode exacerbar as ações serotoninérgicas e noradrenérgicas centrais. Em animais, estimula o apetite e previne náuseas. Esses efeitos são atribuídos às propriedades antagonistas da 5-HT$_3$; portanto, pode compartilhar efeitos semelhantes com medicamentos antisserotonina, discutidos na seção *Antagonistas da serotonina*.

Uso clínico

A mirtazapina foi pesquisada mais em gatos do que em cães (Quimby e Lunn, 2013). Em gatos, estudos mostraram que é um estimulante de apetite efetivo. Em geral, a dose oral é 1,88 mg/ gato. Em altas doses causa efeitos adversos, como vocalização e inquietação. Em gatos, sua meia-vida é de, aproximadamente, 10 h, o que possibilita a administração de uma única dose diária. Em gatos com doença renal crônica – aos quais é desejável frequente estímulo do apetite – a depuração (*clearance*) renal do medicamento é mais lenta e a meia-vida aumenta para 15 h, indicando a possibilidade de uso de um esquema de doses em dias alternados em gatos com doença renal, de modo a evitar o acúmulo do fármaco no organismo (Quimby *et al.*, 2011). A mirtazapina está disponível na forma de comprimidos de 7,5 mg, 15 mg, 30 mg e 45 mg. Alguns veterinários preferem comprimidos que se desintegram rapidamente e se dissolvem facilmente na boca (15 mg, 30 mg e 45 mg).

MEDICAMENTOS QUE ATUAM COMO PRÓ-CINÉTICOS GASTRINTESTINAIS

Os fármacos pró-cinéticos aumentam a motilidade gastrintestinal (Washabau e Hall, 1997). São utilizados em cães, gatos, equinos e, ocasionalmente, ruminantes, com o intuito de estimular o esvaziamento gástrico, a motilidade ruminal ou a motilidade intestinal (Whitehead *et al.*, 2016). Às vezes, ocorre diminuição da motilidade intestinal após doença ou cirurgia intestinal, ocasionando um distúrbio funcional denominado íleo adinâmico, ou simplesmente íleo. Alguns desses medicamentos se destinam a restabelecer a motilidade normal para facilitar a recuperação do paciente.

Metoclopramida (Reglan®, Maxeran®)

A metoclopramida tem múltiplas ações: é antagonista da dopamina (DA$_2$), agonista da serotonina (5-HT$_4$) e antagonista da serotonina (5-HT$_3$). Dentre os mecanismos de ação da metoclopramida propostos cita-se a maior liberação de acetilcolina no trato GI, possivelmente por meio de um mecanismo pré-juncional. Também, pode aumentar a motilidade do músculo liso gástrico por exacerbar a sensibilidade à resposta colinérgica. Atuando como antagonista da dopamina, pode bloquear a ação inibidora da dopamina (DA$_2$) na motilidade do trato GI.

A metoclopramida estimula o esvaziamento gástrico, aumenta o tônus do esfíncter esofágico e estimula a motilidade do duodeno. Sua ação é menor nos segmentos distais do intestino. A metoclopramida atua no SNC inibindo a DA$_2$, que induz ação antiemética, discutida na seção *Medicamentos antieméticos*. Em humanos, a metoclopramida também é utilizada no tratamento de soluços e deficiência de lactação.

Os efeitos adversos da metoclopramida podem incluir excitação (notada, p. ex., em equinos), ansiedade e movimentos musculares involuntários. Também, causa efeitos endócrinos: aumento transitório das concentrações de prolactina e aldosterona. *Como alguns tipos de câncer de mama são dependentes da prolactina, em mulheres há preocupação quanto à possibilidade de efeito carcinogênico induzido por esse fármaco.*

Uso em pequenos animais

Em cães, a metoclopramida é o medicamento antiemético mais comumente utilizado. Embora também seja indicada como estimulante da motilidade do trato GI, esse efeito é menor do que se imaginava (Whitehead *et al.*, 2016). Por exemplo, é pouco útil como estimulante do esvaziamento gástrico em casos de gastroparesia ou regurgitação crônica. Também, é utilizada para estimular a motilidade normal do trato GI superior, após cirurgia (p. ex., cirurgia para correção de dilatação gástrica); no entanto, um estudo mostrou que a metoclopramida *não* altera a atividade motora do estômago, a ponto de favorecer o esvaziamento gástrico, em cães com a síndrome vólvulo-dilatação gástrica (Hall *et al.*, 1996). Em outro estudo constatou-se que a administração de uma dose de 1 mg de metoclopramida/ kg reduziu, mas não impediu, refluxo gastresofágico em cães anestesiados (Wilson *et al.*, 2006). A dose do medicamento recomendada varia de 0,25 a 0,5 mg/kg, em intervalos de 8 a 12 h, mas há relato de administração de 1 a 2 mg/kg.

Uso em equinos

Alguns cirurgiões de equinos utilizam metoclopramida (0,125 a 0,25 mg/kg/h) adicionada à solução salina, na forma de infusão IV, para reduzir o risco de íleo adinâmico no pós-operatório (Gerring e Hunt, 1986). Ela pode estimular a motilidade do intestino delgado, mas não do intestino grosso; entretanto, tal procedimento propicia pouco benefício aos equinos com íleo adinâmico (Sojka *et al.*, 1988). Em equinos, a ocorrência de efeitos colaterais indesejáveis é comum, incluindo alterações de comportamento e dor abdominal. Como esse fármaco aumenta transitoriamente a secreção de prolactina, tem-se notado interesse no uso desse medicamento para tratar agalaxia em fêmeas animais; contudo, sua eficácia não foi comprovada. Para tal finalidade, prefere-se o uso de domperidona (ver seção *Domperidona*) (Motilium, Equidone).

Uso em ruminantes

O uso clínico de metoclopramida em grandes animais não é tão comum quanto é em pequenos. A metoclopramida tem pouca utilidade em bovinos, embora possa aumentar a motilidade ruminal nessa espécie e em ovinos. Seu uso foi efetivo em alguns bovinos com estenose pilórica funcional (Braun *et al.*, 1990), mas não foi efetivo em bezerros (0,1 mg/kg IM). Em dose superior a 0,1 mg/kg, causou graves efeitos colaterais neurológicos, em bezerros (Wittek e Constable, 2005).

Domperidona (Motilium, Equidone)

A domperidona é um antagonista do receptor da dopamina-2 (DA$_2$). Também, pode ser antagonista do receptor α_1 da serotonina (5-HT$_2$). Está disponível na forma de comprimido de 10 mg, fora dos EUA, como fármaco pró-cinético de uso humano, mas não está disponível para uso humano nos EUA devido a sua cardiotoxicidade. Seu mecanismo de ação e os efeitos pró-cinéticos no trato GI são semelhantes aos da metoclopramida, mas sua eficácia não é muito evidente em animais e, assim, seu uso clínico não é recomendado (Whitehead *et al.*, 2016). A diferença entre metoclopramida e domperidona é que a última não atravessa a barreira hematencefálica. Portanto, em equinos, os efeitos adversos no SNC não são tão problemáticos quanto aqueles da metoclopramida. Pode apresentar ação antiemética, mas somente quando o estímulo ao vômito atinge a CRTZ. É capaz de alcançar a área postrema do cérebro porque ela não é protegida pela barreira hematencefálica. Um efeito adicional é o estímulo à lactação (ver seção *Uso em equinos*).

Uso em pequenos animais

Não há relato de uso em pequenos animais, mas o medicamento seria pró-cinético em cães, na dose de 0,05 a 0,1 mg/kg (2 a 5 mg/animal).

Uso em equinos

Em equinos, tem-se pesquisado o uso de domperidona no tratamento de intoxicação por festuca e de agalaxia. A intoxicação por festuca é causada por um fungo que produz uma toxina que induz toxicidade no trato reprodutivo de equinos. A ação da domperidona no aumento da lactação envolve o estímulo da prolactina. Seu uso foi aprovado pela FDA, como um produto destinado aos equinos (gel oral a 11%). A dose aprovada é de 1,1 mg/kg, 1 vez/dia, iniciando 10 a 15 dias antes da data prevista para a parição. O tratamento pode ser continuado por até 5 dias após o parto, caso a égua não produza volume de leite apropriado (essa dose equivale a 5 mℓ/500 kg, ou 5 mℓ/equino, diariamente, VO, do produto oral gel, 11%). Não deve ser administrado concomitantemente a antiácidos estomacais, como omeprazol, cimetidina ou qualquer outro antiácido.

Em equinos, os efeitos pró-cinéticos não são muito expressivos. Na dose de 0,2 mg/kg IV foi efetivo no restabelecimento da motilidade intestinal em equinos com íleo adinâmico, mas esse medicamento não está disponível na forma de solução injetável. Em equinos, a absorção oral é de apenas 1,2 a 1,5%.

A administração oral de 1,1 mg/kg (dose aprovada) não influencia a função GI de equinos, mas a dose de 5 mg/kg agiliza o esvaziamento do estômago (Nieto *et al.*, 2013).

Outro uso da domperidona consiste em aumentar o fluxo sanguíneo da microvasculatura laminar digital de equinos. Considera-se que esse efeito seja resultante de sua ação como antagonista de receptores α_2-adrenérgicos vasculares. Relata-se que aumenta o fluxo sanguíneo microvascular laminar em equinos normais (1,1 e 5,5 mg/kg VO), mas não foi realizada avaliação clínica no tratamento de laminite (Castro *et al.*, 2010).

Cisaprida

Em julho de 2000, a cisaprida foi retirada do mercado norte-americano em razão de seus graves efeitos adversos cardíacos, inclusive de algumas mortes de humanos secundárias à arritmia cardíaca. O responsável pelo medicamento não planeja disponibilizá-lo, novamente, aos veterinários, mas ainda há interesse desses profissionais no seu uso; eles podem obtê-lo em farmácias de manipulação. Até que não haja disponibilidade de um novo fármaco que substitua a cisaprida, como prucaloprida ou mosaprida, os veterinários contam com produtos preparados em farmácias de manipulação ou utilizam medicamentos alternativos.

As revisões sobre cisaprida, realizadas por Washabau e Hall (1995) e Van Nueten e Schuurkes (1992), descrevem detalhes sobre seu mecanismo de ação e os efeitos clínicos. A cisaprida apresenta ação pró-cinética mais potente que outros medicamentos anteriormente discutidos. Acredita-se que seu mecanismo de ação seja o do *agonista* do receptor de 5-hidroxitriptamina (5-HT$_4$) nos neurônios mioentéricos (a 5-HT$_4$ normalmente estimula a transmissão colinérgica nesses neurônios). (Serotonina e antagonistas/agonistas são discutidos com mais detalhes no Capítulo 19.) A cisaprida também pode ser *antagonista* do receptor 5-HT$_3$. Por meio desses mecanismos, ou independentemente deles, a cisaprida pode exacerbar a liberação de acetilcolina no plexo mioentérico. Em gatos, há evidência de que a cisaprida estimule diretamente a motilidade do músculo liso por meio de um mecanismo não colinérgico desconhecido (Washabau e Summarco, 1996). A cisaprida aumenta a motilidade gástrica, agiliza o esvaziamento do estômago e estimula a motilidade do intestino delgado e do cólon. Ademais, aumenta o trânsito do conteúdo intestinal. Em razão das propriedades antagonistas de 5-HT$_3$, também tem alguma ação antiemética. Outros medicamentos com mecanismo de ação semelhante foram pesquisados, mas não estão disponíveis para uso clínico; um deles é a mosaprida. À semelhança da cisaprida, a mosaprida é um agonista de 5-HT$_4$; em alguns países o seu uso foi aprovado para o tratamento de anormalidades da motilidade do trato GI superior, em cães (Chae *et al.*, 2015). Em equinos, estudos experimentais indicaram que esse fármaco aumenta a motilidade do intestino delgado e do ceco, na dose de 1,5 a 2 mg/kg VO (Sasaki *et al.*, 2005).

Farmacocinética

A absorção oral da cisaprida é variável, em razão de sua ampla metabolização. Em cães e gatos, a absorção oral varia de 30 a 60%. Em equinos, avaliou-se a absorção retal, mas a concentração sistêmica do fármaco absorvido é insignificante (Cook *et al.*, 1997).

A meia-vida de eliminação é variável; em cães e gatos é, em média, cerca de 5 h. É muito mais breve em grandes animais, de 2 h ou menos, em equinos e ruminantes. O volume de distribuição é alto em pequenos animais (> 4 ℓ/kg) e cerca de 1,5 ℓ/kg em grandes animais.

Uso em cães

Em cães, uma dose oral de 0,1 mg/kg (variando de 0,08 a 1,25 mg/kg) estimula o músculo liso do estômago, intestino delgado e cólon; esse efeito dura cerca de 3 h. Na rotina clínica, a dose varia de 0,1 a 0,5 mg/kg/12 h.

Embora a cisaprida tenha sido utilizada por alguns veterinários no tratamento de megaesôfago em cães, geralmente a resposta terapêutica não é efetiva. O esôfago do cão é constituído de músculo estriado, sem músculo liso para responder diretamente ao medicamento. Em cães, o uso clínico inclui tratamento de refluxo gastresofágico, de retardo no esvaziamento do estômago e de anormalidades na motilidade do intestino delgado. Comparativamente à metoclopramida, a cisaprida é mais efetiva no aumento do tônus do esfíncter esofágico inferior, em cães, sendo útil na prevenção de esofagite por refluxo (Kempf *et al.*, 2014).

Uso em gatos

Pesquisas mostraram que a cisaprida estimula todo o trato GI de gatos. A ação da cisaprida no músculo liso do cólon é de particular interesse. A cisaprida estimula a motilidade, sendo utilizada no tratamento de constipação intestinal crônica. Diferentemente, a metoclopramida não atua no músculo liso do cólon. Em gatos, a dose de cisaprida é cerca de 2,5 mg/gato, 2 ou 3 vezes/dia. Alguns pesquisadores recomendam dose tão elevada quanto 1 mg/kg/8 h ou 1,5 mg/kg/12 h (LeGrange *et al.*, 1997).

Uso em equinos

Em equinos, a cisaprida aumenta a motilidade do cólon dorsal esquerdo e melhora a coordenação da junção ileoceco-cólon. Diferentemente da metoclopramida, a cisaprida causa menos efeitos colaterais na dose necessária para interferir no trato GI e maiores efeitos no jejuno e no cólon, na comparação com metoclopramida. Muitos pesquisadores acreditam que ela seja útil no tratamento pós-operatório de equinos submetidos à cirurgia abdominal. Constatou-se que a dose de 0,1 mg/kg IV foi efetiva. Nessa dose, o efeito parece persistir por, aproximadamente, 2 h. Geralmente, nesses equinos não é possível a administração oral em razão do refluxo gástrico; há controvérsia quanto à absorção do medicamento após administração oral em equino com refluxo gástrico.

Disponibilidade de formulações

No passado, havia disponibilidade de comprimidos de 10 mg, produzidos pela Janssen Pharmaceutica. Embora a cisaprida não seja solúvel na maioria das soluções aquosas, sua solubilidade é possível em soluções ácidas. Pode-se obter uma formulação de uso IV contendo 4 mg/mℓ, em solução de ácido tartárico, em uma farmácia de manipulação confiável. A preparação dessa formulação foi descrita no artigo publicado por Cook *et al.* (1997). Para preparar essa solução, adicionam-se 40 mg de cisaprida a 1 mℓ de ácido tartárico 0,4 M. Após dissolver a cisaprida, faz-se a diluição com água, até obter o volume total de 10 mℓ. Tem-se preparado formulação de uso oral para gatos dissolvendo-se o conteúdo de 1 cápsula em uma suspensão contendo veículo aromatizado ou em óleo de fígado de bacalhau.

Efeitos colaterais e interações

Não há relato de efeito adverso em animais; no entanto, quando o animal recebe alta dose nota-se desconforto abdominal. Em estudos de segurança, notou-se que os cães toleram alta dose (40 mg/kg) por período prolongado, sem problema.

Em humanos, relata-se que alta concentração plasmática do medicamento causa arritmias cardíacas. Essas arritmias consistem em prolongamento do intervalo QT, possivelmente devido ao bloqueio de canais de potássio. Isso pode causar arritmias graves, consideradas responsáveis por mortes de humanos. Essas reações não foram relatadas em animais. Todavia, deve-se ter cuidado quando se combina cisaprida com medicamentos como itraconazol e cetoconazol, que podem aumentar a concentração plasmática de cisaprida por interferir em sua metabolização.

Betanecol (urecolina)

Diversas formulações de betanecol foram descontinuadas e não mais comercializadas. Ainda é possível encontrar alguns produtos genéricos; ademais, os veterinários podem obter esse medicamento em farmácias de manipulação. O betanecol é um agonista colinérgico utilizado para estimular, de modo inespecífico, o músculo liso. Ele se liga a receptores muscarínicos e induz contrações do músculo liso do trato GI; todavia, sua ação é inespecífica. Diferentemente da cisaprida e da metoclopramida, em bovinos, o betanecol tem efeito mais evidente na motilidade da região ileoceco-cólon (0,7 mg/kg). Em equinos, o betanecol agiliza o esvaziamento do estômago, na dose de 0,025 mg/kg IV (Ringger *et al.*, 1996). Outro uso consiste na estimulação da contração do músculo liso da bexiga em animais que incapazes de esvaziar completamente a bexiga durante a micção. Efeitos adversos são comuns, e incluem diarreia e outras consequências do estímulo colinérgico.

Neostigmina (Prostigmina)

A neostigmina inativa a enzima acetilcolinesterase, inibindo a degradação de acetilcolina na sinapse nervosa. Prolonga a ação da acetilcolina e pode estimular diretamente os receptores colinérgicos. Sua ação é breve. Em equinos, não é recomendada porque, na verdade, reduz as contrações propulsivas intestinais, retarda o esvaziamento gástrico e causa desconforto abdominal.

Outro uso da neostigmina em animais consiste no tratamento de doenças neuromusculares, como miastenia *gravis*. Seus efeitos adversos são relevantes e incluem diarreia, salivação, dificuldade respiratória, vômito e tremores musculares. (Geralmente, no tratamento de miastenia *gravis* prefere-se outra droga anticolinesterase, a piridostigmina, porque ela causa menos efeitos colaterais.)

Antagonistas do receptor H$_2$

Em animais, os bloqueadores de receptores H$_2$, como ranitidina e nizatidina, apresentam ação pró-cinética no músculo liso intestinal. Esses medicamentos são discutidos à frente, na seção *Medicamentos utilizados no tratamento de úlceras gastrintestinais em animais*.

Eritromicina

A eritromicina é um antibiótico macrolídio comumente utilizado no tratamento de infecções bacterianas. A farmacologia dos macrolídios é discutida no Capítulo 36. Há tempo, em pequenos animais, o uso desse antibiótico tem sido associado a vômito e regurgitação, como uma reação adversa ao tratamento. Isso se deve à contração e à expulsão do conteúdo estomacal, quando se utilizam altas doses. No entanto, em baixa dose pode induzir estímulo benéfico à motilidade gastrintestinal (GI). Nem todos os antibióticos macrolídios apresentam essa propriedade, pois necessitam uma estrutura química particular que nem todos os medicamentos dessa classe possuem. (A eritromicina tem carbono 14 em sua estrutura, mas outros macrolídios menos efetivos – tilosina e tilmicosina – apresentam carbono 16 em suas estruturas.)

A eritromicina estimula a motilidade GI por meio da ativação de receptores da motilina, mediante a liberação de motilina endógena, ou pela ação de um mecanismo colinérgico no trato GI superior (Hall e Washabau, 1997; Lester *et al.*, 1998; Hawkyard e Koerner, 2007). A motilina é um peptídio que contém 22 aminoácidos, liberado de células endócrinas da mucosa do duodeno. Ela aumenta as contrações motora e a peristalse intestinal na ausência de alimento (onda *housekeeper*), ou seja, durante o período interdigestivo. A motilidade é estimulada especificamente no antro pilórico ou nas células do músculo liso do intestino delgado proximal (Nouri e Constable, 2007; Nouri *et al.*, 2008). Como a maioria dos receptores de motilina está presente no estômago e no intestino delgado proximal, ocorre fraca resposta à eritromicina no trato GI distal. Em humanos, a eritromicina é utilizada para induzir motilidade gástrica e agilizar o esvaziamento do estômago em pacientes com gastroparesia diabética, bem como em combinação com alimentação enteral em pacientes sob cuidados intensivos (Hawkyard e Koerner, 2007).

A dose efetiva é 1 mg/kg, ou menos – muito menor do que a dose antibacteriana. Relata-se que foi efetiva na estimulação experimental da motilidade em equinos (Ringger *et al.*, 1996), mas a resposta clínica à eritromicina nessa espécie às vezes é desanimadora. Um estudo mostrou que em equinos submetidos à cirurgia a resposta à eritromicina não foi tão efetiva quanto em equinos sadios (Roussel *et al.*, 2000). Uma dose de 8,8 mg/kg IM aumentou as motilidades do abomaso e do rúmen, em bezerros (Nouri e Constable, 2007; Nouri *et al.*, 2008; Wittek e Constable, 2005). Em pequenos animais, a dose também variou de 0,5 a 1 mg/kg, mas não há pesquisa sobre sua eficácia clínica (Whitehead *et al.*, 2016). Há preocupação quanto à possibilidade de a eritromicina causar diarreia em alguns equinos, pois ela interfere na flora bacteriana normal do intestino. Outra preocupação é que o uso de rotina pode induzir resistência ao antibacteriano.

Lidocaína

A lidocaína é um anestésico local bem conhecido. (Os anestésicos locais são discutidos com mais detalhes no Capítulo 15 e na seção *Medicamentos antiarrítmicos*, no Capítulo 22). É utilizada em procedimentos cirúrgicos menores, na forma de infiltração local, e no tratamento de arritmia cardíaca. A infusão intravenosa de lidocaína também aumenta a motilidade intestinal em equinos. Relata-se o uso desse anestésico no pós-operatório de equinos, a fim de reduzir o risco de íleo adinâmico após a cirurgia. Em equinos, o íleo adinâmico pós-operatório é um problema clínico comum; pode ser causado por (i) estímulo simpático, (ii) dor, ou (iii) inflamação. Esses efeitos inibem a motilidade do músculo liso do intestino; a lidocaína pode atuar suprimindo essas condições. Outra possibilidade de ação da lidocaína é o fato de que ela não apresenta efeito pró-cinético

direto, mas atua principalmente restabelecendo a motilidade por meio de outros mecanismos (Cook e Bilkslager, 2008). Esses autores relataram evidências de que em equinos a lidocaína restabelece a motilidade por inibir a inflamação intestinal e a lesão de reperfusão (ou lesão de isquemia-reperfusão).

Em um estudo (Malone *et al.*, 2006), constatou-se que a administração de lidocaína em equinos reduziu a ocorrência de refluxo e o tempo de hospitalização. A infusão de lidocaína diminui a ocorrência de íleo adinâmico pós-operatório por meio de efeito direto ou pela supressão do estímulo doloroso. Em equinos, a dose de carregamento desse medicamento (*bolus*) é 1,3 mg/kg, seguida de infusão IV de 0,05 mg/kg/min.

Efeitos adversos

Como acontece em outros usos de lidocaína, sua administração sistêmica pode causar eventos adversos. Em equinos, os efeitos mais comuns são fasciculações musculares, ataxia e convulsões. Caso se constatem esses sintomas, diminua a taxa de infusão.

Antagonistas opiáceos que induzem motilidade intestinal

Os opiáceos e seus antagonistas são discutidos no Capítulo 13. A ativação de receptor opiáceo μ (ou receptor mu) no músculo liso do intestino reduz a motilidade propulsiva. A expressão de receptores opiáceos μ foi verificada no plexo submucoso, no plexo mioentérico e no músculo longitudinal do íleo. Tem-se utilizado a ativação desses receptores no tratamento de algumas formas de diarreia (p. ex., loperamida). A administração de opiáceos analgésicos no pós-operatório (Boscan *et al.*, 2006; Sojka *et al.*, 1988) ou o aumento das concentrações de opioides endógenos (endorfinas) estimulam esses receptores, inibindo a motilidade intestinal e causando íleo adinâmico pós-operatório (DeHaven-Hudkins *et al.*, 2008). Portanto, o íleo pós-operatório pode ser tratado por meio do bloqueio de receptores opiáceos intestinais (receptores μ) (Hicks *et al.*, 2004).

Antagonistas opiáceos periféricos seletivos atuam mais como antagonistas de opioides periféricos do que como antagonistas de opioides no SNC. Eles não têm ação no SNC porque não são conseguem atravessar a barreira hematencefálica. *Não se deve utilizar naloxona para tal finalidade porque ela atravessa a barreira hematencefálica e reduz o efeito analgésico dos opioides.* Tais agentes incluem alvimopan, metilnaltrexona e naloxegol.

Alvimopan (Entereg®) tem vantagens em relação à metilnaltrexona quanto a potência e tempo de ação (DeHaven-Hudkins *et al.*, 2008; Taguchi *et al.*, 2001). É administrado por via oral, com baixa biodisponibilidade (6%), e induz efeito local no intestino, estimulando a motilidade sem reduzir a ação analgésica dos opioides. É uma molécula híbrida e sua alta polaridade limita sua difusão através da barreira hematencefálica. Em humanos, a dose oral de 3 mg, 3 vezes/dia, reverte completamente os efeitos GI da morfina, sem comprometer a analgesia. A dose oral típica é 12 mg (1 cápsula), administrada antes da cirurgia e continuada após a cirurgia, 2 vezes/dia.

A metilnaltrexona (Relistor®) está disponível para injeção SC (0,15 mg/kg), administrada em intervalos de 48 h, para tratamento de íleo adinâmico pós-operatório. À semelhança do alvimopan, ela não causa efeitos sistêmicos e não interfere na analgesia. Em equinos, o uso de metilnaltrexona é limitado. Nessa espécie, verificou-se que na dose de 0,75 mg/kg/12 h IV, por 4 dias, inibiu os efeitos intestinais induzidos pela morfina (Boscan *et al.*, 2006).

O naloxegol, disponível na forma de comprimidos de 12,5 mg e 25 mg, é um antagonista opioide conjugado com polietilenoglicol (PEG). É utilizado como tratamento oral de constipação intestinal induzida por opioide. Possui ação periférica porque sua conjugação com PEG reduz a capacidade do naloxegol de atravessar a barreira hematencefálica e o torna um substrato para o efluxo da glicoproteína P transportadora.

MEDICAMENTOS UTILIZADOS NO TRATAMENTO DE ÚLCERAS GASTRINTESTINAIS EM ANIMAIS

Antagonistas do receptor de histamina H$_2$, sucralfato, inibidores da bomba de próton (omeprazol) e antiácidos ainda são os principais medicamentos utilizados no tratamento de úlcera gastrintestinal, em pequenos e grandes animais (Tabela 46.3; Figura 46.1). O tratamento medicamentoso de doenças ulcerativas não é discutido nesta seção; recomenda-se que os leitores busquem informações na literatura (Merritt, 2003; Papich, 1993; Matz, 1995; Henderson e Webster, 2006a, 2006b; Feldman e Burton, 1990).

Como muitas das doenças ulcerativas diagnosticadas em medicina veterinária são causadas por medicamentos que inibem a síntese de prostaglandinas (anti-inflamatórios não esteroides, AINE), deve-se estar familiarizado com a ação das

Tabela 46.3 Medicamentos utilizados no tratamento de úlcera: uso clínico.

Gastrite
Úlcera gástrica
Úlcera duodenal
Prevenção de úlcera gastrintestinal
Esofagite
Tumor de mastócito
Síndromes hipergastrinêmicas
Prevenção e tratamento de úlcera causada por AINE

prostaglandinas no trato GI, com o modo de inibição de sua síntese e com os tratamentos utilizados para manter a ação protetora das prostaglandinas no trato GI. Os veterinários também devem estar familiarizados com a ação fisiológica normal da camada de muco que protege o estômago, com os mecanismos de proteção celular, com a importância da secreção de bicarbonato e com os mecanismos normais de recuperação das células epiteliais do estômago e do intestino. Esses fatores foram revisados por Allen *et al.* (1993) há vários anos, mas ainda são relevantes. Quando ocorre anormalidade ou comprometimento desses fatores de proteção, os animais podem desenvolver úlceras. A úlceras gastrintestinais são importantes problemas clínicos em equinos, suínos, cães, gatos e animais de zoológico. As condições que aumentam o risco de úlcera gastrintestinal são: uso de medicamentos ulcerogênicos (AINE, corticosteroides e irritantes estomacais), estresse, comprometimento do suprimento sanguíneo à mucosa e doenças inflamatórias.

Em equinos, úlcera gastrintestinal é um importante problema clínico; a prevalência dessa lesão em animais que participam de feira ou exposição e de corrida varia de 81 a 93%; alguns estudos relatam taxa de prevalência tão alta quanto 100%. Em equinos das raças Puro-Sangue Inglês e Standardbred relata-se prevalência de 80 a 95%; em equinos de exposição pode ser tão alta quanto 58%. Fatores como confinamento em baia, exercício intenso, dieta (com alto teor energético) e estresse induzido por corrida podem contribuir para o desenvolvimento de úlceras. Em equinos, as úlceras surgem principalmente no epitélio escamoso (parte não glandular). As condições que contribuem para o desenvolvimento de úlcera são: esquema de alimentação intermitente e alta acidez estomacal. Também, é comum o desenvolvimento de úlcera em potros doentes. Os fatores que contribuem para a ocorrência de úlcera em potros são: uso de AINE, estresse e sepse.

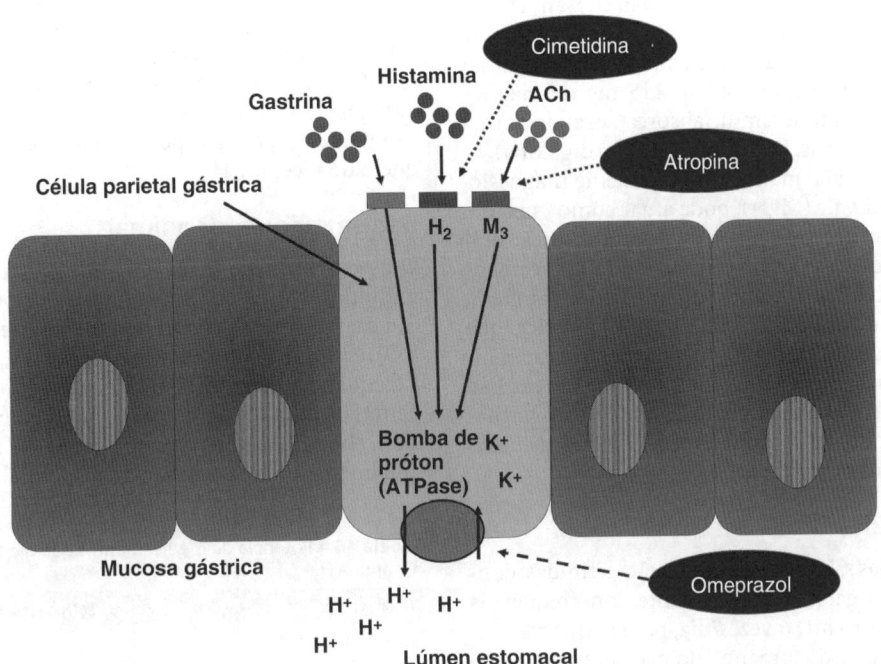

Figura 46.1 Ação de medicamentos antissecretores estomacais em vários receptores que estimulam a secreção de ácido. A figura mostra a ação de antagonistas de receptor H$_2$ (p. ex., cimetidina) e de inibidores da bomba de próton (omeprazol). Gastrina e acetilcolina (Ach) são vias dependentes de Ca^{++} e a via do receptor de histamina H$_2$ é mediada por cAMP. Ver o texto, para maiores detalhes.

Antiácidos

Os antiácidos comuns são compostos-base de alumínio, magnésio ou cálcio. Como exemplos, incluem-se hidróxido de alumínio ($Al(OH)_3$), hidróxido de magnésio ($Mg(OH)_2$) e carbonato de cálcio ($CaCO_3$). Esses medicamentos neutralizam a acidez gástrica por meio de uma simples reação que origina água e um sal neutro. Não apresentam ação sistêmica. Além de sua capacidade de neutralizar ácido, os antiácidos podem ser úteis aos pacientes porque reduzem a atividade da pepsina, ligam-se aos ácidos biliares no estômago e estimulam a síntese local de prostaglandinas (p. ex., PGE_2).

Formulações

Esses fármacos são comuns e quase sempre são medicamentos de venda livre (MVL), ou seja, sem necessidade de receita médica. As preparações antiácidas comumente disponíveis são combinações de hidróxido de magnésio e hidróxido de alumínio, que otimizam as capacidades de tamponamento de cada composto. Essas combinações equilibram o efeito adverso de constipação intestinal, do hidróxido de alumínio, e o efeito laxativo do hidróxido de magnésio. Um dos produtos comuns combina alginato de sódio, bicarbonato de sódio e carbonato de cálcio, sendo comumente utilizado no tratamento de esofagite por refluxo (azia), em humanos. Os comprimidos são compostos de 80 mg de hidróxido de alumínio e 14,2 mg de trissilicato de magnésio. As soluções de uso oral contêm 95 mg de hidróxido de alumínio e 358 mg de carbonato de magnésio, em 5 mℓ (sabor de hortelã). Os comprimidos não devem ser engolidos inteiros, mas sim mastigados; isso deve ser levado em conta antes de fornecer os comprimidos aos animais de companhia.

Efeitos adversos/interações

Os efeitos adversos dos antiácidos são raros porque eles quase nunca são administrados por longo tempo. Além disso, os antiácidos não são absorvidos e, portanto, não causam efeitos sistêmicos graves. Em animais com doença renal, o acúmulo de magnésio pode ser um problema. Por exemplo, uma suspensão oral disponível comercialmente contém 115 mg de magnésio/5 mℓ. Os antiácidos interferem na absorção oral de outros fármacos (p. ex., tetraciclinas, fluoroquinolonas e digoxina), se administrados concomitantemente. O componente magnésio, como todo cátion divalente (Mg^{++}), pode atuar como quelante de fluoroquinolonas ou de tetraciclinas, inibindo a absorção oral desses antimicrobianos. Caso sejam utilizados simultaneamente, administre o antibiótico 2 h antes do antiácido. Também, a administração oral do antiácido reduz a acidez gástrica, que compromete a absorção oral de alguns medicamentos, especialmente os antifúngicos da classe azol fornecidos por via oral. Isso é discutido nas interações medicamentosas com outros fármacos supressores de ácido, na seção *Interações medicamentosas com inibidores da bomba de próton*.

Doses recomendadas

As doses recomendadas são variáveis; não estão definidas, confiavelmente, para cães e gatos. Empiricamente, com frequência indica-se a dose de 5 a 10 mℓ, 6 vezes/dia, para pequenos animais, independentemente do tamanho do paciente ou do produto utilizado. A frequência de administração é uma importante desvantagem para o uso em animais de companhia; portanto, em cães e gatos, quando houver necessidade de supressão da acidez do trato GI por longo tempo, utilizam-se outros medicamentos (ver outros fármacos na seção *Medicamentos utilizados no tratamento de úlceras gastrintestinais em animais*). Relata-se que dose de 180 a 250 mℓ para equinos adultos, mas ela apenas suprime a acidez por 45 min a 2 h (Murray, 1997). Aos bezerros e potros recomenda-se uma dose de 30 a 60 mℓ. No tratamento de acidose ruminal, administra-se hidróxido de magnésio, por via oral, na dose de 225 a 440 g, para uma vaca adulta, ou 4 ℓ de óleo mineral/animal, no rúmen. No tratamento de sobrecarga de grãos, faz-se a administração intrarruminal de 450 g de antiácido, em intervalos de 6 a 8 h.

Antagonistas do receptor de histamina H_2

Esses medicamentos incluem cimetidina (o primeiro fármaco dessa classe), ranitidina, famotidina e nizatidina. Esses fármacos tornaram-se muito populares após sua liberação inicial, nos anos 1980, mas seu uso diminuiu após a disponibilização de inibidores da bomba de próton, mais potentes e de ação mais prolongada (discutidos na seção *Inibidores da bomba de próton*). O bloqueio de receptores de histamina H_2 inibe a acidez gástrica, que pode favorecer a cicatrização de úlcera de estômago e duodeno. Em animais, há pouca evidência de eficácia – com base em dados gerais obtidos em estudos controlados. Em pesquisas que mensuraram a acidez estomacal ou que compararam os resultados com inibidores da bomba de próton (p. ex., omeprazol), constatou-se que os antagonistas de receptores H_2 foram menos efetivos. Todavia, muitos veterinários ainda utilizam cimetidina, ranitidina e famotidina, pois consideram que esses medicamentos sejam benéficos no tratamento de úlcera gástrica ou duodenal, erosões gástricas, refluxo esofágico e gastrite, em animais. Nesse grupo há vários fármacos. Eles variam em termo de potência (Tabela 46.4) e farmacocinética, mas não há evidência de diferenças na eficácia desses medicamentos.

Mecanismo de ação

A secreção ácida é estimulada por três receptores (Figura 46.1): (i) receptor de gastrina, (ii) receptor de histamina tipo 2 (receptor H_2), e (iii) receptor colinérgico (muscarínico) (M3). O estímulo a esses receptores induz à secreção de ácido. Os antagonistas de receptor H_2 impedem efetivamente a secreção de ácido gástrico pelas células parietais mediante o bloqueio de receptor H_2.

Uso em pequenos animais

O uso do fármaco mais antigo desse grupo, a cimetidina, diminuiu devido a sua substituição por outros medicamentos. Em cães, a dose de cimetidina utilizada é 10 mg/kg (IV, IM ou VO), e a dose de ranitidina é 2 mg/kg (IV, IM ou VO); contudo, a frequência de administração não foi bem definida. A dose de famotidina (Pepcid®) é 0,5 mg/kg, em intervalos de 12 a 24 h; contudo, é possível que dose de 0,1 a 0,2 mg/kg/12 h seja igualmente efetiva. Apesar da disponibilidade de informação

Tabela 46.4 Potência de medicamentos que bloqueiam receptor de histamina H_2.

Medicamento	Potência relativa
Cimetidina (Tagamet®)	1
Ranitidina (Zantac®)	4 a 10
Nizatidina (Axid®)	4 a 10
Famotidina (Pepcid®)	20 a 50

farmacocinética, não se definiu um intervalo preciso entre as doses, para os fármacos listados, pois não se sabe qual a duração ou grau da supressão ácida ideal para cicatrização de úlcera.

Uso em equinos

A supressão da acidez gástrica em equinos foi revisada por Murray (1997). Em equinos e cães, esses medicamentos, quando administrados por via oral, não são absorvidos; a biodisponibilidade sistêmica é de apenas 14 a 30%, e as altas doses administradas por via oral aos grandes animais refletem essa diferença (Sams et al., 1997). A cimetidina não é mais comumente utilizada em equinos devido à disponibilidade de outros medicamentos no mercado. A dose utilizada em equinos era 40 a 60 mg/kg/dia. A dose de ranitidina para equinos é 2,2 a 6,6 mg/kg, em intervalos de 6 a 8 h (Holland et al., 1997). Em potros clinicamente saudáveis, as doses de ranitidina de 6,6 mg/kg VO e 2 mg/kg IV suprimem a secreção ácida por 8 h e 4 h, respectivamente (Sanchez et al., 1998).

Uso em bezerros

Em bezerros, utilizaram-se cimetidina e ranitidina com intuito de manter o pH do abomaso > 3,5 durante 75% do intervalo entre as doses (Ahmed et al., 2001). A dose de cimetidina recomendada para administração oral é 100 mg/kg/8 h, e a dose de ranitidina é 50 mg/kg/8 h.

Efeitos adversos

Em geral, relata-se que o uso de antagonistas de receptor de histamina H_2 é bem seguro. Em humanos, os efeitos adversos relatados incluem ação antiandrogênica, baixo desempenho reprodutivo, toxicidade no SNC e supercrescimento de bactérias no estômago. Esses efeitos são raros e não são considerados problemas sérios em pacientes veterinários. Há relatos individuais subjetivos (anedóticos) de que a injeção de famotidina cause anemia hemolítica em gatos. No entanto, um estudo clínico concluiu que, quando administrada por via intravenosa, ao longo de 5 min, não se constata esse tipo de anemia (de Brito Galvão e Trepanier, 2008). É possível que ocorram interações medicamentosas porque a cimetidina inibe a depuração (clearance) de outros medicamentos por atuar como inibidor de enzimas envolvidas na oxidação hepática (inibidor da enzima microssomal do citrocomo P450). É menos provável que a ranitidina e a famotidina causem tal reação. Interações medicamentosas também são possíveis devido aos seus efeitos na elevação do pH do estômago. Isso pode influenciar a absorção de alguns medicamentos administrados por via oral que necessitam um ambiente ácido para sua dissolução. Isso é discutido com mais detalhes na seção *Interações medicamentosas com inibidores da bomba de próton.*

Outros efeitos de antagonistas de receptor H_2

Medicamentos que bloqueiam o receptor de histamina H_2 são utilizados em outras situações, além da supressão da acidez estomacal. Algumas evidências sugerem que a cimetidina fortaleça as defesas da mucosa gástrica contra o desenvolvimento de úlcera (p. ex., aumente a secreção de bicarbonato) e exacerbe a proteção celular, mas a relação desses efeitos com a cicatrização de úlcera não foi bem esclarecida.

Efeitos na atividade do músculo liso. A secreção ácida inibe as contrações estomacais. Em testes experimentais em cães, constatou-se que a administração de cimetidina normalizou a contração estomacal que havia sido inibida pelo estímulo da secreção ácida no estômago. Portanto, os antagonistas de receptor H_2 podem influenciar o esvaziamento estomacal (Hayashi et al., 1990). Além disso, a ranitidina e a nizatidina, mas não a cimetidina ou a famotidina, estimulam a motilidade e agilizam o esvaziamento gástrico e a motilidade do cólon por sua ação anticolinesterase (AchE). Em razão de seu efeito na motilidade, tem-se utilizado ranitidina para estimular a motilidade do trato GI, como um agente pró-cinético, em animais.

Efeitos imunológicos. A cimetidina pode bloquear receptor H_2 em linfócitos T supressores, aumentando as respostas dos linfócitos ao estímulo mitogênico (Mavligit, 1987). Esse efeito foi clinicamente utilizado no tratamento imunológico de pacientes com neoplasias (Goetz et al., 1990), mas na maioria dos casos há controvérsia quanto ao benefício clínico. Em humanos, a administração de cimetidina pode acelerar a cicatrização de lesões causadas por herpes, em pacientes com imunossupressão.

Ação antialérgica. Os bloqueadores de receptores da histamina H_2 podem minimizar os efeitos da histamina nos vasos sanguíneos e aliviar a inflamação secundária à alergia. No entanto, quando utilizados como tratamento único, a resposta clínica pode não ser efetiva. Comumente, quando se deseja efeito anti-histamínico no tratamento de doenças alérgicas, administram-se antagonistas de receptor da histamina tipo 1 (H_1).

Sucralfato (Carafato®)

No ambiente ácido do estômago, o sucralfato se dissocia em octassulfato de sacarose e hidróxido de alumínio (Figura 46.2). O octassulfato de sacarose sofre polimerização e origina uma substância pegajosa, viscosa, que se liga à mucosa ulcerada, protegendo-a. Ela protege a mucosa por impedir a difusão retrógrada de íons hidrogênio, além de inativar a pepsina e promover a adsorção de ácidos biliares. Além disso, o sucralfato aumenta a síntese de prostaglandinas na mucosa, as quais protegem as células e podem favorecer a cicatrização. O aumento do conteúdo do fator de crescimento epidérmico pode contribuir na cicatrização da úlcera.

Uso clínico

O sucralfato pode ser útil no tratamento de úlcera gástrica em animais, mas não há evidência de que seja efetivo na prevenção de gastrite ou de úlcera gástrica. Alguns veterinários utilizam sucralfato para prevenir a ocorrência de úlcera causada por AINE. Apesar do uso comum, há pouca evidência de que seja efetivo na prevenção de úlceras induzidas por esses AINE. Como o sucralfato não é absorvido, ele é praticamente livre de efeitos adversos. O efeito colateral mais comumente associado ao seu uso em humanos é constipação intestinal. Os protocolos de dosagens de sucralfato foram extrapolados daqueles utilizados em humanos. As doses recomendadas são: aos gatos, 250 mg (¼ do comprimido) 2 ou 3 vezes/dia; aos cães, 500 mg a 1 g; aos potros, 4 g VO. Os comprimidos devem ser triturados para se obter o efeito terapêutico. Em estudos realizados em cães, há evidência de que o comprimido íntegro não se desintegra e que o esmagamento do comprimido e sua administração como suspensão líquida podem ser mais efetivos (KuKanich and KuKanich, 2015).

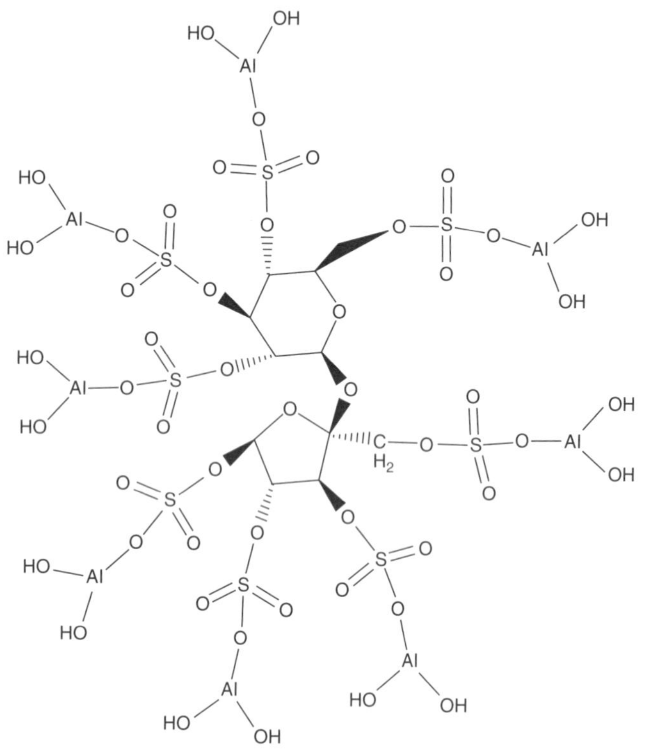

Sucralfato (octassulfato de sacarose)
Figura 46.2 Estrutura do sucralfato.

Interações medicamentosas

Ainda que o sucralfato tenha alguma ação de revestimento, isso não impede a absorção intestinal do medicamento administrado por via oral. No entanto, o sucralfato contém alumínio e pode interferir na absorção de alguns fármacos. Por exemplo, o alumínio ocasiona quelação de fluoroquinolonas e tetraciclinas e inibe a absorção desses antimicrobianos, se administrados por via oral (KuKanich e KuKanich, 2015; KuKanich *et al.*, 2016). No entanto, em cães a influência na absorção de fluoroquinolonas é inconsistente (KuKanich *et al.*, 2016). Caso haja necessidade do uso destes antibióticos, administre-os primeiramente, 30 min a 2 h antes da administração do sucralfato.

Inibidores da bomba de próton

A secreção de ácido gástrico é induzida por estímulos hormonais e neurais das células parietais, localizadas no estômago proximal (Figura 46.1). Os inibidores da bomba de próton (IBP; omeprazol, pantoprazol, esomeprazol) (Tabela 46.5) são sucedâneos dos benzimidazóis que atuam na via comum final da produção de ácido. Esses fármacos surgiram como mais efetivos e mais amplamente utilizados do que os antagonistas da histamina tipo 2, anteriormente mencionados (Barkun *et al.*, 2012). Os IBP são bases fracas, sem prótons, e atuam como profármacos no pH fisiológico do sangue. Após absorção sistêmica, elas são aprisionadas nas células parietais acidíferas do estômago (Figura 46.3). Como os IBP se difundem e se acumulam no ambiente ácido dos canalículos secretores da célula parietal ativa (até 1.000 vezes a concentração plasmática), eles recebem prótons e são aprisionados, onde se unem a resíduos de cisteína, por meio de ligação dissulfeto, na subunidade alfa de enzimas H^+-K^+-ATPase, resultando em inativação prolongada

Tabela 46.5 Inibidores da bomba de próton (IBP).

Omeprazol; cápsula de 20 mg e outras formas
Lansoprazol; comprimido de 20 mg
Rabeprazol; comprimido de 20 mg e solução IV
Pantoprazol; comprimido de 40 mg e solução IV
Esomeprazol; cápsulas de 20 e 40 mg
Dexlansoprazol; cápsulas de 30 e 60 mg

ou irreversível da enzima (Kromer *et al.*, 2000). O efeito é prolongado porque a secreção ácida se restabelece somente após a síntese de novas bombas de próton, nas células parietais. Pode haver retardo inicial antes que ocorra o efeito máximo. As células parietais anteriormente em dormência são ativadas após o início do tratamento com IBP. Assim, no 1º dia após a administração de IBP a inibição da secreção ácida corresponde a cerca de 30% da secreção máxima, pois nem todas as enzimas H^+-K^+-ATPase estão ligadas ao medicamento. Acredita-se que o efeito inibidor máximo seja obtido dentro de, aproximadamente, 2 a 4 dias após a administração de IBP (Kromer *et al.*, 2000; Larsson *et al.*, 1983; Abelo *et al.*, 2002; Wallmark *et al.*, 1985). Como a ação inibidora dos IBP depende de sua capacidade em se acumular na célula parietal e de sua ligação a enzimas H^+-K^+-ATPase ativas, a concentração plasmática de IBP não necessariamente prediz a sua eficácia. Os melhores preditores do efeito inibidor da IBP na secreção de ácido gástrico são: a área sob a curva concentração-tempo e o perfil do pH gástrico (Andersson *et al.*, 2001).

O retardo na ação máxima de IBP também está relacionado à estabilidade desses medicamentos no estômago. Eles são acidolábeis, e quando administrados em ambiente ácido, podem ser degradados antes de alcançar o intestino, onde pode ocorrer sua absorção sistêmica. Após repetidas doses, a secreção de ácido diminui gradativamente, maximizando a quantidade de fármaco ativo absorvido no intestino (Prichard *et al.*, 1985). O tratamento inicial com formulação de uso intravenoso (p. ex., pantoprazol), a administração de um composto com revestimento entérico de liberação lenta ou o uso combinado de formulação oral e bicarbonato (Zergid® é um exemplo de combinação de omeprazol com bicarbonato de sódio) reduz o intervalo necessário para se obter o efeito máximo. Outra teoria que explica o aumento da concentração após repetidas doses refere-se à inibição de enzimas do citocromo P450 pelo omeprazol e, assim, inibindo a sua própria metabolização (Andersson *et al.*, 1990). Em humanos, o omeprazol é um inibidor bem conhecido da enzima CYP2C19, mas em cães ou gatos não se sabe qual enzima (caso haja) é inibida.

Farmacocinética e metabolização

As enzimas do citocromo P450 (CYP) são responsáveis pela metabolização da maioria dos inibidores da bomba de próton (IBP). A exceção é o rabeprazol, que é o único dentre os IBP em que o sistema CYP responde por apenas 15 a 20% de sua metabolização (Yasuda *et al.*, 1995). Polimorfismo genético nos genótipos de CYP é uma causa bem definida para a ampla variação interindividual e interétnica nas propriedades farmacocinéticas e farmacodinâmicas dos IBP, em humanos (Egan e Murray, 2000). Há diferenças nas respostas entre os animais, mas não há estudos suficientes para comprovar se isso é causado pelas diferenças na expressão de CYP entre os animais. A farmacocinética foi extensivamente estudada em equinos (Sykes *et al.*, 2014, 2015a, 2015b, 2016). Há diferenças

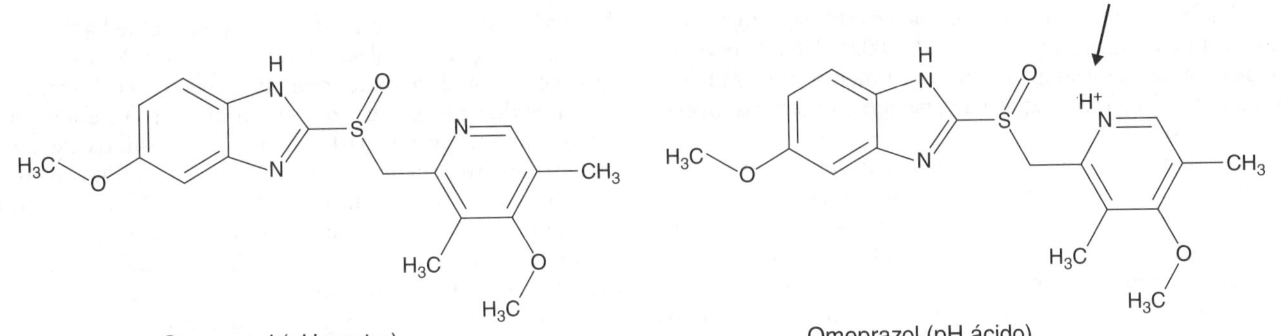

Omeprazol (pH neutro)   Omeprazol (pH ácido)

Figura 46.3 Estrutura do omeprazol. Em pH neutro a estrutura não se altera, mas, após penetrar na célula parietal acidífera, o omeprazol ganha carga positiva (mostrada pela seta) e é "aprisionado" na célula.

farmacocinéticas entre as várias formulações, mas elas podem não ser responsáveis pelas diferenças na eficácia clínica. Na seção *Uso clínico e eficácia em equinos* há uma discussão mais detalhada sobre as formulações.

Uso clínico

A secreção ácida é ativada pela ingestão de alimento. Portanto, recomenda-se a administração da maioria dos inibidores da bomba de próton (IBP) 30 min a 1 h antes da refeição, a fim de minimizar os efeitos da acidez estomacal na absorção do medicamento de uso oral, bem como assegurar absorção máxima, de modo que o fármaco permaneça na circulação, pronto para se acumular na célula parietal, antes que ocorra a secreção de ácido estimulada pela refeição. Se o fármaco for administrado 1 vez/dia, recomenda-se que seja feito pela manhã, pois o jejum prolongado resulta em maior quantidade de enzimas H$^+$-K$^+$-ATPase disponíveis para alcançar os canalículos secretores (Chiverton *et al.*, 1992). Inibidores da bomba de próton (IBP) mais recentes, como o enantiômero R do lansoprazol, o dexlansoprazol, apresentam liberação lenta e efetiva contra ambas, secreção ácida estimulada por alimento e secreção ácida basal; assim, o pH gástrico pode não ser influenciado pelo momento da refeição e pela administração de IBP mais recentes (Lee *et al.*, 2009). Em humanos, há evidência de que esses medicamentos sejam superiores a outros fármacos antissecretores, como antagonistas do receptor de histamina H$_2$, no tratamento e prevenção de úlcera causada por AINE. Estudos em humanos mostraram que o omeprazol apresenta melhor taxa de cicatrização de alguns tipos de úlcera e esofagite, comparativamente a outros fármacos utilizados no tratamento de úlcera – como os bloqueadores de receptores H$_2$. Além disso, esses medicamentos apresentam efeito inibitório sobre a bactéria *Helicobacter pylori*, uma causa de gastrite e úlcera em humanos.

Uso clínico e eficácia em cães e gatos. Apesar de uso disseminado em animais de companhia, há estudos clínicos limitados quanto à eficácia de IBP em animais de companhia. Há muito mais estudos de eficácia clínica em equinos, com produtos aprovados pela FDA, nos EUA, e em outros países (Sykes *et al.*, 2015a, 2015b). A maioria dos estudos com IBP em cães e gatos foi realizada como testes pré-clínicos de desenvolvimento do produto, antes de estudos desses fármacos em humanos. Muitos desses estudos foram realizados após estímulo farmacológico da secreção de ácido gástrico, em animais sadios com fístula gástrica implantada por meio de cirurgia. Não se sabe se os resultados desses estudos refletem, confiavelmente, a resposta do pH intragástrico

aos IBP, em cães e gatos. Estudos comparativos em cães e gatos sadios não submetidos a nenhuma dessas intervenções mostraram que os inibidores da bomba de próton (IBP) apresentam afeito antagonista superior àquele de antagonistas de receptor de histamina H$_2$, na elevação e manutenção do pH intragástrico em alto valor e na prevenção de gastrite induzida por exercício, em cães (Bersenas *et al.*, 2005; Tolbert *et al.*, 2011; Parkinson *et al.*, 2015; Sutalo *et al.*, 2015). Em humanos, a dose típica de omeprazol é 20 mg. Aos cães, administra-se uma cápsula de 20 mg, independentemente do peso. Como alternativa, quase sempre se administra dose de 0,7 a 1 mg/kg, 1 ou 2 vezes/dia. Estudos anteriores em cães e gatos utilizaram uma dose diária, mas os resultados de outros estudos em cães e gatos sadios sugerem que o omeprazol deva ser administrado 2 vezes/dia, a fim de atingir o valor ideal de pH definido para o tratamento de anormalidades relacionadas à acidez, em humanos (Bersenas *et al.*, 2005; Tolbert *et al.*, 2011; Sutalo *et al.*, 2015; Burget *et al.*, 1990; Bell *et al.*, 1992). Não há comprovação de benefício com a administração concomitante de antagonistas de receptor de histamina H$_2$ e de IBP, em animais (Tolbert *et al.*, 2015).

Uso clínico e eficácia em equinos. Em equinos é amplamente utilizado porque, como discutido na seção *Medicamentos utilizados no tratamento de úlceras gastrintestinais em animais*, os equinos de competição apresentam alta incidência de úlcera gástrica. O omeprazol é o mais frequentemente utilizado porque há formulações desenvolvidas especificamente para equinos (Sykes *et al.*, 2015a, 2015b, 2016). Para inibir a secreção ácida é necessária dose de 1 mg/kg/dia (Andrews *et al.*, 1999) e de 1,4 a 2 mg/kg para um efeito mais consistente (Baker e Gerring, 1993; Murray, 1997). A dose de 4 mg/kg VO suprimiu a secreção ácida em potros, por um período de 22 h. Na cicatrização de úlcera, o omeprazol (4 mg/kg/24 h VO) foi significativamente mais efetivo do que a ranitidina (6,6 mg/kg/8 h VO) (Lester *et al.*, 2005). O omeprazol é aprovado para uso como uma pasta de administração oral para equinos, na dose de 4 mg/kg, 1 vez/dia, durante 4 semanas; para prevenção de úlcera a dose é 2 mg/kg, 1 vez/dia. Para obter supressão máxima da secreção ácida é necessária administração por 3 a 5 dias. Em equinos, para a cicatrização de úlcera o pH do estômago deve ser mantido acima de 3,5 (Andrews *et al.*, 1999). Também, há disponibilidade de uma formulação desse medicamento de venda livre (MVL) para equinos. A dose e a concentração são as mesmas mencionadas para o produto de referência original. Caso se obtenha o medicamento em farmácia de manipulação – especialmente se preparado a partir de substância química produzida em grande quantidade –, pode ocorrer degradação no estômago, tornando o medicamento inefetivo (Nieto *et al.*, 2002). A biodisponibilidade do omeprazol simples, sem revestimento, preparado na forma de pó, é metade daquela de produtos comerciais (Sykes *et al.*, 2015b).

Embora a pasta oral seja a formulação mais comum, há outras formulações disponíveis para uso em equinos, em alguns países. Há duas formulações tamponadas disponíveis em outros países, e duas formulações granuladas com revestimento entérico. Essas outras formulações foram descritas e avaliadas por Sykes *et al.* (2015a, 2015b, 2016) (ver Tabela 1, do artigo de Sykes *et al.*, 2016, para informações). Ao se compararem as quatro formulações com o produto de referência original não se constatou diferença significativa na farmacocinética de três formulações; contudo, um dos produtos apresentou menor pico de concentração.

O mesmo grupo de pesquisadores também avaliou as doses de omeprazol utilizadas em equinos (Sykes *et al.*, 2014, 2015a, 2015b). Eles constataram que a dose oral de 1 mg/kg/dia foi terapeuticamente equivalente a 4 mg/kg, 1 vez/dia, no tratamento de úlcera gástrica de ocorrência natural em equinos de corrida Puros-Sangues Ingleses. Eles também constataram menor taxa de cicatrização de úlcera gástrica em equinos tratados com omeprazol, quando essas úlceras estão localizadas na parte glandular do estômago, comparativamente à localização na área de tecido gástrico escamoso (não glandular).

Efeitos adversos

Apesar da fácil aquisição desses medicamentos de venda livre (MVL) de uso humano e de sua ampla utilização, é rara a ocorrência de reações adversas. Alguns efeitos adversos também foram relatados após o uso de inibidores da bomba de próton (IBP) em cães, gatos e equinos. Uma explicação é que os efeitos na enzima H^+,K^+-ATPase gástrica não são compartilhados com outras enzimas ATPase. Enzimas ATPase não gástricas não são capazes de converter o profármaco em forma ativa, o que requer um ambiente ácido. Desse modo, os IBP se acumulam nas células parietais acidíferas do estômago, porém em quantidade muito menor do que em outras células do corpo.

Duas consequências adversas, como resultado da administração prolongada de IBP, têm recebido atenção. Devido ao comprometimento do mecanismo de retroalimentação (*feedback*) negativo, ocorre elevação do teor de gastrina em virtude da administração de IBP (Solcia, 1993). Consequentemente, a concentração de gastrina permanentemente elevada tem efeito trófico na mucosa gástrica. Essa propriedade foi associada ao desenvolvimento de gastrinoma em animais de laboratórios, especificamente tumores oriundos de células semelhantes às enterocromafins, em ratos. Isso foi um importante problema quando esses primeiros agentes se tornaram populares nos anos 1980. No entanto, depois de anos de experiência com IBP em humanos, isso não mostrou ser um problema real. Um estudo relatou alta concentração de gastrina em gatos, após tratamento de longa duração (Gould *et al.*, 2016). No entanto, exceto uma transitória hipersecreção ácida de rebote, em alguns gatos avaliados, não se detectou nenhum efeito adverso. Não há estudo semelhante em cães.

O segundo efeito frequentemente considerado como consequência da administração prolongada de IBP é o supercrescimento de bactérias no intestino delgado (SIBO; do inglês, *small intestinal bacterial overgrowth*) (Lo e Chan, 2013). Inibidores

da bomba de próton aumentam a população de bactérias no intestino delgado (Wallace *et al.*, 2011). Por elevarem o pH gástrico, isso pode aumentar potencialmente a colonização de bactérias que, por outro lado, seriam inibidas pelo ambiente ácido do estômago e da parte superior do intestino delgado. A maior sobrevivência das bactérias ingeridas no trato GI superior é influenciada por outros efeitos dos IBP, como redução da peristalse intestinal, retardo do esvaziamento gástrico, alteração na composição do muco epitelial e maior translocação bacteriana. O supercrescimento de bactérias no intestino delgado pode resultar em algumas síndromes de má absorção e prejuízo à absorção de vitamina B_{12}. A maior multiplicação de bactérias no trato GI superior pode, também, aumentar o risco de consequências mais graves em pequenos animais com pneumonia por aspiração. Estudos em cães mostraram que a administração de 1,1 mg de omeprazol/kg, 2 vezes/dia, durante 15 dias, aumentou a população de bactérias no duodeno (*Lactobacillus*) e diminuiu a quantidade de *Helicobacter* spp. no estômago, durante o tratamento (Garcia-Mazcorro *et al.*, 2012). No entanto, a composição filogênica geral da microbiota duodenal e gástrica não se altera.

O supercrescimento de bactérias também pode resultar em consequências quando os IBP são administrados juntamente com AINE. Esta era uma preocupação em humanos porque esses medicamentos são frequentemente prescritos simultaneamente aos pacientes em risco de lesão do trato GI superior causada pelo uso de anti-inflamatórios não esteroides (AINE) (Marlicz *et al.*, 2014). Não se sabe se essa combinação medicamentosa representa um risco aos cães, gatos ou equinos.

Diarreia é o efeito adverso mais comumente relatado como consequência do uso de IBP em cães (Bersenas *et al.*, 2005; Davis *et al.*, 2003). Não há relato de efeito colateral em gatos. Em pesquisas com gatos utilizando omeprazol, após administração prolongada, 2 vezes/dia, durante 60 dias, não se detectou problema relevante (Gould *et al.*, 2016). Não se constatou alteração significativa nas concentrações de magnésio, cobalamina e cálcio, tampouco na densidade mineral óssea ou no conteúdo de minerais nos ossos.

Interações medicamentosas com inibidores da bomba de próton

Após administração de IBP, foram verificadas várias interações medicamentosas potenciais. A administração de IBP eleva o pH no lúmen gástrico, de um valor normal de 1 a 2 unidades para mais de 4 unidades e, às vezes, um valor ainda maior. A absorção de alguns medicamentos e nutrientes requer um ambiente ácido porque a sua dissolução e solubilidade dependem do pH. Algumas substâncias necessitam pH ácido para liberar o seu revestimento de proteção. Portanto, a administração oral de IBP simultaneamente a alguns medicamentos pode influenciar a sua absorção, reduzindo a exposição sistêmica e o efeito clínico. Os fármacos que sofrem influência da dissolução são, principalmente, bases fracas. Esses fármacos requerem pH ácido para aumentar sua solubilidade, que é a primeira etapa da absorção do medicamento no trato GI (após a desintegração do fármaco).

Antifúngicos da classe azol incluem cetoconazol, itraconazol e compostos recentes voriconazol e posaconazol (discutidos no Capítulo 38). Esses fármacos são inerentemente pouco solúveis. Para que ocorra absorção após a administração oral eles devem sofrer dissolução, o que acontece apenas em ambiente com baixo pH. Assim, eles devem ser administrados por via oral, com alimento, para estimular a secreção de ácido. Esse efeito foi melhor demonstrado pelo prejuízo significativo da dissolução do cetoconazol em pH alto; em condições experimentais, notou-se redução da absorção de cetoconazol, após administração oral, em cães, causada pela elevação do pH estomacal (Zhou et al., 2005).

Outros medicamentos de uso oral cuja absorção pode ser prejudicada pelo aumento do pH gástrico são compostos que contêm ferro e micofenolato. No estômago, o ácido hidroclórico estimula a absorção de ferro porque esse ácido causa redução do íon férrico para íon ferroso, mais solúvel. Em pacientes humanos submetidos ao tratamento prolongado com IBP é possível notar menor absorção de ferro administrado por via oral. Em pacientes humanos com hemocromatose hereditária faz-se o tratamento com IBP, com intuito de reduzir a necessidade de flebotomias frequentes (Hutchinson et al., 2007). O efeito da administração prolongada de IBP na absorção de ferro administrado por via oral não foi avaliado em cães, gatos e equinos. O micofenolato de mofetila (discutido no Capítulo 45) requer pH ácido para sua dissolução e hidrólise, para originar ácido micofenólico. Se o IBP for administrado simultaneamente, o aumento do pH reduz a absorção da substância ativa (Gabardi e Olyaei, 2012). Essa interação foi comprovada em humanos, mas não foi avaliada em cães e gatos.

Interações medicamentosas que interferem em enzimas que metabolizam medicamentos. Os inibidores da bomba de próton (IBP) são metabolizados por enzimas do citocromo P450 (CYP), sendo possível interações desses medicamentos com fármacos cuja ação depende do CYP, em razão do efeito inibidor do IBP no sistema CYP. A enzima predominantemente identificada em humanos é a CYP2C19. A administração de omeprazol pode inibir sua própria metabolização (como discutido na seção *Inibidores da bomba de próton*) ou inibir a metabolização de outros medicamentos metabolizados pela mesma enzima (Furuta et al., 2001; Mullin et al., 2009; Gerson e Triadafilopoulos, 2001). Em humanos, os medicamentos envolvidos são varfarina, clopidogrel e diazepam. O conjunto de enzimas CYP 450 não é o mesmo em humanos e cães (Court, 2013); portanto, não se sabe se o omeprazol inibe a metabolização desses ou de outros medicamentos, em cães.

Fato interessante é a ação do omeprazol na conversão de clopidogrel (Plavix®) em sua forma ativa. O clopidogrel é um profármaco; após sua administração, deve ser convertido em uma forma ativa, antes de inibir a função plaquetária (discutida no Capítulo 25). Em humanos, o omeprazol pode inibir uma das enzimas responsáveis por essa conversão. A administração concomitante de omeprazol e clopidogrel pode interferir na biotransformação que origina o metabólito ativo do clopidogrel e comprometer a terapia antiplaquetária (Laine e Hennekens, 2010). A Food and Drug Administration (FDA) recomenda que o uso concomitante de fármacos que inibem a CYP2C19 (p. ex., omeprazol) deve ser desestimulado. No entanto, um estudo em cães mostrou que a administração simultânea de omeprazol e clopidogrel não reduziu os efeitos antiplaquetários do clopidogrel (Thames et al., 2017). Esses efeitos não foram avaliados em gatos ou equinos.

Prostaglandinas sintéticas

As prostaglandinas sintéticas – administradas por via oral – induzem muitos dos efeitos protetores das prostaglandinas naturais na mucosa do trato GI (Allen et al., 1993; Henderson e Webster, 2006a, 2006b). O misoprostol é um análogo sintético da PGE_1 utilizado em humanos para reduzir o risco de úlcera causada por tratamento com AINE. Em cães, previne úlcera e hemorragia duodenal associadas à terapia com ácido acetilsalicílico, mas não foi testado com outros AINE em pequenos animais. O misoprostol é útil na prevenção de úlcera do trato GI, sendo menos benéfico no tratamento de úlcera já instalada. Sua utilidade parece se limitar ao uso concomitante ao tratamento com AINE. O misoprostol *não* foi efetivo na prevenção de gastrite, úlcera e hemorragia gastrintestinal associada com administração de corticosteroide (Hanson et al., 1997).

Uso em pequenos animais

O misoprostol está disponível na forma de comprimidos de 0,1 mg e 0,2 mg. Em cães, a dose varia de 2 a 5 µg/kg. É absorvido e rapidamente metabolizado em um metabólito ativo. Em alta dose (> 5 µg/kg) causa diarreia, como efeito adverso.

Uso em equinos

Relata-se que o misoprostol reduz a acidez estomacal em equinos. No entanto, pode causar desconforto abdominal, cólica e diarreia. Há informações individuais subjetivas (anedóticas) de benefícios no tratamento ou prevenção de colite dorsal direita em equinos, associada ao tratamento com fenilbutazona. No entanto, são necessárias mais informações sobre segurança e eficácia, antes da indicação de seu uso clínico.

Uso não gastrintestinal do misoprostol

Relata-se que o misoprostol apresenta efeito anti-inflamatório modesto; mostrou-se efetivo no tratamento de algumas dermatoses em cães. Nesses estudos, os cães com dermatite atópica foram tratados com 3 a 6 µg/kg VO, 3 vezes/dia. O misoprostol reduziu o prurido e o escore clínico em 30%. Os seus efeitos colaterais podem limitar o uso mais amplo e doses maiores.

O misoprostol é um efetivo indutor de aborto. É utilizado como componente do tratamento médico de aborto em mulheres, combinado com outros medicamentos. Em mulheres, o protocolo consiste na administração oral de 200 mg de mifepristona (RU-486), seguida de 800 mg de misoprostol 24 a 48 h depois. Esse protocolo não foi utilizado em animais, mas se administrado acidentalmente em fêmeas prenhes pode causar aborto.

Medicamentos utilizados no tratamento de gastrite causada por *H. pylori*

Em animais que não responderam a outros tratamentos, tem-se utilizado misoprostol no tratamento de gastrite e úlcera causada pela bactéria *Helicobacter pylori* e por microrganismos semelhantes a ela. Esses microrganismos foram identificados em amostras obtidas por biopsia, em cães e gatos, mas ainda não há comprovação de sua participação na ocorrência de gastrite e úlcera (Yamasaki et al., 1998). Alguns estudos não constataram associação entre a infecção por *Helicobacter* e a ocorrência de gastrite (Winberg et al., 2005; Haponen et al., 1998). No entanto, em alguns animais com gastrite o tratamento foi útil na redução dos sintomas, quando iniciado com ampicilina, metronidazol e famotidina. Uma discussão sobre o envolvimento de *Helicobacter* como causa de gastrite em animais pode ser encontrada nos artigos de Simpson et al. (2000) e Neiger e Simpson (2000). Um dos autores recomenda o tratamento de todos os animais com sinais clínicos de gastrite e positivos para *Helicobacter* ou para microrganismos semelhantes a essa bactéria. O tratamento oral mais amplamente utilizado em animais consiste na administração, durante 2 semanas, da combinação de metronidazol e/ou claritromicina, amoxicilina e um inibidor da bomba de próton, ou antagonista de receptor H_2.

Em humanos, o tratamento de gastrite causada por *Helicobacter pylori* consiste no uso simultâneo de metronidazol, omeprazol e claritromicina (Suerbaum e Michetti, 2002). Outro protocolo utiliza claritromicina (Biaxin®) e omeprazol (Prilosec®). Um produto conhecido como Tritec® combina ranitidina com citrato de bismuto; a sua administração é simultânea à claritromicina (Biaxin®). Alguns protocolos também utilizam amoxicilina ou metronidazol. Obtém-se algum efeito sinérgico com essas combinações. Por exemplo, antagonista de H_2 ou omeprazol exacerba a ação antibacteriana do metronidazol e, às vezes, de outros antibióticos.

MEDICAMENTOS PARA TRATAMENTO DE DIARREIA

O principal tratamento de diarreia consiste em reposição de água e eletrólitos, manutenção do equilíbrio acidobásico e controle do desconforto. Todavia, às vezes são utilizados antimicrobianos, modificadores da motilidade e protetores intestinais. Muitas das causas de diarreia não requerem tratamento medicamentoso e a doença é autolimitante. Em alguns casos, o tratamento pode ser necessário para aliviar os sinais clínicos, temporariamente. Alguns desses procedimentos terapêuticos são discutidos a seguir. Diarreia causada por parasitos intestinais é discutida nos Capítulos 39 a 42 deste livro.

Protetores de mucosa e adsorventes

Formulações à base de caolim-pectina

Produtos considerados protetores de mucosa, como a combinação caolim + pectina (Kao-Pectate®) são populares. O caolim é uma forma de silicato de alumínio e a pectina é um carboidrato extraído de cascas de frutas cítricas. Os fabricantes alegam que a combinação caolim-pectina atua como demulcente e adsorvente, no tratamento de diarreia. Acredita-se que a ação de caolim-pectina esteja relacionada ao aprisionamento de toxinas bacterianas (endotoxinas e enterotoxinas) no trato GI. No entanto, estudos experimentais mostraram que a combinação caolim-pectina não é um ligante efetivo da enterotoxina de *E. coli* e estudos clínicos não constataram benefício da administração de caolim-pectina. Esse produto pode alterar a consistência das fezes, mas não diminui a perda de água ou eletrólitos, tampouco abrevia a duração da doença.

Um dos ingredientes ativos na formulação de caolim-pectina é o salicilato. A solução com *concentração regular* contém 8,7 mg/mℓ e a formulação com *concentração extra* contém 16 mg/mℓ. Como alguns animais podem ser sensíveis aos salicilatos, deve-se levar em conta o conteúdo de salicilato na formulação, antes de administrar o produto.

Uso clínico de caolim-pectina. Apesar da carência de evidência clínica de eficácia, alguns veterinários administram esse medicamento na dose de 1 a 2 mℓ/kg/6 h. A formulação caolim-pectina não é absorvida, mas a maioria dos animais pode absorver salicilato (ver a seção *Subsalicilato de bismuto* e consulte a publicação de Papich *et al.*, 1987). Também são possíveis interações medicamentosas. A combinação caolim-pectina pode adsorver ou se ligar a outros fármacos administrados por via oral e reduzir sua eficácia.

Subsalicilato de bismuto

A apresentação mais comum de subsalicilato de bismuto é o Pepto Bismol®. Embora a eficácia de outros "protetores de mucosa" possa ser questionável, esse produto é considerado por muitos gastroenterologistas útil no tratamento sintomático de diarreia aguda. Sua eficácia foi comprovada em testes clínicos em humanos com diarreia aguda, principalmente aquela causada por *E. coli* enterotoxigênica (também conhecida como diarreia do viajante) (Bierer, 1990). O bismuto pode adsorver algumas enterotoxinas bacterianas e pode propiciar algum efeito protetor gástrico ou intestinal. O componente salicilato pode ser responsável pela eficácia, pois tem ação anti-inflamatória. Há cinco fontes de salicilato nessa formulação, respondendo por, aproximadamente, 9 mg de salicilato/mℓ. Duas colheres de sopa (a dose típica para humanos) contêm quase 300 mg de salicilato. Uma formulação extraforte contém o dobro dessa quantidade. Quando administrado aos cães e gatos, praticamente todo o salicilato contido no PeptoBismol® é absorvido sistemicamente (Papich *et al.*, 1987). Apesar da absorção sistêmica é improvável que a quantidade de salicilato absorvido cause intoxicação. Mesmo em gatos – uma espécie sensível à intoxicação por salicilato – é improvável que o tratamento com dose padrão seja suficiente para induzir reação tóxica.

Uso clínico de subsalicilato de bismuto. A dose administrada aos animais não foi extrapolada de estudos clínicos, mas sim da dose recomendada para humanos. Administra-se, com segurança, 1 a 3 mℓ/kg/dia, em doses fracionadas (mesmo em gatos). Alguns animais podem não gostar do sabor, mas não há relato de efeitos adversos graves causados pela administração de subsalicilato de bismuto. No caso de superdosagem, é possível ocorrer intoxicação por salicilato e os proprietários de animais de companhia devem ser alertados quanto à dose máxima administrada, especialmente em animais com outras doenças primárias que podem ter iniciado a diarreia. Ademais, esses proprietários devem ser alertados sobre a possibilidade de o subsalicilato de bismuto tornar as fezes enegrecidas. O bismuto também pode ter ação anti-*Helicobacter* no estômago; é incluído a vários protocolos terapêuticos para gastrite causada por essa bactéria. Portanto, alguns benefícios do tratamento de gastrite podem ser decorrentes da ação do fármaco em *Helicobacter* ou em microrganismos semelhantes a essa bactéria.

O subsalicilato de bismuto também é utilizado no tratamento de diarreia aguda em grandes animais, especialmente em potros e bezerros. Considera-se que o benefício se deva à ligação do medicamento às enterotoxinas ou à ação antiprostaglandina.

Modificadores da motilidade no tratamento de diarreia

Medicamentos anticolinérgicos (fármacos antimuscarínicos)

Os medicamentos anticolinérgicos reduzem significativamente a motilidade e a secreção intestinal e são componentes incluídos nas preparações antidiarreicas. Esses fármacos inibem a ação muscarínica pelo antagonismo ao receptor muscarínico M1 ou receptor M3. (M1 é um receptor ganglionar e M3 atua em sítios periféricos). Seus efeitos parassimpatolíticos reduzem as contrações segmentares e propulsivas do músculo liso intestinal. Embora não alterem o curso da doença, os medicamentos anticolinérgicos podem aliviar a urgência de defecação associada a algumas formas de diarreia, reduzir a quantidade de líquido secretado no intestino e aliviar o desconforto abdominal causado pela hipermotilidade. A limitação para o uso de fármacos anticolinérgicos é sua eficácia questionável na maioria dos casos de diarreia, em medicina veterinária (na verdade, poucos casos de diarreia são acompanhados de hipermotilidade). Também, esses fármacos causam importantes efeitos colaterais. Os medicamentos anticolinérgicos são discutidos com mais detalhes no Capítulo 8.

Eficácia. Embora os anticolinérgicos reduzam claramente a motilidade intestinal, não há evidência clara de que a redução da motilidade sempre seja benéfica. A motilidade intestinal já está prejudicada em vários pacientes com algumas formas de diarreia e esses medicamentos, na verdade, podem agravar a diarreia por ocasionar um efeito *stovepipe* (cólon em estrutura tubular encurtada, de pequeno calibre, com perda de flexuras e refluxo para o íleo). Deve-se evitar o uso destes medicamentos em casos de diarreia infecciosa (p. ex., causada por *Salmonella*).

Efeitos adversos. Os medicamentos anticolinérgicos causam efeitos farmacológicos sistêmicos marcantes. Se administrados em dose suficiente para comprometer o intestino, é possível a ocorrência de efeitos adversos, inclusive íleo adinâmico, xerostomia, retenção urinária, ciclopegia, taquicardia e excitação do SNC. O uso prolongado pode causar atonia intestinal grave. Além de reduzir a motilidade intestinal, os fármacos anticolinérgicos retardam o esvaziamento do estômago, podendo ocasionar distensão estomacal e desconforto. Certamente, isso é contraindicado em um paciente que apresenta gastrite e vômito. Em bovinos é possível ocorrer atonia ruminal.

Exemplos de medicamentos. Atropina é o fármaco anticolinérgico mais conhecido, mas como apresenta vários outros efeitos sistêmicos, não é comumente utilizada como antidiarreico. Para evitar efeito no SNC, é desejável o uso de medicamentos à base de aminas quaternárias. Como esses fármacos possuem carga elétrica, eles apresentam baixa lipossolubilidade e não são capazes de atravessar a barreira hematencefálica tão facilmente como acontece com as aminas terciárias (Tabela 46.6).

As aminas quaternárias utilizadas em medicina veterinária (Tabela 46.7) são: metescopolamina, propantelina (Pro-Banthine®) e isopropamida (Darbid). Uma antiga combinação raramente disponível no momento contém isopropamida e proclorperazina. Os fármacos anticolinérgicos são adicionados às formulações como aminopentamida e difemanila, no Diathal. Uma combinação de compostos, como Donnatal®, contém escopolamina, atropina e hiosciamina (além de fenobarbital). Algumas dessas formulações são obsoletas e atualmente indisponíveis.

Brometo de N-butilescopolamina (Buscopan). O brometo de N-butilescopolamina é um fármaco anticolinérgico utilizado no tratamento de cólica em equinos (0,3 mg/kg IV). O brometo de N-butilescopolamina é um medicamento antiespasmódico aprovado para o tratamento de cólica associada a espasmo

Tabela 46.6 Medicamentos anticolinérgicos utilizados no tratamento de diarreia.

Aminas terciárias
Atropina
Escopolamina
Aminas quaternárias
Metilescopolamina
Isopropamida
Propantelina
Glicopirrolato

Tabela 46.7 Medicamentos antidiarreicos e doses.

Medicamentos	Dose
Opiáceos	
Codeína	0,5 a 1 mg/kg VO, a cada 8 a 12 h
Morfina	0,05 a 0,1 mg/kg IM, SC, a cada 8 a 12 h
Difenoxilato (Lomotil®)	0,1 a 0,2 mg/kg VO (cão), a cada 8 a 12 h, ou 0,05 a 0,1 mg/kg/12 h VO (gato)
Loperamida (Imodium®)	0,1 a 0,2 mg/kg VO, a cada 8 a 12 h
Elixir paregórico	0,05 a 0,06 mg/kg/12 h VO
Medicamentos anticolinérgicos	
Propantelina (Pro-Banthine®)	0,25 a 0,5 mg/kg VO, a cada 8 a 12 h
Aminopentamida (Centrine®)	0,01 a 0,03 mg/kg, a cada 8 a 12 h ou 0,1 mg/gato VO, IM, SC, a cada 8 a 12 h
Difemanila (Diatha®)	1,8 mg/kg/12 h, IM

intestinal em equinos. Em outros tipos de cólica, a inibição da motilidade intestinal pode ser contraindicada. Outro uso de brometo de N-butilescopolamina em equinos é para ocasionar relaxamento do intestino grosso, a fim de facilitar o exame retal e colonoscopia.

Quando utilizado no tratamento de cólica espasmódica, dentro de 5 a 10 min após injeção IV nota-se alívio do espasmo do músculo liso intestinal, acompanhado de diminuição da contração desse músculo. A ação é breve (20 min). Os efeitos adversos da N-butilescopolamina consistem em outros efeitos anticolinérgicos, como aumento transitório da frequência cardíaca, que dura cerca de 30 min. Não deve ser utilizada em equinos com impactação intestinal ou com íleo adinâmico.

Opioides

Opioides podem ter ação antissecretória e antimotilidade, pois atuam nos receptores opiáceos μ (mu) do trato GI. Eles reduzem as contrações intestinais propulsivas e aumentam a segmentação (um efeito de constipação intestinal geral) (DeHaven-Hudkins *et al.*, 2008). Também podem aumentar o tônus de esfíncteres GI. Além da interferência na motilidade, os opiáceos apresentam efeito antissecretório e estimulam a absorção de água, eletrólitos e glicose. É provável que a sua ação na diarreia secretória seja decorrência da inibição do influxo de cálcio e da redução da atividade da calmodulina (Hedner e Cassuto, 1987). Esses fármacos podem influenciar a fisiologia de pequenos animais; há relato de inibição da atividade motora do cólon, em equinos (Roger *et al.*, 1985; Boscan *et al.*, 2006).

Exemplos de medicamentos

Uma ampla variedade de medicamentos opioides e opiáceos é discutida no Capítulo 13. A constipação intestinal causada por morfina e outros opioides é bem conhecida. Portanto, não seria racional administrar repetidas doses de morfina aos animais simplesmente para obter uma ação antidiarreica. Em vez disso, são utilizados opioides que causam pouco efeito sistêmico. Dois opioides sintéticos são conhecidos por sua ação específica no trato GI e por sua ação na diarreia secretória. Eles são principalmente ativos, localmente, nos receptores opiáceos μ e induzem efeitos GI sem causar outros efeitos colaterais sistêmicos. Dois desses compostos são o *difenoxilato* (Lomotil®) e a *loperamida* (Imodium®) (Johnson, 1989). O difenoxilato é um derivado da meperidina e atualmente o seu uso é raro. O comprimido de 2,5 mg de difenoxilato (Lomotil®) contém 25 μg de atropina. A quantidade de atropina nele contida pode contribuir, em algum grau, na inibição do músculo liso intestinal, mas ela está presente na formulação principalmente para desencorajar o uso abusivo por humanos.

A loperamida, disponível como medicamento de venda livre (MVL) é mais frequentemente utilizada na forma de cápsula (Imodium®) de 2 mg, além de solução oral contendo 0,2 mg/mℓ (para dosagens, consulte a Tabela 46.7). A dose típica para pequenos animais é 0,1 mg/kg/12 h VO. O elixir paregórico é o composto (tintura de ópio) mais antigo, presente em diversos produtos antidiarreicos; 5 mℓ de elixir paregórico correspondem a, aproximadamente, 2 mg de morfina.

Efeitos adversos

Os opiáceos podem ter potente ação no trato GI e devem ser utilizados com cuidado. A loperamida é um medicamento de venda livre disponível para uso humano, frequentemente administrado aos animais. Geralmente, os opiáceos são contraindicados em casos de diarreia infecciosa porque podem reduzir significativamente o trânsito gastrintestinal e aumentar a absorção de toxinas bacterianas.

Em geral, a loperamida não causa efeitos no sistema nervoso central relacionados aos opiáceos porque a glicoproteína P (P-gp) transportadora de membrana auxilia na remoção desse fármaco do sistema nervoso central. Portanto, os cães com deficiência de P-gp (p. ex., cães da raça Collie e outras raças para pastoreio) podem ser propensos à intoxicação (Mealey, 2004). Consulte o Capítulo 50 para discussão adicional.

Tratamento antimicrobiano para diarreia

A maioria dos gastroenterologistas questiona o uso rotineiro de antimicrobianos no tratamento de diarreia. Na maioria dos casos de diarreia em pequenos animais não é possível identificar uma causa bacteriana. Em grandes animais, frequentemente a diarreia é causada por bactérias (p. ex., *E. coli* enterotoxigênica), mas a terapia antimicrobiana pode não alterar o curso da doença; ademais, há carência de estudos bem controlados que comprovem a eficácia desse procedimento terapêutico. Apesar disso, às vezes faz-se a combinação de antibióticos de uso oral não absorvíveis com modificadores da motilidade, adsorventes e protetores intestinais, em produtos comerciais. Algumas dessas combinações são irracionais. Na verdade, a administração oral de antibiótico pode ser uma *causa* de diarreia (Bartlett *et al.*, 2002). Descrições mais detalhadas sobre antimicrobianos estão disponíveis nos Capítulos 32 a 37 e 42 deste livro. Alguns exemplos de possíveis indicações de antibióticos em animais são listados a seguir.

Enteropatia responsiva a antibiótico em pequenos animais

Essa síndrome antigamente era conhecida por diferentes nomes, como *supercrescimento bacteriano no intestino delgado* (SIBO; do inglês, *small intestinal bacterial overgrowth*) ou como diferentes formas de doenças intestinais responsivas a antibióticos. Atualmente, elas tendem a ser agrupadas em uma categoria maior de enteropatias responsivas a antibióticos.

Escherichia coli e *Clostridium*. *Clostridium* spp. é um bacilo grampositivo anaeróbico fastidioso, em forma de esporo. Entre os tratamentos utilizados incluem-se terapia antimicrobiana e administração de probióticos. Quando se faz opção pelo uso de antibiótico deve-se administrar um fármaco por via oral, ativo no lúmen gastrintestinal. O antibiótico administrado deve atuar em bactérias anaeróbicas; pode ser metronidazol,

ampicilina, macrolídio ou clindamicina. Em humanos, quando há suspeita de resistência a outros antimicrobianos utiliza-se vancomicina, por via oral.

Nas infecções intestinais causadas por *E. coli*, recomendam-se fluoroquinolonas, mas têm-se utilizado outros antibióticos como amoxicilina, ampicilina ou tetraciclinas. A colite granulomatosa causada por *E. coli* (diagnosticada principalmente em cães da raça Boxer) é tratada com fluoroquinolonas, como enrofloxacino (ver seção *Colite ulcerativa em cães*).

Em humanos, um dos antibióticos utilizados em casos de supercrescimento bacteriano é a rifaximina (Xifaxan®). É um antibiótico de uso oral aprovado pela FDA (comprimido de 200 mg ou 550 mg), com mínima absorção sistêmica (< 0,4%); é excretado nas fezes. Como sua atividade se limita ao lúmen intestinal, é utilizado no tratamento de diarreia do viajante, encefalopatia hepática e síndrome do intestino irritável. Apresenta amplo espectro de ação contra bactérias gram-negativas, gram-positivas e anaeróbicas (inclusive *Clostridium* spp.). Não há relato de uso em animais.

Diarreia responsiva à tilosina. Em animais, como alguns tipos de diarreia crônica respondem ao antimicrobiano tilosina (Tylan), essa condição foi denominada "diarreia crônica responsiva à tilosina em cães" (Westermarck *et al.*, 2005a, 2005b). É mais provável que essa infecção, que se instala no intestino delgado e no intestino grosso, seja causada por um patógeno bacteriano, porém a causa específica não foi identificada. Em alguns animais acometidos foram isolados *Campylobacter jejuni* e *Clostridium perfringens*. A tilosina foi efetiva, com melhora dos sinais clínicos, com ou sem identificação do microrganismo. Quando administrada na dose de 12 mg/kg/dia (dose média) a resposta terapêutica foi rápida. Alguns cães respondem positivamente em 24 h; outros respondem dentro de 3 dias. Esses benefícios parecem particulares da tilosina, pois estudos realizados pelos mesmos pesquisadores mostraram que a dose de 20 mg de tilosina/kg/dia foi efetiva, o que não aconteceu com outros medicamentos (metronidazol, trimetoprima–sulfonamida, doxiciclina ou prednisolona).

Fontes de tilosina. Para rebanhos confinados, a dose de tilosina (Tylan®), na forma de pó, misturada ao alimento do animal, é de 40 a 80 mg/kg/dia. Uma colher de sopa contém cerca de 3 g (3.000 mg) do antibiótico; portanto, ¼ da colher de sopa contém 750 mg – dose suficiente para muitos cães. Alguns animais podem sentir um gosto amargo desagradável e recusam o alimento; portanto, deve-se testar o modo de administração para saber qual a maneira de administração é melhor tolerada. Em outros países, há disponibilidade de comprimidos de tilosina para uso em pequenos animais.

Doenças responsivas ao metronidazol (Flagil). O metronidazol é efetivo no tratamento de infecção causada pelo protozoário *Giardia*. Foi para tal finalidade que o metronizadol foi inicialmente administrado como antidiarreico em pequenos animais. Os veterinários verificaram que o metronidazol também era efetivo em pacientes que não tinham giardíase. A inflamação intestinal pode ser causada por bactérias sensíveis ao metronidazol, que atrai células inflamatórias. A eficácia do metronidazol pode estar relacionada a sua atividade antibacteriana. Em gatos, constatou-se que a administração oral de metronidazol, na dose de 20 mg/kg, reduziu a quantidade de bactérias anaeróbicas e aeróbicas e alterou a população de bactérias nativas (Johnston *et al.*, 2000). Pode ter um efeito imunomodulador no intestino (redução da resposta imune mediada por célula), mas isso não foi bem caracterizado. O metronidazol (combinado ou não com ampicilina) foi efetivo no tratamento de colite ulcerativa histiocítica, em cães (Hostutler *et al.*, 2004). As doses utilizadas foram tão altas quanto 60 mg/kg/dia, durante 2 a 4 semanas, porém com a administração dessas altas doses havia maior risco de efeitos adversos; uma dose segura é 15 mg/kg, 2 vezes/dia. Em gatos, a dose frequentemente administrada é ¼ de um comprimido de 250 mg, 2 a 3 vezes/dia (10 a 25 mg/kg). Após a constatação de resposta terapêutica deve-se reduzir a frequência de doses. *Deve-se alertar os proprietários de animais de companhia de que, ao quebrar o comprimido, a parte exposta pode ter sabor desagradável aos gatos.*

Os efeitos adversos do metronidazol consistem, principalmente, em sintomas do SNC e são discutidos com mais detalhes no Capítulo 42 deste livro. Há relatos de tremores, convulsões e outras anormalidades do SNC. Os sintomas relacionados ao SNC são causados pela inibição de GABA, sendo mais provável quando se utiliza alta dose.

Ronidazol. O ronidazol pertence ao mesmo grupo químico do metronidazol. Na comparação com o metronidazol, apresenta maior ação *in vitro* contra o protozoário *Tritrichomonas foetus*, que causa infecção intestinal e diarreia/amolecimento de fezes em gatos. O ronidazol é um dos poucos medicamentos efetivos na erradicação do protozoário (Gookin *et al.*, 2006). Portanto, em gatos, atualmente é o medicamento preferido para o tratamento de infecção intestinal causada por esse microrganismo. Administram-se 30 mg/kg, 1 ou 2 vezes/dia, durante 14 dias (prefere-se 1 vez/dia).

Em gatos, embora as reações do SNC tenham sido associadas ao tratamento com ronidazol, geralmente elas ocorrem quando são utilizadas altas doses. Em razão de sua longa meia-vida é possível a administração 1 vez/dia, evitando-se efeitos adversos.

Outros nitroimidazóis. Em humanos, o tinidazol (Tindamax) é utilizado no tratamento de infecção intestinal causada por protozoários. Em animais, há apenas relatos individuais subjetivos sobre o uso de tinidazol.

Enterite causada por *Campylobacter*. *Campylobacter jejuni* é um bastonete gram-negativo microaerófilo móvel encurvado. Nos animais, a maioria das infecções é autolimitante e não requer tratamento. No entanto, o microrganismo pode ser transmitido aos humanos e, então, pode se tornar um problema de saúde pública. Em humanos, é a causa mais comum de diarreia infecciosa transmitida por alimento. O tratamento visa principalmente manter o equilíbrio hidreletrolítico; caso se faça opção pelo uso de antimicrobiano, geralmente o fármaco de primeira escolha é um antibiótico macrolídio (inclusive azitromicina). Outros antimicrobianos que podem ser utilizados são fluoroquinolonas, clindamicina, tetraciclina ou cloranfenicol.

Colite ulcerativa em cães. Em alguns cães, principalmente da raça Boxer, a ocorrência de colite ulcerativa está associada à infecção da mucosa do cólon por *Escherichia coli* (Mansfield *et al.*, 2009). Essa bactéria invasiva estimula reações inflamatórias e síntese de citocinas responsáveis pelos sintomas. Isso ocasiona infiltração de grande quantidade de macrófagos na mucosa, que induz uma reação inflamatória no intestino, ocasionando colite ulcerativa e sinais clínicos. Isso difere da colite ulcerativa verificada em humanos, na qual parece não haver envolvimento da bactéria (Danese e Fiocchi, 2011). O tratamento oral com fluoroquinolonas, altamente ativas contra *E. coli*, tem se mostrado efetivo. Um dos protocolos terapêuticos inclui 7 mg de enrofloxacino/kg, 1 vez/dia, durante 9 semanas; mas é possível que um tratamento de menor duração também seja efetivo.

Salmonella. O principal objetivo do tratamento da infecção causada por *Salmonella* é manter o equilíbrio hídrico e evitar perda de eletrólitos. Os pacientes devem ser isolados para evitar a disseminação da infecção e, no hospital, devem ser adotados procedimentos rigorosos de isolamento. Não se indica o uso de antibióticos aos pacientes infectados com *Salmonella*, a menos que absolutamente necessário, pois a terapia antimicrobiana pode prolongar o período de excreção da bactéria. Em equinos infectados, com febre e neutropenia, deve-se administrar gentamicina por via intravenosa. Outros medicamentos de escolha são: fluoroquinolonas, cloranfenicol ou florfenicol (depende da espécie), ampicilina ou amoxicilina ou amoxicilina-clavulanato, trimetoprima-sulfonamida, ou uma cefalosporina (as cefalosporinas de terceira geração são as mais efetivas contra *Salmonella*).

Terapia antibiótica em bezerros e suínos

É comum o uso de antibióticos no tratamento de diarreia de ruminantes jovens e suínos. Uma revisão das publicações relevantes foi elaborada por Constable (2004). O autor chama atenção para os seguintes antimicrobianos aprovados para o tratamento de diarreia em bezerros: amoxicilina, clortetraciclina, neomicina, oxitetraciclina, estreptomicina, sulfacloropiridazina, sulfametazina e tetraciclina, *todos* administrados por via oral. Alguns desses medicamentos foram aprovados há muitos anos – em alguns casos, há cerca de 50 anos – antes que fosse obtida evidência necessária para a aprovação. De todos esses medicamentos mencionados, apenas a amoxicilina mostrou-se efetiva em estudos bem controlados. Outros antimicrobianos podem ser efetivos (fluoroquinolonas, cloranfenicol, nitrofurazona), mas seu uso contraria as normas federais de administração para essa finalidade em bezerros. Caso ocorra bacteriemia como complicação da diarreia bacteriana em bezerros, é necessária terapia sistêmica. Os fármacos mais frequentemente indicados para administração sistêmica (IM, SC ou IV) são ceftiofur e ampicilina.

Aos leitões neonatos, há disponibilidade de formulações de uso oral à base de aminoglicosídeos (p. ex., gentamicina), que devem ser administradas aos leitões com 1 a 3 dias de vida. Outras preparações à base de gentamicina são apropriadas para adição à água fornecida aos animais, para tratamento de diarreia em leitões desmamados ou para tratar disenteria suína (1 a 3 dias de tratamento). Em suínos com diarreia também é possível a administração oral de outros aminoglicosídeos (p. ex., neomicina e amicacina).

Terapia antibiótica para potros com diarreia

Diarreia é uma ocorrência comum em potros. Em casos brandos, os cuidados sanitários básicos podem manter o animal hidratado. Todavia, em casos mais graves, é necessária terapia hidreletrolítica para manter a hidratação. Nas infecções causadas por *Clostridium* spp. utiliza-se metronidazol. Para tratamento de infecções causadas por *Salmonella* (se indicado) podem ser utilizados aminoglicosídeos e/ou cefalosporinas (via sistêmica), especialmente quando houver indicação de tratamento sistêmico devido aos sintomas de sepse. Em potros com 3 a 6 meses de idade, uma doença caracterizada como *enteropatia proliferativa* é causada pelo microrganismo *Lawsonia intracellularis*, assim denominado por ser um patógeno intracelular obrigatório. Os animais infectados manifestam letargia, anorexia, depressão, perda de peso, cólica, diarreia e hipoproteinemia. Em equinos, o tratamento consiste no uso de eritromicina, azitromicina, cloranfenicol, claritromicina e doxiciclina. Prefere-se tetraciclina (doxiciclina ou oxitetraciclina). Em suínos, *Lawsonia intracellularis* também causa doença intestinal. O tratamento recomendado consiste na adição de tetraciclina e tilosina ao alimento.

MEDICAMENTOS PARA TRATAMENTO DE DOENÇAS INTESTINAIS INFLAMATÓRIAS

As doenças intestinais inflamatórias abrangem uma ampla variedade de etiologias agrupadas, juntamente, porque apresentam muitos sinais clínicos similares. Dentre as doenças que podem ser incluídas nesse grupo encontram-se aquelas causadas por parasitos, bactérias, hipersensibilidade alimentar ou reações imunomediadas. A doença intestinal inflamatória (DII) pode acometer o intestino delgado ou o intestino grosso. Há similaridades com as doenças intestinais de humanos que foram revisadas por Hanauer (1996).

Doença intestinal inflamatória (DII) é um termo coletivo que compreende um grupo de anormalidades caracterizadas por sintomas persistentes ou recorrentes e evidência histológica de inflamação que pode envolver o intestino grosso ou o intestino delgado. A inflamação pode ser caracterizada por infiltração celular na mucosa (linfocitária, plasmocitária, eosinofílica, neutrofílica). Quando causada por bactéria, a DII pode ser decorrente da resposta inflamatória exagerada a uma bactéria que penetra na mucosa intestinal. No intestino grosso, a doença quase sempre é simplesmente denominada colite, mas sua etiologia também pode ser multifatorial. A colite crônica pode ser linfocitária, plasmocitária (a mais comum), eosinofílica ou granulomatosa, a qual está associada com a presença de macrófagos e células inflamatórias.

O objetivo do tratamento inicial da doença intestinal inflamatória é tratar a causa primária. Portanto, em geral, inicialmente utiliza-se tratamento antiparasitário e terapia dietética. Os medicamentos antiparasitários são discutidos nos Capítulos 39 a 42. Manejo dietético e uso de probióticos também são incluídos no protocolo terapêutico. Quando esses tratamentos falham ou se identifica uma etiologia específica, utiliza-se terapia medicamentosa que consiste no uso de anti-inflamatórios ou de sua combinação com outros fármacos.

Sulfassalazina

Sulfassalazina é utilizada como terapia medicamentosa de colite. Não é efetiva no tratamento de doença inflamatória do intestino delgado. A sulfassalazina é uma combinação de sulfapiridina e ácido 5-aminossalicílico (mesalazina), unidos por uma ligação azo. A ligação é rompida por bactérias do cólon, com liberação dos dois fármacos (Figura 46.4). A sulfonamida é absorvida na circulação, enquanto o ácido salicílico permanece ativo no trato GI. Ocorre absorção sistêmica de menos da metade do salicilato.

Uso clínico

Muitos veterinários utilizam sulfassalazina como fármaco de escolha para o tratamento inicial de colite ulcerativa ou idiopática ou de colite linfocítico-plasmocitária após tentativa de terapia dietética. A eficácia clínica é atribuída à ação anti-inflamatória local do salicilato. Também, há evidência de atividade antilipoxigenase (LOX), menor síntese de IL-1 e de prostaglandina e inativação de radicais livres de oxigênio.

Recomenda-se dose inicial de 10 a 25 mg/kg/8 h VO, mas relata-se o uso de dose tão alta quanto 40 mg/kg, 2 a 3 vezes/dia. Em seguida, após a constatação da resposta inicial ao tratamento, reduz-se a dose.

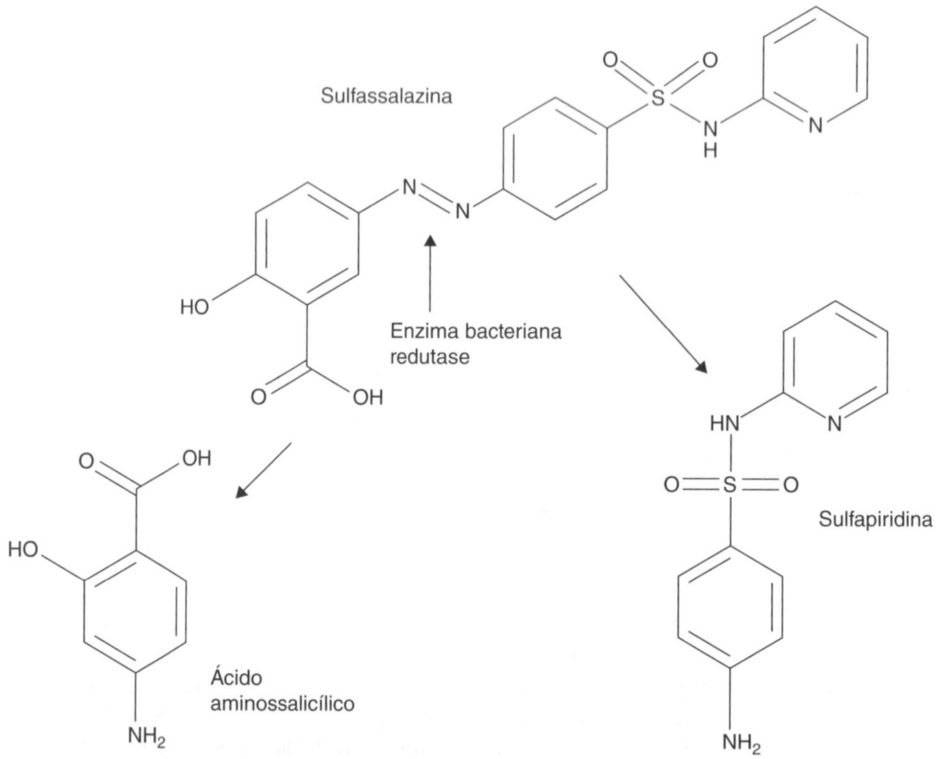

Figura 46.4 Sulfassalazina é uma combinação de sulfapiridina e ácido 5-aminossalicílico (mesalazina), unidos por uma ligação azo. A ligação azo é rompida por bactérias do cólon, liberando os dois fármacos. A sulfonamida é absorvida, enquanto o ácido salicílico permanece ativo no trato GI.

Efeitos adversos

A absorção de salicilato é mínima. A sulfonamida é absorvida e pode causar efeitos adversos em alguns animais, como ceratoconjuntivite seca em cães (Morgan e Bachrach, 1982). A sulfassalazina não pode ser utilizada em pacientes que manifestam reações alérgicas às sulfonamidas.

Outras fontes de ácido 5-aminossalicílico (mesalazina)

Em humanos, os efeitos adversos associados à terapia com sulfassalazina se devem, principalmente, ao componente sulfonamida; portanto, os medicamentos devem ser formulados de modo a conter mesalazina (ácido 5-aminossalicílico), sem sulfonamida. Estas formulações estão listadas na Tabela 46.8. Algumas preparações liberam o medicamento ativo na porção distal do intestino ou no cólon porque geralmente o pH é mais elevado nessas partes do intestino.

Medicamentos anticolinérgicos (fármacos antimuscarínicos)

Como discutido anteriormente, os fármacos anticolinérgicos (fármacos semelhantes à atropina) inibem o músculo liso e a secreção glandular do trato GI (também discutido no Capítulo 8). Ocasionalmente, os medicamentos anticolinérgicos são utilizados no tratamento de colite. No entanto, geralmente a colite não causa hipermotilidade e deve-se questionar a razão do uso desses medicamentos em tal condição. Em pacientes com hipermotilidade ou com intestino espasmódico, esses fármacos podem propiciar benefício limitado.

Os medicamentos anticolinérgicos também podem reduzir a tensão durante o manejo pós-operatório de procedimentos cirúrgicos na região anal e/ou retal. Um medicamento comumente indicado para tais situações é a propantelina (Pro-Banthine®), na dose de 0,25 mg/kg VO, 2 a 3 vezes/dia.

Glicocorticoides

Os efeitos de glicocorticoides nas doenças intestinais inflamatórias provavelmente se devem às suas ações anti-inflamatórias e imunossupressoras (Dillon, 1989). Acredita-se que a colite seja consequência da ação de autoanticorpos e linfócitos T contra as células epiteliais do cólon. Os corticosteroides, devido a sua capacidade de supressão da síntese de citocina, da migração de leucócitos e da ativação de linfócitos, suprime a atividade

Tabela 46.8 Formulações à base de mesalazina (ácido 5-aminossalicílico).

Asacol®: é um comprimido revestido com resina acrílica. A resina se dissolve em pH 7,0 e propicia a liberação do ácido 5-aminossalicílico no cólon. Está disponível na forma de comprimido de 400 mg.

Mesasal®: é um comprimido revestido com resina acrílica que se dissolve em pH > 6,0. Propicia a liberação do ácido 5-aminossalicílico no íleo terminal e no cólon. Ocorre absorção sistêmica de, aproximadamente, 35% do salicilato. Está disponível na forma de comprimidos de 250 mg e 500 mg. Em humanos, a dose é 1 a 1,5 g/dia.

Olsalazina sódica (Dipentum®): a olsalazina é um dímero que contém duas moléculas do ácido 5-aminossalicílico unidas por ligação azo. É utilizada em humanos que não toleram sulfassalazina. Ocorre absorção sistêmica de apenas 2% do salicilato contido nesse composto. Está disponível na forma de comprimido de 500 mg. Em humanos, o efeito adverso mais comum causado por esse medicamento é diarreia aquosa.

Pentasa®: esse fármaco contém microgrânulos de mesalazina revestidos com etilcelulose que liberam, gradualmente, ácido 5-aminossalicílico no intestino delgado e no intestino grosso, qualquer que seja o pH.

responsável pelos sinais clínicos da doença intestinal inflamatória. Utiliza-se glicocorticoide quando os resultados da biopsia sugerem colite eosinofílica ou colite linfocítico-plasmocitária (Washabau e Holt, 2005; Leib *et al.*, 1989). Com frequência, são utilizados quando outras formas de terapia (inclusive dietética) falharam. A farmacologia dos corticosteroides é discutida com mais detalhes no Capítulo 29 e na seção *Medicamentos imunossupressores* do Capítulo 45.

Uso clínico e doses

Em cães e gatos, inicialmente utiliza-se dose imunossupressora de prednisolona de 2 a 4 mg/kg/dia, em doses fracionadas. Embora não haja estudos comparativos entre as eficácias de prednisona e prednisolona, recomenda-se o uso de prednisolona. A prednisona é um fármaco inativo que requer conversão para o fármaco ativo, a prednisolona. Se for desejável um efeito local (tópico) com administração de uma dose oral, prefere-se a prednisolona, em vez de prednisona. Contudo, em gatos há evidência de que alguns animais não convertem prednisona em fármaco ativo.

Após verificar a resposta inicial, a dose deve ser diminuída para, aproximadamente, 1 mg/kg, em dias alternados, se houver uma resposta positiva ao tratamento. A prednisolona pode ser administrada em combinação com a azatioprina (ver seção *Azatioprina*). A magnitude da dose depende da gravidade da doença. Gatos com doença intestinal inflamatória grave necessitam dose de prednisolona tão alta quanto 4 mg/kg/dia. Relata-se que o uso de corticosteroides injetáveis (p. ex., acetato de metilprednisolona, DepoMedrol®, na dose de 20 mg/gato) para o controle de doença intestinal inflamatória não foi tão efetivo quanto o tratamento por via oral. *Os veterinários devem estar cientes de que alguns animais manifestam diarreia durante o tratamento com glicocorticoide.*

Tratamento local com budesonida (Entocort EC)

A budesonida é um corticosteroide de ação local. É utilizado em humanos, mas também em cães e gatos. Os grânulos de budesonida estão contidos em matriz de etilcelulose recoberta com polímero de ácido metacrílico. Esse revestimento não libera o fármaco até que o pH seja > 5,5. No intestino proximal, o pH é baixo; ele aumenta gradativamente em direção ao intestino distal até atingir valor superior a 7. Portanto, o medicamento não é liberado antes de alcançar o trato GI distal. Se parte do fármaco for absorvida, 80 a 90% dele são inativados pela metabolização hepática de primeira passagem (ou efeito de primeira passagem). Portanto, os efeitos sistêmicos dos glicocorticoides são minimizados. No tratamento de doença Crohn em humanos, a budesonida é tão efetiva quanto outros fármacos. Está disponível na forma de cápsula de 3 mg; a dose indicada para humanos é de 9 mg/dia.

Uso de budesonida em animais. A experiência com o uso de budesonida em cães e gatos é limitada, mas há certa evidência de efeito benéfico. Geralmente, o pH intestinal é maior em pequenos animais do que em humanos, sendo possível uma liberação mais rápida do fármaco ativo, na comparação com humanos. Embora a absorção sistêmica seja baixa, pode ocorrer alguma absorção devido à diminuição da resposta ao ACTH depois de 30 dias de tratamento de cães, na dose de 3 mg/m². Não se constatou outro efeito adverso (Tumulty *et al.*, 2004).

Medicamentos imunossupressores

Medicamentos imunossupressores também são utilizados no tratamento de algumas formas de doença intestinal inflamatória.

O fármaco imunossupressor mais comumente utilizado no tratamento de doença intestinal é a azatioprina. O uso de outros medicamentos, como a ciclosporina, é mais limitado.

Azatioprina

A azatioprina (discutida no Capítulo 45) é metabolizada e origina metabólitos ativos que inibem linfócitos ativados e, assim, suprimem a resposta linfocitária. A azatioprina (Imuran®) é utilizada na dose de 2 mg/kg, 1 vez/dia; em cães com doença intestinal inflamatória grave administram-se 40 mg/m², 1 vez/dia. Caso se obtenha resposta terapêutica inicial positiva a dose pode diminuída para 0,5 mg/kg, em dias alternados. Durante o tratamento com azatioprina ocorrem outros distúrbios gastrintestinais (p. ex., diarreia no início do tratamento e lesão hepática com o uso prolongado); portanto, recomenda-se monitoramento cuidadoso durante o tratamento. Os gatos são mais sensíveis aos efeitos adversos do que os cães; geralmente, utiliza-se outro medicamento aos gatos (p. ex., clorambucila, ver seção *Clorambucila*).

Clorambucila

A clorambucila, um composto alquilante, também é utilizada em combinação com a prednisolona, no tratamento de enteropatia crônica e de doença intestinal inflamatória. A dose indicada é 4 a 6 mg/m²/24 h VO. Obtendo-se resposta terapêutica positiva, a dose e a frequência de administração podem ser reduzidas. Em um estudo, constatou-se que a combinação clorambucila-prednisolona foi mais efetiva do que a combinação azatioprina-prednisolona, no tratamento de enteropatia crônica e de enteropatia com perda de proteína em cães (Dandrieux *et al.*, 2013).

Ácidos graxos n-3 para tratamento de colite

Em humanos, os ácidos graxos ômega (ácidos graxos n-3), como ácido eicosapentanoico, são úteis no tratamento de colite. Esses compostos estão disponíveis em medicina veterinária, como os produtos DermCaps®, Pet-Derm® e outros, para tratamento de doenças cutâneas pruriginosas. Em estudos realizados em humanos com colite ulcerativa verificou-se que a suplementação com ácidos graxos ômega durante 4 meses reduziu a concentração de leucotrieno no cólon e abrandou os sinais clínicos. Não há relato de eficácia clínica desses compostos no tratamento de pequenos animais com colite.

Ciclosporina

A ciclosporina (Neoral®, Atopic®) é utilizada no tratamento de fístula perianal, que é uma lesão notada em casos de colite ulcerativa (a farmacologia da ciclosporina é discutida no Capítulo 45). O tratamento para essa doença é muito efetivo. Além disso, a ciclosporina é utilizada no tratamento de diarreia causada por doença intestinal inflamatória (Allenspach *et al.*, 2006). Na dose de 5 mg/kg/24 h VO, durante 10 semanas, notou-se melhora em 78% dos cães avaliados. A eficácia é atribuída à ação da ciclosporina em suprimir a atividade mediada por linfócitos T no intestino e pela supressão de citocinas inflamatórias.

MEDICAMENTOS LAXANTES E CATÁRTICOS

Laxantes e catárticos são compostos que aumentam a motilidade intestinal e modificam as características das fezes. Os usos desses fármacos estão listados na Tabela 46.9. Esses medicamentos

Tabela 46.9 Uso de laxantes e catárticos em medicina veterinária.

Favorece a eliminação de fezes amolecidas
Aumenta o trânsito do conteúdo intestinal, para sua eliminação, em caso de impactação (equinos)
Favorece a limpeza intestinal antes de radiografia ou endoscopia
Favorece a eliminação de toxinas do intestino
Propicia amolecimento das fezes após cirurgia intestinal ou anal (diminui o esforço para defecar)

promovem a eliminação de fezes amolecidas ou o aumento do conteúdo de líquido nas fezes, aumentando o volume fecal. Os compostos laxantes e catárticos podem ser classificados como (i) laxantes formadores de volume fecal, (ii) amolecedores de fezes, (iii) lubrificantes, (iv) agentes hiperosmóticos salinos, e (v) estimulantes da motilidade intestinal. Também podem ser classificados com base em seu início de ação: os laxantes osmóticos (salinos) atuam em 1 a 3 h; os estimulantes da motilidade intestinal diretos atuam em 6 a 8 h; os laxantes formadores de volume fecal e os surfactantes atuam em 1 a 3 dias.

Laxantes estimulantes da motilidade intestinal (irritantes)

O mecanismo de ação exato desse grupo de laxantes não foi esclarecido, mas parece que causam perda de eletrólitos por inibirem a enzima Na^+/K^+-ATPase no intestino e aumentarem a perda de eletrólitos através da junção íntima intestinal. Esses medicamentos estão entre os laxantes que atuam mais rapidamente, com ação dentro de 6 a 8 h. Eles podem ter efeitos potentes, com possibilidade de perda excessiva de líquido e eletrólitos, no caso de superdosagem. Os eventos adversos podem ser decorrentes da lesão de enterócitos devido ao uso prolongado e abusivo. Alguns dos fármacos disponíveis são:

- *Difenilmetano:* uso não relatado em medicina veterinária
- *Fenolftaleína:* antigamente era componente de laxantes de venda livre, como ExLax®, porém não mais disponível (atualmente, o ExLax® contém outros componentes naturais)
- *Antraquinonas:* são derivados de glicosídeos presentes no bisacodil (Dulcolax®), no vegetal sene (Senokot®) e na cáscara-sagrada (Nature's Remedy).

Catárticos hiperosmóticos (catárticos salinos)

Os catárticos salinos são eletrólitos não absorvidos que desviam líquido para o intestino, por meio de osmose. São os catárticos de ação mais rápida, com início de ação em 1 a 3 h. O conteúdo de líquido nas fezes aumenta, causando distensão intestinal e aumento da peristalse. São os catárticos mais comumente utilizados em medicina veterinária. Com frequência, são dissolvidos em uma solução aquosa (água) e administrados por meio de gavagem gástrica (com uso de tubo estomacal). Esses medicamentos são utilizados na preparação (*limpeza intestinal*) de animais para procedimento endoscópico ou no tratamento catártico de intoxicação. São compostos relativamente seguros, mas a dose excessiva pode causar perda de líquido no paciente. Exemplos desses medicamentos são mostrados na Tabela 46.10.

Coloides hidrofílicos (laxantes formadores de volume fecal)

Estes coloides são, principalmente, produtos naturais e fibras vegetais dietéticas. São compostos de polissacarídeos e derivados da celulose, sintéticos ou naturais, não absorvíveis. Estas

Tabela 46.10 Catárticos salinos.

Sulfato de sódio (**sal de Glauber**)

Sais de magnésio, como sulfato de magnésio (sais de Epsom), hidróxido de magnésio (leite de magnésia) e citrato de magnésio (Citro-Mag®)

Açúcares não absorvíveis: lactulose, manitol, polietilenoglicol (PEG)

Lactulose também é utilizada no tratamento de encefalopatia hepática. Reduz o pH intestinal e diminui a absorção de amônia pela conversão em NH^{+3}. A absorção sistêmica da forma ionizada do composto é menor.

Combinação de produtos: Golytely® é um potente catártico osmótico combinado com sulfato de sódio, cloreto de potássio, cloreto de sódio, bicarbonato de sódio e polietilenoglicol (PEG 3350). A dose é de 250 mℓ/ℓ/animal (dependendo do tamanho) e seu início de ação é rápido. O uso mais comum desse produto é na limpeza intestinal antes de procedimento endoscópico.

Tabela 46.11 Laxantes formadores de volume.

Carboximetilcelulose

Metilcelulose

Psílio em pó (metamucil)

Ameixa seca e farelo de trigo e outros produtos que aumentem o teor de "fibras" na dieta

Para gatos, abóbora enlatada é uma fonte de fibra que a maioria dos gatos consome facilmente

fibras resistem à digestão e atraem água para o intestino. Por absorverem água, aumentam a massa de material não digerido no intestino e, assim, aumentam a motilidade por meio do estímulo a mecanorreceptores. Apresentam ação mais demorada do que outros fármacos, com início da ação em 24 h ou mais. São relativamente seguros, com poucos efeitos colaterais. Na Tabela 46.11 estão listados alguns exemplos.

Laxantes lubrificantes (óleo mineral e petrolato líquido)

Os lubrificantes atuam como revestimento da superfície das fezes, como um filme não hidrossolúvel, aumentando o conteúdo de água nas fezes. Também atuam como lubrificantes, facilitando a defecação. Em geral, os laxantes lubrificantes contêm óleo mineral (petrolato líquido) ou petrolato branco. Muitos dos produtos de venda livre contêm, como ingrediente, petrolato branco. A glicerina também tem sido utilizada como laxante lubrificante. O uso de laxante lubrificante é relativamente seguro porque sua absorção gastrintestinal é pequena. O principal efeito adverso é que esses laxantes, possivelmente, induzem uma reação de corpo estranho. O uso prolongado pode reduzir a absorção intestinal de vitaminas lipossolúveis.

Uso em grandes animais. Esses medicamentos, principalmente o óleo mineral, são comumente utilizados no tratamento de diversos distúrbios GI inespecíficos, em equinos e bovinos.

Uso em pequenos animais. Produtos como Laxatone®, Felaxin® e Kat-a-Lax® são indicados para aumentar o trânsito de tricobezoares (bolas de pelos) em gatos. Esses produtos contêm, como ingrediente ativo, petrolato branco (Vaselina), além de aromatizantes.

Amolecedores de fezes (surfactantes)

Esses medicamentos atuam reduzindo a tensão superficial e possibilitando maior acúmulo de água nas fezes. Em geral, sua ação inicia-se dentro de 24 a 48 h. São relativamente seguros; contudo, humanos que ingerem altas doses relatam cólica.

Docusatos. Dioctil sulfossuccinato de sódio (DSS, Colace®) e dioctil sulfossuccinato de cálcio (Surfak®, Doxidan). Também conhecidos como docusato sódico e docusato cálcico, esses compostos são utilizados quando há necessidade de amolecimento das fezes. A eficácia em animais não foi avaliada.

Ácidos biliares. Os ácidos biliares incluem ácido desidrocólico e ácido ursodesoxicólico (Ursodiol, Actigall). Os ácidos biliares podem ter ação colerética (aumento do fluxo biliar) e ação laxante. O ácido ursodesoxicólico é o mais conhecido pela maioria dos veterinários, para outras finalidades. Em medicina veterinária, embora mencionado como laxante, o ácido ursodesoxicólico (Ursodiol®) é mais utilizado no tratamento de doenças hepáticas do que como laxante. Esse medicamento tem importante influência no retardo da progressão ou na melhora da doença hepática (Lindor, 2007). Como o ursodiol é um ácido biliar hidrossolúvel, sua administração pode alterar a qualidade dos ácidos biliares circulantes, substituindo alguns ácidos biliares hidrofóbicos mais tóxicos que se acumulam em animais com doença hepática.

Óleo de mamona (óleo de rícino). O óleo de rícino é hidrolisado no intestino e libera ácido ricinoleico, que aumenta a secreção de água no intestino delgado.

AGRADECIMENTOS

O autor agradece a importante contribuição da Dra. Katie Tolbert, University of Tennessee, na redação da seção *Inibidores da bomba de próton*.

REFERÊNCIAS BIBLIOGRÁFICAS

Abelo A, Holstein B, Eriksson UG, Gabrielsson J, Karlsson MO. (2002). Gastric acid secretion in the dog: a mechanism-based pharmacodynamic model for histamine stimulation and irreversible inhibition by omeprazole. *J Pharmacokin Pharmacodyn*. **29**, 365–382.

Ahmed AF, Constable PD, Misk NA. (2001). Effect of orally administered cimetidine and ranitidine on abomasal luminal pH in clinically normal milk-fed calves. *Am J Vet Res*. **62**, 1531–1538.

Allen A, Flemstrom G, Garner A, Kivilaakso E. (1993). Gastroduodenal mucosal protection. *Physiol Rev*. **73**, 823–847.

Allenspach K, Rüfenacht S, Sauter S, Gröne A, Steffan J, Strehlau G, Gaschen F. (2006). Pharmacokinetics and clinical efficacy of cyclosporine treatment of dogs with ry inflammatory bowel disease. *J Vet Intern Med*. **20**, 239–244.

Andersson T, Andren K, Cederberg C, Lagerstrom PO, Lundborg P, Skanberg I. (1990). Pharmacokinetics and bioavailability of omeprazole after single and repeated oral administration in healthy subjects. *Br J Clin Pharmacol*. **29**, 557–563.

Andersson T, Rohss K, Bredberg E, Hassan-Alin M. (2001). Pharmacokinetics and pharmacodynamics of esomeprazole, the S-isomer of omeprazole. *Aliment Pharmacol Therap*. **15**, 1563–1569.

Andrews FM, Doherty TJ, Blackford JT, Nadeau JA, Saxton AM. (1999). Effects of orally administered enteric-coated omeprazole on gastric acid secretion in horses. *Am J Vet Res*. **60**, 929–931.

Baker SJ, Gerring EL. (1993). Effects of single intravenously administered doses of omeprazole and ranitidine on intragastric pH and plasma gastrin concentration in nonfed ponies. *Am J Vet Res*. **54**, 2068–2074.

Barkun AN, Bardou M, Pham CQ, Martel M. (2012). Proton pump inhibitors vs. histamine 2 receptor antagonists for stress-related mucosal bleeding prophylaxis in critically ill patients: a meta-analysis. *Am J Gastroenterol*. **107**, 507–520.

Bartlett JG. (2002). Antibiotic-associated diarrhea. *N EnglJ Med*. **346**, 334–339.

Bell NJ, Burget D, Howden CW, Wilkinson J, Hunt RH. (1992). Appropriate acid suppression for the management of gastro-oesophageal reflux disease. *Digestion*. **51** (Suppl. 1), 59–67.

Benchaoui HA, Cox SR, Schneider RP, Boucher JF, Clemence RG. (2007a). The pharmacokinetics of maropitant, a novel neurokinin type-1 receptor antagonist, in dogs. *J Vet Pharmacol Therap.* **30**, 336–344.

Benchaoui HA, Siedek EM, De La Puente-Redondo VA, Tilt N, Rowan TG, Clemence RG. (2007b). Efficacy of maropitant for preventing vomiting associated with motion sickness in dogs. *Vet Rec.* **161**, 444–447.

Bersenas AM, Mathews KA, Allen DG, Conlon PD. (2005). Effects of ranitidine, famotidine, pantoprazole, and omeprazole on intragastric pH in dogs. *Am J Vet Res.* **66**, 425–431.

Bierer DW. (1990). Bismuth subsalicylate: history, chemistry, and safety. *Rev Infect Dis.* **12** (Suppl.), S3–S8.

Boscan P, Monnet E, Mama K, Twedt DC, Congdon J, Steffey EP. (2011). Effect of maropitant, a neurokinin 1 receptor antagonist, on anesthetic requirements during noxious visceral stimulation of the ovary in dogs. *Am J Vet Res.* **72**, 1576–1579.

Boscan P, Van Hoogmoed LM, Farver TB, Snyder, Jr. (2006). Evaluation of the effects of the opioid agonist morphine on gastrointestinal tract function in horses. *Am J Vet Res.* **67**, 992–997.

Braun U, Steiner A, Kaegi B. (1990). Clinical, haematological and biochemical findings and the results of treat-ment in cattle with acute functional pyloric stenosis. *Vet Rec.* **126**, 107–110.

Burget DW, Chiverton SG, Hunt RH. (1990). Is there an optimal degree of acid suppression for healing of duodenal ulcers? A model of the relationship between ulcer healing and acid suppression. *Gastroenterology.* **99**, 345–351.

Castro JR, Adair HS, Radecki SV, Kiefer VR, Elliot SB, Longhofer SL. (2010). Effects of domperidone on digital laminar microvascular blood flow in clinically normal adult horses. *Am J Vet Res.* **71**, 281–287.

Chae JW, Song BJ, Baek IH, Yun HY, Ma JY, Kwon KI. (2015). Effects of food intake on pharmacokinetics of mosapride in beagle dogs. *J Vet Pharmacol Therap.* **38**, 497–499.

Chiverton SG, Howden CW, Burget DW, Hunt RH. (1992). Omeprazole (20 mg) daily given in the morning or evening: a comparison of effects on gastric acidity, and plasma gastrin and omeprazole concentration. *Aliment Pharmacol Therap.* **6**, 103–111.

Claude AK, Dedeaux A, Chiavaccini L, Hinz S. (2014). Effects of maropitant citrate or acepromazine on the inci-dence of adverse events associated with hydromorphone premedication in dogs. *J Vet Intern Med.* **28**, 1414–1417.

Constable PD. (2004). Antimicrobial use in the treatment of calf diarrhea. *J Vet Intern Med.* **18**, 8–17.

Cook G, Papich MG, Roberts MC, Bowman KF. (1997). Pharmacokinetics of cisapride in horses after intrave-nous and rectal administration. *Am J Vet Res.* **58**, 1427–1430.

Cook VL, Blikslager AT. (2008). Use of systemically administered lidocai-ne in horses with gastrointestinal tract disease. *J Am Vet Med Assoc.* **232**, 1144–1148.

Court MH. (2013). Canine cytochrome P-450 pharmacogenetics. *Vet Clin North Am Small Anim Pract.* **43**, 1027–1038.

Dando TM, Perry CM. (2004) Aprepitant: A review of its use in the prevention of chemotherapy-induced nausea and vomiting. ADIS drug evaluation. *Drugs* **64**, 777–794.

Dandrieux JR, Noble PJM, Scase TJ, Cripps PJ, German AJ. (2013). Comparison of a chlorambucil-prednisolone combination with an azathioprine-prednisolone combination for treatment of chronic enteropathy with concurrent protein-losing enteropathy in dogs: 27 cases (2007–2010). *J Am Vet Med Assoc.* **242**, 1705–1714.

Danese S, Fiocchi C. (2011). Ulcerative colitis. *N Eng J Med.* **365**, 1713–1725.

Davis MS, Willard MD, Nelson SL, McCullough SM, Mandsager RE, Roberts J, Payton ME. (2003). Efficacy of omeprazole for the prevention of exercise-induced gastritis in racing Alaskan sled dogs. *J Vet Intern Med.* **17**, 163–166.

de Brito Galvao JF, Trepanier LA. (2008). Risk of hemolytic anemia with itravenous administration of famotidine to hospitalized cats. *J Vet Intern Med.* **22**, 325–329.

DeHaven-Hudkins DL, DeHaven RN, Little PJ, Techner LM. (2008). The involvement of the mu-opioid receptor in gastrointestinal pathophysiology: Therapeutic opportunities for antagonism at this receptor. *Pharmacol Ther.* **117**, 162–187.

de la Puente-Redondo VA, Tilt N, Rowan TG, Clemence RG. (2007a). Efficacy of maropitant for treatment and prevention of emesis caused by intravenous infusion of cisplatin in dogs. *Am J Vet Res.* **68**, 48–56.

de la Puente-Redondo VA, Siedek EM, Benchaoui HA, Tilt N, Rowan TG, Clemence RG. (2007b). The antiemetic efficacy of maropitant (Cerenia) in the treatment of ongoing emesis caused by a wide range of underlying clinical aetiologies in canine patients in Europe. *J Small Anim Pract.* **48**, 93–98.

de la Puente-Redondo V, Tingley FD 3rd, Schneider RP, Hickman MA. (2007c). The neurokinin-1 antagonist activity of maropitant, an antiemetic drug for dogs, in a gerbil model. *J Vet Pharmacol Therap.* **30**, 281–287.

Dillon R. (1989). Effects of glucocorticoids on the gastrointestinal system. In Kirk RW (ed.), *Current Veterinary Therapy X.* Philadelphia, WB Saunders Co. 897–904.

Egan LJ, Murray JA. (2000). New perspectives in gastric acid suppression: genetic polymorphisms predict the efficacy of proton pump inhibitors. *Dig Dis.* **18**, 58–63.

Feldman M, Burton ME. (1990). Histamine H2-receptor antagonists: Standard therapy for acid-peptic diseases. (Parts 1 and 2). *N EnglJ Med.* **323**, 1672–1680, 1749–1755.

Fukuda H, Koga T, Furukawa N, Nakamura E, Shiroshita Y. (1999). The tachykinin KN1 receptor antagonist GR205171 abolishes the retching activity of neurons comprising the central pattern generator for vomiting in dogs. *Neurosci Res.* **33**, 25–32.

Fukui H, Yamamoto M, Sato S. (1992). Vagal afferent fibres and peripheral 5-HT3 receptors mediate cispla-tin-induced emesis in dogs. *Jap J Pharmacol.* **59**, 221–226.

Furuta S, Kamada E, Suzuki T, Sugimoto T, Kawabata Y, Shinozaki Y, Sano H. (2001). Inhibition of drug metabolism in human liver microsomes by nizatidine, cimetidine and omeprazole. *Xenobiotica.* **31**, 1–10.

Gabardi S, Olyaei A. (2012). Evaluation of potential interactions between mycophenolic acid derivatives and proton pump inhibitors. *Ann Pharmacother.* **46**, 1054–1064.

Garcia-Mazcorro JF, Suchodolski JS, Jones KR, Clark-Price SC, Dowd SE, Minamoto Y, Markel M, Steiner JM, Dossin O. (2012). Effect of the proton pump inhibitor omeprazole on the gastrointestinal bacterial mi crobiota of healthy dogs. *FEMS Microbiol Ecol.* **80**, 624–636.

Gerring EEL, Hunt JM. (1986). Pathophysiology of equine post-operative ileus: effects of adrenergic blockade, parasympathetic stimulation, and metoclopramide in an experimental model. *Equine Vet J.* **18**, 249–253.

Gerson LB, Triadafilopoulos G. (2001). Proton pump inhibitors and their drug interactions: an evidence-based approach. *Eur J Gastroenterol Hepatol.* **13**, 611–616.

Goetz TE, Oglivie GK, Keegan KG, Johnson PJ. (1990). Cimetidine for treatment of melanomas in three horses. *J Am Vet Med Assoc.* **196**, 449–452.

Gookin JL, Copple CN, Papich MG, Poore MF, Stauffer SH, Birkenheuer AJ, Twedt DC, Levy MG. (2006). Efficacy of ronidazole for treatment of feline *Tritrichomonas foetus* infection. *J Vet Intern Med.* **20**, 536–543.

Gould E, Clements C, Reed A, Giori L, Steiner JM, Lidbury JA, Suchodolski JS, Brand M, Moyers T, Emery L, Tolbert MK. (2016). A prospective, placebo-controlled pilot evaluation of the effect of omeprazole on serum calcium, magnesium, cobalamin, gastrin concentrations, and bone in cats. *J Vet Intern Med.* **30**, 779–786.

Grobman M, Reinero C. (2016). Investigation of neurokinin-1 receptor antagonism as a novel treatment for chronic bronchitis in dogs. *J Vet Intern Med.* **30**, 847–852.

Hall JA, Solie TN, Seim HB 3rd, Twedt DC. (1996). Effect of metoclopramide on fed-state gastric myoelectric and motor activity in dogs. *Am J Vet Res.* **57**, 1616–1622.

Hall JA, Washabau RJ. (1997). Gastrointestinal prokinetic therapy: motilin-like drugs. *Comp Contin Ed Pract Vet.* **19**, 281–288.

Hanauer SB. (1996). Inflammatory bowel disease. *N EnglJ Med.* **334**, 841–848.

Hanson SM, Bostwick DR, Twedt DC, Smith MO. (1997). Clinical evaluation of cimetidine, sucralfate, and miso-prostol for prevention of gastrointestinal tract bleeding in dogs undergoing spinal surgery. *Am J Vet Res.* **58**, 1320–1323.

Haponen I, Linden J, Saari S, Karjalainen M, Ha¨nninen ML, Jalava K, Westermarck E. (1998). Detection and effects of helicobacters in healthy dogs and dogs with signs of gastritis. *J Am Vet Med Assoc.* **213**, 1767–1774.

Hawkyard CV, Koerner RJ. (2007). The use of erythromycin as a gastrointestinal prokinetic agent in adult critical care: benefits versus risks. *J Antimicrob Chemother.* **59**, 347–358.

Hayashi A, Mizumoto T, Kusano T, Sekiguchi T, Itoh Z. (1990). Inhibition of gastric acid secretion by H-2 receptor antagonists normalizes interdigestive motor cycle in the stomach in dog and man. *Gastroenterology.* **98**, A56, 1990.

Hedner T, Cassuto J. (1987). Opioids and opioid receptors in peripheral tissue. *Scand J Gastrol.* **22** (Suppl.), 27–46.

Henderson AK, Webster CRL. (2006a). Disruption of the gastric mucosal barrier in dogs. *Comp Contin Ed Pract Vet.* **28**, 340–356.

Henderson AK, Webster CRL. (2006b). The use of gastroprotectants in treating gastric ulceration in dogs. *Comp Contin Ed Pract Vet.* **28**, 358–372.

Hicks GA, DeHaven-Hudkins DL, Camilleri M. (2004). Opiates in the control of gastrointestinal tract function: current knowledge and new avenues for research. *Neurogastroenterol Motility.* **16** (Suppl. 2), 67–70.

Hickman MA, Cox SR, Mahabir S, Miskell C, Lin J, Bunger A, McCall RB. (2008). Safety, pharmacokinetics and use of the novel NK-1 receptor antagonist maropitant (Cerenia™) for the prevention of emesis and motion sickness in cats. *J Vet Pharmacol Therap.* **31**, 220–229.

Holland PS, Ruoff WW, Brumbaugh GW, Brown SA. (1997). Plasma pharmacokinetics of ranitidine HCL in adult horses. *J Vet Pharmacol Therap.* **20**, 145–152.

Hostutler RA, Luria BJ, Johnson SE, Weisbrode SE, Sherding RG, Jaeger JQ, Guilford WG. (2004). Antibiotic-responsive histiocytic ulcerative colitis in 9 dogs. *J Vet Intern Med.* **18**, 499–504.

Huskey S-EW, Dean BJ, Doss GA, Wang Z, Hop CE, Anari R, Finke PE, Robichaud AJ, Zhang M, Wang B, Strauss JR. (2004). The metabolic disposition of aprepitant, a substance P receptor antagonist, in rats and dogs. *Drug Metab Dispos.* **32**, 246–258.

Hutchinson C, Geissler CA, Powell JJ, Bomford A. (2007). Proton pump inhibitors suppress absorption of dietary non-haem iron in hereditary haemochromatosis. *Gut.* **56**, 1291–1295.

Johnson SE. (1989). Loperamide: A novel antidiarrheal drug. *Comp Contin Ed.* **11**, 1373–1375.

Johnston KL, Lamport AI, Ballevre OP, Batt RM. (2000). Effects of oral administration of metronidazole on small intestinal bacteria and nutrients of cats. *Am J Vet Res.* **61**, 1106–1112.

Kempf J, Lewis F, Reusch CE, Kook PH. (2014). High-resolution manometric evaluation of the effects of cis-apride and metoclopramide hydrochloride administered orally on lower esophageal sphincter pressure in awake dogs. *Am J Vet Res.* **75**, 361–366.

Koh RB, Isaza N, Xie H, Cooke K, Robertson SA. (2014). Effects of maropitant, acepromazine, and electroacu-puncture on vomiting associated with administration of morphine in dogs. *J Am Vet Med Assoc.* **244**, 820–829.

Kraus BL. (2013). Efficacy of maropitant in preventing vomiting in dogs premedicated with hydromorphone. *Vet Anaesth Analges.* **40**, 28–34.

Kraus BL. (2014a). Efficacy of orally administered maropitant citrate in preventing vomiting associated with hydromorphone administration in dogs. *J Am Vet Med Assoc.* **244**, 1164–1169.

Kraus BL. (2014b). Effect of dosing interval on efficacy of maropitant for prevention of hydromorphone-induced vomiting and signs of nausea in dogs. *J Am Vet Med Assoc.* **245**, 1015–1020.

Kromer W, Postius S, Riedel R. (2000). Animal pharmacology of reversible antagonism of the gastric acid pump, compared to standard antisecretory principles. *Pharmacology.* **60**, 179–187.

KuKanich K, KuKanich B. (2015). The effect of sucralfate tablets vs. suspension on oral doxycycline absorption in dogs. *J Vet Pharmacol Therap.* **38**, 169–173.

KuKanich K, KuKanich B, Guess S, Heinrich E. (2016). Effect of sucralfate on the relative bioavailability of enrofloxacin and ciprofloxacin in healthy fed dogs. *J Vet Intern Med.* **30**, 108–115.

Laine L, Hennekens C. (2010). Proton pump inhibitor and clopidogrel interaction: fact or fiction? *Am J Gastroenterol.* **105**, 34–41.

Larsson H, Carlsson E, Junggren U, Olbe L, Sjostrand SE, Skanberg NI, Sundell G. (1983). Inhibition of gastric acid secretion by omeprazole in the dog and rat. *Gastroenterology.* **85**, 900–907.

Lee RD, Vakily M, Mulford D, Wu J, Atkinson SN. (2009). Clinical trial: the effect and timing of food on the pharmacokinetics and pharmacodynamics of dexlansoprazole MR, a novel dual delayed release formulation of a proton pump inhibitor–evidence for dosing flexibility. *Aliment Pharmacol Therap.* **29**, 824–833.

LeGrange SN, Boothe DM, Herndon, Willard MD. (1997). Pharmacokinetics and suggested oral dosing regimen of cisapride: a study in healthy cats. *J Am Anim Hosp Assoc.* **33**, 517–523.

Leib MS, Hay WH, Roth L. (1989). Plasmacytic- lymphocytic colitis in dogs. In Kirk RW. (ed.), *Current Veterinary Therapy X*. Philadelphia, WB Saunders Co. 939–944.

Lesman SP, Boucher JF, Grover GS, Cox SR, Bidgood TL. (2013). The pharmacokinetics of maropitant citrate dosed orally to dogs at 2 mg/kg and 8 mg/kg once daily for 14 days consecutive days. *J Vet Pharmacol Therap.* **36**, 462–470.

Lester GD, Merritt AM, Neuwirth L. (1998). Effect of erythromycin lactobionate on myoelectric activity of ileum, and cecal emptying of radiolabeled markers in clinically normal ponies. *Am J Vet Res.* **59**, 328–334.

Lester GD, Smith RL, Robertson ID. (2005). Effects of treatment with omeprazole or ranitidine on gastric squamous ulceration in racing Thoroughbreds. *J Am Vet Med Assoc.* **227**, 1636–1639.

Lindor K. (2007). Ursodeoxycholic acid for the treatment of biliary cirrhosis. *N EnglJ Med.* **357**, 1524–1529.

Lo WK, Chan WW. (2013). Proton pump inhibitor use and the risk of small intestinal bacterial overgrowth: a meta-analysis. *Clin Gastroenterol Hepatol.* **31**, 483–490.

Lorenzutti AM, Martín-Flores M, Litterio NJ, Himelfarb MA, Zarazaga MP. (2016). Evaluation of the antiemetic efficacy of maropitant in dogs medicated with morphine and acepromazine. *Vet Anaesth Analg.* **43**, 195–198.

Malone E, Ensink J, Turner T, Wilson J, Andrews F, Keegan K, Lumsden J. (2006). Intravenous continuous infusion of lidocaine for treatment of equine ileus. *Vet Surg.* **35**, 60–66.

Mansfield CS, James FE, Craven M, Davies DR, O'Hara AJ, Nicholls PK, Dogan B, MacDonough SP, Simpson KW. (2009). Remission of histiocytic ulcerative colitis in Boxer dogs correlates with eradication of invasive intramucosal Escherichia coli. *J Vet Intern Med.* **23**, 964–969.

Marlicz W, Łoniewski I, Grimes DS, Quigley EM. (2014). Nonsteroidal anti-inflammatory drugs, proton pump inhibitors, and gastrointestinal injury: contrasting interactions in the stomach and small intestine. *Mayo Clinic Proc.* **89**, 1699–1709.

Martin-Flores M, Sakai DM, Learn MM, Mastrocco A, Campoy L, Boesch JM, Gleed RD. (2016). Effects of maropitant in cats receiving dexmedetomidine and morphine. *J Am Vet Med Assoc.* **248**, 1257–1261.

Matz M. (1995). Antiulcer therapy. In Bonagura JD. (ed.), *Current Veterinary Therapy XII*. Philadelphia, WB Saunders Co. 706–710.

Mavligit GM. (1987). Immunologic effects of cimetidine: potential uses. *Pharmacotherapy.* 7 (Suppl.), 120S–124S.

Mealey KL. (2004). Therapeutic implications of the MDR-1 gene. *J Vet Pharmacol Therap.* 27, 257–264.

Merritt AM. (2003). The equine stomach: a personal perspective. *AAEP Proc.* 49, 75–102.

Mitchelson F. (1992). Pharmacological agents affecting emesis (Parts 1 and 2). *Drugs* 43, 295–315, 443–463.

Morgan RV, Bachrach A. (1982). Keratoconjunctivitis sicca associated with sulfonamide therapy in dogs. *J Am Vet Med Assoc.* **180**, 432–434.

Mullin JM, Gabello M, Murray LJ, Farrell CP, Bellows J, Wolov KR, Kearney KR, Rudolph D, Thornton JJ. (2009). Proton pump inhibitors: actions and reactions. *Drug Disc Today.* **14**, 647–660.

Murray MJ. (1997). Suppression of gastric acidity in horses. *J Am Vet Med Assoc.* **211**, 37–40.

Narishetty ST, Galvan B, Coscarelli E, Aleo M, Fleck T, Humphrey W, McCall RB. (2009). Effect of refrigeration of the antiemetic Cerenia (maropitant) on pain on injection. *Vet Therap.* 10, 93–102.

Neiger R, Simpson KW. (2000). Helicobacter infection in dogs and cats: facts and fiction. *J Vet Intern Med.* **14**, 125–133.

Nieto JE, Spier S, Pipers FS, Stanley S, Aleman MR, Smith DC, Snyder JR. (2002). Comparison of paste and suspension formulations of omeprazole in the healing of gastric ulcers in racehorses in active training. *J Am Vet Med Assoc.* **221**, 1139–1143.

Nieto JE, Maher O, Stanley SD, Larson R, Snyder JR. (2013). In vivo and in vitro evaluation of the effects of domperidone on the gastrointestinal tract of healthy horses. *Am J Vet Res.* **74**, 1103–1110.

Nouri M, Constable PD. (2007). Effect of parenteral administration of erythromycin, tilmicosin, and tylosin on abomasal emptying rate in suckling calves. *Am J Vet Res.* **68**, 1392–1398.

Nouri M, Hajikolaee MR, Constable PD, Omidi A. (2008). Effect of erythromycin and gentamicin on abomasal emptying rate in suckling calves. *J Vet Intern Med.* **22**, 196–201.

Papich MG. (1993). Antiulcer therapy. *Vet Clin North Am Small Anim Prac.* **23**, 497–512.

Papich MG, Davis CA, Davis LE. (1987). Absorption of salicylate from an antidiarrheal preparation in dogs and cats. *J Am Anim Hosp Assoc.* **23**, 221–226.

Parkinson S, Tolbert K, Messenger K, Odunayo A, Brand M, Davidson G, Peters E, Reed A, Papich MG. (2015). Evaluation of the effect of orally administered acid suppressants on intragastric pH in cats. *J Vet Intern Med.* **29**, 104–112.

Prichard PJ, Yeomans ND, Mihaly GW, Jones BD, Buckle PJ, Smallwood RA, Louis WJ. (1985). Omeprazole: a study of its inhibition of gastric pH and oral pharmacokinetics after morning or evening dosage. *Gastroenterology.* **88**, 64–69.

Quimby JM, Brock WT, Moses K, Bolotin D, Patricelli K. (2015). Chronic use of maropitant for the management of vomiting and inappetence in cats with chronic kidney disease: a blinded placebo-controlled clinical trial. *J Feline Med Surg.* **17**, 692–697.

Quimby JM, Gustafson DL, Lunn KF. (2011). The pharmacokinetics of mirtazapine in cats with chronic kidney disease and in age-matched control cats. *J Vet Intern Med.* **25**, 985–989.

Quimby JM, Lunn KF. (2013). Mirtazapine as an appetite stimulant and anti-emetic in cats with chronic kidney disease: A masked placebo-controlled crossover clinical trial. *Vet J.* **197**, 651–655.

Ringger NC, Lester GD, Neuwirth L, Merritt AM, Vetro T, Harrison J. (1996). Effect of bethanechol or erythromycin on gastric emptying in horses. *Am J Vet Res.* **57**, 1771–1775.

Roger T, Bardon T, Ruckebusch Y. (1985). Colonic motor responses in the pony: Relevance of colonic stimulation by opiate antagonists. *Am J Vet Res.* **46**, 31–35.

Roussel AJ, Hooper RN, Cohen ND, Bye AD, Hicks RJ, Bohl TW. (2000). Prokinetic effects of erythromycin on the ileum, cecum, and pelvic flexure of horses during the postoperative period. *Am J Vet Res.* **61**, 420–424.

Sams RA, Gerken DF, Dyke TM, Reed SM, Ashcraft SM. (1997). Pharmacokinetics of intravenous and intra-gastric cimetidine in horses. 1. Effects of intravenous cimetidine on pharmacokinetics of intravenous phenylbutazone. *J Vet Pharmacol Therap.* **20**, 355–361.

Sanchez LC, Lester GD, Merritt AM. (1998). Effect of ranitidine on intragastric pH in clinically normal neonatal foals. *Am J Vet Res.* **212**, 1407–1412.

Sasaki N, Okamura K, Yamada H. (2005). Effects of mosapride, a 5-hydroxytryptamine 4 receptor agonist, on electrical activity of the small intestine and cecum in horses. *Am J Vet Res.* **66**, 1321–1323.

Simpson KW, Neiger R, DeNovo R, Scherding. (2000). The relationship of Helicobacter spp. infection to gastric disease in dogs and cats. *J Vet Intern Med.* **14**, 223–227.

Sojka JE, Adams SB, Lamar CH, Eller LL. (1988). Effect of butorphanol, pentazocine, meperidine, or metoclopramide on intestinal motility in female ponies. *Am J Vet Res.* **49**, 527–529.

Solcia EN. (1993). Long-term omeprazole therapy in peptic ulcer disease: gastrin, endocrine cell growth, and gastritis. *Gastroenterology.* **104**, 1356–1370.

Suerbaum S, Michetti P. (2002). Heliobacter pylori infection. *N Engl J Med.* **347**, 1175–1186.

Sutalo S, Ruetten M, Hartnack S, Reusch CE, Kook PH. (2015). The effect of orally administered ranitidine and once-daily or twice-daily orally administered omeprazole on intragastric pH in cats. *J Vet Intern Med.* **29**, 840–846.

Sykes BW, Sykes KM, Hallowell GD. (2014). A comparison of two doses of omeprazole in the treatment of equine gastric ulcer syndrome: A blinded, randomised, clinical trial. *Equine Vet J.* **46**, 416–421.

Sykes BW, Sykes KM, Hallowell GD. (2015a). A comparison of three doses of omeprazole in the treatment of equine gastric ulcer syndrome: A blinded, randomised, dose–response clinical trial. *Equine Vet J.* **47**, 285–290.

Sykes BW, Underwood C, Greer R, McGowan CM, Mills PC. (2016). Pharmacokinetics and bioequivalence testing of five commercial formulations of omeprazole in the horse. *J Vet Pharmacol Therap.* **39**, 78–83.

Sykes BW, Underwood C, McGowan CM, Mills PC. (2015b). Pharmacokinetics of intravenous, plain oral and enteric-coated oral omeprazole in the horse. *J Vet Pharmacol Therap.* **38**, 130–136.

Taguchi A, Sharma N, Saleem RM, Sessler DI, Carpenter RL, Seyedsadr M, Kurz A. (2001). Selective postoperative inhibition of gastrointestinal opioid receptors. *N Engl J Med.* **345**, 935–940.

Thames BE, Lovvorn J, Papich MG, Wills R, Archer T, Mackin A, Thomason J. (2017). The effects of clopidogrel and omeprazole on platelet function in normal dogs. *J Vet Pharmacol Ther.* **40**, 130–139.

Tolbert K, Bissett S, King A, Davidson G, Papich M, Peters E, Degernes L. (2011). Efficacy of oral famotidine and 2 omeprazole formulations for the control of intragastric pH in dogs. *J Vet Intern Med.* **25**, 47–54.

Tolbert K, Odunayo A, Howell R, Peters EE, Reed A. (2015). Efficacy of intravenous administration of combined acid suppressants in healthy dogs. *J Vet Intern Med.* **29**, 556–560.

Tumulty JW, Broussard JD, Steiner JM, Peterson ME, Williams DA. (2004). Clinical effects of short-term oral budesonide on the hypothalamic-pituitary-adrenal axis in dogs with inflammatory bowel disease. *J Am Anim Hosp Assoc.* **40**, 120–123.

Vail DM, Rodabaugh HS, Conder GA, Boucher JF, Mathur S. (2007). Efficacy of injectable maropitant (Cerenia) in a ramdomized clinical trial for prevention and treatment of cisplatin-induced emesis in dogs presented as veterinary patients. *Vet Comp Oncol.* 5, 38–46.

Van Nueten JM, Schuurkes JAJ. (1992). Development of a gastrointestinal prokinetic: pharmacology of cisapride. *Front Gastroenterol Res.* **20**, 54–63.

Vemuri VK, Makriyannis A. (2015). Medicinal chemistry of cannabinoids. *Clin Pharmacol Therap.* **97**, 553–558.

Wallace JL, Syer S, Denou E, de Palma G, Vong L, McKnight W, Jury J, Bolla M, Bercik P, Collins SM, Verdu E. (2011). Proton pump inhibitors exacerbate NSAID-induced small intestinal injury by inducing dysbiosis. *Gastroenterology.* **141**, 1314–1322.

Wallmark B, Larsson H, Humble L. (1985). The relationship between gastric acid secretion and gastric H+,K+-ATPase activity. *J Biol Chem.* **260**, 13681– 13684.

Washabau RJ, Hall JA. (1995). Cisapride. *J Am Vet Med Assoc.* **207**, 1285–1288.

Washabau RJ, Hall JA. (1997). Diagnosis and management of gastrointestinal motility disorders in dogs and cats. *Comp Contin Ed Pract Vet.* **19**, 721–736.

Washabau RJ, Holt DE. (2005). Diseases of the large intestine. In Ettinger SJ, Feldman ED. (eds), *Textbook of Veterinary Internal Medicine*, 6th edn. St Louis, Elsevier-Saunders. 1378–1407.

Washabau RJ, Summarco J. (1996). Effects of cisapride on feline colonic smooth muscle function. *Am J Vet Res.* **57**, 541–546.

Watson JW, Gonsalves SF, Fossa AA, McLean, Obach S, Andrews PL. (1995). The anti-emetic effects of CP-99,994 in the ferret and the dog: role of the NK1 receptor. *Br J Pharmacol.* **115**, 84–94.

Westermarck E, Frias R, Skrzypczak T. (2005a). Effect of diet and tylosin on chronic diarrhea in beagles. *J Vet Intern Med.* **19**, 822–827.

Westermarck E, Skrzypczak T, Harmoinen J, Steiner JM, Ruaux CG, Williams DA, Eerola E, Sundback P, Rinkinen M. (2005b). Tylosin-responsive chronic diarrhea in dogs. *J Vet Intern Med.* **19**, 177–186.

Whitehead K, Cortes Y, Eirmann L. (2016). Gastrointestinal dysmotility disorders in critically ill dogs and cats. *J Vet Emerg Crit Care.* **26**, 234–253.

Wilson DV, Evans AT, Mauer WA. (2006). Influence of metoclopramide on gastroesophageal reflux in anesthetized dogs. *Am J Vet Res.* **67**, 26–31.

Winberg B, Spohr A, Dietz HH, Egelund T, Greiter-Wilke A, McDonough SP, Olsen J, Priestnall S, Chang YF, Simpson KW. (2005). Quantitative analysis of inflammatory and immune response in dogs with gastritis and their relationship to Helicobacter spp. infection. *J Vet Intern Med.* **19**, 4–14.

Wittek T, Constable PD. (2005). Assessment of the effects of erythromycin, neostigmine, and metoclo-pramide on abomasal motility and emptying rate in calves. *Am J Vet Res.* **66**, 545–552.

Wu Y, Loper A, Landis E, Hettrick I, Novak L, Lynn K, Chen C, Thompson K, Higgins R, Batra U, Shelukar S, Kwei G, Storey D. (2004). The role of biopharmaceutics in the development of a clinical nanoparticle formulation of MK 0869: a Beagle dog model predicts improved bioavailability and diminished food effect on absorption in human. *Int J Pharm.* **285**, 135–146.

Yamasaki K, Suematsu H, Takahashi T. (1998). Comparison of gastric lesions in dogs and cats with and without gastric spiral organisms. *J Am Vet Med Assoc.* **212**, 529–533.

Yasuda S, Horai Y, Tomono Y, Nakai H, Yamato C, Manabe K, Kobayashi K, Chiba K, Ishizaki T. (1995). Comparison of the kinetic disposition and metabolism of E3810, a new proton pump inhibitor, and omeprazole in relation to S-mephenytoin 4′-hydroxylation status. *Clin Pharmacol Therap.* **58**, 143–154.

Zhou R, Moench P, Heran C, Lu X, Mathias N, Faria TN, Wall DA, Hussain MA, Smith RL, Sun D. (2005). pH-dependent dissolution in vitro and absorption in vivo of weakly basic drugs: development of a canine model. *Pharm Res.* **22**, 188–192.

CAPÍTULO 47

Dermatofarmacologia: Medicamentos Cutâneos de Uso Tópico

Jim E. Riviere e Rosanna Marsella

Um grande número de casos atendidos diariamente na rotina clínica de animais pequenos e grandes envolve lesões de pele ou de anexos cutâneos. Este capítulo contém revisões de importantes temas relacionados com a anatomia geral, histologia e bioquímica da pele, relevantes ao tratamento de doenças cutâneas (ou dermatopatias); à orientação do clínico quanto às características da absorção percutânea de medicamentos importantes no tratamento de doenças cutâneas; e às classes de preparações farmacológicas disponíveis como produtos veterinários comerciais destinados ao tratamento de dermatopatias em animais domésticos. Os medicamentos específicos para o tratamento das doenças cutâneas são abordados, em detalhes, em outros capítulos deste livro. Os capítulos que tratam de doenças cutâneas, que devem ser consultados, incluem aqueles relacionados ao uso de medicamentos antimicrobianos, analgésicos e anti-inflamatórios; antipruriginosos e anti-histamínicos; glicocorticoides; imunossupressores (ciclosporina); e ectoparasiticidas.

Apenas nas últimas décadas os pesquisadores começaram a entender como a pele atua em condições normais e em caso de doença e, então, compreender a função de barreira da pele, em termos de perda de água e de liberação de medicamentos; a partir daí, realizaram pesquisas na tentativa de melhorar a administração de fármacos através da pele mediante ajuste temporário da barreira cutânea para liberar o medicamento. Para a redução bem-sucedida da capacidade da pele em impedir a absorção de medicamentos no tratamento de doença dermatológica em animais domésticos, é fundamental o conhecimento da anatomia funcional normal e da bioquímica cutânea. Em medicina veterinária, utiliza-se amplamente a administração transdérmica quando se faz a aplicação mensal de pesticida, em uma única região da pele com intuito de controlar a infestação de pulgas e carrapatos em todo o corpo do animal. Também, são amplamente utilizados adesivos transdérmicos de fentanila para analgesia pós-cirúrgica. Essa administração tópica de medicamentos propicia o uso dessa via para outras indicações terapêuticas. No entanto, não se pretende a absorção sistêmica da maioria dos fármacos aplicados na pele; eles são utilizados para induzir efeito terapêutico local, na pele tratada.

A característica que diferencia a terapia dermatológica de outros componentes da farmacologia veterinária é o emprego de formulações de uso tópico para tratar doenças ou lesões da superfície cutânea ou para alcançar a pele adjacente. Os medicamentos não são diferentes daqueles utilizados no tratamento de outras doenças, mas diferem quanto aos veículos empregados e o modo de administração. É fundamental o pleno conhecimento dos fatores biológicos que modulam a absorção e da composição farmacêutica de formulações dermatológicas (p. ex., veículo), para uma compreensão apropriada da dermatofarmacologia. Os mesmos princípios também se aplicam à absorção de preparações transdérmicas tópicas, como ectoparasiticidas *pour-on*

e gel ou adesivo transdérmico de fentanila utilizado como analgésico. Deve-se ressaltar que os medicamentos incluídos nessas formulações são os mesmos utilizados no tratamento de doenças de outros sistemas orgânicos e, assim, suas descrições não são repetidas neste capítulo.

ANATOMIA E HISTOLOGIA

A pele é o maior órgão do corpo; o tegumento responde por 24% de todo peso corporal, em filhotes de cães, e por 12% no cão adulto (Pavletic, 1991). A função da pele é proteger os órgãos internos do corpo das oscilações extremas de temperatura, bem como de alergênios, poluentes, substâncias químicas tóxicas e microrganismos como bactérias, fungos, parasitos e vírus onipresentes no meio ambiente.

A pele dos animais domésticos é muito semelhante quanto às morfologias macroscópicas e histológicas nas diferentes espécies; geralmente é mais espessa na cabeça, na região dorsal do pescoço, no dorso e no sacro, bem como nas superfícies plantar e palmar das patas. É mais delgada no abdome ventral, nas faces medianas dos membros e no pavilhão auricular, e ainda mais delgada no escroto de animais e no lóbulo da orelha de humanos. Há diversos apêndices que emergem da pele (dependendo da espécie), como folículos pilosos, glândulas sebáceas e sudoríparas, espinhos, penas, escamas, esporas, chifres, garras, unhas e cascos (Montagna, 1967). A anatomia específica da pele e dos pelos foi amplamente revisada em outras publicações (Monteiro-Riviere, 2006; Blackburn, 1965; Lloyd *et al.*, 1979a, 1979b; Sar e Calhoun, 1966; Kozlowski e Calhoun, 1969; Strickland e Calhoun, 1963; Talukdar *et al.*, 1972; Pavletic, 1991; Montagna, 1967; Amakiri, 1973).

Epiderme

Histologicamente, a pele pode ser dividida em duas unidades distintas: a epiderme e a derme. A epiderme consiste em epitélio queratinizado escamoso estratificado, que sofre diferenciação e proliferação programadas que, por fim, resulta na formação da principal barreira à penetração de medicamentos: o estrato córneo. A epiderme possui dois tipos principais de células: aquelas oriundas de queratinócitos e aquelas não oriundas de queratinócitos.

Na epiderme podem ser verificadas cinco camadas distintas de queratinócitos, como mostrado na Figura 47.1. Na sequência, desde a camada mais profunda da epiderme até a mais superficial, essas camadas são (i) estrato basal (ou camada basal ou camada germinativa), (ii) estrato espinhoso (ou camada espinhosa), (iii) estrato granuloso (ou camada granular), (iv) estrato lúcido (ou camada lúcida), e (v) estrato córneo (ou camada córnea). Todas as camadas de células se originam no estrato basal. O estrato basal é uma camada de células cuboides ou colunares que se apoia na

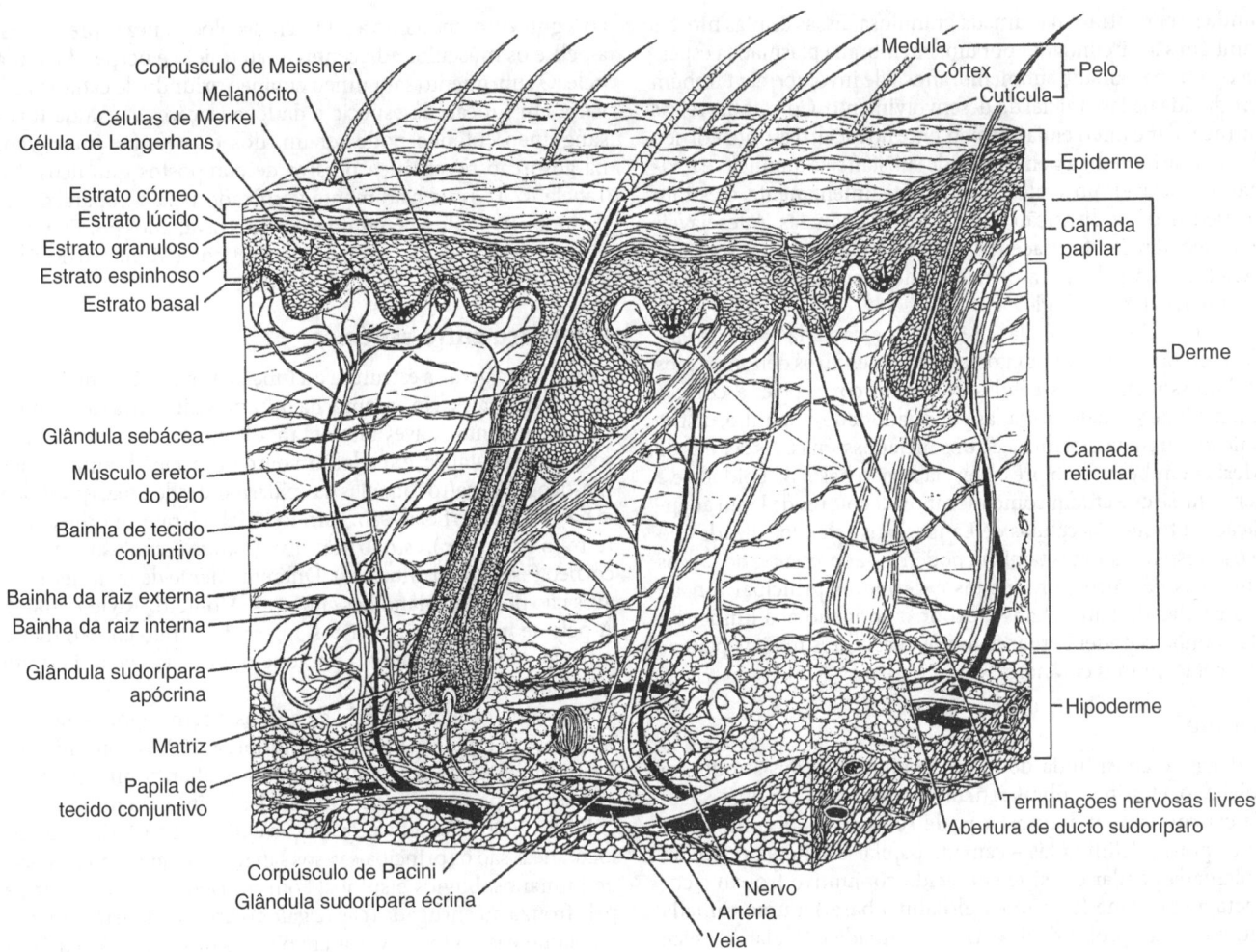

Figura 47.1 Imagem esquemática da epiderme e da derme. Fonte: Monteiro-Riviere, 1991. Reproduzida, com autorização, de Taylor & Francis Group LLC.

lâmina basal. Essas células aderem à lâmina basal por meio de hemidesmossomos; elas aderem entre si e às células do estrato espinhoso por meio de desmossomos. As células do estrato basal se multiplicam continuamente; algumas permanecem como células basais e outras se deslocam em direção à superfície e amadurecem mediante modificação de seu conteúdo intracelular por meio de um processo denominado *queratinização*. Essa camada de células epidérmicas em multiplicação e viáveis é o alvo para a transformação em células cancerosas.

A próxima camada mais superficial, adjacente ao estrato basal, o estrato espinhoso, é constituída de células poliédricas de formato irregular, que influenciam muito a epiderme como um todo. A camada seguinte constitui o estrato granuloso, que consiste em várias camadas de células que se achatam horizontalmente. De grande importância são grânulos lamelares contidos no interior dessas células, os quais contêm fosfolipídios polares, como glicoesfingolipídios e esteroides livres, além de diversas enzimas hidrolíticas, inclusive fosfatase ácida, proteases, lipases e glicosidases. À medida que esses produtos intracelulares se acumulam, essas células os liberam por meio de exocitose e suprem os espaços intercelulares e, por fim, formam a matriz lipídica extracelular do estrato córneo, que forma a barreira à penetração do estrato córneo. À medida

que essas células epidérmicas continuam a migrar elas formam o estrato lúcido, uma linha translúcida de células notada apenas em áreas com pele muito espessa, como nas superfícies plantar e palmar (coxim plantar) e no plano nasal. Essas células são translúcidas porque carecem de núcleos e organelas citoplasmáticas (Monteiro-Riviere, 1991, 2006; Idsen, 1975; Montagna, 1967).

O estrato córneo é a camada final, e mais superficial, da epiderme; é a camada mais importante quando se considera a possibilidade de terapia medicamentosa tópica, pois é a principal barreira à absorção percutânea. Além da função de barreira aos xenobióticos presentes no ambiente, que tentam penetrar no corpo, o estrato córneo também propicia uma barreira à perda de água insensível, uma adaptação evolutiva que possibilita aos animais terrestres viver em ambiente não aquático. Na verdade, a maioria dos veículos de produtos dermatológicos de uso veterinário são direcionados a esse fim. Essa camada possui várias camadas de células mortas, organizadas em colunas verticais, em uma configuração tetracaidecaédrica (14 lados), cuja espessura varia dependendo de sua localização (Monteiro-Riviere, 1991). Esse formato particular da célula propicia uma proporção superfície:volume mínima, além de minimizar a perda de água sistêmica através da pele (perda de água transepidérmica). Todas as células penetram na matriz lipídica produzida pelos grânulos lamelares, quando as células ainda se encontram na camada granulosa. Essas células mortas também são circundadas por uma membrana plasmática espessa com uma camada submembranosa de involucrina, também produzida na fase inicial do desenvolvimento. Com as barreiras intracelular e intercelular firmemente no local, o estrato córneo é capaz de impedir a penetração de substâncias químicas e toxinas indesejáveis presentes no ambiente. Infelizmente, o estrato córneo não faz distinção entre essas substâncias indesejáveis e as substâncias farmacêuticas que o veterinário deseja que penetrem na pele, para o tratamento medicamentoso tópico de doença dermatológica.

Melanócitos são células presentes na camada basal da epiderme; contêm grânulos citoplasmáticos escuros denominados melanossomas. Essas células conferem cor à pele; a cor e a intensidade são determinadas por quantidade, tamanho, distribuição e grau de melanização dos melanossomas. As células de Merkel também estão presentes na região basal da epiderme e acredita-se que atuem como mecanorreceptores de lenta adaptação ao toque. As células de Langerhans estão localizadas no estrato espinhoso, mas também podem estar presentes nos vasos linfáticos dérmicos, linfonodos e derme. A principal função das células de Langerhans é expor o antígeno aos linfócitos; elas também podem atuar como os receptores iniciais para as respostas imunes cutâneas.

Derme

A derme é constituída de tecido conjuntivo, consistindo em colágeno, elastina e fibras reticulares dispersas em uma substância fundamental amorfa; pode se apresentar como duas áreas pouco delimitadas – camada papilar e camada reticular. A camada papilar consiste em tecido conjuntivo frouxo e conecta a epiderme (estrato basal/lâmina basal) a uma camada reticular mais profunda da derme. A camada reticular consiste em tecido conjuntivo denso conectado à hipoderme, constituída principalmente de tecido gorduroso.

Em ambas as camadas da derme, há ampla rede de veias e artérias necessárias para suprir as células da epiderme e da derme com nutrientes; ademais, essa rede vascular participa na etapa final da absorção percutânea de medicamentos. Outras estruturas da derme importantes são: vasos linfáticos; nervos; glândulas sudoríparas apócrinas e écrinas; glândulas sebáceas; corpúsculos de Pacini (pressorreceptores), de Meissner (receptor de toque) e de Ruffini (mecanorreceptor); folículos pilosos; e músculo liso (músculo eretor do pelo). Duas artérias – musculocutânea e cutânea direta – suprem a epiderme com os nutrientes necessários. A artéria cutânea direta segue paralela à pele, propiciando suprimento sanguíneo diretamente ao tegumento, enquanto a artéria musculocutânea supre ambos, a pele e os músculos adjacentes e seu trajeto é perpendicular à pele. O suprimento sanguíneo cutâneo oriundo de cada artéria varia em função da espécie e da localização. A taxa de fluxo sanguíneo cutâneo pode ser um dos fatores que interferem na absorção percutânea passiva de compostos químicos. Na Tabela 47.1 isso é claramente verificado pela comparação de parâmetros do fluxo sanguíneo cutâneo avaliados por Doppler, de nove espécies de animais domésticos (Monteiro-Riviere *et al.*, 1990).

Diferença entre espécies

Como regra geral, a estrutura e a função da pele são semelhantes entre as espécies. No entanto, há mínimas diferenças aparentes.

O tegumento de aves apresenta as diferenças mais evidentes na morfologia cutânea, em relação a outras espécies de animais domésticos. As quatro camadas da epiderme, desde a mais profunda até a mais superficial, são: estrato basal, estrato intermediário (estrato espinhoso), estrato transitivo (estrato granuloso) e estrato córneo (estrato germinativo). Diferentemente de mamíferos, as aves não possuem glândulas cutâneas (Monteiro-Riviere, 2006). A pele de mamíferos aquáticos apresenta estrato córneo muito espesso que se assemelha à paraqueratose e não possui estrato granuloso (Montagna, 1967).

Histologicamente, a pele de suínos é semelhante à pele de humanos (Monteiro-Riviere e Stromberg, 1985) e tem sido utilizada em estudos experimentais para avaliar, confiavelmente, a absorção percutânea de substâncias químicas em humanos (Riviere, 2006). Quanto à circulação cutânea, as artérias musculocutâneas são os principais vasos sanguíneos que suprem a pele de humanos, bugios e suínos, com nutrientes. Os animais de pele frouxa ou enrugada (cães e gatos) carecem de artérias musculocutâneas; todos os vasos envolvidos na circulação cutânea percorrem um trajeto paralelo à pele (Pavletic, 1991). Estudos com piroxicam (um anti-inflamatório não esteroide) em suínos sugerem que o tipo de circulação cutânea pode influenciar as concentrações teciduais locais de medicamentos de uso tópico (Monteiro-Riviere *et al.*, 1993). Há poucos estudos comparando diretamente a absorção de fármacos e pesticidas de uso tópico em espécies veterinárias (Riviere e Papich, 2001).

BIOQUÍMICA

Produção e utilização de energia

A pele, especificamente a epiderme, é, principalmente, um órgão anaeróbico. A ausência de capilares que supram diretamente as células da epiderme com oxigênio torna o conteúdo

Tabela 47.1 Mensurações do fluxo sanguíneo cutâneo em 9 espécies de animais domésticos. Fonte: Adaptada de Monteiro-Riviere *et al.*, 1990.

	Nádega	Pavilhão auricular	Junção escapuloumeral	Junção toracolombar	Abdome ventral
Gatos	1,82 ± 0,59	6,46 ± 2,30	1,86 ± 0,70	2,39 ± 0,35	6,19 ± 0,94
Bovinos	6,03 ± 1,84	6,98 ± 2,19	5,51 ± 2,32	5,49 ± 1,49	10,5 ± 2,13
Cães	2,21 ± 0,67	5,21 ± 1,53	5,52 ± 1,31	1,94 ± 0,27	8,78 ± 1,40
Equinos	3,16 ± 1,22	–	6,76 ± 1,49	2,99 ± 0,86	8,90 ± 1,46
Primatas	3,12 ± 0,58	20,9 ± 5,37	8,49 ± 3,28	2,40 ± 0,82	3,58 ± 0,41
Camundongos	3,88 ± 0,92	1,41 ± 0,48	10,1 ± 3,51	20,6 ± 4,69	36,9 ± 8,14
Suínos	3,08 ± 0,48	11,7 ± 3,02	6,75 ± 2,09	2,97 ± 0,56	10,7 ± 2,14
Coelhos	3,55 ± 0,93	8,38 ± 1,53	5,38 ± 1,06	5,46 ± 0,94	17,3 ± 6,31
Ratos	4,20 ± 1,05	9,13 ± 4,97	6,22 ± 1,47	9,56 ± 2,17	11,4 ± 5,53

Valores expressos em mℓ/min/100 g de tecido; ±: desvio-padrão da média.

de O_2 dessas células relativamente baixo, em condição normal, na comparação com outros tecidos que apresentam suprimento sanguíneo mais direto. Em razão dessa baixa tensão de oxigênio, a epiderme produz 70 a 80% de sua necessidade energética total (adenosina trifosfato, ou ATP), por uma via metabólica anaeróbica (glicólise); o ácido láctico é o produto final da utilização da glicose. As células epidérmicas, mais ativas do que aquelas da camada unicelular do estrato basal, são as principais células envolvidas nessa produção de energia; o produto final, o ácido láctico, difunde-se passivamente à derme e, em seguida, aos vasos sanguíneos; por fim, é reciclado no fígado e novamente origina glicose. Embora a via glicolítica produza a maior parte das necessidades energéticas da epiderme, outras vias energéticas (ciclo do ácido tricarboxílico e desvio pentose-fosfato) também são utilizadas, em menor grau, em algumas fases de desenvolvimento da epiderme (Freinkel, 1983).

Alguns medicamentos de uso tópico podem influenciar as vias de produção de energia na epiderme. Um estudo (Spoo *et al.*, 1993) mostrou que, *in vitro*, as células epidérmicas de fragmentos de pele de leitões desmamados utilizaram mais glicose quando a pele foi tratada com peróxido de benzoíla. Além dos medicamentos, os veículos de uso farmacológico (discutidos mais detalhadamente no item *Veículos para uso tópico*) também podem ter efeitos similares.

Biotransformação do medicamento

O estrato córneo é a linha de defesa primária no impedimento da absorção percutânea de medicamentos. No entanto, qualquer substância que passe através do estrato córneo pode ser barrada por uma barreira metabólica, mais do que por uma barreira física. A pele tem notável capacidade de metabolização de xenobióticos. As reações metabólicas envolvidas consistem, principalmente, em oxidação, redução, hidrólise e reações de conjugação de fase I e fase II. As enzimas presentes na matriz lipídica extracelular são: lipase ácida, fosfolipase A, esfingomielinase, glicosidases, fosfatase ácida, catepsinas e carboxipeptidases (Elias, 1992). Algumas dessas reações são as principais vias de metabolização de esteroides de uso tópico, bem como de outros medicamentos como norepinefrina, peróxido de benzoíla e benzo(a)pireno.

Relata-se que a pele metaboliza parasiticidas organofosforados. Quando se faz uso tópico de paration na pele e esse parasiticida penetra no estrato córneo, ele sofre metabolização significativa na epiderme e origina os metabólitos bioativos paraoxon e/ou *p*-nitrofenol; ambos alcançam a circulação sanguínea sistêmica e, possivelmente, chegam a outros sistemas orgânicos (Riviere e Chang, 1992). Outros estudos mostraram a capacidade metabólica da pele quando exposta à administração tópica de cafeína, testosterona, hidroxitolueno butilado, ácido salicílico, norepinefrina, benzo(a)pireno e peróxido de benzoíla – para citar apenas alguns deles – em várias espécies de animais de laboratório, bem como em humanos. O peróxido de benzoíla, um medicamento veterinário popular utilizado como ceratolítico e desengordurante, é metabolizado quase que totalmente em ácido benzoico na epiderme. Além disso, o sistema enzimático do citocromo P450, mais comumente no fígado, está presente na pele, onde pode ser induzido (dependendo do composto tópico utilizado); é responsável pela conversão de paration em paraoxon, na pele de suínos (Riviere e Chang, 1992; Mukhtar, 1992; Bashir e Maibach, 2005). Em homogenados de células epidérmicas de ratos e camundongos constatou-se, também, glutationa-*S*-transferase, aril hidrocarboneto hidroxilase

e 7-etoxicumarina (Raza *et al.*, 1992). Esses estudos mostraram que a pele apresenta funções metabólicas notáveis, além da função de barreira tradicional.

Metabolização de lipídios

Além de suas atividades metabólicas, a pele possui marcante capacidade de síntese de lipídios, utilizados para formar a barreira epidérmica extracelular. As células epidérmicas produzem diversos lipídios neutros, ceramidas, glicosilceramidas, gangliosídeos, ésteres de esterol, ácidos graxos, alcanos e fosfolipídios, amplamente encontrados na barreira extracelular do estrato córneo. Alguns desses lipídios tendem a apresentar sítios específicos; fosfolipídios e esteróis estão presentes principalmente nas camadas de células basais e alguns esteróis e lipídios neutros estão presentes nas regiões superiores da epiderme, principalmente no estrato córneo. Os efeitos da estrutura lipídica intercelular na absorção percutânea foram discutidos com mais detalhes em outras publicações (Wertz, 1992; Potts e Francoeur, 1992; Hadgraft *et al.*, 1992; Swartzendruber, 1992; Elias e Feingold, 1992; Monteiro-Riviere *et al.*, 2001). Atualmente, considera-se que a complexa matriz lipídica intercelular é a barreira primária à penetração do medicamento. É importante ressaltar que em algumas doenças cutâneas a produção total de lipídios pelas células epidérmicas pode estar alterada devido à anormalidade na metabolização intracelular, seguida de algumas alterações nos padrões de absorção percutânea de diversos medicamentos. Alterações na membrana plasmática de células epidérmicas (principalmente constituída de lipídio) – causadas diretamente pelo(s) medicamentos(s), pelo veículo ou por doença – podem induzir reações inflamatórias devido à liberação de mediadores inflamatórios (eicosanoides) pelas células epidérmicas ou por vasos sanguíneos subjacentes.

Eicosanoides pertencem a um grupo de compostos biologicamente ativos derivados do ácido eicosatetraenoico (ácido araquidônico), por ação enzimática. Prostaglandinas, leucotrienos, tromboxanos e ácido hidroxieicosatetraenoico podem ser produzidos, em quantidades mínimas, a partir do ácido araquidônico, e apresentam potentes efeitos pró-inflamatórios na pele e nos tecidos adjacentes. Há eicosanoides em quase todos os tecidos corporais de mamíferos (Spannhake *et al.*, 1981; Dunn e Hood, 1977; Goldyne, 1986), e algumas células são especializadas em determinado tipo de eicosanoide. A pele produz diversas prostaglandinas, inclusive PGE_2, $PGF_{2\alpha}$ e PGI_2, bem como um produto da enzima lipo-oxigenase, o leucotrieno B_4.

A PGE_2 induz vasodilatação por aumentar a concentração de monofosfato de adenosina cíclico (cAMP) nas células do músculo liso vascular, enquanto a $PGF_{2\alpha}$ causa vasoconstrição dos vasos sanguíneos cutâneos por elevar a concentração de monofosfato de guanosina cíclico (GMPc) nas células do músculo liso vascular. Diferentemente da PGE_2, a maior concentração de $PGF_{2\alpha}$ na pele exacerba a resposta leucocitária aos estímulos quimiotáticos. A $PGF_{2\alpha}$ induz diversos efeitos nos órgãos, além da pele, mais notavelmente no trato reprodutivo de humanos e animais domésticos. A PGI_2 é um potente vasodilatador produzido principalmente pelas células do endotélio vascular; também, inibe a agregação plaquetária vascular. A PGI_2 pode ser liberada da pele em resposta a alguns veículos farmacológicos – a saber, alcoóis como metanol, etanol e 2-propanol (Landolfi e Steiner, 1984; Karanian *et al.*, 1985). Vasodilatação cutânea foi constatada em humanos que ingerem álcool (etanol), possivelmente devido à liberação de PGI_2 pelas células do endotélio vascular que fazem contato com o sangue que contém álcool (Landolfi e Steiner, 1984).

O leucotrieno B$_4$ (LTB$_4$) é um mediador inflamatório oriundo do ácido araquidônico, via enzima 5-lipo-oxigenase (Ford-Hutchinson, 1985). Assim como a PGF$_{2\alpha}$, o LTB$_4$ é um potente quimiotático (Paulissen *et al.*, 1990; Van de Kerkhof *et al.*, 1991); ademais, pode ser um potente vasodilatador e causar aumento significativo da permeabilidade vascular quando administrado concomitante à PGE$_2$ (Ford-Hutchinson, 1985). Embora o LTB$_4$ seja mais comumente produzido por leucócitos, a pele possui alguma atividade de 5-lipo-oxigenase inerente, como constatado em estudos que utilizaram queratinócitos humanos estimulados em cultura celular, bem como homogenados de células epidérmicas de humanos e murinos (Ruzicka, 1990). Essas alterações do fluxo sanguíneo cutâneo induzidas por mediador inflamatório podem comprometer a absorção e distribuição cutânea de medicamentos de uso tópico.

Metabolização de proteínas

O principal produto da metabolização de proteínas da pele é a queratina, que é o principal componente intracelular do estrato córneo. Juntamente com o lipídio extracelular, a queratina é o principal componente da barreira epidérmica. A queratina é constituída principalmente de cistina, serina, ácido glutâmico, ácido aspártico e resíduos do aminoácido glicina. Fato relevante é que no interior da molécula de queratina há ponte dissulfeto de cistina intracadeia, que fortalece, adicionalmente, a macroestrutura total da queratina. A queratina é a principal proteína da base do pelo (Monteiro-Riviere, 1991, 2006).

PRINCÍPIOS DA ABSORÇÃO PERCUTÂNEA: PERMEABILIDADE DA PELE

Antes do século XX, muitos pesquisadores acreditavam que a pele fosse uma barreira impermeável a todas as substâncias, exceto, possivelmente, aos gases. Desde então, o conhecimento de dermatologia avançou e revelou que muitas substâncias podem alcançar a circulação sanguínea sistêmica, via absorção cutânea. Pressupõe-se que haja quatro vias pelas quais os compostos podem alcançar o restante do corpo; elas são mostradas esquematicamente na Figura 47.2.

A absorção percutânea dos medicamentos é importante sob três perspectivas. O clínico veterinário deve se preocupar com a quantidade de medicamento que realmente penetra na pele e induz efeito terapêutico na doença cutânea em questão. Isso pode depender de vários fatores, inclusive a seleção do veículo; o estado de hidratação do estrato córneo; o coeficiente de partição do medicamento, em função do veículo, nos lipídios do estrato córneo; a integridade do estrato córneo; e o fluxo sanguíneo cutâneo. Esses mesmos fatores, mas em direção oposta, também comprometem a eficácia e a duração do efeito de medicamentos transdérmicos de uso tópico. A necessidade final em saber a extensão da absorção percutânea se deve à preocupação com a saúde pública e ao consumo de alimentos. Em animais de produção (*i. e.*, animais destinados à produção de alimentos para consumo humano) vários produtos farmacêuticos são aplicados e absorvidos na pele e alcançam a circulação sanguínea sistêmica. Muitos desses compostos são armazenados em tecidos comestíveis (gordura, músculo) por longo tempo, sendo motivo de preocupação devido aos resíduos de medicamentos nesses tecidos (Baynes *et al.*, 1997; Riviere, 1992).

Acredita-se que o estrato córneo seja a principal barreira, mas não a única, à penetração percutânea, na maioria das

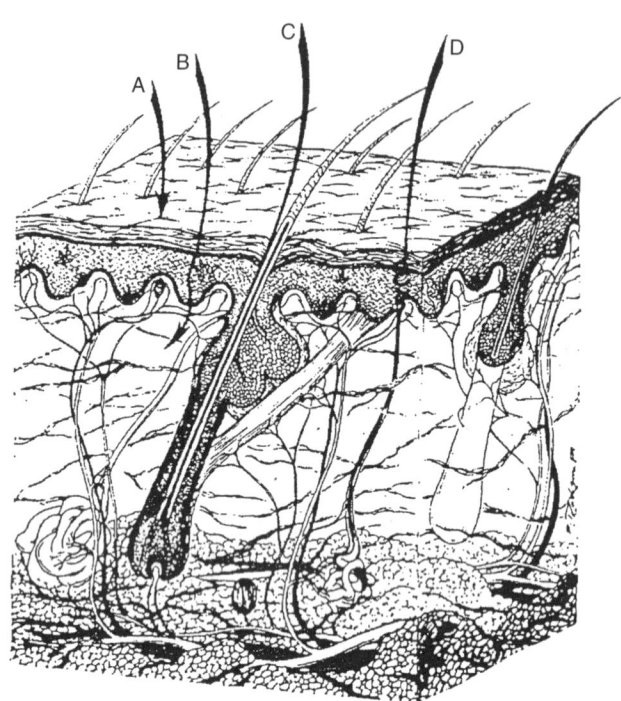

Figura 47.2 Imagem esquemática da pele e das 4 vias de penetração de medicamentos. Os fármacos podem penetrar diretamente pelos corneócitos do estrato córneo (A), por entre os corneócitos do estrato (B), por via transfolicular de qualquer folículo piloso (C), ou pela glândula sudorípara écrina ou pela glândula sebácea (D).

espécies animais. Neste texto, define-se difusão passiva como uma transferência de substância de um espaço para o outro, por meio de movimento molecular aleatório. Não se sabe se o estrato córneo utiliza transporte ativo para modular a absorção percutânea. Para melhor compreender como as substâncias se difundem através do espaço córneo é importante considerar o espaço córneo como uma "parede construída com tijolo e argamassa" (Elias, 1983); os corneócitos do estrato córneo representam os tijolos e a matriz lipídica ao redor deles representa a argamassa, como mostrado na Figura 47.3. Nesse contexto, a permeabilidade do estrato córneo pode envolver duas vias. A primeira diz respeito aos medicamentos que atravessam os corneócitos ("tijolos") do estrato córneo e a matriz lipídica extracelular ("argamassa"), nas células mais profundas da epiderme e, em seguida, alcançam a circulação sanguínea sistêmica. A segunda via faz esse trajeto através do estrato córneo e envolve apenas a via da matriz lipídica intercelular. Em geral, considera-se que a principal via de penetração é a via intercelular. Em razão da estrutura do estrato córneo e da capacidade metabólica das células epidérmicas mais profundas, o veterinário deve ter em mente que apenas uma pequena porcentagem do medicamento de uso tópico realmente penetra o estrato córneo. Essa pequena fração da dose total precisa ser suficiente para atuar nas doenças que se instalam nas camadas subjacentes da epiderme.

A estrutura molecular da matriz lipídica intercelular, em toda a epiderme, apresenta um aspecto líquido cristalino; consiste em ácido graxos, ceramidas, triglicerídeos, esteróis, ésteres de esterol, sulfato de colesterol e uma miscelânea de alcanos. À medida que as células epidérmicas migram em direção à superfície e se transformam em células do estrato córneo, o

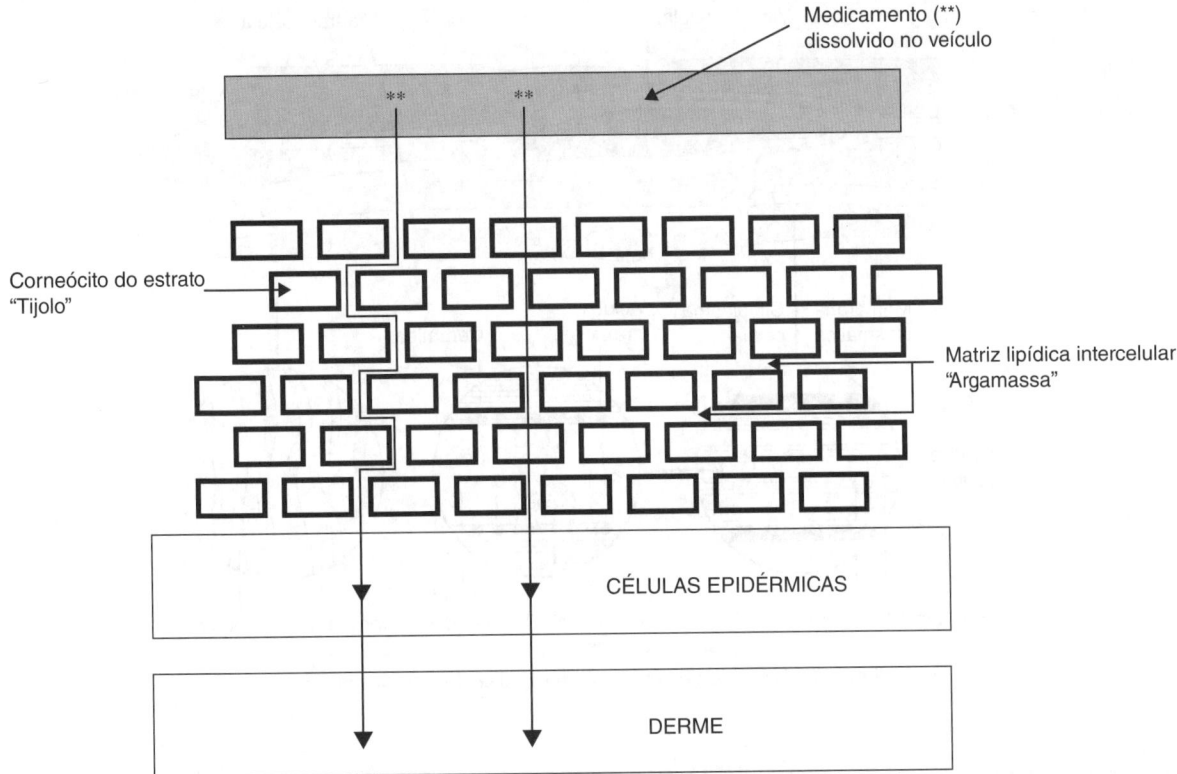

Figura 47.3 Modelo simplista da estrutura "tijolo e argamassa" da pele. Os medicamentos podem penetrar ao redor dos corneócitos do estrato córneo, através da matriz lipídica, ou podem passar através de cada corneócito, via matriz lipídica.

conteúdo lipídico que circunda essas células se altera, de uma natureza polar para uma natureza mais neutra. Especificamente, as concentrações de fosfolipídios e triglicerídeos tendem a diminuir enquanto os teores de ácidos graxos, colesterol, sulfato de colesterol, ceramidas e esfingolipídios aumentam, à medida que ocorre diferenciação das células epidérmicas (Elias, 1992). Essa matriz de lipídios contém, também, enzimas. Esses lipídios, por si sós, se organizam em uma estrutura lipídica de camada dupla, com as terminações hidrofóbicas da molécula se direcionando a outras terminações hidrofóbicas e as terminações hidrofílicas se direcionando de maneira similar. Na matriz intercelular pode ser formada mais de uma camada dupla de lipídios, originando canais hidrofílicos e hidrofóbicos, como mostrado na Figura 47.4. É possível supor que essa complexa barreira lipídica resulte em um perfil de absorção muito lento para medicamentos hidrofílicos (hidrossolúveis), pois suas moléculas têm dificuldade em cruzar uma barreira hidrofóbica; todavia, alguns estudos mostraram que muitos compostos hidrofílicos penetram a epiderme em quantidade muito maior do que se pensava, pressupondo a existência de outros mecanismos pelos quais os compostos hidrofílicos penetram o estrato córneo. O principal mecanismo pelo qual isso acontece envolve a migração de moléculas hidrofílicas através de dobras (*kinks*) nas cadeias alquílicas dos lipídios (Potts e Francoeur, 1992; Potts *et al.*, 1992). Além disso, a permeação de moléculas hidrofílicas (como água, metanol, etanol etc.) na matriz lipídica se deve ao seu pequeno tamanho e baixo peso molecular, o que as auxilia na passagem através da matriz lipídica por trajetos formados pelas cadeias alquílicas dos lipídios. Essa constatação é sustentada pela observação de que a absorção percutânea de moléculas hidrofílicas é maior do que as suas contrapartes de menor peso molecular. Como alternativa, também pode ocorrer penetração através de canais aquosos formados entre os grupos de extremidade polar das camadas lipídicas.

Mais recentemente, verificou-se a participação da junção íntima na função de barreira da pele e na permeabilidade a substâncias. As junções íntimas estão presentes no estrato granuloso e consistem em várias proteínas que, de modo seletivo e dinâmico, regulam a penetração de substâncias através do epitélio, inclusive da epiderme. As junções íntimas são ativamente remodeladas para possibilitar a migração de queratinócitos em direção à superfície, sem comprometer a função de barreira da pele (Matsui e Amagai, 2015).

Ademais, as substâncias químicas podem permear a pele por meio de apêndices (anexos) cutâneos, principalmente folículos pilosos e ductos sudoríparos. A importância da via transapendicular na absorção percutânea é controversa, mas alguns estudos indicam que a importância dessa via tende a ser espécie-específica (Pitman e Rostas, 1981). Em geral, consideram-se que os pacientes que apresentam quantidade escassa de folículos pilosos por área da pele (humanos, suínos) possuem pequena, ou nenhuma, absorção de medicamentos de uso tópico, comparativamente àqueles que possuem alta densidade de folículos pilosos, como bovinos e ovinos. Nesses últimos, a barreira do estrato córneo é tão impermeável aos medicamentos quanto aquela de animais com menor quantidade de pelos; todavia, o fármaco penetra a barreira cutânea através de folículos pilosos, ductos sudoríparos ou outras aberturas no estrato córneo, aumentando a absorção percutânea do composto químico. Demonstrou-se que, inicialmente, a absorção transapendicular é alta e, em seguida, torna-se insignificante devido à pequena área da superfície cutânea que contém folículos pilosos e glândulas, em relação à

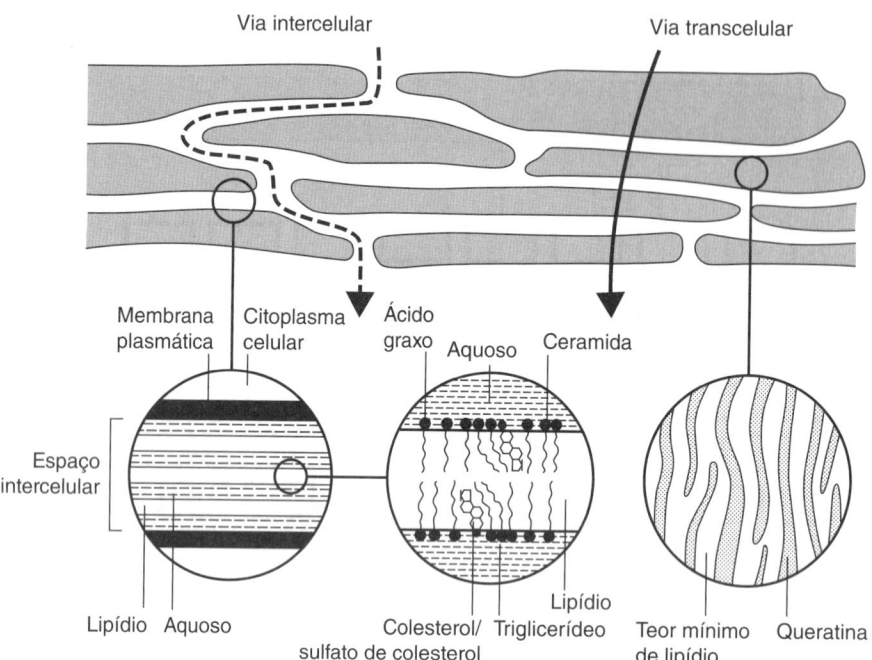

Figura 47.4 Modelo de dupla camada lipídica do estrato córneo.

área de superfície total do estrato córneo. Há muitos anos faz-se aplicação tópica de pesticidas em animais domésticos pecuários, com o intuito de controlar a infestação de parasitos externos e internos, indicando que ocorre absorção sistêmica do pesticida em quantidade suficiente para matar alguns endoparasitos, sem prejuízo ao animal (Riviere, 1992).

Para que o fármaco seja efetivamente liberado na epiderme, sob o estrato córneo, devem ocorrer dois eventos: (i) o medicamento deve se desprender do veículo e alcançar a superfície do estrato córneo; e (ii) o medicamento deve ser capaz de penetrar o estrato córneo (Idson, 1983). É importante ressaltar que o veículo do qual o medicamento foi liberado deve ter afinidade ao estrato córneo significativamente menor do que o fármaco que ele carreia. Na realidade, vários fatores participam na liberação do medicamento do veículo e de sua penetração através do estrato córneo. Esses fatores foram matematicamente descritos para a cinética em estado de equilíbrio constante, na primeira lei de difusão de Fick (Idson, 1983):

$$dQ/dt = (PC)C_v DA/h$$

Em que dQ/dt é a taxa de penetração constante, PC é o coeficiente de partição do fármaco entre o veículo e o estrato córneo, C_v é a concentração do medicamento dissolvido no veículo, D é o coeficiente de difusão, A é a área da pele na qual o medicamento é aplicado, e h é a extensão da via de difusão através do estrato córneo. Em resumo, a lei de Fick estabelece que a força que causa a transferência de uma substância de áreas de alta concentração para áreas de baixa concentração é proporcional ao gradiente de concentração (Idsen, 1975). O coeficiente de difusão está relacionado principalmente com o coeficiente de partição da substância penetrante e, também, pode ser estimado a partir do conhecimento do volume molecular do fármaco e da atividade de ligação do hidrogênio (Potts e Guy, 1995).

Apenas moléculas base-forte ou ácido-forte não ionizadas disponíveis para difusão atravessam o espaço córneo. O pH da pele é variável e sensível ao seu estado de hidratação.

O pH cutâneo típico varia de 4,2 a 7,3. Para medicamentos com valor de pK_a nessa faixa de variação, a fração ionizada pode variar em função dos princípios regidos pela equação de Hendersen–Hasselbalch que modificam a quantidade de fármaco disponível para absorção. Em geral, na formulação dermatológica isso é controlado pelo uso de sistemas de tamponamento. Em teoria, veículos com diferentes pH podem induzir absorção espécie-específica de medicamentos com valores de pK_a nessa faixa de variação.

VEÍCULOS PARA USO TÓPICO

Define-se veículo como um meio pelo qual faz-se a aplicação tópica de composto farmacologicamente ativo. Há um conceito errôneo de que o veículo no qual o medicamento é dissolvido é uma substância inerte, com pouca ação na pele; na verdade, as propriedades físico-químicas do veículo basicamente determinam a efetividade da penetração (ou difusão) cutânea do fármaco. Isso foi claramente demonstrado em estudo com o pesticida carbarila, em suínos (Baynes e Riviere, 1998). O veículo pode penetrar o estrato córneo, em algum grau, e alterar a solubilidade da matriz lipídica intercelular. Na Figura 47.5 há um esquema simplificado da migração de medicamentos de uso tópico.

O coeficiente de partição é uma medida que não é expressa em unidade de afinidade relativa de um composto entre uma fase altamente hidrofóbica (geralmente o octanol) e uma fase hidrofílica (água), sendo o principal fator físico-químico que determina a absorção percutânea de uma substância química. À medida que aumenta o coeficiente de partição, a afinidade do composto à fase lipídica aumenta e a afinidade à fase aquosa diminui. Como discutido anteriormente, a matriz intercelular da pele contém diversos tipos de lipídios, cujas proporções podem variar de um local para o outro e, além disso, pode ser modulada pela penetração do veículo na pele.

Com frequência, nota-se relação entre a penetração cutânea de várias substâncias químicas e seu coeficiente de partição. Em geral, à medida que o *log* do coeficiente de partição aumenta,

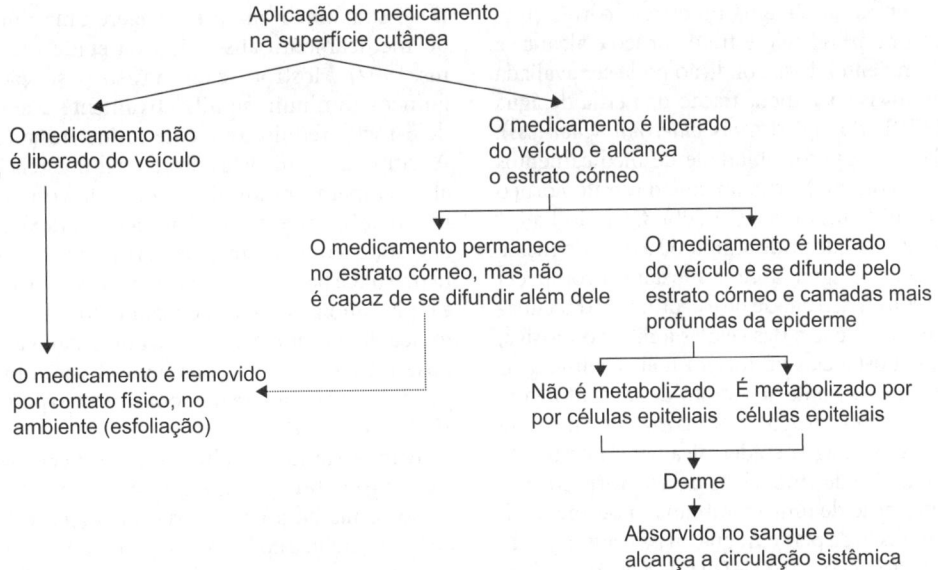

Figura 47.5 Representação esquemática da migração de medicamentos de uso tópico.

também aumenta a lipossolubilidade e, em consequência, ocorre aumento geral da absorção percutânea do composto por toda a pele. No entanto, nem sempre o cenário é esse; às vezes, alguns compostos de baixa solubilidade (*i. e.*, com baixo coeficiente de partição) penetram na pele muito mais facilmente do que compostos com maior coeficiente de partição. Assim que ocorre a penetração cutânea, a molécula deve, por fim, sair da fase lipídica para alcançar a circulação sanguínea sistêmica. Os compostos com alto coeficiente de partição tendem a permanecer nos lipídios cutâneos e formar mais uma reserva do que passar por eles; isso foi bem documentado na pele (Muhammad *et al.*, 2005). Tem-se mostrado que um *log* desejável para o coeficiente de partição é 1 a 4, para a penetração cutânea da maioria dos compostos.

A absorção do veículo no estrato córneo é outro fator a se considerar, pois o veículo pode interferir, de algum modo, na composição e orientação da matriz lipídica intercelular. O uso do coeficiente de partição como preditivo de absorção percutânea de medicamento de aplicação tópica é ideal para mensurar o índice de afinidade de um medicamento, entre o veículo do fármaco liberado e a composição lipídio/veículo do estrato córneo. Infelizmente, há poucas mensurações desse tipo porque a interação do veículo com os lipídios do estrato córneo invalida sua determinação. A importância do coeficiente de partição na pele foi amplamente revisada em outras publicações (Surber *et al.*, 1990a, 1990b; Sloan *et al.*, 1986; Aungst *et al.*, 1990).

O veículo ideal é aquele no qual o medicamento é solúvel suficiente para se dissolver na solução, mas que tem menor afinidade ao veículo do que aos lipídios do estrato córneo, favorecendo a liberação do fármaco de seu veículo na epiderme. Desse modo, para a liberação ideal de um fármaco polar pode-se utilizar um veículo relativamente hidrofóbico com solubilidade suficiente para dissolver o fármaco. No entanto, se o fármaco for muito solúvel em um veículo, comparativamente ao estrato córneo, esse fármaco pode persistir no veículo e apenas ser lentamente liberado na pele enquanto o veículo permanecer no tecido cutâneo.

Tem-se quantificado o efeito do veículo na absorção química, com base em interações físico-químicas competitivas do medicamento e do veículo *versus* a pele, utilizando os princípios da relação da atividade estrutural quantitativa (Riviere e Brooks, 2005, 2007; Karadzovska *et al.*, 2013a, 2013b; Riviere *et al.*, 2014). Esses estudos também compararam a modulação do veículo de ectoparasiticidas de uso tópico na pele de cães e de suínos, bem como o potencial para elaboração racional de formulações de medicamentos de uso tópico, com base em princípios físico-químicos.

A capacidade do veículo em permanecer na superfície cutânea em tempo suficiente para possibilitar a absorção passiva do medicamento é um importante fator envolvido na absorção passiva de medicamentos. O veículo pode ser removido por meio de três mecanismos: (i) absorção do veículo no estrato córneo, (ii) evaporação do veículo da superfície cutânea para o ar ambiente, ou (iii) remoção física do veículo (esfregação, lambedura, escoriação etc.). Se o veículo penetra no estrato córneo mais rapidamente do que o medicamento, a concentração do fármaco no veículo presente na superfície do estrato córneo aumenta, condição que pode aumentar a concentração do fármaco, induzindo sua absorção; contudo, também pode ocasionar precipitação do medicamento na superfície cutânea. Ademais, o veículo pode alterar a permeabilidade da matriz lipídica (p. ex., atuar como um facilitador de absorção). A evaporação do veículo resulta em cenário semelhante.

Os veículos também podem influenciar o grau de hidratação do estrato córneo que, por sua vez, pode interferir na taxa de penetração (ou absorção) de compostos de uso tópico no estrato córneo. A oclusão da pele aumenta significativamente a penetração do paration (Chang e Riviere, 1993) e de outros compostos. O veículo pode fazer isso ao modular a perda de água cutânea insensível ou por transpiração cutânea. *Transpiração* é o termo utilizado para descrever a passagem de vapor d'água do corpo através da epiderme e saída para o ambiente circundante. A transpiração é um importante fator na determinação da absorção percutânea de substâncias químicas. Em condição normal, as células epidérmicas situadas abaixo do estrato córneo são altamente hidratadas, na comparação com o estrato córneo. A água no interior e ao redor dessas células epidérmicas tende a se difundir lentamente em direção à superfície, após a redução do gradiente de concentração da água no estrato córneo menos hidratado e, por fim, passa pelo estrato córneo e alcança a superfície cutânea (ambiente). Essa condição pode ser avaliada por um método não invasivo, a mensuração da perda de água transepidérmica (TEWL; do inglês, *transepidermal water loss*), e foi correlacionada com a permeabilidade de medicamentos hidrofílicos no estrato córneo. Normalmente, o estrato córneo mantém uma taxa de hidratação de 10 a 20%. Quando há hidratação do estrato córneo, que pode atingir 60 a 80% da massa total do estrato córneo, essa água "abre" a substância compacta do estrato córneo e reduz a densidade de estruturas intracelulares e, assim, diminui a resistência das células à difusão passiva, possibilitando que as substâncias permeiem mais facilmente o estrato córneo, comparativamente ao estrato desidratado, normal. A hidratação do estrato córneo pode ocorrer por meio da redução da taxa de perda de água epidérmica para o ambiente mediante a aplicação tópica de emolientes oclusivos (petrolato, lanolina etc.), pela aplicação de uma membrana impermeável à água (adesivo), pela imersão da pele em água ou pelo aumento da umidade relativa do ar circundante à pele (Blank *et al.*, 1984). Um aumento na taxa de hidratação do estrato córneo de 10 para 50% pode resultar em aumento tão alto quanto 10 vezes na constante de difusão (Idson, 1983). Esses efeitos da umidade ambiental e da oclusão da absorção de paration na pele de suínos foram claramente demonstrados (Chang e Riviere, 1993).

Mesmo quando totalmente hidratado, o estrato córneo é uma das membranas biológicas mais impermeáveis à água encontradas na natureza (Idsen, 1975). De modo semelhante, a diminuição da hidratação do estrato córneo pode reduzir a absorção percutânea de substâncias. A desidratação das células do estrato córneo abaixo da taxa normal de 10 a 15% geralmente resulta em "pele seca", que é um sintoma secundário de muitas doenças dermatológicas. A diminuição da hidratação do estrato córneo frequentemente resulta em pele áspera e rugosa, juntamente com fissuras, aumento da descamação do estrato córneo e possível dermatite asséptica ou séptica secundária. A pele seca pode ser tratada por meio de (i) terapêutica da doença primária que causa a doença e/ou (ii) aplicação de produtos que aumentem a hidratação do estrato córneo, reduzindo a perda de água transepidérmica. Também, utilizam-se ceratolíticos (discutidos no item *Ceratolíticos, ceratoplásticos e antisseborreicos*).

Essa discussão deve chamar atenção para o fato de que a seleção de um veículo que aumente a quantidade de água no estrato córneo resulta, mais provavelmente, em maior permeabilidade do medicamento nos tecidos adjacentes lesionados, um importante fator na eficácia do tratamento dermatológico. Na doença acompanhada de pele seca, o retorno do estrato córneo à condição de hidratação normal também é um objetivo da terapia dermatológica.

Em resumo, o veículo, não apenas a escolha do fármaco, é fundamental para o sucesso ou falha do tratamento dermatológico. Não há "veículo ideal"; o veterinário deve avaliar a lesão cutânea do paciente e determinar qual o medicamento indicado e qual o melhor veículo para tornar a terapia mais efetiva. Ambos os fatores podem influenciar sobremaneira o sucesso terapêutico. As classificações farmacêuticas dos veículos para uso tópico são discutidas no item *Classificação dos veículos dermatológicos*.

Outros fatores que interferem na absorção percutânea

Outros fatores que podem exacerbar ou comprometer a absorção percutânea são: peso molecular do composto químico, temperatura, fluxo sanguíneo e idade da pele. O aumento do fluxo sanguíneo na derme sugere uma remoção mais rápida do medicamento absorvido na epiderme (Riviere e Williams, 1992). Mostrou-se que a vasoconstrição desses vasos sanguíneos diminuiu significativamente a absorção percutânea de 6-metilprednisolona e de testosterona (Malkinson, 1958). A temperatura da pele adjacente influencia o fluxo sanguíneo; alta temperatura ambiente ou pele com sinais cardinais de inflamação (hipertermia) aumenta o fluxo sanguíneo na pele, enquanto temperatura mais fria diminui o fluxo sanguíneo cutâneo. Parece haver uma relação inversa entre a taxa de absorção e o peso molecular do medicamento (Idsen, 1975). Embora as moléculas menores tendam a aumentar a absorção cutânea da dose tópica total, há considerável variabilidade na absorção percutânea de compostos com o mesmo peso molecular (Idsen, 1975; Tregear, 1966).

É importante ressaltar que a função de barreira da pele é comprometida por inflamação cutânea e algumas doenças, como dermatite atópica. Portanto, em pacientes com inflamação ou lesão cutânea aplica-se maior quantidade do produto de uso tópico, com risco potencialmente maior de efeitos adversos.

Fatores que facilitam a penetração (absorção)

Tem-se considerado o estrato córneo como uma barreira formidável e quase que impenetrável à absorção de xenobióticos lipofílicos, hidrofílicos e anfotéricos. Muitos esforços foram despendidos com intuito de ajustar a barreira do estrato córneo, de modo a aumentar a absorção percutânea de xenobióticos de uso tópico, a maior parte deles apenas com eficácia limitada. A função de barreira do estrato córneo pode ser estruturalmente modificada utilizando uma classe de compostos relativamente pequena, coletivamente conhecidos como facilitadores de difusão ou aceleradores de difusão, os quais aumentam a absorção percutânea de vários compostos.

Em ambas, literatura humana e literatura veterinária, há diversos relatos de substâncias que atuam como aceleradores de difusão cutânea de compostos, mas poucos artigos descrevem o mecanismo exato de atuação dos facilitadores de difusão individuais. Propôs-se uma teoria, o conceito partição lipídio-proteína, para explicar o mecanismo de ação de todos os facilitadores de difusão conhecidos, inclusive a penetração via intercelular e via intracelular (Barry, 1991). Para ambas as vias, essa teoria admite que moléculas polares (hidrofílicas) permeiam a pele por canais polares (através de poros aquosos ou pela modulação do grupo alquil), os quais são diferentes daqueles canais utilizados por moléculas não polares (hidrofóbicas). Após a aplicação na superfície cutânea, as moléculas do medicamento se desprendem do veículo e alcançam o estrato córneo, iniciando a passagem por várias barreiras aquosas e lipídicas presentes na matriz intercelular (ver Figura 47.4), a fim de alcançar o restante do corpo por meio do sistema circulatório sistêmico. Considera-se, hipoteticamente, que os facilitadores de difusão modificam as camadas duplas de lipídios e a parte aquosa da matriz lipídica intercelular e possibilita o uso tópico de compostos que penetram mais facilmente no espaço córneo porque eles rompem a estrutura das camadas de lipídios, normalmente muito organizada.

É conveniente classificar os facilitadores de difusão em quatro subgrupos comuns: azona e seus derivados; ureia e seus derivados (1-dodecilureia, 1,3 didodecilureia, 1,3 difenil ureia, propilenoglicol, dimetilisossorbida); terpenos (carvona, pulegona, piperitona, mentona, óxido cicloeneno, terpineno-4-ol e outros); e solventes apróticos (dimetilsulfóxido, dimetilformamida, decilmetil sulfóxido, 2-pirrolidona e outros). Atualmente, os três primeiros subgrupos são utilizados quase que exclusivamente em medicamentos de uso humano e em pesquisas; não são discutidos neste capítulo. Em medicina veterinária, o facilitador de difusão mais amplamente utilizado, principalmente para uso transdérmico, é o dimetilsulfóxido (DMSO).

O DMSO é um produto do processamento de polpa de madeira; é um solvente aprótico dipolar. Também é produzido por fitoplâncton e está presente em muitos alimentos (Herschler, 1982). É utilizado no tratamento de ampla variedade de lesões cutâneas, incluindo otite externa, cistos interdigitais, granulomas causados por lambedura, queimaduras superficiais, enxertos cutâneos e picada de cobra, bem como para reduzir o intumescimento da glândula mamária em cadelas lactantes (Knowles, 1982). Também, há relatos de outros usos veterinários menos comuns do DMSO (Jacob et al., 1965; Jacob, 1982; Knowles, 1982). Além de facilitar a difusão do medicamento de uso tópico, o DMSO é bacteriostático, fibrinolítico e anti-inflamatório; ademais, induz algum grau de analgesia local. Após a aplicação direta na pele, o DMSO causa um efeito térmico que pode aliviar a dor na pele e no osso e músculo adjacentes. O eritema transitório notado após a aplicação tópica de DMSO deve-se à liberação de histamina (Jacob et al., 1965). Esses efeitos são considerados transitórios e reversíveis e geralmente não se agravam após repetidas aplicações, indicando que não há necessidade de interromper o tratamento. Se utilizado em concentração superior a 70% há risco potencial de irritação cutânea (ver edições anteriores deste texto para mais informações sobre o DMSO).

O DMSO facilita a absorção percutânea de diversos compostos de uso tópico. O mecanismo exato dessa facilitação da absorção não foi claramente esclarecido. Parece que o DMSO causa apenas alterações morfológicas cutâneas mínimas. A exacerbação da difusão de produtos químicos de uso tópico dissolvidos em DMSO parece não ser significativa até que a concentração de DMSO alcance a taxa de 50 a 60%; a permeabilidade total do composto tende a aumentar à medida que a concentração cutânea de DMSO se aproxima de 100% (Kurihara-Bergstrom et al., 1987). Foram propostos diversos mecanismos de ação com intuito de explicar o motivo de o DMSO exacerbar a absorção percutânea de uma ampla variedade de compostos. Possíveis mecanismos incluem eluição de lipídios do estrato córneo e separação das lâminas da camada córnea por tensão resultante de correntes cruzadas de DMSO altamente interativo com água e da própria água (Kurihara-Bergstrom et al., 1986). Sharata e Burnette (1988) constataram que, na pele de camundongos alopécicos, o DMSO transformou o conteúdo celular fortemente compacto do estrato córneo basal (queratina) em malha mais frouxa de feixes filamentosos, resultando em uma estrutura intracelular muito mais porosa, com maior área de superfície intracelular, condição que, acredita-se, possa aumentar a movimentação percutânea. Independentemente do mecanismo, tem-se constatado que o DMSO exacerba a absorção percutânea de muitos compostos, inclusive de água, hidrocortisona, ácido salicílico, tubocurarina HCl, vários glicocorticoides e antibióticos, estradiol, hexaclorofeno, fenilbutazona e muitas substâncias químicas de uso tópico.

Por fim, ressalta-se que não há um veículo ou facilitador de difusão universal, por exemplo, organogel de lecitina plurônico (PLO; do inglês, *pluronic lecithin organogel*), que seria ideal para a liberação de todas as classes de medicamentos de uso tópico em todas as espécies. Estudos cuidadosamente controlados aventaram a possibilidade de falha na liberação transdérmica de vários medicamentos por meio dessa abordagem (Hoffman et al., 2002; Mealey et al., 2004; Miller et al., 2014); constatou-se que a aplicação de metimazol em gel PLO no pavilhão auricular interno permeável de gatos foi tão efetiva quanto a administração oral (Hill et al., 2011; Boretti et al., 2013). Vários ectoparasiticidas de uso *pour-on* contêm um componente em sua formulação, o éter de glicol transcutol (dietilenoglicol monoetil éter), que atua como solubilizante em veículos etanólicos. A escolha de um veículo ideal para a liberação transdérmica de um medicamento requer uma estreita relação entre as propriedades físico-químicas do medicamento, o veículo e os lipídios cutâneos.

Liberação transdérmica de medicamento auxiliada por eletricidade

Um procedimento alternativo, com intuito de superar a barreira impermeável do estrato córneo, é o emprego de energia elétrica (iontoforese) ou de energia ultrassônica (fonoforese), mais do que o gradiente de concentração de difusão, a fim de favorecer a penetração do medicamento na pele (Riviere e Heit, 1997). Essas técnicas são promissoras na liberação de grandes moléculas, como peptídios e oligonucleotídios, que, atualmente, só podem ser administradas por meio de injeção intravenosa. Nessas técnicas, a dose se baseia na área da superfície de aplicação e na quantidade de energia necessária para a liberação ativa do medicamento através da pele. Na iontoforese, essa dose é expressa em mA/cm^2. Os componentes da formulação também são muito diferentes, pois muitos deles também são liberados pela ação da corrente elétrica aplicada, em proporção molar direta ao fármaco ativo. Por fim, um procedimento relacionado é o emprego de pulsos elétricos de alta voltagem, com duração muito curta (eletroporação), de modo a romper, de modo reversível, a barreira do estrato córneo, possibilitando a liberação sistêmica de peptídios maiores, e mesmo de proteínas menores (Riviere et al., 1995). Esses procedimentos, se aplicados à medicina veterinária, poderiam propiciar a liberação transdérmica controlada como método viável de administração de medicamentos.

CLASSIFICAÇÃO DOS VEÍCULOS DERMATOLÓGICOS

Como discutido na introdução deste capítulo, a definição da diferença entre a área dermatológica e outras áreas de tratamento, em farmacologia veterinária, é a via de administração tópica, juntamente com a grande influência do veículo na absorção e atividade do medicamento de uso tópico aplicado. A classificação dos veículos foi apresentada no Capítulo 5. Historicamente, os veículos utilizados em dermatologia veterinária são classificados em sete amplas categorias (Harvey, 1985; Block, 1985; Rippie, 1985; Swinyard, 1985; Swinyard e Lowenthal, 1985; Nairn, 1985).

Adsorventes e protetores

Adsorventes e protetores são amplamente utilizados em diversas preparações farmacêuticas de uso veterinário. Os adsorventes atuam mediante ligação a gases, toxinas e alguns microrganismos, como bactérias, impedindo a exposição da superfície da lesão cutânea a esses agentes nocivos. Os protetores propiciam uma camada oclusiva que protege a lesão de fatores ambientais ou fornecem sustentação mecânica à área acometida. Adicionalmente, os protetores e adsorventes podem ser subdivididos em duas subclasses: protetores na forma de pó e protetores mecânicos.

Em geral, os protetores na forma de pó são substâncias inertes inócuas. Incluem amido, carbonato de cálcio, talco, dióxido de titânio, óxido de zinco e ácido bórico. Vários deles são utilizados como componente único de formulações terapêuticas ou como veículo para a liberação de outras substâncias. Se a partícula de pó apresenta superfície lisa, ela atua principalmente evitando fricção e, assim, protege a superfície cutânea de abrasão e ferida; as partículas de pó cuja superfície é áspera ou porosa absorvem a umidade da pele. Formulações em pó que absorvem água tendem a aglutinar-se e, por fim, ocluem a superfície cutânea quando molhadas e, portanto, não devem ser utilizadas em superfícies de pele molhada, úmida ou que apresente exsudação exagerada. As preparações na forma de pó que também contêm amido ou outros carboidratos, que se agregam na superfície da pele úmida, são fontes de energia para bactérias e fungos (principalmente *Candida* spp.), favorecendo a proliferação desses microrganismos. Isso pode ocasionar infecção cutânea bacteriana e/ou fúngica secundária ou exacerbar uma infecção cutânea microbiana já existente. A formulação em pó não deve ser utilizada no interior de cavidades corporais (tórax, abdome) ou em abscessos cutâneos, especialmente as formulações que contêm talco. Relata-se que o talco favorece a ocorrência de reações granulomatosas graves, quando utilizado nesses locais, mas é relativamente inócuo quando utilizado em superfícies cutâneas íntegras.

Os protetores mecânicos propiciam um filme oclusivo que protege a pele subjacente de fatores nocivos presentes no ambiente externo (radiação ultravioleta, contato com irritantes, toxinas), atuam como sustentação mecânica e são veículos comumente utilizados para muitos medicamentos. Vários compostos desse subgrupo são utilizados no tratamento de úlcera cutânea e de lesões de pele de difícil cicatrização. Nesse grupo, incluem-se caolim, lanolina, lanolina anidra, óleo mineral, óleo de oliva, óleo de amendoim, petrolato, estearato de zinco e, recentemente, vários polímeros sintéticos.

Demulcentes

Em geral, os demulcentes são compostos hidrossolúveis de alto peso molecular que aliviam a irritação (*demulcere*, "abrandar"). À semelhança dos compostos do grupo de protetores, os demulcentes podem revestir a superfície da pele lesionada e proteger o estrato córneo e as estruturas celulares subjacentes da epiderme por formar uma barreira protetora contra fatores ambientais circundantes. Eles diferem dos protetores porque, inerentemente, reduzem a irritação causada por esses estímulos externos. Esse grupo contempla uma ampla e diversa quantidade de substâncias químicas, incluindo mucilagem, resinas, dextrinas, amidos, glicóis poli-hídricos poliméricos, glicerina, gelatina, hidroxipropilcelulose, hidroxipropilmetilcelulose, hidroetilcelulose, metilcelulose, álcool polivinil e, recentemente, polímeros à base de silicone, como a dimeticona. O extrato de resina seca obtidos de vegetais, como acácia, e a goma tragacanto podem ser facilmente dissolvidos em água, para preparação mucilagem (ver edições anteriores deste texto para mais detalhes). Atualmente, os demulcentes mais comumente utilizados em dermatologia veterinária são glicerina, propilenoglicol e polietilenoglicol.

A glicerina é um álcool tri-hídrico higroscópico preparado a partir do propileno; há muitos anos é utilizado como supositório; a alta concentração desse veículo alivia constipação intestinal por atrair água do corpo e transferir ao cólon. A glicerina é um líquido incolor transparente solúvel em água e álcool; é utilizada na forma não diluída para reduzir edema de córnea e facilitar o exame oftalmoscópico. O uso tópico de glicerina na pele, em alta concentração, pode causar desidratação e irritação da pele aumentando a perda de água transepidérmica. Em baixa concentração, a glicerina absorvida na pele hidrata o estrato córneo devido a sua natureza hidroscópica. Apesar de seus efeitos colaterais, a glicerina é um excelente veículo de liberação de medicamentos de uso tópico, quando utilizada em baixa concentração.

O propilenoglicol (1,2 propanediol) é um líquido hidrossolúvel inodoro, incolor e hidroscópico que se mistura a vários compostos (água, álcool, acetona, vários óleos voláteis); também é bacteriostático, fungistático e não oclusivo. Em 1932, foi primeiramente utilizado no tratamento de sífilis humana; ademais, foi utilizado como anticongelante atóxico em laticínios e cervejarias (Catanzaro e Smith, 1991). O propilenoglicol é um componente ideal para uma formulação destinada à liberação tópica e transdérmica de muitos medicamentos, em animais e humanos, bem como para formulações farmacêuticas de uso oral ou parenteral, como antitussígenos e xampus. O propilenoglicol se difunde uniformemente na superfície cutânea e sua taxa de evaporação é baixa; não é gorduroso ao toque, não mancha roupa ou pelos e tem algum efeito na redução da perda de água transepidérmica e, assim, em algum grau, hidrata o estrato córneo. Com frequência, na prática clínica nota-se hipersensibilização tópica e outros sinais de toxicidade em pacientes com predisposição à alergia. Por essa razão, os clínicos devem estar cientes do risco de agravamento da doença quando utilizam produtos que contêm propilenoglicol; eles devem optar por formulações terapêuticas alternativas. Isso pode ser muito importante na escolha de medicamento de uso tópico para tratamento de otite.

Os polietilenoglicóis pertencem a um grupo de compostos estruturalmente semelhantes, de diferentes pesos moleculares. Quanto maior o número, maior é o peso molecular e mais viscoso o medicamento. Em temperatura ambiente, os polietilenoglicóis 200, 300, 400 e 600 são líquidos claros viscosos; em temperatura ambiente, os polietilenoglicóis 900 a 9 mil são ceras sólidas maleáveis. Como um grupo, os polietilenoglicóis não se hidrolisam facilmente e são atóxicos, insípidos, altamente hidrossolúveis e não voláteis.

Emolientes

Emolientes são compostos gordurosos insípidos frequentemente utilizados para amolecer ou umedecer a pele. Os emolientes são particularmente úteis no tratamento de lesões cutâneas resultantes da ação de irritantes hidrossolúveis e de bactérias transportadas pelo ar, devido a sua ação protetora, mantendo a pele lesionada livre desses elementos nocivos. Quando se faz aplicação tópica de emolientes, eles causam amolecimento da pele por diminuir a perda de água transepidérmica ou pela transpiração (discutido no item *Veículos para uso tópico*) e por aumentar a hidratação do estrato córneo. Portanto, os emolientes representam um grupo de compostos úteis no tratamento de doenças dermatológicas que causam lesões epidérmicas escamosas, crostosas ou secas. Atualmente, os emolientes são utilizados como veículos para muitos fármacos lipossolúveis. Na Tabela 47.2 há exemplos dos emolientes mais comumente utilizados.

Tabela 47.2 Emolientes atualmente utilizados.

Óleos vegetais	Gorduras de origem animal	Hidrocarbonetos
Óleo de oliva	Lanolina (gordura de lã, com	Parafina
Óleo de semente de algodão	adição de água)	Petrolato
Óleo de milho	Gordura de lã anidra (sem	Petrolato branco (vaselina)
Óleo de amêndoa	adição de água)	Óleo mineral
Óleo de amendoim	Banha de porco	Cera branca/amarela
Óleo de semente de pêssego	Óleo de baleia	(cera de abelha)
Manteiga de cacau		Esparmacete

Adstringentes

O uso tópico de adstringentes precipita proteínas, fortalece a pele, favorece a cicatrização e reduz a umidade da pele. Quando utilizados com intuito de coagular o sangue, diz-se que são adstringentes estípticos; também causam uma sensação ligeiramente desconfortável quando aplicados em pequenos ferimentos abertos. A maioria das substâncias químicas desse grupo é sal inorgânico de alumínio, zinco, potássio e prata e incluem cloreto de alumínio, sulfato de alumínio, calamina (uma combinação de Fe_2O_3 e ZnO_2), permanganato de potássio, nitrato de prata, cloreto de zinco, óxido de zinco, cloridrato de zircônio e ácido tânico. Vários germicidas também apresentam atividade adstringente. Outros adstringentes são de origem vegetal; a maioria dessas preparações possui atividade de ácido tânico (ácido galatônico). Os adstringentes derivados de vegetais incluem ácido gálico, quino, craméria e *Rubus* (amora-preta) (ver edições anteriores deste texto para mais detalhes). Atualmente, em medicina veterinária o uso de adstringente é limitado.

Rubefacientes, irritantes e vesicantes

As substâncias químicas pertencentes a essa classe são utilizadas para induzir hiperemia (rubefacientes), hiperemia e inflamação (irritantes) ou vesículas cutâneas (vesicantes). As aplicações de calor à pele com auxílio de uma garrafa com água quente, lâmpada quente, compressa úmida quente ou almofada de aquecimento elétrico são procedimentos rubefacientes aceitáveis e amplamente utilizados em medicina humana. Em medicina veterinária, são mais comumente utilizadas substâncias químicas rubefacientes, principalmente devido à dificuldade de aplicação das fontes de calor mencionadas anteriormente, por longo período. Uma lista resumida de compostos químicos considerados rubefacientes, irritantes ou vesicantes inclui antralina, cânfora, alcatrão de hulha, creosoto, ictamol, mentol, salicilato de metila, resorcinol, cantaridina, mostarda-preta, iodo, iodeto de mercúrio, cápsico, clorofórmio, alcoóis, turpentina, timol e alcatrão de pinho. Com exceção do alcatrão de hulha, a maioria dos compostos desse grupo químico não é comumente utilizada na prática veterinária moderna devido ao risco de toxicidade. O alcatrão de hulha é um componente de várias preparações dermatológicas de uso veterinário (principalmente de xampu); é um subproduto da destilação de alcatrão betuminoso. Há relato de fotossensibilização. O alcatrão de hulha não deve ser utilizado em gatos porque frequentemente causa reações irritantes ou alérgicas nesses animais. A cânfora é um rubefaciente presente em algumas preparações de uso tópico e possui discreta ação analgésica. Seu uso é limitado ao tratamento de prurido discreto. De modo semelhante, o mentol estimula terminações nervosas sensitivas, induzindo uma sensação de frescor, ligeira analgesia e, também, tem discreta ação antipruriginosa (Harvey, 1985).

Produtos cáusticos e escaróticos

Produtos cáusticos (também conhecidos como *corrosivos*) são compostos que destroem tecidos, após uma ou mais aplicações. Os escaróticos são corrosivos e, também, causam precipitação de proteínas, ocasionando a formação de uma crosta e, por fim, uma cicatriz permanente. Como acontece com os rubefacientes, irritantes e vesicantes, muitos dos produtos cáusticos e escaróticos atualmente são pouco utilizados em dermatologia veterinária. Historicamente, os compostos cáusticos são utilizados para induzir descamação do estrato córneo (ceratolítico) e para tratar verrugas, queratoses e outras doenças cutâneas hiperplásicas. Os escaróticos também são utilizados como selantes de feridas e úlceras cutâneas. Exemplos desse grupo incluem ácido acético glacial, alume, cloreto de alumínio, violeta genciana, fenol, hidróxido de potássio, ácido salicílico e nitrato de prata.

Ceratolíticos, ceratoplásticos e antisseborreicos

Os ceratolíticos amolecem a queratina, facilitando a descamação do estrato córneo, enquanto os ceratoplásticos tentam "normalizar" a queratinização por meio da redução da proliferação basocelular, mediante inibição da síntese de DNA. Outros mecanismos também podem contribuir para esse efeito. Os antisseborreicos procuram modular a produção de secreção sebácea na pele. Muitos dos ceratolíticos atualmente disponíveis também atuam como ceratoplásticos e/ou antisseborreicos; portanto, essas ações são discutidas simultaneamente. A maioria dos ceratolíticos e antisseborreicos também atua como irritante cutâneo, fato que pode, em alguns casos, impedir o seu uso na pele lesionada, em alguns animais (Shanley, 1990). Nesse capítulo são mencionados vários ceratolíticos e antisseborreicos utilizados em medicina veterinária.

O uso tópico de ácido salicílico (2-ácido hidroxibenzoico) como ceratolítico, ceratoplástico e antisseborreico induz algumas ações antibacterianas e antifúngicas discretas. O ácido salicílico (2 a 10%) faz com que as células mortas ou em fim de vida do estrato córneo se hidratem, inchem e amoleçam e, assim, facilita sua descamação e solubiliza a camada lipídica intercelular, separando as células do estrato córneo umas das outras. O ácido salicílico é amplamente utilizado em dermatologia veterinária, no tratamento de diversas doenças ceratoproliferativas. Em animais, o uso tópico de ácido salicílico pode causar dermatite por irritação; foi amplamente estudado em humanos e em muitos modelos animais (Weirich, 1975; Nook, 1987; de Mare *et al.*, 1988; Sloan *et al.*, 1986; Roberts e Horlock, 1978).

O peróxido de benzoíla é um composto ceratolítico e antisseborreico que também apresenta potente ação oxidante, gera radicais livres e tem ação antimicrobiana; há muitos anos é utilizado em dermatologia veterinária e humana. É importante ressaltar que os produtos de uso humano contêm maior concentração de peróxido de benzoíla (5 a 10%) do que aqueles de uso veterinário (2,5 a 3%). Portanto, os produtos de uso humano *não devem ser utilizados* em animais, em razão da maior sensibilidade dos animais às propriedades irritantes desse composto. A maior parte do peróxido de benzoíla aplicado topicamente é metabolizada em ácido benzoico pelas células epidérmicas viáveis, durante sua penetração na pele (Holzmann *et al.*, 1979; Nacht *et al.*, 1981). Em alta concentração, o peróxido de benzoíla pode causar irritação cutânea; ademais, foi incriminado como promotor de tumor cutâneo em linhagem de camundongo SENCAR, quando utilizado juntamente com 7,12-dimetilbenz(a)-antraceno (Slaga *et al.*, 1981; Epstein,

1988; Schweizer *et al.*, 1987). A ação bactericida do peróxido de benzoíla deve-se à sua capacidade de gerar radicais livres, que destroem as membranas das células bacterianas. Em razão de sua ação bactericida, o peróxido de benzoíla é indicado no tratamento de piodermatite (Ihrke, 1980a, 1980b), bem como de doenças que causam queratose. Acredita-se que o peróxido de benzoíla seja capaz de "lavar" os folículos pilosos, sendo útil no tratamento de doenças em que há formação de comedões, como acontece na demodicose e nas dermatoses actínicas. Em humanos, há relato de sensação de queimação ou ferroada transitória, após aplicação do produto no local da lesão.

O resorcinol (*m*-di-hidroxibenzeno) é uma substância ceratolítica que também apresenta ação bactericida e fungicida. À semelhança da ureia (discutida a seguir, nesta seção), ele atua como precipitante de proteínas e favorece a hidratação da queratina, o que resulta em sua ação ceratolítica. O resorcinol pode ser utilizado sozinho ou em combinação com outros produtos de discreta ação ceratolítica, como enxofre ou ácido salicílico.

O enxofre é um agente ceratolítico, ceratoplástico e antisseborreico presente em diversos medicamentos de uso tópico. Ademais, tem ação antibacteriana e antipruriginosa, além discreta ação de "lavagem" folicular. Acredita-se que a atividade ceratolítica do enxofre esteja relacionada a uma doença inflamatória que, por fim, ocasiona desprendimento do estrato córneo. A produção de sulfeto de hidrogênio e ácido pentatiônico é responsável por algumas de suas propriedades ceratolíticas e antibacterianas. É mais provável que o efeito ceratoplástico seja semelhante àquele do alcatrão de hulha, ou seja, citostático (Miller, 1986). Retinoides representam uma classe de compostos de ocorrência natural ou sintéticos, cuja atividade é semelhante à da vitamina A (ácido retinoico). O retinol (vitamina A, na forma alcoólica) é o análogo mais potente; é metabolizado em dois outros retinóis, o retinal e o ácido retinoico. No início do século XX, pesquisadores documentaram a importância da vitamina A na atividade reprodutiva, na visão e no estímulo à multiplicação de células epidérmicas, bem como sua participação na diferenciação e manutenção da estrutura da superfície das células epiteliais, inclusive aquelas da pele (Kwochka, 1989). Constatou-se que *algumas* dermatopatias disceratóticas podem estar relacionadas à baixa concentração de vitamina A que, eventualmente, requer o uso terapêutico dessa vitamina para tratar essas doenças cutâneas. No entanto, o uso de vitamina A é limitado, pois a dose necessária para a melhora clínica das lesões quase sempre induz sintomas de hipervitaminose A. Esse efeito colateral rapidamente estimulou pesquisas à busca de substitutos da vitamina A, que levaram a descoberta e teste de mais de 1.500 retinoides. Atualmente, há disponibilidade de três retinoides – tretinoína, isotretinoína e etretinato – para uso clínico.

Os retinoides, à semelhança da vitamina A, atuam como reguladores do crescimento e da diferenciação, na pele, quando administrados por via oral ou tópica. Embora o mecanismo de ação exato dos retinoides ainda não seja totalmente conhecido, supõe-se que os retinoides alterem a síntese de RNA na célula; em consequência, alteram a síntese proteica e a produção de prostaglandina, além de interferir na ação de algumas enzimas, como ornitina descarboxilase e colagenase (Power e Ihrke, 1990). A ação final dos retinoides é "normalizar" o epitélio, naquelas doenças que respondem a esses medicamentos.

Em humanos, os retinoides são utilizados no tratamento de acne cística recalcitrante grave, psoríase, doença de Darier, pitiríase rubra pilar e várias outras anormalidades de queratinização. Os retinoides também são capazes de controlar transformações malignas em alguns tecidos, causadas por substâncias químicas carcinogênicas, radiação ionizante, fatores de crescimento e vírus. Relata-se que os retinoides de ocorrência natural protegem os animais da ocorrência de papilomas cutâneos e de carcinomas na pele e em outros órgãos (Griffiths e Vorhees, 1994; Kwochka, 1989). Em humanos, o uso de retinoide foi associado a vários efeitos colaterais, inclusive queilite, xerose cutânea, prurido, secura em membranas mucosas, epistaxe, pelos delgados, descamação palmoplantar, conjuntivite, cefaleia, ataxia, fadiga, alterações psicológicas e anormalidades visuais. Teratogenicidade é um problema sério em mulheres tratadas com isotretinoína durante a gestação. Também, é possível a ocorrência de sintomas de hipervitaminose A, caracterizados por desmineralização e adelgaçamento de ossos longos, hiperostose cortical, periostite e fechamento prematuro das epífises (Kwochka, 1989).

Os retinoides não são amplamente utilizados em medicina veterinária (Werner e Power, 1994). Há poucos estudos publicados sobre o uso de quaisquer retinoides em cães e gatos; as recomendações de uso e possíveis toxicidades e efeitos colaterais baseiam-se em um número muito pequeno de animais. As indicações para uso veterinário são muito vagas, em parte porque em medicina veterinária não há análogos de retinoides que possam ser efetivos no tratamento de doenças cutâneas em humanos. Ademais, há carência de estudos formais em grandes populações de cães ou gatos. As indicações de uso dos retinoides relatadas em animais domésticos consistem em anormalidades de queratinização, que podem incluir seborreia idiopática primária em cães da raça Cocker Spaniel, adenite sebácea, ictiose lamelar canina, síndrome do comedão em cães da raça Schnauzer e cistos de inclusão epidérmica, entre outras (Power e Ihrke, 1990; Kwochka, 1989). Avaliou-se o uso de retinoides em gatos com doenças neoplásicas, principalmente carcinoma de célula escamosa e displasia epidérmica, e constatou-se que a sua utilidade é limitada (Evans *et al.*, 1985). Há poucos relatos de toxicidade causada pelo uso de retinoides em animais; todavia, deve-se ressaltar que os efeitos colaterais e as toxicidades relatadas baseiam-se em uma pequena população de animais doentes tratados com retinoides por um curto período e que essas observações podem não se mostrar corretas caso se utilizem mais frequentemente esses compostos. Em um estudo (Kwochka, 1989) constatou-se que, de 29 cães tratados com isotretinoína, quatro deles apresentavam conjuntivite, reversível após o final do tratamento. Não há disponibilidade de informação confiável quanto à ocorrência de anormalidades esqueléticas em cães submetidos ao tratamento prolongado com retinoides (Power e Ihrke, 1990). Em pacientes tratadas com altas doses de vitamina A durante a gestação, foram verificadas anomalias fetais, ao nascimento, envolvendo o sistema nervoso central, sistema esquelético, timo e coração. Em gatos, parece que há maior ocorrência de efeitos colaterais associados ao tratamento com retinoides. Notou-se que os gatos tratados com isotretinoína manifestaram eritema periocular, crostas perioculares, epífora e blefarospasmo (Kwochka, 1989).

A isotretinoína (ácido 13-*cis*-retinoico) e o etretinato são dois retinoides de uso sistêmico que, também, apresentam potenciais aplicações em medicina veterinária. Power e Ihrke (1990) relataram o uso desses dois retinoides no tratamento de vários cães com diversas doenças cutâneas e constataram eficácia variável. A isotretinoína é o inibidor de produção de secreção sebácea mais efetivo conhecido (Kwochka, 1989), fato que o torna muito útil no tratamento de seborreia idiopática primária e da síndrome do comedão. Embora os retinoides sejam menos tóxicos do que a vitamina A, eles podem causar toxicidades. O etretinato pode ocasionar menos efeitos colaterais tóxicos do que a isotretinoína. Em cães e gatos, não há dados suficientes disponíveis para determinar a sua eficácia ou toxicidade.

Alcatrão de hulha é outro produto farmacêutico com ação ceratolítica, bem como atividade ceratoplástica e antissebor-reica. O seu mecanismo de ação e suas aplicações gerais foram discutidos anteriormente. Produtos que contêm alcatrão de hulha não devem ser utilizados em gatos, em razão das frequen-tes ocorrências de reações irritantes e alto risco de toxicidade.

Ureia é um produto do metabolismo proteico; quando uti-lizada como aplicação tópica causa desnaturação de proteínas, favorecendo a hidratação da queratina. Após a aplicação de ureia na área, a queratina presente se expande, resultando em discreta ceratólise. Atualmente, não é comum o uso de ureia apenas como agente ceratolítico, em dermatologia veterinária.

O sulfeto de selênio é um composto antisseborreico, ce-ratolítico e ceratoplástico de uso externo que, também, tem alguma ação anticaspa. Essas ações do selênio devem-se à sua atividade antimitótica, reduzindo a proliferação celular e a produção de secreção sebácea. Tende a ser uma substância ir-ritante (principalmente quando se utiliza protocolo terapêuti-co de longa duração), além de alterar a cor dos pelos. Ademais, causa irritação de membranas mucosas, de modo que é preciso cuidado para evitar o contato do produto com esses tecidos. A absorção percutânea é mínima, se aplicado em pele íntegra. O dissulfeto de selênio é muito útil no tratamento de doença seborreica oleosa causada por *Malassezia*. É bem tolerado pelos cães, mas não deve ser utilizado em gatos.

TIPOS DE FORMULAÇÕES DE MEDICAMENTOS

Os medicamentos também podem ser classificados em fun-ção da base na qual eles são formulados. Há oito tipos de formulações de medicamentos de uso tópico (Harvey, 1985; Block, 1985; Rippie, 1985; Swinyard, 1985; Swinyard e Lowen-thal, 1985; Nairn, 1985).

Unguentos

Unguentos são preparações semissólidas que geralmente (mas nem sempre) contêm medicamentos utilizados no tratamento de doenças dermatológicas. Há cinco tipos de unguentos co-mumente utilizados em medicina veterinária.

Bases de hidrocarbonetos

Essas bases de unguentos emolientes geralmente consistem em óleos vegetais e gordura de origem animal. As substâncias comuns desse subgrupo são: esparmacete (também conheci-da como cetina ou cetila), cera de ésteres cetil ("esparmacete sintético"), ácido oleico, óleo de oliva, parafina, petrolato, petro-lato branco, cera branca e cera amarela. Os unguentos com base de hidrocarboneto são emolientes e geralmente hidrofóbicos e oclusivos; aumentam a hidratação do estrato córneo e da estru-tura da célula epidérmica subjacente por reduzirem a perda de água transepidérmica, fato que torna esses medicamentos úteis em reidratação ou amolecimento da pele. As desvantagens do seu uso incluem sua característica gordurosa e a possibilidade de manchar roupas; também, resistem à lavagem com água, o que dificulta sua completa remoção da pele.

Bases de absorção anidras

Após a preparação, esse tipo de base de unguento contém quantidade de água muito pequena, ou nenhuma; difere das bases de hidrocarboneto, que facilmente absorvem moléculas de água em contato com elas. As bases de absorção do unguento podem absorver grande quantidade de água e, mesmo assim, mantêm uma consistência espessa. Exemplos desse subgrupo incluem petrolato hidrofílico e lanolina anidra, ambos com ação emoliente, oclusiva e oleosa.

Bases de emulsão água em óleo (água-óleo)

Emulsões, por definição, são combinações de óleo e água. As bases de emulsão água em óleo ("cremes") são bases que se dissolvem em água, são facilmente removidas da superfície cutânea e contêm maior percentual de óleo do que de água. Em geral, a fase oleosa consiste em petrolato ou petrolato líquido e, às vezes, um álcool (álcool cetil ou estearil). A fase aquosa pode consistir em água; no entanto, pode-se utilizar outros veículos aquosos, como propilenoglicol, polietilenoglicol ou glicerina, aos quais adicionam-se vários conservantes (como derivados de parabeno). As bases água em óleo são emolientes (devido à maior porcentagem de óleo do que de fase aquosa), oclusivas, oleosas e podem absorver alguma quantidade de água, mas não no volume absorvido por bases de absorção anidras. Outros componentes comuns de bases de emulsão água em óleo são monesterato de glicerila e ácido esteárico.

Bases de emulsão óleo em água (óleo-água)

As emulsões óleo em água são formuladas da mesma maneira mencionada para bases água em óleo, exceto que a porcenta-gem de fase aquosa é maior do que a do componente oleoso. Os mesmos ingredientes são também utilizados na preparação de bases óleo em água. Devido ao maior conteúdo de água (ou de outro líquido) as bases óleo em água são laváveis em água e não são oleosas, tampouco oclusivas.

Bases hidrossolúveis

Como o nome indica, essas bases não contêm componentes lipí-dicos hidrofóbicos. Essas bases demulcentes consistem principal-mente em polímeros completamente hidrossolúveis e geralmente anidros; ademais, não são facilmente hidrolisadas, não sustentam o crescimento da matriz e não são oleosas, tampouco oclusivas e voláteis. Se os componentes de uma preparação contiverem bases hidrossolúveis em um meio gelatinoso, eles são denominados *géis*. Gel é uma combinação de propilenoglicol, propilenogalato, EDTA dissódico e carboxipolimetileno, que resulta em uma formulação transparente, hidrossolúvel e relativamente livre de oleosidade. Um medicamento comumente utilizado como formulação em gel é o DMSO, discutido no item *Fatores que facilitam a penetração (absorção)*. Além de outros fármacos, os glicocorticoides também podem ser formulados dessa maneira.

Cataplasma

Cataplasma é massa úmida mole que contém compostos que são aplicados em uma área lesionada; historicamente, consiste em raízes, ervas, sementes e até mesmo lama, em uma base semelhante a mingau de aveia. O cataplasma é utilizado no tratamento tópico de feridas; minimiza a irritação e aumenta a absorção/adsorção mais profunda do medicamento. Atual-mente, é raro o uso de cataplasmas em medicina veterinária.

Pastas

Pastas são preparadas com pó com capacidade de absorção, em uma base gelatinosa, geralmente petrolato ou petrolato hidrofílico. Elas aderem à pele e, assim, atuam como uma "esponja" para absorver exsudatos e umidade, bem como uma barreira física para proteger a pele de agentes ambientais externos. As pastas são facilmente removidas da pele e podem ser aplicadas em lesões cutâneas exsudativas.

Pó

As preparações em forma de pós são discutidas no item *Adsorventes e protetores*, como um tipo de veículo de liberação de medicamentos, de uso tópico, na pele. Em medicina veterinária, essas formulações são comumente utilizadas como veículos de pesticidas (carbarila, permetrina etc.), para o controle de parasitos externos (principalmente moscas), e em dermatologia de grandes animais como veículos de antibióticos, como nitrofurazona, em feridas.

Bandagem

Bandagens são utilizadas para aplicação externa de alguns compostos discutidos anteriormente (petrolato, unguento), em um suporte de aplicação como envoltório plástico ou gaze estéril; são colocados no local lesionado para proteger a lesão cutânea de traumatismo ambiental. A bandagem também pode conter antimicrobianos, como a nitrofurazona.

Emplastros

Emplastros são semelhantes a bandagens; no entanto, eles são fixados à pele com auxílio de algum material adesivo. Protegem as lesões cutâneas de traumatismos causados por fatores ambientais; ademais, propiciam oclusão da pele. Atualmente, em medicina veterinária o uso de emplastro é limitado.

Suspensões

Suspensão é um composto de duas fases constituído de material sólido finamente triturado e dissolvido em líquido, geralmente água. Atualmente, as suspensões são pouco utilizadas em dermatologia veterinária. São mais comumente utilizadas em protocolos terapêuticos de uso oral. Atualmente, a suspensão mais comumente empregada é o captan, utilizado no tratamento de algumas infecções fúngicas superficiais; também tem ação bacteriostática limitada.

Loções

Loções são produtos em pó dissolvidos em um líquido, geralmente água ou álcool. As loções, de modo semelhante ao que acontece com preparações em pó, tendem a causar resfriamento e secagem da área lesionada; também têm discreta ação antipruriginosa. Em medicina veterinária, as loções têm uso limitado, mas são amplamente utilizadas em humanos como produtos dermatológicos de venda livre.

Dermatoterapia: dermatite atópica

Uma doença dermatológica – a dermatite atópica– merece destaque especial porque é uma síndrome clínica de ocorrência comum, com vários estágios de manifestação e potenciais etiologias desencadeadoras. Uma revisão sistemática de estudos aleatórios controlados (EAC) de dermatite atópica canina revisou 49 EAC, envolvendo o total de 2.126 cães (Olivry *et al.*, 2010). Essa revisão constatou alguma evidência de eficácia, como monoterapia, do uso tópico de tacrolimo (3 EAC) e de triancinolona (1); do uso oral de glicocorticoides (5) e de ciclosporina (6); da administração subcutânea de interferona gama recombinante (1) e de imunoterapia específica para alergênio (3), com intuito de reduzir o prurido e/ou as lesões cutâneas decorrentes da dermatite atópica canina. Um EAC de alta qualidade mostrou que a suplementação oral de ácidos graxos essenciais induz um importante efeito poupador de esteroide; assim, embora os ácidos graxos essenciais possam não ser suficientemente efetivos como monoterapia, eles são úteis porque possibilitam a redução da dose de prednisolona em, aproximadamente, 50%. Recomenda-se a leitura do Capítulo 29, no qual consta uma introdução detalhada sobre os glicocorticoides.

Quando se analisam as conclusões de revisão de estudos cujo objetivo é fazer recomendações baseadas na evidência de eficácia de um tratamento, é importante considerar a diferença entre o relato de evidência de eficácia de uma revisão e a eficácia clínica do tratamento, em questão. Por exemplo, embora haja constatação de eficácia terapêutica da interferona, ela não é um medicamento utilizado na rotina clínica. De modo semelhante, embora não haja evidência de eficácia de alguns medicamentos, como os anti-histamínicos (uma classe de fármacos amplamente discutida no Capítulo 19), eles ainda são comumente utilizados na rotina clínica (Zur, 2002) e, com frequência, nota-se a satisfação do cliente com tal procedimento (Dell, 2012). Os anti-histamínicos são utilizados mais por seu efeito poupador de esteroides do que como monoterapia. A escassez de relatos de evidência de eficácia frequentemente se deve à falta de estudos clínicos controlados abrangentes e a expectativa não realista do uso de anti-histamínicos como monoterapia. Portanto, a ausência de evidência relatada na metanálise não deve ser equiparada com uma carência de benefício clínico. Ainda, recomenda-se a avaliação de diferentes anti-histamínicos para encontrar a maior utilidade em casos individuais e utilizá-los em combinação com outros protocolos terapêuticos (DeBoer, 2001).

Um pequeno estudo, porém, mais recente, relatou os efeitos benéficos de vários anti-histamínicos (Eichenseer *et al.*, 2013). Em guias terapêuticos publicados para o tratamento de dermatite atópica canina (Olivry *et al.*, 2015), destaca-se a importância do controle de episódios agudos e da prevenção de novos episódios, a longo prazo. Tipicamente, obtém-se melhor controle dos sintomas empregando-se um *procedimento multimodal*, consistindo em tratamento tópico (com intuito de remover o alergênio do pelame; redução da inflamação e do prurido com o uso tópico de glicocorticoides; e melhora da função de barreira da pele com aplicação de umidificadores e uso tópico de ceramidas), bem como tratamento sistêmico. Com esse procedimento, o clínico tenta reduzir a intensidade do prurido abaixo do limiar da manifestação dos sinais clínicos. Com o emprego de abordagem multimodal, é comum o uso de medicamentos em doses menores do que as recomendadas para o controle dos sintomas, caso tivesse optado por monoterapia. Além disso, é importante ressaltar que, em vários pacientes, os alergênios ambientais absorvidos no tecido epicutâneo atuam como importantes fatores desencadeadores. Portanto, a remoção desses alergênios pelo uso de rotina da combinação de produtos com baixa ação hipoalergênica que melhora ou não compromete a barreira cutânea é muito útil em vários pacientes. O tratamento de episódios de dermatite atópica aguda consistem no uso de glicocorticoide, tópico e oral, e na administração oral de ocla-citinibe (Olivry *et al.*, 2015). Dentre as opções de preparações de uso tópico, frequentemente utilizam-se mingau de aveia coloidal e anestésico tópico, como pramoxina, tanto como xampu quanto condicionador. Nos casos de prurido mais intenso, faz-se o uso tópico de triancinolona (0,015%), com boa resposta clínica e mínimo efeito adverso associado ao uso prolongado (DeBoer, 2002). Atualmente, esse produto não está disponível no mercado. Outro glicocorticoide de uso tópico (hidrocortisona 1%) era frequentemente utilizado na rotina clínica, mas também não está disponível no mercado. Na Europa, constatou-se que a eficácia do *spray* à base de aceponato de hidrocortisona 0,0584% e da ciclosporina no tratamento de dermatite atópica canina foi semelhante aos resultados de estudos aleatórios duplos-cegos controlados (Nuttall *et al.*, 2012). Proporções semelhantes de cães tratados com *spray* de aceponato de hidrocortisona ou com ciclosporina apresenta-ram redução de $\geq 50\%$ no escore CADESI (do inglês, *Canine Atopic Dermatitis Extent and Severity Index*) 03 (nos dias 0, 30 e 60) e no escore de prurido no 28º dia, sendo uma opção de tratamento tópico de cães acometidos. Esse produto não está disponível, no momento, nos EUA.

O uso tópico prolongado de glicocorticoide causa atrofia cutânea; assim, o benefício do controle do prurido e da in-flamação a curto prazo é comprometido pelo risco de atrofia cutânea, caso o produto seja utilizado com muita frequência. Uma alternativa ao uso tópico de glicocorticoide é a admi-nistração tópica de tacrolimo, discutida no Capítulo 45. Esse procedimento foi utilizado em medicina humana para evitar a ocorrência de atrofia cutânea verificada com o uso de esteroi-des. O tacrolimo é um inibidor de calcineurina que não induz atrofia cutânea; na verdade, melhora a função de barreira da pele (Chittock *et al.*, 2015; Dähnhardt-Pfeiffer *et al.*, 2013). Um dos efeitos adversos indesejáveis do tacrolimo é a sensação de ferroada e queimação, comumente verificada no início do tratamento. Embora na maioria dos casos esse seja um efeito adverso transitório, muito pacientes optam por descontinuar o tratamento. Outra característica indesejável do uso tópico de tacrolimo é o fato de ser formulado como um unguento espesso que torna a aparência da aplicação "suja" e gordurosa. Avaliou-se a eficácia do tacrolimo no tratamento de dermatite atópica canina. Relatou-se redução significativa do escore de lesão em cães com doença localizada (Bensignor e Olivry, 2005), depois de 6 semanas de tratamento com uma formulação de tacrolimo 0,1%. A resposta clínica dos cães com a doença localizada foi melhor do que em cães com doença generalizada (Marsella *et al.*, 2004a). Embora a eficácia do tacrolimo seja considerada boa, por conta de em muitos cães a doença localizar-se nas patas e de a aplicação desse medicamento reter sujeira nos pelos, tem-se menores complacência e satisfação do proprie-tário devido à logística e à aparência cosmética do tratamento. Embora ocorra alguma absorção após a administração tópica, a quantidade absorvida é bem menor do que aquela que causa toxicidade; ademais, esta formulação é bem tolerada pelos cães (Marsella *et al.*, 2004a). Diferentemente dos glicocorticoides, que suprimem a reatividade do teste intradérmico, o tacrolimo não influencia de modo significativo as reações imediatas, após a injeção intradérmica de alergênios; assim, em pacientes que recebem tratamento tópico com tacrolimo não é necessária a descontinuação do medicamento antes do teste (Marsella *et al.*, 2004b).

Foram realizados vários estudos sobre a eficácia de emul-sões de esfingolipídios contendo uma mistura de ceramidas e ácidos graxos. Notou-se que esses produtos melhoram a função de barreira da pele de cães com dermatite atópica, tanto em termos ultraestruturais, como visto em microscopia eletrônica, quanto em termos funcionais, como notado na mensuração da perda de água transepidérmica (Jung *et al.*, 2013). A melhora da função de barreira da pele está relacionada à melhora dos sinais clínicos (Jung *et al.*, 2013). Nota-se normalização da ul-traestrutura da epiderme após esse tratamento, juntamente com a normalização dos lipídios da epiderme (Popa *et al.*, 2012). É importante ressaltar que esse tratamento é mais efetivo quan-do combinado com auxiliar, mais do que quando se emprega monoterapia, e quando é utilizado durante, no mínimo, 1 mês (Fujimura *et al.*, 2011).

Como estabelecido nos guias terapêuticos publicados sobre o tratamento de dermatite atópica canina (Olivry *et al.*, 2015), é importante controlar os episódios agudos e empregar um protocolo de longa duração para minimizar a ocorrência de novos episódios. Na escolha de um protocolo terapêutico de longa duração, o mais efetivo ainda é a imunoterapia específica para o alergênio. Em medicina humana, constatou-se que esse procedimento altera o curso da doença e reduz a ocorrência de novas reações alérgicas.

Tradicionalmente, utiliza-se administração oral de glico-corticoides para controlar os sintomas de dermatite atópica. Os mais comumente utilizados são prednisona e prednisolona, isoladamente ou em combinação com trimeprazina (Paradis *et al.*, 1991). Aventou-se a possibilidade de sinergismo entre prednisolona e trimeprazina, pois uma dose menor de predni-solona é suficiente para controlar os sintomas, quando se utiliza essa combinação. No caso de uso prolongado de glicocorticoide, é comum notar redução da eficácia, necessitando alteração para outra forma de tratamento.

Um medicamento recente e muito efetivo no tratamento de dermatite atópica canina é o oclacitinibe, um inibidor da enzima JAK1. As enzimas Janus quinases (JAK) são tirosinoquinases responsáveis pela modulação da produção de citocinas em algumas células. Verificou-se que o oclacitinibe é altamente seletivo para JAK1 e que tem alguma ação em JAK3, mas não interfere na JAK2. Portanto, o efeito é direcionado à supressão de citocinas envolvidas na inflamação e na alergia (IL-6, IL-2, IL-4, IL-13), mas não em citocinas envolvidas na hematopoese (Gonzales *et al.*, 2014). O oclacitinibe não causa os efeitos ad-versos relatados para inibidores da JAK utilizados em medicina humana. Ele é rapidamente e bem absorvido após adminis-tração oral, notando-se concentração máxima dentro de 1 h e biodisponibilidade de 89% (Collard *et al.*, 2014). O alimento não interfere em sua absorção e até o momento não há relato de interações medicamentosas.

Em um teste clínico com a participação de cães de proprietá-rios particulares diagnosticados com dermatite alérgica, o início da eficácia do oclacitinibe foi rápido e mais efetivo do que o do placebo, sendo notados nas primeiras 24 h após sua administra-ção, com base na avaliação da intensidade do prurido realizada pelos proprietários (Cosgrove *et al.*, 2013b). No fim da primeira semana (quando os cães foram reavaliados e examinados por veterinário) verificaram-se diferenças significantes tanto na intensidade do prurido quanto nas lesões cutâneas. Essa mesma resposta, excelente, foi comprovada quando se utilizou oclaci-tinibe em cães especificamente diagnosticados com dermatite atópica e avaliados por dermatologistas (Cosgrove *et al.*, 2013a).

Aleatoriamente, os cães foram tratados com oclacitinibe (0,4 a 0,6 mg/kg, 2 vezes/dia, durante 14 dias, seguido de 1 vez/dia, por até 112 dias) ou com placebo similar ao excipiente-equiparado. Nos 14º e 28º dias, os dermatologistas relaram uma redução de 48,4% no escore CADESI-02, em cães tratados com oclacitinibe, comparativamente à redução de 1,7% e ao aumento de 3,6%, respectivamente, nos cães que receberam placebo. Após o 28º dia > 86% dos cães tratados com placebo foram mantidos em estudo aberto.

Quando se comparou a eficácia do oclacitinibe com aquela de terapias já existentes, como o uso oral de prednisolona (0,5 a 1 mg/kg, 1 vez/dia, durante 6 dias, seguida da administração em dias alternados), constatou-se que ambos os tratamentos induziram rápido início da eficácia, dentro de 4 h. Os escores da redução média de prurido e de dermatite não foram significativamente diferentes entre os tratamentos, exceto no 14º dia, quando a redução foi mais evidente nos animais tratados com oclacitinibe, comparativamente aos tratados com prednisolona, com base no escore de prurido avaliado pelo proprietário e no escore de dermatite estimado pelo veterinário (Gadeyne *et al.*, 2014). A frequência de efeitos adversos foi semelhante em ambos os grupos. Quando se comparou o uso de oclacitinibe com o uso oral de ciclosporina notou-se que o início da ação do oclacitinibe foi mais rápido e a ocorrência de efeitos colaterais gastrintestinais foi menor, na comparação com a ciclosporina (Little *et al.*, 2015).

Na bula, consta que o oclacitinibe é recomendado para uso em cães com mais de 12 meses de idade, em razão do relato de demodicose quando administrado em cães mais jovens. Na bula, a dose recomendada para esse medicamento é 0,4 a 0,6 mg/kg, 2 vezes/dia, nas primeiras 2 semanas, seguida de uma dose diária para tratamento de longa duração. É muito comum verificar menor controle dos sintomas quando se modifica a frequência de administração, de 2 vezes/dia para 1 vez/dia. Em um estudo não controlado, com uso compassivo de oclacitinibe para o controle de dermatite atópica de longa duração (Cosgrove *et al.*, 2015), os proprietários relataram melhora na qualidade de vida em mais de 90% dos animais. Há relato de maior risco de infecção associada ao uso de oclacitinibe, como também acontece no tratamento de longa duração com glicocorticoides e ciclosporina. Atualmente, não se sabe se o oclacitinibe aumenta o risco de desenvolvimento de câncer, pois um estudo de uso prolongado do fármaco (até 630 dias) não foi controlado. Na ausência de poliúria, a polidipsia é considerada um sinal de melhora, quando comparado com o uso de glicocorticoides, pois o início do efeito é rápido, bem como a ausência de interações medicamentosas relevantes com a ciclosporina (Gray *et al.*, 2013), e os mínimos efeitos gastrintestinais adversos que, também, indicam melhor resposta ao uso de oclacitinibe, comparativamente à ciclosporina.

Em razão de problemas relativos à disponibilidade de oclacitinibe, muitos pacientes que não toleram glicocorticoides ainda são tratados com ciclosporina oral. Esse tratamento está disponível há mais de uma década (Nuttall *et al.*, 2014; Archer *et al.*, 2014) e apresenta um bom perfil geral de eficácia e satisfação do proprietário (DeBoer, 2014). Em geral, a administração prolongada de ciclosporina é segura; os efeitos adversos mais comuns são vômito e diarreia, que podem ser fatores limitantes a alguns pacientes. Em alguns casos, o congelamento das cápsulas pode auxiliar na redução de vômitos. Além disso, a administração de metoclopramida pode reduzir a frequência de êmese. Em estudos clínicos, relatam-se efeitos adversos em 55% dos cães. Além dos distúrbios gastrintestinais (observados em 25% dos cães no primeiro mês de tratamento), os efeitos colaterais mais comumente relatados são hiperplasia de gengiva e dermatite papilomatosa e psoriasiforme, que tendem a regredir com a diminuição da dose de ciclosporina. Hirsutismo pode ser uma ocorrência rara (relatada em menos que 1% dos casos). Não se justifica o monitoramento da concentração sanguínea do fármaco, pois a concentração sanguínea específica não está relacionada à eficácia clínica. A relevância clínica relatada quanto à ação da ciclosporina no metabolismo da glicose (Kovalik *et al.*, 2011) é mínima, como é o seu efeito no metabolismo do cálcio (Kovalik *et al.*, 2012). Avaliou-se uma formulação de ciclosporina de uso tópico, com bom resultado; pode ser uma alternativa aos cães que não toleram sua administração por via oral (Puigdemont *et al.*, 2013). Isso foi possível devido ao desenvolvimento de uma formulação com nanopartículas, que favorece a penetração da ciclosporina na pele. No entanto, esse produto não está disponível no mercado, para o tratamento de casos clínicos.

Um anticorpo contra IL-31 foi aprovado pelo USDA, condicionalmente, para o tratamento de dermatite atópica canina, na forma de uma injeção subcutânea mensal. Ainda não foram publicados dados sobre sua eficácia e segurança em cães, mas essa modalidade de tratamento é de grande importância, pois a IL-31 é um importante mediador de prurido em cães (Gonzales *et al.*, 2013).

Em resumo, o tratamento de dermatite atópica canina requer uma abordagem multimodal ajustada às necessidades específicas do paciente, utilizando tanto o tratamento tópico quanto a terapia sistêmica, que considera a detecção e a correção de todos os fatores desencadeantes da doença.

REFERÊNCIAS BIBLIOGRÁFICAS E LEITURA COMPLEMENTAR

Amakiri SF. (1973). A comparative study of the thickness of the stratum corneum in Nigerian breeds of cattle. *Br Vet J*. **129**, 277–281.

Archer TM, Boothe DM, Langston VC, Fellman CL, Lunsford KV, Mackin AJ. (2014). Oral cyclosporine treatment in dogs: a review of the literature. *J Vet Intern Med*. **28**, 1–20.

Aungst BJ, Blake JA, Hussain MA. (1990). Contributions of drug solubilization, partitioning, barrier disruption, and solvent permeation to the enhancement of skin permeation of various compounds with fatty acids and amines. *Pharm Res*. **7**, 712–718.

Barry BW. (1991). Modern methods of promoting drug absorption through the skin. *Mol Aspects Med*. **12**, 195–241.

Bashir SJ, Maibach HI. (2005). Cutaneous metabolism of xenobiotics. In Bronaugh RL, Maibach HI. (eds), *Percutaneous Absorption*, 4th edn. New York, Taylor and Francis. 51–63.

Baynes RE, Craigmill AL, Riviere JE. (1997). Residue avoidance after topical application of veterinary drugs and parasiticides. *J Am Vet Med Assoc*. **210**, 1288– 1289.

Baynes RE, Riviere JE. (1998). Influence of inert ingredients in pesticide formulations on dermal absorption of carbaryl. *Am J Vet Res*. **59**, 168–175.

Bennett K. (ed.). (1995). *Compendium of Veterinary Products*, 3rd edn. Port Huron, MI, North American Compendiums.

Bensignor E, Olivry T. (2005). Treatment of localized lesions of canine atopic dermatitis with tacrolimus ointment: a blinded randomized controlled trial. *Vet Dermatol*. **16**, 52–60.

Blackburn PS. (1965). The hair of cattle, horse, dog and cat. In Rook AJ, Walton GS. (eds), *Comparative Physiology and Pathology of the Skin*. Oxford, Blackwell.

Blank IH, Moloney J 3rd, Emslie AG, Simon I, Apt C. (1984). The diffusion of water across the stratum corneum as a function of its water content. *J Invest Dermatol*. **82**, 188–194.

Block LH. (1985). Medicated applications. In Gennara AR. (ed.), *Remington's Pharmaceutical Sciences*, 17th edn. Easton, PA, Mack Publishing Co. 1567–1584.

Boretti FS, Sieber-Ruckstuhl NS, Schäfer S, Gerber B, Baumgartner C, Riond B, Hofmann-Lehmann R, Reusch CE. (2013). Transderal application of methimazole in hyperthyroid cats: a long-term follow-up study. *J Feline Med Surg*. **16**, 453–459.

Catanzaro JM, Smith JG Jr. (1991). Propylene glycol dermatitis. *J Am Acad Dermatol*. **24**, 90–95.

Chang SK, Riviere JE. (1993). Effect of humidity and occlusion on the percutaneous absorption of parathion in vitro. *Pharm Res*. **10**, 152–155.

Chittock J, Brown K, Cork MJ, Danby SG. (2015). Comparing the effect of a twice-weekly tacrolimus and betamethasone valerate dose on the subclinical epidermal barrier defect in atopic dermatitis. *Acta Derm Venereol*. **95**, 653–658.

Collard WT, Hummel BD, Fielder AF, King VL, Boucher JF, Mullins MA, Malpas PB, Stegemann MR. (2014). The pharmacokinetics of oclacitinib maleate, a Janus kinase inhibitor, in the dog. *J Vet Pharmacol Ther*. **37**, 279– 285.

Cosgrove SB, Cleaver DM, King VL, Gilmer AR, Daniels AE, Wren JA, Stegemann MR. (2015). Long-term compassionate use of oclacitinib in dogs with atopic and allergic skin disease: safety, efficacy and quality of life. *Vet Dermatol*. **26**, 171–179.

Cosgrove SB, Wren JA, Cleaver DM, Martin DD, Walsh KF, Harfst JA, Follis SL, King VL, Boucher JF, Stegemann MR. (2013a). Efficacy and safety of oclacitinib for the control of pruritus and associated skin lesions in dogs with canine allergic dermatitis. *Vet Dermatol*. **24**, 479–e114.

Cosgrove SB, Wren JA, Cleaver DM, Walsh KF, Follis SI, King VI, Tena JK, Stegemann MR. (2013b). A blinded, randomized, placebo-controlled trial of the efficacy and safety of the Janus kinase inhibitor oclacitinib (Apoquel®) in client-owned dogs with atopic dermatitis. *Vet Dermatol*. **24**, 587–597.

Dähnhardt-Pfeiffer S, Dähnhardt D, Buchner M, Walter K, Proksch E, Fölster-Holst R. (2013). Comparison of effects of tacrolimus ointment and mometasone furoate cream on the epidermal barrier of patients with atopic dermatitis. *J Dtsch Dermatol Ges*. **11**, 437–443.

DeBoer DJ. (2014). Ciclosporin in canine dermatology: a decade of comfort. *Vet Rec*. **174** (Suppl. 2), 1–2.

DeBoer DJ, Griffin CE. (2001). The ACVD task force on canine atopic dermatitis (XXI): antihistamine pharmacotherapy. *Vet Immunol Immunopathol*. **81**, 323–329.

DeBoer DJ, Schafer JH, Salsbury CS, Blum JR, Beale KM, Vitale CB, Muse R, Moriello KA, Garfield RA, Keefe TJ, McArthur TR. (2002). Multiple-center study of reduced-concentration triamcinolone topical solution for the treatment of dogs with known or suspected allergic pruritus. *Am J Vet Res*. **63**, 408–413.

Dell DL, Griffin CE, Thompson LA, Griffies JD (2012). Owner assessment of therapeutic interventions for canine atopic dermatitis: a long-term retrospective analysis. *Vet Dermatol*. **23**, 228–e47.

de Mare S, Calis N, den Hartog G, van Erp PE, van de Kerkhof PC. (1988). The relevance of salicylic acid in the treatment of plaque psoriasis with dithranol creams. *Skin Pharmacol*. **1**, 259–264.

Dunn MJ, Hood VL. (1977). Prostaglandins and the kidney. *Am J Physiol*. **233**, F169–F184.

Eichenseer M, Johansen C, Mueller RS. (2013). Efficacy of dimetinden and hydroxyzine/chlorpheniramine in atopic dogs: a randomised, controlled, double-blinded trial. *Vet Rec*. **173**, 423.

Elias PM. (1983). Epidermal lipids, barrier functions and desquamation. *J Invest Dermatol*. **80**, 44–47.

Elias PM. (1992). Role of lipids in barrier function of the skin. In Mukhtar H. (ed.), *Pharmacology of the Skin*. Boca Raton, FL, CRC Press. 29–40.

Elias PM, Feingold KR. (1992). Lipids and the epidermal water barrier: metabolism, regulation, and pathophysiology. In Maiback HI. (ed.), *Seminars in Dermatology*. Philadelphia, W.B. Saunders Co. 176–182.

Epstein JH. (1988). Photocarcinogenesis promotion studies with benzoyl peroxide (BPO) and croton oil. *J Invest Dermatol*. **91**, 114–116.

Evans AG, Madewell BR, Stannard AA. (1985). A trial of 13-*cis*-retinoic acid for treatment of squamous cell carcinoma and preneoplastic lesions of the head in cats. *Am J Vet Res*. **46**, 2553–2557.

Ford-Hutchinson AW. (1985). Leukotrienes: their formation and role as inflammatory mediators. *Fed Proc*. **44**, 25–29.

Freinkel RK. (1983). Carbohydrate metabolism of the epidermis. In Goldsmith LA. (ed.), *Biochemistry and Physiology of the Skin*. New York, Oxford University Press. 328–337.

Fujimura M, Nakatsuji Y, Fujiwara S, Rème C, Gatto H. (2011). Spot-on skin lipid complex as an adjunct therapy in dogs with atopic dermatitis: an open pilot study. *Vet Med Intern*. Article ID 281846.

Gadeyne C, Little P, King VL, Edwards N, Davis K, Stegemann MR. (2014). Efficacy of oclacitinib (Apoquel®) compared with prednisolone for the control of pruritus and clinical signs associated with allergic dermatitis in client-owned dogs in Australia. *Vet Dermatol*. **25**, 512–518.

Goldyne ME. (1986). Eicosanoids and human skin. *Progr Dermatol*. **20**, 1–8.

Gonzales AJ, Bowman JW, Fici GJ, Zhang M, Mann DW, Mitton-Fry M. (2014). Oclacitinib (APOQUEL®)) is a novel Janus kinase inhibitor with activity against cytokines involved in allergy. *J Vet Pharmacol Ther*. **37**, 317–324.

Gonzales AJ, Humphrey WR, Messamore JE, Fleck TJ, Fici GJ, Shelly JA, Teel JF, Bammert GF, Dunham SA, Fuller TE, McCall RB. (2013). Interleukin-31: its role in canine pruritus and naturally occurring canine atopic dermatitis. *Vet Dermatol*. **24**, 48–53.

Gray LL, Hillier A, Cole LK, Rajala-Schultz PJ. (2013). The effect of ketoconazole on whole blood and skin ciclosporin concentrations in dogs. *Vet Dermatol*. **24**, 118–125.

Griffiths CE, Voorhees JJ. (1994). Human in vivo pharmacology of topical retinoids. *Arch Dermatol Res*. **287**, 53–60.

Hadgraft J, Walters KA, Guy RH. (1992). Epidermal lipids and topical drug delivery. In Maibach HI. (ed.), *Seminars in Dermatology*. Philadelphia, W.B. Saunders Co. 139–144.

Harvey SC. (1985). Topical drugs. In Gennara AR. (ed.), *Remington's Pharmaceutical Sciences*, 17th edn. Easton, PA, Mack Publishing Co. 773–791.

Herschler R. (1982). Proceedings of the symposium on dimethyl sulfoxide: 2) Chemistry and biologic effects. *VMSAC*. **77**, 367–369.

Hill KE, Gieseg MA, Kingsbury D, Lopez-Villalobos N, Bridges J, Chambers P. (2011). The efficacy and safety of a novel lipophilic formulation of methimazole for the once daily transdermal treatment of cats with hyperthyroidism. *J Vet Intern Med*. **25**, 1357–1365.

Hoffman SB, Yoder AR, Trepanier LA. (2002). Bioavailability of transdermal methimazole in a pluronic lecithin organogel (PLO) in healthy cats. *J Vet Pharmacol Therap*. **25**, 189–193.

Holzmann H, Morsches B, Benes P. (1979). The absorption of benzoyl peroxide from leg ulcers. *Drug Res*. **29**, 1180–1183.

Idsen I. (1975). Percutaneous absorption. *J Pharm Sci*. **64**, 901–924.

Idson B. (1983). Vehicle effects in percutaneous absorption. *Drug Metabol Rev*. **14**, 207–222.

Ihrke PJ. (1980a). Topical therapy – specific topical pharmacologic agents, dermatologic therapy (part II). *J Comp Cont Ed*. **156**, 156–164.

Ihrke PJ. (1980b). Topical therapy – uses, principles and vehicles, dermatologic therapy (part I). *J Comp Cont Ed*. **156**, 28–35.

Jacob S. (1982). Proceedings of the symposium on dimethyl sulfoxide: 1) Mode of action and biologic effects. *VMSAC*. **77**, 365–366.

Jacob SW, Herschler RJ, Rosenbaum EE. (1965). Dimethyl sulfoxide (DMSO): laboratory and clinical evaluation. *J Am Vet Med Assoc*. **147**, 1350–1359.

Jung JY, Nam EH, Park SH, Han SH, Hwang CY. (2013). Clinical use of a ceramide-based moisturizer for treating dogs with atopic dermatitis. *J Vet Sci*. **14**, 199–205.

Karadzovska D, Brooks JD, Monteiro-Riviere NA, Riviere JE. (2013a). Predicting skin permeability from complex mixtures. *Adv Drug Del Rev.* **65**, 265–277.

Karadzovska D, Brooks JD, Riviere JE. (2013b). Modeling the effect of experimental variables on the in vitro permeation of six model compounds across porcine skin. *Int J Pharm.* **443**, 58–67.

Karanian JW, Stojanov M, Salem N Jr. (1985). Effect of ethanol on prostacyclin and thromboxane A$_2$ synthesis in rat aortic rings in vitro. *Prostagl Leukotr Med.* **20**, 175–186.

Knowles R. (1982). Proceedings of the symposium on dimethyl sulfoxide: 3) Clinical applications in veterinary medicine. *VMSAC.* **77**, 369–373.

Kovalik M, Mellanby RJ, Evans H, Berry J, van den Broek AH, Thoday KL. (2012). Ciclosporin therapy is associated with minimal changes in calcium metabolism in dogs with atopic dermatitis. *Vet Dermatol.* **23**, 481–e91.

Kovalik M, Thoday KL, Handel IG, Bronsvoort BM, Evans H, van den Broek AH, Mellanby RJ. (2011). Ciclosporin A therapy is associated with disturbances in glucose metabolism in dogs with atopic dermatitis. *Vet Dermatol.* **22**, 173–180.

Kozlowski GP, Calhoun ML. (1969). Microscopic anatomy of the integument of sheep. *Am J Vet Res.* **30**, 1267–1279.

Kunkle GA. (1986). Progestogens in dermatology. In Kirk RW. (ed.), *Current Veterinary Therapy IX: Small Animal Practice.* Philadelphia, W.B. Saunders Co. 601–605.

Kurihara-Bergstrom T, Flynn GL, Higuchi WI. (1986). Physiochemical study of percutaneous absorption enhancement by dimethyl sulfoxide: kinetic and thermodynamic determinants of dimethyl sulfoxide mediated mass transfer of alkanols. *J Pharm Sci.* **75**, 479–486.

Kurihara-Bergstrom T, Flynn GL, Higuchi WI. (1987). Physicochemical study of percutaneous absorption enhancement by dimethylsulfoxide: dimethyl sulfoxide mediation of vidarabine (ara-A) permeation of hairless mouse skin. *J Invest Dermatol.* **89**, 274–280.

Kwochka KW. (1989). Retinoids in dermatology. In Kirk RW. (ed.), *Current Veterinary Therapy X: Small Animal Practice.* Philadelphia, W.B. Saunders Co. 553–560.

Landolfi R, Steiner M. (1984). Ethanol raises prostacyclin in vivo and in vitro. *Blood.* **64**, 679–682.

Little PR, King VL, Davis KR, Cosgrove SB, Stegemann MR. (2015). A blinded, randomized clinical trial comparing the efficacy and safety of oclacitinib and ciclosporin for the control of atopic dermatitis in client-owned dogs. *Vet Dermatol.* **26**, 23–30.

Lloyd DH, Amakiri SF, Jenkinson DM. (1979a). Structure of the sheep epidermis. *Res Vet Sci.* **26**, 180–182.

Lloyd DH, Dick WD, Jenkinson DM. (1979b). Structure of the epidermis in Ayrshire bullocks. *Res Vet Sci.* **26**, 172–179.

Malkinson FD. (1958). The percutaneous absorption of carbon-14 labeled steroids by use of the gas-flow cell. *J Invest Dermatol.* **31**, 19–28.

Marsella R, Nicklin CF, Saglio S, Lopez J. (2004a). Investigation on the clinical efficacy and safety of 0.1% tacrolimus ointment (Protopic) in canine atopic dermatitis: a randomized, double-blinded, placebo-controlled, cross-over study. *Vet Dermatol.* **15**, 294–303.

Marsella R, Nicklin CF, Saglio S, Lopez J. (2004b). Investigation on the effects of topical therapy with 0.1% tacrolimus ointment (Protopic) on intradermal skin test reactivity in atopic dogs. *Vet Dermatol.* **15**, 218–224.

Matsui T, Amagai M. (2015). Dissecting the formation, structure and barrier function of the stratum corneum. *Int Immunol.* **27**, 269–280.

Mealey KL, Peck KE, Bennett BS, Sellon RK, Swinney GR, Melzer K, Gokhale SA, Krone TM. (2004). Systemic absorption of amitriptyline and buspirone after oral and transdermal administration to healthy cats. *J Vet Intern Med.* **18**, 43–46.

Miller R, Schick AE, Boothe DM, Lewis TP. (2014). Absorption of transdermal and oral cyclosporine in six healthy cats. *J Am Anim Hosp Assoc.* **50**, 36–41.

Miller WH. (1986). Antiseborrheic agents in dermatology. In Kirk RW. (ed.), *Current Veterinary Therapy IX: Small Animal Practice.* Philadelphia, W.B. Saunders Co. 596–601.

Miller WH Jr, Scott DW, Wellington JR. (1992). Nonsteroidal management of canine pruritus with amitriptyline. *Cornell Vet.* **82**, 53–57.

Montagna W. (1967). Comparative anatomy and physiology of the skin. *Arch Dermatol.* **96**, 357–363.

Monteiro-Riviere NA. (1991). Comparative anatomy, physiology, and biochemistry of mammalian skin. In Hobson DW. (ed.), *Dermal and Ocular Toxicology Fundamentals and Methods.* Boca Raton, FL, CRC Press.

Monteiro-Riviere NA. (2006). The integument. In Eureall JA, Frappier BL. (eds), *Delman's Textbook of Veterinary Histology*, 6th edn. Ames, IA, Blackwell.

Monteiro-Riviere NA, Bristol DG, Manning TO, Rogers RA, Riviere JE. (1990). Interspecies and interregional analysis of the comparative histologic thickness and laser Doppler blood flow measurements at five cutaneous sites in nine species. *J Invest Dermatol.* **95**, 582–586.

Monteiro-Riviere NA, Inman AO, Mak V, Wertz P, Riviere JE. (2001). Effects of selective lipid extraction from different body regions on epidermal barrier function. *Pharm Res.* **18**, 992–998.

Monteiro-Riviere NA, Inman AO, Riviere JE, McNeill SC, Francoeur ML. (1993). Topical penetration of piroxicam is dependent on the distribution of the local cutaneous vasculature. *Pharm Res.* **10**, 1326–1331.

Monteiro-Riviere NA, Stromberg MW. (1985). Ultrastructure of the integument of the domestic pig (*Sus scrofa*) from one through fourteen weeks of age. *Anat Histol Embryol.* **14**, 97–115.

Muhammad F, Monteiro-Riviere NA, Baynes RE, Riviere JE. (2005). Effect of in vivo jet fuel exposure on subsequent in vitro dermal absorption of individual aromatic and aliphatic hydrocarbon fuel constituents. *J Tox Environ Health Part A.* **68**, 719–737.

Mukhtar H. (1992). Cutaneous cytochrome P-450. In Mukhtar H. (ed.), *Pharmacology of the Skin.* Boca Raton, FL, CRC Press. 139–150.

Nacht S, Yeung D, Bucks D, Maibach HI. (1981). Benzoyl peroxide: percutaneous penetration and metabolic disposition. *J Am Acad Dermatol.* **4**, 31–37.

Nairn JG. (1985). Solutions, emulsions, suspensions and extractives. In Gennara AR. (ed.), *Remington's Pharmaceutical Sciences*, 17th edn. Easton, PA, Mack Publishing Co. 1492–1517.

Nook TH. (1987). In vivo measurement of the keratolytic effect of salicylic acid in three ointment formulations. *Br J Dermatol.* **117**, 243–245.

Nuttall TJ, McEwan NA, Bensignor E, Cornegliani L, Löwenstein C, Rème CA. (2012). Comparable efficacy of a topical 0.0584% hydrocortisone aceponate spray and oral ciclosporin in treating canine atopic dermatitis. *Vet Dermatol.* **23**, 4–10.

Nuttall T, Reece D, Roberts E. (2014). Life-long diseases need life-long treatment: long-term safety of ciclosporin in canine atopic dermatitis. *Vet Rec.* **174** (Suppl. 2), 3–12.

Olivry T, DeBoer DJ, Favrot C, Jackson HA, Mueller RS, Nuttall T, Prélaud P; International Committee on Allergic Diseases of Animals. (2015). Treatment of canine atopic dermatitis: 2015 updated guidelines from the International Committee on Allergic Diseases of Animals. *BMC Vet Res.* **11**, 210.

Olivry T, Foster AP, Mueller RS, McEwan NA, Chesney C, Williams HC. (2010). Interventions for atopic dermatitis in dogs: a systematic review of randomized controlled trials. *Vet Dermatol.* **21**, 4–22.

Paradis M, Scott DW, Giroux D. (1991). Further investigations on the use of nonsteroidal and steroidal antiinflammatory agents in the management of canine pruritus. *J Am Anim Hosp Assoc.* **27**, 44–48.

Paulissen M, Peereboom-Stegeman JH, van de Kerkhof PC. (1990). An ultrastructural study of transcutaneous migration of polymorphonuclear leukocytes following application of leukotriene B$_4$. *Skin Pharmacol.* **3**, 236–247.

Pavletic MM. (1991). Anatomy and circulation of canine skin. *Microsurgery.* **12**, 103–112.

Pitman IH, Rostas SJ. (1981). Topical drug delivery to cattle and sheep. *J Pharm Sci.* **70**, 1181–1193.

Popa I, Remoue N, Osta B, Pin D, Gatto H, Haftek M, Portoukalian J. (2012). The lipid alterations in the stratum corneum of dogs with atopic dermatitis are alleviated by topical application of a sphingolipid-containing emulsion. *Clin Exp Dermatol.* **37**, 665–671.

Potts RO, Bommannan DB, Guy RH. (1992). Percutaneous absorption. In Mukhtar H. (ed.), *Pharmacology of the Skin.* Boca Raton, FL, CRC Press. 13–28.

Potts RO, Francoeur ML. (1992). Physical methods for studying stratum corneum lipids. In Maibach HI. (ed.), *Seminars in Dermatology.* Philadelphia, W.B. Saunders Co. 129–138.

Potts RO, Guy RH. (1995). A predictive algorithm for skin permeability: The effects of molecular size and hydrogen bond activity. *Pharm Res.* **12**, 1628–1633.

Power HT, Ihrke PJ. (1990). Synthetic retinoids in veterinary dermatology. *Vet Clin North Am Small Anim Pract.* **20**, 1525–1539.

Puigdemont A, Brazís P, Ordeix L, Dalmau A, Fuertes E, Olivar A, Pe´rez C, Ravera I. (2013). Efficacy of a new topical cyclosporine A formulation in the treatment of atopic dermatitis in dogs. *Vet J.* **197**, 280–285.

Raza H, Agarwal R, Mukhtar H. (1992). Cutaneous glutathione-s-transferase. In Mukhtar H. (ed.), *Pharmacology of the Skin.* Boca Raton, FL, CRC Press. 131–138.

Rippie EG. (1985). Powders. In Gennara AR. (ed.), *Remington's Pharmaceutical Sciences,* 17th edn. Easton, PA, Mack Publishing Co. 1585–1602.

Riviere JE. (1992). Dermal absorption and metabolism of xenobiotics in food-producing animals. In Hutson DH. (eds), *Xenobiotics and Food-Producing Animals: Metabolism and Residues.* Washington, DC, American Chemical Society Symposium Series 503. 88–97.

Riviere JE. (2006). *Dermal Absorption Models in Toxicology and Pharmacology.* New York, Taylor and Francis.

Riviere JE, Brooks JD. (2005). Predicting skin permeability from complex chemical mixtures. *Toxicol Appl Pharmacol.* **208**, 99–110.

Riviere JE, Brooks JD. (2007). Prediction of dermal absorption from complex chemical mixtures: Incorporation of vehicle effects and interactions into a QSPR framework. *SAR QSAR Environ Res.* **18**, 31–44.

Riviere JE, Brooks JD, Collard WT, Deng J, de Rose G, Mahabir SP, Merritt DA, Marchiondo AA. (2014). Prediction of formulation effects on dermal absorption of topically applied ectoparasiticides dosed in vitro on canine and porcine skin using a mixture-adjusted quantitative structure permeability relationship. *J Vet Pharmacol Therap.* **37**, 435–444.

Riviere JE, Chang SK. (1992). Transdermal penetration and metabolism of organophosphate insecticides. In Chambers JE, Levi PE. (eds), *Organophosphates: Chemistry, Fate, and Effects.* New York, Academic Press. 241–253.

Riviere JE, Heit M. (1997). Electrically-assisted transdermal drug delivery. *Pharm Res.* **14**, 691–701.

Riviere JE, Monteiro-Riviere NA, Rogers RA, Bommannan D, Tamada JA, Potts RO. (1995). Pulsatile transdermal delivery of LHRH using electroporation. *J Contr Rel.* **36**, 229–233.

Riviere JE, Papich ML. (2001). Potential and problems of developing transdermal patches for veterinary applications. *Adv Drug Deliv Rev.* **50**, 175–203.

Riviere JE, Williams PL. (1992). Pharmacokinetic implications of changing blood flow to the skin. *J Pharm Sci.* **81**, 601–602.

Roberts MS, Horlock E. (1978). Effect of repeated skin application on percutaneous absorption of salicylic acid. *J Pharm Sci.* **67**, 1685–1687.

Ruzicka T. (1990). Arachidonic acid metabolism in normal skin. In Ruzicka T. (ed.), *Eicosanoids and the Skin.* Boca Raton, FL, CRC Press. 23–31.

Sar M, Calhoun ML. (1966). Microscopic anatomy of the integument of the common American goat. *Am J Vet Res.* **27**, 444–456.

Schweizer J, Loehrke H, Edler L, Goerttler K. (1987). Benzoyl peroxide promotes the formation of melanotic tumors in the skin of 7,12-dimethylbenz[a]anthracene initiated Syrian golden hamsters. *Carcinogenesis.* **8**, 479–482.

Shanley KJ. (1990). The seborrheic disease complex: an approach to underlying causes and therapies. *Vet Clin North Am Small Anim Pract.* **20**, 1557–1577.

Sharata HH, Burnette RR. (1988). Effect of dipolar aprotic permeability enhancers on the basal stratum corneum. *J Pharm Sci.* **77**, 27–32.

Slaga TJ, Klein-Szanto AJ, Triplett LL, Yotti LP, Trosko KE. (1981). Skin tumor-promoting activity of benzoyl peroxide, a widely used free radical-generating compound. *Science.* **213**, 1023–1025.

Sloan KB, Siver KG, Koch SA. (1986). The effect of vehicle on the diffusion of salicylic acid through hairless mouse skin. *J Pharm Sci.* **75**, 744–749.

Spannhake EW, Hyman AL, Kadowitz PJ. (1981). Bronchoactive metabolites of arachidonic acid and their role in airway function. *Prostaglandins.* **22**, 1013–1026.

Spoo JW, Rogers RA, Monteiro-Riviere NA. (1993). Effects of formaldehyde, DMSO, benzoyl peroxide and sodium lauryl sulfate on isolated perfused porcine skin. *In Vitro Toxicol.* **5**, 251–260.

St. Omer VV. (1978). Efficacy and toxicity of furazolidone in veterinary medicine: a review. *Vet Med Small Anim Clin.* **73**, 1125–8, 1132.

Strickland JH, Calhoun ML. (1963). The integumentary system of the cat. *Am J Vet Res.* **24**, 1018–1029.

Surber C, Wilhelm KP, Maibach HI, Hall LL, Guy RH. (1990a). Partitioning of chemicals into human stratum corneum: implications for risk assessment following dermal exposure. *Fundam Appl Toxicol.* **15**, 99–107.

Surber C, Wilhelm KP, Hori M, Maibach HI, Guy RH. (1990b). Optimization of topical therapy: partitioning of drugs into stratum corneum. *Pharm Res.* **7**, 1320–1324.

Swartzendruber DC. (1992). Studies of epidermal lipids using electron microscopy. In Maibach HI. (ed.), *Seminars in Dermatology.* Philadelphia, W.B. Saunders Co. 157–161.

Swinyard EA. (1985). Local anesthetics. In Gennara AR. (ed.), *Remington's Pharmaceutical Sciences,* 17th edn. Easton, PA, Mack Publishing Co. 1048–1058.

Swinyard EA, Lowenthal W. (1985). In Gennara AR. (ed.), *Remington's Pharmaceutical Sciences.* 17th edn. Easton, PA, Mack Publishing Co. 1278–1320.

Talukdar AH, Calhoun ML, Stinson AW. (1972). Microscopic anatomy of the skin of the horse. *Am J Vet Res.* **33**, 2365–2390.

Tregear RT. (1966). The permeability of skin to albumin, dextrans, and polyvinyl pyrrolidone. *J Invest Dermatol.* **46**, 24–27.

Van de Kerkhof P, Peereboom-Stegeman J, Boeijen J. (1991). An ultrastructural study of the response of normal skin to epicutaneous application of leukotriene B4. *J Dermatol.* **18**, 271–276.

Weirich EG. (1975). Dermatopharmacology of salicylic acid I. Range of dermatotherapeutic effects of salicylic acid. *Dermatologica.* **151**, 268–273.

Werner AH, Power, HT. (1994). Retinoids in veterinary dermatology. *Clin Derm.* **12**, 579–586.

Wertz PW. (1992). Epidermal lipids. In Maibach HI. (ed.), *Seminars in Dermatology.* Philadelphia, W.B. Saunders Co. 106–113.

Zur G, Ihrke PJ, White SD, Kass PH. (2002). Antihistamines in the management of canine atopic dermatitis: a retrospective study of 171 dogs (1992–1998). *Vet Ther.* **3**, 88–96.

CAPÍTULO 48

Medicamentos que Atuam no Sistema Respiratório

Mark G. Papich

MEDICAMENTOS ANTITUSSÍGENOS

Reflexo da tosse

A alça aferente do arco reflexo da tosse recebe estímulo de nervos sensitivos presentes nos brônquios e na traqueia. Irritação e inflamação de vias respiratórias estimulam os nervos aferentes que, por sua vez, ativam o centro da tosse localizado no bulbo.

Mecanismo de ação dos medicamentos antitussígenos

Os fármacos antitussígenos causam depressão direta do centro da tosse no bulbo. O local de ação pode ser o receptor opiáceo μ ou κ (discutido no Capítulo 13). Os medicamentos opiáceos que atuam nesses receptores são efetivos, mas não porque simplesmente induzem sedação (Morjaria *et al.*, 2012). Esses dois receptores opiáceos podem ser responsáveis pela ação, pois tanto o butorfanol (agonista do receptor κ) quanto a codeína e a morfina (agonistas do receptor μ) podem suprimir a tosse (Takahama e Shirasaki, 2007; Gingerich *et al.*, 1983; Christie *et al.*, 1980; Morjaria *et al.*, 2012); contudo, a naloxona é capaz de antagonizar esse efeito.

Também, para alguns antitussígenos pode haver um mecanismo não opiáceo (Morjaria *et al.*, 2012). Por exemplo, o dextrometorfano é um derivado de opiáceo, mas não atua em receptores opiáceos e pode ligar-se a sítios cerebrais diferentes dos receptores opiáceos. Ele continua sendo comercializado como um antitussígeno de venda livre, para uso humano – aparentemente com base em testes clínicos iniciais. Seu mecanismo de ação é desconhecido. O receptor da neuroquinina (NK) participa no efeito antitussígeno desses não opiáceos. Esse mecanismo não foi bem caracterizado (Takahama e Shirasaki, 2007), mas é discutido posteriormente, junto com fármacos antagonistas do receptor de NK-1, a seguir. Em alguns animais, os agonistas do receptor beta-2 (β_2) suprime a tosse. O efeito desses fármacos é mediado pela broncodilatação. Esses medicamentos são discutidos no item *Medicamentos broncodilatadores (agonistas do receptor beta-adrenérgico)*.

Uso como pré-anestésicos. Os opioides são utilizados como pré-medicação antes da cirurgia. Eles induzem efeitos sedativos e analgésicos, além de facilitarem a entubação. A inibição do reflexo da tosse pode reduzir o espasmo de laringe e a tosse associados à entubação, durante a indução da anestesia.

Morfina

Morfina e seus derivados apresentam efeitos mediados por receptor opiáceo; também, são efetivos como antitussígenos. A morfina é um derivado natural de um dos alcaloides do ópio (Capítulo 13). A morfina é o protótipo de um analgésico opiáceo (narcótico) que possui boa afinidade para ligação com os receptores opiáceos μ e κ. A morfina pode ser administrada em baixa dose, capaz de induzir ação antitussígena sem causar analgesia e sedação. Relata-se que a dose antitussígena é, aproximadamente, 0,1 mg/kg, em intervalos de 6 a 8 h. A morfina não é regularmente usada como antitussígeno em razão de seus efeitos colaterais e risco potencial de abuso e vício em humanos. Em cães, as formulações de morfina de uso oral não apresentam boa absorção sistêmica (ver Capítulo 13).

Codeína (metilmorfina)

O fosfato de codeína e o sulfato de codeína são componentes de diversas preparações farmacêuticas, inclusive comprimidos, soluções e xaropes. Há mais de 50 diferentes combinações e preparações de codeína. Todavia, a absorção oral de codeína em cães é discreta e inconsistente.

A ação analgésica da codeína corresponde a cerca de 1/10 daquela da morfina. Estudos em humanos mostraram pouco benefício da codeína na supressão da tosse, mas a pequena quantidade de codeína metabolizada em morfina pode induzir efeito antitussígeno. Em cães, a administração oral de codeína propicia nível sistêmico de apenas 4% (KuKanich, 2010); é possível que outros metabólitos possam ser responsáveis pela ação antitussígena. Apesar do uso ocasional em cães, não se avaliou a sua eficácia como antitussígeno. Está disponível nas formas de comprimidos de 15 mg, 30 mg e 60 mg e de xaropes de uso oral (2 mg/mℓ). Em alguns estados norte-americanos (com regulação por normas locais) e em alguns países, a codeína é um fármaco antitussígeno de venda livre (*i. e.*, pode ser comprado sem receita médica).

Humanos que recebem dose antitussígena de codeína manifestam, significativamente, menos efeitos colaterais do que aqueles tratados com morfina. O risco de dependência (ou vício) e uso abusivo é consideravelmente menor. Sedação e constipação intestinal são importantes efeitos colaterais.

Hidrocodona

O mecanismo de ação da hidrocodona é semelhante ao da codeína, mas a hidrocodona é mais potente. No fármaco Hycodan®, a hidrocodona é combinada com uma substância anticolinérgica (homatropina); ele é frequentemente prescrito aos pequenos animais. Estudos farmacocinéticos, em cães, mostraram que ocorre absorção da hidrocodona administrada por via oral, mas há evidências conflitantes quanto à sua metabolização em hidromorfona nesses animais (Benitez *et al.*, 2015). É possível que o efeito antitussígeno seja devido à ação de um outro metabólito. Apesar disso, alguns veterinários a considera o fármaco de primeira escolha para o tratamento sintomático de tosse, em cães. O componente anticolinérgico (homatropina) é adicionado à formulação mais com o intuito de desencorajar o uso abusivo do medicamento do que para um benefício respiratório. Em cães, administra-se dose oral de, aproximadamente, 0,22 a 0,25 mg/kg, a cada 6 a 8 h (cerca de 1 comprimido/20 kg).

Produtos disponíveis

Hydodan® é uma combinação de bitartarato de hidrocodona, o equivalente a 5 mg de hidrocodona, com 1,5 mg de homatropina. Em alguns países está disponível sem o anticolinérgico (5 mg). Há disponibilidade de uma combinação de hidrocodona (5 mg) com paracetamol (500 mg), na forma de comprimido, utilizado para analgesia (Vicodin). Em razão da presença de paracetamol nesse produto, jamais deve ser administrado a gatos. Em cães, a necessidade de altas doses pode resultar em alta exposição ao paracetamol. Recentemente, nos EUA, a hidromorfona foi reclassificada pelo DEA, de classe III para classe II, fato que torna sua prescrição mais restritiva.

Dextrometorfano

O dextrometorfano não é um opiáceo verdadeiro, pois não se liga aos receptores opiáceos μ ou κ; no entanto, estudos em humanos sustentam o seu efeito antitussígeno. Pesquisas mais recentes questionaram as propriedades antitussígenas de medicamentos de venda livre.

O dextrometorfano é o D-isômero do levorfanol (o L-isômero, o levorfano, é um opiáceo com propriedades indutoras de vício [dependência], mas o D-isômero, não). O dextrometorfano causa discreta analgesia; modula a dor porque atua como antagonista de receptor do NMDA (N-metil D-aspartato), mas isso não está relacionado à ação antitussígena (Pozzi et al., 2006).

Uso clínico

O dextrometorfano tem sido utilizado em cães e gatos; contudo, estudos farmacocinéticos em cães indicaram que o dextrometorfano não propicia concentração efetiva após administração oral (KuKanich e Papich, 2004a). Após injeção IV, ocasiona efeitos adversos em cães (vômito após administração de dose oral e reações relativas ao sistema nervoso central após administração por via intravenosa). Mesmo após administração por via intravenosa, as concentrações do fármaco original e de metabólitos ativos se mantiveram por apenas um curto tempo após sua administração. Portanto, não se recomenda o seu uso de rotina em cães, até que haja maior disponibilidade de dados que possibilitem estabelecer doses seguras e efetivas.

Formulações

Há disponibilidade de várias formulações de medicamentos de venda livre, na forma de solução ou de comprimido. Diversos xaropes de venda livre contêm dextrometorfano como o composto antitussígeno ativo. As concentrações nas formulações de venda livre podem ser variáveis, mas a maioria das soluções contém 2 mg/mℓ; há comprimidos de 15 mg e 20 mg. Os proprietários de animais de companhia devem ficar atentos, pois vários fármacos de venda livre contêm outros fármacos que podem causar efeitos colaterais relevantes. Por exemplo, algumas combinações podem conter, também, paracetamol, que pode ser tóxico aos gatos. Ademais, há preparações que também contêm descongestionantes, como pseudoefedrina, que podem causar excitação e outros efeitos colaterais.

Butorfanol

O butorfanol é um opioide do tipo agonista-antagonista utilizado como analgésico e antitussígeno. É um potente antitussígeno; estudos clínicos sustentam seu uso em cães (Gingerich et al., 1983; Christie et al., 1980). Em altas doses pode causar efeitos colaterais, como sedação.

A biodisponibilidade do butorfanol administrado por via oral é baixa em razão de sua metabolização de primeira passagem. Assim, em cães, a dose oral é maior (0,55 a 1,1 mg/kg) do que a dose IV ou SC (0,05 a 0,1 mg/kg). Para o controle de tosse, o butorfanol é administrado sempre que necessário – geralmente em intervalos de 6 a 12 h. Estudos clínicos detectaram efeito máximo logo depois da injeção. Em cães, após administração oral notou-se efeito máximo em 4 h, que persistiu por até 10 h (Gingerich et al., 1983). Diferentemente, a duração do efeito da codeína em cães é muito menor. Está disponível na forma de comprimidos de 1 mg, 5 mg e 10 mg e de solução injetável.

Tramadol

O tramadol é um fármaco de uso oral de baixo custo utilizado para analgesia. Tem atividade opiácea, serotonínica e de α_2. (A farmacologia do tramadol é discutida, mais detalhadamente, no Capítulo 13.) O metabólito ativo tem ação opiácea e acredita-se que seja o responsável pela maioria dos efeitos analgésicos. O tramadol também tem ação antitussígena e parece bem tolerado pelos cães β-receptor. No entanto, a sua eficácia no tratamento de tosse em cães não foi avaliada. A dose oral recomendada é 5 mg/kg/6 h, mas a sua eficácia como antitussígeno não foi avaliada (KuKanich e Papich, 2004b).

MEDICAMENTOS BRONCODILATADORES (AGONISTAS DO RECEPTOR BETA-ADRENÉRGICO)

Os agonistas do receptor beta-adrenérgico são úteis no tratamento de algumas doenças de vias respiratórias. Em humanos, são comumente utilizados no tratamento de asma. Em animais, são indicados no tratamento de doença de via respiratória, bronquite alérgica e doenças semelhantes à asma felina, como obstrução de via respiratória recorrente (OVRR) ("doença asmática") e doença inflamatória de via respiratória (DIVR) de equinos. As propriedades autonômicas são discutidas com mais detalhes no Capítulo 7 deste livro; as aplicações às doenças respiratórias são incluídas a seguir.

Mecanismo de ação

Os músculos lisos dos brônquios possuem receptores β_2-adrenérgicos. A estimulação desses receptores induz elevação da atividade da enzima adenilato ciclase, aumento intracelular de monofosfato de adenosina cíclico (cAMP) e relaxamento do músculo liso bronquial (ver Capítulo 7).

Estabilização de mastócitos

Em mastócitos, o estímulo de β-receptor reduz a liberação de mediadores inflamatórios. Nos mastócitos, o β-receptor tem efeito estabilizante (inibição da liberação de mediador) (Chong et al., 2002). Induz efeito discreto em outras células inflamatórias. Portanto, quando a inflamação da via respiratória é mediada por neutrófilos e/ou eosinófilos, essa propriedade dos agonistas de β-receptor pode ser menos importante. O exame citológico de amostra de lavado traqueal ou de lavado broncoalveolar pode auxiliar nessa diferenciação.

Aumento da limpeza mucociliar

Há alguma evidência de que os agonistas de receptor beta-adrenérgico favoreçam a limpeza mucociliar no trato respiratório. A relevância clínica dessa ação não foi comprovada (Norton et al., 2013).

Uso clínico

Os agonistas de β-receptor discutidos a seguir devem ser utilizados para o alívio de curta duração do broncospasmo. Deve-se evitar o seu uso prolongado, pois repetidas doses podem reduzir a resposta ao medicamento, em razão de alteração nos receptores após exposição prolongada. Durante o tratamento prolongado, as alterações no receptor são decorrentes de infrarregulação e dessensibilização. O uso concomitante de corticosteroides pode atenuar a dessensibilização. No tratamento de doenças de vias respiratórias podem ser utilizados outros fármacos (p. ex., corticosteroides) como terapia de manutenção de longa duração; ademais, indica-se o uso de agonistas de betarreceptor por curto período, durante exacerbação aguda da broncoconstrição.

Broncodilatadores inespecíficos de curta ação

Epinefrina (adrenalina)

A epinefrina estimula receptores alfa-adrenérgicos e beta-adrenérgicos (Tabela 48.1). Ela induz efeitos vasopressivos e cardíacos marcantes. Epinefrina é considerada o fármaco de escolha para o tratamento emergencial de broncoconstrição com risco à vida do paciente, como acontece na reação anafilática. O estímulo inespecífico de outros receptores e seu efeito de curta duração tornam a epinefrina inapropriada para uso prolongado. A dose utilizada em animais é 10 μg/kg IM ou IV, como dose única, ou repetida após 15 min. As formulações estão disponíveis nas concentrações 1:10.000 (0,01%, 0,1 mg/mℓ) e 1:1.000 (0,1%, 1 mg/mℓ). A duração da ação é breve (menos que 1 h). A norepinefrina atua em β_1-receptor, de modo semelhante à epinefrina; todavia, seus efeitos em receptores α_1 e β_2 são mais brandos e, portanto, não é apropriada para o tratamento de doença respiratória.

Isoproterenol

Isoproterenol é um potente agonista de β-receptor. É seletivo para esse tipo de receptor, com poucas ações mediadas por receptor α, mas os efeitos cardíacos (β_1) o tornam inapropriado para o tratamento de longa duração. É administrado por meio de inalação ou injeção. Apresenta ação de curta duração (menos de 1 h).

Tabela 48.1 Efeitos relativos de catecolaminas e agonistas adrenérgicos nos receptores adrenérgicos.

Medicamento	α_1	β_1	β_2	DA
Norepinefrina (noradrenalina)	+++	+	0	0
Epinefrina (adrenalina)	+++	+++	++	0
Efedrina	+++	+++	+++	0
Dopamina	+++	+++	+	++++
Dobutamina	+	+++	+	0
Isoproterenol	0	+++	++++	0
Isoetarina	0	+	+++	0
Metaproterenol	0	+	++	0
Terbutalina	0	+	+++	0
Salbutamol	0	+	+++	0
Clembuterol	0	+	+++	0

DA: dopamina.

Medicamentos de longa ação específicos para β_2-receptores

A fim de evitar os efeitos cardíacos adversos dos agonistas de receptor beta-adrenérgico, foram desenvolvidos fármacos mais específicos para β_2-receptor (Tabela 48.1). Eles são preferidos para o uso de doses repetidas ou para tratamento prolongado. Também, esses medicamentos são incluídos em alguns inaladores com dosímetros utilizados no tratamento de broncoconstrição.

Terbutalina

A terbutalina é similar ao isoproterenol, por atuar em β_2-receptor, mas sua ação é mais longa (6 a 8 h). Para aliviar uma crise aguda de broncoconstrição, ela pode ser injetada por via subcutânea. (Em humanos, a dose é, aproximadamente, 3,5 μg/kg, repetida em intervalo de 1 h.) A dose oral é 2,5 mg/cão/8 h; em gatos, a dose é 0,625 mg (¼ de um comprimido de 2,5 mg), a cada 12 h (p. ex., em gatos com asma felina) (Hawkins e Papich, 2014). Está disponível na forma de comprimidos de 2,5 mg e 5 mg e de solução injetável contendo 0,8 mg/mℓ (820 μg/mℓ). A solução injetável pode ser útil no tratamento de broncoconstrição aguda. Em gatos, a dose injetável é 0,01 mg/kg IV ou IM. Em equinos, a terbutalina é utilizada no tratamento de obstrução de via respiratória recorrente (OVRR), que é uma doença broncoconstritiva em equinos, parecida com a asma humana. Em equinos, após a administração oral não ocorre absorção de terbutalina; assim, deve-se utilizar solução injetável do medicamento.

Metaproterenol

O metaproterenol é similar à terbutalina, mas seu período de ação é mais curto (4 h). Está disponível na forma de comprimidos de 10 mg e 20 mg e de xarope para uso oral contendo 2 mg/mℓ de xarope. Em pequenos animais, a dose é 0,325 a 0,65 mg/kg.

Salbutamol (albuterol)

A ação do salbutamol é semelhante às de terbutalina e metaproterenol. Em pequenos animais, utiliza-se a dose de 20 a 50 μg/kg, até 4 vezes/dia. (Em humanos, a dose é 100 a 200 μg/kg, 4 vezes/dia). Está disponível na forma de comprimidos de 2 mg, 4 mg e 5 mg, e de xarope contendo 2 mg/5 mℓ. Levossalbutamol é o R-isômero do salbutamol e está presente em alguns produtos. O benefício proposto com a administração de levossalbutamol, comparativamente às misturas racêmicas de salbutamol com isômeros R e S, é que a forma S pode ter propriedades broncoconstritivas e pró-inflamatórias, e um isômero R puro evita esses problemas (Reinero *et al.*, 2009). Em gatos, o uso regular das formas racêmicas (R e S) de salbutamol exacerba a inflamação de via respiratória. Assim, esses autores, e outros, questionam o uso regular de salbutamol racêmico no tratamento de gatos com asma (Reinero, 2011; Trzil e Reinero, 2014). Diferentemente, um estudo mostrou que a administração de levossalbutamol em equinos com OVRR não resultou em maior broncodilatação, na comparação com salbutamol (Arroyo *et al.*, 2016). O levossalbutamol foi um broncodilatador efetivo nesses equinos, mas o seu curto período de ação inviabiliza o tratamento de longa duração da OVRR.

Clembuterol

Clembuterol foi aprovado pela FDA em 1998, para uso em equinos. Não é aprovado para uso em animais de produção (*i. e.*, destinados à produção de alimentos para consumo humano), condição discutida no item *Proibição de uso em animais de produção*. Não há relato de uso em pequenos animais. Em equinos, o clembuterol é utilizado principalmente no tratamento de obstrução de via respiratória recorrente (OVRR) (Boxe 48.1); alguns estudos demonstraram sua eficácia (Shapland *et al.*, 1981). Entretanto, a sua ação broncodilatadora é questionada. Na comparação com outros agonistas de β-receptor, como terbutalina, o clembuterol apresenta menor eficácia clínica porque ele é apenas um agonista parcial e possui menor atividade intrínseca (Torneke *et al.*, 1998; Derksen *et al.*, 1987).

Boxe 48.1 Doenças de vias respiratórias de equinos: obstrução de via respiratória recorrente (OVRR) e doença inflamatória de via respiratória (DIVR). Fonte: Dados de Ivester e Couëtil, 2014; Couëtil *et al.*, 2016; Mazan, 2015; Pirie, 2014.

Antigamente, denominada doença de via respiratória (ou pulmonar) obstrutiva crônica (DPOC).

Caracterizada por:

- Inflamação de via respiratória crônica
- Respiração laboriosa
- Broncospasmo
- Tampões de muco
- Remodelagem tecidual em vias respiratórias
- Inflamação neutrofílica em vias respiratórias
- Hipersensibilidade bronquial.

Tratamento:

- Controle ambiental
- Broncodilatadores (agonistas de receptor β_2)
- Corticosteroides
- Medicações inalantes
- Cromoglicato
- Inibidores da fosfodiesterase

O clembuterol está disponível na forma de xarope, em frascos de 100 mℓ e 33 mℓ, contendo 72,5 µg/mℓ, para uso oral em equinos. A dose recomendada é 0,8 µg/kg, 2 vezes/dia, mas pode ser aumentada em 2 ou 3 vezes e, então, 4 vezes (até 3,2 µg/kg), se a dose inicial não se mostrar efetiva. O efeito dura 6 a 8 h. Não se recomenda administração prolongada (Mazan, 2015; Ivester e Couëtil, 2014). O uso prolongado pode reduzir seu efeito devido à tolerância do receptor ou à taquifilaxia (dessensibilização de receptores) (Read *et al.*, 2012). Em equinos, os efeitos adversos consistem em sudorese, tremor muscular, inquietação e taquicardia.

Efeitos na atividade física (exercício) de equinos. Há evidências conflitantes quanto ao efeito do clembuterol na atividade física e na fisiologia muscular de equinos. Um estudo constatou que o medicamento não aumentou o metabolismo aeróbico de equinos (Ferraz *et al.*, 2007). Entretanto, pode ocorrer um efeito ergonômico negativo devido à redução da capacidade aeróbica, ao tempo de fadiga, à função cardíaca e ao consumo de oxigênio. Nota-se um efeito anabólico no músculo esquelético, mas os efeitos anabólicos não induzem a maior desempenho atlético. Um estudo mostrou que menos de 2 semanas de tratamento com dose aprovada não ocasionaram quaisquer efeitos adversos no músculo cardíaco ou esquelético de equinos (Thompson *et al.*, 2012), mas um estudo em ratos (Huang *et al.*, 2000) mostrou que ocorre infrarregulação de β_2-receptor depois de 10 dias de tratamento, resultando em diminuição na expressão

do receptor no músculo esquelético (redução de 35%) no pulmão (45%). Parece haver controvérsia quanto aos efeitos do medicamento no desempenho de equinos, mas os especialistas em medicina equina concordam que o clembuterol não deve ser utilizado apenas com intuito de melhorar o desempenho atlético (Carlos e Davis, 2007).

Proibição do uso em animais de produção. O uso de clembuterol é proibido em animais destinados à produção de alimentos para consumo humano, mas tem sido administrado ilegalmente em animais de fazenda como agente de distribuição. Esses agentes redistribuem nutrientes do tecido adiposo para o músculo (Peters, 1989). Os efeitos de redistribuição e anabólicos são decorrentes de mecanismos mediados por leptina e adiponectina, que aumentam a massa muscular (Kearns *et al.*, 2006). Em animais de produção, isso resulta em maior peso da carcaça e maior proporção músculo:gordura, enquanto reduz a quantidade necessária de alimento para o ganho de 1 kg de peso. Dados de uma revisão sobre o uso de agonistas beta-adrenérgicos como promotores de crescimento são discutidos no artigo de Mersmann (1998).

Resíduos de clembuterol em alimentos representam um risco aos humanos (p. ex., mulheres gestantes e indivíduos com doença cardíaca). Há relatos de mortes de humanos que consumiram bife de fígado contaminado com resíduo de clembuterol, tornando o uso ilegal de clembuterol em animais de produção uma preocupação regulatória da FDA e de outras agências de controle internacionais. A US FDA estabeleceu "tolerância zero" para resíduos (Capítulo 52). Nos EUA, nota-se maior detecção de resíduos de clembuterol em competições de "animais de exposição". Outra condição não aprovada é o uso abusivo de clembuterol por humanos. Atletas humanos fazem uso (abusivo) para aumentar a massa muscular e perder peso. Também, com o nome de *Clen* pode ser amplamente encontrado na internet, indicado para uso humano para perda de peso e devenvolvimento muscular.

Outros agonistas de β-receptor utilizados para ganho de peso. Zilpaterol é outro agonista de β-receptor usado em bovinos. É um suplemento alimentar para bovinos, aprovado pela FDA; é mundialmente utilizado pelos criadores de bovinos há cerca de 2 décadas, com intuito de aumentar a capacidade natural dos bovinos em transformar alimentos em carne magra. O zilpaterol é fornecido na dose de 6,8 g/tonelada (com base em 90% da matéria seca) durante os últimos 20 dias, em uma ração de alimento único, a fim de propiciar quantidade diária de 60 a 90 mg de cloridrato de zilpaterol por animal. O período de carência antes do abate é de 3 dias. Em agosto de 2013, o fabricante retirou o produto do mercado em razão das preocupações quanto aos efeitos adversos em bovinos, incluindo dificuldade de caminhar, passo anormal e dor coxofemoral. Foram publicadas preocupações relativas ao bem-estar animal e o fabricante retirou o produto do comércio, na expectativa de sua reintrodução, posteriormente.

Salmeterol e formoterol

Esses fármacos são agonistas de β-receptor, de longa ação, utilizadas em medicina humana; contudo, não há relato de seu uso em medicina veterinária.

Formulações inalantes | Agonistas de β-receptor para nebulização

Preparações de agonistas de β_2-receptor na forma de aerossol inalante são importantes medicamentos para o tratamento de broncospasmo agudo em pacientes humanos com asma ou bronquite alérgica. Nebulização é o procedimento pelo qual criam-se pequenas gotículas de medicamentos que podem ser inaladas pelas vias respiratórias. Esses medicamentos são liberados por meio de nebulizadores a jato, nebulizadores ultrassônicos e inaladores com dosímetro. (Os produtos de inalação também são discutidos juntamente com corticosteroides, no item *Corticosteroides inalantes*.) Vários inaladores com dosímetro são comercializados para uso humano, como salbutamol, bitolterol, terbutalina e pirbuterol.

O uso desses aerossóis tem se tornado mais comum em animais porque há disponibilidade de adaptadores que possibilitam o uso pelo proprietário do animal. Aos equinos, há disponibilidade de máscaras que possibilitam o uso de inalador com dosímetro (Derksen *et al.*, 1996; Tesarowski *et al.*, 1994). Esses aparelhos estão disponíveis para uso em cães, gatos e equinos. Em gatos, também se utiliza a câmara AeroKat® para liberar essas medicações.

Salbutamol

Em 2002, a FDA aprovou o uso de sulfato de salbutamol em equinos; é indicado para o alívio de broncospasmo e broncoconstrição associada à obstrução de via respiratória recorrente (OVRR). É uma formulação em aerossol, em um tubo pressurizado, administrada por meio de um bulbo de liberação nasal especial. O bulbo nasal é introduzido na narina do equino; quando o animal inspira o aparelho é ativado. Também são utilizadas máscaras que recobrem o nariz do equino (discutidas no item *Formulações inalantes | Agonistas de β-receptor para nebulização*). Em equinos, constatou-se broncodilatação significativa com dose de 360 ou 720 μg, liberada por meio de aerossol (Derksen *et al.*, 1999). O mesmo autor também administrou 600 μg de pirbuterol/equino, com bons resultados.

Para uso em pequenos animais, adaptou-se o inalador com dosímetro utilizado para liberação de salbutamol em humanos. Contudo, não se recomenda o uso de salbutamol inalante em gatos com doença de via respiratória hiper-responsiva porque esse procedimento pode exacerbar a inflamação da via respiratória (Reinero, 2011).

Efeitos adversos dos agonistas de β-receptor

Os efeitos adversos mais comuns do uso de agonistas de β-receptor envolvem o sistema cardiovascular (taquicardia) e os músculos esqueléticos (tremores musculares) (Fox e Papich, 1989). Com o uso de agonistas de $β_1$-receptor, os efeitos cardíacos (taquicardia, palpitação, tremores) podem ser marcantes; eles também podem ser verificados quando se utilizam altas doses de agonistas de $β_2$-receptor. Em equinos, quando se faz nebulização com altas doses de agonistas de β-receptor nota-se contração muscular, sudorese e inquietação. Os agonistas de $β_2$-receptor também inibem a motilidade uterina e não devem ser utilizados no fim da gestação. No entanto, esses medicamentos são utilizados terapeuticamente para tal finalidade em situações em que pode ser desejável inibir as contrações uterinas para retardar o parto. Ademais, altas doses de agonistas de $β_2$-receptor podem causar hipopotassemia.

Como mencionado anteriormente no item *Clembuterol*, esses fármacos também apresentam propriedades que influenciam o músculo esquelético. Há relato de uso abusivo desses medicamentos em humanos e animais devido a sua capacidade de aumentar a massa muscular. Altas doses podem causar contrações musculares e hipertermia.

Tolerância com o uso prolongado

A administração regular de agonistas de β-receptor pode induzir tolerância ao medicamento, que representa uma perda na sensibilidade de receptores beta-adrenérgicos devido à infrarregulação de receptores. Isso acontece quando se administra medicamento beta-adrenérgico regularmente, por várias semanas. Portanto, é melhor utilizar esses fármacos de modo intermitente, possibilitando interrupções de tratamento e períodos livres de fármaco. Em animais, o melhor uso desses medicamentos é como tratamento de curta duração de exacerbações agudas de broncoconstrição; podem ser administrados corticosteroides, com intuito de reduzir a inflamação, para o controle por longo tempo dessa condição.

CROMOGLICATO DISSÓDICO

Ocasionalmente, utiliza-se cromoglicato para estabilizar mastócitos, em animais com hipersensibilidade em vias respiratórias. Geralmente é administrado como uma solução 2%, na forma de nebulização, no tratamento de doenças broncoconstritivas. Em humanos, é utilizado no tratamento de asma; às vezes, faz-se nebulização em equinos com auxílio de uma máscara especial para tratamento de obstrução de via respiratória recorrente (OVRR).

Mecanismo de ação

O cromoglicato impede que os mastócitos sensibilizados liberem histamina, leucotrienos e outras substâncias que causam reações de hipersensibilidade, provavelmente por interferir no transporte de cálcio através da membrana do mastócito. Não possui ação broncodilatadora intrínseca.

Uso clínico

O cromoglicato é utilizado na forma de aerossol, no tratamento de obstrução de via respiratória recorrente (OVRR), em equinos (Thomson e McPherson, 1981); ademais, melhorou alguns parâmetros clínicos de equinos com doença respiratória (Hare *et al.*, 1994). É administrado por meio de inalação, 1 vez/dia, por 1 a 4 dias, propiciando efeito terapêutico durante vários dias. Um relato indica que a nebulização de 80 mg 1 vez/dia, durante 1 a 4 dias, preveniu a ocorrência de sintomas de doença asmática em equinos, por até 3 semanas. A dose recomendada é 80 mg de uma solução 0,02%, administrada com auxílio de nebulizador ultrassônico, ou 200 mg, administrada com nebulizador de jato (Couëtil *et al.*, 2016). No entanto, em outros estudos foram obtidos resultados conflitantes. A principal desvantagem é a via e o momento de administração. Para um tratamento efetivo, *deve* ser administrado antes que o equino seja exposto ao alergênio (ação profilática). O cromoglicato atua principalmente em mastócitos (Hare *et al.*, 1994). Em animais, como as doenças de vias respiratórias podem ser acompanhadas de inflamação neutrofílica ou eosinofílica, esse tratamento pode ter relevância limitada, a menos que os mastócitos contribuam sobremaneira no desenvolvimento da doença.

Nedocromila dissódica

Nedocromila dissódica é um fármaco quimicamente não relacionado ao cromoglicato, mas tem um mecanismo de ação anti-inflamatória semelhante a. É aprovada para uso no tratamento de asma, em humanos, mas não há relato de uso em pacientes veterinários.

METILXANTINAS (XANTINAS)

As metilxantinas incluem teobromina, cafeína e teofilina. A pentoxifilina também é uma metilxantina, mas é utilizada em outras condições, não no tratamento de asma. As metilxantinas – principalmente a teofilina – são utilizadas como broncodilatadores, mas seu uso já não é comum. Anteriormente considerada o principal tratamento de asma em humanos, o uso de teofilina diminuiu devido à alta incidência de efeitos colaterais em humanos e porque há disponibilidade de medicamentos melhor tolerados e mais efetivos para tal finalidade. No entanto, às vezes a teofilina é utilizada em pequenos animais porque é bem tolerada e a sua administração oral é prática. Em equinos, ela é utilizada ocasionalmente (e pentoxifilina para outras doenças); todavia, o uso de teofilina em equinos é limitado por seus efeitos adversos e pelas suas restrições em animais que participam de corrida. Não há estudo clínico que comprove a sua eficácia em pequenos animais; o seu uso baseia-se apenas em informações pessoais subjetivas e em doses baseadas em estudos farmacocinéticos.

Ações farmacológicas

As metilxantinas são consideradas estimulantes do SNC, mas apresentam diversas ações farmacológicas em vários sistemas orgânicos (Weinberger e Hendeles, 1996). Elas causam relaxamento do músculo liso dos brônquios e possuem ação anti-inflamatória não relacionada às propriedades broncodilatadoras. Além disso, as metilxantinas apresentam efeitos não respiratórios, incluindo estímulo do SNC, diurese branda e discreto estímulo cardíaco.

Base de ação celular

A base de ação celular das metilxantinas não está totalmente esclarecida. O efeito relatado na literatura é a inibição das fosfodiesterases tipos 3 e 4 (PDE-3, PDE-4). A fosfodiesterase é a enzima que catalisa o AMP-cíclico (ou cAMP) para inativação de produtos. A inibição da enzima fosfodiesterase aumenta a concentração intracelular do nucleotídio cíclico cAMP. O cAMP inibe a liberação de mediadores inflamatórios dos mastócitos, possui efeitos anti-inflamatórios e causa relaxamento do músculo liso dos brônquios (Barnes, 2003).

Outro mecanismo de ação que pode explicar os seus benefícios na doença respiratória é o antagonismo aos receptores de *adenosina*. A adenosina causa broncoconstrição em pacientes asmáticos; todavia, esse receptor pode, também, contribuir para a ocorrência de efeitos adversos.

Ações anti-inflamatórias

Os efeitos anti-inflamatórios da teofilina podem ocorrer separadamente – e em menores concentrações – aos efeitos broncodilatadores (Barnes, 2003). Isso pode acontecer devido à menor expressão de genes inflamatórios. O tratamento com teofilina induz redução da resposta à histamina e a outros mediadores inflamatórios nas vias respiratórias. Os efeitos anti-inflamatórios da teofilina consistem em diminuição da atividade de células inflamatórias e células do sistema imune – principalmente eosinófilos – nas vias respiratórias. Os eosinófilos podem ter importante participação na resposta dos brônquios aos alergênios inalados; eles liberam mediadores inflamatórios que induzem broncoconstrição e alterações inflamatórias nas vias respiratórias.

Formulações

Há várias formulações de teofilina disponíveis, inclusive soluções aquosas injetáveis, elixir, comprimidos e cápsulas. Em pequenos animais, o uso mais conveniente é o de preparação de liberação prolongada, que possibilita a administração 2 vezes/dia, aos cães, e de 1 vez/dia ou a cada 48 h, aos gatos. Isso é discutido com mais detalhes no item *Uso clínico em cães e gatos*. Entretanto, a disponibilidade dessas formulações diminuiu muito. Como o uso de teofilina não é comum em medicina humana e como não há formulação aprovada para uso veterinário, pode ser difícil encontrar produtos para uso em animais. Exemplos de outras formulações de teofilina são mostrados na Tabela 48.2. Esses sais são utilizados com intuito de aumentar a solubilidade e reduzir a irritação gástrica. Ao definir o protocolo terapêutico (ou a dosagem), deve-se considerar o conteúdo desses sais na formulação de teofilina.

Farmacocinética

Após administração oral, a absorção da teofilina é rápida e total. A disponibilidade sistêmica é de 91%, 96 a 100% e 100%, em cães, gatos e equinos, respectivamente. A teofilina é metabolizada principalmente no fígado, em todas as espécies; apenas 10% da dose são excretados de forma inalterada na urina. As propriedades farmacocinéticas desse medicamento foram pesquisadas em várias espécies de animais; estão listadas na Tabela 48.3 e comparadas com dados obtidos em humanos.

Concentração plasmática e monitoramento clínico

A mensuração da concentração plasmática de teofilina é um procedimento disponível em vários laboratórios. Quando se administra teofilina por longo tempo recomenda-se o monitoramento, a fim de definir a dose ideal. Em cães e gatos, a concentração plasmática terapêutica aceita variação de 10 a

Tabela 48.2 Formulações de teofilina.

	Nome comercial	Porcentagem de teofilina
Teofilina base	Vários	100
Elixir de teofilina	Vários	100
Monoidrato de teofilina	Vários	90
Teofilina etilenodiamina (aminofilina)	Vários	80
Teofilinato de colina (oxtrifilina)	Choledyl®	65
Glicinato sódico de teofilina	Asbron®	50
Salicilato cálcico de teofilina	Quadrinal®	48

Tabela 48.3 Farmacocinética e doses da teofilina.

Espécie	Meia-vida (h)	Volume de distribuição (h)	Absorção oral (%)	Dose sugerida
Humanos	6 a 8	0,5	90	4 mg/kg/6 h
Cães	5,7	0,82	91	9 mg/kg/6 a 8 h ou 10 mg/kg/12 h em formulação de liberação lenta
Gatos	7,8; 11,7 (IV) 14 a 18 (oral)	0,46; 0,86	96 a 100	4 mg/kg/8 a 12 h ou 15 mg/kg (cp) e 19 mg/kg (cp), a cada 24 h (em alguns gatos pode ser possível a liberação lenta
Bovinos	6,4	0,815	93	20 mg/kg/12 h
Equinos	12 a 15	0,85 a 1,02	100	5 mg/kg/12 h

20 µg/mℓ, mas esses valores foram extrapolados de estudos em humanos. Em animais, para obter efeitos clínicos almeja-se concentração plasmática superior a 10 µg/mℓ (geralmente 10 a 20 µg/mℓ). Relata-se que concentração plasmática acima de 15 µg/mℓ causa efeitos clínicos adversos em equinos.

Pode-se constatar ação anti-inflamatória em pacientes cuja concentração do medicamento seja inferior à concentração em geral considerada para broncodilatação. Por exemplo, relata-se que em humanos a concentração de 6,6 µg de teofilina/mℓ causou redução na quantidade de eosinófilos ativados (Sullivan *et al.*, 1994). Na revisão de Barnes (2003) relatam-se efeitos anti-inflamatórios em humanos com concentração de teofilina de 5 a 10 µg/mℓ, que corresponde a, aproximadamente, metade da concentração necessária para induzir broncodilatação.

Efeitos colaterais e efeitos adversos

Efeitos adversos discretos consistem em sintomas gastrintestinais, inclusive náuseas e vômito. Os principais efeitos adversos da teofilina são atribuídos à estimulação cardíaca. Sob esse aspecto, a teofilina é mais potente do que a cafeína ou a teobromina. Os efeitos cardíacos podem ser resumidos como taquicardia, aumento discreto da contratilidade do miocárdio, melhora da função sistólica direita e esquerda, vasodilatação discreta e alguma ação diurética. Em altas doses pode ocorrer arritmia cardíaca. A estimulação do SNC é mais provável com o uso de cafeína do que como teofilina ou teobromina. No entanto, em altas doses a teofilina também pode interferir na função do SNC. Esses efeitos da teofilina são relatados em menor frequência em pequenos animais do que em humanos; todavia, podem ser comuns em equinos. Em altas doses, os efeitos relativos ao SNC podem ser caracterizados por aumento do tempo de vigília, agitação, irritabilidade, aumento de atividade e convulsões. Em altas doses ocorre redução do fluxo sanguíneo cerebral (26%), condição que pode estar relacionada à ocorrência de convulsões.

Recomenda-se cautela após a administração intravenosa rápida do medicamento, pois relata-se a ocorrência de efeitos adversos quando a injeção IV de teofilina é administrada muito rapidamente em equinos e cães. Se o fármaco for administrado por via oral, é menos provável que ocorra um alto pico de concentração plasmática (Munsiff *et al.*, 1988).

Interações medicamentosas

A teofilina é metabolizada no fígado pela ação de enzimas do citocromo P450, para sua excreção (depuração). Portanto, é possível a ocorrência de interações quando se administram outros medicamentos que interferem nesses sistemas enzimáticos. A metabolização da teofilina pode ser inibida pelos antibióticos eritromicina e fluoroquinolonas (p. ex., enrofloxacino) e pela cimetidina. A metabolização pode ser induzida por rifampicina e fenobarbital; assim, quando esses medicamentos são utilizados concomitantemente à teofilina, é necessário aumentar a dose de teofilina. O carvão ativado aumenta a depuração (*clearance*) da teofilina e de outras metilxantinas, sendo útil no tratamento de superdosagem tóxica.

Uso clínico em cães e gatos

Em cães, a teofilina é utilizada no tratamento de doenças cardíacas e respiratórias. Alguns veterinários adicionam teofilina em protocolos de controle terapêutico de insuficiência cardíaca congestiva, embora esse procedimento tenha se tornado

obsoleto em razão da disponibilidade de medicamentos cardíacos mais recentes. (Lembre-se de que a pimobendana e a milrinona, discutidas no Capítulo 21, também são inibidores da fosfodiesterase.) A teofilina também é utilizada no tratamento de colapso de traqueia intratorácico e de diversas formas de bronquite.

Comprimidos de liberação prolongada mais antigos foram avaliados em cães e gatos (Koritz *et al.*, 1986; Dye *et al.*, 1989). No entanto, recentemente esses comprimidos foram retirados do mercado e não mais se aplicam as recomendações de dose. A menor disponibilidade de formulações de liberação lenta mais antigas levou ao uso de comprimidos e cápsulas de liberação prolongada. Atualmente, não há disponibilidade desses medicamentos em muitas farmácias, condição que fez reduzir o seu uso. Se disponível, a administração oral de formulações de liberação prolongada em cães, na dose de 10 mg/kg/12 h, induz concentração medicamentosa na faixa de variação considerada terapêutica para essa espécie animal (Bach *et al.*, 2004). Estudos em gatos (Guenther-Yenke *et al.*, 2007) mostraram que uma dose de 100 mg (comprimido)/gato ou de 125 mg (cápsula)/gato (cerca de 15 mg/kg e 19 mg/kg, respectivamente), em intervalos de 24 a 48 h, mantém a concentração plasmática em uma faixa de variação considerada terapêutica.

Uso clínico em equinos

Em equinos, a administração de teofilina apresenta um estreito índice terapêutico, sendo considerada menos efetiva do que outros fármacos (Boxe 48.1). Os efeitos adversos impedem o seu uso mais frequente; ademais, devido ao efeito estimulante no SNC, o seu uso foi proibido em equinos atletas.

Apesar do risco de efeitos adversos e da eficácia questionável, a teofilina é utilizada no tratamento de obstrução de via respiratória recorrente em equinos (OVRR). Estudos realizados nos anos 1980 (Button *et al.*, 1985; Errecalde *et al.*, 1984; Ayres *et al.*, 1985; Ingvast-Larsson *et al.*, 1989; Kowalczyk *et al.*, 1984) resumiram as propriedades farmacocinéticas e os efeitos da teofilina em equinos. Prefere-se administração oral para evitar o uso da alta concentração das soluções injetáveis. Tem-se utilizado uma dose de carregamento (ou dose de ataque) de 12 mg/kg, seguida de dose de manutenção de 5 mg/kg/12 h. Um estudo mostrou que equinos acometidos manifestaram melhora da respiração ofegante, redução do esforço respiratório e melhora na P_{CO_2} e no pH sanguíneo após o tratamento com teofilina. Contudo, nenhum dos equinos retornou ao normal. Também, há evidência de que os inibidores da fosfodiesterase não são efetivos em equinos com OVRR (Lavoie *et al.*, 2006). A teofilina induz efeito cardíaco cronotrópico positivo e discreta ação diurética em equinos. Altas doses e administração intravenosa rápida do medicamento podem causar intoxicação. Os sinais tóxicos consistem em tremores, excitação, taquicardia e sudorese.

Uso clínico em bovinos

Embora seja pouca a experiência clínica com o uso de teofilina em bovinos, evidência experimental sugere que ela exerça discreta ação broncodilatadora nessa espécie (McKenna *et al.*, 1989).

MEDICAMENTOS ANTICOLINÉRGICOS

Fármacos anticolinérgicos (parassimpatolíticos/antimuscarínicos), como atropina e glicopirrolato, são broncodilatadores efetivos; o brometo de N-butilescopolamina (solução injetável) tem-se mostrado como um medicamento efetivo em equinos. (As propriedades farmacológicas dos fármacos anticolinérgicos são descritas com mais detalhes no Capítulo 8.) O estímulo colinérgico causa broncoconstrição. Os medicamentos anticolinérgicos inibem o tônus colinérgico do músculo liso do trato respiratório, mediado pelo nervo vago, porque em indivíduos asmáticos ocorre estímulo exagerado de receptores colinérgicos. Em alguns humanos, o tratamento de doença pulmonar obstrutiva crônica (DPOC) pode ser mais efetivo com o uso de medicamentos anticolinérgicos do que com fármacos agonistas de β-receptor (Barnes, 2000). Embora a atropina propicie alívio desses efeitos em muitos pacientes, os efeitos colaterais do tratamento de longa duração são inaceitáveis. Os efeitos adversos envolvem o SNC e o sistema gastrintestinal.

Uso de medicamentos anticolinérgicos em equinos

Pearson e Riebold (1989) compararam os efeitos da atropina, do isoproterenol e da teofilina em equinos com OVRR (Boxe 48.1). A atropina, na dose de 0,02 mg/kg IV, foi melhor no alívio de alguns sintomas de OVRR (redução da pressão intratorácica, por exemplo) do que teofilina ou isoproterenol. Nesse estudo, o isoproterenol foi mais efetivo do que a teofilina.

Escolha dos medicamentos

Caso se administre um medicamento anticolinérgico, deve-se utilizar aminas quaternárias, como glicopirrolato, propantelina e isopropamida, em vez de atropina, porque é menor provável que as aminas quaternárias atravessem a barreira hematencefálica; assim, os efeitos colaterais no SNC são minimizados. (Essa propriedade é discutida no Capítulo 46.)

O uso de curta duração da atropina é aceitável; tem-se utilizado a dose de 5 mg IV como teste de resposta em equinos com suspeita de OVRR. Em pacientes humanos asmáticos, o brometo de ipratrópio é uma amina quaternária efetiva como broncodilatador. É administrada na forma de aerossol; é a primeiro medicamento anticolinérgico aprovado para uso como broncodilatador. Como o ipratrópio não é absorvido pelas vias respiratórias, ele é considerado uma "atropina de uso tópico". Em equinos, é administrada no tratamento de OVRR; na dose de 2 µg/kg sua ação dura 6 h.

Brometo de N-butilescopolamina (solução injetável). Esse fármaco anticolinérgico antimuscarínico é um composto amônio quaternário aprovado pela FDA para o tratamento de alguns tipos de cólica em equinos (discutido no Capítulo 46). Efeitos adversos incluem taquicardia transitória e diminuição da motilidade intestinal. Em razão de sua ação antimuscarínica, é administrado aos equinos com OVRR, na dose única de 0,3 mg/kg IV. O início de ação é rápido (dentro de 2 min); sua ação, de curta duração, inibe a motilidade intestinal por apenas 2 h (Couëtil et al., 2012).

Efeitos adversos

Os efeitos cardíacos e a inibição da função gastrintestinal impedem o uso prolongado de atropina. Os medicamentos de uso tópico (p. ex., ipratrópio) induzem menos efeitos sistêmicos. Como esses medicamentos são utilizados em equinos, a principal preocupação é com a motilidade intestinal. Em equinos, a atropina não deve ser usada repetidas vezes porque pode ocasionar íleo adinâmico (ou íleo paralítico ou apenas íleo). O brometo de N-butilescopolamina é o preferido no tratamento de broncoconstrição aguda em equinos porque, quando se administrou uma dose (0,3 mg/kg IV), a sua ação durou menos e causou menos efeitos adversos, inclusive cardíacos e intestinais, comparativamente à atropina (de Lagarde et al., 2014).

GLICOCORTICOIDES

Os glicocorticoides reduzem a inflamação associada a doenças inflamatórias pulmonares. Em equinos, a prednisolona é efetiva no tratamento de traqueobronquite felina ("asma felina"), de doenças pulmonares não sépticas associadas com infiltrados de leucócitos (bronquite não infecciosa), bronquite alérgica, obstrução de via respiratória recorrente (OVRR) e doença inflamatória de via respiratórias (DIVR). Em humanos, considera-se o tratamento de asma com corticosteroide inalante a terapia disponível mais efetiva (Barnes, 1995b, 2006). Em um artigo, eles foram descritos como "medicamentos de combate" (Barnes, 2006); tornaram-se o principal meio de controle de asma em humanos.

Mecanismo de ação

A farmacologia dos glicocorticoides é discutida com mais detalhes no Capítulo 29; algumas propriedades imunossupressoras são discutidas no Capítulo 45. Em pacientes com doenças inflamatórias das vias respiratórias, os glicocorticoides apresentam potente ação anti-inflamatória na mucosa bronquial. Os glicocorticoides se ligam a receptores celulares e inibem a transcrição de genes produtores de mediadores (citocinas, quimocinas, molécula de adesão) envolvidos na inflamação de vias respiratórias (Rhen e Cidlowski, 2005). Em equinos com OVRR, a administração oral de dexametasona, em combinação com modificação da dieta, reduz a expressão do gene de citocinas pró-inflamatórias nas células broncoalveolares (DeLuca et al., 2008). Também, pode ser importante a diminuição da síntese de mediadores inflamatórios, como prostaglandinas, leucotrienos e fator de ativação plaquetária, causada pelos glicocorticoides (Barnes, 1995a, 1989, 2006). Os glicocorticoides apresentam ação mais marcante em neutrófilos e eosinófilos do que nos mastócitos, condição importante porque relata-se que a inflamação neutrofílica e eosinofílica é um componente relevante na doença de via respiratória de equinos e gatos (Reinero, 2011; Trzil e Reinero, 2014; Mazan, 2015; Couëtil et al., 2016; Pirie, 2014). Além disso, os glicocorticoides exacerbam a ação de agonistas adrenérgicos em β_2-receptores do músculo liso dos brônquios, por meio de alteração do receptor ou pelo aumento do relaxamento muscular depois da ligação ao receptor. Os corticosteroides podem evitar a infrarregulação de β_2-receptores. Parece haver sinergismo quando se faz uso concomitante de glicocorticoides e teofilina (Barnes, 2003).

Uso clínico

Cães

Em geral, quando há necessidade do uso de corticosteroide no tratamento de doença respiratória crônica a administração oral de prednisolona ou prednisona é a terapia de escolha. A dose anti-inflamatória típica é 0,5 a 1 mg/kg. Após um período inicial de tratamento muitos pacientes podem ser tratados com essa dose, em dias alternados (DA). Também, pode-se a administrar corticosteroides inalantes, como fluticasona liberada em inalador com dosímetro (p. ex., 110 µg 2 vezes/dia). Os medicamentos inalantes são discutidos no item *Corticosteroides inalantes*.

Gatos

Como os gatos são um tanto resistentes aos glicocorticoides, nessa espécie utiliza-se dose maior do que aquela administrada aos cães. No tratamento de asma felina utiliza-se dose oral inicial de 2 a 4 mg de prednisolona/kg/dia, durante 10 a 14 dias, seguida de 1,0 mg/kg/dia, por longo tempo (Boxe 48.2). Em gatos, deve-se utilizar prednisolona, em vez de prednisona, devido ao problema de absorção/conversão similar ao verificado em equinos (ver item *Equinos*) (Graham-Mize e Rosser, 2004). Em razão da dificuldade de administração de medicamento em gatos, alguns veterinários administram uma formulação de acetato de metilprednisolona de ação prolongada, na dose de 20 mg/gato, por via intramuscular. Os efeitos de uma injeção podem persistir por 3 semanas.

Boxe 48.2 Opções de tratamento para asma felina.

Corticosteroides:
- Prednisolona: iniciar com 1 a 2 mg/kg/12 h e, então, reduzir para a menor dose efetiva
- Acetato de metilprednisolona: 10 a 20 mg IM, em intervalos de 4 a 8 semanas
- Inalador com dosímetro (p. ex., fluticasona, na dose de um *puff* de 44 μg/12 h)

Agonistas de receptor β (para tratamento agudo):
- Terbutalina
- Salbutamol

Metilxantinas:
- Teofilina
- Aminofilina

Em gatos, os efeitos adversos representam uma preocupação no tratamento de longa duração (Boxe 48.3). Inclui-se como uma preocupação o fato de que os corticosteroides podem exacerbar ou aumentar o risco de insuficiência cardíaca congestiva nessa espécie (Smith *et al.*, 2004; Ployngam *et al.*, 2006). O mecanismo proposto para esse maior risco é a elevação da concentração plasmática de glicose, a expansão do volume e o aumento do volume plasmático. Esse aumento de volume pode ocasionar sobrecarga. Com intuito de evitar efeitos adversos sistêmicos, utilizam-se formulações de uso tópico (inalantes) (ver item *Corticosteroides inalantes*). Em gatos com asma felina e sujeitos a riscos, como doença cardíaca ou diabetes melito, o uso de ciclosporina pode ser uma alternativa (Nafe e Leach, 2015). O uso de ciclosporina em gatos é discutido com mais detalhes no Capítulo 45.

Boxe 48.3 Possíveis efeitos adversos do uso de corticosteroides em gatos.

- Alterações comportamentais
- Aumento do apetite
- Ganho de peso
- Hiperglicemia e maior risco de diabetes melito
- Aumento do volume plasmático (secundário à hiperglicemia)
- Maior risco de doença cardíaca (secundária ao aumento do volume plasmático)
- Hepatomegalia

Equinos

Em equinos, os corticosteroides são importantes no tratamento de obstrução de via respiratória recorrente (OVRR) e de doença inflamatória de via respiratória (DIVR), além do controle de condições ambientais e outras medidas (Boxe 48.1). Ambas, prednisolona e dexametasona, quando combinadas com controle ambiental, induzem efeitos benéficos no escore asmático, na hemogasometria e no escore endoscópico (Courouce-Malblanc *et al.*, 2008). Mesmo com a exposição continua ao antígeno, a administração oral de prednisolona e dexametasona melhoram a função pulmonar de equinos com obstrução de via respiratória (Leclere *et al.*, 2010). Os corticosteroides inalantes liberados por inaladores com dosímetro (discutidos no item *Corticosteroides inalantes*) são mais caros, mas são usados para minimizar o risco de efeitos adversos sistêmicos.

Em equinos, embora os corticosteroides sejam utilizados por via oral, não há disponibilidade de formulações que possibilitem a administração prática das doses, desenvolvidas especificamente para essa espécie. Em alguns casos, os comprimidos são triturados e adicionados a um veículo farmacêutico ou são misturados ao alimento (grãos). Em equinos, deve-se ter conhecimento da maneira em que o medicamento é administrado. Nesses animais, a prednisona não é absorvida e/ou não é convertida em prednisolona ativa, após a absorção (Peroni *et al.*, 2002). Assim, a preferência é pelo uso de comprimidos de prednisolona, para a administração oral. A dose oral inicial é de, aproximadamente, 2 mg/kg 1 vez/dia e, então, reduzida para 1 mg/kg. Em equinos, a dexametasona administrada por via oral é absorvida e, também, pode ser utilizada. É adicionada ao alimento fornecido ao equino ou misturada com um material pastoso. A dose oral típica de dexametasona é 0,1 a 0,05 mg/kg, 1 vez/dia e, então, é reduzida para a menor dose efetiva. Um estudo avaliou a efetividade da dexametasona na redução da expressão de citocinas inflamatórias em equinos com OVRR, utilizando dose oral decrescente de dexametasona de 0,165 mg/kg/dia a 0,04 mg/kg/dia, durante 21 dias (DeLuca *et al.*, 2008).

Injeções de 0,1 mg de dexametasona/kg induziram rápida melhora dos sinais clínicos de obstrução de via respiratória (Rush *et al.*, 1998). Nesse estudo, a administração injetável de dexametasona foi mais efetiva do que o uso de corticosteroide inalante. Em outros estudos (Leclere *et al.*, 2010; Courouce-Malblanc *et al.*, 2008) verificaram-se que a dexametasona foi mais efetiva do que a prednisolona, administrada por via oral, quanto à melhora da função pulmonar e dos achados no exame citológico do lavado broncoalveolar (LBA). A suspensão de dexametasona 21-isonicotinato foi aprovada pela FDA, para uso em equinos. É administrada na dose inicial de 0,06 mg/kg a 0,1 mg/kg IM (não é indicada para uso IV) e, então, reduzida para 0,02 a 0,05 mg/kg, 1 vez/dia ou em dias alternados. Alguns dos estudos mencionados mostraram sinais de redução da inflamação em lavado do trato respiratório. No entanto, em um estudo notou-se melhora clínica, mas não constatou melhora na citologia do LBA, tampouco nas atividades de NF-κB e AP-1 (Couëtil *et al.*, 2006). Portanto, pode haver melhora na função pulmonar em equinos com OVRR, porém nem sempre acompanhada de redução na quantidade de células inflamatórias na via respiratória ou de supressão de citocinas inflamatórias. Todavia, os veterinários especialistas em equinos concordam que os melhores resultados são obtidos quando se utiliza corticosteroide concomitante ao emprego de medidas de controle ambiental (Couëtil *et al.*, 2016; Ivester e Couëtil, 2014; Mazan, 2015). Há preocupação quanto ao fato de que a aplicação de repetidas injeções de corticosteroides em equinos pode causar efeitos adversos, como supressão da glândula adrenal, sintomas de hiperadrenocorticismo e laminite; *contudo, não há comprovação de ocorrência de laminite induzida por corticosteroide* (Robinson *et al.*, 2009). Os corticosteroides inalantes podem minimizar os riscos de efeitos adversos (ver item *Corticosteroides inalantes*).

Corticosteroides inalantes

Os glicocorticoides estão entre os medicamentos mais valiosos no tratamento de asma em humanos. Nestes, utiliza-se inalador com dosímetro para a liberação tópica do fármaco, com intuito de evitar a ocorrência de efeitos adversos sistêmicos (Derendorf *et al.*, 2002). Em uma revisão sobre o assunto, relata-se que os corticosteroides inalantes são os medicamentos mais efetivos disponíveis para o controle sintomático de asma e melhora da função pulmonar (Busse e Lemanske, 2001). Exemplos de corticosteroides na forma de aerossóis são mostrados na Tabela 48.4; incluem beclometasona, flunisolida, fluticasona, triancinolona e budesonida. A fluticasona é o mais potente (18 vezes mais que a dexametasona) e, geralmente, é o mais utilizado em medicina veterinária (Tabela 48.4). Em humanos, ocorre absorção sistêmica de apenas 18 a 26% do fármaco e há extenso efeito de primeira passagem; há alta taxa de ligação do medicamento com proteínas plasmáticas, impedindo a ação do corticosteroide na corrente sanguínea se ele for absorvido após sua liberação. Portanto, a ação sistêmica e os efeitos adversos são minimizados, mesmo que ocorra algum grau de supressão da adrenal. Ainda, em estudos com animais pode-se constatar supressão do eixo hipotálamo–hipófise–adrenal porque essa é uma mensuração muito sensível de exposição sistêmica.

Uso em equinos

Os inaladores com dosímetro de uso humano podem ser utilizados em equinos, com auxílio de um aparato de liberação com dosímetro manual adaptado para equino (Derksen *et al.*, 1996; Rush *et al.*, 2000). Um aparato de liberação usado em equinos é a máscara AeroHippus® (Trudell Medical International). Uma das limitações do uso é o custo dos produtos administrados por inalador com dosímetro; entretanto, quando o custo não é um problema, esse procedimento mostrou-se efetivo e seu uso é recomendado por especialistas em medicina equina (Couëtil *et al.*, 2016; Ivester e Couëtil, 2014; Mazan, 2015; Pirie, 2014) (Boxe 48.1).

Há evidência convincente de que o uso de corticosteroide na forma de aerossol melhora os sinais clínicos e a função pulmonar; no entanto, a ação em outros parâmetros pode ser inconsistente e depende de resultados de estudos controlados e se esses estudos foram ou não acompanhados de medidas de controle ambiental. A administração de dipropionato de beclometasona na forma de aerossol, com auxílio de inalador com dosímetro adaptado para equino, foi efetiva na redução da inflamação de via respiratória em equinos com OVRR (Rush *et al.*, 1998, 2000). Os equinos responderam ao tratamento dentro de 24 h. Em equinos, a administração de 500 µg/12 h

Tabela 48.4 Exemplos de corticosteroides disponíveis para administração com inalador com dosímetro.

Medicamento	Nome comercial	Dose liberada
Dipropionato de beclometasona	Vanceril®	40 ou 80 µg/*puff*
Budesonida	Pulmicort®	200 µg/*puff* (pó seco)
Flunisolida	Aerobid®	250 µg/*puff*
Propionato de fluticasona (mais potente)	Flovent®	44, 110 ou 220 µg/*puff*
Triancinolona acetonida	Azmacort®	100 µg/*puff*

causou menor grau de supressão de adrenal do doses maiores, além de ter propiciado efeitos benéficos. A administração de 500 µg de beclometasona a cada 12 h, durante 10 dias, melhorou a função pulmonar de equinos com OVRR, mas não os resultados do exame citológico do lavado broncoalveolar, tampouco as atividades de citocinas (Couëtil *et al.*, 2006). Nesse estudo, a ação da beclometasona inalante na função pulmonar não foi acompanhada de redução na inflamação das vias respiratórias ou da supressão dos fatores de transcrição NF-κB e AP-1.

A fluticasona também é frequentemente utilizada (Tabela 48.4). Equinos com doença asmática tratados com fluticasona apresentaram resolução dos sinais clínicos, normalização da função pulmonar e redução significativa da neutrofilia verificada no LBA. Além disso, notou-se diminuição importante na expressão de citocinas inflamatórias (Giguère *et al.*, 2002). Quando administrada na dose de 6.000 µg/12 h, a fluticasona foi tão efetiva quanto a dexametasona na prevenção de exacerbações agudas de OVRR, mas não foi tão efetiva no tratamento, como foi na prevenção (Robinson *et al.*, 2009). A fluticasona (dose inicial de 2 mil µg, 2 vezes/dia, seguida de 2 mil µg 1 vez/dia) ocasionou melhora significativa dos sinais clínicos e na função pulmonar; além disso, não causou efeitos adversos significantes nos parâmetros da imunidade humoral inata e adquirida e da imunidade mediada por célula (Dauvillier *et al.*, 2011). Atualmente, recomenda-se a dose de 1 a 8 µg de betametasona/kg/12 h ou de 1 a 6 µg de fluticasona/kg/12 h (Couëtil *et al.*, 2016).

Uso em pequenos animais

Inaladores com dosímetro também são utilizados com sucesso em pequenos animais; há um tratamento aceito para asma felina (Trzil e Reinero, 2014; Reinero, 2011) (Boxe 48.2). Para tal finalidade, tem-se utilizado a câmara AeroKat®, mencionada anteriormente, para a liberação do medicamento. Mais frequentemente, tem-se utilizado budesonida ou fluticasona em razão de sua ação mais potente (Tabela 48.4) e poucos efeitos sistêmicos. A dose diária típica de fluticasona para gatos é de 110 µg (1 *puff* de um inalador com dosímetro de 110 µg). Também, há disponibilidade de inaladores de dose maior, que liberam 220 µg; contudo, em um estudo em gatos (Cohn *et al.*, 2008) notou-se que três doses de fluticasona (44, 110 e 220 µg/gato), administradas 2 vezes/dia com auxílio de um inalador com dosímetro, foram equivalentes em um modelo experimental de asma felina.

Em um estudo, a inalação diária de 250 µg de fluticasona/gato abrandou a hipersensibilidade bronquial e a broncoconstrição em gatos com bronquite (Kirschuink *et al.*, 2006). Essa dose também diminuiu a quantidade de células inflamatórias e a concentração de prostaglandinas no lavado broncoalveolar. Quando os gatos asmáticos receberam corticosteroides, por meio de inalação, 2 vezes/dia, possibilitando 5 a 7 respirações (10 s) na câmara, notou-se menor necessidade de administração oral de prednisolona. Em gatos, avaliou-se a ocorrência de efeitos sistêmicos da flunisolida após administração por meio de inalação (Reinero *et al.*, 2006). Embora se tenha constatado algum grau de supressão do eixo hipotálamo–hipófise–adrenal (indicando alguma absorção sistêmica), não foi identificado efeito sistêmico nas células imunes (linfócitos) e na função linfocitária, fato que mostra que a inalação de flunisolida é capaz de exercer efeito local nas vias respiratórias, porém com mínima ação no sistema imune sistêmico.

ANTI-INFLAMATÓRIOS NÃO ESTEROIDES

Os anti-inflamatórios não esteroides (AINE) são indicados para alguns tipos de doença pulmonar. O mais comumente pesquisado é a flunixino meglumina. É aprovada para uso em bovinos, no tratamento de enfermidades inflamatórias respiratórias, bem como tratamento auxiliar de doença respiratória bovina (DRB); também faz parte de uma das combinações com antibióticos usadas para tratar DRB (flunixino meglumina e florfenicol).

As condições nas quais o uso de AINE pode ser benéfico incluem tromboembolismo pulmonar (para o qual utilizam-se doses antiplaquetárias de ácido acetilsalicílico); efeitos pulmonares de endotoxina em equinos e cães (para os quais utiliza-se flunixino meglumina); e DRB e doença pulmonar causada por vírus da parainfluenza 3 (PI-3) e indol 3-metil, em bovinos.

INIBIDORES DE LEUCOTRIENO

Os leucotrienos, como o LTD_4, contribuem para a inflamação de vias respiratórias por aumentar a migração de eosinófilos, induzir broncoconstrição e agravar o edema da parede da via respiratória. Os inibidores ou bloqueadores de leucotrienos são usados para tratar esses tipos de doenças de via respiratória. Eles foram discutidos com mais detalhes por Drazen et al. (1999) e revisados por Werz e Steinhilber (2006) e Peters-Golden e Henderson (2007). Relata-se que os leucotrienos não são importantes mediadores na asma felina (Norris et al., 2003). Portanto, esses inibidores podem não atuar na doença respiratória felina. No entanto, há evidência de que o LTB_4 – mais do que outros leucotrienos – pode contribuir para a inflamação de via respiratória em equinos com obstrução de via respiratória recorrente (OVRR) (Lindberg et al., 2004). Notou-se que um inibidor experimental de 5-lipo-oxigenase (fenleutona) – o qual reduz a concentração de LTB_4 – melhorou o quadro clínico de equinos com OVRR (Marr et al., 1998), o que não ocorreu com o uso de um antagonista do receptor de LTD_4 (Lavoie et al., 2002).

Inibidor da lipo-oxigenase: zileutona

A zileutona é um medicamento de uso oral para tratamento de asma em humanos. Ela inibe a enzima 5-lipo-oxigenase e, como consequência, inibe a síntese de leucotrienos inflamatórios. É um medicamento de maior ação do que os bloqueadores de receptor de leucotrieno porque ele inibe os efeitos tanto do LTB_4 quanto dos leucotrienos cisteinil (LTC_4, LTD_4, LTE_4). Todavia, é menos efetivo do que os bloqueadores de receptor de leucotrieno (ver item *Bloqueadores de receptor de leucotrieno*), pois na dose administrada ele não causa supressão total da enzima 5-lipo-oxigenase. Em humanos, o perfil de segurança não é tão bom quanto o de bloqueadores de receptor. Não há relato de eficácia da zileutona nas doenças respiratórias de animais. A dose recomendada para humanos é 600 mg/6 h; em alguns estudos com animais a dose utilizada é extrapolada dessa dose de humanos. Há estudos sobre o tratamento de outras doenças de animais (p. ex., dermatite alérgica), mas a zileutona não se mostrou efetiva. Em alguns pacientes humanos, o seu uso foi associado ao desenvolvimento de hepatite.

Bloqueadores de receptor de leucotrieno

Zafirlucaste, pranlucaste e montelucaste são bloqueadores de receptor de leucotrieno de uso oral, utilizados no tratamento de asma. Eles bloqueiam o receptor de leucotrieno cisteinil e, assim, bloqueiam os efeitos de LTC_4, LTD_4 e LTE_4 – principalmente no sítio receptor $CysLT_1$ –, mas eles não bloqueiam receptor do leucotrieno LTB_4 (Drazen et al., 1999). O receptor $CysLT_1$ atua como mediador da broncoconstrição sustentada, secreção de muco e formação de edema nas vias respiratórias (PetersGolden e Henderson, 2007). Em geral, esses medicamentos são bem tolerados por humanos; contudo, há alguma interação medicamentosa com o zafirlucaste (inibição de enzimas do citocromo P450 [CYP450]). O montelucaste causa poucos efeitos adversos em humanos e menos risco de interação medicamentosa do que o zafirlucaste. Não há relato de eficácia do uso desses fármacos no tratamento de doença respiratória em animais. Não foi definida a dose de zafirlucaste em animais, mas a dose recomendada aos humanos é 20 mg/paciente, 2 vezes/dia; as doses de montelucaste são: 5 mg para crianças e 10 mg para adultos.

MEDICAMENTOS EXPECTORANTES E MUCOLÍTICOS

Os expectorantes e os mucolíticos pertencem a um diverso grupo de compostos que, supõe-se, apresentam muitos benefícios; no entanto, poucos estudos clínicos documentaram sua eficácia. Esses medicamentos são utilizados para aumentar a excreção de secreção bronquial, exacerbar a eliminação de exsudato bronquial e induzir tosse mais produtiva (i. e., maior expectoração de secreção). Alguns desses fármacos são tradicionalmente utilizados em medicina veterinária, mas sua eficácia não foi comprovada.

Expectorantes salinos

Esses medicamentos favorecem o estímulo da secreção de muco bronquial via uma ação reflexa mediada pelo nervo vago na mucosa gástrica. Embora não haja estudo bem elaborado que comprove a ação expectorante desses produtos, principalmente dos compostos de amônio, a estimulação do estômago parece desencadear um reflexo que estimula a secreção bronquial. No entanto, para alguns desses fármacos, como o iodeto de potássio, a dose clínica utilizada é muito baixa para ser efetiva. Exemplos de expectorantes são: cloreto de amônio, carbonato de amônio, iodeto de potássio, iodeto de cálcio e di-hidroiodeto de etilenodiamina (EDDI). Dentre esses compostos, o EDDI é o mais conhecido pelos veterinários porque ele também é adicionado ao alimento de bovinos com intuito de reduzir a ocorrência de podridão do casco, actinomicose (causada por *Actinomyces bovis*), actinobacilose (causada por *Actinobacillus lignieresi*) e bronquite. Há escassa evidência científica publicada de efeito benéfico.

Estimulantes de ação direta

Acredita-se que os óleos voláteis, como óleo de eucalipto (presente em várias marcas de pastilhas) e óleo de limão, atuem diretamente aumentando a secreção no trato respiratório. Em medicina veterinária, a sua eficácia clínica é desconhecida.

Guaifenesina (guaiacolato de glicerila) e guaiacol

Os compostos de guaifenesina tipicamente são classificados como relaxantes musculares, em anestesia, e como adjuvantes anestésicos, mas também podem ter ação expectorante. A ação anestésica é discutida no Capítulo 14. O seu mecanismo de ação não foi esclarecido, mas é possível que esses compostos estimulem a secreção bronquial por meio de mecanismos que envolvem o nervo vago. Embora a guaifenesina esteja presente em vários medicamentos para tosse de venda livre, a sua eficácia é altamente questionável porque a maioria das preparações não contém uma concentração (dose) suficientemente alta. Estudos que avaliaram a ação expectorante da guaifenesina não constataram alteração no volume ou na viscosidade da secreção bronquial; contudo, ela pode acelerar a eliminação de partículas das vias respiratórias.

As formulações utilizadas em humanos, mas não avaliadas em animais, possuem concentrações maiores do que aquelas de medicamentos de venda livre mais antigos. Os produtos de uso humano que possuem maior concentração são: Mucinex® (comprimidos de 600 mg e 1.200 mg), Mucinex-D® (com pseudoefedrina) e Mucinex-DM® (com dextrometorfano). Os comprimidos de medicamentos de venda livre mais antigos contêm, tipicamente, 100 mg.

Acetilcisteína

A acetilcisteína está disponível na forma de solução 10%, que pode ser administrada por meio de nebulização. É utilizada em pacientes humanos com doença obstrutiva de vias respiratórias, bem como em crianças com fibrose cística, a fim de auxiliar na limpeza do muco. A sua ação mucolítica se deve à interação dos grupos sulfidrila, expostos no composto, com as ligações dissulfeto da mucoproteína (Ziment, 1988). A acetilcisteína auxilia na dissolução do muco do trato respiratório, reduz a viscosidade do muco e exacerba a sua expectoração. A acetilcisteína pode, também, aumentar a concentração de glutationa, que inativa radicais livres oriundos do oxigênio. Na Europa e no Brasil, esse medicamento também está disponível par uso oral. Em pacientes humanos pediátricos, faz-se a nebulização com 2 a 4 mℓ de solução de N-acetilcisteína 10%, 3 ou 4 vezes/dia. No entanto, em gatos não se recomenda o uso de acetilcisteína na forma de nebulização porque pode causar efeitos adversos, bem como aumentar a resistência das vias respiratórias (Reinero et al., 2011).

Outras indicações de uso da acetilcisteína. Como mencionado anteriormente, a acetilcisteína também pode aumentar a concentração de glutationa, que inativa radicais livres oriundos do oxigênio. Essa propriedade da acetilcisteína possibilita o seu uso no tratamento de alguns tipos de intoxicação. A condição tóxica mais comum é a intoxicação pelo paracetamol, em gatos.

Demulcentes

Muitos medicamentos de venda livre são preparados em base oleosa ou de xarope, a fim de propiciar uma ação demulcente (efeito calmante). Em geral, são utilizados para "acalmar" a faringe e, assim, podem ter uma ação antitussígena. É provável que os remédios caseiros, como mel misturado com chá de ervas ou com bebida alcoólica destilada, tenham esse efeito.

DESCONGESTIONANTES

Os descongestionantes são utilizados para "secar" as membranas mucosas, quando há rinorreia (em humanos, causada por resfriado comum e rinite alérgica). Os descongestionantes são fármacos simpatomiméticos que, diretamente, estimulam receptores alfa-adrenérgicos e, indiretamente, aumentam a liberação de norepinefrina. Quando ocorre estímulo dos α-receptores das membranas mucosas, ocorre vasoconstrição, condição que resulta em ação descongestionante. Também, os α-receptores estão presentes em diversos tecidos corporais, inclusive no esfíncter da bexiga, artérias e veias periféricas, vasos coronarianos e miocárdio. Portanto, o estímulo desses receptores pode ocasionar consequências cardiovasculares adversas. A farmacologia dos agonistas adrenérgicos é discutida com mais detalhes no Capítulo 7.

Descongestionantes de uso tópico

Os descongestionantes de uso tópico de curta ação incluem fenilefrina e fenilpropanolamina, as quais são componentes comuns de *sprays* de uso nasal de venda livre. A aplicação desses produtos pode, também, ser tópica, com o intuito de reduzir hemorragia ou sangramento associado a alguns procedimentos cirúrgicos (p. ex., cirurgia de osso turbinado nasal em equinos e cães). Alguns descongestionantes de uso tópico apresentam, particularmente, longa ação, como a oximetazolina e a xilometazolina. É preciso ter cuidado quando se utiliza esse tipo de descongestionante de uso tópico por um longo período. Podem ocorrer hiperemia e inflamação de rebote quando o efeito do medicamento diminui, resultando em agravamento do problema. Em animais, é raro o uso clínico desses fármacos para anormalidades nasais porque a sua aplicação é difícil e não é prática.

Descongestionantes sistêmicos

Há décadas, o uso sistêmico de agonistas adrenérgicos como descongestionantes é uma prática comum em medicina. Em medicina humana, medicamentos para resfriado e alergia de venda livre (*i. e.*, sem necessidade de receita médica) contêm efedrina, o isômero da pseudoefedrina, ou uma substância similar, a fenilpropanolamina (PPA). Os efeitos colaterais da administração oral desses medicamentos são vasoconstrição e elevação da pressão sanguínea, em indivíduos suscetíveis, e excitação. É possível ocorrer alteração da frequência cardíaca devido ao estímulo direto (*i. e.*, aumento da frequência cardíaca) ou à vasoconstrição (*i. e.*, diminuição da frequência cardíaca). Em cães, pode ocorrer intoxicação por PPA devido à exposição acidental ou à dose terapêutica. Esses efeitos foram descritos em relatos de exposição, em cães (Peterson *et al.*, 2011). Em cães, os sinais clínicos de intoxicação consistiam em efeitos cardiovasculares (taquicardia, bradicardia hipertensão), sintomas gastrintestinais (vômito, salivação e anorexia) e sintomas de SNC (agitação, tremores musculares e midríase). Em pacientes humanos há alguns problemas com o uso abusivo (vício) desses medicamentos, fato que tem limitado a disponibilidade desses produtos em medicina veterinária.

A preparação original de fenilpropanolamina de venda livre já não é utilizada há tempo – os nomes comerciais populares eram Dexatrim® e Acutrim® (supressores do apetite) e Propagest® e Rhindecon® (descongestionantes). Um estudo realizado no ano 2000 sugeriu que a fenilpropanolamina, supressor do apetite e, possivelmente, descongestionante, é um fator de risco para acidente vascular cerebral (AVC) hemorrágico em mulheres (Kernan *et al.*, 2000). Em razão do risco de AVC hemorrágico em mulheres, esses produtos foram amplamente retirados do comércio, em farmácia humana, mas atualmente há preparações de uso veterinário desses medicamentos para tratamento de incontinência urinária (ver item *Uso de descongestionantes no tratamento de incontinência urinária*).

Outra importante preocupação relativa ao uso de produto descongestionante de venda livre é o desvio da finalidade do uso de metanfetamina. Fenilpropanolamina, efedrina e pseudoefedrina são utilizadas como matéria-prima para a produção ilegal de metanfetamina em locais conhecidos como *meth labs* (laboratórios de metanfetamina), para "venda na rua". A estrutura da pseudoefedrina é muito parecida com a da metanfetamina. Em razão do desvio de finalidade do uso, a quantidade de pseudoefedrina (a única atualmente disponível como medicamento de venda livre) que pode ser comprada é limitada, na maioria das farmácias. Em alguns estados, a pseudoefedrina pode ser obtida sem receita médica, mas ela deve ser preparada e seu uso avaliado por farmacêuticos (*behind the conter*). A pseudoefedrina foi excluída de todos os fármacos de venda livre e substituída por fármacos menos efetivos.

Uso de descongestionantes no tratamento de incontinência urinária

Embora esses medicamentos raramente sejam utilizados como descongestionantes de seios nasais, em medicina veterinária, eles são comumente usados no tratamento de incontinência em cães. A ação da fenilpropanolamina (PPA) e de outros agonistas simpatomiméticos, como a pseudoefedrina, no tratamento de incontinência urinária se deve ao estímulo do receptor alfa-adrenérgico – que aumenta o tônus do esfíncter urinário, e aos seus efeitos no receptor beta-adrenérgico – que relaxa o músculo detrusor da parede da bexiga, possibilitando acúmulo de maior volume de urina na bexiga.

O fármaco mais comumente utilizado para tal finalidade é a fenilpropanolamina (PPA) (Moreau e Lappin, 1989). A PPA foi testada e aprovada pela FDA para tratamento de incontinência em cães. As formulações de PPA comercializadas para tratamento de incontinência urinária em cães estão disponíveis na forma de comprimidos mastigáveis e líquidos. A dose oral é, aproximadamente, 2 mg/kg/12 h, mas em alguns cães pode ser reduzida a 1 mg/kg ou administrada com menor frequência.

ESTIMULANTES RESPIRATÓRIOS

O doxapram estimula a respiração por meio de estimulação direta do centro respiratório bulbar e ativação dos quimiorreceptores aórtico e carotídeo para aumentar a sensibilidade ao dióxido de carbono. Esses receptores são sensíveis às alterações no teor de dióxido de carbono que, por sua vez, estimula o centro respiratório. O doxapram é utilizado principalmente em emergências, durante anestesia, ou para abrandar os efeitos depressores respiratórios de alguns medicamentos (p. ex., opiáceos, barbituratos).

Em equinos, o principal uso de doxapram é no tratamento de acidose respiratória em potros. A síndrome encefalopatia hipóxico-isquêmica (asfixia perinatal ou síndrome do "desajuste" neonatal) é comum em potros neonatos. Administra-se dose inicial de 0,5 mg de doxapram/kg IV, seguida de infusão IV em taxa constante de 0,03 ou 0,08 mg/kg/min, ao longo de 20 min (Giguère *et al.*, 2007). Essa medicação restabelece a ventilação normal, aumenta o pH sanguíneo, a Pa_{O_2} e a frequência respiratória de potros neonatos, em um modo dose-dependente. Em um estudo clínico realizado pelos mesmos pesquisadores (Giguère *et al.*, 2008), constatou-se que a dose de 0,02 a 0,05 mg/kg/min, em taxa de infusão IV constante, em potros com acidose respiratória causada pela síndrome da asfixia neonatal

melhorou a frequência respiratória, a ventilação e a Pa_{CO_2}. O doxapram também é utilizado em potros neonatos, como estimulante, para aumentar sua capacidade de sucção logo após o nascimento e, subsequentemente, reduzir a incidência de falha na transferência passiva de imunoglobulinas (ou transferência de imunidade passiva).

REFERÊNCIAS BIBLIOGRÁFICAS

Arroyo MG, Cou¨etil LL, Nogradi N, Kamarudin MM, Ivester KM. (2016). Efficacy of inhaled levalbuterol compared to albuterol in horses with recurrent airway obstruction. *J Vet Intern Med*. 30, 1333–1337.

Ayres JW, Pearson EG, Riebold TW, Chang SF. (1985). Theophylline and dyphylline pharmacokinetics in the horse. *Am J Vet Res*. 46, 2500–2506.

Bach JE, Kukanich B, Papich MG, McKiernan BC. (2004). Evaluation of the bioavailability and pharmacokinetics of two extended-release theophylline formulations in dogs. *J Am Vet Med Assoc*. 224, 1113–1119.

Barnes PJ. (1989). A new approach to the treatment of asthma. *N Eng J Med*. 321, 1517–1527.

Barnes PJ. (1995a). Molecular mechanisms of antiasthma therapy. *Ann Med*. 27, 531–535.

Barnes PJ. (1995b). Inhaled corticosteroids for asthma. *N Engl J Med*. 332, 868–875.

Barnes PJ. (2000). Chronic obstructive pulmonary disease. *N EnglJ Med*. 343, 269–280.

Barnes PJ. (2003). Theophylline: New perspectives for an old drug. *Am J Resp Crit Care Med*. 167, 813–818.

Barnes PJ. (2006). Corticosteroids: The drugs to beat. *Eur J Pharmacol*. 533, 2–14.

Benitez ME, Roush JK, KuKanich B, McMurphy R. (2015) Pharmacokinetics of hydrocodone and tramadol administered for control of postoperative pain in dogs following tibial plateau leveling osteotomy. *Am J Vet Res*. 76, 763–770.

Busse WW, Lemanske RF. (2001). Asthma. *N EnglJ Med*. 344, 350–362.

Button C, Errecalde JO, Mulders SG. (1985). Loading and maintenance dosage regimens for theophylline in horses. *J Vet Pharmacol Therap*. 8, 328–330.

Carlos L, Davis M. (2007). Does clenbuterol positively affect racing horses? *Equine Vet Educ*. 19, 228–230.

Chong LK, Chess-Williams R, Peachell PT. (2002). Pharmacological characterisation of the β-adrenoceptor expressed by human lung mast cells. *Eur J Pharmacol*. 437, 1–7.

Christie GJ, Strom PW, Rourke JE. (1980). Butorphanol tartrate: an new antitussive agent for use in dogs. *Vet Med Small Anim Clin*. 75, 1559–1562.

Cohn LA, DeClue AE, Cohen RI, Reinero CR. (2008). Dose effects of fluticasone propionate in an experimental model of feline asthma. [abstract #24] *ACVIM Forum*, San Antonio, TX.

Couëtil LL, Art T, Moffarts B, Becker M, Mélotte D, Jaspar F, Bureau F, Lekeux P. (2006). Effect of beclomethasone dipropionate and dexamethasone isonicotinate on lung function, bronchoalveolar lavage fluid cytology, and transcription factor expression in airways of horses with recurrent airway obstruction. *J Vet Intern Med*. 20, 399–406.

Couëtil LL, Cardwell JM, Gerber V, Lavoie JP, Le´guillette R, Richard EA. (2016). Inflammatory airway disease of horses – revised consensus statement. *J Vet Intern Med*. 30, 503–515.

Couëtil L, Hammer J, Miskovic Feutz M, Nogradi N, Perez-Moreno C, Ivester K. (2012). Effects of N-butylscopolammonium bromide on lung function in horses with recurrent airway obstruction. *J Vet Intern Med*. 26, 1433–1438.

Courouce-Malblanc A, Fortier G, Pronost S, Siliart B, Brachet G. (2008). Comparison of prednisolone and dexamethasone effects in the presence of environmental control in heaves-affected horses. *Vet J*. 175, 227–233.

Dauvillier J, Felippe MJ, Lunn DP, A. Lavoie-Lamoureux A, Leclère M, Beauchamp G, J-P Lavoie. (2011). Effect of long-term fluticasone treatment on immune function in horses with heaves. *J Vet Intern Med.* **25**, 549–557.

de Lagarde M, Rodrigues N, Chevigny M, Beauchamp G, Albrecht B, Lavoie JP. (2014). N-butylscopolammonium bromide causes fewer side effects than atropine when assessing bronchoconstriction reversibility in horses with heaves. *Equine Vet J.* **46**, 474–478.

DeLuca L, Erb HN, Yong JC, Perkins GA, Ainsworth DM. (2008). The effect of adding oral dexamethasone to feed alterations on the airway cell inflammatory gene expression in stabled horses affected with recurrent airway obstruction. *J Vet Intern Med.* **22**, 427–435.

Derendorf H, Hochhaus G, Krishnaswami S, Möllmann H. (2002) Systemic disposition and effects of inhaled corticosteroids. In Schleimer RP, O'Byrne PM, Szefler SJ, Brattsand R. (eds), *Lung Biology in Health and Disease: Inhaled Steroids in Asthma*, Vol. **163**. New York, Marcel Dekker. 247–272.

Derksen FJ, Olzewski M, Robinson NE, Berney C, Lloyd JW, Hakala J, Matson C, Ruth D. (1996). Use of a hand-held, metered dose aerosol delivery device to administer pirbuterol acetate to horses with heaves. *Equine Vet J.* **28**, 306–310.

Derksen FJ, Olzewski M, Robinson NE, Berney C, Hakala JE, Matson CJ, Ruth DT. (1999). Aerosolized albuterol sulfate used as a bronchodilator in horses with recurrent airway obstruction. *Am J Vet Res.* **60**, 689–693.

Derksen FJ, Scott JS, Slocombe RF, Robinson NE. (1987). Effect of clenbuterol on histamine-induced airway obstruction in ponies. *Am J Vet Res.* **48**, 423–426.

Drazen JM, Israel E, O'Byrne PM. (1999). Treatment of asthma with drugs modifying the leukotriene pathway. *N Engl J Med.* **340**, 197–206.

Dye JA, McKiernan, Jones SD, Neff-Davis CA, Koritz GD. (1989). Sustained-release theophylline pharmacokinetics in the cat. *J Vet Pharmacol Therap.* **12**, 133–140.

Errecalde JO, Button C, Baggot JD, Mulders MS. (1984). Pharmacokinetics and bioavailability of theophylline in horses. *J Vet Pharmacol Therap.* **7**, 255–263.

Ferraz GC, Teixeira-Neto AR, D'Angelis FH, Lacerda-Neto JC, Queiroz-Neto A. (2007) Effect of acute administration of clenbuterol on athletic performance in horses. *J Equine Vet Sci.* **27**, 446–449.

Fox PR, Papich MG. (1989). Complications of cardiopulmonary drug therapy. In Kirk RW, Bonagura J. (eds), *Current Veterinary Therapy X*. Philadelphia, WB Saunders Co. 308–315.

Giguère S, Sanchez LC, Shih A, Szabo NJ, Womble AY, Robertson SA. (2007). Comparison of the effects of caffeine and doxapram on respiratory and cardiovascular function in foals with induced respiratory acidosis. *Am J Vet Res.* **68**, 1407–1416.

Giguère S, Slade JK, Sanchez LC. (2008). Retrospective comparison of caffeine and doxapram for the treatment of hypercapnia in foals with hypoxic-ischemc encephalopathy. *J Vet Intern Med.* **22**, 401–405.

Giguère S, Viel L, Lee E, MacKay RJ, Hernandez J, Franchini M. (2002). Cytokine induction in pulmonary airways of horses with heaves and effect of therapy with inhaled fluticasone propionate (2002). *Vet Immunol Immunopath.* **85**, 147–158.

Gingerich DA, Rourke JE, Strom PW. (1983). Clinical efficacy of butorphanol injectable and tablets. *Vet Med Small Anim Clin.* **78**, 179–182.

Graham-Mize CA, Rosser EJ. (2004). Bioavailability and activity of prednisone and prednisolone in the feline patient (abstract). *Vet Dermatol.* **15** (Suppl. 1), 9.

Guenther-Yenke CL, McKiernan BC, Papich MG, Powell E. (2007). Pharmacokinetics of an extended release theophylline product in cats. *J Am Vet Med Assoc.* **231**, 900–906.

Hare JE, Viel L, O'Byrnes PM, Conlon PD. (1994). Effect of sodium cromoglycate on light racehorses with elevated metachromatic cell numbers on bronchoalveolar lavage and reduced exercise tolerance. *J Vet Pharmacol Therap.* **17**, 237–244.

Hawkins EC, Papich MG. (2014). Respiratory drug therapy. In Bonagura JD, Twedt DC. (eds), *Kirk's Current Veterinary Therapy XV*. Philadelphia, Saunders-Elsevier. 622–628.

Huang H, Gazzola C, Pegg GG, Sillence MN. (2000). Differential effects of dexamethasone and clenbuterol on rat growth and on beta2-adrenoceptors in lung and skeletal muscle. *J Anim Sci.* **78**, 604–608.

Ingvast-Larsson C, Kallings P, Appelgren LE, Wiese B. (1989). Pharmacokinetics and cardio-respiratory effects of oral theophylline in exercised horses. *J Vet Pharmacol Therap.* **12**, 189–199.

Ivester KM, Couëtil LL. (2014). Management of chronic airway inflammation in the horse: A systematic review. *Equine Vet Educ.* **26**, 647–656.

Kearns CF, McKeever KH, Malinowski KA. (2006). Changes in adipopnectin, leptin, and fat mass after clenbuterol treatment in horses. *Med Sci Sports Exercise.* **38**, 262–267.

Kernan WN, Viscoli CM, Brass LM, Broderick JP, Brott T, Feldmann E, Morgenstern LB, Wilterdink JL, Horwitz R. (2000). Phenylpropanolamine and the risk of hemorrhagic stroke. *N Engl J Med.* **343**, 1826–1832.

Kirschuink N, Leemans J, Delvaux F, Snaps F, Jaspart S, Evrard B, Delattre L, Cambier C, Clerex C, Gustin P. (2006). Inhaled fluticasone reduces bronchial responsiveness and airway inflammation in cats with mild chronic bronchitis. *J Feline Med Surg.* **8**, 45–54.

Koritz GD, McKiernan BC, Neff-Davis CA, Munsiff IJ. (1986). Bioavailability of four slow-release theophylline formulations in the Beagle dog. *J Vet Pharmacol Therap.* **9**, 293–302.

Kowalczyk DF, Beech J, Littlejohn D. (1984). Pharmacokinetic disposition of theophylline in horses after intravenous administration. *Am J Vet Res.* **45**, 2272–2275.

KuKanich B. (2010). Pharmacokinetics of acetaminophen, codeine, and the codeine metabolites morphine and codeine-6-glucuronide in healthy Greyhound dogs. *J Vet Pharmacol Therap.* **33**, 15–21.

KuKanich B, Papich MG. (2004a). Plasma profile and pharmacokinetics of dextromethorphan after intravenous and oral administration in healthy dogs. *J Vet Pharmacol Therap.* **27**, 337–341.

KuKanich B, Papich MG. (2004b). Pharmacokinetics of tramadol and the metabolite O-desmethyltramadol in dogs. *J Vet Pharmacol Therap.* **27**, 239–46.

Lavoie J-P, Leguillette R, Pasloske K, Charette L, Sawyer N, Guay D, Murphy T, Hickey GJ. (2002). Comparison of effects of dexamethasone and the leukotriene D4 receptor antagonist L-708,738 on lung function and airway cytologic findings in horses with recurrent airway obstruction. *Am J Vet Res.* **63**, 579–585.

Lavoie J-P, Pasloske K, Joubert P, Cordeau ME, Mancini J, Girard Y, Friesen RW, Frenette R, Blouin M, Young RN, Hickey G. (2006). Lack of clinical efficacy of a phosphodiesterase-4 inhibitor for treatment of heaves in horses. *J Vet Intern Med.* **20**, 175–181.

Leclere M, Lefebvre-Lavoie J, Beauchamp G, Lavoie J-P. (2010). Efficacy of oral prednisolone and dexamethasone in horses with recurrent airway obstruction in the presence of continuous antigen exposure. *Equine Vet J.* **42**, 316–321.

Lindberg Å, Robinson E, Näsman-Glaser B, Jensen-Waern M, Lindgren JÅ. (2004). Assessment of leukotriene B4 production in leukocytes from horses with recurrent airway obstruction. *Am J Vet Res.* **65**, 289–295.

Marr KA, Lees P, Page CP, Cunningham FM. (1998). Effect of the 5-lipooxygenase inhibitor, fenleuton, on antigen-induced neutrophil accumulation and lung function changes in horses with chronic obstructive pulmonary disease. *J Vet Pharmacol Therap.* **21**, 241–246.

Mazan MR. (2015). Update on noninfectious inflammatory diseases of the lower airway. *Vet Clin North Am Equine Pract.* **31**, 159–185.

McKenna DJ, Koritz GD, Neff-Davis CA, Langston VC, Berger LL. (1989). Field trial of theophylline in cattle with respiratory tract disease. *J Am Vet Med Assoc.* **195**, 603–605.

Mersmann HJ. (1998). Overview of the effects of beta-adrenergic receptor agonists on animal growth including mechanisms of action. *J Anim Sci.* **76**, 160–172.

Moreau PM, Lappin MR. (1989). Pharmacologic management of urinary incontinence. In Kirk RW. (ed.), *Current Veterinary Therapy X*. Philadelphia, WB Saunders Co. 1214–1222.

Morjaria JB, Dickinson RS, Morice AH. (2012). Novel antitussive strategies. *Drug Disc Today.* **18**, 380–388.

Munsiff IJ, McKiernan BC, Neff-Davis CA, Koritz GD. (1988). Determination of the acute oral toxicity of theophylline in conscious dogs. *J Vet Pharm Ther.* **11**, 381–389.

Nafe LA, Leach SB. (2015). Treatment of feline asthma with ciclosporin in a cat with diabetes mellitus and congestive heart failure. *J Feline Med Surg.* **17**, 1073–1076.

Norris CR, Decile KC, Berghaus LJ, Berghaus RD, Walby WF, Schelegle ES, Hyde DM, Gershwin LJ. (2003). Concentrations of cysteinyl leukotrienes in urine and bronchoalveolar lavage fluid of cats with experimentally induced asthma. *Am J Vet Res.* **64**, 1449–1453.

Norton JL, Jackson K, Chen JW, Boston R, Nolen-Walston RD. (2013). Effect of clenbuterol on tracheal mucociliary transport in horses undergoing simulated long-distance transportation. *J Vet Intern Med.* **27**, 1523–1527.

Pearson EG, Riebold TW. (1989). Comparison of bronchodilators in alleviating clinical signs in horses with chronic obstructive pulmonary disease. *J Am Vet Med Assoc.* **194**, 1287–1291.

Peroni DL, Stanley S, Kollias-Baker C, Robinson NE. (2002). Prednisone per os is likely to have limited efficacy in horses. *Equine Vet J.* **34**, 283–287.

Peters AR. (1989). Beta-agonists as repartitioning agents. A review. *Vet Rec.* **124**, 417–420.

Peters-Golden M, Henderson WR. (2007). Leukotrienes. *N Engl J Med.* **357**, 1841–1854.

Peterson KL, Lee JA, Hovda LR. (2011). Phenylpropanolamine toxicosis in dogs: 170 cases (2004–2009). *J Am Vet Med Assoc.* **239**, 1463–1469.

Pirie RS. (2014). Recurrent airway obstruction: a review. *Equine Vet J.* **46**, 276–288.

Ployngam T, Tobias AH, Smith SA, Torres SM, Ross SJ. (2006). Hemodynamic effects of methylprednisolone acetate administration in cats. *Am J Vet Res.* **67**, 583–587.

Pozzi A, Muir WW, Traverso F. (2006). Prevention of central sensitization and pain by N-methyl-D-aspartate receptor antagonists. *J Am Vet Med Assoc.* **228**, 53–60.

Read JR, Boston RC, Abraham G, Bauquier SH, Soma LR, Nolen-Walston RD. (2012). Effect of prolonged administration of clenbuterol on airway reactivity and sweating in horses with inflammatory airway disease. *Am J Vet Res.* **73**, 140–145.

Reinero CR. (2011). Advances in the understanding of pathogenesis, and diagnostics and therapeutics for feline allergic asthma. *Vet J.* **190**, 28–33.

Reinero CR, Brownlee L, Decile KC, Seguin B, Berghaus RD, Nelson RW, Gershwin LJ. (2006). Inhaled flunisolide suppresses the hypothalamic-pituitary-adrenal axis, but has minimal systemic immune effects in healthy cats. *J Vet Intern Med.* **20**, 57–64.

Reinero CR, Delgado C, Spinka C, DeClue AE, Dhand R. (2009). Enantiomer-specific effects of albuterol on airway inflammation in healthy and asthmatic cats. *Int Arch Allergy Immunol.* **150**, 43–50.

Reinero CR, Lee-Fowler TM, Dodam JR, Cohn LA, DeClue AE, Guntur VP. (2011). Endotracheal nebulization of N-acetylcysteine increases airway resistance in cats with experimental asthma. *J Feline Med Surg.* **13**, 69–73.

Rhen T, Cidlowski JA. (2005). Antiinflammatory action of glucocorticoids - new mechanisms for old drugs. *N Engl J Med.* **353**, 1711–1723.

Robinson NE, Berney C, Behan A, Derksen FJ. (2009). Fluticasone propionate aerosol is more effective for prevention than treatment of recurrent airway obstruction. *J Vet Intern Med.* **23**, 1247–1253.

Rush BR, Raub ES, Rhoads WS, Flaminio MJ, Matson CJ, Hakala JE, Gillespie JR. (1998). Pulmonary function in horses with recurrent airway obstruction after aerosol and parenteral administration of beclomethasone dipropionate and dexamethasone, respectively. *Am J Vet Res.* **59**, 1039–1043.

Rush BR, Raub ES, Thomsen MM, Davis EG, Matson CJ, Hakala JE. (2000). Pulmonary function and adrenal gland suppression with incremental doses of aerosolized beclomethasone dipropionate in horses with recurrent airway obstruction. *J Am Vet Med Assoc.* **217**, 359–364.

Shapland JE, Garner HE, Hatfield DG. (1981). Cardiopulmonary effects of clenbuterol in the horse. *J Vet Pharmacol Therap.* **4**, 43–50.

Smith SA, Tobias AH, Fine DM, Jacob KA, Ployngam T. (2004). Corticosteroid-associated congestive heart failure in 12 cats. *Int J Appl Res Vet Med.* **2**, 159–170.

Sullivan P, Jaffar Z, Page C, Costello J, Bekir S, Jeffery P. (1994). Anti-inflammatory effects of low-dose theophylline in atopic asthma. *Lancet.* **343**, 1006–1008.

Takahama K, Shirasaki T. (2007). Central and peripheral mechanisms of narcotic antitussives: Codeine-sensitive and -resistant coughs. *Cough.* **3**, 1–8.

Tesarowski DV, Viel L, McDonell WN, Newhouse MT. (1994). The rapid and effective administration of a beta-2 agonist to horses with heaves using a compact inhalation device and metered dose inhalers. *Can Vet J.* **35**, 170–173.

Thompson JA, Eades SC, Chapman AM, Paulsen DB, Barker SA, McConnico RS. (2012). Effects of clenbuterol administration on serum biochemical, histologic, and echocardiographic measurements of muscle injury in exercising horses. *Am J Vet Res.* **73**, 875–883.

Thomson JR, McPherson EA. (1981). Prophylactic effects of sodium cromoglycate on chronic obstructive pulmonary disease in the horse. *Equine Vet J.* **13**, 243–246.

Törneke K, Ingvast Larsson C, Appelgren L-E. (1998). A comparison between clenbuterol, salbutamol and terbutaline in relation to receptor binding and in vitro relaxation of equine tracheal muscle. *J Vet Pharmacol Therap.* **21**, 388–392.

Trzil JE, Reinero CR. (2014). Update on feline asthma. *Vet Clinics North Am Small Anim Pract.* **44**, 91–105.

Weinberger M, Hendeles L. (1996). Theophylline in asthma. *N Engl J Med.* **334**, 1380–1388.

Werz O, Steinhilber D. (2006). Therapeutic options for 5-lipoxygenase inhibitors. *Pharmacol Ther.* **112**, 701–718.

Ziment I. (1988). Acetylcysteine: A drug that is much more than a mucokinetic. *Biomed Pharmacother.* **42**, 513–520.

CAPÍTULO 49

Farmacologia Oftálmica

Alison Clode

ANATOMIA E FISIOLOGIA OCULAR

O globo ocular está alojado na órbita e protegido por estruturas ósseas e tecidos moles da órbita, bem como pelos anexos oculares. As estruturas anexas que propiciam sustentação aos olhos são: pálpebras, membrana nictitante, conjuntiva, glândulas lacrimais e sistema nasolacrimal; esses anexos oculares têm várias funções, como proteção mecânica (*i. e.*, ato de piscar e lacrimejamento palpebral) e defesa imune (*i. e.*, células imunes na conjuntiva). O globo ocular é constituído de três túnicas: uma mais externa, a túnica fibrosa (córnea e esclera), que propicia rigidez, bem como, capacidade de foco; a túnica vascular média (trato uveal = íris + corpo ciliar + coroide), responsável pelo suprimento sanguíneo ao globo ocular, mantém a pressão intraocular (PIO) e controla a entrada de luz à retina; e a túnica neural (retina sensorial), que propicia a transmissão do sinal necessário para a função visual. O cristalino foca os raios de luz na retina sensorial, possibilitando o foco ideal para a claridade visual. O humor aquoso (HA) é produzido pelo corpo ciliar e ocupa o espaço entre a córnea e o cristalino (câmara anterior); nutre a córnea e o cristalino avascular transparente. O humor vítreo (HV) ocupa o espaço entre o cristalino e a retina sensorial e mantém a integridade estrutural da parte posterior do globo ocular. Também, o globo ocular pode ser subdividido em segmento anterior (estruturas anteriores à junção da retina com o corpo ciliar) e segmento posterior (estruturas posteriores a esta junção); essa distinção é importante quando se consideram a liberação e a penetração (absorção, difusão) do medicamento ocular.

Duas barreiras hemato-oculares – a barreira hematoaquosa e a barreira hematorretiniana – limitam a entrada, nos olhos, de componentes sanguíneos, como grandes proteínas, leucócitos, hemácias e lipídios, mantendo, assim, a transparência necessária do meio ocular para a visão. Embora sejam efetivas na manutenção da claridade ocular, essas barreiras impedem, também, a absorção ocular de vários medicamentos, condição que reduz potencialmente a eficácia terapêutica. No entanto, é importante ressaltar que a inflamação intraocular, comumente presente nas doenças oculares que requerem farmacoterapia, reduz a eficiência das barreiras hemato-oculares, possibilitando a penetração (absorção) de alguns medicamentos no olho.

Nos olhos, a inervação autonômica envolve os sistemas parassimpático e simpático, sendo a acetilcolina e a norepinefrina, respectivamente, os neurotransmissores pós-ganglionares desses dois sistemas. No contexto da farmacoterapia ocular, o mais importante é a inervação parassimpática das glândulas lacrimais, do músculo esfíncter da íris e dos músculos extraoculares e a inervação simpática dos músculos lisos acessório e orbital e do músculo dilatador da íris. Receptores alfa-adrenérgicos e beta-adrenérgicos também estão presentes no corpo ciliar (onde é produzido HA) e nas estruturas do ângulo iridocorneal (AIC) (onde o HA é drenado), fato que influencia a manutenção e o tratamento de anormalidades da PIO.

FATORES QUE INFLUENCIAM AS CONCENTRAÇÕES DE MEDICAMENTOS NOS TECIDOS OCULARES

Fatores oculares

Há várias barreiras que dificultam a penetração (difusão) de medicamentos, inerentes às estruturas oculares, independentemente da via de administração desses medicamentos.

Na parte anterior do olho, o epitélio lipofílico da córnea é a principal barreira à penetração de medicamentos de uso tópico. O estroma corneano subjacente é hidrofílico, enquanto o endotélio da córnea, na região posterior, é lipofílico. Essa camada lipofílica-hidrofílica-lipofílica limita a transferência intraocular de todos os medicamentos, exceto medicamentos bifásicos, que apresentam uma combinação de propriedades estruturais hidrofílicas e lipofílicas. Assim, o tratamento de doenças situadas além da barreira corneana requer o conhecimento de medicamentos que penetrem efetivamente essa barreira, seja por sua estrutura bifásica ou pela suscetibilidade às alterações do próprio ambiente ocular. Exemplos de medicamentos modificados pelo ambiente ocular para melhorar sua penetração (absorção) são os análogos de prostaglandinas, os quais sofrem ação de esterases na córnea e, assim, conseguem passar mais facilmente através das camadas da córnea.

A barreira hematoaquosa e a barreira hematorretiniana são os principais obstáculos à penetração ocular de fármacos administrados por via sistêmica. Medicamentos lipossolúveis e com baixo peso molecular apresentam maior capacidade de penetração nas barreiras íntegras (não inflamadas); todavia, o comprometimento dessas barreiras por uma doença inflamatória exacerba a passagem (difusão) intraocular de moléculas maiores, de menor lipossolubilidade; geralmente, mantém-se a capacidade de penetração de fármacos lipossolúveis de baixo peso molecular.

O ligamento hialóideo capsular, localizado na junção entre a cápsula posterior do cristalino e o vítreo anterior, é uma barreira à transferência de medicamentos entre os segmentos anterior e posterior do olho. O comprometimento dessa barreira, como pode ocorrer em caso de cirurgia intraocular ou de luxação do cristalino, aumenta a transferência em direção posterior dos medicamentos de uso tópico e a transferência em direção anterior de fármacos administrados por via sistêmica.

Fatores relacionados ao medicamento

A solubilidade influencia a distribuição do medicamento no interior do globo ocular; os fármacos bifásicos e aqueles lipofílicos penetram mais facilmente no olho após administração tópica e sistêmica, respectivamente. Além disso, medicamentos com baixo peso molecular penetram mais facilmente nas barreiras oculares.

A administração de medicamentos preparados em pH fisiológico (~pH 7 a 7,4) causa menos desconforto durante sua instilação e, em consequência, aumenta a disponibilidade do fármaco, pois a irritação ocular causa lacrimejamento e subsequente "lavagem" do fármaco. Medicamentos que precisem ser preparados em pH não fisiológico, a fim de manter sua estabilidade, podem ser combinados com solução-tampão no momento da aplicação, de modo a reduzir o desconforto durante sua administração e, subsequentemente, aumentar a retenção do fármaco na superfície ocular.

As formulações dos medicamentos de uso tópico também influenciam a distribuição dos fármacos; geralmente, são classificadas como solução, suspensão e pomada. No Capítulo 5 há revisão sobre a ciência farmacêutica, além das formulações. Em geral, em pequenos animais a aplicação de soluções é mais fácil. Podem ser administradas a grandes animais por meio de sistema de lavagem subpalpebral; no entanto, pode ocorrer derramamento palpebral quando se aplica grande quantidade do medicamento. O volume da gota obtida em frasco conta-gotas disponível no mercado varia de 25 a 70 $\mu\ell$. Como a fissura palpebral de cães e gatos retém apenas cerca de 30 $\mu\ell$, é provável que a instilação de mais de 1 gota por vez cause derramamento do fármaco devido à dose excessiva, com subsequente perda de medicamento.

As suspensões são compostas de partículas maiores suspensas em um veículo aquoso e administradas por meio de frasco conta-gotas. Embora geralmente sejam minimamente irritantes, o tamanho da partícula deve ser cuidadosamente verificado, a fim de evitar o estímulo para maior produção de lágrimas e a subsequente "lavagem" do medicamento.

As pomadas contêm fármacos em vários veículos viscosos, como petrolato e lanolina. As vantagens do uso de pomadas incluem a possibilidade de administrar medicamentos lipossolúveis e a possibilidade de obter maior tempo de contato com menor drenagem pelo sistema nasolacrimal. No entanto, uma desvantagem do uso de pomada é o resíduo oleoso que frequentemente permanece após a administração.

Fatores relacionados à administração

Os medicamentos destinados ao tratamento de doença ocular são mais comumente de uso tópico ou administrados por via oral/parenteral; indica-se injeção ocular local (*i. e.*, subconjuntival, intracâmara, intravítreo) em condições muito específicas.

Dependendo de fatores específicos do medicamento (ver item *Fatores relacionados ao medicamento*), o uso tópico possibilita a obtenção de alta concentração local do medicamento, especificamente na conjuntiva, na córnea e, potencialmente, na câmara ocular anterior. Além disso, o uso tópico minimiza o risco de exposição sistêmica e, assim, reduz o risco de reações ou interações adversas ao medicamento. Indica-se administração sistêmica (oral, parenteral) no tratamento de doenças de pálpebra e órbita, em razão da penetração restrita de medicamento de uso tópico nesses tecidos, bem como a ampla vascularização nesses locais. Ademais, geralmente o tratamento de doenças do segmento ocular posterior é mais efetivo quando se utiliza administração sistêmica do medicamento, em razão das presenças das barreiras corneal e hilóidea capsular na parte anterior do globo ocular.

A administração subconjuntival envolve a injeção do medicamento no espaço entre a conjuntiva e a esclera. Assim, esses medicamentos penetram no olho através da esclera e da córnea ou são absorvidos pelos vasos sanguíneos conjuntivais, aumentando a exposição sistêmica. Menos comumente utilizada, a administração intracâmara envolve a injeção do medicamento na câmara anterior, possibilitando a transferência do medicamento ao ambiente intraocular e a subsequente drenagem do olho por meio do HA.

Além de um breve tempo de permanência no olho, o medicamento administrado mediante injeção intracâmara implica maior risco de lesão iatrogênica associada à própria injeção e em toxicidade intraocular direta induzida pelo medicamento nas delicadas estruturas intraoculares. O uso intravítreo envolve a injeção do medicamento no espaço vítreo, que atua como um reservatório que possibilita longa ação intraocular do fármaco. Essa alta concentração local do medicamento, potencialmente mantida, aumenta a possibilidade de distribuição intraocular e sistêmica, comparativamente ao uso tópico. A injeção peribulbar ou retrobulbar consiste na aplicação do medicamento atrás do globo ocular; é utilizada para a deposição de anestésico local ao redor do globo ocular, a fim de propiciar aquinesia e analgesia, em associação com procedimentos oculares. Independentemente de qual das 4 vias de injeção ocular/periocular utilizada, elas devem ser utilizadas criteriosamente (se necessário) e apenas com conhecimento minucioso dos efeitos adversos colaterais e das toxicidades (ocular e sistêmica) do medicamento específico a ser injetado.

Além da via de administração, a frequência de administração pode influenciar o sucesso do tratamento das doenças oculares. Uma vantagem do uso tópico é a possibilidade de variação da frequência de acordo com a indicação e a gravidade da doença. Por exemplo, geralmente recomenda-se terapia antimicrobiana profilática de úlcera de córnea não infectada, preferivelmente, em intervalo de 6 a 8 h entre as aplicações, enquanto no tratamento de úlcera de córnea infectada o intervalo pode ser tão curto quanto 1 h, aumentando potencialmente a eficácia da terapia medicamentosa.

GLAUCOMA

Fisiologia do glaucoma

A pressão intraocular (PIO) é mantida por um equilíbrio entre a produção e a drenagem de HA. A produção de HA pelo corpo ciliar envolve principalmente a secreção ativa mediante ação da enzima anidrase carbônica e de mecanismos mediados por cAMP. Após a produção em um local posterior à pupila, o HA flui em direção anterior, através da pupila, sendo drenado do olho através de fluxo convencional ou não convencional no AIC. O fluxo convencional através da malha trabecular para os vasos sanguíneos da esclera drena a maior parte do HA, enquanto o fluxo não convencional (uveoescleral) drena o restante de HA (15%, em cães; 3%, em gatos, e tanto quanto 60 a 70% em equinos).

O glaucoma é caracterizado por aumento da PIO, resultando em lesão de retina e do nervo óptico e subsequente perda de visão, bem como graus variáveis de desconforto ocular. O glaucoma sempre é causado pela redução da drenagem devido à anormalidade inerente no próprio ângulo de drenagem (glaucoma primário) ou à obstrução do fluxo de HA dentro ou oriundo do olho (glaucoma secundário).

Tratamento farmacológico de glaucoma

O tratamento medicamentoso de glaucoma consiste na utilização de fármacos que reduzam a produção de HA ou aumentem a drenagem de HA (Tabela 49.1). É importante ressaltar que, embora estudos com medicamentos frequentemente utilizem olhos com PIO normal para determinar os efeitos na redução

Tabela 49.1 Medicamentos hipotensivos oculares de uso tópico disponíveis para uso em oftalmologia veterinária..

Classes do medicamento	Agentes representantes	Frequência sugerida	Contraindicações
Betabloqueadores	Timolol (0,25%, 0,5%) Betaxolol (0,25%, 0,5%)	A cada 12 h	Asma Doença cardíaca
Inibidores de anidrase carbônica	Dorzolamida (2%) Brinzolamida (1%)	A cada 8 a 12 h	
Análogos de prostaglandina	Latanoprosta (0,005%) Bimatoprosta (0,03%) Travoprosta (0,004%)	A cada 12 a 24 h	Glaucoma por bloqueio pupilar (uveíte, luxação anterior do cristalino)
Parassimpatomiméticos	Pilocarpina (1 a 2%) Brometo de demecário (0,125 a 0,25%)	A cada 12 a 24 h	Glaucoma por bloqueio pupilar (uveíte, luxação anterior do cristalino)

de PIO por fármacos individuais em várias espécies, com frequência a redução verificada em olhos com glaucoma é relativamente maior.

Betabloqueadores

Agentes representantes. Timolol 0,25%, 0,5% (não seletivo); betaxolol 0,25%, 0,5% (β_1-seletivo).

Mecanismo de ação. Os betabloqueadores reduzem a produção de HA por meio de um mecanismo desconhecido; no entanto, supõe-se que haja envolvimento da interação com o cAMP e/ou com o sistema enzimático Na^+/K^+-ATPase.

Dose/eficácia. Em geral, recomenda-se o uso tópico de betabloqueadores 2 vezes/dia, como terapia de manutenção (mais do que uma terapia emergencial). Em cães com glaucoma, obtém-se redução de 4 a 5 mmHg na PIO; em gatos e em equinos sem glaucoma obtém-se redução de 4 e 7 mmHg, respectivamente.

Efeitos colaterais/contraindicações. Sabe-se que os betabloqueadores são absorvidos sistemicamente e podem causar bradicardia e hipotensão sistêmica. Eles também podem exacerbar uma crise de asma ou uma doença cardíaca compensada devido ao bloqueio de receptor beta inespecífico. Portanto, geralmente o seu uso não é recomendado em cães de pequeno porte e em gatos (i. e., paciente com peso < 10 kg), principalmente naqueles com histórico de doença cardiovascular.

Inibidores da anidrase carbônica

Agentes representantes. Dorzolamida 2% (uso tópico); brinzolamida 1% (uso tópico); metazolamida (uso oral); acetazolamida (uso oral).

Mecanismo de ação. Os inibidores da anidrase carbônica (IAC) reduzem a produção de HA por meio do bloqueio da enzima anidrase carbônica no epitélio do corpo ciliar. Assim, ocorre inibição da conversão de CO_2 em HCO_3^- e subsequente transferência de H_2O para a câmara ocular posterior, resultando em redução da PIO.

Dose/eficácia. Em geral, indica-se o uso de IAC como terapia de manutenção, 3 vezes/dia, mas podem ser administrados tão frequentemente quanto a cada 15 a 30 min, no tratamento emergencial de glaucoma agudo. Em cães com glaucoma, a dorzolamida e a brinzolamida apresentam eficácia semelhante; reduzem a PIO em 7 a 15 mmHg. A brinzolamida não reduz a PIO em gatos sem glaucoma. Em equinos sem glaucoma, a dorzolamida e a brinzolamida reduzem a PIO em 2 e 5 mmHg, respectivamente.

Efeitos colaterais/contraindicações. As formulações de uso tópico podem causar desconforto ocular por ocasião da instilação.

A administração sistêmica pode induzir acidose metabólica devido ao efeito diurético do fármaco. Em geral, após o uso tópico não se constata efeito colateral sistêmico. Relata-se que a combinação de formulações de uso tópico e de administração sistêmica não induziu efeito aditivo.

Análogos da prostaglandina

Agentes representantes. Latanoprosta 0,005%; bimatoprosta 0,03%; travoprosta 0,004%.

Mecanismo de ação. Os análogos da prostaglandina (PG), os quais são versões quimicamente modificadas da prostaglandina endógena PGF_2, reduzem a PIO por aumentarem o fluxo de HA uveoescleral (não convencional) por meio da ativação de receptor de prostaglandina F (receptor FP). Causam redução rápida marcante da PIO; no entanto, não se conhece o mecanismo exato dessa redução aguda da PIO. A redução duradoura da PIO induzida por análogos da PG está associada com alterações estruturais na malha trabecular do IAC. Os análogos da PG atuais são profármacos; as esterases da córnea convertem o fármaco administrado em uma forma ativa e, assim, aumentam mais a ação local do medicamento, do que a ação sistêmica.

Dose/eficácia. Em cães com glaucoma primário, indicam-se análogos da PG como terapia de manutenção, 2 vezes/dia; a administração 2 vezes/dia induz uma redução mais consistente da PIO. A administração pode ser tão frequente quanto a cada 15 a 30 min, no tratamento emergencial de glaucoma agudo. No olho de cães com glaucoma, a administração de latanoprosta, travoprosta e bimatoprosta resulta em redução da PIO clinicamente significativa, de 20 a 60%. Os análogos da PG atuais não são efetivos em gatos devido à seletividade dos receptores (o efeito hipotensivo ocular em gatos é mediado por receptor de prostaglandina E (receptor EP), pelos quais os análogos da PG não têm afinidade). Obtém-se redução da PIO clinicamente irrelevante, de 1 a 3 mmHg, após a administração em equinos sem glaucoma.

Efeitos colaterais/contraindicações. Em cães, notam-se hiperemia conjuntival e miose moderada a marcante. Devido aos efeitos mióticos, os análogos da PG são contraindicados na maioria dos casos de glaucoma secundário (i. e., glaucoma resultante de bloqueio pupilar e subsequente obstrução do fluxo de HA, que é exacerbado pela miose). Durante a instilação do medicamento pode ocorrer algum desconforto. Os análogos da PG não são efetivos em gatos e equinos com glaucoma, devido à especificidade do receptor em gatos e em razão dos efeitos colaterais inflamatórios significativos (hiperemia conjuntival, miose, turvação do HA [flare]) em equinos.

Soluções hiperosmóticas

Agentes representantes. Solução de manitol 20% (IV); glicerol (VO).

Mecanismo de ação. A administração de compostos hiperosmóticos faz com que o soro se torne hiperosmótico em relação ao líquido intraocular, resultando em transferência de líquido de HA e HV, bem como redução em ultrafiltração do plasma (que contribui para a produção de pequeno volume de HA). A desidratação do HV também pode abrir, mecanicamente, o AIC devido à força de tração à face vítrea anterior, ao cristalino e aos folhetos da íris, posteriormente.

Dose/eficácia. O manitol é administrado IV, na dose de 1 g/kg, ao longo de 15 a 20 min, com privação de água por 4 a 6 h após sua administração, apenas para o tratamento de glaucoma primário agudo. Geralmente, obtém-se redução máxima da PIO de, aproximadamente, 10 mmHg (em cães sem glaucoma), dentro de 2 h. O glicerol é administrado na dose de 1 a 2 g/kg VO; diferentemente do manitol, pode ser administrado como um componente de um protocolo terapêutico de longa duração.

Efeitos colaterais/contraindicações. A contraindicação ocular mais importante ao uso de compostos hiperosmóticos é a presença de uveíte anterior, que está associada com extravasamento de componentes sanguíneos através da barreira hematoaquosa que, normalmente, apresenta mínima permeabilidade. Esse extravasamento possibilita que o agente hiperosmótico penetre no olho e resulte em desvio de líquido para o meio intraocular e aumento correspondente na PIO. Contraindicações sistêmicas ao uso de agentes hiperosmóticos incluem doença cardiovascular (a expansão do volume de líquido extracelular agrava a insuficiência cardíaca), doença renal e diabetes melito (o glicerol origina glicose). Ademais, o glicerol pode induzir vômito, principalmente em altas doses. Em razão dos efeitos colaterais sistêmicos e das contraindicações e do advento de medicamentos de uso tópico mais efetivos, o emprego de compostos hiperosmóticos em oftalmologia veterinária é limitado.

Parassimpatomiméticos

Agentes representantes. Pilocarpina 1 a 2% (ação direta); brometo de demecário 0,125 a 0,25% (ação indireta).

Mecanismo de ação. Os parassimpatomiméticos aumentam o fluxo por ocasionarem miose e, assim, ampliam o AIC e aumentam o fluxo de HA.

Dose/eficácia. Em geral, indica-se pilocarpina 3 ou 4 vezes/dia; em cães com glaucoma, isso reduz a PIO em 30 a 40%.

Efeitos colaterais/contraindicações. O pH ácido da solução de pilocarpina provoca irritação, após o uso tópico. Por induzir miose, a pilocarpina é contraindicada em pacientes com uveíte e/ou glaucoma por bloqueio pupilar.

O efeito dos parassimpatomiméticos na PIO é mínimo, comparativamente a outras classes de medicamentos hipotensivos oculares.

INFLAMAÇÃO OCULAR E TERAPIA ANTI-INFLAMATÓRIA

A inflamação ocular atua como um mecanismo protetor; no entanto, a reação inflamatória ocasiona importante lesão estrutural que, por sua vez, pode prejudicar a visão e o bem-estar. Portanto, a terapia anti-inflamatória é essencial para minimizar os efeitos secundários da inflamação e preservar estrutura e função oculares. Indicações para o tratamento com anti-inflamatórios de uso tópico incluem inflamação da superfície ocular (conjuntivite, ceratite) e inflamação do segmento anterior (uveíte anterior). Indicam-se anti-inflamatórios sistêmicos no tratamento de uveíte posterior.

Tratamento farmacológico de inflamação intraocular

Corticosteroides

Agentes representantes (Tabela 49.2). Fosfato sódico de dexametasona 0,1%; acetato de prednisolona 1%; hidrocortisona 1%.

Mecanismo de ação. Os corticosteroides se ligam aos receptores celulares de glicocorticoides (GC), alcançam o núcleo, ligam-se a elementos responsivos ao hormônio (ERH) e atuam como anti-inflamatórios por inibir a cascata do ácido araquidônico. Esses efeitos podem ter modulação positiva, por meio da indução de expressão de proteínas anti-inflamatórias (i. e., lipocortina), ou modulação negativa, por meio da inibição da expressão de moléculas pró-inflamatórias (i. e., prostaglandinas, citocinas). Esses mecanismos de ação são descritos com mais detalhes no Capítulo 29.

Dose/eficácia. O local e a gravidade da inflamação ocular determinam tanto a frequência de administração quanto a seleção do fármaco. A inflamação da superfície ocular pode ser efetivamente tratada com o uso tópico de hidrocortisona; no entanto, a hidrocortisona não é efetiva no tratamento da uveíte anterior ou de lesão corneana profunda, devido a sua incapacidade de penetração na córnea. *Portanto, para tratar efetivamente ceratite profunda ou uveíte anterior é necessária uma formulação que penetre efetivamente na córnea e atinja o segmento anterior, como o acetato de prednisolona ou dexametasona-álcool.* Independentemente do local da inflamação, o olho com inflamação grave pode requerer medicação a cada 2 a 4 h; na inflamação menos grave pode-se indicar o uso do fármaco em intervalos de 8 a 12 h.

Efeitos colaterais/contraindicações. O uso tópico prolongado pode resultar na formação de depósitos do medicamento na córnea

Tabela 49.2 Exemplos de formulações de corticosteroides de uso tópico disponíveis para uso em oftalmologia veterinária.

Agentes	Formulação	Indicações	Contraindicações
Acetato de prednisolona (1%)	Suspensão	Inflamação da superfície ocular Inflamação intraocular anterior	Úlcera de córnea Lesão não ulcerativa da córnea (abscesso de estroma)
Fosfato sódico de dexametasona (0,1%)	Solução Pomada	Inflamação da superfície ocular Inflamação intraocular anterior	Úlcera de córnea Lesão não ulcerativa da córnea (abscesso de estroma)
Hidrocortisona 0,5 a 1%	Solução Pomada	Inflamação da superfície ocular	Úlcera de córnea Infecção não ulcerativa da córnea (abscesso de estroma) Inflamação intraocular

(degeneração). Com o uso frequente e/ou prolongado pode ocorrer absorção sistêmica do fármaco, interferindo negativamente no metabolismo endócrino e causando desequilíbrios (como diabetes melito, hiperadrenocorticismo). *Corticosteroides de uso tópico são contraindicados quando houver úlcera de córnea*, devido à inibição da reepitelização da lesão corneana e ao risco de infecção na superfície ocular.

Medicamentos anti-inflamatórios não esteroides

Agentes representantes (Tabela 49.3). Flurbiprofeno 0,03%; diclofenaco 0,1%; cetorolaco 0,5%; bronfenaco 0,9%; nepafenaco 0,1%.

Mecanismo de ação. Os anti-inflamatórios não esteroides (AINE) reduzem a produção de prostaglandinas (PG) por meio da inibição da enzima ciclo-oxigenase-1 (COX-1) constitutiva e de sistemas enzimáticos induzidos pela ciclo-oxigenase-2 (COX-2). Esses mecanismos são descritos em detalhes no Capítulo 20 deste livro.

Dose/eficácia. Assim como acontece com os corticosteroides, a frequência de administração tópica de AINE depende da gravidade da inflamação, sendo o uso tão frequente quanto a cada 2 a 4 h ou em intervalos tão longos quanto 12 a 24 h. No tratamento de doenças inflamatórias oculares o uso tópico de AINE é considerado menos efetivo do que o de corticosteroides. A penetração transcorneana de AINE é variável; no entanto, relata-se que a penetração (absorção) dos fármacos mais recentes (bronfenaco, nepafenaco) é melhor (e, portanto, aumenta potencialmente o efeito terapêutico), comparativamente aos AINE mais antigos, como o flurbiprofeno.

Efeitos colaterais/contraindicações. Embora mais seguros para o uso em paciente com úlcera de córnea do que os corticosteroides de uso tópico, os AINE de administração tópica podem inibir a reepitelização da córnea e associar-se com a síndrome da ceratomalacia (*corneal melting*) aguda. O problema com a absorção sistêmica é menor do que com corticosteroides de uso tópico.

INFECÇÕES OCULARES E TERAPIA ANTIMICROBIANA

Medicamentos antibacterianos

Assim como a terapia antibacteriana de outros órgãos dos demais sistemas corporais, o tratamento antimicrobiano ocular pode ser profilático ou terapêutico. É importante considerar que, embora algumas bactérias gram-negativas (como *Pseudomonas aeruginosa*) sejam importantes patógenos oculares, a maioria das infecções do globo ocular é causada por bactérias patogênicas que habitam a superfície ocular normal, que são predominantemente gram-positivas. Portanto, ao escolher um antibiótico apropriado para terapia profilática, é importante que ele seja efetivo contra microrganismos gram-positivos.

Tabela 49.3 Exemplos de medicamentos anti-inflamatórios não esteroides de uso tópico disponíveis em oftalmologia veterinária.

Agente	Formulação	Indicações	Contraindicações
Flurbiprofeno 0,03%	Solução	Inflamação da superfície ocular	Sensibilidade individual
Diclofenaco 0,1%	Solução	Inflamação do segmento anterior	Monitorar úlcera de córnea
Bronfenaco 0,9%	Solução		
Nepafenaco 0,1%	Solução		

Os princípios gerais de terapia antimicrobiana ocular são:

- Uso profilático na úlcera de córnea superficial não complicada
- Indica-se o uso profilático quando se realiza procedimento cirúrgico acessório que envolva a superfície ocular (geralmente a conjuntiva)
- Indica-se o uso terapêutico nas doenças de córneas complicadas, infectadas, como úlceras e abscessos
- Indica-se o uso terapêutico na endoftalmite bacteriana
- Quando possível, a escolha do antibiótico deve se basear nos resultados de exame citológico e de cultura microbiológica e teste de sensibilidade microbiana (antibiograma)
- Na escolha de um antibiótico específico é fundamental assegurar que ele seja capaz de alcançar o sítio de infecção desejado (região profunda da córnea, câmara anterior)
- Devem ser considerados os efeitos colaterais, tanto oculares quanto sistêmicos, do antimicrobiano escolhido.

Preparações com dois e três antibióticos

Agentes representantes. Neomicina, polimixina B, gramicidina (solução); neomicina, polimixina B, bacitracina (pomada); também pode haver disponibilidade comercial de outras combinações.

Espectro. Bactérias gram-negativas (neomicina, polimixina B) e gram-positivas (bacitracina, gramicidina).

Indicação/dose. Em razão do amplo espectro de ação, a combinação de antimicrobianos é útil na prevenção de infecções da superfície ocular. Os casos de infecção que ainda não foram tratados com uma combinação de antibióticos também podem ser efetivamente tratados. A carência de penetração intraocular limita o uso do antimicrobiano em casos de infecção profunda da córnea ou de endoftalmite bacteriana. A administração do fármaco pode ser tão frequente quanto a cada hora, para uso terapêutico, ou 3 vezes/dia, para uso profilático.

Efeitos colaterais/contraindicações. A hipersensibilidade à neomicina pode causar blefaroconjuntivite. Em gatos, pode ocorrer (raramente) reação anafilática potencial à neomicina; portanto, geralmente não se recomenda o uso de combinação de antibióticos nessa espécie.

Informação adicional. Uma combinação comum de antibióticos-corticosteroide composta de neomicina/polimixina B/dexametasona é útil no tratamento de inflamação da superfície ocular e de infecção bacteriana secundária. No entanto, é fundamental assegurar que tais produtos sejam evitados quando houver úlcera de córnea, em razão da presença do corticosteroide. Deve-se estimular o conhecimento apropriado dos funcionários quanto ao armazenamento em separado de produtos com e sem corticosteroides.

Aminoglicosídeos

Agentes representantes. Tobramicina 0,3%; gentamicina 0,3% (além de neomicina, como componente das preparações anteriormente mencionadas).

Espectro. Ação predominantemente contra bactérias gram-negativas, com ação contra gram-positivas restrita a *Staphylococcus aureus*. Os aminoglicosídeos possuem boa eficácia contra *Pseudomonas aeruginosa*, embora haja relato de aumento de resistência antimicrobiana. Em razão da resistência inerente das bactérias anaeróbicas, os aminoglicosídeos não são efetivos nas infecções causadas por esses microrganismos. No Capítulo 35 há uma discussão adicional a esse respeito.

Indicações/dose. Os aminoglicosídeos, como medicação profilática ou terapêutica, nas infecções da superfície ocular, apresentam variável capacidade de penetração intraocular, fato que limita o seu uso em pacientes com infecção profunda na córnea ou com endoftalmite bacteriana. A administração pode ser tão frequente quanto a cada hora, como uso terapêutico, ou 3 vezes/dia, como uso profilático.

Efeitos colaterais/contraindicações. Dentre os aminoglicosídeos (e antibióticos de uso tópico, em geral), comparativamente a gentamicina causa maior toxicidade ao epitélio corneano. Portanto, deve-se considerar que o seu uso na presença de úlcera de córnea pode retardar a cicatrização da lesão. No caso de infecção e suscetibilidade do microrganismo, comprovadas, justifica-se o uso de gentamicina.

Tetraciclinas

Agente representante. Oxitetraciclina 0,5% (em formulação com polimixina B).

Espectro de ação. Boa atividade contra microrganismos intracelulares e baixa eficácia contra *Pseudomonas aeruginosa*, *Staphylococcus* spp. e *Streptococcus* spp. No Capítulo 34 há discussão adicional.

Indicações/dose. Oxitetraciclina é útil para uso profilático ou terapêutico de infecção da superfície ocular, especialmente em gatos. Como pertencente à classe das tetraciclinas, a atividade da metaloproteinase antimatriz pode melhorar a ceratomalacia. Além disso, relata-se que as tetraciclinas favorecem a cicatrização da lesão de epitélio da córnea, ação supostamente associada à modulação da atividade do fator de crescimento transformador beta (TGF-β). Em geral, como uso profilático, é administrada 3 vezes/dia; como uso terapêutico, a administração pode ser tão frequente quanto de hora em hora.

Efeitos colaterais/contraindicações. Pode ocorrer irritação ocular.

Fluoroquinolonas

Agentes representantes. Ofloxacino 0,3%; ciprofloxacino 0,3% (solução, pomada); levofloxacino 0,5%; moxifloxacino 0,5%; gatifloxacino 0,3%; besifloxacino 0,6%.

Espectro de ação. As fluoroquinolonas mais antigas (ofloxacino, ciprofloxacino, levofloxacino) são mais efetivas contra bactérias gram-negativas, enquanto as mais recentes (moxifloxacino, gatifloxacino) apresentam maior eficácia contra bactérias gram-positivas. No Capítulo 37 há discussão adicional.

Indicações/dose. As fluoroquinolonas mais antigas podem ser úteis na profilaxia ou no tratamento de infecção da superfície ocular e na infecção intraocular. O ofloxacino tem maior capacidade de penetração na córnea do que o ciprofloxacino; portanto, pode ser mais apropriadamente utilizada em infecções profundas da córnea ou nas infecções intraoculares. As fluoroquinolonas mais recentes são indicadas apenas para uso terapêutico em pacientes comprovadamente com infecção da superfície ocular e infecção intraocular. A administração pode ser tão frequente quanto de hora em hora, como uso terapêutico, ou 3 vezes/dia, como uso profilático.

Efeitos colaterais/contraindicações. As fluoroquinolonas podem induzir precipitação do fármaco na córnea. Irritação local é rara.

Outros antibacterianos oftálmicos de uso tópico

Cloranfenicol (pomada 1%)

Espectro de ação. Efetivo contra bactérias gram-positivas e gram-negativas e microrganismos intracelulares.

Indicações/dose. Para profilaxia ou tratamento de infecção da superfície ocular recomenda-se a administração do medicamento duas ou mais vezes por dia.

Efeitos colaterais/contraindicações. As fluoroquinolonas *podem* estar associadas com supressão da medula óssea dose-responsiva (reversível com a descontinuação do fármaco). As fluoroquinolonas *podem* causar anemia aplásica idiossincrática, que é irreversível e, geralmente, se instala após a descontinuação do medicamento.

Eritromicina (pomada 0,5%)

Espectro de ação. Bactérias gram-positivas, *Chlamydophila felis*, *Mycoplasma* spp.

Indicações/dose. Profilaxia ou tratamento de infecção da superfície ocular; administra-se duas ou mais vezes por dia.

Efeitos colaterais/contraindicações. Pode ocorrer irritação ocular; no entanto, geralmente é discreta.

Medicamentos antifúngicos

A indicação mais frequente de antifúngicos em oftalmologia veterinária é para o tratamento de infecção fúngica na córnea (ceratomicose), em equinos. Tais infecções são comuns em condições de clima quente e úmido; mais comumente são causadas por microrganismos filamentosos, como *Aspergillus* spp. e *Fusarium* spp. No Capítulo 38 há discussão adicional sobre medicamentos antifúngicos.

Polienos

Agentes representantes. Natamicina 5%; anfotericina B.

Mecanismo de ação. Os polienos se ligam ao ergosterol na membrana celular do fungo, formando um complexo polieno-esterol. Esse complexo induz à permeabilidade da membrana, possibilitando o extravasamento de nutrientes intracelulares e resultando em lise celular. Dependendo da concentração obtida no local da infecção e da suscetibilidade do microrganismo, a ação pode ser fungistática ou fungicida.

Administração. Ambos os polienos apresentam amplo espectro de ação; no entanto, a ação contra *Aspergillus* spp. pode ser menos efetiva do que aquela contra outros microrganismos filamentosos. A penetração dos polienos após administração tópica na córnea que apresenta epitélio íntegro é baixa; desse modo, a natamicina geralmente é administrada nos casos de ceratomicose ulcerativa comprovada, tão frequentemente quanto a cada hora, no estágio inicial do tratamento. Informações pessoais subjetivas relatam administração subconjuntival de anfotericina B, a fim de minimizar a irritação causada pela administração tópica frequente; no entanto, isso deve ser feito sob orientação de um oftalmologista veterinário.

Efeitos colaterais/contraindicações. Irritação ocular é o principal efeito colateral. A administração sistêmica de anfotericina B pode causar nefrotoxicidade. A preocupação com a absorção sistêmica associada à administração subconjuntival é mínima, em razão da pequena dose, em relação ao peso corporal.

Azóis

Agentes representantes. Voriconazol 1% (formulação para injeção IV); miconazol 1% (obtido em farmácia de manipulação); itraconazol 1%/dimetilsulfóxido (DMSO) 30% (obtido em farmácia de manipulação); cetoconazol (oral); fluconazol (oral).

Mecanismo de ação. Os azóis inibem a síntese de ergosterol na membrana celular do fungo, aumentando a permeabilidade da membrana e causando lise celular. Além disso, a inibição da atividade de enzimas intracelulares ocasiona acúmulo de metabólitos intracelulares tóxicos.

Indicações/dose. Os azóis apresentam amplo espectro de ação contra fungos filamentosos; geralmente são mais efetivos contra *Aspergillus* spp. do que contra *Fusarium* spp. Indica-se o uso tópico de azóis nos casos de ceratomicose ulcerativa e não ulcerativa, tão frequentemente quanto a cada hora, no estágio inicial do tratamento. Embora menos importante no tratamento de lesão da superfície ocular do que na administração tópica, pode-se indicar a administração oral de antifúngico no tratamento de ceratomicose. Em equinos com ceratomicose pode-se administrar fluconazol VO (dose de 14 mg/kg, seguida de 5 mg/kg VO, em intervalos de 24 h).

Efeitos colaterais/contraindicações. Em geral, a irritação ocular é mínima. Pode-se recomendar o monitoramento das enzimas hepáticas em animais tratados com azóis. Em equinos, a administração de fluconazol foi incriminada como causa de demora na recuperação da anestesia, possivelmente devido à interação com midazolam e cetamina.

Medicamentos antivirais

A indicação mais comum de fármacos antivirais em oftalmologia veterinária é o tratamento de infecção por herpes-vírus 1 felino (FHV-1), que se manifesta como lesão na superfície ocular, em gatos. Cães e equinos também podem desenvolver infecção herpética na superfície ocular; no entanto, há menos pesquisa sobre a eficácia dos antivirais disponíveis para as variantes de herpes-vírus canino e equino, comparativamente ao FHV-1. No Capítulo 38 há discussão adicional sobre medicamentos antivirais.

Análogos da pirimidina

Agentes representantes. Trifluridina 1%; idoxuridina 0,1 a 2,5% (obtido em farmácia de manipulação).

Mecanismo e ação. Os análogos da pirimidina são seletivamente incorporados no DNA viral, em vez de timidina, comprometendo a síntese do DNA viral.

Indicações/dose. Como os análogos da pirimidina atuam na síntese de DNA, eles são ativos apenas quando o vírus está se replicando ativamente. Em combinação com o efeito viral citopático, a replicação viral ativa é sugerida pela presença de úlcera de córnea e/ou conjuntiva. Como esses análogos são mais virustáticos do que virucidas, o tratamento de úlcera na superfície ocular requer administração frequente (5 a 8 vezes/dia).

Efeitos colaterais/contraindicações. O efeito colateral mais comumente relatado é irritação da superfície ocular.

Análogos da purina

Agentes representantes. Vidarabina 1 a 3%; cidofovir 0,5%; fanciclovir (oral); (*aciclovir* – ver *Efeitos colaterais/contraindicações*; *valaciclovir* – ver *Efeitos colaterais/contraindicações*).

Mecanismo de ação. Os análogos da purina sofrem fosforilação inicial pela timidina vinase viral, com subsequente transformação intracelular, resultando na inibição da síntese do DNA viral.

Indicações/dose. Embora mais virustático do que virucida, o cidofovir tem a vantagem de necessitar apenas administração tópica 2 vezes/dia, enquanto a vidarabina geralmente é de uso tópico semelhante aos análogos da pirimidina (5 a 8 vezes/dia). A dose oral apropriada de fanciclovir não foi determinada, até o momento; no entanto, há relatos individuais subjetivos de uso de dose de 62,5 mg, 1 ou 2 vezes/dia, efetiva no tratamento de doenças mediadas por FHV-1; doses tão altas quanto 90 mg/kg, 3 vezes/dia, foram avaliadas como seguras, em condições experimentais.

Efeitos colaterais/contraindicações. Pode ocorrer irritação ocular após administração tópica. Há relato de oclusão nasolacrimal pontual associada ao uso de cidofovir em humanos. *Aciclovir e valaciclovir não devem ser administrados aos gatos (VO ou tópica) devido ao risco de toxicidade (rins, medula óssea) e possibilidade de morte.*

LACRIMOGÊNICOS

Os lacrimogênicos são medicamentos que aumentam a produção de lágrimas nos casos de ceratoconjuntivite seca (CCS) neurogênica e imunomediada.

Inibidores de linfócito T

Agentes representantes. Ciclosporina 0,2 a 2% (disponível no mercado, obtido em farmácia de manipulação); tacrolimo 0,03% (obtido em farmácia de manipulação).

Mecanismo de ação. Os inibidores da calcineurina se ligam à ciclofilina (ciclosporina) ou a proteínas ligadoras de FK (tacrolimo) e, subsequentemente, inibem a proliferação de linfócitos T.

Indicações/dose. O uso tópico somente é apropriado para doença da superfície ocular (*i. e.*, CCS, ceratite pigmentar, ceratite superficial), devido a sua penetração intraocular insuficiente para o tratamento de doenças intraoculares (*i. e.*, uveíte anterior). Em geral, são administrados 2 vezes/dia, sendo necessário tratamento de, no mínimo, 4 semanas para obter a resposta terapêutica. Podem ser administrados por via sistêmica no tratamento de doenças inflamatórias imunomediadas, como síndrome uveodermatológica. Foram desenvolvidos implantes subconjuntivais cirúrgicos de ciclosporina de liberação prolongada, para o tratamento de ceratite imunomediada em equinos; é utilizado com sucesso no tratamento de cães com CCS que não permitem o tratamento tópico diário. Também, foram desenvolvidos implantes cirúrgicos supracoroidais de ciclosporina de liberação controlada para o tratamento de uveíte recorrente em equinos, mas eles não são indicados para o tratamento de doença da superfície ocular. A colocação desses implantes é melhor realizada por um oftalmologista veterinário com experiência em microcirurgia.

Efeitos colaterais/contraindicações. A administração tópica de ciclosporina resulta em supressão da imunidade celular em cães; no entanto, a relevância clínica parece ser mínima. Os efeitos do uso tópico de ciclosporina na ceratite viral (herpética) são desconhecidos.

Medicamento parassimpatomimético

Agente representante. Pilocarpina 2%.

Mecanismo de ação. Como um parassimpatomimético de ação direta, a pilocarpina mimetiza a ação da acetilcolina na sinapse terminal. Cães com CCS neurogênica carecem de estímulo neurológico, como acontece na glândula lacrimal normal e, assim, a pilocarpina estabelece passagem secundária às vias neurológicas interrompidas e induz estímulo direto à glândula lacrimal. Ver Capítulo 8 para discussão adicional sobre o mecanismo de ação desse fármaco.

Indicações/dose. Geralmente, administra-se solução oftálmica 2% VO, iniciando com 1 ou 2 gotas/9 kg de peso corporal, 2 vezes/dia, junto com alimento, aumentando a dose até que ocorra produção de lágrimas.

Efeitos colaterais/contraindicações. Podem ocorrer efeitos sistêmicos adversos à medida que aumenta a dose, resultando em sinais de hiperestimulação parassimpática e salivação, lacrimejamento, micção e defecação excessivas. Na presença desses sintomas deve-se reduzir a dose.

MIDRIÁTICOS E CICLOPLÉGICOS

Midriáticos (fármacos que dilatam a pupila) são indicados principalmente em testes diagnósticos; aqueles que apresentam ação cicloplégica concomitante, que fazem cessar o espasmo do músculo do corpo ciliar, são indicados no tratamento de uveíte anterior.

Simpatomiméticos

Agentes representantes. Epinefrina 0,1%, 1%, 2%; dipivalil epinefrina; fenilefrina 2,5%, 10%.

Mecanismo de ação. Os simpatomiméticos estimulam diretamente os receptores alfa-adrenérgicos do músculo dilatador da íris, induzindo midríase, sem ciclopegia. No Capítulo 7 há discussão adicional.

Indicação. Os simpatomiméticos são utilizados para exacerbar a midríase induzida por parassimpatolíticos, antes de cirurgia intraocular, bem como para o diagnóstico de síndrome de Horner.

Dose/eficácia. Em geral, o uso de simpatomiméticos, quando indicados, se restringe à instilação ocular de 1 ou 2 gotas, sem repetição da dose. Sua eficácia como midriáticos é menor do que aquela dos parassimpatolíticos; desse modo, quase sempre não são utilizados sozinhos para fins de diagnóstico ou de tratamento.

Efeitos colaterais. Pode ocorrer irritação da superfície ocular após o uso tópico do medicamento. A absorção sistêmica pode induzir hipertensão sistêmica; portanto, o uso desses fármacos deve se limitar aos pacientes com doença cardiovascular preexistente ou em pacientes de pequeno porte (ou seja, peso < 10 kg).

Parassimpatolíticos

Agentes representantes. Tropicamida 0,5%, 1%; atropina 1%.

Mecanismo de ação. Os parassimpatolíticos causam bloqueio anticolinérgico do músculo esfíncter da íris e do corpo ciliar e, desse modo, induzem midríase e ciclopegia. Além disso, obtém-se estabilização do extravasamento na barreira hematoaquosa com o uso de atropina, minimizando, em parte, o aumento da permeabilidade causado por inflamação. No entanto, a inflamação reduz a eficácia dos parassimpatolíticos; em razão do estímulo de receptores de acetilcolina no músculo esfíncter da íris, há necessidade de maior concentração do fármaco para obter bloqueio farmacológico. O grau de midríase obtido com parassimpatolíticos é maior do que o obtido com simpatomiméticos,

pois o músculo esfíncter da íris é mais potente do que o músculo dilatador da íris.

Dose/eficácia. A dose de parassimpatolítico de uso tópico para avaliação diagnóstica (tropicamida) é 1 ou 2 gotas, no momento do exame; quase sempre o efeito midriático cessa dentro de 6 a 8 h. A dose de parassimpatolítico (atropina) no tratamento de uveíte anterior, até obter o efeito desejado, é definida pelo surgimento de midríase. Dependendo do grau de inflamação intraocular, quase sempre o uso de 1 gota a cada 12 a 48 h é apropriado. Além de ser influenciada pela doença, a eficácia relativa também é dependente da espécie; por exemplo, midríase induzida por atropina dura 4 a 5 dias em olho normal de cão, e até 14 dias em olho normal de equinos. Também, a eficácia relativa depende da pigmentação da íris, pois o pigmento atua como reservatório de medicamento, condição que retarda o início de ação e prolonga a duração do efeito em olho fortemente pigmentado, comparativamente a olho pouco pigmentado.

Efeitos colaterais/contraindicações. Após a administração tópica de parassimpatolíticos pode ocorrer salivação devido à drenagem da solução de atropina de sabor amargo na cavidade bucal, via nasofaringe. Ocorre redução temporária na produção do filme de lágrimas. O paciente pode manifestar fotofobia devido à midríase.

ANESTÉSICO LOCAL

Com frequência, os anestésicos locais de uso tópico são utilizados para propiciar anestesia da córnea e da conjuntiva, quando se realizam procedimentos diagnósticos e terapêuticos de rotina, como tonometria, coleta de amostra para exame citológico e cirurgia de córnea ou intraocular.

Agentes representantes. Proparacaína 0,5%; tetracaína 0,5%, 1%.

Mecanismo de ação. Os anestésicos locais interferem em canais de sódio das células nervosas, bloqueando o movimento intracelular de sódio nessas células e, assim, inibem a despolarização. No Capítulo 15 há discussão adicional sobre o mecanismo de ação dos anestésicos locais.

Dose/eficácia. Em cães, após a instilação de uma única gota constata-se o efeito anestésico da proparacaína dentro de 1 min, com efeito máximo dentro de 15 min, durante um efeito total de 45 min. Uma segunda gota, administrada 5 min após a primeira, pode prolongar a duração da ação do anestésico em 55 min. Em ambos, gatos e equinos, uma única gota de proparacaína induz efeito anestésico dentro de 1 min e dura 25 min. Em equinos, a tetracaína tem efeito dose-dependente; a ação anestésica da solução 1% é mais longa do que a da solução 0,5% (50 e 30 min, respectivamente).

Efeitos colaterais/contraindicações. A proparacaína causa instabilidade transitória do filme lacrimal e doses repetidas podem resultar em ceratite epitelial pontilhada, ceratite necrosante ou ceratite infiltrativa grave. Portanto, o uso tópico de anestésico local é *absolutamente contraindicado* como tratamento de qualquer doença da superfície ocular; a repetição de doses deve ser feita com cautela, em um cenário diagnóstico. Anestésicos tópicos locais podem induzir efeitos antimicrobianos; portanto, as amostras para cultura microbiológica são preferencialmente coletadas antes de sua administração. No entanto, em um cenário clínico isso pode não ser exequível devido à necessidade de minimizar o desconforto, a fim de maximizar a cooperação do paciente.

LEITURA COMPLEMENTAR

Bartlett JD, Fiscella RG, Jaanus SD, Barnebey H. (2008). Ocular hypotensive drugs. In Bartlett JD, Jaanus SD. (eds), *Clinical Ocular Pharmacology*, 5th edn. St. Louis, Butterworth-Heinemann. 139–174.

Bartlett JD. (2008). Ophthalmic drug delivery. In Bartlett JD, Jaanus SD. (eds), *Clinical Ocular Pharmacology*, 5th edn. St. Louis, Butterworth-Heinemann. 39–52.

Clode A. (2013). Antibacterial agents, antifungal agents, and antiviral agents. In Gelatt KN, Gilger BC, Kern TJ. (eds), *Veterinary Ophthalmology*, 5th edn. Ames, Wiley & Sons. 381–406.

Regnier A. (2013). Clinical pharmacology and therapeutics, Part 1: drug delivery and pharmacokinetics. In Gelatt KN, Gilger BC, Kern TJ. (eds), *Veterinary Ophthalmology*, 5th edn. Ames, Wiley & Sons. 351–380.

Sendrowski DP, Jaanus SD, Semes LP, Stern ME. (2008). Anti-inflammatory drugs. In Bartlett JD, Jaanus SD. (eds), *Clinical Ocular Pharmacology*, 5th edn. St. Louis, Butterworth-Heinemann. 221–244.

Than TP, Bartlett JD. (2008). Local anesthetics. In Bartlett JD, Jaanus SD. (eds), *Clinical Ocular Pharmacology*, 5th edn. St. Louis, Butterworth-Heinemann. 85–96.

Yolton DP, Haesaert SP. (2008). Anti-infective drugs. In Bartlett JD, Jaanus SD. (eds), *Clinical Ocular*, 5th edn. St. Louis, Butterworth- Heinemann. 175–220.

CAPÍTULO 50

Farmacogenômica

Katrina L. Mealey

A resposta do paciente a um medicamento consiste em efeitos benéficos (terapêuticos), bem como em alguns efeitos adversos, inclusive falha na eficácia terapêutica. Embora o objetivo da terapia medicamentosa seja induzir um efeito farmacológico específico, sem causar reações adversas, com frequência é difícil prever o quão efetivo ou seguro o medicamento pode ser para determinado paciente. Se 10 pacientes com a mesma doença forem tratados com o mesmo fármaco, cada um pode responder diferentemente em relação à eficácia do medicamento e à probabilidade de uma reação adversa. Diversos fatores podem influenciar a resposta do paciente à terapia medicamentosa, inclusive idade, espécie, uso concomitante de outros medicamentos, dieta, saúde ou doença do paciente, dentre outras. Vários desses fatores são discutidos no Capítulo 2 deste livro. No entanto, a consideração de todos esses fatores quase sempre não é suficiente para explicar o grau de variação interpaciente observado. A variabilidade interpaciente notada na resposta ao medicamento pode ser decorrente de diferenças geneticamente determinadas na metabolização do fármaco, na distribuição do medicamento e/ou em receptores ou proteínas-alvo da medicação. O ramo da farmacologia que trata da identificação de variações genéticas que ocasionam diferenças interindividuais na resposta ao medicamento é denominado *farmacogenética*. Provavelmente, a farmacogenética é o principal meio para a escolha do medicamento e da dose correta para cada paciente, otimizando a eficácia e minimizando a toxicidade. Apesar do fato de que esse ramo da farmacologia ainda seja considerado uma ciência emergente, várias descobertas importantes já contribuem para melhor farmacoterapia em pacientes humanos e veterinários.

Com frequência, o termo *farmacogenética* é utilizado como sinônimo de *farmacogenômica*. Estritamente falando, farmacogenética refere-se a variantes monogenéticas (gene único) que influenciam a resposta do paciente a um medicamento específico. Um exemplo de estudo farmacogenético é aquele que avalia a influência de mutações no gene da enzima tiopurina metiltransferase na resposta à azatioprina. Por outro lado, farmacogenômica refere-se ao espectro total de genes envolvidos na resposta do paciente a determinado medicamento. Um exemplo de estudo farmacogenômico é aquele que avalia a interação de genes do citocromo P450, genes de receptores β_1, β_2, α_1 e α_2 – adrenérgicos e genes de transportadores de medicamentos (ou seja, *MDR1*) na resposta ao carvedilol. Em medicina veterinária, a quantidade relativamente pequena de relatos da resposta gene-medicamento é de natureza farmacogenética. Embora tenham sido constatadas alterações marcantes na resposta aos fármacos em estudos farmacogenéticos, a resposta geral do paciente a determinado medicamento possivelmente necessita uma abordagem farmacogenômica, de modo a caracterizar (e adicionar) a contribuição individual de múltiplos genes na resposta ao fármaco. Neste capítulo, os termos *farmacogenética* e *farmacogenômica* serão utilizados como sinônimos.

O conceito de que as características hereditárias podem explicar a variação individual na suscetibilidade às reações medicamentosas adversas e/ou a variação na eficácia do medicamento foi proposto no ano de 1957. O termo *farmacogenética* foi criado logo depois, em 1959. Nas três décadas seguintes realizou-se uma quantidade relativamente pequena de pesquisas sobre o assunto. As pesquisas farmacogenéticas ressurgiram, coincidentemente, com o início do Projeto sobre Genoma Humano, em 1990. Desde então, as pesquisas nessa área aumentaram sobremaneira. Atualmente, há pelo menos 5 revistas científicas dedicadas à pesquisa exclusivamente sobre farmacogenética/farmacogenômica; ademais, várias outras revistas que abordam assuntos médicos e farmacológicos estimulam o envio de relatos de resultados de pesquisa em farmacogenética, para publicação. Após a conclusão do Projeto Genoma Humano, publicado em 2003, o National Human Genome Research Institute estimulou os pesquisadores a desenvolverem abordagens com base no genoma, com intuito de prever a resposta a medicamento, iniciando um estágio de desenvolvimento contínuo no campo de farmacogenética.

CONCEITOS SOBRE GENÉTICA BÁSICA

O genoma humano contém aproximadamente 3 bilhões de bases nucleotídicas, equivalendo a cerca de 30.000 genes. Quando um gene é expresso, ocorre transcrição de DNA em RNA, seguida de translação para a produção de proteínas. Três bases nucleotídicas consecutivas formam um códon específico, indicando claramente a inclusão de um aminoácido particular ou sinalizando a terminação da cadeia de aminoácidos (códon de terminação). Diz-se que o código genético apresenta redundância, o que simplesmente significa que pode haver dois ou mais diferentes códons para o mesmo aminoácido. Por exemplo, humanos apresentam os códigos GGA e GGC para o aminoácido glicina. Também, há redundância no genoma canino; os três códons, TAA, TGA e TAG, são códons de terminação. Um gene é simplesmente uma sequência de DNA que contém uma série de códons específica para determinada proteína. A variação notada entre indivíduos de uma população é resultado de diferentes sequências em genes específicos. Essas diferentes sequências quase sempre são consequências de mutações.

Uma mutação altera a sequência de bases nucleotídicas na molécula de DNA. Isso, por sua vez, altera o RNA transcrito, originando um códon diferente. Algumas mutações, devido à redundância mencionada anteriormente, são silenciosas, significando que a mutação resulta em uma troca de base que origina um códon para o mesmo aminoácido (*i. e.*, GGA em GGC), como especificado pela sequência do DNA original, sem alterar a estrutura ou a função da proteína. No entanto, se a mutação resulta em um aminoácido diferente, ou origina um códon de terminação, a alteração na estrutura e na função da proteína pode ser deletéria. Em cada *locus* gênico, um indivíduo possui dois alelos, um de cada genitor. Um alelo é definido como uma sequência de DNA em determinado local do gene no cromossomo. Se um indivíduo possui dois alelos idênticos, diz-se que apresenta genótipo homozigoto. Se um indivíduo tem dois alelos diferentes, diz-se que tem genótipo heterozigoto. O fenótipo de cada indivíduo, em relação a um gene específico, é a manifestação física externa de determinado genótipo. Essa manifestação física externa pode ser algo imediatamente evidente em um indivíduo, como a cor dos olhos, ou pode não ser aparente antes da administração de um medicamento particular para tal indivíduo.

Raramente, é possível detectar variações em determinado gene em uma população ou em uma parte relativamente grande de uma população. Define-se polimorfismo como variações genéticas que ocorrem em uma frequência de 1% ou mais na população (espécie de interesse). Em humanos, vários genes que codificam enzimas do citocromo P450 são polimórficos (há mutação específica em mais de 1% da população); contudo, algumas doenças humanas hereditárias, como fibrose cística, são decorrentes de raras mutações que acometem menos de 1% da população. Em algumas doenças, a identificação de uma mutação específica pode ser útil na tomada de decisão quanto ao protocolo terapêutico específico para o paciente e, no caso de paciente veterinário, também, na tomada de decisão quanto ao acasalamento. No entanto, doenças muito comuns em pacientes humanos, como diabetes melito e diversas doenças cardiovasculares, são poligênicas (mais de um gene contribui para ocorrência da doença). Nas doenças de natureza poligênica, sua fisiopatologia é complexa, sendo difícil a escolha de tratamento específico com base em mutações particulares. É provável que várias doenças importantes em medicina veterinária (como displasia coxofemoral, epilepsia, a maioria dos tipos de câncer) também sejam poligênicas.

FARMACOGENÉTICA

A variação genética pode influenciar a farmacocinética (*i. e.*, absorção, distribuição, metabolização e excreção do medicamento) e a farmacodinâmica (*i. e.*, a interação com transportadores e receptores do medicamento) de produtos farmacêuticos. O conceito de farmacogenética se originou nos anos 1950, quando se constatou que o fármaco antimalária primaquina causava hemólise em uma subpopulação de indivíduos (Hochstein, 1971). Mais recentemente, demonstrou-se que a atividade da enzima glicose 6-fosfato desidrogenase era menor nos pacientes acometidos, comparativamente à maior parte da população (Hochstein, 1971). À época, não havia disponibilidade de testes de biologia molecular; assim, no início, o campo da farmacogenética baseava-se simplesmente em observações fenotípicas (avaliação da função enzimática). Apenas houve conhecimento da mutação específica no gene da glicose 6-fosfato desidrogenase algumas décadas depois.

Com o rápido avanço das técnicas de biologia molecular, verifica-se que as pesquisas atuais referentes à farmacogenética são muitos diferentes daquelas observações fenotípicas iniciais. Atualmente, consiste na identificação de fenótipo e da variação genética responsável por ele. Os pesquisadores realizam pesquisas sistemáticas para identificar as variações funcionalmente relevantes nas sequências de DNA em genes que influenciam a distribuição de medicamentos. Em diversos casos, a variação genética é identificada antes que se conheça a consequência fenotípica. A disponibilidade pública do sequenciamento do genoma canino, genoma felino e genomas de outras espécies veterinárias acelerou o progresso de descobertas

farmacogenéticas, facilitando o objetivo final da farmacogenética, que é o tratamento medicamentoso individualizado.

É importante ressaltar que a individualização da terapia medicamentosa consiste em duas implicações clínicas distintas, igualmente importantes. A primeira é a capacidade em predizer aqueles pacientes que apresentam alto risco de desenvolver toxicidade ao medicamento. Esses pacientes podem ser portadores de mutação na enzima de metabolização do medicamento, que reduz a taxa de depuração (*clearance*) do fármaco. Em tais pacientes deve-se administrar uma dose menor do fármaco, aumentar o intervalo entre doses ou fazer uso alternativo de medicamentos. A segunda implicação é a capacidade de prever aqueles pacientes que mais possivelmente se beneficiam do uso de determinado fármaco devido a interações de receptores apropriados. Pacientes com mutações nos receptores de medicamentos podem ser pouco responsivos a alguns fármacos. O veterinário pode escolher a medicação que mais provavelmente induza a resposta farmacológica desejada, em um paciente particular, em vez de utilizar um protocolo terapêutico baseado em uma abordagem de tentativa e erro, reduzindo o tempo em que a doença é deficientemente controlada.

Neste capítulo há relatos de várias descobertas recentes em farmacogenética veterinária, bem como de exemplos de diferenças farmacogenéticas em absorção, distribuição, metabolização, excreção e interações de medicamentos e receptores. Os fundamentos desses temas são amplamente discutidos nos Capítulos 2, 3 e 4. Também, são apresentados os impactos dessas descobertas em medicina veterinária.

Farmacogenética da absorção do medicamento de uso oral

Com frequência, considera-se que a biodisponibilidade sistêmica dos medicamentos administrados por via oral está associada com as características físico-químicas do fármaco e sua subsequente metabolização hepática. Recentemente, constatou-se que vários outros fatores influenciam a possibilidade de um medicamento ser absorvido na circulação sistêmica, após sua administração oral. Atualmente, a metabolização do fármaco na fase I intestinal e a extrusão ativa do medicamento por meio de transportadores de efluxo são consideradas duas das principais determinantes de biodisponibilidade do medicamento administrado por via oral. Consequentemente, é provável que a variação genética nas enzimas de metabolização do fármaco e nos transportadores de fármacos, no intestino, bem como nas enzimas de metabolização e nos transportadores de medicamentos, no fígado, influenciem sobremaneira a absorção de medicamentos administrados por via oral.

Em humanos, CYP3A é expressa em nível mais elevado nas extremidades das vilosidades maduras dos enterócitos do que em hepatócitos (Patel e Mitra, 2001). Como as vilosidades intestinais apresentam uma grande área de superfície de contato, há grande possibilidade de interação do fármaco absorvido com a enzima CYP3A intestinal, facilitando a substancial metabolização de primeira passagem. A variabilidade interpaciente na atividade de CYP3A intestinal foi avaliada em pequena amostra de pacientes humanos. Detectou-se variação de 11 vezes no conteúdo da proteína CYP3A e de 6 vezes na sua atividade enzimática, sugerindo que há polimorfismos de CYP3A na população humana (Scordo e Spina, 2002). Embora acredite-se que a metabolização intestinal de medicamentos seja importante também em pacientes veterinários, o conhecimento da variabilidade interpaciente na atividade da enzima é relativamente pequeno.

Transportadores de medicamentos também são conhecidos pela importante participação na absorção do fármaco. Vários transportadores de medicamentos foram identificados em humanos, mas o transportador de fármaco melhor caracterizado é a glicoproteína P (P-gp), um produto do gene *MDR1* (também conhecido como *ABCB1*). A potencial influência do transportador farmacogenético na farmacocinética do fármaco é claramente ilustrada pela P-gp, uma proteína transmembrana inicialmente relatada em linhagens de células tumorais altamente resistentes (Roninson, 1992). As células tumorais que expressam P-gp apresentam resistência cruzada com vários medicamentos anticâncer (antraciclinas, alcaloides da vinca, taxanos e outros). Mostrou-se que a P-gp atua como uma bomba dependente de ATP que também extrai fármacos de células não neoplásicas. Em tecidos normais de mamíferos, a P-gp parece ter função protetora. A P-gp é expressa nos canalículos biliares, nas células epiteliais de túbulos renais, na placenta, nas células endoteliais de capilares cerebrais e na borda luminal das células epiteliais intestinais (Thiebaut *et al.*, 1987). Nesses locais, a P-gp atua como bomba, excretando fármacos selecionados para fora do corpo (na bile, na urina ou no lúmen intestinal) ou para longe de locais protegidos (tecido cerebral, feto).

Em estudos com roedores constatou-se que a P-gp intestinal pode ter participação importante na determinação da biodisponibilidade de medicamentos administrados por via oral. Em camundongos "nocaute" *mdr1* (−/−), a biodisponibilidade de vários medicamentos substratos de P-gp (vimblastina, taxol, digoxina, loperamida, ivermectina, ciclosporina A, dentre outros) é muito maior do que nos camundongos do tipo selvagem (Schinkel *et al.*, 1995; Sills *et al.*, 2002). De modo semelhante, em humanos os polimorfismos de *MDR1* resultam em alteração na biodisponibilidade oral de medicamentos substratos para P-gp. Estudos mostraram que a biodisponibilidade oral da digoxina, um substrato da P-gp, é maior em indivíduos com genótipo *MDR1* 3435TT, em comparação com naqueles com genótipo *MDR1* 3435CC (Verstuyft *et al.*, 2003). A fenitoína, um substrato da P-gp, também mostrou biodisponibilidade oral menor em indivíduos com genótipo *MDR1* 3435CC (Kerb *et al.*, 2001).

A P-gp foi razoavelmente bem caracterizada em cães. Nesses animais, a distribuição tecidual da P-gp é semelhante àquela verificada em humanos (Ginn, 1996); ademais, contribuiu para a resistência de medicações quimioterápicas *in vitro* e *in vivo* (Mealey *et al.*, 1998; Page *et al.*, 2000; McEntee *et al.*, 2003). Até recentemente, sua participação na determinação da biodisponibilidade do fármaco de uso oral em cães era caracterizada apenas indiretamente. A evidência indireta que sustenta que a P-gp é importante na absorção de fármacos de uso oral em cães foi constatada em pesquisas que utilizaram inibidores da P-gp. A biodisponibilidade do medicamento anticâncer (e substrato para P-gp), docetaxel, aumentou em 17 vezes quando o fármaco foi administrado juntamente com um inibidor da P-gp (McEntee *et al.*, 2003).

Mais recentemente, avaliou-se a participação da P-gp na absorção de fármaco de uso oral em cães portadores de um importante polimorfismo no gene *MDR1* (*ABCB1*). Esse polimorfismo consiste em mutação por deleção de quatro pares de base (*ABCB1-1Δ*). Essa deleção resulta em uma alteração na leitura que gera vários códons de terminação prematuros (Mealey *et al.*, 2001). Como a síntese proteica termina antes que sejam sintetizados 10% dos produtos de proteínas, os cães com dois alelos mutantes exibem um fenótipo de P-gp nulo,

semelhante ao de camundongo nocaute *mdr1* (−/−). Os animais acometidos incluem várias raças de cães utilizados em pastoreio. Por exemplo, nos EUA, França e Austrália cerca de 75% dos cães da raça Collie possuem, pelo menos, um alelo mutante (Mealey *et al.*, 2002). Outros cães de pastoreio acometidos, mas em menor frequência, são aqueles das raças Old English Sheepdog, Pastor-australiano, Pastor-de-shetland, Pastor-inglês, Border Collie, Pastor-alemão, Silken Windhound, McNab e Whippet de pelo longo (Neff *et al.*, 2004).

Determinou-se a biodisponibilidade oral de vários substratos para P-gp (quinidina, loperamida, nelfinavir e ciclosporina) em cães *MDR1* mutante/mutante e *MDR1* normal/normal (Figura 50.1). Diferentemente do que parece ocorrer em outras espécies, não se constatou diferença na biodisponibilidade oral entre os cães *MDR1* mutante/mutante e os cães *MDR1* normal/normal, para todos os medicamentos avaliados (Mise *et al.*, 2004). Há várias explicações para esses resultados aparentemente conflitantes. Primeiro, os vários substratos de P-gp também são substratos de CYP3A. As variadas atividades de CYP3A na população examinada poderiam ter mascarado diferenças na absorção do fármaco mediada por P-gp. Segundo, pode haver diferenças entre as espécies na ligação do substrato de P-gp e/ou na cinética de efluxo como acontece na biodisponibilidade do fármaco de uso oral, que é influenciada em uma espécie com deficiente função intestinal da P-gp, mas não em outra espécie. Por exemplo, os roedores apresentam dois genes que codificam P-gp (*abcb1a* e *abcb1b*), enquanto os cães têm apenas um (*ABCB1*). Por fim, em determinada concentração intestinal do medicamento administrado por via oral, a P-gp pode simplesmente ficar saturada.

A glicoproteína P (P-gp) não é o único transportador de medicamento que influencia a absorção de fármaco de uso oral em humanos e roedores. A proteína resistente ao câncer de mama (BCRP), codificada pelo gene *ABCG2*, influencia a biodisponibilidade oral de vários fármacos em camundongos nocaute *abcg2* e/ou em pacientes humanos com polimorfismos *ABCG2* funcionais. Os pacientes com variante *ABCG2* que altera o aminoácido 141 apresentam biodisponibilidade oral maior de topotecana do que os indivíduos com alelo tipo selvagem. De modo semelhante, essa variante está associada com maior biodisponibilidade oral de rosuvastatina. Gatos domésticos, quando comparados com outras 10 espécies de mamíferos, apresentaram função de *ABCG2* anormal como resultado de uma variante *ABCG2* que altera o aminoácido 149 (Court, 2013b). Não se sabe se essa variante influencia ou não a absorção oral de medicamento substrato de *ABCG2*.

Farmacogenética da distribuição de medicamento

A distribuição de medicamento, sua transferência da circulação sistêmica aos tecidos, pode ser influenciada sobremaneira pela farmacogenética. O transportador de medicamento P-gp atua como importante barreira à distribuição do fármaco substrato aos tecidos-alvo. Por exemplo, P-gp é um componente das barreiras hematencefálica, hematotesticular e placenta. Portanto, a distribuição do fármaco substrato da P-gp a esses tecidos é fortemente exacerbada em cães com mutação por deleção de *MDR1*. Os cães homozigotos para a deleção (*MDR1* mutante/mutante) manifestam efeitos neurológicos adversos após uma única dose de ivermectina (120 µg/kg). Os cães heterozigotos (*MDR1* selvagem/mutante) ou homozigotos do tipo selvagem são resistentes à neurotoxicidade da ivermectina, na dose de 120 µg/kg, mas os animais heterozigotos podem manifestar

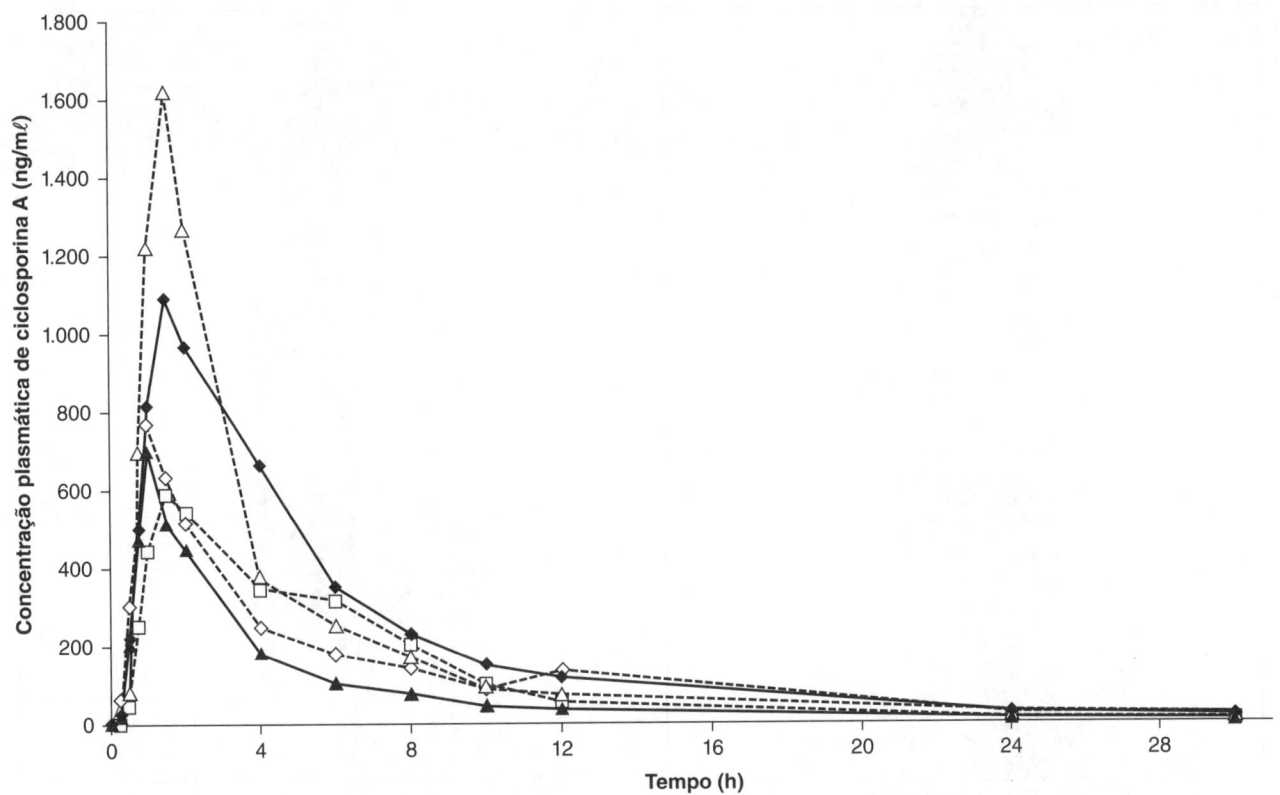

Figura 50.1 Concentração plasmática *versus* curvas de tempo da ciclosporina, administrada por via oral (4 mg/kg), em cães da raça Collie *MDR1* mutante/mutante (símbolos abertos, linhas tracejadas; n = 3) e *MDR1* normal/normal (símbolos fechados, linhas sólidas; n = 2).

neurotoxicidade a esse fármaco, em dose superior a 300 μg/kg, principalmente quando administrado em doses diárias (ou seja, protocolo terapêutico para sarna demodécica). Os cães homozigotos para alelo *MDR1* normal e (*MDR1* normal/normal) podem receber dose única de 2 mil μg/kg, bem como 600 μg/kg/dia durante meses, sem manifestar sinais de toxicidade. Cães com mutação *MDR1* também parecem mais sensíveis aos efeitos adversos neurológicos de outras avermectinas, inclusive milbemicina, selamectina e moxidectina (Tranquilli *et al.*, 1991). O interessante é que um estudo retrospectivo realizado em um centro de toxicologia veterinária dos EUA relatou que os cães da raça Collie (raça com maior frequência de mutação *MDR1*) foram destaques em uma população de cães que apresentaram neurotoxicidade induzida por loperamida (Hugnet *et al.*, 1996). Vários cães da raça Collie manifestaram sinais de neurotoxicidade após a administração de dose rotineiramente recomendada do antidiarreico loperamida. Loperamida é um opioide geralmente desprovido de atividade no SNC porque é excretada do cérebro pela P-gp (Ericsson e Johnson, 1990; Wandel *et al.*, 2002). Um estudo mostrou que os cães com mutação *MDR1* manifestaram marcante depressão do SNC após administração de loperamida, enquanto cães *MDR1* normal/normal não manifestaram tal depressão (Court *et al.*, 1999).

A Figura 50.2 ilustra claramente a capacidade da P-gp em limitar o acúmulo de substrato no SNC. Cães *MDR1* mutante/mutante e *MDR1* normal/normal receberam uma única dose intravenosa de ⁹⁹ᵐTc-sestamibi, um substrato radiomarcado da P-gp. A cintilografia, ou cintigrafia, nuclear mostrou mínima captação de radioatividade no cérebro de cães *MDR1* normal/normal porque a P-gp causa efluxo ativo do substrato. Portanto,

o tecido cerebral sensível é protegido da ação de compostos potencialmente tóxicos. Diferentemente, a absorção de radioatividade no cérebro de cães *MDR1* mutante/mutante é indistinguível daquela dos tecidos circundantes, mostrando a importância da P-gp como componente da barreira hematencefálica (Court *et al.*, 1999). O tecido cerebral é exposto à concentração muito elevada de compostos potencialmente tóxicos.

Em gatos, há menos informação disponível a respeito da P-gp e da barreira hematencefálica. Recentemente, a autora pesquisou o gene *ABCB1* felino em gatos que manifestaram sinais de toxicidadade à ivermectina, após o tratamento com dose padrão. Constatou uma mutação que influenciava intensamente a função da P-gp nos gatos acometidos (manuscrito em preparação). Estima-se que a prevalência dessa mutação na população geral de gatos seja ao redor de 5%. Espera-se que os gatos portadores dessa mutação apresentem o mesmo fenótipo (sensibilidade ao medicamento) daqueles cães com mutação *MDR1*.

A distribuição de fármacos substratos aos testículos e ao feto também é limitada pela P-gp. Em pacientes humanos, isso dificulta o tratamento efetivo de algumas doenças. Por exemplo, os testículos e o cérebro são considerados os locais de refúgio do vírus da imunodeficiência humana (HIV) (Choo *et al.*, 2000). Como os inibidores de protease do HIV-1 são substratos para P-gp, o vírus pode permanecer viável nesses locais de refúgio, dificultando o tratamento efetivo. De modo semelhante, pode não ser possível a obtenção da concentração efetiva de alguns medicamentos quimioterápicos utilizados no tratamento de câncer do testículo, em razão do efluxo ativo induzido pela P-gp (Katagiri *et al.*, 1993). O efeito da P-gp placentária na distribuição de medicamentos ao feto é um tema de pesquisa ativa em medicina humana (Young *et al.*, 2003). O entendimento da

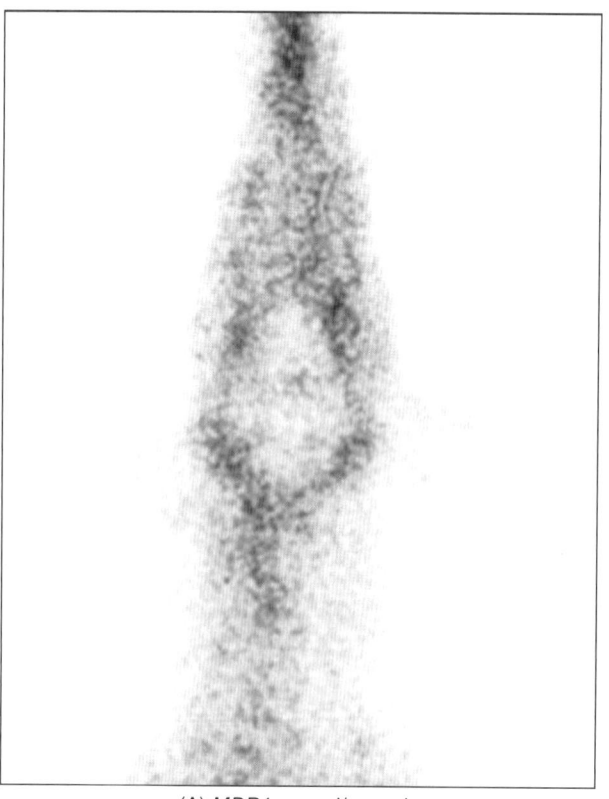

(A) *MDR1* normal/normal

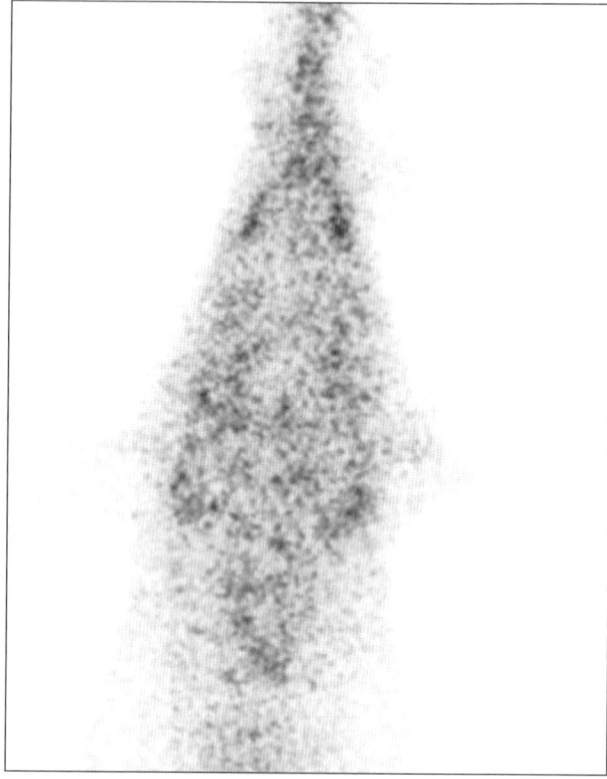

(B) *MDR1* mutante/mutante

Figura 50.2 Utilizou-se cintilografia nuclear para obter imagem da cabeça de dois cães da raça Collie, após injeção intravenosa de ^{99m}Tc-sestamibi, um substrato da P-gp. No cão *MDR1* normal/normal (A), a P-gp funcional impediu o acúmulo de substrato marcado no cérebro, enquanto o cão *MDR1* mutante/mutante (B), com função anormal da P-gp, acumulou substrato de P-gp no tecido cerebral (Mealey *et al.*, 2008).

participação de hormônios relacionados à gestação na regulação da expressão e função da P-gp é uma possível chave para o desenvolvimento de estratégias de liberação de fármacos à mãe, com mínimo risco ao feto.

Outro transportador de medicamento importante, brevemente mencionado no item *Farmacogenética da absorção do medicamento de uso oral*, também tem importante participação na distribuição de fármacos. O *ABCG2*, também conhecido como *BCRP*, foi pesquisado em várias espécies veterinárias, inclusive em ovinos (Polido *et al.*, 2006), bovinos (Olsen *et al.*, 2007) e gatos (Ramirez *et al.*, 2011). O *ABCG2* atua como uma bomba de efluxo do medicamento em diversos tecidos, como fígado, intestino, barreira hematencefálica, barreira hematorretiniana e glândula mamária. O *ABCG2* influencia sobremaneira a concentração de fármacos substratos, como fluoroquinolonas, no leite (Jonker *et al.*, 2005). Em vacas, um polimorfismo no *ABCG2* (Tyr581Ser) aumenta a secreção de danofloxacino no leite (Otero *et al.*, 2013). Após administração intramuscular de uma dose de danofloxacino, notou-se que a AUC (do inglês, *area under the curve*) e a concentração máxima ($C_{máx}$) de danofloxacino no leite foram duas vezes menores em vacas com genótipo *ABCG2* tipo selvagem do que em vacas com polimorfismo *ABCG2*. Outras fluoroquinolonas também são ativamente secretadas no leite pelo *ABCG2*. Desse modo, polimorfismos em *ABCG2* apresentam implicações quanto à presença de resíduos de medicamentos no leite, bem como, ao tratamento de mastite.

Em gatos, o *ABCG2* apresenta várias alterações de aminoácidos, comparativamente a 10 outras espécies de mamíferos.

Uma das alterações de aminoácidos é semelhante àquela de uma variante humana (*ABCG2 421C>A*) que resulta em função anormal de *ABCG2*. O *ABCG2* felino tem menor capacidade de transporte do substrato mitoxantrona, padrão-ouro do *ABCG2*, em comparação com *ABCG2* humano e canino (Ramirez *et al.*, 2011). Isso tem importantes implicações clínicas, principalmente quando se considera que tais alterações de aminoácidos parecem ser verificadas em todos os gatos. Consequentemente, espera-se que os gatos sejam mais sensíveis a fármacos substratos de *ABCG2*, na comparação com outras espécies.

Claramente, isso é o que acontece com algumas fluoroquinolonas. Os gatos domésticos manifestam reação adversa não usual a esse medicamento, aparentemente espécie-específica – degeneração aguda da retina e cegueira (Wiebe e Hamilton, 2002). A toxicidade retiniana induzida por fluoroquinolonas foi primeiramente documentada após o uso de enrofloxacino, estruturalmente semelhante ao ciprofloxacino, uma fluoroquinolona aprovada para uso humano. Em um estudo prospectivo, verificou-se todos os gatos tratados com enrofloxacino (10 vezes a dose recomendada na bula) desenvolveram degeneração de retina tão precocemente quanto 3 dias após o tratamento, enquanto nenhum gato não tratado (grupo controle) apresentou lesão na retina (Ford *et al.*, 2007). O orbifloxacino, outra fluoroquinolona aprovada para uso em gatos e cães, também causou lesão na retina de gatos (FDA, 2006). A degeneração da retina e a cegueira podem ser decorrentes da extensa lesão fototóxica à retina. Quando expostas à luz, as fluoroquinolonas geram espécies reativas de oxigênio (ERO) que danificam as membranas lipídicas celulares e causam lesão tecidual (Agrawal *et al.*, 2007). Em condições normais, a retina é protegida da ação de compostos fotorreativos pela barreira hematorretiniana, inclusive transportadores como o *ABCG2*, que impedem a distribuição de xenobióticos à retina (Asashima *et al.*, 2006). À semelhança do que acontece com outros substratos de *ABCG2*, a distribuição de fluoroquinolonas à retina normalmente é limitada pelo *ABCG2*. Em gatos, a disfunção do *ABCG2* compromete a barreira hematorretiniana, possibilitando o acúmulo de fluoroquinolonas fotorreativas. Assim, a exposição da retina à luz gera ERO, que lesionam os tecidos e causam degeneração da retina e cegueira.

O impacto da disfunção do *ABCG2* felino em outros fármacos substrato de *ABCG2* ainda não foi investigado. Ainda não se sabe se há ou não polimorfismo de *ABCG2* em outras espécies veterinárias comuns, como cães e equinos.

Farmacogenética da metabolização do medicamento

No momento, o maior volume de conhecimento sobre farmacogenética em pacientes humanos envolve a variação genética nas enzimas que metabolizam medicamentos. A variação farmacogenética pode influenciar tanto a fase I quanto a fase II da atividade metabólica da enzima. Uma mutação no gene que codifica a enzima pseudocolinesterase é um exemplo de como a variação farmacogenética pode resultar em notáveis diferenças na resposta ao medicamento, entre os indivíduos. Os pacientes com genótipo normal de pseudocolinesterase metabolizam succinilcolina e se recuperam rapidamente do bloqueio neuromuscular; aqueles com genótipo mutante mantêm bloqueio neuromuscular sustentado que pode resultar em apneia prolongada e necessidade de ventilação mecânica (Wing, 1974). Diversos polimorfismos foram descritos em enzimas do citocromo P450 (CYP) de humanos, muitos deles resultando em marcantes variações na resposta clínica. Por exemplo, CYP2D6 é uma via P450 altamente variável em humanos; em alguns indivíduos ela varia desde atividade indetectável (verificada em 6 a 10% dos caucasianos) até atividade ultrarrápida (constatada em 3 a 10% dos europeus e 30% de uma população negra) (Cascorbi, 2003). O fenótipo ultrarrápido deve-se a uma duplicação gênica muito rara. Em humanos, os medicamentos considerados substratos para CY2D6 incluem antagonistas de receptor beta (propranolol, timolol, metoprolol), antiarrítmicos (quinidina, flecainida), antidepressivos (amitriptilina, clomipramina, fluoxetina, imipramina), neurolépticos e alguns derivados de opioides. Dependendo do genótipo CYP2D6 do paciente, a dose típica de um substrato precisa ser diminuída (metabolizadores fracos requerem 1/10 da dose padrão de nortriptilina, para evitar toxicidade) ou aumentada (metabolizadores ultrarrápidos requerem dose 5 vezes maior do que a dose padrão, para obter concentração terapêutica).

CYP1A2 em cães

Em comparação com humanos, há volume relativamente pequeno de relatos de polimorfismos em enzimas que metabolizam medicamentos, em espécies veterinárias. No entanto, atualmente há descrição de vários polimorfismos no CYP de cães. O polimorfismo do CYP de cães melhor caracterizado é uma mutação (c1117C>T) na região que codifica o *CYP1A2*, que gera um códon de terminação prematuro. Os cães homozigotos carecem de expressão da proteína CYP1A2 hepática e de função enzimática (Tenmizu *et al.*, 2004; Mise *et al.*, 2004).

A triagem de polimorfismo em populações de cães da raça Beagle, realizada por um instituto de pesquisa japonês, identificou 11 a 17% dos cães como homozigotos para o genótipo mutante e, consequentemente, carência funcional de CYP1A2. As concentrações plasmáticas dos medicamentos pesquisados foram 17 vezes maiores em cães com deficiência de CYP1A2 (Tenmizu *et al.*, 2004; Mise *et al.*, 2004). As concentrações plasmáticas dos medicamentos em cães heterozigotos para *CYP1A2* c1117C>T não foram muito diferentes das concentrações de cães tipo selvagem. Não se sabe se esse polimorfismo influencia ou não a farmacocinética, a eficácia e a segurança de medicamentos clinicamente utilizados; depende de: (i) presença de *CYP1A2* 1117C>T na população geral de pacientes caninos; e (ii) grau de dependência do medicamento ao CYP1A2 para sua depuração (*clearance*). Um artigo de revisão compilou os resultados de várias pesquisas sobre a frequência do alelo *CYP1A2* 1117C>T (Court, 2013a). As raças de cães com maior frequência do alelo foram Lebréu-irlandês, Beagle e Pastor-branco-suíço. Fato importante foi a constatação de que cães da raça Beagle, no Japão, apresentaram frequência de alelo muito maior do que cães dessa raça na Europa e nos EUA. Muitas outras raças portadoras da mutação, apesar da frequência do alelo menor que 10%, foram as mesmas raças de cães de pastoreio que sabidamente são portadoras de *ABCB1-1Δ*, a mutação que resulta em deficiência da glicoproteína P (P-gp).

CYP2B11 em cães

Há relato de um fenótipo que envolve sensibilidade anestésica em cães da raça Greyhound e outras raças Sighthound. Especificamente, relata-se que os cães dessas raças apresentam recuperação demorada de anestésicos injetáveis, inclusive tiopental, tiamilal e propofol. Há muitos anos isso era atribuído à menor redistribuição do anestésico no compartimento central, em razão da característica magra das raças acometidas. Subsequentemente, os pesquisadores detectaram menor taxa de depuração do anestésico nesses cães que, preventivamente, foram pré-tratados com fenobarbital, um indutor de CYP, sugerindo o envolvimento do CYP. Estudos de microssomos hepáticos de cães constataram que a enzima CYP2B11 era a principal responsável pela depuração de tropofol dependente de CYP (Court *et al.*, 1999; Hay Kraus *et al.*, 2000). Ainda não há relato de um mecanismo molecular específico para essa diferença na distribuição de medicamento dependente da raça.

Miscelânea de polimorfismos de CYP em cães

Identificou-se uma isoforma de CYP2C, a CYP2C41, em um pequeno número de cães da raça Beagle e em cães mestiços, sugerindo que a maioria dos cães apresente deleção parcial ou total dessa enzima. Notou-se a expressão da isoforma CYP2C21 em todos os cães examinados; como essa isoforma metaboliza vários dos mesmos fármacos metabolizados por CYP2C41, a influência da deleção de CYP2C41 de cães na distribuição de medicamentos pode ser mínima (Court, 2013a). Em cães, há relatos de variantes de aminoácidos possivelmente resultantes de polimorfismo de nucleotídio único, ou polimorfismo de nucleotídio simples, (SNP; do inglês, *single nucleotide polymorphism*), envolvendo CYP2D15, CYP2E1 e CYP3A12. São necessárias outras pesquisas para determinar a frequência do alelo e qual o possível grau de influência dessas variantes na distribuição de vários medicamentos, em um cenário clínico.

Polimorfismos de CYP em outras espécies

Identificou-se polimorfismo de CYP2E hepático em gatos, mas não há relato da relevância clínica desse polimorfismo (Tanaka *et al.*, 2005). De modo semelhante, há relatos de polimorfismos de várias enzimas que metabolizam medicamentos em bovinos (Theilmann *et al.*, 1989), mas esses polimorfismos de nucleotídio único são usados mais como marcadores moleculares em análise de ligação genética, teste de parentesco e diferenciação de raças, do que como resposta preditiva à terapia medicamentosa.

Enzimas metabólicas de fase II

Quanto às enzimas metabólicas de fase II, relata-se um defeito pan-espécie em enzimas UDP-glicuronil transferases (UGT) em gatos; esse defeito influencia sobremaneira a distribuição de medicamentos nessa espécie. Como tal defeito representa uma variação genética entre as espécies, mais do que dentro de uma espécie, ele não é considerado um verdadeiro defeito farmacogenético. Os gatos apresentam várias deficiências de enzimas UGT, mas não de todas. As carências de enzimas UGT em gatos são responsáveis pela metabolização de compostos fenólicos planos simples (p. ex., paracetamol e outros compostos fenólicos) (Court, 2013b). Esse defeito explica, em parte, as idiossincrasias farmacológicas de gatos relativas às espécies veterinárias mais comuns.

Outro defeito metabólico de fase II pan-espécie é verificado em cães. A enzima *N*-acetiltransferase é responsável pela metabolização de sulfonamidas, procainamida, hidralazina, além de outros fármacos. Ambos os genes da *N*-acetiltransferase (*NAT1* e *NAT2*) estão ausentes em cães, aumentando os riscos de reações de hipersensibilidade e de efeitos adversos desses medicamentos, comparativamente a outras espécies (Trepanier *et al.*, 1997). A deficiência de *NAT2* contribui para menor taxa de depuração de algumas sulfonamidas. Os gatos carecem de *NAT2*, mas expressam *NAT1* (Court, 2013b).

A enzima tiopurina metiltransferase (TPMT) apresenta uma variação farmacogenética verdadeira. TPMT é uma enzima de fase II responsável pela metabolização de azatioprina e seus metabólitos ativos, transformando-os formas inativas. Nota-se uma variação de nove vezes na atividade de TMPT de cães; o grau de atividade da enzima parece estar relacionado à raça. Cães da raça Schnauzer gigante apresentam menor atividade de TPMT, enquanto cães da raça Malamute-do-alasca têm alta atividade de TPMT (Kidd *et al.*, 2004). Relata-se que a menor atividade de TPMT está relacionada com maior suscetibilidade à supressão de medula óssea induzida pela azatioprina.

Farmacogenética da excreção (eliminação) do medicamento

Os medicamentos são excretados (eliminados) do corpo em sua forma inalterada ou na forma de metabólitos. Excreções renal e biliar são as vias de excreção de fármaco mais importantes, porém o medicamento também pode ser excretado por outras vias.

Excreção biliar mediada por glicoproteína P

Como mencionado anteriormente, ocorre expressão da glicoproteína P (P-gp) nas células dos túbulos renais e dos canalículos biliares, sugerindo que possa participar na excreção do medicamento. A mutação *ABCB1-1Δ* influencia sobremaneira a excreção biliar do fármaco. Estudos utilizando o substrato de P-gp radiomarcado ^{99m}Tc-sestamibi em cães *MDR1* mutante/mutante e *MDR1* normal/normal ressaltam a importância da excreção biliar de compostos substratos de P-gp mediada por P-gp. Os cães *MDR1* mutante/mutante apresentaram redução significativa da excreção biliar de ^{99m}Tc-sestamibi, em comparação com os cães *MDR1* normal/normal (Coelho *et al.*, 2009). Os cães *MDR1* mutante/normal apresentam um fenótipo intermediário. Cães *MDR1* mutante/mutante parecem não excretar ^{99m}Tc-sestamibi na bile (Figura 50.3). Portanto, as concentrações sanguínea e tecidual de substratos de P-gp provavelmente persistem por mais tempo em cães *MDR1* mutante/mutante, comparativamente aos cães *MDR1* normal/normal, com maior risco de reações adversas induzidas por medicamento. Como as taxas de depuração da vincristina e da doxorrubicina dependem da excreção biliar mediada por P-gp, esses fármacos são exemplos de fármacos substratos de P-gp que possuem maior risco de toxicidade em cães *MDR1* mutante/mutante, na comparação com cães *MDR1* normal/normal.

Um estudo prospectivo avaliou a toxicidade hematológica da vincristina em cães com linfoma. Os cães heterozigotos ou homozigotos para *ABCB1-1Δ* foram significativamente mais suscetíveis ao desenvolvimento de neutropenia e trombocitopenia do que os cães tipo selvagem (Mealey *et al.*, 2008). A autora ressalta que dois cães *MDR1* mutante/mutante morreram em decorrência de complicações de sepse, após o tratamento com doxorrubicina (30 mg/m^2). Ambos os cães manifestaram toxicidade gastrintestinal (GI) e neutropenia graves dentro de 10 dias após o tratamento com esse medicamento. Um estudo prospectivo com intuito de definir especificamente os efeitos da doxorrubicina em cães com mutação *MDR1* não foi concluído por motivos éticos óbvios. Outros relatos de sensibilidade grave a doxorrubicina, vimblastina e/ou vincristina em cães da raça Collie e de outras raças de pastoreio se tornaram públicos em grupos de discussão veterinária na internet. Portanto, a fenotipagem de cães de raças de pastoreio e de cães mestiços, antes do tratamento com quimioterápicos substratos da P-gp, tornou-se o padrão de precaução em oncologia veterinária. Com base no genótipo *MDR1* de um paciente individual pode-se reduzir a dose apropriadamente, de modo que ele seja beneficiado pelo efeito antitumoral do medicamento, sem manifestar sinais de toxicidade grave.

Excreção renal mediada por soluto carreador

A superfamília de soluto carreador (SOC) de transportadores consiste em transportadores de absorção (substratos transportadores para dentro das células) e transportadores de efluxo (substratos transportadores para fora das células). Em humanos e roedores, os membros da superfamília SOC transportam vários compostos endógenos e exógenos (Roth *et al.*, 2012). Há alguma sobreposição de substratos entre os membros dessa superfamília, em humanos e roedores. Por exemplo, a fluvastatina (medicamento que reduz a concentração de colesterol) é um substrato para, no mínimo, três diferentes membros da superfamília SOC, em humanos. Em medicina veterinária, há menos conhecimento sobre a especificidade do substrato transportador SOC. Em humanos, roedores e, possivelmente, em outras espécies veterinárias, os transportadores SOC são expressos em tecidos que representam "barreiras funcionais do corpo", inclusive intestino, células endoteliais de capilares cerebrais, placenta, fígado e rins, além de outros tecidos. Essas localizações estratégicas possibilitam aos transportadores SOC

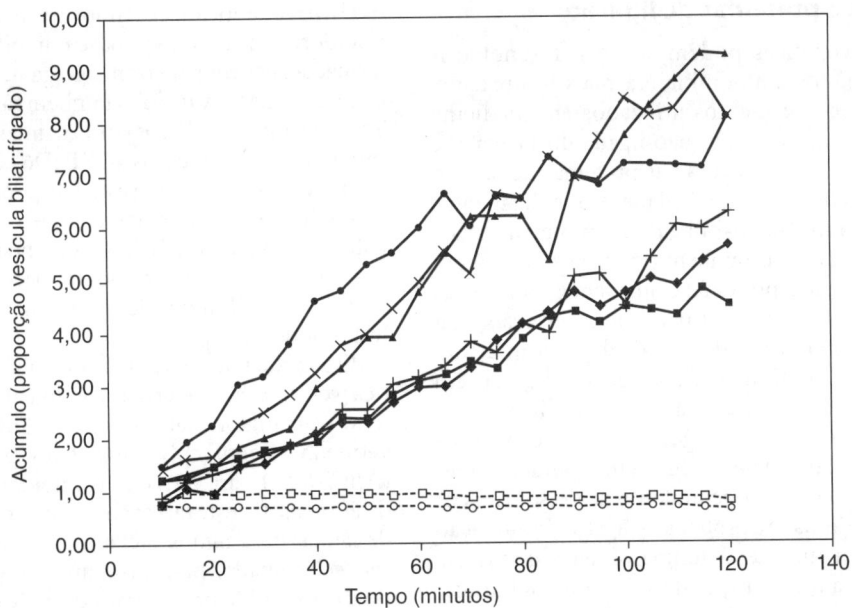

Figura 50.3 Acúmulo do substrato da P-gp ^{99m}Tc-sestamibi, ao longo do tempo, na vesícula biliar de 6 cães *MDR1* mutante/mutante (linhas sólidas) e dois cães *MDR1* normal/normal (linhas pontilhadas), após injeção intravenosa de ^{99m}Tc-sestamibi. Note que os cães *MDR1* mutante/mutante não excretam o substrato de P-gp.

influenciar não apenas excreção renal do medicamento, mas também absorção, distribuição e metabolização do medicamento. Os membros da superfamília SOC incluem transportadores de cátion orgânico (TCO), transportadores de extrusão de toxina e multifármacos (TETM), transportadores de ânion orgânico (TAO) e polipeptídios transportadores de ânion orgânico (PTAO). Relata-se variação genética nos TCO em pacientes humanos (Franke *et al.*, 2010). A concentração plasmática do antiemético ondasetrona é mais elevada e os efeitos clínicos são mais graves em pacientes humanos com mutações *OCT1*. A autora não tem conhecimento de variante genética na superfamília SOC, em espécies veterinárias, associada com alteração na distribuição de medicamento.

Farmacogenética de receptores de medicamento

Uma área da farmacogenética mais recentemente explorada consiste na identificação de polimorfismos em genes que codificam receptores de medicamentos e proteínas efetoras. Em pacientes humanos, há relato de polimorfismos de enzima conversora de angiotensina (ECA), receptores beta-adrenérgicos, receptor de dopamina e receptor de estrógeno, dentre outros (Tribut *et al.*, 2002). Um polimorfismo do gene *ECA* em pacientes com insuficiência cardíaca está associado a maior risco de morte ou à necessidade de transplante (Joseph *et al.*, 2014). Há relatos de polimorfismos de receptor β_1-adrenérgico humano (ADRB1) que exacerbam ou suprimem a atividade da adenilil ciclase, dependendo do polimorfismo envolvido. Como os efeitos de polimorfismos individuais na recuperação clínica não foram conclusivos na rotina clínica cardiológica, não são realizados testes farmacogenéticos para polimorfismos de ADRB1.

No ADRB1 de cães, foram relatadas duas mutações de deleção *in frame* independentes (Maran *et al.*, 2013). Resultados preliminares sugerem que os cães que apresentam essas duas deleções são menos responsivos aos efeitos do antagonista beta-adrenérgico atenolol. Também, há relato de polimorfismos

do ADRB1 em gatos, mas sua importância funcional ainda não foi definida (Maran *et al.*, 2012).

Em cães, relata-se polimorfismo do gene da fosfodiesterase 5A (*PDE5A*) (Stern *et al.*, 2014). Vasodilatadores como óxido nítrico e sildenafila interagem com a PDE5A. A concentração plasmática de cGMP foi significativamente menor em cães com polimorfismo de PDE5A, na comparação com cães do tipo selvagem. Ainda, não se sabe se os cães acometidos respondem diferentemente ao óxido nítrico ou ao sildenafila.

Farmacogenética e reações idiossincráticas

As diferenças farmacogenéticas nas vias metabólicas podem influenciar não apenas as reações adversas tipo A (previsível; geralmente relacionada com a concentração plasmática do medicamento), mas também as reações adversas tipo B (idiossincráticas). Às vezes, as reações idiossincráticas são denominadas reações de hipersensibilidade, mas nem sempre envolvem uma resposta imune adaptativa. Uma das classes de fármacos mais comumente envolvida em reações adversas idiossincráticas, tanto em cães quanto em humanos, são as sulfonamidas; podem ser caracterizadas por febre, artropatia, discrasias sanguíneas (neutropenia, trombocitopenia ou anemia hemolítica), hepatopatia acompanhada de colestase ou necrose, erupções cutâneas, uveíte ou ceratoconjuntivite seca (Trepanier, 2004). Em humanos, a acetilação lenta por *NAT2* mostrou ser um fator de risco para reações de hipersensibilidade às sulfonamidas. Nesses indivíduos, propôs-se a existência de uma via metabólica alternativa que origina metabólitos reativos. A ligação covalente desses metabólitos reativos às macromoléculas celulares resulta em citotoxicidade e resposta imune aos neoantígenos. Embora uma variante, ou variantes, genética específica não tenha sido identificada em cães que manifestaram hipersensibilidade às sulfonamidas, um estudo excluiu a participação dos genes da destoxificação das sulfonamidas *NAT2*, *CYB5A* e *CYP5R3* (Sacco *et al.*, 2012).

Farmacogenética e proteínas de ligação

Várias proteínas plasmáticas podem se ligar a xenobióticos; contudo, geralmente a albumina é a mais importante, considerando-se os medicamentos utilizados em medicina veterinária. Como apenas a fração não ligada do fármaco é farmacologicamente ativa, alterações nas proteínas de ligação podem influenciar a eficácia e a toxicidade de medicamentos que apresentam alta afinidade para ligação à proteína. A farmacocinética de um fármaco também pode ser alterada em função do grau de ligação à proteína. Como, em geral, apenas a fração não ligada está disponível para metabolização e/ou excreção, pode ocorrer aumento da taxa de depuração de um medicamento que tem alta afinidade à proteína de ligação, em condições em que aumenta a fração não ligada do fármaco. As situações que podem influenciar a ligação do medicamento à proteína, em determinado paciente, incluem: interações medicamentosas (administração concomitante de dois fármacos que apresentam alta afinidade à proteína de ligação) e alteração na concentração plasmática de albumina (doença que causa hipoalbuminemia ou administração de solução de albumina que ocasiona rápida elevação da concentração plasmática de albumina). A farmacogenética pode responder pelas diferenças nas proteínas de ligação, entre os pacientes.

Por exemplo, constatou-se relação entre a ligação de dois SNP (G1075T e A1422T) no gene da albumina de cães e a proteína de ligação e a taxa de depuração de um fármaco pesquisado (Takashi et al., 2009). Os SNP resultam em alterações de aminoácidos (Ala335Ser e Glu450Asp) que parecem alterar a ligação de um composto pesquisado, um antagonista da integrina. A prevalência do alelo mutante em uma colônia de cães da raça Beagle criados para pesquisa foi 40% (n = 47). Mais de 99% do fármaco se ligaram à proteína, em todos os cães, com uma fração média de fármaco não ligada em cães da raça Beagle tipo selvagem homozigotos (0,014%), significativamente menor do que a verificada em cães da raça Beagle homozigotos para o alelo mutante (0,053%). A taxa de depuração do medicamento foi significativamente maior em cães da raça Beagle homozigotos para o alelo mutante (3,66 mℓ/min/kg), na comparação com a de cães da raça Beagle homozigotos para o alelo tipo selvagem (1,97 mℓ/min/kg). Os cães da raça Beagle heterozigotos apresentaram valores intermediários para ambas as mensurações. É necessária pesquisa adicional para determinar: (i) se esta mutação está presente em cães (raça Beagle e de outras raças) não pertencentes a essa colônia; e (ii) se outros fármacos com alta afinidade às proteínas de ligação são influenciadas pelos alelos.

Farmacogenética na rotina clínica

O uso clínico de testes farmacogenéticos em pacientes humanos está se tornando cada vez mais prático, para alguns medicamentos. Na verdade, atualmente a FDA exige testes farmacogenéticos para alguns fármacos; para outros, a bula contém informação sobre variações genéticas que influenciam o uso do medicamento (Pacanowski et al., 2014). Há mais que duas dúzias de testes farmacogenéticos disponíveis para pacientes humanos. Alguns desses testes farmacogenéticos podem melhorar a seleção de pacientes para os quais um medicamento em particular é mais efetivo, enquanto para outros pode prever em qual paciente é mais provável a ocorrência de reação adversa. Os testes farmacogenéticos para fármacos de uso oncológico e cardiovascular parecem mais facilmente disponíveis. Por exemplo, há disponibilidade de testes farmacogenéticos para

os fármacos anticâncer 5-fluoruracila, irinotecano, herceptina, inibidores da tirosinoquinase e inibidores de FLT3. Os testes farmacogenéticos para o antiagregante plaquetário clopidogrel e o anticoagulante varfarina também são facilmente disponíveis. Testes farmacogenéticos para enzimas que metabolizam determinados medicamentos (CYP2D6, CYP2C19, CYP3A4 e 5, NAT2, e outros) também estão disponíveis. Portanto, é possível ao médico obter um perfil completo do CYP do paciente. No entanto, atualmente não há recomendações de doses específicas disponíveis para a maioria dos fármacos, mesmo conhecendo-se o perfil do CYP do paciente; assim, a aplicação clínica desses testes pode ser limitada.

Em medicina veterinária, um laboratório de farmacogenética veterinária (Veterinary Clinical Pharmacology Laboratory, Washington State University, Pullman, WA, 99164; www.vetmed.wsu.edu/vcpl) realiza fenotipagem de *MDR1* em cães (*ABCB1-1Δ*) para veterinários, criadores de cães e proprietários de animais. O teste farmacogenético é considerado um padrão de cautela para alguns pacientes caninos. Recomenda-se que os cães selecionados para o tratamento com vincristina, vimblastina, doxorrubicina, loperamida ou ivermectina (em dose para o tratamento de sarna, acima da indicada na bula) sejam submetidos a teste para detecção de mutação MDR1, antes do tratamento. Na Tabela 50.1 há uma lista parcial de medicamentos

Tabela 50.1 Substratos de P-gp selecionados. Fonte: Dados de Schwab *et al.*, 2003; Fromm, 2002; Sakaeda *et al.*, 2002; Sakaeda *et al.*, 2003; Marzolini *et al.*, 2004.

Medicamentos anticâncer

Doxorrubicina
Docetaxel[a]
Vincristina[a]
Vimblastina[a]
Etoposídeo[a]
Mitoxantrona
Actinomicina D

Hormônios esteroides

Aldosterona
Cortisol[a]
Dexametasona[a]
Metilprednisolona

Antimicrobianos

Eritromicina[a]
Cetoconazol
Itraconazol[a]
Tetraciclina
Doxiciclina
Levofloxacino
Esparfloxacino

Opioides

Loperamida
Morfina

Fármacos de uso cardíaco

Digoxina
Diltiazém[a]
Verapamil[a]
Talinolol

Fármacos imunossupressores

Ciclosporina[a]
Tacrolimo[a]

Miscelânea

Ivermectina
Amitriptilina
Terfenadina[a]
Ondansetrona
Domperidona
Fenotiazinas
Vecurônio

[a]Substratos de CYP 3A.

que são substratos para P-gp. Como em cães a mutação *MDR1* apresenta uma frequência de alelo muito alta (55%, em cães da raça Collie; 42%, em cães da raça Whippet de pelo longo; e ao redor de 20% em cães da raça Pastor-australiano), e como o polimorfismo é altamente preditivo para graves eventos adversos, inclusive morte, os testes farmacogenéticos têm sido rapidamente aceitos pelos veterinários.

FUTURO DA FARMACOGENÉTICA E DA FARMACOGENÔMICA

O teste *MDR1* para cães indica que um campo relativamente novo da farmacogenética já teve um impacto em segurança e eficácia de medicamentos utilizados em pacientes veterinários. Como acontece em qualquer procedimento médico novo, é preciso tempo para a farmacogenética ser considerada uma ferramenta padrão para as tomadas de decisão terapêutica. Como a FDA já faz a triagem de medicamentos quanto a segurança e eficácia em grandes populações de pacientes, a farmacogenética, à revelia, beneficia uma minoria da população. No entanto, com o uso de farmacogenômica como uma ferramenta para as tomadas de decisão terapêutica os veterinários se tornam capazes de propiciar melhor tratamento geral, pela otimização do tratamento individual do paciente (escolhendo a dose correta de um medicamento apropriado, logo no início – mais do que pela abordagem do tipo tentativa e erro). O objetivo final da farmacogenética é tornar o paciente capaz de responder ao tratamento mais rapidamente, com menor custo e muito menos risco de efeitos adversos.

REFERÊNCIAS BIBLIOGRÁFICAS

Agrawal N, Ray RS, Faroq M, Pant AB, Hans RK (2007).Photosensitizing potential of ciprofloxacin at ambient level of UV radiation. *Photochem Photobiol*. **83**, 1226–1236.

Asashima T, Hori S, Ohtsuki S, Tachikawa M, Watanabe M, Mukai c, Kitagaki S, Miyakoshi N, Terasaki T. (2006). ATP binding cassette transporter G2 mediates the efflux of phototoxins on the luminal membrane of retinal capillary endothelial cells. *Pharm Res*. **23**, 1235–1242.

Cascorbi I. (2003). Pharmacogenetics of cytochrome P4502D6: genetic background and clinical implication. *Eur J Clin Invest*. **33** (Suppl. 2), 17–22.

Choo EF, Leake B, Wandel C, Imamura H, Wood AJ, Wilkinson GR, Kim RB. (2000). Pharmacological inhibition of P-glycoprotein transport enhances the distribution of HIV-1 protease inhibitors into brain and testes. *Drug Metab Dispos*. **28**, 655–660.

Coelho JC, Tucker R, Mattoon J, Roberts G, Waiting DK, Mealey KL. (2009). Biliary excretion of technetium-99m-sestamibi in wild-type dogs and in dogs with intrinsic (ABCB1-1Delta mutation) and extrinsic (ketoconazole treated) P-glycoprotein deficiency. *J Vet Pharmacol Ther*. **32**, 417–421.

Court MH. (2013a). Canine cytochrome P-450 pharmacogenetics. *Vet Clin North Am Small Anim Pract*. **43**, 1027–1038.

Court MH. (2013b). Feline drug metabolism and disposition: Pharmacokinetc evidence for species differences and molecular mechanisms. *Vet Clin North Am Small An Pract*. **43**, 1027–1038.

Court MH, Hay-Kraus BL, Hill DW, Kind AJ, Greenblatt DJ. (1999). Propofol hydroxylation by dog liver microsomes: assay development and dog breed differences. *Drug Metab Disp*. **27**, 1293–1299.

Ericsson CD, Johnson PC. (1990). Safety and efficacy of loperamide. *Am J Med*. **88**, 10S–14S.

Food and Drug Administration (FDA). (2006). *Freedom of Information Summary NADA 141-081) Orbax Tablets Orbifloxacin*. Available at: https://www.fda.gov/ downloads/animalveterinary/products/approvedanimal drugproducts/foiadrugsummaries/ucm117019.pdf (accessed April 2017).

Ford MM, Dubielzig RR, Giuliano EA, Moore CP, Narfstrom KL. (2007). Ocular and systemic manifestations after oral administration of a high dose of enrofloxacin in cats. *Am J Vet Res*. **68**, 190–202.

Franke RM, Gardner ER, Sparrebom A. (2010). Pharmacogenetics of drug transporters. *Curr Pharm Des*. **16**, 220–230.

Fromm MF. (2002). Genetically determined differences in p-glycoprotein function: implications for disease risk. *Toxicology*. **181–182**, 299–303.

Ginn PE. (1996). Immunohistochemical detection of P-glycoprotein in formalin-fixed and paraffin-embedded normal and neoplastic canine tissues. *Vet Pathol*. **33**, 533–541.

Hay Kraus BL, Greenblatt DJ, Venkatakrishnan K, Court MH. (2000). Evidence for propofol hydroxylation by cytochrome P4502B11 in canine liver microsomes: breed and gender differences. *Xenobiotica*. **30**, 575–588.

Hochstein P. (1971). Glucose-6-phosphate dehydrogenase deficiency: mechanisms of drug-induced hemolysis. *Exp Eye Res*. **11**, 389–395.

Hugnet C, Cadore JL, Buronfosse F, Pineau X, Mathet T, Berny PJ. (1996). Loperamide poisoning in the dog. *Vet Hum Toxicol*. **38**, 31–33.

Jonker JW, Merino G, Musters S, van Herwaarden AE, Bolscher E, Wagenaar E, Mesman E, Dale TC, Schinkel AH. (2005). The breast cancer resistance protein BCRPs and carcinogenic xenotoxins into milk. *Nat Med*. **11**, 129–129.

Joseph PG, Pare G, Ross S, Roberts R, Anand SS. (2014). Pharmacogenetics in cardiovascular disease: the challenge of moving from promise to realization. *Clin Cardiol*. **37**, 48–56.

Katagiri A, Tomita Y, Nishiyama T, Kimura M, Sato S. (1993). Immunohistochemical detection of P-glycoprotein and GSTP1-1 in testis cancer. *Br J Cancer*. **68**, 125–129.

Kerb R, Aynacioglu AS, Brockmoller J, Schlagenhaufer R, Bauer S, Szekeres T, Hamwi A, Fritzer-Szekeres M, Baumgartner C, Ongen HZ, Guzelbey P, Roots I, Brinkmann U. (2001). The predictive value of MDR1, CYP2C9, and CYP2C19 polymorphisms for phenytoin plasma levels. *Pharmacogenomics J*. **1**, 204–210.

Kidd LB, Salavaggione OE, Szumlanski CL, Miller JL, Weinshilboum RM, Trepanier L. (2004). Thiopurine methyltransferase activity in red blood cells of dogs. *J Vet Intern Med*. **18**, 214–218.

Maran BA, Mealey KL, Lahmers SM, Nelson OL, Meurs KM. (2013). Identification of DNA variants in the canine beta-1 adrenergic receptor gene. *Res Vet Sci*. **95**, 238–240.

Maran BA, Meurs KM, Lahmers SM, Nelson OL. (2012). Identification of beta-1 adrenergic receptor polymorphisms in cats. *Res Vet Sci*. **93**, 210–212.

Marzolini C, Paus E, Buclin T, Kim RB. (2004). Polymorphisms in human MDR1 (p-glycoprotein): recent advances and clinical relevance. *Clin Pharmacol Ther*. **75**, 13–33.

McEntee M, Silverman JA, Rassnick K, Zgola M, Chan AO, Tau PT, Page RL. (2003). Enhanced bioavailability of oral docetaxel by co-administration of cyclosporin a in dogs and rats. *Vet Comp Oncol*. **2**, 105–112.

Mealey KL, Barhoumi R, Rogers K, Kochevar DT. (1998). Doxorubicin Induced expression of P-Glycoprotein in a canine osteosarcoma cell line. *Cancer Lett*. **126**, 187–192.

Mealey KL, Bentjen SA, Gay JM, Cantor GH. (2001). Ivermectin sensitivity in Collies is associated with a deletion mutation of the mdr1 gene. *Pharmacogenetics*. **11**, 727–733.

Mealey KL, Bentjen SA, Waiting DK. (2002). Frequency of the mutant MDR1 allele associated with ivermectin sensitivity in a sample population of Collies from the Northwestern United States. *Am J Vet Res*. **63**, 479– 481.

Mealey KL, Fidel J, Gay JM, Impellizeri JA, Clifford CA, Bergman PJ. (2008). ABCB1-1Delta polymorphism can predict hematologic toxicity in dogs treated with vincristine. *J Vet Intern Med*. **22**, 996–1000.

Mealey KL, Greene S, Bagley R, Gay J, Tucker R, Gavin P, Schmidt K, Nelson F. (2008). P-glycoprotein contributes to the blood-brain, but not blood-cerebrospinal fluid, barrier in a spontaneous canine P-glycoprotein knockout model. *Drug Metab Dispos*. **36**, 1073–1079.

Mise M, Yadera S, Matsuda M, Hashizume T, Matsumoto S, Terauchi Y, Fujii T. (2004). Polymorphic expression of CYP1A2 leading to interindividual variability in metabolism of a novel benzodiazepine receptor partial inverse agonist in dogs. *Drug Metab Dispos*. **32**, 240–245

Neff MW, Robertson KR, Wong AK, Safra N, Broman KW, Slatkin M, Mealey KL, Pedersen NC. (2004). Breed distribution and history of canine mdr1-1{Delta},a pharmacogenetic mutation that marks the emergence of breeds from the Collie lineage. *Proc Natl Acad Sci USA.* **101**, 11725–11730.

Olsen HG, Nilsen H, Hayes B, Berg PR, Svendsen M, Lien S, Meuwissen T. (2007). Genetic support for a quantitative trait nucleotide in the ABCG2 gene affecting mild composition of diary cattle. *BMC Genet.* **8**, 32.

Otero JA, Real R, de la Fuente A, Prieto JG, Marquest M, Alvarez AI, Merino G. (2013). The bovine ATP-binding cassette transporter ABCG2 Tyr581Ser single-nucleotide polymorphism increases milk secretion of the fluoroquinolone danoflaxacin. *Drug Metab Dispos.* **41**, 546–549.

Pacanowski MA, Leptak C, Zineh I. (2014). Next-generation medicines: past regulatory experience and considerations for the future. *Clin Pharmacol Ther.* **95**, 247–249.

Page RL, Hughes CS, Huyan S, Sagris J, Trogdon M. (2000). Modulation of P-glycoprotein-mediated doxorubicin resistance in canine cell lines. *Anticancer Res.* **20**, 3533–3538.

Patel J, Mitra AK. (2001). Strategies to overcome simultaneous p-glycoprotein mediated efflux and CYP3A4 mediated metabolism of drugs. *Pharmacogenomics.* **2**, 401–415.

Polido MM, Molina AJ, Merino G, Mendoza G, Prieto JG, Alvarez AI. (2006). Interaction of enrofloxacin with breast cancer resistance protein (BCRP/ABCG2): influence of flavonoids and role in milk secretion in sheep. *J Vet Pharmacol Ther.* **29**, 279-287.

Ramirez CJ, Minch JD, Gay JM, Lahmers SM, Guerra DJ, Haldorson GJ, Schneider T, Mealey KL. (2011). Molecular genetic basis for fluoroquinolone-induced retinal degeneration in cats. *Pharmacogenet Genomics.* **21**, 66–75.

Roninson IB. (1992). The role of the MDR1 (P-glycoprotein) gene in multidrug resistance in vitro and in vivo. *Biochem Pharmacol.* **43**, 95–102.

Roth M, Obaidat A, Hagenbuch B. (2012). OATPs, OATs and OCTs: the organic anion and cation transporters of the SLCO and SLC22A gene superfamilies. *Br J Pharmacol.* **165**, 1260–1287.

Sacco JC, Abouraya M, Motsinger-Reif A, Yale SH, McCarty CA, Trepanier LA. (2012). Evaluation of polymorphisms in the sulfonamide detoxification genes NAT2, CYP5A and CYB5R3 in patients with sulfonamide hypersensitivity. *Pharmacogenet Genomics.* **22**, 733–740.

Sakaeda T, Nakamura T, Okumura K. (2002). MDR1 genotype-related pharmacokinetics and pharmacodynamics. *Biol Pharm Bull.* **25**, 1391–1400.

Sakaeda T, Nakamura T, Okumura K. (2003). Pharmacogenetics of MDR1 and its impact on the pharmacokinetics and pharmacodynamics of drugs. *Pharmacogenomics.* **4**, 397–410.

Schinkel AH, Wagenaar E, van Deemter L, Mol CA, Borst P. (1995). Absence of the Mdr1a P-glycoprotein in mice affects tissue distribution and pharmacokinetics of dexamethasone, digoxin, and cyclosporin A. *J Clin Invest.* **96**, 1698–1705.

Schwab M, Eichelbaum M, Fromm MF. (2003). Genetic polymorphisms of the human MDR1 drug transporter. *Annu Rev Pharmacol Toxicol.* **43**, 285–307.

Scordo MG, Spina E. (2002). Cytochrome P450 polymorphisms and response to antipsychotic therapy. *Pharmacogenomics.* **3**, 201–218.

Sills GJ, Kwan P, Butler E, de Lange EC, van den Berg DJ, Brodie MJ. (2002). P-Glycoprotein-mediated efflux of antiepileptic drugs: preliminary studies in mdr1a knockout mice. *Epilepsy Behav.* **3**, 427–432.

Stern JA, Reina-Dorests Y, Chdid L, Merus KM. (2014). A polymorphism in the canine phosphodiesterase 5A gene affecting basal cGMP concentrations of healthy dogs. *J Vet Intern Med.* **28**, 78–83.

Takashi I, Takahashi M, Sudo K, Sugiyama Y. (2009). Interindividual pharmacokinetics variability of the a4b1 integrin antagonist 4-[1-[3-Chloro-4-[N0- (2-methylphenyl) ureido]phenylacetyl]-(4S)-fluoro-(2S)- pyrrolidine-2-yl]methoxybenzoic acid (D01-4582), in beagles is associated with albumin genetic polymorphisms. *J Pharm Sci.* **98**, 1545–1555.

Tanaka N, Shinkyo R, Sakaki T, Kasamastu M, Imaoka S, Funae Y, Yokota H. (2005). Cytochrome P450 2E polymorphism in feline liver. *Biochim Biophys Acta.* **1726**, 194–205.

Tenmizu D, Endo Y, Noguchi K, Kamimura H. (2004). Identification of the novel canine CYP1A2 1117 C >T SNP causing protein deletion. *Xenobiotica.* **34**, 835–846.

Theilmann JL, Skow LC, Baker JF, Womack JE. (1989). Restriction fragment length polymorphisms for growth hormone, prolactin, osteonectin, alpha crystallin, gamma crystallin, fibronectin and 21-steroid hydroxylase in cattle. *Anim Genet.* **20**, 257–266.

Thiebaut F, Tsuruo T, Hamada H, Gottesman MM, Pastan I, Willingham MC. (1987). Cellular localization of the multidrug-resistance gene product P-glycoprotein in normal human tissues. *Proc Natl Acad Sci USA.* **84**, 7735–7738.

Tranquilli WJ, Paul AJ, Todd KS. (1991). Assessment of toxicosis induced by high-dose administration of milbemycin oxime in Collies. *Am J Vet Res.* **52**, 1170–1172.

Trepanier LA. (2004). Idiosyncratic toxicity associated with potentiated sulfonamides in the dog. *J Vet Pharmacol Ther.* **27**, 129–138.

Trepanier LA, Ray K, Winand NJ, Spielberg SP, Cribb AE. (1997). Cytosolic arylamine N-acetyltransferase (NAT) deficiency in the dog and other canids due to an absence of NAT genes. *Biochem Pharmacol.* **54**, 73–80.

Tribut O, Lessard Y, Reymann JM, Allain H, Bentue-Ferrer D. (2002). Pharmacogenomics. *Med Sci Monit.* **8**, RA152–RA163.

Verstuyft C, Schwab M, Schaeffeler E, Kerb R, Brinkmann U, Jaillon P, Funck-Brentano C, Becquemont L. (2003). Digoxin pharmacokinetics and MDR1 genetic polymorphisms. *Eur J Clin Pharmacol.* **58**, 809–812.

Wandel C, Kim R, Wood M, Wood A. (2002). Interaction of morphine, fentanyl, sufentanil, alfentanil, and loperamide with the efflux drug transporter P-glycoprotein. *Anesthesiology.* **96**, 913–920.

Wiebe V, Hamilton P. (2002). Fluoroquinolone induced retinal degeneration in cats. *J Am Vet Med Assoc.* **221**, 1568–1571.

Wing JP. (1974). Blood protein polymorphisms in Jewish populations. *Hum Hered.* **24**, 323–344.

Young AM, Allen CE, Audus KL. (2003). Efflux transporters of the human placenta. *Adv Drug Deliv Rev.* **55**, 125–132.

CAPÍTULO 51

Considerações sobre o Uso de Medicamentos Veterinários no Tratamento de Animais de Produção de Menor Importância

Lisa A. Tell, Margaret Oeller, Tara Marmulak e Ronette Gehring

USO DE MEDICAMENTOS VETERINÁRIOS EM ANIMAIS DE PRODUÇÃO DE MENOR IMPORTÂNCIA | CONSIDERAÇÕES ESPECIAIS E DESAFIOS

Antibióticos, antiparasitários, anti-inflamatórios não esteroides e hormônios exógenos são alguns medicamentos essenciais em protocolos terapêuticos utilizados pelos veterinários especialistas em animais utilizados como recurso alimentar (comumente denominados animais destinados à produção de alimentos ou simplesmente animais de produção) para tratar doença, aliviar a dor e minimizar as perdas econômicas. Nos EUA, muitos desses produtos veterinários são aprovados pela Food and Drug Administration (FDA) para uso em grande número de animais de produção de maior importância, mas não em animais de produção de menor importância. Segundo a FDA, os animais de produção de maior importância são: bovinos (de corte e leiteiros), suínos, frangos, galinhas e perus. Os animais de produção de menor importância são aqueles não incluídos na categoria de animais de produção de maior importância; os mais comuns são caprinos (de corte e leiteiros), ovinos, cervídeos, aves de caça criadas comercialmente, peixes utilizados como alimento e moluscos e crustáceos. Essa categoria também inclui espécies animais menos comumente utilizadas como alimento, como coelhos, ratitas (ema, avestruz) e abelhas melíferas. Nos EUA, os equinos são considerados animais de maior importância; no entanto, em alguns países são considerados animais de companhia e geralmente não são utilizados como alimento para humanos. Na Europa, a European Medicines Agency definiu como animais de produção de maior importância: bovinos (de corte e leiteiros), ovinos (de corte), suínos, frangos, galinhas e salmonídeos. Na categoria de animais de produção menor importância incluem-se pequenos ruminantes (de corte e leiteiros) e cervídeos (inclusive rena), além de outras espécies de aves (de corte e poedeiras), peixes e mamíferos (equinos e coelhos). Em outros países, a categoria de animais de produção de menor importância é consideravelmente mais ampla, em razão da maior variedade de espécies consumidas por humanos, como pequenos roedores, canídeos, invertebrados e diversas espécies de aves.

Nos anos recentes, notou-se interesse crescente no consumo de carne e de outros produtos oriundos de animais de produção de menor importância, principalmente as espécies obtidas em aquicultura. Com esse aumento de interesse, espera-se a disponibilização de alimentos seguros para o consumo humano. A manutenção da saúde geral dos animais de criação de menor importância é semelhante ao manejo sanitário de animais de produção de maior importância e requer, tipicamente, o uso de alguns medicamentos veterinários. Todavia, diferentemente do que acontece com animais de produção de maior importância, há poucos fármacos aprovados pela FDA para uso em animais de produção de menor importância.

Um dos principais desafios para obter produtos veterinários aprovados para uso em animais de produção de menor importância é o baixo retorno financeiro, em razão da baixa procura por esses medicamentos no mercado. Além disso, a captura e contenção de alguns animais de produção de menor interesse (p. ex., cervídeos e bisão) são procedimentos mais difíceis; ademais, há ampla variação de tamanho e da farmacocinética entre as raças/espécies. Em geral, nessa categoria de animais há grande número de espécies e marcante diversidade. No caso de espécies aquáticas, como peixes ósseos (*finfish*), moluscos e crustáceos, há diferenças não apenas entre as espécies, pois também as condições ambientais (salinidade, pH, temperatura), diferenças fisiológicas (heterotermia) e práticas de manejo interferem na metabolização e excreção de medicamentos.

Este capítulo aborda problemas exclusivamente associados às necessidades de cumprimento de normas oficiais para obter aprovação de medicamento para uso em animais de produção de menor importância, à disponibilidade de medicamento veterinário para uso nesses animais e à legislação que ressalta a necessidade de medicamentos no tratamento. Além disso, neste capítulo são discutidos programas governamentais e procedimentos científicos utilizados para mostrar a necessidade de medicamentos para tratar animais de produção de menor importância.

PROCESSO DE APROVAÇÃO DE MEDICAMENTOS VETERINÁRIOS PARA USO EM ANIMAIS DE PRODUÇÃO DE MENOR IMPORTÂNCIA

Atualmente, no mercado há vários medicamentos veterinários que podem ser administrados aos animais de produção de menor importância. O cenário ideal para o veterinário que deseja tratar um animal de produção de menor importância é ter disponibilidade de um medicamento aprovado pela FDA e destinado ao uso nesses animais. Um exemplo é um anti-helmíntico aprovado para o tratamento específico de parasitos gastrintestinais em ovinos. Esse produto satisfaz as exigências da FDA quanto à segurança para o ovino, à segurança para a pessoa que administra o medicamento ao ovino, à segurança para qualquer pessoa que consuma a carne do ovino tratado e à segurança ao meio ambiente durante o uso do produto e seu descarte. Também, deve ser efetivo na dose recomendada na bula e ser criteriosamente produzido, obedecendo aos padrões de eficácia e pureza. Na bula, há indicação de uso do medicamento, bem como a dose e os períodos de carência, apropriados para o uso em ovinos.

Diferentemente do que acontece em animais de produção de maior importância, não há muitos medicamentos indicados para uso em animais de produção de menor importância e aprovados pela FDA. Isso ocorre, principalmente, porque o desenvolvimento de novos medicamentos de uso veterinário é caro e o processo envolvido é muito demorado, principalmente quando se trata de fármaco utilizado em animais destinados ao consumo humano; ademais, o mercado de medicamentos para animais de produção de menor importância é muito pequeno para recuperar rapidamente o investimento feito pelo laboratório farmacêutico. A lista de medicamentos aprovados pela FDA para uso em animais de produção de menor importância (a partir de julho de 2017) está resumida nas Tabelas 51.1 a 51.5. Também na internet há uma base de dados sobre novos medicamentos de uso veterinário aprovados,

Tabela 51.1 Medicamentos veterinários aprovados pela FDA, a partir de julho de 2017, para uso em pequenos ruminantes considerados animais de produção de menor importância nos EUA.

Medicamento	Formulação	Espécie	Indicação[a]
Acetato de flurogestona	Esponja vaginal	Ovelhas	Sincronização do cio
Albendazol	Suspensão líquida	Ovinos Caprinos	Parasitos internos Trematódeos hepáticos
Ceftiofur sódico	Injetável	Caprinos Ovinos	Infecção respiratória
Cloreto de sódio em gel	Líquido de uso oral	Ovinos	Choque/hipovolemia
Cloridrato de levamisol	Beberagem *Bolus* Pó	Ovinos	Parasitas internos
Cloridrato de oxitetraciclina – sulfato de polimixina B	Pomada	Ovinos	Infecção ocular superficial
Cloridrato de proparacaína	Líquida	Ovinos	Anestésico oftálmico
Clortetraciclina	Premix* (para alimentos)	Ovinos	Aborto vibriônico Requer período de carência
Decoquinato	Premix (para alimentos)	Caprinos Ovinos	Coccidiose
Fembendazol	Suspensão líquida	Caprinos	Parasitos internos
Fembendazol	Premix (para alimentos)	Caprinos selvagens/Zoo Ovinos Bighorn	Parasitos internos
Fosfato de tilmicosina	Injeção	Ovinos	Infecção respiratória
Hormônio foliculoestimulante	Injetável – IV, IM, SC	Ovelhas	Deficiência de FSH
Hormônio luteinizante hipofisário	Injetável – IV, SC	Ovinos	Hipofunção hipofisária
Ivermectina	Beberagem/líquida	Ovinos	Parasitos internos
Lasalocida	Premix (para alimentos)	Ovinos	Coccidiose
Metilsulfato de neostigmina	Injetável – SC	Ovinos	Atonia ruminal Antagonista do curare
Metoxiflurano	Inalante	Ovinos	Anestésicos
Monensina sódica	Premix (para alimentos)	Caprinos	Coccidiose
Moxidectina	Beberagem	Ovinos	Parasitos internos
Ocitocina	Injeção – IM, IV, SC	Ovinos	Contrações uterinas Descida do leite
Oxitetraciclina	Premix (para alimentos)	Ovinos	Infecção respiratória
	Pó		Colibacilose
Penicilina G procaína	Injetável – IM	Ovinos	Infecção respiratória
Progesterona	Dispositivo intravaginal (CIDR)	Ovelhas	Acasalamento fora da estação de monta
Selenito de sódio/vitamina E	Injetável – IM, SC	Ovinos	Deficiência de selênio
Sulfato de neomicina	Pó	Caprinos	Colibacilose
	Líquida	Ovinos	
Sulfato de neomicina	Premix (para alimentos)	Ovinos	Colibacilose
Tetraciclina	Injetável – IM	Ovinos	Infecção bacteriana
Tiabendazol	Beberagem	Caprinos	Parasitos internos
	Premix (para alimentos) Peletizada Líquida	Ovinos	
Tialbarbitona sódica	Pó – injetável IV	Ovinos	Anestésico geral
Zeranol	Implante SC	Ovinos	Ganho de peso/eficiência alimentar

[a]As indicações listadas são amplas. Para indicações específicas deve-se consultar a bula do medicamento ou o CFR.
*N.T.: premix é a mistura homogênea de micronutrientes ou de medicamentos adicionados à ração.

no endereço eletrônico da FDA. Por favor, lembre-se de que, mesmo quando aprovados, alguns produtos podem não estar disponíveis no mercado. Isso pode acontecer por várias razões, inclusive encerramento das atividades do fabricante ou descontinuação de linhas de produtos menos lucrativos, quando ocorre a fusão de duas companhias.

Para o medicamento ser aprovado para uso em animais de produção de menor importância, o laboratório responsável deve mostrar aos revisores científicos do FDA's Center for Veterinary Medicine (FDA/CVM) que o produto é seguro e efetivo para o uso proposto. O CVM é o setor da FDA responsável pela regulação de medicamentos veterinários, inclusive pela avaliação desses medicamentos, antes de sua aprovação.

As informações que o laboratório responsável precisa apresentar como justificativa no formulário New Animal Drug Application (NADA) incluem os itens a seguir, obedecendo às normas publicadas no Code of Federal Regulations (21 CFR 514):

1) Eficácia do medicamento para o uso proposto
2) Segurança ao animal-alvo (a espécie animal na qual o medicamento será utilizado)

3) Segurança alimentar de humanos (segurança aos consumidores de carne, leite ou ovos oriundos de animais tratados)
4) Segurança ambiental
5) Métodos e controle de produção
6) Todas as demais informações
7) *Freedom of information* (FOI), ou seja, informações sobre eficácia e segurança do medicamento, enviadas à FDA pelo laboratório responsável
8) Identificação/marca do produto.

Esses componentes são discutidos, em detalhes, no Capítulo 55 deste livro. A FDA também disponibiliza diversas diretrizes ou guias para auxiliar a companhia farmacêutica responsável a compreender as várias exigências. É de particular interesse aos laboratórios responsáveis pela aprovação do medicamento para uso em animais de produção de menor importância a *Orientação nº 61 da FDA Approval of New Animal Drugs for Minor Uses and for Minor Species*. Por ocasião da redação deste capítulo do livro, esse documento estava sendo revisado e será publicado com o novo título *Special Considerations, Incentives, and Programs to Support the Approval of New Animal Drugs for Minor Uses and for Minor Species*. Os documentos com as orientações estão disponíveis no endereço eletrônico da FDA.

Comparativamente ao processo de aprovação de medicamentos para uso em animais de produção de maior importância, o processo de aprovação de medicamento não é significativamente mais fácil para aqueles destinados ao uso em animais de produção de menor importância. Devem ser empregados os mesmos padrões criteriosos. No entanto, há algumas poucas vantagens no processo de aprovação de fármacos destinados ao uso de animais de produção de menor importância. Essas vantagens incluem: possibilidade de dispensa de pagamento da taxa de usuário; possibilidade de uso de conclusões obtidas em estudos de resíduos radiomarcados em animais de criação de maior importância para avaliação da

Tabela 51.2 Medicamentos veterinários aprovados pela FDA, a partir de julho de 2017, para uso em cervídeos e outros ruminantes considerados animais de produção de menor importância nos EUA.

Medicamento	Formulação	Espécie	Indicação[a]
Cloridrato de diprenorfina Cloridrato de etorfina	Injetável – IM, IV	Animais selvagens	Imobilização
Cloridrato de ioimbina	Injetável – IV	Cervídeos Alce	Antagonista da xilazina
Cloridrato de xilazina	Injetável – IM, IV	Cervídeos Alce	Sedação
Ivermectina	Injetável	Bisão (americano) Rena	Hipodermose Berne

[a]As indicações listadas são amplas. Para indicações específicas deve-se consultar a bula do medicamento ou o CFR.

Tabela 51.3 Medicamentos veterinários aprovados pela FDA, a partir de julho de 2017, para uso em aves consideradas animais de produção de menor importância nos EUA.

Medicamento	Formulação	Espécie	Indicação[a]
Amprólio	Premix (para alimentos)	Faisão	Coccidiose
Bacitracina metileno dissalicilato	Premix (para alimentos)	Faisão Codorniz	Ganho de peso/eficiência alimentar
Bacitracina metileno dissalicilato	Pó solúvel em água	Codorniz	Enterite ulcerativa
Bacitracina zíncica	Premix (para alimentos)	Faisão Codorniz	Ganho de peso/eficiência alimentar
Bacitracina zíncica	Pó solúvel em água	Codorniz	Enterite ulcerativa
Caseína iodada	Premix (para alimentos)	Patos	Ganho de peso/plumagem
Carnidazol	Comprimidos	Pombos	Tricomoníase
Clortetraciclina	Premix (para alimentos)	Patos	Cólera aviária
Lasalocida	Premix (para alimentos)	Perdiz (Chukar)	Coccidiose
Monensina sódica	Premix (para alimentos)	Codorniz (Colim)	Coccidiose
Novobiocina	Premix (para alimentos)	Patos	Infecção bacteriana
Salinomicina sódica	Premix (para alimentos) Pó	Codorniz	Coccidiose
Sulfadimetoxina + ormetoprima	Premix (para alimentos)	Patos	Infecção bacteriana
		Perdiz (Chukar)	Coccidiose
Tiabendazol	Premix (para alimentos)	Faisão	Verme forquilha

[a]As indicações listadas são amplas. Para indicações específicas deve-se consultar a bula do medicamento ou o CFR.

Tabela 51.4 Medicamentos veterinários aprovados pela FDA, a partir de maior de 2014, para uso em espécies criadas em sistema de aquicultura nos EUA.

Medicamento	Formulação	Espécie	Indicação[a]
Cloridrato de oxietraciclina	Tratamento em água	Peixes ósseos	Marcação esquelética
Di-hidrato de oxitetraciclina	Premix (para alimentos)	Lagosta	Bacteriemia por *Aerococcus viridans* var. *homari*
Di-hidrato de oxitetraciclina	Premix (para alimentos)	Salmonídeos	Doenças ulcerativas
Di-hidrato de oxitetraciclina	Premix (para alimentos)	Salmonídeos e peixe-gato	Septicemia hemorrágica bacteriana e doença causada por *Pseudomonas*
Florfenicol	Premix (para alimentos)	Peixe-gato	Septicemia entérica do peixe-gato
Florfenicol (no momento, totalmente aprovado)	Premix (para alimentos)	Peixe-gato	Columnariose
Florfenicol	Premix (para alimentos)	Peixes de água-doce Salmonídeos	Doença bacteriana de brânquias Furunculose
Florfenicol	Premix (para alimentos)	Peixes ósseos de água-doce	Septicemia estreptocócica Columnariose
Formalina	Tratamento na água	Ovos de peixes ósseos Camarão (Penaeidae)	Antiprotozoário Antifúngico
Gonadotropina coriônica humana	Injetável	Peixes ósseos (alevinos machos e fêmeas)	Auxilia na desova
Metanossulfonato de tricaína	Tratamento em água	Peixes	Imobilização temporária
Peróxido de hidrogênio 35%	Tratamento em água	Salmonídeos de água-doce	Doença bacteriana de brânquias
Peróxido de hidrogênio 35%	Tratamento em água	Ovos de peixes ósseos de água-doce	Saprolegníase
Peróxido de hidrogênio 35%	Tratamento em água	Peixes ósseos criado em água-doce e fria e peixe-gato do canal	Columnariose externa
Sulfadimetoxina + ormetoprima	Premix (para alimentos)	Peixe-gato	Septicemia entérica do peixe-gato
		Salmonídeos	Furunculose
Sulfamerazina	Premix (para alimentos)	Truta	Furunculose

[a]As indicações listadas são amplas. Para indicações específicas deve-se consultar a bula do medicamento ou o CFR.

Tabela 51.5 Medicamentos veterinários aprovados pela FDA, a partir de maio de 2014, para uso em uma miscelânea de animais de produção de menor importância.

Medicamento	Formulação	Espécie	Indicação[a]
Cloridrato de lincomicina	Pó solúvel em água	Abelhas melíferas	Loque americana
Lasalocida	Premix (para alimentos)	Coelhos	Coccidiose
Metanossulfonato de tricaína	Tratamento em água	Anfíbios	Imobilização temporária
Oxitetraciclina	Premix (para alimentos) Pó solúvel em água	Abelhas melíferas	Loque americana e europeia
Sulquinoxalina	Premix (para alimentos)	Coelhos	Coccidiose
Tartarato de tilosina	Pó solúvel em água	Abelhas melíferas	Loque americana

[a]As indicações listadas são amplas. Para indicações específicas deve-se consultar a bula do medicamento ou o CFR.

segurança de alimentos oriundos de animais de produção de menor importância destinados aos humanos; possibilidade de exclusão da necessidade de avaliação ambiental; e possibilidade de uso de menor número de locais para testes de eficácia clínica.

LEGISLAÇÃO E DIRETRIZES PARA AVALIAÇÃO DA EFICÁCIA DE MEDICAMENTOS VETERINÁRIOS EM ANIMAIS DE CRIAÇÃO DE MENOR IMPORTÂNCIA

Lei de esclarecimento sobre o uso de medicamentos em animais

O Congresso dos EUA reconheceu o problema relativo à disponibilidade de medicamentos para espécies animais de maior e de menor importância quando aprovou a Lei de Esclarecimento sobre o Uso de Medicamentos em Animais (*i. e.*, Animal Medicinal Drug Use Clarification Act [AMDUCA]), em 1994 (Lei Pública nº 103–396; Monti, 2000). Essa lei chamou atenção

para o fato de que geralmente a FDA aprova medicamentos veterinários para uma limitada lista de uso. Por exemplo, um antibiótico de amplo espectro que poderia ser seguro e efetivo no tratamento de uma ampla variedade de infecções bacterianas pode ser *aprovado* apenas para uso em bovinos, no tratamento de doença respiratória causada por uma bactéria específica. A partir de um ponto de vista prático, o laboratório farmacêutico responsável não pode comprovar a segurança e eficácia para cada possível uso pretendido do medicamento. Isso significa que os veterinários, com frequência, administram o fármaco para situações não indicadas na bula. Em outras palavras, eles utilizam o medicamento no tratamento de diferentes doenças, em diferentes doses, por diferentes vias de administração e em diferentes espécies animais, mais do que nas indicações recomendadas na bula.

A lei AMDUCA tornou legal essa prática pelos veterinários, dentro das limitações descritas no CFR (21 CFR 530). Em geral, os veterinários, no contexto de uma relação veterinário–cliente–paciente correta, podem utilizar dose do fármaco (mas não alimentos com adição do medicamento) que não consta na bula. Isso é permitido apenas quando não há disponibilidade de fármaco para o uso pretendido; quando outras medicações não são efetivas para tal uso; quando a dose não é efetiva para o uso pretendido; ou em casos em que uma formulação aprovada não seja apropriada. Quando se utiliza um fármaco para tratar uma doença não indicada na bula, em um animal de produção, o veterinário é responsável pelo uso do fármaco de modo a não resultar em resíduo ilegal do medicamento em qualquer produto obtido do animal tratado. O veterinário deve estabelecer um período de carência com base em alguma informação científica, embora haja poucas pesquisas que definam esse tempo. O período de carência pode se basear em dados publicados na literatura, pode ser extrapolado do perfil farmacocinético do fármaco ou pode ser obtido mediante consulta a organizações como o Food Animal Residue Avoidance and Depletion Program (FARAD). Também, há alguns medicamentos não elegíveis para uso não indicado na bula, em animais de produção. Eles estão listados no CFR 530.41. Essa lista inclui regularmente novas proibições de usos da maioria das cefalosporinas não indicados na bula. Estas proibições se aplicam apenas a espécies de maior importância – vacas, suínos, galinhas, frangos e perus.

Guia de política de consentimento 615.115

Como o uso de alimentos com adição de medicamento para finalidade não indicada na bula é proibido por lei, os animais de produção de menor importância, que praticamente não podem ser medicados de outra maneira, sofrem uma privação desmedida. Um exemplo são as aves de caça criadas para fins comerciais, como os faisões, confinados em cercados externos muito grandes. Se essas aves adoecem, elas não podem ser tratadas individualmente e consomem mais água de poças do que água adicionada de medicamento. Portanto, elas são tratadas mais frequentemente com alimentos nos quais adicionaram-se medicamentos. As espécies criadas em sistema de aquicultura são outro grupo de animais melhor tratados com medicamentos adicionados nos alimentos. Em razão do fato de que há poucos fármacos aprovados para uso nessas espécies (e alguns deles não são comercializados), uma maneira de minimizar o problema foi elaborar um guia de política de consentimento (CPG; do inglês, *compliance policy guide*). Esse CPG, preparado pela FDA, orienta os pesquisadores de campo sobre quando e como proceder nesses casos. O CPG não torna legal o uso de alimento com adição de medicamento para finalidade não indicada na bula; pode ocorrer rescisão do CPG a qualquer momento. Ele indica apenas que se os veterinários, as indústrias de alimentos e os produtores seguirem as recomendações do guia, é improvável que sejam penalizados. Assim, esse guia permite aos veterinários recomendar alimentos com adição de medicamentos aprovados, aos animais de produção de menor importância, mesmo que na bula não conste tão indicação. Por exemplo, os faisões podem receber alimentos com adição de medicamento destinados a frangos ou a perus. O CPG foi revisado no fim de 2016, de modo a adequar a mudança de categoria de comercialização de alimentos com adição de antimicrobianos importantes em medicina humana, de produtos veterinários de venda livre (PVVL) para produtos veterinários de venda controlada (PVVC). Isso possibilitou aos veterinários um meio de prescrever tais alimentos, mesmo sabendo que não há permissão legal para uso de PVVC para finalidade não recomendada na bula. O CPG não é a solução para o problema de disponibilidade de medicamento, mas uma solução temporária que, em algum dia, se tornará desnecessária. O CPG está disponível no endereço da FDA na internet.

Lei de sanidade animal Minor Use and Minor Species

Em 2004, a Lei de sanidade animal Minor Use and Minor Species (MUMS) possibilitou à FDA a oportunidade de apoiar a aprovação de medicamentos para uso em espécies animais de menor importância e o menor uso de fármacos em animais de maior importância. Dentre as cláusulas da Lei, a legislação MUMS alterou a Lei Federal sobre Alimento, Medicamento e Cosmético em três aspectos: propiciou as opções de aprovação condicional, indexação e designação de medicamentos veterinários utilizados em espécies animais de menor importância (Lei Pública 108–282).

Aprovação condicional

A Lei MUMS possibilita que medicamentos sejam aprovados condicionalmente. Essa opção se limita a fármacos destinados a menor uso em espécies animais mais importantes e naquelas menos importantes, inclusive animais de produção de menor importância. A aprovação condicional permite que o laboratório responsável pelo fármaco comercialize o produto por até 5 anos, com renovações anuais, período no qual ele obtém os dados de eficácia. As demais exigências para a aprovação condicional (p. ex., segurança alimentar aos humanos) são as mesmas exigidas para a aprovação definitiva do fármaco. O padrão para a aprovação condicional é "uma expectativa razoável de eficácia", mais do que "uma evidência de eficácia substancial". Ao longo dos 5 anos de aprovação condicional a indústria farmacêutica responsável pela produção do medicamento deve fornecer dados sobre sua eficácia exigidos para o padrão de aprovação definitiva. Os novos fármacos com aprovação condicional, para uso em animais, devem ser utilizados no tratamento de doenças indicadas na bula; eles não são elegíveis para uso no tratamento de doenças não indicadas na bula (*extralabel use*).

Indexação

O objetivo do Legally Marketed Unapproved New Animal Drug Index é auxiliar os fabricantes de fármacos a disponibilizar no mercado os produtos que não satisfazem as exigências do formulário NADA, em razão do pequeno número de usuários, ao valor intrínseco dos animais, à ampla variedade de espécies etc. O uso desses medicamentos se limita às espécies animais de menor importância, não ao seu menor uso. A indexação não se aplica aos animais de produção de menor importância, pois é reservada aos medicamentos utilizados no tratamento de doenças ou condições de animais que não representem risco à segurança alimentar de humanos. O objetivo do índice é suprir as necessidades terapêuticas de animais de laboratório, animais de zoológico, pássaros de companhia, peixes ornamentais etc.

Designação

O item designação da Lei MUMS originou um programa para medicina veterinária que espelha amplamente o que tem sido feito em programas de medicamento designado órfão (destinado ao tratamento de doença rara, cuja produção não é economicamente viável devido ao pequeno mercado consumidor), em medicina humana. O objetivo da designação é propiciar incentivos que estimulem os laboratórios farmacêuticos a desenvolver medicamentos designados para espécies animais de menor importância e de menor uso. Aos fármacos designados são concedidos 7 anos de direito de comercialização exclusiva, iniciando na data de aprovação definitiva ou de aprovação condicional. A Lei MUMS também autoriza a disponibilização de auxílio que permita a realização de testes de segurança e eficácia dos novos medicamentos designados para uso animal.

PROGRAMAS QUE APOIAM O USO DE MEDICAMENTOS VETERINÁRIOS EM ANIMAIS DE PRODUÇÃO DE MENOR IMPORTÂNCIA

Programa para medicamento veterinário de menor uso

Como anteriormente mencionado, o pequeno mercado de medicamentos veterinários para animais de produção de menor importância torna o tempo e o custo de sua aprovação não atrativos aos laboratórios farmacêuticos. Para auxiliar e aumentar a disponibilidade de medicamentos para essa categoria de animais o United States Department of Agriculture (USDA) patrocina um programa com intuito de gerar dados para sustentação da aprovação desses fármacos.

O Minor Use Animal Drug Program, anteriormente denominado National Research Support Project #7 (NRSP-7), é um programa do USDA que financia pesquisas sobre segurança e eficácia de medicamentos para uso em espécies animais de menor importância e para o menor uso em animais de maior importância e relevantes na atividade agropecuária. Isso envolve animais utilizados como produtores de alimentos ou de lã. O objetivo desse programa é auxiliar a suprir a necessidade de medicamentos seguros e efetivos para uso em animais de produção de menor importância, como ovinos, caprinos, coelhos, aves de caça, bisão, cervídeos, abelhas melíferas e espécies aquáticas em aquicultura. Uma revisão desse programa foi publicada por Ringer et al. (1999). O programa aceita pedidos de fabricação de medicamentos por diversos solicitantes, incluindo veterinários, pesquisadores, produtores e laboratórios farmacêuticos. Na maioria dos casos, o programa financia estudos para finalizar a obtenção de dados necessários para a comprovação de eficácia, segurança ao animal-alvo, segurança alimentar aos humanos e segurança ambiental. Como esses estudos são revisados e aceitos pelo CVM, os dados são reunidos em um Public Master File, e são disponibilizados no site da FDA. Um laboratório farmacêutico patrocinador pode utilizar esses dados em combinação com seu próprio fabricante e classificar informação para justificar a solicitação do NADA para o produto. Assim, os gastos da companhia farmacêutica diminuem significativamente.

Como o Minor Use Animal Drug Program tem orçamento limitado, geralmente, mas nem sempre, seleciona projetos para animais de produção de menor importância suplementares a medicamentos já existentes para uso em animais de produção de maior importância. O item sobre toxicologia da seção técnica de segurança alimentar aos humanos do formulário NADA é muito oneroso para o programa financiar uma aprovação original para animais de produção de menor importância. Caso esse estudo já tenha sido realizado pelo laboratório responsável pelo pedido, para justificar a aprovação do medicamento para bovinos ou suínos, por exemplo, não há necessidade de repetir essa avaliação em animais de produção de menor importância. No entanto, deve-se considerar questões sobre depleção do fármaco e resistência antimicrobiana. É preciso comprovar eficácia e segurança ao animal-alvo, nessa categoria animal; ademais, deve-se considerar o componente ambiental. Novamente, se já existir aprovação de um medicamento para animais de produção de maior importância, a exclusão da exigência da avaliação ambiental provavelmente é opcional, a menos que um novo fármaco já aprovado seja para uso em aquicultura.

A qualquer momento, o Minor Use Animal Drug Program patrocina 3 a 5 projetos ativos. Trabalhando em cooperação com universidades, produtores, veterinários e agências governamentais, o programa auxilia, com pequeno orçamento, vários estudos. Desde sua implantação no início dos anos 1980, o programa tem sido bem-sucedido no patrocínio da aprovação de pelo menos 29 medicamentos para uma ampla variedade de espécies. Informação sobre o programa e seus projetos pode ser encontrada em www.nrsp7.org.

Há, também, outras instituições que seguem este modelo básico de disponibilização de dados públicos que podem ser utilizados para auxiliar na aprovação de fármaco para animais de menor importância, principalmente em aquicultura. Instituições públicas como o US Fish and Wildlife Service e o US Geological Survey realizam pesquisas nessas áreas. Seus estudos têm sido valiosos no desenvolvimento de novos produtos para tratamento de espécies aquáticas.

Programa de depleção e prevenção de resíduos em animais de produção

O FARAD auxilia os veterinários a estabelecer intervalos de carência (não período de carência) com base científica, a fim de prevenir a presença de resíduos ilegais em produtos comestíveis oriundos de animais de produção tratados para uma doença não indicada na bula (Payne et al., 1999). O período de carência é uma exigência legal estabelecida pela FDA/CVM como parte do processo de aprovação de medicamento. O intervalo de carência é o período recomendado antes do abate ou do descarte de leite fornecido pelo FARAD aos veterinários, em apoio às exigências da AMDUCA de intervalo de carência estendido para o uso de medicamento no tratamento de uma doença não indicada na bula, em animais de produção.

Para a tomada de decisão quanto à definição de um intervalo de carência, o FARAD realiza uma ampla abordagem do problema, utilizando todos os dados publicados disponíveis (além de dados confidenciais não publicados pelo laboratório farmacêutico, sempre que possível). Quando não há disponibilidade de dados relativos a tecido ou leite, às vezes, a definição do intervalo de carência se baseia nos dados farmacocinéticos em amostra de sangue (e de soro ou plasma), a fim de auxiliar na definição da cessação da excreção de um medicamento. Em tais casos, quando se utilizam dados obtidos do soro ou do plasma para estimar a depleção de resíduo tecidual, supõe-se que a cessação da excreção do tecido comestível é, no mínimo, tão longa quanto a verificada no plasma. São utilizados todos os dados possíveis para auxiliar esse cálculo e, sempre que possível, recomenda-se o aumento da faixa de variação das estimativas de carência, de modo a aumentar a margem de segurança. Desse modo, quando se deve fazer suposições obtêm-se "fatores de segurança" para auxiliar a assegurar que o intervalo de carência estimado seja apropriado. Em muitos casos, não há dados possíveis de serem utilizados para obter uma estimativa do intervalo de carência e recomenda-se ao veterinário utilizar um fármaco diferente no tratamento da doença.

MÉTODOS PARA ESTIMAR INTERVALOS DE CARÊNCIA DE MEDICAMENTOS VETERINÁRIOS UTILIZADOS NO TRATAMENTO DE DOENÇAS NÃO INDICADAS NA BULA (*EXTRALABEL USE*), EM ANIMAIS DE PRODUÇÃO DE MENOR IMPORTÂNCIA

Em animais de produção, quando se utilizam medicamentos no tratamento de doença não indicada na bula, os veterinários precisam determinar os intervalos de carência, a fim de evitar a presença de resíduos ilegais do fármaco. O FARAD emprega vários métodos para estabelecer intervalos de carência para medicamentos administrados aos animais de produção de menor importância, para tratamento de doenças não indicadas na bula. Todos os métodos dependem, de algum modo, de dados de resíduos teciduais e dados farmacocinéticos de animais de produção de menor e/ou maior importância. As técnicas consistem em uso de farmacocinética comparativa, escala alométrica, agrupamento de espécies e extrapolação baseada em resultados *in vitro* ou de testes moleculares.

Farmacocinética comparativa

A farmacocinética de um medicamento específico para animais de produção de menor importância, que consiste em absorção, distribuição, metabolização e excreção desse medicamento, é a informação fundamental para determinar os intervalos de carência de fármacos utilizados no tratamento de doenças não indicadas na bula. Essa abordagem difere entre as espécies, por várias razões, que incluem anatomia e fisiologia do trato gastrintestinal, composição corporal e quantidade relativa dos diferentes tecidos, capacidade e eficiência de diferentes vias metabólicas, filtração glomerular, fluxo sanguíneo hepático e proteínas de ligação no plasma (Lin, 1995; Toutain *et al.*, 2010). Quando a farmacocinética de um medicamento não é completamente conhecida em um animal de produção de menor importância, pode ser necessário recomendar a extrapolação de informações de animais de produção de maior importância. Quando se considera tal extrapolação exequível, é importante considerar os diversos fatores que podem resultar em diferenças farmacocinéticas entre as espécies.

Um dos desafios da extrapolação de períodos de carência de animais de produção de maior importância para aqueles de menor importância é a determinação da concentração-alvo apropriada do resíduo marcador (tolerância) em espécies de menor importância. A tolerância, que é a concentração de resíduo marcador em tecidos-alvo indicadora do período de carência em determinada espécie, é determinada pela proporção resíduo marcador:resíduo total do fármaco. Embora nem sempre seja possível notar diferença entre as espécies quanto aos tipos de metabólitos produzidos, pode haver diferença significativa nas taxas desses metabólitos. Por exemplo, a metabolização do fembendazol é diferente mesmo entre espécies de aves domésticas (Short *et al.*, 1988); também, constatou-se diferença significativa na capacidade de metabolização de substratos de xenobióticos entre bovinos e ovinos (Watkins *et al.*, 1987). Portanto, as diferenças nas proporções de metabólitos entre as espécies podem invalidar a extrapolação de um nível de tolerância de animais de produção de maior importância, para espécies de menor importância. Para assegurar uma concentração de resíduo segura, a AMDUCA exige que não se estabeleça um nível tolerância para a espécie ou matriz em questão; qualquer concentração de resíduo é considerada ilegal. Isso significa que pode haver diferença de tolerância e, consequentemente, do intervalo de carência entre os animais de produção, de maior ou de menor importância. Juskevich publicou uma revisão comparativa sobre a metabolização de medicamentos em animais de produção, que mostra uma excelente visão geral relativa a importantes fatores que devem ser considerados quando se compara a metabolização de medicamentos entre as espécies (Juskevich, 1987). Short (1994) publicou uma revisão que compara fatores que influenciam a metabolização e a distribuição de medicamentos em ovinos e outros ruminantes domésticos, com intuito de verificar se o perfil farmacocinético era um indicador preditivo do uso de antimicrobianos nessas espécies.

Estudos farmacocinéticos clássicos

Estudos com descrição da farmacocinética de um medicamento em pequeno grupo de animais homogêneos têm sido a referência em estudos sobre farmacologia veterinária. Se esses estudos forem realizados em mais de uma espécie, os resultados podem ser comparados para verificar diferença interespécie na distribuição do medicamento. Foram publicados milhares de manuscritos sobre farmacocinética de fármacos utilizados em animais de produção. Alguns estudos referem-se apenas a uma espécie; outros são mais úteis porque comparam as propriedades farmacocinéticas de fármacos entre os animais de produção de maior e de menor importância (Modric *et al.*, 1998; Craigmill *et al.*, 2000; Lanusse, 2003; Mestorino *et al.*, 2008; Baert e De Backer, 2003; Taggart *et al.*, 2007). Também, recomenda-se a leitura do Capítulo 3 deste livro para introdução aos princípios farmacocinéticos.

O FARAD coleta dados farmacocinéticos da literatura publicada desde 1982. O banco de dados do FARAD possui citações sobre informações farmacocinéticas de resíduos de medicamentos ou de produtos químicos em diversas espécies animais. Os dados obtidos em grande número de animais de produção foram previamente compilados e publicados como livro-texto (Craigmill *et al.*, 2006). Comparativamente aos animais de produção de maior importância, há quantidade consideravelmente menor de estudos farmacocinéticos publicados relativos aos animais de produção de menor importância, referentes a várias classes de antibióticos, anti-helmínticos, anti-inflamatórios não esteroides e hormônios exógenos. Considerando os ruminantes como um exemplo, a Tabela 51.6 mostra que, no banco de dados do FARAD, há predomínio de publicações sobre farmacocinética em bovinos, comparativamente a alguns animais de produção de menor importância. Embora o objetivo dos dados coletados pelo FARAD seja a prevenção de resíduo há, também, volume considerável de dados disponíveis relativos à farmacocinética de medicamentos no soro/plasma que podem ser úteis, também, para orientação terapêutica. Há revisões sobre a relação entre estudos farmacocinéticos e a presença de resíduos de medicamentos (Lees e Toutain, 2011, 2012).

A limitação de estudos farmacocinéticos tradicionais, realizados em pequeno grupo de animais especificamente selecionados quanto à homogeneidade, é que eles não propiciam uma interpretação acurada da variabilidade da distribuição do medicamento na população-alvo. Tipicamente, os estudos de resíduos em tecidos são realizados da mesma maneira, com pequeno número de animais abatidos em série, em vários momentos após o tratamento com o medicamento, estabelecendo-se a cinética da depleção do resíduo. Seu custo é proibitivo para a realização de estudos farmacocinéticos completos em uma quantidade maior de animais, necessária para melhor entendimento da variabilidade na população.

Tabela 51.6 Comparação entre o volume de publicações do FARAD sobre concentração de medicamento *versus* dados dependentes do tempo, em animais de produção selecionados, a partir de julho de 2017. As espécies de animais de produção foram consideradas para ambos, mercado dos EUA e mercado internacional.

Classe de medicamento	Frangos	Perus	Bovinos	Bubalinos	Caprinos	Ovinos	Coelhos	Suínos	Equinos	Cervídeos	Total
AINE*	95	28	504	16	139	109	166	154	523	0	1.734
Aminoglicosídeos	166	24	568	19	63	146	163	114	161	2	1.426
Anti-helmínticos	163	26	1.321	105	332	1.506	96	351	162	58	4.120
Cefalosporinas	40	6	515	40	109	85	310	176	130	4	1.415
Fluoroquinolonas	498	64	437	71	160	136	132	288	117	0	1.903
Hormônios	43	2	779	0	35	104	171	54	116	0	1.304
Macrolídios	187	18	495	3	69	123	47	225	68	10	1.245
Penicilinas/Betalactâmicos	168	26	1.418	39	98	177	320	332	289	0	2.867
Sulfonamidas	626	46	1.009	87	270	225	187	617	160	0	3.227
Tetraciclinas	457	93	852	23	93	147	67	411	39	2	2.184

*AINE: anti-inflamatórios não esteroides.

Felizmente, os modelos de efeitos mistos não lineares para metanálise e farmacocinética da população possibilitam a compilação de dados esparsos disponíveis em várias fontes, para descrever a variabilidade na população e identificar os fatores que contribuem para essa variabilidade.

Metanálise e farmacocinética da população

Uma das limitações da maioria dos estudos farmacocinéticos comparativos até agora realizados é a pequena quantidade de animais de cada espécie avaliada. Na maioria dos estudos, os animais representantes de uma espécie foram obtidos de um fornecedor e são da mesma raça ou linhagem. Portanto, não é possível avaliar a variabilidade dos parâmetros dentro de uma espécie (variabilidade intraespécie). Esse desconhecimento da variabilidade dentro de uma espécie dificulta a avaliação da variabilidade entre as espécies (variabilidade interespécie). Podem ser utilizados modelos de efeitos mistos não lineares para estudar a farmacocinética da população e auxiliar na definição dessa variabilidade; entretanto, esses métodos requerem quantidade substancial de dados para fornecer os melhores resultados. Felizmente, o método não requer um enorme conjunto de dados para cada animal da população e os dados de várias fontes diferentes podem ser compilados, o que possibilita a obtenção das informações necessárias.

Martin-Jimenez e Riviere definiram farmacocinética da população como "estudo das caraterísticas básicas da distribuição do medicamento em uma população, considerando a influência de diversos fatores fisiopatológicos na farmacocinética e mostrando claramente a magnitude das variabilidades interindividual e intraindividual" (Martin-Jimenez e Riviere, 1998). Uma vantagem desse procedimento é a possibilidade de avaliar como os fatores clínicos (idade, gênero, função renal e hepática etc.) influenciam as estimativas dos parâmetros farmacocinéticos. Também, pode-se utilizar um modelo multicompartimental para prever a concentração de resíduo em tecidos específicos. Essa técnica é utilizada na avaliação da farmacocinética da penicilina em bovinos e suínos, que são animais de produção de maior importância (Li *et al.*, 2014). A aplicação dessa metodologia beneficia muito os animais de produção de menor importância, pois a amostragem em grupo possibilita estabelecer dados basais relevantes, que refletem os parâmetros farmacocinéticos de um medicamento, em um cenário de campo ou de produção.

Também, para realizar metanálise pode ser utilizada uma técnica de efeitos mistos não lineares, na qual os dados obtidos em vários estudos publicados são cuidadosamente combinados para melhor entender a variabilidade farmacocinética do fármaco, em uma população maior. A espécie pode ser incluída nesse modelo como uma covariante de classe, esclarecendo algumas das variabilidades observadas. Essa abordagem foi aplicada em estudo com penicilina G procaína em bovinos e suínos (Li *et al.*, 2014) e com oxitetraciclina em vacas não lactantes, utilizando dados do FARAD (Craigmill *et al.*, 2004), bem como de ampicilina tri-hidratada (Gehring *et al.*, 2005) e flunixino (Wu *et al.*, 2013), ambas em bovinos. A metanálise requer seleção cuidadosa dos dados, de acordo com padrões preestabelecidos, de modo a assegurar a qualidade dos dados, incluindo tais fatores como metodologia analítica e delineamento do estudo. Em condições ideais, a metanálise é realizada utilizando técnicas de modelos farmacocinéticos da população, quando há disponibilidade de dados farmacocinéticos individuais de animais oriundos de vários estudos e dados de covariantes individuais dos animais (gênero, peso, idade, condição de saúde etc.).

Modelo farmacocinético baseado em fisiologia

O modelo farmacocinético baseado em fisiologia (PBPK; do inglês, *physiologically-based pharmacokinetic*) é muito efetivo para a comparação interespécie de medicamentos. A farmacocinética baseada em fisiologia possibilita outra maneira de estudar relações interespécies, sendo amplamente utilizada como preditivo da concentração tecidual de toxinas em humanos, utilizando informações de animais. Além disso, o PBPK possibilita aos pesquisadores a oportunidade de utilizar dados de metabolização *in vitro* (K_m e $V_{máx}$) como auxiliares na previsão da taxa de depuração (*clearance*) de substâncias químicas em diversas espécies. No modelo PBPK utilizam-se parâmetros fisiológicos e bioquímicos e, portanto, esse método pode ser tanto mecanístico quanto preditivo. O modelo pode ser adaptado para diferentes espécies, mediante modificações dos parâmetros fisiológicos, de acordo com o interesse. Os parâmetros fisiológicos utilizados no modelo PBPK podem ser mensurados diretamente ou por meio de equações alométricas. Foram desenvolvidos modelos PBPK para peixes (Law, 1999); para espécies aviárias, inclusive peru, frango, faisão e codorniz (Pollet *et al.*, 1985; Cortright *et al.*, 2009); para bovinos (Achenbach *et al.*, 1998; Leavens *et al.*, 2014); para equinos (Trachsel *et al.*, 2004; Knobloch *et al.*, 2006); para suínos (Buur *et al.*, 2006; Yang *et al.*, 2012, 2013); para coelhos (Tsuji *et al.*, 1985); para ovinos (Craigmill, 2003); para caprinos (Leavens *et al.*, 2012) e para tratamento intramamário de vacas (Whittem *et al.*, 2012). Também foi desenvolvido um modelo para múltiplas espécies (bovinos e humanos) e vias de administração (oral e intramuscular) (Lin *et al.*, 2015). O modelo PBPK é útil para avaliar resíduo de oxitetraciclina em bovinos, ovinos e peixes e, futuramente, pode ser utilizado como preditivo da depleção de resíduo de medicamento em tecidos de outros animais de produção de menor importância (Achenbach *et al.*, 1998; Law, 1999; Craigmill, 2003).

Escala alométrica

Em medicina veterinária, há décadas utiliza-se a escala alométrica para calcular a dose efetiva e o protocolo de dosagem para diversos animais. Para uma apresentação detalhada do uso de alometria na determinação da escala do parâmetro farmacocinetico interespécie recomenda-se ao leitor a consulta de manuscritos previamente publicados (Huang e Riviere, 2014; Mahmood *et al.*, 2006; Martinez *et al.*, 2006). Riviere *et al.* (1997) reuniram dados de parâmetros farmacocinéticos de 44 medicamentos, utilizando o programa Food Animal Residue Avoidance Depletion, e constataram que 11 dos 44 fármacos apresentavam relações alométricas significativas de seus parâmetros farmacocinéticos para extrapolação entre espécies veterinárias. Nove destes 11 fármacos eram antibióticos. Alguns dos medicamentos que não apresentavam relações alométricas quanto aos seus parâmetros farmacocinéticos eram fármacos de discreta excreção hepática. Os resultados obtidos para os demais medicamentos foram controversos. Recentemente, quando este estudo foi ampliado para 85 fármacos, constatou-se correlação significativa entre o peso corporal e a depuração corporal total e o volume de distribuição em 77 e 88% dos medicamentos, respectivamente (Huang *et al.*, 2015). Neste último estudo foram identificados 12 medicamentos que tinham, pelo menos em uma espécie, diferente taxa de depuração; isso também ocorreu em 10 fármacos, com diferente volume de distribuição do fármaco em estado de equilíbrio constante.

Esses estudos alométricos da farmacocinética podem ser úteis para estimar os intervalos de carência, utilizando dados de parâmetros cinéticos do medicamento obtidos no sangue, soro ou plasma. Para os fármacos não metabolizados (p. ex., aqueles que não são fortemente ligados à proteína do plasma e aqueles que não se ligam especificamente a componentes teciduais), pode-se esperar que o parâmetro do resíduo tecidual seja semelhante ao parâmetro cinético sanguíneo. Assim, a excreção do resíduo tecidual depende do fluxo sanguíneo e do coeficiente de partição tecido/plasma. Os medicamentos altamente lipossolúveis são removidos lentamente dos depósitos de gordura. Essa lenta remoção ocasiona, subsequentemente, prolongamento do período de excreção.

Agrupamento de espécies

Alguns pesquisadores, inclusive alguns do programa Minor Use Animal Drug, trabalham em equipe com intuito de desenvolver estratégias de agrupamento de animais de produção de menor importância. Isso tem sido feito com base em estudos em uma espécie "indicadora" para cada grupo. O foco principal desse trabalho tem sido as espécies mantidas em sistema de aquicultura. Isso se deve ao grande número de espécies aquáticas que necessitam medicamentos aprovados para o tratamento

de doenças, inclusive parasitárias, frequentemente causadas por um mesmo microrganismo, em múltiplas espécies. Os vários meios possíveis para alcançar esse objetivo incluem agrupamento de espécies com base em fisiologia, mecanismo de liberação do medicamento, patógenos-alvo, sistema de cultura, importância econômica e preocupação com a segurança alimentar de humanos (Greenlees e Bell, 1998). As fontes de variabilidade na farmacocinética de medicamentos em espécies mantidas em sistema de aquicultura são variabilidade interespecífica, variabilidade intraespecífica, variabilidade de hábitat, temperatura, tamanho/idade e maturidade sexual (Gingerich *et al.*, 1998). O risco em animais pecilotérmicos é maior do que em homeotérmicos porque a temperatura ambiente tem maior influência em sua fisiologia. Portanto, em estudos com animais pecilotérmicos deve-se considerar a temperatura ambiente como uma variável mista – fisiológica e ambiental. Para fins de solicitação de aprovação de novos medicamentos de uso veterinário a FDA-CVM aceita alguns modelos de agrupamento de espécies, principalmente aquelas mantidas em aquicultura. Consulte o Guidance for Industry #61, no endereço eletrônico da FDA.

Projeções para o futuro: estudos moleculares e *in vitro*

Pesquisas baseadas em estudos moleculares e em estudos *in vitro* podem auxiliar no estabelecimento de algumas diferenças na metabolização de medicamentos antes de prosseguir para modelos experimentais mais complexos, em animais. Dentre as técnicas *in vitro* para o estudo comparativo da metabolização de fármacos incluem-se testes de P450, microssomos, fragmentos de tecido, células isoladas e cultivo celular. Tem-se utilizado o teste de P450 para avaliar diferenças entre espécies, em animais de produção de maior e de menor importância (Dalvi *et al.*, 1987; Nebbia *et al.*, 2001; Machala *et al.*, 2003; Dacasto *et al.*, 2005). Microssomos de animais de produção foram utilizados para avaliar diferenças entre sexo e raça (Dacasto *et al.*, 2005). Outro estudo em cultivo celular avaliou a biotransformação de hepatócitos de caprinos, ovinos e bovinos, utilizando 5 diferentes substratos de teste, e constatou que esses hepatócitos parecem ser um bom modelo experimental *in vitro* para o estudo comparativo da metabolização de medicamentos de uso veterinário nessas espécies animais (van't Klooster *et al.*, 1994). Foram publicadas revisões sobre o metabolismo do P450 em espécies veterinárias (Fink-Gremmels, 2008; Antonovic e Martinez, 2011).

Também, podem ser utilizados métodos genômicos e proteômicos para avaliar as diferenças interespécies nas enzimas de metabolização de medicamentos em animais de produção de menor importância. No Capítulo 50 deste livro-texto há uma introdução sobre o tema farmacogenômica aplicada às espécies veterinárias. Pode-se utilizar o teste de DNA empregando-se o método *Southern blot* para verificar a presença de genes que codificam enzimas que metabolizam medicamentos específicos. Pelo método *Northern blot* faz-se a detecção de mRNA transcrito de genes que codificam enzimas da metabolização de fármacos. Em animais de produção de menor importância, essa pesquisa pode iniciar-se com o uso de sondas de cDNA para uma subfamília de enzimas P450 amplamente envolvidas na metabolização de medicamentos, como a família CYP3. Em animais de produção de menor importância pode-se avaliar o mRNA hepático utilizando sondas de cDNA disponíveis no mercado, para enzimas P450. Mediante esse procedimento é possível definir apenas que o padrão de hibridação da sonda é semelhante entre os animais de produção de menor importância. No caso de padrão de hibridação semelhante, pode-se supor que as espécies avaliadas apresentam a mesma capacidade de metabolização do medicamento, ao menos qualitativamente. Essa hipótese, então, pode ser testada utilizando-se métodos *in vivo* e *in vitro* (inclusive vetores de expressão e testes de substrato do fármaco).

O método *Western blot* (ou *immunoblotting*) é outro procedimento para avaliação de similaridades ou diferenças entre animais de produção de menor importância. Para tal procedimento é preciso desenvolver anticorpos contra uma proteína específica de interesse para animais de produção de menor importância porque as sondas (anticorpos) disponíveis no mercado geralmente se destinam a animais não produtores de alimentos para o consumo humano (p. ex., camundongos, ratos, macacos, humanos). Portanto, o uso de anticorpos comerciais nesses testes se limita à análise interespécie porque as enzimas metabólicas de diferentes espécies não são idênticas. Além disso, a homologia estrutural não assegura a existência de homologia funcional. Todavia, como há considerável conservação da sequência entre as espécies, na superfamília citocromo P450 e nas enzimas metabólicas em geral, esses estudos podem ser muito úteis para caracterizar a capacidade potencial da enzima metabólica de animais de produção de menor importância.

Com a expansão da área proteômica e a agilização de métodos de sequenciamento proteico, a identificação e a caracterização de enzimas que metabolizam medicamentos em animais de produção de menor importância tornaram-se mais fáceis e econômicas. O progresso nessa área depende do aumento de verba para essas pesquisas, o que pode ser crescente com a preocupação com a presença de resíduos de medicamentos em animais de produção.

RESUMO

Verifica-se maior disponibilidade de medicamentos para uso em animais de produção de menor importância em várias frentes. Nota-se crescimento contínuo desse uso em programas destinados a incentivo e pesquisa. Demora algum tempo para se obter um resultado mais significativo. Com a ampla variedade de doenças e espécies que esse grupo de animais representa, deve-se utilizar todo incentivo possível e toda opção de pesquisa deve ser explorada. Sem dúvida, isso requer mais verba para financiamento de pesquisas e para aumento dos programas de pesquisa. Veterinários, pesquisadores, companhias farmacêuticas, agências governamentais, produtores e consumidores, todos têm interesse no sucesso desse trabalho.

REFERÊNCIAS BIBLIOGRÁFICAS E LEITURA COMPLEMENTAR

Achenbach T, Abedini S, Cox W, Law FCP. (1998) Development of a physiologically based pharmacokinetic (PBPK) model for oxytetracycline in cattle. *Toxicol Sci.* **42**(1-S), 140.

Antonovic L, Martinez M. (2011). Role of the cytochrome P450 enzyme system in veterinary pharmacokinetics: where are we now? Where are we going? *Future Med Chem.* **3**, 855–879.

Baert K, De Backer P. (2003). Comparative pharmacokinetics of three non-steroidal anti-inflammatory drugs in five bird species. *Comp Biochem Physiol C Toxicol Pharmacol.* **134**, 25–33.

Buur J, Baynes R, Smith G, Riviere J. (2006). Use of probabilistic modeling within a physiologically based pharmacokinetic model to predict sulfamethazine residue withdrawal times in edible tissues in swine. *Antimicrob Agents Chemother.* **50**, 2344–2351.

Cortright KA, Wetzlich SE, Craigmill AL. (2009). A PBPK model for midazolam in four avian species. *J Vet Pharmacol Ther.* **32**, 552–565.

Craigmill AL. (2003). A physiologically based pharmacokinetic model for oxytetracycline residues in sheep. *J Vet Pharmacol Ther.* **26**, 55–63.

Craigmill AL, Holland RE, Robinson D, Wetzlich S, Arndt T. (2000). Serum pharmacokinetics of oxytetracycline in sheep and calves and tissue residues in sheep following a single intramuscular injection of a long-acting preparation. *J Vet Pharmacol Ther.* **23**, 345–352.

Craigmill AL, Miller GR, Gehring R, Pierce AN, Riviere JE. (2004). Meta-analysis of pharmacokinetic data of veterinary drugs using the Food Animal Residue Avoidance Databank: oxytetracycline and procaine penicillin G. *J Vet Pharmacol Ther.* **27**, 343–353.

Craigmill AL, Riviere JE, Webb AI. (2006). *Tabulation of FARAD Comparative and Veterinary Pharmacokinetic Data.* Ames, Blackwell Publishing.

Dacasto M, Eeckhoutte C, Capolongoa F, Dupuy J, Carletti M, Calleja C, Nebbia C, Alvinerie M, Galtier P. (2005). Effect of breed and gender on bovine liver cytochrome P450 3A (CYP3A) expression and inter-species comparison with other domestic ruminants. *Vet Res.* **36**, 179–190.

Dalvi RR, Nunn VA, Juskevich J. (1987). Studies on comparative drug metabolism by hepatic cytochrome P-450–containing microsomal enzymes in quail, ducks, geese, chickens, turkeys and rats. *Comp Biochem Physiol C.* **87**, 421–424.

Fink-Gremmels J. (2008). Implications of hepatic cytochrome P450-related biotransformation processes in veterinary sciences. *Eur J Pharmacol.* **585**, 502–509.

Gehring R, van der Merwe D, Pierce AN, Baynes RE, Craigmill AL, Riviere JE. (2005). Multivariate meta-analysis of pharmacokinetic studies of ampicillin trihydrate in cattle. *Am J Vet Res.* **66**, 108–112.

Gingerich WH, Stehly GR, Clark KJ, Hayton WL. (1998). Crop grouping: a proposal for public aquaculture. *Vet Hum Toxicol.* **40** (Suppl. 2), 24–31.

Greenlees KJ, Bell TA. (1998). Aquaculture crop grouping and new animal drug approvals: a CVM perspective. *Vet Hum Toxicol.* **40** (Suppl. 2), 19–23.

Haley CJ. (2006). The Minor Use and Minor Species alth Act: past, present, and future. *Food Drug Law J.* **61**, 13–43.

Huang Q, Gehring R, Tell LA, Li M, Lin Z, Riviere JE. (2015). Interspecies allometric meta-analysis of the comparative pharmacokinetics of 85 drugs across veterinary and laboratory animal species. *J Vet Pharmacol Ther.* **38**, 214–226.

Huang Q, Riviere JE. (2014). The application of allometric scaling principles to predict pharmacokinetic parameters across species. *Expert Opin Drug Metab Toxicol.* **10**, 1241–1253.

Juskevich JC. (1987). Comparative metabolism in food-producing animals: programs sponsored by the Center for Veterinary Medicine. *Drug Metab Rev.* **18**, 345–362.

Knobloch M, Portier CJ, Levionnois OL, Theurillat R, Thormann W, Spadavecchia C, Mevissen M. (2006). Antinociceptive effects, metabolism and disposition of ketamine in ponies under target-controlled drug infusion. *Toxicol Appl Pharmacol.* **216**, 373–386.

Lanusse CE. (2003). Comparative pharmacokinetics of anthelmintic drugs in ruminants: Updated integration of current knowledge. *J Vet Pharmacol Ther.* **26**, 42–47.

Law F. (1999). A physiologically based pharmacokinetic model for predicting the withdrawal period of oxytetracycline in cultured Chinook salmon (*Onchorhynchus tshawytscha*). In Smith D, Gingerich WH, Beconi-Barker MG. (eds), *Xenobiotics in Fish.* New York, Kluwer Academic/Plenum Publishers. 105–121.

Leavens TL, Tell LA, Clothier KA, Griffith RW, Baynes RE, Riviere JE. (2012). Development of a physiologically based pharmacokinetic model to predict tulathromycin distribution in goats. *J Vet Pharmacol Ther.* **35**, 121–131.

Leavens TL, Tell LA, Kissell LW, Smith GW, Smith DJ, Wagner SA, Shelver WL, Wu H, Baynes RE, Riviere JE. (2014). Development of a physiologically based pharmacokinetic model for flunixin in cattle (Bos taurus). *Food Addit Contam Part A.* **31**, 1506–1521.

Lees P, Toutain PL. (2011). Pharmacokinetics, distribution, bioavailability, and relationship to antibiotic residues. In Wang J, MacNeil JD, Kay JF. (eds), *Chemical Analysis of Antibiotic Residues in Food*. Hoboken, NJ, John Wiley & Sons.

Lees P, Toutain PL. (2012). The role of pharmacokinetics in veterinary drug residues. *Drug Test Anal.* **4**, 34–39.

Li M, Gehring R, Tell L, Baynes R, Huang Q, Riviere JE. (2014). Interspecies mixed effect pharmacokinetic modeling of penicillin G in cattle and swine. *Antimicrob Agents Chemother.* **58**, 4495–4503.

Lin JH. (1995). Species similarities and differences in pharmacokinetics. *Drug Metab Dispos.* **23**, 1008–1021.

Lin Z, Li M, Gehring R, Riviere JE. (2015). Development and application of a multiroute physiologically based pharmacokinetic model for oxytetracycline in dogs and humans. *J Pharm Sci.* **104**, 233–243.

Machala M, Soucek P, Neca J, Ulrich R, Lamka J, Szotakova B, Skalova L. (2003). Inter-species comparisons of hepatic cytochrome P450 enzyme levels in male ruminants. *Arch Toxicol.* **77**, 555–560.

Mahmood I, Martinez M, Hunter RP. (2006). Interspecies allometric scaling. Part I: prediction of clearance in large animals. *J Vet Pharmacol Ther.* **29**, 415–423.

Martin-Jimenez T, Baynes RE, Craigmill A, Riviere JE. (2002). Extrapolated withdrawal-interval estimator (EWE) algorithm: a quantitative approach to establishing extralabel withdrawal times. *Regul Toxicol Pharmacol.* **36**, 131–137.

Martin-Jimenez T, Riviere JE. (1998). Population pharmacokinetics in veterinary medicine: potential use for therapeutic drug monitoring and prediction of tissue residues. *J Vet Pharmacol Ther.* **21**, 167–189.

Martinez M, Mahmood I, Hunter RP. (2006). Interspecies allometric scaling: prediction of clearance in large animal species: Part II: mathematical considerations. *J Vet Pharmacol Ther.* **29**, 425–432.

Mestorino N, Formentini EA, Lucas MF, Fernandez C, Modamio P, Hernández EM, Errecalde JO. (2008). Pharmacokinetic disposition of triclabendazole in cattle and sheep; discrimination of the order and the rate of the absorption process of its active metabolite triclabendazole sulfoxide. *Vet Res Commun.* **32**, 21–33.

Modric S, Webb AI, Derendorf H. (1998). Pharmacokinetics and pharmacodynamics of tilmicosin in sheep and cattle. *J Vet Pharmacol Ther.* **21**, 444–452.

Monti DJ. (2000). AMDUCA regulates small and large animal practice. *J Am Vet Med Assoc.* **216**, 1889.

Nebbia C, Ceppa L, Dacasto M, Nachtmann C, Carletti M. (2001). Oxidative monensin metabolism and cytochrome P450 3A content and functions in liver microsomes from horses, pigs, broiler chicks, cattle and rats. *J Vet Pharmacol Ther.* **24**, 399–403.

Payne MA, Craigmill AL, Riviere JE, Baynes RE, Webb AI, Sundlof SF. (1999). The Food Animal Residue Avoidance Databank (FARAD). Past, present and future. *Vet Clin North Am Food Anim Pract.* **15**, 75–88.

Pollet RA, Glatz CE, Dyer DC. (1985). The pharmacokinetics of chlortetracycline orally administered to turkeys: Influence of citric acid and *Pasteurella multocida* infection. *J Pharmacokin Biopharm.* **13**, 243–264.

Ringer RK, Miller LR, Saylor WW. (1999). Minor-use animal drug program—A national agricultural program to approve animal drugs for minor species and uses. *J Am Vet Med Assoc.* **214**, 1636–1637.

Riviere JE, Martin-Jimenez T, Sundlof SF, Craigmill AL. (1997). Interspecies allometric analysis of the comparative pharmacokinetics of 44 drugs across veterinary and laboratory animal species. *J Vet Pharmacol Ther.* **20**, 453–463.

Short CR. (1994). Consideration of sheep as a minor species: comparison of drug metabolism and disposition with other domestic ruminants. *Vet Hum Toxicol.* **36**, 24–40.

Short CR, Flory W, Hsieh LC, Barker SA. (1988). The oxidative metabolism of fenbendazole: a comparative study. *J Vet Pharmacol Ther.* **11**, 50–55.

Taggart MA, Cuthbert R, Das D, Sashikumar C, Pain DJ, Green RE, Feltrer Y, Shultz S, Cunningham AA, Meharg AA. (2007). Diclofenac disposition in Indian cow and goat with reference to vulture population declines. *Environ Pollut.* **147**, 60–65.

Toutain PL, Ferran A, Bousquet-Mélou A. (2010). Species differences in pharmacokinetics and pharmacodynamics. *Handb Exp Pharmacol.* **199**, 19–48.

Trachsel D, Tschudi P, Portier CJ, Kuhn M, Thormann W, Scholtysik G, Mevissen M. (2004). Pharmacokinetics and pharmacodynamic effects of amiodarone in plasma of ponies after single intravenous administration. *Toxicol Appl Pharmacol.* **195**, 113–125.

Tsuji A, Nishide K, Minami H, Nakashima E, Terasaki T, Yamana T. (1985). Physiologically based pharmacokinetic model for cefazolin in rabbits and its preliminary extrapolation to man. *Drug Metab Dispos.* **13**, 729–739.

van't Klooster GA, Woutersen-van Nijnanten FM, Blaauboer BJ, Noordhoek J, van Miert AS. (1994). Applicability of cultured hepatocytes derived from goat, sheep and cattle in comparative drug metabolism studies. *Xenobiotica.* **24**, 417–428.

Watkins JB, Smith GS, Hallford DM. (1987). Characterization of xenobiotic biotransformation in hepatic, renal and gut tissues of cattle and sheep. *J Anim Sci.* **65**, 186–195.

Whittem T, Whittem JH, Constable PD. (2012). Modelling the concentration–time relationship in milk from cattle administered an intramammary drug. *J Vet Pharmacol Ther.* **35**, 460–471.

Wu H, Baynes RE, Leavens T, Tell LA, Riviere JE. (2013). Use of population pharmacokinetic modeling and Monte Carlo simulation to capture individual animal variability in the prediction of flunixin withdrawal times in cattle. *J Vet Pharmacol Ther.* **36**, 248–257.

Yang F, Huang XH, Li GH, Ni HJ, Zhao YD, Ding HZ, Zeng ZL. (2013). Estimating tulathromycin withdrawal time in pigs using a physiologically based pharmacokinetics model. *Food Addit Contam Part A.* **30**, 1255–1263.

Yang F, Liu HW, Li M, Ding HZ, Huang XH, Zeng ZL. (2012). Use of a Monte Carlo analysis within a physiologically based pharmacokinetic model to predict doxycycline residue withdrawal time in edible tissues in swine. *Food Addit Contam Part A.* **29**, 73–84.

CAPÍTULO 52

Considerações Particulares sobre o Uso de Medicamentos em Animais de Produção

Michael D. Apley

INTRODUÇÃO

Com frequência, os veterinários se especializam em uma área da medicina veterinária e adquirem conhecimento sobre a farmacologia dos medicamentos que utilizam em suas atividades nessa área. Como o veterinário ou o farmacologista clínico trabalham com animais destinados à produção de alimentos para o consumo humano – também denominados animais para produção de alimentos ou simplesmente animais de produção –, há outras considerações além da interação animal-medicamento.

Quando se utilizam fármacos em animais de produção, deve-se considerar o efeito do medicamento em toda a população de animais, em um ambiente de produção, e, também, em uma cadeia final de produção de alimento para o consumo humano. A segurança no consumo de carne, leite e ovos produzidos a partir de técnicas agropecuárias modernas não envolve apenas a avaliação da segurança quanto à presença de resíduos de medicamentos nesses alimentos, mas também outros fatores, como segurança ambiental e risco de seleção de bactérias patogênicas resistentes aos medicamentos. O uso seguro de fármacos em animais de produção já não é apenas uma incumbência estreitamente fiscalizada por agências reguladoras e legislativas, mas também de cadeias de distribuição/venda de alimentos, bem como seus clientes, os consumidores. Por ocasião da elaboração deste capítulo, devido ao desenvolvimento de políticas de venda a varejo de alimentos, entramos em um período em que a influência social crescente da mídia e as campanhas de *marketing* suplantam as pressões regulatórias e legislativas como um importante influenciador na determinação de quais medicamentos podem ser utilizados em animais de produção.

Os fármacos utilizados em animais destinados primariamente à produção de alimento envolvem um subconjunto de medicamentos veterinários que visam à prevenção, ao controle e ao tratamento de infecção (bacteriana ou parasitária), inflamação, analgesia, anestesia, reprodução e melhora do desempenho. As características específicas desses medicamentos são descritas em outras partes deste livro. Este capítulo aborda, de modo resumido, os fármacos que devem ser familiares aos veterinários que atuam na área de animais de produção; além disso, faz considerações especiais relacionadas a esses medicamentos, quando utilizados nessa categoria de animais.

As listas de medicamentos e dos grupos de fármacos apresentadas neste capítulo baseiam-se em dados dos EUA. Há outros fármacos utilizados em animais de produção e, talvez, outros grupos de fármacos, em todo o mundo. Essas listas são apresentadas como maneira de mostrar uma visão geral da tolerância aos medicamentos amplamente utilizados em animais destinados à produção de alimento, juntamente com considerações sobre o uso particular de fármacos nesses animais; não é intenção discutir, tampouco incluir, manifestações de aprovação ou não aprovação, disponibilidade ou legalidade desses procedimentos terapêuticos em países específicos.

USO DE MEDICAMENTOS PARA CONDIÇÕES NÃO INDICADAS NA BULA (USO *EXTRALABEL*)

A legalidade do uso de um medicamento em animais de produção para finalidade não indicada na bula (uso *extralabel*) depende do país onde o fármaco é utilizado. Um exemplo é a diferença do uso *extralabel* de medicamento (ELDU; do inglês *extralabel drug use*) nos alimentos fornecidos aos animais de produção no Canadá e nos EUA. No Canadá, os medicamentos podem ser adicionados aos alimentos, de modo *extralabel*, mas isso é proibido em criações de animais de produção nos EUA (Health Canada, 2015). Nos EUA, uma exceção é a permissão do ELDU, sob controle regulatório, de fármacos em alimentos de animais de produção de menor importância, como ovinos e caprinos (FDA, 2016). O Compliance Policy Guide (CPG) estabelece que a liberação desse uso é permitida desde que cumpridas algumas exigências para o ELDU em alimentos fornecidos a esses animais.

Nos EUA, as normas para ELDU em animais de produção foram promulgadas e finalizadas em 1996, para sistematizar a legislação contida na Animal Medicinal Drug Use Clarification Act (AMDUCA), de 1994 (FDA, 1996). Com base nessas normas, o ELDU é restrito a modalidades de tratamento utilizadas quando o risco à saúde do animal pode resultar em sofrimento ou morte por falta de tratamento. Isso exclui o emprego do ELDU para fins de produção; exemplos são os protocolos de sincronização do cio não aprovados, de indução de lactação e o uso de implantes de hormônios promotores de crescimento. A seguir, são discutidas algumas considerações específicas do ELDU relacionadas a algumas classes de medicamentos. Também, é importante que o veterinário conheça a lista de fármacos para os quais o ELDU em animais de produção é especificamente proibido. A lista mais recente (FDA, 2015a) contém os medicamentos mencionados a seguir.

Com base nas cláusulas da AMDUCA, a FDA tem o direito de proibir o uso *extralabel* de alguns medicamentos em animais. É proibido o uso *extralabel* de fármacos (tanto de uso humano quanto de uso veterinário) das classes de medicamentos e das substâncias listadas a seguir, em todos os animais de produção, inclusive em equinos destinados ao consumo humano:

- Cloranfenicol
- Clembuterol
- Dietilestilbestrol (DES)
- Dimetridazol
- Ipronidazol e outros nitroimidazóis
- Furazolidona e nitrofurazona
- Sulfonamidas em vacas lactantes, exceto o uso aprovado de sulfadimetoxina, sulfabromometazina e sulfaetoxipiridazina
- Fluoroquinolonas
- Glicopeptídios
- Fenilbutazona em vacas-leiteiras com 20 meses de idade ou mais

- Cefalosporinas (não inclui cefapirina) em bovinos, suínos, frangos, galinhas e perus:
  - Para prevenção de doenças
  - Em dose, frequência, duração ou via de administração não aprovadas ou
  - Se o medicamento não for aprovado para essas espécies e categorias de produção.

É proibido o uso *extralabel* dos seguintes medicamentos, ou classes de medicamentos, aprovados para o tratamento ou prevenção da infecção pelo vírus da influenza A, em frangos, galinhas, perus e patos:

- Adamantano
- Inibidores da neuraminidase.

A lista mencionada anteriormente pode ser encontrada no Título 21 do Code of Federal Regulations (CFR), Parte 530.41. Atualmente, é proibido o uso *extralabel* de medicamentos não aprovados em animais de companhia.

Deve-se conhecer bem a lista de medicamentos proibidos no país em que o veterinário atua, ou para os quais os alimentos são exportados. Nos EUA, é importante saber que uma vaca-leiteira lactante e uma vaca-leiteira com 20 meses de idade, ou mais, são consideradas animais semelhantes, para fins de legislação; o fato de que uma vaca-leiteira com mais de 20 meses de idade encontra-se em período seco (ou não lactante) não altera sua condição de vaca-leiteira em lactação.

Uma condição relativa ao ELDU que recebe atenção legislativa especial refere-se a produtos preparados em farmácias de manipulação. Nos EUA, a adição de medicamentos assim preparados em alimentos de animais de produção está sujeita à regulação com base no Compliance Policy Guide (CPG), Seção 608.400, além da inclusão nas normas da AMDUCA (FDA, 1996). Embora as cláusulas da lei AMDUCA continuem inalteradas, o CPG 608.400 foi excluído no dia 19 de maio de 2015 e foi liberado um novo esboço, o Guidance for Industry (GFI #230), relativo à presença de medicamentos preparados em farmácia de manipulação no leite do tanque de armazenamento (leite a granel), transportado à fábrica de laticínios. Em animais de produção, o Guidance for Industry #230 trata apenas de compostos oriundos de medicamentos presentes no leite de tanque que não são permitidos (FDA, 2015b). Por ocasião da redação desse manuscrito, a Food and Drug Administration/Center for Veterinary Medicine (FDA/CVM) solicitou a inclusão de uma lista de medicamentos na qual incluía-se a permissão do uso de compostos de leite a granel em animais de companhia, com o intuito de obter uma solução para o uso de medicamentos produzidos em farmácia de manipulação, como antídotos para animais de produção, detectados em leite de tanque.

Resíduos no leite de tanque a granel são formas de medicamentos que não são objetos de aprovação final da New Animal Drug Application (NADA) ou da New Drug Application (NDA). Nos EUA, o uso medicamento manipulado é uma questão controversa, pois alguns produtos de farmácia de manipulação, e alguns veterinários, podem obter lucro substancial na venda de medicamentos não aprovados. Há risco de queda potencial do uso de medicamentos manipulados, se substâncias ou medicamentos não aprovados forem detectados no leite do tanque, condição sobre a qual o veterinário que prescreveu (ou vendeu) o produto deve estar ciente. Esses fatores incluem esterilização e presença de endotoxina em produtos injetáveis; pureza, potência e toxicidade do medicamento; resíduos ilegais; instabilidade do produto manipulado final; e risco potencial

da perda da eficácia devido à baixa biodisponibilidade. Outra questão relativa aos medicamentos preparados em farmácia de manipulação específicos para animais de produção é a incerteza quanto ao período de carência suficiente para assegurar que resíduos ilegais oriundos desses produtos não entrem na cadeia alimentar. O medicamento manipulado não deve ser confundido com um produto genérico; este último tem indicação aprovada pela FDA e é submetido a processos de produção apropriados, inspecionados pelo órgão.

A questão dos medicamentos obtidos em farmácias de manipulação para uso em animais de produção é um bom exemplo de fluxo regulatório, alertando para que os veterinários estejam sempre atentos às alterações da legislação.

Resíduos e períodos de carência

O principal objetivo do controle do uso de medicamentos em animais de produção é propiciar segurança no consumo de alimentos de animal(is) tratados, assegurando que resíduos ilegais não entrem na cadeia alimentar. Na FDA/CVM Guidance for Industry (GFI) #3 (FDA, 2006) e nos Capítulos 55 e 61 deste livro há uma visão abrangente dos processos que regulamentam a presença de resíduos em alimentos de origem animal. Nos EUA, o procedimento clássico de obtenção do período de carência para o abate envolve, primeiramente, a determinação da toxicidade do medicamento em animais de laboratório por meio do No Observable Effect Level (NOEL). O NOEL é uma combinação da média do peso dos humanos e do fator de segurança, de modo a estabelecer um consumo diário aceitável (CDA) total de resíduos de medicamentos, ao longo da vida humana. Então, calcula-se uma concentração segura em tecidos comestíveis mediante a estimativa de consumo diário de tecido muscular, fígado, rim e gordura, além de utilizar o CDA para estabelecer a possível concentração de resíduo em cada tecido, com base em seu consumo. Ademais, considera-se a presença de resíduos no leite e nos ovos para as categorias de produção apropriadas; se o medicamento for indicado para uso em animais que produzem leite ou ovos, o CDA deve ser partilhado entre porções de tecido muscular, fígado, rim ou gordura e o consumo de leite ou ovos, que podem conter o mesmo resíduo. Assim, nos EUA, é estabelecido um nível de tolerância para um marcador de resíduo específico para um órgão-alvo (e, possivelmente, para outros tecidos ou secreções, inclusive leite e ovos, se apropriado). Em outros países, define-se um Conteúdo Máximo de Resíduo (CMR), que pode ser para um resíduo ou para um grupo de resíduos do medicamento. Por fim, define-se um período de carência para o uso do produto indicado na bula, com base na avaliação de CMR/nível de tolerância, em estudo de determinação da depleção do medicamento em tecidos comestíveis, na espécie animal de interesse, e subsequente análise estatística desses dados.

Juntamente com o processo de definição do tempo de carência para o abate, a companhia farmacêutica deve desenvolver e validar um teste para detectar um marcador de resíduo(s) do medicamento no órgão-alvo. Outros países podem ter diferentes exigências para o processo de estabelecimento de período de carência para medicamentos utilizados em animais de produção.

Nos EUA, à semelhança de alguns outros países, permite-se o uso *extralabel* de fármacos em animais de produção quando utilizados de acordo com as normas da AMDUCA (FDA, 1996). Nesses casos, o veterinário é responsável por assegurar que os resíduos ilegais não entrem na cadeia alimentar, exigindo um longo período de carência antes do abate do animal tratado.

Nos casos em que o medicamento é aprovado para uso em determinada espécie, durante o processo de aprovação é necessário estabelecer o nível de tolerância, realizar teste de detecção de resíduos e definir o período de carência para o fármaco em questão. Portanto, caso se utilize o medicamento como indicado na bula, o veterinário quase sempre estende minimamente o período de carência recomendado. Se o medicamento não foi aprovado para uso em determinada espécie, ou não foi utilizado de acordo com as indicações da bula, então o veterinário deve obter informação que sustente a obrigatoriedade de um período de carência estendido antes do abate, caso contrário, o animal não deve entrar na cadeia alimentar. Nos EUA e em alguns outros países, os veterinários consultam o Food Animal Residue Avoidance Databank (FARAD, ou gFARAD, para uma versão global) para auxiliar nesse processo (FARAD, 2015). Se a informação não possibilita assegurar que não haverá resíduos ilegais, o animal tratado não deve entrar na cadeia alimentar.

A carência de tolerância para o medicamento utilizado em animais de produção requer cuidadosa atenção quanto ao risco de resíduos. Nos EUA, a presença ou ausência de tolerância pode ser confirmada consultando-se o Título 21 do CFR, Parte 556 (FDA, 2015c). Outros países ou uniões federativas podem ter as suas próprias listas de medicamentos ou adotar padrões como Codex Alimentarius (CODEX, 2013). Se não houver nível de tolerância para a espécie que recebe o medicamento, então a concentração detectada pelo teste mais sensível essencialmente torna-se o indicador do nível de tolerância, condição que historicamente tem diminuído com os avanços na tecnologia analítica. A estimativa do período de carência antes do abate mediante a extrapolação de dados disponíveis pode ser dificultada pelo fato de que a excreção do medicamento de tecidos comestíveis pode ser muito diferente, em concentrações inferiores àquela observada nos dados disponíveis; no Capítulo 61 há discussão adicional sobre esse assunto.

Outro desafio comum na prevenção de presença de resíduos ilegais é a diferença no nível de tolerância e/ou conteúdo máximo de resíduo (CMR) entre os países exportadores e aqueles importadores. Se um alimento for obtido de um animal de produção criado nos EUA, o uso de medicamento nas propriedades de criação desses animais deve levar em conta se o(s) alimento(s) produzido(s) pode(m) ser exportado(s), por exemplo, para Rússia, União Europeia, Japão, China ou Coreia do Sul. Em alguns casos, a diferença pode ser marcante, como o nível de tolerância dos EUA para resíduos de tetraciclinas (p. ex., clortetraciclina, oxitetraciclina e tetraciclina), de 2 mil ppb, na comparação com o nível de tolerância ou o CMR, de 10 ppb, em um país importador.

Nos EUA, há alguns casos específicos em que um descuido na prevenção de resíduo ilegal pode causar sérios problemas ao veterinário e ao(s) seu(s) cliente(s), pelo não cumprimento das normas. O primeiro exemplo é a aprovação do uso tópico ocular de gentamicina em bovinos, no tratamento de cerato-conjuntivite infecciosa. Durante o processo de aprovação do antibiótico não se detectou concentração sistêmica do fármaco, após o uso de protocolo terapêutico indicado na bula e, assim, não foi exigido o nível de tolerância em tecidos comestíveis nos animais tratados. Constatou-se que, após a administração sistêmica indicada na bula, a gentamicina apresenta longo período de depleção renal em bovinos, condição que, quando combinada com a ausência de concentração aceitável do antibiótico no momento do abate, aumenta drasticamente o período de carência exigido para ELDU de, aproximadamente, 18 meses, em bovinos.

Outro exemplo é o uso de penicilina G em suínos. A penicilina G é aprovada para uso em suínos; no entanto, o nível de tolerância atual para suínos, mencionado no Título 21 do CFR, Parte 556, é zero. A sensibilidade do teste de inibição utilizado para detectar fármacos antimicrobianos em tecido renal fresco ou descongelado (teste KIS; do inglês, *kidney inhibition swab*), de 35 ppb, e do teste de espectrometria de massa de acompanhamento do Food Safety and Inspection Service (FSIS), de 25 ppb, tem resultado em problema devido à presença de resíduos ilegais em porcas, quando não se respeita um período de carência suficientemente longo. Em bovinos, definiu-se um nível de tolerância de 50 ppb (resíduo desprezível) em tecidos comestíveis crus.

A alteração do local de injeção, mesmo cumprindo o restante do protocolo terapêutico indicado na bula, pode ser suficiente para alterar drasticamente as exigências do período de carência para o abate. A administração do ácido livre cristalino de ceftiofur é aprovada para uso em bovinos, com injeção no terço médio ou na base da orelha. Alguns veterinários recomendam aos proprietários a injeção subcutânea desse antibiótico no pescoço, por ser um procedimento mais prático. Entretanto, essa alteração no protocolo resulta em um perfil de resíduo significativamente prolongado, contribuindo para maior risco de presença de resíduos ilegais, além da eficácia não comprovada, quando se utiliza essa via de administração. Esse é um exemplo de atendimento veterinário que não se atenta a todas as implicações do ELDU.

O problema do uso *extralabel* de florfenicol em vacas-leiteiras lactantes mostra que o uso de um medicamento conforme recomendação da bula no tratamento de uma categoria de animais de produção pode ser tão importante quanto a espécie. O exame do nível de tolerância mencionado no Título 21 do CFR, Parte 556, indica uma tolerância de 3.700 ppb para o florfenicol no fígado de bovinos. Contudo, vacas lactantes não estão incluídas na bula como uma classe de animais, resultando na interpretação de não tolerância para florfenicol em tecidos comestíveis dessa categoria de vacas. Isso ocasiona um período de carência para abate extremamente longo, exigido para uso *extralabel*, em uma vaca-leiteira lactante, diferentemente do que acontece com bovinos de corte. Para fins de legislação, uma vaca-leiteira lactante é uma vaca-leiteira com 20 meses de idade ou mais, independentemente da condição de lactação. Além disso, não há tolerância para a presença de florfenicol no leite, resultando em longo tempo de descarte de leite. O uso de florfenicol em vacas-leiteiras lactantes foi ressaltado no estudo da FDA sobre resíduo no leite, em 2012; embora tenham sido detectados apenas 15 casos de resíduos ilegais em 1.912 amostras (0,78%), 10 desses resíduos ilegais eram de florfenicol (FDA, 2015d). Outros antibióticos para os quais isso é um problema em vacas-leiteiras lactantes são tilmicosina, gamitromicina e tildipirosina.

Antibióticos

Nesse texto, a palavra *antibióticos* é utilizada como um termo geral, e inclui antimicrobianos. A relação entre os termos antibiótico e antimicrobiano é suficientemente complicada para ocupar capítulos exclusivos de livros (Bennett, 2015). Embora isso possa parecer, à primeira vista, um caso trivial de semântica, atualmente o assunto é muito importante para produtos comercializados como livres de antibiótico. Por exemplo, seria permitido o uso de sulfonamidas e fluoroquinolonas em um produto de origem animal comercializado como livre de antibiótico? A resposta é *sim*, pois, de acordo com a maioria das interpretações dos termos, considera-se que, por definição, esses medicamentos são antimicrobianos e não antibióticos; contudo, no uso de rotina, a resposta é *não*.

Na Tabela 52.1 há um resumo dos antibióticos aprovados para uso em animais de produção, nos EUA, com respectivas vias de administração, para suínos, bovinos de corte, vacas-leiteiras não lactantes, caprinos, ovinos, frangos, galinhas e perus. A Tabela 52.1 refere-se às informações dos EUA, mas representa classes de antibióticos aprovados em todo o mundo. A citação na Tabela 52.1 não garante que o antibiótico seja atualmente comercializado nos EUA. Exemplos de antibióticos considerados de importância em medicina veterinária em todo o mundo podem ser vistos na lista de antimicrobianos de importância veterinária da World Association for Animal Health (OIE) (OIE, 2017). A lista das classes de antibióticos aprovados nos EUA (Tabela 52.1) é muito parecida com a lista da OIE, na qual estão incluídos antibióticos usados fora dos EUA.

A Tabela 52.1 foi elaborada com base em informações obtidas no banco de dados, disponível na internet, do US FDA *Green Book*, no endereço eletrônico Animal Drugs @ FDA (FDA, 2014). Todas as informações das bulas dos medicamentos discutidos neste capítulo podem ser consultadas nesse endereço. O número da New Animal Drug Approval (NADA) pode, então, ser usado para acessar a base de dados do sumário da FDA/CVM Freedom of Information (FOI) (FDA, 2015e). Os sumários da FOI propiciam informações para estudos que precisem ser realizados durante o processo de aprovação do medicamento, inclusive evidência de eficácia substancial, estudos farmacocinéticos, microbiologia, segurança ao animal-alvo, segurança do usuário e áreas relativas à segurança alimentar humana, como toxicologia, resíduo químico, segurança microbiológica dos alimentos e métodos analíticos de resíduos.

Uma classificação de antibióticos importantes em medicina humana foi publicada pela FDA/CVM, no Apêndice A do Guidance for Industry (GFI) #152, bem como pela Organização Mundial da Saúde (OMS) (FDA, 2003; WHO, 2011). Os antibióticos mencionados na Tabela 52.1 são classificados em função de sua importância, sendo listados, ou não, como clinicamente importantes em medicina humana, nos EUA. A lista de antibióticos clinicamente importantes da OMS é muito parecida com a lista da FDA/CVM; nela foram incluídas algumas classes, como as pleuromutilinas. A OMS também classifica 4 grupos de antibióticos criticamente importantes sendo de mais alta prioridade; são eles: fluoroquinolonas, cefalosporinas de 3ª e 4ª gerações, macrolídios e glicopeptídios. É importante ressaltar que as classificações dos antibióticos da FDA/CVM e da OMS são referências quanto à importância à medicina humana e não são baseadas no potencial de uso em animais de produção para selecionar patógenos humanos resistentes aos antibióticos.

As vias de administração dos antibióticos clinicamente importantes listados na Tabela 52.1 são indicadas apenas para prevenção, controle ou tratamento. Considera-se uso preventivo quando ainda não se constata caso clínico aparente, mas a experiência clínica indica que o risco da doença é iminente. Considera-se situação de controle quando são detectados casos clínicos em uma população e administra-se o antibiótico tanto em animais doentes quanto em animais clinicamente normais, na tentativa de cessar a propagação adicional do surto da enfermidade. A discussão sobre esses procedimentos foi ampliada ao incluir o uso de rotina de antibióticos para fins de prevenção e controle; a indicação do uso de rotina dessas estratégias

terapêuticas é mais para doenças específicas, determinadas pela avaliação de grupos de animais individuais.

Tem-se dado mais ênfase à quantidade de antibióticos que estão sendo utilizados em animais de produção. Nos EUA, a Animal Drug User Fee Act (ADUFA) exige que a FDA/CVM obtenha informações e faça um relatório anual de vendas de antibióticos em cujas indicações inclui o uso em animais de produção. As vendas relativas de antibióticos aprovados para uso em animais de produção nos EUA, classificadas com base na relevância do composto ativo, no relatório de 2013, são mostradas na Tabela 52.1. Com base nesses dados, fica evidente que a classe das tetraciclinas lidera as vendas de compostos ativos para animais de produção nos EUA, enquanto as fluoroquinolonas e as cefalosporinas respondem por uma pequena proporção de vendas. Uma estimativa do uso de antibióticos adicionados aos alimentos na produção de suínos nos EUA, com base em dados de 2006, também mostrou que a classe das tetraciclinas compreendia cerca de dois terços do uso total, com base na relevância do composto ativo (Apley *et al.*, 2012).

Os dados referentes às vendas de antibióticos no ano de 2012 também estão disponíveis em 26 países da União Europeia, como relatado pela European Medicines Agency (EMA) – European Surveillance of Veterinary Antimicrobial Consumption (ESVAC) (EMA, 2014). Esses dados são apresentados de modo diferente daqueles publicados pelos EUA, ajustados por meio de uma unidade de conversão da população, que consiste no kg de composto ativo vendido em relação ao kg de peso dos animais (como populações no país, transportada ou abatida) no momento estimado do tratamento. Nesse relatório, os equinos são incluídos como animais destinados à produção de alimento. As proporções de todas as vendas dos antibióticos listados como de mais alta prioridade em medicina humana pela OMS (com variações de relatos entre os países da União Europeia) foram 0,2% (0,01 a 1,2%), para cefalosporinas de 3ª e 4ª gerações; 1,7% (0,02 a 11%), para fluoroquinolonas; e 8% (0,04 a 17%), para macrolídios. Anticoccidianos, como os ionóforos, não são classificados como antimicrobianos na União Europeia, de modo que não foram incluídos nesses dados. As classes mencionadas como predominantes no relatório do ESVAC foram tetraciclinas (37%), penicilinas (22%), sulfonamidas (10%) e macrolídios (8%). Embora a comparação desses dados com aquelas proporções publicadas para os EUA, mostradas na Tabela 52.1, deva ser feita com cautela, devido às diferentes metodologias empregadas, parece que as classes de antibióticos predominantemente utilizadas em animais de produção na UE são semelhantes às usadas nos EUA.

Há um importante alerta: os dados de vendas não são necessariamente uma indicação acurada de como e onde os antibióticos estão sendo utilizados em animais de produção. Um estudo que comparou vendas e dados do usuário final atual, na Dinamarca e na Holanda, confirmou a necessidade de dados de uso detalhados para definir como e onde estão sendo utilizados antibióticos em animais de produção (Bondt *et al.*, 2013).

As questões sobre o uso de antibiótico em animais de produção podem ser coletivamente definidas pelo termo *segurança microbiana*. Quando se considera segurança microbiana, a distinção mais relevante é se a classe de antibióticos pertence ou não à categoria de antibióticos de importância em medicina humana. A segunda consideração fundamental é se o antibiótico sem importância clínica pode induzir resistência a antibióticos de importância clínica quando utilizado em sistemas de criação de animais de produção.

Tabela 52.1 Antibióticos indicados para uso em animais de produção nos EUA, classificados de acordo com sua importância clínica, com proporções de vendas relatadas no ano de 2013, por espécie e vias de administração recomendadas. Essas vias podem ser parte de uma combinação de produtos e são aprovadas especificamente para as doenças indicadas; também, pode incluir apenas o uso de classe específica e restrições de idade dentro das espécies. Esta tabela contém indicações aprovadas pelo *Animal Drugs@FDA*, a versão eletrônica do *Green Book*, que contém as recomendações da FDA-CVM.

Antimicrobianos de importância clínica, como definidos no Apêndice A da Orientação 152

% de vendas de antibióticos para animais de produção nos EUA, no ano de 2013	Classe	Antibiótico	Suínos	Bovinos de corte, vacas-leiteiras não lactantes	Vacas-leiteiras lactantes	Caprinos	Ovinos	Frangos e galinhas	Perus
2,9%	Aminoglicosídeos	Di-hidroestreptomicina			IMM				
		Estreptomicina	0	0	IMM			0	
		Gentamicina	Ag, I, 0	T				I	I
		Neomicina	Ag, L, Al, 0	Ag, L, Al, 0		Ag, L, Al, 0	Ag, L, Al, 0	Ag, L, Al	Ag, L, Al
		Espectinomicina	0					Ag, I	I
0,3%	Cefalosporinas	Ceftiofur	I	I	I, IMM	I	I	I	I
		Cefapirina			IMM				
0,2%	Fluoroquinolonas	Enrofloxacino	I	I	I				
		Danofloxacino		I					
2,6%	Lincosamidas	Lincomicina	I, Al, Ag		IMM			Ag, Al	
		Pirlimicina							
6,1%	Macrolídios	Tulatromicina	I	I	IMM				
		Eritromicina		Al, I				Ag, Al	Al
		Gamitromicina		I					
		Tildipirosina		I					
		Tilmicosina	0	0, I					
		Tilosina	Al, I, Ag	Al, I				Al, Ag	Ag
		Tilvalosina	Ag						
9,0%	Penicilinas	Amoxicilina			IMM				
		Ampicilina	0, AG, I	0, I	I				
		Cloxacilina			IMM				
		Hetacilina			IMM				
		Penicilina G	I	I	IMM				Ag
4,2%	Sulfonamidas	Sulfadimetoxina		0, Ag, I	I			Ag	Ag
		Sulfadimetoxina/ Ormetoprima	Ag, Al	Ag, Al, 0				Al	Al
		Sulfametazina	Ag, 0	Ag, 0, I					
		Sulfaclorpiridazina	Ag	Ag, 0, I				Ag	Ag
		Sulfaetoxipiridazina						Ag	Ag
		Sulfamerazina		Ag				Al, Ag	Al, Ag
		Sulfaquinoxalina							
70,8%	Tetraciclinas	Clortetraciclina	Ag, Al, 0	Ag, Al, 0			Al	Ag, Al	Ag, Al
		Oxitetraciclina	AG, I, Al	Ag, I, Al, 0	I		Ag, Al	Ag, I, Al	Ag, I, Al
		Tetraciclina	Ag	Ag				Ag	Ag
Não relatado individualmente = 3,9%	Anfenicóis	Florfenicol	Ag, Al	I					
	Estreptograminas	Virginiamicina	Al	Al				Al	Al

Antimicrobianos não classificados como de importância clínica, de acordo com o Apêndice A da Orientação 152

% de vendas de antibióticos para animais de produção nos EUA, no ano de 2013	Classe	Antibiótico	Suínos	Bovinos de corte, vacas-leiteiras não lactantes	Vacas-leiteiras lactantes	Caprinos	Ovinos	Frangos e galinhas	Perus
79,3%	Poliéter Ionóforos	Monensina		Al					Al
		Lasalocida		Al		Al	Al	Al	Al
		Laidlomicina		Al					
		Salinomicina						Al	
		Narasina	Al					Al	Al
20,7%	Aminocumarinas	Novobiocina			IMM				
	Glicolipídios	Bambermicinas	Al					Al	Al
	Polipeptídios	Bacitracina zíncica	Al	Al				Al	Al
		Bacitracina metileno dissalicilato	Al	Al				Al	Al
	Pleuromutilinas	Tiamulina	Ag, Al						
	Derivados da quinoxalina	Carbadox	Al						

AI: alimentos; IMM: intramamária; I: injetável; IU: intrauterina; L: leite; 0: oral; S: implante de dose sólida; T: tópico; V: intravaginal; Ag: água.

Nota-se que os países apresentam diferentes taxas de progressão em avaliação e controle de problemas relativos à resistência de patógenos humanos induzida pelo uso de antibióticos em animais de produção. A proibição do uso de antibióticos como promotores de crescimento iniciou na Europa, na Suécia, em 1986. A Dinamarca proibiu os usos de avoparcina e de virginiamicina como promotores de crescimento em 1995 e 1998, respectivamente. Na Dinamarca, cessou o uso de todos os antibióticos utilizados como promotores do crescimento, exceto em suínos com até 35 kg de peso, devido à interrupção voluntária, em 1998. Nesse país, os antibióticos promotores de crescimento foram usados pela última vez em suínos com até 35 kg no 4º trimestre de 1999 (DANMAP, 2010).

Na UE, como guia para tratar o uso de antibiótico como promotor de crescimento, tem-se utilizado o seguinte princípio preventivo (EU, 2007): "O princípio preventivo possibilita rápida resposta diante de um possível risco à saúde de humanos, animais ou vegetais, ou para proteger o ambiente. Em particular, onde os dados científicos não possibilitam uma avaliação total do risco, o recurso para esse princípio pode, por exemplo, ser usado para interromper a distribuição ou suspender o pedido de produtos comercializados e possivelmente perigosos" (EU, 2011).

Com base nesse princípio, a UE proibiu o uso de avoparcina como promotor de crescimento em 1997; em 1999 também proibiu o uso de bacitracina, espiramicina, tilosina e virginiamicina (Aerestrup *et al.*, 2010). Na UE os anticoccidianos não são incluídos na estimativa de uso de antimicrobianos; eles são classificados como aditivos alimentares anticoccidianos e seu uso para tal finalidade continua permitido. A UE baniu o uso dos últimos quatro antibióticos utilizados como promotores de crescimento em 2006; eles foram a monensina e salinomicina (ionóforos), avilamicina (um oligossacarídeo) e o flavofosfolipol (bambermicinas, mencionadas como glicolipídios, na Tabela 52.1). Nenhum desses compostos é classificado como clinicamente importante nos EUA; o uso de antibióticos sem importância clínica, como os ionóforos e as bambermicinas, continua permitido como promotores de crescimento nos EUA, após a implementação do GFI #209, em 2016.

Nos EUA, preocupações levaram à elaboração do GFI #209 (2012), documento que solicitou a complacência voluntária para a cessação do uso de antibióticos de importância clínica como promotores de crescimento; ademais, incluiu a exigência de inspeção ou supervisão veterinária no uso desses antibióticos adicionados aos alimentos ou à água, para prevenção, controle ou tratamento de doenças em animais de produção (FDA, 2012a). Todas as 26 companhias farmacêuticas, representando 283 marcas, concordaram com as recomendações do GFI 209. Após o GFI 209, a FDA-CVM elaborou o GFI #213 e implementou totalmente as recomendações no dia 1 de janeiro de 2017. A partir dessa data, o uso de todos os antibióticos clinicamente importantes, adicionados aos alimentos ou à água, requer supervisão veterinária e uma ordem por escrito concordando com o Veterinary Feed Directive (VFD). As exigências do VFD são discutidas em mais detalhes no Capítulo 59.

A segurança microbiana dos antibióticos usados em animais de produção, nos EUA, é avaliada durante o processo de aprovação por meio de dois componentes principais. O primeiro consiste na avaliação do risco qualitativo descrita no GFI #152. Nesse processo, a avaliação alta, média ou baixa é definida mediante a liberação de um microrganismo resistente (*Salmonella* ou *E. coli*) em animais de produção, a exposição de humanos a esse microrganismo resistente pelo fornecimento de produtos oriundos dos animais e, então, a consequência dessa exposição à saúde humana. A consequência é definida com base na categorização de importância proposta no Apêndice A do GFI #152, em que os antibióticos clinicamente importantes à saúde humana são classificados como criticamente importantes, altamente importantes ou importantes. O emprego desse procedimento iniciou apenas ao redor do ano de 2001, data da elaboração do documento GFI #152; portanto, os antibióticos mais antigos utilizados em animais de produção não foram submetidos a esse processo.

O segundo componente da avaliação da segurança microbiana está descrito no GFI #159, também denominado Veterinary International Committee on Harmonization (VICH) GL36(R). O processo GFI #159 envolve o efeito potencial da ingestão diária do antibiótico, considerando duas características da microbiota intestinal de humanos, ou seja, comprometimento da barreira de colonização e aumento das populações de bactérias resistentes no cólon humano. Um exemplo de antibiótico aprovado nos EUA, em que o período de carência se baseou mais no CRM microbiológico do que no CRM toxicológico, é a tilvalosina, aprovada em 2012. O CRM microbiológico foi 47,7 µg/kg de peso corporal por dia, enquanto o CRM toxicológico foi 190 µg/kg de peso corporal por dia (FDA, 2012b). Mesmo com o menor CRM, a análise de resíduos indicou que não havia necessidade de período de carência e, portanto, não era preciso o teste de tolerância em tecidos comestíveis.

Anticoccidianos

Os compostos dessa classe são mencionados na Tabela 52.2. Os coccídios representam um desafio onipresente aos animais de produção, com consequências especialmente terríveis em frangos, galinhas e perus, se não tratados. Na verdade, as bulas de todos os anticoccidianos mencionados na Tabela 52.2 são indicadas para frangos e galinhas. Os coccídios também podem ser um importante desafio à saúde dos bovinos, com disponibilidade de dois produtos indicados para adição aos alimentos. Um desses produtos (amprólio) também é indicado para adição à água e o outro (decoquinato) é indicado, também, para adição ao leite ou ao substituto do leite.

Outros antimicrobianos que também apresentam ação anticoccidiana em animais de produção incluem algumas das sulfonamidas (p. ex., sulfaquinoxalina, sulfadimetoxina) e ionóforos poliéter. Na Europa, os ionóforos também são incluídos mais no grupo de anticoccidianos do que de antimicrobianos. Isso é uma questão de semântica, pois o ionóforo é um antibiótico com propriedade anticoccidiana. Acredita-se que os anticoccidianos não induzam resistência aos patógenos de humanos, tampouco corresistência direta ou indireta. Alguns varejistas de alimentos excluíram, desnecessariamente, o uso de ionóforos de sua cadeia de suprimentos devido à demanda por sistemas de produção livres de antibiótico, sem imaginar que os ionóforos pertencem a essa categoria, nos EUA. Isso é um exemplo de como uma tentativa que obteve êxito no mercado resultou na retirada do mercado de uma valiosa ferramenta de sanidade animal, sem benefício resultante à saúde humana.

Anti-inflamatórios

Anti-inflamatórios são medicamentos importantes na clínica de animais de produção e os quatro principais produtos usados nos EUA são apresentados na Tabela 52.2. A flunixino meglumina é o anti-inflamatório não esteroide aprovado para uso em animais de produção nos EUA, para controle de pirexia associada com doença respiratória bovina, mastite bovina aguda e endotoxemia em bovinos. Em 2017, nos EUA, foi aprovada uma nova formulação transdérmica de flunixino para o tratamento de dor associada à podridão do casco (pododermatite infecciosa). Também, é indicada para o controle de inflamação que ocorre na endotoxemia, em bovinos, e da pirexia associada à doença respiratória, em suínos. Embora comumente utilizada como tratamento adjuvante de doença respiratória em bovinos, a análise de estudos disponíveis e de estudo de não inferioridade de um produto aprovado contendo flunixino meglumina/florfenicol indica que não houve benefício do tratamento na recuperação clínica (eficácia clínica) de doença respiratória bovina (Francoz *et al.*, 2012; FDA, 2009).

O ácido acetilsalicílico também é usado em animais de produção e os frascos desse fármaco podem conter indicação para uso nessa categoria de animais. No entanto, as indicações contidas nos frascos do medicamento utilizado em animais de produção não devem ser confundidas com as indicações aprovadas; nenhum produto à base de ácido acetilsalicílico para animais de produção nos EUA está sujeito à aprovação da New Animal Drug Approval (NADA), financiada pela FDA/CVM.

Portanto, não há tolerância para o ácido acetilsalicílico em animais de produção, nos EUA; qualquer quantidade detectada é considerada resíduo ilegal. Alguns produtos à base de ácido acetilsalicílico, em formulação líquida, podem ocasionar a presença de substância deles oriunda no leite do tanque a granel, o que é especificamente proibido pelas normas da AMDUCA. O uso de ácido acetilsalicílico consiste em formulações líquidas que são adicionadas ao sistema de fornecimento de água para suínos; contudo, uma publicação referente à farmacocinética do salicitato de sódio no soro sanguíneo, após o uso dessa via de administração, exacerbou a controvérsia de que sua biodisponibilidade é incompatível com relatos de eficácia no campo

Tabela 52.2 Medicamentos não antibióticos indicados para uso em animais de produção nos EUA, por espécie, e vias de administração recomendadas. Essas vias podem ser parte de uma combinação de produtos, são aprovadas para doença específica e, também, podem incluir apenas o uso para classe específica e restrições de idade dentro da espécie. Esta tabela contém indicações aprovadas, como recomendado no *Animal Drugs@FDA*, a versão eletrônica do *Green Book*, que contém aprovações da FDA/CVM.

Classificação do uso	Classe	Medicamento	Suínos	Bovinos de corte, vacas-leiteiras não lactantes	Vacas-leiteiras lactantes	Caprinos	Ovinos	Frangos e Galinhas	Perus
Anticoccidianos	Análogo da tiamina	Amprólio		Al, Ag				Al, Ag	Al, Ag
	Piridinol	Clopidol						Al	Al
	4-hidroxiquinolona	Decoquinato		Al, I		Al	Al	Al	
	Derivado da triazina	Diclazurila						Al	Al
	Nitrobenzamida	Dinitolmida						Al	Al
	Alcaloides	Halofuginona						Al	Al
		Nicarbazina						Al	
	Derivado da guanidina	Robenidinina						Al	
Anti-inflamatórios	AINE	Flunixino meglumina	I	I	I				
		Ácido acetilsalicílico							
	Esteroides	Dexametasona		I, O, Al	O				
		Acetato de isoflupredona	I	I					
Aumento da produção	Beta-agonistas	Ractopamina	Al	Al					Al
		Zilpaterol	Al						
	Hormônio injetável	Somatotropina bovina			I				
	Implantes de hormônios	Estradiol		S					
		Progesterona		S					
		Testosterona		S					
		Acetato de trembolona		S					
		Zeranol		S					
Hormônios reprodutivos		Progesterona		V					
		Altrenogeste	Al						
		Gonadotropina coriônica		I		I			
		Hormônio luteinizante hipofisário	I	I				I	
		Hormônio foliculoestimulante	I	I		I		I	
		Acetato de melengestrol		Al					
		Gonadorrelina		I		I			
		Ocitocina	I	I		I		I	
		Cloprostenol		I		I			
		Femprostalina	I	I					
		Trometamina de dinoprosta							
Antiparasitários	Avermectinas	Ivermectina	I, O, Al	I, O, T				O	
		Eprinomectina		I, T	T				
		Doramectina	I	I, T					
	Mildemicina	Moxidectina		T, I				O	
	Benzimadazóis	Albendazol		O		O	O		
		Fembendazol	Al	O, Al		O, Al			
		Oxifendazol		O					
	Imidazotiazol	Levamisol	Ag	I, O, Ag, T					
	Tetraidropirimidinas	Tartarato de morantel		Al		Al			
		Tartarato de pirantel	Al						
	Aminoglicosídeo	Higromicina B	Al						Al
	Organofosforados	Diclorvós	Al						
		Clorsulona		I, O					

Al: alimentos; IMM: intramamária; I: injetável; IU: intrauterina; L: leite; O: oral; S: implante de dose sólida; T: tópico; V: intravaginal; Ag: água; AINE: Anti-inflamatórios não esteroides.

(Patterson *et al.*, 2007). Em bovinos, o uso oral de ácido acetil-salicílico na forma de *bolus* requer administrações frequentes, no mínimo 2 vezes/dia, para se obter concentração adequada ao alívio da dor (Apley, 2008).

A dexametasona é um esteroide muito comumente utilizado na clínica de animais de produção. Nessa categoria de animais deve-se ter cuidado com o seu uso devido à extrema sensibilidade dos bovinos a imunossupressão, aborto e prejuízo à qualidade do sêmen de touros. Em bovinos, a dose de 0,04 mg/kg inibe a função dos neutrófilos durante, no mínimo, 24 h após a última dose (Roth e Kaeberle, 1985). Em suínos, a dose de 2 mg/kg ocasiona este efeito. Também, a dexametasona é utilizada como tratamento auxiliar de meningoencefalite tromboembólica e de polioencefalomalacia, em bovinos. No entanto, uma revisão de dados clínicos muito limitados combinada com a extrapolação de dados obtidos em modelos laboratoriais e de outras espécies indica que o uso de dexametasona e flunixino meglumina no tratamento dessas doenças pode ser, na melhor das hipóteses, controverso e, possivelmente, causa efeitos deletérios (Apley, 2015). Nos EUA, não há tolerância para resíduos de dexametasona porque o perfil de toxicidade verificado durante o processo de aprovação do medicamento original não indicou a presença de resíduo para se estabelecer um nível de tolerância. O acetato de isoflupredona ocasiona menos efeitos adversos potenciais e possui maior atividade mineralocorticoide, comparativamente à dexametasona.

Em animais de produção criados nos EUA, tem-se utilizado, de modo *extralabel*, outros anti-inflamatórios não esteroides, como cetoprofeno e meloxicam; este último tornou-se muito popular devido à possibilidade de administração oral, ao custo e ao longo período de ação do medicamento em bovinos. Em alguns países há várias outras opções de anti-inflamatórios. Ao utilizar esses dois fármacos, deve-se respeitar um período de carência muito longo antes do abate, determinado pelo veterinário responsável, com base em uma relação veterinário-proprietário-paciente confiável.

MEDICAMENTOS QUE AUMENTAM A PRODUÇÃO

Essa classe geral de medicamentos, resumida na Tabela 52.2, é exclusiva para animais de produção. Estão sujeitos à aprovação do NADA e não podem ser utilizados de modo *extralabel*, para fins de produção. Um exemplo é o uso de implante de hormônio em bezerros destinados à produção de vitela, mesmo sabendo que tal uso não é indicado na bula. A FDA/CVM deixou muito claro que esse uso *extralabel* torna o animal impróprio para o consumo.

O implante de esteroide em bovinos de corte é um dos métodos de aumento da eficiência produtiva mais confiável e disponível para a indústria de carne bovina; no entanto, tal procedimento é controverso. Relatos não substanciados associam o uso de implante com a ocorrência de puberdade precoce em mulheres; todavia, quando se avalia a concentração hormonal adicional em bovinos de corte que receberam implante, na comparação com bovinos não submetidos a tal procedimento, e consideram-se as quantidades de estrógeno e testosterona produzidas, mesmo em humanos pré-púberes, fica evidente que qualquer contribuição nesse sentido é mínima. Esses padrões influenciam as exigências de aprovação do uso de implantes de esteroides sexuais endógenos que contêm estradiol, progesterona ou testosterona, como descrito no GFI #3 (FDA, 2006). A FDA/CVM concluiu que "não se constata efeito fisiológico adicional em indivíduos que consomem, por longo período,

tecidos animais que contenham alta concentração de esteroides sexuais endógenos, oriundos de fontes exógenas, em quantidade igual ou inferior a 1%, em microgramas, àquela produzida pela produção diária no segmento da população com a menor síntese diária". Em meninos pré-púberes, as concentrações basais de referência de estradiol e progesterona são de 6 e 150 μg/dia, respectivamente. Em meninas pré-púberes, a concentração basal de testosterona é de 32 μg/dia. No caso de esteroides sexuais sintéticos, como trembolona, a FDA/CVM recomenda uma série de testes laboratoriais, para os animais.

Nos EUA, a somatotropina bovina é aprovada com intuito de aumentar a produção de leite comercializado, em vacas-leiteiras lactantes sadias. Sendo uma proteína, quaisquer quantidades desse fármaco no leite de vacas não influenciam a fisiologia humana porque a forma ativa dessa proteína íntegra não é absorvida no intestino. Qualquer aumento no fator de crescimento semelhante à insulina (IGF), após a ingestão de leite ou de outros alimentos com alto teor proteico e calórico, como leite e ovos, provavelmente é mais nutritivo ao organismo humano do que qualquer absorção de IGF dos alimentos. Todavia, nos EUA o uso de somatotropina bovina em vacas-leiteiras é controverso e alguns produtos lácteos são vendidos com um aviso estampado na embalagem informando que não foi utilizada somatostatina na produção de tais produtos.

Os agonistas de receptor beta atuam como agentes de partilha, com maior produção de músculo e menor produção de gordura, a partir dos nutrientes fornecidos aos animais de produção. Esses medicamentos não apenas aumentam a eficiência da síntese proteica do animal, mas também alteram as proporções de diferentes grupos musculares no organismo, aumentando o volume de cortes de carne desproporcionalmente mais valiosos, comparativamente aos cortes de menor valor da carcaça. Nos EUA, o uso de zilpaterol é controverso, em razão de relatos de efeitos adversos à saúde dos bovinos no período imediatamente anterior ao abate e até mesmo no próprio abatedouro. Ademais, há controvérsia quanto a verdadeira causa desses eventos. Por ocasião da redação deste capítulo, o zilpaterol havia sido retirado voluntariamente do mercado pela companhia farmacêutica responsável; a avaliação de um novo protocolo de dose flexível, no campo, está pendente.

A ractopamina é aprovada para uso em bovinos, suínos e perus. Logo após sua aprovação, notaram-se eventos adversos relacionados ao estresse, associados com o uso de ractopamina, em suínos enviados para o abate. Para abrandar esses efeitos fez-se um esclarecimento sobre o uso correto do medicamento e ajustou-se a dose; atualmente, o medicamento continua sendo utilizado em suínos. Em outros países são utilizados outros agonistas de receptor beta, como o clembuterol, para fins de produção animal, mas tal uso é especificamente proibido nos EUA.

Na Tabela 52.1, os ionóforos poliéteres estão listados como antimicrobianos; contudo, também são muito comumente utilizados para aumentar a produção, em bovinos. Tecnicamente são considerados antibióticos, pois são compostos produzidos por um microrganismo que inibe a multiplicação de um outro. O seu mecanismo de ação consiste em inibir bactérias gram-positivas no rúmen de bovinos. Isso aumenta a quantidade de bactérias que produzem ácido propiônico, o mais eficiente dos ácidos graxos voláteis que, em ruminantes, é transformado em glicose, no fígado. Além disso, os ionóforos poliéteres também reduzem a produção de metano no rúmen, além de atuarem como anticoccidianos, como discutido no item *Anticoccidianos*.

HORMÔNIOS PARA USO REPRODUTIVO

O controle e o tratamento reprodutivo são focos primários dos veterinários de animais de produção e os medicamentos de uso reprodutivo listados na Tabela 52.2 são importantes ferramentas para tais finalidades. Recomenda-se consulta do Capítulo 27 para detalhes adicionais. Todos esses medicamentos são injetáveis, exceção feita ao uso de altrenogeste em porcas (para sincronização do cio) e de acetato de melengestrol (para supressão do cio) em vacas. Outro método de administração consiste no uso de dispositivo intravaginal que libera progesterona. Também nos protocolos de sincronização do cio e de superovulação para coleta de embrião, em vacas, esses medicamentos são rotineiramente utilizados.

Há controvérsia quanto ao uso *extralabel* de medicamentos para fins reprodutivos porque eles não satisfazem os dizeres "a saúde de um animal é ameaçada quando o sofrimento ou a morte pode ser decorrência de falta de tratamento", como descrito nas recomendações da AMDUCA. Exemplos desses usos *extralabel* incluem programas de indução de lactação em vacas-leiteiras e alguns protocolos de sincronização do cio em vacas. A necessidade de estrógenos injetáveis em alguns protocolos reprodutivos, na ausência de um medicamento aprovado, também tem ocasionado o uso *extralabel* de estrógenos obtidos em farmácia de manipulação. Também há um conceito interessante, porém falso, de que a eficácia dos hormônios reprodutivos injetáveis é maior quando injetados próximo do trato reprodutivo. Isso tem sido utilizado como argumento para a injeção mais na região glútea da vaca-leiteira do que no pescoço, que é o local apropriado.

Alguns desses hormônios são utilizados rotineiramente para indução de aborto em vacas, tais como cloprostenol, femprostalina e dinoprosta trometamina. O uso de quaisquer hormônios reprodutivos requer não apenas o claro conhecimento de suas ações, mas também da fisiologia do trato reprodutor.

ANTIPARASITÁRIOS

Os endectocidas inibem tanto os parasitos internos quanto os externos. Os endectocidas listados na Tabela 52.2 são lactonas macrocíclicas; consistem em avermectinas e milbemicinas. Os benzimidazóis também são conhecidos como vermífugos brancos devido à aparência de sua formulação; esses produtos de uso oral atuam apenas em parasitos internos. Nos Capítulos 39, 40 e 41 há detalhes adicionais sobre essas classes de medicamentos. O uso de alguns antiparasitários, como aqueles que atuam como antimicrobianos, representa um desafio por induzirem resistência em alguns animais, bem como combinações de espécies de parasitos. Esse problema de importância crescente estimulou a FDA/CVM a organizar um encontro com as partes interessadas e publicar uma declaração em reunião realizada em 2014 (Kornele *et al.*, 2014).

Na América do Norte e em muitos outros países, as principais espécies envolvidas em problemas de resistência em animais de produção são os ovinos e caprinos, especialmente aqueles infectados por espécies de *Haemonchus*. Na internet há abundantes recomendações incorretas relacionadas a esse problema. Alguns *sites* recomendam a desverminação mensal de pequenos ruminantes para controlar o problema de resistência ou sugerem que todos os produtos sejam administrados por via oral (independentemente da via de administração indicada na bula) porque esse é o local "onde os vermes estão". Esses dois conceitos não são corretos. Outros recomendam a combinação de produtos para o tratamento de parasitos resistentes, o que é uma solução de curta duração. O procedimento correto para tratar parasitos resistentes em pequenos ruminantes é aquele que envolve apenas desverminação quando houver infecção que requeira tratamento, ou seja, apenas em animais que manifestam sintomas de parasitismo, de modo a identificar e eliminar os parasitos em maior quantidade e eliminar erros clássicos de manejo, como superlotação da pastagem.

A resistência anti-helmíntica de nematódeos de bovinos também foi detectada como um problema mundial (Sutherland e Leathwick, 2011). Embora as espécies de *Cooperia* classicamente sejam consideradas os nematódeos de bovinos resistentes às ivermectinas, há evidência de que *Ostertagia ostertagia* e espécies de *Haemonchus* também sejam resistentes a esse antiparasitário (Gasbarre *et al.*, 2009; Edmonds *et al.*, 2010).

A obrigação do veterinário em assegurar que os anti-helmínticos sejam corretamente selecionados e utilizados nunca foi tão importante. Como acontece com os antibióticos, ocasionalmente podem surgir novos grupos de antiparasitários, mas provavelmente já temos a maioria dos antiparasitários necessários para as próximas décadas. A aplicação de princípios de manejo que assegurem sua eficácia continuada é fundamental.

ANESTÉSICOS E ANALGÉSICOS

Nos EUA, o maior desafio relativo ao uso de anestésicos e analgésicos em animais de produção é que há apenas uma opção. O tiamilal sódico é indicado para uso injetável em suínos e bovinos, como anestesia, mas a sua disponibilidade é variável. A única condição aceita pela US FDA é aliviar a dor em animais de produção com podridão de casco (pododermatite séptica ou infecciosa) em bovinos. Outras indicações para controle de dor em animais de produção são consideradas uso *extralabel*.

Para analgesia local, geralmente a lidocaína é o fármaco de escolha. Na verdade, nenhum dos produtos à base de lidocaína, em frasco de vidro, é indicado para animais de produção. Há um medicamento à base de lidocaína aprovado para uso humano. As regulamentações da AMDUCA permitem o uso *extralabel* desse fármaco em animais de produção. A lidocaína deve ser utilizada com cuidado em pequenos ruminantes, pois a aplicação excessiva pode resultar em superdosagem. Com frequência, em animais de produção a anestesia é acompanhada de uso *extralabel* de xilazina, cetamina e/ou acepromazina. Em algumas espécies pode-se adicionar butorfenol no protocolo terapêutico, a fim de exacerbar a analgesia.

Anti-inflamatórios não esteroides, como ácido acetilsalicílico, flunixino meglumina, cetoprofeno e meloxicam, também são utilizados de modo *extralabel* para aliviar a dor, em animais de produção; todavia, requerem um período de carência estendido antes do abate, a fim de evitar a presença de resíduos ilegais. A fenilbutazona tem meia-vida de eliminação prolongada em bovinos, o que possibilita sua administração em dias alternados; no entanto, esse anti-inflamatório também requer período de carência prolongado antes do abate e o seu uso *extralabel* é proibido em vacas-leiteiras com 20 meses de idade ou mais. O uso imprudente desse medicamento, especialmente em animais de exposição, pode ocasionar resíduos ilegais.

A necessidade de analgésico e anestésicos aprovados para animais de produção nos EUA é uma situação crítica.

MISCELÂNEA DE MEDICAMENTOS PARA ANIMAIS DE PRODUÇÃO

Outros medicamentos aprovados para uso em animais de produção incluem fármacos para tratamento de anormalidades gastrintestinais, como neostigmina para indução de peristalse e polixaleno para redução de bolhas em caso de timpanismo espumoso. Há diuréticos aprovados para uso em bovinos, em formulações de uso oral à base de triclorometiazida, furosemida e vários sais de tiazida. A furosemida também é aprovada para uso como solução injetável para bovinos.

Vitamina E, glicinato cúprico (cobre) e ferrodextrana estão disponíveis na forma injetável. E, por fim, a corticotropina (ACTH) está disponível para bovinos de corte e vacas-leiteiras lactantes.

RESUMO

Embora não abrangente, este resumo de medicamentos disponíveis para uso em animais de produção ressalta as complexidades particulares do uso *extralabel* de fármacos, a presença de resíduos e os períodos de carência, a segurança alimentar em humanos e a necessidade de conhecimento não apenas de fisiologia animal, mas também da relação entre o animal e a doença em um sistema de produção e na cadeia alimentar.

REFERÊNCIAS BIBLIOGRÁFICAS

Aarestrup FM, Jensen VF, Emborg HD, Jacobsen E Wegener HC. (2010). Changes in the use of antimicrobials and the effects on productivity of swine farms in Denmark. *Am J Vet Res.* **71**, 726–733.

Apley M. (2008). Ancillary therapy in food animal infectious disease with a focus on steroids and NSAIDs in bovine respiratory disease and toxic mastitis: what should (and shouldn't) we be doing? Exploring the art and science of healing. *Conference Proceedings, Ontario Veterinary Medical Association (OVMA)*, Jan. 31–Feb. 2, 2008.

Apley MD. (2015). Consideration of evidence for therapeutic interventions in bovine polioencephalomalacia. *Vet Clinics North Am Food Anim Pract.* **31**, 151–161.

Apley MD, Bush EJ, Morrison RB, Singer RS, Snelson H. (2012). Use estimates of in-feed antimicrobials in swine production in the United States. *Foodborne Pathog Dis.* **9**, 272–279.

Bennett J. (2015). What is an antibiotic? In Sanchez S, Demain A. (eds), *Antibiotics: Current Innovations and Future Trends.* Norfolk, UK, Caister Academic Press. 1–18.

Bondt N, Jensen VF, Puister-Jansen LF, van Geijlswijk IM. (2013). Comparing antimicrobial exposure based on sales data. *Prev Vet Med.* **108**, 10–20.

CODEX. (2013). *CODEX Alimentarius. Veterinary Drug Residues in Food. Codex Veterinary Drug Residue in Food Online Database.* Available at: http://www. codexalimentarius.org/standards/veterinary-drugs-mrls/en/ (accessed April 2017).

DANMAP. (2010). *Consumption of Antimicrobial Agents and Occurrence of Antimicrobial Resistance in Bacteria from Food Animals, Food and Humans in Denmark.* Available at: www.danmap.org (accessed April 2017).

Edmonds MD, Johnson EG, Edmonds JD. (2010). Anthelmintic resistance of Ostertagia ostertagi and Cooperia oncophora to macrocyclic lactones in cattle from the western United States. *Vet Parasitol.* **170**, 224–229.

European Medicines Agency (EMA). (2014). *European Surveillance of Veterinary Antimicrobial Consumption. Sales of Veterinary Antimicrobial Agents in 26 EU/EEA Countries in 2012.* (EMA/333921/2014). Available at: www.ema.europa.eu/ema/ (accessed April 2017).

European Union (EU). (2007). *European Union Animal Health Strategy (2007–2013).* Europa Summaries of EU Legislation. Available at: http://eur-lex.europa.eu/legal- content/EN/TXT/?qid=1429962669139&uri=URISERV: l67002 (accessed April 2017).

European Union (EU). (2011). *The Precautionary Principle.* Communication from the Commission of 2 February 2000 on the precautionary principle. Europa Summaries of EU Legislation. Available at: http://europa.eu/ consumers/consumer_safety/ l32042_en.htm (accessed April 2017).

FARAD. (2015). *Food Animal Residue Avoidance Databank.* Available at: www.farad.org/ (accessed April 2017).

Food and Drug Administration (FDA). (1996). Food and Drug Administration Center for Veterinary Medicine. *Final Rule - Extralabel Drug Use in Animals. Federal Register; 1996.* 57731–57746.

Food and Drug Administration (FDA). (2003). Food and Drug Administration Center for Veterinary Medicine. *Guidance for Industry #152 Evaluating the Safety of Antimicrobial New Animal Drugs with Regard to Their Microbiological Effects on Bacteria of Human Health Concern.* Available at: http://www.fda.gov/downloads/ AnimalVeterinary/GuidanceComplianceEnforcement/ GuidanceforIndustry/UCM052519.pdf (accessed April 2017).

Food and Drug Administration (FDA). (2006). Food and Drug Administration Center for Veterinary Medicine. *GFI #3 Guidance for Industry: General Principles for Evaluating the Safety of Compounds Used in Food-Producing Animals.* Available at: http://www.fda.gov/ downloads/AnimalVeterinary/GuidanceCompliance Enforcement/GuidanceforIndustry/UCM052180 (accessed April 2017).

Food and Drug Administration (FDA). (2009). Food and Drug Administration Center for Veterinary Medicine. *Freedom of information summary original new animal drug application 141 - 299 Resflor Gold florfenicol and flunixin meglumine injectable solution beef and non-lactating dairy cattle.* Available at: http://www.fda.gov/downloads/AnimalVeterinary/Products/Approved AnimalDrugProducts/FOIA-DrugSummaries/ UCM203309.pdf (accessed April 2017).

Food and Drug Administration (FDA). (2012a). Food and Drug Administration Center for Veterinary Medicine. Guidance for Industry #209 The Judicious Use of Medically Important Antimicrobial Drugs in Food-Producing Animals. *Federal Register*, Vol. **77**, No. 72, April 13, 2012. 22328–22329.

Food and Drug Administration (FDA). (2012b). Food and Drug Administration Center for Veterinary Medicine. *Freedom of Information Summary – Original New Animal Drug Application NADA 141-336 – Tylvalosin Tartrate Water Soluble Granules Swine.* Available at: http://www.fda.gov/downloads/AnimalVeterinary/Products/Approved-AnimalDrugProducts/FOIADrug Summaries/UCM322228 (accessed April 2017).

Food and Drug Administration (FDA). (2014). Food and Drug Administration Center for Veterinary Medicine. Animal Drugs @ FDA. Available at: https://animaldrugsatfda.fda.gov/adafda/views/#/search (accessed April 2017).

Food and Drug Administration (FDA). (2015a). Food and Drug Administration Center for Veterinary Medicine. *The Ins and Outs of Extra-Label Drug Use in Animals: a Resource for Veterinarians.* Available at: http:// www. fda.gov/animalveterinary/resourcesforyou/ucm380135. htm (accessed April 2017).

Food and Drug Administration (FDA). (2015b). Food and Drug Administration Center for Veterinary Medicine. *Guidance for Industry #230 Compounding Animal Drugs from Bulk Drug Substances.* Available at: http://www.fda. gov/downloads/AnimalVeterinary/GuidanceCompliance Enforcement/GuidanceforIndustry/UCM446862 (accessed April 2017).

Food and Drug Administration (FDA). (2015c). Food and Drug Administration Center for Veterinary Medicine. *Title 21 – Food and Drugs, Chapter 1 – Food and Drug Administration Department of Health and Human Services, Subchapter E – Animal Drugs, Feeds, and Related Products, Part 556 – Tolerances for Residues of New Animal Drugs, Subpart B– Specific Tolerances for Residues of New Animal Drugs.* Available at: http://www.accessdata.fda.gov/scripts/cdrh/cfdocs/cfcfr/CFRSearch. cfm?CFRPart=556 (accessed April 2017).

Food and Drug Administration (FDA). (2015d). Food and Drug Administration Center for Veterinary Medicine. *Milk Drug Residue Sampling Survey.* Available at: http://www.fda.gov/downloads/AnimalVeterinary/

GuidanceComplianceEnforcement/Compliance Enforcement/ UCM435759 (accessed April 2017).

Food and Drug Administration (FDA). (2015e). Food and Drug Administration Center for Veterinary Medicine. *Freedom of Information Act (FOIA) Drug Summaries*. Available at: http://www.fda.gov/animalveterinary/ products/approvedanimaldrugproducts/ foiadrugsummaries/ default.htm (accessed April 2017).

Food and Drug Administration (FDA). (2015f). Food and Drug Administration Center for Veterinary Medicine. *Fact Sheet: Veterinary Feed Directive Final Rule and Next Steps*. Available at: http://www.fda.gov/ Animal Veterinary/DevelopmentApprovalProcess/ucm449019. htm (accessed April 2017).

Food and Drug Administration (FDA). (2016). Food and Drug Administration Center for Veterinary Medicine. *Compliance Policy Guide Sec 615.115 Extra-Label Use of Medicated Feeds for Minor Species*. Available at: http://www.fda.gov/ICECI/ComplianceManuals/CompliancePolicyGuidanceManual/ucm117042.htm (accessed April 2017).

Francoz D, Buczinski S, Apley M. (2012). Evidence related to the use of ancillary drugs in bovine respiratory disease (anti-inflammatory and others): are they justified or not? *Vet Clin North Am Food Anim Prac.* **28**, 23–38.

Gasbarre LC, Smith LL, Lichtenfels JR, Pilitt PA. (2009). The identification of cattle nematode parasites resistant to multiple classes of anthelmintics in a commercial cattle population in the US. *Vet Parasitol.* **166**, 281–285.

Health Canada. (2015). *Policy on Extra-Label Drug Use (ELDU) in Food Producing Animals*. Available at: www.hc-sc.gc.ca (accessed April 2017).

Kornele ML, McLean MJ, O'Brien AE, Phillippi-Taylor AM. (2014). Antiparasitic resistance and grazing livestock in the United States. *J Am Vet Med Assoc.* **244**, 1020–1022.

Patterson AR, Karriker LA, Apley MD. (2007). Determination of sodium salicylate serum concentrations under typical nursery conditions. *J Swine Health Production.* **15**, 146–151.

Roth JA, Kaeberle ML. (1985). In vivo effect of ascorbic acid on neutrophil function in healthy and dexamethasone-treated cattle. *Am J Vet Res.* **46**, 2434–2436.

Sutherland IA, Leathwick DM. (2011). Anthelmintic resistance in nematode parasites of cattle: a global issue? *Trends Parasitol.* **27**, 176–181.

World Health Organization (WHO). (2011). World Health Association Advisory Group on Integrated Surveillance of Antimicrobial Resistance. *Critically Important Antimicrobials for Human Medicine*, 3rd Revision. World Health Organization.

World Organization for Animal Health (OIE). (2017). *List of Antimicrobials of Veterinary Importance*. Available at: http://www.oie.int/ doc/ged/D9840.PDF (accessed April 2017).

CAPÍTULO 53

Farmacologia de Animais Aquáticos

Ron A. Miller

INTRODUÇÃO

Há muito tempo, os antimicrobianos são utilizados para aliviar a dor e o sofrimento e para controlar infecções, em animais destinados à produção de alimentos para humanos – também conhecidos como animais produtores de alimentos ou, simplesmente, animais de produção –, inclusive peixes. A prescrição segura e prudente de antimicrobianos efetivos pelos veterinários, para o tratamento de animais aquáticos, tem contribuído sobremaneira para aumentar a capacidade de produção de alimentos na aquicultura mundial. No entanto, o uso de antimicrobianos na aquicultura não é livre de risco. A American Veterinary Medical Association (AVMA) publica material educacional para veterinários, como guia de orientação sobre uso prudente e criterioso de antimicrobianos em aquicultura (AVMA, 2006). Há relato de presença de bactérias resistentes a antimicrobianos, patogênicas aos animais e humanos, em fazendas que criam peixes e moluscos e próximo a elas, onde eram fornecidos alimentos com adição de medicamentos (Damir *et al.*, 2013; Miranda *et al.*, 2013; Huys *et al.*, 2001; Guardabassi *et al.*, 2000; Sathiyamurthy *et al.*, 1997; Husevag e Lunestad, 1995). Além disso, os peixes são considerados reservatórios potenciais de patógenos causadores de zoonoses (Haenen *et al.*, 2013), alguns dos quais podem ser carreadores de genes de resistência, inclusive de betalactamases de amplo espectro (Sousa *et al.*, 2011). Cabello (2006) sugere que o uso irrestrito de antimicrobianos em aquicultura, em todos os países, tem o potencial de comprometer a saúde humana e animal, em uma escala global; além disso, sugere que para controlar esse problema deve-se empregar estratégias de prevenção locais e globais unificadas.

Atualmente, há três antimicrobianos aprovados pela US Food and Drug Administration (FDA) para uso em peixes ósseos e lagostas (Tabela 53.1). É provável que o uso contínuo do(s) mesmo(s) antimicrobiano(s) no ambiente de criação de peixes aumente o risco de surgimento e seleção de bactérias resistentes a antimicrobianos nas instalações da aquicultura; ademais, pode reduzir a eficácia terapêutica. Um relato canadense mencionou redução significativa no uso de antimicrobianos em fazendas de criação de salmão, desde 2005 (Morrison e Saksida, 2013). Considerando fatores como aumento de produção, manejo sanitário e seleção de grupos de peixes, os autores notaram que o pouco uso de vacinas e as limitadas opções de quimioterápicos ainda são problemas.

Neste capítulo, são discutidos vários fatores que devem ser considerados quando os veterinários que atuam na área de animais aquáticos decidem quanto à prescrição de antimicrobiano aos peixes ósseos (população). O leitor deve consultar os capítulos anteriores deste livro, que tratam de medicamentos antimicrobianos, para discussões adicionais sobre fármacos específicos.

CONSIDERAÇÕES LEGAIS RELATIVAS À SELEÇÃO DE ANTIMICROBIANO PARA USO EM ANIMAIS AQUÁTICOS

Antes de tomar a decisão sobre a prescrição de tratamento para um peixe ou uma população de peixes, deve-se ter rigoroso cuidado quanto à escolha do antimicrobiano mais apropriado, dose e via de administração. Os veterinários que lidam com animais aquáticos podem se deparar com a difícil decisão sobre a escolha de um antimicrobiano aprovado para o animal ou se recomendam o uso *extralabel* (ELU; que não consta da bula) de um antimicrobiano aprovado para uso em animais ou humanos. Em 1994, a Animal Medicinal Drug Use Clarification Act (AMDUCA) propiciou aos veterinários, nos EUA, maior flexibilidade ao permitir a prescrição ELU de alguns medicamentos aprovados para uso em animais e humanos, sob algumas condições. Em 1996, a FDA publicou uma regulamentação que estabeleceu as condições nas quais os veterinários podem prescrever, aos animais, o uso *extralabel* de alguns medicamentos aprovados para uso em animais e humanos (Federal Register, 1996). A seguir são discutidos quatro dos vários pontos-chave estabelecidos como normas para o uso *extralabel* de medicamentos.

Relação veterinário–proprietário–paciente confiável

A regulamentação AMDUCA permite uso *extralabel* apenas com a solicitação de um veterinário licenciado, no contexto de uma relação veterinário–proprietário–paciente confiável (RVPP). Pode haver uma RVPP somente quando o veterinário: (i) assumir a responsabilidade de realizar avaliação clínica da saúde do(s) animal(is) e verificar a necessidade de tratamento medicamentoso (e o proprietário concordar em seguir suas recomendações); (ii) tiver conhecimento suficiente do(s) animal(is) para definir o diagnóstico da condição clínica; e (iii) estiver prontamente disponível para atendimento caso ocorram reações adversas ou seja detectada ineficácia do tratamento. Só é possível estabelecer essa relação quando o veterinário tiver avaliado o animal recentemente e estado envolvido pessoalmente no cuidado dele por meio de acompanhamento por exame e/ou visitas à propriedade onde o(s) animal(is) é(são) mantido(s).

Condições gerais para uso de medicamento *extralabel*

O ELU é restrito a situações em que a saúde do animal esteja tá em risco ou quando o animal puder sofrer ou morrer se não receber tratamento. Antes que o veterinário prescreva legalmente um medicamento aprovado para uso em animais ou em humanos deve-se considerar, também, uma das seguintes condições gerais: (i) não há fármaco aprovado para animais para o uso pretendido; (ii) há um medicamento aprovado para uso em animais, para a finalidade pretendida, mas esse fármaco aprovado não contém o princípio ativo necessário; (iii) há um fármaco de uso veterinário

Tabela 53.1 Antimicrobianos aprovados para uso em aquicultura, em animais de produção pecilotérmicos, nos EUA. Fonte: US Food and Drug Administration (FDA).

Antimicrobiano(fabricante)	Espécie	Indicação	Protocolo de dosagem	Limitações/Comentários
Oxitetraciclina di-hidratada (Terramycin® 200 For Fish, Phibro Animal Health)	Salmão do Pacífico	Marcação de tecido ósseo	250 mg/kg/dia durante 4 dias	Salmão < 30 g No alimento, como ração única Período de carência: 7 dias
	Salmonídeos	Controle de doença ulcerativa (*Hemophilus piscium*), furunculose (*Aeromonas salmonicida*), septicemia hemorrágica bacteriana (*A. liquefaciens*) e doença por pseudômonas	2,5 a 3,75 g/45 kg/dia durante 10 dias	Misturada à ração Sem restrição de temperatura Período de carência: 21 dias
	Salmonídeos criados em água doce	Controle de mortalidade causada pela "doença da água fria" (*Flavobacterium psychrophilum*)	3,75 g/45 kg/dia durante 10 dias	Misturada na ração Sem restrição de temperatura Período de carência: 21 dias
	Trutas-arco-íris criadas em água doce	Controle de mortalidade causada por columnariose (*F. columnare*)	3,75 g/45 kg/dia durante 10 dias	Misturada à ração Sem restrição de temperatura Período de carência: 21 dias
	Peixe-gato	Controle de septicemia hemorrágica bacteriana (*A. liquefaciens*) e doença por pseudômonas	2,5 a 3,75 g/45 kg/dia durante 10 dias	Misturada à ração Temperatura da água não inferior a 16,7°C Período de carência: 21 dias
	Lagosta	Controle de gaffkemia (*Aerococcus viridans*)	1 g/450 g, em alimento medicado por 5 dias	No alimento, como ração única Período de carência: 30 dias
Cloridrato de oxitetraciclina (oxytetracycline HCl Soluble Powder-343®, Phoenix Scientific; Pennox 343®, PennField Oil, Terramycin-343® soluble powder, Pfizer; OxyMarine®, Alpharma; e Tetroxy® Aquatic, Cross Vetpharm Group)	Filhotes de peixe ósseo, de salmão ou de truta	Marcador de tecido ósseo	200 a 700 mg de cloridrato de oxitetraciclina (tamponado)/ℓ de água, por 2 a 6 h	Nenhuma
Sulfadimetoxina-ormetoprima (Romet-30®, Pharmaq AS)	Salmonídeos	Controle de furunculose (*A. salmonicida*)	50 mg/kg/dia durante 5 dias	No alimento Período de carência: 42 dias
	Peixe-gato	Controle de septicemia entérica (*Edwardsiella ictaluri*)	50 mg/kg/dia durante 5 dias	No alimento Período de carência: 3 dias
Florfenicol (Aquaflor®, Intervet)	Peixe-gato	Controle de mortalidade causada por septicemia entérica (*E. ictaluri*)	10 a 15 mg/kg/dia durante 10 dias	Antimicrobiano controlado pelo VFD Período de carência: 12 dias
	Peixe ósseo criado em água doce	Controle de mortalidade causada por columnariose (*F. columnare*)	10 a 15 mg/kg/dia durante 10 dias	Antimicrobiano controlado pelo VFD Período de carência: 12 dias
	Salmonídeos criados em água-doce	Controle de mortalidade causada pela doença por água fria (*F. psychrophilum*) e furunculose (*A. salmonicida*)	10 a 15 mg/kg/dia durante 10 dias consecutivos	Antimicrobiano controlado pelo VFD Período de carência: 15 dias
	Peixe ósseo de água tépida criado em água-doce	Controle de mortalidade causada por septicemia estreptocócica (*S. iniae*)	10 a 15 mg/kg/dia durante 10 dias consecutivos	Antimicrobiano controlado pelo VFD Período de carência: 15 dias
Sulfamerazina, Zoetis	Truta-arco-íris, truta-salpicada e truta-marrom	Controle de furunculose	10 g/45 kg/dia durante até 14 dias	No alimento Período de carência: 21 dias. **Atualmente não comercializada**

A aprovação se aplica apenas a antimicrobiano original específico sujeito à aprovação do New Animal Drug Application (NADA) ou a seu genérico sujeito à aprovação do Abbreviated New Animal Drug Application (ANADA); ingredientes ativos de outras fontes (p. ex., antimicrobiano de uma companhia química ou de compostos similares fabricados por outras companhias, além daquelas especificadas no formulário NADA) não são antimicrobianos de uso animal novos aprovados. A aprovação se aplica apenas ao uso do antimicrobiano para as indicações e modos especificados na bula.
VFD: Veterinary Feed Directive.

aprovado para o uso pretendido, mas esse medicamento não apresenta uma formulação de dosagem que você necessita; (iv) há um fármaco de uso veterinário aprovado para o uso pretendido, mas ele não apresenta a concentração necessária; e (v) há um fármaco de uso veterinário aprovado para o uso pretendido, mas o veterinário constatou, no contexto de uma RVPP confiável, que o medicamento aprovado não é clinicamente efetivo quando utilizado segundo as recomendações da bula.

Na atividade de peixes ornamentais (*i. e.*, não destinados à produção de alimento), os veterinários podem prescrever um fármaco aprovado para uso humano, para ELU, mesmo se há disponibilidade de um medicamento de uso veterinário, desde que satisfaça outras condições regulamentadas pela AMDUCA. De qualquer forma, quando se prescrevem medicamentos para peixes produtores de alimento ou para peixes ornamentais, é

fundamental manter um registro completo do procedimento. Os registros dos medicamentos utilizados, da doença tratada, da espécie animal tratada, da dose administrada, da duração do tratamento, do número de animais e dos períodos de carência devem ser mantidos por 2 anos ou pelo tempo exigido por lei federal ou estadual, seja qual for o maior. As informações sobre o medicamento prescrito pelo veterinário são fundamentais, incluindo o nome do veterinário, o nome da farmácia onde o medicamento foi adquirido e as instruções para o usuário final similares àquelas descritas no registro arquivado.

Condições de uso *extralabel* e animais de produção

Antes de prescrever um medicamento aprovado para uso em animal ou em humanos, para ELU em animais de produção, o veterinário deve: (i) obter diagnóstico cuidadoso e minuciosa avaliação da doença a ser tratada; (ii) ter uma razão clínica apropriada para o uso de um fármaco específico; (iii) assegurar que o proprietário mantenha, no registro, a identificação do(s) animal(is) tratado(s); (iv) estabelecer um período de carência substancialmente estendido, com base em informação científica; caso não haja tal informação, adote medidas apropriadas para assegurar que o(s) animal(is) e os produtos alimentares dele(s) oriundos não entrem na cadeia alimentar de humanos; e (v) assegurar que não haja resíduos ilegais, inclusive resíduos de antimicrobianos, e que o proprietário obedeça ao período de carência estabelecido, antes da comercialização dos produtos alimentares oriundos de animais tratados.

Antimicrobianos proibidos para uso *extralabel* em animais

Segundo cláusulas da legislação AMDUCA, a FDA tem o direito de proibir o ELU de alguns medicamentos em animais. Atualmente, o ELU de antimicrobianos não aprovados é proibido em animais de companhia, inclusive peixes de aquário ou de estimação. A seguir, são listados fármacos – tanto de uso humano quanto de uso veterinário –, famílias de medicamentos e substâncias proibidas para ELU em animais e humanos, utilizadas em animais de produção:

- Cloranfenicol
- Clembuterol
- Dietilestilbestrol (DES)
- Dimetridazol
- Ipronidazol e outros nitroimidazóis
- Furazolidona e nitrofurazona
- Sulfonamidas em vacas-leiteiras lactantes (exceto o uso aprovado de sulfadimetoxina, sulfabromometazina e sulfaetoxipiridazina)
- Fluoroquinolonas
- Glicopeptídios
- Fenilbutazona em vacas-leiteiras com 20 meses de idade ou mais
- Cefalosporinas (exceto cefapirina), em bovinos, suínos, frangos, galinhas e perus:
  - Para prevenção de doenças
  - Para dose, frequência, duração ou via de administração não aprovadas
  - Se o medicamento não for aprovado para a espécie animal e a categoria de produção.

Os medicamentos ou classes de medicamentos a mencionados a seguir, aprovados para o tratamento ou prevenção de infecção pelo vírus da influenza A, são proibidos para ELU em frangos, galinhas, perus e patos:

- Adamantanos
- Inibidores da neuraminidase.

VIAS DE ADMINISTRAÇÃO DE ANTIMICROBIANOS EM PEIXES

Na Tabela 53.2 constam as doses de antimicrobianos utilizadas em diferentes vias de administração relatadas na literatura (Reimschuessel *et al.*, 2012). O uso de muitas delas não é aprovado em vários países; em muitos estudos elas foram usadas em pesquisas sobre a farmacocinética (FC) de antimicrobianos. Os pesquisadores e clínicos devem consultar as autoridades reguladoras de seus países para terem conhecimento dos antimicrobianos e doses aprovados.

Administração injetável

Tipicamente, o tratamento antimicrobiano injetável é realizado em peixes de alto valor (ou seja, peixes reprodutores, algumas espécies de peixes ornamentais etc.), em razão do trabalho e dos cuidados envolvidos para minimizar o estresse potencialmente relevante ao animal, causado pela sedação e manuseio físico. Esse procedimento pode ser uma difícil tarefa aos produtores comerciais. Apesar desses desafios, as vantagens da administração injetável de antimicrobianos assegura que todos os animais recebam a dose desejada. Muitas vezes, utiliza-se a por via intramuscular (IM); todavia, o medicamento também pode ser aplicado por via intraperitoneal, intravascular ou intradorsal (caudal à nadadeira dorsal). Quase sempre a injeção IM é aplicada nos músculos epaxiais, acima da linha lateral e próximo à nadadeira caudal. Quando se utiliza um aminoglicosídeo (p. ex., gentamicina), deve-se ter o cuidado de fazer a injeção cranial à nadadeira dorsal, a fim de evitar a inoculação de alta dose no rim.

Banhos de imersão

Os tratamentos de imersão, ou imersão em água que contenha medicamento, são mais úteis quando é preciso tratar um grande número de animais, em que é importante limitar o estresse do(s) animal(is) e, obviamente, quando é possível a exposição direta do patógeno à solução que contém o medicamento (p. ex., na superfície do peixe ou das brânquias). Há três vias clássicas de administração de antimicrobianos por meio de imersão. *Banho estático* (e imersão), no qual adiciona-se uma solução antimicrobiana diretamente a um sistema fechado ou de retenção. *Tratamento por lavagem* é mais comum em um sistema de fluxo direto, no qual adiciona-se a dose total e, em seguida, o fluxo de água retorna com uma concentração (dose) do medicamento aos poucos diluída. *Tratamento em fluxo contínuo* consiste na adição de dose contínua no sistema de fluxo de água a partir de uma solução-estoque.

As desvantagens do tratamento de imersão incluem custo, desperdício e risco de contaminação do ambiente. Os filtros biológicos também podem ser comprometidos pela morte de bactérias neles. Relata-se rápido aumento do teor de amônia quando se utiliza concentração terapêutica de eritromicina em um sistema de recirculação para peixe-gato; entretanto, cloranfenicol, nifurpirinol, oxitetraciclina e sulfamerazina não comprometem a função do filtro (Treves-Brown, 2000).

Também, é importante considerar a capacidade de o antimicrobiano ser absorvido da água. É mais provável que os compostos lipofílicos de peso molecular inferior a 100 sejam mais facilmente difundidos nas brânquias. Os antimicrobianos absorvidos da água são: cloraminas, di-hidroestreptomicina, enrofloxacino, eritromicina, flumequina, furpirinol, canamicina, ácido oxolínico, oxitetraciclina, nifurpirinol, sulfadimetoxina, sulfadimidina, sulfamonometoxina, sulfanilamida, sulfapiridina, sulfisomidina e trimetoprima. Os antimicrobianos que são pouco absorvidos, ou não absorvidos, incluem cloranfenicol e gentamicina (Treves-Brown, 2000; Reimschuessel *et al.*, 2005).

Tratamento em mergulho (*dipping*)

É o método de administração de medicamento em banho mais controlado e mais rápido. As vantagens desse tipo de tratamento são redução do desperdício de medicamento (e, em consequência, redução do custo) e menor risco de contaminação do ambiente. A desvantagem desse procedimento é o maior estresse

Tabela 53.2 Doses de antimicrobianos utilizados em peixes. Fonte: Reimschuessel 2012. Reproduzida, com autorização, de John Wiley & Sons.

Antimicrobiano	Dose	Intervalo	Via	Comentário
Ácido nalidíxico	13 mg/ℓ	1 a 4 h	Banho	
	20 mg/kg	24 h	VO, IM, IV	Outras doses são utilizadas para estudo da FC
Ácido oxolínico	25 mg/ℓ	0,25 h, 12 h, 3 vezes	Banho	
	0,15 a 1,5 mg/ℓ	10 dias	Banho	
	50 a 200 mg/ℓ	1 a 72 h	Banho	
	10 mg/kg	24 h, 10 dias	VO	Espécies de água doce
	25 a 75 mg/kg	24 h, 10 dias	VO	Espécies de água salgada
Ácido piromídico	10 mg/kg	24 h, 5 a 10 dias	VO	Japão
Amicacina	5 mg/kg	12 h	IM	
	5 mg/kg	72 h, 3 vezes	IM	
Amoxicilina	25 mg/kg	12 h	VO	Raramente utilizada devido aos poucos patógenos gram-positivos
	40 a 80 mg/kg	24 h, 10 dias	VO	
Ampicilina	10 mg/kg	24 h	IM	Tubarão
	10 mg/kg	12 h, 7 a 10 dias	VO	Tubarão
	50 a 80 mg/kg	24 h, 10 dias	VO	
Azitromicina	30 mg/kg	24 h, 14 dias	VO	
Aztreonam	100 mg/kg	48 h, 7 dias	IM/IP	Utilizado por pessoa cujo passatempo é criar carpa japonesa
Canamicina	50 a 100 mg/ℓ	72 h, 5 h 3 vezes	Banho	Nefrotóxica para algumas espécies Substituir 50% da água entre os tratamentos
	50 mg/kg	24 h	VO	Nefrotóxica para algumas espécies
	10 a 20 mg/kg	24 h	VO	Tubarão
	20 mg/kg	72 h, 5 vezes	IP	Nefrotóxica para algumas espécies
Cefquinoma	5 a 20 mg/kg	Dose única	IP	Dose utilizada para determinar a FC
Ceftazidima	22 mg/kg	72 a 96 h, 3 a 5 vezes	IM/IP	
Ciprofloxacino	15 mg/kg	Dose única	IM/IV	Dose utilizada para determinar a FC[a]
Cloramina-T	20 mg/ℓ	1 h, 4 dias	Banho	
	2,5 a 20 mg/ℓ	Lavagem (várias)	Banho	Desinfetante para controle de doença bacteriana de brânquias e parasitos
	5 a 10 mg/ℓ	1 h	Banho	
Difloxacino	10 mg/kg	Dose única	VO	Dose utilizada para determinar a FC[a]
Di-hidroestreptomicina	0,125 mg	Dose única	IM/IV	Dose utilizada para determinar a FC
	10 mg	Dose única	VO	Dose utilizada para determinar a FC
	10 mg/kg	24 h	IM	Tubarão
Enrofloxacino	2,5 a 5,0 mg/ℓ	5 h, 24 h, 5 a 7 dias	Banho	a
	30 a 50 mg/ℓ	4 a 24 h (vários)	Banho	
	5 a 50 mg/kg	24 h, 5 a 10 dias	VO	a
	2,5 a 10 mg/kg	Dose única	IM/IP/IV	Dose utilizada para determinar a FC[a]
Eritromicina	10 a 20 mg/kg	Dose única	IP	Para DRB, antes da desova
	50 a 100 mg/kg	24 h, 10 a 21 dias	VO	
	2 mg/ℓ	1 h	Banho	Para DRB, em ovos
Florfenicol	5 a 20 mg/kg	24 h, 10 dias	VO	Salmão
	10 a 15 mg/kg	24 h, 10 dias	VO	Dose aprovada pela US FDA para espécies selecionadas
	40 a 50 mg/kg	12 a 24 h	VO, IM, IP	Pacu-vermelho
	25 a 50 mg/kg	Dose única	IM	
Flumequina	10 a 500 mg/ℓ	1 a 72 h	Banho	Aumentar a dose em água salgada[a]
	5 a 50 mg/kg	24 h, 5 a 10 dias	VO	a
	30 mg/kg	Dose única	IM/IP	Dose IP (e IM); o efeito dura 10 dias[a]
	2 a 25 mg/kg	Dose única	IV	Dose utilizada para determinar a FC

(continua)

Tabela 53.2 Doses de antimicrobianos utilizados em peixes. Fonte: Reimschuessel 2012. Reproduzida, com autorização, de John Wiley & Sons. (*continuação*)

Antimicrobiano	Dose	Intervalo	Via	Comentário
Fumagilina	30 a 60 mg/kg	Dose única	VO	Dose utilizada para determinar a FC
	3 a 6 mg/kg	Dose única	IV	Dose utilizada para determinar a FC
Furpirinol	4 a 32 mg/ℓ	5 h	Banho	
Gentamicina	3 mg/kg	72 h	IM	Muito nefrotóxica para peixes com rins aglomerulares Exposição ao banho não induz concentração sanguínea
	6 mg/kg	Semanal	IM	Tubarão
Lincomicina	40 mg/kg	24 h	VO	Japão
Marbofloxacino	10 mg/kg	24 h, 1 a 3 dias	VO	Dose utilizada para determinar a FC
Miloxacino	60 mg/kg	24 h, 6 dias	VO	Japão
Neomicina	66 mg/ℓ	3 dias, 3 vezes	Banho	Tóxica para bactérias nitrificantes no filtro
	20 mg/kg	Dose única	VO	Tubarão, para prevenir timpanismo; pouco absorvida no intestino
Norfloxacino	30 a 50 mg/kg	24 h, 5 dias	VO	
Oxitetraciclina	10 a 50 mg/ℓ	1 h	Banho	Para infecções superficiais
	20 a 50 mg/ℓ	5 a 24 h, 24 h, 5 a 6 dias	Banho	Substituir 50 a 75% da água entre os tratamentos
	55 a 83 mg/kg	24 h, 10 dias	VO	Dose aprovada pela US FDA para espécies selecionadas
	25 a 50 mg/kg	24 h, 5 a 7 dias	IM/IP	Alto teor por vários dias, se administrada IM
	3 mg/kg	24 h	IV	Pacu-vermelho
Sarafloxacino	10 a 30 mg/kg	24 h, 10 dias	VO	[a]
Sulfadiazina-trimetoprima	30 a 50 mg/kg	24 h, 7 a 10 dias	VO	
	125 mg/kg		IP	
Sulfadimetoxina-ormetoprima	50 mg/kg	24 h, 5 dias	VO	Dose aprovada pela US FDA para espécies selecionadas
Sulfamerazina	220 mg/kg	24 h, 14 dias	VO	
	200 mg/kg	24 h, 10 dias	VO	
Sulfametoxazol-trimetoprima	20 mg/ℓ	5 a 12 h, 24 h, 5 a 7 dias	Banho	Substituir 50 a 75% da água entre os tratamentos
	30 mg/kg	24 h, 10 a 14 dias	VO	
Tetraciclina	80 mg/kg	Dose única	VO	
Tianfenicol	20 mg/ℓ	1 h	Banho	
	50 mg/kg	24 h, 7 a 10 dias	VO	Japão
Vetoquinol	25 a 40 mg/kg	Dose única	VO	
Virginiamicina	40 mg/kg	24 h, 15 dias	VO	

[a] A US FDA proíbe o uso *extralabel* de fluoroquinolonas em animais de produção.
DRB: doença renal bacteriana; IM: intramuscular; IP: intraperitoneal; IV: intravenosa; VO: via oral.
Dados obtidos de vários autores.

induzido aos animais, em decorrência do manuseio. Portanto, na maioria das vezes, esse tipo de tratamento é realizado quando o peixe é pequeno ou em peixe de companhia/aquário; contudo, relata-se que produtores comerciais, em aquicultura, utilizam lona impermeável para reter o antimicrobiano (Vavarigos, 2003) e, mais recentemente, usam "bote-tanque" para reter mais efetivamente o medicamento (Burka *et al.*, 2012). O tratamento tópico local, frequentemente sob anestesia leve, é recomendado para pequenas lesões externas, em peixes de companhia (Stoskopf, 1993; Noga, 1996).

Alguns estudos utilizam infiltração hiperosmótica do antimicrobiano (inicialmente em alta osmolaridade, > 1.200 mOsm/ℓ, seguida de redução da osmolaridade) ou tratamento com ultrassom, na tentativa de aumentar a permeabilidade das brânquias. Em condições normais, a absorção e a eliminação do antimicrobiano podem ser influenciadas pela salinidade; os efeitos do tratamento hiperosmótico não foram adequadamente avaliados. A biodisponibilidade de alguns antimicrobianos que se ligam a cátions bivalentes (como as tetraciclinas) pode ser comprometida pela adição de sais. O tratamento com ultrassom, com intuito de aumentar a absorção branquial, pode ser exequível em um aquário pequeno, porém tal procedimento foi pouco estudado. Ambos os tratamentos, hiperosmótico e com ultrassom, induzem estresse razoável aos peixes. Principalmente, são mais utilizados para vacinação do que como tratamento antimicrobiano (Treves-Brown, 2000; Navot *et al.*, 2004).

Administração oral

O tratamento oral é o método mais exequível em amplos sistemas de aquicultura comerciais porque causam menos estresse aos animais; no entanto, os peixes doentes podem não se alimentar, resultando menor exposição ao antimicrobiano e comprometimento à eficácia terapêutica. Isso foi relatado em estudo que avaliou a concentração de ácido oxolínico em salmões do Atlântico (*Salmo salar*) tratados durante um surto de doença ulcerativa do inverno (causada por *Moritella viscosa*). O ácido oxolínico foi detectado no plasma e nos tecidos de peixes sadios; sua concentração foi inferior ao limite de detecção em peixes doentes e naqueles mortos (Coyne *et al.*, 2004a). Ademais, os peixes moribundos e os mortos não apresentavam alimento no trato gastrintestinal. Esses resultados indicam que o antimicrobiano parece auxiliar os peixes sadios que se alimentam ativamente a resistir à infecção, enquanto os peixes com sinais clínicos não se alimentam e, portanto, não ingerem o antimicrobiano. Também, pode ocorrer consumo variável em função do tamanho do peixe. É provável que os peixes maiores consumam mais alimento que contém o medicamento do que aqueles da mesma espécie, porém menos vigorosos. A baixa palatabilidade, especialmente dos produtos à base de sulfonamidas, também pode ser um problema (Poe e Wilson, 1989).

A absorção no trato intestinal pode ser variável entre as espécies. Como mencionado, o peixe de água salgada ingere a água que contém medicamento e, portanto, o antimicrobiano pode se ligar a cátions da água, no trato intestinal, prejudicando sua biodisponibilidade. Dependendo da formulação do antimicrobiano, sua absorção pode ser maior ou menor.

Há vários métodos de administração oral de medicamentos, entre eles alimentos comerciais com adição de medicamento, alimentos revestidos customizados, alimentos customizados (p. ex., ração gelatinosa), alimentos vivos medicados (p. ex., *Artemia*, um crustáceo, alimentada com ração contendo antimicrobiano), alimentos injetados (p. ex., pequenos peixes usados como alimento) e alimentação por meio de tubo (Noga, 1996; Treves-Brown, 2000). Obviamente, algumas dessas técnicas são apropriadas apenas a peixes de companhia/aquário.

ABORDAGENS CLÍNICAS PARA ESPECIALISTAS EM ANIMAIS AQUÁTICOS

A importância em implementar normas para o uso responsável de antimicrobianos na rotina clínica é recomendada por organizações internacionais respeitadas (AVMA, 2006; World Organization for Animal Health, 2013; FDA, 2014c). Um importante componente do uso responsável de antimicrobiano em medicina veterinária é a identificação correta do agente etiológico, utilizando procedimentos padronizados para o teste de sensibilidade antimicrobiana (TSA), ou antibiograma (quando disponível), e informando esses resultados ao veterinário. O relatório do resultado do teste de sensibilidade é elaborado a partir da interpretação dos dados laboratoriais do teste de sensibilidade, utilizando pontos de corte clínicos que indicam se o microrganismo isolado é sensível, intermediário ou resistente. Cabe ao veterinário a tomada de decisão final sobre qual o antimicrobiano apropriado para o tratamento.

Não raramente, em um laboratório de diagnóstico veterinário para doença de animal aquático adotam-se os seguintes procedimentos: (i) recebimento da amostra; (ii) identificação do agente etiológico com base em achados patológicos macroscópicos e/ou procedimentos fenotípicos; e (iii) prescrição do tratamento antimicrobiano. No entanto, o ideal seria adotar os seguintes procedimentos: (i) recebimento da amostra; (ii) identificação do agente etiológico; (iii) realizar TSA padronizado (CLSI, 2006, 2014a); (iv) consulta aos critérios de interpretação disponíveis (CLSI, 2014a) ou distribuições de dados de sensibilidade antimicrobiana publicados; e (v) prescrição do tratamento antimicrobiano ou, como alternativa, melhorar as práticas de manejo animal.

Rigos e Smith (2013) publicaram uma revisão sobre a ampla variedade de fatores que poderiam ser utilizados quando se recomenda tratamento antimicrobiano em uma instalação de aquicultura. Os autores mencionaram desafios que incluíam limitação à realização do teste de sensibilidade *in vitro* (CLSI, 2006, 2014a); critérios de interpretação limitados para

informar a dose apropriada a ser administrada ao animal, de modo que seja efetiva e minimize o surgimento de resistência antimicrobiana (CLSI, 2014b); e diferenças farmacocinéticas (FC) dependentes de temperatura, salinidade e espécie do peixe.

Teste de sensibilidade antimicrobiana (antibiograma) e critérios de interpretação

Quando o veterinário decide pelo tratamento ou não do peixe com um antimicrobiano, ele antes deve ter conhecimento das propriedades FC do antimicrobiano na espécie de peixe-alvo, em determinadas condições (ou seja, temperatura, salinidade e dureza da água). Também, deve escolher um antimicrobiano efetivo no tratamento da doença. Um teste de sensibilidade bem controlado e padronizado é a melhor maneira de obter essa informação. Um componente fundamental do TSA é sua capacidade de predizer, de modo confiável, a resposta clínica após o tratamento e/ou detectar o surgimento de resistência antimicrobiana. Em outras palavras, é provável que um resultado *in vitro* sensível no TSA automaticamente indique que o tratamento será efetivo? Por outro lado, é provável que um resultado *in vitro* resistente no TSA indique que o tratamento não será efetivo? A finalidade de um teste de sensibilidade antimicrobiana *in vitro* não é mimetizar condições *in vivo*, mas sim fornecer resultados reprodutíveis que possam ser utilizados para prever a resposta clínica ao tratamento.

Atualmente, há disponibilidade de três métodos de TSA reprodutíveis, para uso em medicina veterinária. Os *testes de sensibilidade antimicrobiana de diluição em ágar e de diluição em caldo* resultam em uma concentração inibitória mínima (CIM) de uma bactéria, individualmente, de maior relevância clínica; a CIM pode estar diretamente relacionada à concentração tecidual ou plasmática obtida *in vivo*. Os testes de sensibilidade de disco-difusão em ágar originam diâmetros de halos de inibição que não apresentam correlação com as concentrações obtidas *in vivo*; contudo, são testes simples e facilmente disponíveis. O Etest® também está se tornando popular como um teste de sensibilidade baseado em difusão, simples, não padronizado, que mostra uma CIM com resultado praticamente igual àqueles obtidos em testes de microdiluição em caldo mais tradicionais (Luber *et al.*, 2003).

Antes de 2001, os pesquisadores de doenças de animais aquáticos comumente utilizavam métodos de TSA e valores de ponto de corte clínico (sensível, intermediário e resistente) desenvolvidos nos seus próprios laboratórios. Diferentes métodos e valores de ponto de corte impediram comparações confiáveis entre os laboratórios e a correlação com os casos clínicos. Atualmente, há dois guias, do Clinical and Laboratory Standards Institute (CLSI, anteriormente National Committee for Clinical Laboratory Standards, NCCLS) para TSA em disco-difusão em TSA em microdiluição em caldo, para bactérias isoladas de animais aquáticos (CLSI, 2007, 2014a). Esses guias propiciaram procedimentos metodológicos e de controle de qualidade que possibilitaram a detecção de patógenos de aquicultura não fastidiosos (denominados microrganismos do Grupo 1) em meio de cultura Mueller–Hinton não suplementado, e de *Flavobacterium columnare* e *F. psychrophilum* (microrganismos do Grupo 3) em meio de Mueller–Hinton diluído, cujas metodologias são reprodutíveis e mais confiáveis (Tabela 53.3). Esses documentos também descrevem métodos não padronizados recomendados para alguns dos patógenos mais fastidiosos (p. ex., *Vibrio* spp. halofílico, estreptococos etc.) (Tabela 53.4).

Tabela 53.3 Métodos padronizados para teste de sensibilidade (antibiograma) de diluição em caldo, de bactérias patogênicas aos animais aquáticos. Reimpressa, com permissão, de Clinical and Laboratory Standards Institute (CLSI), a partir de M42/M49-S1 (Performance Standards for Antimicrobial Susceptibility Testing of Bacteria Isolated from Aquatic Animals; Second Informational Supplement, VET03/VET04-A). www.clsi.org.

Microrganismo	Meio de cultura	Incubação
Grupo 1: bactérias não fastidiosas		
Enterobacteriaceae	CAMHB	22°C (24 a 28 h e/ou 44 a
Vibrionaceae		48 h) ou 28°C (24 a 28 h)
Aeromonas salmonicida (cepas típicas e atípicas)		
Aeromonas hydrophila e outras bactérias mesofílicas		
Aeromonas		
Pseudomonas spp.		
Plesiomonas shigelloides		
Grupo 3: bactérias móveis[a]		
Flavobacterium columnare	CAMHB diluído (4 g/ℓ)	28°C (44 a 48 h)
Flavobacterium psychrophilum	CAMHB diluído (4 g/ℓ)	18°C (92 a 96 h)

CAMHB: caldo Mueller-Hinton com teor de cátion ajustado; NaCl: cloreto de sódio.
[a]Pode ser necessária alguma modificação para detectar *Flavobacterium branchiophilum*, inclusive adição de cátions, soro de feto bovino ou equino ou de NaCl.

Tabela 53.4 Modificações potenciais para o teste de sensibilidade (antibiograma) de diluição em caldo para patógenos bacterianos aquáticos. Reimpressa, com permissão, de Clinical and Laboratory Standards Institute (CLSI), a partir de M42/M49-S1 (Performance Standards for Antimicrobial Susceptibility Testing of Bacteria Isolated from Aquatic Animals; Second Informational Supplement, VET03/VET04-A2). www.clsi.org.

Microrganismo	Meio de cultura	Incubação
Grupo 2: Vibrionaceae estritamente halofílicas	CAMHB + NaCl (1%)	22°C (24 a 28 h e/ou 44 a 48 h) ou 28°C (24 a 28 h e/ou 44 a 48 h)
Grupo 4: estreptococos		
Lactococcus spp.	CAMHB + LHB (2,5 a 5% v/v)	22°C (44 a 48 h + CO₂, se necessário para o crescimento)
Vagococcus salmoninarum		
Streptococcus spp.	CAMHB + LHB (2,5 a 5% v/v)	28°C (24 a 28 h e/ou 44 a 48 h + CO₂, se necessário para o crescimento)
Carnobacterium maltaromaticum		
Outros estreptococos		
Grupo 5: outras bactérias fastidiosas		
Aeromonas salmonicida atípica	CAMHB	15°C (44 a 48 h)
Aliivibrio salmonicida (anteriormente *Vibrio salmonicida*) e *Moritella viscosa*	Desconhecido	4°C ou 15°C (6 dias)
Tenacibaculum maritimum	MHB diluído (1:7) + íon inorgânico suplementar	25°C (44 a 48 h)
Francisella spp.	CAMHB modificado com suplemento de crescimento definido a 2% (Soto *et al.*, 2010) e glicose 0,1%	28°C (24 a 48 h)
Renibacterium salmoninarum	KDM-2	15°C (96 h, sob agitação)
Mycobacterium spp.	(CLSI, 2011)	(CLSI, 2011)
Nocardia spp.		
Piscirickettsia salmonis	AUSTRAL-SRS (Yañez *et al.*, 2012)	18°C (92 a 96 h e/ou 116 a 120 h)

CAMHB: caldo Mueller-Hinton com teor de cátion ajustado; KDM-2: *kidney disease medium-2*; LHB: lisado de sangue equino; MHB: caldo Mueller–Hinton; NaCl: cloreto de sódio.

Como decidir se uma bactéria isolada é sensível, resistente ou intermediária com base em um único resultado do TSA? Os dados obtidos no teste – concentração inibitória mínima (CIM) ou diâmetro do halo de inibição (DHI) – devem ser interpretados com base na eficácia clínica potencial. Esses critérios de interpretação ou pontos de corte são determinados levando em conta várias considerações. Os valores dos pontos de corte clínicos da CIM são determinados a partir de três principais fontes de informação (CLSI, 2007a):

1) Estudos farmacocinéticos (FC) e/ou farmacodinâmicos (FD) do antimicrobiano na espécie animal-alvo, utilizados para determinar a possibilidade de obter a concentração do antimicrobiano no sítio-alvo, resultando no valor do ponto de corte FC/FD, em μg/mℓ

2) O histórico da resposta clínica está relacionado às CIM dos isolados clínicos avaliados; resultando no valor do *ponto de corte clínico*, em μg/mℓ

3) Avaliação da distribuição da CIM do antimicrobiano para o patógeno, a fim de obter pontos de corte epidemiológicos (PCE, em μg/mℓ).

Os diâmetros do halo de inibição verificados nos testes de difusão em disco também podem ser utilizados para interpretar o grau de sensibilidade da bactéria isolada. Os pontos de corte clínicos do diâmetro do halo de inibição são determinados, principalmente, a partir de amplas distribuições de dados do teste de sensibilidade antimicrobiana (TSA), em que cada valor do diâmetro do halo de inibição da bactéria isolada é colocado no eixo x e sua CIM é colocada no eixo y (Miller e Reimschuessel, 2006; Uhland e Higgins, 2006). Com frequência, utiliza-se análise de regressão para sugerir valores apropriados dos pontos de corte dos diâmetros dos halos de inibição, mas isso depende de uma distribuição razoavelmente uniforme dos microrganismos em cada CIM avaliada, principalmente na faixa intermediária da CIM ± 2 ou 3 vezes a diluição (Fuchs *et al.*, 2002). Em vários antimicrobianos recentes (p. ex., florfenicol), a detecção de microrganismos resistentes é rara e a distribuição da CIM é fortemente ponderada em relação às CIM muito sensíveis, resultando em uma linha de regressão não confiável. Pesquisadores desenvolveram algoritmos baseados em estatísticas para calcular os pontos de corte epidemiológicos para a CIM (Turnidge *et al.*, 2006; Kronvall, 2010) que, então, podem ser utilizados para fins de vigilância e/ou definição de pontos de corte clínico. Os pontos de corte epidemiológicos (PCE) dos diâmetros dos halos de inibição e das CIM de *Aeromonas salmonicida* para gentamicina, eritromicina, florfenicol, sulfadimetoxina-ormetoprima, sulfametoxazol-trimetoprima, oxitetraciclina e ácido oxolínico foram estabelecidos pelo CLSI, somente com base na inspeção visual da distribuição dos dados (Miller e Reimschuessel, 2006; CLSI, 2014b) (Tabela 53.5). Acredita-se que os PCE e os pontos de corte clínicos de *A. salmonicida* serão revistos pelo Aquaculture Working Group do CLSI, logo que um método baseado em estatísticas, internacionalmente reconhecido, tenha o apoio do CLSI.

Por definição, um ponto de corte clínico é a classificação da resposta clínica esperada para o tratamento do paciente com base na resposta *in vitro* do microrganismo a um antimicrobiano, quando esse microrganismo é exposto a um protocolo de dose indicado na bula para a espécie animal em questão, para aquele tipo de infecção e de microrganismo infectante (CLSI, 2007a). Portanto, a especificidade desses valores para as espécies de bactérias – e para a espécie animal-alvo – deve propiciar ao clínico um nível de confiança para esses valores. É importante ressaltar que os critérios de interpretação se aplicam apenas quando o laboratório realiza TSA de acordo com os métodos padronizados específicos.

Tabela 53.5 Valores de corte epidemiológicos da concentração inibitória mínima (CIM) e do diâmetro do halo de inibição (HI) de *Aeromonas salmonicida*. Reimpressa, com permissão, de Clinical and Laboratory Standards Institute (CLSI), M42/M49-S1 (Performance Standards for Antimicrobial Susceptibility Testing of Bacteria Isolated from Aquatic Animals; Second Informational Supplement, VET03/VET04-A2). www.clsi.org.

Condições de teste

Meio de cultura: ágar Mueller–Hinton

Inóculo: método de crescimento ou suspensão de colônia direta, equivalente a um padrão McFarland 0,5

Incubação: 22°C ± 2°C; ar ambiente; 44 a 48 h

Recomendações para controle de qualidade (CQ)

(Ver Tabelas 6 e 7, no documento CLSI VET03 (CLSI, 2006), para variações aceitáveis de CQ)

Escherichia coli ATCC® 25922[a]

Aeromonas salmonicida ATCC® 33658

Comentários gerais

1. Esses valores de corte epidemiológicos (VCE) são aplicáveis apenas aos isolados de *A. salmonicida* examinados em condições de controle de qualidade aceitáveis, como descrito nos documentos CLSI VET03 (CLSI, 2006) e VET04-A2 (CLSI, 2014a). Antes da interpretação dos resultados para as cepas de bactérias em teste, assegure-se de que os resultados de testes de CQ situem-se na faixa de variação especificada nesses suplementos.

2. Os VCE aqui apresentados foram estabelecidos **apenas com base** na inspeção visual de dados da CIM e/ou do diâmetro do HI obtidos de banco de dados epidemiológicos de laboratórios de diagnóstico, em diversas regiões geográficas. **No entanto, espera-se que as análises estatísticas recentemente desenvolvidas sejam aplicadas às distribuições de todos os dados de sensibilidade, de modo a estabelecer os VCE.** Os VCE podem ser utilizados como indicadores do surgimento de cepas de bactérias com baixa sensibilidade a determinado antimicrobiano. Não há ponto de corte clínico e, portanto, ainda não se comprovou a relevância clínica de tal procedimento, tampouco foi aprovado pelo CLSI ou por qualquer agência reguladora.

3. Os isolados bacterianos utilizados para estabelecer esses VCE não foram obtidos de peixes que faziam parte de um teste clínico de campo. Esses VCE são utilizados para estabelecer critérios de interpretação, como descrito no Apêndice C do documento CLSI VET02.

4. Uma categoria de ponto de corte tipo selvagem (TS) indica que as bactérias isoladas são sensíveis ao antimicrobiano (carecem de mecanismos de resistência). Uma categoria de ponto de corte tipo não selvagem (TNS) indica que as bactérias isoladas possuem mecanismos de resistência adquiridos e/ou mutacionais.

NOTA: informações em negrito são consideradas como **novas ou modificadas da primeira edição do VET03/VET04-S.**

Antimicrobiano	Conteúdo do disco	Ponto de corte do diâmetro do HI (mm)		Ponto de corte da CIM (µg/mℓ)		Comentários
		TS	TNS	TS	TNS	
AMINOGLICOSÍDEOS						
Gentamicina	10 µg	≥ 18	≤ 17	–	–	Definidos com base na **inspeção visual** da distribuição do diâmetro do HI de 106 isolados de *A. salmonicida* (Smith *et al.*, 2007)
MACROLÍDIOS						
Eritromicina	15 µg	≥ 14	≤ 13	–	–	Definidos com base na **inspeção visual** da distribuição do diâmetro do HI de 106 isolados de *A. salmonicida* (Smith *et al.*, 2007)
FENICÓIS						
Florfenicol	30 µg	≥ 27	≤ 26	≤ 4	≥ 8	Definidos com base na **inspeção visual** das distribuições do diâmetro do HI e da CIM de 323 isolados de *A. salmonicida* (Miller e Reimschuessel, 2006; Smith *et al.*, 2007)
INIBIDORES DA VIA DE FOLATO						
Ormetoprima- sulfadimetoxina	1,25/23,75 µg	≥ 20	≤ 19	≤ 0,5/9,5	≥ 1/19	Definidos com base na **inspeção visual** das distribuições do diâmetro do HI e da CIM de 217 isolados de *A. salmonicida* (Miller e Reimschuessel, 2006)
Trimetoprima- sulfametoxazol	1,25/23,75 µg	≥ 20	≤ 19	–	–	Definidos com base na **inspeção visual** da distribuição do diâmetro do HI de 106 isolados de *A. salmonicida* (Douglas *et al.*, 2007)
TETRACICLINAS						
Oxitetraciclina	30 µg	≥ 28	≤ 27	≤ 1	≥ 2	Classe representante das tetraciclinas. **Definidos com base na inspeção visual das distribuições do diâmetro do HI e da CIM de 323 isolados de *A. salmonicida* (Miller e Reimschuessel, 2006; Smith *et al.*, 2007)**
QUINOLONAS						
Ácido oxolínico	2 µg	≥ 30	≤ 29	≤ 0,12	≥ 0,25	**Definidos com base na inspeção visual das distribuições do diâmetro do HI e da CIM de 323 isolados de *A. salmonicida* (Miller e Reimschuessel, 2006; Smith *et al.*, 2007)**

ATCC: American Type Culture Collection; VCE: valores do ponto de corte epidemiológico; CIM: concentração inibitória mínima; HI: halo de inibição; NTS: tipo não selvagem; CQ: controle de qualidade; TS: tipo selvagem.
[a] ATCC é uma marca registrada da American Type Culture Collection.

Atualmente, os únicos valores de ponto de corte clínicos aceitos universalmente e disponíveis para quaisquer patógenos de peixes são aqueles publicados pelo Suplemento CLSI VET03/VET04 (CLSI, 2014b). Nesse suplemento incluem-se pontos de corte clínicos para oxitetraciclina e ácido oxolínico, para *Aeromonas salmonicida* (Tabela 53.6). Sem dúvida, há necessidade de outros critérios de interpretação que serão úteis aos especialistas em sanidade de animais aquáticos. A metanálise futura dos dados obtidos do amplo banco de dados sobre farmacocinética, publicado por Reimschuessel *et al.* (2005), juntamente com distribuições adicionais do diâmetro do halo de inibição e da CIM, *in vitro*, podem ser utilizadas para auxiliar na definição de pontos de corte clínicos em aquicultura. Também, podem ser necessárias pesquisas adicionais sobre farmacocinética (FC)/farmacodinâmica (FD) para determinar os índices FC/FD-alvo (*i. e.*, tempo acima da CIM, AUC [área sob a curva]/CIM, $C_{máx}$/CIM) mais apropriados e aplicáveis aos peixes.

Tabela 53.6 Pontos de corte do diâmetro do HI e da CIM de *Aeromonas salmonicida*. Reimpressa, com permissão, de Clinical and Laboratory Standards Institute (CLSI), a partir de M42/M49-S1 (Performance Standards for Antimicrobial Susceptibility Testing of Bacteria Isolated from Aquatic Animals; Second Informational Supplement, VET03/VET04-A2). www.clsi.org.

Condições de teste
Meio de cultura: ágar Mueller-Hinton
Inóculo: método de crescimento ou suspensão de colônia direta, equivalente a um padrão McFarland 0,5
Incubação: 22°C ± 2°C; ar ambiente; 44 a 48 h
Recomendações para o controle de qualidade (CQ)
(Ver Tabelas 6 e 7 do documento CLSI VET03 (CLSI, 2006), para faixas de variação de CQ aceitáveis)
Escherichia coli ATCC®* 25922[a]
Aeromonas salmonicida ATCC® 33658
Comentários gerais
1. Esses pontos de corte são aplicáveis apenas aos isolados de *A. salmonicida* examinados em condições de controle de qualidade como descrito neste suplemento e nos documentos CLSI VET03 (CLSI, 2006) e VET04-A2 (CLSI, 2014a). Antes da interpretação dos resultados das amostras testadas, assegure-se de que os resultados do teste de CQ estejam dentro das variações especificadas neste suplemento.
2. **Todos os artigos citados como fontes de dados de correlação clínica** relevantes, que sustentam esses pontos de corte clínicos, relatam estudo realizados antes do desenvolvimento de protocolos de teste de sensibilidade padrão mencionados no documento CLSI VET03 (CLSI 2006) e no VET04 (CLSI 2014a). Consequentemente, esses pontos de corte devem ser atualizados conforme os dados são obtidos. Além disso, os VCE de oxitetraciclina e ácido oxolínico utilizados para sustentar esses pontos de corte (Tabela 5) foram definidos apenas com dados baseados na inspeção visual. No entanto, espera-se que as análises estatísticas recentemente desenvolvidas sejam aplicadas às distribuições de todos os dados de sensibilidade, de modo a serem utilizados no estabelecimento do VCE.
3. Esses pontos de corte foram definidos a partir de estudos sobre o tratamento de salmão do Atlântico criados em água-doce e em água do mar. Deve-se ter cuidado quando se extrapolam esses pontos de corte para tratamentos, exceto aqueles nos quais foram definidos.
4. Os pontos de corte dos testes de sensibilidade antimicrobiana (antibiograma) ou das categorias de interpretação desses testes possibilitam classificar a resposta clínica esperada para o tratamento do animal, com base na resposta *in vitro* do microrganismo causador a um antimicrobiano, com tal medicamento, utilizando um protocolo de dose normal para a espécie animal-alvo, para aquele tipo de infecção e de microrganismo infectante. No antibiograma, um resultado *sensível* (S) indica que a infecção causada pela bactéria isolada pode ser efetivamente tratada com um protocolo de dosagem normal de um antimicrobiano recomendado para esse tipo de infecção e para esse agente infectante, a menos que indicado de outra maneira. O resultado *intermediário* (I) indica que uma infecção causada pela bactéria isolada pode ser efetivamente tratada em locais do corpo onde ocorra concentração fisiológica do medicamento; também indica uma zona tampão, fato que deve evitar que discretos fatores técnicos não controlados causem importantes discrepâncias na interpretação. O resultado *resistente* (R) indica que a bactéria isolada não é inibida pela concentração geralmente obtida do antimicrobiano quando se utiliza protocolo de dosagem normal e/ou quando a concentração se situa na faixa de variação em que é provável a ação de mecanismos de resistência microbiana específicos, e a eficácia clínica não foi confiável em estudos terapêuticos.
5. **Notou-se que o protocolo de dose normal para a oxitetraciclina é de, aproximadamente, 75 mg/kg/dia, durante 10 dias. Para o ácido oxolínico, a dose foi cerca de 10 mg/kg/dia, durante 10 dias.**

NOTA: Informações em negrito são consideradas **novas ou modificadas da primeira edição do VET03/VET04-S.**

Antimicrobiano	Conteúdo do disco	Ponto de corte do diâmetro do HI (mm)			Ponto de corte da CIM (µg/mℓ)			Comentários
		S	I	R	S	I	R	
Tetraciclinas								
Oxitetraciclina	30 µg	≥ 28	22 a 27	≤ 21	≤ 1	2 a 4	≥ 8	**Classe representante das tetraciclinas.** Definidos com base em: 1. **Inspeção visual** das distribuições do diâmetro do HI e da CIM de 323 isolados de *A. salmonicida* (Miller e Reimschuessel, 2006; Smith *et al.*, 2007) 2. Correlações clínicas (Coyne *et al.*, 2004b) – **Salmão do Atlântico mantido em água-doce a 13°C, em condições comerciais, tratado *ad libitum* com 75 mg/kg de peso corporal (PC) durante 10 dias consecutivos (Pursell, 1998) – Salmão do Atlântico mantido em água-doce a 14°C, em condições laboratoriais, tratado *ad libitum* com 75 mg/kg PC, durante 10 dias** 3. **Dados de FC (Chen *et al.*, 2004) – Várias espécies não salmão mantidas em água-doce/água do mar a 15 a 30°C, em condições laboratoriais, tratadas *ad libitum* com 82,8 mg/kg PC, durante 10 dias (Miller *et al.*, 2012) – Truta-arco-íris mantida em água-doce a 12°C, em condições laboratoriais, tratada por meio de gavagem com 74 mg/kg PC durante 10 dias**
Quinolonas								
Ácido oxolínico	2 µg	≥ 30	25 a 29	≤ 24	≤ 0,12	0,25 a 0,5	≥ 1	Definidos com base em: 1. **Inspeção visual** das distribuições do diâmetro do HI e da CIM de 323 isolados de *A. salmonicida* (Miller e Reimschuessel, 2006; Smith *et al.*, 2007) 2. Correlações clínicas (O'Grady *et al.*, 1987) – **Salmão do Atlântico mantido em água-doce a 10°C, em condições comerciais, tratado *ad libitum* com 10 mg/kg PC, durante 10 dias (Hastings e McKay, 1987) – Salmão do Atlântico mantido em água do mar a 14 a 16°C, em condições comerciais, tratado *ad libitum* com 20 mg/kg PC por 2 dias, seguido de 10 mg/kg PC durante 4 dias (Smith e O'Grady, 2006) – Salmão do Atlântico mantido em água-doce a 10°C, em condição experimental, desafiado experimentalmente e tratado *ad libitum* com 10 mg/kg PC durante 10 dias** 3. **Dados de FC (Samuelsen *et al.*, 2003b) – Bacalhau mantido em água do mar a 8°C, em condições laboratoriais, tratado IV com uma dose de 12,5 mg/kg PC (Bjorklund e Bylund, 1991) – Truta-arco-íris mantida em água-doce a 16°C, em condições laboratoriais, tratada IV com uma dose de 10 mg/kg PC**

ATCC: American Type Culture Collection; VCE: valor do ponto de corte epidemiológico; I: intermediário; CIM: concentração inibitória mínima; FC: farmacocinética; CQ: controle de qualidade; R: resistente; S: sensível.
[a] ATCC é uma marca registrada da American Type Culture Collection.

Duração do tratamento

Em medicina de animais aquáticos, os veterinários se defrontam com uma situação particular, em que podem esperar taxas de eficácia amplamente diferentes, dependendo do estágio da doença no animal/população-alvo. Tipicamente, o tratamento *in situ* de peixes criados em fazendas é metafilático. A duração do tratamento é fundamental para a prevenção de novas infecções em animais sadios da população tratada. Os animais com doença em estágio mais avançado consomem menor quantidade do alimento contendo o medicamento do que os animais sadios ou com doença mais branda. Coyne *et al.* (2004a) relataram que 85% das trutas-arco-íris doentes criadas em fazenda que receberam alimentos contendo ácido oxolínico não apresentavam concentração plasmática detectável do antimicrobiano, enquanto 95% dos peixes sadios apresentavam teores detectáveis.

Efeitos da salinidade

A salinidade da água circundante pode influenciar a taxa de eliminação dos antimicrobianos, em peixes (Choo, 1997). Constatou-se concentração de oxitetraciclina consideravelmente menor no músculo de peixes tratados, mantidos em água do mar. A baixa absorção da oxitetraciclina em ambientes marinhos provavelmente se deve à molécula complexa que se forma com os cátions presentes na água e no alimento. A maior taxa de filtração glomerular em indivíduos criados em ambiente marinho também pode contribuir para a menor absorção. Quando se planeja um protocolo de tratamento, o profissional sempre deve levar em conta a salinidade e a dureza da água dos sistemas de criação.

Efeitos da temperatura

Em vários estudos sobre farmacocinética (FC) em peixes constatou-se que a temperatura pode ser um importante fator de influência na FC de muitos antimicrobianos utilizados em aquicultura. Esse efeito da temperatura pode estar relacionado à maior taxa de esvaziamento gástrico, resultando em um perfil cinético (absorção, eliminação) mais rápido e menor concentração tecidual de alguns antimicrobianos (oxitetraciclina), com o aumento da temperatura.

ANTIMICROBIANOS UTILIZADOS EM AQUICULTURA

Oxitetraciclina

A oxitetraciclina é um antimicrobiano de amplo espectro muito utilizado em medicina de animais aquáticos, em parte devido a sua baixa toxicidade; rápida distribuição pelo corpo, inclusive aos tecidos (Chambers, 2001); e custo atrativo. A oxitetraciclina e outras tetraciclinas são, principalmente, bacteriostáticas; inibem a síntese proteica bacteriana por impedir a combinação do aminoacil-tRNA com o ribossomo da bactéria.

A Terramicina® 200 para Peixe (oxitetraciclina di-hidratada) – Phibro Animal Health – foi aprovada pela FDA como um antimicrobiano de uso oral para tratamento de doenças específicas de salmonídeos, peixe-gato e lagostas (Tabela 53.1; FDA, 2014a). As variações de doses ou as doses aprovadas pela FDA são compatíveis com aquelas aprovadas e/ou utilizadas em outros países. No entanto, curiosamente, em peixes ósseos há raros estudos sobre a farmacocinética da oxitetraciclina durante ou imediatamente após o tratamento em protocolo de dose com adição do medicamento no alimento, por vários dias, utilizando a dose aprovada pela FDA (2,5 a 3,75 g/45 kg peso corporal (PC)/dia ou 55 a 83 mg/kg PC/dia). Chen *et al.* (2004) e Coyne *et al.* (2004b) forneceram, *ad libitum*, a dose de 3,75 g/45 kg/dia durante 10 dias e constataram concentração sistêmica de oxitetraciclina apenas durante a fase de depleção do perfil concentração-tempo. Chen *et al.* relataram concentração sérica máxima 6 h após um protocolo de dose de 1,25 a 5,18 µg/mℓ, durante 10 dias, em espécies não salmonídeas. Coyne *et al.* relataram concentração plasmática média 1 dia após os protocolos de 0,25 µg/mℓ e 0,21 µg/mℓ, durante 10 dias, em salmão do Atlântico (*Salmo salar*) criados em fazenda e em laboratório, respectivamente.

Miller *et al.* (2012) pesquisaram o perfil farmacocinético da oxitetraciclina em trutas-arco-íris (*Oncorhynchus mykiss*) mantidas em laboratório, recebendo 74,7 mg/kg/dia por via oral, na forma de gavagem, e relataram concentração sérica máxima média de, aproximadamente, 1 µg/mℓ (Figura 53.1).

Em junho de 2006, a FDA aprovou um NADA (New Animal Drug Application) suplementar que alterou a formulação da oxitetracilina do medicamento Terramicina® 200 para Peixes, de monoalquil (C8-C18) trimetil amônio ou sal de quitosana (q-sal) para sal di-hidratado (FDA, 2014b). Um estudo farmacocinético em camarões comparou alimentos que continham oxitetraciclina preparados com a forma q-sal e a forma di-hidratada. Esse estudo mostrou que a oxitetraciclina na forma q-sal persistiu no ambiente por mais tempo do que a forma di-hidratada desse antibiótico (Reed *et al.*, 2006). Os autores sugeriram que, provavelmente, a forma q-sal é mais prejudicial ao ambiente e à fauna do que a forma di-hidratada.

Sulfonamidas e sulfonamidas potencializadas

A combinação sulfadimetoxina-ormetoprima (na proporção 5:1) foi aprovada pela FDA como antimicrobiano de uso oral para tratar furunculose em salmonídeos e septicemia entérica em peixe-gato (Tabela 53.1).

Individualmente, a sulfadimetoxina a o ormetoprima são efetivas contra uma ampla variedade de microrganismos. No entanto, quando administradas em combinação elas apresentam ação sinérgica e podem reduzir a ocorrência de resistência antimicrobiana (Bullock *et al.*, 1974). As sulfonamidas, como a sulfadimetoxina, são análogos do ácido p-aminobenzoico (PABA), que inibe por meio de ação competitiva a incorporação de PABA no ácido fólico. Isso impede a síntese de ácido fólico e subsequente multiplicação bacteriana. A ormetoprima potencializa o efeito antifolato das sulfonamides por meio de inibição competitiva da enzima di-hidrofolato redutase. Juntas, elas apresentam ação antimicrobiana de amplo espectro, relatada como efetiva no tratamento de infecções em peixes causadas por *Yersinia ruckeri* (doença da boca vermelha entérica) (Bullock e Snieszko, 1979), *Aeromonas salmonicida* (furunculose) (Bullock *et al.*, 1974) e *Edwardsiella ictaluri* (septicemia entérica em peixe-gato) (Plumb *et al.*, 1987).

Além da combinação sulfadimetoxina-ormetoprima, há aprovação do uso de outras sulfonamidas, inclusive sulfonamidas potencializadas, em alguns países. Sulfamonometoxina, sulfisozol e sulfadimetoxina foram aprovadas para uso em aquicultura no Japão. A sulfamerazina foi aprovada para uso em alguns países europeus. As combinações sulfadiazina-trimetoprima e sulfamonometoxina-ormetoprima são utilizadas em Europa, Canadá e Japão. O fármaco Romet-30® e essas sulfonamidas potencializadas apresentam potente ação contra várias espécies de microrganismos patogênicos aos peixes, inclusive *A.*

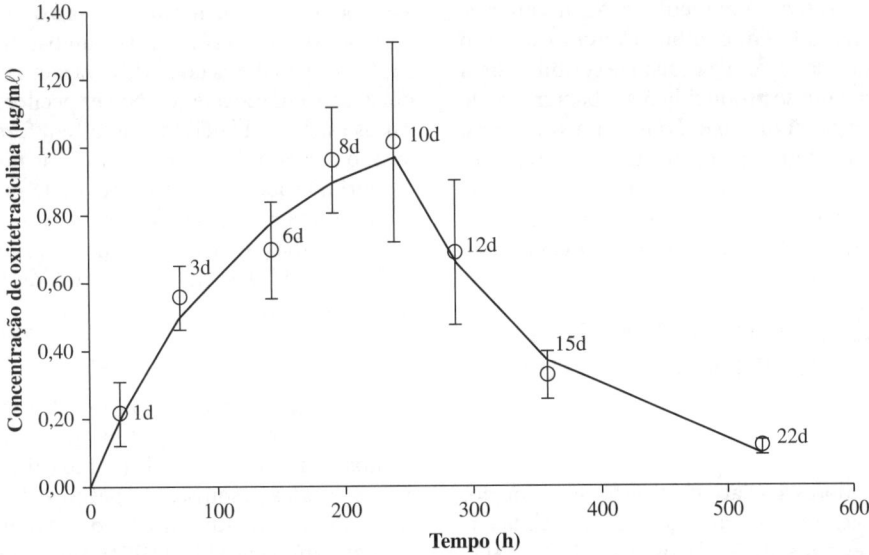

Figura 53.1 Concentrações séricas (média ± DP, círculos abertos) de oxitetraciclina em trutas-arco-íris após administração oral de alimento contendo o medicamento, durante 10 dias consecutivos. A linha sólida representa a população com valor médio previsto em cada momento da amostragem, utilizando um protocolo de 75 mg de oxitetraciclina/kg/dia durante 10 dias consecutivos. Fonte: Miller *et al.*, 2012. Reproduzida, com autorização, de Taylor & Francis.

salmonicida, *V. anguillarum* e *Aliivibrio salmonicida* (anteriormente denominado *V. salmonicida*) (Samuelsen *et al.*, 1997; Hoie *et al.*, 1992).

A sulfamerazina foi aprovada pela FDA como antimicrobiano de uso oral para tratar furunculose em trutas, mas deixou de ser comercializada.

Florfenicol

O florfenicol é um antimicrobiano de amplo espectro, principalmente bacteriostático, com ação semelhante à do cloranfenicol. No entanto, não há risco de o florfenicol induzir anemia aplásica em humanos, como acontece com o cloranfenicol. A ação do florfenicol consiste em sua ligação à subunidade 50S do ribossomo e na inibição da etapa da transpeptidil transferase na síntese proteica; é efetivo contra bactérias gram-negativas e gram-positivas.

O fármaco florfenicol foi aprovado pela FDA como antimicrobiano de uso oral para controlar doenças graves em peixe-gato e em peixes ósseos criados em água-doce (Tabela 53.1).

O florfenicol também é comumente utilizado em Japão, Canadá e Europa, para tratar furunculose, columnariose e outras doenças. O cianfenicol e o tianfenicol pertencem à classe fenicol e são aprovados para uso no Japão. Apesar do uso proibido em países produtores de peixes em aquicultura na Ásia e no Sudeste Asiático, detectou-se cloranfenicol em camarões criados em fazendas, importados por países da União Europeia. O cloranfenicol consta na lista da FDA de medicamentos proibidos para ELU em todos os animais de produção devido a sua associação com a ocorrência de anemia aplásica, distúrbios intestinais e reações neurológicas, em humanos (US FDA, 2017). A União Europeia (UE) estabeleceu um limite do conteúdo mínimo (MRPL; do inglês, *minimum required performance limit*) para esse antibiótico de 0,3 µg/kg, nos tecidos de animais destinados à produção de alimento (EU, 2007).

Quinolonas

O ácido oxolínico é o antimicrobiano quinolona sintético de primeira geração que apresenta potente ação contra várias bactérias patogênicas aos peixes, especialmente bactérias gram-negativas. Foi aprovado para uso em aquicultura no Japão e em alguns países europeus, sendo amplamente utilizado em aquiculturas na Noruega (Grave *et al.*, 1999) para tratar diversas doenças, inclusive furunculose. O ácido oxolínico é administrado por via oral, adicionado a alimentos; a dose recomendada para peixes ósseos é 12 mg/kg PC/dia, por até 7 dias (EMA, 2005). Samuelsen e Bergh (2004), após desafio por imersão em *Vibrio anguillarum*, constataram diminuição significativa da taxa de mortalidade em peixes que receberam alimento contendo ácido oxolínico, comparativamente àqueles que não receberam (grupo-controle).

A flumequina, à semelhança do ácido oxolínico, é uma quinolona de primeira geração efetiva, principalmente, contra bactérias gram-negativas; foi aprovada para uso no Japão e em alguns países europeus. A flumequina inibe a DNA girase (Drlica e Zhao, 1997). Vik-Mo *et al.* (2005), em testes laboratoriais, verificaram eficácia desse antimicrobiano na infecção experimental causada por *Listonella anguillarum*. A flumequina também é utilizada em camarões criados em fazendas, com intuito de tratar vibriose; no entanto, não se determinou a dose recomendada (FAO/WHO, 2006).

Outros antimicrobianos quinolonas, como ácido nalidíxico e ácido piromídico, foram aprovados para uso no Japão, mas pouco se sabe sobre a dose recomendada, a farmacocinética, o período de carência e a amplitude de seu uso (Jarboe *et al.*, 1993; Uno *et al.*, 1992; Katae *et al.*, 1979a, 1979b).

Antibióticos betalactâmicos

Possivelmente, amoxicilina é o antibiótico betalactâmico mais comumente utilizado em aquicultura, em todo o mundo. Foi aprovada para uso no Japão e em alguns países europeus (Schnick, 2001) para tratar furunculose e outras doenças bacterianas. A dose recomendada é 40 a 80 mg/kg PC/dia, durante 10 dias consecutivos (Roberts e Shepherd, 1997). A amoxicilina inibe a síntese da parede celular por impedir a ligação cruzada com peptidoglicano; assim, é efetiva, principalmente, contra bactérias gram-positivas. Em medicina de mamíferos, a amoxicilina é administrada em combinação com o ácido clavulânico, com intuito de minimizar sua suscetibilidade à degradação pela betalactamase produzida pelas bactérias e de ampliar o espectro de ação contra bactérias gram-negativas. No entanto, tal condição ainda não foi relatada na literatura referente à aquicultura. A amoxicilina é o antibiótico beta-lactâmico preferido porque sua absorção após administração oral é maior do que a de outros antimicrobianos dessa classe (*i. e.*, ampicilina) (Prescott, 2006).

FARMACOCINÉTICA DE ANTIMICROBIANOS COMUMENTE UTILIZADOS EM AQUICULTURA NOS EUA

Oxitetraciclina

Há vários anos pesquisadores avaliaram os perfis de absorção, distribuição, metabolização e eliminação da oxitetraciclina em várias espécies de peixes e mariscos (Rigos *et al.*, 2004, 2011; Zhang e Li, 2007; Uno *et al.*, 2006; Reed *et al.*, 2006; Chen *et al.*, 2004; Wang *et al.*, 2004; Coyne *et al.*, 2004b; Bernardy *et al.*, 2003; Haug e Hals, 2000; Abedini *et al.*, 1998; Doi *et al.*, 1998; Du *et al.*, 1997).

Absorção

As tetraciclinas são conhecidas por apresentarem discreta absorção no trato gastrintestinal (GI); a absorção da oxitetraciclina é considerada intermediária, indicando que, com o estômago vazio, ocorre absorção de 60 a 80% da dose oral. Em mamíferos, a absorção de oxitetraciclina é menor na presença de produtos lácteos, cálcio, magnésio e sais de ferro ou de zinco no trato GI. Cátions bivalentes e trivalentes se ligam à oxitetraciclina, diminuindo sua ação antimicrobiana (Lunestad e Samuelsen, 2001). Isso pode ser particularmente importante em aquicultura, quando se administra oxitetraciclina a peixes mantidos em água do mar, cujo conteúdo de cátions é alto (Barnes *et al.*, 1995). Ocorre contato inevitável com água do mar quando se fornece alimento peletizado contendo oxitetraciclina encapsulada ou com superfície revestida. Além disso, pode ocorrer contato no trato GI superior de peixes teleósteos marinhos que, tipicamente, ingerem água do mar continuamente para compensar a perda de água corporal. A encapsulação da oxitetraciclina em alimentos peletizados pode impedir a interação direta antimicrobiano-cátion; entretanto, para que ocorra absorção o antimicrobiano deve estar na forma líquida e, então, a mistura com líquido contendo alto teor de cátions no intestino é inevitável.

Alguns pesquisadores relataram a meia-vida de absorção ($T_{1/2\alpha}$) de oxitetraciclina em peixes, após administração do antibiótico, exceto por via intravenosa. Wang *et al.* (2001) constataram $T_{1/2\alpha}$ de 2,3 h em brema-do-mar-preta (*Sparus macrocephalus*) que receberam o antibiótico por via oral.

Bjorklund e Bylund (1990) verificaram que a absorção de oxitetraciclina em peixes de água-doce foi mais rápida em temperaturas mais elevadas. Na temperatura de 16°C, a concentração plasmática máxima ($C_{máx}$) foi observada somente após 1 h ($2,1 \pm 0,5$ µg/mℓ), enquanto aos 10°C e aos 5°C verificou-se $C_{máx}$ após 12 h ($5,3 \pm 1,7$ µg/mℓ) e 24 h ($3,2 \pm 1,8$ µg/mℓ), respectivamente. Bjorklund e Bylund mencionaram que o efeito da temperatura se deve ao fato de que o peixe é pecilotérmico e sua temperatura interna é variável, frequentemente semelhante

à temperatura ambiente do local próximo ao peixe. Ademais, há correlação entre o aumento de ambas, temperaturas ambiente e interna, e maiores taxas de esvaziamento gástrico e de metabolização, em espécies de peixes pecilotérmicos. Portanto, em várias espécies de peixes criados em fazendas na União Europeia, o período de carência baseia-se no conteúdo de resíduo do antimicrobiano dependente da temperatura, sendo determinado em graus-dia (Alderman e Smith, 2000). Por exemplo, 150 graus-dia para oxitetraciclina representam um período de carência de 15 dias em temperatura de 10°C ou de 10 dias em temperatura de 15°C.

Distribuição

Poucos estudos avaliaram a fase de distribuição da oxitetraciclina quanto à difusão desse antibiótico da circulação sistêmica aos tecidos e espaços corporais (compartimentos periféricos) dos peixes. Nessas pesquisas, os pesquisadores utilizaram, principalmente, a via de administração intravenosa. Black *et al.* (1991) constataram meia-vida de distribuição rápida, de apenas 0,9 h, após uma única dose intravenosa na forma de *bolus*, em trutas-arco-íris. À semelhança, Rigos *et al.* (2003) obteve meia-vida de distribuição de apenas 2 h em brenha-do-mar-dourada. O interessante é que parece haver pouca diferença entre as meias-vidas de distribuição da oxitetraciclina em peixes e aquelas relatadas em humanos (Gerding *et al.*, 1996). A rápida capacidade de distribuição da oxitetraciclina aos tecidos e espaços corporais onde determinado patógeno pode ser atingido, além de sua disponibilidade, justificam, em parte, o amplo uso histórico desse antimicrobiano em aquicultura.

Metabolização

As tetraciclinas não são metabolizadas *in vivo*, sendo principalmente excretadas em sua forma inalterada na urina (50 a 80% da dose administrada) (Gerding *et al.*, 1996). Oka *et al.* (1989) verificaram que as tetraciclinas se decompõem facilmente sob ação da luz em solução aquosa, na comparação com um tanque de peixes. É interessante a afirmação de Halling-Sorensen *et al.* (2002) de que outros produtos da degradação da oxitetraciclina apresentam ação antimicrobiana bem parecida com aquela do fármaco original. Esses produtos têm sido amplamente ignorados em estudos farmacocinéticos quantitativos devido à mínima metabolização *in vivo* das tetraciclinas; todavia, pode ser preciso considerá-los em estudos futuros.

Eliminação

Resultados de estudos sobre a fase de eliminação da oxitetraciclina do músculo após administração oral mostram diminuição evidente da meia-vida ($T_{1/2\beta}$) de eliminação do medicamento em temperatura da água mais elevada. No músculo, os valores da $T_{1/2\beta}$ variaram de 600 h, em truta-salpicada em temperatura de 7°C (Herman *et al.*, 1969), a 46 h em perca e temperatura de 20°C (Wang *et al.*, 2004). De maneira semelhante, os valores mencionados para $T_{1/2\beta}$ no plasma, no soro sanguíneo e no sangue total seguem a mesma tendência dependente da temperatura observada no músculo. Haug e Hals (2000) obtiveram $T_{1/2\beta}$ plasmática de 578 h em trutas-do-ártico (gênero *Solvelinus*) mantidas em água-doce a 6°C. Rigos *et al.* (2004) obtiveram $T_{1/2\beta}$ plasmática de 21 h, em perca-do-mar mantida em água do mar a 22°C. Pecilotermia é a causa provável de alterações písceas na eliminação de oxitetraciclina em ambiente dependente de temperatura. No entanto, é possível encontrar algumas inconsistências na literatura. Em um estudo em trutas-arco-íris mantidas a 12°C, Jacobsen (1989) obteve valor estimado de $T_{1/2\beta}$ de 48 h. Esse valor é mais de 400 h inferior àquele observado em outro estudo em trutas-arco-íris mantidas a 11°C (Abedini *et al.*, 1998).

Sulfadimetoxina–ormetoprima

Foram determinados os parâmetros farmacocinéticos individuais para sulfadimetoxina e ormetoprima em trutas-arco-íris (Droy *et al.*, 1990; Kleinow e Lech, 1992) e em peixe-gato de canal (Michel *et al.*, 1990; Squibb *et al.*, 1988), utilizando as vias de administração intravenosa e oral. Foram realizadas pesquisas sobre a farmacocinética dos dois antimicrobianos, administrados em combinação por via oral, em robalo-listrado híbrido (Bakal *et al.*, 2004), salmão do Atlântico (Samuelsen *et al.*, 1995), peixe-gato de canal (Milner *et al.*, 1994), salmão-rei (Walisser *et al.*, 1990) e truta-arco-íris (Droy *et al.*, 1989). À semelhança do que acontece com diversas avaliações farmacocinéticas em espécies de peixes, os pesquisadores utilizam água em diferentes temperaturas para fazer comparações diretas de dados duvidosos. As diferenças relativas à temperatura influenciam significativamente as cinéticas de absorção e excreção, ainda que na mesma espécie (Borgan *et al.*, 1981).

Absorção

Bakal *et al.* (2004) realizaram a pesquisa mais completa sobre absorção de sulfadimetoxina e ormetoprima, quando administradas em combinação. Após injeção intraperitoneal (IP) em robalos-listrados híbridos, na proporção sulfadimetoxina:ormetoprima 5:1, constataram-se $T_{1/2\alpha}$ de 5,4 h e 0,7 h, respectivamente. Após administração oral os valores de $T_{1/2\alpha}$ foram 3,9 h e 0,2 h, respectivamente. A menor taxa de absorção após injeção IP, na comparação com administração oral, pode ser atribuída à maior área de superfície, exacerbada pelos movimentos peristálticos do trato GI. Também, a sulfadimetoxina é mais solúvel em ambiente ácido, condição que possibilita absorção mais rápida do antimicrobiano no estômago. Bakal *et al.* também verificaram baixa biodisponibilidade (4,6%) de sulfadimetoxina, indicando baixa absorção no trato GI de robalos-listrados híbridos. Embora a proporção sulfadimetoxina:ormetoprima de 5:1 seja comumente utilizada nas formulações de alimentos, Bakal *et al.* relataram que ela não representa a proporção antimicrobiana real verificada no plasma ou no soro sanguíneo dos animais.

Em razão das diferentes taxas de absorção mencionadas neste texto, essa combinação de antimicrobianos não ocorre em proporção constante no organismo animal. Para complicar ainda mais esse problema, para a obtenção da sensibilidade *in vitro* tipicamente utiliza-se a proporção 20:1 (Miller *et al.*, 2005), a qual foi comprovadamente a proporção ideal para sinergismo das sulfonamidas e seus potencializadores (Mandell e Sande, 1990).

Bakal *et al.* (2004) propuseram o uso da quantidade total de antimicrobiano realmente absorvido (área sob a curva concentração–tempo, AUC [do inglês, *area under the curve*]) no cálculo da proporção. Isso possibilitou um valor mais próximo da proporção média dos antimicrobianos no animal. Após administração oral em robalos-listrados híbridos, Bakal *et al.* obtiveram uma proporção sulfadimetoxina:ormetoprima de 2,14:1, com base na AUC para cada composto. Ainda não está clara a relação entre essa proporção obtida *in vivo* e a proporção utilizada em teste de sensibilidade (antibiograma) *in vitro*.

Ainda não se sabe quanto a proporção obtida *in vivo* pode ser útil na previsão da eficácia terapêutica contra determinado patógeno, com diferente CIM.

Samuelsen *et al.* (1995) avaliaram a biodisponibilidade e a farmacocinética da combinação sulfadimetoxina-ormetoprima em salmão do Atlântico mantido em água do mar em temperatura de 10°C. Eles verificaram uma biodisponibilidade consideravelmente maior de 39% para sulfadimetoxina e de 89% para ormetoprima. Na comparação com a biodisponibilidade de 4,6% obtida por Bakal *et al.* (2004) em robalos-listrados híbridos mantidos em água-doce a 16 a 17°C, isso mostra a inconsistência de dados publicados na literatura.

Distribuição

Muitos pesquisadores avaliaram a distribuição de sulfadimetoxina e ormetoprima nos tecidos, quando administradas separadamente em espécies de animais aquáticos. Kleinow e Lech (1988) e Squibb *et al.* (1988) relataram dados farmacocinéticos inconclusivos, baixa ligação com proteína e ampla distribuição de sulfadimetoxina radiomarcada, após administração oral e intravenosa em trutas-arco-íris e peixe-gato de canal, respectivamente. No entanto, apenas Samuelsen *et al.* (1995) monitoraram a presença desses dois compostos nos tecidos de trutas-arco-íris, após administração simultânea. Eles constataram volumes de distribuição de sulfadimetoxina e de ormetoprima em estado de equilíbrio estável de 0,39 e 2,48 ℓ/kg, respectivamente. Isso sugere uma distribuição muito mais ampla da ormetoprima nos tecidos extraplasma do que a de sulfadimetoxina. O volume de distribuição da sulfadimetoxina foi semelhante àquele relatado previamente em pesquisas que envolveram apenas um desses compostos: 0,422 ℓ/kg (Kleinow e Lech, 1988), 0,622 ℓ/kg (Squibb *et al.*, 1988) e 0,40 ℓ/kg (Michel *et al.*, 1990). Pesquisadores relataram volume de distribuição consideravelmente maior para ormetoprima, de 4,854 ℓ/kg em trutas-arco-íris (Droy *et al.*, 1990) e de 5,503 ℓ/kg em peixe-gato (Plakas *et al.*, 1990). Samuelsen *et al.* (1995) também observaram que a concentração renal de ormetoprima foi maior do que em quaisquer órgãos examinados. Em salmonídeos, o rim possui células ricas em melanina (melanomacrófagos). Eles aventaram a possibilidade de que a ormetoprima possa se ligar à melanina dessas células, fato que poderia explicar a alta concentração e a longa $T_{1/2\beta}$ da ormetoprima no rim, comparativamente a outros órgãos.

Metabolização

Uno (1993) mostrou que ambas, sulfadimetoxina e sulfamonometoxina, foram metabolizadas por trutas-arco-íris e originaram o conjugado N_4-acetilado, que foi o principal metabólito, bem como o conjugado N_1-glicuronídeo e o conjugado duplo N_4-acetil-N_1-glicuronídeo, presentes em menor quantidade. Kleinow *et al.* (1992) monitoraram a presença de sulfadimetoxina e de sulfadimetoxina N_4-acetilada em vários tecidos e no plasma de trutas-arco-íris. Eles verificaram que, 20 h após a administração, a maior parte do composto no plasma era do fármaco original sulfadimetoxina. Diferentemente, notou-se predomínio de sulfadimetoxina N_4-acetilatada na bile. No fígado, constatou-se conteúdo ligeiramente maior de sulfadimetoxina N_4-acetilatada. Esses achados corroboram aqueles verificados por Squibb *et al.* (1988), que relataram que cerca de 90% da sulfadimetoxina presente na bile encontram-se na forma de sulfadimetoxina N_4-acetilatada, em peixes-gato. Esses achados também sustentam a afirmação de que enzimas hepáticas atuam na extração do composto sulfadimetoxina

N_4-acetilatada do fármaco original sulfadimetoxina. Plakas *et al.* (1990) detectaram vários metabólitos de ormetoprima não identificados na urina de peixe-gato.

Eliminação

Samuelsen *et al.* (1995) verificaram eliminação razoavelmente rápida de ambas, sulfadimetoxina e ormetoprima, quando a meia-vida de eliminação, $T_{1/2\beta}$, era 9,9 e 25,6 h, respectivamente. Relata-se que, em peixe-gato de canal, as $T_{1/2\beta}$ da sulfadimetoxina e da ormetoprima foram 12,6 h e 12,8 h, respectivamente (Michel *et al.*, 1990; Squibb *et al.*, 1988); Droy *et al.* (1989, 1990) obtiveram $T_{1/2\beta}$ de sulfadimetoxina e ormetoprima de 16,1 h e 17,5 h, respectivamente, em trutas-arco-íris.

Florfenicol

O florfenicol é um antimicrobiano de uso relativamente recente em aquicultura, na comparação com oxitetraciclina e com a combinação sulfadimetoxina-ormetoprima, utilizadas há décadas em aquicultura no mundo todo. Os pesquisadores iniciaram estudos da farmacocinética (FC) do florfenicol em peixes em meados dos anos 1990. Pesquisas sobre FC do florfenicol foram realizadas em salmão do Atlântico (Horsberg *et al.*, 1994, 1996; Martinsen *et al.*, 1993), bacalhau (Samuelsen *et al.*, 2003a), peixe-gato de canal (Wrzesinski *et al.*, 2006), truta-arco-íris (Pinault *et al.*, 1997), carpa ornamental e tricogáster (Yanong e Curtis, 2005).

Absorção

Horsberg *et al.* (1996), Martinsen *et al.* (1993) e Samuelsen *et al.* (2003a) constataram que a absorção de florfenicol após administração oral é rápida e completa, com valores de $T_{máx}$ e biodisponibilidade de 6 h e 99%, 10,3 h e 96,5% e 7 h e 91%, respectivamente. Após administração oral, Yanong e Curtis (2005) obtiveram $T_{1/2\alpha}$ em carpa ornamental e em tricogáster de 1,4 h e 0,6 h, respectivamente. Após administração por via intramuscular obtiveram $T_{1/2\alpha}$ de 3,5 e 0,1 h, respectivamente.

Distribuição

Os volumes de distribuição em estado de equilíbrio estável são praticamente os mesmos observados por Horsberg *et al.* (1996) (1,12 ℓ/kg) e Martinsen *et al.* (1993) (1,32 ℓ/kg), em salmão do Atlântico, e Samuelsen *et al.* (2003a) (1,1 ℓ/kg), em bacalhau. Esses valores indicam que ocorre distribuição do florfenicol por todo o corpo, em ambas as espécies, e sugere que a concentração tecidual pode ser semelhante àquela verificada no plasma.

Metabolização

Estudos sobre a metabolização do florfenicol identificaram florfenicol amina como o principal metabólito no tecido muscular, embora o fármaco original florfenicol seja a forma predominante na pele (FDA, 2005). O florfenicol amina carece de ação antimicrobiana, mas serve como marcador de resíduo. A partir de 48 h após sua administração e durante todo o período de estudo realizado por Horsberg *et al.* (1996), a concentração plasmática de florfenicol amina em salmão do Atlântico foi maior do que a do florfenicol. Samuelsen *et al.* (2003a) notaram diferença considerável na $T_{1/2\beta}$ do florfenicol após administração oral em bacalhau (39 h), na comparação com aquela observada por Horsberg *et al.* em salmão do Atlântico (14,7 h). Uma diferença irrelevante da temperatura foi mencionada como

uma possível explicação; contudo, não se detectou florfenicol amina no plasma ou tecidos de bacalhau. A aparente carência dessa via metabólica em bacalhau pode ter contribuído para a eliminação mais lenta do florfenicol e de sua forma amina nessa espécie do que em salmão do Atlântico. Todavia, essa diferença na $T_{1/2\beta}$ não foi verificada em estudos anteriores com bacalhau e outros medicamentos antimicrobianos (Samuelsen *et al.*, 2003a; Elema *et al.*, 1994; Rogstad *et al.*, 1993). É provável que a metabolização do florfenicol ocorra no fígado, mas isso não foi comprovado em estudos experimentais.

Eliminação

Exceto a $T_{1/2\beta}$ mais longa em bacalhau, a eliminação do florfenicol é relativamente mais rápida, comparativamente à maioria dos demais antimicrobianos utilizados em aquicultura. Martinsen *et al.* (1993) e Horsberg *et al.* (1996) calcularam a $T_{1/2\beta}$ em salmão do Atlântico e obtiveram valores de 12,2 h e 14,7 h, respectivamente. A rápida absorção e a subsequente eliminação na maioria das espécies contribuíram para o maior uso de florfenicol em aquicultura.

REFERÊNCIAS BIBLIOGRÁFICAS

Abedini S, Namdari R, Law FCP. (1998). Comparative pharmacokinetics and bioavailability of oxytetracycline in rainbow trout and chinook salmon. *Aquaculture.* **162**, 23–32.

Alderman DJ, Smith P. (2001). Development of draft protocols of standard reference methods for antimicrobial susceptibility testing of bacteria associated with fish disease. *Aquaculture.* **196**, 211–243.

American Veterinary Medical Association (AVMA) (2006). *Judicious Use of Antimicrobials for Aquatic Veterinarians.* American Veterinary Medical Association.

Bakal RS, Bai SA, Stoskopf MK. (2004). Pharmacokinetics of sulfadimethoxine and ormetoprim in a 5 : 1 ratio following intraperitoneal and oral administration, in the hybrid striped bass (*Morone chrysops* x *Morone saxitalis*). *J Vet Pharmacolo Ther.* **27**, 1–6.

Barnes AC, Hastings TS, Amyes SGB. (1995). Aquaculture antibacterials are antagonized by seawater cations. *J Fish Dis.* **18**, 463–465.

Bernardy JA, Vuea C, Gaikowskia MP, Stehlya GR, Gingericha WH, Mooreb A. (2003). Residue depletion of oxytetracycline from fillet tissues of northern pike and walleye. *Aquaculture.* **221**, 657–665.

Bjorklund HV, Bylund, G. (1990). Temperature-related absorption and excretion of oxytetracycline in rainbow trout (*Salmo gairdneri* R.). *Aquaculture.* **84**, 363–372.

Björklund HV, Bylund, G. (1991). Comparative pharmacokinetics and bioavailability of oxolinic acid and oxytetracycline in rainbow trout (*Oncorhynchus mykiss*). *Xenobiotica.* **21**, 1511–1520.

Black WD, Ferguson HW, Byrne P, Claxton MJ. (1991). Pharmacokinetic and tissue distribution study of oxytetracycline in rainbow trout following bolus intravenous administration. *J Vet Pharmacol Ther.* **14**, 351–358.

Borgan A, Odegaard S, Bergsjø T. (1981). Temperature related absorption and excretion of sulphadimidine in rainbow trout. *Salmo gairdneri. Acta Vet Scand.* **22**, 211–217.

Bullock GL, Snieszko SF. (1979). *Enteric Redmouth Disease of Salmonids. US Dept Interior Fish Disease Leaflet.* **57**.

Bullock GL, Stuckey HM, Collis D, Herman RL, Maestrone G. (1974) *In vitro* and *in vivo* efficacy of a potentiated sulfonamide in control of furunculosis in salmonids. *J Fisheries Res Board Can.* **31**, 75–82.

Burka JF, Fast MS, Revie CW. (2012). *Lepeoptheirus salmonis* and *Caligus rogercresseyi.* In Woo PTK, Buchmann K. (eds), *Fish Parasites: Pathobiology and Protection. Wallingford UK, CAB International.* 350–369.

Cabello FC. (2006). Heavy use of prophylactic antibiotics in aquaculture: a growing problem for human and animal health and for the environment. *Env Microbiol.* **8**, 1137–1144.

Chambers HF. (2001). Antimicrobial agents: protein synthesis inhibitors and miscellaneous antibacterial agents. In Hardman JG, Limbird LE. (eds.) *The Pharmacological Basis of Therapeutics*, 10th edn. New York NY, McGraw-Hill. 1239–1271.

Chen CY, Getchell RG, Wooster GA, Craigmill AL, Bowser PR. (2004). Oxytetracycline residues in four species of fish after 10-day oral dosing in feed. *J Aquat Anim Health*. **16**, 208–219.

Choo PS. (1997). Oxytetracycline residues in muscle of red tilapia medicated orally and cultured in brackish water. *Asian Fish Soc*. **10**, 75–81.

Clinical and Laboratory Standards Institute (CLSI). (2006). *Methods for Antimicrobial Disk Susceptibility Testing of Bacteria Isolated from Aquatic Animals; Approved line*. CLSI document M42-A (VET03-A). Wayne, PA, CLSI.

Clinical and Laboratory Standards Institute (CLSI). (2011). *Susceptibility testing of Mycobacteria, Nocardiae, and Other Aerobic Actinomycetes; Approved Standard*. CLSI document M24-A2. Wayne, PA, CLSI.

Clinical and Laboratory Standards Institute (CLSI). (2014a). *Methods for Broth Dilution Susceptibility Testing of Bacteria Isolated from Aquatic Animals; Approved Guideline*, 2nd edn. *CLSI document VET04-A2*. Wayne, PA, CLSI.

Clinical and Laboratory Standards Institute (CLSI). (2014b). *Performance Standards for Antimicrobial Susceptibility Testing of Bacteria Isolated from Aquatic Animals; Approved Supplement*, 2nd edn. CLSI document VET03/VET04-S2. Wayne, PA, CLSI.

Coyne R, Bergh O, Samuelsen O, Andersen K, Lunestad BT, Nilsejn H, Dalsgaard I, Smith P. (2004a). Attempt to validate breakpoint MIC values estimated from pharmacokinetic data obtained during oxolinic acid therapy of winter ulcer disease in Atlantic salmon (*Salmo salar*). *Aquaculture*. **238**, 51–66.

Coyne R, Samuelsen O, Bergh O, Andersen K, Pursell L, Dalsgaard I, Smith P. (2004b). On the validity of setting breakpoint minimum inhibition concentrations at one quarter of the plasma concentration achieved following oral administration of oxytetracycline. *Aquaculture*. **239**, 23–35.

Coyne R, Samuelsen O, Kongshaug H, Andersen K, Dalsgaard I, Smith P, Berg O. (2004c). A comparison of oxolinic acid concentrations in farmed and laboratory held rainbow trout (*Oncorhynchus mykiss*) following oral therapy. *Aquaculture*. **239**, 1–13.

Damir K, Irena VS, Damir V, Emin T. (2013). Occurrence, characterization and antimicrobial susceptibility of *Vibrio alginolyticus* in the Eastern Adriatic Sea. *Marine Pollution Bull*. **75**, 46–52.

Doi AM, Stoskopf MK, Lewbart GA. (1998). Pharmacokinetics of oxytetracycline in the red pacu (*Colossoma brachypomum*) following different routes of administration. *J Vet Pharmacol Ther*. **21**, 364–368.

Douglas I, Ruane NM, Geary M, Carroll C, Fleming GT, McMurray J, Smith P. (2007). The advantages of the use of discs containing single agents in disc diffusion testing of the susceptibility of *Aeromonas salmonicida* to potentiated sulphonamides. *Aquaculture*. **272**, 118–125.

Drlica K, Zhao X. (1997). DNA gyrase, topoisomerase IV, and the 4-quinolones. *Microbiol Mol Biol Rev*. **61**, 377–392.

Droy BF, Goodrich MS, Lech JJ, Kleinow KM. (1990). Bioavailability, disposition and pharmacokinetics of 14C-ormetoprim in rainbow trout (*Salmo gairdneri*). *Xenobiotica*. **20**, 147–157.

Droy BF, Tate T, Lech JJ, Kleinow KM. (1989). Influence of ormetoprim on the bioavailability, distribution, and pharmacokinetics of sulfadimethoxine in rainbow trout (*Oncorhynchus mykiss*). *Comp Biochem Physiol Part C*. **94**, 303–307.

Du WX, Marshall MR, Xu DH, Santerre CR, Wei CI. (1997). Retention of oxytetracycline residues in cooked channel catfish fillets. *J Food Sci*. **62**, 119–122.

Elema MO, Hoffb KA, Kristensena HG. (1994). Multiple-dose pharmacokinetic study of flumequine in Atlantic salmon (*Salmo salar* L.). *Aquaculture*. **128**, 1–11.

European Medicines Agency (EMA). (2005). *Oxolinic Acid, Summary Report*. Committee for Medicinal Products for Veterinary Use. EMEA/CVMP/41090/2005-FINAL, 1–3.

European Union (EU). (2007). *Residues of Veterinary Medicinal Products*. Available at: http://ec.europa.eu/ food/food/chemicalsafety/residues/third_countries_en. htm (accessed April 2017).

Federal Register. (1996). *Extralabel Drug Use in Animals*. 21 CFR Part 530, Docket No. 96N-0081.

Food and Agriculture Organization/ World Health Organization (FAO/WHO). (2006). Evaluation of Certain Veterinary Drug Residues in Food. In *Sixty-sixth Report of the Joint FAO/WHO Expert Committee on Food Additives*. Geneva, World Health Organization. 45–46.

Fuchs PC, Barry AL, Brown SD. (2002). Selection of zone size interpretive criteria for disk diffusion susceptibility tests of three antibiotics against *Streptococcus pneumoniae*, using the New Guidelines of the National Committee for Clinical Laboratory Standards. *Antimicrob Ag Chemother*. **46**, 398–401.

Gerding DN, Hughes CE, Bamberger DM, Foxworth J, Larson TA. (1996). Extravascular antimicrobial distribution and the respective blood concentrations in humans. In Lorian V. (ed.), *Antibiotics in Laboratory Medicine*, 4th edn. Baltimore, Williams and Wilkins. 835–899.

Grave K, Lillehaug A, Lunestad BT, Horsberg TE. (1999). Prudent use of antibacterial drugs in Norwegian aquaculture? Surveillance by the use of prescription data. *Acta Vet Scand*. **40**, 185–195.

Guardabassi L, Dalsgaard A, Raffatellu M, Olsen JE. (2000). Increase in the prevalence of oxolinic acid resistant *Acinetobacter* spp. observed in a stream receiving the effluent from a freshwater trout farm following the treatment with oxolinic acid-medicated feed. *Aquaculture*. **188**, 205–218.

Haenen OL, Evans JJ, Berthe F. (2013). Bacterial infections from aquatic species: potential for and prevention of contact zoonoses. *World Org Anim Health*. **32**, 497–507.

Halling-Sørensen B1, Sengeløv G, Tjørnelund J. (2002). Toxicity of tetracyclines and tetracycline degradation products to environmentally relevant bacteria, including selected tetracycline-resistant bacteria. *Arch Environ Contam Toxicol*. **42**, 263–271.

Hastings TS, McKay A. (1987). Resistance of *Aeromonas salmonicida* to oxolinic acid. *Aquaculture*. **61**, 165–171.

Haug T, Hals PA. (2000). Pharmacokinetics of oxytetracycline in Arctic charr (*Salvelinus alpinus* L.) in freshwater at low temperature. *Aquaculture*. **186**, 175–191.

Herman RL, Collis D, Bullock GL. (1969) Oxytetracycline residues in different tissues in trout. In *Technical Papers of the Bureau of Sport Fisheries and Wildlife*. US Fish and Wildlife Service. **37**, 1–6.

Hoie S, Martinsen B, Sohlberg S, Horsberg TE. (1992). Sensitivity patterns of Norwegian clinical isolates of *Aeromonas salmonicida* subsp. *salmonicida* to oxolinic acid, flumequine, oxytetracycline, and sulfadiazine-trimethoprim. *Bull Eur Assoc Fish Pathologists*. **12**, 142–144.

Horsberg TE, Hoff KA, Nordmo R. (1996). Pharmacokinetics of florfenicol and its metabolite florfenicol amine in Atlantic salmon. *J Aquatic Anim Health*. **8**, 292–301.

Horsberg TE, Martinsen B, Varma KJ. (1994). The disposition of 14C-florfenicol in Atlantic salmon (*Salmo salar*). *Aquaculture*. **122**, 97–106.

Husevag B, Lunestad BT. (1995). Presence of the fish pathogen *Aeromonas salmonicida* and bacteria resistant to antimicrobial agents in sediments from Norwegian fish farms. *Bull Eur Assoc Fish Pathologists*. **15**, 17–19.

Huys G, Gevers D, Temmerman R, Cnockaert M, Denys R, Rhodes G, Pickup R, McGann P, Hiney M, Smith P, Swings J, Swings J. (2001). Comparison of the antimicrobial tolerance of oxytetracycline-resistant heterotrophic bacteria isolated from hospital sewage and freshwater fishfarm water in Belgium. *Systematic Applied Microbiol*. **24**, 122–130.

Jacobsen MD. (1989) Withdrawal times of freshwater rainbow trout, *Salmo gairdneri* Richardson, after treatment with oxolinic acid, oxytetracycline and trimethoprim. *J Fish Dis*. **12**, 29–36.

Jarboe H, Toth BR, Shoemaker KE, Greenlees KJ, Kleinow KM. (1993). Pharmacokinetics, bioavailability, plasma protein binding and disposition of nalidixic acid in rainbow trout (*Oncorhynchus mykiss*). *Xenobiotica*. **23**, 961–972.

Katae H, Kouno K, Sekine Y, Hashimoto M, Shimizu M. (1979a). Distribution, excretion, and biotransformation of 14C-piromidic acid in goldfish *Carassius auratus* (L.). *J Fish Dis*. **2**, 529–542.

Katae H, Kouno K, Takase Y, Miyazaki H, Hashimoto M, Shimizu M. (1979b). The evaluation of piromidic acid as an antibiotic in fish: an *in vitro* and *in vivo* study. *Jo Fish Dis.* **2**, 321–335.

Kleinow KM, Beilfuss WL, Jarboe HH, Droy BF, Lech JJ. (1992). Pharmacokinetics, bioavailability, distribution and metabolism of sulfadimethoxine in rainbow trout (Oncorhynchus mykiss). *Can J Fish Aquat Sci.* **49**, 1070–1077.

Kleinow KM, Lech JJ. (1988). A review of the pharmacokinetics and metabolism of sulfadimethoxine in the rainbow trout (*Salmo gairdneri*). *Vet Hum Toxicol.* **30**, 26–30.

Kronvall G. (2010). Normalized resistance interpretation as a tool for establishing epidemiological MIC susceptibility breakpoints. *J Clin Microbiol.* **48**, 4445–4452.

Luber P, Bartelt E, Genschow E, Wagner J, Hahn H. (2003). Comparison of broth microdilution, E test, and agar dilution methods for antibiotic susceptibility testing of *Campylobacter jejuni* and *Campylobacter coli*. *J Clin Microbiol.* **41**, 1062–1068.

Lunestad BT, Samuelsen OB. (2001) Effects of sea water on the activity of antimicrobial agents used in aquaculture; implications for MIC testing. *Aquaculture.* **196**, 319–323.

Mandell GL, Sande MA. (1990). Antimicrobial agents. In Gilman AG, Rall TW, Nies AS, Taylor P. (eds), *The Pharmacological Basis of Therapeutics*, 8th edn. New York, Pergamon. 1047–1064.

Martinsen B, Horsberg TE, Varma KJ, Sams R. (1993). Single dose pharmacokinetic study of florfenicol in Atlantic salmon (*Salmo salar*) in seawater at 11°C. *Aquaculture.* **112**, 1–11.

Michel CM, Squibb KS, O'Connor JM. (1990). Pharmacokinetics of sulphadimethoxine in channel catfish (*Ictalurus punctatus*). *Xenobiotica.* **20**, 1299–1309.

Miller RA, Pelsor FR, Kane AS, Reimschuessel R. (2012). Oxytetracycline pharmacokinetics in rainbow trout during and after an orally administered medicated feed regimen. *J Aquat Anim Health.* **24**, 121–128.

Miller RA, Reimschuessel R. (2006). Epidemiological cutoff values for antimicrobial agents against *Aeromonas salmonicida* isolates determined by frequency distributions of minimal inhibitory concentrations and diameter of zone of inhibition data. *Am J Vet Res.* **67**, 1837–1843.

Miller RA, Walker RD, Carson J, Coles M, Coyne R, Dalsgaard I, Gieseker C, Hsu HM, Mathers JJ, Papapetropoulou M, Petty B, Teitzel C, Reimschuessel R. (2005). Standardization of a broth microdilution susceptibility testing method to determine minimum inhibitory concentrations of aquatic bacteria. *Disf Aquat Organisms.* **64**, 211–222.

Milner NP, Johnson MR, Perry KJ. (1994). Determination of sulfadimethoxine and ormetoprim residues in channel catfish fillets after treatment with Romet and evaluation of a commercially available rapid diagnostic test for drug residues in fish fillets. *J AOAC Int.* **77**, 875–881.

Miranda CD, Rojas R, Garrido M, Geisse J, González G. (2013). Role of shellfish hatchery as a reservoir of antimicrobial resistant bacteria. *Marine Pollution Bull.* **74**, 334–343.

Morrison DB, Saksida S. (2013). Trends in antimicrobial use in Marine Harvest Canada farmed salmon production in British Columbia (2003–2011). *Can Vet J.* **54**, 1160–1163.

Navot N, Kimmel E, Avtalion RR. (2004). Enhancement of antigen uptake and antibody production in goldfish (*Carassius auratus*) following bath immunization and ultrasound treatment. *Vaccine.* **22**, 2660.

Noga EJ. (1996). *Fish Disease, Diagnosis and Treatment*. St. Louis, Mosby-Year Book.

O'Grady P, Palmer R, Rodger H, Smith P. (1987) Isolation of *Aeromonas salmonicida* strains resistant to the quinolone antibiotics. *Bull Eur Assoc Fish Pathologists.* **7**, 43–46.

Oka H, Ikai Y, Kawamura N, Yamada M, Harada K, Ito S, Suzuki M. (1989). Photodecomposition products of tetracycline in aqueous solution. *J Agr Food Chem.* **37**, 226–231.

Pinault LP, Millot LK, Sanders PJ. (1997). Absolute oral bioavailability and residues of florfenicol in the rainbow trout. *J Vet Pharmacol Ther.* **20**, 294–317.

Plakas SM, Dickey RW, Barron MG, Guarino AM. (1990). Tissue distribution and renal excretion of ormetoprim after intravascular and oral administration in the channel catfish (*Ictalurus punctatus*). *Can J Fisheries Aquat Sci.* **47**, 766–771.

Plumb JA, Maestrone G, Quinlan E. (1987). Use of a potentiated sulfonamide to control *Edwardsiella ictaluri* infection in channel catfish (*Ictalurus punctatus*). *Aquaculture.* **62**, 187–194.

Poe WE, Wilson RP. (1989). Palatability of diets containing sulfadimethoxine, ormetoprim, and Romet 30 to channel catfish fingerlings. *Progressive Fish-Culturist.* **51**, 226–228.

Prescott JF. (2006). Beta-lactam antibiotics: penam penicillins. In Giguere S, Prescott JF, Dowling PM. (eds), *Antimicrobial Therapy in Veterinary Medicine*, 4th edn. Ames, Wiley Blackwell. 121–137.

Pursell L. (1998). *Comparison of the Kinetics and Efficacy of Oxytetracycline Salts in Farmed Fish and the Validation of a Bioassay Technique for their Detection in Salmonids*. PhD Thesis. Galway, Ireland, National University of Ireland, University College Galway.

Reed LA, Siewicki TC, Shah JC. (2006). The biopharmaceutics and oral bioavailability of two forms of oxytetracycline to the white shrimp, *Litopenaeus setiferus*. *Aquaculture.* **258**, 42–54.

Reimschuessel R, Miller R, Gieseker M. (2012). Antimicrobial drug use in aquaculture. In Giguere S, Prescott JF, Dowling PM. (eds), *Antimicrobial Therapy in Veterinary Medicine*, 5th edn. Ames, Wiley Blackwell. 637–661.

Reimschuessel R, Stewart L, Squibb E, Hirokawa K, Brady T, Brooks D, Shaikh B, Hodsdon C. (2005). Fish drug analysis—Phish-Pharm: A searchable database of pharmacokinetics data in fish. *AAPS J.* **7**, E288–E327.

Rigos G, Nengas I, Alexis M, Athanassopoulou F. (2004). Bioavailability of oxytetracycline in sea bass, *Dicentrarchus labrax* (L.). *J Fish Dis.* **27**, 119–122.

Rigos G, Nengas I, Tyrpenou AE, Alexis M, Troisi GM. (2003). Pharmacokinetics and bioavailability of oxytetracycline in gilthead sea bream (*Sparus aurata*) after a single dose. *Aquaculture.* **221**, 75–83.

Rigos G, Smith P. (2013). A critical approach on pharmacokinetics, pharmacodynamics, dose optimisation and withdrawal times of oxytetracycline in aquaculture. *Rev Aquaculture.* **5**, 1–30.

Rigos G, Zonaras V, Nikolopoulou X, Alexis M. (2011). The effect of diet composition (plant vs fish oil-based diets) on the availability of oxytetracycline in gilthead sea bream (*Sparus aurata*) at two water temperatures. *Aquaculture.* **311**, 31–35.

Roberts RJ, Shepherd CJ. (1997). *Handbook of Trout and Salmon Diseases*, 3rd edn. Oxford, Fishing News Books.

Rogstad A, Ellingsen OF, Syvertsen C. (1993). Pharmacokinetics and bioavailability of flumequine and oxolinic acid after various routes of administration to Atlantic salmon in seawater. *Aquaculture.* **110**, 207–220.

Samuelsen OB, Bergh O. (2004). Efficacy of orally administered florfenicol and oxolinic acid for the treatment of vibriosis in cod (*Gadus morhua*). *Aquaculture.* **235**, 27–35.

Samuelsen OB, Bergh O, Ervik A. (2003a). Pharmacokinetics of florfenicol in cod *Gadus morhua* and *in vitro* antibacterial activity against *Vibrio anguillarum*. *Dis Aquatic Organisms.* **56**, 127–133.

Samuelsen OB, Bergh O, Ervik A. (2003b). A single-dose pharmacokinetic study of oxolinic acid and vetoquinol, an oxolinic acid ester, in cod, *Gadus morhua* L., held in sea water at 8 degrees C and *in vitro* antibacterial activity of oxolinic acid against *Vibrio anguillarum* strains isolated from diseased cod. *J Fish Dis.* **26**, 339–347.

Samuelsen OB, Ervik A, Wennevik V. (1995). Absorption, tissue distribution, metabolism and excretion of ormetoprim and sulphadimethoxine in Atlantic salmon (*Salmo salar*) after intravenous and oral administration of Romet. *Xenobiotica.* **25**, 1169–1180.

Samuelsen OB, Pursell L, Smith P, Ervik A. (1997). Multiple-dose pharmacokinetic study of Romet30 in Atlantic salmon (*Salmo salar*) and *in vitro* antibacterial activity against *Aeromonas salmonicida*. *Aquaculture.* **152**, 13–24.

Sathiyamurthy K, Purushothaman A, Ramaiyan V. (1997). Antibiotic-resistant *Vibrio cholerae* in Parangipettai coastal environs, south east India. *Microbial Drug Resist.* **3**, 267–270.

Schnick RA. (2001). Aquaculture chemicals. In *Kirk-Othmer Encyclopedia of Chemical Technology*, 4th edn, Vol. 3. New York, NY, John Wiley and Sons, Inc.

Smith P, O'Grady P. (2006). Laboratory studies of the clinical significance of disc diffusion data for oxolinic acid against *Aeromonas salmonicida*. *Bull Eur Assoc Fish Pathol*. **26**, 229–230.

Smith P, Ruane NM, Douglas I, Carroll C, Kronvall G, Fleming GTA. (2007). Impact of inter-lab variation on the estimation of epidemiological cut-off values for disc diffusion susceptibility test data for *Aeromonas salmonicida*. *Aquaculture*. **272**, 168–179.

Soto E, Endris RG, Hawke JP. (2010). *In vitro* and *in vivo* efficacy of florfenicol for treatment of *Francisella asiatica* infection in tilapia. *Antimicrob Ag Chemother*. **54**, 4664–4670.

Sousa M, Torres C, Barros J, Somalo S, Igrejas G, Poeta P. (2011). Gilthead seabream (*Sparus aurata*) as carriers of SHV-12 and TEM-52 extended –spectrum beta-lactamases-containing *Escherichia coli* isolates. *Foodborne Pathogens Dis*. **8**, 1139–1141.

Stoskopf MK. (1993). Chemotherapeutics. In Stoskopf MK. (ed.), *Fish Medicine*. Philadelphia, WB Saunders.

Squibb KS, Michel CM, Zelikoff JT, O'Connor JM. (1988). Sulfadimethoxine pharmacokinetics and metabolism in the channel catfish (*Ictalurus punctatus*). *Vet Hum Toxicol*. **30**, 31–35.

Treves-Brown KM. (ed.) (2000). *Applied Fish Pharmacology*. Dodrecht, Kluwer Academic.

Turnidge J, Kahlmeter G, Kronvall G. (2006). Statistical characterization of bacterial wild-type MIC value distributions and the determination of epidemiological cut-off values. *Clin Microbiol Infection*. **12**, 418–425.

Uhland FC, Higgins R. (2006). Evaluation of the susceptibility of *Aeromonas salmonicida* to oxytetracycline and tetracycline using antimicrobial disk diffusion and dilution susceptibility tests. *Aquaculture*. **257**, 111–117.

Uno K. (1993). Pharmacokinetics of sulfamonomethoxine and sulfadimethoxine following oral administration to culture rainbow trout (*Oncorhynchus mykiss*). *Aquaculture*. **115**, 209–219.

Uno K, Aoki T, Kleechaya W, Tanasomwang V, Ruangpan L. (2006). Pharmacokinetics of oxytetracycline in black tiger shrimp, *Penaeus monodon*, and the effect of cooking on the residues. *Aquaculture*. **254**, 24–31.

Uno K, Kato M, Aoki T, Kubota SS, Ueno R. (1992). Pharmacokinetics of nalidixic acid in cultured rainbow trout and amago salmon. *Aquaculture*. **102**, 297–307.

US Food and Drug Administration (FDA). (2005). *Aquaflor Type A Medicated Article (Florfenicol), An Antibiotic*. NADA 141-246. FOI Original NADA.

US Food and Drug Administration (FDA). (2014a). *Aquaculture – Approved Drugs. Center for Veterinary Medicine*. Available at: http://www.fda.gov/ AnimalVeterinary/DevelopmentApprovalProcess/ Aquaculture/ucm132954.htm (accessed April 2017).

US Food and Drug Administration (FDA). (2014b). *Freedom of Information Summary. NADA 038-439. Terramycin 200 for Fish Oxytetracycline Dihydrate*. Available at: http://www.fda.gov/downloads/ AnimalVeterinary/Products/ApprovedAnimalDrug Products/FOIADrugSummaries/ucm049542.pdf (accessed April 2017).

US Food and Drug Administration (FDA). (2014c). *Guidance for Industry #213 – New Animal Drugs and New Animal Drug Combination Products Administered in or on Medicated Feed or Drinking Water of Food-Producing Animals: Recommendations for Drug Sponsors for Voluntarily Aligning Product Use Conditions with GFI #209*. Available at: http://.fda.gov/ downloads/animalveterinary/guidancecomplianceenforcement/guidanceforindustry/ucm299624.pdf (accessed April 2017).

US Food and Drug Administration (FDA). (2017). *Code of Federal Regulations (CFR). 21 CFR* **530**.41.

Vavarigos P. (2003). *Immersion or injection? Practical Considerations of Vaccination Strategies*. Available at: http://www.vetcare.gr/ARTPRES/ Fish Vaccination Strategies.htm (accessed April 2017).

Vik-Mo FT, Bergh O, Samuelsen OB. (2005). Efficacy of orally administered flumequine in the treatment of vibriosis caused by *Listonella anguillarum* in Atlantic cod *Gadus morhua*. *Dis Aquatic Organisms*. **67**, 87–92.

Walisser JA, Burt HM, Valg TA, Kitts DD, McErlane KM. (1990). High-performance liquid chromatographic analysis of Romet-30 in salmon following administration of medicated feed. *J Chromatography*. **518**, 179–188.

Wang Q, Liu Q, Li J. (2004). Tissue distribution and elimination of oxytetracycline in perch (*Lateolabras janopicus)* and black seabream (*Sparus macrocephalus*) following oral administration. *Aquaculture*. **237**, 31–40.

Wang Q, Xiutao S, Deyue L, Jian L. (2001). Pharmacokinetic study of oxytetracycline in black seabream (*Sparus macrocephalus*). *Marine Fisheries Res*. **22**, 42–47.

World Organization for Animal Health. (2013) Principles for responsible and prudent use of antimicrobial agents in aquatic animals. In *OIE – Aquatic Animal Health Code*. Paris, OIE.

Wrzesinski C, Crouch L, Gaunt P, Holifield D, Bertrand N, Endris R. (2006). Florfenicol residue depletion in channel catfish, *Ictalurus punctatus* (Rafinesque). *Aquaculture*. **253**, 309–316.

Yañez AJ, Valenzuela K, Silva H, Retamales J, Romero A, Enriquez R, Figueroa J, Claude A, Gonzalez J, Avendan~o-Herrera R, Carcamo JG. (2012). Broth medium for the successful culture of the fish pathogen *Piscirickettsia salmonis*. *Dis Aquatic Organisms*. **97**, 197–205.

Yanong RPE, Curtis EW. (2005). Pharmacokinetics studies of florfenicol in koi carp and threespot gourami *Trichogaster trichopterus* after oral and intramuscular treatment. *J Aquatic Anim Health*. **17**, 129–137.

Zhang Q, Xuemei L. (2007). Pharmacokinetics and residue elimination of oxytetracycline in grass carp, *Ctenopharyngodon idellus*. *Aquaculture*. **272**, 140–145.

CAPÍTULO 54

Farmacologia de Animais de Zoológico

Robert P. Hunter

INTRODUÇÃO

Diferenças entre as espécies quanto a absorção, distribuição, metabolização e excreção (ADME) de vários produtos farmacêuticos foram bem documentadas em espécies de animais domésticos; contudo, há informações limitadas sobre ADME de medicamentos utilizados em espécies não domésticas. A carência de medicamentos aprovados e/ou de dados farmacocinéticos na literatura é um importante problema que os veterinários enfrentam para tratar espécies de animais exóticos, selvagens e de zoológico. Com base na legislação AMDUCA (Animal Medicinal Drug Use Clarification Act), os clínicos utilizam fármacos aprovados (para uso veterinário ou humano) e extrapolam seu uso às espécies para as quais não foram aprovados, frequentemente com pouca base científica para sustentar essa decisão. Para complicar ainda mais o tratamento, os veterinários que cuidam de animais de zoológico quase sempre precisam adicionar o(s) medicamento(s) à refeição ou a outro alimento, esperando que o animal consuma o alimento que contém o medicamento. Em razão da falta de complacência do paciente, o clínico pode ter que recorrer a outros meios de administração do fármaco. Além disso, devido ao valor desses animais ou de sua condição como espécie em risco ou ameaçada de extinção, o método terapêutico tradicional de tentativa e erro para a escolha do tratamento não é apropriado. Isso resulta em uma condição em que nenhum veterinário de zoológico quer ser o primeiro a administrar um medicamento/formulação em uma espécie não testada.

A variedade de animais que um veterinário de zoológico cuida envolve desde invertebrados muito pequenos (como abelhas melíferas) até vertebrados muito grandes (como elefantes e baleias). Atualmente, nos EUA, há apenas um medicamento aprovado para anfíbios, quatro para invertebrados e 8 a 10 para mamíferos de zoológico e espécies selvagens, em comparação aos quase 300 medicamentos aprovados para uso em bovinos domésticos. Tem-se utilizado vários métodos de extrapolação/predição de protocolos de dosagem efetivos e seguros. A intenção não é fazer deste capítulo um formulário. Já existem excelentes formulários que suprem essa necessidade (Antinoff *et al.*, 1999; Carpenter, 2012; Hawk *et al.*, 2008; Kreeger e Arnemo, 2007; Nielsen, 1999). Este capítulo contém informações e diretrizes sobre fisiologia comparativa, considerações sobre medicamentos e protocolos de dosagem para amplas e variadas espécies.

GRUPOS DE ESPÉCIES

O trabalho com animais exóticos, mesmo durante o cuidado diário de rotina, pode ser muito perigoso. Esse perigo é ainda maior quando se trata de animais doentes ou lesionados, em que o paciente é submetido a maior carga de estresse, dor e alterações em sua rotina usual – por exemplo, aquelas associadas ao tratamento e administração de medicamento. Caso tenha oportunidade, a maioria dos animais pode causar lesão às pessoas utilizando quase todas as partes do corpo. Podem prensar a pessoa com o corpo ou a cabeça; escoicear com força extraordinária; ou agarrar com patas, corpo, cauda ou tronco. Durante as tentativas de medicação, os indivíduos que administram o medicamento se encontram em maior risco porque estão junto ao animal e quase sempre trabalhando próximo a cabeça, dentes, presas ou patas. Antes de iniciar o tratamento de qualquer animal, deve-se dar atenção aos cuidados de segurança.

Animais invertebrados

O número de espécies e de animais de zoológico invertebrados nessas instalações tem aumentado rapidamente. Quando se tratam essas espécies animais, o principal problema é que elas, tipicamente, carecem de barreiras de membranas, fundamentais para as escolhas terapêuticas em mamíferos domésticos. Isso provavelmente as torna mais suscetíveis a eventos adversos graves causados por medicamentos considerados seguros para mamíferos, especialmente anti-helmínticos ou medicações neuroativas. Há apenas quatro medicamentos aprovados para uso em invertebrados (mariscos, camarões, lagostas ou abelhas melíferas): biciclo-hexilamônio, formalina, oxitetraciclina e tilosina. Todas essas espécies são tratadas como animais destinados à produção de alimentos (ou simplesmente animais de produção) e, portanto, os resíduos de medicamentos representam um problema. Esses fármacos são aprovados especificamente para uma ou mais dessas espécies.

Outro fato a ser considerado é o uso de invertebrados como meio de liberação de medicamentos. Para isso utilizam-se, tipicamente, insetívoros ou mamíferos marinhos (lula e até espermacete). O livro *Eat this Bug*, de Davis (1996) pode auxiliar os veterinários na seleção da espécie apropriada para uso como veículo do fármaco. Esse conceito é semelhante àquele do uso de roedores como meio de tratamento (sistema *fuzzy*) de aves de rapina ou répteis. O uso de insetos como forma de medicação é um procedimento clínico comumente utilizado para aumentar o conteúdo de cálcio na dieta de répteis insetívoros (Donoghue e Langenberg, 1996).

Animais vertebrados

Répteis e anfíbios

Com mais de 4 mil espécies de anfíbios, 3.750 espécies de lagartos, 2.500 espécies de serpentes, 270 espécies de tartarugas e 22 espécies de crocodilos, atualmente há apenas um medicamento aprovado nos EUA para esse grupo de animais. A tricaína metanossulfonato (MS-222) é um anestésico local que bloqueia o canal de Na^+. É utilizada para imobilização temporária como auxiliar no manuseio dos animais durante pesagem, mensurações, marcação, procedimentos cirúrgicos, transporte, obtenção de fotos e em pesquisas.

Nessas espécies, a via de administração é, especialmente, um desafio. Em anfíbios, é comum o uso das vias oral, tópica e injetável. Banhos tópicos podem ser muito benéficos, pois a pele dos anfíbios apresenta características semelhantes às superfícies mucosas dos mamíferos. O pH e a temperatura da água utilizada no banho devem ser apropriados para a espécie tratada (Mader *et al.*, 1985; Walker e Whitaker, 2000). Esse procedimento também pode facilitar o tratamento de animais mantidos em ambientes expostos ou daqueles nos quais é possível o tratamento em tanques específicos para tal finalidade. Como acontece com todos os procedimentos terapêuticos, os animais devem ser submetidos a monitoramento quanto à ocorrência de dano ou lesão durante o banho (Walker e Whitaker, 2000).

Em répteis e anfíbios, as vias de liberação de medicamentos são semelhantes. Vários estudos pesquisaram a farmacocinética de diversos medicamentos nos quatro grupos de répteis: serpentes (ou cobras), tartarugas, lagartos e crocodilos.

Em serpentes e outros répteis que se alimentam esporadicamente, a metabolização do fármaco pode ser influenciada pela condição prandial (refeição). Isso possibilita menor gasto metabólico necessário à digestão após um período de jejum e depleção da reserva energética; assim, a metabolização do nutriente é máxima cerca de 1 semana após a alimentação. Em condições fisiológicas variáveis, a metabolização e a excreção do medicamento podem ser influenciadas pelo intervalo entre as refeições. Portanto, em serpentes, a alimentação influencia muito a absorção de medicamentos administrados por via oral. Quando a serpente se alimenta, a espessura da mucosa do intestino delgado aumenta, no mínimo, três vezes, enquanto o comprimento total do intestino delgado não se altera. Assim, após a alimentação o comprimento das vilosidades intestinais corresponde a duas vezes o comprimento pré-alimentação, resultando em maior área da superfície do intestino delgado. A absorção de azitromicina em píton-real é mais demorada, comparativamente à verificada em todas as espécies de mamíferos, estimada com base em valores relativamente altos do tempo médio de absorção (TMA) e do tempo máximo ($T_{máx}$).

Quatro dos 15 metabólitos da azitromicina circulantes – 3′-desamina-3-eno-azitromicina, descladinose desidroxi-2-eno-azitromicina, 3′-desamina-3-eno-descladinose-azitromicina e 3′-*N*-nitroso,9a-*N*-desmetilazitromicina – são típicos de píton-real. Como a metabolização da azitromicina em mamíferos é mediada por várias isoformas de citocromo P450, é possível que esses metabólitos sistêmicos sejam resultado de novas isoformas de citocromo P450, da fisiologia gastrintestinal particular da píton-real ou de alguma combinação de ambas. A fisiologia gastrintestinal particular da serpente parece aumentar a metabolização de xenobióticos. Devido ao longo período de trânsito gastrintestinal de sucuris com > 1 semana de idade, é possível que um xenobiótico, como a azitromicina, passe repetidas vezes na circulação êntero-hepática após a administração de uma única dose do medicamento. Isso possibilita uma ação semelhante àquela da formulação de uso oral de liberação prolongada, em mamíferos. Nesse estudo, a porcentagem de cada metabólito no plasma foi diferente em apenas alguns metabólitos, na comparação entre os resultados da administração intravenosa e da administração oral (Hunter *et al.*, 2003b). Isso seria esperado em concentrações teciduais correspondentemente prolongadas do composto-pai e seus metabólitos. Em serpentes, é provável que esses fatores também influenciem a biodisponibilidade em relação ao momento da refeição. Isso provavelmente permite prever que a absorção do medicamento administrado por via oral depende, em parte, do tempo decorrido após a alimentação.

Os répteis possuem um sistema porta-renal. Isso indica que pode ocorrer efeito de primeira passagem de medicamentos que sofrem depuração (*clearance*) renal, quando se aplica uma injeção na metade posterior do corpo do animal. Esse sistema não está totalmente esclarecido e pode não ser tão restritivo quanto se pensava. No entanto, até que haja dados definitivos disponíveis, deve-se aplicar a injeção, em répteis, na parte anterior do corpo, quando se utiliza medicamento que dependa de depuração renal.

A reabilitação de répteis, como as tartarugas marinhas, requer o uso de diversas medicações; a maioria delas jamais foi submetida a estudo farmacocinético na espécie-alvo, de modo a estabelecer uma referência para uma dose efetiva e segura. Há poucos estudos (de farmacocinética ou eficácia) relativos aos diversos tratamentos comumente utilizados em todas as espécies de répteis. Isso torna o uso desses fármacos, na melhor das hipóteses, empírico e, na pior das hipóteses, perigoso. Por exemplo, quando se utiliza subdose de antimicrobiano, tal procedimento pode não apenas tornar ineficaz o tratamento de infecções bacterianas como, também, induzir o surgimento de cepas de bactérias resistentes. Outrossim, a dose excessiva pode causar efeitos adversos. Em geral, a baixa taxa metabólica basal dos répteis pode estar relacionada à metabolização e à distribuição total dos fármacos; isso, juntamente com a variação na taxa metabólica dos répteis, torna a determinação da dose de espécies muito diferentes de répteis muito menos desejável – muito menos do que quando se faz a extrapolação de espécies de animais mamíferos. O grau de ligação com as proteínas do plasma varia entre as espécies, sendo dependente da temperatura. Esse é um ponto fundamental que deve ser lembrado quando se faz o tratamento de animais pecilotérmicos.

Aves

A medicina de aves é um campo em rápido desenvolvimento em medicina veterinária. Mais de 95% de todos os fármacos utilizados na rotina clínica para tratar várias espécies aviárias se baseiam em doses empíricas e na experiência pessoal do profissional que trata esses animais, o que é motivo de preocupação com a saúde dos animais tratados. Portanto, as propriedades farmacocinéticas dos medicamentos utilizados para tratar espécies aviárias é um tema que requer pesquisa, a fim de assegurar o tratamento apropriado e seguro desses animais. No entanto, há informações limitadas sobre a farmacocinética de fármacos utilizados no tratamento de psitacídeos, anseriformes, galiformes, passeriformes, *softbills* (denominação genérica de pássaros com bicos apropriados para uma dieta à base de alimentos moles, como insetos) e aves de rapina. Em razão da carência de dados farmacocinéticos, os protocolos de dosagem se baseiam na extrapolação linear das doses aprovadas para espécies domésticas, como aves domésticas (Baert e De Backer, 2003). É possível que a extrapolação linear cause intoxicação ou perda de eficácia terapêutica no(s) animal(is) tratado(s), em razão da dose inapropriada.

É difícil extrapolar a dose utilizada em mamíferos para as aves, tanto qualitativamente quanto quantitativamente. O córtex renal das aves é mais parecido com o córtex de répteis do que com o córtex de mamíferos. Em pássaros, a filtração glomerular não é constante, como acontece em mamíferos, fato que provavelmente influencia a farmacocinética dos medicamentos utilizados em aves (Frazier *et al.*, 1995). As espécies aviárias parecem mais suscetíveis a lesão tecidual e isquemia renal causada por anti-inflamatórios não esteroides (AINE) do que aos efeitos colaterais gastrintestinais (Paul-Murphy e Ludders, 2001). Embora haja relato de atividade do citocromo P450 em aves, sua expressão e participação na metabolização de medicamentos nessa espécie não foi bem documentada (Walker, 1998).

Todos os medicamentos aprovados para esse grupo são destinados às espécies utilizadas como animais de produção (aves domésticas e galiformes). Embora pareça lógico extrapolar a dose de um frango para um avestruz, isso pode ser equiparado à extrapolação da dose de equinos para elefantes.

O conceito de sistema de dosagem *fuzzy* (uso de roedores) foi mencionado anteriormente. Embora os roedores possam ser vistos de várias maneiras (animais de companhia, pragas ou animais de pesquisa), para os veterinários de aves (e répteis) eles são considerados um meio de liberação de medicamentos. No falcão-de-cauda-vermelha não se constatou diferença no grau de biodisponibilidade oral de enrofloxacino, após administração intramuscular ou administração oral pelo sistema *fuzzy*, ainda que o $T_{máx}$ oral tenha sido cinco vezes maior do que o $T_{máx}$ intramuscular (Harrenstien *et al.*, 2000). A diferença no $T_{máx}$ parece lógica quando se consideram a dissolução e o trânsito gastrintestinal nesses animais.

Mamíferos

A absorção oral tem-se mostrado variável dentro de uma espécie. Em raças de cães domésticos (Beagle e mestiços) relatam-se diferentes tempos de trânsito gastrintestinal e do trânsito da boca até o intestino delgado (Sagara *et al.*, 1995). Quando se consideram as diferenças anatômicas entre monogástricos verdadeiros (cães e gatos), fermentadores do intestino posterior (roedores, coelhos, equinos e elefantes), fermentadores de intestino anterior (macacos colobos, camelídeos e cangurus) e ruminantes (bovinos, caprinos, ovinos e antílopes), as diferenças potenciais são surpreendentes e sustentam o conceito de que não é possível elaborar uma escala de biodisponibilidade entre as espécies de mamíferos (Mahmood, 2000, 2002). O grande tamanho corporal de alguns é um problema para o tratamento desses animais, com limitações significantes na distribuição de medicamentos. À parte do peso do animal, o tamanho, a espessura e a densidade de várias estruturas anatômicas podem representar um impedimento físico à administração de fármacos. Esses conceitos são discutidos no Capítulo 2 deste livro.

Pequenos mamíferos/animais de estimação de bolso/roedores

Há uma grande oferta de dados na literatura relativos a farmacocinética e segurança de quase todos os medicamentos humanos utilizados em roedores, como camundongos e ratos, e frequentemente também em coelhos. Apesar de o furão ser um animal de laboratório, seu uso em pesquisa é mais limitado; todavia, poderia ainda ser útil em estudos do tratamento de pequenos mamíferos. Embora a dose possa ser superior àquela necessária para sua eficácia, a segurança é bem conhecida. O problema é tipicamente uma formulação do medicamento de modo que seja possível obter um protocolo de dosagem passível de uso clínico. Com a disponibilidade de plataformas de pesquisa na internet e de várias publicações médicas, como Medline, PubMed e Highwire, o clínico ocupado pode encontrar informações sobre o tratamento de qualquer doença de pequenos mamíferos.

No entanto, não há informação revisada por pares publicada a respeito da farmacocinética de medicamentos utilizados em espécies mais exóticas de pequenos mamíferos, como ouriço, petauro-do-açúcar e jupará. Historicamente, em ouriços, a

infestação por ácaro (*Chorioptic* sp.) é tratada com ivermectina ou amitraz (Lightfoot, 2000). Esse tratamento tem-se mostrado efetivo, mas requer semanas ou meses de medicação. Pulgas e vermes pulmonares também são parasitos desses animais; com o uso tópico de endectocida de amplo espectro, como a selamectina, o tratamento pode ser facilmente realizado, possibilitando a administração de um único medicamento para o tratamento de ambas as infestações, por ácaros e por pulgas (Figura 54.1).

Animais de fazenda/espécies domésticas

Nos EUA, há ≤ 50 medicamentos aprovados para uso em ovinos, ≤ 12 para caprinos e nenhum para camelídeos do Novo Mundo. Como os produtores e os veterinários utilizam medicamentos aprovados para bovinos, ovinos ou caprinos e extrapolam seu uso para as espécies domésticas exóticas, como camelídeos do Novo Mundo, a segurança e a eficácia se tornam um importante problema. Há muitos fatores relacionados à espécie, inclusive absorção, excreção e metabolização de medicamentos, que podem ocasionar variação nos parâmetros farmacocinéticos entre as espécies e, possivelmente, redução da eficácia ou aumento da toxicidade de um fármaco (Hunter e Isaza, 2002; Short, 1994; Xia *et al.*, 2006). Essas diferenças tornam muito difícil a extrapolação do uso de medicamento de uma espécie para a outra.

Um exemplo de diferenças na farmacocinética entre as espécies é o uso tópico de doramectina. Relatam-se valores médios da concentração máxima ($C_{máx}$) e da AUC (do inglês, *area under the curve*) em lhamas e alpacas, aproximadamente, 33% menores do que aqueles mencionados para bovinos, usando a mesma dose e o mesmo medicamento. Os valores médios de $T_{máx}$ para ambas as espécies foram 1 dia a mais do que os relatados em bovinos. Parece que o grau de absorção, mensurado com base na $C_{máx}$ e na AUC, é muito menor do que o relatado para bovinos (Hunter *et al.*, 2004a). Isso também foi verificado com o uso de moxidectina em ambas as espécies (Hunter *et al.*, 2004b).

Mamíferos de zoológico/marinhos

Todas as vias e questões discutidas anteriormente se aplicam a esse grupo de pacientes. Se o tratamento de um animal bem treinado pode ser difícil – e realmente é –, imagine o de um paciente não condicionado a isso. Um animal não cooperativo pode facilmente impedir a administração de quaisquer medicamentos que ele não deseja, e isso é especialmente verdadeiro para grandes carnívoros, primatas e vertebrados de grande porte (elefantes). A combinação de tamanho, força e/ou inteligência

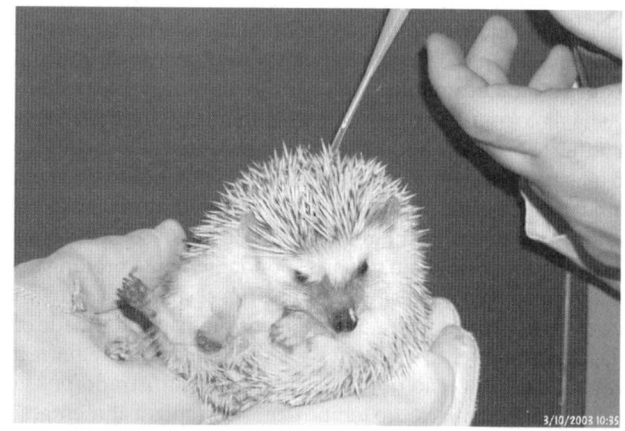

Figura 54.1 Administração tópica de medicamento em um ouriço africano.

do animal impedem efetivamente de forçá-lo a ingerir o medicamento ou de permitir que alguém se aproxime dele o suficiente para a administração manual do fármaco.

Os procedimentos de captura e imobilização química de várias espécies de animais selvagens e de zoológico foram facilitados pelo uso de opiáceos sintéticos potentes, como a carfentanila (Haigh, 1990). Em geral, esses opiáceos propiciam rápida indução e imobilização por um tempo relativamente longo. Costumam ser administrados por via parenteral; a necessidade de pequeno volume os torna apropriados para o sistema de administração remoto, como o uso de dardo (Fowler, 2008). Além disso, a imobilização induzida por esses fármacos pode ser totalmente revertida pela administração de antagonistas opioides específicos. Isso é particularmente importante na imobilização de animais selvagens de vida livre, os quais não podem ser estreitamente monitorados após o período de imobilização. Esses anestésicos opioides têm propiciado aos veterinários de zoológico e aos pesquisadores de animais selvagens não apenas um método de contenção animal para uma variedade de procedimentos clínicos e de pesquisa, mas tornou-se, também, uma ferramenta indispensável na rotina clínica dos zoológicos.

A carfentanila é o fármaco de escolha para a imobilização de uma ampla variedade de animais não domésticos, especialmente ruminantes e indivíduos da família Equidae; é utilizado como fármaco único ou em combinação com sedativos, para rápida imobilização de animais selvagens mantidos em cativeiro ou de vida livre. A potência e a formulação desse fármaco possibilitam o uso de pequeno volume, ideal para sistema de administração remota (por meio de dardo). A naltrexona é o antagonista rotineiramente utilizado em procedimentos de imobilização por carfentanila porque apresenta meia-vida mais longa do que outros antagonistas, como a naloxona ou a nalorfina, nas espécies de animais domésticos. Um efeito adverso do uso de carfentanila é a renarcotização. Essa condição é a nova ocorrência do efeito do agonista opioide até 72 h após a aparente recuperação total do efeito desse fármaco. A gravidade do efeito varia desde sedação discreta até imobilização total; também, tem sido associado com alta taxa de mortalidade. A escolha do antagonista e a dose utilizada são importantes fatores na ocorrência de renarcotização. Ademais, algumas espécies parecem mais predispostas à renarcotização do que outras. Os possíveis mecanismos da renarcotização foram mencionados por Haigh

(1990): recirculação êntero-hepática, metabolização do antagonista e produção de um metabólito com ação agonista, liberação do agonista presente em reservas corporais após a eliminação do antagonista, subdose do antagonista e metabolização de um antagonista de curta duração e restabelecimento de um agonista de ação prolongada. Há necessidade de estudos que auxiliem na determinação da(s) causa(s) atual(is), mas no momento não há estudos publicados sobre farmacocinética (FC)/farmacodinâmica (FD) de opioides agonistas ou de antagonistas, em animais ungulados exóticos.

A anestesia de primatas não humanos é acompanhada de risco e estresse. Tem-se utilizado dardo e gaiola de compressão para administração de anestésicos por via parenteral; vários anestésicos são administrados por via oral por meio de adição em alimento ou guloseima. Embora esses fármacos apresentem boa ação nessas espécies de primatas, deve-se ter cuidado para evitar o condicionamento do animal à guloseima ou ao pessoal que realiza o procedimento (Hunter e Isaza, 2002). A administração transmucosa de fentanila é aprovada para uso nos EUA como pré-anestésico em humanos, em uma formulação tipo pirulito. Quando essa preparação de fentanila é mastigada e deglutida, ela ainda resulta em ação sedativa, com $T_{máx}$ mais longo, na comparação com a absorção verdadeiramente transmucosa. Quando essa formulação na forma de pirulito foi utilizada em estudo com grandes símios (Figuras 54.2 e 54.3), dos nove chimpanzés avaliados apenas um aceitou sem resistência um pirulito (uma dose) que havia sido recusado na primeira tentativa; dois outros também refugaram o consumo de seus pirulitos. Todos os orangotangos do estudo aceitaram, no mínimo, um pirulito; vários aceitaram dois ou mais. Os gorilas aceitaram vários pirulitos. Os orangotangos e os gorilas se apresentavam menos estressados quando receberam o dardo e manifestaram sinais de sedação após a administração de fentanila. O principal metabólito do fentanila em humanos, a norfentanila, foi detectado apenas em um dos animais submetidos ao teste, um orangotango. O tratamento efetivo com fentanila em orangotangos e gorilas depende de um programa de treinamento efetivo, da cooperação entre a equipe de contenção e a administração do zoológico, e de instalações que possibilitem alojamento individual dos animais por uma noite. Diferentemente, os chimpanzés manifestaram sedação subótima após a administração transmucosa de fentanila (Hunter *et al.*, 2004c).

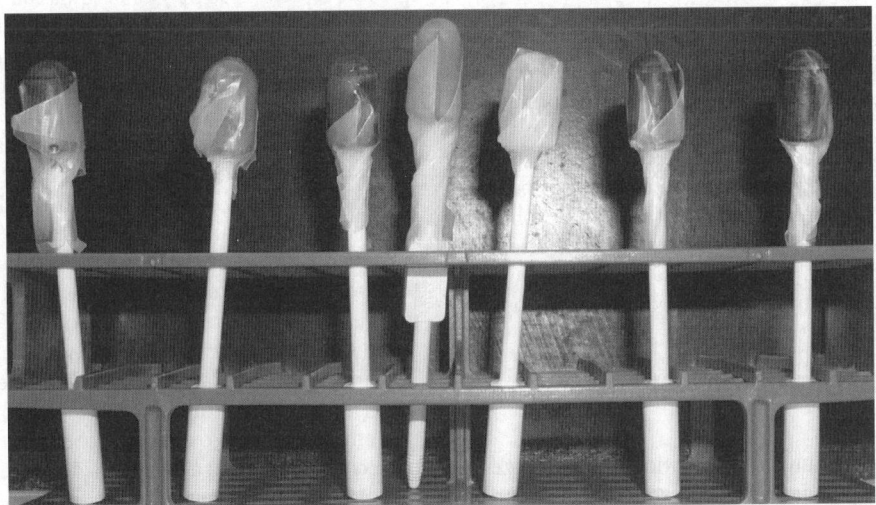

Figura 54.2 Os pirulitos de fentanila brancos (Actiq®) foram pintados com corante doce, com as mesmas cores do pirulito placebo.

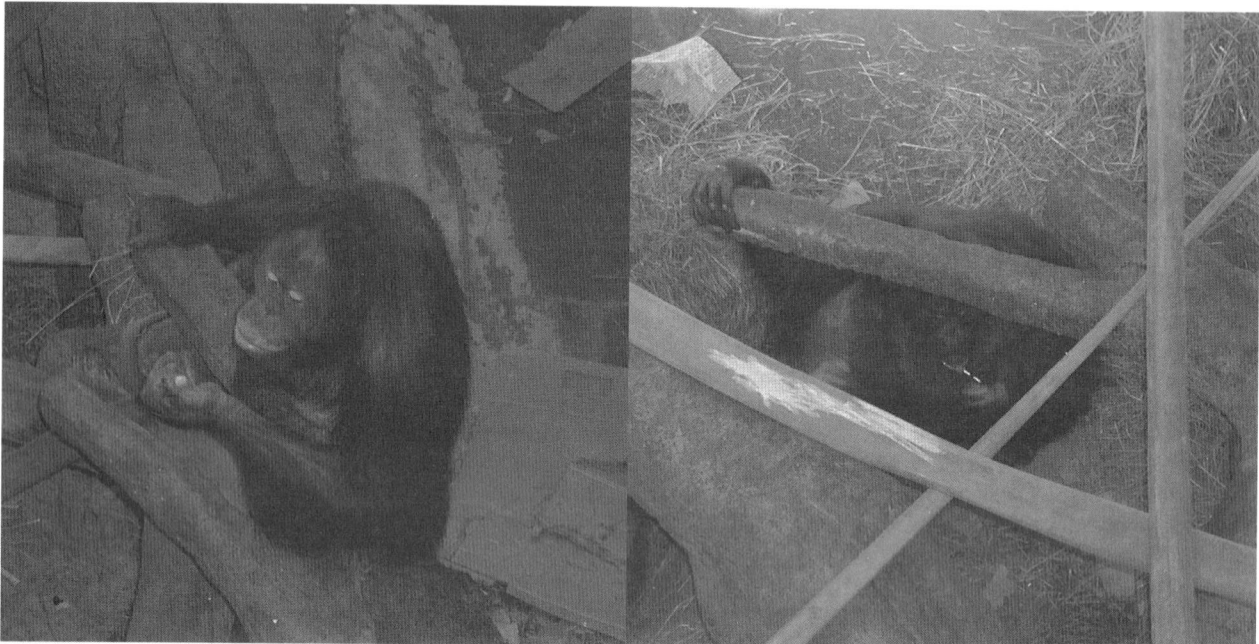

Figura 54.3 Uso de pirulitos de fentanila para induzir sedação em orangotango.

Lesões podais acometem mais de 50% da população de elefantes mantidos em cativeiro. Essas lesões podem progredir para artrite, uma condição debilitante que frequentemente resulta na eutanásia do animal. Tipicamente, os elefantes com artrite são tratados com uma ampla variedade de anti-inflamatórios e analgésicos, que são apenas medidas paliativas. Em razão dos efeitos colaterais desses medicamentos em espécies domésticas, é fundamental o uso de um protocolo terapêutico correto para o tratamento apropriado dos elefantes doentes. O simples uso de uma dose empírica pode ocasionar consequências desastrosas, como ilustrado em um relato de caso de teste de dietilamina do ácido lisérgico (LSD) em um elefante; o animal morreu violentamente dentro de minutos (West *et al.*, 1962).

A carência de dados farmacocinéticos é refletida na escassa quantidade de estudos publicados sobre os elefantes. Quase todos eles tinham como foco os antimicrobianos, com poucos dados sobre analgésicos e/ou anti-inflamatórios. Em razão da escassa quantidade de dados farmacocinéticos, os protocolos de dosagem são elaborados com base na suposição de que os medicamentos administrados aos elefantes são absorvidos, distribuídos, metabolizados e excretados praticamente da mesma maneira que acontece em equinos (Page *et al.*, 1991). No entanto, há pelo menos um exemplo publicado na literatura que contradiz essa afirmação. Para o quiral do AINE cetoprofeno, o *S*-enantiômero é excretado do plasma de elefantes muito mais rapidamente do que o *R*-enantiômero. Isso é diferente do que acontece em equinos domésticos, nos quais o *R*-enantiômero é excretado mais rapidamente. Isso foi explicado como uma depuração plasmática seletiva em elefantes asiáticos ou como uma inversão quiral. Também nesse estudo relatou-se a possibilidade de produção de um novo metabólito, um conjugado da glicina de fase II (Hunter *et al.*, 2003a).

ALOMETRIA NA MEDICINA DE ANIMAIS DE ZOOLÓGICO

A escala alométrica de produtos farmacêuticos para predizer a farmacocinética em animais de zoológico/exóticos trouxe considerável benefício aos veterinários de zoológico. Essa ferramenta,

quando utilizada apropriadamente, pode propiciar uma *estimativa* para elaboração de protocolos de dosagem. Esse tópico foi discutido para espécies animais de menor importância no Capítulo 51 deste livro. O exemplo de diferença na inversão do cetoprofeno entre as espécies ressalta a necessidade de conhecimento e de estar ciente das suposições, quando se elaboram protocolos terapêuticos com base em dados da escala alométrica.

Como o peso dos mamíferos pode variar de poucos gramas até milhares de quilogramas, o peso dos répteis e pássaros também pode apresentar uma ampla variação. Sugeriu-se que seja impossível derivar uma única equação correlacionando a massa corporal e a taxa metabólica para todas as 6 mil espécies de répteis (Funk, 2000). Sem o conhecimento da extensão e via de eliminação de um medicamento administrado, é difícil, senão impossível, extrapolar protocolos de dosagens de uma classe para outra, com alguma segurança. Está clara a necessidade de mais pesquisas sobre as capacidades de metabolização e excreção de medicamentos em serpentes, em geral, muito menos do que nos répteis. Esse tipo de pesquisa aumentaria a capacidade dos clínicos em determinar protocolos de dosagens seguros e mais efetivos para os seus pacientes. Quando se utiliza alometria, outra consideração é a não linearidade da farmacocinética em algumas espécies (Manire *et al.*, 2003; Rush *et al.*, 2005).

Há dois importantes componentes na depuração hepática de xenobióticos: o fluxo sanguíneo hepático e a metabolização enzimática. Também, a depuração renal é importante via de excreção de medicamentos. A depuração renal consiste em três etapas: filtração glomerular, secreção tubular ativa e reabsorção tubular. Em mamíferos, a taxa de filtração glomerular segue uma escala alométrica, como acontece com a depuração do ácido *p*-amino-hipúrico (Edwards, 1975; Holt e Rhode, 1976). Todavia, na literatura publicada não há relato de escala alométrica para secreção tubular ativa e reabsorção tubular.

Tem-se utilizado o conceito de escala metabólica ou alométrica como base para a comparação entre as espécies, desde os anos 1930. A publicação do livro de Benedict, *Vital Energetics*, parece ser a primeira discussão abrangente sobre o tema.

O estudo de Benedict é a base para a escala da taxa metabólica de uma ampla variedade de espécies; a taxa metabólica de mamíferos foi descrita por Kleiber (1932, 1961). Vários parâmetros fisiológicos, como frequência cardíaca, volume sanguíneo e taxa de filtração glomerular, podem ser fatores preditivos razoavelmente confiáveis para uma ampla variedade de espécies, com base apenas no peso do animal.

Extrapolação linear é o uso de uma única dose, em mg/kg, em todas as espécies, de modo que a dose total do medicamento aumenta em uma função linear à medida que aumenta o peso corporal. Quando a dose é extrapolada para outras espécies de diferentes pesos, esse método considera que a dose *versus* peso é diretamente (linearmente) proporcional. Esse método considera que as diferenças de peso e da farmacocinética da espécie não são clinicamente relevantes. Embora este seja o método de extrapolação mais simples e comum, a dose pode ser excessiva em grandes animais e pode haver subdose em animais pequenos.

A escala metabólica utiliza a proporção de um parâmetro fisiológico conhecido (p. ex., taxa metabólica) de duas espécies para estimar a dose em uma espécie na qual não se mensuraram os dados farmacocinéticos. Esse método utiliza a dose em uma espécie específica e relaciona a dose a uma função fisiológica, em vez do peso corporal do animal (Dorrestein, 2000; Mortenson, 2001; Sedgwick, 1993; Sedgwick e Borkowski, 1996). Nesse método, a função escolhida requer uma relação alométrica (log–log), geralmente com um expoente 0,6 a 0,8. A suposição fundamental é que uma vez que a maioria das funções fisiológicas segue equações alométricas em relação ao peso corporal, os parâmetros farmacológicos também devem seguir relações alométricas similares e, para isso, utiliza-se a taxa metabólica basal como fator de escala universal. Esse método de extrapolação da dose propicia uma dose relativamente menor para grandes animais e uma dose maior para animais pequenos. Um método específico para extrapolação de doses de medicamentos interespécies, utilizado em medicina de animais de zoológico, é a escala metabólica, como descrito por Sedgwick *et al.* (Dorrestein, 2000; Mortenson, 2001; Sedgwick, 1993; Sedgwick e Borkowski, 1996). Todas as espécies são incluídas em um dos cinco grupos denominados *grupos de energia de Hainsworth*: aves passeriformes, aves não passeriformes, mamíferos placentários, mamíferos marsupiais e répteis. Utilizando um valor K predeterminado, calcula-se o gasto energético mínimo específico (GEME) e a proporção GEME da espécie-alvo: GEME de uma dose efetiva segura, em uma espécie animal conhecida, para obter o protocolo de dosagem apropriado (Dorrestein, 2000; Mortenson, 2001; Sedgwick, 1993; Sedgwick e Borkowski, 1996). Este é um método simples, pois é possível estimar a taxa metabólica da maioria das espécies e aplicá-la a qualquer medicamento. Multiplica-se uma dose de medicamento conhecida pela proporção da taxa metabólica de uma espécie similar conhecida e da taxa metabólica de novas espécies. Infelizmente, esse método não foi apropriadamente validado e diversos manuscritos na área de farmacologia mostraram falhas específicas nesse método de extrapolação.

A abordagem alométrica é utilizada para mensurar um parâmetro farmacocinético em múltiplas espécies e representar graficamente os dados em contraste com o peso, de modo a obter uma nova equação alométrica, que pode ser utilizada para estimar o parâmetro farmacocinético em uma espécie desconhecida. Semelhante ao seu uso na seleção da dose pela primeira vez, em humanos (Boxenbaum e DiLea, 1995), a

extrapolação entre espécies é um importante procedimento no cenário da medicina veterinária. Assim considerando, dentre os seus usos, ela é especialmente importante para estimar uma dose apropriada em grandes animais, para os quais não há informação farmacocinética ou clínica para auxiliar na estimativa da dose. Vale lembrar que, enquanto a predição da primeira dose em humanos é de uma dose segura, em animais de zoológico a dose extrapolada em espécies cujo uso do medicamento não é aprovado deve ser segura e efetiva. Embora haja risco de erro de extrapolação, a realidade é que, na clínica veterinária, a escala alométrica é necessária para diversas situações e, portanto, é utilizada. Por essa razão, é importante considerar os mecanismos que reduzem o risco de erros de extrapolação que possam influenciar seriamente a segurança do animal-alvo, a resposta terapêutica ou a confiança no período de carência previsto. Com base nessa análise, parece que a inclusão de pelo menos um animal de grande porte na escala (com ou sem dados de humanos) pode melhorar a predição (Mahmood *et al.*, comunicação pessoal). Em grandes animais, não se deve aplicar fatores de correção porque não se constatou tendência entre os expoentes da alometria simples e o fator de correção apropriado para melhorar essas predições (Mahmood *et al.*, comunicação pessoal). Além disso, uma ampla maioria dos grandes animais para os quais há disponibilidade de dados farmacocinéticos é representada por herbívoros. Diferentemente, os animais menores são onívoros (camundongos, ratos, macacos e humanos) ou carnívoros (cães e gatos). Essa diferença no comportamento alimentar pode, por si só, influenciar a metabolização e a excreção renal do medicamento. Embora os dados de grandes carnívoros (leão, tigre, urso-polar etc.) possam ser úteis, os perigos óbvios impedem pesquisas nessa área com essa categoria de animais. Algumas espécies de mamíferos marinhos poderiam ser consideradas, mas devido à composição da gordura corporal de algumas espécies, como a orca (*Orcinus orca*), os resultados teriam uso limitado. Há um meio simples para predizer, *a priori*, quais espécies animais são mais apropriadas para a inclusão nas predições interespécies. Outro ponto a ser considerado é a diferença entre as espécies quanto à contribuição dos vários sistemas orgânicos e as diferenças na composição corporal quando a estimativa se refere ao peso corporal.

Todos os métodos de extrapolação consideram que a via de excreção é semelhante em todas as espécies utilizadas na extrapolação, e isso simplesmente não é verdade. A realidade é que a maioria dos medicamentos, 75% deles, segundo dados publicados por Riviere (Riviere *et al.*, 1997), não são passíveis de extrapolação para múltiplas espécies, e que a escala alométrica de parâmetros farmacocinéticos, embora útil, tem suas limitações. Em medicina de animais de zoológico, para uma resposta terapêutica mais efetiva são necessários dados sobre a farmacocinética e a eficácia do medicamento para cada espécie a ser tratada. O uso de informações da literatura disponível para entender a via de excreção e a taxa de metabolização dos medicamentos auxilia muito na determinação das relações alométricas dos parâmetros farmacocinéticos. Isso possibilitaria um planejamento realístico e racional de protocolos de dosagem em medicina de animais de zoológico.

Fowler (2008) afirma que "atualmente, nenhum produto químico disponível para uso na contenção de animais é igualmente efetivo e seguro para todas as mais de 45 mil espécies de vertebrados". Essa afirmação não se refere apenas a medicamentos utilizados para contenção, mas também àqueles de uso terapêutico geral em medicina de animais de zoológico. Modificações em medicamentos aprovados para uso em espécies animais de menor importância poderiam facilitar o acesso dos veterinários às informações necessárias. A legislação a que se refere a Minor Use and Minor Species Animal Health Act (MUMS), de 2004, foi aprovada para compensar a carência de disponibilidade de medicamentos para espécies animais de menor importância. Isso inclui animais de produção, animais de companhia, animais selvagens e animais de zoológico. O maior conhecimento dos parâmetros farmacocinéticos básicos em animais de zoológico aumentaria as opções terapêuticas dos veterinários. Qualquer estudo farmacocinético ou farmacodinâmico nessas espécies é bem-vindo.

Algumas das necessidades específicas para medicina de animais de zoológico são formulações que possibilitariam a administração de medicamentos adicionados à água de beber ou ao alimento. Outras vias de administração não são muito utilizadas em zoológicos são: via retal, administração de fármaco de liberação controlada ou prolongada e uso tópico. O aumento de informações e formulações farmacêuticas que possibilitariam a administração de medicamentos apropriados traria grande benefício. Este capítulo mostra alguns dos problemas que os veterinários enfrentam na sua rotina diária, quando cuidam de espécies animais não tradicionais. É óbvio que o desenvolvimento de um medicamento para cada espécie não é economicamente viável. No entanto, as aprovações ou pesquisas almejadas poderiam aumentar muito a eficácia e a segurança de procedimentos terapêuticos atuais e futuros. Também, essas abordagens tenderiam a melhorar a qualidade dos cuidados dispensados aos animais de zoológico.

REFERÊNCIAS BIBLIOGRÁFICAS

Antinoff N, Bauck L, Boyer T, Brown S, Harkness J, Sakas P. (1999). *Exotic Formulary*, 2nd edn. Lakewood, CO, AAHA Press.

Baert K, De Backer P. (2003). Comparative pharmacokinetics of three non-steroidal anti- inflammatory drugs in five bird species. *Comp Biochem Physiol Part C.* **134**, 25–33.

Boxenbaum H, DiLea C. (1995). First-time-in-human dose selection: allometric thoughts and perspectives. *J Clin Pharmacol.* **35**, 957–966.

Carpenter JW. (2012). *Exotic Animal Formulary*, 4th edn. St. Louis, Saunders.

Davis L. (1996). *Eat This Bug: A Guide to Invertebrate Live Foods for Reptiles and Amphibians.* Redwood City, CA, Hillview Press.

Donoghue S, Langenberg J. (1996). Nutrition. In Mader DR. (ed.), *Reptile Medicine and Surgery.* Philadelphia, WB Saunders. 148–174.

Dorrestein GM. (2000). Quick reference for drug dosing. In Tully TN, Lawton MPC, Dorrestein GM. (eds) *Avian Medicine.* Oxford, Butterworth Heinemann. 386–390.

Edwards NA. (1975). Scaling of renal functions in mammals. *Comp Biochem Physiol.* **52A**, 63–66.

Fowler ME. (2008). *Restraint and Handling of Wild and Domestic Animals*, 3rd edn. Ames, Wiley & Blackwell.

Frazier DL, Jones MP, Orosz SE. (1995). Pharmacokinetic considerations of the renal system in birds: Part I. Anatomic and physiologic principles of allometric scaling. *J Avian Med Surg.* **9**, 92–103.

Funk RS. (2000). A formulary for lizards, snakes, and crocodilians. *Vet Clin North Am Exotic Anim Prac.* **3**, 333–358.

Haigh JC. (1990). Opioids in zoological medicine. *J Zoo Wildlife Med.* **21**, 391–413.

Harrenstien LA, Tell LA, Vulliet R, Needham M, Brandt CM, Brondos A, Stedman B, Kass PH. (2000). Disposition of enrofloxacin in red-tailed hawks (*Buteo jamaicensis*) and great horned owls (*Bubo virginianus*) after a single oral, intramuscular, or intravenous dose. *J Avian Med Surg.* **14**, 228–236.

Hawk CT, Leary SL, Morris T. (2008) *Formulary for Laboratory Animals*, 3rd edn. Ames, Iowa State University Press.

Holt JP, Rhode EA. (1976). Similarity of renal glomerular hemodynamics in mammals. *Am Heart J.* **92**, 465–472.

Hunter RP, Isaza R. (2002). Zoological pharmacology: current status, issues, and potential. *Adv Drug Del Rev.* **54**, 787–793.

Hunter RP, Isaza R, Koch DE. (2003a). The pharmacokinetics and oral bioavailability of racemic ketoprofen in Asian elephants (*Elephas maximus*). *Am J Vet Res.* **64**, 109–114.

Hunter RP, Isaza R, Koch DE, Dodd CC, Goatley MA. (2004a). The pharmacokinetics of topical doramectin in llamas (*Lama glama*) and alpacas (*Lama pacos*). *J Vet Pharmacol Therap.* **27**, 187–189.

Hunter RP, Isaza R, Koch DE, Dodd CC, Goatley MA. (2004b). Moxidectin plasma concentrations following topical administration to llamas (*Lama glama*) and alpacas (*Lama pacos*). *Small Ruminant Res.* **52**, 275–279.

Hunter RP, Isaza R, Carpenter JW, Koch DE. (2004c). Clinical effects and plasma concentrations of fentanyl after transmucosal administration in three species of great ape. *J Zoo Wildlife Med.* **35**, 162–166.

Hunter RP, Koch DE, Coke RL, Goatley MA, Isaza R. (2003b). Azithromycin metabolite identification in plasma, bile and tissues of the ball python (*Python regius*). *J Vet Pharmacol Therap.* **26**, 117–121.

Kleiber M. (1932). Body size and metabolism. *Hilgarida.* **6**, 315–353.

Kleiber M. (1961). *The Fire of Life. An Introduction to Animal Energetics.* New York, NY, John Wiley& Sons, Inc.

Kreeger TJ, Arnemo JM. (2007). *Handbook of Wildlife Chemical Immobilization*, 4th edn. Published by author.

Lightfoot TL. (2000). Therapeutics of African pygmy hedgehogs and prairie dogs. *Vet Clin North Am Exotic Anim Prac.* **3**, 155–172.

Mader DR, Conzelman GM, Baggot JD. (1985). Effects of ambient temperature on the half-life and dosage regimen of amikacin in the gopher snake. *J Am Vet Med Assoc.* **187**, 1134–1136.

Mahmood I. (2000). Can absolute oral bioavailability in humans be predicted from animals? A comparison of allometry and different indirect methods. *Drug Metab Drug Interac.* **16**, 143–155.

Mahmood I. (2002). Interspecies scaling: predicting oral clearance in humans. *Am J Therap.* **9**, 35–42.

Manire CA, Rhinehart HL, Pennick GJ, Sutton DA, Hunter RP, Rinaldi MG. (2003). Steady-state plasma concentrations of itraconazole following oral administration in Kemp's Ridley sea turtles, *Lepidochelys kempi. J Zoo Wildlife Med.* **34**, 171–178.

Mortenson J. (2001). Determining dosages for antibiotic and anti-inflammatory agents. In Csuti B, Sargent EL, Bechert US. (eds), *The Elephant's Foot: Prevention and Care of Foot Conditions in Captive Asian and African Elephants.* Ames, Iowa State University Press. 141–144.

Nielsen L. (1999). *Chemical Immobilization of Wild and Exotic Animals.* Ames, Iowa State University Press.

Page CD, Mautino M, Derendorf HD, Anhalt JP. (1991). Comparative pharmacokinetics of trimethoprim- sulfamethoxazole administered intravenously and to captive elephants. *J Zoo Wildlife Med.* **22**, 409–416.

Paul-Murphy J, Ludders JW. (2001). Avian analgesia. *Vet Clin North Am Exotic Anim Prac.* **4**, 35–45.

Riviere JE, Martin-Jimenez T, Sundlof SF, Craigmill AL. (1997). Interspecies allometric analysis of the comparative pharmacokinetics of 44 drugs across veterinary and laboratory animal species. *J Vet Pharmacol Therap.* **20**, 453–463.

Rush EM, Hunter RP, Papich M, Calle P, Clippinger T, Raphael B, Cook R. (2005). Pharmacokinetics and safety of acyclovir in tragopans (*Tragopan* sp.). *J Avian Med Surg.* **19**, 271–276.

Sagara K, Mizuta H, Ohshiko M, Shibata M, Haga K. (1995). Relationship between the phasic period of interdigestive migrating contraction and the systemic bioavailability of acetaminophen in dogs. *Pharm Res.* **12**, 594–598.

Sedgwick CJ. (1993). Allometric scaling and emergency care: the importance of body size. In Fowler ME. (ed.), *Zoo and Wild Animal Medicine*, 3rd edn. Philadelphia, WB Saunders Company. 34–37.

Sedgwick CJ, Borkowski R. (1996). Allometric scaling: extrapolating treatment regimens for reptiles. In Mader DR. (ed.), *Reptile Medicine and Surgery.* Philadelphia, WB Saunders. 235–241.

Short CR. (1994). Consideration of sheep as a minor species: comparison of drug metabolism and disposition with other domestic ruminants. *Vet Human Toxicol.* **36**, 24–40.

Walker CH. (1998). Avian forms of cytochrome P450. *Comp Biochem Physiol Part C.* **121**, 65–72.

Walker IDF, Whitaker BR. (2000). Amphibian therapeutics. *Vet Clin North Am Exotic Anim Pract.* **3**, 239–255. West LJ, Pierce CM, Thomas WD. (1962). Lysergic acid diethylamide: its effects on a male Asiatic elephant. *Science.* **138**, 1100–1103.

Xia CQ, Xiao G, Liu N, Pimprale S, Fox L, Patten CJ, Crespi CL, Miwa G, Gan L-S. (2006). Comparison of species differences of p-glycoproteins in beagle dog, rhesus monkey, and human using ATPase activity assays. *Mol Pharmaceut.* **3**, 78–86.

WEBSITES DE INTERESSE

FARAD: http://www.farad.org

MUMsR$_X$: http://www.nrsp-7.org/mumsrx/

Elephant Care International: http://www.elephantcare.org/ Association of Reptilian and Amphibian Veterinarians: http://www.arav.org/Default.htm American Association of Zoo Veterinarians: http://www.aazv.org/

Association of Avian Veterinarians: http://www.aav.org/ International Association for Aquatic Animal Medicine: http://www.iaaam.org/

MUMS act: http://www.fda.gov/AnimalVeterinary/ DevelopmentApprovalProcess/MinorUseMinorSpecies/ default.htm

PARTE 12
Regulamentações e Outras Considerações

CAPÍTULO 55

Regulação de Medicamentos de Uso Veterinário

Steven D. Vaughn e Marilyn N. Martinez

INTRODUÇÃO

Este capítulo descreve o roteiro regulatório que orienta a aprovação de medicamento veterinário nos EUA. O controle regulatório de fármacos veterinários é administrado pela US Food and Drug Administration (FDA). As incumbências da FDA foram conferidas pelo Congresso dos EUA, por meio da Lei Federal sobre Uso de Alimento, Medicamento e Cosmético (*Federal Food, Drug and Cosmetic Act* [FFDCA]). A FFDCA foi aperfeiçoada várias vezes desde sua aprovação original, em 1938, de modo a propiciar novas e refinadas disposições, algumas das quais serão discutidas neste capítulo.

O *website* da FDA/Center for Veterinary Medicine (CVM) é uma boa fonte de referências para se manter atualizado sobre políticas regulatórias e questões pertinentes à regulação de medicamentos de uso em animais e de alimentos de origem animal. É possível acessar a *homepage* do CVM em: www.fda.gov/AnimalVeterinary. Esse acesso eletrônico ao CVM também disponibiliza *links* para resumos da Lei de Liberdade de Informação (*Freedom of Information Act* [FOIA]) para Solicitação de Aprovação de Novo Medicamento Veterinário (*New Animal Drug Applications* [NADA]) aprovada, para NADA suplementar e para Solicitação de Aprovação de Novo Medicamento Veterinário Resumida (*Abbreviated New Animal Drug Applications* [ANADA]). Esses resumos fornecem informações úteis sobre os dados enviados para justificar a aprovação da solicitação. O *website* também hospeda um banco de dados de pesquisas: Animal Drugs @ FDA.

A disponibilidade de novos medicamentos para uso em animais aprovados para animais pecuários, aves domésticas, animais de companhia e outros é fundamental para proteger a saúde dos animais, aumentar a eficiência da produção de alimentos e proteger a saúde de pessoas que consomem alimentos de origem animal. O uso apropriado de medicamentos de uso em animais também mantém a saúde humana por prevenir a transmissão de doença zoonótica e proteger o suprimento de alimentos. Quanto aos animais de companhia, aqueles sadios melhoram a qualidade de vida das pessoas por meio da ligação humano-animal. É importante a aplicação prática dos princípios de farmacologia para o desenvolvimento de medicamentos de uso veterinário efetivos e seguros e para melhorar o uso desses produtos na rotina clínica. O conhecimento das limitações e restrições regulatórias que norteiam a avaliação de medicamentos de uso veterinário pela FDA é fundamental para otimizar o processo de desenvolvimento de fármaco e para utilizar as informações da bula de modo a ajustar o tratamento de acordo com as necessidades do paciente.

MEDICAMENTOS *VERSUS* PRODUTOS BIOLÓGICOS *VERSUS* PESTICIDAS

Os medicamentos de uso veterinário são controlados por diversas agências reguladoras. Essas agências oficiais atuam em conjunto para determinar qual autoridade reguladora é a mais indicada para avaliar um fármaco particular, para uso em animais. O objetivo dessa cooperação é assegurar consistência e equidade na regulamentação de produtos de uso animal e evitar que esses produtos sejam controlados por múltiplas autoridades e sob diferentes legislações. A FDA/CVM controla a fabricação e a distribuição de medicamentos, aditivos alimentares e dispositivos médicos utilizados em medicina veterinária. Isso inclui tanto a aprovação de produtos quanto o seu monitoramento após a aprovação, de modo a garantir segurança e eficácia continuadas desses produtos.

Medicamentos de uso veterinário

A seção 512 da FFDCA contém as disposições estatutárias que norteiam a regulamentação de medicamentos de uso animal. Por meio desse decreto, um novo medicamento de uso animal é considerado inseguro, a menos que esteja em andamento um processo de aprovação da NADA e que o modo de uso do medicamento e sua indicação estejam de acordo com a solicitação aprovada. Qualquer medicamento visto como inseguro é considerado um produto adulterado, segundo a FFDCA.

Dispositivos

Um dispositivo é um instrumento, aparato, implemento, máquina, aparelho, implante, reagente para uso *in vitro* ou outros artigos semelhantes ou relacionados, inclusive qualquer componente, parte ou acessório destinado para uso no diagnóstico de doenças ou de outras condições, ou em cura, mitigação, tratamento ou prevenção de doenças em humanos e outros animais, ou com intuito de interferir em estruturas ou funções orgânicas de humanos ou de outros animais, e os quais não alcançam suas principais finalidades pretendidas por meio de ação química no interior ou no corpo de humanos ou de outros animais, e que não dependam de metabolização para alcançar quaisquer de suas finalidades principais almejadas. Atualmente, a FDA não exige aprovação de dispositivos médicos destinados ao uso em animais antes de sua comercialização. No entanto, esses dispositivos de uso veterinário estão sujeitos a disposições gerais da lei que tratam de marca falsa e adulteração (seções 501 e 502 da FFDCA).

Produtos biológicos de uso veterinário

O Departamento de Agricultura dos EUA, o Animal and Plant Health Inspection Service, o Veterinary Services e a Veterinary Biologics são responsáveis pela regulamentação dos produtos biológicos de uso veterinário, como vacinas, antitoxinas e testes para diagnóstico, utilizados para prevenir, tratar ou diagnosticar doenças em animais, com base na Lei Vírus-Soro-Toxina (*Virus-Serum-Toxin Act*), de 4 de março de 1913. FDA e USDA trabalham em conjunto, com base em um memorando de entendimento, de modo a definir se um produto será regulamentado como medicamento para uso em animal ou como produto biológico de uso veterinário. As regulamentações que controlam os produtos biológicos de uso veterinário podem ser encontradas no Título 9 do Código de Regulamentações Federal (*Code of Federal Regulations* [CFR]).

Pesticidas

A Environmental Protection Agency (EPA), que controla o uso de pesticidas – inclusive preparações para uso em objetos inanimados, rodenticidas e a maioria dos inseticidas –, é regulamentada pela Lei Federal sobre Inseticidas, Fungicidas e Rodenticidas (*Federal Insecticide, Fungicide, and Rodenticide Act* [FIFRA]). FDA e EPA atuam em combinação, por meio de um acordo informal, a fim de definir se um produto é considerado medicamento ou pesticida para uso animal. O Título 40 do CFR contém as regulamentações sob as quais atuam os programas relativos a pesticidas.

O QUE É UM NOVO MEDICAMENTO PARA USO EM ANIMAL?

Um produto é considerado como novo medicamento para uso em animal em função de seu uso pretendido. Um medicamento para uso em animal é um produto destinado a animais com o intuito de obter diagnóstico, cura, alívio, tratamento ou prevenção de doença; ou é adicionado ao alimento, sendo capaz de interferir na estrutura corporal ou em qualquer função orgânica dos animais. Isso consiste em qualquer medicamento destinado ao uso em ração animal, mas não o alimento fornecido ao animal. Se a composição do medicamento geralmente não for considerada segura e efetiva para as condições prescritas, recomendadas ou sugeridas na bula do medicamento (21 U.S.C. § 321[v]), além de outros critérios, o produto é considerado um novo medicamento para uso em animais. Praticamente todos os medicamentos de uso animal são "novos medicamentos de uso animal", considerando o que recomenda a FFDCA e, portanto, estão sujeitos à regulamentação da Seção 512 da FFDCA.

Como determina a lei, um novo medicamento para uso em animais pode não ser introduzido no comércio interestadual, a menos que tenha:

- Aprovação da NADA
- Ou aprovação da ANADA
- Ou aprovação da CNADA, conforme consta no 21 U.S.C. §360 ccc
- Ou participação no índice da listagem em vigor, segundo o 21 USC § 360ccc-1 (21 U.S.C. §§ 331(a) e 360b(a)).

De acordo com a seção 512(j) do decreto-lei, novos fármacos de uso animal podem ser isentos da exigência de aprovação se eles se destinam, exclusivamente, ao uso em pesquisa, com o intuito de avaliar a segurança e a eficácia do medicamento.

LEIS, REGULAMENTAÇÕES E DIRETRIZES

A FDA é autorizada pelo Congresso dos EUA a implementar algumas leis. Um exemplo é a jurisdição estatutária predominante para a FDA controlar os fármacos de uso em animais, que consiste na lei federal sobre alimento, medicamento e cosmético (FFDCA). Outras leis, como a Lei de Política Ambiental (*Environmental Policy Act*), também são utilizadas pela FDA. Ademais, a FDA interpreta essas leis e decreta regulamentos federais. Esses regulamentos têm força de lei e são utilizados para assegurar, também, que o plano do Congresso seja respeitado. Tais regulamentos estão publicados no CFR. A seção do CFR que trata da regulamentação de novos fármacos de uso

em animais é apresentada no Capítulo 21. A FDA frequentemente emite outros documentos, denominados diretrizes, com a opinião atual da agência sobre determinado assunto. Essas diretrizes não estão legalmente associadas à agência ou à companhia farmacêutica responsável pelo medicamento, mas são úteis para instruir o laboratório farmacêutico como tratar uma exigência estatutária. Há disponibilidade de diretrizes no *website* da FDA.

HISTÓRIA DA FDA E SUA RELAÇÃO COM A MEDICINA VETERINÁRIA

Embora os veterinários participem da FDA desde sua criação, em 1927, ainda não havia regulamentação de medicamentos de uso veterinário até os anos 1950. Quando a FDA foi dividida em cinco departamentos, no ano de 1954, criou-se uma seção dedicada à avaliação da medicina veterinária, no Departamento de Medicina. Essa seção tornou-se um departamento em 1965 e, em 1984, o Departamento de Medina Veterinária tornou-se o atual CVM. Na Tabela 55.1 há uma breve cronologia da história da FDA. Informações adicionais sobre a história e as responsabilidades atuais da FDA e do CVM estão disponíveis em www.fda.gov.

OUTRAS EMENDAS IMPORTANTES À FFDCA

Lei sobre Medicamentos Genéricos de Uso Veterinário e Restabelecimento do Prazo da Patente

No dia 16 de novembro de 1988, o presidente americano assinou uma lei sobre Medicamentos Genéricos de Uso Veterinário e Restabelecimento do Prazo da Patente (*Generic Animal Drug and Patent Term Restoration Act* [GADPTRA]). Essa nova lei, conhecida como GADPTRA, complementou a lei federal FFDCA, de modo a contemplar a aprovação de medicamentos genéricos de uso veterinário previamente aprovados, e com segurança e eficácia, desde que utilizados de acordo com as recomendações da bula. De acordo com a lei GADPTRA, um

Tabela 55.1 Considerações históricas gerais da US FDA. Fonte: US Food and Drug Administration (FDA).

1848: aprovação do decreto-lei *Import Drugs Act*, o primeiro estatuto federal elaborado para garantir a qualidade dos medicamentos

1862: o presidente Lincoln cria o Departamento de Agricultura dos EUA (USDA ; do inglês, United States Department of Agriculture)

1880: após 1 ano de pesquisa sobre alimentos e adulteração de fármacos, o USDA iniciou uma ação que defendia a promulgação de uma lei federal sobre alimentos e medicamentos

1906: aprovação da primeira lei federal sobre alimentos e medicamentos, supervisionada pelo Departamento de Química do USDA, após estudo sobre adulteração de medicamentos e alimentos

1927: criação da Food, Drug, and Insecticide Administration

1938: em razão de mortes causadas por um elixir de sulfanilamida contendo um análogo anticongelante, foi aprovada a FFDCA, que exigia dos fabricantes a disponibilização de evidência de segurança do produto

1951: com a emenda Durham-Humphrey, iniciou-se a exigência de prescrição (receita médica) para a aquisição de alguns medicamentos de uso humano. A exigência de prescrição de medicamentos veterinários (*i. e.*, The veterinary Rx legend) foi efetivada por meio de normas estatutárias

1953: transferência da FDA para o Department of Health, Education and Welfare

1954: a FDA foi dividida em cinco departamentos, um dos quais era o Departamento de Medicina, que incluía a área de Medicina Veterinária

1959: a área de Medicina Veterinária tornou-se uma seção devido à ampla utilização de medicamentos de uso animal e de alimentos com adição de medicamento

1962: a emenda Kefauver-Harris foi aprovada a partir do desastre da talidomina; exigia que os medicamentos apresentassem segurança e eficácia, e estabeleceu as Boas Práticas de Fabricação (BPF)

1965: criação do Bureau of Veterinary Medicine (BVM)

1984: o BVM tornou-se o Center for Veterinary Medicine (CVM)

medicamento genérico de uso veterinário pode ser aprovado quando houver evidência de que possua os mesmos ingredientes ativos, a mesma concentração e a mesma bioequivalência do medicamento original aprovado.

A lei GADPTRA estabelece um período de 3 anos de exclusividade de comercialização de um novo medicamento de uso veterinário – com exigência de relatórios de novas pesquisas clínicas ou de campo, para sua aprovação –, período no qual ainda não se obteve a aprovação da ANADA para o uso de um novo medicamento genérico. A lei também estabelece um período de 5 anos de exclusividade de comercialização para um medicamento de uso veterinário que não foi previamente aprovado como novo medicamento veterinário. Durante esse período não é permitida nenhuma solicitação ANADA (exceção: é permitido fazer uma solicitação ANADA depois de 4 anos, caso o requerente do medicamento genérico não viole uma patente registrada para o produto aprovado ou o seu uso). A lei também estabelece outra forma de exclusividade de comercialização, conhecida como restabelecimento do prazo da patente. Esse tipo de exclusividade se estende pelo período de proteção da patente do US, para um medicamento de uso veterinário ou seu método de uso aprovado depois de 16 de novembro de 1988, para compensar o tempo gasto com pesquisa e revisão das condições regulatórias do fármaco para uso em animais, antes de sua aprovação. O restabelecimento do prazo da patente não está relacionado aos períodos de exclusividade descritos anteriormente e pode se sobrepor a esses períodos de exclusividade.

A informação necessária para obter aprovação para comercialização de um medicamento genérico veterinário é enviada à FDA, na forma de solicitação ANADA. Essa solicitação deve conter uma certificação do requerente de que não há uma patente, que a patente expirou ou irá expirar brevemente, que a patente a que se refere o produto aprovado é inválida ou que não haverá sua violação pela aprovação da ANADA. Nesse último caso, o requerente ou responsável pelo medicamento genérico deve notificar o solicitante da aprovação do produto aprovado e o proprietário da patente que preencheu o formulário ANADA, solicitando a invalidação ou não violação da patente.

Todos os medicamentos de uso veterinário com segurança e eficácia aprovadas em 16 de novembro de 1988, ou que foram aprovadas a partir dessa data e não estão protegidos por patente ou exclusividade, são elegíveis para solicitação de produção de fármaco genérico, respeitando as cláusulas da lei GADPTRA, a menos que o medicamento tenha sido subsequentemente retirado do mercado em razão de carência de segurança ou eficácia ou que, ao menos, seja objeto de Aviso de Audiência publicado no Registro Federal. Para cumprir as exigências da lei GADPTRA, o CVM organizou a publicação de uma lista de produtos farmacêuticos de uso veterinário elegíveis para serem produzidos como genéricos (*Green Book*).

Lei de Esclarecimento sobre o Uso de Medicamentos em Animais

A Lei de Esclarecimento sobre o Uso de Medicamentos em Animais (*The Animal Medicinal Drug Use Clarification Act* [AMDUCA]), de 1994, possibilitou aos veterinários, pela primeira vez, a utilização de medicamento de uso humano ou animal para doenças não indicadas na bula (*i. e.*, uso *extralabel*), em algumas condições. Antes da promulgação da AMDUCA, em 1994, a lei FFDCA proibia que os veterinários prescrevessem novos medicamentos de uso animal para doenças não

especificadas na bula. Essa restrição ao uso *extralabel* impedia os veterinários de utilizarem um novo medicamento veterinário em uma espécie animal para a qual não foi aprovado ou para uma condição não aprovada ou para uma espécie aprovada, mas com dose maior do que a indicada na bula. Antes de 1994, o uso de medicamento humano no tratamento de animais também era ilegal.

Em 1996, o Título 21 do Código de Regulação Federal (*Code of Federal Regulations* [CFR]) foi retificado para adição da parte 530, intitulada "Uso *Extralabel* de Medicamentos em Animais" (*Extra-label Drug Use in Animals*). Essa ação serviu para implementar a AMDUCA, permitindo aos veterinários a prescrição *extralabel* de alguns medicamentos de uso humano e de uso veterinário aprovados para o tratamento de animais, em algumas condições. Essas regulamentações possibilitaram aos veterinários a flexibilidade para suprir as necessidades do paciente, na prática de medicina veterinária.

De acordo com a AMDUCA, as principais limitações são aqueles de qualquer uso *extralabel*, ou seja, solicitação de uso pelo veterinário, dentro do contexto da relação veterinário-proprietário-paciente; o uso não deve resultar em resíduos ilegais em animais destinados à produção de alimentos (ou simplesmente, animais de produção); proibição do uso *extralabel* de alguns fármacos em animais de produção. A agência pode estabelecer níveis de resíduos seguros e ilegais para o uso *extralabel* e pode exigir testes analíticos para detecção de resíduos. Se após proporcionar oportunidade de opinião pública a FDA constatar que o uso *extralabel* de um medicamento veterinário representa risco à saúde pública ou que não há método analítico disponível para detecção de resíduos do fármaco, a agência pode proibir o uso *extralabel* desse produto.

Por ocasião da preparação deste capítulo, a agência tinha proibido o uso *extralabel* dos medicamentos listados a seguir, em animais destinados à produção de alimentos:

1) Cloranfenicol
2) Clembuterol
3) Dietilestilbestrol (DES)
4) Dimetridazol
5) Ipronidazol
6) Outros nitroimidazóis
7) Furazolidona
8) Nitrofurazona
9) Sulfonamidas em vacas-leiteiras lactantes (exceto o uso de sulfadimetoxina, sulfabromometazina e sulfaetoxipiridazina aprovadas)
10) Fluoroquinolonas
11) Glicopeptídios
12) Fenilbutazona, em vacas-leiteiras com 20 meses de idade ou mais
13) Cefalosporinas (não inclui cefapirina) em bovinos, suínos, frangos ou perus:
    - Para prevenção de doença
    - Em dose, frequência, duração ou via de administração não aprovada ou
    - Se o medicamento não tiver sido aprovado para a espécie e a classe de produção em questão
14) O uso *extralabel* dos fármacos, ou classes de fármacos, listados a seguir, aprovados para tratamento ou prevenção da infecção pelo vírus da influenza A, é proibido em frangos, perus e patos:
    - Adamantanos
    - Inibidores da neuraminidase.

A AMDUCA, tampouco a implementação de normas, diminuíram a responsabilidade do fabricante, do veterinário e do produtor de alimento na prevenção de risco à saúde pública, relativo à presença de resíduos de medicamentos nos alimentos de origem animal. As atualizações sobre questões pertinentes à AMDUCA e sua implementação pelo CVM podem ser obtidas em www.fda.gov.

Lei de Disponibilidade de Medicamento de Uso Veterinário, de 1996

Na tentativa de aumentar a disponibilidade de medicamentos de uso veterinário no mercado, e com o intuito de reduzir as cargas regulatórias na indústria de sanidade animal, sem comprometer a segurança dos medicamentos veterinários, a Lei de Disponibilidade de Medicamento de Uso Veterinário (*Animal Drug Availability Act* [ADAA]) foi promulgada em outubro de 1996. Os estudos atuais exigidos pela NADA refletem as modificações instituídas por essa lei. Resumidamente, a ADAA estabelece:

- Emenda para definição de evidência substancial de eficácia que propiciou maior flexibilidade do CVM para realizar análises científicas de casos específicos quanto ao número e tipo de estudos apropriados e bem controlados que propiciam, de modo eficiente, a evidência substancial de que um novo medicamento veterinário é efetivo
- Interações mais diretas da companhia farmacêutica responsável pela solicitação de aprovação do medicamento para uso em animais com a FDA, durante o processo de desenvolvimento do medicamento. A lei exige uma reunião pré-submissão, com sigilo do fabricante, a fim de discutir o desenvolvimento do medicamento, em seus estágios iniciais. O objetivo é propiciar à FDA e ao fabricante um entendimento comum quanto aos dados necessários para estabelecer segurança e eficácia e quais os tipos de estudo que podem ser realizados para gerar esses dados
- Capacidade de comercialização de um medicamento de uso veterinário em uma faixa de dose aceitável/recomendável, indicada na bula para esse medicamento, mais do que uma dose ideal. Além disso, a lei possibilita à FDA ampliar o processo de aprovação para disponibilizar um número maior de medicamentos veterinários destinados ao tratamento de espécies de animais de menor importância
- Nova categoria de medicamentos, a de Medicamentos Adicionados à Ração Animal (*Veterinary Feed Directive* [VFD] *Drugs*), possibilita aprovação e uso de novos medicamentos em animais destinados à produção de alimentos, com necessidade de prescrição (receita médica) do veterinário, enquanto se incluem medidas de segurança que garantam o uso seguro desse medicamento. Essa nova categoria de medicamentos é discutida na seção *Classificação das condições de venda de medicamentos veterinários | Com prescrição ou receita médica, sem necessidade de receita e sem receita, mas com autorização por escrito e supervisão do veterinário, para medicamentos adicionados a alimentos.*

AVALIAÇÃO PRÉ-COMERCIALIZAÇÃO DE NOVOS MEDICAMENTOS DE USO VETERINÁRIO

Em 1968, o Congresso Americano aprovou emendas à lei federal FFDCA, relativas ao uso de medicamento veterinário. Assim, o Congresso reconheceu a necessidade do uso de medicamentos veterinários para satisfazer as necessidades terapêuticas e de produção desses animais. A intenção do Congresso foi criar uma estrutura capaz de aprovar novos fármacos de uso veterinário que satisfaçam os padrões legais de segurança e eficácia.

Para aprovar e manter um novo medicamento veterinário para uso comercial devem ser considerados quatro fatores fundamentais. Primeiro, o fármaco para uso em animais deve ser *seguro* ao animal, aos humanos que consomem alimento de oriundos de animais tratados, à pessoa que administra o medicamento e ao meio ambiente. Segundo, o medicamento deve ser *efetivo* para as suas finalidades pretendidas. Essas finalidades são aquelas indicadas, recomendadas ou sugeridas na bula do produto. Terceiro, o medicamento deve ser um *produto de qualidade,* resultado de um processo de produção validado, conduzido de acordo com as regulamentações atuais das Boas Práticas de Fabricação (BPF). Quarto, o produto deve conter uma *bula apropriada,* de modo a informar ao usuário do produto não apenas como utilizá-lo, mas também deve conter considerações sobre segurança, bem como procedimentos quanto ao período de carência e quanto ao armazenamento e manuseio. Quando satisfeitos esses quatro fatores, o medicamento pode ser aprovado para comercialização. Uma vez no mercado, o fármaco de uso veterinário é monitorado de modo a assegurar a manutenção dessas propriedades.

Na perspectiva do CVM, sua missão em saúde pública é alcançada quando é disponibilizado ao mercado um novo medicamento de uso veterinário seguro, efetivo, de qualidade e cuja bula menciona informações apropriadas. Aos veterinários e proprietários de animais há várias opções de produtos que podem ser utilizados no tratamento de animais sob seu cuidado. Algumas dessas opções incluem medicamentos não aprovados, como fármacos ilegais, falsificados ou formulados ilegalmente. Essas opções não satisfazem as características de um medicamento veterinário que proteja a saúde pública e a do animal. O CVM e companhia farmacêutica responsável pelo medicamento para uso em animais compartilham um interesse mútuo em disponibilizar ao usuário um fármaco veterinário aprovado. O CVM tem grande responsabilidade em assegurar que apenas serão comercializados novos medicamentos veterinários seguros, efetivos, de qualidade e que contém bula com informações apropriadas; não deve permitir a comercialização de medicamentos sem eficácia e não seguros.

Os medicamentos veterinários devem ser utilizados para satisfazer as necessidades terapêuticas e de produção dos animais, em várias espécies animais e para diversas indicações. Considera-se que nos EUA há 9 bilhões de frangos, 262 milhões de perus, 97 milhões de bovinos, 62 milhões de suínos, 6,2 milhões de ovinos e milhões de animais criados em aquicultura, além de mais de 280 milhões de animais de companhia, incluindo 88 milhões de gatos e 75 milhões de cães.

Em relação aos animais de companhia, o intuito do CVM é assegurar e melhorar a alta qualidade dos cuidados médicos, bem como melhorar a qualidade de vida dos pacientes, mediante o emprego de procedimentos clínicos. Nos EUA, há estreita relação entre os animais de companhia e seus proprietários. Assim, muitos desses animais têm uma estreita interação significativa com o seu proprietário, tornando tal interação uma condição ideal para a transmissão de doença. Muitos medicamentos utilizados em animais de companhia têm importante participação na saúde pública humana, prevenindo a ocorrência de doenças zoonóticas. A relação entre humanos e animais de companhia influencia sobremaneira o bem-estar das pessoas. Animais de companhia sadios resultam em humanos mais saudáveis.

Em relação aos animais destinados à produção de alimento (ou simplesmente animais de produção), o intuito do CVM é assegurar que o uso de medicamentos com finalidades terapêuticas e de produção mantenha a saúde e melhore o bem-estar animal. Além disso, ao melhorar a sanidade e produção animal, esses fármacos veterinários aumentam sobremaneira a disponibilidade de suprimentos alimentares saudáveis, de modo a satisfazer as necessidades de uma população humana crescente. Um dos desafios do CVM é o compromisso no desenvolvimento e avaliação de novos medicamentos de uso animal, principalmente tecnologias inovadoras, para suprir a demanda da produção de alimento abundante, disponível e seguro.

Para que a indústria de medicamentos veterinários produza um suprimento diversificado e adequado de medicamentos de uso animal, a fim de suprir as necessidades terapêuticas e de produção dos animais, ela deve se basear em um processo regulatório que não apenas satisfaça as exigências da legislação, mas que também sejam eficientes e conducentes no desenvolvimento de outros novos medicamentos veterinários. À primeira vista, essas afirmações podem parecer contraditórias e, às vezes, causar discussões calorosas. No entanto, elas apresentam características independentes. Antes de mais nada, o CVM deve assegurar que o novo medicamento de uso animal seja seguro e efetivo. O CVM deve impedir a disponibilização de fármacos inseguros e ineficazes no mercado, bem como retirar de comercialização aqueles com tais características. Ao mesmo tempo, o CVM deve ter processos eficientes que respondam às necessidades das partes interessadas. Isso inclui decisões de revisões em momentos oportunos, comunicações efetivas e em momentos oportunos e gerência efetiva do projeto.

Sem dúvida, nos EUA o desenvolvimento e comercialização de um novo medicamento de uso veterinário é um procedimento complexo e oneroso. É um desafio satisfazer os padrões rigorosos de segurança e eficácia, bem como manter a qualidade do fármaco produzido. A disponibilização de um novo medicamento de uso veterinário aprovado assegura proteção aos animais, ao público e às companhias farmacêuticas fabricantes do medicamento. Por ter padrões consistentes e imparciais, são asseguradas às companhias farmacêuticas responsáveis pelo fármaco que as indústrias farmacêuticas competidoras devem satisfazer essencialmente os mesmos padrões regulatórios. Além disso, por apresentar um selo de aprovação que diferencia o produto aprovado de um não aprovado, ilegal, falsificado ou formulado ilegalmente, e que competem com medicamentos de uso animal, os compradores de medicamentos de uso animal confiam que estejam adquirindo um produto confiável e de qualidade.

O processo necessário à aprovação e à comercialização de um novo medicamento de uso veterinário é, em alguns aspectos, semelhante àquele utilizado para medicamento de uso humano. Na verdade, muitos medicamentos de uso veterinário são desenvolvidos, inicialmente, para uso potencial em humanos. No entanto, o desenvolvimento de fármacos veterinários é mais complexo do que o de medicamento humano. Algumas dessas questões são:

- A diversidade de tamanho, comportamento, necessidades metabólicas e meia-vida, entre as espécies animais
- Diferenças entre espécies e raças quanto aos perfis farmacocinéticos e de toxicidade
- Amplo espectro de microrganismos causadores de doença que ocasionam diferentes manifestações clínicas, em diferentes condições

- Variação das práticas de manejo, que incluem uma série de condições de manutenção dos animais – variando de animais de companhia, mantidos em domicílios, até grandes populações de animais pecuários, mantidas em amplos sistemas de criação
- Impossibilidade de comunicação direta com o paciente animal
- Preocupação com saúde pública, inclusive com segurança ambiental, segurança alimentar humana e influência potencial do uso de antimicrobiano veterinário no desenvolvimento de resistência por bactérias que representam problema tanto em medicina veterinária quanto em medicina humana.

Também, há diferenças quanto ao uso de medicamentos em animais destinados à produção de alimentos (ou simplesmente animais de produção), comparativamente aos animais de companhia. Nestes últimos, o foco em diagnóstico, tratamento medicamentoso e monitoramento da resposta ao tratamento é o indivíduo. O objetivo do tratamento é prevenir, tratar ou controlar uma doença ou melhorar a qualidade de vida desses animais, individualmente. Em animais de companhia, alguns tratamentos podem ser necessários por toda a vida. No caso de animais de produção, geralmente o foco é a saúde de todo o grupo de animais (rebanho de bovinos ou ovinos), em vez de um animal, individualmente. Embora os animais destinados à produção de alimentos possam ser tratados individualmente, com produtos injetáveis ou de uso tópico, no tratamento ou controle de algumas doenças, quase sempre o grupo de animais é tratado mediante a adição do medicamento na água de beber ou nos alimentos, a fim de minimizar o estresse do manejo e possibilitar um meio mais efetivo de tratar um grande número de animais durante um surto de doença. Em medicina de animais de produção o objetivo é controlar a doença no rebanho.

Um outro desafio ao desenvolvimento de medicamento de uso animal é o baixo custo de comercialização e a estreita margem de lucro das indústrias farmacêuticas veterinárias. Segundo informação contida no *website* do Animal Health Institute (AHI; http://www.ahi.org/about-animal-medicines/industry-statistics/), o desenvolvimento de um novo medicamento de uso veterinário importante demora cerca de 7 a 10 anos, com custo de até 100 milhões de dólares. Em média, quando se trata de medicamento de uso em animais, dados internacionais consideram que a despesa representa apenas cerca de 1/40 daquela gasta no desenvolvimento de um medicamento humano. A respeito disso, nos EUA, as vendas de medicamentos de uso veterinários foram de 5 a 6 bilhões de dólares (em estimativa de 2010). Diferentemente, o gasto total com consumo de medicamentos em 2009 foi de 300 bilhões de dólares (http://www.bls.gov/ppi/pharmpricescomparison.pdf). Segundo informação obtida no *website* PhRMa, a despesa farmacêutica anual durante os anos de 2009 a 2011 foi estimada em, aproximadamente, 50 bilhões de dólares. Em 2012, o valor de vendas reinvestidas em pesquisa e desenvolvimento foi na ordem de 20,7% (http://phrma.org/sites/default/files/pdf/PhRMA%20Profile%202013.pdf).

A limitada oportunidade de recuperação dos gastos é uma barreira ao aumento da disponibilidade de novos medicamentos de uso veterinário. Em termos práticos, o volume de solicitações de aprovação de novos medicamentos de uso veterinário (NADA) é muito menor que o de solicitações de aprovação de novos medicamentos (NDA) para uso humano. Por exemplo, o número de pacientes envolvidos em testes clínicos de novos medicamentos veterinários é substancialmente menor do que o de milhares de pacientes geralmente envolvidos em testes enviados para justificar o NDA, relativo a humanos.

Apesar dessas limitações, para a regulamentação de medicamentos de uso humano ou de uso veterinário aplicam-se as mesmas exigências legislativas, para demonstrar segurança e eficácia do produto. Portanto, é importante a aplicação de princípios de farmacologia inovadores e de elaboração de estudos de pesquisa para suprir o desafio de desenvolvimento de procedimentos cujo custo-benefício seja favorável, de modo a gerar os dados necessários para satisfazer as exigências estatutárias da FFDCA. As companhias farmacêuticas são encorajadas a manter estreito contato com o CVM, para desenvolver projetos de pesquisas e ensaios que maximizem o valor dos dados coletados para justificar a solicitação e a aprovação do medicamento.

Componentes da solicitação de novo medicamento para uso veterinário

As exigências legais para a solicitação de aprovação de novos medicamentos veterinários (NADA) estão detalhadas no 21 CFR §514.1. As informações exigidas para avaliação da solicitação são agrupadas em seções técnicas e incluem:

- Segurança do animal-alvo
- Eficácia
- Segurança alimentar humana
- Produto químico, fabricação e controle
- Impacto ambiental
- Informações adicionais
- Bula.

O Office of New Animal Drug Evaluation (ONADE), do CVM, é responsável pela revisão das informações enviadas pela companhia farmacêutica responsável pelo medicamento, a fim de obter aprovação para fabricação e comercialização de medicamentos de uso em animais. As considerações relevantes para cada uma dessas seções técnicas são apresentadas a seguir.

Segurança do animal-alvo

A finalidade dos estudos de segurança do animal-alvo (SAA) é avaliar os efeitos potencialmente prejudiciais causados pelo uso de novo medicamento de uso veterinário, em um cenário controlado, como predição de segurança do produto em uma população maior de pacientes. A regulamentação da SAA, 21 CFR §514.1(b)(8)(i), requer a realização de "testes apropriados utilizando métodos razoavelmente aplicáveis para mostrar se o novo medicamento de uso em animais é ou não seguro e efetivo, para doenças recomendadas na bula proposta". A seção sobre segurança do animal-alvo pode incluir estudos que identificam síndrome(s) tóxica(s) causada(s) pelo medicamento e a margem de segurança para uso do produto, nos animais tratados. A FDA disponibiliza diretrizes com sumários de recomendações e sugestões para a eficiente realização desses estudos.

Como acontece com medicamentos de uso humano, na avaliação de segurança consideram-se a literatura publicada, os estudos preliminares – inclusive pesquisas farmacocinéticas e farmacodinâmicas e extrapolação de dados oriundos de testes de toxicidade em animais de laboratório – e os dados de segurança obtidos em testes de eficácia clínica. Todavia, para novos medicamentos de uso em animais a segurança também é diretamente avaliada na espécie-alvo por meio de estudos laboratoriais. Esses estudos laboratoriais não clínicos devem ser realizados de acordo com as regulamentações das Boas Práticas Laboratoriais (BPL) (21 CFR Parte 58). A FDA não exige que os animais domésticos sejam mantidos naquelas condições de BPL exigidas para animais de laboratório, durante o teste. Embora estudos sobre a eficácia clínica contribuam com dados para a avaliação da segurança geral de um medicamento, as regulamentações de BPL não se aplicam a esses ensaios clínicos. Além disso, o medicamento avaliado em estudos sobre SAA deve ser o mesmo produto que se pretende comercializar, ou seja, o mesmo composto químico, o mesmo tamanho da partícula e a mesma formulação; ademais, o produto deve ser fabricado segundo os princípios de BPF.

Embora a informação específica necessária para a avaliação da SAA em um formulário NADA particular dependa de vários fatores (p. ex., dose e protocolo de usos propostos, tipos de fármaco, farmacocinética, produto químico e considerações sobre fabricação, pretensões, histórico de uso prévio e espécie animal, inclusive classe e raça), a abordagem científica subjacente, como descrita nas diretrizes da FDA, é comum a todos. Em geral, os estudos comparam animais sadios, do grupo-controle, com pequeno número de animais sadios da espécie-alvo tratados com múltiplos de ambas, da dose recomendada e da duração do tratamento com o produto. Observações apropriadas, exames físicos, testes de patologia clínica (hematologia, bioquímica sanguínea, exames de urina e de fezes etc.), necropsia e exame histopatológico devem ser realizados para identificar possíveis efeitos adversos. Dependendo das condições de uso e das características do medicamento podem ser necessários estudos específicos adicionais, como exame do local da injeção, locais de aplicação tópica e segurança reprodutiva e da glândula mamária. Também, podem ser exigidos outros estudos espécie-específicos relativos a funções fisiológicas particulares e/ou práticas de manejo. Por exemplo, em peixes o protocolo de segurança do animal-alvo pode ser modificado em função da temperatura, da força iônica e da composição da água e do estágio de vida desses animais (Storey, 2005).

Eficácia

A disponibilidade de alguns novos medicamentos aprovados para uso em animais pecuários, aves domésticas, animais de companhia e outras espécies é fundamental para proteger a saúde tanto dos animais quanto das pessoas que consomem produtos de origem animal. Nos EUA, a disponibilidade de outros novos medicamentos de uso veterinário é fundamental para aumentar a eficiência da produção de alimentos. As modificações na definição de "evidência substancial" pela lei ADAA e pela definição adicional do termo pelo CVM propiciou maior flexibilidade para decisões científicas de casos específicos quanto ao número e tipos de estudo apropriados e bem controlados que propiciam, de modo efetivo, evidência substancial de que um novo medicamento de uso veterinário seja efetivo.

Há necessidade de um ou mais estudos apropriados e bem controlados para estabelecer, com base em evidências substanciais, que um novo medicamento para uso em animais seja efetivo. O intuito desses estudos é mostrar que um novo medicamento de uso veterinário é efetivo para cada uso proposto e para as condições associadas ao seu uso. O uso pretendido inclui dose ou faixa de variação da dose, frequência, duração, momento (p. ex., em relação ao início dos sinais clínicos), espécie animal, idade, sexo, classe e raças de animais para os quais o novo medicamento é indicado. Após a promulgação da lei ADAA, o número de estudos apropriados e bem controlados realizados para obter evidência substancial da eficácia depende dos usos pretendidos, quão pouco ou amplamente cada uso pretendido é definido e das condições de uso na indicação proposta. Quando uma indicação terapêutica proposta está associada com uma faixa de variação da dose, a evidência substancial de eficácia é demonstrada pela menor dose proposta. A companhia farmacêutica também precisa justificar a dose pretendida. A base dessa justificativa pode incluir relação farmacocinética/farmacodinâmica, dados da literatura e testes laboratoriais.

A seção técnica também inclui informação para justificar a escolha da dose (denominada caracterização da dosagem). A companhia farmacêutica responsável pela produção do novo medicamento de uso veterinário pode formular uma razão científica lógica ou utilizar vários estudos para o desenvolvimento de uma seção técnica efetiva, incluindo estudos na espécie-alvo, bem como em animais de laboratório, pesquisas de campo, estudos de bioequivalência e estudos *in vitro*. Estudos farmacocinéticos e farmacodinâmicos podem aumentar e, adicionalmente, documentar a natureza da eficácia do medicamento de uso animal. Antes do envio das principais seções técnicas, ou de parte da seção técnica sobre sua eficácia, a companhia farmacêutica responsável disponibiliza a base para escolha da dosagem (dose, frequência e duração do tratamento), para ser utilizada em estudos de eficácia. O responsável pode caracterizar a dosagem a partir de várias fontes, inclusive de estudos de titulação da dose, estudos-piloto, estudos externos, literatura publicada, estudos *in vitro*, extrapolação da dose interespécies e estudos farmacocinéticos e farmacodinâmicos. No envio da caracterização da dosagem, o solicitante de aprovação do medicamento disponibiliza uma narrativa sucinta sobre a caracterização da dosagem, que é incluída no sumário de Liberdade de Informação (*Freedom of Information* [FOI]) para o produto.

A seção técnica sobre eficácia deve conter relatórios completos de todos os estudos que mostram se o novo medicamento veterinário é ou não efetivo para os usos pretendidos (21 CFR § 514.1(b)(8)(i)). O responsável pela solicitação de aprovação do medicamento deve demonstrar, por meio de evidência substancial, que o fármaco é efetivo para o que se pretende, nas condições de uso prescritas, recomendadas ou sugeridas na bula proposta. A legislação 21 CFR §514.4(b)(2) requer que o responsável envie dados obtidos em estudos bem controlados de um novo medicamento veterinário para distinguir o efeito desse novo medicamento de outras influências, como alteração espontânea no curso da doença, desempenho da produção animal normal ou observação tendenciosa. Os dados obtidos pela evidência substancial da eficácia devem permitir que especialistas qualificados concluam que o novo medicamento de uso veterinário será efetivo para o que se propõe ou para as condições de uso sugeridas na bula proposta (21 CFR §514.4(b)(3)(i)(C)). A geração desses dados é um importante componente do tempo e do custo para o desenvolvimento do produto, pois o nível e a natureza da evidência necessários pode ser um importante determinante de se e quando um novo medicamento veterinário estará disponível no mercado, ou ao público.

Os estudos de eficácia são planejados para testar o produto com base nas condições de uso vigentes. Diferentemente dos estudos realizados em condições laboratoriais controladas, o ensaio clínico propicia informação sobre como o fármaco atuará nas reais condições da população de pacientes, no mundo. Tipicamente, os estudos de eficácia consistem em grupo-controle negativo (placebo) ou grupo-controle ativo. No controle ativo utiliza-se um produto aprovado com eficácia estabelecida para a mesma lista de indicações do produto proposto, em desenvolvimento, com margem conhecida de superioridade em relação ao placebo (Piaggio *et al.*, 2006). O estudo do grupo-controle ativo deve explicar por que os novos fármacos veterinários devem ser considerados efetivos no estudo do controle ativo, por exemplo, com base em referências de resultados de estudos prévios controlados por placebo. Em geral, faz-se um estudo às cegas, em que os pacientes são distribuídos aleatoriamente nos grupos de tratamento. Assim, o pesquisador pode avaliar os efeitos do medicamento com mínima possibilidade tendenciosa. Tipicamente, o estudo segue um delineamento multicêntrico, com múltiplas investigações, de modo a aumentar a chance de que o produto será efetivo, como se espera, em uma população mais ampla, após a sua aprovação. O estudo avalia se a ação do produto é a mesma quando utilizado por vários pesquisadores, sob uma variedade de condições de manejo, instalações clínicas, diferentes raças e idades nas populações de pacientes e, às vezes, diferentes estágios da doença ou diferentes condições. A indicação proposta norteia o planejamento do estudo de eficácia. Outrossim, os resultados do estudo de eficácia estabelecem a lista de indicações do medicamento. Por fim, as indicações de dosagens aprovadas são confirmadas pelo resultado dos estudos de eficácia. Ademais, os estudos de eficácia também fornecem importantes informações sobre a segurança do uso do produto na população de pacientes.

As características de produção do fármaco utilizado no estudo de eficácia devem ser informadas como parte dos resultados dos estudos, propiciando ao CVM a garantia de que o teste utilizado seja representativo do produto destinado à comercialização.

Segurança alimentar humana

A seção sobre segurança alimentar humana é enviada apenas para solicitação de aprovação de novos medicamentos veterinários para animais comumente destinados à produção de alimentos para o consumo humano (ou, simplesmente, animais de produção). Essa seção técnica pode incluir a descrição dos métodos praticáveis para determinar o conteúdo, caso haja, do novo medicamento veterinário no alimento, ou qualquer substância presente no alimento oriunda de seu uso, bem como o período de carência ou o nível de tolerância proposto, ou outras restrições de uso, de modo a assegurar que o uso proposto para o fármaco seja seguro (21 CFR § 514.1(b)(7)). Essa seção também contém vários dados relativos à toxicidade do resíduo – inclusive o impacto de resíduos na microflora intestinal humana –, o resíduo químico e, se um novo medicamento veterinário apresentar ação antimicrobiana, a segurança microbiana do alimento.

A seção técnica sobre segurança alimentar humana pode incluir, porém não se limita a, estudos toxicológicos de curta e longa duração, estudos sobre metabolização e total de resíduos, estudos para validação do método analítico, estudos de depleção tecidual do resíduo e informação sobre a segurança microbiana do alimento.

Considerando as cláusulas de segurança gerais das Seções 409, 512 e 706 da legislação *Federal Food, Drug and Cosmetic Act* (FDCA), aditivos alimentares, novos medicamentos veterinários ou aditivos coloridos propostos para uso em animais de produção são produtos oriundos de animais tratados comestíveis seguros para o consumo humano. Portanto, para todos os medicamentos destinados para uso em animais de produção a companhia farmacêutica responsável pelo medicamento deve comprovar *certeza razoável de que não haverá prejuízo* à saúde humana.

Na avaliação da segurança alimentar humana considera-se se há resíduos em animais de produção tratados com fármaco proposto. Resíduo é "qualquer composto presente em tecidos comestíveis do animal-alvo que resulte do uso de um medicamento, incluindo o próprio medicamento, seus metabólitos e qualquer outra substância presente no alimento devido ao uso desse fármaco" (21 CFR 500.82).

Detalhes a respeito de avaliações de segurança alimentar humana estão disponibilizados no Guia # 3 do CVM: *General Principles for Evaluating the Safety of Compounds Used in Food-Producing Animals*.

Em geral, as informações necessárias para comprovar a segurança alimentar humana, na solicitação NADA, incluem:

Avaliação do efeito carcinogênico. Para estabelecer a segurança de alimentos humanos quanto à presença de resíduos de medicamentos veterinários recomendam-se vários testes toxicológicos, inclusive avaliação do risco de causar neoplasia. Em geral, a exposição aos resíduos de medicamentos veterinários ocorre em níveis extremamente baixos, mas por um período potencialmente longo. Para assegurar a avaliação apropriada de substâncias com potencial carcinogênico, em níveis de exposição relevantes, devem ser consideradas várias questões, incluindo genotoxicidade, destino metabólico, diferença entre espécies e alterações celulares. Como parte do protocolo de segurança alimentar humana a companhia farmacêutica responsável pelo fármaco deve informar se realizou ou não testes de carcinogenicidade. A decisão em se realizarem testes de carcinogenicidade deve considerar: (i) os resultados dos testes de genotoxicidade, (ii) as relações estrutura-atividade e (iii) os resultados de testes de toxicidade sistêmica que podem ser relevantes na ocorrência de neoplasia, em estudos de longa duração. Também, deve-se considerar qualquer especificidade conhecida da espécie quanto ao mecanismo de toxicidade. Ademais, quaisquer diferenças na metabolização do fármaco nas espécies testadas, na espécie animal-alvo e em humanos devem ser consideradas.

Avaliação toxicológica. Os testes toxicológicos são realizados em animais de laboratório, com o intuito de determinar a dose na qual o medicamento causa efeito adverso e a dose que não causa o nível de efeito observado (NOEL, do inglês *no observed effect level*).

Determinação do consumo diário aceitável (CDA). O CDA é obtido a partir de resultados de estudo que mostram o ponto de corte mais sensível, na maioria das espécies apropriadas. É a maior dose utilizada no estudo, que corresponde à divisão do NOEL por um fator de segurança adequado. Regra geral, em sua seção relativa a vários tipos de estudos, o CVM utiliza os fatores de segurança mencionados a seguir.

O CDA é estimado como:

$$\text{CDA (μg/kg/dia)} = [(\text{NOEL (μg/kg)})/ \\ (\text{fator de segurança (dia}^{-1}))]$$

O fator de segurança apropriado depende do estudo utilizado para estabelecer o CDA, como descrito na Tabela 55.2.

Determinação da concentração segura. Por definição, a concentração segura é o conteúdo de resíduo que pode ser ingerido diariamente, junto com qualquer tecido comestível, por toda a vida, sem expor o consumidor a resíduos que ultrapassem o CDA. Para estimar esse valor, a FDA considera o CDA, o peso médio, em kg, de uma pessoa adulta (60 kg) e a quantidade do produto, em gramas, que pode ser consumida por dia (considerando

Tabela 55.2 Fatores de segurança associados a diferentes tipos de pesquisas toxicológicas.

Tipo de estudo	Fator de segurança
Crônico	100
Reprodução/teratologia	(100 ou 1.000; 100 para uma indicação clara de toxicidade materna e 1.000 para outros efeitos)
90 dias	1.000

como valores consumidos por dia: 300 g de músculo, 100 g de fígado, 50 g de rim e 50 g de gordura), ou seja:

$$\text{Concentração segura (μg/g)} = \frac{\text{CDA (μg/kg/dia)} \times 60 \text{ kg}}{\text{gramas consumida por dia}}$$

Uma vez determinada a concentração segura, são desenvolvidos e validados métodos que possibilitam futuros testes em tecidos animais, com o intuito de monitorar a presença de resíduos. Determina-se o período de carência para possibilitar o uso do medicamento, esperando-se que o conteúdo de resíduo seja inferior à concentração segura.

Seleção de marcador de resíduo. O marcador de resíduo é utilizado para monitorar a depleção do conteúdo total de resíduos em tecidos comestíveis oriundos de um animal de produção. O marcador de resíduo deve ter uma relação comprovada com o total de resíduos de medicamentos radiomarcados, de modo que, quando a concentração do marcador de resíduo é inferior a um valor específico (o nível de tolerância) no tecido-alvo, o conteúdo total de resíduos em todos os tecidos comestíveis seja inferior às suas respectivas concentrações de segurança.

Desenvolvimento e validação de método analítico de mensuração de marcador de resíduo. Esse procedimento serve como um método regulatório para determinar o período de carência e para estabelecer se os produtos de origem animal têm ou não concentração de resíduo superior ao limite estabelecido (resíduos ilegais na carne, em produtos de origem animal). Esse método é utilizado após a aprovação de um medicamento, mediante testes laboratoriais validados durante as inspeções, assegurando a ausência de resíduos ilegais em alimentos de origem animal comercializados para consumo humano.

Estabelecimento do nível de tolerância. O nível de tolerância (concentração máxima do marcador de resíduo em um tecido-alvo, considerada pela FDA) ou o limite máximo de resíduo (LMR), a versão europeia de tolerância, é determinado com base no marcador de resíduo. Em geral, o tecido-alvo para obtenção do nível de tolerância é o tecido comestível em que ocorre a depleção mais lenta do resíduo.

Estabelecimento do período de carência. O período de carência é o tempo compreendido entre a administração da última dose do medicamento e a detecção de resíduos do medicamento em valor abaixo da concentração de segurança. O objetivo regulatório da FDA é predizer um momento em que é possível ter 95% de certeza de que a concentração de resíduo no tecido, em 99% da população animal tratada com o medicamento (quando administrado de acordo com as recomendações da bula de um produto aprovado), encontra-se no nível de tolerância permitido, ou abaixo dele. Geralmente, obtém-se amostra de vários animais em, no mínimo, quatro momentos e aplicam-se métodos de regressão com uso de limites de tolerância para estabelecer o período de carência. A concentração de marcador de resíduo deve ser mensurada pelo mesmo método analítico aprovado pela FDA, que futuramente será utilizado em inspeções regulatórias. Esses temas também são discutidos no Capítulo 61 deste livro.

No caso de medicamentos antibacterianos avaliam-se dados adicionais, como parte da seção técnica sobre segurança alimentar humana. Consideram-se dois tipos de efeitos potenciais de um novo medicamento veterinário em bactérias consideradas preocupantes em medicina humana (ver seção *Efeitos microbiológicos em bactérias consideradas preocupantes em medicina humana*).

Efeitos microbiológicos em bactérias consideradas preocupantes em medicina humana. O conteúdo de resíduos de antimicrobianos no alimento não deveria causar efeitos clinicamente relevantes na microflora intestinal humana. Dá-se atenção aos efeitos microbianos potenciais em bactérias consideradas preocupantes em medicina humana transmitidas por alimentos (*FDA/CVM Guidance for Industry #144 – Pre-Approval Information for Registration of New Veterinary Medicinal Products for Food-Producing Animals with Respect to Antimicrobial Resistance VICH GL27 e FDA/CVM Guidance for Industry #159 – Studies to Evaluate the Safety of Residues of Veterinary Drugs in Human Food: General Approach to Establish a Microbiological ADI VICH GL36R*). As *Guidance for Industry #152 – Evaluating the Safety of Antimicrobial New Animal Drugs with Regard to Their Microbiological Effects on Bacteria of Human Health Concern* disponibilizam normas para a caracterização da seleção de resistência antimicrobiana em bactérias que representam risco à saúde humana devido ao uso de medicamentos antimicrobianos em animais destinados à produção de alimento para consumo humano. Assim, a FDA/CVM utiliza os valores da classificação da estimativa de risco, juntamente com outros dados e com informações enviadas para justificar o envio da solicitação para aprovação do novo medicamento (NADA), para determinar se o medicamento é aprovável sob condições de controle de risco específicas.

Produto químico, fabricação e controle

A seção técnica sobre produto químico, fabricação e controle é uma das mais importantes, pois estabelece a identidade, a potência e a pureza do produto, bem como a segurança, própria de fármacos aprovados, de que o produto permanece inalterado entre os lotes, quando em produção comercial. Isso assegura ao usuário do medicamento que pode confiar nos dados gerados durante a fabricação do produto, mantendo a segurança e eficácia estabelecidas para o fármaco comercializado. Várias considerações essenciais envolvem a avaliação do produto químico e a fabricação de um novo medicamento de uso veterinário. O intuito dessas considerações é assegurar a qualidade e a eficácia do produto, antes e após sua comercialização. O CVM exige que a companhia farmacêutica responsável forneça as informações necessárias que garantam que cada lote do produto liberado no mercado seja compatível e que os consumidores tenham as informações necessárias quanto às condições de armazenamento do produto, de modo a manter a qualidade e a eficácia do medicamento (21 CFR §514.1).

No formulário NADA deve constar a descrição completa dos métodos utilizados, bem como das instalações e controles envolvidos na fabricação, no processamento e na embalagem do novo medicamento para uso em animais. Essa descrição deve incluir informações completas relativas a qualquer medicamento veterinário novo, com detalhes suficientes para possibilitar a avaliação da adequação dos métodos de fabricação,

processamento e embalagem descritos, bem como das instalações e medidas de controle mencionadas. Essa informação é avaliada pela Divisão de Tecnologia de Produção do CVM, de modo a identificar o novo medicamento, bem como sua potência e grau de pureza. Também, são necessárias informações quanto aos métodos utilizados em síntese, extração, isolamento ou purificação de todos os novos medicamentos de uso veterinário; ademais, é preciso cautela para assegurar identificação, potência, qualidade e pureza apropriadas da matéria-prima bruta, e se ativa ou não. O fabricante responsável deve fornecer ao CVM os protocolos utilizados em fabricação, processamento, embalagem e indicação de cada forma de dosagem do novo medicamento veterinário, além dos cuidados que garantam a uniformidade do produto em diferentes lotes.

Para assegurar uma ação adequada do fármaco com o passar do tempo, a companhia farmacêutica responsável também deve realizar estudos relativos à estabilidade do novo medicamento no final do protocolo de dosagem. O prazo de validade corresponde ao tempo de duração seguro de que a qualidade e a eficácia do medicamento se mantêm, quando o produto é armazenado de acordo com as recomendações da bula. O prazo de validade baseia-se em amplos testes de estabilidade do produto pretendido para comercialização, realizados pela companhia farmacêutica responsável; esses dados são avaliados pela Divisão de Tecnologia de Produção do CVM.

Impacto ambiental

A seção técnica sobre impacto ambiental deve conter uma avaliação ambiental (AA) de acordo com a legislação 21 CFR § 25.40, ou um requerimento para sua exclusão categórica conforme consta no 21 CFR § 25.33 (21 CFR § 514.1(b)(14)). A avaliação ambiental é enviada para cumprir exigência da Lei de Política Ambiental Nacional ("National Environmental Policy Act [NEPA]"). Antes da aprovação de um novo medicamento veterinário, a agência deve considerar seus potenciais efeitos no ambiente. Em muitos casos, inclusive naqueles referentes aos vários usos pretendidos para espécies animais de menor importância, é possível solicitar a exclusão da necessidade de envio da avaliação ambiental (AA). Em outros casos, como o uso de novos produtos químicos e, quase sempre, para a aprovação de um novo medicamento para espécies aquáticas é necessário algum tipo de AA para justificar a "ausência de impacto ambiental relevante" (FONSI, do inglês, *finding of no significant impact*). A avaliação ambiental pode incluir informações relativas à contaminação do ambiente por medicamento durante sua fabricação, uso e descarte, bem como o destino do fármaco e seus efeitos no meio ambiente.

A documentação sobre as condições ambientais alerta para o potencial impacto da fabricação e do uso do medicamento, caso sua solicitação seja aprovada. O National Technical Information Service disponibiliza o *Manual Técnico de Avaliação Ambiental* para auxiliar na definição do conteúdo dos documentos referentes às condições ambientais. Em todos os estudos laboratoriais relativos ao meio ambiente é necessário respeitar as BPL. Antes da aprovação, fazem-se inspeções das BPF a fim de confirmar as informações que constam nos documentos sobre as condições ambientais que se aplicam a licenças e controles ambientais para a fabricação.

O objetivo geral da avaliação é a proteção de ecossistemas. Ecotoxicologia é uma ciência complexa e há lacunas em dados e conhecimento a respeito. Todavia, o CVM e a International

Veterinary Cooperative and Harmonization (VICH) elaboraram um guia (*CVM Guidance #166*), publicado no dia 09/01/2006, que descreve os tipos de informações necessárias como parte da Avaliação do Impacto Ambiental (AIA) de medicamentos de uso veterinário (MUV).

O objetivo da AIA é avaliar o risco de os MUV afetarem espécies não alvo presentes no ambiente, inclusive espécies aquáticas e terrestres. Não é possível avaliar os efeitos de MUV em todas as espécies que vivem no ambiente e que podem ser expostas a MUV após sua administração na espécie-alvo. Os níveis taxonômicos testados são utilizados como representantes ou indicadores de uma ampla variedade de espécies animais presentes no ambiente. Em geral, os impactos de maior preocupação são aqueles que afetam a comunidade e o funcionamento do ecossistema, sendo o objetivo a proteção da maioria das espécies. No entanto, pode ser importante diferenciar os efeitos locais daqueles mais abrangentes. Pode haver algumas condições em que o impacto do uso de MUV em um único local pode ser um problema relevante como, por exemplo, nas espécies em risco ou em uma espécie fundamental para o ecossistema. Essas questões são controladas mediante o manejo do risco em um local específico, podendo incluir, até mesmo, restrição ou proibição do uso do medicamento naquela área específica. Além disso, em uma área mais ampla a discussão quanto ao impacto ambiental cumulativo de alguns MUV pode ser apropriada.

A via de administração e a quantidade de MUV que contamina o ambiente determinam os cenários de avaliações de riscos aplicáveis e a magnitude dessa avaliação. A AIA se baseia em princípios aceitáveis de que o risco depende de exposição, destino e avaliação dos efeitos do MUV nos compartimentos ambientais em questão. Embora a contaminação do ambiente possa ocorrer em várias etapas da meia-vida do medicamento, com exceção de alguns fármacos de uso tópico ou aqueles adicionados diretamente na água, a maioria dos MUV primeiramente passa diretamente pelo animal no qual é administrado. Quase sempre, a principal contaminação ambiental se deve à eliminação da(s) substância(s) ativa(s).

Informações adicionais

A seção técnica sobre informações adicionais inclui todas as informações pertinentes à revisão de segurança e eficácia recebida ou obtida pelo solicitante a partir de alguma fonte (ver Título 21 CFR § 514.1(b)(8)(iv)). Geralmente, a seção técnica sobre IA é enviada à Divisão de Animal-Alvo do ONADE-CVM, quando a última seção técnica importante é enviada para revisão; contém informações obtidas em quaisquer pesquisas, mercadologia externa, literatura científica e quaisquer dados ainda não enviados pela companhia farmacêutica, como parte de uma seção técnica importante.

Essa informação deve ser abrangente e equilibrada; deve incluir literaturas favoráveis e desfavoráveis. Embora essa seção técnica seja enviada no fim do processo de aprovação do medicamento, a companhia farmacêutica também deve enviar as informações adicionais relativas a cada seção técnica. Por exemplo, a seção técnica sobre eficácia deve incluir dados não apenas da caracterização da dosagem e da evidência substancial, mas também qualquer informação adicional disponível naquele momento. Assim, quando se envia a seção técnica sobre essas informações adicionais finais, essa seção contém apenas novas informações obtidas a partir da seção técnica sobre eficácia, anteriormente considerada completa.

Bula do medicamento

A capacidade de interpretação e entendimento da bula do medicamento é fundamental para assegurar que o uso de determinado fármaco propicie a resposta pretendida e minimize os efeitos não pretendidos. A bula do produto é a via pela qual o CVM comunica aos veterinários as instruções sobre o uso e condições de armazenamento do produto, bem como os benefícios e riscos associados ao uso do medicamento.

A Seção 201K da FFDCA define *bula* como um documento informativo escrito, impresso ou na forma de gráfico, que acompanha qualquer medicamento. A *bula* do medicamento inclui todas as indicações, bem como outras informações, escritas, impressas ou na forma de gráfico, como encarte da embalagem do medicamento, no frasco ou no invólucro ou acompanhando o fármaco. As informações contidas na bula são obtidas de estudos enviados pela companhia farmacêutica à FDA, necessários para justificar a aprovação de um novo medicamento veterinário, sendo elaborada conjuntamente pela FDA e pela companhia farmacêutica fabricante do medicamento.

Por meio da bula, a FDA fornece ao clínico um entendimento completo dos possíveis benefícios e riscos causados pelo uso do medicamento em um animal. O conceito de uso seguro inclui segurança ao animal, segurança à pessoa que administra o fármaco, segurança do alimento oriundo do animal tratado e segurança ambiental por ocasião do uso ou descarte do produto. Na bula, a informação sobre segurança pode ser obtida a partir de resultados de estudos realizados pela companhia farmacêutica, dados da literatura científica revisada pelos pares ou da extrapolação de informação contida na bula de medicamento de uso humano razoavelmente aplicada à espécie-alvo.

Todas as informações sobre segurança contidas na bula são disponibilizadas na forma de vários títulos, incluindo Contraindicações, Advertências, Precauções, Reações Adversas e Segurança ao Animal. As indicações da bula são informações baseadas em evidências e não em opiniões ou suposições. Portanto, para o clínico compreender totalmente qual a ação do medicamento no animal ele deve se familiarizar com todos os tópicos da bula, para melhor entender os riscos e benefícios associados ao uso do medicamento. A informação sobre segurança pode ser vista a partir da perspectiva de uma hierarquia de gravidade, sendo o tópico Contraindicações o mais crítico, seguido dos tópicos Advertências e Precauções. Quase sempre a seção sobre segurança ao animal é oriunda diretamente de estudos laboratoriais de segurança do animal-alvo. As informações contidas no tópico Reações Adversas são obtidas de estudos de eficácia de campo, antes da aprovação do fármaco, e da experiência pós-aprovação, depois que o medicamento é comercializado para o tratamento de uma população maior. Os tópicos Contraindicações, Advertências e Precauções podem ser modificados de acordo com novos achados na inspeção realizada após a aprovação do uso do fármaco.

Tipicamente, as informações/seções contidas na bula incluem:

- **Os tópicos "identificação, descrição e prescrição" do medicamento** fornecem o nome comercial do produto (geralmente indicado por "®"), o nome genérico (nome do princípio ativo), o tipo de formulação (p. ex., comprimido, solução estéril, suspensão etc.) e se o medicamento requer prescrição (receita) pelo veterinário ou se é um fármaco que não requer prescrição, mas necessita da supervisão de um veterinário (ou seja, categoria de medicamentos denominada VFD; do inglês, *veterinary feed directive*). A bula de todos os medicamentos veterinários que requerem prescrição contém a seguinte frase: "Aviso: Lei Federal restringe o uso desse medicamento a um veterinário licenciado ou exige sua prescrição (receita)." A necessidade de prescrição (Rx), o uso sem necessidade de receita (*over-the-counter* [OTC]) e o uso de medicamentos VFD são discutidos posteriormente, neste capítulo

- **O tópico "indicações"** lista a(s) condição(ões) ou doença(s) específica(s) para as quais o medicamento foi aprovado. Neste tópico a redação específica depende dos dados contidos na seção técnica que trata de eficácia, inclusa na solicitação de novo medicamento animal (formulário NADA) aprovada
- **O tópico "contraindicações"** define as condições nas quais, sabidamente, um medicamento não deve ser utilizado porque o risco de seu uso supera possível benefício. As contraindicações se baseiam em evidência razoável de que um medicamento causa uma reação adversa específica. O uso do fármaco nas situações mencionadas na seção sobre contraindicações provavelmente resulta em eventos adversos graves, fatais ou com risco à vida do animal, ou requer intervenção profissional, ou causa aborto, ou natimorto, ou infertilidade, ou anomalia congênita, ou incapacidade prolongada ou permanente, ou deformação no animal tratado
- **O tópico "advertências"** descreve reações adversas graves e risco potenciais à segurança do animal tratado. Embora as reações adversas possam ser graves, a FDA determinou que o benefício do uso do medicamento supera o risco do evento adverso.

O tópico advertências também pode relatar ações potenciais que o veterinário pode tomar para minimizar a reação adversa que poderia ocorrer ou para reduzir a ocorrência de possível efeito adverso, tal como evitar o uso do fármaco em uma população sabidamente de alto risco. As informações que constam no tópico advertências baseiam-se em evidências que indicam associação de sério risco com o uso do medicamento, mas não comprovam, necessariamente, que o fármaco causou a reação. Problemas relevantes que podem causar morte ou lesão grave podem requerer um "aviso em caixa", na bula.

O tópico "advertências" também pode incluir um item sobre segurança ao usuário (avisos aos humanos) ou segurança alimentar humana. O tópico sobre segurança do usuário fornece informação a respeito do risco à saúde humana por meio de contato direto, inalação, ingestão, injeção ou outros modos de exposição ao produto. O tópico sobre segurança alimentar humana (advertências sobre resíduos) indica o período de carência após o uso do medicamento em um animal destinado à produção de alimento para o consumo humano. O período de carência é o intervalo de tempo entre a administração da última dose do medicamento ao animal de produção e o momento do abate, ou consumo de leite ou ovos, sem a presença de resíduos ilegais do medicamento nesses alimentos. Esse tópico também alerta contra o uso do medicamento em animais para os quais não se estabeleceu um período de carência

- **O tópico "precauções"** inclui informações adicionais que aumentam a segurança do uso do produto pelo clínico. Esse tópico consiste em qualquer informação adicional importante para o uso seguro do medicamento, que não foi incluída no tópico "contraindicações" ou "advertências". O tópico "precauções" pode incluir recomendações para testes de triagem ou de diagnóstico, informações sobre interações medicamentosas, risco de carcinogênese, segurança reprodutiva,

reações adversas em espécies diferentes daquela espécie-alvo ou uso em subpopulações particulares da espécie-alvo, como pediátrica e geriátrica ou animais com uma doença particular

- **O tópico "reações adversas"** menciona efeitos razoavelmente indesejáveis associados ao uso do medicamento que podem ocorrer como parte da ação farmacológica do fármaco ou cuja ocorrência possa ser imprevisível. Esse tópico contém informações obtidas em estudos de campo sobre eficácia, realizados pela companhia farmacêutica, para justificar a aprovação de um novo medicamento veterinário. Esse tópico também pode incluir um item sobre experiência pós-aprovação, reportando quaisquer efeitos indesejáveis adicionais verificados no período de inspeção pós-aprovação do produto em uma população maior de pacientes. O tópico "reações adversas" inclui um número de telefone, com ligação gratuita, para o clínico que necessita assistência técnica da companhia farmacêutica
- **O tópico "informação ao proprietário ou à pessoa responsável pelo tratamento do animal"** contém informações específicas ao proprietário ou à pessoa responsável pelo tratamento do animal quanto ao uso efetivo e seguro do medicamento. Essa informação é preparada para o veterinário transmiti-la ao proprietário do animal no momento da prescrição do medicamento. Alguns produtos disponibilizam um folheto informativo ao cliente (FIC), em separado, além da bula. Esse FIC é para ser distribuído ao proprietário do animal toda vez que o produto lhe seja entregue. Tipicamente, o FIC é uma exigência da FDA, quando é necessário fornecer ao proprietário do animal informação detalhada acerca do risco de reações adversas graves causadas pelo medicamento. O FIC pode incluir informações que auxiliem o proprietário do animal a reconhecer e relatar ao veterinário quaisquer sinais precoces de problemas após o uso do produto, em um paciente individual
- **O tópico "farmacologia clínica"** é um resumo conciso das propriedades farmacológicas, farmacocinéticas e farmacodinâmicas do medicamento relativas à espécie-alvo. Esse tópico também pode mencionar informação acerca da classe do fármaco, interações medicamentosas potenciais e efeito do alimento na biodisponibilidade do medicamento. No caso de uma substância antimicrobiana, quase sempre esse tópico inclui um item sobre exames microbiológicos e testes de sensibilidade (antibiograma) de patógenos específicos para os quais o produto é indicado
- **O tópico "eficácia"** contém um resumo dos resultados de estudos de eficácia publicados no sumário de FOI. O resumo fornece informação concisa de estudos fundamentais sobre eficácia e inclui outras informações, como número e localização geográfica de onde os estudos foram realizados e idade, gênero, número total de animais do estudo, dentre outras, além de uma breve descrição do delineamento experimental e dos resultados de estudos. O resumo informa o número de estudos de eficácia realizados e a magnitude da melhora dos animais tratados, comparativamente aos animais do grupo-controle. Essa informação pode ser considerada a partir da perspectiva de similaridade entre a população estudada *versus* a população de pacientes submetidos ao tratamento (sendo que o "paciente" pode ser um animal individual ou um grupo de animais). Por exemplo, dentre as questões relevantes pode-se incluir o fato de o paciente e a população estudada apresentarem ou não idade, classe e grau de morbidade similares. Esse tipo de informação pode ser particularmente útil quando se decide pela escolha de produtos similares aprovados e disponíveis para as mesmas indicações.

Quanto à base de dados que justificam a aprovação do medicamento, informações mais detalhadas disponibilizadas no resumo podem ser obtidas nos sumários de FOI. Esses sumários são facilmente acessados no *website* do CVM, mediante a simples inserção do número do formulário NADA ou ANADA (outra parte da informação que consta na bula), para o produto em questão

- **O tópico "segurança do animal"** consiste em um resumo dos resultados dos estudos relativos à segurança do animal-alvo (SAA) exigidos para aprovação de um novo medicamento de uso veterinário pela FDA. Essa informação indica a margem de segurança do fármaco. Também possibilita ao leitor verificar quais tipos de sintomas são observados em animais tratados com doses maiores do medicamento e por período mais longo do que a recomendação da bula. Auxilia o clínico a decidir se utiliza, ou não, o medicamento em animais idosos, jovens ou que apresentam comorbidades. Caso se constatem sinais adversos em um animal tratado, a bula deve conter informações relativas a sinais semelhantes, notados ou não, durante o teste de segurança desse procedimento

- **O tópico "informação sobre armazenamento"** menciona as condições de armazenagem recomendadas, necessárias para preservar a ação do medicamento em limite aceitável, antes do vencimento do prazo de validade do produto. Quando aplicável, inclui informações práticas sobre transporte, armazenamento em depósito e armazenamento no domicílio do usuário. São mencionadas todas as condições de armazenamento obrigatórias (p. ex., armazenamento em temperatura ambiente controlada, 20 a 25°C). Quando o medicamento precisa ser misturado a uma solução diluente antes do uso, esse tópico menciona as condições de armazenamento tanto para o fármaco diluído, quanto o tempo máximo para uso do medicamento diluído

- **O tópico "distribuição do medicamento"** pode conter descrição do procedimento de liberação, o número de unidades por embalagem e as potências da dose

- **Número do formulário NADA ou ANADA e Declaração de Aprovação da FDA:** O número do NADA ou ANADA pode ser utilizado para pesquisa no *website* da FDA/CVM ou para relatar reações adversas a um produto específico. Esse tópico garante ao clínico que ele está usando um novo medicamento veterinário aprovado.

Classificação das condições de venda de medicamentos veterinários | Com prescrição ou receita médica, sem necessidade de receita e sem receita, mas com autorização por escrito e supervisão do veterinário, para medicamentos adicionados a alimentos

A FDA é responsável pela determinação da condição de venda (receita médica [Rx], sem necessidade de receita médica [OTC] ou VFD) de medicamentos de uso veterinário, considerando se é ou não possível elaborar "instruções adequadas de uso", por meio das quais uma pessoa leiga possa utilizar o medicamento com segurança e eficácia. Os fármacos que requerem receita médica (Rx) só podem ser adquiridos mediante apresentação da receita ou autorização legal por escrito, emitida por um veterinário licenciado.

Nesse contexto, são considerados importantes fatores: potencial de toxicidade ou outros efeitos prejudiciais do produto, método de administração e medidas adicionais necessárias para o seu uso

(p. ex., diagnóstico confiável da doença, com razoável certeza), além da possibilidade de outros riscos potenciais à segurança e de falha terapêutica do produto após o período de tratamento.

As mesmas substâncias contidas no medicamento podem ser comercializadas em várias formulações e diferentes dosagens, utilizadas em distintas vias de administração e em diferentes espécies animais. Assim, esses medicamentos podem ser apropriadamente indicados, com necessidade de receita médica, em alguns casos, e sem necessidade de receita, em outros. A bula de medicamentos veterinários deve conter o aviso: "Cuidado: lei federal restringe o uso desse medicamento aos veterinários licenciados ou por sua solicitação mediante receita".

Antes da aprovação da lei ADAA, a legislação FFDCA permitia à FDA apenas duas opções para a regulamentação da venda de medicamentos veterinários: Rx ou OTC. A prescrição obedeceria às leis de farmácia estaduais e essas leis, em um número relevante de estados, proibiam os fabricantes de alimentos de vender fármacos de uso veterinário e alimentos com adição desses medicamentos, sem receita. Em outros estados, as leis farmacêuticas exigiam a presença de farmacêutico nas indústrias que produziam alimentos nos quais adicionavam-se medicamentos, além da necessidade de receita. Como um problema prático, a obediência às leis de farmácia relativas à venda de alimentos com adição de medicamento era um ônus aos conselhos estaduais de farmácias e implicava gastos para os produtores de alimentos destinados aos animais, a tal ponto de que era impraticável a produção desses novos medicamentos de uso veterinário criticamente necessários e disponíveis para o tratamento de animais. Por essa razão, por meio da lei ADAA, o Congresso aprovou a criação de uma categoria de fármacos, a de VFD, possibilitando o uso de uma nova classe de medicamentos restritos à adição aos alimentos que, então, podem ser comercializados sem o cumprimento das leis de farmácia estaduais. Embora o controle estatutário de distribuição e uso de medicamentos VFD seja semelhante àquele de fármacos veterinários que requerem receita médica regulamentada pela seção 503(f) da FFDCA (21 U.S.C. 353[f]), as regulamentações relativas aos VFD são adaptadas para condições particulares relacionadas à comercialização de alimentos destinados aos animais que contêm um medicamento VFD. Diferentemente dos fármacos que requerem receita médica, os medicamentos VFD não são controlados por conselhos estaduais de farmácias. Não é permitido o uso *extralabel* de medicamento VFD e o veterinário pode indicar o seu uso apenas quando houver uma relação veterinário-proprietário-paciente válida, como definido na legislação 21 CFR §530.11(b).

Solicitação de Aprovação de Novo Medicamento Veterinário Resumida (ANADA)

Antes da aprovação da lei de medicamentos genéricos, a GADPTRA, a FDA podia aprovar solicitação resumida somente para medicamentos genéricos de fármacos veterinários aprovados antes de 1962 e que se mostraram efetivos no programa Drug Efficacy Study Implementation (DESI). O intuito da lei GADPTRA era encorajar a competição entre as companhias farmacêuticas e reduzir os preços dos medicamentos veterinários, permitindo a solicitação resumida para aprovação de fármacos genéricos de medicamentos previamente aprovados, sem necessidade de a companhia farmacêutica responsável pelo medicamento genérico repetir os estudos sobre segurança e eficácia que foram exigidos para a aprovação do NADA do medicamento original. A lei GADPTRA permite o envio de um formulário ANADA para aprovação de um medicamento de uso veterinário que seja semelhante a um fármaco veterinário aprovado e que conste na lista de produtos publicada pela FDA (listado como novo medicamento de uso veterinário), quanto às condições de uso recomendadas na bula do produto, ao(s) ingrediente(s) ativo(s), à dosagem, à potência farmacológica e à via de administração.

O responsável pelo envio do formulário ANADA pode requerer à agência, com base na Seção 512(n)(3) da FFDCA, permissão para preenchimento de uma solicitação ANADA para um novo medicamento de uso veterinário, com algumas alterações àquelas estabelecidas ao medicamento original aprovado. As alterações se limitam a:

- Um ingrediente ativo, em caso de combinação de produtos aprovada
- Forma de dosagem
- Dose
- Via de administração
- Ingrediente ativo, em caso de combinação misturada ao alimento.

O fabricante do medicamento genérico pode preencher um formulário apropriado para solicitação de permissão para realizar alteração específica no produto original. O requerimento deve seguir o formato e conteúdo descritos para uma Petição do Cidadão (21 CFR §10.20), que é um documento público enviado à FDA. A resposta da FDA à petição também é um documento público. A agência decide se nega ou aprova essa petição.

O formulário ANADA precisa conter todas as seções técnicas aplicáveis ao formulário NADA; contudo, em alguns casos, as informações necessárias para o preenchimento dessas exigências são diferentes. Por exemplo, a eficácia e a segurança no animal-alvo são avaliadas mediante a comprovação das bioequivalências do medicamento original e do fármaco genérico. O objetivo de estudos de bioequivalência é determinar se há ou não diferença no processo de fabricação e formulação do produto suficiente para influenciar a taxa e o grau de absorção do medicamento. A suposição fundamental de todos os testes de bioequivalência é de que a taxa e o grau de absorção do medicamento sejam semelhantes e, portanto, os produtos são clinicamente similares e, assim, permutáveis.

Os estudos de bioequivalência (*i. e.*, concentração sanguínea da substância, ponto de corte farmacológico e ponto de corte clínico) e os estudos de depleção de resíduo nos tecidos são realizados de acordo com as regulamentações das BPL (21 CFR Parte 58). Quando a absorção do medicamento é suficiente para sua mensuração no sangue (ou em outro tecido ou fluido biológico apropriado) e quando a absorção sistêmica é relevante para a ação do medicamento, deve-se analisar do nível de bioequivalência no sangue (ou em outro tecido ou fluido biológico).

Para alguns medicamentos genéricos, a agência pode abrir mão da necessidade de comprovação de bioequivalência com o produto original. Em geral, a bioequivalência entre soluções é considerada irrelevante para aquelas soluções que apresentam os mesmos ingredientes ativos e inativos, na mesma concentração e no mesmo pH, e as mesmas propriedades físico-químicas do produto original. As classes de medicamentos que podem ser elegíveis para o não cumprimento dessa exigência incluem solução de uso parenteral para injeção intravenosa, subcutânea ou intramuscular; solução de uso oral ou outras formulações solubilizadas; soluções de uso tópico, para tratamento local; e soluções de anestésicos voláteis inalantes.

Quando se utiliza concentração sérica ou sanguínea do medicamento na avaliação de bioequivalência do produto, os princípios básicos dessa avaliação refletem uma combinação de farmacocinética e bioestatística. Ela se baseia no princípio de que duas formulações contendo ingrediente ativo idêntico possuem mesmas segurança e eficácia, quando as duas formulações apresentam semelhantes taxa e grau de absorção. Além de sua aplicação aos medicamentos genéricos, os estudos de bioequivalência podem ser utilizados para justificar a aprovação de alterações propostas na fabricação de uma versão genérica de um produto aprovado, sem patente, ou para garantir a segurança e/ou eficácia de um medicamento da própria companhia farmacêutica responsável.

Os estudos de bioequivalência em amostras de sangue comparam uma formulação-teste com uma formulação-referência, utilizando parâmetros obtidos das concentrações do medicamento e/ou de seus metabólitos (em função do tempo) no plasma, no soro ou em outros fluidos biológicos apropriados. Esse procedimento é aplicado para formas de dosagem em que se pretenda liberar o(s) ingrediente(s) ativo(s) do(s) fármaco(s) no sítio de ação, via circulação sistêmica. Embora geralmente realizado na comparação do teor sanguíneo após a administração de uma única dose, um estudo de bioequivalência com múltiplas doses pode ser apropriado quando se prevê pequeno acúmulo do medicamento. Para detalhes referentes à avaliação da bioequivalência de medicamentos recomenda-se aos leitores a consulta ao *CVM Guidance #35* e ao Capítulo 3 deste livro.

Como os medicamentos genéricos de uso veterinário devem conter as mesmas indicações, advertências, precauções, indicações de uso etc., semelhantes àquelas do produto original aprovado (exceto quando julgado apropriado com base na Petição de Adequação (21 CFR §512(n)(1)(F)), geralmente há necessidade de estudos de bioequivalência para todas as espécies às quais o medicamento original foi aprovado (com exceção de espécies animais "de menor importância").

Quando o produto em questão é um medicamento genérico pretendido para uso em animais de produção, o fabricante precisa realizar tanto estudos de bioequivalência quanto estudos de resíduos nos tecidos, a menos que seja possível a mensuração da concentração sanguínea do princípio ativo do fármaco, para determinar o período de carência do produto original. Essa exigência baseia-se na conclusão de que a depleção tecidual de resíduos de medicamentos genéricos não é adequadamente obtida em estudos de bioequivalência com base na concentração sanguínea do fármaco. As possíveis diferenças detectadas em estudo da concentração sanguínea do fármaco (que não teria relevância clínica) podem influenciar o período de carência porque a última baseia-se em concentração extremamente baixa do medicamento no tecido (ver seção *Segurança alimentar humana*). Geralmente, um estudo de resíduo tecidual é acompanhado de estudos de bioequivalência dos pontos de corte farmacológico e clínico (21 USC 360b(n)(1)(A)(ii)).

A companhia farmacêutica responsável pela solicitação do medicamento genérico utiliza dados já existentes sobre o nível de tolerância, o marcador de resíduo, o tecido-alvo e os métodos analíticos (como aqueles contidos no formulário NADA aprovado para o produto original), a fim de determinar o período de carência do fármaco genérico (Diretrizes para a Indústria #35 da FDA/CVM). Assim, o fabricante responsável pelo medicamento genérico deve apenas monitorar a depleção do marcador de resíduo, não radiomarcado, no tecido-alvo, de modo a estabelecer o período de carência do medicamento genérico. No entanto, por motivos já mencionadas há o risco de que a formulação genérica apresente um período de carência diferente (mais longo ou mais curto) daquele do produto original. Assim, os usuários finais dos produtos genéricos devem ler cuidadosamente a bula desses fármacos para evitar o risco de ocorrência de resíduos ilegais.

Processo de revisão em fases

Nos EUA, para uma companhia farmacêutica comercializar um novo medicamento de uso veterinário ela deve obter aprovação para seu produto mediante o envio do formulário NADA. Tradicionalmente, a companhia farmacêutica gera todos os dados e informações necessárias e preenche um formulário NADA completo. Devido à complexidade do formulário NADA, a possibilidade de aprovação de cada componente desse formulário, sem que se faça estreito contato com o CVM, é pequena. Isso significa que, não fazendo isso, a companhia farmacêutica provavelmente empregará esforços e recursos significantes para elaborar um formulário de solicitação de aprovação de medicamento que deverá ser refeito. Isso, além de ineficiente, é oneroso. Por essa razão, o CVM desenvolveu um processo de Revisão em Fases, em que a companhia farmacêutica pode trabalhar juntamente com o CVM para elaborar os componentes ou seções técnicas de seu formulário NADA, antes de seu preenchimento. Essa maior interação capacita o responsável a ter cada parte de sua solicitação revista em uma fase da pesquisa e recebe um retorno relativo à aceitabilidade de sua solicitação. A companhia farmacêutica pode enviar protocolos de estudo, relatório do estudo final e outras informações, para revisão, à medida que são elaborados.

Reunião pré-solicitação

O processo de revisão em fases começa com uma reunião ou com uma série de reuniões conhecida como reunião pré-solicitação. Essa reunião é muito importante para o sucesso do desenvolvimento do produto. Durante essa reunião a companhia farmacêutica disponibiliza informações científicas e técnicas sobre o seu produto, bem como o(s) uso(s) pretendido(s) proposto(s) para o medicamento. A companhia faz um esboço das questões relativas a segurança e eficácia que precisa resolver e como pretende superá-las. O CVM discute esse plano de desenvolvimento com a companhia, esclarecendo os itens que devem ser tratados para obter um plano de desenvolvimento bem-sucedido.

Após a reunião pré-solicitação, a companhia farmacêutica trabalha em cada parte da solicitação ou das seções técnicas. As seções técnicas consistem em: segurança do animal-alvo, eficácia do medicamento, segurança alimentar humana, processamento químico, impacto ambiental, bula e outras informações.

Os resultados dessa reunião são documentados em um Memorando da Reunião (MR), como especificado na legislação 21 CFR 514.5.

Protocolos de estudo

Solicitação

Não há exigência para a companhia farmacêutica enviar protocolos de estudo para revisão; essa é uma atitude voluntária. Se o CVM concorda com o protocolo enviado, significa que ele está de acordo com o protocolo planejado e a execução do plano e que as análises dos dados são apropriadas para alcançar os objetivos do estudo. Se o CVM não concorda, ele envia uma declaração à companhia farmacêutica, com o máximo de detalhes possível, considerando a qualidade e o nível de detalhamento do protocolo de solicitação, e inclui uma avaliação sucinta do protocolo. Essa resposta também menciona se o CVM concorda, discorda ou carece de informação suficiente para tomar uma decisão.

Os protocolos devem ser bem escritos, claros, concisos e consistentes em todas as seções técnicas, de modo que o fiscal tenha um documento que resuma os procedimentos e a metodologia do estudo. As formas de coleta de dados (p. ex., relato de casos, consentimento do proprietário) devem ser incluídas no protocolo e referenciadas na seção do protocolo nas quais são discutidas. Os procedimentos operacionais padrão relevantes (SOP, do inglês *standard operating procedures*) relativos à coleta de dados para estudos laboratoriais devem ser anexados ao protocolo ou deve-se incluir uma descrição apropriada dos procedimentos no protocolo (p. ex., SOP para descrever parasito em estudo com fármacos anti-helmínticos ou SOP para cultura microbiológica e teste de sensibilidade microbiana). Caso haja dúvida, a companhia farmacêutica deve entrar em contato com o CVM para discutir qual SOP, se for o caso, deve ser incluído no protocolo. A carência de detalhes em um protocolo de estudo pode resultar na recusa de revisão pelo CVM.

Reuniões para o desenvolvimento do protocolo

O fabricante responsável pelo pedido de aprovação do medicamento pode solicitar uma reunião para discutir detalhes específicos do protocolo de desenvolvimento. O CVM recomenda fortemente uma reunião para discutir o protocolo de desenvolvimento quanto a nova(s) indicação(ões), novos produtos e planejamento de estudo complexo. Ao solicitar uma reunião para discutir o protocolo de desenvolvimento a companhia deve considerar a data da reunião em relação à submissão do protocolo e qualquer informação adicional importante que possa ser necessária.

Documentação e envio do estudo

A companhia farmacêutica realiza o estudo de acordo com o protocolo apresentado. Os estudos de eficácia são realizados de acordo com as diretrizes de Boas Práticas Clínicas (BPC) e os estudos de segurança baseiam-se nas diretrizes de BPL. Quando o estudo é concluído e o relatório final do estudo é elaborado, a companhia envia cópia desse relatório ao CVM, juntamente com os documentos que o sustentam, inclusive os dados brutos, para revisão. O CVM faz a revisão do estudo, considerando a integridade dos dados e o mérito científico. Se o estudo for aceito ele é utilizado para dar sustentação a uma seção técnica, ou a parte dela. Quando toda a seção técnica está completa o CVM envia à companhia uma declaração informando a sua finalização.

Formulário Administrativo para Solicitação de Aprovação de Novo Medicamento de Uso Veterinário (NADA)

Quando a companhia farmacêutica recebe uma declaração informando que as seções técnicas exigidas para justificar a aprovação de um novo medicamento de uso veterinário estão completas, a companhia farmacêutica pode preencher um formulário NADA Administrativo. O NADA Administrativo consiste em vários documentos fundamentais, incluindo cópia da bula completa, cópias de todas as declarações referentes às seções técnicas concluídas e o formulário FDA 356V. Assim que recebe o NADA Administrativo, o CVM faz sua revisão e processa a solicitação de aprovação dentro de 60 dias.

MEDICAMENTOS VETERINÁRIOS DE MENOR USO E AQUELES UTILIZADOS EM ESPÉCIES ANIMAIS DE MENOR INTERESSE

O intuito da aprovação da lei *Minor Use and Minor Species Animal Health Act* (Lei MUMS), em 2004, era aumentar a disponibilidade de novos medicamentos veterinários para uso em espécies animais de "menor interesse" e de fármacos de menor uso em animais, ainda assim, assegurando proteção apropriada à saúde animal e à saúde humana. A Lei MUMS possibilitou o estabelecimento do Office of Minor Use and Minor Species Animal Drug Development (OMUMS). O OMUMS é responsável pela supervisão do desenvolvimento e comercialização legal de novos fármacos veterinários de menor uso (em doença rara) nas principais espécies (ovinos, suínos, frangos, perus, cães, gatos e equinos) e de novos medicamentos para espécies animais de menor interesse, classificadas como "outros animais", incluindo ovinos, caprinos, aves de caça, casuares, veados em cativeiro, alpacas, lhamas, cervídeos, alces, coelhos, porquinhos-da-índia, pássaros de companhia, répteis, peixes ornamentais e outros, mariscos, animais selvagens, animais de zoológicos, peixes de aquário e abelhas.

Em razão da baixa comercialização e da pequena margem de lucro relativas a novos medicamentos veterinários de menor uso nas principais espécies animais ou de uso em espécies de menor interesse, geralmente o incentivo econômico não é suficiente para motivar a companhia farmacêutica a obter dados de estudos necessários para justificar a aprovação do produto pela FDA. Além disso, algumas populações de animais de menor interesse são muito pequenas ou os seus sistemas de manejo são muito diferentes para tornar prática a realização de estudos tradicionais de comprovação de segurança e eficácia. Assim, em muitos casos os fabricantes não dispõem de verbas para financiar estudos para obtenção desses dados. Como consequência, muito poucos novos medicamentos de uso veterinário de menor uso ou fármacos destinados a espécies de menor interesse têm sido aprovados e legalmente comercializados.

A disponibilidade limitada de novos fármacos veterinários de menor uso ou daqueles destinados a espécies animais de menor interesse, aprovados, restringe a disponibilidade de opções terapêuticas para esses animais, quando doentes. Em muitos casos, a opção é deixar um animal doente sem tratamento ou tratá-lo com um medicamento não aprovado. O tratamento não apropriado de animais doentes pode aumentar o risco à saúde pública. Por exemplo, a transmissão de doença de animais aos humanos ou a excreção de microrganismos causadores de doença pelos animais não tratados, no ambiente, pode aumentar o risco à saúde humana, bem como à saúde de outros animais. O tratamento de um animal com um medicamento não aprovado deixa dúvida quanto a eficácia e segurança ao animal, ao ambiente e à saúde pública (p. ex., segurança alimentar humana).

A legislação MUMS modificou o conteúdo da lei FFDCA em três pontos-chave, possibilitando:

- Aprovação condicional: a companhia farmacêutica fabricante do medicamento veterinário pode solicitar ao CVM a "aprovação condicional", que permite ao fabricante comercializar o fármaco após comprovar que é seguro e com expectativa razoável de eficácia, mas antes deve coletar todos os dados sobre eficácia necessários para sua aprovação final. O fabricante do medicamento pode manter o produto no mercado por até 5 anos, com revisões anuais, enquanto obtém os dados de eficácia exigidos
- Indexação: a implementação dessa regulamentação possibilita à FDA adicionar um medicamento destinado a espécies

de menor interesse a um índice de novos medicamentos de uso veterinário não aprovados, que podem ser legalmente comercializados quando a procura por esse medicamento é muito pequena para justificar os custos do processo de aprovação do fármaco, mesmo para aprovação condicional. Isso é especialmente útil aos veterinários que tratam animais de zoológico e aqueles em risco e aos proprietários de espécies de animais de companhia de menor interesse, como peixes ornamentais ou répteis, aves ou mamíferos criados em gaiolas

- Designação: essa legislação possibilita incentivos para a aprovação de um medicamento, como verba para custear gastos com testes de segurança e eficácia. A companhia farmacêutica deve solicitar a designação antes do preenchimento do formulário de solicitação de aprovação de um novo medicamento veterinário pela FDA. Quando um medicamento designado é aprovado, ou recebe aprovação condicional, a ele é concedido direito de comercialização exclusiva por um período de 7 anos. Isso significa que a FDA não pode aprovar outra solicitação de aprovação para um medicamento semelhante, com a mesma dosagem e o mesmo uso pretendido, antes desses 7 anos. Esse período é 2 a 4 anos mais longo do que o permitido para medicamentos genéricos de fármacos não designados. A exclusividade de comercialização concedida pela MUMS também impede a solicitação de aprovação de outro medicamento original (não genérico) à base do mesmo princípio ativo do fármaco, na mesma dosagem e para o mesmo uso pretendido.

Auxílios. A lei também inclui uma cláusula que possibilita ao Congresso aprovar verba para custear os gastos referentes aos testes de segurança e eficácia de medicamentos designados.

MONITORAMENTO DE MEDICAMENTOS DE USO VETERINÁRIO APÓS APROVAÇÃO

Após sua aprovação, o monitoramento de medicamentos de uso veterinário é um procedimento muito importante, necessário para garantir que sua fabricação siga as especificações aprovadas e mantenha sua ação esperada. Além disso, o CVM monitora materiais promocionais e de publicidade utilizados pela companhia farmacêutica, assegurando que o produto seja anunciado de acordo com as condições de sua aprovação. O CVM utiliza Relatórios de Experiência com Medicamentos (REM) e Relatórios de Experiências Adversas com Medicamentos; ademais, continua com inspeções das instalações industriais para seu monitoramento.

Relatórios de experiência com medicamentos

A companhia farmacêutica detentora da aprovação do novo medicamento veterinário é responsável por estabelecer e manter registros relativos à experiência com o fármaco ou com um produto (outros medicamentos ou alimentos) que contém esse novo medicamento, bem como elaborar relatórios incluindo essas experiências (regulamentação 21 CFR 514.80). A companhia deve preencher Relatórios de Experiências com o Medicamento (REM) dentro de 30 dias do período do relatório. Após a aprovação inicial, os dois primeiros períodos de relatório têm um intervalo de 6 meses; depois disso, os relatórios são preenchidos anualmente, com data que coincide com a data de sua aprovação.

A submissão do REM inclui:

- Relatos não publicados de experiência clínica ou com outro animal, estudos, pesquisas ou testes realizados ou relatados ao fabricante do produto
- Experiência, pesquisas ou estudos relativos às propriedades físicas ou químicas do medicamento de uso veterinário

- Cópias da bula que acompanha o medicamento e cópias de informações promocionais do produto
- Informação de que o medicamento deve ser indicado para uso por, ou com receita de, um veterinário licenciado
- Quantidade de medicamento distribuído, para facilitar a avaliação de efeitos adversos
- Resumo de relatos de aumento da frequência de eventos adversos causado pelo uso do medicamento (experiências adversas com o medicamento [EAM]). Ver seção *Relatórios de experiências adversas com medicamentos*)
- Controvérsias relativas ao novo medicamento veterinário e sua indicação
- Alteração ou deterioração do novo medicamento veterinário ou falha de um lote em atender as especificações
- Efeitos colaterais inesperados, lesões, toxicidade, reação de sensibilidade ou ocorrência inesperada ou efeitos colaterais graves associados com uso de produto químico independentemente do novo medicamento veterinário
- Falha do novo medicamento de uso veterinário em propiciar a ação farmacológica esperada.

Relatórios de experiências adversas com medicamentos

Os principais objetivos da manutenção da base de dados de experiências adversas com o medicamento (EAM) da FDA/CVM são possibilitar uma advertência ou um sistema de sinalização precoce dos efeitos adversos não detectados durante o teste pré-comercialização de fármacos de uso veterinário aprovados pela FDA e monitorar o efeito de fármacos uso veterinário não aprovados. O sistema de relato do EAM da FDA/CVM depende da detecção de um evento clínico adverso pelos veterinários e pelos proprietários do animal, da atribuição do evento clínico ao uso de um medicamento particular (fármaco "suspeito") e o relato de EAM ao fabricante do medicamento suspeito ou diretamente à FDA. Os dados obtidos a partir desses relatos de EAM são codificados e incluídos em uma base de dados computadorizados de EAM da FDA/CVM. Recomenda-se ao leitor consultar o Capítulo 58 para informações adicionais sobre esses assuntos.

Ao utilizar informações obtidas do banco de dados de EAM da FDA/CVM é importante lembrar algumas advertências:

- Em alguns relatórios de EAM não há certeza de que o medicamento suspeito tenha causado o evento adverso. Isso porque os veterinários e os proprietários de animais são encorajados a relatar todas as EAM suspeitas, não apenas aquelas que sabidamente sejam causadas pelo fármaco. O evento adverso pode estar relacionado, principalmente, a uma doença primária para a qual o medicamento foi utilizado; ao uso concomitante de outros fármacos; ou a qualquer alteração concomitante à administração do medicamento suspeito
- Não se deve utilizar relatórios de EAM acumulados para calcular a taxa de ocorrência ou estimar o risco de uso do medicamento. A seção de fiscalização é responsável pela consolidação de todos os relatórios de experiências com medicamentos, consultas e referências necessárias e preparação dos sumários dos relatórios. O sistema de classificação (escore) de EAM dessa seção baseia-se no sistema de classificação de Kramer modificado (Bataller e Keller, 1999). Nesse sistema, cada sintoma é separado dos demais e classificado de acordo com a experiência prévia com o medicamento, com outros agentes etiológicos (outras causas), com o momento da constatação do evento, com a possibilidade de superdosagem e se a reação persistiu

ou abrandou com a cessação do medicamento ou se houve recorrência da reação após nova administração do fármaco. Informações adicionais sobre os critérios e responsabilidade de consolidação, triagem, revisão e avaliação dos relatórios de experiências com o medicamento são posteriormente detalhadas na seção 1240.3522 do *Manual do Programa de Política e Procedimentos do CVM – Revisão e Avaliação de Relatórios de Experiências com Medicamentos* (www.fda.gov/downloads/animalveterinary/guidancecomplianceenforcement/policies proceduresmanual/ucm046832.pdf).

Os veterinários e os proprietários de animais são encorajados a relatar experiências adversas e falhas do medicamento à agência governamental que regulamenta o uso do produto em questão. Para acessar o *website* da FDA/CVM, para informações e formas necessárias para relatar experiências adversas com medicamento veterinário recomenda-se ao leitor consultar: www.fda.gov. A realização de pré-testes pelo fabricante e a revisão de dados pela instituição governamental não garantem eficácia e segurança absoluta, em razão da limitação inerente do teste do produto em uma população limitada de animais. O CVM encoraja os veterinários e os proprietários de animais a fazer contato com o fabricante de um produto suspeito. Pode-se recomendar a retirada de um medicamento aprovado do mercado, caso se comprove que ele carece de segurança e eficácia.

A companhia farmacêutica que comercializa o medicamento em questão deve ser notificada sobre a necessidade de relatar uma EAM associada ao uso de um fármaco de uso veterinário aprovado pela FDA. Geralmente pode-se obter um número de telefone da companhia, indicado na bula do produto. Os profissionais do serviço técnico fazem uma série de perguntas relativas ao evento, preenchem o formulário 1932 da FDA e enviam o relatório ao CVM. Também, o relato pode ser enviado mediante o Formulário 1932a, diretamente à FDA.

Preferivelmente, os relatórios devem incluir um bom histórico clínico, todos os medicamentos administrados concomitantemente ao animal, qualquer procedimento cirúrgico recente e o maior número possível de achados clínicos. Os achados clínicos podem incluir dados de exame físico, perfil bioquímico clínico, hemograma completo, exames de urina e de fezes, exame radiográfico e de estudos da hemodinâmica como pressão sanguínea e outras mensurações de pressão no coração ou próximo a ele, além de resultados de avaliações neurológicas.

Às vezes, o CVM pode solicitar outras informações detalhadas sobre um evento e o relator pode ser contatado por via telefônica por um veterinário da equipe do CVM. As identidades de todas as pessoas e animais são mantidas em sigilo absoluto pela FDA e com proteção total da lei. A identidade do relator pode ser compartilhada com o fabricante ou o distribuidor, a menos que solicitada de outra maneira. No entanto, a FDA não revela a identidade do relator em uma petição pública, de acordo com a Lei de Livre Informação. A informação solicitada inclui nome do relator, endereço, número de telefone e nome comercial do medicamento em questão.

Para informação a respeito do programa de fiscalização do CVM recomenda-se ao leitor consultar o Capítulo 58 deste livro. Para obter informações adicionais entre em contato com:

- Para produtos biológicos para uso em animais: vacinas, bacterinas, e *kits* para testes de diagnóstico: US Department of Agriculture 800-752-6255
- Para pesticidas: uso tópico de parasiticidas externos: US Environmental Protection Agency 800-858-PEST.

HARMONIZAÇÃO INTERNACIONAL

Historicamente, a FDA tem-se preocupado com a segurança e a eficácia de medicamentos veterinários fabricados ou comercializados nos EUA. A lei FFDCA exige que os produtos farmacêuticos exportados satisfaçam, ou superem, os padrões para aprovação nos EUA *ou* no país para o qual são exportados. Também, exige que os medicamentos de uso veterinário comercializados no mercado interestadual, nos EUA, sejam aprovados pela FDA, obedecendo aos mesmos procedimentos, independentemente de onde são fabricados.

Além da US FDA, outros países desenvolveram regulamentações independentes e apresentam agências reguladoras que fazem a revisão de segurança, eficácia e pureza dos medicamentos que se pretende comercializar em sua jurisdição específica, para uso em humanos e/ou animais. Embora as regulamentações compartilhem, internacionalmente, o objetivo comum de proteção à saúde pública, as exigências específicas e as metodologias utilizadas nas avaliações desses produtos podem ser diferentes.

Quando se busca um amplo mercado internacional, os produtos podem ser submetidos a várias revisões completas e autônomas por Agências Reguladoras de diferentes países ou regiões; diferentes exigências regulatórias entre essas agências podem retardar o desenvolvimento de novos medicamentos e produtos farmacêuticos. Também, as diferentes regulamentações podem aumentar o custo do desenvolvimento do produto, comprometer o comércio internacional (tanto dos produtos quanto de alimentos oriundos de animais que consomem esses produtos) e ocasionar repetição de estudos em animais. A crescente globalização, o surgimento e a disseminação de novas doenças animais e a natureza internacional da comunidade científica tornam importante compartilhar inovação no tratamento de animais, além das fronteiras, mantendo-se padrões de segurança, qualidade e eficácia.

Internacionalmente, a formação da Comunidade Europeia (CE) e, posteriormente, a União Europeia (UE) serviu como um estímulo para o desenvolvimento de um processo regional compartilhado para aprovação de novos medicamentos veterinários. Isso possibilita um padrão de harmonização de regulamentações diferentes e diversas entre os países-membros da UE. Em 1990, foi organizada a International Conference on Harmonization of Technical Requirements for Registration of Pharmaceuticals for Human Use (ICH). Ela foi seguida da International Cooperation on Harmonization of Technical Requirements for Registration of Veterinary Medicinal Products (VICH), em 1996. A VICH inclui a participação dos EUA, UE e Japão, como membros, além do Canadá, Nova Zelândia e República da África do Sul, como observadores.

Os objetivos da VICH são:

- Estabelecer e monitorar exigências regulatórias harmonizadas para produtos de uso veterinário nos países da VICH, que satisfaçam os altos padrões de qualidade, segurança e eficácia, e minimizem o uso de animais nos testes e os custos para o desenvolvimento do produto
- Possibilitar uma referência para harmonização internacional mais ampla quanto às exigências de registro
- Monitorar e manter diretrizes da VICH existentes, ressaltando a importância do programa de trabalho do ICH e, se necessário, atualizar essas diretrizes da VICH
- Assegurar processos eficientes de manutenção e monitoramento consistentes da interpretação dos dados exigidos após a implementação das diretrizes da VICH

- Propiciar diretrizes técnicas capazes de responder aos conhecimentos científicos e problemas globais emergentes significantes que impactam as exigências regulatórias nos países da VICH, mediante um diálogo construtivo entre as autoridades reguladoras e a indústria de produtos farmacêuticos.

Os Grupos de Trabalho de Especialistas da VICH, constituídos de especialistas científicos e técnicos, representando cada país, reúnem-se regularmente para elaborar recomendações para o uso de padrões mais uniformes na obtenção de dados de segurança, pureza e eficácia, antes e depois da aprovação do medicamento. Os objetivos desses grupos de trabalho são: avaliar as exigências das agências dos países-membros (no contexto do conhecimento científico atual e emergente) e avaliar os padrões com base em ciência e, harmonizados, sempre que possível. Esses padrões possibilitam manter ou melhorar a saúde animal, a saúde pública e o bem-estar dos indivíduos. Apesar dos desafios para se obter harmonia regulatória e científica, esse processo propiciou uma longa lista de diretrizes esboçadas e aprovadas; ademais, atualmente estão sendo elaborados mais documentos. O intuito dessas diretrizes é possibilitar que os mesmos estudos sejam utilizados durante o processo de aprovação de medicamentos veterinários, nas diferentes agências reguladoras.

A FDA também participa de outras atividades internacionais, com o objetivo de proteger a saúde humana e a saúde animal, na economia global. No início dos anos 1960, a Food and Agriculture Organization (FAO) e a Organização Mundial da Saúde (OMS) fizeram esforço conjunto para "proteger a saúde dos consumidores e assegurar práticas uniformes de comercialização de alimentos". O principal legado desse programa é o *Codex Alimentarius* que, literalmente, significa "Código Alimentar". Esse Código consiste em um conjunto de documentos relativos a diretrizes e padrões para alimentos, com publicação conjunta da FAO e da OMS. Dentre esses padrões incluem-se limite residual máximo (LRM) para medicamentos veterinários (LRMMV), bem como documentos relacionados ao seu uso e controle. O Codex Committee on Residues of Veterinary Drugs in Foods (CCRVDF) é especificamente responsável por tratar de LRMMV (www.codexalimentarius.org/).

Considerações finais

Trabalhando com base nas regulamentações da lei FFDCA, a FDA/CVM protege a saúde e a produtividade de animais produtores de alimentos para o consumo humano e a saúde de animais de companhia. Essas atividades apresentam interações de ciência, estatística, prática veterinária e leis. Esses esforços são dificultados pela constante modificação nos cenários científico, político e veterinário. Todavia, à medida que estas modificações ocorrem as agências reguladoras trabalham diligentemente na tentativa de ajustar novos problemas, preocupações e tecnologias.

REFERÊNCIAS BIBLIOGRÁFICAS

Bataller N, KellerWC. (1999). Monitoring adverse reactions to veterinary drugs. Pharmacovigilance. *Vet Clin North Am Food Anim Pract.* 15, 13–30.

Piaggio G, Elbourne DR, Altman DG, Pocock SJ, Evans SJW. (2006). Reporting of noninferiority and equivalence randomized trials: an extension of the CONSORT statement. *J Am Med Assoc.* 295, 1152–1160.

Storey S. (2005). Challenges with the development and approval of pharmaceuticals for fish. *AAPS J. 7*, E335–343.

CAPÍTULO 56

Ciência Farmacêutica Veterinária

Gigi Davidson e Mark G. Papich

INTRODUÇÃO

A responsabilidade de um farmacêutico em propiciar cuidados de alta qualidade vai além dos seres humanos. Embora o foco das faculdades de farmácia e de seus Conselhos seja quase que exclusivamente a farmacoterapia humana, a sociedade espera igual competência na qualidade de cuidados farmacêuticos e de produtos disponibilizados para os membros não humanos das famílias. Os veterinários são treinados para propiciar cuidados e produtos de qualidade aos animais, mas poucos farmacêuticos recebem treinamento nas faculdades de farmácia sobre medicina veterinária. Os farmacêuticos podem ser solicitados cada vez mais a preparar medicamentos para animais em sua prática diária e devem se familiarizar com a farmacoterapia veterinária e desenvolver um algoritmo clínica e legalmente seguro para preparar prescrições veterinárias. Os farmacêuticos que preparam medicamentos para animais têm a obrigação de se familiarizar com as diferenças entre as importantes espécies, quanto a farmacoterapia e suscetibilidade às reações adversas dos fármacos (Tabela 56.1). Como esse processo é muito lentamente desenvolvido na atividade farmacêutica, os veterinários devem estar bem capacitados para resolver questões farmacêuticas relacionadas ao tratamento veterinário. Embora várias dessas questões tenham sido introduzidas ou discutidas em outros capítulos deste livro, o presente capítulo descreve uma variedade de tópicos referentes à farmacologia, sobre os quais todos os veterinários devem estar cientes.

CRITÉRIOS REGULATÓRIOS PARA USO DE MEDICAMENTO NÃO INDICADO NA BULA (USO *EXTRALABEL*)

Os avanços nos conhecimentos médicos ocorrem mais rapidamente do que as aprovações de medicamentos. Como não é possível que uma companhia farmacêutica teste os medicamentos comercializados para todas as espécies e em todas as doses e para todas as indicações, é difícil aos veterinários cumprirem as rigorosas restrições contidas nas bulas de medicamentos aprovados. A aprovação da emenda sobre medicamentos de uso veterinário, em 1968, restringiu significativamente o uso de medicamentos em animais, limitando-se apenas àquelas espécies para as quais o produto foi indicado, com cumprimento rigoroso de indicações, dose, via de administração e duração do tratamento recomendadas na bula. Por exemplo, o uso de qualquer medicamento de uso humano em animais era considerado ilegal, de acordo com a emenda de 1968. Nos termos dessa legislação, os veterinários eram obrigados a violar a lei na maioria das vezes em que utilizavam os medicamentos em seus pacientes. Diferentemente, os médicos ainda podiam utilizar qualquer medicamento, em qualquer dose, para qualquer indicação, em pacientes humanos.

Compreendendo a impraticabilidade da interpretação rigorosa dessa lei pelos veterinários, a Food and Drug Administration (FDA) publicou diretrizes de política de complacência (DPG), em 1993, para informar aos veterinários os limites da discrição regulatória considerados pelos fiscais da FDA. Quatro principais DPG indicavam os limites para o uso de medicamentos pelos veterinários: (i) uso de medicamento em condições não recomendadas na bula (uso *extralabel*); (ii) uso de medicamento humano conforme recomendação da bula; (iii) uso de medicamento em animais destinados à produção de alimentos para consumo humano (*i. e.*, animais de produção); e (iv) medicamentos de manipulação para animais (ver www.fda.gov, para acesso aos sumários dessas DPG); no entanto, a DPG relativa a medicamentos de manipulação para animais foi rescindida em maio de 2015 e substituída pelas Diretrizes para a Indústria #230, sobre uso de substâncias medicamentosas a granel em medicamentos de manipulação para animais. O Capítulo 55 deste livro contém uma retrospectiva do processo de aprovação de medicamentos por instituições reguladoras e um sumário do controle legal de medicamentos de uso veterinário.

NECESSIDADE DE USO *EXTRALABEL* LEGAL – AMDUCA

Embora essas DPG possibilitassem aos veterinários maior segurança para o uso de fármacos em animais, o uso *extralabel* de medicamentos em animais ainda era ilegal. A lei não mudou; as DPG apenas informavam aos veterinários situações nas quais os fiscais da FDA utilizavam critérios regulatórios quanto a interpretação e imposição do uso *extralabel* do fármaco. Em1993, os veterinários, com frustração crescente por serem forçados a desobedecer a lei, exigiram os mesmos direitos legais que os médicos tinham no tratamento de seus pacientes. No dia 22 de outubro de 1994 foi aprovado o decreto-lei de Esclarecimento sobre o Uso de Medicamentos em Animais (Animal Medicinal Drug Use Clarification Act [AMDUCA]), que permitia aos veterinários o uso *extralabel* legal de medicamentos, em algumas situações. A lei AMDUCA entrou em vigor no dia 9 de dezembro de 1996. Simultaneamente, o Congresso aprovou a Lei de Disponibilidade de Medicamentos de Uso Veterinário (Animal Drug Availability Act), que tornou significativamente mais rápida a tramitação do processo de aprovação de medicamentos de uso veterinário pela FDA. O objetivo da aprovação dessas duas leis era aumentar, de modo significativo, a possibilidade de os veterinários melhor tratarem os animais não destinados à produção de alimentos.

Lei de esclarecimento sobre o uso de medicamentos em animais

No dia 22 de outubro de 1996, o decreto-lei AMDUCA, de 1994, foi transformado em lei, possibilitando aos veterinários o uso *extralabel* de medicamentos de uso veterinário e de uso humano em animais, em condições específicas; ademais, codificou o uso *extralabel* de fármacos de uso veterinário e de uso humano, para animais, em condições específicas, além de codificar medicamentos de manipulação para animais, desde

Tabela 56.1 Informação aos farmacêuticos: excipientes em medicações ou fármacos de uso humano que podem ser prejudiciais aos animais de companhia.

Medicamento/excipiente/alimento	Espécies acometidas	Toxicidade	Referências
Abacate	Pássaros	Congestão pulmonar, inflamação não supurativa no fígado, rim, pâncreas, pele e proventrículo	LaBonde, 2006
Alcoóis	Cães, gatos, pássaros	Toxicidade ao sistema nervoso central	Osweiler *et al.*,1976, p. 388
Alho/cebola	Cães, gatos	Anemia hemolítica	Warman, 2007
Antibióticos macrolídios VO	Equinos, coelhos	Diarreia, enterite, cólica	Papich, 2003
Anti-inflamatórios não esteroides de uso humano (naproxeno, ibuprofeno)	Cães, gatos	Ulceração e perfuração gastrintestinal, nefrotoxicidade	Campbell e Chapman, 2000, p. 148, 192
Azul de metileno	Gatos	Lesão oxidativa em hemácias, anemia hemolítica	Harvey, 2006
Benzocaína	Gatos	Lesão oxidativa em hemácias, anemia hemolítica	Harvey, 2006
Camomila	Gatos	Êmese, diarreia, depressão, letargia, epistaxe	
Chocolate	Cães, pássaros	Estimulação cardiovascular e do sistema nervoso central	Campbell e Chapman, 2000, p. 106
Derivados de tabaco	Cães, gatos	Fraqueza muscular, tremores, depressão, taquicardia, respiração superficial, colapso, coma e parada cardíaca	Plumlee, 2004b
Enema de fosfato	Gatos	Hipocalcemia marcante	Wismer, 2017
Estrógeno	Cães	Supressão da medula óssea	Campbell e Chapman, 2000, p. 245
Etilglicóis (dietilenoglicol, etilenoglicol)	Cães, gatos	Toxicidade ao sistema nervoso central, nefrotoxicidade	Campbell e Chapman, 2000, p. 22, 127
Fenazopiridina	Gatos	Hepatotoxicidade e lesão oxidativa em hemácias	Harvey, 2006
Gordura, alimentos gordurosos	Cães	Maior risco de pancreatite	
Massa de fermento crua	Cães	Intoxicação por álcool, dilatação e vólvulo gastrintestinal	Warman, 2007
Noz-macadâmia	Cães	Neurotoxicidade	Warman, 2007
Paracetamol	Cães, gatos	Hepatotoxicidade (cães) e lesão oxidativa em hemácias (gatos)	Campbell e Chapman, 2000, p. 31, 205
Permetrina	Gatos	Toxicidade neuromuscular e ao sistema nervoso central	Campbell e Chapman, 2000, p. 238
Poejo	Gatos	Hepatotoxicidade	Wismer, 2007
Pseudoefedrina	Cães, gatos	Estimulação cardiovascular e de sistema nervoso central	Plumlee, 2004a
Sal	Cães, gatos	Hipernatremia, toxicidade ao sistema nervoso central	Campbell e Chapman, 2000, p. 42
Uva/uva-passa	Cães	Nefrotoxicidade	Warman, 2007
Xilitol	Cães, pássaros	Hipoglicemia marcante e necrose hepatocelular	Wismer, 2006

que os ingredientes utilizados fossem oriundos de produtos farmacêuticos aprovados pela FDA. As principais cláusulas da lei AMDUCA quanto ao uso *extralabel* de medicamentos estão listadas na Tabela 56.2 (uma cópia da brochura de diretrizes do uso *extralabel* de medicamentos da AMDUCA foi disponibilizada no dia 15 de fevereiro de 1998, na edição do *Journal of the American Veterinary Medical Association* [JAVMA], mas também pode ser obtida no *website* da American Veterinary Medical Association: www.avma.org). O uso de alguns medicamentos é rigorosamente proibido em animais destinados à produção de alimentos para o consumo humano porque não é possível detectar um conteúdo seguro de resíduo nos produtos alimentares oriundos desses animais (Tabela 56.3). Cláusulas

Tabela 56.2 Exigências para o uso *extralabel* de medicamento (UELM) em animais.

- UELM é permitido apenas ao veterinário, ou sob sua supervisão
- UELM é permitido apenas para medicamentos de uso veterinário ou de uso humano aprovados pela FDA
- Um pré-requisito para qualquer UELM é uma relação veterinário/cliente/paciente válida
- UELM tem apenas propósito terapêutico (o animal está sofrendo ou em risco de morrer); sua finalidade não é aumentar a produção
- As normas se aplicam à administração de medicamentos, inclusive aqueles fornecidos na água de beber; é proibido UELM nos alimentos
- Não é permitido UELM quando tal procedimento resultar em resíduo ilegal no alimento, ou qualquer resíduo que possa representar risco à saúde pública. A proibição de um UELM específico pela FDA impede o uso de tal procedimento (Tabela 56.3)

adicionais da lei AMDUCA exigem bula e descarte apropriados dos fármacos utilizados em animais (Tabelas 56.4 e 56.5).

CLASSIFICAÇÃO DOS MEDICAMENTOS

Medicamento

Um produto químico pode ser considerado um medicamento se ele satisfizer um dos seguintes critérios: (O Capítulo 5 deste livro contém considerações especiais sobre produtos farmacêuticos.)

1. É um produto reconhecido por um dos compêndios oficiais, ou seja, *The United States Pharmacopoeia/National Formulary* ou a *Homeopathic Pharmacopoeia* oficial dos EUA, ou seus suplementos
2. É um produto destinado ao diagnóstico, cura, mitigação, tratamento ou prevenção de doença em humanos ou outros animais
3. É um produto, exceto alimento, destinado a interferir na estrutura ou em qualquer função orgânica de humanos ou outros animais
4. É um produto destinado para uso como um componente de um item que se enquadra em uma das três categorias mencionadas anteriormente.

Essa definição não diferencia medicamentos que requerem prescrição (receita médica) daqueles que não precisam de receita, não distingue substância legal ou lícita daquela ilícita. Em

Tabela 56.3 Medicamentos cujo uso *extralabel* é proibido em animais destinados à produção de alimentos para o consumo humano.

- Cloranfenicol
- Clembuterol
- Dietilestilbestrol (DES)
- Dimetridazol
- Ipronidazol
- Outros nitroimidazóis
- Furazolidona (exceto para uso tópico aprovado)
- Nitrofurazona (exceto para uso tópico aprovado)
- Sulfonamidas, em vacas-leiteiras lactantes (exceto para sulfadimetoxina, sulfabromometazina e sulfaetoxipiridazina aprovadas)
- Fluoroquinolonas
- Glicopeptídios (p. ex., vancomicina)
- Fenilbutazona, para vacas-leiteiras com mais de 20 meses de idade

Tabela 56.4 Informações exigidas para a administração de medicamentos em animais.

- Identificação do animal, como um indivíduo ou um grupo
- Espécie do animal tratado
- Quantidade de animais tratados
- Condição/Doença para a qual o animal é tratado
- Nome do medicamento e do princípio ativo
- Dose prescrita ou utilizada
- Duração do tratamento
- Período(s) de carência, retenção ou descarte especificados, se aplicável, para carne, leite, ovos ou alimento de origem animal
- Mantenha essas informações, ou registros, por um período de 2 anos
- A FDA pode ter acesso a essas informações para estimar o risco à saúde pública

Tabela 56.5 Requisitos da bula para medicamentos prescritos para animais.

- Nome e endereço do veterinário que prescreveu o medicamento
- Nome do medicamento
- Quaisquer indicações de uso específicas, inclusive classe/espécie ou identificação do animal ou rebanho, grupo, aprisco, lote ou outros grupos; intervalo entre as doses e via de administração; e duração do tratamento
- Quaisquer advertências preventivas
- Período de carência, de retenção ou de descarte especificado para carne, leite, ovos ou qualquer outro tipo de alimento

razão dessa ampla definição, *qualquer substância utilizada para tratar um animal pode ser, enfim, considerada um medicamento e pode ser controlado e contestável como tal.*

Medicamentos que necessitam de receita médica (prescrição)

Os medicamentos que necessitam de receita médica são aqueles prescritos por um profissional médico licenciado, ou por sua solicitação, porque podem causar dependência (vício), são tóxicos ou podem ser prejudiciais à saúde. As bulas ou rótulos desses medicamentos contêm as advertências mencionadas a seguir, identificando-os como fármacos com mensagem:

- Mensagem em medicamento de uso veterinário: "atenção: a Lei Federal restringe o uso desse fármaco por veterinário licenciado, ou por sua solicitação."
- Mensagem em medicamento de uso humano: "apenas Rx"[1] (ou medicamento Rx ou fármaco cuja venda requer receita médica).

Os medicamentos que requerem prescrição *não podem* ser vendidos sem receita médica e podem ser prescritos e

---

[1] N.T.: Rx é uma contração da palavra "receita", comumente utilizada nos EUA. No Brasil, significa venda sob prescrição médica.

administrados apenas quando houver uma relação veterinário–cliente–paciente (RVCP) válida (Tabela 56.6). Em razão da necessidade de RVCP válida, se o veterinário não examinou o animal ele não pode prescrever um medicamento cuja venda requeira prescrição médica para uso no animal em questão. Do mesmo modo, o veterinário não pode "preencher uma receita" para um animal, a menos que tenha RVCP válida com ele. Veterinários que preenchem receitas para outros veterinários são considerados como praticantes de "farmacêutica" e, assim, estão sujeitos à ação penal pelo Conselho Estadual de Farmácia.

Medicamentos que não necessitam de receita médica (vendidos sem prescrição)

Os medicamentos cuja aquisição não requer receita médica, considerados medicamentos de venda livre (conhecidos nos EUA como *over-the-counter drugs* [OTC]), são também denominados medicamentos "sem prescrição". Esses fármacos são familiares aos veterinários e aos proprietários de animais de companhia porque estão disponíveis para uso humano em pontos de venda como farmácias, mercados e mercearias. Tais produtos OTC também podem ser encontrados para uso animal nos mesmos pontos de venda de medicamentos de uso humano, bem como em lojas que comercializam animais de companhia e alimentos para esses animais. Especialistas consideram esses fármacos seguros e efetivos; ademais, eles possuem amplas informações que os torna seguros para o uso por pessoas leigas, além de serem vendidos sem necessidade de receita médica.

Todos os produtos OTC devem ser utilizados *exatamente* como recomendado na bula, como acontece com medicamentos vendidos sob prescrição médica. O uso para condições não indicadas na bula é considerado uso *extralabel* e as diretrizes anteriormente mencionadas devem nortear esse uso. Os farmacêuticos não devem recomendar o uso de medicamentos OTC de uso humano para animais, a menos que indicado por um veterinário. Os veterinários devem evitar reembalar medicamentos OTC para distribuição porque é perigoso e difícil reproduzir amplamente as indicações da bula necessárias para o uso seguro por uma pessoa leiga.

Medicamentos da categoria VFD

Uma categoria de medicamentos particular e distinta envolve produtos que se enquadram na diretiva de alimentos de uso animal (VFD, do inglês *veterinary feed directive*). Um medicamento VFD é destinado ao uso em alimentos destinados aos animais; esse uso é limitado, sob a supervisão profissional de um veterinário licenciado. Os medicamentos VFD não requerem receita médica, mas sim uma declaração por escrito (não verbal) fornecida por um veterinário licenciado, em atividade profissional, que autorize o uso de uma substância VFD ou da combinação de produtos VFD em alimentos destinados aos animais. Como há

Tabela 56.6 Relação veterinário-cliente-paciente válida (RVCP).

- O veterinário assume a responsabilidade pela tomada de decisão clínica quanto à saúde do(s) animal(is) e a necessidade de tratamento médico, e o cliente (proprietário ou outro cuidador) concorda em seguir as instruções que lhe foram passadas
- O veterinário conhece suficientemente o(s) animal(is) para iniciar, pelo menos, um diagnóstico geral ou preliminar da condição clínica do(s) animal(is). Isso significa que recentemente o veterinário viu e está pessoalmente familiarizado com a guarda e o cuidado do(s) animal(is), em virtude de exame do(s) animal(is), e/ou de visitas clínicas regulares apropriadas às instalações onde o(s) animal(is) é(são) mantido(s)
- O clínico veterinário está prontamente disponível para atendimento do paciente caso ocorram reações adversas ou falha no protocolo terapêutico

novas regulamentações relativas à VFD, em vigor desde o dia 1º de janeiro de 2017, esse tema é discutido com mais detalhes na seção regulatória dos Capítulos 55 e 59 deste livro.

Substâncias controladas

As substâncias controladas (narcóticos) são definidas e monitoradas pelas autoridades de combate às drogas (com base na Lei sobre Substâncias Controladas, de 1970); são classificadas em cinco grupos, de acordo com o seu potencial em causar abuso (adicção). Um exemplo de classificação utilizada de substâncias opiáceas é mencionado no Capítulo 13. Outras substâncias controladas são os anestésicos e os sedativos, listados nos Capítulos 12 e 14. Essas substâncias são rigorosamente controladas por leis federal e estadual; exigências específicas para administração, descarte e prescrição são discutidas na seção *Prescrição de substâncias controladas*. Nos EUA, os estados individuais são autorizados a impor exigências mais rigorosas do que aquelas estabelecidas por órgão federal (Drug Enforcement Administration [DEA]).

Medicamentos preparados em farmácia de manipulação

Os medicamentos obtidos em farmácias de manipulação são misturas de fórmulas aprovadas ou de medicamentos preparados a partir de produtos químicos a granel não aprovados pela FDA para uso como medicamentos, nos EUA. Os veterinários podem obter produtos de manipulação para seu próprio uso ou podem fazer a prescrição escrita a seus pacientes, para alguns desses ingredientes farmacêuticos ativos utilizados na preparação de medicamentos por farmacêuticos licenciados. Esses ingredientes farmacêuticos ativos (p. ex., brometo de potássio, cisaprida, dietilestilbestrol) são considerados medicamentos quando utilizados com finalidade terapêutica e são reconhecidos pela FDA como essenciais no tratamento de alguns animais de companhia, não destinados à produção de alimentos para o consumo humano. Como muitos desses medicamentos foram retirados do mercado devido aos riscos à segurança humana, a FDA publicou uma lista "negativa" (Medicamentos Retirados do Mercado por motivos de Segurança ou Eficácia) de medicamentos manipulados para uso humano, mencionando que esses produtos são proibidos para uso humano ou se restringem a pequenas doses. Note que algumas substâncias (p. ex., cisaprida e dietilestilbestrol) ainda podem ser manipuladas para uso em animais não destinados à produção de alimento, como os animais de companhia, mas nunca em animais de produção ou para uso humano.

CONDIÇÃO ATUAL DE MEDICAMENTOS DE USO VETERINÁRIO PREPARADOS EM FARMÁCIA DE MANIPULAÇÃO

Os medicamentos manipulados sempre representaram um componente importante em medicina veterinária. Historicamente, os veterinários preparavam formulações, misturas e remédios para seus pacientes porque no mercado havia poucos produtos aprovados para uso em animais. Atualmente, há maior disponibilidade de medicamentos veterinários e a ciência farmacêutica tem propiciado melhor entendimento dos fatores que contribuem para a baixa biodisponibilidade, instabilidade e incompatibilidade física da droga. Ao longo dos últimos anos, aumentaram as preocupações relativas à prática de manipulação de produtos químicos, principalmente quanto a estabilidade, pureza e potência do produto, quando se altera a forma de dosagem original do medicamento. (*Note que neste capítulo o termo "potência", utilizado em algumas publicações, foi substituído por "concentração" porque este é um termo mais apropriado. O termo "potência" é utilizado para descrever a ação biológica de um medicamento em um paciente; não é uma medida de concentração da substância.*)

A manipulação do medicamento é uma alteração da forma de dosagem do medicamento original, de modo a facilitar a sua administração ou porque a forma de dosagem original não é apropriada para a finalidade desejada. Segundo a *United States Pharmacopeia* (USP), a manipulação de medicamentos envolve preparação, mistura, composição, embalagem e rotulação de um produto ou de um dispositivo, de acordo com o que consta na prescrição de um clínico licenciado. O capítulo da USP sobre medicamentos manipulados (Capítulo 795: Medicamentos Preparados em Farmácia de Manipulação – Preparações Não Estéreis) estabelece que "manipulação é uma parte integral da prática farmacêutica, fundamental para propiciar cuidados de saúde" (USP-NF, 2015a).

A manipulação de medicamentos não inclui a preparação de um medicamento por meio de reconstituição ou mistura, que está de acordo com as instruções do fabricante de um medicamento aprovado para uso humano ou uso veterinário.

A FDA elaborou diretrizes de política de complacência (DPC) para a manipulação de medicamentos para uso em animais, em 2003 (FDA-CVM, 2003b). A versão da DPC de 2003 continha diretrizes para a equipe da FDA relativas à manipulação de medicamentos por veterinários e farmacêuticos, para uso em animais. No entanto, em 2015 a FDA exclui a seção 608.400 da DPC – "Manipulação de Medicamentos para Uso em Animais" – porque já não era mais compatível com o pensamento dos membros da FDA sobre o tema. A FDA elaborou novo documento – Diretrizes para a Indústria (Guidance for Industry, ou GFI #230, disponível em: http://www. fda.gov/animalveterinary/newsevents/CVMUpdates/ucm446846.htm). Por ocasião da redação deste texto, a minuta ainda não havia sido finalizada; portanto, não foi possível mencionar neste capítulo como será o controle da manipulação de medicamentos no futuro. No entanto, com base no esboço das diretrizes fica claro que a FDA pretende implantar critérios regulatórios para o uso de produtos farmacêuticos a granel para a manipulação de medicamentos, além de impor rigorosos limites na produção de medicamentos manipulados oriundos de suprimentos a granel. *Produtos farmacêuticos a granel* são definidos como ingredientes ativos utilizados na fabricação de formas de dosagem finalizadas do medicamento. Também são conhecidos como *ingredientes farmacêuticos ativos* (IFA). Atualmente, a legislação não permite a manipulação de medicamentos de uso veterinário a partir desses produtos a granel, mas a FDA reconhece que, em algumas condições, o medicamento de uso veterinário preparado a partir de produtos farmacêuticos a granel pode ser uma opção terapêutica apropriada. O GFI #230 da FDA resume as condições específicas nas quais a agência não pretende mover ação contra farmácias, veterinários e instalações licenciadas no estado, registradas como instalações terceirizadas, quando os medicamentos forem manipulados para uso em animais a partir de produtos farmacêuticos a granel. Espera-se que as novas diretrizes da FDA relativas à preparação de medicamentos manipulados a partir de produtos farmacêuticos a granel permitam que instalações terceirizadas preparem medicamentos manipulados a partir de uma lista limitada desses produtos a granel. A preparação de medicamentos manipulados a partir de tal lista, por instalações terceirizadas, pode ser permitida sem prescrição para um animal individual em casos como escassez do medicamento, ou quando o uso emergencial impedir a espera de um medicamento manipulado preparado com base na prescrição individual para um animal. *Instalações terceirizadas* são definidas pela Lei de Segurança e Qualidade de Medicamento (*The Drug Quality and Security Act*), aprovada em 27 de novembro de 2013. Essa lei criou uma nova seção, a 503B, incluída na Lei sobre Uso de Alimento, Medicamento e Cosmético (*Food Drug and Cosmetic Act* [FDCA]). Segundo a seção 503B, uma farmácia de manipulação de medicamento pode se tornar uma "instalação terceirizada". A lei define instalação terceirizada como uma instalação, em local geográfico ou endereço, que está envolvida na manipulação de medicamentos estéreis; que é elegível para ser registrada como uma instalação terceirizada; e que satisfaz todas as exigências da seção 503B. A FDA reconhece a importância de medicamentos manipulados na clínica veterinária; todavia, deve assegurar que os medicamentos manipulados não causem malefícios aos animais tratados ou aos seus cuidadores, que as preparações manipuladas apresentem biodisponibilidade, eficácia, estabilidade e potência apropriadas, e que essas preparações não produzam resíduos em animais destinados à produção de alimentos para o consumo humano. As diretrizes propostas, mencionadas anteriormente, referem-se especificamente a medicamentos preparados em farmácia de manipulação a partir de produtos farmacêuticos a granel não aprovados.

As regulamentações da FDA permitem a manipulação de formulações a partir de fármacos aprovados para uso animal ou uso humano, de acordo com o Código Federal atual: 21 CFR 530.13 (AMDUCA). A FDA tem a preocupação de que alguns medicamentos manipulados por veterinários e farmacêuticos, a partir de produtos farmacêuticos a granel, sejam assim preparados para evitar o processo usual de aprovação de medicamento. Algumas atividades realizadas sob o "disfarce" de farmácia de manipulação (p. ex., preparação em massa de produtos vendidos no atacado, aos veterinários, sem identificação do paciente por ocasião da manipulação; *distribuição* de produtos destinados apenas à *administração* pelo veterinário, no consultório; ou preparação de produtos genéricos de menor preço, de medicamentos aprovados e disponíveis no mercado) mimetizam exatamente o processo de fabricação e distribuição daquilo que a FDA define como "novos medicamentos veterinários". Uma decisão judicial da Quinta Vara de Apelações (*Medical Center Pharmacy vs. O juiz federal Mukasey*, em julho de 2008) reafirmou que a preparação de medicamentos manipulados destinados aos animais, fora das cláusulas da lei AMDUCA, se ajusta à definição de novos medicamentos de uso veterinário. Os novos medicamentos de uso veterinário devem passar por um longo e árduo processo de aprovação pela FDA, de modo a garantir segurança à saúde pública. Os produtos manipulados não estão sujeitos a esses exames minuciosos que determinam segurança, eficácia, potência, pureza e estabilidade exigidas da companhia farmacêutica, para a aprovação, pela FDA, da comercialização do produto. As farmácias devem manter os altos padrões recomendados pela *USP Compounding*, fiscalizados pelos Conselhos de Farmácias Estaduais; no entanto, de modo algum podem preparar medicamentos manipulados, tampouco vendê-los no atacado. Os veterinários licenciados que vendem, no atacado, medicamentos manipulados obtidos de farmácias de manipulação cometem violação direta da licença concedida por Agências de Licenciamento Estaduais (geralmente o

Departamento de Fiscalização). Os medicamentos manipulados devem ser preparados por farmacêuticos, de acordo com uma prescrição médica válida para um paciente individual, ou por instalações terceirizadas para uso em uma clínica veterinária ("uso ambulatorial").

PROBLEMAS POTENCIAIS RELACIONADOS A MEDICAMENTOS PREPARADOS EM FARMÁCIAS DE MANIPULAÇÃO

Como muitos fármacos não são preparados de forma ideal para o tratamento de determinada espécie animal, em razão do tamanho corporal, preferência de sabor ou intolerância metabólica espécie-específica, alguns medicamentos disponíveis no mercado são modificados, de modo que sua administração oral se torne mais prática e palatável. No entanto, quando se rompe o revestimento protetor de comprimidos ou de cápsulas e os veículos de suspensão ou solubilização são diluídos ou alterados, a biodisponibilidade e a estabilidade do produto podem ser comprometidas (ver Capítulo 5 deste livro para informação mais detalhada sobre produtos farmacêuticos). Em alguns casos, a única modificação é uma discreta alteração do pH. No entanto, segundo a USP (2015c), "a alteração do pH devido à exposição à temperatura elevada é considerada um dos mais prováveis fatores que causam perda clinicamente relevante da ação do medicamento. Em sua formulação original, um medicamento em solução ou suspensão pode ser estável durante dias, semanas ou anos, mas quando misturado a outro líquido que altere o pH ele se degrada em minutos ou dias. É possível que uma alteração no pH de apenas uma unidade reduza a estabilidade do fármaco em 10 vezes, ou mais". A adição de solução aquosa ao produto, para se obter uma solução líquida ou uma suspensão, pode causar hidrólise de algumas substâncias (antibióticos betalactâmicos, ésteres). Alguns medicamentos sofrem epimerização (rearranjo estérico) quando expostos a uma variação de pH superior ao valor ideal para o fármaco (p. ex., isso ocorre com a tetraciclina, em pH maior que 3). Outros medicamentos sofrem oxidação, catalisada por alto pH, condição que os torna inativos. Os medicamentos mais sujeitos à oxidação são aqueles que apresentam um grupo hidroxila ligado a uma estrutura com anel aromático. Pode ocorrer oxidação pela exposição à luz e ao oxigênio durante a reformulação e mistura do produto. A oxidação é catalisada por pH elevado; geralmente ocasiona inativação do fármaco. Outro fator que pode contribuir para instabilidade e diminuição da biodisponibilidade do medicamento é a adição de açúcar e amido a uma suspensão de uso oral. Por exemplo, está bem documentado que a presença de açúcar reduz significativamente a estabilidade de suspensões de uso oral de atenolol e pirimetamina, e que a adição de metilcelulose à solução de piridostigmina diminui significativamente a biodisponibilidade oral dessa substância, resultando em prejuízo potencial ao paciente que recebe essas medicações.

Os veterinários e os farmacêuticos são obrigados a ter ciência do risco de interações e interferências na estabilidade dos medicamentos (Tabela 56.7). Geralmente, a ocorrência de oxidação é notada pela alteração de cor (p. ex., a cor se altera para rosa ou âmbar). A perda de solubilidade pode ser observada pela ocorrência de precipitação. Alguns fármacos são propensos à hidrólise causada por umidade. Uma regra prática aos veterinários é que se um medicamento for embalado em cartela plástica ou em embalagem à prova de umidade, provavelmente ele está sujeito à perda de estabilidade e potência, se misturado

Tabela 56.7 Sinais de perda de estabilidade de medicamentos preparados em farmácia de manipulação.

Preparações líquidas
Alteração de cor (rosa ou âmbar)
Sinais de contaminação microbiana
Aspecto turvo, opaco, floculento ou formação de película
Separação de fases (p. ex., óleo e água, emulsão)
Precipitação, agregação, formação de cristais
Formação de gotículas ou névoa no interior do frasco
Liberação de gás ou odor
Expansão do recipiente

Preparações sólidas
Odor (odor de enxofre ou vinagre)
Excesso de pó ou de migalhas
Fragmentos ou quebras de comprimidos
Tumefação de comprimidos ou cápsulas
Cápsulas ou comprimidos pegajosos
Revestimento de comprimidos ou cápsulas com aspecto de goma

a veículo aquoso. Caso um medicamento preparado para ser administrado na forma de comprimido sólido se apresente quebrado, como "massa umedecida" ou "inchado", é provável que o produto tenha acumulado umidade e pode ter perdido sua potência com o passar do tempo. Outra regra prática é que se o medicamento original é comercializado em embalagem à prova de luz ou em frasco âmbar, é provável que tenha ocorrido inativação pela ação da luz. Vitaminas, fármacos para doença cardiovascular e fenotiazina são propensos à oxidação pela ação da luz, durante a sua manipulação. Também, como regra geral, se um antibiótico é comercializado na forma de pó que deve ser reconstituído em um frasco normal ou em um frasco multidose oral, antes de sua administração, é provável que perca a estabilidade longo tempo após sua preparação; ademais, não deve ser misturado com outros medicamentos.

Exemplos de problemas potenciais

Há estudos publicados nos quais foram avaliados medicamentos de uso veterinário quanto à concentração (potência) do princípio ativo ao longo do tempo ou a estabilidade sob as condições de uso durante sua manipulação. Em uma formulação comercial, são adicionados ingredientes inativos e excipientes à formulação medicamentosa, a fim de assegurar a estabilidade do medicamento; propiciar pH e ambiente químico ideais; ou para facilitar sua embalagem ou manuseio. Entretanto, a adição de outros produtos químicos, flavorizantes ou veículos, ou de substâncias que interfiram no revestimento protetor de comprimidos pode comprometer a estabilidade do medicamento, além de reduzir sua potência, a absorção oral e a eficácia. Em revistas e textos sobre manipulação de medicamentos há fórmulas, mas poucas delas foram avaliadas quanto a segurança, eficácia, biodisponibilidade, estabilidade, potência e pureza, para uso na espécie-alvo. Quando os veterinários receitam produtos preparados em farmácia de manipulação eles são responsáveis pelo risco ao animal ou à pessoa que manuseia o medicamento. Os farmacêuticos e veterinários que preparam medicamentos manipulados aos animais são obrigados a satisfazer os padrões de qualidade exigidos na USP. Eles são obrigados a solicitar aos farmacêuticos de manipulação as evidências acerca da estabilidade e da potência das formulações manipuladas para seus pacientes. Quando o veterinário prepara medicamento na própria clínica ele deve estar ciente das interações e alterações

potenciais que podem comprometer a estabilidade e a potência do ingrediente ativo; jamais deve tentar a manipulação de medicamentos sem treinamento e equipamentos apropriados e sem empregar técnicas de qualidade comprovada.

Há exemplos publicados nos quais se relata comprometimento da estabilidade e da eficácia do medicamento durante sua manipulação. Por exemplo, quando o omeprazol foi preparado para uso oral em equinos, ele não foi tão efetivo no tratamento de úlcera gástrica quanto o produto comercial aprovado para equinos (GastroGard®) (Nieto *et al.*, 2002). A potência e a biodisponibilidade sistêmica do medicamento manipulado não foram tão altas quanto aquelas do produto patenteado (original). O omeprazol é conhecido por sua instabilidade, a menos que administrado na sua formulação original destinada a equinos ou humanos. Contudo, quando o omeprazol na forma de pasta (GastroGard®), aprovado pela FDA para uso em equinos, foi manipulado em veículo oleoso, para cães e gatos, ele manteve a potência original por 6 meses (dados não publicados, obtidos do laboratório de MG Papich).

Os antibióticos fluoroquinolonas são frequentemente modificados para administração aos animais exóticos e equinos. Avaliou-se a compatibilidade de enrofloxacino e orbifloxacino com flavorizantes, veículos e outros ingredientes. Com poucas exceções, essa classe de fármacos é compatível com a maioria das misturas, sendo notavelmente estável. O enrofloxacino manteve a potência quando o produto aprovado pela FDA foi misturado a vários veículos e flavorizantes, para animais exóticos (Petritz *et al.*, 2013). Uma notável exceção é a quelação do enrofloxacino com produtos que contêm ferro e alumínio (p. ex., antiácidos, sucralfato, suplementos minerais, melaço contendo ferro), nos quais uma parte significativa do medicamento pode tornar-se indisponível para absorção. Também, relata-se que algumas misturas e flavorizantes podem ser incompatíveis com as fluoroquinolonas, caso contenham íons metálicos que sabidamente causem quelação desse antimicrobiano. Por exemplo, quando comprimidos de orbifloxacino são esmagados e misturados com um suplemento de vitaminas e minerais (Lixotinic®), às vezes utilizado como veículo flavorizante para administração oral de medicamentos, a potência do orbifloxacino foi 50% menor do que sua concentração no produto original (o Lixotinic® contém 2,5 mg de ferro/mℓ). Outros flavorizantes e veículos (p. ex., melado de milho, melaço comum, molho de peixe e Syrpalta™) não influenciam a potência do medicamento.

Fármacos antifúngicos são propensos à instabilidade, se não forem mantidos em pH ótimo e condições de formulação ideais. Com frequência, o itraconazol é manipulado a partir de produtos químicos a granel ou de cápsulas do medicamento original. No entanto, o itraconazol deve ser complexado com o ciclodextrano, para que apresente biodisponibilidade quando administrado por via oral; como as preparações de itraconazol obtidas de produtos químicos a granel não são assim complexadas, se administradas por via oral elas carecem de biodisponibilidade, em animais (Mawby *et al.*, 2014). O itraconazol também pode ser adsorvido por material plástico ou vidro durante sua manipulação, diminuindo a potência esperada para o produto final.

Notou-se que, quando o hiclato de doxiciclina foi manipulado a partir de comprimidos aprovados pela FDA, em um veículo aquoso, ele manteve o efeito por apenas 7 dias. Depois disso, ele foi degradado e apresentou alterações de cor e consistência (Papich *et al.*, 2013).

Os antibióticos aminoglicosídeos (gentamicina, tobramicina, canamicina) são inativados quando misturados a outros antibióticos, principalmente os betalactâmicos. Essa interação é maior com carbenicilina, seguida de ticarcilina, penicilina G e ampicilina. Pode ocorrer perda tão alta quanto 50% do efeito dentro de 4 a 6 h. Essa interação é um importante problema quanto se prepara mistura de antibióticos em um frasco ou em um recipiente destinado à administração da forma líquida do medicamento, que é guardado para ser utilizado várias horas depois. No paciente, em concentração terapêutica, essa interação não ocorre no compartimento intravascular porque os fármacos são diluídos no plasma e em líquidos corporais (Bowman *et al.*, 1986); todavia, comumente relata-se precipitação visual dessas substâncias no equipo de administração por via intravenosa, quando são misturadas.

Medicamentos formulados como um ácido – como a forma de cloridrato de substâncias básicas – são preparados para manter sua solubilidade em soluções aquosas. No entanto, quando essas formulações são misturadas com outras substâncias com características mais básicas, ou são adicionadas a veículos básicos, pode ocorrer formação de precipitados.

Muitas substâncias não são solúveis em veículos aquosos. Portanto, elas são dissolvidas em solventes orgânicos (p. ex., propilenoglicol ou etilenoglicol) ou álcool. Esses produtos, notadamente, não são palatáveis para alguns animais, principalmente gatos. No entanto, se essas formulações forem diluídas em fluidos aquosos elas podem formar precipitados. Quando esses produtos são armazenados no domicílio, pelo proprietário do animal de companhia, ocorre precipitação da substância, notada no fundo do frasco; a dose obtida na parte de cima do frasco contém menor concentração do ingrediente ativo e a dose obtida da parte inferior do frasco possui maior concentração da substância (considera-se possível a ressuspensão da substância precipitada na parte baixa do frasco). Isso também pode ser observado quando se misturam algumas substâncias em fluidos aquosos. Por exemplo, se uma solução de diazepam (que contém propilenoglicol e álcool) for diluída em solução salina ou em solução Ringer com lactato ocorre precipitação.

Medicamentos preparados em farmácia de manipulação para uso transdérmico em animais de companhia

Em razão da praticidade, facilidade de administração e eficácia terapêutica de alguns medicamentos de uso transdérmico (antiparasitários e fentanila), há considerável interesse na formulação de uma ampla variedade de outros medicamentos para uso por essa via. Historicamente, medicamentos de uso transdérmico são formulados para liberação em dose única, em uma preparação líquida, ou para liberação continuada do medicamento por uma matriz ("adesivo"). Nos anos 1990, um farmacêutico que preparava medicamentos manipulados (Marty Jones, PharmD) descobriu um veículo que exacerbava a difusão (penetração) do medicamento e, logo em seguida, adotou-se o uso desse sistema de liberação de substâncias em animais. Uma rápida pesquisa na Internet, utilizando as palavras "farmácia de manipulação + transdérmica", mostra mais de 11 mil propagandas de farmácias de manipulação que preparam medicamentos de uso transdérmico, na forma de gel. A administração de medicamento palatável, não invasiva e sem causar estresse é uma opção atraente para muitos pacientes veterinários, especialmente gatos. Assim, muitos veterinários estão ansiosos para testar essa via de administração em pacientes inquietos ou frágeis que não devem (ou não querem) ser

submetidos a estresse durante a medicação. Embora o uso de medicamento por via transdérmica seja atrativo, apenas uma substância (metilmazol) causou benefícios terapêuticos quando manipulada e administrada por via transdérmica, em gatos. A pele é uma eficiente barreira à penetração de medicamentos, sendo difícil a absorção da substância na circulação sanguínea sistêmica (Riviere e Papich, 2001) (ver Capítulo 47). Para facilitar a absorção cutânea, a substância precisa apresentar baixo peso molecular e ser adicionada em um veículo bifásico que facilite sua passagem pelas várias camadas lipofílicas e hidrofílicas da pele. A absorção cutânea do medicamento depende da espessura da pele, do coeficiente de partição do fármaco, do coeficiente de difusão cutânea e da concentração da substância na solução. O coeficiente de partição, o coeficiente de difusão e a espessura da pele não são alteráveis; portanto, os medicamentos de uso transdérmico devem ser adicionados em alta concentração em veículos compatíveis com vários coeficientes de difusão. Há poucas substâncias que satisfazem esses critérios para absorção efetiva por essa via.

Um facilitador de absorção comumente utilizado é o organogel lecitina pleurônica (*pleuronic lecithin organogel* [PLO]), que consiste em lecitina (oriunda de ovos ou soja) misturada com palmitato de isoprorila e um poloxâmero (Pluronic®). Os componentes do PLO atuam como surfactantes, emulsificantes e solubilizantes, de modo a acompanhar o medicamento através da pele, até alcançar a circulação sanguínea sistêmica. Há muitos outros veículos estimuladores de absorção cutânea (p. ex., Lipoderm®, Van Penn®) utilizados na preparação de medicamento manipulados para uso transdérmico, mas, por ocasião da redação deste capítulo, não havia formulação aprovada pela FDA que contivesse esses veículos facilitadores de absorção para a liberação sistêmica de medicamentos. A maioria dos produtos de uso transdérmico em humanos, aprovados pela FDA, está disponível como adesivo (p. ex., adesivos contendo fentanila, lidocaína ou buprenorfina) ou em embalagem de dose única de parasiticida, para animais. Os medicamentos manipulados para uso transdérmico são formulados em alta concentração, de modo que a dose terapêutica possa ser liberada em um volume de 0,1 a 0,2 mℓ, aplicado em um local sem pelos e esfregado até que desapareça o resíduo na superfície da pele. Como para a absorção cutânea o medicamento deve estar na forma de solução, obviamente muitas substâncias são excluídas para o uso transdérmico porque não são solúveis em concentração suficientemente alta para liberar a dose de 0,1 a 0,2 mℓ (p. ex., qualquer medicamento cuja dose seja de 10 mg/kg requer concentração transdérmica de, no mínimo, 500 mg/mℓ, para liberar uma dose de 0,1 mℓ, para um gato de 5 kg). A maioria das substâncias não é solúvel em concentração tão alta.

Estudos farmacocinéticos de medicamentos de uso transdérmico, em dose única, mostraram que a absorção foi incompleta, inexistente ou muito inconsistente nos gatos avaliados e que após uma única aplicação transdérmica a biodisponibilidade foi comparativamente menor que a verificada após administração oral de dose única. Há um menor número de estudos relativos à segurança e à eficácia da administração de substâncias de uso transdérmico, por tempo prolongado; poucos deles mostraram evidência positiva de eficácia. As substâncias de administração transdérmica avaliadas até o momento são: metimazol, anlodipino, glipizida, dexametasona, buspirona, amitriptilina, metoclopramida, atenolol, fentanila, morfina, fluoxetina, ondansetrona, teofilina e diltiazém. Segundo estudos farmacocinéticos (Hoffman *et al.*, 2002; Trepanier, 2002), o metimazol não foi bem absorvido; contudo, em outro estudo (Hoffman *et al.*, 2001) constatou-se eficácia clínica após repetidas aplicações trandérmicas. Suspeita-se que a eficácia de repetidas doses de metimazol de uso transdérmico seja devido ao costume do gato em esfregar a pata na orelha e, então, lamber o medicamento contido na pata, ocasionando absorção oral. Em um pequeno estudo com gatos hipertensos (Helms, 2007) verificou-se que o uso transdérmico de anlodipino alterou a pressão sanguínea; todavia, sabe-se que a resposta da pressão sanguínea ao anlodipino em gatos pode ser muito variável. A absorção de atenolol presente na preparação transdérmica em gatos foi baixa e inconsistente e não induziu concentração sanguínea terapêutica desse medicamento após 1 semana de administração de dose oral equivalente (MacGregor *et al.*, 2008). As demais substâncias foram avaliadas em estudos farmacocinéticos, com dose única; constataram-se baixa biodisponibilidade, na comparação com a dose oral, e ampla variação intraindividual na absorção do medicamento.

Uma importante preocupação quanto ao uso transdérmico de medicamento, para o qual não há evidência de segurança, eficácia ou potência, é o risco de baixa absorção ou baixa estabilidade do medicamento manipulado. Por exemplo, a instabilidade ou baixa absorção transdérmica de antibióticos pode resultar em falha terapêutica ou maior risco de surgimento de microrganismos resistentes ao antimicrobiano. A interpretação errônea de estudos farmacocinéticos que utilizam dose única pode induzir o clínico a aumentar a dose do medicamento de uso transdérmico e, como consequência, acúmulo da substância e toxicidade grave. Por exemplo, em um estudo farmacocinético com dose única constatou-se que a biodisponibilidade da amitriptilina administrada por via transdérmica foi 10% maior, na comparação com a dose oral. Muitos veterinários interpretam erroneamente esses resultados, pois consideram que o uso transdérmico de amitriptilina seria efetivo se administrada dose 10 vezes maior do que sua dose oral. Outras substâncias não indicadas para administração transdérmica são aquelas sabidamente irritantes à pele ou que atuam como fototoxinas. Além da biodisponibilidade racional, os veterinários que avaliam medicamentos de uso transdérmico também devem considerar a lesão local causada por essas substâncias (p. ex., clopidogrel, doxiciclina, fluoxetina, enrofloxacino) quando aplicadas em pele delgada e sem pelos (p. ex., pavilhão auricular). Obviamente, também há risco considerável de absorção em humanos que tratam os animais. Fármacos tóxicos aos humanos (p. ex., cloranfenicol, dietilestilbestrol, carprofeno, digoxina, agentes anticancerígenos) são muito pouco indicados para uso transdérmico. Ademais, a saúde e o estilo de vida do tratador também devem ser considerados quando se prescreve medicamento de uso transdérmico em animais de companhia. Por exemplo, um proprietário com hipotireoidismo não é a uma pessoa indicada para administrar metimazol transdérmico ao seu gato com hipertireoidismo; igualmente, um motorista de caminhão que faz viagens longas e sujeito a testes periódicos de medicamentos não é uma pessoa indicada para administrar opiáceos transdérmicos ao seu animal de companhia que apresenta dor.

Diretrizes para manipulação de medicamentos por veterinários e farmacêuticos veterinários

A futura diretriz da FDA-CVM relativa a medicamentos preparados em farmácia de manipulação (GFI #230) definirá o limite de permissão da preparação de medicamentos manipulados a partir produtos químicos a granel. Enquanto isso, há restrições aplicadas aos medicamentos manipulados em geral e cada estado pode ter exigências mais restritivas do que as da lei federal. No momento, os medicamentos manipulados devem ser preparados a partir de um produto disponível no mercado, desde que apropriado e aprovado; as farmácias de manipulação devem seguir as diretrizes e padrões em vigor.

Na *United States Pharmacopeia* (USP), uma referência nacional aos farmacêuticos, há padrões específicos para medicamentos manipulados nos Capítulos 795 e 797 (USP-NF, 2015a). Um importante padrão de referência para a manipulação de medicamentos é que a potência final da preparação não deve ser inferior a 90% e não superior a 110% daquela do ingrediente ativo, por unidade de peso ou de volume indicada, teoricamente estimada. Também, no Capítulo 1191, há diretrizes sobre estabilidade do medicamento (USP-NF, 2015b). Em geral, para medicamento manipulado em forma sólida, não aquosa, a data após a qual ele não deve ser utilizado (*beyond-use dating* [BUD]) não deve ser além da data de expiração do ingrediente de prazo de validade mais curto que o compõe, ou de 6 meses, o que for menor. Para formulações de uso oral que contêm água, o BUD não deve ser superior a 14 dias, com armazenamento em temperatura controlada e baixa; para formulações líquidas não aquosas, o Capítulo 795 da USP não recomenda um BUD superior a 180 dias. Para preparações de uso tópico que contêm água o BUD é de 30 dias, com armazenamento em temperatura ambiente e controlada. Esses limites podem ser estendidos quando dados científicos válidos aplicáveis a medicamentos manipulados específicos justificarem tal fato.

A Society of Veterinary Hospital Pharmacists, uma associação de farmacêuticos de hospitais veterinários universitários, publicou uma declaração de posição sobre uso de medicamentos manipulados em pacientes veterinários, que pode ser consultada por farmacêuticos ou veterinários como informações adicionais (http://svhp.org).

Por fim, quando prescrevem medicamentos manipulados os veterinários devem recomendar os serviços de uma farmácia de manipulação acreditada pelo Pharmacy Compounding Accreditation Board (PCAB). Constituído em 2004 por oito associações nacionais de farmácias, o PCAB, sem fins lucrativos, realiza um programa de acreditação voluntária para garantir padrões de qualidade nas farmácias de manipulação. Quando a farmácia solicita acreditação pelo PCAB ela deve passar por uma avaliação rigorosa dos padrões e, então, validada por meio de múltiplas visitas e inspeções locais por fiscais do PCAB. Se uma farmácia satisfaz os padrões de acreditação muitíssimos rigorosos, o veterinário pode estar seguro de que ela é uma farmácia legal e eticamente inquestionável e que a qualidade de seus medicamentos é a mais alta possível. Por ocasião da redação deste capítulo, o PCAB havia acreditado mais de 300 farmácias nos EUA. O PCAB mantém um mapa interativo de farmácias acreditadas em cada estado, além de uma lista das farmácias de manipulação acreditadas, em seu *website*, ou os veterinários podem fazer contato com o diretor executivo do PCAB para localizar uma farmácia acreditada em seu estado. É possível obter informações adicionais sobre o PCAB em: http://www.achc.org/compounding-pharmacy.html.

MEDICAMENTOS NÃO APROVADOS DISPONÍVEIS POR MEIO DE IMPORTAÇÃO

No passado, havia um mecanismo pelo qual o veterinário podia obter um medicamento não aprovado por mcio de importação de outros países, mediante o preenchimento do formulário Medically Necessary Personal Veterinary Import, da FDA-CVM. Isso não é mais autorizado pela FDA-CVM.

PRESCRIÇÃO DE PRODUTOS CONTROLADOS

Um veterinário que administra, fornece ou receita produtos controlados durante sua atuação profissional *deve* se registrar no Drug Enforcement Authority (DEA). Isso requer o envio de uma solicitação que pode ser obtida no DEA. Os clínicos devem ter um registro em separado para cada local das atividades que exerça. As regulamentações estaduais também devem ser obedecidas e o clínico precisa entrar em contato com as autoridades de seu estado para verificar as exigências a respeito. Em alguns estados, as regulamentações são mais rigorosas do que aquelas exigidas por Lei Federal. Os veterinários podem obter mais informações sobre a relação e o manuseio de substâncias no DEA, para produtos controlados utilizados em sua clínica, consultando o *website* do DEA (ver: http://www.deadiversion. usdoj.gov/schedules/).

A prescrição de produtos controlados requer o envio de formulários apropriados e manutenção de registros de produtos controlados. A documentação deve ser preparada em um registro médico do paciente, relativa a todas as substâncias controladas administradas, e esses registros devem ser armazenados de maneira que sejam facilmente acessíveis, por 3 anos. Devem ser feitas anotações apropriadas quanto aos resíduos ou descarte de partes não utilizadas de produtos controlados, bem como de comprovação de descarte. Deve-se manter os registros de todas as substâncias controladas descartadas e esses registros devem ser arquivados e facilmente consultados, por 3 anos. Embora a lei não exija, especificamente, o registro de descarte separadamente do registro médico, a manutenção de registros em separado propicia que os registros de descarte sejam mais facilmente acessíveis do que o registro médico do paciente. Um arquivo de descarte separado *não* dispensa a necessidade de documentação do descarte de substâncias no registro médico porque esses fármacos ainda são relativos à solicitação de um clínico licenciado. Também, recomenda-se que o Anexo II do registro de descarte seja mantido separadamente de outros registros.

Registros de prescrição

Os clínicos não são obrigados a manter registros de prescrição de substâncias controladas, por escrito, mas recomenda-se ao veterinário que faça uma anotação dessas prescrições no registro médico do paciente, de modo a obter um perfil médico completo do paciente.

Registros de estoque

Todos os formulários de solicitação 222 do DEA, para pedidos do Anexo II, bem como outras notas fiscais que acompanhem os produtos controlados devem ser assinadas e datadas e os itens devem ser contados, anotados e estocados em arquivo facilmente acessível, por 3 anos. Os registros do Anexo II devem ser arquivados separadamente daqueles dos Arquivos III a V.

A cada 2 anos deve-se fazer um inventário completo e acurado de todos os estoques de todas as substâncias controladas, em data que coincida com a data de registro inicial do clínico no DEA. O inventário, por escrito, deve conter as seguintes informações:

- Nome, endereço e número de registro do requerente no DEA
- Data e período de realização do inventário

- Assinatura da pessoa responsável pelo inventário
- Informação de que o inventário será mantido durante, no mínimo, 2 anos, no local indicado no registro
- Informação de que o inventário e outros registros de medicamentos do Anexo II serão mantidos separadamente de outras substâncias.

Armazenamento e segurança de produtos controlados

Os produtos controlados devem ser armazenados em armário fortemente construído e seguramente trancado. Em caso de perda ou roubo de produtos controlados, após a confirmação dessa ocorrência o requerente deve notificar imediatamente o escritório regional do DEA e, então, fazer a descrição completa da perda no formulário DEA 106. Em caso de roubo, o departamento de polícia local também deve ser informado.

LIBERAÇÃO DE MEDICAMENTOS DESTINADOS AO USO DOMICILIAR PELO PACIENTE

Há várias exigências legais, nos âmbitos estadual e federal, para a liberação de medicamento destinado ao uso domiciliar pelo paciente. Qualquer medicamento prescrito para o uso domiciliar pelo paciente deve conter as informações mencionadas na Tabela 56.8.

Qualquer medicamento prescrito para uso domiciliar pelo paciente deve ser embalado em um recipiente com sistema de fecho de segurança às crianças, como descrito na Lei de Embalagem de Prevenção de Intoxicação (Poison Prevention Packaging Act). A lei se aplica apenas aos medicamentos aprovados para uso humano, mas deve ser aplicada na prevenção de intoxicação humana não intencional por medicamentos veterinários. Os fármacos liberados em recipiente sem sistema de fecho de segurança às crianças devem conter informação auxiliar apropriada com os seguintes dizeres: "Cuidado: recipiente sem sistema de fecho de segurança às crianças" e "mantenha longe do alcance de crianças". Também, outras informações importantes, como "agite bem antes do uso", "mantenha refrigerado", "não indicado para injeção" etc. devem estar presentes no recipiente.

PRESCRIÇÃO POR ESCRITO

Uma prescrição (ou receita médica) é uma solicitação, por escrito, ou outro tipo de solicitação prontamente transformada, por escrito, em pedido para um produto controlado ou para preparação, combinação ou mistura, feita por um clínico licenciado, em seu estado, para administrar e prescrever medicamentos durante sua atividade profissional. Uma prescrição não inclui uma solicitação de medicamento

---

Tabela 56.8 Informações exigidas para a liberação de medicamento.

- Nome, endereço e número de telefone da instituição distribuidora
- Nome do cliente
- Identificação do animal (nome e espécie)
- Data da solicitação
- Informações completas sobre o uso
- Nome, concentração e quantidade do medicamento prescrito
- Nome do veterinário responsável
- No caso de produtos controlados, a bula ou o rótulo deve conter, também, a mensagem "Cuidado: Lei federal proíbe a transferência desse medicamento para outra pessoa, exceto ao paciente para o qual foi prescrito"

inserido em uma lista ou em outro registro médico de fármacos administrados. Guarde, sempre, o talonário de receita em branco, em um local seguro, com acesso limitado a um mínimo de pessoas. As informações exigidas em uma prescrição válida estão listadas nas Tabelas 56.9 e 56.10. Ao fazer uma receita médica (prescrição) são permitidas certas abreviações. Algumas delas, comumente aceitas e reconhecidas, estão listadas na Tabela 56.11. Quando houver dúvida sobre uma abreviação, *não abrevie.*

Tabela 56.9 Exigências para o preenchimento da prescrição de medicamentos não controlados.

A inclusão dos itens listados a seguir é exigida por lei, em uma prescrição por escrito:
- Nome impresso ou carimbado, endereço e número do telefone do clínico licenciado
- Assinatura legal do clínico licenciado
- Nome e concentração do medicamento
- Indicações de uso
- Nome completo e endereço do cliente
- Identificação do animal (nome e/ou espécie)
- Cuidados recomendados, incluindo, se aplicável, período de carência para animais destinados à produção de alimento para o consumo humano
- Número de refis, se houver

Tabela 56.10 Exigências para o preenchimento da prescrição de medicamentos controlados.

A inclusão dos itens listados a seguir é exigida por lei, em uma prescrição por escrito:
- Nome impresso ou carimbado, endereço e número do telefone do clínico licenciado
- Número do registro do clínico licenciado no DEA
- Assinatura legal do clínico licenciado, acima do nome impresso do clínico
- Nome e concentração do medicamento
- Indicações de uso
- Nome completo e endereço do cliente
- Identificação do animal (nome e/ou espécie)
- Cuidados recomendados, incluindo, se aplicável, período de carência para animais destinados à produção de alimento para o consumo humano

Não é permitido refil em prescrição de medicamento do Anexo II. Na prescrição de medicamento dos Anexos III a V o refil se limita ao uso em 5 vezes ou até 6 meses (o que ocorrer primeiro).

Tabela 56.11 Abreviações, em latim, oficialmente reconhecidas e utilizadas em uma prescrição (receita médica).

a.c.	Antes da refeição	mℓ	mililitro
a.d.	Orelha direita	o.d.	Olho direito
a.s.	Orelha esquerda	o.s.	Olho esquerdo
a.u.	Em ambas as orelhas	o.u.	Em ambos os olhos
amp	Ampola	p.c.	Após a refeição
b.i.d.	2 vezes/dia	p.o.	Via oral
cc	Centímetro cúbico	p.r.n.	Quando necessário
c	Com	q.	Cada
cap	Cápsula	q4h	Cada 4 h etc.
disp	Administrar	q.i.d.	4 vezes/dia
g ou gm	Grama	q.s.	Quantidade suficiente
gtt(s)	Gota(s)	Sig.	Instruções ao paciente
h	Hora	SQ	Subcutânea
h.s.	Na hora de dormir	stat	Imediatamente
IM	Intramuscular	susp	Suspensão
IP	Intraperitoneal	tab	Comprimido
IV	Intravenosa	TBSP	1 colher de sopa cheia (15 mℓ)
kg	Quilograma	t.i.d.	3 vezes/dia
lb	Libra	tsp	1 colher de chá cheia (5 mℓ)
m^2	Metro quadrado	Ut. dict	Como indicado
mg	Miligrama		

Não utilize q.d., q.o.d. e s.i.d. porque são confundidos com outras abreviações; s.i.d. é desconhecida de profissionais de saúde que não atuam em medicina veterinária. Em caso de dúvida sobre uma abreviação, escreva-a em bom e claro português. Também, evite o uso de abreviações como b.i.d., t.i.d., q.i.d., pois elas são confusas para os clientes. Abreviações como q12 h, q8 h e q6 h são muito mais claras/óbvias.

REFERÊNCIAS BIBLIOGRÁFICAS E LEITURA COMPLEMENTAR

American Academy of Veterinary Pharmacology and Therapeutics (AA-VPT). (1994). Compounding in veterinary medicine. Symposium proceedings and task force reports. *J Am Vet Med Assoc.* **205**, 189–303.

American Veterinary Medical Association (AVMA). *Guidelines for Supervising Use and Distribution of Veterinary Prescription Drugs.* Available at: www.avma.org (accessed April 2017).

Bowman KF, Dix LP, Riond JL, Riviere JE (1986). Prediction of pharmacokinetic profiles of ampicillin sodium, gentamicin sulfate, and combination ampicillin n serum and synovial fluid of normal horses. *Am J Vet Res.* **47**, 1590–1596.

Campbell A, Chapman M. (2000). *Handbook of Poisoning in Dogs and Cats.* Malden MA, Blackwell Science.

Center for Veterinary Medicine of the Food and Drug Administration. Available at: www.fda.gov (accessed April 2017). [This site is maintained for veterinary professionals and pet owners. Supported by veterinary specialists, it is an excellent source of drug and regulatory information.]

Food and Drug Administration–Center for Veterinary Medicine (FDA-CVM). (1996). FDA/CVM's Compliance policy guide on compounding of drugs. *J Am Vet Med Assoc.* **209**, 2025–2029.

Food and Drug Administration–Center for Veterinary Medicine (FDA-CVM). (2003a). FDA seeks to clear up confusion about compounding. *J Am Vet Med Assoc.* **223**, 1103–1106.

Food and Drug Administration–Center for Veterinary Medicine (FDA-CVM). (2003b). Compliance Policy Guide: Compliance Policy Guidance for FDA Staff and Industry. Chapter 6, Subchapter 600, Sec. 608.400—Compounding of Drugs for Use in Animals, July 2003. Food and Drug Administration, 5600 Fishers Lane, Rockville MD. Available at: http://www.fda.gov/ora/compliance ref/cpg/default.htm (accessed April 2017).

Harvey J. (2006). Toxic hemolytic anemias. In *Proceedings of the American College of Internal Medicine Meeting.*

Helms SR. (2007). Treatment of feline hypertension with transdermal amlodipine: a pilot study. *J Am Anim Hosp Assoc.* **43**, 149–156.

Hoffman G, Marks SL, Taboada J, Hosgood-Pagel G, Wolfsheimer K. (2001). Topical methimazole treatment of cats with hyperthyroidism. *J Vet Intern Med.* **15**, 299.

Hoffman SB, Yoder AR, Trepanier LA. (2002). Bioavailability of transdermal methimazole in a pluronic lecithin organogel (PLO) in healthy cats. *J Vet Pharmacol Therap.* **25**, 189–193.

LaBonde J. (2006). Avian toxicology. In *Proceedings of the Association of Avian Veterinarians Meeting.*

MacGregor JM, Rush JE, Rozanski EA, Boothe DM, Belmonte AA, Freeman LM. (2008). Comparison of pharmacodynamic variables following oral versus transdermal administration of atenolol to healthy cats. *Am J Vet Res.* **69**, 39–44.

Mawby DI, Whittemore JC, Genger S, Papich MG. (2014). Bioequivalence of Orally Administered Generic, Compounded, and Innovator-Formulated Itraconazole in Healthy Dogs. *J Vet Intern Med.* **28**, 72–77.

Nieto JE, Spier S, Pipers FS, Stanley S, Aleman MR, Smith DC, Snyder JR. (2002). Comparison of paste and suspension formulations of omeprazole in the healing of gastric ulcers in racehorses in active training. *J Am Vet Med Assoc.* **221**, 1139–1143.

Osweiler G, Carson T, Buck W, Van Gelder G. (1976). *Clinical and Diagnostic Veterinary Toxicology*, 3rd edn. Dubuque, IA, Kendall/Hunt. 388.

Papich MG. (2003). Antimicrobial therapy for gastrointestinal diseases. *Vet Clin North Am Equine Pract.* **19**, 645–663.

Papich MG, Davidson GS, Fortier LA. (2013). Doxycycline concentration over time after storage in a compounded veterinary preparation. *J Am Vet Med Assoc.* **242**, 1674–1678.

Petritz OA, Guzman DSM, Wiebe VJ, Papich MG. (2013). Stability of three commonly compounded extemporaneous enrofloxacin suspensions for oral administration to exotic animals. *J Am Vet Med Assoc.* **243**, 85–90.

Plumlee K. (2004a). Household poisons. In *Proceedings of the Western Veterinary Conference.*

Plumlee K. (2004b). Poisons in the medicine cabinet. In *Proceedings of the Western Veterinary Conference*.

Riviere JE, Papich MG. (2001). Potential and problems of developing transdermal patches for veterinary applications. *Adv Drug Deliv Rev.* **50**, 175–203.

Trepanier LA. (2002). Transdermal formulations: which ones are effective? *2002 ACVIM Proceedings*. 463–464.

United States Pharmacopeia–National Formulary (USP-NF). (2015a). Chapter <1075> Good Compounding Practices. *The United States Pharmacopeia and The National Formulary*. Rockville, MD, United States Pharmacopeial Convention.

United States Pharmacopeia–National Formulary (USP-NF). (2015b). Chapter <795> Pharmaceutical Compounding. *The United States Pharmacopeia and The National Formulary*. Rockville, MD, United States Pharmacopeial Convention.

United States Pharmacopeia–National Formulary (USP-NF). (2015c). Chapter <1191> Stability Considerations in Dispensing Practice. Rockville, MD, United States Pharmacopeial Convention.

Warman SM. (2007). Dietary intoxications. In *Proceedings of the British Small Animal Veterinary Congress*.

Willis-Goulet HS, Schmidt BA, Nicklin CF, Marsella R, Kunkle GA, Tebbett IR. (2003). Comparison of serum dexamethasone concentrations in cats after oral or transdermal administration using Pluronic Lecithin Organogel (PLO): a pilot study. *Vet Dermatol.* **14**, 83–89.

Wismer T. (2017). ASPCA Poison Control Center. Available at: www.aspca.org (accessed April 2017).

Wismer T. (2006). Hepatic toxins and the emergent patient. In *Proceedings of the International Veterinary Emergency and Critical Care Symposium*.

Wismer T. (2007). Toxicology of household products. In *Proceedings of the International Veterinary Emergency and Critical Care Symposium*.

CAPÍTULO 57

Programas de Controle de Medicação em Animais que Participam de Competições

Cynthia A. Cole

REGULAMENTAÇÃO SOBRE MEDICAÇÃO E USO DE MEDICAMENTOS EM ANIMAIS QUE PARTICIPAM DE COMPETIÇÕES

Equinos, cães e animais de outras espécies frequentemente competem em eventos atléticos sujeitos ao controle do uso de medicamentos e outras substâncias. Comumente, esses programas de controle são denominados programa de controle de *doping*. *Doping* é o termo comum que se refere ao uso ilegal de substâncias com o intuito de alterar o desempenho atlético de animais e humanos. Em geral, são três os objetivos dos programas de controle de medicação: (i) assegurar a igualdade de condições aos competidores, (ii) proteger a saúde e o bem-estar do animal e das pessoas participantes, e (iii) resguardar o interesse público, sempre que houver um sistema de apostas envolvido. Um importante desafio nesses programas é controlar o *doping* sem interferir no uso legal de medicamentos. Além do mais, o que é considerado medicação em determinado cenário pode ser considerado *doping* em outro. Por exemplo, a medicação de um cavalo durante o período de treinamento, com o intuito de auxiliar na cicatrização de uma lesão, é um procedimento totalmente legal, mas a administração dessa mesma medicação no dia da competição poderia ser considerada *doping* (i. e., tentativa de tornar um cavalo lesionado saudável o suficiente para competir). No entanto, raramente a diferenciação entre *doping* e cuidado veterinário apropriado é tão óbvia. Por exemplo, com o avanço das metodologias laboratoriais, atualmente é possível detectar algumas substâncias dias, semanas ou, em alguns casos, meses após sua administração. Isso tem levado a uma questão fundamental: o que é um tratamento medicamentoso apropriado para animais atletas? Em geral, o tratamento de um cavalo ou de um cão durante o período de treinamento é considerado aceitável, mas os resíduos dos medicamentos utilizados podem ser detectados muito depois de cessar as ações farmacológicas demonstráveis dessas substâncias. Nesses casos, a dificuldade está em diferenciar um resíduo farmacologicamente irrelevante daquele que pode estar associado com um efeito farmacológico, mesmo que discreto.

VISÃO GERAL DAS AGÊNCIAS REGULADORAS E ORGANIZAÇÕES DE PARTES INTERESSADAS

É importante que os veterinários saibam como tratar os animais que participam de competições, em eventos em que se aplicam programas de controle de medicação, pois as condições regulatórias são dinâmicas. O que o programa permite hoje pode não ser permitido amanhã. Além disso, cada vez mais aumenta a sensibilidade da metodologia dos testes utilizados para o controle do cumprimento das regras de medicação. Como resultado, também está aumentado o período necessário de descontinuação do medicamento antes de uma competição, a fim de evitar testes positivos, comumente referido como período de carência. Os veterinários precisam saber qual agência reguladora é responsável pela fiscalização do evento no qual o seu cliente irá competir, de modo que possam ficar cientes de modificações nas regras de medicação, auxiliando seus clientes no cumprimento delas.

Animais de corrida

Embora haja alguma discussão entre as entidades interessadas sobre a necessidade de regulamentação federal, atualmente as regras para medicação de animais de corrida, nos EUA, são estabelecidas pelos próprios estados. Os estados podem ter uma Comissão de Corridas, um Departamento de Sistema de Apostas ou outra Agência Estatal, considerado a autoridade responsável pelo controle de animais de corrida, quer se trate de cavalos e/ou cães da raça Greyhound. Foi o sistema de apostas em animais de corrida que resultou em supervisão governamental dessas competições esportivas. As normas podem variar significativamente entre os estados, de modo que é importante consultar os regulamentos de cada lugar.

Embora cada estado norte-americano tenha suas próprias regras e regulamentações, há várias organizações que trabalham no sentido de estimular a harmonização dos programas. Isso é importante porque ao longo de várias semanas ou meses muitos cavalos podem participar de corridas, rotineiramente, em diversos estados. A Association of Racing Commissioner's International (ARCI) é composta, principalmente, de fiscais de corrida dos EUA, Canadá e Caribe (www.arci.com). Ela não tem autoridade para elaborar normas, mas desenvolveu um modelo de diretrizes para normas e penalidades que é utilizado como referência para regulamentações em vários estados.

Outra associação envolvida é o Racing Medication and Testing Consortium (RMTC), cujos objetivos são: desenvolver e promover políticas e regras uniformes e padrões de testagem em nível nacional; coordenar programas educacionais e de pesquisa que assegurem retidão à corrida e saúde e bem-estar dos cavalos competidores e dos participantes; e proteger os interesses do público das corridas (http://rmtcnet.com). A organização é um depositário de dinheiro de apostas e, à semelhança da ARCI, não tem autoridade regulatória, mas tem grande influência. Financiou um número significativo de pesquisas relacionadas a medicamentos e questões de uso de substâncias em cavalos de corrida e desenvolveu um amplo Código de Padrões Laboratoriais, além de operar o Programa de Garantia de Qualidade Externo. Também desenvolveu diretrizes para períodos de carência de vários medicamentos e atua, juntamente com a ARCI, em modelos de regras e em uma diretriz de classificação de substâncias estranhas.

Em 1993, foi constituída a International Federation of Horseracing Authorities (IFA), com membros em vários países, por todo o mundo, com o intuito de coordenar e harmonizar as normas dos países-membros quanto a criação, corridas e apostas, bem como assegurar a qualidade e a probidade da competição de animais de corrida, proteger o bem-estar dos equinos, jóqueis e pessoas que frequentam as corridas de cavalos, mantendo essas competições atualizadas quanto às alterações técnicas, sociais e econômicas (www.horseracingintfed.com). Seus interesses são mais amplos do que aqueles do RMTC e da ARCI, que são mais centralizados na América do Norte; todavia, sua influência na América do Norte também é menor do que a dessas outras organizações.

Normas para fármacos e uso de substâncias em animais que não participam de corridas

Nos EUA, a principal organização que controla as normas para fármacos e uso de substâncias em cavalos que não participam de competição é a United States Equestrian Federation (USEF). A USEF, uma organização não governamental, privada, controla a ampla maioria de eventos atléticos de equinos que não participam de corridas nos EUA, inclusive aqueles reconhecidos pela Federation Equestre International (FEI), que representa o maior nível de elite de competições equestres no mundo. A USEF tem duas normas sob as quais os vários grupos de classes e organizações que disciplinam as atividades de equitação podem escolher para organizar suas competições. A maioria das classes e participantes que compete sob as normas da USEF estão sujeitos às regulamentações do Therapeutic Substance Provisions (TSP), as quais permitem o uso de alguns medicamentos em concentração clinicamente significante, mas proíbem rigorosamente o uso de outros. A norma Prohibited Substance Provisions (PSP), sob a qual todas as competições de Enduro e da FEI são realizadas, classifica os medicamentos como produtos controlados ou proibidos. Segundo essa norma, mesmo os medicamentos somente controlados podem estar presentes em amostras biológicas em concentração farmacologicamente irrelevante; portanto, é uma norma muito mais rigorosa do que aquela da TSP. As regulamentações e normas são frequentemente atualizadas e os detalhes de ambas as normas da USEF e advertências sobre o seu cumprimento podem ser encontrados no *website* da organização (https://www.usef.org/_IFrames/Drugs/Default.aspx).

PROCEDIMENTO PARA REALIZAÇÃO DE TESTE DE SUBSTÂNCIAS

Com o intuito de assegurar o cumprimento das normas sobre uso de medicamentos e substâncias, obtêm-se amostras biológicas dos animais que participam de competições, durante ou imediatamente após o evento. Há vários laboratórios que realizam testes de medicamentos, privados ou estatais, especializados em análises dessas amostras com o intuito de detectar medicamentos de uso proibido, bem como excesso de medicamentos permitidos, porém controlados. A finalidade da testagem é separar e identificar componentes não endógenos ou substâncias proibidas em amostras biológicas. O procedimento pode envolver quatro etapas: (i) coleta de amostra, (ii) extração, (iii) separação e (iv) detecção e identificação do componente ou da substância.

Tipos de amostra

Mais comumente, coletam-se amostras de urina e/ou sangue, as quais são submetidas ao teste para detectar substâncias não permitidas e o excesso de um medicamento permitido. Em geral, utiliza-se principalmente amostra de urina, para a detecção de substâncias não permitidas, e amostras de sangue,

para detectar medicamentos permitidos, porém controlados, adotando-se limites ou limiares regulatórios; contudo, esse procedimento é variável.

Geralmente, faz-se opção pelo teste em amostra de urina, como matriz analítica de escolha, porque envolve um procedimento de coleta não invasivo e relativamente fácil, principalmente em equinos. Ademais, o grande volume de urina tipicamente excretado pelos cavalos é uma vantagem. Em cães, a coleta de urina é um pouco mais difícil e quase sempre o volume é limitado, mas ainda assim é a amostra biológica mais comumente coletada em programas de testagem de medicamento. Em razão de muitos, talvez a maioria, dos medicamentos serem excretados na urina e do fato de o rim concentrá-los, geralmente as substâncias podem ser detectadas em amostras de urina por mais tempo do que nas amostras de sangue. No entanto, uma limitação ao uso de amostra de urina é que é muito difícil determinar a relevância farmacológica dos achados analíticos, pois a concentração urinária é muito variável, em função da densidade da urina.

Muitos programas de controle de medicamentos utilizam apenas amostras de sangue; o soro ou o plasma delas obtidos são utilizados como matriz analítica. Ainda que a concentração de medicamento no plasma ou no soro sanguíneo seja quase sempre menor do que a verificada na urina, como mencionado anteriormente, avanços tecnológicos recentes aumentaram sobremaneira a sensibilidade dos métodos analíticos e, geralmente, tornam essa desvantagem irrelevante. Uma importante vantagem do uso de plasma ou de soro, obtidos de amostras de sangue, é que a concentração pode ser mais facilmente correlacionada aos efeitos farmacodinâmicos, desde que realizados estudos farmacocinéticos/farmacodinâmicos relevantes. Uma desvantagem do uso de amostra de sangue é a necessidade de punção vascular, que é um procedimento invasivo e requer um técnico veterinário treinado, quando não um veterinário.

Foram examinadas testagens em outras matrizes analíticas, como pelos, mas seu uso é problemático. Quando o medicamento é detectado em uma amostra de pelos é muito difícil comprovar o tempo de exposição ao medicamento; além disso, muitos cavalos podem mudar de dono várias vezes, durante o ano. Amostra de saliva também foi utilizada como matriz analítica, mas, devido à dificuldade em se obter um volume suficiente para uma análise confirmatória, sua utilidade é limitada.

Métodos analíticos de extração

O intuito do procedimento de extração é isolar e concentrar o medicamento, ou seja, a substância a ser analisada, presente em uma amostra. Um dos métodos de extração mais simples e antigo é a extração líquido-líquido (ELL). No método ELL uma matriz biológica líquida, como urina ou plasma, é misturada com um solvente orgânico que não se mistura à amostra. A maioria dos medicamentos é mais solúvel no solvente orgânico do que na matriz aquosa da amostra, de modo que eles se concentram no solvente durante o procedimento de mistura. O solvente é separado da fase aquosa e, geralmente, concentrado por meio de evaporação, a fim de aumentar a concentração da substância a ser analisada na solução reconstituída final tamponada, procedimento que aumenta a sensibilidade do teste. Na extração em fase sólida (EFS), a matriz analítica orgânica passa através de uma coluna que contém pérolas, nas quais os grupos funcionais hidrocarbonetos ou os grupos de troca iônica se ligam. A substância em análise se liga às pérolas, possibilitando que os contaminantes orgânicos sejam removidos por meio da lavagem da coluna. Na etapa final do teste, a coluna é tamponada em um pH específico, a fim de facilitar a liberação da substância de interesse, que foi removida da coluna com um pequeno volume do tampão de eluição. Geralmente, a solução tampão é removida por meio de evaporação e a amostra é reconstituída em um solvente que facilita a análise. A substância a ser analisada também pode ser extraída da amostra matriz por meio de precipitação, a qual se baseia nas diferenças de solubilidade da substância em análise e de outros compostos presentes na matriz analítica. Esse procedimento é comumente utilizado para remover proteínas do plasma ou do soro sanguíneo, após o qual o sobrenadante resultante pode ser diretamente analisado.

É importante saber que os diferentes procedimentos de extração podem ser mais ou menos eficientes na separação de medicamentos presentes na amostra biológica. Isso pode ter consequências regulatórias significantes porque a determinação final da concentração de medicamento presente na amostra depende, em certo grau, do método de extração utilizado. Assim sendo, se dois laboratórios analisam a mesma amostra, mas empregando diferentes métodos de extração, as concentrações finais do medicamento mensurado pelos laboratórios podem ser ligeiramente diferentes. Quase sempre, a eficiência da extração é determinada durante o teste de validação de um método analítico, mas raramente leva em conta a determinação da concentração final em uma amostra biológica.

Métodos analíticos de separação

A finalidade do procedimento de separação é isolar as substâncias que devem ser testadas, uma das outras, após a extração e antes do procedimento de detecção. O método de separação mais comumente utilizado nos laboratórios de teste de medicamento forenses é a cromatografia. Para a separação cromatográfica, a amostra extraída é reconstituída em uma fase móvel e passada através de uma fase estacionária que não se mistura à primeira. As diferentes propriedades químicas das substâncias a serem analisadas, como polaridade, tamanho da molécula e carga elétrica, fazem com que haja diferentes taxas de migração através da fase estacionária. Essas diferenças, quando otimizadas, resultam em migração das substâncias em análise através da coluna na forma de discretas ondas ou bandas, as quais podem ser coletadas ou transferidas para outros aparelhos, para análises adicionais.

Um dos tipos mais antigos de cromatografia é a cromatografia planar, em que a fase estacionária é unida a um pedaço de vidro ou papel, e a fase móvel envolve efeito da gravidade ou ação capilar. A cromatografia em camada delgada (CCD) é um tipo de cromatografia planar utilizada durante muitos anos em laboratórios de teste de medicamento forenses, como um teste de triagem primário. Como há possibilidade de padrões de migração semelhantes em diferentes substâncias testadas, os achados são apenas presuntivos e, sempre, emprega-se um segundo método para a confirmação dos resultados. A CCD é muito trabalhosa e não tão sensível quanto os métodos cromatográficos mais recentes, não sendo, portanto, utilizada com muita frequência.

Na cromatografia em coluna, a fase estacionária está contida em uma coluna, e a fase móvel, líquida (CL) ou gasosa (CG), se movimenta pelo efeito da gravidade ou, mais comumente, por pressão positiva. Na CG as amostras são vaporizadas em segmento aquecido, mantido em temperatura superior a 200°C, e movimentadas através da coluna por um gás carreador inerte, como argônio, hélio ou nitrogênio. As colunas de CG típicas apresentam vários metros de comprimento, com diâmetro interno de 1 mm, ou menos. Uma das limitações da análise em CG é que muitas das substâncias a serem mensuradas e de interesse dos laboratórios de teste de medicamento forenses não são estáveis em alta temperatura. Portanto, quase sempre são transformadas em outros compostos, estáveis e voláteis. O procedimento de transformação pode ser demorado e dificultar a análise; é outra desvantagem da metodologia CG. No entanto, a operação do sistema é muito direta e, para alguns compostos, a CG pode ser um método de separação muito eficiente.

Na cromatografia líquida as substâncias testadas em uma amostra são separadas com base em suas diferentes características físico-químicas, à medida que passam através de uma coluna de absorção. As colunas de CL típicas apresentam 100 a 500 mm de comprimento, com diâmetro interno de 3 mm, ou menos. Na CL, as características de ambas, fase móvel e fase estacionária, podem ser modificadas com o intuito de otimizar a separação analítica. Outra vantagem da CL é que ela utiliza fases móveis aquosas, em temperatura ambiente. A maioria dos compostos de interesse em laboratórios de teste de medicamento forenses é muito sensível à separação por CL e, portanto, atualmente é o método de separação mais comumente utilizado.

Métodos analíticos de detecção

Após a extração das substâncias que se pretenda analisar na matriz biológica, elas são separadas umas das outras, a fim de serem identificadas. Os dois métodos mais comumente utilizados para identificar essas substâncias em laboratórios de teste de medicamento forenses são espectroscopia de absorção e espectrometria de massa.

Os métodos de detecção por espectroscopia de absorção empregam luz ultravioleta ou luz visível, aproveitando a capacidade de muitas moléculas em absorver luz de determinados comprimentos de onda. Em geral, o grau de absorção é diretamente proporcional à concentração do composto na solução. Como a maioria dos métodos de espectroscopia de absorção é muito simples e relativamente barata, eles são comumente utilizados para análise quantitativa. No entanto, uma das limitações da espectroscopia de absorção é que duas diferentes substâncias testadas podem apresentar espectros de absorção que se sobrepõem e tempos de eluição semelhantes, dificultando sua diferenciação. Além disso, interferências químicas e/ou espectrais podem causar respostas incorretas do detector, resultando em erros quantitativos. Como acontece com os métodos de espectroscopia de absorção, ela não é apropriada para a confirmação definitiva da identificação de uma substância na amostra, mas é utilizada para confirmar a presença de excesso de medicamentos permitidos, aos quais foram estabelecidos limites.

Na espectrometria de massa (EM), após a extração e separação, as substâncias a serem analisadas são injetadas, em série, no espectrômetro de massa, para sua identificação. Ainda que haja disponibilidade de diversos tipos de espectrômetros de massa no mercado, o tipo mais comumente utilizado em laboratórios de teste de medicamento forenses "bombardeiam" a substância em análise com um feixe de elétrons que tornam as moléculas ionizadas. Enquanto alguns desses íons permanecem intactos, e são denominados íons precursores, muitos se fragmentam em íons e partículas neutras menores. Os íons precursores e as partículas do produto são separados em campo elétrico ou magnético, com base em sua proporção massa:carga e, então, passam, em série, por um detector que mensura a quantidade de cada íon. Um gráfico traçado com base nas concentrações do precursor e de íons do fragmento do produto *versus* a proporção massa:carga é denominado espectro de massa do composto (Figura 57.1). Geralmente, o maior pico de peso molecular em um espectro representa a molécula-mãe menos um único elétron (*i. e.*, ionizada), sendo denominado íon molecular. O espectro de massa da substância em análise é comparado com um banco de dados sobre espectro de massa computadorizado, denominado biblioteca, ou com um padrão validado para um composto conhecido. Como as vias de fragmentação de muitas moléculas são bem caracterizadas e facilmente reproduzíveis, pode-se obter a identificação clara de um composto por meio de EM. Mesmo que as substâncias a serem analisadas apresentem a mesma massa nominal, elas podem ser diferenciadas por apresentarem diferentes padrões de fragmentação. Como as concentrações dos íons são diretamente proporcionais ao conteúdo do composto em análise na solução, é possível uma quantificação muito confiável utilizando-se EM. Uma desvantagem, porém, é que a EM requer técnicos muito bem treinados para realizar a análise e interpretar os resultados. Contudo, devido ao alto grau de especificidade inerente aos resultados, a espectrometria de massa tornou-se o método padrão para identificação de substâncias em programas de teste de medicamento forenses.

Na prática, os procedimentos de separação e detecção são combinados. Um aparelho de CL ou CG é posicionado na frente do espectrômetro de massa, o conjunto comumente denominado CL/EM ou CG/EM. Ademais, os aparelhos mais recentes podem reproduzir os procedimentos de ionização e fragmentação dos íons da fragmentação original; são também denominados CL/EM/EM ou CL/EMn. Esse procedimento pode aumentar sobremaneira tanto a precisão quanto a sensibilidade do método.

Visão geral dos procedimentos de teste

Independentemente do tipo de amostra coletada (sangue, urina, pelos etc.), o procedimento de teste deve levar em conta tanto as questões científicas quanto as questões legais. Um aspecto legal extremamente importante do procedimento é a documentação da cadeia de custódia, que é um papel ou uma pasta eletrônica inviolável que indica onde a amostra está e quem é o responsável por ela o tempo todo. Por essa razão, o verdadeiro procedimento de teste de medicamento começa no momento da coleta da amostra. Caso haja dúvida quanto à integridade desse procedimento, isso coloca em dúvida os resultados da análise final. Por exemplo, como muitas técnicas de espectrometria de massa modernas podem detectar resquícios de substâncias e medicações em uma variação desde picograma até fentograma, a pessoa responsável pela coleta da amostra deve ter cuidado especial, a fim de evitar contaminação por fontes ambientais durante o procedimento de coleta. Apenas amostra limpa e recente obtida do vaso sanguíneo deve ser utilizada; o pessoal envolvido deve vestir roupa apropriada, como jaleco limpo e luvas descartáveis. Ademais, no local da coleta não se deve permitir o consumo de alimentos e água, tampouco a presença de fumantes.

Após a coleta da amostra, geralmente transfere-se uma pequena alíquota para um recipiente à parte, a qual é denominado amostra fracionada, amostra contraprova ou amostra B; ambas são lacradas com fita inviolável e guardadas em um recipiente trancado ou em refrigerador fechado, para transporte ao laboratório de análise. Caso se constate a presença de substância proibida ou de excesso de um medicamento permitido na amostra original, pode-se utilizar a amostra contraprova, ou amostra B, para confirmar os achados do teste inicial. Em alguns casos, a amostra contraprova é enviada ao laboratório juntamente com a amostra original; em outros, é armazenada em uma instalação em separado. Para evitar degradação, as amostras não congeladas devem ser mantidas sob refrigeração e transportadas durante a noite ao laboratório. Caso contrário, as amostras devem ser congeladas e mantidas no *freezer* durante o transporte.

As amostras são transportadas ao laboratório acompanhadas de uma declaração que quase sempre contém apenas informações limitadas a respeito delas. Cada amostra apresenta um código de identificação particular e geralmente a declaração que a acompanha indica o evento ou o local da corrida onde se obteve a amostra, o dia da coleta e o número da classe ou da corrida em que o animal competiu naquele dia. O laboratório não sabe qual o nome do animal, do treinador ou do jóquei, tampouco detalhes relativos à identificação do animal, exceto o gênero, em alguns casos. É fundamental manter o anonimato do procedimento de teste, de modo a assegurar sua integridade e a reputação do laboratório, para um tratamento justo e equitativo.

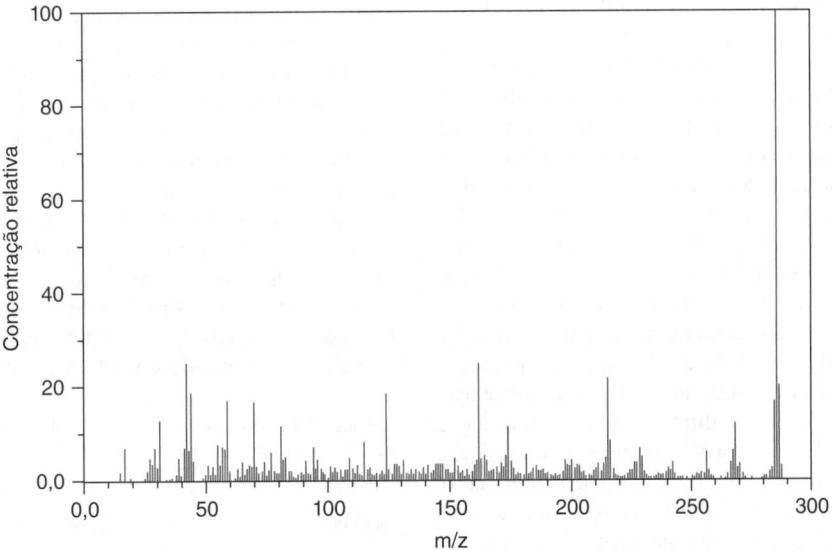

Figura 57.1 Espectro de massa da morfina. Fonte: National Institute of Standards and Technology.

Ao chegar ao laboratório, as amostras geralmente são registradas no sistema de controle de informação e armazenadas em um refrigerador ou *freezer* seguro, quando apropriado, até que sejam examinadas. Na primeira etapa do procedimento, todas as amostras são submetidas a uma série de testes de triagem. Atualmente, o estado da arte da triagem seria uma combinação de extrações da substância em pH ácido, básico e neutro, com e sem uma etapa de hidrólise enzimática para liberação de metabólitos conjugados, seguida de triagem em CL-EM. Alguns laboratórios incluem na triagem um teste imunoenzimático (ELISA); outros, ainda, podem utilizar CCD, embora tal procedimento tenha se tornado menos comum.

Se qualquer um desses testes de triagem for positivo, a amostra é considerada suspeita e enviada para análise confirmatória. Como regra geral, a confirmação sempre requer a identificação da substância em espectrometria de massa. Atualmente, CL/EM é a metodologia mais comumente utilizada em laboratórios de teste de medicamento forenses, embora CG e EM também ainda sejam ocasionalmente utilizadas.

Análise da amostra contraprova

Como mencionado anteriormente, antes que um laboratório bem conceituado relate que a amostra contém uma substância proibida, essa amostra deve ser submetida a vários testes de triagem e de confirmação, utilizando diversos métodos analíticos. Contudo, muitas normas sobre uso de medicamentos e substâncias permite o exame da amostra contraprova, ou amostra B. A amostra contraprova é examinada por um laboratório independente aprovado pelo Conselho de Regulamentação; se esse laboratório não confirmar a presença da substância proibida, geralmente não se aplica penalidade. Há variações nos procedimentos de execução desses programas; assim, os veterinários podem requerer a revisão do procedimento com o seu cliente quando discutem a norma que regulamenta o uso do medicamento e a medicação aplicável.

FATORES QUE INTERFEREM NOS PERÍODOS DE CARÊNCIA

O período de carência pode ser definido como o número de horas, dias, semanas etc. decorrido após a última administração de um medicamento, a fim de evitar que o animal apresente concentração detectável de um medicamento proibido (ou não permitido) em uma amostra biológica coletada durante ou após uma competição. Os veterinários estão familiarizados com períodos de carência em medicina de animais destinados à produção de alimento para o consumo humano (animais de produção) e, frequentemente, querem saber os períodos de carência específicos para os medicamentos comumente utilizados em animais que participam de eventos atléticos. Infelizmente, pode ser difícil aos laboratórios gerar essa informação porque muitos fatores podem influenciar as taxas de eliminação desses medicamentos do organismo. Por exemplo, geralmente nota-se ampla variação na dose de medicamentos; ademais, a duração do tratamento é variável. Alguns medicamentos, como clembuterol e isoxsuprina, podem se acumular no organismo, e se o laboratório utilizar um método analítico de alta sensibilidade, constata-se um período de carência extremamente longo. A via de administração do medicamento também pode influenciar o período de carência. Geralmente, a eliminação de medicamentos administrados por via intravenosa é mais previsível, enquanto fármacos administrados por via oral ou subcutânea podem

ter padrão de absorção mais variável que, por sua vez, influencia o tempo de eliminação do medicamento e, consequentemente, seu período de carência. Fatores laboratoriais também podem interferir no período de carência porque diferentes laboratórios podem utilizar diferentes métodos analíticos, com diferentes limites de detecção (LOD, do inglês *limit of detection* = a menor concentração de uma substância obtida em metodologia que possa ser confiavelmente diferente da concentração basal conhecida). Muitos desses conceitos aplicados aos períodos de carência para animais de produção são semelhantes e serão discutidos no Capítulo 61.

Para cavalos de corrida, o RMTC e a ARCI estabeleceram períodos de carência recomendados para vários produtos terapêuticos (www.rmtcnet.com), e a maioria dos laboratórios de teste de medicamento forenses dos EUA concorda em seguir os limites de detecção recomendados. De modo semelhante, a USEF publicou períodos de carência recomendados para os medicamentos comumente utilizados em equinos que participam de competições; eles estão incluídos na Norma sobre o Uso de Produtos Terapêuticos (http://www.bevet.com/files/usefmedicationinformation pdf.pdf).

LIMITES, CONCENTRAÇÕES RELATADAS E PONTOS DE CORTE

À medida que aumenta a sensibilidade dos métodos químicos analíticos, diminui progressivamente a menor concentração de um medicamento detectado em uma amostra de fluido corporal. Em muitos laboratórios de teste de medicamento forenses não raramente constata-se LOD na faixa de variação de picograma/$m\ell$. Como a sensibilidade do teste é muito alta, a administração de alguns medicamentos durante alguns dias ou semanas antes de uma corrida pode ocasionar um teste positivo a esse medicamento. Por exemplo, após tratamento durante 30 dias, o clembuterol ainda continua facilmente detectável 3 semanas após a última dose (Kynch *et al.*, 2014). Além disso, a contaminação da ração do animal com suplementos alimentares que naturalmente contêm pequena quantidade de substâncias proibidas pode ser a causa de teste positivo para medicamentos. Por exemplo, cascas de cacau, às vezes utilizadas em alguns alimentos como um volumoso, contêm teobromina, uma xantina relacionada à cafeína, considerada uma substância proibida. Igualmente, vegetais do gênero *Datura* (família Solanaceae), que podem crescer ao redor de celeiros e nas pastagens, contêm escopolamina e outros alcaloides.

Em alguns casos, para certas substâncias, as autoridades de fiscalização baseiam-se em uma concentração abaixo da qual os laboratórios não consideram sua presença como violação à norma que regulamenta o uso de substâncias. Há vários nomes para essa concentração, inclusive limite, limiar, concentração relatada, ponto de corte etc. Há dois tipos de substâncias testadas para os quais adotam-se pontos de corte, ou limites. Primeiro, há algumas substâncias que comumente estão presentes no ambiente ou no alimento do cavalo, o que torna difícil aos treinadores impedir que os equinos entrem em contato com elas (Tabela 57.1). Segundo, como atualmente muitos medicamentos

Tabela 57.1 Pontos de corte (ou limites) comumente aceitos para substâncias oriundas do ambiente.

Arsênico	3 μg/mℓ, em amostra de urina
Ácido salicílico	625 μg/mℓ, na urina, ou 5,4 μg/mℓ, no plasma
Teobromina	2 μg/mℓ, em amostra de urina

podem ser detectados por período muito mais longo do que o tempo de duração de seu efeito farmacológico, foram estabelecidos pontos de corte, ou limites, para vários medicamentos, por alguns grupos interessados, como o RMTC (Tabela 57.2). Os veterinários precisam estar cientes de que os pontos de corte apropriados variam de acordo com as autoridades de fiscalização. Além disso, ainda há controvérsia quanto ao emprego desses pontos de corte entre algumas partes interessadas, de modo que os veterinários devem estar cientes de que essas concentrações podem variar dependendo da jurisdição e da atividade equestre.

CONTROVÉRSIAS ATUAIS

Furosemida

Furosemida é um diurético de alça que atua inibindo os transportadores de Na$^+$-K$^+$-2Cl$^-$ no lúmen do ramo ascendente espesso da alça de Henle. Ao impedir a reabsorção de Na$^+$, Cl$^-$ e água, a furosemida causa diurese significante. Nos EUA e no Canadá, frequentemente administra-se furosemida não menos que 4 h antes da corrida aos cavalos que apresentam hemorragia pulmonar induzida por exercício (HPIE). No restante do mundo, a furosemida é considerada um medicamento proibido em todos os cavalos, inclusive naqueles com HPIE.

O benefício terapêutico da furosemida para cavalos com HPIE é muito controverso. Originalmente, aventou-se a hipótese de que, por reduzir o volume de plasma circulante, a furosemida poderia diminuir a alta pressão intravascular nos capilares pulmonares, supostamente considerado o mecanismo fisiopatológico primário da HPIE (Hinchcliff e Muir, 1991). Diversos estudos realizados em ambas as condições, em laboratório e em pista de corrida, relataram resultados conflitantes quanto à eficácia da furosemida em reduzir a gravidade da HPIE (Sweeney e Soma, 1984; Pascoe et al., 1985). No entanto, um amplo estudo bem controlado realizado em cavalos de corrida, na África do Sul, demonstrou, de modo muito convincente, que a furosemida reduziu a incidência e a gravidade da HPIE (Hinchcliff et al., 2009). Entretanto, estudos realizados em condições laboratoriais e de corrida também indicam evidência substancial de que a furosemida pode melhorar o desempenho atlético de cavalos (Soma e Uboh, 1998). Apesar da evidência de que a furosemida pode ter ação terapêutica benéfica em cavalos com HPIE, no momento algumas entidades interessadas em atividades de corridas sugerem que o uso desse medicamento deveria ser proibido em cavalos de corrida, nos EUA. O argumento é que isso favorece um estereótipo negativo das corridas de cavalos, em que esses animais precisam ser "drogados" para competir e que, ao considerar a furosemida uma substância proibida, estaria de acordo com as regulamentações mundiais desse tipo de competição.

Esteroides anabólicos

Nos EUA, até o ano de 2009, o uso de esteroides anabólicos em cavalos de corrida, embora tecnicamente proibido, era praticamente permitido porque a maioria dos laboratórios não examinava amostra de urina pós-rastreamento para detectar a presença desses produtos. Isso contrariava totalmente a maioria das jurisdições mundiais, que consideravam os esteroides anabólicos substâncias proibidas e os laboratórios realizavam análises criteriosas para detectar a presença desses esteroides. Após uma série de lesões catastróficas graves em cavalos de corrida de alto desempenho, em 2008, resultando em um volume significativo de publicações negativas na imprensa, as jurisdições relativas a corridas de cavalos, nos EUA, estabeleceram regulamentações que limitavam o uso de esteroides anabólicos. Notou-se que havia uma relação direta entre o uso de esteroides anabólicos e um risco maior de lesão grave, avaliação que nunca havia sido feita. Recentemente, o RMTC publicou recomendações do limite da concentração plasmática para vários esteroides anabólicos comumente utilizados em cavalos de corrida, alertando para os períodos de carência muito longos (Tabela 57.3). Havia limites anteriores estabelecidos para amostra de urina, mas resultados de estudos recentes sugeriram que a boldenona e a nandrolona podem ser formadas na urina, após sua coleta (ex vivo), mediante a conversão enzimática da testosterona (Guan et al., 2012; Soma et al., 2012). A conversão ex vivo da testosterona em boldenona foi comprovada em amostra de urina obtida de um garanhão Standardbred, na Austrália (experiência pessoal do autor). Além disso, a conversão espontânea de testosterona em nandrolona e boldenona foi comprovada em amostras de urina coletadas de bovinos não castrados (Poelmans et al., 2005; Le Bizec et al., 2006; Dervilly-Pinet et al., 2011). Pode ser que a contaminação de amostras de urina de equinos por bactérias fecais seja o mecanismo envolvido nessa conversão, mas isso não foi comprovado. Um dos argumentos favoráveis ao uso de plasma como amostra para o teste (matriz analítica), em vez de urina, é que muito raramente ocorre contaminação bacteriana do plasma e, portanto, é menos provável a formação ex vivo de esteroides anabólicos. Caso uma jurisdição relativa a corridas de cavalos adote limites de concentração plasmática recomendados

Tabela 57.2 Pontos de corte (ou limites) recomendados pelo Racing Medication and Testing Consortium (RMTC) para alguns medicamentos comumente utilizados.

Medicamento	Período de carência	Limite	Via de administração	Dose experimental
Betametasona	7 dias	10 pg/mℓ de plasma ou soro	Intra-articular	Dose total de 9 mg, em um espaço articular
Dexametasona	72 h	5 pg/mℓ de plasma ou soro	Intravenosa	0,05 mg/kg
Firocoxibe	14 dias	20 ng/mℓ de plasma ou soro	Oral	0,1 mg/kg, por 4 dias
Metocarbamol	48 h	1 ng/mℓ de soro ou plasma	IV/oral	15 mg/kg IV; 5 g VO

Tabela 57.3 Limites das concentrações plasmáticas de esteroides anabólicos recomendados pelo Racing Medication and Testing Consortium (RMTC).

Esteroide anabólico	Limite	Período de carência recomendado
Boldenona	25 pg/mℓ, para todos os equinos, machos e fêmeas	82 dias
Nandrolona	25 pg/mℓ, para equinos castrados, potrancas e éguas (cavalos, exceto aqueles castrados, não são testados para a presença de nandrolona no sangue)	35 dias
Estanozolol	25 pg/mℓ, para todos os equnos, machos e fêmeas	47 dias
Testosterona	25 pg/mℓ, para equinos castrados, potrancas e éguas; e um limite confirmatório de 2 µg/mℓ para cavalos, exceto aqueles castrados, os quais requerem um período de carência de 30 dias	30 dias

pelo RMTC, os períodos de carência extremamente longos tornam o uso de esteroides anabólicos em cavalos de corrida em treinamento praticamente impossível.

Produtos recombinantes

Os procedimentos de testagem tradicionais de medicamentos são destinados a pequenas moléculas de substâncias. Desde a introdução de hormônios glicoproteicos e peptídios, como eritropoetina recombinante (rEPO) e hormônio do crescimento recombinante (rGH), sua detecção e diferenciação de análogos endógenos têm sido um desafio aos laboratórios de teste de medicamento forenses. Esses hormônios são moléculas grandes e, dependendo de sua origem, equina ou humana, eles podem ser idênticos ou quase idênticos à molécula endógena. Além disso, após sua administração as ações no organismo duram muito mais do que os métodos analíticos atuais são capazes de detectar sua presença em amostras de urina ou de sangue.

O hormônio eritropoetina endógeno, sintetizado nos rins, controla a produção de hemácias e hemoglobina em mamíferos. Em humanos, constatou-se que o uso de um peptídio de eritropoetina produzido por meio de tecnologia recombinante (rEPO) aumenta o desempenho atlético aeróbico por aumentar a capacidade de transporte de oxigênio do sangue (Audran *et al.*, 1999; Birkeland *et al.*, 2000). No entanto, os cavalos possuem baço contrátil que pode liberar até 12 ℓ de sangue durante períodos de estresse, excitação ou exercício (Toutain, 2010). Como os cavalos são, em essência, "armazenadores" naturais de sangue, sempre se questiona se a administração de rEPO não aumentaria o desempenho atlético dos equinos. Em um estudo com cavalos em má forma física, constatou-se que a rEPO melhorou a capacidade aeróbica desses animais, mas não o seu desempenho atlético (McKeever *et al.*, 2006). No entanto, não se determinou o efeito da rEPO em cavalos fisicamente bem condicionados. Além dos possíveis efeitos benéficos no desempenho do animal, o uso de rEPO também pode estar associado ao desenvolvimento de anemia grave em cavalos (Piercy *et al.*, 1998; Woods *et al.*, 1997). Todos os produtos à base de rEPO são oriundos de uma sequência de peptídios humana e parece que as pequenas diferenças entre a estrutura final do peptídio humano e do peptídio equino são significativas o suficiente para o organismo reconhecer a proteína como estranha. Os anticorpos produzidos contra a proteína humana apresentam reação cruzada com o hormônio endógeno de equinos, impedindo sua ação, resultando em anemia e, em alguns casos, morte. Portanto, independentemente de seus efeitos na melhora do desempenho, ou da falta deles, em geral não é permitida a administração de rEPO aos cavalos sujeitos a programas de controle de medicação.

Tem-se despendido muito esforço e dinheiro no desenvolvimento de métodos para detectar a administração de rEPO em cavalos. Em um estudo, verificou-se que, após a administração por via intravenosa de rEPO, o peptídio podia ser prontamente detectado na urina pelo teste ELISA, até 10 h após a injeção, mas, dentro de 48 h, a concentração plasmática havia retornado ao valor basal (Tay *et al.*, 1996). Utilizando a metodologia CL/EM/EM, notou-se que a rEPO era detectável vários dias após sua administração (Guan *et al.*, 2007). No entanto, a meia-vida das hemácias de equinos é relativamente longa, de 140 dias, e, portanto, se houvesse benefício com o uso de rEPO, ele seria mais longo se detectado por métodos de testagem atuais. Em muitas jurisdições, essa situação tem levado ao uso de teste fora da competição. Muitos estados autorizam que o sangue seja

coletado de qualquer cavalo, na pista de corrida, independentemente se o animal participou da corrida ou não. Em seguida, essas amostras podem ser analisadas com intuito de verificar possível presença de rEPO.

O hormônio do crescimento recombinante (rGH) está disponível na Austrália há muitos anos. É vendido como solução injetável com o nome comercial EquiGen™; é uma forma de metionil somatotropina equina (eST) liofilizada ou hormônio do crescimento equino produzido por tecnologia de DNA recombinante. Em um estudo, constatou-se que o desempenho atlético de éguas em má condição física não melhorou após a administração de rGH (McKeever *et al.*, 1998). Independentemente, esse hormônio é considerado uma substância proibida em todas as competições regularizadas, embora atualmente sua detecção seja extremamente problemática.

REFERÊNCIAS BIBLIOGRÁFICAS

Audran M, Gareau R, Matecki S, Durand F, Chenard C, Sicart M, Marion B, Bressolle F. (1999). Effects of erythropoietin administration in training athletes and possible indirect detection in doping control. *Med Sci Sports Exerc.* **31**, 639–645.

Birkeland KI, Stray-Gundersen J, Hemmersbach P, Hallen J, Haug E, Bahr R. (2000). Effect of rhEPO administration on serum levels of sTfR and cycling performance. *Med Sci Sports Exerc.* **32**, 1238–1243.

Dervilly-Pinel G, Rambaud L, Sitthisack P, Monteau F, Hewitt SA, Kennedy DG, Le Bizec B. (2011). 5Alpha-estrane-3beta,17beta-diol and 5beta-estrane-3alpha,17beta-diol: definitive screening biomarkers to sign nandrolone abuse in cattle? *J Steroid Biochem Mol Biol.* **126**, 65–71.

Guan F, Uboh CE, Soma LR, Birks E, Chen J, Mitchell J, y G. (2007). LC-MS/MS method for confirmation of recombinant human erythropoietin and darbepoetin alpha in equine plasma. *Anal Chem.* **79**, 4627–4635

Guan F, Uboh CE, Soma LR, You Y, Li X, McDonnell S. (2012). Ex vivo spontaneous generation of 19-norandrostenedione and nandrolone detected in equine plasma and urine. *J Steroid Biochem Mol Biol.* **128**, 1–11.

Hinchcliff KW, Morley PS, Guthrie AJ. (2009). Efficacy of furosemide for prevention of exercise-induced pulmonary hemorrhage in Thoroughbred racehorses. *J Am Vet Med Assoc.* **235**, 76–82.

Hinchcliff KW, Muir 3rd WW. (1991). Pharmacology of furosemide in the horse: a review. *J Vet Intern Med.* **5**, 211–218.

Knych HK, Mitchell MM, Steinmetz SJ, McKemie DS. (2014). Detection, pharmacokinetics and cardiac effects following administration of clenbuterol to exercised horses. *Equine Vet J.* **46**, 380–385.

Le Bizec B, Courant F, Gaudin I, Bichon E, Destrez B, Schilt R, Draisci R, Monteau F, André F. (2006). Criteria to distinguish between natural situations and illegal use of boldenone, boldenone esters and boldione in cattle 1. Metabolite profiles of boldenone, boldenone esters and boldione in cattle urine. *Steroids.* **71**, 1078–1087.

McKeever KH, Agans JM, Geiser S, Lorimer PJ, Maylin GA. (2006). Low dose exogenous erythropoietin elicits an ergogenic effect in standardbred horses. *Equine Vet J Suppl.* **36**, 233–238.

McKeever KH, Malinowski K, Christensen RA, Hafs HD. (1998). Chronic recombinant equine somatotropin (eST) administration does not affect aerobic capacity or exercise performance in geriatric mares. *Vet J.* **155**, 19–25.

Pascoe JR, McCabe AE, Franti CE, Arthur RM. (1985). Efficacy of furosemide in the treatment of exercise-induced pulmonary hemorrhage in Thoroughbred racehorses. *Am J Vet Res.* **46**, 2000–2003.

Piercy RJ, Swardson CJ, Hinchcliff KW. (1998). Erythroid hypoplasia and anemia following administration of recombinant human erythropoietin to two horses. *J Am Vet Med Assoc.* **212**, 244–247.

Poelmans S, De Wasch K, Noppe H, Van Hoof N, Van De Wiele M, Courtheyn D, Gillis W, Vanthemsche P, Janssen CR, De Brabander HF. (2005). Androstadienetrione, a boldenone-like component, detected in cattle faeces with GC-MS(n) and LC-MS(n). *Food Addit Contam.* **22**, 798–807.

Soma LR, Uboh CE. (1998). Review of furosemide in horse racing: its effects and regulation. *J Vet Pharmacol Ther.* **21**, 228–240.

Soma LR, Uboh CE, You Y, Guan F, McDonnell S. (2012). Plasma concentrations of testosterone and nandrolone in racing and nonracing intact male horses. *J Vet Pharmacol Ther.* **35**, 132–138.

Sweeney CR, Soma LR. (1984). Exercise-induced pulmonary hemorrhage in thoroughbred horses: response to furosemide or hesperidin-citrus bioflavinoids. *J Am Vet Med Assoc.* **185**, 195–197.

Tay S, Van Iren R, Coleman L, Auer D. (1996). Evaluation of ELISA tests for erythropoietin (EPO) detection. *Proceedings 11th International Conference Racing Analysts and Veterinarians.* Queensland, R&W, 410–414.

Toutain PL. (2010). Veterinary medicines and competition animals: the question of medication versus doping control. In Cunningham F, Elliott J, Lees P. (eds), *Comparative and Veterinary Pharmacology.* Berlin, Springer. 315–339.

Woods PR, Campbell G, Cowell RL. (1997). Nonregenerative anaemia associated with administration of recombinant human erythropoietin to a Thoroughbred racehorse. *Equine Vet J.* **29**, 326–328.

CAPÍTULO 58

Farmacovigilância

John D. Baker, Susan J. Bright-Ponte e Lee Anne M. Palmer

INTRODUÇÃO

Visão geral da FDA

A US Food and Drug Administration (FDA) é uma agência reguladora federal cuja atuação baseia-se em ciência; é responsável pela proteção e promoção da saúde pública por meio de monitoramento e regulação de vários produtos necessários à saúde e ao bem-estar dos consumidores. A jurisdição da FDA inclui a maioria dos produtos alimentícios (exceto carne e aves domésticas); alimentos para animais, inclusive para animais de companhia; medicamentos de uso humano e veterinário; suplementos dietéticos para humanos; produtos médicos e veterinários; produtos biológicos para humanos (p. ex., vacinas); produtos que emitem radiação ao consumidor, de usos médico e ocupacional; cosméticos; e derivados de tabaco.

A FDA é uma agência incluída no Department of Health and Human Services (HHS), e é constituída por cinco principais seções subordinadas ao Gabinete do Comissário. O Center for Veterinary Medicine (CVM) e o Center for Food Safety and Applied Nutrition (CFSAN) se reportam diretamente ao Gabinete de Alimentos e Medicina Veterinária da FDA (FDA, 2017a).

Center for Veterinary Medicine

Dentre outras coisas, o CVM é responsável por assegurar que os medicamentos de uso animal, inclusive aqueles destinados à adição aos alimentos destinados aos animais, sejam seguros e efetivos para os seus usos pretendidos, e que o alimento oriundo de animais tratados seja seguro para o consumo humano. Nos EUA, antes que um novo medicamento de uso veterinário seja legalmente comercializado, ele deve ser aprovado pela FDA, com base em sua qualidade, segurança e eficácia. Quando o medicamento é aprovado para uso em animais destinados à produção de alimento para o consumo humano (*i. e.*, animais de produção), deve-se comprovar a segurança ao animal-alvo, bem como a segurança de produtos alimentícios oriundos de animais tratados e destinados ao consumo humano. Assim que o produto aprovado é disponibilizado no mercado, o CVM monitora o uso desse produto por meio de programas de fiscalização, conformidade e farmacovigilância. Atualmente, o CVM é constituído por seis repartições. As informações sobre cada repartição e suas funções e responsabilidades podem ser obtidas no *website* do CVM (FDA, 2017b).

O CVM's Office of Surveillance and Compliance (OS&C) é o principal responsável pelas diversas funções do núcleo do CVM, inclusive por ações relacionadas a conformidade, monitoramento pós-aprovação e segurança de alimentos destinados aos animais. No OS&C, a Division of Veterinary Product Safety (DVPS) é responsável pelo monitoramento de segurança e eficácia de dispositivos médicos e medicamentos de uso veterinário comercializados e pela segurança de alimentos destinados a animais de estimação, mediante revisão e análise de relatórios de experiências adversas. As informações obtidas a partir da revisão e análise desses relatórios auxilia o CVM na tomada de decisões sobre a segurança do produto, levando potencialmente a ações reguladoras, revisões da bula ou outras modificações necessárias para garantir o uso seguro e efetivo do produto. Os relatórios sobre experiências adversas enviados são mantidos em um banco de dados utilizado pelo OS&C em atividades de farmacovigilância e fiscalização pós-aprovação.

Visão geral do programa de fiscalização pós-aprovação da FDA

Embora o CVM adote um rigoroso processo de pré-aprovação de medicamentos de uso animal (*i. e.*, de uso veterinário), os testes clínicos aleatórios controlados e bem conduzidos podem não ser amplos o suficiente para detectar todos os problemas relativos à segurança. Assim que um produto é comercializado, há um aumento substancial na quantidade de pacientes expostos ao medicamento, inclusive animais com doenças coexistentes e aqueles tratados concomitantemente com medicamentos e produtos biológicos, como vacinas. Também, há potenciais interações do produto com os alimentos. Informações adicionais sobre eficácia e segurança do medicamento são obtidas após a comercialização do produto e o seu uso em condições de campo reais em grandes populações de diversas espécies animais. Essas informações são utilizadas para completar o perfil de segurança de um produto e auxiliar a garantia de que a bula do medicamento seja apropriada e confiável. Por fim, essas informações auxiliam os clínicos na tomada de decisões conscientes, minimizando os riscos e maximizando os benefícios dos medicamentos utilizados em animais.

FARMACOVIGILÂNCIA E RELATOS DE EVENTOS ADVERSOS AO CVM

Farmacovigilância

Farmacovigilância, segundo a definição da Organização Mundial da Saúde (OMS), é "a ciência e as atividades relacionadas a detecção, avaliação, conhecimento e prevenção de efeitos adversos ou de quaisquer outros problemas relativos a um medicamento" (WHO, 2006). O objetivo do programa de farmacovigilância veterinária é garantir segurança e eficácia continuadas de medicamentos veterinários à medida que são utilizados em uma ampla e diversa população de animais.

Em geral, o objetivo de um programa de farmacovigilância é identificar sinais de segurança que, em uma avaliação posterior, possibilitem a detecção de eventos medicamentosos adversos não identificados ou reconhecidos anteriormente e associados a fatores de risco que não foram constatados na avaliação pré-aprovação do produto. Esses efeitos adversos podem estar relacionados a efeitos farmacológicos do medicamento não reconhecidos previamente, efeitos idiossincráticos, interações medicamentosas, interações medicamento-alimento, interações medicamento-doença, fatores específicos a determinadas populações de pacientes, fatores individuais do paciente, erros de medicação, defeitos do produto ou outros fatores, como uma reação muito raramente detectada em pequeno número de animais nos quais o medicamento foi testado em estudos realizados antes da aprovação (CIOMS, 2010). Relatos espontâneos de experiências adversas com medicamento, erros de medicação e defeitos do produto são as principais fontes de dados, das quais dependem os esforços de farmacovigilância após a aprovação do produto pelo CVM. Também, podem ser utilizados dados obtidos de estudos clínicos pós-aprovação e da literatura científica. As limitações do uso de informações espontâneas de experiências adversas com medicamento (EAM) do banco de dados relatados para as atividades de farmacovigilância incluem subnotificação significante da EAM, detalhes limitados nos relatórios enviados e relatos de informações tendenciosas (Strom e Kimmel, 2006). Em razão da variabilidade dos relatos e dos vários fatores que influenciam o relato, considera-se que as taxas de relatos não devem ser utilizadas para estimar, confiavelmente, as taxas de ocorrência de EAM em uma população exposta; ademais, a comparação de taxas de relatos entre produtos ou entre países não devem ser utilizadas para determinar os riscos relativos ao medicamento. Apesar dessas limitações, os relatórios de monitoramento e avaliação de EAM são muito importantes para auxiliar a garantir que o total de riscos e benefícios de determinado medicamento permaneça aceitável. Além disso, possibilita a comunicação de informações essenciais sobre a segurança do medicamento aos veterinários e a outras pessoas envolvidas no tratamento de animais.

Definição de experiência adversa com medicamento

Experiência adversa com medicamento, como atualmente definido pelo 21 CFR 514.3, é "qualquer evento adverso associado ao uso de um novo medicamento de uso veterinário, considerado ou não relacionado ao medicamento, e se o novo fármaco foi ou não utilizado de acordo com as recomendações aprovadas na bula (*i. e.*, usado segundo indicações da bula ou administrado sem obediência às recomendações da bula [uso *extralabel*]), incluindo, mas não se limitando a, diferentes vias de administração, diferentes espécies, diferentes indicações ou diferentes doses indicadas). As experiências adversas com o medicamento incluem, mas não se limitam a:

1. Evento adverso manifestado pelo animal durante o uso de medicamento destinado a animal por um veterinário, por um criador de bovinos ou outro proprietário ou pelo cuidador do animal.
2. Falha de um novo medicamento de uso veterinário em propiciar o efeito clínico ou farmacológico esperado (carência da eficácia esperada).
3. Evento adverso manifestado por humano após exposição durante fabricação, teste, manuseio ou uso de novo medicamento veterinário.

Os relatos sobre EAM submetidos ao CVM podem envolver medicamentos de uso veterinário aprovados ou não, fármacos de uso humano utilizados para tratar animais, eventos em humanos expostos aos medicamentos de uso veterinário e eventos relacionados a dispositivos médicos utilizados em animais.

Relatos de experiências adversas com medicamentos

O CVM encoraja os veterinários ou proprietários de animais que desejem relatar um evento adverso causado por um medicamento aprovado pela FDA em animal ou humano a entrar em contato com o fabricante do produto. Nos EUA, os relatos de EAM por veterinários e consumidores são voluntários. No entanto, os fabricantes e distribuidores de medicamentos de uso veterinário aprovados pela FDA podem ser obrigados a elaborar um relatório sobre EAM, exigido pela regulamentação 21 CFR 514.80, como discutido a seguir nesta seção. Todos os relatos voluntários de veterinários ou consumidores recebidos pela FDA, por via voluntária ou obrigatória, são denominados relatos espontâneos.

Os consumidores e veterinários podem relatar eventos adversos de um medicamento diretamente ao CVM, preenchendo o formulário FDA 1932a obtido no *website* do CVM (FDA, 2017c). Este formulário deve ser impresso e enviado à FDA. Nos EUA, os veterinários e consumidores também podem relatar o ocorrido ao CVM por meio de ligação telefônica para 1-888-FDA-VETS. Em resposta à consulta, o CVM pode fornecer o formulário FDA 1932a para ser preenchido pelo informante e a ele devolvido. Informações adicionais sobre relatos voluntários de eventos adversos por consumidores e veterinários estão disponíveis no *website* do CVM (FDA, 2017d). As regulamentações que tratam das obrigações de relatos espontâneos para fabricantes e distribuidores de medicamentos veterinários aprovados pela FDA estão contidas no 21 CFR 514.80 – *Registros e relatos sobre experiência com novo medicamento de uso veterinário para o qual haja uma solicitação aprovada em vigor*.

Basicamente, os relatórios sobre experiências adversas com medicamentos (EAM) são classificados em quatro categorias: (1) alertas de campo de 3 dias, (2) relatos iniciais de alertas de 15 dias, (3) relatórios de acompanhamento, e (4) relatórios periódicos.

Como definido na regulamentação 21 CFR 514.80(b)(1), os relatos de alerta de campo de 3 dias incluem informações a respeito do produto e dos erros de fabricação que podem resultar em EAM graves. Os relatos de EAM inesperadas graves são enviados como relatos de alertas de 15 dias ou relatos "expedidos". Como exigidos na regulamentação 21 CFR 514.80(b)(2), esses relatos devem ser preenchidos no Formulário FDA 1932 e enviados à FDA, pelo solicitante, dentro de 15 dias úteis do recebimento da primeira informação. Os relatórios de acompanhamento são enviados junto ao Formulário FDA 1932, pelo solicitante, se uma nova informação importante for observada durante a investigação de EAM contidas no relatório de alertas de 15 dias. Os relatos sobre EAM não graves e inesperadas, e os relatos de defeitos do produto, em relação aos quais não se espera que resultem em EAM graves, são enviados em um relatório periódico semestral sobre experiência com o medicamento, nos dois primeiros anos após a sua aprovação e, a partir daí, anualmente.

O envio de relato de EAM ao CVM aumentou sobremaneira na última década. O CVM recebeu 28.825 relatos de EAM no ano fiscal de 2004 e 91.592 no ano fiscal de 2015 (Figura 58.1). Algumas razões para esse aumento significativo incluem aumento da quantidade de fármacos aprovados, principalmente para animais de companhia; ausência de informação do número de telefone de contato da companhia farmacêutica na bula; e maior interesse das pessoas em relatar problemas notados durante o uso do medicamento. O amplo acesso aos meios de comunicação e à internet também aumentou a consciência geral das pessoas sobre o uso seguro de medicamento.

Medicamentos aprovados *versus* não aprovados

O envio de relato de EAM é exigido apenas para as companhias que comercializam medicamentos de uso veterinário aprovados ou condicionalmente aprovados pela FDA (FDA,

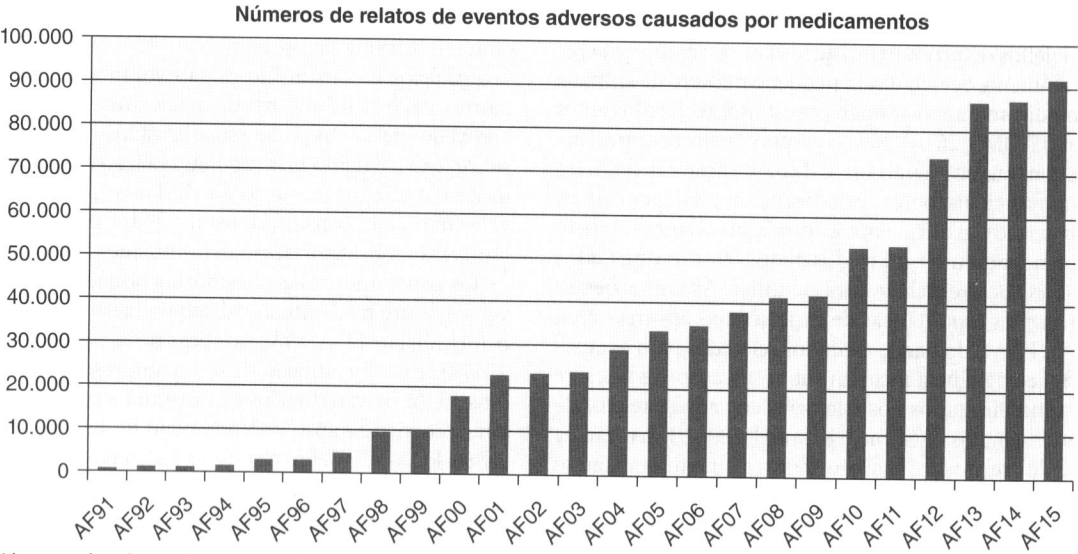

Figura 58.1 Números de relatos de eventos adversos relacionados ao uso de medicamentos (EAM), recebidos pelo CVM nos anos fiscais (AF) de 1991 a 2015.

2017e). Atualmente, não é necessário enviar relato de EAM para medicamentos de uso veterinário não aprovados (medicamentos de uso animal que não passaram pelo processo de aprovação da FDA) ou para fármacos humanos utilizados para tratar animais. Exceções a isso são os medicamentos contido no *Index of Legally Marketed Unapproved New Animal Drugs for Minor Species* da FDA. Esses fármacos são legalmente comercializados para uso específico em algumas espécies animais de menor importância. Muitos medicamentos de uso veterinário aprovados podem ser identificados pelo número da *New Animal Drug Application* (NADA) que consta na bula, pelo número da *Abbreviated New Animal Drug Application* (ANADA), para medicamentos genéricos, ou pelo número do C-NADA, para fármacos com aprovação condicional, embora atualmente essas identificações na bula não são exigidas por lei. Os veterinários e/ou proprietários de animais são encorajados a relatar EAM para medicamentos de uso veterinário não aprovados, inclusive aqueles preparados em farmácia de manipulação, ao CVM, utilizando o Formulário FDA 1932a.

Materiais de uso veterinário

Ainda que atualmente não seja exigido formulário para aprovação pré-comercialização de materiais ou dispositivos utilizados em medicina veterinária, a FDA supervisiona regularmente esses materiais e pode impor penalidade, de acordo com a lei, se o material apresentar rotulação inapropriada e indicação de uso incorreta ou adulterada. Alguns exemplos de materiais comumente utilizados em animais são: material de sutura, alguns tipos de bandagem, cateter intravenoso, equipamentos e aparelhos de anestesia e equipamento para exame de imagem. É responsabilidade do fabricante e/ou distribuidor desses produtos assegurar que o uso desses materiais em animais seja seguro, efetivo e claramente identificado. Embora não exigido por lei, o CVM aceita relatório de eventos adversos causados pelo uso de materiais comercializados, elaborado pelos fabricantes e distribuidores desses artigos de uso veterinário. A maioria dos relatórios de eventos adversos causados por materiais de uso veterinário é enviada ao CVM diretamente pelos veterinários ou proprietários de animais.

Defeitos do produto

Os medicamentos de uso veterinário, tanto aqueles que necessitam prescrição (receita médica) quanto os de venda livre (*over-the-counter* [OTC]), devem ser fabricados em concordância com as Current Good Manufacturing Practices (cGMP), de acordo com a lei. A FDA inspeciona as instalações da fábrica antes da aprovação de uma solicitação de novo medicamento. A adoção de cGMP assegura identidade, potência, qualidade e pureza dos medicamentos porque exige que os fabricantes utilizem operações de produção adequadamente controladas.

Relato de defeitos do produto

Um defeito de produto é definido, por lei, como "produto distribuído fora dos padrões especificados na solicitação inicial aprovada, ou qualquer alteração química, física ou outras alterações significantes, ou a deterioração do medicamento distribuído, inclusive contaminação com qualquer microrganismo ou produto químico. Defeito de fabricação é um defeito do produto causado ou agravado pela fabricação ou procedimentos relacionados. Em geral, esses defeitos estão associados a contaminação ou deterioração do produto, erro de fabricação, defeito de embalagem, dano por acidente ou erro de identificação. Por exemplo, erro de identificação pode incluir qualquer incidente que faça com que um produto seja erroneamente distribuído ou sua indicação refira-se a outro produto". Como discutido anteriormente, as exigências de relato de defeitos do produto são codificadas segundo a regulamentação 21 CFR 514.80. Relatos de alertas de campo de 3 dias envolvem defeitos do produto que podem resultar em um evento adverso grave. Os defeitos de produto que não apresentam potencial para eventos adversos graves são relatados diretamente ao CVM, em relatórios periódicos. Exemplos de defeitos de produto ou de fabricação que podem resultar em eventos adversos graves incluem, mas não se limitam a, produtos incorretamente identificados; produtos com potência abaixo da pretendida, causando perda da eficácia; produtos com potência superior à pretendida, causando toxicidade potencial; falha na esterilização ou presença de material particulado em soluções injetáveis; e falha do sistema de bloqueio da seringa, ocasionando superdosagem acidental do medicamento (Bataller e Keller, 1999). As empresas trabalham juntamente com o Field Office da FDA apropriado, com o intuito de realizar ações corretivas de defeitos do produto e de fabricação.

Erros de medicação

O National Coordinating Council for Medication Error Reporting and Prevention (NCCMERP) define erro de medicação como "qualquer evento evitável que possa causar ou levar ao uso inapropriado de medicação ou dano ao paciente enquanto essa medicação estiver sob controle do profissional de saúde, do paciente ou do consumidor. Tais eventos podem estar relacionados à prática profissional; aos produtos de cuidados à saúde, procedimentos e sistemas, inclusive a prescrição (receita médica) do medicamento; solicitação de pedido; bula, embalagem e nomenclatura do produto; preparação de medicamentos manipulados; modo de aplicação; distribuição; administração; educação; monitoramento; e uso" (NCCMERP, 2012). Destes, os erros de prescrição são documentados como a principal causa de danos a humanos (Strom e Kimmel, 2006). Em 1992, o Center for Drug Evaluation and Research (CDER) da FDA iniciou o monitoramento de relatos de erros de medicação em humanos enviados à FDA pela United States Pharmacopeia (USP) e pelo Institute for Safe Medication Practices (ISMP).

Em 2008, o CVM implementou uma iniciativa de segurança do paciente, a fim de prevenir erros de medicação em animais. Esses erros podem ocorrer em diferentes cenários, inclusive em clínicas e hospitais veterinários, universidades e farmácias humanas e veterinárias. Há várias razões para a ocorrência desses erros, incluindo, mas não se limitando a:

- Informações incompletas do paciente (p. ex., não conhecimento de alergias do paciente, outros medicamentos de que o paciente faça uso, diagnóstico prévio e resultados de exames laboratoriais)
- Informações indisponíveis sobre o medicamento (p. ex., ausência de advertências atualizadas)
- Elaboração inadequada da receita médica, que pode envolver redação inelegível, confusão entre medicamentos com nomes semelhantes, uso errôneo de zeros e pontos decimais, confusão de unidades métricas e outras unidades de dosagem e abreviações inapropriadas
- Falta de informações apropriadas sobre o modo de preparação do medicamento e reembalagem em unidades menores
- Fatores ambientais, como iluminação, calor, barulho e interrupções, que podem perturbar os profissionais de saúde em suas tarefas médicas (AHA, 2015).

As abreviações médicas ininteligíveis são as causas mais comuns de erro de medicação.

Nem todos os clínicos interpretam uniformemente as abreviações e, portanto, o significado pretendido nem sempre é conhecido. Isso pode ocorrer tanto na prescrição (receita médica) manuscrita quanto na receita impressa. Os farmacêuticos podem não estar familiarizados com algumas abreviações médicas comumente ensinadas em escolas veterinárias. Por exemplo, a abreviação "SID" (1 vez/dia), utilizada em prescrições médicas para animais, não é conhecida pela maioria dos farmacêuticos e pode ser interpretada como "BID" (duas vezes ao dia), ou mesmo como "QID" (quatro vezes ao dia), resultando em superdosagem ao paciente animal (Kim-Jung, 2010). O CVM recebeu vários relatos de erros de medicação desse tipo. Outras abreviações comumente mal interpretadas incluem o uso de "U" para unidades (leitura errada do "U" como sendo zero) e o uso de "µg" ou "mcg", para micrograma (confundido com "mg", *i. e.*, miligrama).

O NCCMERP recomenda evitar o uso de abreviações na prescrição de medicamentos (NCCMERP, 2005). Outra causa comum de erro de medicação é o uso de zeros à direita e o não uso de zeros à esquerda, ao escrever a dose nos registros médicos ou nas prescrições. Por exemplo, uma dose de "5 mg" escrita com zero à direita, como "5,0" mg, pode ser facilmente confundida com "50" mg. De modo semelhante, uma dose de "0,5" mg escrita sem o zero à esquerda, como ",5" mg, pode ser confundida com "5" mg.

A FDA tem trabalhado no sentido de aumentar o uso seguro de medicamentos, minimizando os erros atribuídos a nomenclatura, indicações, bula e tipo de embalagem de medicamentos não legíveis.

Relatos de problemas com o produto e de eventos adversos causados por alimentos destinados aos animais de companhia

É importante relatar os eventos adversos causados por alimentos destinados aos animais de companhia à FDA/CVM; essas informações podem representar advertências precoces do surgimento de problemas e doenças transmitidas por alimentos. Além disso, os proprietários e/ou veterinários são encorajados a fazer contato com o distribuidor ou o fabricante do produto sobre a bula do medicamento, para relatar potenciais problemas possivelmente relacionados ao produto e/ou à embalagem, embora os fabricantes não sejam obrigados a enviar esses relatos ao CVM. Os produtos alimentícios destinados aos animais de companhia incluem alimentos, guloseimas, substitutos de leite para filhotes de cães e gatos, suplementos nutricionais e bebidas (FDA, 2017f). Exemplos de problemas causados por produtos alimentícios destinados aos animais de estimação incluem odor fétido, lata ou sachê estufado, recipiente com vazamento ou com objetos estranhos. Os relatos de eventos adversos podem incluir indisposição do animal ou sinais clínicos que o veterinário ou o proprietário do animal acredite estarem associados ao consumo do alimento pelo animal. A qualidade dos relatos de eventos adversos é melhor quando no relatório são incluídas as seguintes informações: quantidade de animais que consumiram o alimento, número de animais que manifestaram o problema, espécie e raça, e, se possível, idade, peso e sexo, além do estado de saúde geral do animal antes da manifestação do evento adverso. Outras informações úteis incluem nomes de medicamentos ou de outros produtos fornecidos ao animal ou tipo de alimento que ele consumiu antes de manifestar o evento adverso. Nome comercial, tipo e tamanho da embalagem, código universal do produto (*Universal Product Code* [UPC]), número do lote e data de validade (indicada na embalagem do produto), bem como nome e endereço do fabricante ou do distribuidor do produto e nome da loja onde foi comprado são informações valiosas no relatório. Outras informações úteis são: o tempo decorrido entre o consumo do alimento suspeito e a manifestação do(s) sinal(is) clínico(s) e a quantidade de alimento consumida. No *website* da FDA há mais informações sobre como relatar o problema associado ao consumo de alimento destinado aos animais de companhia (FDA, 2017g).

A FDA recebe relatos de problemas relacionados ao uso do produto e de eventos adversos causados por alimentos de animais de companhia, principalmente por meio de dois canais: o Safety Reporting Portal (SRP) e os escritórios distritais da FDA. Ambos são componentes do Pet Food Early Warning and Surveillance System (PFEWSS), criado após a aprovação da lei *Food and Drug Administration Amendments Act* (FDA-AA), de 2007, em resposta à contaminação de alimentos de animais de companhia com melamina e ácido cianúrico, que levou ao maior *recall* de alimento de animais de companhia na história, nos EUA. Nas primeiras semanas dessa crise, a FDA recebeu mais de 11.000 queixas sobre alimentos destinados aos animais de companhia. A combinação das contaminações por melamina e ácido cianúrico ocasionou formação de cristais nos rins de cães e gatos que consumiram alimentos de animais de estimação contaminados, culminando com insuficiência renal (Dobson *et al.*, 2008).

Como parte dos requisitos do PFEWSS, foi desenvolvido o Portal de Relato de Segurança (SRP), em maio de 2010, e disponibilizado na internet (www.safetyreporting.hhs.gov). Proprietários de animais, outros cidadãos interessados e veterinários podem utilizar o questionário sobre alimentos de animais de estimação, do portal, para relatar problemas associados aos alimentos destinados a esses animais diretamente ao CVM. Registros médicos, resultados de análises laboratoriais, fotografias e outros documentos podem ser anexados ao relatório em questão, no SRP, fornecendo informações médicas valiosas. Os relatos voluntários sobre alimentos de animais de companhia são denominados *Pet Food Reports* (PFR). Como parte do SRP, em 2014 foi disponibilizado o *Livestock Food Reporting*. Os consumidores e os veterinários podem relatar eventos adversos e problemas associados aos alimentos destinados aos animais pecuários por meio dessa seção do portal, também acessada no endereço www.safetyreporting.hhs.gov. Esses relatos são conhecidos como *Livestock Food Reports* (LFR). Outra parte do SRP é o *Reportable Food Registry* (RFR) (www.fda.gov/food/complianceenforcement/RFR/default.htm), para relatos obrigatórios de tipos específicos de problemas associados ao produto, pelos fabricantes. Os relatos do RFR são enviados pelo fabricante quando há probabilidade razoável de que um item do alimento possa causar consequências adversas graves à saúde. As exigências para o envio do relatório RFR são regulamentadas pela lei FDAAA, de 2007.

Um exemplo de problema que foi identificado em relatório de eventos adversos, utilizando o Portal de Relato de Segurança (SRP), é a deficiência de tiamina em um alimento comercial disponibilizado em lata, para gatos. Um gato foi diagnosticado com deficiência de tiamina após consumir, exclusivamente, um alimento comercial enlatado. Os neurologistas veterinários relataram o problema ao CVM utilizando o SRP, logo após o seu início de atividade em 2010, levando a um imediato *recall* do produto pelo fabricante (FDA, 2017g).

Outra via disponível para relato de problemas com produtos ou eventos adversos associados aos alimentos destinados a animais pecuários ou aos animais de companhia, pelos proprietários e veterinários, é o contato com o coordenador de reclamações do consumidor da FDA que atua na região geográfica onde mora o reclamante. No *website* da FDA está disponível uma lista desses profissionais (FDA, 2017h). A detecção precoce de problemas associados aos alimentos para animais, inclusive animais de companhia, é facilitada pelo relato à FDA, por meio desses canais; isso pode propiciar uma intervenção mais rápida da FDA e dos fabricantes.

Relatos de eventos adversos associados ao uso de pesticidas ou vacinas

Em animais, eventos adversos podem estar associados com administração de pesticidas ou vacinas. Os veterinários podem relatar os eventos adversos relacionados aos pesticidas a Environmental Protection Agency (EPA) e National Pesticide Information Center (NPIC), acessando o endereço http://pi.ace.orst.edu/vetrep. A FDA aprovou o uso de alguns produtos contra pulgas e carrapatos como medicamentos de uso veterinário, enquanto a EPA registra outros como pesticidas. Esse assunto é discutido também no Capítulo 43 deste livro. A agência reguladora pode ser identificada na bula do produto (FDA, 2017i). Nos EUA, os consumidores podem relatar efeitos adversos associados ao uso de pesticidas por meio de ligação telefônica para 1-800-858-7378 ou pelo *e-mail* npic@ace.orst.edu. Os eventos adversos relacionados ao uso de vacinas podem ser relatados ao fabricante da vacina ou ao Centro de Produtos Biológicos do USDA (USDA APHIS, 2011).

AVALIAÇÃO DE RELATOS DE EXPERIÊNCIAS ADVERSAS COM MEDICAMENTO

Processo de revisão de experiências adversas com medicamento do CVM

O CVM recebe relatórios de EAM tanto em papel quanto em formato eletrônico. Os relatos voluntários são recebidos pela FDA em papel ou via *e-mail* (Formulário FDA, 1932a). Os relatórios de EAM obrigatórios (de fabricantes) enviados por via eletrônica são transmitidos pelo Electronic Submissions System (ESS) e por meio do Rational Questionnaire (RQ), do portal SRP (FDA, 2017j). O ESS é integrado ao Electronic Submissions Gateway (ESG) da FDA, possibilitando o envio de relatório individual ou de lotes ou partidas de medicamentos pelos fabricantes, via portal-portal. Os relatórios individuais obrigatórios também podem ser enviados pelos fabricantes utilizando mais o SRP que o ESG. No entanto, no momento, o SRP não está configurado para aceitar relatórios de eventos adversos de medicamentos enviados por veterinários ou consumidores. Todos os relatórios, obrigatórios e voluntários, são incluídos na base de dados de Experiências Adversas com Medicamento (EAM) do CVM, para análise e arquivamento.

Como mencionado anteriormente, os dados pré-aprovados são limitados em termos de quantidade de animais nos quais o produto é avaliado, de modo que podem surgir novos problemas de segurança assim que medicamentos recentemente aprovados sejam disponibilizados para comercialização e administrados a milhares de animais. Em razão do grande volume e da complexidade dos dados relativos a EAM recebidos, o CVM utiliza um sistema de triagem e concentra-se em medicamentos recentemente aprovados para concluir o perfil de segurança desses fármacos. Esses produtos são atribuídos a algum dos Safety Reviewers in the Division of Veterinary Product Safety (DVPS); assim, há um revisor específico responsável por determinado produto nos primeiros anos de comercialização, possibilitando a ele o seu estreito monitoramento. Para produtos recentemente disponíveis no mercado, o CVM concentra-se na revisão médica e na avaliação da causalidade de relato de caso individual, a fim de detectar possíveis problemas de segurança.

Como parte do processo de revisão, os sinais clínicos relatados são codificados e/ou verificados e editados, como apropriado. Para a codificação dos sinais clínicos utiliza-se o Veterinary

Medical Dictionary for Drug Regulatory Authorities (VeDDRA) (EMA, 2011). O dicionário VeDDRA apresenta um esquema de codificação hierárquico, desde o Sistema de Classificação do Órgão (*System Organ Class* [SOC]) até o Termo de Alto Nível (*High Level Term* [HLT]), o Termo Preferido (*Preferred Term* [PT]) e o Termo de Baixo Nível (*Low Level Term* [LLT]). Isso possibilita a pesquisa por grupos de sinais clínicos, em um nível mais ou menos específico.

Quanto à avaliação da causalidade, o CVM utiliza o algoritmo de Kramer modificado para determinar uma possível relação entre a ocorrência de um evento adverso e o medicamento administrado, com base em um conjunto de critérios. Cada sinal clínico mencionado no relatório é avaliado aplicando-se esse algoritmo e define-se um escore de causalidade numérico para esse sinal clínico, correspondendo às categorias "improvável", "possivelmente" ou "provavelmente" (Kramer *et al.*, 1979). Os métodos de avaliação de causalidade que utilizam algoritmos podem auxiliar no emprego de um procedimento de avaliação mais estruturado e consistente. Em razão do grande volume de relatórios sobre EAM enviados, o CVM nem sempre pode avaliar cada relatório individualmente, quanto à causalidade. Em geral, as avaliações de causalidade são realizadas considerando os sinais clínicos contidos nos relatórios sobre EAM, para produtos recentemente aprovados, e em dados de relatórios que contribuem para a detecção de uma sinalização de segurança sob investigação (ver seção *Detecção de sinal de segurança pelo CVM*). Outro sistema, o algoritmo ABON, fornece um escore qualitativo global para todos os eventos adversos relatados, em vez de um escore para cada sinal clínico. O Sistema ABON é utilizado pela European Medicines Agency (EMA), bem como por algumas companhias farmacêuticas, para a avaliação de causalidade (EMA, 2004). Ambos os sistemas de escore de causalidade consideram a ocorrência do evento adverso no período compreendido entre a administração do medicamento e o surgimento do sinal clínico. Também consideram interromper o uso do medicamento e desafiar novamente com o produto, caso tenha se constatado o sinal clínico; associação prévia do uso do medicamento com o evento adverso relatado; a dose utilizada; e a presença ou ausência de outro fator etiológico, dentre outras informações, inclusive se há ou não volume suficiente de informações para avaliar a reação adversa.

Detecção de sinal de segurança pelo CVM

A Organização Mundial da Saúde (OMS) define sinal de segurança como "informação relatada com possível relação causal entre um evento adverso e o uso de um medicamento, sendo que essa relação era anteriormente desconhecida ou mal documentada" (WHO, 2015). Com o grande volume de dados que o CVM recebe anualmente, os revisores de segurança nem sempre podem revisar os relatórios individualmente. Assim, o CVM utiliza estratégias de extração de dados que envolvem o uso de algoritmos computadorizados para analisar as informações obtidas de um banco de dados muito complexo, a fim de identificar de modo mais eficiente os sinais de segurança. Esses procedimentos não substituem a revisão clínica manual dos relatos de casos que geraram o sinal e a avaliação daqueles casos para determinar as implicações médicas do sinal. Os sinais detectados são basicamente hipóteses, não associações causais, e precisam ser confirmados por meio de exame de uma série de casos. Esses exames auxiliam na detecção de sinais em um grande volume de dados, auxiliando na redução de tempo e de recursos destinados a tal atividade.

O entendimento do conceito de série de casos inicia-se com o reconhecimento de que o banco de dados relativo à EAM representa uma fonte de dados observacionais de uma população grande/diversa. Essa informação é utilizada para elaborar uma série de casos, que é um resumo de informações clínicas descritivas que podem ser utilizadas para auxiliar na caracterização do perfil de segurança do medicamento e identificar fatores de risco potenciais para alguns eventos adversos. As diretrizes CDER/CBER para Indústria – *Good Pharmacovigilance Practices and Pharmacoepidemiologic Assessment* –, da FDA, contém uma discussão detalhada sobre esse conceito (FDA, 2005).

Segundo o CVM, uma série de casos comumente incluem a análise de:

- Manifestações clínicas e laboratoriais e duração do evento adverso
- Características demográficas do paciente que manifesta o evento (p. ex., idade, raça, sexo)
- Duração da exposição ao medicamento
- Período desde o início da exposição ao produto até a manifestação do evento adverso
- Dose utilizada nos casos, inclusive informações sobre dose indicada na bula, dose maior do que a indicada na bula e superdosagem
- Uso de medicações concomitantes
- Presença de comorbidades, em especial aquelas que sabidamente causam eventos adversos, como insuficiência renal ou insuficiência hepática primária.

Essa diretriz também inclui informações úteis sobre princípios de avaliação farmacoepidemiológica e fatores tipicamente incluídos nas avaliações de causalidade, muitos dos quais se aplicam, também, aos programas de farmacovigilância veterinária. Os dados relatados espontaneamente estão sujeitos a vários efeitos tendenciosos, sendo o mais importante deles denominado erro sistemático. Um novo medicamento com grande publicidade tende a gerar mais relatos do que as contrapartidas mais antigas (Weber, 1984). A atenção da mídia para quaisquer problemas relatados tende a gerar mais relatos. Em geral, também ocorrem subnotificação e relatos variáveis ao longo do tempo. Alguns fatores que podem interferir nos relatos incluem a gravidade da reação e o tempo de comercialização do medicamento. Outro problema envolve confusão decorrente da administração simultânea de medicamentos, da presença de doenças concomitantes ou da indicação do produto. Essa é a razão da grande importância da revisão de uma série de casos individuais relativamente a um sinal identificado. A qualidade dos relatos de EAM também é fundamental para a avaliação apropriada desses sinais potenciais. Um bom relato de casos inclui a descrição detalhada do evento adverso, inclusive do início dos sinais, administração concomitante de medicamentos ou outros produtos (inclusive suplementos nutricionais e vacinas), doenças concomitantes, dados do paciente, curso clínico do evento adverso, resultados de testes diagnósticos e procedimentos terapêuticos, interromper a medicação e desafiar novamente com o produto, e recuperação do paciente. Também, os relatos de casos de boa qualidade incluem informação completa sobre o produto suspeito, inclusive nome comercial e princípio ativo do medicamento, forma de dosagem e potência, concentração, via de administração e número do lote ou partida. Nos casos de erro de medicação, os relatos de caso podem incluir informações sobre o tipo de erro, as pessoas envolvidas no erro, o ambiente de trabalho no qual ocorreu o erro e outros possíveis fatores contribuintes.

Se um sinal de segurança é identificado durante o processo de revisão de EAM, procede-se a revisão médica completa e avaliação de causalidade dos relatos de casos, que geram um sinal de segurança. Para os produtos mais recentemente aprovados, parte desse processo é a revisão de dados, a qual inclui uma lista de sinais clínicos para determinado produto, em ordem decrescente de frequência de relato. O perfil do sinal clínico constatado após a aprovação é comparado com as reações adversas indicadas na bula para o produto e pode-se propor a elaboração de um item sobre Experiência Pós-Aprovação (PAE, do inglês *Postapproval Experience*), para adicioná-lo à bula do medicamento. Em geral, para a elaboração desse item, o revisor leva em conta a frequência e a gravidade da PAE, mas não há um limite de frequência específico que defina a inclusão do item PAE. Uma lista de sinais potenciais para inclusão é elaborada para a definição da lista final. Para os medicamentos que já possuem um item PAE como parte da bula, podem ser adicionados novos sinais, como o resultado da detecção de sinal e a análise de uma série de casos. Os sinais indicados para adição no item PAE são apresentados na reunião do Monitored Adverse Reaction Committee (MARC). A reunião do MARC é um fórum misto interativo sobre farmacovigilância, com participação do CVM; é realizada regularmente. O grupo consiste em veterinários do CVM e outros pesquisadores que trabalham principalmente no Office of New Animal Drug Evaluation (ONADE); ambos são áreas do CVM que atuam antes e após a aprovação do medicamento. Durante a reunião do MARC, os revisores de segurança apresentam as informações sobre séries de casos que obtiveram, bem como os dados de farmacovigilância relativos a(os) sinal(is) de segurança de interesse. Além disso, participam de discussões para obter consenso quanto à realização de revisões apropriadas da bula e das respostas de controle de risco do CVM. Ademais, na reunião do MARC, a equipe de revisão científica do ONADE apresenta uma visão geral da farmacologia de produtos recentemente aprovados, de modo que os revisores de segurança possam se tornar mais familiarizados com o perfil de segurança e eficácia de novos produtos, antes que sejam comercializados.

COMUNICAÇÃO DE INFORMAÇÕES SOBRE SEGURANÇA DE MEDICAMENTOS E INTERVENÇÃO REGULATÓRIA

Os esforços de farmacovigilância do CVM contribuem para:

- Revisões da bula – item PAE, advertências, alterações de formulação, embalagem do produto
- Comunicados aos clínicos veterinários
- Disponibilidade do Folheto de Informações ao Cliente (FIC)
- Respostas às solicitações, com base na Freedom Information Act (FOIA)
- Programas de controle de riscos pós-aprovação
- Artigos de revistas
- Atualizações do CVM (no *website*) e outras comunicações públicas.

Comunicação de informações sobre segurança de medicamentos

A bula de um medicamento de uso veterinário aprovado é a principal fonte de informação sobre o fármaco; ela inclui orientações de segurança e uso efetivo, contraindicações, advertências, precauções e reações adversas. A bula do medicamento é avaliada como parte do processo de pré-aprovação, a fim de assegurar que seja cientificamente confiável e que contenha

instruções claras aos veterinários, para a prescrição do medicamento, e para os consumidores que adquirem fármacos de uso veterinário de venda livre (*i. e.*, sem necessidade de receita médica). Podem ser necessárias revisões da bula depois que o produto é disponibilizado para comercialização e utilizado em uma grande e diversa população de animais. Como mencionado na seção *Detecção de sinal de segurança pelo CVM*, a inclusão na bula de um item sobre PAE é importante para completar o perfil de segurança do medicamento. Os "Comunicados aos Clínicos Veterinários" são documentos elaborados pelas companhias farmacêuticas e enviados aos veterinários para notificá-los sobre novas informações de segurança importantes, obtidas após a comercialização do produto. Essa informação pode incluir quaisquer novas advertências, outras informações sobre segurança ou outras alterações importantes relativas à prescrição de um medicamento. Esses comunicados são frequentemente enviados pela companhia farmacêutica, juntamente com alterações da bula, embora nem todas as alterações sejam comunicadas desse modo. Desde o ano de 2000, eles estão disponíveis no *website* do CVM (FDA, 2011).

Para alguns medicamentos de uso veterinário cuja prescrição implique risco grave significativo à saúde dos animais tratados ou aos humanos que manuseiam o animal ou o medicamento, a FDA pode exigir do fabricante informações adicionais na bula, na forma de um Folheto de Informação ao Cliente (FIC) (FDA, 2017k). Esses folhetos informativos se destinam à distribuição, pelos veterinários, aos clientes, no momento da prescrição ou da liberação do medicamento. Algumas condições nas quais o FIC pode ser necessário para a prescrição de medicamento veterinário incluem, mas não se limitam a: medicamento com estreita margem de segurança; medicamento que possa causar reações adversas que necessitem pronto atendimento; medicamento com instruções sobre administração difíceis de entender ou não usuais; ou medicamento que implique problema de segurança ao usuário. Um exemplo de exigência de FIC para uma classe de fármacos específicos é a prescrição de anti-inflamatórios não esteroides (AINE).

O CVM utiliza o seu *website* para divulgar informações sobre experiências adversas com medicamento (EAM) e notificações importantes relativas à segurança do medicamento ao animal. Uma seção do *website*, CVM Updates, contém breves comunicados do CVM sobre assuntos de interesse das companhias farmacêuticas e do público em geral. O CVM Updates pode tratar de qualquer tema, mas quase sempre publica informações sobre problemas de segurança de medicamentos.

O CVM planeja publicar dados sobre eventos adversos no *website* da FDA, aberto ao público (FDA, 2017). Outras informações e relatórios elaborados a partir da base de dados sobre experiências adversas com medicamento (EAM) podem ser solicitados por meio de requerimento individual, com base na Lei de Liberdade de Informação (FDA, 2017m). Os pesquisadores do CVM também podem divulgar informações sobre segurança de um novo medicamento em revistas da área e em palestras, em reuniões de classe.

Medidas de segurança além das contidas na bula

Às vezes, podem ser necessárias estratégias para minimizar riscos adicionais relativos ao uso de medicamento, a fim de aumentar a segurança e eficácia do uso de um fármaco em animais. Essas estratégias podem incluir os métodos de comunicação sobre a segurança do fármaco mencionados anteriormente (alterações da bula, publicação de comunicados aos clínicos veterinários, alterações no nome ou na embalagem do medicamento), além de outras medidas como distribuição ou uso restrito do medicamento ou, raramente, o período de carência do fármaco. Há dois tipos de programas de fiscalização pós-aprovação especiais: o Postapproval Monitoring Programs (PAMP) e o Risk Minimization Action Plans (RiskMAP). O PAMP pode incluir compromisso de estudo pós-comercialização específico, em concordância com o fabricante do medicamento, realizado depois que a FDA aprova a comercialização do fármaco. Atualmente, os compromissos de estudos pós-comercialização são realizados muito mais comumente para medicamentos e produtos biológicos de uso humano; até o momento foram realizados apenas alguns estudos pós-comercialização de medicamentos de uso veterinário (p. ex., suspensão do uso de sometribove-zinco, ractopamina). O RiskMAP é um programa de segurança estratégico planejado para satisfazer metas e objetivos específicos para minimizar riscos conhecidos de um medicamento e, ao mesmo tempo, preservar seus benefícios.

OUTROS MÉTODOS DE FISCALIZAÇÃO

Embora o CVM não seja obrigado a executar um Programa Sentinela, outros centros institucionais da FDA foram incumbidos de estabelecer um sistema de controle de risco pós-comercialização. Com esse entendimento, o objetivo do Programa Sentinela é desenvolver um sistema nacional de monitoramento de segurança eletrônico, consistindo em metodologias de fiscalização ativas relacionadas à detecção de sinal de segurança, potência e validação. O acesso a um banco de dados eletrônico sobre cuidados de saúde existente é fundamental para o Programa Sentinela.

Um importante conceito é que o Programa Sentinela melhora, mas não substitui os sistemas de fiscalização pós-aprovação já existentes. As capacidades potenciais do Programa Sentinela são impressionantes, pois se concentram em identificação e avaliação de problemas de segurança, quase em tempo real, aumentando a capacidade da FDA em avaliar problemas de segurança não facilmente avaliados em sistemas de fiscalização passivos, atualmente utilizados.

Embora o CVM não seja obrigado a executar um Programa Sentinela, o uso de métodos de fiscalização sentinela é de interesse no campo de farmacovigilância veterinária. O CVM finalizou um projeto de investigação com base em fontes de dados eletrônicas atuais existentes no campo da medicina veterinária. O relatório do projeto – *Avaliação das Fontes de Dados Potenciais para Medicamentos de Uso Animal utilizados em Medicina Veterinária* – pode ser encontrado na internet (FDA, 2017n). O objetivo do projeto é identificar, descrever e avaliar as fontes de dados potenciais e/ou dados ambientais relativos à medicina veterinária. No projeto são considerados os elementos:

- Utilidade para fiscalização pós-comercialização de medicamentos de uso veterinário aprovados pela FDA
- Objetivo, conteúdo, estrutura, qualidade e disponibilidade de dados
- Disponibilidade, experiência e interesse de pesquisadores com conhecimento dos dados em utilizá-los para fiscalização da segurança dos produtos pós-comercialização, bem como planos para intensificação de fontes de dados adicionais
- Barreiras para incluir cada uma das fontes de dados no Programa Sentinela.

Dentre as fontes de dados examinadas, apenas uma foi designada especificamente para pesquisa da condição da saúde animal, de doenças e da eficácia de tratamentos veterinários. Um achado fundamental do projeto foi que, para se realizar a fiscalização pós-aprovação, como previsto no Programa Sentinela, o banco de dados sobre saúde animal seria útil apenas quando for possível comprovar uma relação entre o uso do medicamento, o animal com ele tratado e a condição de saúde do animal após sua administração.

ESFORÇOS DE FARMACOVIGILÂNCIA INTERNACIONAL DO CVM

O CVM está ativamente envolvido em atividades de farmacovigilância internacional por intermédio de sua participação no programa VICH. VICH é um programa trilateral preocupado com o desenvolvimento harmônico de exigências técnicas para a aprovação de produtos de uso veterinário (medicamentos e produtos biológicos) na União Europeia, no Japão e nos EUA; inclui a participação de representantes de indústrias farmacêuticas e de instituições reguladoras. Canadá, Austrália e Nova Zelândia participam como observadores ativos. O programa VICH foi oficialmente aprovado em abril de 1996, sob o título Cooperação e Harmonização Internacional de Exigências Técnicas para Registro de Medicamentos de Uso Veterinário.

CONCLUSÃO

O sucesso e o benefício de qualquer sistema de farmacovigilância requer fiscalização e cooperação constantes de todas as partes interessadas – veterinários, indústrias farmacêuticas, universidades, proprietários de animais e agências dos governos estaduais e federal. Durante o desenvolvimento do produto, não é possível detectar todos os problemas de segurança. Assim que ele começa a ser comercializado, geralmente aumenta sobremaneira a quantidade de animais expostos aos medicamentos, inclusive aqueles que apresentam comorbidades e aqueles que recebem tratamento medicamentoso concomitante. Portanto, a coleta de dados de eventos adversos e a avaliação de segurança pós-comercialização, com base em dados observacionais, é fundamental para avaliação e caracterização do perfil de segurança do produto e para a tomada de decisões para o controle de risco. Por fim, o profissional veterinário e seus pacientes se beneficiam da comunicação de informações sobre experiências adversas com medicamento, que são avaliadas pelo CVM.

REFERÊNCIAS BIBLIOGRÁFICAS

Obs.: Este capítulo apresenta várias referências à legislação em vigor. Toda a legislação relacionada com a United States Code of Federal Regulations (US CFR) está disponível em http://ecfr.gov. Além disso, todos os *links* para *websites* da Food and Drug Administration (FDA) foram citados no formato FDA 2017"x" e encontravam-se atualizados no momento em que este capítulo foi redigido.

American Hospital Association (AHA). (2015). *Improving Medication Safety*. Available at: http://www.aha.org/advocacy-issues/tools-resources/advisory/96-06/991207-quality-adv.shtml (accessed April 2017).

Bataller N, Keller WC. (1999). Monitoring adverse reactions to veterinary drugs. *Vet Clin North Am Food Anim*. **15**, 13–30.

Council for International Organization of Medical Sciences (CIOMS). (2010). *Practical Aspects of Signal Detection in ovigilance: Report of CIOMS Working Group VIII*. Geneva.

Dobson RL, Motlagh S, Quijano M, Cambron RT, Baker TR, Pullen AM, Regg BT, Bigalow-Kern AS, Vennard T, Fix A, Reimschuessel R, Overman G, Shan Y, Daston GP. (2008). Identification and characterization of toxicity of contaminants in pet food leading to an outbreak of renal toxicity in cats and dogs. *Toxicol Sci.* **106**, 251–262.

European Medicines Agency (EMA). (2004). *Guideline on Harmonising the Approach to Causality Assessment for Adverse Reactions to Veterinary Medicinal Products.* Available at: http://www.ema.europa.eu/docs/en_GB/ document_library/Scientific_guideline/2009/10/WC500004995.pdf (accessed April 2017).

European Medicines Agency (EMA). (2011). *Guidance Notes on the use of VeDDRA Terminology for Reporting Suspected Adverse Reactions in Animals and Humans.* Available at: http://www.emea.europa.eu/docs/en_GB/ document_library/Other/2009/10/WC500005087.pdf (accessed April 2017).

Food and Drug Administration (FDA). (2005). *Guidance for Industry: Good Pharmacovigilance Practices and Pharmacoepidemiologic Assessment.* Available at: http:// www.fda.gov/downloads/Drugs/GuidanceCompliance RegulatoryInformation/Guidances/ucm071696.pdf (accessed April 2017).

Food and Drug Administration (FDA). (2011). *Center for Veterinary Medicine. Dear Doctor Letters.* Available at: http://www.fda.gov/Animal-Veterinary/SafetyHealth/ ProductSafetyInformation/ucm055433.htm (accessed April 2017).

Food and Drug Administration (FDA). (2017a). *Office of Foods and Veterinary Medicine: Overview and Mission.* Available at: http://www.fda.gov/AboutFDA/ CentersOffices/OfficeofFoods/ucm196720.htm (accessed April 2017).

Food and Drug Administration (FDA). (2017b). *Center for Veterinary Medicine. What We Do.* Available at: http://www.fda.gov/AboutFDA/CentersOffices/ OfficeofFoods/CVM/WhatWeDo/default.htm (accessed April 2017).

Food and Drug Administration (FDA). (2017c). *Center for Veterinary Medicine. Veterinary Adverse Event Voluntary Reporting (Form FDA 1932a).* Available at: http://www.fda.gov/downloads/AboutFDA/ ReportsManualsForms/Forms/AnimalDrugForms/ UCM048817.pdf (accessed April 2017).

Food and Drug Administration (FDA). (2017d). *Center for Veterinary Medicine. How to Report Animal Drug Side Effects and Product Problems.* Available at: http://www.fda.gov/AnimalVeterinary/ SafetyHealth/ ReportaProblem/ucm055305.htm (accessed April 2017).

Food and Drug Administration (FDA). (2017e). *Center for Veterinary Medicine. Conditional Approval.* Available at: http://www.fda.gov/ AnimalVeterinary/Development ApprovalProcess/MinorUseMinorSpecies/ucm2007133. htm#CONDITIONAL_APPROVAL (accessed April 2017).

Food and Drug Administration (FDA). (2017f). *Center for Veterinary Medicine. Pet Food Safety: Paws Up for Progress.* Available at: http://lets-talkpetfoods.files. wordpress.com/2010/12/2010-12-15-fda-cvm-paws-up.pdf (accessed April 2017).

Food and Drug Administration (FDA). (2017g). *Center for Veterinary Medicine. How to Report a Pet Food Complaint.* Available at: http://www.fda.gov/ animalveterinary/safetyhealth/reportaproblem/ ucm182403. htm (accessed April 2017).

Food and Drug Administration (FDA). (2017h). *Consumer Complaint Coordinators.* Available at: http://www.fda. gov/Safety/ReportaProblem/ConsumerComplaint Coordinators/default.htm (accessed April 2017).

Food and Drug Administration (FDA). (2017i). *Center for Veterinary Medicine. How can I tell if a flea and tick product is approved by FDA as an animal drug or registered by EPA as a pesticide?* Available at: http://www.fda.gov/AnimalVeterinary/Guidance ComplianceEnforcement/ComplianceEnforcement/UnapprovedAnimalDrugs/ucm257085.htm (accessed April 2017).

Food and Drug Administration (FDA). (2017j). *Center for Veterinary Medicine. Veterinary Adverse Event Reporting for Manufacturers.* Available at: http://www.fda.gov/ AnimalVeterinary/SafetyHealth/ReportaProblem/ ucm212682.htm (accessed April 2017).

Food and Drug Administration (FDA). (2017k). *Client Information Sheets–Take-Home Safety Knowledge.* Available at: http://www.fda.gov/animalveterinary/ resourcesforyou/animalhealthliteracy/ucm335765.htm (accessed April 2017).

Food and Drug Administration (FDA). (2017l). *OpenFDA* Available at https://open.fda.gov (accessed July 2017).

Food and Drug Administration (FDA). (2017m). *How to Make a FOIA Request.* Available at: http://www.fda.gov/ RegulatoryInformation/FOI/HowtoMakeaFOIARequest/ default.htm (accessed April 2017).

Food and Drug Administration (FDA). (2017n). *Evaluation of Potential Data Sources for Animal Drugs Used in Veterinary Medicine.* Available at: http://www.regulations.gov/#!documentDetail;D=F-DA- 2009-N-0192-0016 (accessed April 2017).

Kim-Jung L. (2010). *A Microgram of Prevention is Worth a Milligram of Cure: Preventing Medication Errors in Animals.* FDA Center for Veterinary Medicine. Available at: http://www.fda.gov/AnimalVeterinary/Resourcesfor You/ucm214772.htm (accessed April 2017).

Kramer MS, Leventhal JM, Hutchinson TA, Feinstein AR. (1979). An algorithm for the operational assessment of adverse drug reactions: I. Background, description, and instructions for use. *J Am Med Assoc.* **242**, 623–632.

National Coordinating Council for Medication Error Reporting and Prevention (NCCMERP). (2005). *Recommendations to Enhance Accuracy of Prescription Writing.* Available at: http://www.nccmerp.org/ council/council1996-09-04.html (accessed April 2017).

National Coordinating Council for Medication Error Reporting and Prevention (NCCMERP). (2012). *About Medication Errors: What is a Medication Error?* Available at: http://www.nccmerp.org/ about-medication-errors (accessed April 2017).

Strom BL, Kimmel SE (eds). (2006). *Textbook of Pharmacoepidemiology.* West Sussex, Wiley & Sons Ltd.

US Department of Agriculture Animal and Plant Health Inspection Service (USDA APHIS). (2011). *Veterinary Biologics. Adverse Event Reporting.* Available at: http://www.aphis.usda.gov/wps/portal/aphis/ ourfocus/ animalhealth/sa_vet_biologics/ (accessed April 2017).

Weber JCP. (1984). Epidemiology of adverse reactions to nonsteroidal anti-inflammatory drugs. In Rainsford KD, Velo GP. (eds), *Advances in Inflammation Research.* New York, NY, Raven Press. 1–7.

World Health Organization (WHO). (2006). *Safety Monitoring of Medical Products: Guidelines for Setting up and Running a Pharmacovigilance Centre.* Uppsala Monitoring Centre, Sweden.

World Health Organization (WHO). (2015). *Safety Monitoring of Medicinal Products: Guidelines for Setting Up and Running a Pharmacovigilance Centre.* Available at: http://apps.who.int/medicinedocs/ en/d/Jh2934e/ 14.html (accessed April 2017).

CAPÍTULO 59

Formas de Administração de Fármacos e Diretrizes para Alimentação Veterinária

Geof Smith e Jim E. Riviere

Uma das principais diferenças entre farmacologia humana e veterinária é a ampla variação nas formas de administração de medicamentos disponíveis ao veterinário, como consequência direta das diferenças significantes nos modos de administração de fármacos aos animais e aos humanos. Essas diferenças devem-se às óbvias desigualdades anatômicas e fisiológicas entre ambos, mas também à influência direta de variações comportamentais, práticas de manejo e incapacidade de verbalização dos animais, comparativamente aos pacientes humanos. Além disso, alguns animais são criados para a produção de alimentos destinados ao consumo humano (*i. e.*, animais de produção) e, portanto, as estratégias de administração de medicamentos que resultam em resíduos nos locais da injeção podem não ser aceitáveis unicamente devido ao possível risco de ingestão do produto injetado ou de seus resíduos pelas pessoas. Há quatro principais razões para o emprego de diferentes formas de administração de medicamentos: facilidade de administração e, portanto, maior complacência do proprietário e do animal; necessidade de taxa de administração controlada do fármaco; possibilidade de reduzir o período de carência para o consumo de carne ou de leite dos animais tratados; e restrições ao manejo de populações de animais a serem tratados em um ambiente de produção. O objetivo deste capítulo é mostrar ao leitor a ampla variedade de formas de administração de medicamentos em medicina veterinária. As especificidades sobre a maioria desses fármacos podem ser encontradas nos capítulos individuais sobre o seu uso terapêutico ou nos capítulos introdutórios sobre farmacocinética, absorção, distribuição, metabolização e excreção do medicamento.

CONSIDERAÇÕES FARMACOCINÉTICAS E LIBERAÇÃO CONTROLADA DE MEDICAMENTOS

Sem dúvida, a forma de administração é o fator que mais influencia a taxa e o grau de absorção dos medicamentos. As fisiologias relacionadas a esses fatores são discutidas no Capítulo 2, os efeitos resultantes desses fatores no perfil da concentração plasmática em relação ao tempo, do fármaco, são apresentados no Capítulo 3, e os aspectos farmacêuticos são mencionados no Capítulo 5. O desenvolvimento e o impacto desses medicamentos foram amplamente revisados por diversos pesquisadores (Hardee e Baggot, 1998; Baggot, 2002; Martinez *et al.*, 2002). Quando as características de absorção de uma formulação de medicamento limitam sua taxa de absorção, ocorrendo modificação geral súbita de sua farmacocinética, o perfil tempo-concentração do fármaco e, então, sua ação farmacológica ficam sob o controle da formulação, e não da capacidade do animal em excretar o fármaco. Ademais, as inovações nos modos de liberação de medicamentos possibilitam o uso mais efetivo dos mesmos, bem como o aumento de seu período de validade pela companhia farmacêutica.

O exemplo clássico do efeito do tipo de formulação é o perfil da concentração plasmática em relação ao tempo relativo ao potássio, à penicilina procaína e à penicilina G benzatina (Figura 59.1). O objetivo da formulação é combinar a substância ativa (p. ex., penicilina G) com um componente que retarde sua liberação no leito capilar adjacente, mediante o ajuste da solubilidade da substância. Para entender as reações químicas envolvidas nesses processos, recomenda-se a consulta de publicações farmacêuticas. A consequência é que a taxa de liberação do composto, em tal formulação, torna-se mais lenta do que a sua eliminação, com limitação dessa taxa.

Há dois problemas com o emprego dessas estratégias. Primeiro, quando se utiliza tratamento antimicrobiano para bactérias com limiares terapêuticos muito altos (p. ex., concentração inibitória mínima [CIM]), as formulações de liberação prolongada não propiciam concentração terapêutica efetiva do medicamento. Segundo, a administração de medicamentos denominados *de depósito* em animais destinados à produção de alimento para consumo humano pode resultar em persistência da concentração do fármaco nos tecidos e, consequentemente, no prolongamento do período de carência. Esses fármacos se acumulam no local da injeção e podem persistir por muito mais tempo do que a concentração sanguínea efetiva, podendo ser facilmente detectados por ocasião do abate. É preciso ter cuidado para diferenciar a concentração do fármaco nos tecidos do local da injeção daquela obtida após sua absorção e distribuição sistêmica (Sanquer *et al.*, 2006).

Esse cenário também mostra claramente a razão da necessidade de conhecimento de ambos, do grau e da taxa de absorção do medicamento, para definir adequadamente a absorção de uma substância; ademais, ressalta por que a determinação de sua bioequivalência (p. ex., permutabilidade da forma de administração) requer a avaliação de ambos os valores, da taxa (pico, momento do pico) e do grau (área sob a curva de concentração plasmática em relação ao tempo, conhecida como AUC [*area under the curve*]) de absorção do fármaco. A importância desses fatores também foi discutida no Capítulo 3, na seção sobre elaboração do protocolo de administração de medicamento.

As vias de administração aprovadas dependem muito da formulação do medicamento utilizado, um fator que deve ser considerado quando se utiliza qualquer fármaco em um paciente veterinário. Recentemente, essa abordagem propiciou o desenvolvimento de outro modo de administração de medicamentos, 1 vez/dia, como antibióticos, em espécies veterinárias; o maior intervalo entre as doses deveu-se ao uso de medicamentos que apresentam longa meia-vida inerente ou de fármacos de liberação prolongada (medicamentos de depósito). Essas formulações enfatizam a necessidade de conhecimento do modo, ou via, de administração utilizada quando se faz qualquer análise farmacocinética, pois podem modular o fator de controle da taxa de distribuição do medicamento. Em muitos casos, isso

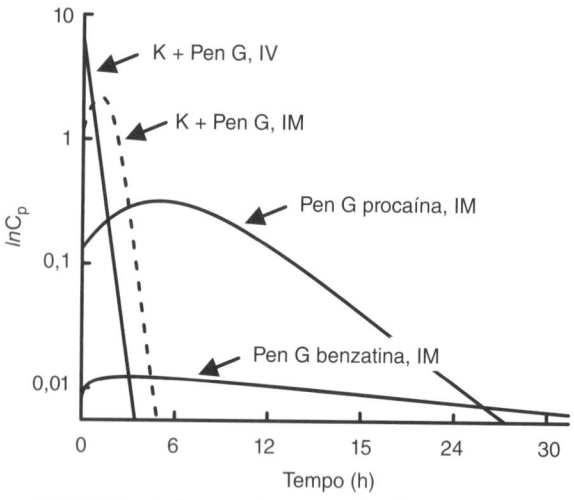

Figura 59.1 Efeitos da formulação e da via de administração da penicilina G no perfil da concentração plasmática do antibiótico em relação ao tempo. IM: intramuscular; IV: intravenosa.

pode ser detectado apenas em testes farmacocinéticos, após injeção intravenosa do fármaco.

As indústrias farmacêuticas têm dado muita atenção ao desenvolvimento de medicamentos de depósito. Em humanos, foram obtidos alguns contraceptivos com intervalo de administração de 1 mês, na forma de aplicação subcutânea de comprimidos insolúveis, o que resulta em liberação muito lenta do fármaco; o melhor exemplo é o implante de cápsulas de levonorgestrel. Estratégias semelhantes são utilizadas em medicina veterinária, para a administração de promotores de crescimento, dentre eles implantes de estradiol, grânulos (*pellets*) de progesterona e estradiol e zeranol. Abordagens mais recentes incluem o uso de gel corporal biodegradável que pode ser injetado, como um líquido, com o auxílio de seringa; uma vez no tecido, esse gel forma uma substância sólida que se dissolve lentamente. Também, pode-se utilizar termogel sensível à temperatura, com a finalidade de controlar a liberação de uma substância, uma vez presente no organismo, em temperatura fisiológica. Diversas das novas tecnologias estão sendo desenvolvidas para tais formulações que, no futuro, consistirão em vias de administração mais sofisticadas. Essas abordagens são amplamente discutidas no Capítulo 5.

A administração oral de medicamento envolve o controle da liberação do fármaco mediante a modulação da área da superfície das partículas do medicamento dissolvido; do tamanho das partículas, o qual altera o tempo de trânsito gastrintestinal do fármaco; ou do uso de formulação com múltiplas camadas, que controla a taxa e o grau de dissolução e liberação do medicamento. O exemplo mais simples é o de medicamento revestido, de modo a prevenir sua dissolução no ambiente ácido do estômago. Essas formulações são especificamente preparadas para determinadas espécies, em razão das diferenças na motilidade e no conteúdo gastrintestinal, bem como de outros fatores, inclusive a palatabilidade. Podem ser preparadas cápsulas que no início liberam um *bolus* de medicamento rapidamente solúvel, que atua como dose de carregamento ao animal. Em seguida, ocorre liberação mais lenta do fármaco, capaz de manter uma concentração efetiva. Para alguns compostos, há necessidade apenas de liberação local no trato gastrintestinal (p. ex., alguns antiparasitários); assim, pode-se preparar uma formulação com

tal atividade. Um exemplo recente disso é o anti-helmíntico eprinomectina, comercializado em uma formulação para tratamento estendido, a qual mantém a concentração plasmática terapêutica por mais de 100 dias. Em humanos, há pesquisa associada à liberação de medicamento especificamente no cólon, para uma ação terapêutica local. Novamente, deve-se ressaltar que muitas dessas formulações de liberação controlada são especificamente preparadas com base em fatores anatômicos (tamanho do piloro), bioquímicos (à base de celulose para não ruminantes) e/ou fisiológicos (pH, tempo de trânsito) específicos para determinada espécie, impossibilitando seu uso em outras espécies.

Um aspecto realmente particular de modo de administração de medicamento, não utilizado em medicina humana, é aquele empregado em ruminantes, no qual administra-se um produto pesado que se deposita no rúmen, o qual não avança além do trato digestório. Isso resultou na produção de um dispositivo de administração mecânico que deposita o medicamento no rúmen, por um período específico. Por exemplo, há disponibilidade de uma cápsula plástica de monensina de liberação controlada que apresenta artefatos de retenção ("asas") que impedem que o *bolus* de medicamento passe para o retículo. O *bolus* se aloja no rúmen por um longo tempo, liberando monensina por até 100 dias. Por fim, pode-se implantar uma bomba osmótica de liberação lenta, em animais, a fim de obter infusão controlada do medicamento.

Um problema relativo à injeção parenteral, de relevância variável, está associado à fisiologia do local da injeção. Para que uma formulação de medicamento de depósito seja adequadamente absorvida, é preciso que ela alcance o leito capilar responsável pela perfusão sanguínea no local, além de haver uma taxa de perfusão tecidual apropriada. Nesse cenário, uma causa importante de variação é o músculo no qual se aplica a injeção intramuscular. Em equinos, estudos mostraram que se a injeção for aplicada entre os feixes de tecidos fasciais de um grupo muscular, ocorre menor absorção sistêmica, comparativamente à injeção na massa muscular. De modo semelhante, se o grupo muscular ou, mais provavelmente, o local de injeção subcutânea apresentar baixa perfusão sanguínea, pode ocorrer menor absorção. Se a injeção resultar em reação tecidual local, a inflamação e a fibrose subsequente podem atuar como "barreiras", impedindo a absorção do medicamento. Alteração na temperatura ambiente, acompanhada de alterações compensatórias na perfusão sanguínea cutânea, pode influenciar a taxa de absorção. Nesses processos, há diversas variáveis e, frequentemente, apenas com a realização cuidadosa de análises farmacocinéticas é possível determinar sua influência na absorção do medicamento.

Os medicamentos de uso tópico incluem géis e adesivos, que controlam a taxa de difusão, de modo que essa forma de administração limita a taxa de absorção dérmica. Esses produtos são discutidos no Capítulo 2 e foram amplamente revisados por outros pesquisadores (Riviere e Papich, 2001). A vantagem da administração dérmica de medicamentos de liberação controlada, comparativamente à administração oral ou parenteral, é que o gel ou adesivo tópico pode ser removido quando há necessidade de descontinuar o medicamento. A aplicação de adesivo transdérmico de fentanila de uso humano, para analgesia em cães, tem um histórico particularmente bem-sucedido. No entanto, isso não pode ser facilmente transferido entre as espécies, pois a barreira taxa-limitante pode ser específica para a espécie e para o local de aplicação. Até o momento, no mercado não há disponibilidade de adesivo para uso específico em animais.

Diferentemente, há diversas formulações de uso tópico de pesticidas, nas formas *spot-on*, *pour-on*, colar, imersão e xampu, frequentemente utilizadas no controle de pulgas. Algumas delas requerem apenas a administração de uma dose mensal, aumentando a complacência do proprietário quanto ao tratamento. Essas preparações são amplamente discutidas nos Capítulos 43 e 47 deste livro. Além dessas aplicações *pour-on* particulares, na clínica de grandes animais também são utilizados brincos auriculares e *dust-bags*, que possibilitam a liberação tópica do inseticida em bovinos e suínos, em taxa e dose controladas. Atualmente, a administração tópica de medicamentos ampliou-se, além do uso de ectoparasiticidas, com o desenvolvimento de uma nova formulação de flunixino para aplicação transdérmica, em equinos e bovinos. O tempo de ação desse produto é mais longo, comparativamente às formulações de flunixino de uso IV; ademais, mantém concentração terapêutica por um período maior.

PALATABILIDADE E FACILIDADE DE ADMINISTRAÇÃO DE MEDICAMENTOS

Em medicina veterinária, outro fator importante refere-se à facilidade de administração de fármacos aos animais que podem representar perigo à pessoa que os administra. Isso resultou na formulação de fármacos em veículos farmacêuticos palatáveis, facilmente ingeridos pelo animal, mas que não alteram as propriedades de absorção desses fármacos. Há grande volume de informações disponibilizadas pelas indústrias de vitaminas e alimentos para animais de companhia, as quais fornecem procedimentos quantitativos para avaliar fatores como preferência de sabor e palatabilidade (Ahmed e Kasrarian, 2002; Thombre, 2004). Isso resultou no desenvolvimento de formulações de medicamentos mastigáveis, bem como de ingredientes aromatizados que disfarçam o sabor amargo ou odores que os animais se recusam a ingerir. Diferentemente do que acontece em medicina humana, em que o aspecto e as informações verbais possibilitam a administração de medicamentos de sabor desagradável aos pacientes adultos, os animais baseiam-se nos sentidos do sabor e odor para definir se uma formulação que contém o medicamento será ingerida. Outras abordagens para a administração oral de medicamento sob consideração incluem o uso de filmes dissolúveis e *sprays* de uso oral, para o tratamento de enfermidades da cavidade bucal. Tais abordagens são desenvolvidas principalmente para gatos, cujos proprietários quase sempre têm dificuldade em administrar outros tipos de formulação de medicamento de uso oral.

Uma abordagem final, relativamente particular da medicina veterinária, é a administração do medicamento diretamente na água do bebedouro, em tanque de lamber ou no alimento utilizado em criações de larga escala (p. ex., bovinos, suínos e aves domésticas). Uma diferença importante dessa forma contínua de administração de medicamento é que, diferentemente do efeito *bolus* verificado na administração de uma formulação líquida individual ou de comprimidos que se dissolvem rapidamente, pode não ocorrer absorção de primeira ordem (Mason *et al.*, 2009). Se a administração na água ou no alimento for contínua, a absorção pode ser de ordem zero e ter um perfil farmacocinético semelhante àquele observado na infusão. Por fim, os fármacos podem ser administrados em blocos nos quais adicionou-se o medicamento, o que resulta em facilidade de administração; todavia, há pouco controle da dose individual que o animal ingere.

ADITIVOS ALIMENTARES PARA ANIMAIS

Uma estratégia para a administração de medicamentos aos animais, típica da medicina veterinária, é a administração oral de medicamento adicionado ao alimento. Com frequência, isso é necessário quando se pretende tratar grande número de animais, em um sistema de produção em larga escala. Diferentemente da medicação individual de um animal, essa abordagem não assegura que cada animal receba uma dose específica do medicamento, pois a dose ingerida depende do consumo de alimento. Como mencionado anteriormente, deve-se levar conta, também, os problemas relativos à palatabilidade e ao odor do alimento.

O controle legal de aditivos alimentares é diferente daquele de outras formulações de medicamentos. Os medicamentos adicionados aos alimentos destinados aos animais (Veterinary Feed Directive [VFD]) referem-se a uma categoria relativamente recente de medicamentos, criada pela Lei de Disponibilidade de Medicamentos de Uso Veterinário, de 1996. Antes disso, a Food and Drug Administration (FDA) tinha apenas duas opções para a regulamentação da distribuição de fármacos de uso veterinário: (1) medicamentos de venda livre (em inglês, *over-the-counter* [OTC]); e (2) fármacos vendidos sob prescrição (*i. e.*, com necessidade de receita médica). O objetivo primário dos medicamentos VFD foi propiciar uma alternativa a essas duas categorias, para alguns medicamentos que são misturados aos alimentos. Um medicamento VFD ainda requer a participação de um veterinário; todavia, possibilita aos criadores adquirir alimentos com adição de medicamento, produzidos por fabricantes tradicionais, sem envolvimento de um farmacêutico ou a necessidade de obediência às leis estaduais de farmácias.

Em 1996, o Center for Veterinary Medicine (CVM), da FDA manifestou grande preocupação quanto à necessidade de controle da adição de alguns fármacos antimicrobianos nos alimentos. Inicialmente, o CVM sugeriu que, obrigatoriamente, todos os novos medicamentos aprovados para adição em alimentos fossem vendidos apenas sob prescrição médica. No entanto, a aprovação de uso de medicamentos como aditivos alimentares, apenas com a apresentação de receita, era inaceitável aos criadores de animais pecuários e à indústria de alimentos. A venda desses medicamentos, obrigatoriamente com apresentação de prescrição, transformou as fábricas de alimentos em farmácias, pois elas eram obrigadas a misturar um novo lote de alimento sempre que recebiam uma prescrição por escrito. Estudos realizados pela American Feed Industry Association (AFIA), nos anos 1990, estimaram que o gasto médio com compra de alimentos pela indústria de suínos aumentou US$ 36 a US$ 100 por tonelada, devido aos custos adicionais associados a pedidos especiais e à necessidade de misturar apenas pequenos volumes de alimentos por vez. Essas prescrições de medicamentos também se enquadram nas instruções da maioria das regulamentações estaduais de farmácias que, adicionalmente, interferem na agilidade de fabricação e distribuição de alimentos com adição de medicamento.

Assim, criou-se a categoria de medicamentos VFD como uma alternativa à classificação de prescrição tradicional. Isso dá uma ênfase muito maior ao controle profissional, comparado ao que ocorre com medicamentos de venda livre, ao mesmo tempo que possibilita aos pecuaristas eficiência em obter alimentos com adição de medicamentos a um custo efetivo. Em 2014, a FDA publicou a Diretriz 213, que limita a adição de antibiótico aos alimentos e à água fornecidos aos animais de produção apenas aos "usos que requeiram supervisão ou consulta prévia ao veterinário". Portanto, a partir do início de 2017, todas as classes de antibióticos aprovadas para adição ao alimento fornecido aos animais de produção requerem aprovação para VFD antes de seu uso. Interrompeu-se o uso de medicamentos adicionados à água ou ao alimento, considerados de venda livre, bem como as indicações de bula consideradas não terapêuticas (p. ex., uso de antibiótico para estimular a eficiência alimentar). À semelhança do que acontece com outros alimentos nos quais adicionou-se medicamento, proibiu-se o uso não indicado na bula (*i. e.*, uso *extralabel*) de quaisquer medicamentos VFD. A única exceção a essa regra é o uso de ionóforos, como monensina ou lasalocida, os quais não são considerados "antibióticos de importância médica". Também, deve-se consultar o Capítulo 55 para discussão adicional sobre regulamentações de medicamentos.

A exigência inicial para o uso de alimentos com adição de medicamentos da categoria VFD é uma relação veterinário-cliente-paciente válida. Como definido pela American Veterinary Medical Association (AVMA), essa relação existe quando:

1. O veterinário é responsável pelo julgamento clínico da saúde do(s) animal(is) e pela definição da necessidade de tratamento médico, e há concordância do cliente em seguir suas orientações.
2. O veterinário conhece suficientemente o(s) animal(is) para estabelecer, pelo menos, um diagnóstico geral ou preliminar da saúde do(s) animal(is). Isso significa que o veterinário consultou recentemente o paciente e está pessoalmente familiarizado, com a manutenção e os cuidados de todos os animais e/ou com visitas clinicamente adequadas e oportunas aos locais onde os animais são mantidos.
3. O clínico veterinário encontra-se prontamente disponível ou organizou um atendimento emergencial para acompanhamento do paciente, caso ocorram reações adversas ou falha do protocolo terapêutico em resolver o problema.

Assim que o(a) veterinário(a) estabelece um diagnóstico inicial, ele(a) pode prescrever o uso de medicamento da categoria VFD em um formulário pré-impresso que contém vários itens. O veterinário entrega o formulário ao pecuarista que, então, solicita ao fornecedor de insumos o alimento com adição do medicamento. Um alimento que contenha medicamento VFD não pode ser entregue ao pecuarista, sem que haja um formulário VFD assinado. Portanto, há envolvimento de três grupos:

1. A pessoa ou a firma que fornece o medicamento VFD ao pecuarista deve receber e reter uma cópia do formulário VFD assinado, emitido pelo veterinário.
2. Os fabricantes e distribuidores de alimentos licenciados que enviam um alimento com medicamento VFD para um distribuidor secundário ou varejista, para estoque, devem receber e reter uma cópia de uma declaração por escrito mencionando que os alimentos com medicamentos VFD serão distribuídos posteriormente, apenas em conformidade com as exigências da FDA.
3. Todos os distribuidores e varejistas não autorizados a produzir esses alimentos devem notificar a FDA, no prazo de 30 dias após a remessa inicial desses alimentos com adição de medicamento VFD.

O formulário para solicitação de medicamentos para adição no alimento (VFD) deve ser fornecido ao veterinário pelo fabricante do medicamento específico (Figura 59.2). Esse formulário deve ser preenchido pelo veterinário e normalmente inclui as informações:

• Nome, endereço e telefone do pecuarista
• Espécie, local, quantidade e descrição dos animais que serão tratados
• Data(s) de tratamento (se diferente da data que consta no formulário VFD)
• Nome do medicamento utilizado, concentração do fármaco a ser adicionado ao alimento e volume de alimento a ser produzido
• Orientações quanto à mistura e ao fornecimento do produto (inclusive a diluição) e duração do tratamento, inclusive os períodos de carência apropriados, além do prazo de validade do alimento
• Nome, endereço, número da licença profissional, estado que emitiu o licenciamento e assinatura do veterinário.

O formulário é o componente mais importante para o uso de medicamentos aprovados para adição em alimentos (medicamentos VFD). A solicitação de medicamento VFD não pode ser feita por telefone. Se o formulário não puder ser entregue pessoalmente, pode ser enviado por fax ou como anexo em uma mensagem eletrônica (*e-mail*); no entanto, o formulário original deve ser recebido pelo distribuidor do alimento dentro de 5 dias úteis. O formulário VFD deve ser mantido, pelo menos, por 2 anos, pelas três partes envolvidas (veterinário, pecuarista e fabricante do alimento), ficando disponível para fiscalização da FDA.

Somente vendedores com licença para fabricação de alimento aprovada são autorizados a estocar produtos VFD, o que significa que não é permitido ao pecuarista manter a sobra do alimento com adição de medicamentos (VFD) na fazenda. No entanto, permite-se que os veterinários licenciados atuem como distribuidores de alimentos VFD mediante notificação por escrito à FDA, 30 dias antes da primeira distribuição prevista desse tipo de alimento. Mais informações sobre regulamentação do uso de medicamentos VFD podem ser obtidas no documento Diretrizes para Indústrias nº 120, da FDA, disponível no *website* da organização: www.fda.gov/downloads/AnimalVeterinary/GuidanceComplianceEnforcement/GuidanceforIndustry/UCM052660.pdf.

À medida que aumenta a procura por alimentos com adição de medicamento (VFD), é possível que ocorra alteração no processo anteriormente mencionado. No momento, estão sendo elaborados planos e recursos para a geração eletrônica dos formulários VFD, mas ainda não foram concluídos. Companhias como a GlobalVetLink estão desenvolvendo programas mediante os quais os formulários VFD gerados por computador possam ser preenchidos por veterinários e distribuidores e entregues a ambos, cliente e fabricante de alimento; as cópias são salvas automaticamente em um banco de dados por um longo tempo. Certamente, nos próximos anos haverá aumento significativo no uso de medicamentos VFD, nas principais espécies de animais destinados à produção de alimentos.

TRATAMENTOS COM MEDICAMENTOS DE AÇÃO LOCAL

A consideração final relativa às formas de administração de medicamentos de uso veterinário diz respeito àqueles medicamentos especificamente preparados para ação local.

Elanco Pulmotil

EP 140751

PULMOTIL® (tilmicosina) Veterinary Feed Directive

Cliente: _____	Veterinário: _____
Endereço: _____	Endereço: _____
Telefone: _____	Telefone: _____
Fax: _____	Fax: _____

Suínos que serão tratados (qualidade e local):

      Quantidade: _____ Nome do grupo: _____

Misturar no alimento com medicamento Tipo C, para fornecer:

            181 g/ton   272 g/ton   363 g/ton

                □   □   □

Aviso: o uso de alimentos que contêm tilmicosina requer um período de carência de 7 dias, antes do abate.

Orientações para o fornecimento: fornecer o alimento continuamente, como ração única, durante 21 dias, iniciando cerca de 7 dias antes da previsão de um surto de doença respiratória suína.

Orientações especiais: fornecer o alimento durante 21 dias /18 toneladas de alimento

Prazo de validade: _____ Volume total de alimento (Tipo C): _____

           Dia/mês/ano (não exceder 90 dias)

Assinatura do veterinário: _____ Data: _____

Número de licença e estado: _____

Figura 59.2 Exemplo de formulário Veterinary Feed Directive (VFD) para a tilmicosina. Fonte: © Copyright Eli Lilly and Company. Todos os direitos reservados. Utilizado com permissão.

Esses fármacos incluem formulações de uso intramamário e intrauterino, bem como medicamentos de uso oftálmico e uso auricular. Exemplos desses fármacos são discutidos individualmente nas respectivas seções e nos capítulos sobre tratamentos especiais, neste livro.

REFERÊNCIAS BIBLIOGRÁFICAS

Ahmed I, Kasrarian K. (2002). Pharmaceutical challenges in veterinary product development. *Adv Drug Deliv Rev*. **54**, 871–882.

Baggot JD. (2002). Veterinary Dosage Forms. *Encyclopedia armaceutical Technology*. New York, Marcel Dekker.

Hardee GE, Baggot JD (eds). (1998). *Development and Formulation of Veterinary Dosage Forms*, 2nd edn. New York, Marcel Dekker.

Martinez M, Amidon G, Clark L, Jones WW, Mitra A, Riviere JE. (2002). Applying the biopharmaceutics classification system to veterinary pharmaceutical products. Part II. Physiological considerations. *Adv Drug Deliv Rev*. **54**, 825–850.

Mason SE, Baynes RE, Almond GW, Riviere JE, Scheidt AB. (2009). Pharmacology of tetracycline water medication in swine. *J Anim Sci*. **87**, 3179–3186.

Riviere JE, Papich M. (2001). Potential and problems of developing transdermal patches for veterinary applications. *Adv Drug Deliv Rev*. **50**, 175–203.

Sanquer A, Wackoweiz G, Havrileck B. (2006). Critical review on the withdrawal period calculation for injection site residues. *J Vet Pharmacol Therap*. **29**, 355–364.

Thombre AG. (2004). Oral delivery of medications to companion animals: palatability considerations. *Adv Drug Deliv Rev*. **56**, 1399–1413.

CAPÍTULO 60

Farmacoterapia Baseada em Evidências

Ronette Gehring

INTRODUÇÃO

A medicina veterinária baseada em evidências (MVBE) consiste em uma abordagem formal que integra a melhor evidência de pesquisa com a experiência clínica e as perspectivas do cliente, a fim de propiciar atendimento veterinário de alta qualidade. Este capítulo trata da aplicação de princípios de MVBE à farmacoterapia (seleção de tratamentos farmacológicos e protocolos de dosagens). A abordagem MVBE norteia o clínico ocupado, fornecendo grande volume de dados científicos publicados, de maneira rápida e contínua, de modo que possa tomar as melhores decisões clínicas possíveis, concentrando-se nas informações diretamente relacionadas aos problemas específicos do paciente (Cockcroft e Holmes, 2003).

COMO A ABORDAGEM MVBE DIFERE DE OUTRAS ABORDAGENS PARA FARMACOTERAPIA?

Parece óbvio que a escolha do tratamento deva se basear na melhor evidência disponível; entretanto, na prática clínica, muitas abordagens podem resultar em avaliações tendenciosas ou incompletas de opções disponíveis. Essas abordagens incluem, mas não se limitam a, protocolos padronizados, leitura atenta de informações sobre medicamentos fornecidas pelas companhias farmacêuticas, baseadas em decisões relativas a fundamentos fisiopatológicos e a observações clínicas não sistemáticas de casos anteriores, buscando aconselhamento de colaboradores e especialistas e realizando avaliações não estruturadas de informações obtidas em livros, revistas e na internet. A experiência pessoal é subjetiva e pode ser enganosa; as predições baseadas em análise fisiopatológica racional precisam ser validadas em ensaios clínicos controlados aleatórios e a evidência obtida na literatura científica requer avaliação sistemática para identificar estudos mal delineados, dados de baixa qualidade ou análises tendenciosas.

A MVBE se diferencia de outras abordagens de prática clínica por dar ênfase à revisão sistemática de todas as evidências disponíveis. Os ensaios clínicos controlados aleatórios publicados na literatura científica são as evidências preferidas; todavia, não estando disponíveis, pode-se considerar a opinião de especialistas, relatos de casos, experiência pessoal e outras fontes que não se baseiem na literatura. Independentemente da fonte, todas as evidências devem ser conferidas, avaliadas e classificadas, de modo a sustentar decisões objetivas relativas ao tratamento dos pacientes.

COMO APLICAR A ABORDAGEM MVBE PARA SELECIONAR O MELHOR TRATAMENTO A UM PACIENTE ESPECÍFICO?

MVBE pode ser definida como "o uso consciente, explícito e criterioso da melhor evidência atual para a tomada de decisão sobre o cuidado individual do paciente" (Sackett *et al.*, 2000). Isso significa que os clínicos devem seguir uma abordagem metódica e explícita para sua tomada de decisão clínica, de modo que possam explicar como e por que foi escolhida uma opção terapêutica, e não outra. Para isso, são necessárias três habilidades fundamentais:

1. Ser capaz de identificar as informações necessárias e transformá-las em questões, ou perguntas.
2. Saber onde obter as evidências necessárias para responder essas questões.
3. Ser capaz de entender e avaliar criticamente (julgar a qualidade de) todas as evidências.

Transformação das necessidades de informações em perguntas

Uma das habilidades fundamentais para o emprego da abordagem MVBE na prática clínica é a transformação das necessidades de informações que surgem em um cenário clínico em perguntas que possam orientar a pesquisa de evidências. A seguir, há alguns exemplos de questionamento clínico relacionados à farmacoterapia:

- O medicamento X é efetivo no tratamento da condição Y?
- A eficácia do medicamento X supera os danos (efeitos adversos) que causa no tratamento da condição Y?
- A eficácia do medicamento X vale o custo do tratamento para a condição Y? (*i. e.*, o uso do medicamento X é um procedimento efetivo para tratar a condição Y?)
- Como o medicamento X deve ser exatamente utilizado no tratamento da condição Y?
- Qual a importância do medicamento X no tratamento da condição Y?
- O medicamento X pode causar o problema Y?
- Que outros medicamentos podem ser úteis em um paciente que não respondeu ao tratamento da condição B com os medicamentos X, Y e Z?
- Qual o resultado esperado com o uso do medicamento X?

Uma vez formuladas as perguntas, é possível identificar termos de pesquisa apropriados, que assegurem pesquisa produtiva e completa na literatura científica e em outras fontes de informações, obtendo-se resultados relevantes.

Busca por evidências para responder às perguntas

Fontes tradicionais de informações para o clínico veterinário incluem estudantes e anotações de cursos, revistas impressas e livros. Todas elas podem ser fontes válidas, dependendo das necessidades do clínico, mas a desvantagem é que podem rapidamente tornar-se desatualizadas e/ou são dispendiosas para acessar e atualizar. Mais recentemente, a internet e os meios eletrônicos tornaram-se fontes de informações científicas relativamente baratas e práticas, possibilitando o acesso à literatura científica sem necessidade de ir à biblioteca veterinária física.

Além disso, é mais fácil obter informações atualizadas na internet ou em meios eletrônicos, comparativamente às publicações impressas, o que facilita a pesquisa. No entanto, isso pode gerar um excesso de informações sobre algum assunto particular, requerendo muito trabalho para selecionar e distinguir sua relevância, qualidade e validade. Apesar dessa desvantagem, um levantamento realizado pela American Veterinary Medical Association (AVMA), em 2008, constatou que 88% dos veterinários consideraram que a internet melhorou seu acesso a pesquisas e informações científicas mais atuais (AVMA, 2008).

Um levantamento realizado em 1996 indicou que os médicos frequentemente necessitam mais informações sobre tratamentos e medicamentos durante as consultas; porém, a pesquisa por informações era demorada. Também, as informações disponíveis podiam ser excessivas e de difícil avaliação (Smith, 1996). Provavelmente, os veterinários se deparam com desafios semelhantes. Portanto, as fontes de informações ideais seriam diretamente relevantes à atividade do veterinário, válidas e com acesso que requeira esforço e tempo mínimos (Shaughnessy *et al.*, 1994). Com base nessa suposição, os tipos de informações altamente valiosas seriam livros eletrônicos baseados em evidências, revisões sistemáticas de revistas, resumos de revisões sistemáticas portáteis e revisões obtidas na internet, regularmente atualizados. Meios impressos parecem ser menos úteis, pois seu acesso é mais difícil e as principais fontes (p. ex., artigos de revistas) requerem tempo e esforço para conferir e avaliar criticamente a sua validade.

Desde a realização desses levantamentos, um volume maior de fontes de informações médico-veterinárias de alta qualidade tornou-se disponível na internet. Os *links* para essas fontes podem ser obtidos no *website* da Evidence-Based Veterinary Medical Association (EBVMA), uma comunidade dedicada à medicina veterinária baseada em evidências, situada nos EUA (https://ebvma.org). Ainda são escassas as fontes que tratam de medicamentos de uso veterinário, mas nota-se um crescimento do banco de dados de revisões de melhores evidências recentes para responder questões clínicas específicas (p. ex., BestBETs for Vets, um projeto desenvolvido pelo Centre for Evidence-based Veterinary Medicine na University of Nottingham, disponível em: http://bestbetsforvets.org). Sumários de evidências da literatura relativos à controvérsia sobre o uso de medicamentos conforme indicado na bula e o uso em situações não indicadas

na bula (*i. e.*, uso *extralabel*), para indicações específicas para determinada espécie, também estão disponíveis como parte de monografias, com informações sobre medicamentos, elaboradas pela United States Pharmacopeia (USP). Essas monografias não são mais atualizadas pela USP; porém, os documentos históricos estão arquivados no *website* da American Academy of Veterinary Pharmacology and Therapeutics (AAVPT) (www.aavpt.org). Os resumos de evidências foram digitalizados em um banco de dados disponível na internet, a fim de facilitar sua pesquisa e atualização; também há um *link* disponível em www.aavpt.org.

Avaliação das evidências

Uma vez compiladas todas as informações disponíveis relativas a um problema clínico, é preciso fazer uma avaliação crítica de qualidade e validade, com ponderação, de acordo com o rigor metodológico e estatístico dos estudos que geraram os dados. O ideal é considerar apenas dados da literatura científica, mas isso nem sempre é possível em medicina veterinária devido à escassez de estudos clínicos relevantes. Assim, a opinião de especialistas, os relatos de caso, a experiência profissional e outras fontes de informações não baseadas na literatura também podem ser utilizadas; contudo, necessitam ser avaliadas, classificadas e ponderadas de acordo com o processo de tomada de decisão clínica.

A hierarquia de evidências clássica é mostrada na Figura 60.1. Nessa classificação, a revisão sistemática é considerada o ápice das evidências, pois ela combina os resultados de diferentes estudos e de maneira sistemática e rigorosa, para o melhor entendimento de como os resultados de estudos clínicos representam a realidade. Essa classificação é rara em medicina veterinária, principalmente quanto ao entendimento da importância dos medicamentos no tratamento de doenças específicas nas diferentes espécies animais.

Uma notável exceção à escassez de recursos de MVBE em farmacoterapia veterinária é a compilação Veterinary Drug Information Monographs, originalmente publicada pela United States Pharmacopeia. O objetivo da elaboração dessas monografias era gerar uma única fonte abrangente de informações veterinárias sobre um medicamento. O processo incluía abordagens baseadas em evidências, com interpretação da evidência

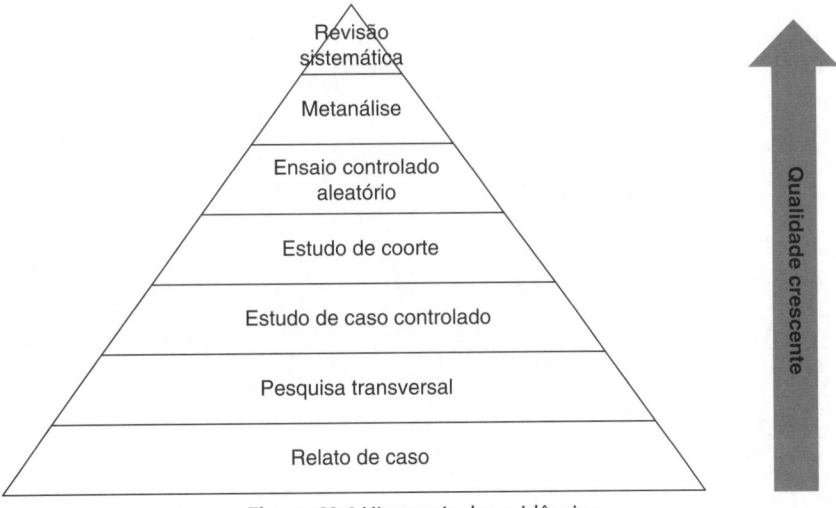

Figura 60.1 Hierarquia das evidências.

por um comitê de especialistas (as edições iniciais deste livro contêm descrições detalhadas do processo).

A seção *Indicações* dessas monografias é onde a abordagem MVBE foi mais fortemente utilizada. Para todas as indicações *extralabel* e para algumas indicações que constam na bula e que são consideradas controversas por um membro do comitê de especialistas, foram elaboradas tabelas que resumem evidências em apoio a essas indicações obtidas na literatura científica. Cada tabela contém a citação da informação, o tipo de estudo (p. ex., relato de caso, ensaio clínico, modelo de doença, estudo *in vitro*, metanálise, estudo farmacocinético com pontos-finais substitutos, estudos farmacocinéticos sem pontos-finais substitutos), se os tratamentos foram aleatórios, tipo de controle utilizado (p. ex., positivo, negativo, sem controle) e tipo de estudo cego utilizado (p. ex., simples-cego, duplo-cego, aberto). Incluem-se, também, o resumo dos métodos utilizados, das doses e da duração do tratamento administrado, bem como resultados,

conclusões dos autores e limitações anotadas pela equipe da USP. Em seguida, as indicações foram classificadas como "Aceitas", "Potencialmente efetivas" ou "Não aceitas" e define-se uma classificação com base na quantidade e na qualidade da evidência. A classificação da evidência consiste em indicadores de uma letra (A a E) e um número (1 a 6) para qualidade e tipo de evidência, respectivamente. O resumo do sistema de classificação de evidências é mostrado na Tabela 60.1.

Já não há recursos financeiros disponíveis para a elaboração de monografias com informações sobre novos medicamentos de uso veterinário, tampouco há monografias atualizadas. Todavia, elas continuam sendo uma fonte única e representam referências para a avaliação rigorosa das informações disponíveis sobre medicamentos de uso veterinário. Espera-se que no futuro haja recursos para continuar esse importante trabalho.

REFERÊNCIAS BIBLIOGRÁFICAS E LEITURA COMPLEMENTAR

American Veterinary Medical Association (AVMA). (2008). Survey identifies patterns in veterinarians' Internet use. Available at: https://www.avma.org/News/ JAVMANews/Pages/080415p.aspx (accessed April 2017).

Cockcroft P, Holmes M. (2003). *Handbook of Evidence-Based Veterinary Medicine*. Oxford, Blackwell Publishing.

Loewen P. (2003). *Evidence-Based Pharmacotherapy: A Practical Guide for Pharmacists*. A continuing education lesson available at: http://www.vhpharmsci.com/ decisionmaking/Therapeutic_Decision_Making/ Fundamentals_files/Evidence-Based%20Pharmacotherapy%20 Module-Ploewen.pdf (accessed April 2017).

Sackett DL, Straus SE, Richardson SW, Rosenberg W. (2000). *Evidence-based Medicine: How to Practice and Teach EBM*. Edinburgh, Churchill Livingstone.

Shaughnessy AF, Slawson DC, Bennett JH. (1994). Becoming an information master: a guide book to the medical information jungle. *J Family Pract.* **39**, 489–499.

Smith R. (1996). Information in practice: What clinical information do doctors need? *Br Med J.* **313**, 1062–1068.

Tabela 60.1 Classificações de evidências.

Qualidades da evidência

A. Boa evidência para justificar sua recomendação
B. Evidência moderada para justificar sua recomendação
C. Evidência insuficiente para justificar sua recomendação
D. Evidência moderada para justificar a não recomendação
E. Boa evidência para justificar a não recomendação

Tipos de evidência

1. Evidência espécie-específica em pelo menos um amplo estudo aleatório controlado (EAC) ou em múltiplos pequenos EAC
2. Evidência espécie-específica em um pequeno EAC, modelos de doença, amplos estudos de casos ou estudos farmacocinéticos utilizando pontos-finais substitutos, ou evidência de estudos bem planejados em uma espécie diferente considerados apropriados para uma comparação
3. Resultados notáveis em estudos espécie-específicos bem planejados, sem controle, ou em pequenos estudos de casos
4. Estudos farmacocinéticos sem pontos-finais substitutos
5. Estudos *in vitro*
6. Opiniões de autoridades respeitáveis, com base em experiência clínica, ou relatórios de comitês de especialistas

CAPÍTULO 61

Resíduos Químicos em Tecidos de Animais Destinados à Produção de Alimentos para o Consumo Humano

Jim E. Riviere

Em animais, a maior parte da literatura se concentra na descrição das propriedades farmacodinâmicas e farmacocinéticas dos medicamentos. Tanto na medicina humana quanto na clínica de animais de companhia, a principal preocupação no momento da escolha e uso do medicamento é o ponto de corte terapêutico, ou seja, se o fármaco é ou não efetivo no tratamento da doença em questão. Geralmente, administra-se a dose recomendada na bula; caso seja administrada uma quantidade maior que a indicada, a única preocupação é o risco de toxicidade. Embora essa linha de raciocínio também seja altamente verdadeira para animais destinados à produção de alimentos para o consumo humano (ou simplesmente animais de produção), os veterinários e criadores envolvidos no tratamento de doenças em animais de produção têm uma preocupação adicional a respeito da persistência de resíduos de medicamentos em tecidos comestíveis, após o tratamento da doença. A adulteração de suprimentos alimentares com substâncias antimicrobianas, pesticidas, contaminantes ambientais e outros produtos químicos tem sido uma fonte crescente de preocupação do público em geral e de grupos de interesses especiais, nos últimos anos.

A importância de resíduos químicos em tecidos comestíveis oriundos de animais de produção foi amplamente revisada por outros pesquisadores (Bevill, 1989; Sundlof, 1989; Van Dresser e Wilcke, 1989; Mercer, 1990; Riviere, 1991, 1992a; Kindred e Hubbert, 1993; Baynes *et al.*, 2015) e foi tópico de um texto publicado pelo autor (Baynes e Riviere, 2014). O objetivo deste capítulo é informar o veterinário sobre as questões legais e as regulamentações sobre o controle de medicamentos e outros resíduos químicos nos EUA, bem como rever alguns parâmetros farmacocinéticos utilizados para determinar os períodos de carência de medicamentos e outras substâncias químicas, em animais de produção. Os fármacos utilizados na clínica de animais de produção são amplamente discutidos no Capítulo 52, e as regulamentações legais também são amplamente abordadas no Capítulo 55 deste livro. Todas essas referências devem ser consultadas para uma análise profunda desse tópico complexo e em constante mudança.

O principal parâmetro utilizado pelos veterinários para prevenir resíduos teciduais ilegais é a duração do período de carência, ou o tempo necessário para que ocorra a depleção de um medicamento no organismo após sua administração, antes que a carne do animal seja comercializada para o consumo humano. Na atividade leiteira, isso é considerado o período de descarte do leite. Recentemente foram instituídos programas de controle e regulamentação governamentais mais rigorosos, bem como o emprego de procedimentos analíticos multirresíduos mais sensíveis, relativos ao período de carência e o monitoramento local, para muitos medicamentos, o que pode ter um impacto econômico nos custos de produção. Diferentemente das edições anteriores deste livro, os períodos de carência não foram tabulados porque são sujeitos a constantes revisões regulatórias.

Amplas tabelas com dados farmacocinéticos de depleção tecidual de medicamentos foram publicadas por Craigmill *et al.* (2006). Períodos de carência atuais estão disponíveis no *website* do Banco de Dados sobre Prevenção de Resíduos em Animais de Produção (Food Animal Residue Avoidance Databank [FARAD]), em: www.farad.org.

PREOCUPAÇÃO COM RESÍDUOS EM ALIMENTOS

Nos últimos 50 anos, constatou-se grande preocupação com relação à presença de substâncias clínicas adulterantes ou resíduos, principalmente antimicrobianos e pesticidas, na carne, em frangos e derivados de leite nos EUA. Por definição, um resíduo químico é o composto original, ou seu metabólito, que pode se acumular, depositar ou ser armazenado nas células e nos tecidos, órgãos ou produtos comestíveis (p. ex., leite, ovos) oriundos de um animal, após o seu uso para prevenir, controlar ou tratar um animal doente, ou para aumentar a produção de um animal sadio. Os resíduos também podem ser oriundos da administração não intencional de fármacos ou de aditivos alimentares. Por fim, a exposição acidental a produtos químicos presentes no ambiente pode, também, resultar em resíduos nos tecidos.

Os problemas com a presença de resíduos nos alimentos são de ordem econômica, bem como de saúde pública. Por exemplo, a contaminação de leite com antibióticos, mais comumente com penicilina, pode comprometer as culturas lácteas iniciais utilizadas para a produção de produtos lácteos fermentados, como queijo, manteiga, coalhada, dentre outros, podendo resultar em perdas econômicas aos fabricantes desses produtos. Do ponto de vista da saúde pública, tanto o governo dos EUA quanto as associações de produtores têm adotado medidas ativas para minimizar a presença de resíduos de antibióticos na carne e no leite. Por exemplo, sabe-se que a penicilina ocasiona reações alérgicas em algumas pessoas sensíveis e, portanto, o leite contaminado com penicilina representa um risco à saúde desses indivíduos. De modo semelhante, relata-se que o cloranfenicol causa discrasias sanguíneas capazes de levar à morte; por essa razão, seu uso em animais destinados à produção de alimentos para o consumo humano foi proibido pela Food and Drug Administration (FDA). A FDA também proibiu o uso de nitrofuranos nesses animais de produção (exceto sua aplicação tópica) porque estudos mostraram que eles são carcinogênicos. Além de medicamentos, o uso de pesticidas também resulta em problemas relativos à presença de resíduos. O uso da maioria dos pesticidas é tópico, possibilitando a absorção subcutânea de alguma quantidade do produto e acúmulo em tecidos comestíveis. Relatou-se a presença de lindano em depósitos de gordura de ovinos submetidos a banho de imersão em solução de lindano 0,0125%, 12 semanas após a exposição tópica ao produto (Collett e Harrison, 1963). Outros estudos detectaram resíduos de lindano em ovinos, caprinos (Jackson *et al.*, 1959) e vacas lactantes (Oehler *et al.*, 1969). Além do lindano, muitos pesticidas comuns (organoclorados, organofosforados, produtos vegetais, piretrinas etc.) e herbicidas agrícolas de aplicação tópica hoje utilizados originam resíduos em animais de produção. Atualmente, os contaminantes ambientais (p. ex., metais pesados, bifenilas policloradas [PCB], dioxinas, micotoxinas) também são importantes problemas. Os resíduos teciduais ilegais detectados em programas de monitoramento governamentais foram resumidos por Sundlof (1989) e por Baynes *et al.* (2015).

O USDA Food Safety and Inspection Service (FSIS) administra o National Residue Program (NRP) e, anualmente, publica planos de amostragem para o ano seguinte (Blue Book) e resultados de amostragem do ano anterior (Red Book). Nos EUA e em outros países, os problemas relativos à saúde pública e os problemas econômicos são os principais fatores envolvidos no estímulo de pesquisas relativas a maneiras de minimizar o risco de abastecimento público de alimentos contaminados com resíduo. As últimas edições desses relatórios (2014, 2015) serviram como fontes de alguns detalhes do NRP, no presente capítulo.

A contaminação do suprimento alimentar com resíduo químico raramente é um ato intencional e quase sempre se deve à falha em seguir o correto período de carência do medicamento para o consumo de carne ou o período de descarte do leite, após o tratamento de uma doença em animais de produção, ou a contaminação acidental de alimentos por substâncias químicas ou medicamentos. Estudo inicial de Van Dresser e Wilcke (1989) fornece alguns esclarecimentos de interesse sobre os problemas relativos a resíduo de medicamento em animais de produção. Nesse estudo, constatou-se que estreptomicina, penicilina, sulfametazina e oxitetraciclina foram os quatro antimicrobianos mais comumente detectados nos tecidos, sendo a sulfametazina a sulfonamida mais frequentemente encontrada em tecidos animais. Formulações de ação prolongada dessas substâncias (como penicilina e oxitetraciclina) foram as mais comumente associadas com a presença de resíduos ilegais nos animais que participaram do estudo. Fármacos injetáveis foram mais provavelmente associados com problemas de resíduo do que os aditivos alimentares e a administração na forma de *bolus*. A maioria desses resíduos foi detectada em vitelos, vacas e suínos castrados e leitoas comercializadas. A razão mais frequentemente citada de detecção de resíduos ilegais foi falha em seguir o período de carência correto do medicamento. A falha em considerar o correto período de carência foi citada como a razão mais comum de detecção de resíduo ilegal de medicamento em um estudo realizado pela FDA nos anos 1970 (Bevill, 1984) e continuou sendo a causa mais comum de resíduos ilegais nos anos 1990. Um fato interessante foi que, nesse estudo, o produtor, ou criador, foi responsável, em parte, por 80% dos casos de violação investigados quanto ao conteúdo ilegal de medicamento em tecidos comestíveis (quando a pessoa responsável não é identificada); o uso de medicamento não aprovado (uso não indicado na bula) não é considerado importante causa de resíduos de fármaco em animais. As maneiras de prevenir a presença desses resíduos são discutidas na seção *Prevenção de resíduo*.

A FDA e a Environmental Protection Agency (EPA) estabelecem limites de tolerância para medicamento, pesticida ou outra substância química em tecidos relevantes de animais destinados à produção de alimentos para o consumo humano. O limite de tolerância corresponde à concentração tecidual abaixo da qual um marcador de resíduo do medicamento ou da substância química não seja detectado no tecido-alvo, antes que o(s) tecido(s) comestível(is) (carne, leite, ovos) seja(m) considerado(s) seguro(s) para o consumo humano (Riviere, 1991). O marcador de resíduo pode ser o composto original, ou um metabólito, e reflete uma relação conhecida aos resíduos totais do medicamento ou da substância química (composto original e todos os seus metabólitos), embora recentemente tenha sido sugerido que isso não é constante, porém sensível à doença e a outras condições fisiopatológicas notadas em animais-alvo (Lin *et al.*, 2016). O tecido-alvo é um tecido comestível, frequentemente fígado ou rim, no qual ocorre depleção do composto, abaixo do limite de tolerância, assegurando que esses tecidos sejam seguros para o consumo humano. Os limites de tolerância para os diferentes tecidos são considerados pontos de corte legais, para os quais são estabelecidos os períodos de carência. Os limites de tolerância são definidos com base na avaliação do risco potencial do consumo do alimento por humanos, um tema extensivamente revisado por outros pesquisadores (Gehring *et al.*, 2006; Baynes e Riviere, 2014). Os estudos sobre toxicidade oral são realizados em animais e possibilitam estimar a ingestão diária aceitável (IDA) do composto na dieta humana. Esses estudos consideram o potencial carcinogênico do composto e a toxicidade sistêmica, ao trato reprodutor e ao desenvolvimento e inclui vários fatores de segurança. Recentemente, constatou-se que o potencial de um fármaco antimicrobiano em induzir resistência bacteriana também é um fator importante.

Uma concentração segura para o consumo humano é calculada utilizando-se uma equação que consiste na quantidade de um alimento específico consumido por uma pessoa, que representa uma população de alto consumo (p. ex., homens com 19 anos), de modo que possa ser estabelecida a concentração segura do medicamento nesse alimento (p. ex., carne, leite, ovos). Nessas determinações são considerados vários fatores de segurança, além de análises estatísticas, e se estabelece o limite de tolerância para essa substância no tecido específico, quando apropriada e publicada. Por exemplo, os fatores de segurança refletem a duração da exposição e a natureza dos efeitos tóxicos associados à ingestão da substância química. Uma substância teratogênica requer um fator de segurança maior do que aquela não teratogênica, e a obtenção de uma estimativa da ingestão diária aceitável (IDA) em um estudo subcrônico, de curta duração, requer um fator de segurança maior do que a obtenção da IDA em estudos de longa duração, ou crônicos. A tolerância é específica para um medicamento ou uma substância química e reflete tanto a toxicidade inerente do produto químico quanto as estimativas de consumo do tecido para o qual se estabelece a tolerância por humanos. As tolerâncias são determinadas para o ingrediente ativo (o medicamento ou seus metabólitos), e não para a formulação específica do medicamento comercial. Uma ampla discussão desse processo é apresentada na última edição da Diretriz da FDA, *Guidance General Principles for Evaluating the Human Food Safety of New Animal Drugs Used in Food-Producing Animals – July, 2016*; também, esse assunto foi revisado por Baynes *et al.* (1999) e Baynes e Riviere (2014), e pode ser encontrado em livros de toxicologia ou em publicações sobre avaliação de risco. É importante ao veterinário compreender que o ponto de corte para estabelecer os períodos de carência, os limites de tolerância, é uma combinação de conceitos científicos legais e, portanto, é controlado por regulamentações e não simplesmente por práticas médicas e científicas.

O período de carência real indicado na bula do medicamento também é obtido a partir de delineamento experimental que o fabricante utilizou nos estudos enviados para aprovação desse produto pela FDA. Desse modo, embora a ciência norteie a definição do período de carência com base em princípios farmacocinéticos discutidos a seguir, na verdade, o período de carência é determinado com base em dados experimentais. Em geral, um medicamento é administrado a animais sadios e grupos de animais abatidos em intervalos de tempo sequenciais, e seus tecidos comestíveis são analisados para detectar a concentração do medicamento. O período de carência corresponde ao tempo desde a cessação do tratamento até o momento em que ocorre a depleção dos resíduos do medicamento, em conteúdo abaixo da concentração considerada segura. Emprega-se um método estatístico (*procedimento estatístico para limite de tolerância*) para determinar o tempo em que ocorre a depleção do marcador de resíduo, abaixo do limite de tolerância, no tecido-alvo. O método determina o tempo, com arredondamento para o próximo dia inteiro, no qual o limite superior da concentração tecidual do marcador de resíduo situa-se abaixo do limite de tolerância estabelecido, no tecido-alvo (em que o limite superior é estatisticamente determinado, com 95% de confiança do 99º percentil da população). Os períodos de carência para os medicamentos destinados aos animais de produção aprovados pela FDA são válidos apenas para espécie, dose, via de administração e frequência de administração especificadas. Esses períodos também são específicos para a formulação e o produto do fabricante; assim, um medicamento (o ingrediente ativo) pode apresentar diferentes períodos de carência, se diferentemente formulados. Um processo semelhante ocorre na definição do tempo de descarte do leite e na determinação dos períodos de carência de medicamentos administrados às galinhas poedeiras (embora atualmente, nos EUA, o período de carência para todos os medicamentos aprovados para uso em galinhas poedeiras seja de 0 dia).

REGULAMENTAÇÃO DE RESÍDUOS DE MEDICAMENTOS EM ANIMAIS

Produtores, veterinários e outras pessoas envolvidas no uso de substâncias químicas e na criação de animais de produção devem conhecer alguns termos e agências envolvidas no controle de resíduos de medicamentos, para melhor entender o problema relativo a resíduo de medicamentos e como determinar os períodos de carência.

Nos EUA, o uso de medicamentos em medicina veterinária, principalmente em animais de produção, é rigorosamente controlado pela FDA, ligada ao Department of Health and Human Services. A FDA é regulamentada pela Federal Food, Drug and Cosmetic Act, controlando o uso de medicamentos em humanos e animais e exigindo a comprovação de segurança e eficácia de um medicamento antes que o produto seja aprovado para uso em animais, inclusive aqueles medicamentos adicionados aos alimentos destinados aos animais. A FDA também controla o uso de produtos biológicos, dispositivos médicos e medicamentos e a segurança alimentar destinados e relacionados a humanos. O Center for Veterinary Medicine (CVM) é responsável pela regulamentação de medicamentos, dispositivos ou instrumentos médicos e alimentos fornecidos aos animais. A FDA é responsável pelo estabelecimento dos períodos de carência dos medicamentos, bem como dos limites de tolerância dos fármacos. A FDA e a Environmental Protection Agency (EPA) compartilham responsabilidades relativas ao estabelecimento de limites de tolerância para resíduos de pesticidas em alimentos de origem animal.

Embora a FDA estabeleça diretrizes de segurança para o uso de medicamento em animais de produção, é responsabilidade do USDA reforçar os padrões estabelecidos pela FDA e pela EPA. O USDA, por meio de autorização concedida pelas leis Federal Meat Inspection Act e Poultry Inspection Act, inspeciona carne bovina e de frango para venda no mercado interestadual. O USDA também está autorizado a examinar os tecidos de animais de produção pelas cláusulas da lei Federal Insecticide, Fungicide and Rodenticide Act, a fim de determinar a presença de concentrações ilegais de resíduos de substâncias químicas e medicamentos. O USDA FSIS monitora esses tecidos por meio do NRP e detecta os problemas com resíduos de medicamentos e substâncias químicas. O NRP existe há mais de 30 anos e tem se concentrado em amostragens individuais e populacionais, monitorando e fiscalizando possíveis problemas com resíduos em animais enviados para o abate. Em 1992, o NRP estimou uma coleta de cerca de 350.000 amostras, por ano, para análise de resíduos de antimicrobianos e pesticidas (Kindred e Hubbert, 1993). O FSIS é a principal autoridade de inspeção de segurança do governo federal (Norcross e Post, 1990). Há alguns anos, o FSIS introduziu um novo plano de monitoramento de três etapas e métodos analíticos multirresíduos de maior sensibilidade. A amostragem envolve um plano nacional aleatório para um alimento específico, bem como para níveis de produção e de rebanho. O número de amostras e os critérios de seleção foram alterados em 2014-2015 e, assim, as comparações com dados anteriores podem ser problemáticas.

Há vários testes de triagem rápidos, outrora utilizados pelo FSIS e na elaboração de programas de segurança alimentar. O FSIS tem utilizado vários testes rápidos para determinar a contaminação de produtos de origem animal. Dentre eles, incluem-se o *swab test on premises* (STOP), para resíduos de antibióticos e sulfonamidas; o *overnight rapid beef identification test* (ORBIT), para identificação de espécie de carne; o *calf antibiotic and sulfa test* (CAST); o *sulfa-on-site* (SOS); além de diversos imunoensaios enzimáticos (ELISA) (Norcross e Post, 1990). O leite de tanque, ou seja, o leite a granel, e o leite de animais individuais são examinados quanto à presença de resíduos de antibióticos, utilizando diversas estratégias de testagem: Penzyme® III (SmithKline Beecham Animal Health), Spot Test® (Cambridge Biotech Corp.), Charm® Tests (Charm Sciences, Inc.) e Delvotest® (Gist-Brocades Food Ingredients, Inc.), para mencionar apenas alguns deles. É difícil resumir adequadamente esse tema devido aos rápidos avanços nas metodologias de triagem analíticas, que levam ao rápido desenvolvimento de novos testes.

Outras agências governamentais federais têm participação definida na regulamentação de venda e uso de medicamentos em animais, incluindo a Drug Enforcement Agency (uma divisão do Department of Justice), o Animal and Plant Health Inspection Service (uma divisão do USDA), a EPA (principalmente para pesticidas) e o Department of Transportation. Em nível estadual, o Department of Public Safety, o Department of Health, a Animal Health Commission, os Boards of Veterinary Medical Licensing e os Pharmacy Boards têm alguma influência regulatória quanto ao uso de medicamentos em animais destinados à produção de alimentos e em animais de companhia. Outras jurisdições legais, inclusive a União Europeia, estabeleceram protocolos particulares que devem ser consultados para obter detalhes a respeito, nesses países. Como acontece nos EUA, essas regulamentações são mutáveis e os pontos de corte se alteram com base nos resultados da amostragem de resíduo e na aprovação de novos medicamentos. Deve-se consultar, sempre, *websites* governamentais importantes para obter informações atuais.

Veterinário e uso de medicamentos em condições não indicadas na bula (uso *extralabel*)

Nos EUA, a FDA aprova novos medicamentos de uso veterinário para indicações específicas a uma espécie ou subclasse particular de animais (p. ex., bovinos leiteiros, suínos recém-desmamados etc.). Às vezes, os veterinários diagnosticam animais com doenças ou condições para as quais não há medicamento aprovado pela FDA. Em tais situações, nos EUA os veterinários frequentemente administram medicamentos não aprovados para uso em animais de produção ou utilizam medicamentos aprovados, porém não para as condições indicadas na bula, prática comumente conhecida como uso *extralabel* do fármaco. Esse uso é definido como o emprego de um medicamento para uma condição não indicada na bula aprovada pela FDA, prática que, até o ano de 1994, tecnicamente era considerada ilegal. Reconhecendo que a Food, Drug and Cosmetic Act (FD&C) colocava os veterinários em uma posição conflitante, de ter que escolher entre propiciar alívio ao sofrimento do animal ou obedecer à lei, o Congresso dos EUA aprovou, em 1994, a Animal Medicinal Drug Use Clarification Act (AMDUCA). A AMDUCA retificou a lei FD&C, permitindo aos veterinários, em condições específicas, a prescrição e administração *extralabel* de medicamentos. Na Tabela 61.1 há uma lista de medicamentos especificamente proibidos para uso *extralabel* em animais de produção. Segundo a AMDUCA, os veterinários podem recorrer ao uso *extralabel* de medicamentos aprovados para uso em animais e humanos nas seguintes condições:

- Não há um novo medicamento veterinário aprovado para o uso pretendido em pacientes animais que contenha o mesmo princípio ativo, para a via de administração e na concentração do fármaco necessárias, exceto quando o veterinário nota, em um contexto de relação veterinário-cliente-paciente válida, que o novo medicamento de uso veterinário aprovado é clinicamente inefetivo para o uso pretendido
- Antes da prescrição ou liberação de um novo medicamento aprovado para uso em animais ou humanos, com finalidade de uso *extralabel* em um animal destinado à produção de alimento para o consumo humano, o veterinário deve:
  - Obter um diagnóstico cuidadoso e avaliar as condições para as quais o medicamento será utilizado
  - Estabelecer um período de carência substancialmente estendido antes da comercialização de leite, carne, ovos ou outros produtos comestíveis, baseado em informações científicas apropriadas, se aplicável
  - Adotar procedimentos que assegurem manutenção cuidadosa da identidade do(s) animal(is) tratados
  - Adotar medidas apropriadas para garantir a obediência do período de carência estabelecido e a ausência de resíduo ilegal do medicamento em todos os animais de produção submetidos ao tratamento *extralabel*.

Para a permissão do uso *extralabel* de medicamento aprovado para uso *humano* ou de um fármaco veterinário aprovado apenas para uso em animais não destinados ao consumo humano, devem ser satisfeitas as seguintes condições adicionais:

- O uso *extralabel* deve ser feito de acordo com uma análise clínica racional apropriada

Tabela 61.1 Medicamentos proibidos para uso *extralabel* (MPUE) em animais destinados à produção de alimento para o consumo humano.

Medicamentos não permitidos para uso *extralabel* em qualquer espécie de animal de produção:
- Cloranfenicol
- Clembuterol
- Dietilestilbestrol (Des)
- Antibióticos da classe das fluoroquinolonas
- Glicopeptídios
  - Todos os glicopeptídios, inclusive **vancomicina**
- Alimentos com adição de medicamentos
- Nitroimidazóis
  - Todos os nitroimidazóis, inclusive **dimetridazol, ipronidazol, metronidazol**
- Nitrofuranos
  - Todos os nitrofuranos, inclusive **furazolidina, nitrofurazona** e outros

Medicamentos com uso extralabel restrito em animais de produção:
- **Inibidores de adamantano e neuraminidase**, em todas as aves domésticas, inclusive patos
  - Esses medicamentos são aprovados para tratamento ou prevenção de influenza A
- **Antibióticos da classe das cefalosporinas**, *exceto* cefapirina, em todas as classes de bovinos, frangos, suínos e perus
  - As restrições ao MPUE se aplicam a todas as classes de animais de produção de maior importância
    - Não se utiliza MPUE para fins de prevenção de doença
    - Não se utiliza MPUE que envolva dose, duração do tratamento, frequência ou via de administração não aprovados
    - O medicamento deve ser aprovado para aquela espécie e classe de animais de produção
  - As restrições ao MPUE *não se aplicam* a espécies de animais de produção de menor importância
- **Violeta genciana:** proibido o uso no alimento ou em alimentos fornecidos às espécies de animais de produção
- **Medicamentos indexados:** há algumas exceções para o uso em espécies animais de menor importância
- **Fenilbutazona:** em vacas-leiteiras (com 20 meses de idade ou mais)
- **Antibióticos da classe das sulfonamidas:** em vacas-leiteiras lactantes – uso aprovado para sulfadimetoxina, sulfabromometazina e sulfaetoxipiridazina

Adaptada do Food Animal Residue Avoidance Databank, 2016.

- Se não houver disponibilidade de informação científica sobre a segurança alimentar de humanos, quanto ao uso do medicamento em animais de produção, o veterinário deve adotar medidas apropriadas para garantir que o animal e seus derivados alimentares não sejam consumidos por humanos
- Em animais de produção, não é permitido o uso *extralabel* de um medicamento humano aprovado, caso um fármaco veterinário aprovado para uso em animais de produção possa ser utilizado de modo *extralabel*, para uma condição particular.

Está implícito nessas regulamentações que o veterinário faça todo o esforço possível para utilizar primeiramente um medicamento aprovado, na dosagem aprovada; que haja uma relação veterinário-cliente-paciente individual entre o produtor e o veterinário; que se mantenha a identificação e a documentação correta do animal; e que o veterinário faça todo o esforço para determinar um período de carência estendido para Medicamentos proibidos para uso *extralabel* (MPUE) (p. ex., consultar uma fonte como o Food Animal Residue Avoidance Databank [FARAD]), que o produtor deve seguir. A lei proíbe o uso *extralabel* para fins de produção de rotina, prevenção de doenças de rotina ou como aditivo alimentar.

FARMACOCINÉTICA E RESÍDUOS

Farmacocinética é a ciência que quantifica a alteração na concentração do medicamento no organismo ao longo do tempo, em função da dose administrada. Embora esse tema seja discutido nos Capítulos 2 e 3 deste livro e por outros autores (Riviere, 1992b, 1999, 2011; Baynes e Riviere, 2014), é importante revisar alguns princípios, pois eles representam a base para o entendimento do período de carência. O conhecimento de como uma substância ou combinação de substâncias se comporta no organismo após sua administração não é importante apenas do ponto de vista terapêutico, mas também é de importância fundamental ao produtor e ao veterinário, no sentido de evitar a presença de resíduo em tecidos comestíveis, após o tratamento de uma doença e o abate do animal. Para fins terapêuticos e a detecção de resíduo do medicamento, administra-se uma dose conhecida desse medicamento a um animal sadio. Obtêm-se dados da concentração sérica e criam-se modelos matemáticos para avaliar a difusão geral do medicamento no organismo relativa a absorção, distribuição, metabolização e eliminação. Os parâmetros para esses modelos são estimados pelas linhas de regressão de ajustes para a concentração sérica observada *versus* o perfil do tempo; um exemplo disso é mostrado na Figura 3.15 do Capítulo 3.

As inclinações das três linhas mostradas na Figura 3.15, quando graficamente apresentadas na forma semilogarítmica, representam a distribuição (λ_1), a eliminação de curta duração (λ_2) e a eliminação de longa duração (λ_3), pelo organismo. As fases λ_1 (ou α) e λ_2 (ou β) da concentração sérica *versus* o perfil do tempo são as únicas fases em geral presentes quando se monitora a concentração sérica ao longo de um breve período após a administração do fármaco e, tipicamente, são utilizadas para predizer a concentração terapêutica do medicamento. No entanto, quando a concentração sérica é monitorada por período mais longo, após a administração do medicamento, utilizando testes analíticos de maior sensibilidade, em alguns compostos nota-se a fase de eliminação λ_3 (ou γ). Ela pode permanecer vários dias ou meses após a administração da última dose do medicamento, dependendo das propriedades físico-químicas do fármaco, da quantidade de medicamento administrado e da espécie animal na qual foi administrado. Essa fase λ_3 reflete a distribuição do medicamento em "compartimentos profundos". Alternativamente, para os medicamentos de depósito, ou seja, de ação prolongada (p. ex., penicilina benzatina), essa fase terminal pode, na verdade, refletir a fase de absorção taxa-limitante (fase de liberação prolongada). Para determinar os períodos de carência de medicamentos que podem ser utilizados em animais destinados à produção de alimentos, nossa discussão se concentra na fase terminal de eliminação do fármaco, para determinar a sua meia-vida ($t_{1/2}$) no organismo, pois esta é a mensuração relevante na determinação do período de carência do medicamento.

Nas pesquisas vigentes realizadas para determinar o tempo de carência, a meia-vida do medicamento no tecido específico é de importância fundamental. Essa informação não está disponível aos veterinários. Além disso, a farmacocinética tecidual é muito complexa e, agora, uma discussão sobre meia-vida terminal é suficiente para ilustrar os conceitos envolvidos. Para informações mais detalhadas sobre a aplicação clínica da farmacocinética e como os parâmetros farmacocinéticos podem interferir nos parâmetros clínicos, o leitor deve consultar os Capítulo 2 e 3 deste livro.

A meia-vida do medicamento ou da substância química no organismo é a principal mensuração biológica utilizada para determinar os períodos de carência de medicamentos e substâncias químicas, em animais de produção; no entanto, esse parâmetro pode ser influenciado por diversos fatores biológicos (Baynes e Riviere, 2014; Baynes *et al.*, 2015). Por definição, a meia-vida ($t_{1/2}$) de um medicamento é o tempo que demora para que 50% dele sejam eliminados do organismo e baseia-se no declínio terminal da curva de eliminação utilizada para determinar o período de carência de um medicamento. O valor de $t_{1/2}$ é calculado utilizando-se a seguinte equação:

$$t_{1/2} = \ln 2/\text{grau de inclinação ou } t_{1/2} = 0{,}693/\text{grau de inclinação}$$

Se a concentração de um medicamento no músculo de um animal de produção, após sua administração, for 100 partes por milhão (ppm), então o tempo que demora para a concentração muscular diminuir para 50 ppm seria a meia-vida biológica desse medicamento no músculo. Extrapolando, a quantidade de medicamento no músculo após 10 meias-vidas seria 0,1 ppm ou, em outros termos, 99,9% do medicamento seriam eliminados do músculo após 10 meias-vidas. Quando se dobra a dose, a concentração inicial no músculo é 200 ppm e seria necessária apenas uma meia-vida adicional para obter a concentração de 0,1 ppm. Por outro lado, se a meia-vida do medicamento no músculo é duplicada, às vezes devido a alguma doença, então a meia-vida de eliminação também seria o dobro e, assim, com maior risco de resíduo ilegal de medicamento nos tecidos comestíveis daquele animal. Esses dois cenários, se apropriadamente entendidos, são maneiras simples para reduzir a ocorrência de resíduos ilegais, quando se faz uso *extralabel* do fármaco, ou quando o uso do medicamento segue as recomendações da bula, no tratamento de animais gravemente enfermos.

Como mencionado anteriormente, a meia-vida de eliminação pode ser influenciada por diversos fatores biológicos. No organismo, a meia-vida do medicamento ou da substância química é influenciada pela sua taxa de distribuição no organismo e pela rapidez com que é eliminada do corpo. As propriedades físico-químicas de um medicamento podem influenciar sua distribuição no organismo – em particular, a taxa de distribuição em alguns tecidos, a capacidade de difusão ou não ao compartimento intracelular ou a capacidade de atravessar a barreira hematencefálica. O volume de distribuição (V_d) é uma estimativa quantitativa da taxa de distribuição do medicamento no organismo e, portanto, pode influenciar diretamente o valor de $t_{1/2}$ da droga. É uma constante de proporcionalidade associada à concentração do medicamento no soro em relação à quantidade total do medicamento no organismo. No caso de injeção intravenosa de um medicamento, a equação para o cálculo de V_d é:

$$V_d = \text{quantidade do medicamento no organismo/concentração sérica do medicamento}$$

É importante ressaltar que o V_d, tipicamente expresso em ℓ/kg, na verdade não se refere a qualquer espaço fisiológico ou área corporal específico; mais propriamente, é uma boa indicação de quão bem um medicamento se distribui por todo o corpo do paciente. Tipicamente, um medicamento que apresenta alto V_d tem boa distribuição tecidual por todo o corpo (p. ex., as tetraciclinas), enquanto um medicamento com baixo V_d apresenta menor penetração nos tecidos corporais, como um todo, às vezes ficando confinado aos espaços extracelulares, em razão de uma ou mais propriedades físico-químicas (ausência de lipossolubilidade, carga fixa). Embora o V_d possa indicar a distribuição geral de um medicamento, alguns fármacos podem não ser uniformemente distribuídos pelo corpo. Nesse caso, um medicamento pode preferir células ou órgãos específicos ou se ligar a macromoléculas teciduais, resultando em alto valor de V_d e, assim, apresentar uma distribuição geral relativamente baixa na maioria dos tecidos corporais. Alguns fármacos podem ter períodos de carência prolongados devido ao alto valor de V_d.

Além do V_d, a depuração (*clearance*; *Cl*) do medicamento também é um importante fator na determinação de seu período de carência. A depuração indica a eficiência do mecanismo de eliminação, sendo definida como taxa de eliminação do medicamento do organismo em relação à concentração sérica desse medicamento, utilizando-se a equação:

$$Cl = \text{taxa de eliminação/concentração sérica do medicamento}$$

Os fármacos que apresentam baixa taxa de eliminação corporal tendem a apresentar meia-vida longa, enquanto aqueles rapidamente eliminados apresentam meia-vida mais curta.

O valor de $t_{1/2}$ depende de dois fatores: V_d e Cl. Por meio da combinação de termos, é possível obter uma equação que reflete as influências de V_d e de Cl no valor de $t_{1/2}$ de um medicamento:

$$t_{1/2} = \ln 2 V_d / Cl \text{ ou } t_{1/2} = 0{,}693 V_d / Cl$$

Vários eventos fisiológicos podem alterar os valores de V_d ou Cl e, portanto, influenciar o valor de $t_{1/2}$ do medicamento no organismo. Por exemplo, se houver comprometimento da função renal, pode ocorrer menor taxa de depuração do fármaco e prolongamento de $t_{1/2}$ por várias horas ou dias, condição que prolonga o período de carência do medicamento. Se ocorre alteração no equilíbrio hídrico do animal, pode haver alteração concomitante do V_d. Fatores como idade, condição nutricional, porcentagem de gordura corporal, espécie animal, uso de outros fármacos e grau de ligação proteica podem ter importante participação na determinação de V_d e Cl e, em consequência, no valor de $t_{1/2}$, de qualquer medicamento administrado. Para informações mais detalhadas sobre farmacocinética recomenda-se que o leitor consulte os Capítulos 2 e 3.

Estudos recentes utilizaram modelos fisiologicamente baseados em farmacocinética (semelhante à Figura 3.18), a fim de desenvolver modelos que incluem, em seu delineamento, mensurações do compartimento tecidual (Craigmill, 2003; Buur *et al.*, 2005, 2006; Leavens *et al.*, 2014; Lin *et al.*, 2016). Esses modelos também possibilitam a inclusão direta de estimativas de estatísticas de variabilidade populacional em todos os processos que influenciam a depleção do resíduo, incluídos nos modelos. A desvantagem é que eles requerem dados significantes para sua solução.

O comportamento farmacocinético e a eficácia do fármaco ou da substância química utilizada para tratar uma doença são as principais preocupações iniciais no controle efetivo da sanidade do rebanho de animais de produção. Para o controle de resíduos em animais destinados à produção de alimento, a principal finalidade de conhecer o comportamento farmacocinético do medicamento (*i. e.*, a meia-vida de eliminação terminal) é determinar o período de carência, a fim de evitar o acúmulo de resíduo nos tecidos consumidos por humanos. Assim, é fundamental o conhecimento de quais processos fisiológicos influenciam a meia-vida, para determinar quando há necessidade de modificar o período de carência, em razão de seu prolongamento induzido pela doença.

Teoricamente, quando se conhecem o limite de tolerância tecidual e a dose do medicamento, é possível utilizar técnica farmacocinética para calcular determinado período de carência. Para um medicamento administrado por via oral, isso requer o conhecimento da fração da dose administrada que é absorvida pelo organismo (p. ex., biodisponibilidade). Essa fração, dividida pelo V_d, é a concentração inicial do fármaco no organismo (C^0). Caso se considere que a perda do medicamento do

organismo depende apenas do período de carência terminal, então, ajustando-se a Equação 3.10, considerando T como período de carência e substituindo K por 1,44 $t_{1/2}$, pode-se obter a seguinte relação:

$$\text{Período de carência} = 1{,}44 \ln (C^0/\text{tolerância}) (t_{1/2})$$

Na verdade, isso é uma hipersimplificação. Na realidade, essa equação seria viável se C^0 fosse a concentração do medicamento no tecido-alvo, no fim da administração do fármaco, pois esse valor depende de mecanismos de eliminação da fase λ_2. Para calcular esse valor podem ser utilizados modelos farmacocinéticos complexos. Assim, a equação mencionada seria válida. Os períodos de carência oficialmente estabelecidos devem levar em conta todas as variabilidades do animal e, então, o processamento estatístico desses dados define o período de carência para o pior cenário.

A equação anteriormente mencionada é útil para obter uma perspectiva do período de carência em relação à meia-vida terminal. Supõe-se que, para a maioria dos antibióticos, a concentração "terapêutica" é 10 μg/mℓ e o limite de tolerância tecidual é 0,01 ppm (0,01 μg/mℓ). Também, deve-se supor uma distribuição homogênea do medicamento por todo o organismo. Assim, o período de carência é de 1,44 [ln (10/0,01)] $t_{1/2}$, ou 9,94 meias-vidas. O período de carência para esse medicamento seria igual a 10 meias-vidas. Se o fármaco apresenta meia-vida curta (p. ex., penicilina), o período de carência é curto. No entanto, se o medicamento apresenta meia-vida tecidual prolongada (p. ex., aminoglicosídeos), o período de carência no tecido-alvo pode ser superior a 1 ano. De modo semelhante, um medicamento com tolerância tecidual muito baixa apresenta período de carência mais longo porque, nesse caso, o valor de ln (C^0/tolerância) é maior. Caso o fármaco seja metabolizado, o metabólito pode determinar o período de carência ("marcador de resíduo"), pois sua meia-vida é taxa-limitante.

Essa "regra de 10" pode ser obtida supondo-se que são necessárias 10 meias-vidas para eliminar 99,9% de uma dose administrada, como discutido anteriormente nesta seção. O exame das meias-vidas e dos períodos de carência de muitos medicamentos confirma que esta relação é muito conservadora em relação aos pontos de corte da segurança alimentar humana (Gehring *et al.*, 2004). Na verdade, esses "multiplicadores de meia-vida" de 4 ou 5 frequentemente são suficientes, pois o limite de tolerância-alvo para medicamentos que ocasionam mínimos efeitos adversos não era uma concentração muito baixa, refletindo a eliminação total da substância. Realmente, o uso de um divisor de 5 poderia ser considerado mais conservador, pois o tempo adicionado ao período de carência seria mais longo.

É importante considerar essa relação quando se administra alta dose do medicamento. Se a dose for duplicada, o aumento do período de carência seria apenas de uma única meia-vida. No exemplo anterior, o cálculo seria 1,44 ln (20/0,01), ou 10,94 meias-vidas, fato que confirma esse conceito. Contudo, se a doença alterar a meia-vida por aumentar o volume de distribuição ou diminuir a depuração do medicamento (p. ex., doença renal), duplicando a meia-vida, o período de carência seria duplicado. Esse fenômeno sustenta a observação de que *os animais gravemente enfermos com alteração farmacocinética merecem maior atenção, para assegurar completa eliminação do medicamento*. Também, é importante ressaltar que o período de carência é estabelecido em animais saudáveis; assim, um paciente com doença grave pode apresentar resíduo, mesmo quando se utiliza a dose aprovada e se considera o período de carência oficial. *É fundamental ao veterinário o conhecimento conceitual dessa relação entre período de carência e meia-vida, antes de modificar a dose do medicamento em animais de produção.* Quando se calcula o período de carência, o animal deve ser avaliado utilizando-se um teste de triagem rápido apropriado.

Um exemplo claro disso é o uso do anti-inflamatório flunixino, que requer longo período de carência para o tratamento de inflamação grave (Wu *et al.*, 2013; Leavens *et al.*, 2014; Kissel *et al.*, 2015; Smith *et al.*, 2015). A causa disso parece estar relacionada à menor taxa de depuração e à alteração do perfil metabólico que ocorre nas doenças inflamatórias graves, como mastite clínica ou mastite experimental induzida pela injeção de endotoxina. O período de carência é estabelecido em animais saudáveis, mesmo que a indicação do medicamento seja para uso em animais doentes. Também seriam esperadas alterações semelhantes na metabolização de substâncias como sulfametazina, enrofloxacino e ceftiofur. Essa alteração na taxa de depuração e no padrão metabólico também altera a taxa de marcador de resíduo e sua relação com o total do medicamento, colocando em dúvida a real validade do uso dessa taxa fixa para determinar os limites de tolerância regulatórios (Lin *et al.*, 2016).

Em cabras e vacas-leiteiras lactantes aplicam-se princípios semelhantes para determinar o período de descarte do leite. Esse descarte, ou período de retenção, é o tempo após a administração do medicamento durante o qual o leite não pode ser utilizado para consumo humano. Ele é determinado mediante a administração do medicamento, seguida de coleta e análise do leite até que a concentração do medicamento seja inferior ao limite de tolerância no leite estabelecido para o medicamento em questão. À semelhança do período de carência, o período de descarte do leite depende do produto utilizado e da espécie animal. Nesse caso, baseia-se na meia-vida do medicamento no leite. Caso se conheça a concentração da substância no leite no fim de sua administração, a meia-vida e o limite de tolerância no leite, é possível utilizar a equação mencionada anteriormente para calcular com precisão o período de carência. Isso é particularmente útil quando vacas-leiteiras de alto valor são acidentalmente expostas a pesticidas (p. ex., heptaclor) e quando foram utilizados dados farmacocinéticos para determinar o período de descarte do leite, uma vez que não há um período de descarte oficialmente aprovado. Nesse caso, o parâmetro relevante é a meia-vida do medicamento no leite. Para o consumo de carne aplicam-se todos os princípios relativos ao período de carência discutidos anteriormente. A meia-vida no leite depende de como o medicamento é excretado no leite após sua administração sistêmica (ou administração oral ou intrauterina) ou quanto do medicamento é retido no úbere após a infusão intramamária. Por exemplo, as substâncias básicas, como a eritromicina, apresentam período de descarte do leite mais longo do que as substâncias ácidas, como as penicilinas, porque as primeiras tendem a se distribuir mais rapidamente no leite devido ao fenômeno da partição do pH. De modo semelhante, as substâncias lipofílicas tendem a apresentar período de descarte de leite mais longo. Os períodos de descarte são diferentes, dependendo das diversas vias de administração. Deve-se assegurar que um medicamento utilizado na terapia de vaca seca não seja administrado acidentalmente a uma vaca lactante porque os problemas com resíduos são diferentes, uma vez que a maioria das formulações indicadas para vaca seca são preparações de ação prolongada.

MEDICAMENTOS PARA OS QUAIS PROÍBE-SE O USO *EXTRALABEL*

Segundo a AMDUCA, o uso *extralabel* de alguns medicamentos é proibido em animais destinados à produção de alimento para o consumo humano (Tabela 61.1). A lista desses medicamentos é constantemente modificada e, então, sempre deve-se consultar uma lista atualizada. A FDA pode proibir o uso *extralabel* de um novo medicamento aprovado para uso em animais ou em humanos ou de uma classe de medicamentos, em animais de produção, caso ela constate que o uso *extralabel* desse medicamento ou dessa classe de medicamentos represente risco à saúde pública, ou se houver necessidade de um método analítico aceitável para tal avaliação, que ainda não tenha sido desenvolvido. A proibição pode implicar proibição total do uso *extralabel* do medicamento ou da classe de medicamentos ou pode se limitar a uma proibição a uma espécie específica, a uma indicação, à dosagem, à via de administração ou à uma combinação de fatores. Por fim, proíbe-se o uso *extralabel* de medicamentos adicionados aos alimentos fornecidos aos animais.

PREVENÇÃO DE RESÍDUOS

Embora haja ampla consciência pública sobre o problema de resíduo de medicamento nos alimentos e várias agências governamentais despendam muito tempo na tentativa de controlar esse problema, ainda hoje a presença de resíduos em tecidos animais é uma grande preocupação. A responsabilidade pelo controle e prevenção de resíduos não pode ficar a cargo apenas de uma agência governamental, mas deve ser compartilhada entre governo, produtores, veterinários, professores, acadêmicos, associações comerciais e outras partes interessadas, os quais devem se esforçar para uma produção eficiente e saudável de animais, bem como para a segurança dos suprimentos alimentares. Para alcançar esse objetivo podem ser empregados vários procedimentos.

Na prevenção de resíduo, a primeira etapa é a conscientização das pessoas e das organizações quanto ao problema, por meio de medidas educativas. Para a orientação de pessoas leigas podem ser utilizados vários mecanismos: disponibilização pública de literatura veterinária, de bancos de dados computadorizados, consultas com veterinários ou esforços de organizações nacionais. Várias organizações de produtores nacionais empregam firmes iniciativas para prevenir a presença de resíduos nocivos em animais de produção, incluindo associações de bovinos leiteiros (Adams, 1993), bovinos de corte (Wilkes, 1993), suínos (Lautner, 1993) e vitelos (Wilson e Dietrich, 1993). Também, tem-se notado semelhante conscientização sobre o problema em algumas espécies de animais de companhia (Macomber, 1993; Kay, 1993).

A falha em seguir o correto período de carência de um medicamento ocasionou a presença de resíduos ilegais em tecidos animais em dois estudos (Van Dresser e Wilckie, 1989; Bevill, 1984). Assim que a importância do controle de resíduos em suprimentos alimentares nos EUA tornar-se clara, bem como a importância de obedecer corretamente aos períodos de carência legais para os medicamentos utilizados em animais de produção, a presença de resíduos ilegais nos tecidos animais (teoricamente) diminuirá sobremaneira. Há muitos relatos de outras possíveis maneiras de reduzir ou prevenir a presença de resíduos em animais de produção (Gehring *et al.*, 2006; Riviere, 1991; Marteniuk *et al.*, 1988; Sundlof, 1989; Kindred e Hubbert, 1993; Mercer, 1990). A tecnologia utilizada em testes de triagem rápidos tem avançado de modo significante, sendo utilizada muito rapidamente para detectar baixo nível de contaminação por resíduo nos animais abatidos. Como esses testes tornaram-se mais sensíveis e mais amplamente utilizados, os animais contaminados com resíduo podem ser isolados e removidos antes de alcançar o consumidor final, minimizando, adicionalmente, o problema com resíduo.

Há disponibilidade de vários testes de triagem rápidos. Eles são importantes ferramentas para o veterinário que utiliza um medicamento de modo *extralabel* ou em um animal gravemente enfermo. Assim que o veterinário estabelece um suposto período de carência, utilizando os princípios anteriormente discutidos, o animal deve ser avaliado utilizando-se um teste de triagem rápido apropriado para garantir que a predição seja confiável. Caso se detecte resíduo, deve-se recomendar um período de carência estendido até que se constate um teste de triagem negativo. Se essa prática for seguida, o veterinário terá feito tudo o que é possível para garantir um produto livre de resíduo.

O FARAD é um banco de dados computadorizado, com informações regulatórias e científicas, mantido pelo USDA; foi instituído em 1982 e novamente autorizado pelo Congresso dos EUA em 1998. Ele pode auxiliar veterinários, produtores ou outras pessoas interessadas em fazer escolhas racionais para prevenir a presença de resíduos de medicamentos e pesticidas em animais destinados à produção de alimentos. O FARAD conta com a colaboração de Kansas State University, North Carolina State University, University of California em Davis e University of Florida em Gainesville, e disponibiliza informações sobre: registro de medicamento de uso veterinário; atualização de indicações de bulas; registro de produto do exterior e dados de segurança; limites de tolerância para medicamentos e pesticidas em tecidos, ovos e leite; período de carência; propriedades físico-químicas de medicamentos; dados farmacocinéticos e toxicocinéticos; testes de resíduo; citações bibliográficas e outras informações úteis na prevenção de resíduos de medicamentos em animais destinados à produção de alimento para o consumo humano. O banco de dados é regularmente atualizado, propiciando aos usuários a disponibilidade das informações mais recentes. Nos EUA, FARAD é facilmente acessado por telefone (888-USFARAD), internet (www.farad.org) e *e-mail* em três centros de acesso regionais (Kansas State University, North Carolina State University e University of California em Davis). Por meio de contato com um centro de acesso, os usuários podem obter quaisquer informações atualizadas mencionadas anteriormente. Os serviços do FARAD são gratuitos aos clientes, e ele também publica atualizações periódicas sobre estimativas do período de carência de medicamentos utilizados de modo *extralabel*, bem como outros temas, na forma de artigos regulares no *Journal of the American Veterinary Medical Association* (FARAD DIGESTS). O *website* do programa (www.farad.org) deve ser consultado quando se desejar obter orientação quanto aos seus serviços e acesso atual às informações. Mais informações relativas ao FARAD estão disponíveis em outras publicações (Riviere *et al.*, 1986; Payne *et al.*, 1999, Baynes e Riviere, 2014).

Fontes de informações adicionais sobre medicamentos relativas a resíduos em animais de produção também estão disponíveis. O FARAD publicou dados farmacocinéticos na forma de um livro (Craigmill *et al.*, 2006). A Organização das Nações Unidas para a Alimentação e a Agricultura (Food and Agriculture Organization [FAO]) e o Comitê Conjunto de Especialistas em Aditivos Alimentares da Organização Mundial da Saúde (World Health Association [WHO] Joint Expert Committee on Food Additives [JECFA]) avaliaram vários medicamentos e publicaram monografias que listam informações sobre toxicidade, metabolização, ingestão diária aceitável, concentração máxima de resíduo permitida em diferentes tecidos e destino biológico dos medicamentos utilizados em animais de produção.

A responsabilidade da prevenção da presença de resíduos nocivos em tecidos comestíveis oriundos de animais destinados à produção de alimento para o consumo humano é de produtores, veterinários, associações profissionais e leigas e agências governamentais. Todos esses grupos devem continuar se esforçando para regulamentar e utilizar os medicamentos utilizados para prevenir ou tratar doenças animais de maneira responsável, de modo a prevenir o acúmulo de quantidade nociva de resíduo no suprimento alimentar.

REFERÊNCIAS BIBLIOGRÁFICAS E LEITURA COMPLEMENTAR

Adams JB. (1993). Assuring a residue-free food supply milk. *J Am Vet Med Assoc.* **202**, 1723–1725.

Baynes RE, Lindquist D, Davis J, Smith G, Kissle L, Tell LA, Marmulak T, Dedonder K, Gehring R, Riviere JE. (2015). Health concerns and management of select veterinary drug residues. *Food Chem Toxicol.* **88**, 112–122.

Baynes RA, Martin T, Craigmill AL, Riviere JE. (1999). Strategies for estimating provisional acceptable residues (PAR) for extralabel drug use in livestock. *Reg Toxicol Pharmacol.* **29**, 287–299.

Baynes RE, Riviere JE (eds). (2014). *Strategies for Reducing Drug and Chemical Residues in Food Animals: International Approaches to Residue Avoidance, Management and Testing.* Hoboken, John Wiley & Sons, Inc.

Bevill RF. (1984). Factors influencing the occurrence of drug residues in animal tissues after the use of antimicrobial agents in animal feeds. *J Am Vet Med Assoc.* **185**, 1124–1126.

Bevill RF. (1989). Sulfonamide residues in domestic animals. *J Vet Pharmacol Therap.* **12**, 241–252.

Buur JL, Baynes RE, Craigmill AL, Riviere JE. (2005). A physiological based pharmacokinetic model of sulfamethazine in swine applied to tissue residues. *Am J Vet Res.* **66**, 1686–1693.

Buur J, Baynes R, Smith G, Riviere JE. (2006). The use of probabilistic modeling within a physiological based pharmacokinetic model to predict drug residue withdrawal times in edible tissue: sulfamethazine in swine. *Antimicrob Agents Chemother.* **50**, 2344–2351.

Collett JN, Harrison DL. (1963). Lindane residues in sheep following dipping. *NZ J Agric Res.* **6**, 39–42.

Craigmill AL. (2003). A physiological based pharmacokinetic model for oxytetracycline residues in sheep. *J Vet Pharmacol Therap.* **26**, 55–63.

Craigmill AL, Riviere JE, Webb AI. (2006). *Tabulation of FARAD Comparative and Veterinary Pharmacokinetic Data.* Ames, IA, Blackwell Press.

Freese WR. (1993). Responsibilities of food animal practitioner regarding extra-label use of drugs. *J Am Vet Med Assoc.* **202**, 1733–1734.

Gehring R, Baynes RE, Craigmill AL, Riviere JE. (2004). Feasibility of using half-life multipliers to estimate extended withdrawal intervals following the extralabel use of drugs in food producing animals. *J Food Protect.* **67**, 555–560.

Gehring R, Baynes RE, Riviere JE. (2006). Risk assessment and management principles and their application to the extralabel use of drugs in food producing animals. *J Vet Pharmacol Therap.* **29**, 5–14.

Geyer RE. (1993). Implications for the FDA/Center for Veterinary Medicine (CVM). *J Am Vet Med Assoc.* **202**, 1718–1719.

Guest GB, Solomon SM. (1993). FDA extra-label use policy: 1992 revisions. *J Am Vet Med Assoc.* **202**, 1620–1623.

Jackson JB, Ivey MC, Roberts RH, Radeleff RD. (1959). Residue studies in sheep and goats dipped in 0.025% lindane. *J Econ Entomol.* **52**, 1031–1032.

Jenkins WL. (1993). Professional responsibilities. *J Am Vet Med Assoc.* **202**, 1742–1743.

Kay WJ. (1993). Responsibilities under an amended Food, Drug and Cosmetic Act: companion animal practitioners. *J Am Vet Med Assoc.* **202**, 1736–1737.

Kindred TP, Hubbert WT. (1993). Residue prevention strategies in the United States. *J Am Vet Med Assoc.* **202**, 46–49.

Kissel LW, Leavens TL, Baynes RE, Riviere JE, Smith G. (2015). Comparison of flunixin pharmacokinetics and milk elimination in healthy cows and cows with mastitis. *J Am Vet Med Assoc.* **246**, 118–125.

Lautner B. (1993). Assuring a residue-free food supply: pork. *J Am Vet Med Assoc.* **202**, 1727–1729.

Leavens TL, Tell LA, Kissell LW, Smith GW, Smith DJ, Wagner SA, Shelver WL, Wu H, Baynes RE, Riviere JE. (2014). Development of a physiologically based pharmacokinetic model for flunixin in cattle (*Bos Taurus*). *Food Additives Contamin. Part A.* **31**, 1506–1521.

Li M, Gehring R, Riviere JE. (2015). A framework for meta-analysis of veterinary drug pharmacokinetic data using mixed-effect modeling. *J Pharm Sci.* **104**, 1230–1239.

Li M, Gehring R, Tell L, Baynes R, Huang Q, Riviere JE. (2014). Interspecies mixed effect pharmacokinetic modeling of penicillin G in cattle and swine. *Antimicrobial Ag Chemother.* **58**, 4495–4503.

Lin Z, Vahl CI, Riviere JE. (2016). Human food safety implications of variation in food animal drug metabolism. *Scientific Reports.* **6**, 27907.

Macomber LE. (1993). Responsibilities under an amended Food, Drug and Cosmetic Act: equine practitioners. *J Am Vet Med Assoc.* **202**, 1735.

Marteniuk JV, Alwynelle SA, Bartlett PC. (1988). Compliance with recommended drug withdrawal requirements for dairy cows sent to market in Michigan. *J Am Vet Med Assoc.* **193**, 404–407.

Mercer HD. (1990). How to avoid the drug residue problem in cattle. *Comp Contin Educ Pract Vet-Food Animal.* **12**, 124–126.

Norcross MA, Post AR. (1990). New food safety initiatives in the Food Safety and Inspection Service, US Department of Agriculture. *J Anim Sci.* **68**, 863–869.

Oehler DD, Eschle JL, Miller JA, Claborn HV, Ivey MC. (1969). Residues in milk resulting from ultra-low volume sprays of malathion, methoxychlor, coumaphos, ronnel, or gardona for control of the horn fly. *J Econ Entomol.* **62**, 1481–1483.

Payne MA. (1991). Extralabel drug use and withdrawal times in dairy cattle. *Comp Contin Educ Pract Vet Food Anim.* **13**, 1341–1351.

Payne MA, Craigmill AL, Riviere JE, Webb A, Baynes RA, Sundlof SF. (1999). Food animal residue avoidance databank. *Vet Clin North Am.* **15**, 75–88.

Riviere JE. (1988). Veterinary clinical pharmacokinetics. Part I. Fundamental concepts. *Compend Contin Educ Pract Vet.* **10**, 24–30.

Riviere JE. (1991). Pharmacologic principles of residue avoidance for veterinary practitioners. *J Am Vet Med Assoc.* **198**, 809–815.

Riviere JE. (1992a). Dermal absorption and metabolism of xenobiotics in food-producing animals. In Hutson DH. (ed.), *Xenobiotics and Food-Producing Animals: Metabolism and Residues.* Washington, DC, American Chemical Society Symposium Series 503. 88–97.

Riviere JE. (1992b). Practical aspects of the pharmacology and antimicrobial drug residues in food animals. *Agri-Practice.* **13**, 11–16.

Riviere JE. (1999). *Comparative Pharmacokinetics: Principles, Techniques and Applications.* Ames, Iowa State University Press.

Riviere JE. (2011). *Comparative Pharmacokinetics: Principles, Techniques and Applications,* 2nd edn. Ames, Wiley-Blackwell.

Riviere JE, Craigmill AL, Sundlof SF. (1986). Food Animal Residue Avoidance Databank (FARAD): an automated pharmacologic databank for drug and chemical residue avoidance. *J Food Protection.* **49**, 826–830.

Smith DJ, Shelver WL, Baynes RE, Tell LA, Gehring R, Li M, Dutko T, Schroeder JW, Herges G, Riviere JE. (2015). Excretory, secretory and tissue residues after label and extra-label administration of flunixin meglumine to saline or lipopolysaccharide-exposed dairy cows. *J Agric Food Chem.* **63**, 4893–4901.

Sundlof SF. (1989). Drug and chemical residues in livestock. *Vet Clin North Am Food Anim Pract.* **5**, 411–449.

Sundlof SF. (1993). Availability and use of existing scientific information for responsible drug prescribing. *J Am Vet Med Assoc.* **202**, 1696–1699.

Teske RH. (1993). Current FDA policy on use of human-labeled drugs in animals. *J Am Vet Med Assoc.* **202**, 1632–1633.

Van Dresser WR, Wilcke JR. (1989). Drug residues in food animals. *J Am Vet Med Assoc.* **194**, 1700–1710.

Wilkes D. (1993). Assuring a residue-free food supply: beef. *J Am Vet Med Assoc.* **202**, 1725–1727.

Wilson LL, Dietrich JR. (1993). Assuring a residue-free food supply: special-fed veal. *J Am Vet Med Assoc.* **202**, 1730–1733.

Wu H, Leavens T, Baynes RE, Tell LA, Riviere JE. (2013). Use of population pharmacokinetic modeling and Monte Carlo simulations to capture individual animal variability in the prediction of flunixin withdrawal times in cattle. *J Vet Pharmacol Ther.* **36**, 248–257.

Índice Alfabético

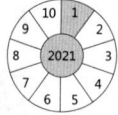